Atlas de Anatomia Pélvica e Cirurgia Ginecológica

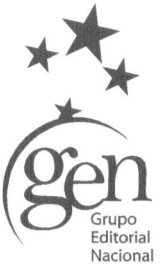

O GEN | Grupo Editorial Nacional – maior plataforma editorial brasileira no segmento científico, técnico e profissional – publica conteúdos nas áreas de ciências da saúde, exatas, humanas, jurídicas e sociais aplicadas, além de prover serviços direcionados à educação continuada e à preparação para concursos.

As editoras que integram o GEN, das mais respeitadas no mercado editorial, construíram catálogos inigualáveis, com obras decisivas para a formação acadêmica e o aperfeiçoamento de várias gerações de profissionais e estudantes, tendo se tornado sinônimo de qualidade e seriedade.

A missão do GEN e dos núcleos de conteúdo que o compõem é prover a melhor informação científica e distribuí-la de maneira flexível e conveniente, a preços justos, gerando benefícios e servindo a autores, docentes, livreiros, funcionários, colaboradores e acionistas.

Nosso comportamento ético incondicional e nossa responsabilidade social e ambiental são reforçados pela natureza educacional de nossa atividade e dão sustentabilidade ao crescimento contínuo e à rentabilidade do grupo.

Atlas de Anatomia Pélvica e Cirurgia Ginecológica

QUARTA  EDIÇÃO

MICHAEL S. BAGGISH, MD, FACOG
Gynecologist
The Women's Center of Saint Helena and Saint Helena Hospital
Saint Helena, California
Professor
Department of Obstetrics and Gynecology
University of California, San Francisco
San Francisco, California

MICKEY M. KARRAM, MD
Director of Fellowship Program
Female Pelvic Medicine and Reconstructive Surgery
The Christ Hospital
Professor of Obstetrics/Gynecology and Urology
University of Cincinnati
Cincinnati, Ohio

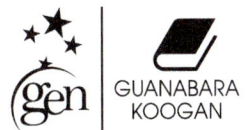

- Os autores deste livro e a editora empenharam seus melhores esforços para assegurar que as informações e os procedimentos apresentados no texto estejam em acordo com os padrões aceitos à época da publicação, *e todos os dados foram atualizados pelos autores até a data do fechamento do livro*. Entretanto, tendo em conta a evolução das ciências, as atualizações legislativas, as mudanças regulamentares governamentais e o constante fluxo de novas informações sobre os temas que constam do livro, recomendamos enfaticamente que os leitores consultem sempre outras fontes fidedignas, de modo a se certificarem de que as informações contidas no texto estão corretas e de que não houve alterações nas recomendações ou na legislação regulamentadora.

- Os autores e a editora se empenharam para citar adequadamente e dar o devido crédito a todos os detentores de direitos autorais de qualquer material utilizado neste livro, dispondo-se a possíveis acertos posteriores caso, inadvertida e involuntariamente, a identificação de algum deles tenha sido omitida.

- **Atendimento ao cliente: (11) 5080-0751 | faleconosco@grupogen.com.br**

- Traduzido de
  Pelvic Anatomy and Gynecologic Surgery, 4th Edition
  Copyright © 2016 by Elsevier, Inc.
  All rights reserved.
  This edition of Pelvic Anatomy and Gynecologic Surgery, 4th Edition, by Michael S. Baggish e Mickey M. Karram, is published by arrangement with Elsevier Inc.
  ISBN: 9780323225526
  Esta edição de Pelvic Anatomy and Gynecologic Surgery, 4ª Edição, de Michael S. Baggish e Mickey M. Karram, é publicada por acordo com a Elsevier, Inc.

- Direitos exclusivos para a língua portuguesa
  Copyright ©2017, 2021 (4ª impressão) by
  GEN | Grupo Editorial Nacional S.A.
  Publicado pelo selo Editora Guanabara Koogan Ltda.
  Travessa do Ouvidor, 11
  Rio de Janeiro – RJ – 20040-040
  www.grupogen.com.br

- Reservados todos os direitos. É proibida a duplicação ou reprodução deste volume, no todo ou em parte, em quaisquer formas ou por quaisquer meios (eletrônico, mecânico, gravação, fotocópia, distribuição pela Internet ou outros), sem permissão, por escrito, do GEN | Grupo Editorial Nacional Participações S/A.

- Capa: Luciana Mello e Monika Mayer

- Editoração eletrônica: Thomson Digital

Nota
Esta obra foi produzida por GEN - Grupo Editorial Nacional sob sua exclusiva responsabilidade. Médicos e pesquisadores devem sempre fundamentar-se em sua experiência e no próprio conhecimento para avaliar e empregar quaisquer informações, métodos, substâncias ou experimentos descritos nesta publicação. Devido ao rápido avanço nas ciências médicas, particularmente, os diagnósticos e a posologia de medicamentos precisam ser verificados de maneira independente. Para todos os efeitos legais, a Elsevier, os autores, os editores ou colaboradores relacionados a esta obra não assumem responsabilidade por qualquer dano/ou prejuízo causado a pessoas ou propriedades envolvendo responsabilidade pelo produto, negligência ou outros, ou advindos de qualquer uso ou aplicação de quaisquer métodos, produtos, instruções ou ideias contidos no conteúdo aqui publicado.

- Ficha catalográfica

A133a

Baggish, Michael S.
Atlas de anatomia pélvica e cirurgia ginecológica / Michael S. Baggish, Mickey M. Karram ; tradução Carlos André Oighenstein, Eliseanne Nopper, Manoel Giffoni. - 4. ed. [Reimpr.] - Rio de Janeiro : GEN | Grupo Editorial Nacional. Publicado pelo selo Editora Guanabara Koogan Ltda., 2021.
1408 p. : il. ; 27 cm.

Tradução de: Atlas of pelvic anatomy and gynecologic surgery
ISBN: 978-85-352-8570-3

1. Aparelho genital feminino - Cirurgia - Atlas. I. Karram, Mickey M. II. Oighenstein, Carlos André. III. Nopper, Eliseanne. IV. Giffoni, Manoel. V. Título.

17-41699 CDD: 618.12059
  CDU: 618.1-073

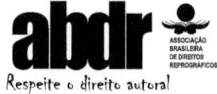

*Este livro é dedicado a minha esposa, Leslie Baggish; meus filhos, Cindy Baggish,
Julia Baggish, Mindy Baggish, Stuart e Pamela Baggish;
meus netos, Owen e Scarlet Reagan Baggish;
e à memória do meu falecido irmão mais velho, Jeffrey Baggish.*
Michael S. Baggish, MD

*Este atlas é dedicado a minha esposa, Mona, e minhas três filhas, Tamara,
Lena e Summer, por seu amor e apoio aos meus objetivos profissionais.
Também dedico a todos os estagiários e residentes com os quais tive o privilégio de trabalhar,
por me motivarem permanentemente a lutar pela excelência no cuidado cirúrgico dos meus pacientes.*
Mickey M. Karram, MD

EDITORES

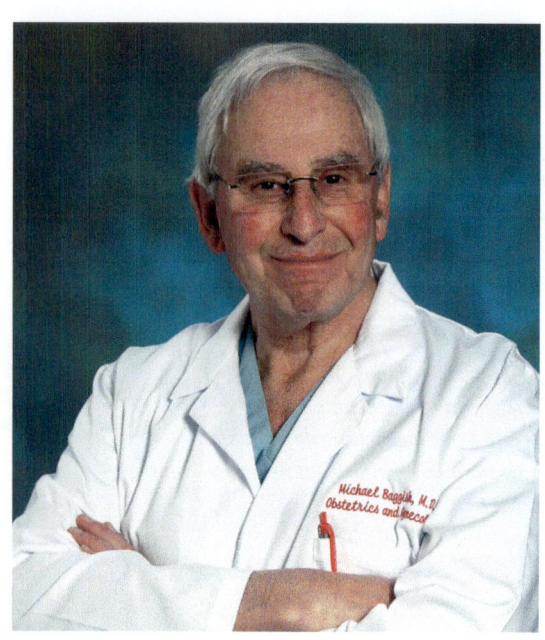

Michael S. Baggish, MD

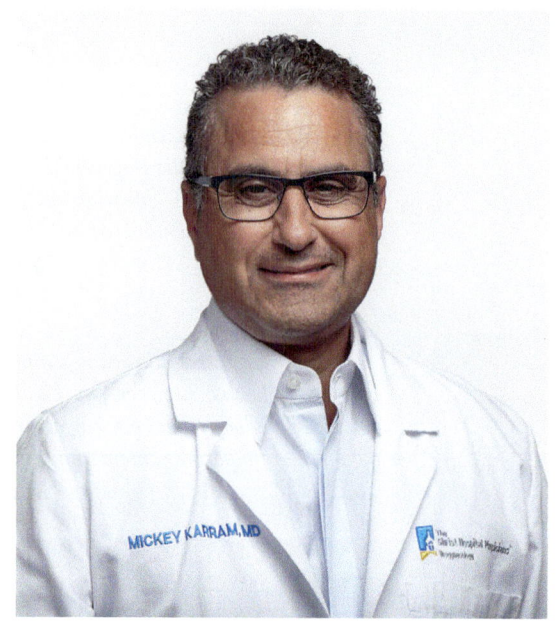

Mickey M. Karram, MD

COLABORADORES

Brian J. Albers, MD, FACS
Margaret Mary Community Hospital
Batesville, Indiana

Michael S. Baggish, MD, FACOG
Gynecologist
The Women's Center of Saint Helena and Saint Helena Hospital
Saint Helena, California
Professor
Department of Obstetrics and Gynecology
University of California, San Francisco
San Francisco, California

Jack Basil, MD
Chairman Department of Obstetrics and Gynecology
Good Samaritan Hospital/TriHealth
Cincinnati, Ohio

Alfred E. Bent, MD
Professor and Head
Division of Gynecology
IWK Health Center
Dalhousie University
Halifax, Nova Scotia, Canada

Lesley L. Breech, MD
Associate Professor
Division of Pediatric and Adolescent Gynecology
University of Cincinnati Department of Obstetrics and Gynecology
Cincinnati, Ohio
Division Director
Pediatric and Adolescent Gynecology
Cincinnati Children's Hospital Medical Center
Cincinnati, Ohio

Karen S. Columbus, MD
Cincinnati Breast Surgeons, Inc.
Cincinnati, Ohio

Geoffrey W. Cundiff, MD, FACOG, FACS, FRCSC
Head, Department of Obstetrics and Gynaecology
University of British Columbia
Vancouver, British Columbia, Canada

Bradley R. Davis, MD, FACS, FASCRS
Associate Professor of Clinical Surgery
Director
Division of Education
Director
Residency Program in General Surgery
University of Cincinnati
Cincinnati, Ohio

Roger Dmochowski, MD, FACS
Professor of Urology
Director, Pelvic Medicine and Reconstruction Fellowship
Executive Physician for Safety
Vanderbilt University Medical Center
Nashville, Tennessee

Tommaso Falcone, MD, FRCSC, FACOG
Professor and Chair Obstetrics
Gynecology and Women's Health Institute
Cleveland, Ohio

John B. Gebhart, MD, MS
Professor
Departments of Obstetrics/Gynecology and Surgery
Fellowship Director—Female Pelvic Medicine and Reconstructive Surgery
Mayo Clinic
Rochester, Minnesota

Bryan Henry, MD, FACOG
The Women's Center of Saint Helena and Saint Helena Hospital
Saint Helena, California

Audra J. Hill, MD
Fellow in Female Pelvic Medicine and Reconstructive Surgery
Cleveland Clinic
Cleveland, Ohio

Bradley S. Hurst, MD
Director of Assisted Reproduction
Professor
Reproductive Endocrinology and Infertility
Carolinas HealthCare System
Charlotte, North Carolina

Mickey M. Karram, MD
Director of Fellowship Program
Female Pelvic Medicine and Reconstructive Surgery
The Christ Hospital
Professor of Obstetrics/Gynecology and Urology
University of Cincinnati
Cincinnati, Ohio

John H. Kirk, MD, FACOG
The Women's Center of Saint Helena and Saint Helena Hospital
Saint Helena, California

David J. Lamon, MD, FACS
Naples Surgical Associates
Naples, Florida

Michael Maggio, MD, FACS
Good Samaritan Hospital
Cincinnati, Ohio
Dearborn County Hospital
Lawrenceburg, Indiana

Javier F. Magrina, MD
Professor of Obstetrics and Gynecology
Barbara Woodward Lipps Professor
Mayo Clinic Arizona
Phoenix, Arizona

Ayman Mahdy, MD, PhD
Associate Professor of Urology
Director of Voiding Dysfunction and Female Urology
University of Cincinnati College of Medicine
Cincinnati, Ohio

Chad M. Michener, MD
Assistant Professor of Surgery
Cleveland Clinic
Obstetrics, Gynecology and Women's Health Institute
Cleveland, Ohio

James Pavelka, MD
Director, Division of Gynecologic Oncology
TriHealth
Cincinnati, Ohio

W. Stuart Reynolds, MD
Instructor in Urology
Vanderbilt University Medical Center
Nashville, Tennessee

John A. Rock, MD
Founding Dean
Senior Vice President for Health Affairs
Professor of Obstetrics and Gynecology
FIU Herbert Wertheim College of Medicine
Miami, Florida

Helmut F. Schellhas, MD
Senior Gynecologic Oncologist
Good Samaritan Hospital
Cincinnati, Ohio
Adjunct Professor
Department of Obstetrics and Gynecology
University of Cincinnati Medical Center
Cincinnati, Ohio

Kevin Schuler, MD
Division of Gynecologic Oncology
TriHealth
Cincinnati, Ohio

Enrique Soto, MD, MSc
South Florida Institute for Reproductive Medicine
Miami, Florida

Donna L. Stahl, MD
Breast Surgeon
Private Practice
Cincinnati, Ohio

Emanuel C. Trabuco, MD, MS
Assistant Professor of Obstetrics and Gynecology
Department of Obstetrics and Gynecology
Mayo Clinic
Rochester, Minnesota

Mark D. Walters, MD
Professor and Vice Chair, Gynecology
Center of Urogynecology and Female Pelvic Medicine
Obstetrics, Gynecology, and Women's Health Institute
Cleveland Clinic
Cleveland, Ohio

James L. Whiteside, MD, MA, FACOG, FACS
Associate Professor
Obstetrics and Gynecology
Residency Program Director
Department of Obstetrics and Gynecology
Division of Female Pelvic Medicine and Reconstructive Surgery
University of Cincinnati College of Medicine
Cincinnati, Ohio

TRADUÇÃO E REVISÃO CIENTÍFICA

Revisão Científica

Marair Sartori
Professora Associada Livre-docente do Departamento de Ginecologia da Escola Paulista de Medicina da Universidade Federal de São Paulo (EPM/Unifesp)
Vice-chefe do Departamento de Ginecologia da EPM/Unifesp
Chefe da Disciplina de Ginecologia Geral do Departamento de Ginecologia da EPM/Unifesp
Chefe da Enfermaria de Ginecologia do Hospital São Paulo – Associação Paulista para o Desenvolvimento da Medicina (SPDM), Hospital Universitário da Unifesp
Chefe do Setor de Uroginecologia e Cirurgia Vaginal do Departamento de Ginecologia da EPM/Unifesp

Tradução

Adilson Salles (Capítulos 15, 17, 28 a 36 e 42)
Médico
Residência e Especialização em Cirurgia Geral pela Faculdade de Medicina da Universidade Federal do Rio de Janeiro (UFRJ)
Mestre em Anatomia pelo Departamento de Anatomia da UFRJ
Doutor em Medicina pela Faculdade de Medicina da UFRJ
Professor do Programa de Anatomia do Instituto de Ciências Biomédicas da UFRJ
Pesquisador do Departamento de Antropologia do Museu Nacional da UFRJ

Adriana Paulino do Nascimento (Capítulos 61 a 64)
Mestre em Morfologia pela Universidade Estadual do Rio de Janeiro (UERJ)
Doutora em Biologia Humana e Experimental pela UERJ
Pós-doutoranda do Laboratório de Histocompatibilidade e Criopreservação (HLA-UERJ)

Alexandre Aldighieri (Capítulos 6 e 7)
Médico pela UFRJ
Especialista em Endocrinologia e Clínica Médica

Carlos André Oighenstein (Capítulos 18, 19, 20, 44 a 47, 73 a 83, 117 a 121)
Especialista em Língua Inglesa pela Pontifícia Universidade Católica do Rio de Janeiro (PUC-Rio)
Advogado pela UERJ

Cristiana Osório (Capítulos 14, 16, 84 a 93, 98 a 102 e 105)
Tradutora

Andréa Delcorso (Capítulos 12, 103 e 104)
Graduada em Língua e Literatura Inglesas, Modalidade Tradução, pela Pontifícia Universidade Católica de São Paulo (PUC-SP)
Sócia-diretora da Del'Cor Traduções Técnicas

Douglas Futuro (Capítulos 8 e 9)
Médico

Edianez Vitoria (Capítulos 26 e 27)
Tradutora

Eleonora Capelossi (Capítulos 65 a 72)
Tradutora

Eliseanne Nopper (Capítulos 37 a 41)
Especialista em Psiquiatria Clínica pela Faculdade de Medicina de Santo Amaro (FMSA) e Complexo Hospitalar do Mandaqui
Médica pela FMSA – Organização Santamarense de Educação e Cultura (OSEC) / Universidade de Santo Amaro (UNISA)

Keila Carolina de O. Dutka Garcia (Capítulos 13, 21 a 25, 43, 48, 49, 50 e 113 a 116)
Medica Veterinária pela Faculdade de Medicina Veterinária e Zootecnia da Universidade Estadual Paulista (FMVZ/Unesp)
Mestre em Medicina Veterinária Preventiva pela FMVZ/Unesp

Manoel Giffoni (Capítulos 4 e 5)
Tradutor

Mariana Villanova Vieira (Capítulos 106 a 112, 122 e 123)
Tradutora Técnica pela UERJ
Free-mover do Programa de Mestrado em Biologia Molecular na Universidade Vytautas Magnus (VDU), Kaunas

Mariangela Pinheiro de Magalhães Oliveira (Capítulos 94 a 97)
Graduada em Nutrição pela Faculdade de Saúde Pública da Universidade de São Paulo (USP)
Especialista em Alimentação Coletiva pela Associação Brasileira de Nutrição (ASBRAN)
Pós-graduação em Obesidade e Emagrecimento pela Universidade Gama Filho (UGF)
Pós-graduação em Administração de Recursos Humanos pela Fundação Armando Álvares Penteado (FAAP)

Teodoro Lorent (Capítulos 1, 2 e 3)
Mestre em Literatura Comparada pela University of Wisconsin-Madison, Estados Unidos
Mestre em Língua Portuguesa e Literatura pela University of Wisconsin-Madison, Estados Unidos
Bacharel em Jornalismo pela University of Wisconsin-Madison, Estados Unidos

Vania Albuquerque (Capítulos 51 e 52)
Tradutora

Vilma Varga (Capítulos 10, 11, 53 a 60)
Tradutora e Médica Neurologista

PREFÁCIO

A quarta edição do *Atlas de Anatomia Pélvica e Cirurgia Ginecológica* manteve e ampliou a mentalidade original dos dois autores – "uma única imagem vale mais que mil palavras" –, que vale para este livro, assim como para as três edições anteriores. Os atarefados residentes, estagiários, alunos e ginecologistas não querem ler descrições elaboradas, prolixas, quando fotografias e ilustrações mostram melhor a anatomia específica e as técnicas operatórias detalhadas. Não só as imagens são gravadas com mais rapidez, como, além disso, tendem a ser retidas permanentemente nos centros de memória das partes pré-frontal e límbica do cérebro.

Capítulos novos e importantes, bem como revisões pertinentes dos capítulos existentes, foram adicionados a esta edição. O Capítulo 3, "Anatomia Pélvica de Max Brödel", é único. Max Brödel, um artista médico de renome mundial, desenhou ilustrações médicas detalhadas para o livro *Operative Gynecology* do Dr. Howard Kelly. Esse foi um dos quatro médicos imortais que compuseram a equipe fundadora do Johns Hopkins. Os outros três foram Welch (patologia), Osler (medicina) e Halstead (cirurgia). Nosso artista, Joe Chovan, criou reproduções de Brödel totalmente em cores, baseando-se em seus desenhos originais, exibindo detalhes do material centenário que apareceu nos dois volumes originais de Kelly.

Foram feitas revisões nos Capítulos 5, 6, 9, 10, 13, 14, 19, 20, 29, 42, 54, 55, 56, 58 e 60. Os desenhos que apareceram inicialmente em preto e branco na primeira edição foram colorizados na quarta edição. Essa colorização será feita em 100% dos desenhos na próxima edição. Uma grande revisão foi feita no Capítulo 12 ("Histerectomia Abdominal"). Uma comparação passo a passo entre laparotomia e laparoscopia foi adicionada para mostrar o procedimento operatório realizado.

Dentro dessa quarta edição há uma nova técnica de ilustração que foi aplicada a vários capítulos, incluindo os Capítulos 32 e 37. Uma fotografia real foi realçada e adicionada por nosso artista, usando sua imagem computadorizada para criar uma figura híbrida que mistura fotografia e desenho em uma imagem singular em alta resolução.

Quatro outros capítulos foram acrescentados a essa edição: o Capítulo 57 ("Uso de Tela Biológica e Sintética para Reforço do Reparo de Prolapso Vaginal") fornece ilustrações ricamente detalhadas quanto aos usos mais corretos e adequados dos materiais de telas na cirurgia pélvica reconstrutiva. O Capítulo 59 ("Evitando e Manejando Complicações da Tela Sintética Depois de Cirurgias para Incontinência Urinária e Prolapso de Órgãos Pélvicos") se concentra na informação mais atualizada sobre as advertências feitas pela Food and Drug Administration e o estado atual dos *kits* de tela vaginal disponíveis comercialmente. Muitas ilustrações neste capítulo mostram várias complicações que podem ocorrer e as melhores maneiras de gerenciá-las. O Capítulo 66 ("Atlas de Doenças da Vulva") retrata uma grande quantidade de doenças vulvares comuns e incomuns. Várias fotografias foram incluídas para facilitar ao leitor a capacidade de fazer o diagnóstico mais preciso e selecionar o regime de tratamento mais adequado. Finalmente, o Capítulo 120, dedicado à cirurgia robótica, completa o rol de acréscimos. Este último capítulo descreve em imagens as técnicas de robótica aplicadas à cirurgia ginecológica de A a Z.

Novas fotografias foram adicionadas ao capítulo que se ocupa do tratamento da hipertrofia vulvar. Essas fotografias mostram a técnica cirúrgica passo a passo necessária para obter os resultados mais satisfatórios. Vários capítulos dentro da seção de cirurgia laparoscópica sofreram revisões importantes, incluindo um que descreve a técnica de cirurgia laparoscópica de entrada única. O Capítulo 121, que trata das complicações laparoscópicas, cresceu com a incorporação de novas e incomuns fotografias e ilustrações detalhando lesões graves que ocorrem durante os procedimentos laparoscópicos.

A quarta edição é o volume mais completo do *Atlas de Anatomia Pélvica e Cirurgia Ginecológica* já publicado. Criamos uma fonte abrangente, consistindo em inúmeras fotografias de qualidade e desenhos detalhados. Mais de 100 ilustrações novas foram adicionadas e quase 200 das já existentes foram colorizadas. O objetivo primordial desta edição foi a preservação da qualidade excepcional.

Michael Baggish, MD
Mickey Karram, MD

Material Suplementar

Este livro conta com o seguinte material suplementar:

- Vídeos de dissecação cadavérica.

O acesso ao material suplementar é gratuito. Basta que o leitor se cadastre e faça seu *login* em nosso *site* (www.grupogen.com.br), clique no *menu* superior do lado direito e, após, em GEN-IO. Em seguida, clique no menu retrátil (☰) e insira o código (PIN) de acesso localizado na primeira capa interna deste livro.

O acesso ao material suplementar online fica disponível até seis meses após a edição do livro ser retirada do mercado.

Caso haja alguma mudança no sistema ou dificuldade de acesso, entre em contato conosco (gendigital@grupogen.com.br).

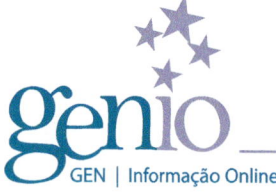

GEN-IO (GEN | Informação Online) é o ambiente virtual de aprendizagem do GEN | Grupo Editorial Nacional

AGRADECIMENTOS

Os editores desejam agradecer às pessoas a seguir:

Nosso artista, Joe Chovan, cujas habilidade e dedicação à excelência tornaram este livro o padrão pelo qual todas as demais publicações no campo da ginecologia são medidas. Os talentos artísticos únicos de Joe Chovan são exemplificados na maioria dos capítulos da quarta edição e incluem desenhos complexos, híbridos, associados a fotografias.

Marybeth Thiel, da Elsevier. Como Senior Content Development Specialist, Marybeth trabalhou incansavelmente no processo de publicação. Acima de tudo, ela facilitou os desejos dos autores de aperfeiçoar este livro de forma abrangente.

Kate Dimock, da Elsevier, que compilou o contrato da quarta edição e reuniu uma equipe de publicações vencedora.

Claire Kramer, Senior Project Manager da Elsevier, que passou muitas horas no processo de edição final assegurando a compilação da quarta edição.

Finalmente: à equipe de primeira classe dos autores colaboradores, que acrescentou um *glamour* único à quarta edição do *Atlas de Anatomia Pélvica e Cirurgia Ginecológica*.

SUMÁRIO

PARTE 1
Princípios da Anatomia Pélvica e da Cirurgia Ginecológica, 1

SEÇÃO 1
Anatomia Pélvica, 3

1. Anatomia Pélvica Básica, 5
2. Anatomia Pélvica Avançada, 59
3. Anatomia Pélvica de Max Brödel, 75

SEÇÃO 2
Fundamentos Básicos de Cirurgia Ginecológica, 93

4. Instrumentais, 95
5. Material de Sutura, Técnicas de Sutura e Nós, 109
6. Dispositivos de Energia, 129
7. Posicionamento e Lesão Nervosa, 139

PARTE 2
Cirurgia Abdominal, 151

SEÇÃO 3
Parede Abdominal Anterior, 153

8. Anatomia da Parede Abdominal Inferior, 155
9. Incisões Abdominais, 165

SEÇÃO 4
Útero, 177

10. Anatomia Pélvica Intra-abdominal, 179
11. Dilatação e Curetagem, 205
12. Histerectomia Abdominal, 213
13. Histerectomia Radical, 247
14. Carcinoma Endometrial com Amostragem Linfonodal, 263
15. Miomectomia, 265
16. Tratamento Cirúrgico de Doenças Miomatosas Incomuns, 275
17. Unificação do Útero Bicorno, 279

SEÇÃO 5
Cirurgia Abdominal Durante a Gravidez, 287

18. Cerclagem Abdominal do Colo do Útero, 289
19. Cesária, 293
20. Cesária com Histerectomia, 301
21. Ligadura das Artérias Hipogástricas, 305
22. Doença Trofoblástica, 307

SEÇÃO 6
Anexos, 317

23. Cistectomia e Cistostomia Ovarianas, 319
24. Cirurgia para Piossalpinge, Abscesso Tubo-ovariano e Abscesso Pélvico, 325
25. Adesiólise, 331
26. Tratamento Cirúrgico de Endometriose Pélvica, 339
27. Tratamento Cirúrgico de Gravidez Ectópica, 347
28. Conduta Cirúrgica nos Ovários Remanescentes e Residuais, 359
29. Citorredução (Debulking) de Tumor Ovariano, 361
30. Salpingoplastia, 365
31. Esterilização Tubária, 371

SEÇÃO 7
Espaço Retropúbico, 381

32. Anatomia do Espaço Retropúbico, 383
33. Configuração Operatória e Entrada no Espaço Retropúbico, 401
34. Uretropexia Retropúbica para Incontinência de Esforço, 405
35. Reparo Paravaginal Retropúbico, 409
36. Vesicouretrólise Retropúbica, 413

SEÇÃO 8
Retroperitônio e Espaço Pré-sacral, 417

37. Anatomia do Retroperitônio e Espaço Pré-sacral, 419
38. Identificando e Evitando Lesão Ureteral, 435
39. Neurectomia Pré-sacral, 449
40. Transecção Nervosa Uterossacral, 455
41. Amostragem de Linfonodos, 459

SEÇÃO 9
Cirurgias Abdominais para Enterocele e Prolapso da Cúpula Vaginal, 465

42 Reparo do Prolapso da Cúpula Vaginal com Tecidos Nativos: Via Abdominal, 467
43 Colpopexia Sacral Abdominal e Colpo-histeropexia, 475

PARTE 3
Cirurgia Cervical, Vaginal e da Vulva, 489

SEÇÃO 10
Cirurgia Cervical, 491

44 Anatomia do Colo, 493
45 Biópsia Cervical, Curetagem Endocervical e Biópsia Cervical Durante a Gravidez, 499
46 Conização do Colo do Útero, 505
47 Polipectomia Cervical, 519
48 Alívio da Estenose Cervical, 523
49 Cerclagem Cervical, 527
50 Excisão do Colo do Útero Residual (Traquelectomia), 533

SEÇÃO 11
Cirurgia Vaginal, 539

51 Anatomia da Vagina, 541
52 Anatomia do Suporte das Paredes Anterior e Posterior da Vagina, 559
53 Histerectomia Vaginal, 567
54 Reparo Vaginal de Cistocele, Retocele e Enterocele com Tecido Nativo, 599
55 Reparo Vaginal com Sutura em Tecido Nativo do Prolapso da Cúpula Vaginal, 647
56 Procedimentos Obliterativos para a Correção de Prolapso de Órgãos Pélvicos, 679
57 Uso de Tela Biológica e Sintética para Reforço do Reparo de Prolapso Vaginal, 687
58 *Slings* Mediouretrais Sintéticos para a Correção de Incontinência de Esforço, 699
59 Evitando e Manejando Complicações da Tela Sintética Depois de Cirurgias para Incontinência Urinária e Prolapso de Órgãos Pélvicos, 739
60 *Slings* Pubovaginais Biológicos de Colo Vesical para a Correção de Incontinência Urinária de Esforço, 749
61 Lesões Benignas da Parede Vaginal, 765
62 Anormalidades Congênitas da Vagina, 779
63 Estenose Vaginal Iatrogênica, 799
64 Vaginectomia, 815

SEÇÃO 12
Cirurgia Vulvar e Perineal, 821

65 Anatomia Vulvar e Perineal, 823
66 Atlas de Doenças da Vulva, 841
67 Cisto e Abscesso do Ducto de Bartholin, 875
68 Cirurgia para a Síndrome da Vestibulite Vulvar (Vulvodinia), 879
69 Ressecção Ampla Com e Sem Enxerto de Pele, 887
70 Vaporização e Ressecção a *Laser*, 895
71 Anatomia Inguinal e do Triângulo Femoral, 903
72 Vulvectomia, 909
73 Vulvectomia Radical Com Dissecção Inguinal em Túnel, 929
74 Hematoma Vulvar, 937
75 Correção da Fimose Clitoridiana, 939
76 Himenotomia (Himenectomia), 943
77 Reconstituição Cirúrgica do Períneo (Perineorrafia), 945
78 Lesões Benignas da Região Inguinal e do Canal de Nuck, 951
79 Cirurgia de Outras Lesões Benignas da Vulva, 959
80 Injeção Terapêutica, 973
81 Episiotomia, 977

PARTE 4
Outras Cirurgias Relacionadas à Ginecologia, 989

SEÇÃO 13
Procedimentos Cirúrgicos Realizados no Trato Urinário Baixo, 991

82 Anatomia da Uretra, 993
83 Reparo Cirúrgico de Prolapso Uretral, 1001
84 Reparo de Fístula Uretrovaginal, 1003
85 Reparo de Divertículo Suburetral, 1009
86 Interposição do Retalho Adiposo de Martius e Reconstrução Uretral, 1019
87 Anatomia Cirúrgica da Bexiga e do Ureter Pélvico, 1027
88 Colocação do Cateter Suprapúbico, 1033
89 Reparo da Cistostomia Eletiva e Inadvertida, 1039
90 Reparo Abdominal da Fístula Vesicovaginal e Vesicouterina, 1047
91 Reparo Vaginal da Fístula Vesicovaginal, 1059
92 Tratamento da Lesão Ureteral Durante Cirurgia Pélvica, 1067
93 Tratamento Cirúrgico das Anormalidades da Complacência do Detrusor, 1081

SEÇÃO 14
Cirurgia Intestinal, 1099

94 Cirurgia Intestinal, 1101
95 Reparo/Ressecção do Intestino Delgado, 1109
96 Fechamento de uma Lesão Transmural Simples no Intestino Delgado, 1113
97 Divertículo de Meckel, 1117
98 Apendicectomia, 1119
99 Reparo do Cólon/Criação de Colostomia, 1123
100 Reparo de Fístulas Retovaginais, 1127

101 Reparo do Esfíncter Anal com Reconstrução Perineal, *1133*
102 Reparo Transperineal do Prolapso Retal, *1143*

SEÇÃO 15
Cirurgia Estética, *1149*

103 Cirurgia para Hipertrofia Labial, *1151*
104 Vaginoplastia e Reconstrução Perineal, *1159*

SEÇÃO 16
A Mama, *1167*

105 A Mama, *1169*

PARTE 5
Endoscopia e Cirurgia Endoscópica, *1181*

SEÇÃO 17
Histeroscopia, *1183*

106 Instrumentais Histeroscópicos, *1185*
107 Indicações e Técnicas, *1193*
108 Remoção do Septo Uterino, *1197*
109 Técnicas de Ablação, *1201*
110 Ablação Endometrial Não Histeroscópica Minimamente Invasiva, *1211*
111 Ressecção de Mioma Submucoso, *1217*
112 Complicações da Histeroscopia, *1223*

SEÇÃO 18
Laparoscopia, *1227*

113 Anatomia Pélvica a Partir da Visão Laparoscópica, *1229*
114 Implantação do Trocarte, *1235*
115 Laparoscopia Diagnóstica, *1243*
116 Histerectomia Laparoscópica, *1247*
117 Cirurgia Anexial Laparoscópica, *1255*
118 Cirurgia Laparoscópica para Incontinência Urinária de Esforço (Colpossuspensão de Burch), *1263*
119 Cirurgia Laparoscópica para Prolapso de Órgãos Pélvicos, *1267*
120 Cirurgia Robótica em Ginecologia, *1271*
121 Complicações Maiores Associadas à Cirurgia Laparoscópica, *1283*

SEÇÃO 19
Cistouretroscopia, *1317*

122 Cistouretroscopia, *1319*

PARTE 6
Cirurgia de Redesignação de Gênero, *1349*

SEÇÃO 20
Cirurgia de Redesignação de Gênero, *1351*

123 Cirurgia de Redesignação de Gênero, *1353*

PARTE 1

Princípios da Anatomia Pélvica e da Cirurgia Ginecológica

SEÇÃO 1

Anatomia Pélvica

1 Anatomia Pélvica Básica

2 Anatomia Pélvica Avançada

3 Anatomia Pélvica de Max Brödel

CAPÍTULO 1

Anatomia Pélvica Básica

Michael S. Baggish

A anatomia ensinada neste livro é baseada na dissecção cadavérica real. Esta seção consiste totalmente em desenhos coloridos elaborados a partir de modelos anatômicos (cadáveres) e foi acrescentada para ajudar o leitor a orientar as fotografias de dissecção na geografia geral do abdome, pelve, mamas e extremidades. Em várias fotos, o nosso artista utilizou fotografias reais de partes do corpo (osso pélvico), nos quais os músculos e os ligamentos foram esboçados no computador.

Os seguintes termos são usados nesta seção para proporcionar as relações de diretriz: (1) *cranial* = em direção à cabeça; (2) *caudal* = em direção ao pé; (3) *superior* = acima; (4) *inferior* = abaixo; (5) *profundo* = para o interior; (6) *superficial* = para a superfície; (7) *medial* = em direção à linha média; (8) *lateral* = em direção à lateral; (9) *debaixo* = sob; (10) *anterior* = para o ventre; e (11) *posterior* = para o dorso.

O cirurgião precisa se familiarizar com certas marcações ósseas. Os ossos pélvicos consistem em sacro e cóccix, íleo osso púbico e ísquio (Fig. 1-1). A primeira projeção anterior da vértebra sacral é o **promontório sacral**, e os processos transversos exagerados formam a **asa sacral** (Fig. 1-2). Em ambas as superfícies anterior e posterior estão as cavidades, ou **forames**, de onde saem as raízes nervosas. Articulando com a última vértebra sacral se encontra o **cóccix** (Fig. 1-3). Quando a pelve é observada de cima (Fig. 1-2), a fossa ilíaca, a crista ilíaca e a espinha ilíaca anterossuperior ficam proeminentes. As articulações na articulação sacroilíaca e na sínfise púbica marcam as principais articulações posterior e anterior, respectivamente. Entre as duas se encontram as linhas iliopectíneas e a linha terminal. Diante da pelve, a **espinha ilíaca anterossuperior** e o **tubérculo púbico** marcam os limites do **ligamento inguinal**. Os dois **ossos púbicos** formam um **arco** abaixo da sínfise púbica. A fossa romboide entre os ossos isquiático e o púbico é o **forame obturador** (Fig. 1-1). A porção mais inferior do ísquio forma um grande acúmulo côncavo de osso referido como **tuberosidade isquiática**. Acima dessa estrutura está a órbita hemisférica (**acetábulo**), onde a cabeça do fêmur se articula (Fig. 1-1).

Observando a parte posterior da pelve, o **sacro** e o **canal sacral** ficam visíveis. A **tuberosidade isquiática**, as **espinhas isquiáticas** e as **incisuras isquiáticas maior** e **menor** são identificadas (Fig. 1-4). Da vista lateral, a crista ilíaca, a tuberosidade isquiática, a espinha isquiática, a incisura isquiática maior e a incisura isquiática menor são visíveis, como também o forame obturador (Fig. 1-5).

As seguintes estruturas ligamentares podem ser observadas: os ligamentos de Cooper, os ligamentos sacroilíacos, a fibrocartilagem da sínfise, os ligamentos sacrospinal e o sacrotuberal, o ligamento inguinal, o ligamento lacunar e a membrana obturatória (Figs. 1-6 a 1-8). O ligamento sacrospinal e o de Cooper são utilizados na cirurgia reconstrutiva pélvica, assim como a sínfise púbica e o ligamento longitudinal anterior (sobreposto à superfície anterior sacral, não ilustrado). Grandes vasos e nervos cruzam do abdome à coxa abaixo do ligamento inguinal atravessando o forame obturador. O ligamento lacunar forma o pilar medial do canal femoral e, às vezes, é referido como a porção pectínea, ou extensão do ligamento inguinal.

Os músculos da pelve que têm importância prática e especial para a nossa discussão são o **músculo obturador interno**, que constitui a "parede pélvica lateral" ou "fossa ovariana", o **coccígeo**, o **piriforme** e os **músculos levantadores do ânus** (Fig. 1-9).

A **fáscia obturatória** é uma estrutura dura e bem-definida. Uma porção particularmente espessa da fáscia obturatória é chamada de **arco tendíneo**, ou **linha branca** (Fig. 1-10). A linha se estende da face interna da espinha isquiática através do ventre do músculo obturador interno e termina na margem inferior do osso púbico posterior (Fig. 1-11).

O músculo levantador do ânus se origina na margem inferior do osso púbico e no arco todo (fáscia obturatória). Vários textos de anatomia dividiram o músculo levantador em porções anteriores e posteriores; no entanto, essas subdivisões são artificiais e de pouco interesse prático (Fig. 1-12). Funcionalmente, o ginecologista consegue sentir a contração desse músculo fazendo um exame retovaginal e pedindo que a paciente contraia os músculos como se prendesse a evacuação intestinal. Em um ponto 2 cm acima (cranial) do introito vaginal, o músculo em formato de U pode ser sentido ao longo das paredes vaginais laterais e posteriores. Uma contração similar pode ser sentida posterior ao reto quando o esfíncter anal é contraído. Ainda em relação ao reto, o componente do músculo levantador pode ser palpado sobre a parede retal posterior. O músculo levantador do ânus, juntamente com o esfíncter anal, comprime o reto para estreitar o lúmen intestinal enquanto eleva o anorreto.

Os músculos e o ligamento dividem as incisuras em janelas (forames). O coccígeo fica revestido (profundamente) pelo ligamento sacrospinal. O músculo piriforme sai da pelve através do **forame isquiático maior** e fica parcialmente revestido (profundamente) pelo ligamento sacrotuberoso (Figs. 1-7 a 1-9). Internamente, a fossa ilíaca côncava é revestida pelo **músculo ilíaco**. Na margem medial e levemente superficial aos músculos ilíacos, estão os **músculos psoas maiores**. Junto com o ilíaco (**iliopsoas**), os músculos psoas maiores passam pela coxa abaixo do ligamento inguinal se inserindo no fêmur (trocânter menor). Ocasionalmente, o **tendão do psoas menor** pode ser visto na superfície anterior do músculo psoas maior (Fig. 1-13).

O texto continua na página 16

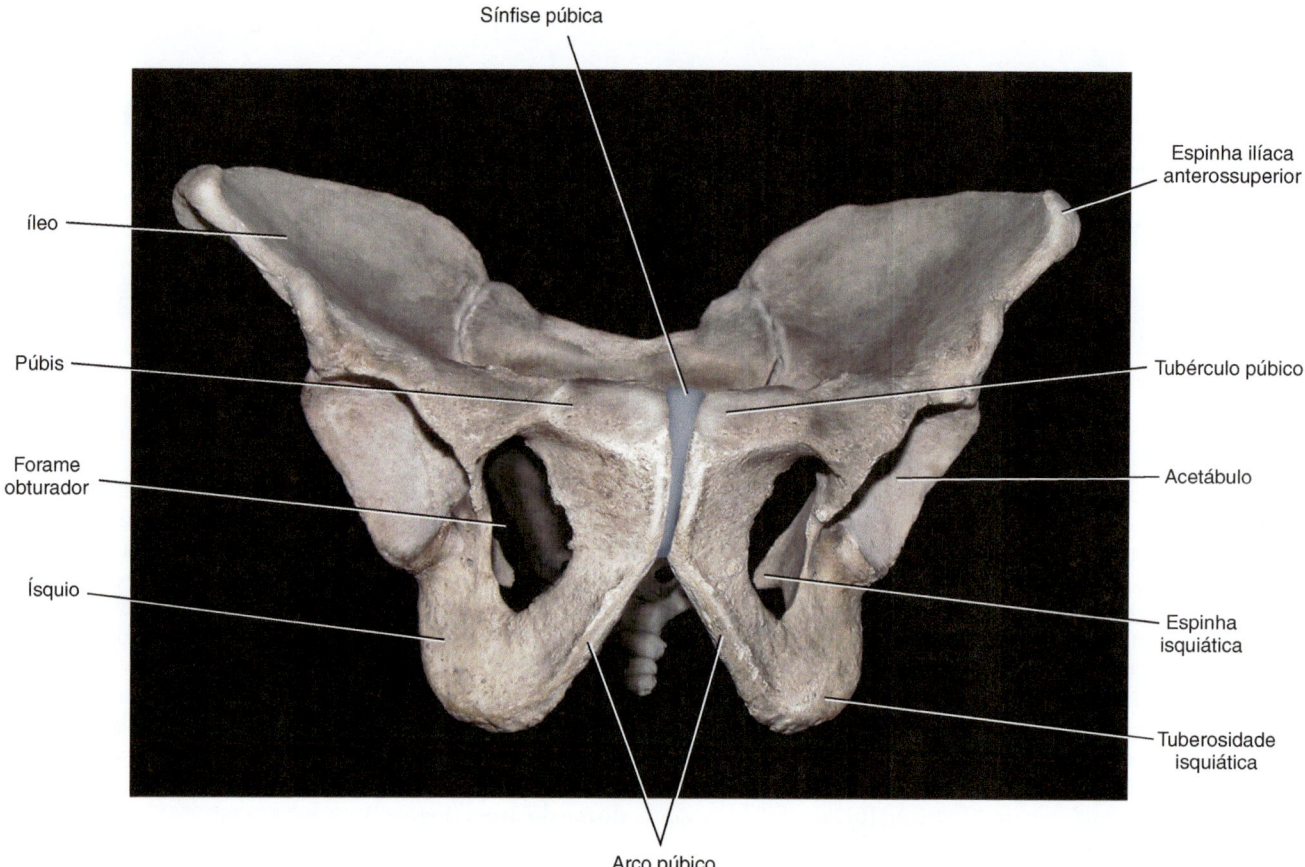

FIGURA 1-1 O osso pélvico consiste em íleo, ísquio e púbis. O íleo é ligado ao sacro nas articulações sacroilíacas. Essa face anterior da pelve mostra o arco púbico, a sínfise e o forame obturador em vista frontal.

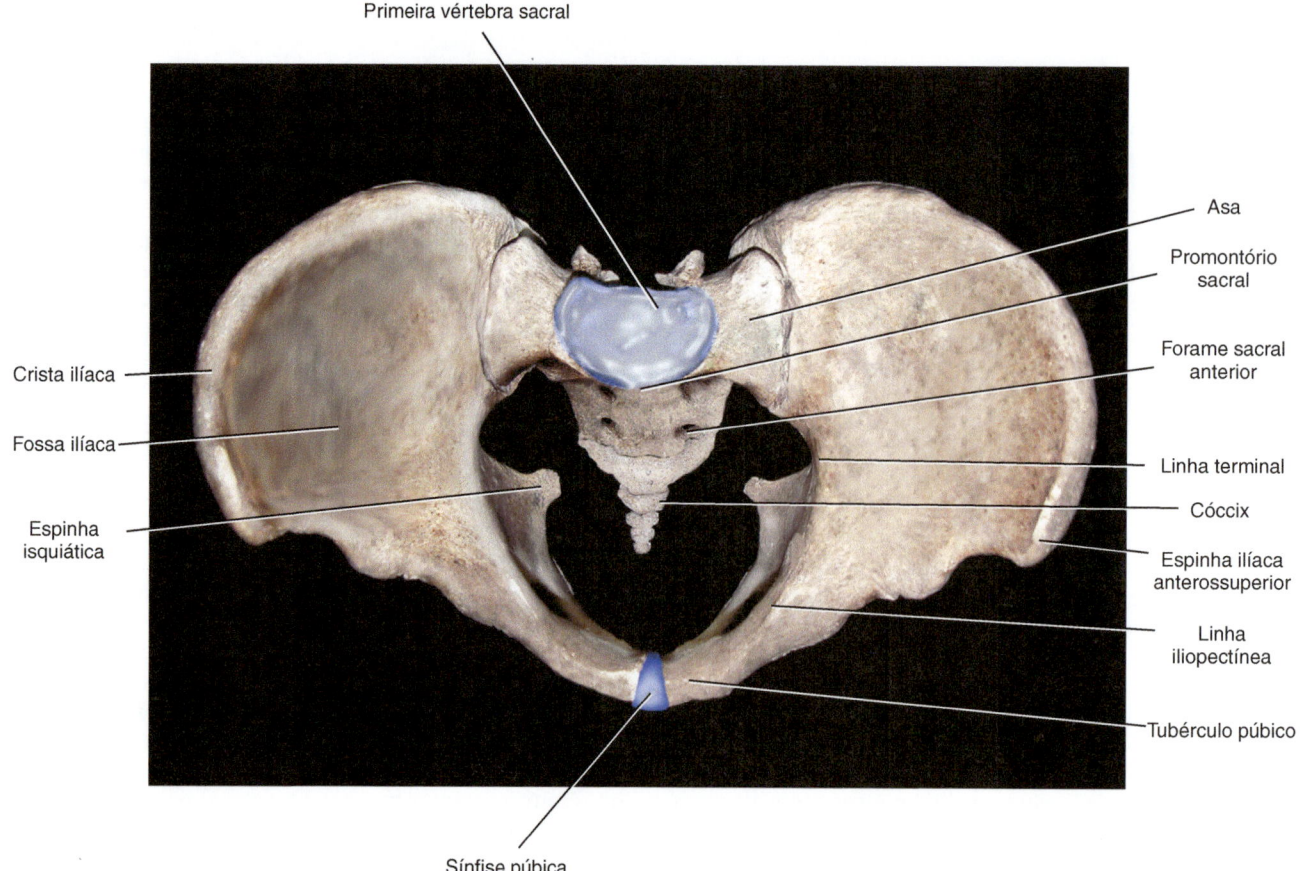

FIGURA 1-2 Esta vista superior mostra os detalhes do estreito superior da pelve, que está limitado anteriormente pela sínfise púbica e pelo tubérculo púbico; lateralmente pela linha iliopectínea e linha terminal; e posteriormente pela asa sacral e pela primeira vértebra sacral. Esta vista também mostra nitidamente as espinhas isquiáticas.

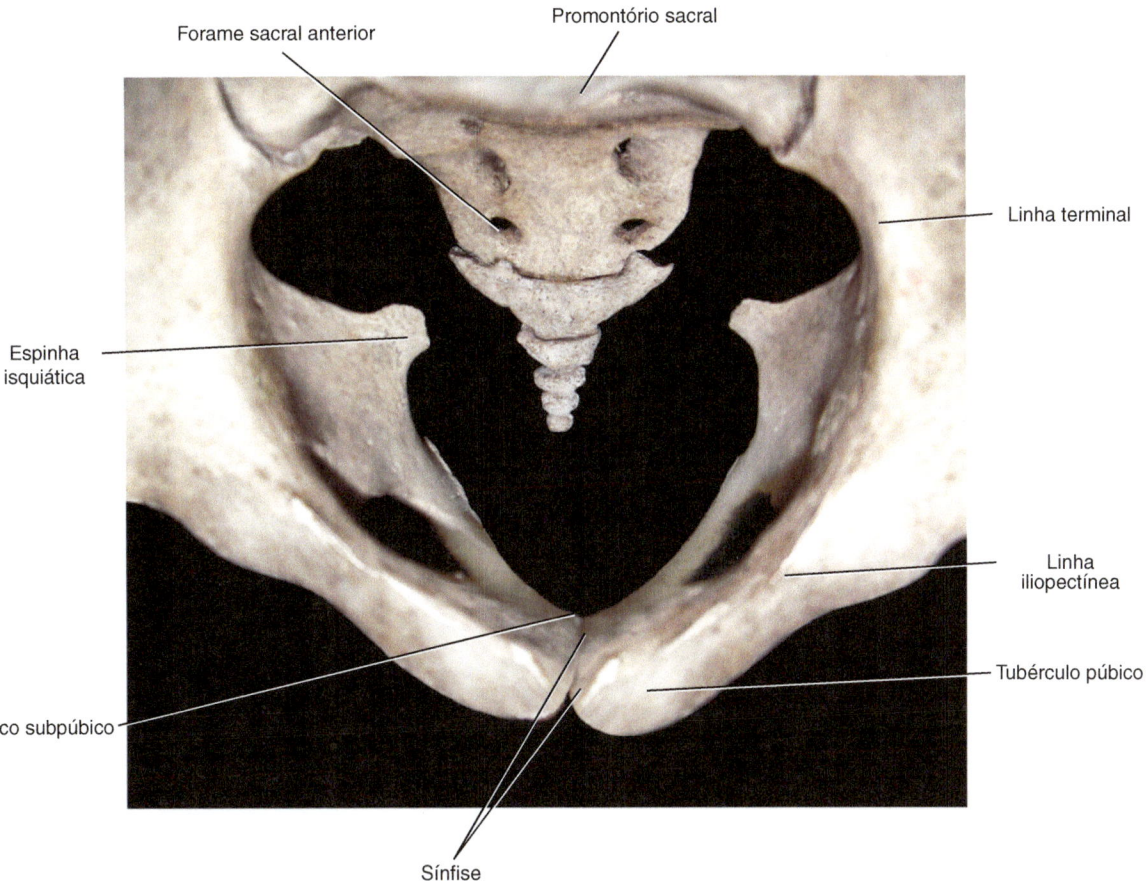

FIGURA 1-3 Detalhe em alta potência, visto através do estreito superior da pelve, mostra o sacro e o cóccix. Os forames sacrais anteriores são distintos, assim como as espinhas isquiáticas e o arco subpúbico.

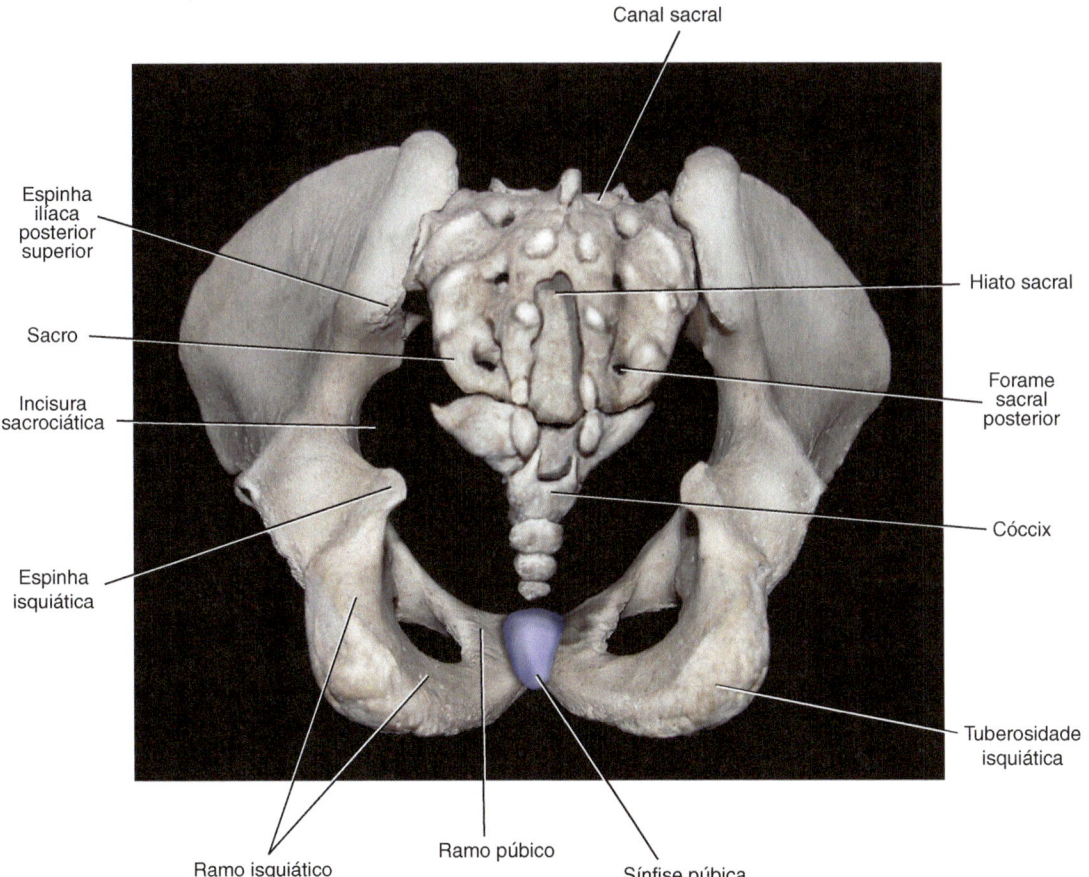

FIGURA 1-4 Vista posterior da pelve é combinada com a perspectiva "olhando para dentro" do estreito inferior. A tuberosidade isquiática, a espinha isquiática e as incisuras sacrociáticas maior e menor podem ser visualizadas melhor deste ponto de vista. Os destaques do sacro posterior incluem o hiato sacral, o canal sacral e o forame sacral posterior.

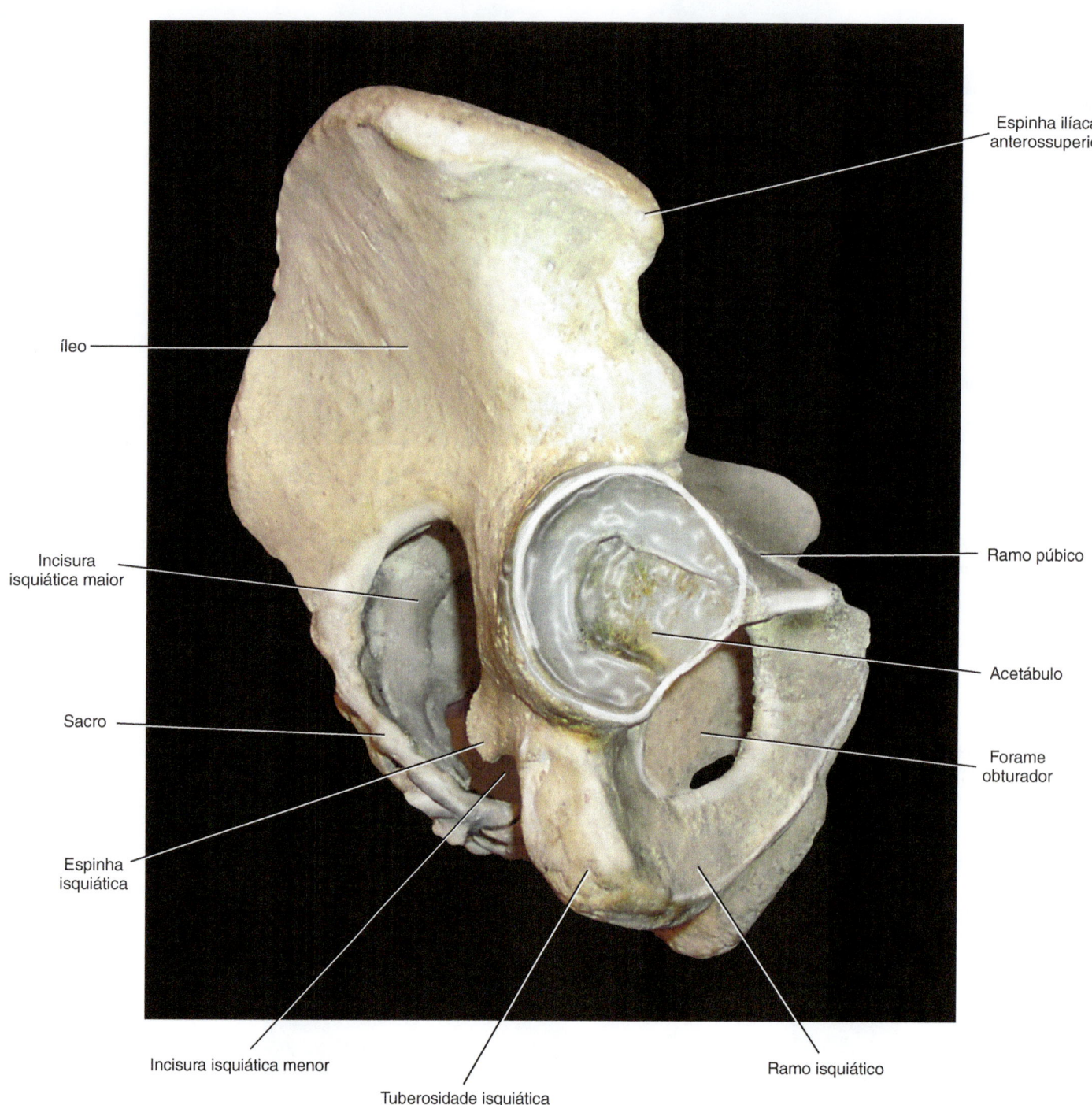

FIGURA 1-5 Vista direita lateral ilustra o acetábulo, as incisuras sacrociáticas, a espinha ilíaca anterossuperior e o ísquio.

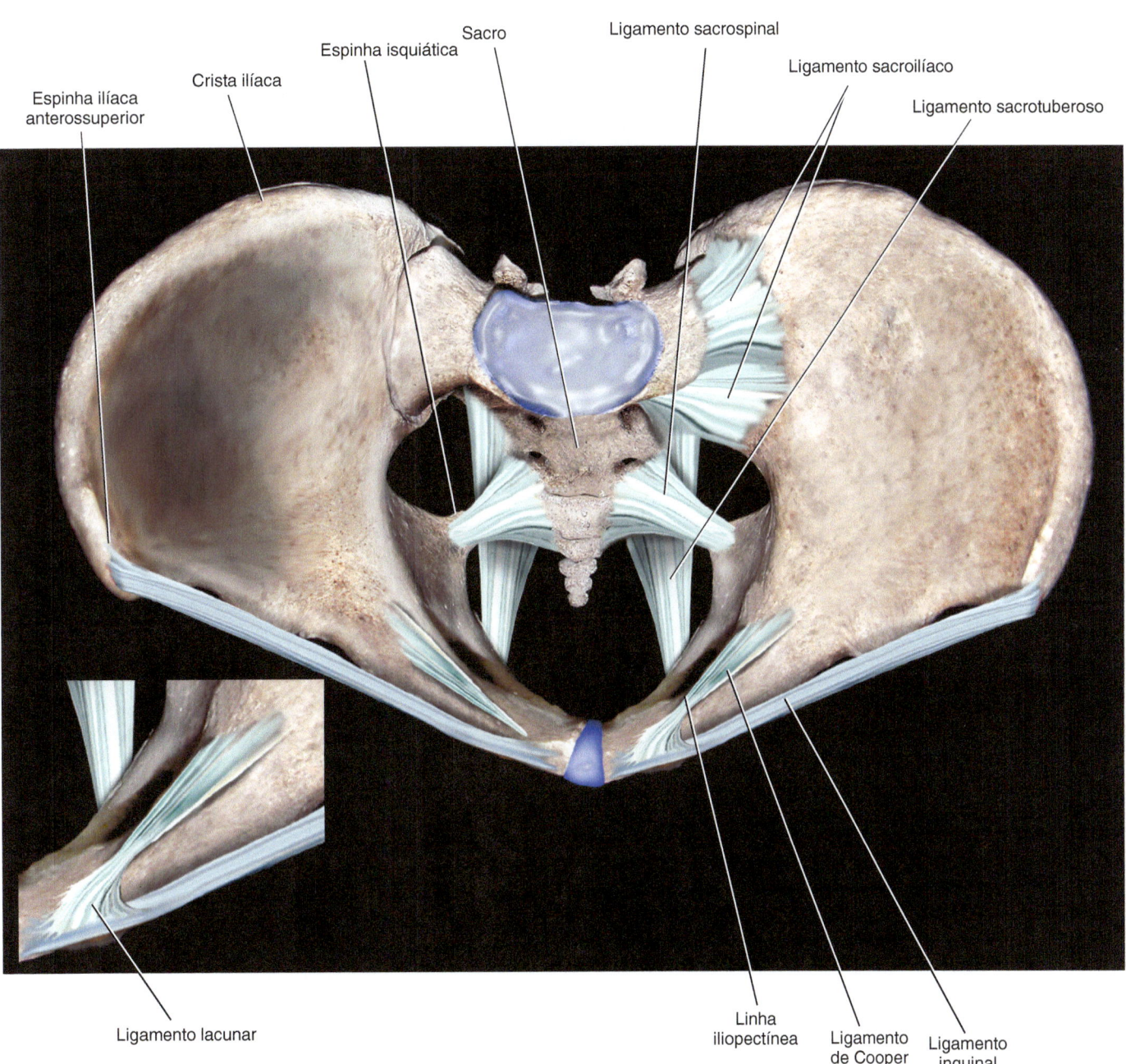

FIGURA 1-6 O ligamento inguinal se estende entre a espinha ilíaca anterossuperior e o tubérculo púbico. Deste último reflete o ligamento lacunar, que forma o limite medial do canal femoral. O ligamento de Cooper é uma estrutura resistente que se fixa na linha iliopectínea (veja anexo). Entre as espinhas isquiáticas e a face lateral do sacro está o ligamento sacrospinal. Esse ligamento cria também os forames sacrociáticos maior e menor.

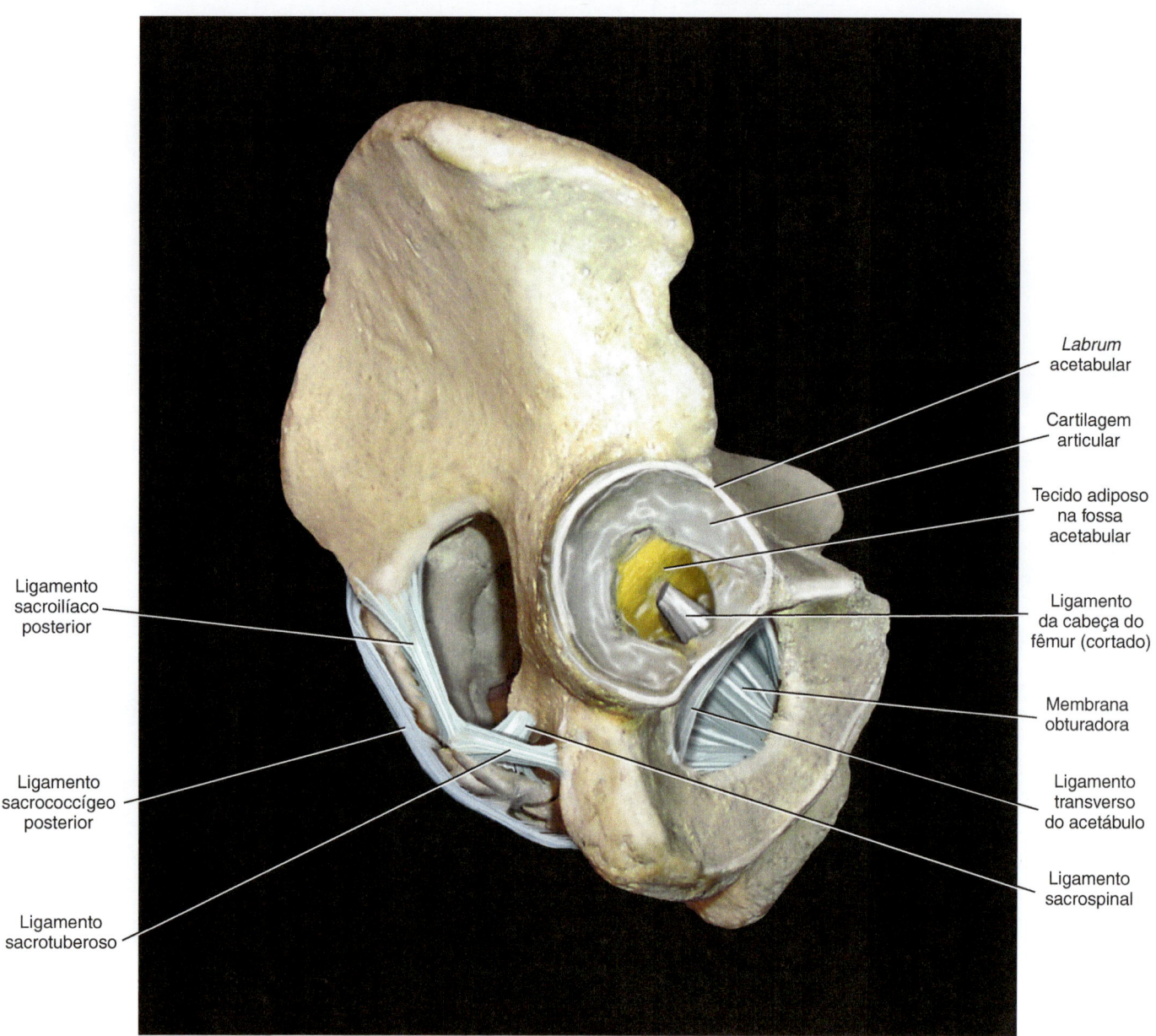

FIGURA 1-7 Esta vista lateral mostra a membrana obturadora, como também o ligamento sacrotuberoso. Este último começa na tuberosidade isquiática e termina na margem lateral do sacro.

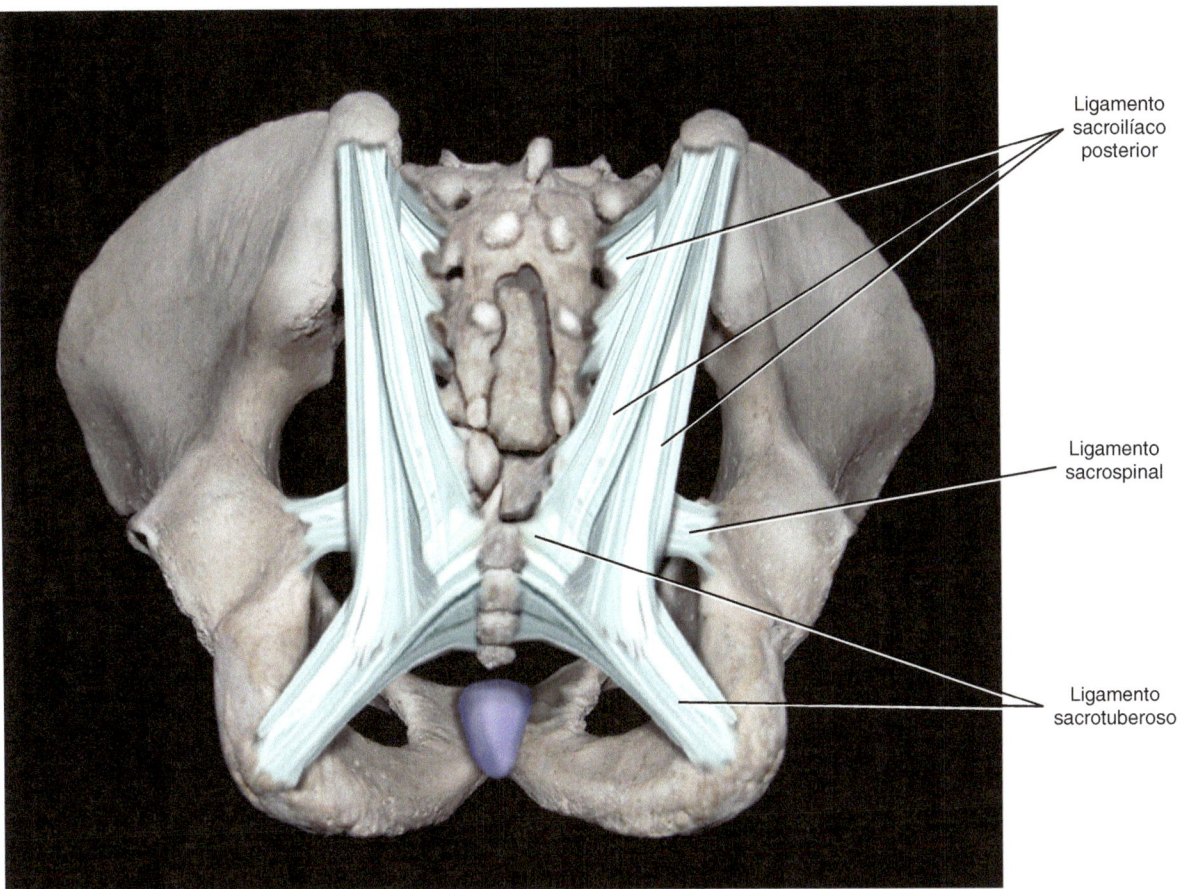

FIGURA 1-8 Vista posterior combinada com a vista do estreito inferior. O ligamento sacrotuberoso e o ligamento sacrospinal se cruzam.

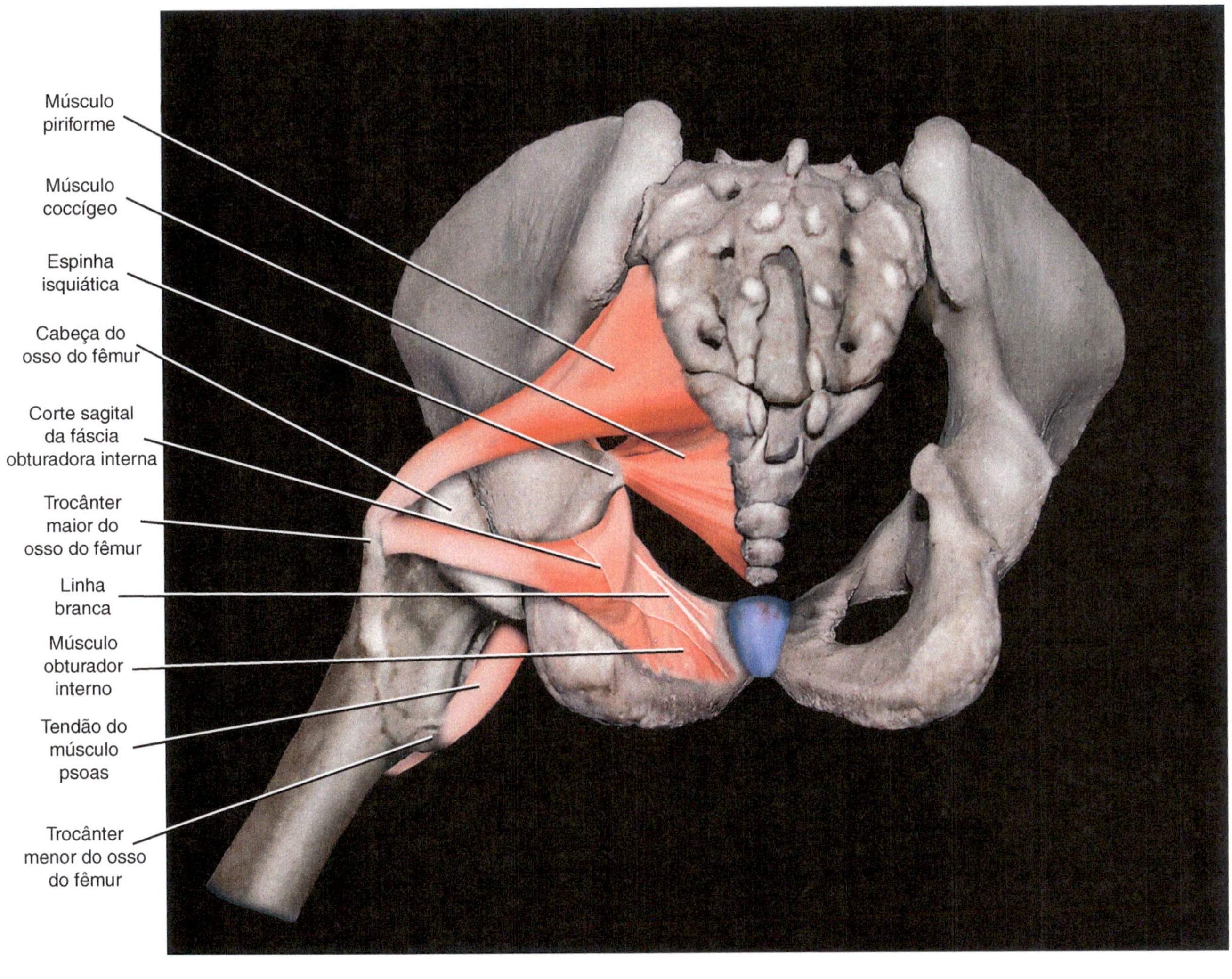

FIGURA 1-9 Os ligamentos foram eliminados. As vistas são através do estreito inferior. O obturador interno, piriforme e o coccígeo são observados em detalhes minuciosos.

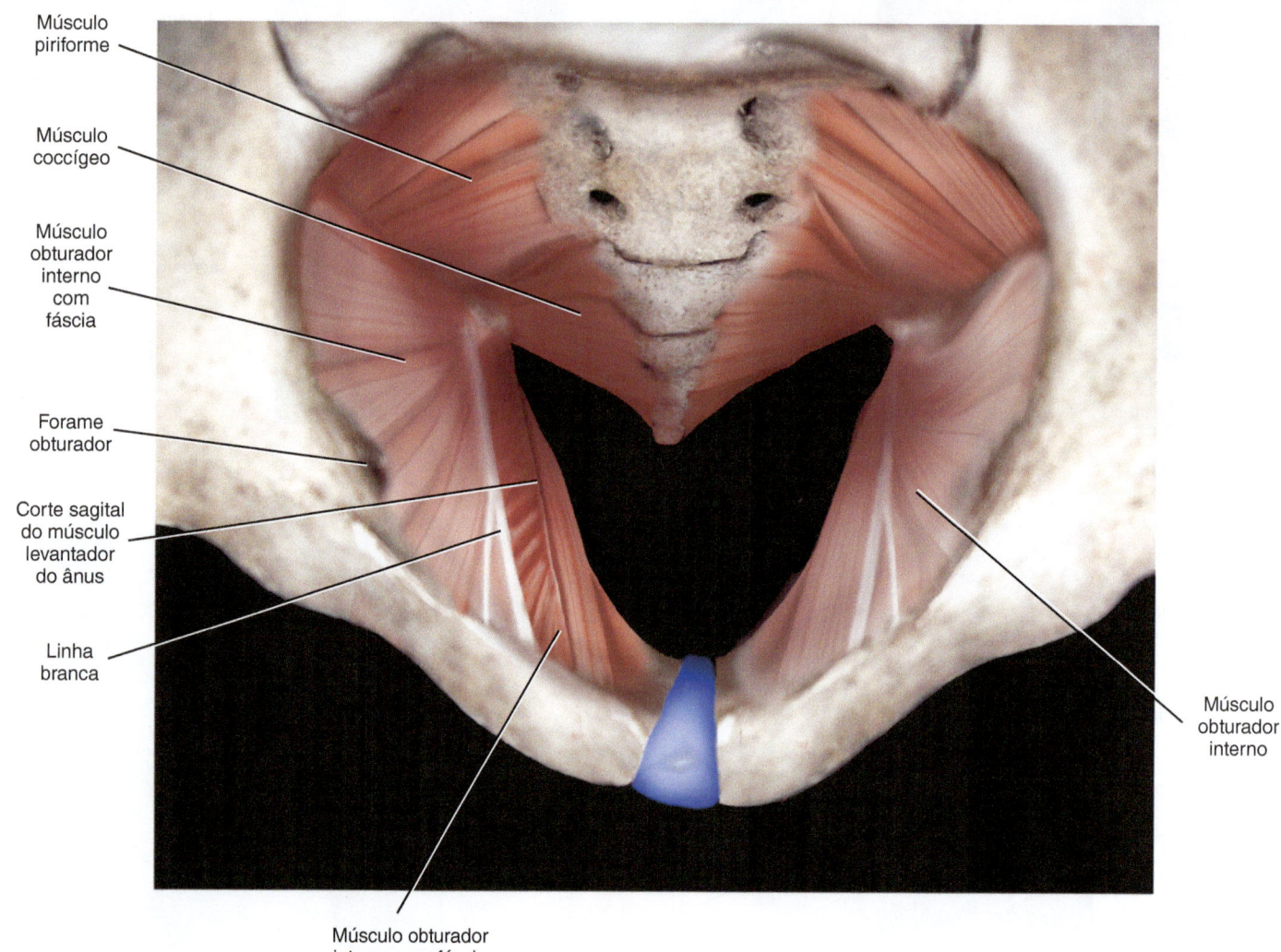

FIGURA 1-10 O grande músculo obturador interno coberto pela fáscia obturadora resistente forma a parede pélvica lateral. O arco tendíneo, ou a linha branca, é produzido pela área espessa da fáscia obturadora. O músculo levantador do ânus surge do arco. O corte sagital do levantador do ânus é mostrado no lado direito da paciente (lado esquerdo do observador). O levantador esquerdo foi retirado. O invólucro da pelve é completado pelos músculos piriforme e coccígeo.

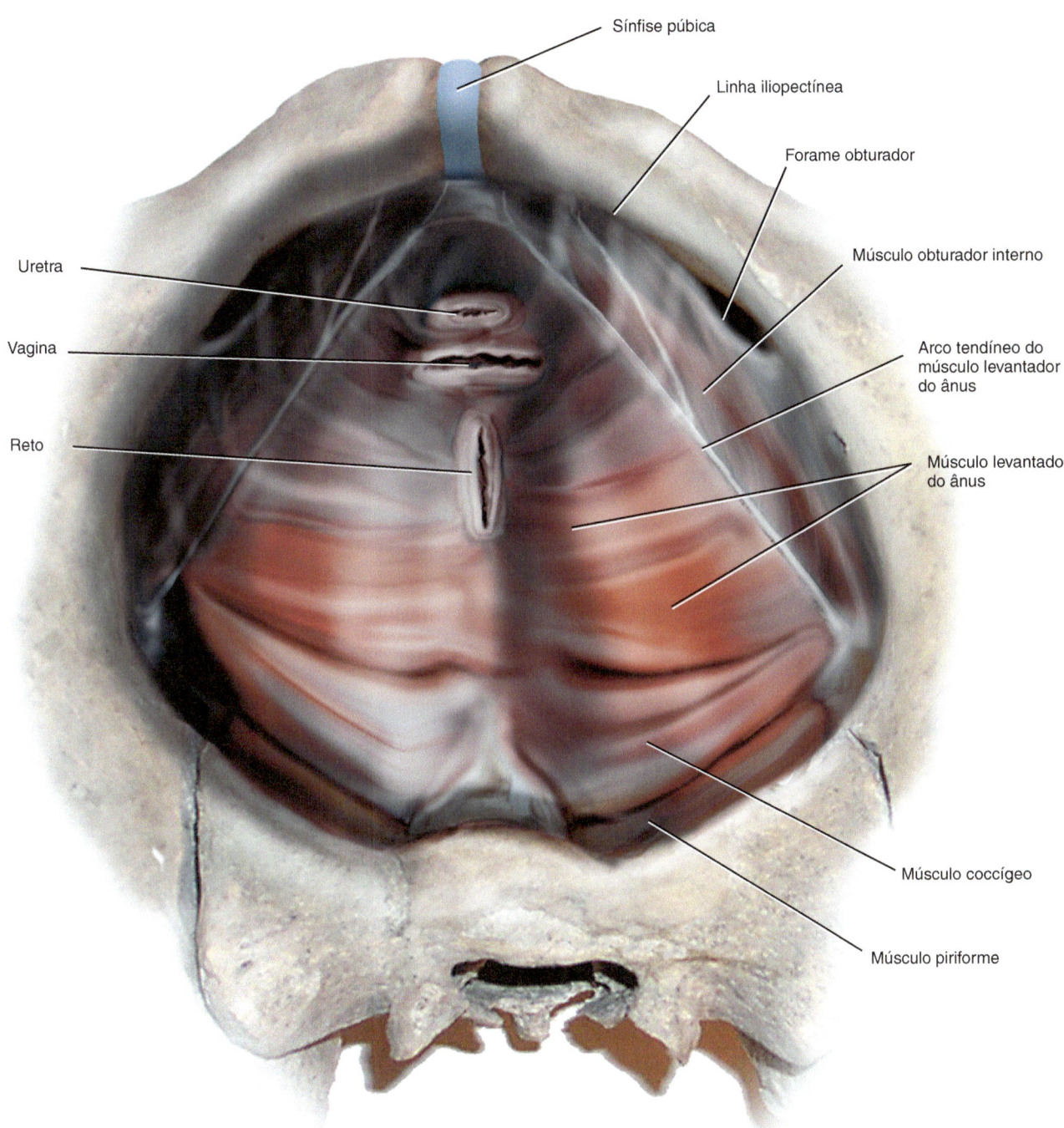

FIGURA 1-11 Esta vista mostra o músculo levantador do ânus intacto surgindo ao longo do comprimento do arco tendíneo. Observe o espaço retropúbico exposto, junto com o corte sagital da uretra e da vagina.

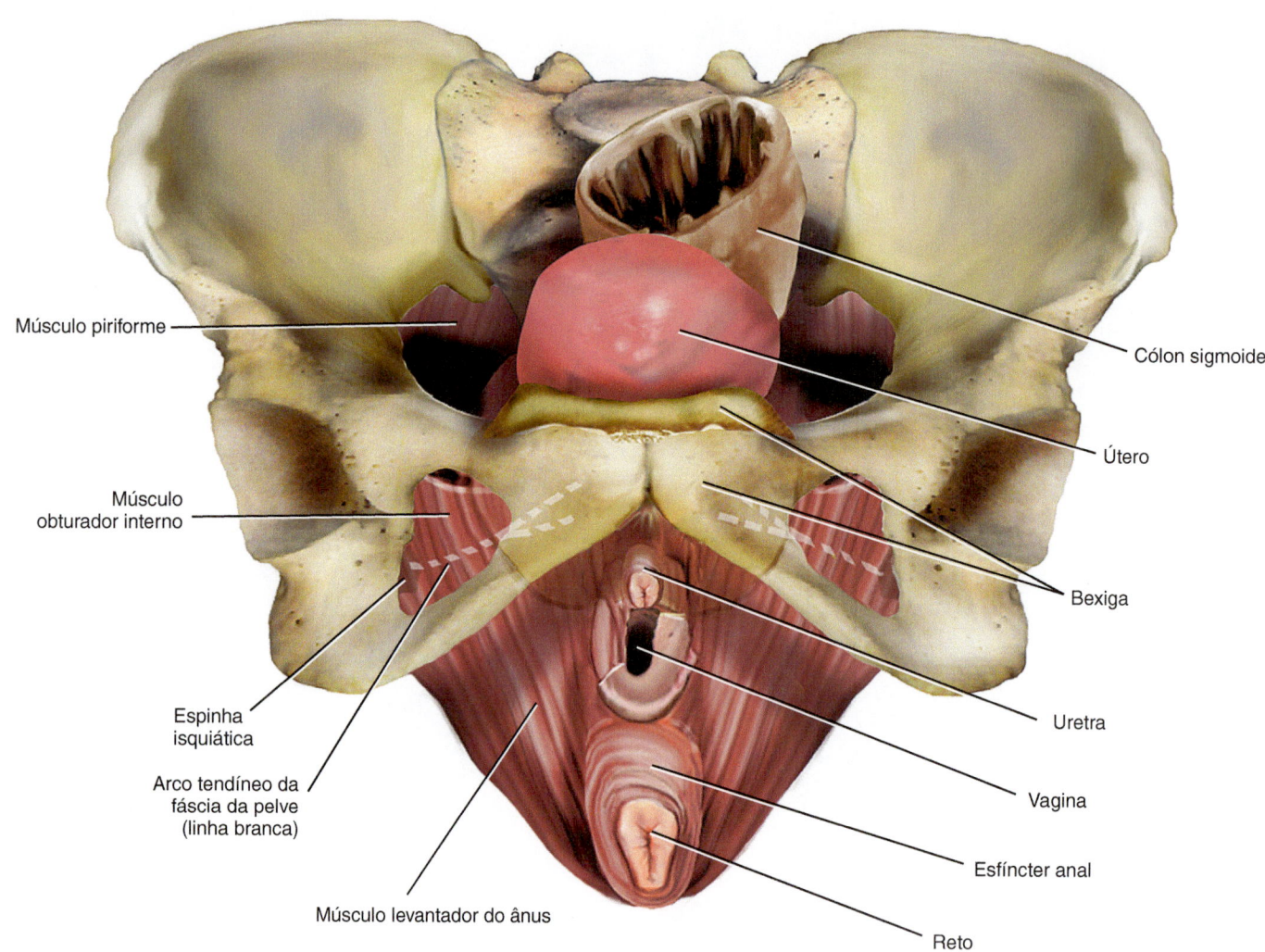

FIGURA 1-12 Vista frontal do músculo levantador do ânus em formato de funil e sua relação com a vulva e os músculos superficiais do períneo. Parte do levantador surge das margens inferiores do osso púbico. O artista fez uma sobreposição do arco tendíneo (linha branca pontilhada) com o obturador interno e o osso púbico.

CAPÍTULO 1   Anatomia Pélvica Básica   15

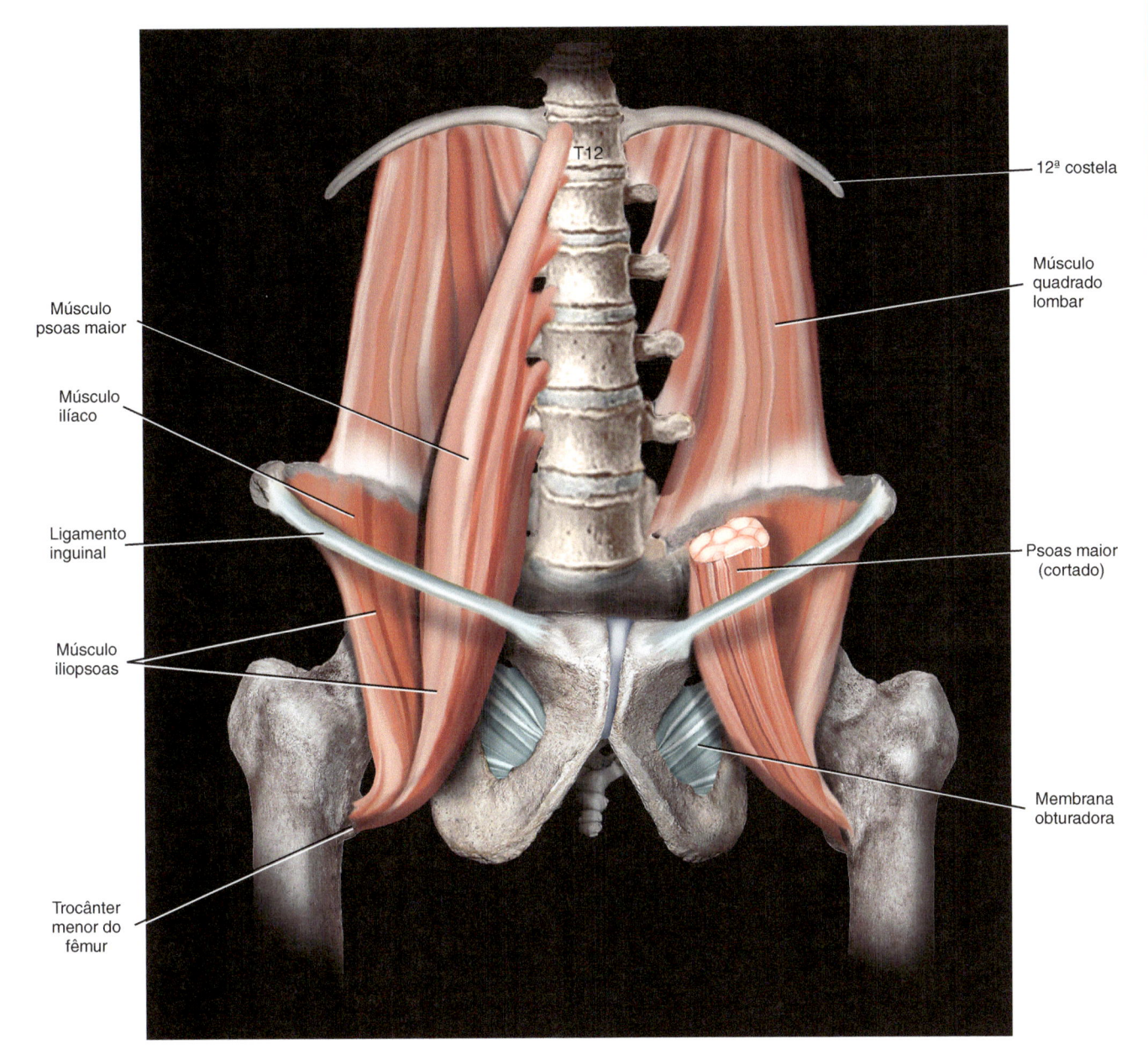

FIGURA 1-13 Os grandes músculos do retroperitônio incluem o músculo psoas maior, o músculo ilíaco e o músculo quadrado lombar. O psoas e o ilíaco (iliopsoas) saem do abdome e entram na coxa abaixo do ligamento inguinal.

Em muitos casos, os músculos da coxa são relevantes para a anatomia pélvica. Por exemplo, os músculos iliopsoas saem da pelve por baixo do ligamento inguinal com os nervos correspondentes para entrar na coxa. O **músculo sartório** é separado da espinha ilíaca anterossuperior na cirurgia de vulvectomia radical e transposto para cobrir os vasos femorais expostos. O **músculo grácil** é usado na cirurgia reconstrutiva pélvica como enxerto miocutâneo. Além dos músculos mencionados anteriormente, o ginecologista deve estar familiarizado com a **fáscia lata**, **músculo tensor da fáscia lata**, **reto femoral**, **vasto lateral**, **vasto medial**, **pectíneo** e **os músculo adutor longo** (Figs. 1-14 e 1-15A e B A e B).

Os músculos e a fáscia da parede abdominal são discutidas em detalhe no Capítulo 8.

No entanto, o esquema dos **músculos oblíquo externo**, **oblíquo interno**, **reto abdominal** e **transverso abdominal** e o ligamento inguinal podem ser vistos em uma única ilustração (Fig. 1-16).

Os **vasos epigástricos inferiores** são identificados cruzando a fáscia transversal abdominal dos seus pontos de origem até os vasos ilíacos externos. Nesta ilustração, o músculo reto abdominal esquerdo foi dividido e o ventre muscular inferior foi refletido para baixo (caudal) para mostrar os detalhes dos vasos epigástricos inferiores, que ficam na bainha posterior do músculo reto abdominal e da fáscia transversal. O triângulo formado pelos vasos epigástricos inferiores, o ligamento inguinal e a borda lateral do reto é o **triângulo de Hesselbach** (Fig. 1-17). As hérnias inguinais indiretas se desenvolvem com maior frequência aqui (triângulo de Hesselbach).

Quando o abdome inferior é aberto, é possível observar a cavidade peritoneal preenchida com os intestinos. Uma camada de gordura, o **omento maior**, que é fixado cranialmente à curvatura maior do **estômago** e o **cólon transverso**, fica pendurada como um aventual sobre os intestinos delgado e grosso. Ao ser levantado, o omento revela o **intestino grosso** na periferia, ao redor das espirais do intestino delgado. O intestino grosso fica ancorado normalmente no peritônio parietal ao longo das goteiras direita e esquerda (Fig. 1-18). O cólon pélvico, ou **cólon sigmoide**, é uma estrutura intraperitoneal móvel que fica suspensa por um mesocólon. O cólon pélvico varia de 12 a 90 cm de comprimento e geralmente fica debaixo do íleo. O **reto** tem 12 a 15 cm de comprimento. Origina-se na terceira vértebra sacral e abraça a curva do sacro, terminando logo após a extremidade do cóccix. O reto é coberto apenas parcialmente pelo peritônio, com seu terço superior tendo revestimento peritoneal na frente e nas laterais e os dois terços inferiores localizados em grande parte retroperitonealmente (o terço central tem peritônio apenas na frente). O intestino grosso consiste em **ceco**, **cólon ascendente**, **cólon transverso**, **cólon descendente**, **cólon sigmoide**, reto e ânus.

O suprimento sanguíneo dirigido ao intestino grosso emana da **artéria mesentérica superior** (cólon direito e cólon transverso) e da **artéria mesentérica inferior** (flexura esquerda, cólon esquerdo, cólon sigmoide, dois terços superiores do reto), como também da **artéria pudenda interna** (ânus e reto inferior). A drenagem venosa é para **veias hipogástricas** em menor extensão e para a **veia esplênica**, ou **porta**, em maior grau (Fig. 1-19).

O texto continua na página 24

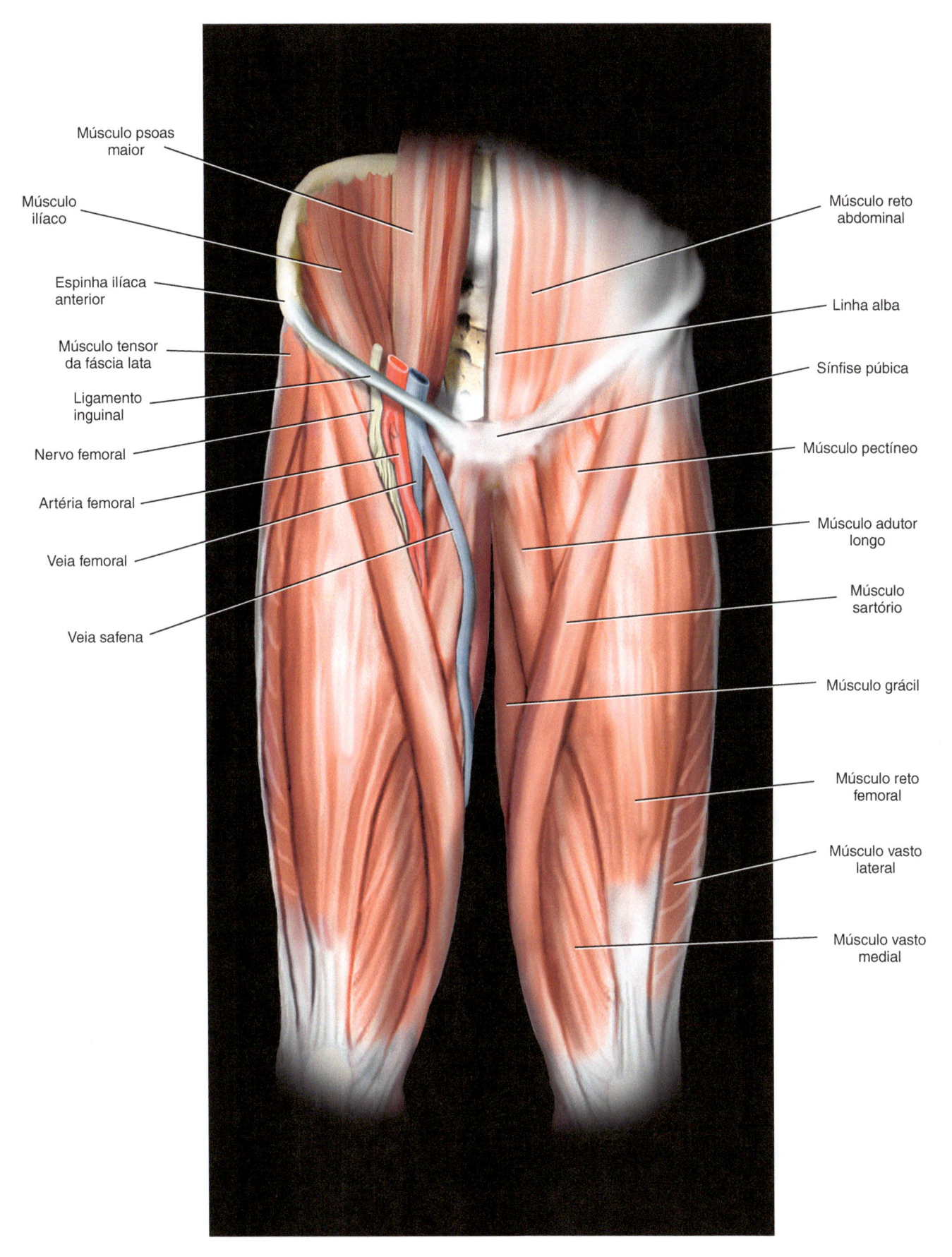

FIGURA 1-14 Os músculos da coxa são mostrados, junto com suas relações com a veia safena, os vasos femorais e o nervo femoral. Observe que a via safena fica no tecido adiposo (dissecado) sobreposto no músculo adutor longo. A veia femoral fica diretamente superficial ao músculo pectíneo. A artéria femoral e o nervo ficam no(s) músculo(s) iliopsoas.

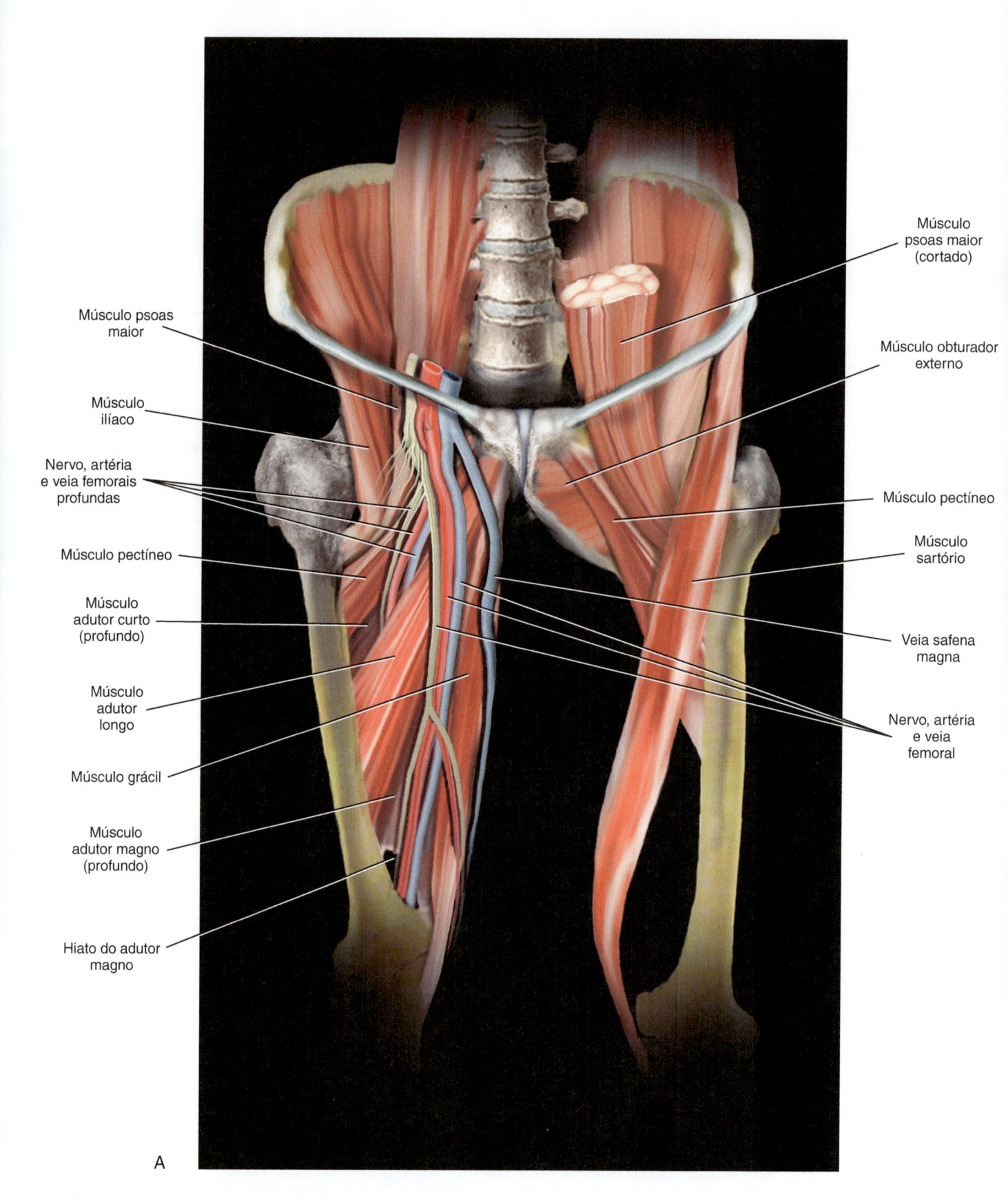

FIGURA 1-15 A. No lado direito do cadáver, o músculo sartório foi retirado, assim como o reto femoral e o vasto. Do mesmo modo, o músculo tensor da fáscia lata, junto com a fáscia lata, foi retirado para expor o curso dos nervos e dos vasos, assim como os músculos profundos.

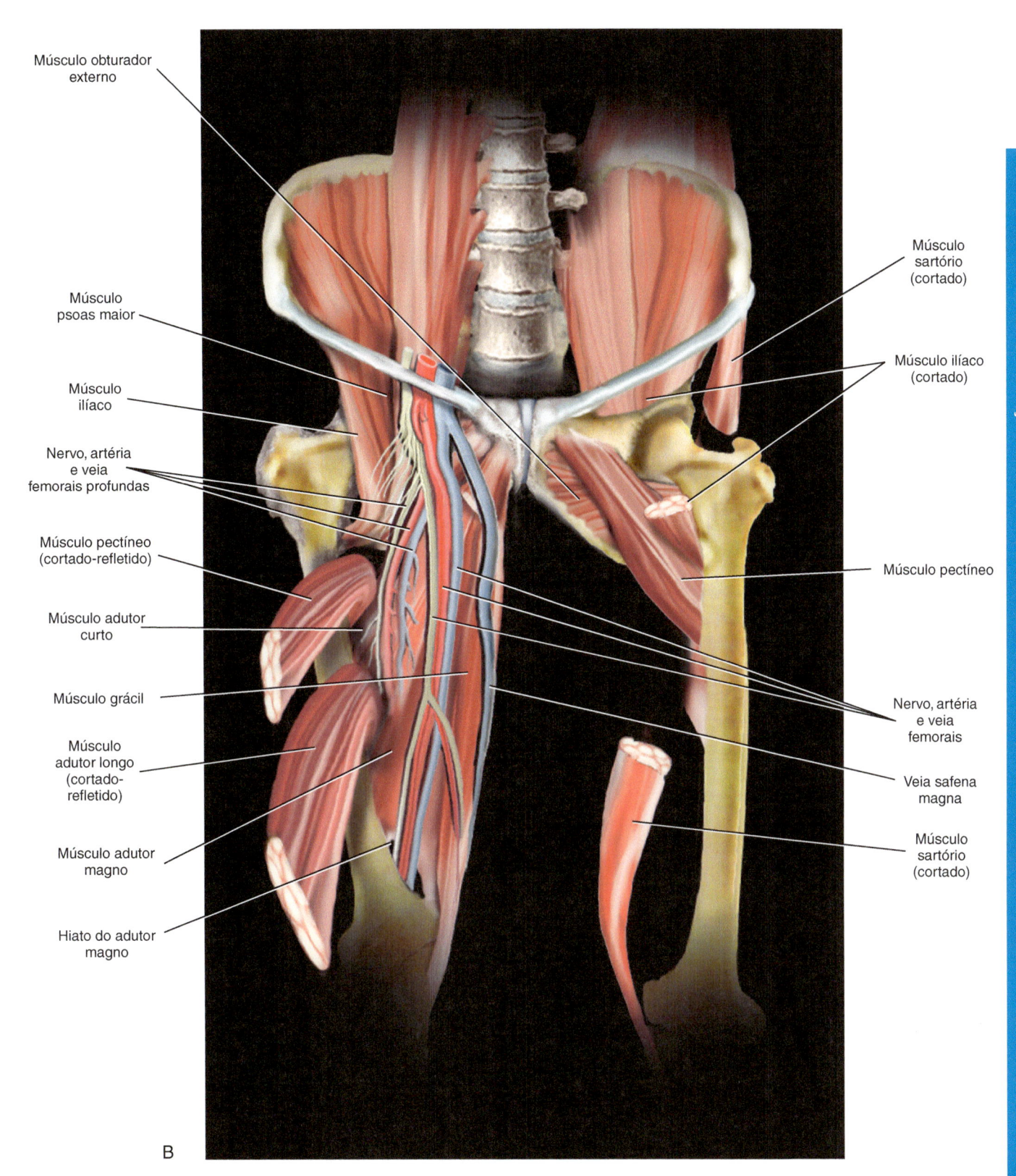

FIGURA 1-15, Cont. B No lado esquerdo do cadáver, o músculo obturador externo, que cobre a membrana obturadora e o forame, está visível. Observe a relação do último com o músculo pectíneo e os vasos femorais. Observe que o adutor longo foi retirado. No lado direito, os músculos adutor longo e o pectíneo foram divididos.

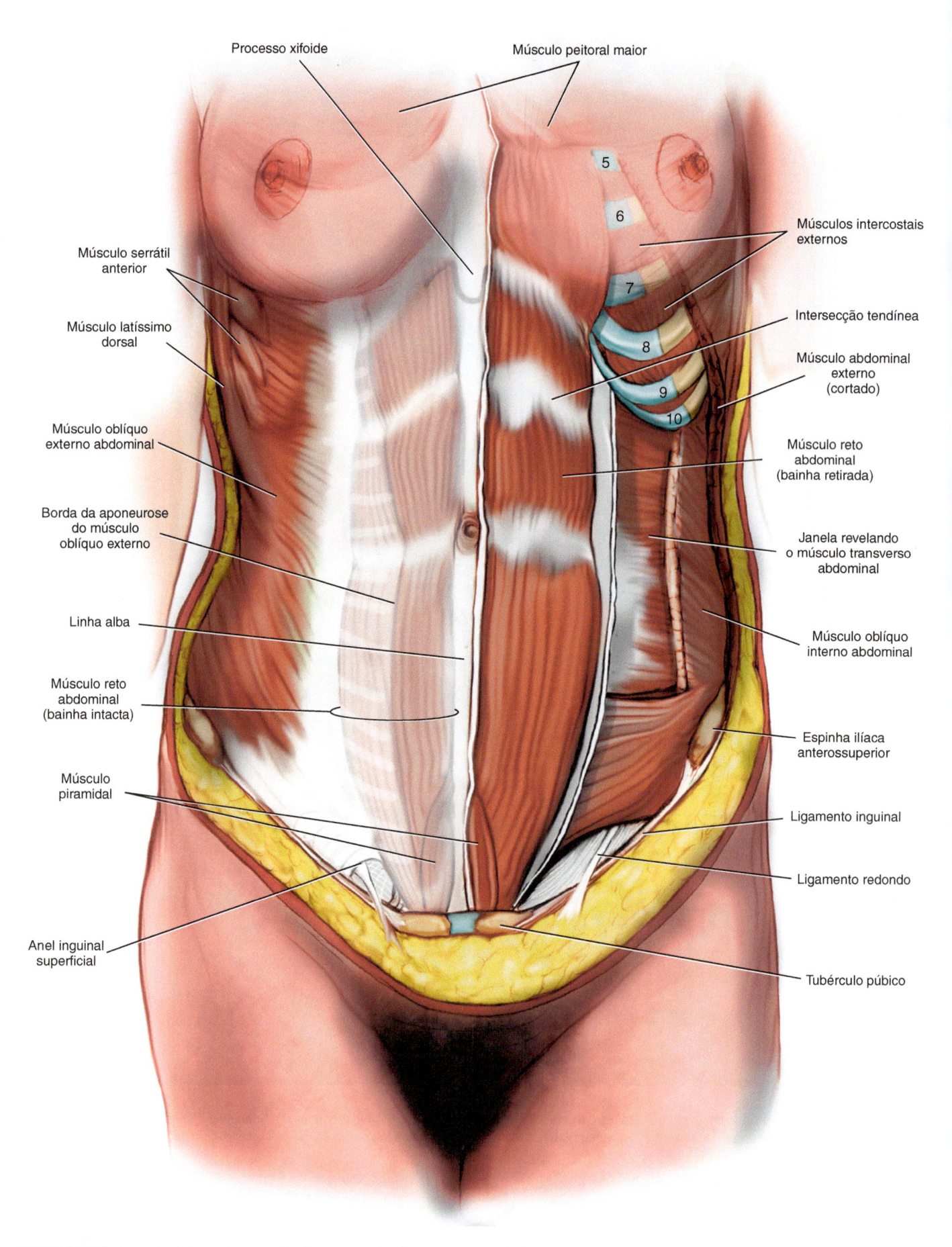

FIGURA 1-16 A parede abdominal anterior foi dissecada profundamente à esquerda da paciente (direita do observador) e mais superficialmente à direita. A bainha do reto anterior e a aponeurose do músculo oblíquo externo estão proeminentes à direita. À esquerda, o oblíquo externo foi cortado e retirado em grande parte. O músculo oblíquo interno e o transverso abdominal estão expostos. Observe a direção do oblíquo externo e do interno, e das fibras transversais. A bainha do reto anterior foi aberta no lado esquerdo, permitindo que todo o músculo reto abdominal esquerdo possa ser visto. A bainha anterior do reto deriva apenas da fáscia dos oblíquos externo e interno abaixo do umbigo. Nessa localização, a bainha posterior deriva apenas do músculo transverso abdominal.

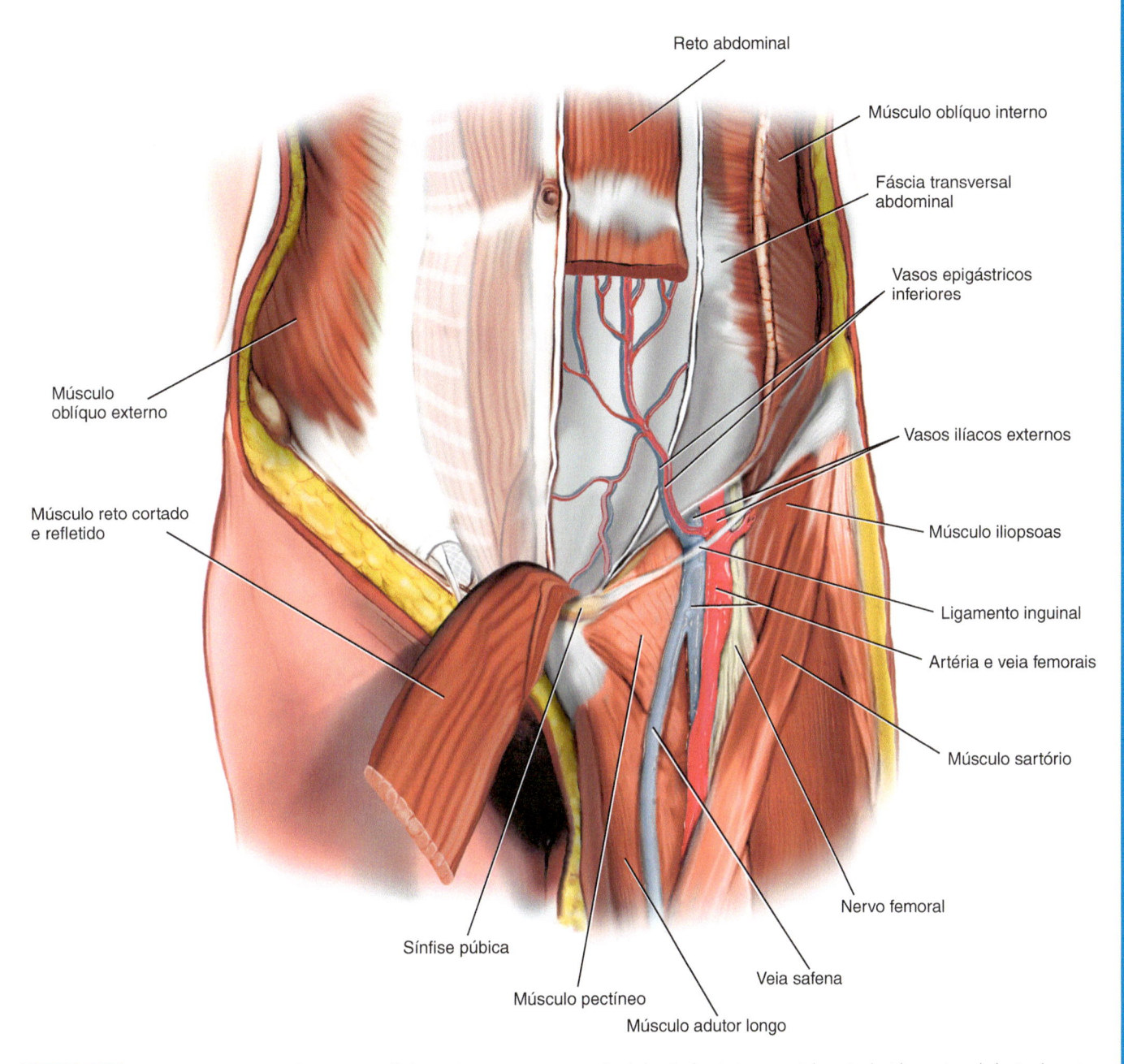

FIGURA 1-17 Os vasos epigástricos inferiores são referências importantes na parede abdominal anterior, especialmente devido ao risco de lesão durante a inserção do trocarte laparoscópico. A artéria surge da face medial inferior da artéria ilíaca externa. A veia flui para a veia ilíaca externa na direção cranial ao ligamento inguinal. O nervo femoral emerge de dentro do músculo psoas maior para ser exposto diretamente sob o ligamento inguinal resistente. Esta vista mostra a porção superior do adutor longo, assim como o músculo pectíneo. Esse último se sobrepõe no forame (canal) obturador e no músculo obturador externo, pelo qual penetra o nervo obturador e os vasos do obturador (não mostrados). Observe também que as veias safena e femoral se cruzam sobre o músculo pectíneo.

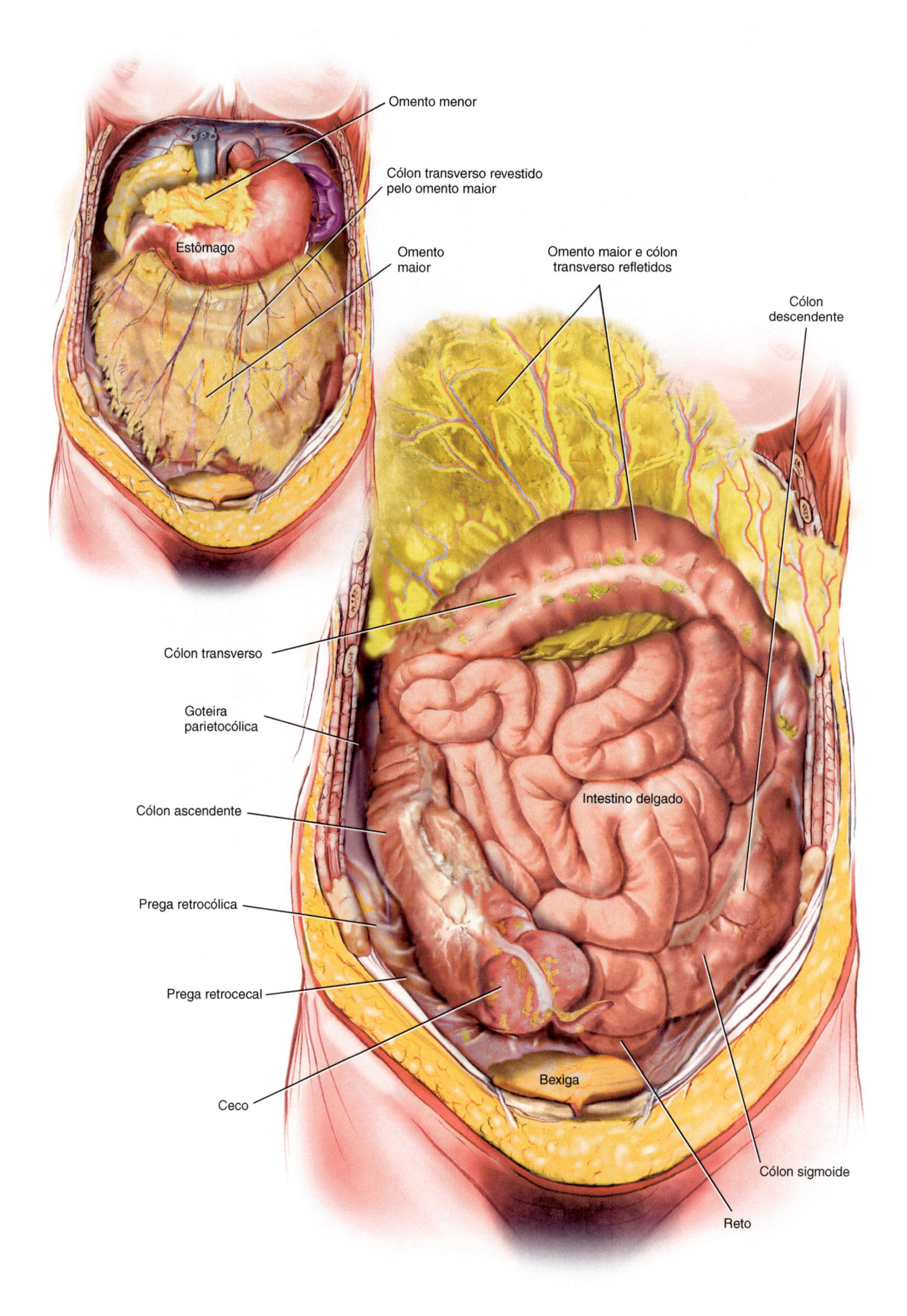

FIGURA 1-18 A fáscia transversal que é fixada no peritônio parietal anterior é cortada e retraída, expondo o omento maior (anexo). Quando o próprio omento maior é retraído cranialmente, os intestinos grosso e delgado subjacentes dominam a cavidade abdominal.

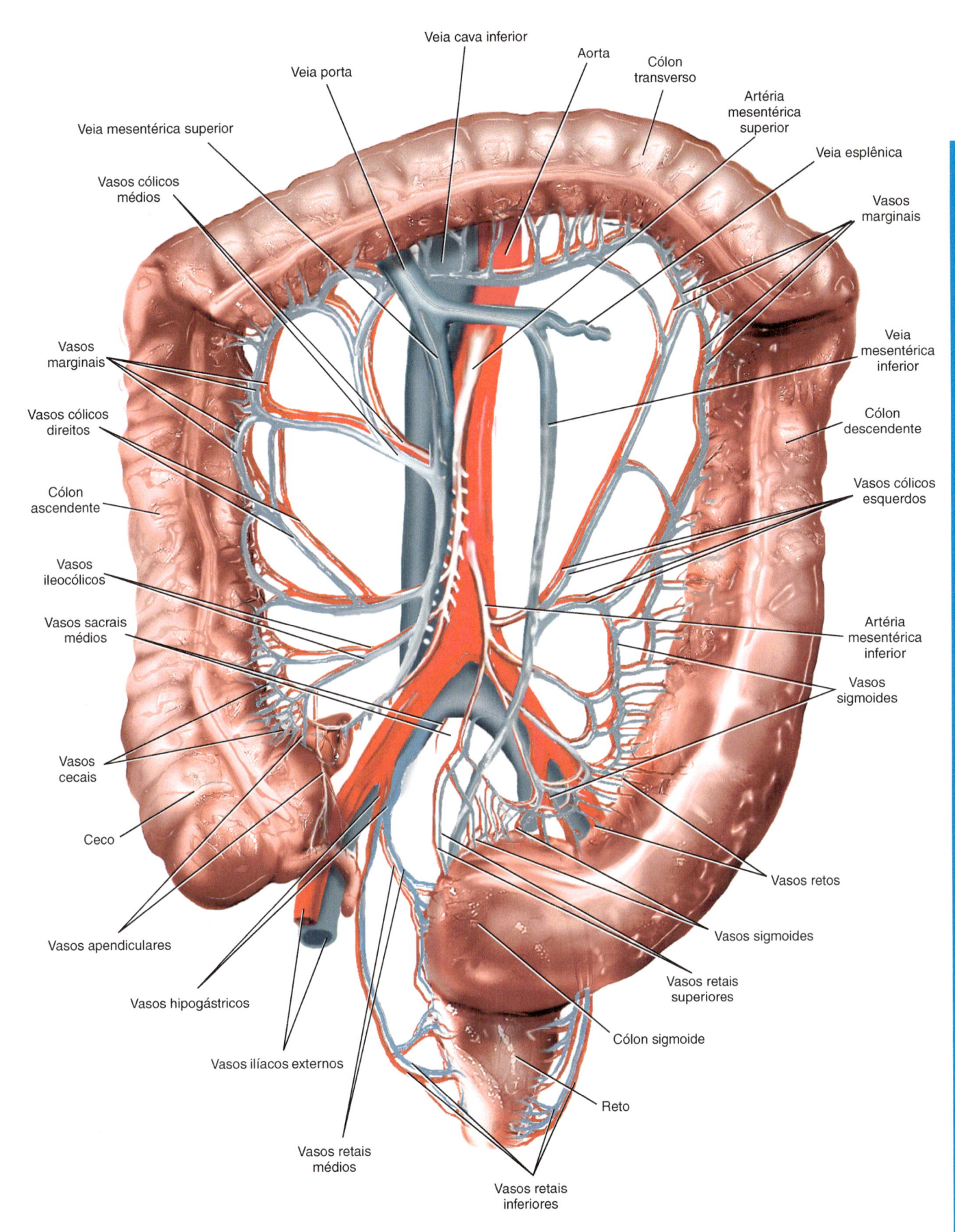

FIGURA 1-19 O suprimento sanguíneo do cólon direito emana dos vasos mesentéricos superiores. Os vasos mesentéricos inferiores irrigam o cólon esquerdo e o cólon sigmoide. O reto recebe sangue dos vasos mesentéricos inferiores, como também dos ramos dos vasos hipogástricos. Os vasos retais inferiores são ramos e afluentes dos vasos pudendos internos. O cólon transverso recebe duplo suprimento e drenagem das veias e artérias mesentéricas inferiores e superiores.

O **intestino delgado** mede aproximadamente 6 metros de comprimento. A porção mais curta do intestino delgado é o duodeno (25 cm), que está estreitamente ligada ao **estômago** na sua primeira parte e ao jejuno na sua quarta parte. A porção principal do intestino delgado consiste em **jejuno** e **íleo**. O jejuno e o íleo estão totalmente rodeados pelo peritônio visceral e são ancorados na parede abdominal posterior por um mesentério. A raiz do mesentério mede de 15 a 20 cm de comprimento e se estende obliquamente da flexura duodenojejunal ao cólon direito. O próprio intestino delgado se estende do ligamento de Treitz até a **válvula ileocecal** (Fig. 1-20). A **artéria mesentérica superior** irriga o intestino delgado por uma série de colunas. A drenagem venosa ocorre através da **veia mesentérica superior** até a **veia porta** (Fig. 1-21). O íleo deve ser examinado detalhadamente de 5 a 7 cm antes da junção ileocólica para notar a presença da projeção em formato de dedo, chamada de **divertículo de Meckel**. Ele fica localizado na borda antimesentérica. Quando os intestinos delgado e grosso são retraídos, o **útero**, o **anexo** e a **bexiga urinária** se tornam visíveis (Fig. 1-22). Os peritônios parietais ficam clara e similarmente visíveis, mas cobrem as estruturas retroperitoneais adjacentes. O peritônio está incisado sobre o **músculo psoas maior**. O músculo (que pode incluir o **psoas menor**) está exposto, e o **nervo genitofemoral** é identificado. Na margem medial da porção pélvica do músculo psoas está a **artéria ilíaca externa**. Debaixo da artéria está a **veia ilíaca externa**. A artéria ilíaca externa é dissecada no sentido retrógrado e cefálico para identificação da **artéria** e **veia ilíaca comum**. Essa última é marcada pela intersecção dos **vasos ováricos** juntos com o **ureter** (Figs. 1-22 e 1-23). A bifurcação da ilíaca comum deve ser identificada. A **veia ilíaca comum** é vista assentada no gancho formado pela bifurcação das artérias ilíacas internas e externas. Continuando na direção cefálica, as artérias ilíacas comuns estão dissecadas até as suas origens na bifurcação da **aorta abdominal** na interface L4-L5. Logo abaixo (caudal) da bifurcação aórtica, a **veia ilíaca comum esquerda** grande e azul cruza o corpo vertebral L5. Em seguida, passa debaixo da artéria ilíaca comum direita e se junta com a veia ilíaca comum direita para formar a **veia cava inferior**. É possível ver também a **artéria** ou **veia sacral mediana** nos corpos vertebrais L5-S1 antes de descerem para a cavidade sacral na vértebra sacral.

Na lateral do músculo psoas maior está o **músculo ilíaco**, sobre o qual percorre o **nervo cutâneo femoral lateral**. O ureter se origina na pelve renal. Em seguida, passa pelo músculo psoas maior junto com artéria e veias ováricas. O ureter entra na pelve cruzando sobre os vasos ilíacos comuns e, em seguida, assume uma posição medial à artéria hipogástrica (Fig. 1-23).

Se as vísceras pélvicas são removidas, os detalhes da relação entre a **artéria uterina** e o **ureter** podem ser observados com facilidade. Do mesmo modo, as relações dos **vasos obturatórios** e do **nervo** com o **músculo obturador interno** e o **forame** ficam visíveis. A **artéria** e **veia ilíaca externa** cruzam até a coxa entre o ligamento inguinal e a linha iliopectínea (do osso púbico). O **nervo femoral** fica dentro e é protegido pela substância do **músculo psoas maior**, mas emerge dessa proteção à medida que sai do abdome e entra na coxa por baixo do ligamento inguinal. Portanto, não é surpreendente que lesões causadas por compressão possam acontecer quando as mulheres são colocadas na posição de litotomia com a coxa hiperflexionada ou exageradamente abduzida (Figs. 1-23 e 1-24).

O texto continua na página 30

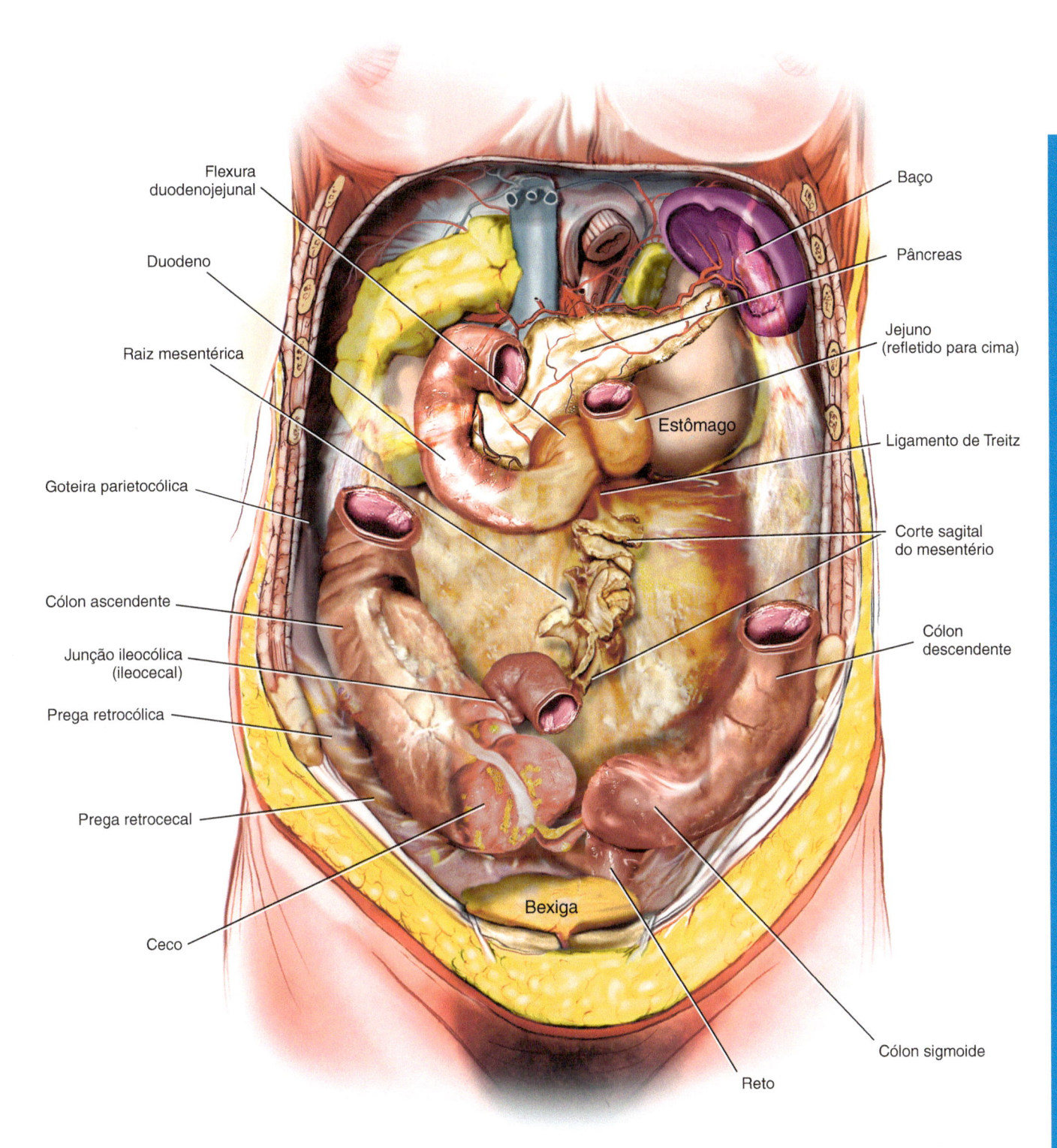

FIGURA 1-20 A figura mostra as inserções mesentéricas normais dos intestinos. O mesentério do intestino delgado percorre obliquamente da esquerda para a direita. O mesentério começa na flexura duodenojejunal e termina no ceco. Os lados direito e esquerdo do cólon estão fixados pelo peritônio nas goteiras abdominais posterolaterais (esquerda e direita). Durante a cirurgia, deve-se examinar o intestino delgado sistematicamente. Todo o intestino delgado deve ser examinado, começando pelo ligamento de Treitz e terminando na junção ileocecal.

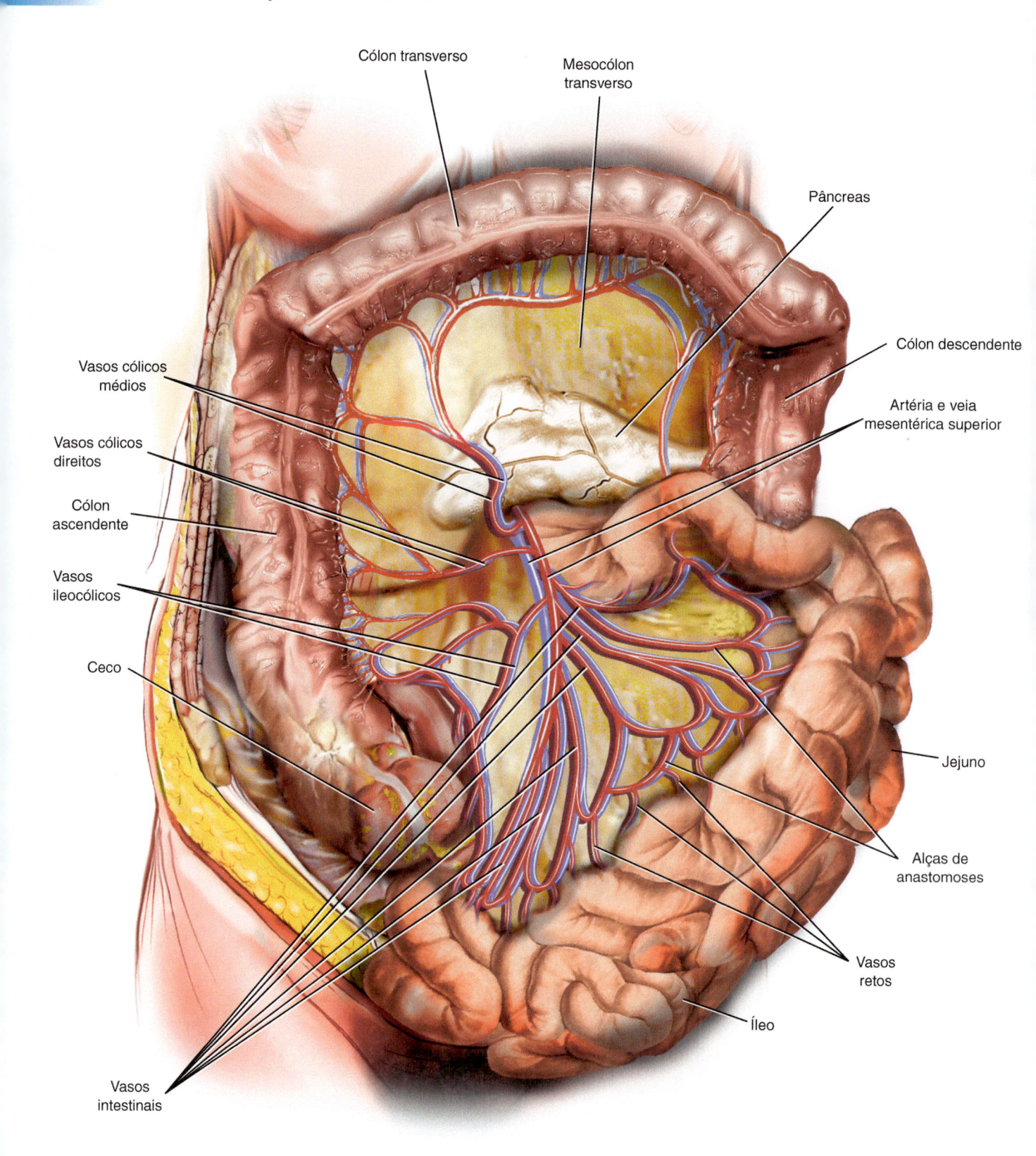

FIGURA 1-21 O suprimento sanguíneo para o intestino delgado emana dos vasos mesentéricos superiores. Os ramos dos vasos mesentéricos superiores estão localizados dentro do tecido adiposo do mesentério do intestino delgado e formam uma série de arcadas à medida que se dividem distalmente. Essas arcadas proporcionam excelente circulação imbricada para o intestino. A circulação colateral protege em casos de comprometimento vascular dentro de um dos ramos de irrigação.

CAPÍTULO 1 Anatomia Pélvica Básica 27

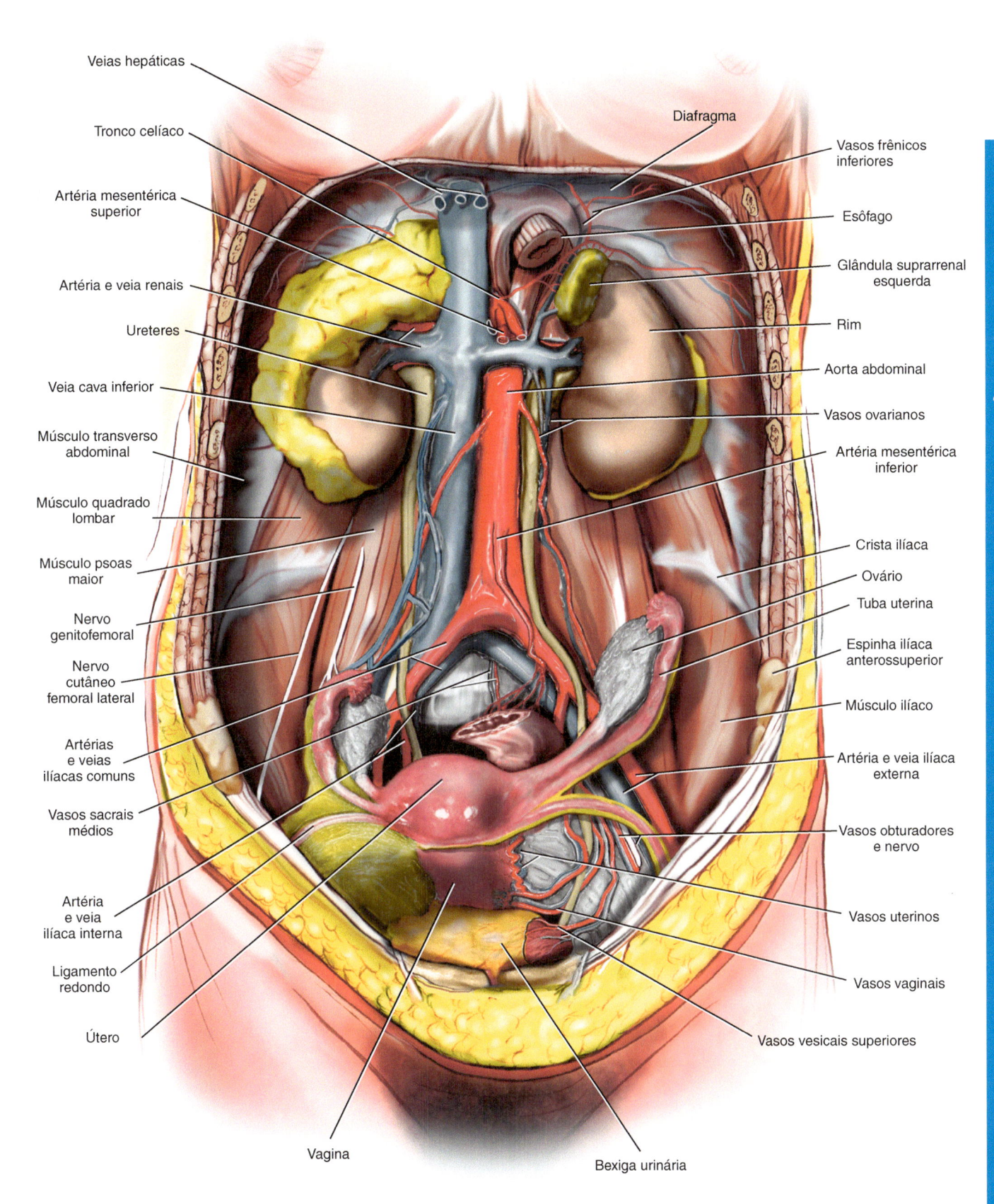

FIGURA 1-22 Os intestinos foram retirados. O útero, os anexos, a bexiga urinária, os ureteres, os rins e o reto foram mantidos. Os grandes vasos, assim como os seus ramos, estão expostos. Observe que a dissecção mais profunda foi realizada à frente do ligamento largo no lado esquerdo. A lâmina anterior do ligamento largo esquerdo foi retirada, expondo o percurso dos vasos uterinos e vaginais, assim como do ureter pélvico.

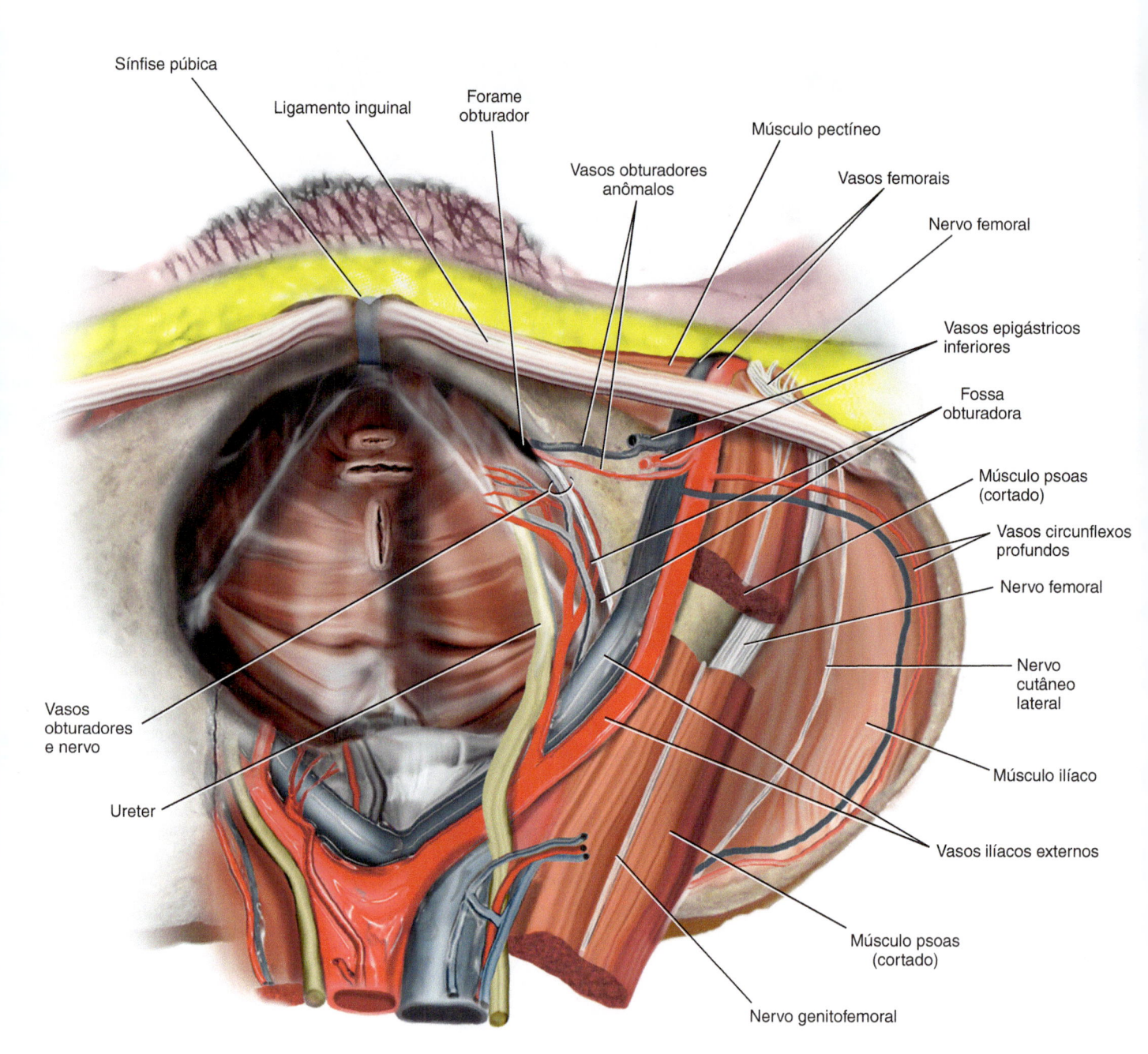

FIGURA 1-23 O ureter desce para a cavidade pélvica sobre o músculo psoas maior. O ureter cruza os vasos ilíacos comuns, de forma precisamente cranial à bifurcação ilíaca. Fica medial à artéria hipogástrica, o feixe neurovascular obturador. No nível do ligamento cardinal, os vasos uterinos cruzam o ureter. Este desenho ilustra as relações das estruturas que cruzam o abdome abaixo do ligamento inguinal até a coxa. O nervo genitofemoral fica sobre o músculo psoas maior. O nervo cutâneo femoral lateral se situa no músculo ilíaco. O nervo femoral (veja no corte) fica dentro do psoas maior e emerge do músculo logo acima de onde cruza sob o ligamento inguinal.

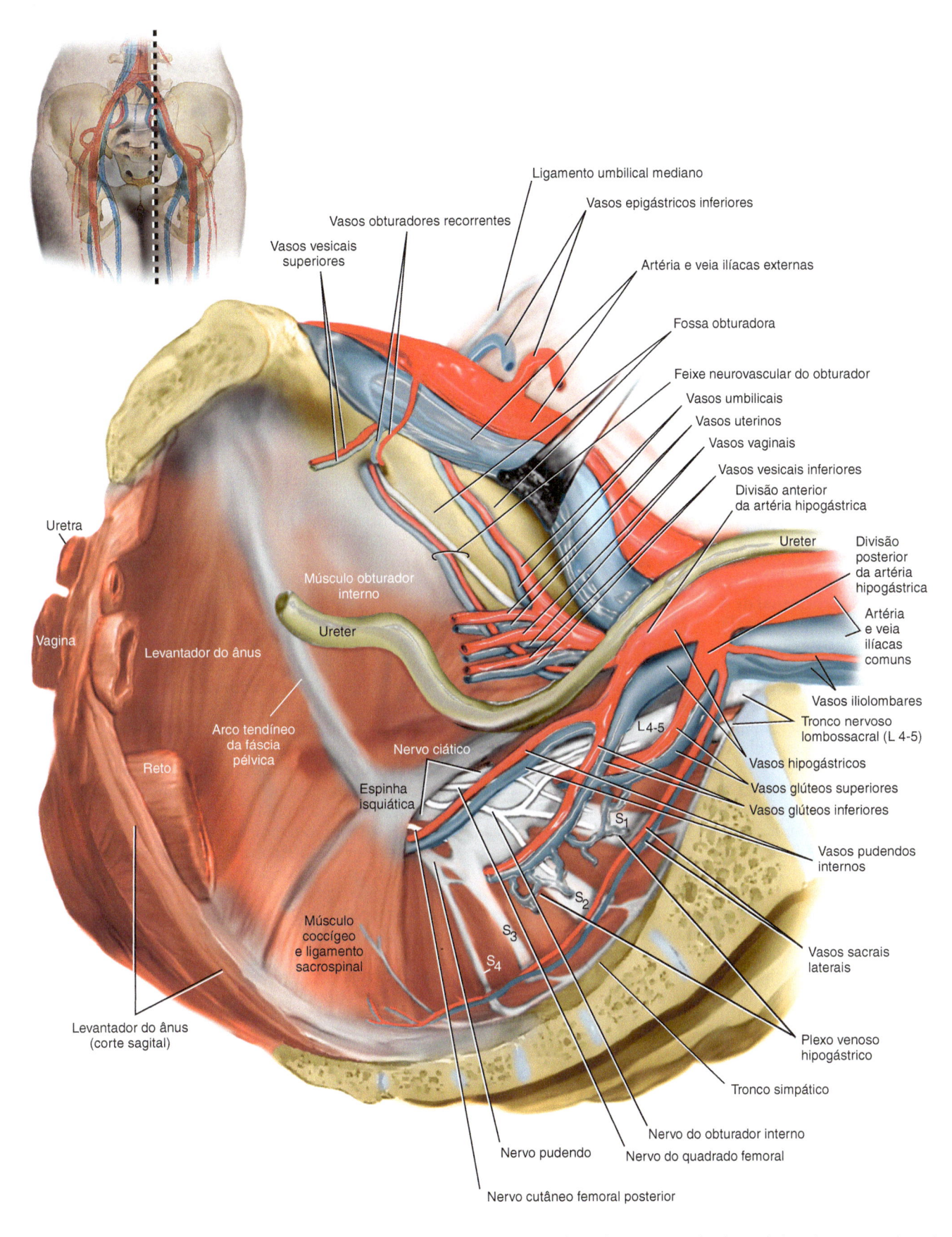

FIGURA 1-24 Corte sagital através da pelve (veja anexo). Os músculos que delimitam a pelve incluem os músculos da parede lateral; ou seja, o obturador interno, o coccígeo e o piriforme. A linha branca, ou o arco tendíneo, estende-se entre a espinha isquiática e a margem inferior do osso púbico. O levantador do ânus se origina da fáscia espessa interna do obturador (o arco tendíneo), assim como da margem inferior do ramo púbico. A bifurcação dos vasos ilíacos comuns está visível. Os vasos ilíacos internos, ou hipogástricos, irrigam as vísceras pélvicas através de vários ramos e afluentes. A artéria hipogástrica se divide em divisão posterossuperior e divisão anteroinferior. Da divisão posterior, emanam os seguintes: os vasos glúteos superiores, os vasos sacrais laterais e os vasos iliolombares. Os ramos da divisão anterior incluem o umbilical lateral, o vesical superior e inferior, o obturador, o uterino e o vaginal. Os ramos terminais da divisão anterior incluem o glúteo inferior e os vasos pudendos internos. A divisão posterior da artéria hipogástrica levará o anatomista às raízes nervosas sacrais e ao nervo ciático. O feixe neurovascular do obturador fica bem exposto pela retração da veia ilíaca externa. Os vasos umbilicais laterais ascendem à parede abdominal anterior mantidos superficialmente aos vasos ilíacos externos em cada lado do úraco (não ilustrado aqui).

O corte sagital mostra detalhes da pelve óssea e musculatura, mas principalmente o suprimento sanguíneo pélvico (Figs. 1-24 e 1-25). Depois de bifurcar da **artéria ilíaca comum**, a própria **artéria hipogástrica** (artéria ilíaca interna) se separa imediatamente em **divisões posterior e anterior**. A divisão anterior irriga as vísceras pélvicas. A divisão posterior se ramifica para formar os vasos **glúteos superiores**, **sacrais laterais**, **iliolombares**. Seguindo a divisão posterior para baixo na parte profunda da pelve, levará às **raízes nervosas sacrais**, que, unidas, constituem o grande **nervo ciático**. Coloca-se um afastador de veia cuidadosamente sob a veia ilíaca externa; ao puxar para cima irá expor a **fossa obturadora** (Fig. 1-23). Quando a gordura é retirada desse espaço, as margens laterais da fossa são vistas e consistem em osso púbico e músculo obturador interno. Vários ramos da divisão anterior da artéria hipogástrica podem ser identificados. Entre eles incluem-se os **vasos umbilicais laterais**, os **vasos vesicais superiores** e os **vasos obturadores**. Variações nesses vasos são comuns, por exemplo, **vasos obturadores anômalos** (Fig. 1-23). Os ramos terminais da divisão anterior são os **vasos pudendos internos** e os **glúteos inferiores**. Os **vasos uterinos** e **vaginais** podem sair através de uma artéria comum ou separadamente (Fig. 1-25).

Na realidade, a **artéria pudenda interna** deixa a pelve pelo **forame isquiático maior**; em seguida, reentra ao cruzar por baixo e sob o ligamento sacrospinal para reentrar na pelve através do **forame isquiático menor**. Os feixes neurovasculares atravessam a porção mais inferior do músculo obturador interno e da fáscia (**canal de Alcock**), justo na porção medial da tuberosidade isquiática (Fig. 1-25).

A relação entre os ligamentos sacrospinais e sacrotuberosos com os vasos e os nervos pélvicos maiores é de importante valor clínico, porque a cirurgia realizada nessa região deve ser precisa para evitar lesão nessas estruturas vitais. Como se pode prontamente constatar, a colocação incorreta de suturas pode danificar os **vasos glúteos superiores** e **inferiores** (ou ambos), como também o **nervo ciático** (Fig. 1-25).

O fato de procedimentos cirúrgicos com fita de suspensão uretral usarem o forame obturador torna necessário encontrar a localização precisa dos **vasos** e **nervos obturadores** para evitar lesão nessas estruturas. Em operações que envolvem o espaço sacral, é essencial saber a localização dos **vasos sacrais medianos** e as **raízes nervosas sacrais** presentes (Fig. 1-25).

Tanto os anatomistas como os cirurgiões ginecológicos precisam ter muita habilidade para expor o **ureter pélvico**. Qualquer técnica usada para atingir o objetivo de identificação uretral deve ser facilmente realizada com um baixo risco de sangramento ou lesão ureteral.

No lado direito, o cirurgião ou anatomista deve segurar o **ceco**, elevá-lo e colocar uma tração leve em direção à esquerda. O peritônio ao longo da **goteira direita** é incisado (*linha pontilhada*, Fig. 1-26), o que por sua vez gera grande mobilidade. À medida que o ceco é liberado, o músculo psoas maior se torna visível, do mesmo modo que o **ureter direito** e os vasos ilíacos comuns. Em seguida, a borda medial do peritônio, com a qual o ureter está estreitamente ligado, é agarrada com fórceps fino e colocada em tração (Fig. 1-26). O ureter pode ser facilmente separado da borda peritoneal com tesoura para dissecção, usando uma técnica de entrar fechada e abrir. Consequentemente, o ureter pode ser liberado da borda pélvica para o ponto onde as **artérias uterinas** cruzam por cima do ureter (Fig. 1-27). O cirurgião deve estar atento de que a **artéria** e as **veias ovarianas** se encontram na mesma prega peritoneal que o ureter no cruzamento da artéria ilíaca comum (Fig. 1-22). O pedículo ovariano e o ureter devem ser separados um do outro por dissecção cortante. Somente depois que ambas as estruturas estiverem identificadas separadamente é que os vasos ovarianos devem ser pinçados, cortados e ligados. Se for recorrer a atalhos para identificar e proteger de maneira precisa os pontos anatômicos, a lesão ureteral será inevitável.

O **ureter esquerdo** é identificado com medidas semelhantes às descritas para o lado direito da pelve. No entanto, à esquerda, traciona-se o **cólon sigmoide** para a direita, mantendo-o assim tracionado à fixação peritoneal. A entrada retroperitoneal e a exposição são produzidas incisando o peritônio ao longo da **goteira parietocólica esquerda** (*linha pontilhada*, Fig. 1-28). Assim que isso for feito e o tecido areolar frouxo for dissecado, o músculo psoas maior se torna diretamente visível. O músculo cruza a linha de incisão em uma direção perfeitamente perpendicular. Os vasos ilíacos esquerdos são identificados, e mediais a eles está o ureter esquerdo. O ureter esquerdo prossegue para o fundo da pelve para a esquerda e na base do cólon sigmoide.

À medida que os ureteres direito e esquerdo descem inferior e caudalmente para o fundo da pelve, eles também se dirigem medialmente. No ponto onde os ureteres se encontram com o útero, eles ficam a menos de 1 cm dos **ligamentos uterossacros**. Os ureteres entram na substância dos **ligamentos cardinais** no ponto onde os vasos uterinos cruzam acima e os vasos vaginais cruzam por baixo (Fig. 1-29). Para expor a parte inferior do ureter, o ligamento cardinal deve ser dissecado; isto é, o ureter será descoberto. Essa dissecção é cortante e requer conhecimento do sentido de direção que o ureter está passando pelo ligamento cardinal. Uma pinça cria um túnel oblíquo sobre (superior e anteriormente) o ureter. Abre-se a pinça para alargar o espaço; em seguida, fixa-se e corta-se o ligamento cardinal em cada lado, expondo o ureter à medida que ele entra na bexiga, prendendo também os vasos uterinos à medida que cruzam acima do ureter (Figs. 1-30 a 1-33).

O texto continua na página 40

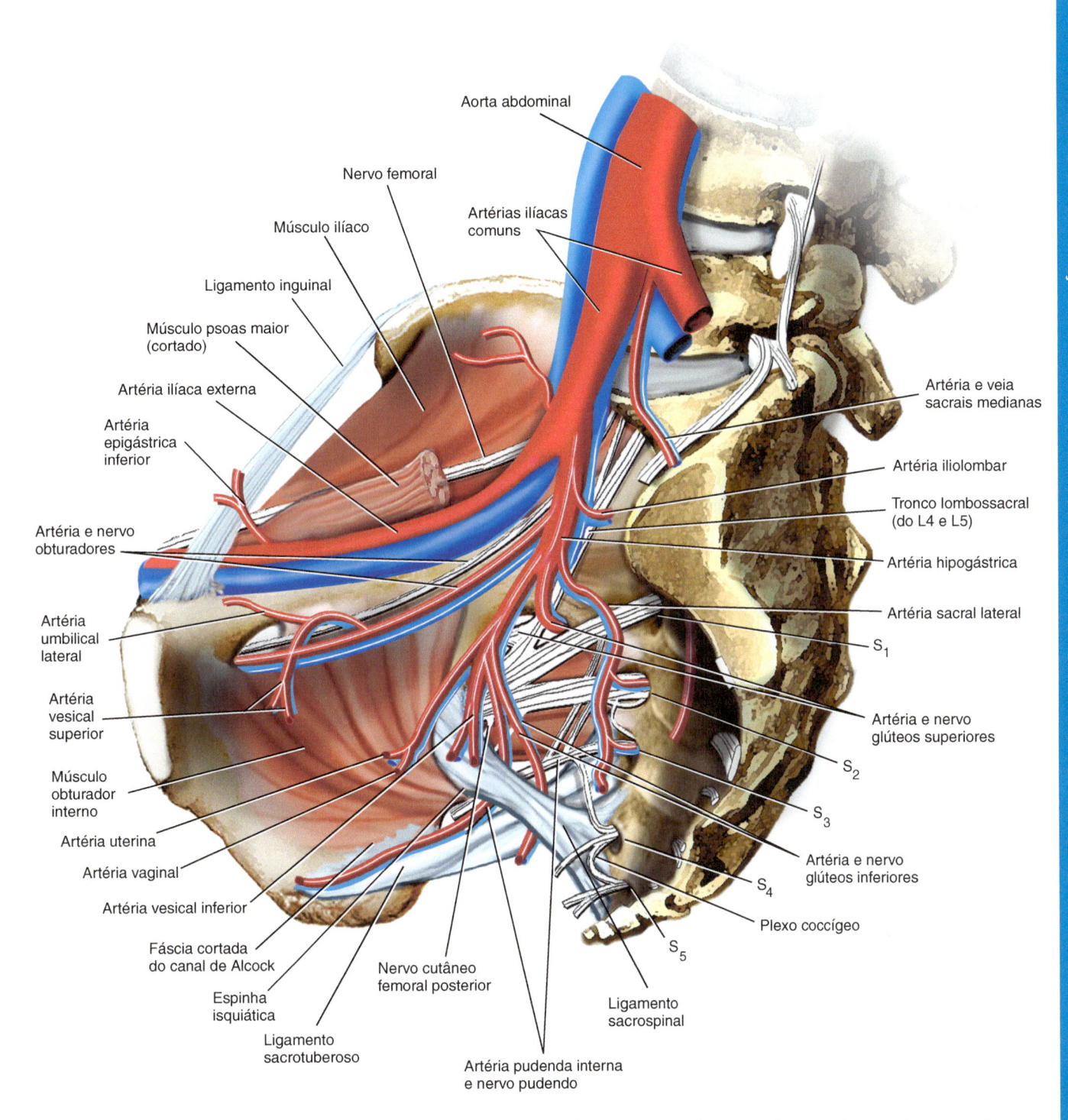

FIGURA 1-25 Corte sagital com vários músculos pélvicos retirados para mostrar o ligamento inguinal, sacrospinal e sacrotuberoso. Observe a artéria pudenda interna e o nervo pudendo saindo da pelve através do forame sacrociático superior e reentrando através do forame sacrociático inferior. No ponto de reentrada, o feixe neurovascular pudendo entra em um canal fascial criado dentro da porção mais inferior do músculo obturador interno – o canal de Alcock. Observe que o nervo femoral (dentro do corpo do músculo psoas maior) emerge de dentro do músculo psoas maior à medida que passa exposto abaixo do ligamento inguinal. O enorme nervo ciático (L4, L5, S1, S2, S3) sai da pelve sobre o músculo piriforme através do forame sacrociático maior. Observe que os ligamentos sacrospinal e o sacrotuberoso formam forame ciático a partir das incisuras sacrociáticas.

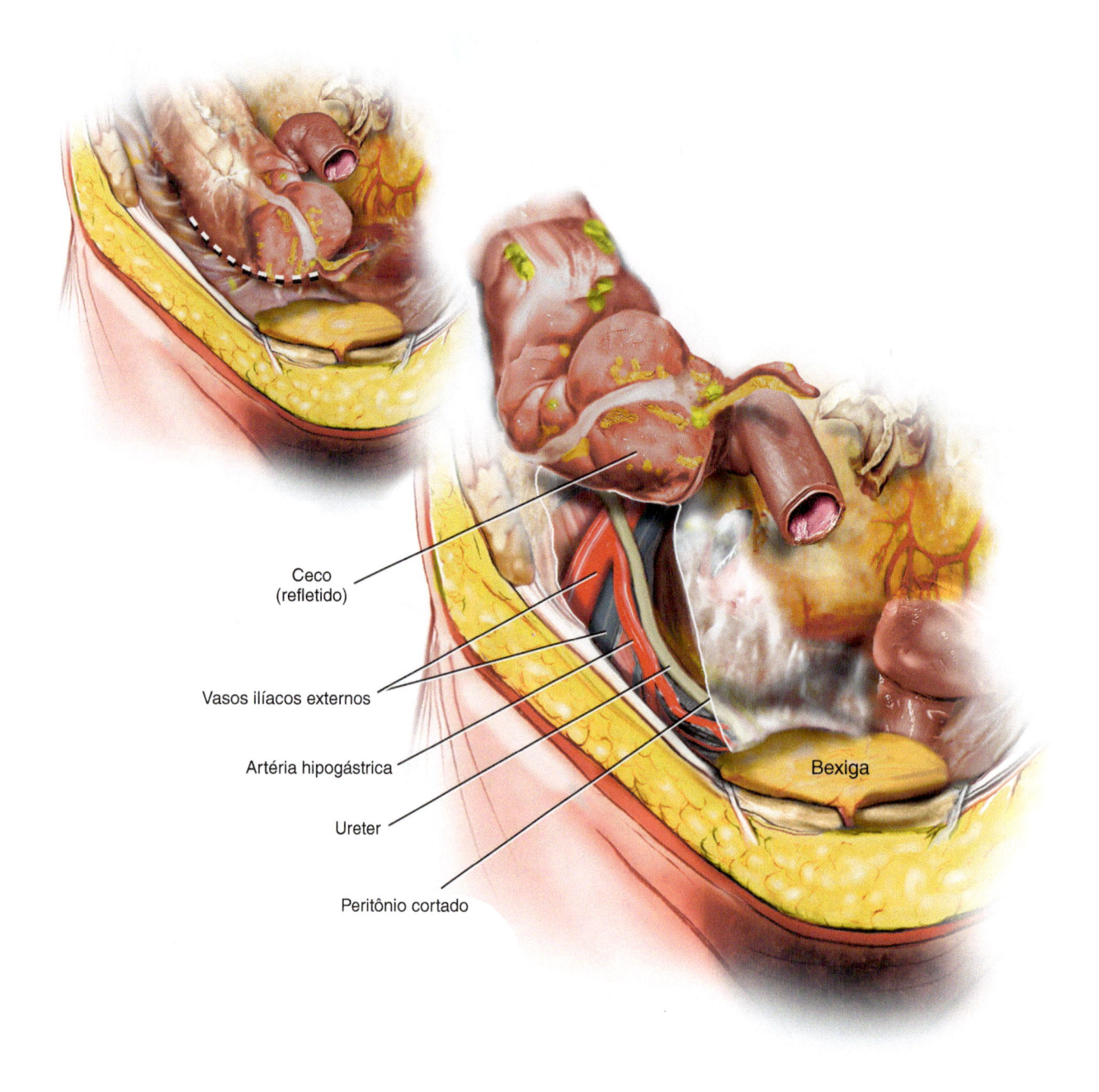

FIGURA 1-26 Uma técnica rápida, segura e relativamente fácil para entrar no espaço retroperitoneal está ilustrada neste desenho. O ceco é apreendido, elevado e puxado para a esquerda. Corta-se o peritônio (parietal) que prende o ceco na goteira abdominal direita (linha pontilhada). O ceco é mobilizado para cima. O músculo psoas maior subjacente, os vasos ilíacos comuns e o ureter se tornam totalmente visíveis. Observe que os vasos ovarianos foram retirados no desenho. Esta vista é orientada de baixo, em uma direção cranial. Os vasos ovarianos foram retirados.

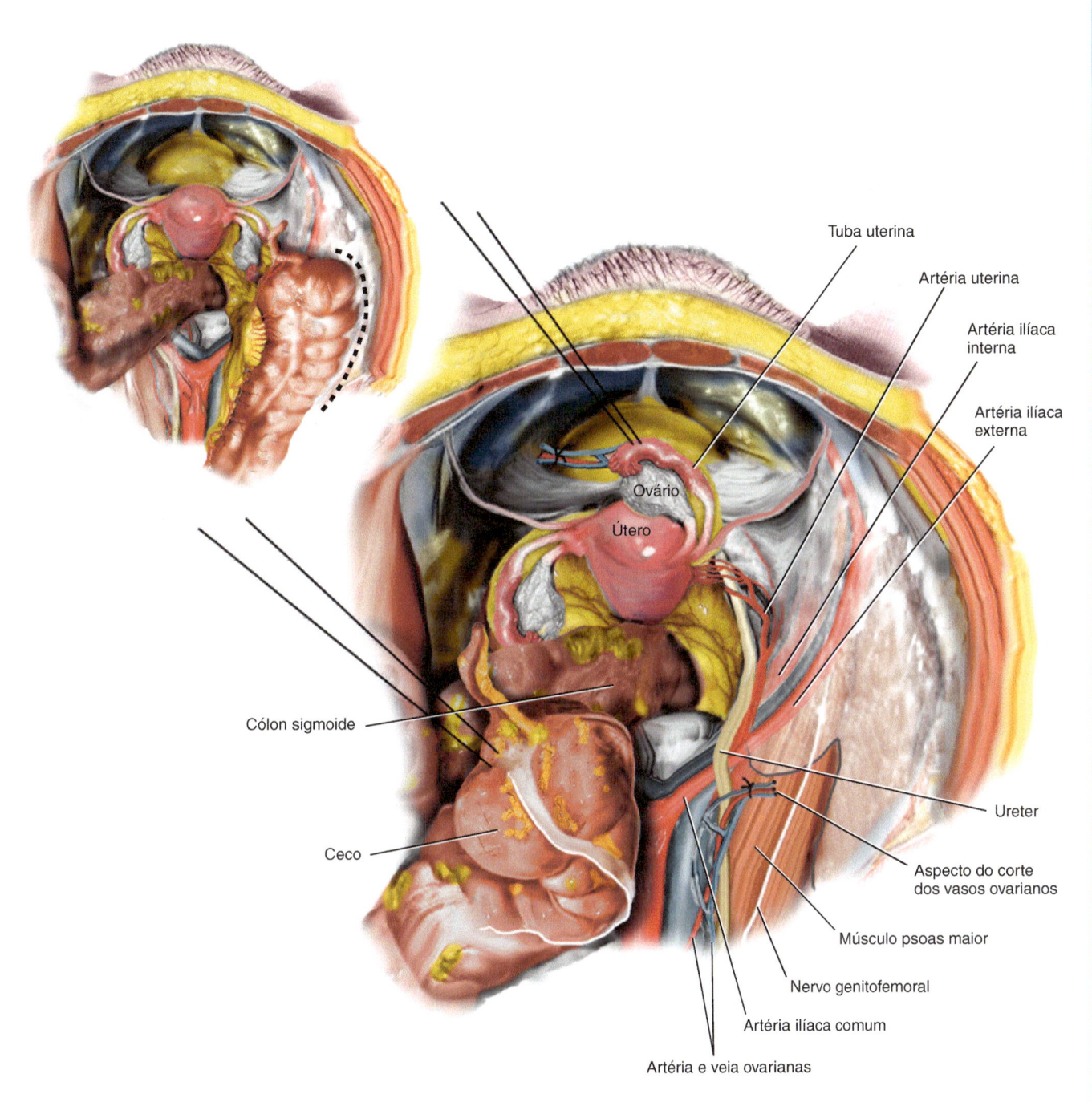

FIGURA 1-27 A exposição do espaço retroperitoneal à direita mediante incisão dos suportes peritoneais laterais, ceco e cólon ascendente (linha pontilhada) permite que o intestino grosso seja mobilizado para a esquerda. Os vasos ilíacos direitos comuns, a veia cava e o ureter se tornam visíveis. O nervo genitofemoral pode ser observado na superfície do músculo psoas maior. Os vasos uterinos são mostrados cruzando o ureter no nível do ligamento cardinal. Observe os vasos ovarianos da direita cortados e ligados, mas sobrepostos sobre o ureter no lado direito. Esta vista é orientada para permitir a observação do campo por cima, em direção caudal.

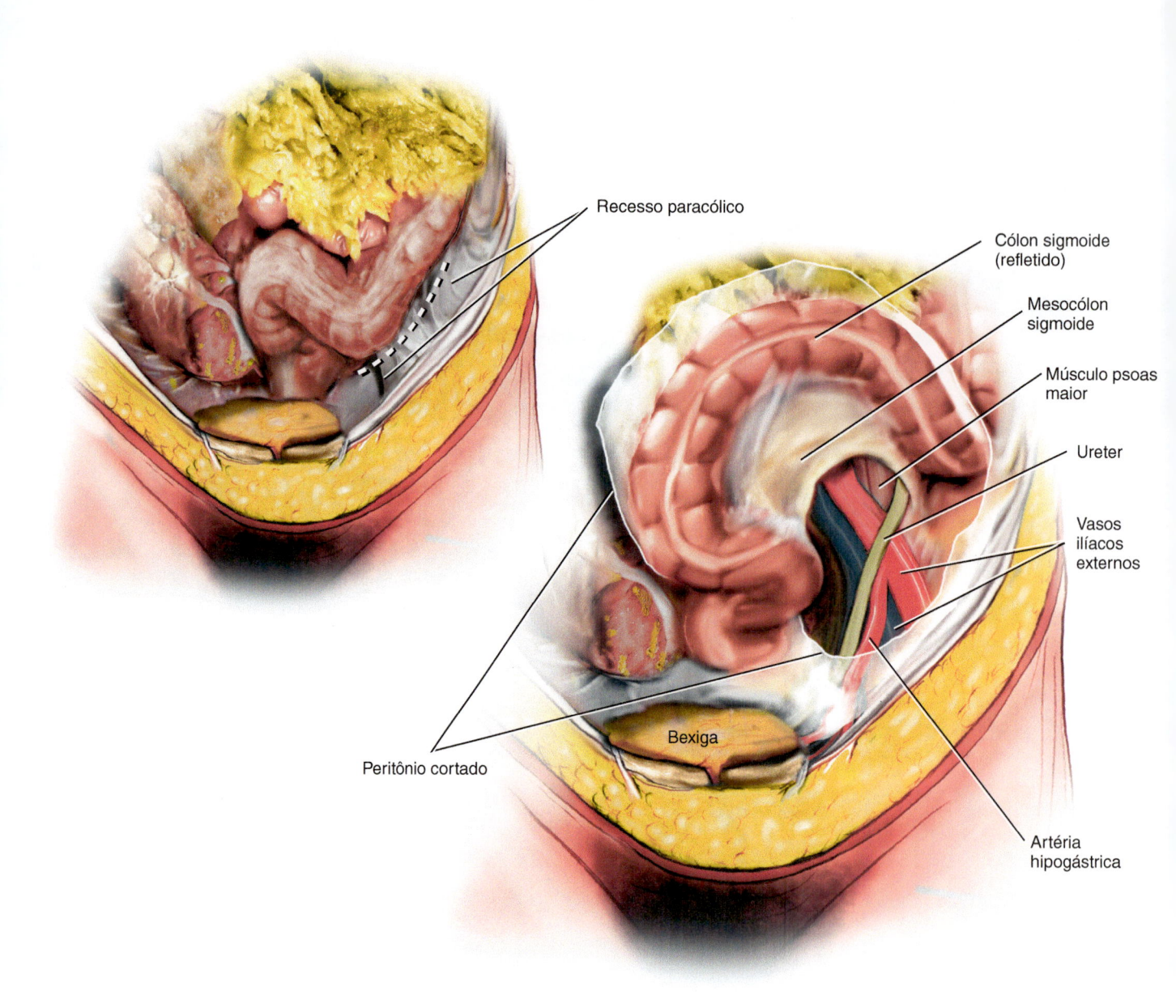

FIGURA 1-28 Mostra-se a técnica para expor o espaço retroperitoneal no lado esquerdo. O cólon sigmoide é apreendido, elevado e puxado para a direita. As fixações peritoneais laterais do cólon sigmoide e do cólon descendente são cortadas ao longo da goteira esquerda (linha pontilhada no anexo), permitindo a livre mobilização do intestino grosso. O músculo psoas maior cruza o cólon sigmoide em um ângulo perfeito de 90°. Os vasos ilíacos comuns esquerdos e o ureter esquerdo se tornam visíveis. Os vasos ovarianos esquerdos, que se sobrepõem ao ureter, foram retirados deste desenho. Os vasos ovarianos (ligamento infundíbulo-pélvico) não são mostrados neste desenho (ou seja, foram retirados).

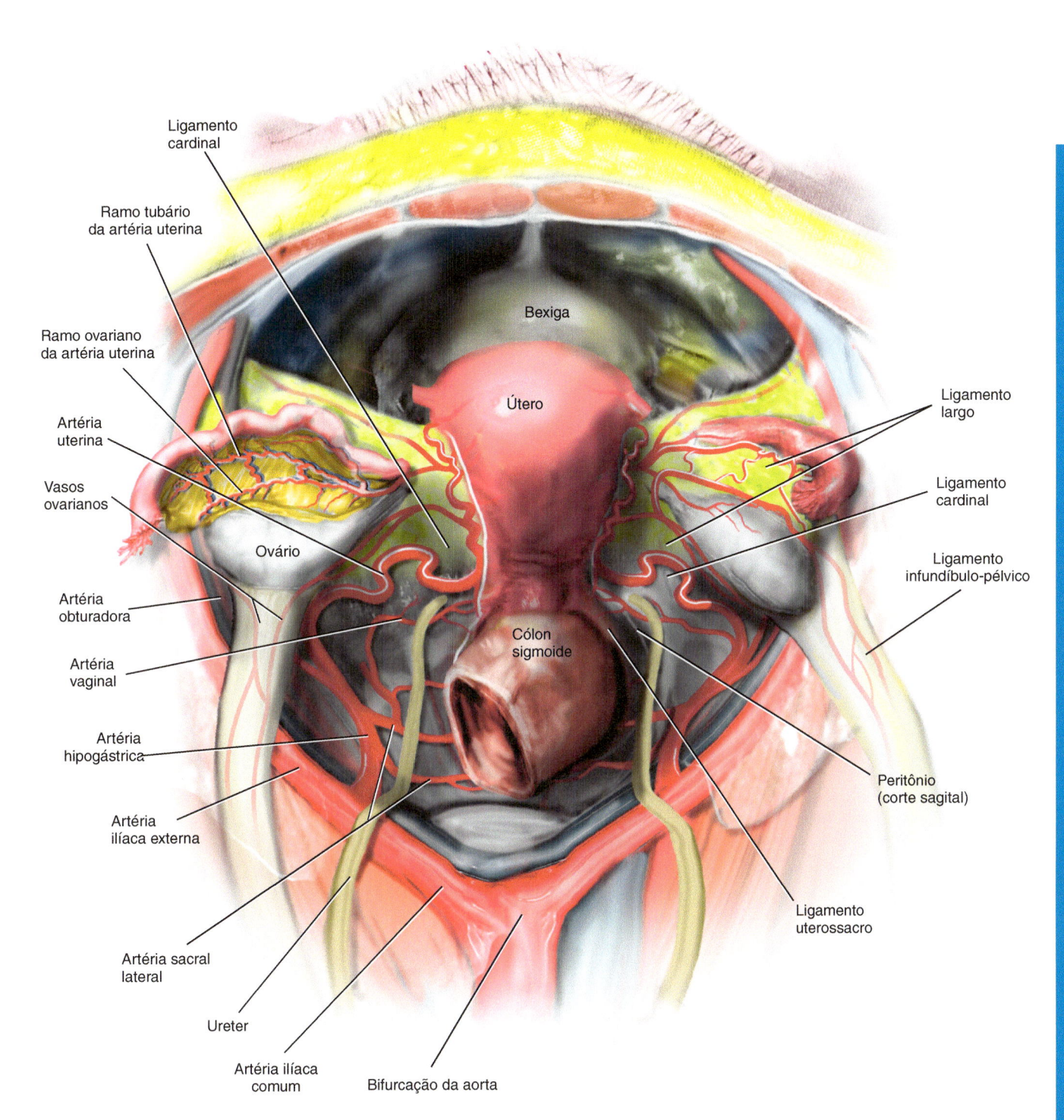

FIGURA 1-29 Esta vista posterior mostra o curso dos ureteres à medida que descem profundamente na pelve. Observe que os ureteres ficam muito próximos das artérias hipogástricas. Os vasos ovarianos foram puxados lateralmente para separá-los dos ureteres e obter melhor exposição. Os ligamentos cardinais foram expostos mediante incisão da lâmina posterior do ligamento largo. Observe os vasos uterinos acima e os vasos vaginais abaixo à medida que os ureteres curvam para dentro durante sua curta jornada através dos ligamentos cardinais. O ligamento infundíbulo-pélvico (vasos ovarianos) foi retraído lateralmente e separado dos ureteres nesta ilustração. Em uma dissecção real, os vasos ovarianos e os ureteres cruzam sobre os vasos ilíacos comuns muito próximos uns dos outros.

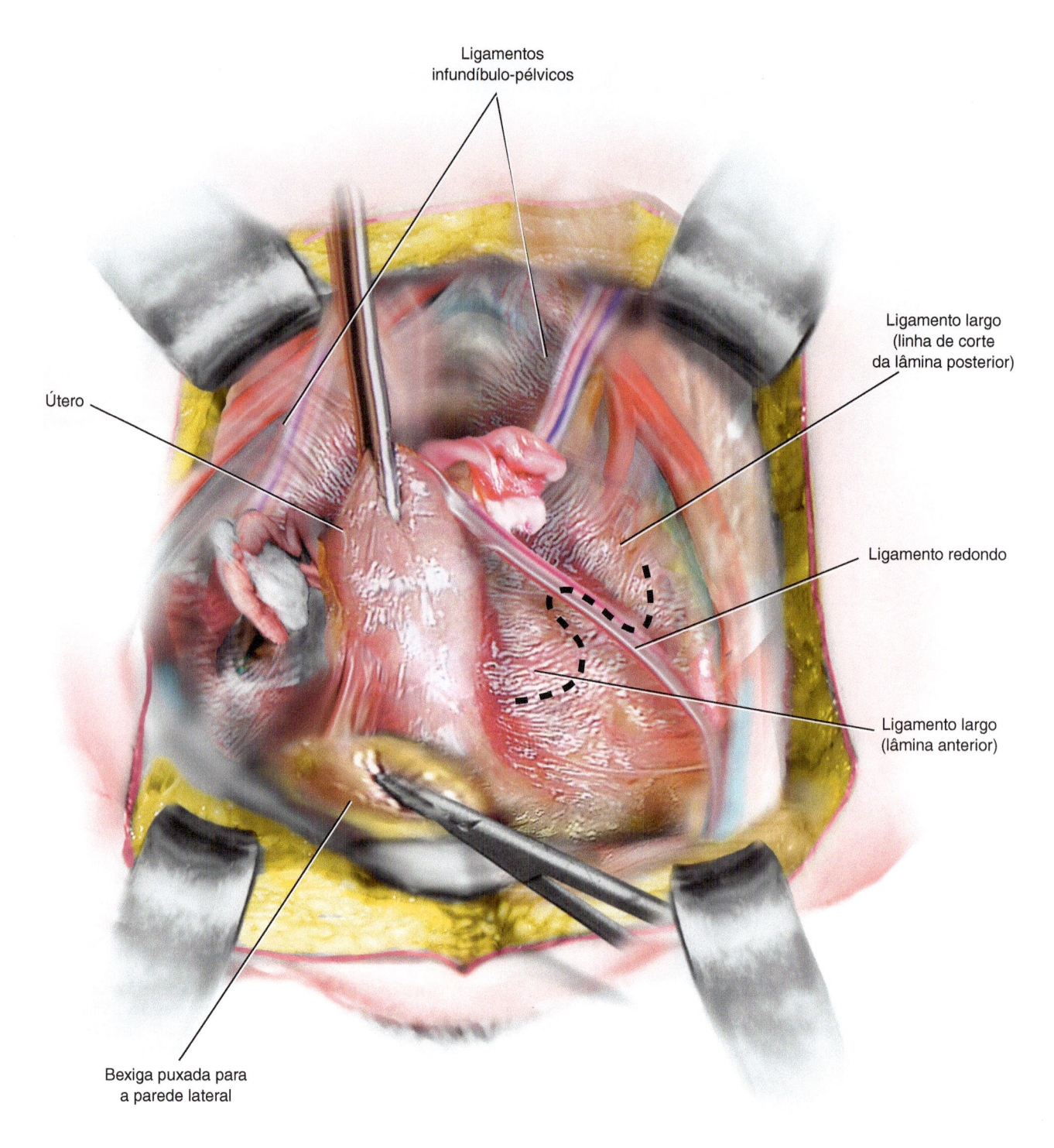

FIGURA 1-30 O útero é puxado para cima usando uma pinça no fundo. Esta técnica coloca tensão no ligamento largo, tornando mais fácil a sua visualização. A linha pontilhada mostra como a incisão será feita através do topo do ligamento e estendida para abrir as lâminas anteriores e posteriores.

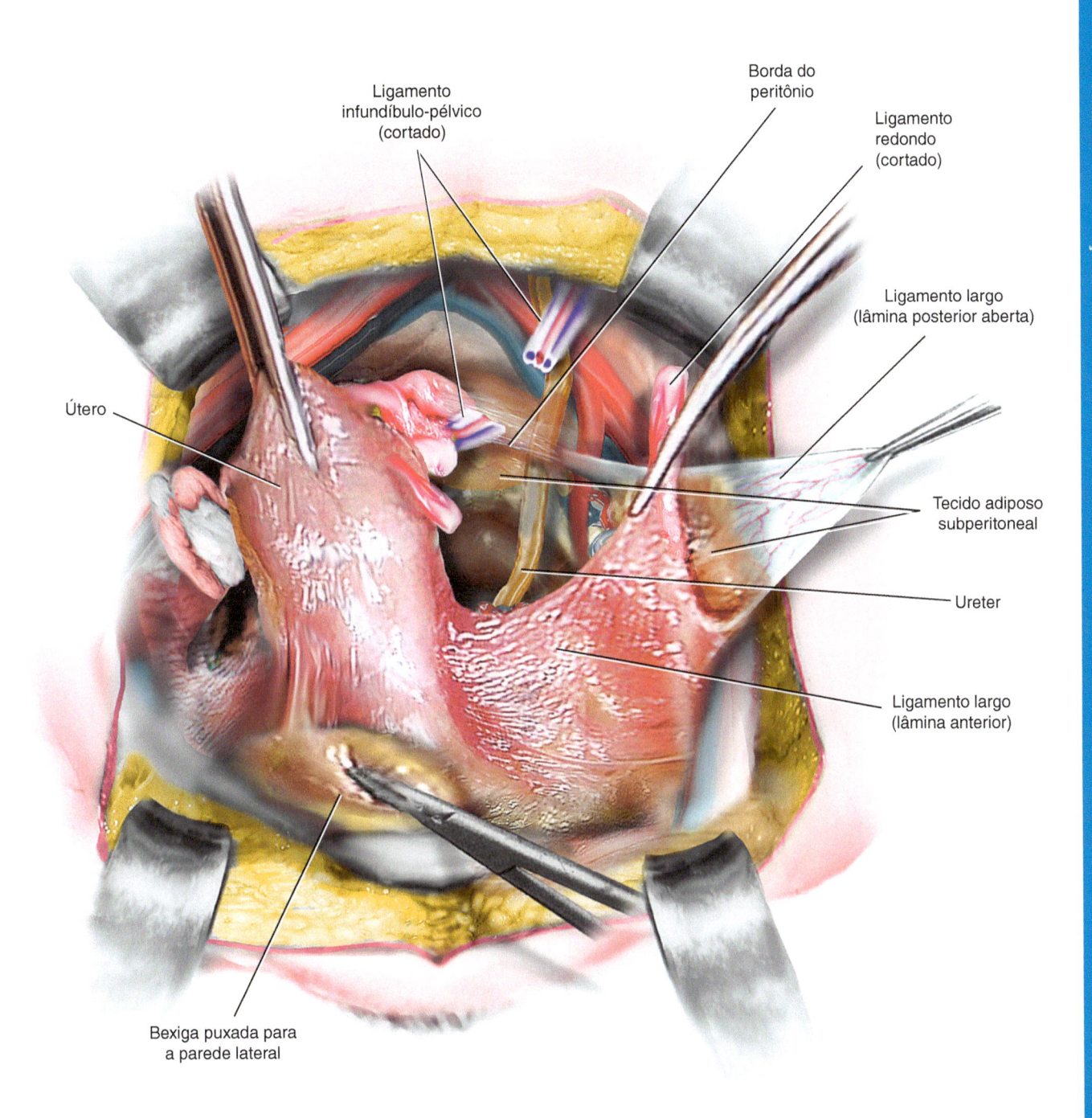

FIGURA 1-31 O ligamento largo esquerdo foi aberto. Os tecidos areolares frouxos entre as lâminas foram dissecados para expor o ureter esquerdo profundamente situado.

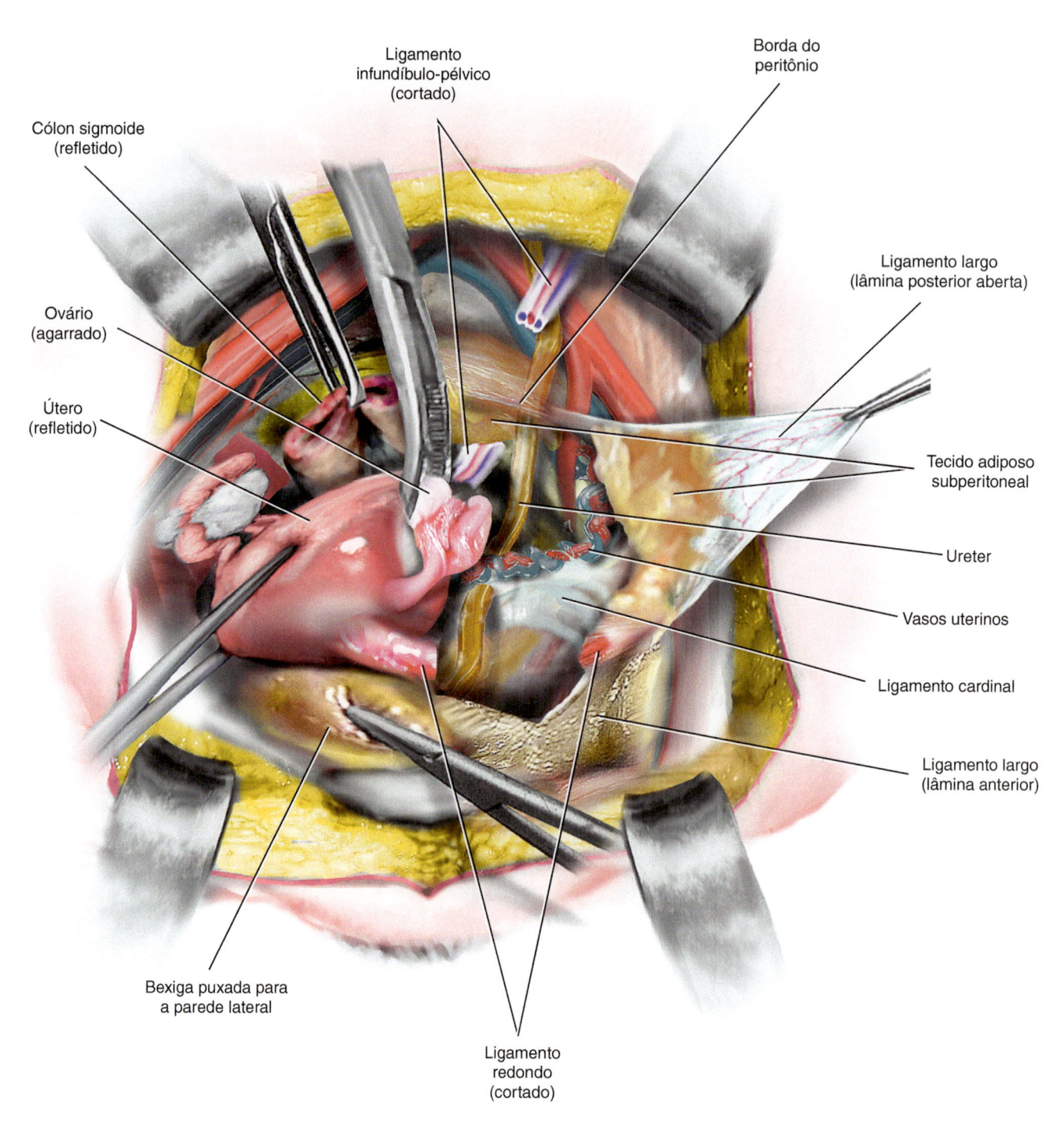

FIGURA 1-32 O ureter foi dissecado ainda mais para expor as artérias uterinas que cruzam sobre o ureter.

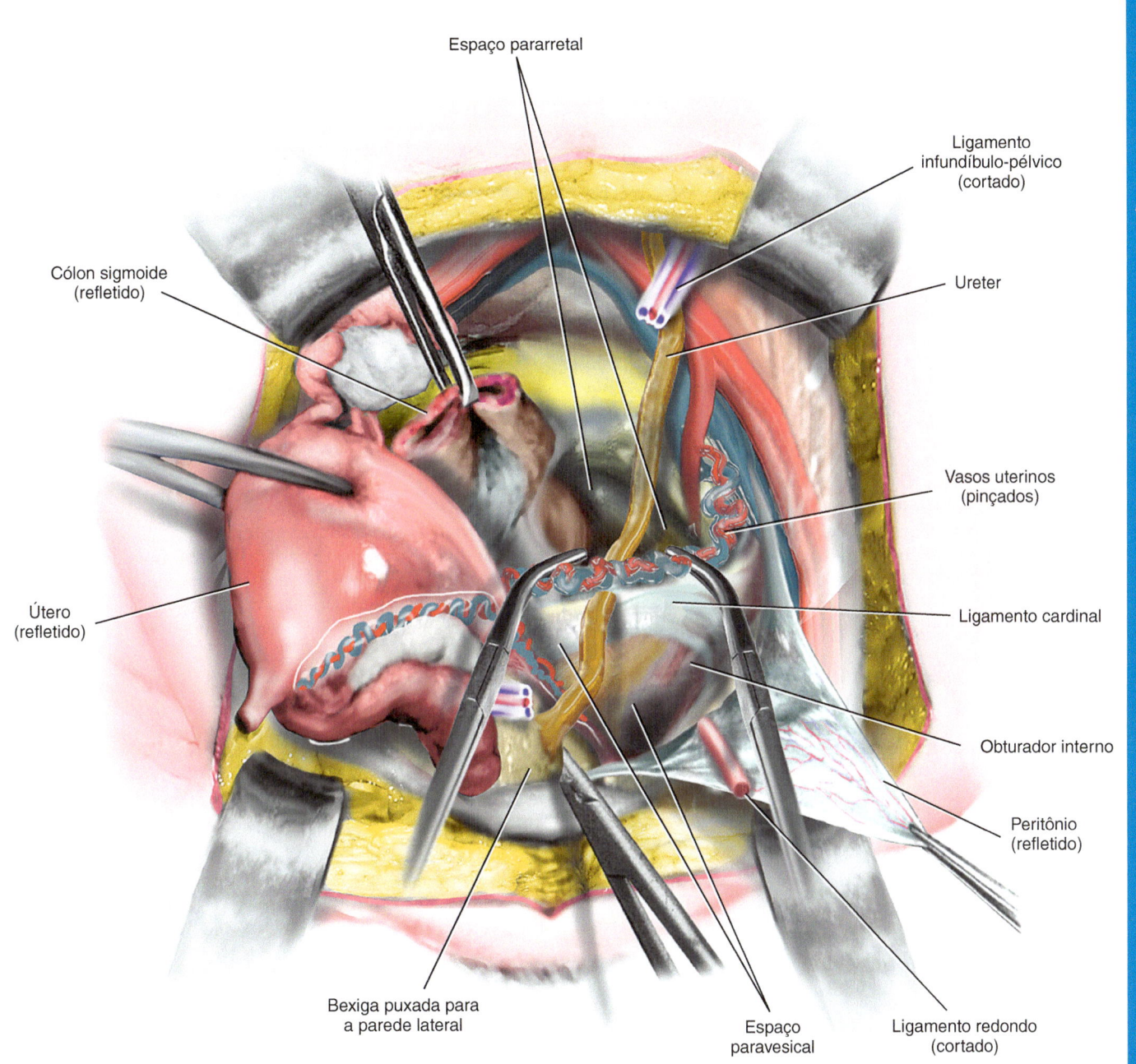

FIGURA 1-33 O útero foi girado para esticar o ureter e os vasos uterinos. Pinças são colocadas na artéria uterina para seccioná-la acima do ponto onde o ureter cruza abaixo dela. Todo o percurso do ureter está visível.

O suprimento sanguíneo ao útero é abundante. A **artéria uterina** é o ramo principal da **divisão anterior da artéria hipogástrica**. A artéria uterina nas proximidades da junção do corpo uterino e do colo uterino se divide em **ramos ascendentes** e **descendentes**. O primeiro é um vaso em espiral que percorre para cima ao lado do útero, abaixo do ligamento redondo até a área entre a junção do ligamento útero-ovariano e da tuba à parte superior do corpo uterino. Nesse ponto, as **artérias uterinas** e as **ovarianas** se anastomosam (Figs. 1-34 e 1-35).

Um pouco antes da bifurcação da artéria uterina, a **artéria vaginal** pode surgir em um tronco comum, com a artéria uterina. Alternativamente, a artéria vaginal pode se originar diretamente como um ramo da artéria hipogástrica. Várias fontes de circulação colateral podem ser observadas em relação às vísceras pélvicas. Mesmo que a artéria hipogástrica esteja ligada bilateralmente, o fluxo sanguíneo aos órgãos pélvicos continua através desses colaterais. Os **vasos ovarianos** e **mesentéricos inferiores** são exemplos de colaterais através das conexões **hemorroidárias médias** e **inferiores**, como também entre os ramos ovarianos e uterinos dos **vasos tubo-ovarianos** (Figs. 1-34 e 1-35).

A **vagina** é um tubo musculoepitelial que se estende desde o nível da genitália externa até a porção cervical do útero. É um condutor reprodutivo em todos os aspectos, conectando a parte externa à genitália interna. Anatomicamente, a vagina é fixada caudalmente e diretamente no **introito** pelos **músculos levantadores do ânus** e pelos **músculos bulbocavernosos**. Indiretamente, outras estruturas podem contribuir para o suporte caudal da vagina; entre elas estão o **músculo do esfíncter externo do ânus** e o **transverso superficial do períneo** e a **membrana perineal**. As paredes anterior e posterior da vagina compartilham o suporte fascial com **bexiga/uretra** e **reto/ânus** de maneira análoga àquela da construção de um automóvel em monobloco. A vagina fica muito próxima ao **bulbo do vestíbulo** e o **aparelho clitoriano**. Na extremidade superior (cranial), a vagina compartilha o suporte com as mesmas estruturas que suportam o útero. Especificamente, são os **ligamentos cardinal** e **uterossacrais** (Fig. 1-36).

Entre as duas extremidades, a vagina é relativamente flexível e pode ser facilmente liberada do tecido adiposo e da fáscia frouxa ao seu redor. Anteriormente e posteriormente, os espaços virtuais são o vesicovaginal e o retovaginal, respectivamente. Lateralmente, em cada lado, o espaço livre pode ser identificado cortando-se medialmente os músculos bulbocavernoso e levantador do ânus e desenvolvendo o espaço ao longo da parede externa da vagina.

A relação entre os **ureteres inferiores** com os **ligamentos uterossacros** e **anterolateral da vagina** é importante porque são justamente as áreas onde lesões nos ureteres tendem a ocorrer pela proximidade a estruturas como essas. Do mesmo modo, o **colo uterino** e **fórnice anterior** da vagina ficam muito próximos à base da bexiga (**trígono** e **barra interuretérica**). Como várias operações (p. ex., histerectomia [vaginal e abdominal], sutura cervical, colpossuspensão, suspensões transvaginais uretrais, culdoplastia) são realizadas nessa área, o conhecimento da anatomia da vagina, ureteres e bexiga é vital para evitar lesão iatrogênica acidental (Figs. 1-37 e 1-38).

O **plexo hipogástrico** fica anterior à aorta inferior e entra no espaço pré-sacral de cima sobre a gordura retroperitoneal, anterior à veia ilíaca comum esquerda e aos vasos sacrais médios e à direita dos vasos mesentéricos inferiores. À medida que o plexo desce para a cavidade do sacro, ele se separa em divisões da direita e da esquerda. Os **plexos hipogástricos inferiores** se juntam a outros nervos para formar os **plexos pélvicos**, que, por sua vez, levam o nome do órgão ao qual estão associados. O plexo hipogástrico é um condutor para os nervos autonômicos e fibras viscerais sensitivas. Os plexos pélvicos contêm fibras viscerais e parassimpáticas das raízes sacrais 2, 3 e 4 e fibras simpáticas através dos troncos simpáticos e plexo hipogástrico (Figs. 1-39 e 1-40).

Vários dos grandes nervos da pelve e da extremidade inferior se originam no fundo do retroperitônio da pelve e abdome inferior. Os plexos incluem **lombar, sacral** e **coccígeo** (Fig. 1-41). O plexo lombar fica enterrado profundamente debaixo do músculo psoas maior. O nervo subcostal envia um ramo para o primeiro nervo lombar e deve ser considerado parte do plexo. Os seguintes nervos se originam no **plexo lombar** (Fig. 1-41):

1. Ílio-hipogástrico
2. Ilioinguinal
3. Genitofemoral
4. Cutâneo femoral lateral
5. Obturador
6. Femoral

O **tronco lombossacral** se forma pela união do ramo anterior do quinto nervo lombar com um ramo descendente do quarto nervo lombar. O tronco lombossacral e os ramos anteriores dos nervos sacrais 1, 2 e 3, assim como a quarta raiz superior, formam o **plexo sacral**. O **nervo ciático** consiste em fibras do tronco lombossacral, como também das raízes sacrais 1, 2 e 3. O **nervo pudendo** surge dos segundo, terceiro e quarto nervos sacrais e sai da pelve entre os músculos piriforme e coccígeo (Fig. 1-41).

Os seguintes nervos adicionais têm sua origem no plexo sacral:

1. Glúteo superior
2. Glúteo inferior
3. Nervo cutâneo posterior
4. Nervo do quadrado femoral
5. Nervo do obturador interno
6. Nervo cutâneo perfurante
7. Ramo perineal do quarto nervo sacral

Os vasos linfáticos pélvicos geralmente seguem o curso dos grandes vasos sanguíneos. Os **gânglios linfáticos pélvicos** estão localizados em vários locais vasculares e não vasculares (Fig. 1-42).

O texto continua na página 50

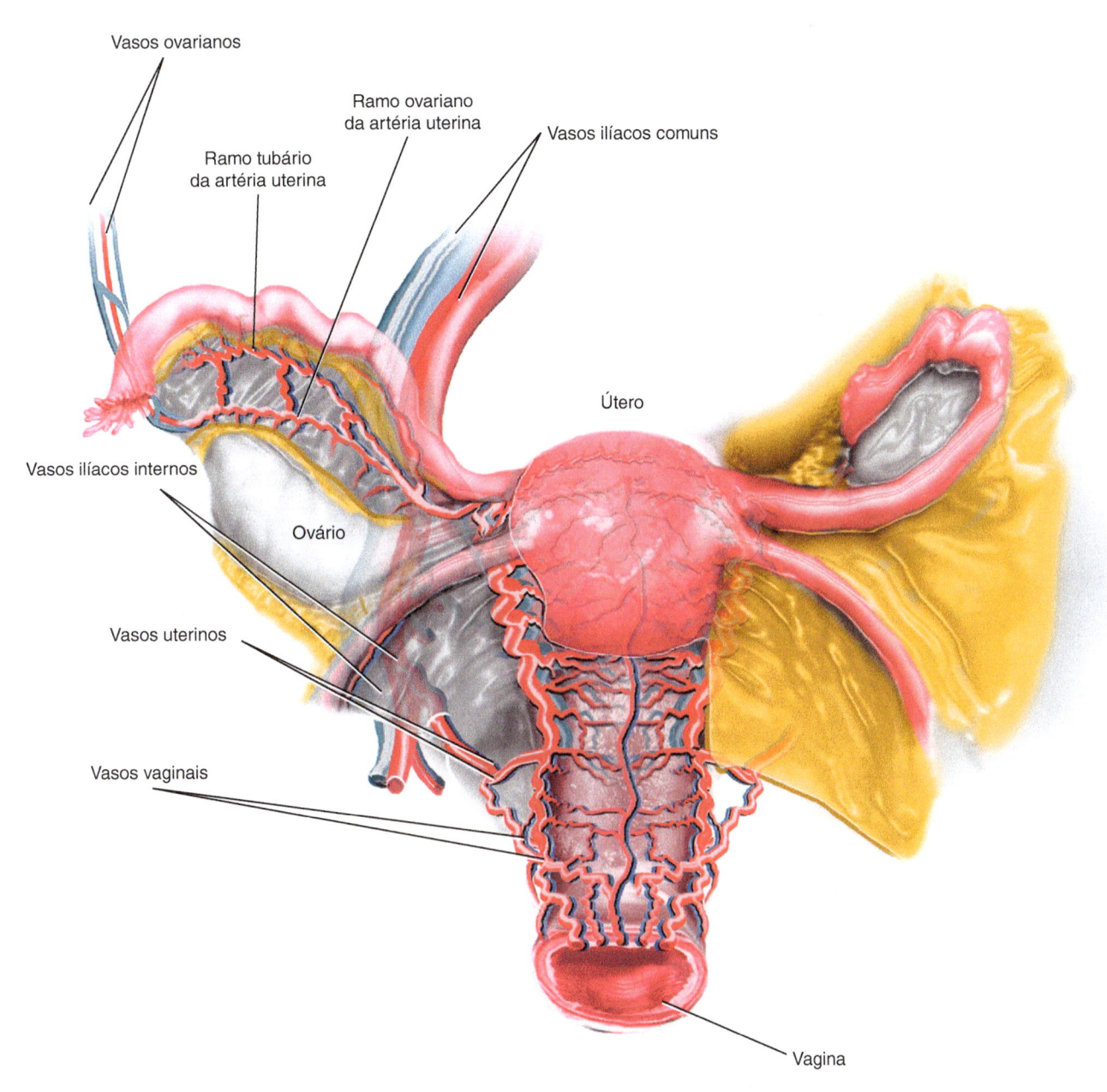

FIGURA 1-34 Esta ilustração mostra detalhes do suprimento sanguíneo ao útero e à metade superior da vagina. A divisão anterior da artéria ilíaca interna, ou hipogástrica, ramifica-se para suprir as artérias uterinas e vaginais. Não é incomum que esses vasos emanem de um tronco arterial comum (como ilustrado aqui). A artéria uterina passa obliquamente através da porção inferior do ligamento largo para atingir a porção superior do colo uterino no ponto onde o colo uterino e o corpo se fundem. A artéria uterina se divide para formar um ramo ascendente, que sobe ao lado do útero até o nível do fundo uterino, e um ramo descendente ou cervical, que desce em direção ao colo uterino até sua anastomose final com a artéria vaginal. Anastomoses abundantes intrauterinas ocorrem onde o ramo ascendente da artéria uterina atinge o ponto em que o oviduto se junta ao fundo do útero. A anastomose ocorre com os ramos ovarianos e tubários da artéria ovariana.

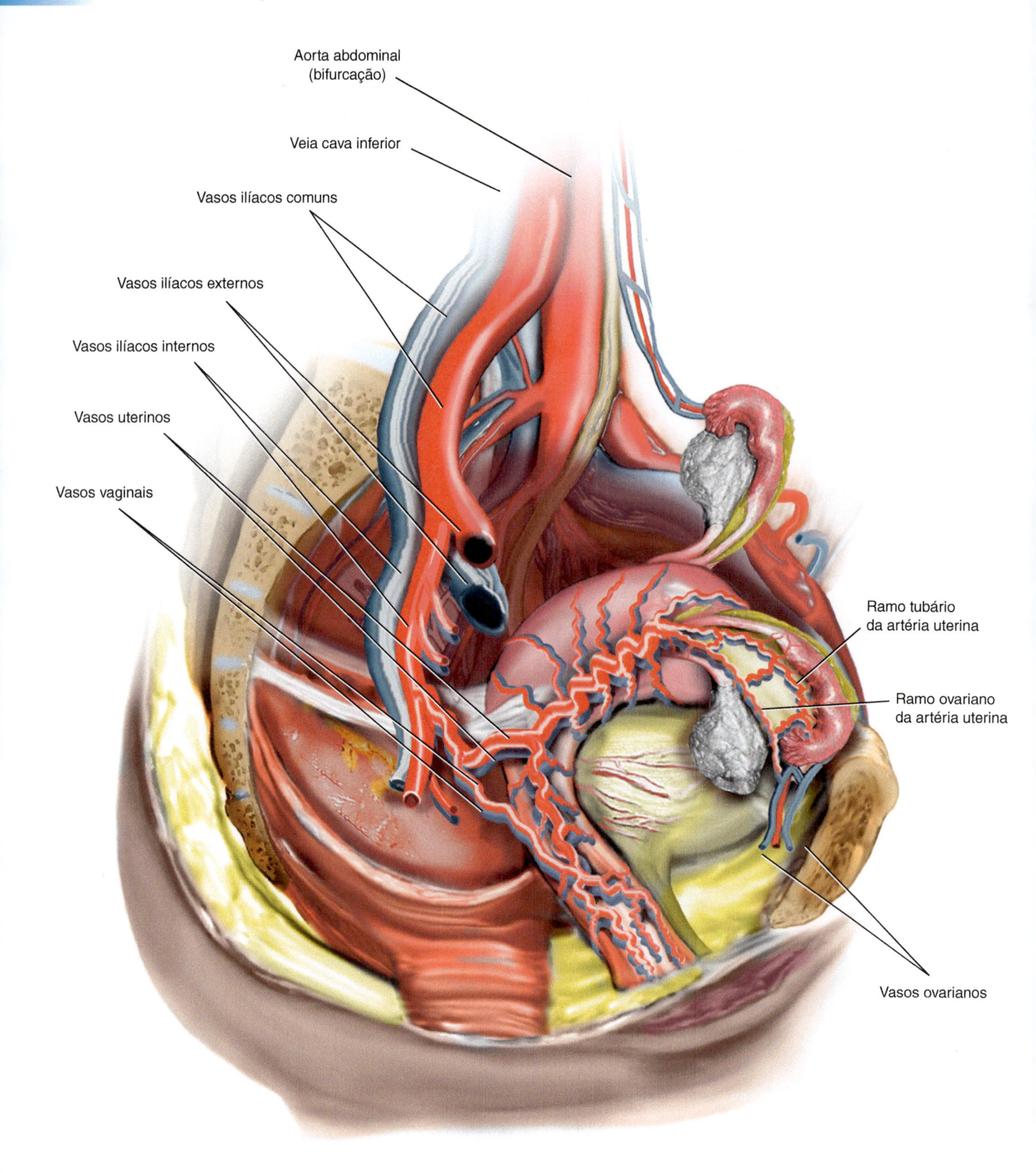

FIGURA 1-35 Vista sagital da artéria e veia uterinas. Observe a estreita relação da bifurcação dos vasos uterinos com os ligamentos uterossacros. O tronco principal da artéria se encontra justo no ponto lateral onde o ligamento uterossacro se fixa no útero. A anastomose entre o ramo descendente da artéria uterina e a artéria vaginal está claramente visível. O ureter foi excluído do desenho no lado direito.

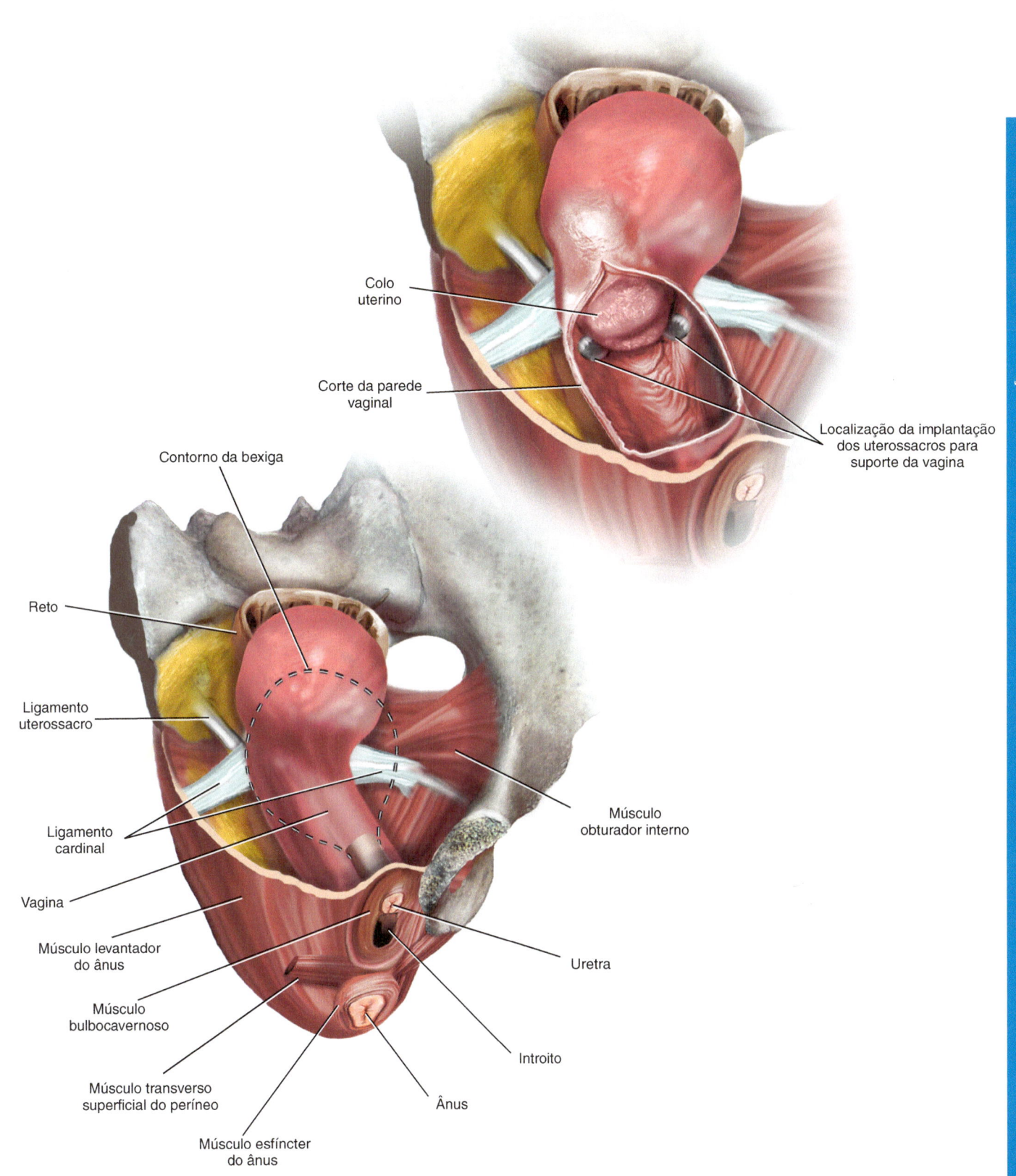

FIGURA 1-36 Este desenho tridimensional mostra as relações da vagina com outras estruturas da pelve. A figura inferior mostra o contorno sobreposto da bexiga urinária relativo à vagina. A vagina superior compartilha o suporte com o útero e a bexiga. Principalmente, isso consiste no ligamento cardinal profundo e, em menor grau, nos ligamentos uterossacros. Observe na ilustração superior o desenho esquemático da localização da porção dos ligamentos uterossacros que se fixam na vagina. A porção inferior da vagina está claramente suportada pelo músculo levantador do ânus, pelo esfíncter do ânus e pelas estruturas vasculares profundas localizadas debaixo do músculo bulbocavernoso, assim como pelo tecido conjuntivo compartilhado, o músculo liso e os vasos encontrados nos tecidos entre o reto e a vagina e, também, entre a bexiga e a vagina. Entre essas fixações, a parede vaginal lateral não fica fixada e se abre em um espaço paravaginal com conteúdo adiposo. Se a parede lateral for cortada e o conteúdo adiposo dissecado for retirado, o anatomista estará olhando para um espaço retropúbico (extraperitoneal) cheio de gordura. Se essa gordura for limpa, o músculo obturador interno se tornará visível.

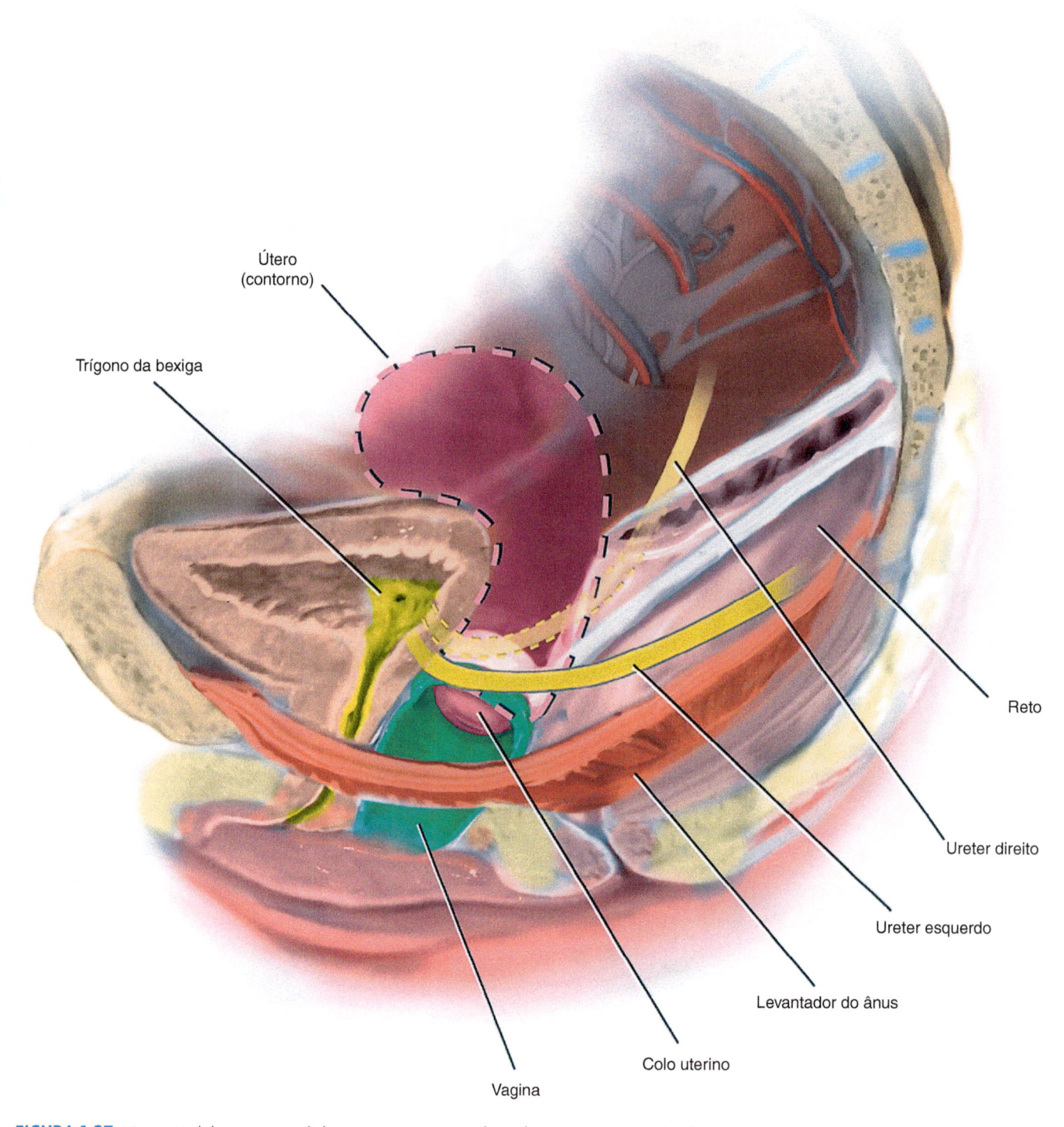

FIGURA 1-37 Vista sagital dos ureteres e da bexiga urinária mostrando a relação entre a vagina (verde) e o útero (rosa-escuro). Observe que a base da bexiga e o trígono estão estreitamente apoiados ao fórnice vaginal anterior e ao colo uterino, assim como à junção cervicocorporal. Os ureteres cruzam os ângulos anterolaterais dos fórnices vaginais logo antes de entrar na parede da bexiga. Suturas colocadas muito acima na vagina durante a cirurgia de colpossuspensão podem lesionar de forma considerável o(s) ureter(es).

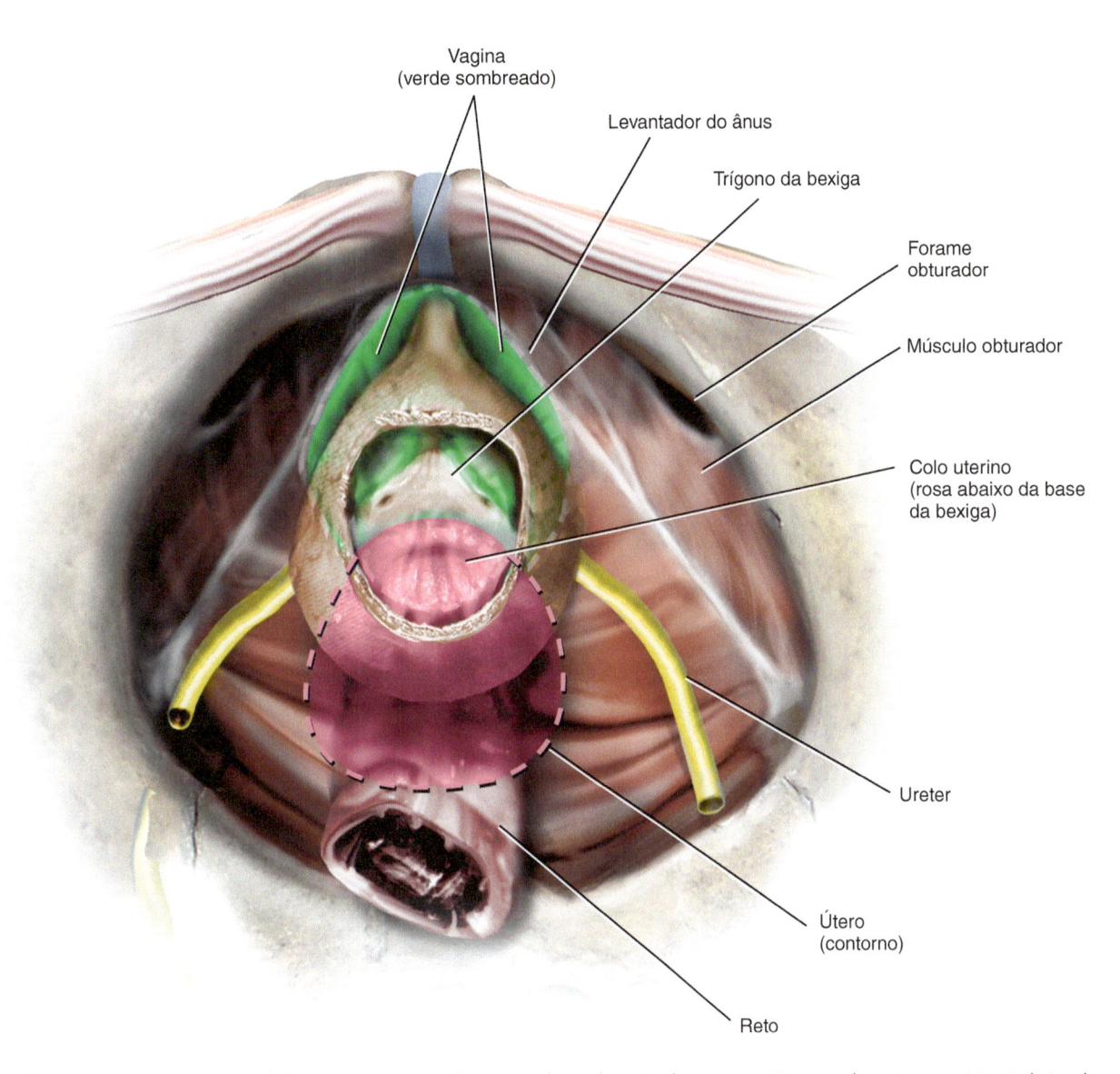

FIGURA 1-38 Esta vista frontal completa da bexiga com uma janela anterior do tecido excisado mostra o trígono e a barra interuretérica. Debaixo da bexiga, posteriormente, se situa o útero (sombreado) e o colo uterino, que estão em tom cor-de-rosa. Observe que a base da bexiga se sobrepõe ao colo uterino e à vagina (verde). A vagina sombreada é vista porque este desenho estilizado torna a parede posterior da bexiga seletivamente transparente. Novamente, observe que uma sutura mal colocada e muito alta feita na vagina durante a colpossuspensão pode lesionar o ureter terminal. Os ureteres devem atravessar o tecido acima dos fórnices vaginais anterolaterais para alcançar a bexiga.

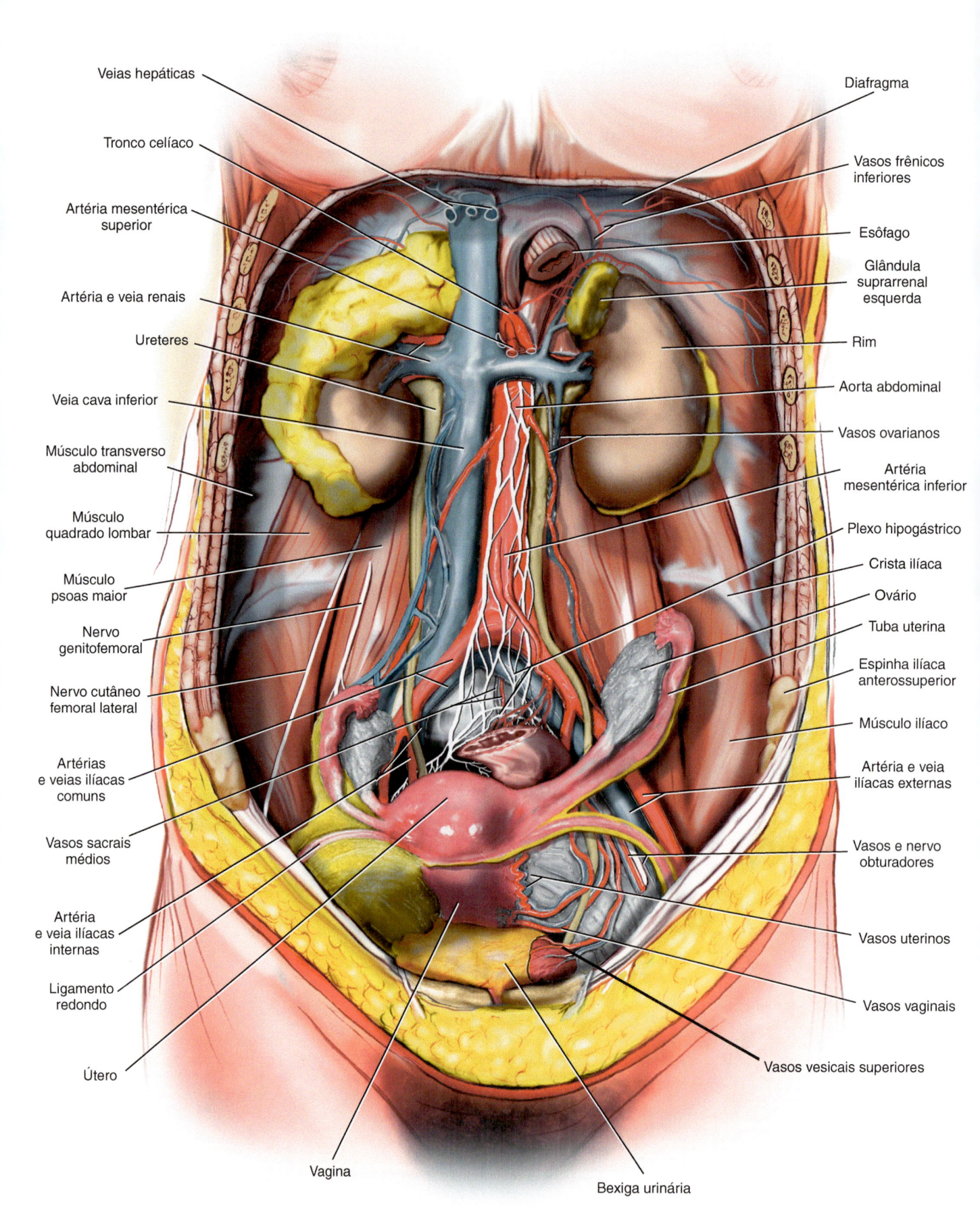

FIGURA 1-39 Imagem completa do abdome mostrando o plexo nervoso hipogástrico descendo superficialmente na pelve até a aorta e a veia ilíaca comum esquerda. Abaixo da bifurcação, o nervo hipogástrico fica envolvido dentro da gordura do espaço pré-sacral. O plexo nervoso hipogástrico é às vezes referido como o nervo "pré-sacral".

CAPÍTULO 1 Anatomia Pélvica Básica

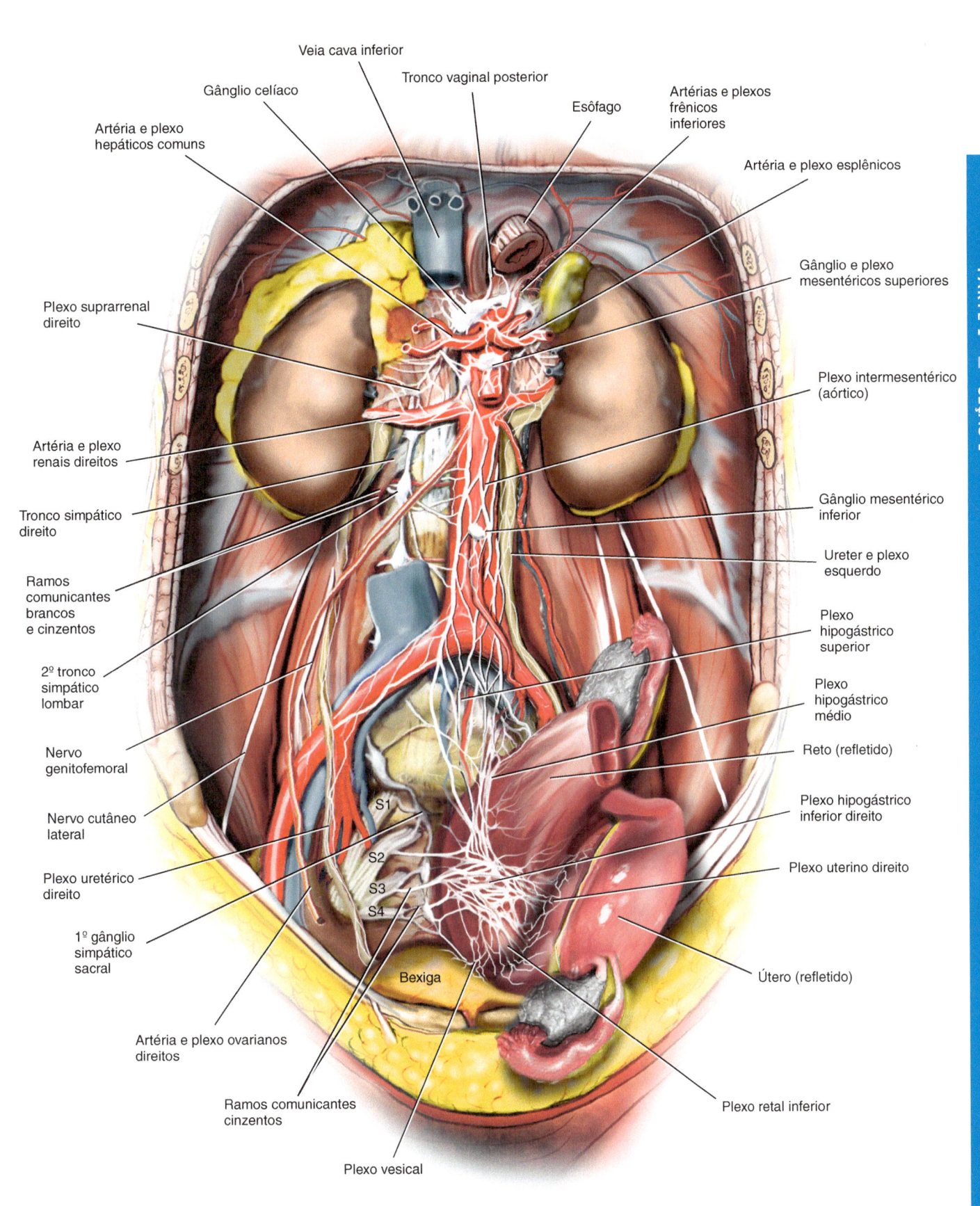

FIGURA 1-40 As vísceras pélvicas são inervadas pelo sistema nervoso autônomo, que pode ser visto como uma concentração amorfa de fibras nervosas e gânglios. Essas coleções são nomeadas com base no(s) órgão(s) que inervam, por exemplo, vesical, uterino. As fibras simpáticas se originam nos segmentos torácicos e lombares da medula espinal e alcançam os órgãos pélvicos pelo plexo hipogástrico. Esta ilustração mostra os plexos hipogástricos superiores, médios e inferiores. A contribuição parassimpática se junta ao plexo hipogástrico inferior pelos nervos pélvicos (raízes nervosas sacrais 2, 3 e 4). A figura mostra os nervos pélvicos e o plexo hipogástrico inferior se unindo ao plexo uterino direito.

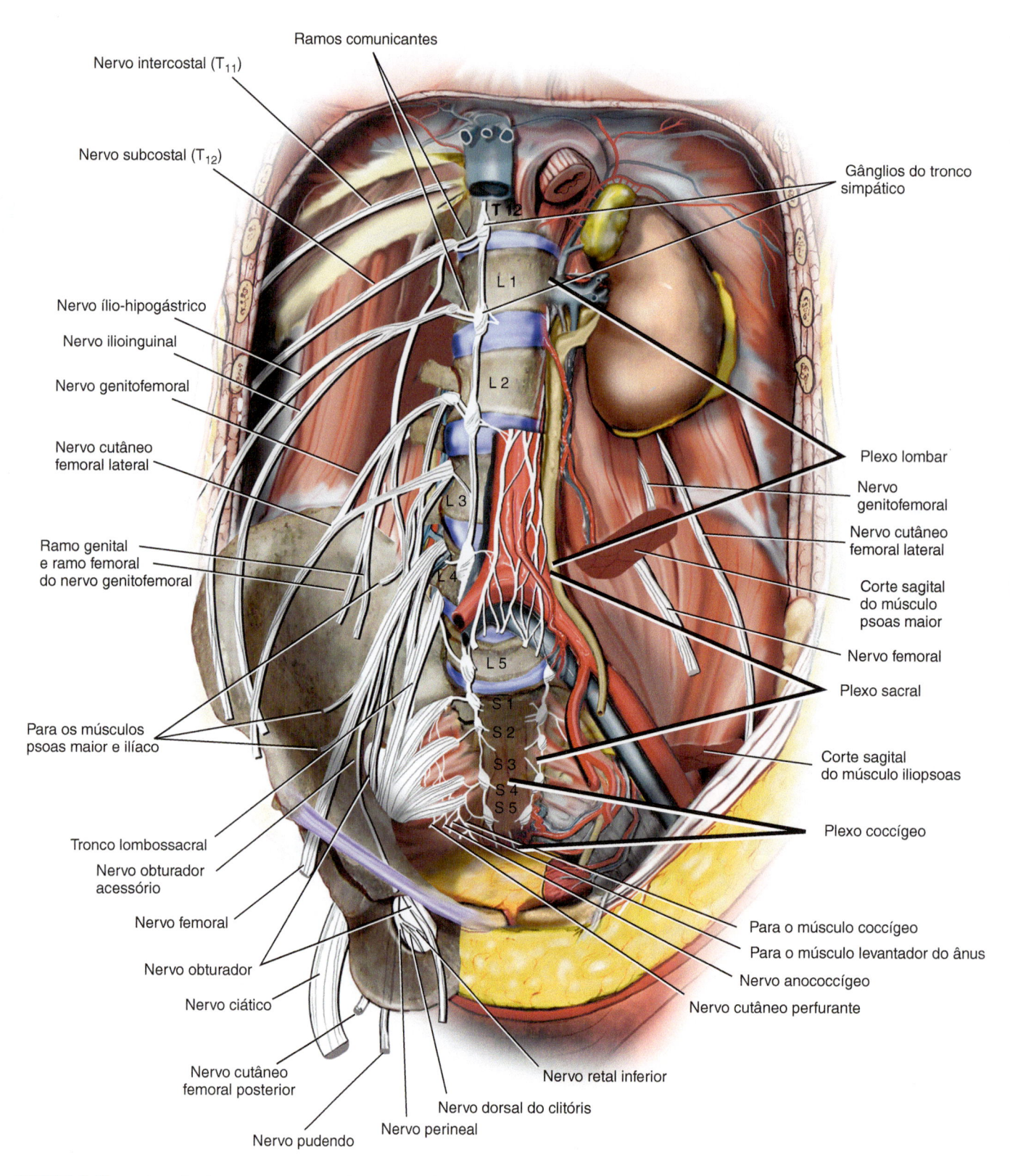

FIGURA 1-41 Os plexos lombares e sacrais mostrados aqui contribuem com fibras eferentes e aferentes para os nervos somáticos maiores da pelve e extremidade inferior. O tronco lombossacral e os primeiros quatro nervos sacrais formam o plexo sacral.

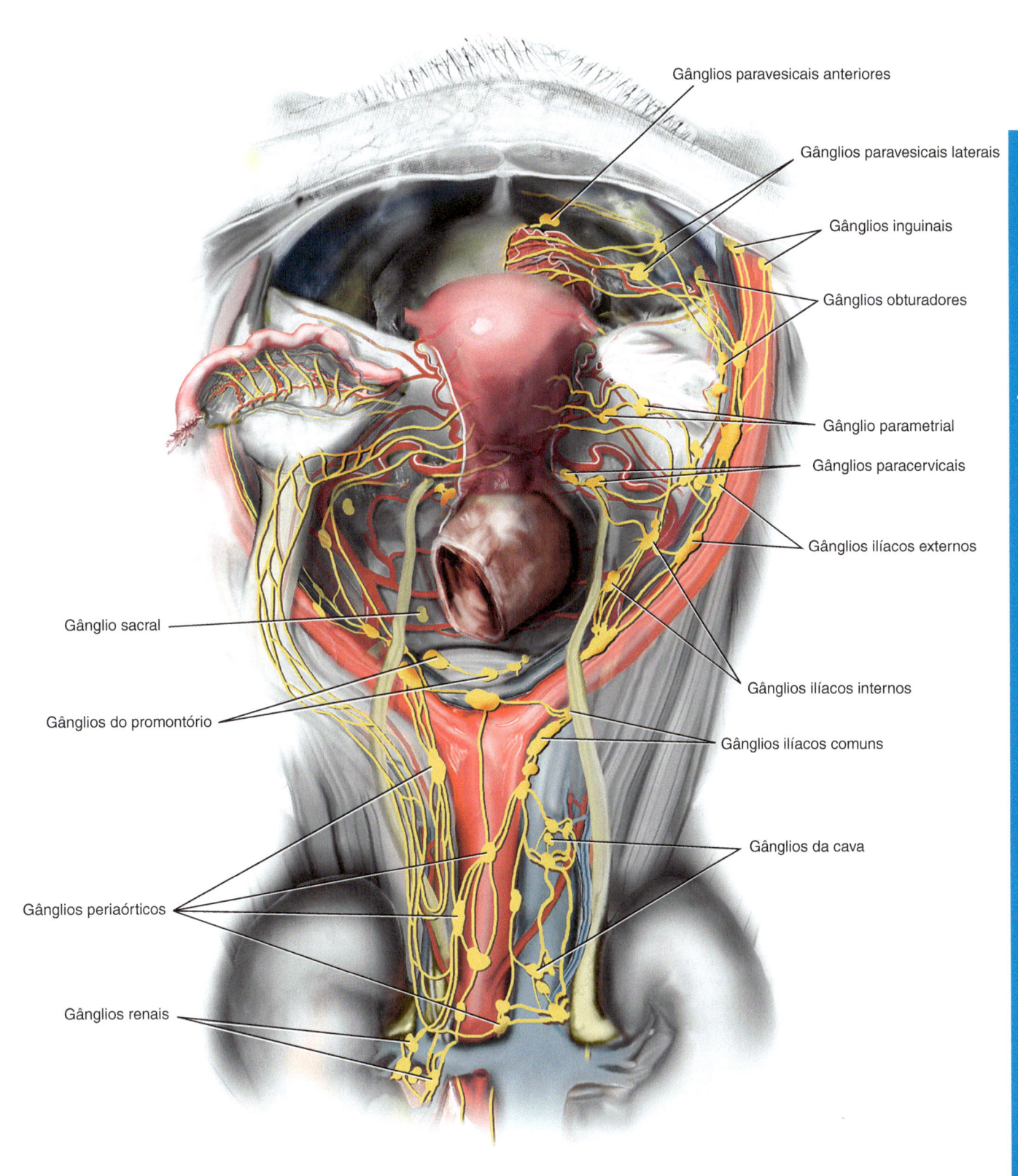

FIGURA 1-42 Ilustração mostra os vasos e os gânglios linfáticos das vísceras pélvicas. Observe a relação da drenagem cervical primária com os linfonodos paracervicais no ponto onde os vasos uterinos cruzam sobre o ureter. Os vasos linfáticos parametriais drenam o corpo e o fundo nos gânglios localizados na fossa obturadora e nos gânglios ilíacos internos. Os vasos linfáticos ovarianos drenam seguindo o curso das veias ovarianas para os gânglios periaórticos, da cava e renais. Os linfáticos ao longo do ligamento redondo drenam nos gânglios inguinais.

Do colo uterino, os vasos drenam em uma série de **gânglios primários**:

1. **Gânglios parametriais** na junção do corpo e do colo uterino, localizados dentro do tecido adiposo do ligamento maior.
2. **Gânglios paracervicais** localizados no ponto em que a artéria uterina cruza sobre o ureter.
3. **Gânglios obturadores** localizados dentro do tecido adiposo da fossa obturadora ao redor do nervo obturador e dos vasos sanguíneos.
4. **Gânglios ilíacos internos** localizados ao longo da veia hipogástrica e no ângulo entre as divisões da artéria ilíaca comum.
5. **Gânglios ilíacos externos** localizados entre a artéria e a veia.
6. **Gânglios sacrais** localizados ao longo dos vasos sacrais médios e do promontório sacral e das margens laterais do sacro.

Os gânglios linfáticos secundários são os seguintes:

A. Os **gânglios linfáticos ilíacos comuns**, que se situam nas superfícies lateral e média das veias e artérias ilíacas.
B. Os **gânglios periaórticos**, que se situam nas superfícies anterior e lateral da aorta da bifurcação até o diafragma.
C. Os **gânglios linfáticos inguinais**, acima e em torno da veia e artéria femoral e da veia safena magna.

Se traçar uma linha transversal através da metade do colo uterino na inserção vaginal, a drenagem linfática seria dividida em **segmentos superior e inferior**, com o primeiro drenando o **colo uterino superior** e o **útero inferior** em **gânglios hipogástricos**, e o último drenando o **colo uterino inferior** e a **vagina superior** em gânglios sacrais laterais (Fig. 1-43).

Os **gânglios interilíacos** estão localizados na bifurcação das artérias ilíacas comuns e ao longo dos vasos hipogástricos externos. Os vasos linfáticos do fundo uterino podem drenar ao longo dos ligamentos redondo e inguinal até os gânglios inguinais superficiais e profundos. Do mesmo modo, os vasos linfáticos que drenam os ovários seguem as artérias e veias ovarianas, consequentemente até os **gânglios pericavais, periaórticos e renais** direitos e esquerdos.

A **vulva** consiste em lábios maiores, lábios menores, vestíbulo, tecidos clitorianos e periclitorianos e períneo (Fig. 1-44). A **vulva** pode incluir o monte de Vênus, os tecidos crurais e a pele e estruturas anais e perianais. O **vestíbulo** contém muitas glândulas mucossecretoras e seus ductos. A uretra e a vagina também se exteriorizam no vestíbulo. Debaixo da pele da vulva se encontra o tecido adiposo subcutâneo. O contorno geral da vulva é, na sua maioria, composto por tecido adiposo mais profundo e pela fáscia de Colles. Os ligamentos redondos e o canal vestigial de Nuck se inserem nas camadas profundas do tecido adiposo dentro dos lábios maiores.

Os **nervos** e os **vasos pudendos** são encontrados dentro do tecido adiposo profundo. O feixe neurovascular surge justo medial à tuberosidade isquiática de cada lado. Oferecem ramos para o ânus e o reto inferior, pele perianal, pele vulvar e estruturas vulvares superficiais e profundas (Fig. 1-45). Ao descolar a fáscia de Colles, as **estruturas musculares** ficam expostas. Elas consistem em **esfíncter externo** (e interno) **do ânus, músculo transverso superficial do períneo, músculo isquiocavernoso** e **músculo bulbocavernoso**. Juntando o espaço entre esses três últimos músculos se estende uma lâmina de fáscia resistente, a **membrana perineal**. Quando se abre a membrana perineal, o **levantador do ânus** subjacente fica exposto. O cirurgião deve observar as relações topográficas localizando as tuberosidades isquiáticas e o arco púbico introduzindo um dedo no reto e na vagina (Fig. 1-46).

Mediante uma dissecção cuidadosa, os músculos perineais são separados das estruturas subjacentes. O aparelho cavernoso perineal profundo se torna visível (Fig. 1-47). Ele consiste em **bulbo do vestíbulo, corpo cavernoso do clítoris, corpo do clítoris** e **glande do clítoris**. A **glândula de Bartholin** está situada no baixo ventre do **músculo bulbocavernoso** e ligada ao bulbo vestibular. Na profundidade do espaço entre os músculos perineais está o músculo levantador do ânus. Curiosamente, tanto com cadáveres frescos como nos fixados para dissecções, não se consegue encontrar o "corpo perineal". O músculo diretamente abaixo da pele perineal e do tecido adiposo é o esfíncter externo do ânus.

O **triângulo femoral**, embora faça parte da coxa, está estreitamente ligado à anatomia da vulva, diretamente, e à cirurgia reconstrutiva, indiretamente. Os músculos da coxa foram discutidos e ilustrados anteriormente (Figs. 1-14 e 1-15). A **veia safena magna** fica dentro do tecido adiposo na face medial da coxa. A dissecção cranialmente dessa grande veia levará o anatomista a uma depressão oval cheia de tecido conjuntivo semelhante a uma malha (**fáscia cribriforme**) e **fossa oval** (Fig. 1-48). A veia safena se esvazia na grande **veia femoral**, que fica revestida em um **compartimento fascial** resistente. Imediatamente lateral à veia femoral, também dentro do seu próprio compartimento fascial, é possível encontrar a **artéria femoral** e, lateral a ela, o **nervo femoral**. Três vasos pequenos surgem da veia femoral (ou safena) e a artéria femoral pode ser identificada mediante uma dissecção cuidadosa. São eles: **vasos pudendo superficial externo, epigástrico superficial** e **circunflexo ilíaco superficial**. Medial à veia femoral está o canal femoral, cujo limite medial fica colado ao ligamento lacunar.

O **ligamento redondo** encaixado no fáscia transversal e acompanhado pelo **ramo genital** do **nervo femoral genital**, e também pelo **nervo ilioinguinal**, espalha-se sobre o osso púbico superficial à fáscia de Colles. É inserido profundamente dentro do tecido adiposo dos lábios maiores (Fig. 1-48).

Os **linfáticos** da vulva drenam para a coxa (virilha), primeiro através dos vasos linfáticos aos **linfonodos inguinais superficiais** e, em segundo lugar, aos **linfonodos inguinais profundos** (gânglios femorais). Os primeiros (superficiais) estão associados aos três vasos superficiais descritos anteriormente, assim como a veia safena, e ficam dentro do tecido adiposo da coxa (Fig. 1-49).

Os linfonodos inguinais profundos (femorais) se situam ao longo da veia femoral e do canal femoral. Eles drenam nos gânglios ilíacos externos. O gânglio ilíaco externo mais inferior fica no canal femoral e é conhecido como **nódulo de Cloquet**.

Os linfáticos vulvares cruzam da direita para a esquerda e vice-versa, dentro do tecido adiposo do monte de Vênus; portanto, as lesões contralaterais e ipsilaterais podem drenar para os nódulos da virilha de qualquer lado.

A Figura 1.50 ilustra as relações dos principais vasos, nervos, ligamento lacunar, inguinal, músculos pectíneos e iliopsoas, assim como o osso púbico.

Em suma, o cirurgião deve ter conhecimento preciso e minucioso da anatomia pélvica e especificamente da relação de uma estrutura com as estruturas vizinhas em cada localização dentro da pelve. Esse conhecimento é particularmente vital quando se depara com uma distorção devido à formação de aderências. A anatomia básica é preservada dentro do retroperitônio subjacente.

CAPÍTULO 1 Anatomia Pélvica Básica

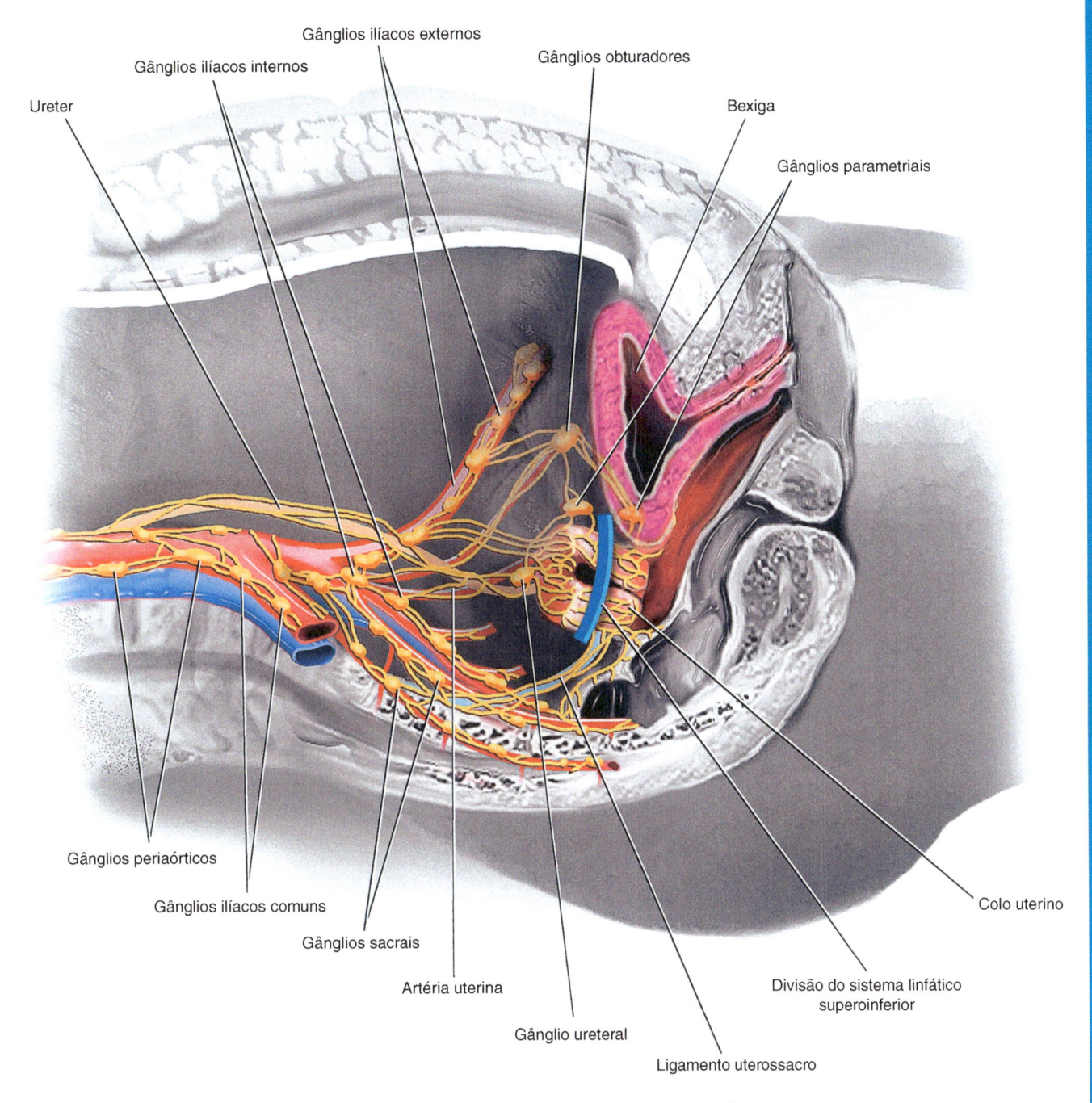

FIGURA 1-43 Esta vista sagital ilustra a drenagem do colo uterino superior (acima da linha divisória azul) nos gânglios hipogástricos, assim como o colo uterino inferior drenando nos gânglios sacrais laterais. (De acordo com Meig's Surgical Treatment of Cancer of the Cervix, 1954, Grune and Stratton, p. 91, com permissão).

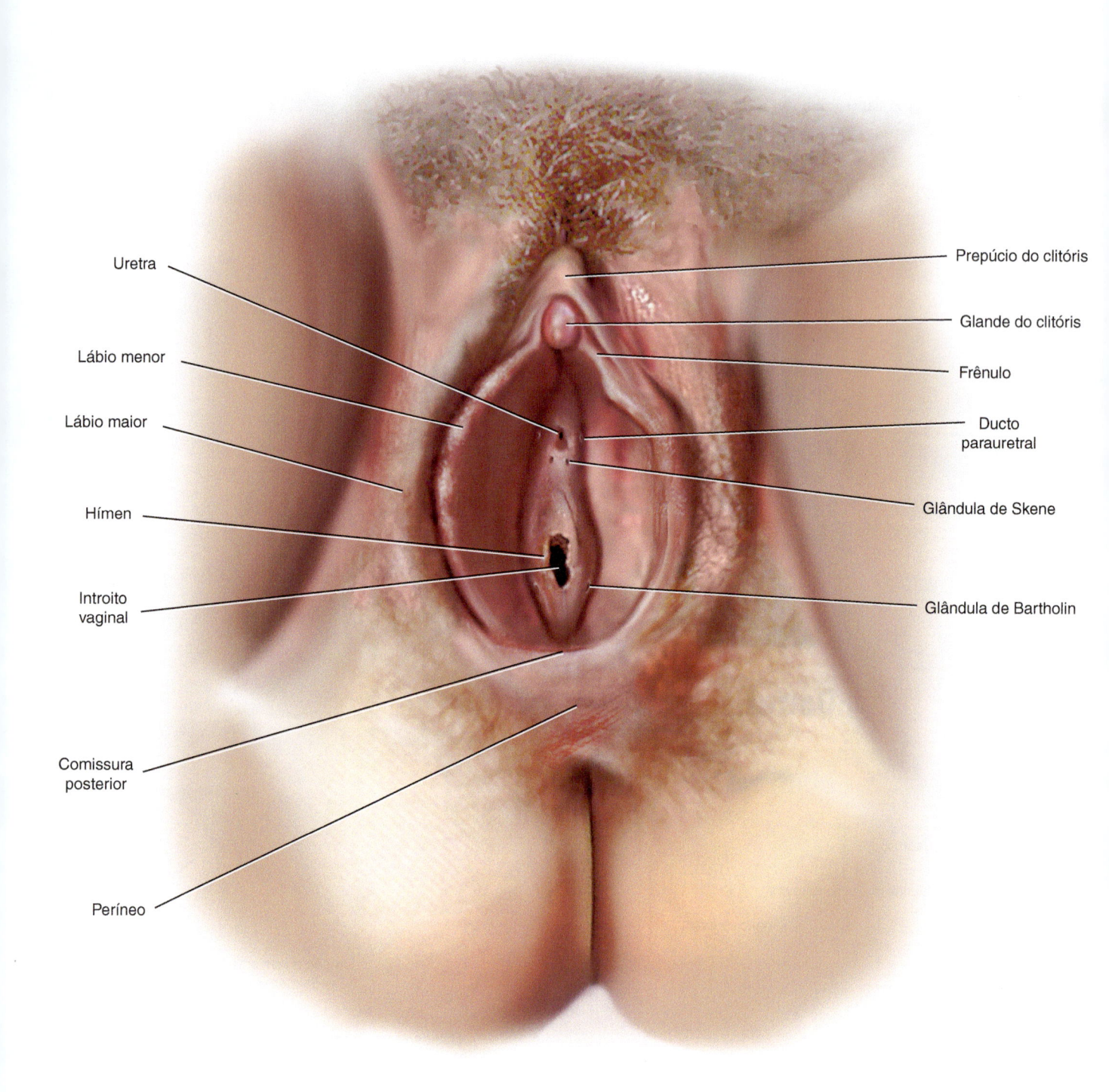

FIGURA 1-44 A vulva completa consiste na genitália externa, no monte de Vênus, no clitóris e na pele perineal. As glândulas mucosas derivadas da endoderme estão localizadas em torno do introito vaginal e do meato uretral externo e consistem nas glândulas/ductos de Bartholin e nas glândulas/ductos parauretrais. A área do frênulo posterior e da fossa navicular apresenta glândulas vestibulares (mucosas) menores.

CAPÍTULO 1 ■ Anatomia Pélvica Básica 53

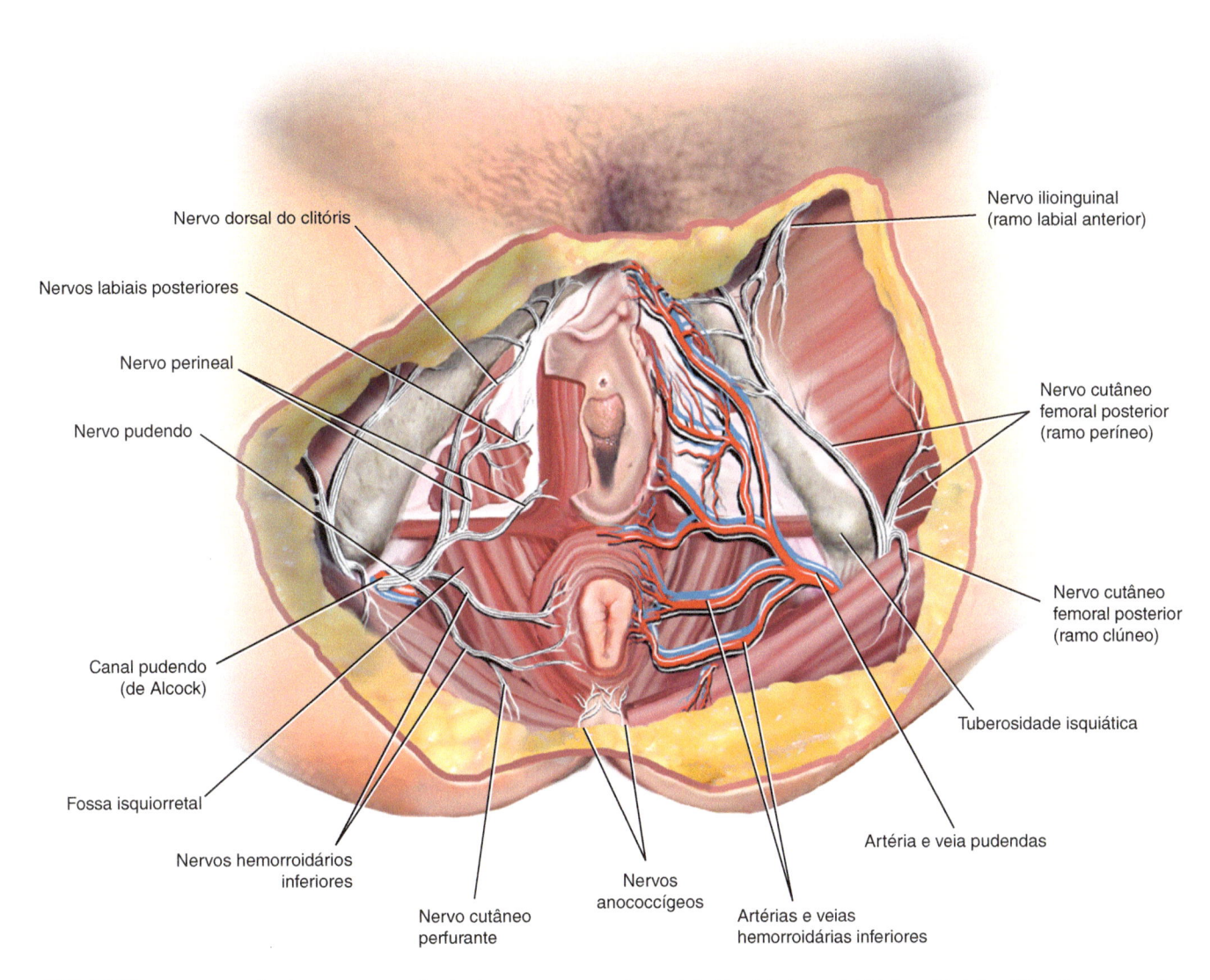

FIGURA 1-45 Os nervos pudendos e os vasos pudendos internos emergem do canal de Alcock justo medial à tuberosidade isquiática. Os ramos perfuram a fáscia que cobre os músculos e podem ser encontrados com o tecido adiposo perineal. A fáscia de Colles foi totalmente retirada neste desenho.

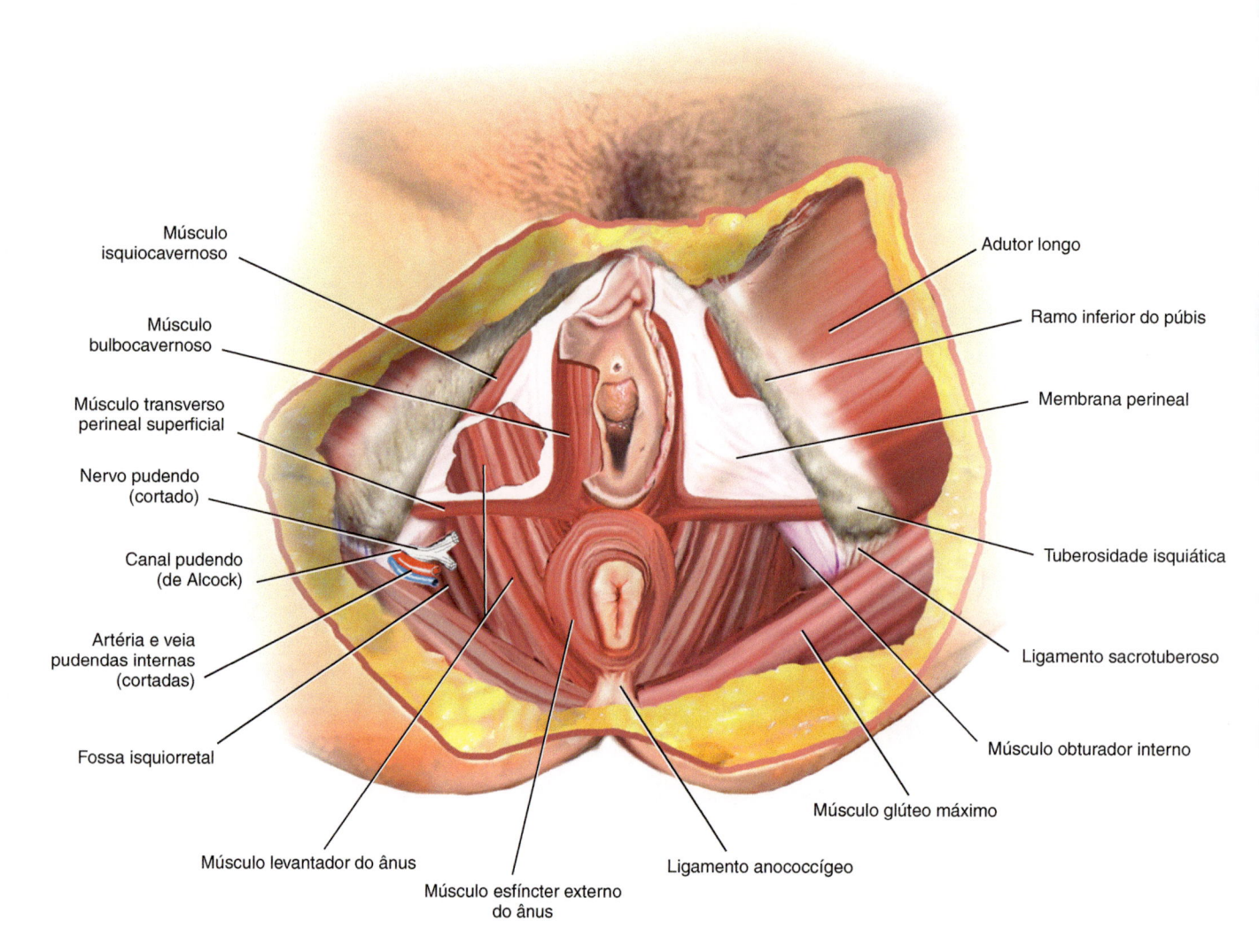

FIGURA 1-46 Os músculos que formam o assoalho pélvico são mostrados aqui. A área crural está bem visível com músculo adutor longo. O músculo bulbocavernoso fica imediatamente lateral à parede externa da vagina. O isquiocavernoso fica ao longo da margem do ramo púbico. Entre esses músculos está a estrutura do tecido conjuntivo resistente, chamada de membrana perineal. Mesclando na profundidade do músculo bulbocavernoso e do músculo esfíncter externo do ânus, está o músculo levantador do ânus. Entre o levantador do ânus e o ramo do ísquio está o músculo obturador interno.

CAPÍTULO 1 Anatomia Pélvica Básica 55

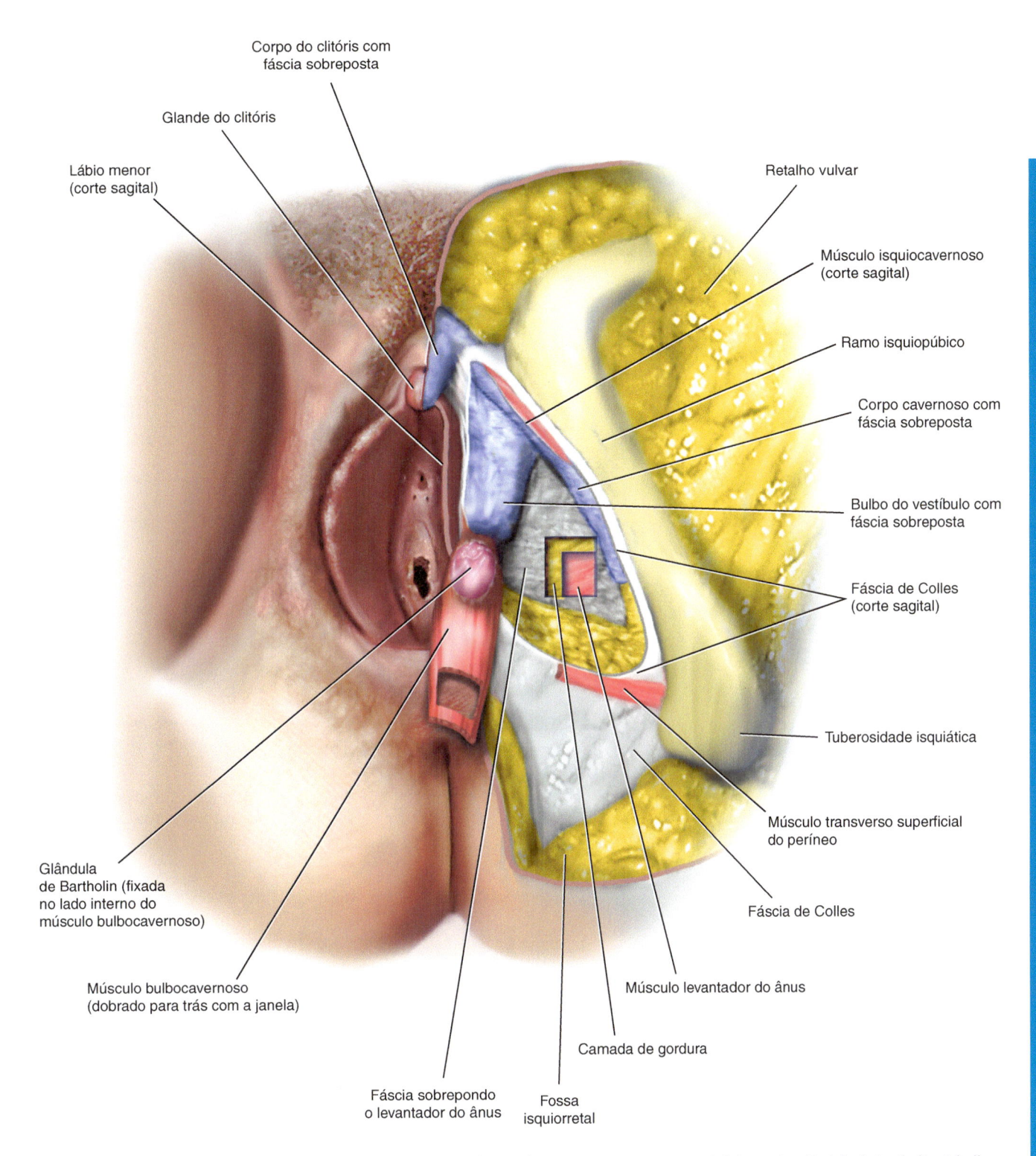

FIGURA 1-47 Esta ilustração mostra o músculo bulbocavernoso virado para baixo. Presa na sua margem inferior está a glândula de Bartholin. O bulbo do vestíbulo fica exposto debaixo da porção superior do músculo. Debaixo do músculo isquiocavernoso está o corpo cavernoso do clitóris. Os dois corpos (direito e esquerdo) se unem na margem mais inferior da sínfise púbica para formar o corpo do clitóris. Essencialmente, essas estruturas cavernosas formam virtualmente um lago sanguíneo.

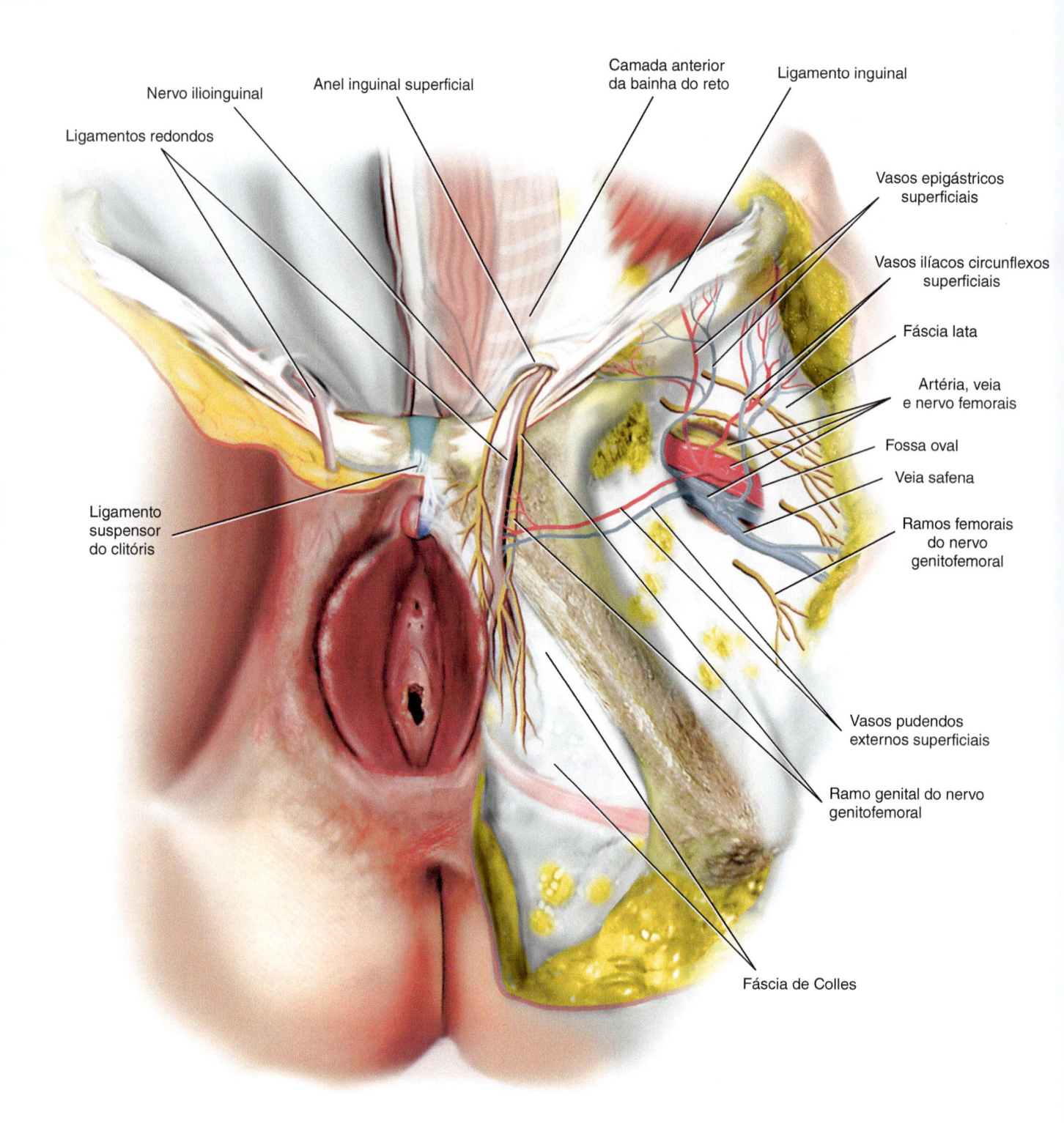

FIGURA 1-48 O ligamento redondo sai através do anel inguinal superficial acompanhado pelo nervo ilioinguinal e o ramo genital do nervo genitofemoral. Essas estruturas ficam dentro da gordura do monte de Vênus e na parte superior do lábio maior. A fossa oval fica dentro da camada mais profunda de gordura dentro da coxa. Três vasos sanguíneos pequenos se ramificam da artéria femoral e fluem para a veia femoral. Eles incluem (1) os vasos pudendos externos superficiais, (2) os vasos epigástricos superficiais e (3) os vasos ilíacos circunflexos superficiais. Lateral à artéria femoral está o nervo femoral. A grande veia que se desenrola para cima medial à gordura da coxa é a veia safena.

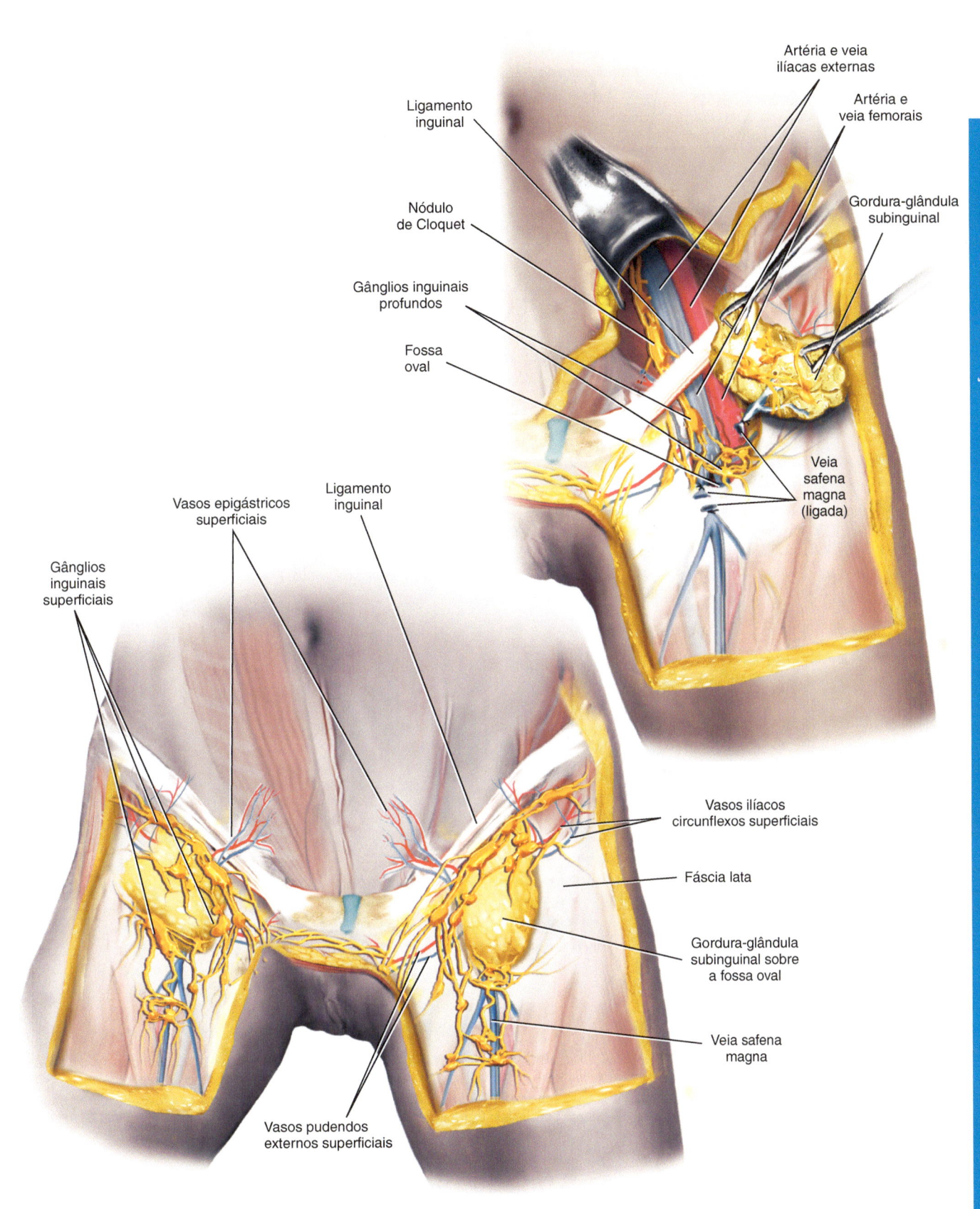

FIGURA 1-49 Os linfáticos vulvares drenam em primeiro lugar na virilha superficial (ou seja, os linfonodos inguinais que estão dispostos na fáscia cribriforme sobre a fossa oval e ao longo dos três vasos superficiais observados na Figura 1-48). Linfonodos adicionais estão localizados ao longo da veia safena magna, como veias safenas acessórias tributárias. Os linfonodos inguinais secundários consistem nos gânglios femorais (inguinais profundos), que estão localizados principalmente em torno da veia femoral e no canal femoral. Eles, por sua vez, drenam na cadeia ilíaca externa. O linfonodo ilíaco externo (pélvico profundo) mais inferior fica no topo do canal femoral e é conhecido como o nódulo de Cloquet. Os canais linfáticos da vulva drenam ipsilateralmente e contralateralmente com os canais cruzados localizados na gordura no monte de Vênus.

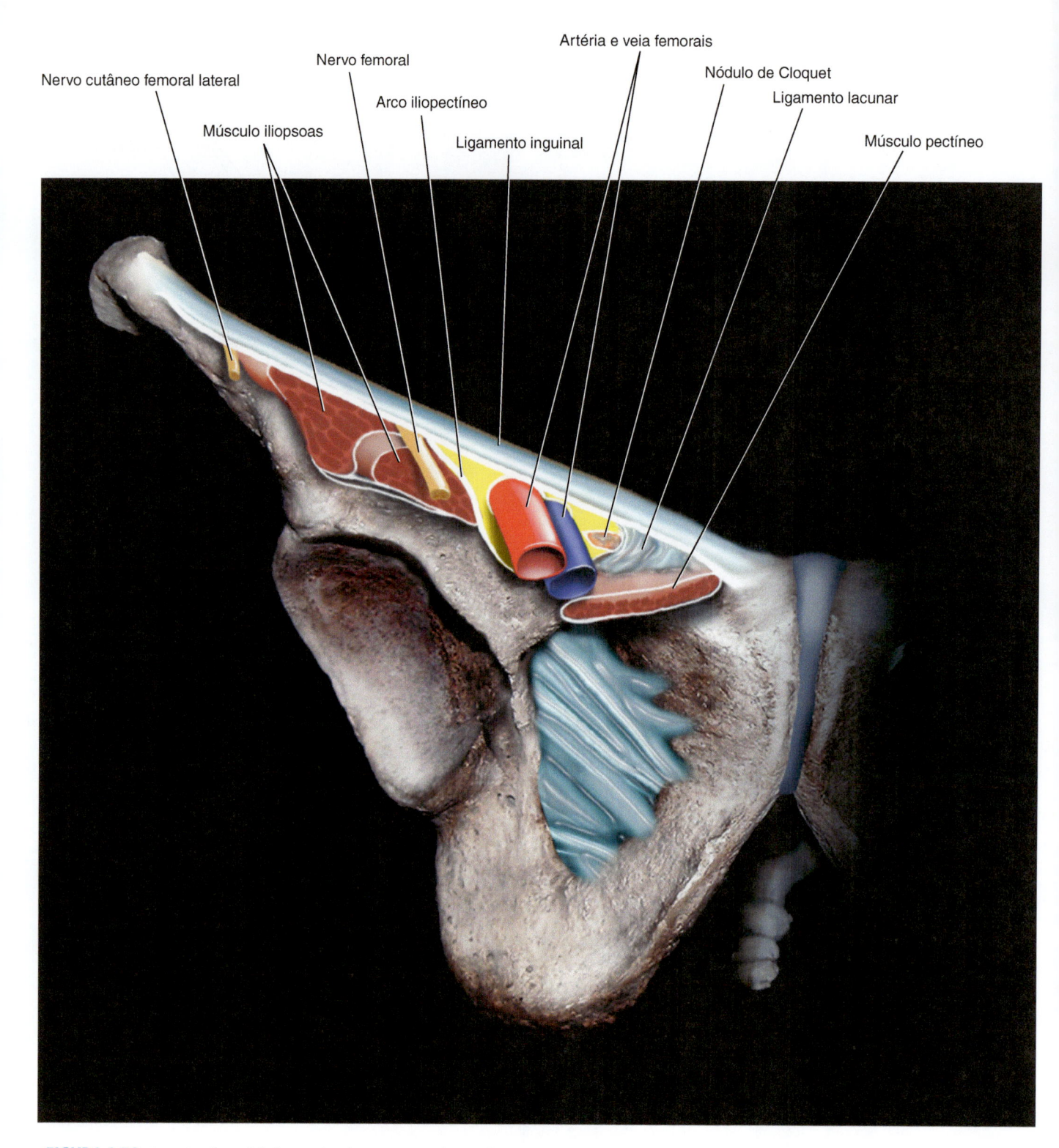

FIGURA 1-50 Esta vista frontal da hemipelve direita mostra, do ângulo medial ao lateral, o canal femoral, o linfonodo de Cloquet, a veia femoral, a artéria femoral, o nervo femoral e o nervo cutâneo femoral lateral. Essas principais estruturas ficam nos músculos pectíneo e iliopsoas.

CAPÍTULO 2

Anatomia Pélvica Avançada

Michael S. Baggish

Sistema Nervoso Autônomo

A inervação motora dos intestinos, uretra, bexiga, útero e anexo deriva do **sistema nervoso autônomo** (Fig. 2-1).

Esse sistema é dividido em componentes **simpáticos** e **parassimpáticos**.

As células simpáticas estão localizadas dentro dos segmentos torácicos inferiores e lombares da medula espinal; as células parassimpáticas estão localizadas na porção sacral da medula. Em geral, os dois sistemas funcionam de forma oposta entre si (intervenção dupla) para manter a homeostase. Por exemplo, os músculos lisos dos bronquíolos relaxam sob mediação simpática e se contraem sob estimulação parassimpática.

São conhecidos dois tipos de receptores colinérgicos: os **nicotínicos**, que são encontrados nas células parassimpáticas (pós-sinápticas) de ambos os efetores simpáticos e parassimpáticos, e os **muscarínicos**, que são encontrados apenas na porção parassimpática do sistema nervoso autônomo.

Os **receptores adrenérgicos** ativados por **norepinefrina** e **epinefrina** são divididos em alfa (α) e beta (β) e em subtipos adicionais, que demonstram diversas atividades agonistas e antagonistas. Por exemplo, os receptores beta-um (β_1) estão presentes na musculatura cardíaca, e os receptores beta-dois (β_2) estão presentes nas arteríolas coronárias.

As fibras que emanam do sistema nervoso central são designadas como **pré-ganglionares**. No caso das fibras pré-ganglionares simpáticas, as sinapses ocorrem nos gânglios paravertebrais e pré-vertebrais, onde a **acetilcolina** é o transmissor. As fibras parassimpáticas fazem as sinapses próximas ou dentro do órgão efetor, com a acetilcolina como neurotransmissor. As fibras **pós-ganglionares simpáticas** se dirigem do gânglio ao efetor (p. ex., um vaso sanguíneo em que a norepinefrina é o neurotransmissor). As fibras **pós-ganglionares parassimpáticas** são curtas e a acetilcolina é o neurotransmissor nas sinapses pós-ganglionares. Além disso, **peptídeos neuromoduladores**, tais como a encefalina e a somatostatina, são simultaneamente liberados com acetilcolina ou norepinefrina.

A Figura 2-2 detalha três grupos de nervos transmitindo a **informação autonômica para as** estruturas **reprodutivas femininas**. Um grupo se origina do 9° ao **12° segmento da medula torácica**, com as fibras pré-ganglionares simpáticas fazendo sinapses nos gânglios mesentéricos superiores e celíacos, e as fibras pós-ganglionares seguindo os vasos ovarianos para fazer sinapses no ovário e nas tubas uterinas (ovidutos). As **fibras sensoriais aferentes** seguem a mesma rota no sentido inverso. O segundo grupo, que é derivado dos segmentos **T12, L1** e **L2**, abastece os ovidutos e os grandes vasos pélvicos através do **plexo hipogástrico superior**. O terceiro grupo emana dos segmentos **L2-L5** e faz sinapses dentro do plexo mesentérico inferior e/ou transmite através do **plexo hipogástrico inferior** aos plexos vaginal e uterino. As fibras pós-ganglionares, por sua vez, fazem sinapses no corpo uterino, no colo uterino, na vagina e nas estruturas eréteis dentro da vulva.

As fibras pré-ganglionares parassimpáticas decorrentes das **raízes nervosas sacrais** seguem os ramos dos vasos hipogástricos e fazem sinapses no **plexo uterovaginal.**

Conforme já referido, o **plexo hipogástrico** (nervos) desce à pelve sobre (anterior a) a aorta e a veia ilíaca comum esquerda, entrando no espaço pré-sacral.

A **bexiga** e os **ureteres inferiores** são inervados através do **plexo pélvico** pelo sistema nervoso autônomo (Fig. 2-3). Os nervos simpáticos emanam de **T10, T11, T12, L1 e L2**.

Os **segmentos da medula espinal** e os **neurônios somáticos motores** que controlam a musculatura perivesical e os neurônios pré-ganglionares parassimpáticos estão localizados nos **segmentos S2, S3 e S4**.

Os **impulsos sensoriais** (sensação visceral) retornam à medula espinal por vias similares, sendo transmitidos através das vias parassimpáticas e dos segmentos sacrais da medula. Estes últimos transmitem a **dor** e a **propriocepção (p. ex., distensão)**. Algumas fibras sensoriais do trígono e da **junção uretrovesical** transmitem dor através dos nervos pudendos. Claramente, alguns eferentes sensoriais alcançam a medula espinal através do plexo nervoso hipogástrico.

As fibras pós-ganglionares parassimpáticas fazem sinapses dentro do **músculo detrusor da bexiga** e saem através dos **receptores muscarínicos pós-sinápticos**, resultando na contração muscular.

Dados neuroanatômicos contemporâneos sugerem uma quantidade esparsa de nervos simpáticos na musculatura da bexiga, com exceção do trígono, em que são encontradas maiores quantidades de nervos simpáticos do que parassimpáticos.

Durante a **fase de enchimento**, o volume vesical aumenta enquanto a via parassimpática é inibida. Ao mesmo tempo, a **descarga alfa-adrenérgica** causa contração da **musculatura uretral**, levando a um alto gradiente de pressão que favorece a uretra sobre a bexiga. Quando o nível de enchimento transmite, através das fibras e sensores aferentes, uma sensação de desconforto (associada ao volume elevado na bexiga), **o cérebro, por sua vez, envia uma mensagem para liberação**, disparando uma descarga parassimpática. O músculo da bexiga se contrai e há esvaziamento vesical. Simultaneamente, ocorrem as sinapses simpáticas nos gânglios parassimpáticos por **transmissão ganglionar modulada**, resultando no relaxamento do músculo uretral (ao bloquear a contração). O gradiente de pressão é alterado de tal forma que a pressão da bexiga passa a exceder a pressão uretral, permitindo, consequentemente, a **micção**.

As fibras simpáticas e parassimpáticas que inervam o intestino grosso e o delgado emanam dos **plexos celíaco superior, mesentérico inferior e hipogástrico** (Fig. 2-4). Do mesmo modo, as fibras pré-ganglionares parassimpáticas se originam

O texto continua na página 64

60 PARTE 1 ■ SEÇÃO 1 ■ Anatomia Pélvica

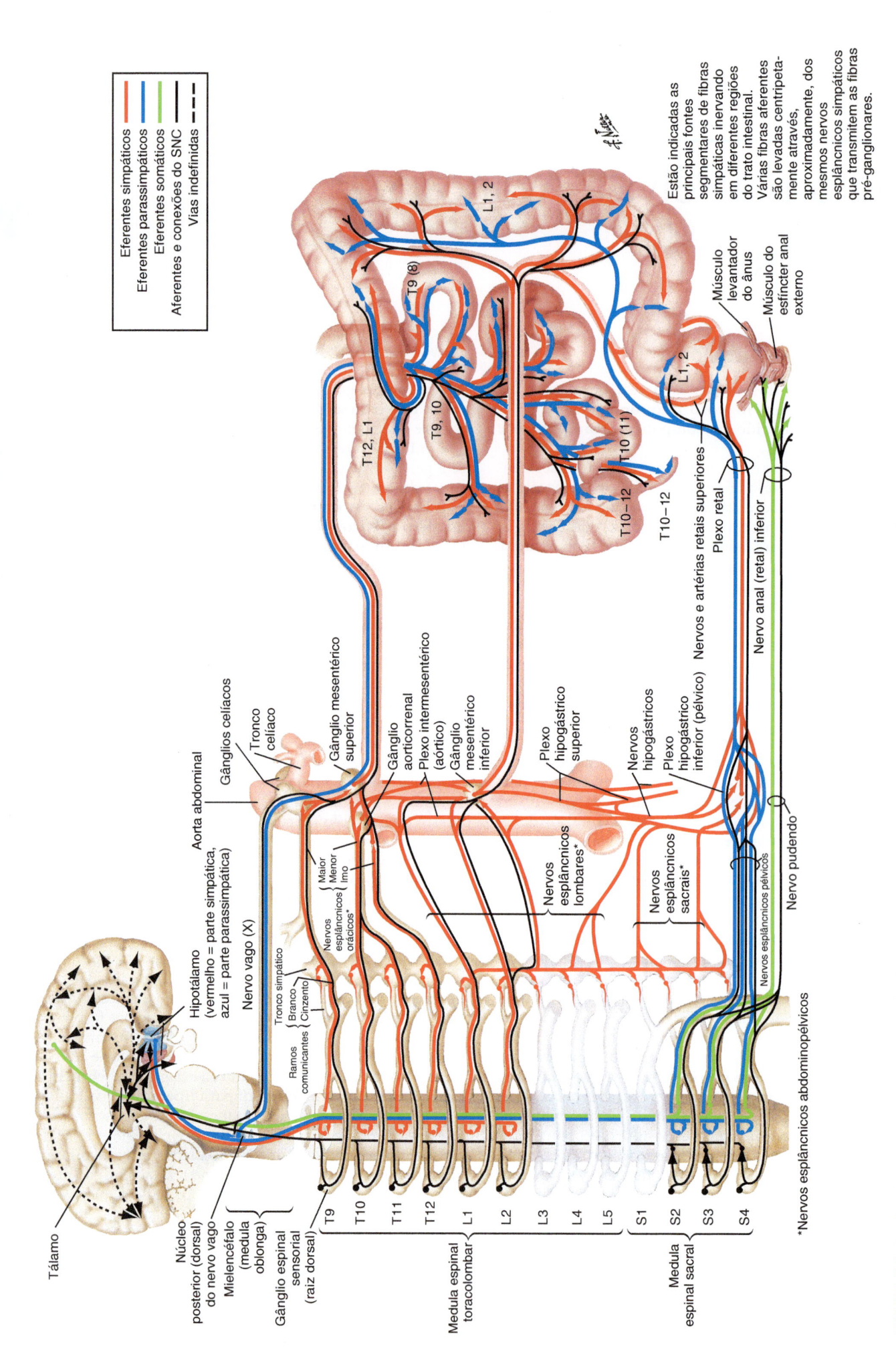

FIGURA 2-1 Detalhes do sistema nervoso autônomo. Os eferentes simpáticos estão em vermelho, os parassimpáticos (vagal e sacral) estão em azul. O sistema nervoso autônomo, totalmente consistindo em motor (eferente). Os nervos somáticos que controlam a atividade muscular voluntária são mostrados em verde; os órgãos sensoriais (aferentes) e os músculos estão em preto e podem compartilhar as vias nervosas autônomas e somáticas. (Republicado com permissão de Netter FH. Atlas of Human Anatomy, 6th Edition, Elsevier, 2015. Plate 303).

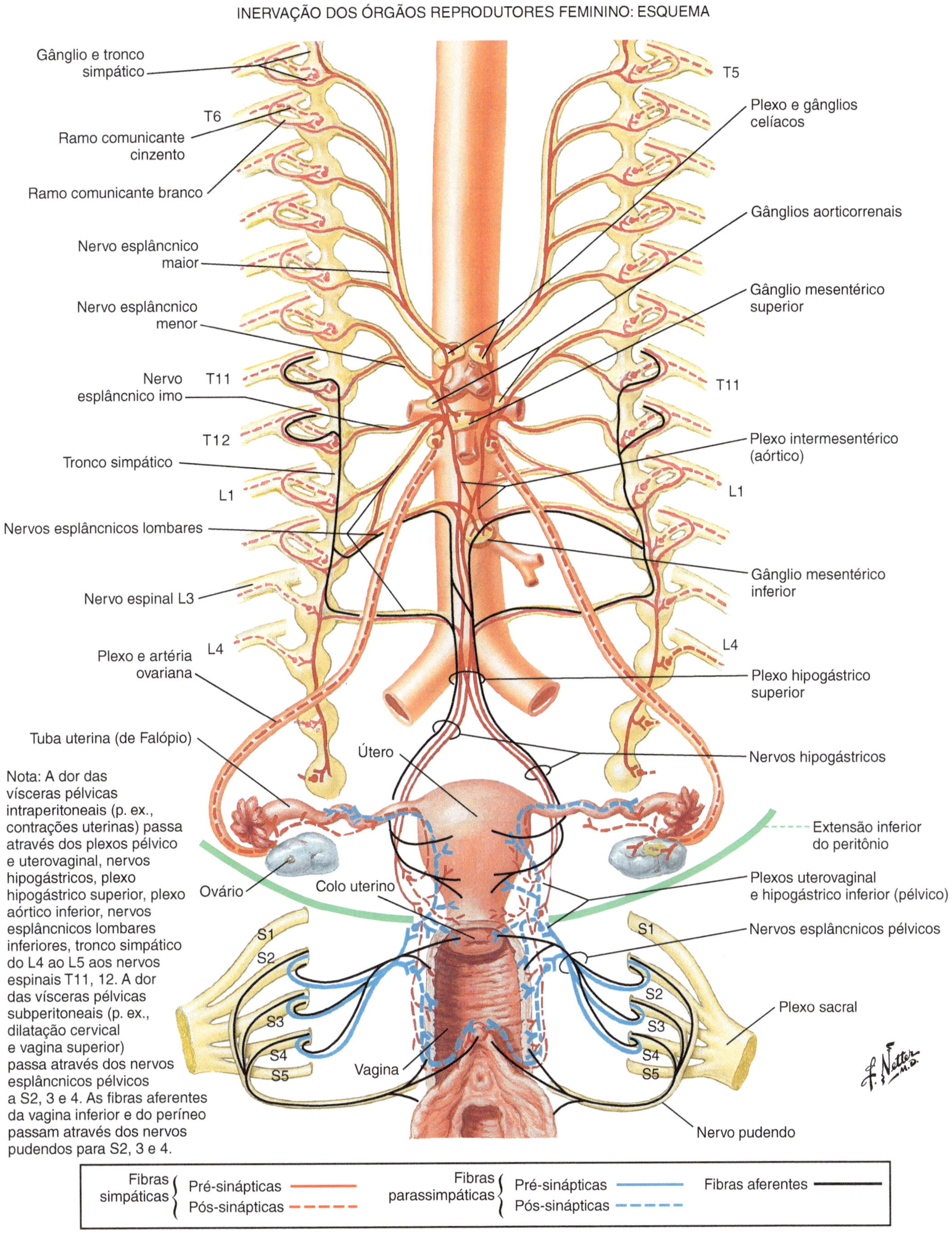

FIGURA 2-2 A inervação autonômica dos órgãos reprodutores femininos é mostrada aqui. As fibras pré-ganglionares são mostradas em linhas vermelhas contínuas (simpáticas) ou azuis (parassimpáticas). Os nervos sensoriais somáticos (aferentes) são mostrados como linhas pretas contínuas. Os nervos simpáticos se originam nos segmentos espinais lombares e torácicos inferiores e fazem sinapses nos gânglios periféricos na aorta ou em seus ramos principais. Outros entram na pelve através dos nervos hipogástricos (plexos). As fibras pós-ganglionares correm ao longo dos vasos ovarianos ou dos vasos uterovaginais. A inervação parassimpática sai da medula espinal sacral e percorre os nervos esplâncnicos pélvicos até os vários órgãos onde ocorrem as sinapses, e as fibras pós-ganglionares curtas transmitem os impulsos. *(Republicado com permissão de Netter FH. Atlas of Human Anatomy, 6th Edition, Elsevier, 2015. Plate 393).*

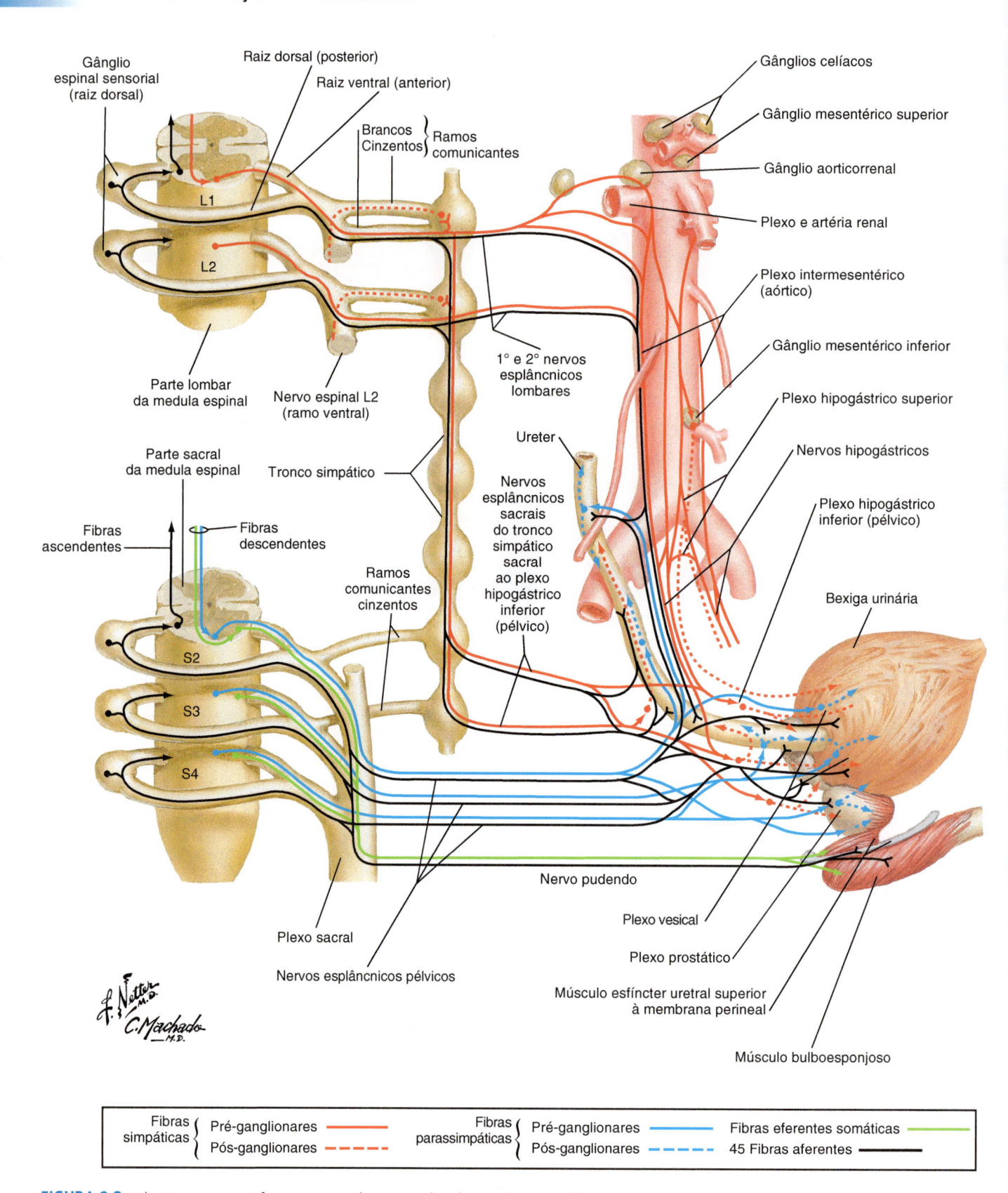

FIGURA 2-3 A bexiga e o ureter inferior são inervados através dos plexos pélvicos. As fibras simpáticas emanam dos segmentos espinais T10, T11, T12, L1 e L2. Os neurônios pré-ganglionares parassimpáticos estão localizados nos segmentos espinais S2, S3 e S4. Os neurônios pós-ganglionares parassimpáticos se situam dentro das paredes da bexiga e do ureter, onde são encontradas as fibras pré-ganglionares simpáticas no plexo vesical (plexo pélvico). *(Republicado com permissão de Netter FH. Atlas of Human Anatomy, 6th Edition, Elsevier, 2015. Plate 395).*

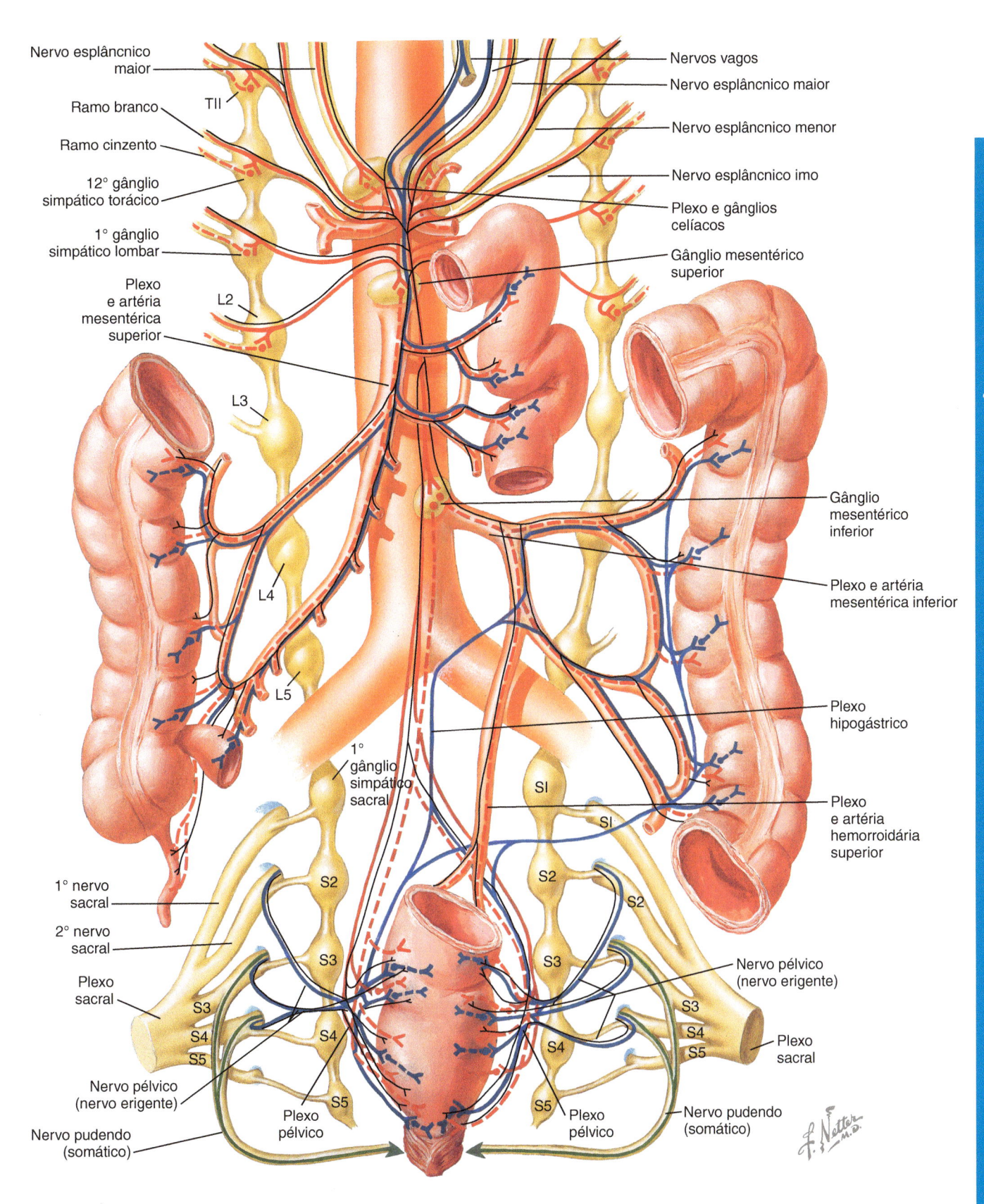

FIGURA 2-4 Intestinos grosso e delgado são inervados por inervação autônomica através dos plexos celíaco, mesentérico superior e mesentérico inferior, além dos nervos vago e sacral. A porção pélvica do cólon sigmoide, reto e ânus recebem as fibras simpáticas através dos plexos hipogástricos superior e inferior. O plexo hipogástrico inferior recebe as fibras parassimpáticas das raízes nervosas S2, S3 e S4. O plexo retal (plexo pélvico) é intimamente atado ao tecido conjuntivo e conduz os nervos simpáticos, parassimpáticos e aferentes. O nervo pudendo carrega as fibras eferentes somáticas ao músculo levantador do ânus e ao esfíncter externo do ânus. *(Republicado com permissão de Jones HR, Burns TM, Aminoff MJ, Pomeroy SL. The Netter Collection of Medical Illustrations—Nervous System, Volume 7, Part II, Plate 7-15).*

nos **núcleos medulares (p. ex., medula oblonga)** dos nervos vagos e dos **segmentos espinais sacrais**. As fibras vagais abastecem o duodeno, o jejuno e o íleo. As fibras pré-ganglionares simpáticas são distribuídas a partir dos núcleos espinais localizados em T8, T9, T10, T11 e T12 e L1, L2 e L3; os últimos retransmitem dentro dos gânglios dos troncos simpáticos e dali para os plexos, onde as sinapses ocorrem e as fibras pós-ganglionares se distribuem para os intestinos. As **fibras somáticas aferentes e eferentes**, através dos nervos pudendos, inervam os músculos voluntários (estriados), tais como o músculo levantador do ânus e o esfíncter externo do ânus. Por serem estruturas pélvicas, a inervação do cólon sigmoide, do reto e do ânus é de particular interesse dos ginecologistas e obstetras.

Plexo Pélvico

O **plexo mesentérico inferior** recebe as fibras do **plexo mesentérico** superior através dos **nervos esplâncnicos lombares**. Os ramos do plexo mesentérico inferior acompanham as artérias aos respectivos segmentos intestinais (p. ex., **cólon esquerdo, cólon sigmoide superior**). O plexo hipogástrico superior transporta os nervos pré-ganglionares simpáticos e os nervos aferentes, localizados em cada lado do retossigmoide e do reto e se torna o **plexo hipogástrico inferior (pré-sacral)** (Fig. 2-5). Esse plexo recebe os nervos pré-ganglionares parassimpáticos, assim como os ramos somáticos, das raízes nervosas S2, S3 e S4 através dos nervos esplâncnicos pélvicos. O **plexo retal** é uma subdivisão do plexo hipogástrico inferior e transporta as fibras pré-ganglionares simpáticas, as fibras sensoriais aferentes e as fibras pré-ganglionares parassimpáticas. Os **ramos hemorroidários inferiores** dos nervos pudendos recebem os impulsos sensoriais dos receptores anais na mucosa e submucosa, especialmente nas **válvulas anais**. Elas transmitem impulsos através dos eferentes somáticos localizados na medula sacral. O esfíncter anal interno é inervado pelos nervos simpáticos que originam no segmento espinal L5. O esfíncter anal externo é inervado pelas fibras eferentes somáticas através dos **nervos hemorroidários inferiores** e dos ramos perianais (S4).

Cólon Sigmoide

As relações anatômicas do cólon sigmoide e do reto com outras vísceras pélvicas são extremamente importantes para o ginecologista. A Figura 2-6 mostra o cólon sigmoide completo e sua configuração em S à medida que desce na profundidade da pelve. Observe que o cólon sigmoide cobre o anexo esquerdo, praticamente cobrindo a tuba uterina e o ovário. A parte inferior do **cólon sigmoide** pode estar localizada pelo menos parcialmente posterior ao ovário e ao ligamento largo. Todo o cólon sigmoide está acoplado ao mesentério e, portanto, se trata de uma estrutura intraperitoneal. Dentro da concavidade sacral, o cólon sigmoide se junta ao curto e estreito **reto**. Este se torna progressivamente extraperitoneal à medida que desce mais fundo dentro da pelve. As relações do sigmoide recoberto são anteriores à bexiga e ao ligamento largo, assim como a parede abdominal anterior. O cólon sigmoide fica em contato com a face posterior do corpo uterino e com o folheto posterior do ligamento largo no meio da pelve. O reto e o retossigmoide se situam medialmente aos ligamentos uterossacros. O reto está diretamente posterior ao colo uterino onde essa estrutura se acopla aos ligamentos uterossacros e ao fórnice vaginal posterior. O reto está intimamente ligado à vagina e é suscetível à lesão durante a histerectomia (Fig. 2-7). Na parte posterior do reto e do retossigmoide estão os vasos sacrais medianos e uma grande quantidade de artérias e seios venosos.

O **mesentério do sigmoide** recebe os ramos das artérias mesentéricas inferiores e cruza superficialmente as artérias ilíacas esquerdas e o ureter esquerdo.

A drenagem venosa é frequentemente ignorada nos desenhos anatômicos da pelve feminina. Isso é um pouco estranho, pois a maioria dos sangramentos que ocorrem durante os procedimentos cirúrgicos é de origem venosa. A Figura 2-8 detalha as relações entre os músculos levantadores do ânus e os esfíncteres anais. A drenagem venosa do reto e do ânus está detalhada. Observe a circulação colateral que existe entre a **artéria mesentérica inferior (sistema portal)** através da **artéria retal superior** e das **artérias ilíacas internas (sistema sistêmico)** através das artérias retais medianas e retais inferiores. Observe as ligações entre as veias pudendas internas através das artérias retais inferiores e das artérias retais medianas até as artérias ilíacas internas.

O **plexo venoso retal** envolve o reto. As veias ficam na porção interna (submucosa) e externa à musculatura. Observe o padrão longitudinal e vários seios venosos.

A Figura 2-9 mostra uma exposição exclusiva que demonstra as relações musculares críticas entre o levantador do ânus e o esfíncter anal em termos de topografia e anatomia mais profunda.

Suportes Vesical e Pélvico

O colo vesical (ou seja, a junção uretrovesical) está localizado posteriormente à margem inferior da sínfise púbica. Consequentemente, é de difícil acesso e visualização sob muitas circunstâncias. O suporte do colo vesical pode ser imediatamente observado no laboratório de anatomia, cortando-se através da sínfise e inclinando-a para a frente. Os ligamentos pubouretrais posteriores podem ser vistos como estruturas básicas que ancoram a uretra ao osso púbico (Fig. 2-10). Os ligamentos pubouretrais anteriores são menos proeminentes, mas ligam a uretra à medida que esta emerge sob a sínfise à margem anteroposterior da sínfise púbica. A face posterior e a base da bexiga ficam em contato próximo com a parte inferior do corpo uterino (superfície anterior do útero) e, de fato, estão acopladas ao colo uterino e à vagina pelos pilares vesicais ou vesicocervicais e vesicovaginais. Essas estruturas e suas relações são mostradas na Figura 2-11.

A bexiga urinária, o colo uterino e a vagina compartilham as mesmas estruturas de suporte (Fig. 2-12). Relações críticas existem entre o ureter distal e os ramos da divisão anterior das artérias hipogástricas, junto com os **ligamentos cardinais** e os **pilares vesicais** (Fig. 2-13). As porções mais profundas dos ligamentos cardinais estão ligadas à base da bexiga e à parte anterolateral superior da vagina. O ureter terminal apenas na porção cranial à entrada na parede da bexiga fica intimamente em contato com os ligamentos **vesicocervicais** e vesicovaginais (Fig. 2-14). Para liberar o ureter do ligamento cardinal e da vagina, os pilares vesicais (ligamentos vesicocervicais e vesicovaginais) devem ser seccionados e ligados com segurança (Fig. 2-14). As estruturas de suporte mais importantes da base da bexiga e da vagina superior são as **estruturas parametriais profundas (ligamentos cardinais profundos)**. Essas importantes estruturas consistem em gordura, tecido conjuntivo (fibroso) e canais vasculares; quando são cortadas, a bexiga e a vagina podem ser mais ou menos ou totalmente mobilizadas.

O único suporte restante consiste em paredes fibromusculares comuns compartilhadas entre a bexiga, a vagina e o reto (Fig. 2-15).

Uma localização não incomum para uma lesão ureteral é a **junção ureterovesical**, que fica intrinsecamente dentro da parede da bexiga. O curso do ureter dentro da própria bexiga é oblíquo. Este gera uma constrição e fechamento do ureter terminal quando a bexiga se contrai e se esvazia. O fechamento ureteral característico da anatomia da bexiga é importante porque previne o refluxo da urina retrocedendo para os ureteres quando a pressão da bexiga aumenta (p. ex., durante a contração do detrusor) (Fig. 2-16).

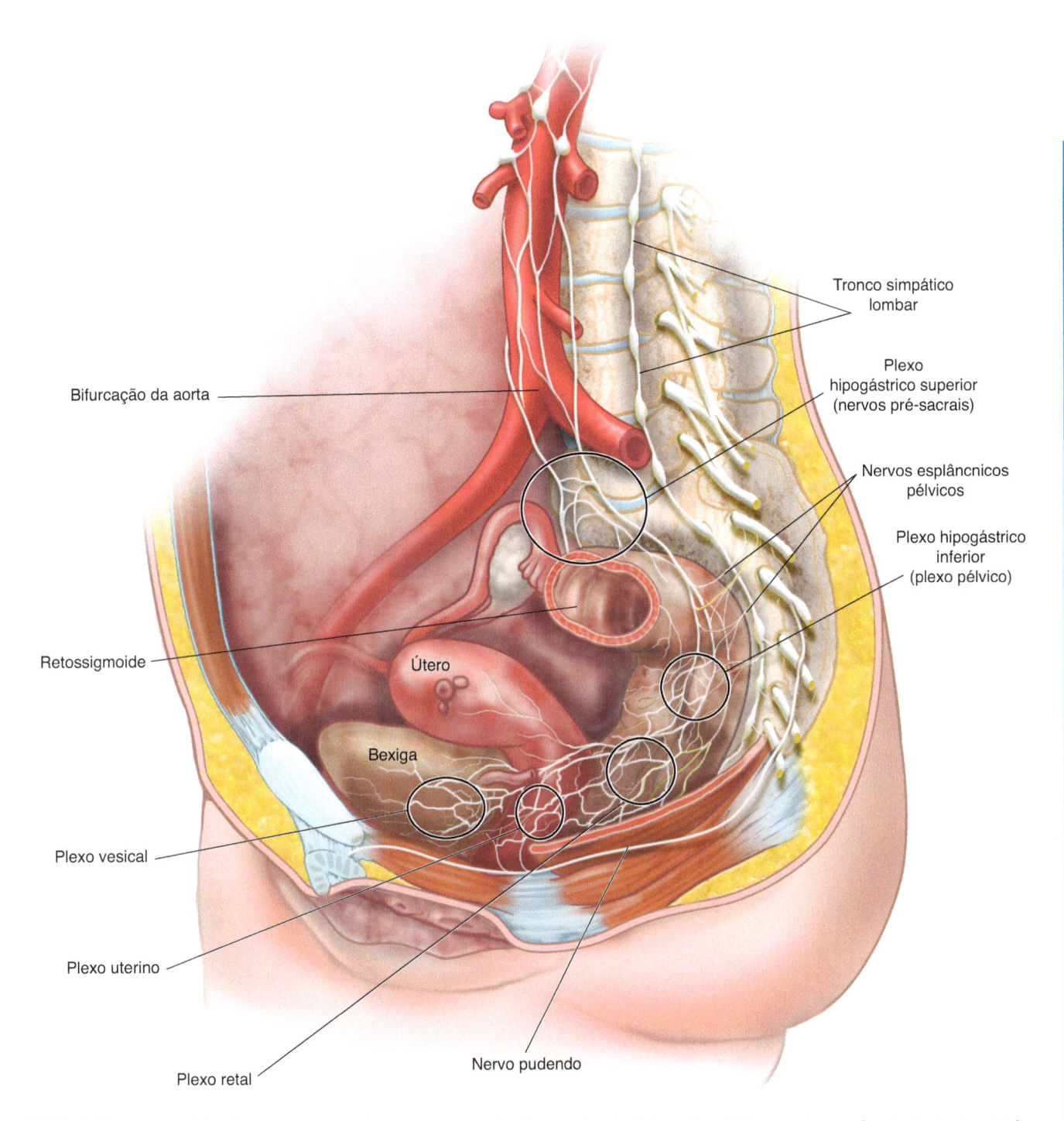

FIGURA 2-5 Corte sagital do plexo nervoso hipogástrico, que gera vários plexos regionais. O plexo hipogástrico superior se sobrepõe à primeira vértebra sacral e a quinta lombar. O plexo desce até a pelve no lado direito ou esquerdo do reto. Os nervos simpáticos e parassimpáticos passam dentro do plexo hipogástrico e do plexo retal, ambos os quais promovem inervação autonômica do reto. Do mesmo modo, essas estruturas inervam o útero (plexo uterino) e a bexiga (plexo vesical). As fibras aferentes sensoriais inferiores atravessam os mesmos plexos. A sensação anal é transmitida através do ramo retal inferior do nervo pudendo. A inervação motora do esfíncter externo do ânus e do músculo levantador do ânus é fornecida pelo nervo pudendo e seus ramos retais.

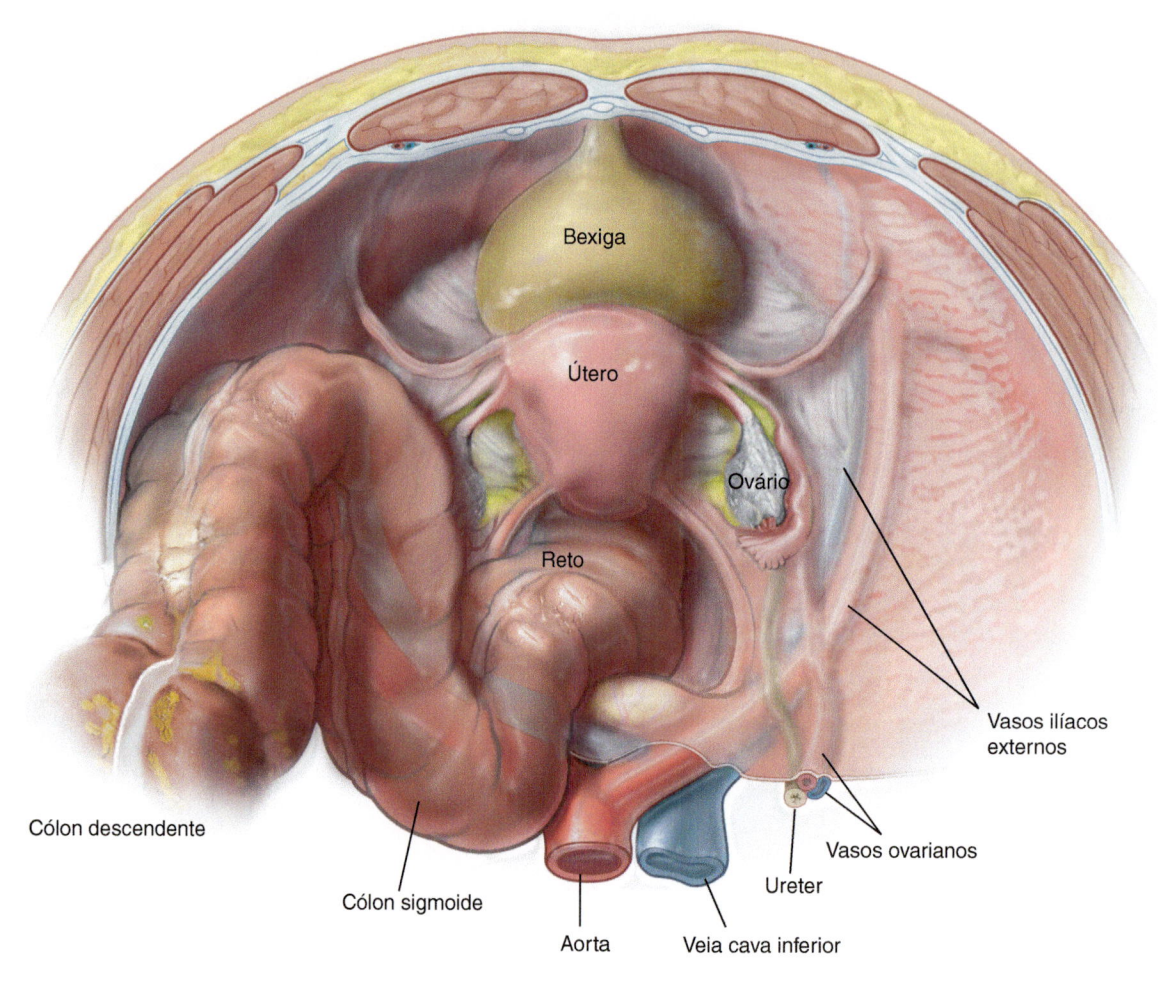

FIGURA 2-6 A relação do cólon sigmoide e do reto com os órgãos reprodutores está mostrada aqui. O cólon sigmoide cobre o anexo esquerdo, roda da esquerda para a direita e, em seguida, volta à linha média, onde se junta ao reto posteriormente ao colo uterino e vagina; entre o fórnice vaginal posterior e o intimamente ligado retossigmoide está o saco de Douglas. O mesentério do cólon sigmoide pode ser melhor observado na face medial do cólon e está acoplado no peritônio posterior cobrindo as vértebras lombares e sacrais.

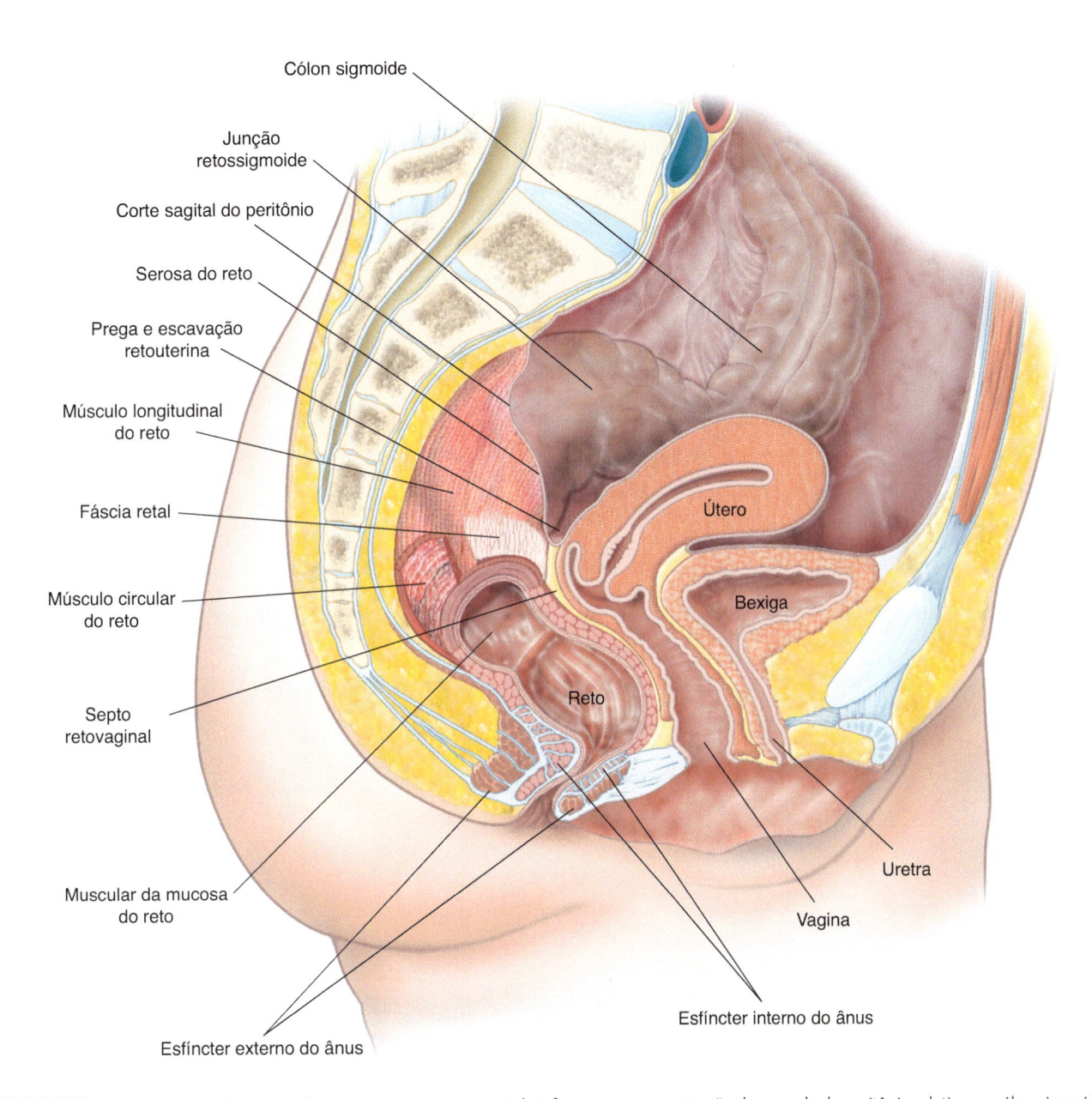

FIGURA 2-7 As relações do cólon sigmoide com o reto em corte sagital. A figura mostra a extensão da camada do peritônio relativa ao cólon sigmoide e reto, como também a representação em corte da parede do intestino grosso da mucosa para a serosa. A trajetória do ânus relativa ao reto e à vagina é mostrada de forma precisa, incluindo as posições dos esfíncteres externo e interno do ânus. Observe a posição do septo retovaginal, mais definido cranialmente do que caudalmente. O septo consiste em componentes compartilhados da parede retal anterior com a parede vaginal posterior. Uma relação similar existe entre a parede vaginal anterior com a parede posterior da bexiga e da uretra.

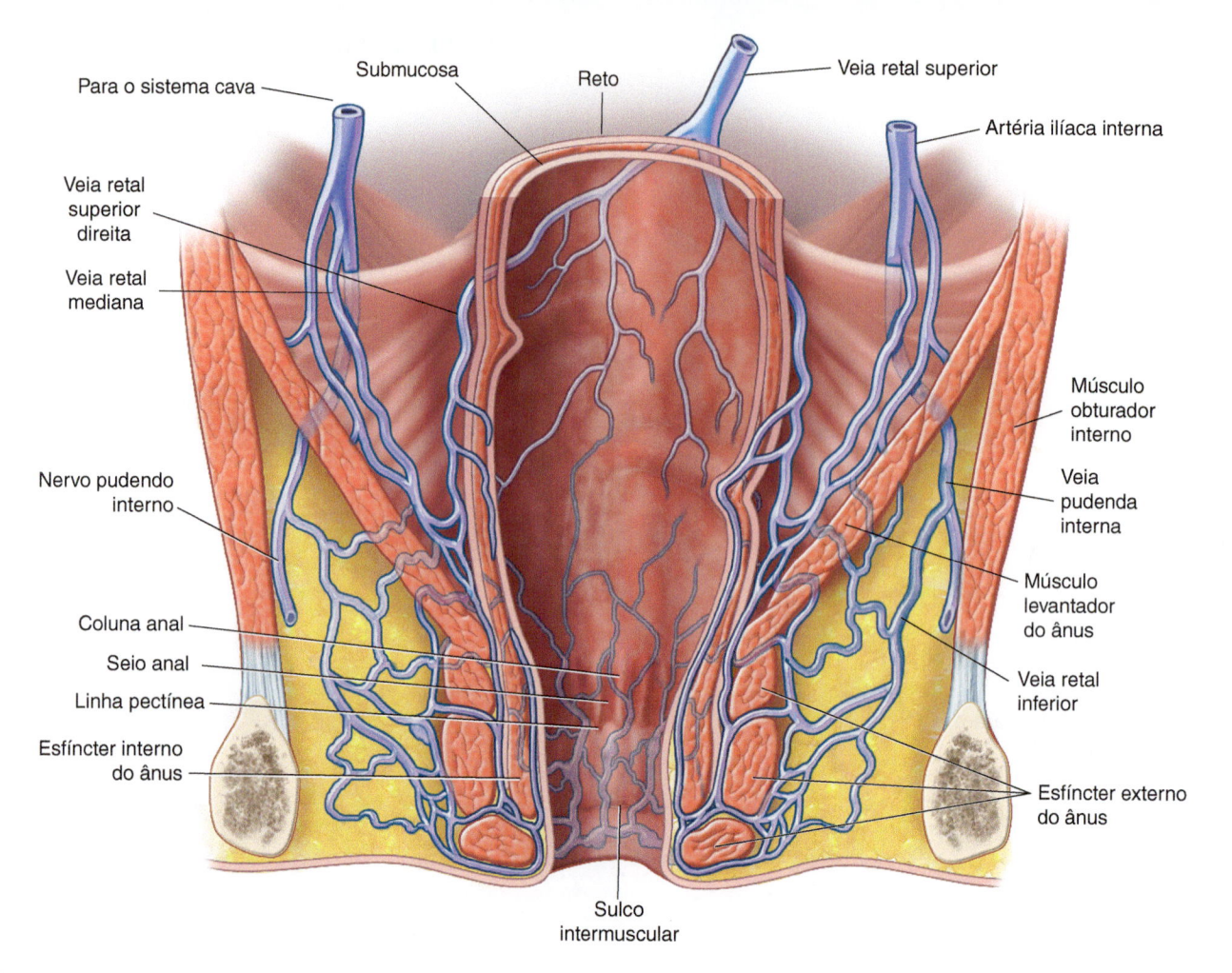

FIGURA 2-8 Mostra a drenagem venosa do reto. O suprimento arterial segue vias similares, mas é mais discreto. Dentro da musculatura e da submucosa da parede intestinal estão várias anastomoses e seios venosos. Quando cortadas ou traumatizadas, elas não retraem, como ocorre com as artérias. Portanto, o sangramento do lado venoso pode ser persistente e difícil de estancar. Dois sistemas principais drenam os tecidos retais e perirretais. O sistema venoso retal superior drena na veia mesentérica inferior (sistema portal). A veia retal mediana drena na veia ilíaca interna (sistema sistêmico), e a veia retal inferior drena na veia pudenda interna. O aumento das pressões venosas que se desenvolvem durante a gestação pode levar à distensão venosa e estase do fluxo. Lesões subsequentes nas válvulas dentro das veias retais medianas e inferiores causadas pela obstrução e congestão podem levar ao desenvolvimento de hemorroidas internas e externas.

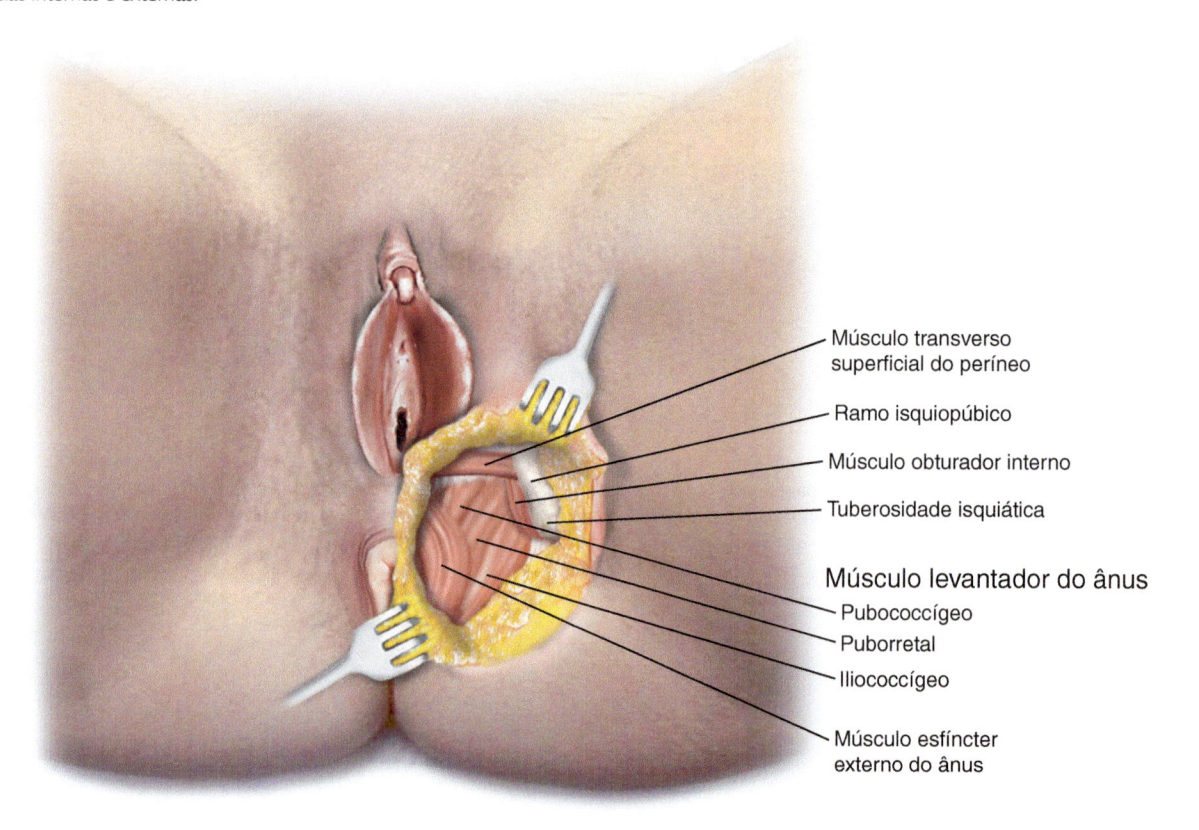

FIGURA 2-9 A anatomia topográfica e profunda do períneo e do complexo do esfíncter do ânus. Observe a sobreposição do músculo levantador do ânus com o esfíncter externo. O músculo levantador do ânus desempenha papel importante no mecanismo de continência anal. Quando o músculo esfíncter anal sofre uma lesão, o músculo levantador pode manter a continência (p. ex., pressão de estreitamento). A ação do músculo levantador pode ser sentida pelo ginecologista durante o exame retovaginal fazendo com que a paciente contraia seu esfíncter anal (e o músculo levantador).

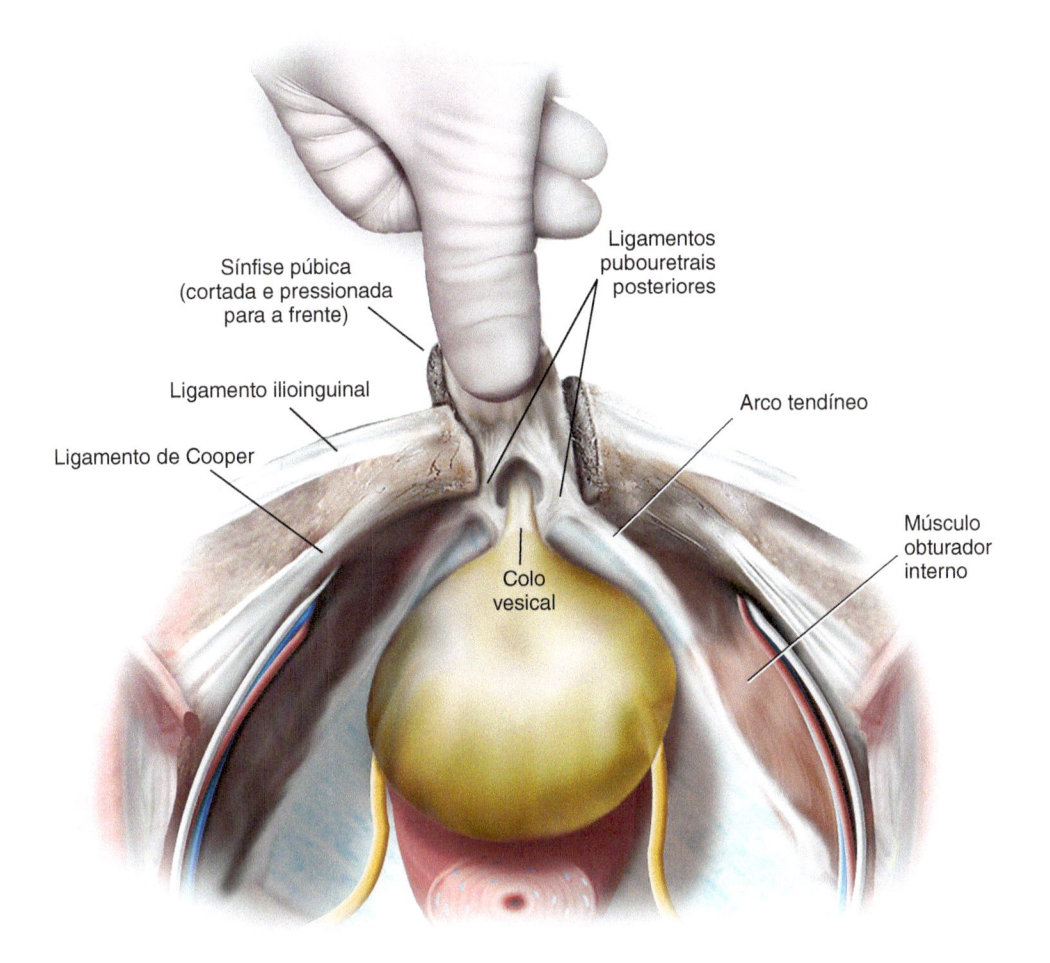

FIGURA 2-10 Os ligamentos pubouretrais (puboprostáticos) se estendem da uretra proximal às superfícies posteroanteriores e anteroinferiores da sínfise púbica. Observe que o ligamento pubouretral é uma continuação direta do arco tendíneo.

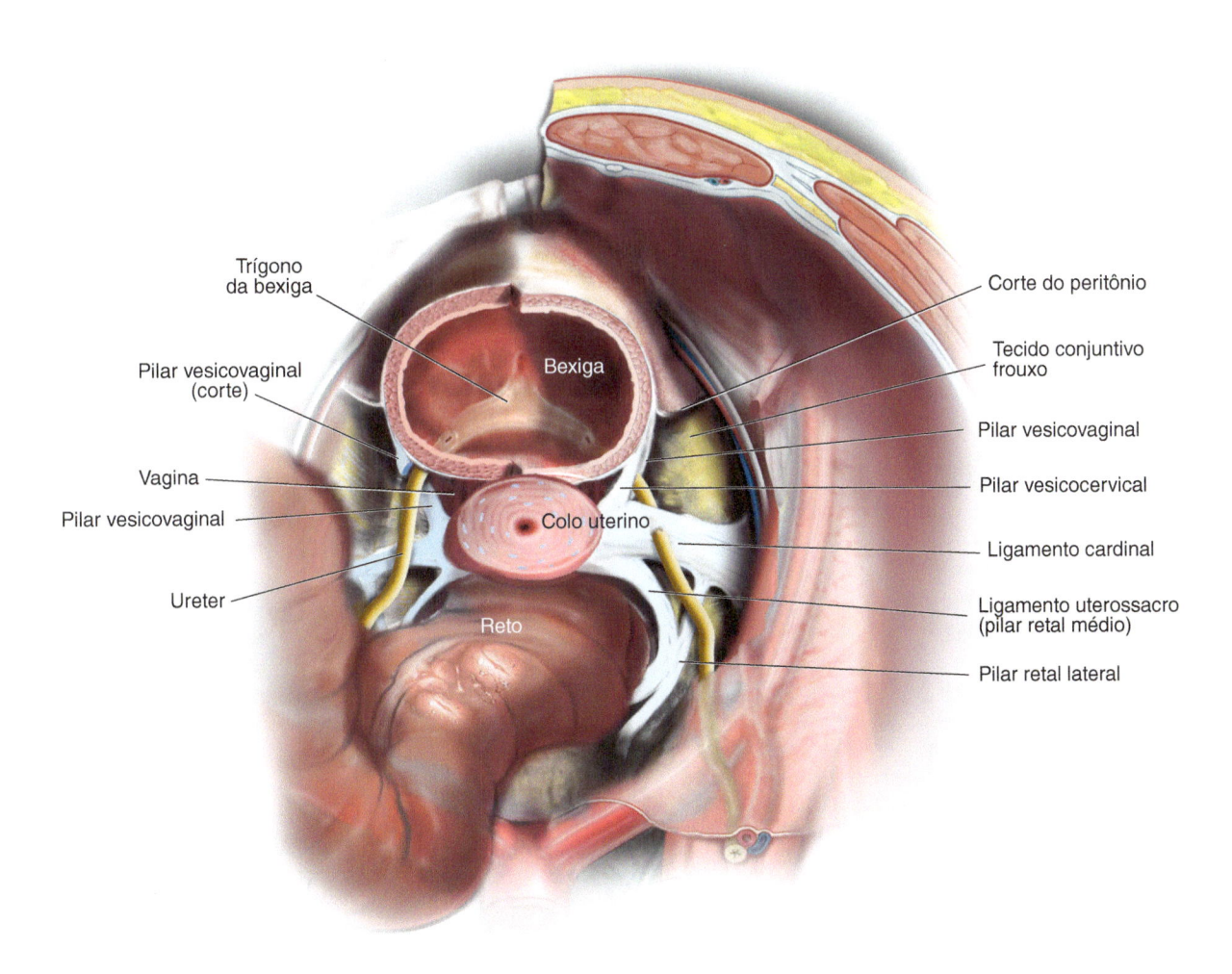

FIGURA 2-11 Corte da cúpula da bexiga, permitindo a visualização da parte interna da bexiga. O trígono é visível. O corpo uterino foi também removido, como no caso de histerectomia supracervical. O cólon sigmoide e o reto estão intactos. Observe as relações dos pilares vesicais com o colo uterino, vagina e ureteres.

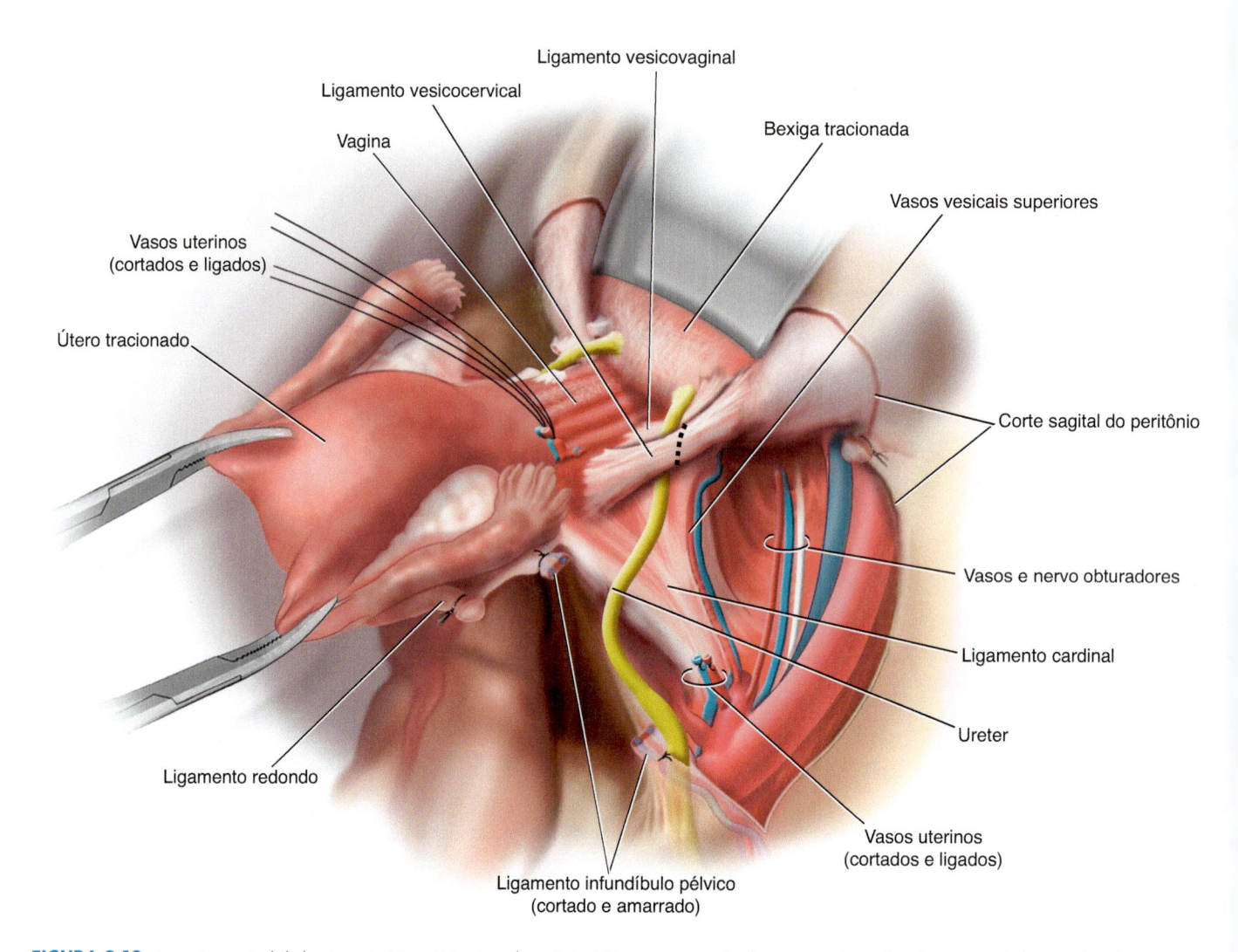

FIGURA 2-12 A porção central da bexiga urinária está tracionada após incisão para separação da prega peritoneal vesicouterina da bexiga do colo uterino e da vagina. Perifericamente, a bexiga permanece vinculada ao colo uterino e à vagina pelos pilares vesicais. É possível observar aqui as relações dos vasos vesicais, uterinos e do obturador. A linha pontilhada indica o local onde o ligamento vesicovaginal será cortado. Observe que o ureter passa ao fundo do ligamento vesicocervical (o pilar vesical anterior).

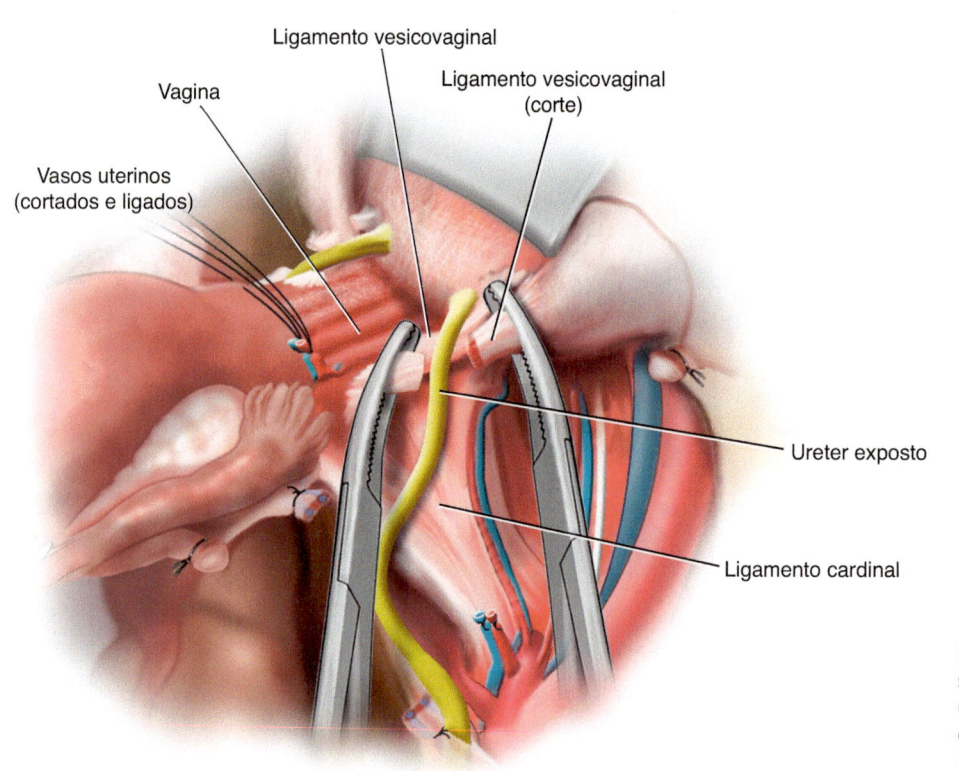

FIGURA 2-13 Os vasos uterinos foram seccionados. O pilar vesical anterior (ligamento vesicocervical) foi clampeado duplamente com pinças e seccionado. Isso expõe totalmente o ureter na junção ureterovesical.

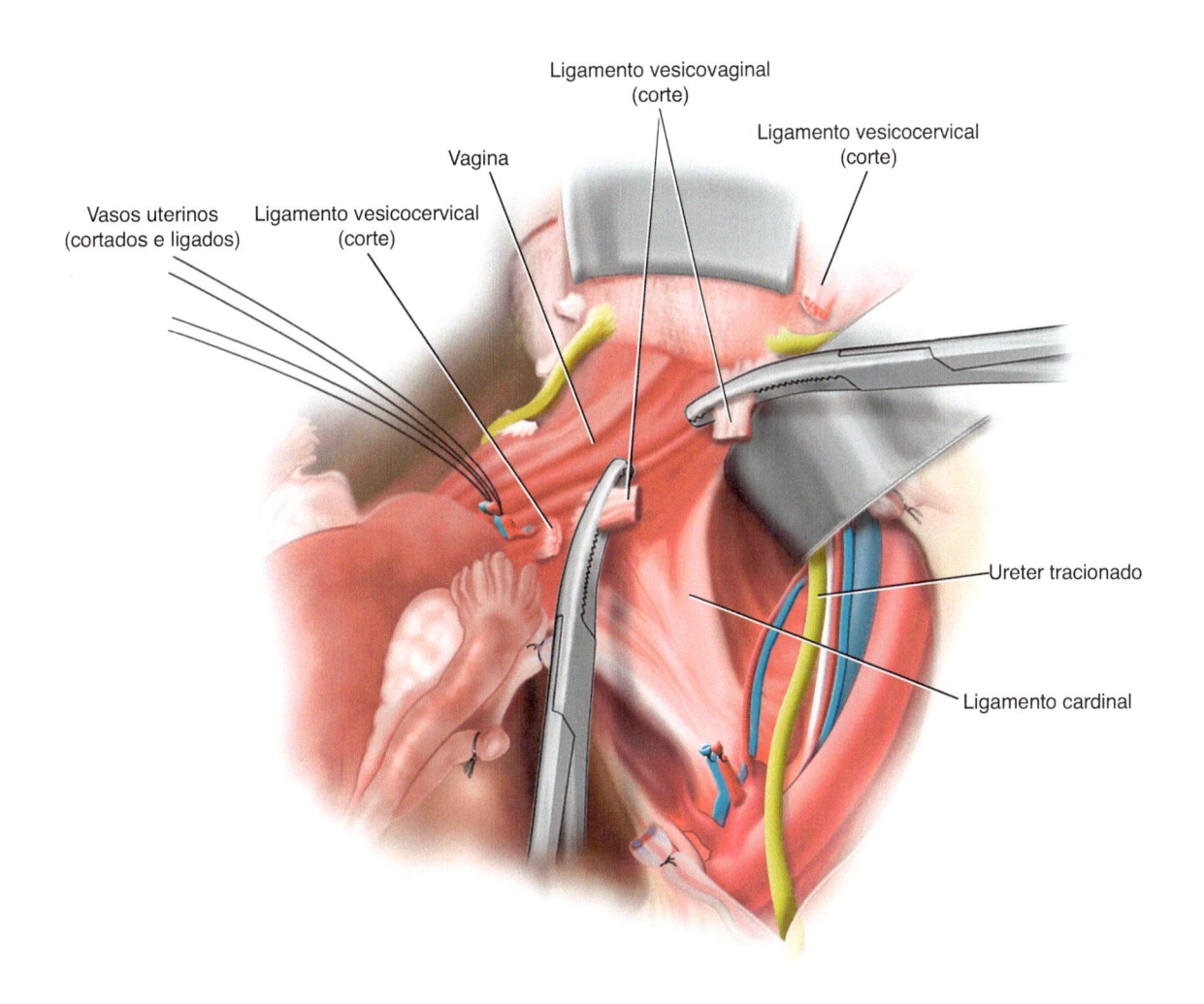

FIGURA 2-14 O ligamento vesicocervical foi clampeado e cortado, o que permite a mobilização da bexiga e dos ureteres. A vagina superior e a base da bexiga ficam presas no local apenas pela parte profunda do paramétrio (ligamento cardinal profundo).

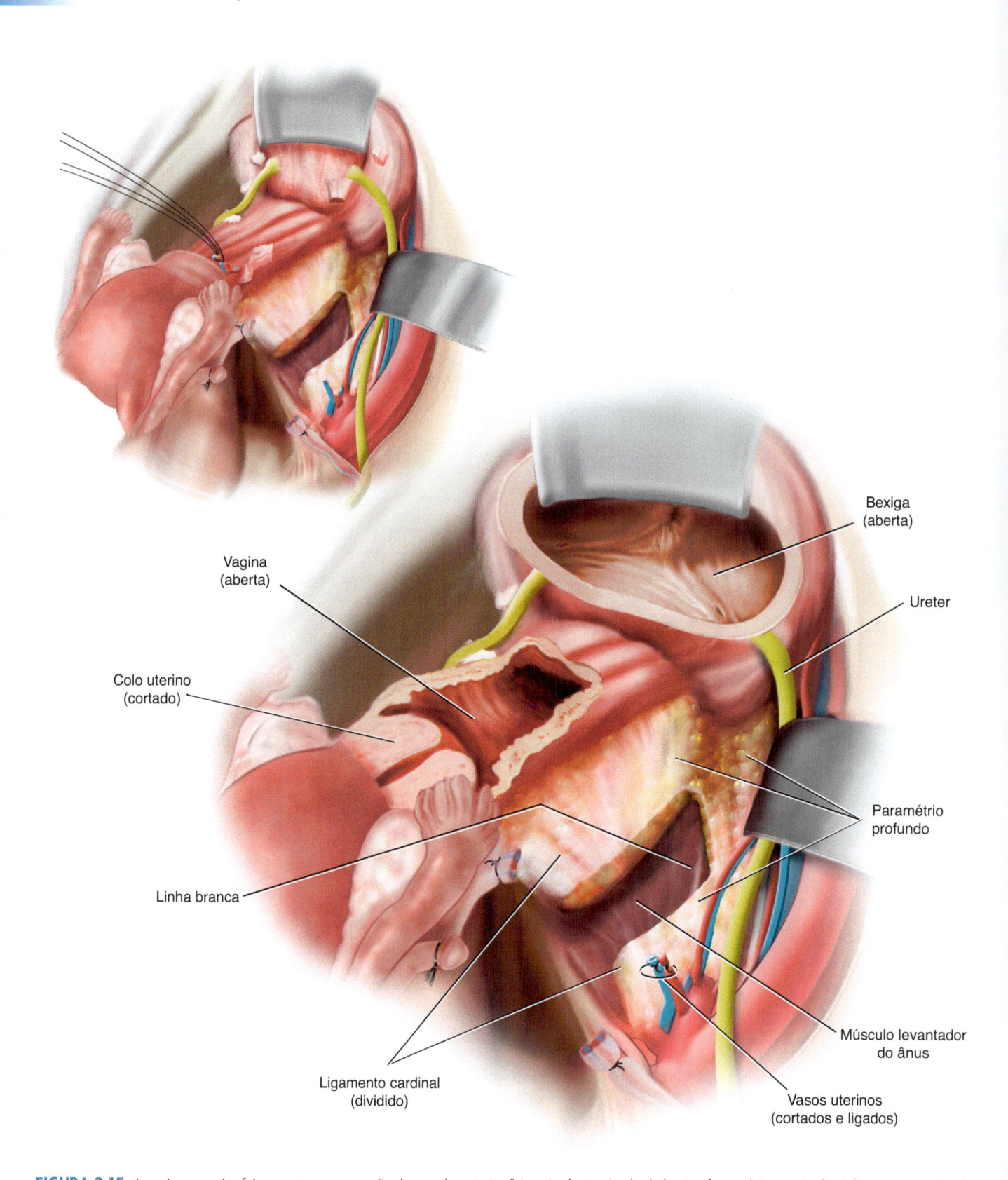

FIGURA 2-15 A vagina superior foi exposta e uma porção da parede anterior foi excisada. A cúpula da bexiga foi também excisada. O ligamento cardinal direito e uma porção do paramétrio profundo à direita foram também cortados. Observe que a fixação parametrial profunda à base da bexiga permanece intacta. A figura ilustra a composição fibrogordurosa desses "ligamentos" endopélvicos.

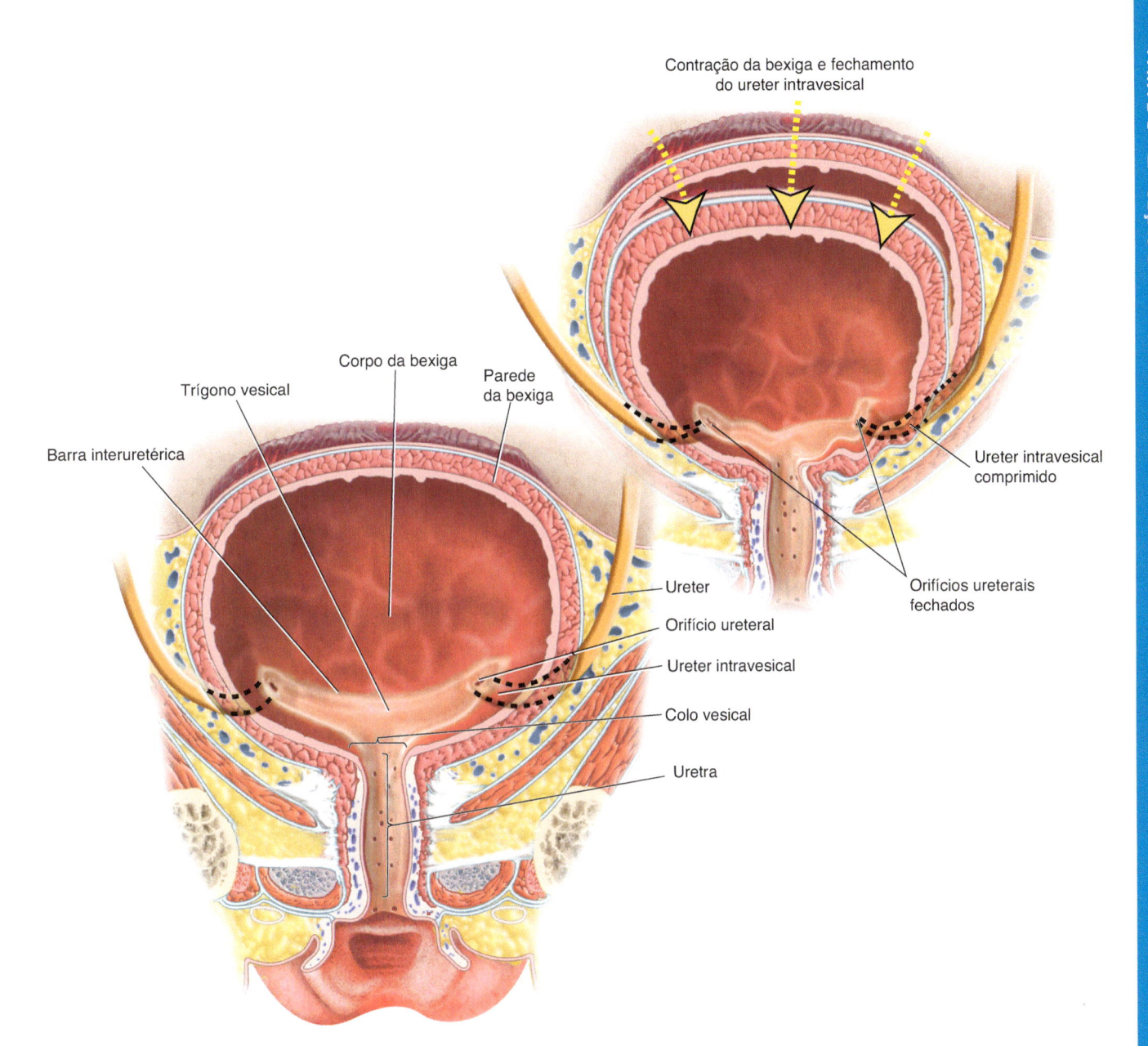

FIGURA 2-16 A porção anterior da bexiga foi cortada para revelar o trígono e toda a parede posterior, assim como a parede posterior da uretra. O trígono e a porção intravesical do ureter podem ser observados *(linhas pontilhadas)*. A figura superior à direita mostra a parede da bexiga se contraindo e o ureter intravesical se fechando. Esta figura é uma vista frontal.

CAPÍTULO 3

Anatomia Pélvica de Max Brödel

Michael S. Baggish

Max Brödel foi um proeminente artista médico do final do século XIX e início do século XX nos Estados Unidos. Ele trabalhava no John Hopkins Hospital, Baltimore, Maryland. Criou ilustrações para vários membros docentes do hospital Hopkins, incluindo um círculo de ilustres cirurgiões ginecológicos, tais como Howard Kelly, Thomas Cullen e Richard TeLinde. Seus grandes detalhes e precisão, como também sua incomparável capacidade artística, fizeram com que muitos outros artistas talentosos desejassem estudar sobre a sua tutela. Como consequência de sua fama e publicações, a especialidade da arte médica nasceu nos Estados Unidos. Joe Chovan e eu conseguimos reunir vários desenhos em preto e branco feitos por Max Brödel. Nosso desejo era preservar e fixar na memória de forma permanente a sua obra para o século XXI, incluindo-a na quarta edição do *Atlas de Anatomia Pélvica e Cirurgia Ginecológica*, enquanto adicionamos ao mesmo tempo várias ampliações modernas, incluindo reproduções coloridas. A maioria dessas ilustrações foi criada em 1898. Elas não oferecem apenas excelentes detalhes anatômicos, mas também perspectivas e ângulos excepcionais de interações fundamentais dentro da pelve feminina.

As Figuras 3-1, 3-2 e 3-3 mostram vários aspectos da parede abdominal anterior. A Figura 3-1 detalha os músculos maiores do abdome, como também o canal e o ligamento inguinal. Com relação ao umbigo, a anatomia topográfica é particularmente útil para o cirurgião laparoscópico. Abaixo do umbigo, uma agulha (ou trocarte) introduzida em um ângulo de 90° vertical à bainha do reto atravessaria: músculo reto do abdome, fáscia transversal do abdome, gordura, peritônio, intestino delgado, peritônio posterior, gordura, bifurcação aórtica e vértebra lombar. A Figura 3-2 mostra um músculo reto intacto à esquerda e um dissecado à direita. A bainha posterior está completa até a linha arqueada, abaixo da qual não há bainha, apenas a fáscia transversal e o peritônio. A Figura 3-3 mostra as relações do umbigo com o retroperitônio e do intestino retraído com o promontório sacral.

A Figura 3-4 é uma vista única do osso pélvico e dos ligamentos profundos. A fenda sacrociática é dividida em forame maior e menor pelos ligamentos sacrospinais e sacrotuberosos. O nervo ciático (não mostrado) e os ramos vasculares maiores da divisão posterior da artéria e veia ilíaca interna (hipogástrica) saem da pelve através do forame ciático maior. A veia e a artéria pudenda interna e o nervo pudendo saem também através do forame ciático maior, mas reentram na pelve através do forame ciático menor. Também visíveis estão a membrana obturadora e o forame obturador, posicionado lateralmente, onde os vasos e o nervo obturador (não visíveis) saem pela pelve. A relação da membrana com o forame é crítica para a realização segura da cirurgia uretral com fita (*sling*) transobturatória.

As Figuras 3-5, 3-6, 3-7, 3-8 e 3-9 focam nos detalhes e nas relações dos intestinos dentro do abdome e da pelve. A Figura 3-5 retrata o mesentério do intestino delgado após este ser retirado. As marcações importantes usadas pelos cirurgiões para examinar todo o intestino delgado são o ligamento de Treitz proximalmente e a junção ileocecal distalmente (Figs. 3-6 e 3-7). Entrando na cavidade abdominal, é possível observar 6,7 m de intestino delgado sobrepondo o intestino grosso (cólon ascendente e descendente, flexuras esplênicas e hepáticas e cólon transverso). A Figura 3-7 mostra a junção ileocólica e o cólon ascendente após o jejuno e o íleo terem sido deslocados para a esquerda. A Figura 3-8 mostra a relação do cólon sigmoide e do reto com o útero e os anexos após retração do intestino delgado para fora da pelve. A Figura 3-9 mostra o útero puxado para a frente, revelando, consequentemente, os ligamentos uterossacros como periféricos, mas extremamente próximos ao reto.

A Figura 3-10 é uma ilustração exclusiva de orientação anteroposterior e sagital. Mostra várias estruturas e suas relações, incluindo uma vista de corte do cólon sigmoide e do reto, justapostos atrás do útero e da vagina.

Posterior ao cólon e ao reto, encontram-se o músculo coccígeo, os nervos para o reto, as raízes sacrais saindo através do forame ciático maior e os ramos dos vasos ilíacos internos, junto com o suprimento sanguíneo ao cólon sigmoide e ao reto. Estes últimos emanam dos vasos mesentéricos inferiores. A Figura 3-11 mostra um detalhe do cólon sigmoide e do reto com suprimento sanguíneo arterial e venoso. Mostra-se também a estreita relação do ureter esquerdo com o cólon. A Figura 3-12 é um corte sagital do suprimento sanguíneo pélvico, a musculatura da parede pélvica lateral, assoalho pélvico e estruturas que saem através do forame obturador e do ciático maior. Observe as artérias pudendas internas e as hemorroidárias médias, que se originam na artéria ilíaca interna, enquanto as artérias do sigmoide e hemorroidárias superiores são ramos da artéria mesentérica inferior.

Detalhes do suprimento sanguíneo uterino e dos anexos, como também da relação do ureter e da bexiga com esses vasos, são mostrados na Figura 3-13. A Figura 3-14 mostra o trajeto do ligamento redondo do útero desde sua fixação uterina até o ponto por onde sai da pelve através do anel inguinal profundo. A abertura do canal femoral é vista no ponto onde a sua margem medial é formada pelo ligamento lacunar duro (rotulado como ligamento de Gimbernat). A Figura 3-15 é uma vista anteroposterior do assoalho da musculatura posterior e caudal da pelve. As relações do músculo coccígeo, que reveste as raízes nervosas sacrais, são de importante conhecimento para o cirurgião que realiza operações no ligamento uterossacro alto para fixação da vagina. A Figura 3-16 mostra as estruturas retroperitoneais direitas da pelve, que consistem em veias e artérias ilíacas, ureter, ligamento cardinal e plexo nervoso hipogástrico inferior. O útero intraperitoneal, anexos e bexiga são mostrados no contexto das estruturas mencionadas anteriormente.

Os ureteres pélvicos terminam dentro do trígono da bexiga urinária e estão separados pela barra interuretérica. O trígono inteiro está localizado na base da bexiga e tem uma estreita relação com a parede anterior da vagina, que compartilha uma parede em comum com a bexiga (Figs. 3-17 e 3-18). Antes de o ureter entrar na bexiga, faz uma passagem curva através do ligamento cardinal (Fig. 3-19). Ao entrar no ligamento cardinal, o último 1,5 cm do ureter fica envolvido pelos vasos sanguíneos uterinos e vaginais. O espaço paravesical contém um vasto complexo de canais venosos, que criam

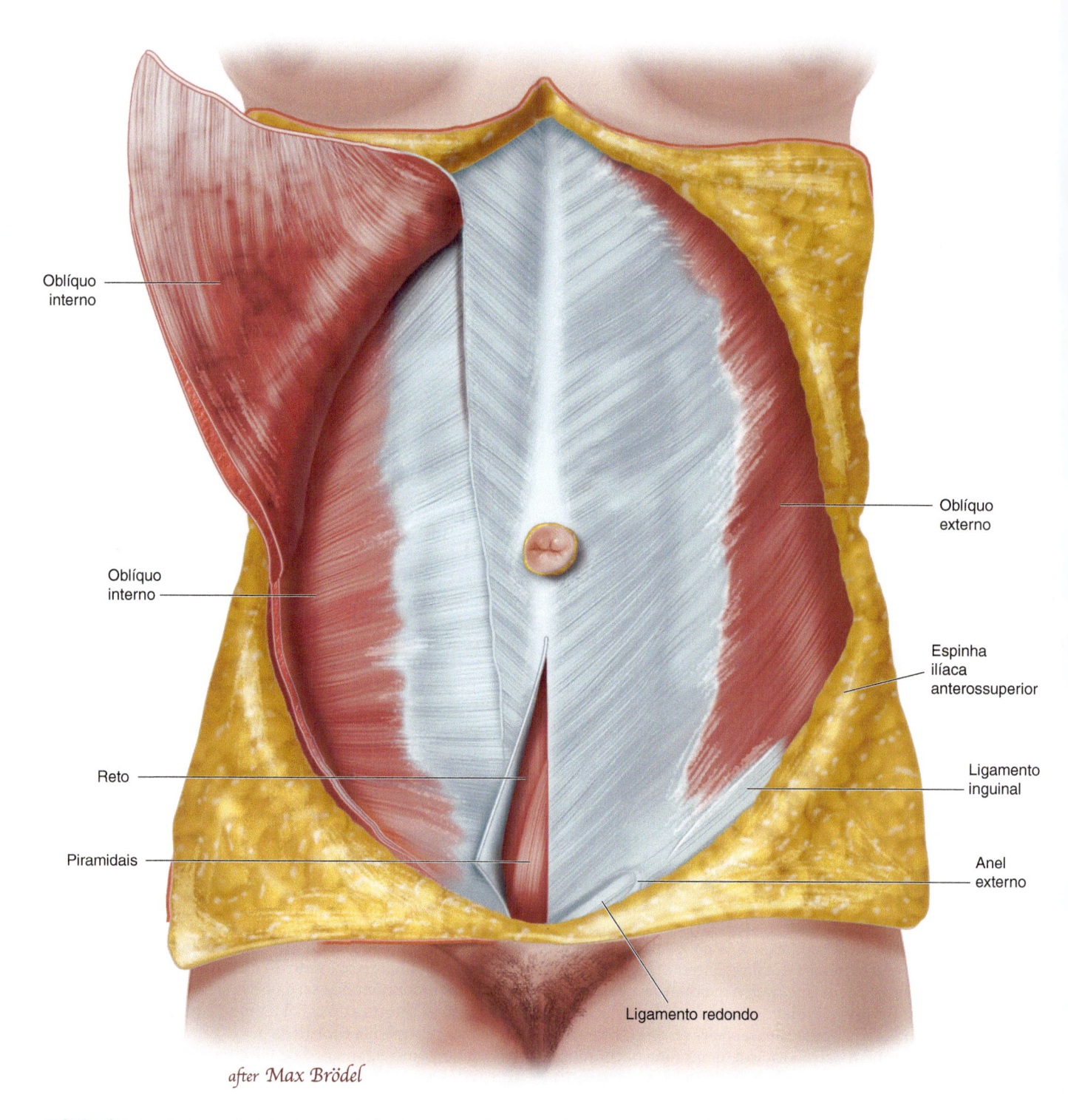

after Max Brödel

FIGURA 3-1 A pele da parede abdominal anterior foi aberta, expondo os músculos e a fáscia. O músculo oblíquo externo foi dissecado no lado direito, mas está intacto no esquerdo.

problemas de sangramento quando o espaço é dissecado (Figs. 3-20 e 3-21). A fáscia obturatória interna dá origem ao arco tendinoso (arco tendíneo), que termina na margem inferior da sínfise púbica como ligamento puboprostático (pubovesical). O músculo levantador do ânus se origina do arco tendíneo (Fig. 3-22). Uma vista exclusiva no sentido posteroanterior das vísceras pélvicas e dos vasos sanguíneos também é mostrada. Observe as relações dos ligamentos uterossacros com as vísceras, incluindo os ureteres. Observe especialmente a proximidade dos ligamentos com os vasos uterinos (Fig. 3-23). O assoalho pélvico consiste, na sua maioria, em músculos levantadores do ânus, que são complementados pelo diafragma urogenital. O suprimento sanguíneo emana dos vasos pudendos internos e o suprimento nervoso vem do nervo pudendo (Fig. 3-24A e B).

O músculo levantador do ânus tem formato de funil, sendo a área mais fraca o local onde a uretra, a vagina e o reto o penetram (Fig. 3-24C).

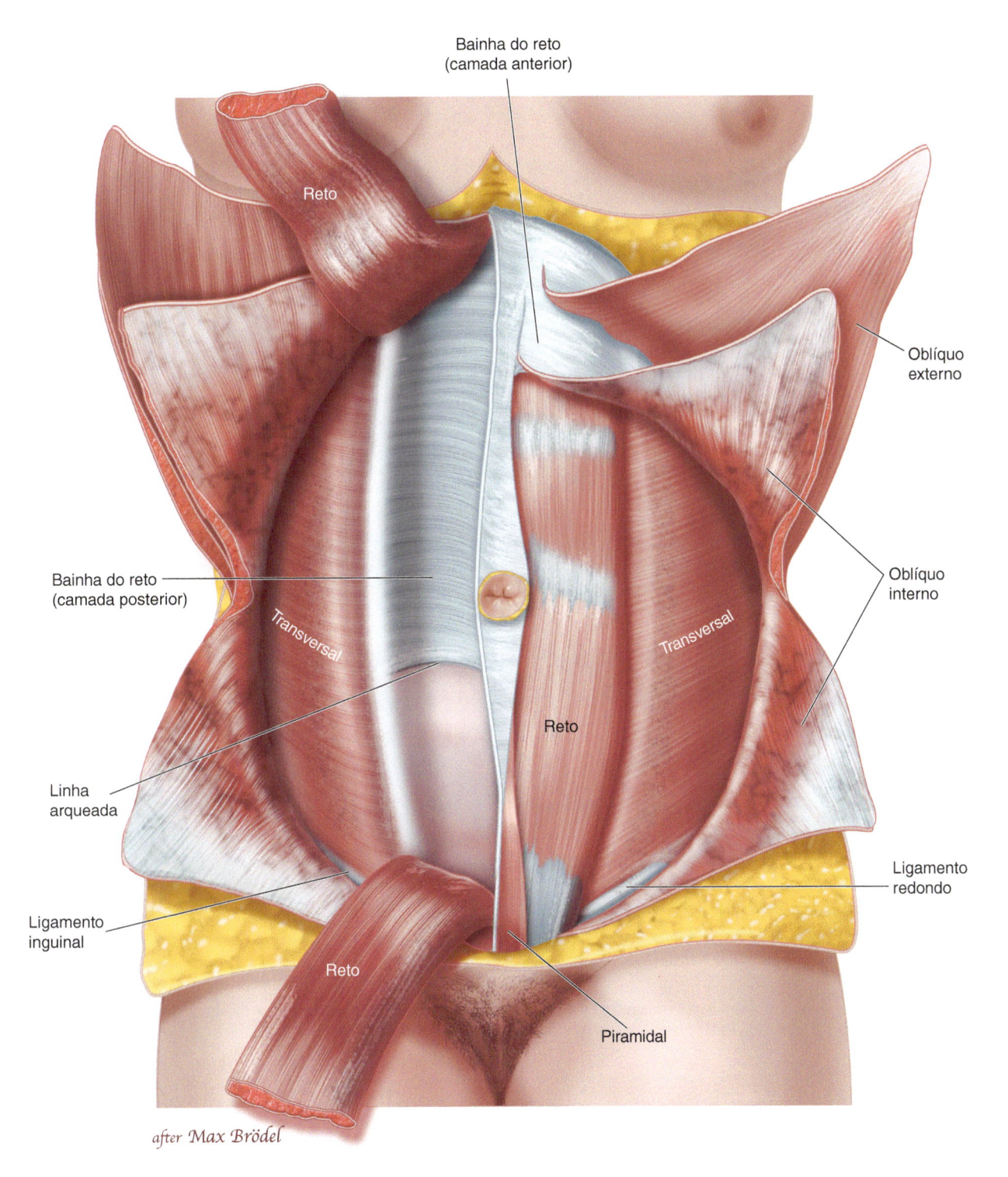

FIGURA 3-2 Os músculos do reto, assim como os músculos abdominais transversos, estão expostos. O músculo do reto à direita está rebatido superiormente, expondo a bainha posterior subjacente.

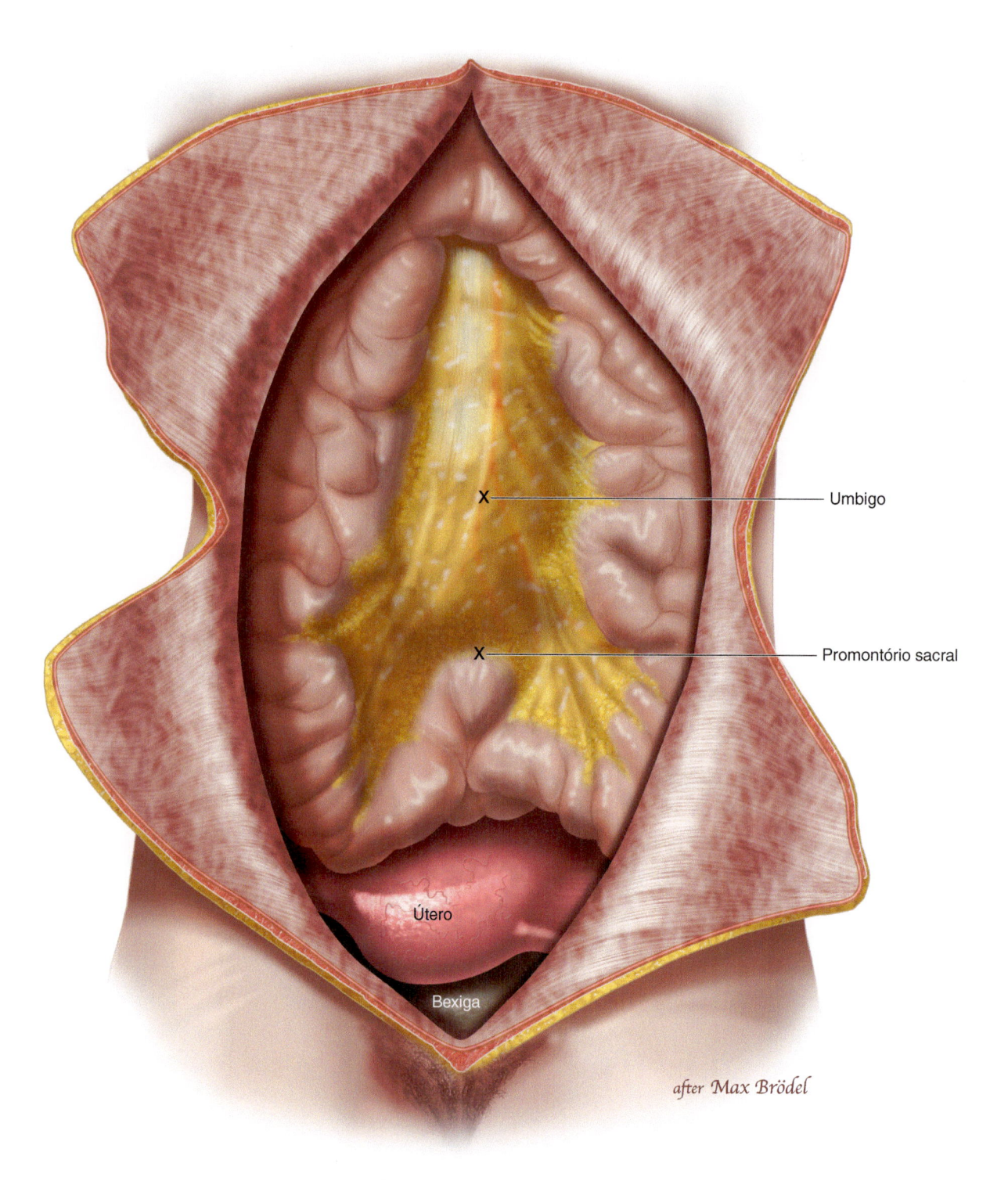

FIGURA 3-3 Topograficamente, ilustra-se a relação do umbigo com as estruturas intra-abdominais subjacentes. A bifurcação aórtica está localizada no nível vertebral L4-L5 e pode ser localizada abrindo o peritônio no ponto indicado nesta ilustração.

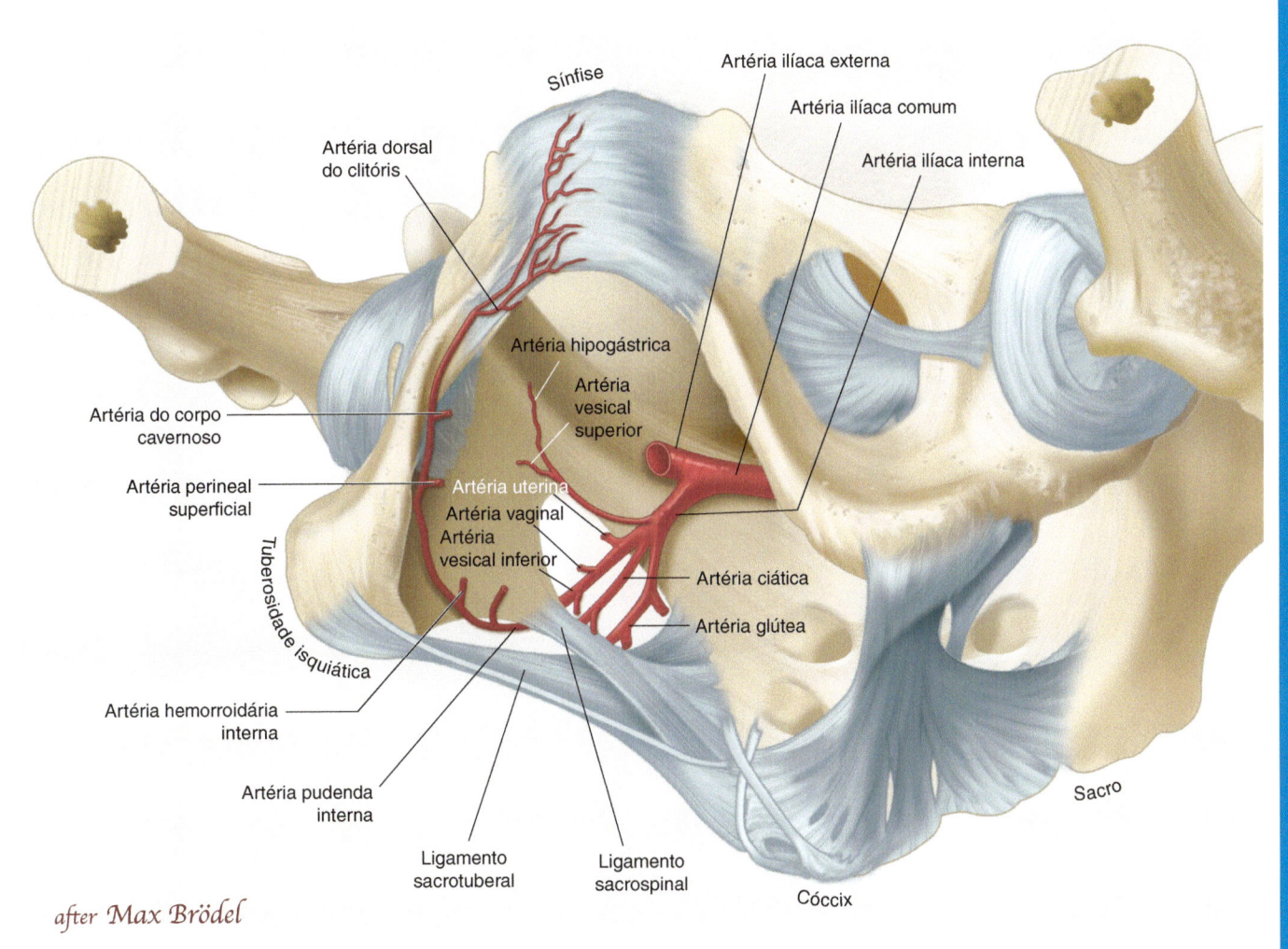

FIGURA 3-4 Os ligamentos pélvicos são vistos em uma imagem tridimensional. Observe as artérias pélvicas em relação aos forames sacrociáticos maior e menor. A artéria pudenda interna sai da pelve através do forame ciático maior e reentra através do forame ciático menor. O nervo ciático (não ilustrado) sai da pelve através do forame ciático maior e está estreitamente relacionado com o ligamento sacrospinal.

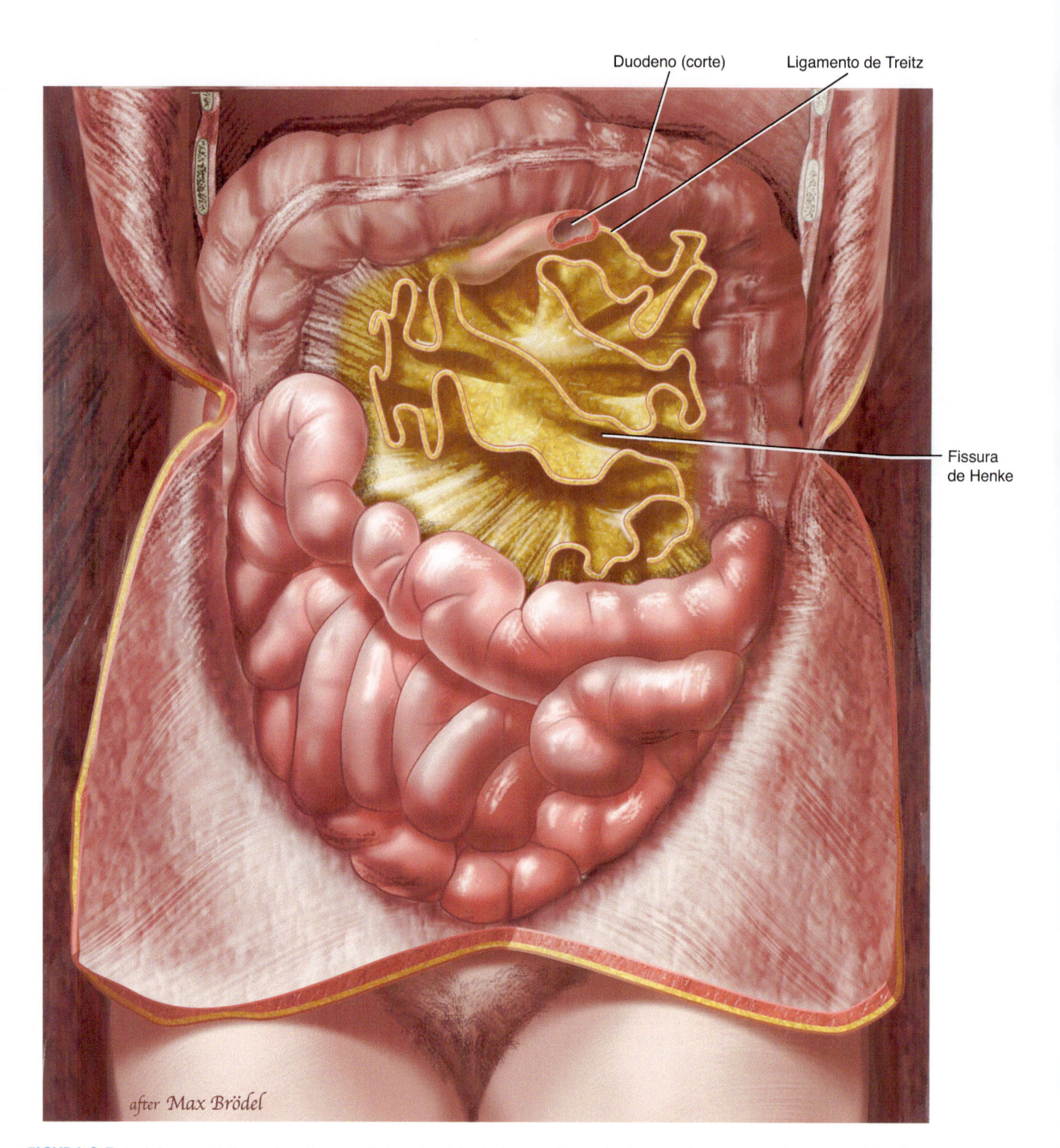

FIGURA 3-5 O abdome está aberto. A maior parte do intestino delgado foi retirada, revelando a raiz do mesentério do intestino delgado, que se estende do ligamento de Treitz com a junção ileocecal.

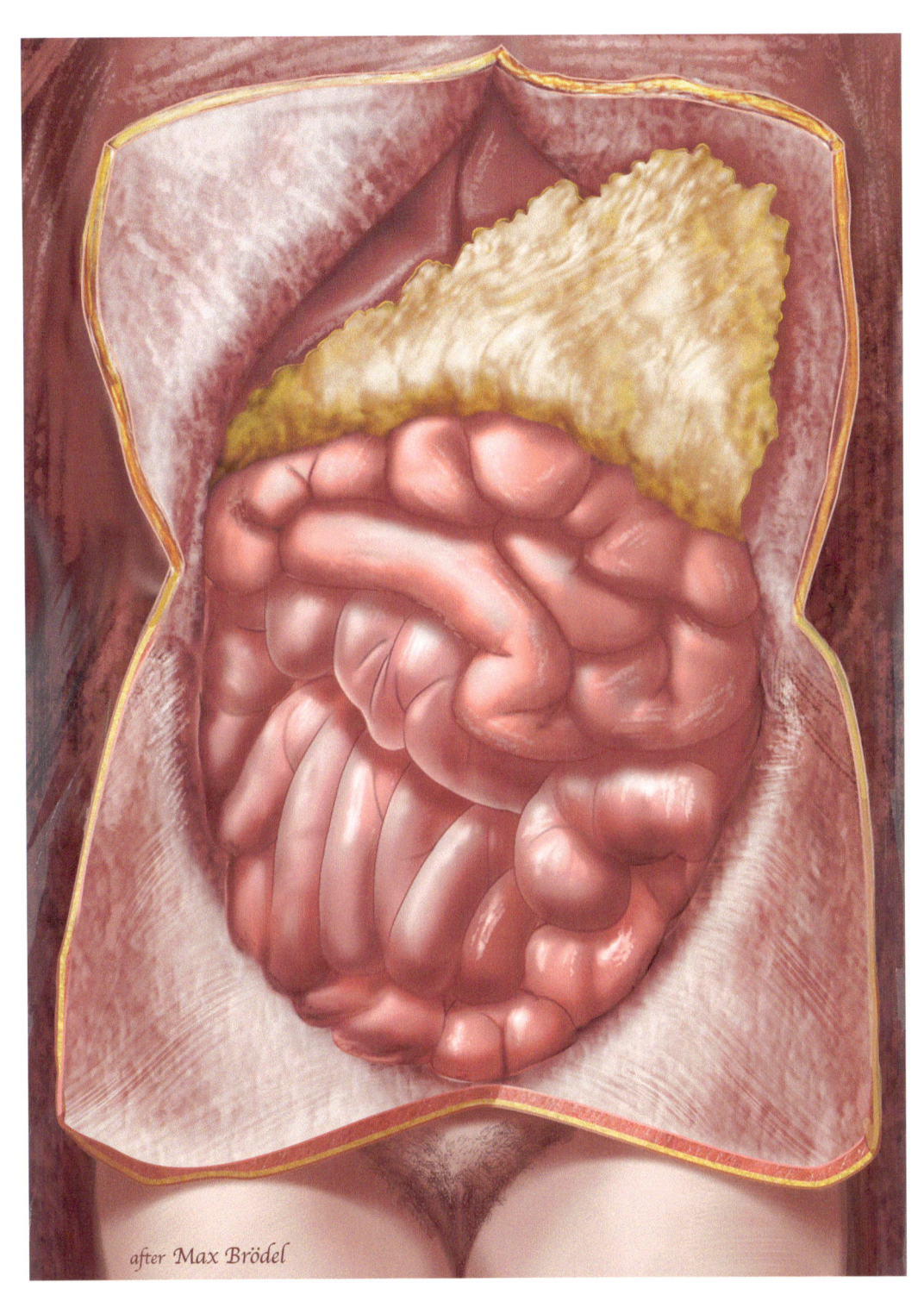

FIGURA 3-6 Todo o intestino pode ser visto em sua posição. O intestino delgado é visto virtualmente por todo o lado e deve ser deslocado para visualizarmos as estruturas subjacentes.

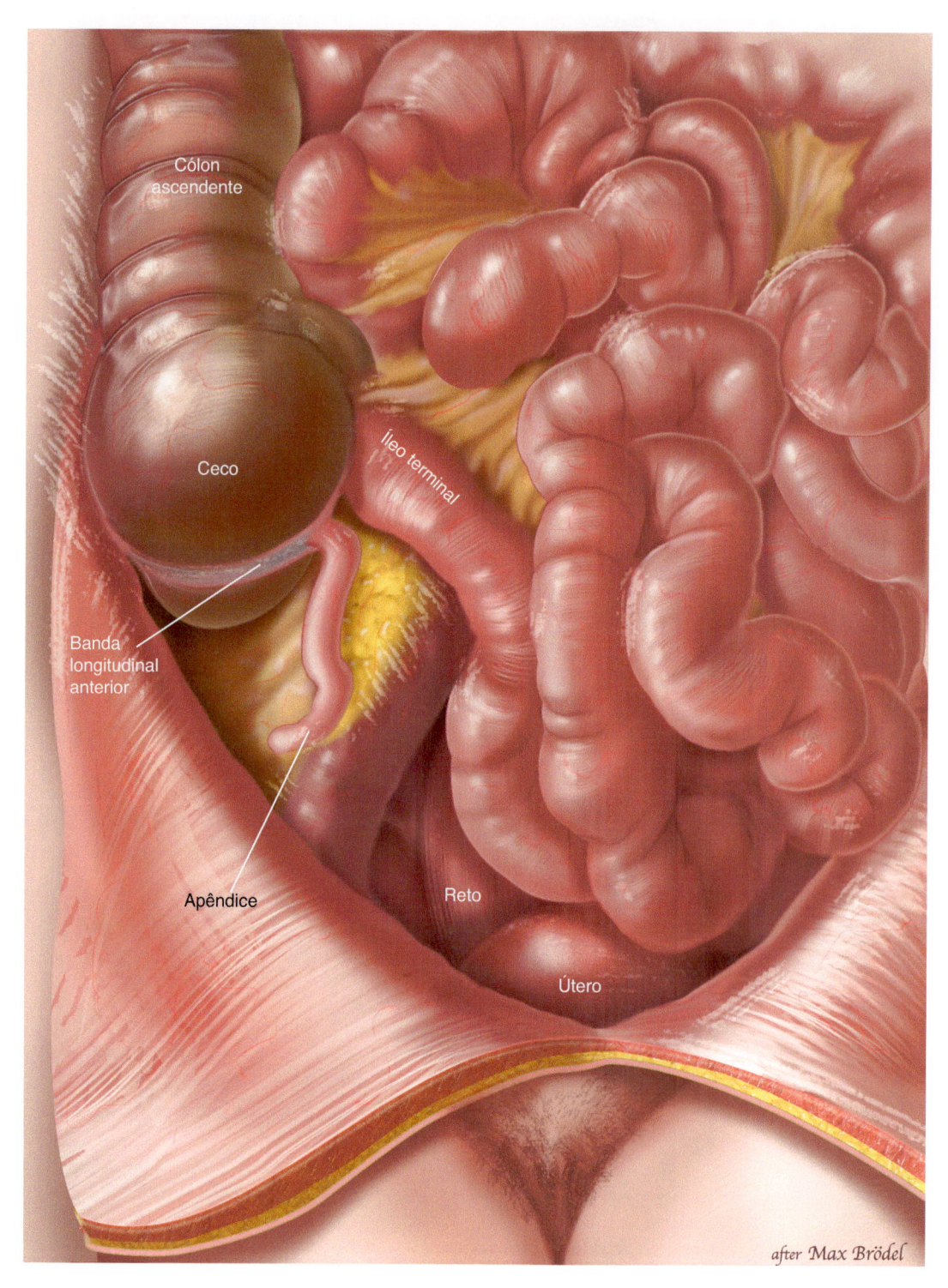

FIGURA 3-7 O intestino delgado foi parcialmente retraído, expondo a junção ileocecal, o ceco e o apêndice.

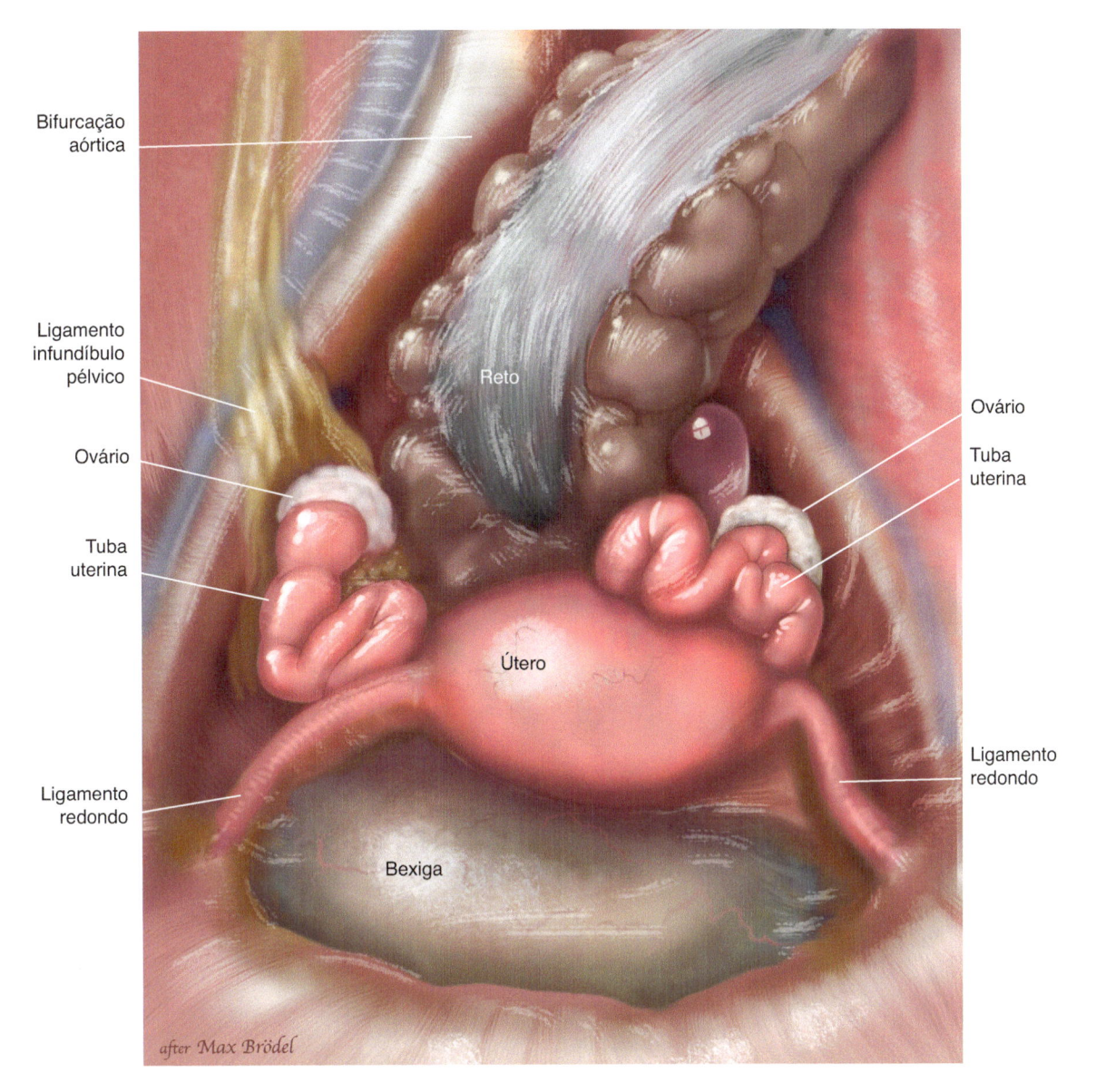

FIGURA 3-8 As relações compartilhadas entre a bexiga urinária, útero, anexos, cólon sigmoide e reto são mostradas nesta ilustração. Observe a camada muscular longitudinal proeminente identificando o intestino grosso.

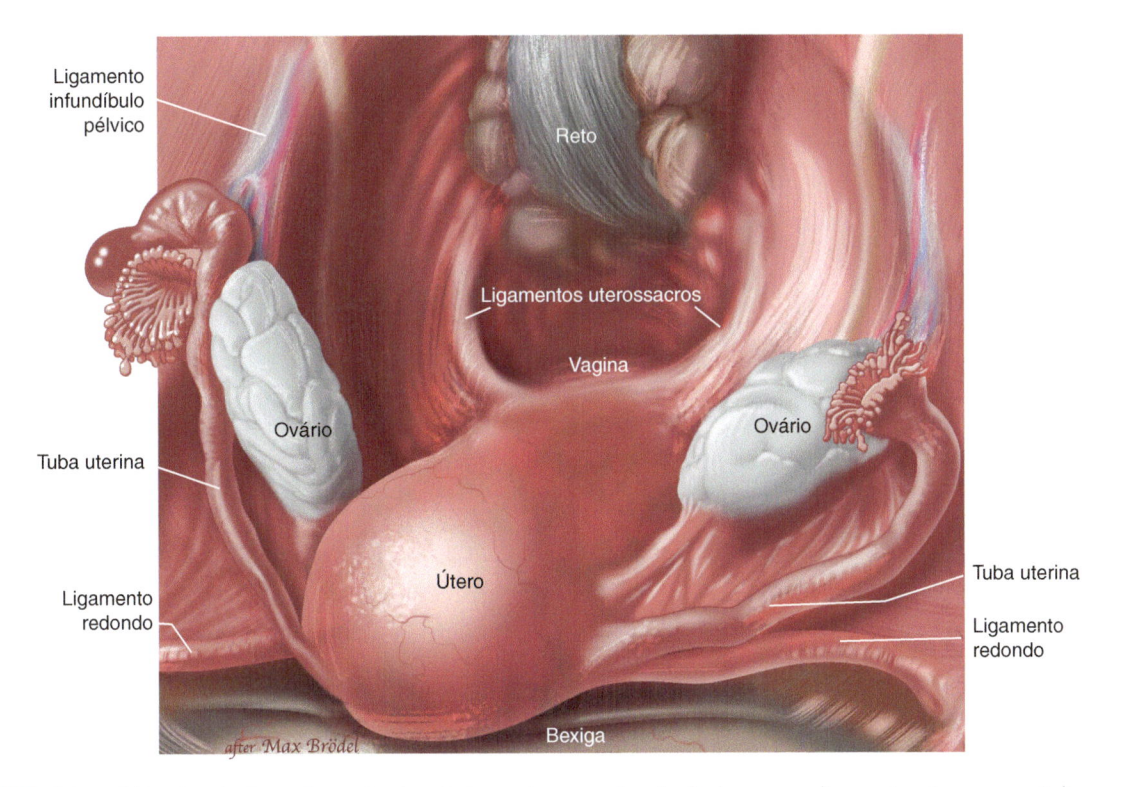

FIGURA 3-9 O útero foi tracionado de modo acentuado anteriormente, expondo o fundo de saco e os ligamentos uterossacros. Os ligamentos infundíbulos pélvicos e os ureteres estão também claramente visíveis. O reto é a estrutura mais posterior nesta ilustração.

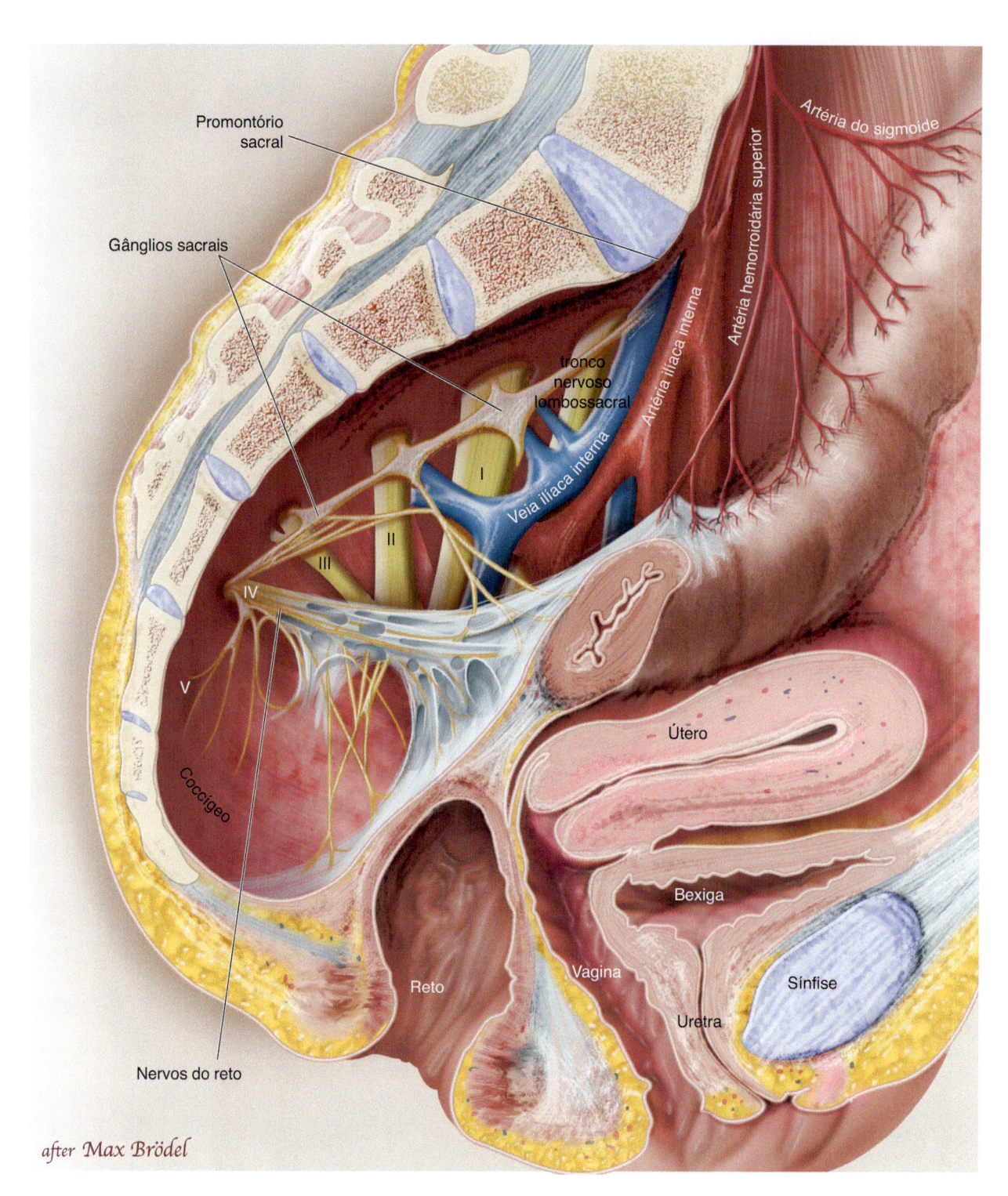

FIGURA 3-10 Este corte sagital detalha os principais vasos sanguíneos pélvicos e as raízes nervosas, assim como suas relações com o cólon sigmoide e o reto. Detalhes do suprimento sanguíneo ao cólon sigmoide e o suprimento nervoso estão ilustrados.

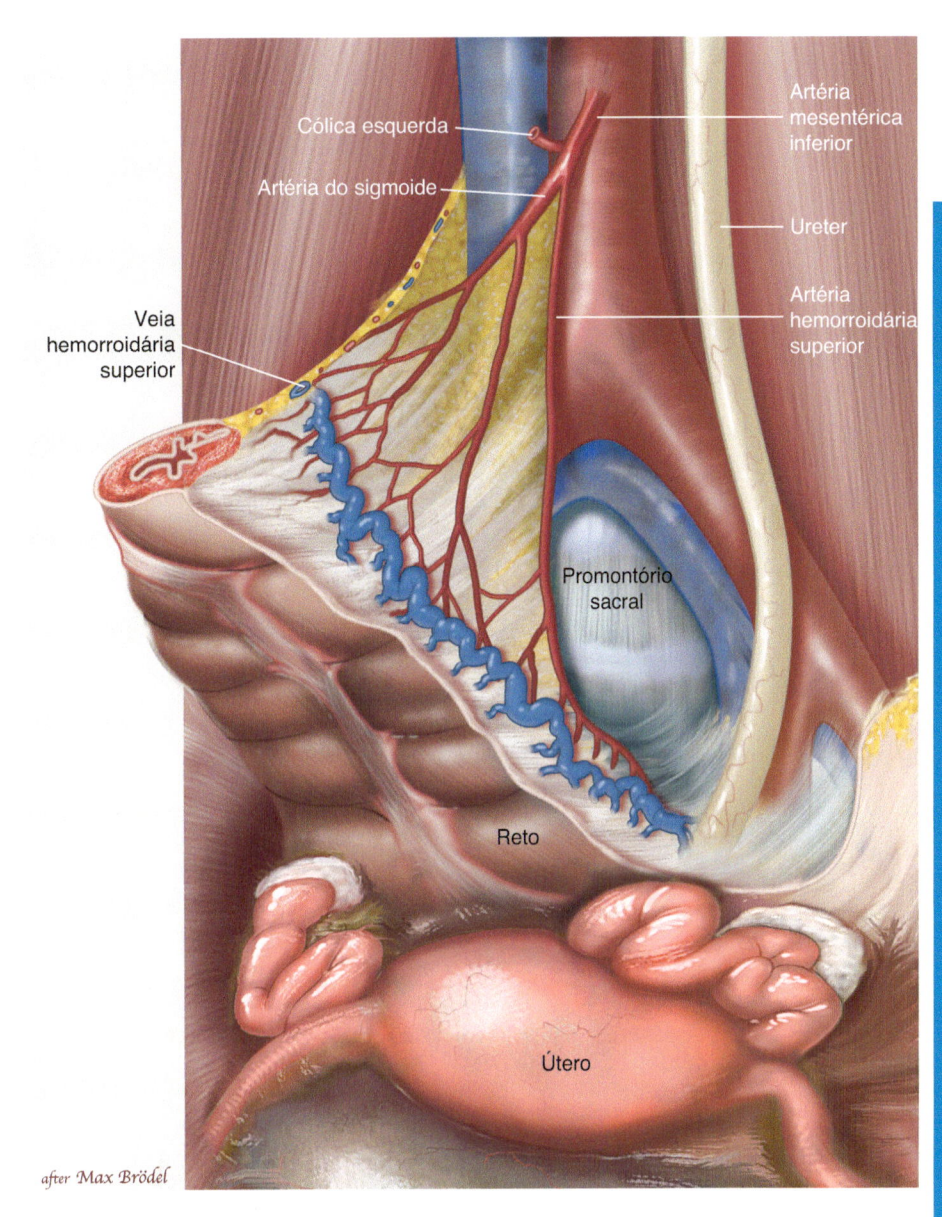

FIGURA 3-11 A proximidade do ureter esquerdo com o cólon sigmoide e retossigmoide pode ser observada aqui. O ureter desce até o fundo da pelve medialmente aos vasos ilíacos internos e entra na pelve após cruzar os vasos ilíacos comuns esquerdos.

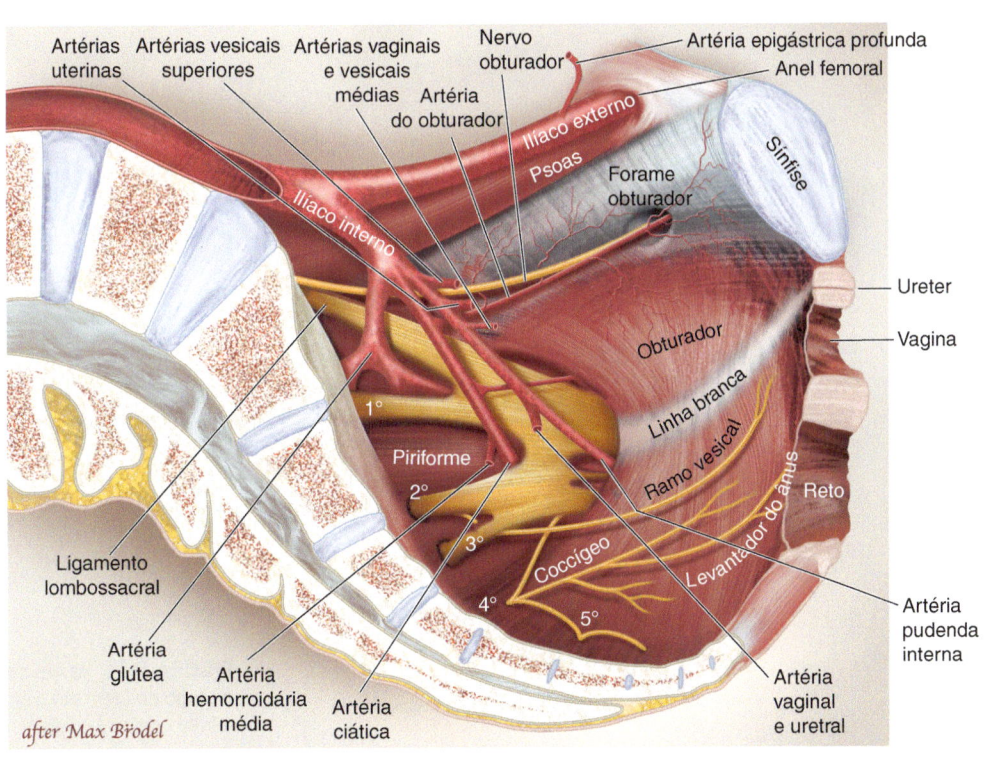

FIGURA 3-12 Os ramos das artérias e nervos pélvicos são mostradas em relação à parede lateral pélvica, que é composta por grandes massas musculares, principalmente o músculo obturador interno, que está fixado no ramo púbico.

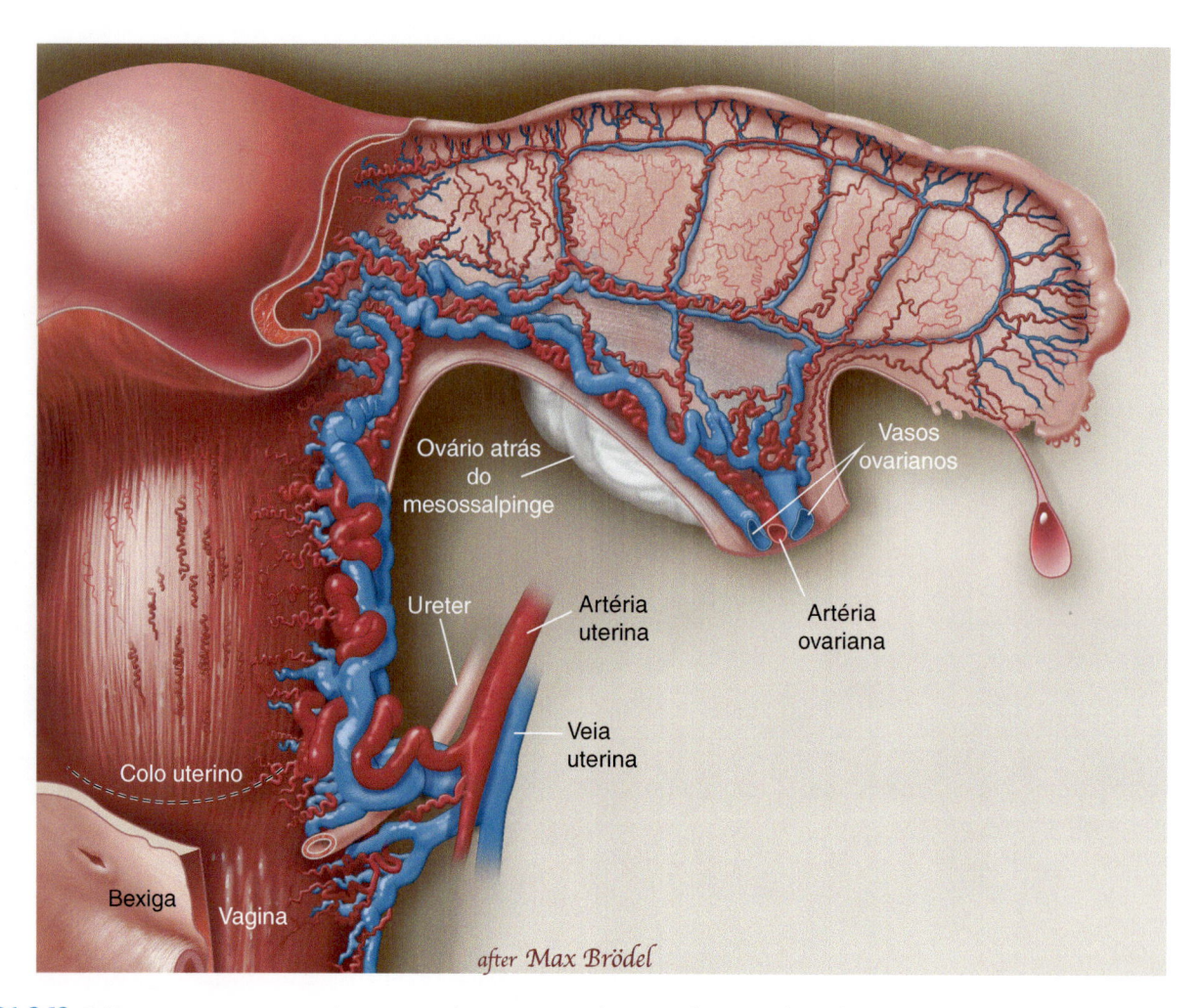

FIGURA 3-13 O útero e o anexo e seus suprimentos sanguíneos são mostrados aqui. Observe a relação do ureter com os vasos uterinos e a proximidade dessas estruturas com o colo uterino e a vagina.

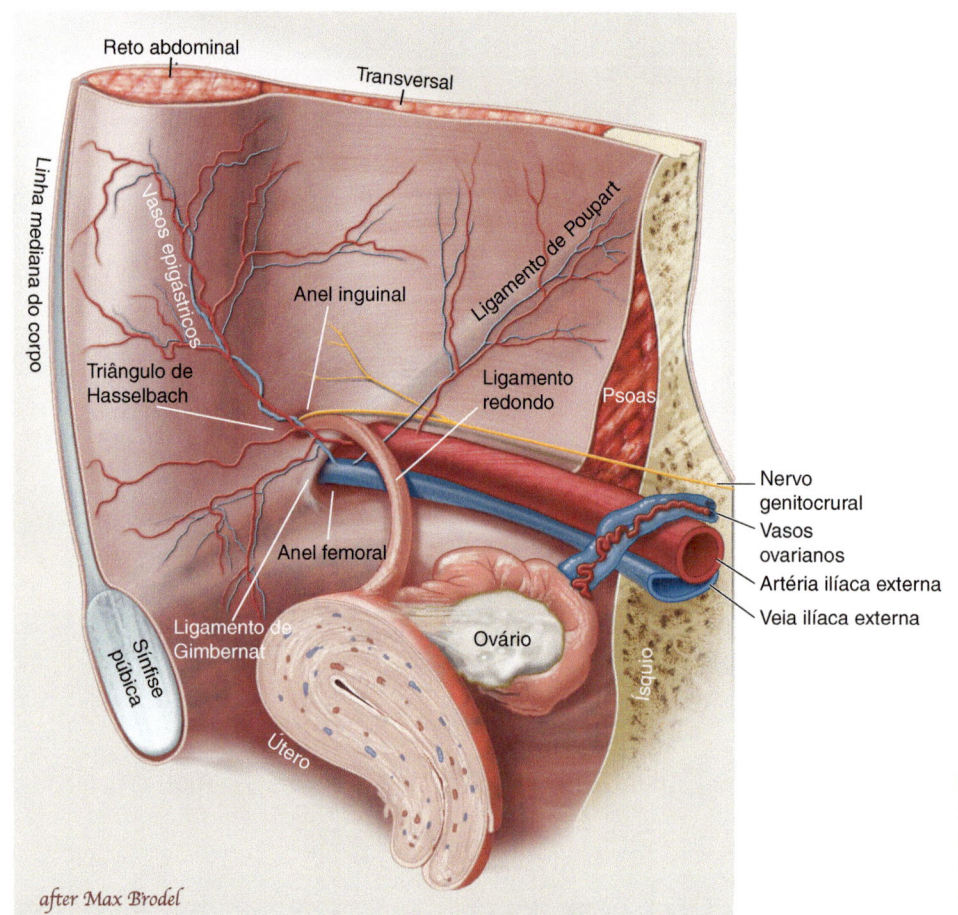

FIGURA 3-14 As três estruturas tubulares no topo do útero são o ligamento redondo, a tuba uterina e o ligamento útero-ovariano. A principal relação dos vasos ilíacos externos com o músculo psoas maior está também ilustrada aqui.

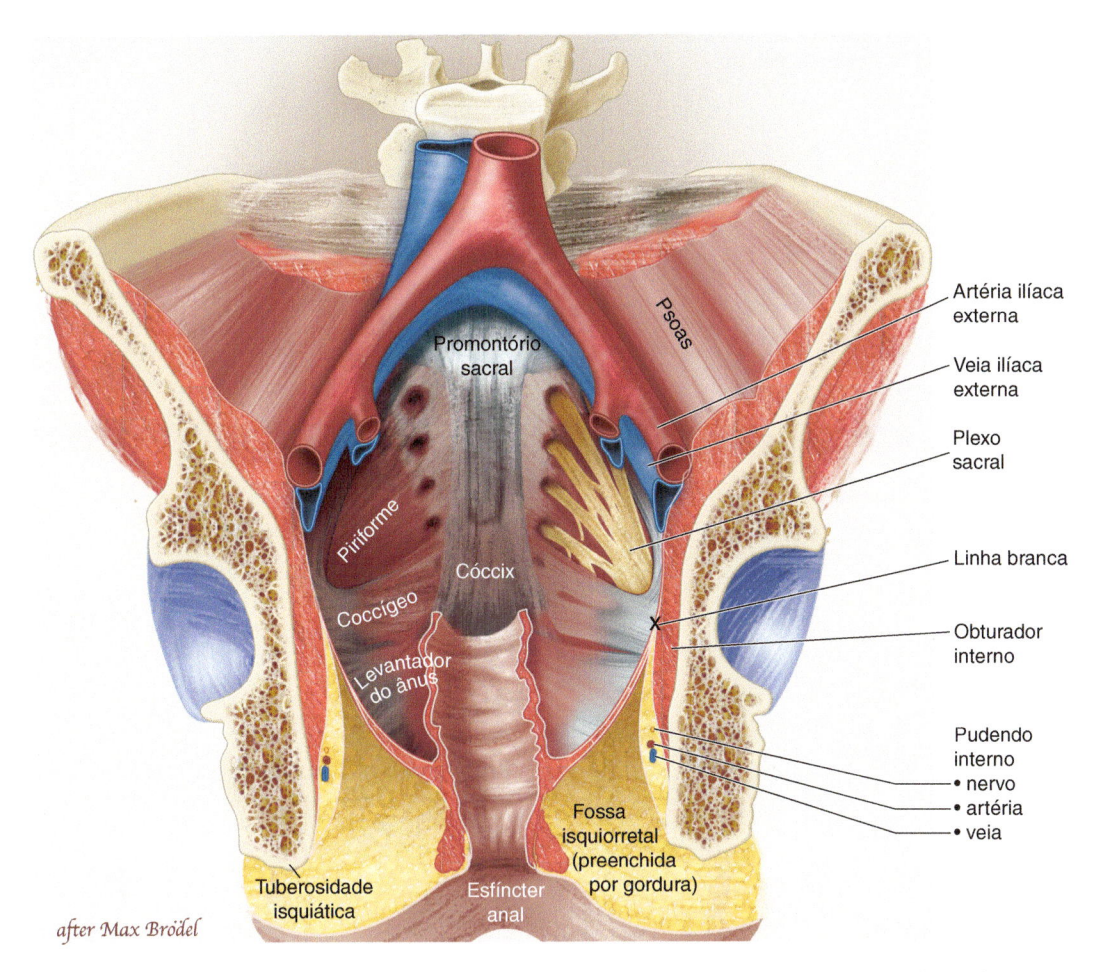

FIGURA 3-15 Esta excelente ilustração mostra as relações das raízes nervosas sacrais e o nervo ciático com os músculos piriforme e coccígeo e o ligamento sacrospinal subjacente.

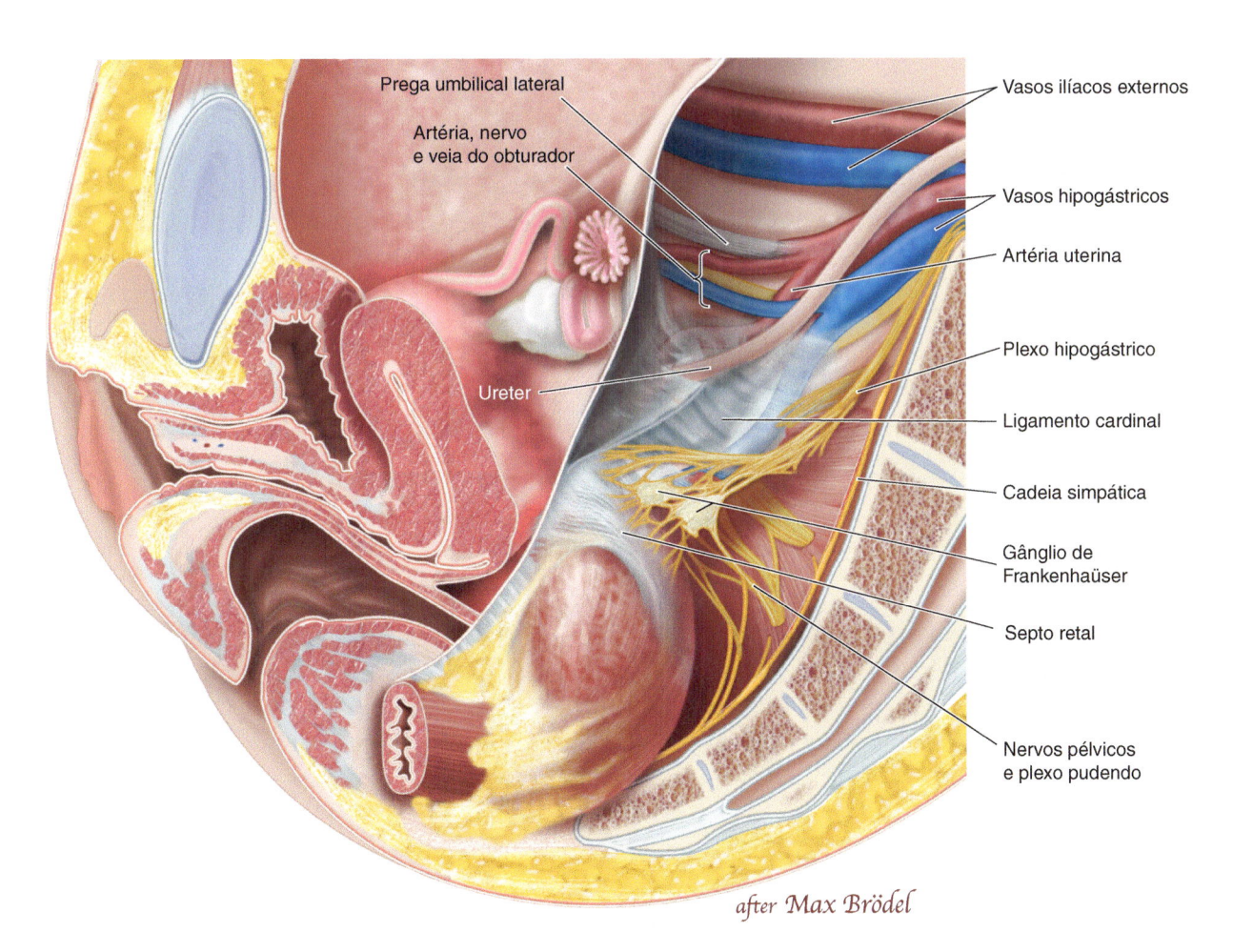

FIGURA 3-16 Combinação dos cortes sagital e frontal detalhando os vasos, os nervos e os ligamentos pélvicos e o ureter direito. A bexiga, o útero e o retossigmoide são mostrados no esquema de localizações intraperitoneal e extraperitoneal.

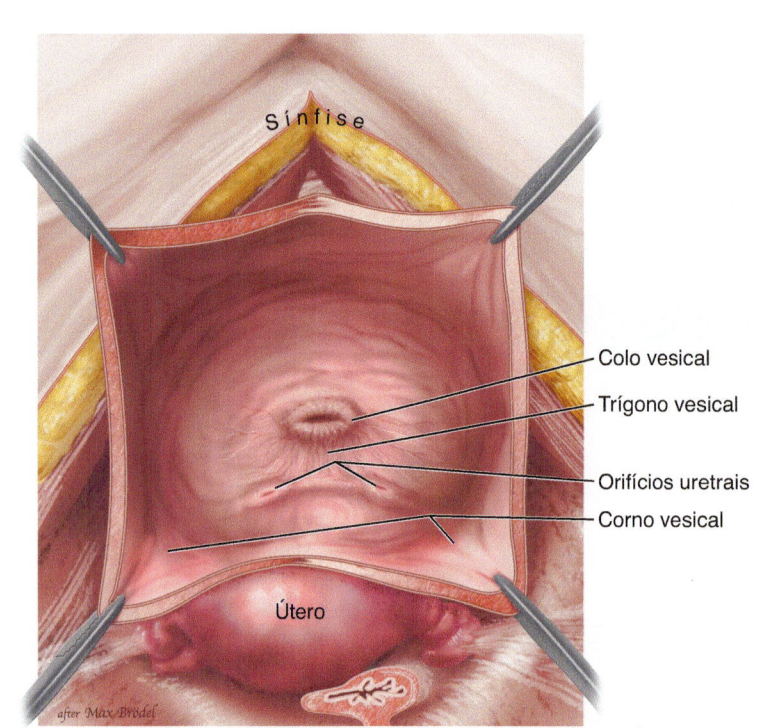

FIGURA 3-17 A bexiga urinária foi totalmente aberta na cúpula, expondo a junção uretrovesical e o trígono subjacentes. Os orifícios uretrais e a barra intrauretérica estão bem ilustrados.

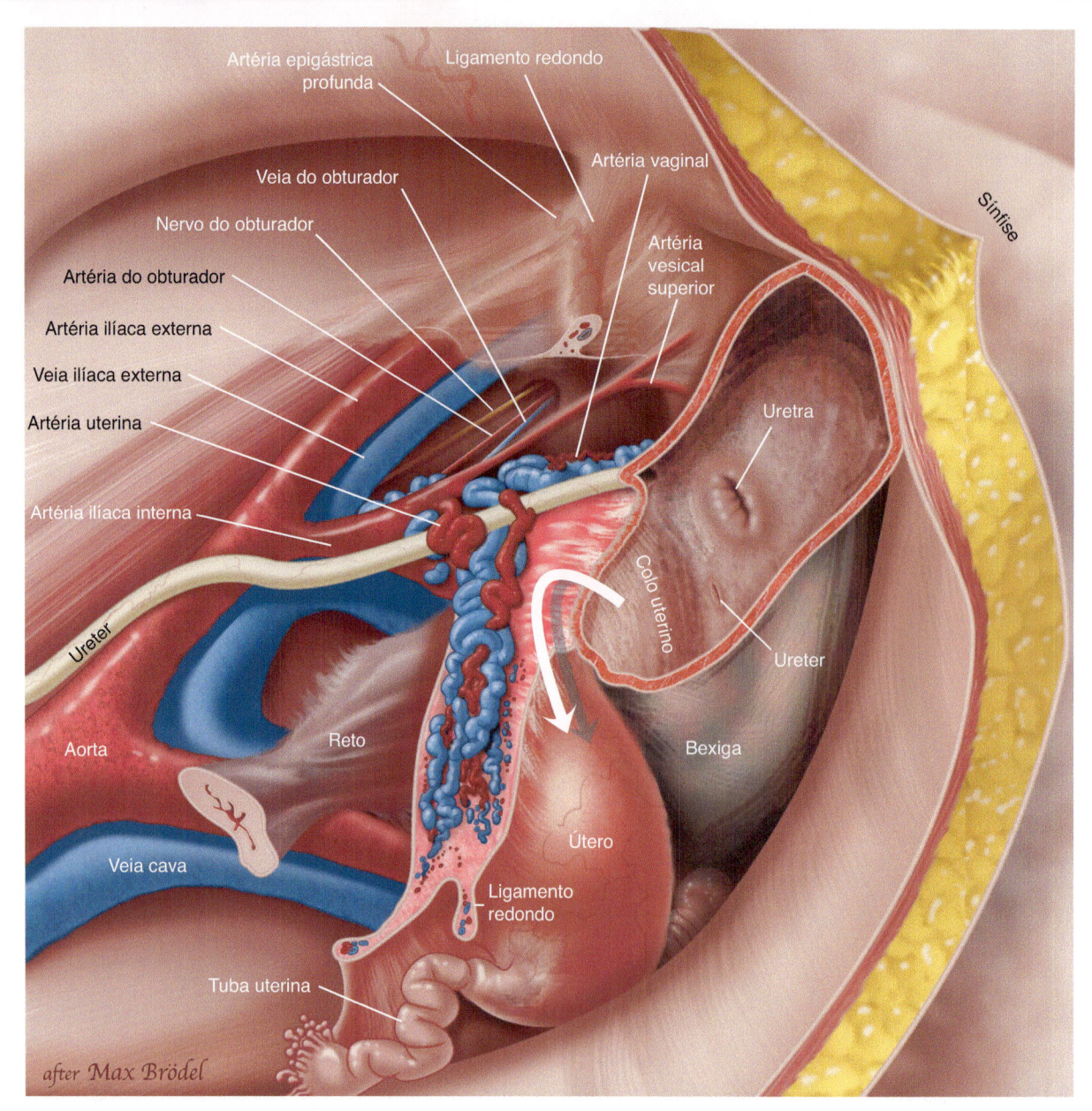

FIGURA 3-18 Corte frontal através do útero e da bexiga mostrando as relações do ureter, vasos, útero e bexiga aberta. As relações dos vasos ilíacos e as estruturas da parede lateral estão também ilustradas.

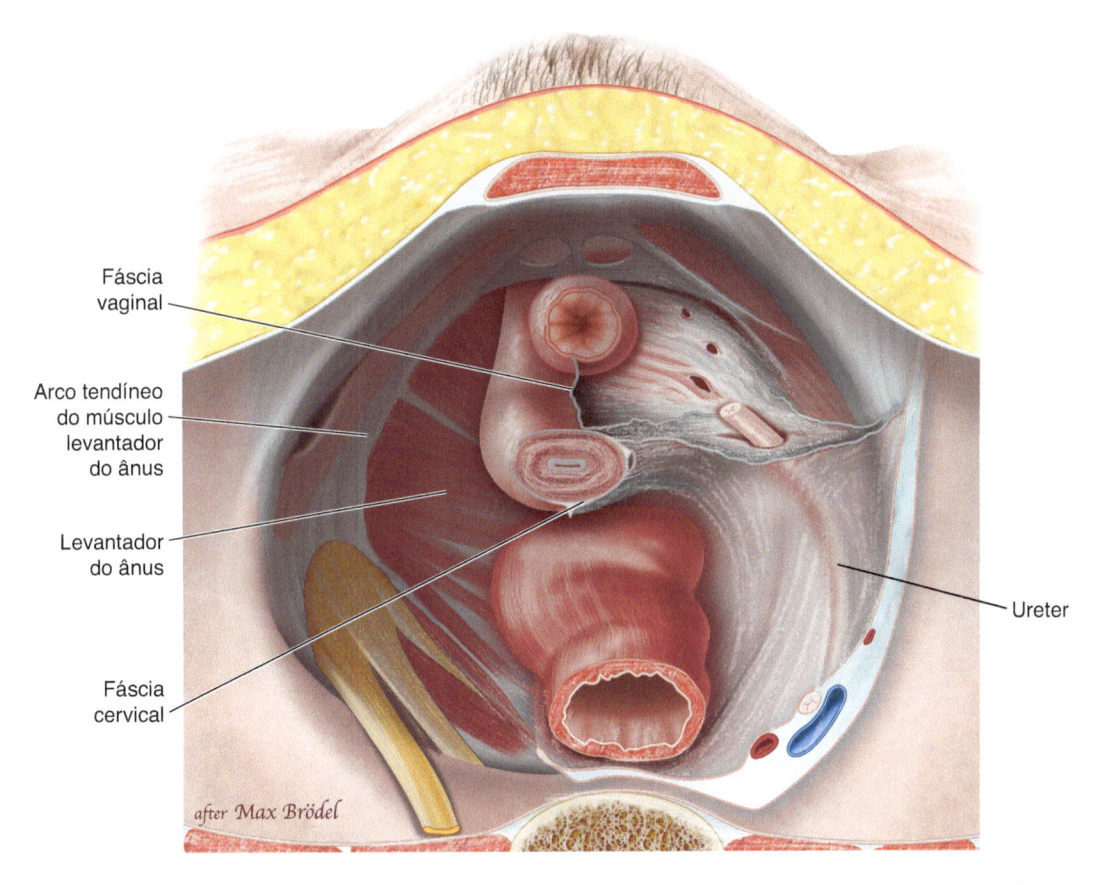

FIGURA 3-19 Estão ilustrados aqui os ligamentos cardinais mostrando a passagem do ureter por eles e as relações que incluem a fáscia endopélvica com o colo uterino, vagina e tecidos paravesicais.

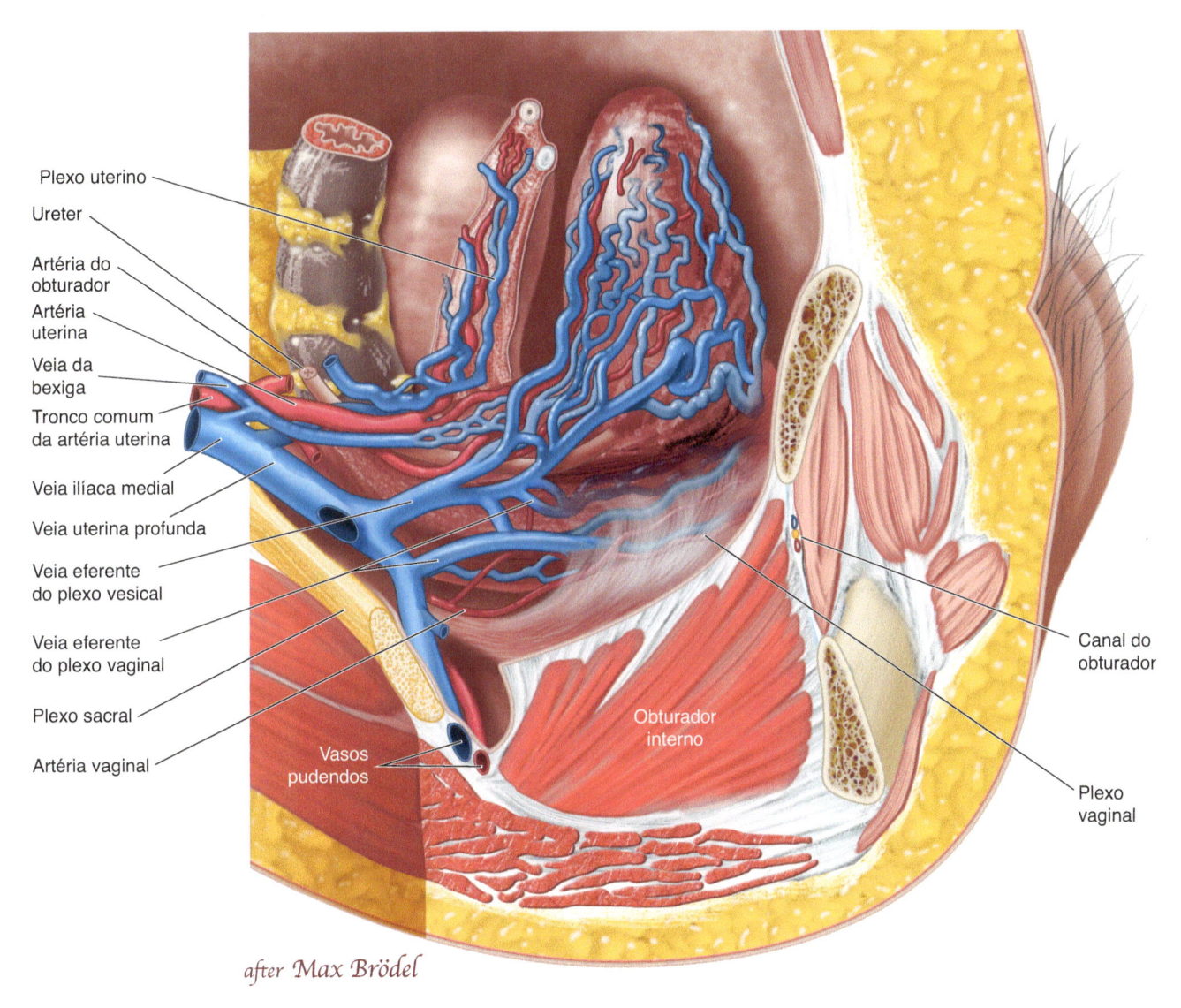

FIGURA 3-20 As numerosas veias que drenam o útero e a vagina são ilustradas aqui. Podem ser fontes de sangramento incessante durante a cirurgia pélvica.

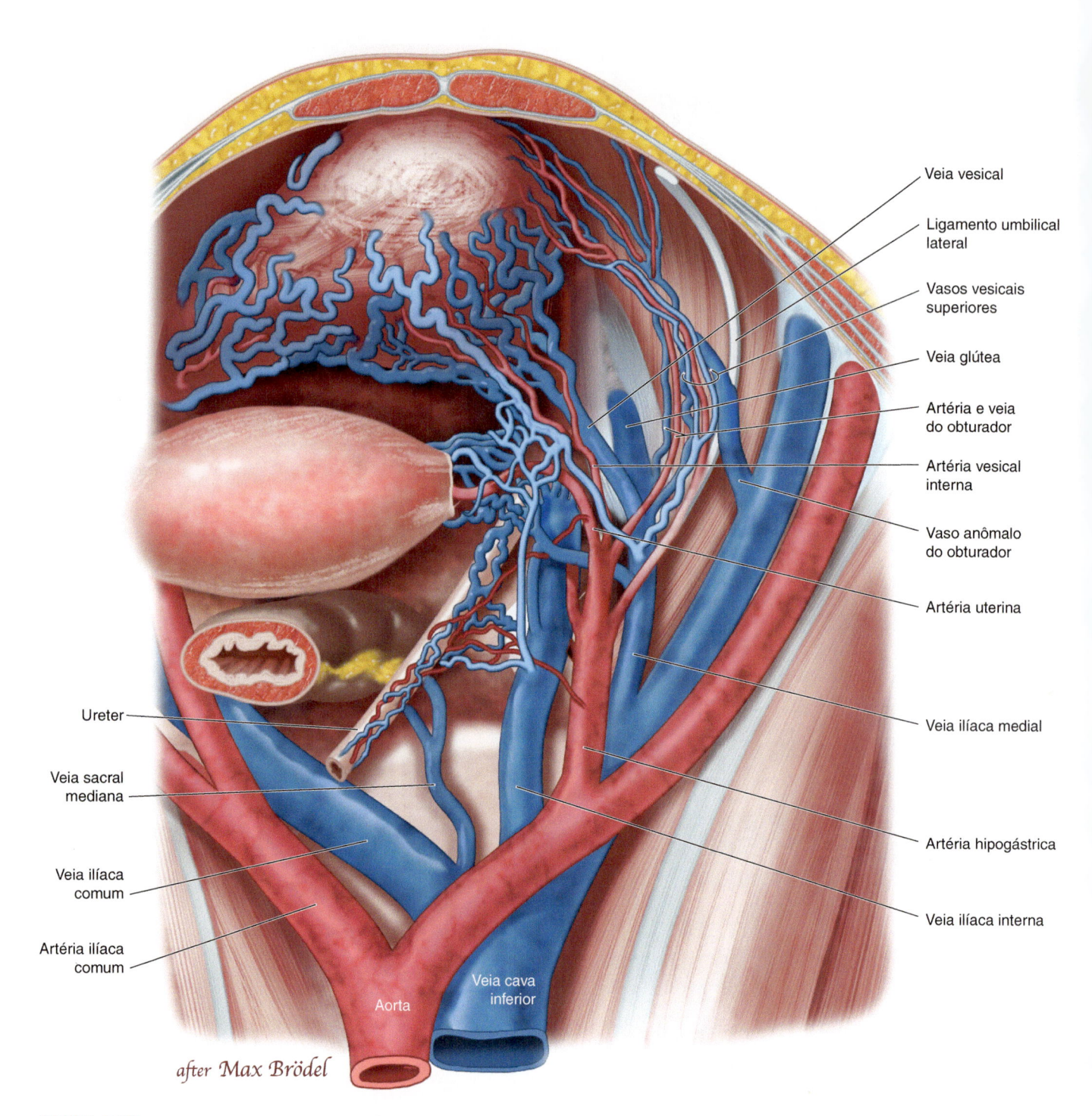

FIGURA 3-21 O suprimento sanguíneo do ureter fica na sua camada adventícia externa; se esta for dissecada durante dissecção ureteral, o ureter perderá uma parte do suprimento sanguíneo e sofrerá isquemia e necrose nesse segmento. O plexo venoso paravesical é extenso e perigoso quando rompido, pois o sangramento é muito difícil de ser localizado.

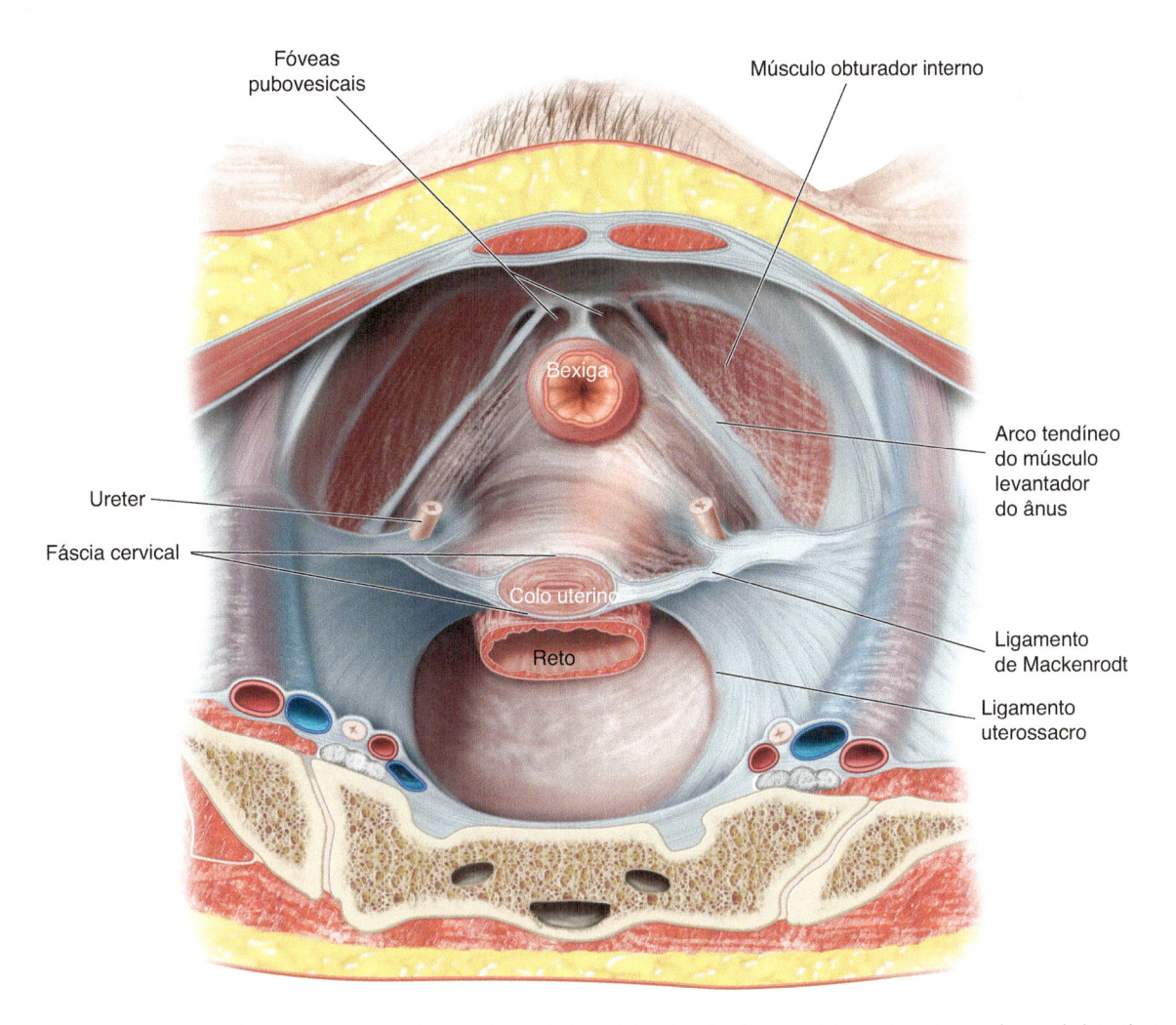

FIGURA 3-22 Esta ilustração detalha a anatomia retropúbica e da parede lateral. O músculo obturador interno é a estrutura da parede lateral. O arco tendíneo, que dá origem ao músculo levantador do ânus, está claramente ilustrado; este, por sua vez, surge da fáscia do músculo obturador interno. Observe a relação do ureter à medida que emerge do ligamento cardinal com essas estruturas da parede lateral.

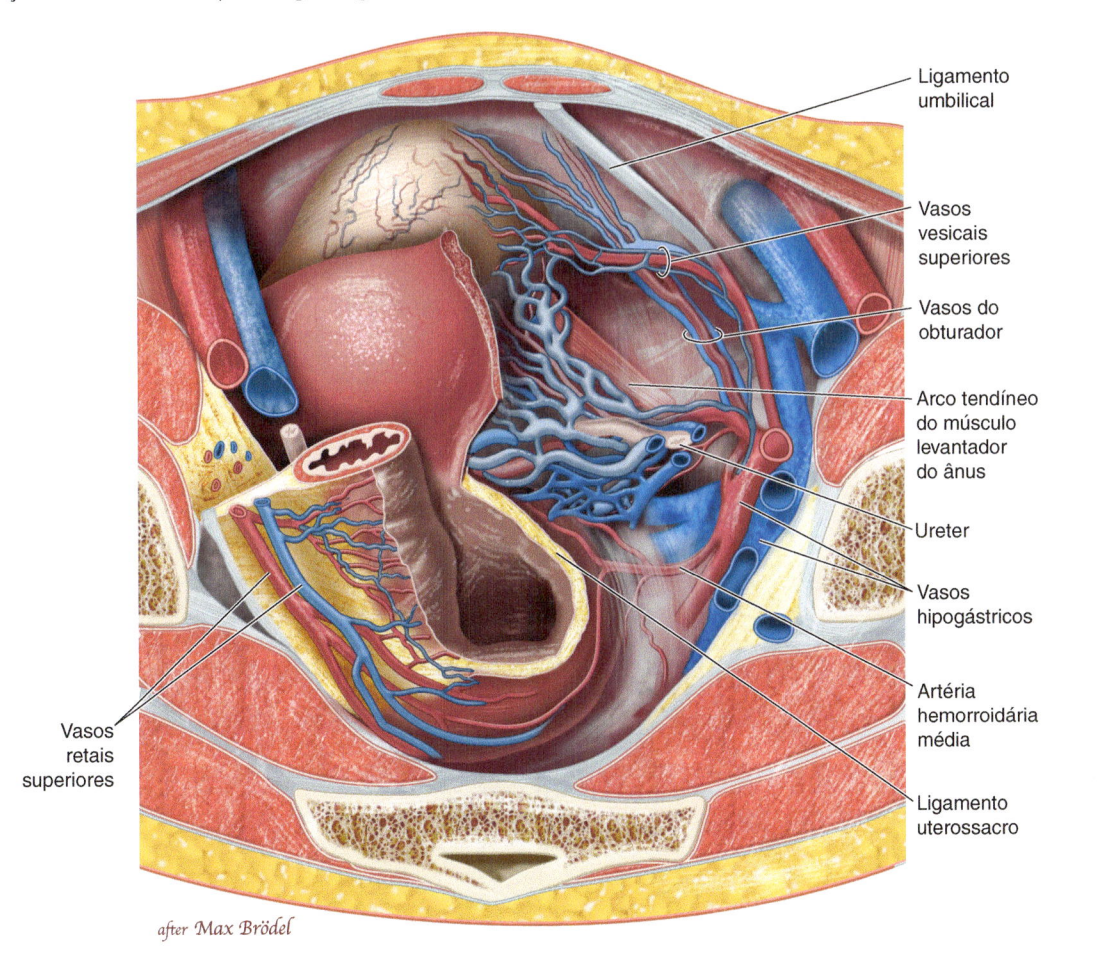

FIGURA 3-23 O ureter é mostrado de uma perspectiva posterior à medida que passa abaixo da artéria e veias uterinas. Os ligamentos uterossacros ficam a alguns milímetros dos vasos uterinos e aproximadamente 1 cm do ureter.

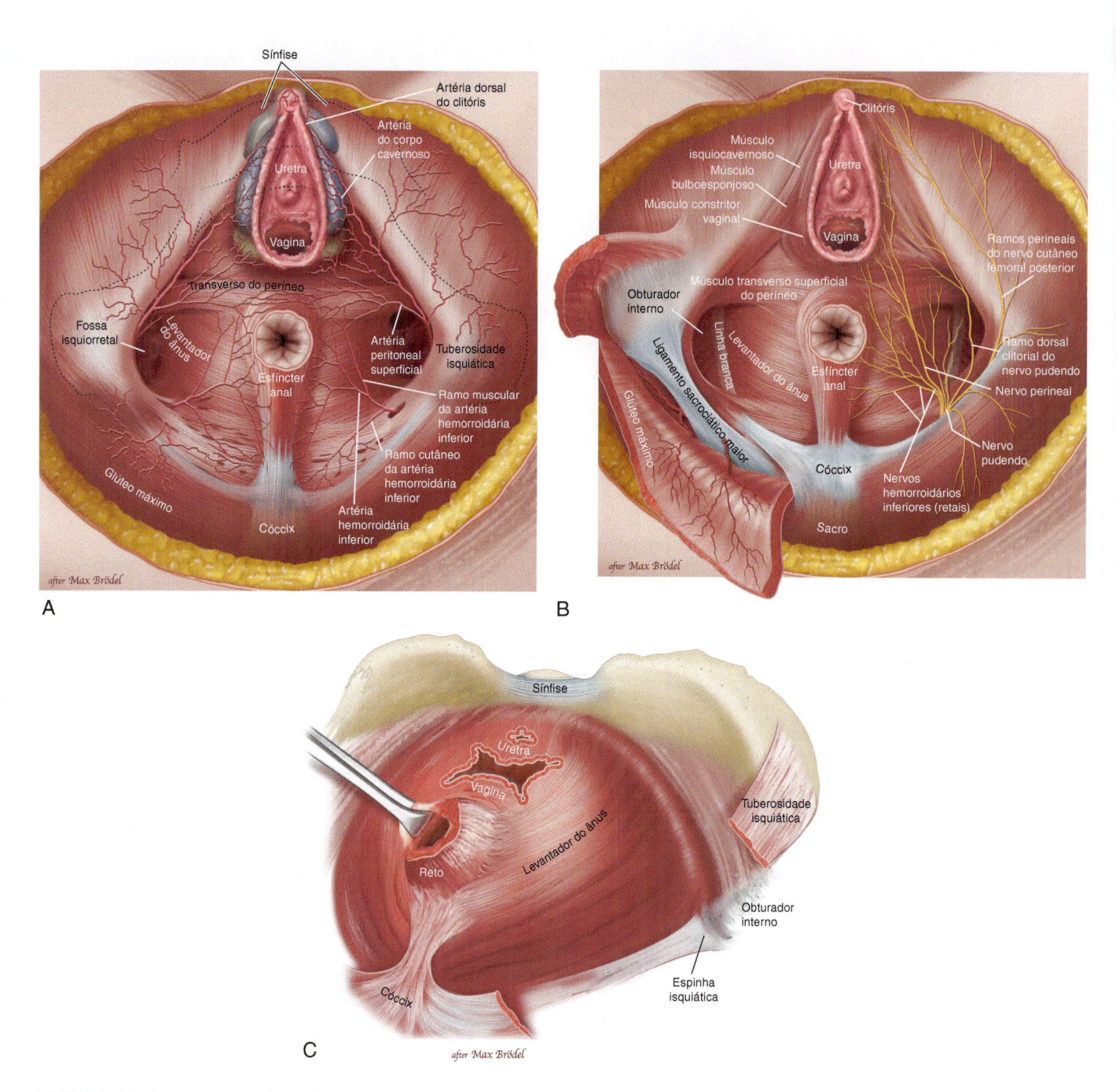

FIGURA 3-24 A, O períneo foi dissecado, e as estruturas vasculares e os músculos subjacentes que compõem o assoalho pélvico são mostrados. **B,** Ilustração similar à visualizada em **A;** no entanto, esta ilustra o suprimento nervoso perineal. **C,** Todo o músculo levantador do ânus e suas relações com a uretra, a vagina e o reto podem ser observados aqui.

SEÇÃO 2

Fundamentos Básicos de Cirurgia Ginecológica

4 Instrumentais

5 Material de Sutura, Técnicas de Sutura e Nós

6 Dispositivos de Energia

7 Posicionamento e Lesão Nervosa

CAPÍTULO 4

Instrumentais

Michael S. Baggish

As ferramentas do cirurgião são análogas às do carpinteiro, do mecânico, do químico pesquisador ou do físico atômico. Instrumentos de alta qualidade são necessários para o desempenho de uma cirurgia com precisão e excelência. Embora um cirurgião de alta qualidade possa superar os déficits de instrumentos inferiores, as dificuldades reais e potenciais que surgem com o uso de ferramentas de segunda linha tornam difícil a realização de uma cirurgia do mais alto padrão. Bons instrumentos em conjunto com bons cirurgiões produzem os melhores resultados.

Ao longo deste livro, é feita referência a vários instrumentos na realização de operações específicas. Por uma questão de conveniência, esta seção codifica a coleção de instrumentos comumente usados na cirurgia ginecológica.

Pinças

Um grande número de pinças é disponibilizado. As pinças atraumáticas incluem os instrumentos de Adson e de DeBakey. Para a dissecção de nódulo linfático e de gordura, por exemplo, a dissecção de fossa obturadora, as pinças em anel são bastante aceitáveis. As pinças de dente de rato são excelentes para a tração ou para segurar o tecido de maneira segura; entretanto, podem causar um trauma na pele e em outros tecidos delicados. As pinças de Adson-Brown são os melhores instrumentos para apreender as bordas da pele durante os procedimentos de fechamento (Fig. 4-1A ao C). Para um trabalho preciso na parte profunda da pelve, por exemplo, ao realizar uma dissecção ao redor do ureter ou de vasos ilíacos, eu prefiro uma pinça baioneta equipada com uma ponta dentada marrom (Fig. 4-1D e E).

Pinças articuladas

As pinças podem ser subdivididas em pinças de apreensão e de tração, que incluem as pinças de Allis e de Ochsner. As pinças de apreensão são relativamente atraumáticas, enquanto as pinças de tração são mais indicadas para espécimes que serão excisados ou, de outra maneira, removidos. As pinças de Babcock são instrumentos atraumáticos úteis para alcançar estruturas delicadas, como os ovidutos, os ligamentos útero-ovarianos e outras estruturas tubulares frágeis (Fig. 4-2A e B). As pinças de Ochsner, por exemplo, podem ser usadas no colo uterino para tração durante uma histerectomia vaginal ou em cicatriz de pele que irá ser ressecada (Fig. 4-2C e D).

As pinças de dissecção ou hemostáticas incluem as pinças-padrão e as longas (Fig. 4-3A e B). Elas são excelentes para uma dissecção de alta precisão e para pinçar vasos com sangramento no interior da pelve, em particular aqueles em localizações estratégicas. As pontas dessas pinças são afuniladas e anguladas. Uma variedade, a pinça de ângulo reto, tem ângulo de 90° (Fig. 4-3C). Esse é o instrumento mais usado para isolar grandes artérias de veias subjacentes, como ocorre durante uma ligadura de artéria hipogástrica.

As pinças hemostáticas podem ser retas ou curvas. As pinças mosquito e as pinças maiores de Kelly são as mais comumente usadas para segurar vasos sangrantes. Além disso, as precisas pinças mosquito podem também ser usadas como instrumentos de dissecção (Fig. 4-4A e B).

As pinças de grande pedículo vascular usadas nas histerectomias ou nas histerectomias radicais devem incorporar garras poderosas e atraumáticas, uma variedade de curvaturas e um tamanho adequado para facilitar a fixação desses grandes pedículos. Essas características podem ser exemplificadas pelas pinças de Zeppelin (Fig. 4-5A a C). As pinças de Haney, na variedade reta ou curva, são as pinças de pedículo mais usadas na realização de histerectomias vaginais (Fig. 4-5D).

Tesouras

As tesouras cirúrgicas podem ser divididas em instrumentos de dissecção fina e dispositivos pesados de corte de massa. A primeira categoria inclui as tesouras de Metzembaum e Stevens. A primeira é superior para dissecção, enquanto a segunda é uma ferramenta potente de corte (Fig. 4-6A e B). Os pedículos grandes, manguitos vaginais e ligamentos são melhor cortados com as tesouras de Mayo e de Jorgenson (Fig. 4-7A e B).

Lâminas

Naturalmente, a ferramenta mecânica de corte mais afiada é o bisturi. Uma variedade de formatos de lâminas está disponível para diferentes usos. Os cabos do bisturi podem ter o tamanho padrão de 6 polegadas ou um tamanho alongado de 23 a 25,5 cm (Fig. 4-8).

Afastadores

Durante uma cirurgia abdominal, um afastador autossustentável é essencial. Alguns gêneros estão disponíveis, desde os de tipo moldura (Bookwalter e Kirschner) até o de tipo alargador (O'Sullivan-O'Connor). O afastador de tipo moldura moderno tem a vantagem da localização remota, ou seja, a localização fora da cavidade abdominal. As suas válvulas variadas podem ser colocadas no interior do abdome e intercambiadas quando necessário sem comprometer a exposição ou remover completamente o afastador (Fig. 4-9A e B).

O afastador O'Sullivan-O'Connor e o afastador Balfour são os dispositivos mais comumente usados para a cirurgia pélvica. O afastador O'Sullivan-O'Connor é fácil de usar e tem uma variedade de válvulas suficiente para se adequar à maioria das condições clínicas. Esse afastador é igualmente apropriado para incisões transversais e verticais (Fig. 4-10A e B). O afastador Balfour é o afastador mais usado no abdome em cirurgias ginecológicas e obstétricas. Esse dispositivo pode ser ajustado, de maneira alternativa, com peças afastadoras padrão ou laterais profundas (Fig. 4-10C e D).

Dentre os muitos instrumentos úteis para cirurgia vaginal estão a válvula de peso e os afastadores de Haney, de Sims, de Dever e de Breisky-Navratil (Fig. 4-11A a D). O pequeno afastador de Richardson é particularmente ideal para uma inserção abaixo da incisão cervical anterior (durante a histerectomia vaginal) para facilitar a entrada no espaço vesicouterino (Fig. 4-11E e F). Os afastadores de Breisky-Navratil são necessários para o trabalho vaginal profundo (p. ex., reparação paravaginal) (Fig. 4-11G).

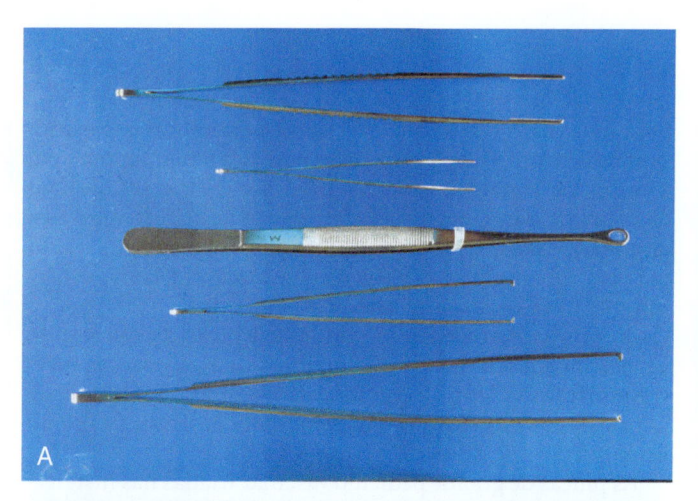

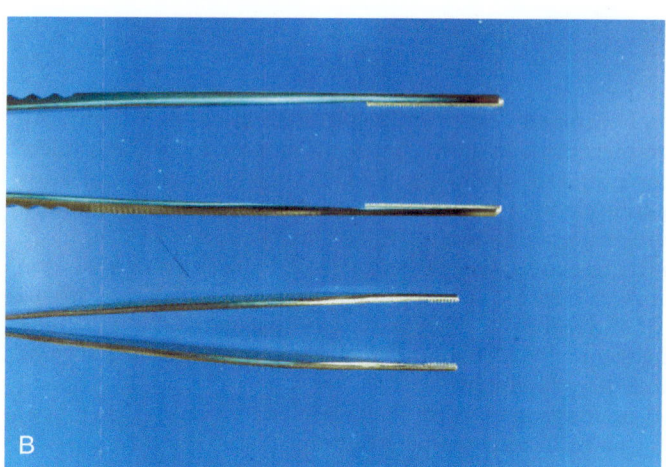

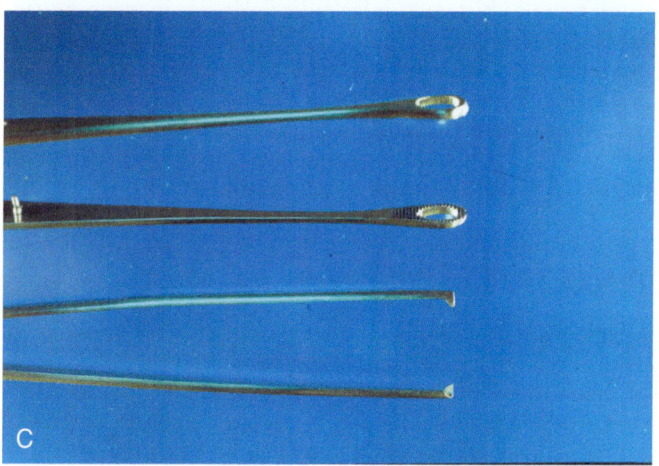

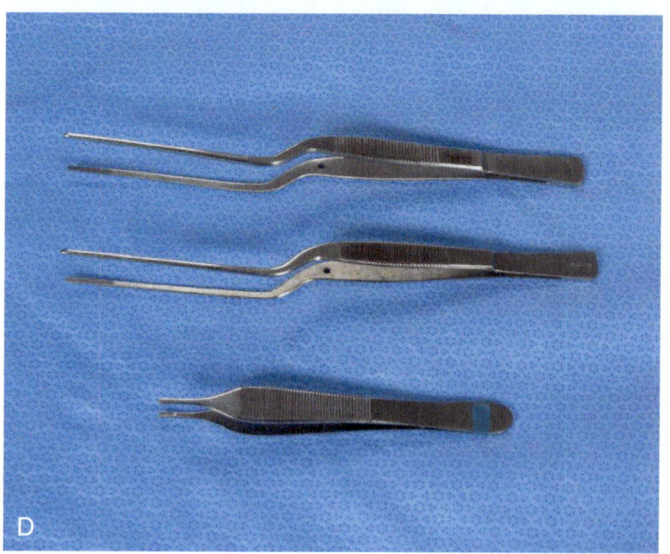

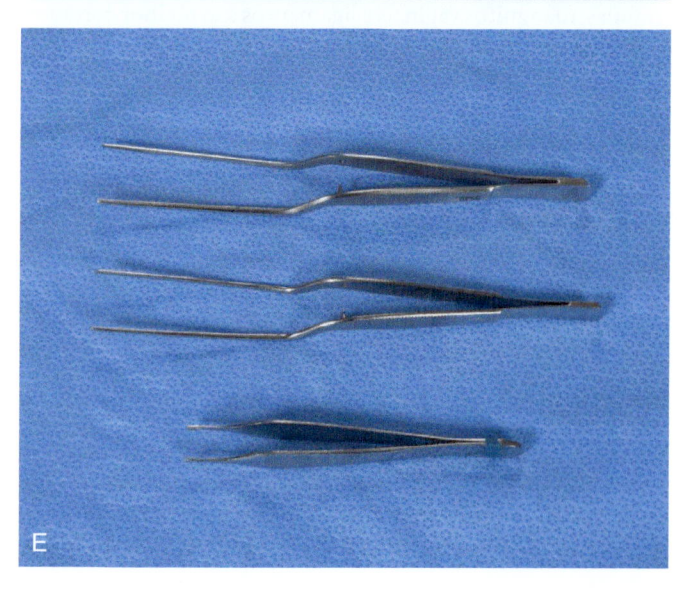

FIGURA 4-1 A. Cinco pinças cirúrgicas são mostradas. Do topo: pinça de tecido de DeBakey, Adson-Brown, anel, dente de rato, padrão (15 cm) e médio (25,5 cm). **B.** Visão em close das pinças atraumáticas de DeBakey (*superior*) e Adson-Brown (*inferior*). **C.** Visão em close da pinça de anel, que é ideal para liberar o tecido adiposo da fossa obturadora e entre grandes vasos. Abaixo está a extremidade de preensão da pinça de dente de rato. **D.** As pinças em baioneta (*superior* e *centro*) e fórceps pinça de Adson (*inferior*) são ideais para o manejo preciso de tecidos. **E.** Outra visão das pinças mostradas na Figura 4-1D.

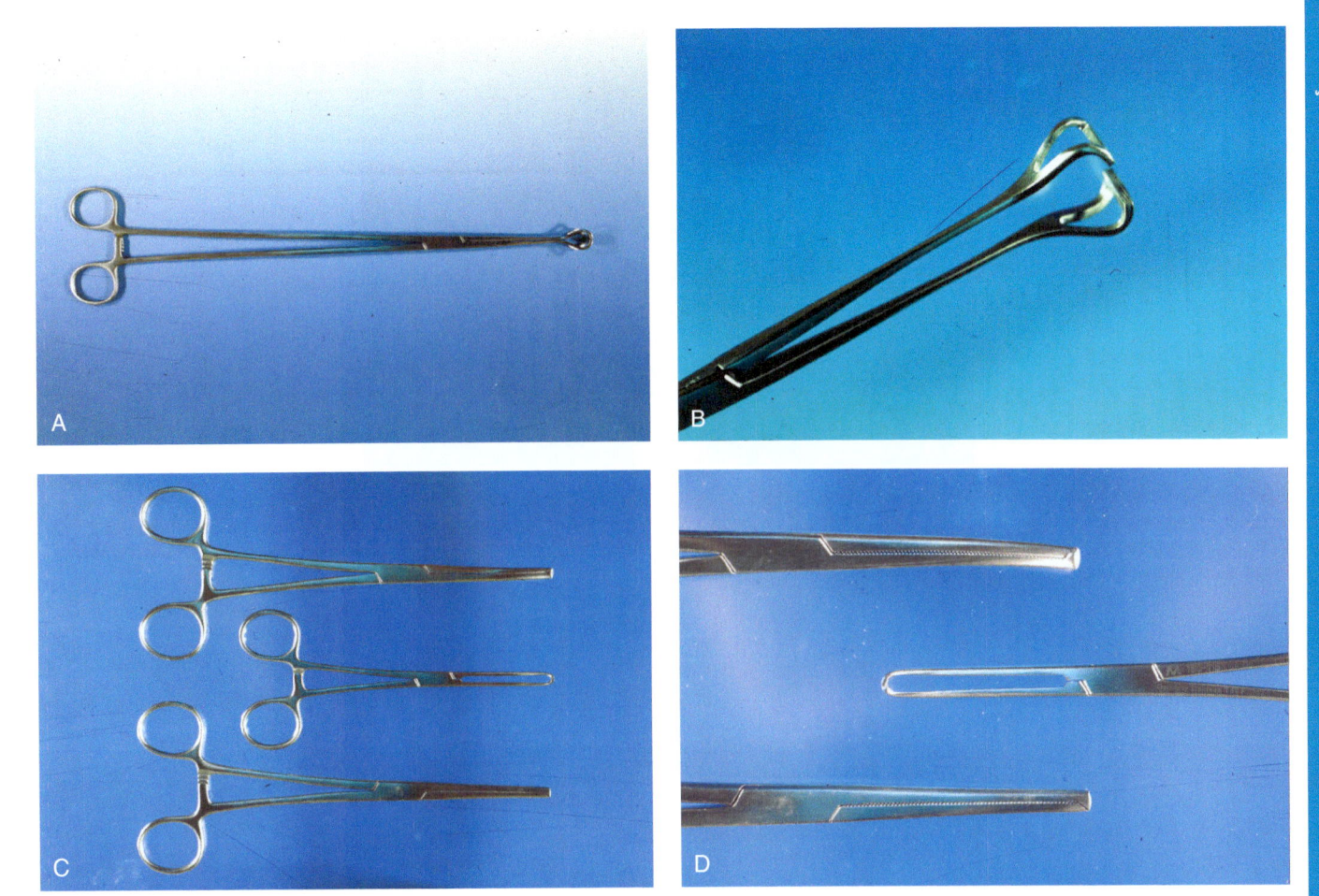

FIGURA 4-2 A. A pinça de Babcock, que varia em tamanho de 20 a 35,5 cm, é um instrumento atraumático de preensão ideal para tracionar estruturas tubulares sem que se esmague o tecido. **B.** Visão em close da extremidade de tração da pinça de Babcock. **C.** As três pinças ilustradas aqui são a de Ochsner curva (*superior*), de Allis (*centro*) e a de Ochsner reta (*inferior*). **D.** Visão em close da Figura 4-2C. Observe as mandíbulas dentadas das pinças de Ochsner (*superior*), que apreendem com muita segurança, embora sejam um pouco brutas no tecido. Em contraste, a pinça de Allis (*centro*) apreende o tecido com firmeza, mas de maneira menos agressiva que a pinça de Ochsner, o que evita trauma por esmagamento.

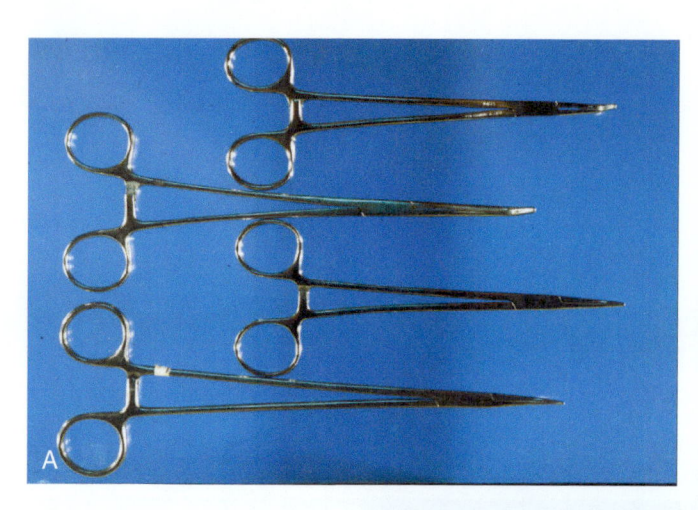

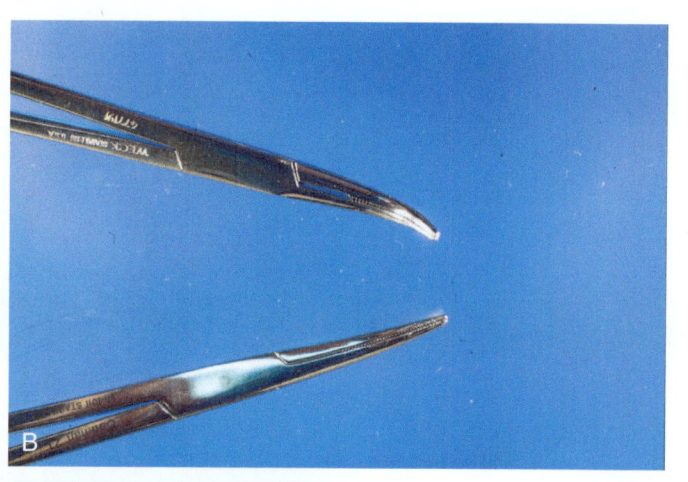

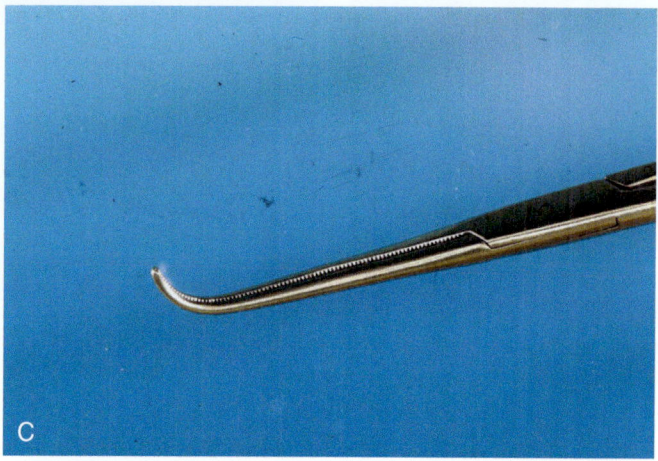

FIGURA 4-3 A. As pinças de dissecção e hemostáticas são mostrada nas suas variações padrão e longa. As duas pinças acima são curvas, e as duas abaixo são retas. **B.** A ponta afunilada e fina da pinça é mais apropriada para dissecção fina e para segurar pequenos vasos sangrantes na parte profunda da pelve. **C.** A pinça de ângulo reto é usada para dissecção ao redor e para isolar a artéria hipogástrica. É também útil para uma dissecção do ureter e para receber uma fita ou sutura de tração.

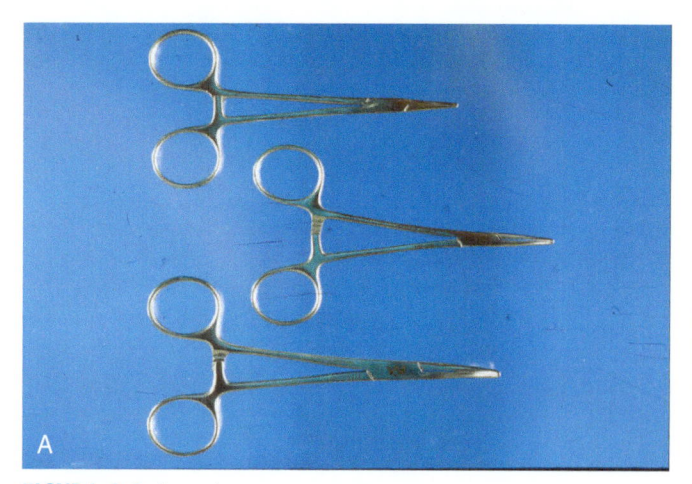

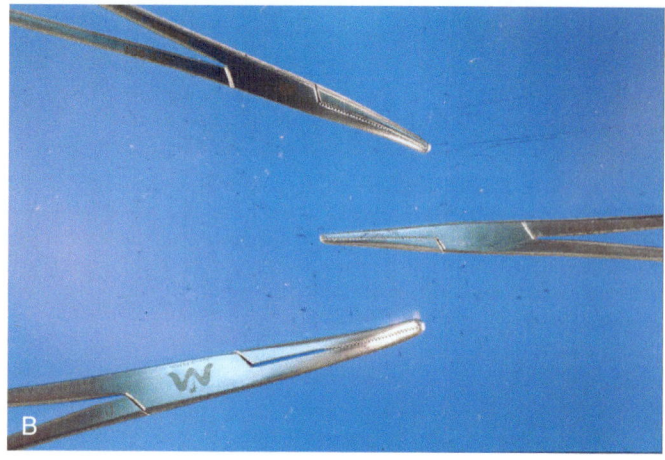

FIGURA 4-4 A. As duas pinças superiores são as pinças mosquito de Halsted. Uma pinça curva de Kelly é mostrada na parte inferior. **B.** O detalhe na Figura 4-4A mostra o aspecto mais pesado da pinça hemostática de Kelly (*inferior*) em comparação com a pinça mosquito de Halsted, que é afunilada e mais fina.

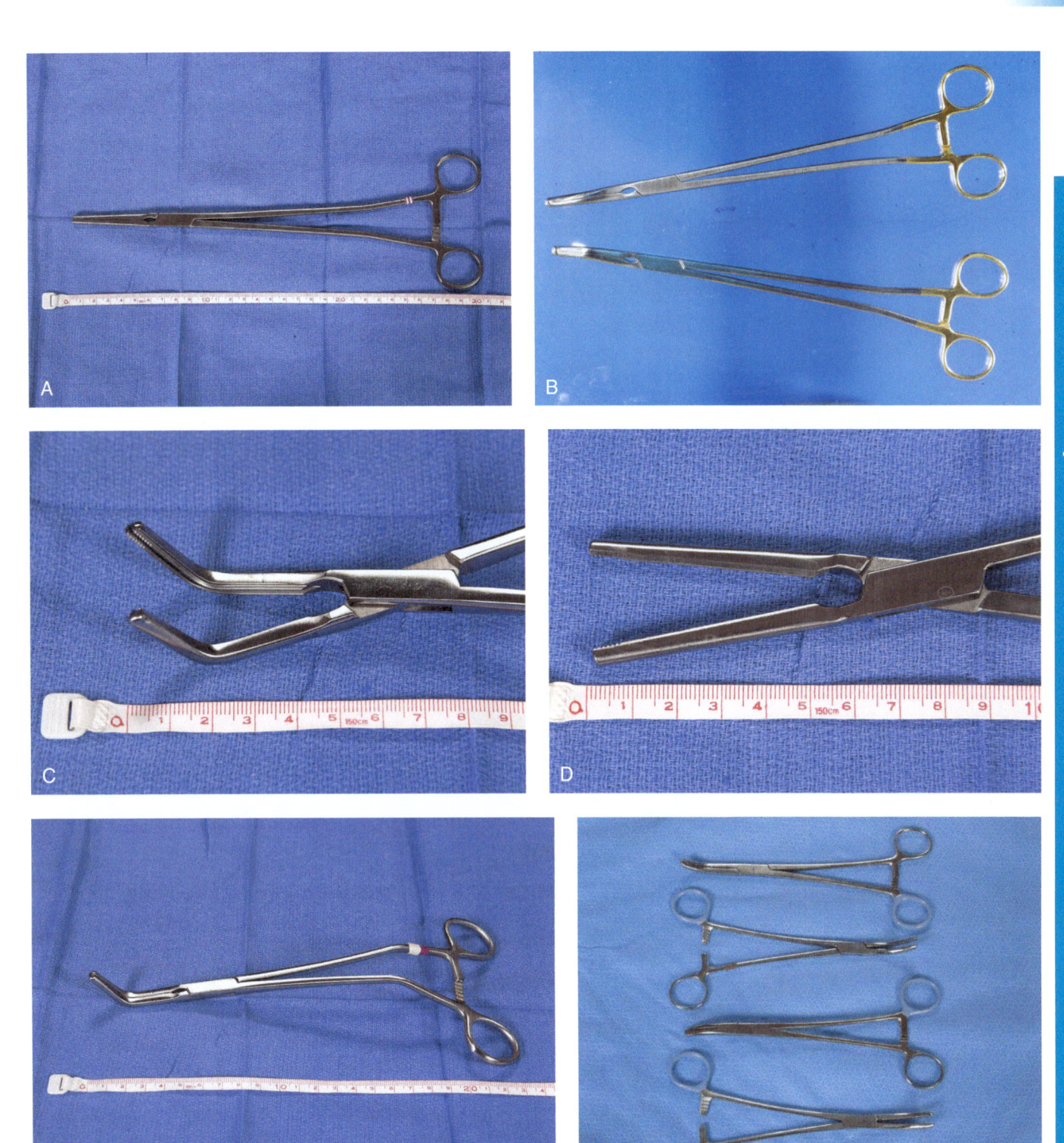

FIGURA 4-5 A. A pinça reta Zeppelin é mostrada aqui. Versões da mesma pinça em ângulos de curvatura variáveis também estão disponíveis. **B.** Duas pinças Zeppelin extralongas (de 35,5 cm), usadas para segurar os ângulos da vagina em pelves profundas. **C.** A pinça Zeppelin com angulo reto é ideal para uso no ângulo vaginal e para pinçar ao longo da cúpula vaginal. **D.** Detalhe da extremidade da pinça de histerectomia Zeppelin. Perceba o sulco longitudinal em uma extremidade da pinça e da borda serrilhada na outra extremidade. **E.** O sulco em ângulo reto e os dentes entrelaçados da ponta da pinça evitam o escorregamento do tecido quando a pinça é aplicada. **F.** Quatro pinças de Haney estão ilustradas. Elas, como as pinças de Zeppelin, estão disponíveis nas variações reta e curva. Os instrumentos demonstrados aqui são curvos.

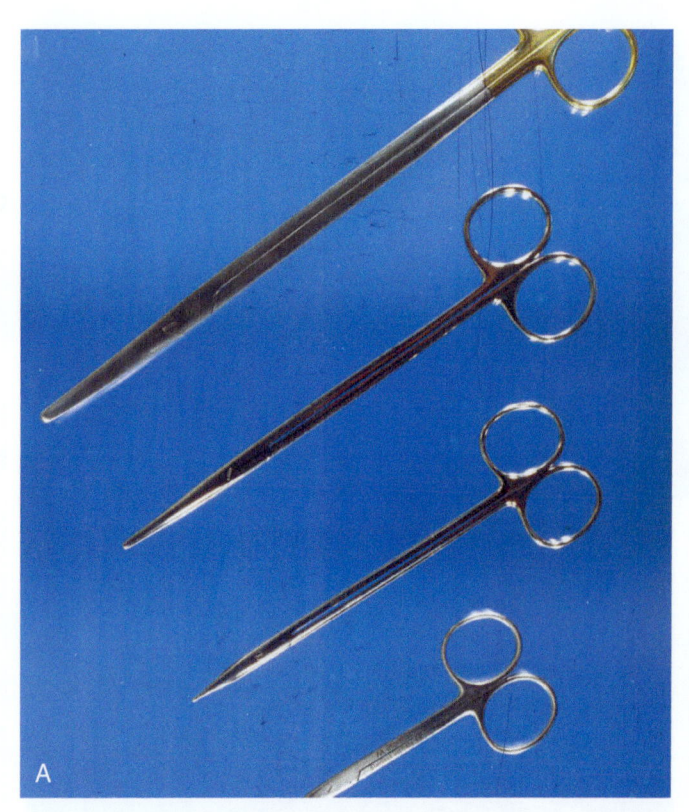

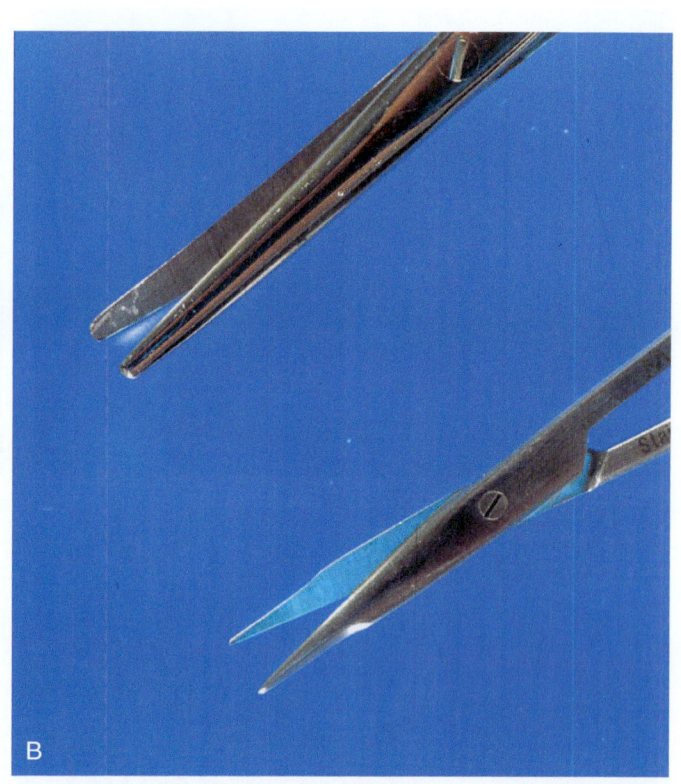

FIGURA 4-6 A. Dois tipos gerais de tesouras de dissecção são mostrados aqui. As duas de cima são as tesouras de Metzenbaum longa e padrão. As duas de baixo são as tesouras de tendão de Stevens longa e curta. **B.** As diferenças entre as tesouras de Metzenbaum e de Stevens são nítidas. A última é mais fina e é biselada para corte de precisão.

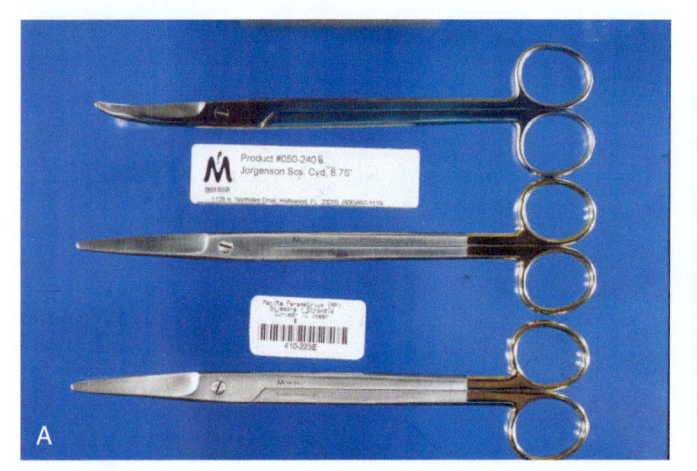

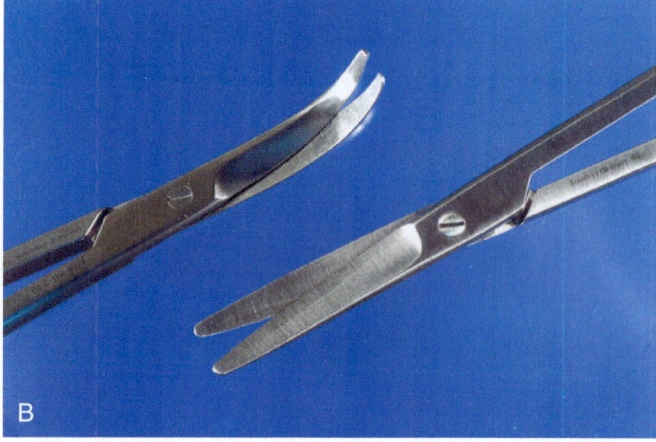

FIGURA 4-7 A. O corte de massa de tecido (p. ex., pedículos ovarianos e parametriais) requer tesouras afiadas e pesadas, conforme demonstrado. As tesouras de Mayo e de Jorgenson são as mais comumente usadas para histerectomia e para histerectomia radical. **B.** As tesouras de Jorgenson anguladas (*superior*) são ideais para cortar os ligamentos cardinais e a vagina durante operações de histerectomia.

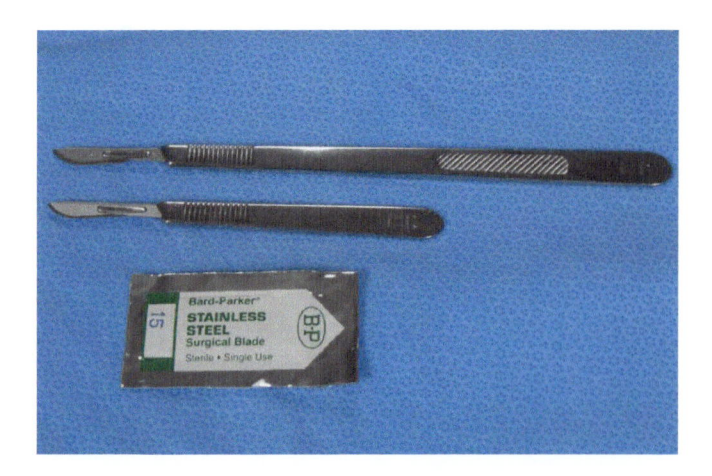

FIGURA 4-8 Os cabos de bisturi padrão e longo variam de 15 a 25,5 cm de comprimento.

CAPÍTULO 4 Instrumentais 101

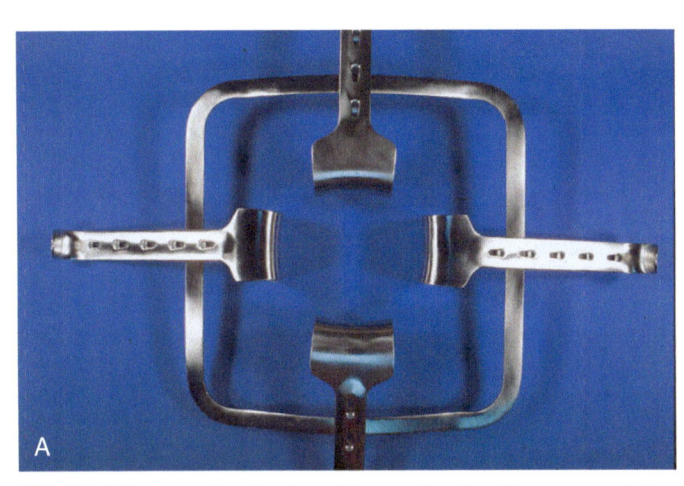

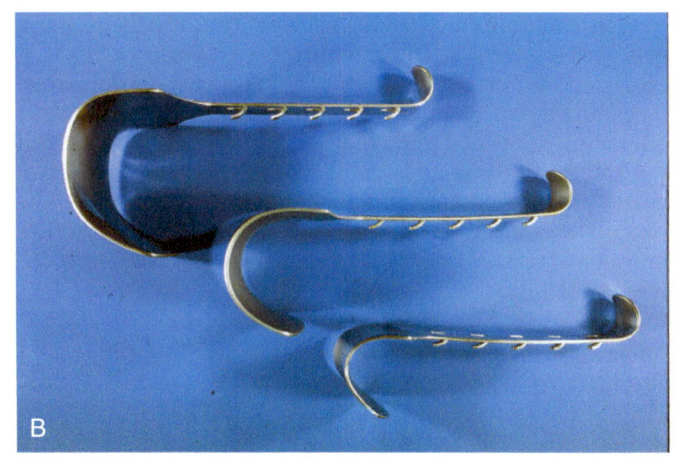

FIGURA 4-9 A. O afastador de moldura é colocado sobre a incisão de laparotomia. Uma ampla seleção de lâminas permite a retração da bexiga e do intestino, assim como a exposição da parede lateral. **B.** As catracas dos lados inferiores das lâminas afastadoras são facilmente entrelaçadas através de uma série de espaços localizados na lateral inferior do afastador de moldura.

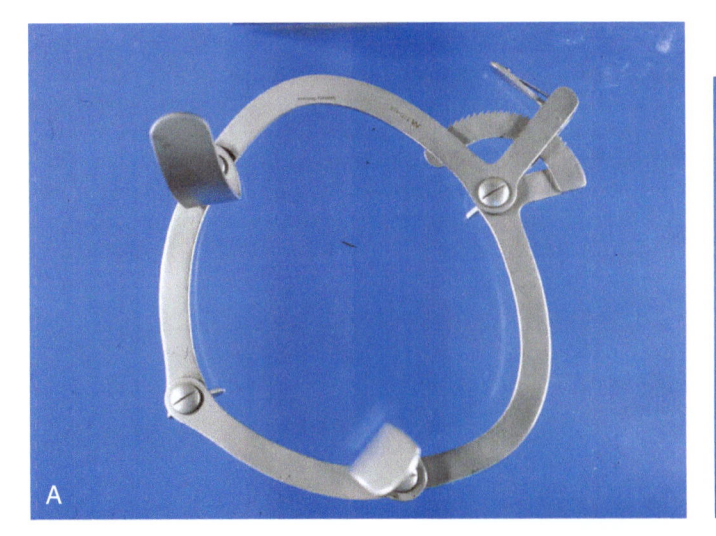

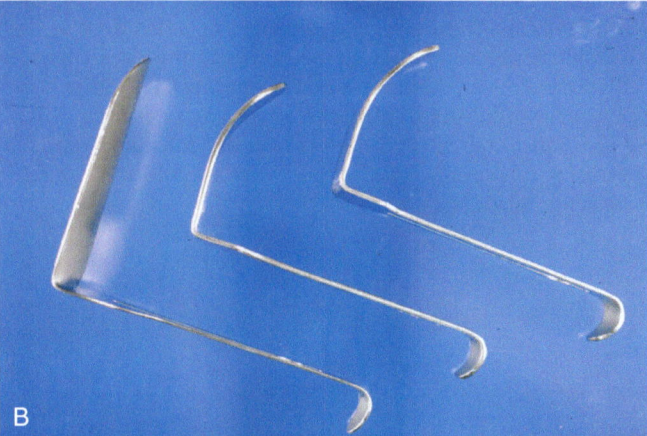

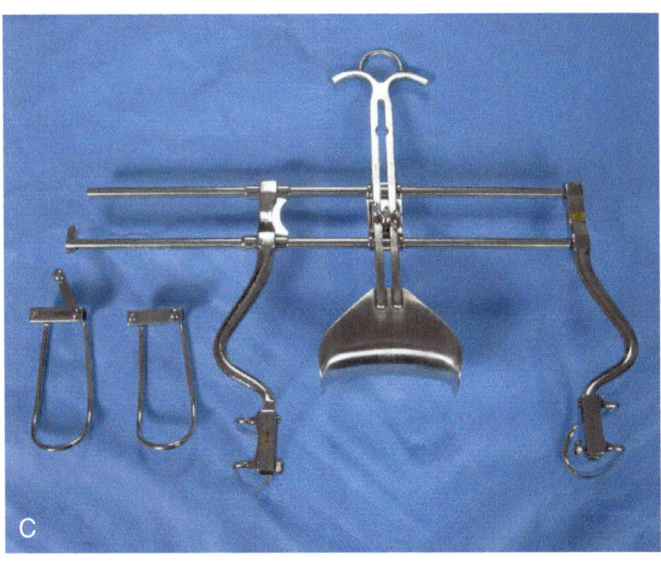

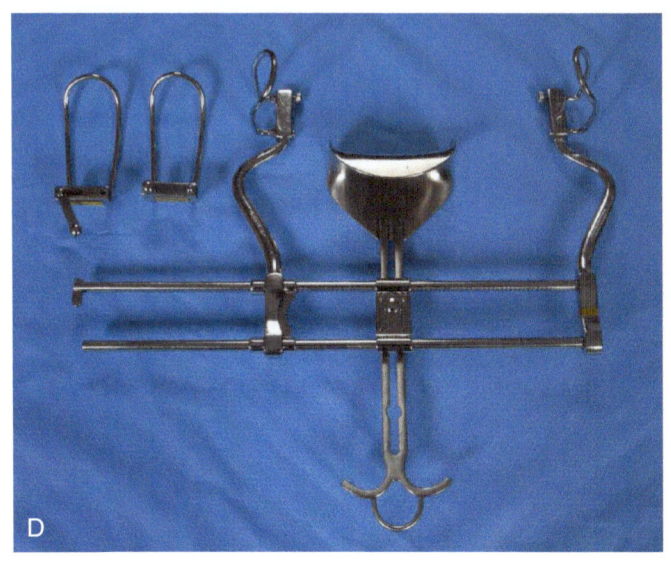

FIGURA 4-10 A. O afastador O'Sullivan-O'Connor é o dispositivo do seu tipo mais comumente usado para a cirurgia obstétrica e ginecológica. **B.** Algumas válvulas são instaladas no afastador por roscas localizadas na frente e atrás. **C.** O afastador de Balfour é outro dispositivo autossustentável. Uma válvula para bexiga é mostrada aqui instalada por uma rosca. **D.** A superfície inferior do afastador de Balfour é mostrada nesta visão. Para pacientes obesas, as válvulas longas do afastador são ajustadas para a moldura no pós-operatório.

Os afastadores maleáveis são bastante apropriados para proteger a bexiga, o cólon e outras estruturas durante a cirurgia. Eles estão geralmente disponíveis em larguras estreitas e largas, além de poderem ser vergados para se adequar a qualquer necessidade intraoperatória (Fig. 4-11H).

O afastador de veia com alça longa é o instrumento mais usado para movimentar ou afastar grandes vasos (p. ex., a veia ilíaca externa) durante a exposição da fossa obturadora ou da artéria hipogástrica durante a dissecção ureteral (Fig. 4-11I a J).

Porta-agulhas

Uma variedade de porta-agulhas longos e curtos está disponível para a cirurgia ginecológica. A seleção depende da aplicação para o dispositivo, do tamanho da agulha e da sutura necessária e da localização anatômica.

Para agulhas finas, o porta-agulhas de Ryder (longo e curto) ou o de buldogue (fino) são opções satisfatórias (Figs. 4-12 e 4-13). Sendo um porta-agulha para todos os propósitos, o dispositivo buldogue longo ou médio é uma excelente escolha (Fig. 4-14 e 4-15). Para trabalho vaginal ou quando um instrumento curvado concede uma vantagem mecânica estratégica, o porta-agulhas de Haney é o instrumento que este autor prefere (Fig. 4-16).

Como acontece com qualquer ferramenta, o uso correto dá melhores resultados. A agulha deve ser direcionada no tecido de maneira perpendicular e deve **atravessar** o tecido em sua curva natural. O movimento do porta-agulhas deve se dar exclusivamente pelo pulso. Quando as ligaduras da sutura são realizadas (p. ex., durante a histerectomia), a agulha deve ser direcionada imediatamente abaixo da ponta da pinça. Se um ponto de transfixação precisar ser colocado, então o mesmo ponto circula o pedículo e é direcionado até a base da pinça (Fig. 12-32).

Dilatadores

A operação de dilatação e curetagem (D & C) é um dos procedimentos cirúrgicos mais frequentemente realizados tanto na obstetrícia quanto na ginecologia.

A dilatação cervical é uma parte crítica da operação D & C, assim como se trata de um componente necessário de exame histeroscópico. Existem alguns tipos de dilatadores cervicais disponíveis, mas os menos traumáticos são os dispositivos graduados de Hank e Pratt (Figs. 4-17 e 4-18). Para colos do útero estenóticos, prefiro iniciar a dilatação com um dilatador tipo vela de Hegar (Figs. 4-19 e 4-20).

Uma pinça denteada deve sempre ser usada junto com o dilatador (Fig. 4-21).

Curetas

Um segundo instrumento crítico para a operação D & C é a cureta uterina. Algumas variedades de cureta, incluindo as do tipo afiada, serrilhada uterina e endocervical afiada, estão disponíveis. Assim como no caso de dilatadores uterinos, é necessário estabilizar o colo uterino com uma pinça enquanto a curetagem é realizada (Figs. 4-22A e B).

Curetas de Sucção

As curetas de sucção são fabricadas em uma variedade de tamanhos, formatos e curvaturas. Essencialmente, são cânulas de plástico com uma abertura terminal. Elas se encaixam a um dispositivo de sucção controlada, e são usadas principalmente para a interrupção de gravidez, esvaziamento de aborto incompleto ou retido e para esvaziamento da mola hidatiforme (Fig. 4-23).

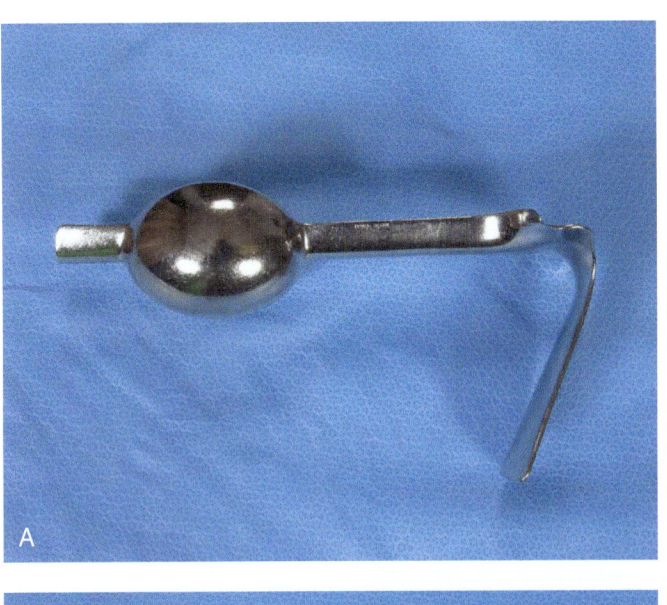

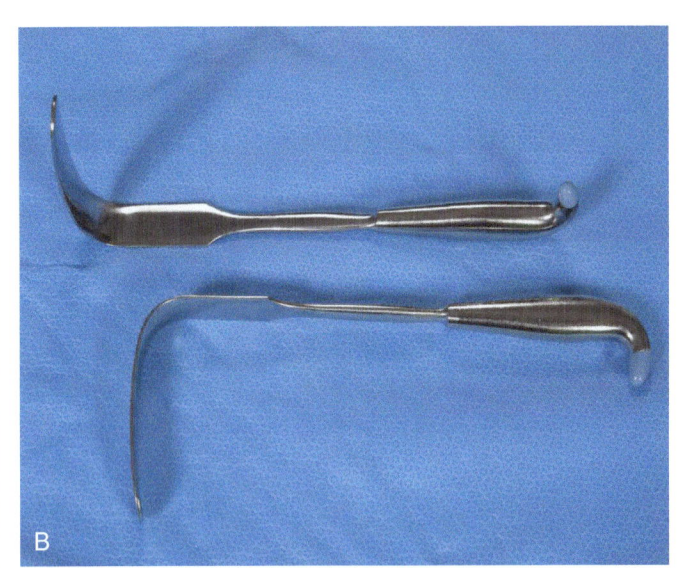

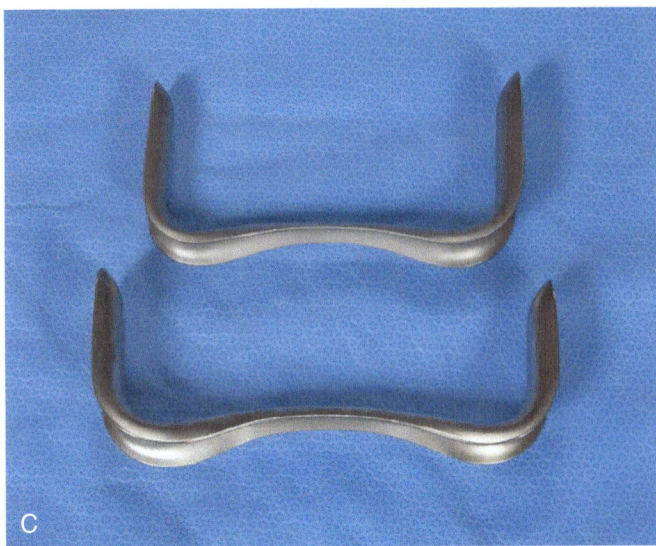

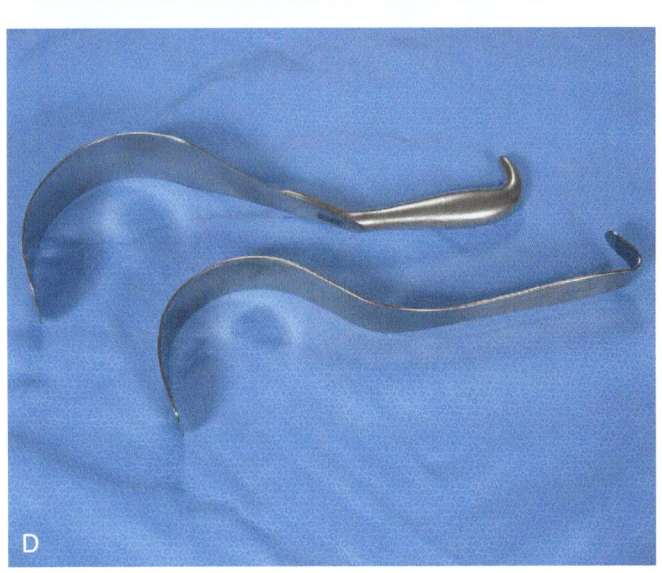

FIGURA 4-11 A. Uma válvula de peso é usada como um afastador vaginal autossustentável. É posicionada ao longo da vagina posterior em direção ao fórnice posterior. **B.** O afastador de Haney em ângulo reto é colocado no fundo de saco posterior e anterior depois que o peritônio é aberto durante a histerectomia vaginal. Esses afastadores criam uma barreira entre o útero e o reto, assim como entre o útero e a bexiga. **C.** Os afastadores de Sims podem ser usados tanto para examinar a vagina como para retraí-la durante a cirurgia. O afastador de Sims colocado na vagina ao longo da parede posterior é a maneira mais fácil de expor o colo do útero para a aplicação de uma pinça de preensão (no colo uterino) para os procedimentos de histeroscopia e laparoscopia. **D.** Os afastadores de Dever são usados durante as operações abdominais para afastar os intestinos e, ocasionalmente, a bexiga. Os afastadores de Dever estreitos são ideais para o afastamento da vagina lateralmente durante a realização de uma histerectomia vaginal.

(Continua)

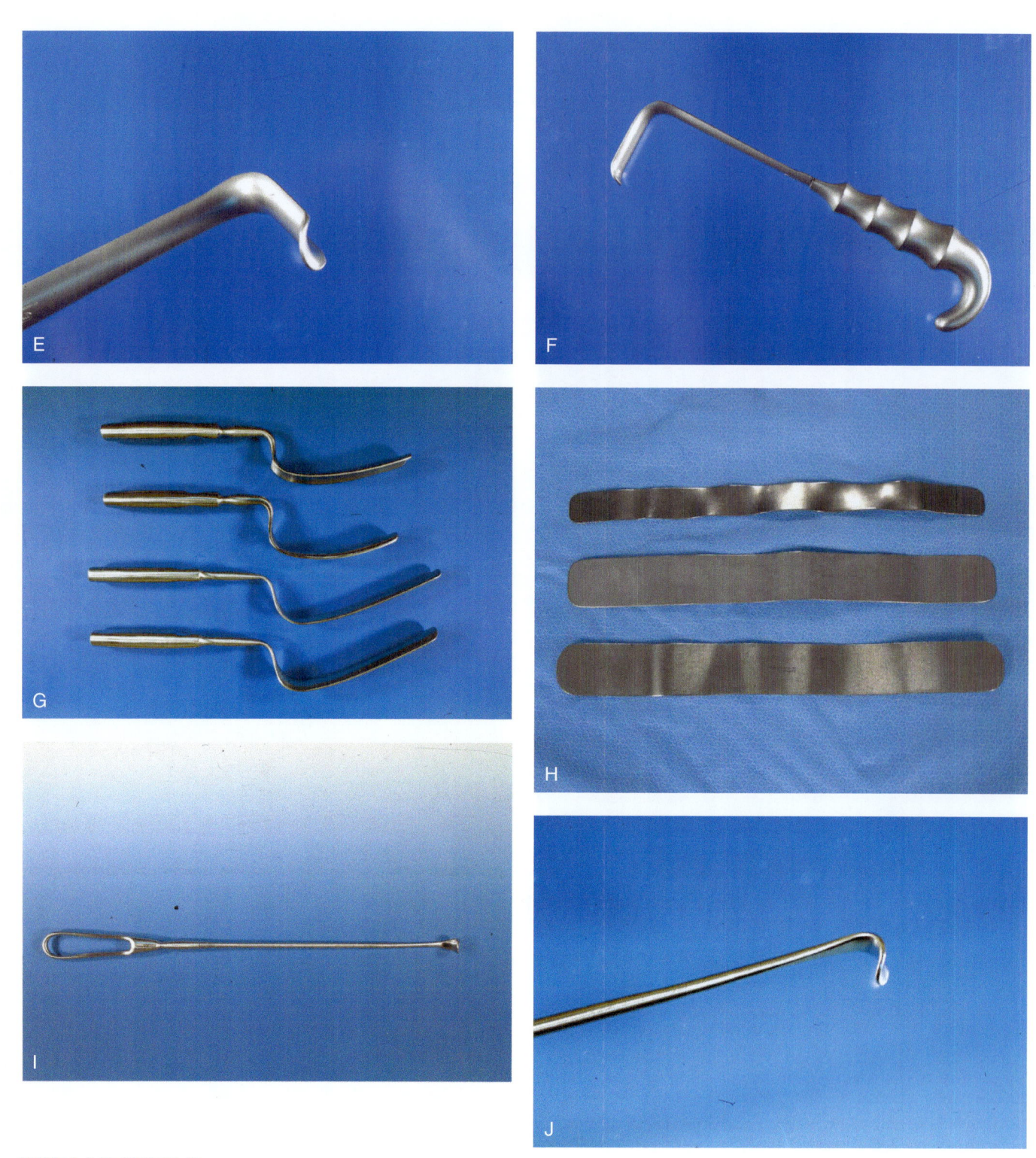

FIGURA 4-11 (CONT.) E. Um pequeno e estreito afastador de Richardson é um dispositivo excelente para afastar a vagina anterior durante a fase inicial da histerectomia vaginal. **F.** O afastador de Richardson também é útil para afastar descida da bexiga durante a abertura da parede vaginal anterior em uma histerectomia vaginal. **G.** Os afastadores de Breisky-Navratil proporcionam uma excelente exposição durante procedimentos de suspensão vaginal, como as operações de suspensão no ligamento sacroespinal. **H.** Os afastadores maleáveis podem ser vergados e moldados em vários formatos, o que permite que sejam desenhados para uma situação clínica específica, seja via abdominal ou vaginal. Eu prefiro o afastador maleável largo para ser colocado atrás do útero no fundo de saco de Douglas de forma a proteger o cólon sigmoide e o reto. **I.** O afastador de veia é usado para afastar estruturas delicadas e deve ser usado com delicadeza. Esse dispositivo é o melhor instrumento para afastar a veia ilíaca externa quando a fossa obturadora é dissecada. **J.** O afastador de veia também é útil no afastamento do ureter.

FIGURA 4-12 O porta-agulhas de Ryder longo é uma ferramenta excelente para suturas profundas quando é necessário o uso de agulhas finas e fios de sutura 3-0 ou menores.

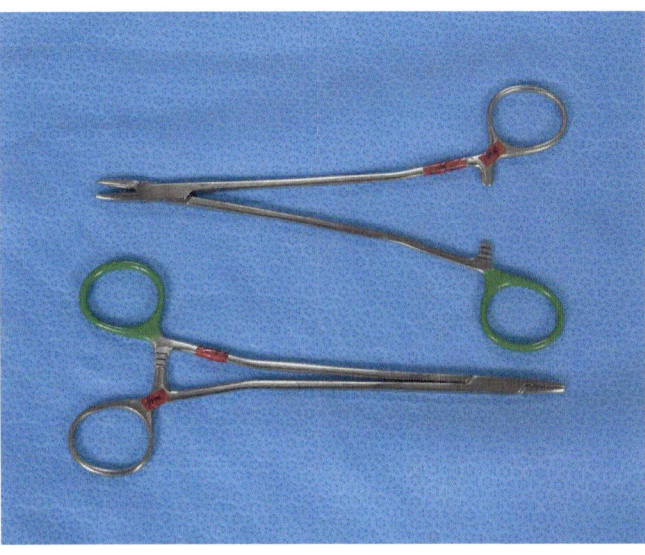

FIGURA 4-13 Este porta-agulhas buldogue fino é usado para suturas finas perto da superfície ou na superfície; por exemplo, na cirurgia vulvar, vaginal inferior, perianal ou uretral.

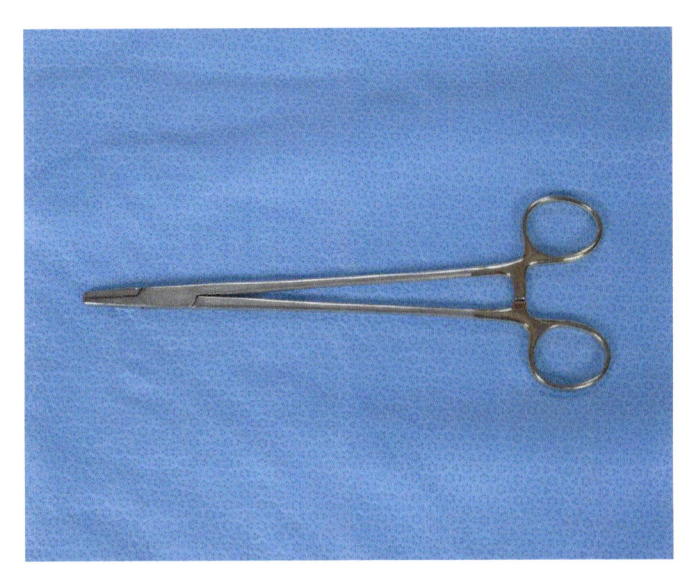

FIGURA 4-14 O porta-agulhas buldogue padrão tem múltiplos propósitos.

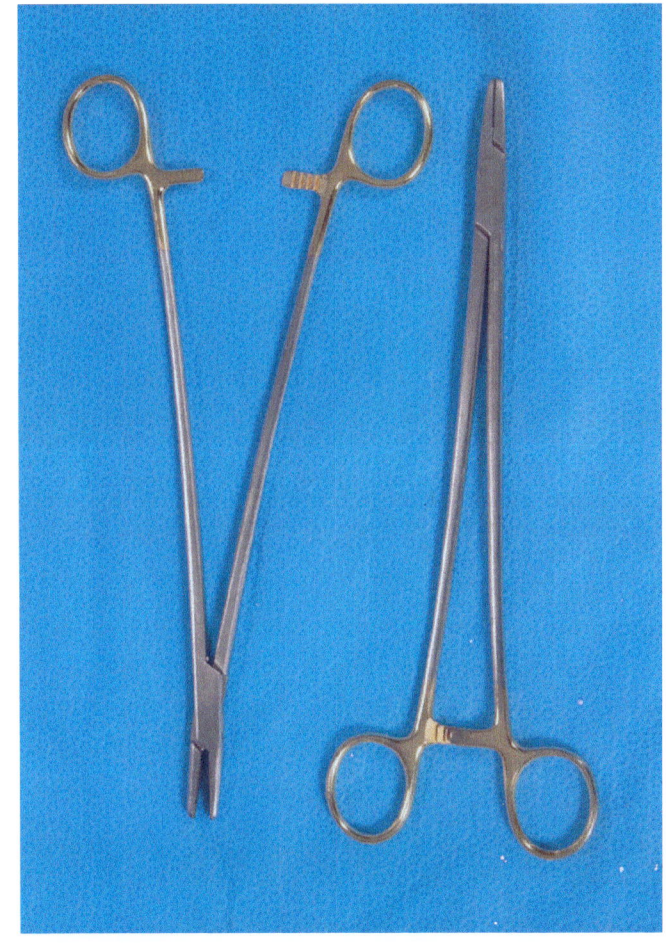

FIGURA 4-15 Os porta-agulhas buldogue longos são úteis para suturas profundas na pelve.

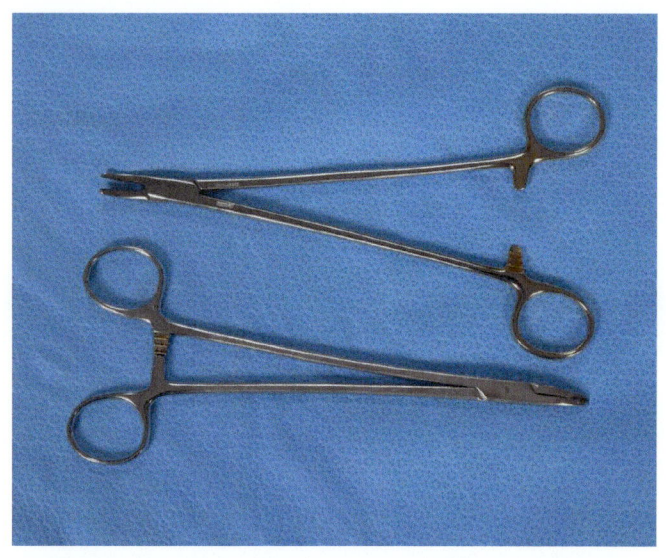

FIGURA 4-16 O porta-agulhas de Haney curvo oferece uma grande vantagem mecânica para direcionar e retirar agulhas de sutura. A agulha é direcionada com a curvatura convexa e é retirada com a curvatura côncava.

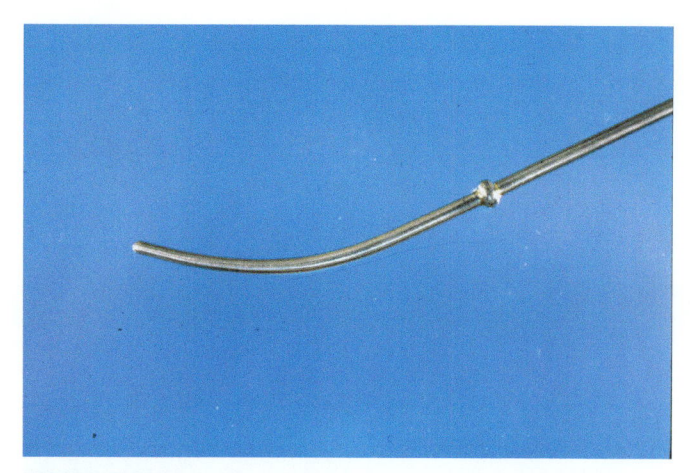

FIGURA 4-17 O dilatador de Hank é suavemente afunilado, o que permite a dilatação menos traumática.

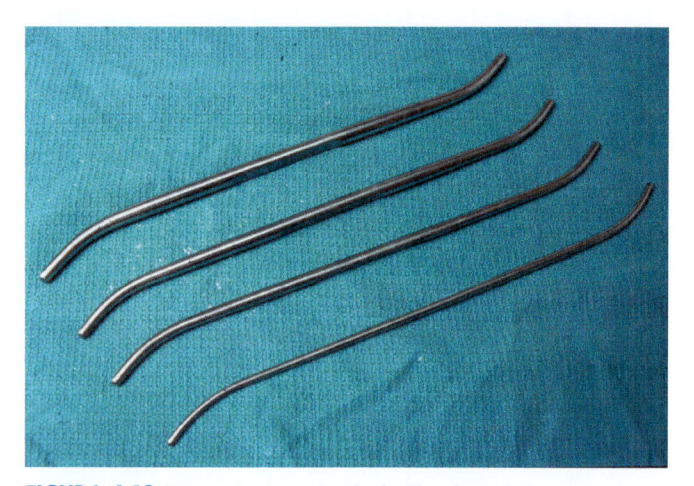

FIGURA 4-18 Este conjunto graduado de dilatadores de Pratt permite uma dilatação cervical gradual e minimamente traumática. Os dilatadores são numerados de acordo com o sistema francês (a divisão por 3 equivale ao diâmetro em milímetros).

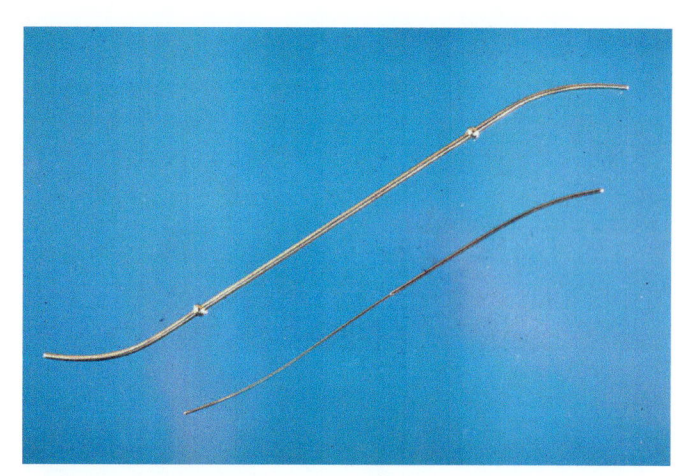

FIGURA 4-19 Acima está o dilatador de Hank. Abaixo está um dilatador vela de Hegar.

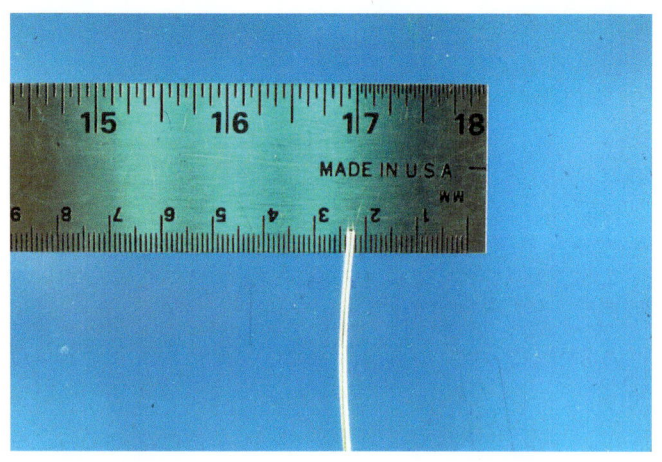

FIGURA 4-20 O dilatador vela de Hegar tem 1,5 mm de diâmetro em uma extremidade e 2,5 mm na extremidade oposta. É ideal para determinar o eixo do canal cervical em caso de estenose cervical.

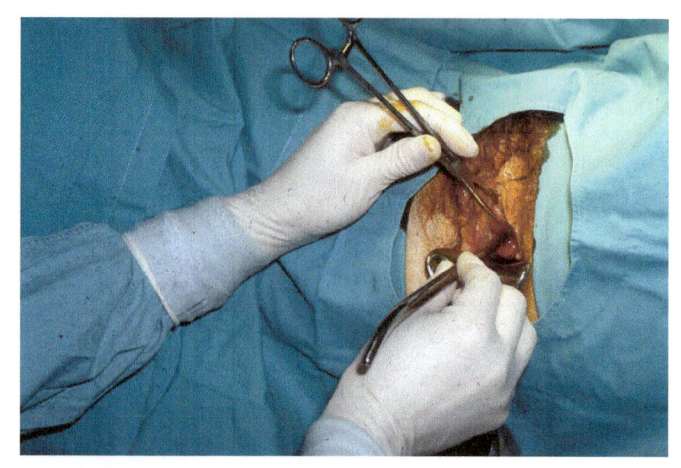

FIGURA 4-21 Uma pinça dentada deve ser acoplada ao lábio anterior do colo uterino para que haja uma contratração durante a dilatação cervical.

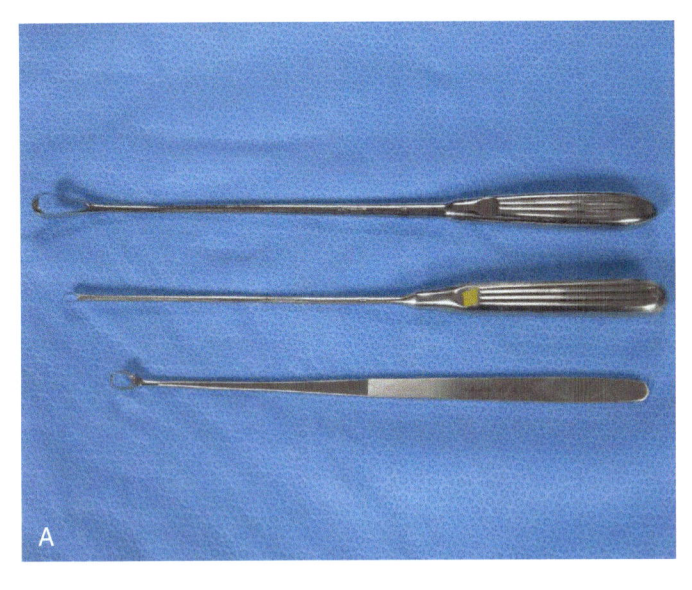

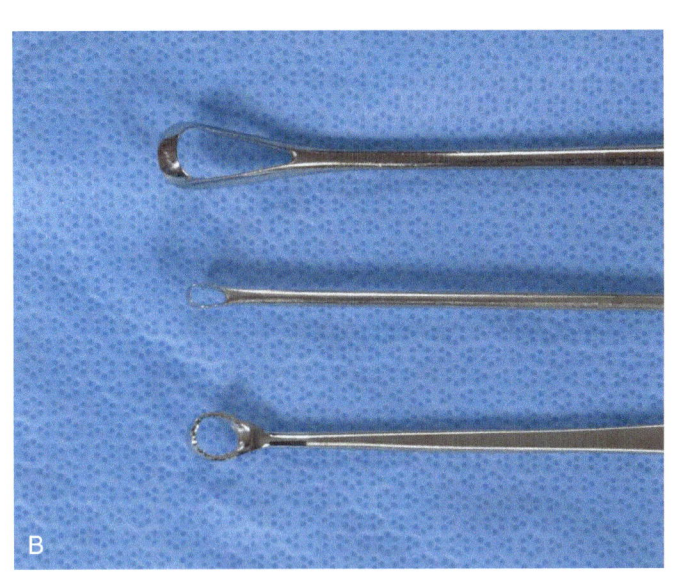

FIGURA 4-22 A cureta de baixo é uma cureta afiada e serrilhada (de tipo Haney), que é ideal para curetagem, principalmente em pacientes não grávidas. O mesmo pode ser dito da cureta pequena e afiada (*no meio*). A cureta grande e afiada no topo é apropriada para curetar produtos de concepção. **B.** Visão em close das curetas ilustradas na Figura 4-22A.

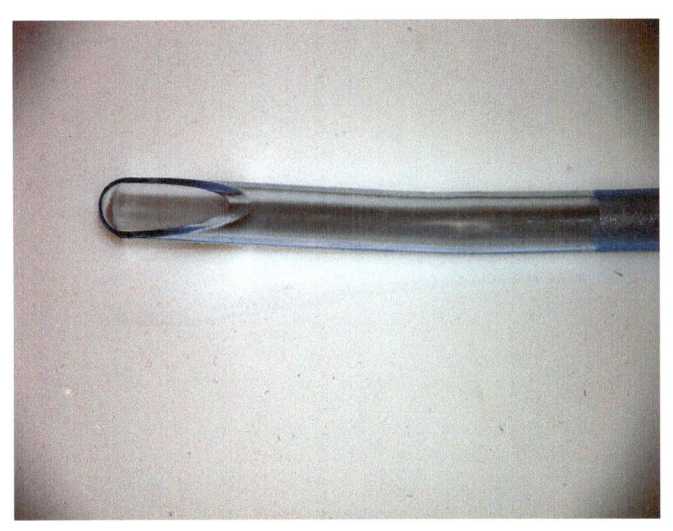

FIGURA 4-23 As cânulas de sucção estão disponíveis em uma variedade de diâmetros, entre 6 e 14 mm. O dispositivo ilustrado aqui tem 12 mm de diâmetro.

CAPÍTULO 5

Material de Sutura, Técnicas de Sutura e Nós

Michael S. Baggish

Tipos de Sutura

Os fios de sutura são usados para fechar feridas, segurar vasos sangrantes e selar estruturas viscerais. Há uma grande variedade de materiais de sutura, que variam em termos de tamanho, material, conteúdo e consistência. Com fins de explicação, os vários fios de suturas podem ser divididos em **absorvíveis** e **não absorvíveis**. Os materiais absorvíveis são quebrados pelos sistemas de enzimas do corpo e se desintegram virtualmente (Fig. 5-1). As suturas não absorvíveis resistem à ação enzimática e ficam mais ou menos permanentemente no corpo (com exceção da seda, que desaparece em 2 anos) (Tabelas 5-1 e 5-2, Fig. 5-2). A resistência à tração, particularmente ao longo do tempo, é maior com suturas não absorvíveis. As suturas são medidas com base em diâmetros equivalentes à U.S. Pharmacopeia, (USP) (Tabela 5-3). Em tecidos infectados ou áreas contaminadas, as suturas absorvíveis têm a vantagem de fornecer resistência à tração e, depois, desaparecer. Elas têm menos probabilidade de gerar um ninho de corpo estranho para inflamação contínua, infecção e subsequente formação de cavidade. Por outro lado, o fechamento abdominal em situações de infecção grave é um indicativo para o uso de material de sutura não absorvível, de modo a minimizar o risco de deiscência e/ou evisceração. Quase todos os fios de sutura modernos são **cravados** em uma **agulha** (Fig. 5-3).

TABELA 5-1 Tipos de Material de Sutura	
Sutura absorvível	**Tempo de degradação**
Categute simples	7 a 10 dias
Categute cromado	12 a 24 dias
Vicryl® (revestido, trançado, poliglactina)	50% de resistência à tração por 3 semanas, perdida totalmente em 5 semanas
PDS II (monofilamento polidioxanona)	50% de resistência à tração por 4 semanas, 25% em 6 semanas
Maxon (polidioxanona monofilamento)	50% de resistência à tração por 4 semanas, 25% em 6 semanas
Sutura não absorvível	**Resistência à tração relativa**
Algodão	+
Seda	++
Nylon	+++
Poliéster e polipropileno	++++
Fio de aço	+++++

As agulhas podem geralmente ser divididas em dois grandes grupos: **cortantes** e **cilíndricas**. As agulhas cortantes são usadas para penetrar em tecidos mais densos e firmes (como tecido fibroso, periósteo e ligamentos fasciais). As agulhas cortantes têm uma **ponta triangular** (Fig. 5-4). Se a borda cortante estiver na curvatura interna da agulha, trata-se de uma agulha de corte padrão. Se estiver na curvatura externa da agulha, trata-se de uma agulha de corte reverso. As agulhas rombas têm uma **ponta em formato de cone** e são ideais para a penetração em tecido mole e para produzir a menor perfuração possível (Fig. 5-5).

Algumas variações e configurações de agulha estão disponíveis para o cirurgião. As **agulhas retas** são apropriadas para o fechamento subcuticular. A agulha curva e fios de **desprendimento** permitem que o fio saia da agulha com um pequeno puxão. A última é ideal para a rápida colocação de pontos individuais. Fio/agulha de **não desprendimento** é significativamente mais longo e permite a colocação de vários pontos na sutura. A maioria das agulhas usadas para cirurgia ginecológica tem 1/2c (meio círculo) ou 5/8c; a 5/8c está obviamente mais próxima de completar o círculo que a 1/2c. A outra designação de agulha está relacionada com tamanho relativo e a espessura. O Vicryl® zero (Vycril-0®) é geralmente colocado em uma agulha CT-1 e CT-2, enquanto o Vicryl-1® é acoplado a agulhas maiores, CT-0 ou CT-X. Por outro lado, uma sutura mais fina (p. ex., Vicryl® 4-0 ou 3-0) é colocada em uma agulha SH mais fina (Fig. 5-6A).

Seleção de Fios de Sutura

O fio de sutura deve ser selecionado com base em alguns parâmetros: (1) o **volume do tecido** que deve ser segurado, (2) a **resistência à tração** do tecido a ser suturado e (3) o potencial de **contaminação bacteriana**. Uma orientação geral que pode guiar o cirurgião ginecológico é a recomendação de que o menor fio de sutura que pode mais adequadamente fazer o trabalho é o melhor fio para ele. Por exemplo, selecionar um fio de sutura 0 ou 1 para ligar uma pequena arteríola na parte profunda da pelve não faz sentido, já que um ponto 3-0 ou 4-0 seria suficiente. Por outro lado, tentar ligar um pedículo vascular uterino ou um pedículo do ligamento infundíbulo pélvico com um fio de sutura 3-0 em vez de um 0 é igualmente imprudente. Um fio de **sutura trançada** tem maior propensão à contaminação com restos e bactérias nos interstícios da trança em comparação com um fio de

O texto continua na página 114.

TABELA 5-2 Características dos fios de sutura Ethicon									
Fios de sutura Ethicon	Material	Natural/ sintético	Construção	Revestimento (se aplicável)	Cor do material	Variedade de tamanhos disponíveis	Perfil da retenção de resistência	Tempo de absorção	Processo de absorção
Categute de absorção rápida	Serosa de intestino bovino ou submucosa de intestino de ovelha	Natural	Monofilamento (virtual)	N/A	Marrom-amarelado	5/0-8/0	5 a 7 dias*	21 a 42 dias	Digestão enzimática proteolítica
Categute simples	Serosa de intestino bovino ou submucosa de intestino de ovelha	Natural	Monofilamento (virtual)	N/A	Marrom-amarelado	3-7/0	7 a 10 dias*	70 dias	Digestão enzimática proteolítica
Categute cromado	Serosa de intestino bovino ou submucosa de intestino de ovelha	Natural	Monofilamento (virtual)	Sais de cromo	Marrom-azulado	3-7/0	21 a 29 dias*	90 dias	Digestão enzimática proteolítica
Sutura Vicryl[†] Rapide revestida (poliglactina 910)	Poliglactina 910	Sintético	Trançada	Estearato de cálcio Poliglactina 370	Sem tingimento (natural)	1-5/0	50% em 5 dias, 0% em 10 a 14 dias	42 dias	Hidrólise
Sutura Vicryl[†] revestida (poliglactina 910)	Poliglactina 910	Sintético	Trançada	Poliglactina 370	Violeta sem tingimento (natural)	3-8/0	75% em 14 dias 50% em 21 dias 25% em 28 dias[‡]	56 a 70 dias (63 dias em média)	Hidrólise
Sutura de monofilamento Vicryl[†] revestida (poliglactina 910)	Poliglactina 910	Sintético	Monofilamento	N/A	Violeta sem tingimento (natural)	9/0-10/0	75% em 14 dias 40% em 21 dias	56 a 70 dias (63 dias em média)	Hidrólise
Sutura Vicryl[†] Plus revestida (poliglactina 910)	Poliglactina 910	Sintético	Trançada	Poliglactina 370 Irgacare mp[§] (triclosan)	Violeta sem tingimento (natural)	2-5/0	75% em 14 dias 50% em 21 dias 25% em 28 dias	56 a 70 dias (63 dias em média)	Hidrólise
Sutura sem tingimento Monocryl[†] (poliglecaprone 25)	Poliglecaprone 25	Sintético	Monofilamento	N/A	Sem tingimento (natural)	2-6/0	50 a 60% em 7 dias 20 a 30% em 14 dias	91 a 119 dias	Hidrólise
Sutura com tingimento Monocryl[†] (poliglecaprone 25)	Poliglecaprone 25	Sintético	Monofilamento	N/A	Violeta	2-6/0	60 a 70% em 7 dias 30 a 40% em 14 dias	91 a 119 dias	Hidrólise
Sutura PDS II[†] (polidioxanona)	Polidioxanona	Sintético	Monofilamento	N/A	Violeta-claro	2-9/0	70% em 2 semanas 50% em 4 semanas 25% em 6 semanas	180 a 210 dias	Hidrólise lenta

	Material			Cor	Tamanho	Resistência à tração*	
Sutura de seda Perma-Hand[†]	Seda	Natural	Trançado	Preto Branco	5-9/0	Cerca de 1 ano	N/A
Sutura cirúrgica de aço inoxidável	Aço inoxidável 316L	Liga natural	Monofilamento	Prata metálico	7-10/0	Indefinido	N/A
Sutura de nylon trançado Nurolon[†]	Nylon 6	Sintético	Trançado	Preto	1-6/0	20% de perda/ano	N/A
Sutura de nylon Ethilon[†]	Nylon 6	Sintético	Monofilamento	Preto Verde-claro	2-11/0	20% de perda/ano	N/A
Sutura de fibra de poliéster Mersinele[†]	Poliéster/Dacron	Sintético	Trançado	Verde Branco	5-6/0	Indefinido	N/A
Sutura de fibra de poliéster Mersinele[†]	Poliéster/Dacron	Sintético	Monofilamento	Verde	10/0-11/0	Indefinido	N/A
Sutura de poliéster Ethibond Excel[†]	Poliéster/Dacron	Sintético	Trançado	Verde Branco	5-7/0	Indefinido	N/A
Sutura de polipropileno PROLENE[†]	Polipropileno	Sintético	Monofilamento	Azul-claro	2-10/0	Indefinido	N/A
Sutura (hexa-fluoropropileno-VDF) Pronova[†] Poli	Mistura de polímero com poli(fluoreto de vinilideno) e poli(fluoreto de vinilideno-co-hexa-fluoropolipropileno)	Sintético	Monofilamento	Azul-claro	2-10/0	Indefinido	N/A
Adesivo tópico para pele	Material	Sintético					
Adesivo tópico para pele DERMABOND[†]	Cianoacrilato 2-Octil	Sintético	Adesivo tópico líquido	Violeta muito claro	N/A	5 a 10 dias	N/A

*Resistência à tração estimada
[†]Marca registrada
[‡]Tamanho 6/o ou maior
[§]Marca Registrada da Ciba Specialty Chemicals Corp.

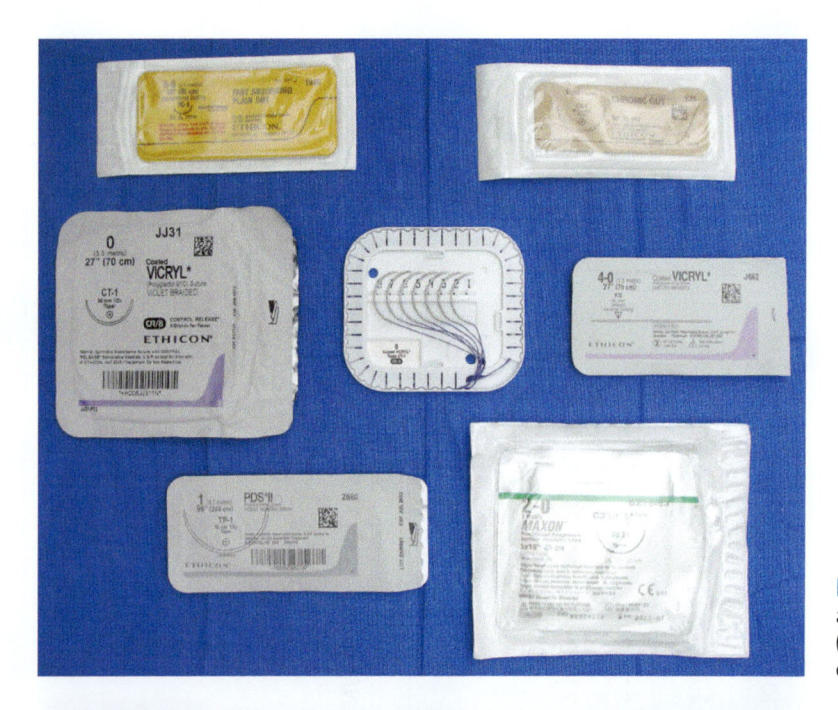

FIGURA 5-1 Uma variedade de materiais de sutura absorvível está ilustrada: categute simples, categute cromado (linha de cima), Vicryl® (linha do meio), PDS®, Maxon® (linha de baixo).

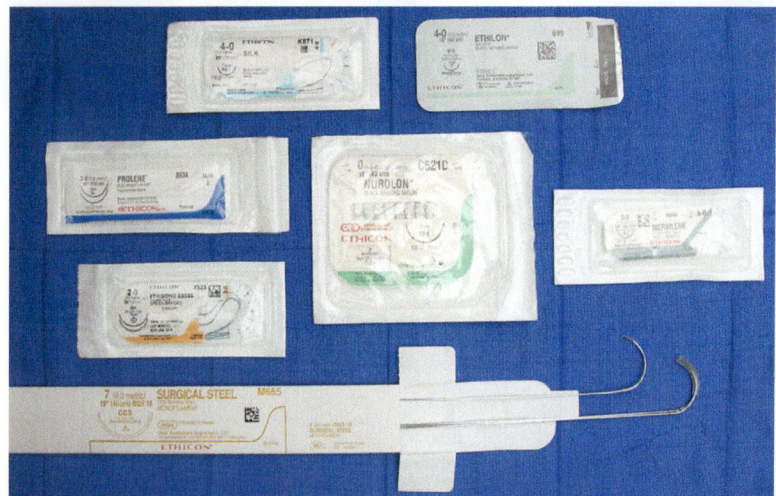

FIGURA 5-2 Suturas não absorvíveis, incluindo seda, nylon monofilamentar (linha de cima), polipropileno, nylon trançado, Mersilene®; poliéster (linha do meio), fio de aço (linha de baixo).

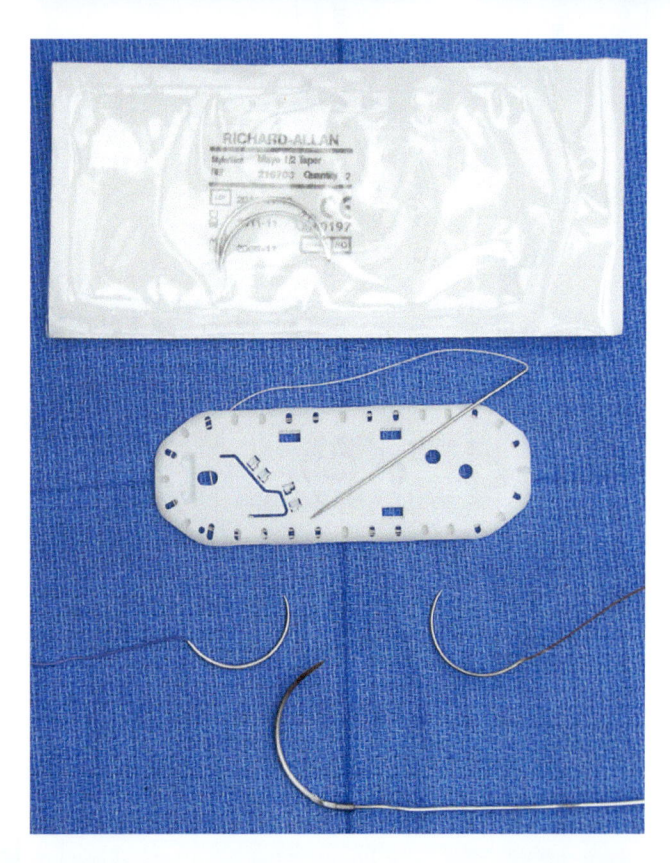

FIGURA 5-3 Alguns tipos de agulhas são mostrados aqui com o material de sutura afilado na agulha.

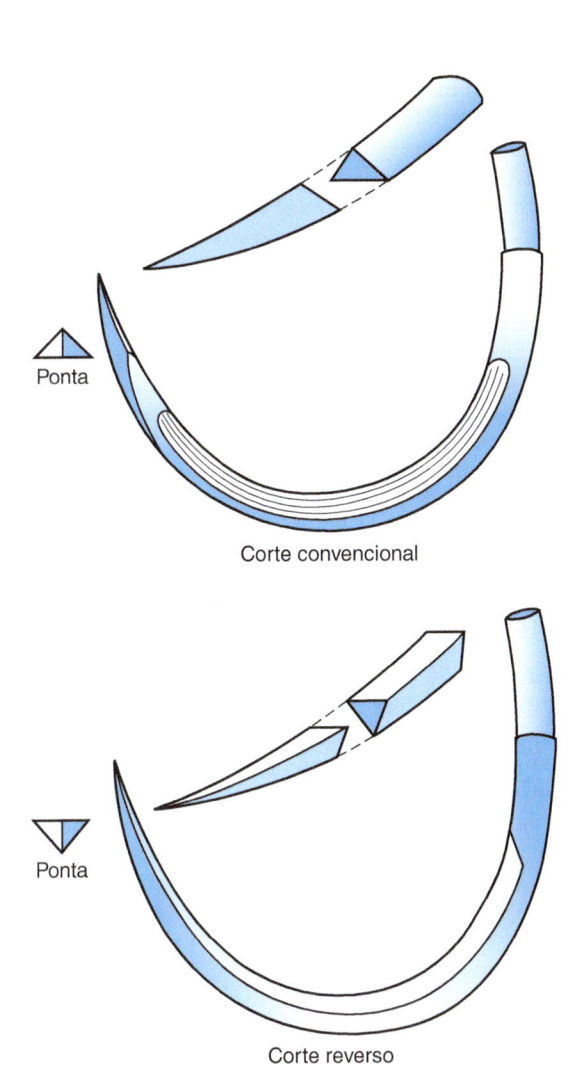

FIGURA 5-4 A figura de cima mostra uma agulha de corte padrão com ponta triangular e borda cortante localizada na curvatura interna da agulha. Abaixo, uma agulha de corte reversa com a borda cortante posicionada na curvatura externa da agulha.

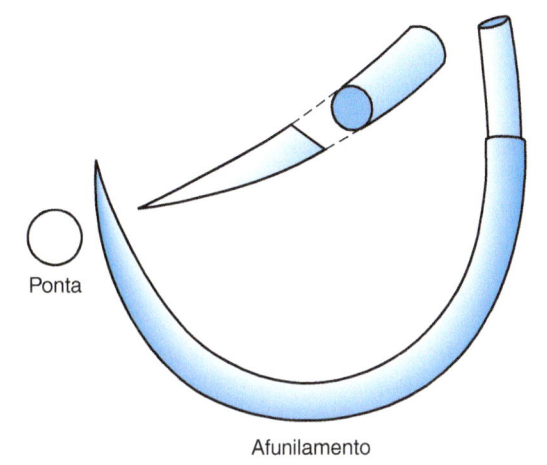

FIGURA 5-5 Observa-se que a agulha cilíndrica tem uma ponta cônica e cria um orifício relativamente menor que uma agulha cortante.

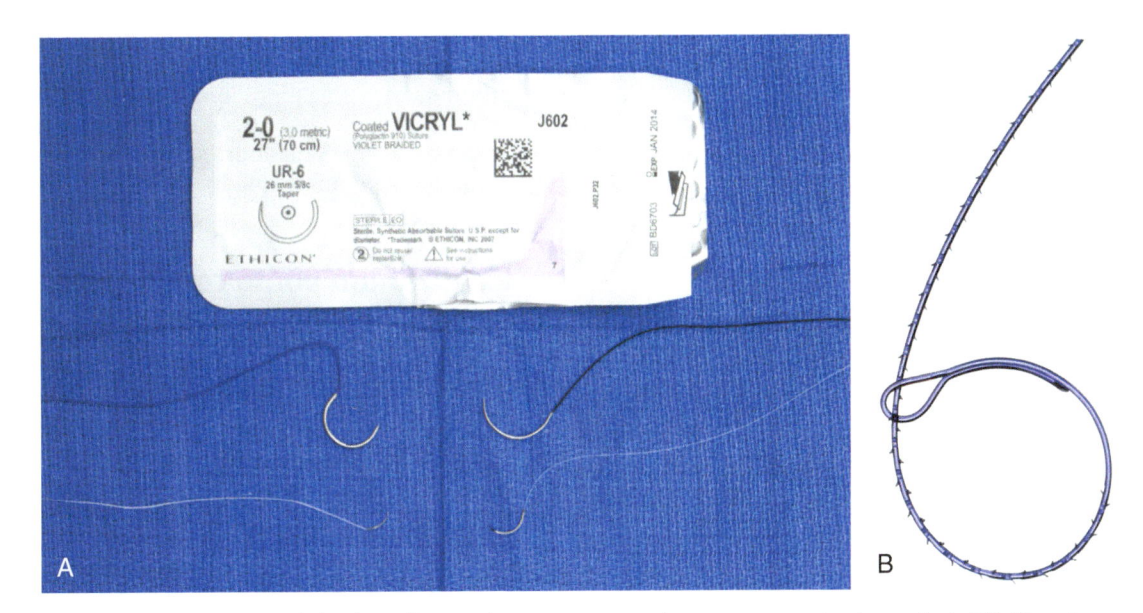

FIGURA 5-6 A. Esta figura ilustra algumas variedades de agulhas circulares. *Na parte superior*, um pacote contendo um círculo 5/8. *No meio*, um círculo 5/8 e um círculo 1/2. *Na parte inferior*, um círculo 1/4 e um círculo 3/8. **B.** O fio de sutura absorvível V-Loc® (poligliconato) é farpado para evitar deslizamento e não requer nó terminal.

TABELA 5-3 Tamanhos dos fios de sutura	
Sutura	Diâmetro médio, centímetros
5-0	0,14
4-0	0,20
3-0	0,254
2-0	0,324
0	0,40
1	0,45

sutura monofilamentar. O fio de sutura de seda é fácil de manejar e fácil e dar o nó; assim, forma um nó seguro. Não deve ser usado na bexiga e, nesse caso, também não deve ser usado nenhum material de sutura não absorvível. A sutura de nylon é muito forte, mas requer muitas laçadas para evitar que se desfaça. O material de sutura de poliéster tem todas as vantagens da seda e melhor força e integridade. O polipropileno (Prolene®) não adere ao tecido e é menos reativo que o nylon. É ideal para situações em que os tecidos estão infectados ou contaminados. Um conceito de estrutura relativamente recente foi desenvolvido pela Covidien (New Haven, Conn.). A tecnologia unidirecional farpada não desliza e não requer que se dê nó (Fig. 5-6B).

Técnicas de Sutura

Algumas técnicas de sutura são úteis para a cirurgia pélvica. A fáscia ou a pele devem ser fechadas com suturas simples (Fig. 5-7A) ou, de maneira alternativa, com suturas em colchoeiro (Fig. 5-7B e C). Prefiro essas técnicas em vez da sutura em formato de 8, porque esta última, embora seja excelente como um ponto hemostático, pode comprometer o fluxo sanguíneo, em particular quando estiver apertada. Os fechamentos de pele subcuticulares são comumente usados para incisões abdominais transversas e para incisões de episiotomia. Uma agulha reta é a melhor ferramenta para esse propósito (Fig. 5-8A e B). De maneira alternativa, a pele, o tecido subcutâneo e o peritônio podem ser fechados por uma sutura de curso contínuo (Fig. 5-8C). Um fio de sutura monofilamentar é o mais apropriado para um fechamento contínuo. O peritônio visceral é geralmente fechado por uma sutura de curso contínuo, conforme demonstrado no caso do fechamento após uma cesariana (Fig. 5-9). As lacerações na bexiga são tipicamente fechadas com um fio de sutura cromado contínuo e, em seguida, por uma camada de suturas imbricadas (Fig. 5-10). A fáscia pode ser fechada de maneira segura com uma sutura contínua monofilamentar de PDS ou polipropileno (Prolene®) (Fig. 5-11). Em circunstâncias críticas, o fio de aço inoxidável, o nylon e o Prolene® podem ser usados como pontos separados de maneira ampla através da fáscia e do peritônio em bloco (Fig. 5-12). A técnica perto–longe de Smead-Jones pode ser usada em pacientes com risco de deiscência; também se trata de um fechamento excelente de propósito geral (Fig. 5-13A e B). Técnicas de ligamento em bloco podem ser indicadas com o uso de Prolene-1® para reparar abdomens eviscerados (Fig. 5-14). Os pedículos vasculares são fechados por suturas de ligaduras (Fig. 5-15A até E). Pedículos de vasos grandes e pedículos de ligamentos são transfixados com suturas de ligadura de tipo Heaney (Fig. 5-15F e G). Vasos sangrantes e incisões uterinas são fechadas por ligaduras hemostáticas em formato de 8 (Fig. 5-16). A obliteração do fundo de saco, a cerclagem cervical e o fechamento peritoneal da vagina são realizados com suturas em bolsa (Fig. 5-17A e B). A técnica de hemostasia para a cúpula vaginal aberta é chamada beisebol ou de técnica em camada (Fig. 5-18). Essa sutura contínua pode ser travada para hemostasia adicional (Fig. 5-18). As superfícies sangrantes podem ser melhor manejadas com uma sutura em plicatura (Fig. 5-19A até G). Os intestinos são anastomosados com um padrão de sutura contínuo Connel (Fig. 5-20).

Nó Cirúrgico

Cada cirurgião deve amarrar um nó seguro. Os novos residentes costumam ter dificuldade em dar um nó seguro. Em geral, acabam amarrando nós grosseiros, apertando de uma tal maneira o tecido que o acabam estrangulando. A primeira manobra é cruzar a sutura para criar uma primeira laçada plana. Pode-se escolher uma das duas técnicas: amarração com uma única mão (Fig. 5-21A até I) ou com as duas mãos (Fig. 5-22A até I). Não importa a técnica selecionada, a condição *sinequanon* de um bom nó é o nó quadrado, que não escorrega (p. ex., o nó é amarrado sob contínua tensão).

O Nó do Cirurgião

Este nó é útil para evitar deslizamentos (Fig. 5-23). Os novos residentes frequentemente usam essa técnica. Uma volta extra é dada durante a primeira laçada da amarração. As duas voltas são apertadas e não afrouxam durante a manobra de completar a segunda laçada.

Nó Instrumental

Trata-se de um método providencial para amarrar um fio de sutura fino (p. ex., 5-0 ou menor). A extremidade menor é segurada com uma pinça longa. O material de sutura dá uma volta sobre a pinça e a menor extremidade do ponto é puxada através da volta. A manobra se repete, mas a volta é revertida, criando assim um nó quadrado.

Finalizar um ponto contínuo

Ao terminar uma sutura contínua, a extremidade livre é segurada, assim como a volta final do material de sutura (Fig. 5-25). As duas são amarradas em um nó quadrado.

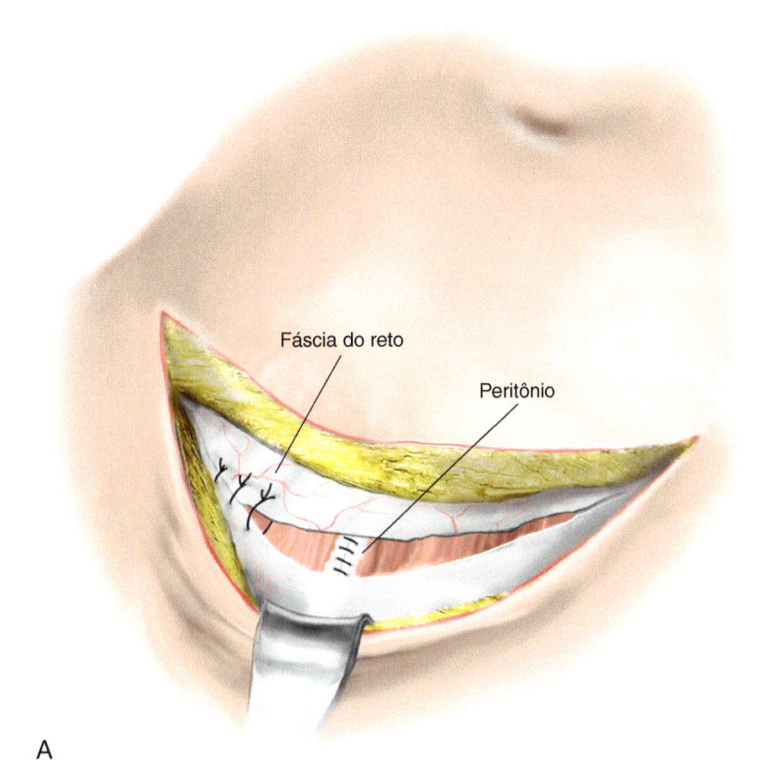

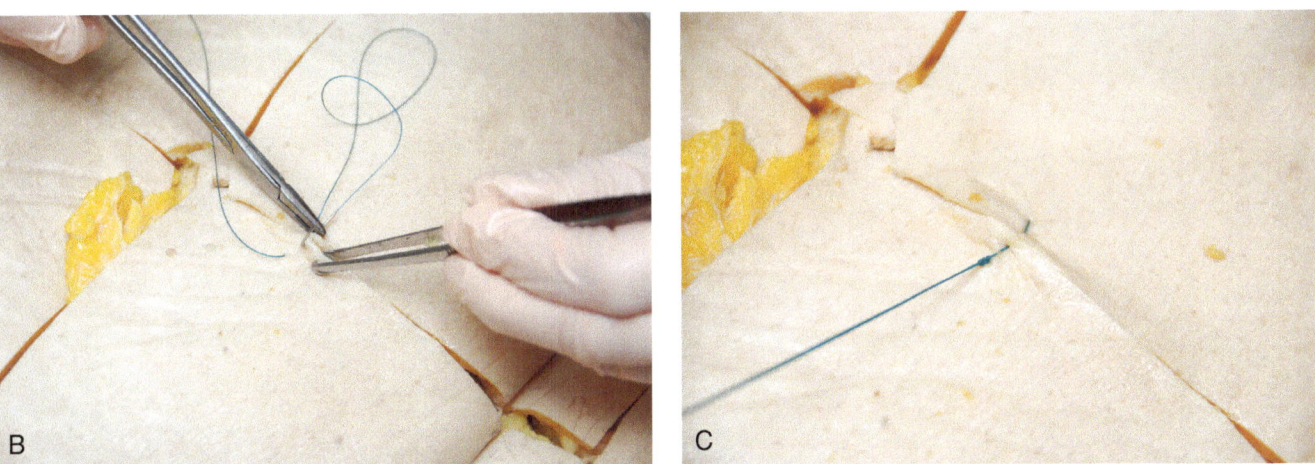

FIGURA 5-7 A. Incisões transversas podem ser fechadas com suturas simples interrompidas através da fáscia. **B.** Uma sutura em colchoeiro está ilustrada aqui. O ponto é passado pela pele, saindo no lado oposto. A agulha é revertida e passada para trás pela pele, saindo no mesmo lado da entrada inicial da agulha. **C.** A sutura é amarrada no lado inicial da pele.

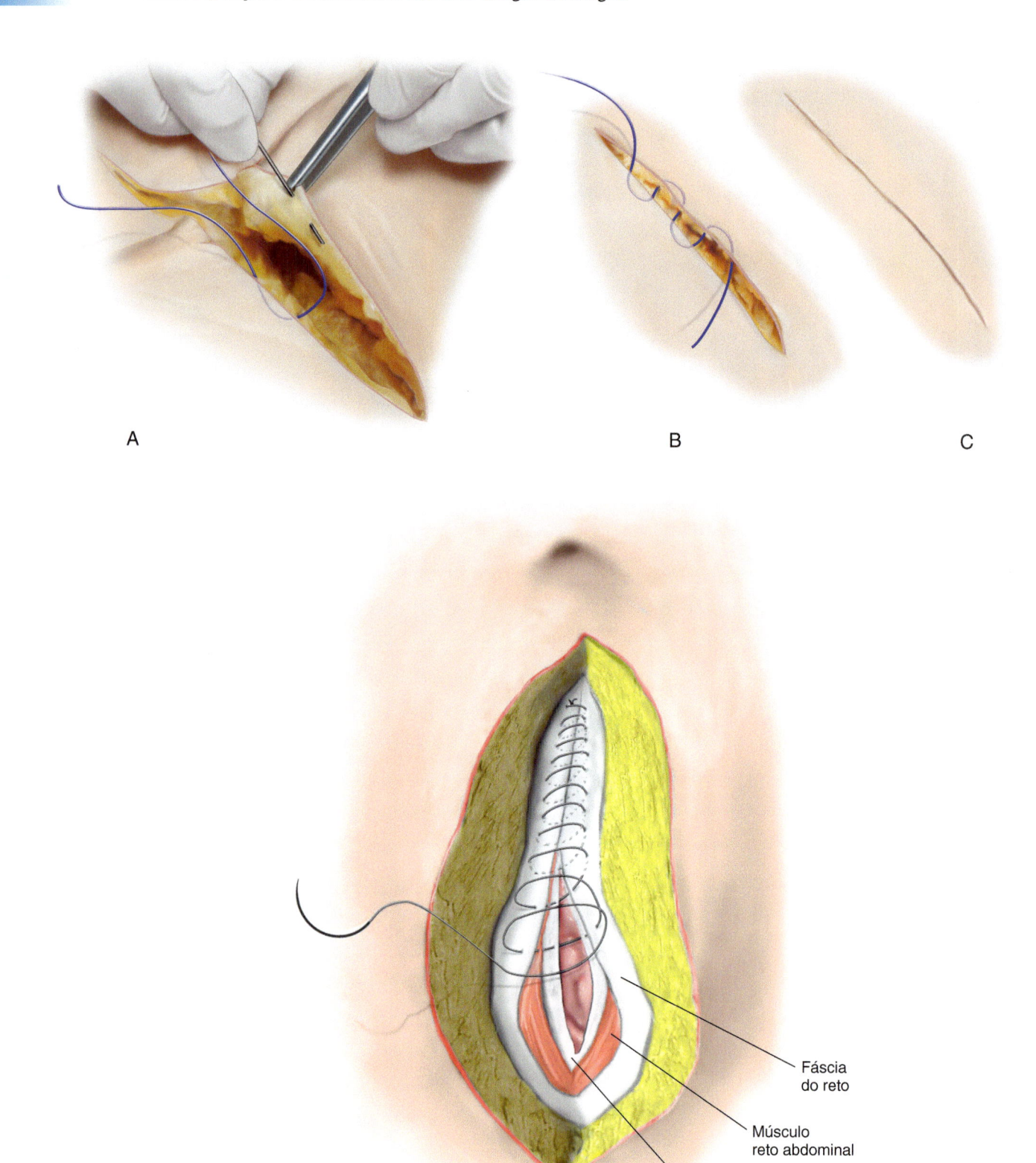

FIGURA 5-8 **A.** A agulha cortante reta é a melhor opção para a colocação de ponto subcuticular. **B.** Detalhe da colocação da linha da sutura subcuticular. **C.** A ferida é fechada. **D.** Fechamento contínuo com material de sutura monofilamentar, 0 ou 1 (p. ex., PDS II®, Prolene®).

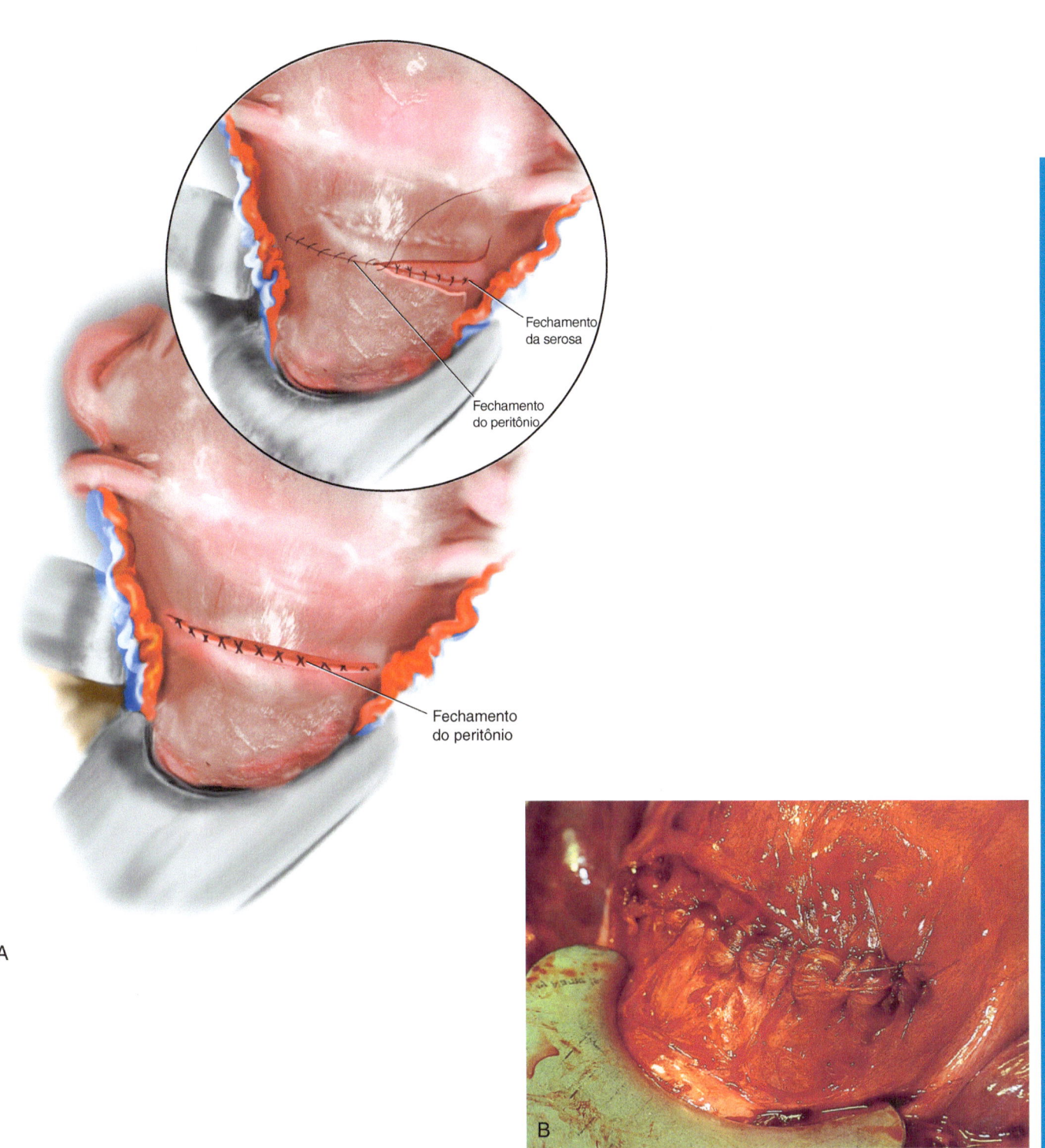

FIGURA 5-9 A. O músculo superficial e a serosa uterina são fechados com suturas contínuas ou contínuas ancoradas de Vicryl-0®. **B.** Depois que a serosa é fechada, o peritônio da bexiga é suturado ao útero na margem superior da incisão.

A

Sutura de categute cromado, primeira linha contínua

Padrão dentro e fora, por cima, dentro e fora

Sutura de segunda linha contínua imbricando o tecido

B

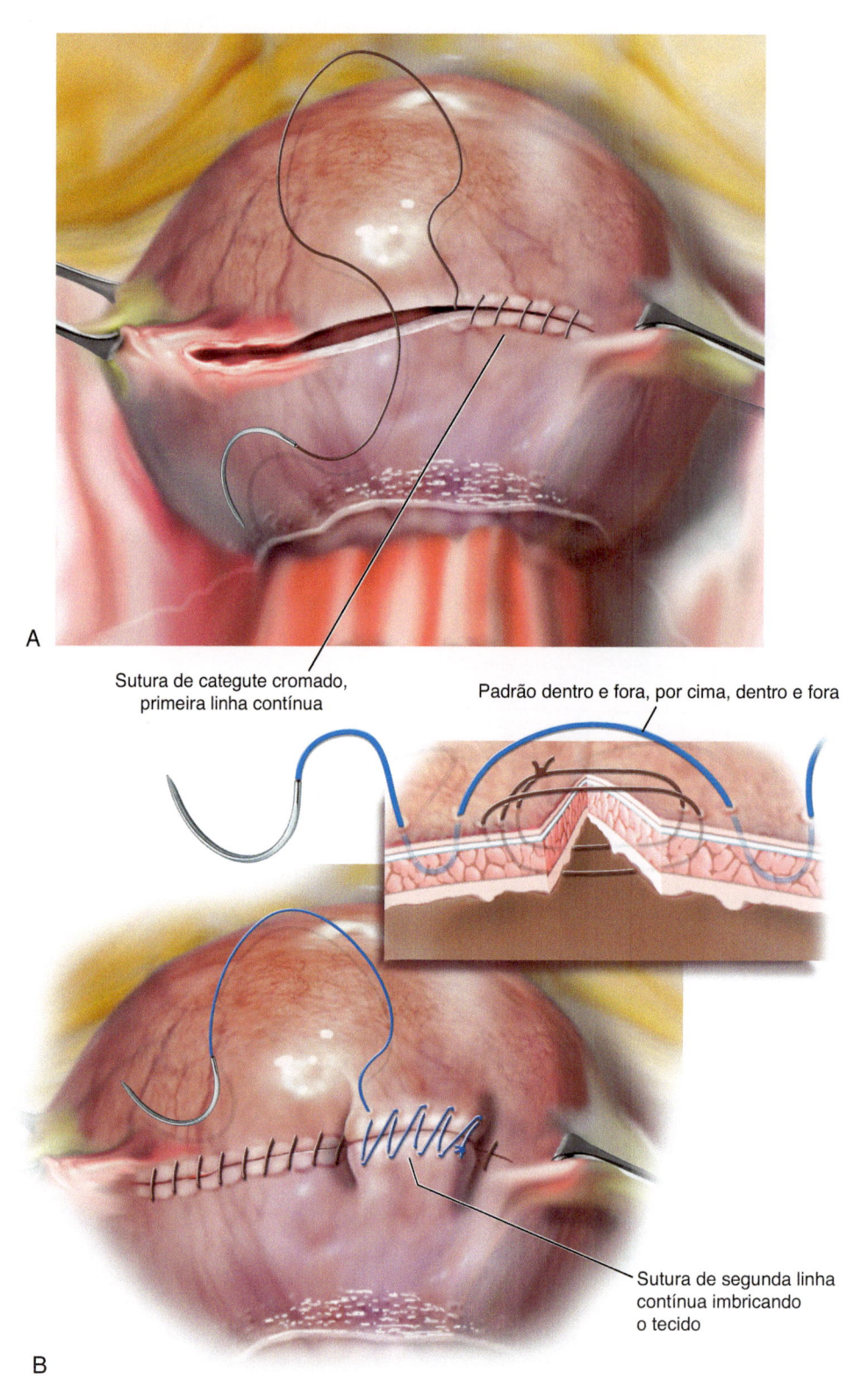

FIGURA 5-10 A. Esta laceração da bexiga é fechada com uma sutura contínua cromada 2-0, que é colocada através de todas as camadas da cúpula da bexiga. **B.** Uma sutura imbricada é colocada cobrindo a primeira camada de suturas.

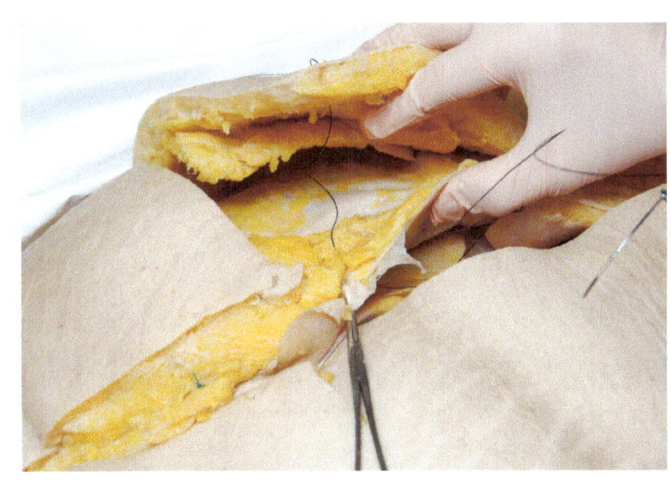

CAPÍTULO 5 Material de Sutura, Técnicas de Sutura e Nós

FIGURA 5-12 O fechamento em bloco é realizado com nylon n° 4 com uma agulha de cirurgião rebitada. O ponto penetra a pele, a gordura, a fáscia e o peritônio.

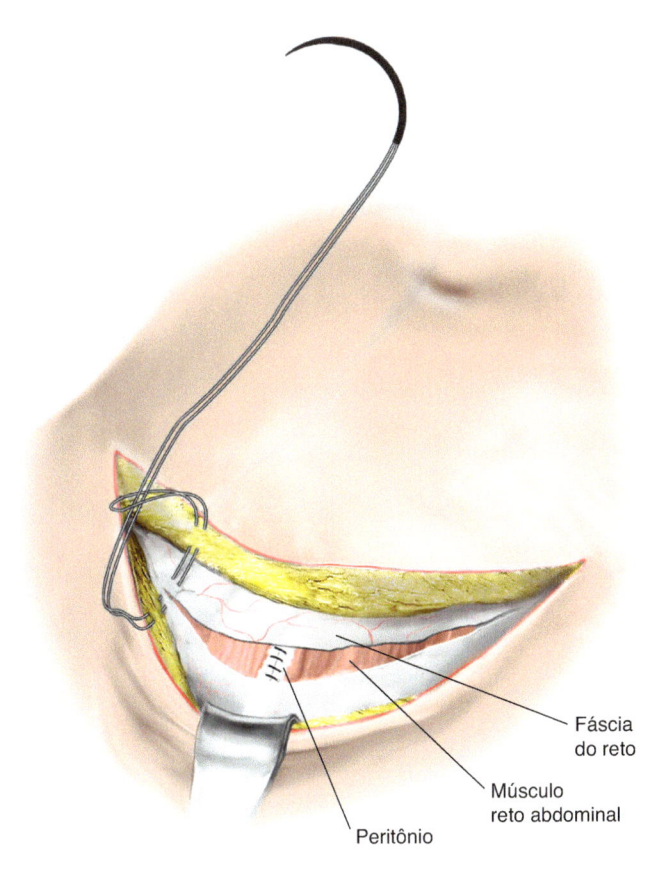

FIGURA 5-11 Um fechamento com PDS II® ou Prolene® em alça de uma incisão transversa está ilustrado neste desenho.

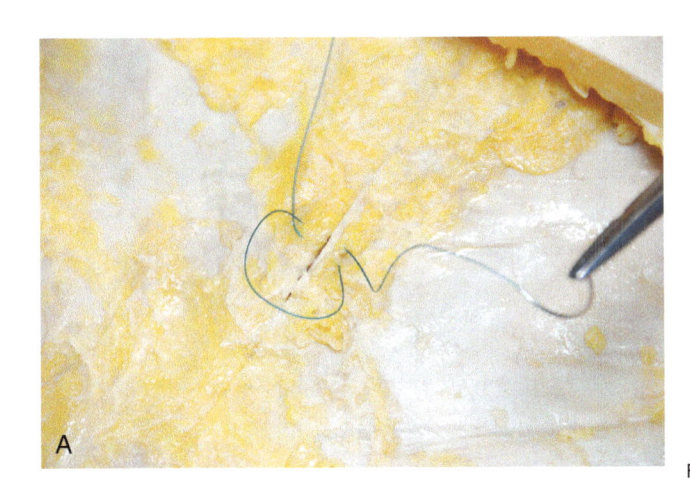

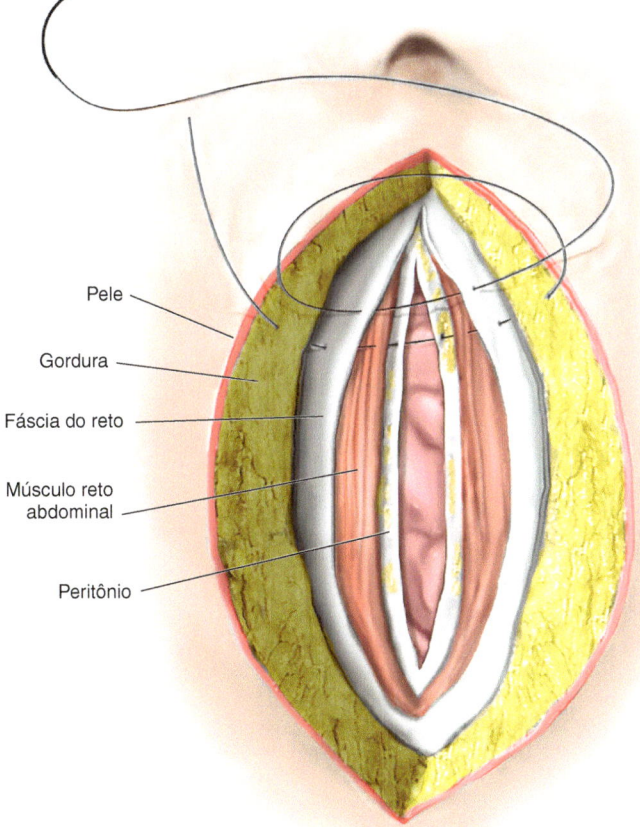

FIGURA 5-13 A. A técnica de fechamento longe-perto da fáscia consiste em uma perfuração inicial profunda na margem da fáscia, que protege o corte do tecido pelo fio, o que é seguido de perfuração na margem da fáscia. A técnica inteira representa uma profilaxia antideiscência. **B.** Visão esquemática do fechamento Smead-Jones.

A

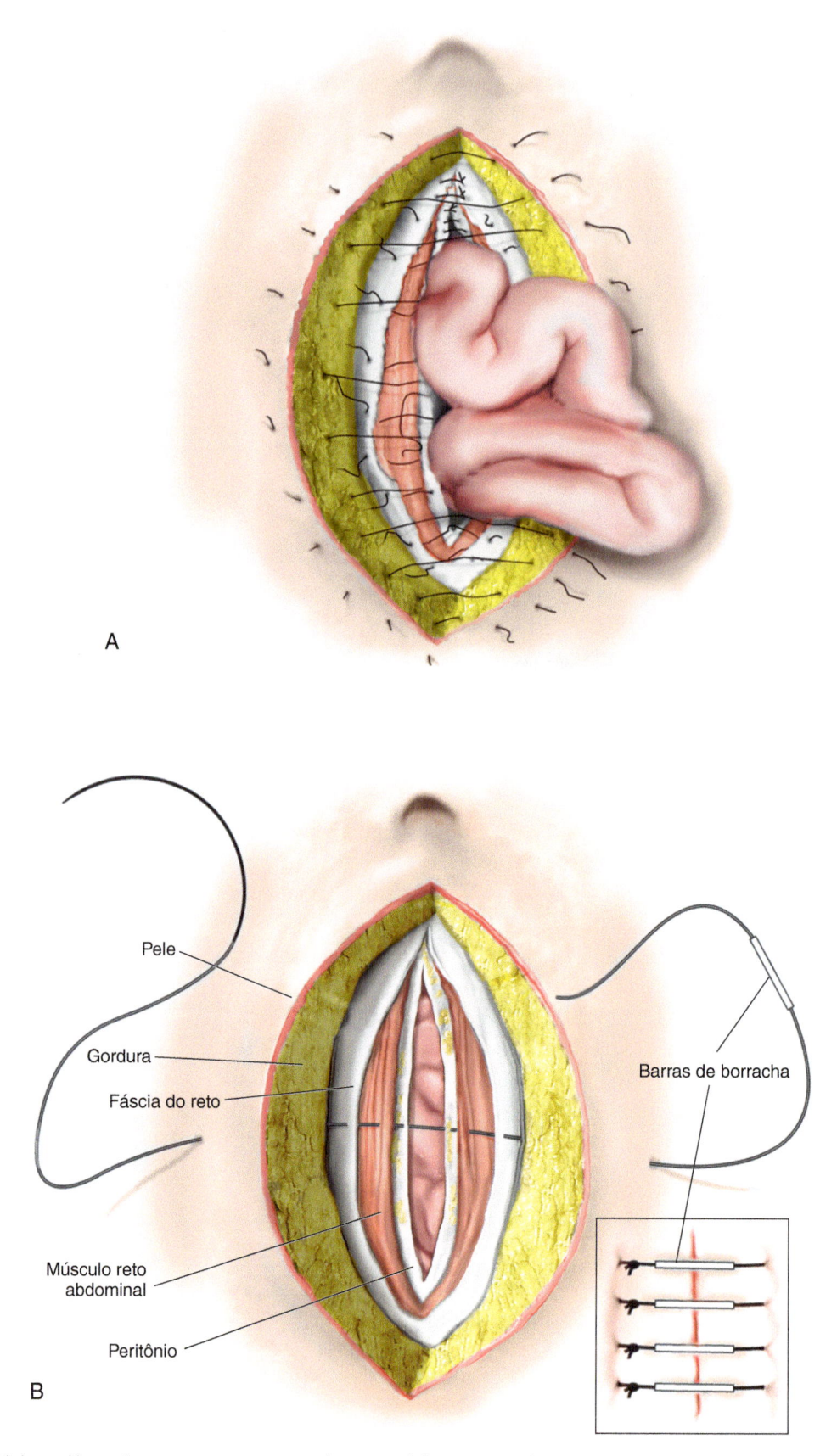

B
- Pele
- Gordura
- Fáscia do reto
- Músculo reto abdominal
- Peritônio
- Barras de borracha

FIGURA 5-14 A. Abdome dilacerado com evisceração. Em geral, o material de sutura excede a resistência à tensão do tecido, ou porque está amarrado muito forte ou porque está colocado muito próximo à borda de corte da fáscia. As suturas podem rasgar o tecido. De maneira alternativa, nós inadequadamente amarrados podem se desatar. **B.** O fechamento de um abdome dilacerado é conseguido com Prolene® n° 2 ou fio de aço inoxidável n° 28 com um fechamento em bloco. Uma grande agulha de cirurgião é colocada com um margem ampla lateral à borda de incisão e é passada através de todas as camadas da parede abdominal. A caixa mostra as barras de borracha inseridas nos fios para proteger a pele subjacente.

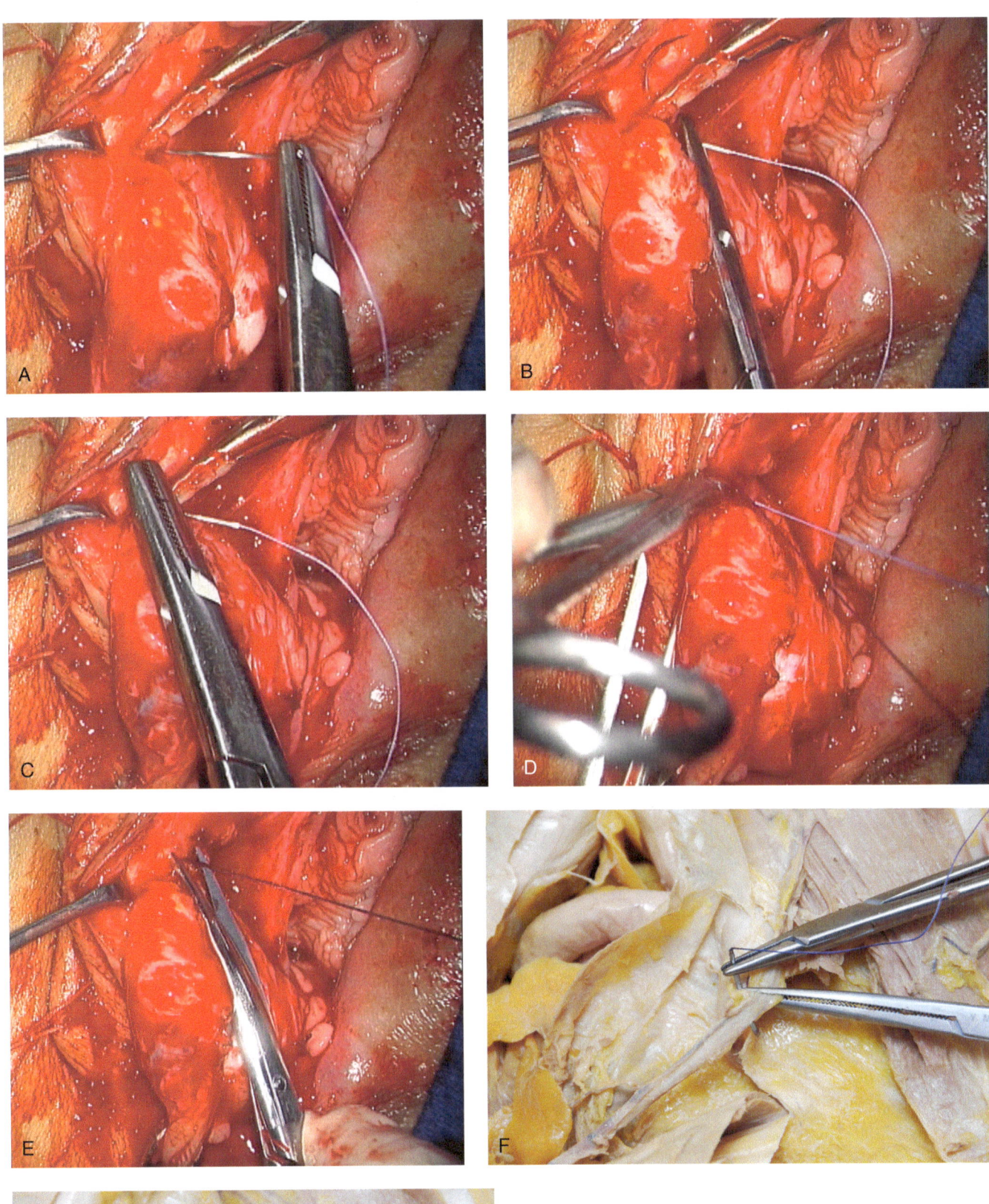

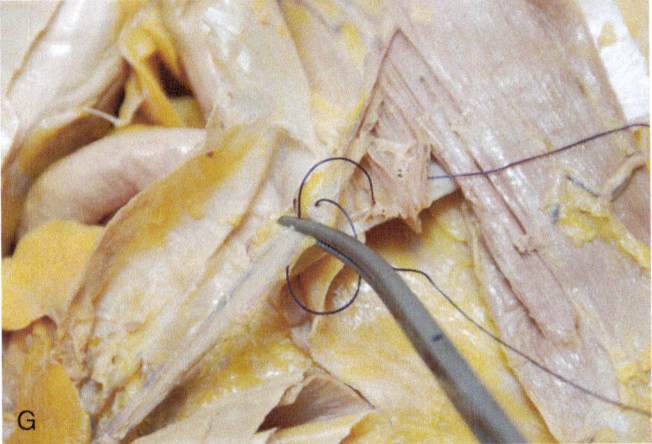

FIGURA 5-15 A. A técnica de sutura de ligadura é iniciada com a passagem da agulha abaixo da ponta da pinça hemostática. **B.** A agulha sai abaixo da ponta da pinça hemostática. **C.** O porta-agulhas agarra a agulha e puxa o ponto através do tecido. **D.** O hemostato é virado e inclinado e o ponto é amarrado atrás da pinça. **E.** O ponto é puxado para baixo e a pinça é removida. O ponto é amarrado três vezes e cortado logo acima do nó. **F.** A sutura de transfixação é colocada primeiro através do tecido na ponta da pinça. **G.** Depois é levada pelo tecido segurado pela ponta da pinça.

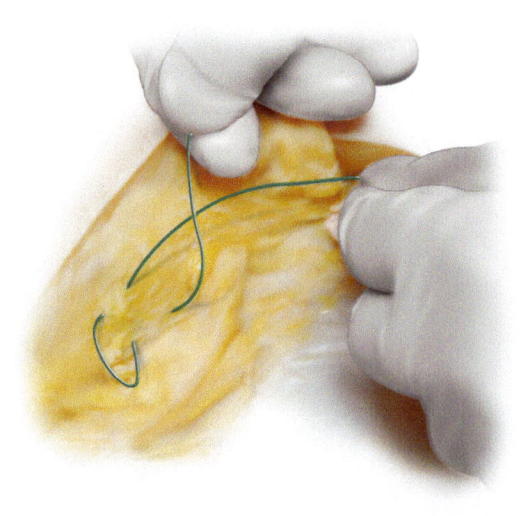

FIGURA 5-16 O ponto em formato de 8 é uma medida hemostática elaborada para selar vasos sangrantes.

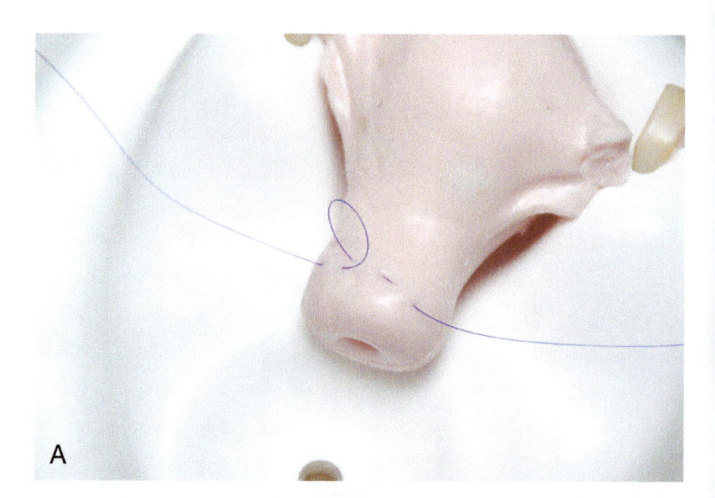

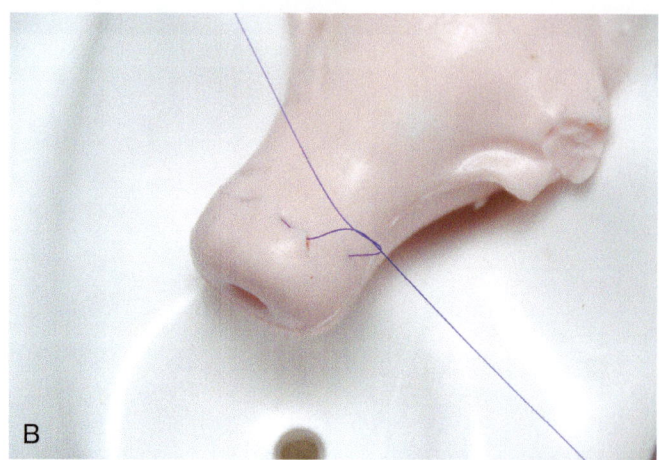

FIGURA 5-17 A. A sutura em bolsa está ilustrada neste modelo uterino. **B.** A circunferência do colo do útero será incluída neste ponto corrido.

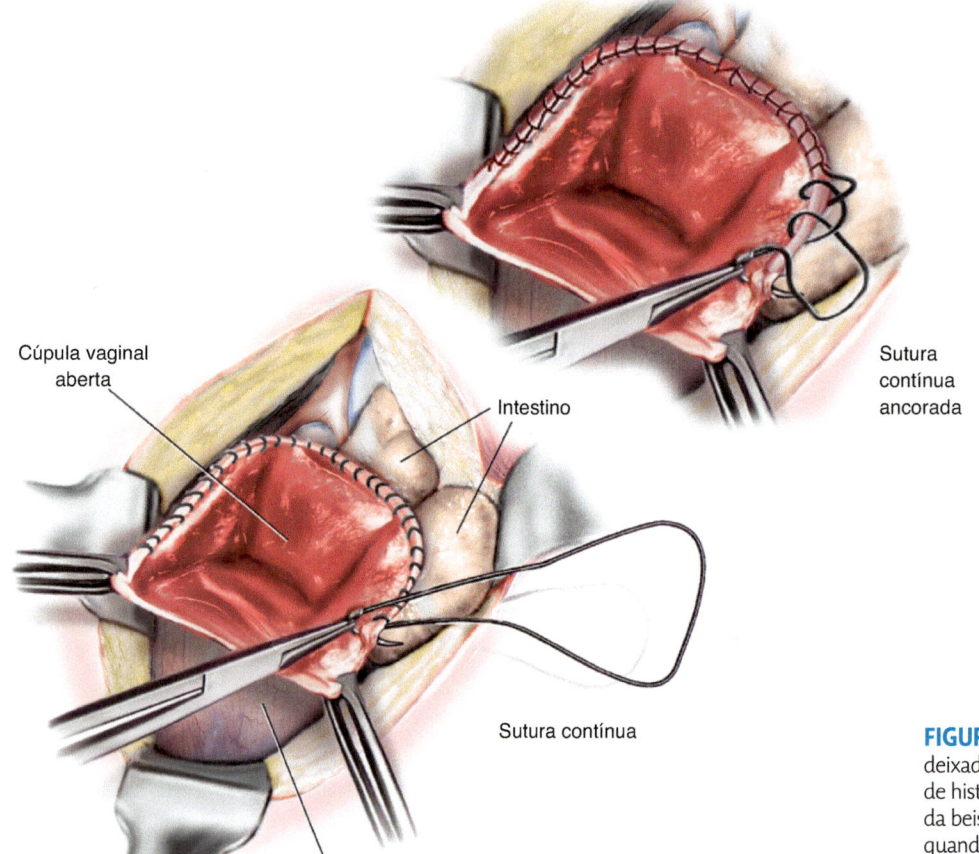

Cúpula vaginal aberta

Intestino

Sutura contínua ancorada

Sutura contínua

Bexiga

FIGURA 5-18 A cúpula vaginal pode ser deixada aberta ou fechada no fim da operação de histerectomia. Este desenho ilustra a técnica da beisebol ou em camada para hemostasia quando a cúpula permanece aberta. *Acima*, uma sutura contínua ancorada é demonstrada; *abaixo*, uma sutura contínua simples.

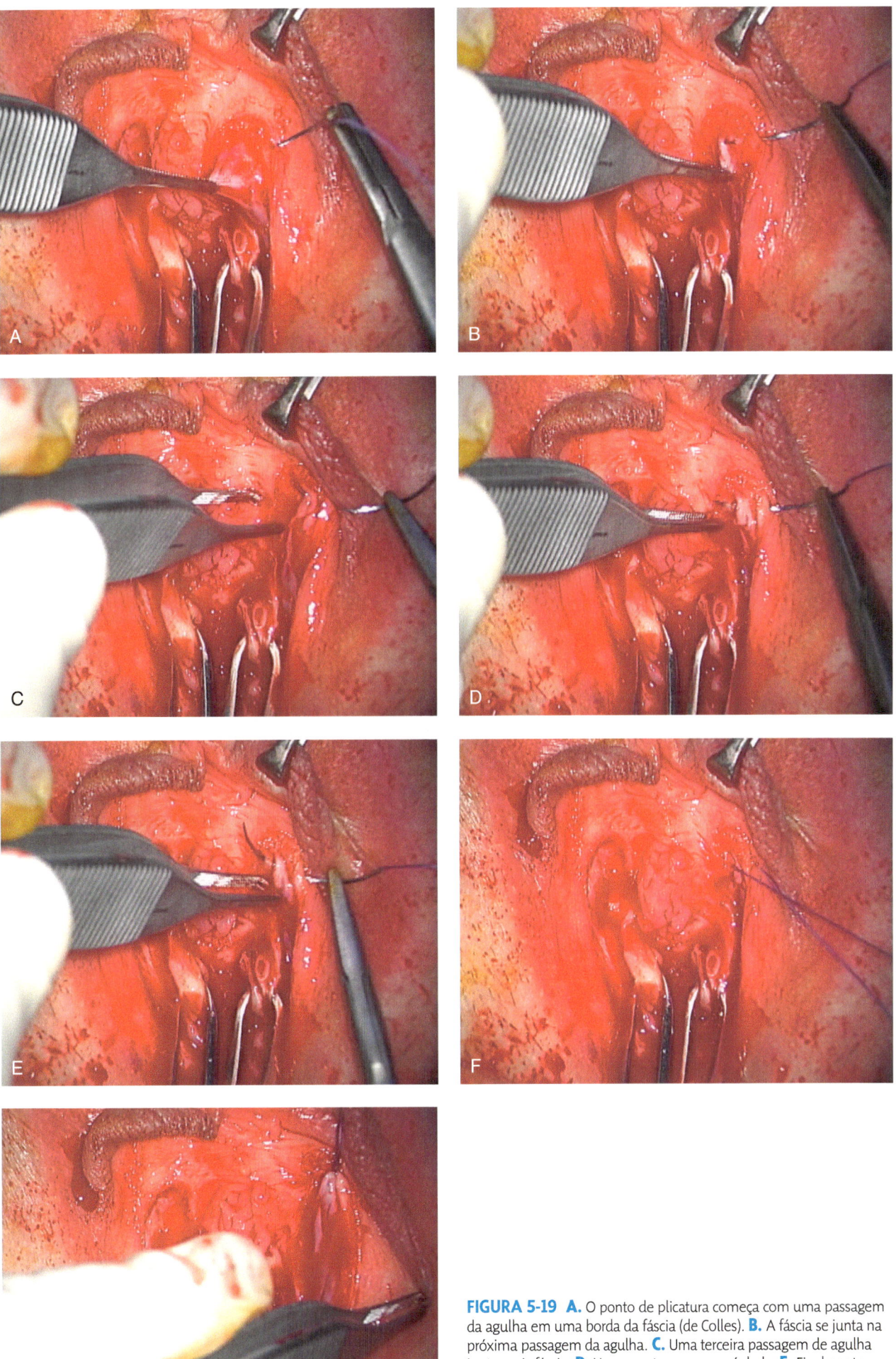

FIGURA 5-19 A. O ponto de plicatura começa com uma passagem da agulha em uma borda da fáscia (de Colles). **B.** A fáscia se junta na próxima passagem da agulha. **C.** Uma terceira passagem de agulha junta mais fáscia. **D.** Uma quarta passagem é dada. **E.** Finalmente, a quinta passagem é dada na margem distante da incisão. **F.** As duas extremidades do ponto são apertadas e cruzadas. **G.** A sutura é amarrada com as bordas da fáscia ajuntadas e os pequenos vasos sangrantes são selados.

Espessura total

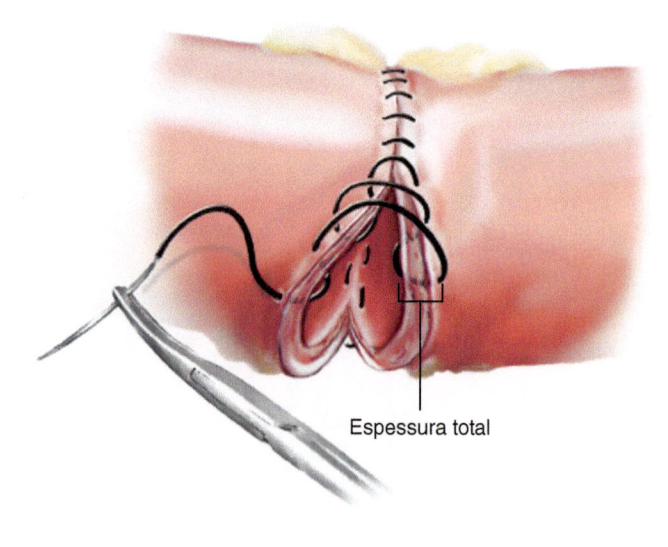

Padrão de sutura de Connell

FIGURA 5-20 O ponto de Connell entra em um lado da serosa, penetra a espessura total da parede intestinal e sai pela mucosa. O ponto é trazido de volta quando uma segunda passagem da agulha acontece na direção oposta (p. ex., através da mucosa e da parede intestinal e pela serosa), depois esta é levada ao lado oposto, onde a sequência é repetida.

— a
— b

A

B

C

D

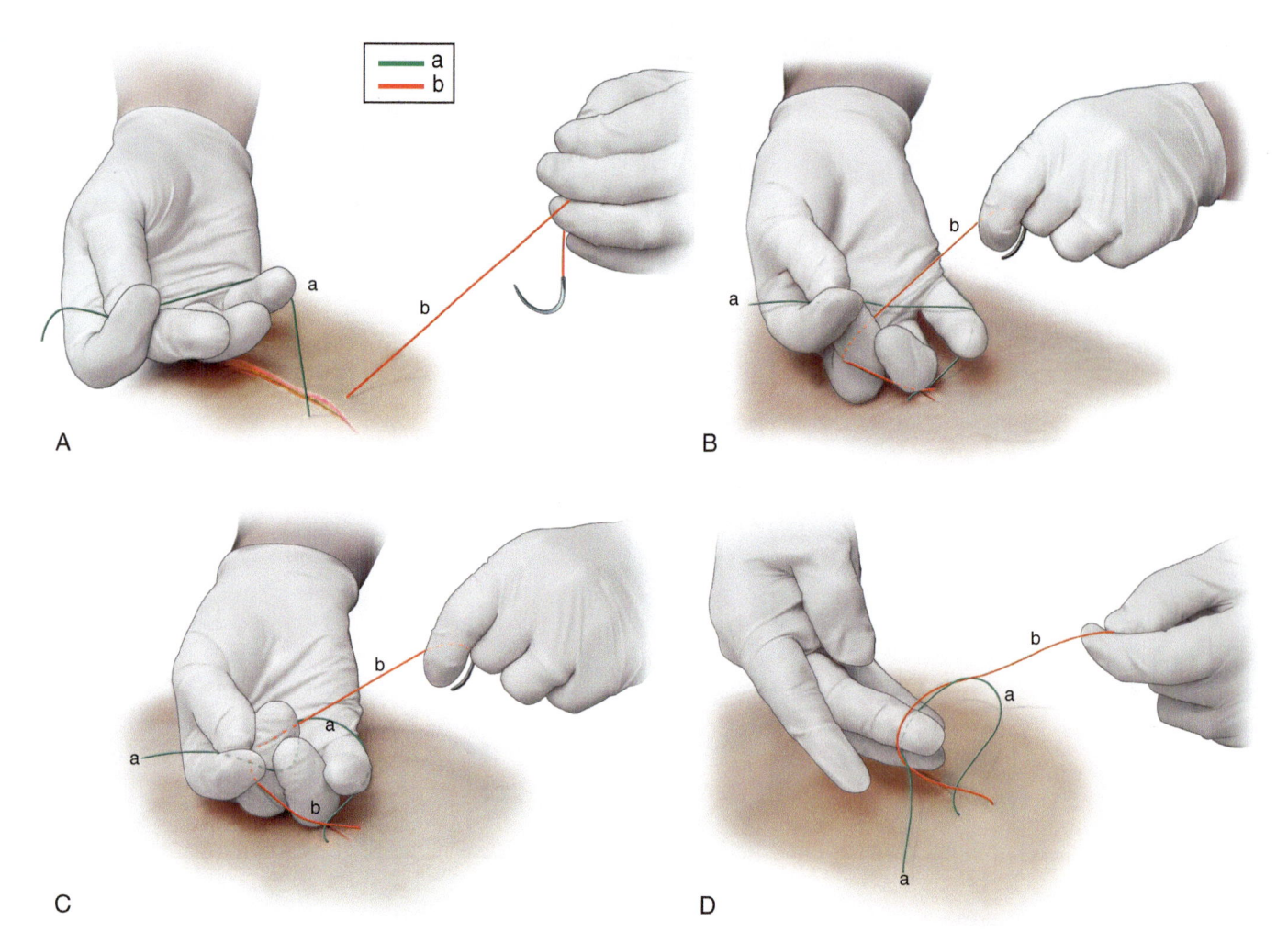

FIGURA 5-21 A. A amarração com uma única mão é demonstrada. O primeiro passo é iniciado pelo cirurgião, que coloca o braço *a* do fio de sutura sobre a superfície palmar dos dedos da mão dominante (neste caso, à direita). O fio de sutura *a* é segurado entre o polegar direito e o dedo indicador. A porção *b* do fio é mantida sob tensão com a mão esquerda. **B.** Esta visão ampliada dos braços *a* e *b* do fio ilustra a posição dos dedos no começo da amarração. Perceba o braço *a* passando pela porção palmar dos dedos mínimo, anelar e médio e fixado por aposição do dedo indicador. O braço *b* cruza *a* em frente de *a*, atrás do indicador e em frente do dedo médio (entre o indicador e os dedos médios), iniciando a formação da volta. **C.** Nesse ponto, o papel do braço *b* é inteiramente passivo. Os dedos médios e anelares são flexionados para trás em direção à palma, agarrando o braço *a* entre esses dois dedos. **D.** Quando a sutura no braço *a* é bem amarrada (entre o dedo médio e o dedo anelar), a volta é completa com a aproximação dos dedos segurando *a* para trás, soltando assim os dedos da volta enquanto, simultaneamente, se completa a volta.

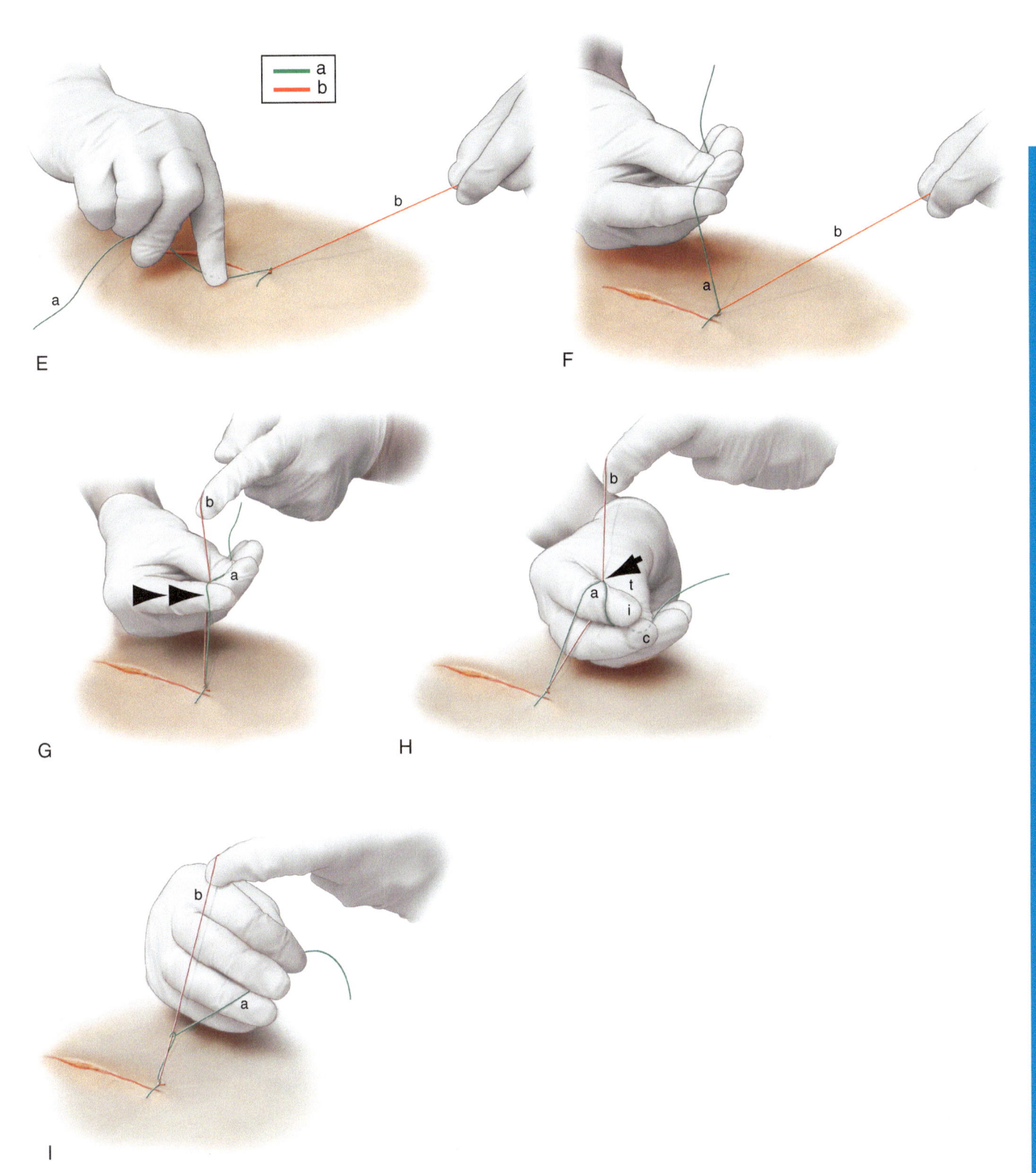

CAPÍTULO 5   Material de Sutura, Técnicas de Sutura e Nós   125

FIGURA 5-21 (cont.) E. As duas extremidades do ponto são puxadas em direções opostas, apertando a primeira volta (laçada). **F.** A segunda porção (laçada) da amarração de uma única mão é iniciada pelo polegar direito e o dedo médio oposto para segurar a sutura *a* ao mesmo tempo em que a sutura cruza o dedo indicador entre a dobra da articulação distal e a extremidade do dedo. O braço *b* da sutura é mantido esticado passivamente pela mão esquerda. **G.** Com o uso da superfície dorsal do dedo indicador para empurrar para cima no braço *a* para criar tensão, a próxima volta é criada com o movimento do braço *a* de modo a passar por cima de *b* em um ângulo de 90° com o dedo indicador direcionado pelo centro da volta incipiente (*cabeças de seta*). **H.** O dedo indicador (*i*) é flexionado de maneira análoga ao puxar do gatilho de uma arma. Ele passa embaixo do braço *b*, enquanto agarra o braço *a* entre o ponto em que *a* é segurado pelo polegar (*t*) e o dedo médio (*c*), e o ponto em que *a* e *b* se cruzam entre si (*seta*). Nesse ponto, o dedo indicador é levantado (estirado depois da sua posição anterior flexionada), levando consigo o braço *a* e completando a segunda volta da amarração de uma mão. **I.** Os braços *a* e *b* são puxados em direções opostas para abaixar a amarração e completar a segunda porção da amarração de uma única mão.

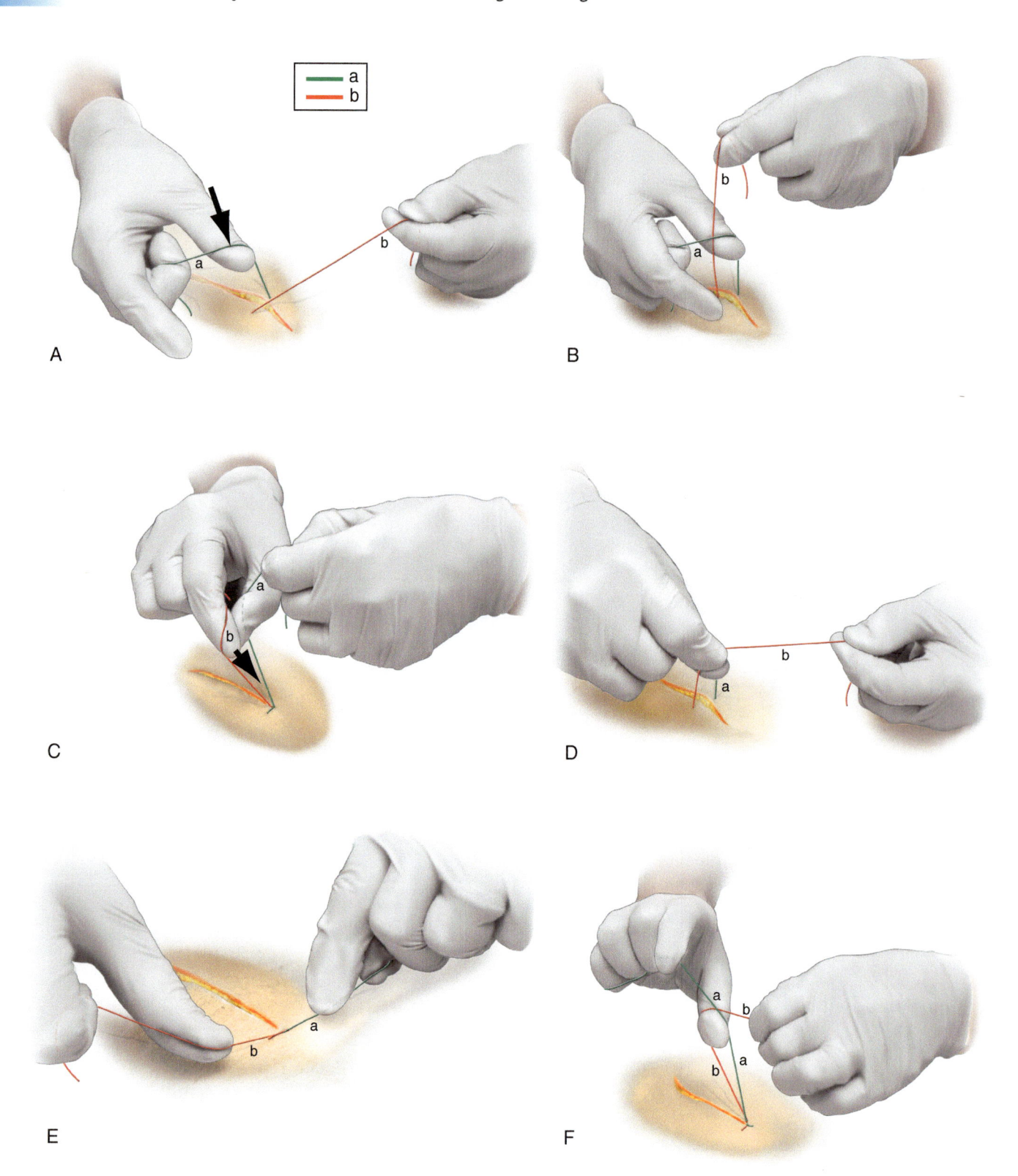

FIGURA 5-22 A. A amarração com duas mãos começa com uma pegada de tensão do braço *a* da sutura, usando o centro e a falange do dedo anelar, o que libera o polegar e o indicador da mão dominante para manipulação. O braço *a* da sutura é colocado ao longo da parte dorsal do polegar em uma direção diagonal (*seta*). **B.** O braço *b* da sutura passa por cima do polegar de modo a cruzar o polegar sobre o braço *a* para começar a alça. **C.** O dedo indicador se move dentro da alça beliscando o polegar, criando assim um lado da alça, enquanto o dedo indicador direito segura a alça *b* (entre os dedos indicador e médio). O dedo indicador aponta para baixo pela alça (*seta*). **D.** Enquanto o polegar sai da volta, o dedo indicador entra no centro da alça. O polegar empurra o braço *b* para cima até o dedo indicador, completando a volta. A mão esquerda (não dominante) puxa o braço *b* para fechar a laçada. **E.** A laçada quadrada é abaixada com o uso dos dedos indicadores direito ou esquerdo. **F.** A segunda parte começa quando o braço *a* é agarrado pela mão direita, permitindo que o polegar e o dedo indicador estejam livres para se moverem. O braço *b* é levado sobre a superfície palmar (ventral) do polegar direito e o polegar é flexionado sobre *b*, enquanto a mão direita que está segurando *a* gira de maneira medial, o que traz *a* para o polegar leva *a* sobre *b* para formar a laçada.

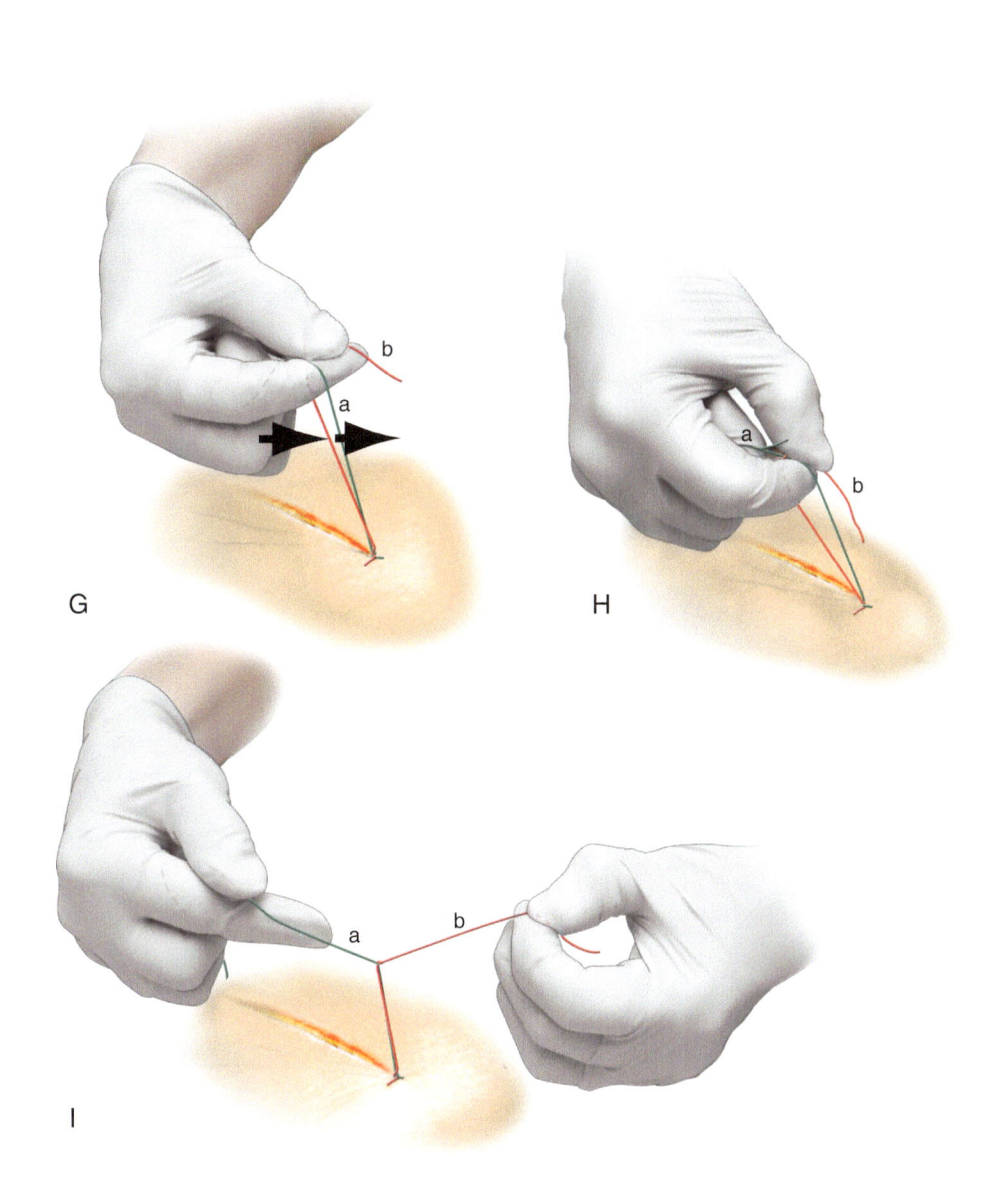

FIGURA 5-22 (cont.) G. O braço da sutura *b*, que deu a volta sobre *a*, agora é levado para a frente pela mão esquerda de modo a cruzar a face ventral do polegar. O braço *b* é segurado em um movimento ágil entre o polegar direito e o dedo indicador. O dedo indicador direito, na verdade, empurra através da alça recém-formada (*setas*). **H.** Visão da Fig. 5-22G de trás. **I.** Os braços da sutura agora são apertados.

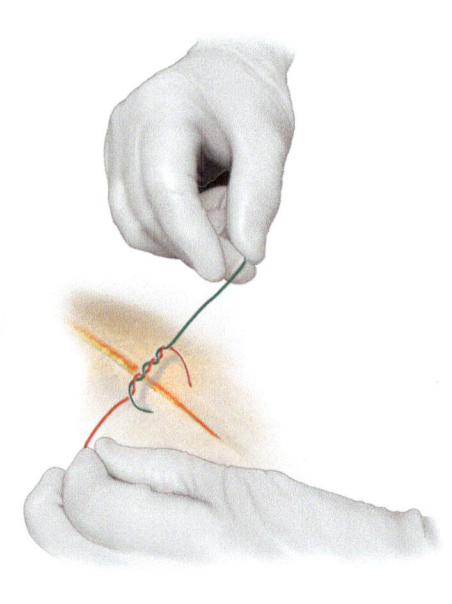

FIGURA 5-23 Uma laçada tripla pode ser criada para evitar que o primeiro nó deslize. A técnica é uma alternativa para a amarração de tensão. Isso se chama "nó de cirurgião".

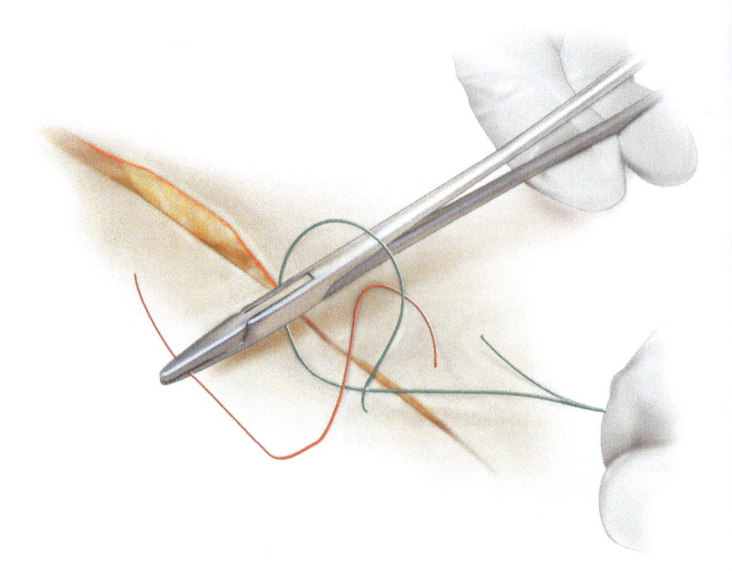

FIGURA 5-24 O nó instrumental é realizado com a ponta do porta-agulhas sendo circundada com o material de sutura e, depois, agarrando a extremidade menor do ponto. Essa técnica é bem apropriada para fios de suturas finos (p. ex., 5-0 e 6-0). A manobra é repetida na direção oposta para se criar um nó quadrado.

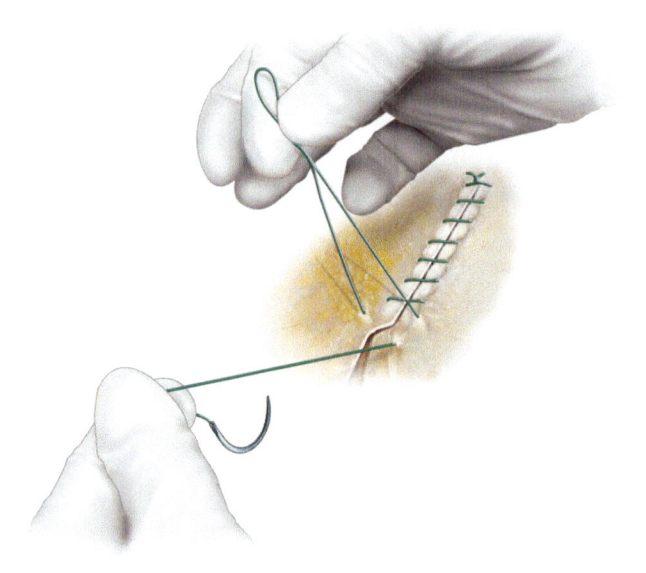

FIGURA 5-25 Uma sutura corrente (contínua) é terminada segurando a alça final. A agulha termina o ponto.

Dispositivos de Energia

Michael S. Baggish

Eletrocirurgia – *Laser* – Bisturi Harmônico

Os dispositivos liberadores de energia foram usados no passado e atualmente são usados em cirurgia pélvica. A razão do uso dessas ferramentas deve-se a hemostasia proporcionada e a sua maior velocidade.

Comparados ao corte convencional por bisturi, os dispositivos de energia criam um maior grau de lesão nos tecidos circundantes, geralmente sob a forma de lesão térmica, acarretando necrose, desvitalização, fibrose subsequente e formação de cicatrizes. Devido aos efeitos supramencionados, os tecidos vizinhos ao sítio cirúrgico são vulneráveis à lesão por uma variedade de mecanismos. O cirurgião, os seus assistentes e a equipe de enfermagem de suporte devem estar plenamente familiarizados com os mecanismos, pelos quais cada dispositivo produzirá ações desejadas e indesejadas. O exercício supracitado tem a intenção de proteger o paciente de uma lesão não intencional.

Eletrocirurgia

Dois termos erroneamente utilizados com relação à eletrocirurgia são *cautério* e *Bovie*. Um cautério raramente é usado em uma sala de cirurgia moderna. Ele se refere ao aquecimento de um metal condutor (p. ex., um *atiçador* de ferro, um ferro de marcar, o elemento de aquecimento superior de um fogão elétrico) até que tenha atingido temperatura suficiente para que o ferro tenha brilho vermelho. O calor do dispositivo entra em contato direto (p. ex., coto amputado de um membro), cauterizando assim os vasos abertos, extinguindo o fluxo sanguíneo. Em 1928, William Bovie, um físico, e Harvey Cushing, um neurocirurgião, desenvolveram uma unidade eletrocirúrgica (UEC) capaz de cortar e coagular.

A unidade Bovie era, desse modo, um gerador de faísca primitivo, que já se tornou obsoleto há muitos anos. As UECs contemporâneas controladas por microprocessador não são unidades Bovie.

Os quatro termos seguintes são de fundamental importância para a compreensão das interações físicas e teciduais para as unidades de eletrocirurgia:

Corrente
Voltagem
Resistência
Potência

Corrente (I) se refere ao fluxo de cargas elétricas. Sem o fluxo da corrente, nenhuma ação eletrocirúrgica aconteceria. Ela é medida em amperes (amps). A ação do gerador elétrico produz uma corrente dentro de um circuito elétrico completo. A corrente flui no sentido das cargas positivas.

Para que o trabalho seja realizado, as cargas elétricas devem ser movidas de um ponto para o outro (*i.e.*, a **diferença de potencial** entre dois pontos é expressa em **volts (V)** [uma força potencial]). A **impedância** à condução da corrente elétrica através de um dado meio é denominada a sua **resistência** e é expressa em **ohms (R).** A relação entre a corrente, o potencial e a resistência é expressa pela **lei de Ohm:**

$$V = IR \text{ ou } R = \frac{V}{I}$$

$$1\,\text{OHM} = \frac{1\,\text{VOLT}}{1\,\text{AMPÉRE}}$$

A **potência (P)** é equivalente ao trabalho realizado ao longo de um período de tempo e é expressa em **watts**.

$$P = I^2 R$$
$$\text{ou}$$
$$P = VI$$

Dois principais tipos de fluxo de corrente são: **contínua** e **alternada.** Nos Estados Unidos, a eletrocirurgia utiliza corrente alternada de **radiofrequência (RF)** (> 100.000 Hertz ou ciclos por segundo) para **cortar** ou **coagular** o tecido. Tesla observou as vantagens da corrente alternada e, com base nos seus experimentos, a corrente alternada foi adaptada para substituir a corrente contínua nos Estados Unidos. Na Europa, o padrão continua sendo a corrente contínua.

Um **circuito monopolar** trafega da **unidade eletrocirúrgica (UEC)** através de um fio de cobre até um eletrodo, em que a vaporização (100°C) [p. ex., corte (100°C) ou coagulação (60°C)] ocorre.

A corrente é, então, conduzida através do corpo do paciente, geralmente pelos grandes vasos sanguíneos, e retorna à UEC através de um **eletrodo neutro** (placa terra), que também está conectado por um fio de cobre à UEC (Fig. 6-1).

Um **circuito bipolar** consiste em dois fios deixando a UEC; o primeiro está conectado por um eletrodo de duas partes até a porção que serve como eletrodo ativo. A segunda porção, que serve como o retorno ou eletrodo neutro, é conectada ao segundo fio, que devolve a corrente para a UEC. A vantagem do sistema bipolar é óbvia. A corrente elétrica só flui entre os eletrodos ativo e neutro. A ação tecidual é observada somente entre os eletrodos. Portanto, nenhuma corrente irá atravessar o corpo inteiro do paciente, como no caso dos circuitos monopolares (Fig. 6-2).

Os **formatos de onda de corte** em comparação com os formatos de **coagulação** podem ser visualizados em um osciloscópio (Fig. 6-3). O corte é diferenciado pelo formato de onda sinusal (não modular) que se caracteriza por um alto fluxo de

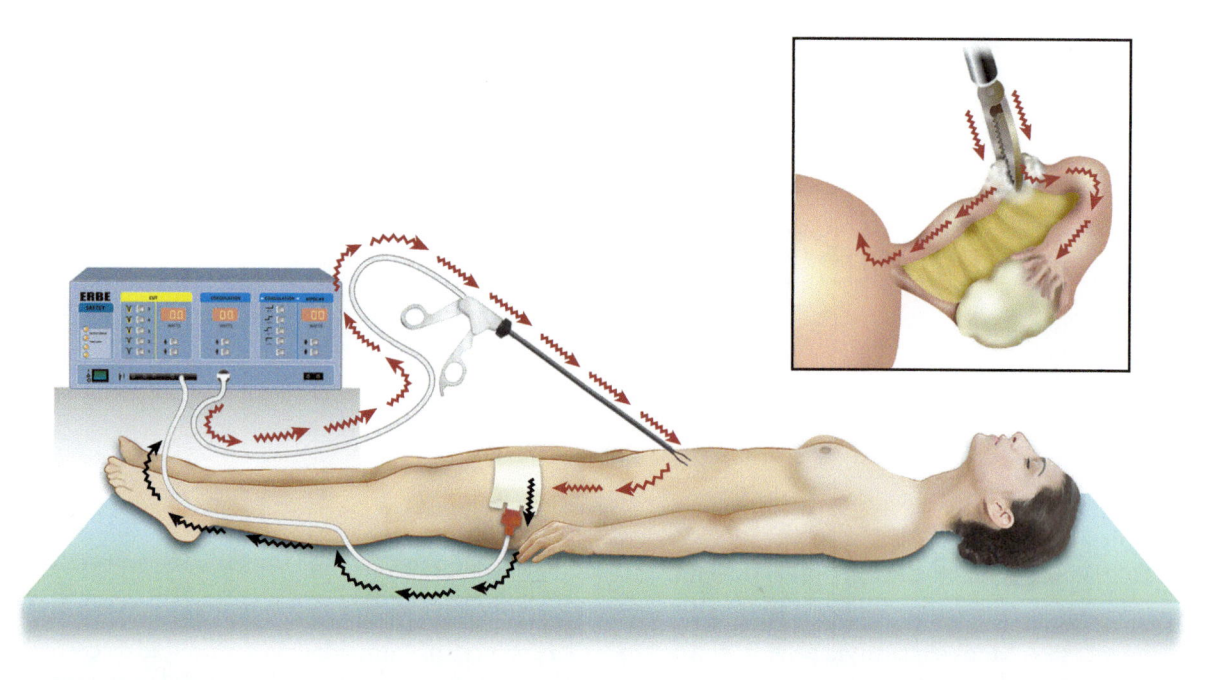

FIGURA 6-1 Esta ilustração exibe o fluxo da corrente elétrica com um circuito monopolar. A corrente ativa deixa a unidade eletrocirúrgica (UEC) e flui através da pinça compressiva para criar uma alta densidade de corrente no local onde as pontas da pinça se fecham sobre o tecido (*detalhe*). A corrente é conduzida através do corpo do paciente para sair sobre uma grande área de superfície (placa terra) e retornar para a UEC.

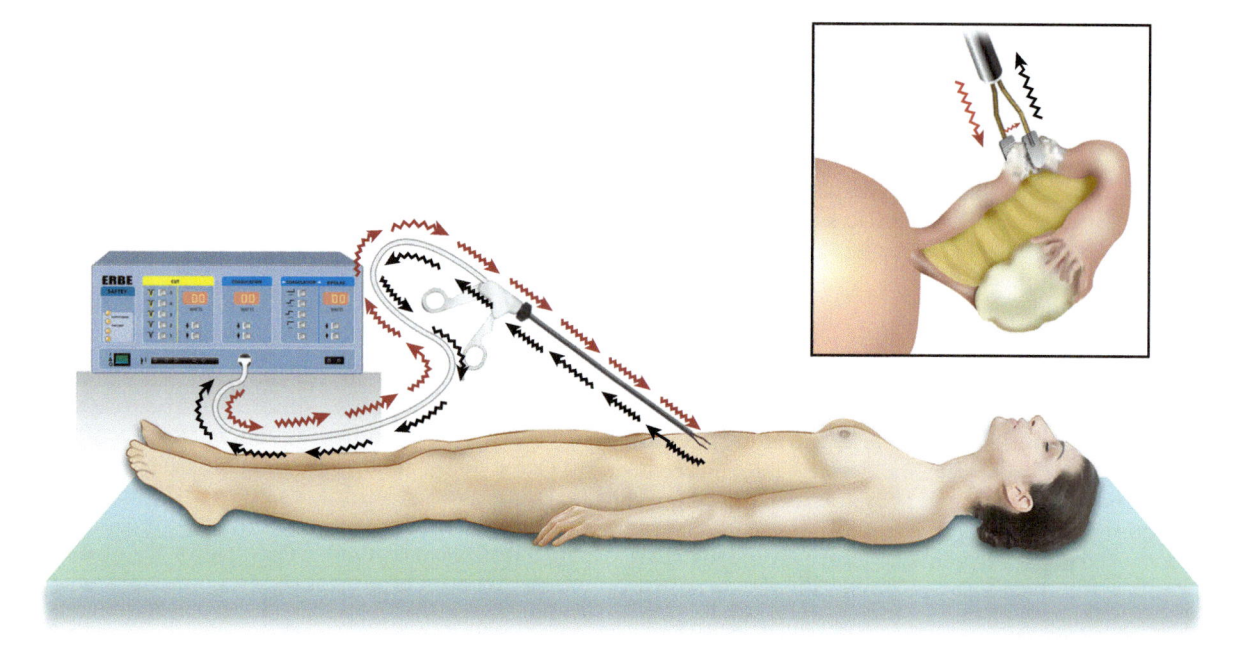

FIGURA 6-2 Ilustração de um circuito bipolar. A corrente proveniente da unidade eletrocirúrgica (UEC) flui através de um condutor isolado da pinça bipolar para exercer a sua ação térmica sobre o tecido (*detalhe*). A corrente flui da placa ativa da pinça (eletrodo) para a inativa (neutra) do eletrodo. A corrente do fluxo flui de volta para a UEC através do ramo neural isolado das pinças bipolares. Observe que a corrente do fluxo para o tecido está limitada ao que está delimitado entre os eletrodos ativo e neutro (placas da pinça).

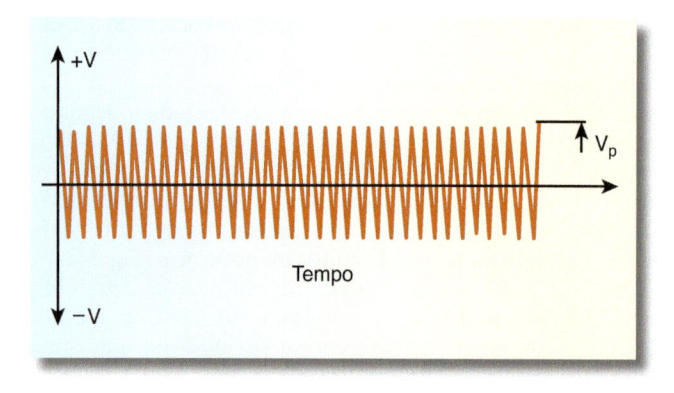

FIGURA 6-3 Padrão osciloscópico típico para uma "corrente de corte." Observe que a voltagem entre os picos é relativamente baixa e que não há modulação da amplitude. O fluxo de corrente é alto.

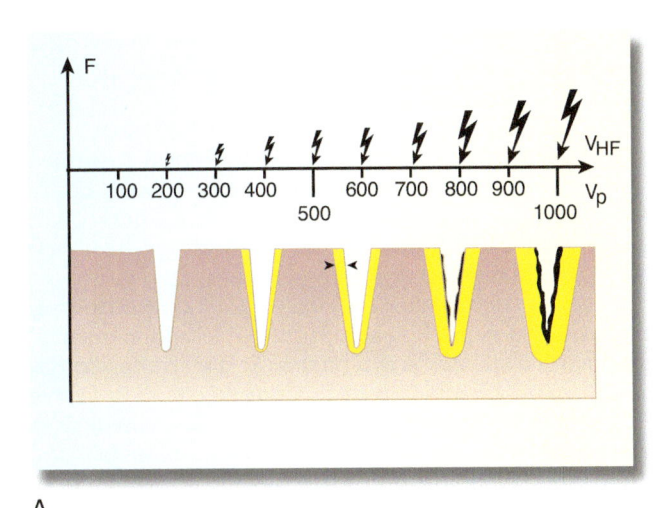

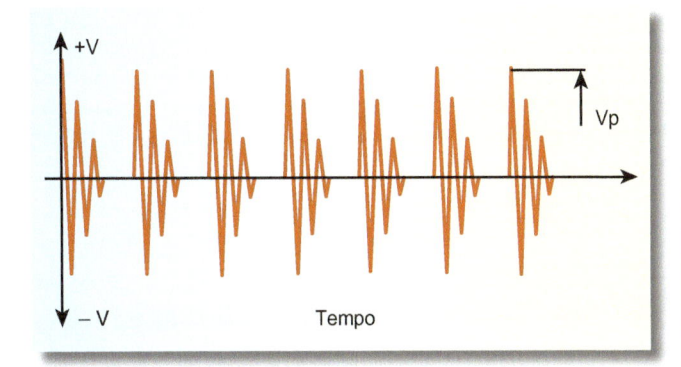

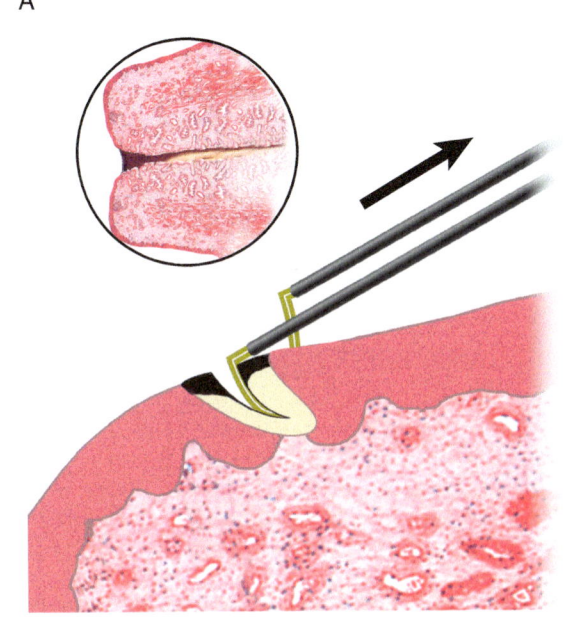

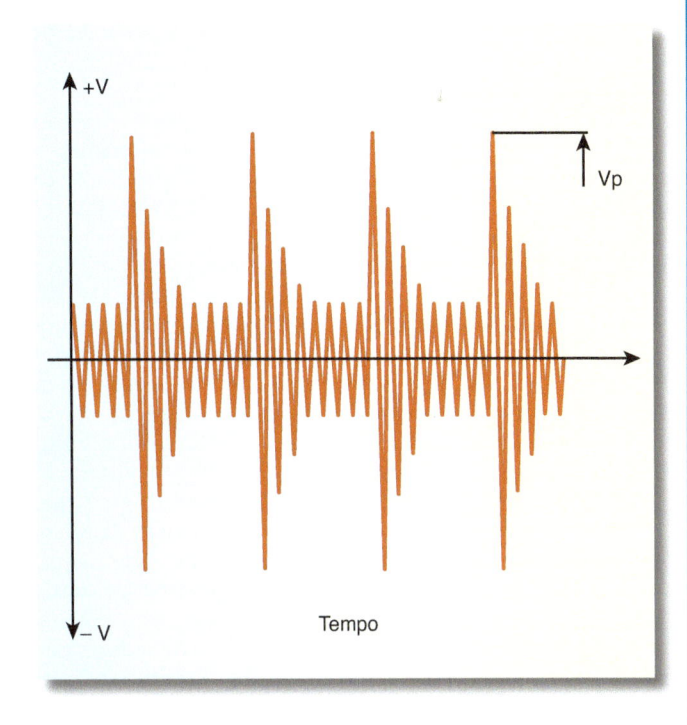

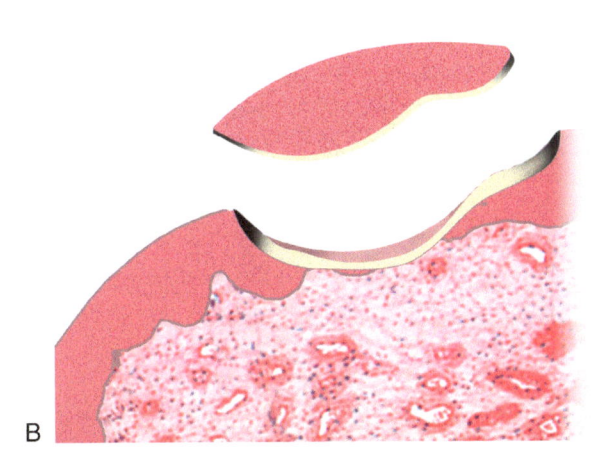

FIGURA 6-5 A modulação de frequência produz alta voltagem (pico a pico) com picos intermitentes (*i.e.*, débito não contínuo). Isso resulta em menor fluxo corrente e em maior resistência. As temperaturas se elevam mais lentamente e estão em níveis de subvaporização (*i.e.*, coagulação).

corrente, baixa voltagem de pico para pico e alcance rápido de altas temperaturas teciduais (p. ex., 100°C) com concomitante **vaporização tecidual**. O melhor corte e os menores artefatos de coagulação ocorrem com picos de voltagem que variam entre 200 e 600 volts (Fig. 6-4A e B).

Em contrapartida, a eletrocoagulação é modulada e exibe fluxo de corrente mais baixo e maiores voltagens (Fig. 6-5). Durante a coagulação, o aquecimento ocorre menos rapidamente e em temperaturas mais baixas (60°C a 70°C), tornando a célula seca ou **dessecada**, porque os íons e a água são retirados das células; a resistência ao fluxo aumenta à medida que a célula perde os íons condutores. A fulguração (coagulação em *spray*) ocorre quando o eletrodo de coagulação é mantido próximo ao tecido-alvo, mas não o toca. Aqui, voltagens muito altas são necessárias para manter as faíscas saltando através do espaço de ar e coagulando as células. Em geral, a **fulguração** cria coagulação superficial em vez de uma coagulação de contato penetrante profundo (Fig. 6-6).

Durante o ciclo de coagulação, altas temperaturas são alcançadas dentro da proximidade do eletrodo. A condutividade térmica espalha a ação térmica perifericamente à interface eletrodo/tecido. Este é um importante conceito que os

FIGURA 6-4 **A.** À medida que a voltagem aumenta, o tamanho relativo da faísca elétrica também aumenta. O efeito do aumento da voltagem sobre o tecido é um aumento da área do artefato de coagulação. **B,** Um eletrodo com alça de corte é ilustrado aqui cortando a cérvice. O pedal da unidade eletrocirúrgica (UEC) é ativado imediatamente antes de a alça entrar em contato com a cérvice. Isso cria um circuito aberto. Voltagens relativamente altas são criadas à medida que o eletrodo encontra a cérvice. Isso é observável através da alta resistência e altas temperaturas térmicas, levando, assim, à formação de carbono (*preto*). À medida que a voltagem é diminuída, o fluxo corrente é captado e o tecido é vaporizado com pouco artefato de coagulação. Quando o eletrodo sai, as altas temperaturas criam, novamente, um artefato térmico.

cirurgiões devem compreender, uma vez que as estruturas na proximidade do alvo da coagulação podem ser termicamente lesadas pela disseminação de calor condutivo (Figs. 6-7 e 6-8).

Os vários riscos relacionados com a eletrocirurgia estão ilustrados nos capítulos que discutem as complicações endoscópicas (laparoscópicas e histeroscópicas).

Cirurgia a *Laser*

O *laser* é um dispositivo que produz um feixe de luz energizado (amplificação da luz através da emissão estimulada de radiação). Esta **radiação estimulada,** por sua vez, é usada em cirurgia. A ação do *laser* sobre o tecido é o resultado da conversão para calor (térmica), ondas de choque (fratura do tecido), ou de reações fotoquímicas (interação com um corante ou composto químico).

Muitas ações do *laser* dependem da capacidade do feixe luminoso de ser **absorvido**. Alguns feixes são **refletidos** de uma interface tecidual e não exercem ação. Dependendo da energia do **feixe de *laser* incidente,** penetrará o tecido em profundidades variáveis e só será parado quando a energia incidente tiver sido completamente absorvida.

Uma vez que os feixes de luz são produzidos através do **espectro eletromagnético**, eles podem ser absorvidos seletivamente; isso, por sua vez, se baseia no comprimento de onda (Fig. 6-9A). Por exemplo, os *lasers* de argônio e de KTP/532 emitem em faixas visíveis em 0,51 micra (μ) e serão seletivamente absorvidos por áreas que contêm hemoglobina (p. ex., varicosidades e hemangiomas) (Fig. 6-9B), enquanto o *laser* de **dióxido de carbono (CO_2)** (10,6 micra) emitindo no infravermelho distante é absorvido pela água muito eficientemente e igualmente por todos os tecidos, seja qual for a cor. O *laser* de **neodímio (Nd)-ítrio-alumínio-granada (YAG)** efetivamente penetra na água (*i.e.*, não é absorvido e, principalmente, coagula os tecidos através de uma dispersão frontal). Vários *lasers* são eficientemente transmitidos através de fibras flexíveis (p.ex., **argônio**, **KTP**, Nd:YAG, **hólmio [Ho]-YAG**). O *laser* de CO_2 não é transmitido bem pela fibra, mas atravessa o ar e exerce as suas ações sem tocar diretamente o tecido (Fig. 6-10A e B). O *laser* de CO_2 vem sendo usado como uma ferramenta de coagulação vaporizadora para cirurgia ginecológica (Fig. 6-11). Por meio do uso da sua propriedade de ser eficazmente absorvido mesmo por pequenas quantidades de água, a penetração de um feixe de *laser* de CO_2 pode ser controlada com precisão **(ação de dissipação do calor).** As ações teciduais desse *laser* dependem de diversas variáveis.

O diâmetro do feixe de *laser* pode ser controlado focalizando-o através de lentes. Um feixe fortemente focalizado (menos de 1 mm) será rapidamente absorvido pelas células dos tecidos. A energia luminosa é instantaneamente convertida em energia térmica, fazendo com que a água intracelular ferva a 100°C; isso é seguido pela conversão a vapor, o que faz com que a célula literalmente exploda (Fig. 6-12). A **evaporação explosiva** ou **vaporização** resulta no desaparecimento de uma massa de células. A movimentação do feixe de *laser* linear produzirá uma incisão ou corte. Quando o feixe de *laser* está fora de foco (*i.e.*, **desfocado** ou com mais de 2 mm de diâmetro), o feixe absorvido é espalhado sobre uma área mais ampla, o que cria temperaturas de 60°C a 80°C, coagulando (dessecando), assim, os tecidos, em vez de vaporizá-los (Fig. 6-13). O *laser* de CO_2 pode ser liberado através de uma caneta, um guia de ondas ou um manipulador (Fig. 6-14A e B).

O conceito de expressar os efeitos teciduais do *laser* em termos de **densidade de potência (DP)** é desejável:

$$DP = Watts/cm^2 = Potência\ (watts)/diâmetro\ do\ feixe\ (r^2)$$

Uma fórmula empírica simples permite um cálculo aproximado e rápido da DP:

$$DP = \frac{Watts \times 100}{diam\ em\ mm^2} \left(expresso\ em\ \frac{watts}{cm^2}\right)$$

Como o leitor pode facilmente compreender, o modo mais eficiente de aumentar a DP é diminuir o diâmetro do feixe do *laser* ou o **tamanho do ponto** (Fig. 6-13). Inversamente, o modo mais eficaz de reduzir a penetração e diminuir a DP é por meio do aumento do tamanho do ponto (aumentando o diâmetro do feixe).

O *laser* de Nd:YAG (10,6 micra) é comumente usado para cirurgias histeroscópicas e laparoscópicas, uma vez que ele penetra na água e em outros líquidos. É um dispositivo de coagulação muito eficaz, eficientemente transmitido através de fibras flexíveis (p. ex., quartzo), que varia de 0,5 mm a 1 mm ou mais de diâmetro (Fig. 6-15A e B). isso permite que o *laser* seja liberado através dos canais operatórios, mesmo aqueles dos menores endoscópios. O mesmo pode ser dito para o *laser* Ho-YAG, que é um dispositivo de corte eficaz.

Coagulação tecidual suave   Coagulação tecidual forçada   Coagulação em *spray*

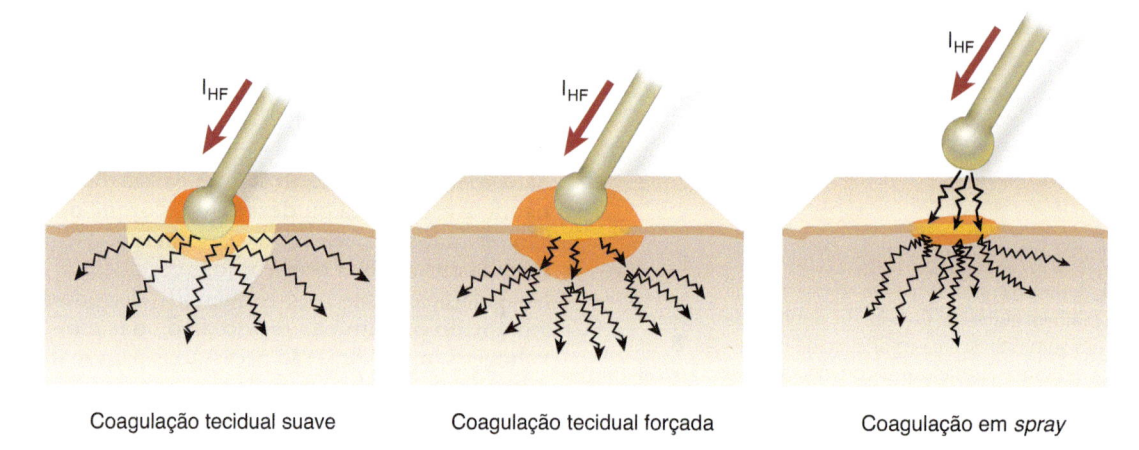

FIGURA 6-6 Unidades eletrocirúrgicas (UECs) de voltagem constante podem variar com precisão as voltagens de pico a pico, permitindo, assim, uma variedade de modalidades de coagulação. A coagulação suave ocorre em voltagens de pico a pico ≤ 200 volts. Uma coagulação mais profunda pode ser obtida em picos ≥ 600 volts (*i.e.*, coagulação forçada). A coagulação em *spray* cria coagulação superficial. A centelha elétrica deve atravessar o espaço aéreo entre o eletrodo e o tecido. Isso exige voltagens de pico a pico ≥1.000 volts.

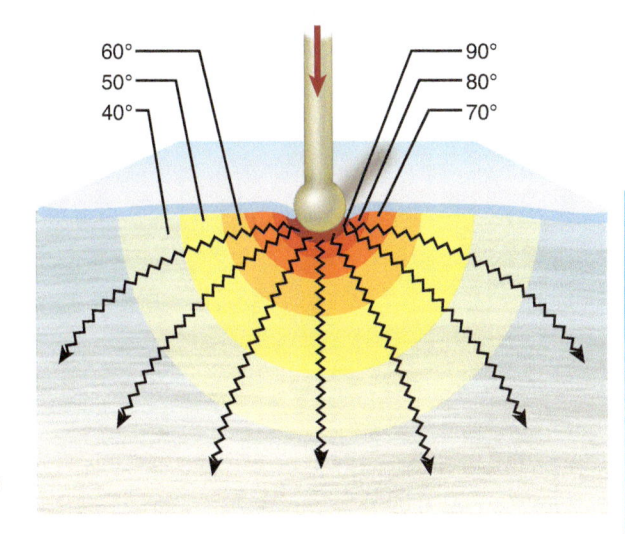

FIGURA 6-7 Todo cirurgião deve estar ciente de que o calor se espalha por condutividade através do tecido. As maiores temperaturas são registradas nas proximidades imediatas da interface entre o eletrodo e o tecido. À medida que a energia térmica se espalha concentricamente, a temperatura se reduz. O tempo de contato do eletrodo constitui um fator crítico relativamente à distância na qual a ação prejudicial de aquecimento afetaria os tecidos.

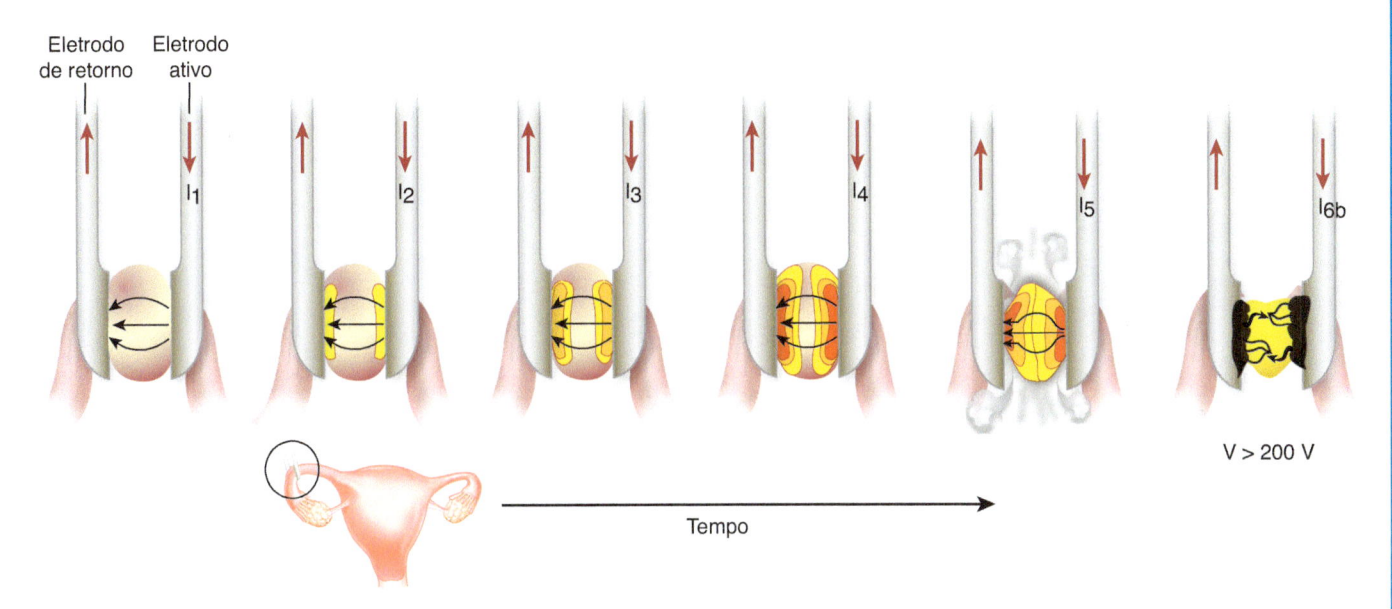

FIGURA 6-8 A ilustração detalha a ação térmica dos eletrodos bipolares. O tecido entre os braços da pinça aquece até atingir temperaturas de coagulação em função do tempo sobre o tecido. Um ponto crítico, a vaporização, começa a acontecer quando as temperaturas se aproximam de 100°C. Os íons são expulsos da célula, aumentando, assim, a resistência ao fluxo da corrente (*i.e.*, uma barreira de vapor é criada). Se a potência não for aumentada, então a condução elétrica cessará. Se a potência for aumentada a fim de permitir que as centelhas penetrem na barreira de vapor, então o superaquecimento do tecido resultará em carbonização quando as temperaturas se aproximarem ou excederem 400°C.

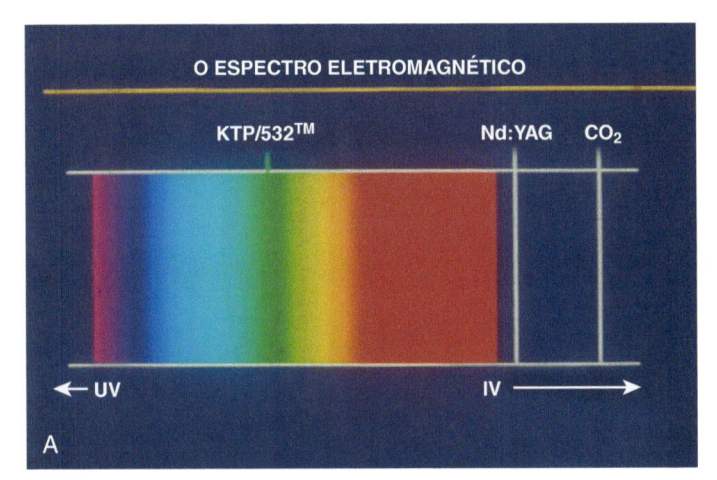

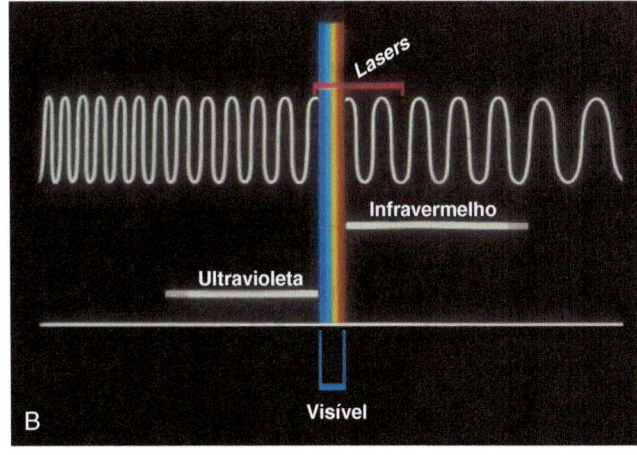

FIGURA 6-9 A, Representação esquemática das partes visíveis e invisíveis do espectro eletromagnético é mostrada aqui. Observe que o *laser* KTP/532 emite no verde visível. O *laser* hélio-neon emite no vermelho visível. O *laser* de neodímio-ítrio-alumínio-granada (*Nd:YAG*) e o *laser* de dióxido de carbono emitem no infravermelho (próximo e distante, respectivamente) e não na faixa visível. **B,** Esse quadro detalha os comprimentos de onda da luz dentro do espectro. Observe a faixa visível muito pequena, que foi amplificada na Figura 6-9A.

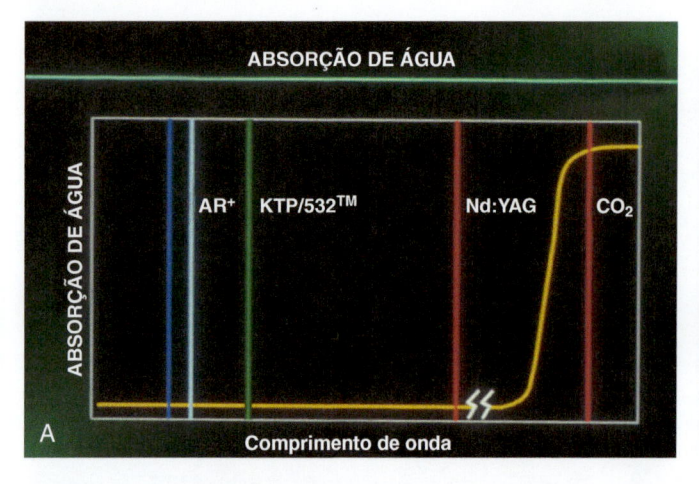

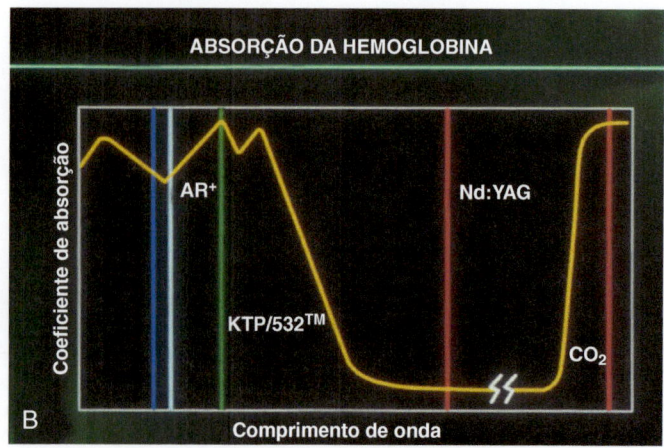

FIGURA 6-10 A, Absorção de água de acordo com o comprimento de onda. Observe o alto nível de absorção para o *laser* de dióxido de carbono (CO_2). **B,** A absorção seletiva para a hemoglobina ocorre em comprimentos de onda nos quais os *lasers* de argônio e de KTP/532 operam.

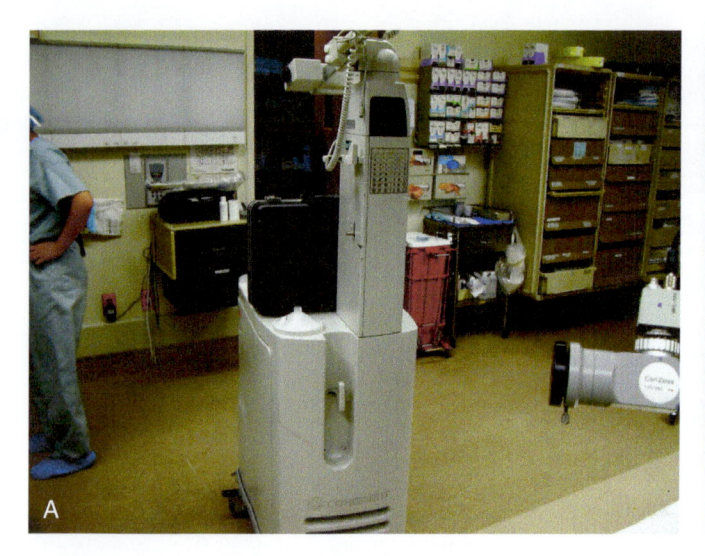

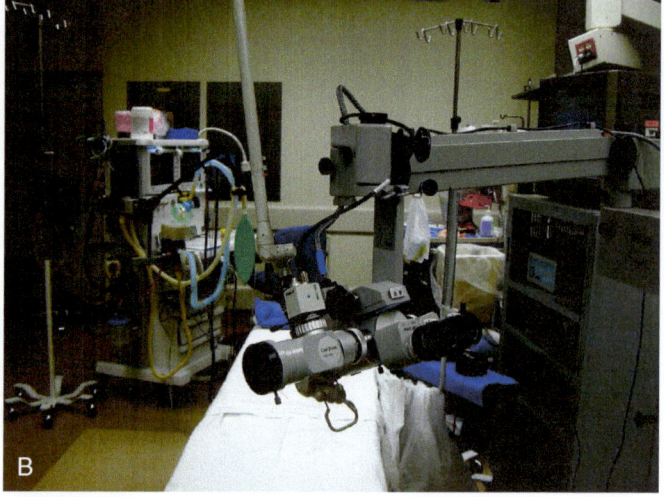

FIGURA 6-11 A, Um *laser* de dióxido de carbono (CO_2) de alta potência de saída é mostrado aqui. A estrutura vertical contém o tubo de *laser* de CO_2. Este *laser* é capaz de modos de superpulso e contínuo. **B,** O braço do *laser* se acopla ao microscópio cirúrgico. O feixe de *laser* é controlado precisamente através de um micromanipulador. Observe as câmeras de vídeo de três *chips* em forma de cubo montadas sobre o divisor de feixes no lado esquerdo do microscópio.

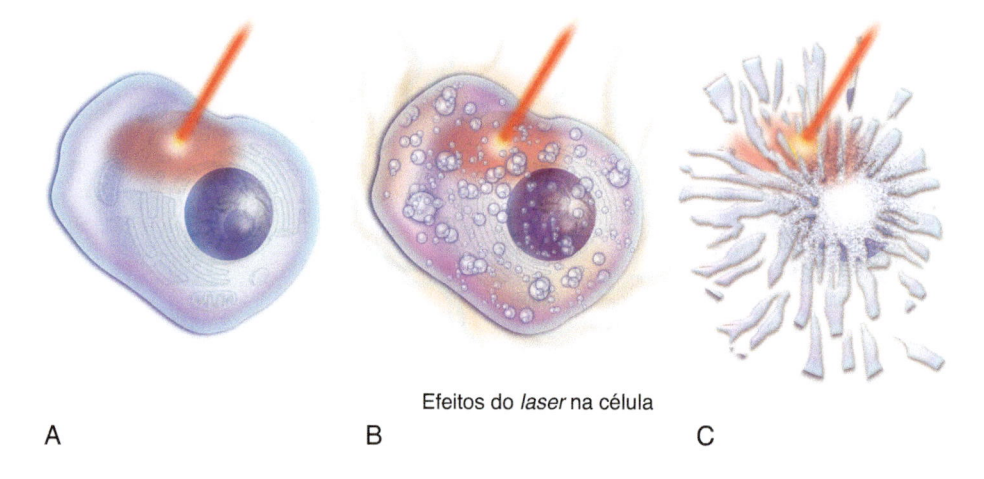

Efeitos do *laser* na célula

FIGURA 6-12 Quadros de representação esquemática da interação entre o *laser* e o tecido. O feixe de luz de *laser* é absorvido pela(s) célula(s). **A,** A energia luminosa é instantaneamente convertida em energia térmica. A água da célula se aquece rapidamente e começa a ferver a 100°C. **B,** A água é convertida em estado gasoso (vapor), expandindo-se e explodindo a célula e o seu conteúdo. **C,** Este processo é denominado evaporação explosiva (vaporização).

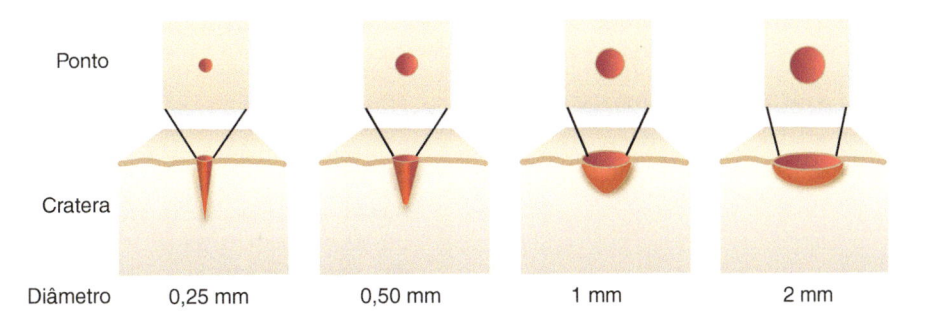

FIGURA 6-13 A profundidade da ferida do *laser* é controlada por uma série de fatores. O ajuste da potência do feixe de *laser* é um fator óbvio. Mais importante é o diâmetro do feixe de *laser* ou tamanho do ponto. Um feixe de *laser* rigidamente focalizado irá criar uma cratera cônica profunda porque a densidade da potência é alta. Um feixe ou ponto desfocado irá criar uma cratera mais ampla, mais rasa, em formato de bacia. Esta última possui uma densidade de potência mais baixa. O feixe agudamente enfocado cria menos coagulação, enquanto um feixe desfocado cria mais coagulação.

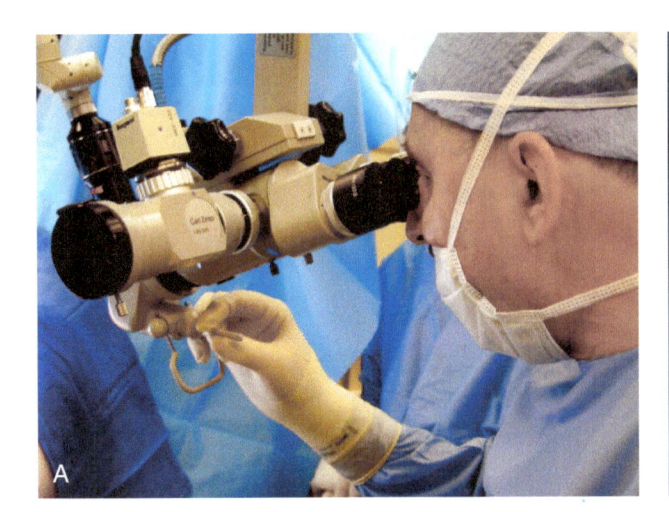

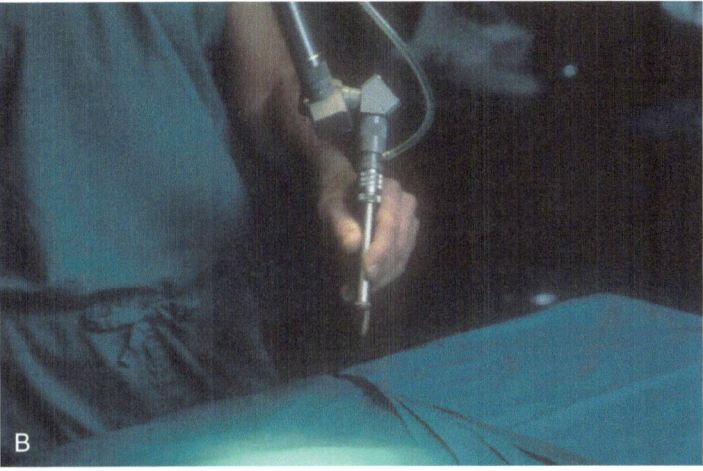

FIGURA 6-14 A, Esta imagem ampliada mostra o cirurgião controlando o feixe de *laser* através de um micromanipulador. **B,** A caneta do *laser* proporciona ao cirurgião um sistema alternativo de liberação para um feixe de *laser* de dióxido de carbono (CO_2).

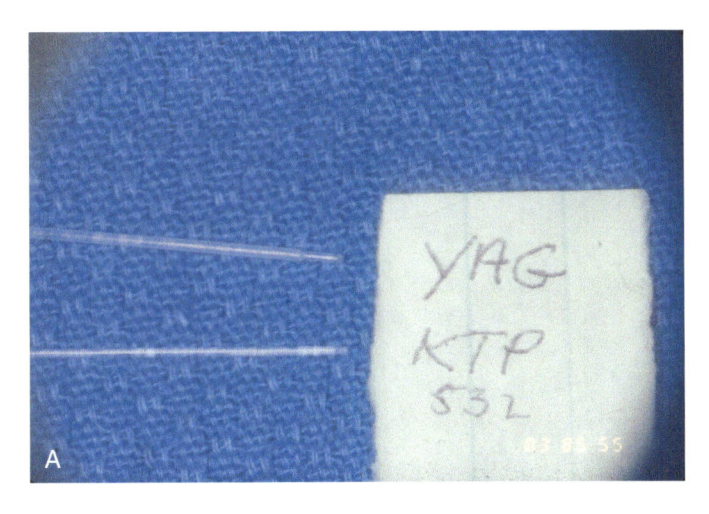

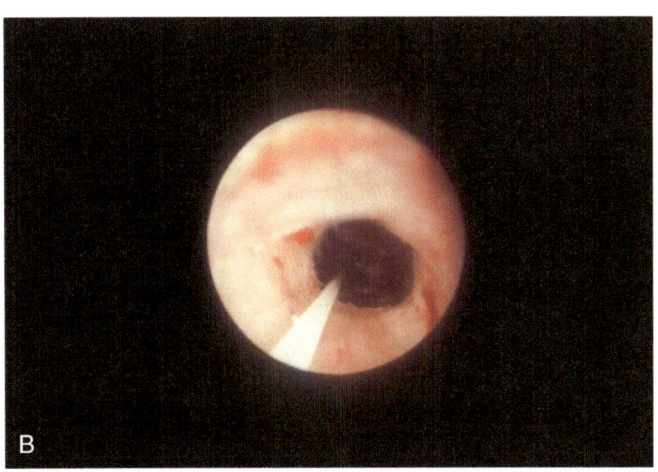

FIGURA 6-15 A, Feixes de *laser* de neodímio (Nd)-ítrio-alumínio-granada (YAG), KTP/532, hólmio-YAG e argônio podem ser aplicados sobre o tecido através de fibras ópticas finas. Esses *lasers* penetrarão na água em vez de serem absorvidos por ela. **B,** Esta foto histeroscópica mostra uma fibra de *laser* Nd:YAG, que é liberado pelo canal cirúrgico de um histeroscópio até o interior do útero. O resultado de uma ablação endometrial é claramente visível.

Os *lasers* são ferramentas convenientes porque não conduzem através dos tecidos (p. ex., eletrocirurgia) e não são dependentes para a penetração/absorção líquida de fluidos hipotônicos. Não há o risco de eletrochoque. Claramente, os *lasers* podem realizar determinadas tarefas que outras ferramentas não podem.

Cirurgia Ultrassônica

A radiação ultrassônica resulta em saídas de energia, que podem ser aplicadas ao diagnóstico (ultrassonografia) e à cirurgia. Esta última exige uma DP muito maior em comparação com a anterior.

Duas técnicas e dispositivos para uso cirúrgico foram descritos: o **aspirador cirúrgico ultrassônico cavitron (CUSA®)** e o **bisturi harmônico.**

O aspirador ultrassônico tem sido usado extensivamente para a cirurgia oncológica radical. Esse dispositivo disseca e cria hemostasia através da coagulação de vasos de até 1 mm de diâmetro e expõe atraumaticamente vasos de maior diâmetro. Em geral, os tecidos com maior composição aquosa são seletivamente removidos, enquanto tecidos colágenos fibrosos, de sustentação de elastina, não são lesados. O CUSA® simultaneamente irriga e succiona os resíduos, conservando, assim, um campo cirúrgico limpo. Ao contrário dos procedimentos eletrocirúrgicos ou a *laser*, não há produção de fumaça ou vapor. Todavia, uma névoa de matéria particulada fina é produzida e o cirurgião deve tomar precauções a fim de evitar a contaminação através do contato ou da inspiração. Os dispositivos ultrassônicos agem sobre os tecidos através de três mecanismos.

Estresse viscoso: cria microtúbulos, que podem levar à ruptura da membrana celular.

Conversão térmica: a onda sonora é absorvida com conversão para calor. Tecidos fibrosos e colágenos absorvem as ondas mais eficientemente e demonstram maiores efeitos de coagulação térmica. Além disso, a extremidade cirúrgica vibrante do transdutor fica quente como resultado da fricção (Fig. 6-16).

Cavitação: o movimento líquido e a tensão de cisalhamento perpetuam e reforçam a absorção da onda ultrassônica, criando uma dissipação de energia acústica progressivamente maior. Esta ação resulta na expansão alternada e no colapso das bolhas com conversão similarmente alternada do líquido para gás (vapor) e de volta de gás para líquido. Devido à variação aguda coincidente dos gradientes de pressão, cavidades celulares são criadas culminando com a destruição celular. Os eventos supramencionados são claramente afetados pelo aumento do tempo de exposição às ondas sonoras (Fig. 6-17).

Tanto o CUSA® quanto o bisturi harmônico utilizam um cristal piezoelétrico como fonte das ondas sonoras. O CUSA® vibra a 23 kHz e o bisturi harmônico vibra a 55,5 kHz com um movimento linear da lâmina de 50 a 100 micra (Fig. 6-18). Diversas variáveis determinam a velocidade e a ação do dispositivo (Fig. 6-19). Estas incluem as seguintes:

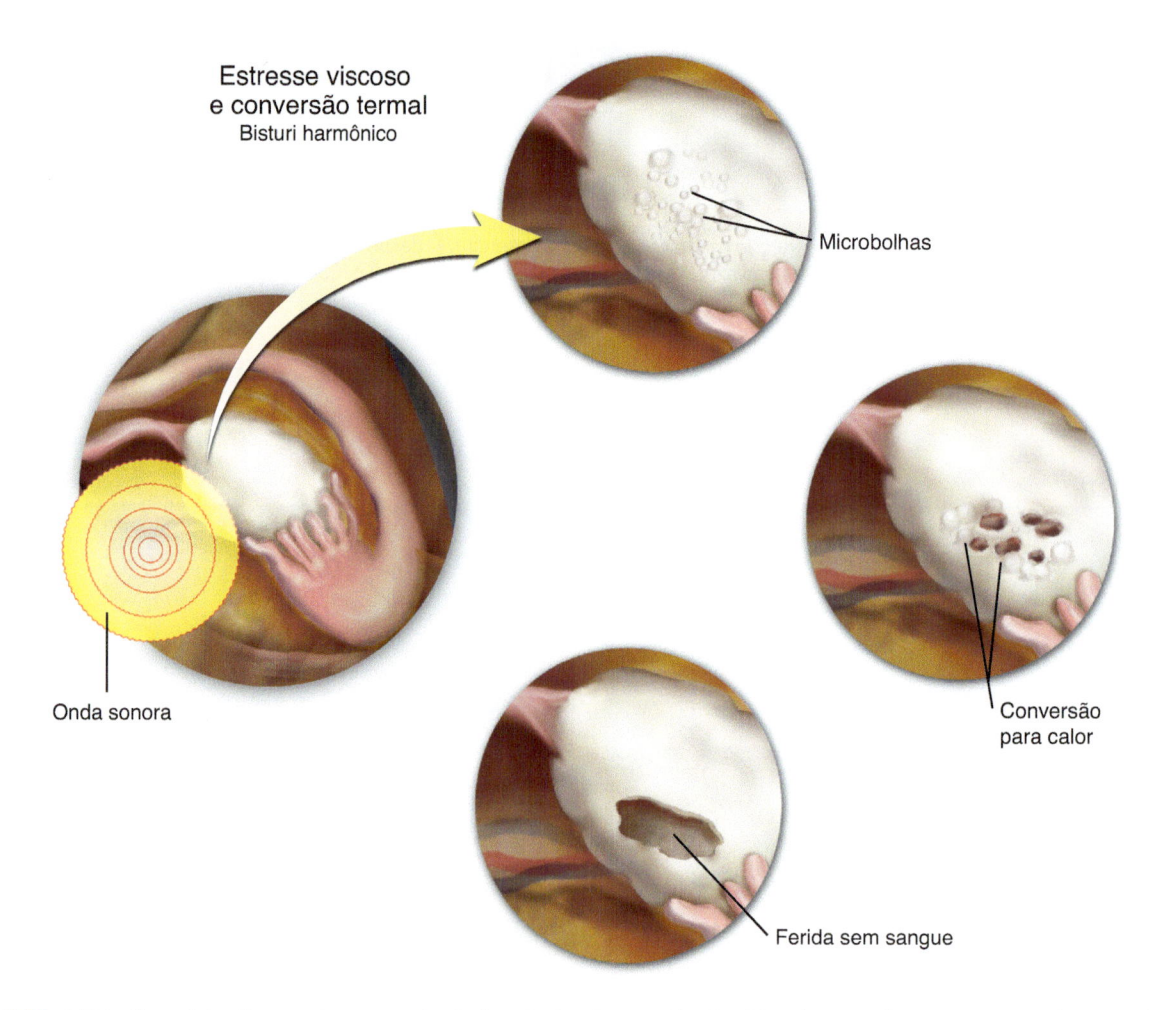

FIGURA 6-16 O bisturi harmônico libera ondas sonoras de alta frequência sobre o tecido. Os efeitos dessas ondas são cortar o tecido e coagular pequenos vasos sanguíneos. As ações do estresse viscoso e da fricção que acarretam a conversão para calor (térmica) estão ilustradas.

Ajuste da potência (um maior ajuste da potência está associado a uma maior excursão vertical da lâmina e a um efeito de corte mais preciso).
Espessura da lâmina (uma superfície da lâmina afiada ou chanfrada produzirá ação de corte mais eficaz; em contraposição, uma superfície espessa, não afiada, resultará em corte ineficaz).
Estiramento do tecido (tecidos tensos são cortados mais rapidamente e com redução do artefato de coagulação).
Pressão de aperto (quanto maior a pressão de aperto sobre um dispositivo semelhante à tesoura, menor a ação de coagulação).

Assim como com a eletrocirurgia e a cirurgia a *laser*, a cirurgia ultrassônica está sendo cada vez mais aplicada em técnicas endoscópicas. O bisturi harmônico tende a ter um desempenho mais lento do que dispositivos eletrocirúrgicos e a *laser* comparáveis. Não obstante, ele é um dispositivo alternativo de energia que possui o seu conjunto peculiar de vantagens. O mais novo dos modelos de bisturi harmônico é o HARMONIC ACE +7 Shears® (Fig. 6-20).

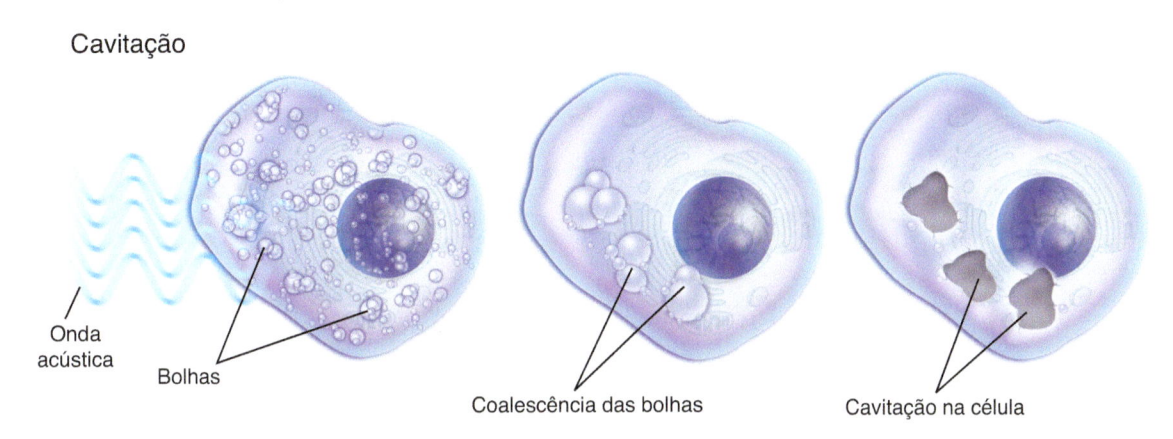

FIGURA 6-17 A cavitação é criada por ondas sonoras que colidem com as células, criando microbolhas, que, por sua vez, coalescem em bolhas maiores. Estas últimas colapsam e criam buracos ou artefatos de cavitação no interior da célula.

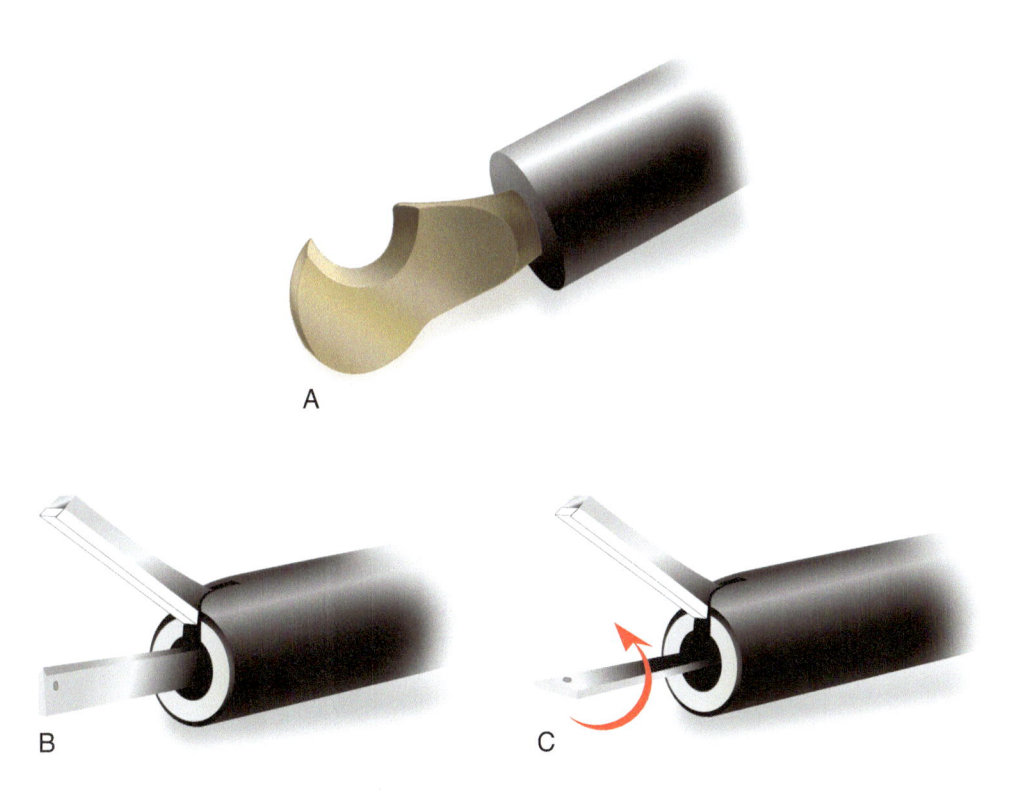

FIGURA 6-18 A, Um bisturi harmônico com lâmina em gancho. A superfície chanfrada é usada para o corte. A superfície convexa externa, mais espessa, irá coagular o tecido. **B,** O dispositivo semelhante a uma tesoura corta o tecido com a lâmina mais baixa na extremidade. **C,** Quando a lâmina é girada na horizontal, o dispositivo coagula o tecido.

Lâmina do bisturi harmônico

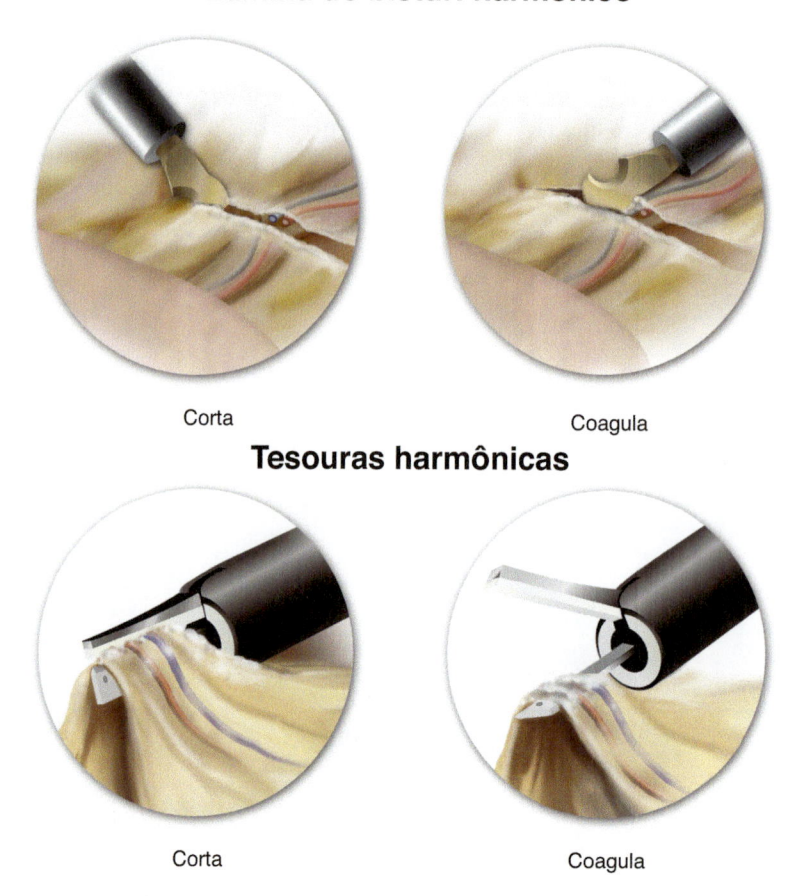

Corta　　　　　　　　　　Coagula

Tesouras harmônicas

Corta　　　　　　　　　　Coagula

FIGURA 6-19 As ações teciduais do bisturi harmônico estão ilustradas aqui. O estiramento tecidual constitui um importante fator para uma ação de corte eficiente e para a redução do calor gerado pela fricção.

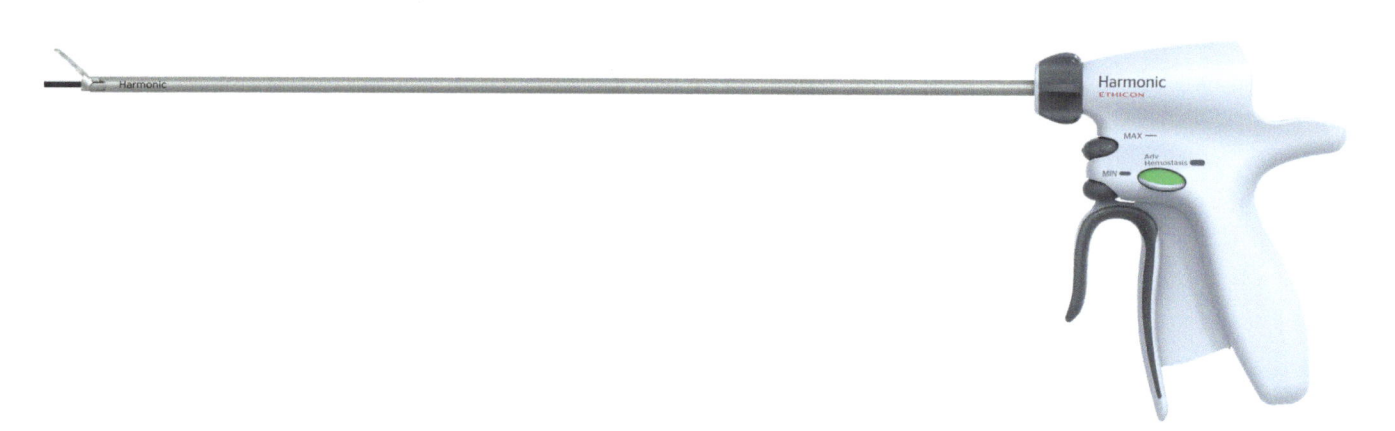

FIGURA 6-20 O dispositivo HARMONIC ACE +7 Shears® incorpora um gerador sofisticado com uma ferramenta cirúrgica de corte recém-criada. O tempo de corte é reduzido e a coagulação é mais rápida.

CAPÍTULO 7

Posicionamento e Lesão Nervosa

Michael S. Baggish

Posicionando a Paciente

Para o cirurgião ginecologista, é de vital interesse um cuidado adequado no posicionamento das pacientes para cirurgia cervical, vulvar, vaginal, anal, uterina e endoscópica. O ginecologista deve tomar a dianteira no posicionamento de cada uma das pacientes que irá ser operada. A **posição de litotomia dorsal**, não importa se for implementada com suportes de perna de tipo bengala, Allen ou apoio de joelho, segue sendo um estado que não é natural (Figs. 7-1 a 7-3). Quando a posição de litotomia é realizada junto com a **posição de Trendelenburg**, outras anormalidades podem somar-se. O posicionamento inadequado pode resultar em um dano neurológico. A Tabela 7-1 ilustra a frequência, o(s) fator(es) causador(es) e as localizações específicas dos danos nervosos associados com as cirurgias obstétricas e ginecológicas. Uma posição de litotomia apropriada significa pernas e coxas gentilmente flexionadas; tornozelos e pés apoiados de maneira balanceada; e a não dorsiflexão do pé, mínima abdução do quadril e nádegas firmemente apoiadas na mesa operatória (ou seja, deve-se evitar suspender demais as nádegas). Os pés devem estar sem nenhum contato com os apoios da perna para evitar pontos de pressão. Algumas posições de litotomia são aceitáveis. Uma posição de litotomia baixa é satisfatória para a dilatação e para a curetagem, histeroscopia e cistoscopia (Fig. 7-1). Uma posição de litotomia mediana a alta permite a melhor exposição para a cirurgia vulvar e vaginal (Fig. 7-4). Os apoios para perna de tipo Allen são altamente satisfatórios para operações de laparoscopia. Os dispositivos de Yellofin apoiam as pernas, os joelhos e os pés de maneira atraumática e são úteis para cirurgia vulvar, vaginal, histeroscópica e laparoscópica. Eles também podem ser usados para cirurgia vulvar radical. O dispositivo de Yellofin pode ser ajustado para se adequar a qualquer paciente e situação com relação a sua altura, abdução, adução e rotação. O dispositivo pode ser ajustado para qualquer tipo de pé (Fig. 7-5A e B). Devido ao fato de que mais e mais mulheres têm vivido mais longamente e muitas têm realizado a colocação de próteses de joelho, um apoio apropriado para a perna, pé e joelho deve ser garantido pelo cirurgião que realizar a operação, o que significa adequar o Yellofin ou um dispositivo similar para a posição de litotomia.

TABELA 7-1 Danos nervosos associados com o posicionamento e a cirurgia pélvica

Sintoma/Sinal	Frequência relativa	Fator causador	Nervo(s) afetado(s)
(1) Dor aguda e cortante, dor crônica e latejante (mais tarde) no abdome inferior	7%	Formação de cicatriz com apresamento; corte, sutura	Ilioinguinal Ilio-hipogástrico
(2) Dormência, coxa lateral – Parestesia – Hiperestesia	6%	Compressão com retrator Lesão no nervo com dispositivo de energia Raro, posicionamento	Lateral Femoral Cutâneo
(3) Dormência, dor latejante, lábios superiores, coxa	17%	Incisão ou dilaceramento do nervo Compressão de retrator	Genitofemoral
(4) Dormência, coxa anteromedial – Fraqueza com rotação externa – Fraqueza no adutor	20% a 30%	Lesão direta por corte, fixação, sutura Fita transobturadora (TOT) Pressão (p. ex., de hérnia transobturadora)	Obturador
(5) Dormência, coxa anteromedial – Fraqueza com extensão de perna – Fraqueza com flexão no quadril – Ausência de reação automática no joelho	11% a 30%	Compressão pelo ligamento inguinal Compressão pelos retratores Rara, lesão direta	Femoral
(6) Dor nas nádegas – Dor posterior e dor na perna posterolateral – Dormência no pé e na perna – Pé caído – Dor com o levantamento da perna estirada	10%	Sutura Alongamento Compressão (peroneal)	Tronco Lombossacro Ciática

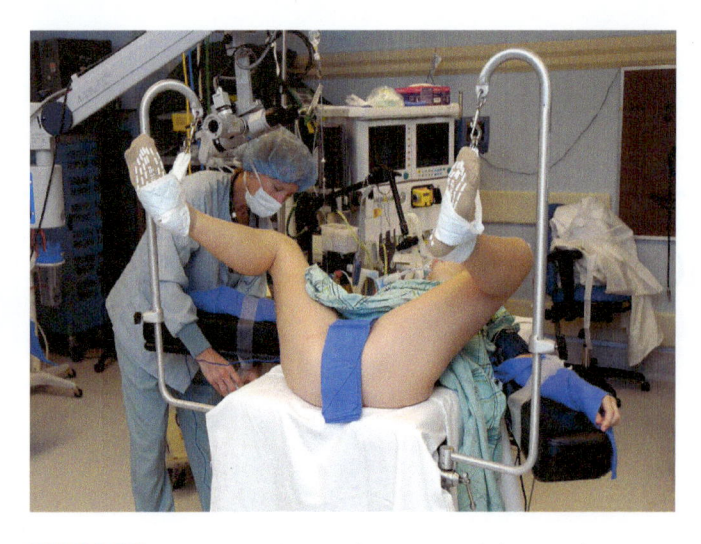

FIGURA 7-1 Esta paciente é mostrada na posição de litotomia baixa. As pernas dela estão suspensas com suportes de tipo bengala.

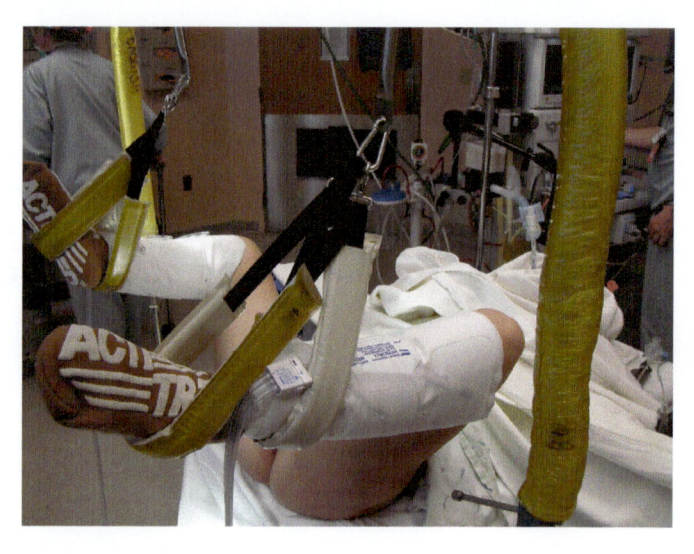

FIGURA 7-2 Esse suporte de perna incorpora uma tira acolchoada de gel para proteger as pernas e os pés.

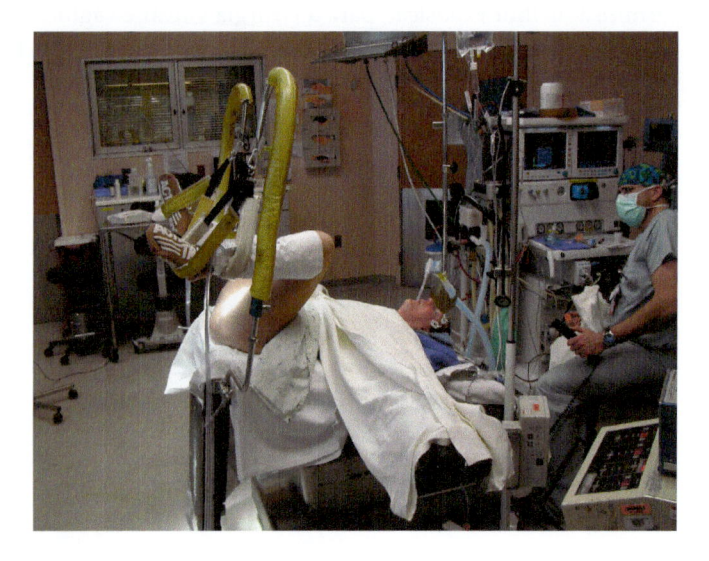

FIGURA 7-3 A posição de Trendelemburg (cabeça baixa) soma o risco de lesão do nervo quando o paciente está na posição de litotomia. As extremidades inferiores estão mais privadas de fluxo sanguíneo.

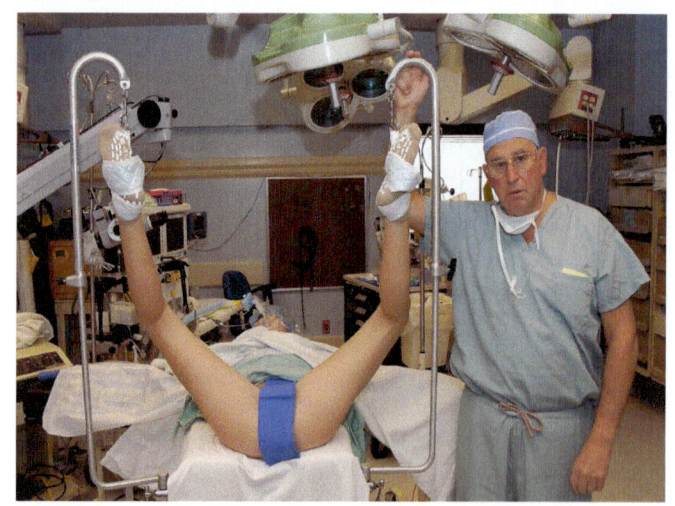

FIGURA 7-4 A posição de litotomia alta requer que as pernas estejam flexionadas no joelho. A extensão na articulação do joelho soma o risco de lesão no nervo ciático ou tronco lombrossacro.

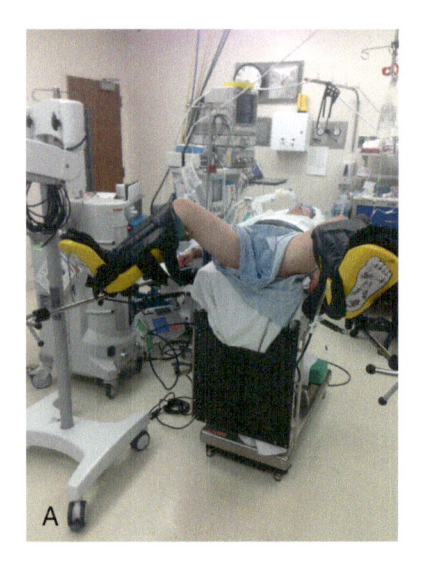

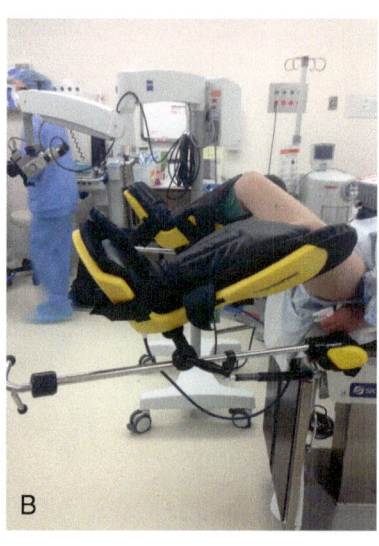

FIGURA 7-5 A, Visão frontal das roldanas do Yellofin mostra a rotação de abdução variável e uma posição ideal para uma vulvectomia. **B,** Visão lateral detalha as flexões suaves e a altura apropriada para permitir que a área esteja livre para operar microscópio e *laser* de dióxido de carbono.

Lesão de nervo periférico

A hiperflexão no quadril irá tornar a paciente suscetível a uma **lesão no nervo femoral** (Fig. 7-6). O mecanismo da lesão está relacionado com o fato de que o rígido ligamento inguinal comprime o nervo femoral conforme o último passa por baixo dele em seu caminho do abdome até a coxa.

A hiperextensão na articulação do joelho e no quadril irá produzir lesões de estiramento no tronco lombossacro e/ou **nervo ciático**. Até mesmo breves períodos de extensão com os pés em suportes de tipo bengala devem ser evitados; períodos de extensão de 30 minutos ou mais irão inevitavelmente resultar em dano severo a esses grandes nervos. A abdução excessiva (>45°) por duas horas irá colocar em risco os **nervos obturador, genital** e/ou **femoral** (Fig. 7-7). O último nervo fica particularmente vulnerável quando a rotação externa é acrescida de uma abdução maior que 45°. A compressão na cabeça da fíbula irá danificar a divisão peronial (Fig. 7-8) do **nervo ciático**, levando a uma paresia e dor na perna, seguindo a distribuição daquele nervo. Outras causas de neuropatias associadas com a cirurgia ginecológica em pacientes que não estão na **posição de litotomia** incluem retratores abdominais autorretráteis, cirurgia radical, compressão relacionada com tamponamento apertado e prolongado, hematomas, tumores e lesão direta (p. ex., incisar o nervo). A Figura 7-9A e B mostra os nervos e plexos-chave que fornecem inervação à pelve e às extremidades inferiores. As relações de grandes raízes e troncos nervosos à pelve óssea e às estruturas ligamentares estão detalhadas no desenho. Os maiores nervos incluem (1) o nervo ciático, que está situado na pelve e sai dela via forame isquiático maior (o nervo está próximo à espinha isquiática e ao ligamento sacroespinal [Fig. 7-10]); (2) o lombossacro, que contém elementos dos plexos lombares e sacrais e se situa na articulação sacroilíaca; e (3) o nervo femoral, que está alojado no músculo psoas maior. O nervo é exposto conforme ele cruza por baixo do ligamento inguinal e sai no sulco entre o músculo ilíaco e o músculo psoas maior (iliopsoas). Após proteger, é uma boa ideia mudar a posição das extremidades inferiores suspensas quando a cirurgia se estender por mais de duas horas. Além disso, deve-se aliviar a pressão das lâminas retratoras a cada hora ou a cada 2 horas. Deve-se tomar cuidado com assistentes curvando-se ou descansando sobre as extremidades inferiores das pacientes na posição de litotomia (Fig. 7-11). O último pode resultar em luxação dos nervos causada por abdução excessiva iatrogenicamente induzida e rotação externa.

As Figuras de 7-12 a 7-18 ilustram os mecanismos relacionados com várias lesões nervosas.

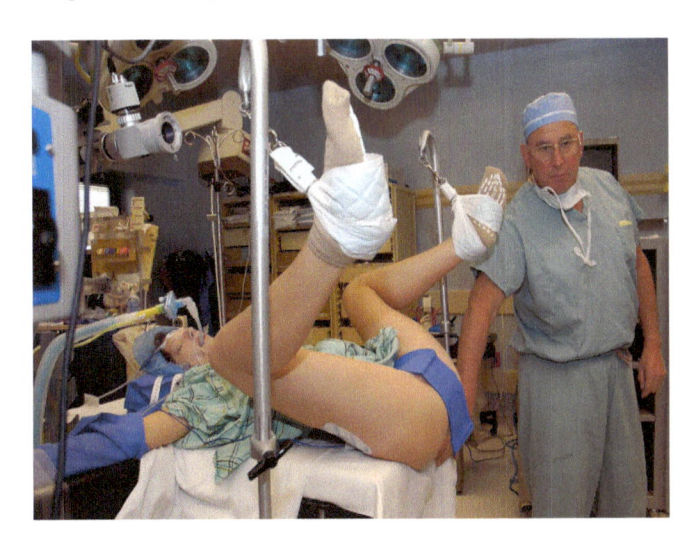

FIGURA 7-6 A hiperflexão do quadril expõe a paciente a uma lesão no nervo femoral. O ponto do risco está localizado abaixo do rígido ligamento inguinal, onde a flexão do nervo exposto ocorre.

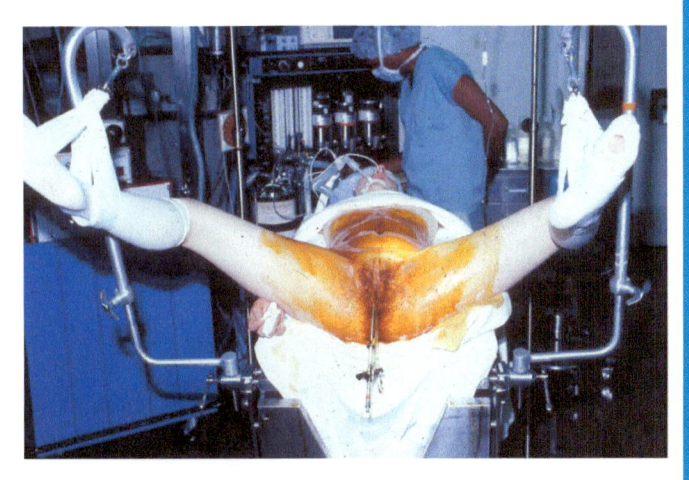

FIGURA 7-7 A abdução extrema, combinada com rotação externa, expõe alguns nervos ao risco de lesão, especialmente com prolongado tempo de operação.

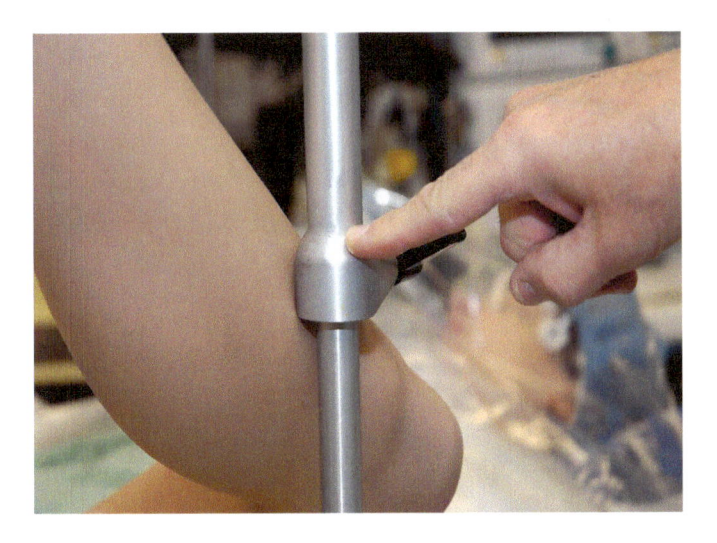

FIGURA 7-8 A pressão lateral no joelho ou abaixo dele irá resultar em uma lesão de compressão na divisão peroneal do nervo ciático.

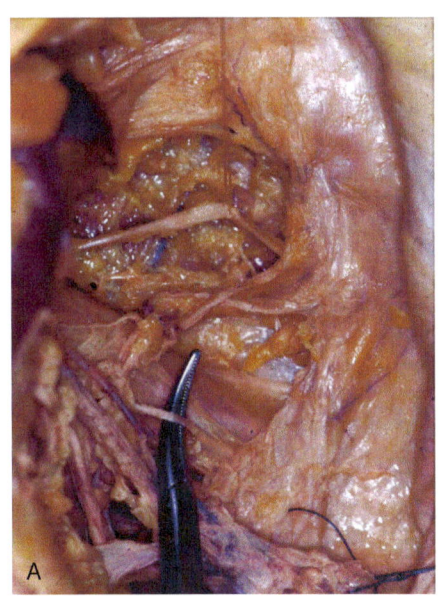

FIGURA 7-9 A. A dissecção real mostra uma pinça no músculo psoas maior. O nervo que está suspenso pela pinça é o femoral genital. Lateralmente ao músculo psoas maior e parcialmente coberto por gordura, está o músculo ilíaco. O nervo que cruza aquele músculo é o nervo cutâneo femoral lateral.

(Continua)

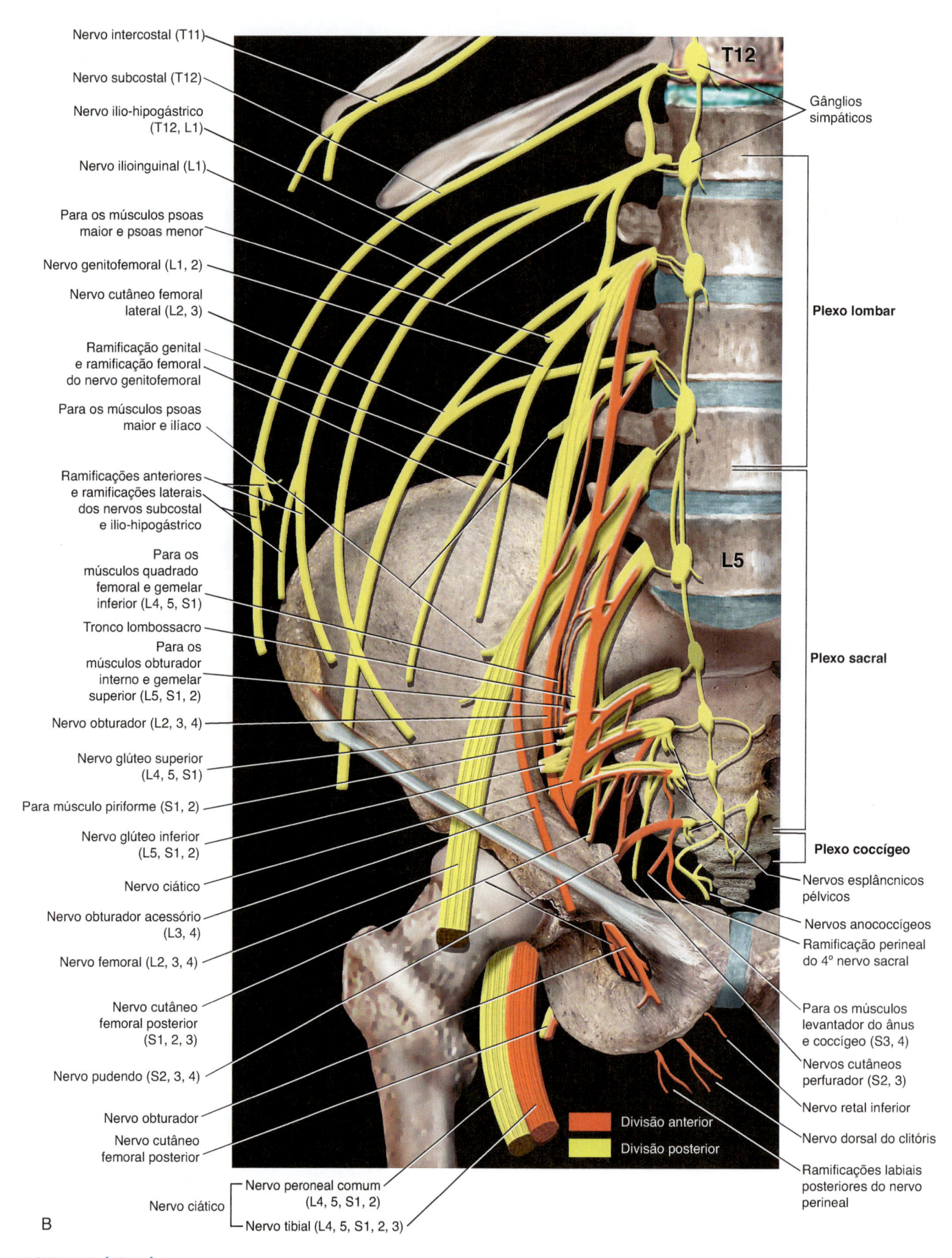

FIGURA 7-9 (CONT.) B. Este esquema detalha os vários nervos e suas raízes de origem, que inervam a estrutura pélvica e a da extremidade inferior. As divisões dos troncos nervosos estão codificadas por cor e têm como base uma pelve de verdade *(Com base em Netter: Atlas of Human Anatomy, 6th ed., Plate 484)*

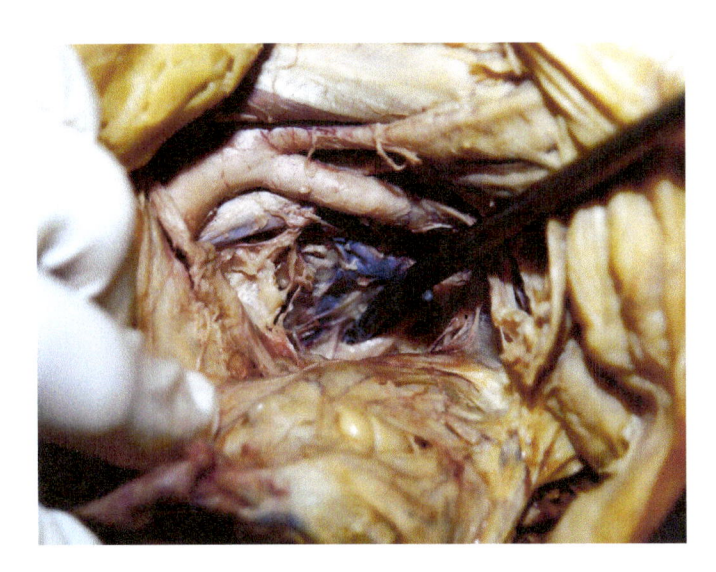

FIGURA 7-10 Esta dissecção segue a divisão posterior da artéria hipogástrica esquerda para dentro da pelve até o nível da espinha isquiática. A tesoura aponta para o grande tronco de nervos brancos do nervo ciático. Observe o complexo circundante "em formato de minhoca" das grandes estruturas venosas.

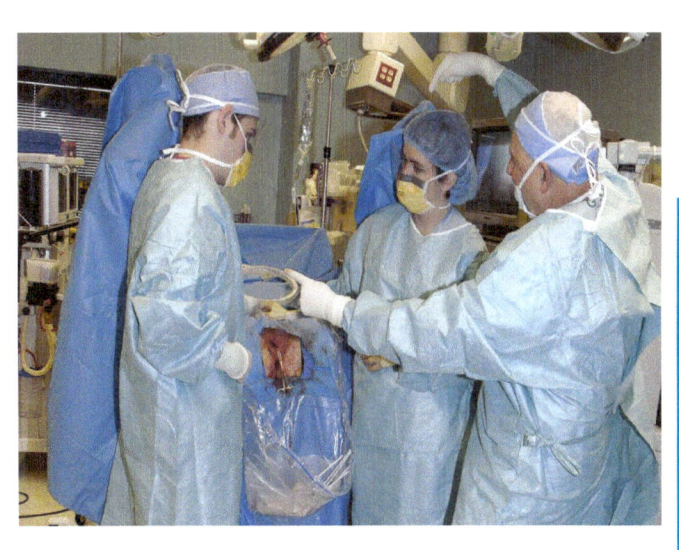

FIGURA 7-11 A paciente protegida na posição de litotomia pode ter uma lesão no nervo porque o assistente está se apoiando nas extremidades inferiores suspensas.

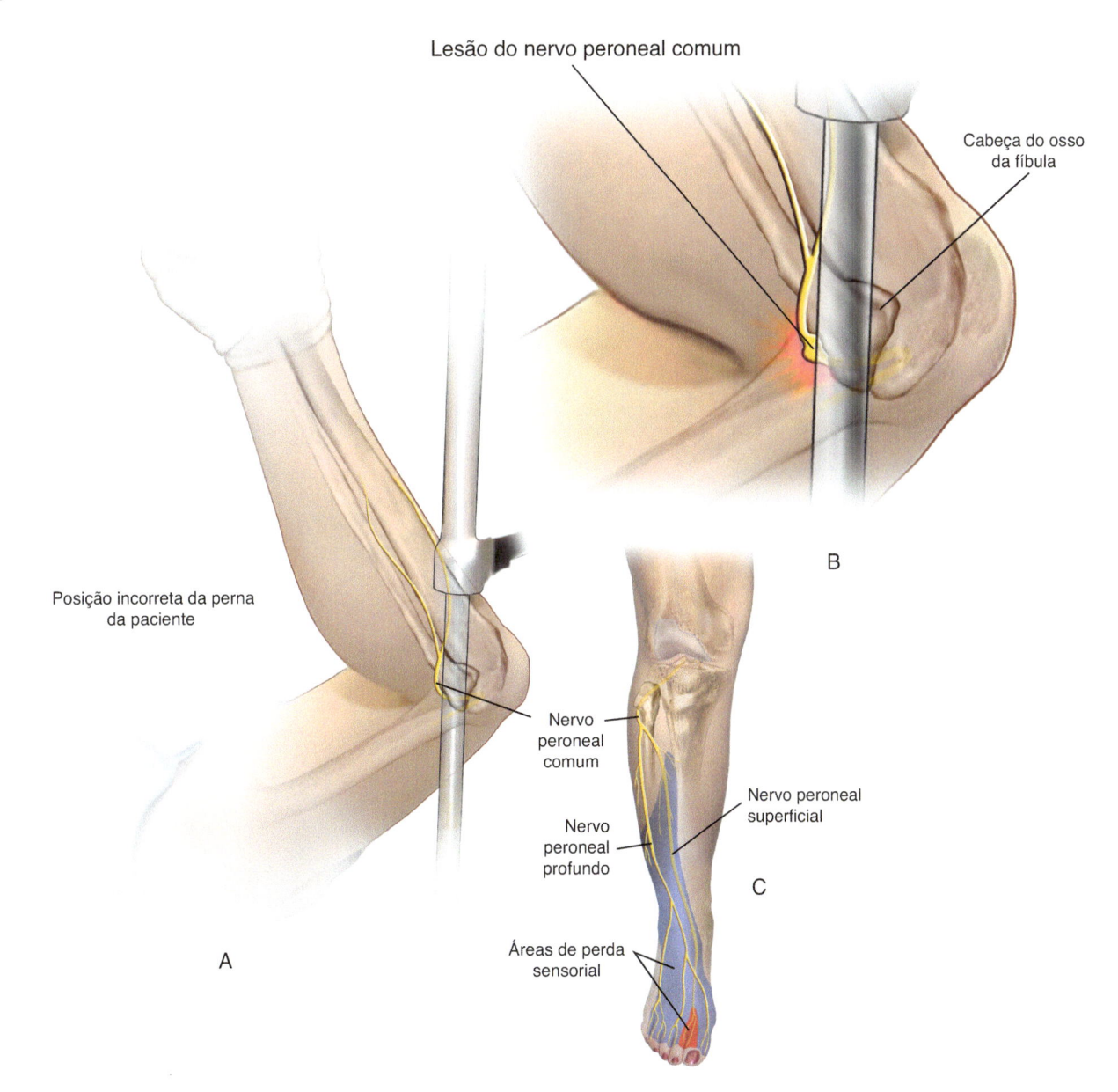

FIGURA 7-12 A. A divisão peroneal do nervo ciático é mostrada ao lado da cabeça da fíbula. **B.** O close mostra a compressão do nervo entre o osso da fíbula e o suporte de metal tipo bengala. **C.** O déficit neurológico causado pela lesão de compressão é mostrado aqui.

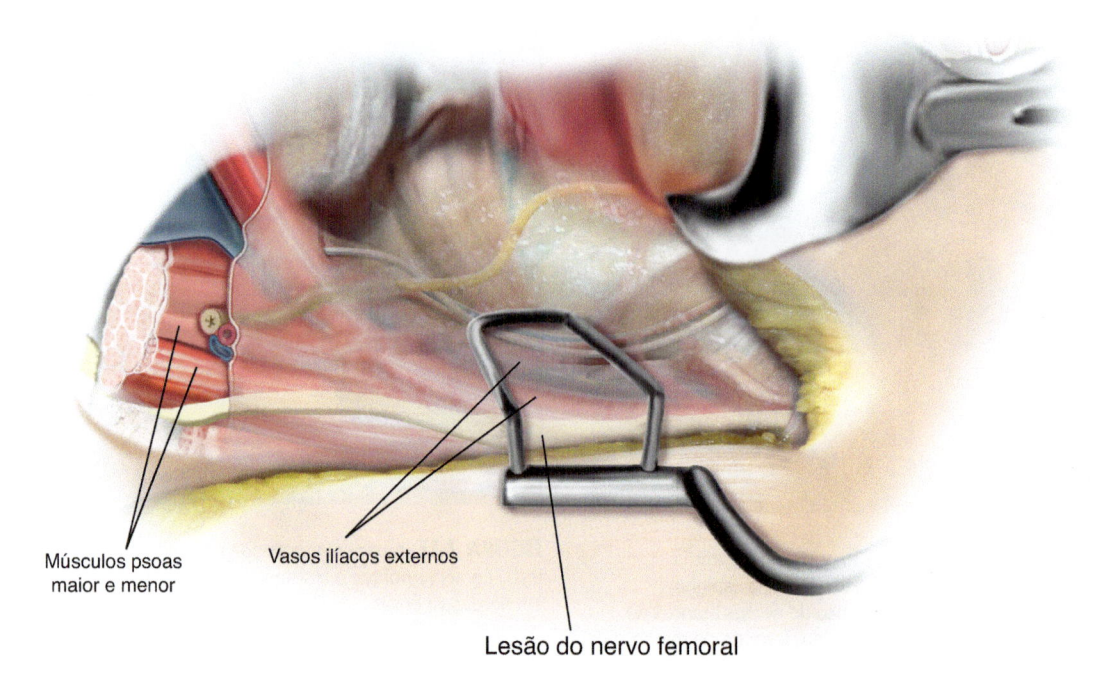

FIGURA 7-13 Uma causa comum de neuropatia femoral pós-operatória é uma compressão abdominal pelo afastador autorretrátil. Aqui, a lâmina retratora comprime o músculo psoas maior e o nervo femoral, que caminha dentro da barriga do músculo. As lâminas profundas são particularmente suscetíveis a causar isquemia no nervo femoral, especialmente quando a pressão sobre ele é contínua por um longo período de tempo.

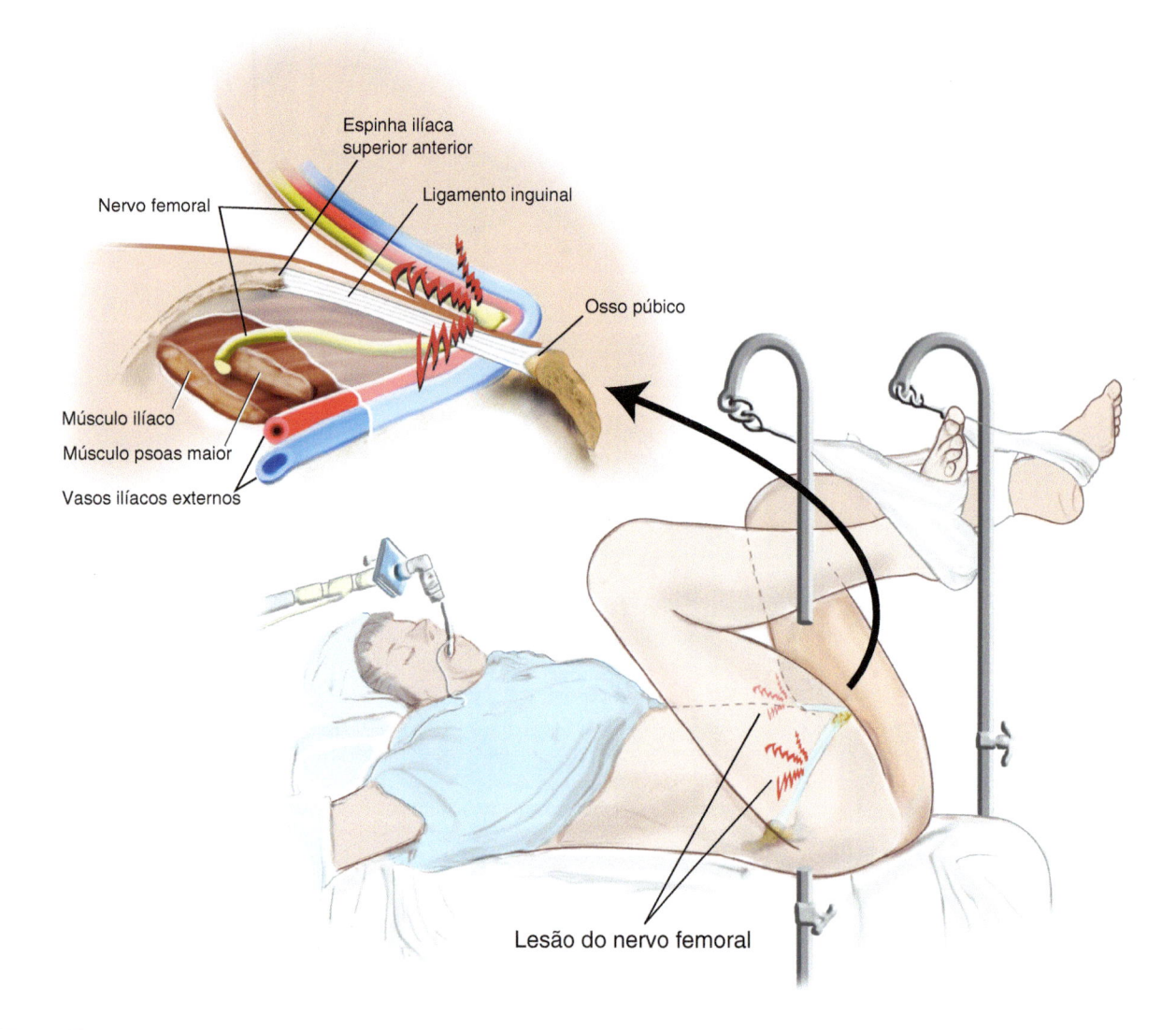

FIGURA 7-14 A posição de litotomia associada à hiperflexão da coxa, especialmente em operações que duram mais de 2 horas, coloca o nervo femoral em risco. Nas circunstâncias mencionadas anteriormente, o nervo femoral é comprimido entre o ligamento inguinal e o ramo púbico. A isquemia é resultado de uma compressão prolongada.

CAPÍTULO 7 Posicionamento e Lesão Nervosa   145

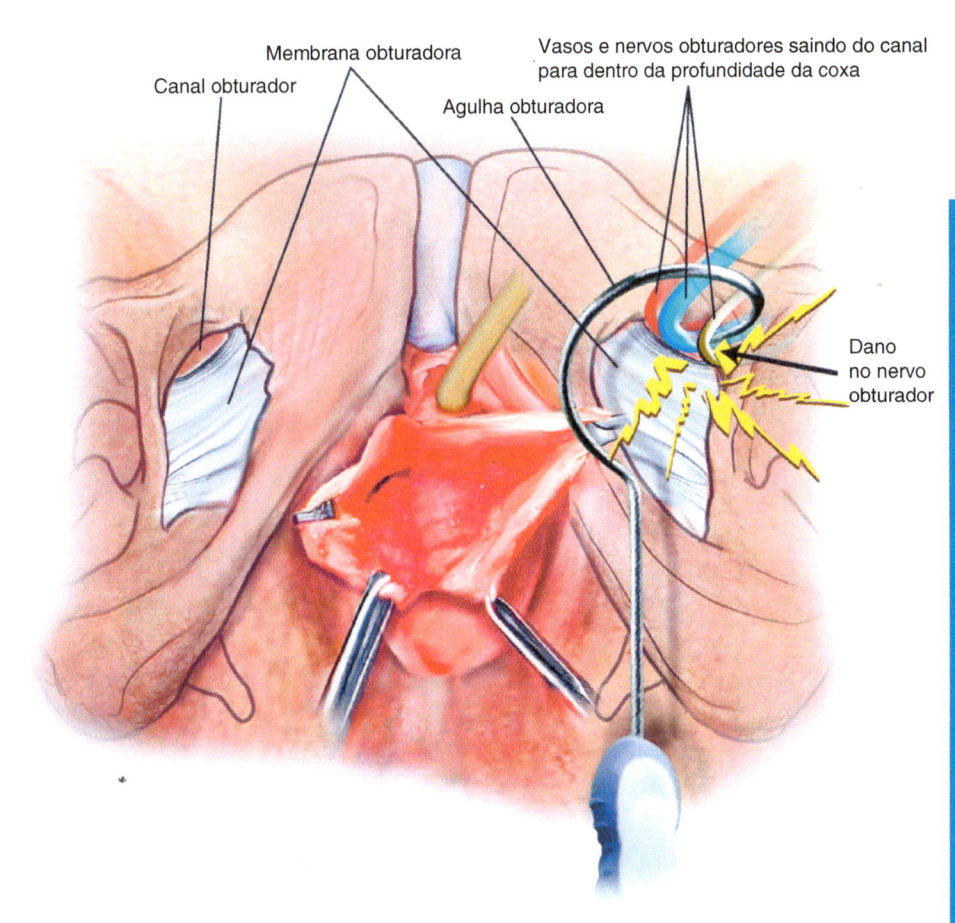

FIGURA 7-15 O nervo obturador pode manter a lesão conforme sai do canal obturador e entra na coxa. Aqui, uma agulha transobturadora é mostrada fisgando o agrupamento neurovascular.

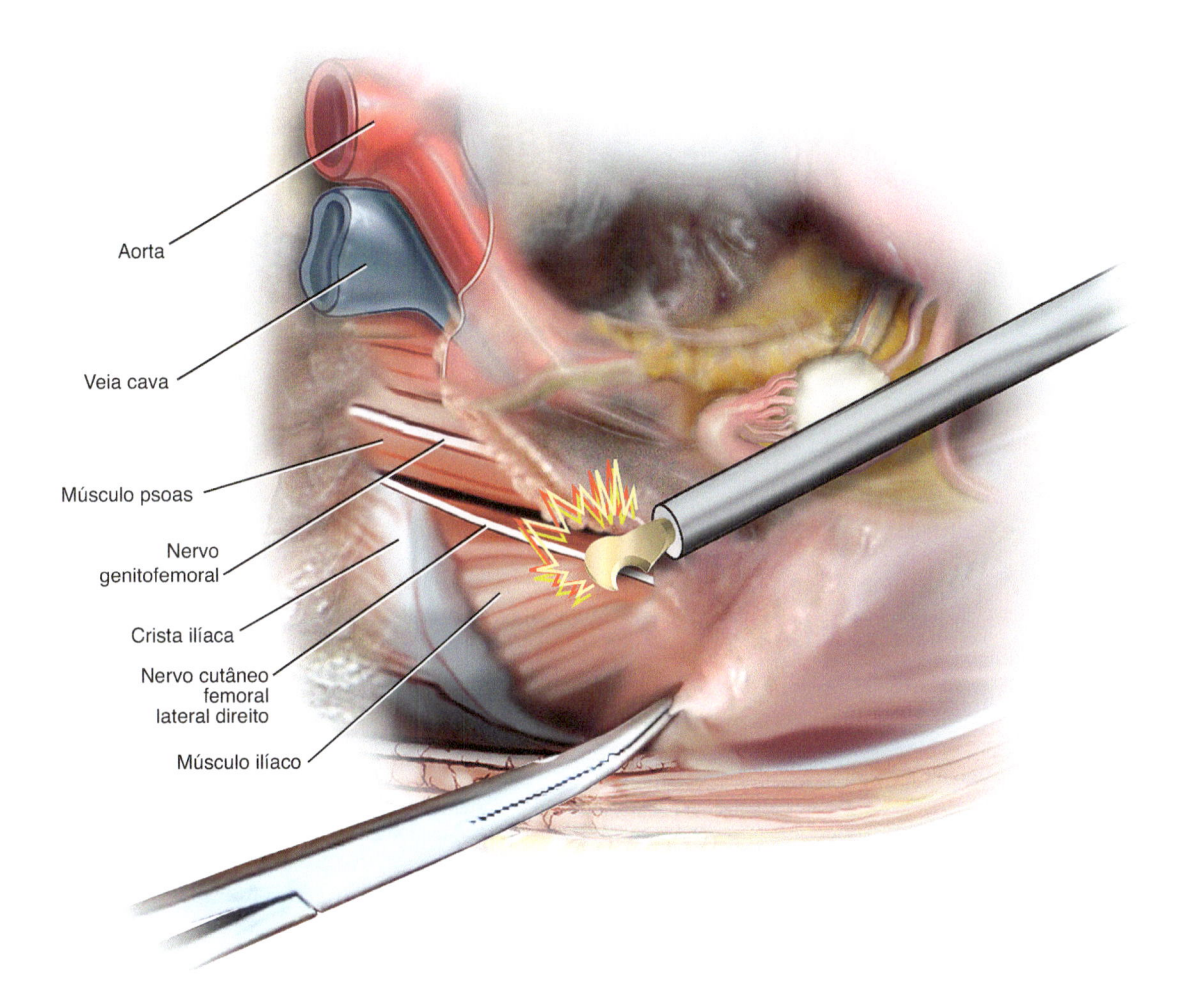

FIGURA 7-16 Dispositivos de energia usados para adesiólise podem causar lesão inesperada nos nervos pélvicos. Esta ilustração mostra um dispositivo de corte (bisturi harmônico) incidindo nas fixações peritoneais ao lado do músculo psoas maior e cortando o nervo cutâneo femoral lateral.

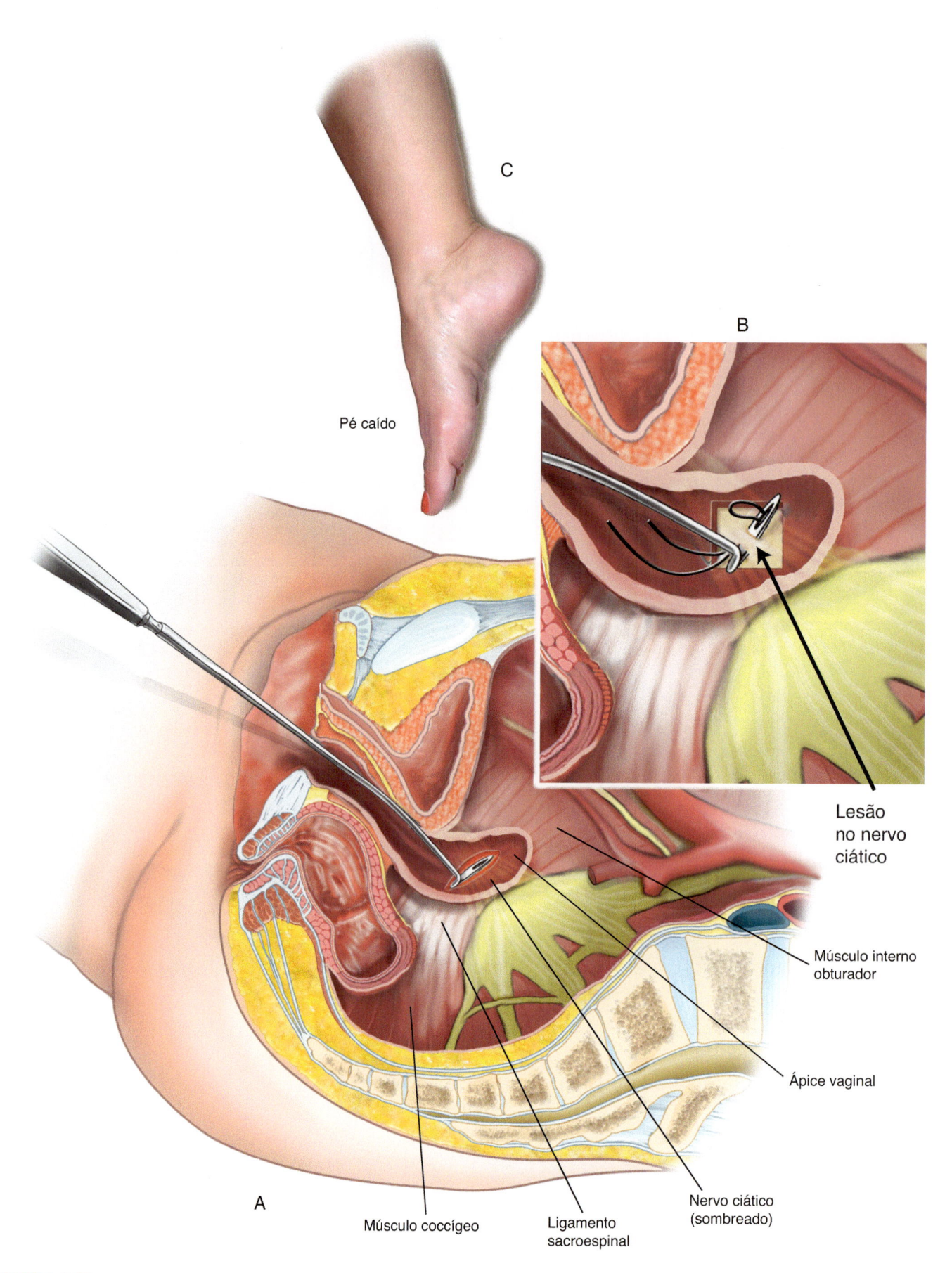

FIGURA 7-17 A colpopexia sacroespinal transvaginal pode resultar em uma lesão de sutura no nervo ciático ou em uma das raízes do nervo sacral. Dor severa na nádega e/ou pé caído deve ser um alerta para que o ginecologista descarte neuropraxia ciática.

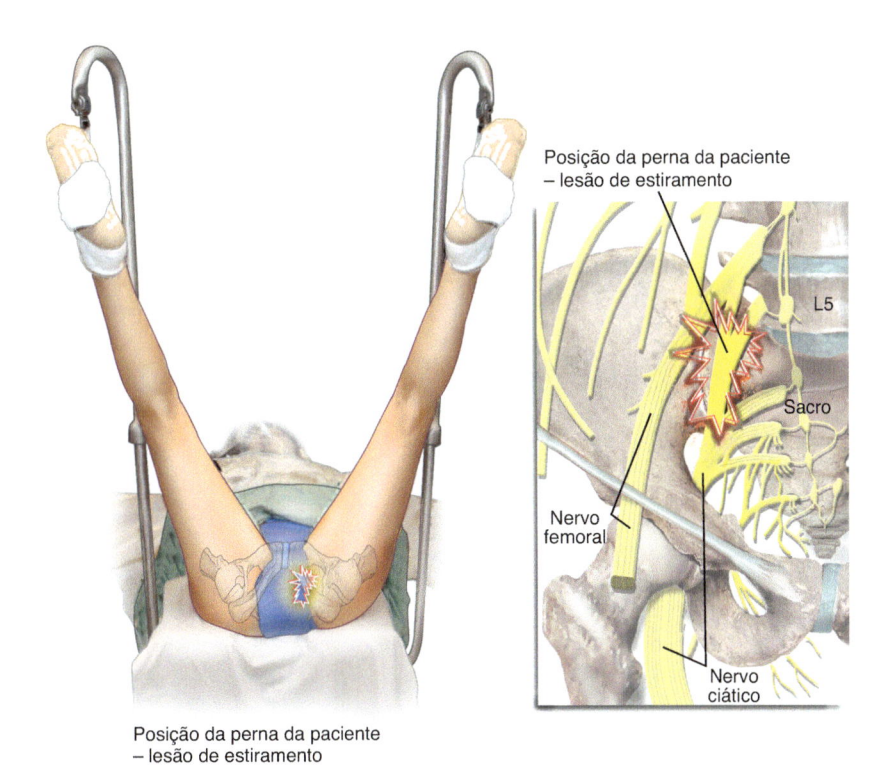

FIGURA 7-18 Extremidades inferiores estendidas na posição de litotomia podem provocar uma lesão de estiramento no tronco lombossacro. A paciente irá apresentar uma combinação de sintomas lombares e na distribuição sacral.

Síndrome Compartimental

A síndrome compartimental, que afeta as extremidades, é uma condição particularmente limitadora que ocorre quando a posição de litotomia é combinada com **suporte de perna**, produzindo **pressão na panturrilha** ou **dorsiflexão do calcanhar**. A **circulação desequilibrada** até as extremidades inferiores (mais frequentemente causada pela hipovolemia e hipotensão) é outro fator-chave de atenção. A posição de Trendelenburg cria um risco adicional para o desenvolvimento de um comprometimento vascular. As pacientes no pós-operatório que apresentam dor desordenada, hiperestesia e/ou paresia nas pernas e pés devem chamar a atenção do ginecologista para incluir a síndrome compartimental nas considerações mais altas de um diagnóstico diferencial. Canelas e panturrilhas tensas ocorrem por uma pressão intracompartimental maior (Fig. 7-19).

A síndrome compartimental pode estar associada a uma lesão vascular pélvica (p. ex., durante a cirurgia laparoscópica, após hemorragia pós-parto), lesão traumática (p. ex., fratura dos ossos da perna/coxa), hematomas, celulite, trombose vascular, fasceite necrosante, posição de litotomia prolongada e meias de compressão.

A estrutura fisiopatológica da síndrome compartimental está relacionada tanto com o aumento do volume quanto com aumento o da pressão nos compartimentos inflexíveis da fáscia (ou seja, espaços anatômicos limitados). O fator inicial é o **menor fluxo sanguíneo** para os conteúdos dentro do compartimento, o que gera uma **isquemia muscular**. A isquemia, por sua vez, aumenta a resistência vascular e depois diminui o fluxo sanguíneo para os músculos. Como resultado da isquemia contínua, uma hemorragia e edema se somam à **pressão intrafascial.** O cenário mencionado anteriormente ocorre por conta do vazamento parecido a uma peneira das vênulas dentro do compartimento. Quando as extremidades são baixadas da posição de litotomia para a posição de supino, um fluxo melhor é estabelecido no nível do coração. A hipovolemia (inicial), uma vez melhorada, irá resultar em uma **reperfusão** da extremidade. Caso a permeabilidade vascular persista, mais vazamentos e edema no espaço da fáscia seguirão, resultando em uma pressão intrafascial ainda maior. A pressão do tecido nos compartimentos varia de uma média de 4 a 100 mmHg, mas não deve exceder 20 mmHg. A **fasciotomia** deve ser realizada para pressões entre 30 e 40 mmHg. A negligência da síndrome compartimental pode levar a uma necrose estendida do músculo, lesão nervosa, mioglobinemia, arritmia cardíaca e dano renal mioglobinúrico.

A **síndrome compartimental abdominal** pode ser definida como uma condição que aparece com uma pressão intra-abdominal elevada, levando a uma lesão visceral, assim como insuficiência renal, cardíaca e respiratória. A cavidade abdominal é essencialmente um espaço fechado que contém vísceras e é circundado por paredes musculares. Aumentos agudos no volume dentro da cavidade abdominal podem se traduzir em aumentos na pressão intra-abdominal. Embora a pressão abdominal normal varie de 3 a 10 mmHg, níveis de pressão maiores de 25 mmHg requerem pronto tratamento. As condições ginecológicas associadas ao risco de síndrome compartimental abdominal incluem grandes hemorragias, formação de grande hematoma, peritonite e septicemia, perfuração intestinal, tumores uterinos/ovarianos, ascites e gravidez abdominal ou tubária (Fig. 7-20).

As ramificações fisiopatológicas da síndrome compartimental abdominal incluem menor retorno venoso ao coração com menor produção cardíaca, insuficiência renal causada pela compressão das veias renais e anormalidade hepática relacionada com a pressão na circulação portal. A isquemia intestinal irá aparecer e progredir até a necrose do intestino por conta do fluxo sanguíneo visceral e trombose (Fig. 7-21). A função respiratória pode ser comprometida como resultado da elevação do diafragma e da transmissão de pressão intratorácica superior, o que leva à capacidade pulmonar reduzida.

A pressão intra-abdominal pode ser medida convenientemente com a colocação de 100 ml de água na bexiga via um cateter de Foley, depois conectando o cateter por tubulação a um transdutor de pressão.

O acompanhamento da síndrome compartimental abdominal requer a realização de laparotomia para reduzir a pressão e tratar a(s) causa(s) desencadeante(s).

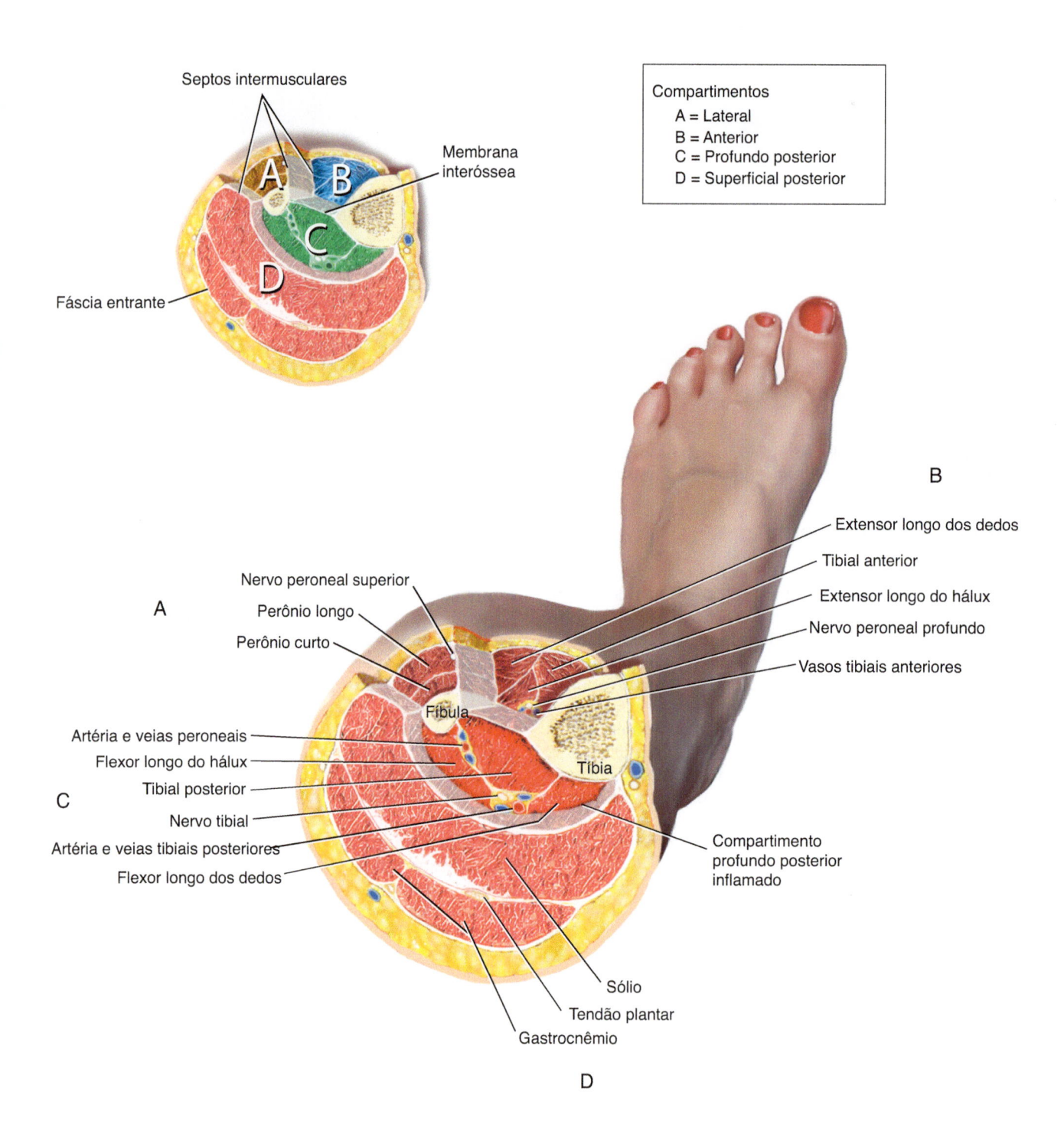

FIGURA 7-19 O corte da perna ilustra os compartimentos justos da fáscia ligados pelos ossos da perna e bainhas da fáscia. Os três compartimentos são laterais, anteriores e posteriores.

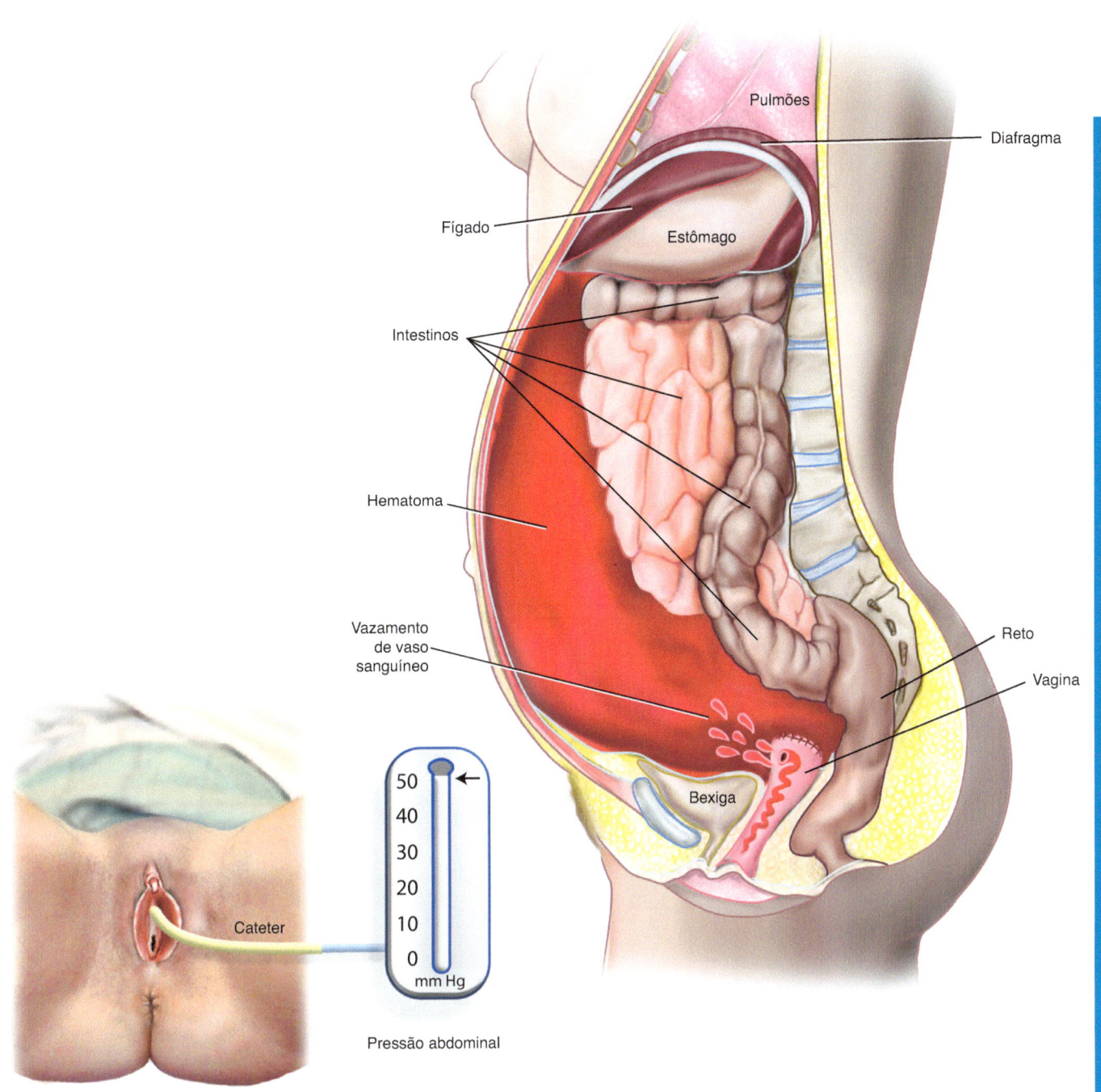

FIGURA 7-20 Esta figura ilustra a formação de um grande hematoma intra-abdominal. Neste caso, o hematoma ocorreu como resultado de um vaso sangrante, que não foi ligado na histerectomia. A síndrome compartimental abdominal é uma sequela possível da pressão intra-abdominal aumentada pela grande acumulação de sangue em um espaço fechado. As medidas da pressão intra-abdominal podem ser obtidas com a colocação de um cateter na bexiga, encaixando-o em um transdutor de pressão. Níveis de pressão maiores de 25 mmHg têm valor diagnóstico de síndrome compartimental abdominal significativa.

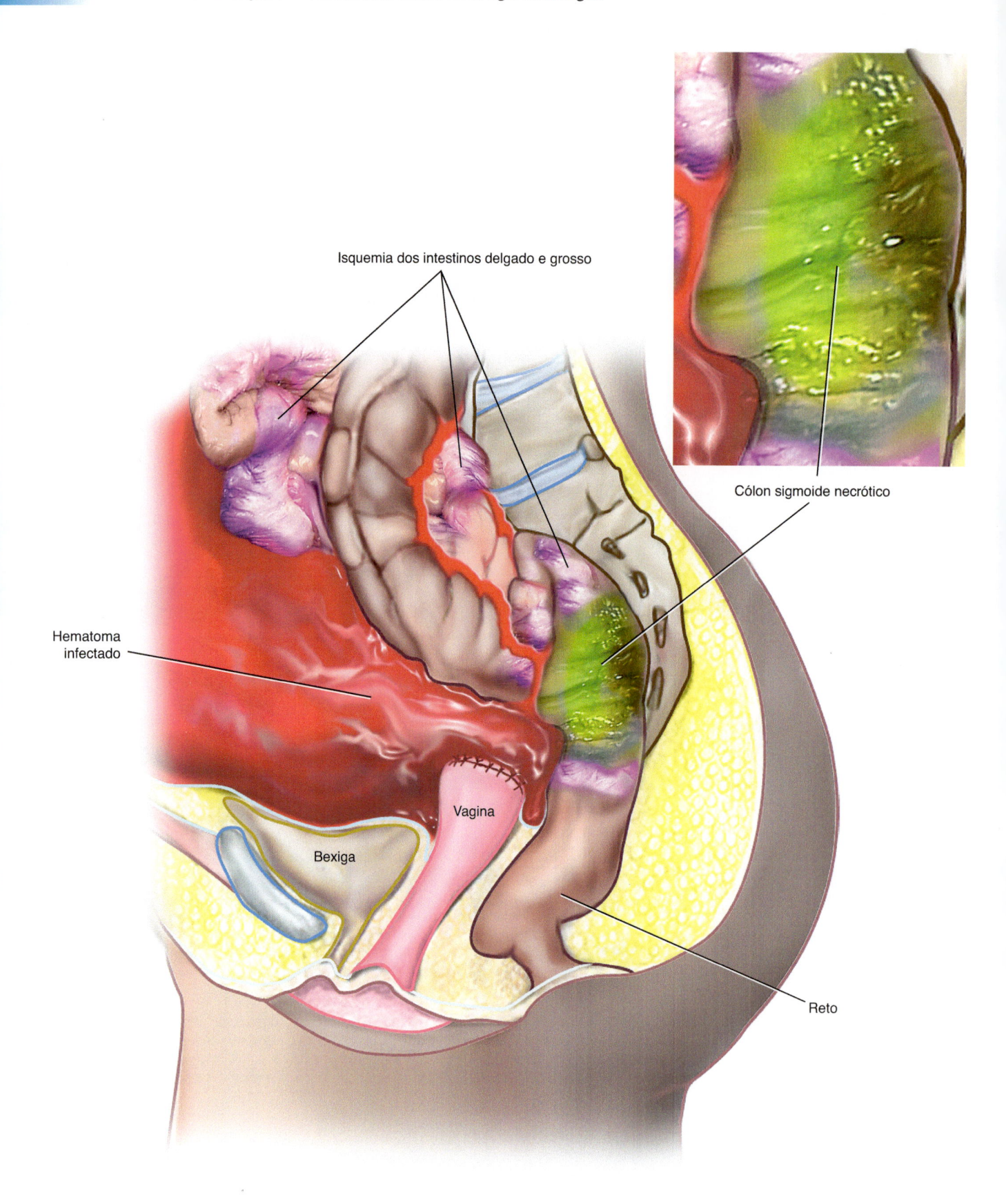

FIGURA 7-21 Como resultado de uma síndrome compartimental abdominal, a circulação de vasos pequenos e capilares até as estruturas viscerais fica comprometida. Este desenho mostra os resultados de aumentos prolongados de pressão intra-abdominal. O cólon sigmoide está necrótico. Outras áreas do intestino delgado e grosso mostram sinais de isquemia. O quadro detalha a difusão de bactérias coliformes por toda a parede necrótica do intestino grosso, causando infecção do hematoma.

PARTE 2

Cirurgia Abdominal

SEÇÃO 3

Parede Abdominal Anterior

8 Anatomia da Parede Abdominal Inferior

9 Incisões Abdominais

3

Parete Abdominal Anterior

CAPÍTULO 8

Anatomia da Parede Abdominal Inferior

Michael S. Baggish

O cirurgião pélvico está envolvido principalmente com o abdome abaixo ou no nível do umbigo. A parede abdominal abaixo do nível do umbigo consiste em pele, tecido adiposo, fáscia e vários músculos relativamente finos.

Os marcos anatômicos ósseos e de pele devem ser observados (p. ex., o umbigo se posiciona aproximadamente sobre a bifurcação da aorta) (Fig. 8-1). A espinha ilíaca superior anterior marca a origem do ligamento inguinal e do músculo sartório. As superfícies superiores do osso púbico e da sínfise marcam o término do ligamento inguinal e a inserção do músculo reto abdominal (Fig. 8-2).

O cadáver está geralmente na posição de decúbito dorsal (Fig. 8-1). A parede abdominal da região superficial para a profunda consiste em pele, tecido adiposo subcutâneo, fáscia, músculo, tecido adiposo pré-peritoneal e peritônio. Após a dissecação da pele e do tecido adiposo, a fáscia brilhante de coloração branco-acinzentada entra no campo de visão (Fig. 8-2). Esta é a camada de revestimento superficial dos músculos subjacentes (Fig. 8-3). Quando todas as camadas são atravessadas, a cavidade peritoneal é penetrada. O peritônio da parede anterior é chamado de peritônio parietal e o peritônio que reveste as vísceras é conhecido como peritônio visceral. Os intestinos grosso e delgado se localizam diretamente abaixo do peritônio parietal da parede abdominal anterior (Fig. 8-4).

A força da fina camada de músculos e fáscia deriva da disposição cruzada das várias fibras musculares. Os músculos oblíquos externos têm seus vetores direcionados para baixo (caudalmente) e medialmente. Os músculos reto abdominais cursam de cima para baixo (verticalmente) do processo xifoide para a sínfise púbica (Figs. 8-5 e 8-6). A forte bainha fascial dos músculos reto abdominais é formada por contribuições de outros músculos da parede abdominal anterior (*i.e.*, oblíquo externo, oblíquo interno e transverso do abdome [Fig. 8.7]).

No ponto em que os dois músculos retos se unem na linha média, uma linha branca, adequadamente chamada linha alba, é visível (Fig. 8-5B).

As fibras do músculo oblíquo interno cruzam aquelas do oblíquo externo. Similarmente, o músculo transverso do abdome cruza os músculos oblíquos interno e externo, pois tem vetores quase em direção horizontal. Ao redor, a bainha do reto posterior contém a fáscia transversal (Fig. 8-8).

O ligamento e o canal inguinal são vistos na porção mais baixa do abdome. Na realidade, o ligamento é um limite anatômico entre o abdome e a coxa (Figs. 8-9A a C e 8-10). Quando os vasos ilíacos externos cruzam entre o ramo púbico e o ligamento inguinal, eles se tornam artéria e veia femoral. O ligamento inguinal e o músculo sartório da coxa se originam na espinha ilíaca anterior superior (Fig. 8-11A). O comprimento do ligamento inguinal pode ser estimado com precisão colocando um dedo na espinha ilíaca e outro dedo no tubérculo púbico (Fig. 8-11B) e mensurando a distância entre estes dedos. O anel inguinal interno é o ponto de entrada (do canal inguinal) para as estruturas intra-abdominais, como o ligamento redondo. Elas saem do canal para a parede abdominal através do anel inguinal superior (Fig. 8-12A a E).

O texto continua na página 161.

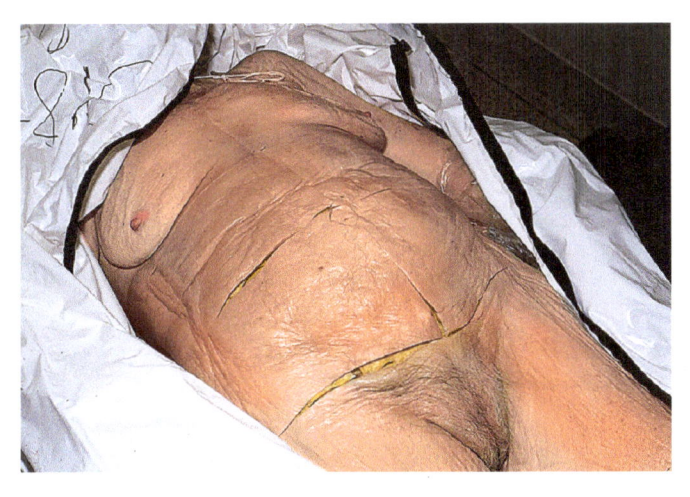

FIGURA 8-1 Importantes marcos de superfície na pele incluem o umbigo, as espinhas ilíacas anteriores superiores, a sínfise púbica e o processo xifoide.

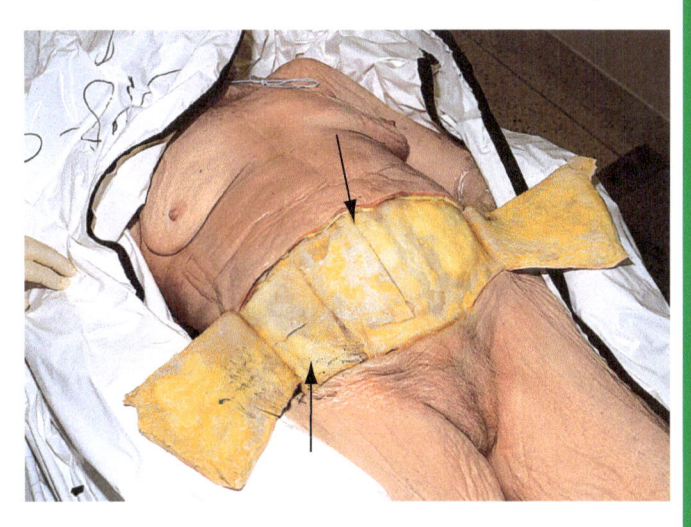

FIGURA 8-2 Após o afastamento de retalhos abdominais inferiores, observa-se a fáscia branco-acinzentada (aponeurose) dos músculos oblíquo externo e reto abdominal. As setas indicam os marcos de superfície (umbigo [*seta superior*], espinha ilíaca anterior superior [*seta inferior*] e margem superior da sínfise púbica).

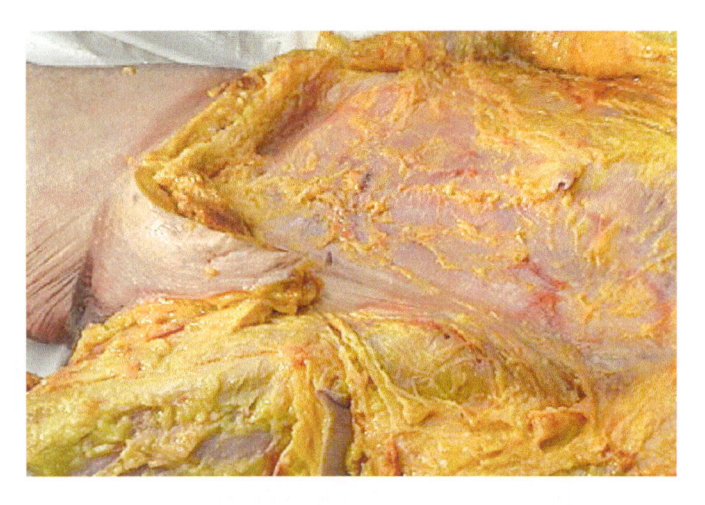

FIGURA 8-3 A pele e o tecido adiposo foram afastados, exceto na área do monte. A fáscia do oblíquo externo e reto abdominal está intacta.

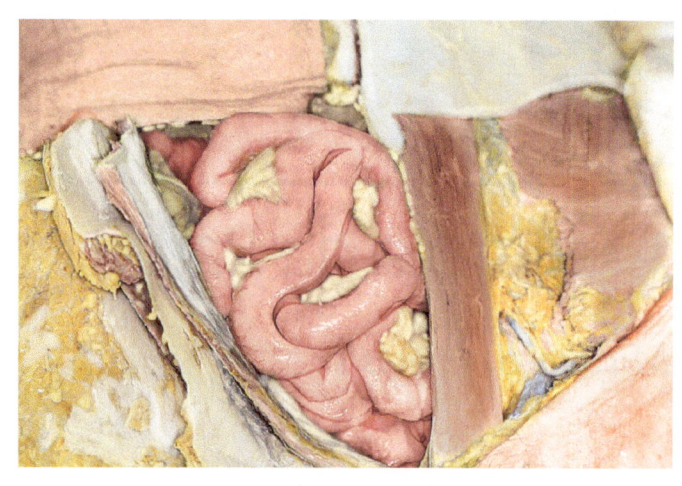

FIGURA 8-4 A cavidade peritoneal foi penetrada. Os intestinos delgado e grosso ocupam todo o espaço dentro do abdome inferior. Eles constituem as vísceras mais superficiais encontradas na cavidade abdominal.

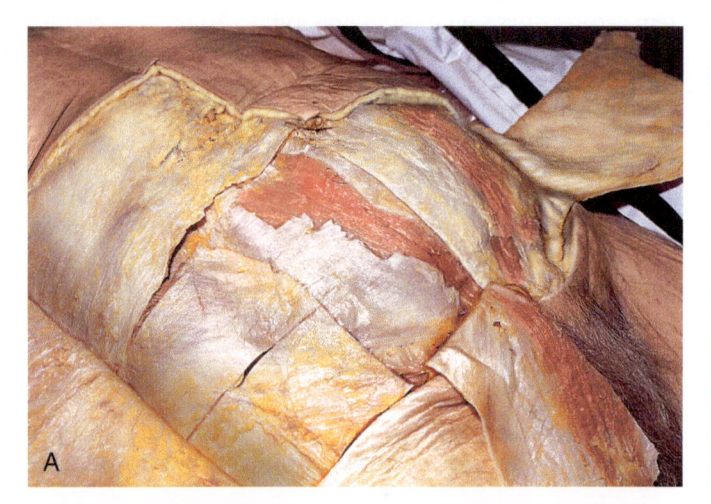

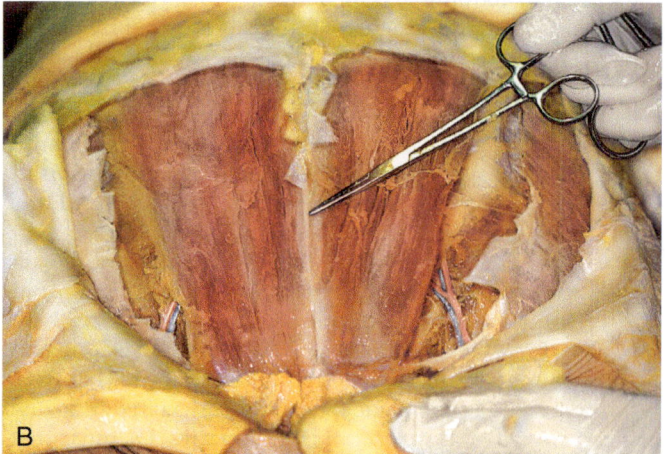

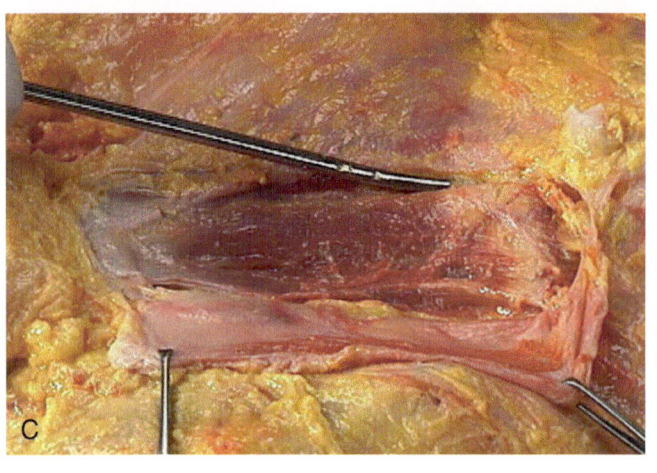

FIGURA 8-5 A. A porção anterior da bainha do músculo reto abdominal foi incisionada e retraída, expondo as fibras verticais do músculo. **B.** Está claro nesta fotografia como o nome da linha alba se originou. **C.** A tesoura aponta para a diástase dos retos.

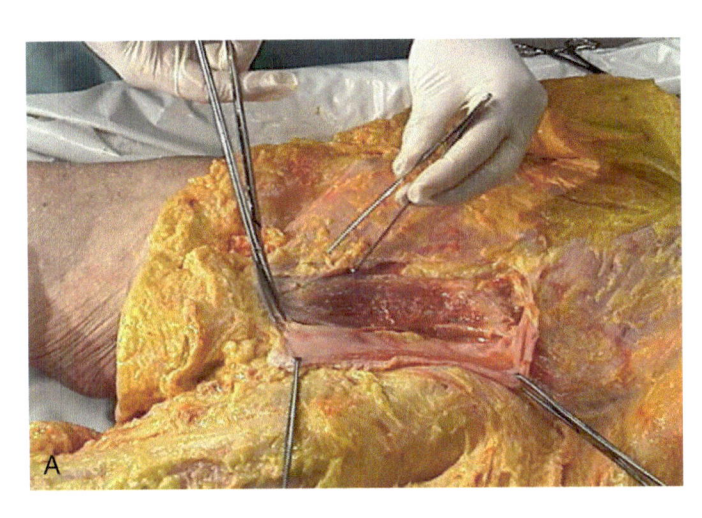

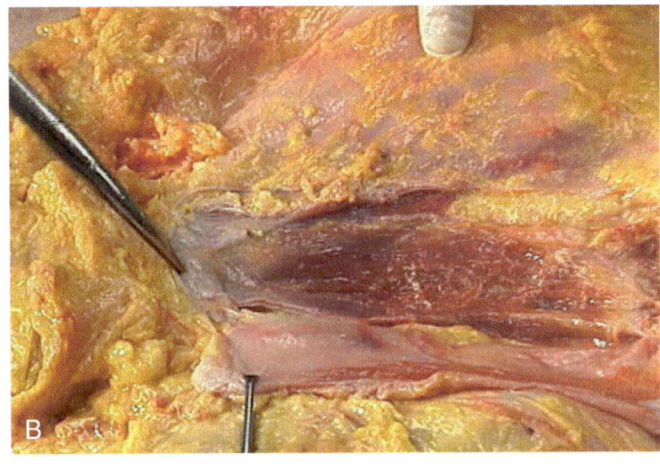

CAPÍTULO 8 Anatomia da Parede Abdominal Inferior

FIGURA 8-6 A, O músculo reto abdominal esquerdo foi exposto. **B,** Vista ampliada do músculo reto abdominal esquerdo. As tesouras apontam para o tubérculo púbico.

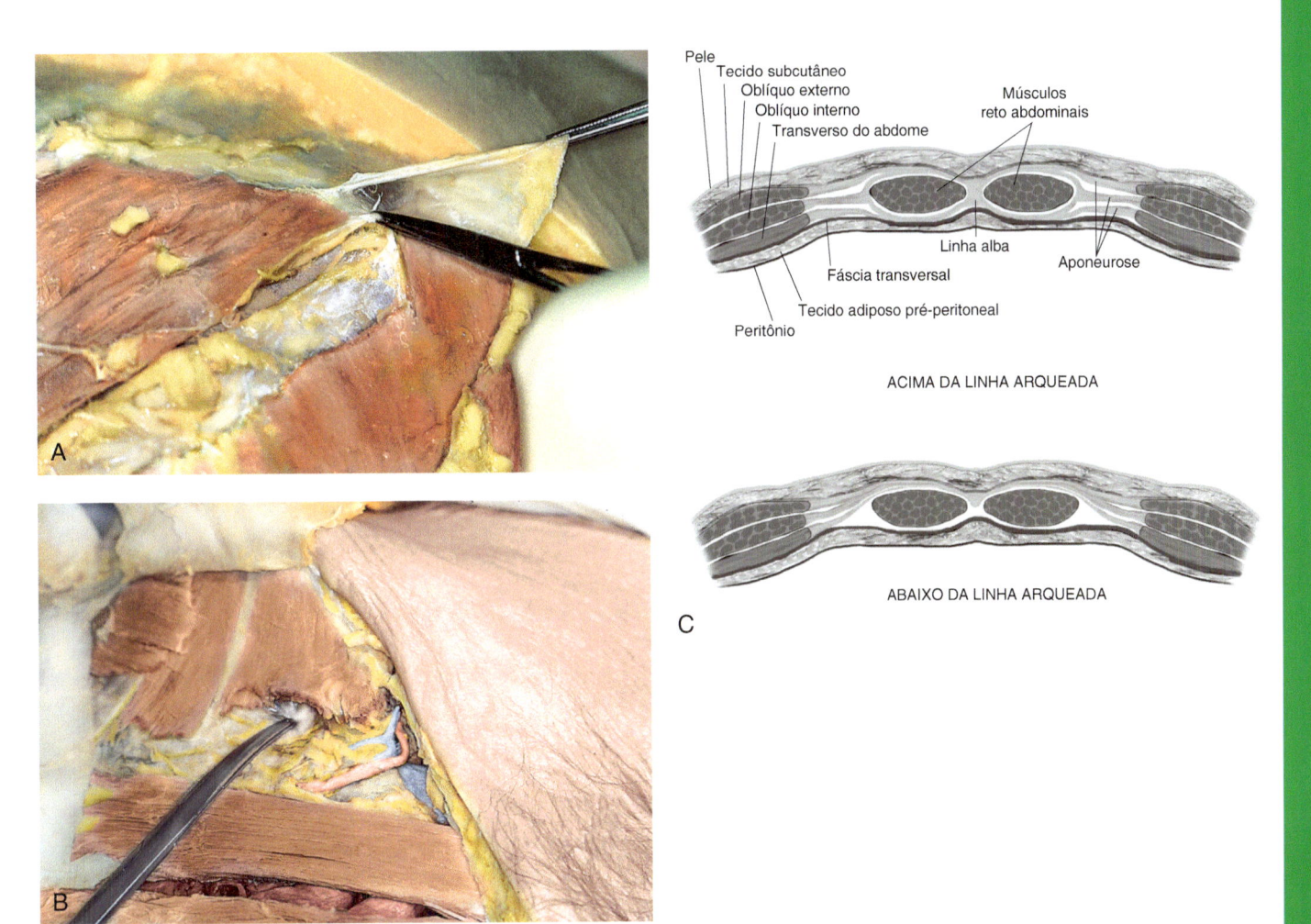

FIGURA 8-7 A. O músculo oblíquo externo foi afastado. Parte do músculo reto abdominal foi removida (*centro-esquerda*), expondo os músculos retos. A contribuição da fáscia do oblíquo interno para a bainha do reto é demonstrada (*pinças*). **B.** A ponta da pinça repousa sobre o músculo transverso do abdome (fáscia transversal), que por sua vez constitui a bainha posterior do reto. **C.** Representações gráficas em corte transversal da parede abdominal anterior mostram a formação da bainha do reto acima e abaixo da linha arqueada (um terço da distância entre a cicatriz umbilical a sínfise púbica). Note-se que, abaixo da linha, a bainha anterior recebe componentes dos músculos oblíquos externos e internos e o músculo transverso do abdome. A bainha posterior é fina e consiste apenas na fáscia transversal.

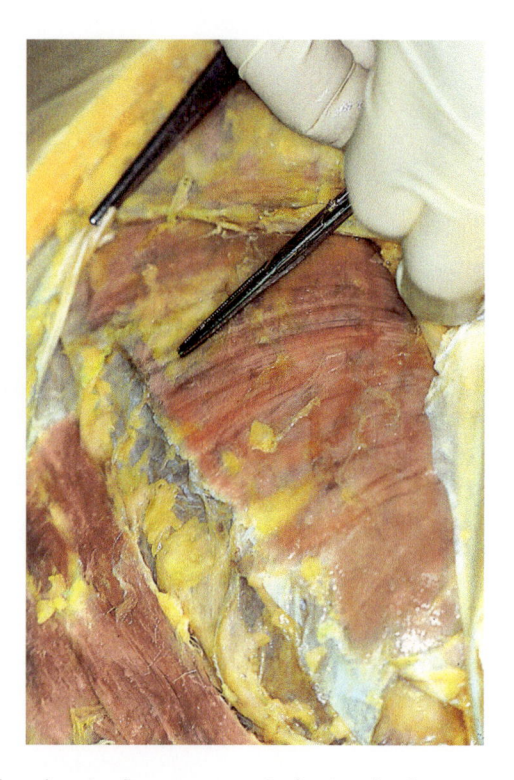

FIGURA 8-8 As fibras do músculo transverso estão direcionadas diretamente (horizontalmente) através do abdome em vez de obliquamente.

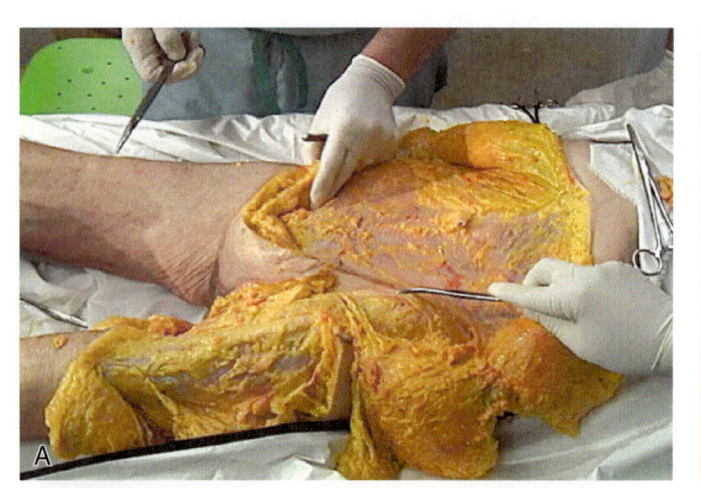

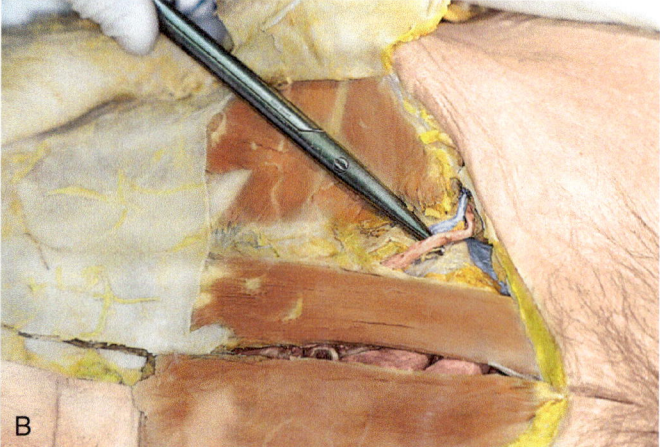

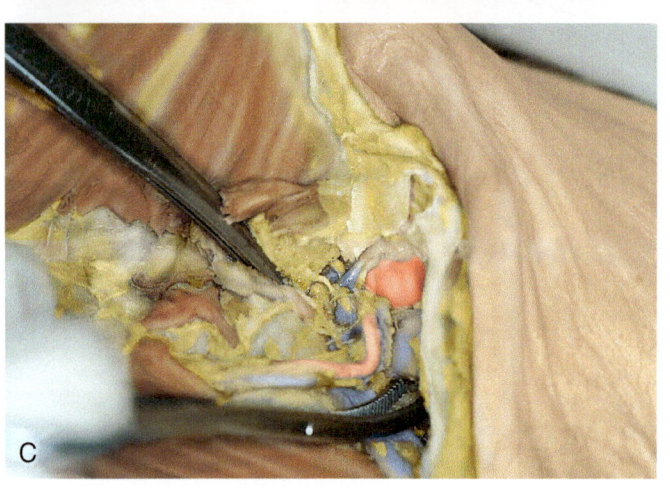

FIGURA 8-9 A. A ponta da tesoura aponta para a espinha ilíaca anterior superior. A mão do dissecador está colocada na área crural abaixo do ligamento inguinal à direita. **B.** A ponta da tesoura está posicionada abaixo dos vasos epigástricos inferiores esquerdos em um ponto imediatamente cranial às suas passagens por baixo do ligamento inguinal. **C.** A pinça inferior (aberta) está posicionada sobre a fáscia transversal e sob a veia ilíaca externa esquerda cruzando por baixo do ligamento inguinal.

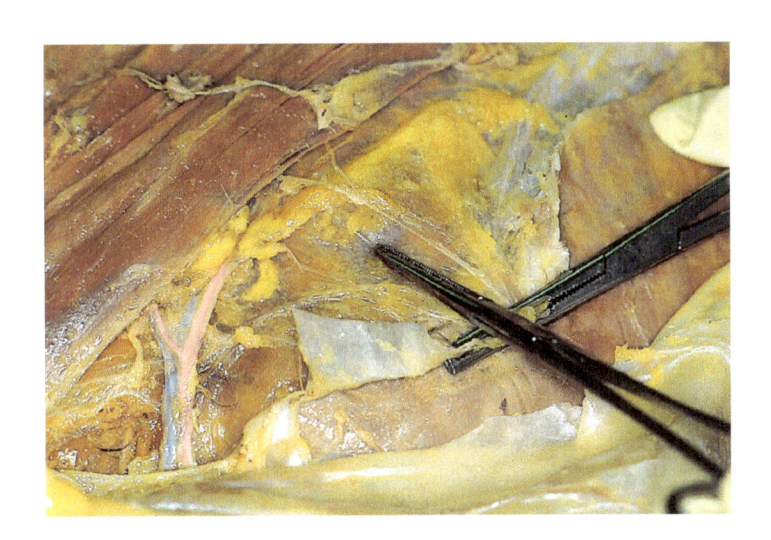

CAPÍTULO 8   Anatomia da Parede Abdominal Inferior   159

FIGURA 8-10   A pinça aponta para o músculo transverso.

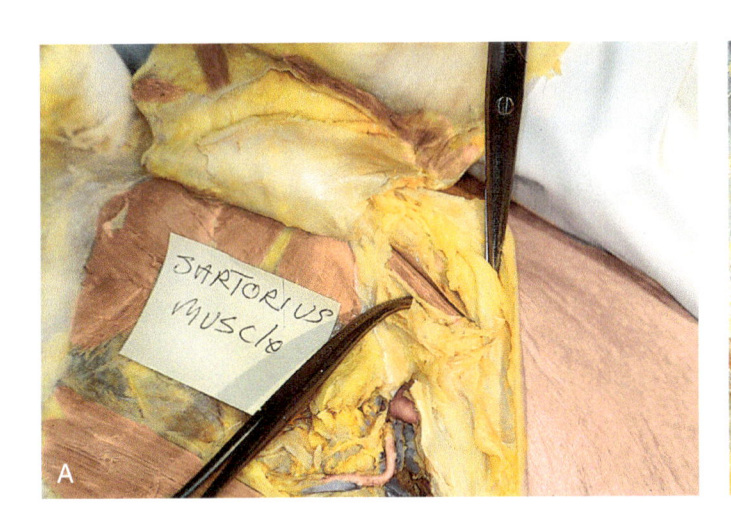

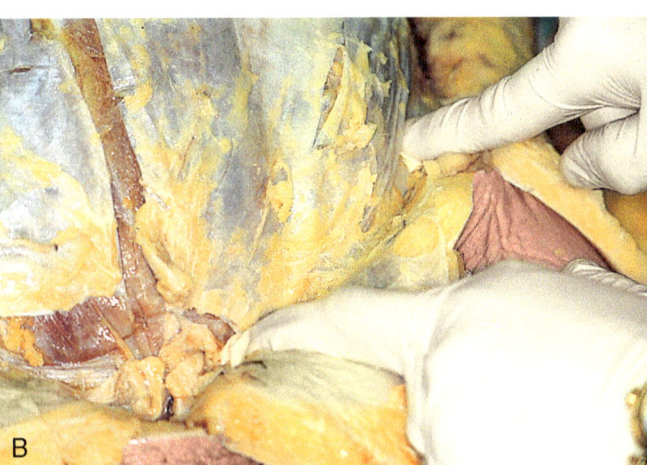

FIGURA 8-11   A. A pinça curva aponta para o músculo sartório. Este músculo tem origem comum com o ligamento inguinal a partir da espinha ilíaca superior anterior e forma a margem lateral do triângulo femoral (na coxa). **B.** O curso do ligamento inguinal é marcado pelos dedos do cirurgião. Observe a bainha do reto intacta, mas dissecada.

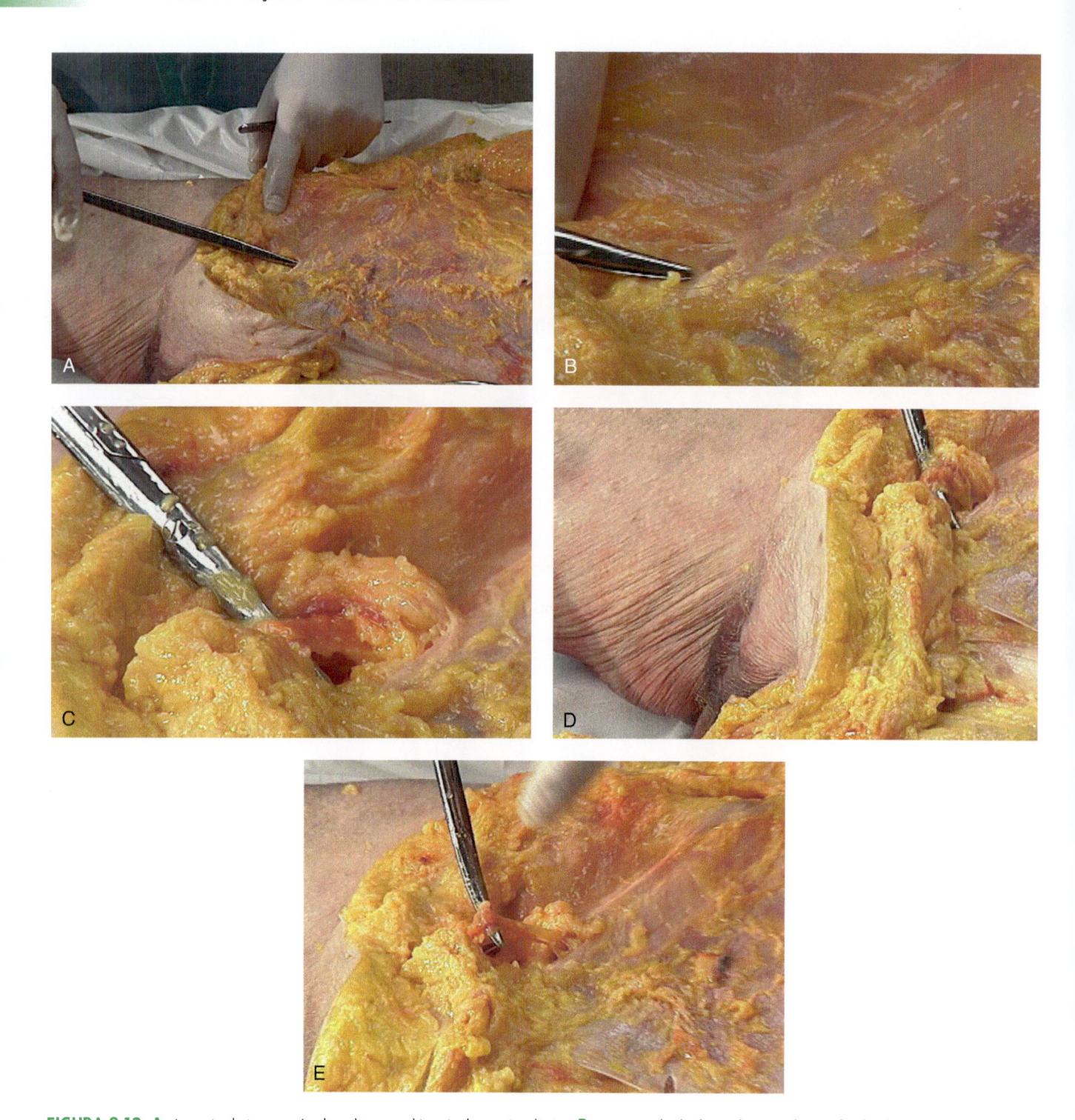

FIGURA 8-12 A. A ponta da tesoura é colocada no anel inguinal superior direito. **B.** Vista ampliada do anel inguinal superficial. Observe o ligamento inguinal que apresenta coloração rósea mais escura. **C.** O ligamento redondo (acima das tesouras) emerge do anel inguinal superficial. **D.** O ligamento redondo desce para o tecido adiposo do monte, depois para o tecido adiposo dos grandes lábios. **E.** O nervo ilioinguinal também sai via anel inguinal superficial. Observe o ligamento inguinal rosa-esbranquiçado no fundo.

Vasos

Os vasos epigástricos inferiores se originam dos vasos ilíacos externos em um ponto cranial ao ligamento inguinal. Os vasos epigástricos inferiores perfuram a fáscia transversal e cursam através do músculo transverso para penetrar em um espaço entre o músculo reto e a bainha posterior (Fig. 8-13). O oblíquo externo é rebatido lateralmente para demonstrar os vasos epigástricos inferiores, ascendendo cranialmente na margem lateral do músculo reto abdominal esquerdo. Os vasos epigástricos inferiores esquerdos são demonstrados cruzando a parede abdominal na direção do bordo do músculo reto abdominal esquerdo (Fig. 8-14). A Figura 8-15 apresenta o triângulo de Hasselbach, que é formado pelo ligamento inguinal, artéria e veia epigástrica inferior e margem lateral inferior do músculo reto. A artéria epigástrica inferior pode ser acompanhada até a artéria ilíaca externa e cruza a veia ilíaca externa (Fig. 8-16A e B). Os vasos ilíacos externos cruzam a coxa sob o ligamento inguinal. O canal femoral e o linfonodo de Cloquet se localizam medialmente à veia ilíaca externa (Fig. 8-17A a E). O ramo púbico superior e a porção lateral da linha e ligamento iliopectíneo (ligamento de Cooper) estão na proximidade das artérias ilíaca e epigástrica inferior. A Figura 8-18 ilustra o curso típico dos vasos epigástricos inferiores em relação aos marcos anatômicos abdominais. A Figura 8-19 detalha os dados da dissecação cadavérica utilizados para compilar os aspectos quantitativos da Figura 8-18. Dois dedos são colocados acima da margem superior da sínfise púbica. A régua indica que a distância entre a linha média e os vasos epigástricos inferiores é de 6 a 7 cm.

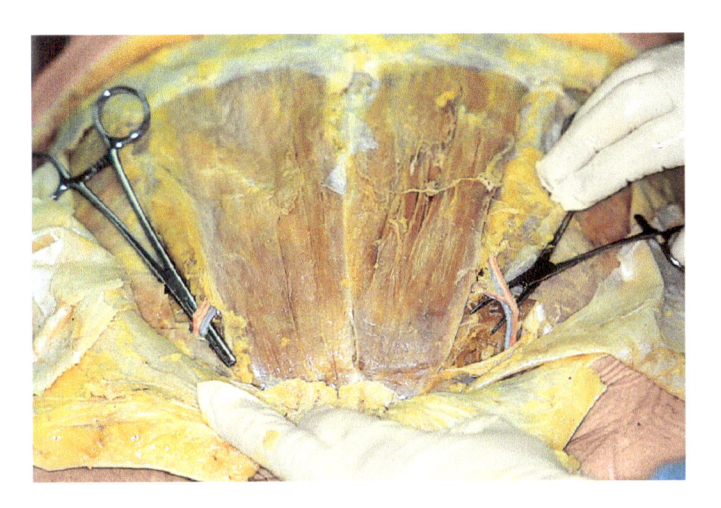

FIGURA 8-13 Os vasos epigástricos inferiores cursam da região lateral para a medial e ascendem entre a margem lateral do músculo reto e a bainha posterior (fáscia do transverso).

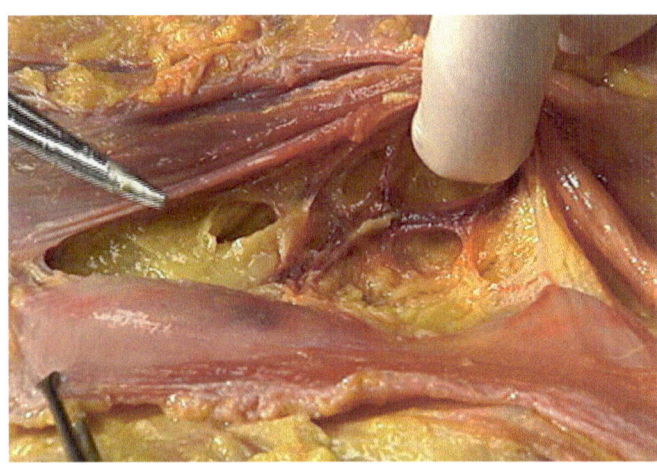

FIGURA 8-14 O músculo reto abdominal esquerdo é elevado. Os vasos epigástricos inferiores foram dissecados na margem lateral do músculo. A pinça de Allis está presa à bainha aberta do reto anterior.

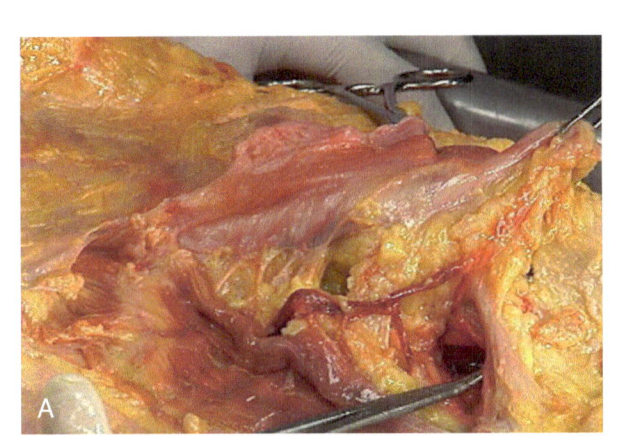

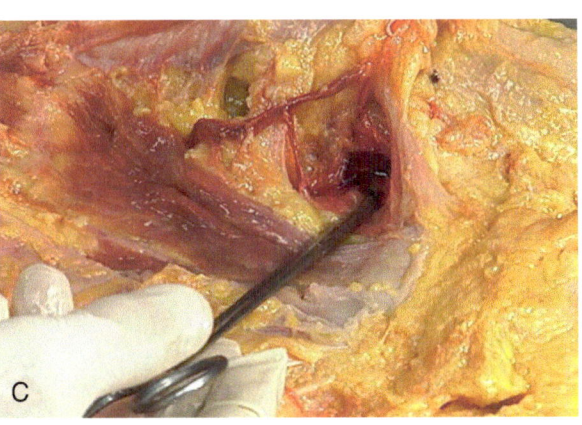

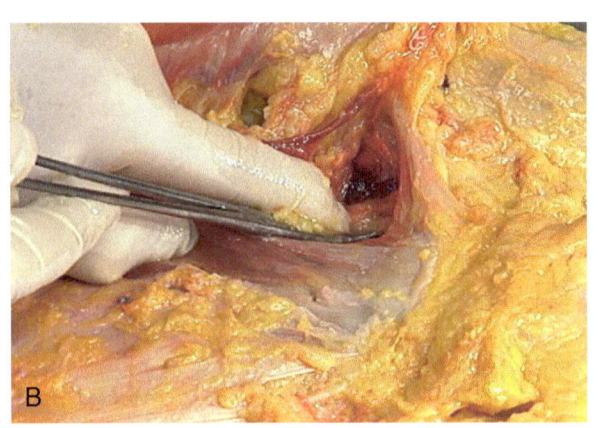

FIGURA 8-15 A. Os vasos epigástricos inferiores foram dissecados lateral e inferiormente na direção do ligamento inguinal. A pinça aponta para a veia ilíaca externa. **B.** A pinça foi movida medialmente e se apoia sobre o osso púbico e aponta diretamente para o ligamento inguinal distal. **C.** Esta vista ampliada demonstra a veia ilíaca externa em um ponto imediatamente cranial ao ligamento inguinal.

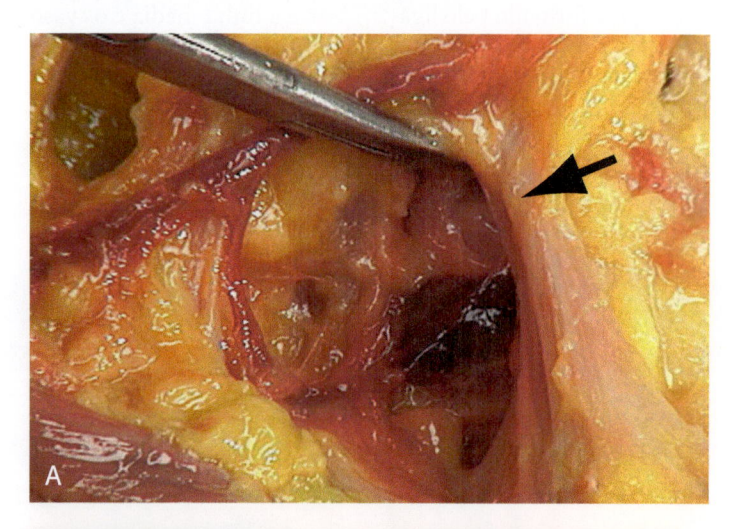

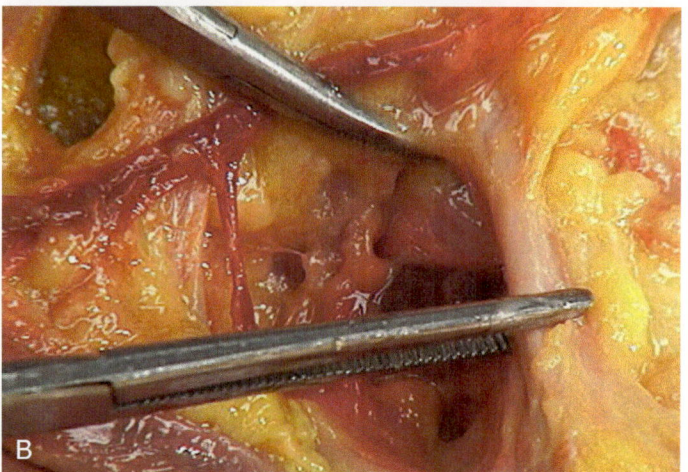

FIGURA 8-16 A. A pinça aponta para a origem da artéria epigástrica inferior a partir da artéria ilíaca externa. Este ponto se localiza logo acima do ligamento inguinal (*seta*). **B.** Vista ampliada dos vasos ilíacos externos cruzando a coxa encaixados entre o osso púbico e o ligamento inguinal (a pinça de Kocher presa ao ligamento inguinal). A outra pinça está apoiada sobre a artéria ilíaca externa.

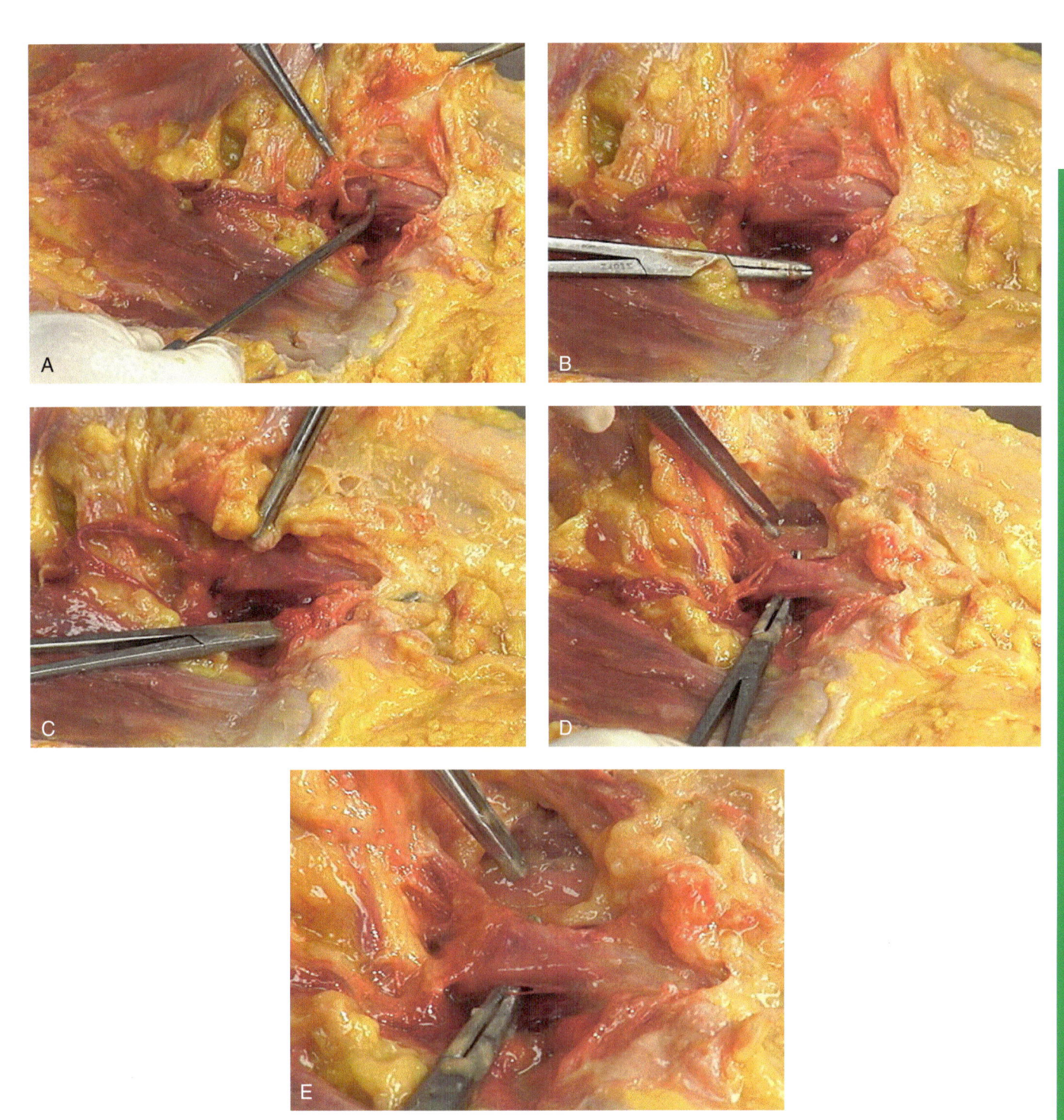

FIGURA 8-17 A. O ligamento inguinal foi cortado. A artéria ilíaca externa (femoral) é exposta pela pinça. **B.** A pinça de Kelly está posicionada abaixo do linfonodo de Cloquet (o linfonodo mais baixo na cadeia ilíaca externa). Observe a localização imediatamente medial à veia ilíaca (femoral). **C.** A pinça foi avançada através do canal femoral. Observe a ponta da pinça de Kelly dentro do tecido adiposo da coxa. A pinça de Kocher sustenta a margem de corte superior do ligamento inguinal. Imediatamente lateral ao canal femoral encontramos a veia ilíaca externa (femoral), acompanhada ainda mais lateralmente pela artéria ilíaca externa (femoral). **D.** A pinça foi posicionada sob a artéria ilíaca externa. A pinça repousa sobre o músculo psoas maior. **E.** Vista amplificada da parte D demonstrando o músculo psoas maior de coloração rosa clara (*pinça*).

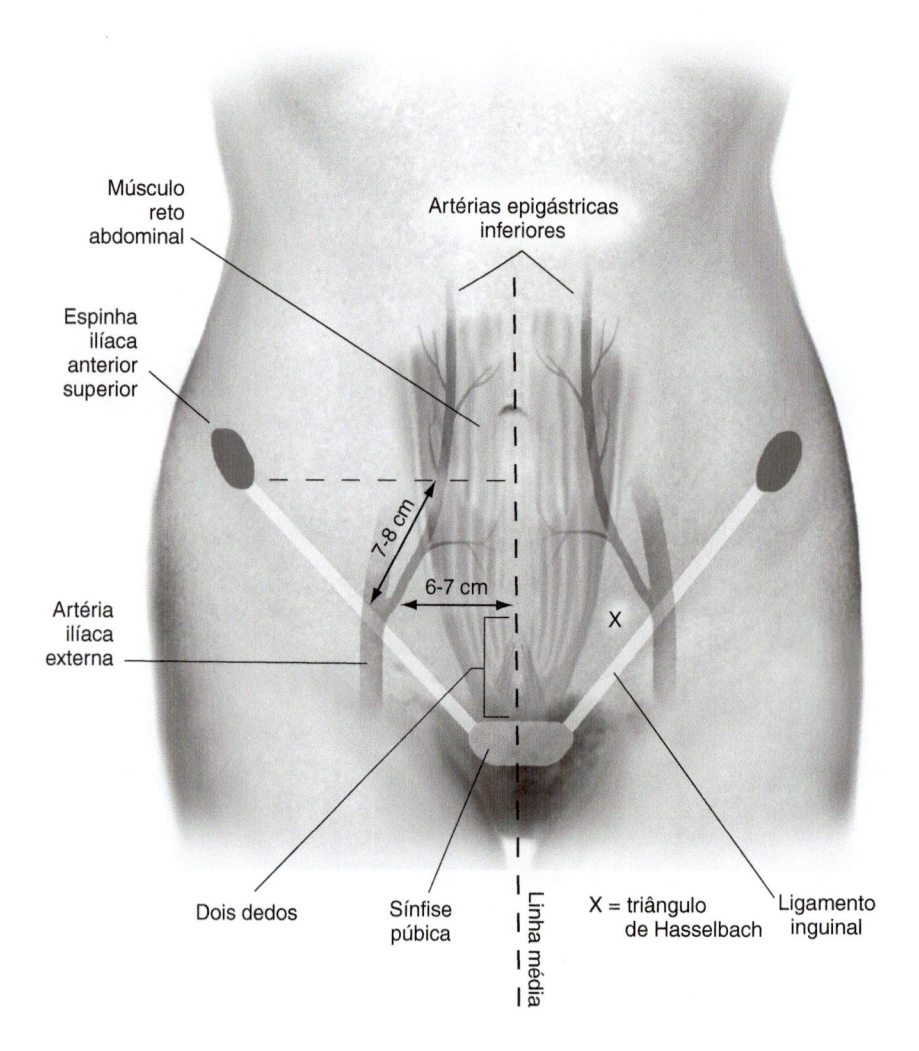

FIGURA 8-18 Um ponto na medida de dois dedos (4 cm) acima da margem superior da sínfise púbica na linha média serve como um marco anatômico útil para a demarcação da origem da artéria epigástrica inferior. Medindo 6 a 7 cm deste ponto em linha reta lateralmente se chega ao ponto em que a epigástrica inferior penetra a fáscia do músculo transverso do abdome. O vaso prossegue superior e obliquamente por 7 cm para entrar na bainha posterior do reto.

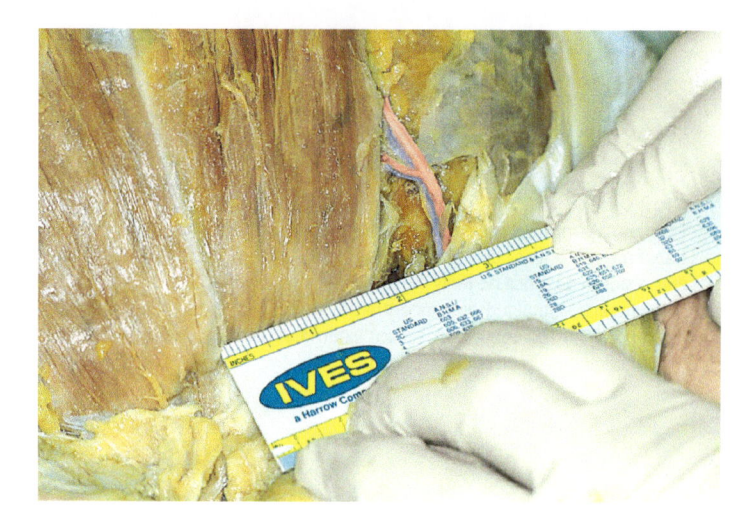

FIGURA 8-19 A régua mede da linha alba lateralmente até os vasos epigástricos inferiores, uma distância de exatamente 6,4 cm.

CAPÍTULO 9

Incisões Abdominais

Michael S. Baggish

Antes de realizar uma incisão na parede abdominal, o cirurgião ginecológico deve saber previamente o(s) tipo(s) de procedimento cirúrgico a ser(em) realizado(s) e as possíveis complicações associadas com a cirurgia. Deve se considerar o quão cefalicamente em relação à pelve a exposição cirúrgica precisará ser feita. Além disso, o cirurgião deve ponderar os desejos estéticos da paciente, a urgência da cirurgia, a história de laparotomias prévias da paciente e o risco de deiscência pós-operatória da ferida.

O conhecimento da anatomia pélvica da parede abdominal anterior é essencial para evitar ou preservar grandes vasos, para aprimorar o reparo apropriado e reduzir o risco de hérnias incisionais ou deiscência da ferida e facilitar uma entrada suave. Praticamente, as incisões podem ser categorizadas como na linha média ou transversais. As incisões transversais podem ser subdivididas ainda em variedades de divisão muscular ou corte muscular.

Incisões Transversais

Incisão de Maylard

A incisão de Maylard é feita a dois dedos acima da sínfise púbica (i.e., aproximadamente 3 a 4 cm) (Fig. 9-1A e B). Ela é aprofundada pelo tecido adiposo subcutâneo e através da fáscia de Scarpa (Fig. 9-2). A fáscia sobre a musculatura da parede abdominal é identificada (Fig. 9-3). A fáscia de Scarpa cobre a bainha dos músculos retos abdominais e a aponeurose do oblíquo externo. O cirurgião deve, é claro, estar familiarizado com o curso dos vasos epigástricos inferiores, que se localizam na fáscia transversal. Após ter suas origens profundamente na porção mais baixa da artéria e veia ilíaca externa, os vasos epigástricos inferiores se dirigem anteriormente, cefalicamente e medialmente para cruzar a parede abdominal inferior e se localizar ao longo dos músculos retos abdominais. A fáscia sobre os músculos retos abdominais é cortada transversalmente e a incisão é continuada lateralmente para incluir uma porção maior ou menor da aponeurose do oblíquo externo (dependendo da largura planejada da incisão) (Fig. 9.4). A seguir, a fáscia é cortada na linha média entre os dois retos (Fig. 9-5A a C). O cirurgião insere um ou dois dedos sob o músculo reto a partir da linha média para a direita ou esquerda, dependendo de qual músculo será cortado primeiro. Os dedos emergem do bordo lateral sob o músculo reto acima dos vasos epigástricos inferiores (Fig. 9-6). O músculo é cuidadosamente cortado sobre os dedos do cirurgião ou sobre uma válvula estéril (Fig. 9-7). Um procedimento similar é realizado no lado oposto (Fig. 9-8A). Se a incisão precisar ser estendida, os vasos epigástricos inferiores são isolados, pinçados, cortados e ligados com Vicryl® 3-0 ou fio de seda 2-0. Finalmente, o peritônio é elevado, incisionado e aberto ao longo do comprimento da incisão, transversalmente (Fig. 9-8B).

O texto continua na página 169.

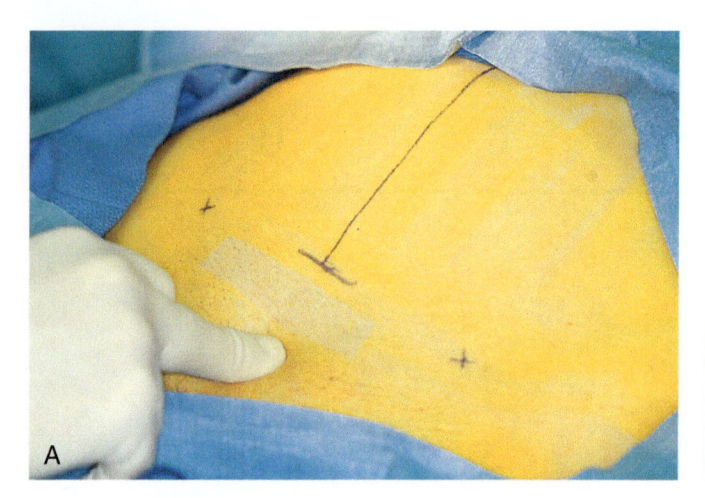

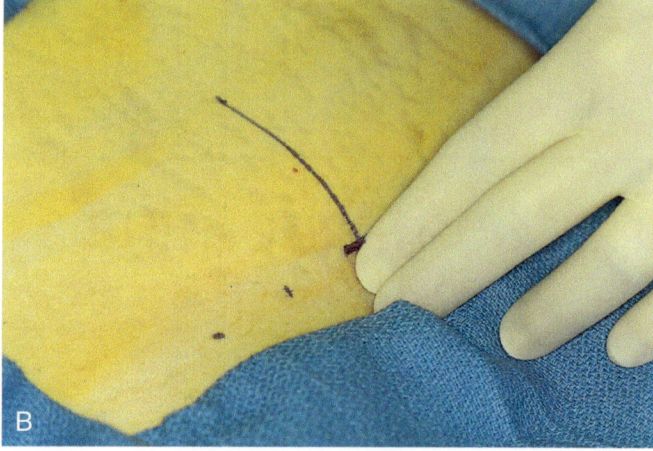

FIGURA 9-1 A. A linha média está marcada com uma linha vertical sólida. **B.** A incisão de Mayland é feita 4 cm (dois dedos) acima da margem superior da sínfise púbica, indicada pela linha pontilhada.

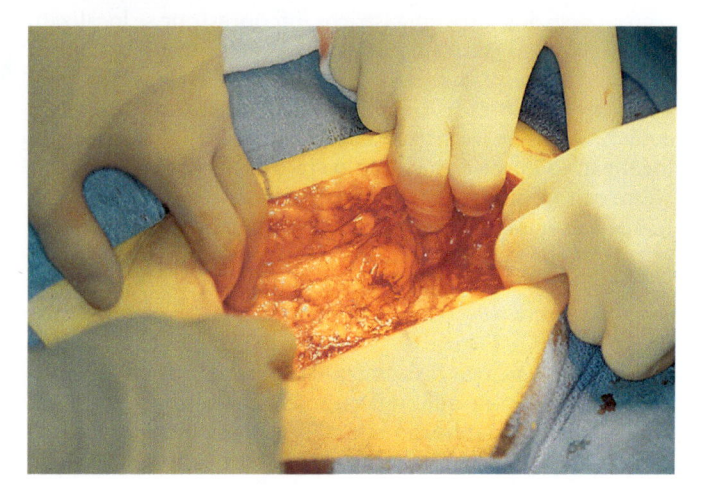

FIGURA 9-2 A incisão transversa é aprofundada através do espesso tecido adiposo até a fáscia de Scarpa.

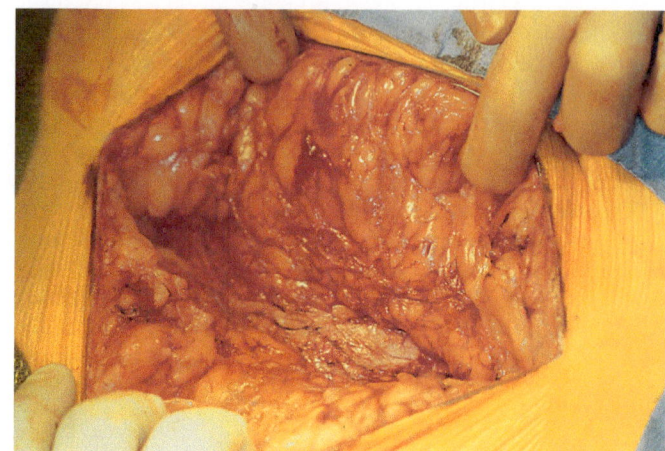

FIGURA 9-3 A fáscia subjacente da bainha do reto é visível na região profunda da incisão.

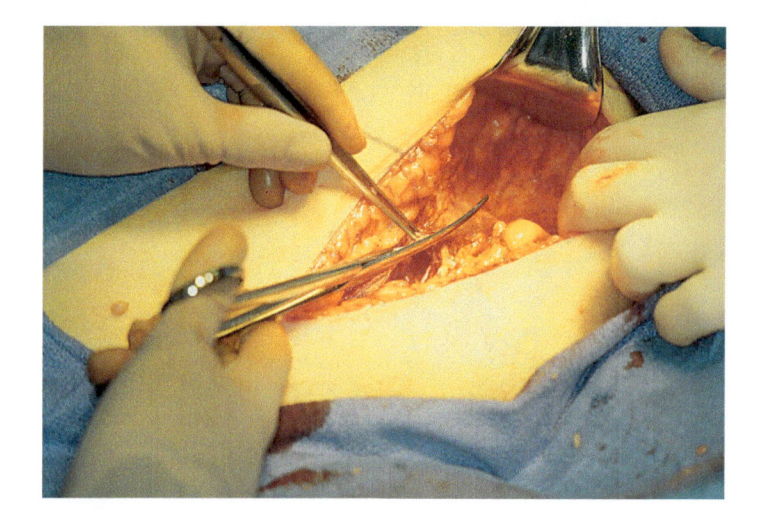

FIGURA 9-4 A fáscia da bainha anterior do reto é incisionada transversalmente com tesoura curva de Mayo.

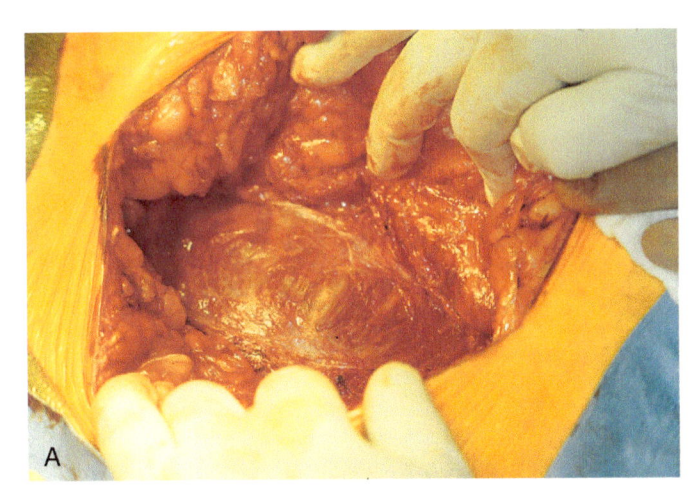

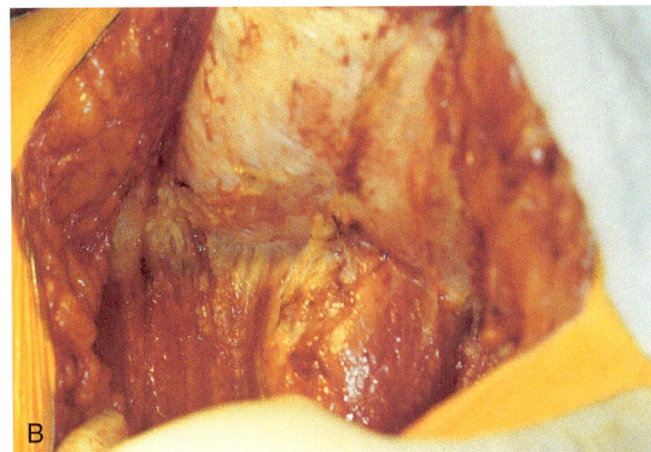

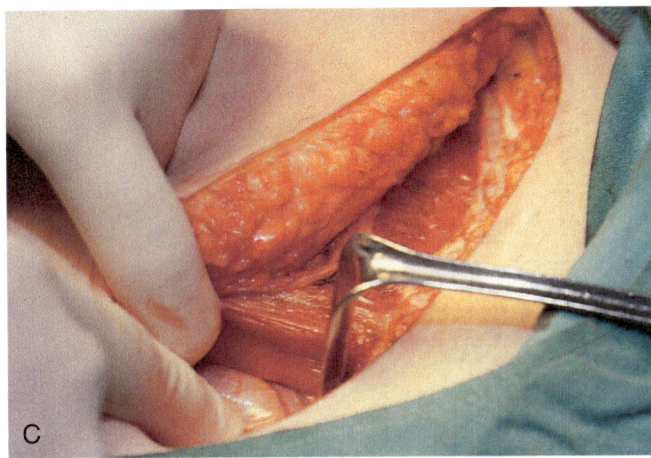

FIGURA 9-5 A. O músculo reto agora está claramente visível. **B.** A porção inferior da fáscia do reto (bainha) é dissecada do ventre muscular. **C.** Os vasos epigástricos inferiores são identificados.

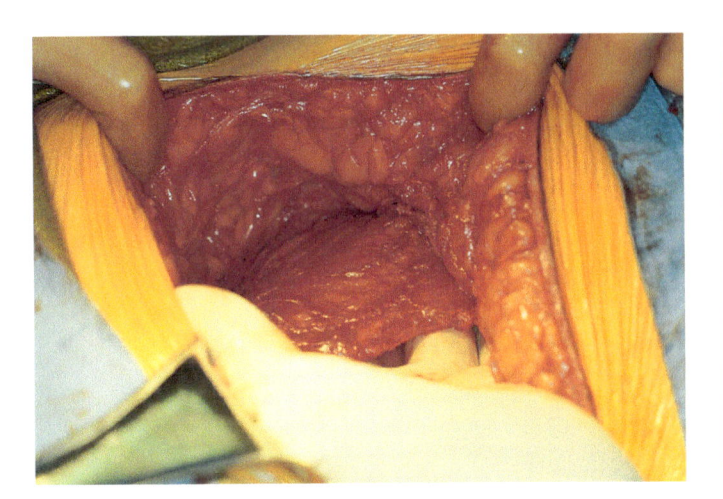

FIGURA 9-6 A linha alba foi incisionada e os dedos da mão do cirurgião fazem a dissecação romba entre o músculo e a bainha/peritônio posterior.

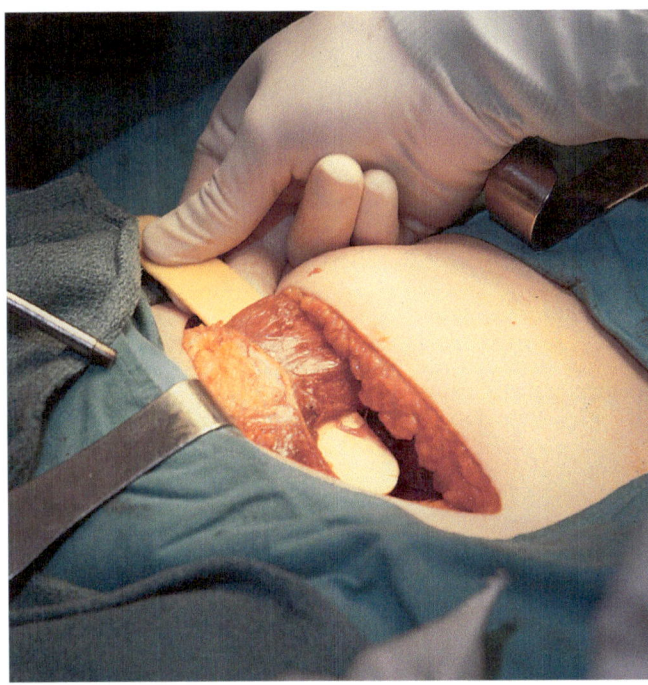

FIGURA 9-7 O ventre da bainha do reto é isolado antes de ser cortado.

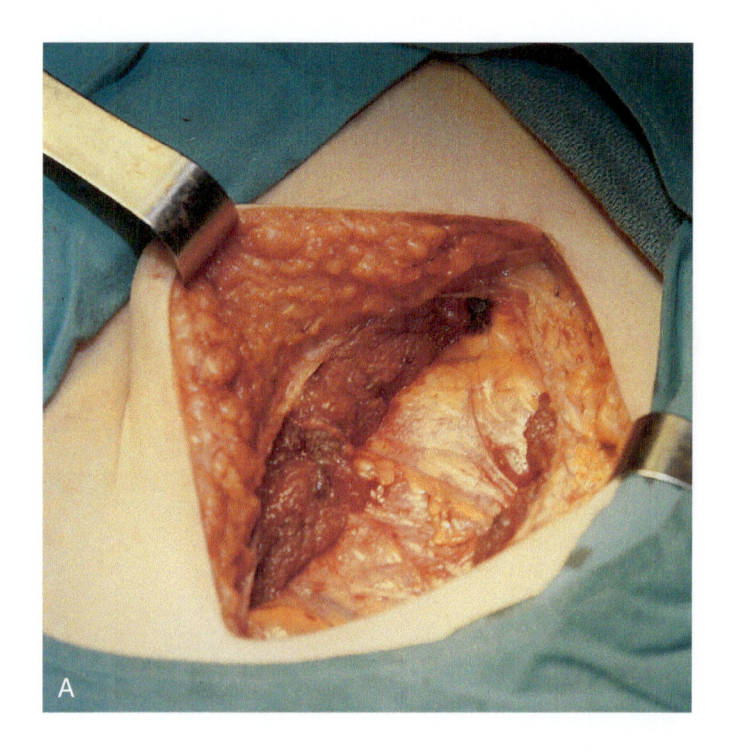

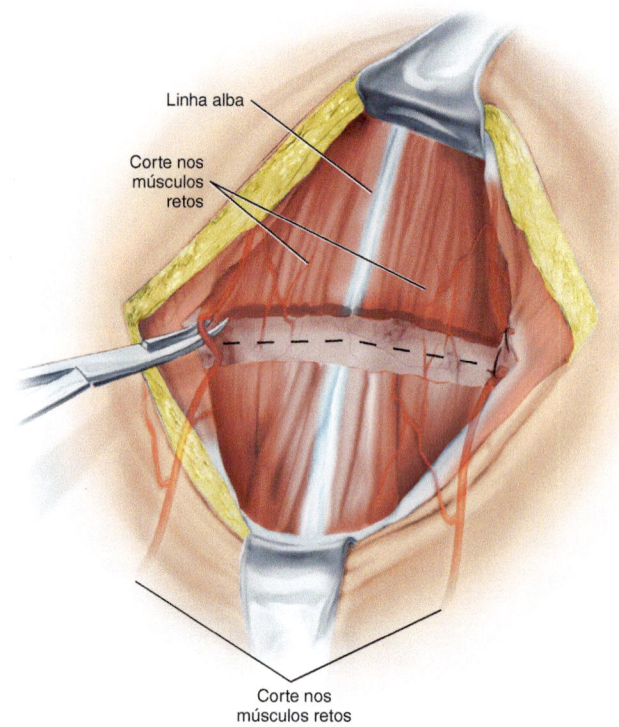

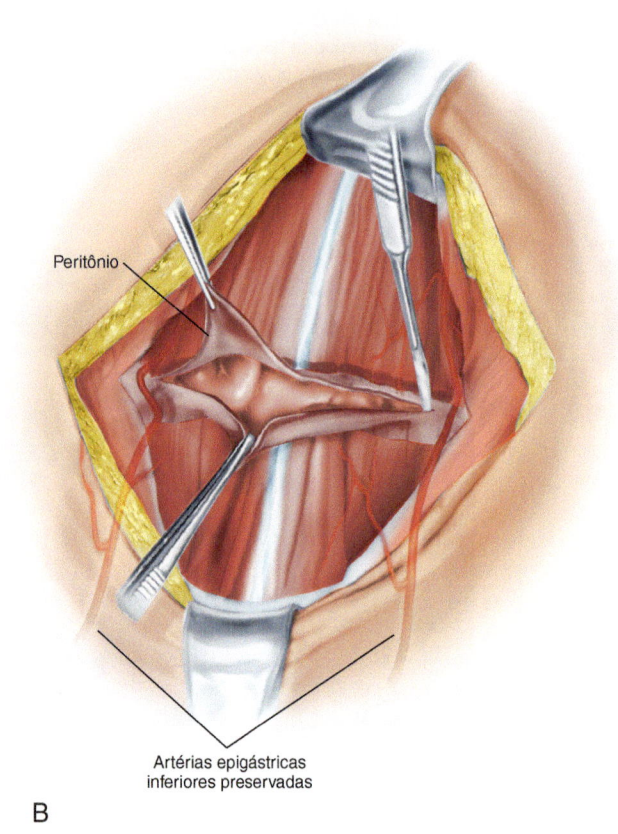

FIGURA 9-8 A. Os músculos retos foram totalmente seccionados. Observe como o campo e os músculos estão secos mesmo na ausência de ligaduras.
B. A visão esquemática (*figura superior*) demonstra o isolamento e a secção dos vasos epigástricos inferiores e a secção transversa dos músculos retos. A figura inferior demonstra a incisão através do peritônio (neste caso, preservando os vasos epigástricos inferiores).

Incisão de Pfannenstiel

Esta incisão é feita transversalmente de modo similar à incisão de Maylard, apesar de alguns cirurgiões preferirem curvar a incisão superiormente na direção da espinha ilíaca superior anterior para obter maior exposição (a "incisão do sorriso") (Fig. 9-9A e B). O corte atravessa a pele, o tecido adiposo, a fáscia de Scarpa e a bainha do reto (i.e., a margem lateral da bainha do reto). Em geral, a incisão através da fáscia é superficial e, portanto, é improvável que coloque em risco os vasos epigástricos inferiores (Fig. 9-10A). A bainha é pinçada e elevada para permitir a dissecação da bainha cranialmente e liberá-la dos músculos retos subjacentes (Fig. 9-10B e C). Este plano pode ser acentuado pelo afastamento dos dedos do cirurgião, criando uma contratração via pressão sobre os músculos retos (Fig. 9-11). A dissecção continua superiormente por vários centímetros (Fig. 9-12) e pode ser continuada até o nível do umbigo (Fig. 9-13). Os músculos retos são separados verticalmente na linha média (Fig. 9-14). Os músculos piramidais são cortados similarmente na linha média até o nível da sínfise púbica (Fig. 9-15A a C). O peritônio é cuidadosamente dissecado em direção inferior até o nível da reflexão da bexiga (Fig. 9-16).

Incisão de Cherney

Este incisão é feita aproximadamente 1 cm abaixo da incisão de Maylard. A incisão é aprofundada através da pele, do tecido adiposo, do subcutâneo e da fáscia de Scarpa. A bainha do reto é aberta transversalmente. Os músculos retos são seccionados transversalmente desde sua inserção na sínfise púbica. A incisão agora pode ser estendida lateralmente através da aponeurose do oblíquo externo com isolamento, ligadura e corte dos vasos epigástricos inferiores. Os músculos retos podem ser liberados da mesma forma em direção superior para aumentar o espaço para exposição cirúrgica (Fig. 9-17A a E).

O texto continua na página 175.

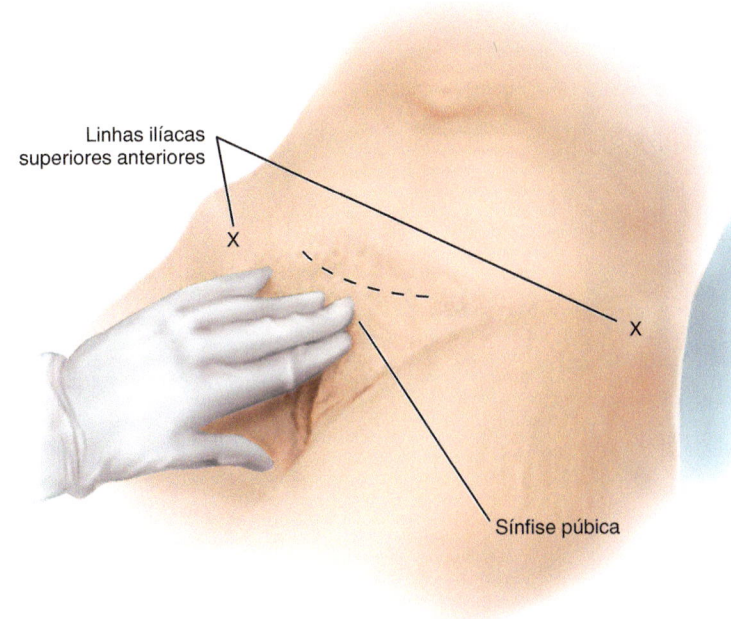

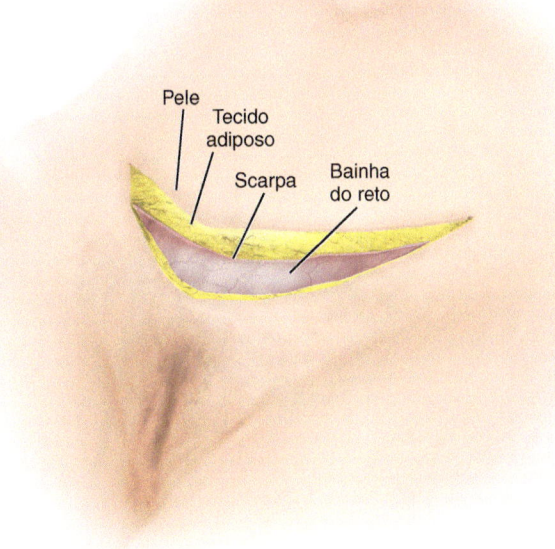

FIGURA 9-9 A. Preparação para a incisão curvilinear de Pfannestiel (incisão do sorriso) no nível da linha dos pelos pubianos. **B.** A incisão é feita através da pele, tecido adiposo e fáscia de Scarpa até a fáscia sobre a bainha do reto.

170 PARTE 2 ■ SEÇÃO 3 ■ Parede Abdominal Anterior

A

- Músculos retos abdominais
- Artérias epigástricas inferiores

B

C

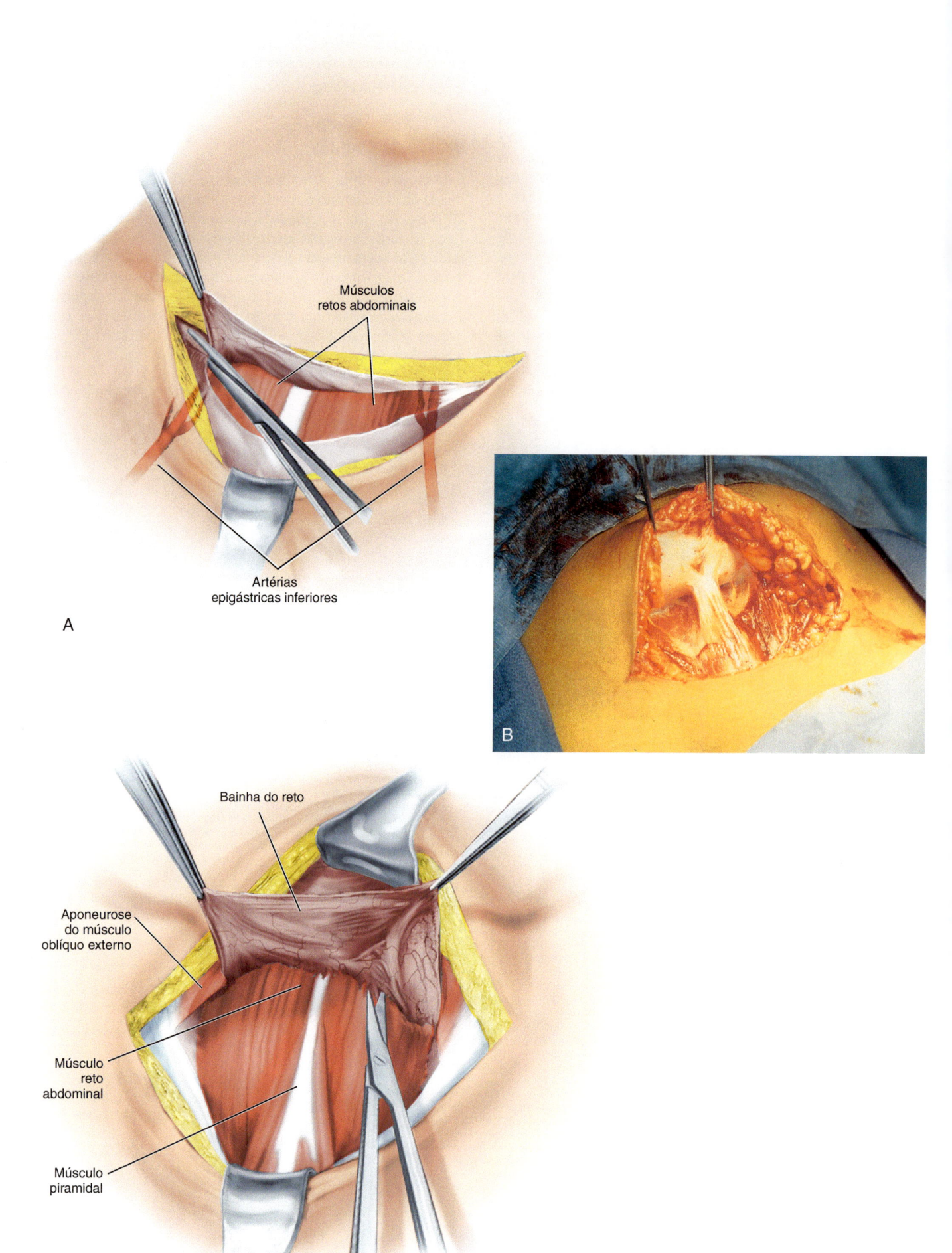

- Bainha do reto
- Aponeurose do músculo oblíquo externo
- Músculo reto abdominal
- Músculo piramidal

FIGURA 9-10 A. A fáscia do reto é incisionada, com cuidado para evitar a lesão dos vasos epigástricos inferiores subjacentes. **B** e **C**. O retalho cranial (*superior*) da fáscia é dissecada superiormente com instrumento cortante, expondo os músculos retos subjacentes.

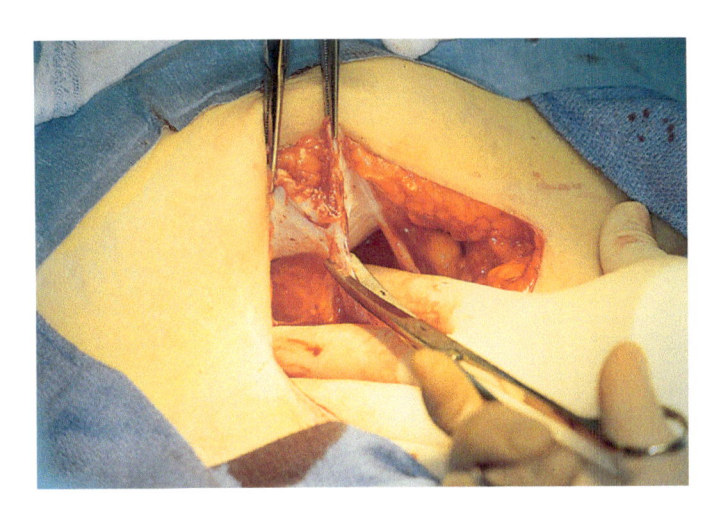

FIGURA 9-11 Tesouras são necessárias para cortar a bainha do reto na linha média enquanto a bainha em cada lado pode ser facilmente dissecada com os dedos do cirurgião.

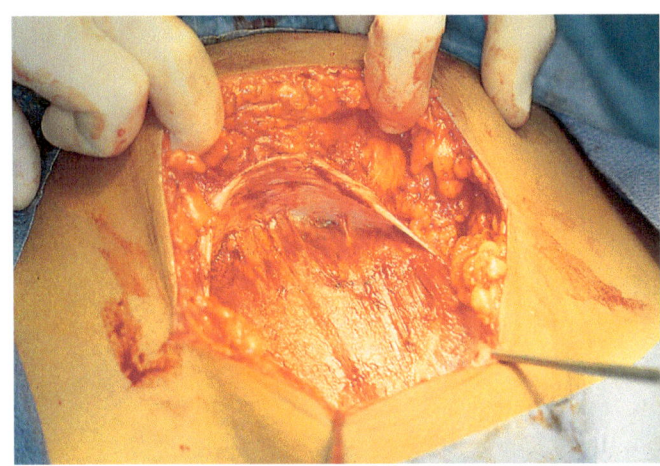

FIGURA 9-12 A bainha é liberada cranial e caudalmente.

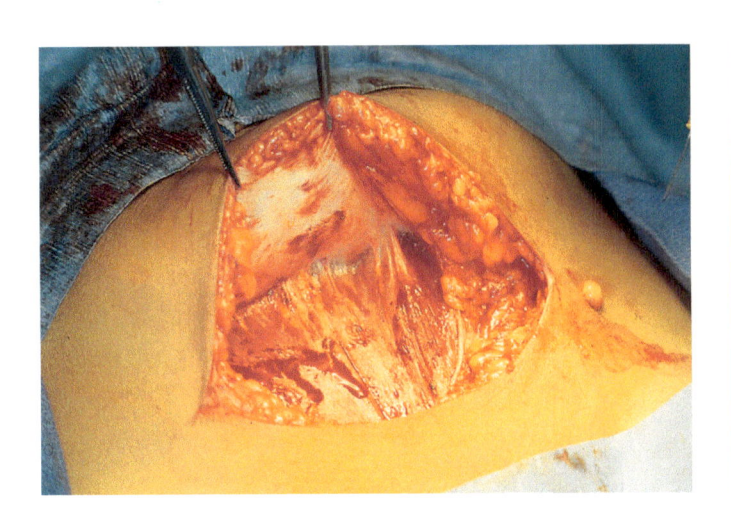

FIGURA 9-13 A linha alba é claramente exposta por uma distância de 8 cm.

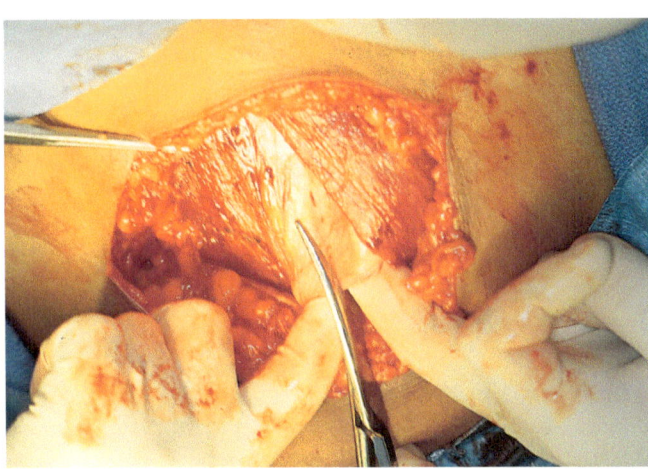

FIGURA 9-14 O peritônio é penetrado e aberto através de uma incisão na linha média.

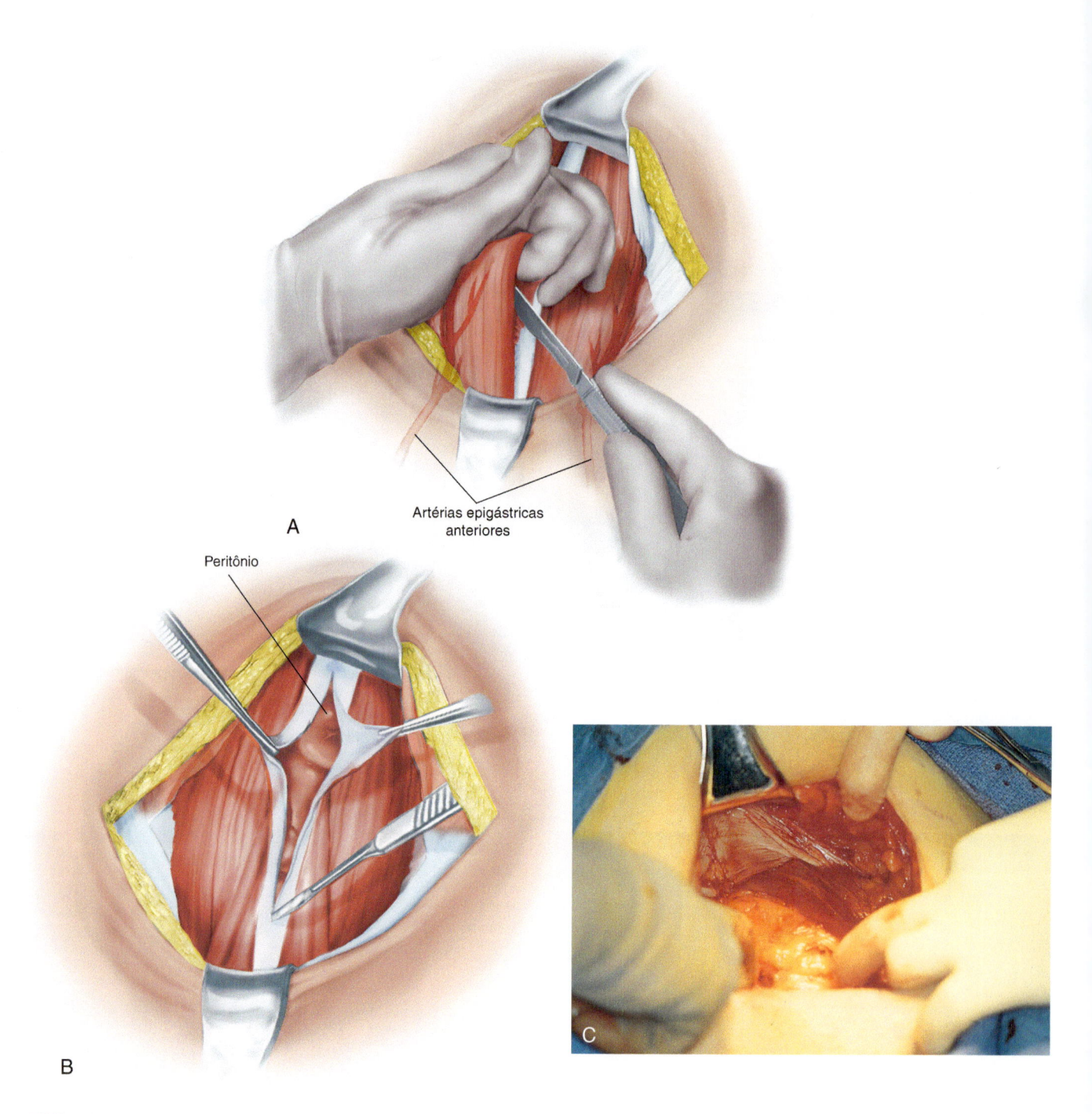

FIGURA 9-15 A. Os músculos retos são separados entre si por dissecação não anatômica antes da incisão do peritônio, conforme demonstrado na Figura 9-14. **B.** O peritônio pode ser aberto verticalmente com tesoura ou um bisturi. **C.** O omento é claramente visível sob o peritônio.

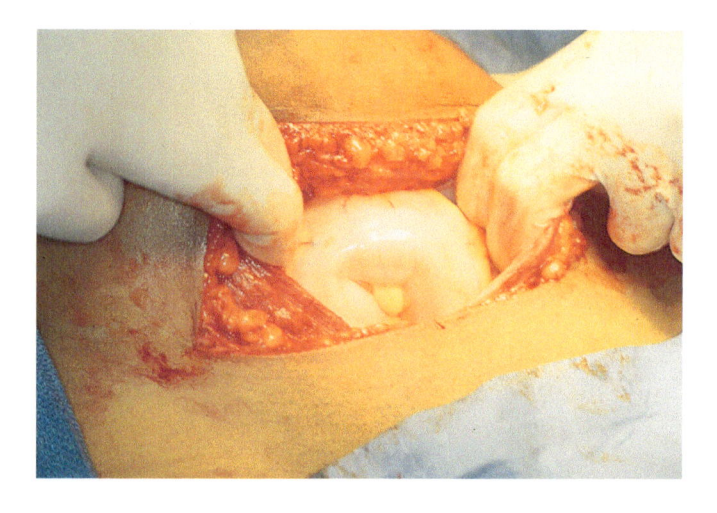

FIGURA 9-16 O intestino delgado preenche a ferida depois que o omento é afastado.

CAPÍTULO 9 Incisões Abdominais 173

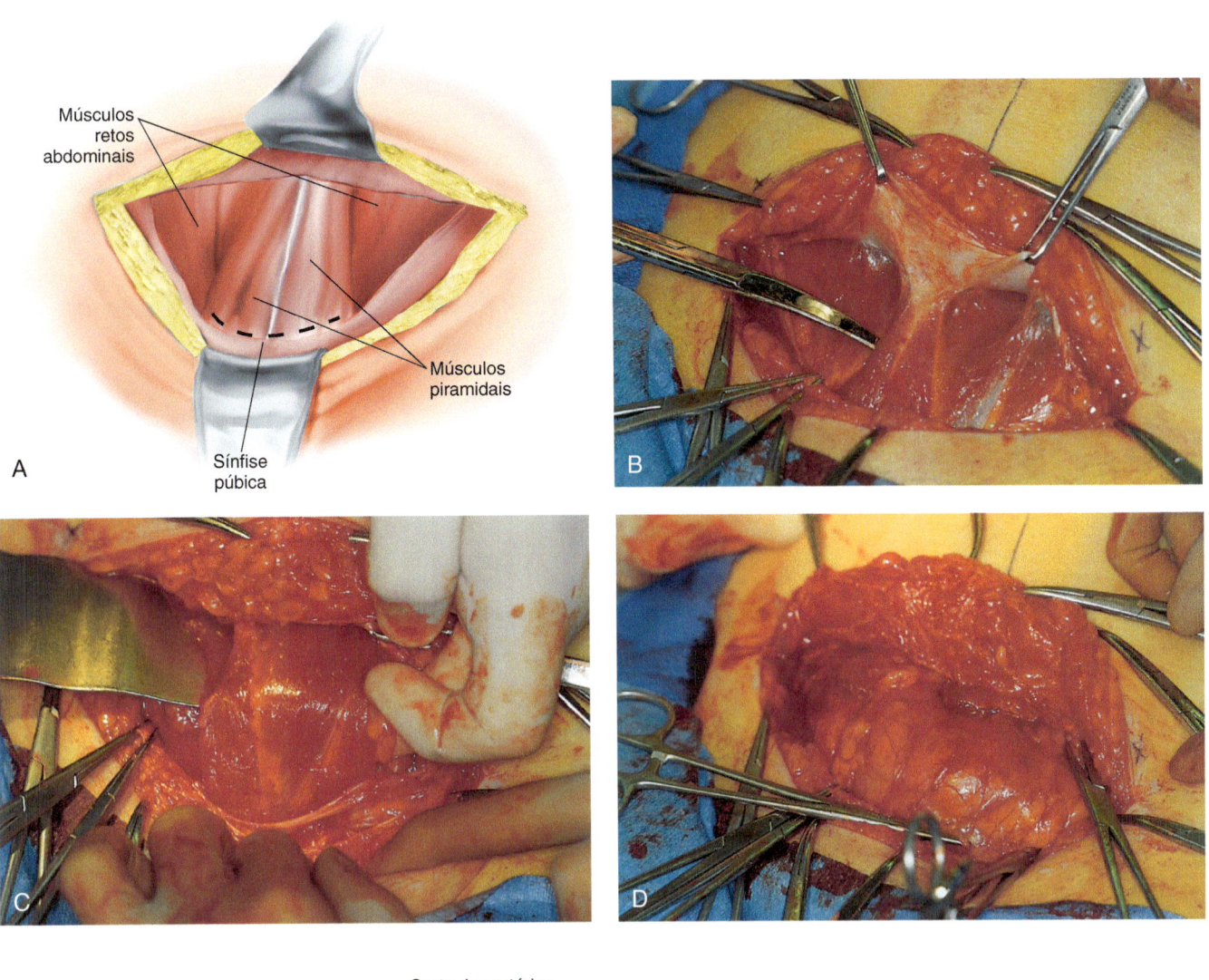

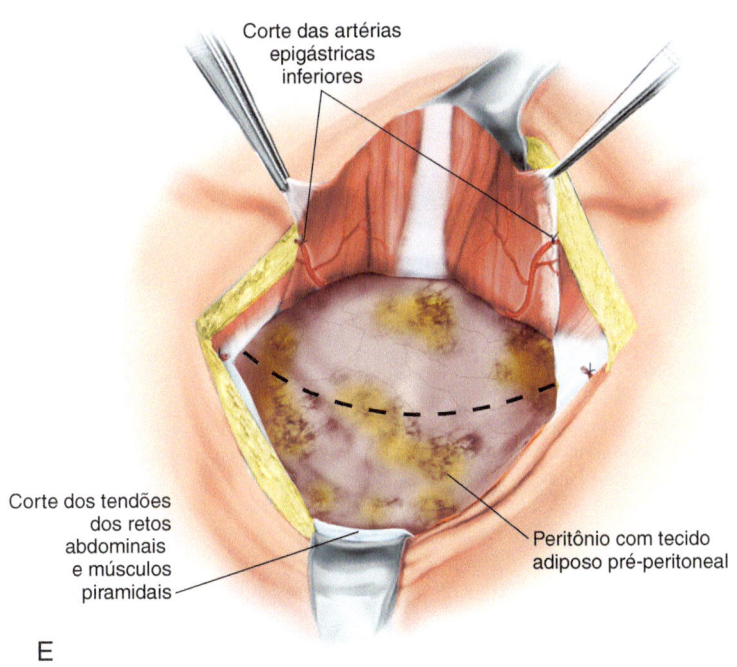

FIGURA 9-17 A. A incisão de Cherney é feita imediatamente acima da sínfise púbica e é levada até a bainha do reto, que é aberta transversalmente. Os vasos epigástricos inferiores são seccionados e a inserção do(s) músculo(s) no osso púbico é separada e rebatida superiormente (cranialmente). O peritônio é incisado lateralmente, criando uma excelente exposição da cavidade abdominal e pelve. **B.** A bainha do reto foi aberta transversalmente. As pinças de Allis fixam a porção cranial da bainha. As tesouras apontam para o músculo piramidal. **C.** O músculo reto (*esquerda*) foi dissecado da fáscia subjacente. O dedo do cirurgião está na margem lateral. A mão do assistente marca a fixação do músculo à sínfise púbica. **D.** Os músculos foram cortados para liberá-los da sínfise púbica. Observe a ampla exposição. **E.** A fáscia transversal/peritônio é amplamente exposta e pode ser aberta transversalmente (*linha pontilhada*) para gerar uma excelente exposição da pelve.

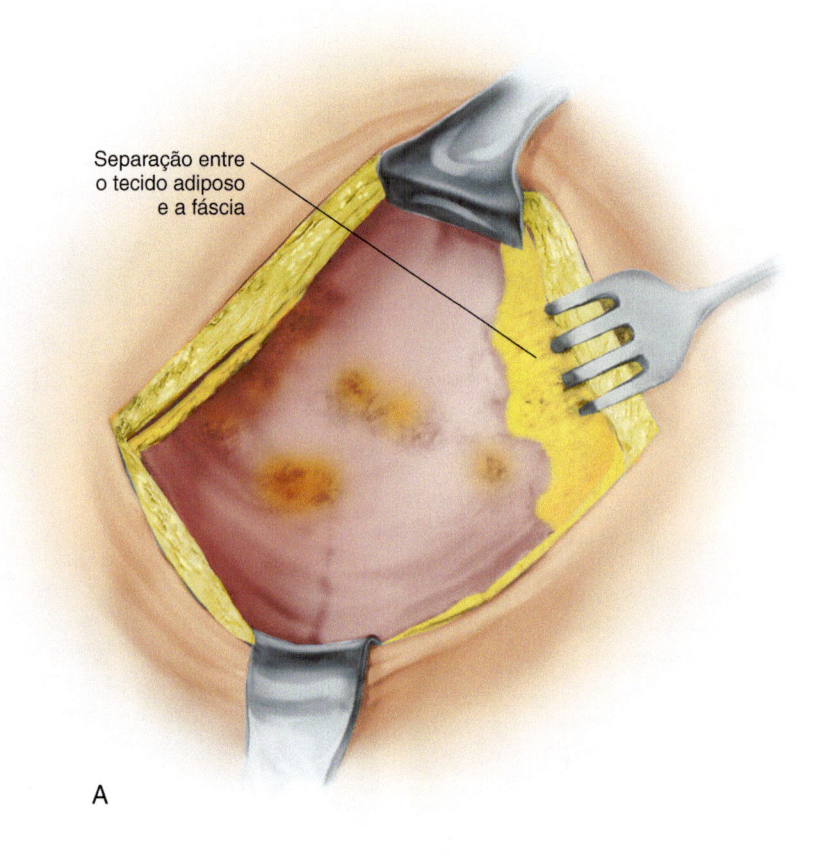

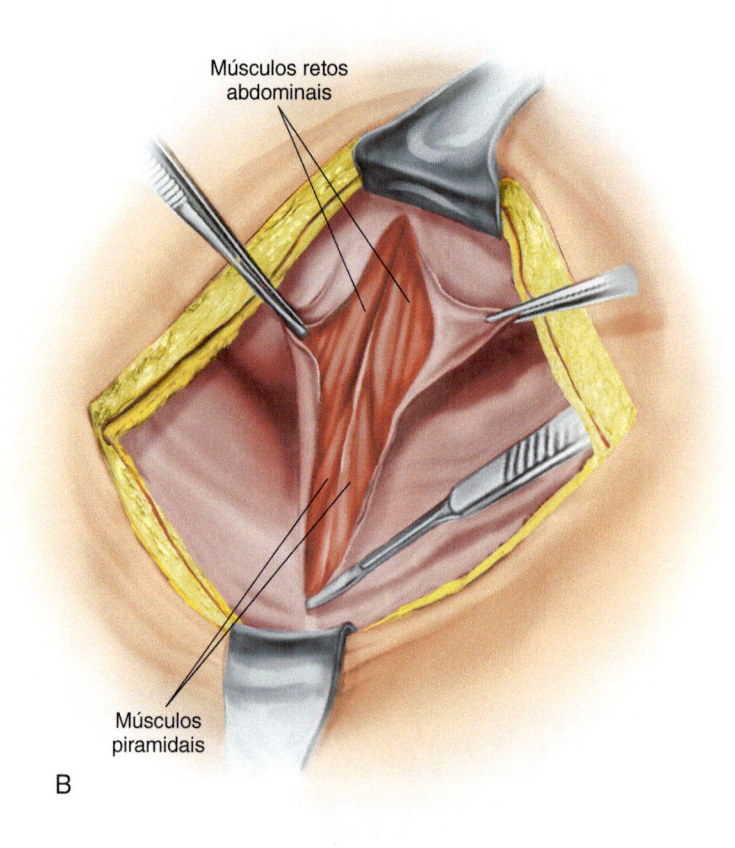

FIGURA 9-18 A. A pele e o tecido adiposo foram abertos transversalmente. A dissecação agora se estende verticalmente para separar a fáscia sobre os músculos do tecido adiposo. **B.** A bainha do reto é aberta verticalmente na linha média. A bainha posterior do reto e o peritônio serão cortados da mesma forma na linha média.

Incisão de Kustner

Esta incisão híbrida é uma incisão transversal através da pele e tecido subcutâneo somente (i.e., utilizada por motivos estéticos e não estruturais). A partir deste ponto, a exposição é idêntica à de uma incisão vertical. A fáscia é aberta na linha média, ao longo da linha alba. Os músculos retos são separados verticalmente por dissecação cortante. Os músculos piramidais são cortados. O peritônio é penetrado e aberto verticalmente na linha média (Fig. 9-18A e B).

Incisão na Linha Média

A incisão na linha média é comumente utilizada para procedimentos cirúrgicos em abdome inferior para casos obstétricos, ginecológicos e de cirurgia geral. Para emergências, tem a vantagem de oferecer a entrada mais rápida e menor quantidade de sangramento incisional. A maior deficiência da incisão na linha média é a menor força tênsil pós-operatória quando comparada às incisões fasciais transversais. Portanto, é observada maior propensão para deiscência de suturas e hérnias ventrais com a abordagem vertical na linha média. Técnicas de fechamento específicas foram criadas principalmente para diminuir o risco de deiscência com as incisões na linha média.

A incisão começa no nível do umbigo e é levada em *linha reta* até a sínfise púbica (Fig. 9-19). Apesar de Howard Kelly ter dito que costumava abrir o ventre por meio de um corte vertical único através de todas as camadas da parede abdominal, este método não é recomendado pelos autores deste livro. No entanto, o corte inicial geralmente é feito através da pele, tecido adiposo subcutâneo e fáscia de Scarpa (Fig. 9-20). A seguir, a bainha do reto é aberta verticalmente ao longo de todo o comprimento da incisão (Fig. 9-21). Os músculos retos direito e esquerdo são identificados e, por meio de dissecação romba e cortante, os músculos são separados na linha média caudalmente até o nível dos músculos piramidais (Fig. 9-22). Os músculos piramidais são cortados com tesouras de Mayo ou um bisturi na linha média até o bordo superior da sínfise púbica.

A seguir, o tecido adiposo pré-peritoneal é empurrado para a direita ou esquerda no nível superior da incisão entre os músculos retos abdominais (Fig. 9-23A a C). O peritônio é pinçado e elevado. Uma incisão com instrumento cortante abre a cavidade peritoneal (Fig. 9-23C). Com tesouras Metzenbaum ou de Mayo, o peritônio é aberto pelo comprimento da incisão sobre os dedos indicador e médio do cirurgião ou um grande afastador maleável (Fig. 9-24) de modo a proteger o intestino subjacente contra lesões. A porção inferior da incisão deve ser aberta com muito cuidado para evitar a lesão da bexiga urinária. Em geral, o tecido adiposo ao redor da bexiga demonstra uma vascularidade significantemente maior quando comparada com o peritônio e tecido adiposo da linha média.

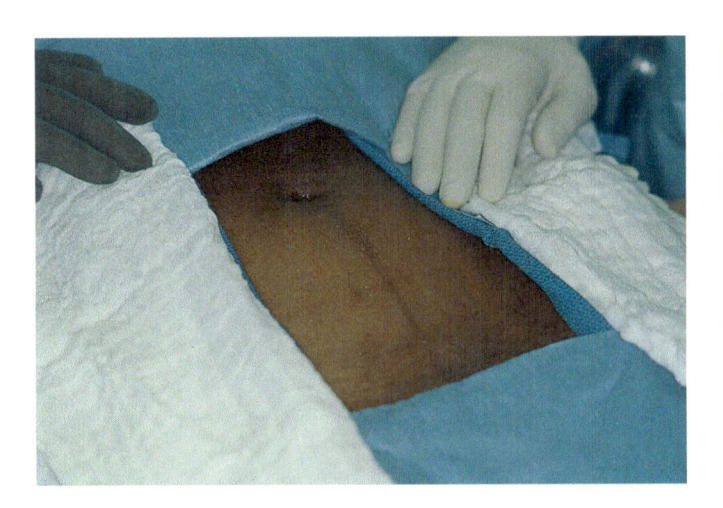

FIGURA 9-19 A linha escura é claramente demonstrada nesta paciente e é um excelente ponto de referência para iniciar uma incisão vertical.

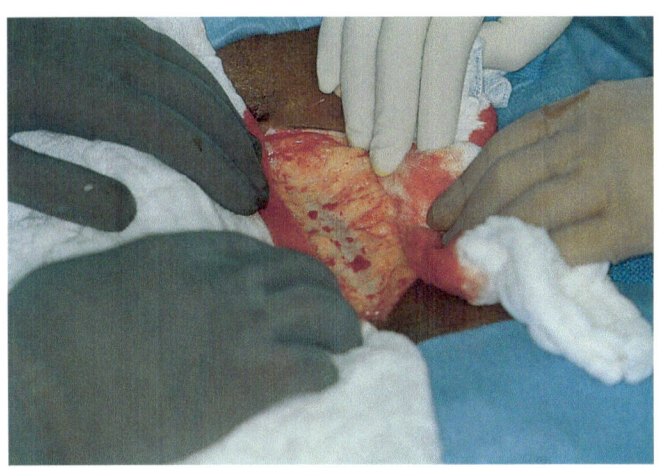

FIGURA 9-21 O tecido adiposo é dissecado da bainha cinzenta brilhante.

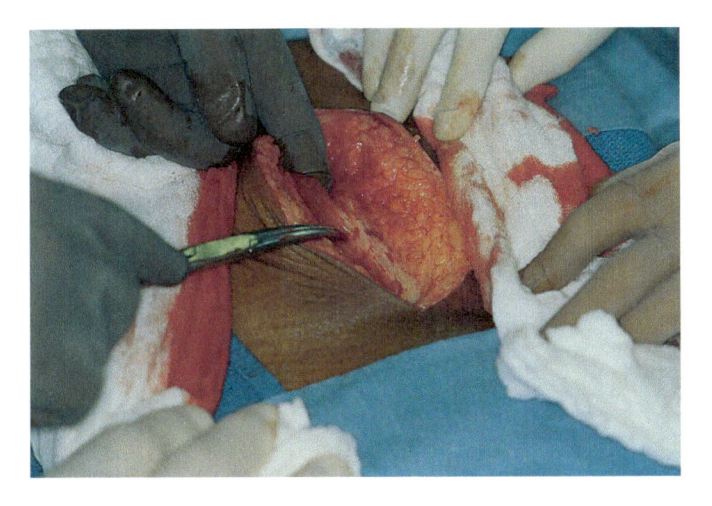

FIGURA 9-20 A incisão na linha média é estendida até o nível da bainha do reto.

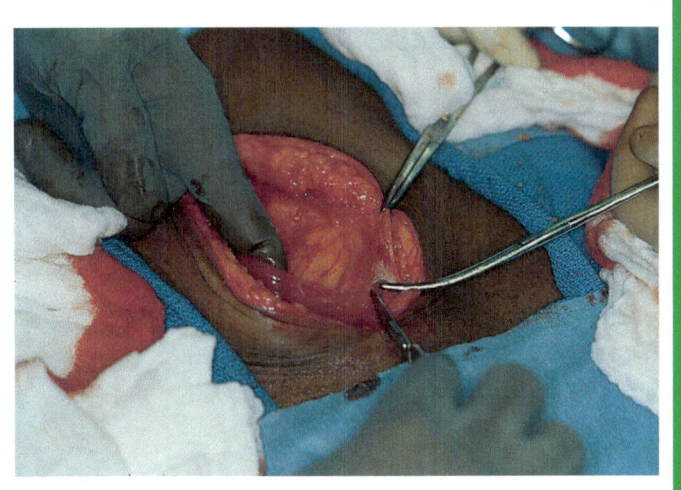

FIGURA 9-22 A bainha foi aberta e os dois músculos retos abdominais são separados um do outro.

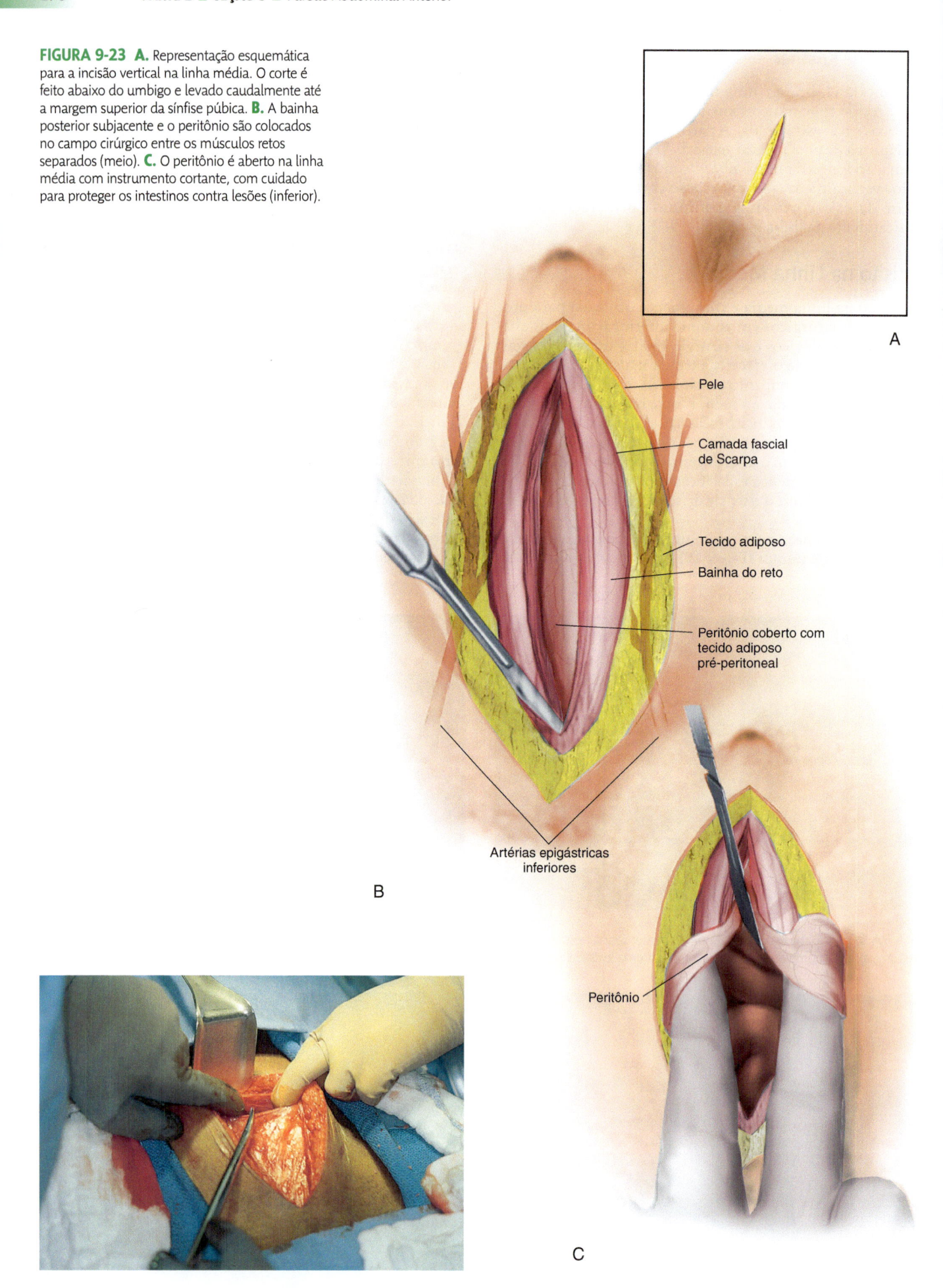

FIGURA 9-23 A. Representação esquemática para a incisão vertical na linha média. O corte é feito abaixo do umbigo e levado caudalmente até a margem superior da sínfise púbica. **B.** A bainha posterior subjacente e o peritônio são colocados no campo cirúrgico entre os músculos retos separados (meio). **C.** O peritônio é aberto na linha média com instrumento cortante, com cuidado para proteger os intestinos contra lesões (inferior).

- Pele
- Camada fascial de Scarpa
- Tecido adiposo
- Bainha do reto
- Peritônio coberto com tecido adiposo pré-peritoneal
- Artérias epigástricas inferiores
- Peritônio

FIGURA 9-24 O peritônio é penetrado na extremidade superior da incisão e elevado para permitir uma incisão segura (i.e., afastada do intestino abaixo).

SEÇÃO 4

Útero

10 Anatomia Pélvica Intra-abdominal

11 Dilatação e Curetagem

12 Histerectomia Abdominal
Histerectomia Abdominal Total com Salpingo-oforectomia Bilateral
Histerectomia Subtotal
Histerectomia Abdominal Simples
Histerectomia Laparoscópica

13 Histerectomia Radical
Anatomia Suplementar para Histerectomia Radical e Linfadenectomia Pélvica
Histerectomia Radical e Linfadenectomia Pélvica

14 Carcinoma Endometrial com Amostragem Linfonodal

15 Miomectomia

16 Tratamento Cirúrgico de Doenças Miomatosas Incomuns

17 Unificação do Útero Bicorno

CAPÍTULO 10

Anatomia Pélvica Intra-abdominal

Michael S. Baggish

A anatomia pertinente à cirurgia do útero, anexos e estruturas pélvicas vizinhas não é apenas intraperitoneal, mas, talvez o mais importante, extraperitoneal.

Sustentação do Útero

A principal sustentação do útero é oferecida pelos ligamentos cardinais, que se estendem aproximadamente do nível da junção istmocervical perifericamente, com padrão em leque lateral e posteriormente, onde se mistura à gordura e à fáscia da parede pélvica lateral (Fig. 10-1). Esta estrutura ligamentar divide a pelve em espaços paravesicais esquerdo e direito anteriormente e espaços pararretais posteriormente (Fig. 10-2A e B). O ligamento cardinal pode ser dividido em uma parte superior, na junção do útero com o colo, e uma parte inferior na junção do colo com a vagina (Fig. 10-3).

No entanto, essas fixações terminais podem ser difíceis de identificar precisamente (Figs. 10-2 a 10-4). Entre os ligamentos uterossacrais e coberto por uma reflexão peritoneal na face posterior do útero, está o topo do septo retovaginal. Essa é a porta de entrada para o espaço retouterino.

Os ligamentos redondos se originam do fundo anterolateral e se estendem anterior e lateralmente à parede abdominal anterior, entrando no canal inguinal e terminando na gordura do lábio maior a cada lado (Fig. 10-5). Os ligamentos redondos, diferentemente dos outros "ligamentos", são compostos principalmente por músculo liso. Os ligamentos infundibulopélvicos são, na realidade, condutos vasculares peritoneais, que trazem em si os vasos ovarianos desde a borda pélvica posterolateral, indo em direção anteromedial e ganhando fixação ao útero no nível dos cornos uterinos.

O ligamento largo é uma estrutura em forma de tenda que compreende peritônio anterior e posterior contendo gordura areolar (Fig. 10-5). O "ligamento" começa anteriormente no ligamento redondo e termina posteriormente no ligamento infundibulopélvico.

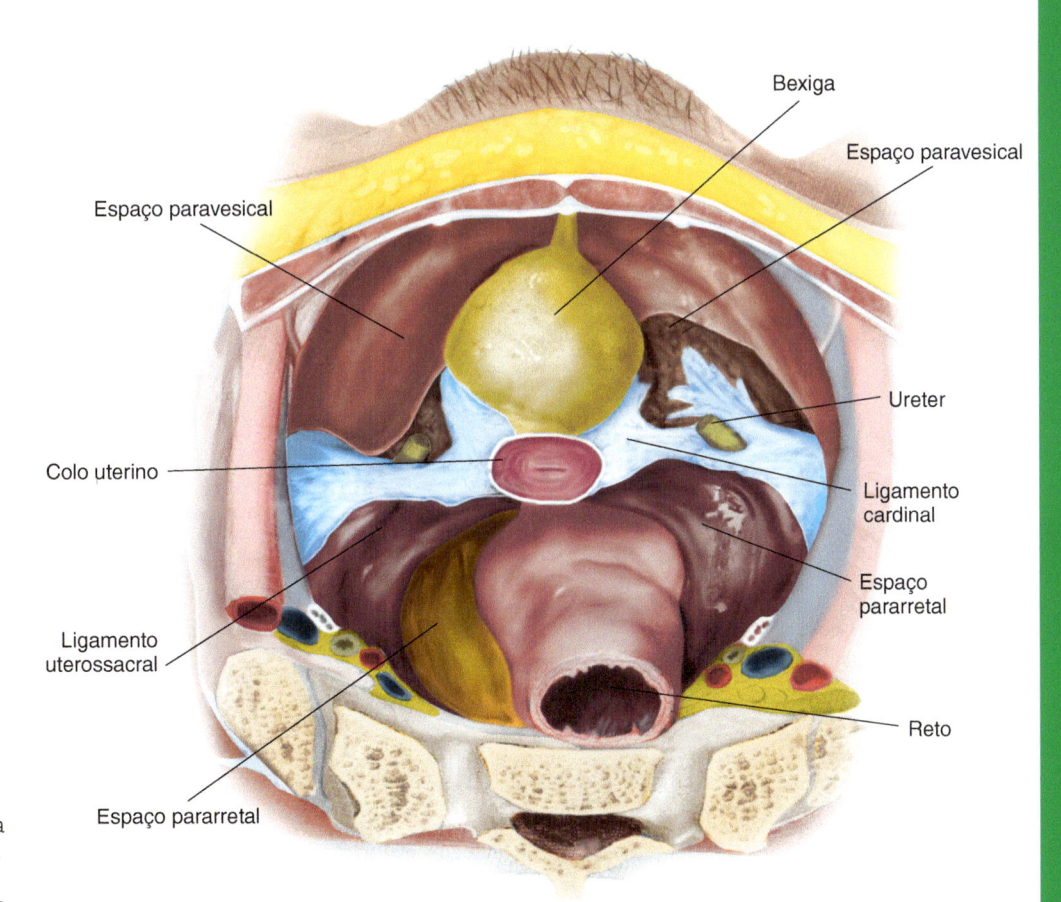

FIGURA 10-1 O fundo uterino foi removido. Os ligamentos cardinais se estendem do colo uterino à parede lateral e são contíguos com os ligamentos uterossacrais e a fáscia paravesical, pararretal e paravaginal. Observe o trajeto dos ureteres ao penetrarem nos ligamentos cardinais.

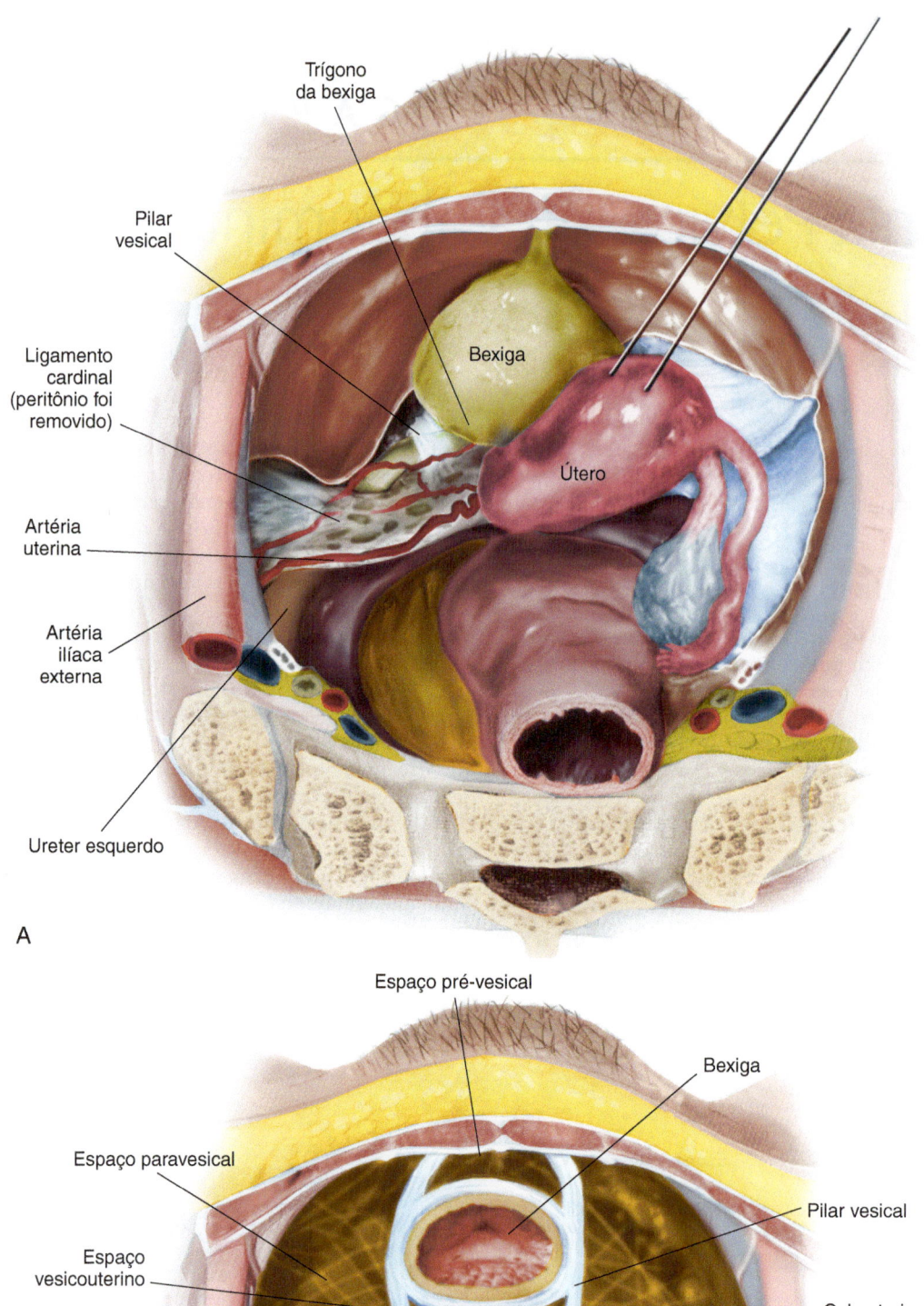

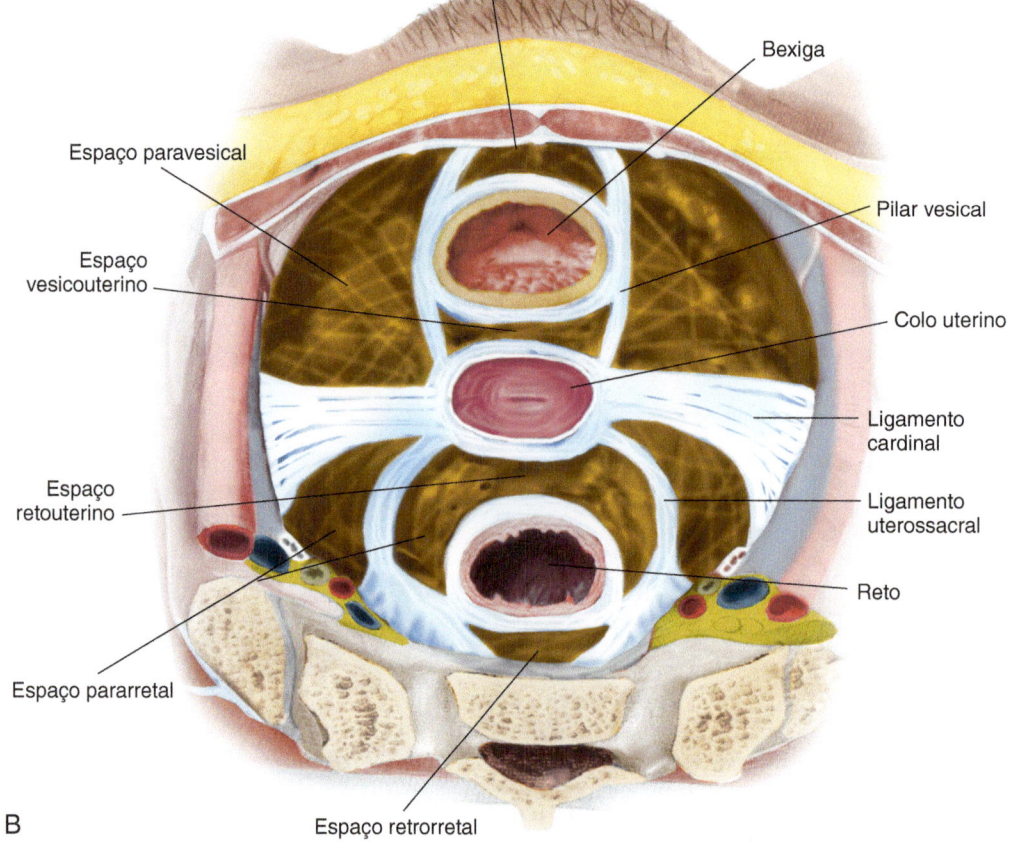

FIGURA 10-2 A. O ligamento cardinal pode ser dividido em uma parte superior, na junção do corpo uterino com o colo, e uma parte inferior, na junção do colo com a vagina. **B.** Demonstração esquemática dos vários espaços anatômicos na pelve.

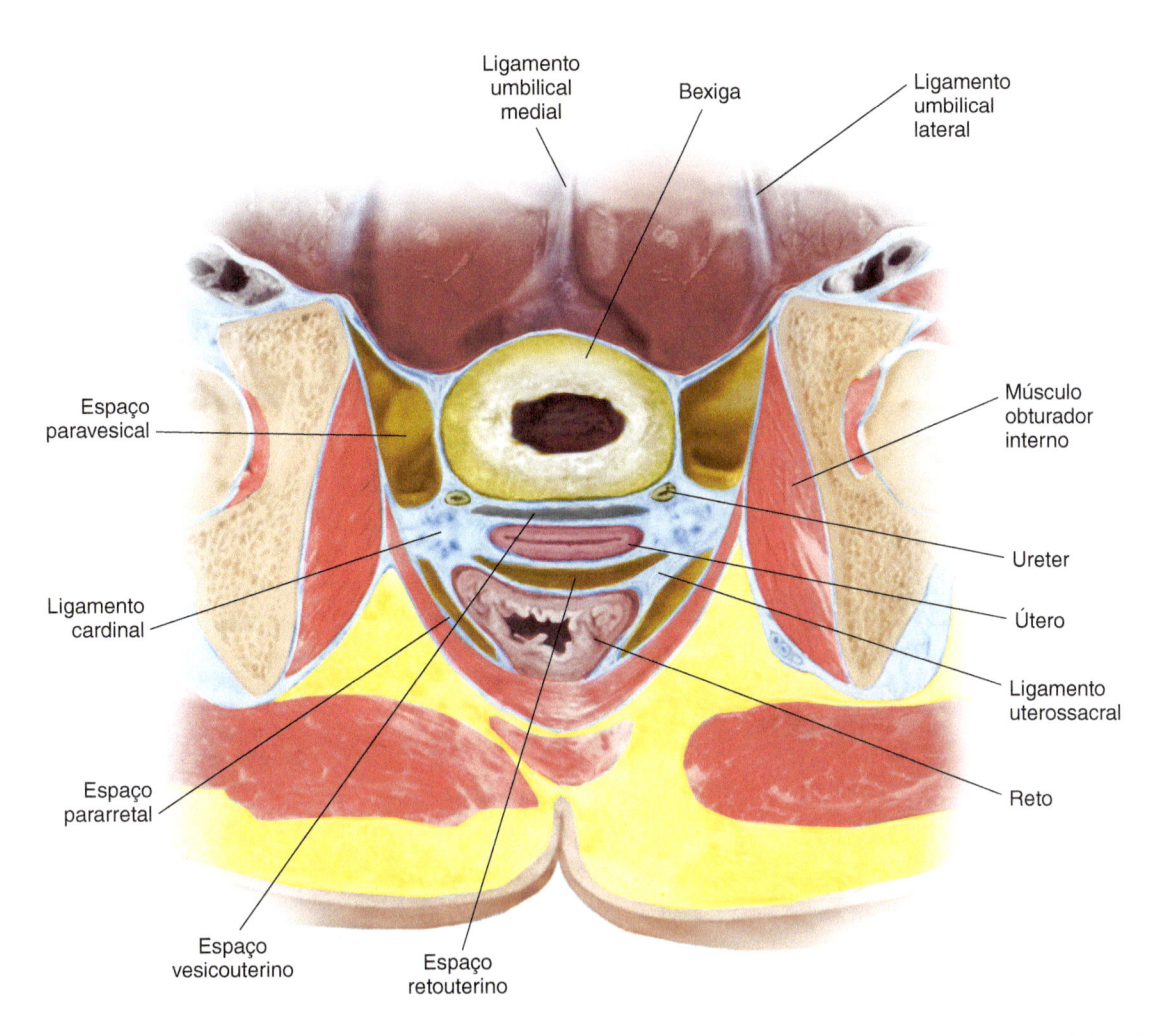

CAPÍTULO 10 Anatomia Pélvica Intra-abdominal 181

FIGURA 10-3 Visão sagital demonstra as relações entre os ligamentos cardinais e os vários espaços anatômicos. Observe que a parede lateral consiste, em grande parte, na massa do músculo obturador interno e sua fáscia.

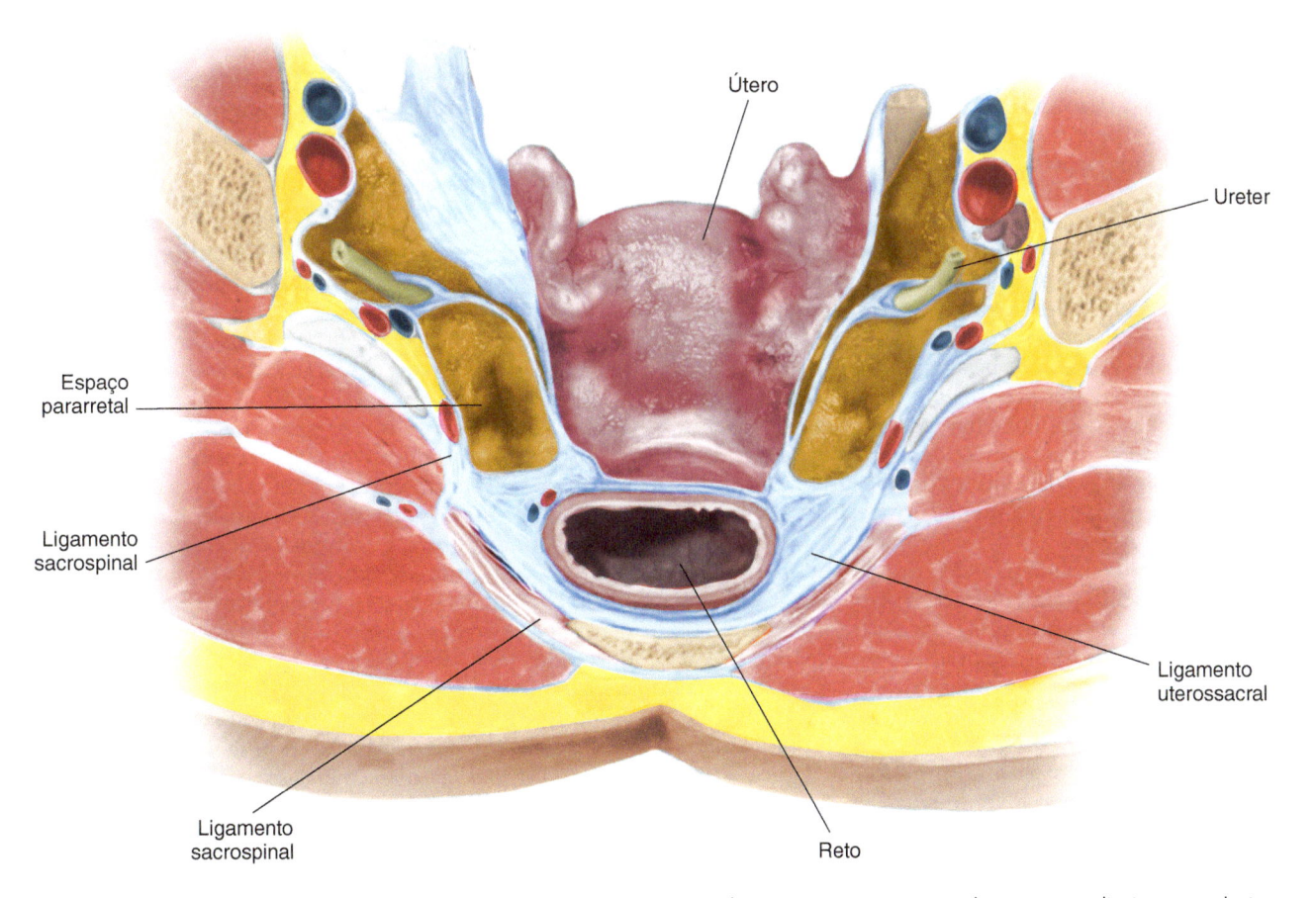

FIGURA 10-4 Vista sagital da pelve posterior mostra os ligamentos uterossacrais, os ligamentos sacrospinais e os ligamentos cardinais e suas relações com as vísceras. Observe a posição do ureter a partir desta perspectiva.

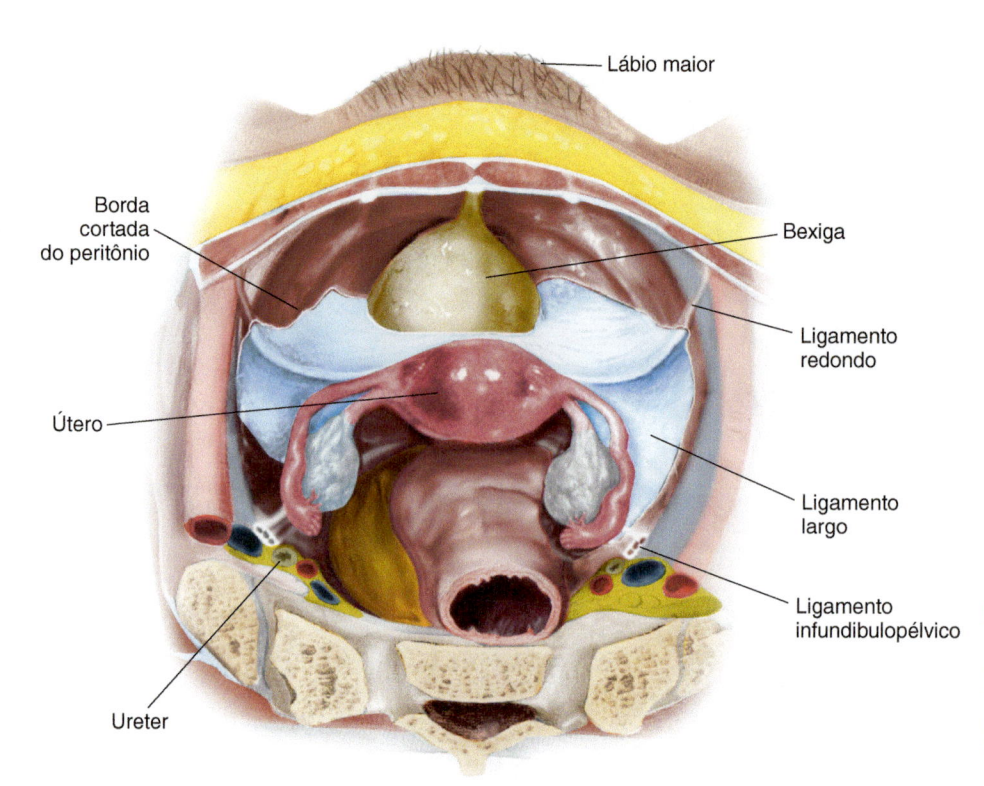

FIGURA 10-5 O peritônio foi aberto, expondo os ligamentos largos. Este é o portal de entrada mais fácil para o espaço retroperitoneal e as estruturas pélvicas da parede lateral. O conteúdo adiposo em forma de teia é dissecado facilmente e sem sangramento.

Anatomia Pélvica

A exposição de estruturas extraperitoneais precisa ser efetuada de modo seguro e rápido. O acesso ao ureter esquerdo, aos vasos ilíacos esquerdos e aos vasos ovarianos esquerdos pode ser obtido pela incisão com bisturi da fixação peritoneal na parede lateral do colo sigmoide; uma exposição mais extensa é oferecida continuando-se a separação do cólon descendente do músculo psoas maior (Fig. 10-6A e B). De modo semelhante, a abertura do topo do ligamento largo, entre os ligamentos redondo e infundibulopélvico, lateralmente à pulsação da artéria ilíaca externa (i.e., sobre o músculo psoas maior), proporciona acesso fácil à parede lateral direita e esquerda/espaços retroperitoneais (Fig. 10-7A a C). Depois da entrada no retroperitônio, a exposição do ureter pélvico e da irrigação vascular uterina exige incisão do ligamento largo (Fig. 10-8A a D).

O trajeto do ureter desde o ponto onde entra na pelve ao ponto onde entra na bexiga consiste em pontos de referência anatômicos que todo obstetra-ginecologista precisa conhecer. O maior número de lesões do ureter relacionadas com cirurgias acontece no segmento entre o ponto de cruzamento da artéria uterina e a entrada na bexiga. A artéria uterina cruza o terço inferior do ureter pélvico em posição obliquamente lateral e cranial ao útero. Pode haver novo cruzamento com o ureter pela artéria vesical inferior quando esta entra na bexiga. A artéria vaginal se situa atrás do ureter. O ureter distal é extremamente próximo do fórnice anterolateral da vagina (Fig. 10-9A a I).

Os ureteres dão entrada na pelve atravessando lateromedialmente o músculo psoas; eles atravessam os vasos ilíacos comuns no ponto onde as artérias ilíacas externa e interna se bifurcam (Fig. 10-10). O ureter desce à pelve medialmente à artéria ilíaca interna (artéria hipogástrica) e à fossa do obturador (Fig. 10-11). Seu trajeto é consistentemente de descida acentuada e giro medial, particularmente depois que a artéria uterina o cruza (superior e anteriormente). A Figura 10-12 mostra o trajeto inteiro do ureter direito.

O trajeto do ureter esquerdo é complicado pela posição do cólon sigmoide sobre ele e a presença dos vasos mesentéricos inferiores que irrigam o cólon esquerdo (Fig. 10-7A e B). O ureter esquerdo cruza a artéria ilíaca comum juntamente com as artérias ovarianas e desce à pelve, seguindo um trajeto semelhante ao do ureter direito. Os vasos ovarianos cruzam a ilíaca comum juntamente com o ureter. O ureter fica atrás do pedículo vascular ovariano e discretamente medial a ele (Figs. 10-13 e 10-14 A).

A irrigação arterial para as estruturas pélvicas emana da aorta abdominal, que se ramifica em vasos ilíacos comuns direito e esquerdo no nível vertebral L4-L5 (Figs. 10-14B e 10-15 a 10-18A). À direita da bifurcação da aorta, encontra-se a origem da veia cava inferior. A cava é formada pela união das veias ilíacas comuns esquerda e direita (fig. 10-18B). A veia ilíaca comum esquerda cruza à frente do sacro, isto é, anteriormente a ele na bifurcação da aorta e sob a artéria ilíaca comum direita, unindo-se à veia ilíaca comum direita, que se situa posteriormente à artéria ilíaca comum direita (Figs. 10-18C e D). A artéria mesentérica inferior se origina do lado inferior esquerdo da aorta abdominal, dando numerosos ramos para o cólon esquerdo e o sigmoide.

Depois da bifurcação, a artéria ilíaca externa assume uma posição relativamente superficial, imediatamente medial ao músculo psoas maior (Fig. 10-19). A veia ilíaca externa é consideravelmente maior que a artéria e se situa abaixo dela (posteriormente). A veia cobre a entrada da fossa do obturador, que pode ser exposta retraindo-se cuidadosamente a veia para cima (Fig. 10-20). A fossa é demarcada pelo nervo e artéria obturadores, que atravessam esse espaço repleto de gordura, cujo limite lateral é o músculo obturador interno (Figs. 10-20A a C e 10-21). O feixe neurovascular obturador deixa a pelve e entra na coxa medialmente por meio do forame obturador (Fig. 10-22A e B).

A principal parte da irrigação pélvica é derivada dos vasos hipogástricos (artérias e veias ilíacas internas), que se ramificam na fossa do obturador (Fig. 10-23). Curiosamente, o maior risco ao dissecar a fossa está relacionado com as numerosas e anômalas veias que ocupam o assoalho lateral da fossa (Fig. 10-24). A artéria hipogástrica se ramifica nas divisões anterior e posterior. A divisão posterior mergulha

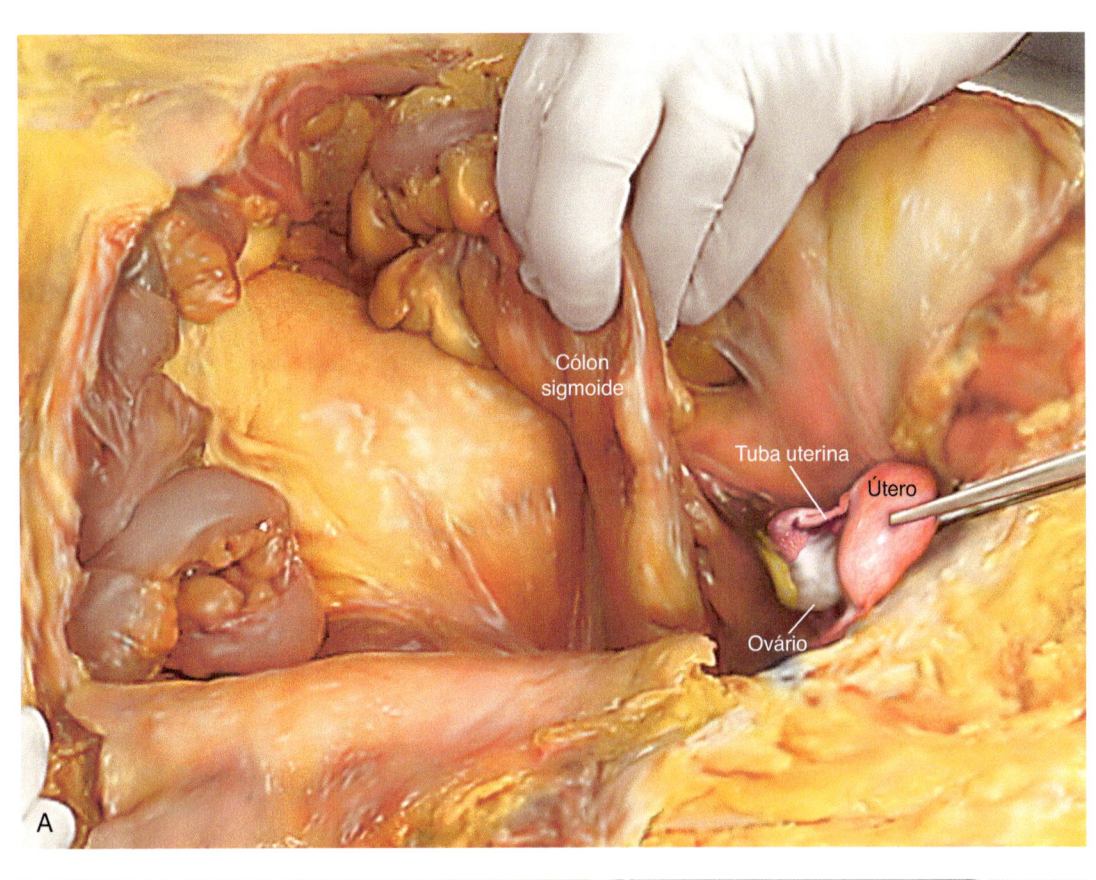

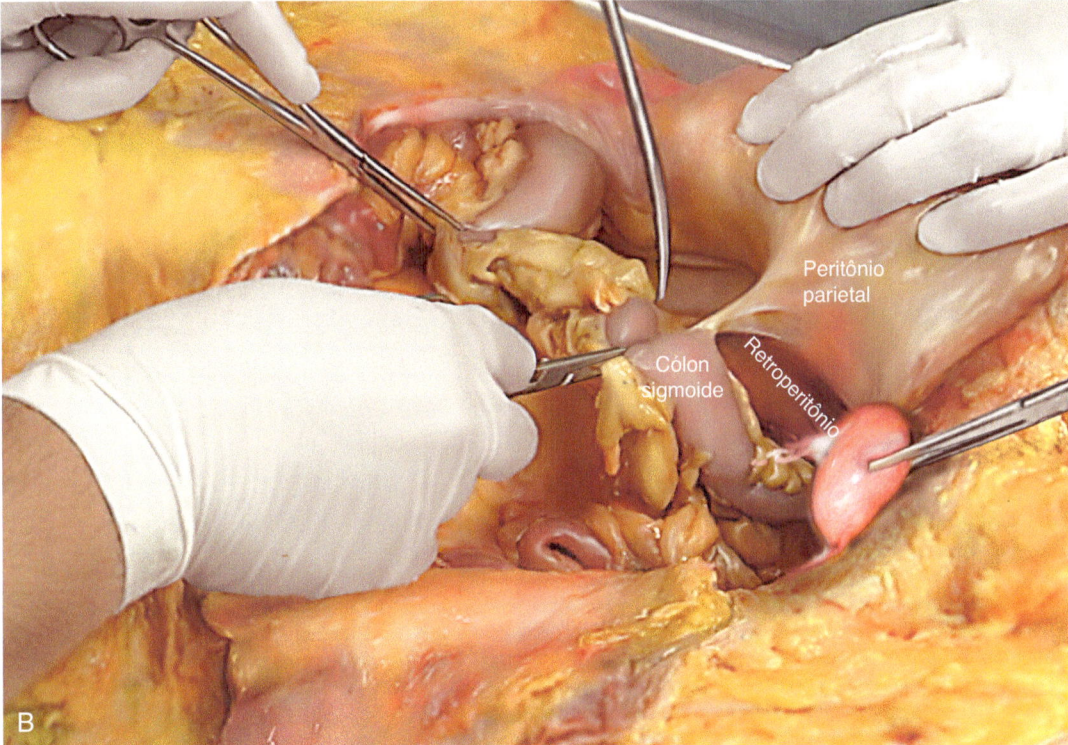

FIGURA 10-6 A. O cólon sigmoide é tracionado pela mão do cirurgião e se faz um pequeno corte no peritônio sobre o músculo psoas maior. **B.** As sustentações laterais do cólon sigmoide (i.e., fixação peritoneal) devem ser cortadas para expor o espaço retroperitoneal.

caudalmente e entra nos recessos profundos da pelve em direção à espinha isquiática, por sua vez ramificando em uma grande artéria glútea superior e uma artéria sacral lateral menor (Fig. 10-25). Essas são fontes importantes para a circulação pélvica colateral. A divisão anterior dá ramos para a bexiga, útero, vagina e músculos obturador interno e pectíneo, terminando nas artérias glútea e pudenda interna.

Durante histerectomia simples ou radical, é vital conhecer as relações entre as estruturas mencionadas anteriormente, a fim de evitar perda de sangue desnecessária e lesões (Figs. 10-26 e 10-27).

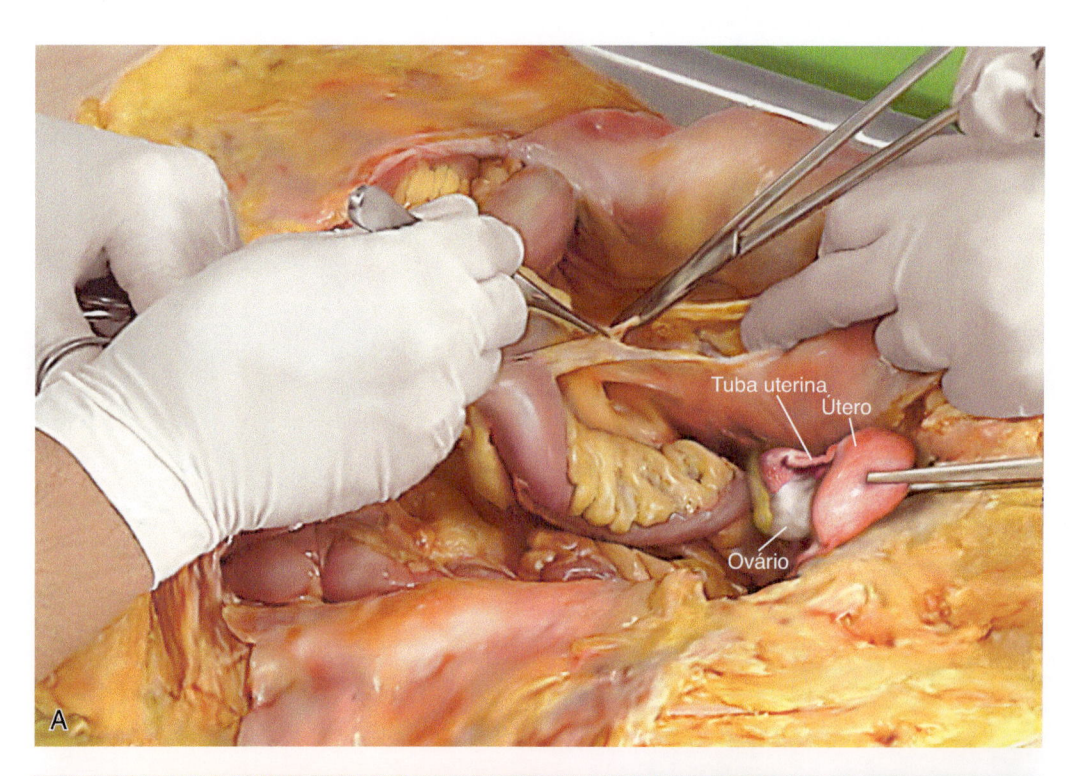

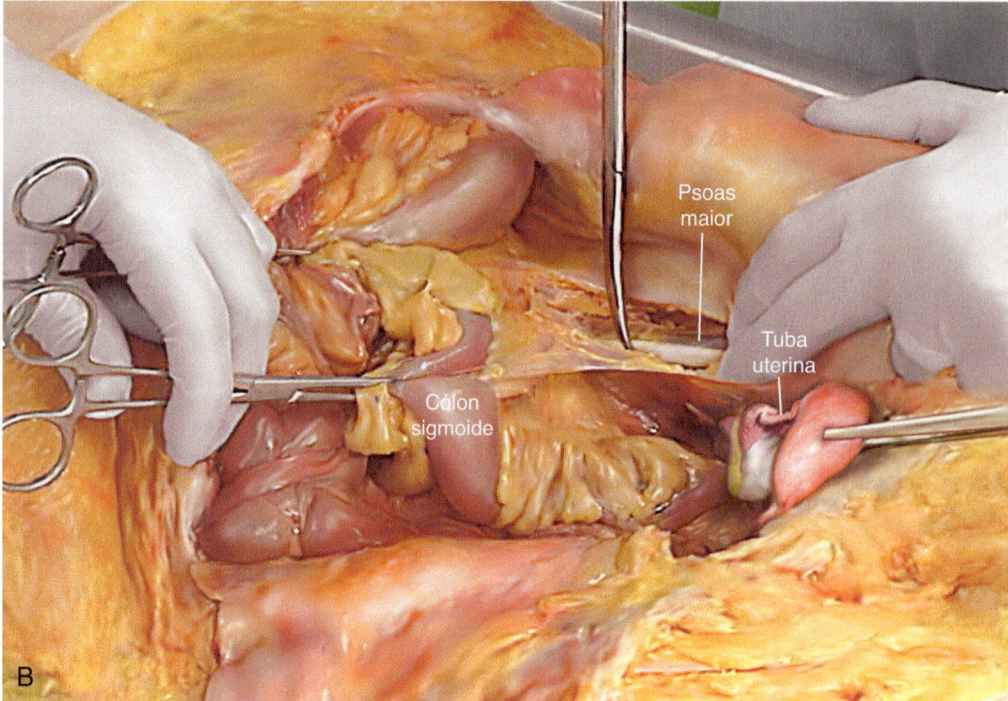

FIGURA 10-7 A. O cólon sigmoide é puxado medialmente, e sua fixação peritoneal é cortada, dando entrada ao espaço retroperitoneal. Este é um ponto de entrada seguro porque nenhum grande vaso está localizado por perto. A incisão peritoneal ainda pode ser estendida cranialmente na goteira peritoneal que margeia o colo esquerdo. **B.** A abertura no peritônio foi alargada, expondo o músculo psoas maior subjacente e o tendão do músculo psoas menor. O cirurgião precisa identificar o nervo femoral genital para evitar lesão de tal estrutura.

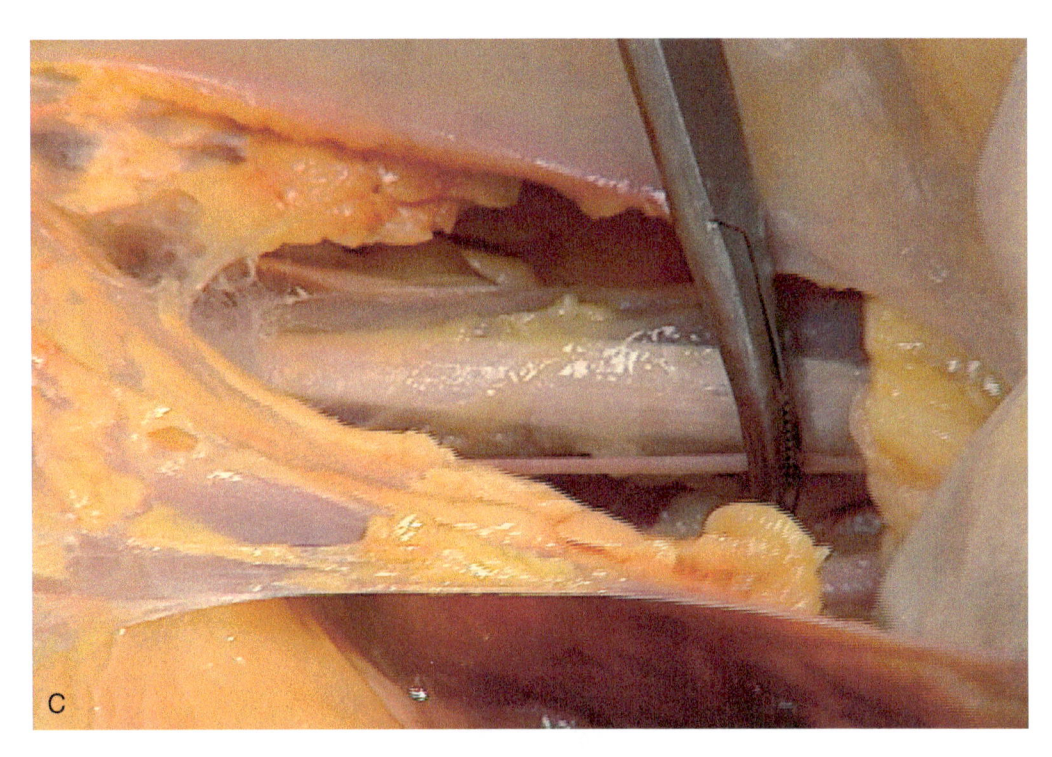

CAPÍTULO 10 Anatomia Pélvica Intra-abdominal 185

FIGURA 10-7 (*cont.*) C. O músculo psoas maior e o tendão do psoas menor, bem como o nervo genitofemoral, são expostos em decorrência de uma incisão e dissecção das fixações peritoneais do cólon sigmoide.

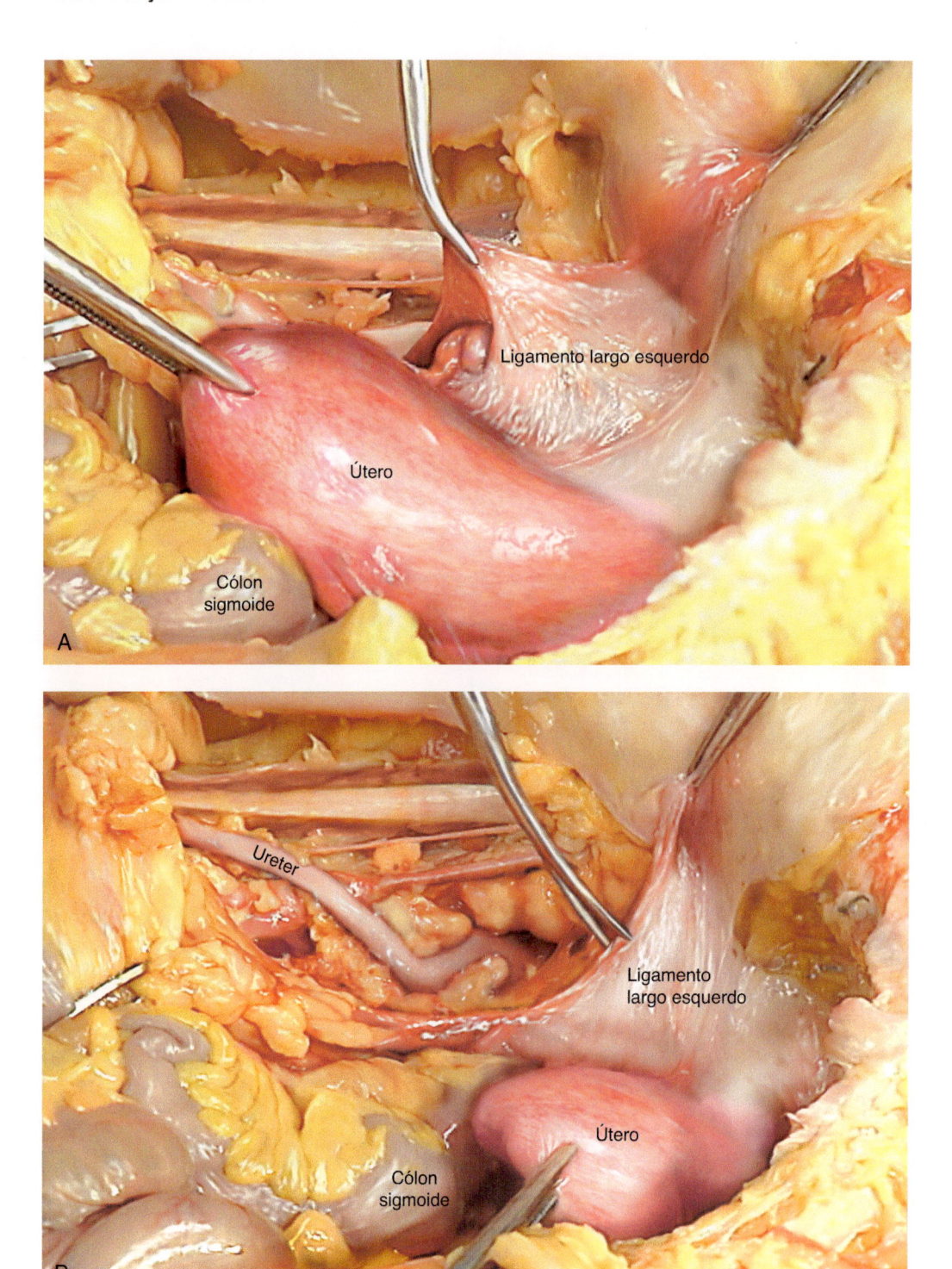

FIGURA 10-8 A. O útero é elevado e tracionado por meio de uma pinça aplicada ao fundo uterino. Como resultado da manobra mencionada, o ligamento largo esquerdo é exposto e será incisado. **B.** Depois que o ligamento largo é aberto, o ureter esquerdo é exposto. O ureter cruza a artéria ilíaca comum e tem um trajeto profundo na pelve medialmente aos vasos ilíacos internos esquerdos.

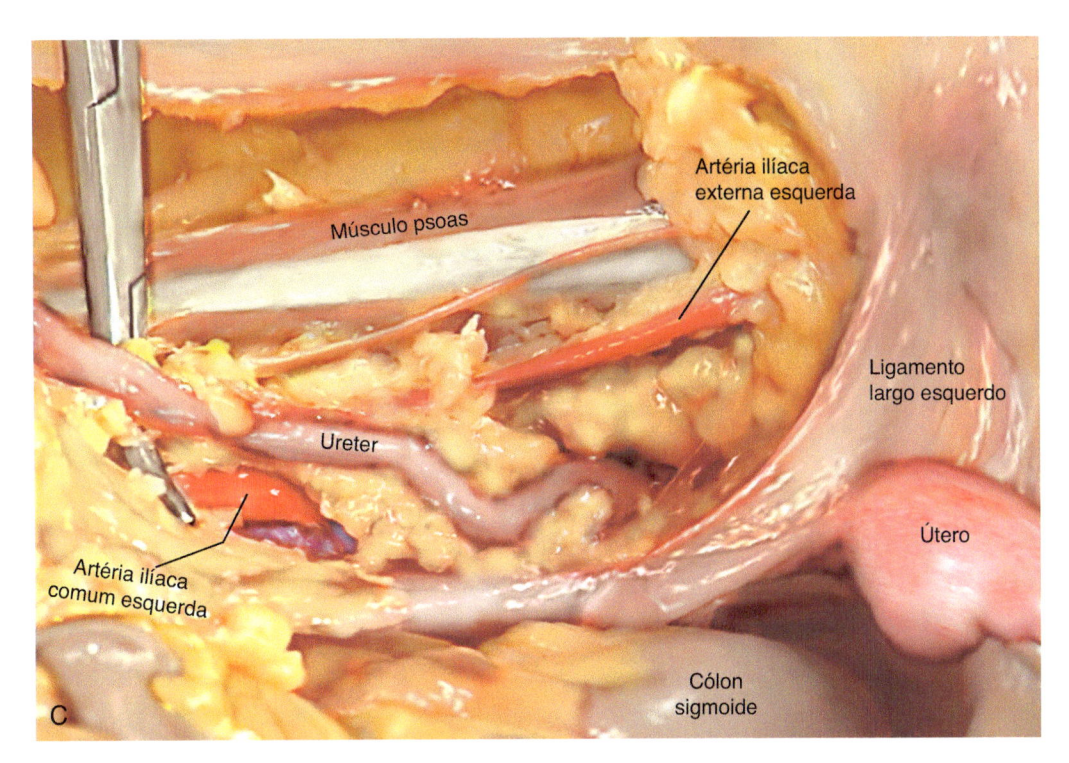

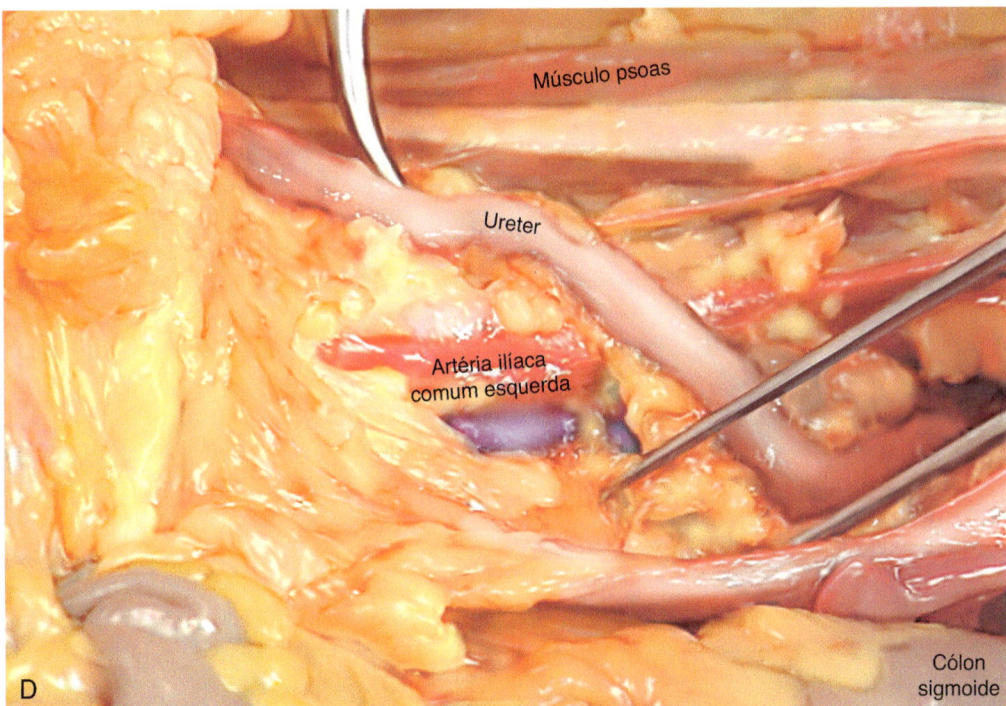

FIGURA 10-8 (*cont.*) C. Esta foto mostra a artéria ilíaca comum exposta e a artéria ilíaca externa, bem como o ureter. Observe que os vasos ovarianos foram liberados por dissecção do ureter e agora se situam medialmente a ele. **D.** Esta é uma vista ampliada da foto anterior.

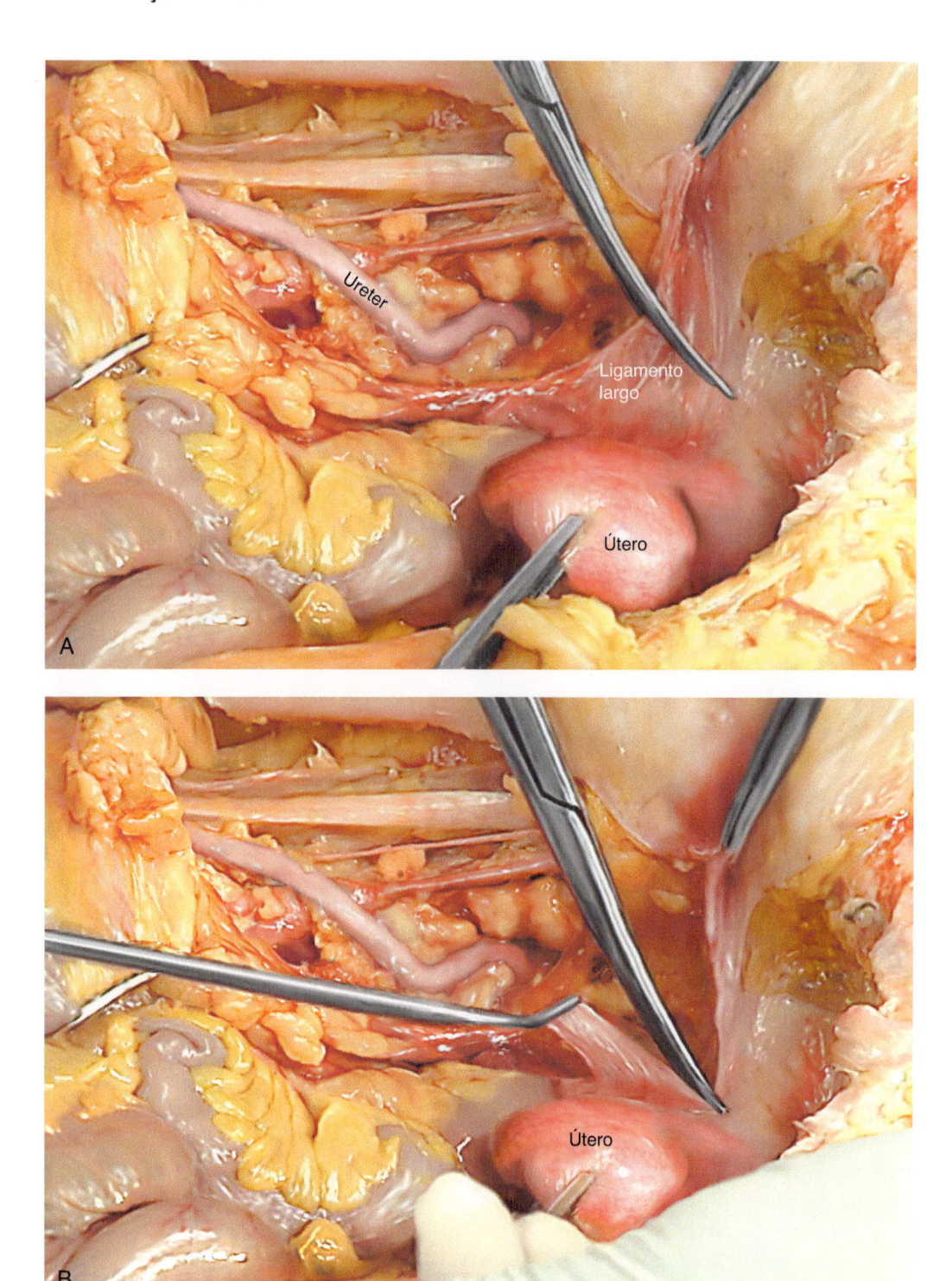

FIGURA 10-9 A. O folheto anterior do ligamento largo agora está cortado. **B.** O ligamento largo aberto agora permite ao cirurgião visualizar os vasos uterinos cruzando o ureter e a entrada do ureter no ligamento cardinal.

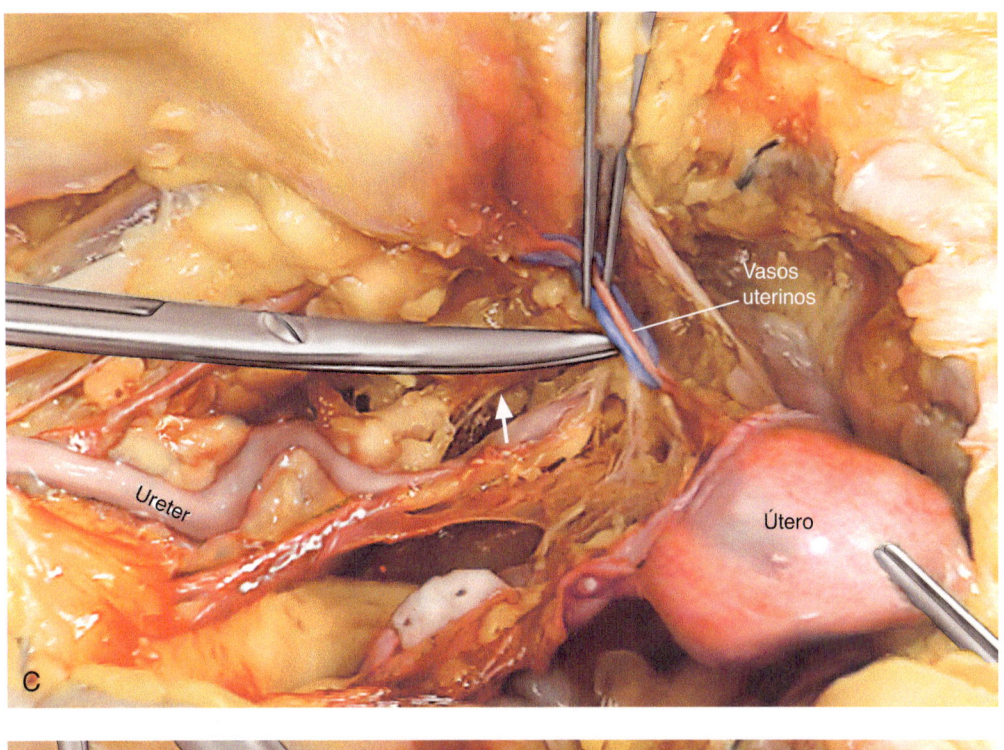

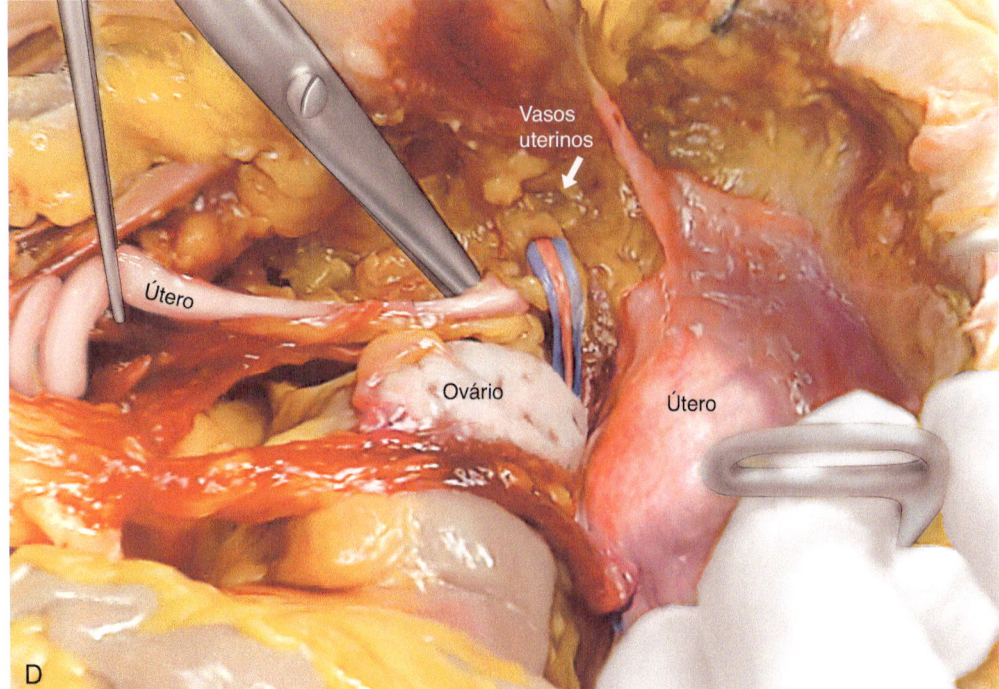

FIGURA 10-9 (*cont.*) C. Foi colocada uma tesoura abaixo dos vasos uterinos no ponto em que o ureter passa abaixo deles. **D.** o útero é girado para a direita, e os vasos uterinos atravessam o ureter. Observe que o ureter foi artificialmente elevado pela tesoura colocada abaixo dele.

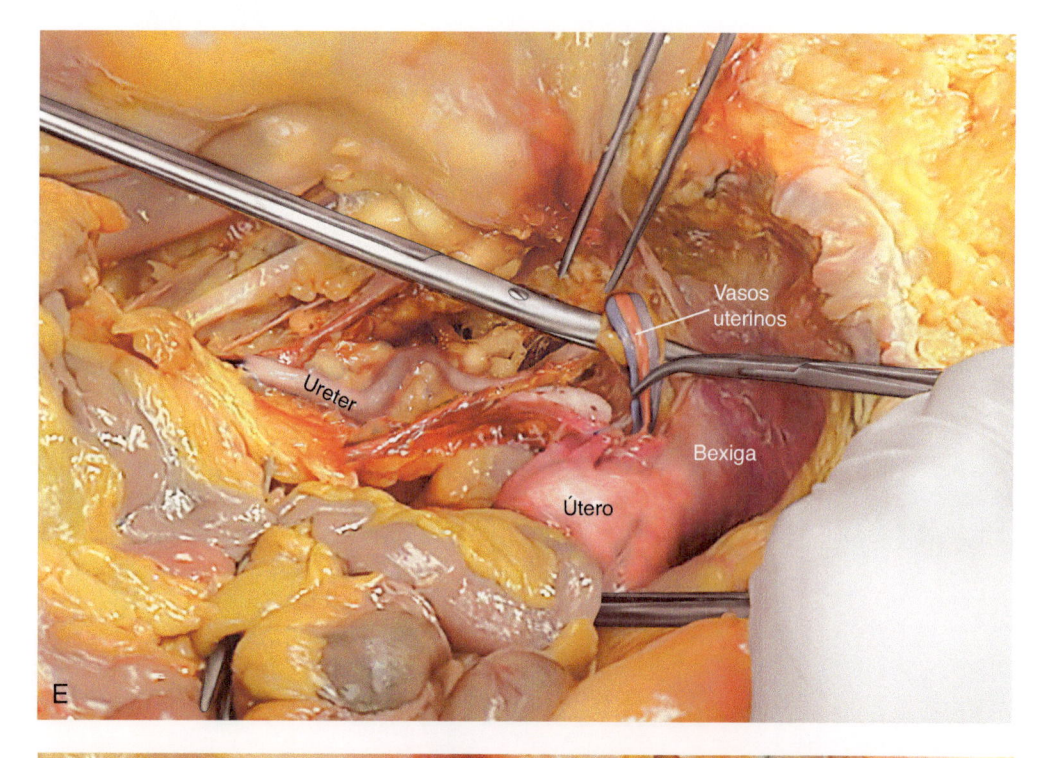

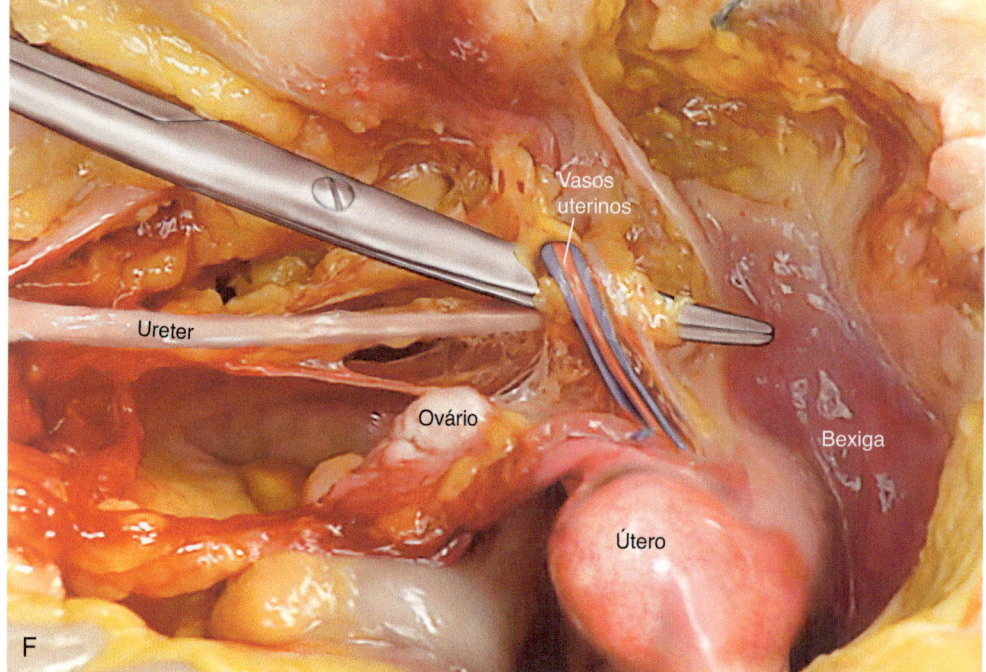

FIGURA 10-9 (cont.) E. A tesoura dissecou o trajeto do ureter quando este desce e entra na bexiga. **F.** Vista ampliada da Figura 10-9E. Observe que a ponta da tesoura repousa sobre a bexiga.

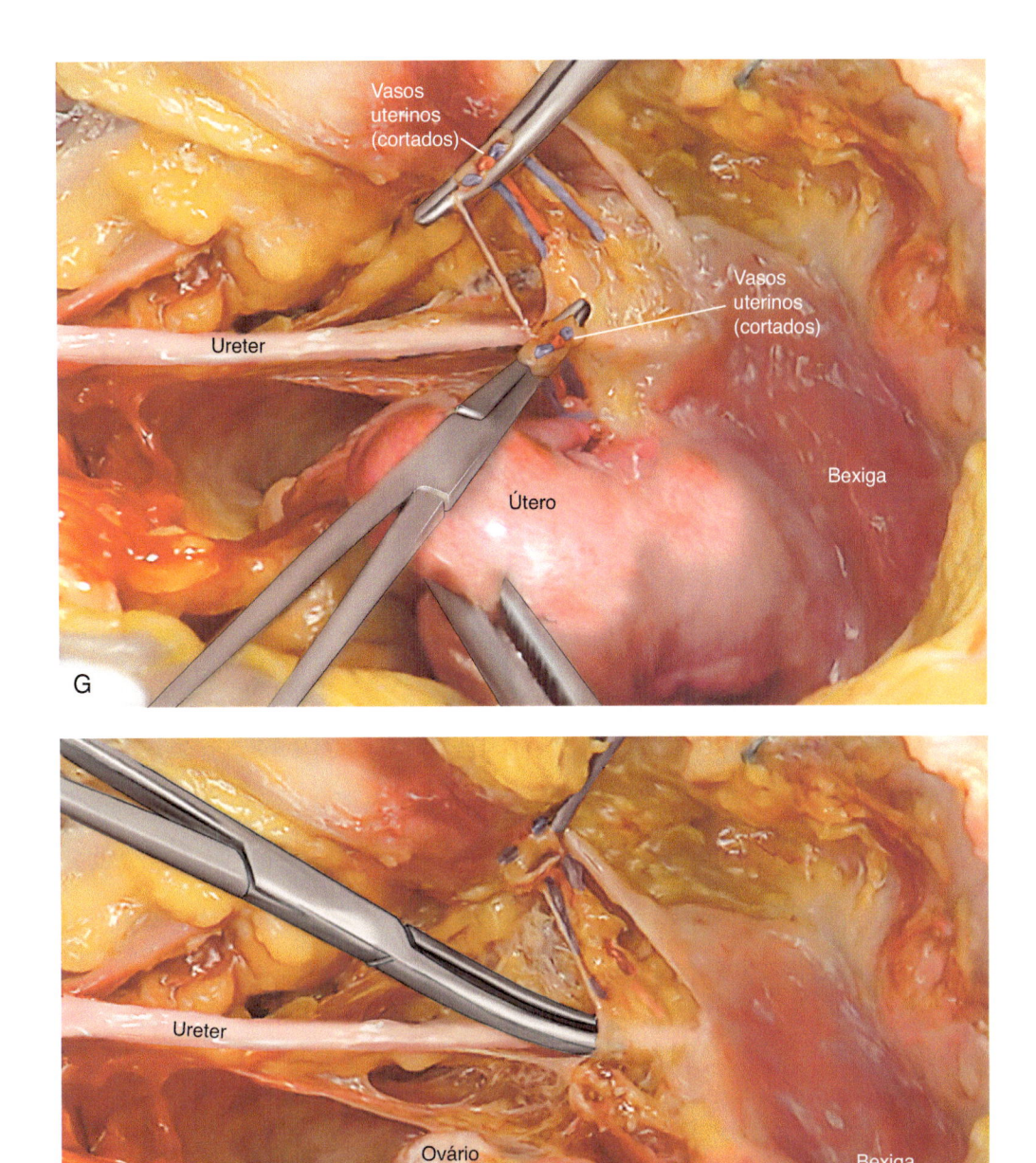

FIGURA 10-9 (cont.) G. Os vasos uterinos foram cortados. A metade distal dos vasos uterinos está presa na pinça. O ureter está entrando no ligamento cardinal. **H.** Ureter mostrado pela pinça acima dele segue um trajeto para o interior, entrando na base da bexiga.

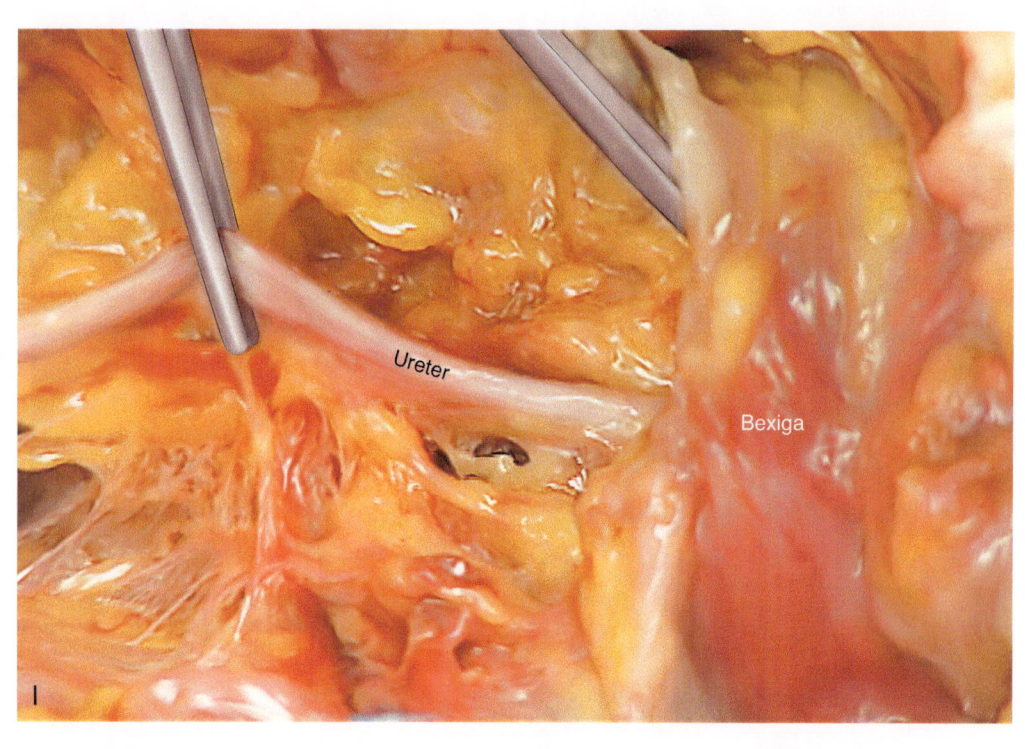

FIGURA 10-9 (*cont.*) I. O ligamento cardinal teve seu teto removido, mostrando o trajeto do ureter até o ponto em que entra na bexiga. Os 2 cm finais entre o cruzamento com os vasos uterinos e a entrada na bexiga é uma área difícil de dissecar porque é muito vascularizada. O controle dos vasos que sangram é complicado pela proximidade do ureter com a base da bexiga.

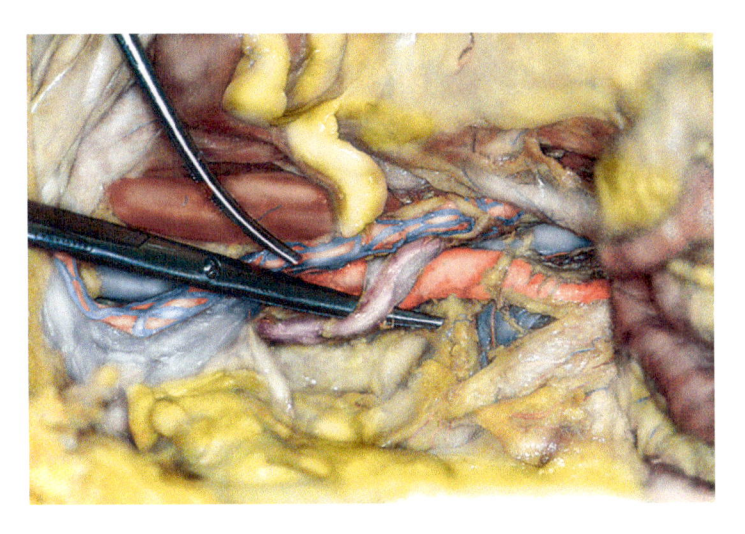

FIGURA 10-10 A tesoura separa o ureter direito dos vasos ovarianos (seguros pela pinça). Ambas as estruturas cruzam os vasos ilíacos comuns para entrar na pelve. Observe que a ponta da tesoura aponta para a veia ilíaca comum no ponto em que ela cruza o sacro. Vai se unir à veia ilíaca comum direita, formando a veia cava inferior, vista à direita da bifurcação da aorta.

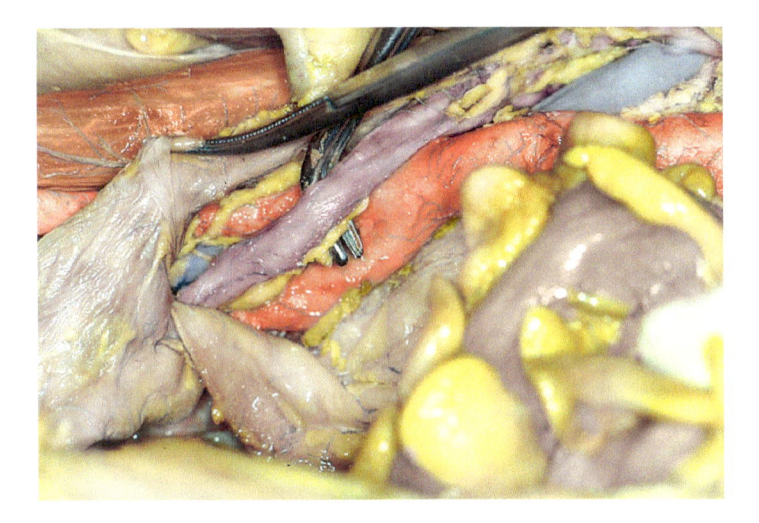

FIGURA 10-11 Uma pinça de ângulo reto retrai o ureter para expor a bifurcação da artéria ilíaca comum direita, entrando nas artérias ilíacas externa (*acima*) e interna (*abaixo*). Observe a veia cava azul à direita da artéria ilíaca comum (*canto superior direito da fotografia*).

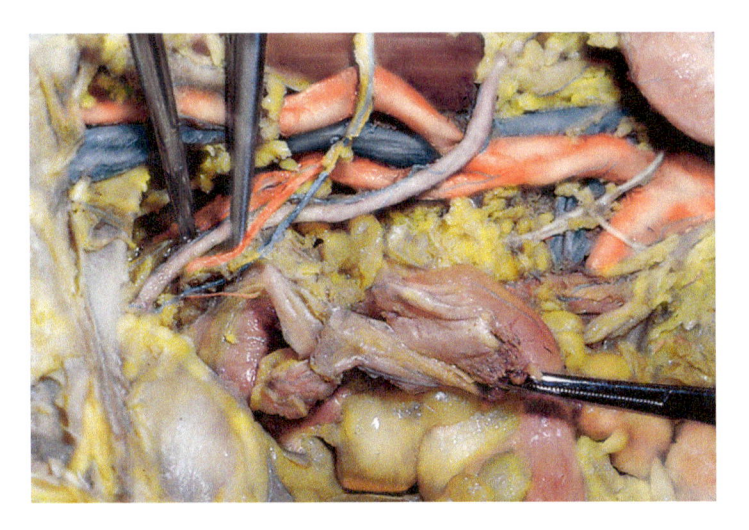

FIGURA 10-12 Vê-se o trajeto inteiro do ureter direito desde o ponto onde ele cruza a artéria ilíaca comum até sua entrada na bexiga. A pinça lateral aponta para a artéria vaginal. A pinça medial está diretamente em frente à artéria uterina, onde esta cruza sobre o ureter. O cólon sigmoide está cobrindo o pequeno útero.

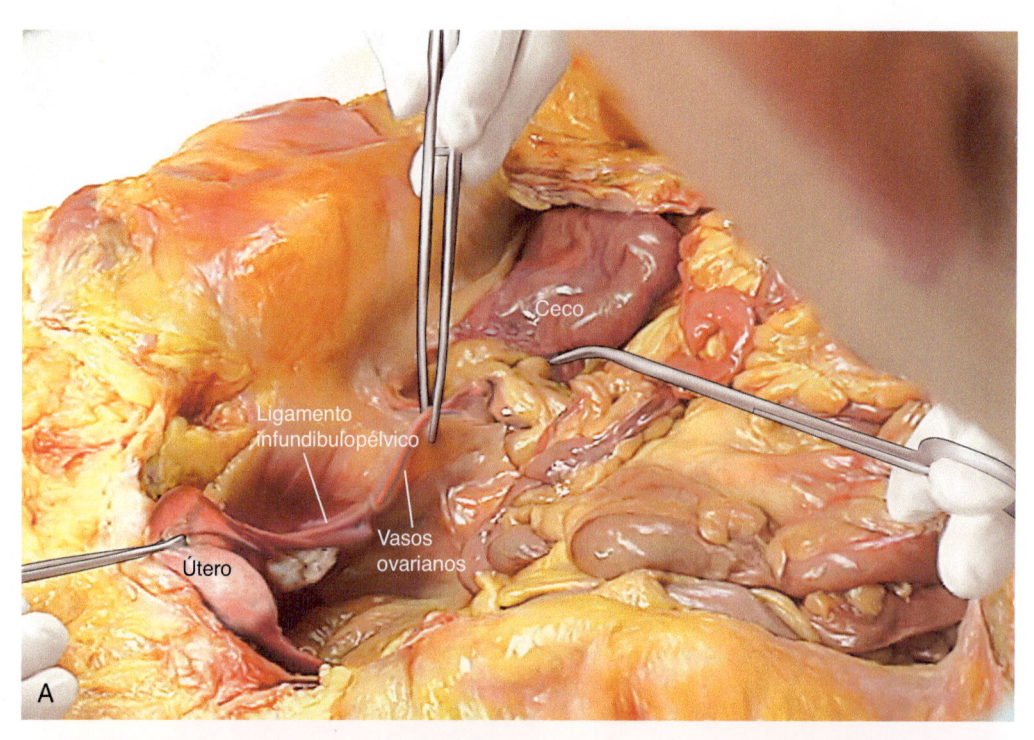

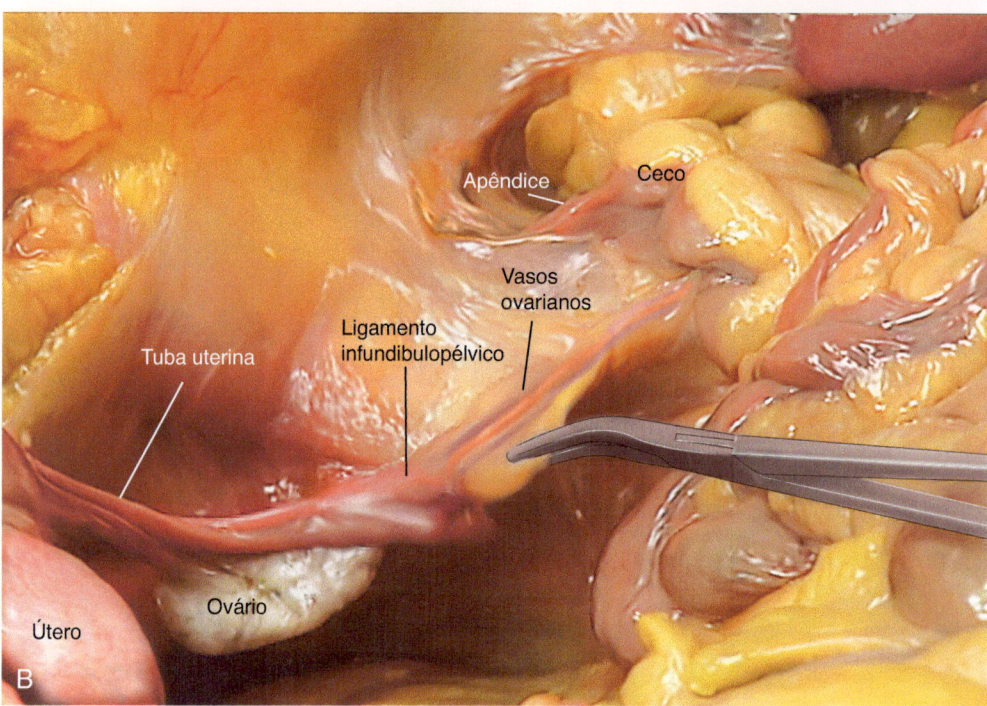

FIGURA 10-13 A. A foto detalha uma vista panorâmica da pelve e abdome do lado direito. Observe o ceco e o cólon ascendente. O jejuno e o íleo preenchem grande parte do abdome e foram retraídos para expor o útero, os anexos e o ligamento infundibulopélvico. **B.** Os vasos ovarianos estão elevados pela pinça, mas o ureter, que está incluído na mesma prega de peritônio, não está visível.

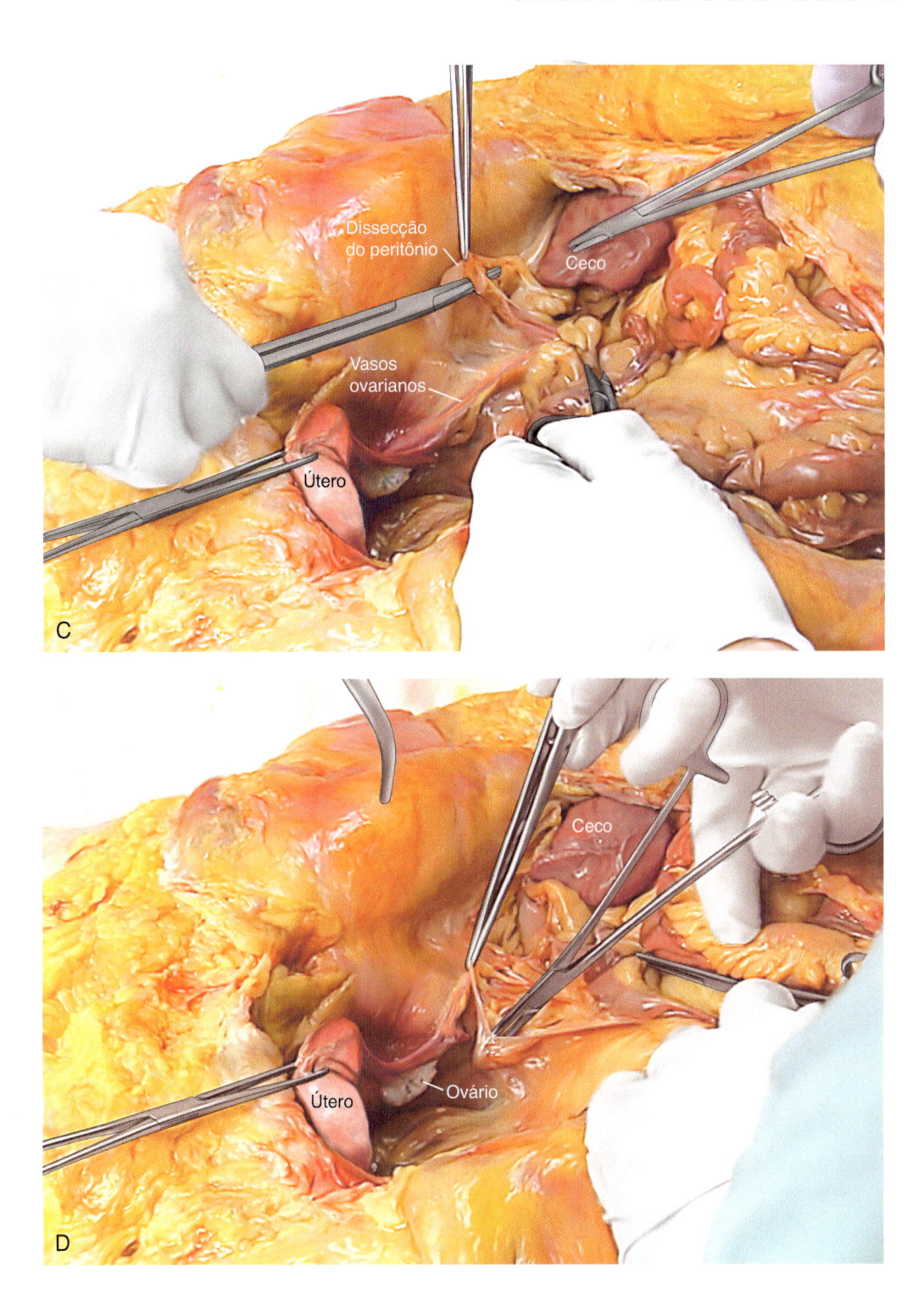

FIGURA 10-13 (*cont.*) C. O peritônio imediatamente lateral ao ceco e abaixo dele está elevado e foi incisado em direção cranial. **D.** O espaço retroperitoneal direito está aberto e alargado.

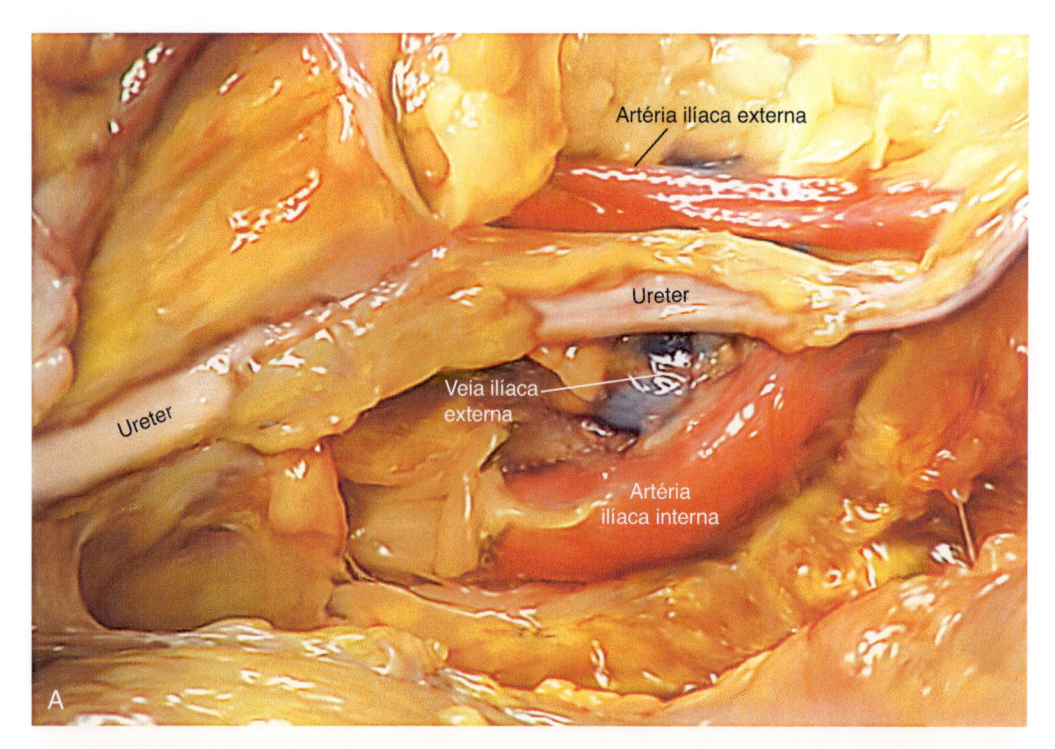

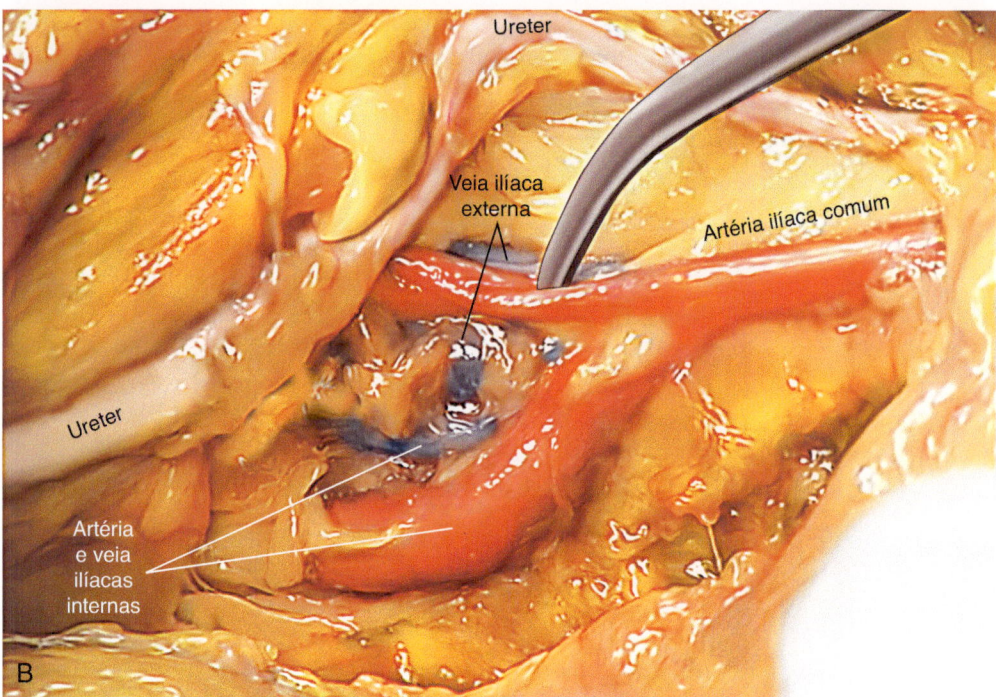

FIGURA 10-14 A. O ureter direito é liberado por dissecção no ponto em que cruza a artéria ilíaca comum. Observe a relação do ureter com a artéria hipogástrica direita. **B.** A veia ilíaca externa e as veias ilíacas internas foram dissecadas. Observe que o ureter foi retraído e afastado do campo operatório para garantir que não será lesado. Essa manobra é particularmente recomendada se forem usados dispositivos térmicos durante a dissecção.

CAPÍTULO 10   Anatomia Pélvica Intra-abdominal

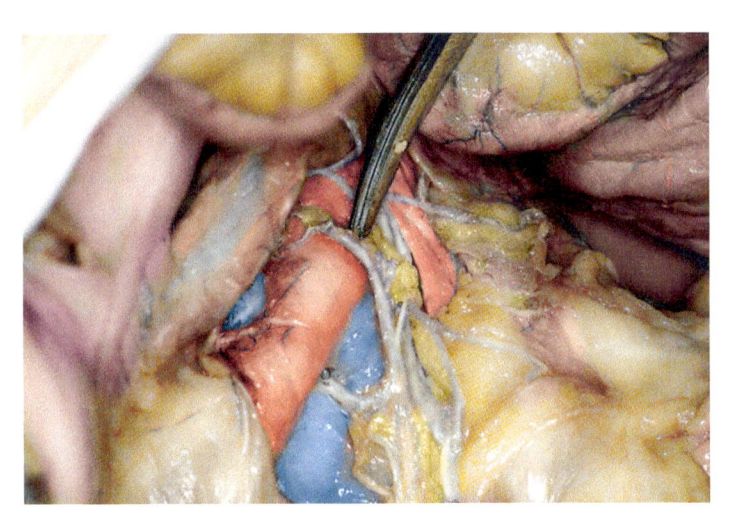

FIGURA 10-15   A pinça repousa sobre a aorta em sua bifurcação. Os nervos hipogástricos envolvem a parte superior dos vasos.

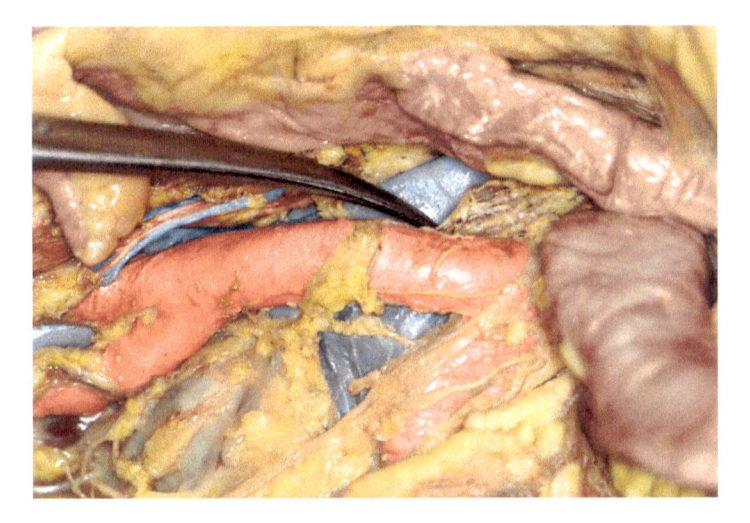

FIGURA 10-16   A tesoura repousa sobre a veia cava inferior. A grande veia ilíaca comum esquerda cruza o sacro e se une à veia ilíaca comum direita (quase não é vista lateralmente à artéria), formando a veia cava inferior.

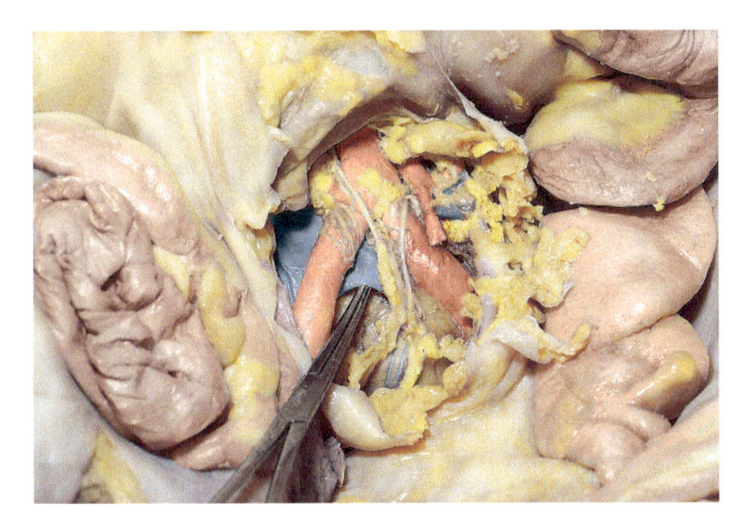

FIGURA 10-17   Imagem feita a partir do pé da mesa. A pinça está sob a veia ilíaca comum esquerda. Observe os vasos sacrais médios parcialmente obscurecidos pelo plexo hipogástrico. A veia cava inferior é vista à direita da aorta e da artéria ilíaca comum direita. O sacro está imediatamente abaixo da pinça.

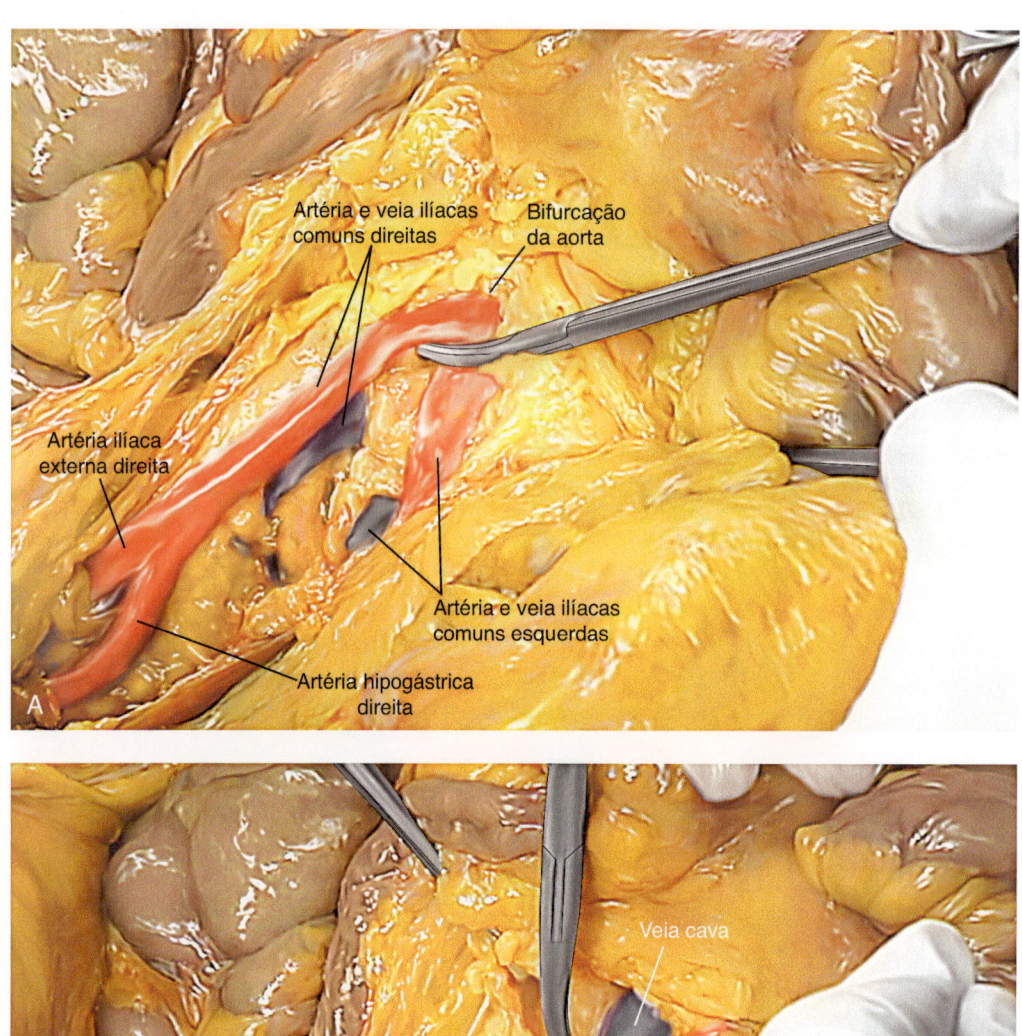

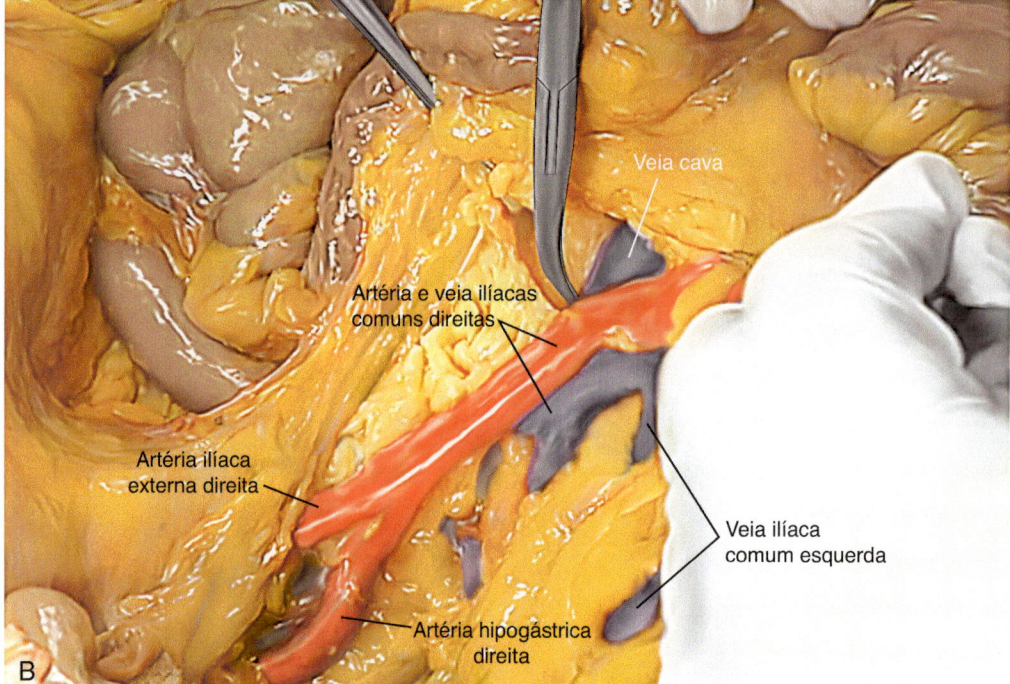

FIGURA 10-18 A. O espaço pré-sacral foi aberto para demonstrar a bifurcação da aorta e a veia ilíaca comum esquerda. **B.** As veias ilíacas comuns direita e esquerda foram dissecadas. A artéria ilíaca direita também é mostrada.

CAPÍTULO 10　Anatomia Pélvica Intra-abdominal

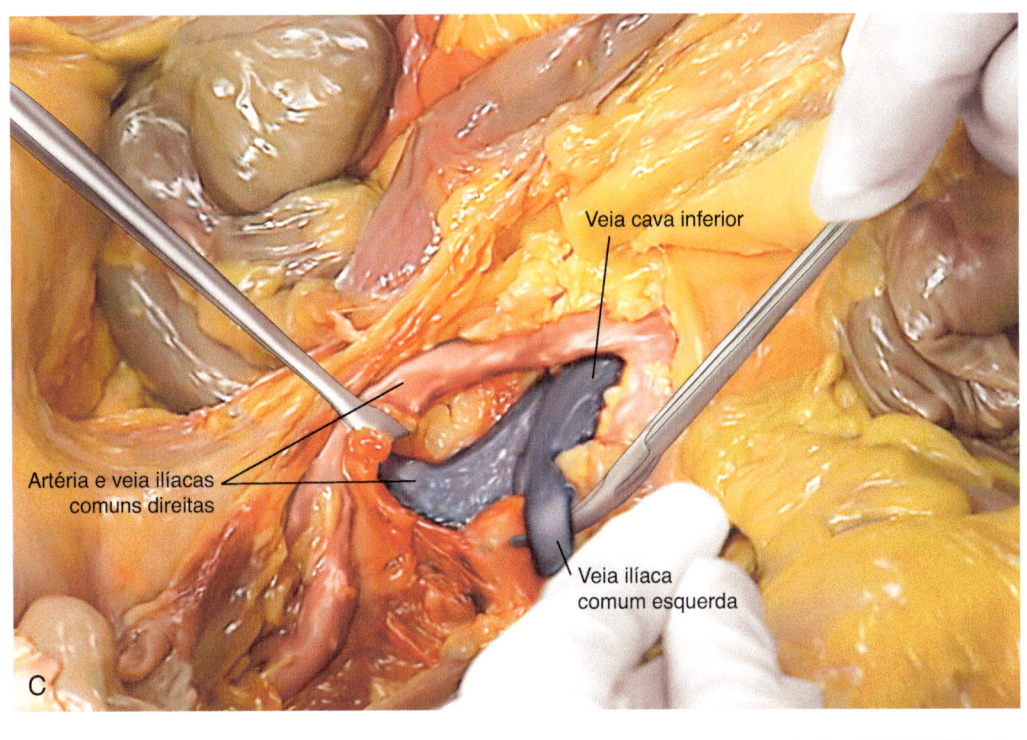

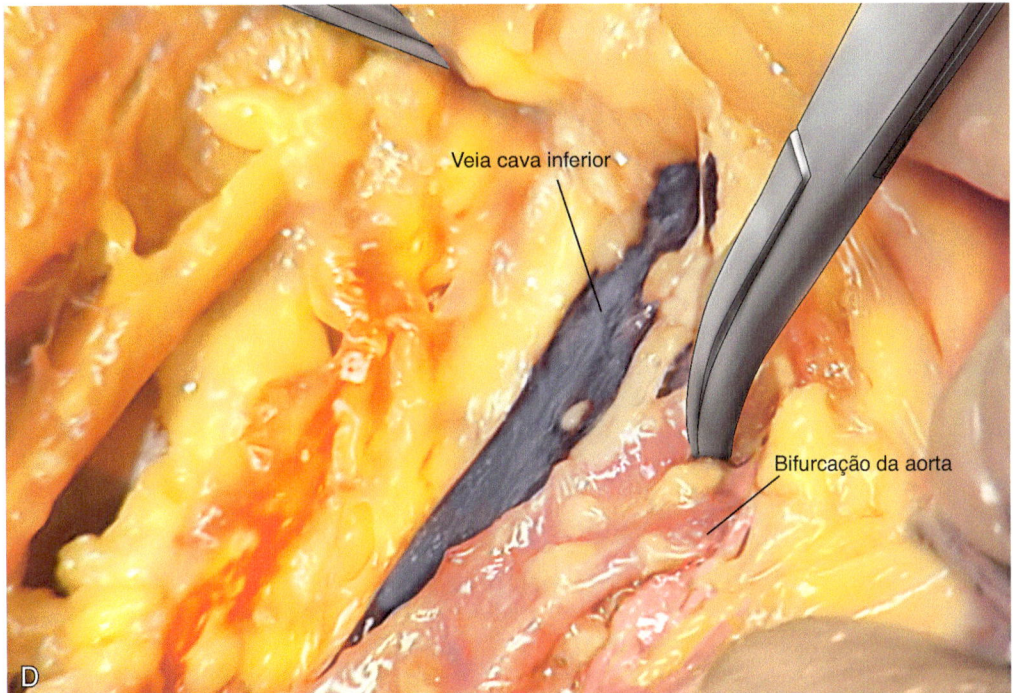

FIGURA 10-18 (*cont.*) C. As veias ilíacas e a veia cava são mostradas nesta foto. A veia ilíaca comum esquerda cruza esquerda para a direita sobre o corpo vertebral L-5 aproximadamente 2 a 2,5 cm caudalmente à bifurcação da aorta. **D.** Esta foto mostra as relações da veia cava com a aorta.

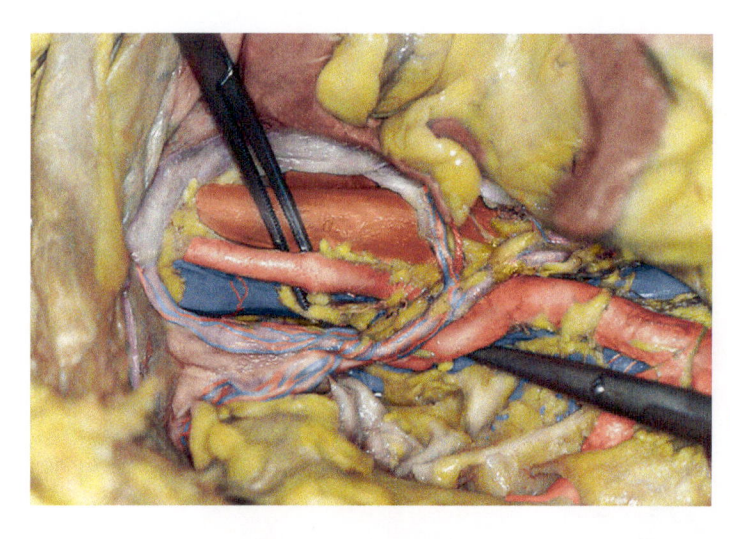

FIGURA 10-19 A pinça disseca a artéria ilíaca externa direita e se situa entre a artéria e a veia ilíaca externa direita azul. A ponta da tesoura se situa abaixo da artéria hipogástrica comum direita. O ureter, juntamente com o ligamento infundibulopélvico, cruza os vasos.

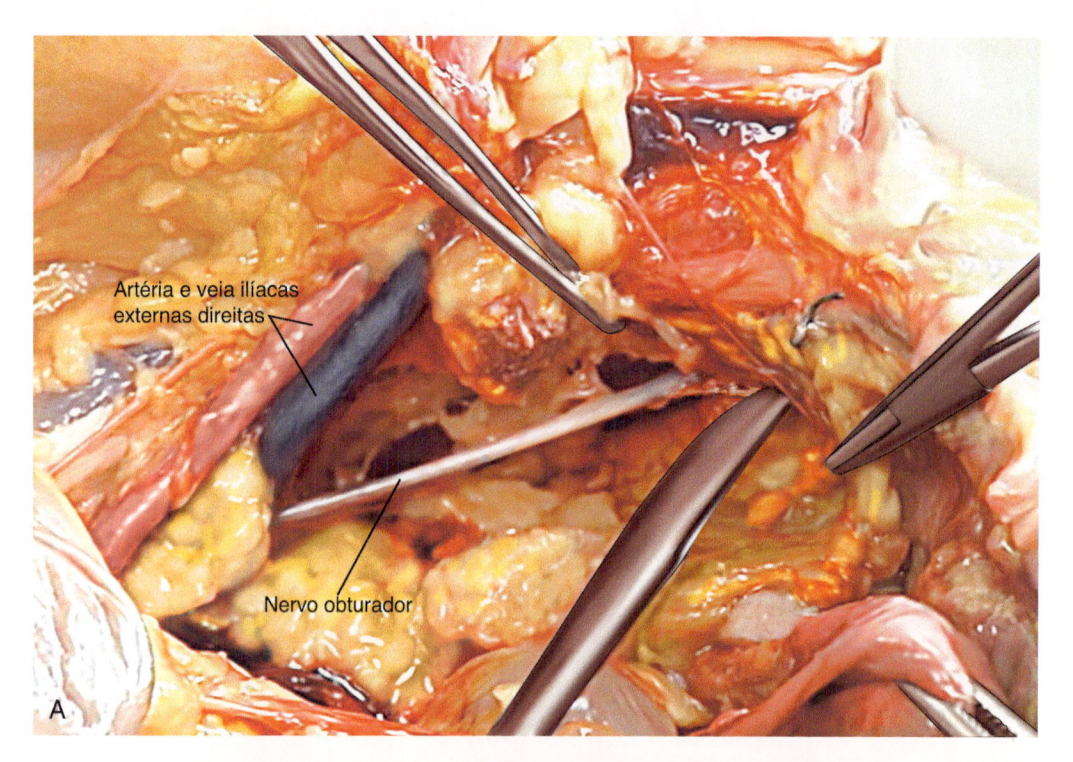

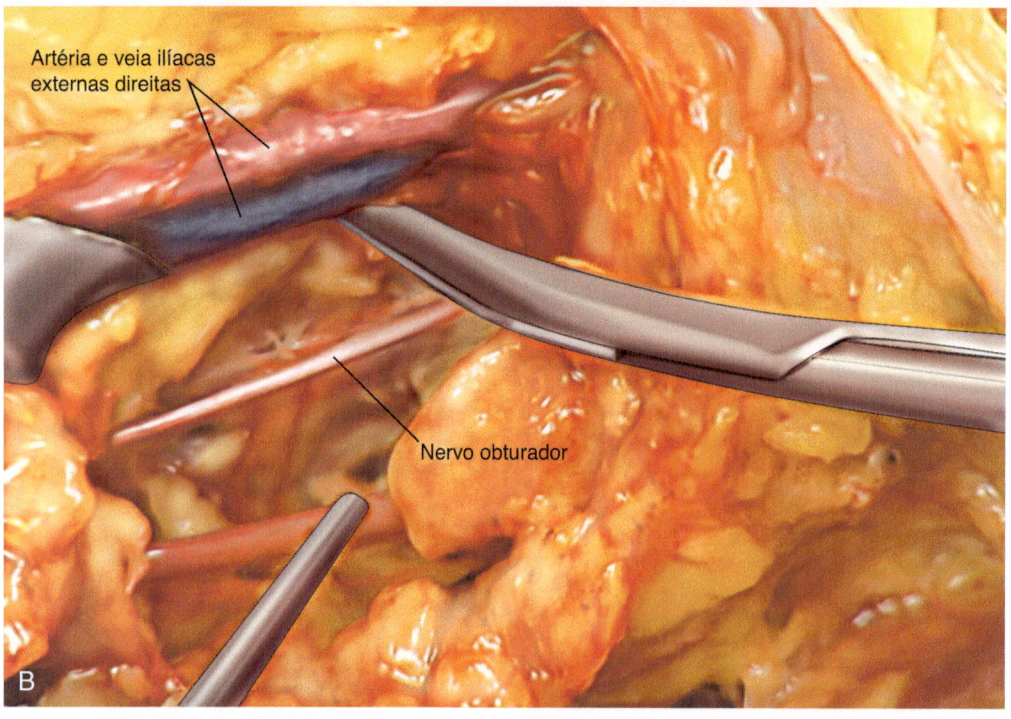

FIGURA 10-20 A. O nervo obturador se estende através da fossa. Linfonodos podem ser dissecados no interior de um coxim de gordura acima do nervo e posterior à veia ilíaca externa. **B.** A veia ilíaca externa é puxada para cima por um afastador para veias; a ponta da tesoura aponta para a gordura contendo linfonodos no interior da fossa do obturador.

CAPÍTULO 10 Anatomia Pélvica Intra-abdominal

Artéria e veia ilíacas externas direitas

Nervo obturador

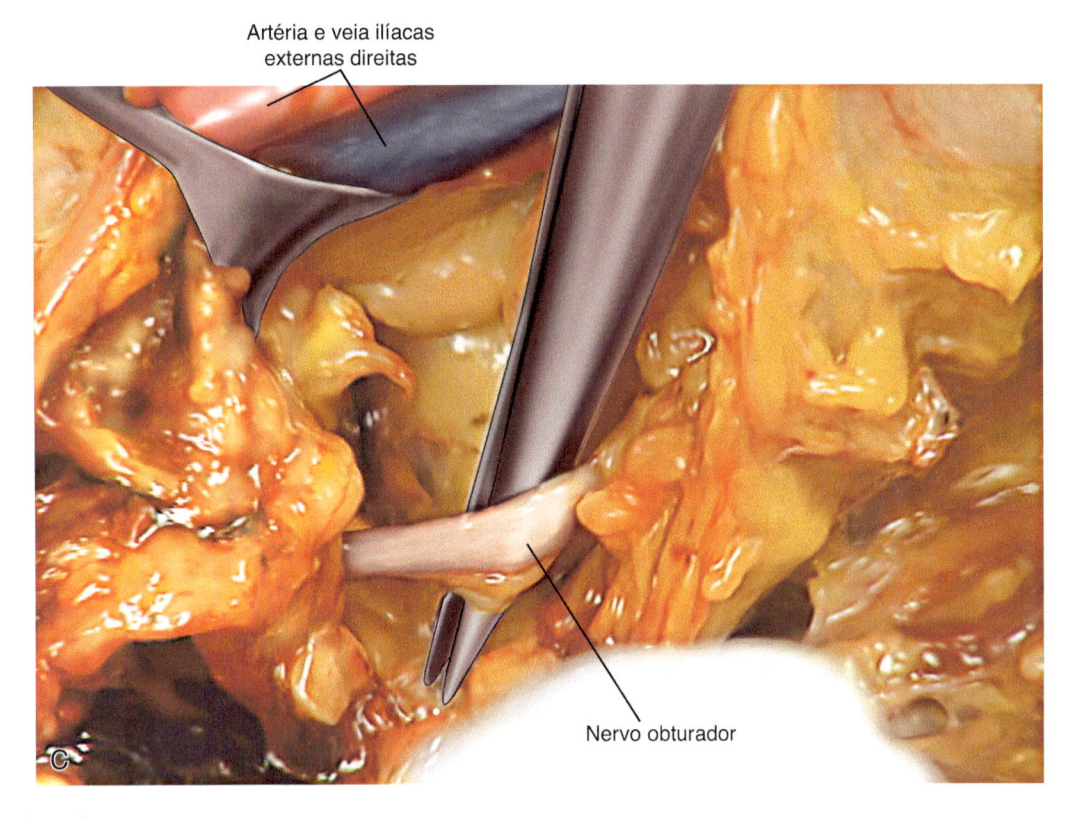

FIGURA 10-20 (cont.) C. A fossa do obturador foi exposta colocando-se um afastador para veias na veia ilíaca externa. Uma tesoura está posicionada abaixo do nervo obturador, que atravessa a fossa.

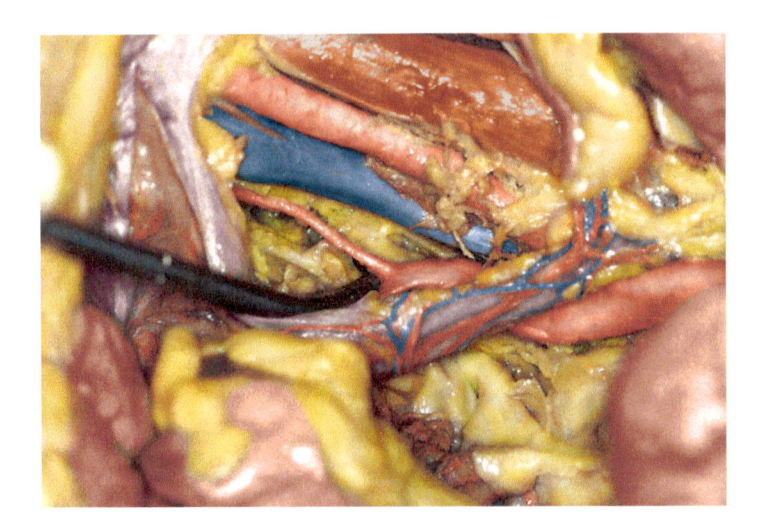

FIGURA 10-21 A fossa do obturador direita está exposta. Sob a maioria das circunstâncias, a veia ilíaca externa precisaria de uma tração cranial por meio de um afastador para veias. A pinça repousa sob a artéria obturatória, que é ramo da divisão anterior da artéria hipogástrica.

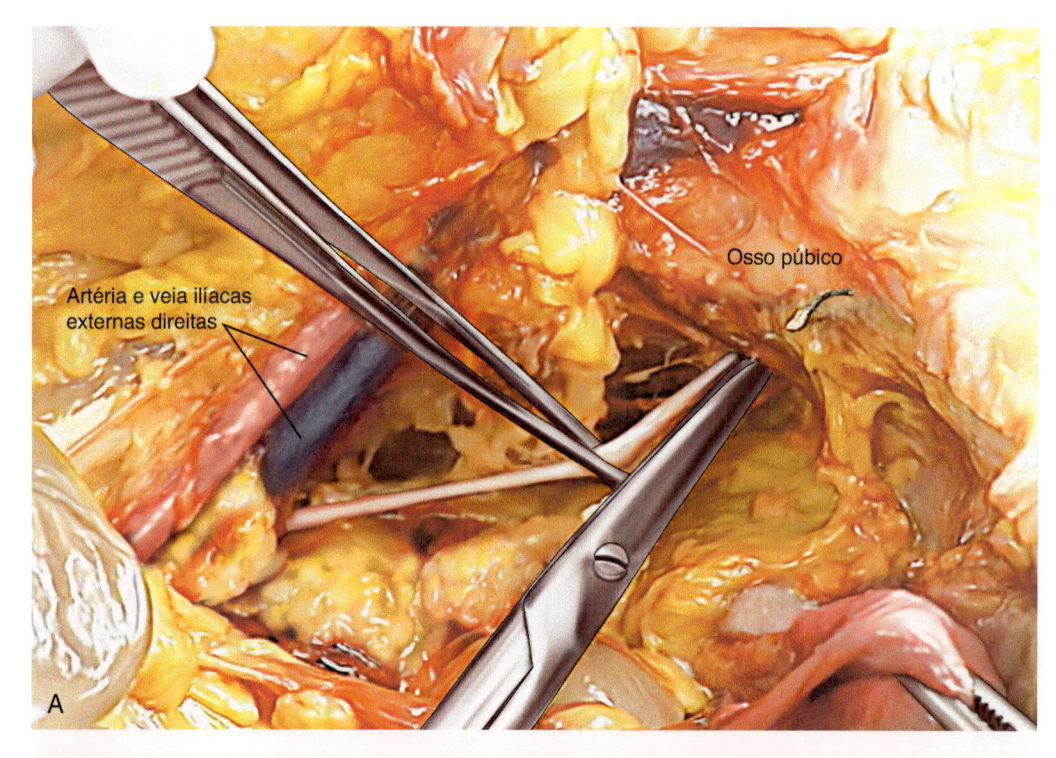

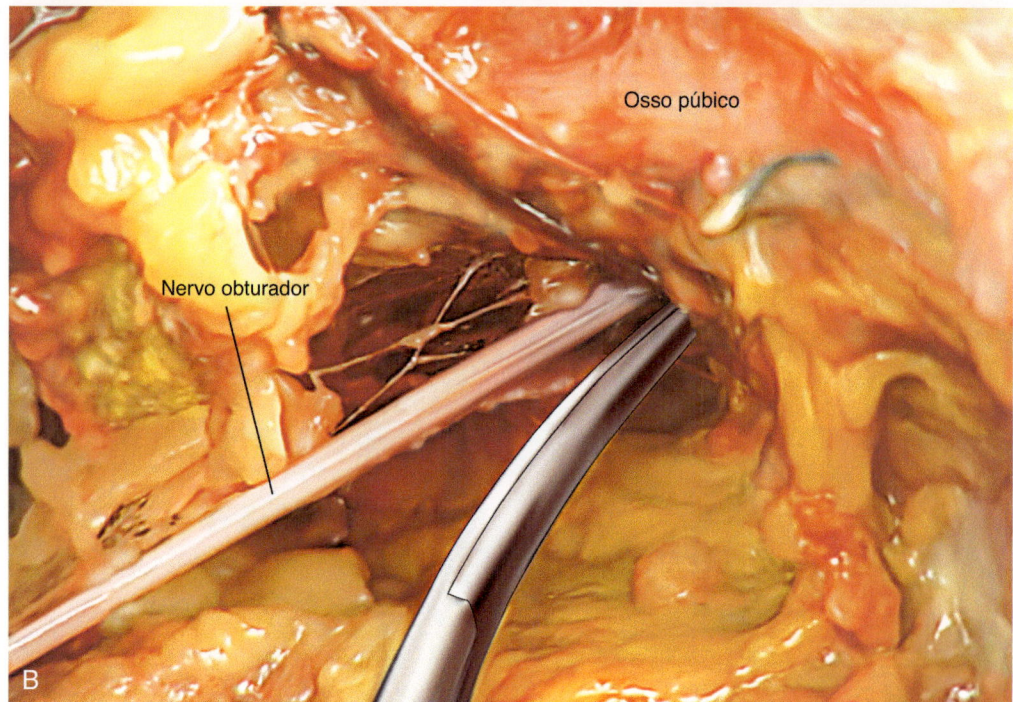

FIGURA 10-22 A. Pode-se ver o trajeto inteiro do nervo obturador até o ponto onde ele sai da pelve por meio do forame obturador. **B.** Vista ampliada da parede lateral pélvica dissecada. Observe uma agulha colocada no osso púbico.

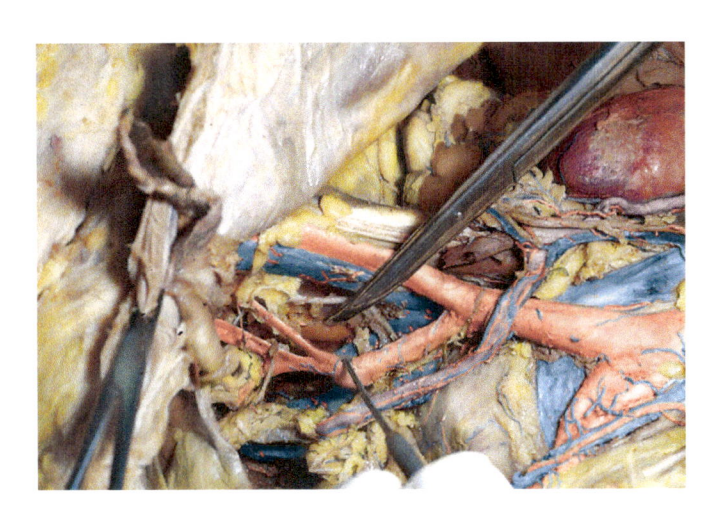

FIGURA 10-23 A tesoura aponta para o músculo obturador interno. Ele forma o limite lateral da fossa do obturador e da "parede lateral pélvica". A artéria hipogástrica (divisão anterior) é afastada medialmente com o gancho.

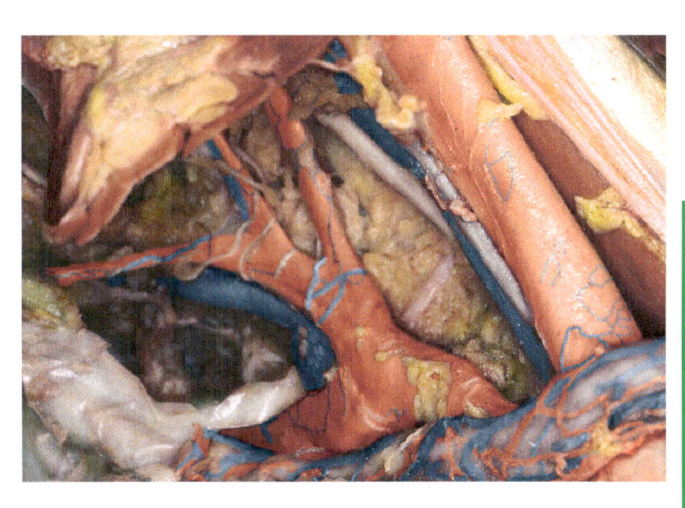

FIGURA 10-24 A divisão posterior da artéria hipogástrica é visualizada claramente. A veia ilíaca interna fica imediatamente abaixo e discretamente lateral à artéria.

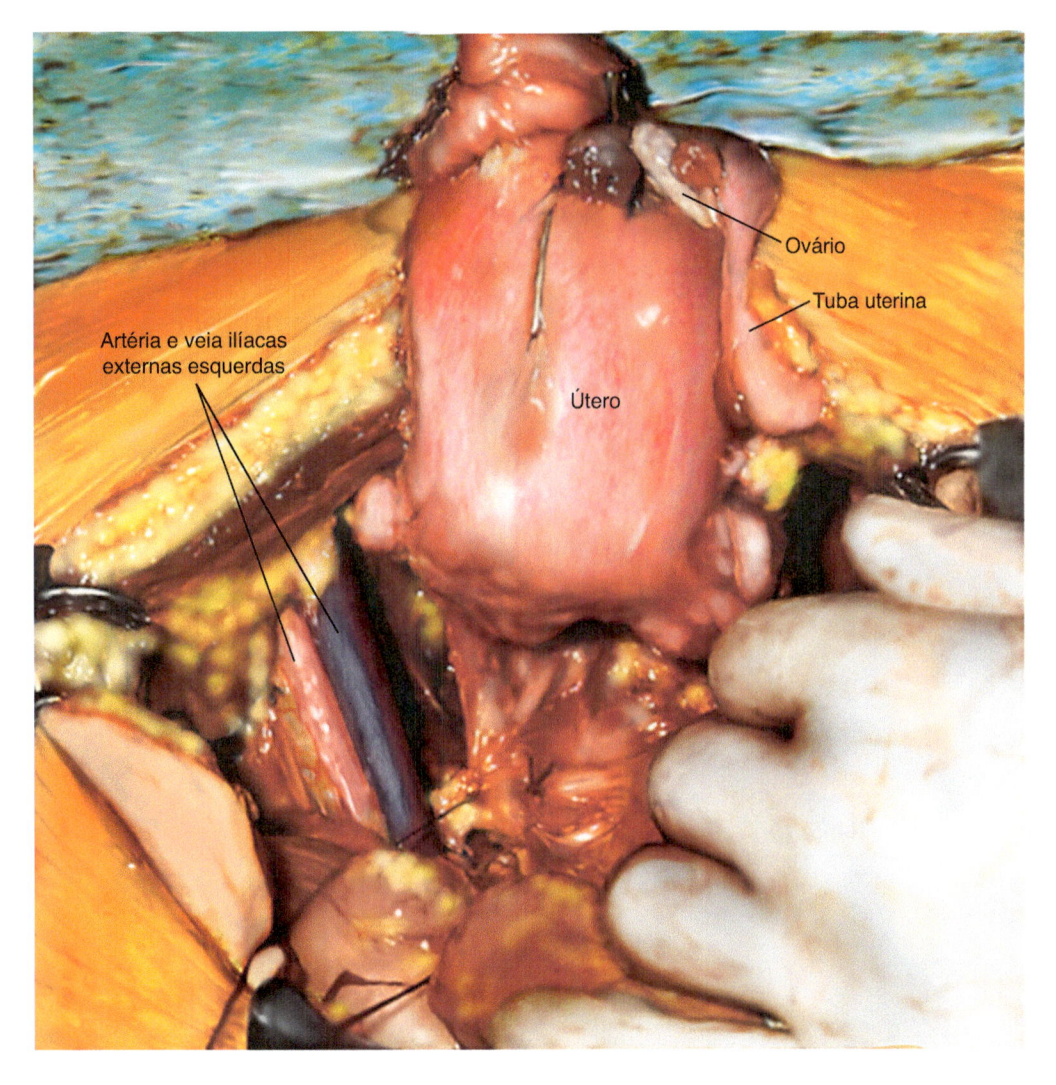

FIGURA 10-25 Histerectomia radical com todos os vasos maiores e linfáticos dissecados. O útero é movido para a frente, a fim de facilitar a separação entre vagina e reto e para remoção final do útero.

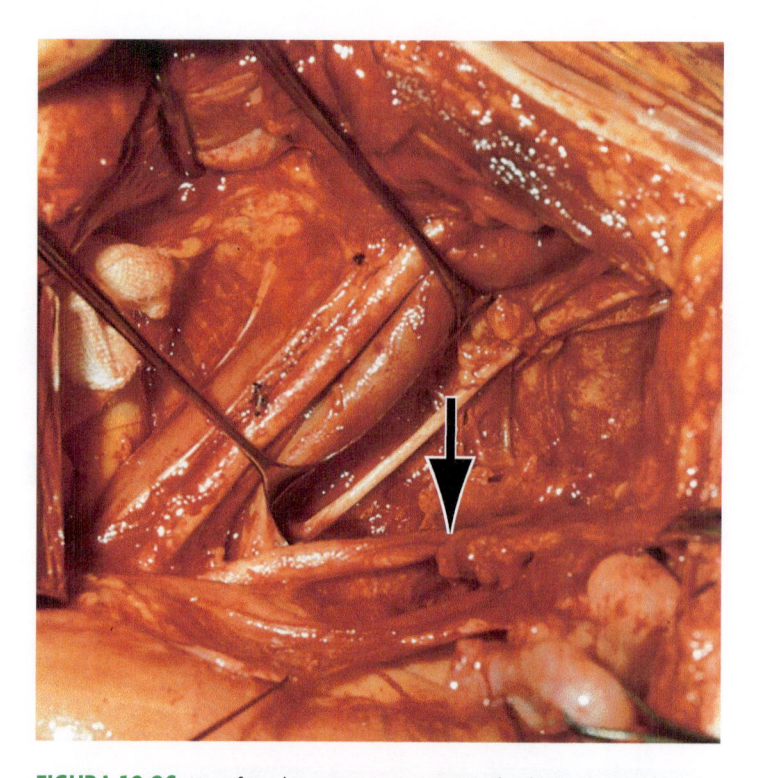

FIGURA 10-26 Um afastador para veia é posicionado abaixo da grande veia ilíaca externa, expondo a fossa do obturador. Os linfonodos contidos na gordura foram removidos da fossa. O nervo obturador está exposto. A seta aponta para a artéria hipogástrica. O ureter é medial à artéria hipogástrica (ligadura por tração).

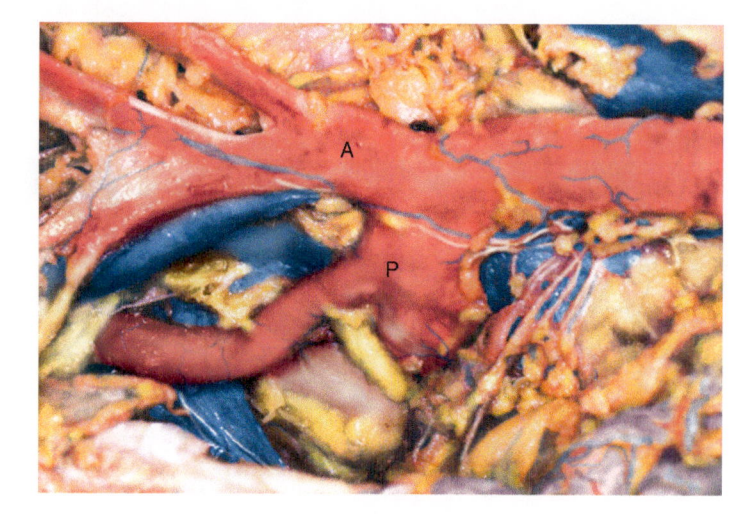

FIGURA 10-27 Estão expostos os vasos hipogástricos direitos integralmente. Veem-se as duas divisões principais da artéria hipogástrica (anterior e posterior), bem como seus ramos. *A*, divisão anterior; *P*, divisão posterior.

CAPÍTULO 11

Dilatação e Curetagem

Michael S. Baggish

Dilatação e curetagem (D&C) é um dos procedimentos mais comumente realizados no mundo. O método mais informativo para realizar esse procedimento é associá-lo a uma histeroscopia diagnóstica. Não há dados que respaldem a argumentação de que a histeroscopia propague células de câncer de endométrio em nenhum grau maior do que outros estudos diagnósticos (p. ex., D&C, biópsia de endométrio). Além disso, não existem evidências sugerindo que as células irão metastatizar.

Monta-se uma mesa de instrumentos convencional, incluindo equipamento para histeroscopia diagnóstica (Fig. 11-1A a C). Antes da realização da D&C, é feito um exame sob anestesia (ESA) para demarcar a posição e o tamanho do útero, bem como a presença ou a ausência de massas nos anexos. Depois da preparação da vulva e da vagina, a paciente recebe os campos enquanto na posição de litotomia. Um afastador de Sims ou válvula de peso é colocado ao longo da parede posterior da vagina. O lábio anterior do colo do útero é preso com uma pinça com um único dente (Fig. 11-2). O útero é cuidadosamente medido. O histerômetro para quando encontra resistência ao movimento progressivo, o que ocorre quando sua ponta entra em contato com o fundo uterino. A seguir, com o uso de dilatadores afilados (Pratt ou Hanks), o colo uterino é progressivamente dilatado (Fig. 11-3). A dilatação deve limitar-se à quantidade necessária para que a parte mais larga da cureta passe facilmente à cavidade uterina (Fig. 11-4). A curetagem sistemática é executada raspando-se o endométrio desde o fundo até o colo uterino, iniciando-se na posição 12 horas na parede uterina anterior, girando para a posição 3 horas e depois 6 horas na parede uterina posterior e, passando pela posição 9 horas, volta-se à posição 12 horas (Fig. 11-5A a C). Uma compressa não aderente é colocada no fórnice vaginal posterior para apanhar o material curetado quando este sai do colo uterino (Fig. 11-6). Quando o cirurgião entende que a cavidade uterina foi completamente curetada, o procedimento se encerra.

Se houver suspeita de câncer de endométrio ou endocervical, deve ser realizada uma curetagem fracionada. A ordem apropriada dessa cirurgia é curetar o canal endocervical primeiro; isso é seguido por curetagem da cavidade endometrial (Fig. 11-7A e B). Os espécimes individuais são colocados em separado em frascos identificados individualmente.

Ao término do caso, o útero pode ser medido novamente ou visualizado diretamente por histeroscopia. A finalidade disso é determinar se o útero foi perfurado.

O texto continua na página 210.

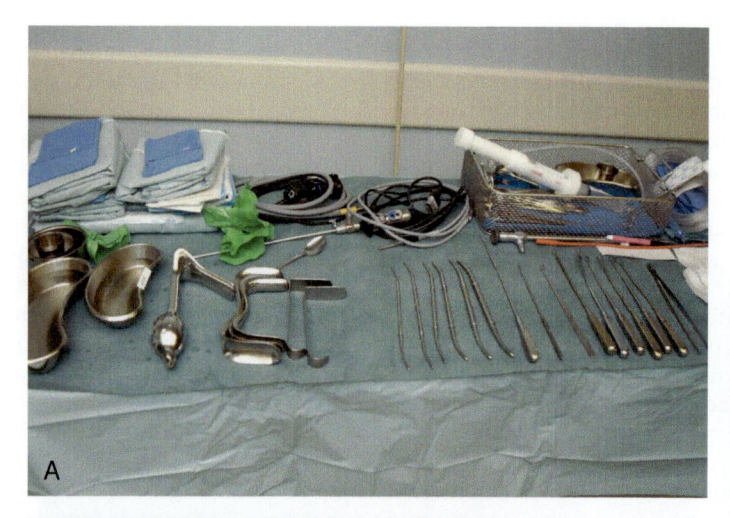

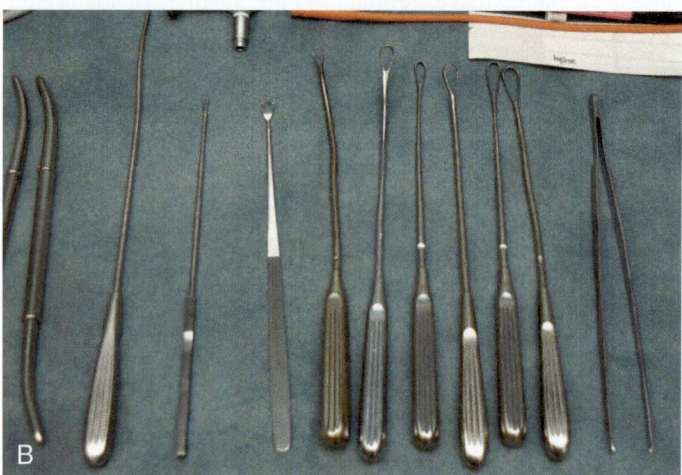

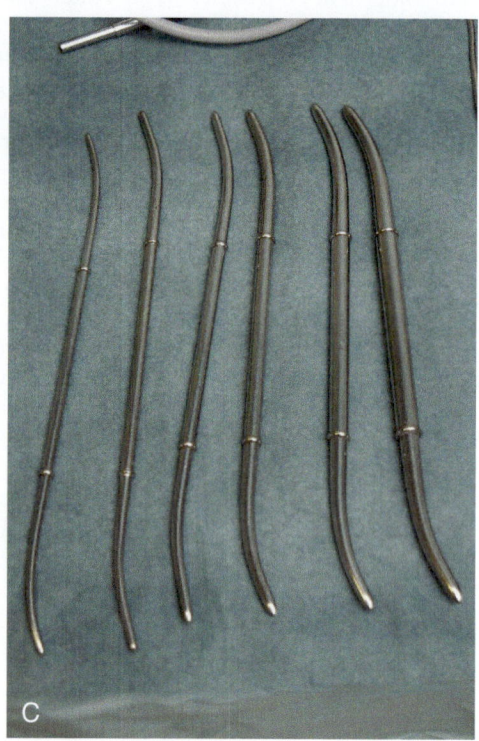

FIGURA 11-1 A. Aqui se mostram os instrumentos necessários para dilatação e curetagem. O equipamento ao fundo é histeroscópico e inclui a bomba manual Baggish Hyskon (na cesta) (Cook OB/GYN). **B.** Existem várias curetas cortantes; entretanto, a cureta serrilhada no centro é a mais eficaz. À esquerda da cureta serrilhada está uma cureta de canal endocervical (Kevorkian). À esquerda da cureta Kevorkian, está uma sonda uterina maleável. **C.** Dilatadores Hanks ou Pratt são afilados e produzem o menor trauma na dilatação cervical.

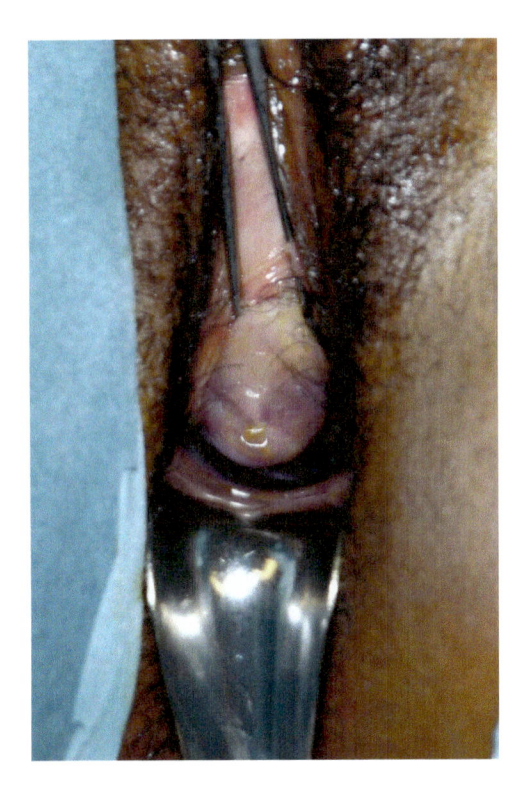

FIGURA 11-2 Um afastador Sims é colocado ao longo da parede posterior da vagina. O colo uterino é seguro com uma pinça com um único dente.

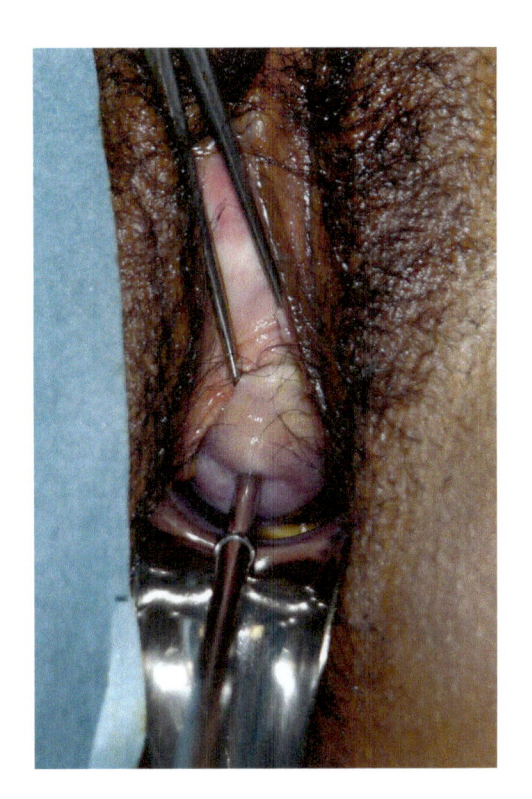

FIGURA 11-3 O colo uterino é sistematicamente dilatado.

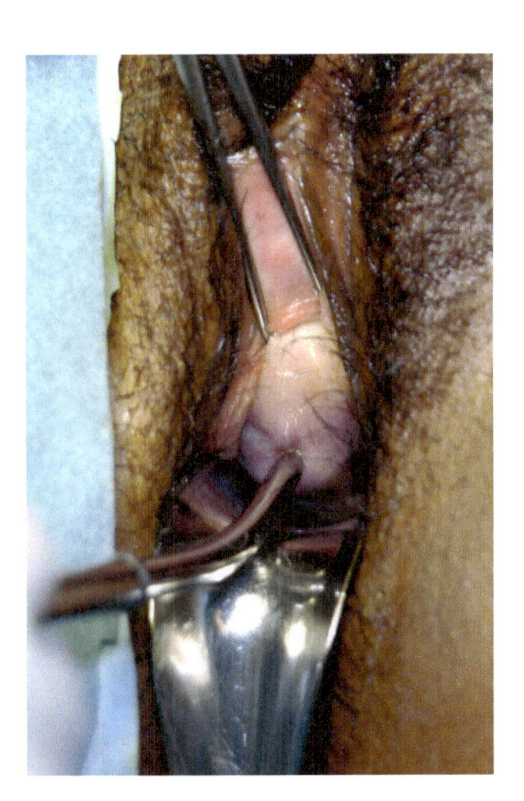

FIGURA 11-4 A dilatação deve ser continuada até que o canal cervical tenha sido suficientemente aumentado para acomodar a cabeça da cureta.

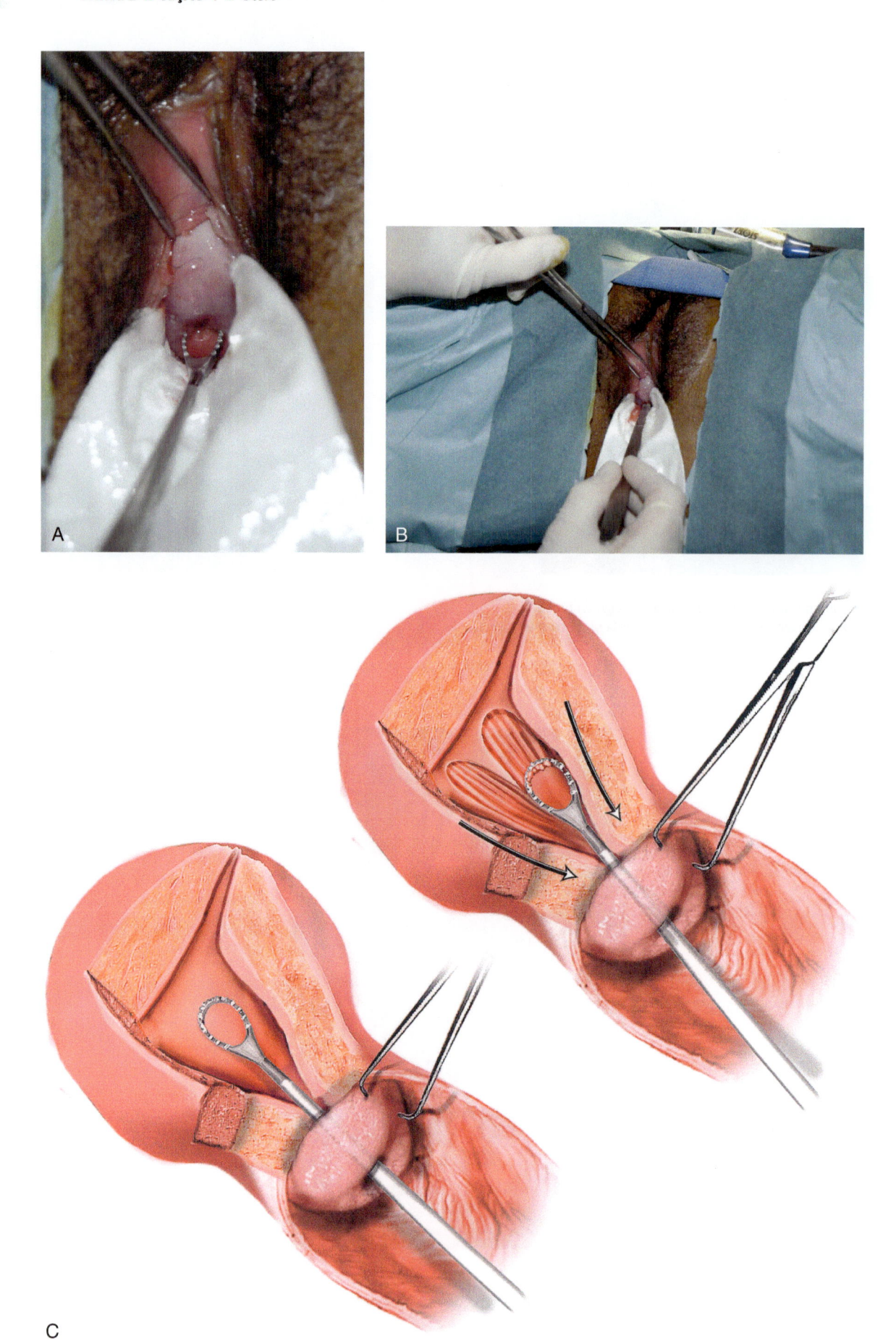

FIGURA 11-5 A. Coloca-se uma compressa no fórnice posterior e se introduz a cureta cortante no colo uterino. **B.** A cureta é delicadamente colocada na cavidade uterina para chegar à profundidade suficiente, de modo a encontrar resistência fúndica. Ela é puxada até o colo uterino ao longo da parede anterior, continuando em sentido horário até que seja coberta a cavidade inteira. **C.** *Inferior*, A borda cortante da cureta é colocada em contato com a superfície do endométrio. *Superior*, À medida que a cureta é puxada para baixo, corta uma faixa de endométrio, obtendo-se assim uma tira de tecido para avaliação histopatológica. À medida que a cureta é empurrada para a frente e rodada, deve-se aplicar apenas leve pressão ao instrumento. O risco de perfuração sempre está presente durante a fase do impulso de entrada. Se houver suspeita de perfuração, o procedimento deve ser encerrado imediatamente.

CAPÍTULO 11 Dilatação e Curetagem

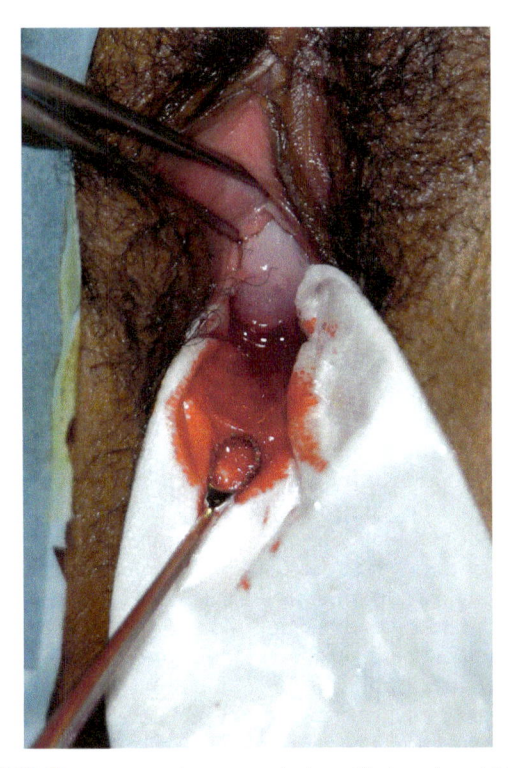

FIGURA 11-6 A cureta pode ser puxada da cavidade endometrial intermitentemente. O espécime é coletado na compressa não aderente.

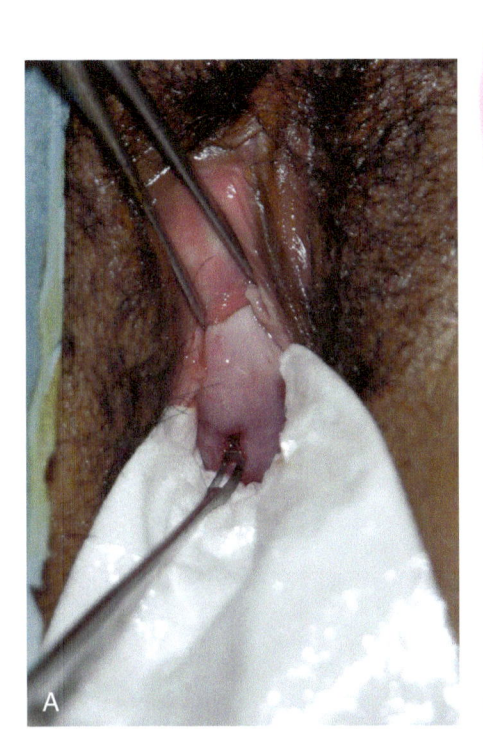

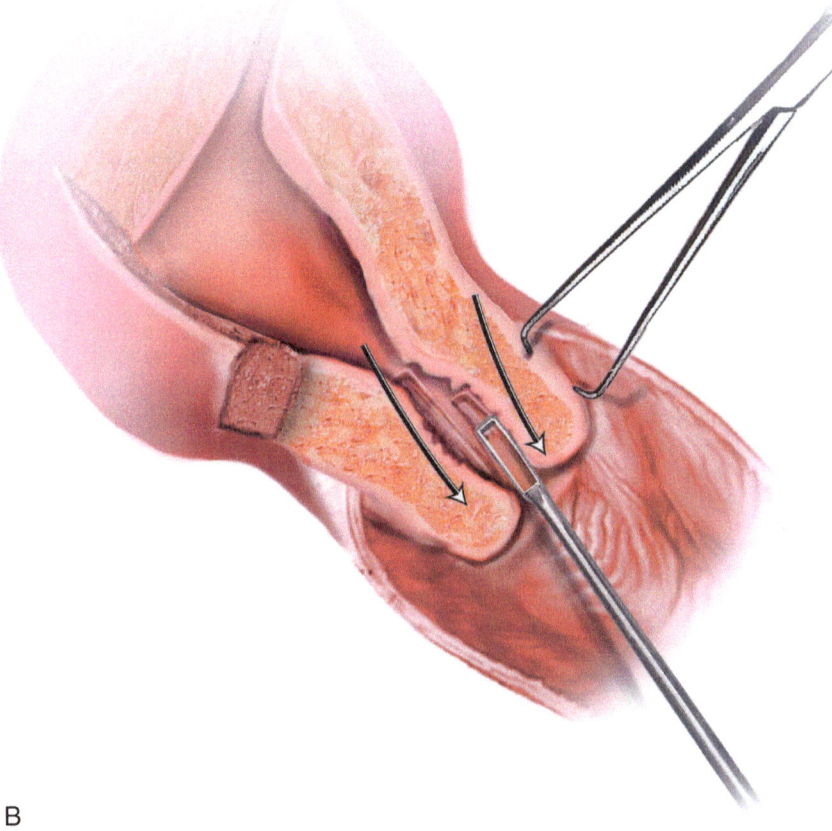

FIGURA 11-7 A. Quando é indicada uma curetagem fracionada (p. ex., suspeita de carcinoma de endométrio), o componente endocervical deve ser feito primeiramente e coletado o material curetado. O espécime contendo o material curetado endocervical é colocado em um recipiente separado e enviado ao laboratório de patologia acompanhando o frasco que contém o material curetado do endométrio. **B.** A curetagem endocervical é realizada com uma cureta Kevorkian. Sempre se aplica uma pinça para contratração. A curetagem é iniciada no nível do orifício interno, e cada impulso é feito em direção caudal, terminando imediatamente no orifício externo. Muco e material de curetagem são coletados em uma compressa. Pode ser necessária uma pinça Kelly para torcer e remover o espécime cheio de muco do orifício cervical.

Curetagem por Aspiração

A técnica da curetagem a vácuo ou por aspiração é uma evolução dos outros métodos para evacuação do conteúdo uterino, como a dilatação e curetagem instrumental (Fig. 11-8). Durante o final da década de 1950 e início da década de 1960, a curetagem por aspiração alcançou popularidade nos países da Cortina de Ferro da Europa Oriental e na URSS como método rápido para abortamento induzido no primeiro trimestre. Acompanhando sua rapidez, tem-se a vantagem da diminuição da perda de sangue. Não se tem certeza se esta técnica foi usada primeiramente na Europa Oriental ou na China. No entanto, em 1963, a técnica foi transplantada para os Estados Unidos e estava sendo usada para interrupções no primeiro trimestre de gravidez. Logo a mesma técnica também foi aplicada à evacuação do aborto incompleto espontâneo, bem como no aborto retido. Pouco depois, a curetagem a vácuo já era o instrumento de escolha no leste da Ásia para a evacuação de mola hidatiforme, independentemente do tamanho gestacional do útero. Malásia, Indonésia, China, Hong Kong e Cingapura eram regiões em que a doença trofoblástica, raridade relativa nos países ocidentais, era transtorno comum e, de fato, um problema de saúde pública.

É necessária anestesia local ou geral para esta cirurgia. O exame ginecológico é pré-requisito para determinar o tamanho e a posição do útero. A seguir, mede-se cuidadosamente o útero. Faz-se uma infusão contínua de solução de ocitocina concentrada. O volume de fluidos precisa ser cuidadosamente monitorado, particularmente nos casos de mola hidatiforme, nos quais a infusão de fluidos zelosa demais pode facilmente desencadear edema pulmonar. A técnica de curetagem por aspiração ou a vácuo exige que o colo uterino esteja dilatado para acomodar a cureta de aspiração, e obviamente o grau de dilatação depende do diâmetro esperado da cureta, que varia de 8 mm a 16 mm, medindo o dispositivo médio 10 mm (Fig. 11-9). O colo é estabilizado com uma pinça com dente único presa ao lábio anterior do colo. Depois da dilatação cervical, coloca-se, por exemplo, uma cureta de aspiração 30-French (10 mm) na cavidade uterina. A finalidade da dilatação exagerada é permitir que a cureta deslize livremente, sem impedimentos, para dentro e para fora do corpo uterino. Esse ponto técnico é crucial porque uma adaptação apertada entre a cânula e o colo uterino pode produzir um "agarramento" durante o movimento de entrada, o que, por sua vez, pode aumentar o risco de perfuração.

O aparelho de aspiração é ligado depois que uma extremidade da mangueira esteja presa à cureta e a extremidade oposta presa à porta de entrada do recipiente de coleta de espécimes. De modo semelhante, uma bolsa para coleta em gaze de algodão é aplicada à face interna do recipiente de coleta e fixada no lugar com um anel de borracha em O. A cureta (cânula) de aspiração é introduzida no útero e delicadamente avançada até o ponto em que o cirurgião sente o fundo uterino. **Ainda não se aplica aspiração.** A seguir, coloca-se um dedo sobre o orifício na base da cânula (cureta) de aspiração, de modo a criar sucção. A cureta é inclinada para baixo na direção do colo uterino com um movimento giratório em seu trajeto descendente (Fig. 11-10). A cureta ativada não é puxada pelo colo uterino porque a força da aspiração poderia remover o epitélio endocervical. Desse modo, no local do orifício interno do colo uterino, o dedo do operador é elevado do orifício na cureta, o que imediatamente alivia a sucção criada (Fig. 11-11A e B). O dispositivo é puxado do colo uterino, e o tecido coletado é completamente removido. O processo é repetido várias vezes enquanto a cânula (cureta) é girada em diferentes direções para englobar a cavidade uterina inteira. A aspiração **jamais é ativada** durante a **fase de impulso de entrada**. É aplicada somente quando a cureta está se movimentando em direção descendente ou para fora. Quando já não se vê mais tecido nos tubos, o procedimento é interrompido. O útero é cuidadosamente medido novamente para garantir a *não* ocorrência de uma perfuração. De maneira opcional, pode ser feita uma curetagem com corte para pesquisar algum tecido retido.

A bolsa de coleta é destacada, colocada em formalina e enviada ao laboratório de patologia para diagnóstico microscópico (Fig. 11-12). Administra-se uma dose de 0,2mg de metilergonovina (Methergin®) à paciente, a quem se recomenda fazer contagem dos absorventes usados e 24 horas de Methergin® (0,2mg a cada 4 a 6 horas por 24 horas apenas). Se o procedimento for realizado para evacuar um aborto séptico, então deverão ser administrados antibióticos depois de recebidos os resultados das culturas.

Os maiores riscos deste procedimento são a perfuração uterina e a perda de sangue. A perfuração com a aspiração aplicada é muito perigosa e pode levar à lesão do intestino ou de um grande vaso e qualquer das duas exige diagnóstico rápido e intervenção de emergência. Se o útero não estiver contraindo (i.e., por infusão de ocitocina), então serve como esponja cheia continuamente de sangue. Aplicar uma cânula de aspiração a essa "esponja" é como secar a esponja espremendo-a; entretanto, a esponja rapidamente se reenche porque tem um reservatório de sangue corporal. Um útero não contraído, portanto, pode ser o modelo para perda de sangue maciça aspirada e coletada no frasco de aspiração.

CAPÍTULO 11 Dilatação e Curetagem

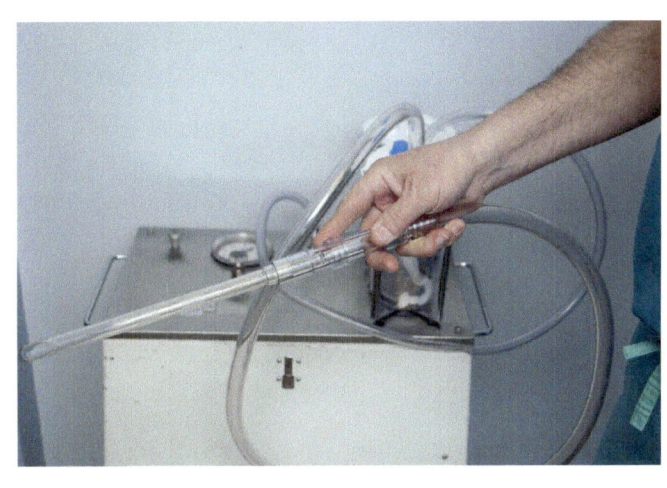

FIGURA 11-9 Tubos de aspiração plásticos de paredes espessas com 2 a 2,5 cm de diâmetro são fixados a um jarro de vácuo com um alçapão para coleta do espécime. A outra extremidade da mangueira é equipada com um cabo ao qual se liga uma cânula plástica. Conforme observado, existem vários tamanhos de cânulas (curetas a vácuo), variando de 8 a 16 mm.

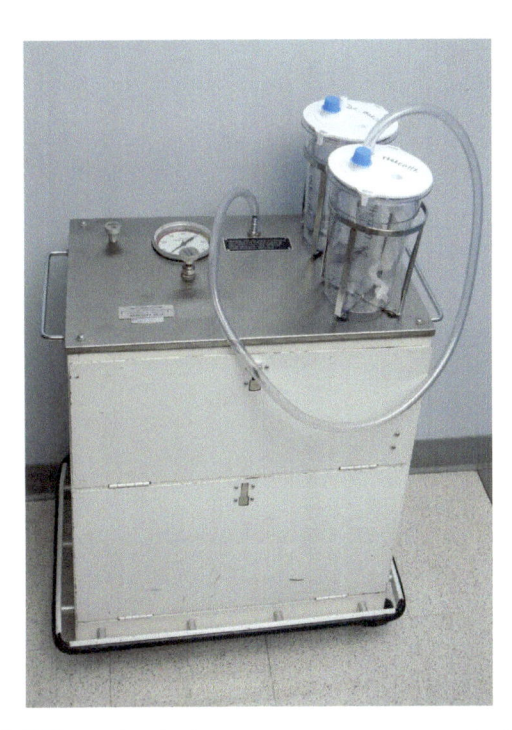

FIGURA 11-8 Uma bomba de vácuo para curetagem por aspiração exige alto fluxo para movimentar um volume de ar suficiente e criar pressão negativa suficiente para sugar rapidamente o conteúdo intrauterino.

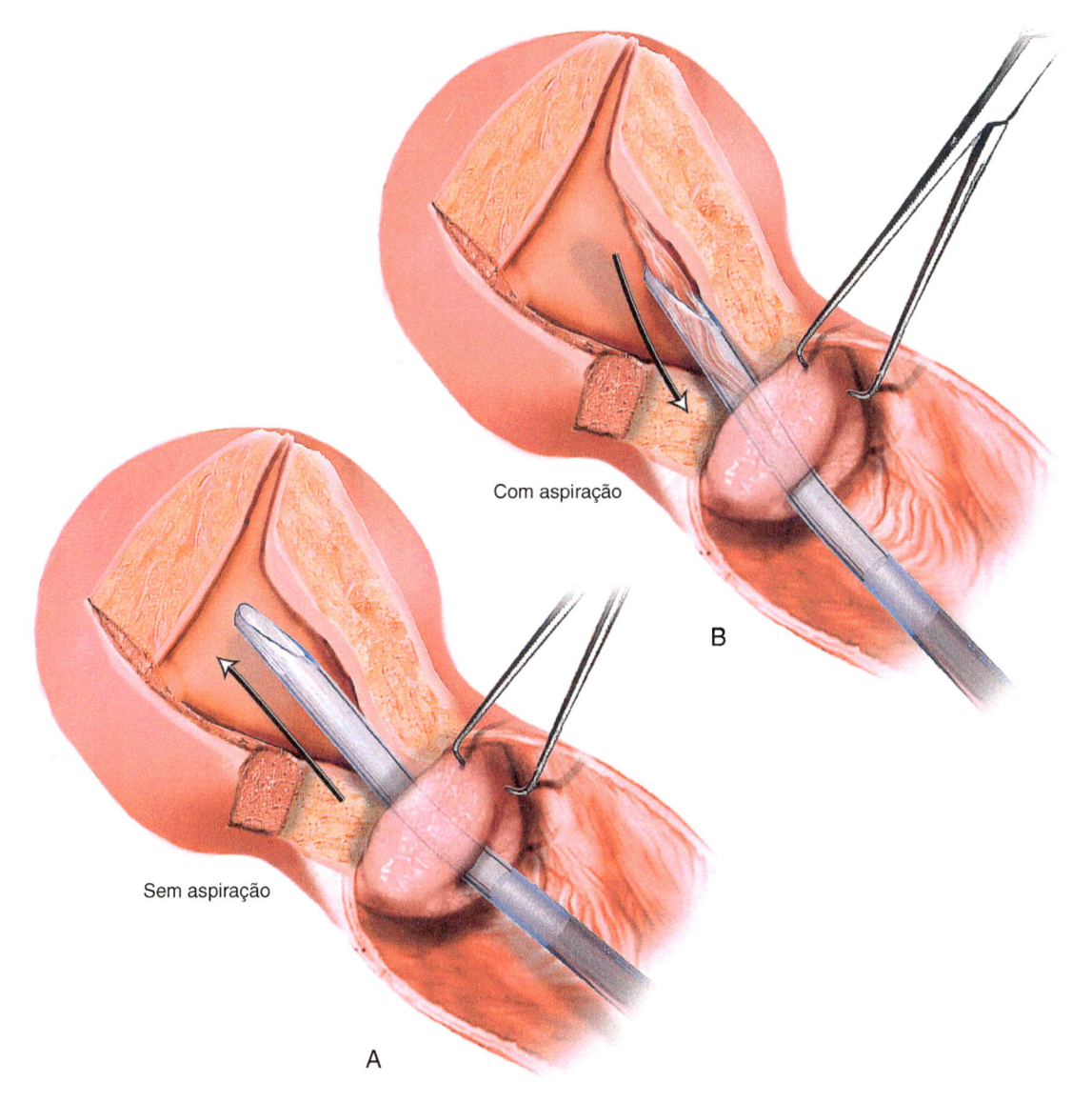

FIGURA 11-10 A. A cânula a vácuo (aspiração) é delicadamente colocada no útero até que se sinta a resistência fúndica. Não se aplica aspiração até que a cureta esteja apropriadamente posicionada. **B.** À medida que a cureta é puxada de volta, aplica-se a aspiração. O endométrio é sugado para a cânula e daí para os tubos de conexão. A aspiração é aliviada no nível do orifício cervical interno.

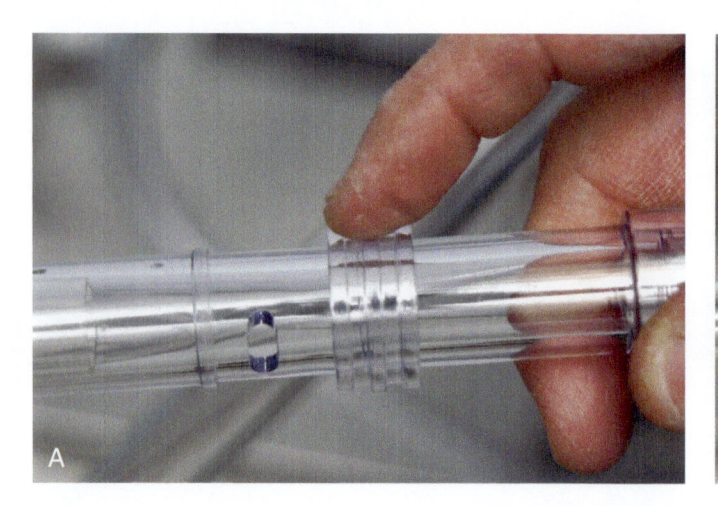

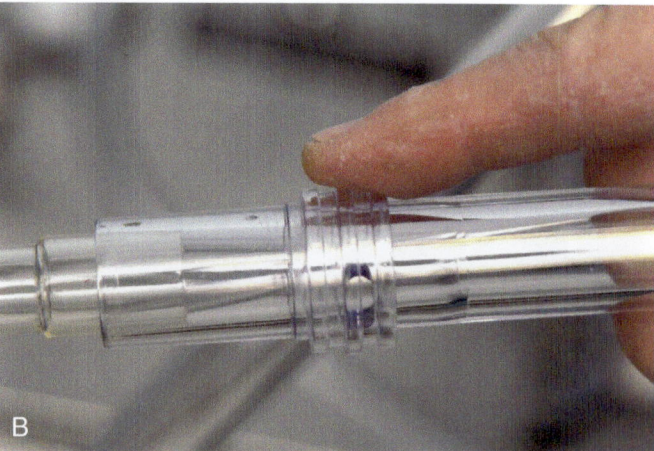

FIGURA 11-11 A. Um anel deslizante no cabo do vácuo controla a aspiração. O anel está na posição aberta e não se cria aspiração. **B.** O anel foi empurrado para a frente, fechando a abertura no cabo do aparelho, criando uma aspiração substancial.

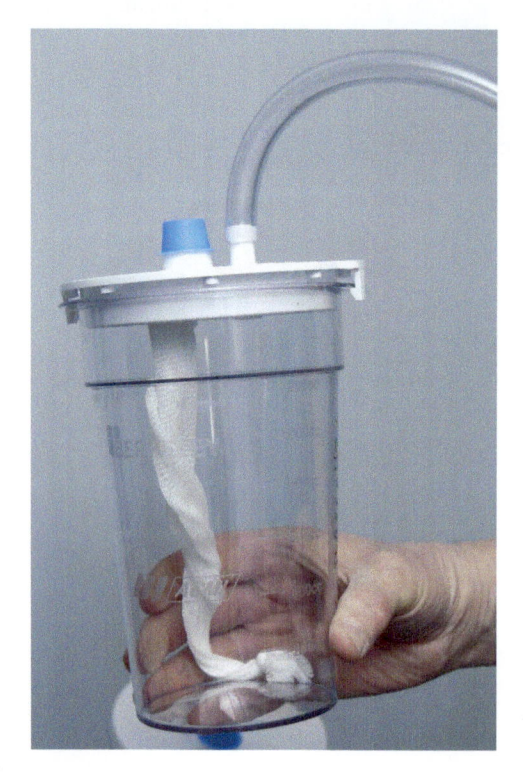

FIGURA 11-12 O espécime é apanhado na bolsa de gaze presa à porta de entrada do vácuo (tampa azul) por um anel em O. Sangue e fluido atravessam a bolsa e são coletados no jarro. Para grandes evacuações (p. ex., mola hidatiforme), os dois jarros devem ser conectados por tubos plásticos em série para evitar entrada de líquido no mecanismo da bomba (Fig. 11-8).

CAPÍTULO 12

Histerectomia Abdominal

Michael S. Baggish ■ *Bryan Henry* ■ *John H. Kirk*

A histerectomia abdominal é um dos procedimentos cirúrgicos mais comumente realizados nos Estados Unidos. A base para esta operação é a abertura do abdome (laparotomia), que oferece a exposição adequada para isolamento do útero e anexos em relação às estruturas circundantes para permitir o corte e a proteção das estruturas de suporte que ligam o útero ao assoalho pélvico e paredes laterais.

Essas estruturas de suporte incluem (1) pedículos vasculares junto com seus revestimentos de tecido peritoneal e conjuntivo (p. ex., ligamento infundibulopélvico, artéria e veias uterinas); (2) suportes musculares (p. ex., ligamentos redondos); (3) condensações de tecido conjuntivo-vascular/neural (p. ex., ligamentos cardinais, uterossacros); e (4) gordura e peritônio (p. ex., ligamento largo, pregas uterovesical e uterorretal).

Estruturas estratégicas circundantes incluem a bexiga anteriormente, o reto posteriormente, e os ureteres e grandes vasos lateralmente.

O suprimento de sangue para o útero é proporcionado pelas artérias hipogástricas e pelas artérias ovarianas originadas na aorta. A drenagem venosa passa pelas veias hipogástricas, veia cava (ovariana direita) e veia renal esquerda (ovariana esquerda). A artéria uterina passa desde a divisão anterior da artéria hipogástrica obliquamente acima do ureter até chegar ao útero na junção entre o corpo e o colo. A artéria se divide em uma ramificação maior ascendente e uma ramificação menor descendente que nutre o colo e cria uma anastomose com a artéria vaginal. Esta última também se origina da divisão anterior da artéria hipogástrica.

Histerectomia Abdominal Total com Salpingo-oforectomia Bilateral

Depois de abrir o abdome e isolar *cuidadosamente* o intestino, coloca-se um afastador de autorretenção (Fig. 12-1A e B). O abdome já foi explorado anteriormente. Os conteúdos pélvicos no campo operatório são identificados, e qualquer doença ou deformação anatômica é observada (Fig. 12-2).

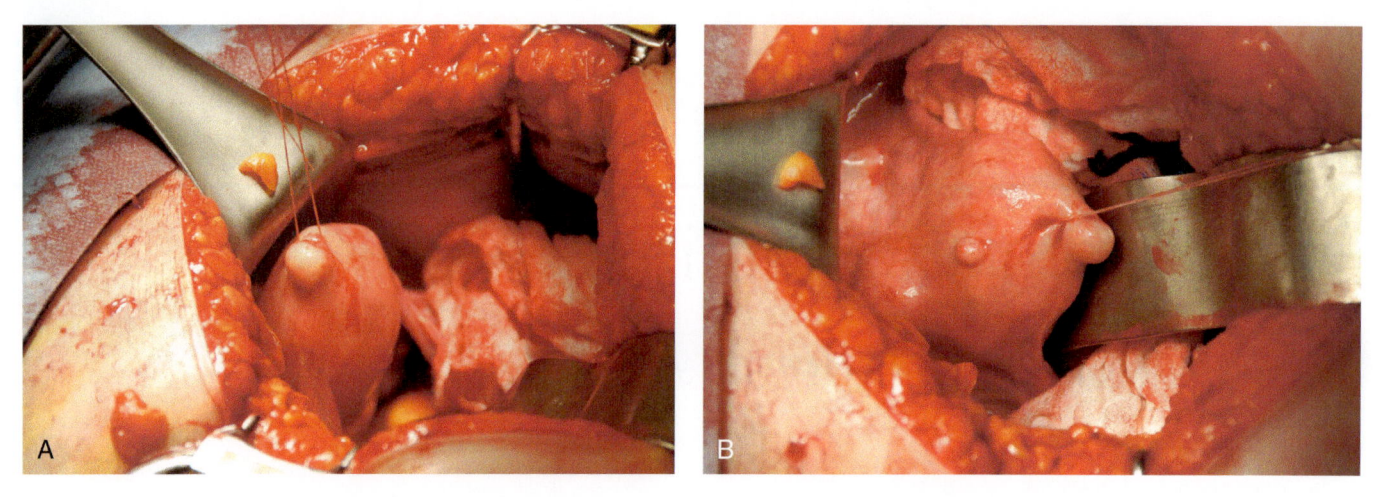

FIGURA 12-1 A. Útero miomatoso *in situ*, com afastador de autorretenção Balfour. Um afastador Richardson é posicionado entre a bexiga e o útero. **B.** Um ponto de sutura com Vicryl® 0 colocado no fundo do útero traciona o útero posteriormente, expondo o peritônio vesicouterino. Um afastador maleável foi colocado entre o útero e o cólon sigmoide.

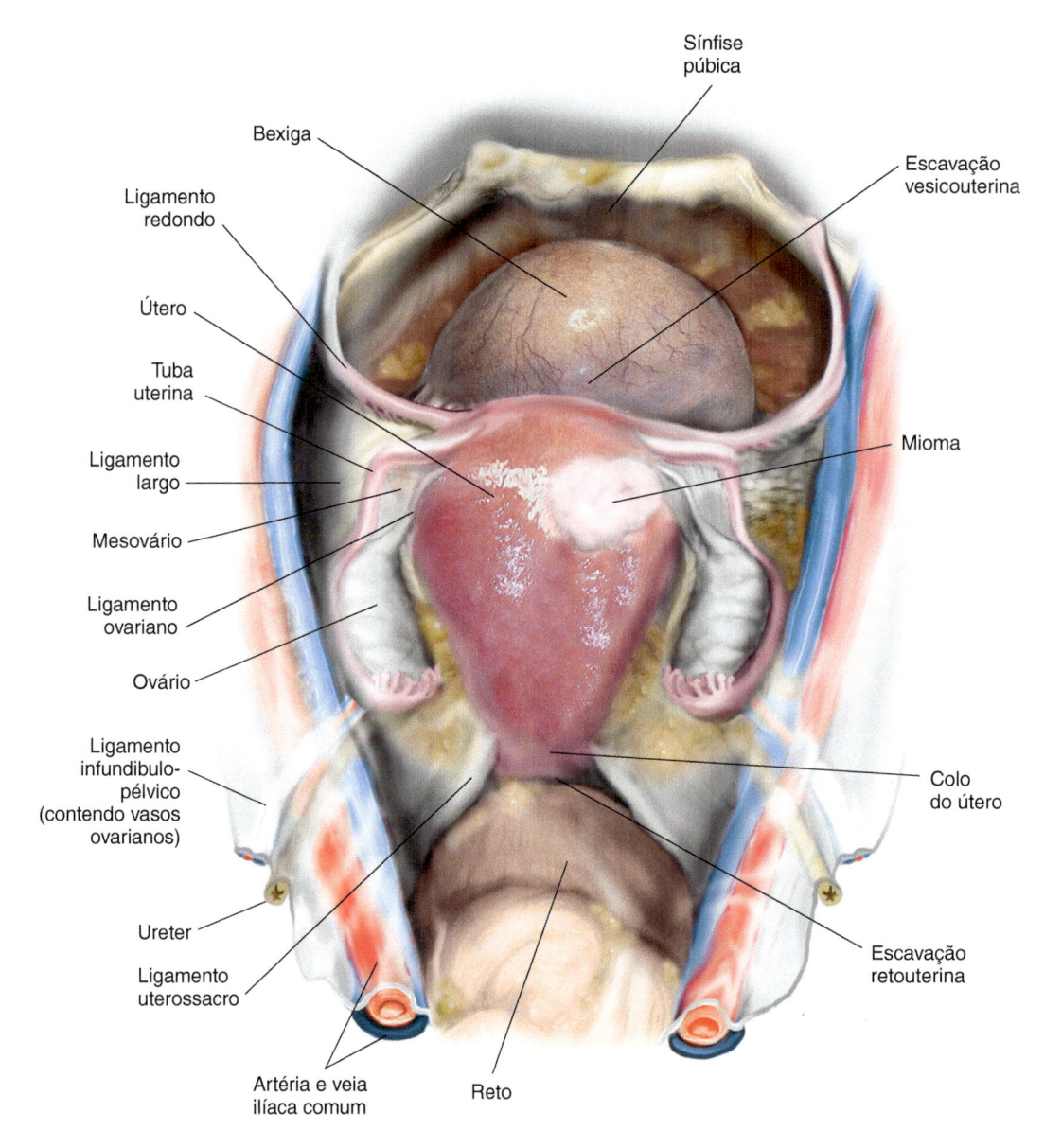

FIGURA 12-2 Visualização topográfica esquemática da anatomia pertinente encontrada durante a histerectomia.

Assim, a cirurgia é realizada seguindo-se uma sequência lógica de passos.

1. Os ligamentos redondos são presos com pinças, seccionados e ligados com sutura Vicryl® 0 (Fig. 12-3A a C).
2. A margem da bexiga é cortada segurando-se o peritônio da dobra vesicouterina exatamente abaixo de sua reflexão no útero (Fig. 12-4 e Fig. 12-5A a D). Os passos 1 e 2 são repetidos dos lados opostos (Fig. 12-6).
3. Utilizando-se uma pinça montada com gaze, a bexiga é delicadamente empurrada inferiormente em relação ao colo do útero. Deve-se tomar cuidado para permanecer na linha média, empurrando sobre o colo do útero (Figs. 12-7A e B e 12-8). Caso a paciente já tenha sido submetida a cirurgias anteriores (p. ex., cesariana), a bexiga deve ser separada do útero através de dissecção cortante.
4. Os ligamentos infundibulopélvicos (artérias e veias ovarianas) são isolados do ureter e triplamente pinçados (Fig. 12-9A a E). O ligamento é seccionado entre a primeira e a segunda pinça. Os vasos são duplamente ligados com o tecido sob a pinça mais inferior por ligadura simples ou com sutura. O tecido sob a segunda pinça (do meio) é suturado com Vicryl® 0 (Fig. 12-10).

O texto continua na página 221.

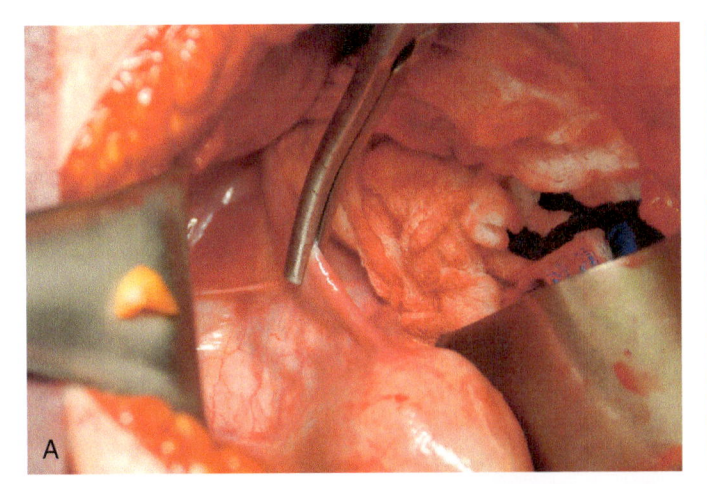

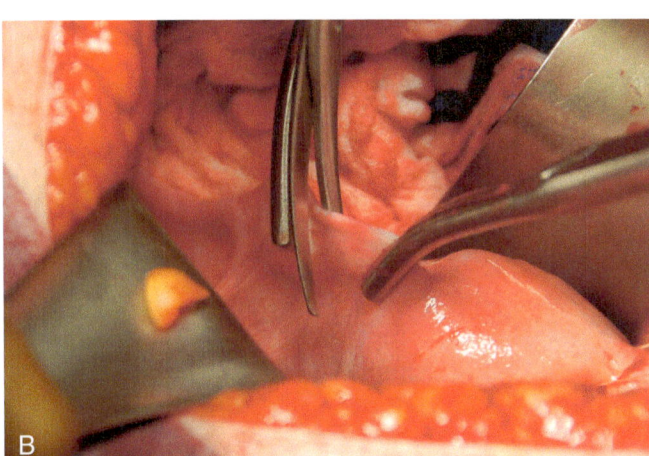

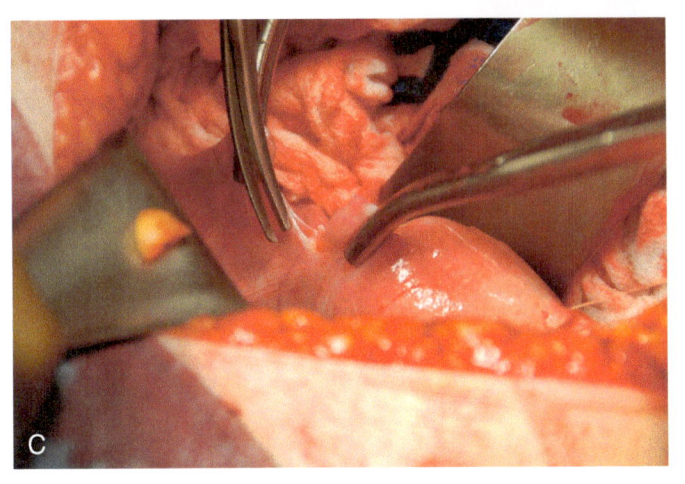

FIGURA 12-3 A. O ligamento redondo é pinçado com uma pinça Zeppelin. **B.** Uma segunda pinça é colocada no ligamento redondo no ponto em que ele se une ao útero e o ligamento é seccionado. **C.** O corte é estendido até a porção superior do folheto anterior do ligamento largo.

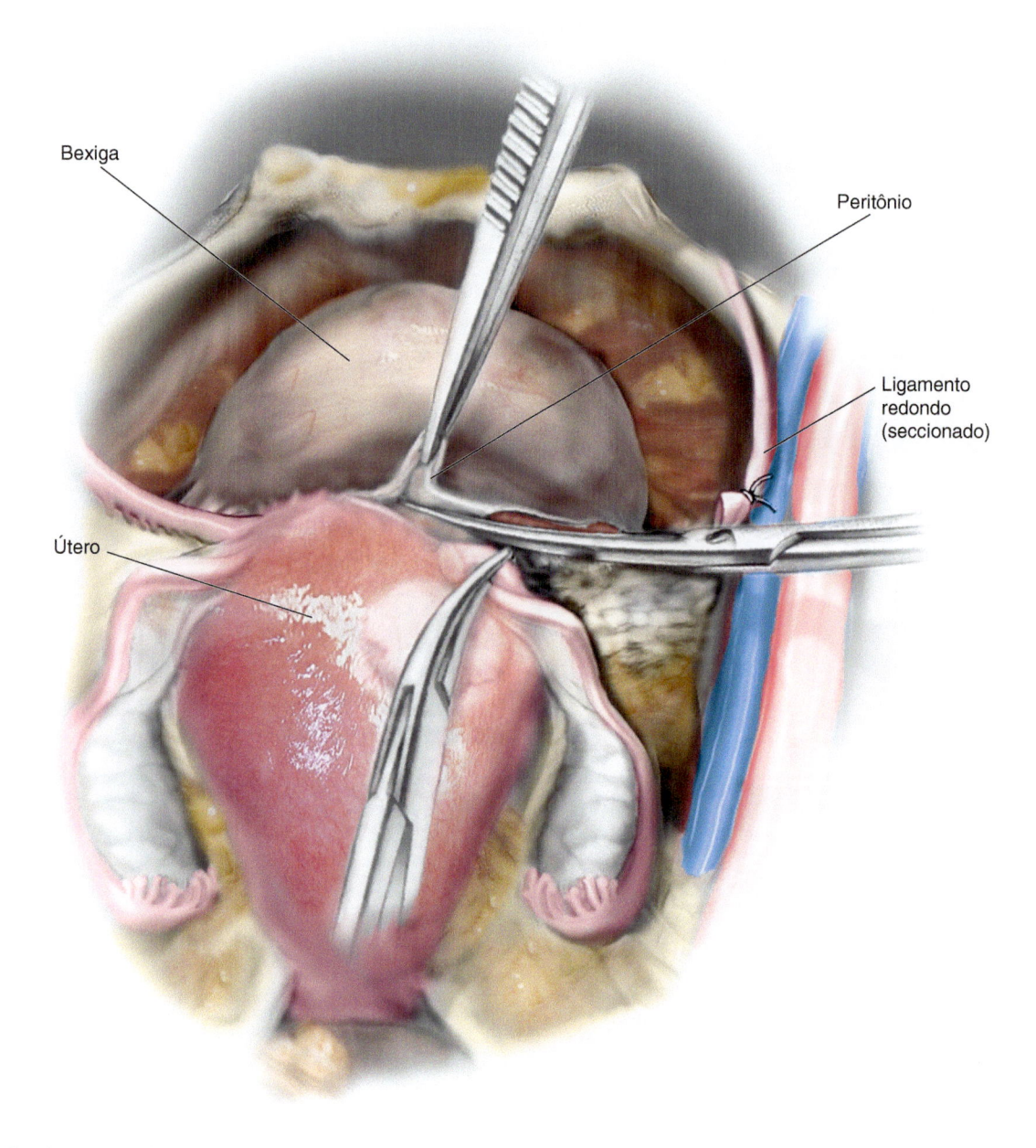

FIGURA 12-4 O ligamento redondo é seccionado, e a reflexão do peritônio entre a bexiga e o útero é dissecada deslizando-se a tesoura sob a borda do peritônio e abrindo a tesoura repetidamente conforme esta vai avançando. Em seguida, o peritônio dissecado é cortado.

CAPÍTULO 12 Histerectomia Abdominal

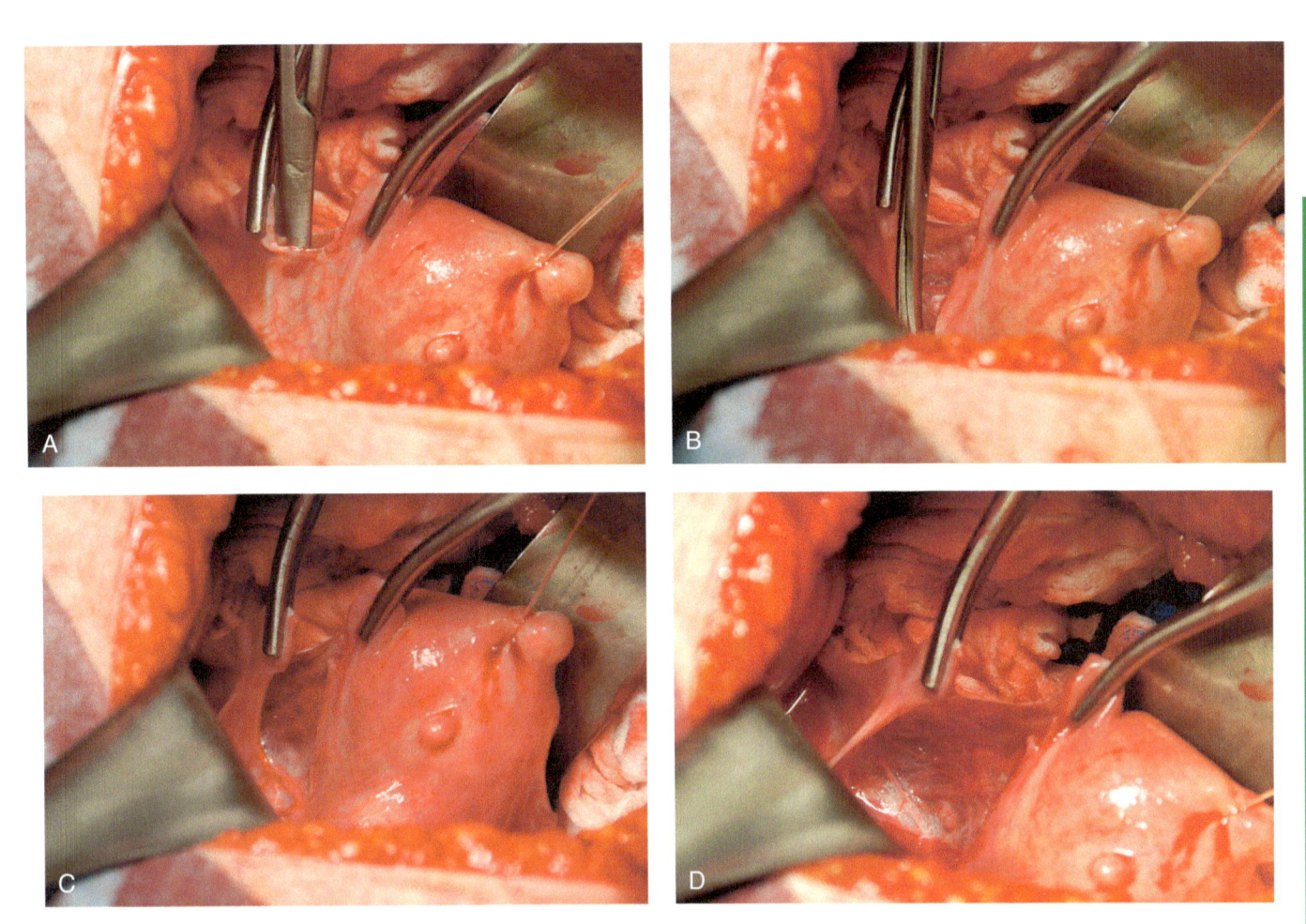

FIGURA 12-5 A. Deslizam-se as tesouras sob o peritônio vesicouterino dentro de um espaço incruento, em preparação ao corte do peritônio. **B.** O peritônio da bexiga é cortado, separando assim a junção entre a bexiga e o útero. **C.** O tecido areolar frouxo bem dentro do folheto anterior do ligamento largo é dissecado. **D.** O ureter pélvico se encontra no assoalho do ligamento largo dissecado.

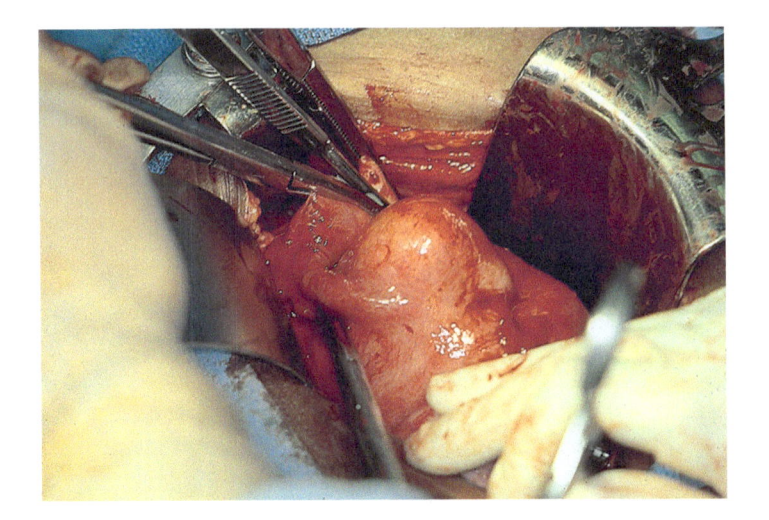

FIGURA 12-6 O ligamento redondo esquerdo é seccionado da mesma forma que no procedimento realizado do lado direito.

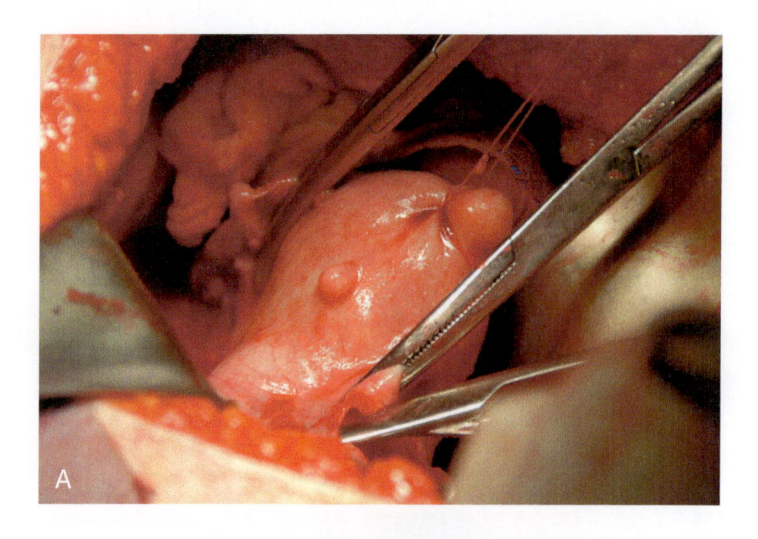

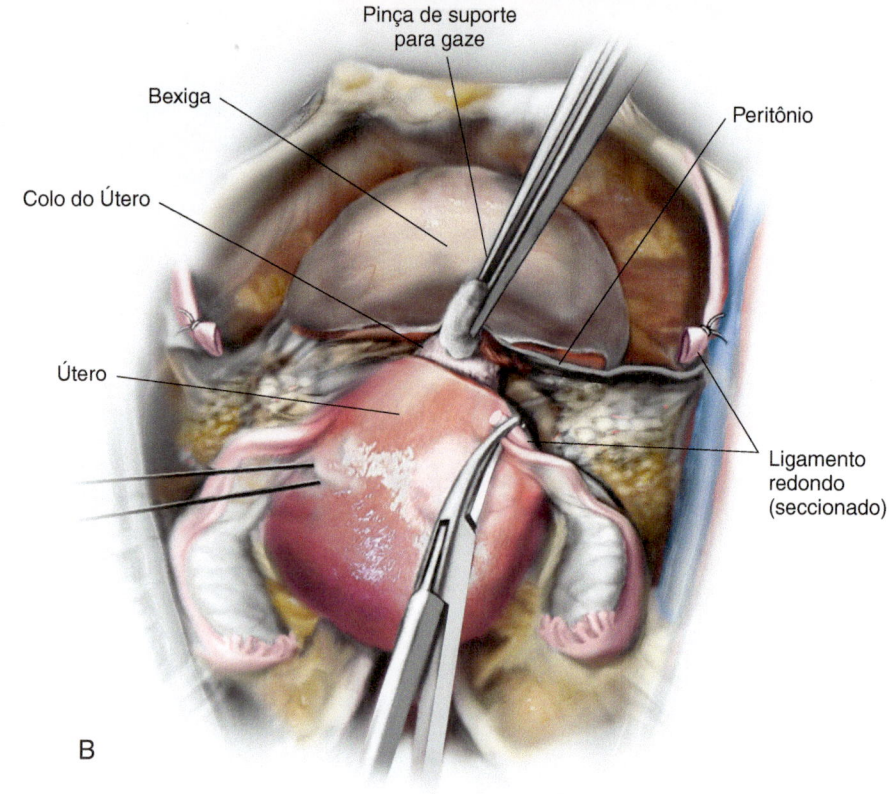

FIGURA 12-7 A. O ligamento redondo esquerdo foi seccionado. O lado esquerdo do peritônio vesicouterino é dissecado com tesouras e cortado de forma a se juntar com o peritônio separado no lado direito. **B.** A bexiga é empurrada inferiormente aplicando-se pressão nela e no colo do útero com auxílio de uma gaze montada. A pressão deve ser aplicada principalmente no colo do útero.

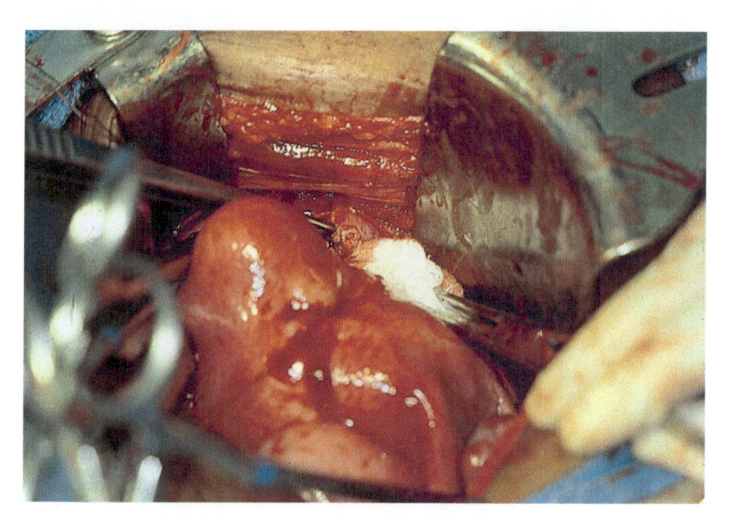

FIGURA 12-8 Quando a gaze montada é aplicada à bexiga, deve-se tomar cuidado para se manter na linha média; desvios para a direita ou para a esquerda invariavelmente romperão os vasos vesicais e uterinos circundantes.

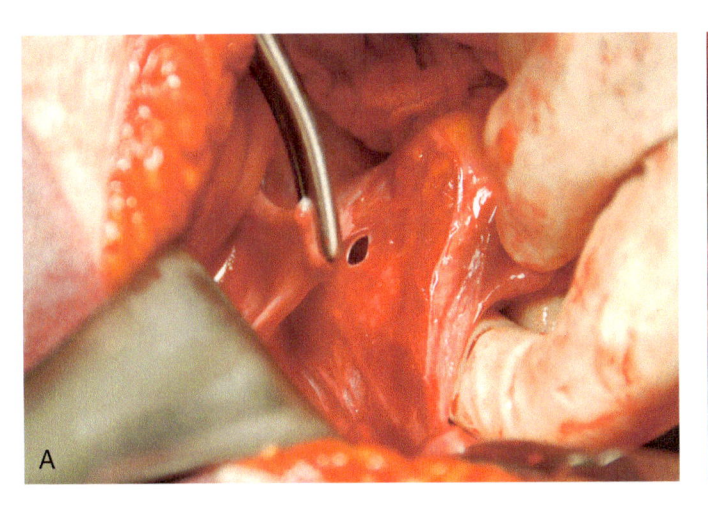

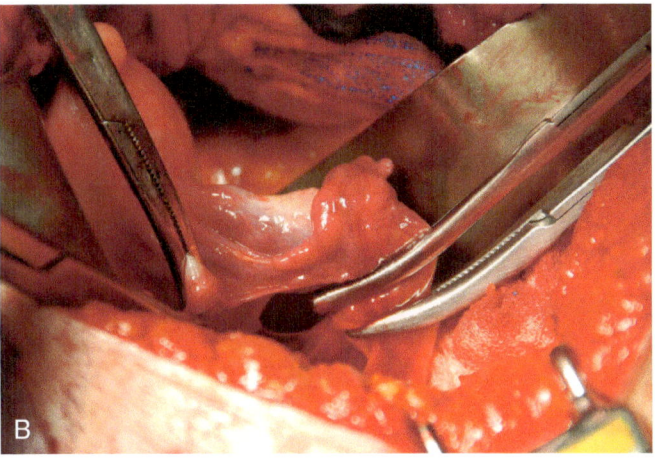

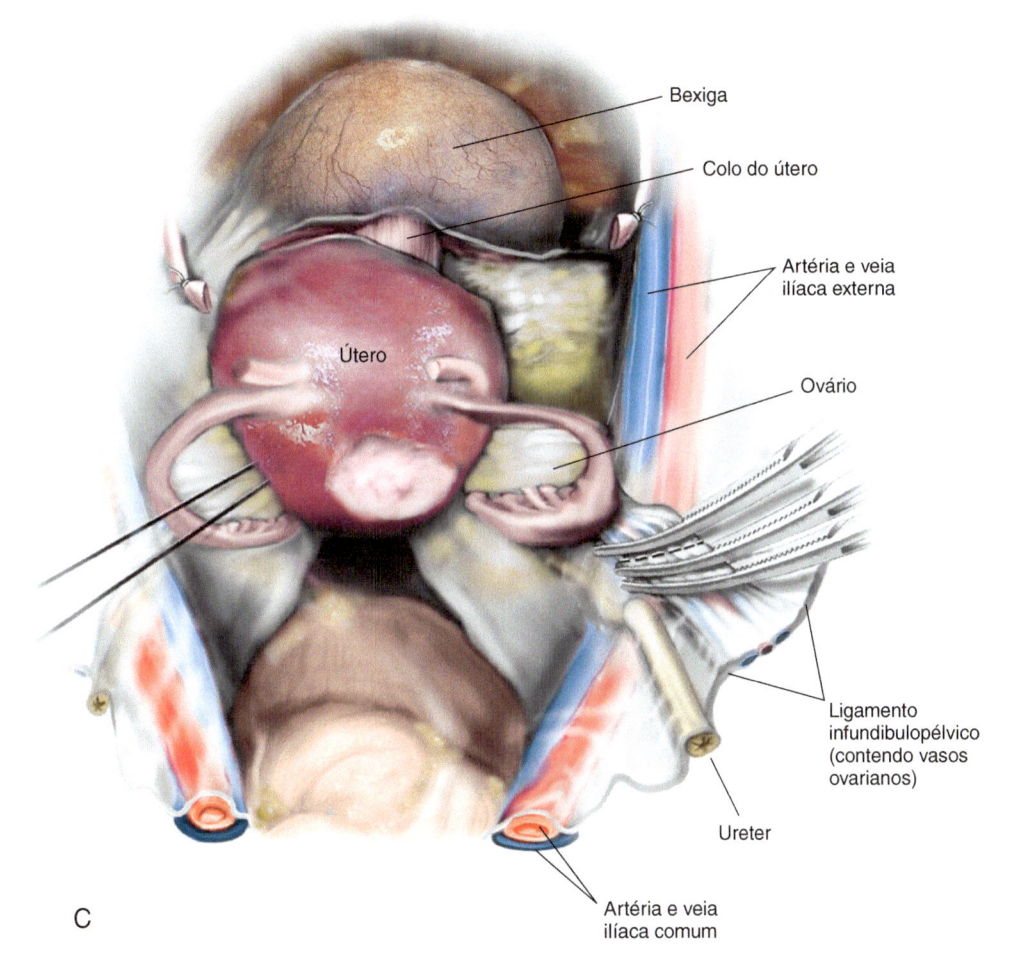

FIGURA 12-9 A. O folheto posterior do ligamento largo é isolado e aberto. **B.** Os vasos ovarianos (ligamentos infundibulopélvicos) são pinçados com pinças Zeppelin de curvaturas idênticas. **C.** O ligamento infundibulopélvico é triplamente pinçado com pinças Zeppelin e seccionado ao longo da linha tracejada entre a pinça mais próxima do ovário e as duas pinças mais distantes do ovário. *(Continua)*

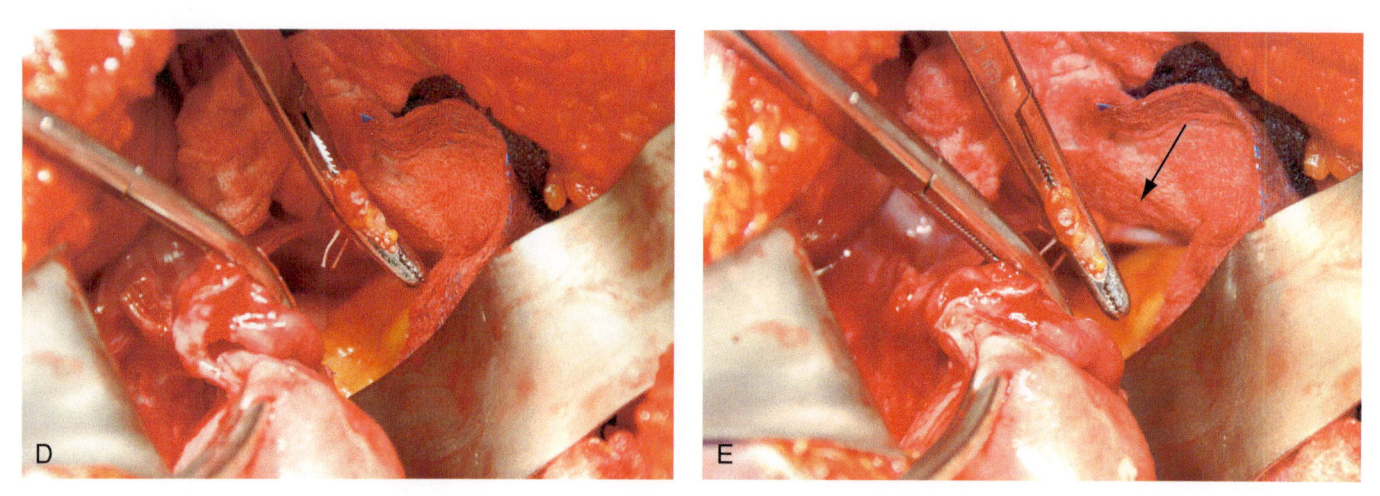

FIGURA 12-9 (cont.) D. Os vasos ovarianos foram cortados e liberados dos anexos, e uma ligadura de sutura foi colocada e fixada. **E.** As duas porções do ligamento infundibulopélvico seccionado são mostradas aqui. Uma segunda ligadura de sutura será colocada no meio e abaixo da pinça onde aponta a seta. A ligadura de sutura será fixada "para a frente e para trás".

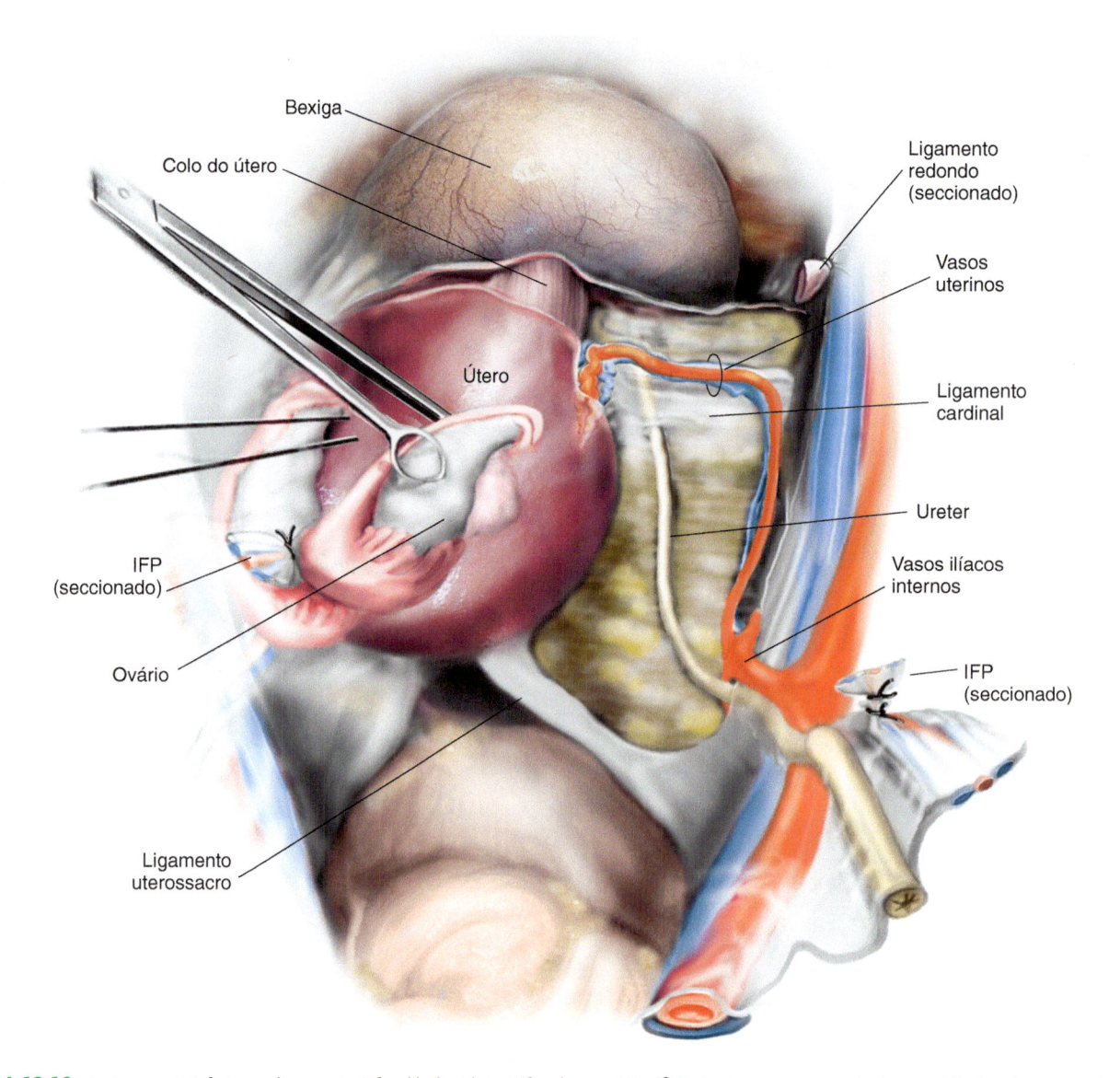

FIGURA 12-10 A pinça mais inferior no ligamento infundibulopélvico é fixada com Vicryl® 0. A pinça remanescente é removida depois que a sutura passa por baixo da mesma e é fixada para a frente e para trás (ao redor da ponta e da base da pinça). O ligamento, portanto, duplamente ligado, é então seccionado. Um procedimento semelhante é realizado nos lados direito e esquerdo. O ureter é identificado até o ponto onde é cruzado pelos vasos uterinos.

5. Os vasos uterinos são esqueletizados (ou seja, o excesso de tecido conjuntivo é aparado, desnudando os vasos) (Fig. 12-11A e B). Os vasos são pinçados, sendo que a primeira pinça é aplicada rente ao útero (Fig. 12-11C e D). Uma segunda pinça é aplicada diretamente acima, nunca abaixo, da primeira pinça de vasos uterinos (Fig. 12-12). Finalmente, uma terceira pinça é aplicada acima da segunda para impedir refluxo sanguíneo (Fig. 12-13A e B). Os vasos uterinos são seccionados com tesouras ou bisturi (Fig. 12-14A e B). Em seguida, os vasos uterinos são duplamente ligados por sutura de Vicryl® 0, tomando-se cuidado para passar a agulha imediatamente sob a ponta da pinça (Fig. 12-15A e B). As pinças (com exceção da pinça mais superior) são removidas após a sutura (Fig. 12-14B). O procedimento é idêntico para o lado direito e para o lado esquerdo.
6. Os ligamentos cardinais são pinçados em justaposição em relação ao útero, tomando-se cuidado para evitar transgressão do ureter, que fica bem próximo da junção cervical uterina. A parte superior do ligamento cardinal é então seccionada (Fig. 12-16A a E). O procedimento é realizado em cada um dos lados. Os ligamentos são suturados com Vicryl® 0 com pontos de transfixação.
7. Os ligamentos uterossacros de cada lado são pinçados, cortados e ligados através de sutura. Novamente, isso é realizado próximo ao útero, pois, mais para trás (posteriormente), os ligamentos estão intimamente associados aos ureteres. Na verdade, recomenda-se mais uma vez identificar definitivamente o ureter neste ponto do procedimento. Finalmente, o colo do útero é apalpado e sua separação da vagina é confirmada. Uma pinça é colocada na vagina após a confirmação de que a margem da bexiga está livre e clara. O espécime é removido e a vagina é fechada (Fig. 12-17A a J).
8. Alternativamente, especialmente se o corpo do útero for volumoso, o útero pode ser "subtotalizado" (ou seja, o corpo do útero é amputado do colo). O útero é elevado (as pinças remanescentes são as aplicadas para prevenir refluxo sanguíneo durante o passo 5) (Fig. 12-18). Uma lâmina afiada corta o colo, liberando-o do corpo (Fig. 12-19).

O texto continua na página 230.

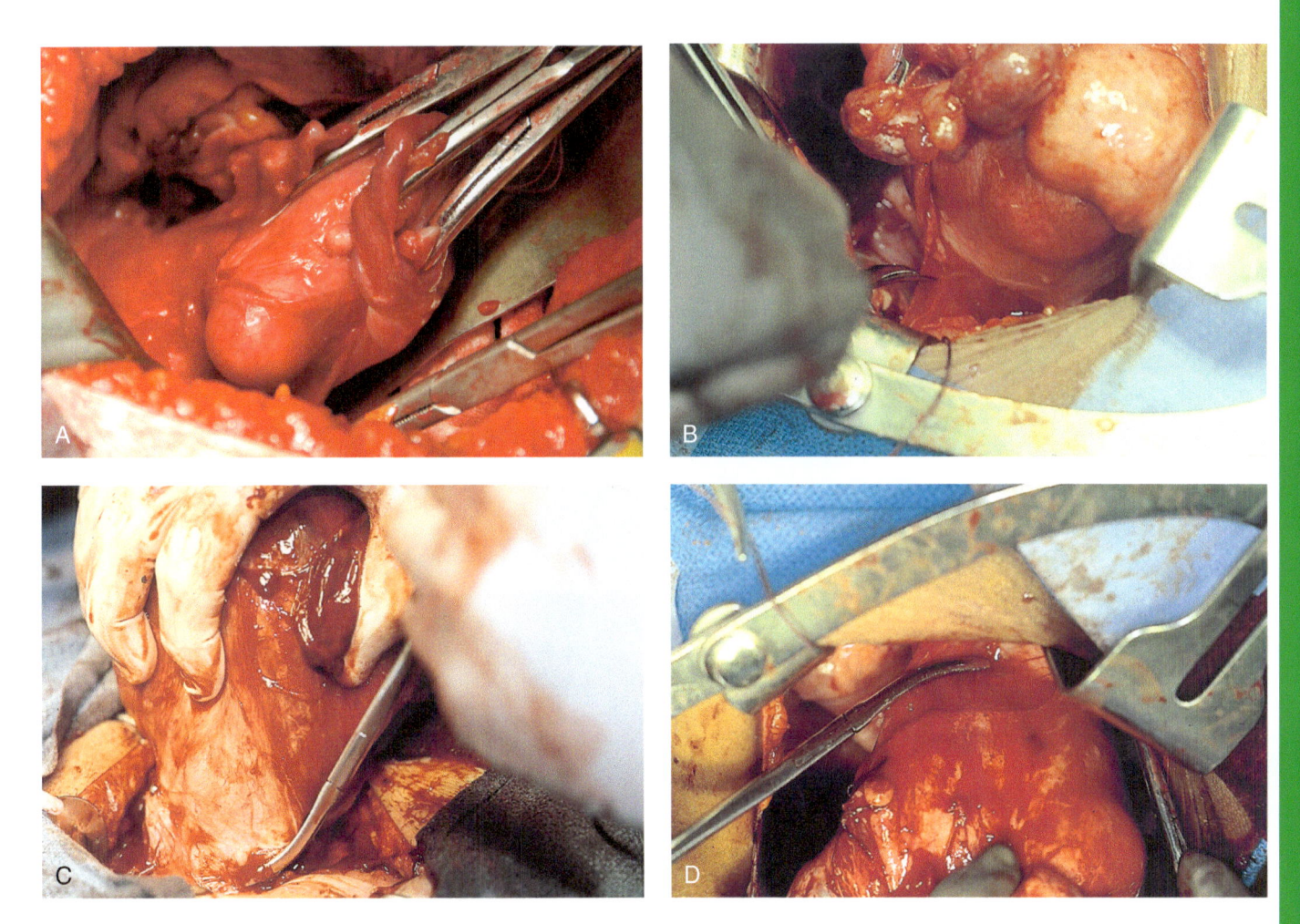

FIGURA 12-11 A. O útero é tracionado para cima e os vasos uterinos são preparados para pinçamento. Observe que a bexiga foi empurrada para baixo a partir do colo do útero (Figs. 12-7B e 12-8A). **B.** Os vasos uterinos são esqueletizados do tecido conjuntivo circundante, permitindo que os ureteres sejam afastados lateralmente. Os vasos uterinos podem agora ser identificados conforme sobem lateralmente pelo útero e ascendem até se ligarem formando anastomoses com os vasos ovarianos na altura da junção uterotubária. **C.** A primeira pinça a segurar os vasos uterinos é colocada sobre a reflexão da bexiga e intimamente próxima ao útero. **D.** A pinça deve se estender para dentro, na junção cervicouterina, de forma que a ponta desta esteja virada para o lado oposto ao do tecido sólido uterino enquanto segura firmemente os vasos e seus respectivos tecidos conjuntivos. As duas próximas pinças serão aplicadas acima desta primeira pinça sentinela.

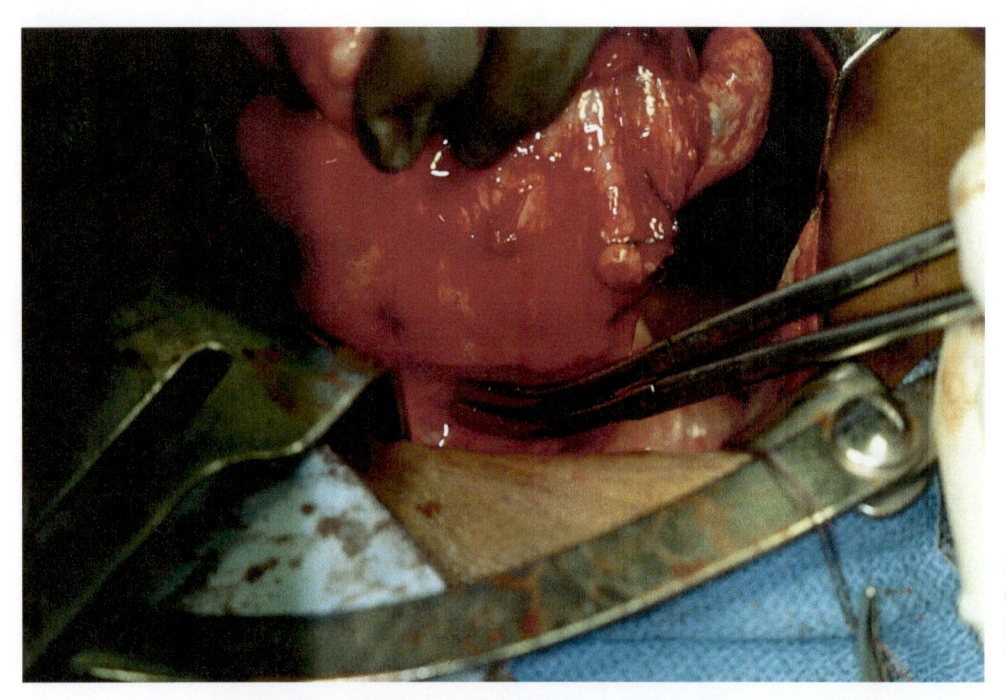

FIGURA 12-12 A segunda pinça foi colocada próximo e acima da primeira pinça. Esta pinça deve ter uma curvatura idêntica à da primeira.

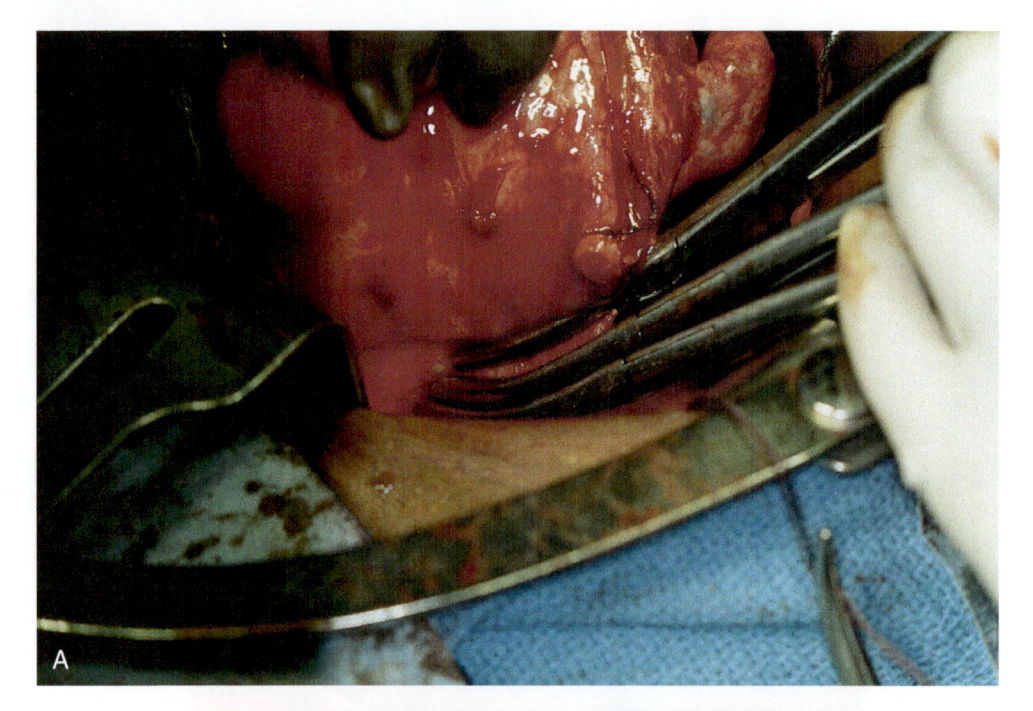

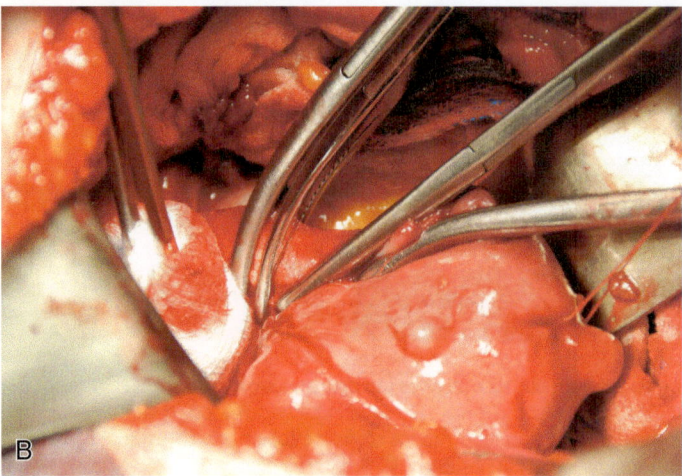

FIGURA 12-13 A. Uma terceira pinça é aplicada com a finalidade de controlar o refluxo sanguíneo. **B.** Duas pinças Zeppelin curvas são colocadas nos vasos uterinos. Uma pinça reta é colocada próximo ao corpo para prevenir o refluxo sanguíneo. O corte é feito entre a segunda pinça curva aplicada e a pinça reta.

CAPÍTULO 12 ■ Histerectomia Abdominal   223

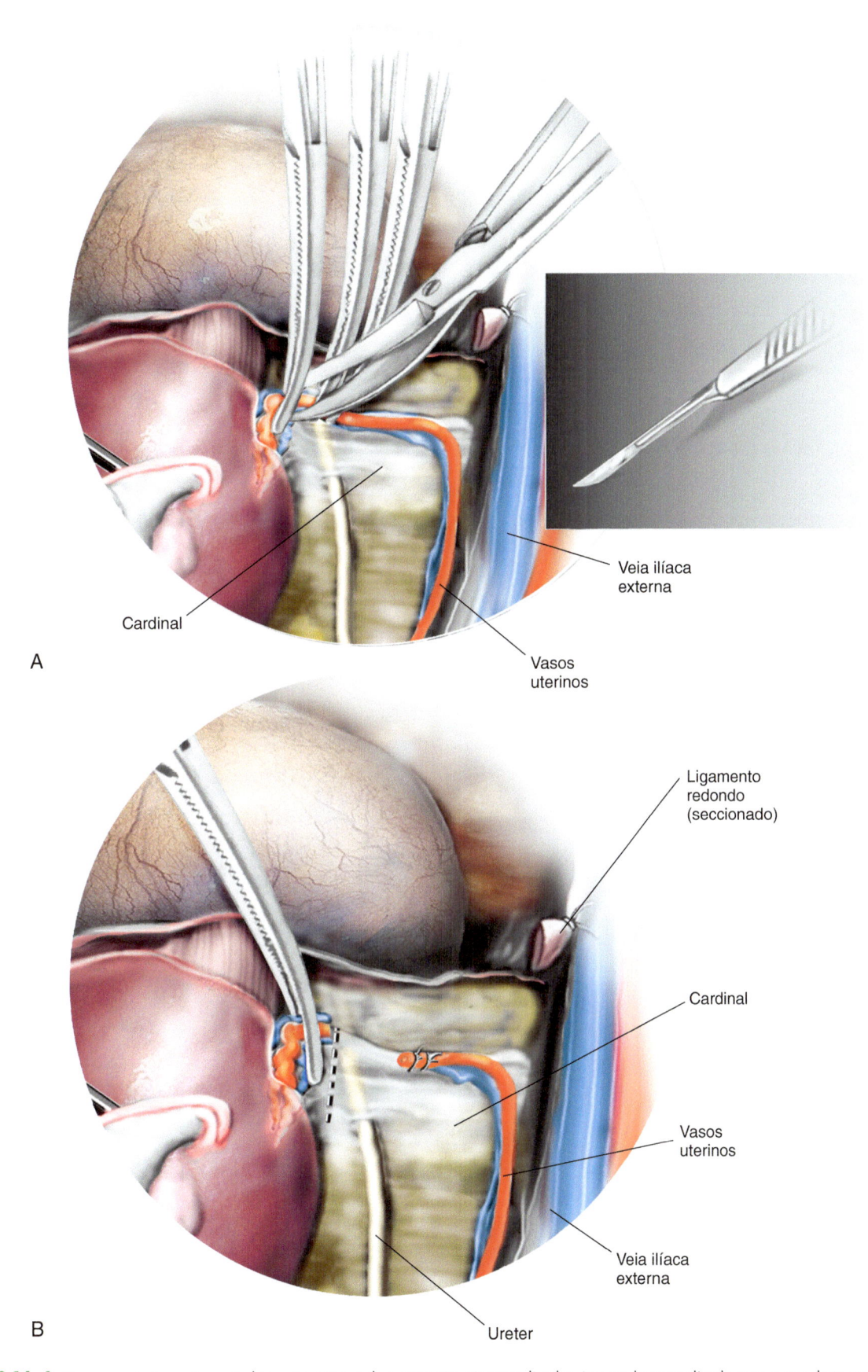

FIGURA 12-14 A. Os vasos uterinos são cortados entre a segunda e a terceira pinças aplicadas. Isso pode ser realizado com o uso de tesouras ou bisturi. A incisão não deve se estender além da ponta da pinça. **B.** Ligaduras de sutura com Vicryl® 0 são colocadas exatamente abaixo Ada ponta de cada pinça e amarradas. Os vasos uterinos estão, portanto, duplamente ligados por suturas. Novamente, a localização do ureter deve ser verificada. Neste ponto, o ureter cruza o ligamento cardinal até atingir a base da bexiga. A linha tracejada indica onde o ligamento cardinal será subsequentemente pinçado e seccionado.

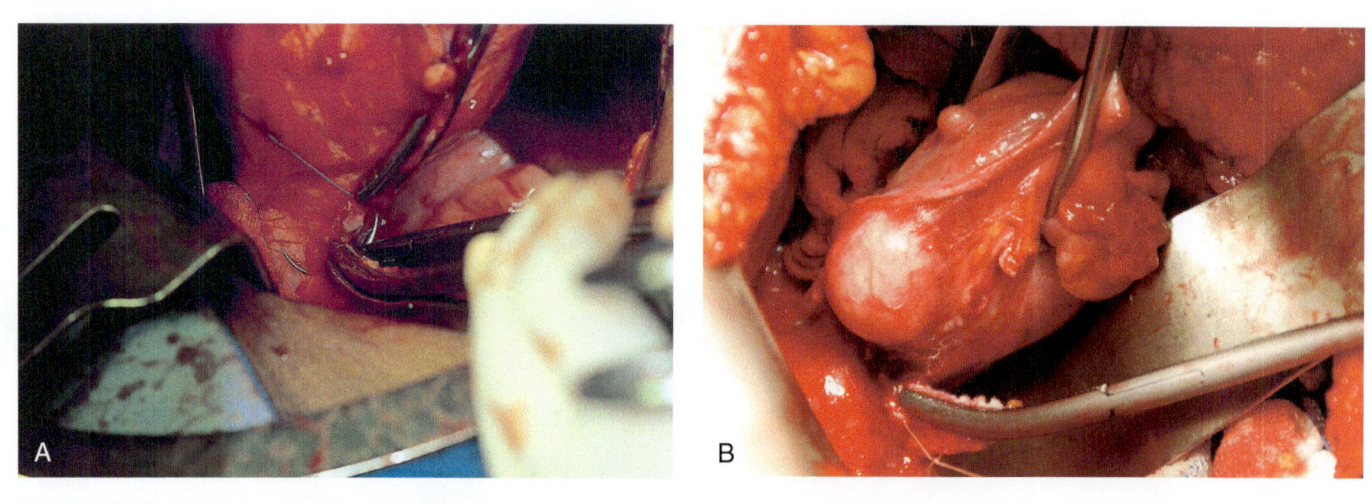

FIGURA 12-15 A. Técnica para sutura do pedículo da artéria uterina. Observe que a agulha passa diretamente sob a ponta da pinça da artéria uterina. As pinças de refluxo sanguíneo podem ser removidas depois que ambas as artérias tenham sido seccionadas e ligadas por sutura, pois, neste ponto, os vasos ovarianos e uterinos já foram ligados. **B.** Os vasos uterinos foram seccionados. Uma ligadura de sutura foi colocada e está sendo apertada e fixada. Uma segunda ligadura de sutura será colocada sob a pinça remanescente.

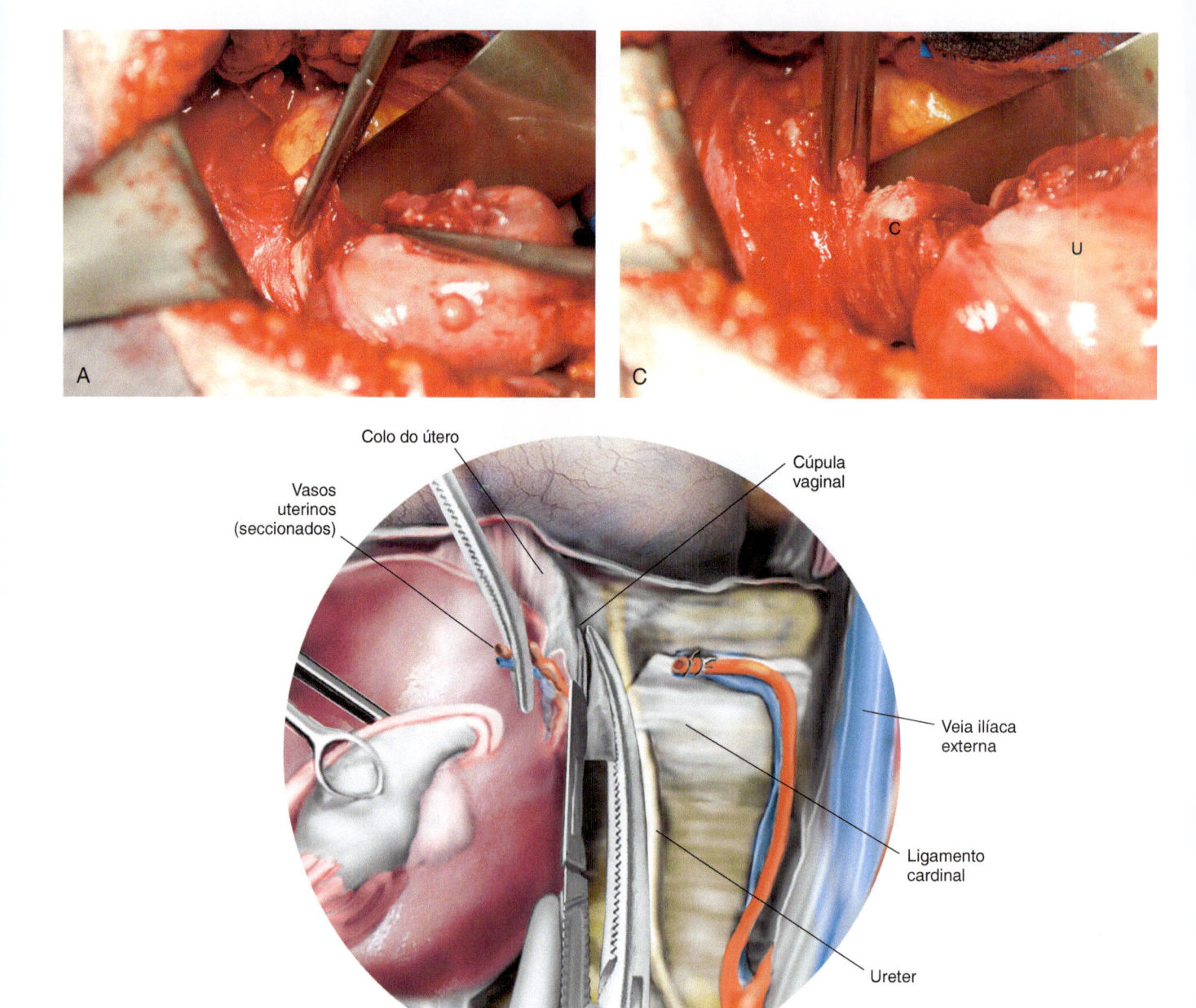

FIGURA 12-16 A. O ligamento cardinal é pinçado. **B.** A porção superior do ligamento cardinal pode agora ser pinçado próximo à porção superior do colo do útero. **C.** O corte sagital do ligamento cardinal é mantido dentro da pinça. O colo do útero é observado em C com o corpo do útero acima do U.

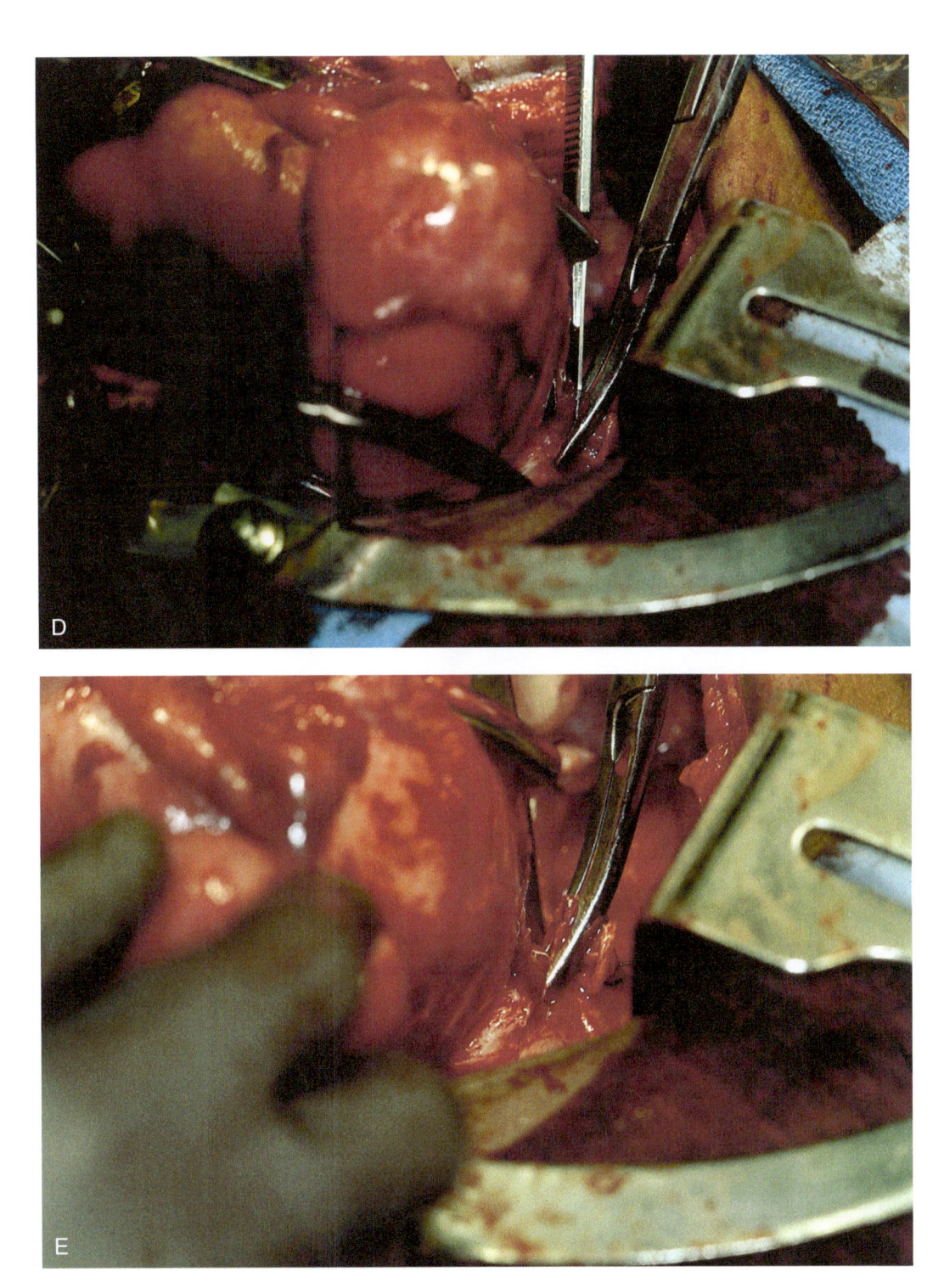

FIGURA 12-16 *(cont.)* **D.** O ligamento cardinal superior pinçado é incisado. **E.** O ligamento cardinal está agora liberado na junção cervicouterina.

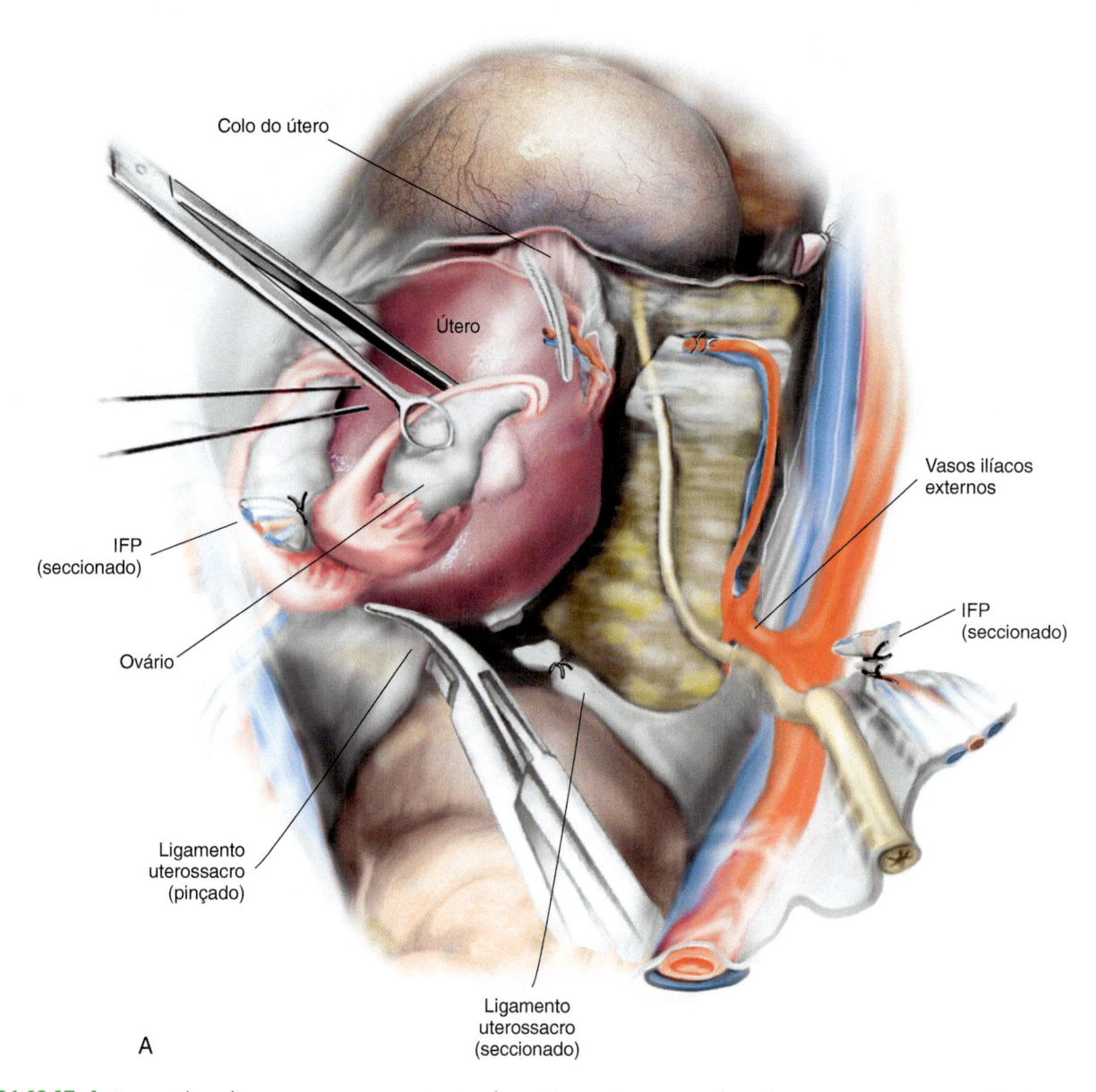

FIGURA 12-17 A. Em seguida, os ligamentos uterossacros são pinçados próximo ao útero e incisados. O ligamento uterossacro pinçado é ligado por sutura de transfixação. Da mesma maneira, o ligamento cardinal superior seccionado é ligado através de sutura de transfixação.

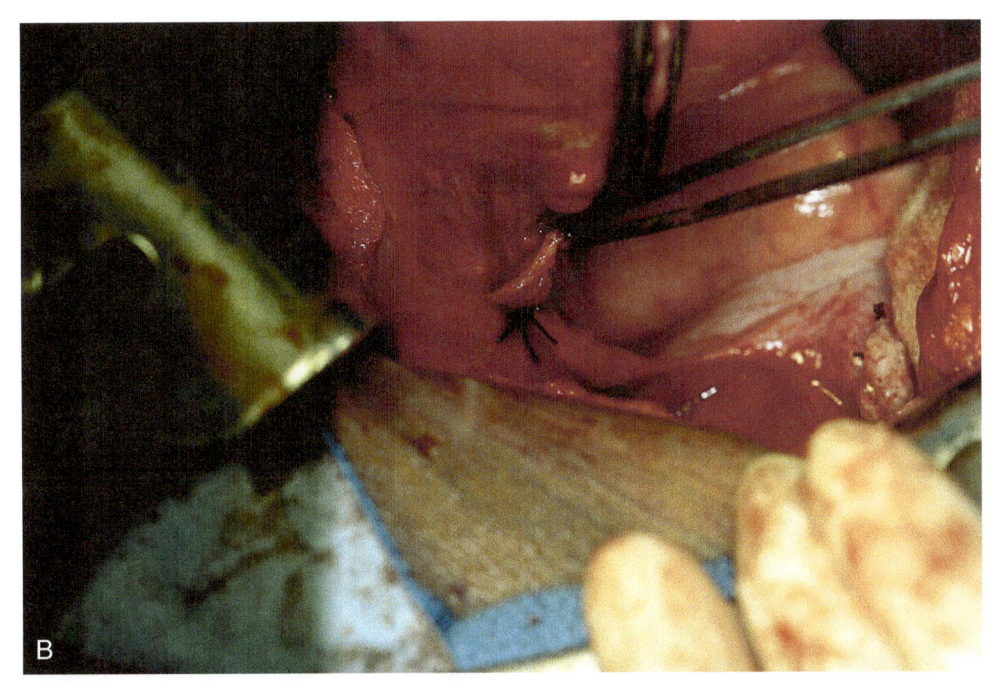

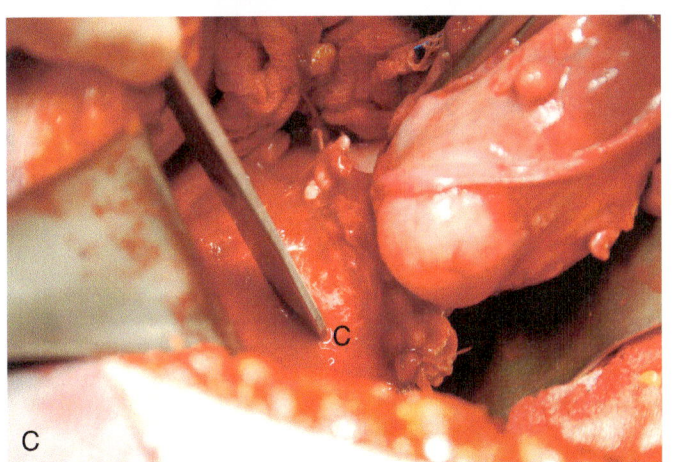

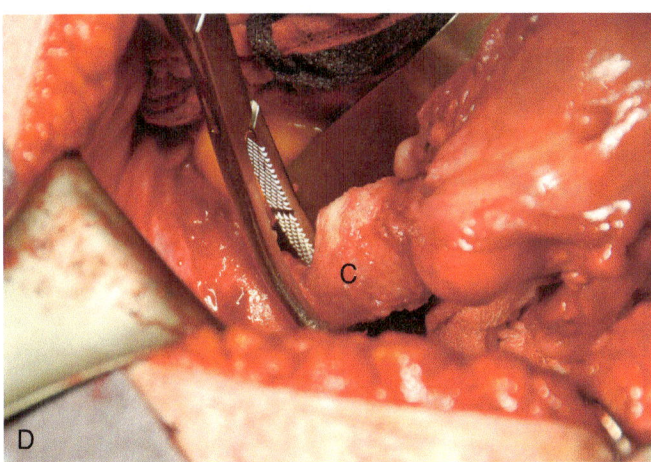

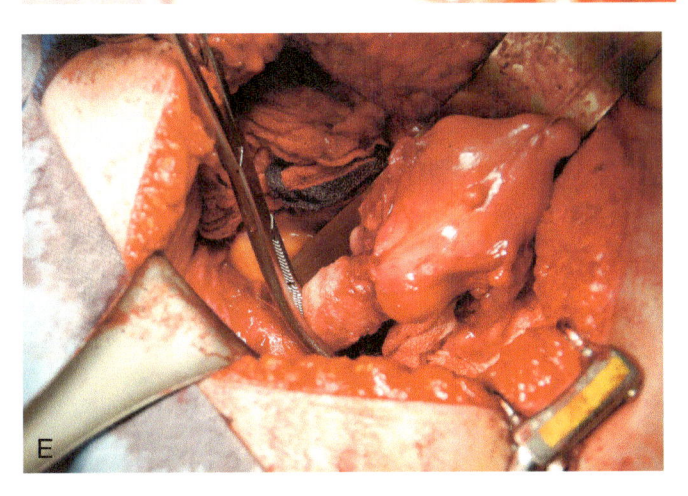

FIGURA 12-17 *(cont.)* **B.** Os ligamentos uterossacros são bilateralmente seccionados e suturados (como na Fig. 12-17A). A pinça está segurando a extremidade seccionada do ligamento uterossacro esquerdo. **C.** A fáscia pubocervical revestindo o colo do útero (C) foi seccionada transversalmente com um bisturi. Com o cabo do bisturi, a fáscia é empurrada inferiormente. **D.** A borda da vagina abaixo do colo do útero (C) é isolada da bexiga, e uma pinça é colocada através da vagina. **E.** A pinça é fechada.

(Continua)

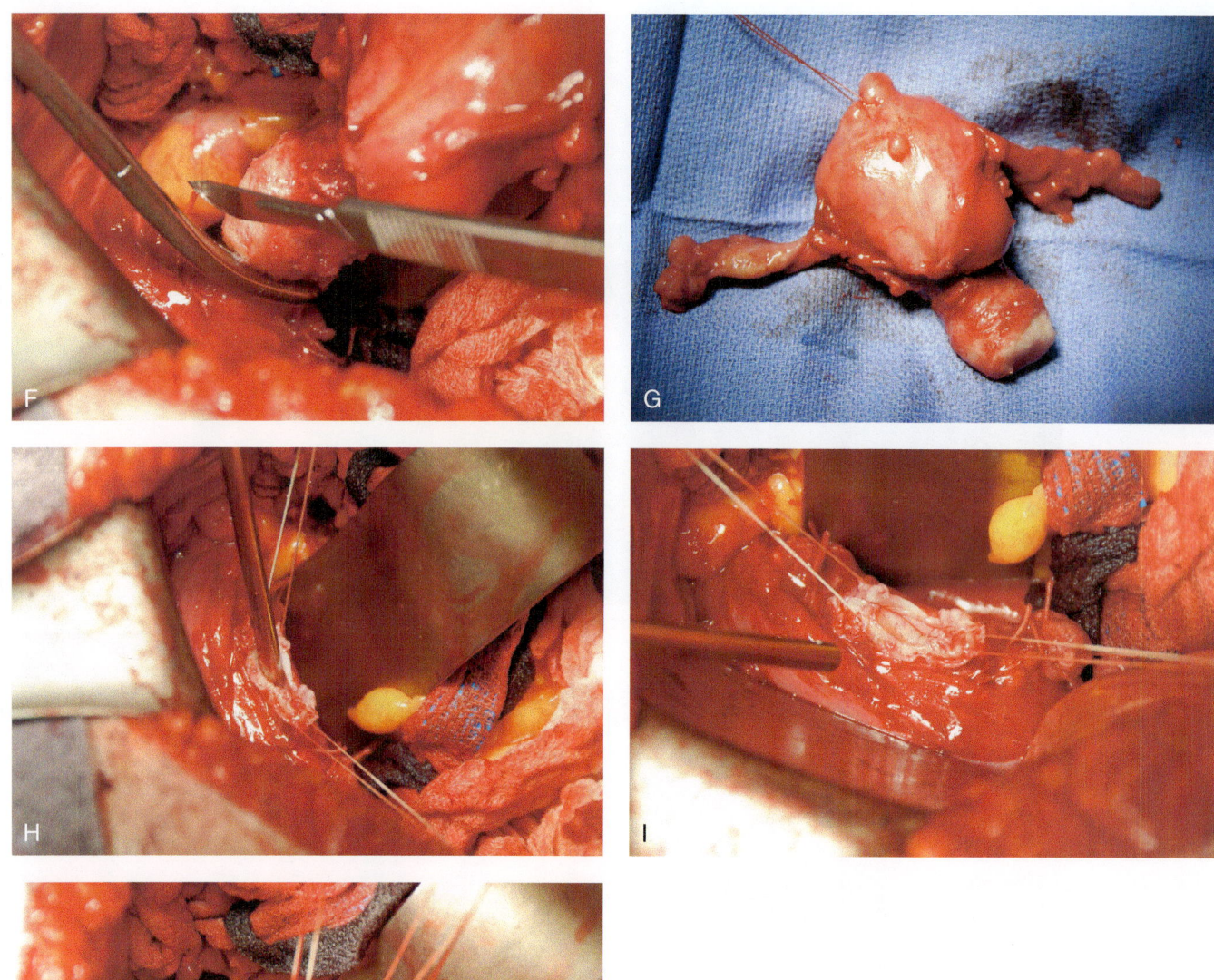

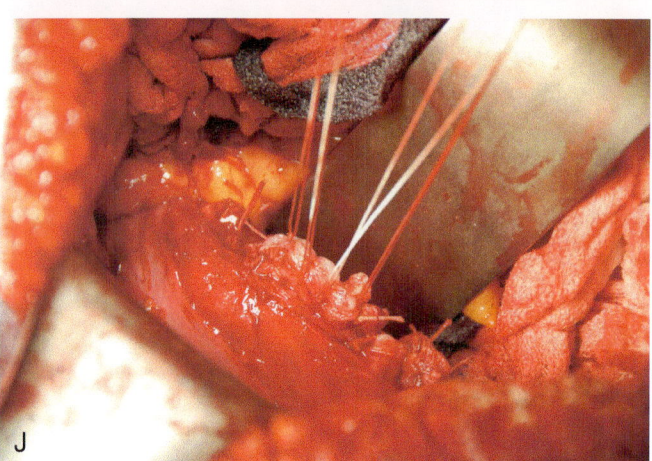

FIGURA 12-17 *(cont.)* **F.** A vagina superior é cortada acima da pinça aplicada separando o útero acima da vagina abaixo. **G.** A histerectomia abdominal total com salpingo-ooforectomia bilateral está concluída. **H.** A cúpula vaginal é exposta, e um cateter de sucção é colocado na vagina. **I.** As paredes anterior e posterior da vagina são inspecionadas. **J.** A vagina foi fechada com suturas interrompidas de Vicryl® 0. Observe que o cólon sigmoide está protegido pelo afastador maleável.

CAPÍTULO 12 Histerectomia Abdominal   229

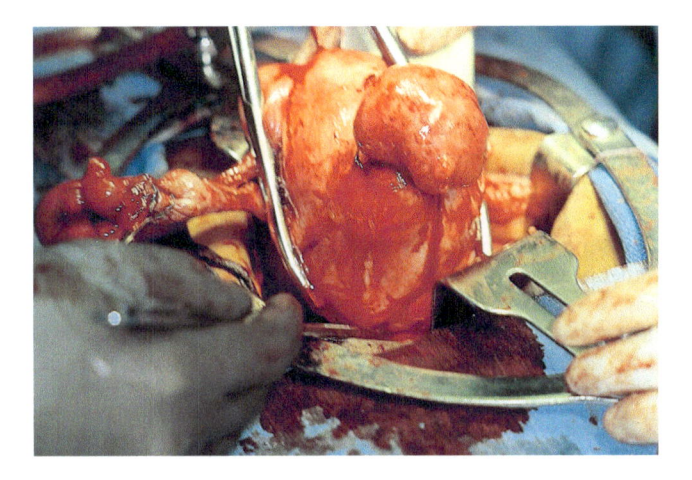

FIGURA 12-18 No caso de úteros grandes e volumosos, o corpo do útero pode ser separado do colo para proporcionar melhor visualização dentro da pelve. Um bisturi corta o corpo do colo.

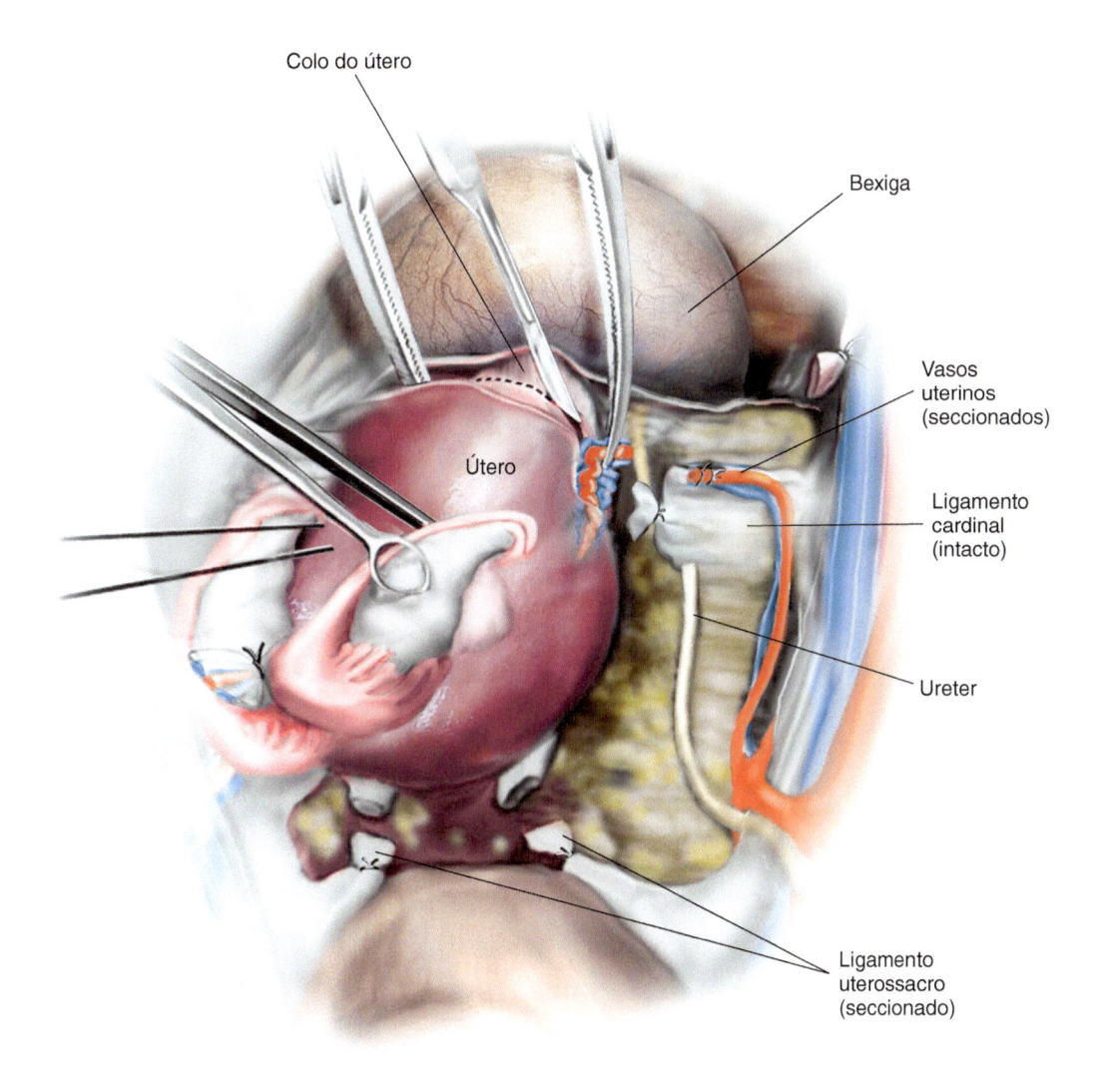

FIGURA 12-19 A linha tracejada mostra o plano através do qual o bisturi cortará o corpo uterino liberando-o para realização de um procedimento subtotal temporário (Fig. 12-18). Nenhum sangramento deve ser encontrado durante a manobra.

9. O colo do útero é seguro por duas pinças, e a porção superficial da parte inferior do ligamento cardinal é pinçada de cada lado. Observe que a pinça é aplicada próximo às laterais do colo, longe do ureter (Fig. 12-20A e B). A fáscia pubovesicocervical é incisada e empurrada inferiormente, criando um plano entre a base da bexiga e o colo do útero (Fig. 12-21). Finalmente, pinças retas são colocadas ao longo da porção mais inferior dos ligamentos cardinais, com as pontas das pinças dentro da fáscia pubovesicocervical rebatida (Fig. 12-22). Os ligamentos são cortados com bisturi afiado e suturados com Vicryl® 0 em pontos de transfixação (Fig. 12-23).
10. A bexiga é empurrada mais inferiormente, com o uso do plano intrafascial estabelecido dentro da fáscia pubovesicocervical. Observe que a vagina está atrás e a bexiga e os ureteres encontram-se no plano frontal. São colocadas pinças dentro do plano fascial pubovesicocervical para manter os ângulos vaginais (Fig. 12-24). O colo do útero é destacado do topo da vagina, e uma pequena margem da vagina é incorporada no mesmo (Fig. 12-25). Os ângulos vaginais são mantidos, e a vagina é fechada com suturas interrompidas em formato de 8 com fio Vicryl® 0 (Fig. 12-26 e Fig. 12-27A). Alternativamente, o manguito vaginal pode ser deixado aberto suturando-se as bordas com sutura contínua de Vicryl® 0 (Fig. 12-27B). A incisão deve ser irrigada para facilitar a identificação de pontos de sangramento.
11. Em seguida, a vagina é suspensa suturando-se os cotos dos ligamentos cardinais e uterossacros na cavidade vaginal (Fig. 12-28).
12. Finalmente, o peritônio é cuidadosamente fechado. A posição do ureter deve ser identificada definitivamente para que ele não seja ligado durante esta fase de fechamento do peritônio.

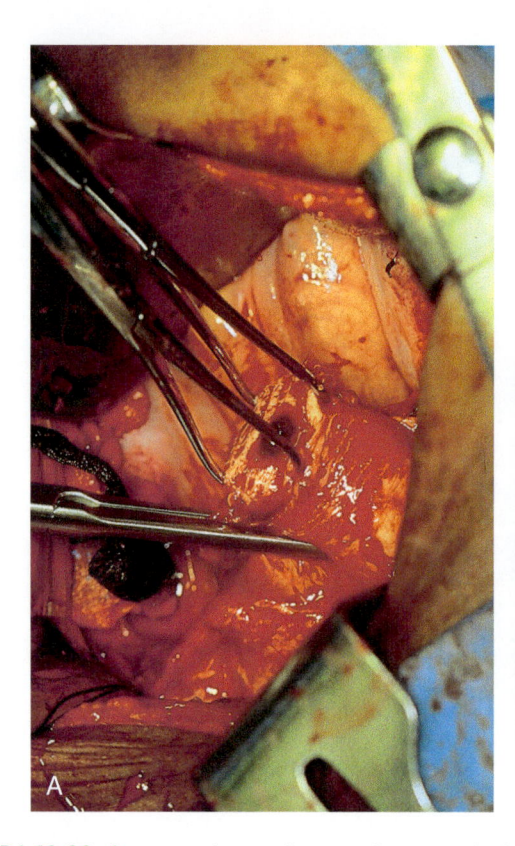

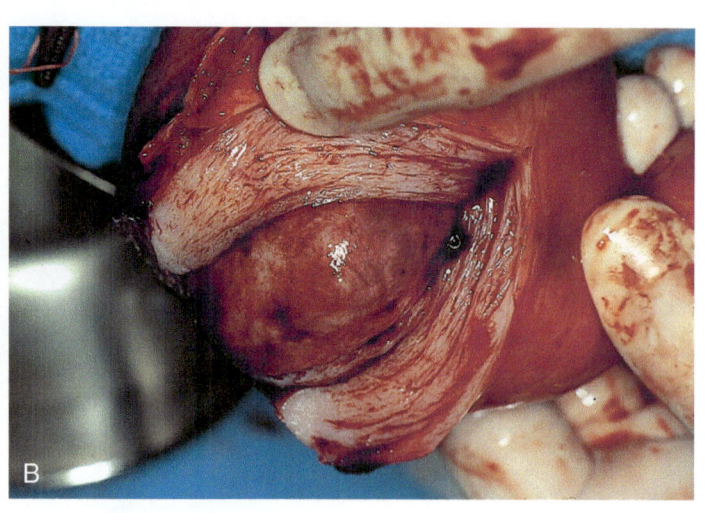

FIGURA 12-20 A. O corpo do útero foi separado e removido do campo. Duas pinças foram colocadas no coto cervical. O ligamento cardinal direito foi seccionado e ligado com sutura de transfixação. Uma pinça Zeppelin foi colocada no ligamento cardinal esquerdo próximo ao colo do útero (visualização na direção da cabeça para os pés). **B.** O corpo separado é seccionado, demonstrando um grande mioma submucoso.

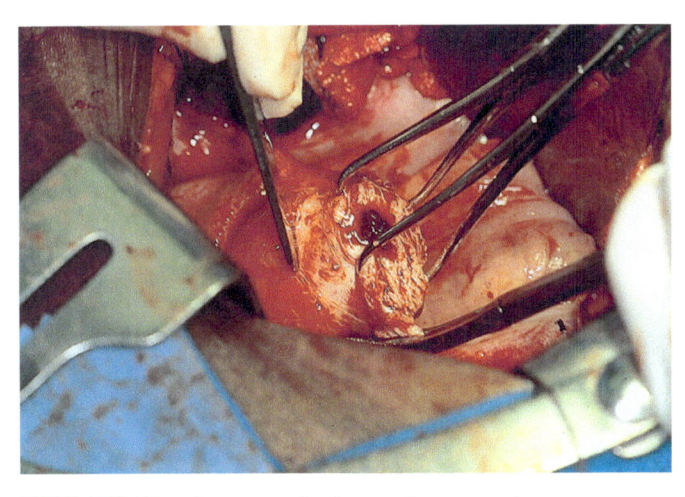

FIGURA 12-21 A fáscia cervical pubovesical é seccionada transversalmente com um bisturi e é dissecada inferiormente.

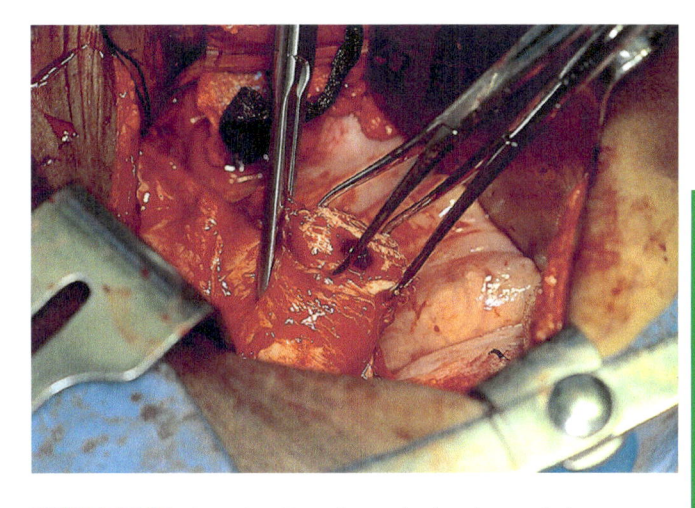

FIGURA 12-22 Uma pinça Zeppelin reta é colocada através da parte inferior do ligamento cardinal com a ponta da pinça angulada dentro da fáscia pubovesicocervical. O pinçamento dentro da camada da fáscia previne lesões na bexiga e ureteres.

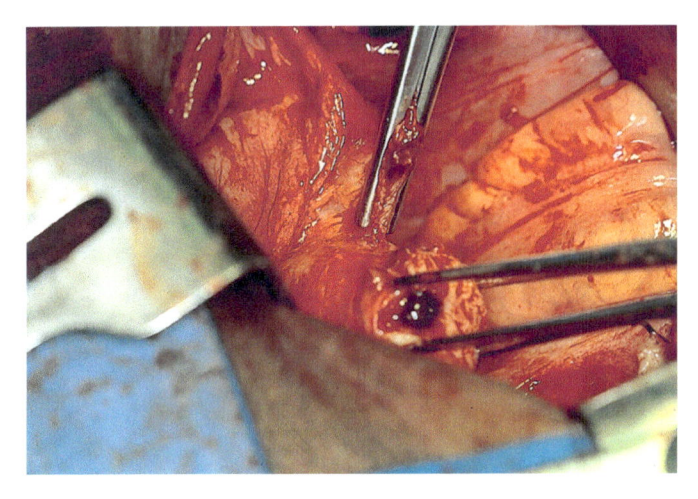

FIGURA 12-23 A parte inferior do ligamento cardinal é seccionada.

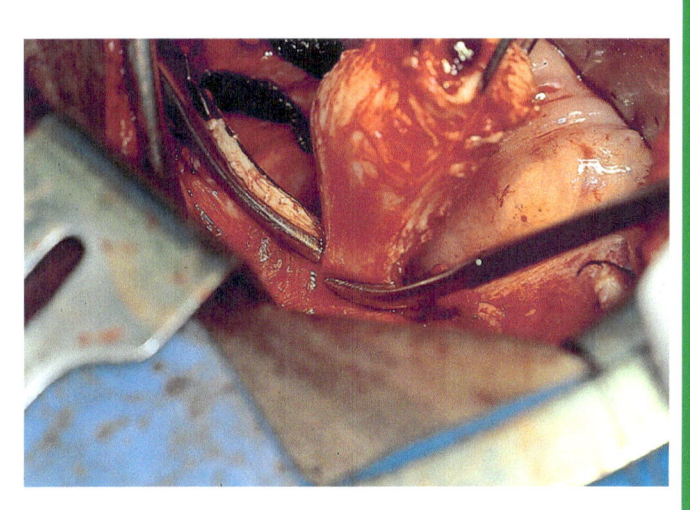

FIGURA 12-24 Pinças Zeppelin são colocadas nos ângulos da vagina quando o colo do útero é destacado da cúpula da vagina.

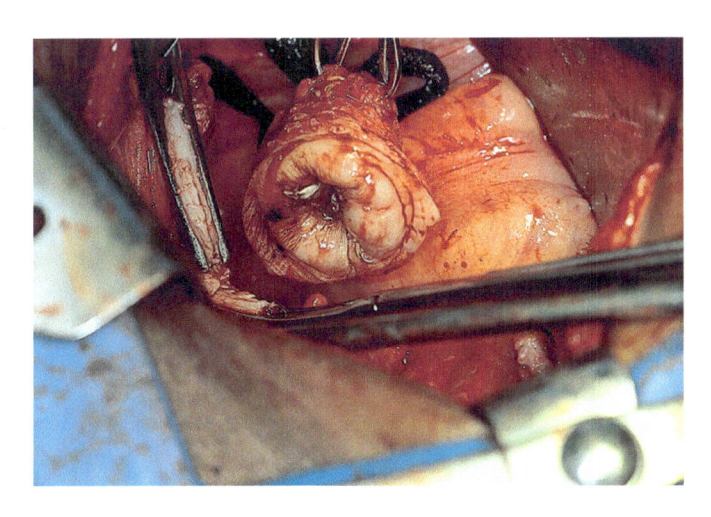

FIGURA 12-25 O colo do útero excisado é demonstrado com seu "manguito" periférico da vagina. Abaixo, pinças Zeppelin na cúpula vaginal.

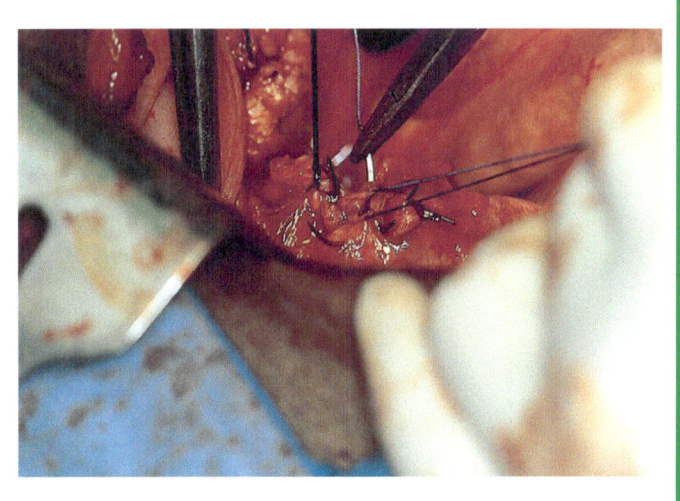

FIGURA 12-26 A cúpula da vagina pode ser fechada com suturas em formato de 8 (hemostáticas) conforme demonstrado aqui, ou, alternativamente, pode ser deixada aberta passando-se uma sutura contínua ao longo de toda a margem superior da vagina.

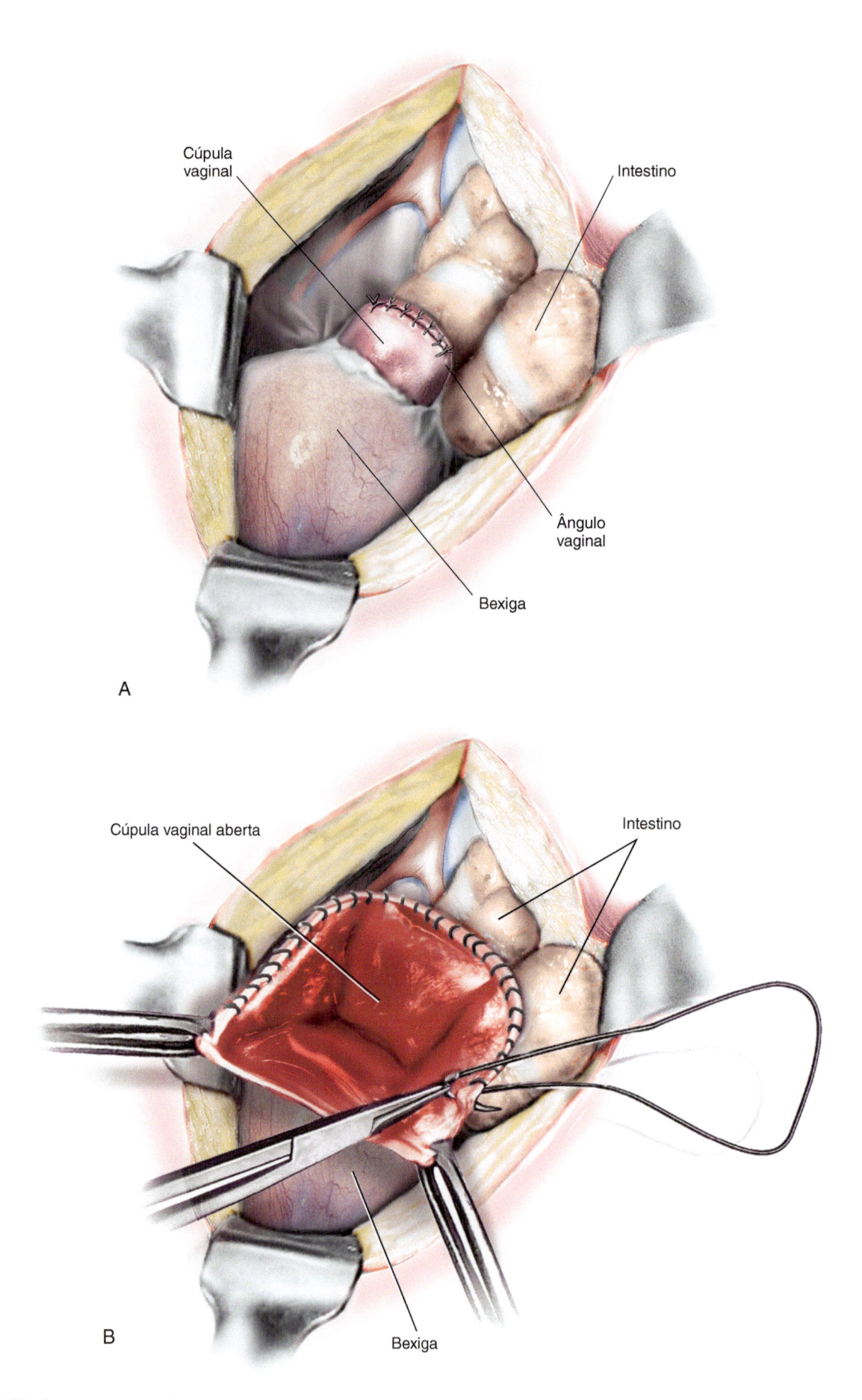

FIGURA 12-27 A. Esta é uma visualização em perspectiva frontal. O útero já foi removido. A cúpula da vagina é habilmente separada da bexiga, tendo sido fechada com sutura. **B.** O útero foi removido. As bordas da vagina foram pinçadas com pinças Allis. A margem superior (cúpula) da vagina é suturada com pontos contínuos ou contínuos ancorados. Após o fechamento, a vagina é suspendida (Fig. 12-28).

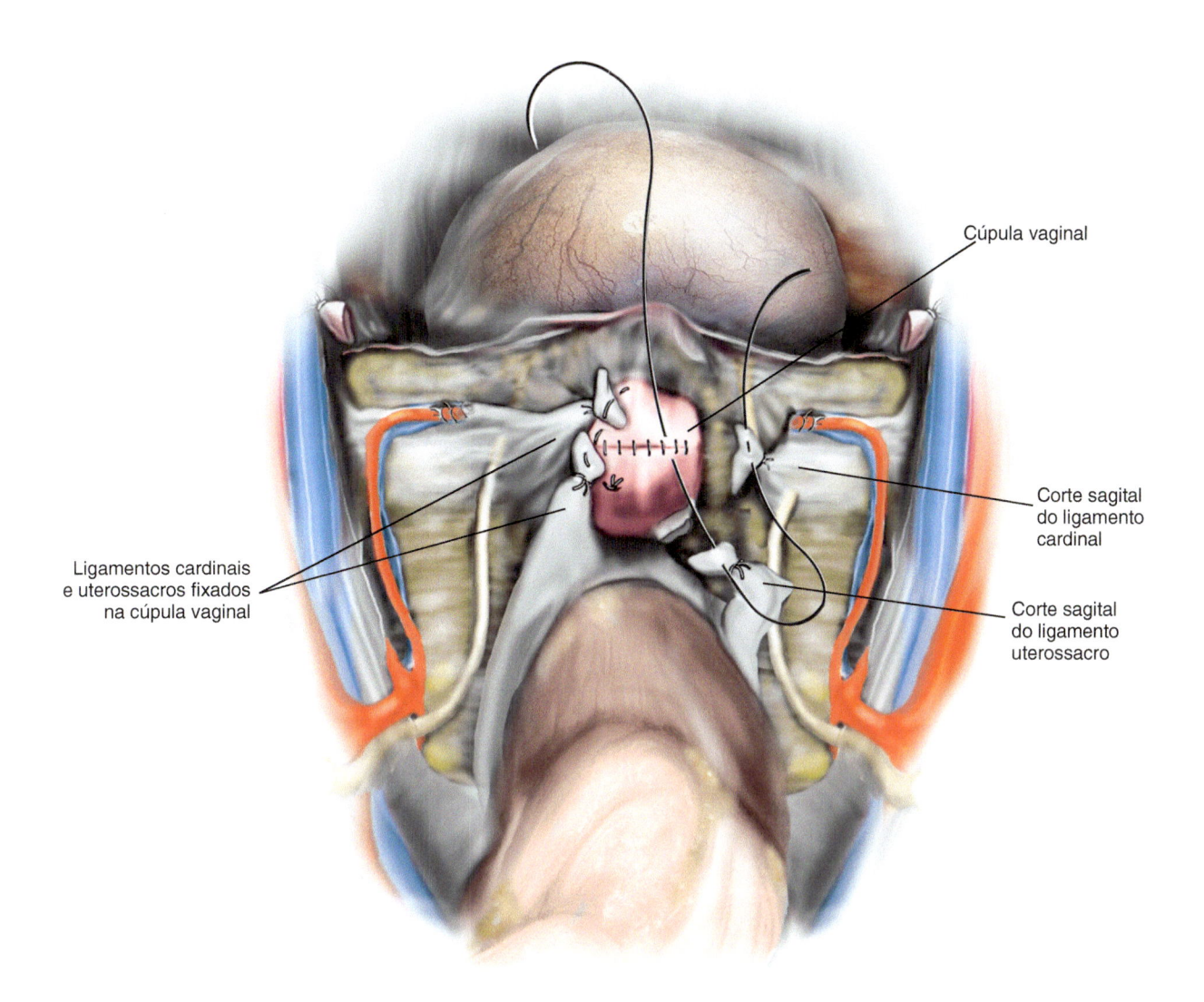

FIGURA 12-28 Os passos finais para conclusão da histerectomia são: suspender o compartimento vaginal suturando os cotos dos ligamentos cardinais e uterossacros na vagina. Nesta imagem, a suspensão foi concluída no lado esquerdo, e o lado direito foi suturado, mas ainda não fixado em seu lugar. Finalmente, os cortes sagitais do períneo são aproximados através de sutura contínua com Vicryl® 3-0.

Histerectomia Subtotal

Este procedimento não é feito com frequência, embora durante os anos 1940, 1950 e até mesmo no início dos anos 1960, sua execução tenha sido um lugar-comum. As vantagens da operação são principalmente a rapidez e o menor risco de lesão ureteral, já que os ligamentos cardinais não são retirados. Em cirurgias obstétricas de emergência (p. ex., atonia uterina não reativa, ruptura massiva), esta operação é ideal.

A histerectomia subtotal é concluída após o passo 5 da histerectomia total (descrita na subseção anterior e retratada nas Figuras 12-18 e 12-19). Quando o corpo é separado e removido do campo, a exposição operatória é sempre positivamente afetada. O ramo descendente ou cervical da artéria uterina é mantido intacto, se possível. Se este ramo for pinçado junto com o ramo ascendente maior, não se encontra nenhuma dificuldade em relação ao suprimento vascular do colo do útero, pois ramos anastomóticos da artéria vaginal oferecem ampla circulação colateral. Em geral, os ligamentos uterossacros e cardinais ficam intactos; portanto, não é necessária suspensão. A cúpula do colo exposto deve ser fechada; isso pode ser feito suturando-se as superfícies posteriores às superfícies anteriores com o uso de suturas simples interrompidas ou com suturas em formato de 8 com Vicryl® 0 (Fig. 12-29). Mediante a conclusão do fechamento do colo do útero, a incisão é irrigada para verificar a existência de pontos de sangramento. Em seguida, o peritônio da reflexão inicial da bexiga (ver Fig. 12-4) é suturado ao folheto do peritônio previamente incisado com sutura de Vicryl® 3-0 contínua (Fig. 12-30). Eu recomendo, antes de suturar o topo do coto cervical, que o cirurgião corte um fino disco de colo exposto no ponto da separação do corpo do útero para garantir que nenhum endométrio funcional permaneça. A amostra removida deve ser enviada ao laboratório de análises clínicas para corte de congelação. Esse procedimento eliminará o risco de 7% de sangramento cíclico subsequente.

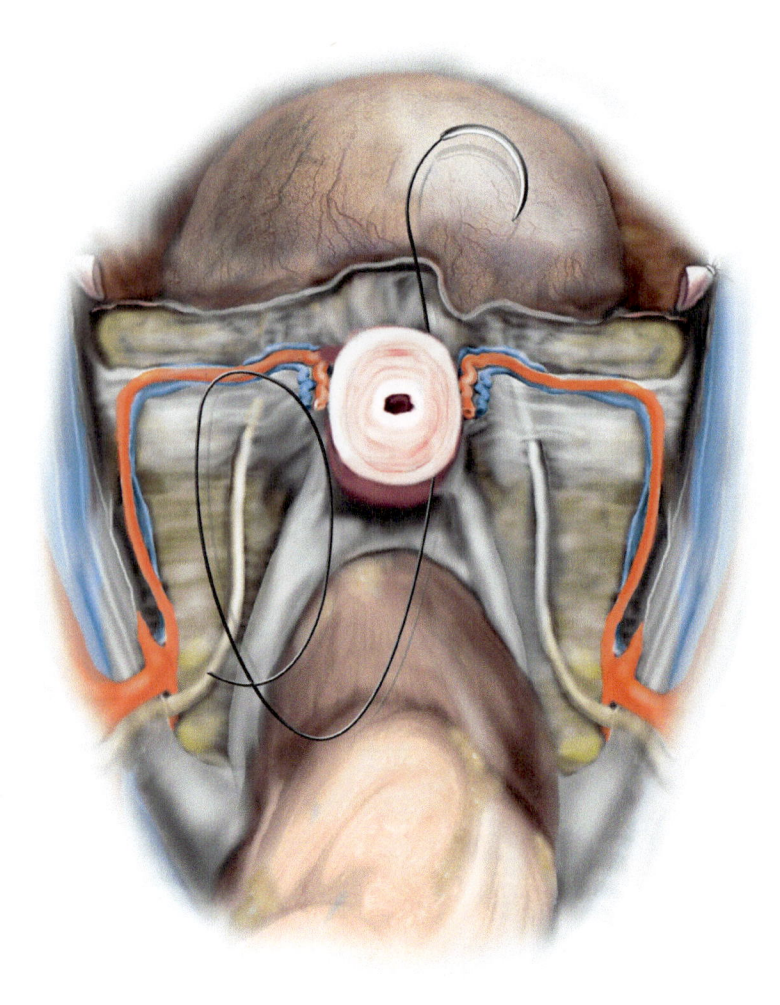

FIGURA 12-29 Nesta imagem, uma histerectomia subtotal é ilustrada. O corpo do útero foi amputado (Figs. 12-18 a 12-20). O colo do útero com seus ligamentos anexos foi deixado em seu lugar. A parte intra-abdominal do colo do útero é fechada por uma fileira de suturas simples interrompidas ou em formato de 8.

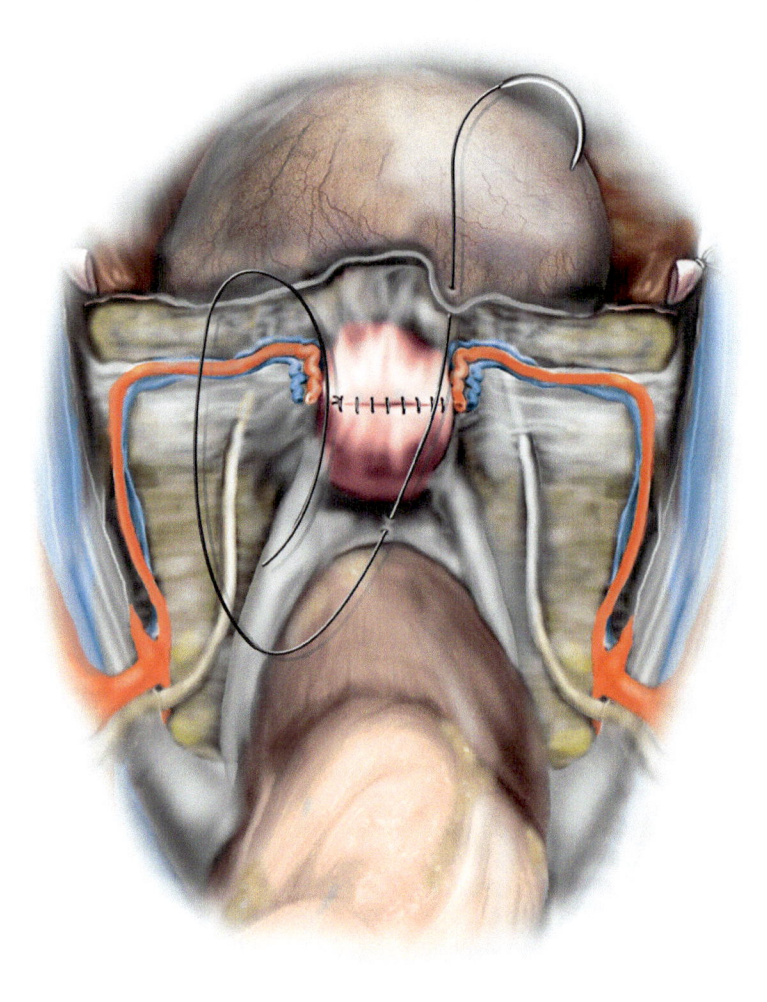

FIGURA 12-30 A cúpula do colo do útero foi fechada. O peritônio (visceral) é fechado sobre o local da cirurgia.

Histerectomia Abdominal Simples

Outra variação da histerectomia abdominal é a preservação dos anexos no momento da extirpação do útero. Neste caso, o ligamento útero-ovariano e o oviduto são triplamente pinçados próximos ao fundo do útero. Realiza-se uma incisão com tesoura ou bisturi entre a pinça mais próxima do útero e a segunda pinça.

São feitas suturas de transfixação com Vicryl® 0 atrás da terceira pinça (mais distante do útero) e a segunda pinça. Uma ligadura simples ou ligadura com sutura podem ser feitas sob a primeira pinça para prevenir refluxo sanguíneo como uma alternativa à manutenção da pinça até que o suprimento vascular uterino seja assegurado (Fig. 12-31). As três técnicas de sutura descritas aqui e nos parágrafos anteriores são ilustradas na Figura 12-32.

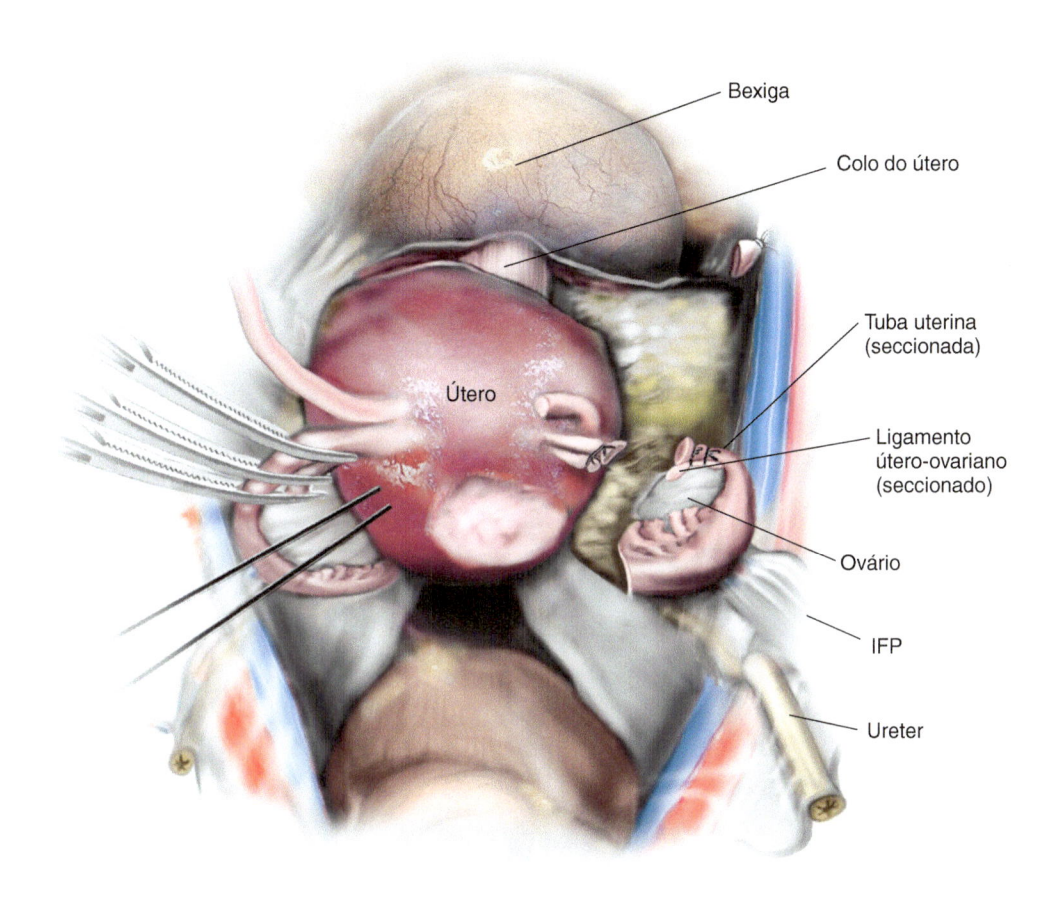

FIGURA 12-31 Técnica de histerectomia simples sem excisão das tubas e ovários. Do lado direito, o ligamento redondo foi seccionado e suturado. A tuba e o ligamento útero-ovariano foram seccionados e ligados por sutura dupla. Do lado esquerdo, três pinças foram colocadas através da tuba e do ligamento útero-ovariano. Observe que foi colocado um ponto de tração no fundo do útero.

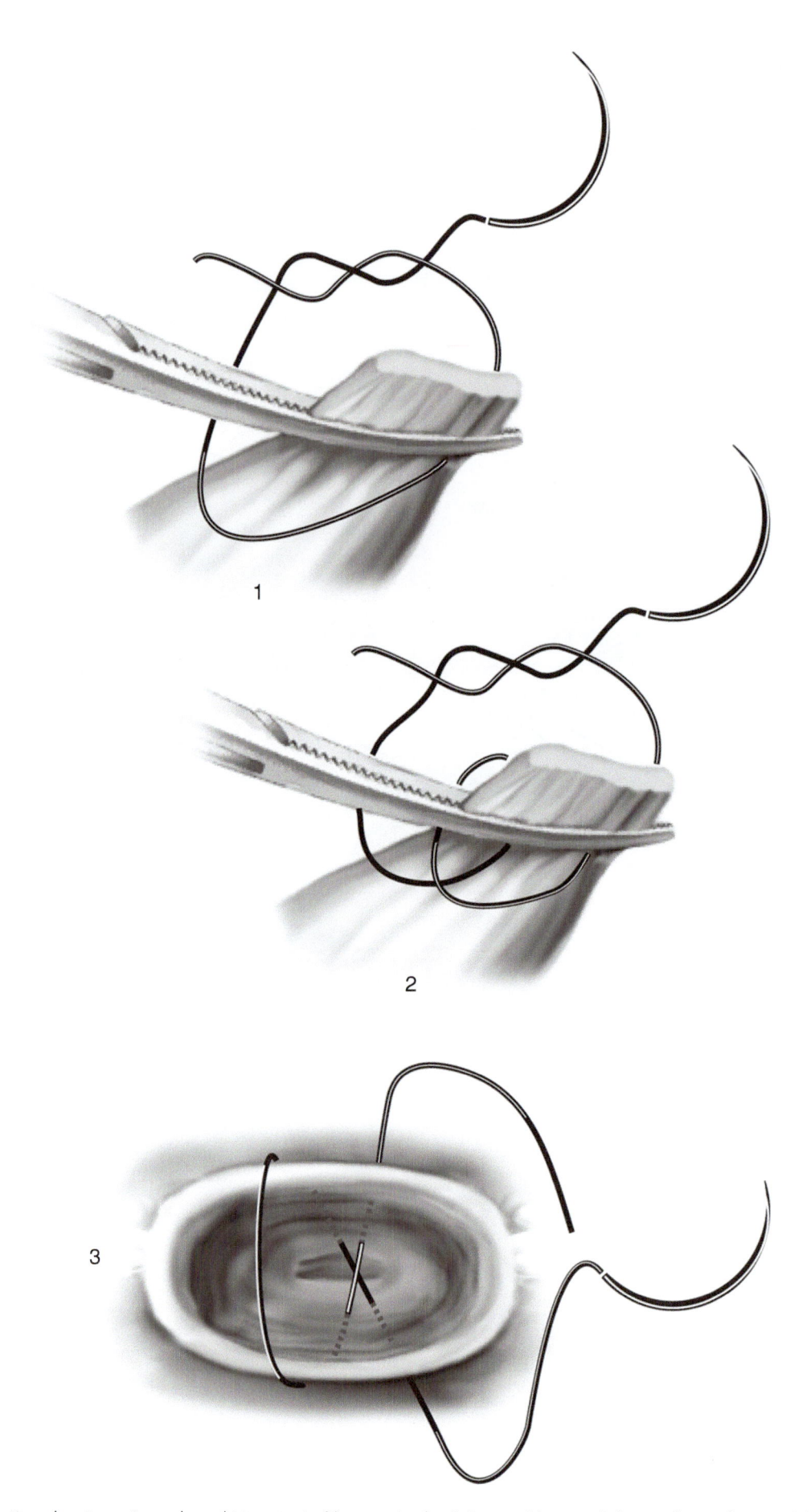

FIGURA 12-32 Três tipos de suturas são usadas na histerectomia: (1) sutura simples de ligação, (2) sutura de ligação de transfixação e (3) sutura de ligação em formato de 8.

Histerectomia Laparoscópica

A histerectomia laparoscópica reduzida a seu menor denominador comum representa simplesmente outra via para a realização de uma histerectomia abdominal. Embora carregue consigo a designação já arraigada de minimamente invasiva, ela é claramente invasiva, e se enquadra na categoria de cirurgia de grande porte. No entanto, a via e a técnica laparoscópica certamente apresentam vantagens e desvantagens. As vantagens são as seguintes:

1. Não se colocam mãos na cavidade abdominal, apenas instrumentos.
2. A visão do cirurgião pode variar dependendo da proximidade da distância da objetiva do endoscópio em relação ao campo cirúrgico (ou seja, se o alcance for colocado mais perto do campo ou estrutura, a visualização será ampliada); alternativamente, se o alcance for colocado mais distante do campo, obtém-se uma visão mais panorâmica.
3. O tempo de hospitalização do paciente é reduzido, a dor sentida pela paciente é menor, e sua recuperação geral é mais rápida.
4. O curso ou caminho pós-operatório natural será o de expectativa de melhora diária.

Dentre as desvantagens estão as seguintes:

1. Limitação de ângulos para manipulação de tecidos, principalmente quando se encontram aderências
2. Dificuldade para o usuário suturar tecidos e limitações de tamanhos de agulhas, resultando assim em uma dependência de "muletas" de hemostasia (ou seja, ter de confiar em dispositivos elétricos para coagular tecidos)
3. Ausência de sensação tátil e de percepção de profundidade
4. Risco de lesão peculiar à técnica laparoscópica acima e além da operação real; principalmente necessidade de se colocar um trocarte dentro da cavidade abdominal.

Contudo, quando todos os aspectos da via de acesso e as vantagens e desvantagens são colocadas de lado, a operação de histerectomia por laparotomia *versus* laparoscopia é, na verdade, ou pelo menos deve ser, mais ou menos idêntica em termos de técnica. Logo no início dessa operação, neste caso por via laparoscópica, o campo cirúrgico geral e as estruturas devem ser minuciosamente examinados, preferencialmente através de uma visualização panorâmica (Figs. 12-33 a 12-37). A histerectomia começa de verdade com a coagulação e a secção dos ligamentos redondos, desta forma criando a entrada para o ligamento largo (Figs. 12-38 a 12-40). O peritônio refletido para fora da bexiga urinária sobre a superfície anterior do útero é dissecado do útero. A bexiga é igualmente separada do útero por dissecção cortante (Fig. 12-41). Então, a bainha posterior do ligamento largo é aberta, requerendo a decisão sobre manter ou remover os ovários. Se os ovários forem mantidos na paciente, então os ligamentos útero-ovarianos e os ovidutos são coagulados e cortados (Fig. 12-42). Se os ovários forem removidos (ou seja, salpingo-ooforectomia bilateral), então, o ligamento infundibulopélvico deve ser dissecado de seu respectivo ureter, isolado, coagulado e seccionado (Fig. 12-43). Em seguida, os tecidos do ligamento largo devem ser cortados para serem liberados dos vasos uterinos (esqueletização de tecidos), afastando assim os ureteres dos vasos uterinos (Fig. 12-44A). Os vasos sanguíneos uterinos são coagulados conforme sobem pelos lados direito e esquerdo do útero, sendo, por fim, seccionados (Fig. 12-44B e C).

Os chamados ligamentos de sustentação do útero são coagulados e seccionados (Fig. 12-44D e E). A bexiga em sua junção pode necessitar de dissecção adicional para ser liberada da parede anterior da vagina. Finalmente, a vagina é aberta, e quaisquer vasos do manguito vaginal que estejam sangrando são coagulados. Se o cirurgião tiver domínio da técnica de sutura laparoscópica, o manguito vaginal é fechado com sutura através da abordagem laparoscópica. Fazendo um parêntese, o espécime uterino já havia sido removido do campo através da rota vaginal ou por fragmentação (Figuras 12-45 e 12-46).

Durante a descrição desta operação, foram feitas referências à coagulação e corte. Essas técnicas requerem o uso de dispositivos elétricos (Capítulo 6). Os dispositivos utilizados na operação aqui demonstrada foram instrumentos eletrocirúrgicos bipolares. Ferramentas alternativas podem ser instrumentos eletrocirúrgicos monopolares, bisturi harmônico ou dispositivos a *laser*.

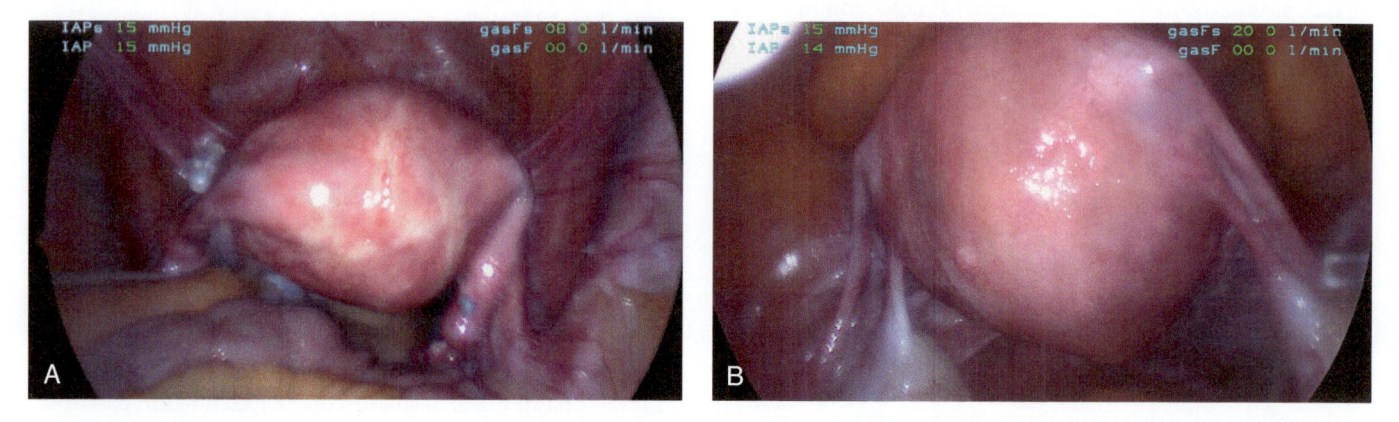

FIGURA 12-33 A. Visualização laparoscópica do útero *in situ*. **B.** Visualização ampliada do útero e estruturas em cima dos ligamentos largos.

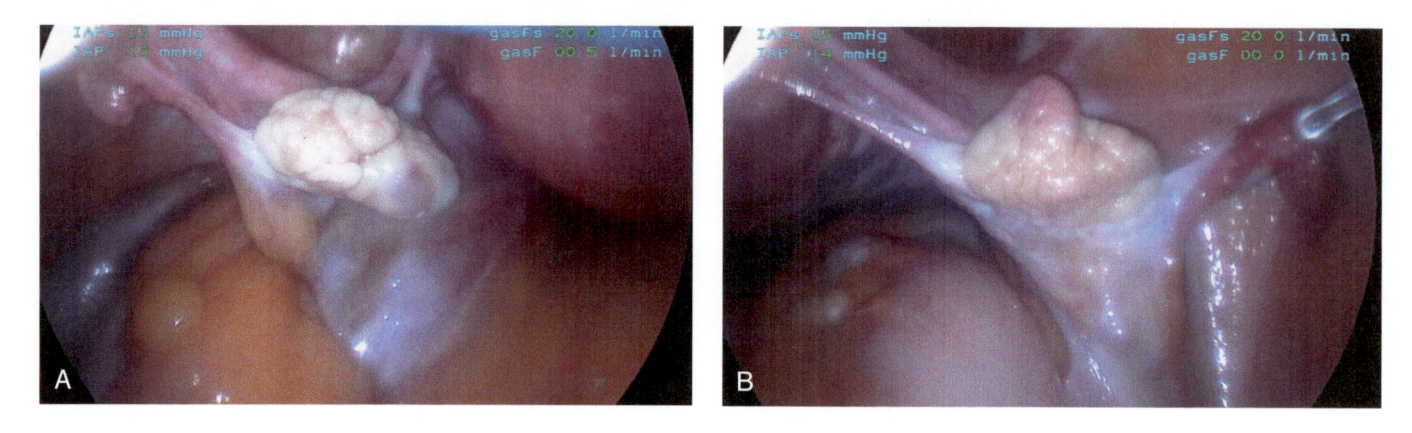

FIGURA 12-34 A. Visualização ampliada do anexo esquerdo. **B.** O ligamento infundibulopélvico é visualizado à esquerda.

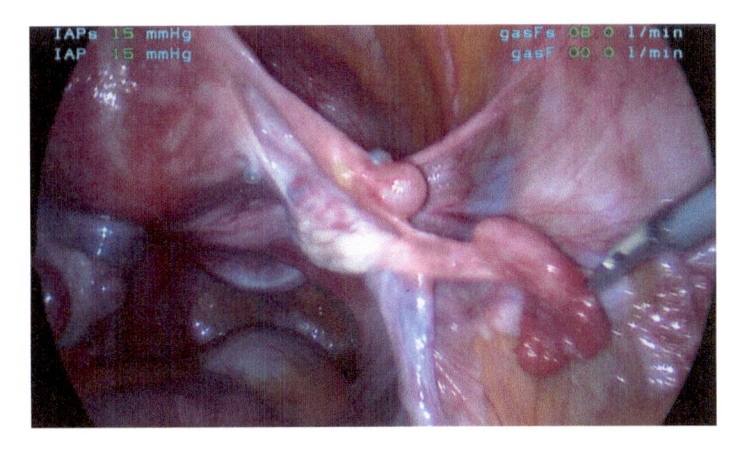

FIGURA 12-35 Visualização do anexo direito e do ligamento redondo direito.

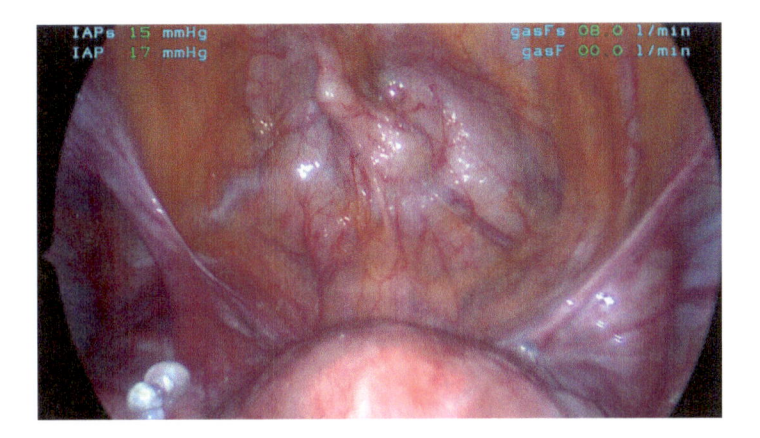

FIGURA 12-36 Visualização panorâmica da bexiga urinária e dos ligamentos redondos e largos direitos e esquerdos.

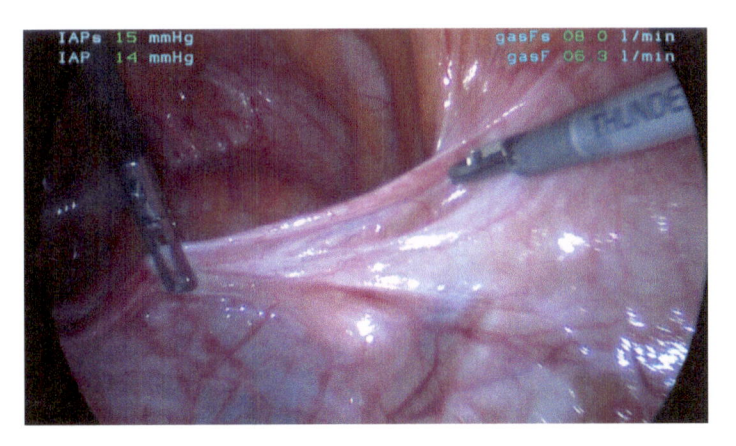

FIGURA 12-37 Ligamento redondo esquerdo esticado em preparação para coagulação e secção.

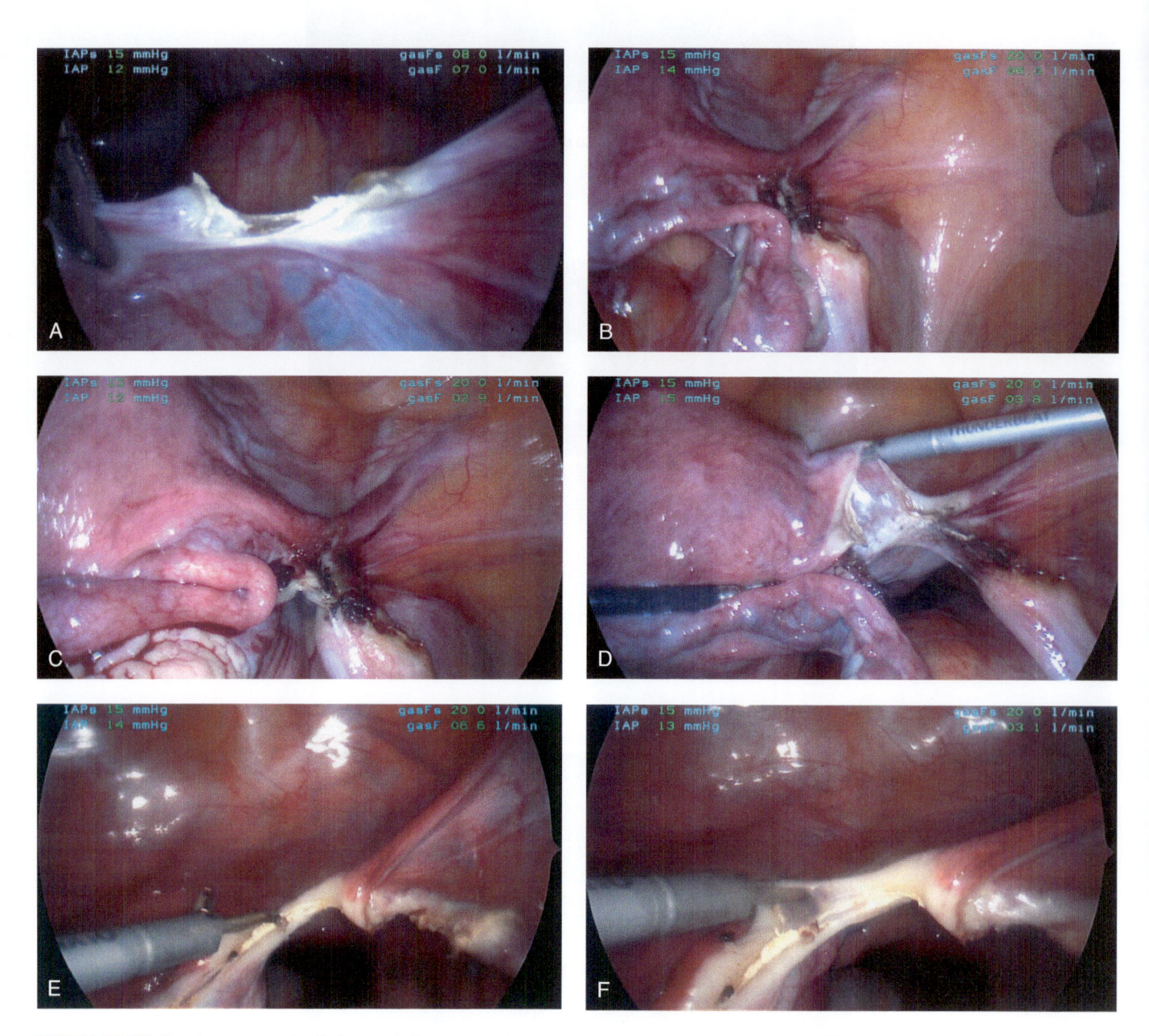

FIGURA 12-38 A. O ligamento redondo foi coagulado e seccionado. A incisão se estende até o ligamento largo. **B.** O ligamento largo à direita é inserido. **C.** O ligamento redondo direito é coagulado. **D.** A reflexão da bexiga é dissecada pelo lado direito. **E.** O ligamento redondo esquerdo, a tuba e o ligamento útero-ovariano foram coagulados e seccionados. **F.** Visualização ampliada de **E**.

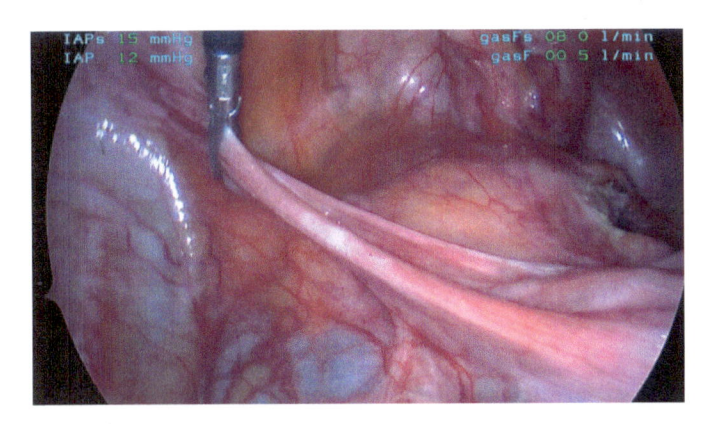

FIGURA 12-39 Ligamento redondo e ligamento largo direitos esticados.

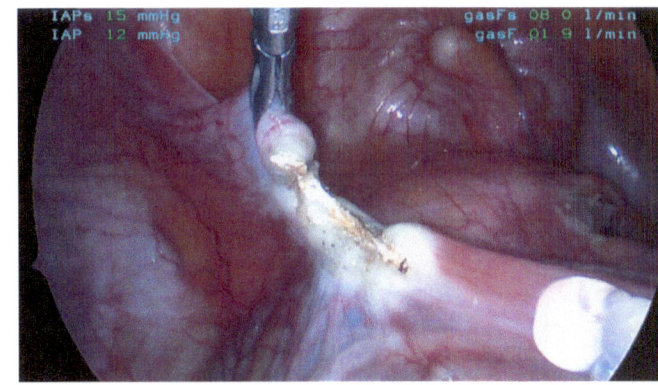

FIGURA 12-40 Ligamento redondo coagulado e seccionado.

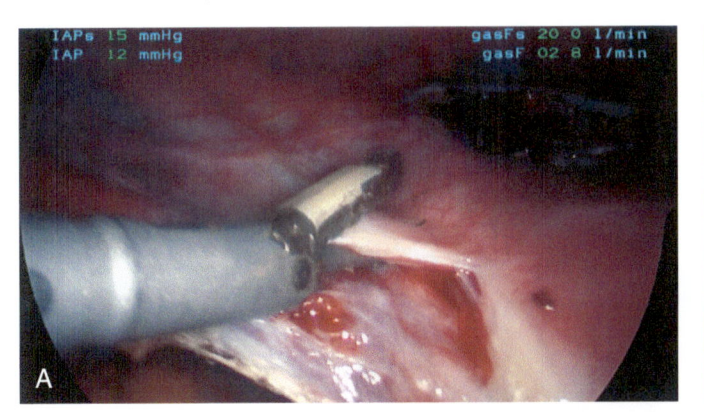

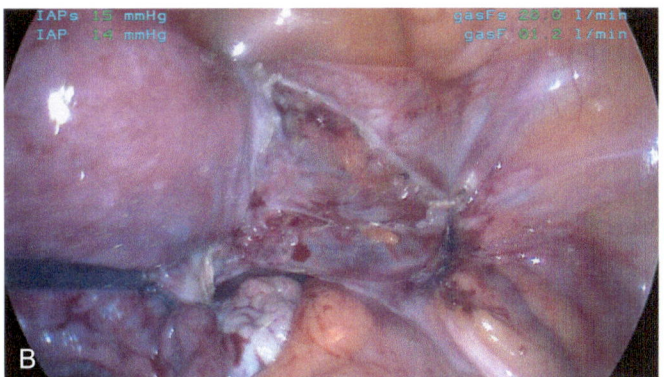

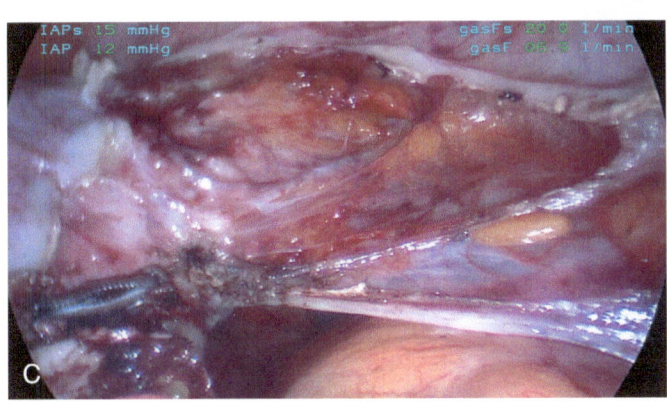

FIGURA 12-41 A. A reflexão da bexiga foi coagulada e parcialmente incisada. **B.** A reflexão da bexiga e o folheto anterior do ligamento largo foram completamente dissecados, com a bexiga tendo sido separada do útero. **C.** Visualização ampliada de **B**, completamente dissecada.

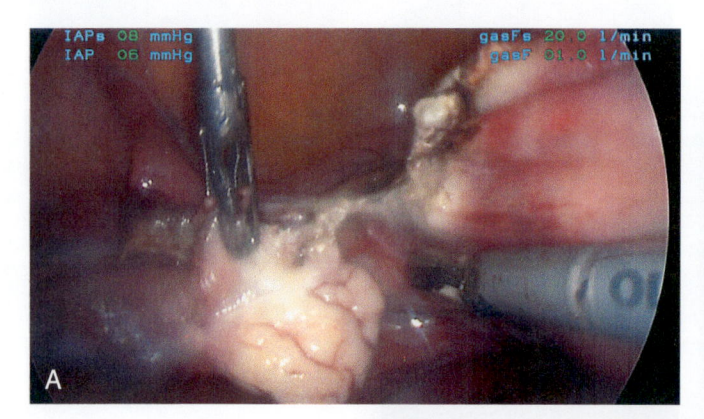

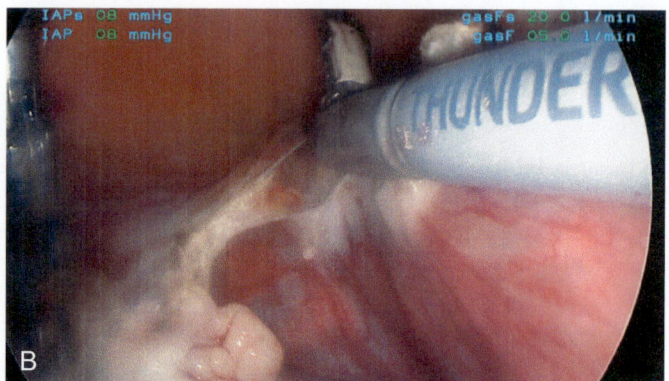

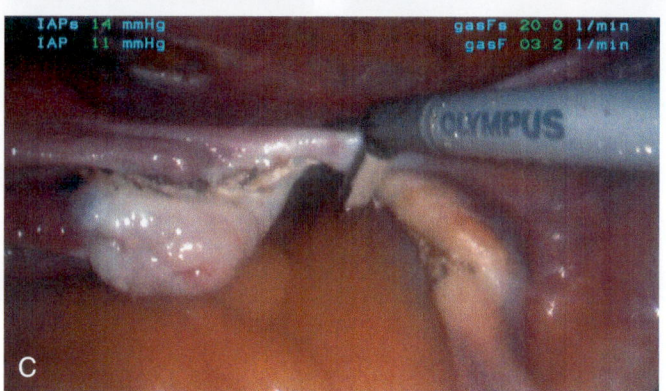

FIGURA 12-42 A. O ligamento útero-ovariano foi seccionado. Observe o ligamento infundibulopélvico de coloração azulada à esquerda. **B.** Visualização de alta potência da incisão através do ligamento útero-ovariano. Observe a disseminação térmica da coagulação em três direções. O volume de coagulação é substancial. **C.** Outra visualização do ligamento útero-ovariano sendo separado após coagulação extensiva.

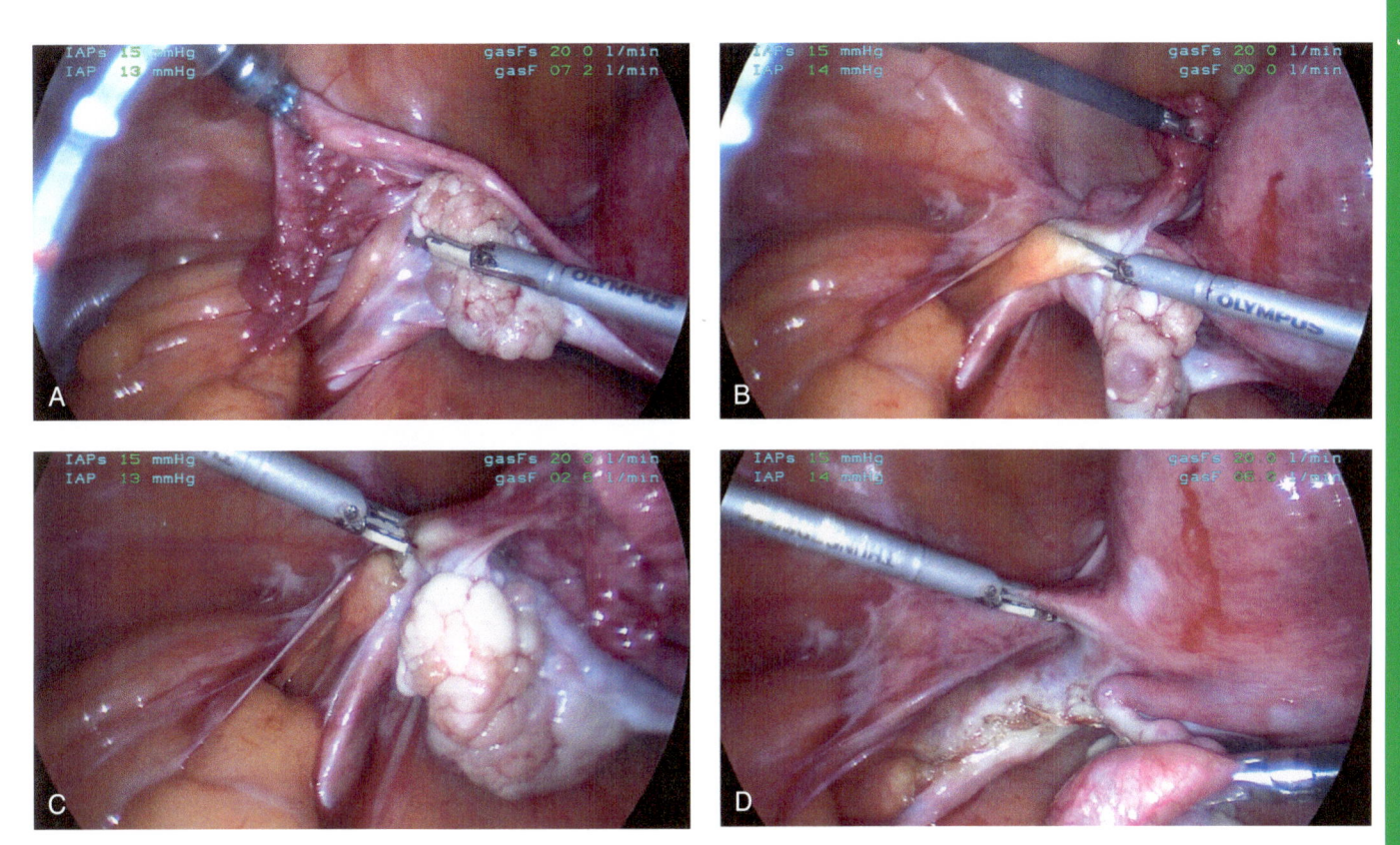

FIGURA 12-43 A. Neste caso, o ligamento infundibulopélvico será seccionado. O ovário é tensionado com o intuito de expor claramente o ligamento infundibulopélvico. **B.** O ligamento infundibulopélvico é capturado. **C.** O ligamento é coagulado e seccionado. **D.** O ligamento infundibulopélvico foi seccionado.

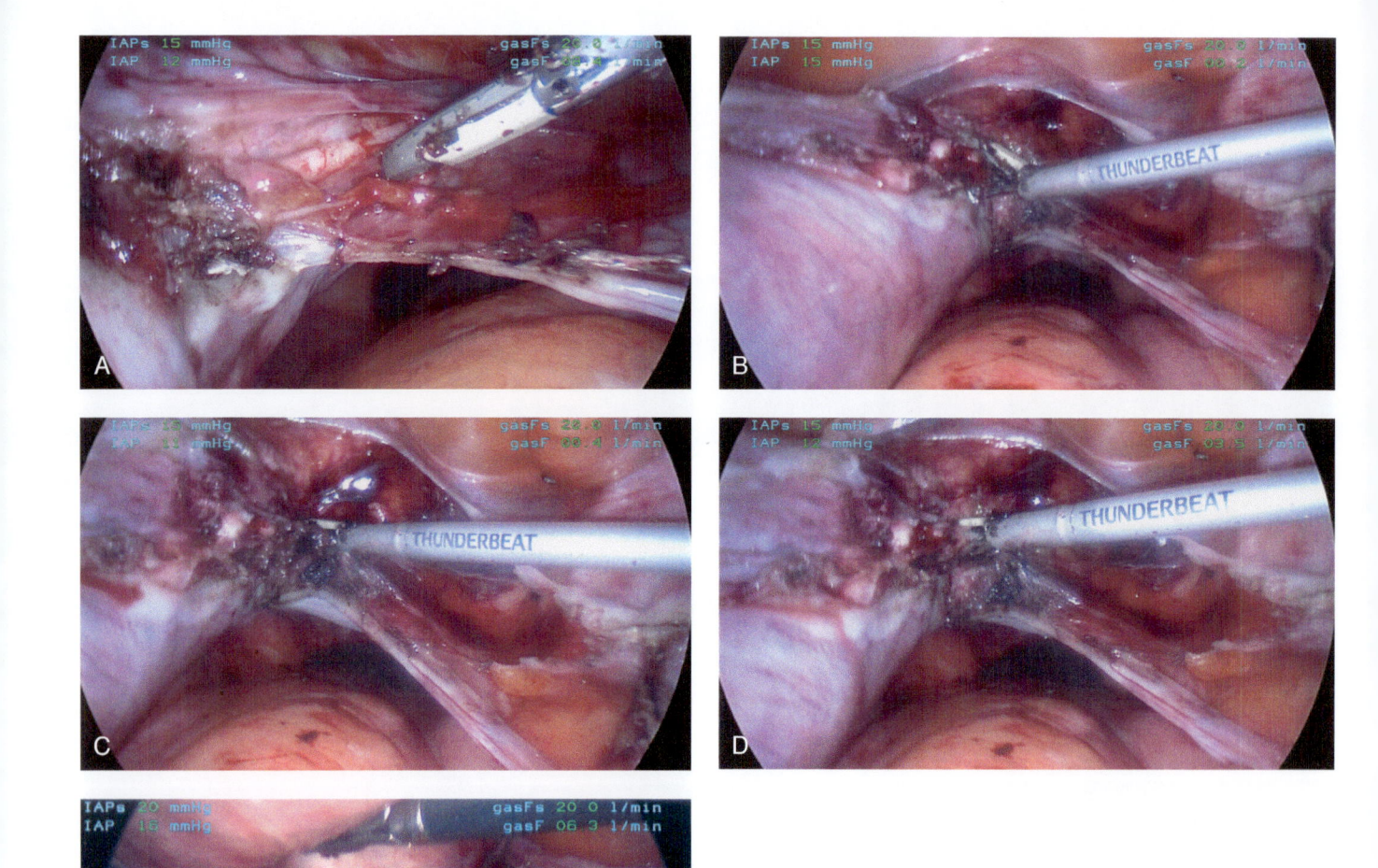

FIGURA 12-44 A. Os vasos uterinos são esqueletizados, coagulados e seccionados. **B.** Imagem aproximada do ligamento cardinal sendo seccionado. **C.** Os suportes de tecido conjuntivo final do colo do útero são cortados. **D.** Imagem aproximada de **C**. **E.** Os ligamentos uterossacros são coagulados e seccionados.

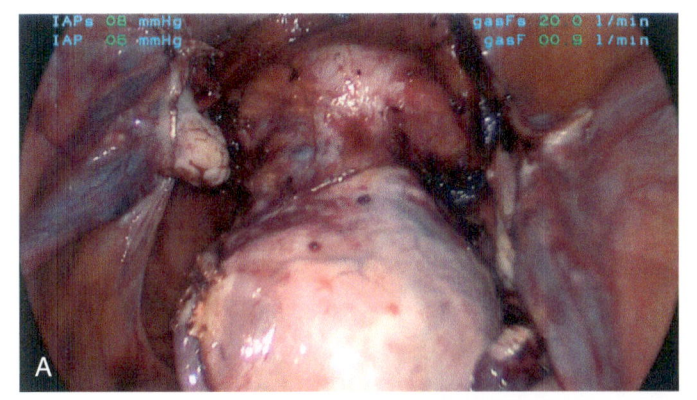

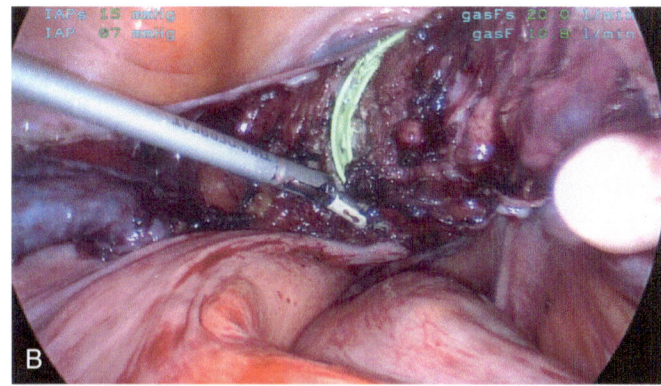

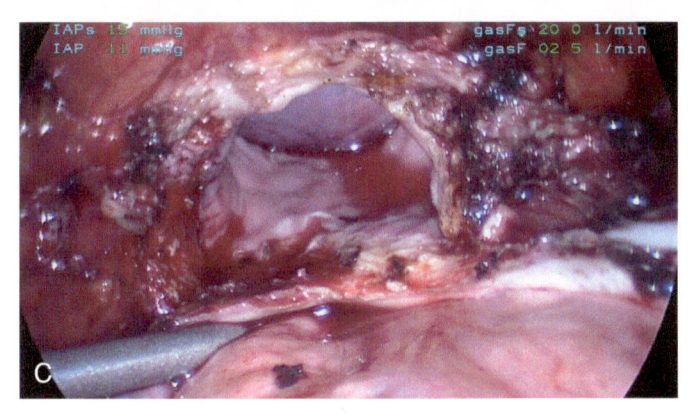

FIGURA 12-45 A. O útero foi completamente liberado, e o dispositivo de manipulação na vagina cria a saliência observada aqui. **B.** O ângulo vaginal foi coagulado e a vagina foi parcialmente aberta. **C.** O manguito da vagina é exposto conforme a incisão vaginal é aumentada.

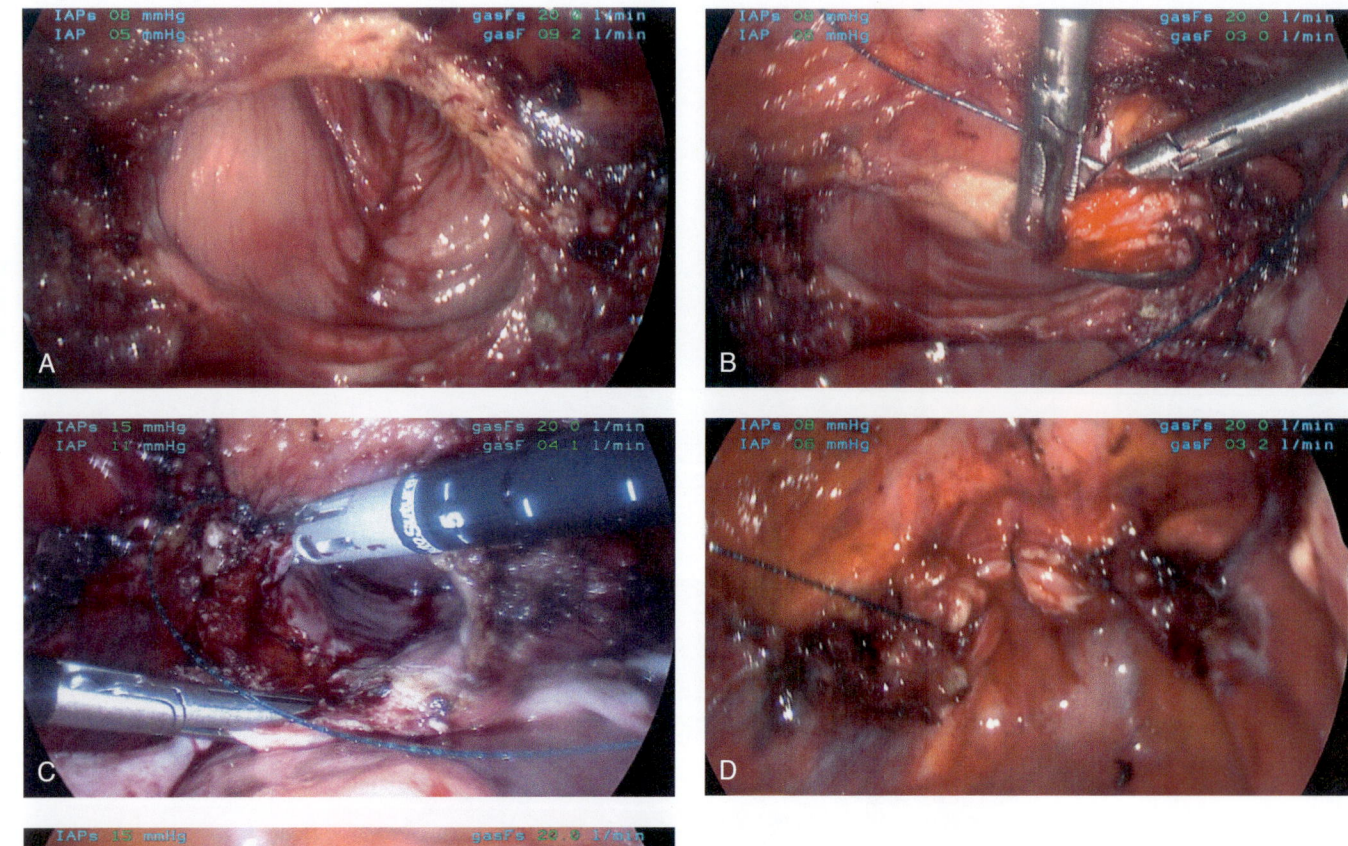

FIGURA 12-46 A. Nesta imagem, a extensão da vagina é visualizada; observe a face anterior do corte da parede vaginal. **B.** A cúpula vaginal será fechada com sutura. **C.** A agulha é visualizada como se tivesse passado pela parede vaginal anterior e posterior. **D.** A cúpula vaginal foi totalmente fechada. **E.** Conclusão do fechamento vaginal pelo uso de suturas.

CAPÍTULO 13

Histerectomia Radical

Helmut F. Schellhas ■ *Michael S. Baggish*

Anatomia Suplementar para Histerectomia Radical e Linfadenectomia Pélvica

Uma compreensão da anatomia do espaço retroperitoneal é necessária para iniciar a linfadenectomia e para expor os grandes vasos (Fig. 13-1A a C). Embora o curso do ureter tenha sido discutido anteriormente nesta seção, é preciso que haja visualizações adicionais da dissecção anatômica para ajudar o leitor a entender as etapas cirúrgicas necessárias para realizar a histerectomia radical (Fig. 13-2). Na verdade, a histerectomia e a linfadenectomia radicais são exercícios de dissecção anatômica. Por isso, é obrigatório ter conhecimento preciso do retroperitônio, particularmente, as relações do ureter com os grandes vasos e a relação entre os vasos (Fig. 13-3A a L).

As estruturas mais vulneráveis à lesão e mais difíceis de reparar são as veias acompanhando as grandes artérias pélvicas (Fig. 13-4). A localização precisa dessas veias e o afastamento cauteloso delas são cruciais para realizar a cirurgia de modo seguro (Fig. 13-5A e B). Todas essas relações anatômicas chegam juntas durante a dissecção da fossa obturadora (Fig. 13-6).

Histerectomia Radical e Linfadenectomia Pélvica

A histerectomia radical e a linfadenectomia pélvica se diferem da histerectomia abdominal simples em dois aspectos principais.

Primeiro, os parámétrios são amplamente excisados, assim como é a vagina. Isso requer que o ureter seja liberado por todo o seu curso dentro da pelve até o ponto onde o ureter entra na bexiga. Além disso, a bexiga e o reto devem ser separados da vagina até uma distância de 2 a 5 cm abaixo do nível da junção cervicovaginal. Segundo, os tecidos contendo gordura e linfonodos são dissecados e excisados dos vasos ilíacos externos, da fossa obturadora, dos vasos ilíacos internos e dos vasos ilíacos comuns no nível da aorta. Às vezes, a dissecção nodal deve ser ampliada para cima, ao redor da aorta, para o nível das artérias renais.

A operação é essencialmente um exercício anatômico.

Assim como na histerectomia abdominal simples (descrita no Cap. 11), os ligamentos redondos são pinçados e seccionados, e é desenvolvido um retalho da bexiga de cada lado. O topo do ligamento largo é incisado na direção cranial. O ligamento infundibulopélvico é pinçado, seccionado e duplamente ligado por sutura. Se os ovários forem ser preservados, o ligamento útero-ovariano é pinçado, seccionado e duplamente ligado por sutura (Fig. 13-7).

Neste ponto, o peritônio na face lateral do ligamento largo é dissecado lateralmente para expor o músculo psoas maior. A artéria ilíaca externa é então identificada e a gordura é retirada, assim como a da veia ilíaca externa (Figs. 13-8 e 13-9). Durante o curso da dissecção, o ureter é identificado e liberado no ponto onde ele cruza a artéria ilíaca comum para entrar na pelve (Fig. 13-10). O ureter está localizado posterior ao (abaixo) do complexo vascular ovariano. Conforme a dissecção dos linfonodos ilíacos externos segue em direção à bifurcação ilíaca, a artéria ilíaca interna é identificada e a gordura é retirada (Fig. 13-11). É necessário ter cuidado para proteger as delicadas veias ilíacas externa e interna

Um retrator da veia é posicionado sob a veia ilíaca externa e a veia é gentilmente elevada (Fig. 13-12). Isso expõe a fossa obturadora, que é preenchida com tecido adiposo e linfonodos (Fig. 13-13). A gordura é retirada da fossa, e o nervo e a artéria obturadores são liberados dos tecidos adiposo e linfático (Fig. 13-14). A dissecção é direcionada lateralmente até que seja alcançada a fáscia do músculo obturador interno (Fig. 13-15). É preciso ter muita cautela para não lesionar ou danificar as tributárias das veias ilíacas internas, pois elas sangram profusamente e são muito difíceis de ligar. Quando acaba a dissecção do obturador, o cirurgião volta sua atenção para a dissecção dos linfonodos ilíacos comuns (Fig. 13-16). Novamente, é necessário muito cuidado para não lesionar a veia ilíaca comum esquerda.

Em seguida, o ureter é dissecado inferiormente, sendo o tecido fibroadiposo removido e rebatido medialmente para ser removido com o útero. As artérias e veias uterinas são pinçadas bem lateralmente, de modo distal às suas origens a partir da divisão anterior da artéria hipogástrica. Se a artéria hipogástrica for ligada, isso deve ser feito distal à origem (s) das artérias glúteas superior e inferior (Fig. 13-17A a D).

Neste momento, o ureter está entrando em seu túnel através do ligamento cardinal cranial, onde ele entra na parede da bexiga (Fig. 13-18A e B). O túnel tem a cobertura retirada com pinças de ângulo reto e tesouras Metzenbaum (Fig. 13-19A a C). Os pedículos são pinçados com ligaduras de Vicryl® 3-0 (Fig. 13-20 A). O ureter agora está livre dos parámétrios (Fig. 13-20B). Em seguida, os pilares da bexiga são identificados, cortados e pinçados (Fig. 13-21). O espaço vesicouterino é dissecado para baixo, abaixo do cérvice uterino.

O peritônio entre os ligamentos uterossacros é seccionado e o espaço retouterino é desenvolvido e dissecado para baixo, abaixo do colo. Os ligamentos uterossacros são cortados e ligados por sutura (Fig. 13-22).

O ligamento cardinal inferior, a gordura parametrial (paravaginal) profunda e a fáscia são pinçados e cortados medialmente ao ureter (Fig. 13-23). A vagina é pinçada aproximadamente 4 cm abaixo do colo e a peça é removida (Figs. 13-24 a 13-26). Os peritônios anterior e posterior são fechados com Vicryl® 3-0. O retroperitônio é drenado (Fig. 13-27). Um cateter suprapúbico é implantado e o abdome é fechado através da técnica de Smead-Jones ou uma substituta adequada (Figs. 13-28 a 13-31).

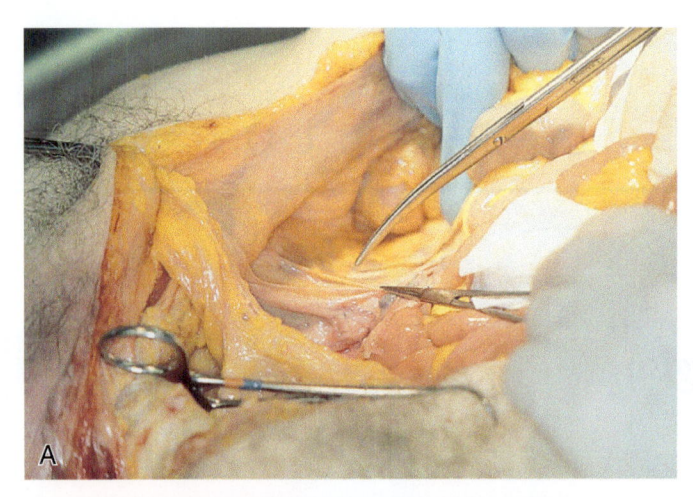

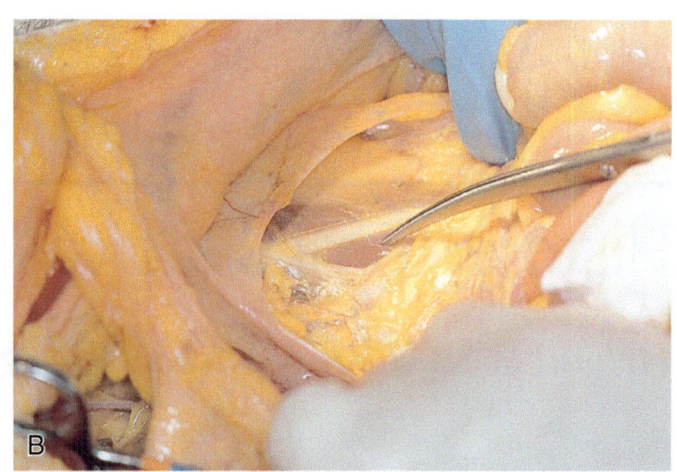

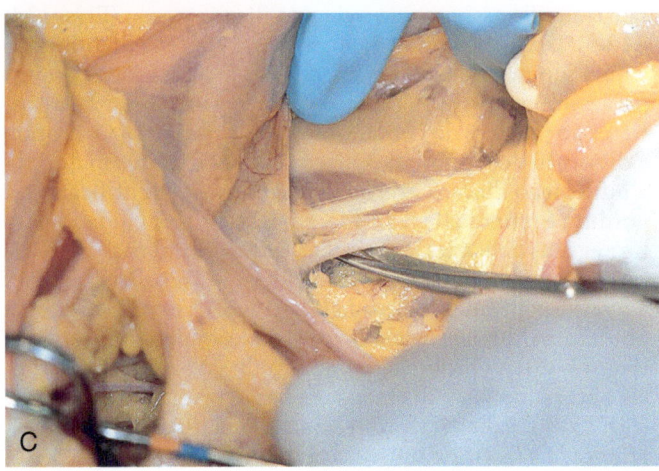

FIGURA 13-1 A. O retroperitônio é penetrado pinçando-se o ligamento redondo e cortando o peritônio no topo do ligamento largo em direção linear cranial. **B.** A tesoura aponta para o corpo do músculo psoas maior, que está lateral à artéria ilíaca externa. **C.** A artéria ilíaca externa está agora exposta e se localiza acima das pontas da tesoura.

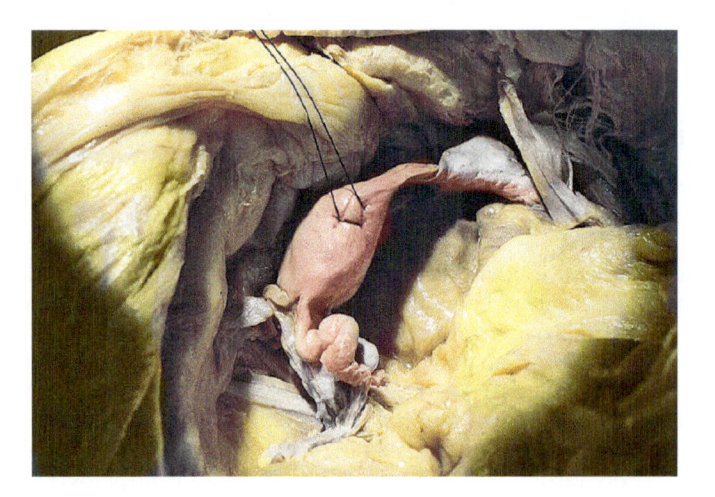

FIGURA 13-2 Vista do útero *in situ* com uma ligadura para tração posicionada no fundo.

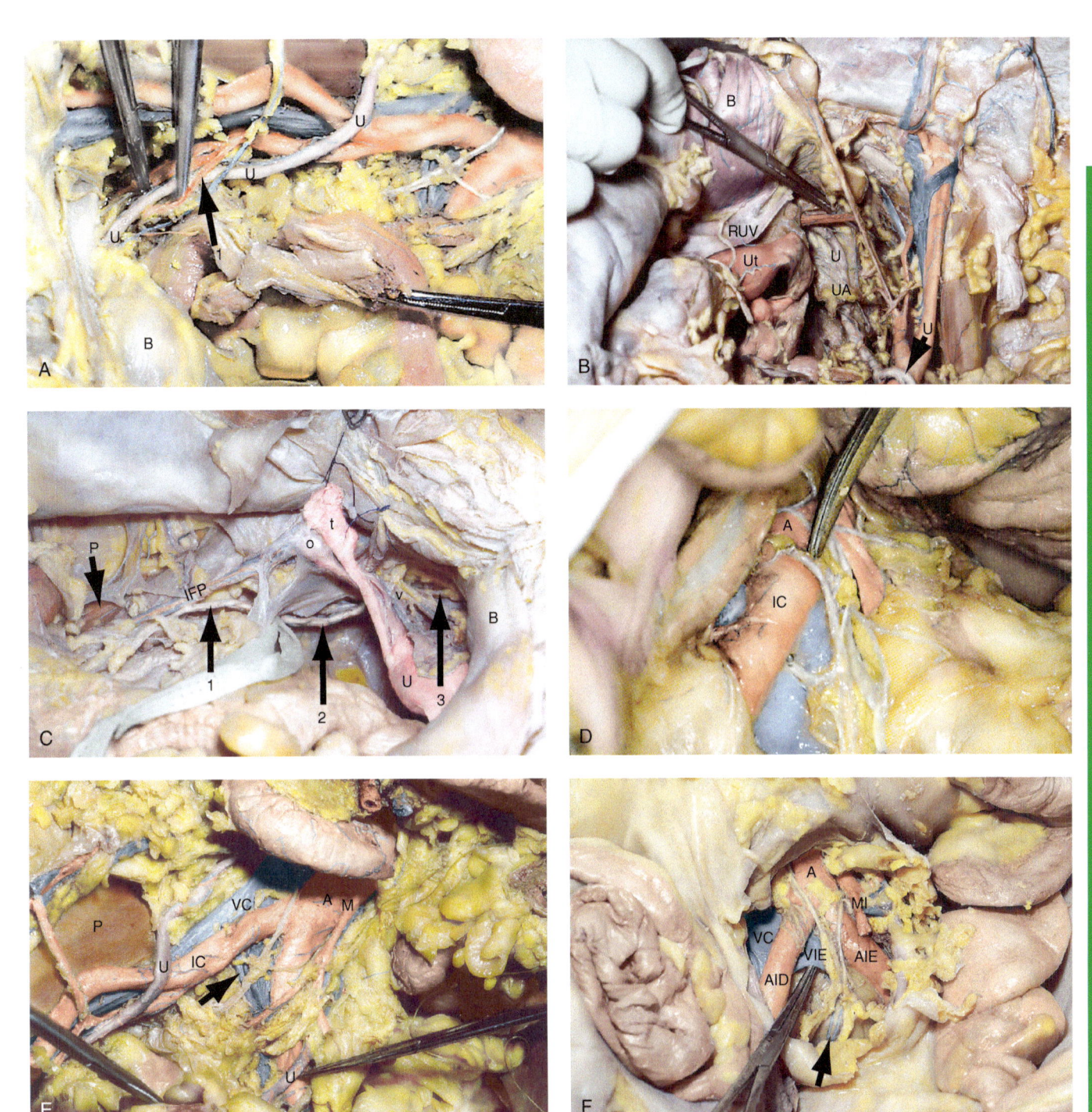

FIGURA 13-3 A. É apresentado aqui todo o curso do ureter direito. *B*, bexiga (vista do lado esquerdo); *1*, artéria uterina; *U*, ureter. **B.** Todo o curso do ureter direito em visão geral. *B*, bexiga; *U*, ureter; *UA*, vaso irrigador do ureter; *Ut*, útero; *RUV*, revestimento uterovesical. A pinça aponta para a artéria uterina. **C.** É apresentado todo o curso do ureter esquerdo. Setas 1, 2 e 3 apontam para o ureter; *B*, bexiga; *IFP*, ligamento infundibulopélvico; *o*, ovário; *P*, músculo psoas maior; *t*, tuba; *U*, útero; *v*, vasos uterinos. **D.** A tesoura aponta para a aorta (A) e fibras do plexo nervoso hipogástrico. *IC*, artéria ilíaca comum. **E.** Nesta fotografia são bem visualizados os grandes vasos dentro do espaço retroperitoneal. Também são apresentadas as veias ilíacas e a veia cava. *A*, aorta; *IC*, artéria ilíaca comum; *M*, artéria mesentérica inferior; *P*, músculo psoas maior; *U*, ureter; *VC*, veia cava. **F.** Está exposto o espaço pré-sacral. A seta aponta para os vasos sacrais médios. A pinça eleva a veia ilíaca interna esquerda (VIE). *A*, aorta; *MI*, artéria mesentérica inferior; *AIE*, artéria ilíaca esquerda; *AID*, artéria ilíaca comum direita; *VC*, veia cava.

(Continua)

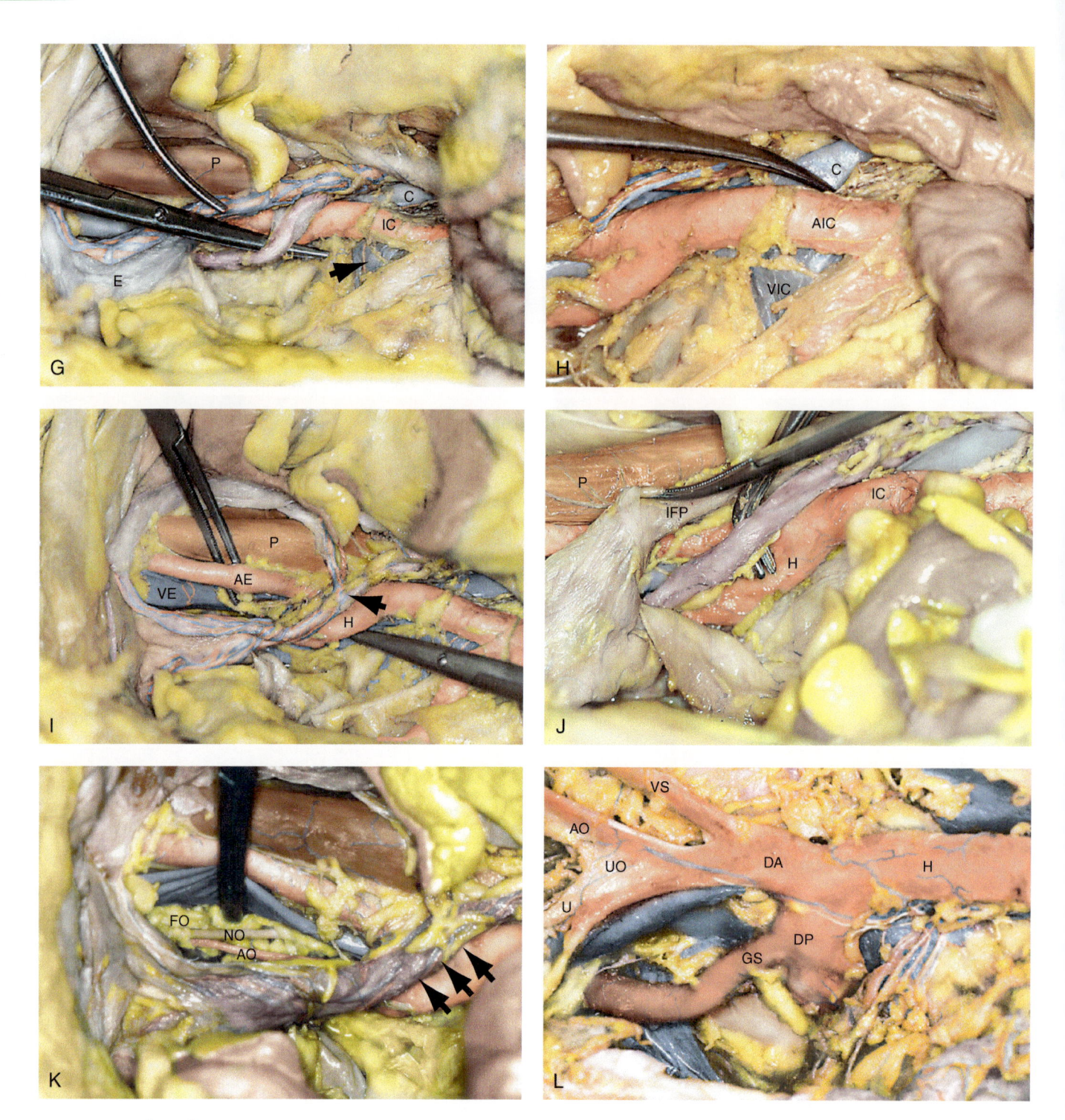

FIGURA 13-3 *(cont.)* **G.** O ureter direito está elevado pela tesoura. A pinça aponta para os vasos ovarianos. A seta aponta para a veia ilíaca comum esquerda. *C*, veia cava inferior; *IC*, artéria ilíaca comum (direita); *E*, veia ilíaca externa; *P*, músculo psoas maior. **H.** Detalhe no espaço pré-sacral. *C*, veia cava; *AIC*, artéria ilíaca comum (direita); *VIC*, veia ilíaca comum (esquerda). **I.** A seta aponta para o ureter direito e o ligamento infundibulopélvico. *AE*, artéria ilíaca externa; *VE*, veia ilíaca externa; *H*, artéria hipogástrica; *P*, músculo psoas maior. **J.** O ureter, acima da pinça de ângulo reto, foi separado dos vasos ovarianos (ligamento infundibulopélvico [*IFP*]). *IC*, artéria ilíaca comum; *H*, artéria hipogástrica; *P*, músculo psoas maior. **K.** A seta aponta para o ureter direito. A pinça eleva a veia ilíaca externa direita para expor a fossa obturadora (*FO*), nervo obturador (*NO*), artéria obturadora (*AO*). **L.** A dissecção detalhada da artéria hipogástrica (*H*) apresenta a divisão anterior (*DA*), a divisão posterior (*DP*), o tronco comum com a artéria umbilical obliterada e a vesical superior (*UO, VS*), a artéria obturadora (*AO*), e a artéria uterina (*U*). Os ramos da artéria glútea superior (*GS*) da DP.

CAPÍTULO 13 Histerectomia Radical

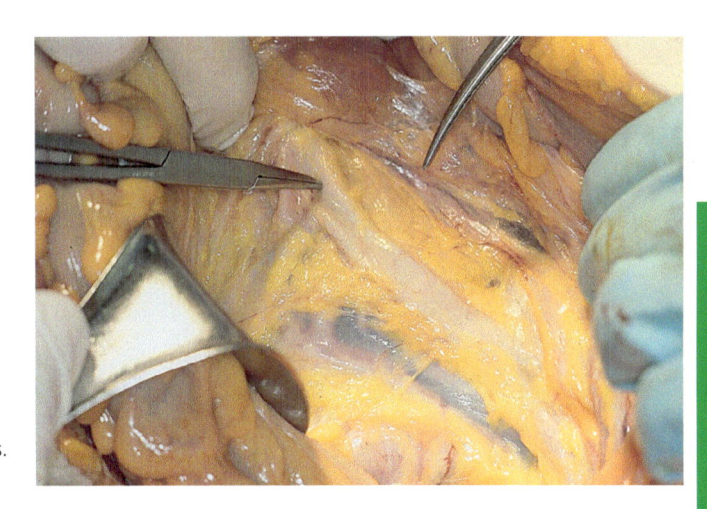

FIGURA 13-4 O peritônio foi aberto sobre o término da aorta abdominal (pinça). Artérias ilíacas comuns direita e esquerda são claramente observadas. A grande veia é a veia ilíaca comum esquerda.

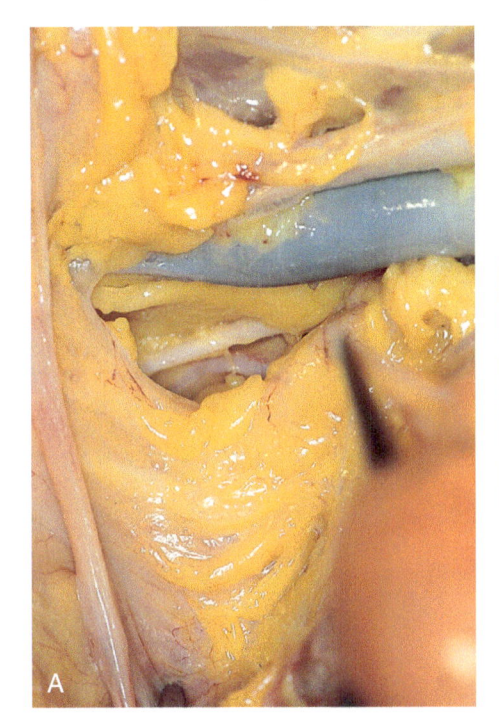

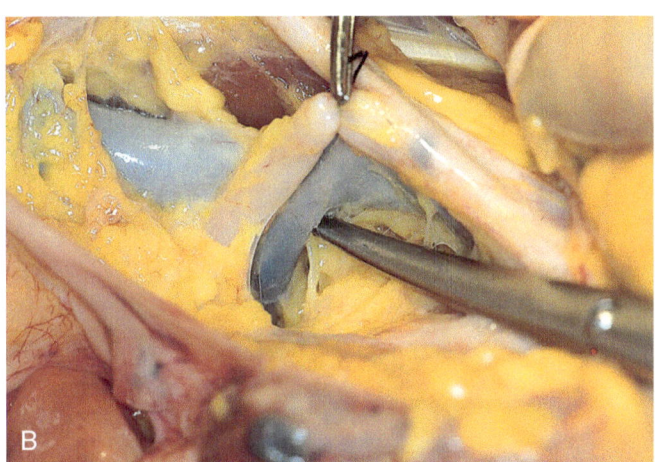

FIGURA 13-5 A. A artéria e veia ilíacas externas (*azul*) cruzam acima da fossa obturadora. A remoção de um pouco de gordura e linfonodos expõe parcialmente o nervo obturador (*branco*) e a artéria obturadora (*rosa*). **B.** A divisão anterior da artéria hipogástrica foi ligada. Uma pinça eleva a artéria hipogástrica para expor a veia hipogástrica. A ponta da tesoura está abaixo da junção das veias hipogástrica e ilíaca externa.

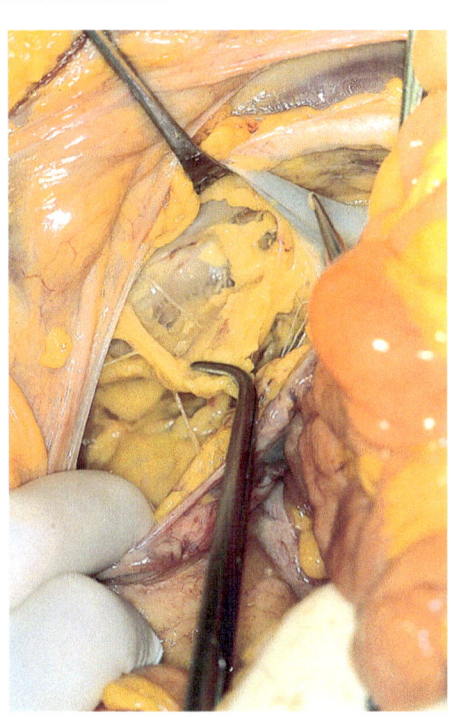

FIGURA 13-6 Um retrator de veia eleva a veia ilíaca externa. Os linfonodos junto com a gordura estão sendo dissecados da fossa obturadora com uma pinça. O músculo obturador interno é visível por trás da gordura.

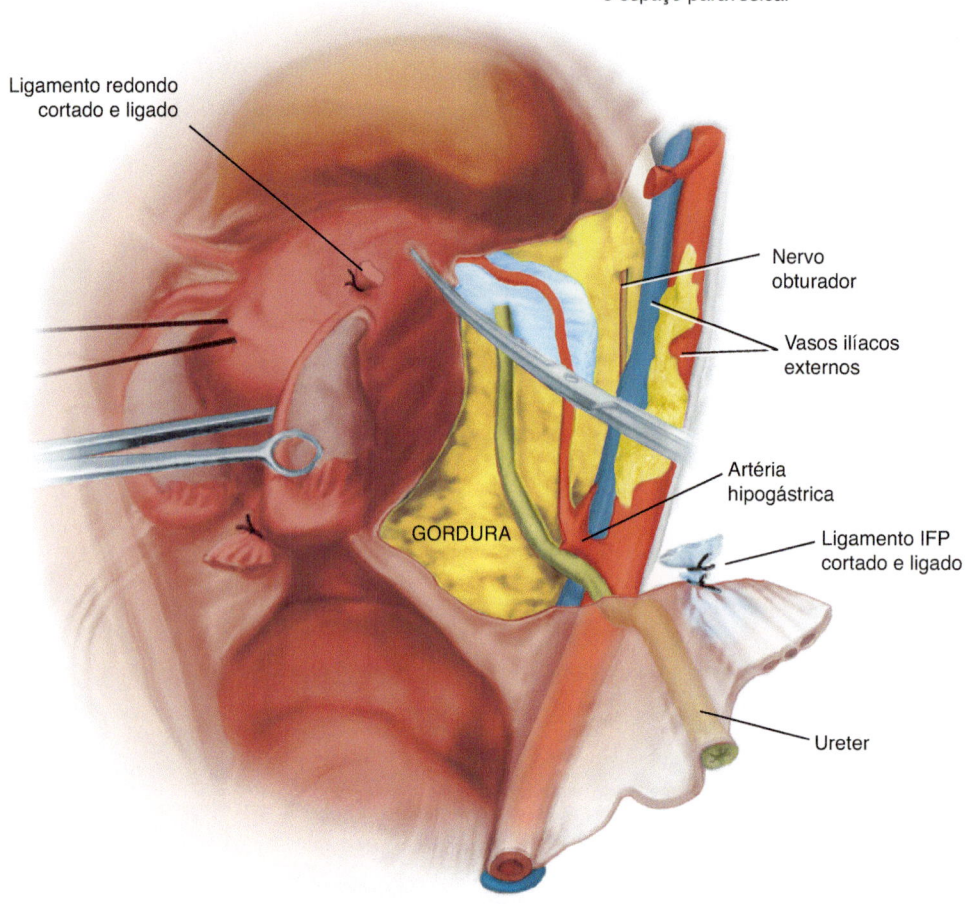

FIGURA 13-7 O ligamento redondo foi pinçado, cortado e ligado por sutura. O topo do ligamento largo foi aberto. O músculo psoas abaixo da artéria ilíaca externa e gordura *(GORDURA)*, os vasos ilíacos externos e ureter estão identificados. A porção superior do espaço paravesical foi penetrada lateral à artéria vesical superior. *IFP*, infundibulopélvico.

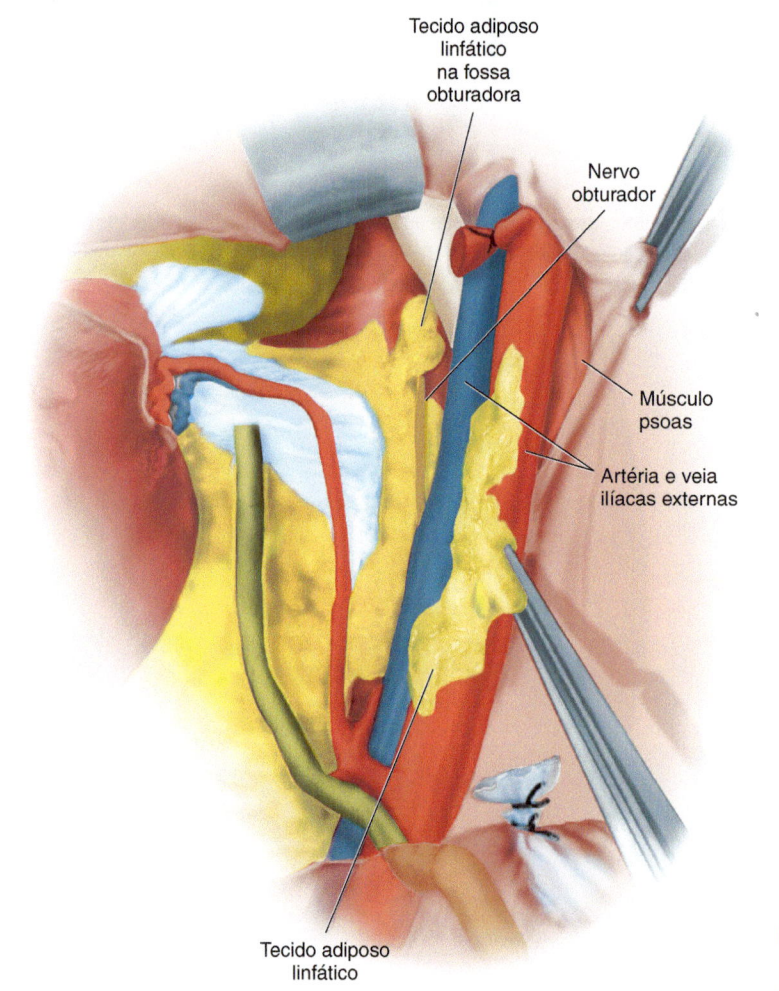

FIGURA 13-8 Gordura e linfonodos foram dissecados da artéria e veia ilíacas externas. O nervo obturador foi parcialmente exposto.

CAPÍTULO 13 Histerectomia Radical 253

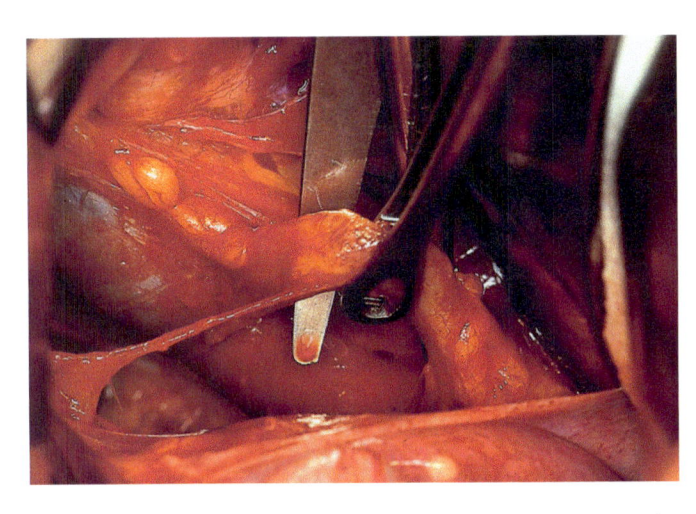

FIGURA 13-9 Em segundo plano está a grande veia ilíaca externa, azul. O tecido com linfonodos e gordura é pinçado com uma pinça em anel enquanto o cirurgião disseca de modo cortante o tecido adiposo desses vasos.

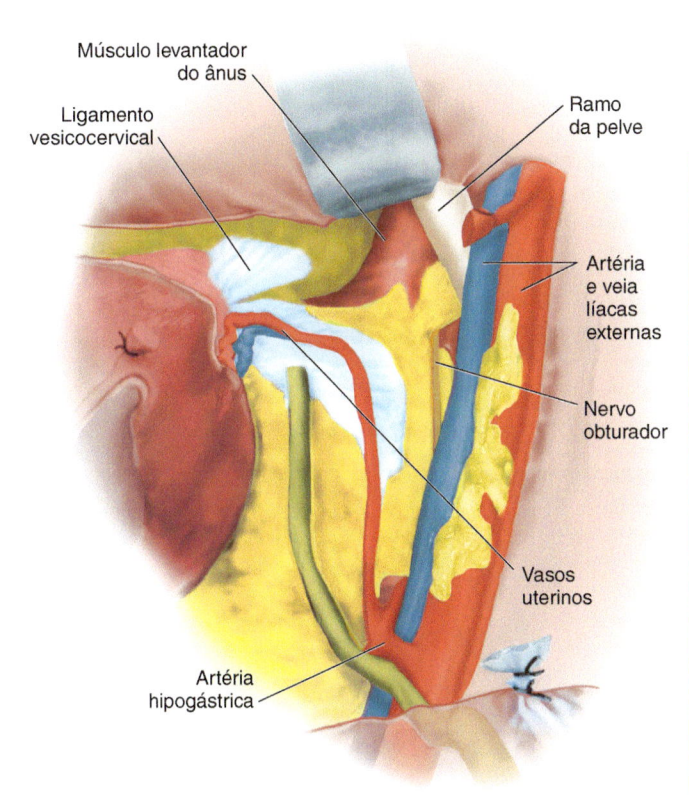

FIGURA 13-10 O ureter está dissecado inferiormente na pelve no nível do ponto onde a artéria uterina cruza sobre ele.

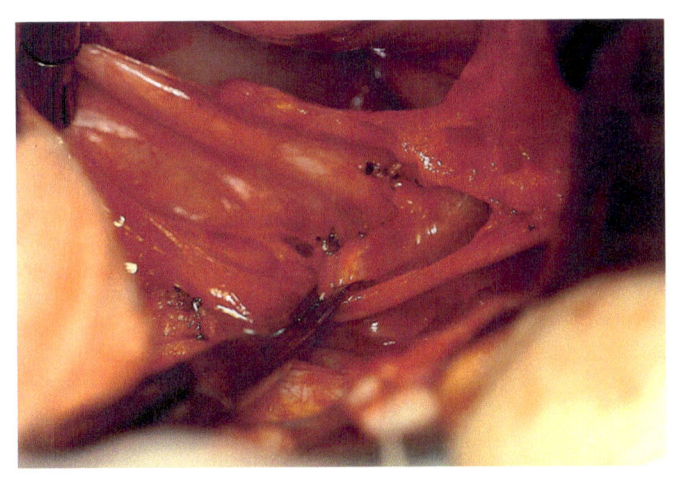

FIGURA 13-11 Medial ao ureter e posterior e inferior à artéria ilíaca externa está a artéria ilíaca (hipogástrica) interna. Os linfonodos e a gordura são liberados desse vaso.

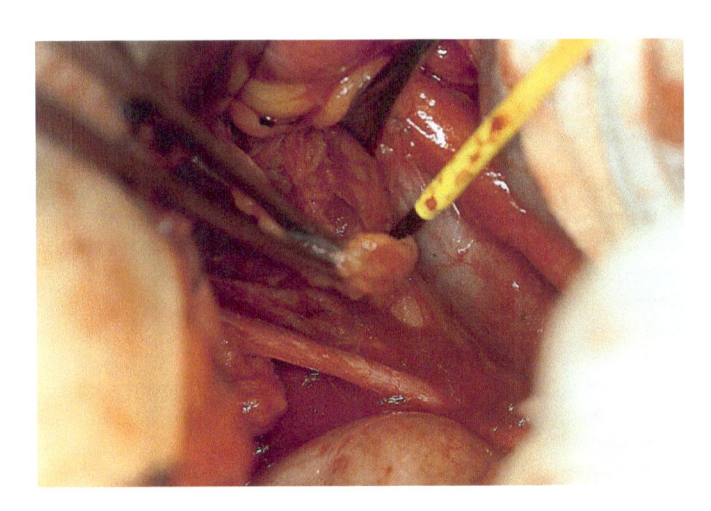

FIGURA 13-12 O tecido linfonodal foi retirado da artéria e veia hipogástricas. O ureter é observado ligeiramente inferior (abaixo) e medial. O retrator de veia é visto à esquerda e acima do cautério amarelo. O retrator eleva gentilmente a veia ilíaca externa azul.

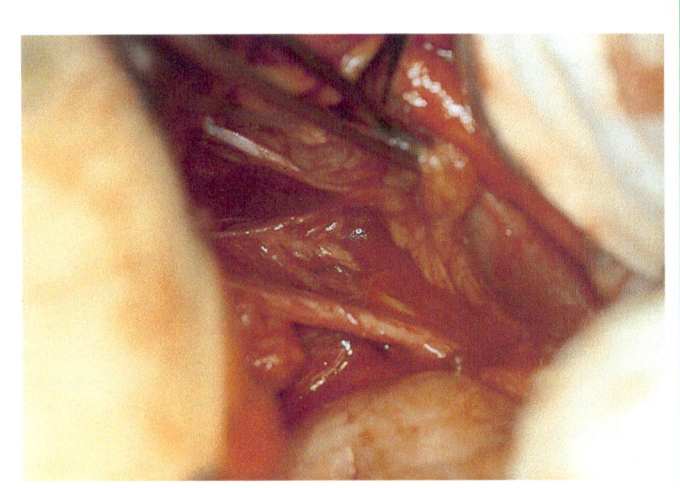

FIGURA 13-13 A gordura e os linfonodos agora são puxados da fossa obturadora. Isso é feito desviando gentilmente o tecido do espaço com pinças de apreensão. A veia ilíaca externa está deslocada para cima através de uma leve tração em um retrator de veia.

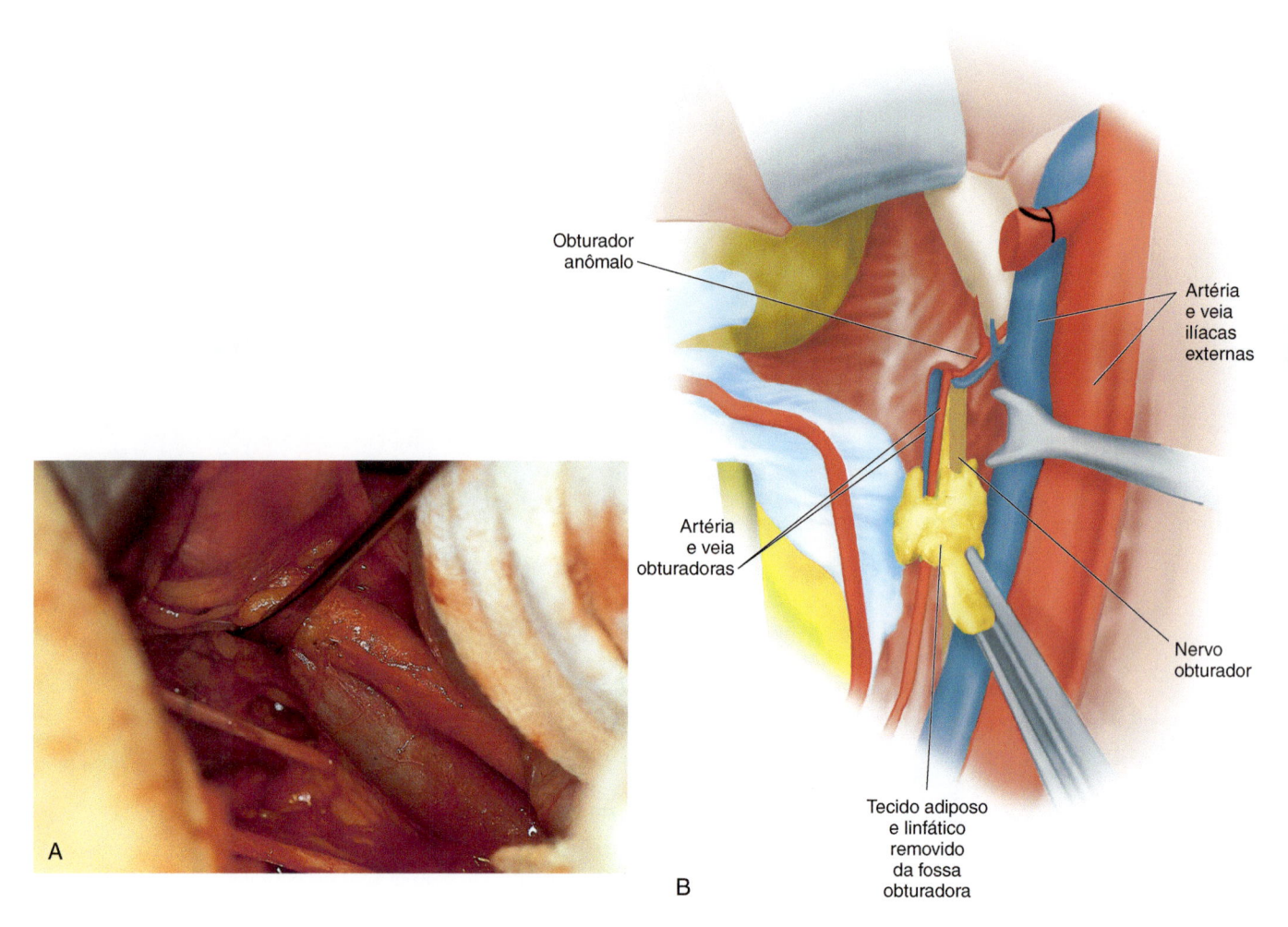

FIGURA 13-14 A e **B.** O nervo obturador está bem visualizado. Observe o ureter na margem inferior da imagem. Ele cursa paralelo às estruturas da fossa obturadora com exceção de que os nervos e vasos obturadores assumem um curso um pouco mais alto conforme deixam a pelve através do forame obturador. O ureter, por outro lado, desce profundamente na pelve, em direção à base da bexiga.

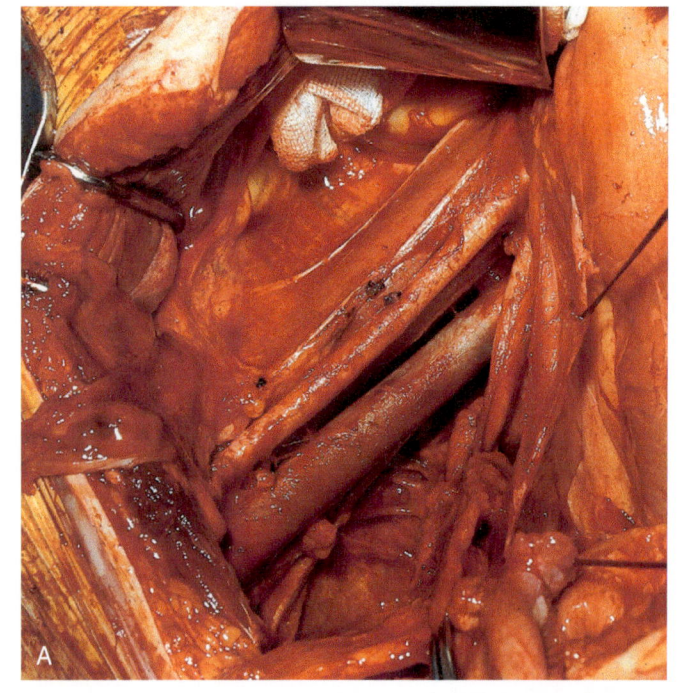

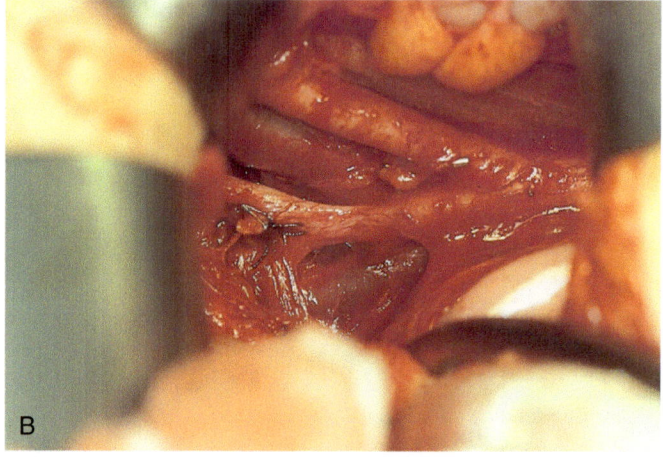

FIGURA 13-15 A. A dissecção dos linfonodos da fossa obturadora está completa, assim como a dissecção das ilíacas externas. Abaixo da veia ilíaca externa e profundamente lateral está o músculo obturador interno. **B.** A artéria e a veia ilíacas (hipogástrica) internas foram liberadas da gordura e linfonodos. Observe a localização da veia (hipogástrica).

CAPÍTULO 13 Histerectomia Radical 255

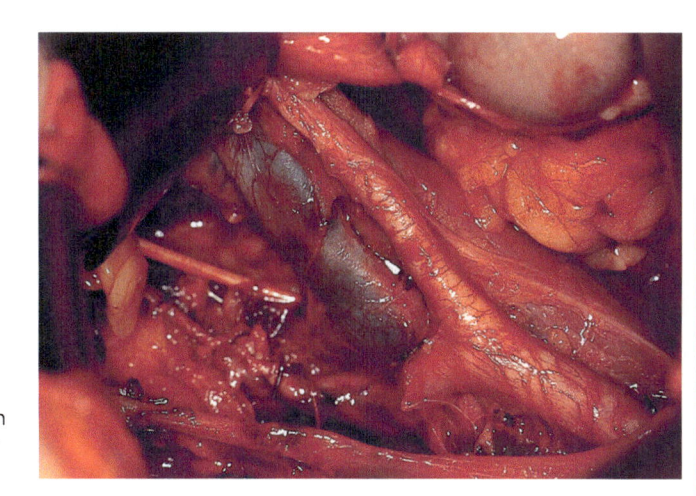

FIGURA 13-16 As artérias e veias ilíacas comuns, externas e internas foram dissecadas. O nervo obturador marca a fossa obturadora dissecada. O ureter está visível na margem inferior da figura.

Ligamento vesicocervical

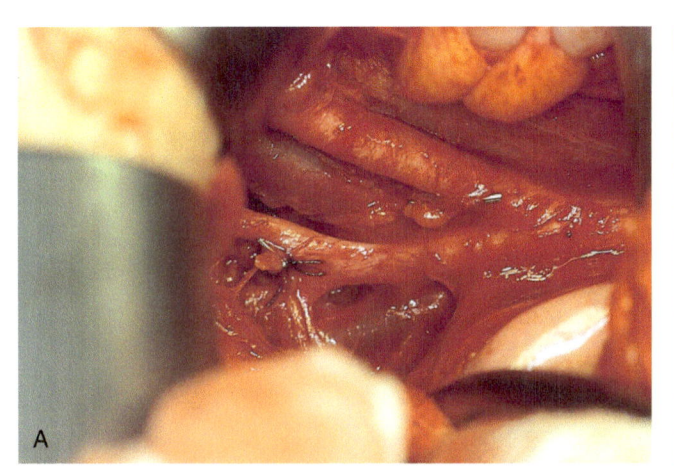

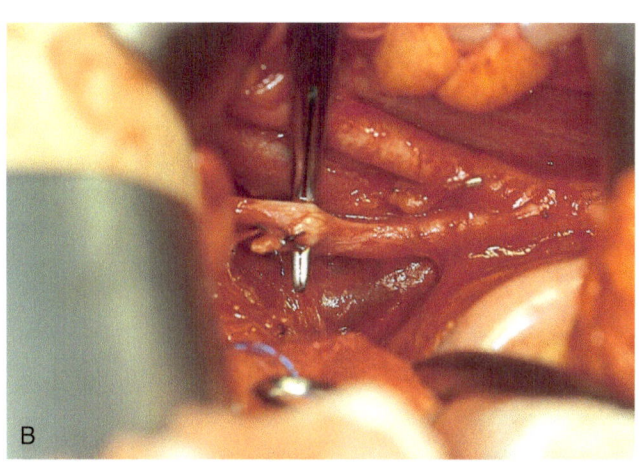

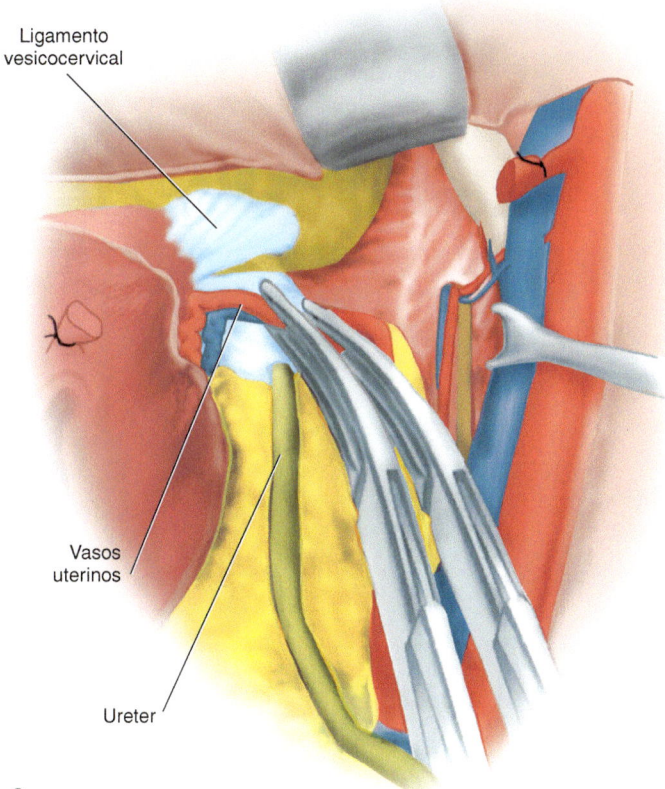

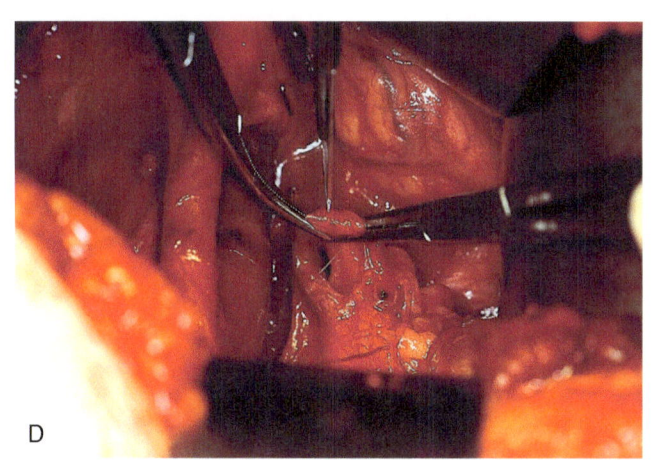

Vasos uterinos

Ureter

FIGURA 13-17 A. A divisão posterior da artéria hipogástrica foi exposta. **B.** A origem da artéria uterina da divisão anterior da artéria hipogástrica está isolada acima da pinça. **C.** A artéria uterina está pinçada lateralmente ao ureter pélvico. **D.** A artéria uterina está cortada e ligada duplamente. As veias geralmente são ligadas com a artéria, mas podem ser pinçadas, seccionadas e ligadas separadamente.

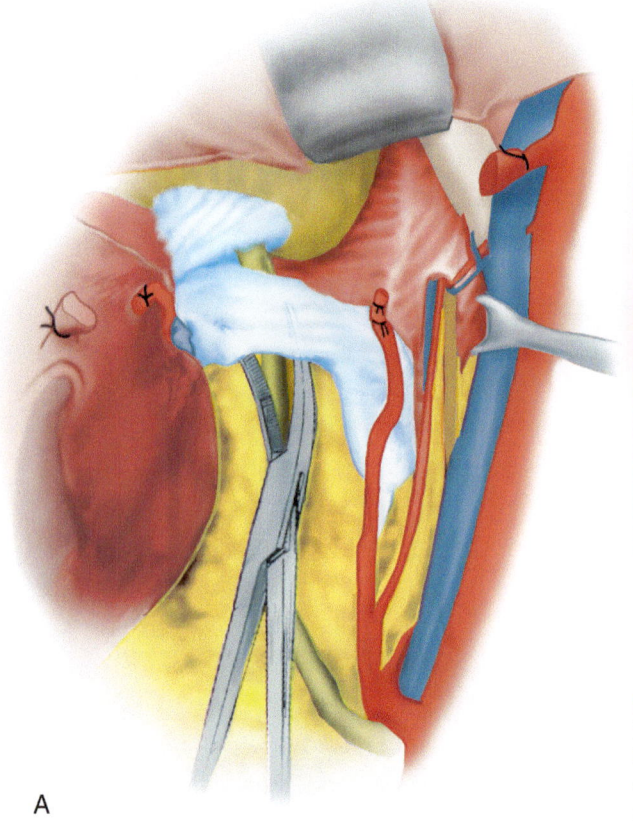

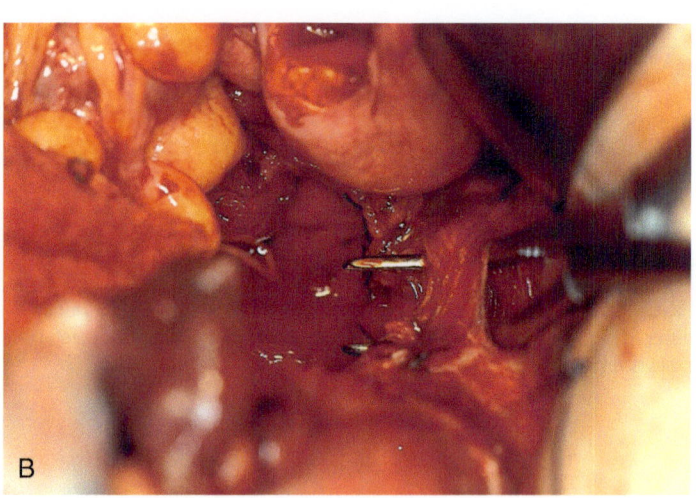

FIGURA 13-18 A. O ureter está dissecado no nível do ligamento cardinal. Neste ponto, o ureter penetra o ligamento cardinal em seu curto curso para a bexiga. O "túnel" é dissecado inserindo uma pinça de ângulo reto entre o ureter e o teto do túnel (ligamento cardinal). **B.** O teto do túnel ureteral é esticado com pinças antes que as margens desse tecido sejam pinçadas.

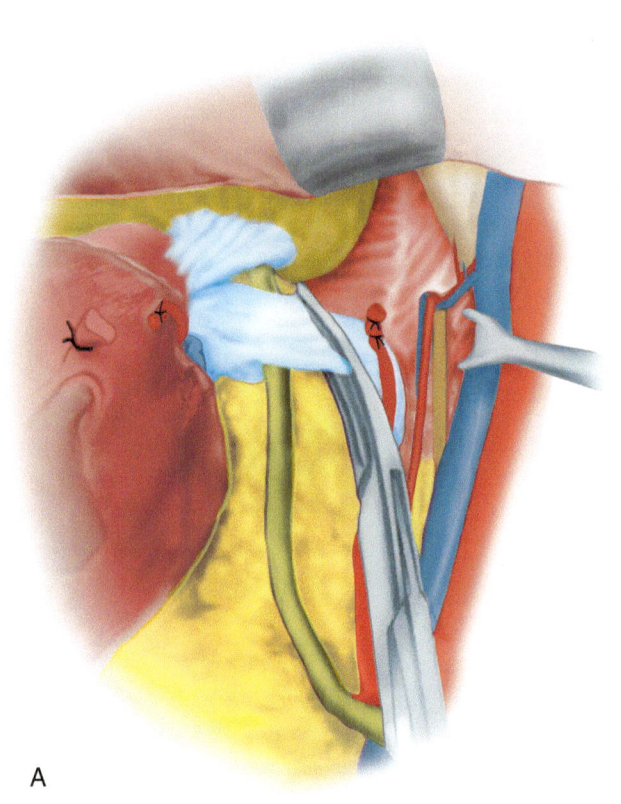

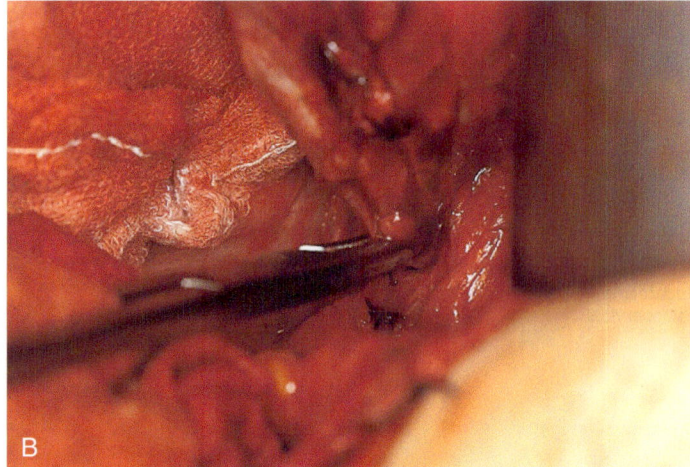

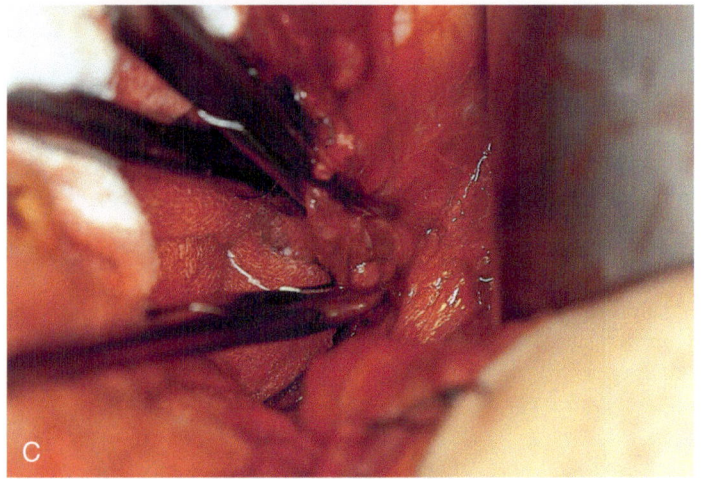

FIGURA 13-19 A. Quando o ureter está claramente liberado da porção de cima do túnel, as margens do ligamento acima do ureter são pinçadas. **B.** É posicionada uma pinça na margem lateral do túnel antes de ela ser cortada. **C.** O túnel está sendo cortado com tesouras Metzenbaum. Pode ser utilizado um bisturi se o ureter estiver protegido pela pinça de ângulo reto.

CAPÍTULO 13 Histerectomia Radical   257

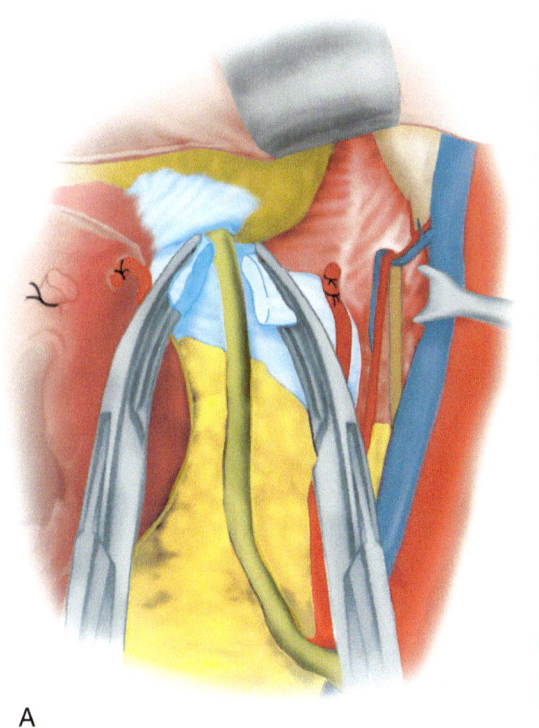

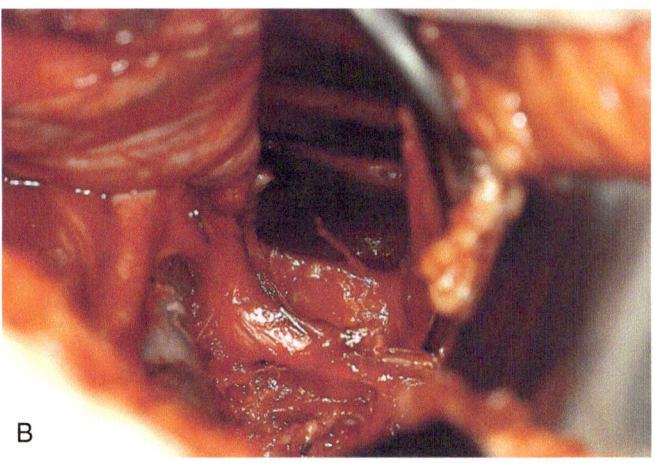

FIGURA 13-20 A. As margens do corte do ligamento cardinal são ligadas por sutura Vicryl® 0, e o ureter é liberado do leito posterior do ligamento. **B.** O ureter está totalmente livre e móvel conforme faz seu caminho abaixo do pilar vesical para entrar na bexiga.

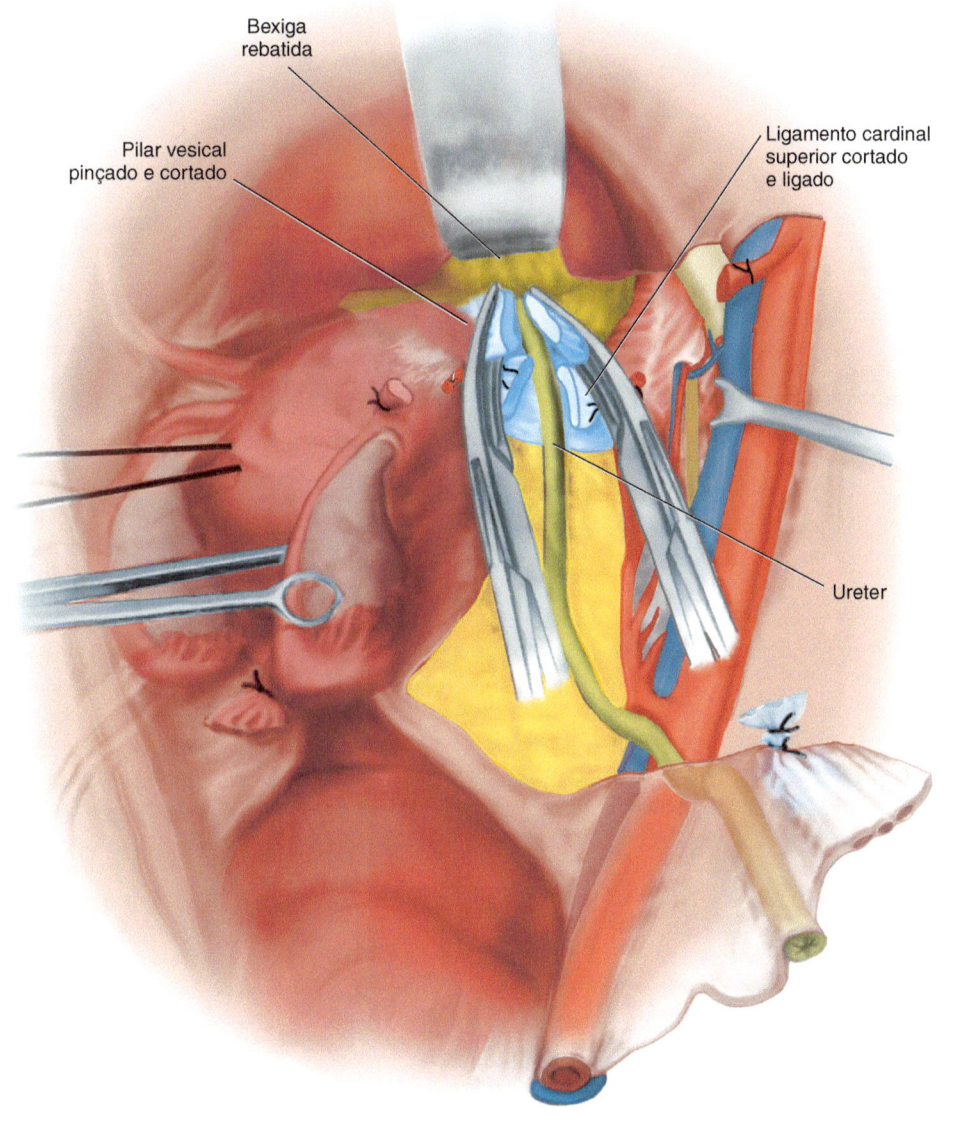

FIGURA 13-21 O pilar vesical foi seccionado. Cada porção será ligada por sutura com Vicryl® 0.

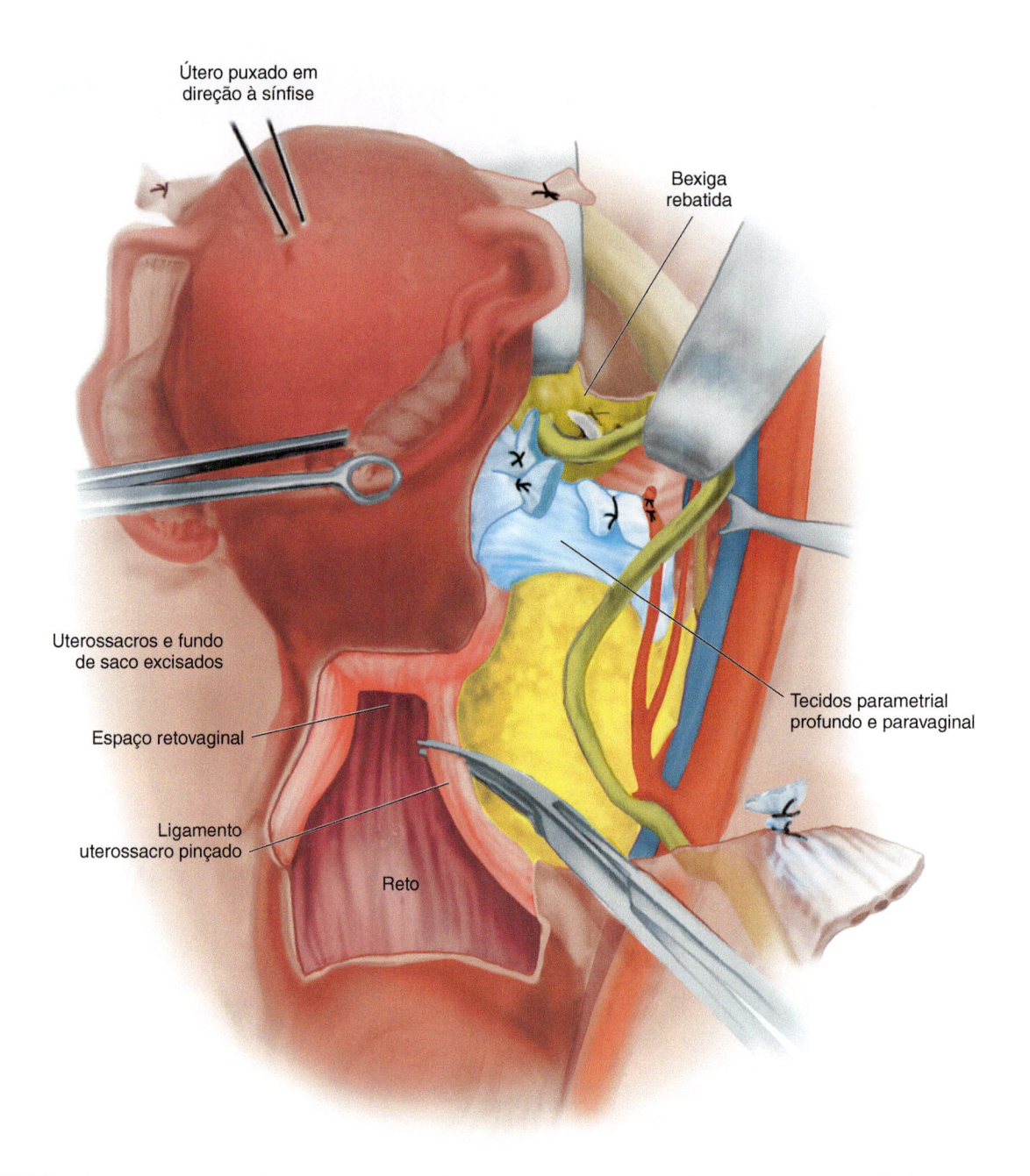

FIGURA 13-22 Os ligamentos estão pinçados. O peritônio entre os ligamentos uterossacros é cortado, e o espaço retovaginal é dissecado. Os ligamentos uterossacros são cortados, e os cotos são ligados por sutura com Vicryl® 0. *Nota:* Uma janela foi aberta no reto somente para propósitos ilustrativos e *não é* parte da operação real.

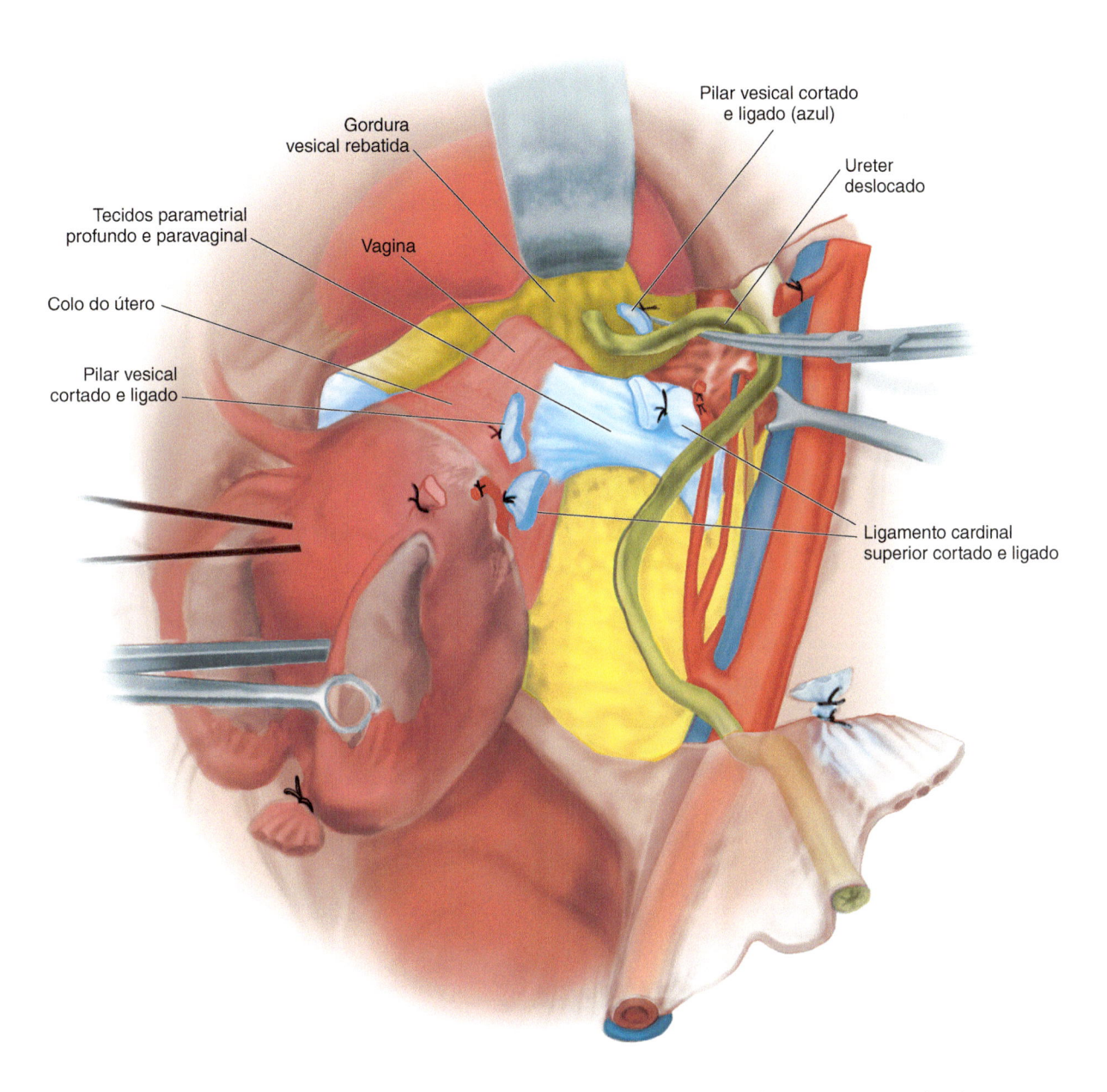

FIGURA 13-23 O tecido parametrial lateral está localizado abaixo do colo e é preso às paredes laterais da vagina. O ureter é rebatido para permitir que o cirurgião exponha esse tecido.

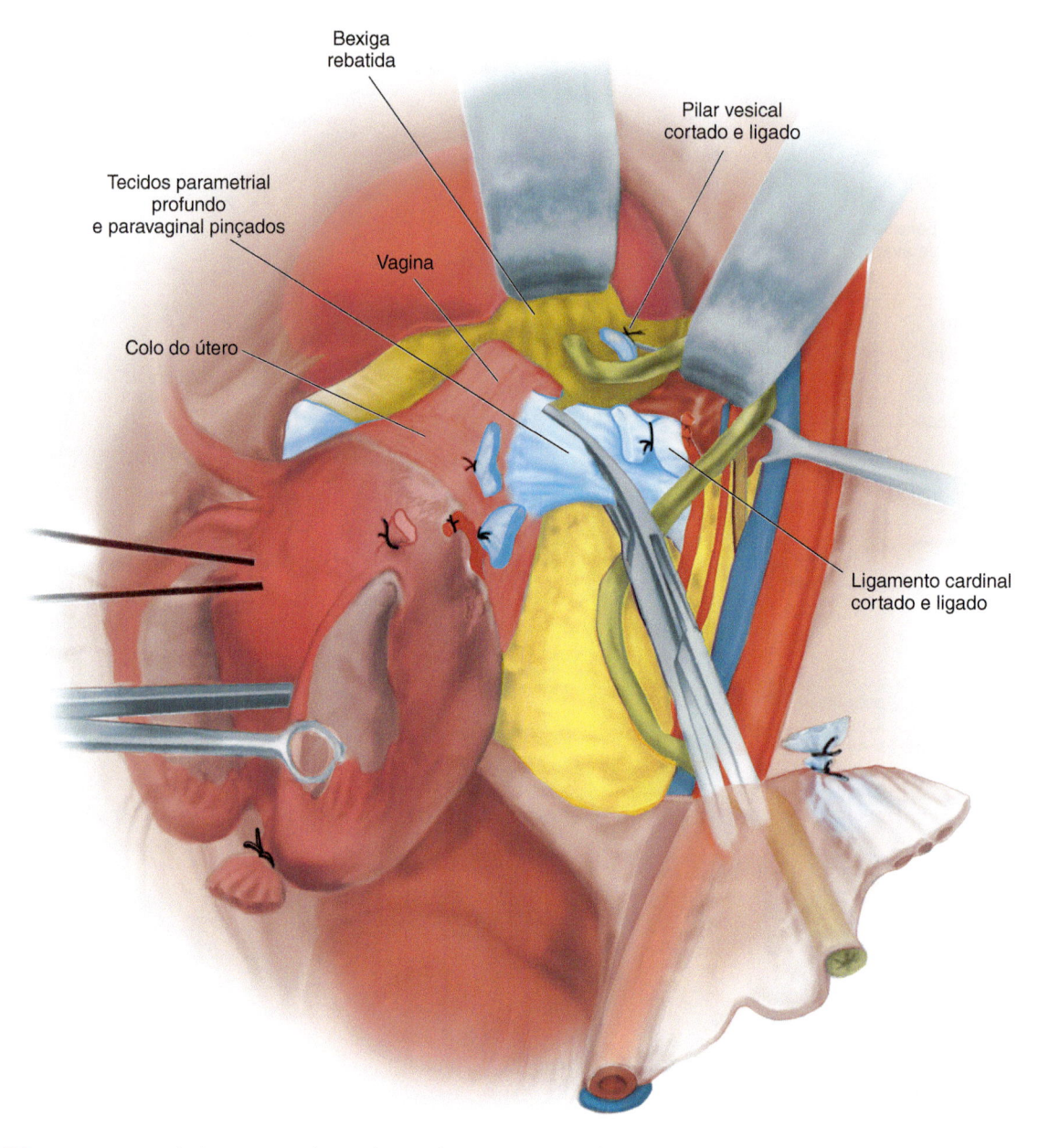

FIGURA 13-24 Uma pinça Zeppelin longa e curvada prende o tecido. Longas tesouras de Mayo são utilizadas para cortar o tecido medialmente à pinça aplicada. A pinça final será posicionada sobre a vagina.

CAPÍTULO 13 Histerectomia Radical 261

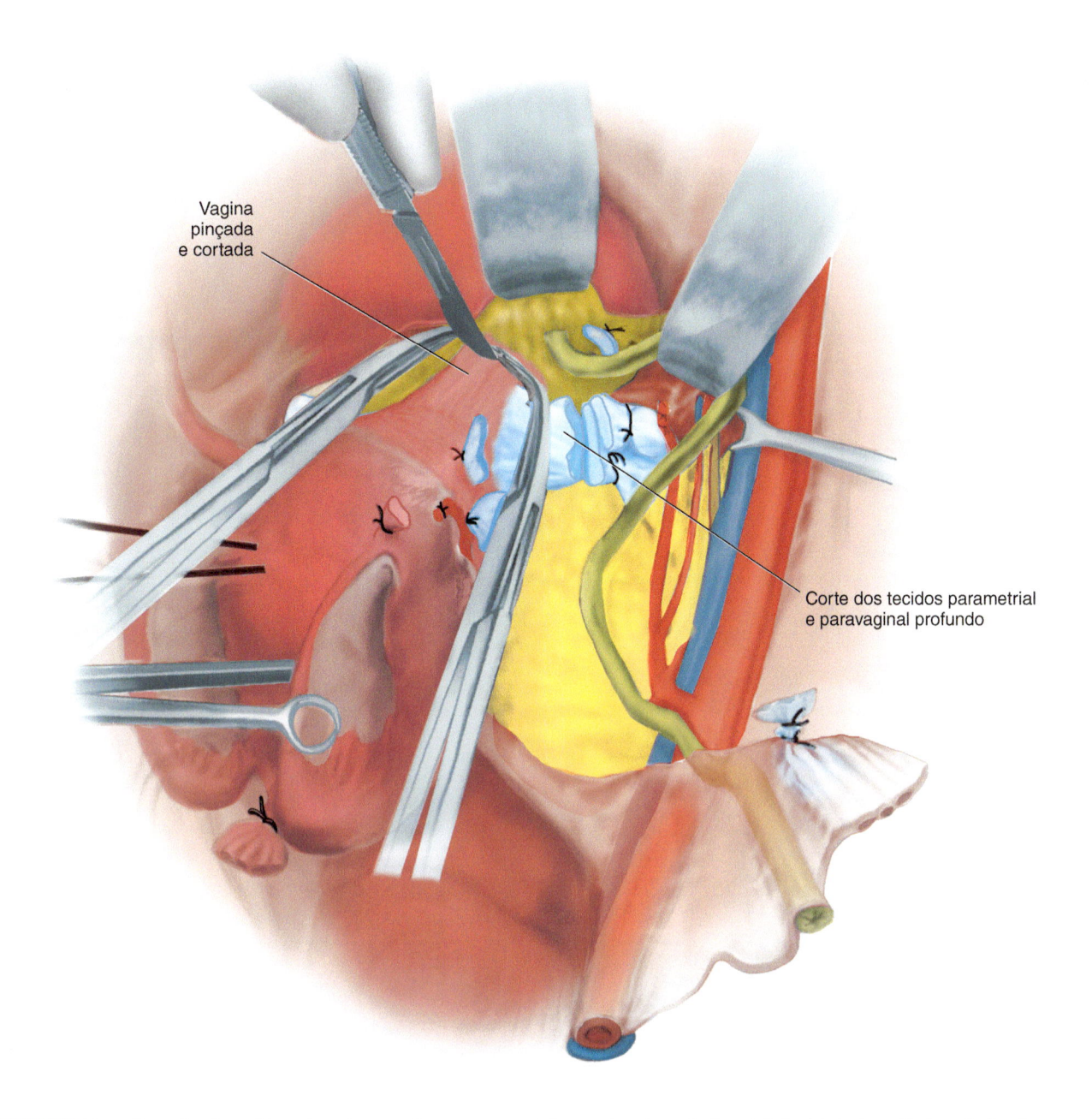

Vagina pinçada e cortada

Corte dos tecidos parametrial e paravaginal profundo

FIGURA 13-25 Pinças Zeppelin são posicionadas sobre a vagina em uma posição aproximadamente 4 cm inferior (abaixo) aos fórnices. As fixações vaginais são cortadas e o útero, junto com o paramétrio, é removido.

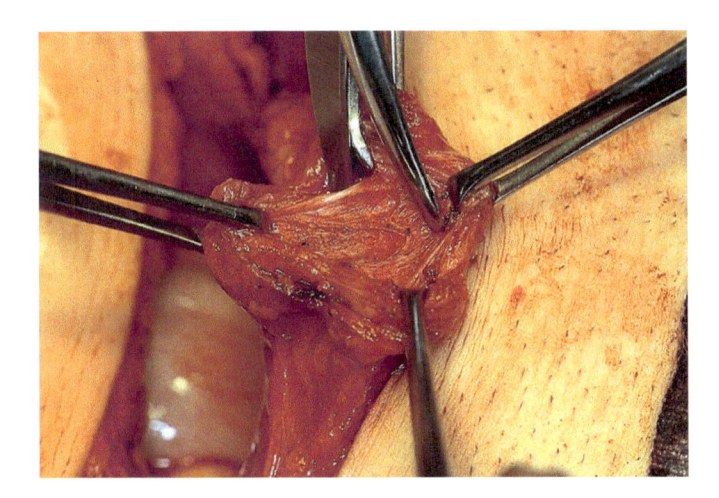

FIGURA 13-26 A cúpula da bexiga é pinçada e é criada uma pequena cistostomia.

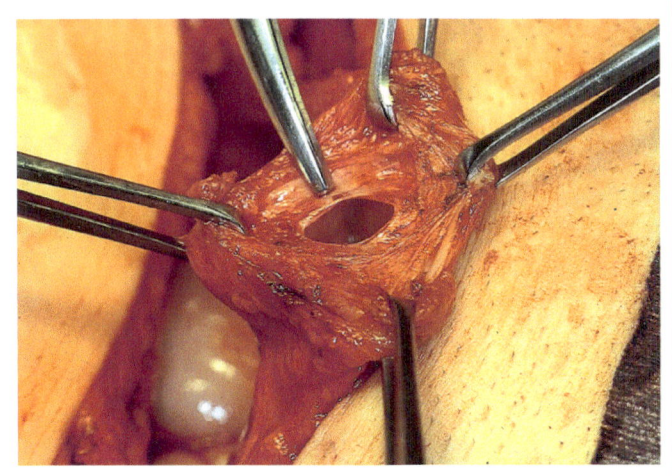

FIGURA 13-27 Através dessa pequena abertura, um cateter de Foley (suprapúbico) será introduzido.

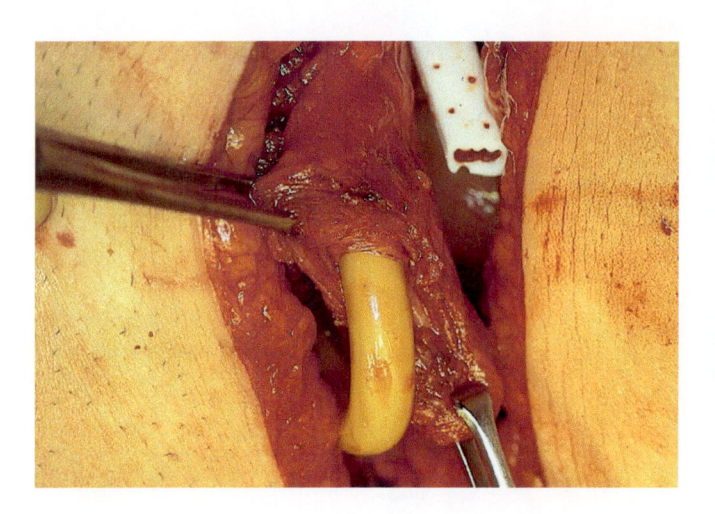

FIGURA 13-28 O cateter é preso por uma sutura em bolsa. A margem superior da incisão apresenta a ponta do dreno, que é posicionado retroperitonealmente antes de fechar o peritônio.

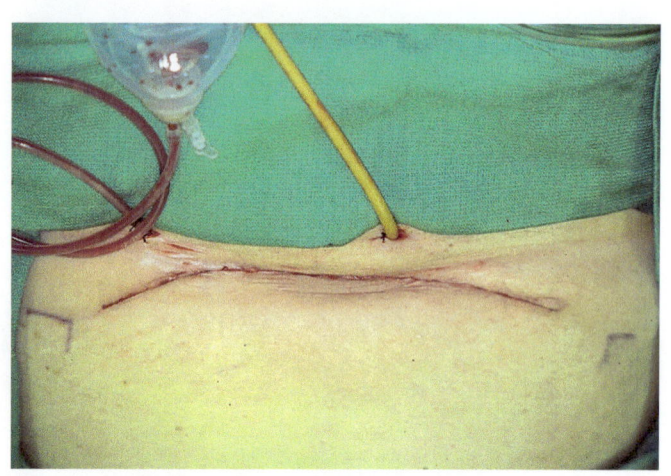

FIGURA 13-29 A incisão abdominal é fechada. O cateter suprapúbico e os drenos Jackson-Pratt são trazidos através de incisões separadas.

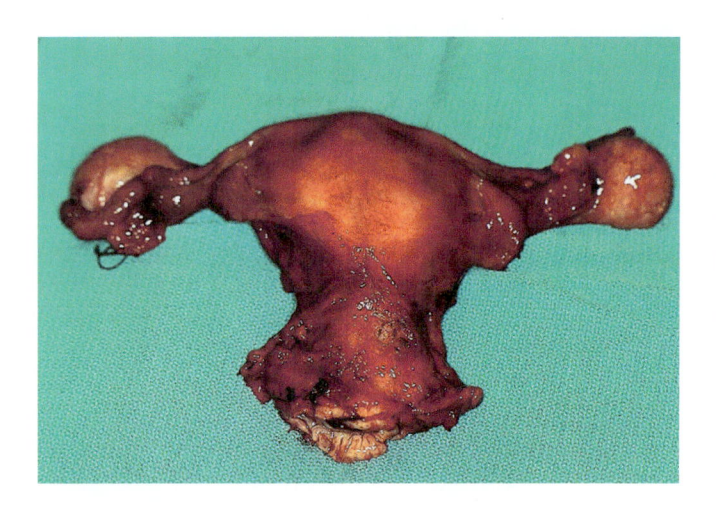

FIGURA 13-30 A peça retirada inclui o paramétrio, o tecido paravaginal e uma margem vaginal adequada.

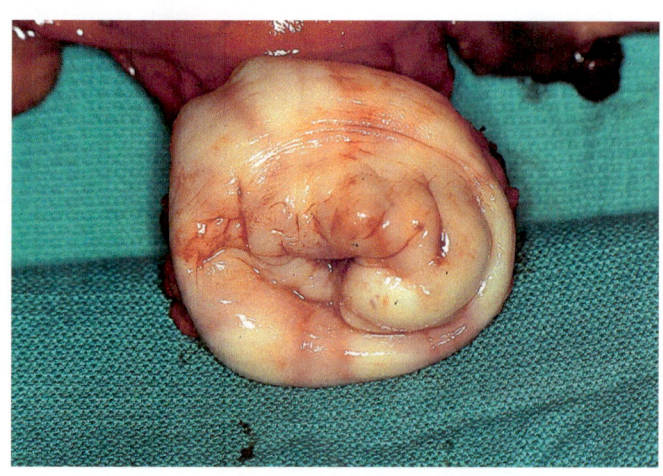

FIGURA 13-31 O colo e a cúpula vaginal de 4 cm.

CAPÍTULO 14

Carcinoma Endometrial com Amostragem Linfonodal

James Pavelka ■ *Kevin Schuler* ■ *Jack Basil*

O câncer endometrial é a malignidade ginecológica mais comum nos Estados Unidos. Desde 1988, o câncer do endométrio tem sido considerado pela International Federation of Gynecology and Obstetrics (FIGO) como uma doença com estadiamento cirúrgico. Apesar disso, nem todas as mulheres com câncer endometrial são submetidas a um estadiamento cirúrgico completo. A heterogeneidade considerável no tratamento cirúrgico das mulheres com câncer endometrial se deve a múltiplos fatores: acesso limitado a oncoginecologistas em algumas regiões, prognóstico favorável em geral – principalmente na doença grau 1 histológico (Fig. 14-1) e, fundamentalmente, desacordo com relação ao papel da linfadenectomia pélvica e aórtica em mulheres com câncer de endométrio.

O procedimento de estadiamento completo para a maioria dos casos de câncer endometrial consiste em histerectomia total (extrafascial) com salpingo-ooforectomia, assim como linfadenectomia pélvica e aórtica. Lavados pélvicos, recentemente eliminados das definições do estadiamento, podem ainda ter algum valor prognóstico. Na literatura disponível, os resultados oncológicos são similares para as vias de acesso aberta, laparoscópica e robótica. Portanto, a via do procedimento pode ser individualizada, de acordo com as necessidades de cada paciente e do cirurgião. Em alguns casos selecionados de câncer endometrial identificados no pré-operatório como metastáticos para a cérvice uterina (estádio II), o cirurgião pode escolher a histerectomia radical, eliminando, potencialmente, a necessidade de radioterapia adjuvante. Embora o papel da citorredução cirúrgica ainda não esteja bem estabelecido para o câncer endometrial como é para o câncer de ovário, os dados sugerem benefício quanto à sobrevida em casos de doença metastática ao alcançar a citorredução ótima.

Os limites aceitos, em geral, para a linfadenectomia pélvica (Figs. 14-2 a 14-4) são os seguintes: cefálico – artéria ilíaca comum média; caudal – veia ilíaca circunflexa; lateral – parede lateral pélvica e músculo psoas médio; medial – veia ilíaca circunflexa; e dorsal – nervo obturador. O ideal é que todo o tecido linfático e adiposo nesta região definida anatomicamente seja removido, sendo a hemostasia mantida com cautério ou clipes. Embora exista tecido linfático adicional medial à artéria vesical superior e mais profundo em relação ao nervo obturador, este não entra na amostragem de rotina da cirurgia do câncer endometrial.

A linfadenectomia aórtica (Fig. 14-5) é menos realizada que a linfadenectomia pélvica devido ao menor risco de metástases linfonodais aórticas isoladas e à dissecção mais difícil em torno das principais estruturas vasculares. Os limites típicos desta dissecção são os seguintes: cefálico – veia ovariana à direita e artéria mesentérica inferior à esquerda; caudal – artéria ilíaca comum média; lateral – músculo psoas; medial – aorta média; e dorsal – coluna vertebral. Alguns centros defendem a retirada de rotina dos linfonodos aórticos altos também e a continuação da dissecção até as veias renais.

Alguns autores, tanto no passado como no presente, argumentaram que a linfadenectomia não tem papel terapêutico no câncer do endométrio, e dado seu potencial de morbidade, deve-se omitir esta fase da operação, exceto na presença de doença metastática macroscópica. Outros realizarão a linfadenectomia seletivamente se as características uterinas incluírem invasão profunda do miométrio ou tumor de alto grau (Figs. 14-6 e 14-7). Outra perspectiva é que a linfadenectomia de rotina permite a individualização do tratamento e, quando realizada de maneira sistemática e competente, oferece baixo risco de complicações. Acreditamos e temos como prática que a linfadenectomia pélvica e aórtica, sistemática e rotineira, quando combinada com as características do tumor primário, na maioria das pacientes com câncer endometrial, é o meio disponível mais preciso e de menor custo para determinar ou evitar a terapia adjuvante pós-operatória, com morbidade concomitante muito baixa.

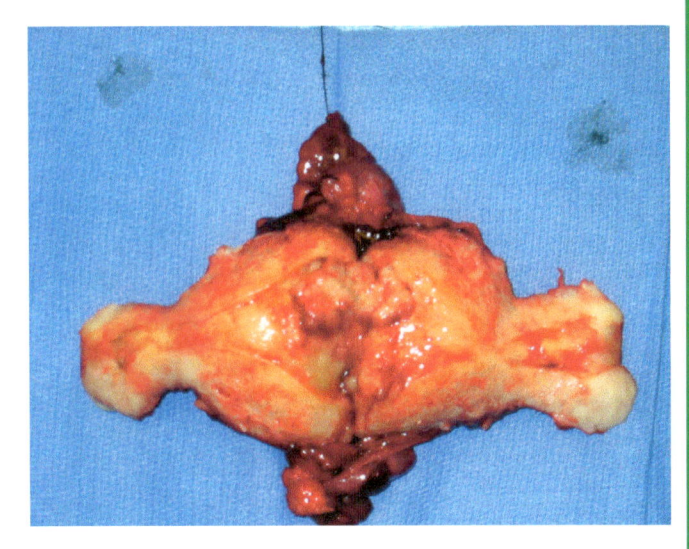

FIGURA 14-1 Útero aberto em concha para demonstrar um tumor relativamente pequeno, exofítico, grau 1. O risco de envolvimento de linfonodos deste tipo de tumor pode variar de 3 a 6%.

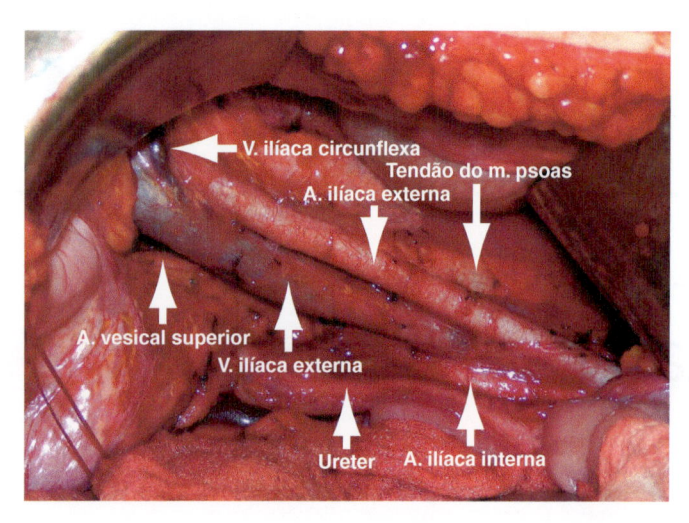

FIGURA 14-2 Fotografia mostrando a dissecção de linfonodos pélvicos à direita da perspectiva do lado esquerdo da paciente. A maioria das referências anatômicas, incluindo os vasos ilíacos, ureter e músculo psoas, pode ser facilmente observada.

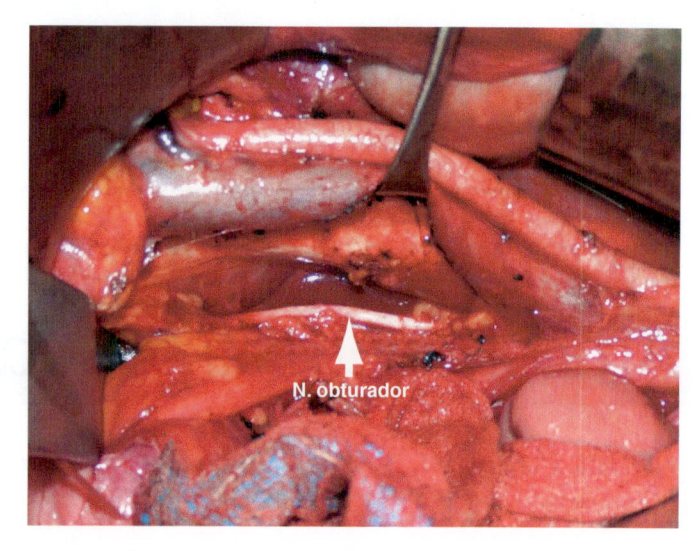

FIGURA 14-3 Esta é a mesma dissecção mostrada na Figura 14-2, com a veia ilíaca externa elevada por um afastador para expor o espaço obturador. O nervo obturador e a parede lateral pélvica são aparentes.

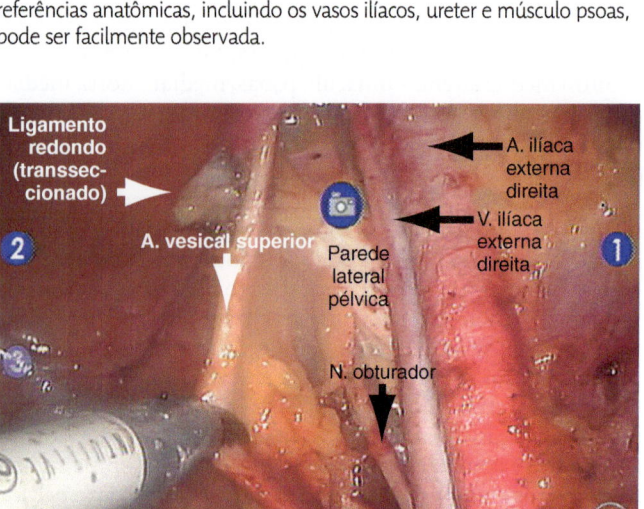

FIGURA 14-4 Obteve-se esta imagem laparoscópica durante uma linfadenectomia pélvica direita robótica. As definições anatômicas e a qualidade da dissecção são equivalentes àquelas utilizadas na via aberta.

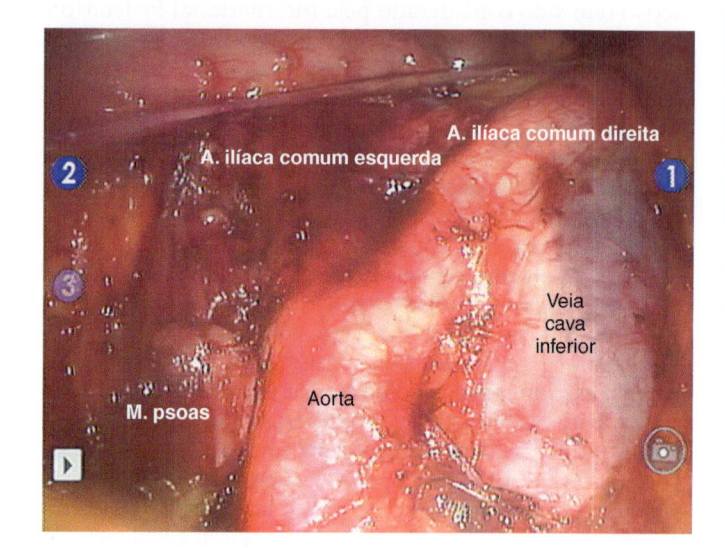

FIGURA 14-5 A reflexão duodenal e a veia ovariana direita são cefálicas à parte inferior desta imagem obtida durante a linfadenectomia aórtica bilateral robótica. Pode-se ver tecido linfático adicional entre os grandes vasos e a margem lateral da veia cava, o qual será removido antes da conclusão do procedimento.

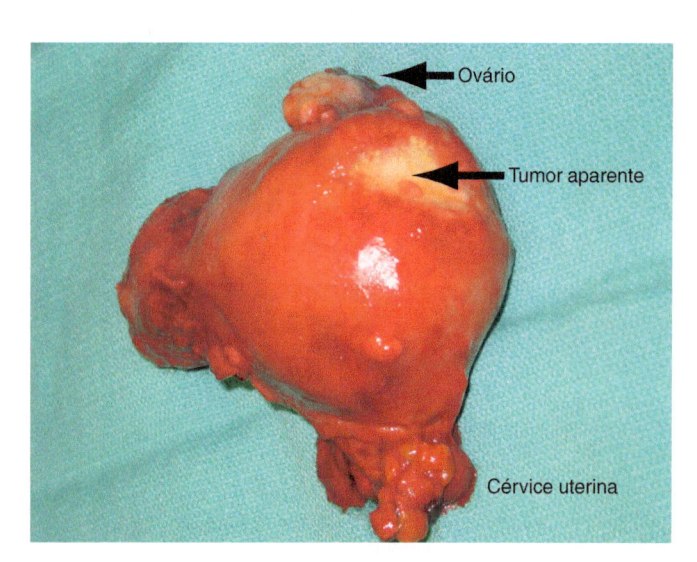

FIGURA 14-6 A depressão no fundo posterior deste útero indica a invasão de espessura total de um tumor endometrial pouco diferenciado, como pode ser visto na Figura 14-7.

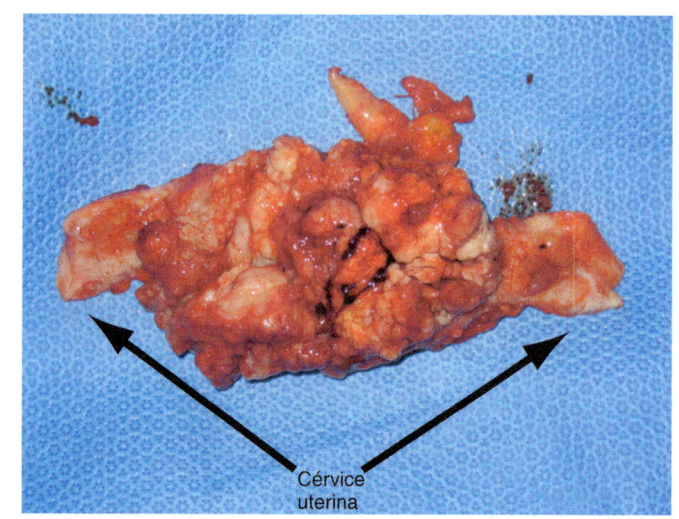

FIGURA 14-7 Este é um tumor pouco diferenciado que já invadiu o miométrio quase completamente. Estes tipos de tumor têm alto grau de disseminação metastática.

CAPÍTULO 15

Miomectomia

Michael S. Baggish

Miomectomia abdominal é realizada como alternativa à histerectomia. As indicações para a miomectomia são indiretas e consistem no desejo de manter o útero, no contexto do tratamento cirúrgico da miomatose intramural ou do mioma uterino subseroso. Os sintomas típicos experimentados por mulheres nas quais *nenhum* componente submucoso exista são: pressão na bexiga urinária ou no intestino, obstrução parcial dos ureteres e dor. Apesar de esta cirurgia ter sido realizada por via laparoscópica, a maioria dos cirurgiões considera a laparotomia como via de escolha.

O útero é geralmente distorcido (Fig. 15-1). Embora o suprimento arterial para a miomatose seja relativamente escasso, o retorno venoso é expressivo, composto por vasos de paredes finas e anômalos (Figs. 15-2 a 15-4). O cirurgião precisa seccionar através da cápsula para atingir o núcleo do mioma e removê-lo, e deve atravessar planos de tecido que contêm esses seios venosos. Por causa do aumento da vascularização, muitos cirurgiões preferem usar uma fonte de energia para diminuir o sangramento (p. ex., *laser* de dióxido de carbono [CO_2], eletrodo electrocirúrgico de agulha). Eu adicionalmente utilizo uma solução de vasopressina 1:100 (20 unidades). Aproximadamente 20 a 30 ml desta solução é injetada logo abaixo da cápsula (Fig. 15-5A). O anestesista deve ser alertado para monitorar a pressão sanguínea e o pulso do paciente durante a injeção de vasopressina. Em seguida, um esboço é feito para a incisão. Isso pode ser realizado com aço frio, *laser* de CO_2 ou eletrodo de agulha (Fig. 15-5B). Eu prefiro limitar a extensão posterior da incisão para diminuir a formação subsequente de aderências (Fig. 15-5C). No caso ilustrado, um *laser* de CO_2 portátil, ligeiramente desfocado, é usado com uma configuração de potência a 50 W e um ponto de *laser* de 1,5 a 2,0 mm de diâmetro (densidade de potência 1.250 a 2.200 W/cm^2) (Fig. 15-6). As extremidades da cápsula são retraídas e o mioma é dissecado perifericamente para fora da cápsula (Fig. 15-7). O dedo indicador do cirurgião pode, na verdade, ser usado para separar o mioma, a partir da cápsula. O *laser*, o eletrodo de agulha ou uma tesoura podem ser usados para seccionar as aderências (Fig. 15-8). Cuidados devem ser tomados para realizar a dissecção suave e cuidadosamente para evitar a entrada na cavidade uterina e o comprometimento da porção intersticial do oviduto (Fig. 15-9A a C).

Quando a base do mioma é atingida, o pedículo arterial deve ser clampeado ligado com uma sutura (Fig. 15-9D e E). O espécime é, em seguida, removido. Em geral, eu secciono o mioma para determinar se existe qualquer suspeita mais evidente de sarcoma ou de infecção. Um interior pulposo e degenerado sugere a necessidade de uma secção por congelamento ou, pelo menos, uma avaliação histológica pós-operatória cuidadosa. Algum excesso de cápsula pode ser aparado (Fig. 15-9F). O útero é reconstruído unindo as partes musculares com sutura interrompida com Vicryl® 0 (Fig. 15-10A e B). Este procedimento pode exigir um fechamento em duas camadas. Em seguida, a serosa é fechada com sutura contínua ou interrompida, usando Vicryl® 2-0 ou 3-0. Ao concluir o fechamento, prefiro cobrir a linha de sutura exposta com um enxerto de peritônio parietal ou um retalho de barreira aderente absorvível de celulose ou outro material adequado. Em geral, o cirurgião mede e secciona o espécime (Fig. 15-11A e B). Miomatoses submucosas são responsáveis por 90% das hemorragias associadas com esses tumores comuns e devem ser tratadas histeroscopicamente. Se o mioma for muito grande para a extirpação histeroscópica, mesmo depois de 3 a 4 meses de supressão do agonista do hormônio liberador de gonadotrofinas (GnRH), a paciente deve ser submetida a uma histerectomia (Fig. 15-12).

Ocasionalmente, uma miomectomia é realizada e nenhuma suspeita de malignidade é evidenciada (Fig. 15-13A a D). É surpreendente notar, no entanto, que as secções histopatológicas permanentes revelam um leiomiossarcoma (Fig. 15-14A e B). Nesta condição, a paciente deve ser imediatamente notificada desse achado e fortemente aconselhada a se submeter a uma histerectomia total abdominal (Fig. 15-15A e B).

A miomatose cervical pode ser removida por via vaginal, com o uso de um *laser* de CO_2 montado no microscópio. Essencialmente, a parede anterior ou posterior ou, ainda, ambas as paredes do colo do útero são divididas para se obter a exposição. O mioma é então seccionado a partir da respectiva parede à qual está fixado. O colo do útero é reparado em camadas com Vicryl® 2-0 ou 3-0. As paredes seccionadas são fechadas com Vicryl® 3-0 (Fig. 15-16A a E). Ocasionalmente, um mioma cervical é muito grande e ricamente vascularizado e, nessas condições, uma histerectomia abdominal é indicada. Nesta circunstância, o tamanho do mioma cervical tornaria a histerectomia via abdominal uma escolha mais segura do que a histerectomia transvaginal (Fig. 15-17A a C).

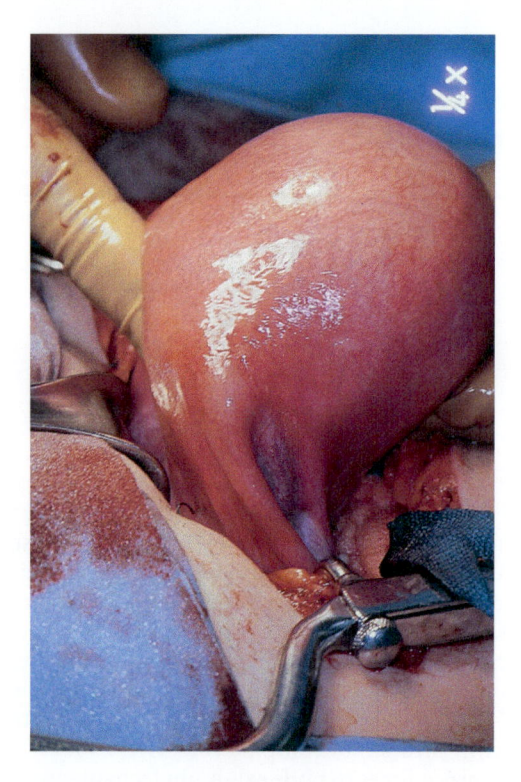

FIGURA 15-1 O útero é levantado da pelve de modo que qualquer alteração anatômica produzida pela massa miomatosa pode ser identificada.

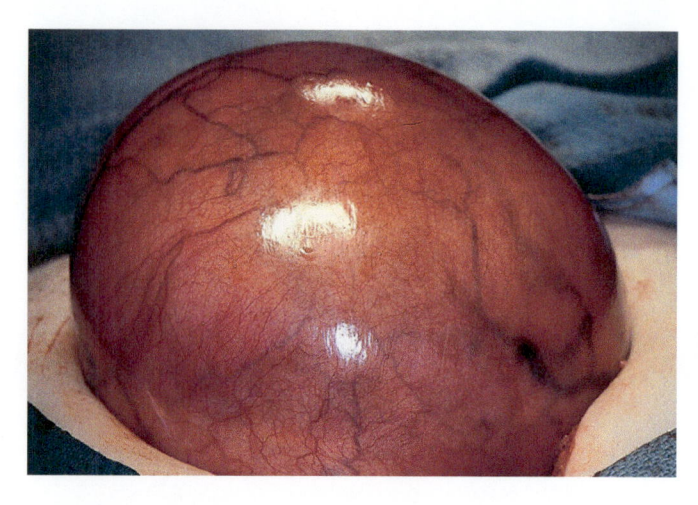

FIGURA 15-2 O mioma é uma lesão solitária e grande, com 6 a 8 cm.

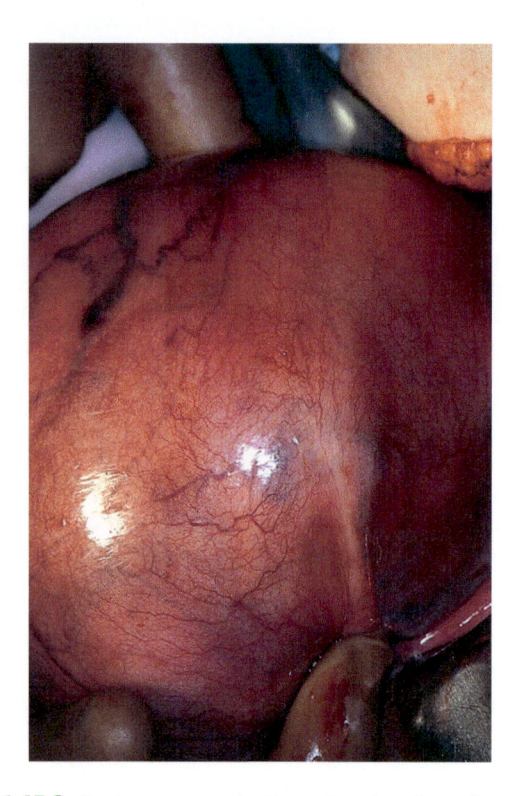

FIGURA 15-3 O retorno venoso do útero miomatoso é grande e anômalo. Grandes vasos sinusoidais são identificados em posição subserosa.

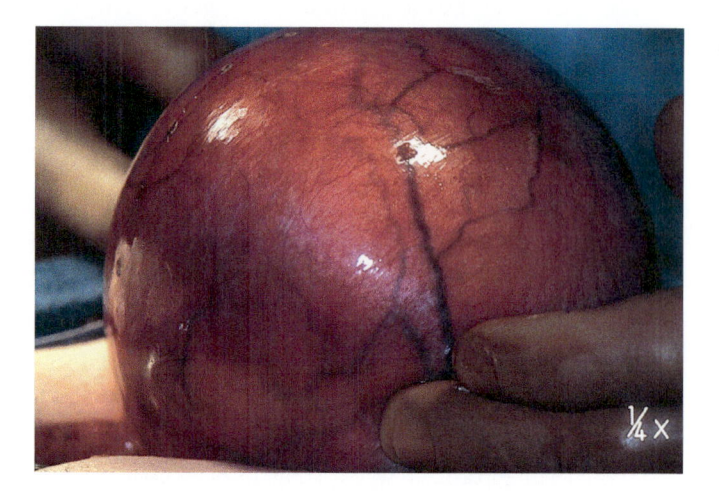

FIGURA 15-4 O trajeto dos grandes vasos deve ser cuidadosamente identificado antes da realização de uma incisão uterina.

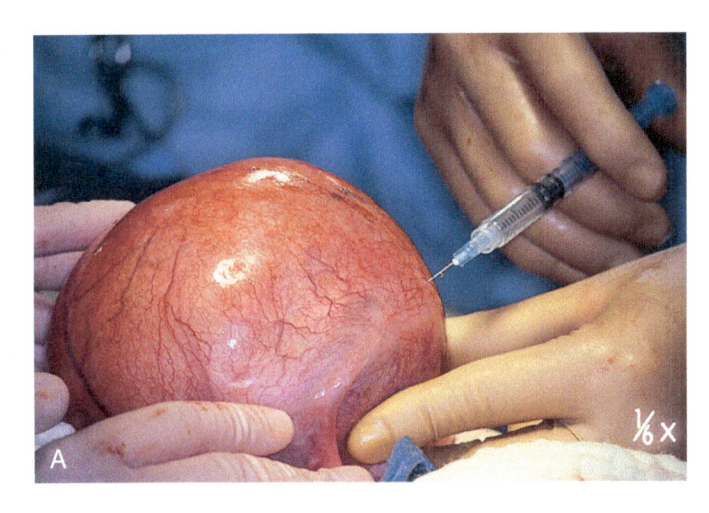

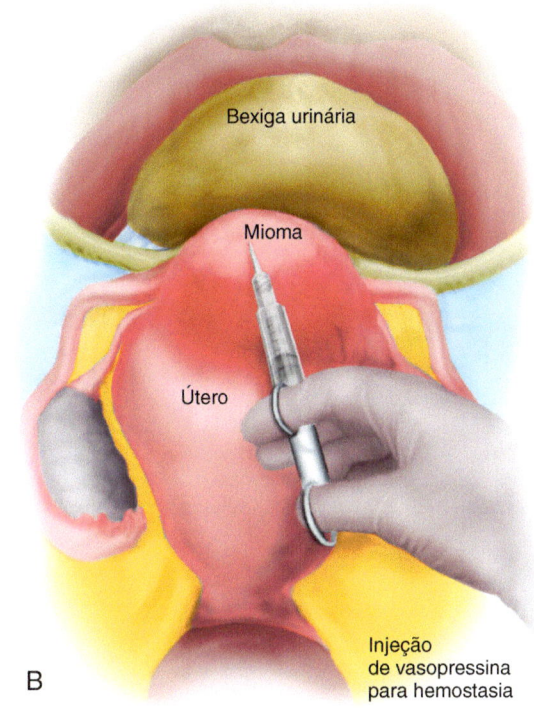

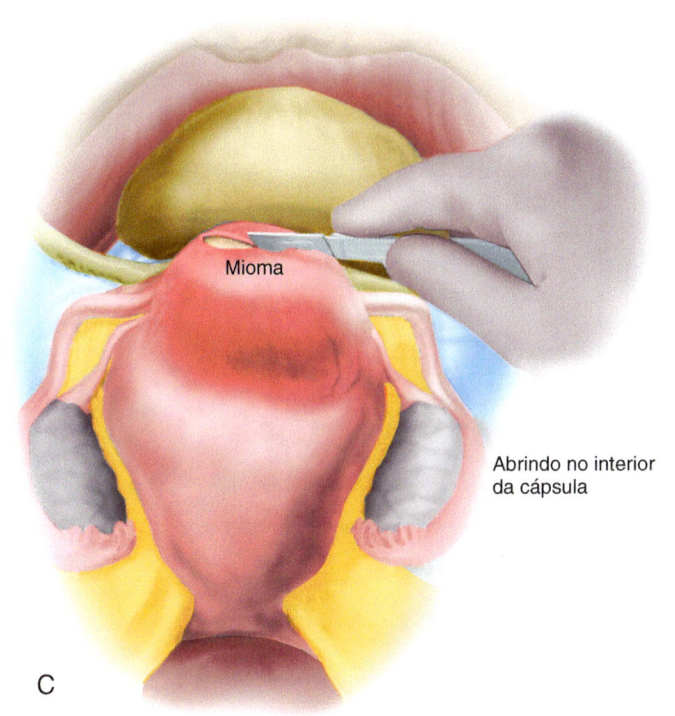

FIGURA 15-5 A. Uma solução de vasopressina 1:100 é injetada no útero para a hemostasia. Cuidados devem ser tomados para evitar a injeção intravascular. **B.** A injeção é realizada com a utilização de uma seringa de anel triplo de 10 ml e 1 ½ polegadas, com uma agulha de calibre 25. A subserosa é a primeira camada a ser injetada. O tecido imediatamente apresenta palidez. A agulha é avançada na substância do mioma e a solução é injetada. Em geral, 20 a 25 ml são injetados. **C.** Uma incisão transversal ou vertical é realizada para acessar o mioma. Se possível, realiza-se uma secção anterior ou anterior se prolongando ao fundo do útero.

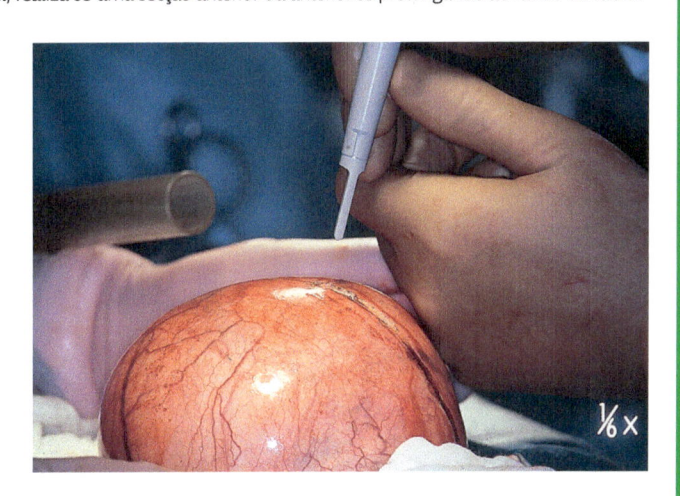

FIGURA 15-6 Alternativamente, um *laser* de dióxido de carbono (CO_2) (sistema manual de liberação) pode ser usado para abrir o útero. O *laser* é um dispositivo de energia precisa que oferece uma hemostasia adicional.

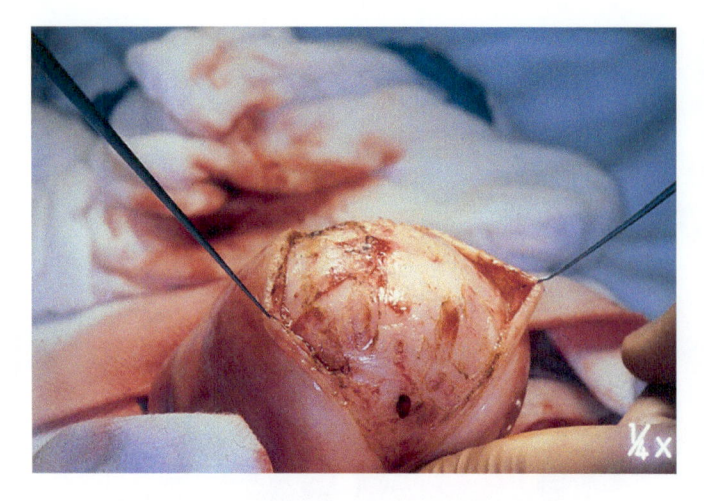

FIGURA 15-7 Quando a cápsula do mioma é atingida, uma incisão mais profunda deve cessar. O mioma é, agora, dissecado perifericamente.

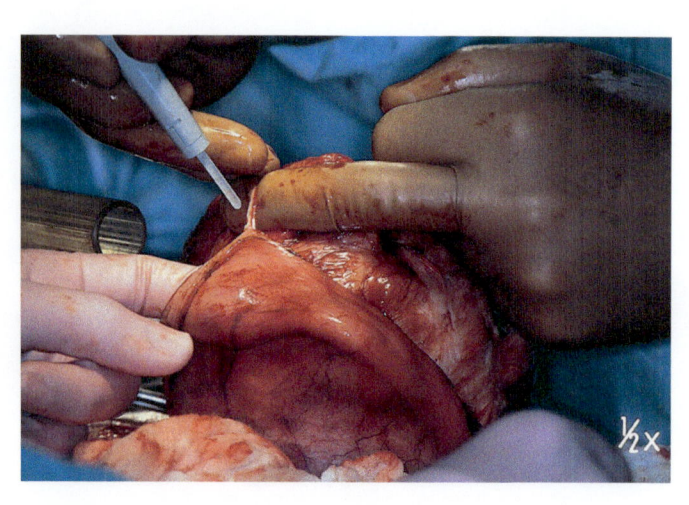

FIGURA 15-8 Pequenas aderências podem ser observadas entre a parede do útero e a cápsula do mioma. Essas aderências devem ser drasticamente reduzidas.

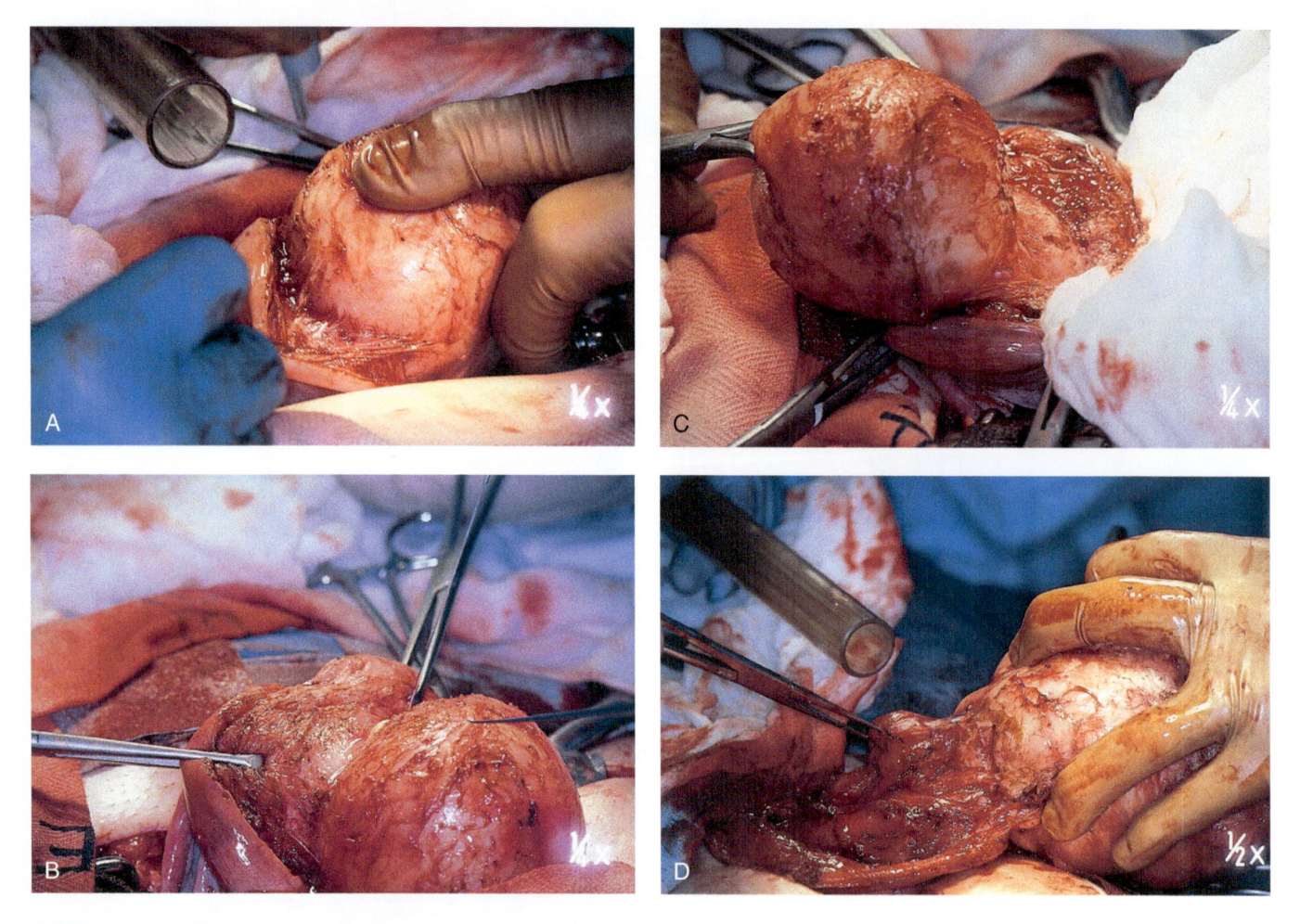

FIGURA 15-9 A e **B.** Com uma combinação de dissecção cortante e romba, o mioma é separado do miométrio normal. **C** e **D.** A dissecção é elevada para atingir a fixação basal (do tumor) à parede do útero.

CAPÍTULO 15 Miomectomia 269

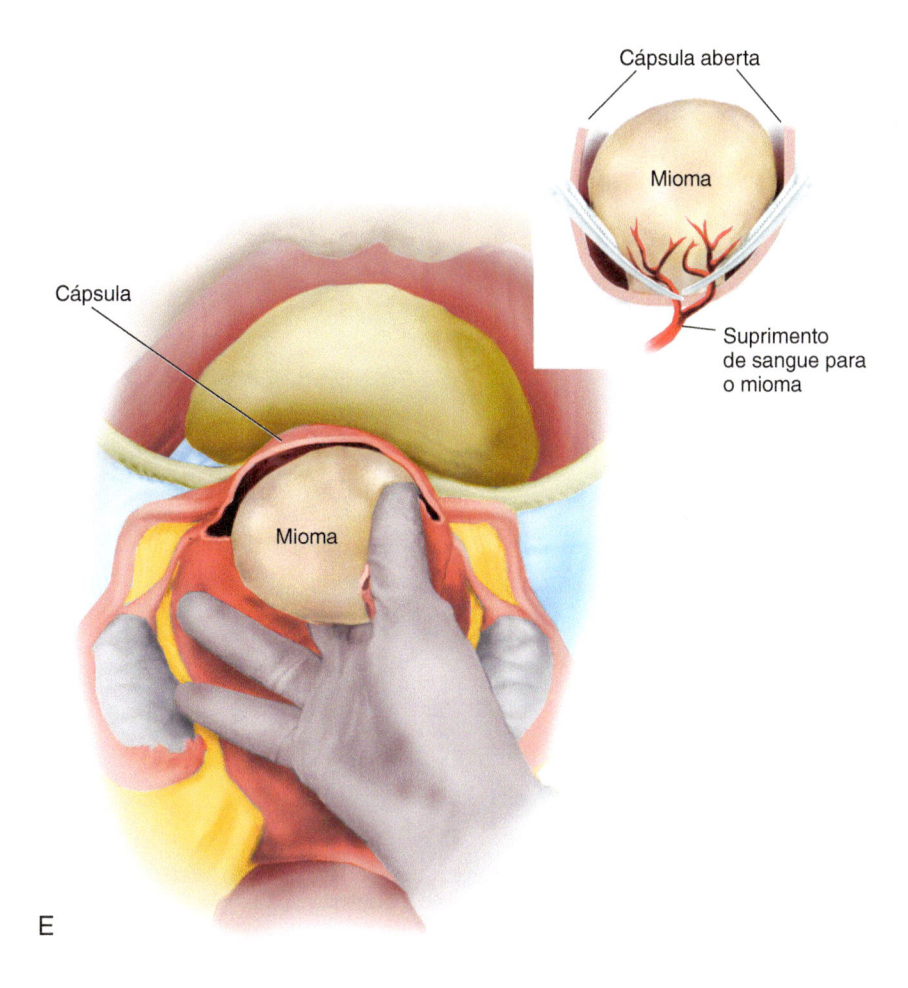

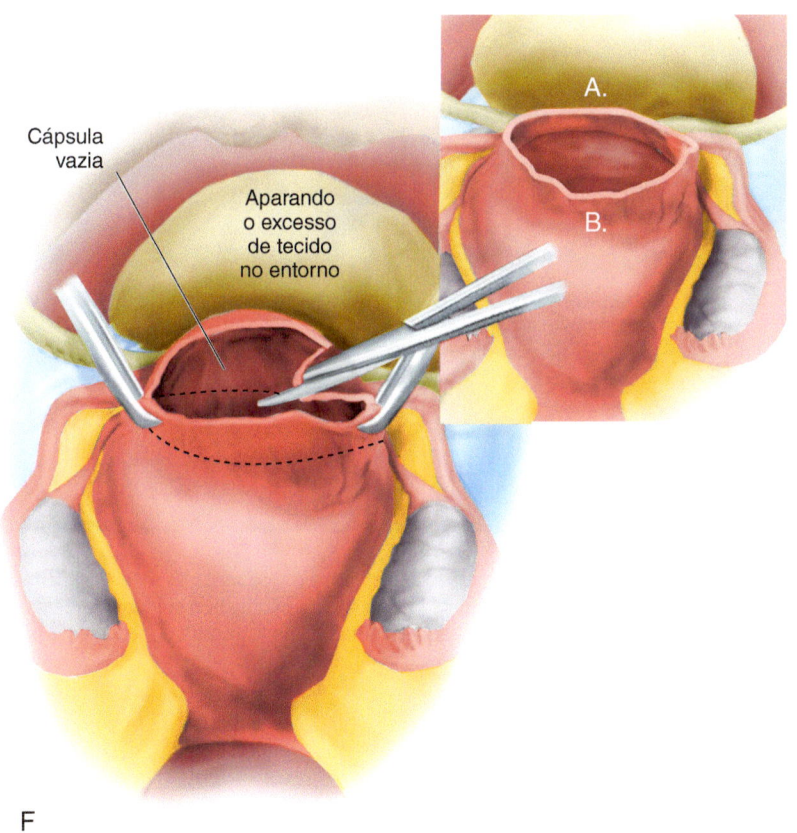

FIGURA 15-9 (CONT.) E. A artéria que supre o mioma é clampeada e ligada com sutura Vicryl® 0. **F.** O excesso de serosa uterina é aparado. A parede anterior (A) será fechada para se aproximar e se sobrepor à parede posterior (B).

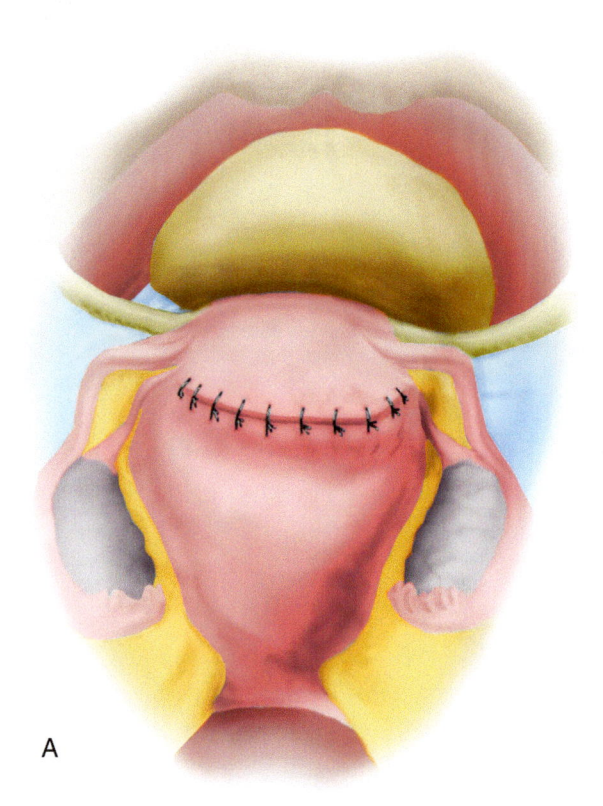

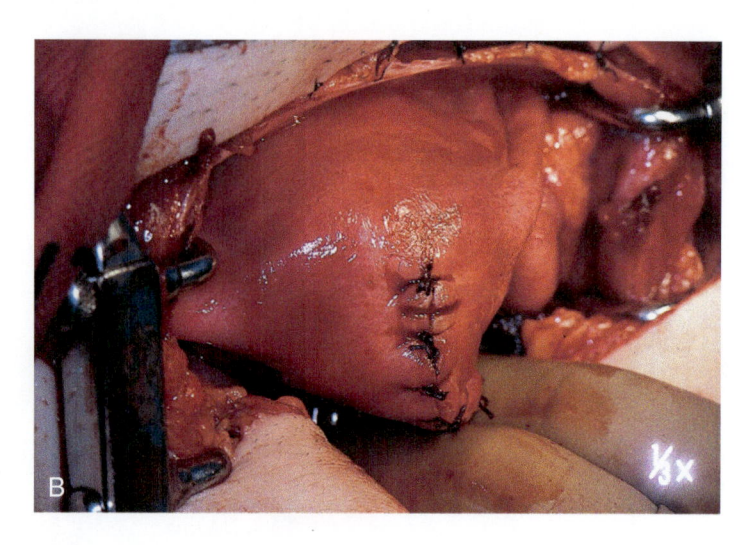

FIGURA 15-10 A. O fechamento é realizado por meio da sutura da margem anterior sobre a margem posterior, para fortalecer a integridade da ferida. Isso ilustra o fechamento transversal. **B.** A técnica de sutura interrompida para o fechamento incisão vertical será concluída pela aderência do peritônio ou uma barreira aderente sobre a incisão.

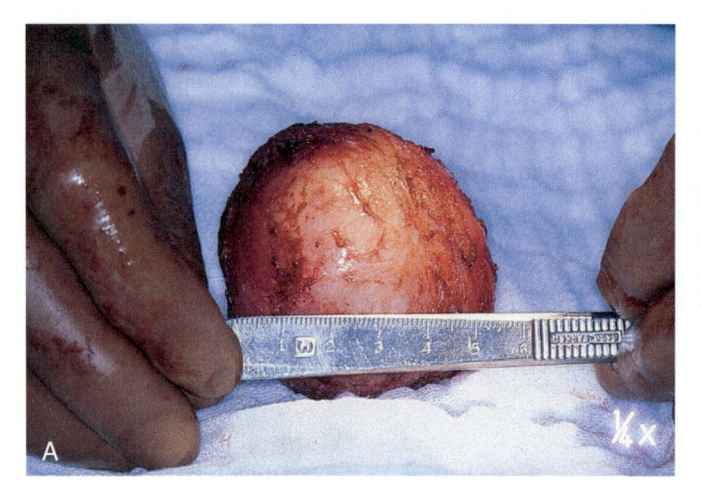

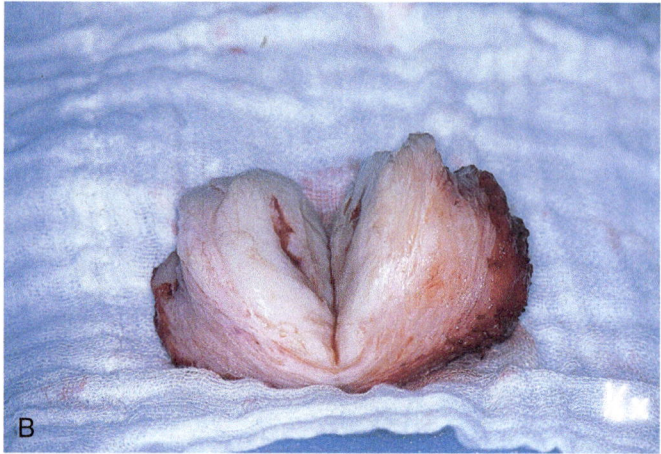

FIGURA 15-11 A. O mioma extraído é completamente analisado e medido. **B.** O mioma é seccionado ao meio para permitir o exame do seu interior. O espécime é, então, colocado em formalina e enviado para o laboratório de patologia. Se o mioma tiver sofrido degeneração purulenta, uma cultura deve ser realizada, antes que o tumor seja colocado no fixador. Se um sarcoma for suspeito, uma amostra do seu interior pode ser enviada para exame de congelamento.

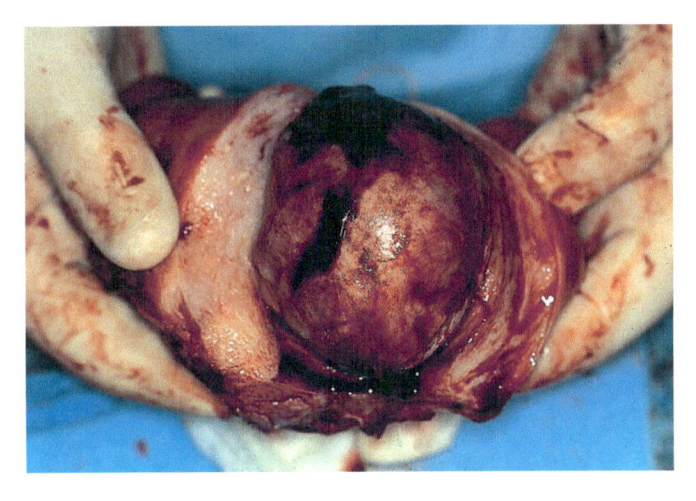

FIGURA 15-12 Sintomas hemorrágicos e anemia sugerem a presença de um mioma submucoso. O mioma submucoso deve ser tratado por histeroscopia ou histerectomia.

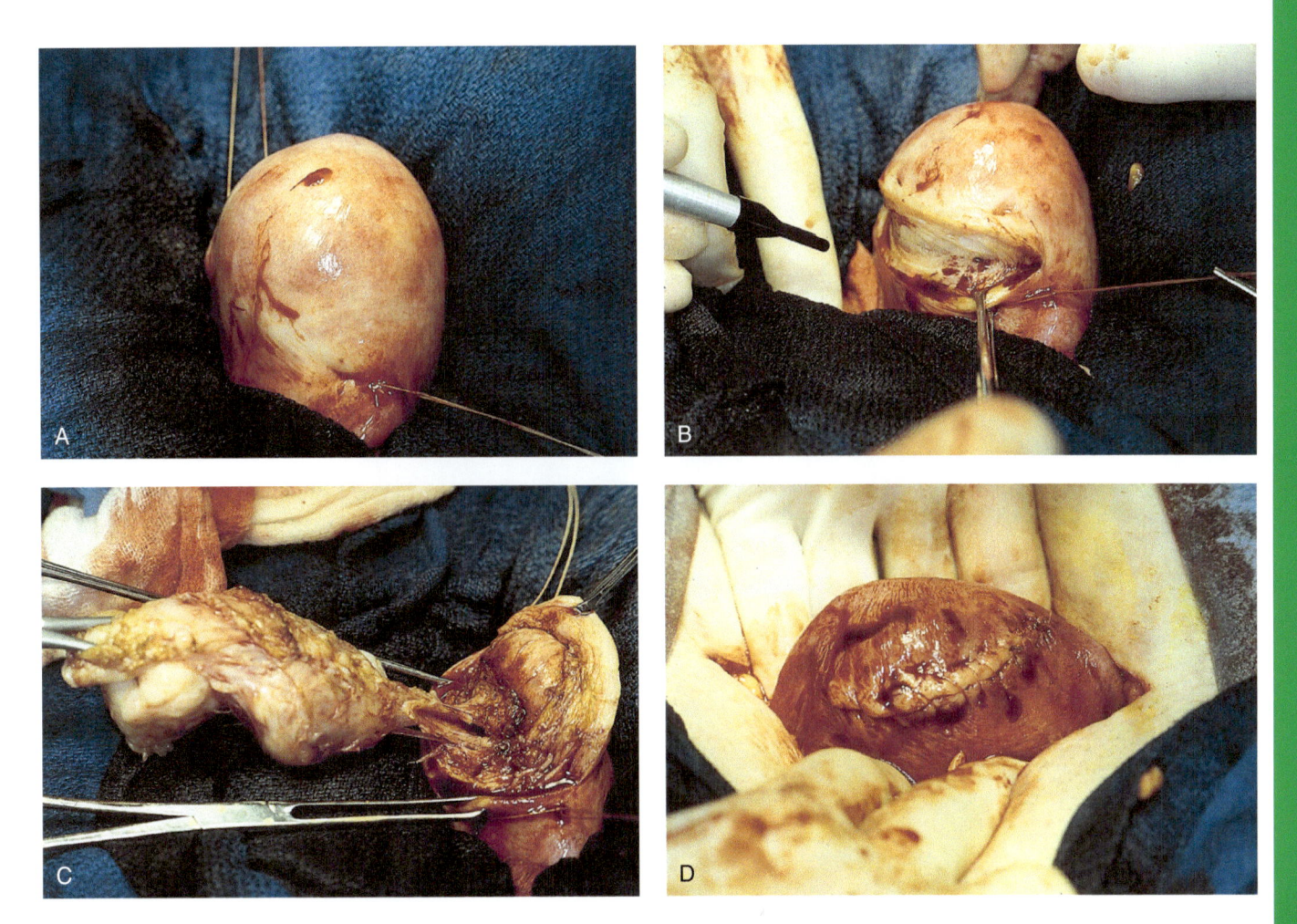

FIGURA 15-13 A. Este grande útero miomatoso foi injetado com uma solução de vasopressina 1:100. **B.** Uma incisão transversal anterior foi realizada em direção ao interior do útero, acima da reflexão peritoneal na bexiga urinária. **C.** O mioma é dissecado e liberado da parede uterina. Infelizmente, a cavidade uterina foi atingida. **D.** Após a remoção da massa miomatosa, o útero foi fechado em camadas com Vicryl® 0. A serosa é fechada com Vicryl® 2-0. Note que o útero foi reduzido a um tamanho normal.

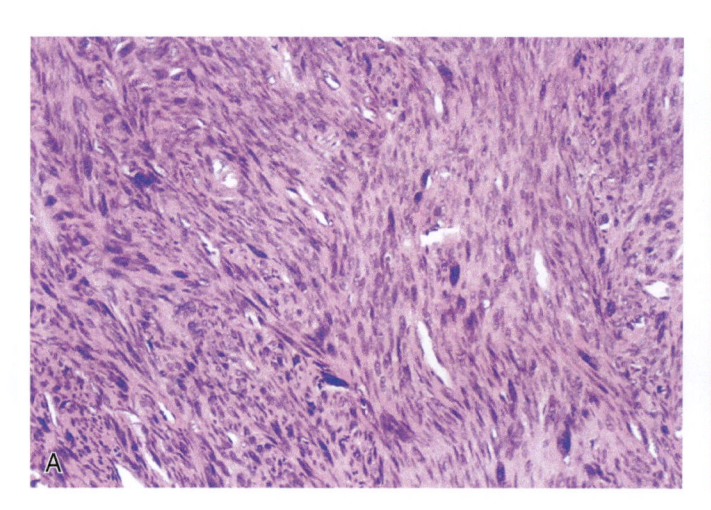

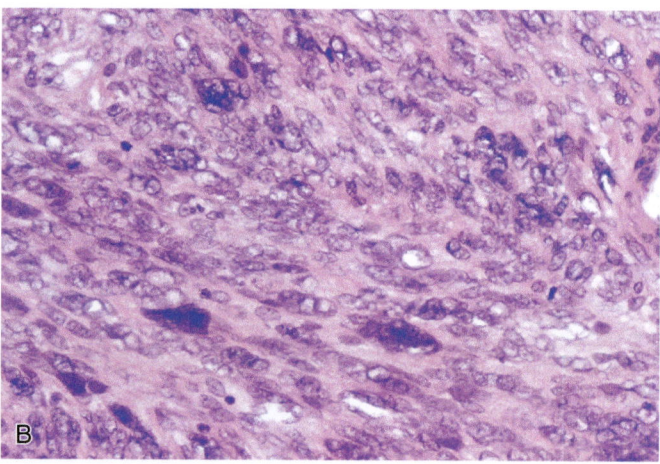

FIGURA 15-14 A. Corte histológico do útero retratado na Figura 10-13A a C. A secção corada pela hematoxilina e eosina (H&E) (×10) mostra aumento da celularidade, pleomorfismo nuclear e hipercromatismo. **B.** Secção histológica (×20) confirma, claramente, o diagnóstico de leiomiossarcoma. Quatro figuras de mitose são observadas neste campo único. As células do estroma (músculo) são claramente malignas. *(De Baggish MS, Barbot J, Valle V: In Diagnostic and Operative Hysteroscopy, 2ed. Mosby, St Louis, 1999).*

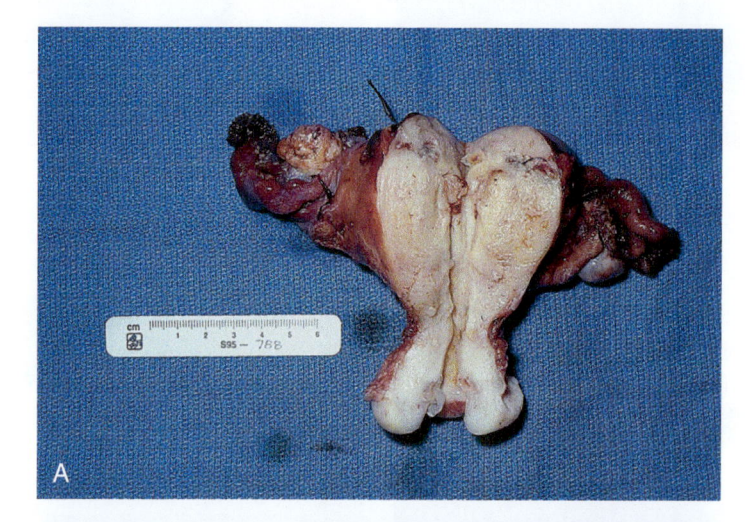

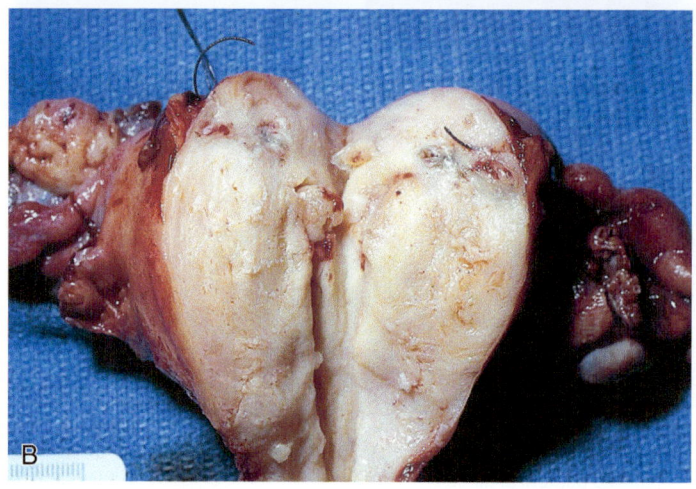

FIGURA 15-15 A. O espécime da histerectomia da paciente correspondente às Figuras 15-13 e 15-14. O útero de tamanho normal foi removido. **B.** O corte na parede do útero mostra um tecido aparentemente normal. Secções microscópicas revelaram um tumor benigno (isto é, ausência de sarcoma residual).

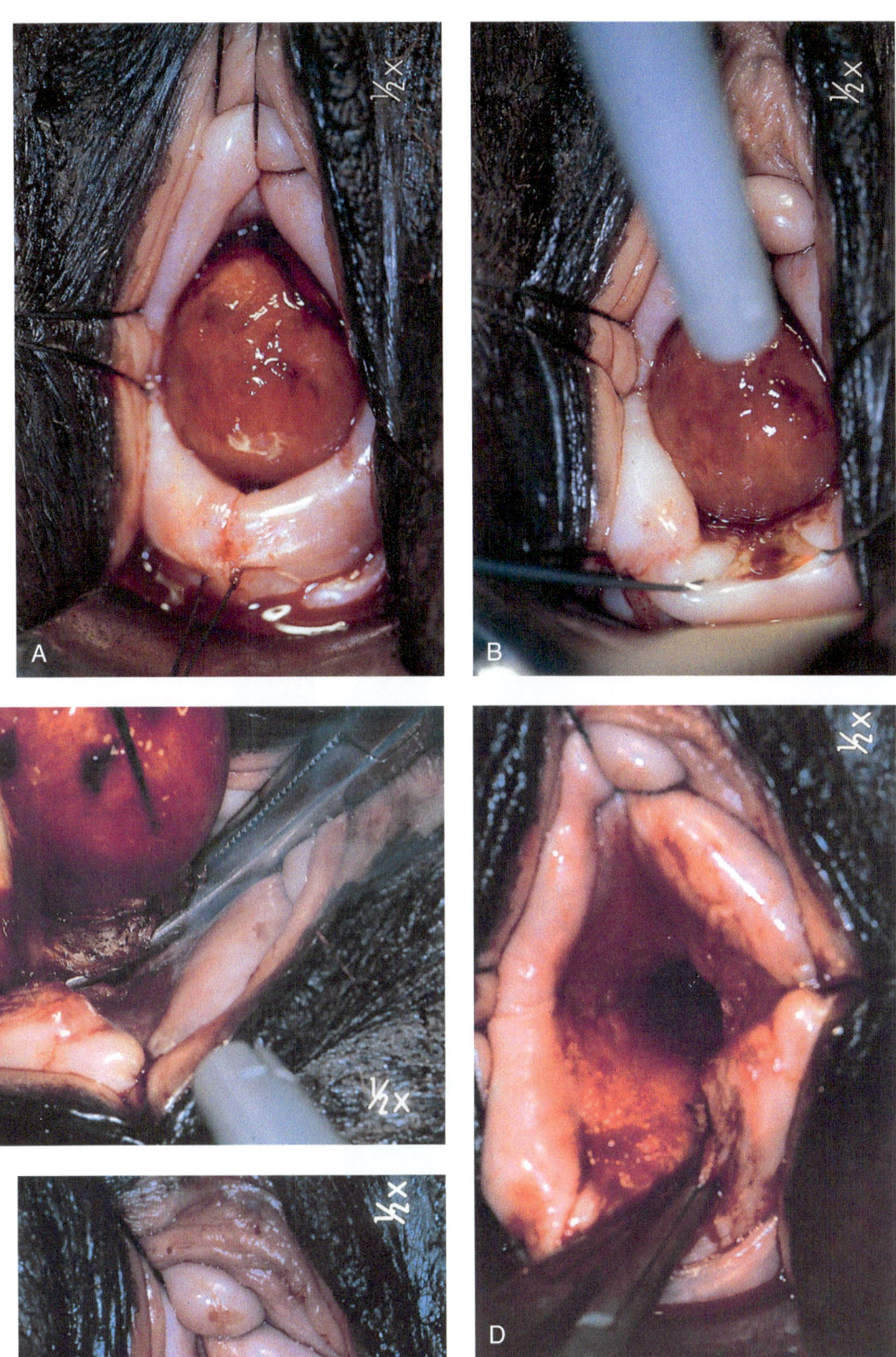

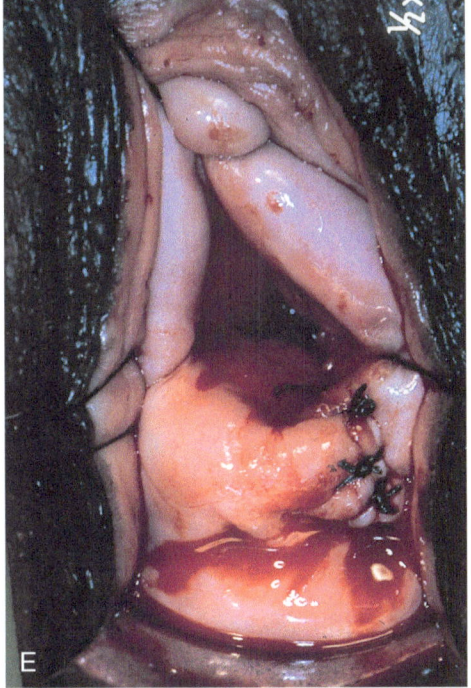

FIGURA 15-16 A. Um mioma cervical está presente, mas a localização do pedículo não é visível. Suturas de tração foram aplicadas anterior e lateralmente. **B.** O lábio posterior do colo uterino foi injetado com uma solução de vasopressina 1:100. O feixe de *laser* de dióxido de carbono (CO_2) (acoplado ao microscópio) começou a seccionar posteriormente o colo do útero, para obter um acesso ao pedículo do mioma. Ganchos de titânio colocados tracionam ambos os lados da incisão. O feixe vermelho de hélio-neon é visível. **C.** O pedículo foi fixado com uma pinça Kelly®. Um abaixador úmido de língua foi colocado entre o mioma e o interior do colo do útero. O feixe de *laser* realizou uma secção parcial através da base do mioma. **D.** O mioma foi removido. O coto do pedículo foi suturado com Vicryl® 3-0. **E.** A cirurgia foi finalizada. O colo do útero foi suturado com Vicryl® 3-0. *(De Baggish MS, Barbot J, Valle V: Diagnostic and Operative Hysteroscopy, 2nd ed. Mosby, St Louis, 1999).*

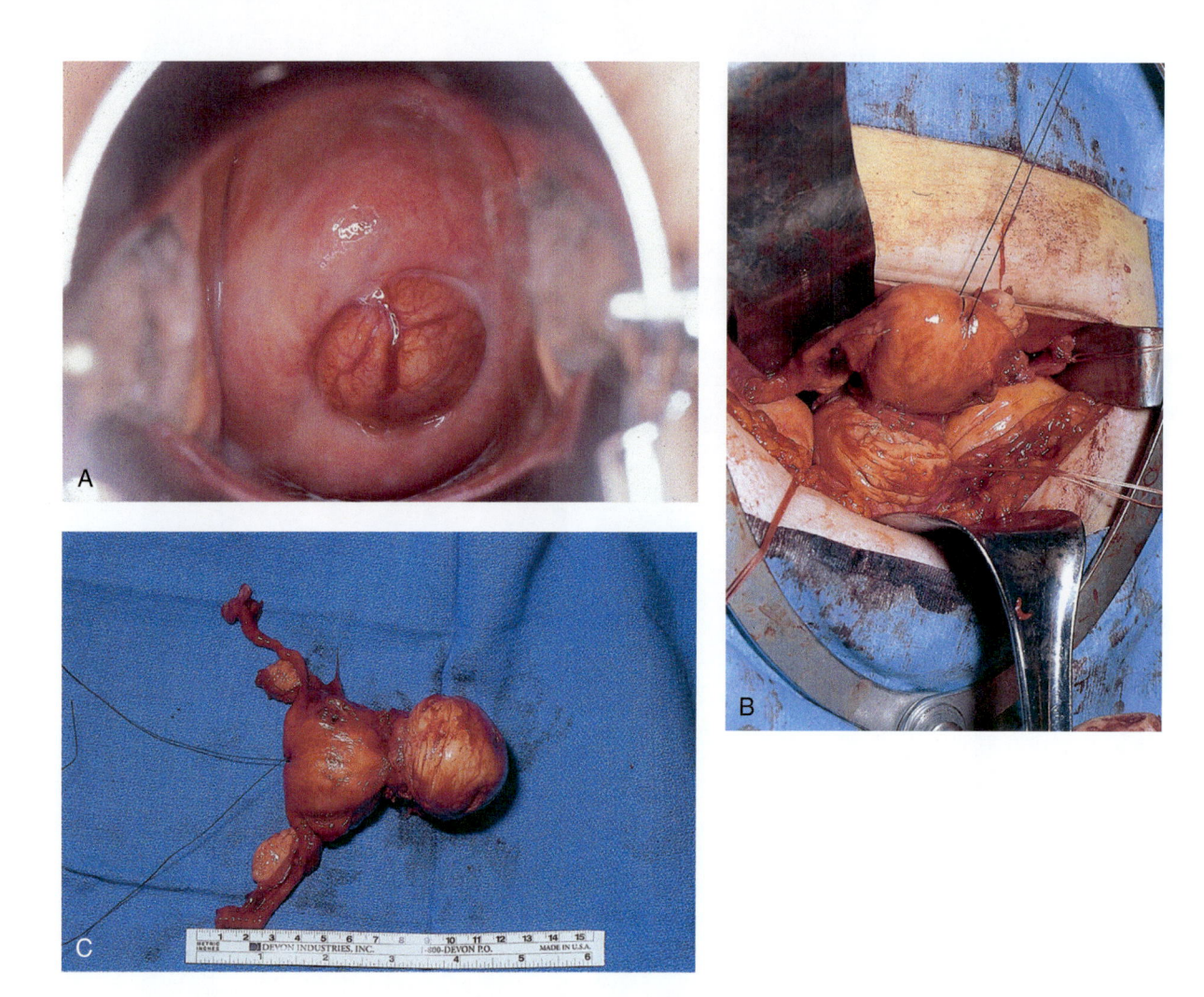

FIGURA 15-17 A. Esta paciente tem um grande mioma cervical. Os vasos de paredes finas estão sujeitos à ruptura. Tais vasos não vão retrair e a paciente vai sangrar muito e por um período prolongado. **B.** A paciente optou pela histerectomia, em vez da miomectomia. **C.** O volume total desse tumor foi muito maior que o previsto; na verdade, ainda maior que o corpo do útero. Neste caso, a histerectomia foi a melhor escolha, porque a grande dimensão do mioma poderia impedir o uso da via de remoção vaginal-cervical.

CAPÍTULO 16

Tratamento Cirúrgico de Doenças Miomatosas Incomuns

Michael S. Baggish

É possível encontrar diversas variantes incomuns do mioma. O mioma metastatizante benigno (leiomiomatose peritoneal disseminada) consiste em múltiplos tumores benignos intraperitoneais e até em metástases distantes do mioma, principalmente para o pulmão (Fig. 16-1). Estes casos têm propensão a ocorrer durante a gravidez. Os sintomas incluem ataques paroxísticos de dispneia e hemoptise. Os miomas podem regredir após o término da gravidez (Fig. 16-1).

A leiomiomatose intravenosa está associada a tumores do músculo liso que se estendem para os canais venosos (Fig. 16-2). Esta doença ilustra clinicamente o enigma em relação às origens da leiomiomatose uterina, em geral: estes tumores surgem de uma célula muscular lisa do miométrio ou de uma célula muscular lisa da camada média do próprio vaso sanguíneo? Este fenômeno incomum representa uma dissociação entre a malignidade clínica e histológica, na qual os miomas uterinos benignos podem se propagar via canais vasculares sanguíneos, embora a doença raramente seja fatal.

É comum que o útero contenha miomas de tamanho irregular (Fig. 16-3). O padrão venoso sobre o útero e dentro do ligamento largo é excepcionalmente importante, podendo-se encontrar, nesse caso, uma textura lenhosa, endurecida. À medida que se cortam os pedículos, podem-se ver extensões brancas e brilhantes (Fig. 16-4), algumas com até 2 a 3 cm de diâmetro (Fig. 16-5). Ao separar as veias, o tumor intravascular aparece de dentro dos vasos que o envolvem de aspecto vermiforme (Fig. 16-6). Do ponto de vista microscópico, a parede do vaso contém blocos de tecido muscular liso benigno típico, livres dentro da luz (Fig. 16-7) ou ligados à parede da veia (Fig. 16-8A e B).

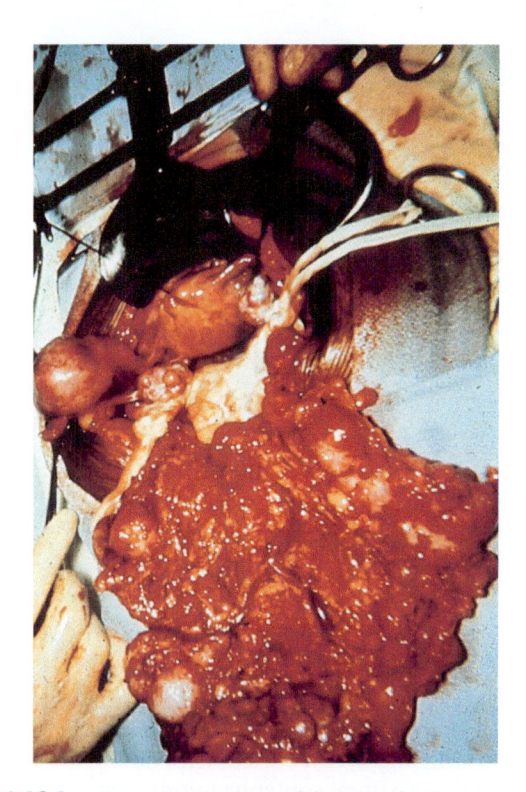

FIGURA 16-1 Leiomiomatose peritoneal disseminada. O omento está preenchido com miomas de vários tamanhos.

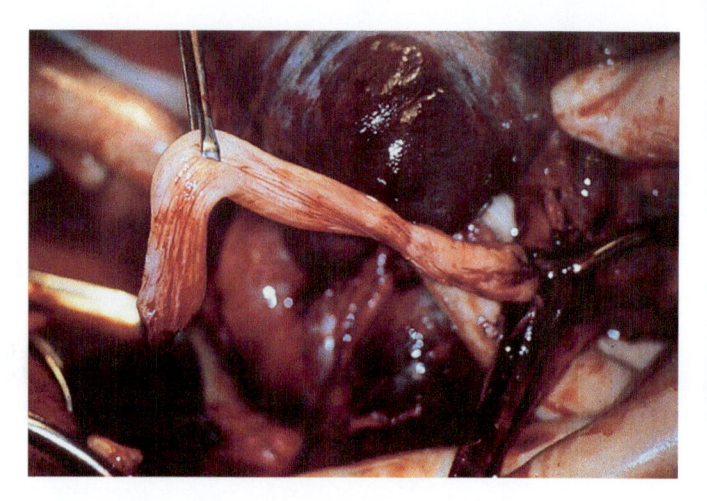

FIGURA 16-2 Uma grande extensão miomatosa intravenosa é removida da veia distendida.

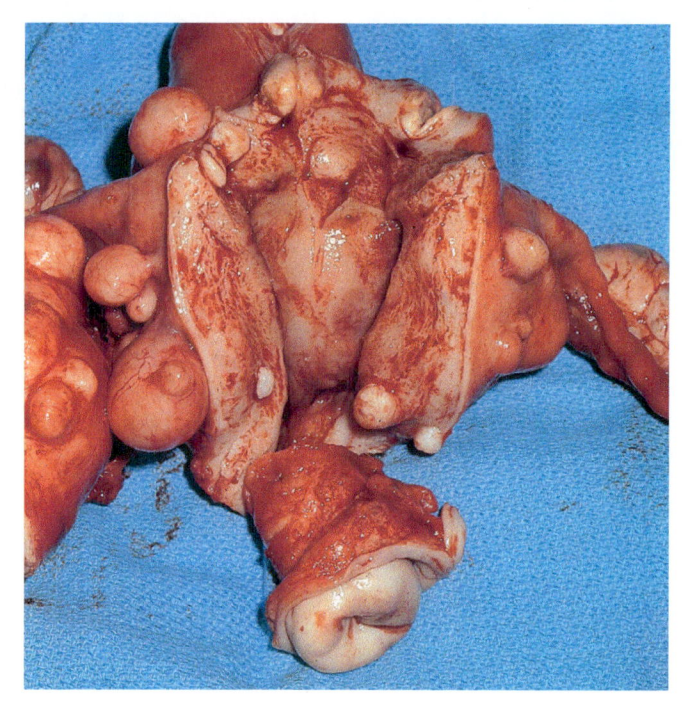

FIGURA 16-3 Útero aumentado e irregular preenchido com miomas. Observe as variedades submucosa, intramural e subserosa neste único útero.

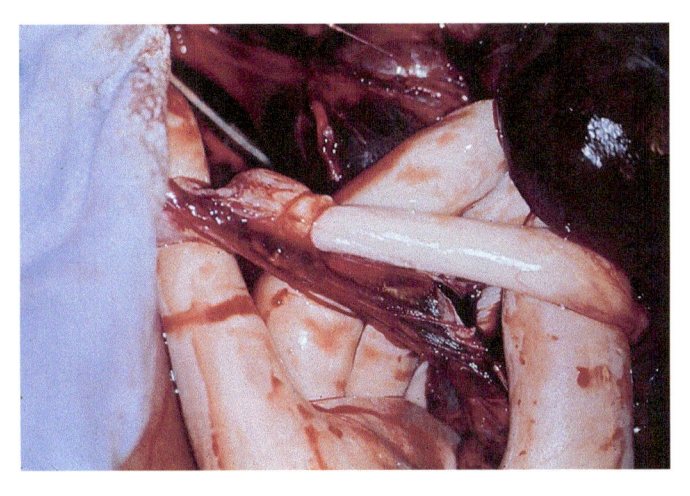

CAPÍTULO 16 Tratamento Cirúrgico de Doenças Miomatosas Incomuns   277

FIGURA 16-4 Vê-se um mioma sinuoso, branco e brilhante entrando em um seio venoso de paredes finas. Observe que a cor do mioma intravenoso é muito próxima da cor da luva do cirurgião.

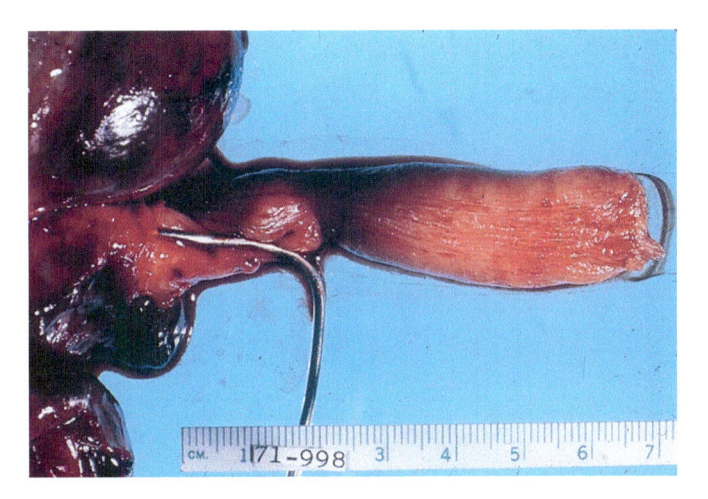

FIGURA 16-5 Extensão de um leiomioma intravenoso de 2 cm de diâmetro que preenche a veia uterina, dando aparência endurecida como madeira aos vasos uterinos, parauterinos e vesicais distendidos.

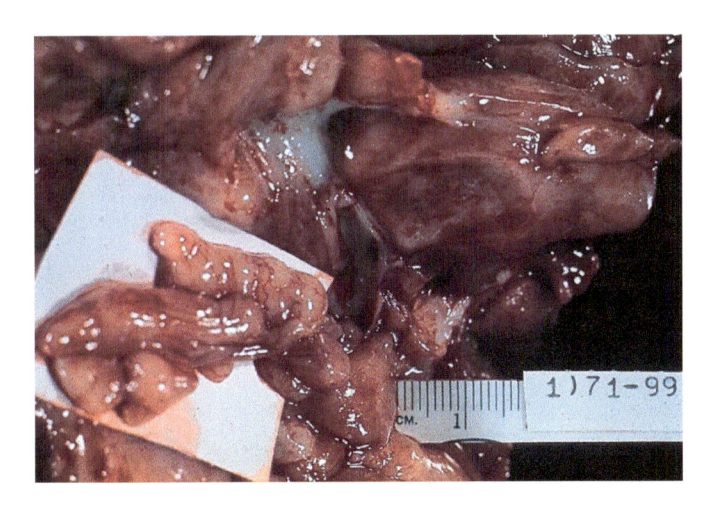

FIGURA 16-6 À medida que se cortam os pedículos vasculares, o mioma surge de dentro dos vasos de aspecto vermiforme. Faz-se o diagnóstico diferencial entre a leiomiomatose intravenosa e a miose endolinfática do estroma (estromatose).

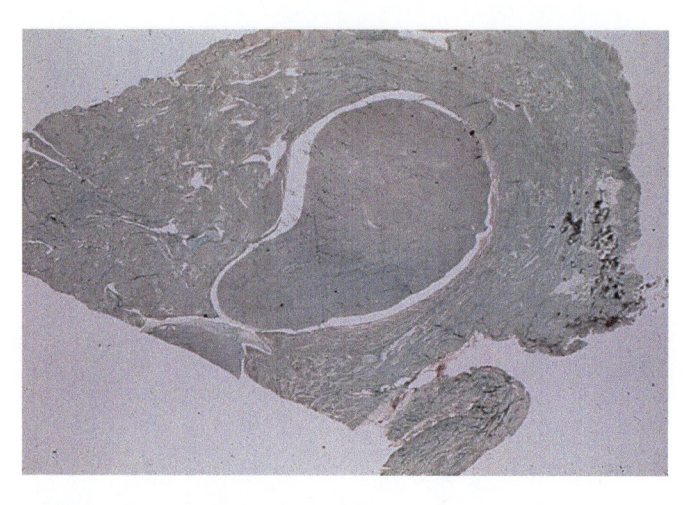

FIGURA 16-7 Coloração do tecido elástico mostrando um bloco microscópico de mioma dentro do espaço venoso.

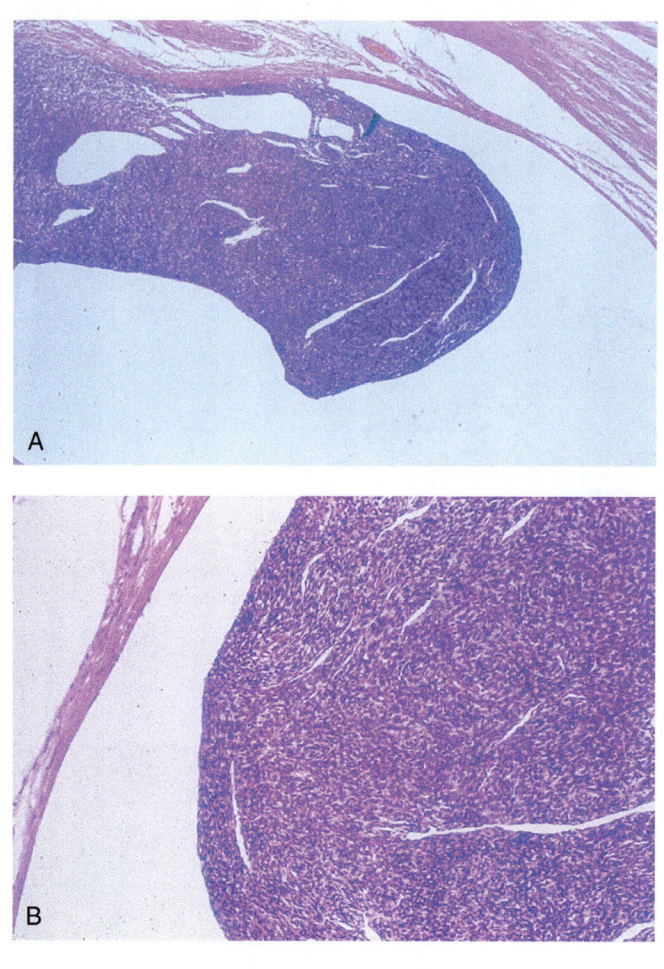

FIGURA 16-8 A. Mioma benigno com um espaço venoso e ligado à parede da veia. **B.** Visão de alta resolução de um mioma benigno dentro da veia uterina.

CAPÍTULO 17

Unificação do Útero Bicorno

Michael S. Baggish

A fusão incompleta dos ductos de Müller leva a uma variedade de distúrbios, variando de útero septado até a falha completa de fusão caracterizada pelo útero didelfo (Fig. 17-1). O útero septado é tratado histeroscopicamente pela secção do septo com uma tesoura a *laser* ou um dispositivo eletrocirúrgico. O útero didelfo não exige outro tipo de tratamento além da secção do septo vaginal para evitar as rupturas traumáticas (Fig. 17-2).

O útero bicorno pode exigir um procedimento de unificação, a fim de aumentar o tamanho da cavidade uterina, caso sejam demonstrados problemas reprodutivos resultantes (p. ex., aborto, parto prematuro) (Figs. 17-1 e 17-3).

O diagnóstico diferencial entre um útero septado e um útero bicorno não pode ser obtido pela histeroscopia ou pela histerossalpingografia (Fig. 17-4). O diagnóstico é feito pela laparoscopia, observando o fundo amplo e indentado, uma típica configuração em "formato de coração". Uma histerografia é realizada para identificar alguns detalhes sobre o tamanho e a configuração das cavidades divididas (Fig. 17-5A a C).

Sob tração por laparotomia, as suturas são colocadas em cada extremidade do fundo do útero, distante do local da secção transversal. Uma solução de vasopressina 1:100 é injetada no útero, ao longo e no interior das linhas de ressecção (Fig. 17-6). Uma incisão em forma de cunha é realizada através do corpo e fundo do útero no plano vertical (Figs. 17-7A e B). O tecido resultante removido inclui o defeito em formato de coração (Fig. 17-7C). As duas cavidades separadas, agora, estão prontas para serem unidas e formarem uma cavidade uterina única (Figs. 17-7D e E). O fechamento é realizado a partir da parede posterior, com pontos simples ou em formato de 8 aplicados na submucosa e conduzidos pela via intramuscular (Fig. 17-8A e B). O fechamento segue sobre o fundo e se completa na superfície anterior (Fig. 17-8C). Eu, em geral, uso Vicryl® 0 para a camada intramuscular (Fig. 17-8D). Em seguida, com Vicryl® 2-0 ou 3-0, o músculo superficial e a serosa são fechados com uma sutura contínua ou interrompida (Fig. 17-9).

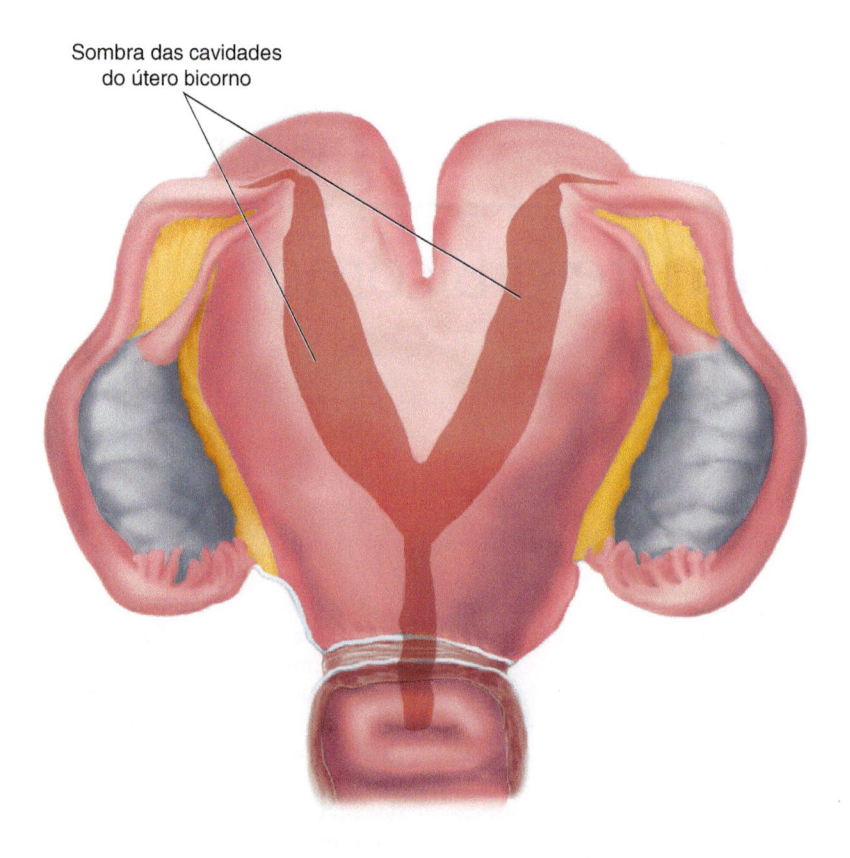

FIGURA 17-1 Vista externa do útero bicorno, em "formato de coração". Observe o esquema de uma histerografia sobreposta ao útero.

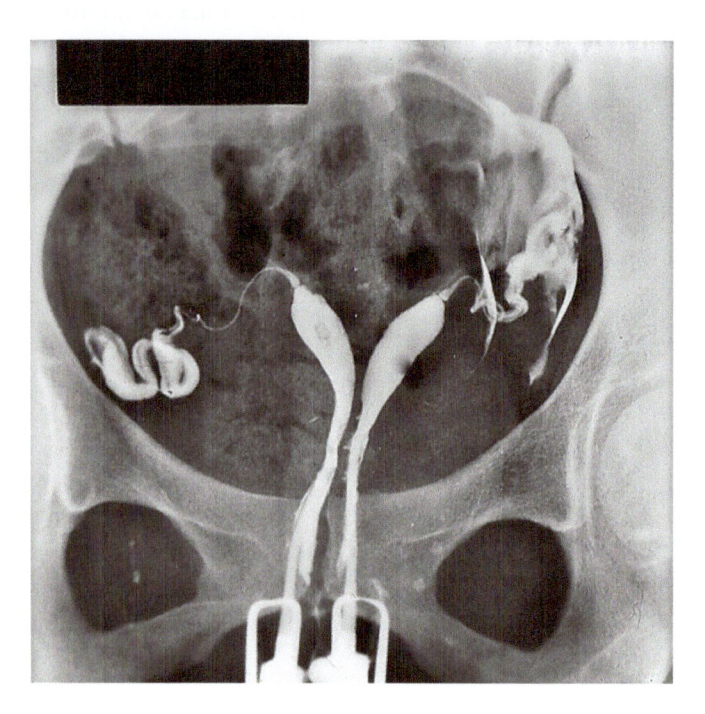

FIGURA 17-2 Histerossalpingografia de um defeito de fusão completa que ilustra a duplicação do útero e do colo do útero. A vagina é septada.

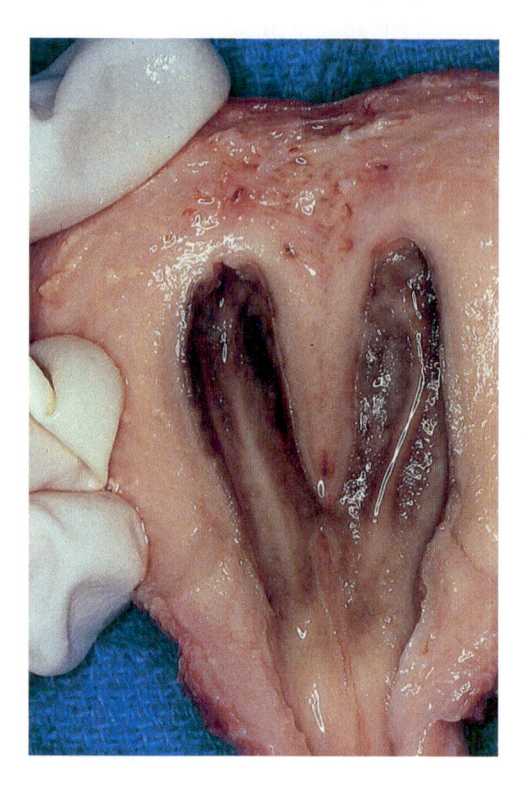

FIGURA 17-3 Espécime de útero removido mostrando uma cavidade septada e um colo do útero único.

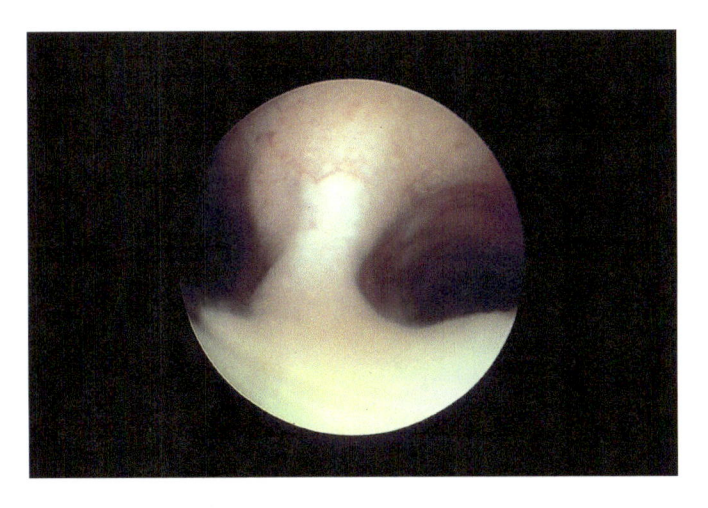

FIGURA 17-4 Vista histeroscópica do útero bicorno.

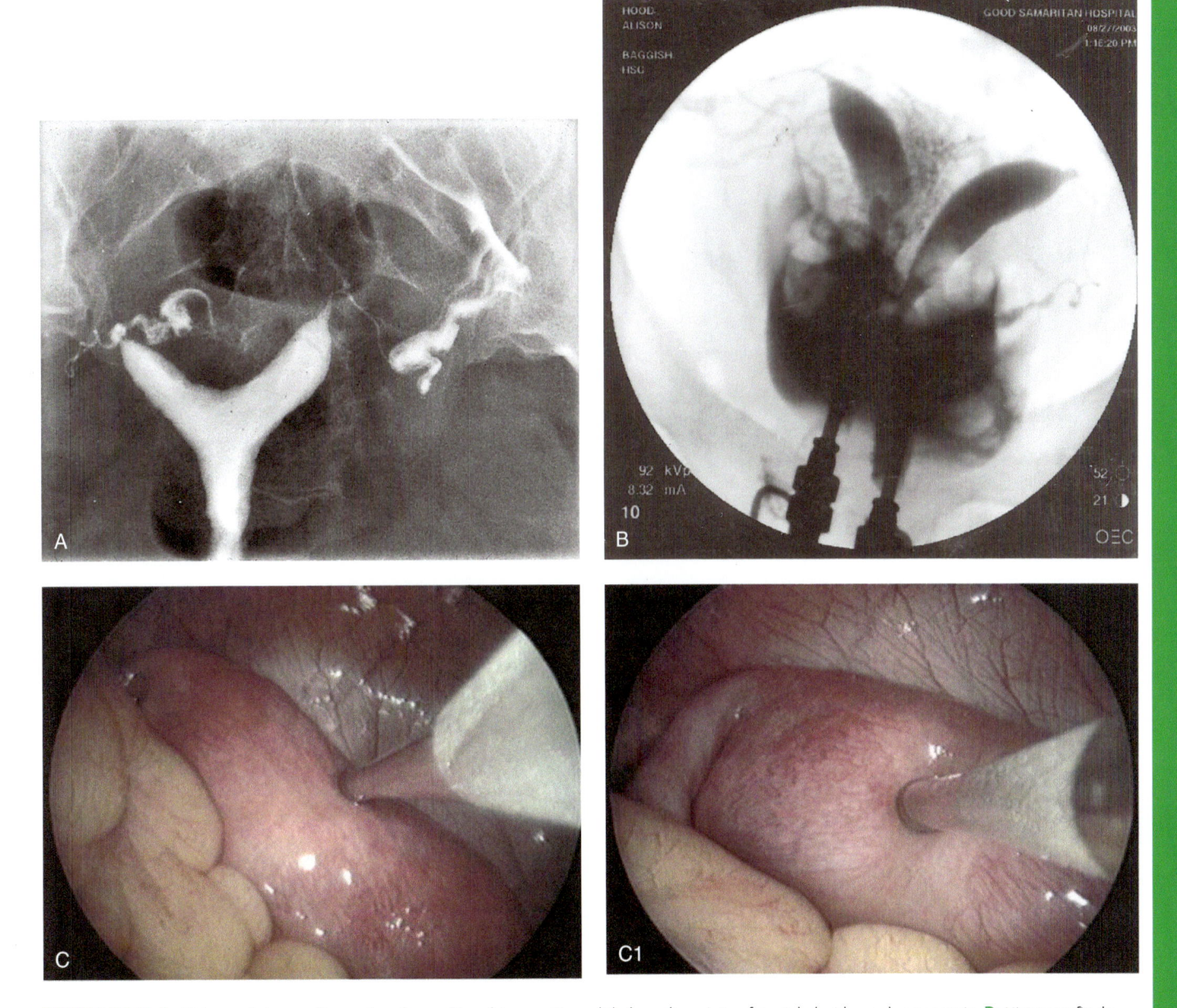

FIGURA 17-5 A. Histerossalpingografia mostrando um útero bicorno. Na realidade, o diagnóstico foi estabelecido por laparoscopia. **B.** Histerografia do que era considerado um defeito de fusão completa. Observe os dois colos e os dois cornos uterinos nitidamente separados. **C.** Fotografias laparoscópicas da Figura 17-5 mostram uma única e ampla estrutura, que tem a aparência de um útero bicorno.

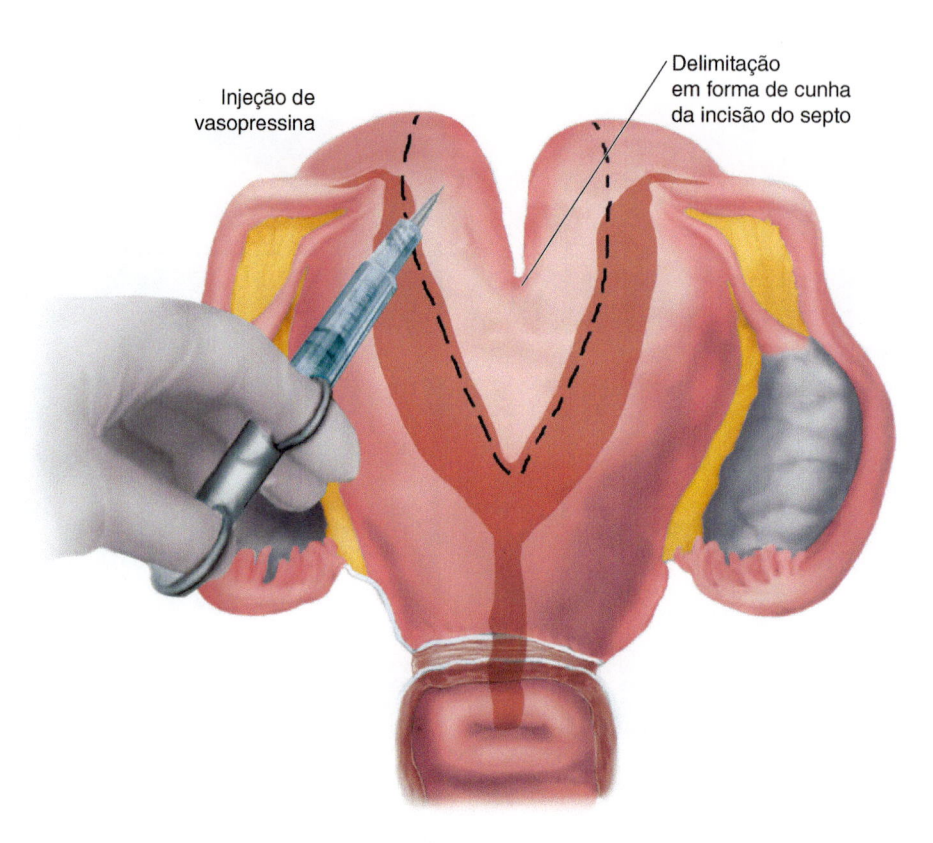

FIGURA 17-6 Em preparação para a unificação das duas cavidades uterinas, uma solução de vasopressina de 1:100 é injetada ao longo das linhas de ressecção programadas.

CAPÍTULO 17 Unificação do Útero Bicorno

A

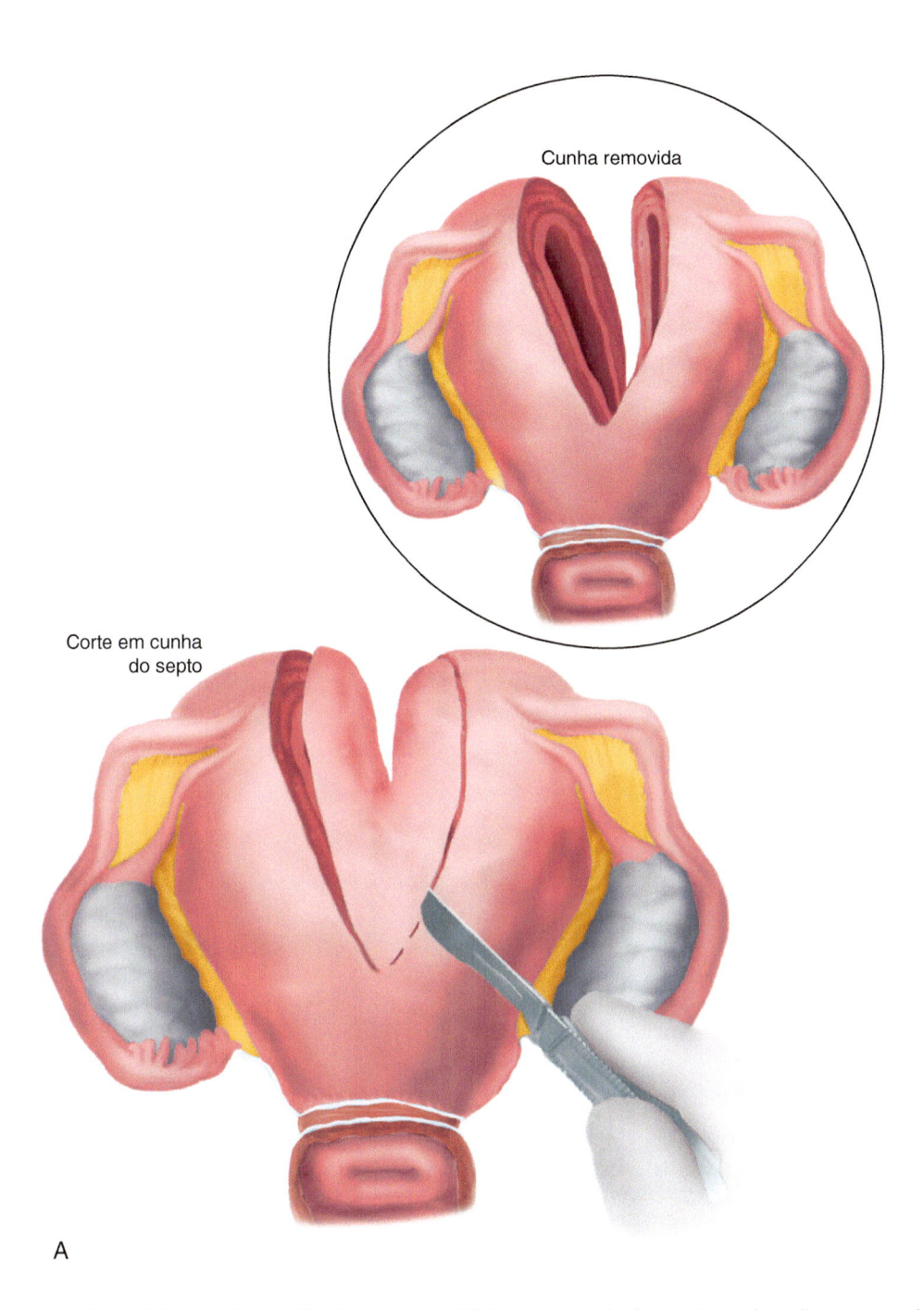

FIGURA 17-7 A. Com o uso de um bisturi, um *laser* de dióxido de carbono (CO_2) ou um eletrodo electrocirúrgico de agulha, o septo e defeito são exteriorizados. O detalhe na margem mostra as cavidades após a remoção. A hemostasia é obtida com ligaduras de Vicryl® 3-0 com sutura em formato de 8.

(Continua)

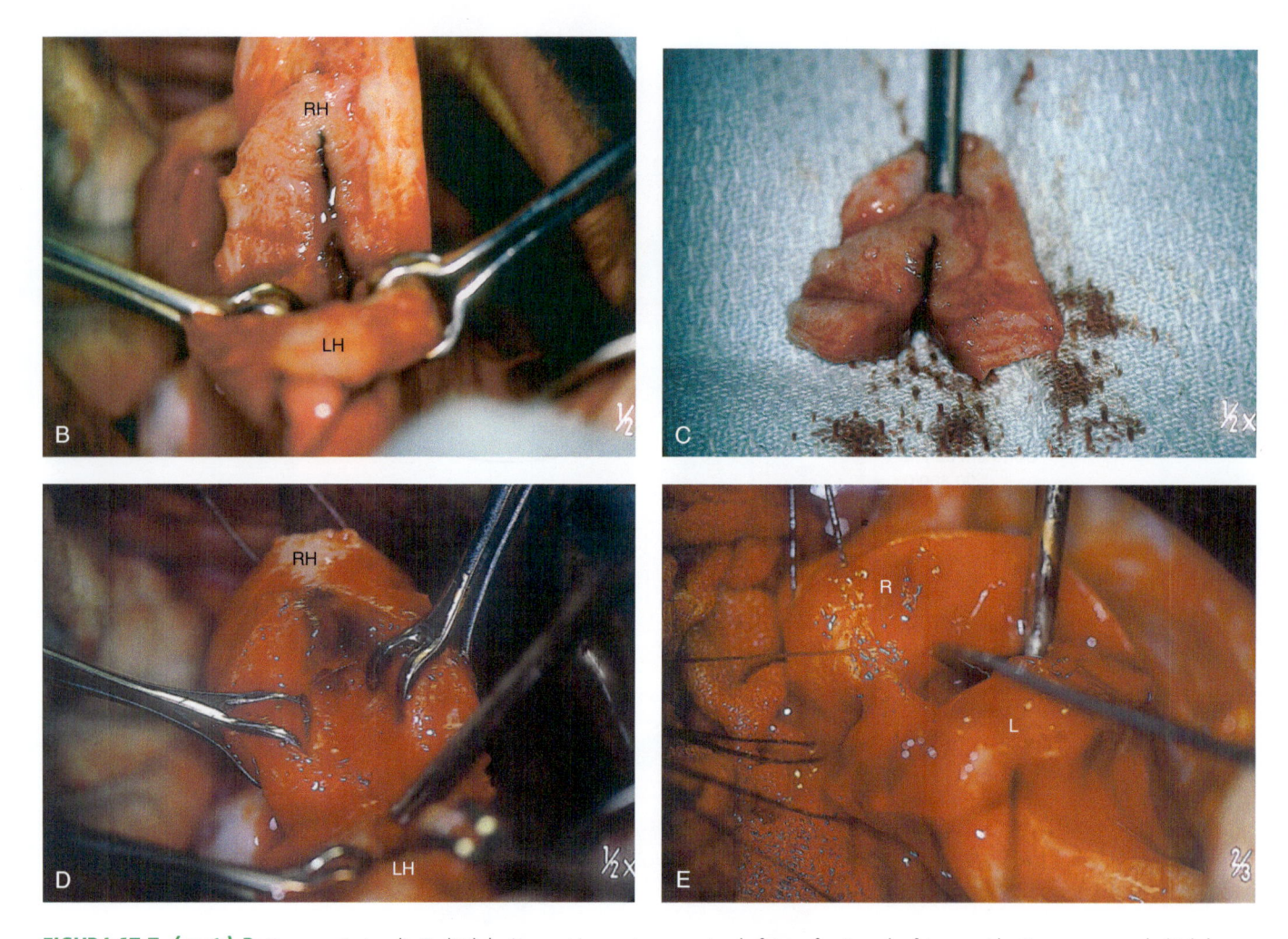

FIGURA 17-7 *(cont.)* **B.** O corno uterino direito (RH) do útero está exposto no centro da fotografia. A cunha foi removida. O corno esquerdo (LH) do útero está segurado com pinças Babcock®. **C.** A cunha (invertida) do útero em "formato de coração" é segurada com a pinça Kocher®. **D.** Cada corno do útero é segurado com pinças Babcock® e serão reunidos para a colocação de pontos no miométrio, unindo os dois cornos uterinos (direito e esquerdo) em uma nova cavidade uterina única. **E.** O ponto em "formato de 8" é iniciado a partir do interior (submucosa) e através dos dois terços internos do miométrio (E) e, em seguida, segue para o miométrio direito (D) e para a submucosa direita.

CAPÍTULO 17 Unificação do Útero Bicorno

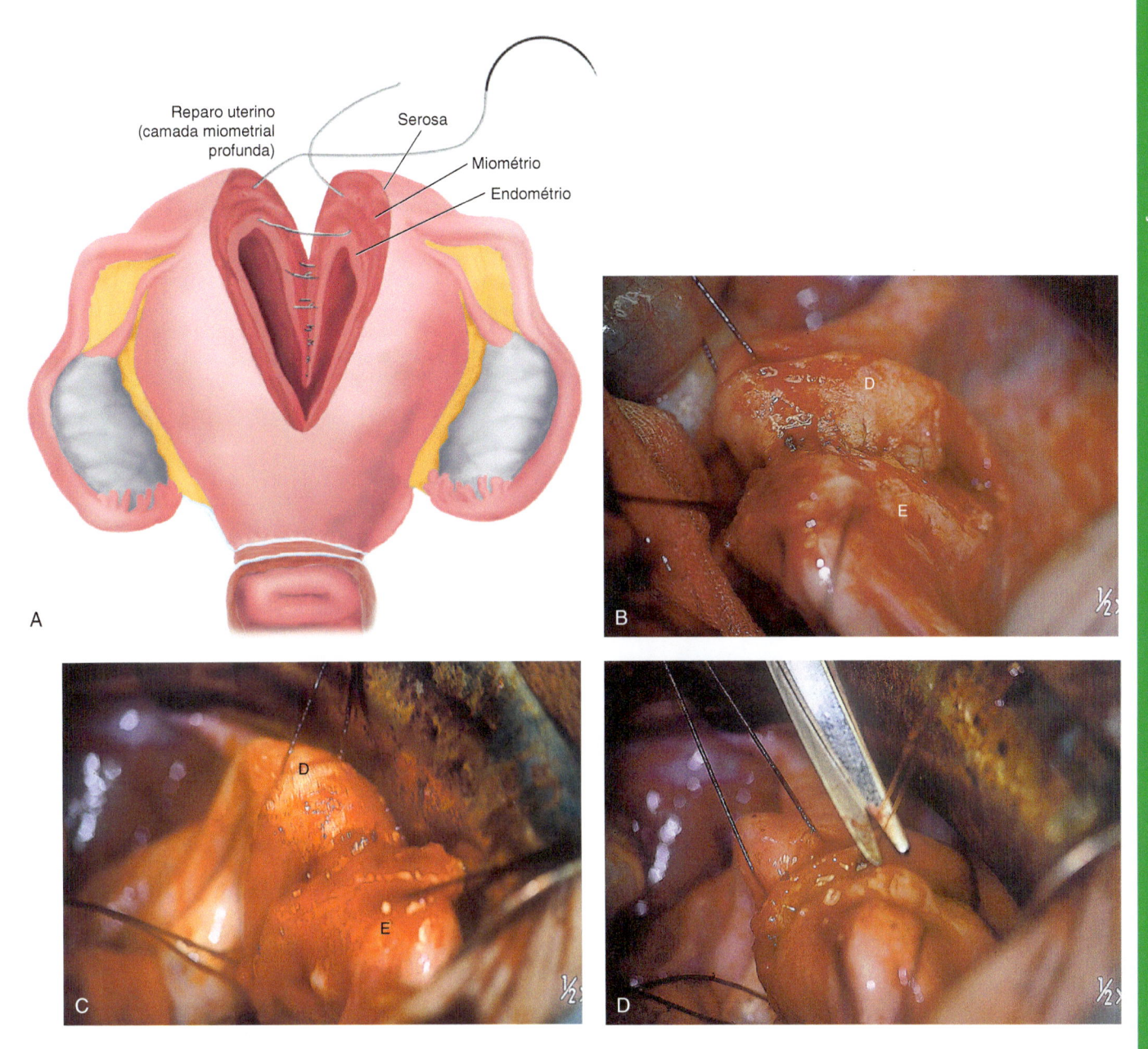

FIGURA 17-8 **A.** A cavidade uterina é fechada com suturas simples subendometriais e intramiometrial com Vicryl® 0 ou suturas em formato de 8, a partir da parede posterior e terminando na parede anterior do útero. **B.** Suturas com Vicryl® 0 foram aplicadas na parede posterior do útero, unindo os cornos esquerdo (E) e direito (D). **C.** O fechamento é conduzido sobre o fundo do útero. **D.** O fechamento do miométrio é completo. A tuba uterina esquerda, um pouco borrada, é observada em primeiro plano.

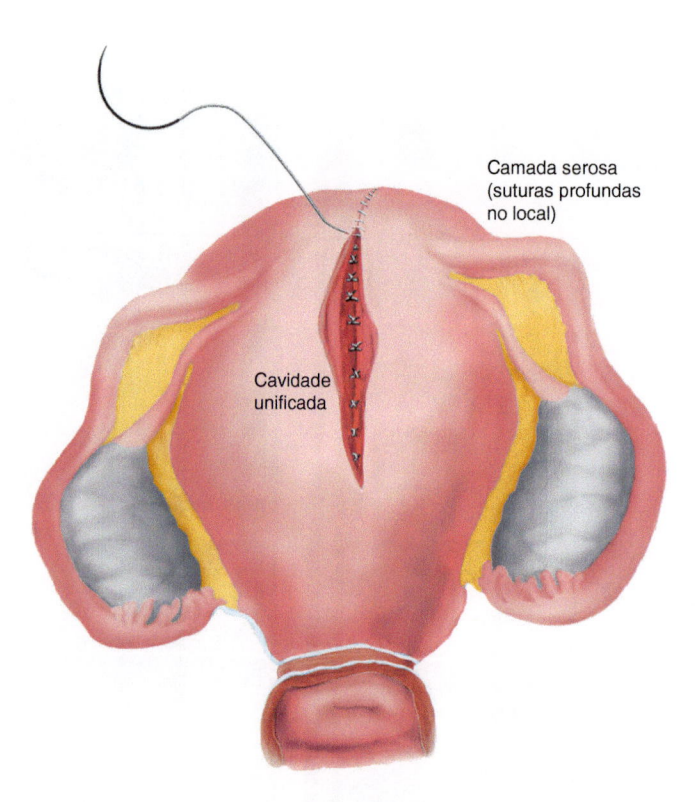

FIGURA 17-9 A cirurgia é finalizada pelo fechamento da superfície serosa do útero com uma sutura contínua com Vicryl® 3-0 ou sutura PDS.

SEÇÃO 5

Cirurgia Abdominal Durante a Gravidez

18 Cerclagem Abdominal do Colo do Útero

19 Cesária

20 Cesária com Histerectomia

21 Ligadura das Artérias Hipogástricas

22 Doença Trofoblástica

CAPÍTULO 18

Cerclagem Abdominal do Colo do Útero

Michael S. Baggish

A cerclagem do colo do útero geralmente é realizada por via vaginal. As simples suturas em bolsa tabaco, de McDonald, e de Shirodkar na submucosa são realizadas com pequeno sangramento e relativamente pouca dor, e em curto período de tempo.

Quando o colo do útero é muito curto em função de lesão obstétrica, conização profunda, múltiplos procedimentos excisionais/ablativos ou amputação, a colocação de uma sutura ou banda constritiva por via vaginal podem ser difíceis ou até mesmo impossíveis de realizar. Com efeito, há relatos circunstanciais da ocorrência de ligadura do ureter associada à sutura de McDonald.

Claramente, o alongamento observado do colo após a cerclagem não explica o estreitamento do canal cervical. É óbvio que o aumento do comprimento do colo é atribuível à inclusão do istmo uterino dentro da sutura.

É necessária uma laparotomia para esta técnica. Cinco etapas são fundamentais para a realização bem-sucedida e segura da cerclagem abdominal: (1) elevação do útero para expor o istmo e o colo, (2) identificação dos vasos uterinos, (3) identificação precisa da posição dos ureteres e (4) colocação da banda de cerclagem acima dos ligamentos uterossacrais com (5) a localização de um plano avascular entre os vasos uterinos e o istmo. Essa cirurgia é realizada durante o segundo trimestre, com aproximadamente 14 a 16 semanas de gestação. O fundo é apreendido pelos dedos polegar e indicador do cirurgião sobre uma compressa. Abre-se um espaço no peritônio vesicouterino e retouterino (Fig. 18-1). A bexiga é suavemente empurrada na região inferior. O peritônio será tracionado ao final da cirurgia para cobrir a cinta. O trabalho de segurar o útero é transferido para um assistente uma vez que se tenha conseguido a tração e o posicionamento adequados.

Os ligamentos uterossacrais são identificados. Sentem-se os vasos uterinos pulsarem ao ascender pela lateral do útero (Fig. 18-2). O ureter pélvico é identificado junto aos vasos uterinos e ao ligamento uterossacral. Um espaço avascular é identificado entre os vasos uterinos e o istmo. Se ele não puder ser visualizado, então o peritônio deve ser aberto sobre a artéria uterina, semelhante à esqueletização, para que o espaço possa ser visualizado.

A agulha é passada anteroposteriormente acima do ligamento uterossacral e posteroanteriormente novamente acima do ligamento uterossacral do lado oposto (Fig. 18-3). A cinta da malha de Mersilene® é apertada suavemente e amarrada no lugar (Fig. 18-4). As superfícies anterior e posterior são ancoradas para impedir a migração para cima ou para baixo com suturas de Vicryl® 0 (Fig. 18-5). O peritônio vesicouterino e retouterino é dobrado sobre a cinta e fechado com sutura Vicryl® 3-0.

Abertura do peritônio vesicouterino

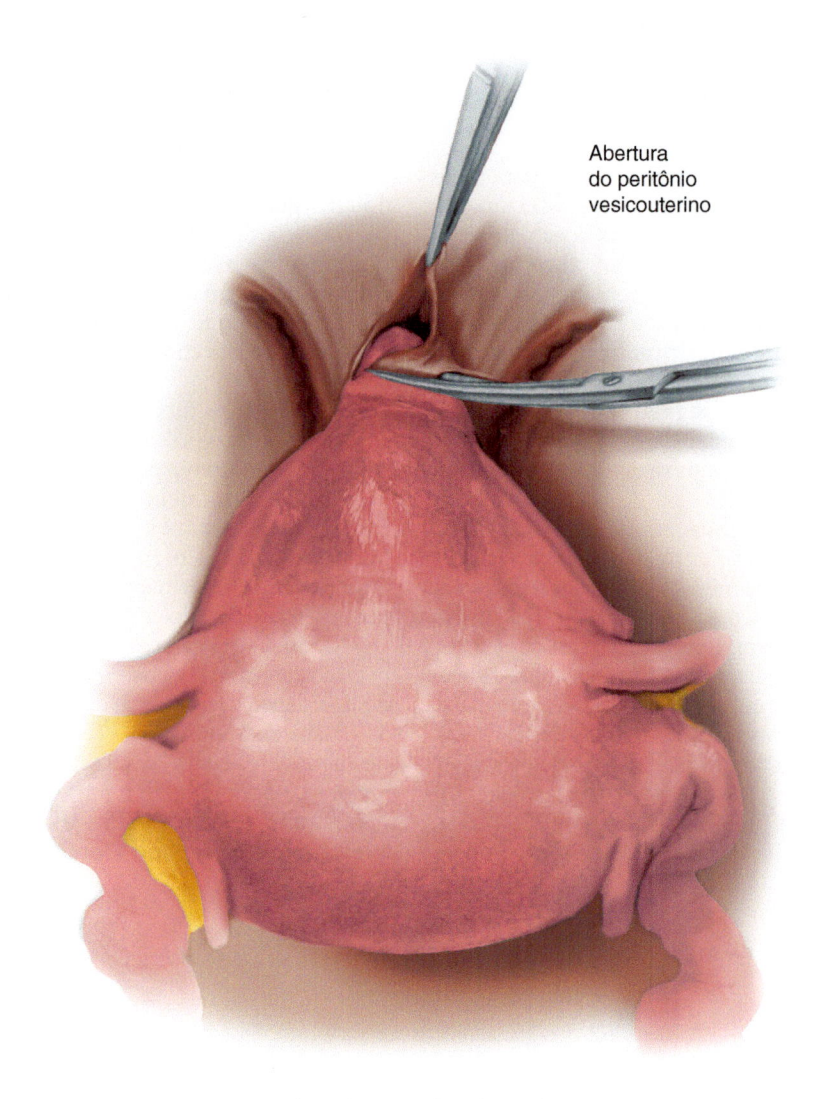

FIGURA 18-1 As dobras vesicouterina e retouterina são incisadas. A bexiga é afastada para baixo com uma gaze montada para expor a junção cervicocorporal do útero.

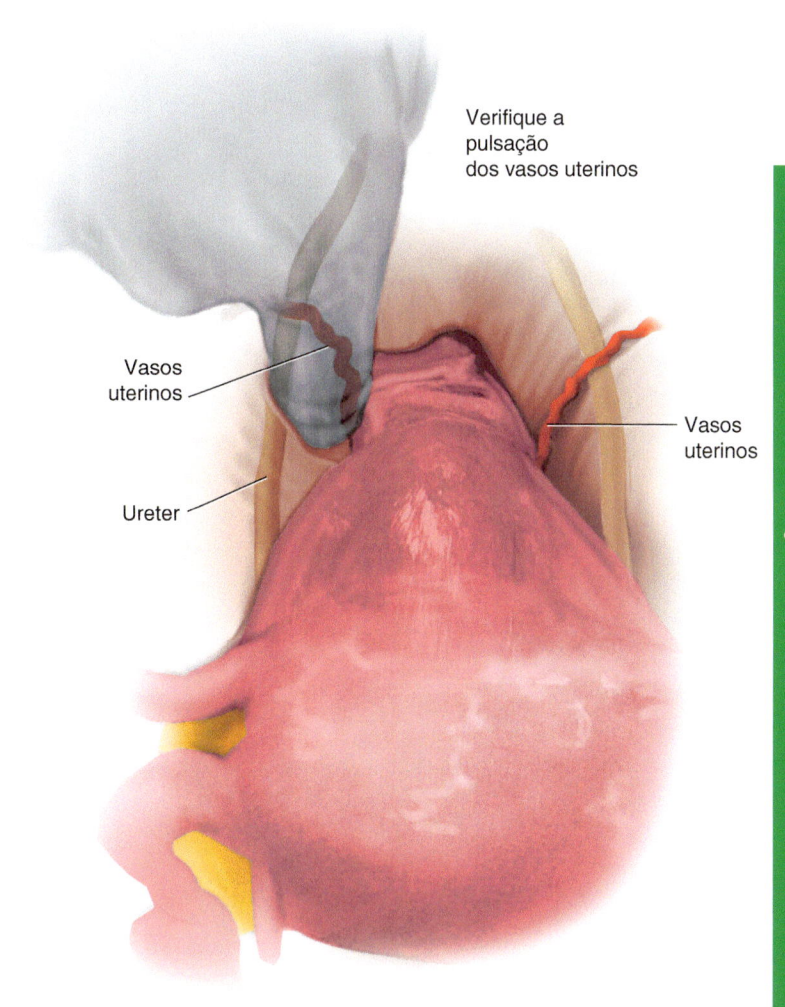

CAPÍTULO 18 Cerclagem Abdominal do Colo do Útero 291

FIGURA 18-2 Os vasos uterinos são palpados ao lado do útero, e um espaço avascular é identificado entre esses vasos e o útero.

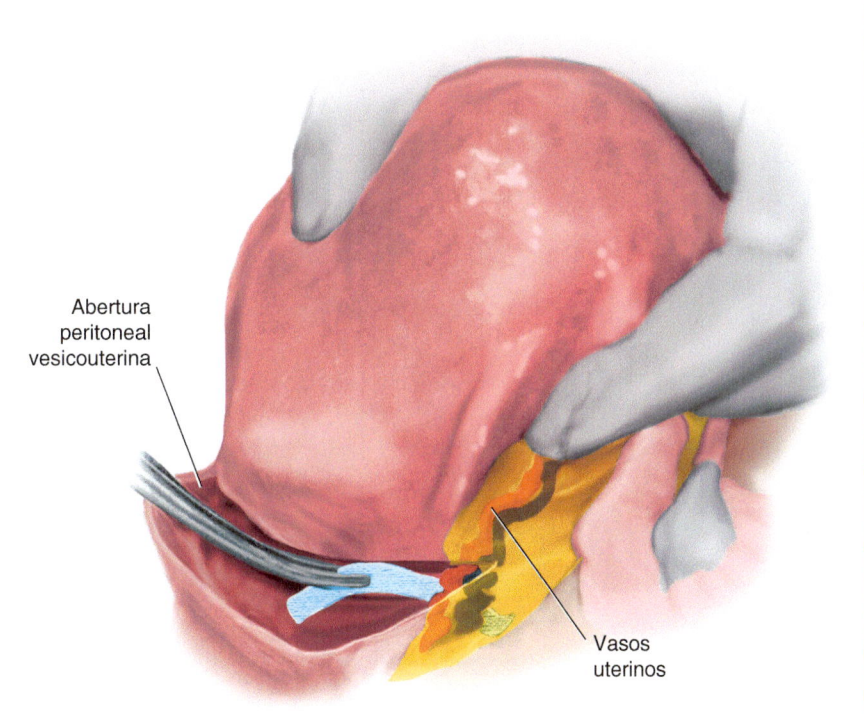

FIGURA 18-3 Uma cinta de Mersilene® é colocada sob os vasos com uma agulha ou passador, e trazida para fora na região posterior acima dos ligamentos uterossacrais.

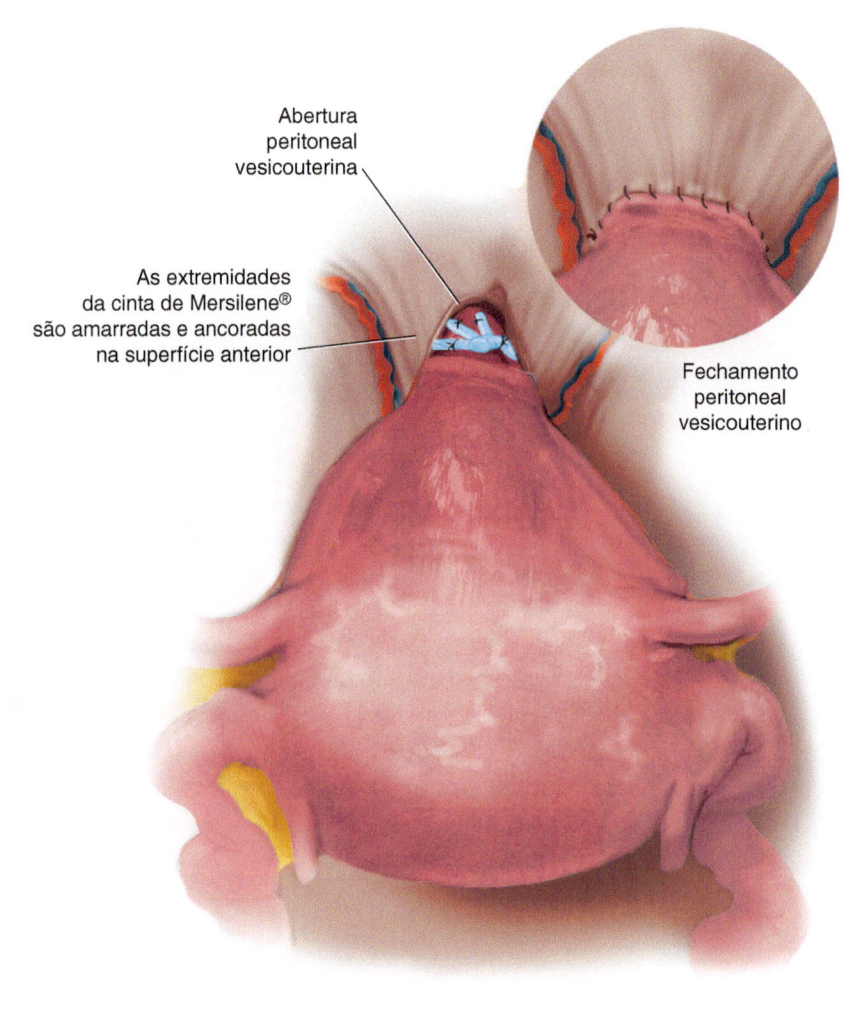

FIGURA 18-4 O Mersilene® é amarrado anteriormente e fecha o colo. O dedo do cirurgião no colo determina o quanto a sutura será apertada. O Mersilene® é então ancorado por sutura com Vicryl® 3-0 à parede uterina para evitar deslocamento. O peritônio é reposicionado entre a bexiga e o útero e fechado com pontos contínuos de Vicryl® 3-0.

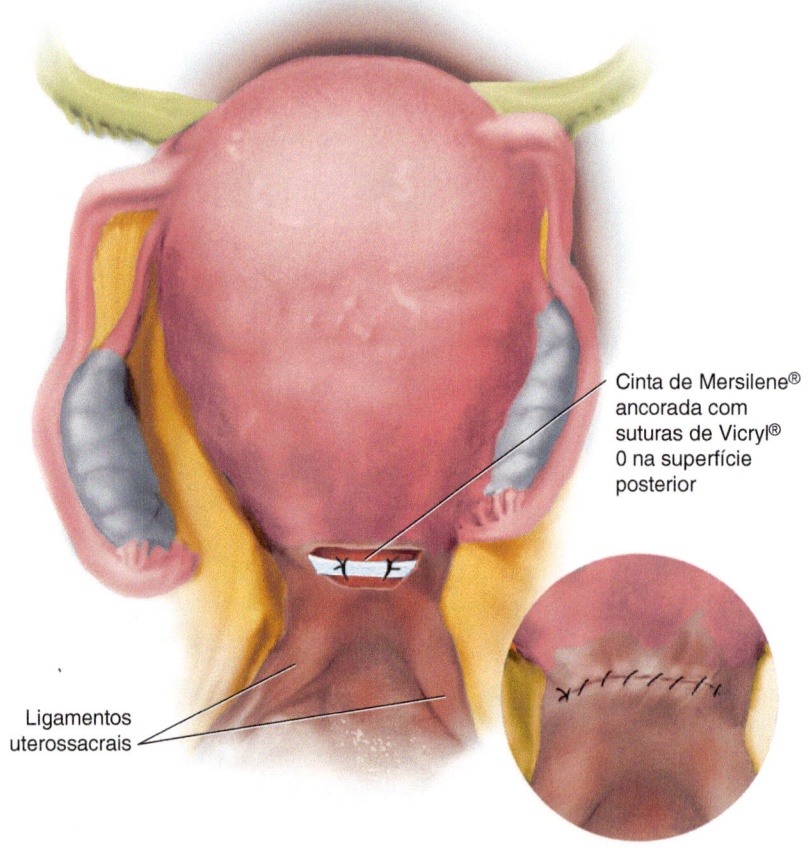

FIGURA 18-5 A porção posterior da cinta é suturada à parede uterina com Vicryl® 3-0, e o peritônio retouterino é reposicionado. Ele é suturado com pontos contínuos de Vicryl® 3-0.

CAPÍTULO 19

Cesária

Michael S. Baggish

A cesária é uma das cirurgias mais comumente realizadas nos Estados Unidos. É feita uma incisão de laparotomia transversal ou vertical. Uma incisão transversal é geralmente preferida (uma proporção de 10 para 1). O útero pode ser deixado no lugar, dentro da cavidade abdominal, ou pode ser exteriorizado.

A técnica de corte transversal baixo para a cesária é feita da maneira descrita a seguir. A bexiga é esvaziada pela inserção de um cateter de Foley. Primeiro, uma válvula é inserida anteriormente (Fig. 19-1). O intestino grosso e o delgado são afastados com compressas umedecidas, que devem ser cuidadosamente contadas e marcadas. Os ligamentos redondos devem ser identificados para que o grau e a direção da rotação uterina possam ser determinados. A identificação de vasos aumentados ou aberrantes deve ser documentada.

A reflexão peritoneal a partir da cúpula de bexiga para o útero é apreendida com uma pinça de Kelly (Fig. 19-2). A reflexão peritoneal é elevada. Com uma tesoura de Metzenbaum, a reflexão peritoneal da bexiga é seccionada e o corte é estendido transversalmente conforme o tamanho da incisão uterina proposta, geralmente entre 8 e 10 cm (Figs. 19-3 e 19-4). A bexiga é empurrada suavemente para a região inferior, longe do segmento inferior do útero. Não raro, isso pode resultar em ruptura de pequenos vasos e discreto sangramento (Fig. 19-5).

Um traço de incisão é feito no útero acima da reflexão da bexiga (Fig. 19-6). Com o uso de um bisturi, um corte central mais profundo, de aproximadamente 4 cm de comprimento, é feito até a bolsa amniótica, que sobressai através da ferida (Fig. 19-7A e B). Alternativamente, a incisão cortante é interrompida logo antes da entrada da cavidade uterina. Nesse ponto, o músculo pode ser afastado com os dedos indicadores do cirurgião e a cavidade é penetrada de maneira romba (Fig. 19-8A e B).

Em qualquer caso, uma vez que as membranas que se sobressaem tenham sido identificadas, a incisão pode ser ampliada para a direita e esquerda com o uso de tesoura ou afastando com os dedos (Fig. 19-9). A localização das artérias uterinas deve ser confirmada para evitar aumento inadvertido da incisão através delas. As membranas são abertas e o líquido amniótico é aspirado.

A cabeça do bebê (apresentação cefálica) aparece abaixo da incisão (Fig. 19-10). Ela é segura por baixo do queixo e do occipício, e é trazida para fora com suavidade. Ela é girada para facilitar a saída dos ombros, seguindo-se a saída das nádegas. O cordão umbilical é ligado (duas vezes) e cortado. A placenta é agora visualizada ao fundo da ferida (Fig. 19-11). Ela é separada e extraída. A cavidade uterina é explorada manualmente e os coágulos são evacuados. As bordas da incisão são presas com pinça de Babcock. Um dilatador Hegar de 10 mm é passado através do colo. Alternativamente, um dilatador French Pratt de 36 pode ser passado através do colo para facilitar a drenagem dos lóquios. A incisão é inspecionada para verificação da ocorrência de ampliações. Os vasos uterinos e a bexiga são inspecionados para verificação de eventuais lesões.

A incisão é fechada em camadas. O músculo profundo é aproximado com suturas em formato de 8 feitas com Vicryl® 0 (Figs. 19-12 e 19-13A). O músculo superficial e a serosa uterina são fechados com pontos contínuos de Vicryl® 0 (Fig. 19-13A, *detalhe*, e 19-13B). O retalho do peritônio da bexiga é suturado sobre a incisão com sutura de Vicryl® 3-0 ou PDS.

O útero é massageado e colocado de volta na cavidade abdominal. Afastadores e compressas são removidos e contados cuidadosamente para garantir que todos tenham sido retirados.

Um corte vertical baixo pode ser feito por meio de uma incisão vertical através do segmento inferior do útero. É necessário ter cuidado para evitar a ampliação da incisão para a bexiga. A única vantagem dessa incisão é que ela permite a ampliação superiormente para a porção ativa do útero, para ganhar mais espaço para manipular o feto (p. ex., no parto, quando o feto está em posição transversa).

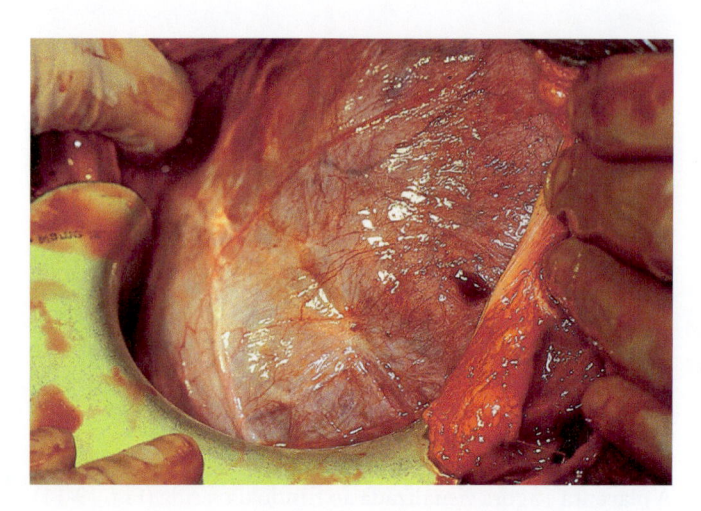

FIGURA 19-1 Útero de gravidez a termo totalmente exposto e exteriorizado. Um afastador de bexiga é visto em primeiro plano. As bordas da incisão de entrada estão abaixo das mãos do obstetra.

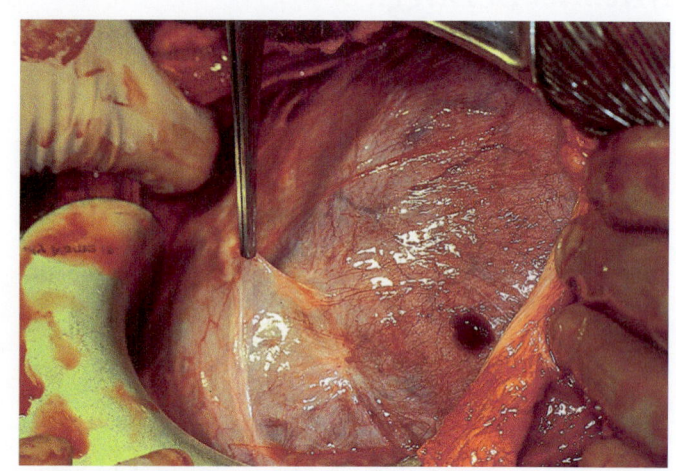

FIGURA 19-2 A reflexão peritoneal entre a bexiga e o útero está tracionada.

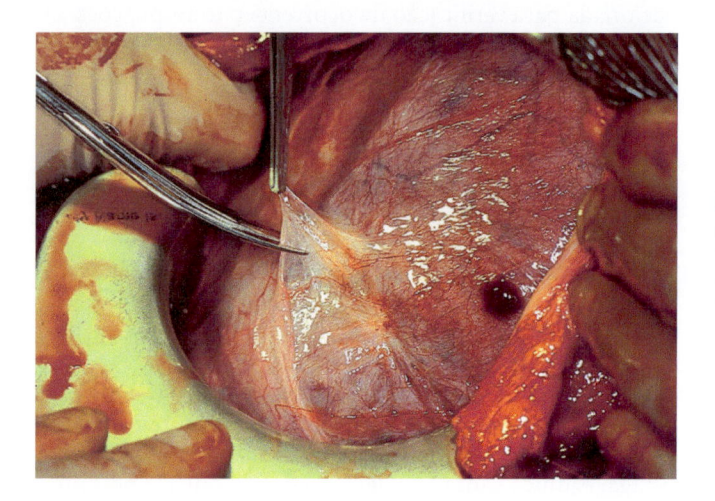

FIGURA 19-3 É feita uma incisão cortante do peritônio da bexiga em um plano avascular. A vascularização desse peritônio pode ser vista em casos de placenta prévia ou acreta.

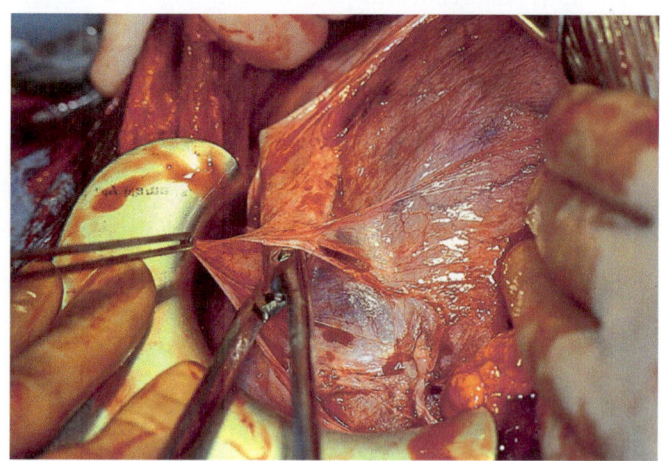

FIGURA 19-4 A dissecção é completada ao longo da incisão uterina mais profunda.

CAPÍTULO 19 Cesária 295

Ligamento redondo

Útero

Bexiga

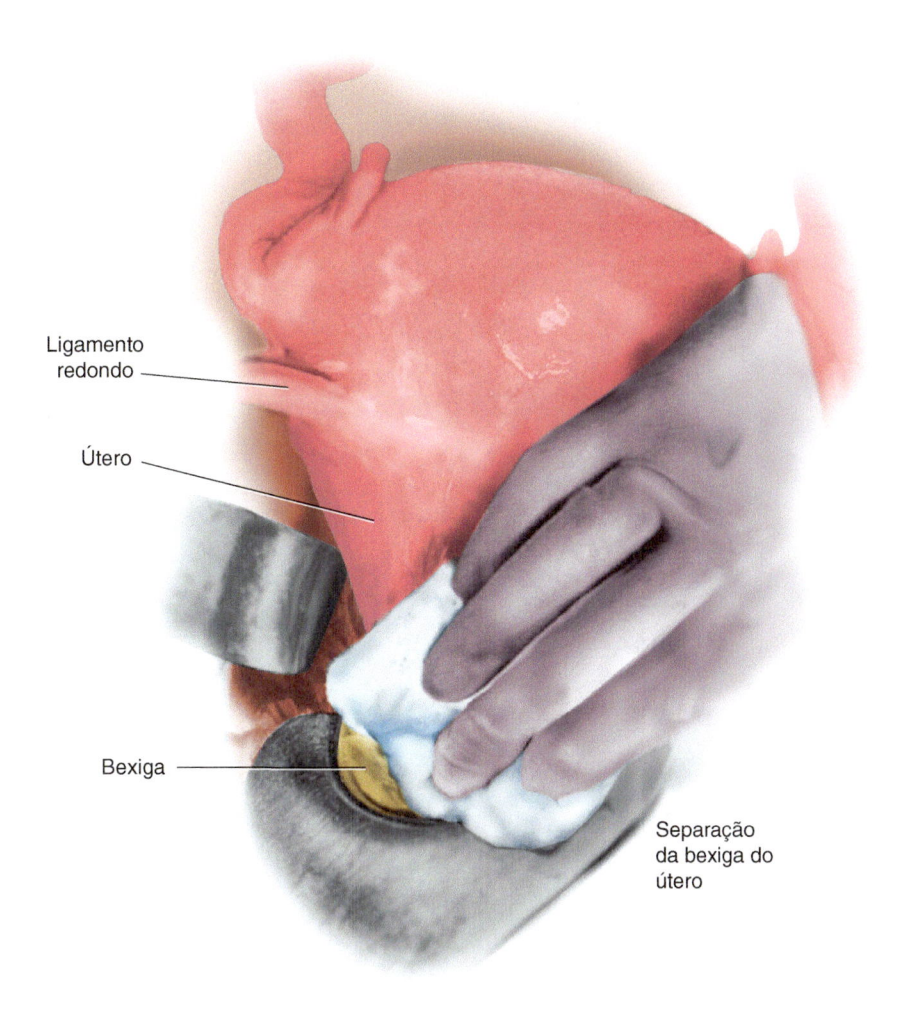

Separação da bexiga do útero

FIGURA 19-5 O cirurgião empurra suavemente a bexiga na direção inferior, soltando-a do segmento inferior do útero.

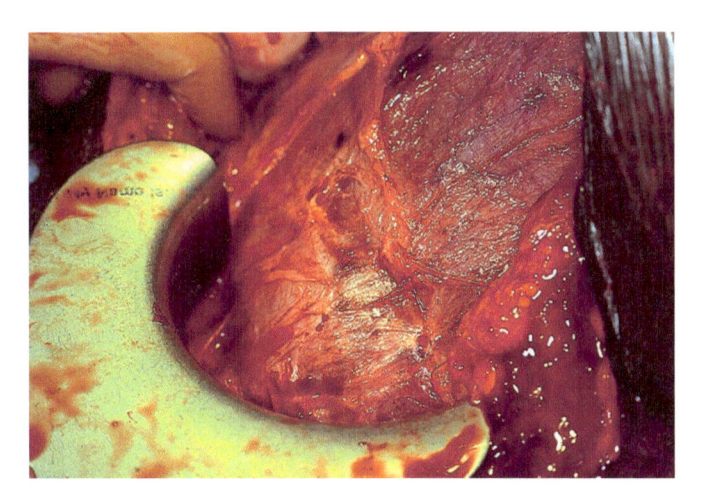

FIGURA 19-6 O segmento uterino baixo está exposto. As artérias uterinas são palpadas para determinar a extremidade lateral da incisão uterina.

4 cm
Traço da incisão

Corte mais
profundo até a
bolsa amniótica

A

B

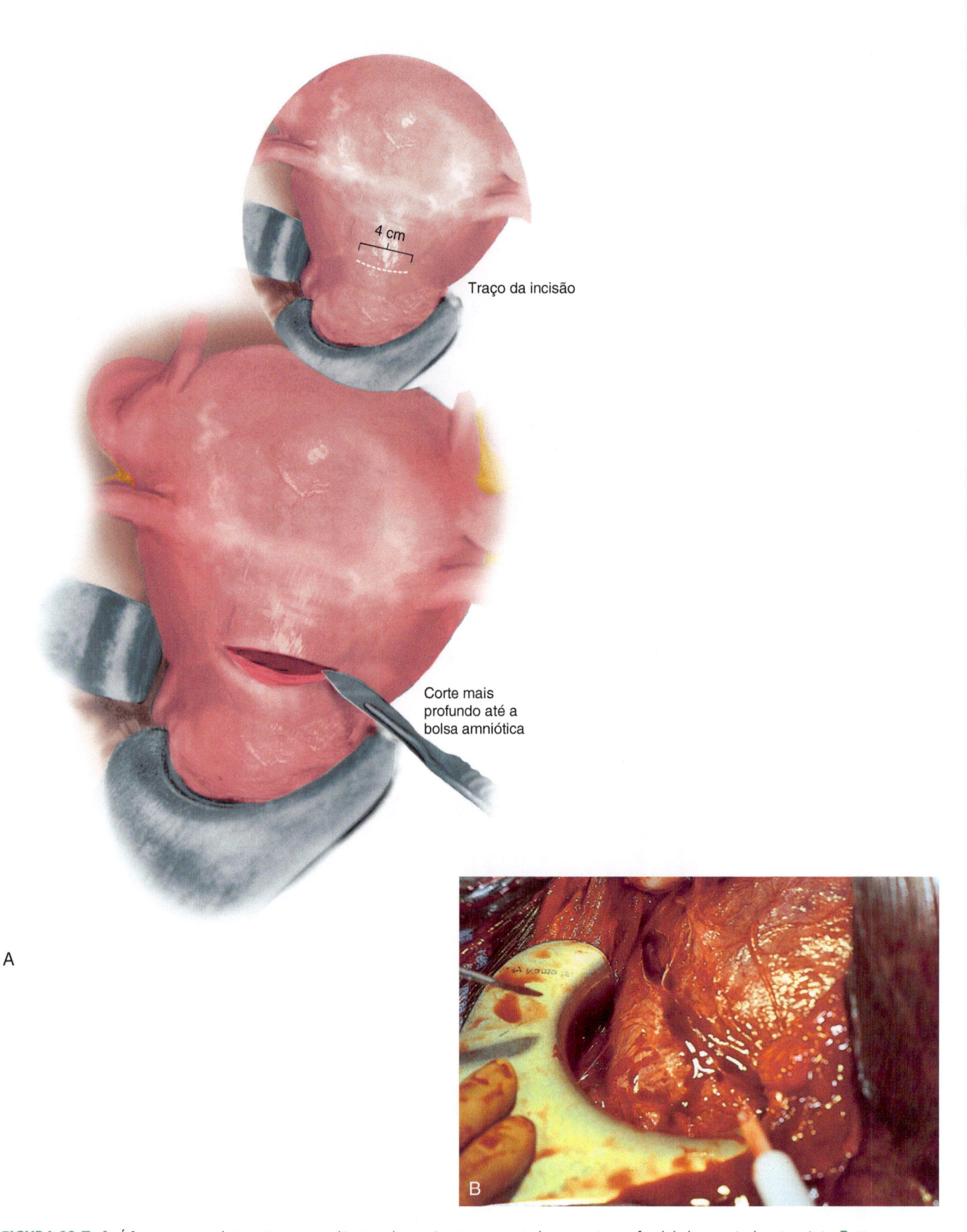

FIGURA 19-7 A. É feito um traço de incisão pequeno (3 a 4 cm), que é então aumentado em maior profundidade através do miométrio. **B.** Nesse momento, o sangramento é mais rápido, e a aspiração é essencial para detectar quando a cavidade uterina foi penetrada.

CAPÍTULO 19 Cesária 297

Abaulamento do âmnio

Expondo as membranas com os dedos indicadores

A

B

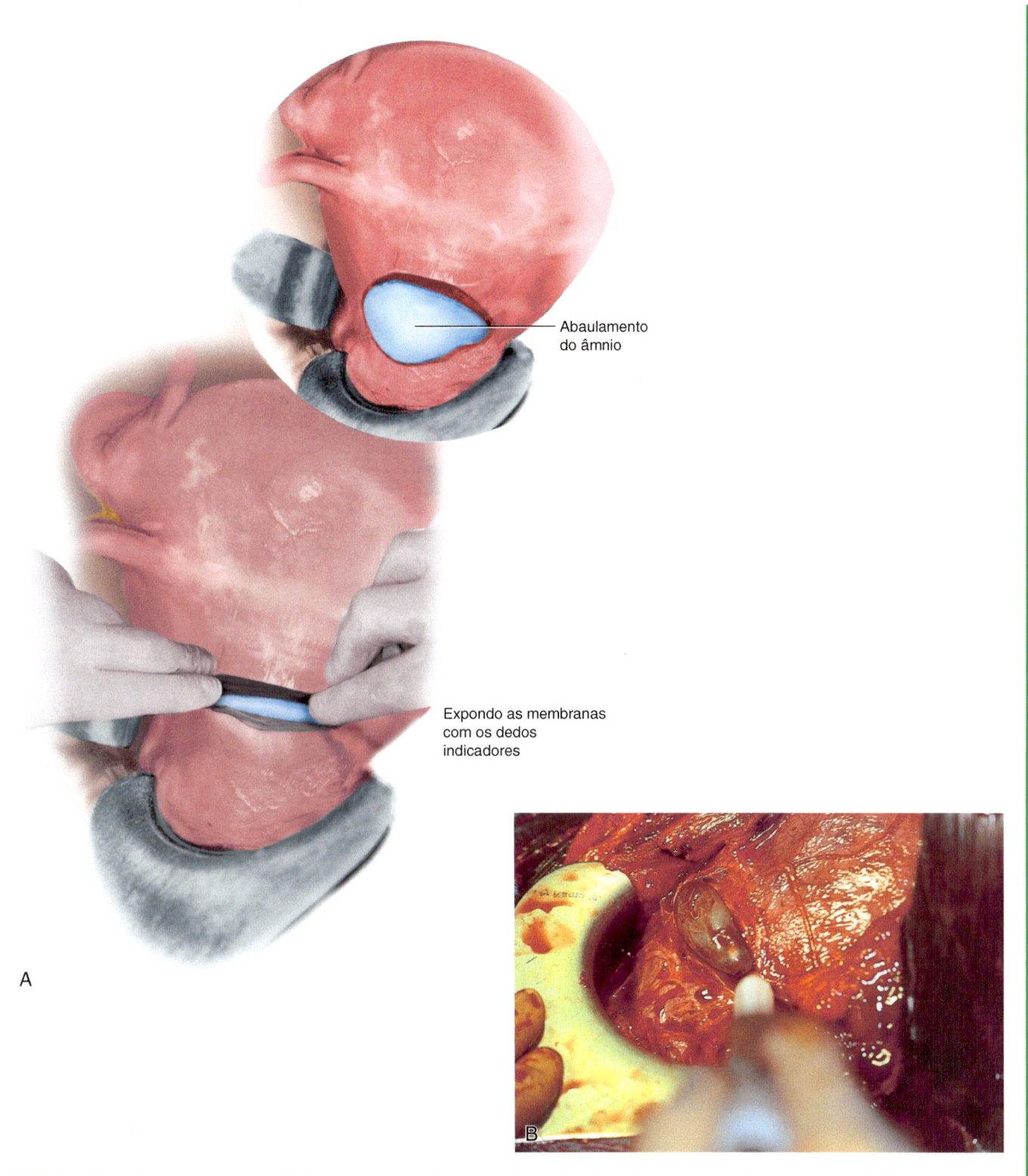

FIGURA 19-8 A. Alternativamente, a cavidade pode ser penetrada de maneira romba, afastando-se os dedos indicadores através da última camada fina do miométrio. **B.** O aparecimento de membranas salientes sinaliza a entrada no espaço endometrial.

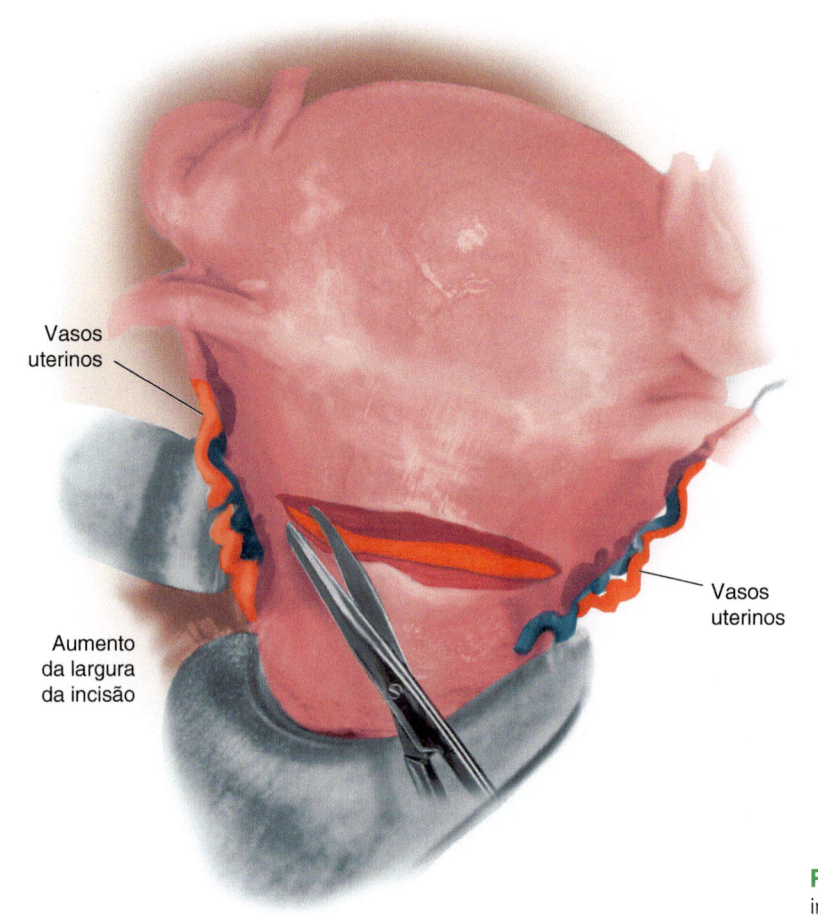

FIGURA 19-9 Com as membranas intactas, uma pequena incisão de entrada pode ser ampliada lateralmente.

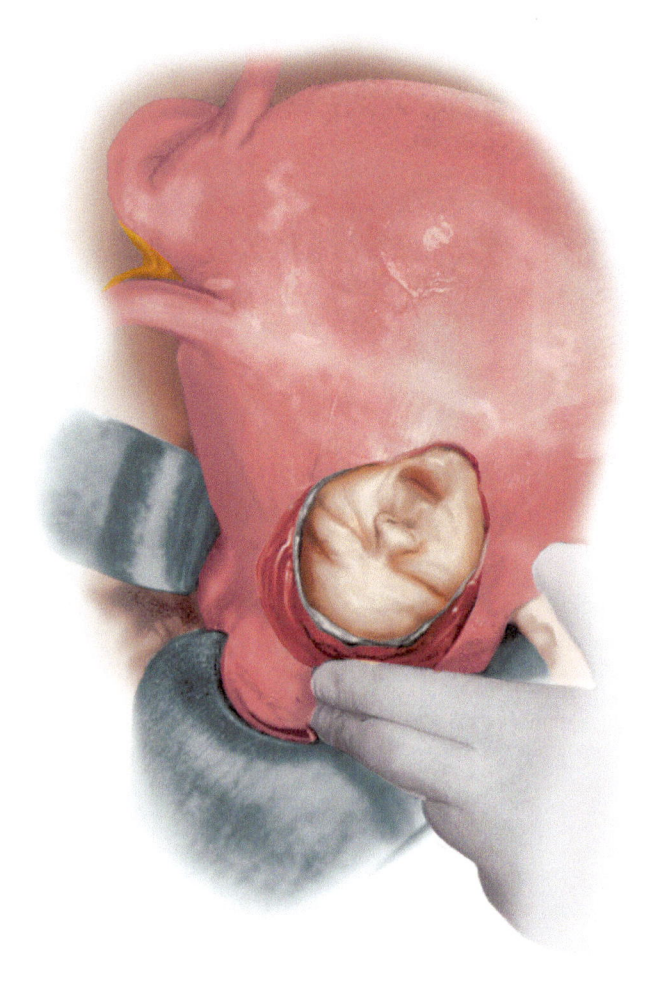

FIGURA 19-10 As membranas estão agora rompidas e bem abertas. A cabeça do bebê está à vista e o parto é feito.

CAPÍTULO 19 Cesária

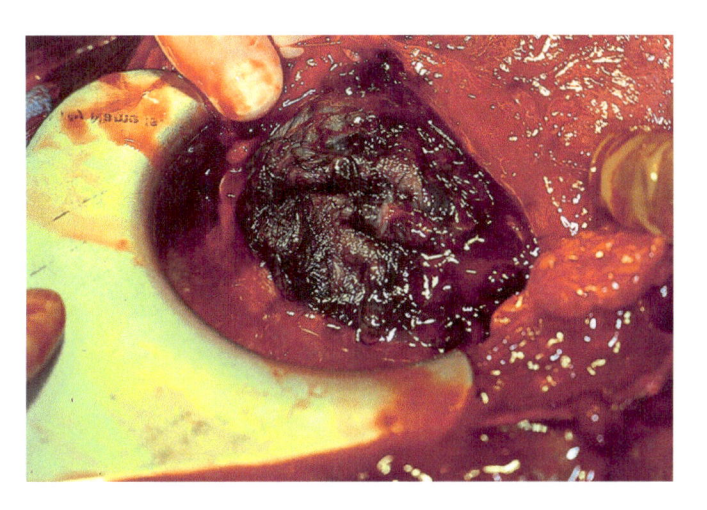

FIGURA 19-11 A localização da placenta é observada e registrada. A seguir, a placenta é removida manualmente. A cavidade uterina é explorada e limpa de quaisquer membranas aderidas.

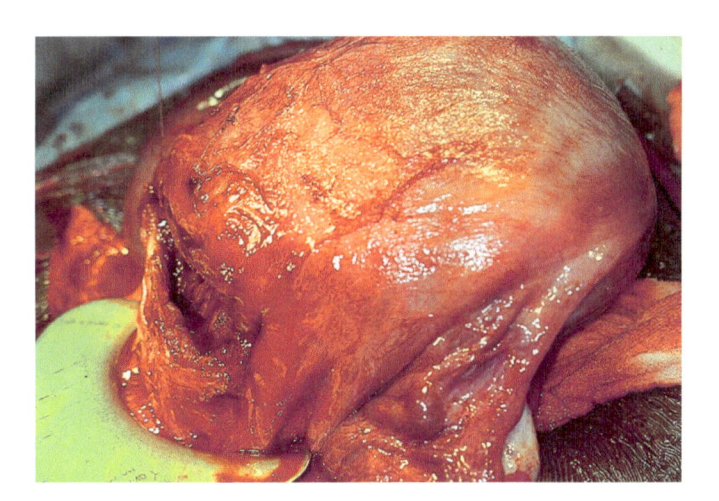

FIGURA 19-12 O músculo profundo é fechado com suturas de Vicryl® 0 em formato de 8 interrompidas.

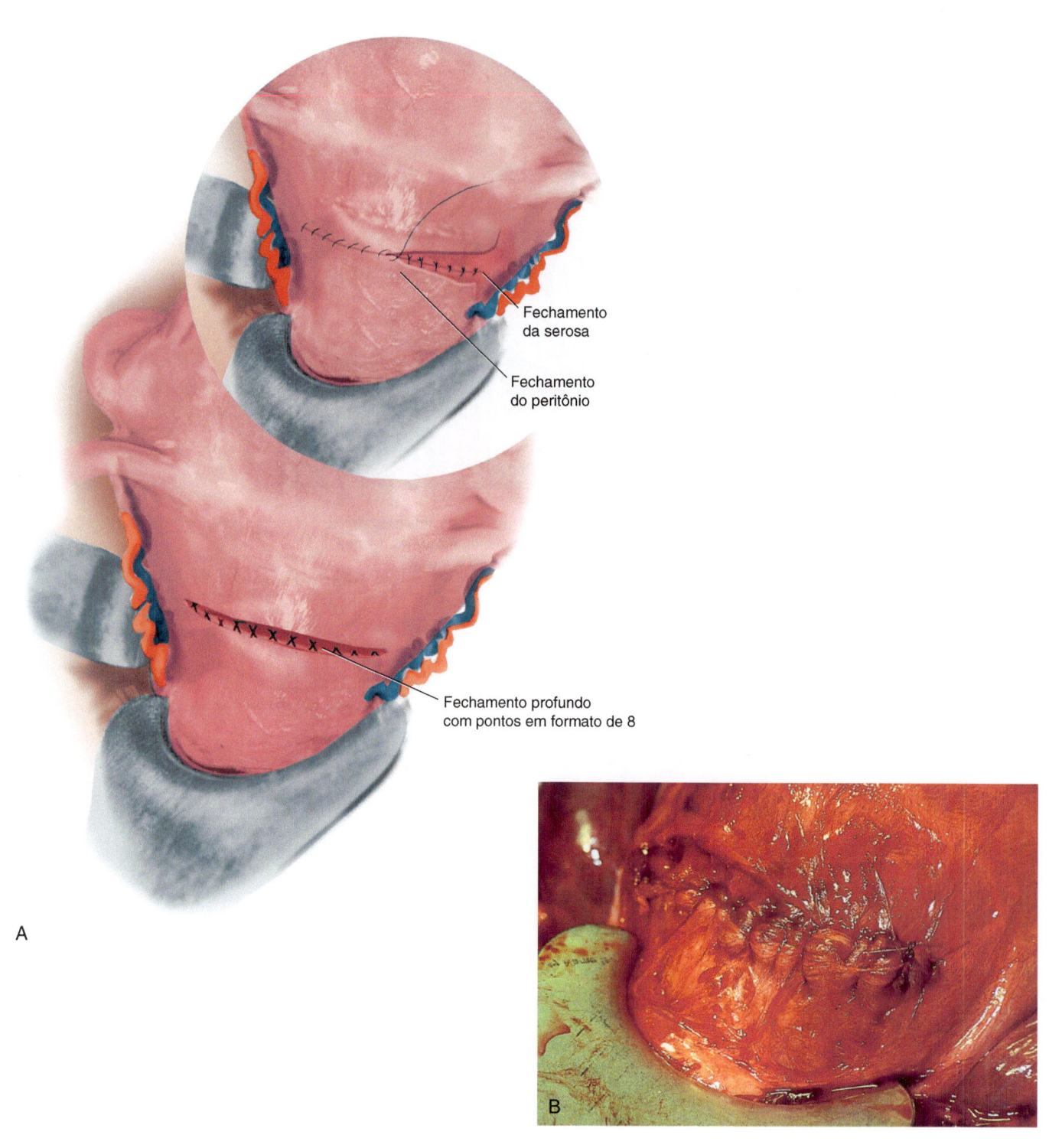

FIGURA 19-13 A. O músculo superficial e a serosa uterina são fechados com suturas de Vicryl® 0 contínua ou contínua ancorada. **B.** Após o fechamento da serosa, o peritônio da bexiga é suturado ao útero na margem superior da incisão.

CAPÍTULO 20

Cesária com histerectomia

Michael S. Baggish

As características que distinguem uma histerectomia abdominal realizada em paciente grávida, seja associada à cesariana ou após parto vaginal, são (1) maior vascularização comparativamente à paciente não grávida, (2) a íntima associação entre vagina e colo dilatado com ureteres muito distendidos, e (3) uma tendência à paciente pós-parto de formar coágulos. A maior parte das histerectomias nesses casos é feita como uma cirurgia de emergência, geralmente para tratar problemas hemorrágicos (Figs. 20-1A a C).

Os ureteres devem ser identificados nos lados direito e esquerdo da pelve. Eles são melhor localizados quando cruzam os vasos ilíacos comuns e descem para a pelve. A melhor cirurgia para se executar nessas circunstâncias é uma histerectomia subtotal (Fig. 20-2). O colo pode ser removido meses ou anos depois, pela via vaginal ou abdominal, se necessário. A histerectomia subtotal é a que tem menor probabilidade de provocar lesão ureteral, e a que é terminada mais rapidamente.

Primeiro, se uma cesariana houver sido realizada, o útero é fechado com sutura contínua de Vicryl® 0. A seguir, os ligamentos redondos são pinçados, suturados e cortados próximo do útero. Então, se os ovários forem mantidos, os ligamentos útero-ovarianos e as tubas são triplamente ligados, cortados e suturados com Vicryl® 0.

Os ureteres devem ser dissecados sob visão direta, inferiormente no nível das artérias uterinas.

O periônio de bexiga já foi empurrado inferiormente como parte da cesariana.

Os vasos uterinos são esqueletizados. Três grampos (Zeppelin) são colocados nas artérias uterinas, na junção cervicouterina e acima dos ligamentos cardinais e uterossacrais (Fig. 20-3). O fundo é então cortado do colo uterino (Fig. 20-3, *detalhe*). O coto cervical é fechado com suturas em formato de 8 de Vicryl® 0. Os vasos uterinos são presos duplamente com suturas transfixantes de Vicryl® 0. O peritônio é fechado com sutura contínua de Vicryl® 3-0. Não há necessidade de suspensão porque os principais ligamentos de suporte foram deixados intactos (Fig. 20-4).

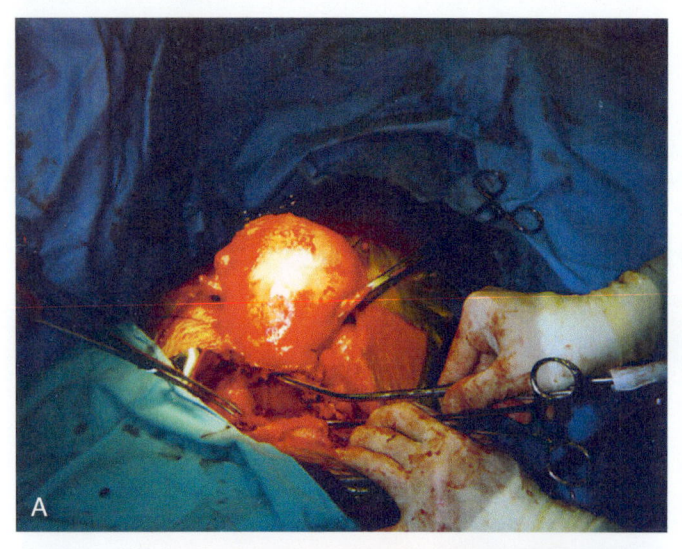

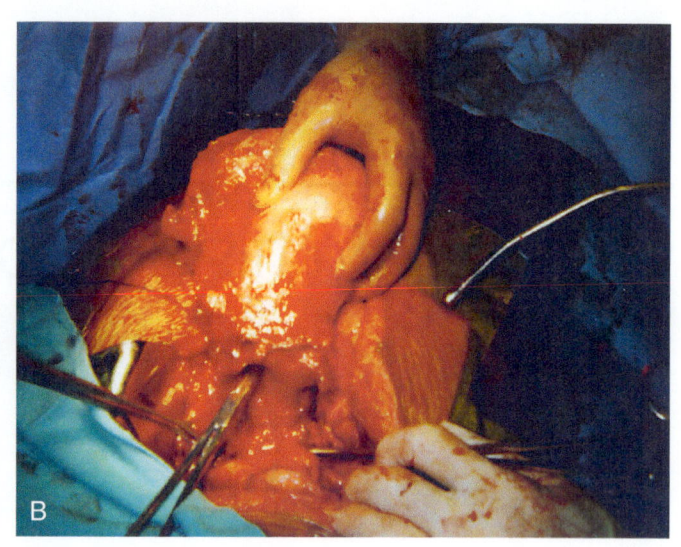

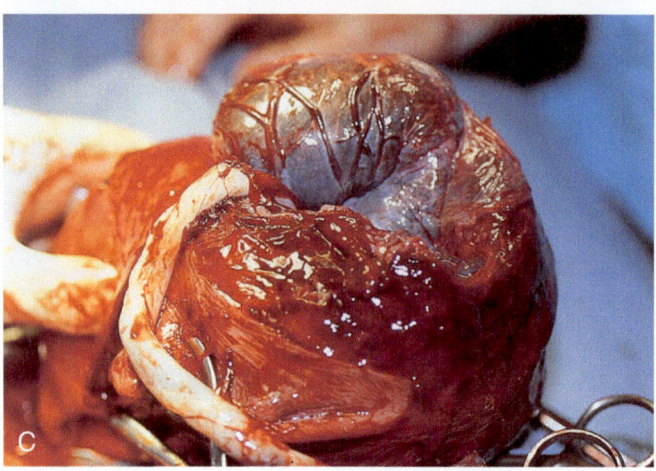

FIGURA 20-1 A. Rotura uterina no local de uma cicatriz de uma cesariana transversa feita anteriormente. **B.** Visão aumentada da rotura do segmento inferior. Observe que a pinça de Kelly aponta o local da rotura. **C.** O útero foi aberto de maneira irregular por conta da rotura. A placenta é extraída antes de a histerectomia ser realizada.

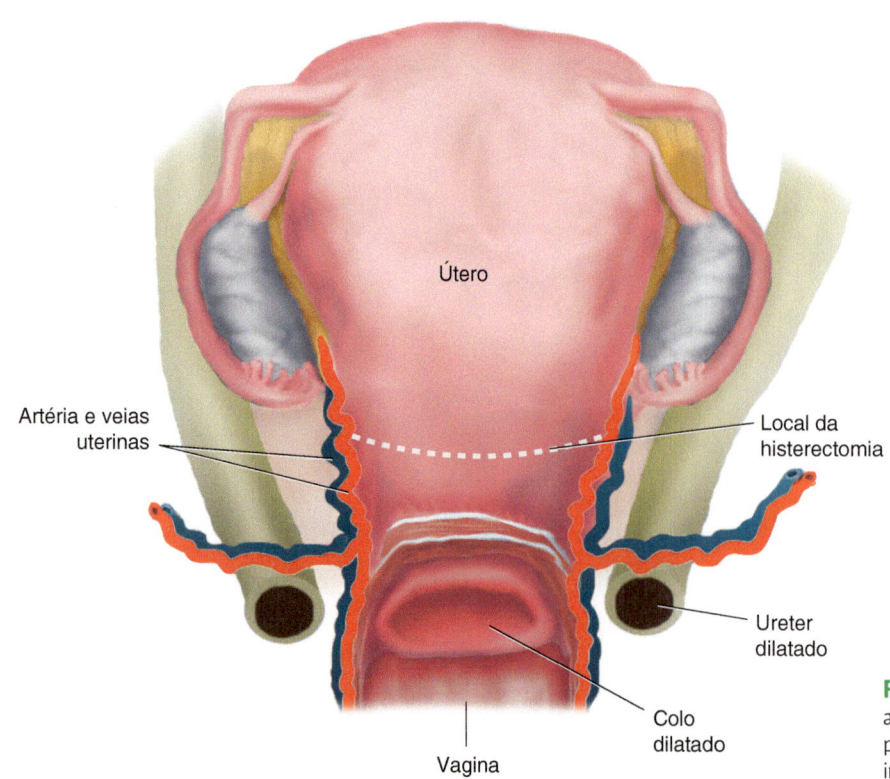

FIGURA 20-2 Visão anterior do útero. Observe as posições dos ureteres muito dilatados e sua proximidade ao colo dilatado. Um traço foi feito indicando o local da histerectomia subtotal.

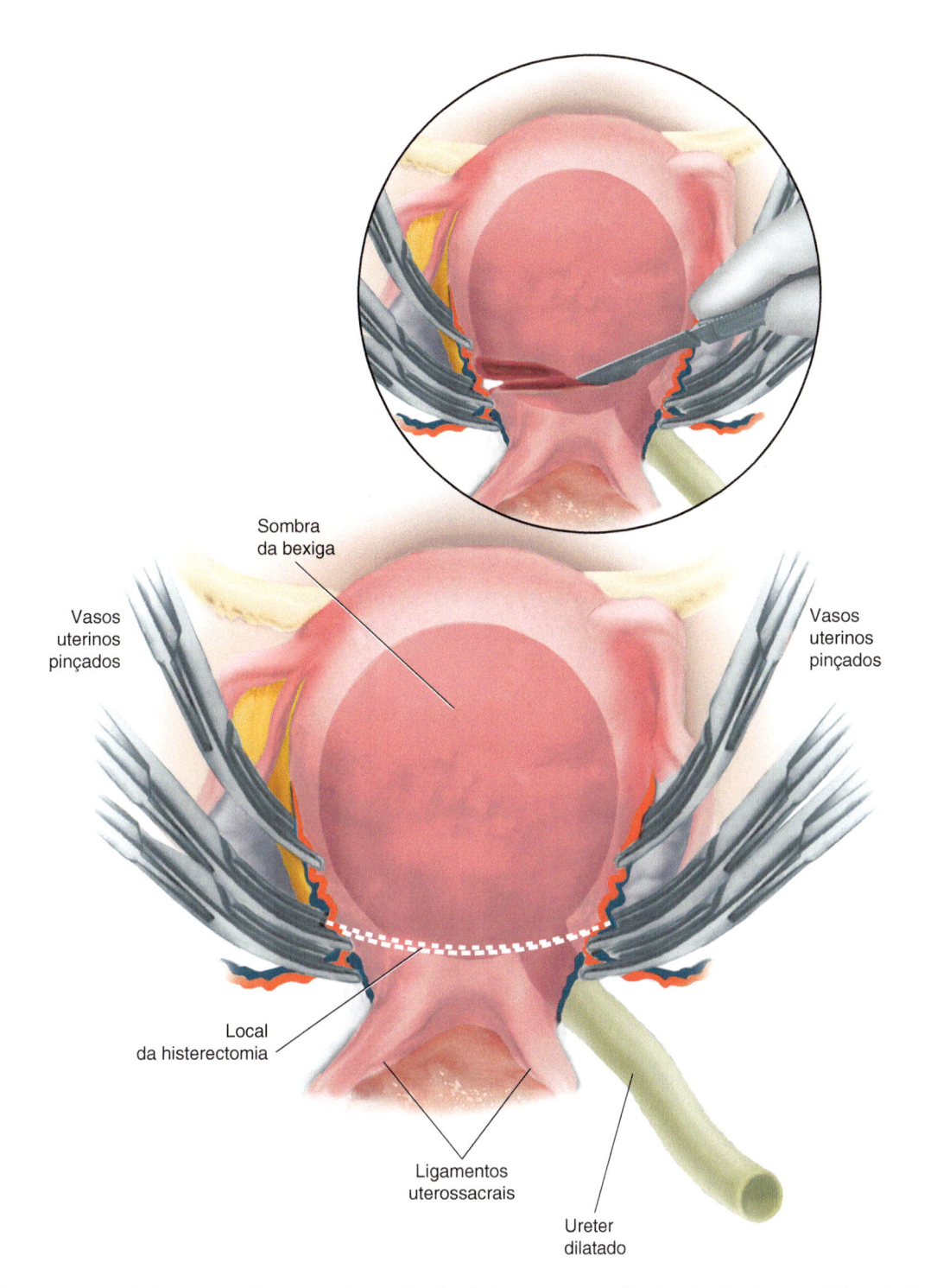

FIGURA 20-3 Visão posterior do útero. As artérias uterinas foram pinçadas duplamente, e a terceira pinça é colocada em posição mais elevada nos vasos uterinos para controlar o refluxo de sangue. *Detalhe*, Um bisturi corta o útero, separando o corpo do colo. A linha de incisão fica entre a pinça superior e as duas pinças inferiores.

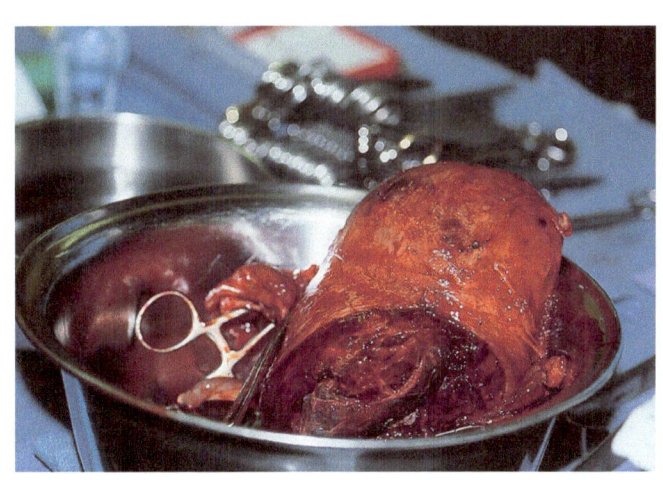

FIGURA 20-4 A cirurgia é terminada rapidamente, e a peça é removida do campo operatório.

CAPÍTULO 21

Ligadura das Artérias Hipogástricas

Michael S. Baggish

Esta operação geralmente é realizada como um procedimento de emergência para hemorragia pós-parto no lugar da histerectomia. Ela também pode ser realizada para o sangramento não obstétrico descontrolado (p. ex., hemorragia pós-irradiação, sangramento por laceração vaginal, sangramento cervical, sangramento pós-histerectomia). A ligadura hipogástrica afeta a coagulação pela redução da pressão do pulso ipsilateral (redução de 85%) e fluxo sanguíneo (redução de 50%).

A operação requer uma laparotomia. Entra-se no retroperitônio pela abertura do peritônio acima da artéria ilíaca externa, sobre o músculo psoas maior (Fig. 21-1). A artéria e a veia ilíaca externa são expostas na direção da bifurcação da artéria ilíaca comum (Fig. 21-2). Conforme a dissecção progride cranialmente, são encontrados os vasos ovarianos e ureter assim que cruzam a artéria ilíaca comum (Fig. 21-3). A artéria ilíaca externa é retraída com um afastador venoso para expor a artéria hipogástrica (Fig. 21-4). Uma pinça longa de ângulo reto é utilizada para dissecar cuidadosamente um plano entre a artéria hipogástrica comum e sua veia subjacente (Fig. 21-5). Lesão à(s) veia(s) hipogástrica(s) deve ser evitada a todo custo, pois estas grandes veias, localizadas profundamente na pelve, são extremamente difíceis de suturar. Através de abertura e fechamento da pinça, a dissecção pode ser concluída rapidamente. Um fio de Vicryl® 0 é passado pela ponta da pinça de ângulo reto e puxado sob a artéria hipogástrica (Fig. 21-6). O ureter é identificado novamente e observado para não ser preso na ligadura. A ligadura é então apertada com três ou quatro voltas e é cortada (Figs. 21-7 e 21-8). As artérias ilíacas comum e externa são reavaliadas para garantir que somente o vaso correto (p. ex., artéria hipogástrica) está amarrado. Além disso, é aconselhável examinar a integridade da veia hipogástrica (Fig. 21-9). O peritônio é fechado com uma sutura contínua com Vicryl® 3-0. O procedimento é repetido no lado contralateral.

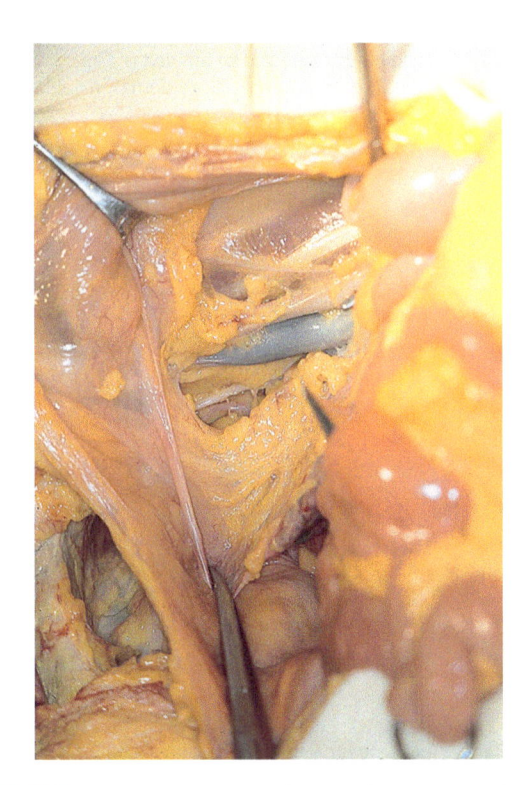

FIGURA 21-1 O retroperitônio acima da artéria ilíaca externa e do músculo psoas maior foi aberto, expondo a artéria e a veia ilíaca externa.

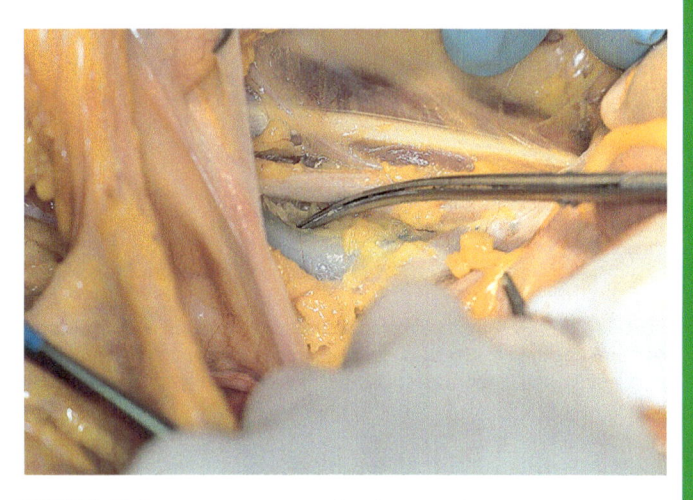

FIGURA 21-2 A tesoura está apoiada sobre a veia ilíaca externa direita.

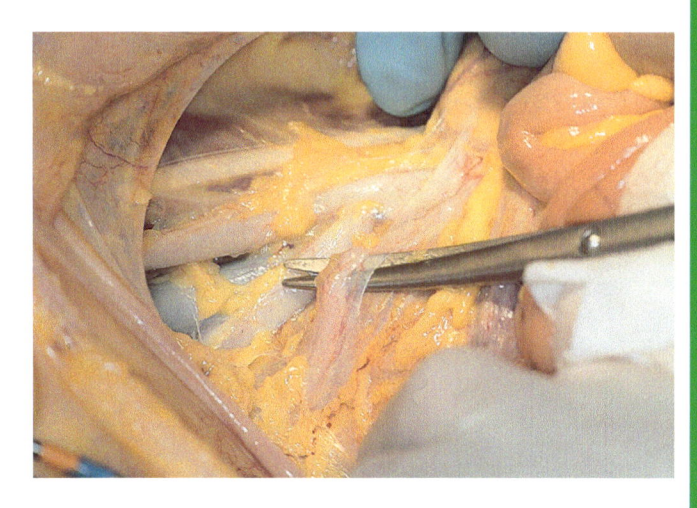

FIGURA 21-3 O ureter direito é identificado à medida que cruza a cavidade pélvica e a artéria ilíaca comum direita.

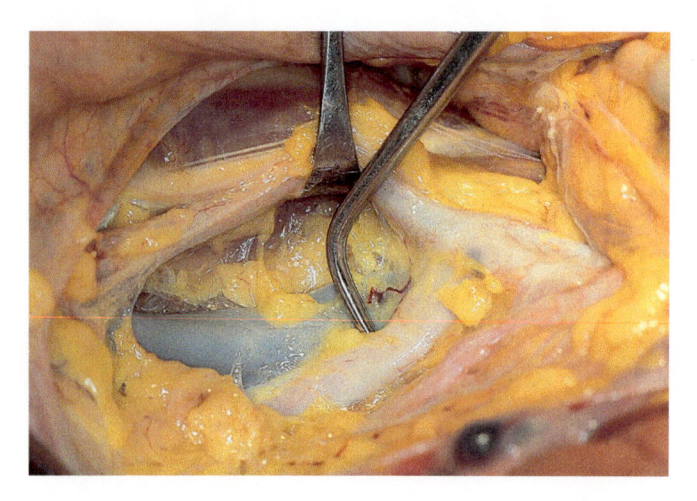

FIGURA 21-4 A dissecção é iniciada entre a artéria e veia hipogástrica direita com o uso de uma pinça de ângulo reto. É necessário ter cautela para não lesionar a veia hipogástrica subjacente.

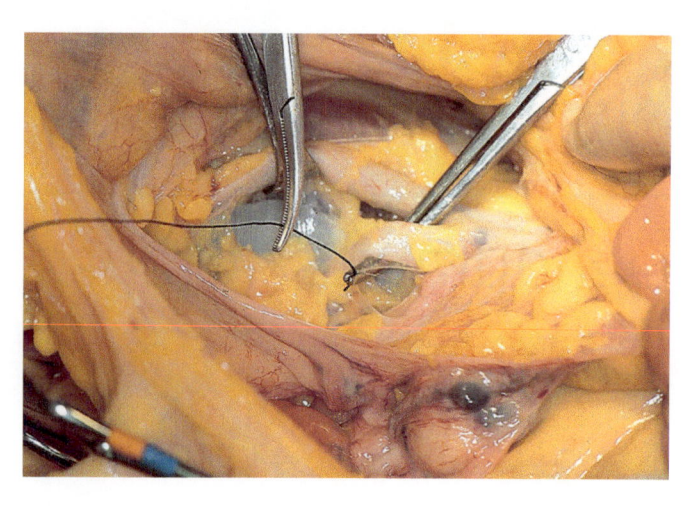

FIGURA 21-5 A pinça criou um plano entre a artéria e veia hipogástrica. É passado um fio de Vicryl® 0 na ponta da pinça de ângulo reto.

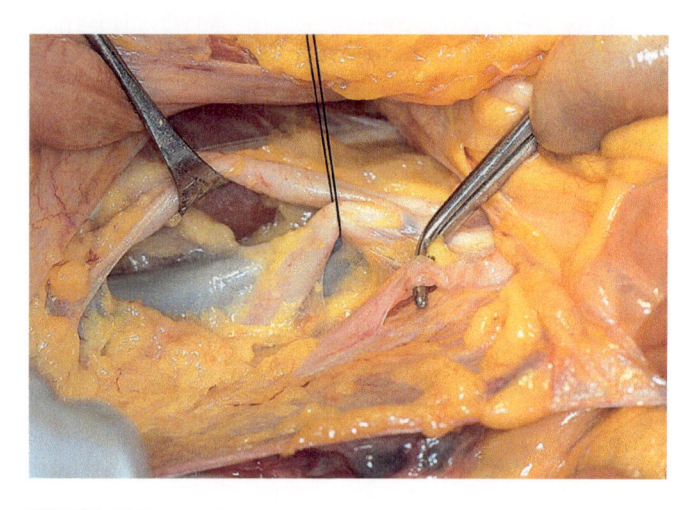

FIGURA 21-6 O fio foi totalmente passado abaixo da artéria hipogástrica comum. As extremidades do fio foram pinçadas e uma tração foi aplicada para gentilmente elevar o vaso. O ureter direito é identificado novamente.

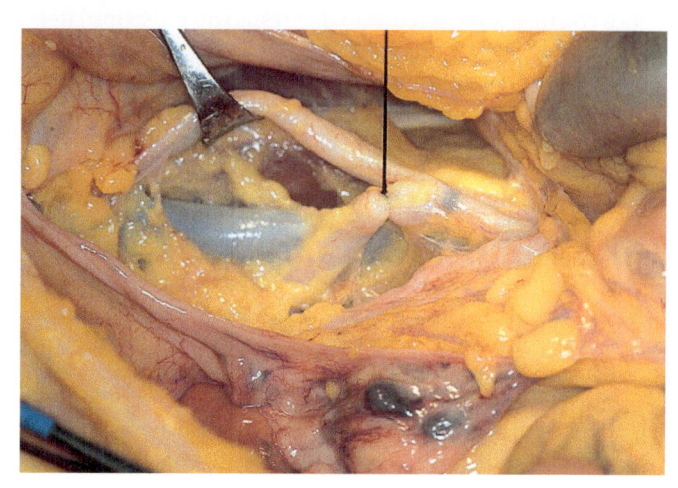

FIGURA 21-7 A ligadura é amarrada com três voltas. Cada volta é amarrada por baixo duas vezes. A artéria ilíaca externa é retraída com um afastador venoso.

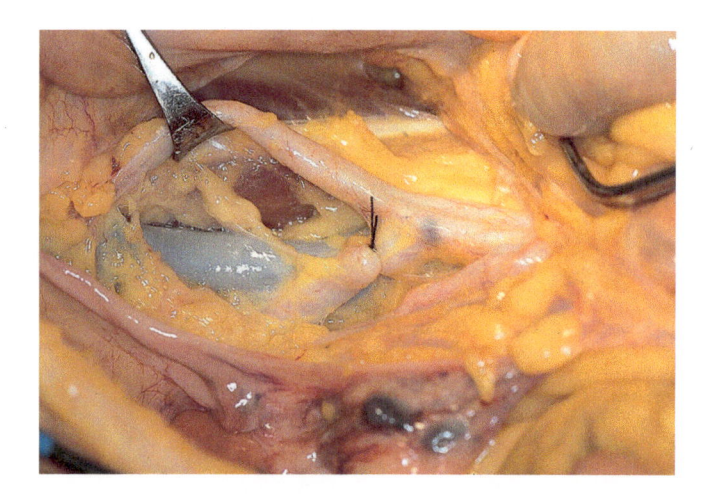

FIGURA 21-8 A ligadura é cortada.

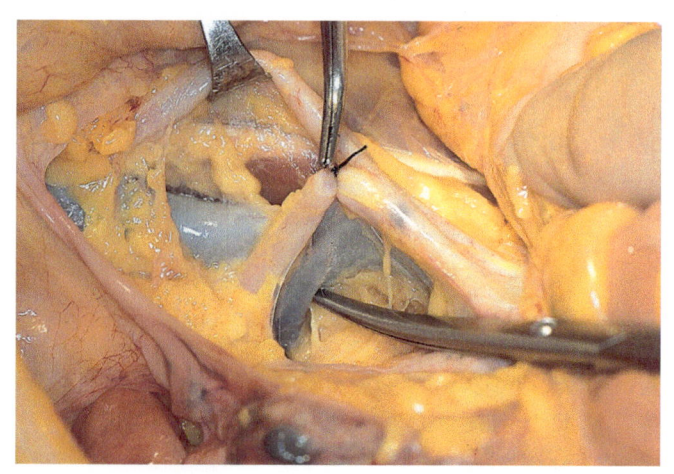

FIGURA 21-9 É realizada uma inspeção final para garantir que as artérias ilíacas comum e externa não foram ligadas inadvertidamente. Semelhantemente (ponta das tesouras), a veia hipogástrica é avaliada para garantir que esteja intacta.

CAPÍTULO 22

Doença Trofoblástica

Michael S. Baggish

É essencial conhecer o processo da implantação e desenvolvimento normais das vilosidades, associado ao papel interpretado pelo trofoblasto, para compreender de forma semelhante as aberrações causadas pela geração trofoblástica anormal (Figs. 22-1 a 21-5). Alterações anatômicas, microanatômicas e fisiológicas criam um espectro de distúrbios conhecidos como doença trofoblástica.

Os distúrbios trofoblásticos podem ser divididos nas categorias benignos e malignos (Tabela 22-1). Em países desenvolvidos (p. ex., América do Norte, Reino Unido, Europa Ocidental), a incidência de mola hidatiforme é de 1:1.000 gestações, e o coriocarcinoma é observado em 1 de 30.000 gestações. No Leste da Ásia, o número de gestações molares é de 3 a 10 vezes maior, e o risco para coriocarcinoma é de 10 a 60 vezes maior. As molas são subdivididas em completas ou parciais. Molas completas são caracterizadas pelo inchaço viloso extremo (alteração hidrópica), hiperplasia trofoblástica e escassez de canais vasculares sanguíneos fetais (Figs. 22-5 a 22-8). As molas completas resultam de uma única célula espermática 23X fertilizando um óvulo defeituoso que não contenha nenhum gene materno. Como consequência da endorreduplicação subsequente, a mola tem 46 XX cromossomos. No caso da mola parcial, duas células espermáticas fertilizam um óvulo 23X, criando uma mola triploide contendo 69 XXX cromossomos (Fig. 22-9).

O diagnóstico é considerado com um alto índice de suspeita com base nos sinais e sintomas clínicos de sangramento vaginal, hiperêmese, tamanho uterino excessivo para a idade gestacional, manifestação precoce da pré-eclâmpsia, hipertireoidismo e infecção intrauterina. O diagnóstico é confirmado pela visualização de vesícula molar evidente, por ultrassom pélvico, pela obtenção de níveis séricos e urinários elevados de gonadotrofina coriônica humana (GCh), e pela presença de cistos tecaluteínicos (Fig. 22-10).

O texto continua na página 311

TABELA 22-1 Classificação dos distúrbios trofoblásticos	
Benignos	**Malignos**
Mola hidatiforme completa	Mola invasiva
Mola hidatiforme parcial	Coriocarcinoma Tumor trofoblástico de localização placentária

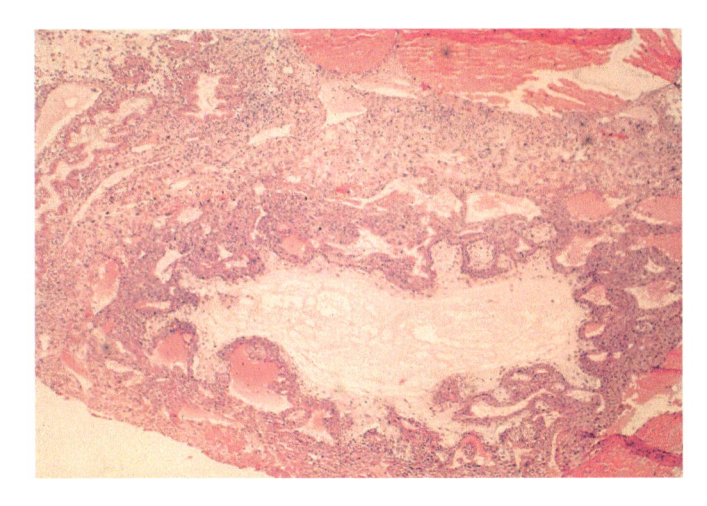

FIGURA 22-1 Local de implantação inicial. O tecido rosa-escuro é o trofoblasto, que está invadindo a decídua (*rosa-claro*). Observar as glândulas endometriais no canto esquerdo.

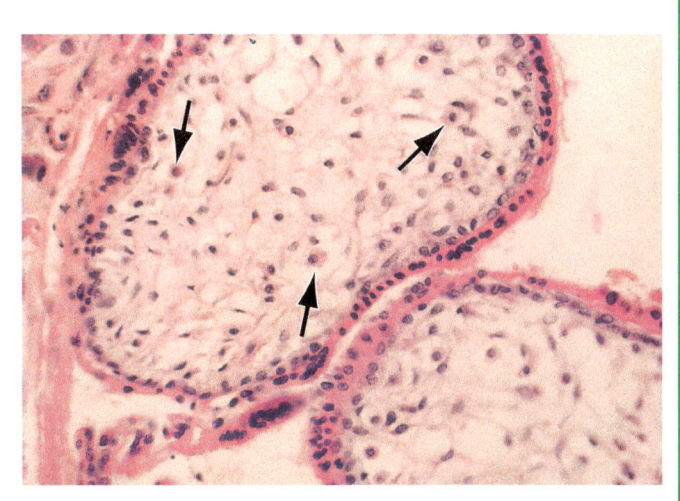

FIGURA 22-2 Vilosidades imaturas apresentam duas camadas de trofoblasto circundando o núcleo de tecido conectivo viloso. A camada externa, rosa-escura, é o sinciciotrofoblasto, enquanto a camada interna é o citotrofoblasto. Observe os canais vasculares vilosos abertos e as células de Hofbauer (*setas*).

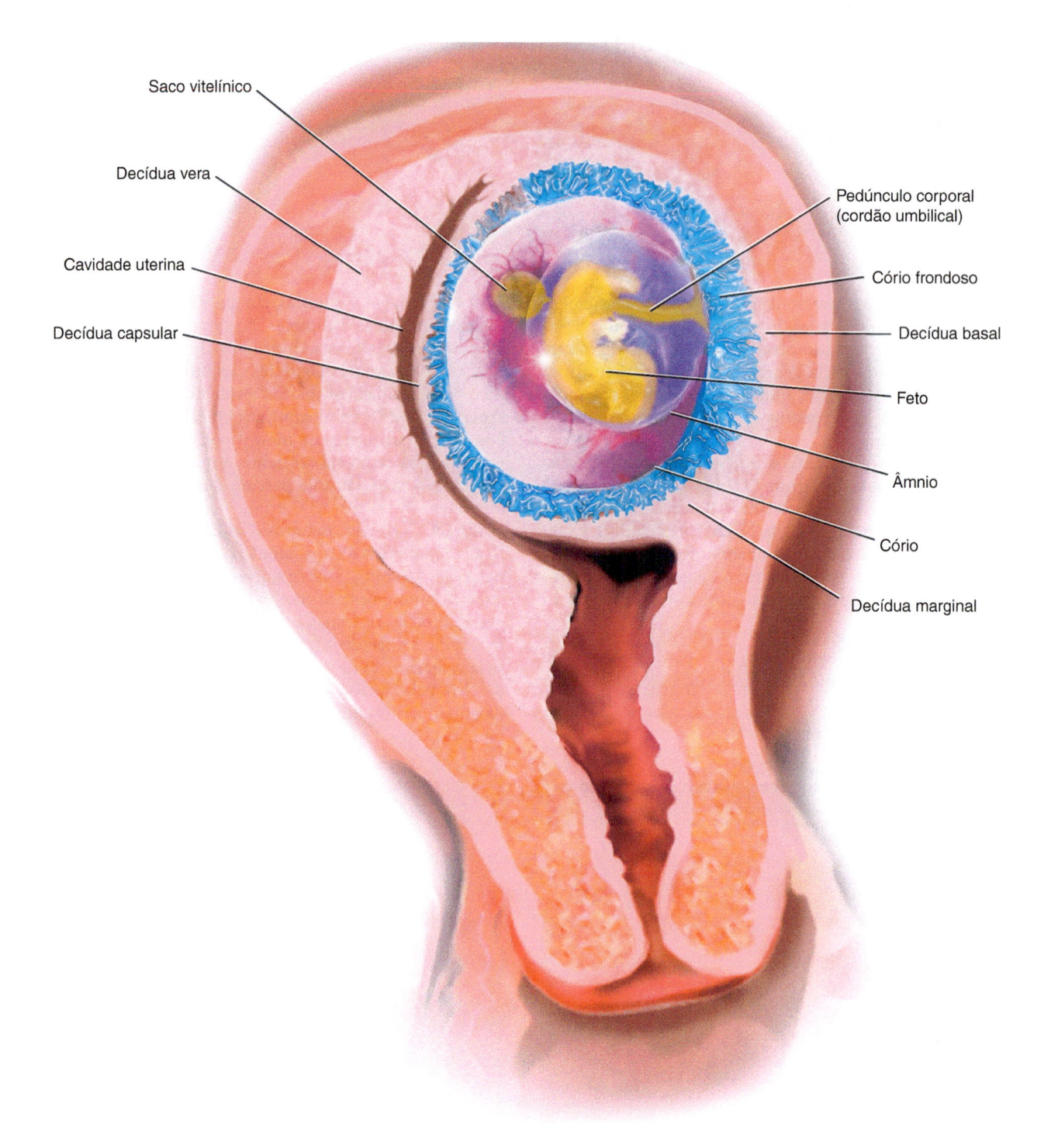

FIGURA 22-3 Células trofoblásticas compõem o cório e os vilos, ou seja, a principal parte da placenta. Nesta figura, os tecidos coriônicos são apresentados encapsulando o embrião e o âmnio em desenvolvimento. A principal invasão e o desenvolvimento dos vilos ocorrem na decídua basal. O cório frondoso periférico irá atrofiar para formar o cório careca *(chorium laeve)*.

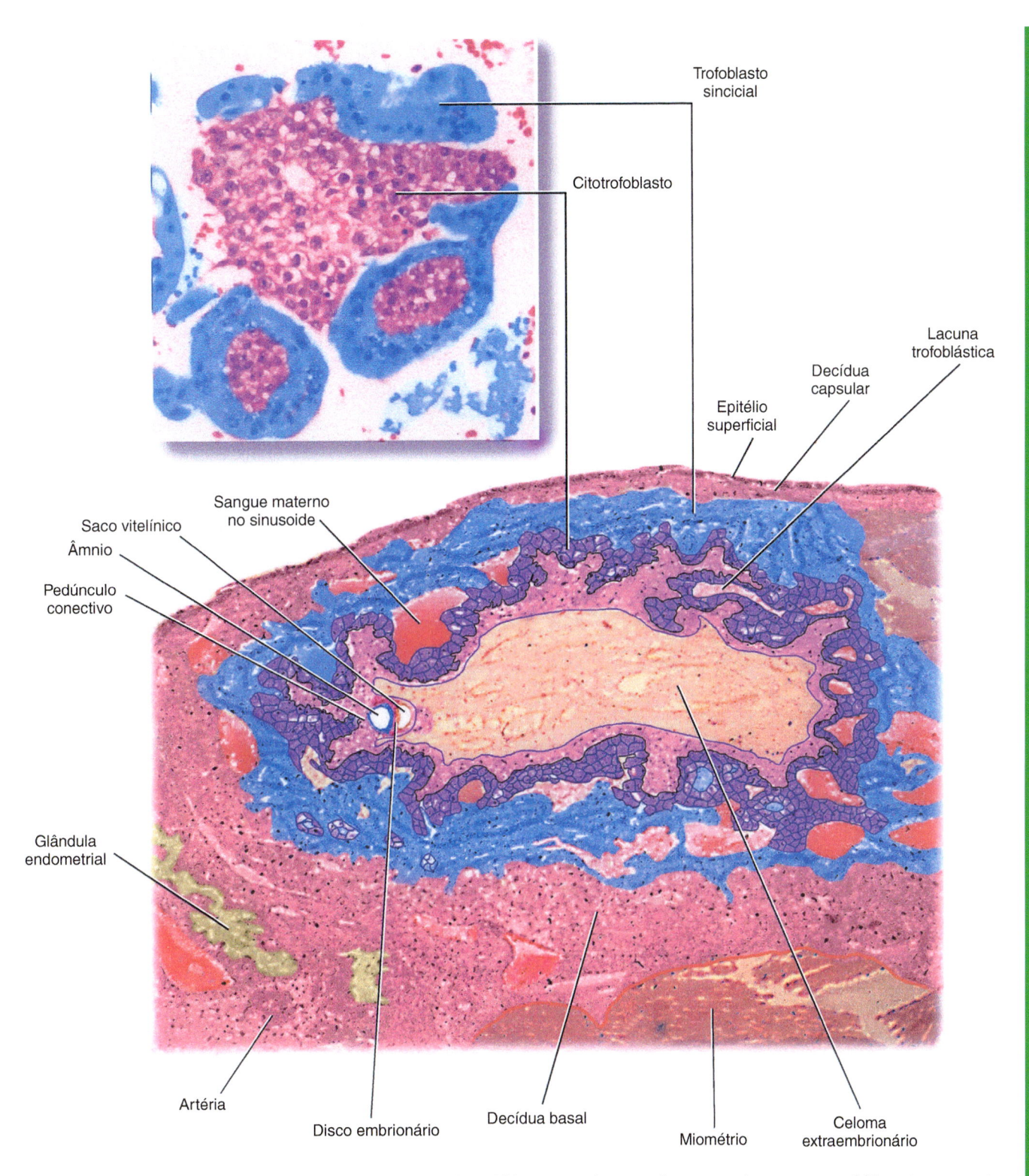

FIGURA 22-4 O trofoblasto fisiológico exibe muitas características do trofoblasto pré-maligno e maligno. Nesta ilustração, um trofoblasto é apresentado invadindo o endométrio materno, abrindo seios sanguíneos maternos, criando vacúolos, formando lagos sanguíneos e formando os vilos primitivos. O detalhe mostra núcleos de citotrofoblastos circundados por sinciciotrofoblastos. O trofoblasto surpreendentemente normal não destrói os tecidos maternos durante o processo invasivo, enquanto o trofoblasto maligno cria a necrose disseminada.

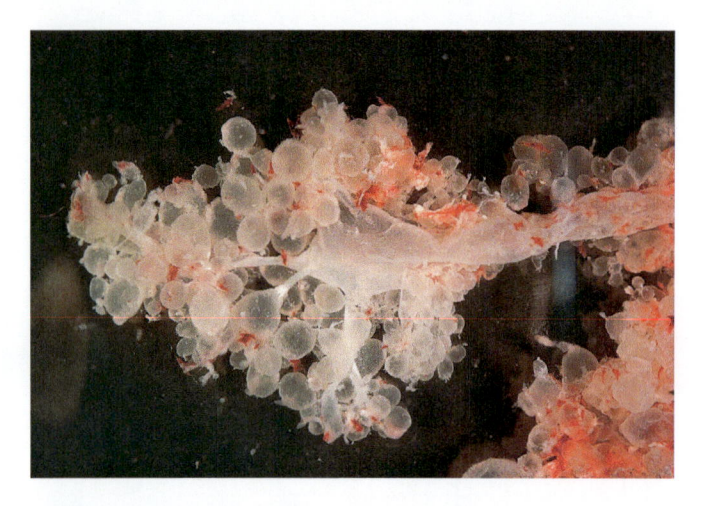

FIGURA 22-5 Visão ampliada e de grande aumento de uma mola hidatiforme completa. As vesículas molares são os vilos distendidos preenchidos por fluidos. Elas podem se romper do pedúnculo principal e sair pela vagina; neste caso, o diagnóstico de mola pode ser realizado com certeza. No caso da mola hidatiforme, não é formado o âmnio; portanto, existem a entrada e a saída diretas entre a vagina e a cavidade uterina.

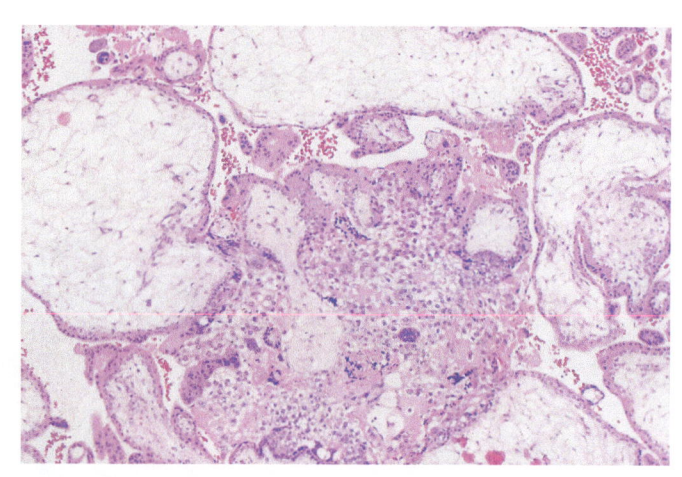

FIGURA 22-6 Visão em pequeno aumento de vilos distendidos, hidrópicos reunidos ao redor de massas de células trofoblásticas.

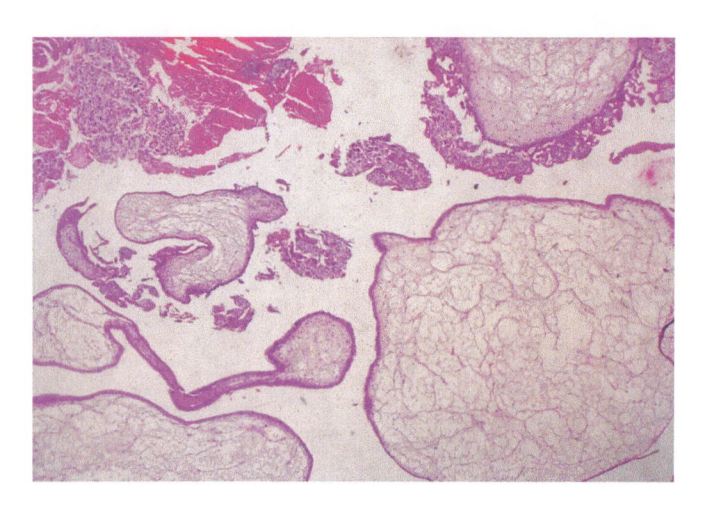

FIGURA 22-7 Fotomicrografia de grande aumento apresenta vilos hidrópicos, ausência de vasos fetais, e hiperplasia trofoblástica – três elementos necessários para o diagnóstico da mola hidatiforme.

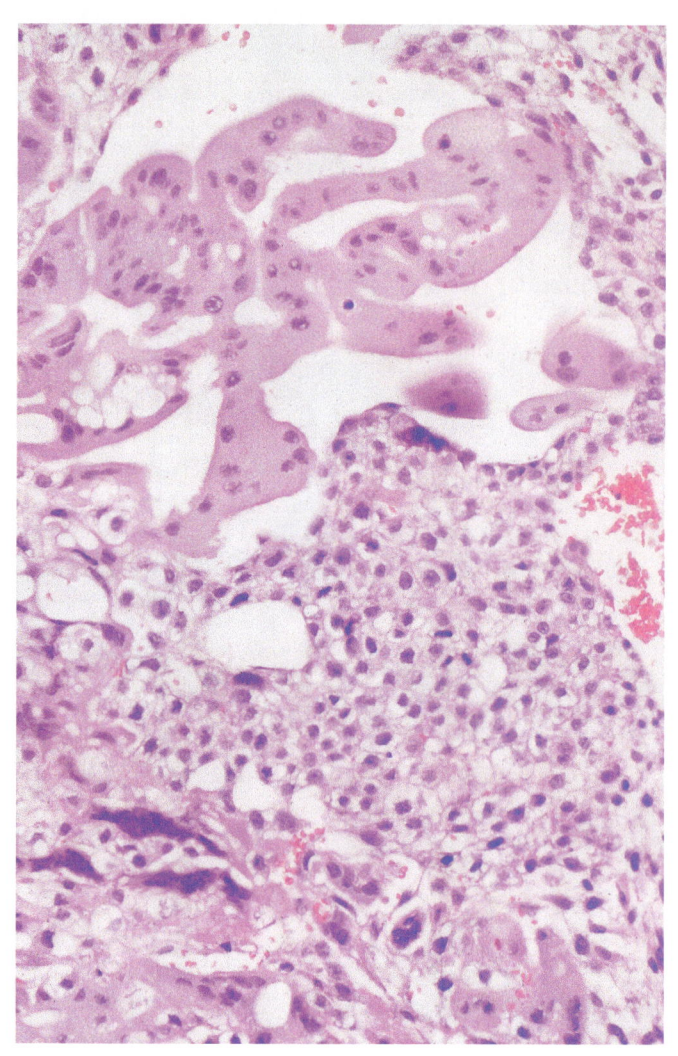

FIGURA 22-8 Visão em maior aumento do trofoblasto apresentado na Figura 22-4. Observe a proliferação de citoblastos que representam as células trofoblásticas imaturas, em divisão. Os citotrofoblastos são pequenas células com membranas celulares bem desenvolvidas. Os sinciciotrofoblastos são células maduras que compreendem um número de células de citotrofoblastos se fundindo para formar o sincício multinucleado. Observe que as membranas celulares individuais foram perdidas. A formação vacuolar é vista comumente com a proliferação trofoblástica e remonta a uma propriedade das células trofoblásticas primitivas observadas durante a implantação normal.

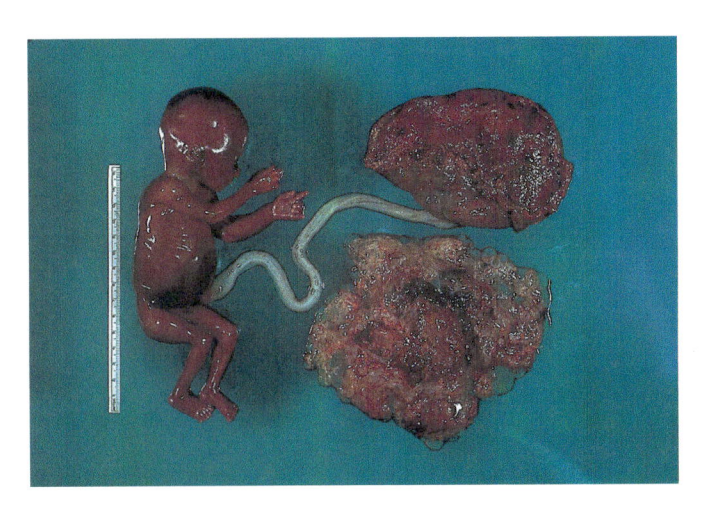

FIGURA 22-9 É apresentada a ocorrência rara de uma gestação gemelar, na qual uma entidade é a mola e a outra é um feto desenvolvido relativamente normal.

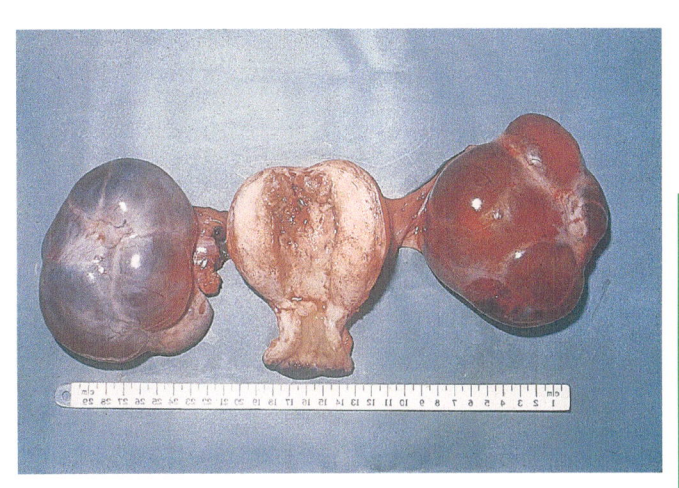

FIGURA 22-10 Os cistos tecaluteínicos estão associados a todas as formas de doença trofoblástica. As células da teca do córtex ovariano crescem em resposta à gonadotrofina coriônica, que é elaborada por ambos os tipos de células trofoblásticas.

Quando o diagnóstico foi realizado e confirmado, deve ser feito um plano para evacuar a mola em tempo hábil. A histerectomia com a mola *in situ* tem um lugar definido na conduta deste distúrbio (Fig. 22-11). A técnica se difere da histerectomia de rotina dos seguintes modos: O abastecimento sanguíneo ovariano é isolado antes da manipulação uterina; somente uma manipulação mínima é necessária para ligar os vasos uterinos. Se o suporte sanguíneo for ligado primeiro, o transporte da vilosidade molar será minimizado (Fig. 22-12). Se for desejada a fertilidade futura, então a técnica mais apropriada para a eliminação da mola é a curetagem por sucção. A oxitocina deve estar fluindo intravenosamente durante esse procedimento; caso contrário, grandes volumes de sangue podem ser perdidos em um curto período de tempo. Já que a maioria das pacientes com mola hidatiforme teve hemorragia anteriormente e tem anemia, a perda de sangue adicional pode provocar o choque repentino. Uma histerometria muito suave e cuidadosa deve ser realizada antes da dilatação. É necessário maior cuidado para evitar a perfuração. Assim como a histerometria, a dilatação cervical deve ser realizada no eixo da posição uterina e com muita cautela para não perfurar. Os dilatadores Pratt são os melhores para este estágio do procedimento. Deve ser utilizada uma cureta de sucção de 10 ou 12 mm, e a dilatação deve exceder o diâmetro da cânula em pelo menos 2 mm, para permitir a movimentação fácil da cânula de sucção dentro e fora do útero. Obviamente, a sucção é aplicada somente durante o movimento de retirada da cânula. O tamanho uterino, isto é, a distância do colo ao fundo, deve ser frequentemente verificado novamente, pois ele muda rapidamente à medida que o tecido molar é succionado. Eu prefiro fazer a curetagem cortante após a sucção, pois essa manobra introduz maior risco para perfuração uterina e disseminação das vilosidades molares.

A administração do fluido é um fator-chave no atendimento seguro de tais pacientes, pois elas estão propensas à sobrecarga de fluidos e edema pulmonar. Portanto, o ginecologista é advertido a limitar as infusões aquosas, Ringer lactato, ou soluções salinas. A oxitocina deve ser concentrada em 500 ml de solução salina com 20 a 50 unidades. Os beta-bloqueadores devem estar disponíveis para administração se forem observados os sinais de tempestade tireoidiana. O nível de hemoglobina, o nível de hematócrito e a contagem de células brancas da paciente devem ser verificados antes e após o procedimento, juntamente com os eletrólitos. Além disso, a ingestão e a excreção da paciente devem ser monitoradas através da obtenção de pesos diários.

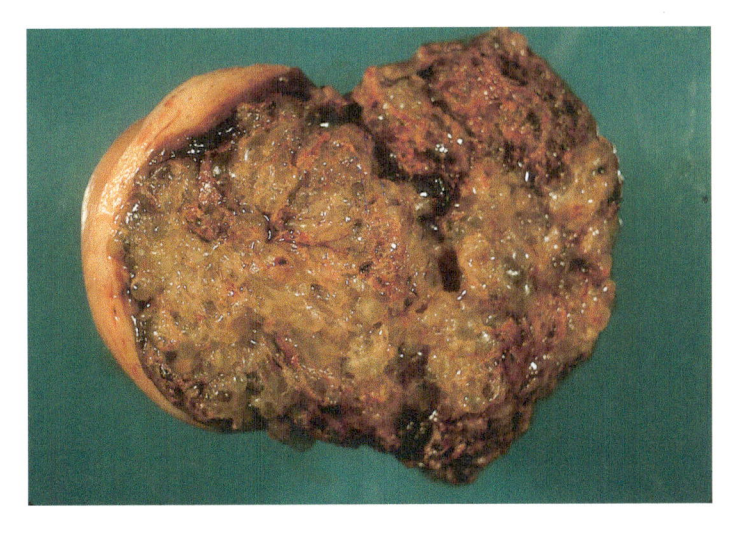

FIGURA 22-11 Molas completas em mulheres de alto risco (p. ex., mulheres > 40 anos de idade ou de alta paridade) devem ser tratadas pela histerectomia com a mola *in situ* se não for considerada fertilidade futura.

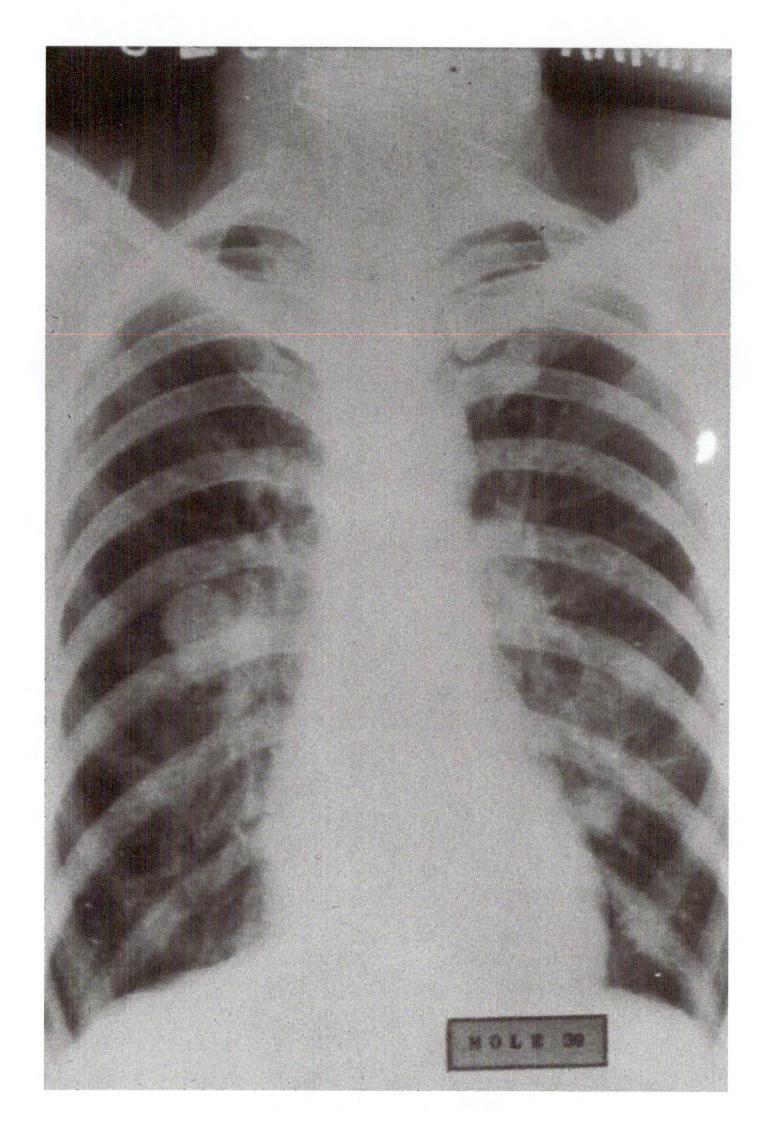

FIGURA 22-12 Durante os procedimentos de histerectomia para o tratamento da mola hidatiforme, é prudente bloquear o abastecimento vascular no início da operação para evitar a deportação vilosa. Esta radiografia apresenta vários nódulos. Quando biopsiadas, as lesões pulmonares revelaram vilos benignos, hidrópicos associados à fibrose. Durante um acompanhamento de 12 meses, as lesões pulmonares regrediram espontaneamente.

As molas completa e parcial devem ser acompanhadas com verificações dos títulos de hCG e radiografias torácicas. A gestação deve ser postergada durante o acompanhamento, e eu prefiro recomendar contraceptivos orais, pois eles são efetivos e fáceis de administrar. As vantagens dos contraceptivos orais superam quaisquer desvantagens teóricas.

Após a histerectomia ou a evacuação por sucção, devem ser obtidos títulos de hCG semanalmente (urinário e sérico) até que sejam obtidos três títulos de hCG negativos. Então, devem ser obtidos ensaios de hCG semanais por 3 meses, seguido pelos títulos mensais por 1 ano. Radiografias torácicas devem ser obtidas mensalmente.

Suspeita-se de mola invasiva ou coriocarcinoma com a recorrência de sangramento vaginal, amenorreia, aumento ou estabilização de títulos de hCG, ou lesões pulmonares na radiografia. A histeroscopia com amostragem permitirá um diagnóstico tecidual para lesões intrauterinas. Às vezes, uma mola invasiva apresentará sintomas e sinais parecidos com aqueles de uma gestação ectópica rompida (Fig. 22-13). Nesses casos, o trofoblasto invasor rompe através do músculo uterino e com hemorragia intensa concomitante (Figs. 22-14 e 22-15) na cavidade peritoneal (Fig. 22-16). O coriocarcinoma representa a face mais indiferenciada da doença trofoblástica e a fase mais maligna do distúrbio. A doença invade a parede uterina precocemente (Fig. 22-17). Assim como nas molas hidatiformes e invasivas, o coriocarcinoma está associado com a formação dos cistos tecaluteínicos (Fig. 22-18).

Na verdade, o coriocarcinoma pode não se apresentar com quaisquer sinais ou sintomas locais. Os primeiros sinais de sua presença podem ser os sintomas pulmonares, hepáticos ou cerebrais criados pela doença metastática (Figs. 22-19 a 22-27). Todo ginecologista deve ser cauteloso ao realizar uma biópsia de coriocarcinoma metastático vaginal, pois essas lesões estão aptas a sangrar profusamente e são difíceis de controlar com sutura ou eletrocoagulação (Fig. 22-28).

A cirurgia tem papel importante no tratamento da mola invasiva e coriocarcinoma. A histerectomia associada à quimioterapia pode oferecer as melhores chances de cura. A quimioterapia irá gerar efeitos colaterais. As populações celulares crescendo rapidamente são particularmente vulneráveis, tais como a medula óssea, o epitélio gastrointestinal, a pele e os pelos.

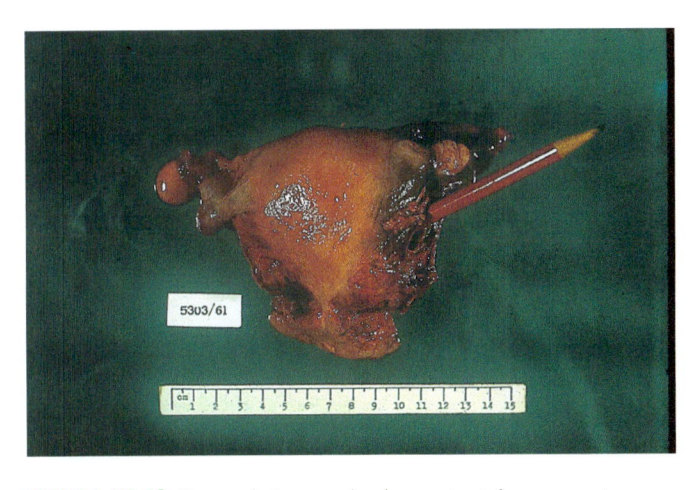

FIGURA 22-13 Essa mola invasora (mola penetrante) se apresentou com sinais e sintomas de uma gestação ectópica rota. Na laparotomia, foi observado um hemoperitônio massivo. O tecido trofoblástico, de fato, rompeu-se através da espessura completa da parede uterina.

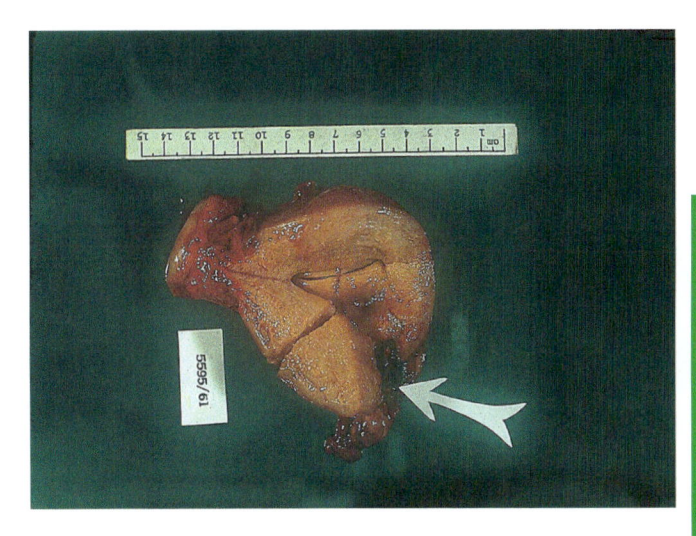

FIGURA 22-14 Visão do corte de um útero contendo uma mola invasora. A seta aponta para a destruição do fundo causada por células trofoblásticas invasoras.

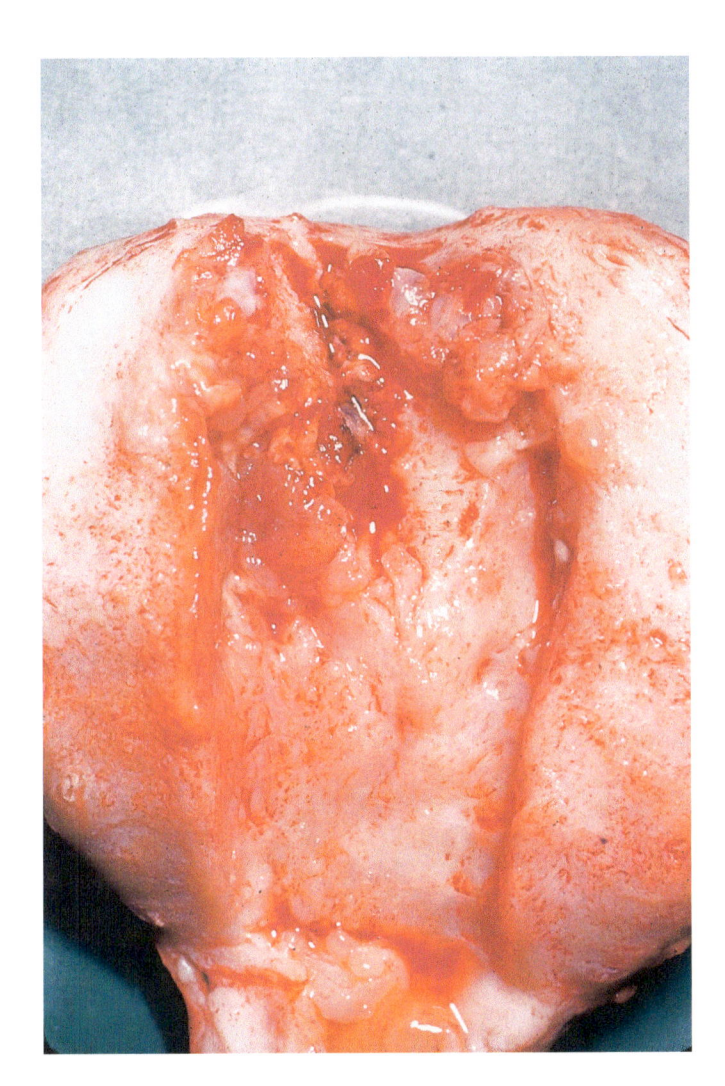

FIGURA 22-15 Visão em maior aumento de tecido molar invasivo que necrosou o miométrio.

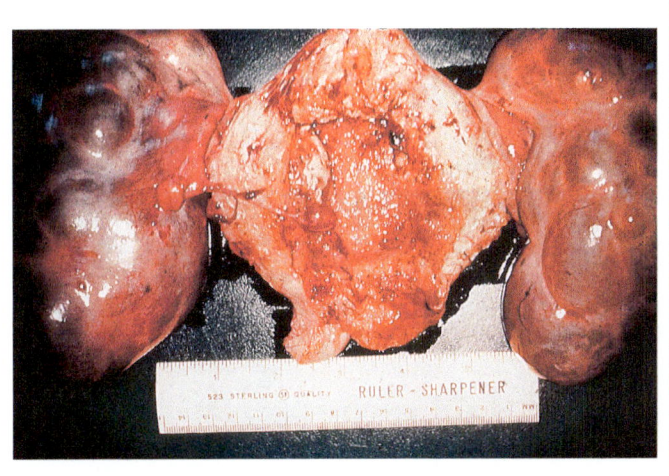

FIGURA 22-16 Cistos tecaluteínicos associados a uma mola invasora (peça de histerectomia). Os ovários poderiam ter sido preservados, pois os cistos irão regredir após a erradicação do tecido molar.

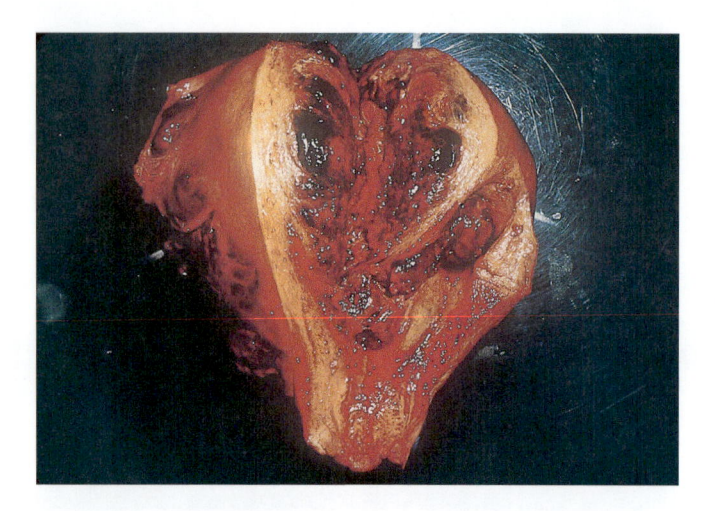

FIGURA 22-17 A superfície do corte do útero que está crivado com coriocarcinoma. Observe a hemorragia extensiva. Devido à propensão das células trofoblásticas de invadir os vasos sanguíneos, a hemorragia geralmente é extensiva e grave nos casos de coriocarcinoma.

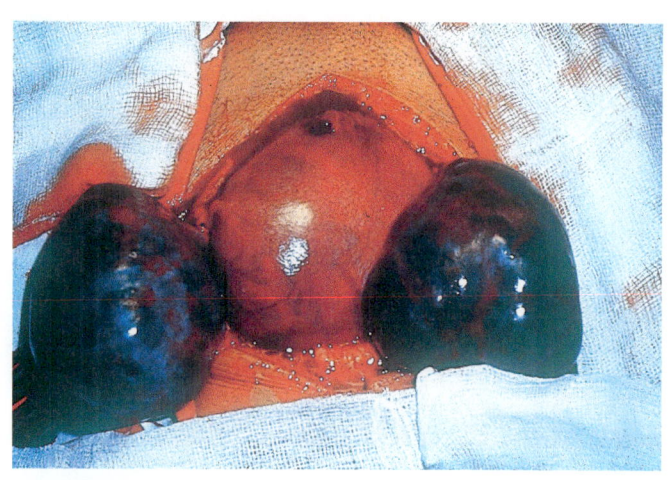

FIGURA 22-18 Grandes cistos tecaluteínicos também estão associados com o coriocarcinoma envolvendo o útero.

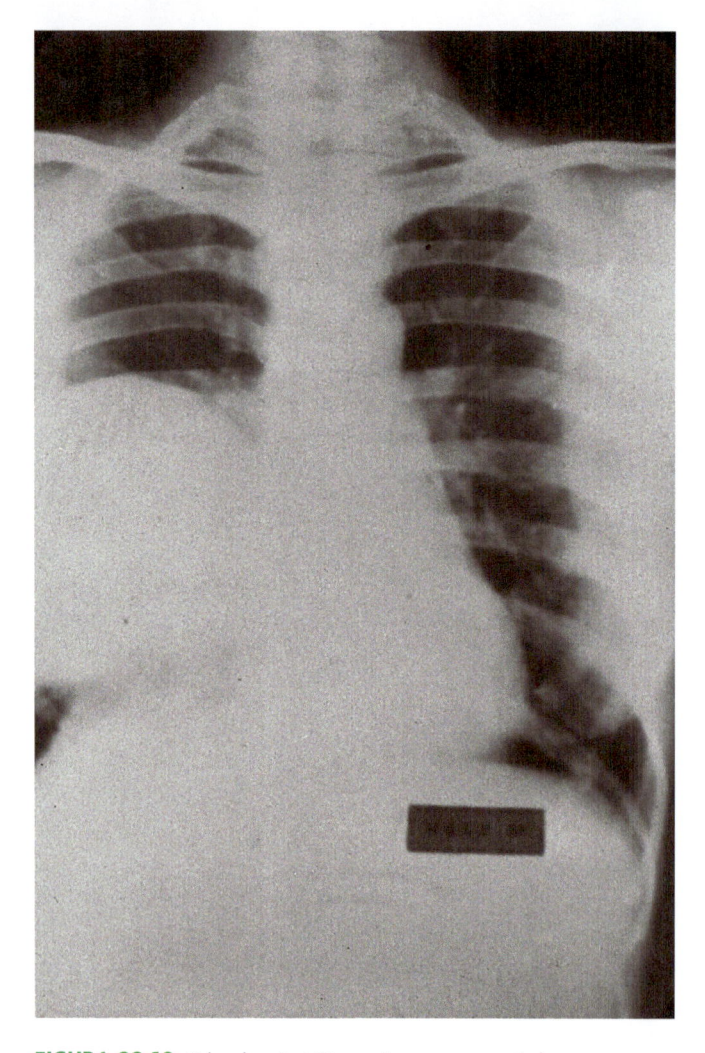

FIGURA 22-19 O local metastático mais comum associado ao coriocarcinoma é o pulmão. Esta radiografia apresenta uma grande lesão em bola de canhão, ocupando a maior parte do pulmão direito.

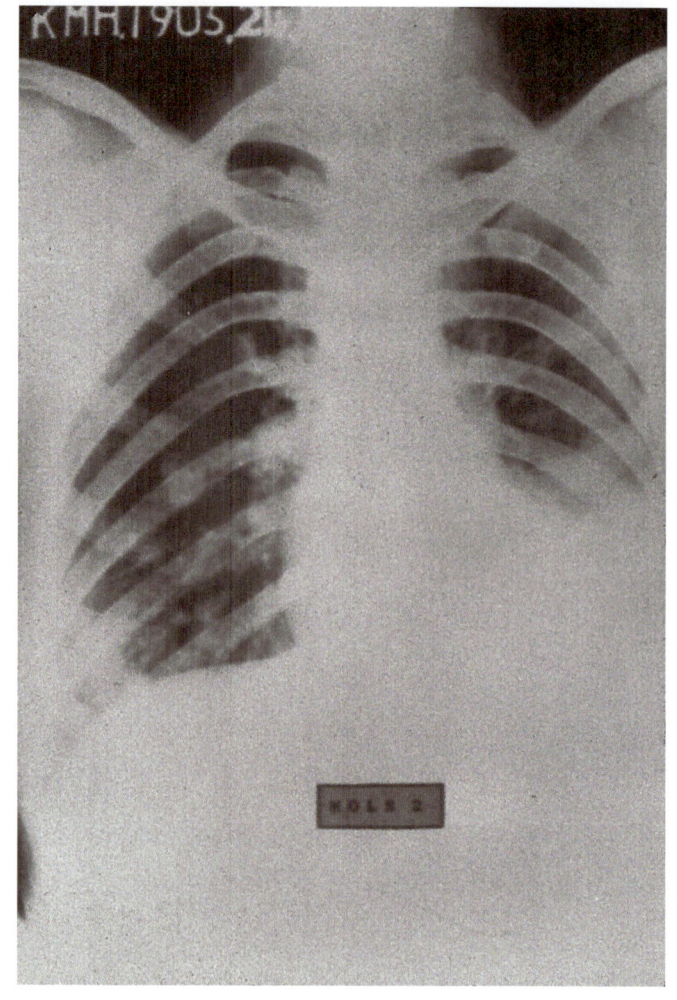

FIGURA 22-20 Numerosas metástases pulmonares e nas costelas são observadas neste caso de coriocarcinoma metastático.

CAPÍTULO 22 Doença Trofoblástica 315

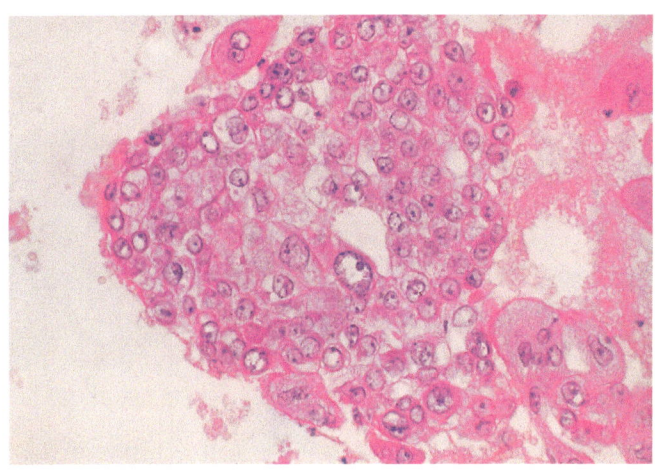

FIGURA 22-22 O coriocarcinoma é o mais indiferenciado dos tipos de doença trofoblástica. O trofoblasto não pode se diferenciar para formar as vilosidades. Aqui, estão presentes as massas sólidas dos citotrofoblastos principais.

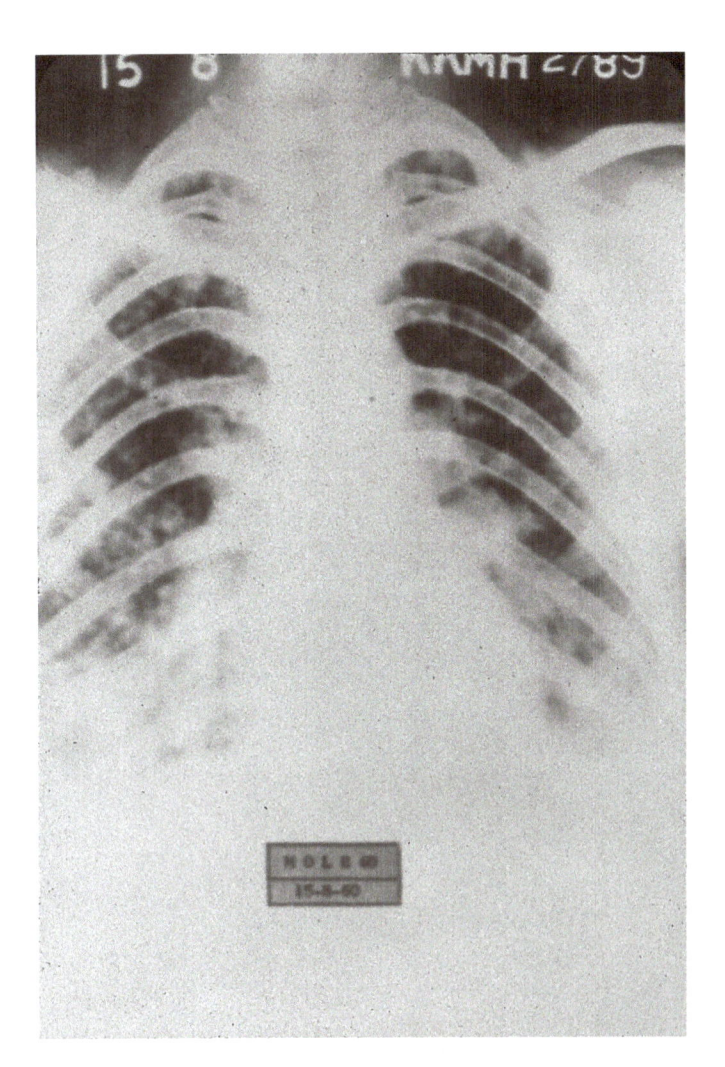

FIGURA 22-21 Coriocarcinoma metastático com padrão miliar na radiografia.

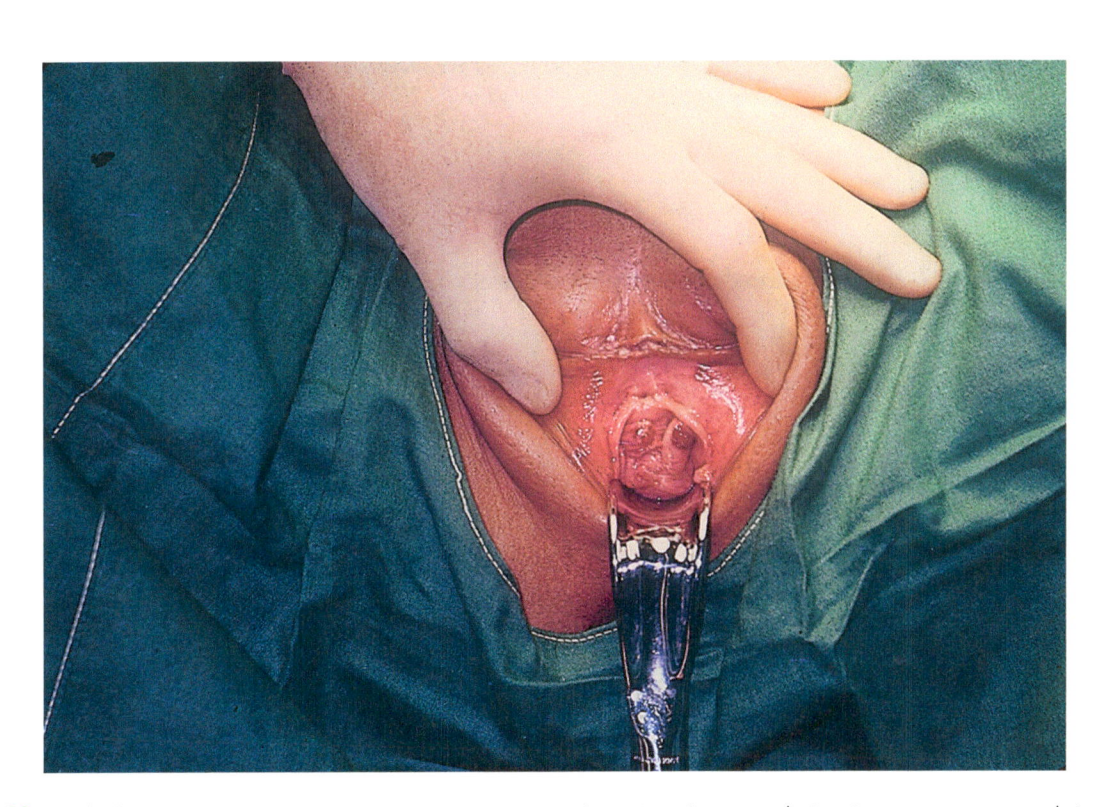

FIGURA 22-23 Um dos locais metastáticos mais comuns para coriocarcinoma é a vagina. Já que essas lesões são extremamente vascularizadas, é necessário ter muita cautela ao realizar uma biópsia.

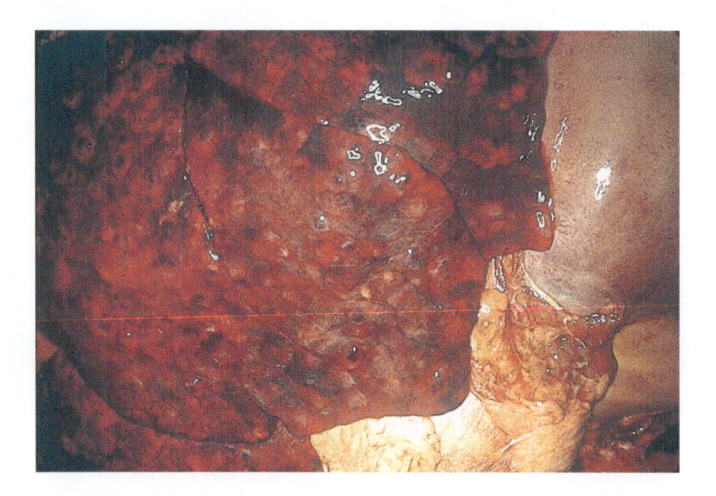

FIGURA 22-24 Espécime *post-mortem* do pulmão de uma paciente que faleceu de coriocarcinoma metastático. O pulmão está congesto e vermelho por causa da hemorragia extensa dentro do parênquima pulmonar.

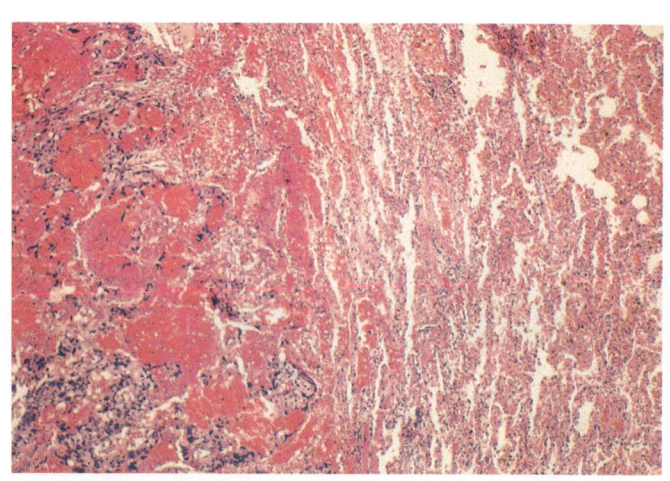

FIGURA 22-25 Secção histopatológica do pulmão apresentado na Figura 22-22. À esquerda, está o tecido trofoblástico invasor circundado pela hemorragia. À direita, estão os alvéolos congestos.

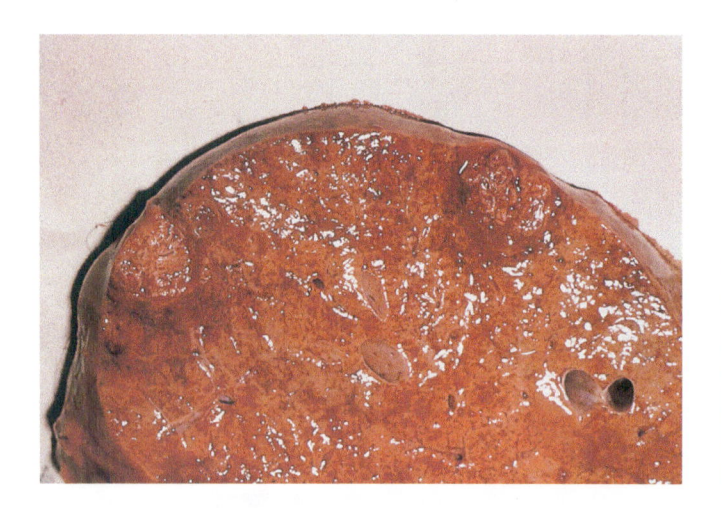

FIGURA 22-26 Secção do fígado apresentando nódulos subcapsulares de coriocarcinoma metastático.

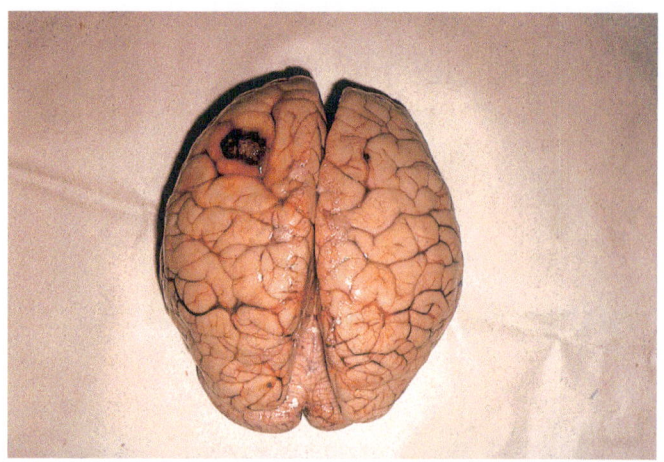

FIGURA 22-27 Um nódulo trofoblástico metastático é observado na superfície do hemisfério cerebral esquerdo.

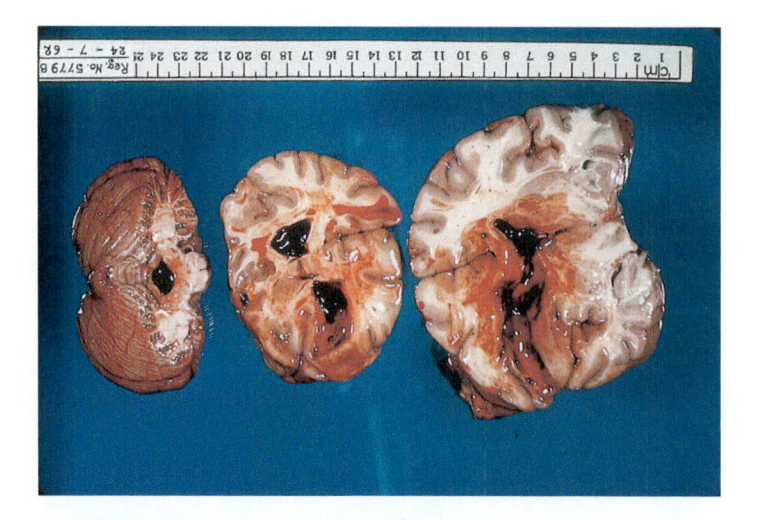

FIGURA 22-28 Secções de cortes do cérebro mostram dano muito grande que é percebido na Figura 22-25. Observe a hemorragia intraventricular grande, que foi, de fato, o evento terminal para esta paciente.

SEÇÃO 6

Anexos

23 Cistectomia e Cistostomia Ovarianas

24 Cirurgia para Piossalpinge, Abscesso Tubo-ovariano e Abscesso Pélvico

25 Adesiólise

26 Tratamento Cirúrgico de Endometriose Pélvica

27 Tratamento Cirúrgico de Gravidez Ectópica
    Salpingostomia Linear para Gravidez Ectópica Tubária
    Excisão Cornual e Salpingectomia para Gravidez Ectópica Cornual
    Salpingectomia para Gravidez Ectópica do Istmo

28 Conduta Cirúrgica nos Ovários Remanescentes e Residuais

29 Citorredução (*Debulking*) de Tumor Ovariano

30 Salpingoplastia

31 Esterilização Tubária

CAPÍTULO 23

Cistectomia e Cistostomia Ovarianas

Michael S. Baggish

Qualquer massa cística do ovário tem potencial para malignidade. Um exame de congelação deve ser realizado quando foi selecionado se há planejamento de tratamento conservador. A cistectomia permite que a estrutura cística seja removida seletivamente enquanto o tecido ovariano residual é preservado. A cistectomia pode ser realizada para cistos funcionais (folicular e corpo lúteo), teratomas císticos benignos e cistos endometrióticos.

A técnica para cistectomia é semelhante para todas as condições precedentes. O ovário é apreendido com pinça Babcock no ligamento útero-ovariano (Fig. 23-1). Se o procedimento for realizado por laparotomia, então podem ser posicionadas suturas de tração de Vicryl® 3-0 no tecido ovariano, fora da região cística. Os pontos são presos com pinças mosquito e segurados por um assistente. Uma solução de vasopressina a 1:200 é injetada na cápsula esticada do ovário, que se sobrepõe ao cisto (Fig. 23-2). É feita uma incisão na cápsula com um dispositivo elétrico (*laser* ou eletrocirúrgico) ou bisturi (Figs. 23-3 e 23-4).

A incisão entre a parede do cisto e a cápsula ovariana fornece um plano que pode ser dissecado de ambos os lados da incisão inicial (Figs. 23-5 e 23-6). A incisão pode se estender para facilitar a separação do cisto da cápsula ovariana (Fig. 23-7 A e B). A dissecção continua para circunscrever completamente o ovário (Fig. 23-7C). Finalmente, a base do cisto é ligada ou coagulada, e o cisto é removido intacto e enviado ao laboratório patológico (Fig. 23-7 D). Qualquer outro cisto ovariano além do cisto de corpo lúteo deve ser enviado para exame de congelação. O tecido capsular remanescente é dobrado sobre si mesmo, e não é suturado. Alternativamente, o excesso da cápsula pode ser ressecado e o ovário fechado com Vicryl® 4-0.

Em algumas circunstâncias, particularmente com endometriomas, podem ser encontradas dificuldades em separar a cápsula ovariana da parede do cisto (Fig. 23-8). Nestes casos, eu prefiro ressecar uma porção do ovário que inclui aproximadamente 50% do cisto e então vaporizar o revestimento do cisto por dentro. A técnica é descrita a seguir.

O ligamento útero-ovariano é apreendido com pinças Babcock. São colocadas sutura de estabilização de Vicryl® 3-0 na periferia do ovário, fora do campo da ressecção proposto (Fig. 23-9). Um *laser* de dióxido de carbono (CO_2) ou outro dispositivo elétrico adequado é selecionado para cortar o ovário. Alternativamente, pode ser injetada a vasopressina a 1:100 e utilizado um bisturi (Fig. 23-10). O cisto é aberto linearmente e drenado (Fig. 23-11A a C). Uma cunha do ovário é retirada (Fig. 23-12). O revestimento interior do cisto é então vaporizado (Fig. 23-13). O material carbonizado é drenado (Fig. 23-14A a C). As margens do ovário são presas e aproximadas pela sutura das paredes obliteradas do cisto com Vicryl® 3-0 e então aproxima-se a margem da ferida com Vicryl® 3-0 ou 4-0 (Fig. 23-15). O ovário reconstruído agora foi reduzido ao tamanho normal (Fig. 23-16).

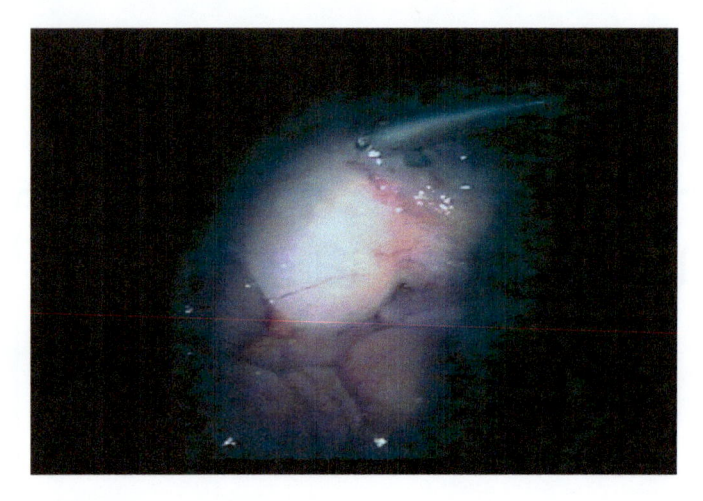

FIGURA 23-1 O ovário está aumentado por um teratoma cístico benigno.

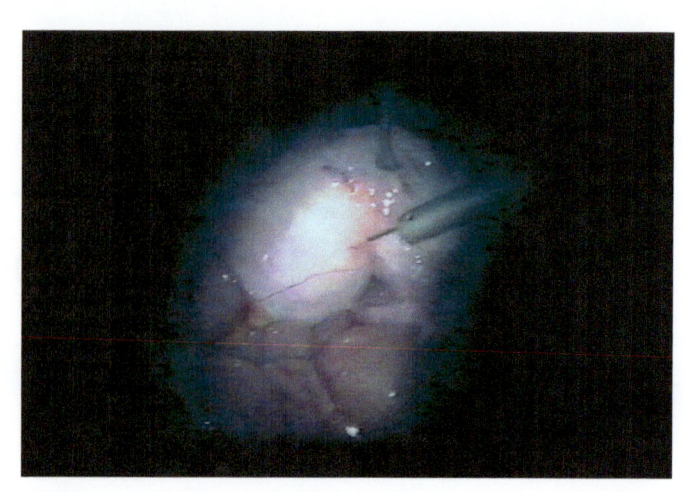

FIGURA 23-2 É injetada no cisto uma solução de vasopressina a 1:200 antes do início da cistectomia.

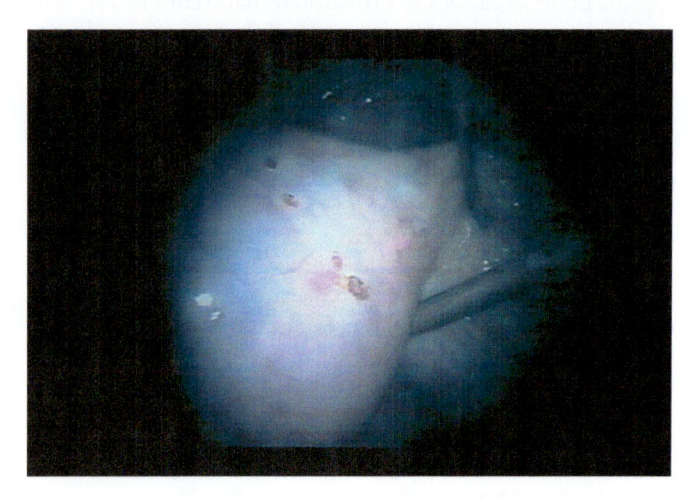

FIGURA 23-3 Pontos de *laser* de dióxido de carbono (CO_2) são posicionados no ovário para indicar a direção ou a extensão da incisão. Isso pode ser feito com uma agulha bipolar ou com uma incisão rasa de bisturi, com a qual o tecido é marcado.

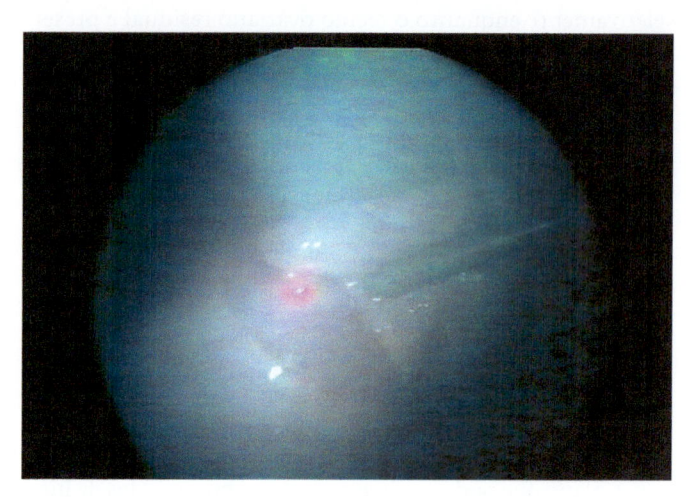

FIGURA 23-4 Um corte foi criado ao longo da linha de incisão previamente marcada. Observe que a cápsula ovariana se destaca parcialmente da parede do cisto subjacente. Uma névoa é criada pela fumaça do vapor de fonte elétrica.

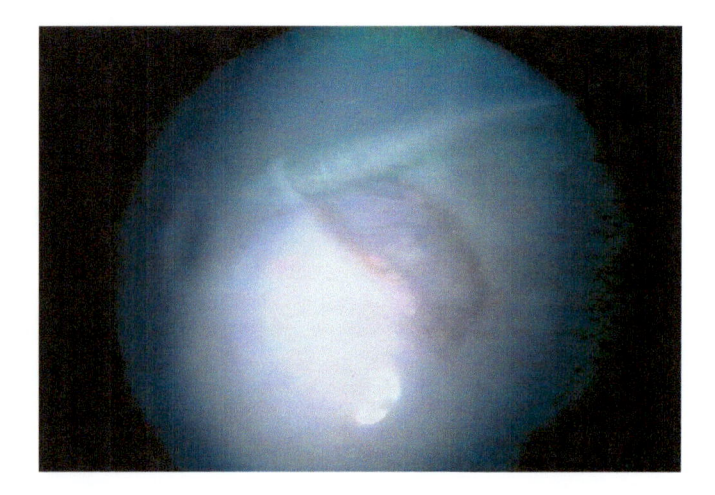

FIGURA 23-5 Uma cânula de irrigação disseca um espaço entre a cápsula e a parede do cisto com uma injeção salina pressurizada.

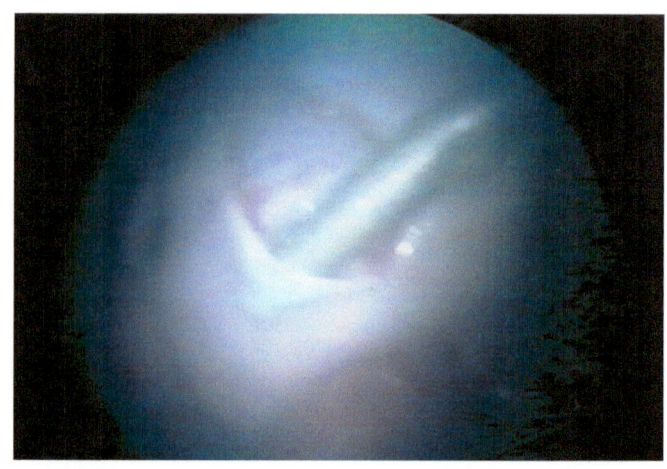

FIGURA 23-6 A dissecção da parede do cisto continua circunferencialmente ao redor do ovário.

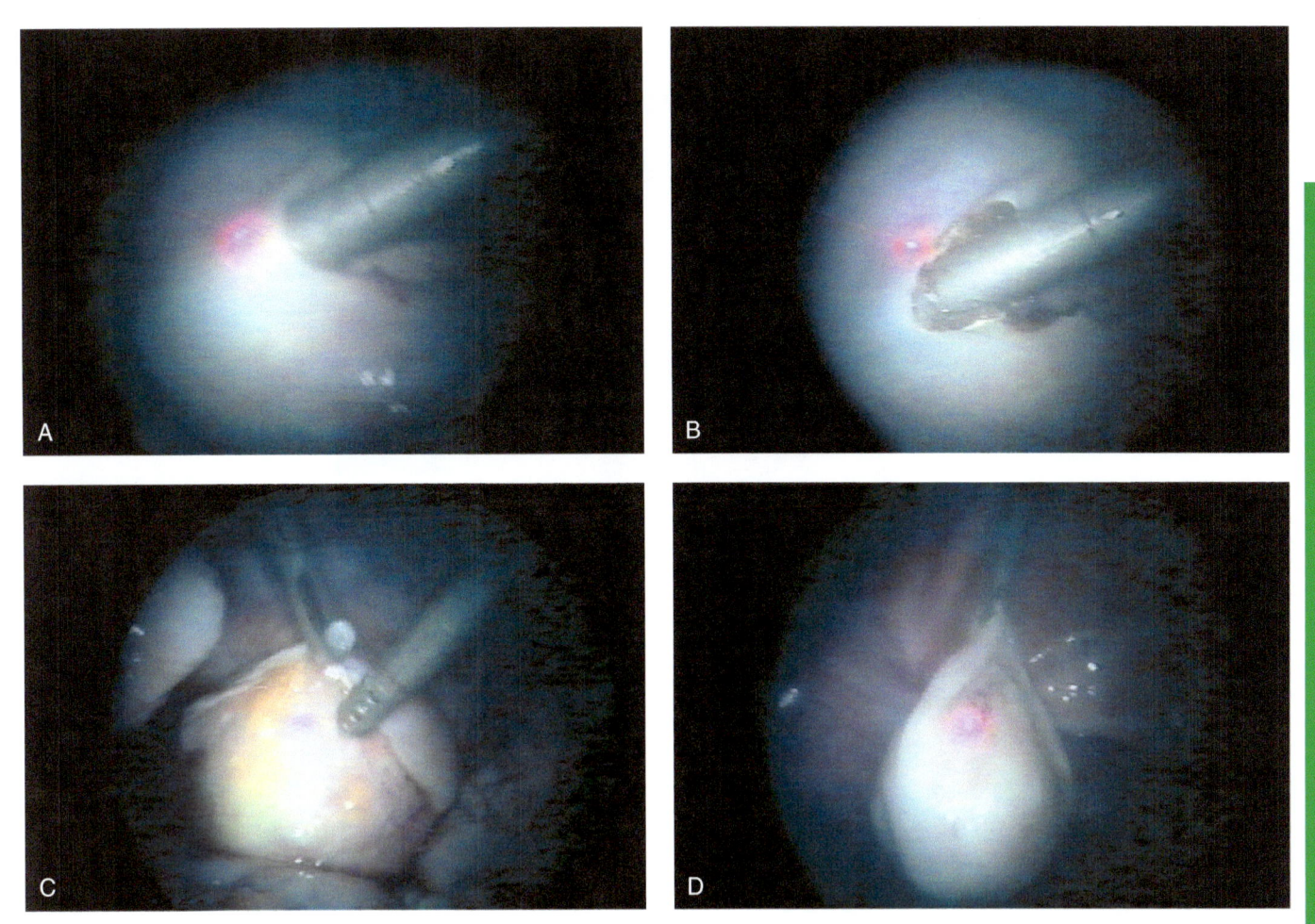

CAPÍTULO 23   Cistectomia e Cistostomia Ovarianas   321

FIGURA 23-7 A. A incisão inicial é estendida para facilitar a mobilização do cisto. **B.** Quando a extensão da incisão está completa, a hidrodissecção continua. **C.** O cisto foi 90% separado da parede ovariana. **D.** O cisto foi completamente separado do ovário e está sendo removido da cavidade abdominal. Neste caso, a segunda incisão de punção laparoscópica é alongada para criar uma microlaparotomia.

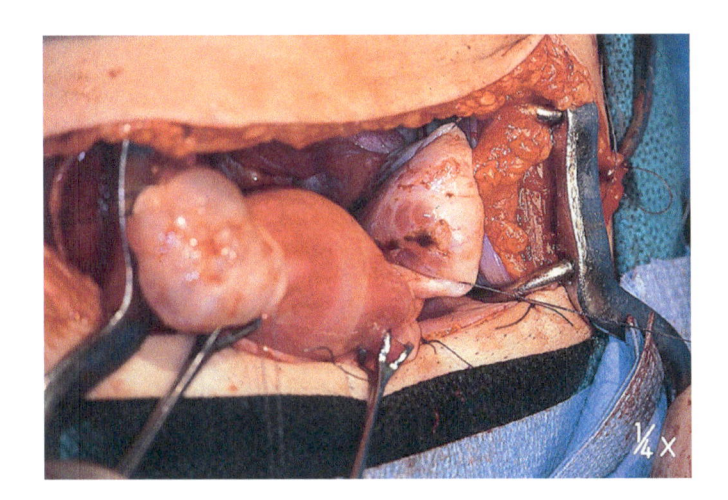

FIGURA 23-8 Grandes endometriomas bilaterais. Os cistos endometrióticos são quase tão grandes quanto o útero.

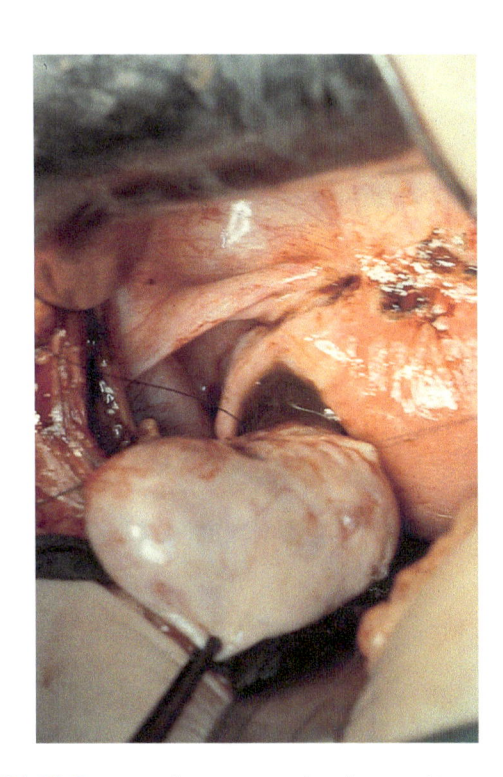

FIGURA 23-9 Suturas de reparo são colocadas no ovário para tração.

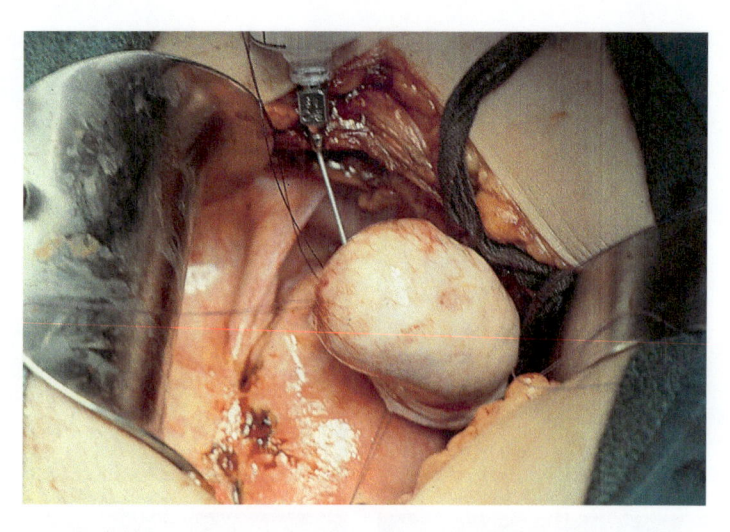

FIGURA 23-10 Uma solução de vasopressina a 1:200 é injetada no ovário para hemostasia antes que a estrutura cística seja aberta.

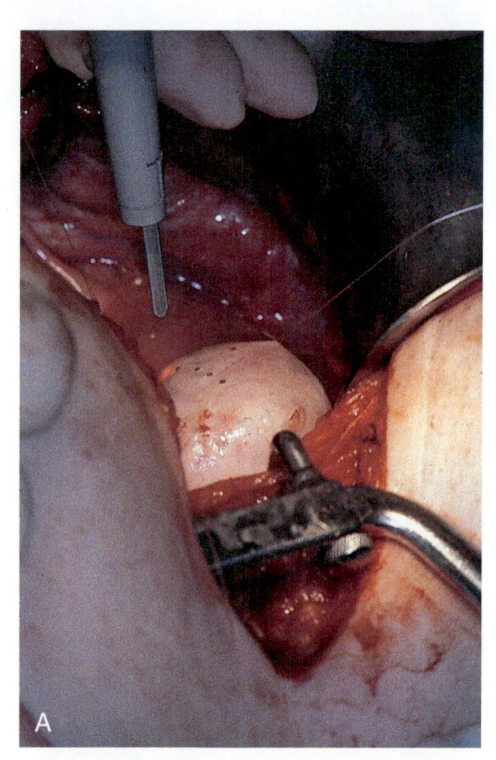

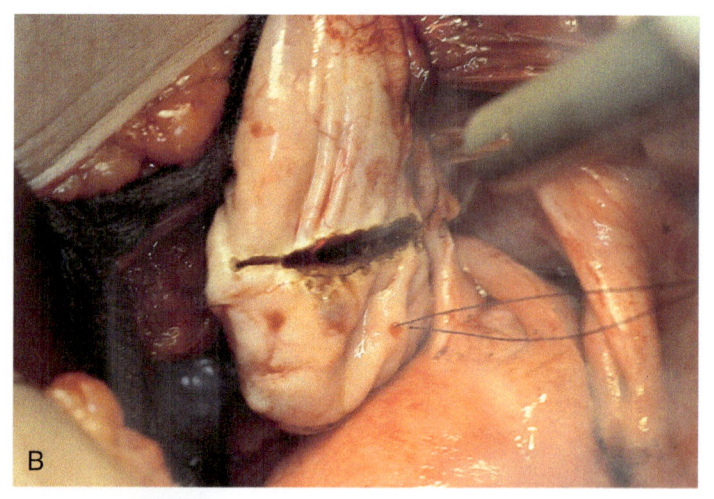

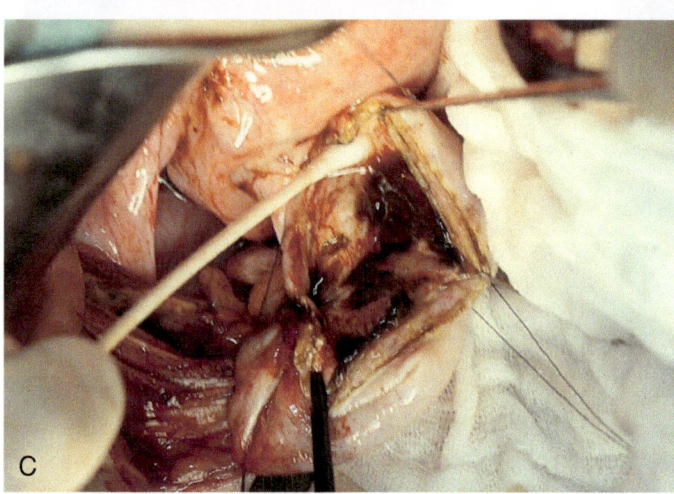

FIGURA 23-11 A. Pontos de marcação a *laser* (*laser* de dióxido de carbono [CO_2]) feitos com um modo de superpulso indicam a extensão da incisão a ser realizada. **B.** À medida que a incisão corta o interior do cisto, o fluido sanguíneo marrom-escuro escapa do ovário e é aspirado para fora do campo. **C.** Aproximadamente metade do ovário aumentado é ressecada. O interior da metade restante contendo uma porção da parede interior do cisto é irrigada para limpar qualquer conteúdo sanguíneo residual.

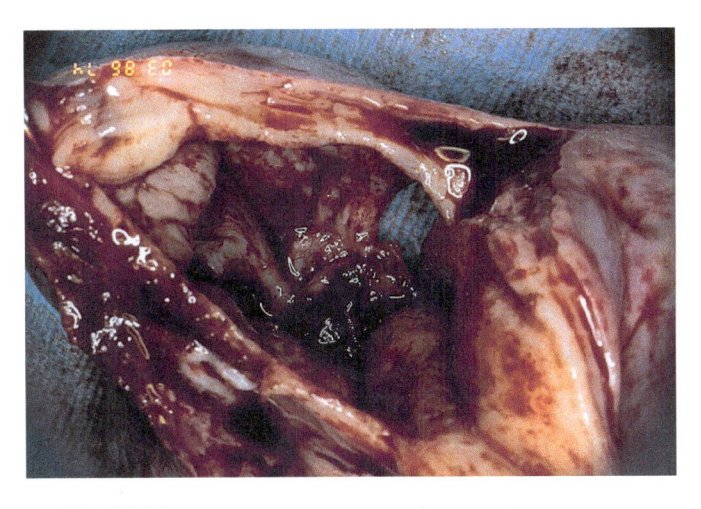

CAPÍTULO 23 Cistectomia e Cistostomia Ovarianas

FIGURA 23-12 O cisto excisado é examinado e enviado para o laboratório patológico.

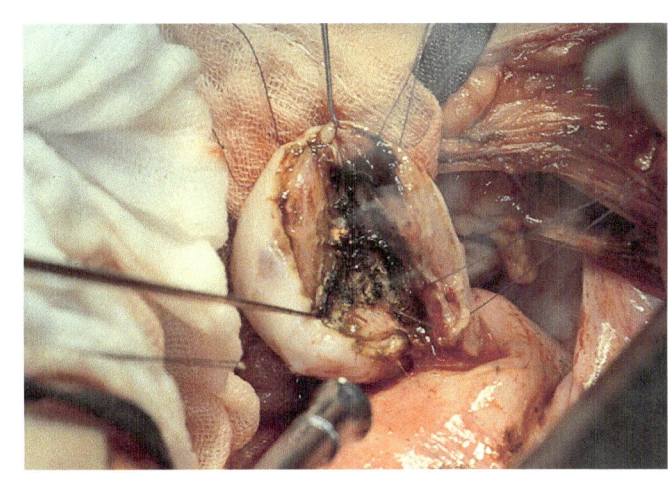

FIGURA 23-13 *Laser* de dióxido de carbono (CO_2) é direcionado para o interior da metade remanescente do ovário. O revestimento do endometrioma é vaporizado.

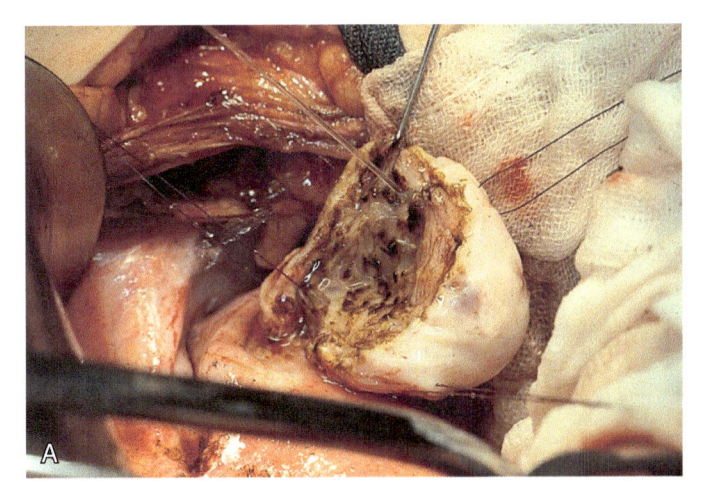

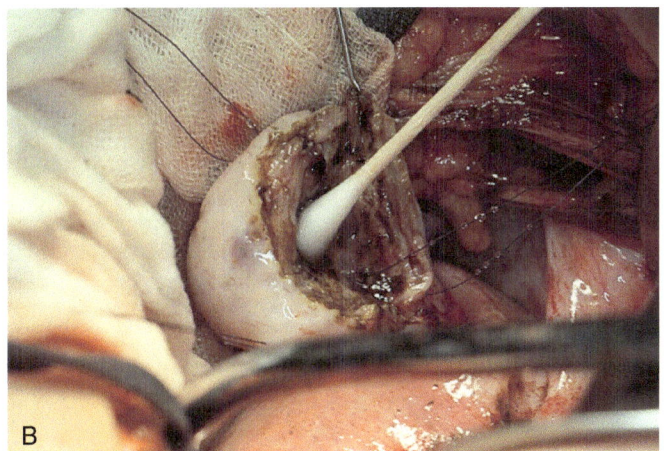

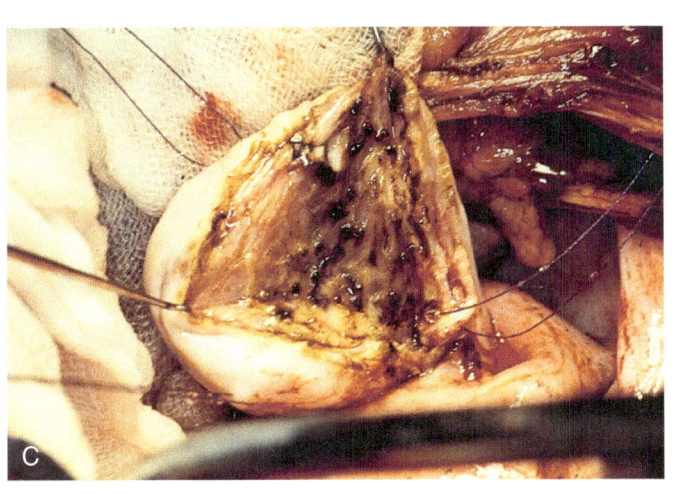

FIGURA 23-14 A. O material carbonizado é irrigado com quantias copiosas de solução salina normal estéril injetada sob pressão. **B.** Um aplicador com ponta de algodão embebida em solução salina facilita a remoção do tecido desvitalizado. **C.** O tecido ovariano remanescente sem a parede cística está pronto para o fechamento.

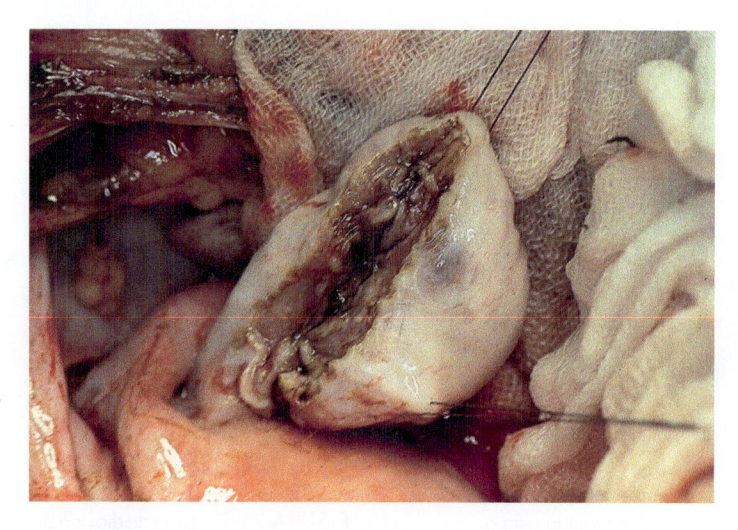

FIGURA 23-15 A cavidade cística é obliterada com sutura de Vicryl® 4-0 unindo as paredes opostas. As superfícies vaporizadas irão aderir naturalmente umas às outras.

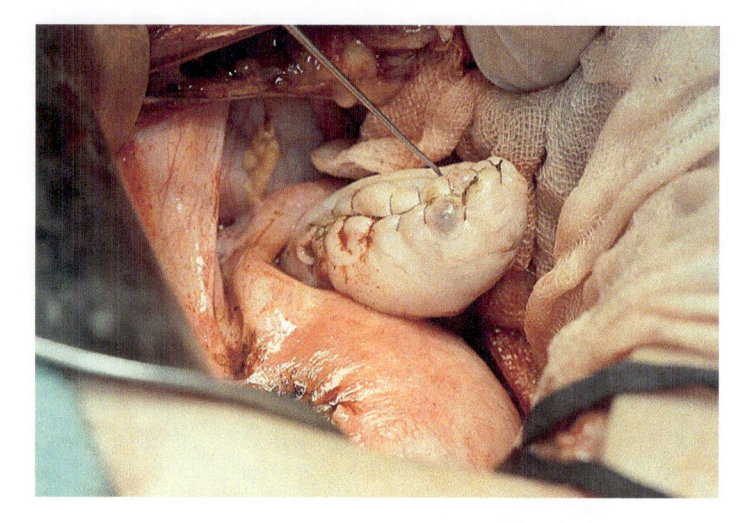

FIGURA 23-16 A cápsula do ovário é fechada com uma sutura contínua de Vicryl® 4-0. O efeito da cirurgia é a eliminação do cisto com a restauração do ovário a um tamanho normal.

CAPÍTULO 24

Cirurgia para Piossalpinge, Abscesso Tubo-ovariano e Abscesso Pélvico

Michael S. Baggish

As infecções emanando das tubas podem resultar em uma variedade de abscessos que podem necessitar de intervenção cirúrgica. Com a exceção de um abscesso pélvico, que é geralmente conduzido por incisão e drenagem, os abscessos tubários são excisados se o tratamento antibiótico intensivo falhar ao solucionar o problema.

A conduta operatória dessas infecções utiliza uma combinação de técnicas, incluindo adesiólise, salpingectomia, salpingo-ooforectomia e até histerectomia.

Os critérios para drenagem de um abscesso pélvico são (1) encapsulação do pus (p. ex., criação de uma membrana piogênica) e (2) flutuação (p. ex., "supuração" do abscesso antes de uma ruptura espontânea antecipada). Geralmente, nessa localização, o processo de supuração se manifesta como a ponta da membrana piogênica dissecando o espaço dentro do septo retovaginal (p. ex., entre o reto e a vagina). Isso, obviamente, é melhor demonstrado por uma avaliação retovaginal e palpação do abaulamento no septo.

A drenagem é realizada transvaginalmente. O colo do útero é apreendido por uma pinça de dente simples. A vagina foi cuidadosa e delicadamente preparada com iodopovidona (Betadine®) ou outra solução preparatória cirúrgica adequada. Uma válvula de peso vaginal ou afastador de Sims é posicionada ao longo da parede vaginal posterior.

Antes da incisão no fundo de saco inferior (septo), o cirurgião coloca duas luvas e realiza uma avaliação retovaginal para estabelecer a posição exata do reto relativo ao local de incisão (Fig. 24-1A). Depois, uma incisão corta o fundo do saco. Isso pode ser facilitado pela inserção cautelosa de uma agulha de calibre 18 ligada a uma seringa no abscesso e pela retirada de uma amostra do pus, seguido pelo corte diretamente ao longo do caminho da agulha com um bisturi (Fig. 24-1B).

Assim que é realizada a incisão de 1 a 1,5 cm, o dedo indicador do cirurgião é inserido na cavidade do abscesso para (1) fornecer um guia para o aumento da incisão e (2) romper o septo fibroso para melhorar a drenagem (Fig. 24-2). Após a obtenção de amostra para cultura e após a inserção de um ou dois grandes drenos de borracha na cavidade do abscesso, com suas extremidades fixadas nas margens da incisão com categute cromado 2-0, um alfinete de segurança é preso à extremidade exposta do(s) dreno(s) (Figs. 24-3 e 24-4).

Um abscesso tubo-ovariano que não "aponta" (se localiza) na porção inferior da pelve, mas aumenta no abdome superior, pode romper intraperitonealmente. Isso resulta na disseminação da peritonite do abdome inferior e pelve para o abdome superior, criando uma situação de emergência. Um abscesso tubo-ovariano em crescimento é um risco para ruptura, pois o ovário, em contraste com o oviduto, não é capaz de expandir quando se coleciona pus dentro de seu parênquima. Consequentemente, uma massa tubo-ovariana em crescimento é imprevisível e deve ser retirada (Fig. 24-5).

A tuba é apreendida em sua extremidade distal com uma pinça Babcock. O ligamento infundíbulo pélvico é reparado com uma pinça Babcock, e é colocada uma sutura de tração de Vicryl® 0 ou 1-0 através do ligamento útero-ovariano. A dissecção é conduzida superiormente e retroperitonealmente, a fim de separar os vasos ovarianos do útero acima do ponto onde as duas estruturas se cruzam na pelve sobre a artéria ilíaca comum (Fig. 24-6). O ligamento infundíbulo pélvico é ligado triplamente e seccionado. A dissecção é conduzida inferiormente para facilitar a separação do complexo tubo-ovariano das estruturas subjacentes. A massa invariavelmente está presa ao intestino, que deve ser perfeitamente separado do abscesso (Fig. 24-7).

Em seguida, a tuba distal e o ligamento útero-ovariano são ligados juntos e triplamente (Fig. 24-8). O abscesso tubo-ovariano agora é isolado e pode ser excisado (Fig. 24-9A e B). A hemostasia é garantida pela dupla ligadura abaixo das duas pinças deixadas nos pedículos infundíbulo pélvico e útero-ovariano.

O ureter, os intestinos delgado e grosso e os anexos opostos são cuidadosamente examinados em busca de qualquer doença ou lesão. Os pedículos vasculares são reavaliados quanto à hemorragia (Fig. 24-10). É realizada a irrigação copiosa. Os drenos são inseridos no fundo do saco e na goteira lateral. Estes são trazidos para fora do abdome através de incisões separadas.

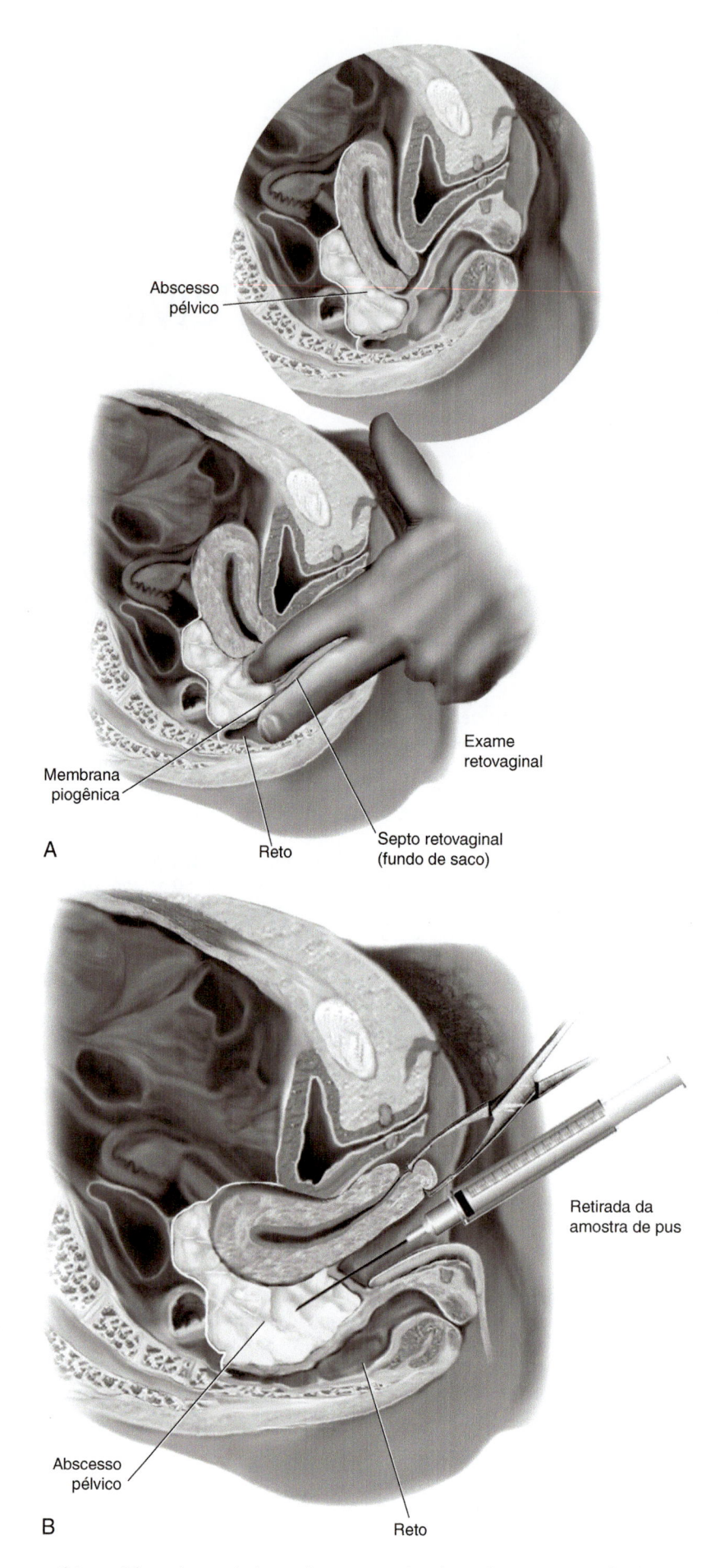

FIGURA 24-1 A. Um abscesso pélvico está ilustrado através de uma hemissecção da pelve. A flutuação é identificada pela realização de uma avaliação retovaginal e verificando que o abscesso começou a dissecar o septo retovaginal. **B.** O lábio posterior do colo é tracionado com uma pinça. O colo do útero e o útero são puxados inferiormente e anteriormente. Uma agulha de calibre 18 é inserida no abaulamento do fundo de saco. O embolo da seringa é tracionado e o pus é aspirado.

CAPÍTULO 24 Cirurgia para Piossalpinge, Abscesso Tubo-ovariano e Abscesso Pélvico   327

Lábio posterior do colo

Incisão inicial de 1 a 1,5 cm

Dedo indicador rompendo os septos fibrosos

Abscesso pélvico

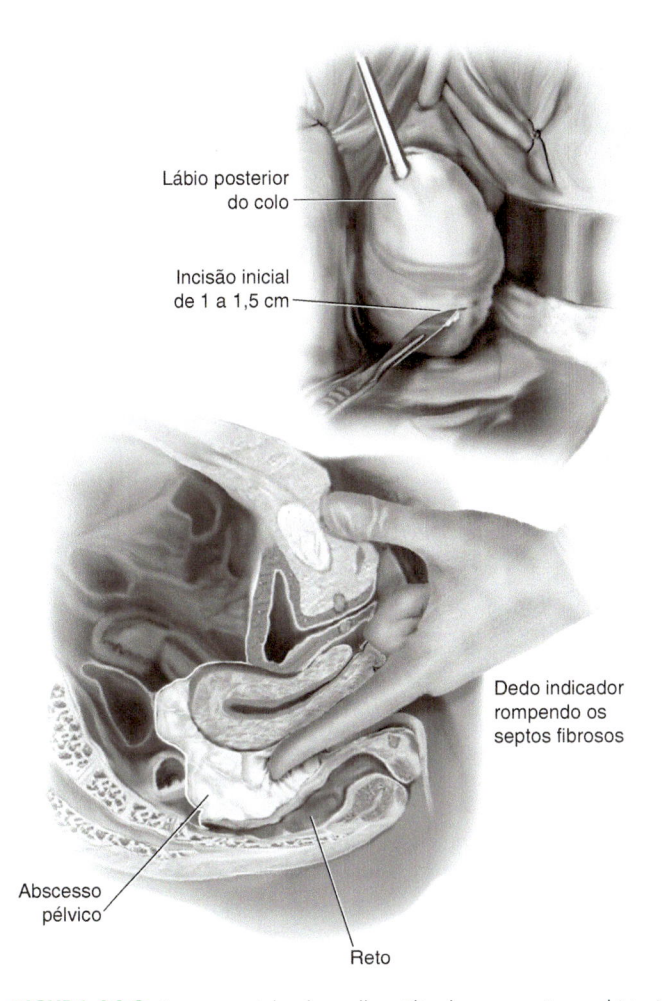

Reto

FIGURA 24-2 Com o caminho da agulha utilizado como guia, um bisturi corta a cavidade do abscesso. O fluxo do pus sinaliza a entrada através da membrana piogênica. O dedo indicador do cirurgião é inserido na cavidade do abscesso. Os septos fibrosos são rompidos.

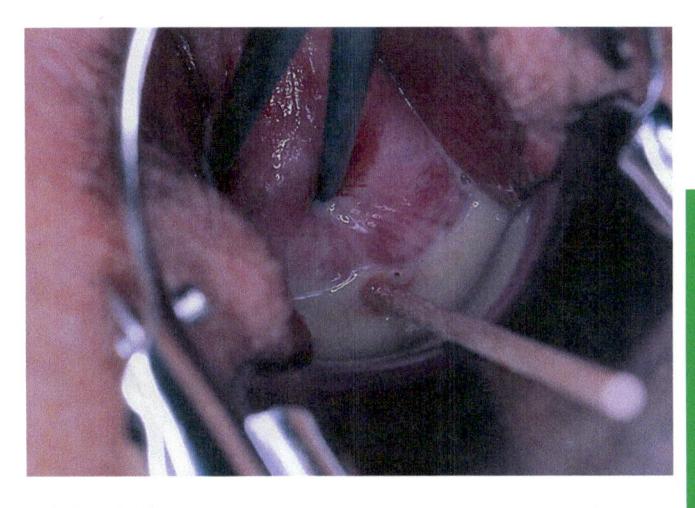

FIGURA 24-3 Pus drenado de um abscesso pélvico preenche o fórnice vaginal posterior. Um aplicador com ponta de algodão é inserido na cavidade do abscesso.

Incisão aumentada de 3 a 4 cm

Dreno de borracha com um alfinete grande

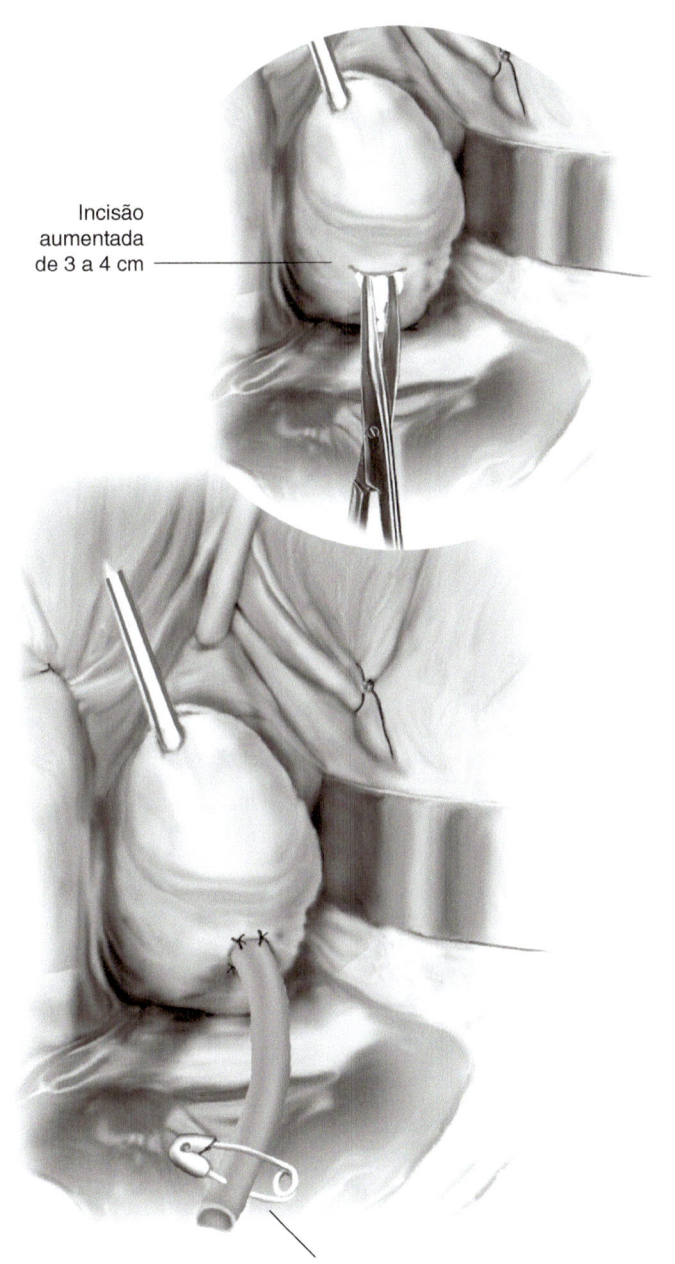

FIGURA 24-4 A incisão inicial é aumentada em 3 a 4 cm para permitir uma drenagem melhor. Um dreno grande é posicionado na cavidade do abscesso e é suturado com dois ou três pontos de categute cromado 2-0. É recomendado que o comprimento total do dreno seja medido e registrado antes que ele seja posicionado, e que o comprimento do dreno seja remedido e registrado quando for removido. Um alfinete de segurança sempre deve ser inserido na extremidade externa do dreno.

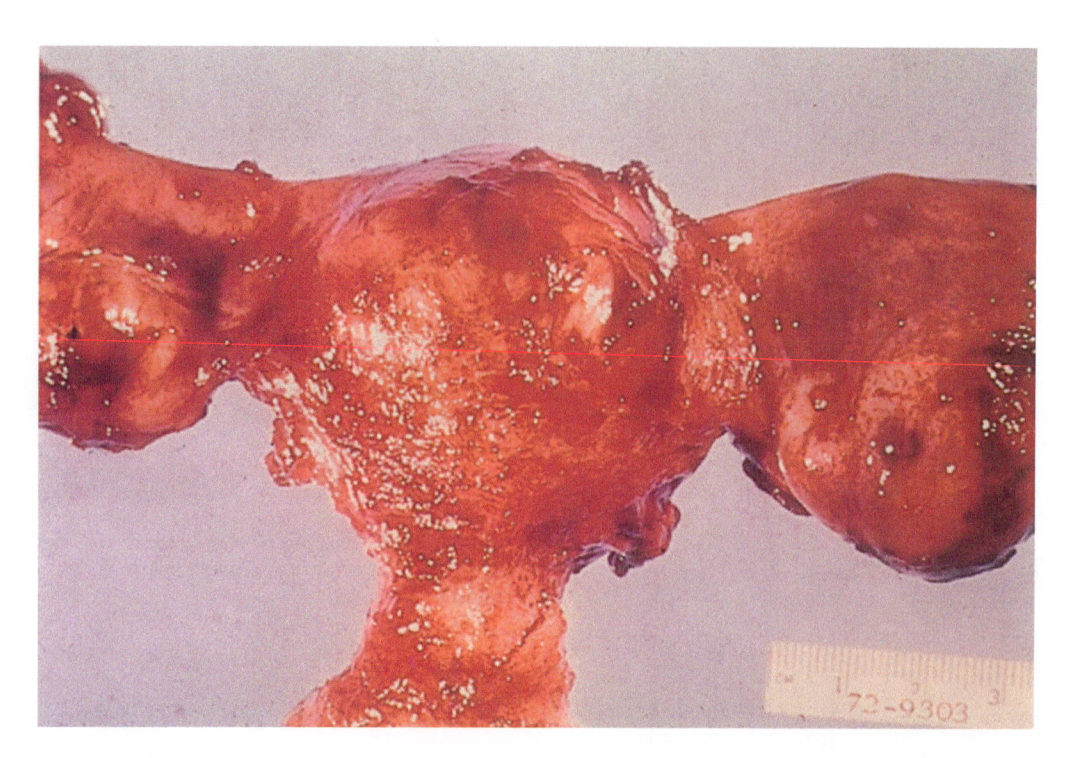

FIGURA 24-5 O anexo direito está envolvido em uma massa infecciosa comum: um abscesso tubo-ovariano.

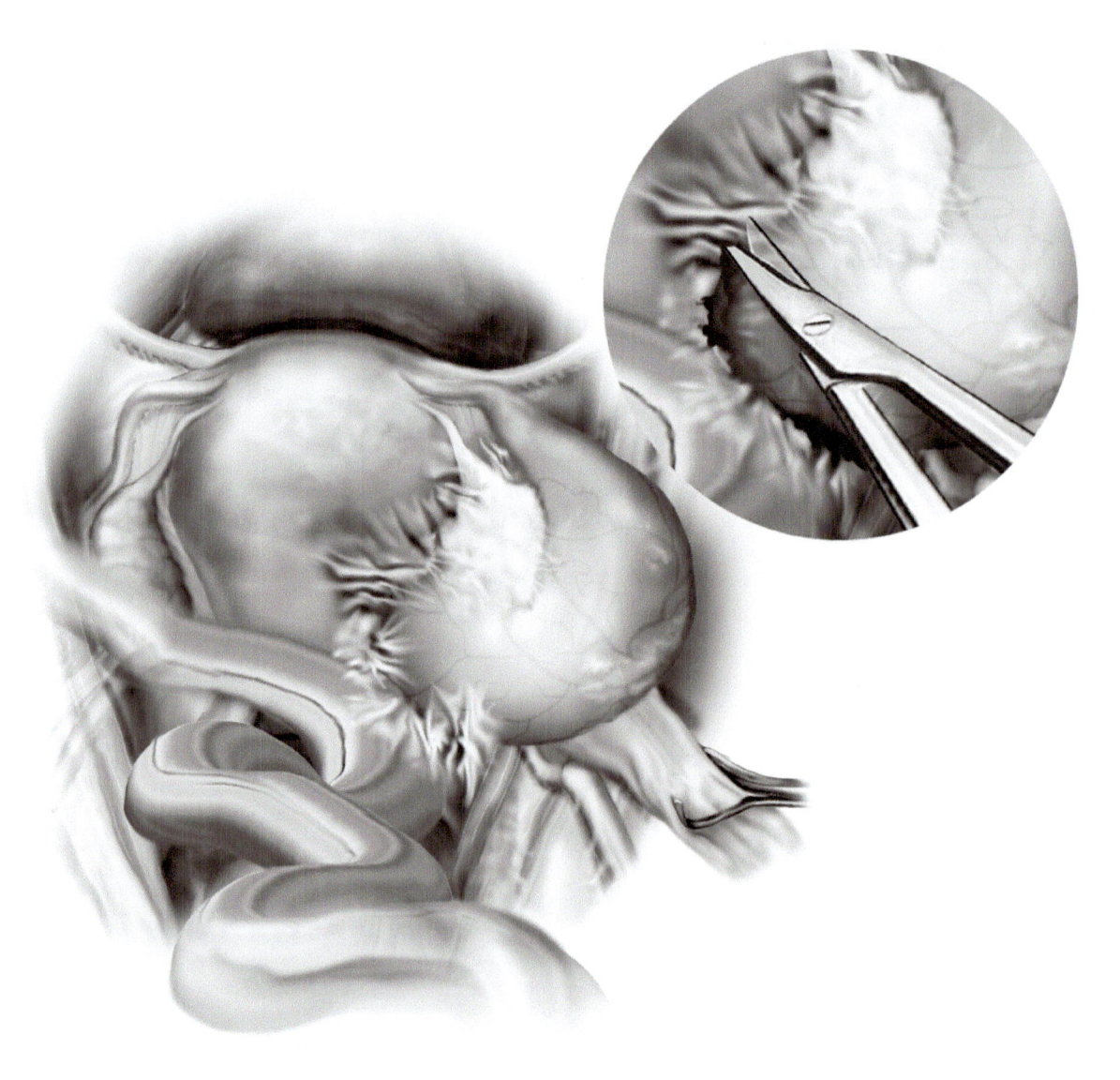

FIGURA 24-6 O ligamento infundíbulo pélvico é tracionado com uma pinça Babcock. O ligamento tubo-ovariano, se visível, pode ser tracionado da mesma forma. As aderências entre a massa e as estruturas vizinhas (nesta figura, intestino) são cortadas.

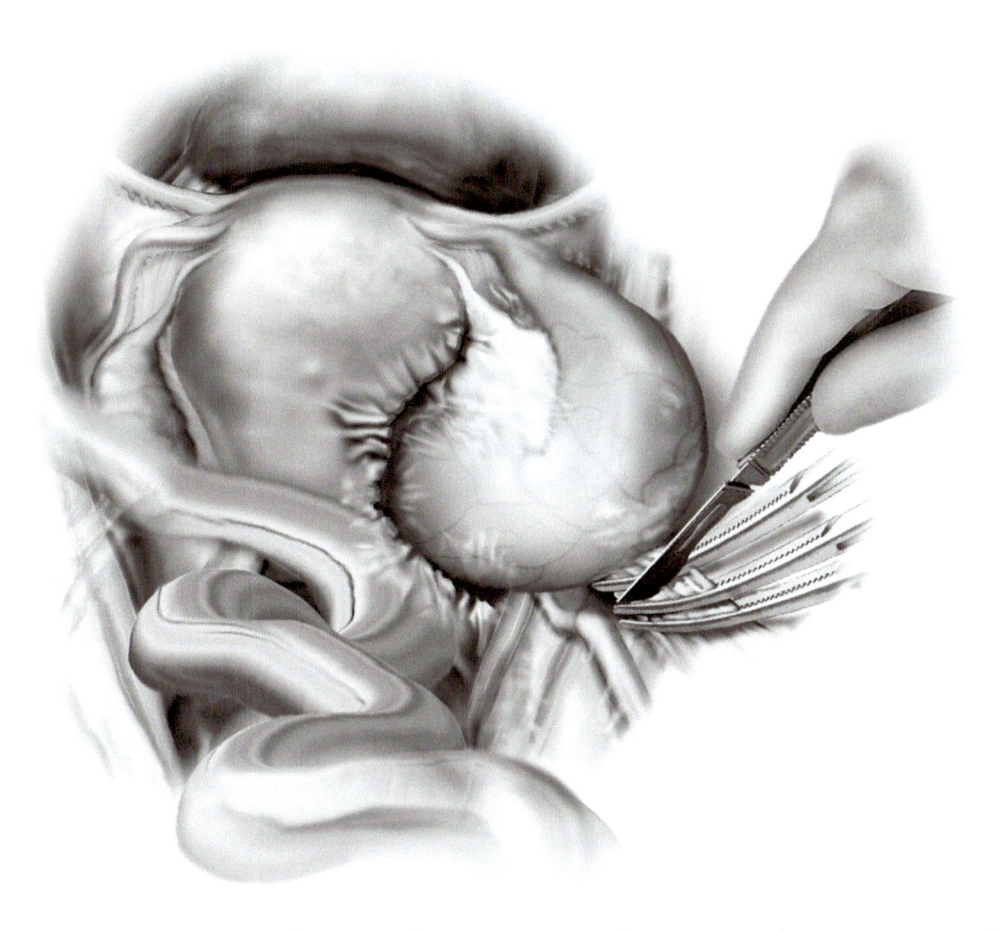

CAPÍTULO 24 Cirurgia para Piossalpinge, Abscesso Tubo-ovariano e Abscesso Pélvico

FIGURA 24-7 O ligamento infundíbulo pélvico está aderido ao seu vizinho próximo, o ureter. O ligamento contendo os vasos ovarianos é clampeado triplamente, seccionado e ligado com sutura dupla de Vicryl® 0.

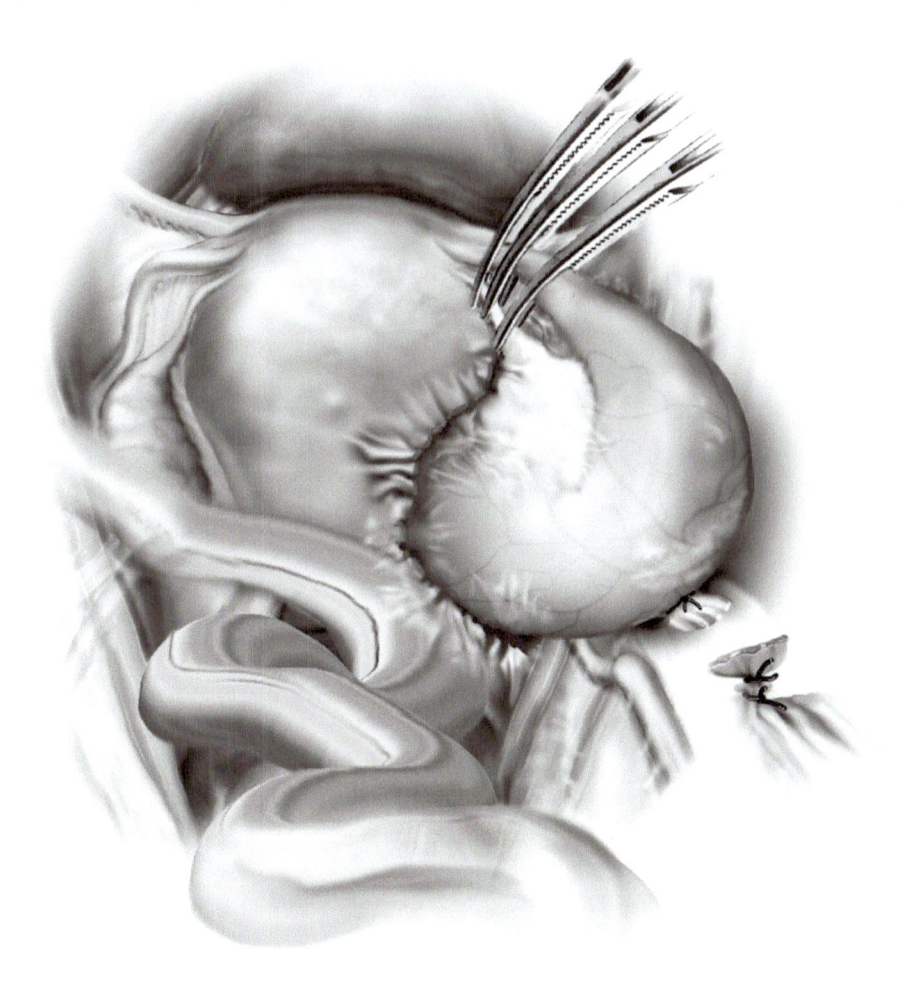

FIGURA 24-8 O oviduto e o ligamento útero-ovariano são, do mesmo modo, clampeados triplamente, cortados e ligados por sutura dupla.

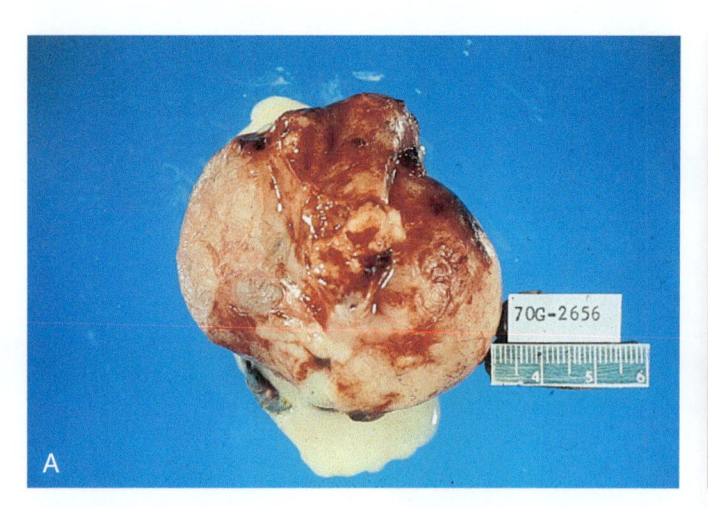

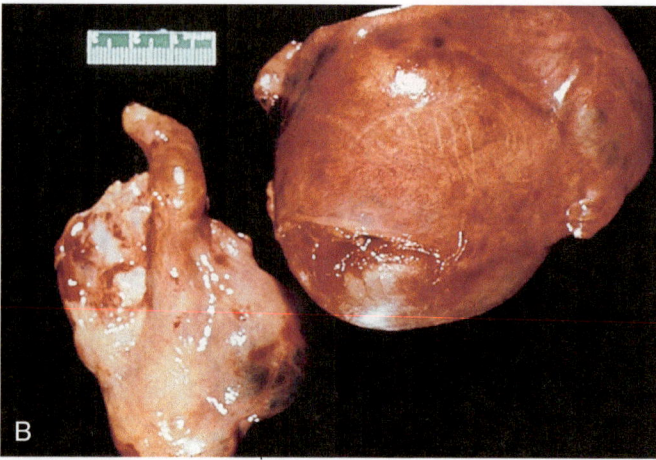

FIGURA 24-9 A. Uma grande massa preenchida por pus está excisada por completo. A massa deve ser aberta enquanto fresca e é obtida uma variedade de culturas. Os espécimes devem ser imediatamente enviados ao laboratório bacteriológico. **B.** Às vezes, uma histerectomia pode ser realizada associada à salpingo-ooforectomia. Dependendo da condição clínica da paciente, pode ser uma histerectomia total ou subtotal.

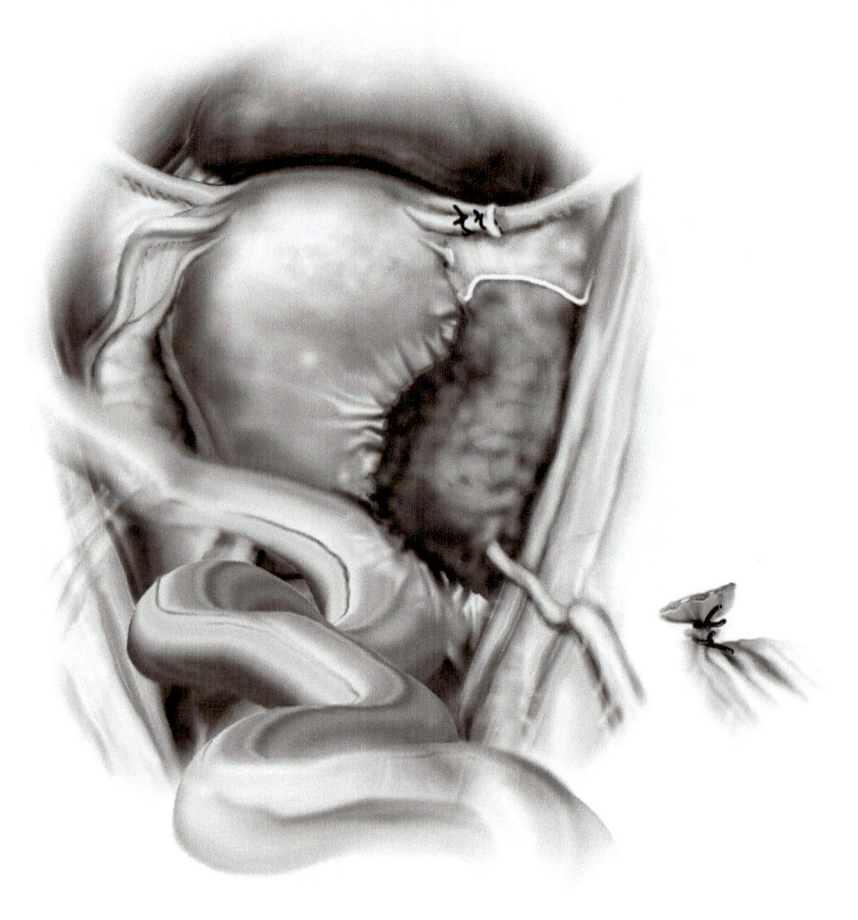

FIGURA 24-10 Após a remoção de um anexo doente, o ureter é cuidadosamente inspecionado para verificar sua integridade antes de se fechar o peritônio. Devem ser posicionados drenos nas goteiras antes do fechamento.

CAPÍTULO 25

Adesiólise

Michael S. Baggish

As aderências criam dificuldades anatômicas, pois ofuscam os planos e limites teciduais normais. As aderências podem variar de finas e transparentes a espessas e resistentes. A fibrose pode simplesmente aglutinar uma estrutura a outra. Os pontos-chave na liberação de aderências são: utilizar a dissecção cortante sempre que possível e evitar a dissecção romba, pois esta frequentemente resulta na lesão de uma ou de ambas as estruturas aderidas durante a dissecção (p. ex., quando o intestino aderido é separado do útero, é melhor errar no sentido de deixar tecido extra-aderido ao intestino e dissecar mais próximo ao útero) (Fig. 25-1A a E). Evito fontes de energia quando as aderências estão próximas a intestino, bexiga, ureter ou grandes vasos sanguíneos. O corte inicial deve tentar reverter a sequência da aderência original em vez de criar novos planos teciduais.

A inspeção cuidadosa e detalhada das estruturas viscerais intimamente envolvidas na cirurgia de adesiólise é de vital importância para evitar deixar passar uma lesão iatrogênica intestinal ou vesical, ou ureteral. A adesiólise tubovariana pode precisar de ampliação para evitar mascarar uma hemorragia grave. Nesta localização, o *laser* de dióxido de carbono (CO_2) e os procedimentos eletrocirúrgicos bipolares são ferramentas vitais para evitar ou reduzir o sangramento (Fig. 25-2A a C).

As aderências cobrindo ou envelopando o ovário são melhor tratadas com a vaporização de *laser* cautelosa em vez de dissecar (Fig. 25-3A a C). As aderências de omentos podem necessitar que o omento seja duplamente pinçado, cortado e ligado por sutura para facilitar a remoção. As aderências nas paredes laterais merecem algumas considerações especiais. O ovário e a tuba podem ser "plastificados" para o peritônio pélvico (Fig. 25-4A e B). O cirurgião deve identificar a anatomia por trás das aderências. Neste caso, a entrada no espaço retroperitoneal facilita a identificação. A veia ilíaca externa, a artéria e a veia hipogástrica, o ureter e os vasos ovarianos devem ser identificados e protegidos contra lesão durante a adesiólise. A injeção de água estéril com uma agulha fina pode facilitar o desenvolvimento de um plano de dissecção seguro entre as aderências envolvendo as estruturas da bexiga, intestino e das paredes laterais (Fig. 25-5A a D).

A adesiólise não pode ser realizada de forma ideal sem o uso da tração e contra tração (Fig. 25-5). Esta técnica ajuda os médicos a identificar o plano de ligação da aderência a uma estrutura visceral e, por sua vez, permite a separação menos sangrenta e menos traumática. As aderências obviamente são sempre melhor dissecadas de superficial (primeiro corte) para profundo (último corte). Semelhantemente, a ponta da tesoura sempre deve estar sob visualização. Se será utilizado um dispositivo de energia (p. ex., um *laser* de CO_2), deve ser posicionada uma barreira de proteção atrás da aderência. De modo semelhante, nesta circunstância, a água pode servir como uma barreira, pois ela irá absorver a luz do *laser* (Fig. 25-6A a J).

A técnica utilizada por mim para aderências que estão em camadas consiste em fazer um pequeno entalhe, com cautela, na margem da aderência, insinuando uma tesoura fina de dissecção na aderência, e abrindo e fechando as lâminas da tesoura alternadamente para expor qualquer estrutura dentro da adesão antes de cortá-la. Isso também pode ser feito com um *laser* acoplado a uma barreira ajustável (Fig. 25-7). Assim, um plano de dissecção seguro é estabelecido, permitindo que as aderências sejam dissecadas de modo cortante. Semelhantemente, pode ser utilizada uma agulha Touhy® (calibre 18 ou 22) para injetar a solução salina na aderência para facilitar a separação.

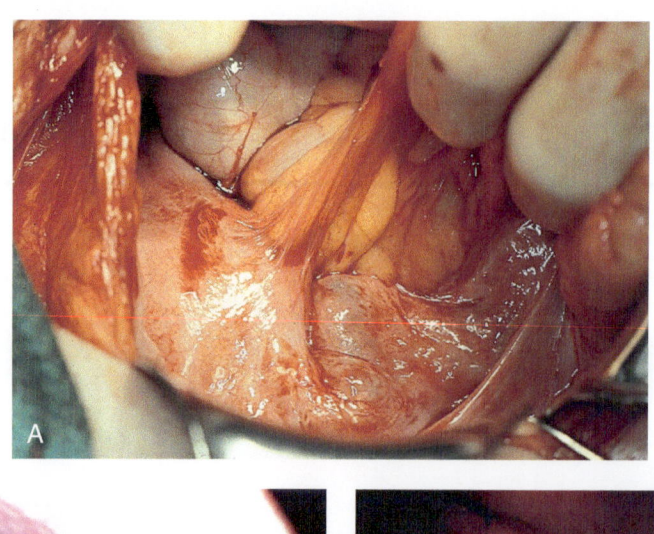

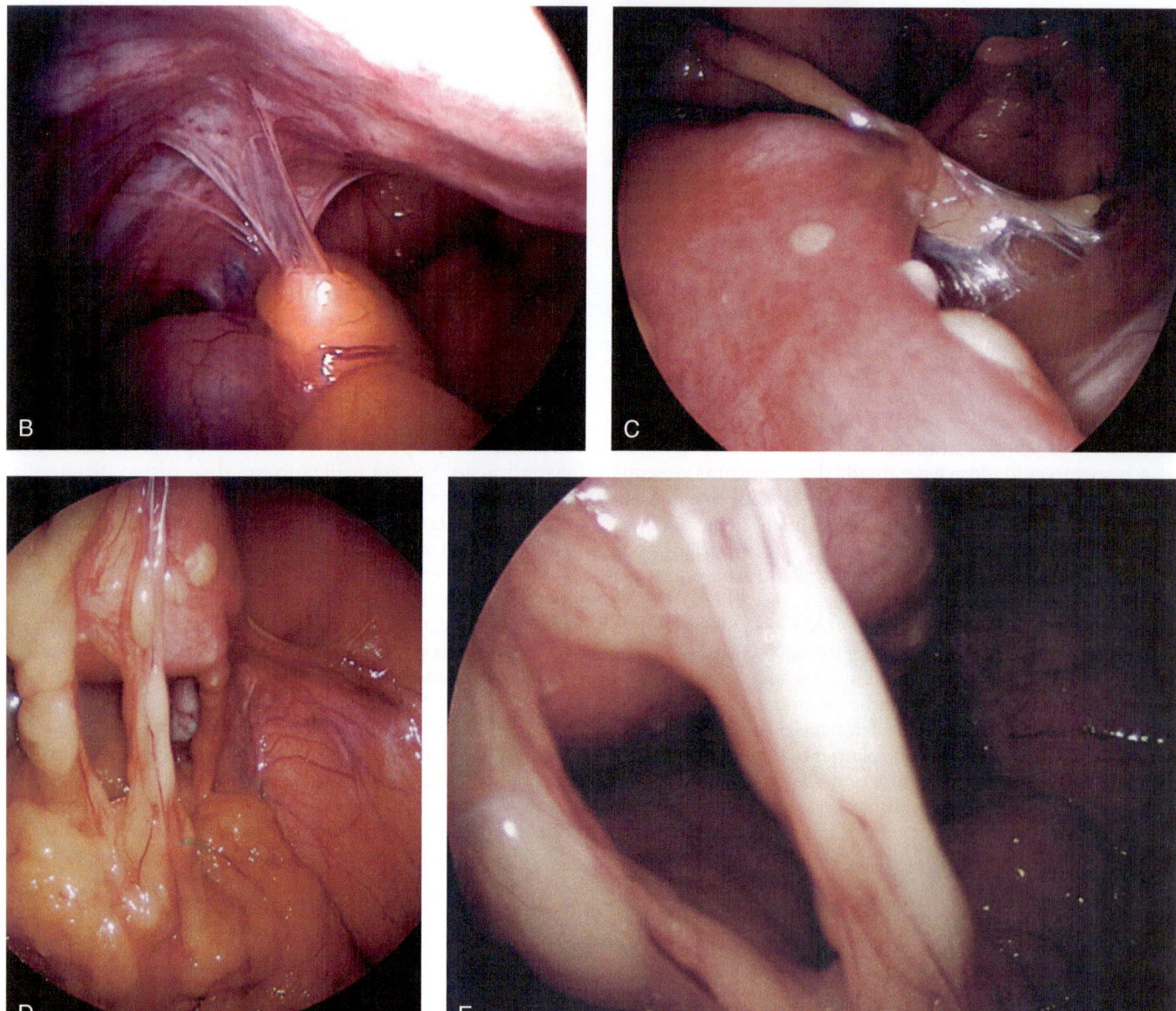

FIGURA 25-1 A. Aderências típicas formadas entre o cólon sigmoide e o útero, assim como entre o intestino delgado e útero. Observe que a tração produzida pela mão do cirurgião demonstra claramente as inserções das aderências, assim como sua vascularização. **B.** É visualizada uma aderência espessa nesta foto. Quando cortada, esse tipo de aderência pode sangrar devido à infiltração de vasos de parede delgada. **C.** Aderências membranosas e vascularizadas entre o fundo uterino e o intestino delgado. **D.** Aderências vascularizadas extensas entre a superfície posterior do útero e o cólon. **E.** Enfoque de aderência espessa entre o útero e o cólon sigmoide.

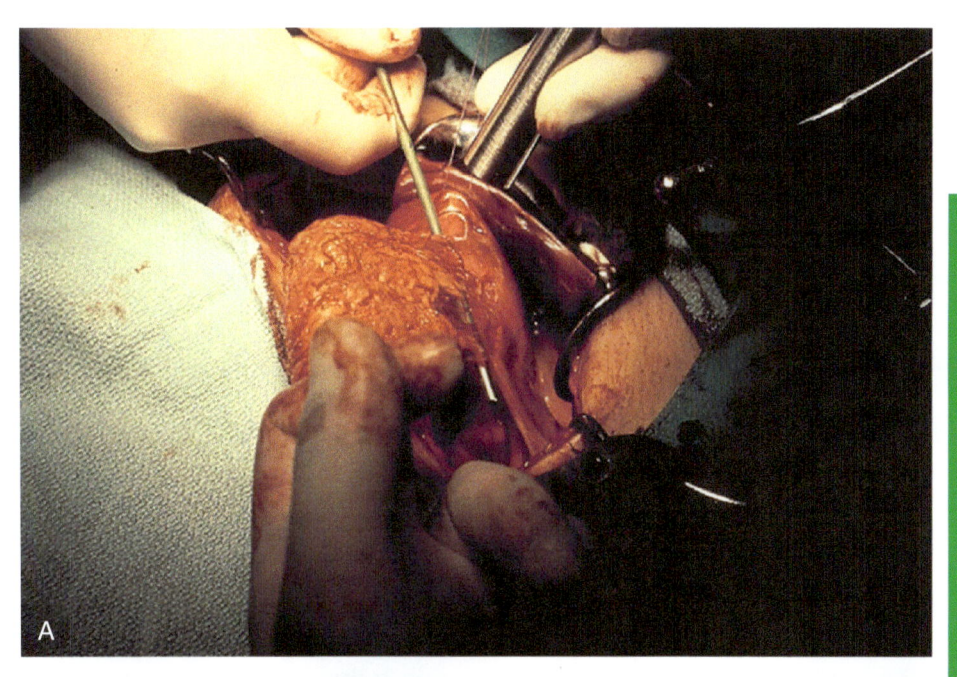

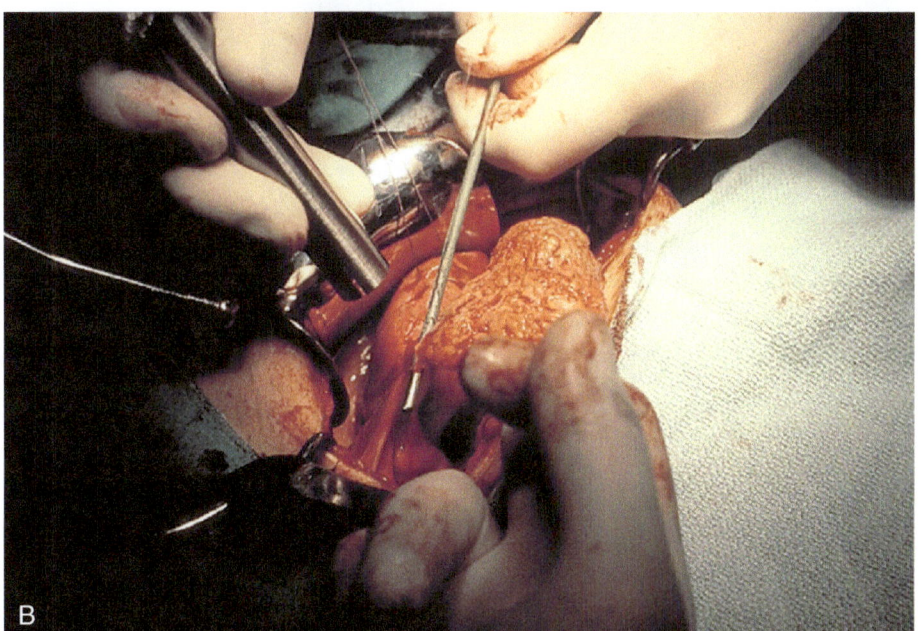

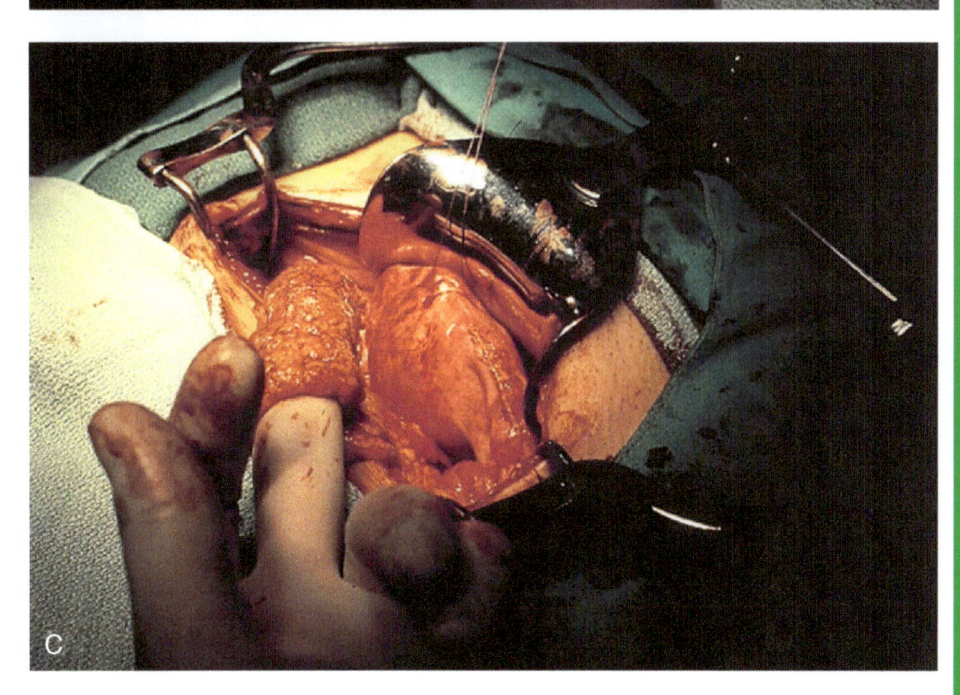

FIGURA 25-2 A. Aderência do omento ao útero foi tracionada e apoiada com uma sonda de metal. **B.** A aderência é seccionada com o uso do *laser* de dióxido de carbono (CO_2). O cólon subjacente está protegido pela barreira contra a lesão do feixe de *laser*. **C.** O omento aderido foi separado precisamente e sem traumatismos.

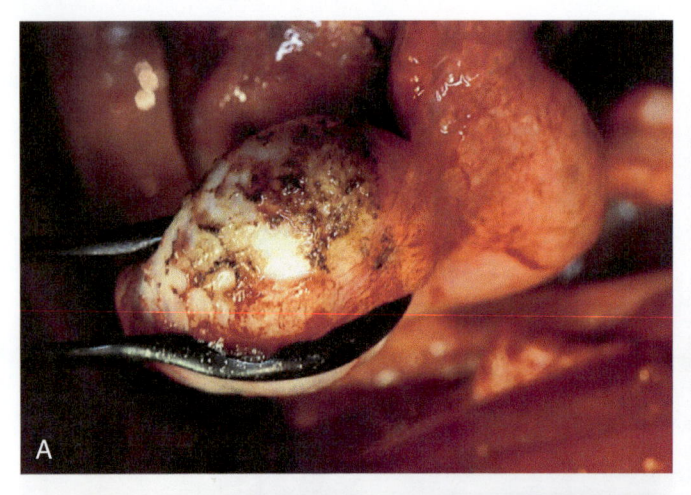

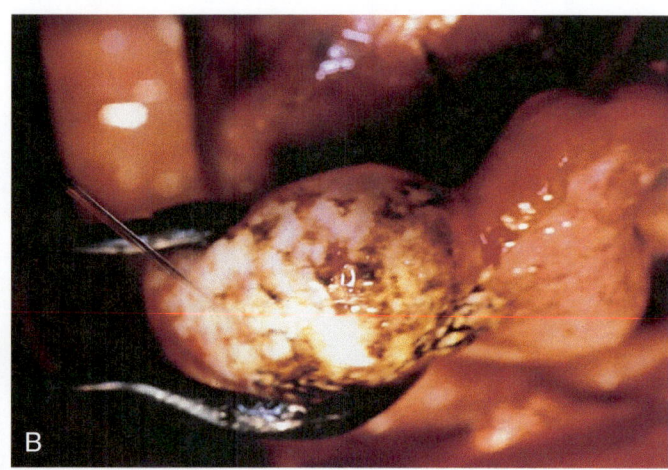

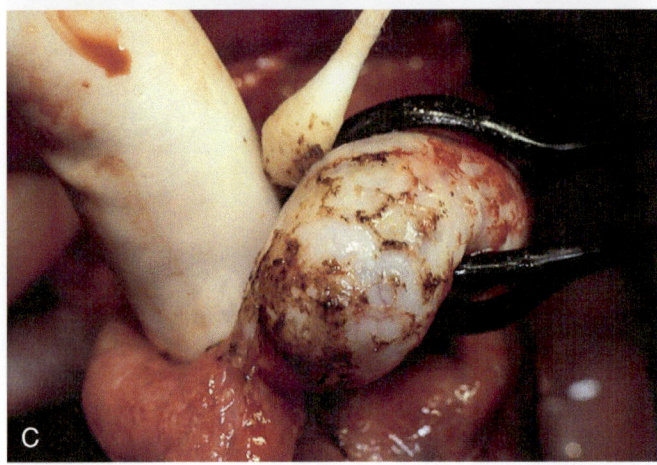

FIGURA 25-3 A. O encapsulamento do ovário por aderências é melhor conduzido com a vaporização com *laser* de dióxido de carbono (CO_2) bem controlado. **B.** A vaporização da aderência está virtualmente completa. Observe que esta técnica preserva a cápsula (branca) do ovário. Um jato de fluxo de irrigação é visto à medida que o tecido carbonizado é lavado. **C.** Grandes partes das aderências vaporizadas são retiradas com um cotonete umedecido.

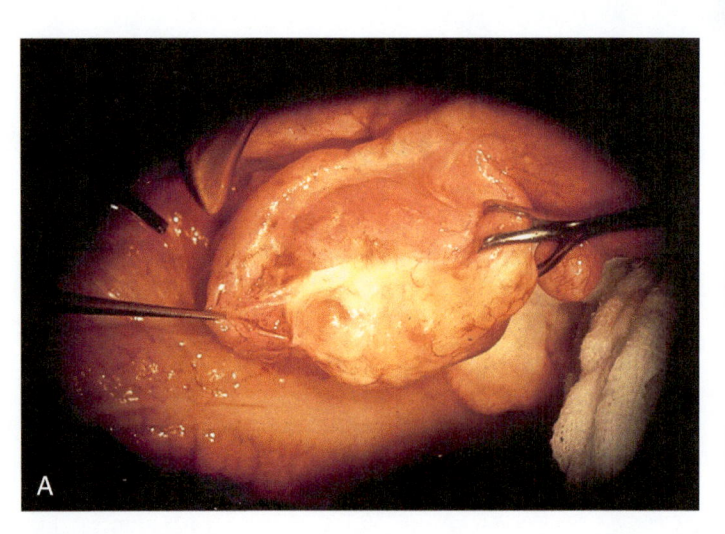

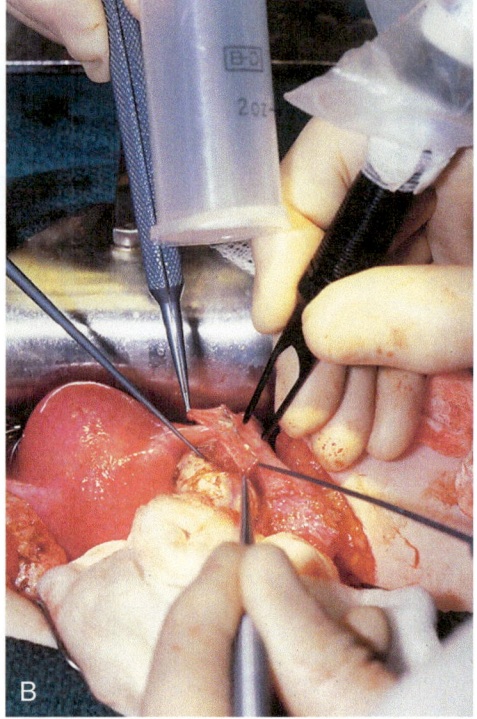

FIGURA 25-4 A. Aderências tubo-ovarianas densas são melhor lisadas através da injeção de água estéril ou solução salina abaixo das aderências para desenvolver um plano de dissecção. **B.** Pode ser utilizado um dispositivo de energia, mas ele deve ser capaz de realizar finas incisões e menor disseminação térmica. Alternativamente, pode ser utilizada a dissecção cortante com tesoura fina e fio de sutura fino para o controle do sangramento.

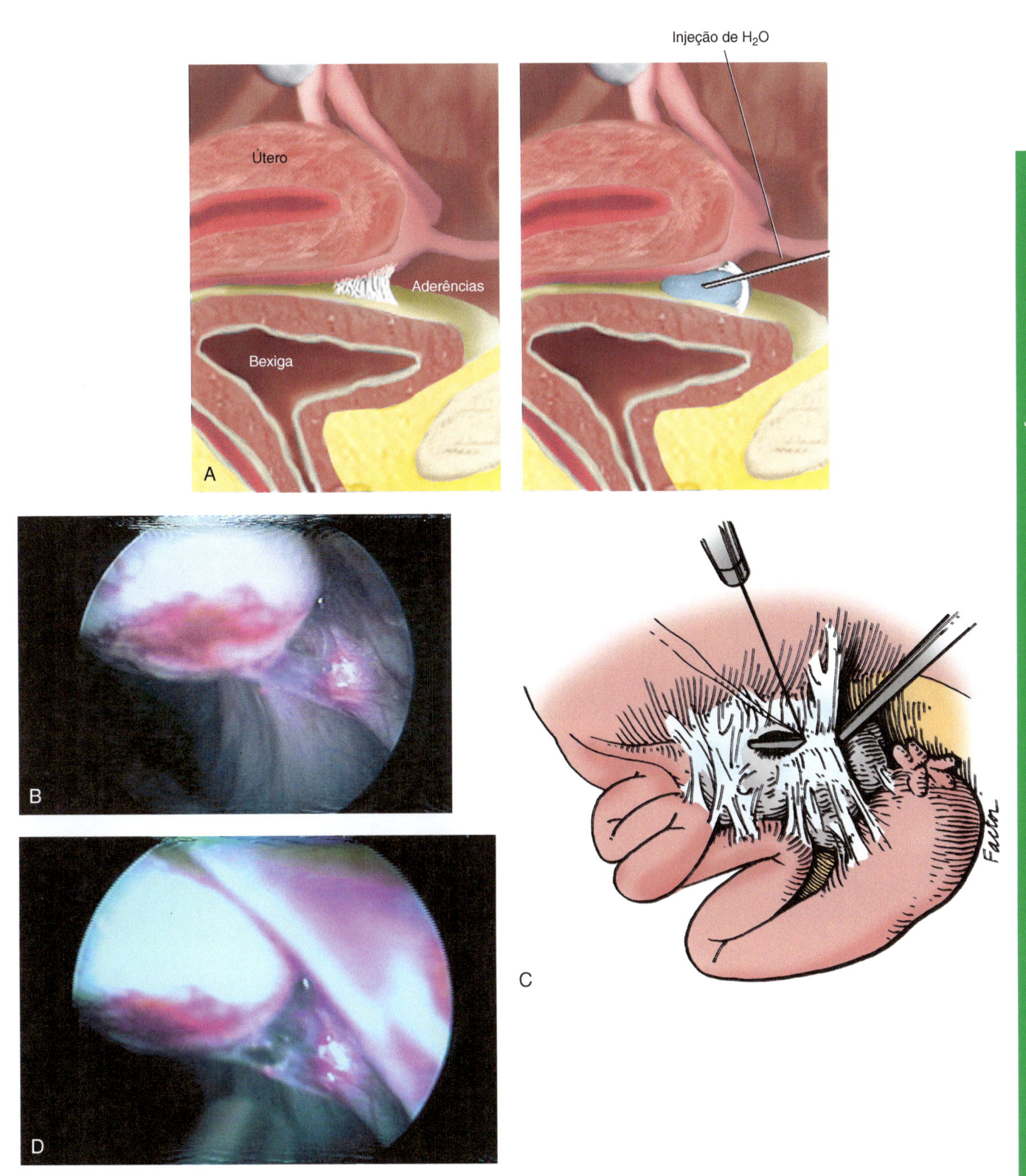

FIGURA 25-5 A. É injetada água estéril entre as aderências entre útero e bexiga para oferecer um plano de dissecção e para dissipar o calor. **B.** O ovário é mantido em sua fossa por uma faixa de aderência. **C.** As aderências são cortadas entre a tuba e o ovário com um feixe de *laser* de dióxido de carbono (CO_2) com uma barreira no local. **D.** O *laser* de CO_2 secciona de modo cortante a aderência com o uso de um guia de onda inserido através do canal cirúrgico do laparoscópio.

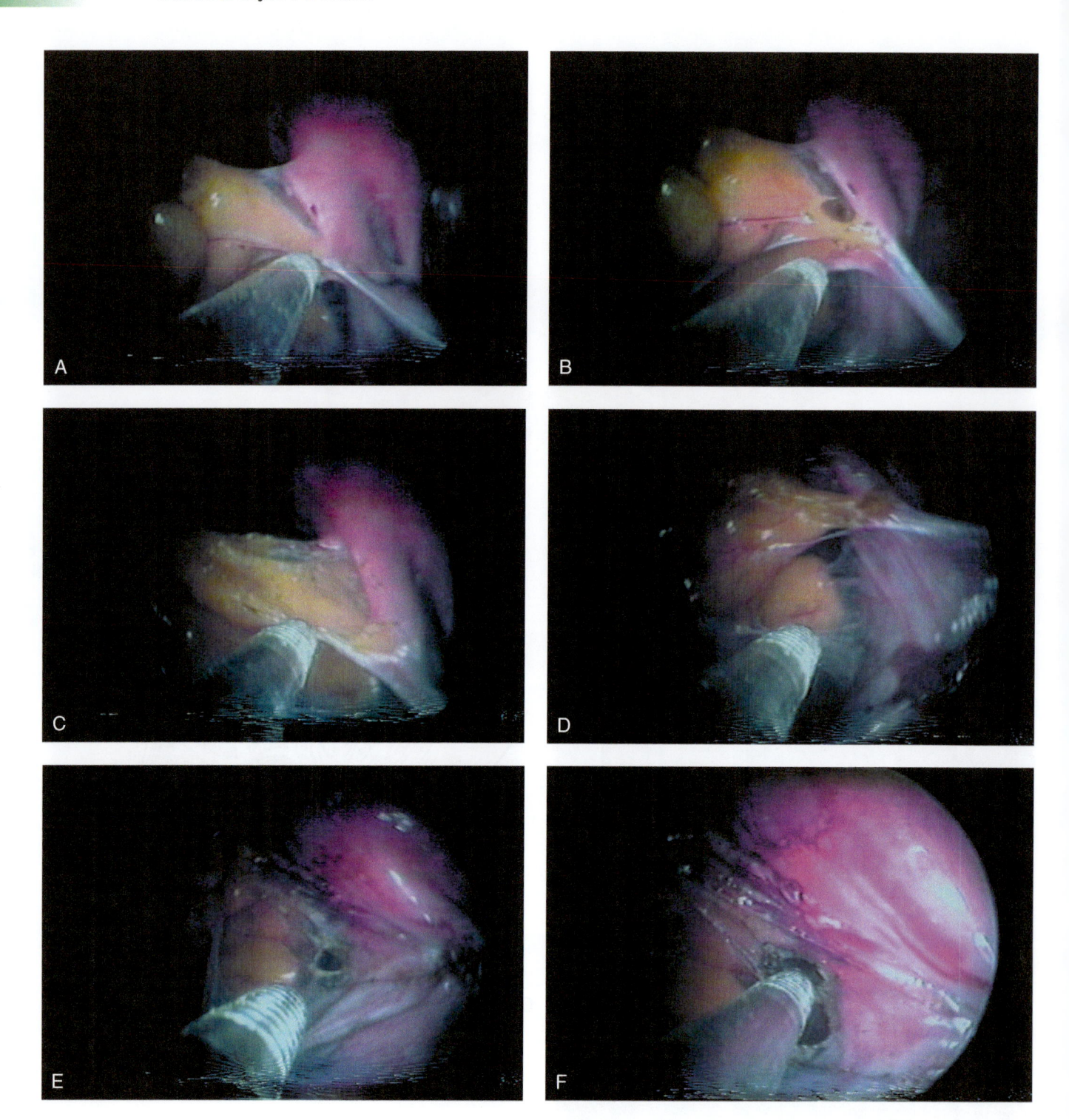

FIGURA 25-6 A. Aderências em camadas são identificadas entre o cólon sigmoide e a parede pélvica lateral. A tuba e o ligamento infundibulopélvico são observados na extrema direita. A tração permite que o cirurgião identifique o plano de separação. **B.** São feitos cortes iniciais pelo feixe de *laser* de dióxido de carbono (CO_2), que é liberado por um guia de onda (primeiro plano). **C.** A aderência (primeira camada) é cortada próximo à tuba. **D.** Uma segunda camada de aderências menos densas é identificada conforme a camada superior das aderências é cortada. **E.** A segunda camada é penetrada pelo feixe de *laser*. O assoalho pélvico é protegido pela infusão de água abaixo das aderências. **F.** É criado um grande buraco nas aderências à medida que elas são vaporizadas. **G.** O assoalho pélvico é visualizado através do buraco na aderência.

CAPÍTULO 25 Adesiólise 337

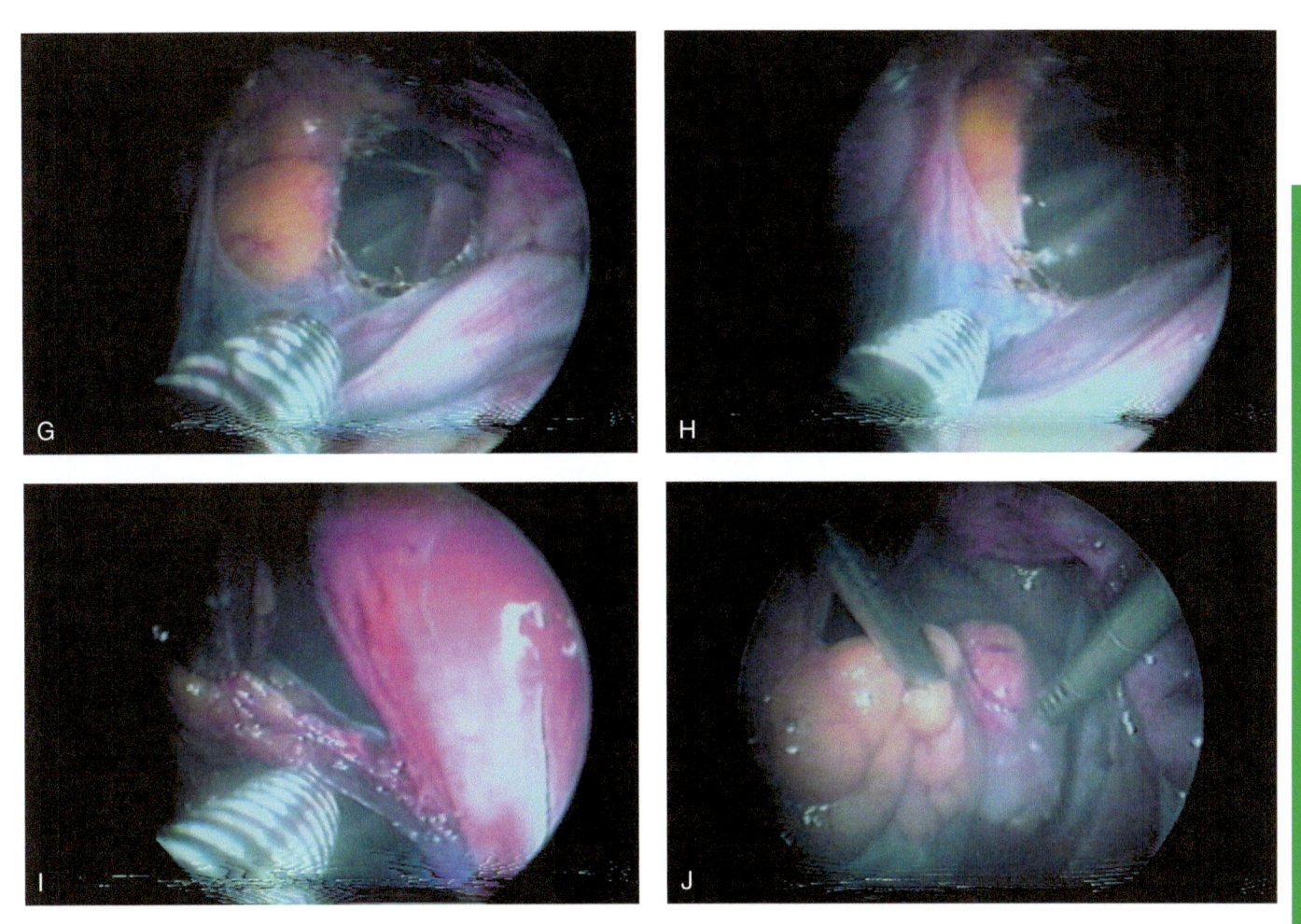

FIGURA 25-6 *(Cont.)* H. A dissecção está virtualmente completa. **I.** É cortada uma margem final de uma aderência entre o intestino e a bexiga. **J.** O cólon sigmoide está completamente liberado dos órgãos reprodutivos. O intestino e o útero são inundados em um fluido de irrigação.

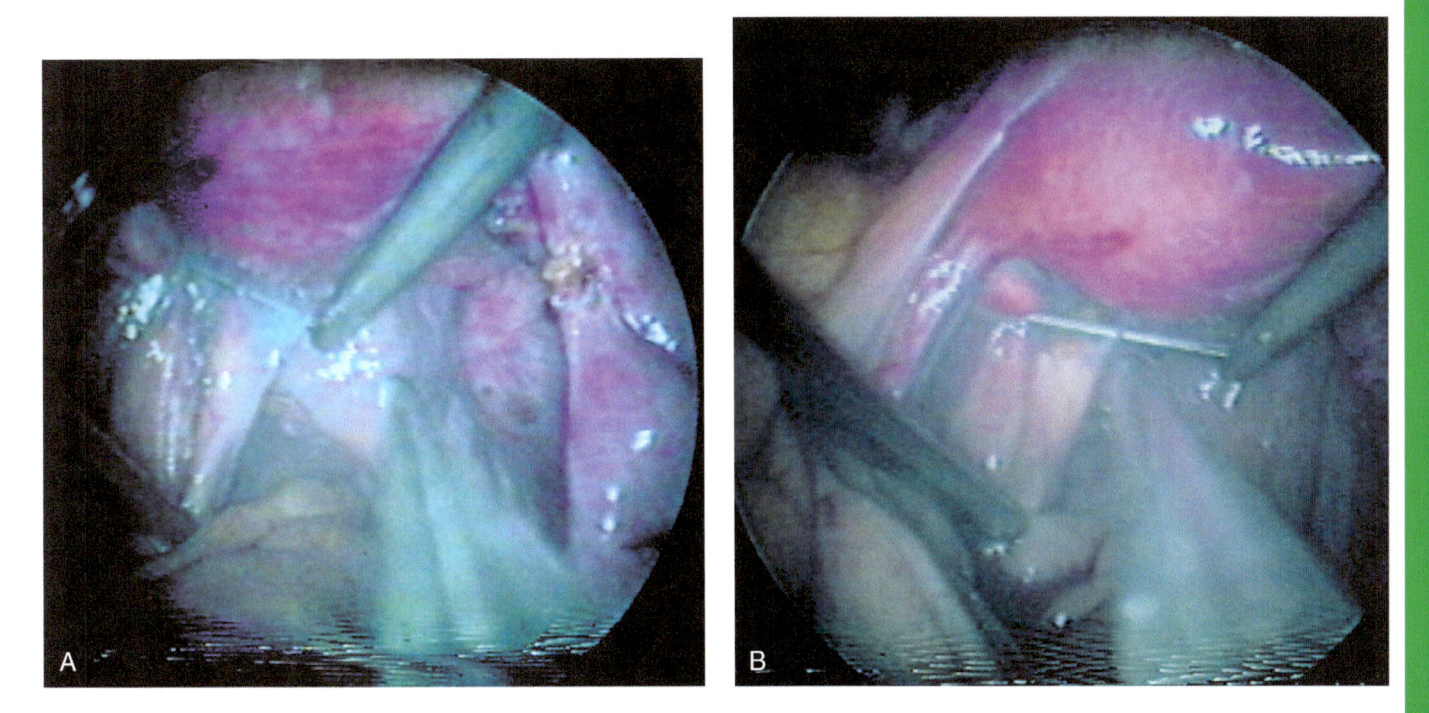

FIGURA 25-7 A. A superfície posterior do útero está aderida ao fundo do saco. Uma barreira ajustável é posicionada atrás das aderências. **B.** As aderências são cortadas sobre a barreira.

CAPÍTULO 26

Tratamento Cirúrgico de Endometriose Pélvica

Michael S. Baggish

A endometriose pode produzir cistos no ovário e aderências reacionais. O quadro causa inflamação, às vezes exageradamente grave, nas vizinhanças dos implantes (Fig. 26-1). É curioso que a resposta inflamatória não coincide, necessariamente, com a gravidade da endometriose. A aparência da endometriose pélvica pode, da mesma forma, assumir vários padrões, variando de manchas marrons a microcistos sem coloração (Fig. 26-2A a E).

A cirurgia para endometriose é realizada depois que tentativas de tratamento clínico tenham falhado em resolver sintomas e eliminar lesões visíveis. A cirurgia discutida neste capítulo é conservadora (i. e., preserva os órgãos reprodutivos). A estratégia de tratamento radical é a remoção dos órgãos reprodutivos por meio de histerectomia, como ilustrado no Capítulo 12. Um termo bastante confundível usado indiscriminadamente é "tratamento cirúrgico definitivo". Essa frase é usada, tipicamente, em referência à histerectomia, mas, na verdade, poderia significar "tratamento conservador". Portanto, seria melhor eliminar o uso desse termo. A remoção cirúrgica da endometriose com preservação do útero e anexos é feita por ressecção cortante ou cirurgia a *laser*. O melhor *laser* para essa finalidade é o de dióxido de carbono (CO_2) superpulsado. Outro *laser* aceitável é o KTP-532 de fibra óptica. O menos preferido é o ND:YAG (do inglês, neodymium yttrium-aluminium-garnet), pois produz maior grau de artefato térmico (necrose por coagulação). A menos que especificado de outra maneira, o tipo de *laser* aqui referenciado será o de CO_2 superpulsado aplicado por laparoscopia ou diretamente através de um instrumento manual. Em áreas estratégicas de envolvimento de endometriose, a injeção de água ou soro fisiológico esterilizados por baixo dos implantes cria dissipador de calor assim como um plano de dissecção, e serve para proteger o tecido normal subjacente de qualquer dano (Fig. 26-3A e B).

A vaporização de implantes é realizada com 5 a 10 W, com 100 a 300 pulsos/seg e 0,1 a 0,5 mseg de largura, com diâmetro de feixe de 1 a 2 mm (Fig. 26-4A a G). Quando as superfícies peritoneal ou tubária precisam ser "escovadas" (i. e., vaporizadas muito superficialmente), a potência (densidade de potência) é reduzida o suficiente para permitir a eliminação seletiva de uma única camada de células ou de poucas camadas (Fig. 26-5A a E). Pode ser necessário realizar uma vaporização mais profunda ou uma excisão. A profundidade é determinada pela ampla observação da ferida. Enquanto houver sangue degradado saindo da lesão, a endometriose estará presente (Fig. 26-6A a G). Os casos mais graves de endometriose (estágio 4) exigirão combinações de estratégias de tratamento incluindo vaporização, excisão, adesiólise, cistectomia e possível excisão parcial do órgão seguida de reconstrução pélvica (Fig. 26-7A a F).

A endometriose pode se estender profundamente no tecido subjacente. No fundo de saco, a penetração pode atingir o septo retovaginal. Nesses casos, o tecido deverá ser ressecado com uma combinação de *laser* e tesouras (Fig. 26-8A e B).

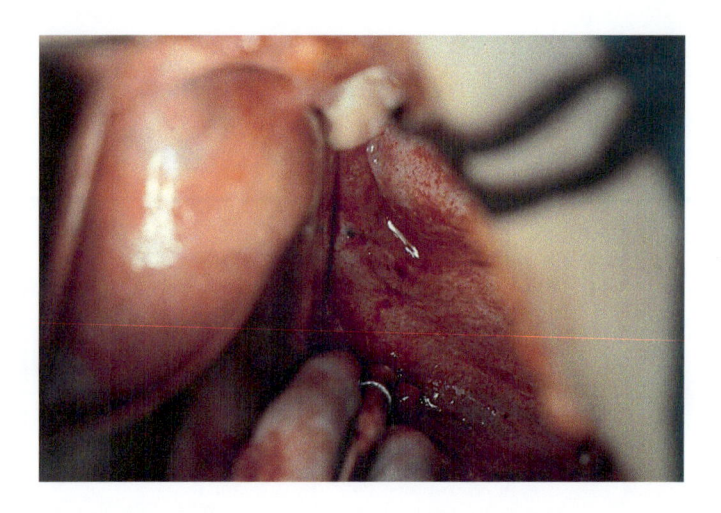

FIGURA 26-1 Focos profundos de endometriose na fossa ovariana. Observe a extensa reação inflamatória no peritônio ao redor de implantes endometriais evidentes.

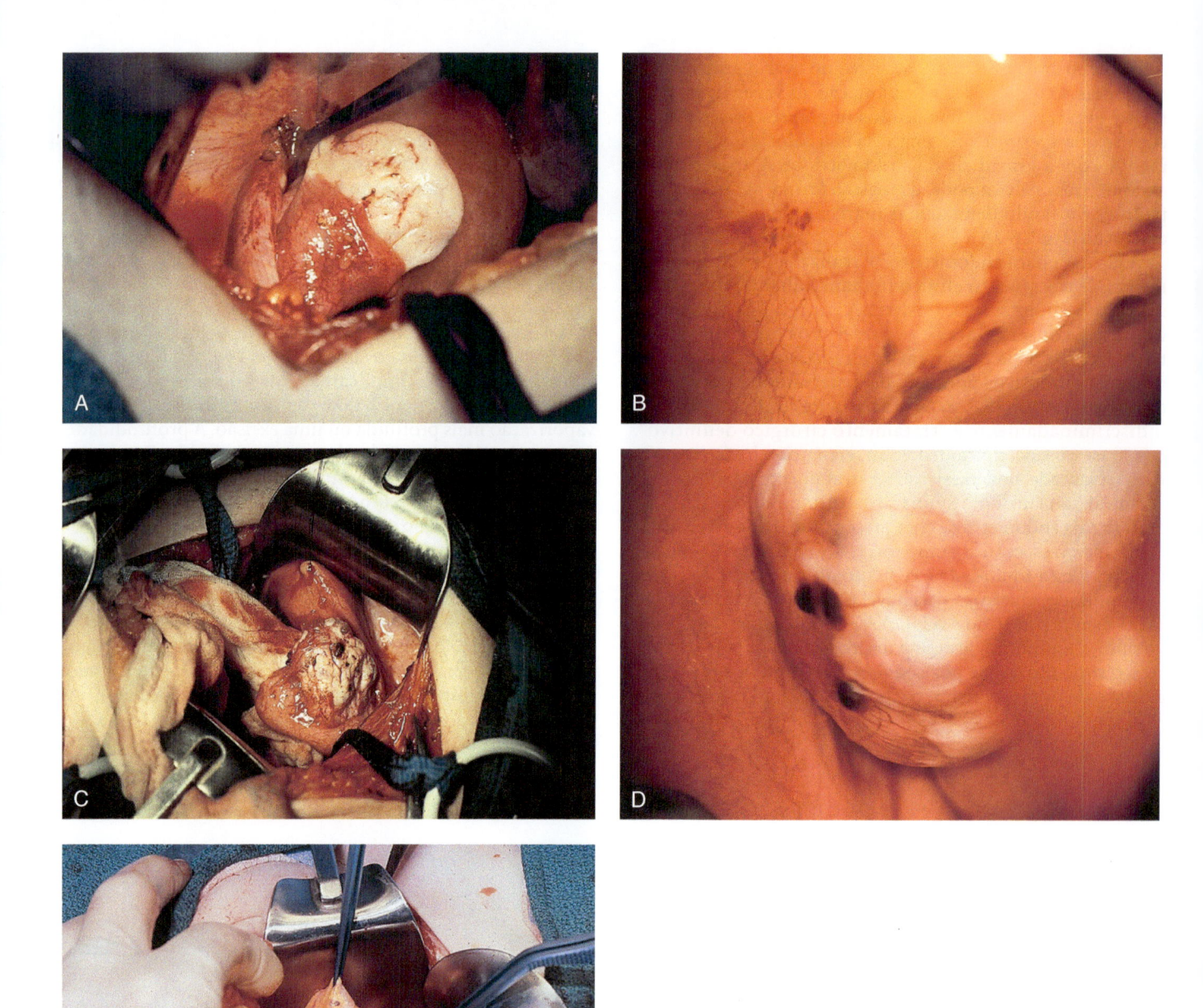

FIGURA 26-2 A. Vários implantes endometriais vesiculares comprovados por biópsia na porção fimbriada da tuba, que está aderida ao ovário. **B.** Detalhe de endometriose de fundo de saco. O padrão da endometriose é vermelho com implantes centrais escuros. **C.** Implantes endometriais característicos negros e marrons no ovário. **D.** Vista de perto de endometriose do ovário. Ao serem retirados esses implantes, um líquido marrom (hemossiderina) sai das lesões. **E.** Vários implantes endometrióticos no cólon sigmoide levam à disquesia.

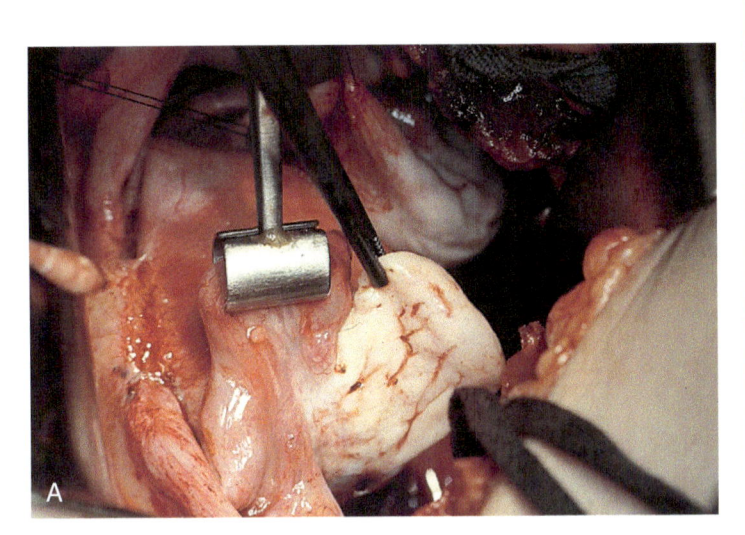

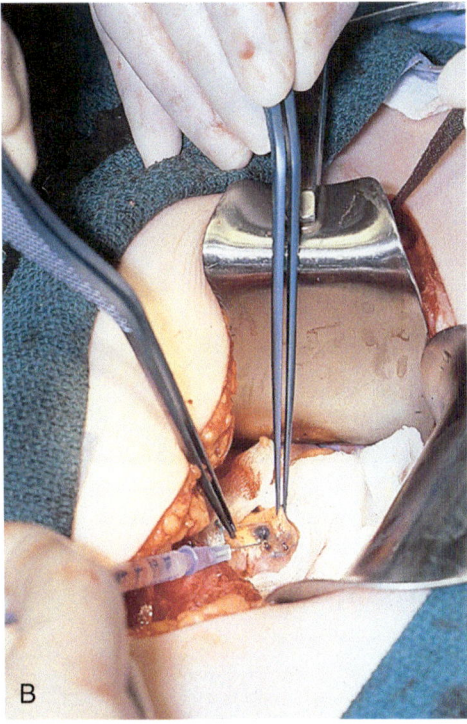

FIGURA 26-3 A. O anexo esquerdo é mantido em primeiro plano. À esquerda, endometriose extensa envolve a bexiga. A formação de cicatrizes resultantes da endometriose distorce o útero e os ligamentos redondos, os quais parecem estar inseridos na bexiga. **B.** Água esterilizada é injetada por baixo dos implantes endometrióticos no cólon sigmoide com agulha calibre 27. A água cria um dissipador de calor para proteger a túnica muscular subjacente e a mucosa do intestino. A mesma técnica é usada para endometriose da bexiga (Fig. 26-3A).

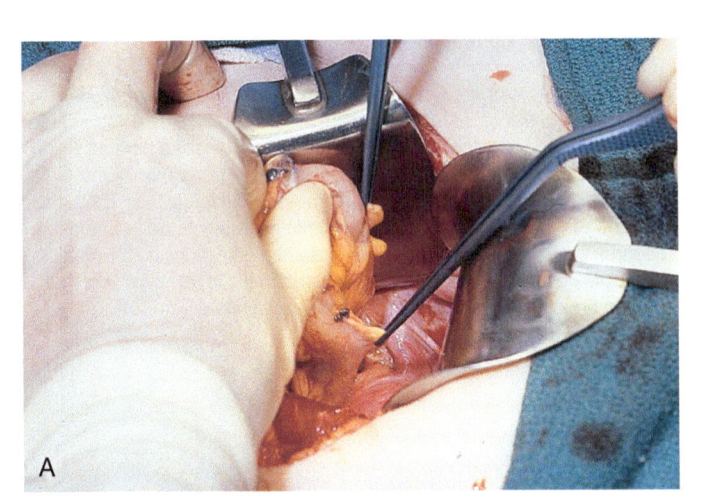

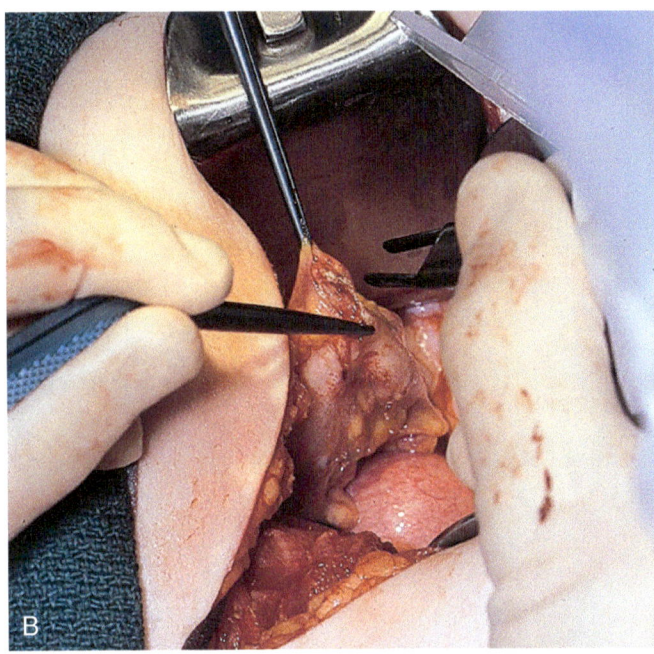

FIGURA 26-4 A. O cólon é tracionado em preparação para ablação (neste caso) ou excisão da endometriose. **B.** A endometriose foi vaporizada do cólon (Figs. 26-2E, 26-3B e 26-4A).

(*Continua*)

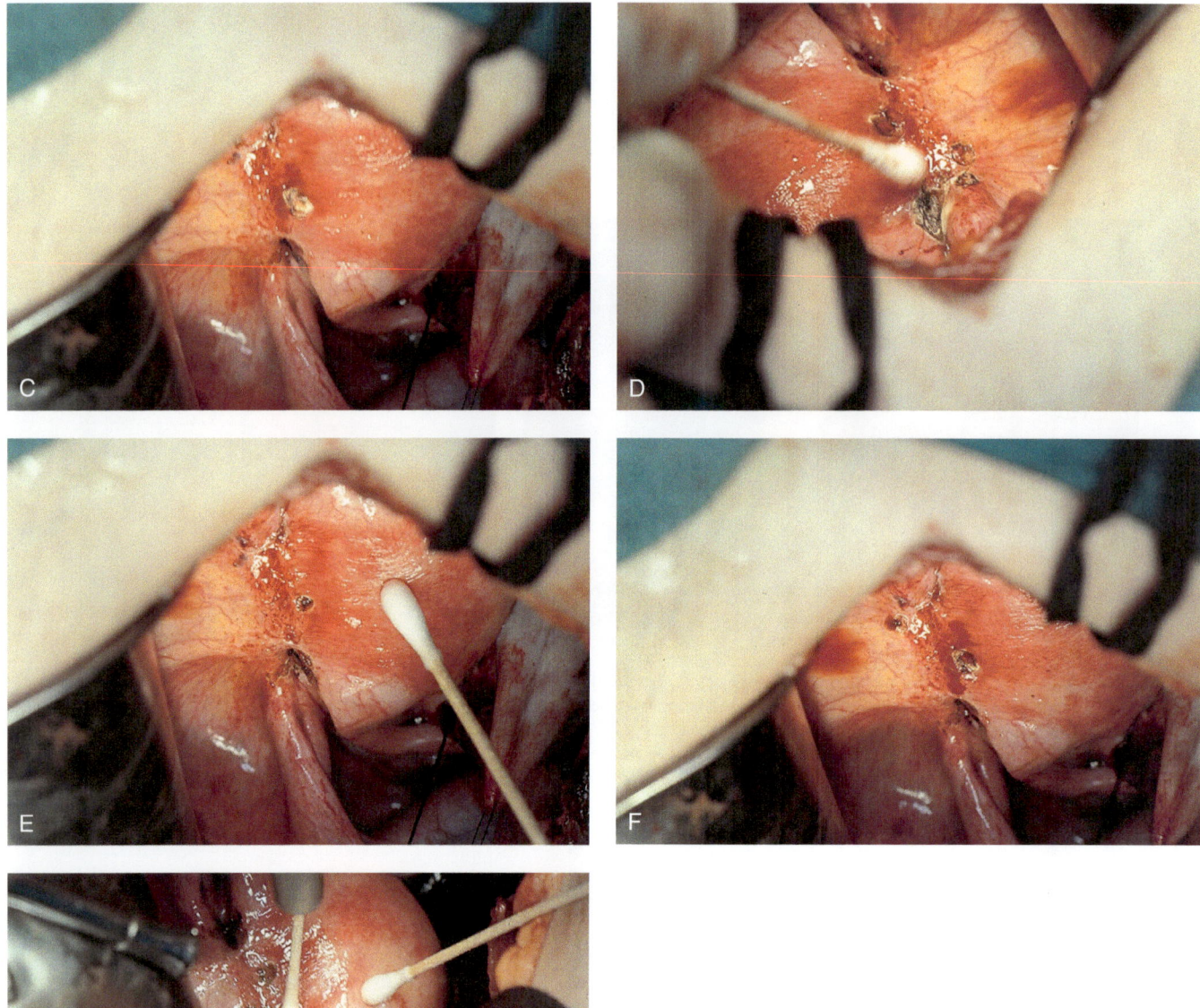

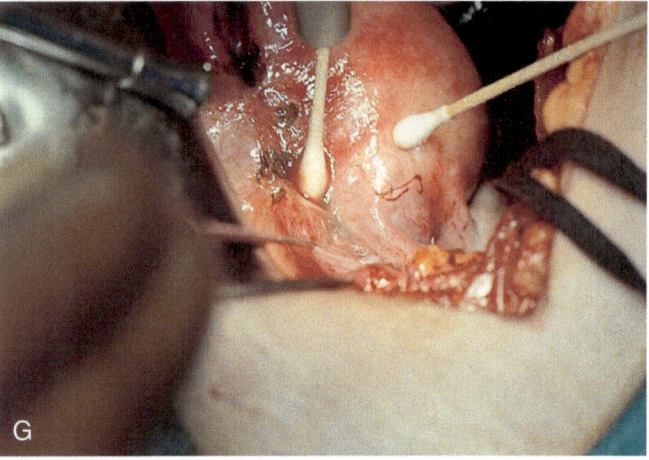

FIGURA 26-4, Cont. C. A endometriose da bexiga foi vaporizada. Observa-se a presença de tecido carbonizado onde o *laser* agiu. Observe o ligamento redondo direito e o útero, que estão aderidos à bexiga (Fig. 26-3A). **D.** Os múltiplos implantes da bexiga foram vaporizados. **E.** Os implantes endometrióticos uterinos adjacentes são vaporizados. **F.** Observe o líquido carregado de hemossiderina saindo do implante do ligamento redondo. **G.** A bexiga e o útero são copiosamente irrigados no término da destruição de todos os implantes endometrióticos. O *swab* com ponta de algodão úmida solta qualquer resíduo remanescente.

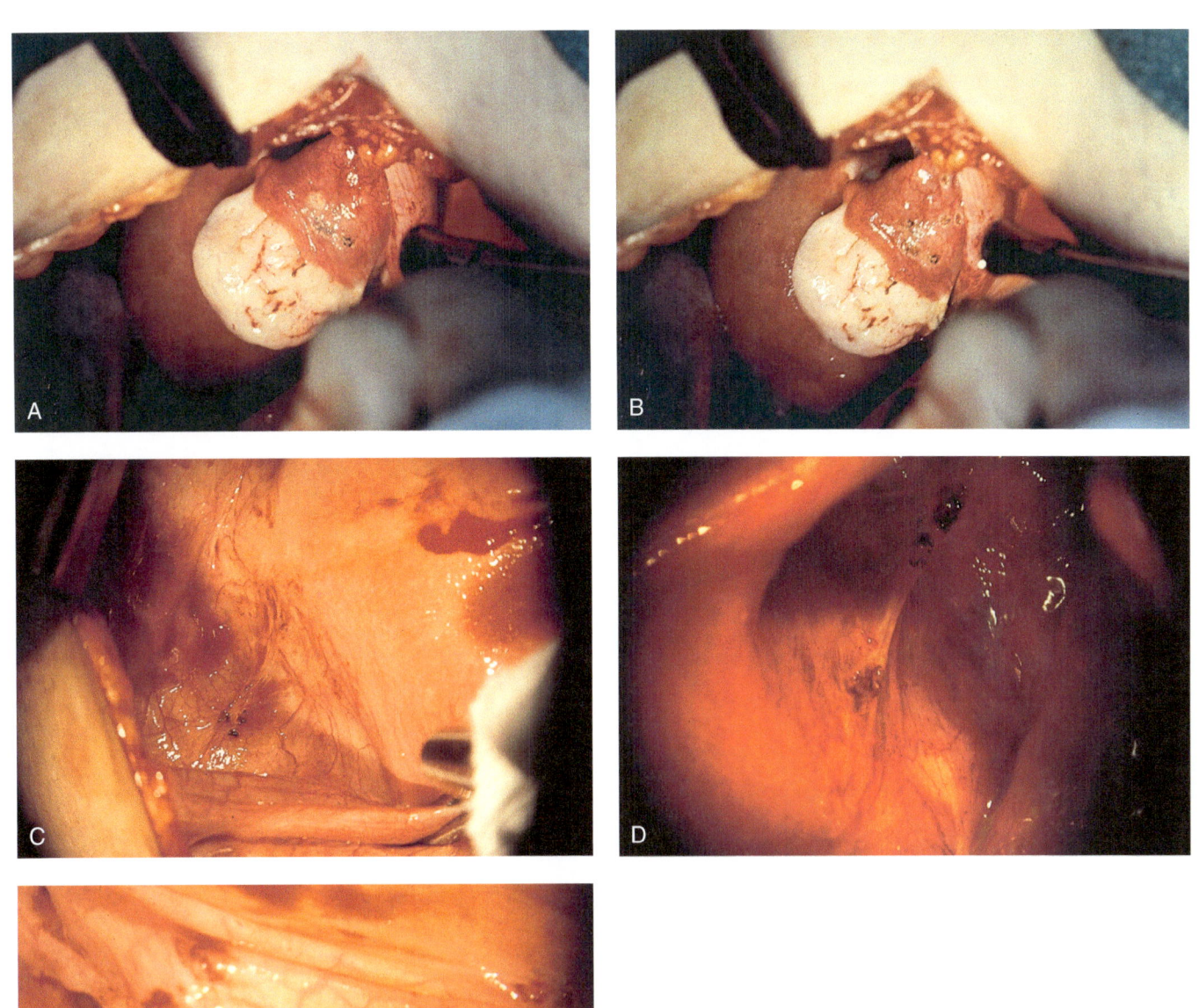

CAPÍTULO 26 Tratamento Cirúrgico de Endometriose Pélvica

FIGURA 26-5 A. Os implantes vesiculares (padrão) na porção fimbrial da tuba foram cuidadosamente vaporizados (Fig. 26-2A). **B.** Ao término da vaporização, a tuba é totalmente irrigada com soro fisiológico normal ou solução heparinizada de Ringer lactato. **C.** Endometriose do fundo de saco localizada nas proximidades do ureter. A injeção de água esterilizada por baixo dos implantes criará um plano de dissecção e um dissipador de calor. **D.** Os focos de endometriose foram vaporizados (Fig. 26-5C). **E.** Vista de perto da vaporização dos implantes. O carvão é lavado e o tratamento desse distúrbio passa para o próximo passo.

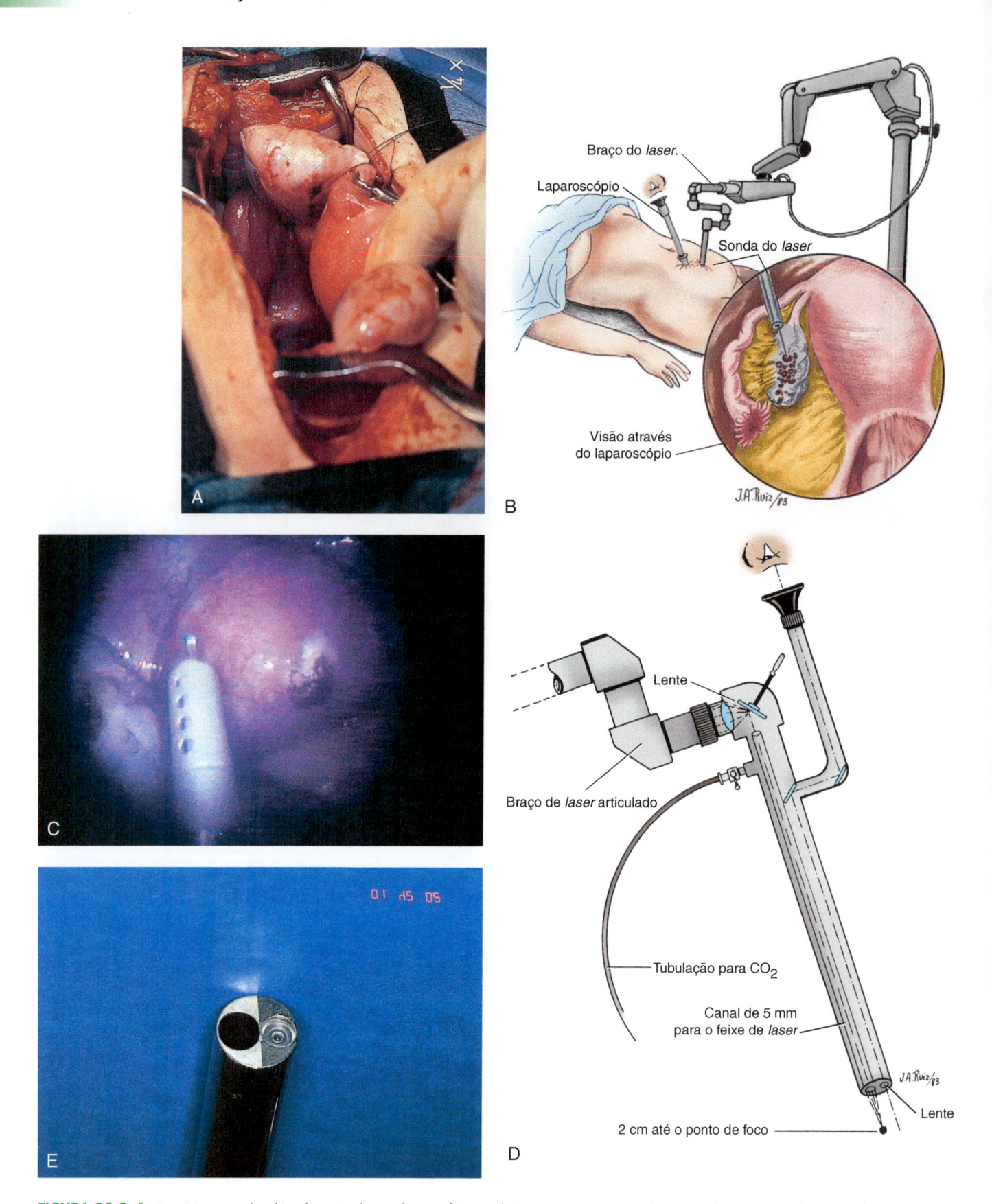

FIGURA 26-6 A. O ovário esquerdo, além de ter implantes de superfície, também se mostra aumentado, sugerindo a presença de cisto endometriótico. **B.** Esquema para uma sonda de *laser* em segunda punção e a técnica laparoscópica para tratamento de endometriose. O *laser* também pode ser introduzido por meio de um amplo canal do laparoscópico (também chamado de punção única) (Fig. 26-6E). **C.** Visão laparoscópica da introdução de um feixe de fibras a *laser* na segunda punção. A fibra de *laser* é colocada através de uma sonda de irrigação. Assim, a irrigação e a vaporização são realizadas com o mesmo dispositivo e exigem o uso de só uma das mãos do cirurgião. **D.** Esquema para introdução de feixe a *laser* de dióxido de carbono (CO_2) através do canal de operação do laparoscópico. Neste caso, a introdução por punção única integra a ferramenta cirúrgica em um único instrumento, que é também usado para fornecer iluminação e visão óptica do campo operatório.

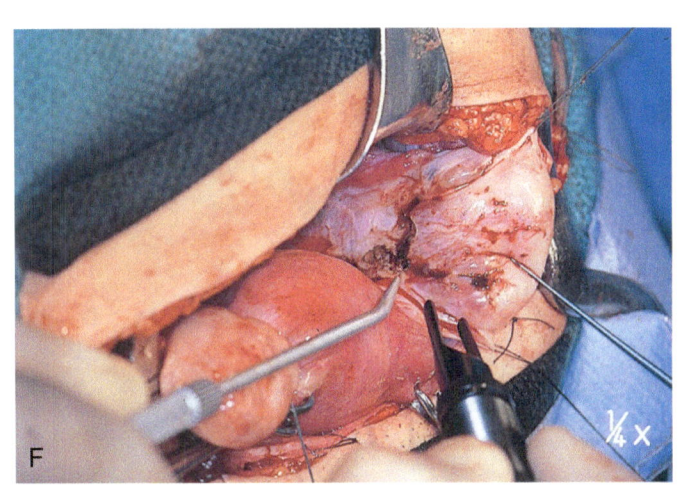

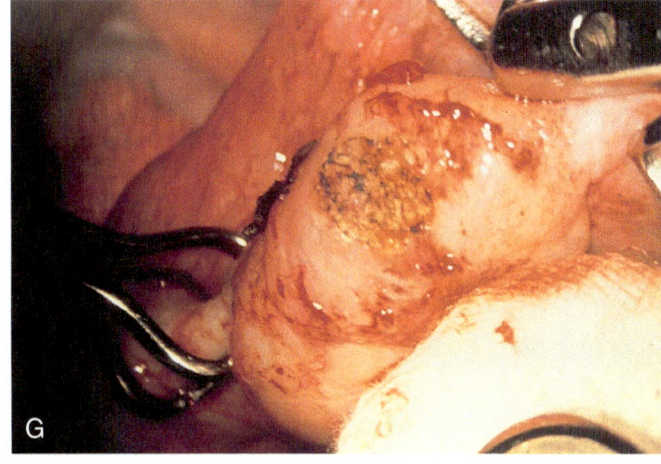

FIGURA 26-6, (Cont.) E. A extremidade de um laparoscópio cirúrgico para introdução de *laser* de CO_2. Observe o tamanho relativo do canal do *laser* (*esquerda*) comparado com o canal óptico (*direita*). **F.** A endometriose do ovário é vaporizada por um dispositivo manual de *laser*. A sonda aponta para o fluido que sai do implante vaporizado. **G.** Vista de perto da vaporização concluída de endometriose de ovário.

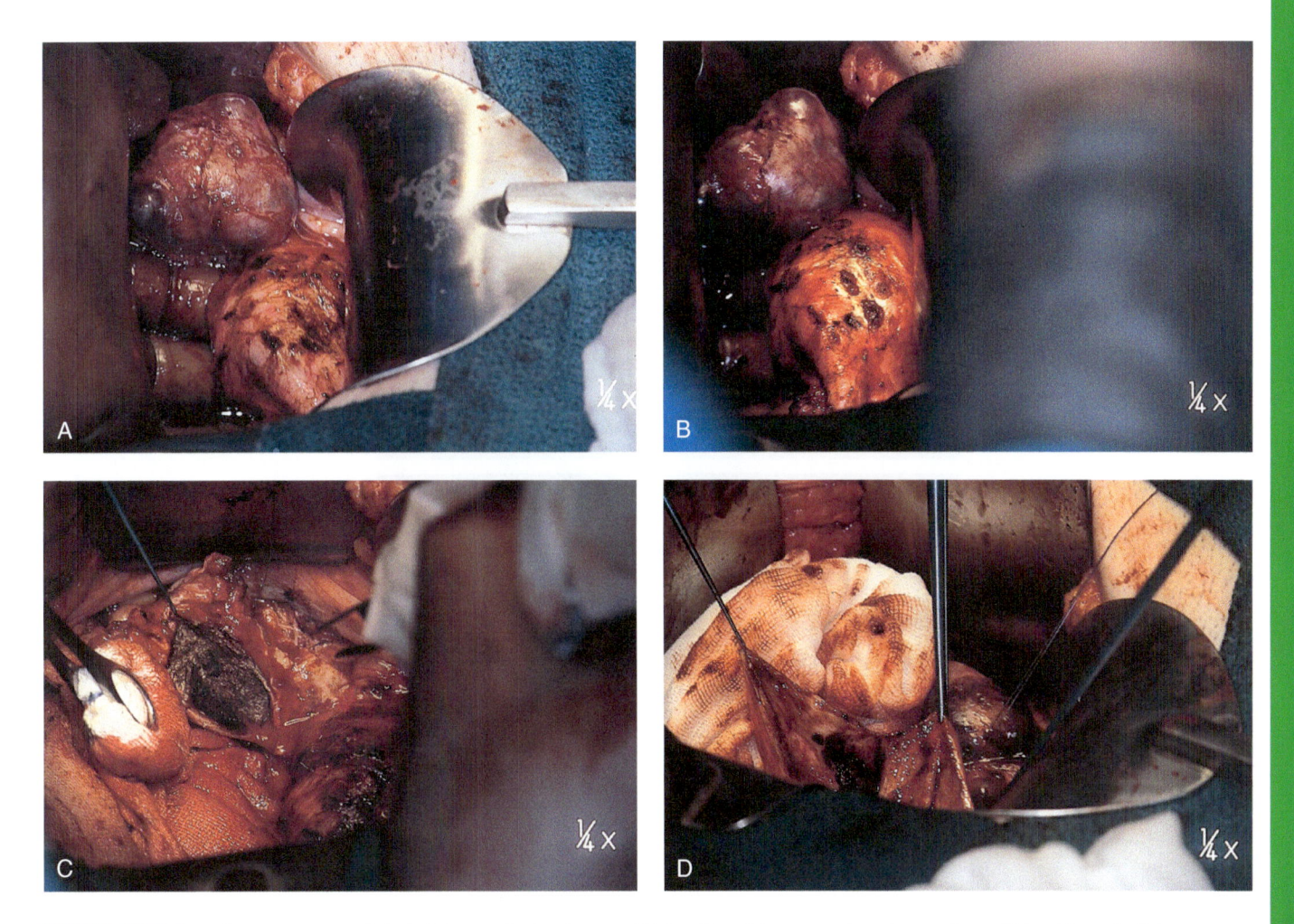

FIGURA 26-7 A. Endometriose em estágio 4. O útero exibe implantes múltiplos. Os ovários apresentam cistos endometrióticos bilaterais. O útero e o sigmoide estão densamente aderidos ao fundo de saco (que foram dissecados e liberados). **B.** A endometriose uterina foi vaporizada. **C.** Implantes profundos do ovário são vaporizados. **D.** Um endometrioma foi aberto e drenado. As paredes do cisto serão ressecadas.

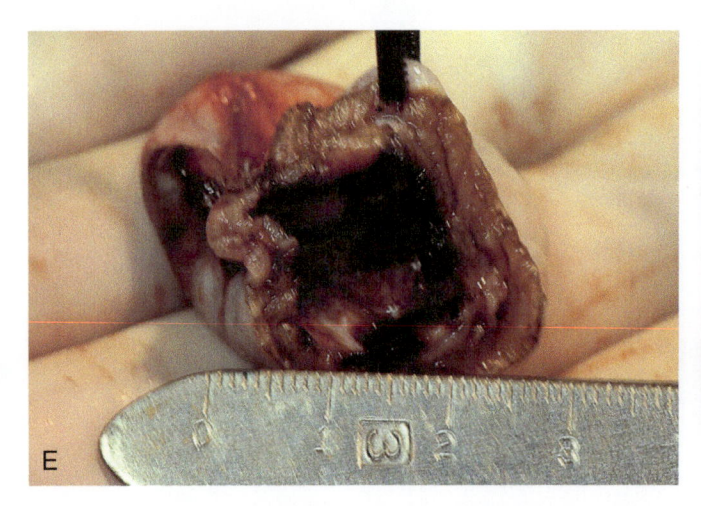

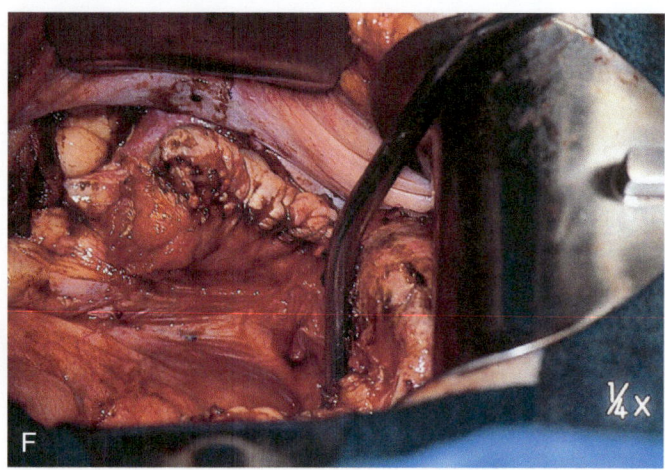

FIGURA 26-7, Cont. E. O cisto ressecado está na mão do cirurgião antes de ser enviado ao laboratório de patologia. **F.** Cerca da metade do ovário tratado é conservada. A ferida é fechada em duas camadas com suturas de polidioxanona (PDS) 3-0 e 4-0.

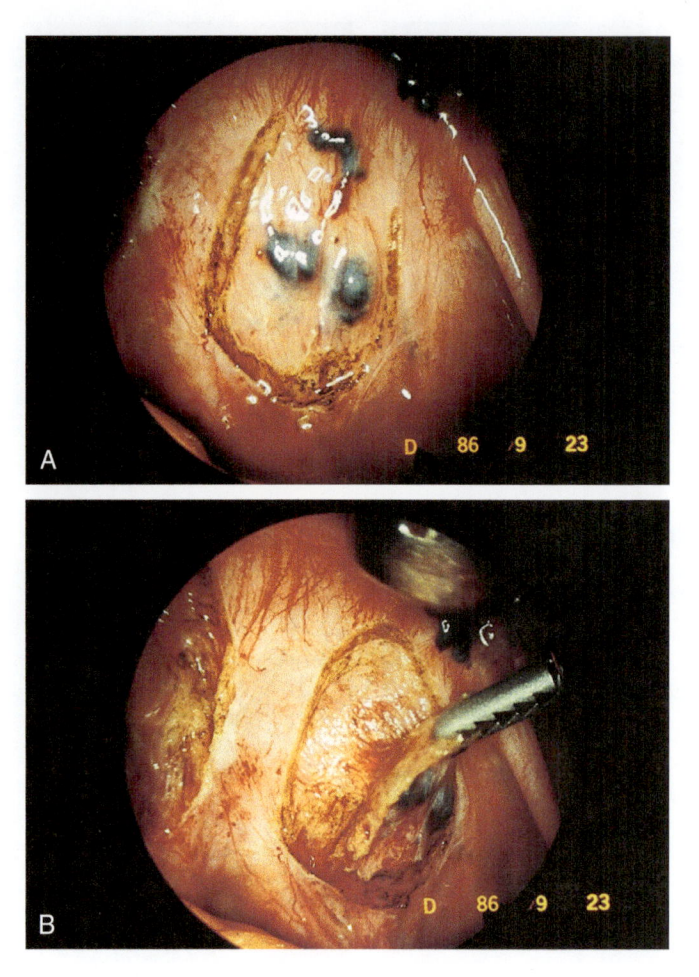

FIGURA 26-8 A. Endometriose de infiltração profunda. A endometriose foi contornada por *laser* de dióxido de carbono (CO_2). (Cortesia de Dan Martin, MD). **B.** A endometriose foi extirpada do fundo de saco por incisão cortante. (Cortesia de Dan Martin, MD).

CAPÍTULO 27

Tratamento Cirúrgico de Gravidez Ectópica

Michael S. Baggish

Salpingostomia Linear para Gravidez Ectópica Tubária

A gravidez ectópica pode ocorrer em vários locais. A maioria dos casos envolve alguma parte da tuba (Fig. 27-1). O objetivo do diagnóstico precoce e da terapia imediata é prevenir a ruptura e a hemorragia interna grave (Fig. 27-2). Embora a maioria das gestações ectópicas tubárias seja tratada por laparoscopia, certas circunstâncias podem exigir a laparotomia. Esses casos incluem gestações tubárias avançadas, ruptura com hemorragia grave e hipovolemia e gestações cornuais. O procedimento aberto para tratar uma gravidez tubária não rompida é idêntico ao procedimento laparoscópico. A salpingostomia linear é realizada como operação de primeira escolha. Caso a tuba tenha sido seriamente danificada ou se o sangramento não puder ser controlado, então o procedimento indicado será a salpingectomia.

A tuba afetada é identificada, assim como o ovário ipsilateral (Fig. 27-3). Qualquer volume de sangue na cavidade abdominal deve ser retirado. A tuba e o ovário contralaterais são, da mesma forma, examinados. A seguir, a tuba contendo a gravidez tubária é isolada com compressas. Injeta-se uma solução de vasopressina a 1:100 (Fig. 27-4). Recomenda-se a colocação de pontos de tração (soltos) em cada extremidade da tuba abaulada; como alternativa, podem ser usadas pinças de Babcock. Uma incisão linear é feita na borda antimesentérica da tuba com um dispositivo elétrico (*laser* ou eletrocirúrgico) (Figs. 27-5 e 27-6). A excisão é estendida através da parede até atingir os produtos da concepção (Fig. 27-7).

Neste ponto, a pressão do sangue e do coágulo expande a abertura na tuba (Figs. 27-8 e 27-9). Uma sonda de irrigação é colocada na incisão para facilitar a separação do tecido gestacional da parede da tuba (Fig. 27-10). Os produtos são tracionados e toda a massa de sangue, placenta e embrião é removida (Fig. 27-11). O leito é irrigado (Fig. 27-12). A tuba pode ser fechada em uma camada com Vicryl® 3-0 ou 4-0, ou as bordas da ferida podem simplesmente ser aproximadas para o fechamento espontâneo (Figs. 27-13 a 27-17).

Excisão Cornual e Salpingectomia para Gravidez Ectópica Cornual

Essa implantação anormal ocorre na porção intersticial da tuba e tem alto potencial de hemorragia muito grave relacionada com: o tamanho maior da gravidez ectópica, a rica rede vascular formada pela anastomose das artérias uterina e ovariana e com a idade gestacional mais tardia do concepto à época do diagnóstico (Fig. 27-18A e B). A gravidez cornual é responsável por 2,6% de todas as gestações ectópicas e apresenta risco cinco vezes maior para a fatalidade (ou seja, 2,5% de mortalidade materna) (Fig. 27-19).

A tuba afetada é apreendida com pinças de Babcock. O mesossalpinge é duplamente pinçado e incisado entre as duas pinças em toda a sua extensão. Os pedículos pinçados são ligados por sutura em cada lado com Vicryl® 0. O ovário deve ser preservado evitando-se os ligamentos infundibulopélvico e útero-ovariano (Fig. 27-20).

Quando a junção tubouterina é atingida, uma sutura em formato de 8 de Vicryl® 1 ou polidioxanona (PDS) é feita de modo a abranger a massa abaulada da gravidez cornual.

Uma solução de vasopressina a 1:200 (10 a 15 ml) é injetada no corno.

Com um bisturi ou dispositivo elétrico, a gravidez cornual é retirada do útero (Fig. 27-21). Ao mesmo tempo, a sutura em 8 feita anteriormente é amarrada para controlar o sangramento. Quando toda a massa tubária é excisada, várias arteríolas hemorrágicas terão de ser pinçadas e ligadas com suturas. A grande sutura em 8 é então amarrada (Fig. 27-22). A porção cornual do útero é reforçada ainda mais com três ou quatro suturas em 8 adicionais através da serosa e do miométrio (Fig. 27-23).

O útero é peritonizado e fixado com a colocação de um ponto em formato de "U" a partir do local da ressecção cornual até o ligamento redondo ipsilateral. Assim que a sutura é apertada e amarrada, uma dobra de ligamento redondo e do peritônio é puxada para cobrir o local cirúrgico (Fig. 27-23).

A gravidez cornual em útero rudimentar é rara, ou seja, ocorre em 1 de 100.000 gestações. Esse quadro é atribuído à gravidez que ocorre em um corno não comunicante de um útero bicorno. O risco de ruptura é alto e as consequências são semelhantes àquelas da gravidez cornual rompida (Figs. 27-24 e 27-25).

Salpingectomia para Gravidez Ectópica do Istmo

A gravidez ectópica do istmo e da ampola pode ser tratada por salpingostomia linear ou, como alternativa, por salpingectomia, ou até por ressecção segmentar.

A salpingectomia é realizada elevando-se a tuba e o ovário e pinçando e suturando a mesossalpinge em série. A tuba pode então ser ligada e seccionada na terminação uterina (Figs. 27-21 a 27-33). A decisão de ressecar o resíduo intersticial oferece vantagens e desvantagens (Figs. 27-34 a 27-36). A ressecção eliminará o risco de que uma futura gravidez ectópica cornual possa ocorrer pela transmigração de um ovo fertilizado, mas aumentará significativamente o risco de ruptura uterina se uma gravidez intrauterina futura vier a ocorrer.

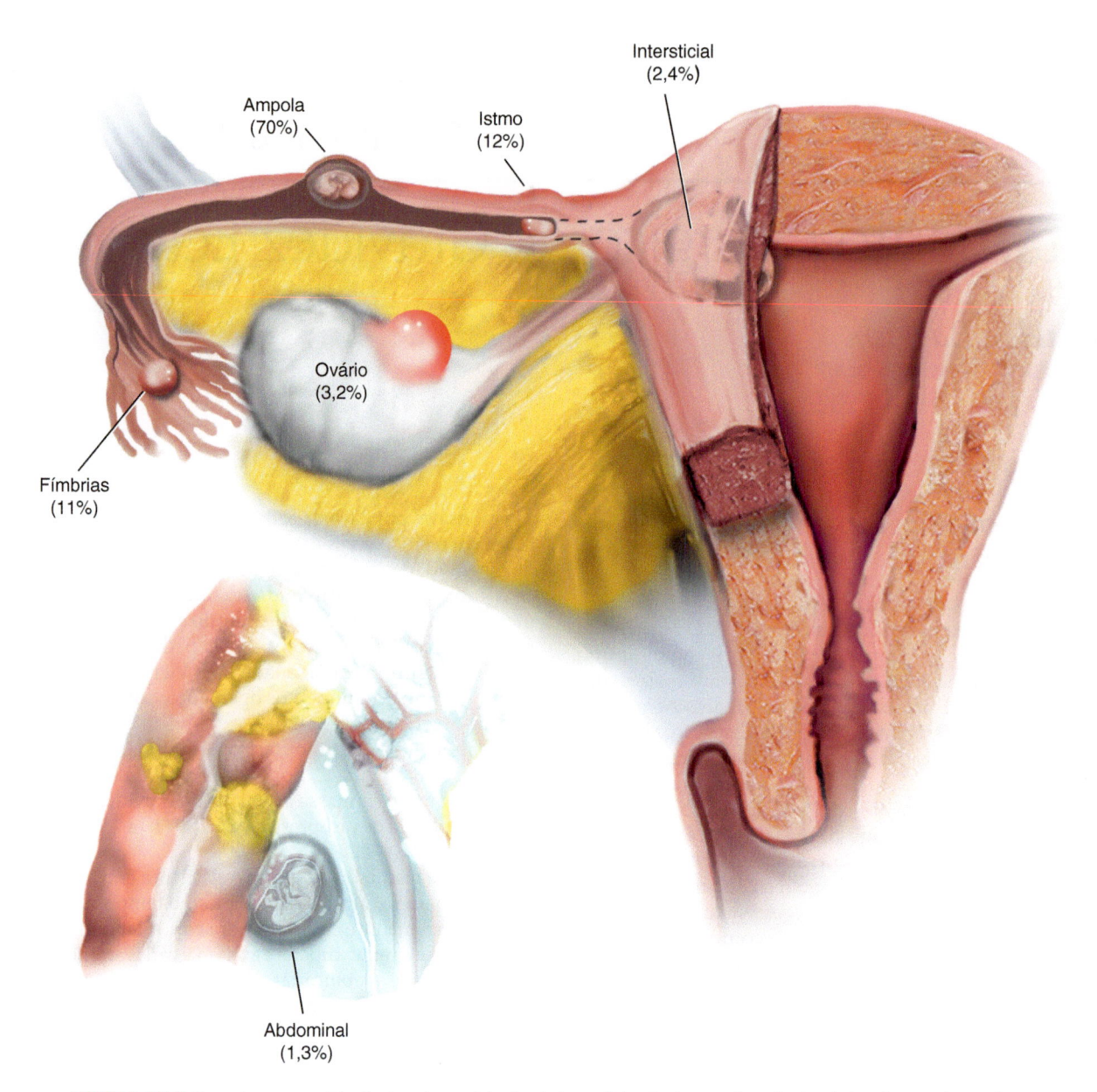

FIGURA 27-1 Desenho esquemático ilustrando os vários locais intra-abdominais e sua frequência relativa de gravidez ectópica.

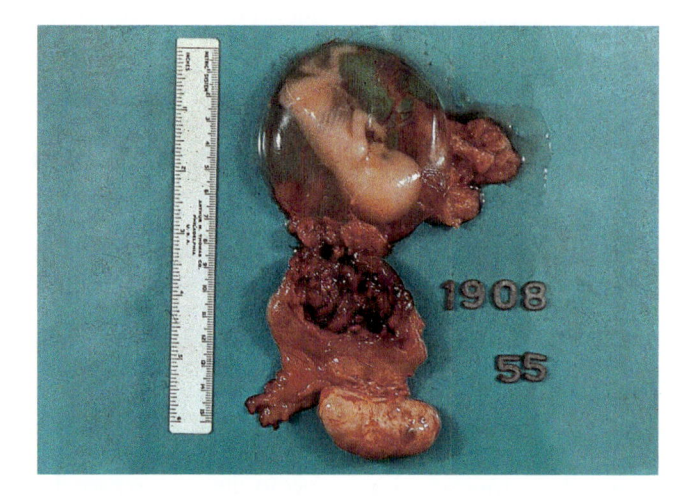

FIGURA 27-2 Esta gravidez ectópica rota se implantou no mesentério do íleo. Quando a gravidez abdominal foi diagnosticada, o feto tinha crescido até o tamanho de 14 semanas gestacionais.

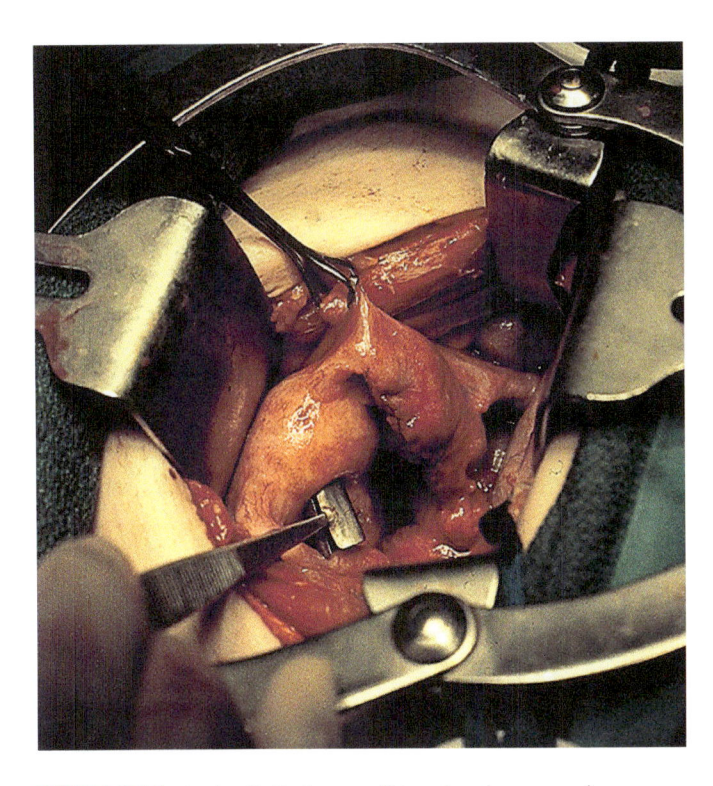

FIGURA 27-3 A tuba direita é apreendida e elevada para revelar o inchaço na porção ampular da tuba.

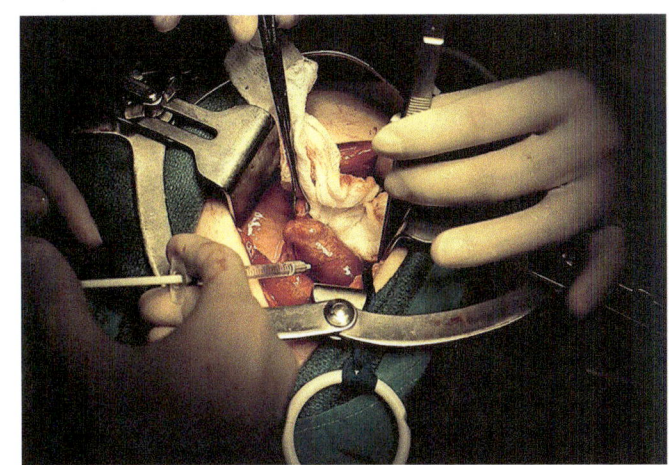

FIGURA 27-4 Injeta-se solução de vasopressina a 1:100 na tuba. O sítio cirúrgico é injetado para induzir a vasoconstrição.

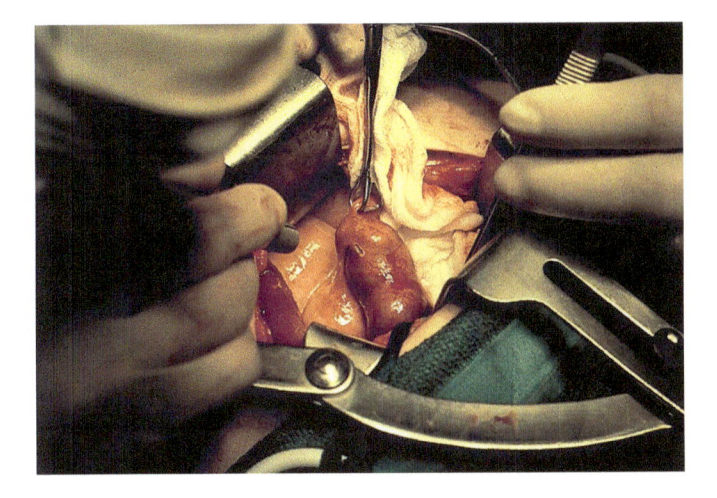

FIGURA 27-5 A superfície antimesentérica é aberta com um dispositivo elétrico (*laser* ou eletrocirúrgico) para fins de hemostasia. Neste caso, foi usado o *laser* de dióxido de carbono (CO_2).

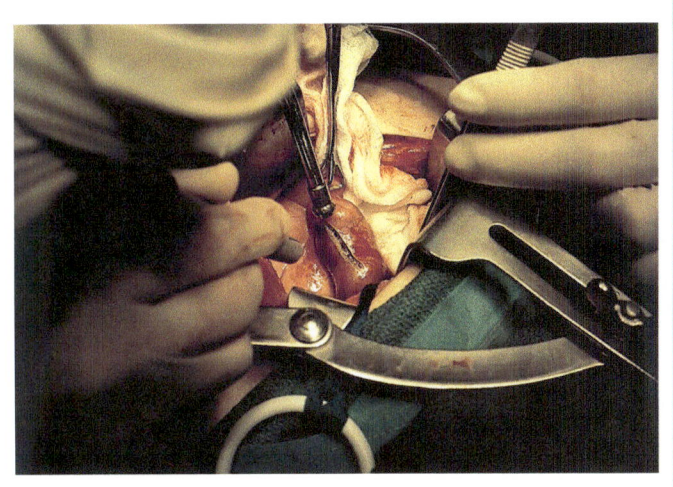

FIGURA 27-6 A incisão é linear e mede 1 a 2 mm de extensão.

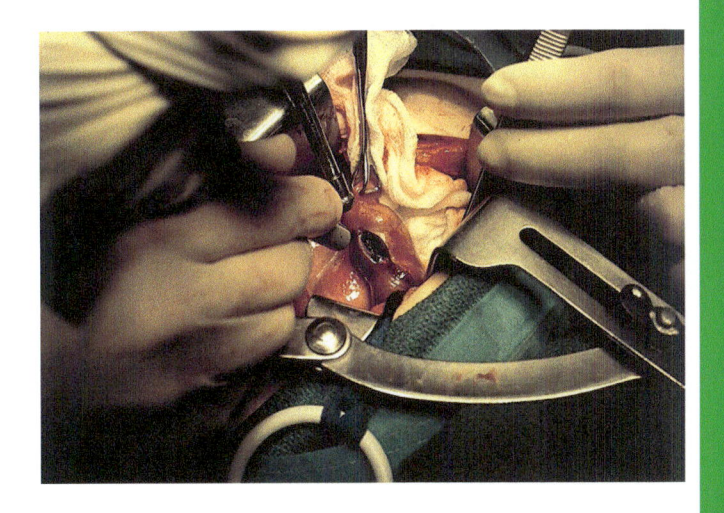

FIGURA 27-7 Quando o lúmen tubário é encontrado, a pressão do sangue amplia a incisão.

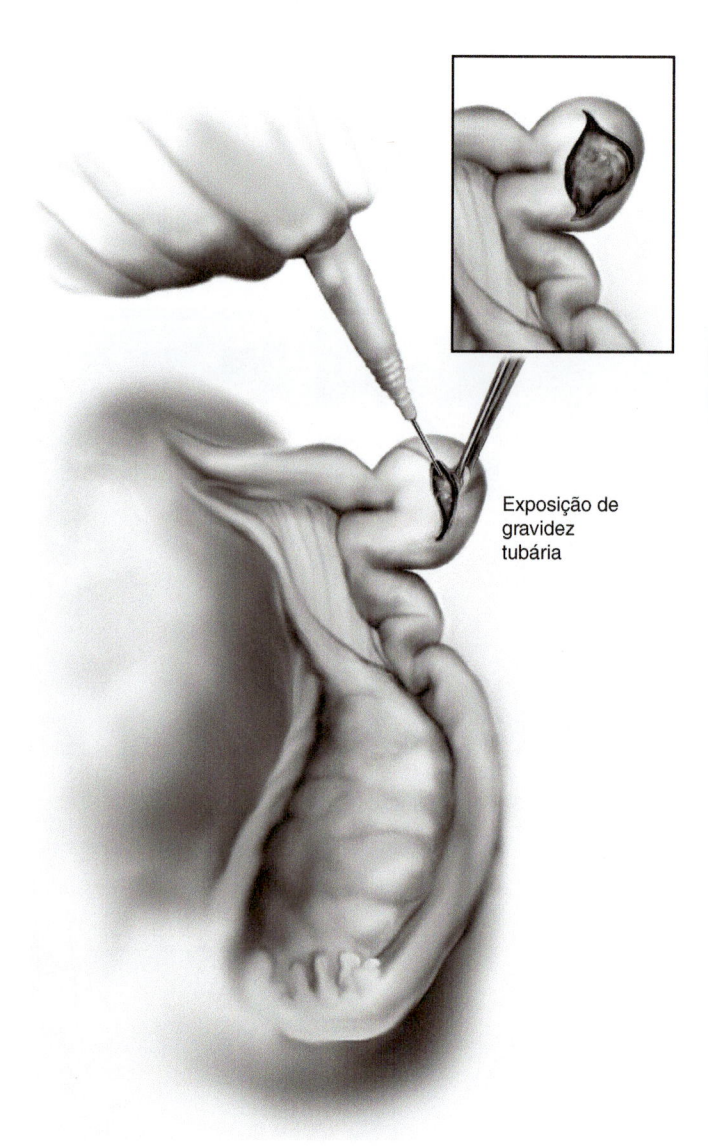

FIGURA 27-8 Como alternativa, um dispositivo manual eletrocirúrgico equipado com um eletrodo em agulha pode ser usado para realizar a salpingostomia. O efeito final é semelhante ao produzido pelo *laser* de dióxido de carbono (CO_2).

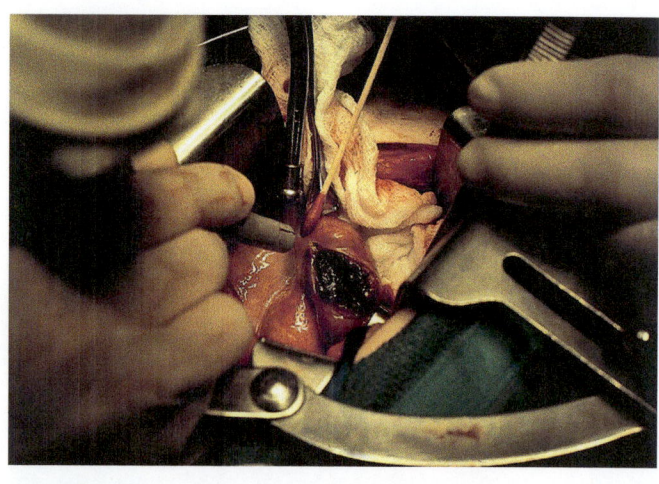

FIGURA 27-9 Em geral, a gravidez tubária se apresenta como um grande coágulo de sangue no interior do lúmen.

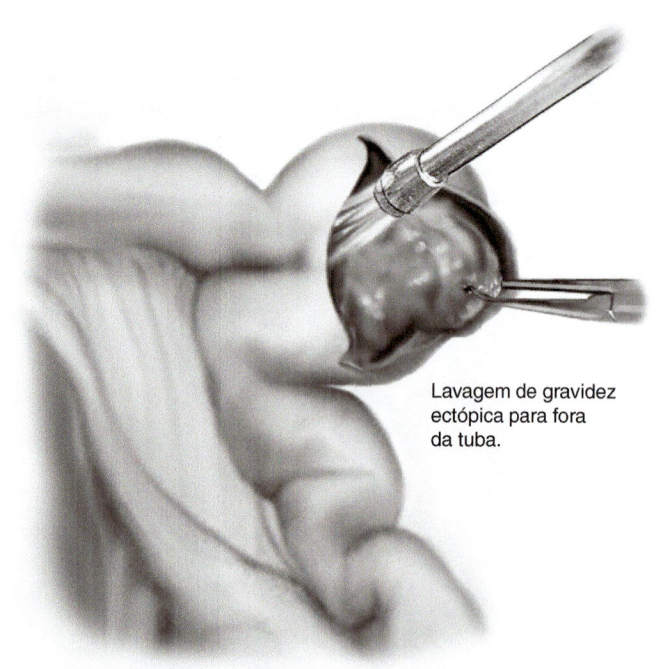

FIGURA 27-10 Uma pequena cânula é inserida na incisão e a pressão da solução de irrigação desloca os produtos da concepção para fora da parede tubária.

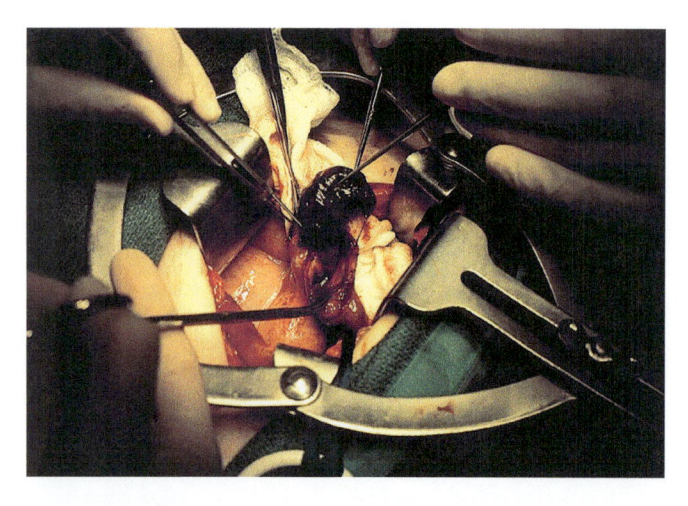

FIGURA 27-11 Com o uso de ganchos ou pinças finos de manipulação, toda a gravidez ectópica é removida em bloco.

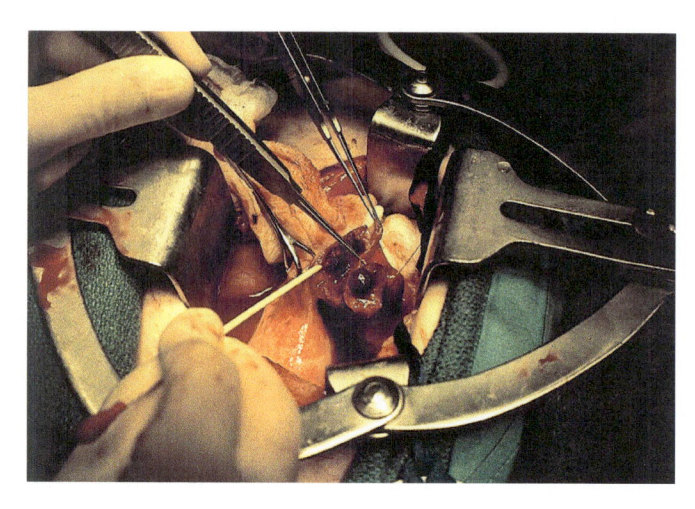

FIGURA 27-12 O leito tubário está geralmente seco, mas deverá ser irrigado com soro fisiológico para se verificar a presença de sangramento. O reparo poderá então ser iniciado.

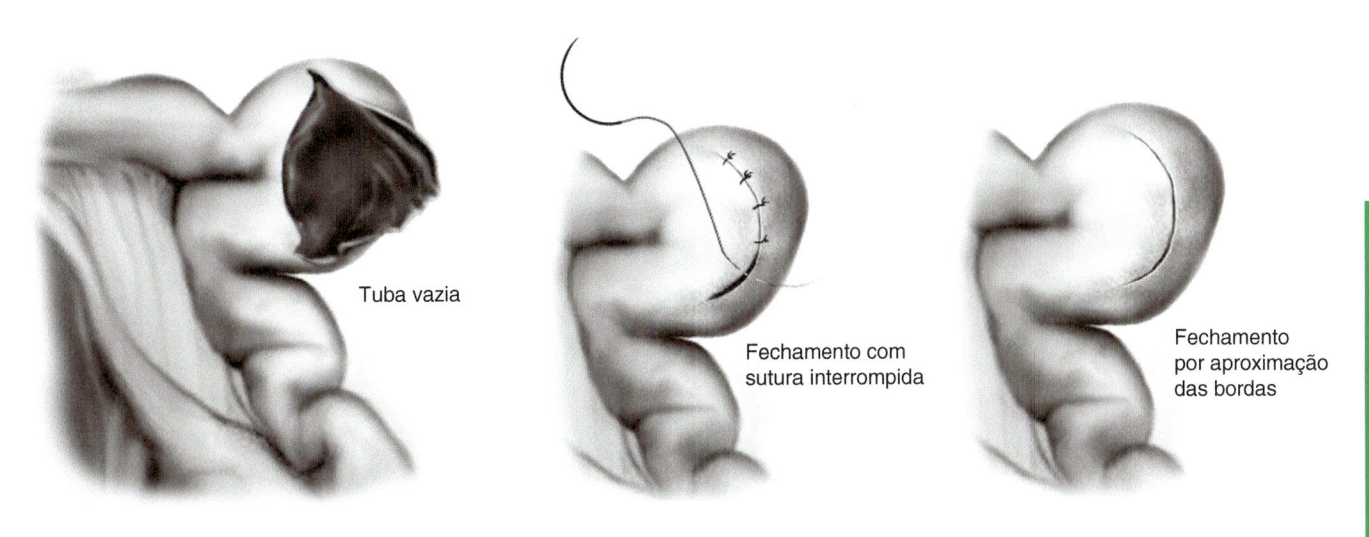

CAPÍTULO 27 Tratamento Cirúrgico de Gravidez Ectópica 351

Tuba vazia

Fechamento com sutura interrompida

Fechamento por aproximação das bordas

FIGURA 27-13 A incisão pode ser fechada com sutura de Vicryl® 4-0, de espessura total interrompida ou simples, ou as bordas da incisão podem simplesmente ser aproximadas para permitir a cicatrização espontânea.

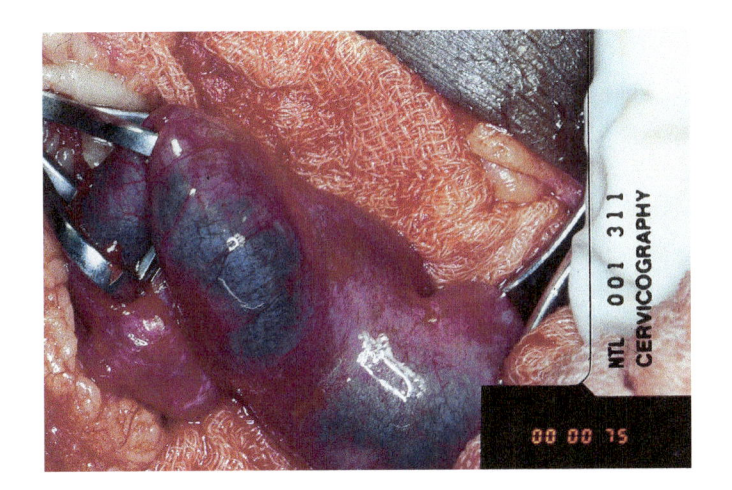

FIGURA 27-14 Gravidez ectópica íntegra dentro da porção ampular da tuba. Duas pinças de Babcock isolam o segmento tubário afetado.

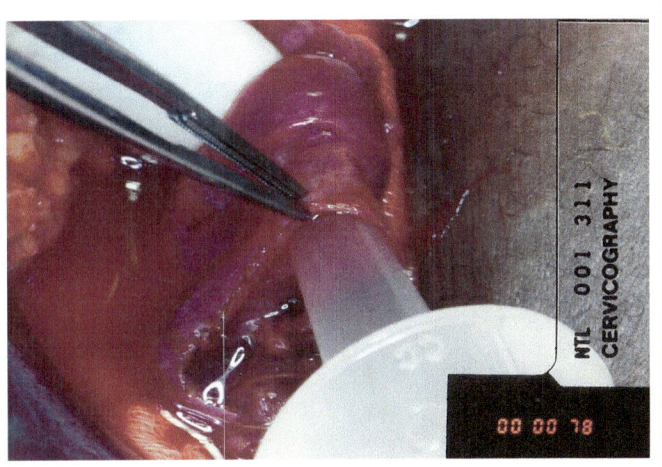

FIGURA 27-15 Foi realizada a salpingostomia e os produtos foram extraídos. A tuba e o leito ectópico são irrigados com soro fisiológico aquecido.

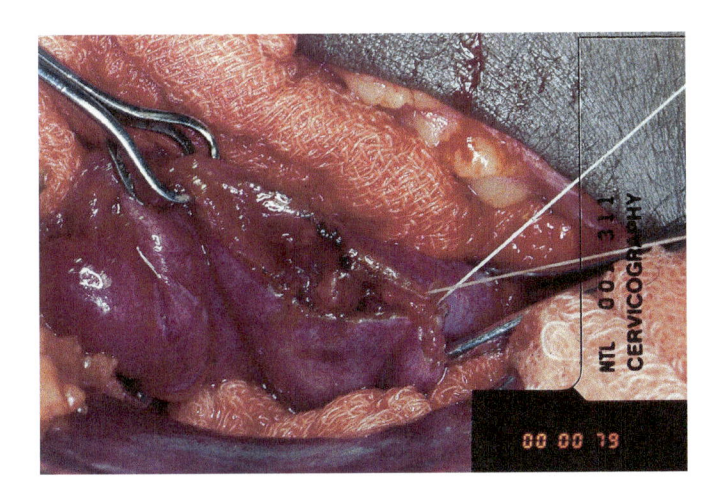

FIGURA 27-16 A incisão linear no oviduto será fechada, neste caso, com o uso de Vicryl® 4-0.

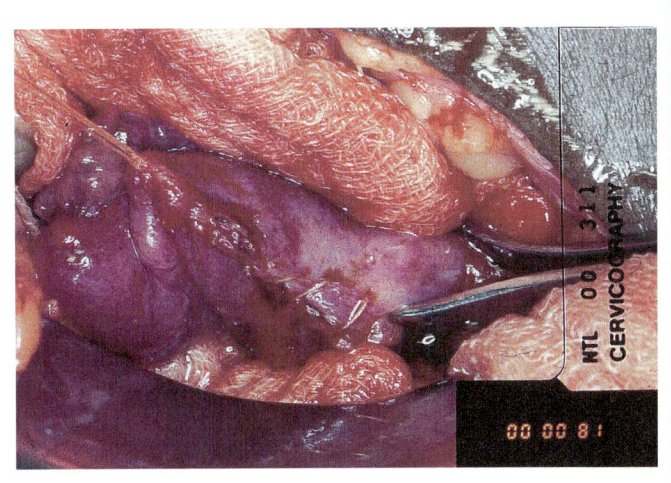

FIGURA 27-17 A incisão foi fechada com pontos simples interrompidos.

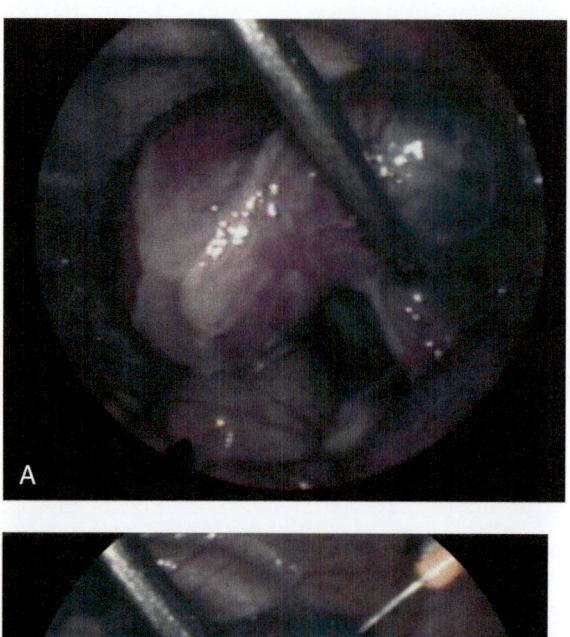

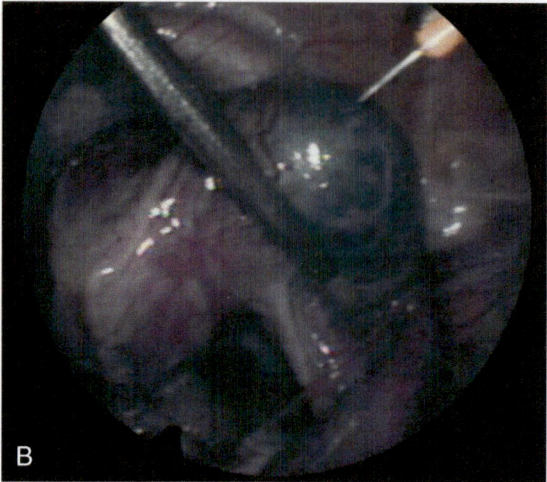

FIGURA 27-18 **A.** Gravidez ectópica apresentando-se como abaulamento na região cornual do útero. **B.** Visão laparoscópica de uma gravidez cornual direita não rota.

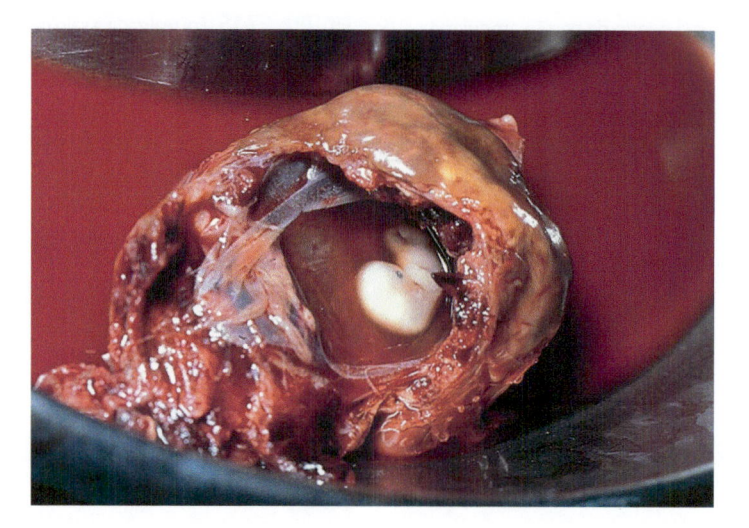

FIGURA 27-19 Esta grande gravidez cornual mostra claramente o local de ruptura.

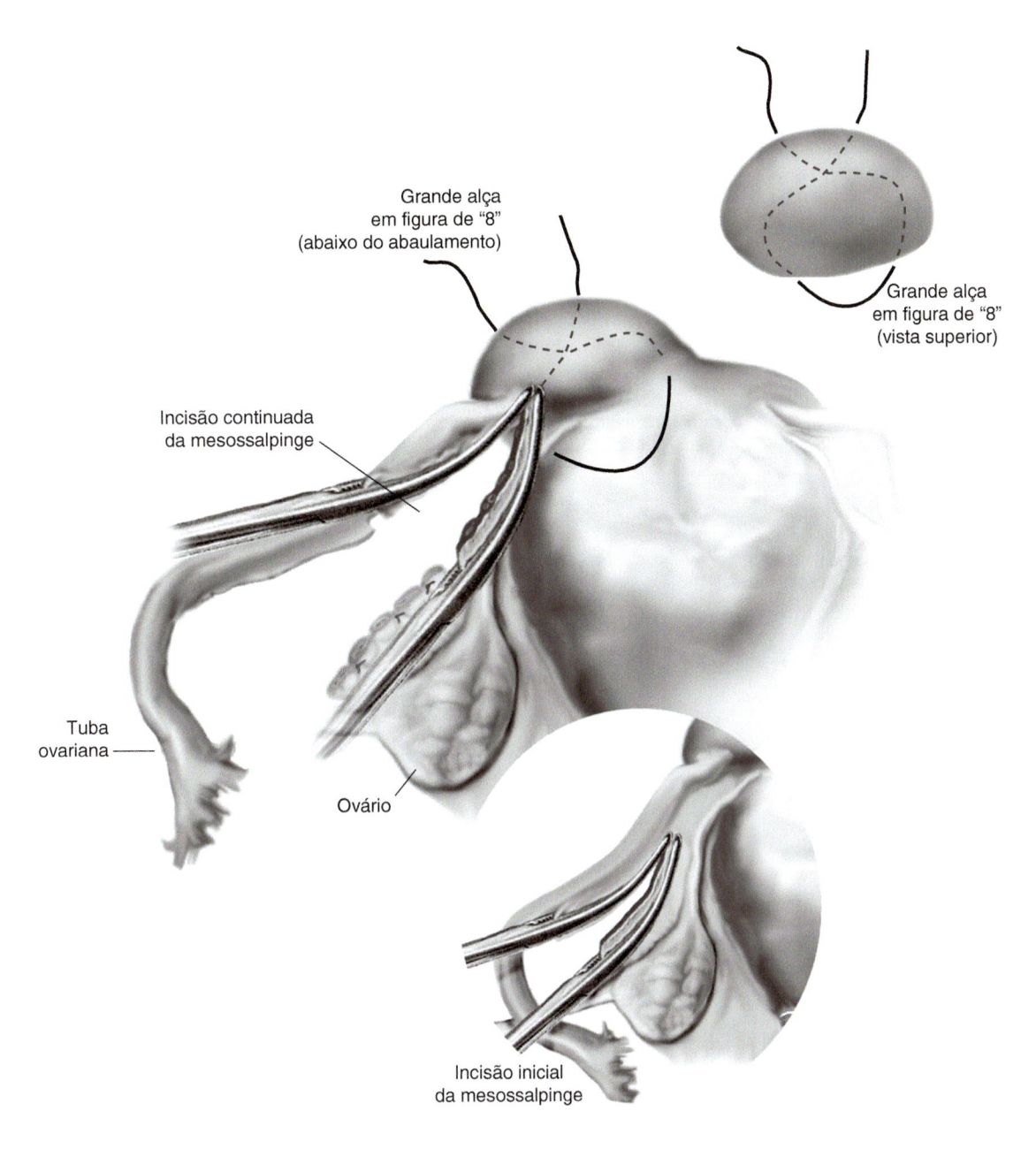

CAPÍTULO 27 Tratamento Cirúrgico de Gravidez Ectópica

FIGURA 27-20 O mesossalpinge do lado afetado é pinçado em série com pinças de Kelly e incisado com tesouras de Metzenbaum. Cada pedículo vascular é ligado por sutura Vicryl® 0 ou 1 profundamente por baixo da massa ectópica em figura de "8". A sutura é reparada com pinça mosquito e deixada sem amarrar.

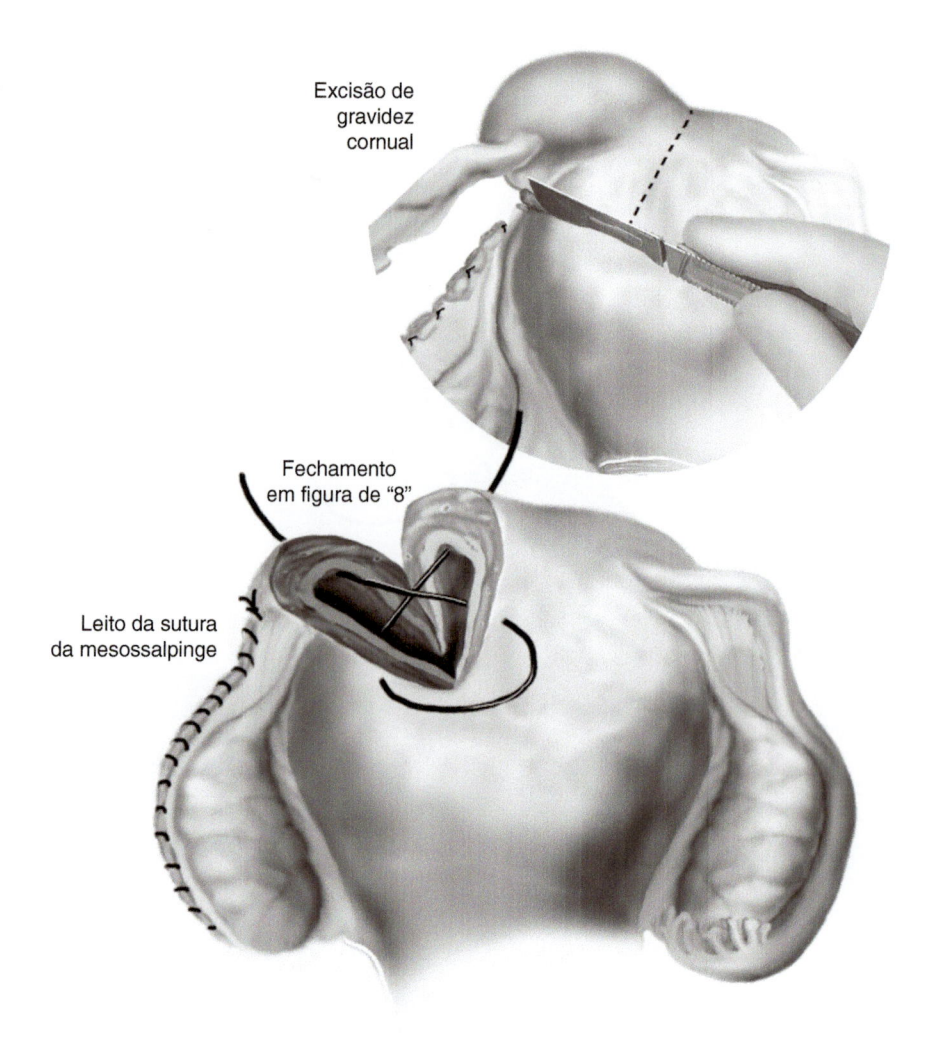

FIGURA 27-21 A gravidez cornual é excisada após injeção com solução de vasopressina a 1:100 ou 1:200. A sutura em figura de "8" colocada anteriormente é triplamente amarrada, produzindo hemostasia imediata.

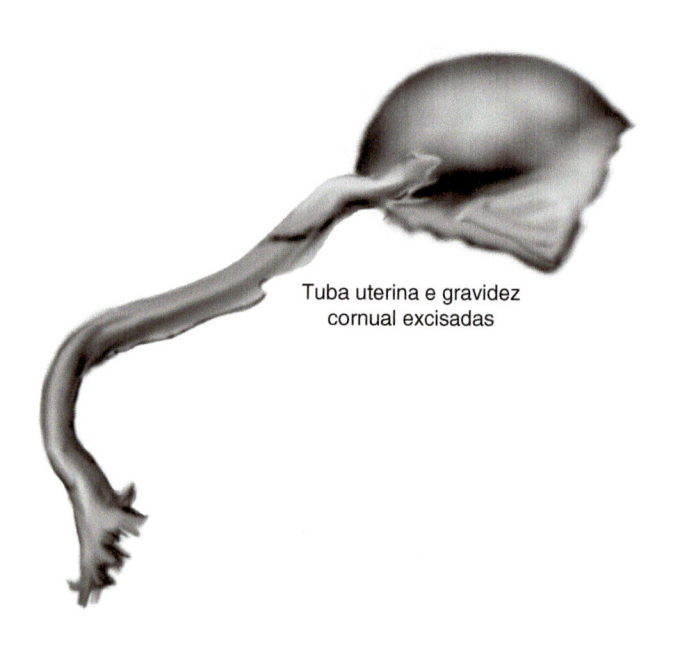

FIGURA 27-22 A gravidez cornual excisada *em bloco* é examinada e em seguida entregue à enfermeira.

CAPÍTULO 27 Tratamento Cirúrgico de Gravidez Ectópica

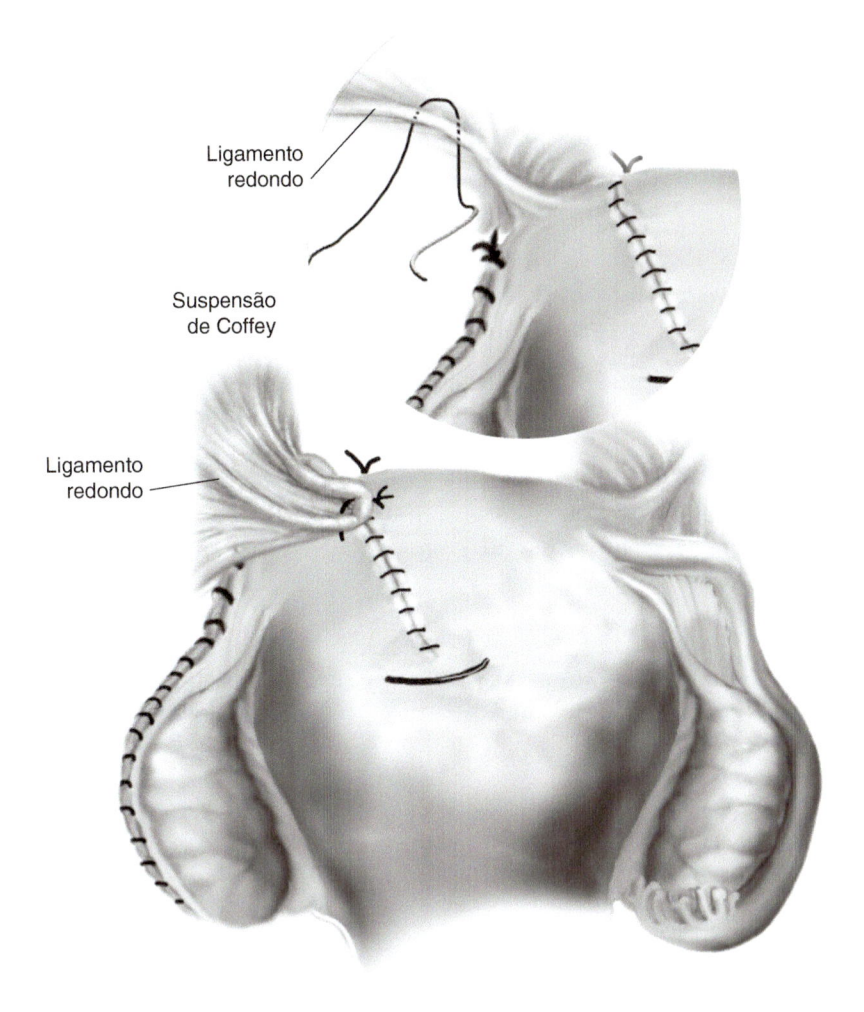

FIGURA 27-23 Suturas em figura de "8" adicionais mais superficiais são colocadas linearmente para obter mais hemostasia e para fechar o restante da incisão. Uma sutura de Vicryl® em formato de "U" é colocada através da parede uterina na incisão cornual e trazida até o ligamento redondo ipsilateral em sua junção com o ligamento largo. O efeito final dessa sutura, quando amarrada, é cobrir a incisão com peritônio e suspender o útero daquele lado.

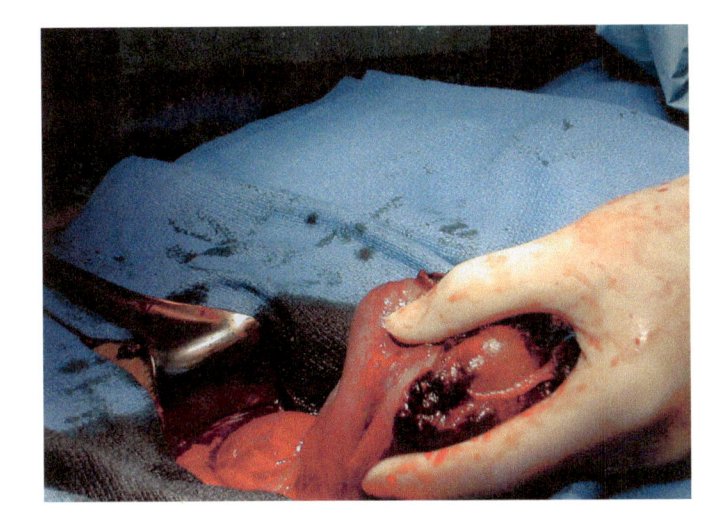

FIGURA 27-24 Foi feito o diagnóstico pré-operatório de gravidez ectópica cornual rompida ou com drenagem. Na laparotomia, foi encontrado um útero bicorno com um corno não comunicante rompido.

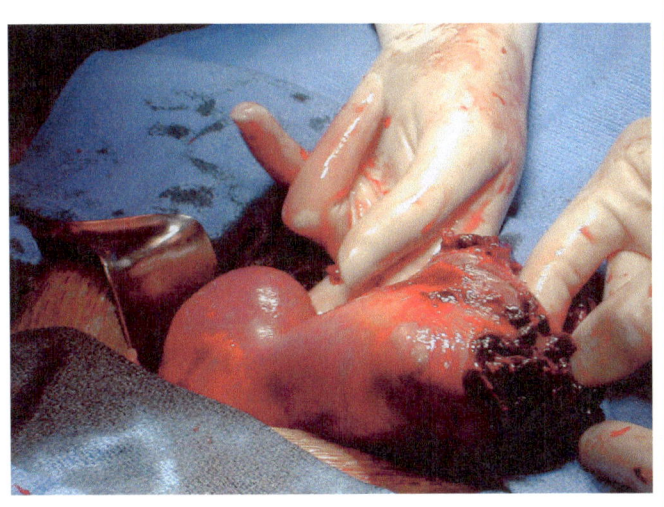

FIGURA 27-25 Esta visão mostra o local de ruptura do corno delgado da porção unicorna do útero bicorno.

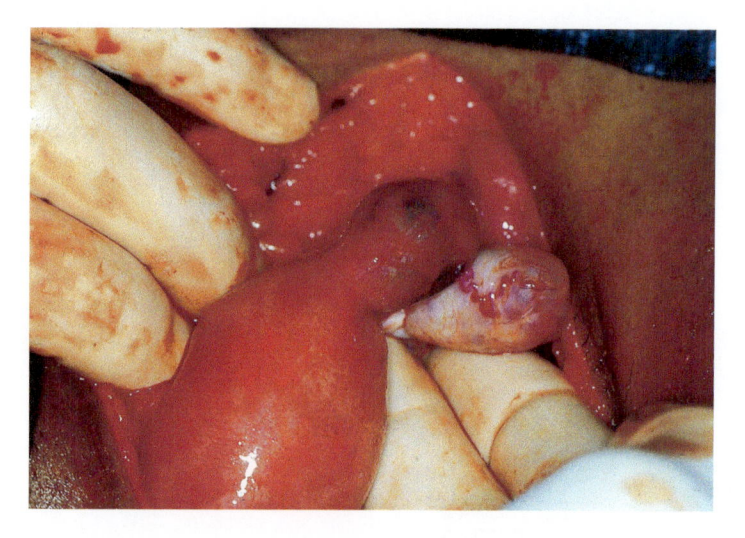

FIGURA 27-26 O local da gravidez tubária é isolado no istmo, próximo à porção cornual do oviduto.

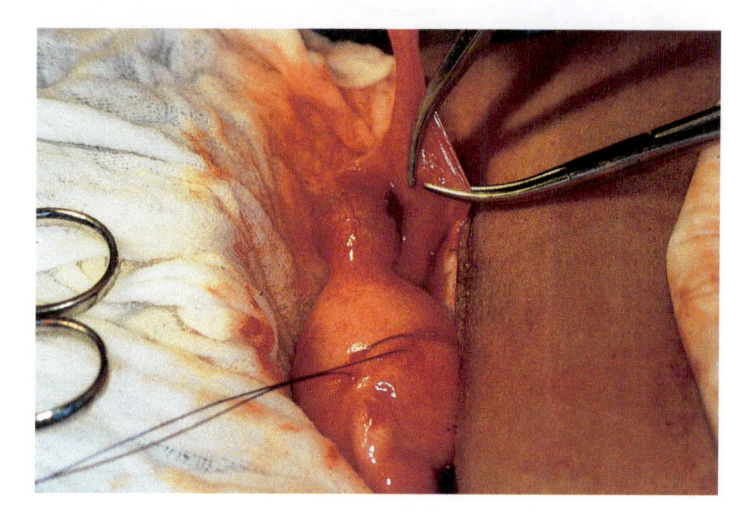

FIGURA 27-27 A mesossalpinge é apreendida na extremidade fimbrial da tuba e duplamente pinçada com pinças de Kelly.

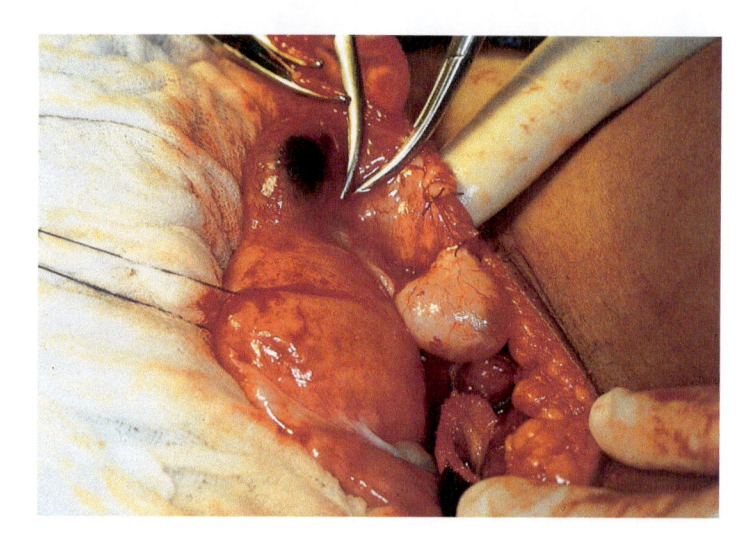

FIGURA 27-28 A manobra mostrada na Figura 27-27 é repetida até atingir a junção tubouterina.

CAPÍTULO 27 Tratamento Cirúrgico de Gravidez Ectópica 357

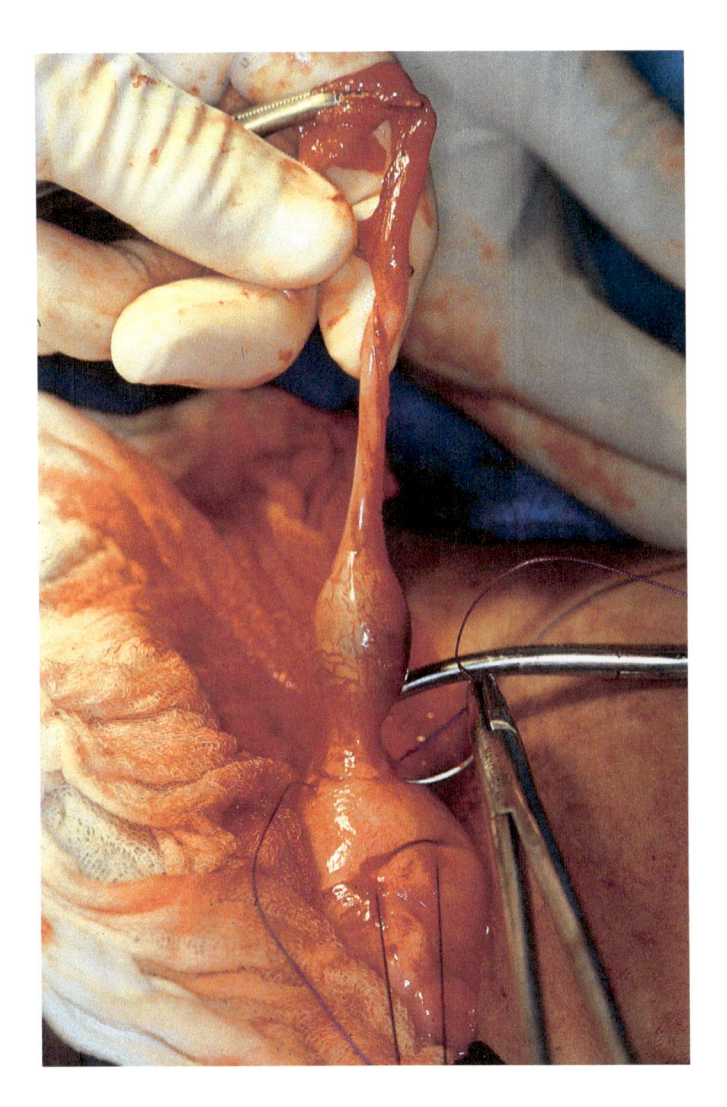

FIGURA 27-29 Se o corno precisar ser ressecado, um ponto em forma de "8" com Vicryl® 0 será colocado ampla e profundamente na área a ser ressecada.

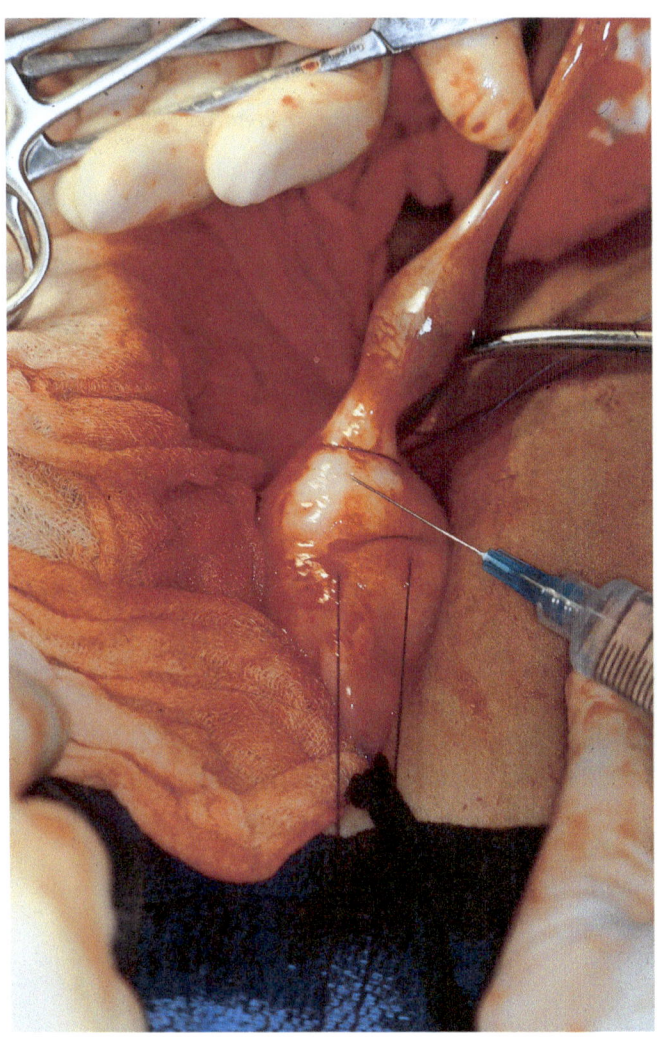

FIGURA 27-30 Solução de vasopressina a 1:100 é injetada nos cornos com agulha calibre 25.

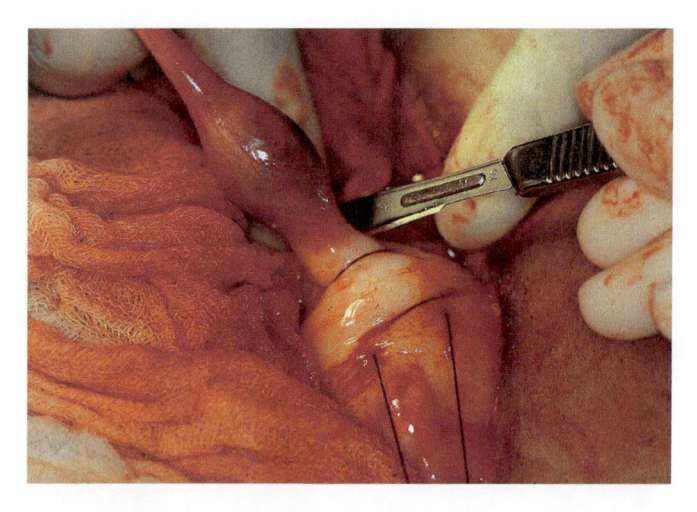

FIGURA 27-31 A tuba é cortada por incisão em cunha.

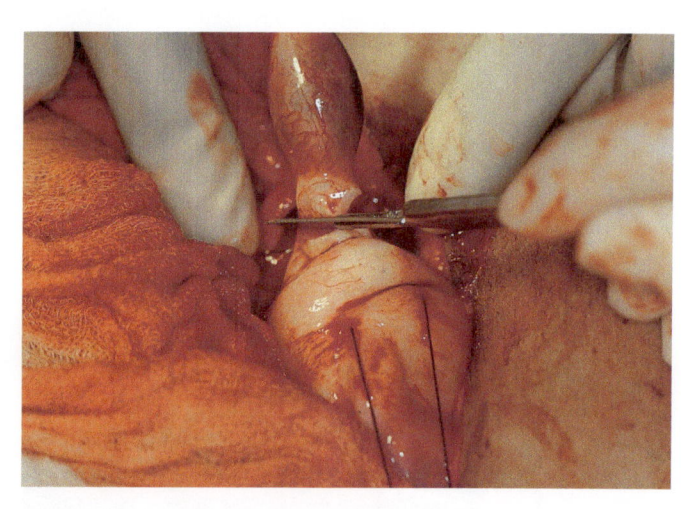

FIGURA 27-32 À medida que a cunha é removida da porção cornual do útero, o ponto em figura de "8" é apertado.

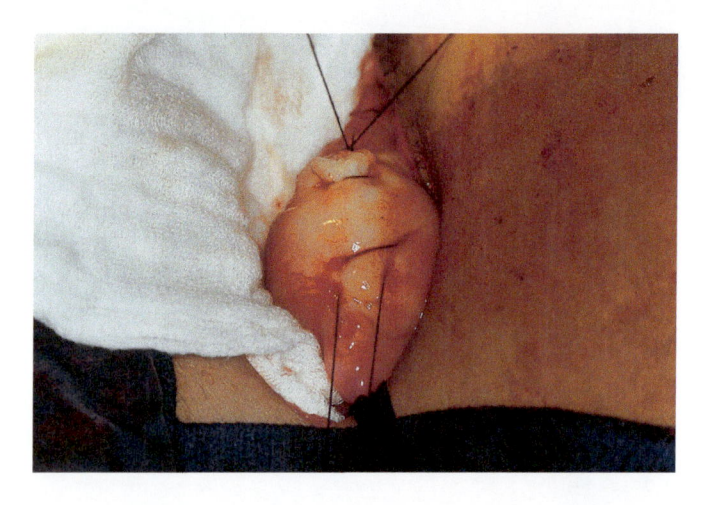

FIGURA 27-33 A sutura em figura de "8" é amarrada observando-se hemostasia satisfatória.

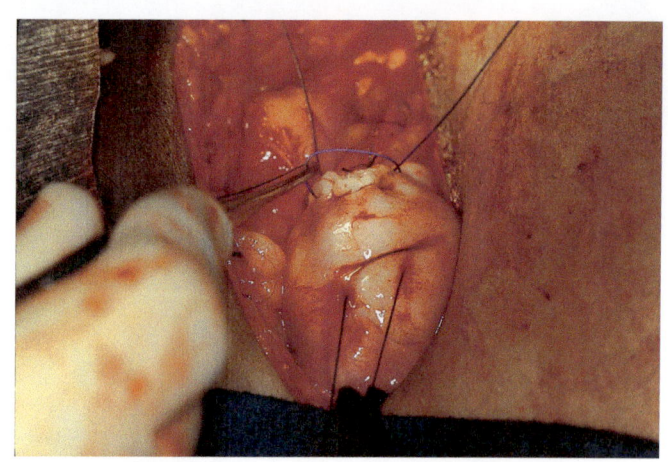

FIGURA 27-34 Suturas adicionais com Vicryl® 0 podem ser colocadas, se necessário.

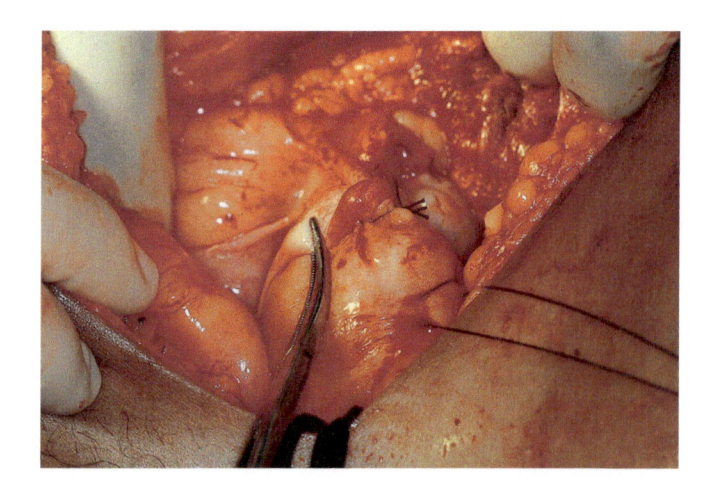

FIGURA 27-35 Uma dobra do ligamento redondo é puxada sobre a incisão; ela cobre a sutura e suspende o lado do útero operado.

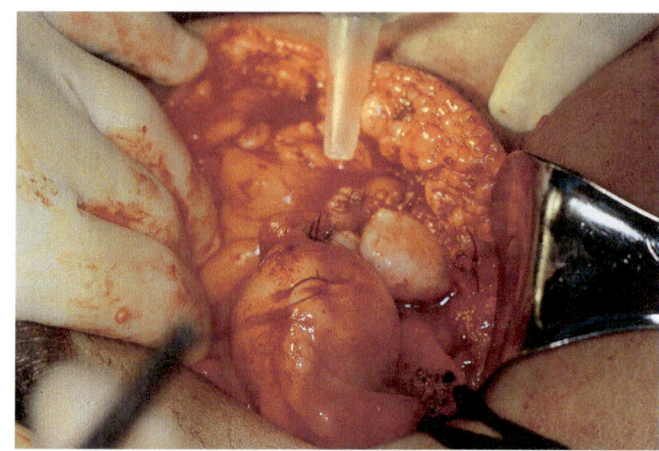

FIGURA 27-36 Em conclusão do local cirúrgico, ovário, vasos ovarianos, ureter e intestino ao redor são cuidadosamente examinados enquanto o campo é irrigado com soro fisiológico estéril.

CAPÍTULO 28

Conduta Cirúrgica nos Ovários Remanescentes e Residuais

Michael S. Baggish

Após a histerectomia sem salpingo-ooforectomia (unilateral ou bilateral), os anexos residuais não raramente se tornam sintomáticos, na forma de dor abdominal crônica. As razões para esta dor são inumeráveis, mas frequentemente envolvem aderências entre os anexos residuais aderidos aos intestinos, à bexiga urinária ou ao peritônio. Os anexos em si podem estar completamente incluídos no tecido fibroso e podem ser densamente fixados à parede pélvica, na região da fossa do obturador. A cirurgia para remover os anexos residuais requer uma dissecção cortante, suave e cuidadosa e hemostasia rigorosa. Obviamente, um conhecimento detalhado da anatomia pélvica é um requisito para um resultado bem-sucedido e sem complicações. A Figura 28-1 ilustra essas questões, dentre as quais a diferenciação entre a hidrossalpinge e o intestino, que pode ser um desafio (Fig. 28-2).

O ovário remanescente representa uma porção do ovário que supostamente tinha sido completamente removido no momento da ooforectomia prévia. Obviamente, a premissa estava errada, porque a peça retida de tecido ovariano constitui um testemunho do fato de que a excisão não foi completa.

Fragmentos de tecido ovariano deixados após uma remoção incompleta do ovário criam problemas significativos para a paciente. Em geral, esses restos estão encapsulados em aderências, sujeitos a um suprimento de sangue variável e produzem um quadro doloroso.

O tecido remanescente tende a ser deslocado para a parede lateral da pelve, nas proximidades das porções do ligamento infundíbulo pélvico, do ureter e dos vasos ilíacos externos (Fig. 28-3). Não frequentemente, o intestino grosso também é firmemente aderido ao ovário. A dissecção é realizada por meio de um acesso retroperitoneal para (1) liberar o intestino do tecido ovariano, (2) liberar o ovário, a partir das estruturas das paredes laterais (acima) sem danificar aquelas estruturas e (3) remover os fragmentos de ovário e reparar o defeito peritoneal (Fig. 28-4). O cirurgião **não** deve hesitar em consultar um urologista para passar um cateter retrógrado no ureter no lado afetado.

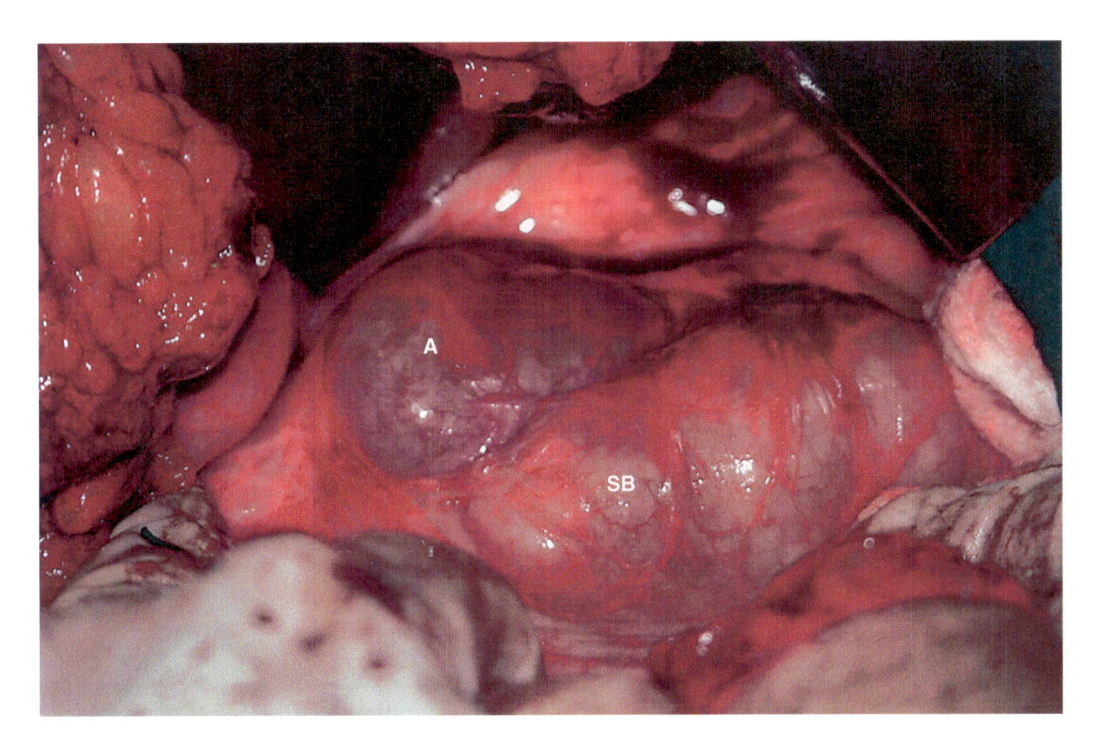

FIGURA 28-1 Ovário residual e a tuba uterina observados durante a laparotomia, em uma mulher que passou por três cesarianas anteriores e dois procedimentos subsequentes, incluindo uma histerectomia abdominal total. Após uma extensa adesiólise, o anexo direito (A) foi exposto profundamente aderido ao intestino delgado (SB). Um estado semelhante foi observado no lado esquerdo. Note a similaridade da aparência entre a hidrossalpinge e o intestino delgado aderido.

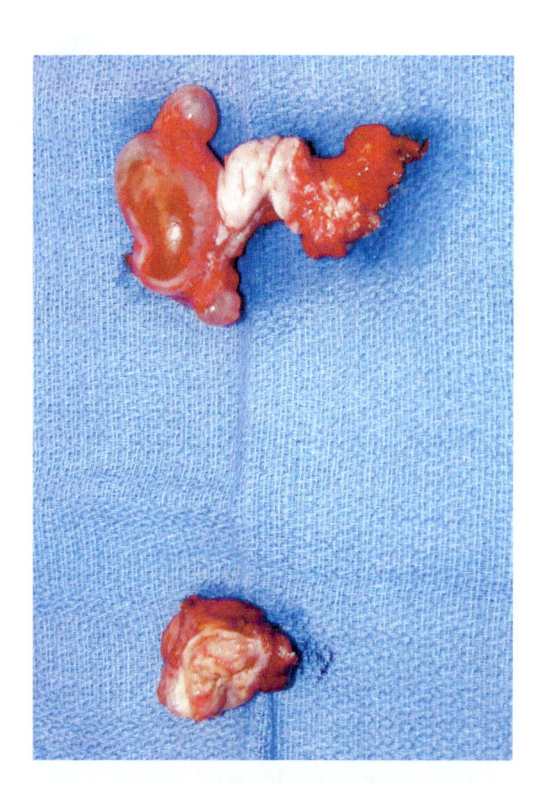

FIGURA 28-2 Os espaços retroperitoneais foram acessados sobre o músculo psoas maior, e os ureteres direito e esquerdo foram identificados. As tubas uterinas direita e esquerda e os ovários foram dissecados e liberados das estruturas vizinhas, sendo, então, removidos. A hemostasia foi obtida e longas pinças hemostáticas, com ligaduras de Vicryl® 3-0, foram usadas. A paciente referiu uma história de embolia pulmonar; portanto, foram administrados 40 mg de enoxaparina sódica 2 horas após a cirurgia. Os espécimes retirados são observados aqui. A hidrossalpinge no lado esquerdo vazou quando uma pinça Babcock foi colocada sobre a tuba uterina.

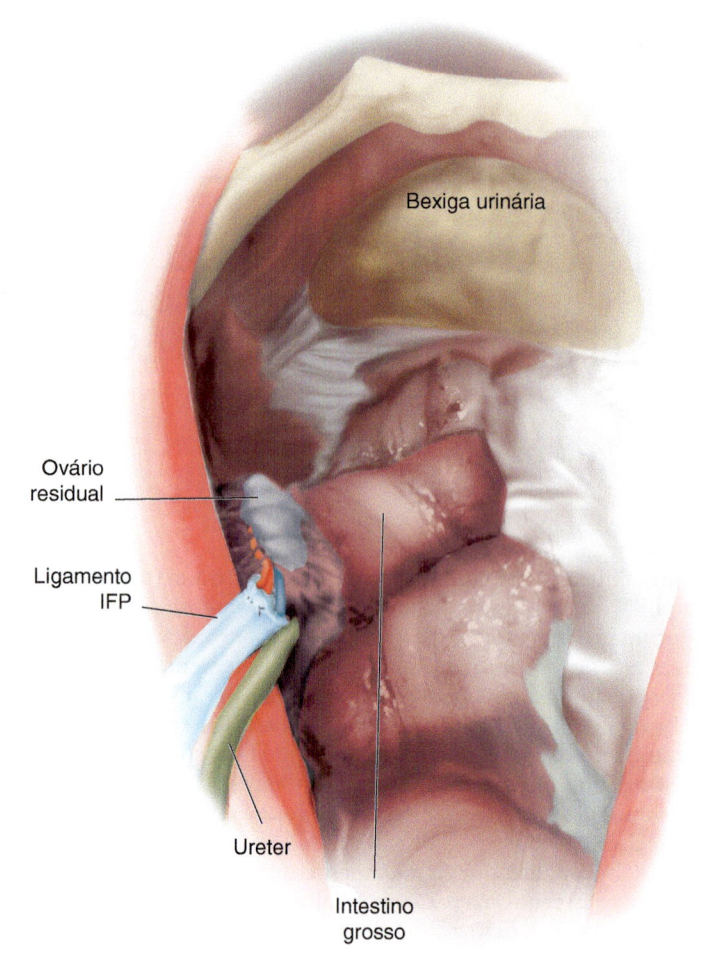

FIGURA 28-3 O ovário remanescente é visto aderido ao colo e à parede lateral da pelve. Observe a relação dos vasos do ovário e do ureter com a massa ovariana. Ligamento IFP, ligamento infundibulopélvico.

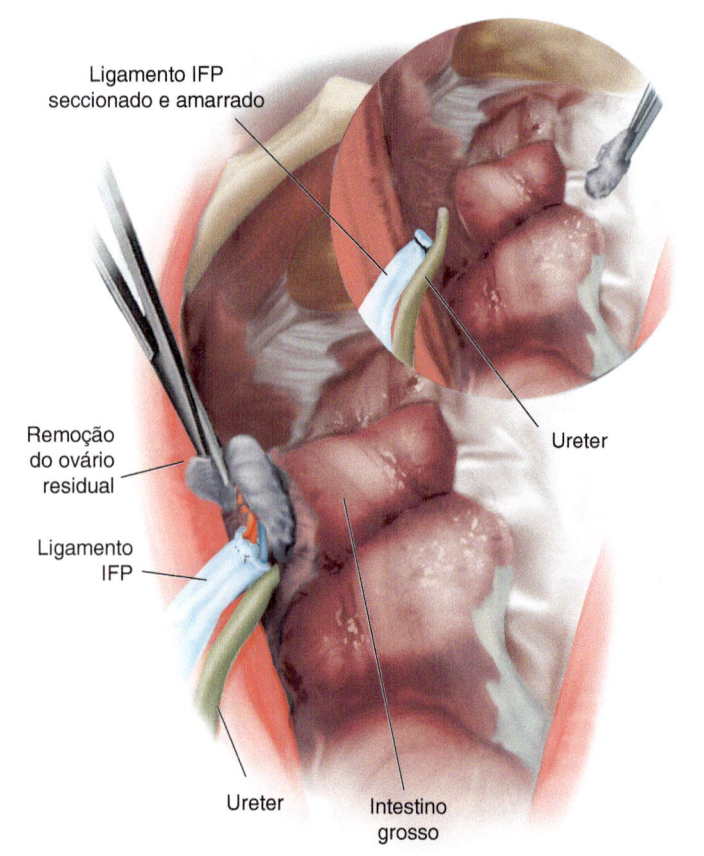

FIGURA 28-4 O colo sigmoide foi isolado por dissecção cortante, associado a uma hemostasia rigorosa. O ovário foi dissecado e liberado da estrutura da parede lateral. *Detalhe*, O remanescente foi removido. O trajeto do ureter foi identificado e o ureter foi cuidadosamente examinado na busca de qualquer sinal de lesão. Ligamento IFP, ligamento infundibulopélvico.

CAPÍTULO 29

Citorredução (Debulking) de Tumor Ovariano

Jack Basil ■ *Kevin Schuler* ■ *James Pavelka*

O câncer do ovário deve ser considerado como um espectro de doenças incluindo o câncer de ovário, da tuba uterina e do peritoneal primário. Dados moleculares recentes apoiam o conceito de que os cânceres serosos do ovário, na verdade, são decorrentes de um precursor displásico do segmento distal da tuba uterina. Admite-se que estes cânceres se propagam principalmente por um crescimento contíguo e, também, pela disseminação através dos vasos linfáticos. As células que atingem a superfície externa do ovário ou da tuba são descamadas e se implantam no interior da cavidade abdominopélvica, causando a doença peritoneal. Uma vez que o câncer foi disseminado, ele tende a crescer sobre o revestimento do peritônio e na parte externa das vísceras do abdome e da pelve. Uma vez fora do ovário/tuba uterina, este tumor maligno tem predileção por ser metastatizar para os fundos de saco anterior e posterior, para a superfície do diafragma (principalmente do lado direito) e para o omento, incluindo tanto as porções infracólica quanto gastrocólica. Além disso, tem sido demonstrado que o câncer do ovário envolve as superfícies dos intestinos delgado e grosso e seus mesentérios, além do baço, do fígado e do estômago. Cerca de um quarto dos casos de câncer de ovário estão confinados ao ovário. É de suma importância estadiar cirurgicamente esses casos, de forma completa, no momento de diagnóstico, de modo que um tratamento adequado seja possível.

O câncer de ovário é uma doença estadiada cirurgicamente e a maioria dos casos (aproximadamente 75%) corresponde às fases III ou IV avançadas no momento do diagnóstico inicial. A pedra angular da terapia para o câncer de ovário é a citorredução cirúrgica máxima ou cirurgia de citorredução do tumor. A maioria dos casos vai exigir tratamento adicional com quimioterapia, exceto aqueles tumores que apresentam uma classificação de grau 1, estádios IA/IB. A cirurgia para uma massa pélvica não diagnosticada ou um câncer presumido de ovário geralmente começa com uma incisão vertical na pele, na linha média (Fig. 29-1A a D). Esta abordagem permite a remoção da massa ou do ovário (especialmente se for grande) e, mais importante, possibilita uma exposição máxima da cavidade abdominopélvica, de modo que uma exploração completa possa ser realizada. A incisão é, em geral, iniciada no nível da sínfise púbica e prolongada na direção cefálica. Ela pode ser estendida por todo o trajeto até o processo xifoide, se necessário.

Na minoria dos casos, o câncer do ovário pode estar confinado apenas ao ovário e um "procedimento de estadiamento conservador" pode ser realizado (Fig. 29-2A e B). O processo de estadiamento conservador consiste em uma anexectomia unilateral, lavado pélvico, biópsias peritoniais, omentectomia e dissecção dos linfonodos (geralmente para incluir áreas pélvicas e para-aórticas; Fig. 29-3A e B). Esta técnica conservadora deve ser limitada às crianças, adolescentes e mulheres em idade fértil, cuja malignidade é, de forma geral, restrita a um ovário.

Até a presente data, nenhum teste preciso de triagem do câncer de ovário foi desenvolvido; portanto, a maior parte dos tipos de câncer ovarianos mostra uma propagação na cavidade abdominopélvica, no momento do diagnóstico (Fig. 29-4A a D). O objetivo do tratamento cirúrgico, nesses casos, é a redução máxima (*debulking*) do tumor, também denominada *citorredução cirúrgica*. Este procedimento, em geral, consiste em histerectomia total por via abdominal, salpingo-ooforectomia bilateral, omentectomia e citorredução tumoral. Além disso, a ascite, se presente, é drenada como um componente dessa cirurgia. Quando uma doença volumosa evidente é encontrada fora do abdome, a remoção de tecidos linfonodais é, em geral, reservada para os casos nos quais os linfonodos contenham comprometimento evidente. Muitas vezes, o omento é um local de doença metastática (Fig. 29-5). Em geral, a maioria dos casos de doença metastática do câncer do ovário é encontrada no omento (Figs. 29-6A e B e 29-7A e B).

Citorredução ótima do tumor (definida como nenhuma doença residual = 1 a 2 cm, na conclusão da cirurgia) fornece uma vantagem de sobrevida para doentes com câncer do ovário. Citorredução ótima do tumor, muitas vezes, pode envolver cirurgia em órgãos como o intestino, a bexiga urinária, o fígado e o baço (Fig. 29-8). Admite-se que o conceito de carga residual tumoral decrescente torne a terapia adjuvante pós-operatória mais eficaz. Isso se correlaciona com uma vantagem de sobrevida em pacientes que se submetem à citorredução ideal do tumor para câncer do ovário.

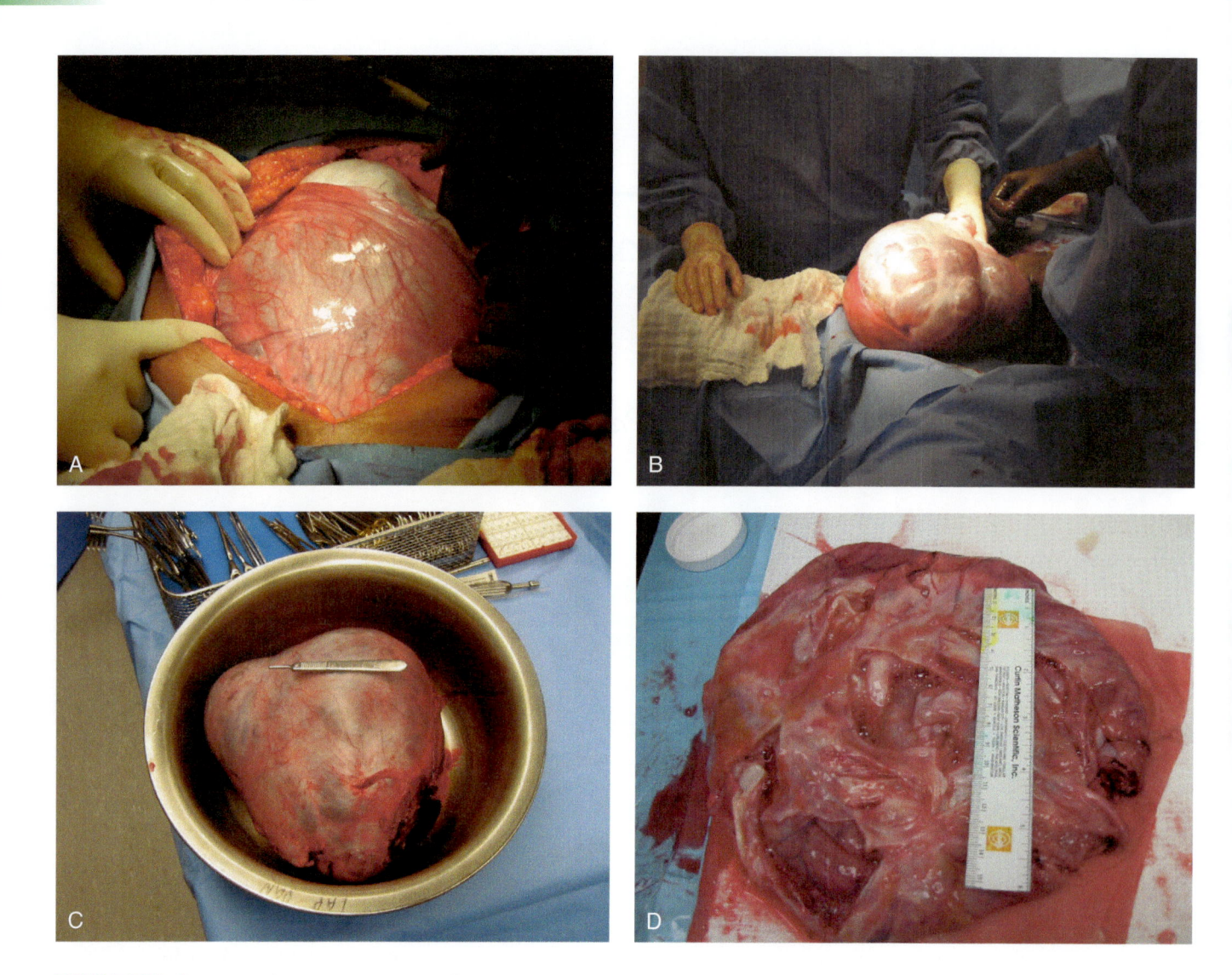

FIGURA 29-1 A. O ovário direito mostra-se acentuadamente aumentado e contém um adenocarcinoma. A tuba uterina direita e o mesossalpinge podem ser vistos recobrindo os três quartos inferiores do ovário. A incisão vertical na pele, na linha média, se estende para cima, a partir da sínfise púbica, atingindo o nível acima do umbigo e fornece uma exposição adequada nesse caso. **B.** A grande massa de ovário foi liberada através da incisão vertical da pele, na linha média. **C.** O adenocarcinoma de ovário direito mede 20 × 15 × 8 cm. **D.** A maior parte do ovário direito se encontrava cheio de líquido, mas continha vários septos espessos e o adenocarcinoma, com componentes mistos serosos e mucinosos.

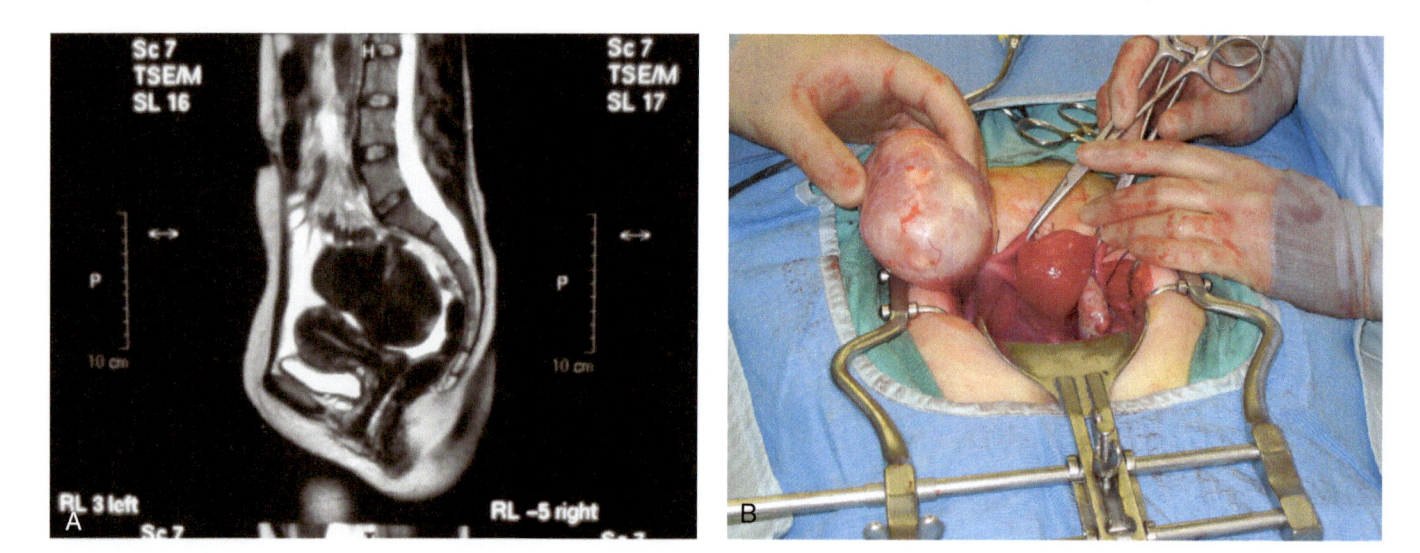

FIGURA 29-2 A. Esta imagem pré-operatória de ressonância magnética (RM) da pelve mostra uma massa ovariana claramente distinta da bexiga urinária, do útero e do cólon retossigmoide. **B.** O câncer de ovário está confinado ao ovário esquerdo e o útero e o ovário direitos normais podem ser vistos. Um estadiamento conservador pode ser utilizado neste caso.

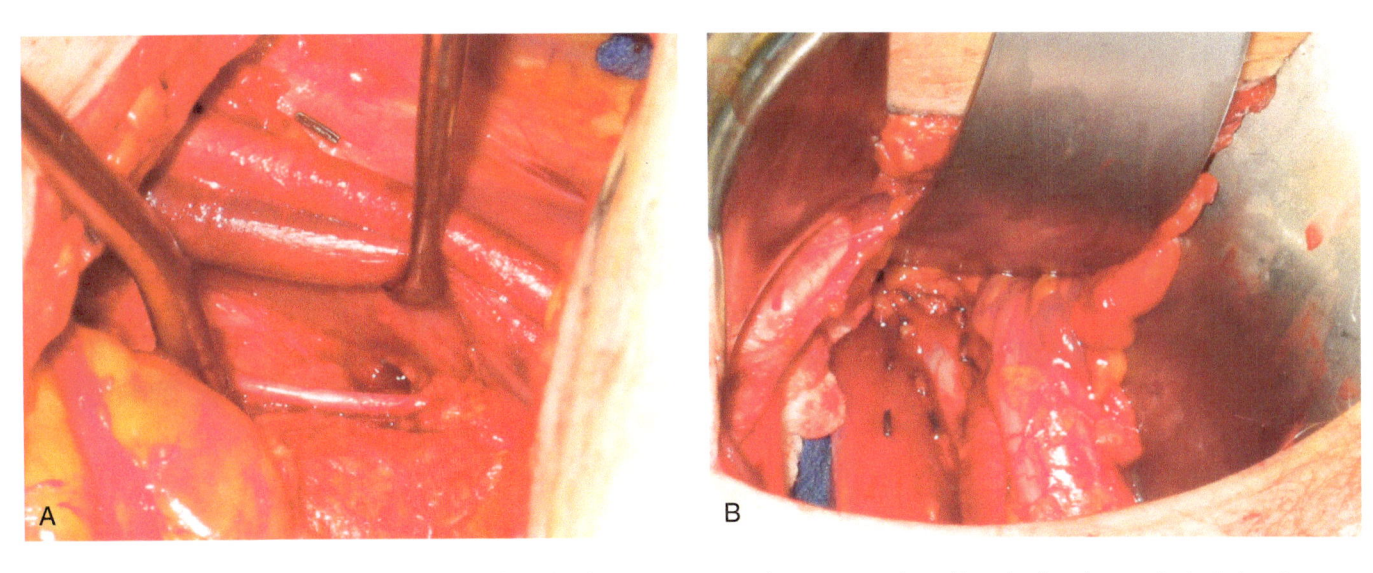

CAPÍTULO 29 Citorredução (*Debulking*) de Tumor Ovariano 363

FIGURA 29-3 A. A dissecção de linfonodos pélvicos foi realizada. A artéria e a veia ilíacas externas foram liberadas de todo o tecido dos linfonodos e suavemente desviadas por um afastador de veia para expor o nervo obturatório. O coxim adiposo do linfonodo obturatório também foi removido para expor o músculo obturador interno e a parede lateral da pelve. **B.** Dissecação de linfonodos para-aórticos, do lado direito, foi realizada. Clipes cirúrgicos podem ser vistos na superfície do músculo psoas maior e da veia cava inferior. Medialmente à veia cava inferior, a artéria aorta pode ser observada, assim como o ureter.

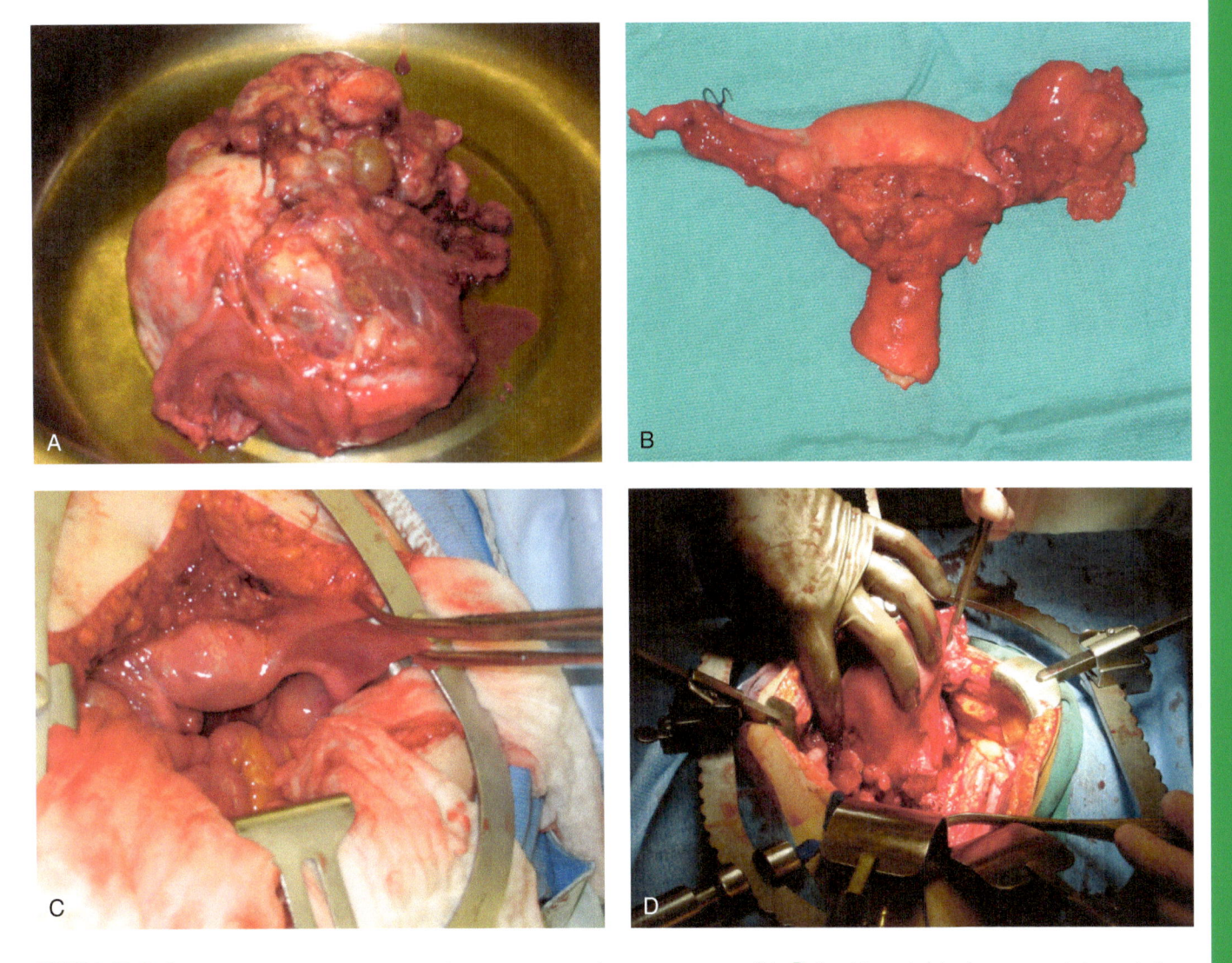

FIGURA 29-4 A. Um ovário canceroso, com acometimento extenso e volumoso na sua superfície. **B.** O ovário contralateral e a serosa uterina posterior contêm doença metastática evidente. **C.** Doença extraovariana, ao longo do peritônio vesicouterino, provocou a obliteração do fundo de saco anterior. **D.** Doença extraovariana envolvendo o fundo de saco posterior.

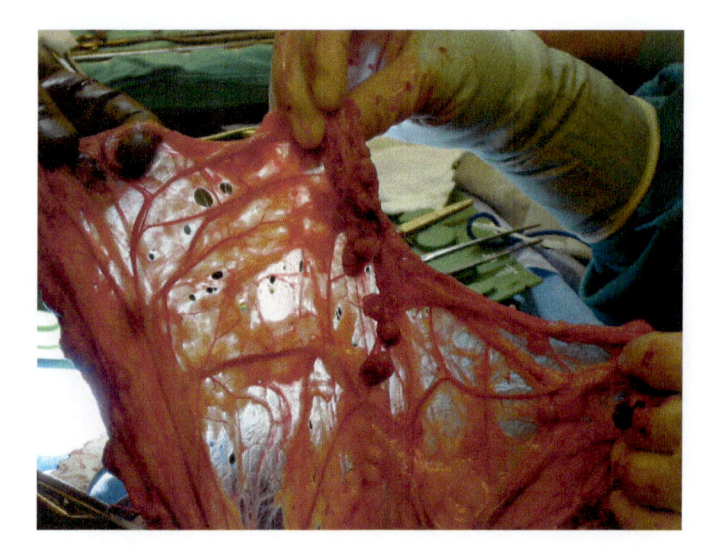

FIGURA 29-5 Pequenos implantes metastáticos de um tumor maligno do ovário podem ser observados em todo o omento.

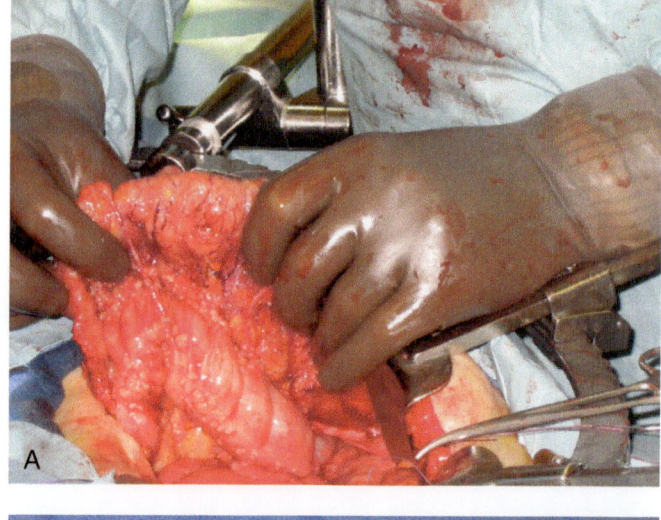

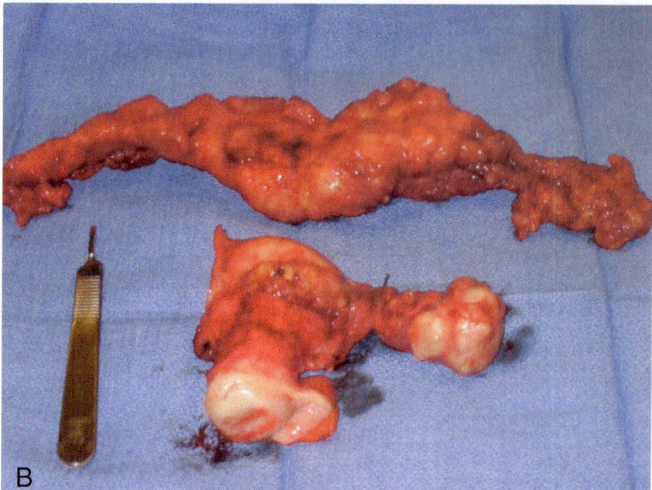

FIGURA 29-6 A. Câncer metastático de ovário com envolvimento do omento, acometendo o omento infracólico. Implantes tumorais metastáticos podem ser observados ao longo das tênias do colo transverso. **B.** O ovário esquerdo, o útero, o colo do útero e o omento exibem câncer de ovário esquerdo com doença metastática ao longo da serosa uterina anterior e do omento. A maior parte da doença está contida no omento.

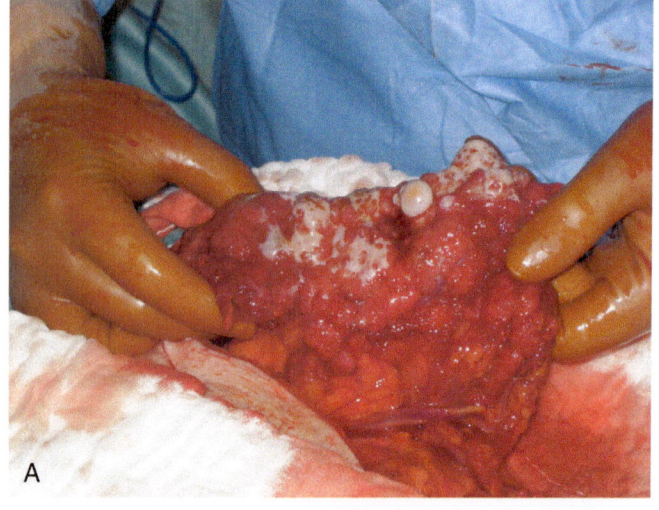

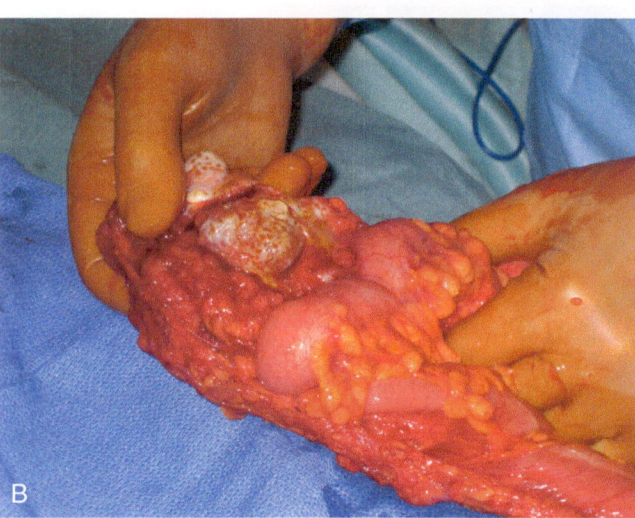

FIGURA 29-7 A. Um caso de câncer de ovário metastático envolvendo o omento. **B.** O omento tumoral e endurecido (*omental cake*) é mostrado, firmemente aderido ao colo transverso.

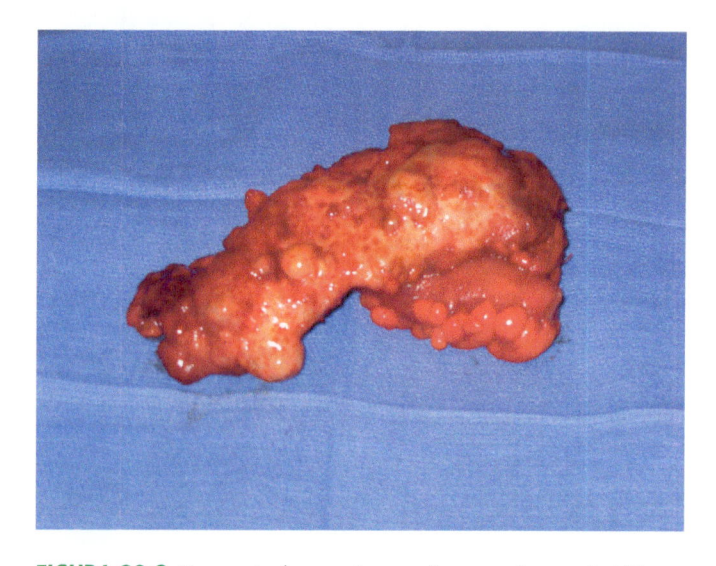

FIGURA 29-8 Uma parte do omento com câncer ovariano metastático mostra-se firmemente aderente a uma porção do intestino delgado. Para realização de uma citorredução ideal do tumor, a porção do intestino delgado aderente ao omento tumoral (*omental cake*) foi ressecada e uma reanastomose do intestino foi realizada.

CAPÍTULO 30

Salpingoplastia

Michael S. Baggish

As tubas uterinas podem ser obstruídas principalmente em três locais: (1) no corno do útero, (2) na extremidade fimbriada e (3) em qualquer ponto entre esses dois locais. As causas de obstrução tubária são inúmeras e incluem infecção, gravidez ectópica, endometriose, laqueadura intencional e salpingectomia parcial. Antes de a cirurgia ser realizada, é necessário fazer uma investigação diagnóstica, incluindo laparoscopia, cromotubagem e histerossalpingografia. Várias das técnicas descritas aqui podem ser realizadas por meio de laparoscopia, laparotomia ou microcirurgia. Do mesmo modo, as incisões em tais procedimentos podem ser realizadas com dispositivos mecânicos convencionais, *lasers* de dióxido de carbono (CO_2) superpulsados ou instrumentos de eletrocirurgia. Eu prefiro usar uma variedade de instrumentos, a partir da seleção nas circunstâncias da doença e nas vantagens relativas de um determinado dispositivo em uma circunstância específica. Essas técnicas cirúrgicas utilizam instrumentos finos, manipulação suave dos tecidos, material de sutura e agulhas de pequeno calibre. Uma hemostasia rigorosa é necessária para obtenção de resultados bem-sucedidos.

Fimbrioplastia (Hidrossalpinge)

A hidrossalpinge indica uma tuba danificada (Fig. 30-1). Corante azul de metileno deve ser injetado através do canal do colo do útero, para determinar se a tuba é preenchida. Se a tuba dilatar com o corante, então uma fimbrioplastia pode ser tentada (Fig. 30-2). Suturas de tração com Vicryl® 4-0 são aplicadas para permitir a manipulação suave do tecido e obter uma boa estabilidade da tuba uterina durante a cirurgia (Fig. 30-3). Um *laser* de CO_2 superpulsado (Lumenis, Santa Clara, Califórnia) com 12 W e 300 pulsos/seg é focalizado para liberar um feixe de 1 mm de diâmetro (Fig. 30-4). Um orifício é produzido no ponto central das aderências das fímbrias (Fig. 30-5). O corante azul jorra à medida que o lúmen da tuba uterina é aberto. Uma sonda lacrimal é inserida na abertura. Quatro cortes radiais são realizados a partir do ponto central e são conduzidos para o interior do lúmen tubário (Fig. 30-6). Esse procedimento pode variar de 3 a 10 mm de comprimento.

As bordas de cada corte radial são, então, suturadas ao redor da serosa tubária ou um *laser* pode ser usado para criar um manguito (Fig. 30-7). O material de sutura preferido é a polidioxanona 5-0 (PDS)/Vicryl®. O manguito expõe ao ovário uma grande área de superfície de células ciliadas das tubas. A permeabilidade é novamente avaliada por meio de injeção retrógrada de corante azul de metileno (Fig. 30-8).

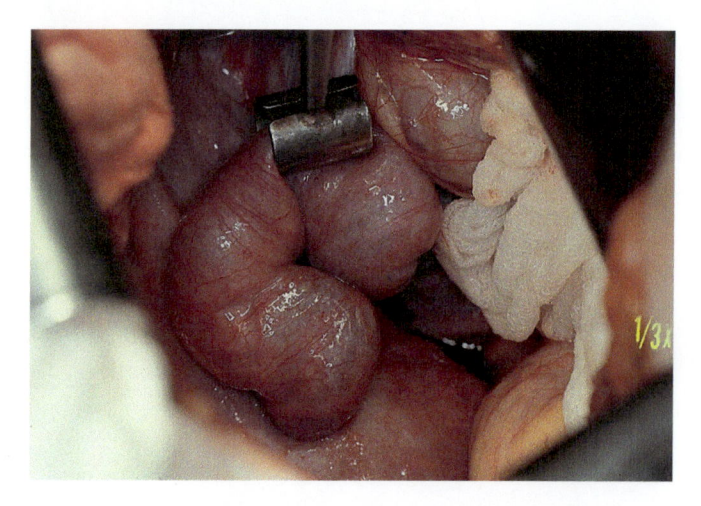

FIGURA 30-1 A tuba uterina distendida está apreendida para a inspeção com uma pinça tubária. Esta figura mostra uma hidrossalpinge clássica.

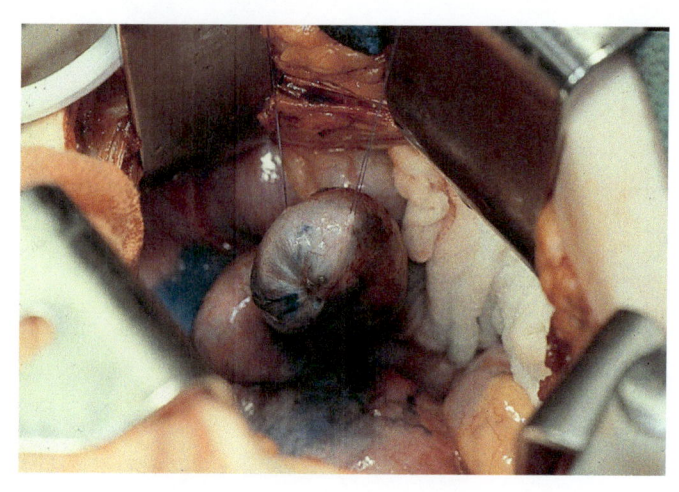

FIGURA 30-2 A tuba uterina é preenchida com azul de metileno injetado retrogradamente, através do canal do colo do útero, com uma cânula Cohen-Eder.

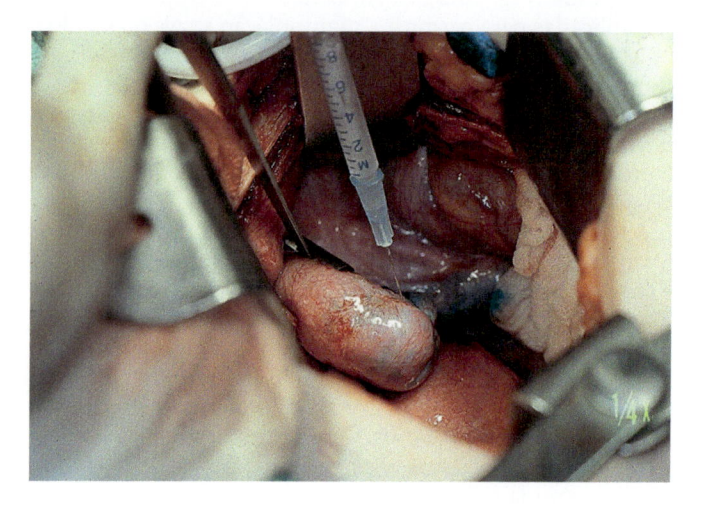

FIGURA 30-3 Uma diluição de vasopressina 1:200 é injetada no local planejado da cirurgia, com uma agulha de calibre 25.

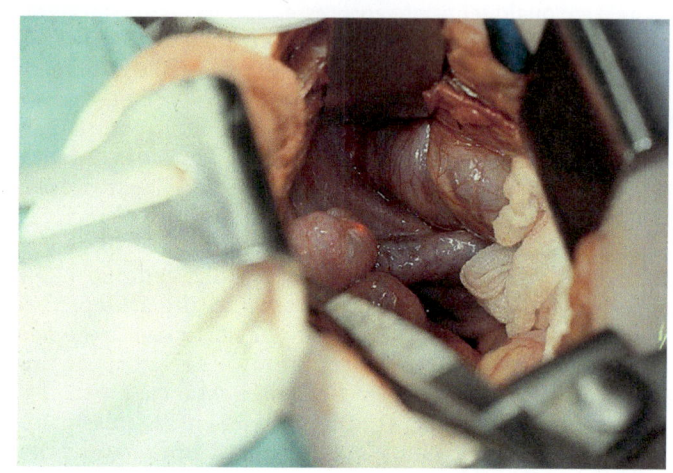

FIGURA 30-4 O feixe de hélio-neon com ajuda de um *laser* de carbono (CO_2) superpulsado é direcionado ao sulco na extremidade fimbriada da hidrossalpinge. Este ponto representa o local de aglutinação central da fímbria.

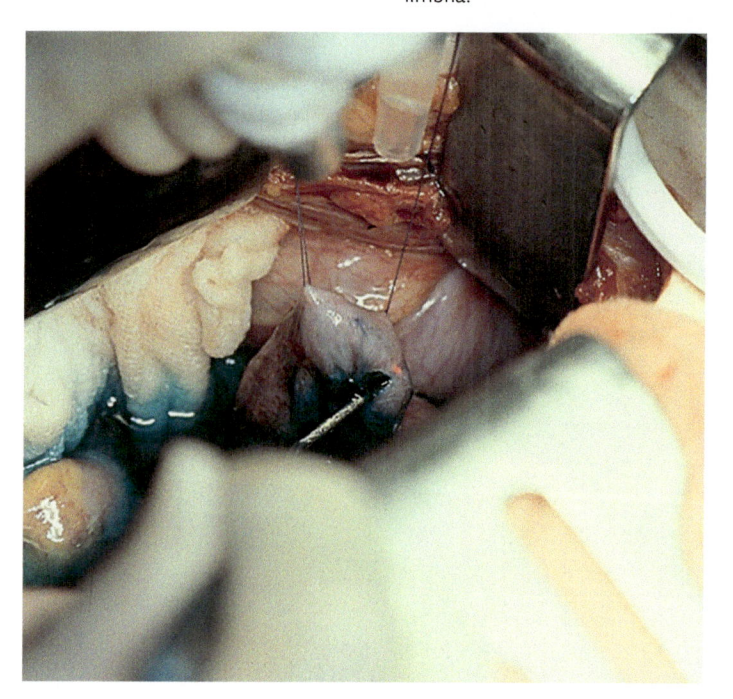

FIGURA 30-5 A entrada no lúmen tubário é confirmada pelo vazamento de líquido tingido com azul de metileno. Uma sonda de metal é inserida no lúmen.

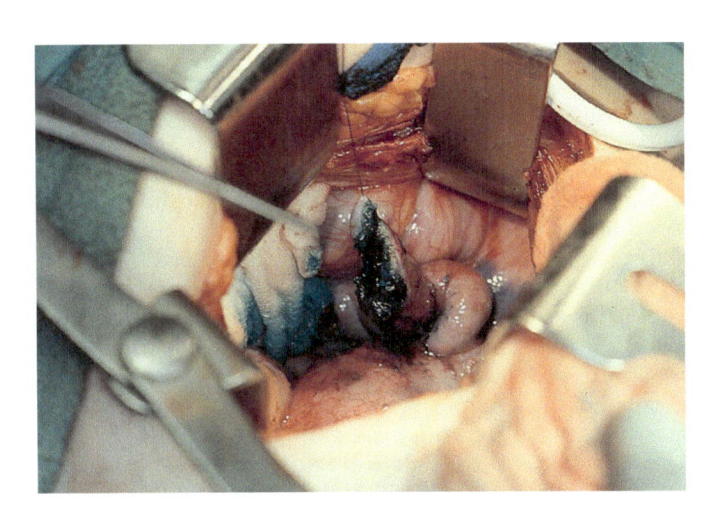

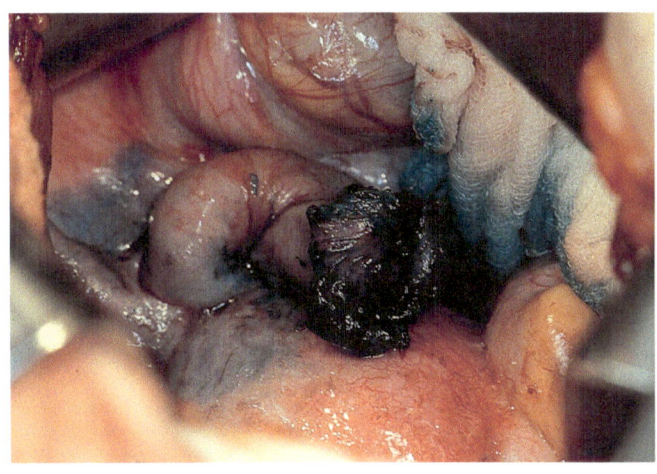

FIGURA 30-6 A tuba é aberta seccionando-se amplamente quatro retalhos.

FIGURA 30-7 Os retalhos são suturados retrogradamente, através da serosa tubária, criando um manguito aberto.

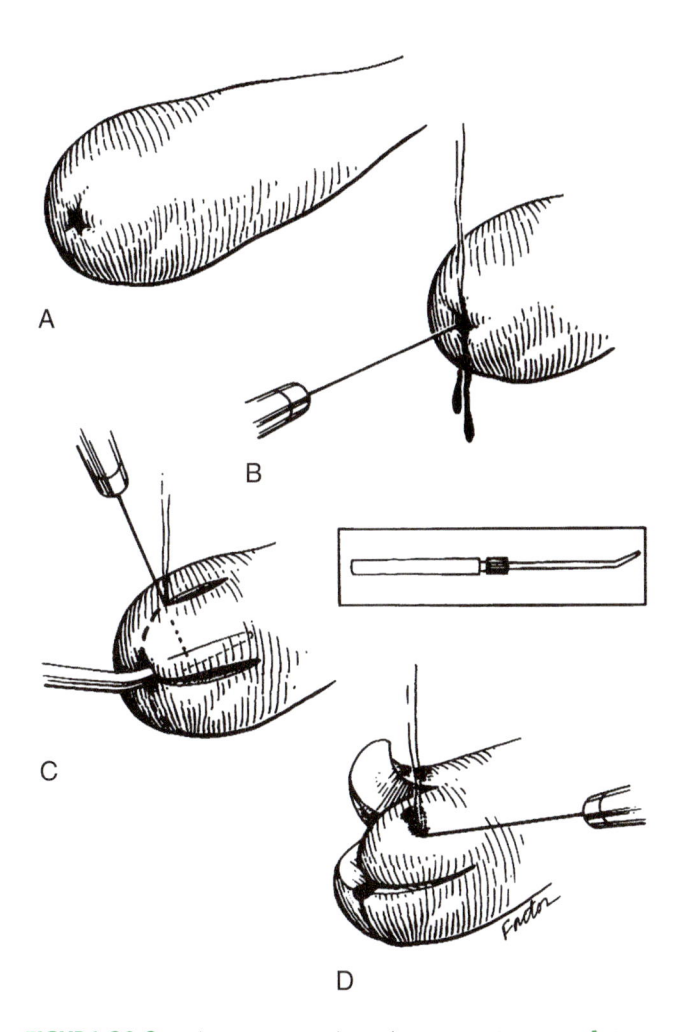

FIGURA 30-8 Todo o processo é ilustrado esquematicamente. **A.** Uma grande hidrossalpinge é ilustrada. **B.** O feixe de *laser* de CO_2 perfura um orifício na tuba distendida, no seu ponto central de obstrução; líquido aquoso emerge a partir do orifício. **C.** O *laser* de CO_2 focalizado secciona os retalhos no interior da hidrossalpinge. Observe o bloqueio do metal que impede que o feixe de *laser* lese a mucosa tubária além do alvo. **D.** Em vez de suturar os retalhos, um manguito é criado pela ação de *laser* em baixa potência (escovação) no retalho da serosa, criando, assim, um processo de coagulação lento e suave da serosa e uma retração resultante da mucosa tubária.

Anastomose Mediotubária

Obstrução mediotubária (produzida por laqueadura prévia das tubas uterinas) pode ser tratada por cirurgia de ressecção segmentar, seguida de anastomose sobre um *stent*.

Azul de metileno é injetado retrogradamente, enchendo a parte distal não ocluída (extremidade uterina) da tuba uterina (Fig. 30-9). Uma solução de vasopressina 1:100 é, então, injetada para além da obstrução (Fig. 30-10). A tuba é seccionada com um bisturi no nível do mesossalpinge (isto é, um corte transversal circunferencial). O corante azul sai do lúmen aberto da tuba uterina. Uma sonda fina é inserida no sentido da cavidade uterina. Quatro suturas com Vicryl® 5-0 são aplicadas em sentido horário, acompanhando a espessura total através da margem de corte da tuba e são mantidas com pinças mosquito.

Atenção especial é dada para a extremidade fimbriada da tuba. Uma sonda é introduzida através das fímbrias, avançado até encontrar a obstrução (Fig. 30-11). Isso marca o ponto no qual a cicatriz tecidual começa. Uma solução de vasopressina 1:100 é injetada na tuba, neste ponto. Um bisturi secciona a tuba, como mencionado anteriormente, até que a extremidade da sonda seja exposta (Fig. 30-11). O segmento obstruído é seccionado e o mesossalpinge suturado com um Vicryl® 4-0 sutura contínua. Um cateter plástico fino ou tubo Silastic é inserido através da tuba uterina recém-aberta (Fig. 30-12). Cuidados devem ser tomados para evitar a torção da tuba. Os pontos anteriores (aplicados de fora para dentro) são, agora, retomados e suturados no interior do segmento proximal por meio de uma técnica de dentro para fora (Fig. 30-13). Os quatro pontos podem, agora, ser amarrados ao longo do *stent*. Se desejarmos pontos adicionais, eles devem ser aplicados antes que as quatro suturas originais sejam amarradas.

A extremidade distal do tubo do *stent* é posicionada no interior da cavidade uterina. Todas as linhas de sutura são cuidadosamente irrigadas. A porção do *stent* que sai da fímbria deve ser aparada (Fig. 30-14).

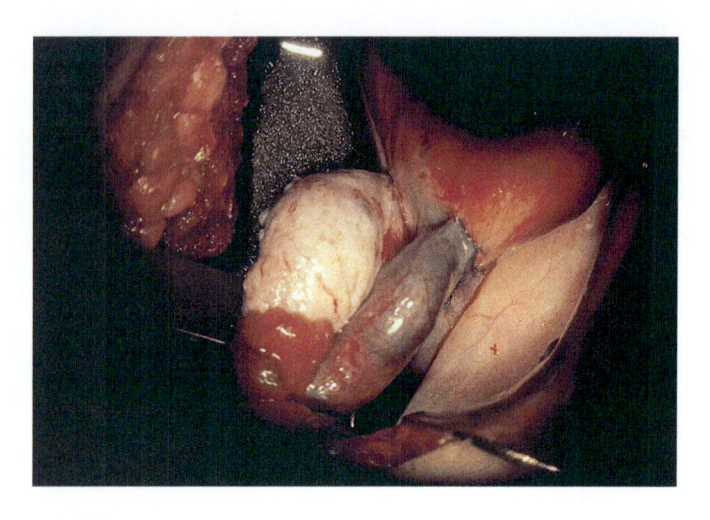

FIGURA 30-9 Azul de metileno injetado através do canal do colo do útero distende a parte distal da tuba uterina até ao ponto de obstrução ampular.

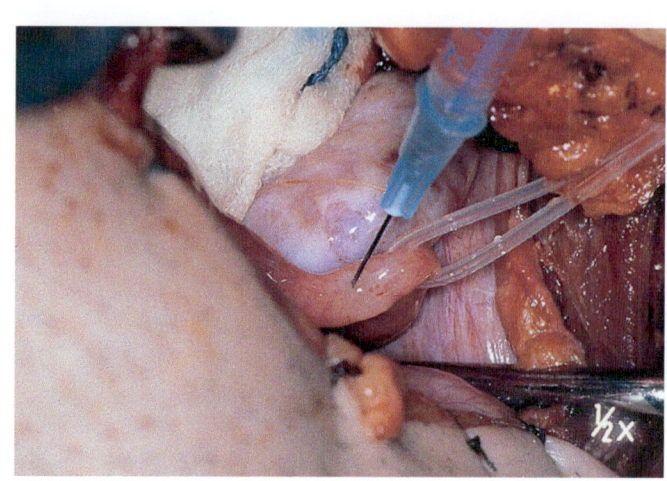

FIGURA 30-10 A tuba é manipulada com cateter de polietileno colocado através do mesossalpinge. Uma solução de vasopressina 1:100 é injetada na parte distal da tuba uterina, no ponto da obstrução.

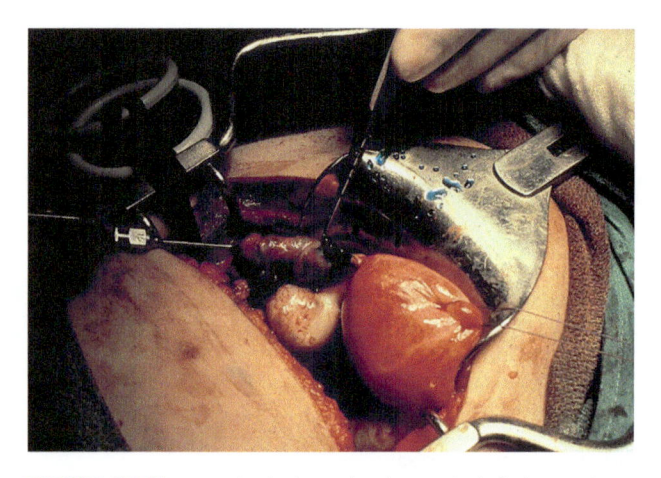

FIGURA 30-11 Uma cânula é introduzida através da fímbria, até o ponto proximal de obstrução. À medida que a área obstruída é seccionada, o corante azul extravasa.

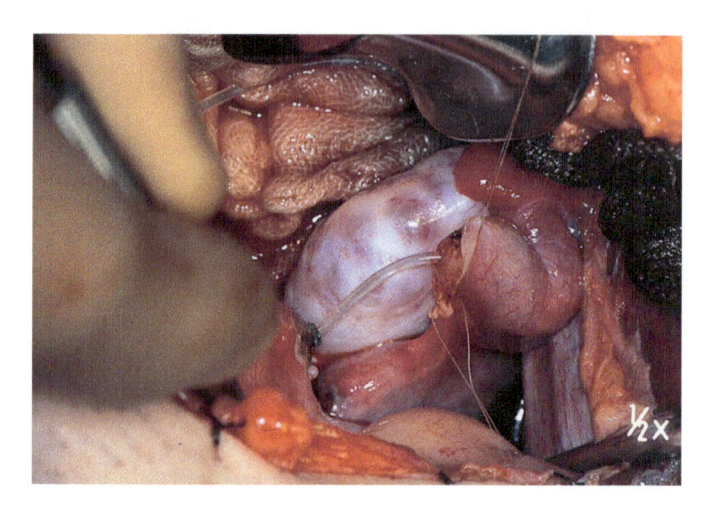

FIGURA 30-12 Um tubo de polietileno é passado nos segmentos pérvios da tuba uterina proximal (fímbrias) e distal (uterina), que funciona como um *stent* para facilitar a anastomose.

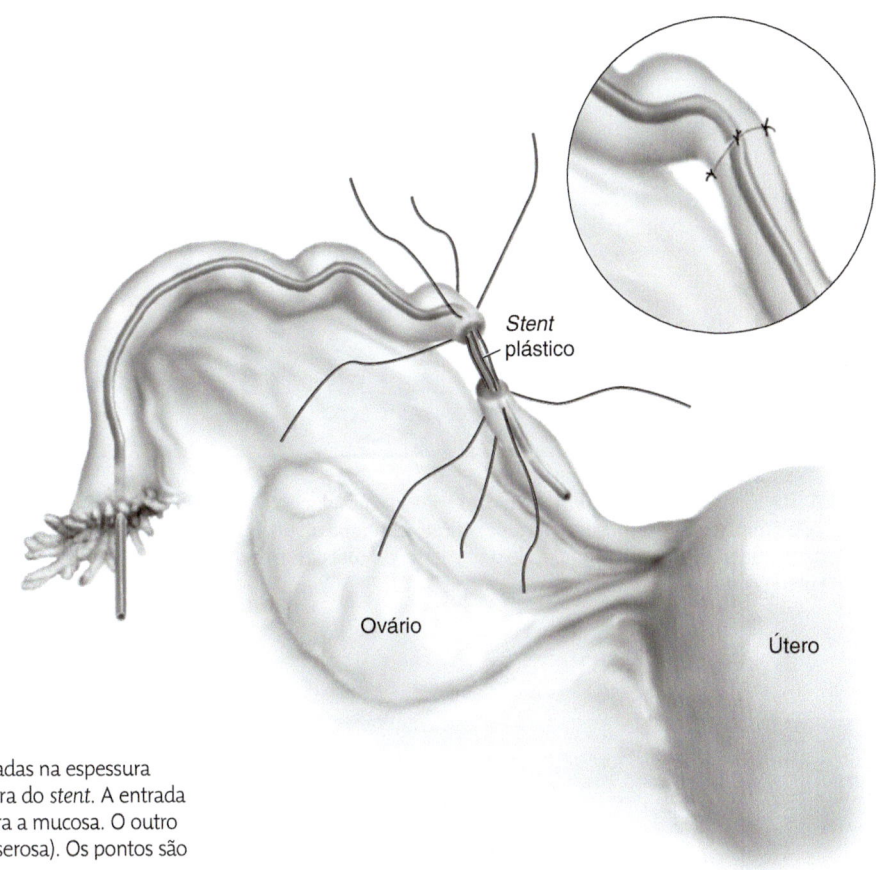

FIGURA 30-13 Suturas com Vicryl® (5-0) são aplicadas na espessura total da tuba uterina, com o cuidado de evitar a sutura do *stent*. A entrada da sutura em um segmento tubário vai de serosa para a mucosa. O outro segmento é suturado de dentro (mucosa) para fora (serosa). Os pontos são amarrados na serosa e cortados nos nós.

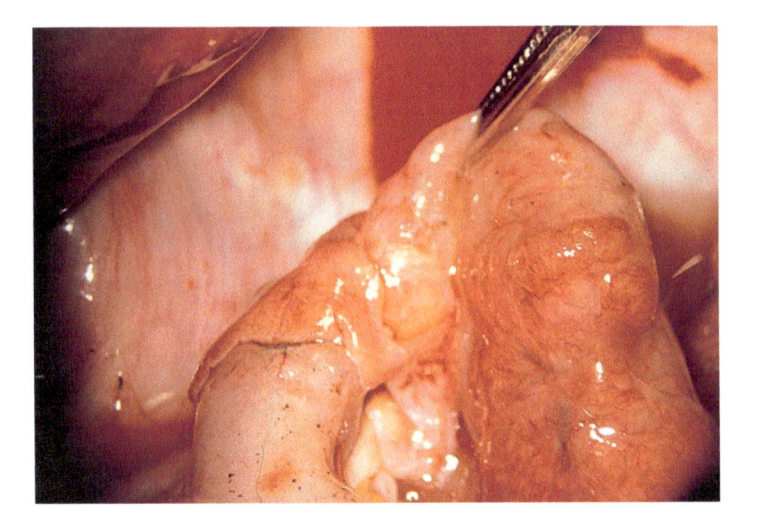

FIGURA 30-14 A tuba uterina foi anastomosada e mostrou-se estar desobstruída. As suturas com Vicryl® 5-0 são pouco visíveis. É evidente que esta anastomose foi realizada com a utilização de microscópio cirúrgico.

Anastomose Cornual

A extremidade fimbriada da tuba é sondada por meio de uma cânula de polietileno inserida na tuba. Corante (azul de metileno) é injetado. Vasopressina 1:200 é injetada na tuba que é seccionada rente à borda proximal à obstrução. Todos os pontos de sangramento são controlados. O segmento restante de tuba obstruída é excisado e o mesossalpinge é ligado com sutura de Vicryl® 3-0 (Fig. 30-15).

Injeta-se vasopressina 1:200 na porção cornual do útero (Fig. 30-16). Cortes em série são realizados nos cornos (Fig. 30-17). Ao mesmo tempo, o azul de metileno é injetado retrogradamente através do colo do útero. Quando a porção aberta do segmento intersticial da tuba uterina é seccionada, o corante azul esguicha. Uma sonda lacrimal é inserida no lúmen do segmento intersticial da tuba e avança para o interior da cavidade uterina. A sonda é retirada e o *stent* de polietileno, descrito anteriormente, avança através do lúmen da parte distal de tuba até o interior da cavidade uterina (Fig. 30-18).

Anastomose dos dois segmentos da tuba é completada com suturas interrompidas usando Vicryl® 5-0 ou 6-0 (Fig. 30-19). A porção serosa da tuba é, então, fixada à serosa uterina com Vicryl® 5-0. O defeito cornual é fechado simultaneamente com Vicryl® 4-0 (Fig. 30-20).

O abdome é irrigado cuidadosamente antes que o fechamento seja realizado. O *stent* é retirado através de histeroscopia, 3 a 4 semanas no pós-operatório.

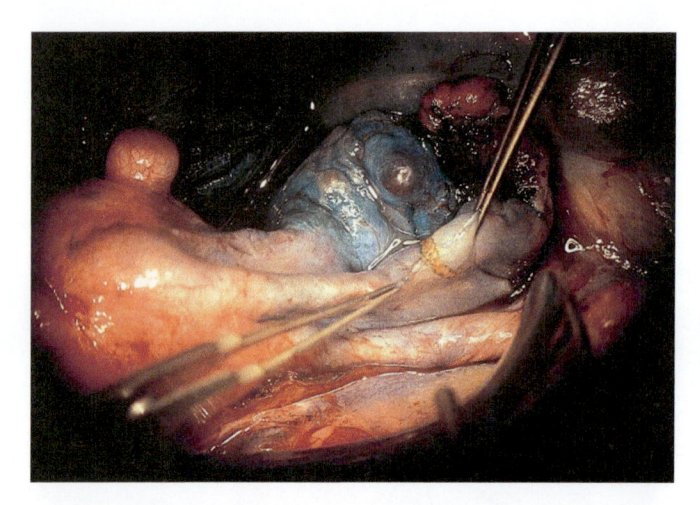

FIGURA 30-15 O segmento proximal da tuba uterina foi enchido, via cateter pela fímbria, para demonstrar a área de obstrução. A tuba uterina será cortada e aberta na área marcada. Todo o segmento cornual e ístmico da tuba uterina está obstruído.

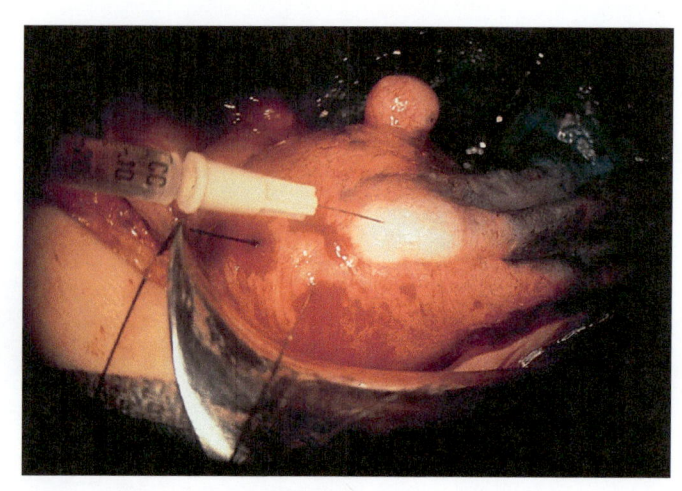

FIGURA 30-16 Uma solução de vasopressina 1:100 é injetada nos cornos uterinos, com uma agulha fina (calibre 25).

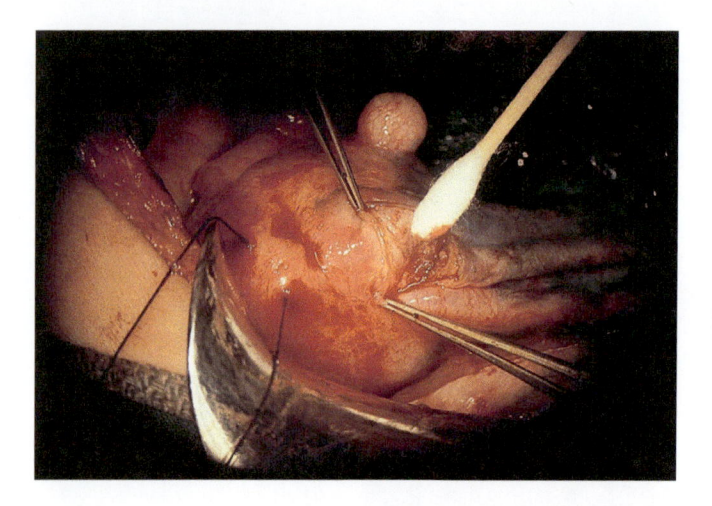

FIGURA 30-17 O corno uterino é seccionado em série até que o azul de metileno injetado através do canal do colo do útero flua livremente a partir da porção aberta intersticial da tuba uterina.

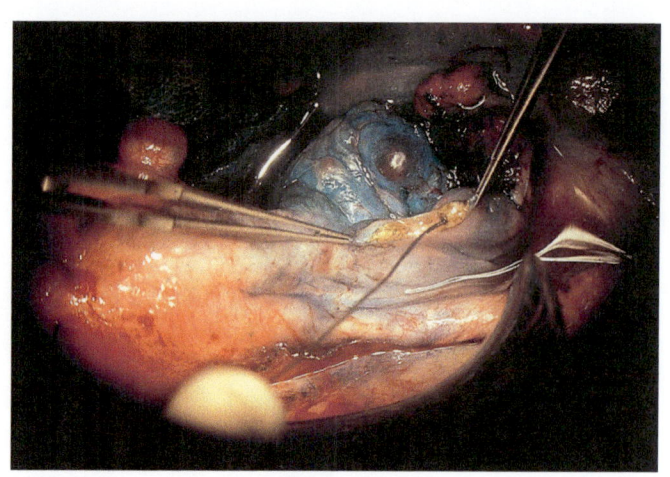

FIGURA 30-18 As duas extremidades abertas da tuba são aproximadas no corno após a ressecção do segmento obstruído.

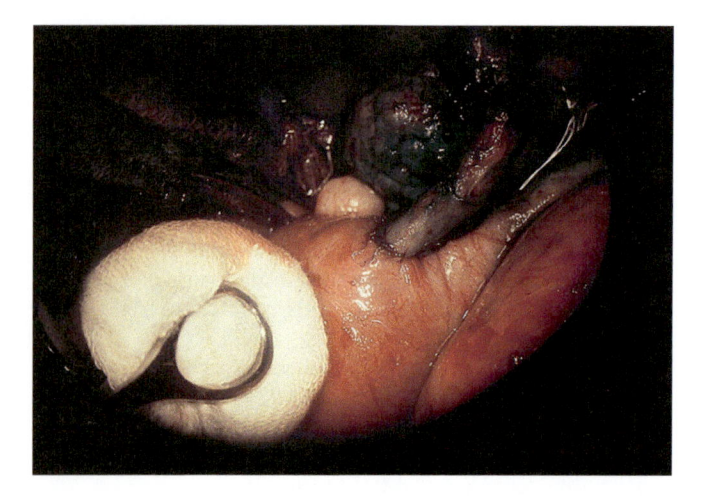

FIGURA 30-19 A tuba uterina é anastomosada no interior do corno uterino, com fechamento em duas camadas.

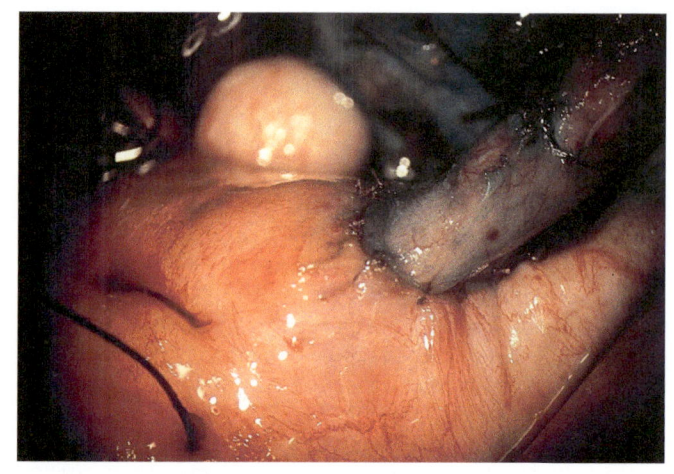

FIGURA 30-20 A incisão cornual é fechada com Vicryl® 4-0. A serosa da tuba uterina é suturada à serosa do útero com Vicryl® 5-0.

CAPÍTULO 31

Esterilização Tubária

Michael S. Baggish

Interrupção das tubas uterinas ou salpingectomia parcial bilateral é um método relativamente fácil e direto de realizar a esterilização cirúrgica. Em geral, esta cirurgia é realizada no momento da cesariana, ou imediatamente após o parto, no caso de parto vaginal. Duas cirurgias são especialmente bem apropriadas nessas circunstâncias particulares. As técnicas de Irving e de Pomeroy modificadas são reforçadas, pois a separação adicional das tubas pode ser esperada como o resultado da rápida regressão do útero a um volume e uma forma não gravídicos. A maioria dos procedimentos de esterilização por secção é realizada por meio de laparoscopia (Fig. 31-1A a H). A cirurgia de Uchida pode ser realizada como um procedimento pós-parto ou de intervalo. A fimbriectomia simples ou excisão istmo-ampular é bem adequada como uma cirurgia interina.

Independentemente do método escolhido para a esterilização tubária, certos preceitos devem ser seguidos. Em primeiro lugar, uma autorização para a esterilização deve ser obtida de cada paciente, e cada uma deve ser informada de que a cirurgia é um procedimento permanente e de que não há qualquer possibilidade de gravidez no futuro. Paradoxalmente, as pacientes também devem ser informadas de que uma taxa de falha é associada com cada cirurgia. Em segundo lugar, as tubas devem ser cuidadosamente distinguidas das outras duas estruturas localizadas na parte superior do ligamento largo: mais anteriormente, o ligamento redondo, e, mais posteriormente, o ligamento útero-ovárico (Fig. 31-2). Em seguida, a tuba uterina deve ser acompanhada desde o útero até a extremidade final fimbriada e, em seguida, apreendida com uma pinça Babcock ou com um fio de sutura. Finalmente, a localização do ovário ipsilateral deve ser considerada em relação à tuba uterina. Os segmentos proximal e distal da tuba são apreendidos com pinça Babcock e a tuba uterina estirada é mantida em linha reta e desviada para cima, de modo a expor claramente o mesossalpinge.

Procedimento de Irving Modificado

Uma janela é criada sob um segmento de 3 cm da tuba uterina com o uso de pinças mosquitos retas e finas, apreendendo a gordura e os vasos no interior do mesossalpinge (Fig. 31-3A). Em seguida, pinças Kelly são aplicadas à extremidade uterina e à extremidade fimbriada do segmento tubário isolado (Fig. 31-3B). A tuba é ligada e, em seguida, cada extremidade é suturada com Vicryl® 3-0 ou polidioxanona (PDS), com suturas duplas. O segmento da tuba é seccionado e enviado para o laboratório de patologia para exame. Os fios de suturas são cortados perto do nó na extremidade distal (fimbriada). Duas suturas são realizadas com agulhas na extremidade uterina (Fig. 31-3C). Uma guia de agulha ou pinça mosquito é empurrada para a face posterior do útero e, em seguida, é medida a distância na qual o segmento tubário proximal amarrado vai esticar sem tensão. Cada agulha é passada pelo guia através do orifício criado na parede posterior do útero. À medida que o guia da agulha é removido, as extremidades da sutura (após as agulhas serem liberadas) são amarradas; uma sutura tensionada mantém o coto proximal da tuba uterina no miométrio da parede posterior do útero. As extremidades das suturas são amarradas, e além de as extremidades proximais e distais das tubas ficarem amplamente separadas, a extremidade uterina também é obliterada no interior da parede do útero (Fig. 31-3D).

Cirurgia de Pomeroy

Na cirurgia Pomeroy, uma alça da porção ampular da tuba uterina é tracionada para cima com uma pinça hemostática mosquito ou pinça Allis (Fig. 31-4A). Uma pinça de Kelly é aplicada através da base da alça da tuba (Fig. 31-4B). Tesouras são utilizadas para seccionar a alça da tuba cortando ao longo da superfície marginal superior, acima da aplicação da pinça de Kelly. Em seguida, uma sutura de ligadura com categute cromada 0 é aplicada abaixo do centro da pinça de Kelly e é amarrada para a frente e para trás (Fig. 31-4C). A pinça é removida à medida que três nós são fixados no local. A hemostasia é confirmada e a sutura de ligadura é cortada um pouco acima do nó (Fig. 31-4D).

Fimbriectomia

Esta cirurgia pode ser realizada por meio de minilaparotomia (abdominal), por colpotomia posterior (vaginal) ou por laparoscopia. A tuba uterina é localizada e apreendida perto do útero com uma pinça Babcock ou pinça de Allis. A porção fimbriada da tuba uterina é presa com uma pinça Kelly; uma segunda pinça Kelly é colocada através da tuba na junção ampular-fimbrial. A tuba é cortada entre a primeira e segunda pinças Kelly e a extremidade fimbriada é enviada para o laboratório de patologia. A tuba é ligada e suturada com seda 2-0 ou nylon 3-0 (Fig. 31-5).

O texto continua na página 376.

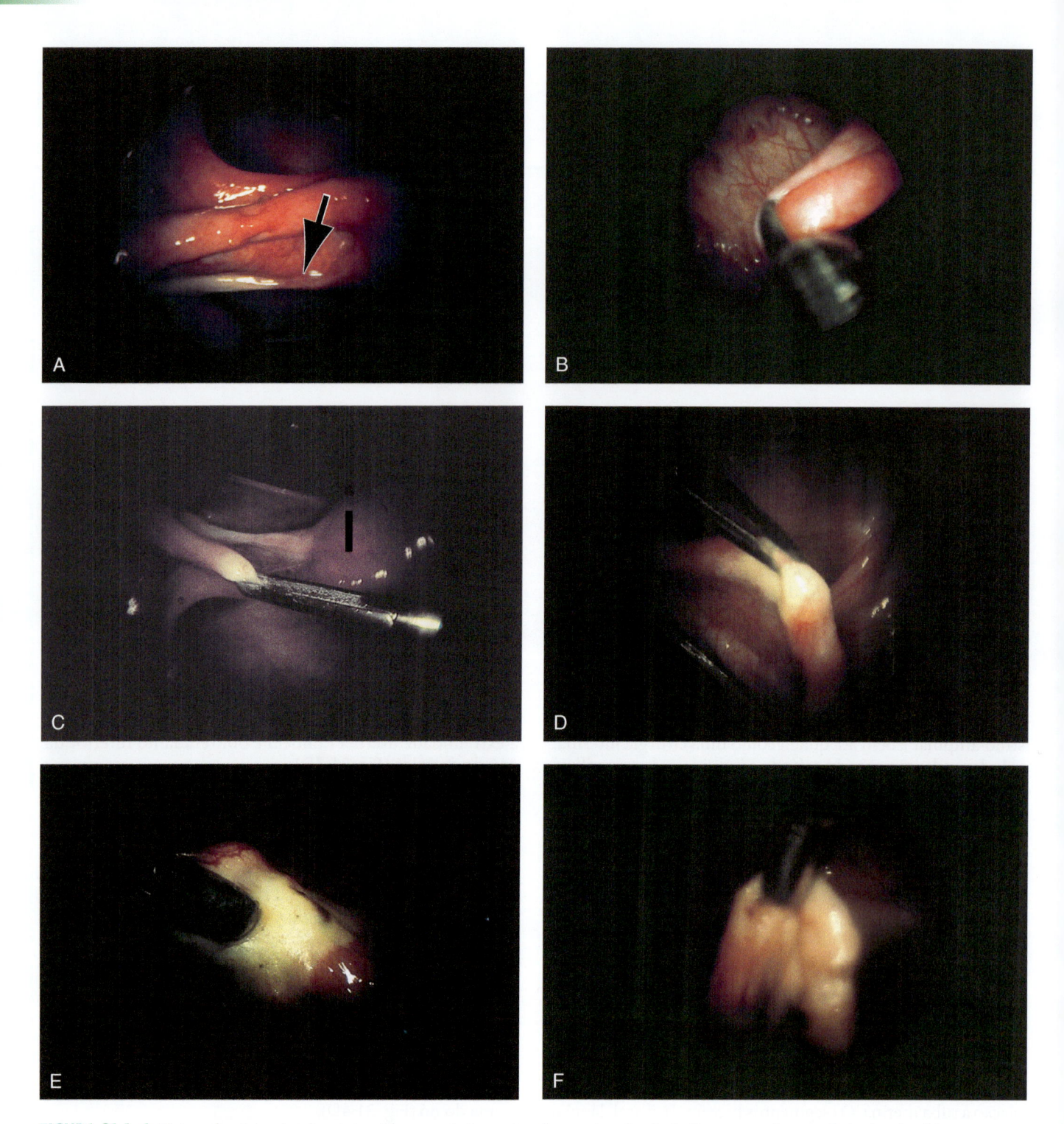

FIGURA 31-1 A. Vista endoscópica da tuba uterina. Observe anteriormente o ligamento redondo do útero curvando-se e, abaixo (*seta*), o ligamento útero-ovárico esbranquiçado. **B.** Um *close-up* da tuba apreendida pela pinça. **C.** Vista panorâmica da frente (anterior) detalhando as três estruturas tubulares que se originam a partir da parte superior do útero (*linha escura*). Apreendida pela pinça está a tuba uterina. Anteriormente, está o ligamento redondo do útero e, posteriormente, o ligamento útero-ovárico. **D.** Uma corrente elétrica é aplicada com a pinça de apreensão. Um embranquecimento (coagulação) ocorre acima e abaixo do ponto onde a tuba é mantida pelas pinças. **E.** Imagem em *close-up* da extensa coagulação. **F.** Para uma hemostasia satisfatória ser obtida, a coagulação deve continuar até que o mesossalpinge esteja coagulado.

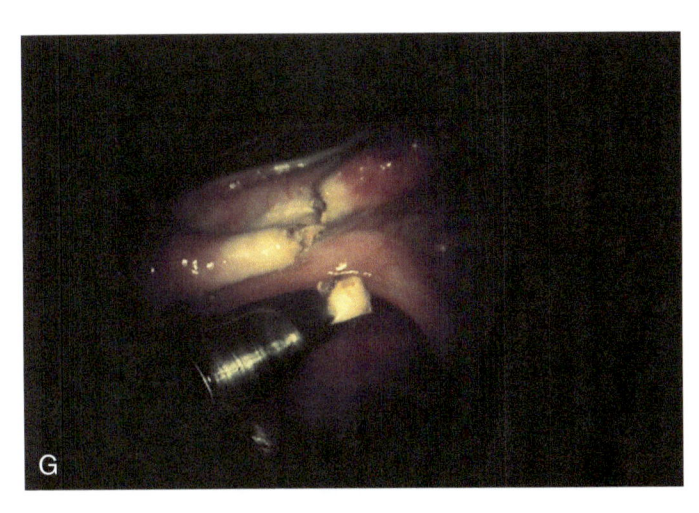

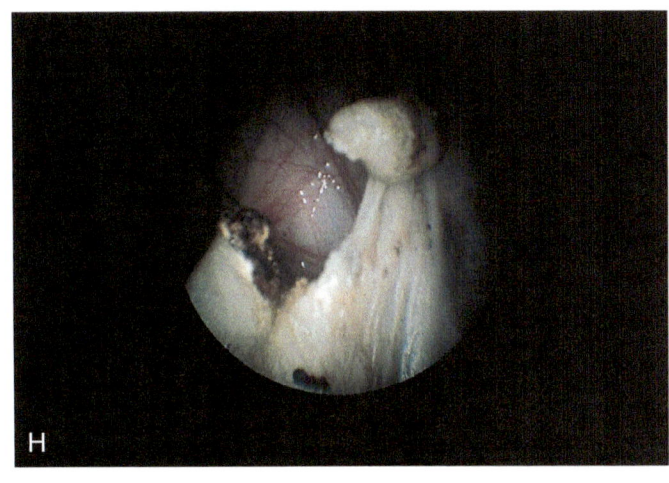

FIGURA 31-1 (cont.) G. Um segmento coagulado da tuba uterina é removido e enviado para o laboratório de patologia. **H.** Concluída a salpingectomia parcial bilateral laparoscópica, realizada por meio de coagulação eletrocirúrgica.

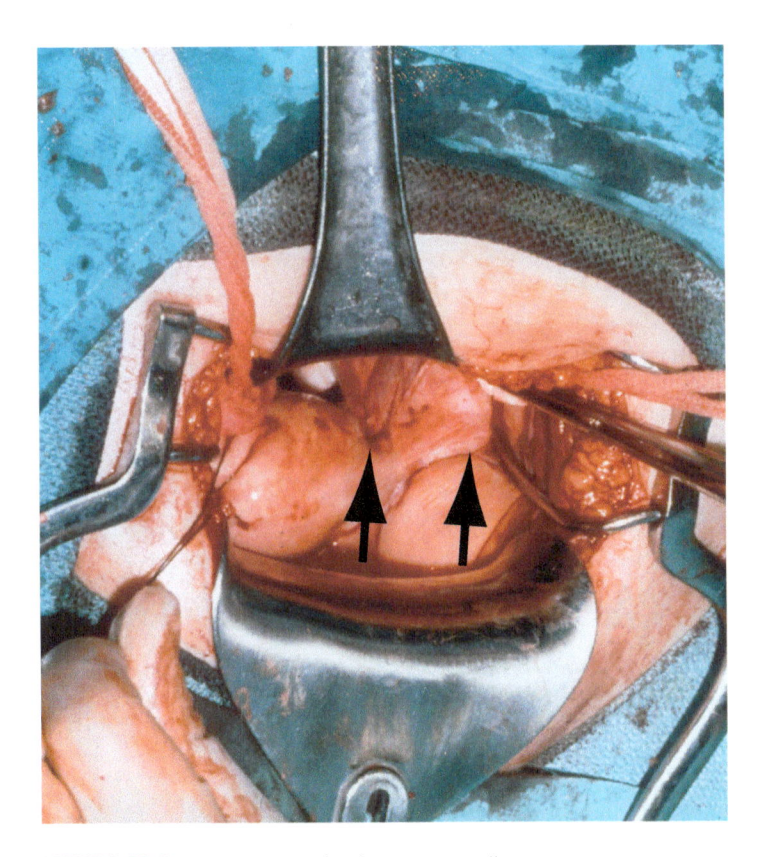

FIGURA 31-2 Laparotomia realizada em uma mulher que apresentou uma falha da salpingectomia parcial bilateral. O problema foi causado devido à ligadura bilateral dos ligamentos redondos do útero, em vez de ligadura das tubas uterinas (setas).

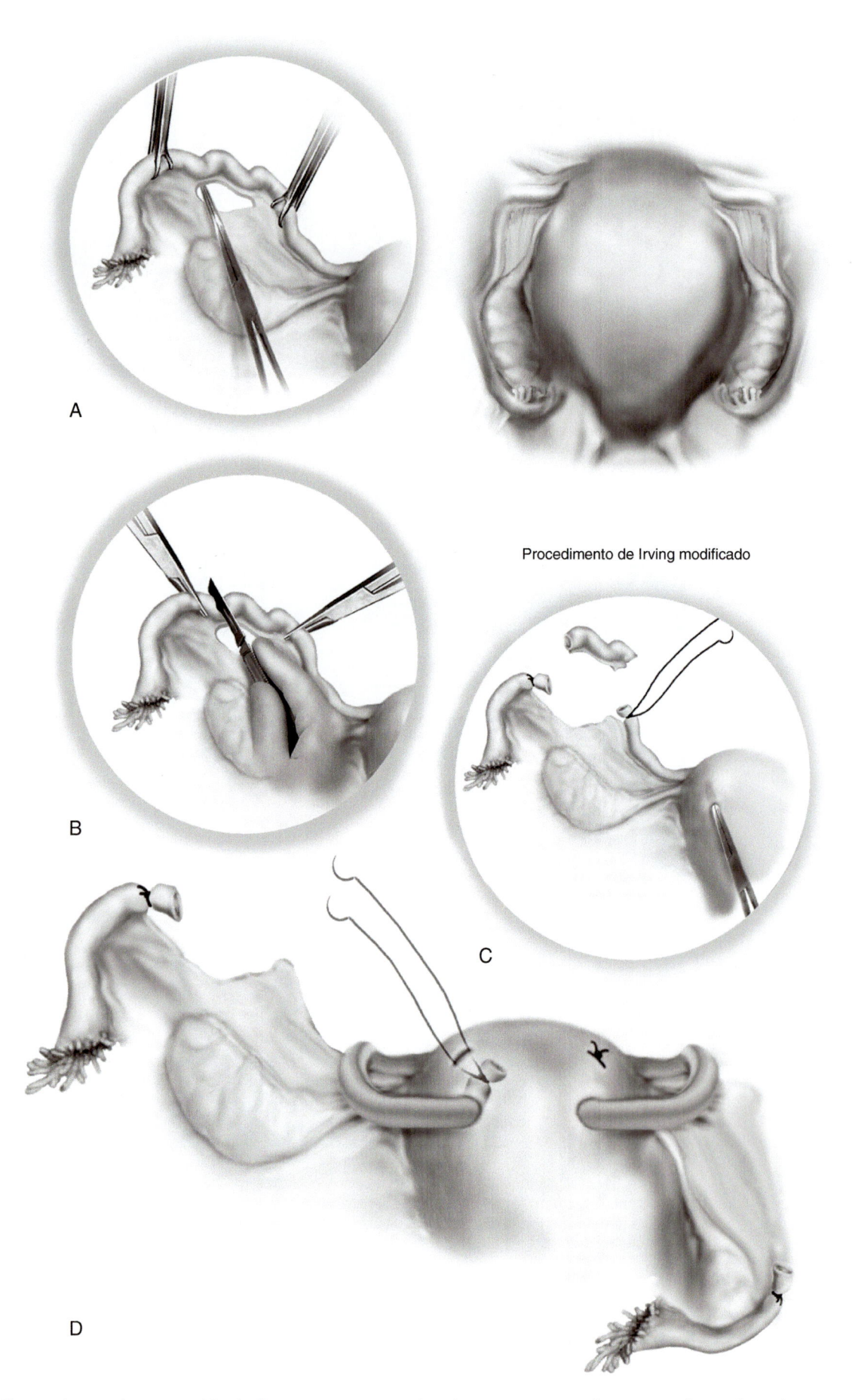

FIGURA 31-3 Procedimento de Irving modificado. **A.** Uma pinça mosquito é usada para criar uma janela no mesossalpinge abaixo do segmento da tuba uterina a ser removido. **B.** Duas pinças mosquito ou de Kelly são aplicadas em cada extremidade do segmento isolado e o segmento é seccionado. **C.** Ligaduras por sutura são colocadas através de cada extremidade da tuba uterina restante e amarradas sob as pinças, que são, em seguida, removidas. No entanto, é mantido o fio de sutura dupla ligado à tuba uterina remanescente. Uma pinça com sulcos ou uma pinça mosquito é usada para produzir um orifício na face posterior do útero. **D.** As suturas são introduzidas através do trajeto e no interior da parede uterina. O segmento uterino da tuba uterina é inserido na parede uterina, à medida que as extremidades da sutura são tracionadas firmemente e amarradas no local.

Cirurgia de Pomeroy

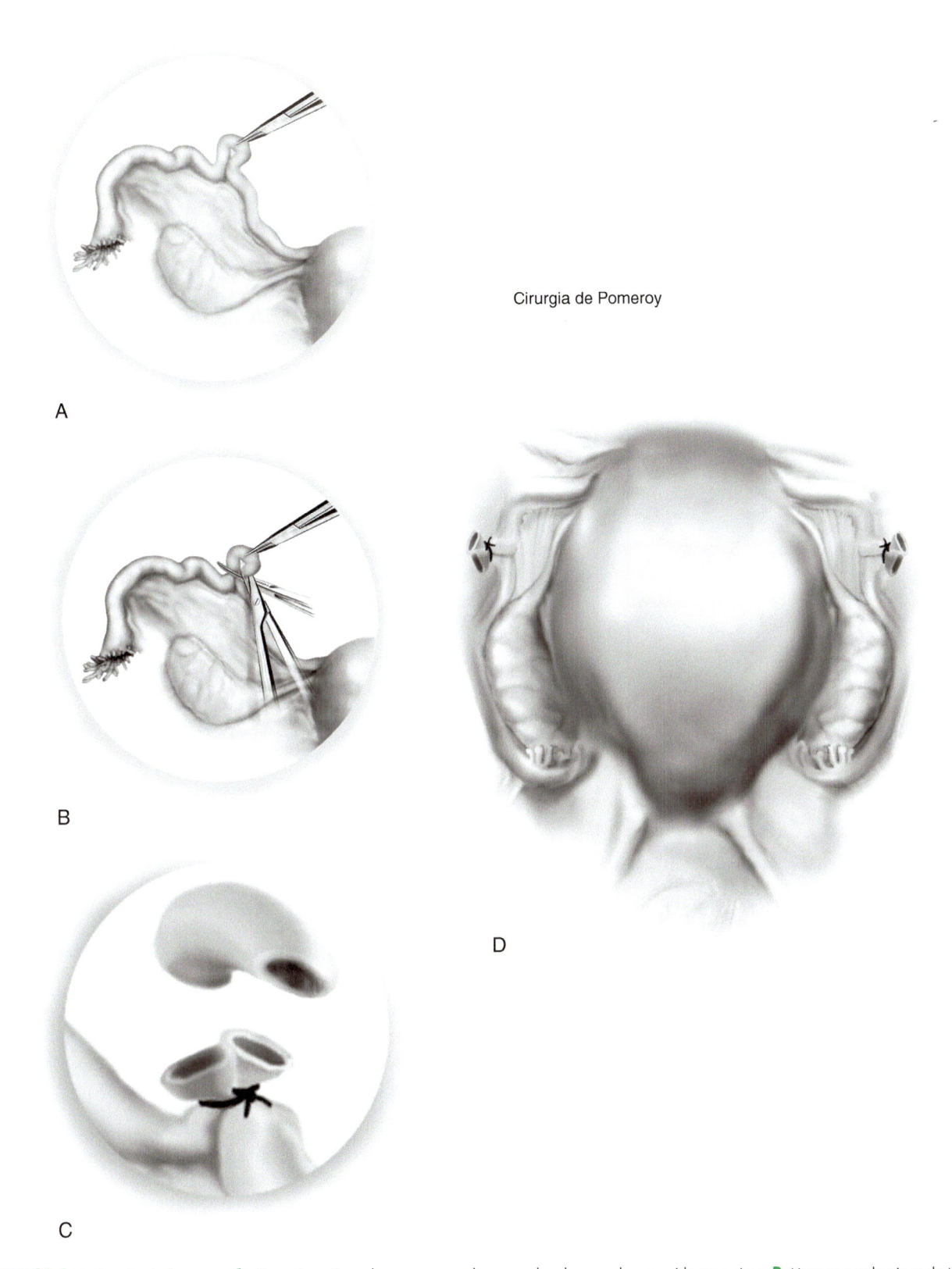

FIGURA 31-4 A cirurgia de Pomeroy. **A.** Uma pinça é usada para apreender uma alça da ampola e puxá-la para cima. **B.** Uma segunda pinça de Kelly é aplicada em toda a base da alça e a tuba acima da pinça de Kelly é seccionada e enviada para o laboratório de patologia. **C.** Em seguida, uma ligadura com categute cromado 0 é aplicada em torno da pinça de Kelly e é amarrada firmemente no lugar. **D.** À medida que útero gravídico involui e a resistência à tração do categute cromado diminui, os segmentos de corte da tuba são separados.

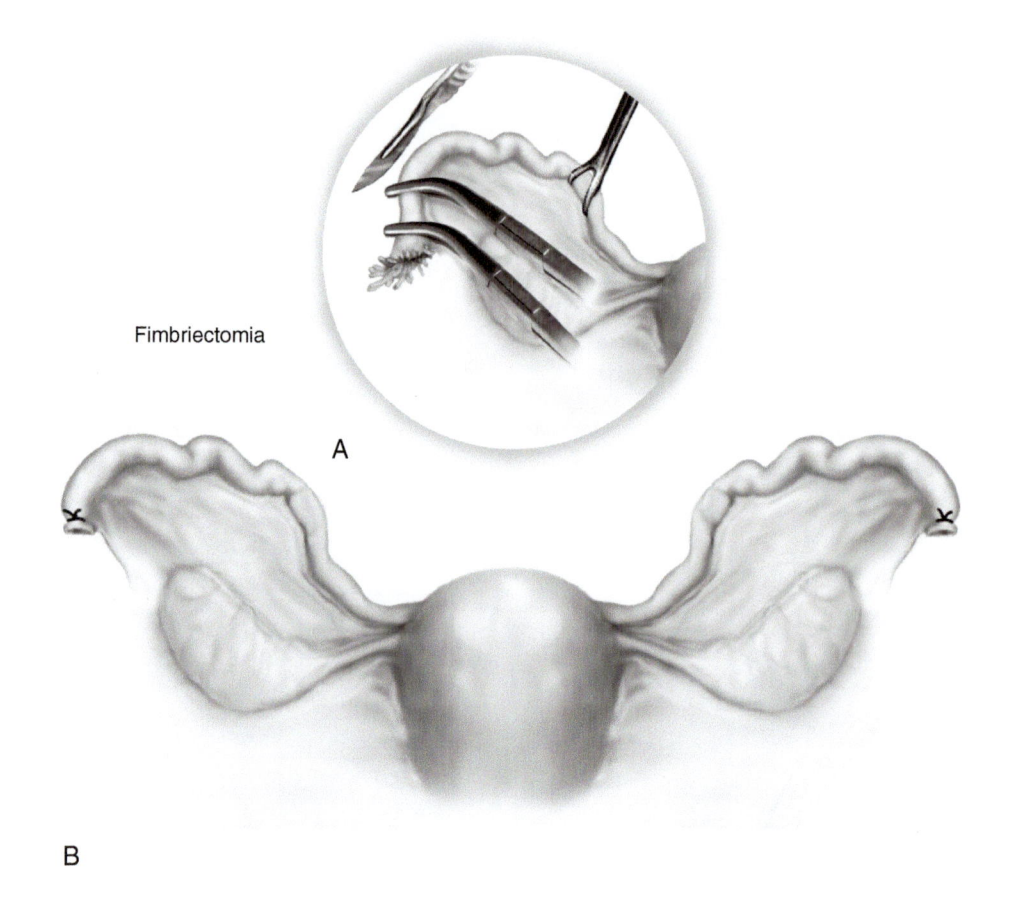

FIGURA 31-5 Fimbriectomia é uma cirurgia simples. **A.** As extremidades fimbriadas da tuba uterina são presas com pinças Kelly e as fímbrias são amputadas. **B.** As extremidades são ligadas com suturas de seda 2-0 ou nylon 3-0.

Salpingectomia Parcial Bilateral Simples

Esta é uma cirurgia de intervalo e pode ser realizada por minilaparotomia ou por laparoscopia. A tuba uterina é apreendida com uma pinça Allis, no ponto médio do seu comprimento. Um orifício é produzido com uma pinça mosquito no mesossalpinge, diretamente abaixo da porção elevada da tuba. As medidas de abertura são aproximadamente de 1,5 a 2 cm. A tuba é fixada em ambos os polos, acima da abertura do mesossalpinge. Tesouras são usadas para seccionar o segmento da tuba, e cada extremidade é ligada com seda 2-0 ou nylon 3-0 (Fig. 31-6). Alternativamente, as extremidades da tuba podem ser coaguladas com pinças bipolares, em vez de pinçadas e ligadas com sutura.

Cirurgia de Uchida

A cirurgia de Uchida pode ser realizada no pós-parto ou como um procedimento de intervalo. Os princípios da cirurgia são semelhantes aos da cirurgia de Irving (isto é, não apenas a tuba uterina é seccionada, mas também uma extremidade é fisicamente isolada da outra por uma barreira).

A tuba uterina é apreendida na junção ampular-ístmica. A serosa do segmento de 2 cm da tuba é infiltrada com 5 a 10 ml de uma solução 1:200 de vasopressina/soro fisiológico (Fig. 31-7A e B.). Com um bisturi afiado, o dorso (margem antimesentérica) da tuba é superficialmente incisado, paralelamente ao seu eixo. Uma pinça Allis é usada para segurar a tuba abaixo da serosa e removê-la da serosa ao redor, movendo a pinça para a frente e para trás ao longo do comprimento da incisão (Fig. 31-7C). Um ou outro polo do segmento tubário é clampeado com pinças mosquito, e o segmento (1,5 cm) da tuba é seccionado. Cada uma das extremidades é ligada com suturas de seda ou nylon 2-0 (Fig. 31-7D). A extremidade uterina da tuba é encerrada no mesossalpinge à medida que é fechada com Vicryl® 3-0. A outra extremidade ligada permanece fora do mesossalpinge reconstituído (Fig. 31-7E).

Cirurgia com Faixa de Silastic

Esta técnica é geralmente realizada por laparoscopia. Contudo, ela pode ser realizada por meio de laparotomia. O procedimento requer uma ferramenta especial: um aplicador de faixa. Trata-se de um aplicador com dois tubos cilíndricos, nos quais o cilindro externo se move sobre o cilindro interno, à medida que um alicate traciona uma parte da tuba para o interior do cilindro interno. Basicamente, a tuba é apreendida na parte mais fina da ampola. Antes do início do procedimento, uma faixa de Silastic® é introduzida no cilindro interno do terminal (Fig. 31-8A). O segmento da tuba é mantido pelas pinças e é lentamente tracionado para o interior do cilindro oco (Fig. 31-8B). Ao mesmo tempo, o mecanismo gatilho faz com que o cilindro exterior empurre a faixa de Silastic® para a região interceptada da tuba e do mesossalpinge proximal, de uma maneira análoga à usada na técnica de Pomeroy, exceto que nenhuma porção da tuba é seccionada (Figs. 31-8C e 31-9). A tuba simplesmente necrosa lentamente porque o seu suprimento de sangue é comprometido pela tensão da faixa de Silastic®.

CAPÍTULO 31 Esterilização Tubária 377

A

B

Salpingectomia
parcial bilateral

C

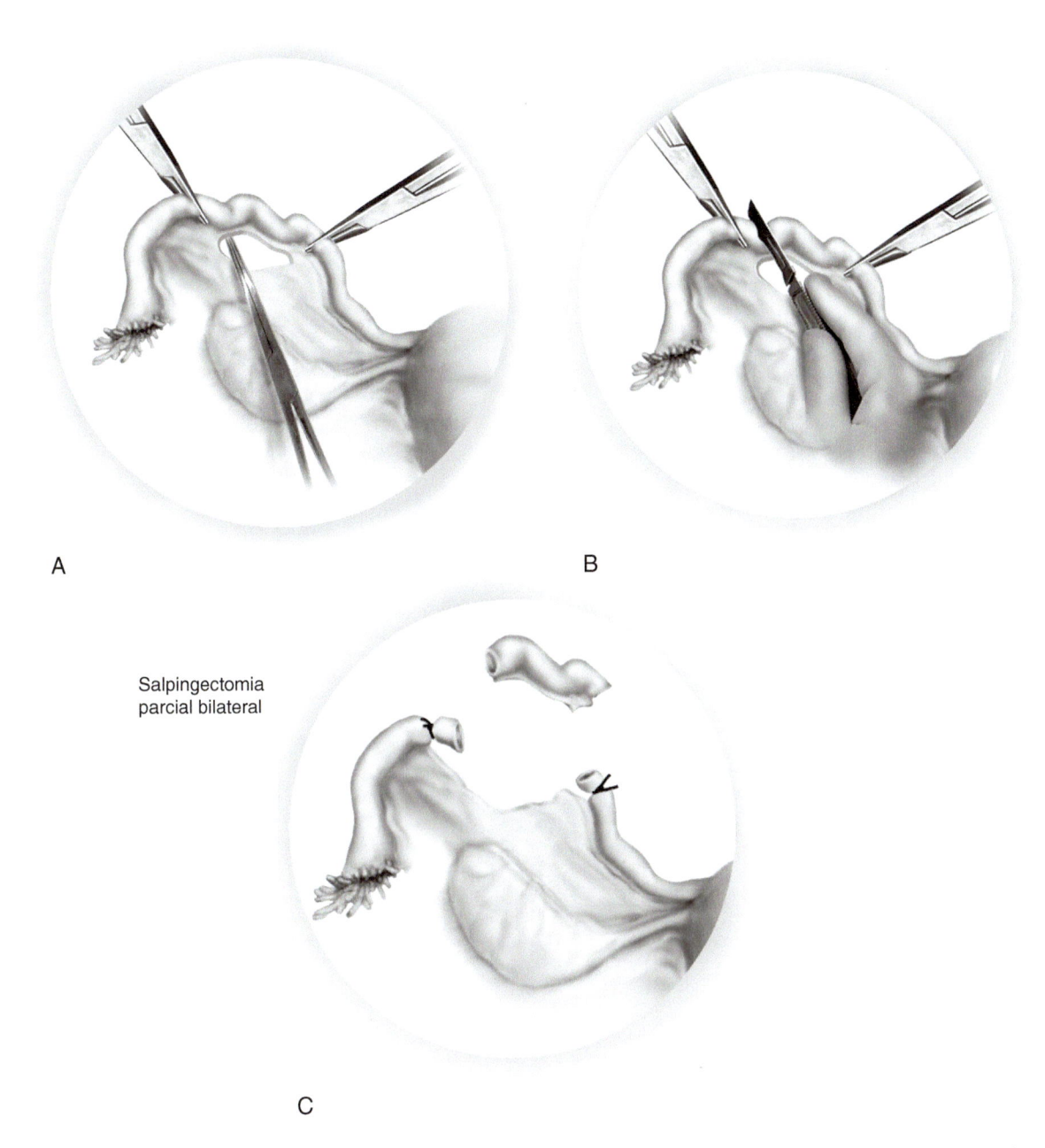

FIGURA 31-6 A a C. Salpingectomia parcial bilateral é realizada exatamente da mesma maneira que na cirurgia de Irving. No entanto, nenhum segmento tubário é isolado do outro. As extremidades são simplesmente ligadas com material permanente de sutura.

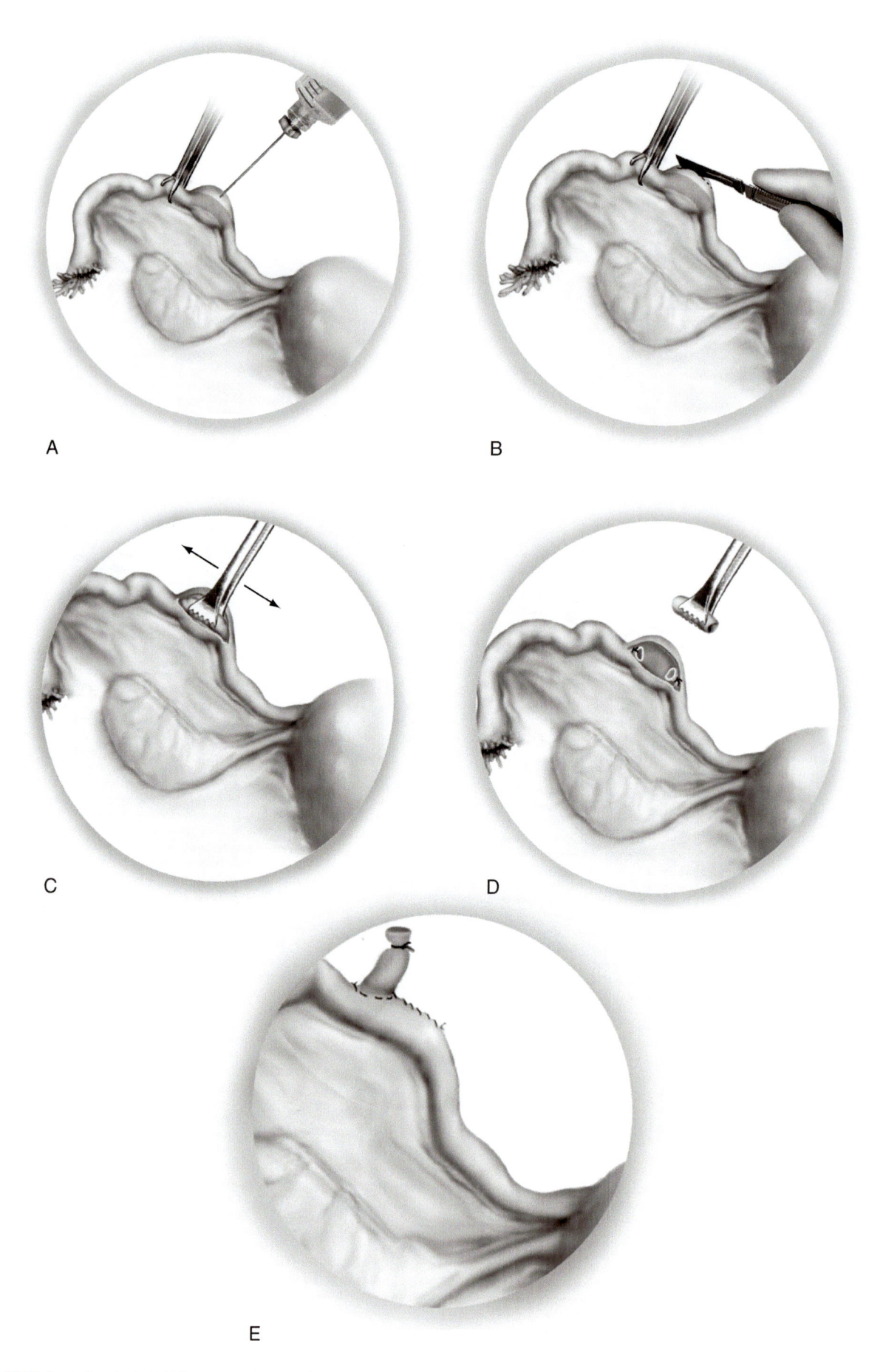

FIGURA 31-7 A. A cirurgia de Uchida usa uma injeção de vasopressina 1:200 no mesossalpinge com duplo objetivo, além de a hemostasia permitir a criação de um plano de dissecção. **B.** Uma incisão linear é realizada acima da tuba uterina, no segmento distendido que se seguiu à injeção de vasopressina. **C.** Com um gancho Uchida ou uma pinça Allis frouxamente aplicada, a tuba uterina se libera do mesossalpinge, movendo-se a pinça e para a frente e para trás no interior do mesossalpinge. O segmento liberado é ligado em ambas as extremidades com seda ou nylon 2-0 e o segmento é seccionado. **D** e **E.** A extremidade fimbriada da tuba uterina permanece fora do mesossalpinge, durante o fechamento do meso, ao passo que a extremidade uterina da tuba é inserida no mesossalpinge.

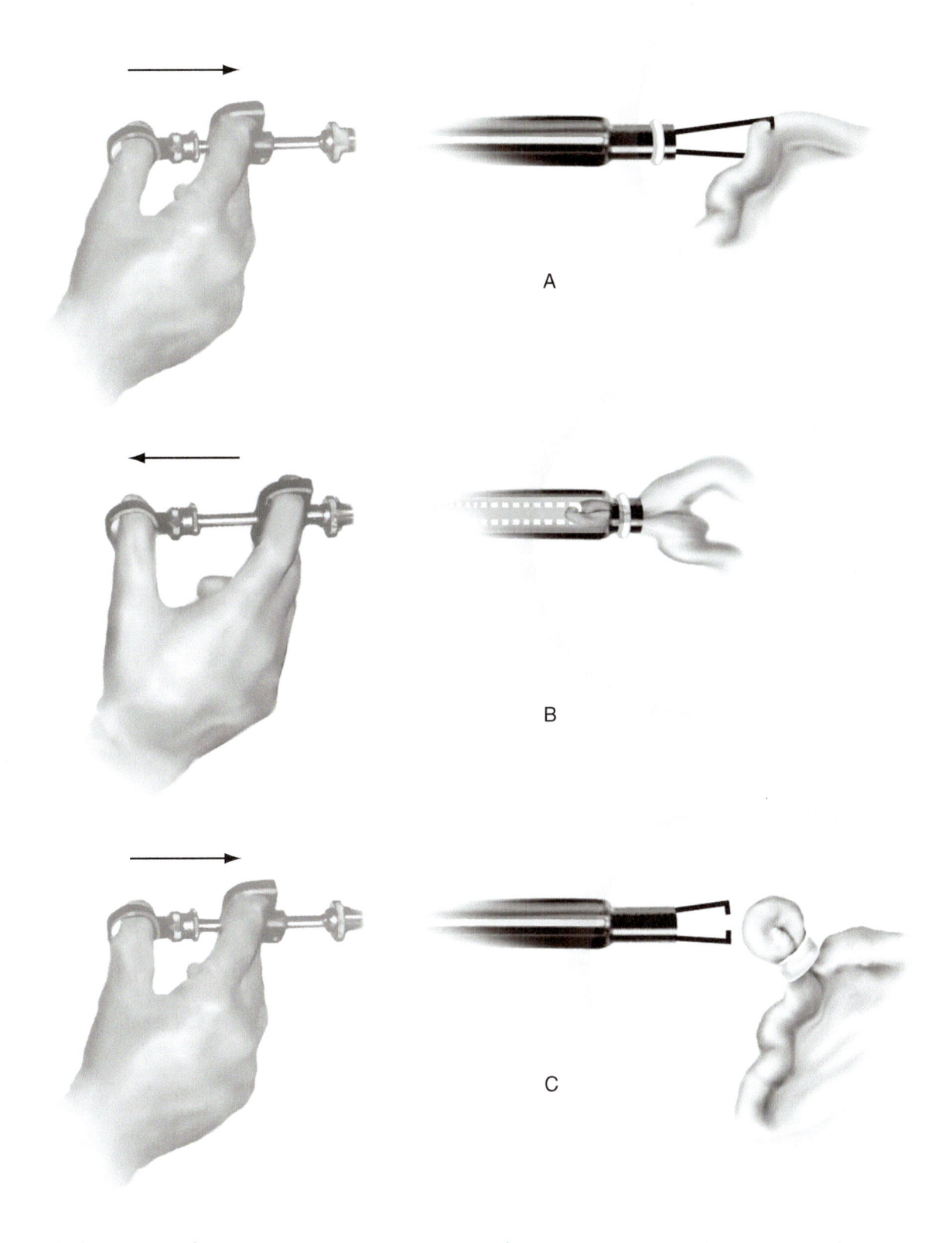

FIGURA 31-8 A faixa Silastic® nas tubas uterinas requer o uso de ganchos. **A.** Um segmento ístmico da tuba uterina é apreendido com um alicate especial. Note que uma faixa Silastic® foi conduzida no cilindro interno do alicate, na sua porção terminal. **B.** Em seguida, o alicate contendo uma alça da tuba uterina é tracionado para o cilindro interno das pinças. Ao mesmo tempo, o sistema de mola do cilindro interno é puxado para trás, em relação ao cilindro externo fixo, fazendo com que a faixa envolva a alça da tuba uterina. **C.** As pinças são liberadas (isto é, movidas para fora), liberando a tuba com a faixa.

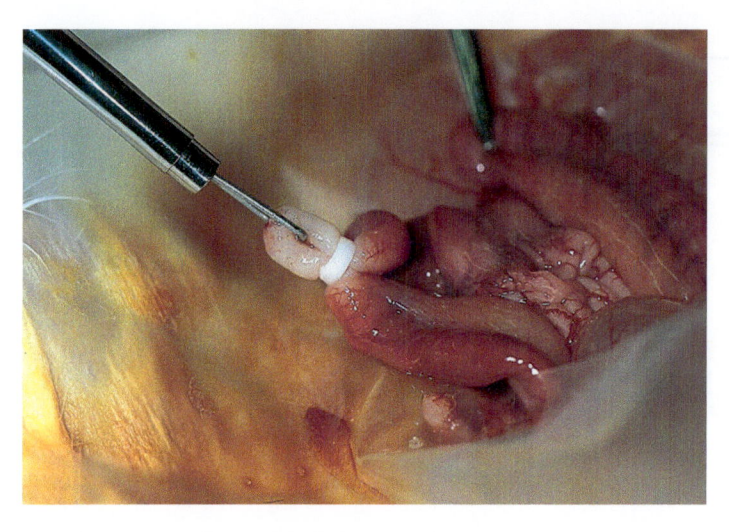

FIGURA 31-9 A técnica de faixas Silastic® realizada em um corno uterino de coelho. Observe a cor branca da alça aprisionada da tuba uterina, que é o resultado da interrupção do seu suprimento de sangue.

SEÇÃO 7

Espaço Retropúbico

32 Anatomia do Espaço Retropúbico

33 Configuração Operatória e Entrada no Espaço Retropúbico

34 Uretropexia Retropúbica para Incontinência de Esforço
Colpossuspensão de Burch Modificada
Procedimento de Marshall-Marchetti-Krantz

35 Reparo Paravaginal Retropúbico

36 Vesicouretrólise Retropúbica

CAPÍTULO 32

Anatomia do Espaço Retropúbico

Mickey M. Karram ■ *Michael S. Baggish*

Os limites do espaço retropúbico (espaço de Retzius) são: a sínfise púbica anteriormente, os ramos da pube lateralmente e as paredes laterais, compostas pela pube e pelo músculo obturador interno. Os elementos anteriores do segmento proximal da uretra e as porções extraperitoneais da bexiga são identificados pela exposição do espaço retropúbico. A Figura 32-1 mostra uma vista de cima do espaço retropúbico. Observe que o assoalho do espaço retropúbico é formado por revestimento interno fibroadiposo da parede vaginal, que tem sido historicamente designado como *fáscia endopélvica* ou *perivesical*, e pelas fibras do músculo levantador do ânus. Mais recentemente, notou-se que esta estrutura trapezoidal que fornece suporte para o segmento proximal da uretra e a bexiga nada mais é do que o revestimento muscular da parede vaginal. A Figura 32-2 mostra elementos da anatomia normal da pelve, em uma secção sagital. As Figuras 32-3 a 32-5 mostram a relação do espaço retropúbico com a bexiga, a parede lateral da pelve, a parte superior da coxa e o útero.

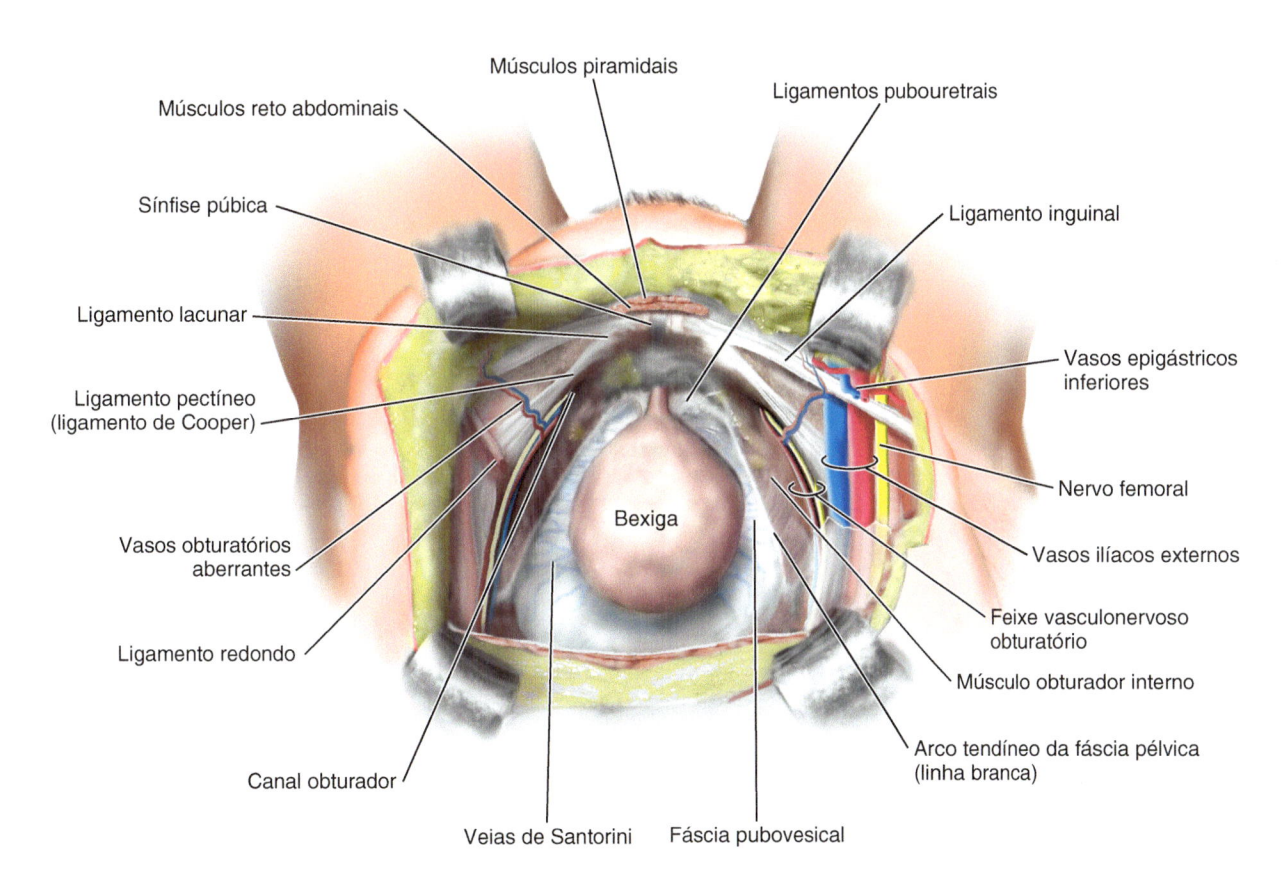

FIGURA 32-1 Anatomia normal da pelve, vista de cima. Observe como o segmento proximal da uretra e a porção extraperitoneal da bexiga são expostos através do espaço retropúbico. Note a fáscia endopélvica em forma de trapézio ou o revestimento interno da porção muscular da parede vaginal. A fáscia fornece o suporte para a parede anterior.

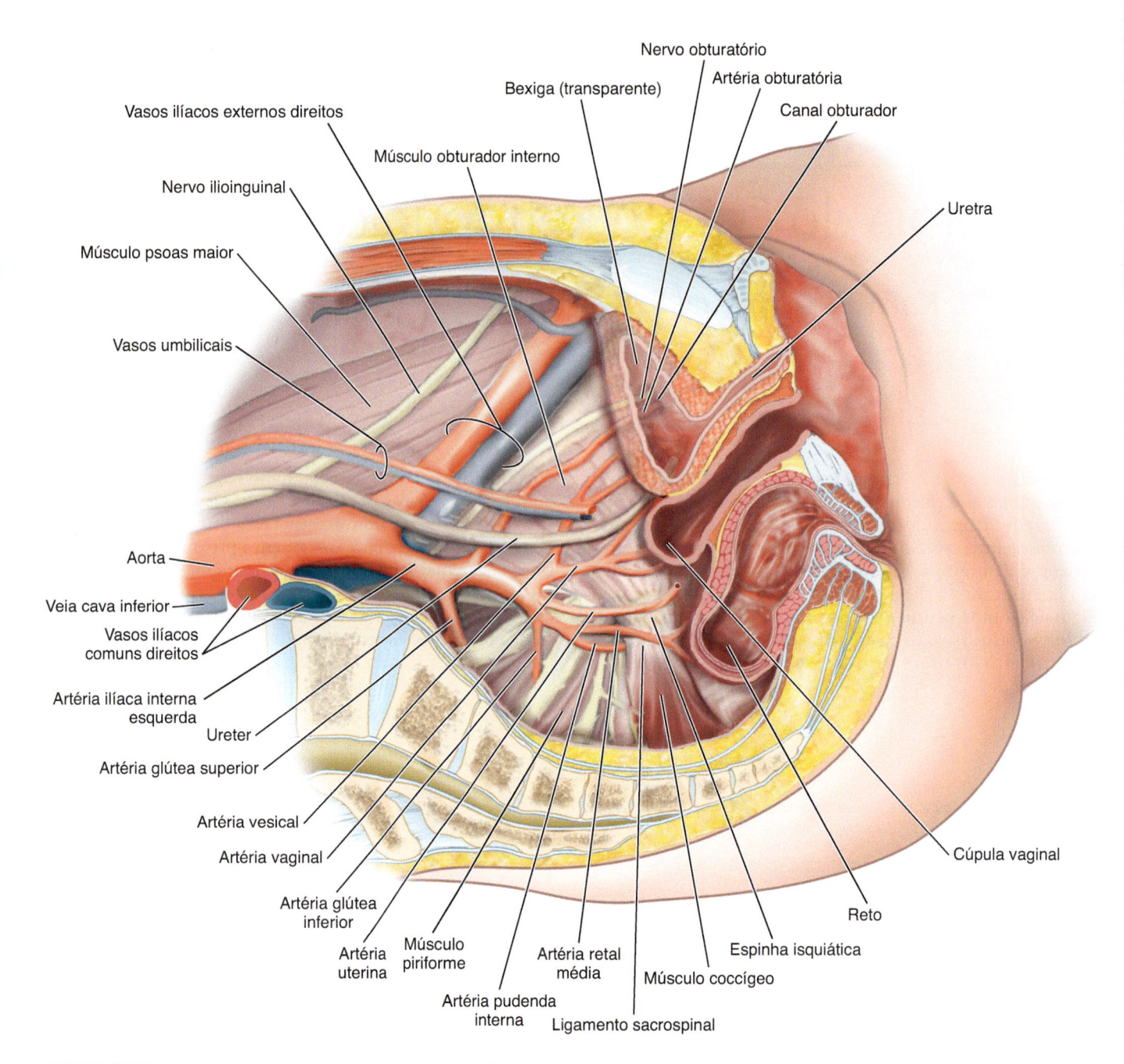

FIGURA 32-2 Anatomia normal da pelve em uma secção sagital. Note como os vários vasos, nervos e músculos se relacionam com a bexiga e o espaço retropúbico. Observe agora os vasos ilíacos externos saindo da pelve, por baixo do ligamento inguinal, imediatamente ao lado da porção mais superior do espaço retropúbico, enquanto o feixe vasculonervoso obturatório passa pelo espaço retropúbico, para sair da pelve através do canal obturador.

CAPÍTULO 32 Anatomia do Espaço Retropúbico 385

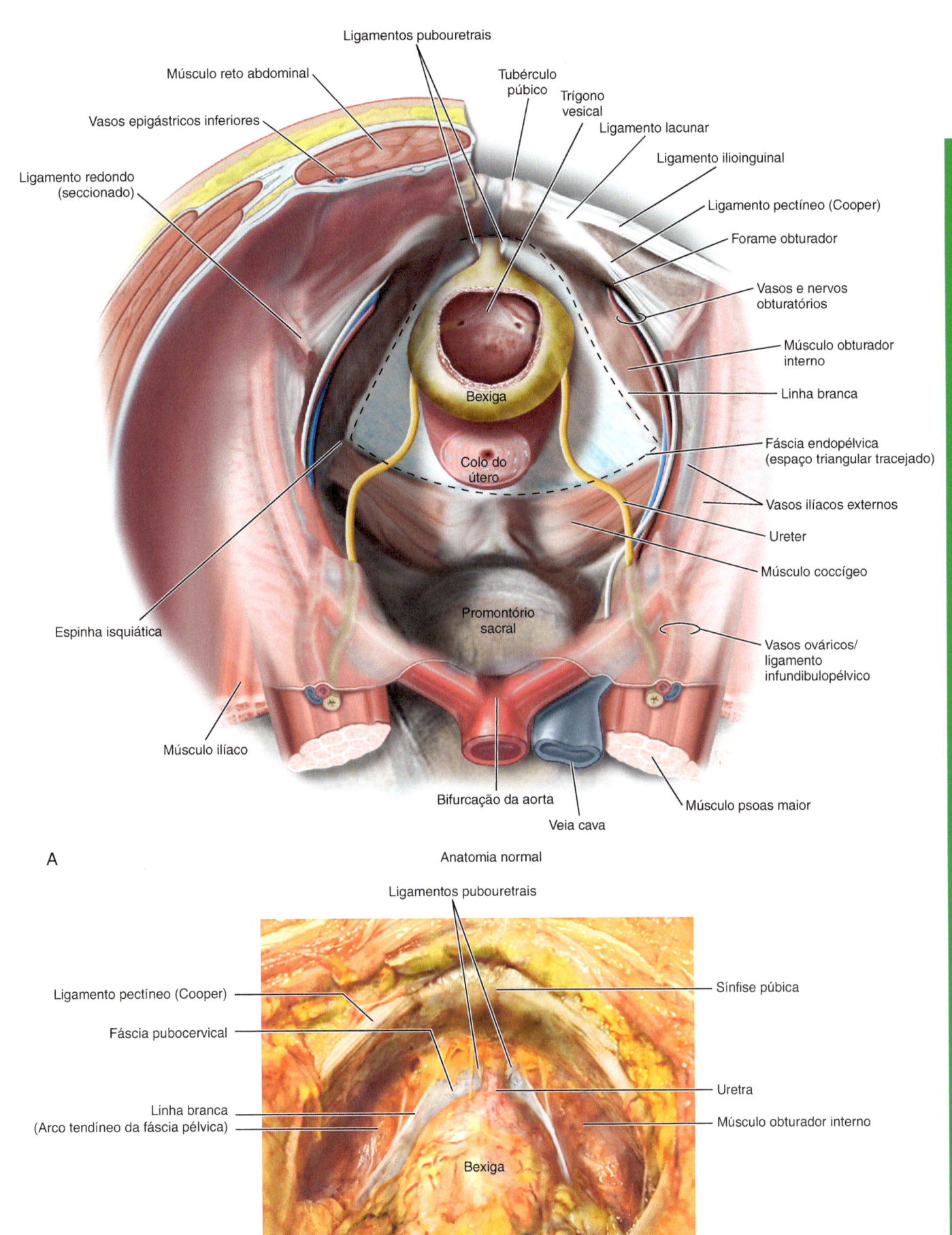

FIGURA 32-3 A. Ilustração demonstrando a anatomia cirúrgica do espaço retropúbico, quando visto de cima. **B.** Anatomia do espaço retropúbico em um cadáver feminino.

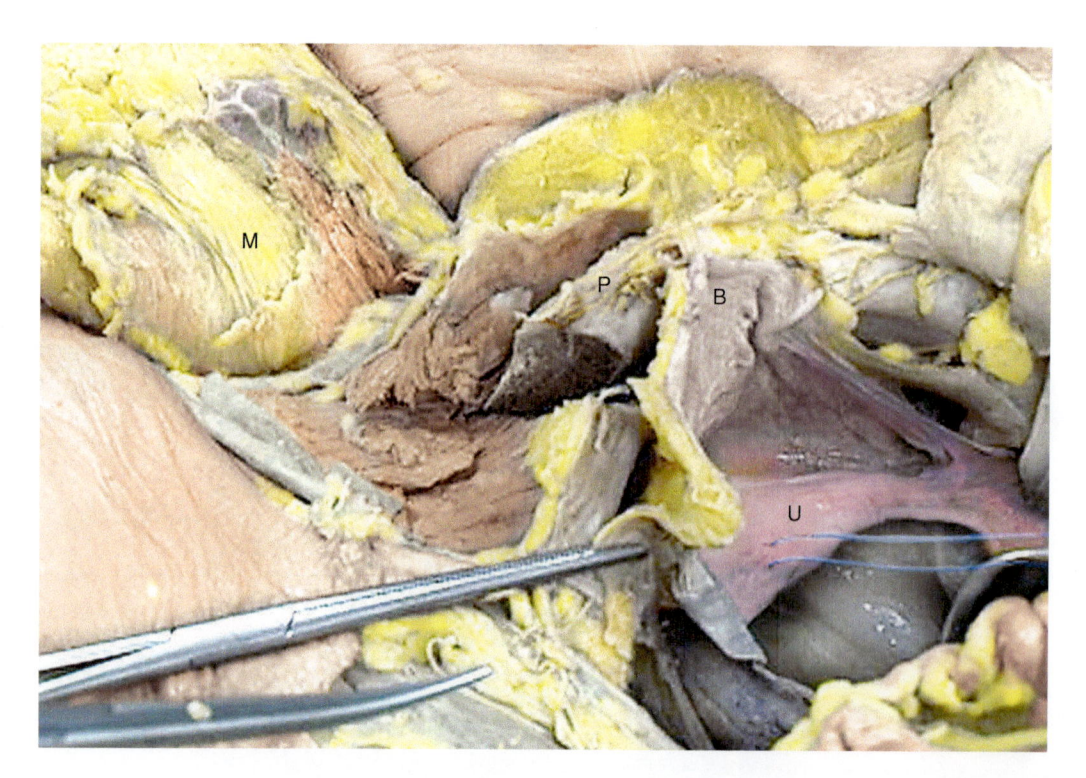

FIGURA 32-4 O útero (U) é elevado por meio de uma sutura no fundo (azul). A bexiga (B) é mantida para cima em uma posição retificada com um ponto em fio branco. A sínfise púbica serrada (P) situa-se mais à frente (anterior). O monte púbico (M) foi seccionado e rebatido anteriormente.

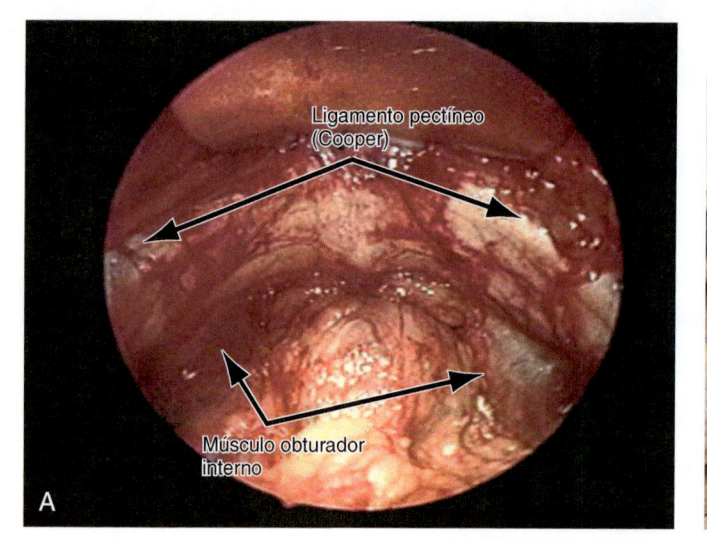

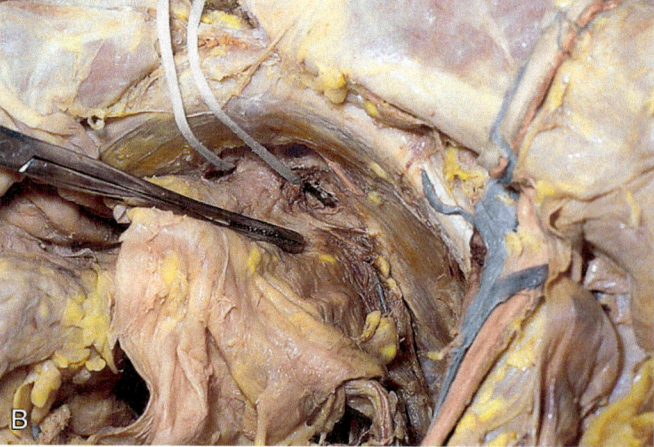

FIGURA 32-5 A. Espaço retropúbico em paciente. As setas apontam para o início das porções laterais do espaço, observando-se o ligamento pectíneo. Abaixo disso, o músculo obturador interno é observado em cada lado. Observe, novamente, a abundante gordura retropúbica comumente presente neste espaço. **B.** O espaço retropúbico foi totalmente exposto. Uma pinça longa e reta é colocada na bexiga. Uma fita umbilical foi colocada logo acima da junção uretrovesical. A extremidade de uma sonda colocada na vagina se projeta através da projeção interna do recesso anterolateral direito.

O tecido adiposo situado posteriormente à sínfise púbica, entre a bexiga e a pube, pode ser suavemente separado por dissecção digital sem necessidade de corte. O espaço se projeta a partir da margem superior até a margem inferior da sínfise púbica (Figs. 32-4, 32-5 e 32-6). A projeção lateral do espaço retropúbico se estende para o espaço perivesical e termina na parede lateral da pelve ou, mais precisamente, no músculo obturador interno (Fig. 32-7A para C e 32-8A e B). Os elementos laterais do espaço retropúbico são destacados nas dissecções mostradas na Figura 32-9A a F. O arco tendíneo se origina da fáscia do músculo obturador interno. Este espessamento esbranquiçado da fáscia obturatória pode variar na sua configuração, desde uma única linha a uma fúrcula ou estrutura de linha dupla. O músculo pubococcígeo (levantador do ânus), por sua vez, tem a sua origem a partir do arco tendíneo. O amplo músculo levantador do ânus se afunila para baixo, atingindo a parte profunda da pelve. Uma porção do músculo levantador do ânus se origina a partir da margem inferior do ramo púbico, em ambos os lados, nas proximidades da uretra (Fig. 32-8A e B). Na extensão inferior do espaço estão localizadas a junção uretrovesical, os recessos vaginais anterolaterais e os músculos levantadores do ânus (Figs. 32-8A e B, 32-9A e 32-10). A junção uretrovesical e a maior parte da bexiga estão expostas no espaço retropúbico (de Retzius). Especificamente, essas estruturas estão apoiadas no assoalho do espaço retropúbico (Fig. 32-11A e B). A Figura 32-12 mostra, em um cadáver, a porção superior do espaço retropúbico (no lado direito), destacando a relação da parte superior da vagina, bem como o ligamento cardinal e o ureter direito. No nível da extremidade proximal da uretra, os ligamentos pubouretrais (puboprostáticos) são observados; estes ligamentos estão destacados na Figura 32-3. Admite-se que as estruturas que seguem a partir da face posterior da sínfise púbica até os segmentos proximal e médio da uretra, de cada lado, são fundamentais para a manutenção da continência urinária (Fig. 32-13A a D).O arco tendíneo da fáscia da pelve, ou linha branca, estende-se a partir da face posterior da sínfise púbica e continua, em uma inclinação descendente, ao longo da margem da fáscia do músculo obturador interno, para terminar na espinha isquiática. A fixação do revestimento muscular da vagina na linha branca mantém, parcialmente, o suporte da sua parede lateral. Descolamentos deste tecido a partir da linha branca vão levar a defeitos paravaginais. O arco é um marco fascial (Figs. 32-11 e 32-12) a partir do que o músculo levantador do ânus tem a origem. As fibras musculares descendentes seguem em direção à linha média, compondo, assim, uma porção do assoalho pélvico (Fig. 32-8B). Os músculos levantadores do ânus envolvem a uretra, a vagina e o reto, e os dois últimos atravessam o diafragma pélvico, no períneo. Se a sínfise púbica for seccionada, na linha média, com uma serra, o músculo levantador do ânus pode ser seguido inferiormente, à medida que ele se insere nas paredes laterais da vagina e na uretra, profundamente ao bulbo do vestíbulo e ao corpo do clitóris.

O texto continua na página 396

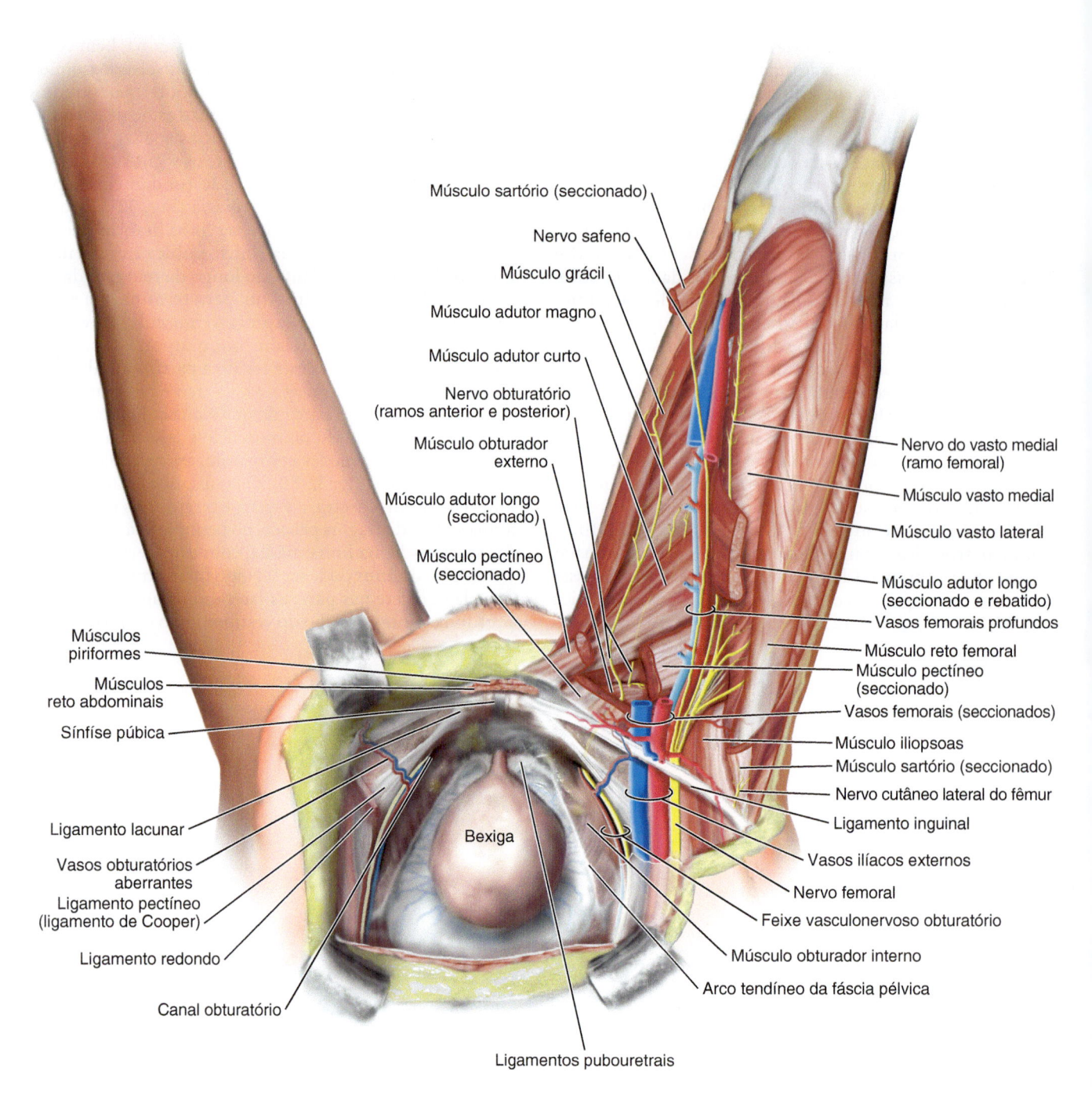

FIGURA 32-6 Anatomia do espaço retropúbico, à medida que ele se se relaciona com a região medial da coxa.

CAPÍTULO 32 Anatomia do Espaço Retropúbico 389

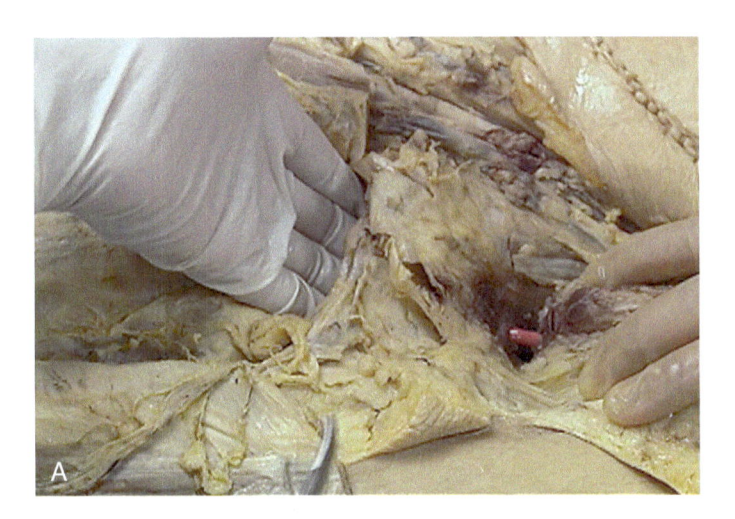

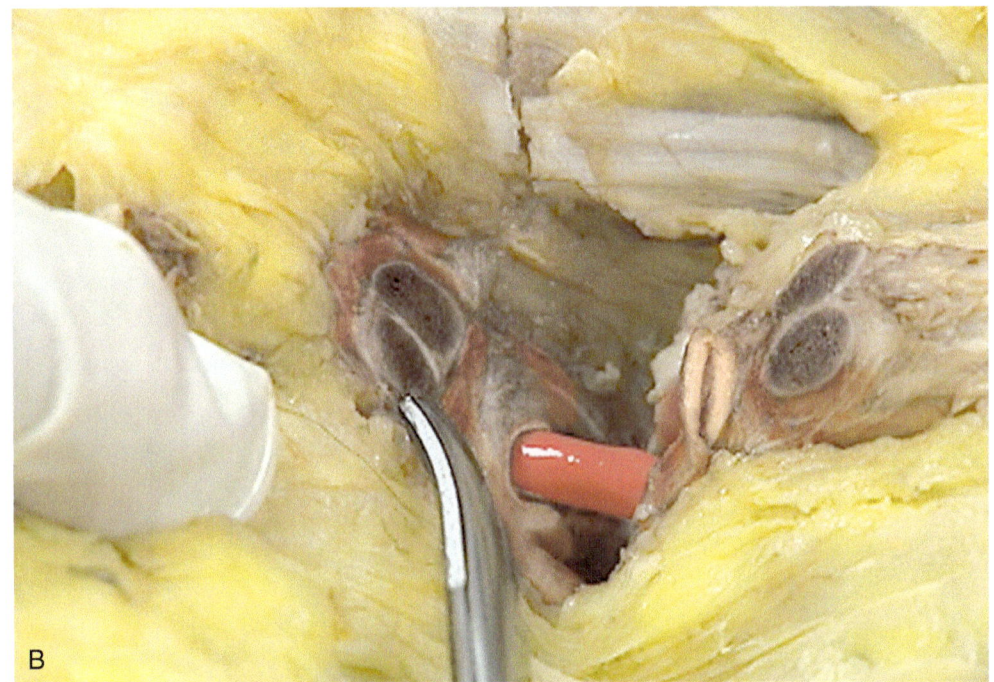

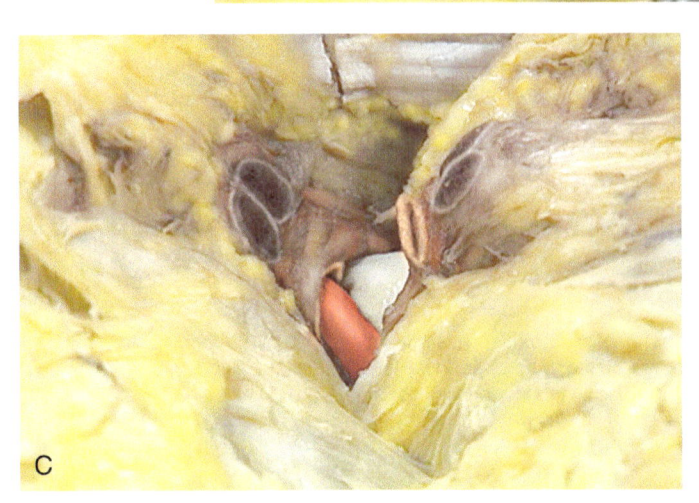

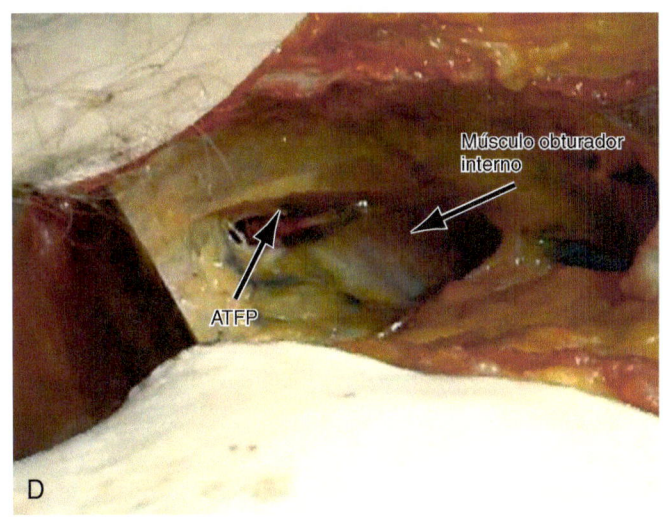

FIGURA 32-7 A. A mão do cirurgião situa-se no espaço retropúbico. O monte púbico foi seccionado de modo a criar um retalho que é mantido em frente a um assistente. Um cateter de borracha vermelha foi introduzido no interior da uretra. **B.** Detalhe no ponto em que a uretra cruza sob a sínfise púbica. A tesoura aponta para o corpo cavernoso do clitóris. **C.** Um dedo enluvado foi colocado na vagina. O bulbo do vestíbulo encontra-se acima da uretra. **D.** A visão retropúbica é de um cadáver. Observe que as extremidades da tesoura Mayo passaram através do diafragma urogenital e são introduzidas na porção inferolateral direita do espaço retropúbico. Esta é a área que é comumente penetrada durante a execução de um procedimento de *sling* suburetral. A tesoura penetra a fixação do arco lateral para a uretra, medialmente ao arco tendíneo da fáscia pélvica (ATFP). Observe, ainda, o músculo obturador interno.

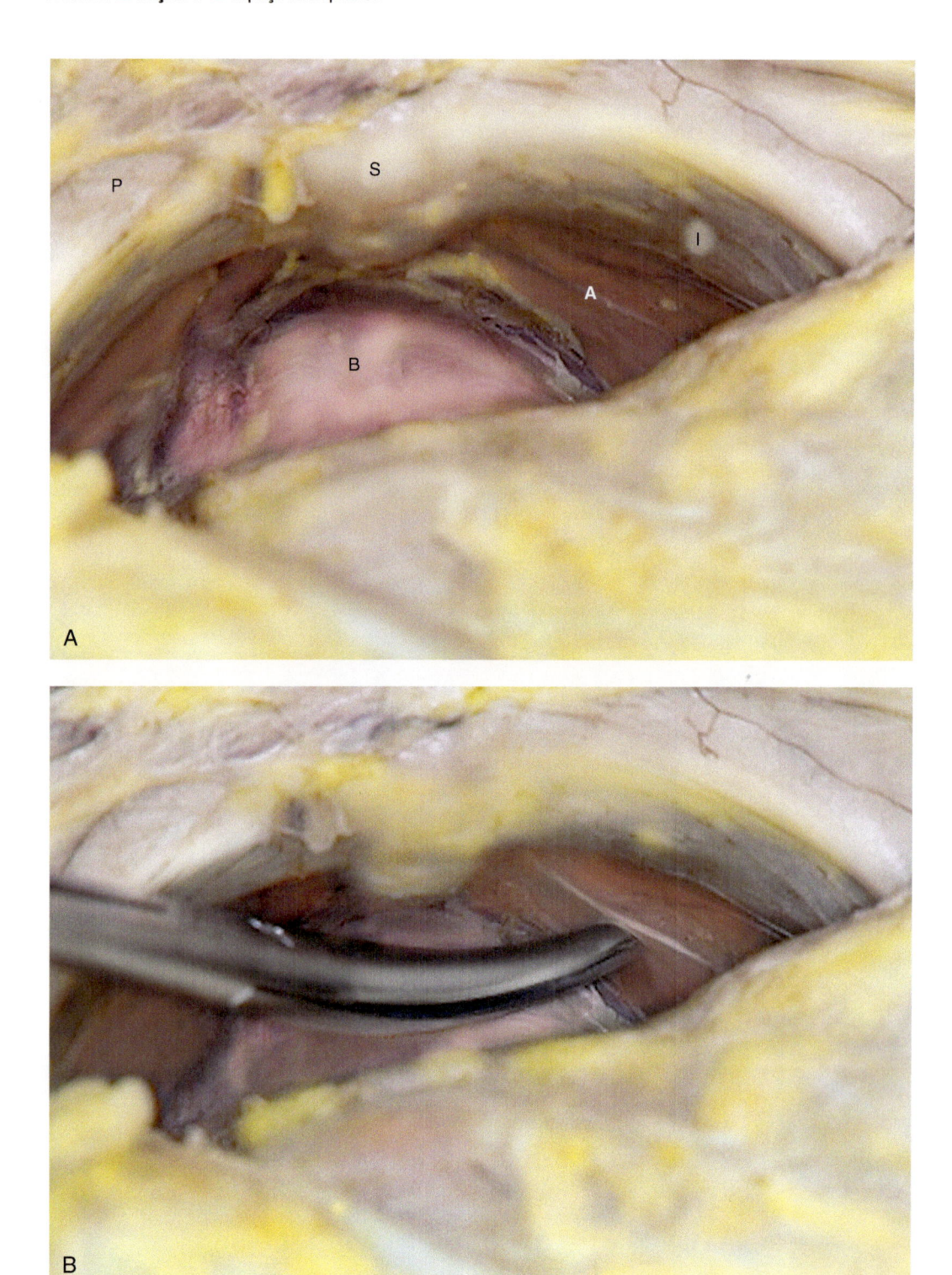

FIGURA 32-8 A. O espaço retropúbico é amplamente exposto. A sínfise (S) e os ramos púbicos (P) ocupam os limites anteriores. A fáscia do músculo obturador interno (I) e o arco (A) são claramente observados no lado direito. A bexiga (B) preenche a porção posterior do espaço. **B.** A tesoura aponta para a linha branca (arco). Abaixo deste ponto está presente a emergência, ou origem, do músculo levantador do ânus.

CAPÍTULO 32 Anatomia do Espaço Retropúbico

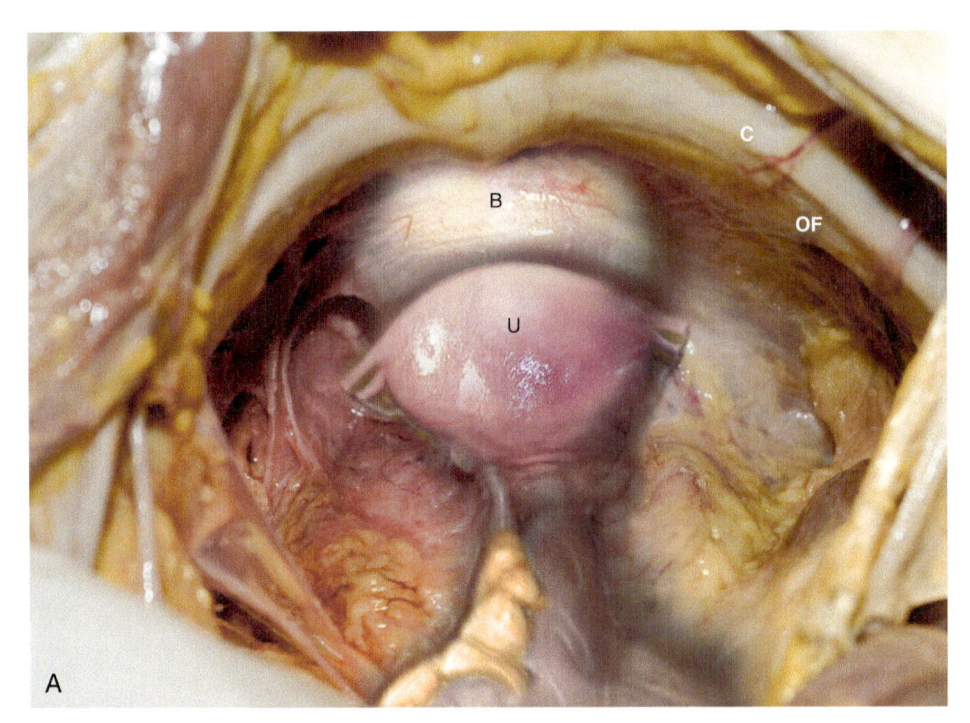

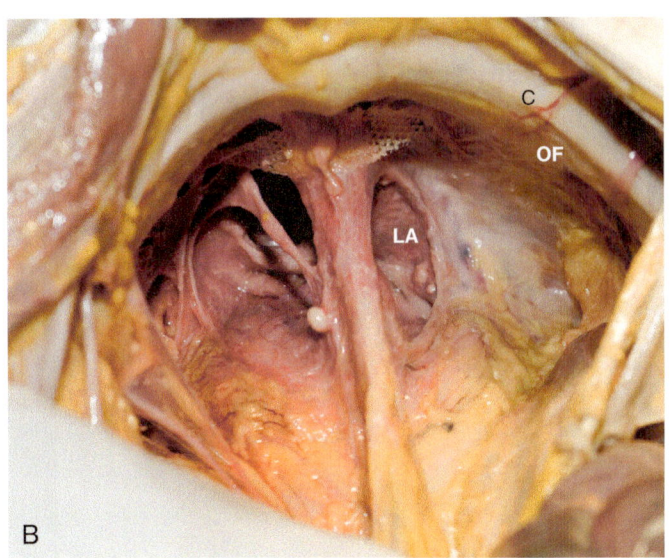

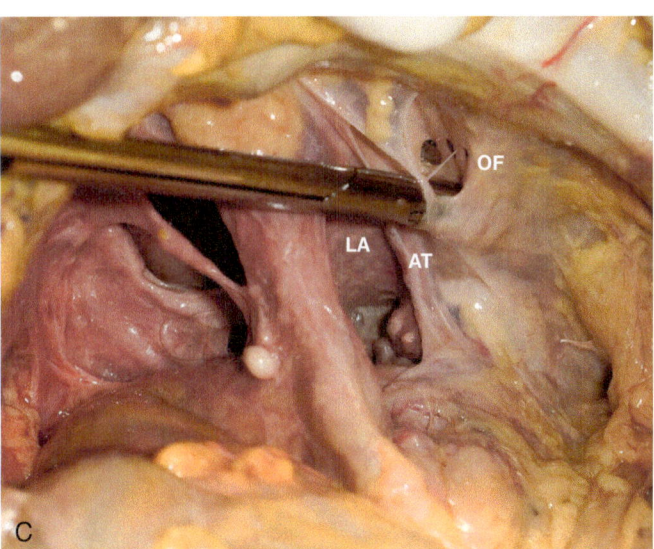

FIGURA 32-9 A. Dissecção de cadáveres frescos expondo o espaço retropúbico e revelando o espaço perivesical. O ligamento pectíneo de Cooper (*C*) ocupa uma área à frente, em relação à linha pectínea. A fáscia que cobre o músculo obturador interno e o músculo levantador do ânus é marcada (*OF*). O útero (*U*) e a bexiga (*B*) são sustentados pela fáscia endopélvica, bem como por vários "ligamentos." **B.** Vista em *close-up* do espaço retropúbico aberto. O útero, a bexiga e a parte proximal da uretra foram excisadas. O ligamento pectíneo é identificado na linha pectínea da pube (*C*). A fáscia obturatória constitui o limite lateral do espaço (*OF*). A margem do músculo levantador do ânus (pubococcígeo) é observada (*LA*). **C.** A tesoura dissecou entre a fáscia do obturador (*OF*) e o músculo obturador interno subjacente. O arco tendíneo é, de fato, formado pela fáscia obturatória (*AT*). O músculo levantador do ânus (*LA*) é claramente observado abaixo do arco tendíneo.

(Continua)

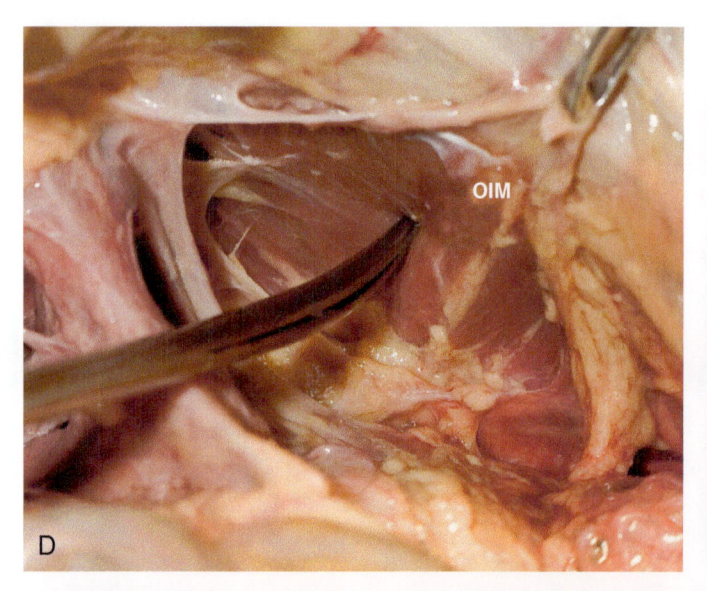

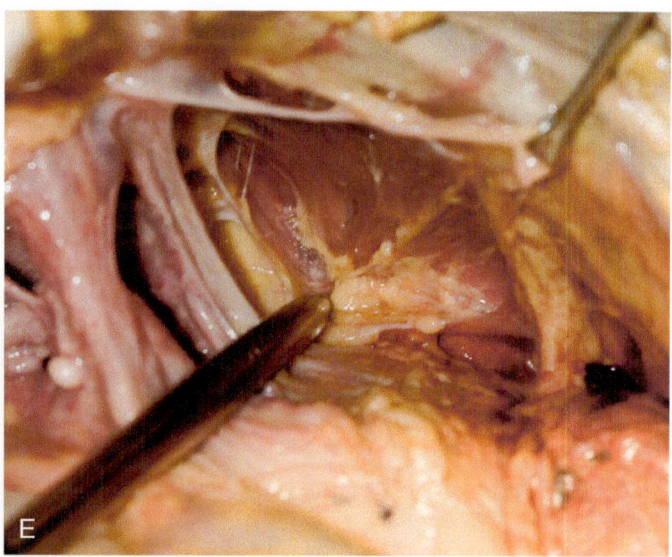

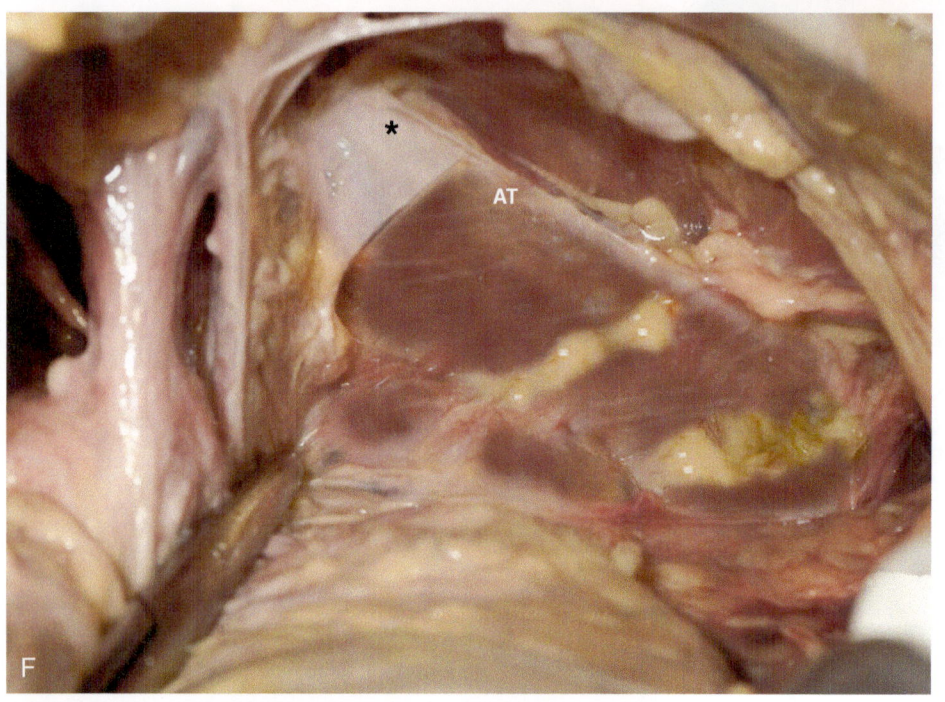

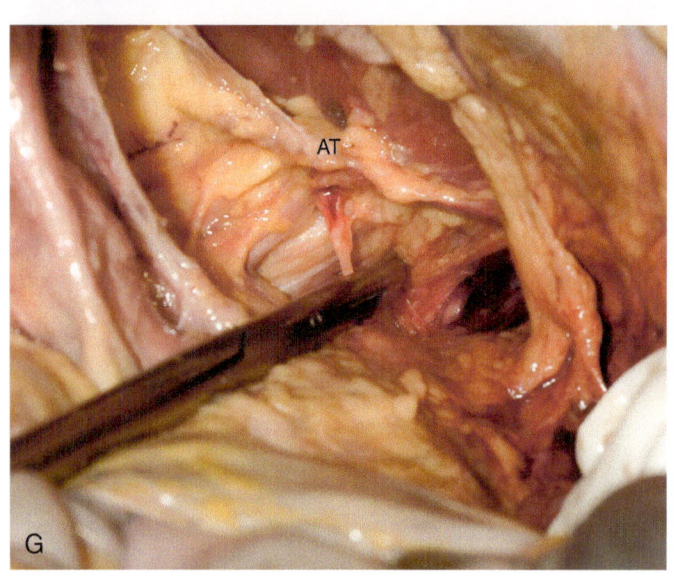

FIGURA 32-9 *(Cont.)* D. A fáscia obturatória foi removida. A extremidade da tesoura aponta para o músculo obturador interno (*OIM*). **E.** A tesoura abaixa o arco tendíneo. **F.** O músculo levantador do ânus (pubococcígeo) é exposto à medida que ele se desloca para baixo, na região profunda da pelve. Observe o(s) músculo(s) se originando a partir do arco tendíneo (*AT*). O músculo obturador interno situa-se acima da linha branca (*AT*). O asterisco marca o remanescente da fáscia que recobre o músculo levantador do ânus (fáscia superior *LA*). **G.** A linha branca (arco tendíneo) termina 2 cm distais à espinha isquiática (espaço escuro). A inclinação do arco tendíneo é uma linha suave desde o seu ponto superficial para baixo e profundamente.

CAPÍTULO 32 Anatomia do Espaço Retropúbico 393

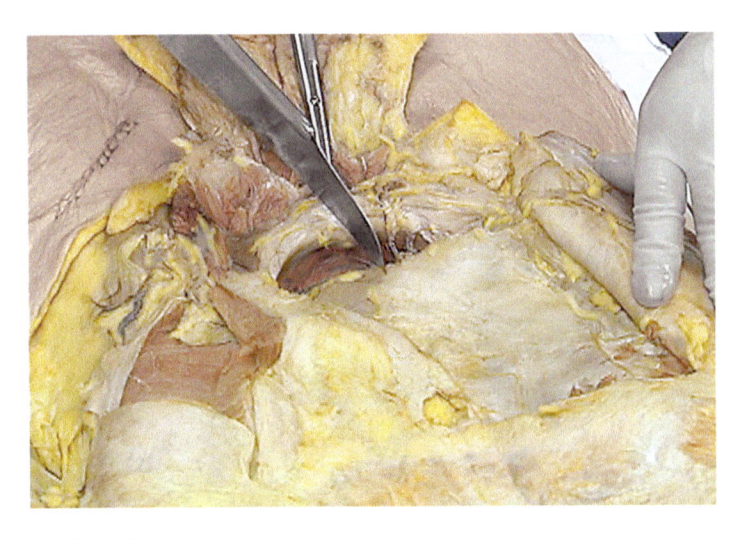

FIGURA 32-10 A pube está sendo serrada para expor as estruturas que passam por baixo da sínfise púbica.

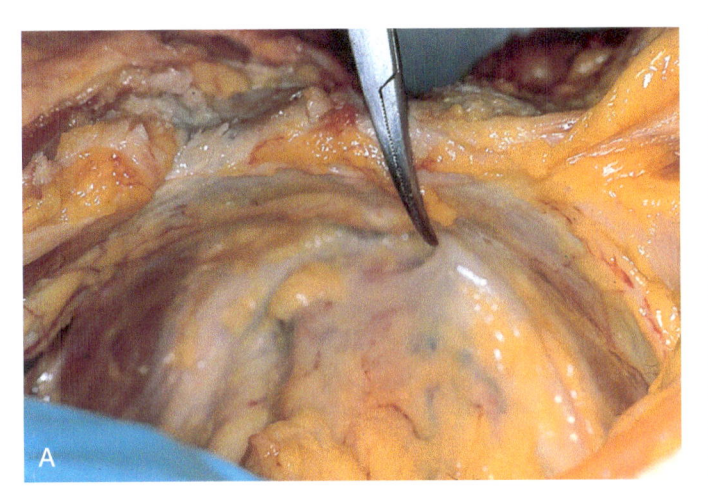

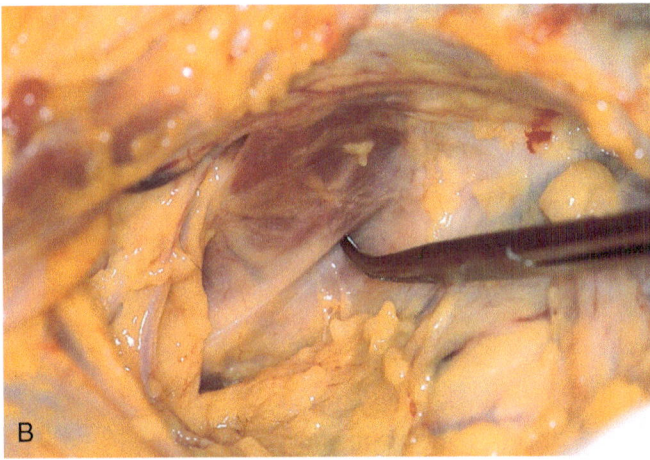

FIGURA 32-11 A. Dissecção de cadáveres frescos expondo as linhas brancas direita e esquerda. A extremidade da pinça está localizada à direita da sínfise púbica. **B.** Detalhe em *close-up* do músculo obturador interno esquerdo acima do arco tendíneo (extremidade da pinça).

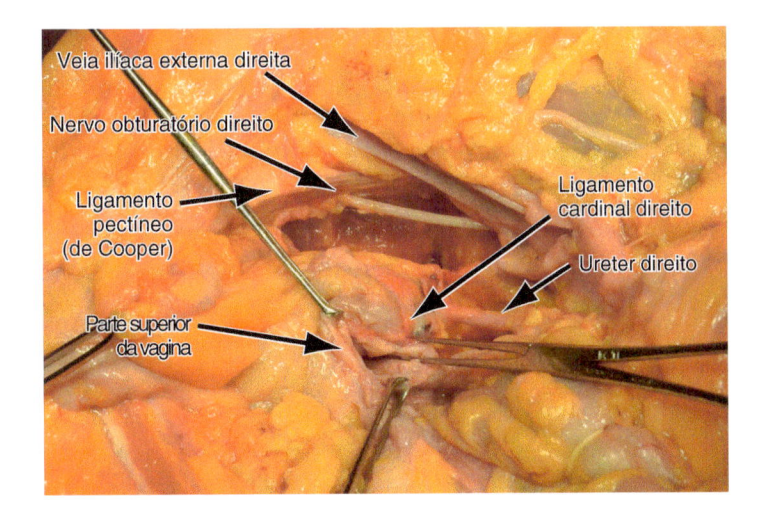

FIGURA 32-12 Dissecção em cadáver fresco da parte superior do espaço retropúbico do lado direito. Observe a relação dos vasos ilíacos e do nervo obturatório na parte superior da vagina, ligamento cardinal e ureter direito. *(Cortesia Dr. John Delancy; University of Michigan).*

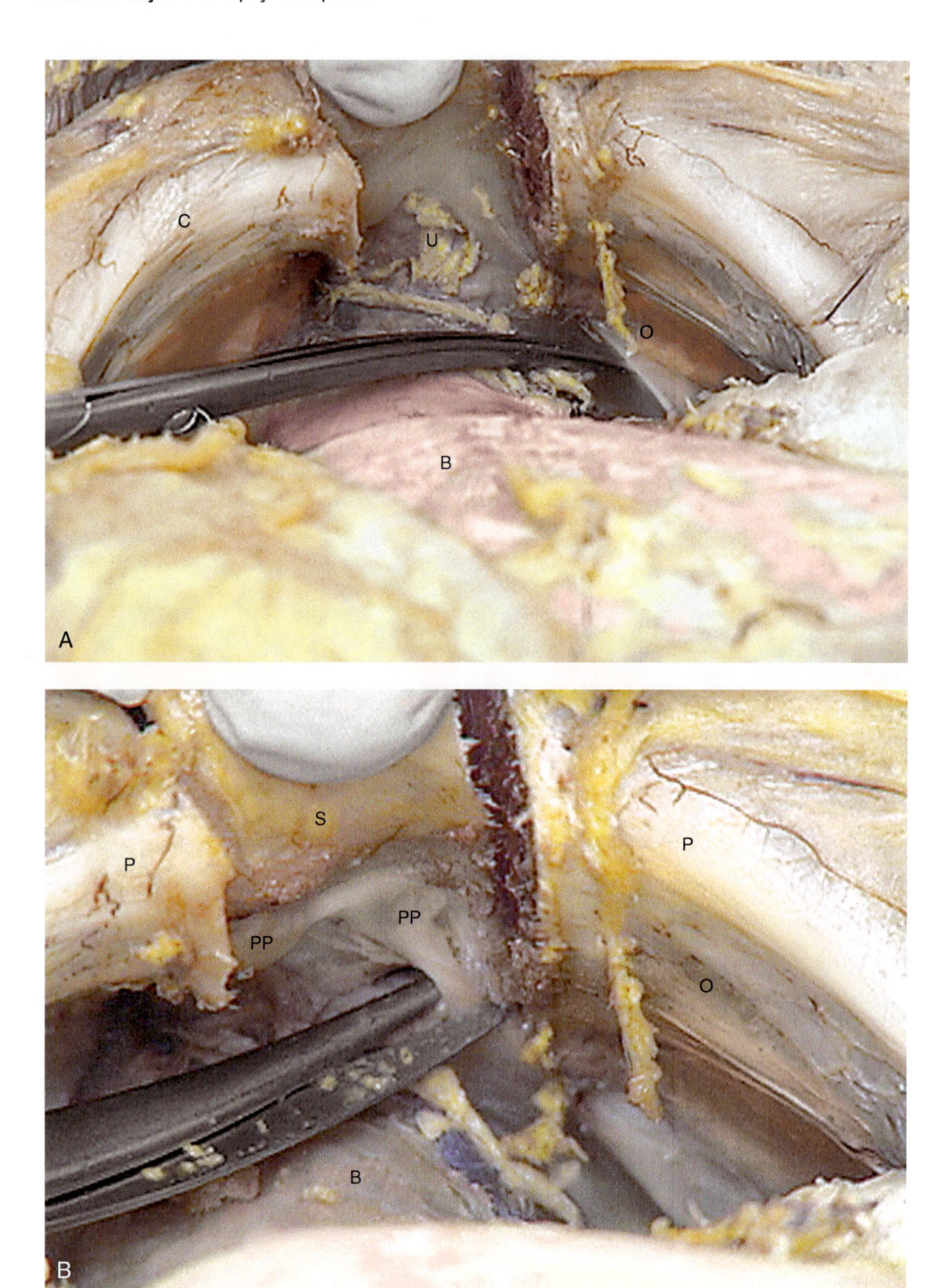

FIGURA 32-13 A. A tesoura está posicionada logo abaixo do arco tendíneo. O polegar do cirurgião pressionou a sínfise púbica serrada para a frente. O arco tendíneo leva diretamente aos ligamentos puboprostáticos posteriores (pubouretrais). A uretra (*U*) passa por baixo da margem posterior da sínfise púbica, e o músculo obturador interno (*O*) compõe a parede lateral da pelve. O ligamento pectíneo (*C*) e a cúpula da bexiga (*B*) são assinalados. **B.** A lâmina da tesoura tensiona o ligamento puboprostático posterior direito (*PP*) fixado à uretra na sua junção com a bexiga. A fáscia obturatória (*O*) encontra-se abaixo dos ramos da pube (*P*).

CAPÍTULO 32 Anatomia do Espaço Retropúbico

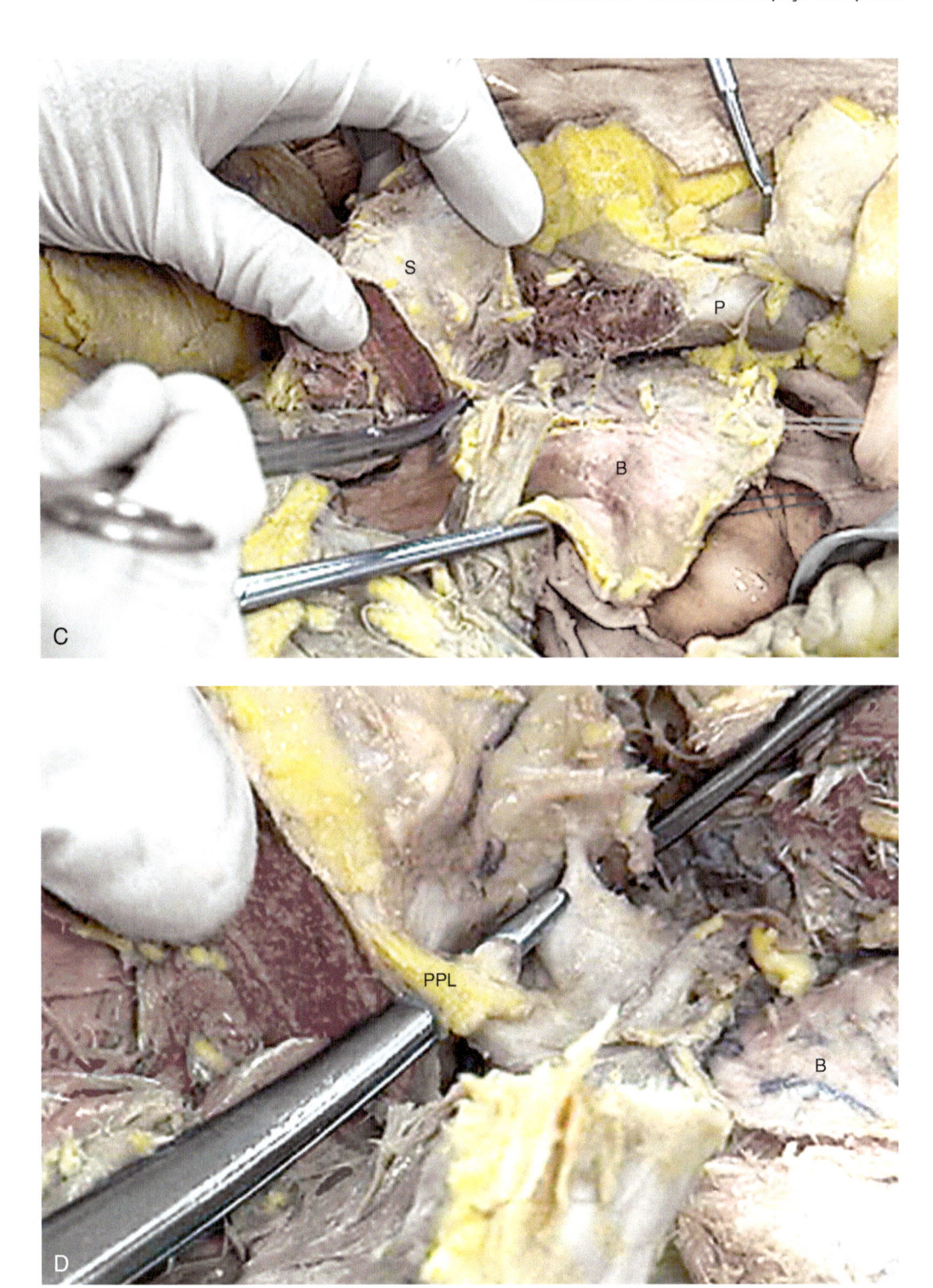

FIGURA 32-13 (Cont.) C. A sínfise serrada (*S*) é empurrada mais para a frente. A extremidade da pinça está sob o ligamento puboprostático esquerdo, a bexiga (*B*) e a pube (*P*). **D.** *Close-up* da Figura 32-13C: ligamentos puboprostáticos (*PPL*) e a bexiga (*B*).

A crista do osso e o tecido ligamentar são observados logo abaixo da margem superior do ramo superior da pube. Eles representam a linha pectínea da pube e o ligamento pectíneo (de Cooper), respectivamente (Fig. 32-14). À medida que a dissecção do ramo superior da pube continua lateral e posteriormente, a artéria e a veia ilíaca externa são identificadas, conforme passam sob o ligamento inguinal e entram na coxa, tornando-se a artéria e a veia femoral (Fig. 32-15A e B). Outras estruturas vasculares importantes neste espaço incluem as veias de Santorini (Fig. 32-1), que seguem no interior da parede vaginal, em ângulo reto com a parede lateral, bem como o feixe vasculonervoso obturatório, que sai da pelve através do canal obturador (Figs. 32-15C e 32-16A e B). Frequentemente, um vaso anômalo cruza a pube, em frente aos vasos ilíacos externos. Ele é conhecido como a artéria ou veia obturadora anômala ou aberrante (Fig. 32-17). O comprometimento desses vasos pode resultar em sangramento intenso quando uma uretropexia de Burch for realizada. São necessários cuidados especiais para evitar a lesão vascular durante a retração da parede anterior do abdome, para expor o ligamento pectíneo (de Cooper) no momento da uretropexia retropúbica.

A vagina, a bexiga e a uretra são sustentadas por um conjunto de estruturas no interior do espaço retropúbico. O revestimento muscular da parede vaginal fornece a maior parte do suporte para a parede anterior da vagina e a base da bexiga (Fig. 32-18). No entanto, o apoio mais notável e concretamente definido é o paramétrio profundo (isto é, o ligamento cardinal profundo representado na Figura 32-19A). Um número maior de imagens e uma discussão relativa ao suporte vaginal superior são incluídos no Capítulo 51. O ligamento cardinal profundo é fixado à parede lateral da pelve em forma de arco e, mais especificamente, fixado à fáscia obturadora interna, profundamente no interior do espaço retropúbico (Fig. 32-20A a C).

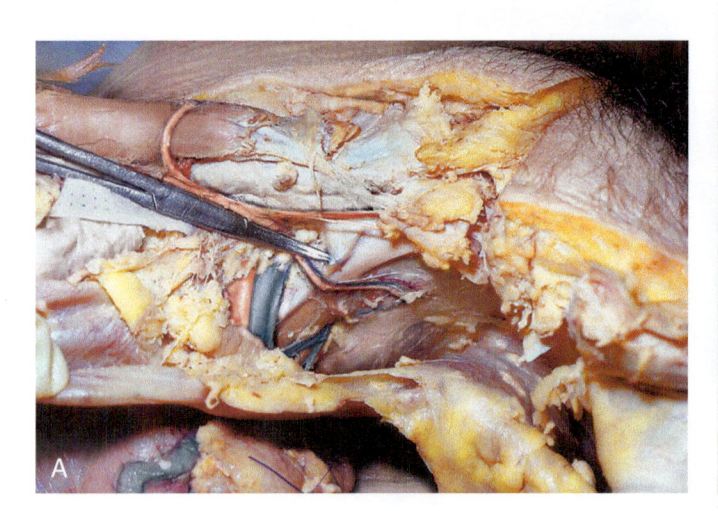

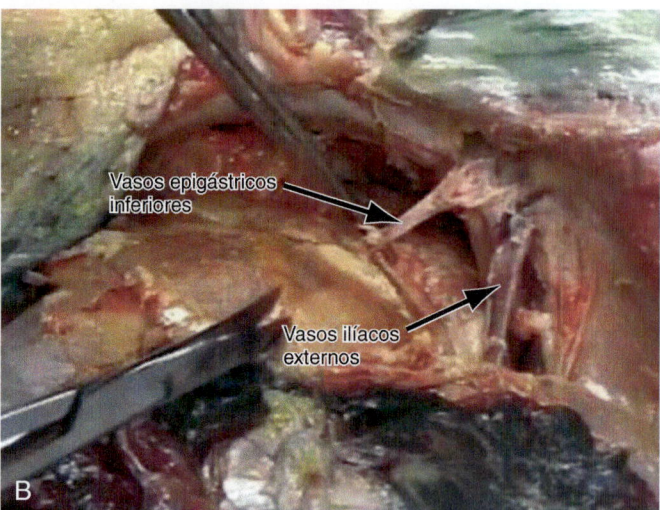

FIGURA 32-14 A. O tecido conjuntivo foi retirado do ramo púbico superior esquerdo. A pinça foi inserida no ligamento pectíneo. Observe a pele e os pelos do monte púbico, no quadrante superior direito. **B.** Observe o segmento inferior dos vasos ilíacos externos. Observe, ainda, os vasos epigástricos inferiores à medida que ascendem, a partir dos vasos ilíacos externos, e passam em uma direção cefálica.

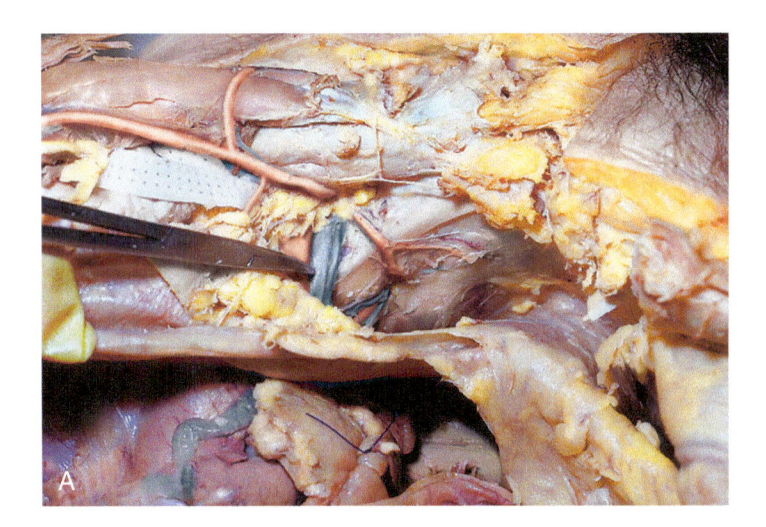

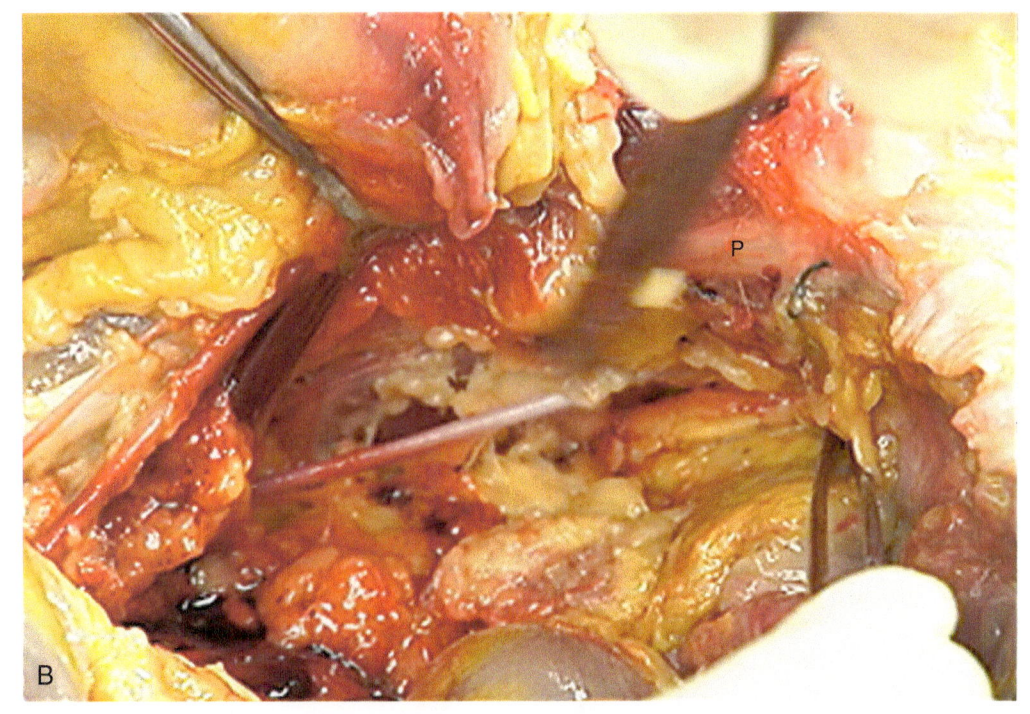

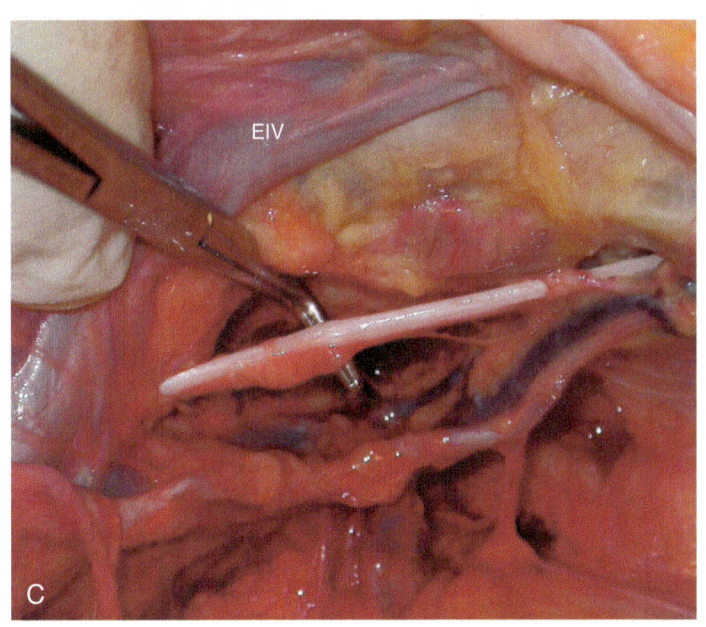

FIGURA 32-15 A. As porções lateral e posterior do ramo púbico são cruzadas pelos vasos ilíacos externos. A pinça aponta para a veia ilíaca externa. **B.** A veia ilíaca externa esquerda é contida com um afastador de veia. O ramo púbico (*P*) foi dissecado e livre de gordura. O nervo obturatório é observado cruzando o espaço retropúbico. **C.** Uma pinça em ângulo reto traciona o nervo obturatório esquerdo. O nervo e a artéria podem ser vistos entrando no curto canal obturador, sob o ramo esquerdo da pube. A veia ilíaca externa (*EIV*) é identificada cruzando o ramo lateralmente.

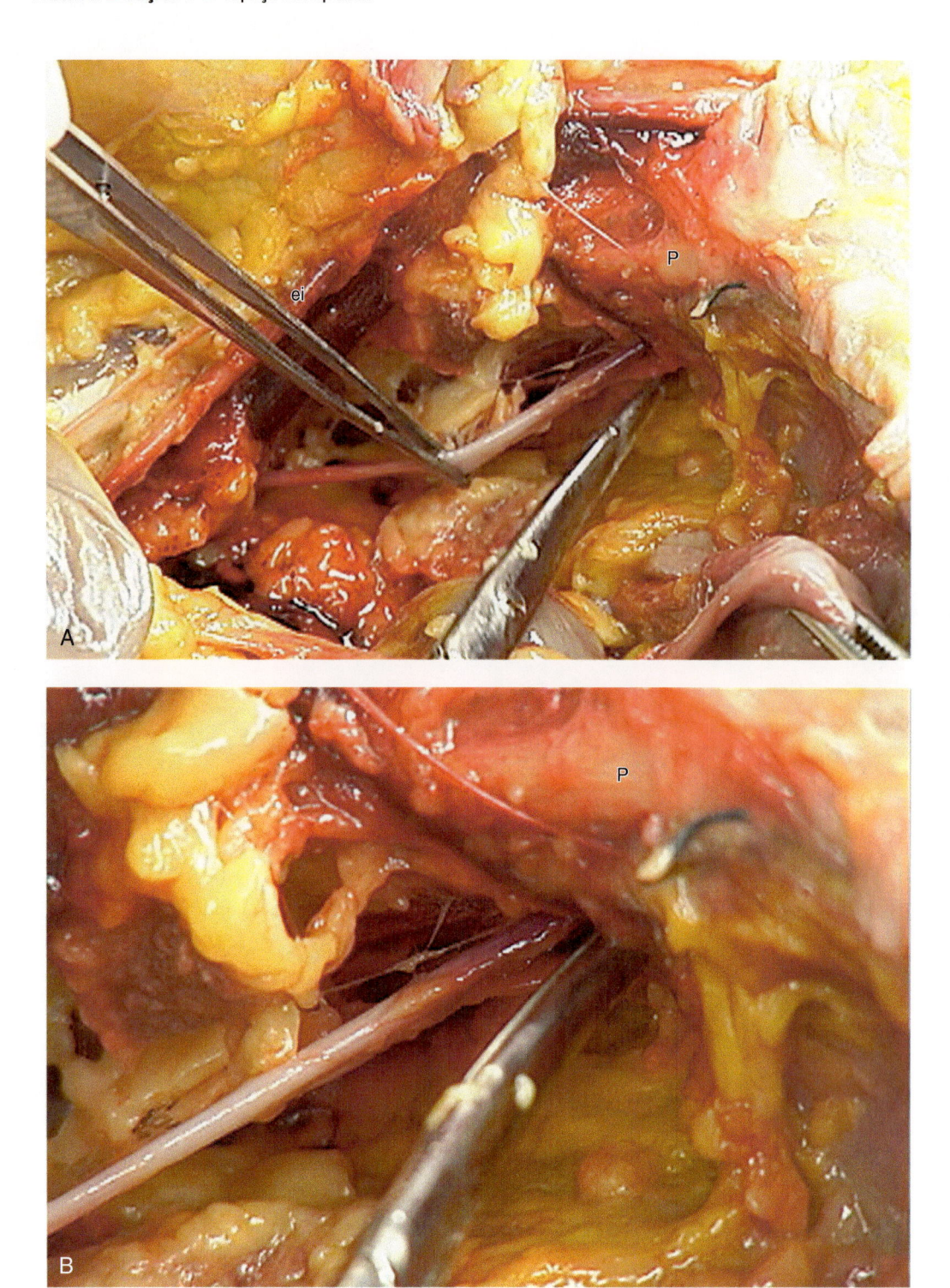

FIGURA 32-16 A. A artéria (*ei*) e a veia ilíaca externa atravessam a pube (*P*) em direção à coxa. A pinça apreende o nervo obturatório, que está saindo do espaço retropúbico, através do forame obturador. **B.** Vista em *close-up* da Figura 32-16A. A extremidade da tesoura está empurrando os tecidos no interior do forame obturador. Imediatamente acima se encontra o ramo púbico (*P*) coberto pelo ligamento pectíneo (rosa).

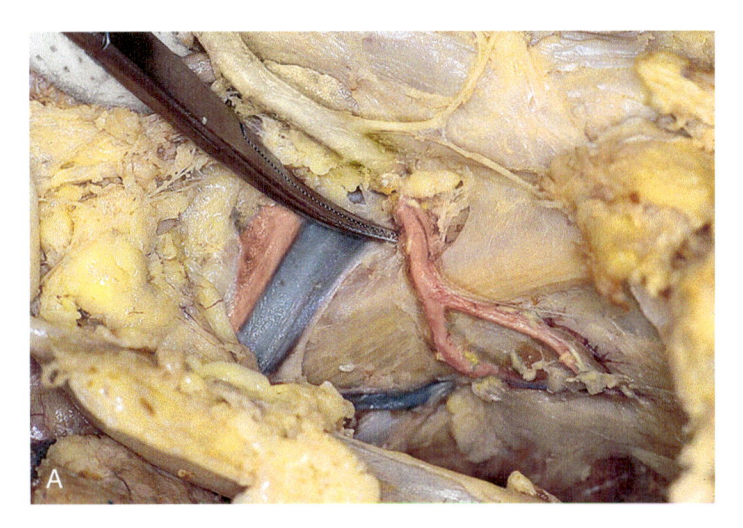

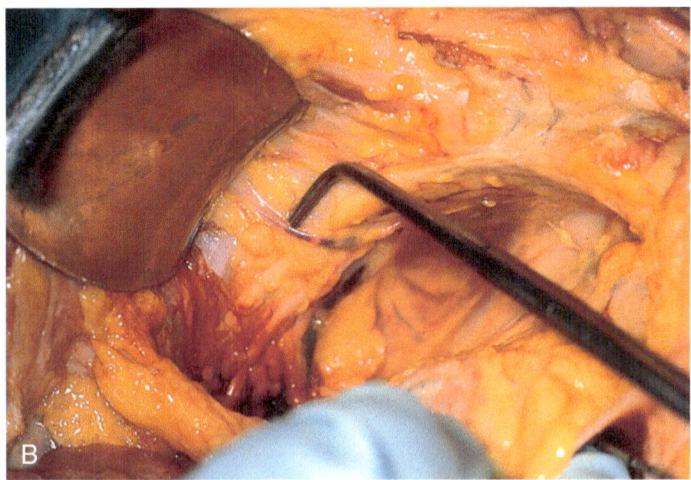

FIGURA 32-17 A. Não raramente, um vaso obturatório anômalo vai cruzar o ramo superior da pube, lateralmente e a linha pectínea. A lesão inadvertida deste vaso resulta em grande sangramento de difícil controle, porque ocorre uma retração da artéria. Observe que a direção potencial de retração cruza com o trajeto da veia ilíaca externa. **B.** Ainda, outras variações de vasos obturatórios anômalos estão localizadas logo acima da pinça em ângulo reto. Uma pequena porção da veia ilíaca externa esquerda é observada por baixo da margem da lâmina do afastador.

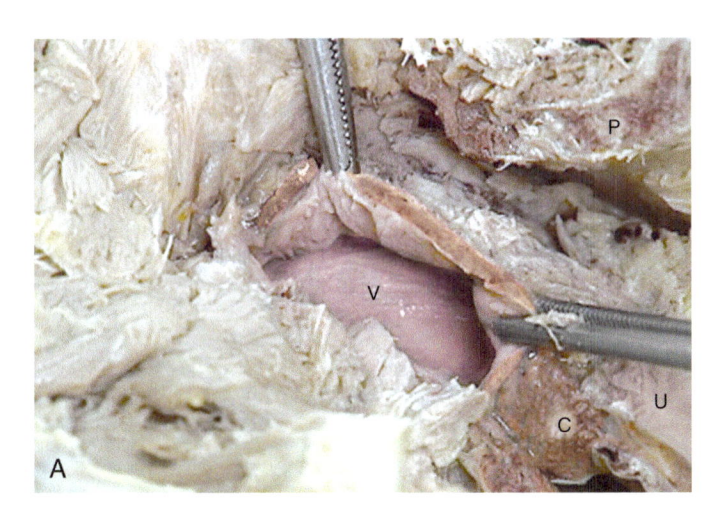

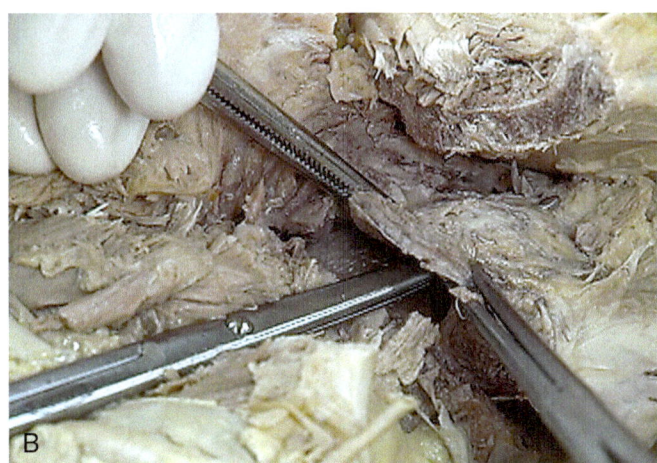

FIGURA 32-18 A. Por baixo da sínfise púbica serrada (P), a bexiga (com exceção da base) foi seccionada para expor a parte superior da vagina (V). As margens do corte (parede anterior) são apreendidas por pinças Kocher. Secções sagitais do colo do útero (C) e do útero (U) são observadas no canto inferior direito. **B.** Uma tesoura longa perfurou profundamente o recesso lateral da vagina. Note que ela entra no espaço retropúbico.

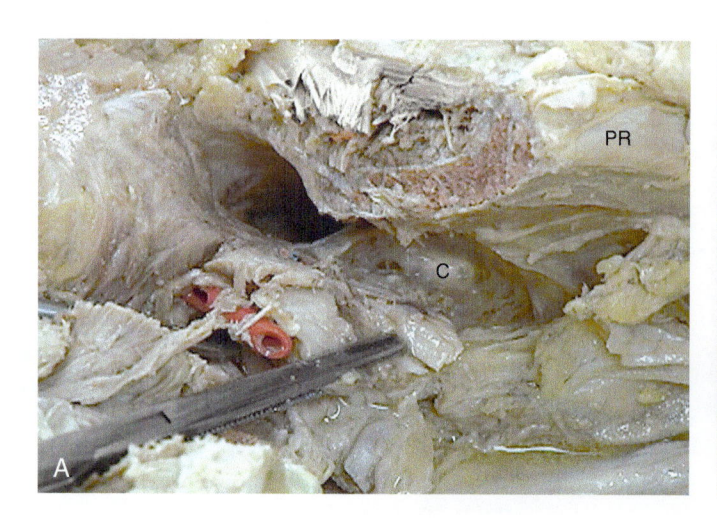

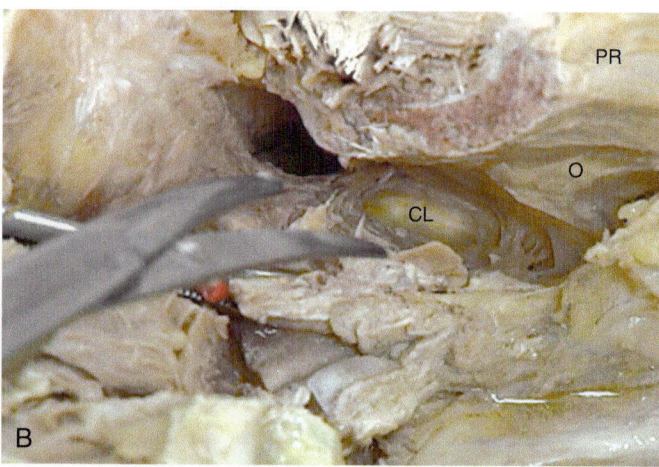

FIGURA 32-19 A. A parede anterior da uretra foi aberta. A base da bexiga e a parede posterior da uretra são densamente ligadas à parte anterior da vagina. O suporte perivesical e perivaginal consiste, principalmente, em ligamento cardinal profundo (C), que retorna e se fixa à fáscia obturatória interna. Note o ramo púbico (PR) acima. **B.** A tesoura está pronta para seccionar profundamente o parámétrio (ligamento cardinal) (CL). Depois deste ligamento, o conjunto constituído pela vagina, a uretra e a bexiga é virtualmente livre e pode ser facilmente mobilizado. Note o ramo púbico (PR) e o músculo obturador interno (O).

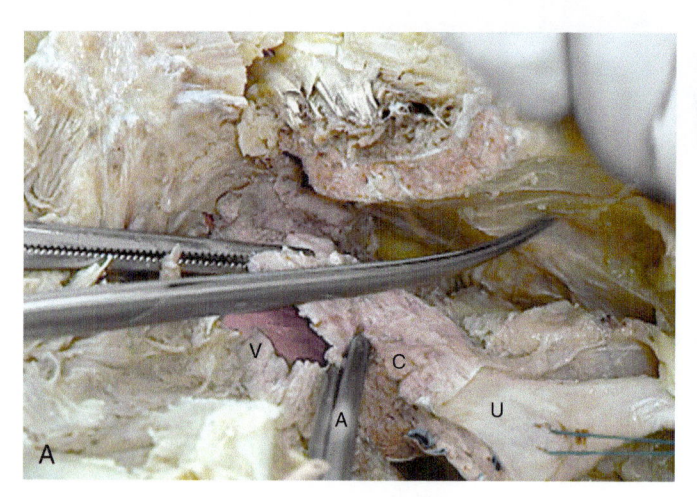

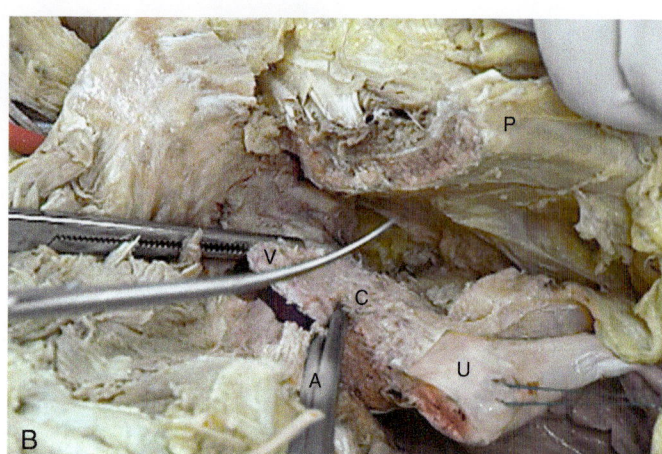

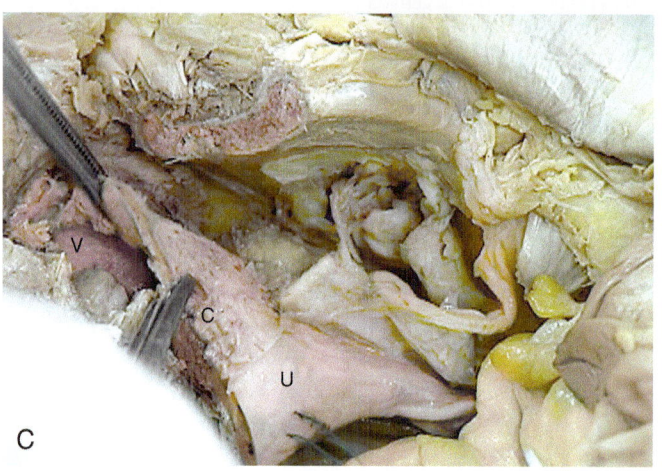

FIGURA 32-20 A. As tesouras apontam para o músculo obturador interno. As pinças Kocher mantêm a parede vaginal anterior seccionada. A vagina aberta (V) é visível. O colo do útero (C) e o útero hemisseccionados (U) são fixados à vagina pela pinça de Kocher. O fundo do útero é mantido por uma sutura em Vicryl® (azul). **B.** Vista semelhante à da Figura 32-17A, mas obtida no modo panorâmico. A pube (P) é seccionada. A tesoura repousa sobre a fáscia do músculo obturador interno (I). A vagina (V) está fixada ao colo do útero hemisseccionado (C) e ao útero (U). **C.** Vista de cima do espaço retropúbico. A bexiga e a uretra foram seccionadas. Além disso, o ligamento cardinal profundo foi seccionado. O colo do útero (C), o útero (U) e a vagina (V) são as únicas estruturas principais restantes. Note a sua relação com a pube (P) e a ausência da sínfise púbica.

CAPÍTULO 33

Configuração Operatória e Entrada no Espaço Retropúbico

Mickey M. Karram

As cirurgias que envolvem o espaço retropúbico são mais bem realizadas com a paciente em decúbito dorsal e as pernas em uma posição *frogleg* (feito "sapo") ou, de preferência, em perneiras baixas Allen, porque a realização de muitas dessas cirurgias exige a manutenção da mão na vagina. Faz-se assepsia de vagina, períneo e abdome que são envoltos de maneira a permitir fácil acesso ao abdome inferior e à vagina. Eu prefiro usar um cateter de Foley com três vias, com um balão de 30 ml inserido na bexiga, inserido e mantido nos campos estéreis. Isto permite fácil palpação do colo vesical e, em situações em que as margens da bexiga não forem claramente delineadas, pode-se facilmente encher a bexiga de forma retrógrada, para auxiliar na dissecção ou para ajudar a diagnosticar uma pequena cistostomia ou a presença de uma sutura inadvertida na bexiga. Uma das vias da sonda vesical drena por gravidade, e a via de irrigação é ligada à água estéril, que é colocada sobre um suporte de soro. Uma dose endovenosa perioperatória de um antibiótico profilático apropriado é administrada nas cirurgias retropúbicas.

Uma incisão de Pfannestiel ou de Cherney (Figs. 33-1 e 33-2) (Cap. 9) é usada para permitir a entrada no espaço retropúbico. E se uma cirurgia intraperitoneal também estiver sendo realizada, o peritônio é deixado aberto até que o reparo retropúbico seja concluído. Avaliação de rotina e, se for apropriada, a obliteração do fundo de saco, é realizada nessas situações (Cap. 42). O espaço retropúbico é exposto nas proximidades da parte posterior da pube (Fig. 33-3). A mão do cirurgião é utilizada para deslocar suavemente, para baixo, a bexiga e a uretra (Fig. 33-4). Como foi mencionado anteriormente, a presença de um grande balão de Foley facilita essa dissecção (Fig. 33-5). Uma dissecção cortante é, em geral, desnecessária nos casos primários. Se um procedimento retropúbico anterior ou suspensão com agulha ou, ainda a colocação de uma faixa suburetral foi realizado ou, em situações raras, quando a cirurgia pélvica provocou aderências suprapúbicas densas, uma dissecção cortante deve ser utilizada para entrar no espaço. Aderências devem ser dissecadas, de forma cortante, a partir da pube, até que a parede anterior da bexiga, a uretra e a vagina fiquem livres de aderências e se mostrem com mobilidade. Se a identificação da uretra ou da margem inferior da bexiga for difícil, pode-se realizar uma cistostomia alta, na qual um dedo no interior da bexiga ajuda a definir os limites vesicais inferiores para facilitar a dissecção, a mobilização e a elevação posterior do tecido paravaginal (Cap. 34).

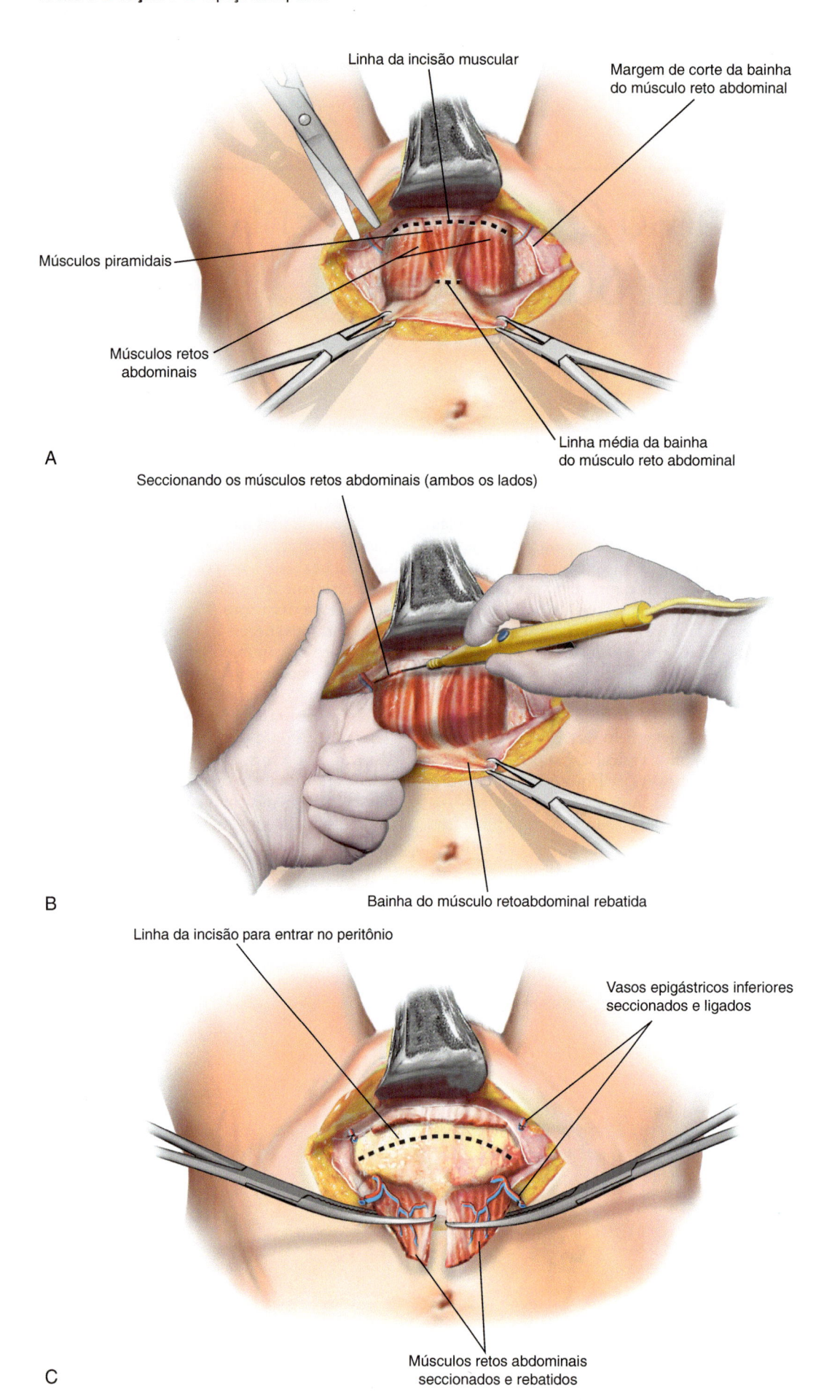

FIGURA 33-1 Técnica para realização de uma incisão de Cherney para facilitar a entrada no espaço retropúbico. **A.** O músculo reto abdominal é isolado e exposto, nas proximidades da sua inserção na pube. **B.** Um cautério monopolar é usado para seccionar a porção mais baixa do músculo reto abdominal. **C.** O músculo reto abdominal é deslocado para trás, permitindo fácil acesso ao espaço retropúbico. Observe que se o peritônio tiver que ser aberto, ele deve ser aberto com uma incisão transversal.

CAPÍTULO 33 Configuração Operatória e Entrada no Espaço Retropúbico

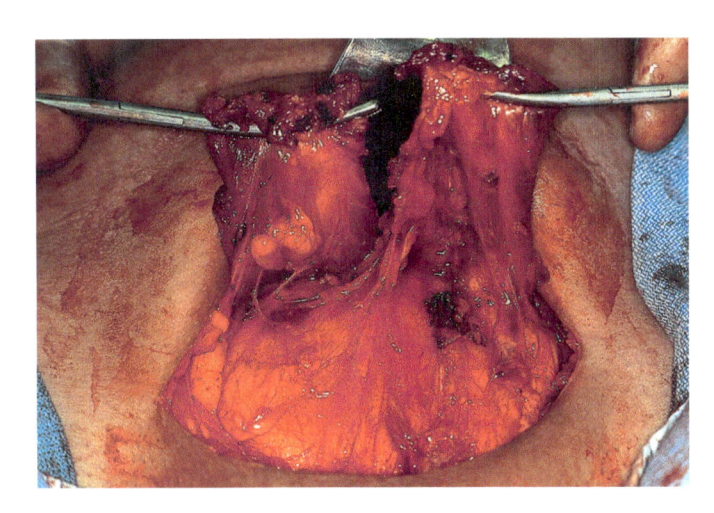

FIGURA 33-2 A incisão Cherney é comumente usada para procedimentos retropúbicos, especialmente se uma pequena cicatriz abdominal baixa ou retropúbica é encontrada. Observe que os músculos retos abdominais foram descolados da parte de trás da sínfise púbica, próximo da sua inserção. Os músculos são, então, cuidadosamente dissecados do peritônio anterior. Cuidados devem ser tomados para evitar os vasos epigástricos inferiores.

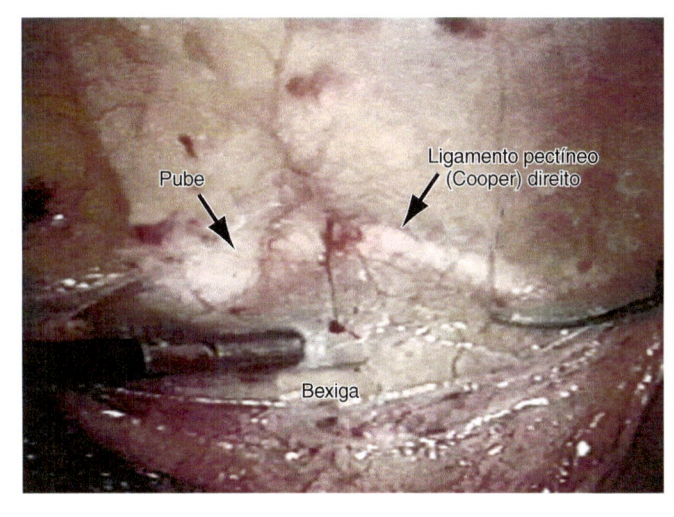

FIGURA 33-3 Esta figura mostra a porção superior do espaço retropúbico, vista pela laparoscopia. *Nota:* Em uma paciente que não foi submetida a qualquer cirurgia retropúbica previamente, um plano avascular da dissecção é iniciado no nível da pube. A bexiga é deslocada para baixo e o instrumento de dissecção ou o dedo é mantido em contato direto com a parte posterior da pube, na linha média.

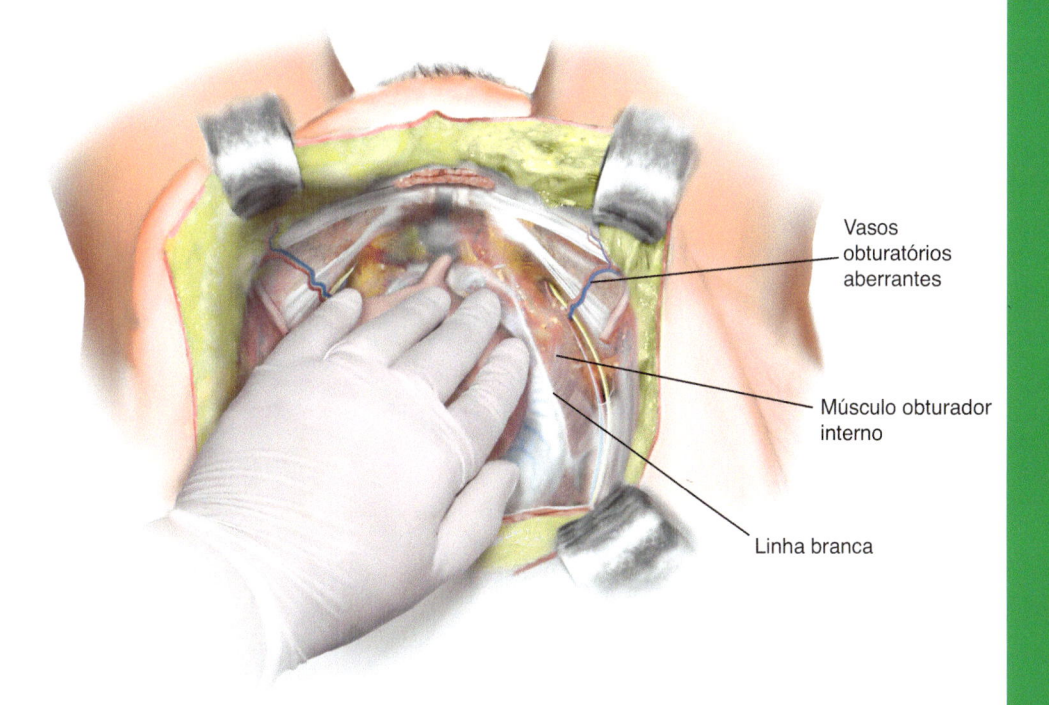

FIGURA 33-4 Técnica empregada para expor o espaço retropúbico. A mão do cirurgião é usada para, suavemente, deslocar a bexiga e a uretra para baixo.

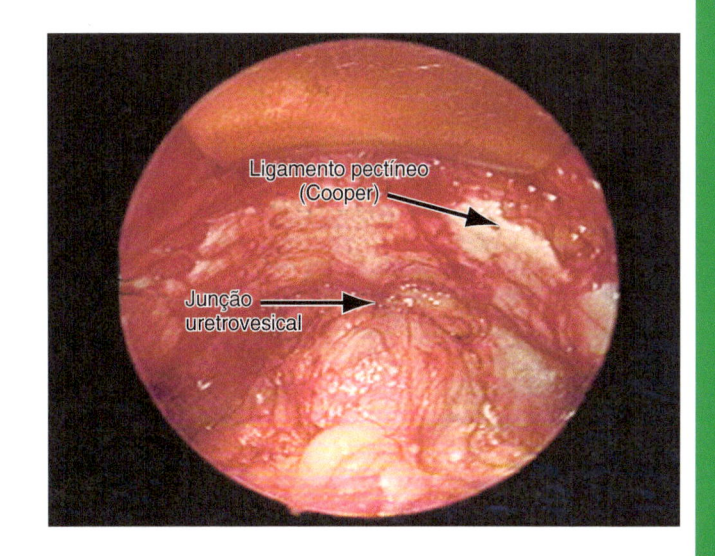

FIGURA 33-5 Vista do espaço retropúbico completamente dissecado. Um grande balão de Foley facilita esta dissecção, o que pode facilmente ser realizada, de forma romba, na paciente que não foi submetida a quaisquer procedimentos retropúbicos prévios. Idealmente, a dissecção deve ser estendida até o nível da junção uretrovesical, na linha média, e no nível do arco tendíneo da fáscia pélvica, de cada lado.

CAPÍTULO 34

Uretropexia Retropúbica para Incontinência de Esforço

Mickey M. Karram

Colpossuspensão de Burch Modificada

Depois que o espaço retropúbico é acessado, a uretra e a parede anterior da vagina são deprimidas. A dissecção na linha média é evitada, protegendo, assim, a delicada musculatura da uretra e a junção uretrovesical do trauma cirúrgico. A atenção é dirigida para o tecido em ambos os lados da uretra. A mão não dominante do cirurgião é colocada na vagina com os dedos indicador e médio de cada lado da parte proximal da uretra. Duas gazes montadas são usadas para deslocar suavemente a bexiga para o lado oposto (Figs. 34-1 a 34-3). A maior parte da gordura sobrejacente pode ser removida com as gazes montadas. Esta dissecção é realizada com a elevação forçada do dedo do cirurgião na vagina até que a fáscia periuretral branca e brilhante e a parede vaginal sejam observadas (Figs. 34-1, 34-4 e 34-5). Esta área é ricamente vascularizada, por meio de um grande plexo venoso de paredes finas que, se possível, deve ser evitado. As posições da uretra e da margem inferior da bexiga são determinadas pela palpação do balão de Foley ou, parcialmente, por distensão da bexiga, se necessário, para identificar as margens inferiores arredondadas da bexiga, no local em que encontram a parede anterior da vagina.

A dissecção lateral em relação à uretra é completada bilateralmente e uma mobilidade vaginal adequada é avaliada usando um dedo no interior da vagina para desviar a sua parede anterior para cima e para a frente (Figs. 34-1 e 34-5). Suturas com fios não absorvíveis ou de absorção tardia 0 ou 1 são, então, aplicadas lateralmente à parede anterior da vagina. Eu aplico bilateralmente duas suturas de poliéster montadas em uma agulha (Ethibond® pela Ethicon, Inc., Somerville, NJ), usando perfurações duplas para cada fio. Esses fios têm duas agulhas, de modo que cada extremidade do fio de sutura pode, subsequentemente, ser levado para cima, através do ligamento pectíneo (Figs. 34-4, 34-6 e 34-7). O posicionamento adequado dessas suturas é importante para fornecer apoio adequado e evitar dobras ou elevação uretral indevidas, levando à disfunção ou retenção miccional pós-operatória. Eu prefiro dispor as suturas na porção lateral da vagina, imediatamente ao lado da ponta do dedo vaginal, que deve ser elevado à parte mais móvel e flexível da vagina lateralmente ao colo vesical (Figs. 34-1 a 34-8). A sutura distal é aplicada 2 cm lateralmente ao terço proximal da uretra e a sutura proximal é aplicada cerca de 2 cm lateral à parede da bexiga ou ligeiramente proximal ao nível da junção uretrovesical (Figs. 34-4 e 34-7). Ao aplicar as suturas, deve-se envolver a espessura total da parede vaginal, excluindo o epitélio. Esta manobra é realizada por meio de uma sutura sobre o dedo vaginal do cirurgião no local adequado, (Figs. 34-4 e 34-5). De cada lado, após a colocação de duas suturas, elas são passadas através do ligamento pectíneo ou de Cooper, de modo que todas as quatro suturas terminam acima do ligamento (Figs. 34-4 e 34-7). O espaço retropúbico pode ser extremamente vascular e os vasos visíveis devem ser evitados, se possível. Quando um sangramento excessivo ocorrer, ele pode ser controlado por pressão direta, suturas ou pelo uso de clipes vasculares. Hemorragia grave, em geral, é interrompida por compressão direta, ou após as suturas de fixação serem amarradas. Depois que as quatro suturas forem aplicadas na vagina e através do ligamento pectíneo, os assistentes amarram inicialmente as suturas distais e, em seguida, as proximais, enquanto o cirurgião eleva a vagina com a mão em seu interior (Fig. 34-8). Se desejado, um cateter suprapúbico é colocado através da porção extraperitoneal da cúpula da bexiga. Ao amarrar as suturas, não é necessário se preocupar se a parede vaginal encontra o ligamento pectíneo.

Procedimento de Marshall-Marchetti-Krantz

O espaço retropúbico é exposto, como anteriormente descrito. Mais uma vez, a mão não dominante do cirurgião é colocada no interior da vagina, e a dissecção da gordura periuretral é realizada, como anteriormente descrita para a colpossuspensão de Burch. Alguns cirurgiões, rotineiramente, realizam uma cistostomia para ajudar a dissecção periuretral e a colocação da sutura.

Suturas permanentes ou de absorção tardia são usadas. Elas são aplicadas perpendicularmente à uretra e paralelamente ao colo vesical. Um único fio de sutura é aplicado bilateralmente na junção uretrovesical. Perfurações duplas são realizadas sobre os dedos do cirurgião, incluindo a espessura total da parede vaginal e excluindo o epitélio. Após a colocação das suturas, o ponto de fixação da uretra na sínfise púbica pode ser determinado elevando os dois dedos vaginais até o ponto onde o colo vesical entra em contato com a sínfise púbica e observando a posição na qual as suturas serão aplicadas no periósteo púbico. Uma agulha é disposta de medial a lateral contra o periósteo e é inserida com um movimento simples do punho. Isso pode envolver a cartilagem na linha média, dependendo da largura, da espessura e da disponibilidade do periósteo. As suturas em cada lado são aplicadas de forma adequada e são fixadas com o dedo vaginal elevando a junção uretrovesical (Fig. 34-9).

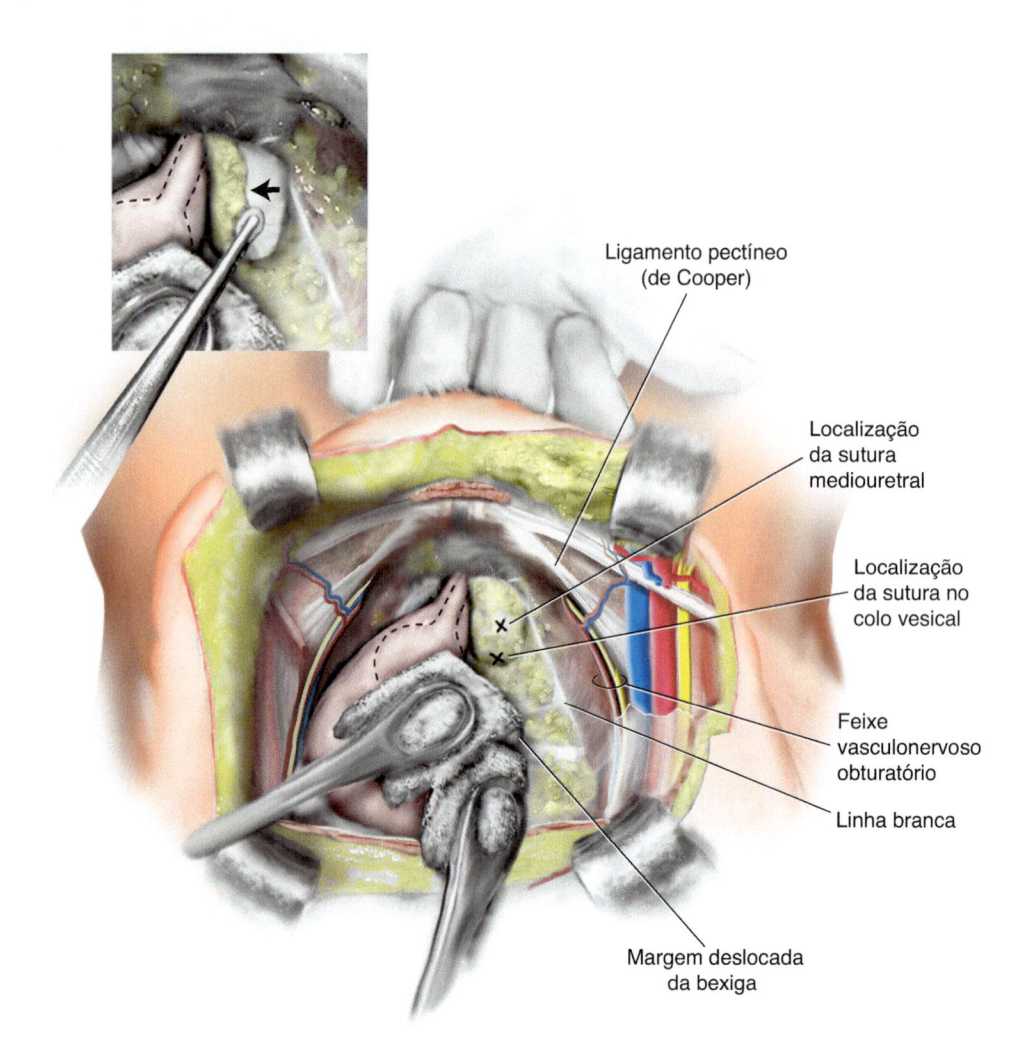

FIGURA 34-1 Colpossuspensão de Burch. A bexiga urinária é suavemente deslocada para o lado oposto, por meio de gazes montadas. A parede anterior da vagina é elevada pelo dedo médio da mão não dominante do cirurgião, e a gordura é mobilizada medialmente (ver o quadro) com uma gaze montada em uma pinça curva ou ponta do aspirador. A posição das suturas (indicadas com um X), idealmente, deve ser, pelo menos, 2 cm lateralmente à parte proximal da uretra e ao colo vesical geralmente na curva descendente lateral do tecido elevado pelo dedo colocado na vagina.

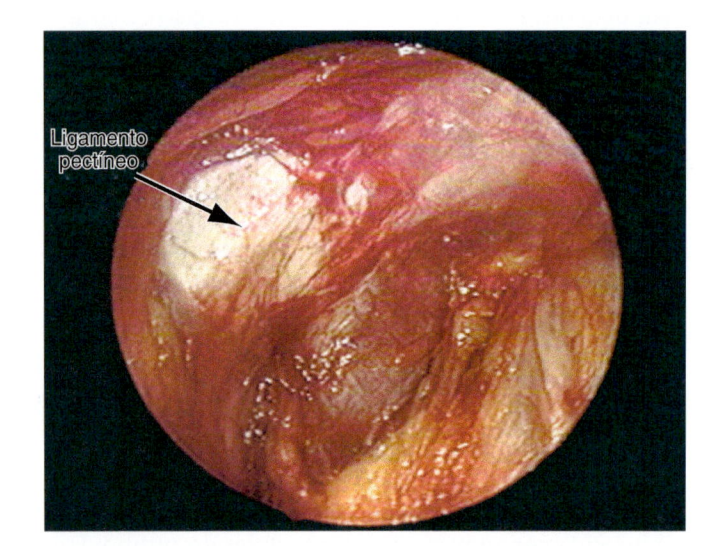

FIGURA 34-2 Vista lateral do espaço retropúbico em um paciente. *Nota*: O tecido foi removido do ligamento pectíneo, no lado esquerdo. Esta é a área através da qual as suturas de suspensão serão passadas durante o procedimento de uma colpossuspensão de Burch.

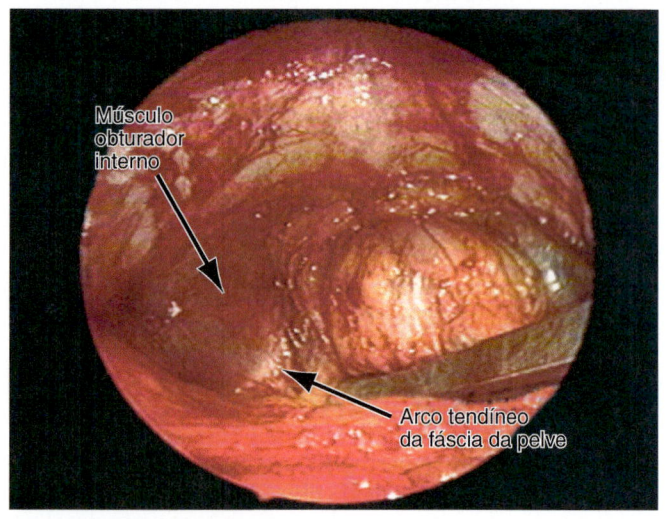

FIGURA 34-3 O espaço retropúbico do lado esquerdo é mostrado. Note o músculo obturador interno, que se insere no arco tendíneo da fáscia da pelve.

CAPÍTULO 34 Uretropexia Retropúbica para Incontinência de Esforço   407

FIGURA 34-4 As suturas foram apropriadamente aplicadas, de cada lado da extremidade proximal da uretra e do colo vesical. Observe que as suturas em formato de 8 são passadas na vagina. Fios com duas agulhas são usados de modo que a extremidade de cada fio possa ser conduzida para cima, através do ligamento pectíneo do mesmo lado, permitindo, assim, que as suturas possam ser amarradas acima do ligamento.

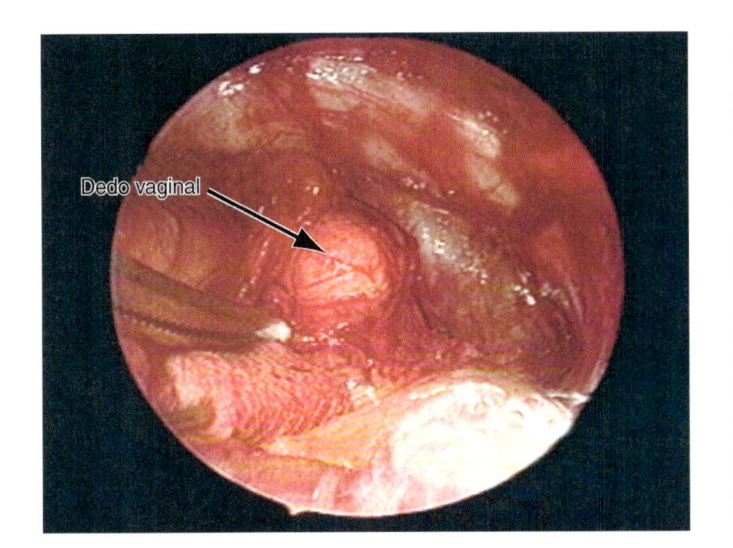

FIGURA 34-5 O primeiro passo da colpossuspensão de Burch é elevar a vagina e mobilizar a gordura em uma direção medial. *Nota*: uma gaze montada é usada, inicialmente, para deslocar medialmente a bexiga e, em seguida, a gordura é removida com uma pinça delicada. Ao elevar a vagina é possível identificar o revestimento muscular da parede vaginal, através do qual serão passadas suturas lateralmente ao ponto médio da uretra e lateralmente ao colo vesical.

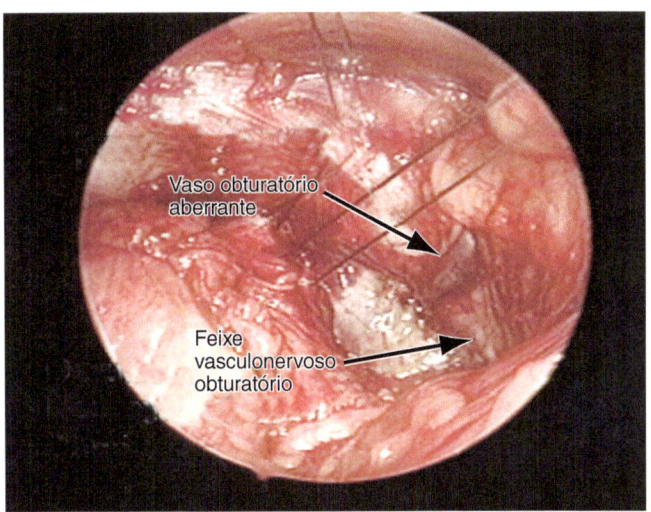

FIGURA 34-6 Duas suturas da colpossuspensão de Burch foram passadas através da espessura total da parede vaginal, no lado direito da paciente. Uma sutura lateral ao ponto médio da uretra também foi passada através do ligamento pectíneo desse lado. É perceptível nesta foto a presença de um vaso obturatório aberrante com trajeto para baixo sobre o segmento mais lateral do ligamento pectíneo. Observe também o feixe vasculonervoso obturatório, à medida que ele sai da pelve através do canal obturador.

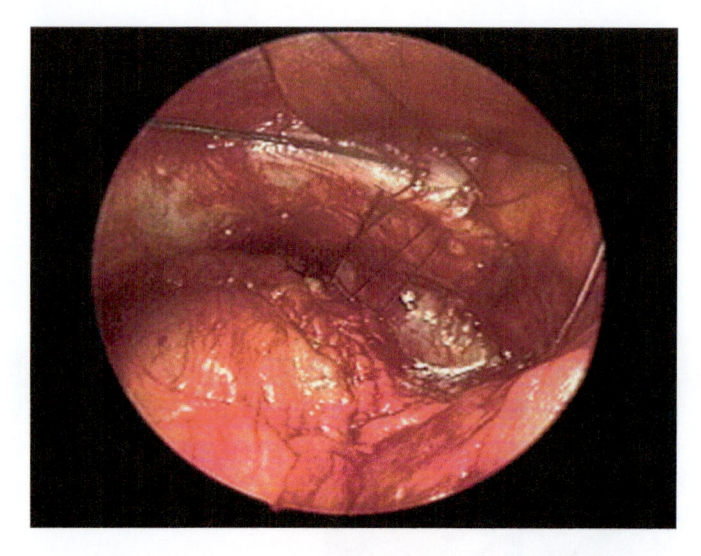

FIGURA 34-7 Ambas as suturas da colpossuspensão de Burch foram passadas do lado direito. Mais uma vez, note que cada extremidade da sutura foi passada através do ligamento pectíneo e os nós fixados acima deste ligamento, completando a colpossuspensão no lado direito.

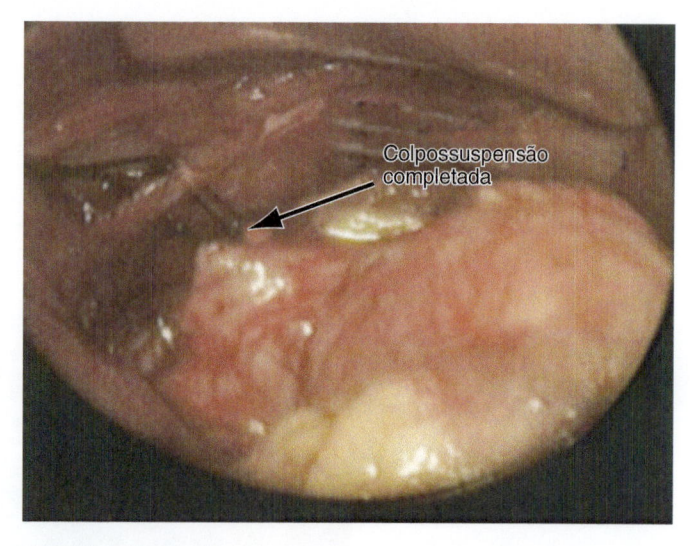

FIGURA 34-8 Uma colpossuspensão concluída é mostrada do lado esquerdo da paciente. Mais uma vez, note que o nó foi amarrado acima do ligamento pectíneo e as suturas são elevadas apenas até que a folga ou a tensão sejam removidas da sutura. É comum observar, como nesta fotografia, uma ponte de fio existente entre a vagina elevada e o ligamento pectíneo.

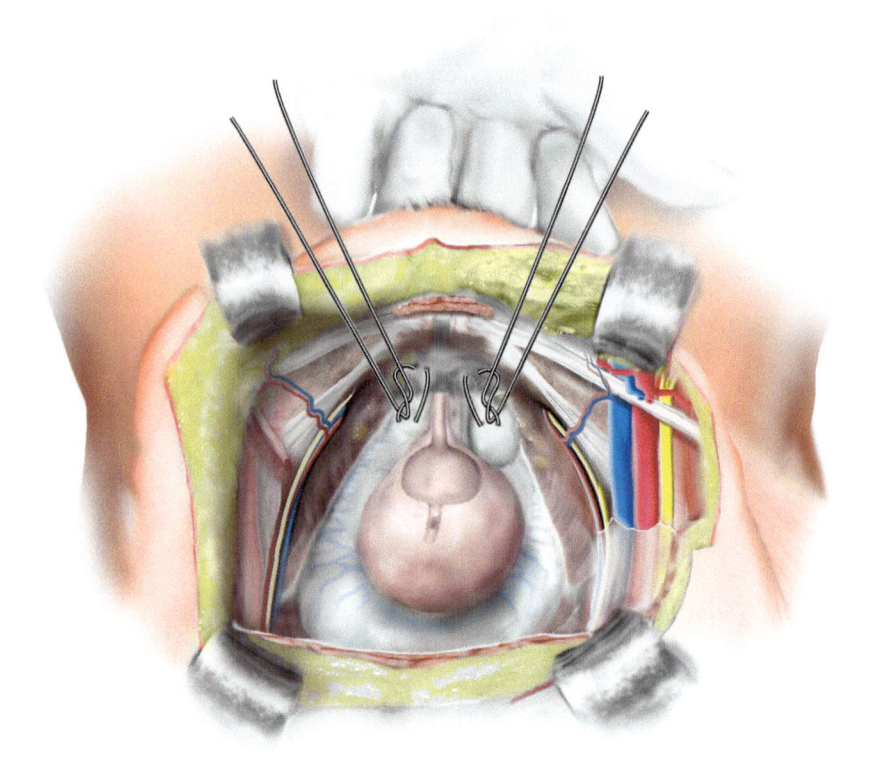

FIGURA 34-9 Procedimento de Marshall-Marchetti-Krantz. Um fio de sutura é aplicado, bilateralmente, no nível do colo vesical e, em seguida, no periósteo da sínfise púbica.

CAPÍTULO 35

Reparo Paravaginal Retropúbico

Mickey M. Karram

O prolapso da parede vaginal anterior pode ser o resultado de um descolamento da vagina de sua inserção lateral normal. O objetivo do reparo do defeito paravaginal é reposicionar bilateralmente o sulco vaginal lateral anterior com suas fáscias sobrepostas na parede lateral, no nível do arco tendíneo da fáscia da pelve, que é a sua fixação normal.

O espaço retropúbico é acessado e a bexiga e a vagina são desviadas inferiormente e medialmente para permitir a visualização do espaço retropúbico lateral e da parede pélvica lateral, incluindo o músculo obturador interno e a fossa contendo o feixe vasculonervoso obturatório (Figs. 35-1 até 35-3. Consulte, ainda, o Capítulo 32 sobre Anatomia Retropúbica). Dissecção romba pode ser realizada posteriormente, a partir deste ponto, até que a espinha isquiática seja palpada. O arco tendíneo da fáscia da pelve, ou linha branca, é, muitas vezes, visualizado como uma faixa branca de tecido, estendendo-se da parte de trás da sínfise púbica até a espinha isquiática (Figs. 35-2 e 35-3). Este arco corresponde à separação anatômica entre a margem inferior do músculo obturador interno e o início da porção iliococcígea do músculo levantador do ânus. Um defeito paravaginal representa a avulsão da vagina, com a sua camada muscular ou fáscia pubocervical, do arco tendíneo da fáscia da pelve ou, possivelmente, uma avulsão do arco, bem como da fáscia do músculo obturador interno (Figs. 35-1 até 35-3). A Figura 35-1C descreve vários defeitos anatômicos que podem ser encontrados quando um defeito paravaginal está presente. Deve-se notar que, por vezes, a linha pode se apresentar com uma aparência branca tão atenuada que não pode ser anatomicamente identificável. O reparo do defeito paravaginal retropúbico é realizado da seguinte forma: a mão não dominante do cirurgião é inserida na vagina. À medida que a bexiga é afastada medialmente com gazes montadas (como mostrado na Fig. 34-1, no Cap. 34), o cirurgião eleva o sulco vaginal lateral anterior. Começando perto da cúpula vaginal, um fio de sutura é aplicado, inicialmente, através da espessura total da vagina, excluindo o epitélio. Esta sutura deve estar situada na margem lateral do tecido muscular subjacente da vagina, ou na fáscia pubocervical. A agulha é, então, passada até a fáscia obturadora interna ou, se visualizado, o arco tendíneo da fáscia da pelve, 1 a 2 cm anteriormente à sua origem na espinha isquiática. Depois que este primeiro ponto for amarrado, quatro ou cinco pontos adicionais são aplicados através da parede vaginal e, em seguida, até o arco tendíneo da fáscia da pelve ou a fáscia do músculo obturador interno (Fig. 35-1B). Esses pontos são dispostos com intervalos de 1 cm em relação ao ramo da pube. Ao amarrar as suturas, ocorre uma reaproximação da vagina, com sua fáscia, à parede lateral da pelve (Figs. 35-1, 35-4 e 35-5). As suturas mais distais devem ser aplicadas o mais próximo possível do ramo da pube, no interior do ligamento pubouretral. Em geral, para esse reparo, são utilizados fios de sutura não absorvíveis 2-0 ou 3-0 com uma agulha cônica de tamanho médio.

Em pacientes com incontinência de esforço associada a um defeito paravaginal, uma colpossuspensão de Burch combinada ao reparo paravaginal retropúbico deve ser realizada. Isso tem sido denominado *procedimento paravaginal mais Burch* (Figs. 35-4 e 35-5).

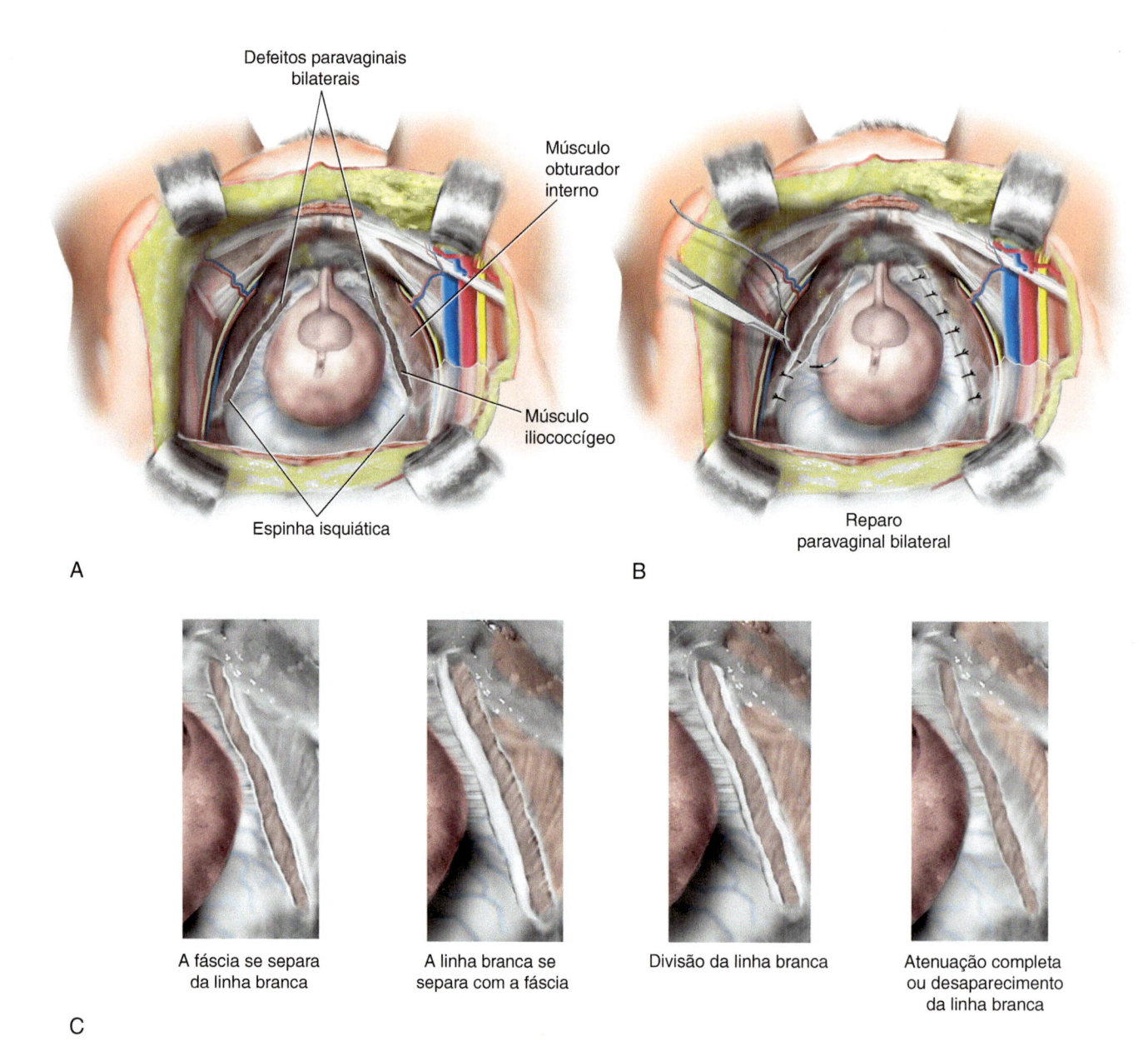

FIGURA 35-1 Reparo retropúbico de defeito paravaginal. **A.** Defeitos paravaginais bilaterais são ilustrados. **B.** O defeito do lado direito foi completamente reparado e o defeito no lado esquerdo está sendo reparado, distal à espinha isquiática e prosseguindo em direção à sínfise púbica. **C.** Quatro achados anatômicos potenciais, em pacientes com defeitos paravaginais são ilustrados. Observe que todos resultaram em afastamento da vagina, com a sua fáscia subjacente, da parede lateral da pelve.

CAPÍTULO 35 Reparo Paravaginal Retropúbico 411

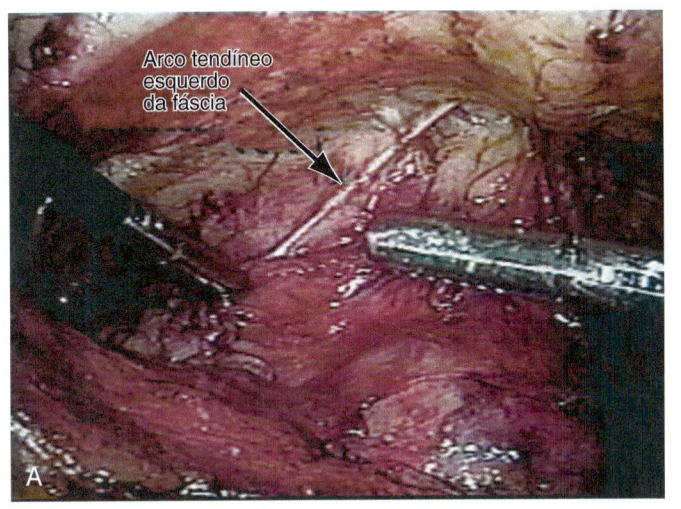

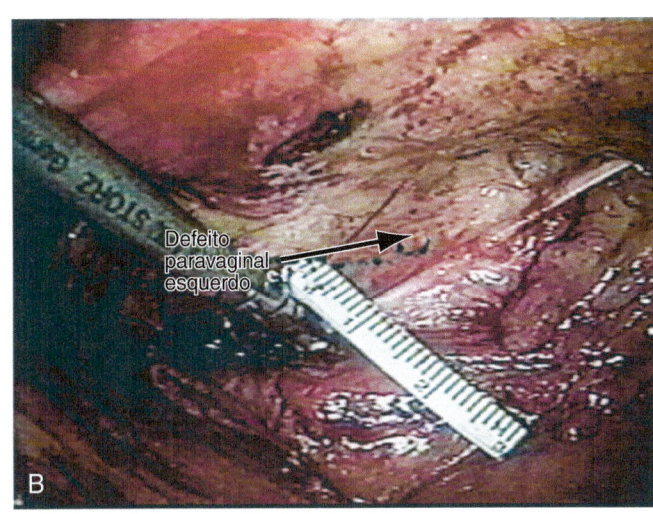

FIGURA 35-2 Demonstração de uma paciente com um reparo de defeito paravaginal esquerdo. **A.** Note que o arco tendíneo da fáscia da pelve foi isolado (*seta*). **B.** Um defeito paravaginal de 2 centímetros é assinalado (*seta*).

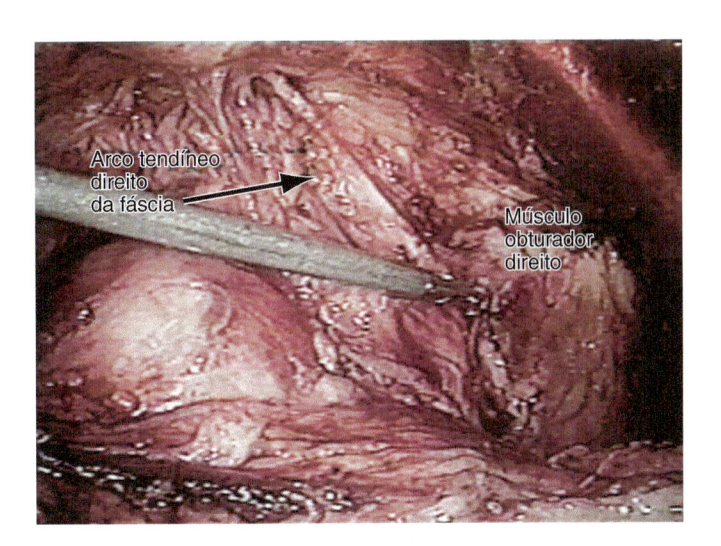

FIGURA 35-3 Mostra um defeito paravaginal direito (*seta*), na mesma paciente, como na Figura 35-2. Mais uma vez, observe o arco tendíneo da fáscia da pelve.

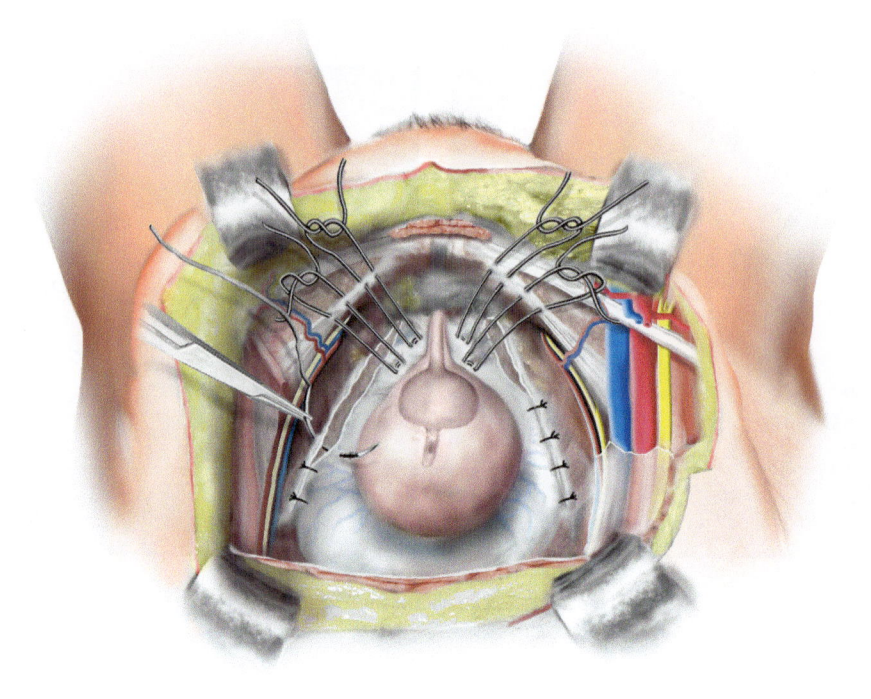

FIGURA 35-4 Defeito paravaginal mais reparo. Colpossuspensão de Burch e reparo retropúbico do defeito paravaginal combinados.

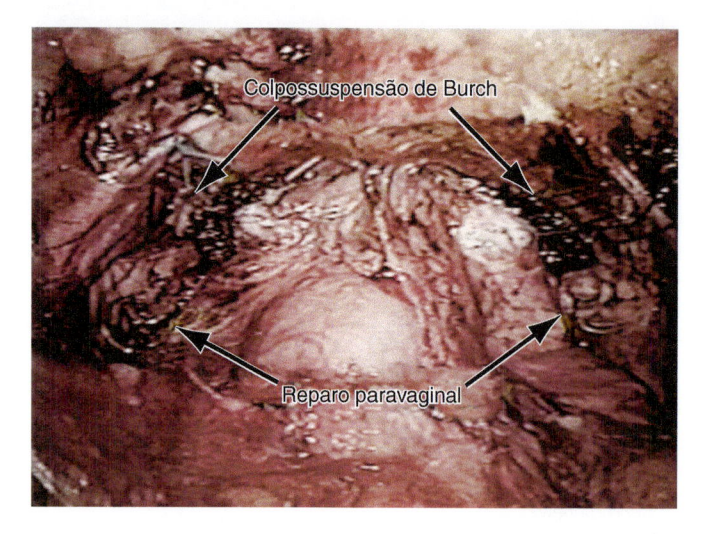

FIGURA 35-5 Procedimento paravaginal mais Burch concluído. Observe (*setas*) que os pontos da colpossuspensão de Burch são aplicados através do ligamento pectíneo (de Cooper) e os pontos paravaginais reconectam o arco tendíneo à fáscia do músculo obturador interno.

CAPÍTULO 36

Vesicouretrólise Retropúbica

Mickey M. Karram

A técnica de vesicouretrólise retropúbica ou abdominal tem sido descrita como a remoção de um reparo retropúbico que resultou em retenção urinária ou disfunção miccional significativa. O objetivo da cirurgia é liberar e mobilizar a bexiga e a parte proximal da uretra. O procedimento é realizado como se segue.

Um grande cateter de Foley com um balão de 30 ml é colocado no interior da bexiga. Uma incisão transversal do músculo, geralmente uma incisão de Cherney (Fig. 36-1), é realizada para facilitar a exposição do espaço retropúbico. A bexiga é, então, afastada acentuadamente para baixo, na parte posterior da sínfise púbica até a uretra proximal. É melhor realizar uma cistostomia alta para auxiliar esta dissecção (Figs. 36-2 e 36-3). É importante afastar completamente a bexiga, bem como a parte proximal da uretra, a partir da face posterior da sínfise púbica. Muito comumente, suturas ou âncoras ósseas de um procedimento prévio de suspensão são encontradas (Fig. 36-4). A dissecção é estendida lateralmente para a parede lateral da pelve e desce, em seguida, para o nível do arco tendíneo da fáscia da pelve (linha branca) ou da margem inferior da fáscia do músculo obturador interno (Figs. 36-5 e 36-6). Devido ao risco de nova cicatrização nesta área, é por vezes benéfico criar uma janela no peritônio e trazer uma parte do omento para ser colocado entre a parte de trás da sínfise púbica e a parte proximal da uretra (Fig. 36-7). Em geral, uma ressuspensão não é necessária nessas pacientes. Se uma cistocele alta for observada, um reparo paravaginal retropúbico é realizado simultaneamente.

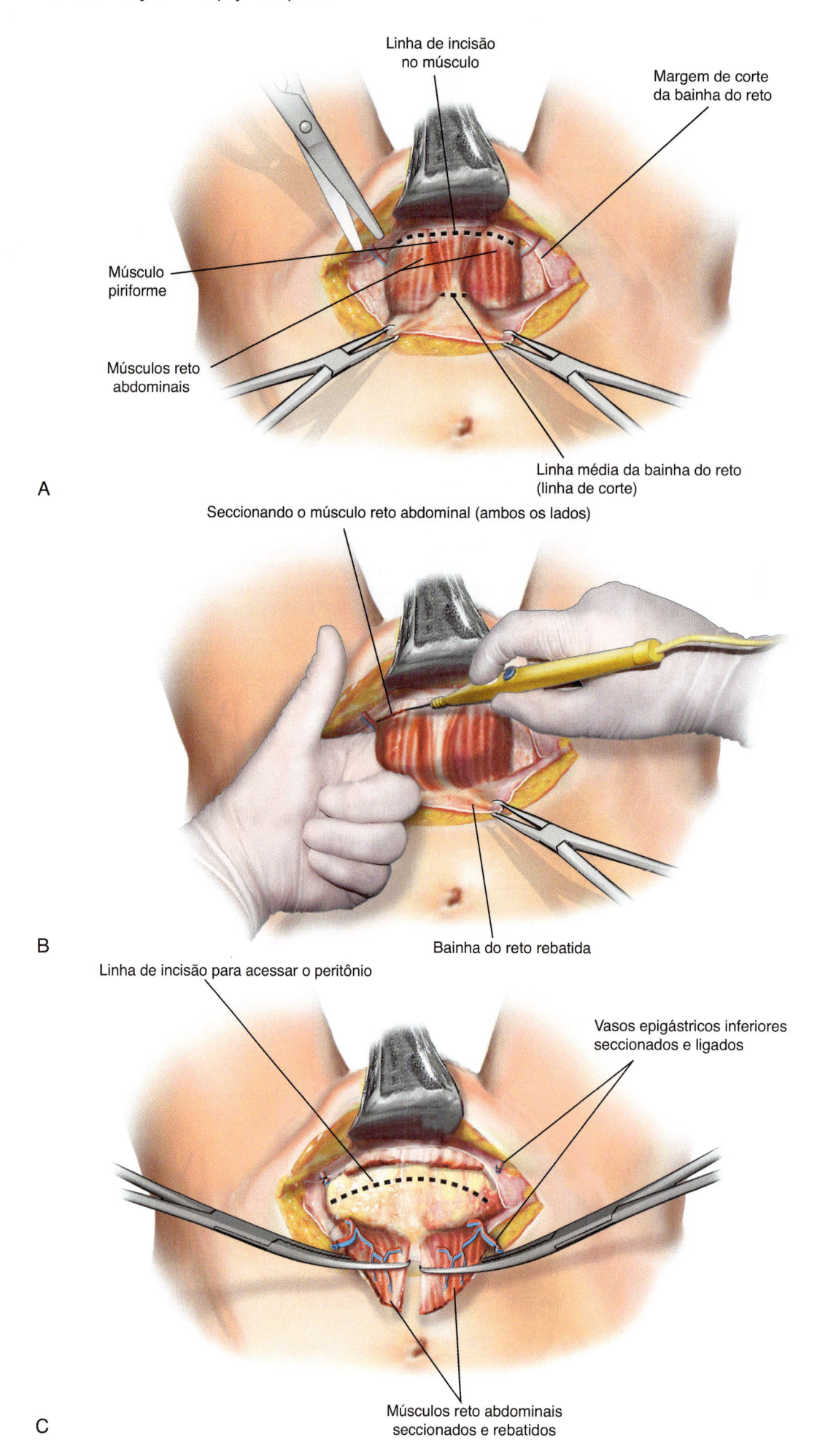

FIGURA 36-1 Técnica para uma incisão muscular de Cherney. **A.** O dedo é colocado sob o músculo reto abdominal. O dedo deve estar por trás do músculo reto abdominal e na frente do peritônio. A inserção do músculo é, então, removida da parte de trás da sínfise púbica, por meio de eletrocauterização. **B.** O músculo foi completamente removido da sua inserção. **C.** Acesso fácil ao espaço retropúbico é aparente quando ambos os músculos reto abdominais forem seccionados.

CAPÍTULO 36 Vesicouretrólise Retropúbica 415

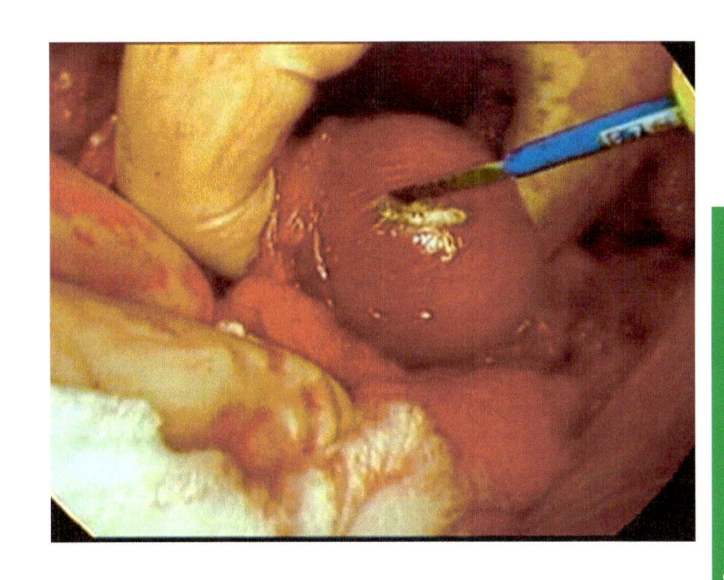

FIGURA 36-2 Demonstração da técnica para uma cistostomia extraperitoneal alta, que é comumente realizada durante uma vesicouretrólise retropúbica. Um grande balão de Foley foi introduzido na bexiga. O balão é mobilizado para a cúpula da bexiga. Com um bisturi elétrico, a parede da bexiga é seccionada, criando a cistostomia.

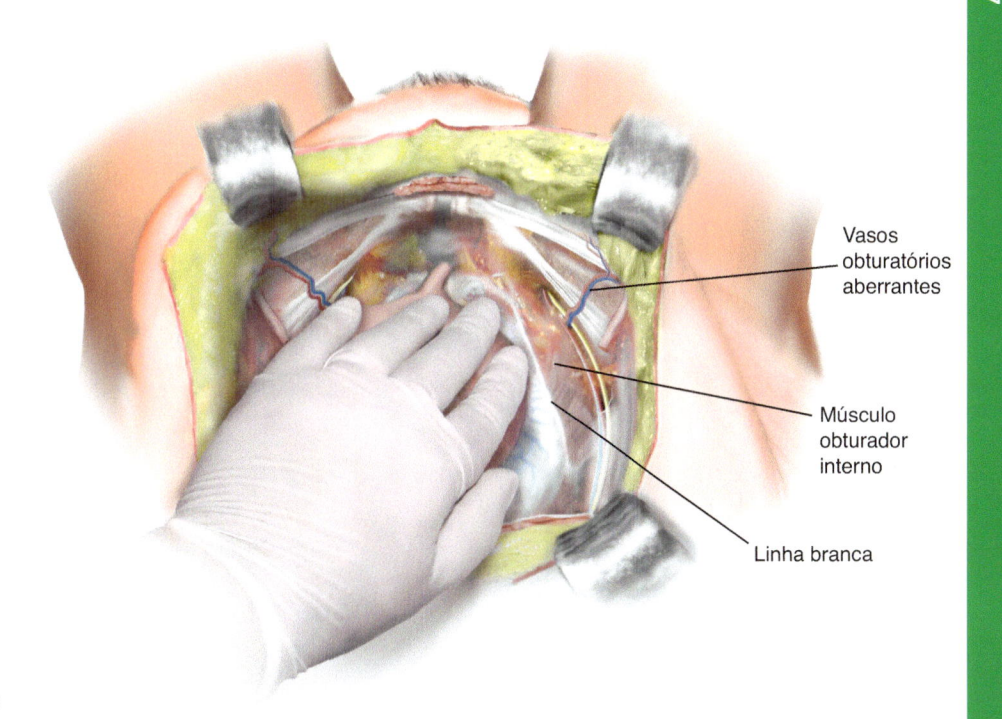

FIGURA 36-3 A técnica de vesicouretrólise retropúbica envolve uma dissecção cortante, na qual o tecido é seccionado da parte de trás da pube.

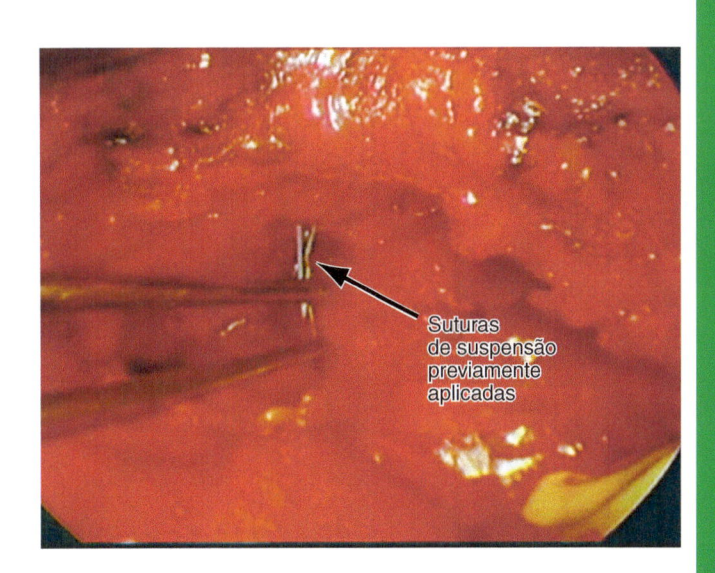

FIGURA 36-4 Suturas de suspensão previamente aplicadas são encontradas e geralmente retiradas durante uma vesicouretrólise retropúbica.

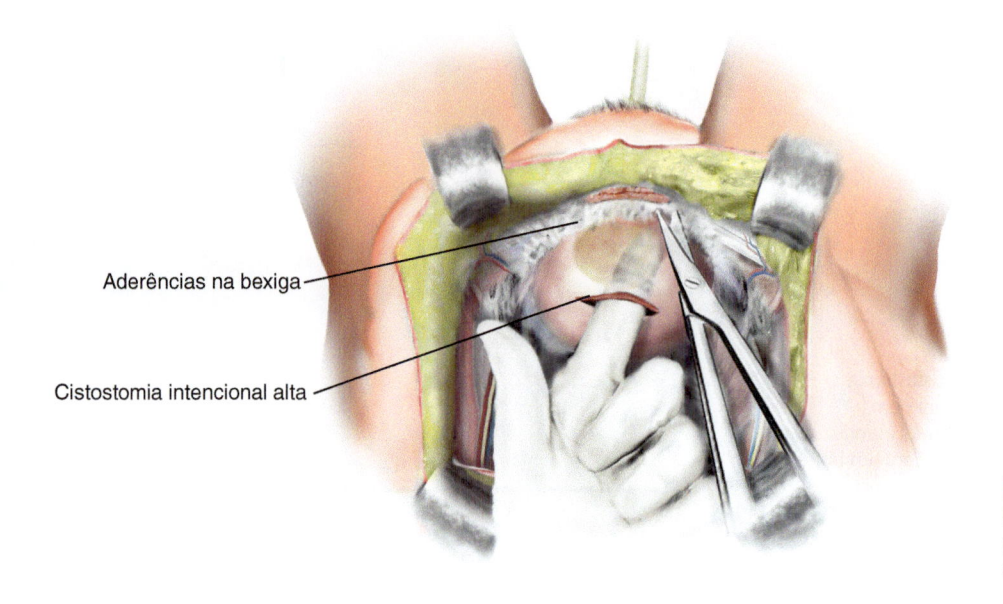

FIGURA 36-5 Vesicouretrólise retropúbica. Uma cistostomia extraperitoneal alta foi feita para facilitar a dissecção cortante da bexiga da parte de trás da sínfise púbica.

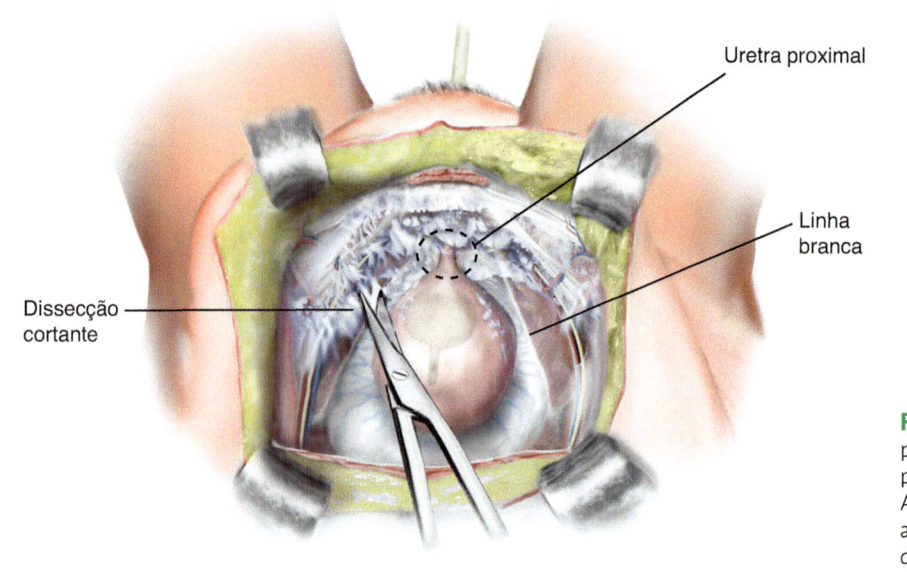

FIGURA 36-6 A dissecção cortante é continuada para baixo, na linha média, até que o terço proximal da uretra seja destacado da sínfise púbica. A dissecção se estende lateralmente e para baixo até o nível da fixação paravaginal no arco tendíneo da fáscia da pelve (*linha branca*).

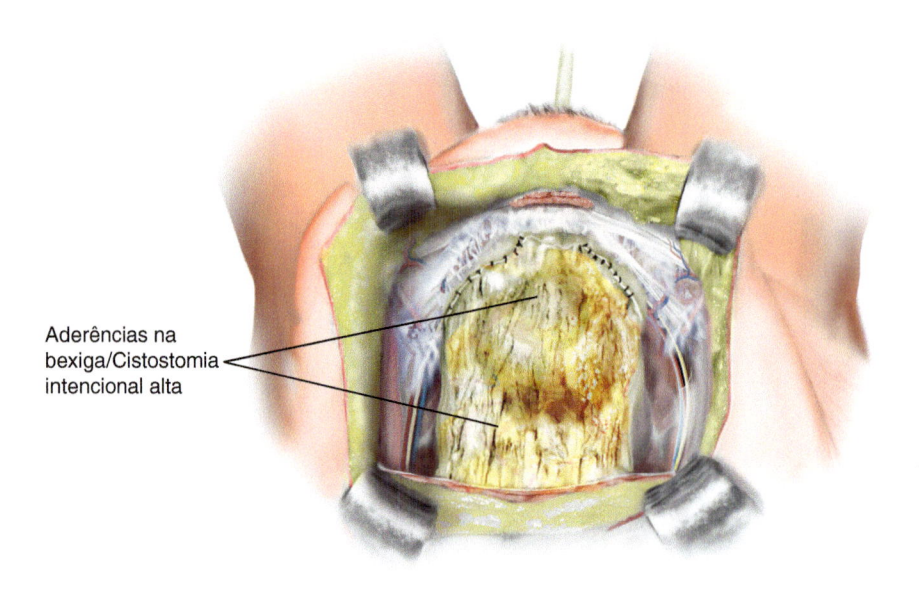

FIGURA 36-7 Como prevenção de recicatrização nesta área, um fragmento de omento pode ser trazido através uma janela no peritônio. O omento é suturado na linha média da região mais inferior da sínfise púbica, lateralmente à fáscia do músculo obturador interno, com numerosas suturas de absorção tardia.

SEÇÃO 8

Retroperitônio e Espaço Pré-sacral

37 Anatomia do Retroperitônio e Espaço Pré-sacral

38 Identificando e Evitando Lesão Ureteral

39 Neurectomia Pré-sacral

40 Transecção Nervosa Uterossacral

41 Amostragem de Linfonodos

CAPÍTULO 37

Anatomia do Retroperitônio e Espaço Pré-sacral

Michael S. Baggish

É possível entrar no espaço retroperitoneal em vários pontos de modo seguro e fácil. O ligamento largo do útero pode ser penetrado por preensão e elevação do ligamento redondo. O ligamento pode ser ligado por sutura e cortado ou simplesmente preso em uma pinça. O peritônio posterior ao ligamento é cortado verticalmente na direção dos vasos ovarianos e ureter. Recomendo que o pulso da artéria ilíaca externa seja **sempre** palpado primeiro e abra **sempre** lateralmente a este vaso sobre o músculo psoas maior. O músculo é identificado (assim como o nervo genitofemoral). Em seguida, a artéria ilíaca externa é identificada em um ponto imediatamente medial à borda muscular (Figs. 37-1 a 37-4).

O cólon sigmoide une-se ao reto posteriormente ao útero. Acima desta junção, o sigmoide continua para cima e vira para a esquerda, onde está fixado ao peritônio refletido sobre o músculo psoas maior e músculo ilíaco. Esta não é uma aderência, e sim uma fixação fisiológica normal e corresponde à área abaixo do peritônio onde estão localizadas a artéria e a veia ovarianas esquerdas, assim como o ureter esquerdo. Esta é uma área geral em que essas estruturas cruzam a artéria ilíaca comum esquerda. Cortar o peritônio sobre o músculo psoas e rebater medialmente o cólon representa ainda outro método para obter um acesso seguro ao retroperitônio esquerdo. A extensão subsequente do corte até o ligamento largo cria uma abertura mais larga do espaço retroperitoneal e permite excelente visualização do trajeto do ureter (Figs. 37-5 a 37-9).

A incisão e a dissecção peritoneais continuam em direção superior (para cima), estendendo-se do ligamento redondo sobre o músculo psoas e a artéria ilíaca externa. O útero é desviado nitidamente para o lado esquerdo ou direito da pelve. Isso coloca as estruturas que serão identificadas sob tração. Os vasos ovarianos e o ureter são identificados quando cruzam por cima da artéria ilíaca comum (Figs. 37-10 a 37-12). Imediatamente posterior (abaixo) à artéria ilíaca externa está a grande (azulada) veia ilíaca externa. Este vaso de paredes finas segue um trajeto idêntico ao da artéria ilíaca externa. A retração da veia e a remoção ou deslocamento para o lado do tecido gorduroso ao redor do vaso permitem a visualização do músculo obturador interno. Este músculo geralmente é referido como parede pélvica lateral (Fig. 37-13).

A entrada no espaço pré-sacral pode ser obtida desviando-se o retossigmoide para o lado esquerdo da pelve e realizando a incisão vertical do peritônio imediatamente ao lado direito da fixação peritoneal do sigmoide na pelve posterior (Fig. 37-14). Esta dissecção começará na bifurcação da aorta e prosseguirá em direção inferior acima do espaço pré-sacral (Figs. 37-15 e 37-16A e B).

A estrutura mais vulnerável exposta a uma lesão real ou potencial nesta localização é a veia ilíaca comum esquerda, que cruza o promontório sacral da esquerda para a direita. Ela deve ser identificada imediatamente (Figs. 37-17 e 37-18).

Os vasos sacrais medianos e o plexo hipogástrico médio são identificados descendo sobre o sacro para a profundidade da cavidade sacral. Os vasos emergem abaixo da veia ilíaca comum esquerda, onde os nervos cruzam sobre a veia (Fig. 37-19A a G).

O plexo nervoso hipogástrico desce até a pelve sobre a superfície anterior da aorta e entra no espaço pré-sacral entre as artérias ilíacas. O plexo cruza acima da veia ilíaca comum esquerda e fica situado anteriormente aos vasos sacrais medianos (Figs. 37-19 a 37-21). À esquerda e lateralmente ficam a artéria mesentérica inferior e seus ramos (Fig. 37-22). À direita e lateralmente fica o ureter direito (Fig. 37-22). Se fosse necessário estender a dissecção acima da pelve e ampliar a exposição lateralmente, os ureteres levariam a dissecção até o rim, as artérias ovarianas até a aorta e as veias ovarianas até a veia cava e veia renal esquerda (Figs. 37-23 e 37-24).

A bifurcação da artéria ilíaca comum é um excelente ponto de referência para garantir a diferenciação entre as artérias ilíacas externa e interna (hipogástrica) (Fig. 37-25A e B). O ureter pélvico sempre está em localização medial à artéria ilíaca interna (Fig. 37-26). A própria artéria ilíaca interna divide-se rapidamente em duas seções (anterior e posterior) (Fig. 37-27A e B). São particularmente importantes as numerosas e frequentemente anômalas veias pélvicas situadas posterior e profundamente à artéria ilíaca interna (Fig. 37-28). Se o cirurgião seguir a divisão posterior da artéria hipogástrica até a profundidade da pelve, atravessando o campo venoso traiçoeiro até a área da espinha isquiática e a borda lateral do sacro, as grandes raízes do nervo sacral seriam encontradas (Fig. 37-29).

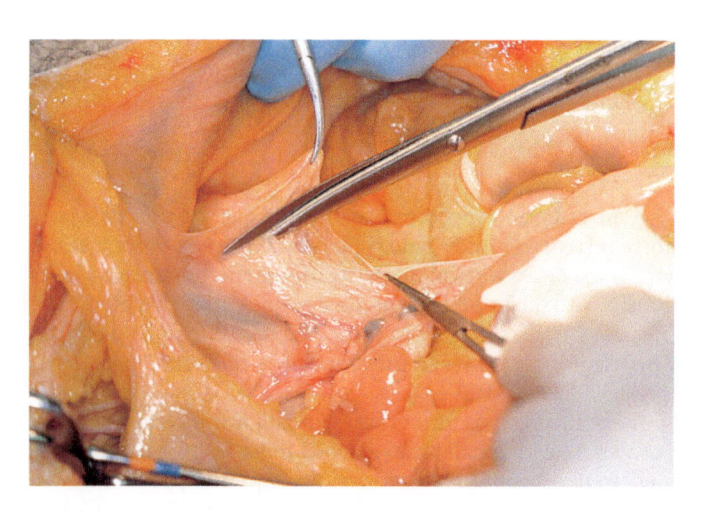

FIGURA 37-1 O espaço retroperitoneal pode ser penetrado pela elevação do peritônio no topo do ligamento largo entre os ligamentos redondo e infundibulopélvico. O peritônio é incisado e aberto paralelamente ao músculo psoas maior. Essa dissecção é realizada no lado direito.

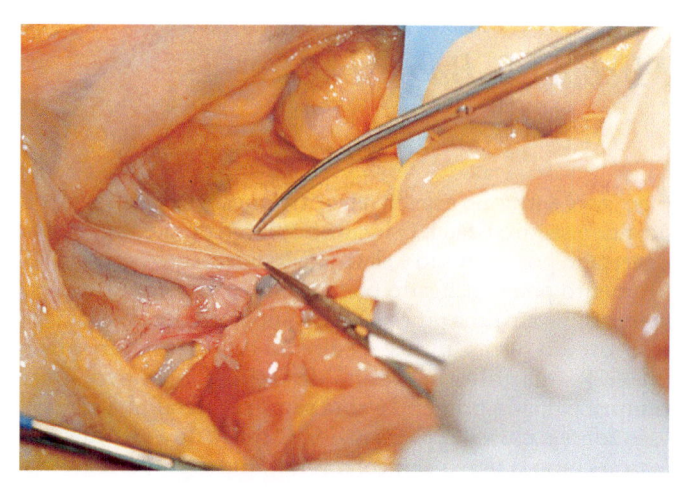

FIGURA 37-2 A borda medial do peritônio aberto é segurada por uma pinça. A ponta da tesoura indica a margem medial do músculo psoas maior direito.

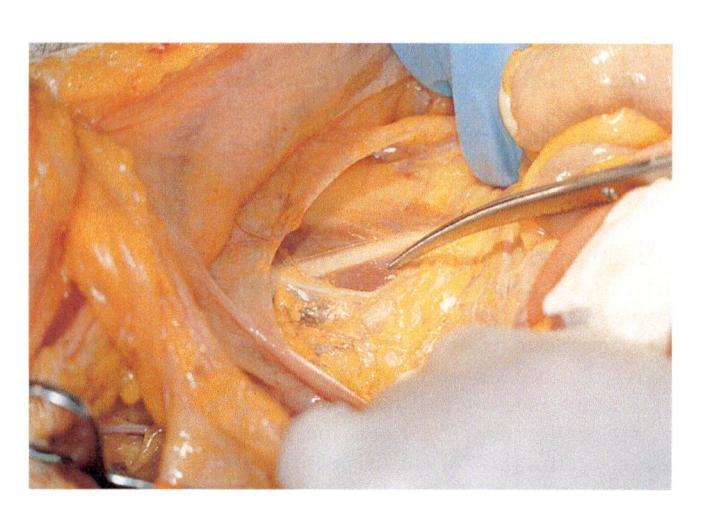

FIGURA 37-3 A gordura foi afastada do músculo psoas maior direito e a ponta da tesoura está sobre o ventre do músculo.

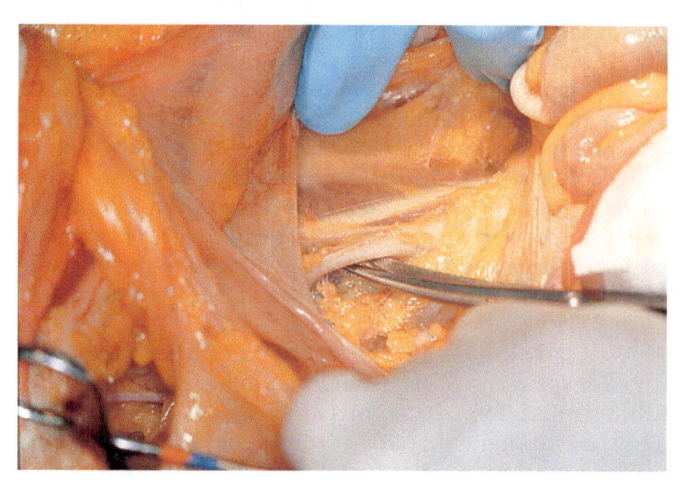

FIGURA 37-4 A artéria ilíaca externa direita foi identificada em um ponto imediatamente medial e discretamente inferior ao músculo psoas maior. A tesoura aberta está abaixo da artéria.

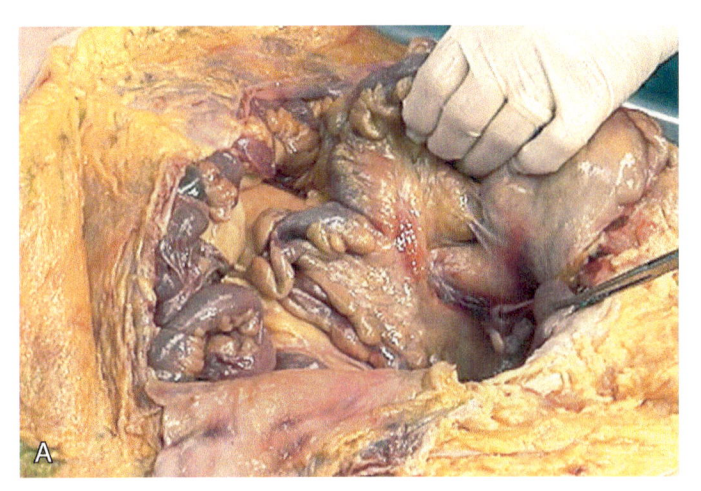

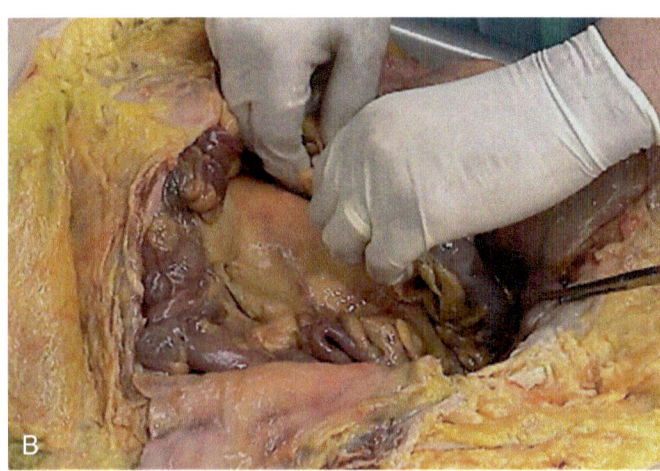

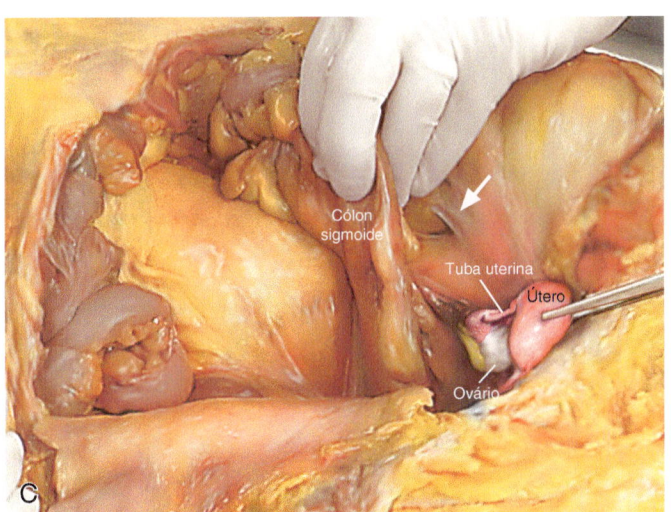

CAPÍTULO 37 ■ Anatomia do Retroperitônio e Espaço Pré-sacral 421

FIGURA 37-5 A. O cólon sigmoide foi puxado para fora da pelve. Observe a extensão do ligamento infundibulopélvico na direção da raiz do mesentério do sigmoide. O cólon cobre o útero e o anexo esquerdo na sua posição *in situ*. O mesentério do cólon é exposto e revela que o cólon sigmoide é uma estrutura intraperitoneal. O cólon sigmoide inicialmente fica situado à esquerda da linha média. A configuração em S também pode ser observada aqui. O cólon vira para a direita e une-se ao reto posteriormente ao útero (segurado para cima na pinça Kocher). **B.** Esta visão mostra o cólon sigmoide relativamente redundante cobrindo o anexo esquerdo. O útero pode ser visto porque está sendo puxado para a frente e para cima pela pinça aplicada. **C.** O cólon sigmoide é puxado para a direita, expondo as fixações ao peritônio parietal disposto lateralmente (*seta*). Este é um local conveniente para entrar no espaço retroperitoneal esquerdo.

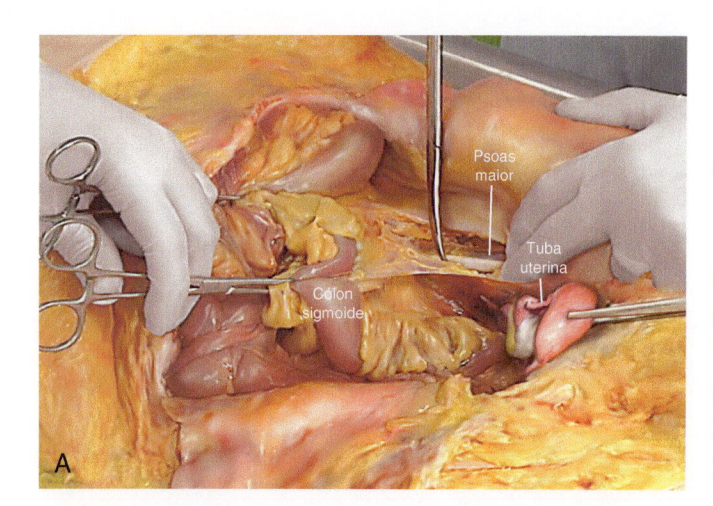

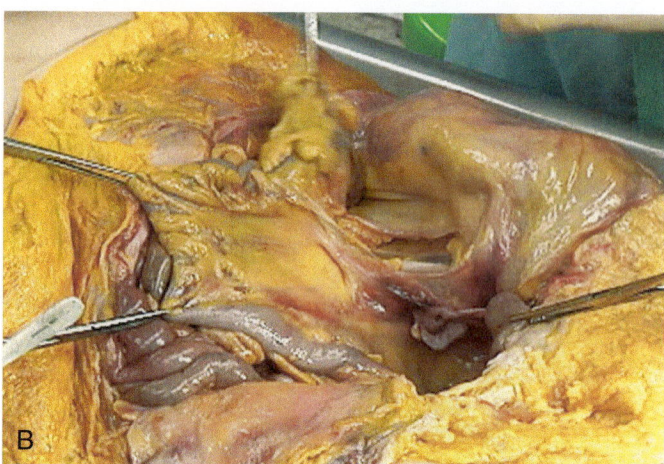

FIGURA 37-6 A. O peritônio é aberto sobre o músculo psoas maior, consequentemente permitindo a entrada no espaço retroperitoneal. O músculo psoas maior é observado, assim como o tendão do músculo psoas menor. **B.** O espaço retroperitoneal esquerdo foi aberto lateralmente ao ponto em que os vasos ovarianos e o ureter entram na pelve. O músculo psoas maior é visto produzindo um vetor em ângulo de 90 graus com o cólon sigmoide.

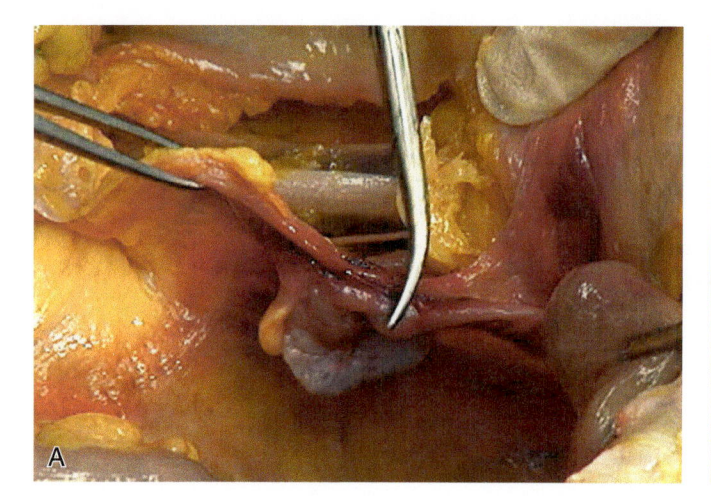

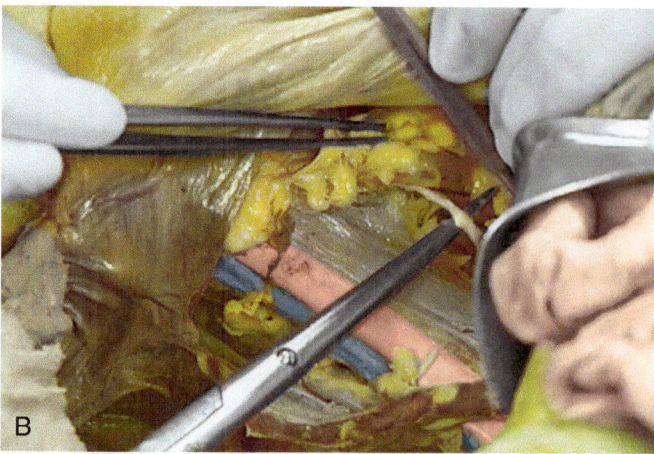

FIGURA 37-7 A. Detalhe do espaço retroperitoneal esquerdo. A pinça segura a tuba uterina esquerda e o ovário esquerdo. A pinça de Kelly segura o suprimento sanguíneo ovariano (ligamento infundibulopélvico). O ureter (não observado) fica situado em um ponto imediatamente posterior aos vasos ovarianos. O músculo psoas maior é visto no plano de fundo. Os nervos genitofemorais (sobre o psoas) podem ser observados posteriormente ao tendão do músculo psoas menor. **B.** Esta dissecção foi realizada lateralmente ao músculo psoas maior e ao músculo ilíaco. A tesoura levanta o nervo cutâneo femoral lateral.

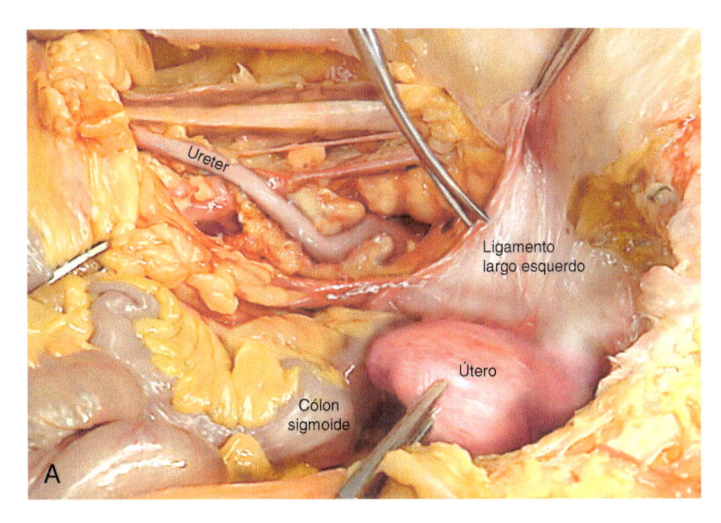

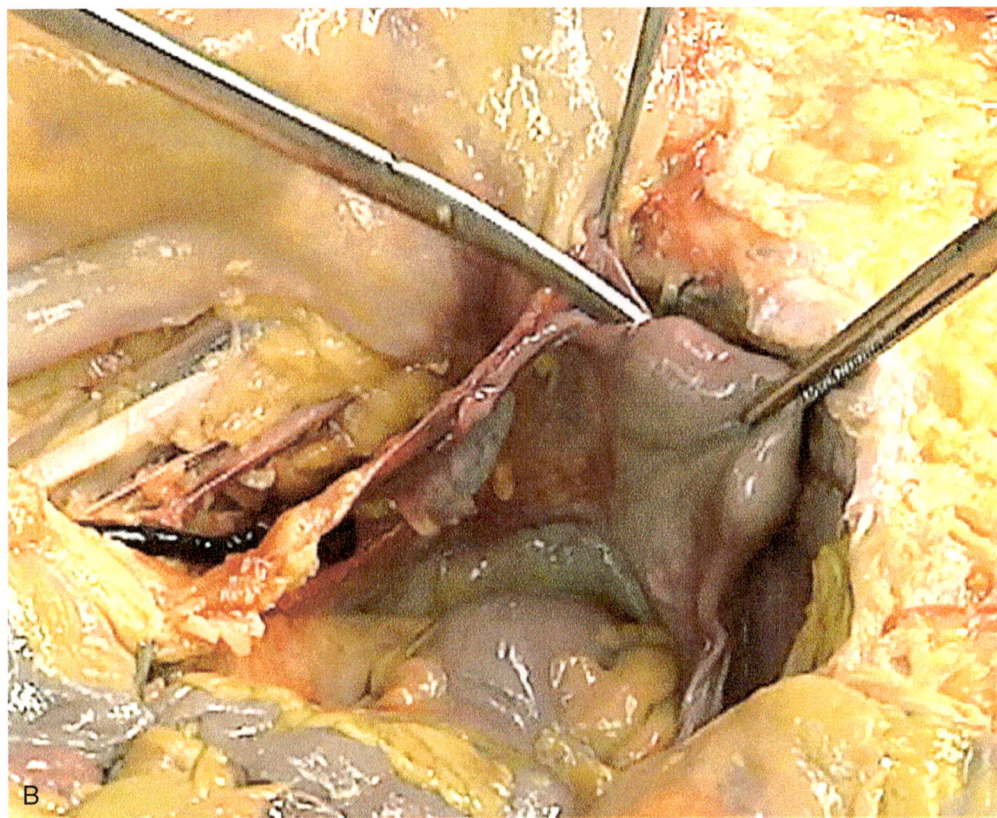

CAPÍTULO 37 Anatomia do Retroperitônio e Espaço Pré-sacral 423

FIGURA 37-8 A. O espaço retroperitoneal é expandido, revelando os vasos ilíacos externos e o ureter pélvico. O cirurgião está prestes a abrir o folheto anterior do ligamento largo para obter maior exposição. **B.** O ligamento largo foi cortado. O peritônio uterovesical está sendo incisado. O espaço retroperitoneal esquerdo inteiro é aberto. A junção sigmoide-retal está atrás do colo do útero e da vagina posterior. O fundo de saco está preenchido pelo cólon redundante. **C.** O cólon sigmoide é puxado para fora do fundo de saco, expondo todo o fundo de saco. Observe o ligamento uterossacral esquerdo mais proeminente.

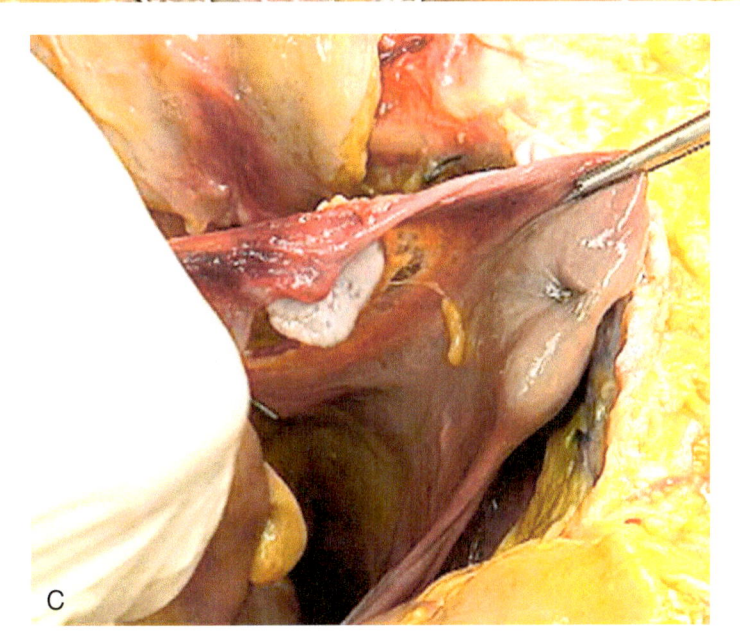

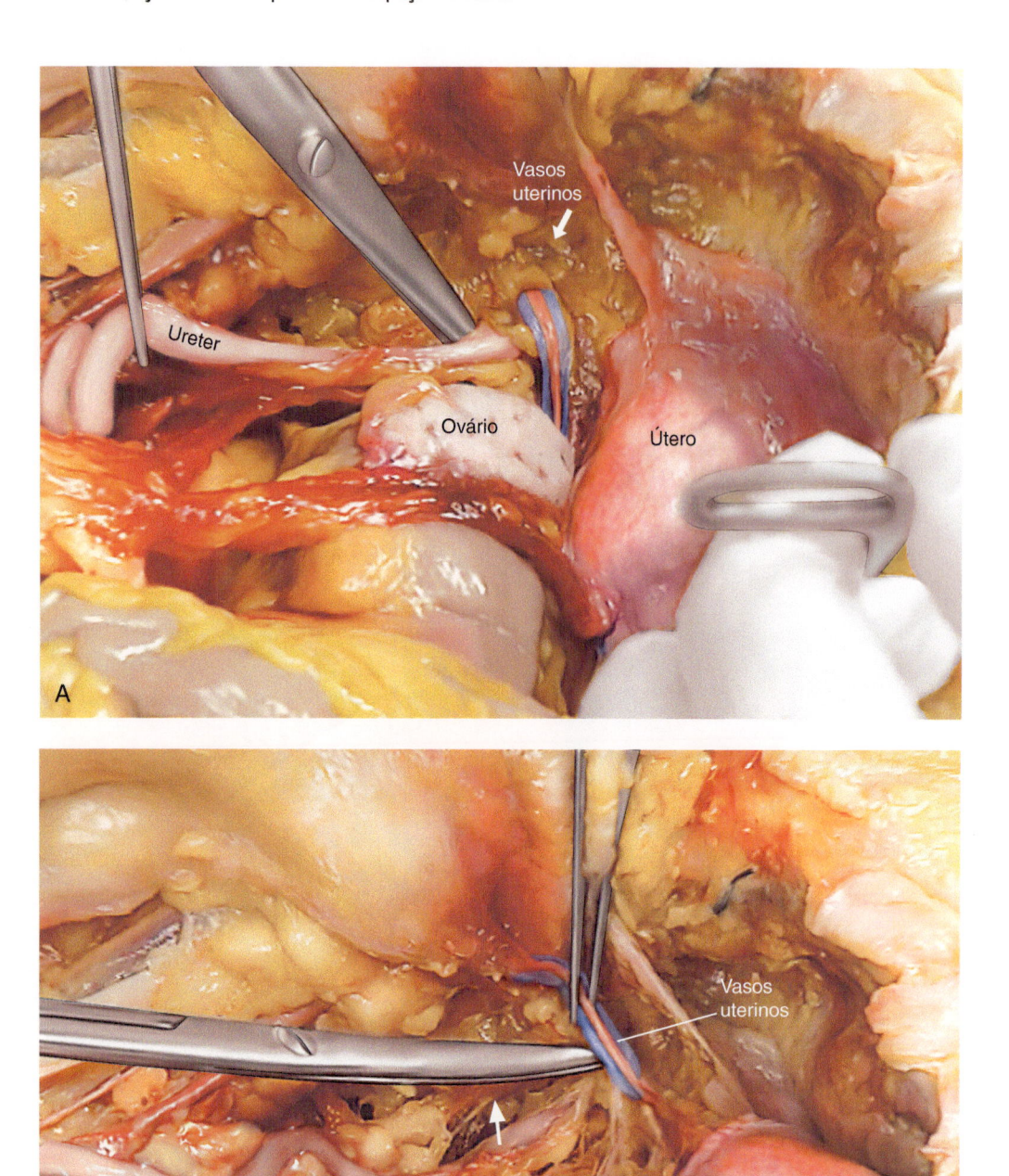

FIGURA 37-9 A. O ureter foi dissecado até o cruzamento com os vasos uterinos. O corte do ligamento largo permitiu que esta dissecção progredisse.
B. A tesoura de dissecção está colocada acima do ureter enquanto ele progride abaixo dos vasos uterinos; as lâminas da tesoura são abertas e fechadas para ampliar o espaço abaixo dos vasos uterinos em preparação para seu pinçamento e corte.

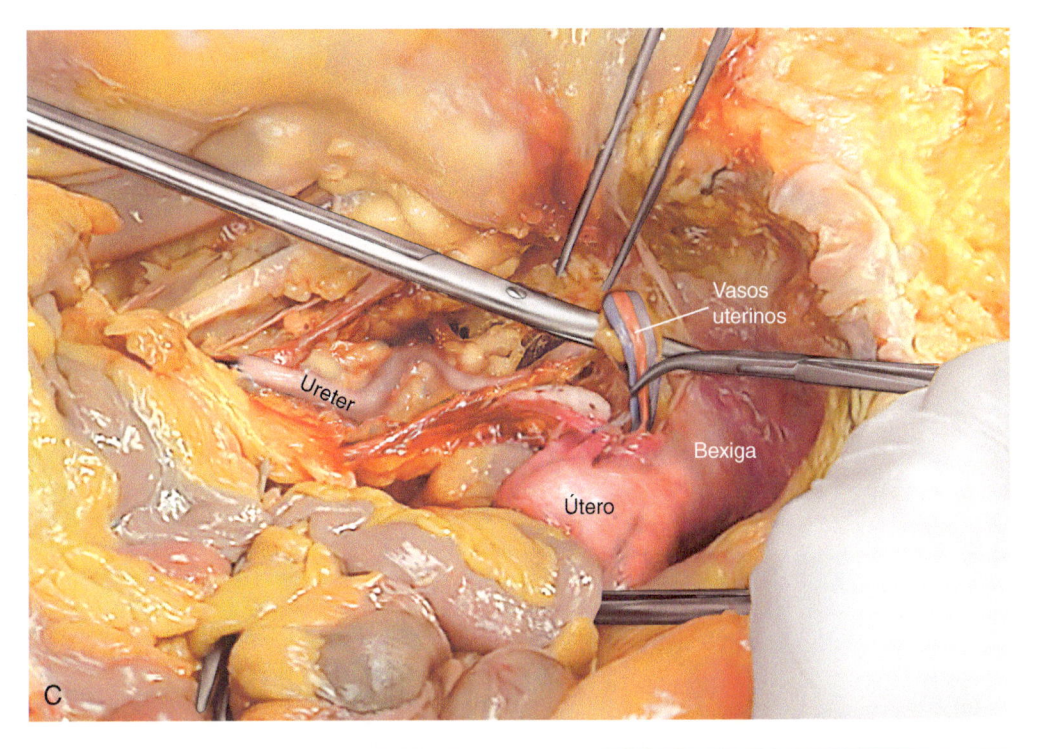

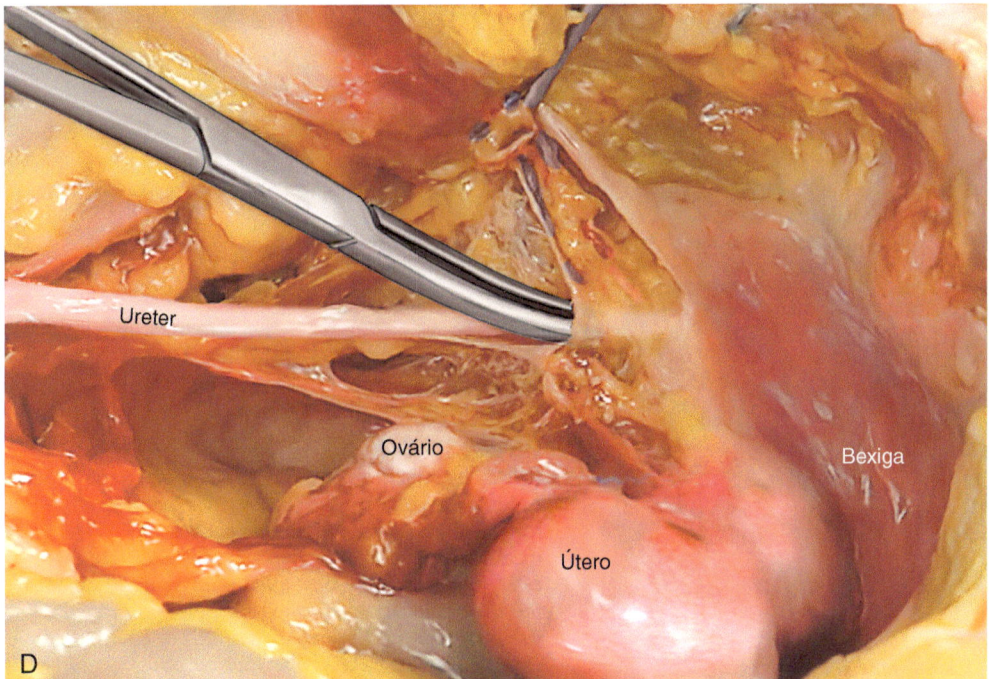

CAPÍTULO 37 Anatomia do Retroperitônio e Espaço Pré-sacral 425

FIGURA 37-9 (Cont.) C. Os vasos uterinos agora estão isolados o suficiente para que sejam pinçados com pinças. **D.** O ureter pode agora ser dissecado até o ponto em que termina na bexiga.

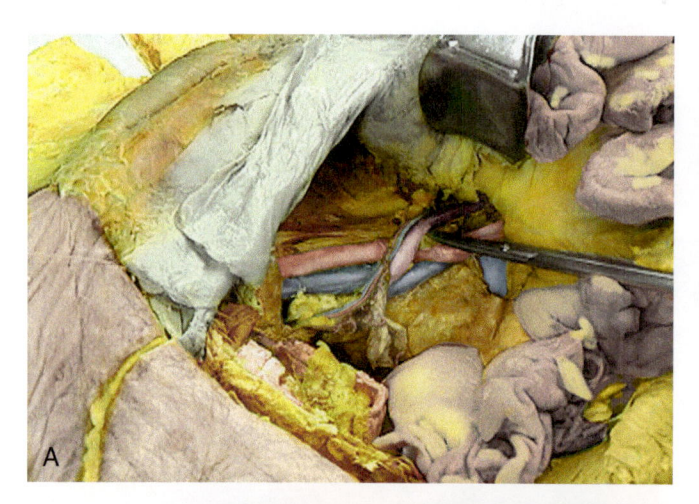

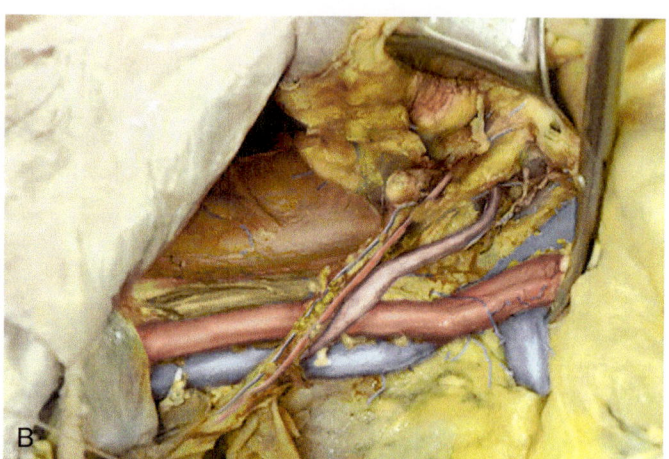

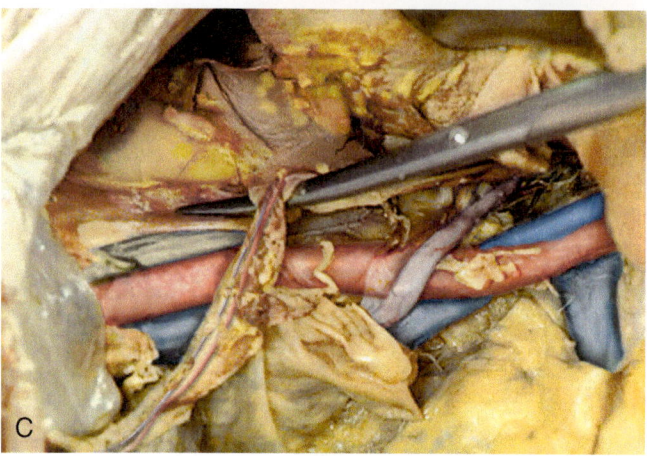

FIGURA 37-10 A. O espaço retroperitoneal direito foi aberto cortando-se as fixações peritoneais do ceco e do cólon ascendente. O ureter (posterior e medial) desce até a pelve com os vasos ovarianos sobre a artéria ilíaca comum. **B.** Os vasos ovarianos estão esticados. O ureter fica situado medialmente ao ligamento infundibulopélvico e discretamente posterior a ele. A tesoura repousa sobre a veia ilíaca comum esquerda. O cruzamento ureteral está discretamente caudal à bifurcação da artéria ilíaca. **C.** Uma visão mais próxima dos vasos ovarianos, que estão elevados pela tesoura. O cruzamento do ureter é observado em posição medial e posterior ao cruzamento dos vasos ovarianos. Os vasos ovarianos foram artificialmente projetados para a frente.

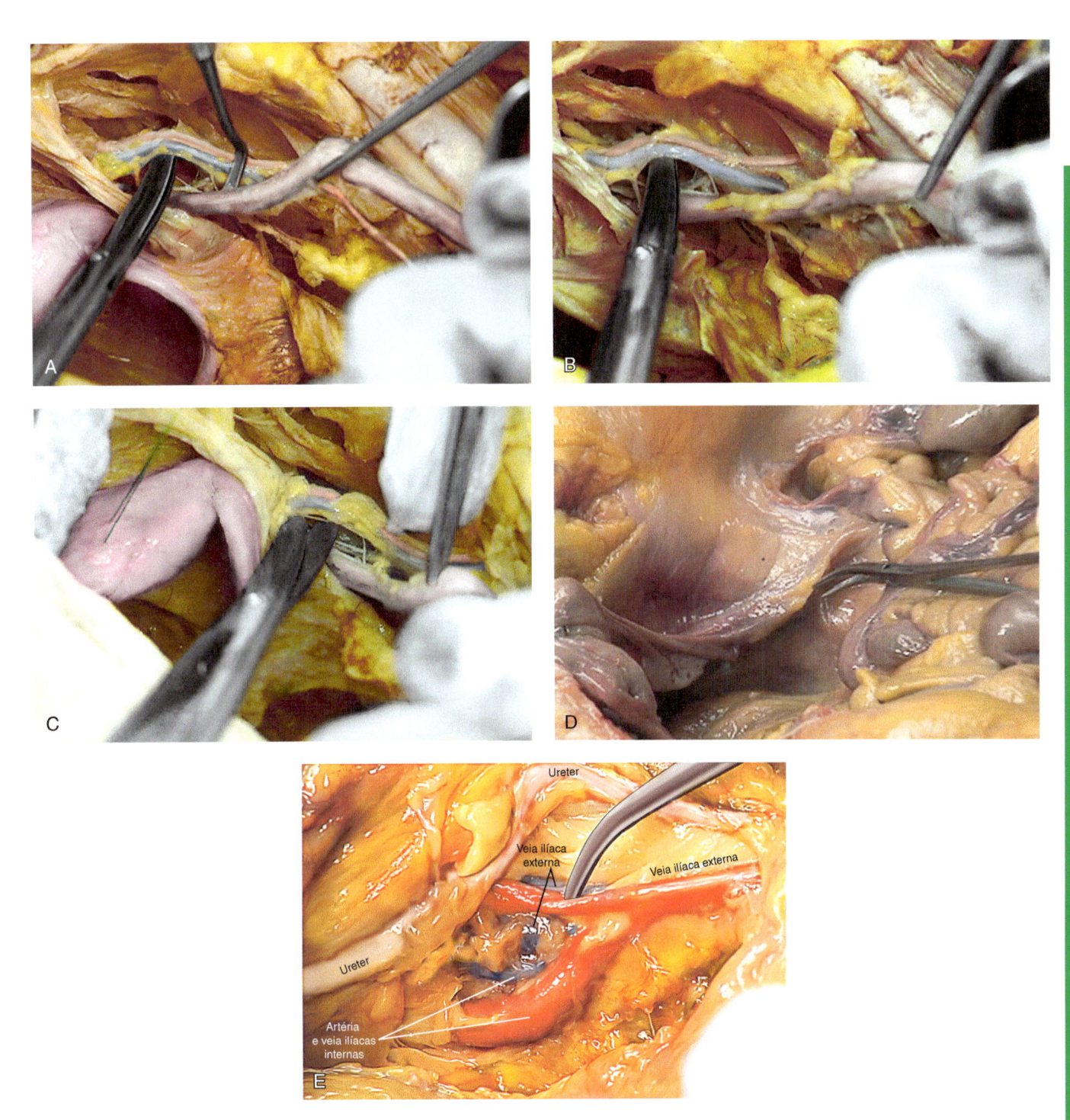

FIGURA 37-11 **A.** Visão mais próxima da dissecção do ureter direito quando ele cruza por baixo da artéria uterina direita (elevada pela tesoura). O ureter é segurado pela pinça e indicado pela sonda de ângulo reto. O útero está situado na frente da tesoura e o ligamento uterossacral direito está abaixo. **B.** Uma visão mais próxima do ureter cruzando por baixo dos vasos uterinos direitos. **C.** A tesoura é aberta sob a artéria uterina. O ponto traciona o útero. O anexo está abaixo das lâminas da tesoura. **D.** A pinça indica os vasos ovarianos quando entram no retroperitônio abaixo do peritônio e na raiz do mesentério ileocecal. O ceco está acima. O fundo uterino está (suturado) na extremidade mais esquerda. **E.** A ilíaca comum direita foi dissecada com precisão até a bifurcação das artérias ilíaca externa direita e hipogástrica direita. O ureter foi dissecado e é mantido acima da artéria ilíaca comum.

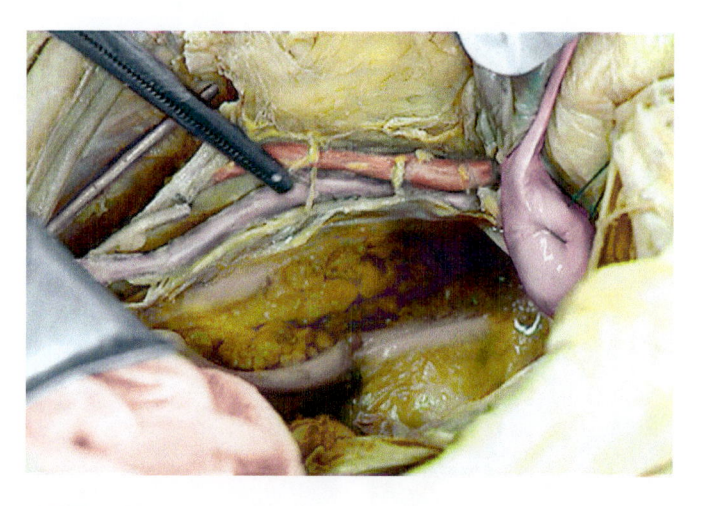

FIGURA 37-12 A artéria uterina esquerda azulada é mostrada. Os anexos são retirados da imagem. A pinça indica o ureter esquerdo. Os vasos ovarianos foram cortados.

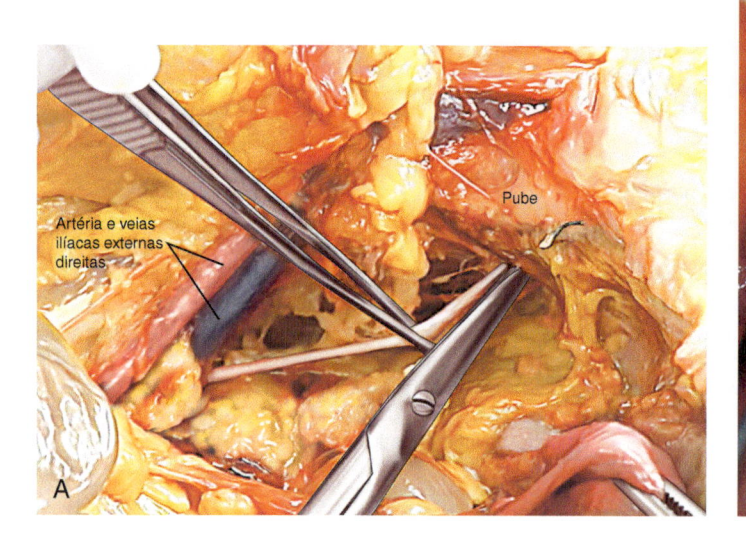

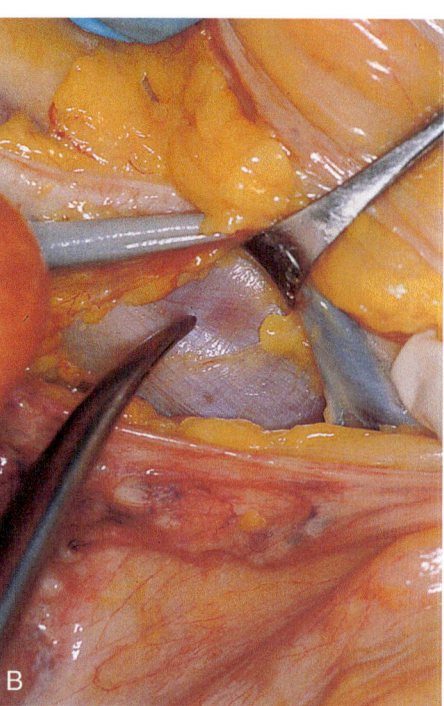

FIGURA 37-13 A. A fossa obturadora foi dissecada. O nervo obturatório é visto passando pela fossa e saindo da cavidade abdominal pela fossa obturadora. **B.** A veia ilíaca externa é retraída para mostrar a margem superior do músculo obturador interno.

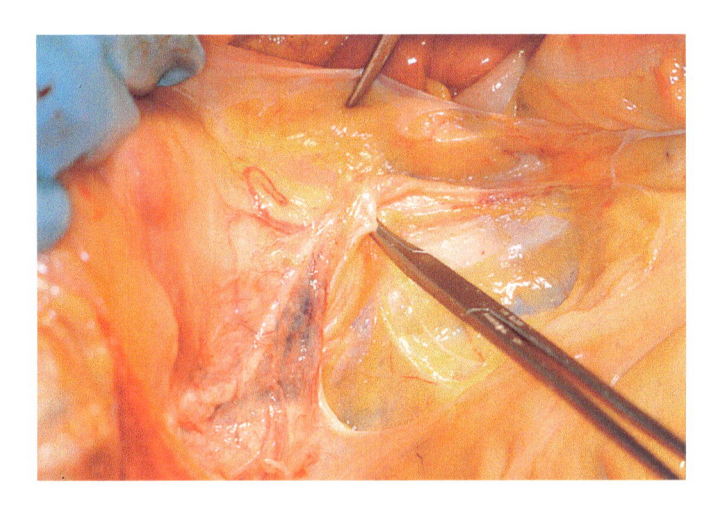

CAPÍTULO 37   Anatomia do Retroperitônio e Espaço Pré-sacral   429

FIGURA 37-14   O cólon sigmoide foi rebatido para a direita. O peritônio acima do sacro e da bifurcação da aorta é elevado e cortado.

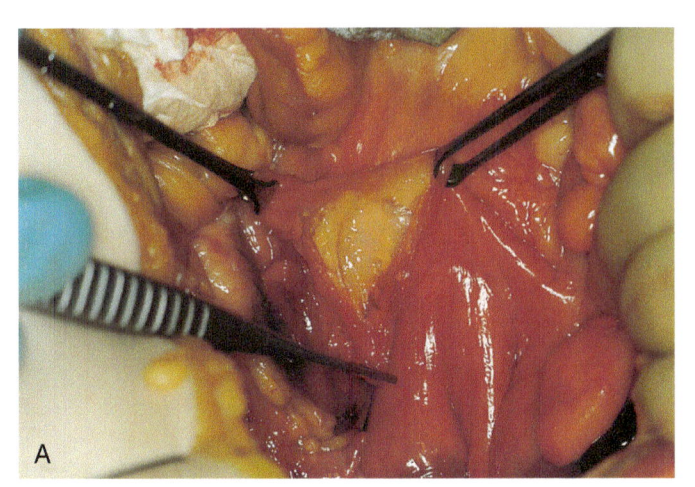

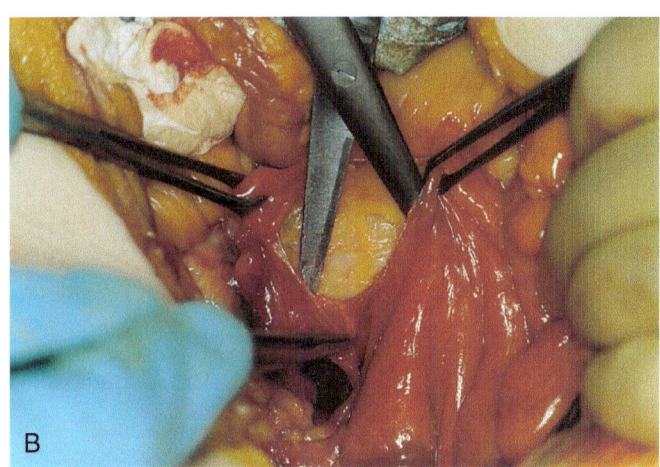

FIGURA 37-15   A. As bordas do peritônio são seguradas por duas pinças Allis. O espaço pré-sacral está aberto, expondo a gordura pré-peritoneal subjacente. **B.** A tesoura de dissecção expõe cuidadosamente o osso sacro subjacente, os vasos sacrais medianos e os troncos nervosos hipogástricos.

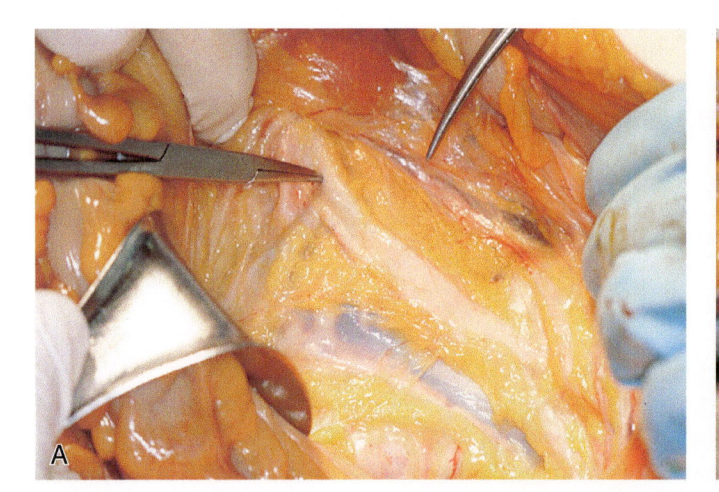

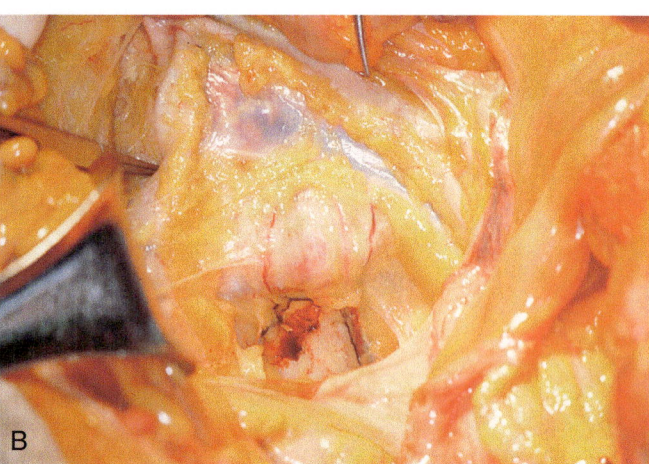

FIGURA 37-16 A. A pinça reta indica a aorta. Abaixo da bifurcação, a veia ilíaca comum esquerda pode ser vista estendendo-se do lado esquerdo para o direito da pelve. A tesoura aponta o pedículo vascular ovariano esquerdo. **B.** O promontório sacral e o espaço pré-sacral estão expostos.

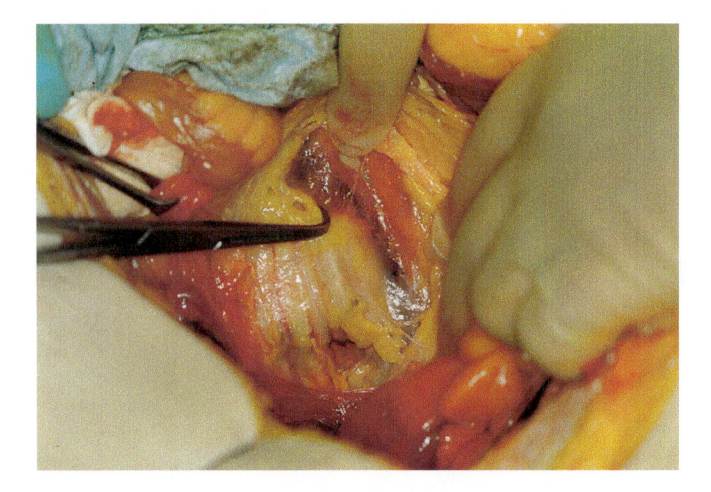

FIGURA 37-17 Uma pinça disseca o espaço pré-sacral. A ponta da pinça indica a veia ilíaca comum esquerda onde ela atravessa o sacro da esquerda para a direita.

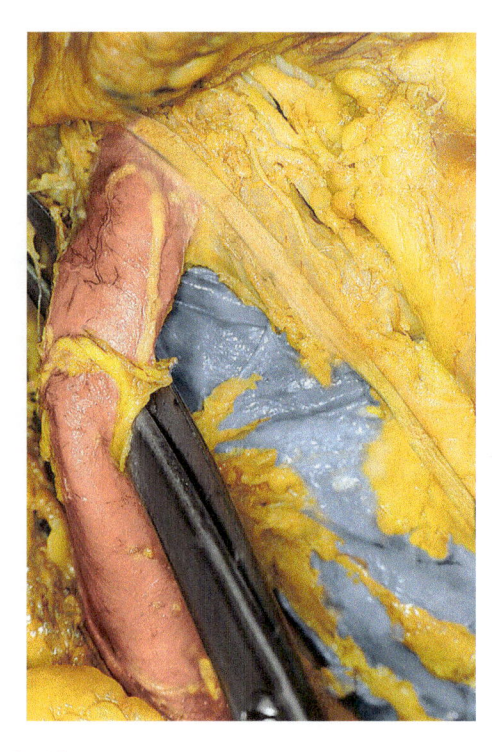

FIGURA 37-18 A artéria ilíaca comum direita é elevada com a tesoura para mostrar a veia ilíaca comum esquerda passando por baixo dela.

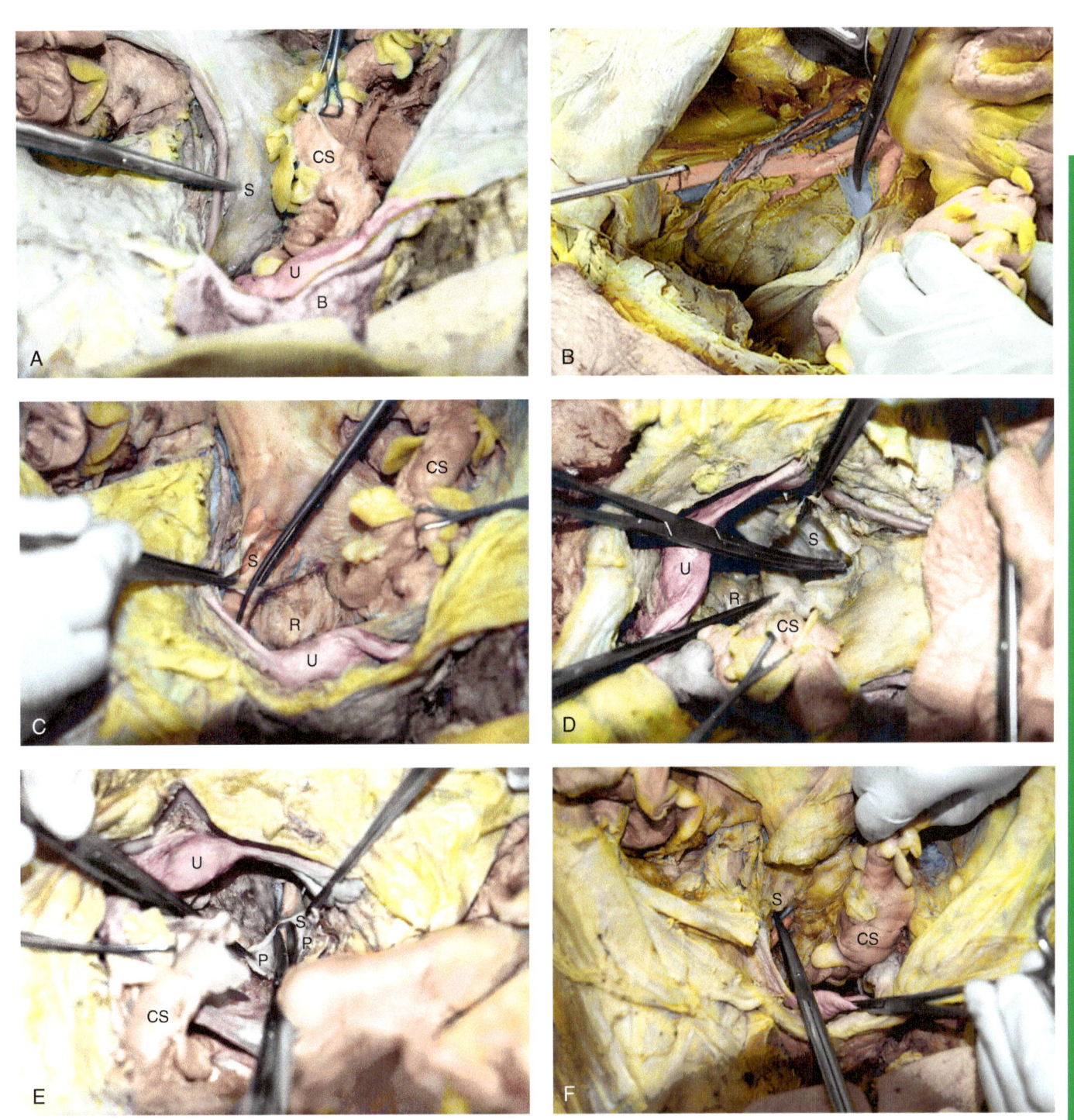

FIGURA 37-19 A. A parte inferior do cólon sigmoide (CS) é puxado para a esquerda. A tesoura está no peritônio parietal posterior, que por sua vez está acima do osso sacro (S). Observe o ureter direito dissecado cruzando por baixo da tesoura fechada. O útero (U) e a bexiga (B) são vistos em primeiro plano. **B.** Todo o espaço pré-sacral foi aberto. A tesoura indica a veia ilíaca comum esquerda, que passa pelo corpo vertebral L5. Acima (cranialmente) da veia ilíaca comum esquerda está a bifurcação da aorta. A sonda angulada repousa sobre a artéria ilíaca externa direita. **C.** O peritônio acima do sacro (S) é aberto por meio de tesouras de Metzenbaum longas. O cólon sigmoide (CS) é puxado para a esquerda. O reto (R) está à esquerda da extensão inferior da incisão peritoneal pretendida. O útero (U) está em primeiro plano. Observe o ureter direito cruzando por baixo da pinça. **D.** A foto vista de cima mostra as relações entre o útero (U), o reto (R), o cólon sigmoide (CS) e o espaço pré-sacral. A pinça curva indica o promontório sacral (corpo vertebral sacral um). O peritônio acima do espaço pré-sacral foi cortado e as bordas são seguradas pelas pinças retas. O lado direito do sacro (S) é visível. O ureter direito passa por baixo da pinça peritoneal no lado direito. **E.** Esta foto foi tirada com visão direta de cima para baixo. O útero (U) está em posição anterior. O cólon sigmoide (CS) está em primeiro plano, fora de foco. O espaço pré-sacral está sendo aberto à direita da linha média, mas medialmente ao ureter direito. As bordas peritoneais são marcadas com P. O sacro (S) está sendo exposto. **F.** Visão obtida a partir do ângulo caudal direito. A tesoura indica o promontório sacral. O cólon sigmoide (CS) é elevado pelo cirurgião. O cólon sigmoide pode ser seguido facilmente para baixo acima do pré-sacro quando ele vira inicialmente para a direita e então une-se ao reto, que é 75% retroperitoneal. Observe que o útero é segurado pela pinça Kocher.

(Continua)

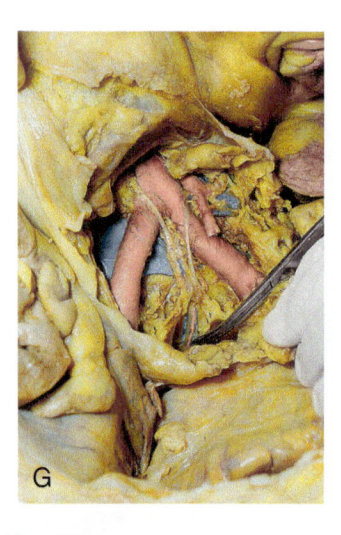

FIGURA 37-19 (Cont.) G. A pinça curva indica os vasos sacrais medianos. Acima, duas faixas do plexo hipogástrico descem para o espaço pré-sacral.

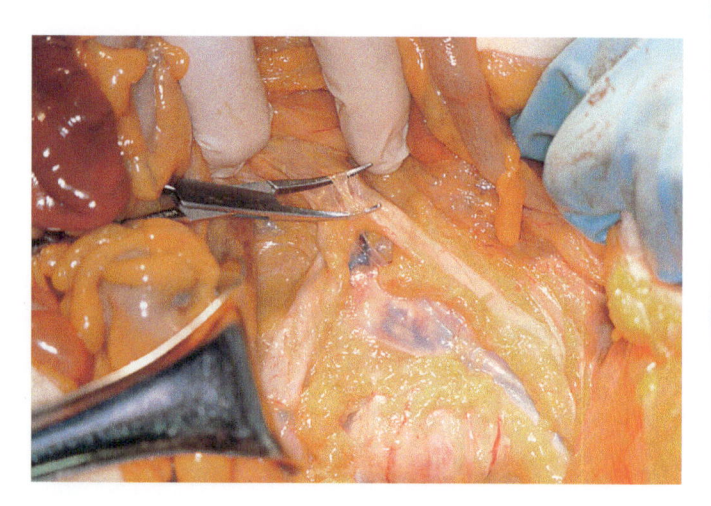

FIGURA 37-20 A ponta aberta da pinça expõe o plexo hipogástrico sobre a aorta.

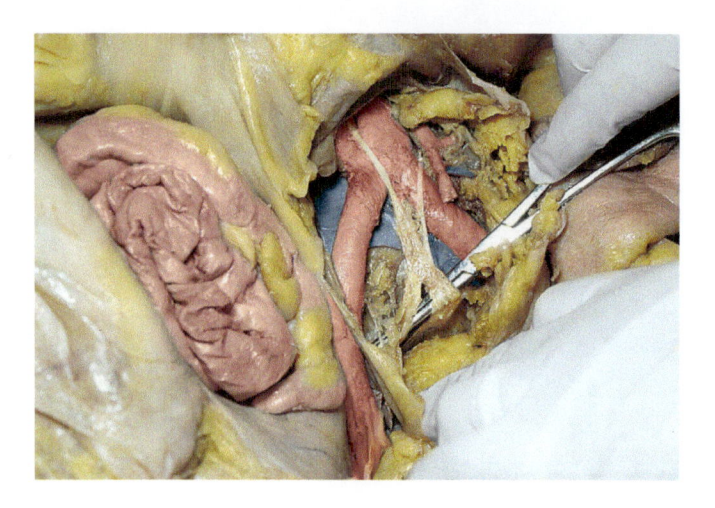

FIGURA 37-21 A massa principal do plexo hipogástrico é exibida acima da pinça subjacente.

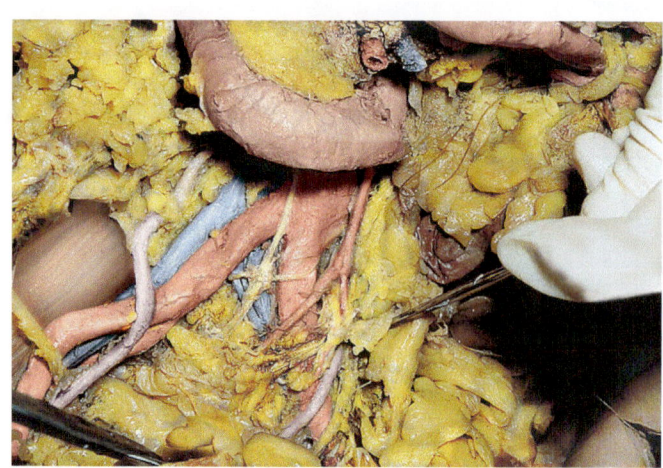

FIGURA 37-22 Visão panorâmica da bifurcação e do nervo hipogástrico. Imediatamente à esquerda está a artéria mesentérica inferior originada da aorta com ramificações para suprir o cólon. Mais à esquerda (pinça) está o ureter esquerdo cruzando sobre a artéria ilíaca comum esquerda. À direita está a artéria ilíaca comum direita. O ureter direito cruza sobre a porção inferior da artéria ilíaca, em um ponto imediatamente cranial (acima) do ponto em que ocorre o cruzamento do ureter.

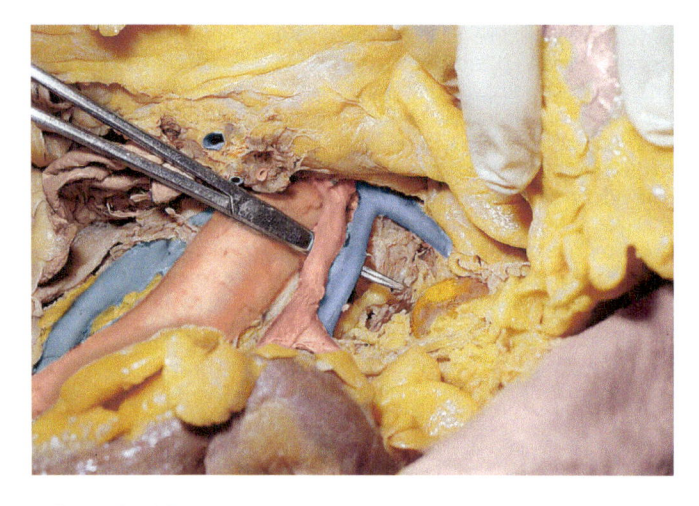

FIGURA 37-23 Os vasos ovarianos esquerdos são mostrados no ponto em que a veia entra na veia renal esquerda e a artéria emerge da aorta.

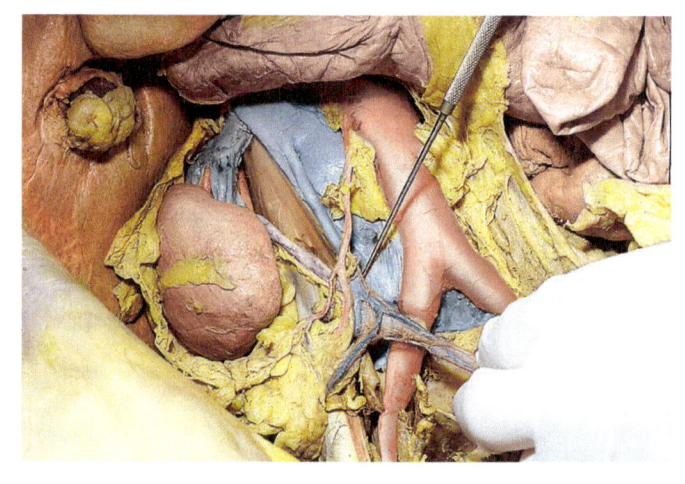

FIGURA 37-24 Visão panorâmica da veia ovariana direita entrando na veia cava (gancho) e a artéria saindo da aorta.

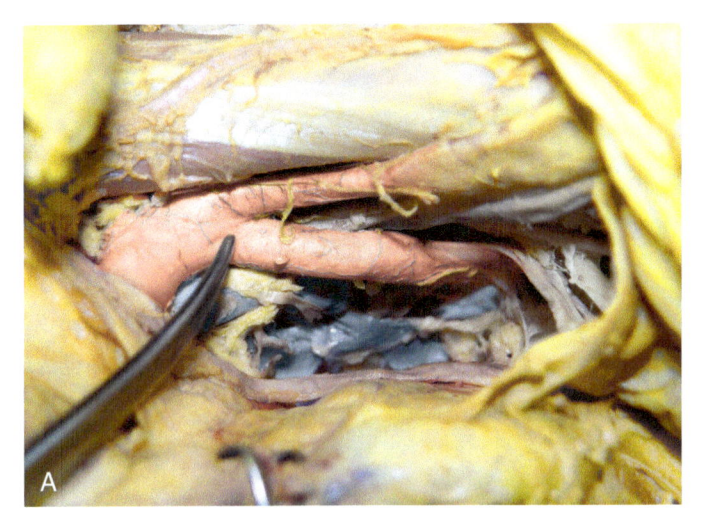

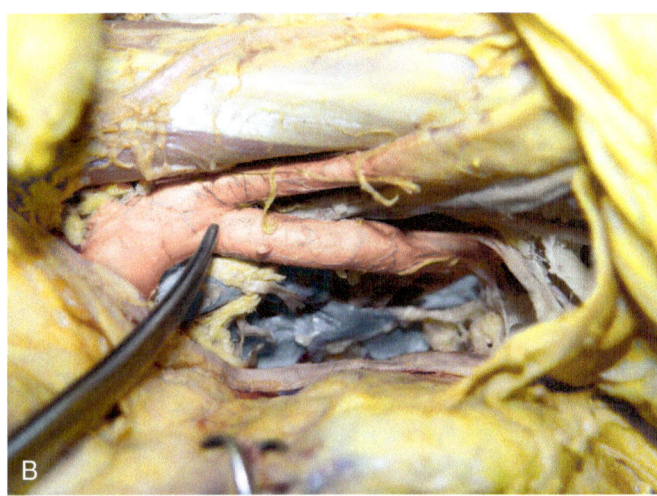

CAPÍTULO 37 Anatomia do Retroperitônio e Espaço Pré-sacral   433

FIGURA 37-25 A. A tesoura indica a bifurcação da artéria ilíaca. Abaixo estão as numerosas e frequentemente anômalas veias pélvicas profundas. Acima está o músculo psoas maior. **B.** Visão ampliada da Figura 37-25A. A artéria ilíaca externa está acima e a ilíaca interna imediatamente na frente da tesoura.

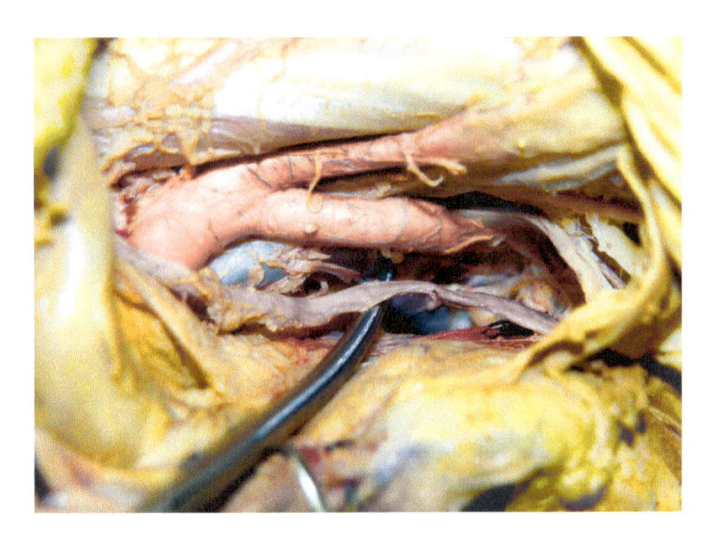

FIGURA 37-26 O ureter é elevado pela tesoura.

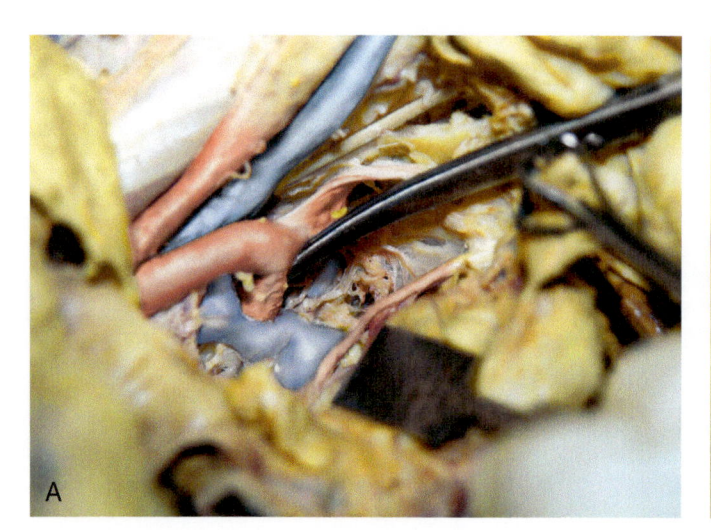

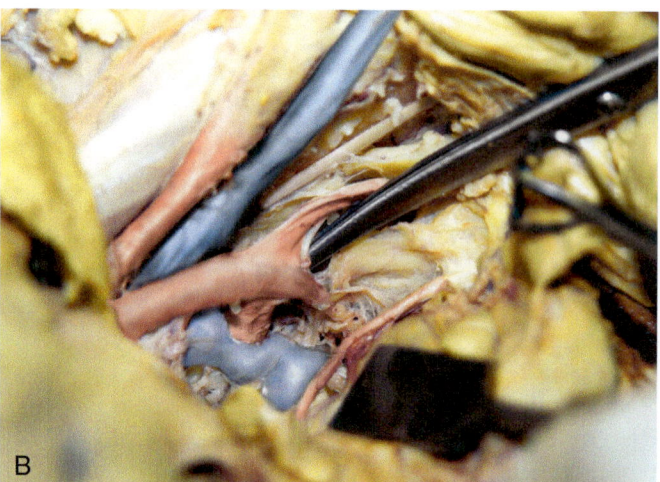

FIGURA 37-27 A. (Ampliada) A tesoura indica a divisão posterior da artéria hipogástrica (ilíaca interna). **B.** (Ampliada) A tesoura indica a veia ilíaca interna. A divisão anterior da artéria hipogástrica está acima da tesoura.

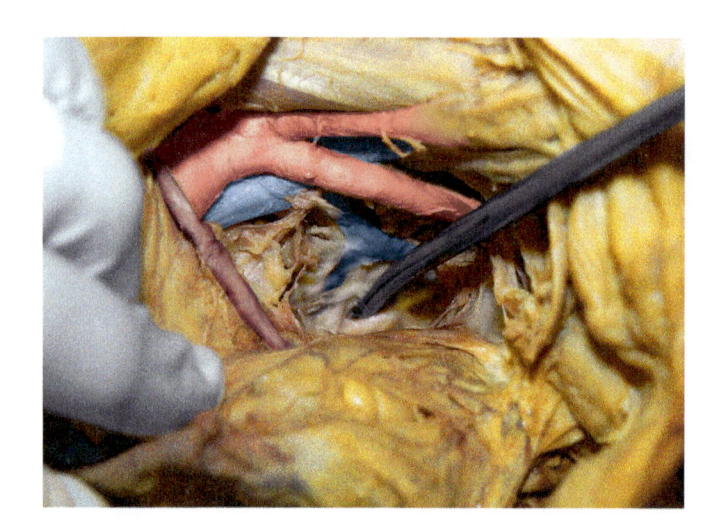

FIGURA 37-28 (Ampliada) A tesoura disseca uma das grandes raízes sacrais que contribuem para o nervo isquiático.

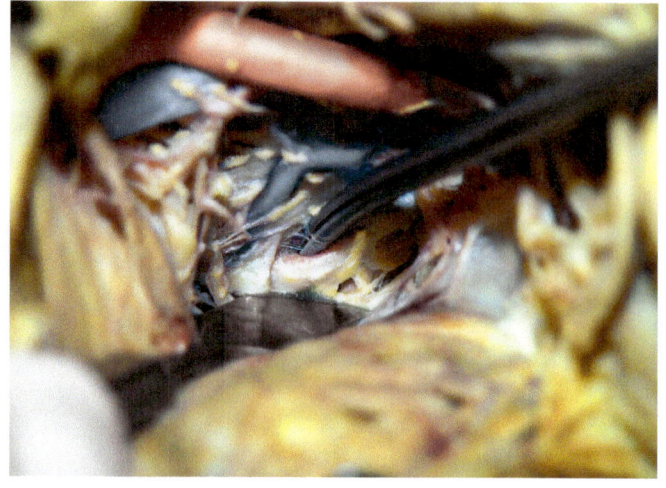

FIGURA 37-29 Visão ampliada do nervo isquiático, que é cercado por uma grande massa de veias pélvicas.

CAPÍTULO 38

Identificando e Evitando Lesão Ureteral

Michael S. Baggish

O ureter é coberto por uma rede anastomótica de pequenas artérias e veias. Vários vasos maiores alimentam e drenam esta rede. Em geral, acima do cruzamento do ureter nos vasos ilíacos comuns, o suprimento sanguíneo arterial emana da face medial (p. ex., aórtica, ovariana, renal). Na pelve, o suprimento arterial para o ureter vem da direção lateral (p. ex., hipogástrica, uterina, vesical, vaginal) (Fig. 38-1).

Embora a circulação seja boa, a retirada do ureter de sua bainha adventícia, onde a rede anastomótica está localizada, provocará desvitalização do segmento.

O comprimento do ureter varia entre 22 e 30 cm e estende-se da pelve renal até o óstio do ureter localizado em cada extremidade da barra ureteral no trígono. A luz do ureter muscular tem aproximadamente 3 a 4 mm de diâmetro (9 a 12 French).

O trajeto do ureter pode ser dividido em três zonas anatômicas (Fig. 38-2).

Zona 1: Entre a pelve renal e as artérias ilíacas.
Zona 2: Entre o cruzamento do ureter nas artérias ilíacas e o ponto em que as artérias uterinas cruzam sobre o ureter.
Zona 3: Entre o cruzamento da artéria uterina com o ureter e o ponto em que os ureteres entram na bexiga.

O ureter é naturalmente estreitado na junção ureteropélvica, no cruzamento dos vasos ilíacos e na junção ureterovesical. O ureter é estreitado em sua passagem intramural pela parede da bexiga. Durante a gravidez, os vasos ovarianos hipertrofiados podem provocar obstrução do ureter acima do seu ponto de cruzamento. O hidroureter e a hidronefrose resultantes podem causar dor e infecção urinária. O ureter direito é obstruído com mais frequência e de modo mais significativo que o esquerdo.

Exposição do Ureter

Três técnicas podem ser usadas para expor diretamente o ureter pélvico. Tais procedimentos requerem que o cirurgião entre no espaço retroperitoneal.

O primeiro ponto de entrada e o mais direto é obtido apreendendo-se o peritônio parietal posterior acima do músculo psoas maior (lateralmente à artéria ilíaca externa) e cortando o peritônio em direção paralela à artéria ilíaca externa (Fig. 38-3). Essa última artéria é palpada facilmente na borda medial do músculo psoas maior (Fig. 38-4). A artéria ilíaca externa é dissecada cranialmente até a bifurcação da ilíaca, onde o ureter cruza para a pelve superficialmente aos vasos ilíacos comuns e medialmente aos vasos hipogástricos (Fig. 38-5). O ureter tem diâmetro menor e cor mais clara (branca) que a artéria ilíaca. O ureter não pulsa; contudo, ele demonstra atividade peristáltica.

A segunda via de acesso secciona o ligamento redondo de modo a obter acesso ao interior do ligamento largo (Fig. 38-6). O tecido areolar frouxo entre os folhetos anterior e posterior do ligamento é dissecado com facilidade usando a ponta das tesouras de Metzenbaum ou uma pinça Schnidt longa. Conforme a dissecção progride profundamente até o assoalho do ligamento largo (ou seja, passa pela artéria e veia ilíacas externas), uma estrutura tubular branca entra no campo de visão, presa ao folheto medial da borda peritoneal. Este é o ureter, no qual o peristaltismo pode ser observado (Fig. 38-7).

A terceira via de acesso requer que o cirurgião apreenda os anexos direito ou esquerdo e crie uma tração suave, esticando o ligamento infundibulopélvico. Isso é realizado puxando o ovário e a tuba anteriormente e em uma direção discretamente caudal.

O cirurgião segue o ligamento infundibulopélvico até o ponto em que ele entra no retroperitônio (Fig. 38-8A). O peritônio é apreendido com uma pinça de dentes adequada e cortado em direção paralela aos vasos ovarianos (Fig. 38-8B). O ureter fica situado posterior e medialmente ao pedículo vascular ovariano e na verdade está fixado aos vasos ovarianos (uma artéria; duas veias) nesta localização (Fig. 38-9). Como nos outros casos, o ureter tende a ser mais pálido que os vasos ovarianos e a atividade peristáltica será observada.

O texto continua na página 442

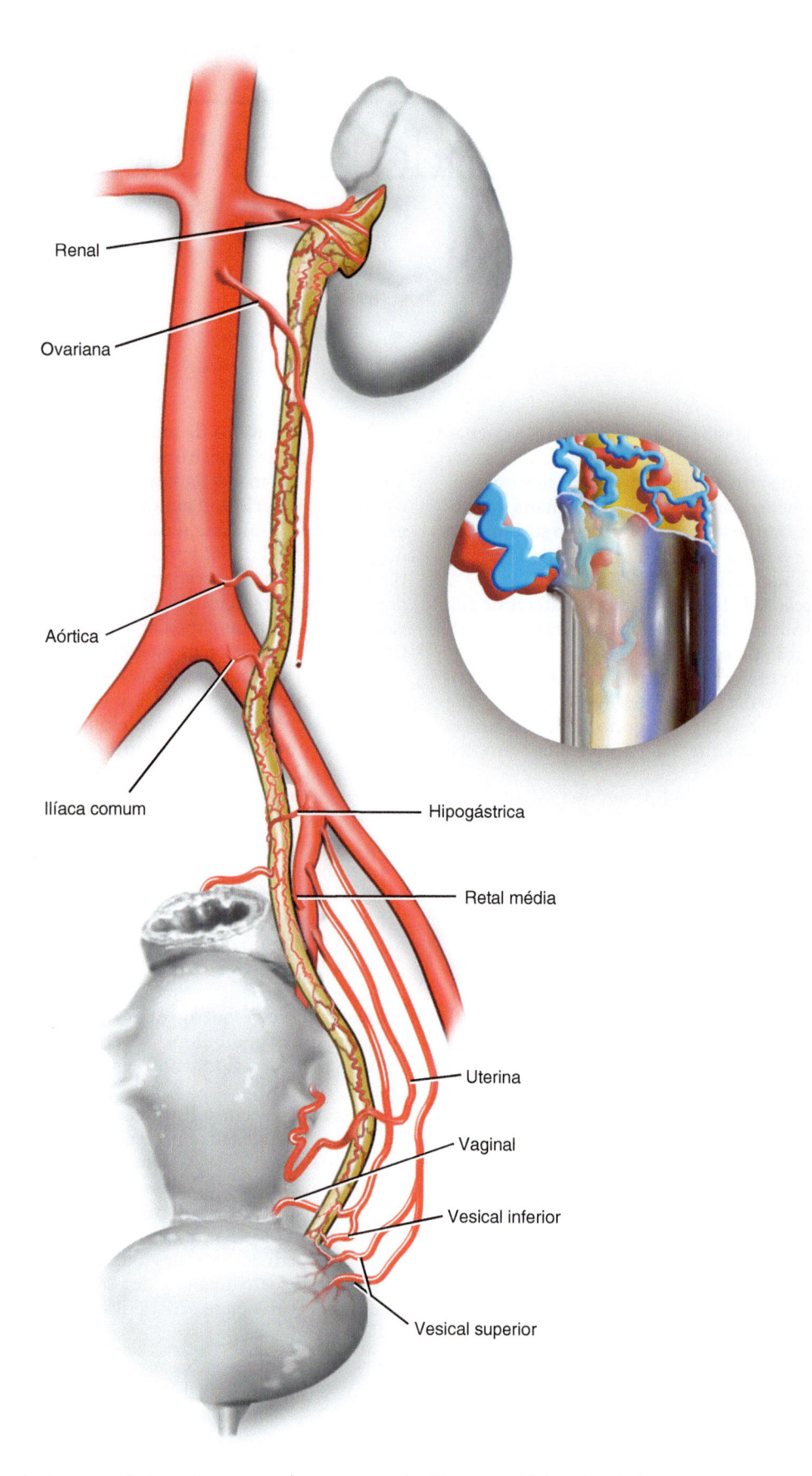

FIGURA 38-1 O ureter tem seu próprio suprimento vascular, que emana de vários vasos vizinhos. Estes incluem os vasos renais, ovarianos, aórticos, ilíacos, retais, uterinos e vaginais. A rede de vasos anastomóticos supre o ureter da pelve renal até a bexiga e fica situada na adventícia do ureter.

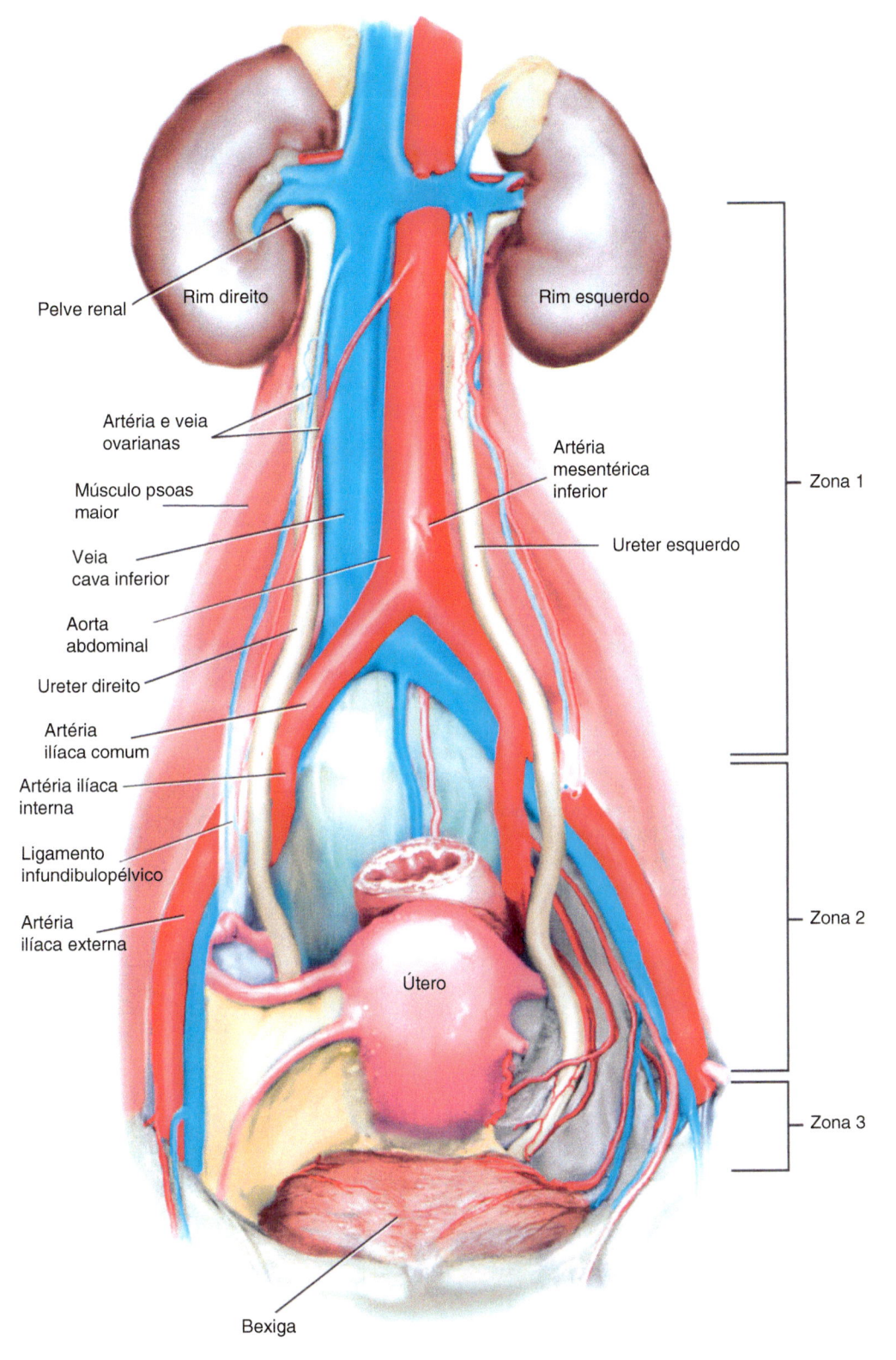

FIGURA 38-2 As três zonas da anatomia ureteral. Embora a zona mais curta seja a zona 3, esta é onde ocorre a maioria das lesões. Observe as diferenças anatômicas entre os ureteres direito e esquerdo. O ureter esquerdo é um pouco mais lateral nas zonas 1 e 2 e está lateral e à esquerda do suprimento sanguíneo do cólon sigmoide (Fig. 38-5).

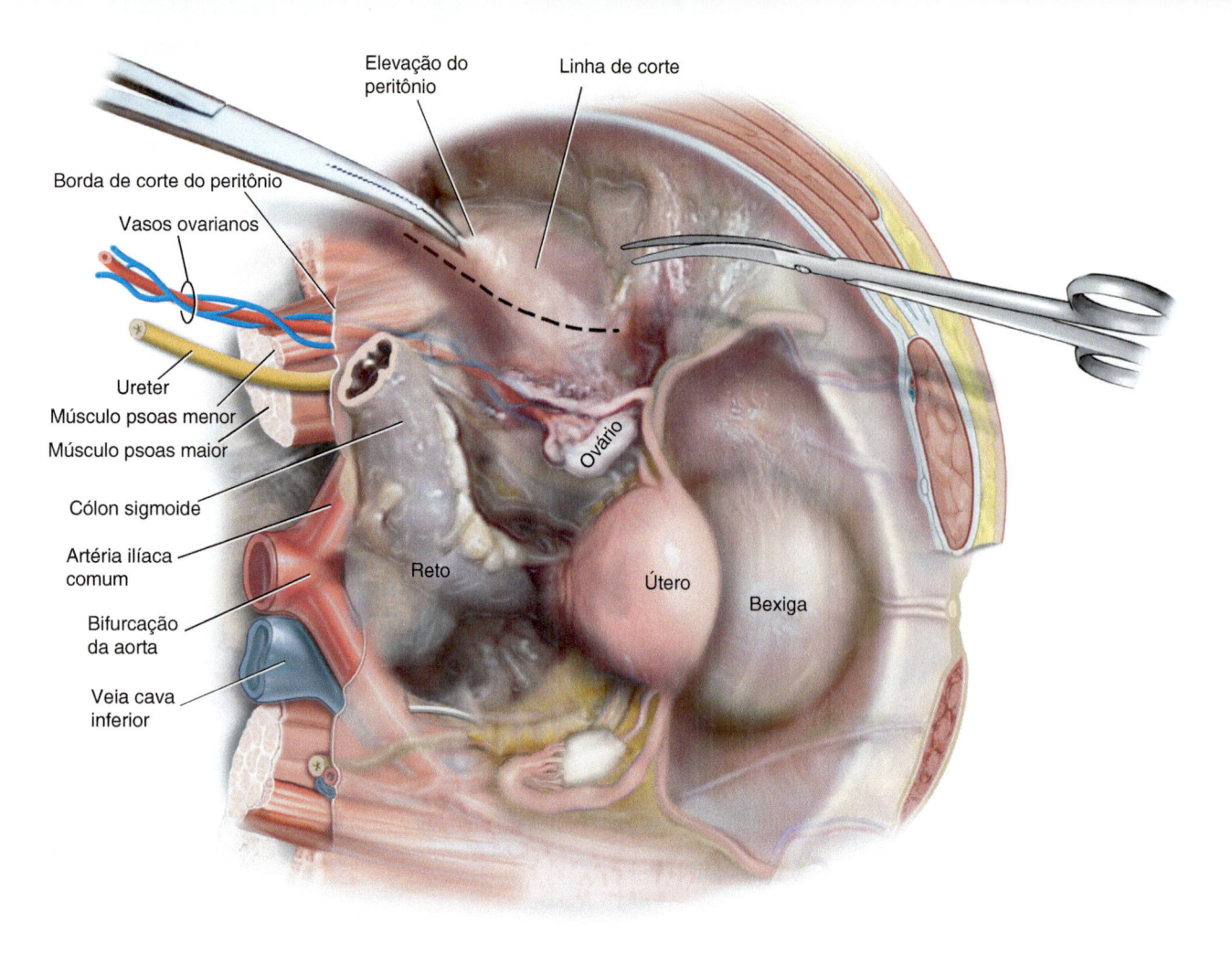

FIGURA 38-3 O peritônio parietal acima do músculo psoas maior é preso com pinça e aberto por corte com tesouras de Metzenbaum. O corte é linear e paralelo ao trajeto do músculo.

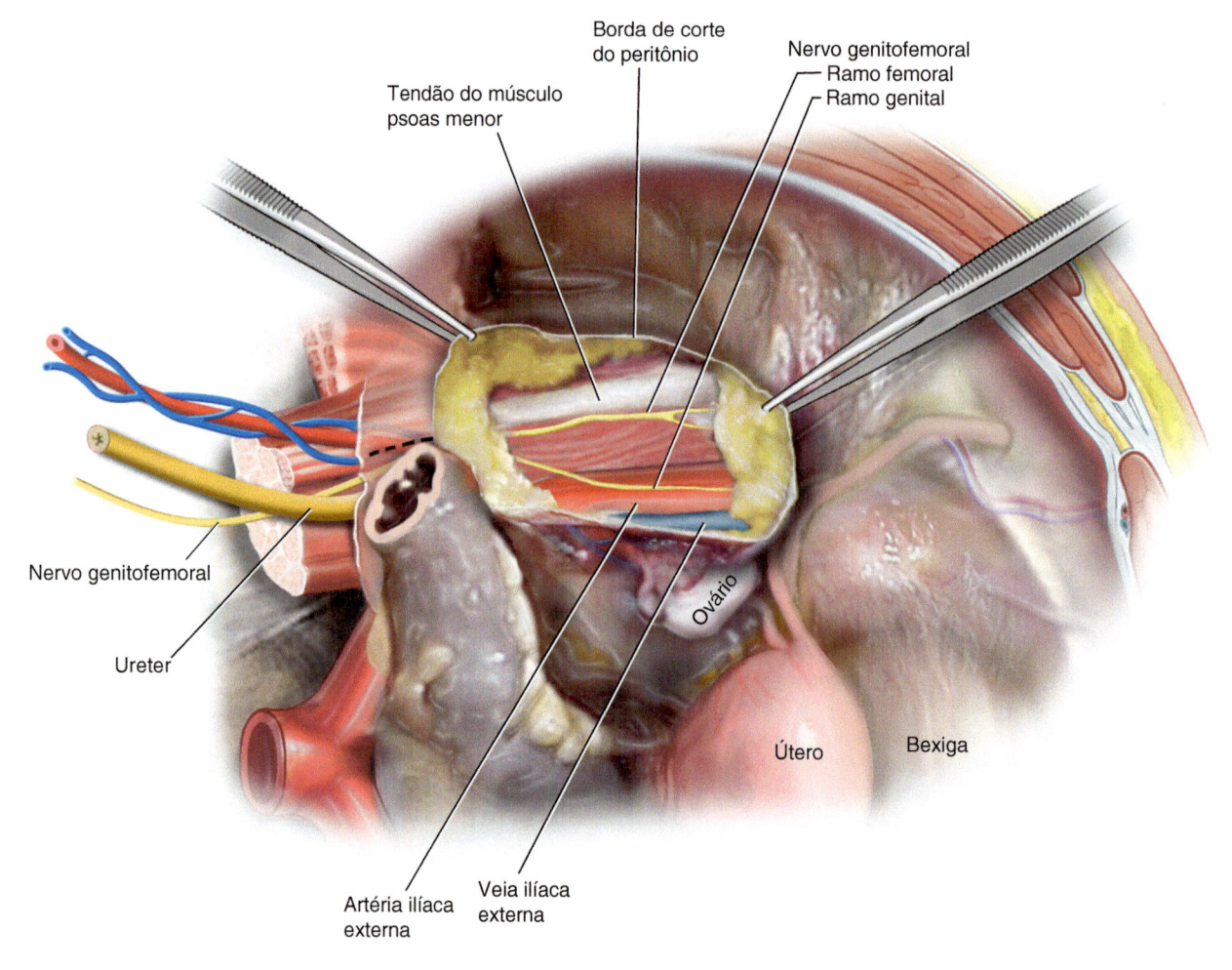

FIGURA 38-4 O tendão do músculo psoas menor e o nervo genitofemoral são identificados. Na margem medial do músculo psoas maior, a pulsação da artéria ilíaca externa pode ser sentida. A veia ilíaca externa fica imediatamente posterior e discretamente medial à artéria.

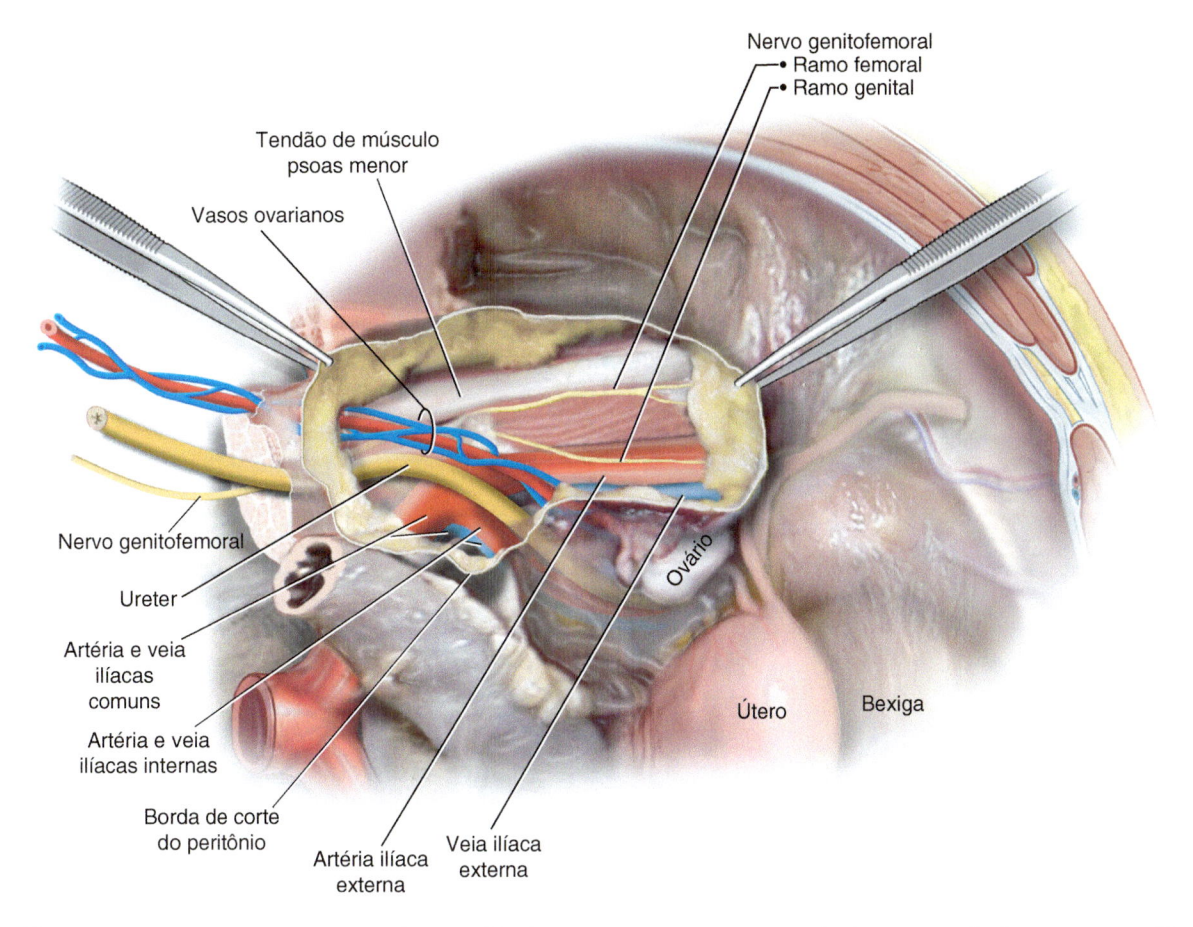

FIGURA 38-5 O trajeto da artéria ilíaca externa em direção cefálica levará o cirurgião até o ureter, onde ele passa superficialmente aos vasos ilíacos comuns. Observe que os vasos ovarianos estão anteriores e discretamente laterais ao ureter.

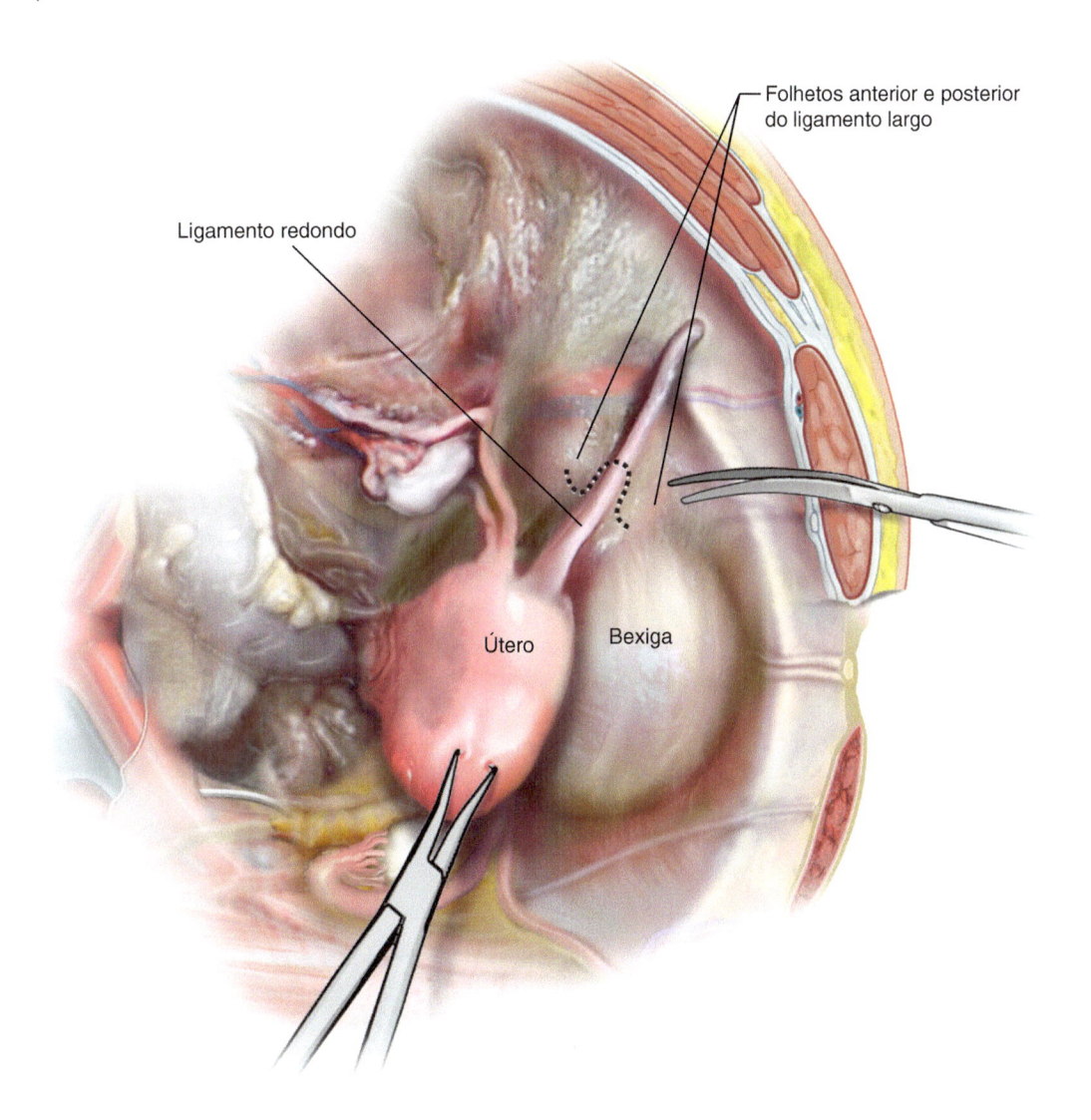

FIGURA 38-6 O ligamento redondo é preso com uma pinça Kelly ou Schnidt e elevado. O ligamento é seccionado entre as duas pinças (*linha tracejada*). Na verdade, isso abre os folhetos anterior e posterior do ligamento largo.

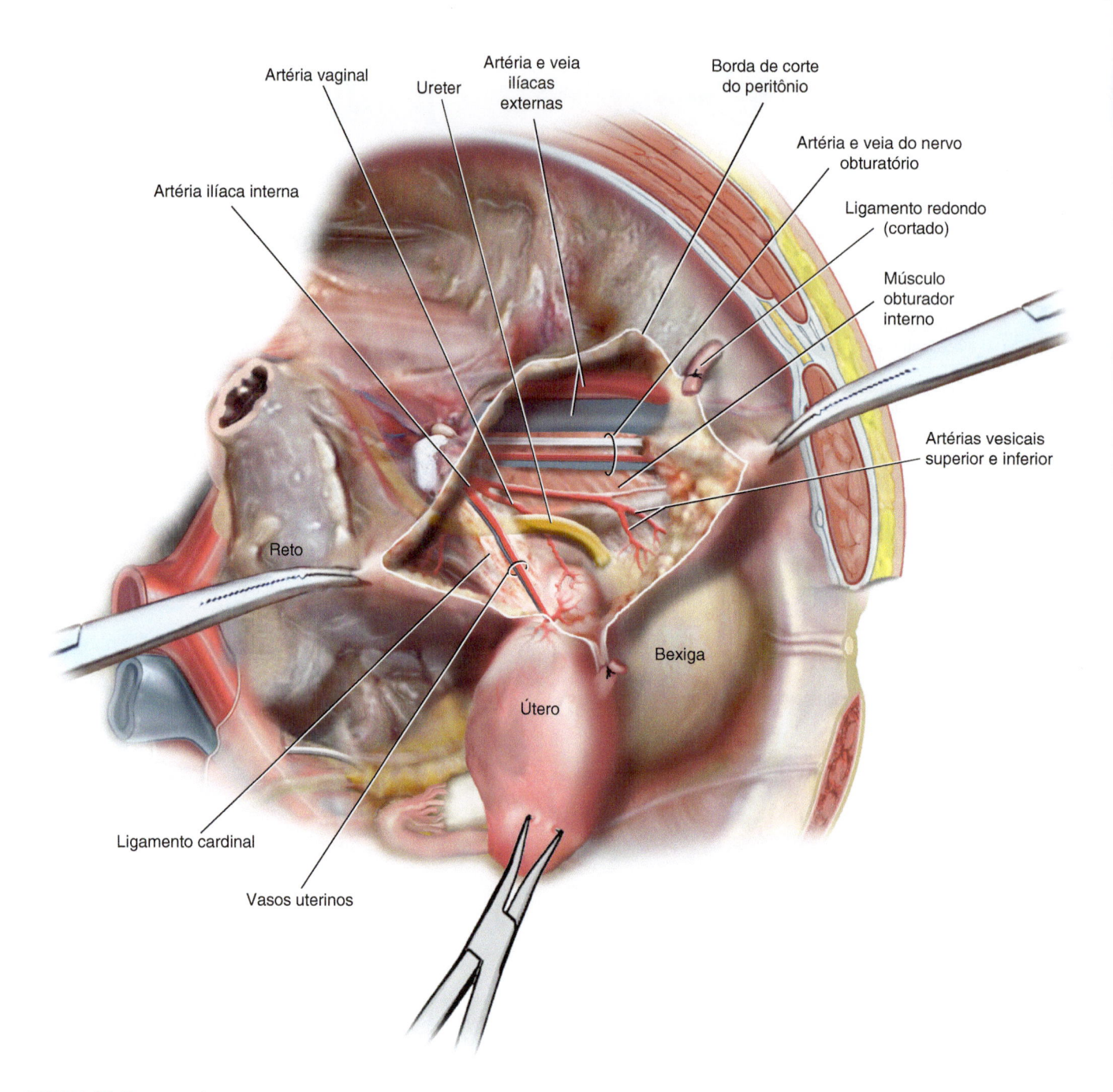

FIGURA 38-7 O músculo psoas maior e os vasos ilíacos externos são identificados inicialmente por palpação e então por dissecção. O tecido areolar frouxo dentro do ligamento largo é separado abrindo-se a pinça Schnidt. Profundamente aos vasos ilíacos externos, o cirurgião pode sentir a artéria hipogástrica. O ureter fica medialmente a ela.

CAPÍTULO 38 Identificando e Evitando Lesão Ureteral 441

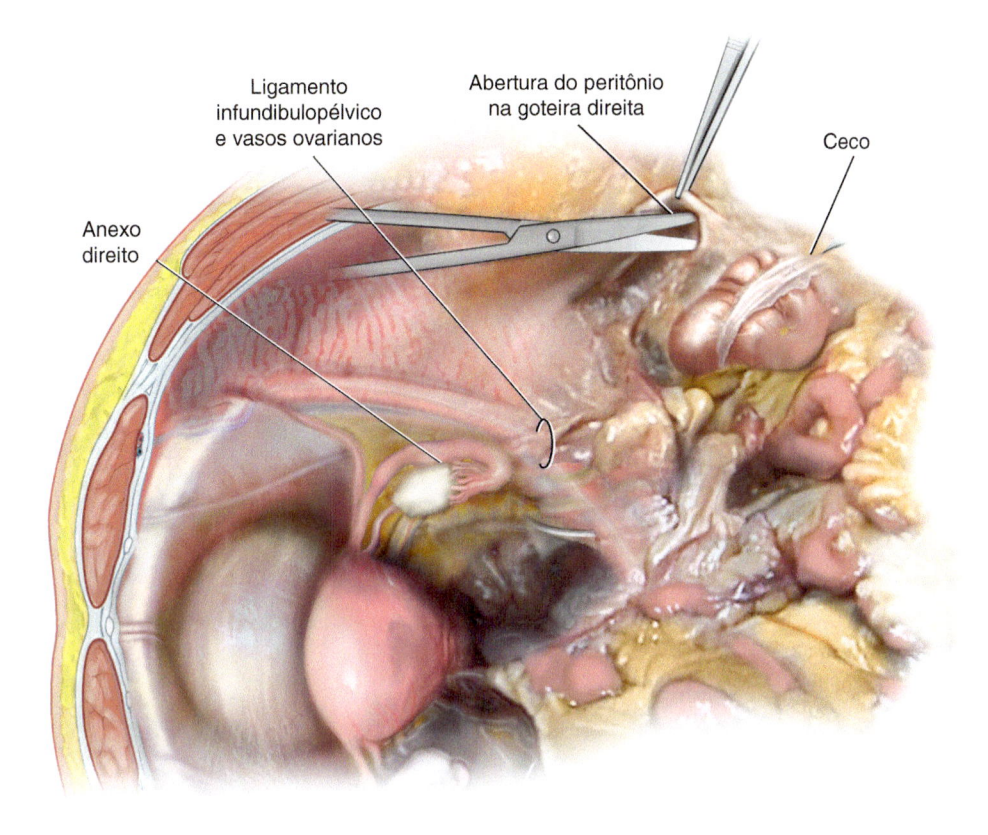

A

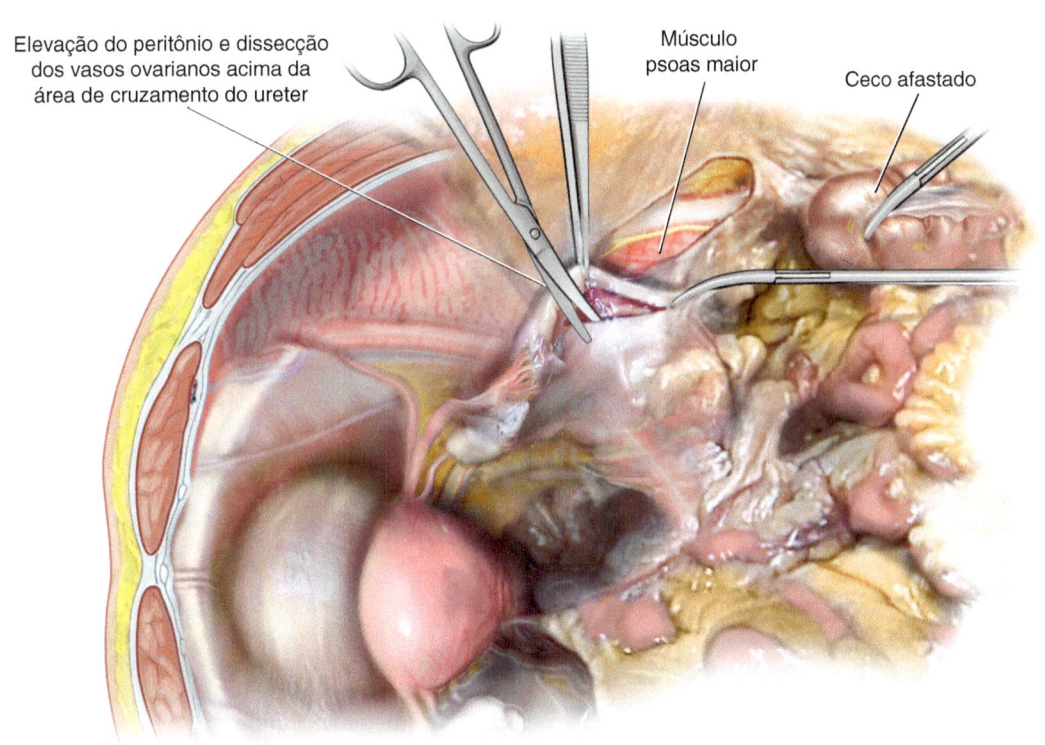

B

FIGURA 38-8 A. Uma tração é aplicada sobre o ligamento infundibulopélvico e este é seguido até seu ponto de origem retroperitoneal. **B.** O peritônio é aberto de modo cortante lateralmente ao ligamento infundibulopélvico e diretamente sobre o músculo psoas maior.

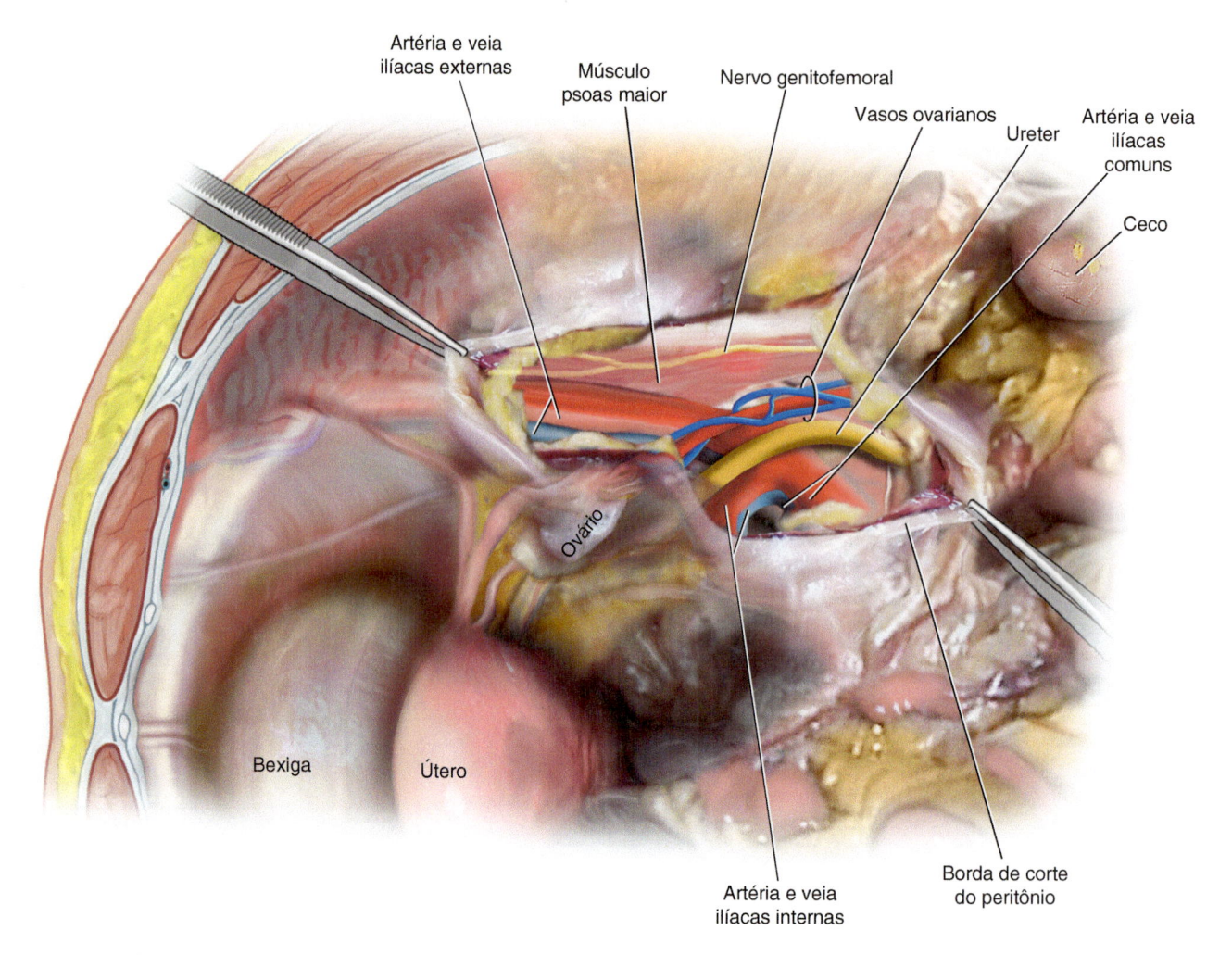

FIGURA 38-9 O ureter está localizado em um ponto imediatamente medial e discretamente posterior aos vasos ovarianos.

Relações Anatômicas dos Ureteres Direito e Esquerdo

Claramente, devem ser observadas as diferenças entre as relações anatômicas dos ureteres direito e esquerdo.

Uma vez que a zona 1 está fora da pelve, os ginecologistas raramente realizam a dissecção nesta área. Contudo, as relações são descritas (Fig. 38-2). O ureter deixa a pelve renal e está localizado lateralmente à artéria e à veia ovarianas, assim como à veia cava inferior. O ureter fica situado sobre o músculo psoas maior. Aproximadamente a um terço da distância entre o rim e os vasos ilíacos, os vasos ovarianos cruzam e ficam situados anterolateralmente ao ureter. Quando o ureter cruza a artéria ilíaca comum em sua bifurcação nas artérias ilíacas externa e interna, ele fica posterior aos vasos ovarianos, mas está envolvido em uma bainha peritoneal comum (Fig. 38-10). Este é um local comum para lesão ureteral iatrogênica, que geralmente acontece no momento do pinçamento, corte, sutura e coagulação do ligamento infundibulopélvico. É necessário cuidado especial quando um dispositivo de grampeamento laparoscópico for aplicado para ligar os ligamentos infundibulopélvicos (Fig. 38-11).

É mais fácil isolar o ureter direito que o esquerdo devido à posição do cólon sigmoide e seu mesentério associado (Fig. 38-12). O espaço entre o ureter e a artéria ilíaca comum esquerda é ocupado pela artéria mesentérica inferior, que atravessa o mesentério sigmoide para suprir o intestino grosso (Fig. 38-13). Este é um grande vaso que emana do lado esquerdo inferior da aorta em uma posição imediatamente cefálica à bifurcação da artéria ilíaca comum da aorta. De modo semelhante, os ramos primários da artéria mesentérica inferior são grandes vasos. Esses canais vasculares podem ser confundidos com o ureter no lado esquerdo.

Tanto o ureter direito quanto o esquerdo descem para a pelve e ocupam posição medial e paralela às artérias hipogástricas. O ureter está em relação próxima com a fossa obturadora. Mais uma vez, o ureter está medial e aproximadamente paralelo à fossa no nível da artéria e do nervo obturatório. Na extremidade caudal da fossa obturadora, o ureter afunda mais profundamente na pelve e é cruzado obliquamente do ponto lateral para medial pelos vasos uterinos. Os vasos uterinos continuam medialmente até atingirem a margem lateral do útero na junção entre o colo e o corpo (Fig. 38-14).

Noventa por cento das lesões ureterais ocorrem na zona 3. Não apenas essa distância de 2,5 cm entre o cruzamento da artéria uterina e a entrada na bexiga representa uma área difícil para exposição do ureter, mas também está repleta de canais vasculares numerosos e anômalos.

A face medial do ureter fica entre a artéria uterina (anteriormente) e a artéria vaginal (posteriormente). Além disso, o ureter é cruzado pelas artérias vesicais (Fig. 38-15).

O ureter entra na porção superior do ligamento cardinal, que consiste em gordura condensada e tecido fibroso, em aspecto de favo de mel, com seios venosos. O ureter passa abaixo do pilar vesical (ligamento vesicouterino) para entrar obliquamente na base da bexiga (trígono) (Fig. 38-16A e B).

O texto continua na página 447.

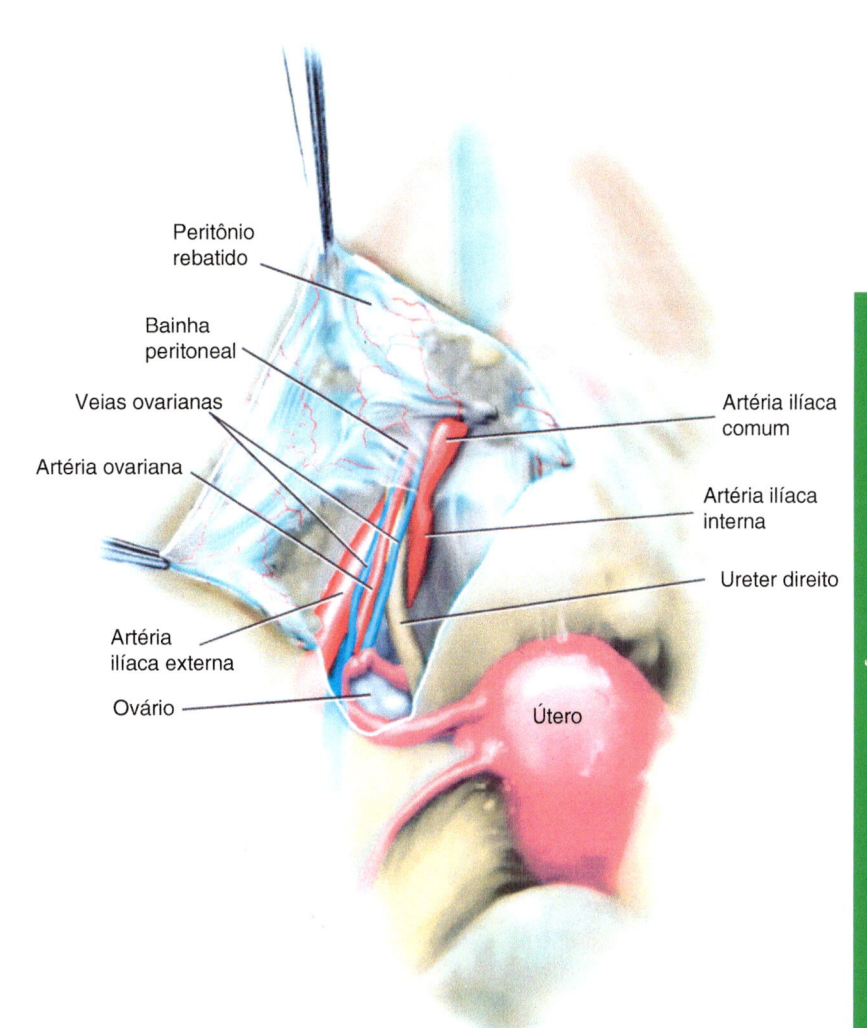

FIGURA 38-10 O ureter deixa a pelve renal e está localizado lateralmente à artéria e veia ovarianas, assim como à veia cava inferior. O ureter fica situado sobre o músculo psoas maior. Aproximadamente a um terço da distância entre o rim e os vasos ilíacos, os vasos ovarianos cruzam e ficam situados anterolateralmente ao ureter. Quando o ureter cruza a artéria ilíaca comum em sua bifurcação nas artérias ilíacas externa e interna, ele fica posterior aos vasos ovarianos, mas é envolvido em uma bainha peritoneal comum.

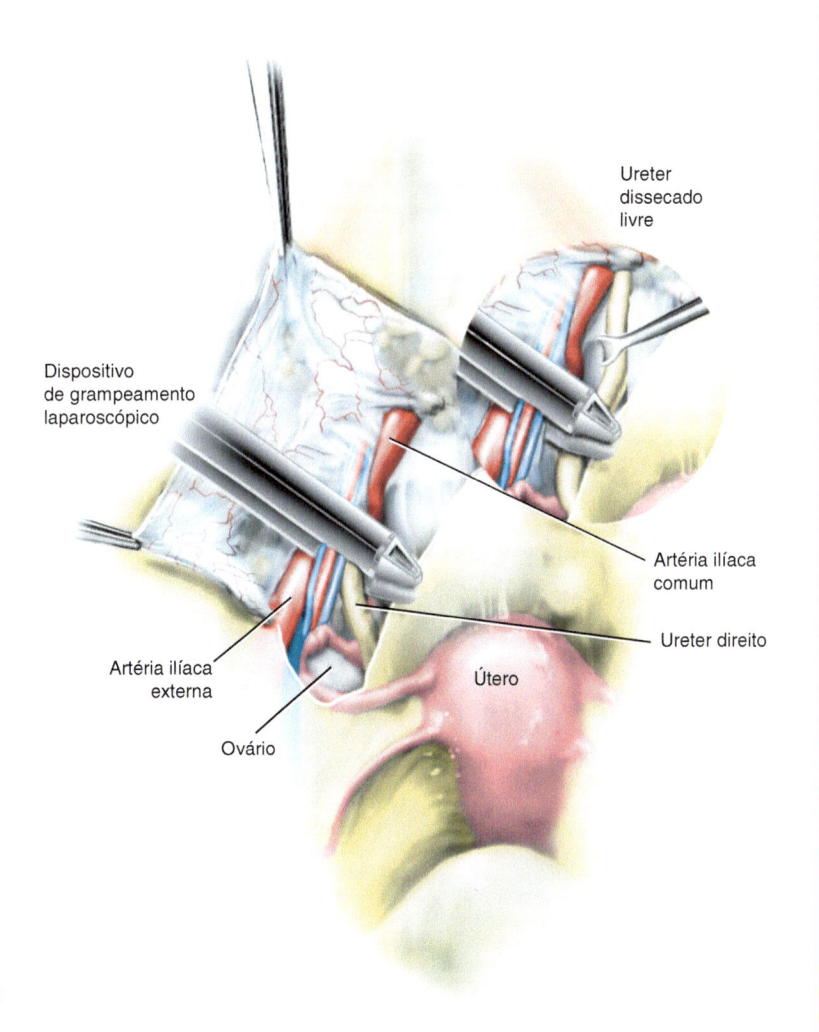

FIGURA 38-11 Este é um local comum de lesão ureteral iatrogênica, que geralmente ocorre no momento de pinçamento, corte, sutura e coagulação do ligamento infundibulopélvico. É necessário cuidado especial quando um dispositivo de grampeamento laparoscópico for aplicado para conectar os ligamentos infundibulopélvicos.

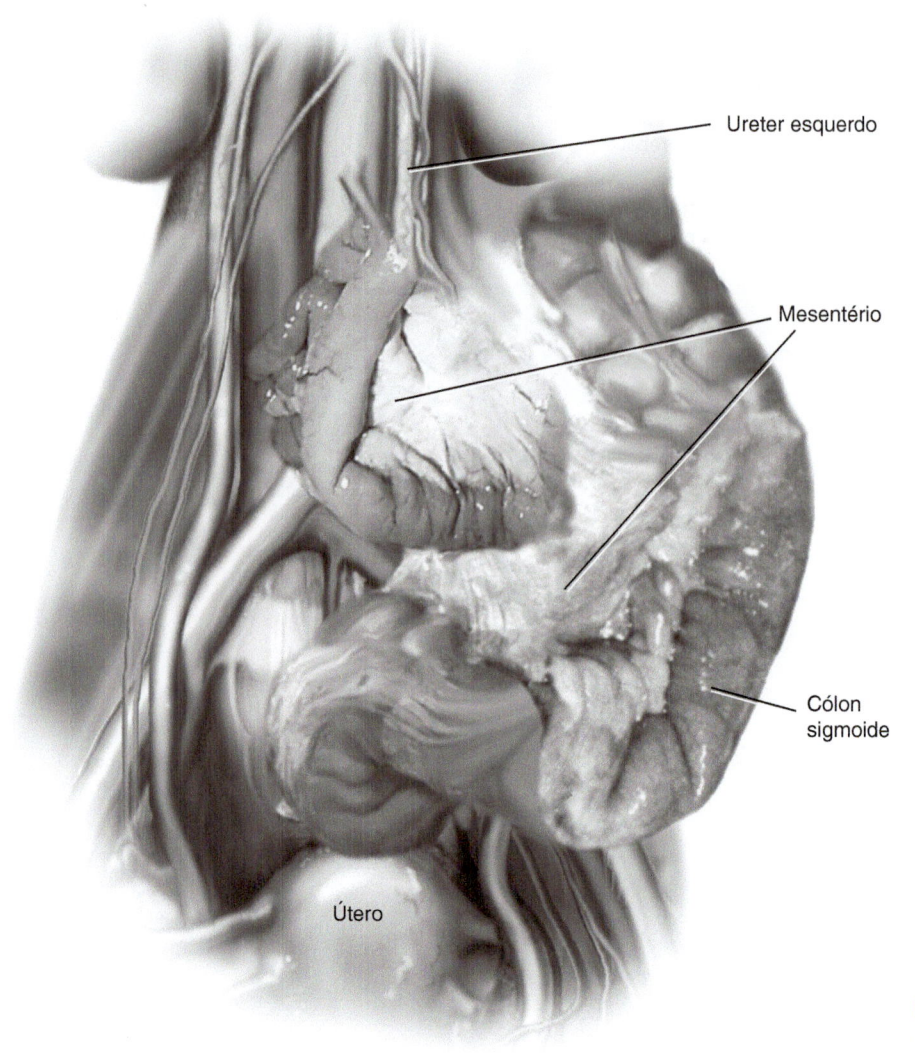

FIGURA 38-12 É mais fácil isolar o ureter direito que o esquerdo devido à posição do cólon sigmoide e do mesentério associado.

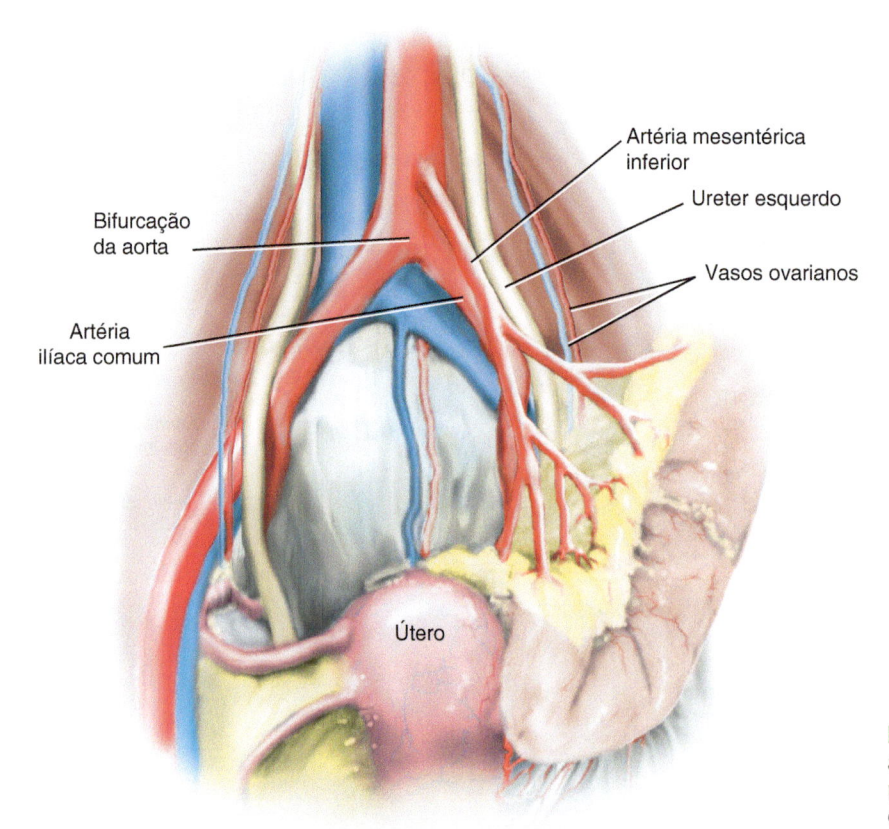

FIGURA 38-13 O espaço entre o ureter e a artéria ilíaca comum esquerda é ocupado pela artéria mesentérica inferior, que atravessa o mesentério do sigmoide para suprir o intestino grosso.

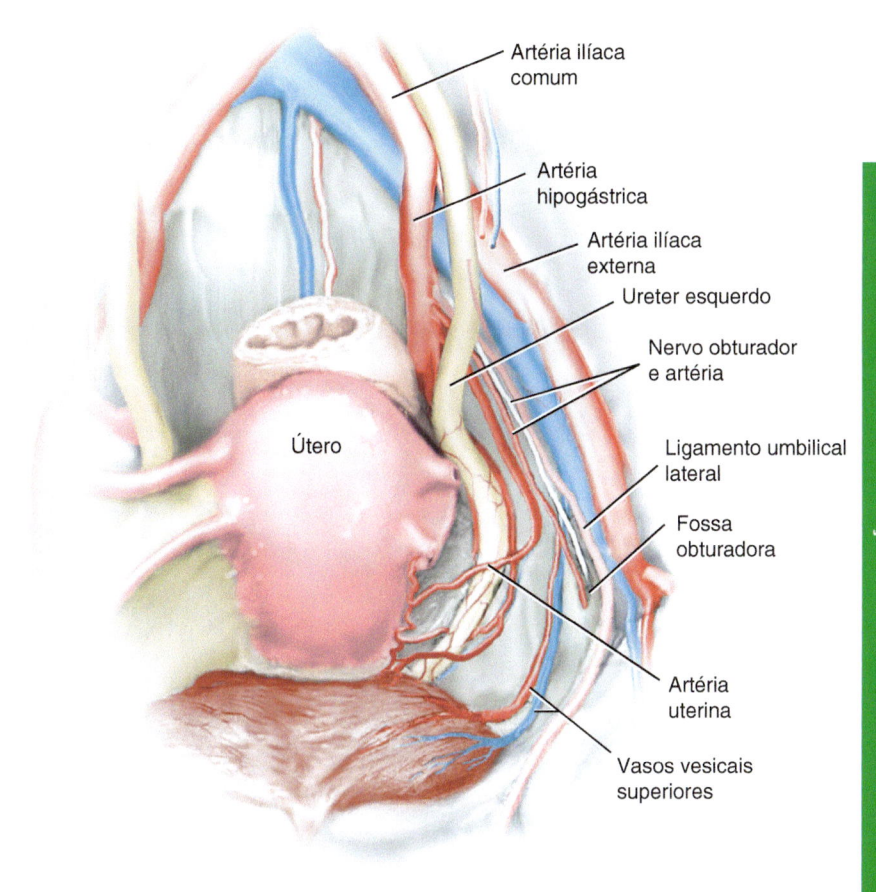

FIGURA 38-14 Este grande vaso emana do lado esquerdo inferior da aorta em posição imediatamente cefálica à bifurcação da artéria ilíaca comum da aorta. De modo semelhante, os ramos primários da artéria mesentérica inferior são vasos grandes. Estes canais vasculares podem ser confundidos com o ureter no lado esquerdo. Tanto o ureter direito quanto o esquerdo descem para a pelve e ocupam uma posição medial e paralela às artérias hipogástricas. O ureter está em relação próxima com a fossa obturadora. Mais uma vez, o ureter é medial e aproximadamente paralelo à fossa no nível da artéria e nervo obturatório. Na extremidade caudal da fossa obturadora, o ureter afunda mais profundamente na pelve e é cruzado obliquamente, do ponto lateral para medial, pelos vasos uterinos. Os vasos uterinos continuam medialmente até atingirem a margem lateral do útero, na junção do colo, e o corpo.

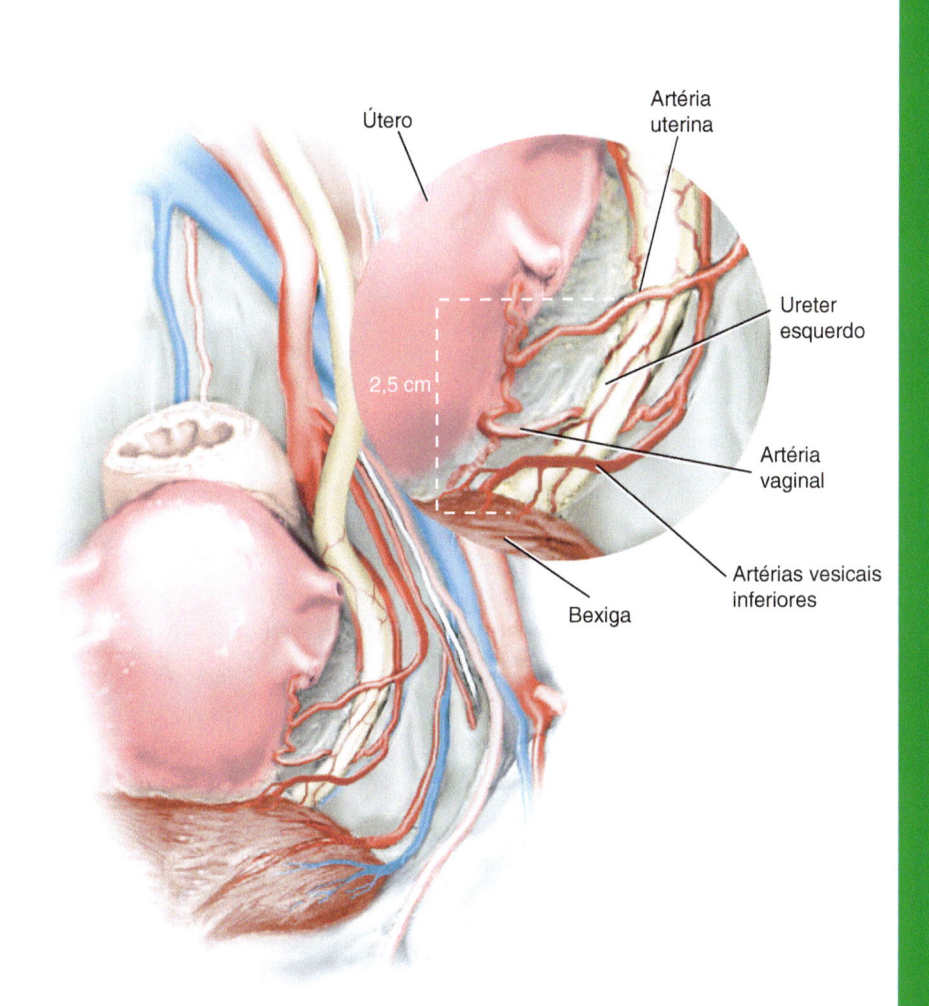

FIGURA 38-15 Noventa por cento das lesões ureterais ocorrem na zona 3. Não apenas essa distância de 2,5 cm entre o cruzamento da artéria uterina e a entrada da bexiga representa uma área difícil para a exposição do ureter, mas também está repleta de canais vasculares numerosos e anômalos. A face medial do ureter fica intercalada entre a artéria uterina (anteriormente) e a artéria vaginal (posteriormente). Além disso, o ureter é cruzado pelas artérias vesicais.

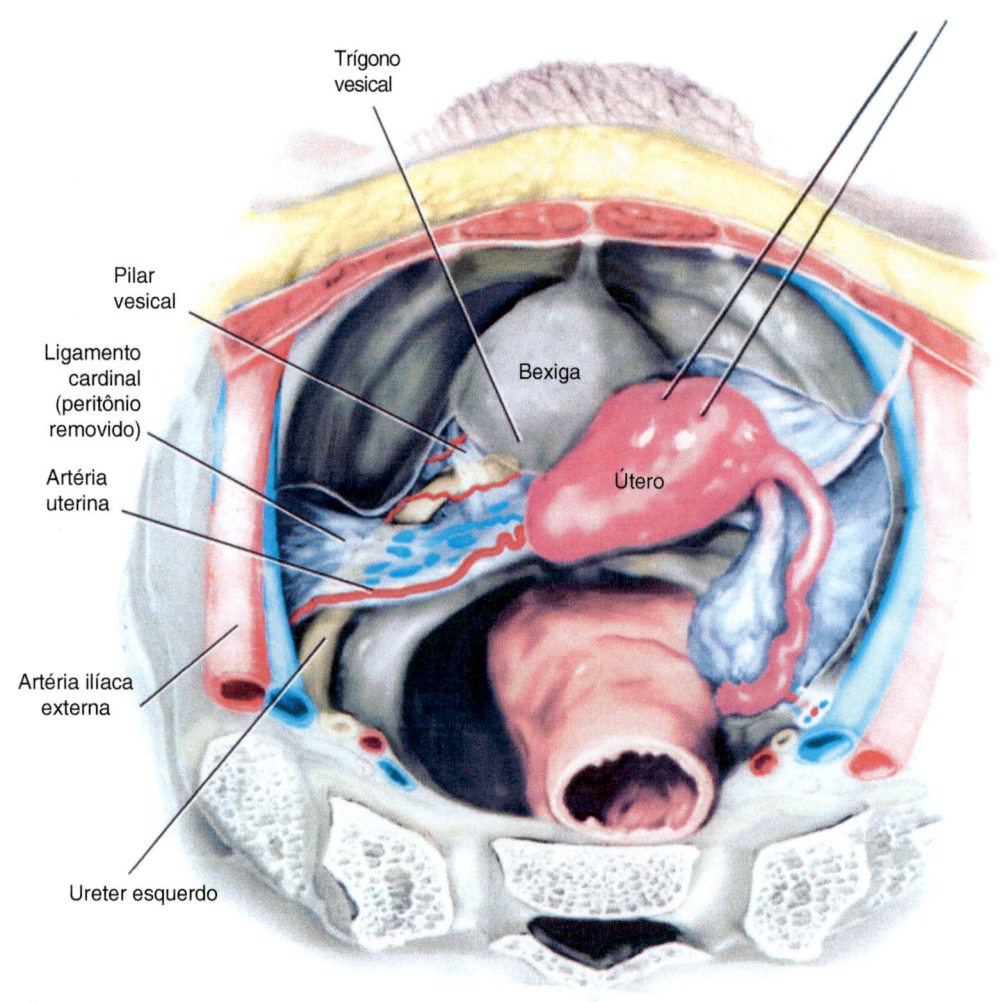

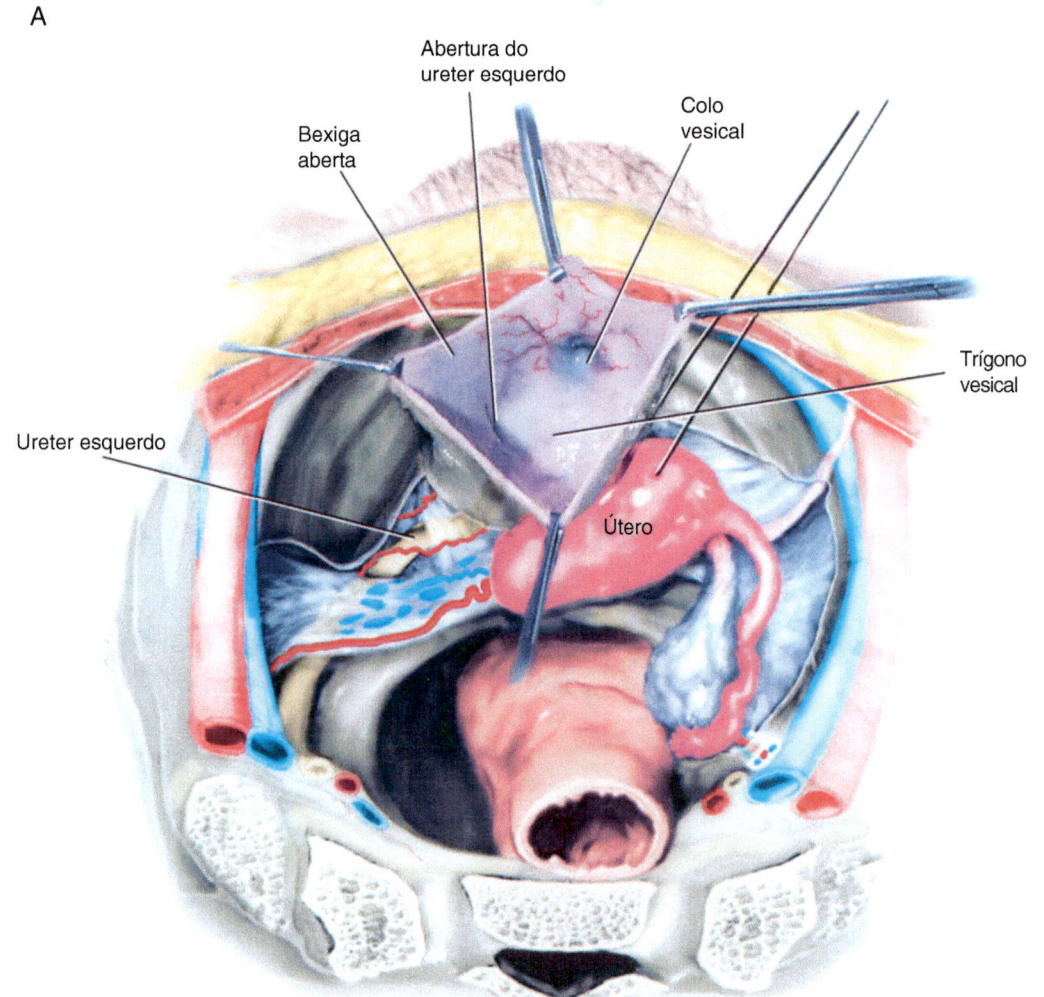

FIGURA 38-16 A e B.
O ureter entra na porção superior do ligamento cardinal, que consiste em gordura condensada e tecido fibroso, entremeada com seios venosos. O ureter passa abaixo do pilar vesical (ligamento vesicouterino) para entrar obliquamente na base da bexiga (trígono).

A porção mais baixa do ureter ao entrar na bexiga pode ser exposta apenas por dissecção profunda do espaço vesicouterino. Isso não é difícil de realizar. A fáscia pubovesicocervical acima da superfície anterior do colo do útero é cortada superficialmente e transversalmente com uma lâmina de bisturi (Fig. 38-17). O espaço entre a fáscia e a parede externa do colo do útero é dissecado de modo rombo com a parte posterior do cabo do bisturi para desenvolver o plano inicial (Fig. 38-18). Em seguida, com uma tesoura longa ou o dedo indicador do cirurgião, a dissecção prossegue inferiormente para criar um espaço amplo entre a bexiga e a vagina (Fig. 38-19). Como no espaço retouterino, este pode ser estendido para baixo até o nível do introito vaginal (Fig. 38-20).

Após o cirurgião entrar no espaço retroperitoneal (Cap. 37), o ponto mais conveniente para permitir a identificação do ureter é onde ele cruza lateral e medialmente acima da artéria ilíaca comum. Por meio de uma dissecção cuidadosa com uma pinça Schnidt longa e com o uso de uma fita cirúrgica para promover uma tração, o ureter pode ser claramente visualizado até o ponto do cruzamento com a artéria uterina (Fig. 38-21A e B).

Qualquer procedimento realizado nos ligamentos uterossacros ou nas proximidades deve levar em conta a posição do ureter em relação ao local cirúrgico. Em outras palavras, a localização deve ser conhecida precisamente (Fig. 38-22). A palpação do que o cirurgião acredita ser o ureter nem sempre é exata. O ureter está relativamente mais próximo ao ligamento posterior e lateralmente (Fig. 38-23).

No nível do ligamento cardinal, o ureter passa obliquamente na direção da base da bexiga e está em contato próximo com o ângulo lateral da vagina (Fig. 38-24). A dissecção do ureter através do ligamento cardinal é difícil, porque o ligamento é preenchido por vasos de paredes finas. O ureter pode ser exposto por meio de pinçamento acima e excisão desta porção do ligamento cardinal.

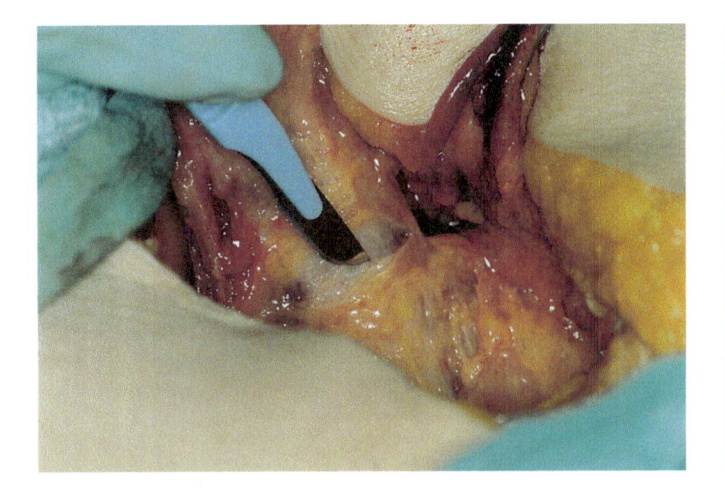

FIGURA 38-17 A porção mais baixa do ureter quando entra na bexiga pode ser exposta apenas por dissecção profunda do espaço vesicouterino. Esta não é difícil de ser realizada. A fáscia pubovesicocervical acima da superfície anterior do colo do útero é cortada superficialmente e transversalmente usando uma lâmina de bisturi.

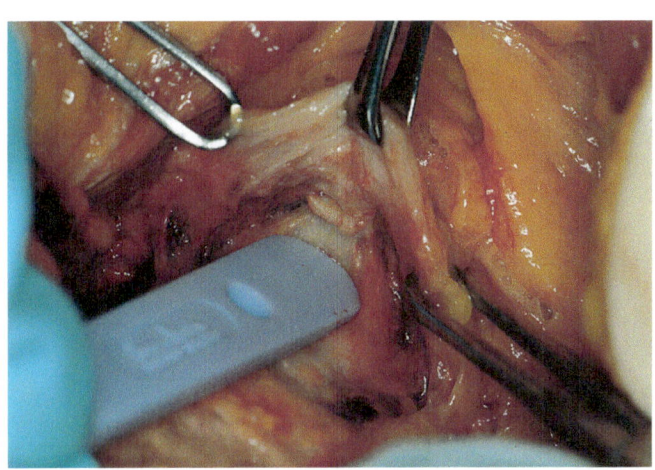

FIGURA 38-18 O espaço entre a fáscia e a parede externa do colo do útero é dissecado de modo rombo com a parte posterior do cabo do bisturi para desenvolver o plano inicial.

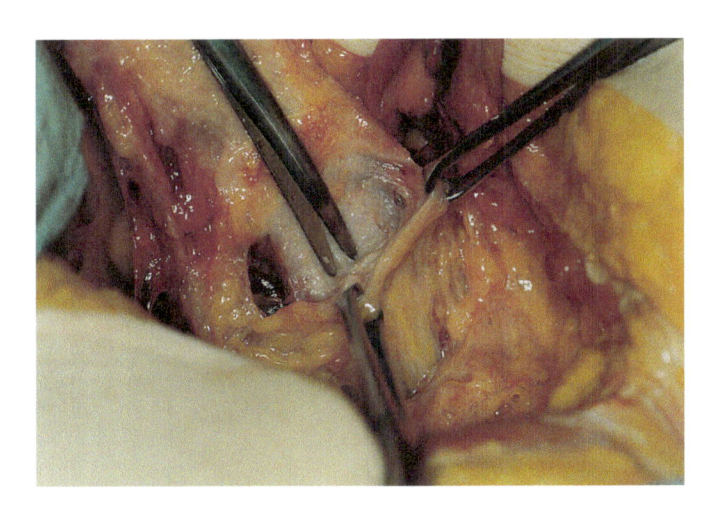

FIGURA 38-19 Em seguida, com o uso de tesouras longas ou o dedo indicador do cirurgião, a dissecção prossegue inferiormente para criar um espaço amplo entre a bexiga e a vagina.

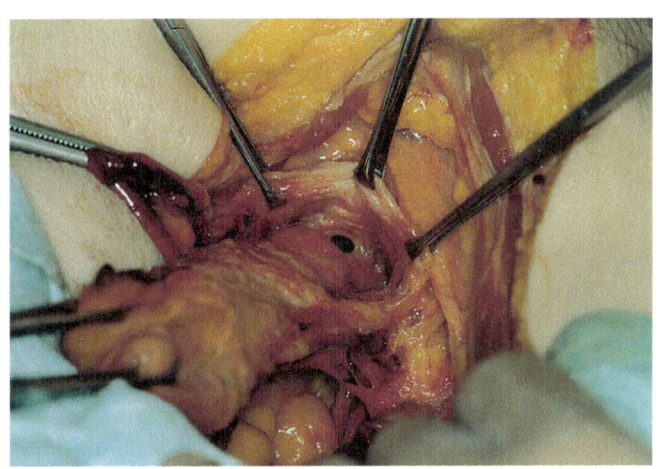

FIGURA 38-20 Assim como no espaço retouterino, este pode ser estendido para baixo até o nível do introito vaginal.

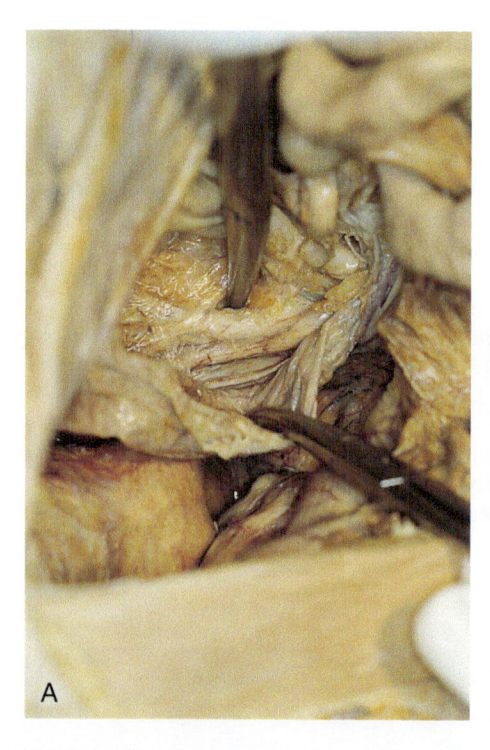

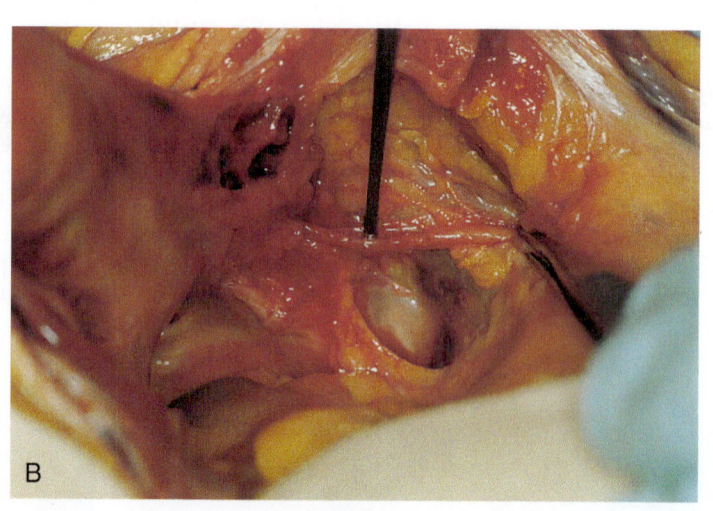

FIGURA 38-21 A e B. Depois de o cirurgião entrar no espaço retroperitoneal (Cap. 37), o ponto mais conveniente para permitir a identificação do ureter é onde ele cruza lateral a medialmente acima da artéria ilíaca comum. Por meio de uma dissecção cuidadosa com uma pinça longa e com o uso de uma fita cirúrgica para promover uma tração, o ureter pode ser visualizado claramente até o ponto do cruzamento com a artéria uterina.

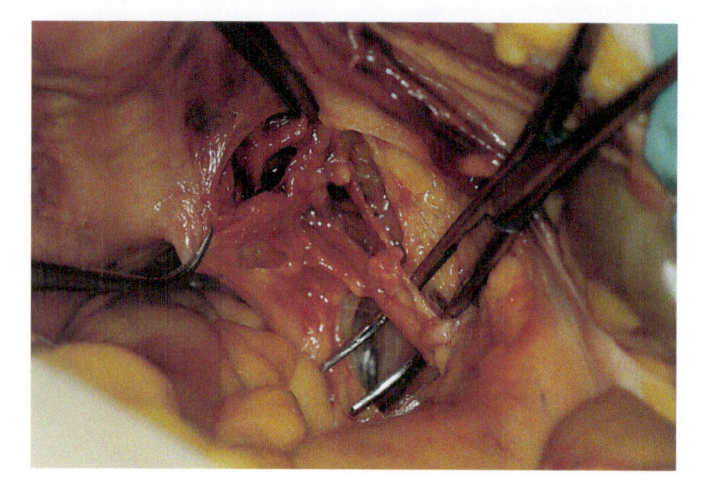

FIGURA 38-22 Qualquer procedimento realizado nos ligamentos uterossacros ou nas proximidades deve levar em conta a posição do ureter em relação ao local cirúrgico. Em outras palavras, a localização deve ser conhecida precisamente.

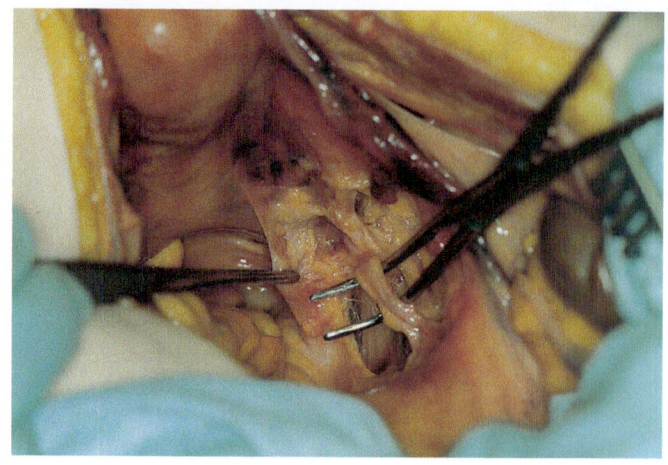

FIGURA 38-23 A palpação do que o cirurgião acredita ser o ureter não é exata. O ureter está relativamente mais próximo posteriormente e lateralmente ao ligamento.

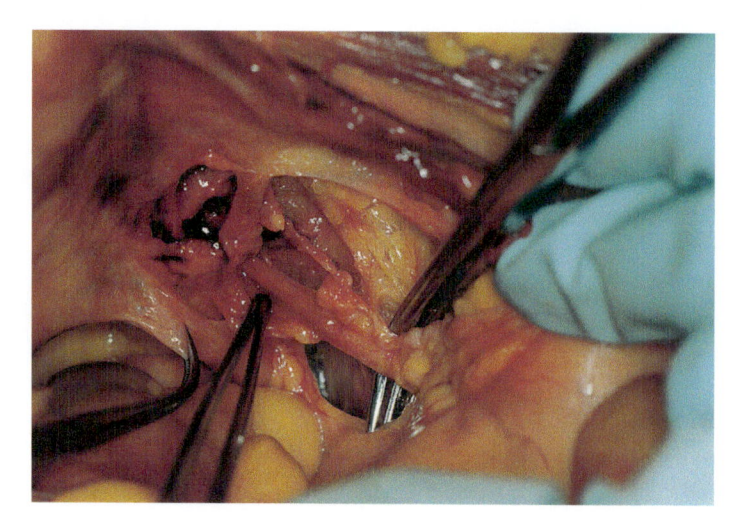

FIGURA 38-24 No nível do ligamento cardinal, o ureter passa obliquamente em direção à base da bexiga e está em contato próximo com o ângulo lateral da vagina.

CAPÍTULO 39

Neurectomia Pré-sacral

Michael S. Baggish

As fibras nervosas são transmitidas do útero pelo plexo hipogástrico. O plexo nervoso hipogástrico segue em cascata para baixo como uma continuação do plexo celíaco na face anterior da porção distal da aorta abdominal (Fig. 39-1). A configuração do plexo hipogástrico é variável, mas ele pode ser grosseiramente separado em divisões superior, média e inferior. O plexo hipogástrico médio geralmente divide-se em dois troncos nervosos principais que seguem inferiormente no espaço pré-sacral. Os nervos são sempre mediais às artérias ilíacas comuns, mas cruzam (anteriormente) a veia ilíaca comum esquerda (Fig. 39-2). Os vasos sacrais medianos estão localizados posteriormente (profundamente) a esses nervos. O plexo hipogástrico inferior continua a descer até a pelve inferior e une-se ao plexo pélvico, recebendo aferentes retais, vesicais e uterinos e transportando eferentes simpáticos.

O plexo hipogástrico médio é acessado rebatendo-se o sigmoide para a esquerda e anteriormente (Fig. 39-3). O peritônio acima do sacro é apreendido e cortado verticalmente na direção do promontório sacral (Fig. 39-4). Deve-se tomar cuidado para identificar a veia ilíaca comum esquerda, o ureter esquerdo e a artéria e as veias mesentéricas inferiores (Fig. 39-5A e B).

Os nervos hipogástricos são dissecados com uma pinça Schnidt longa ou pinça de ângulo reto, com cuidado para evitar lesão dos vasos sacrais medianos (Fig. 39-6). Um segmento de 3 a 4 cm do nervo é isolado. Nas extremidades superior e inferior da dissecção, uma ligadura permanente é passada abaixo do nervo hipogástrico dissecado e amarrada firmemente (Fig. 39-7). O segmento do nervo entre as duas ligaduras é dissecado de suas fixações frouxas ao osso sacro subjacente. Com tesouras de Mayo curvas longas, o segmento nervoso é cortado e colocado em fixador para exame patológico subsequente (Fig. 39-8).

O local cirúrgico é examinado para detectar sangramentos e é irrigado com solução salina normal. As bordas de corte do peritônio são apreendidas e fechadas com sutura contínua ou pontos separados de Vicryl® 3-0 (Fig. 39-9).

Se os vasos sacrais medianos forem lesados, ocorrerá sangramento importante. É difícil controlar esta hemorragia devido à complexidade de pinçar ou suturar esses vasos. Recomendo que um pino estéril de aço inoxidável seja empurrado contra o sacro, consequentemente comprimindo os vasos.

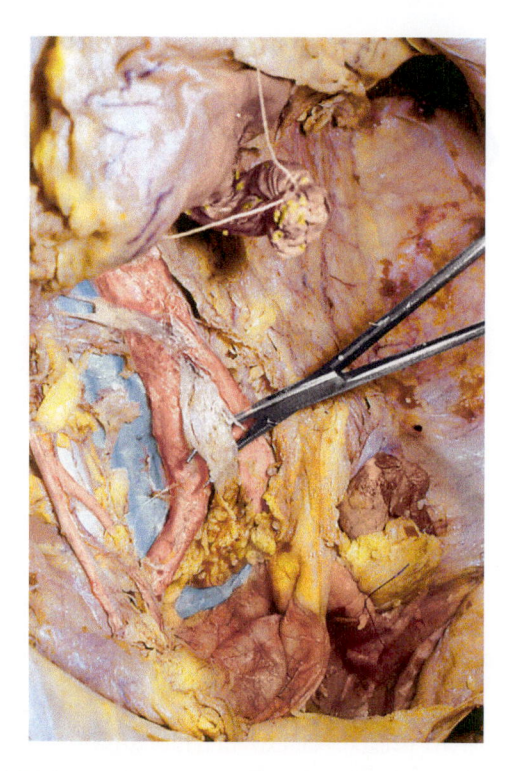

FIGURA 39-1 A pinça curva está situada na aorta abdominal cranial a sua bifurcação. A pinça dissecou e está situada abaixo do nervo hipogástrico (plexo). A vista é obtida de baixo para cima, olhando para a pelve. Observe a veia cava inferior à direita da aorta.

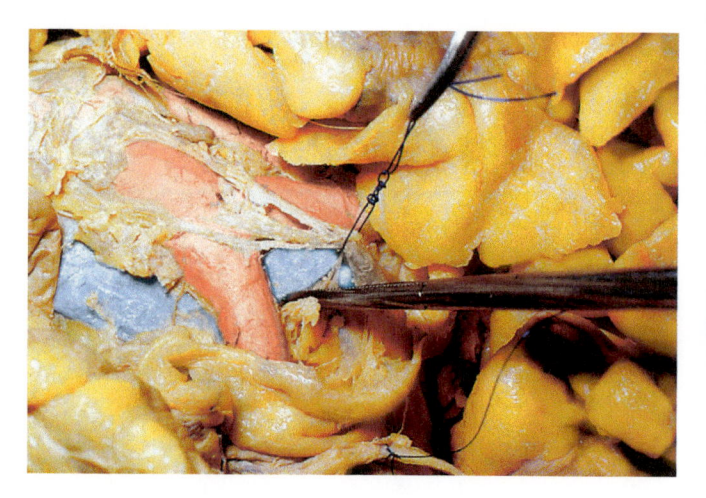

FIGURA 39-2 A ponta da pinça indica a veia ilíaca comum esquerda. A ligadura elevada envolve o plexo hipogástrico médio quando ele desce para a pelve sobre o espaço pré-sacral.

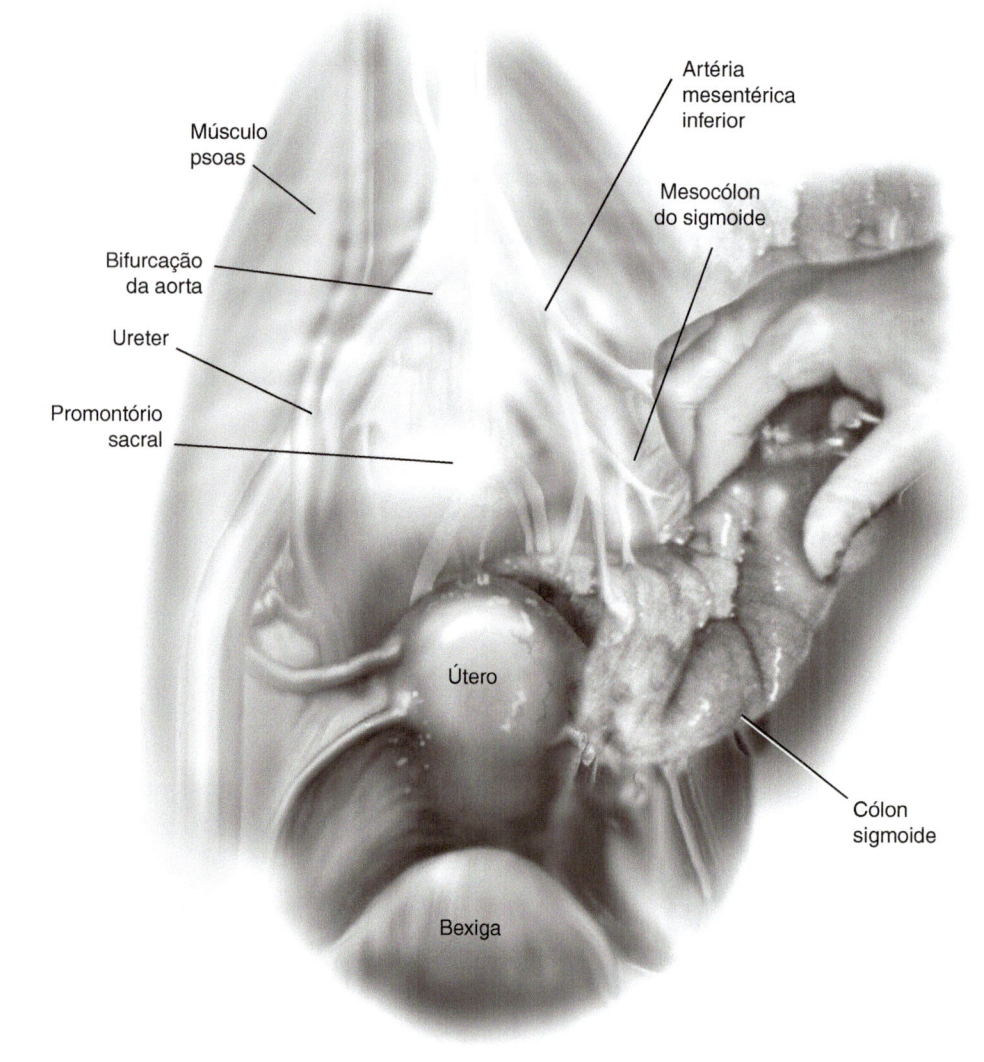

FIGURA 39-3 O cirurgião rebateu o cólon sigmoide para a esquerda. O peritônio cobrindo o espaço pré-sacral permanece intacto.

CAPÍTULO 39 Neurectomia Pré-sacral   451

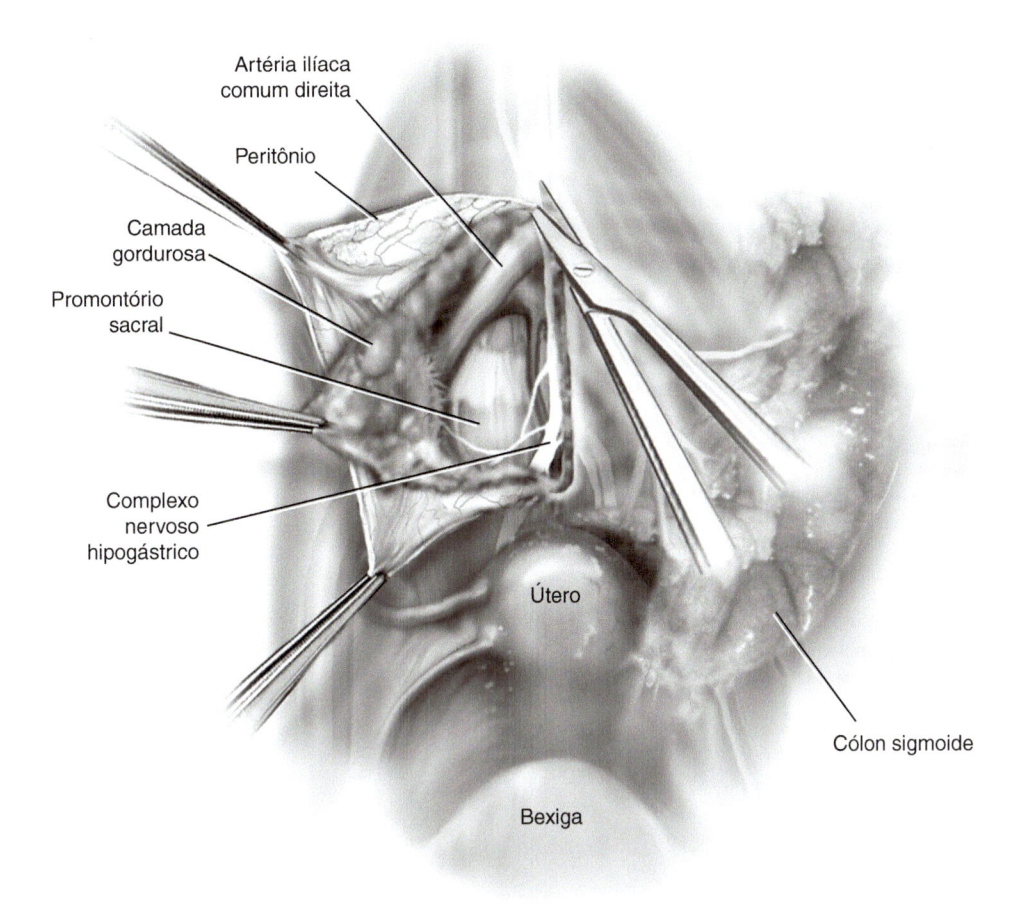

FIGURA 39-4 O peritônio foi excisado para cima na direção do promontório sacral. As estruturas acima da superfície anterior do sacro e da vértebra L5 são visualizadas.

Estruturas identificadas: Artéria ilíaca comum direita; Peritônio; Camada gordurosa; Promontório sacral; Complexo nervoso hipogástrico; Útero; Bexiga; Cólon sigmoide.

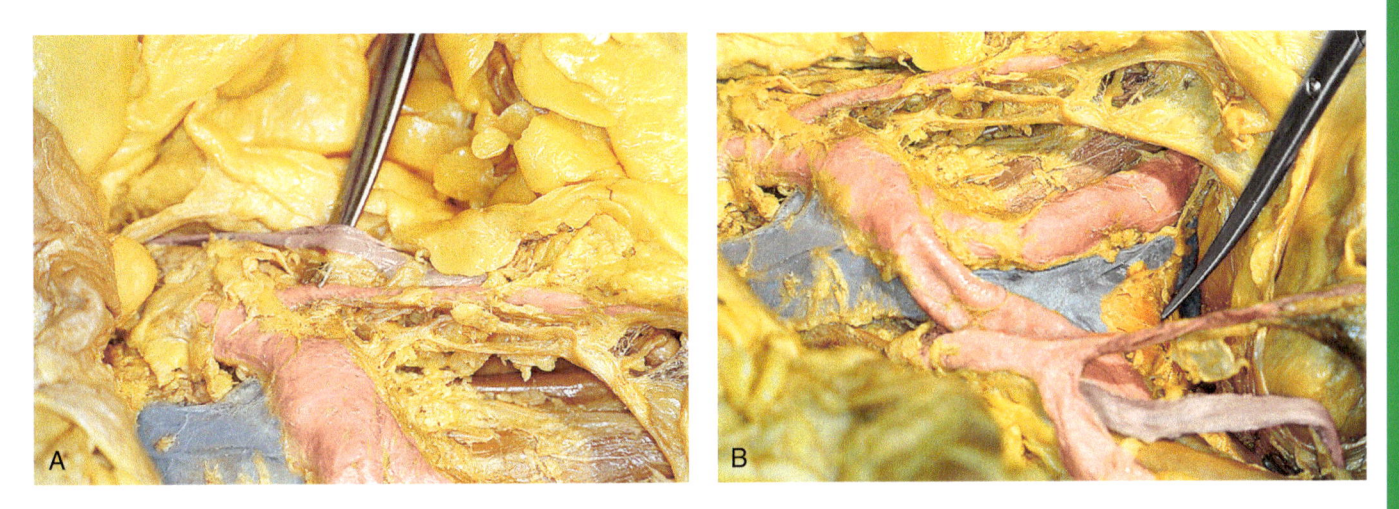

FIGURA 39-5 A. A tesoura está abaixo do ureter esquerdo dissecado (extremidade lateral); a ponta da tesoura indica a saída (origem) da artéria mesentérica inferior. Esta última supre o cólon descendente e o sigmoide. A artéria ilíaca comum direita é vista no plano principal. **B.** A ponta da tesoura indica o promontório sacral. Os vasos ovarianos direitos e o ureter direito (abaixo dos vasos) cruzam a artéria ilíaca direita e descem para a pelve na margem lateral direita do espaço pré-sacral.

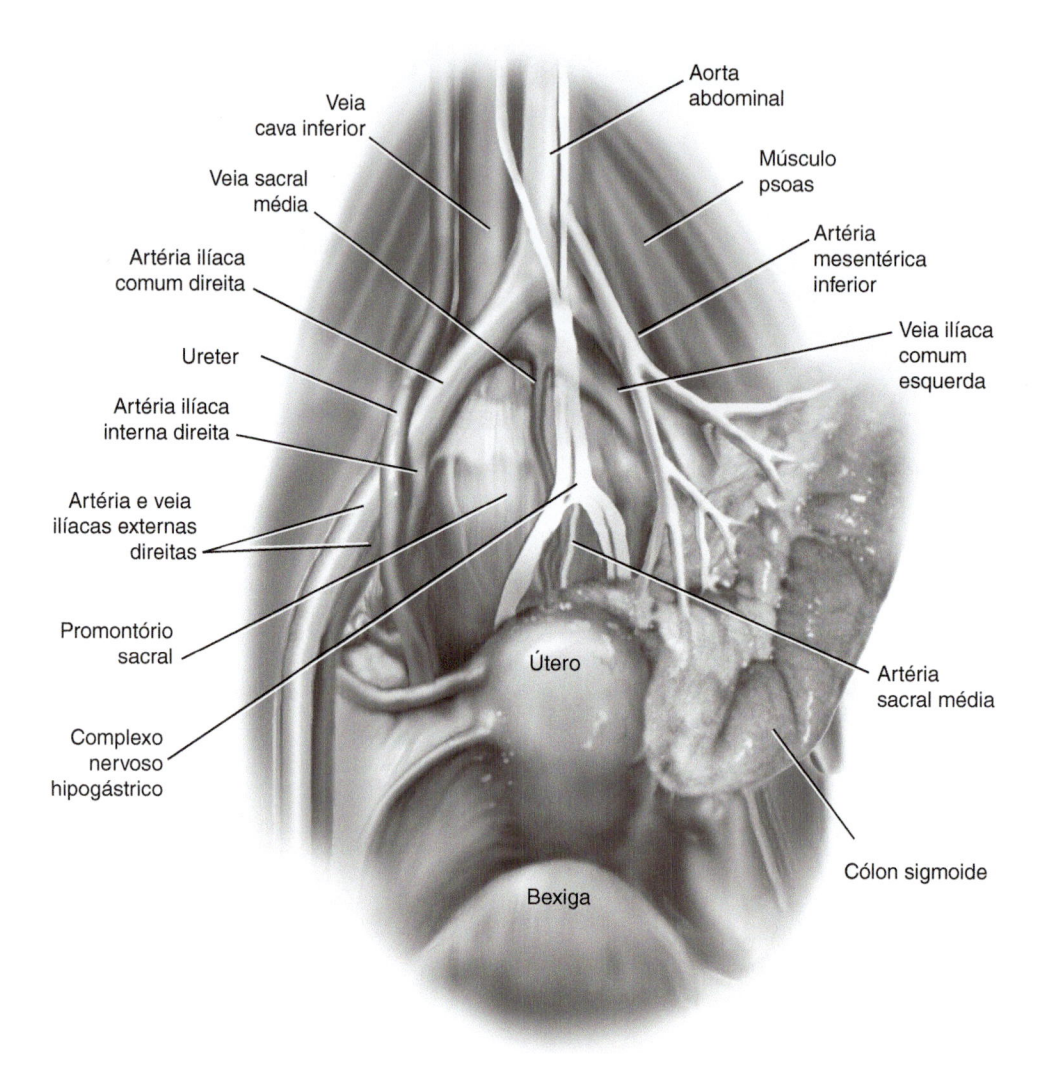

FIGURA 39-6 O nervo hipogástrico foi exposto por dissecção cuidadosa. As relações anatômicas importantes devem ser reconhecidas. Posteriormente ao nervo estão os vasos sacrais medianos e o osso sacro. À direita estão os vasos ilíacos comuns e o ureter. À esquerda e acima estão a veia ilíaca comum esquerda e os vasos mesentéricos inferiores.

CAPÍTULO 39   Neurectomia Pré-sacral   453

- Artéria mesentérica inferior
- Ureter
- Veia ilíaca comum esquerda
- Veia sacral média
- Ligadura do complexo nervoso hipogástrico
- Útero

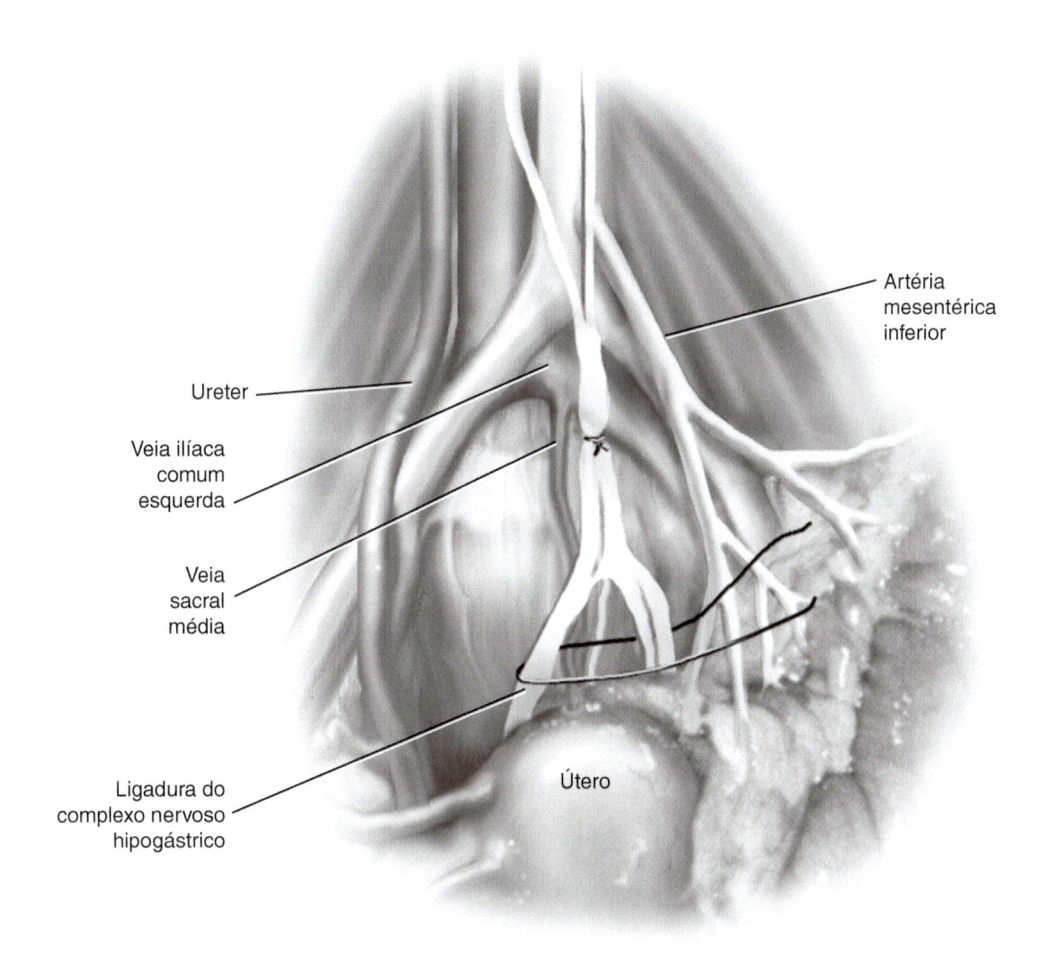

FIGURA 39-7 Uma ligadura de seda 2-0 é passada ao redor das extremidades superior e inferior do segmento nervoso que será removido. As ligaduras são amarradas firmemente e cortadas.

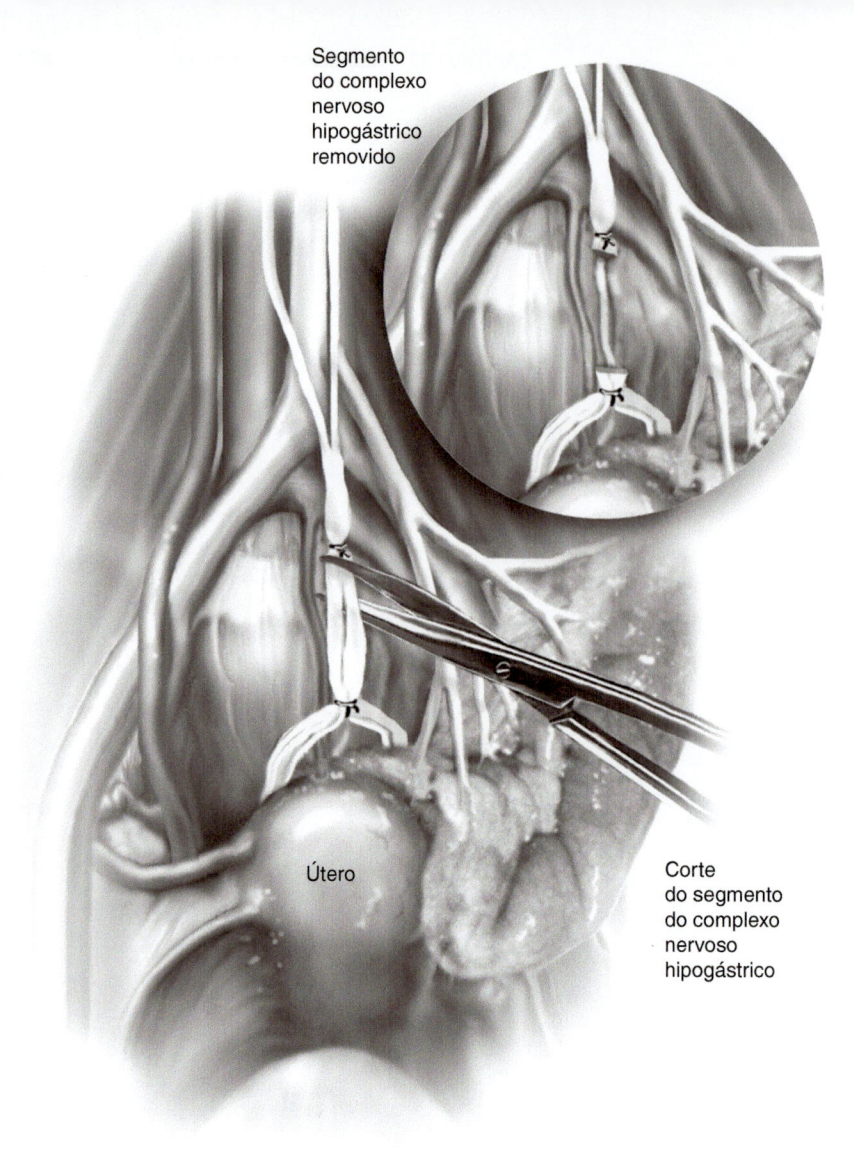

FIGURA 39-8 O segmento do nervo hipogástrico é cortado com o uso de tesoura de Metzenbaum. O segmento é colocado em fixador e enviado ao laboratório de patologia. O campo é irrigado com solução salina normal e é cuidadosamente examinado para detectar qualquer sangramento.

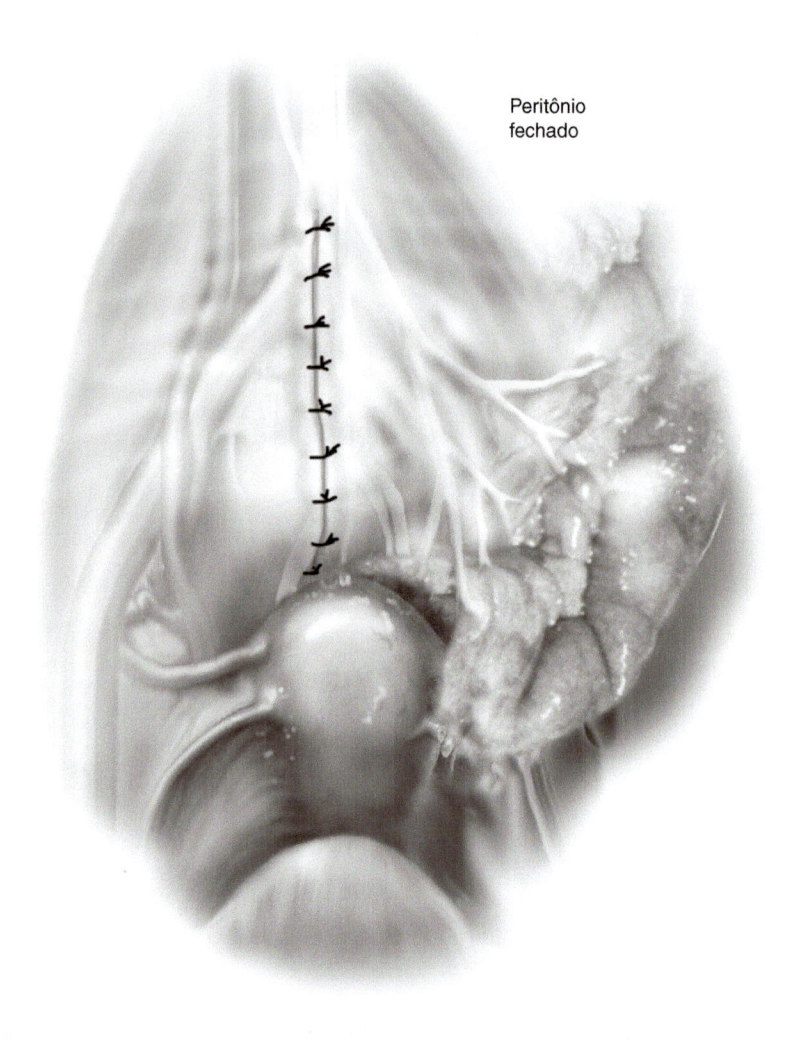

FIGURA 39-9 O peritônio acima do sacro é fechado por pontos separados ou sutura contínua de Vicryl® 3-0. É necessário cuidado para evitar envolver o ureter direito ou a artéria mesentérica inferior durante o fechamento.

CAPÍTULO 40

Transecção Nervosa Uterossacral

Michael S. Baggish

As fibras nervosas que saem do colo do útero e da porção inferior do corpo uterino atravessam os ligamentos uterossacros posteriormente ao sacro e finalmente até o plexo hipogástrico inferior (Fig. 40-1A e B). A secção desses ligamentos perto de sua origem na junção da vagina superior e do colo do útero foi preconizada para alívio de dismenorreia. A cirurgia não alivia a dor de modo tão completo quanto a neurectomia pré-sacral. Mesmo assim, a transecção uterossacral é uma cirurgia mais simples e geralmente é efetuada por via laparoscópica.

As estruturas que devem ser identificadas para evitar lesão são os ureteres direito e esquerdo e as artérias uterinas. As últimas estão a milímetros da face anterolateral dos ligamentos uterossacros. Os primeiros estão dentro de 1 a 2 cm dos ligamentos (ou seja, localizados lateralmente).

A transecção uterossacral pode ser realizada por ablação a *laser* ou por corte eletrocirúrgico. É preferível cortar o ligamento começando a uma distância de 1 a 2 mm da margem lateral e estender o corte medialmente na direção do fundo de saco (Fig. 40-2). A incisão começa em um ponto 4 a 5 mm distal do local onde o ligamento está fixado ao útero. O corte também deve ter aproximadamente 4 a 5 mm de profundidade (Fig. 40-2, **destaque**). Alguns cirurgiões preferem realizar uma incisão superficial de 2 mm pela superfície posterior do útero, conectando os dois ligamentos uterossacros cortados (Fig. 40-3).

Alternativamente, o ligamento pode ser duplamente pinçado e cortado, e cada extremidade ligada com pontos inabsorvíveis. Desse modo, um bloco de 5 a 10 mm do ligamento é excisado e enviado ao laboratório de patologia em fixador (Figs. 40-4 a 40-6).

No fim do procedimento, os pontos de sangramento são pinçados e ligados. Os ureteres são novamente examinados para garantir sua integridade.

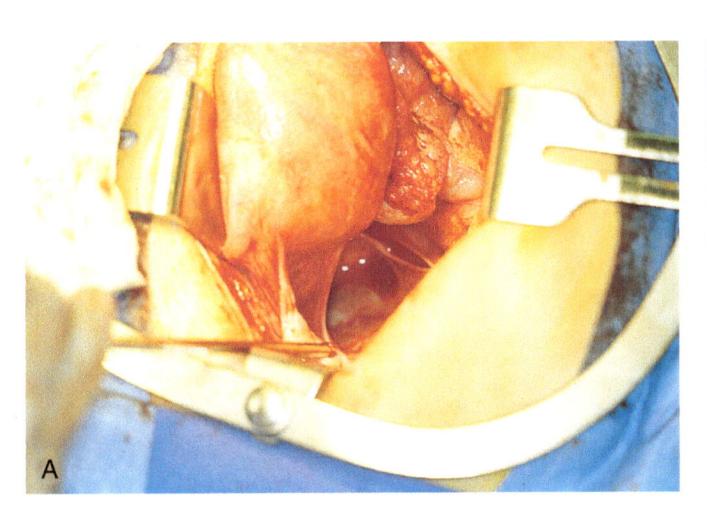

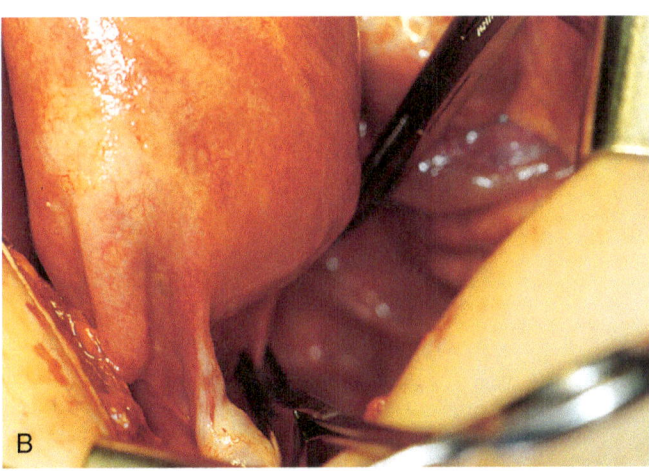

FIGURA 40-1 A. Útero normal *in situ*. O ligamento uterossacro esquerdo é apreendido. **B.** Visão mais próxima do mesmo útero da Figura 40-1A. As fibras nervosas do corpo do útero e do colo do útero são transmitidas pelo ligamento e a dor é referida na parte inferior das costas por meio dessas fibras, passando pelos nervos pélvicos e plexo hipogástrico.

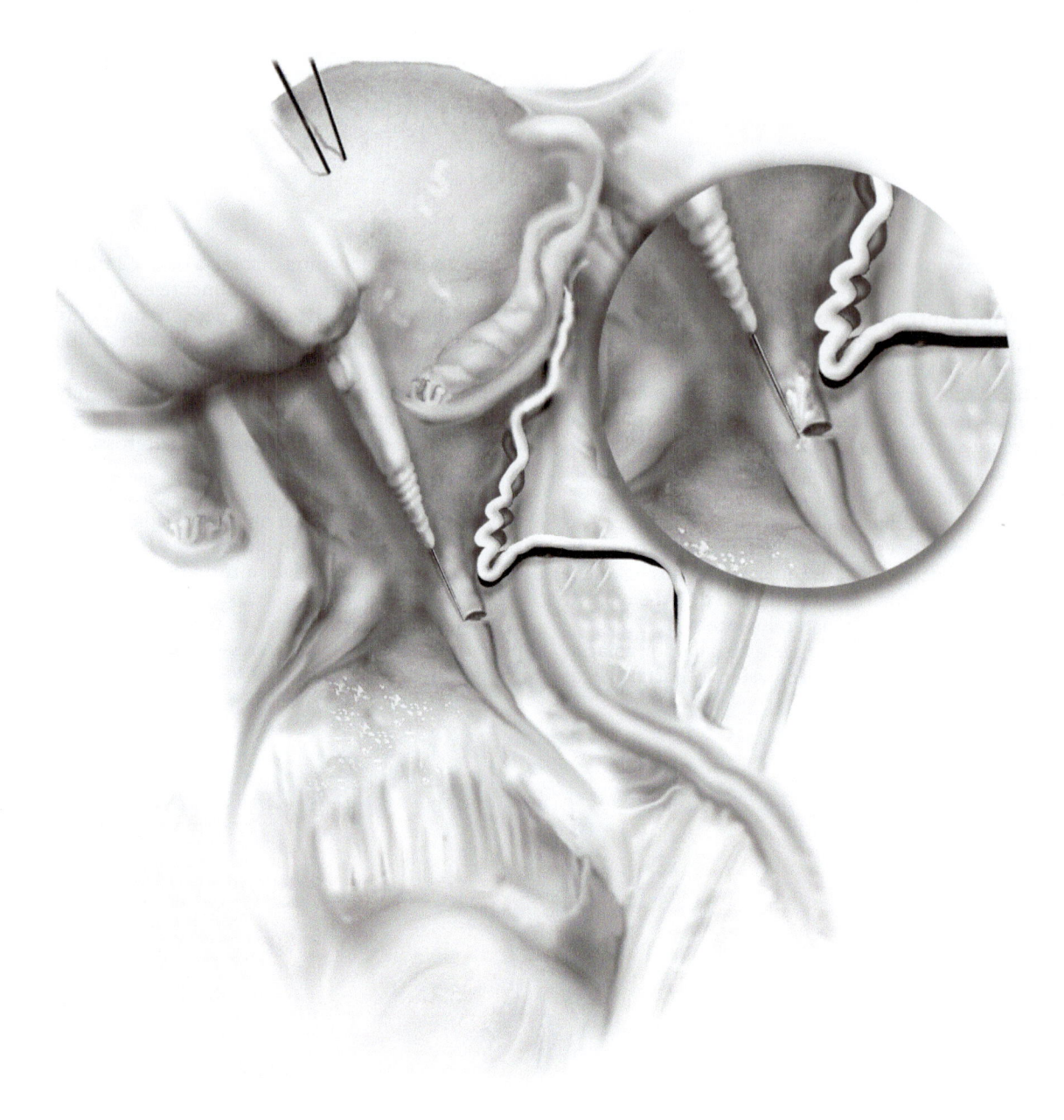

FIGURA 40-2 Com uma agulha eletrocirúrgica, o ligamento uterossacro é transeccionado. Observar que o movimento ocorre da face lateral para a medial. O destaque detalha a técnica. A corrente de corte (Blend 1) de 30 a 40 W é aplicada na borda lateral em pulsos rápidos, visando diminuir a difusão por condução de lesão térmica. Observe que a ablação é iniciada a uma distância posterior suficiente para evitar a artéria uterina. O cólon sigmoide (medial) deve ser protegido da lesão por condução (corrente elétrica).

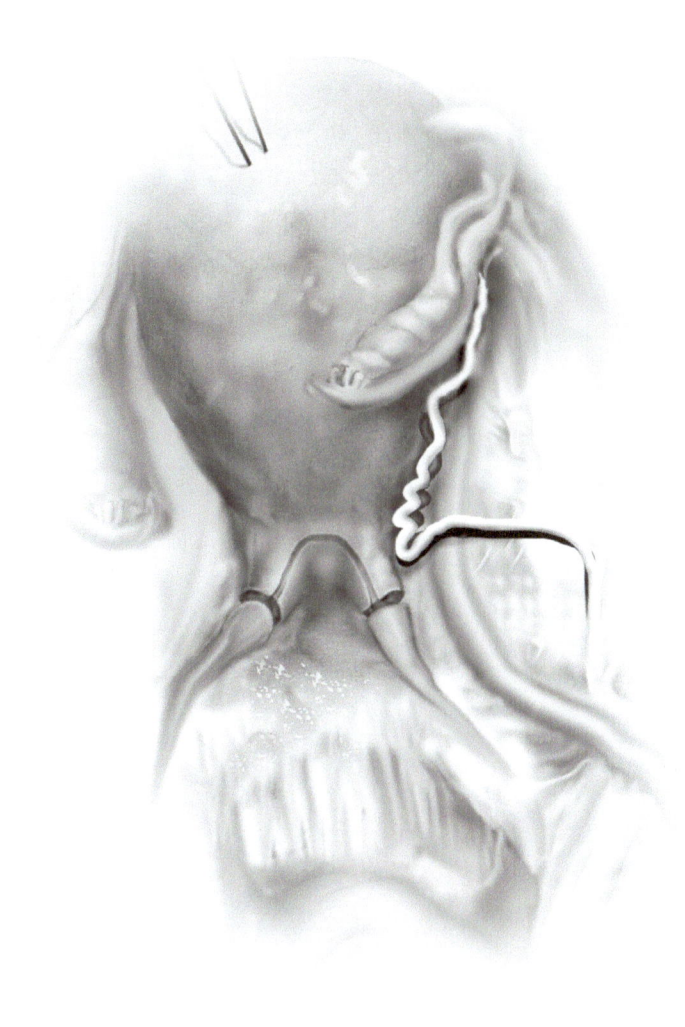

FIGURA 40-3 A ablação é concluída estendendo-se a incisão de 2 a 3 mm de profundidade pela parte posterior do colo do útero (ou seja, conectando as linhas de ablação uterossacral direita e esquerda).

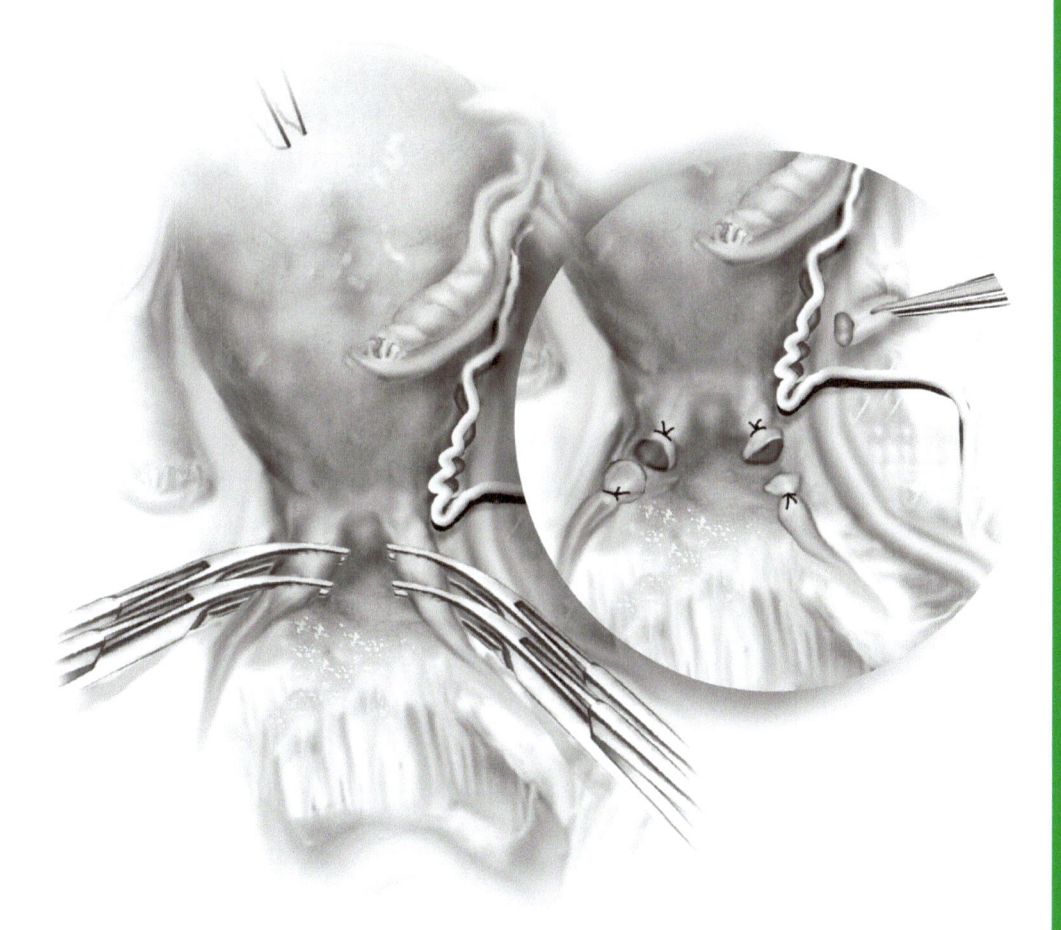

FIGURA 40-4 Alternativamente, os ligamentos uterossacros podem ser pinçados e cortados. Um segmento de tecido (destaque) pode ser enviado ao laboratório de patologia para documentar a excisão e determinar se existe qualquer patologia no ligamento (p. ex., endometriose).

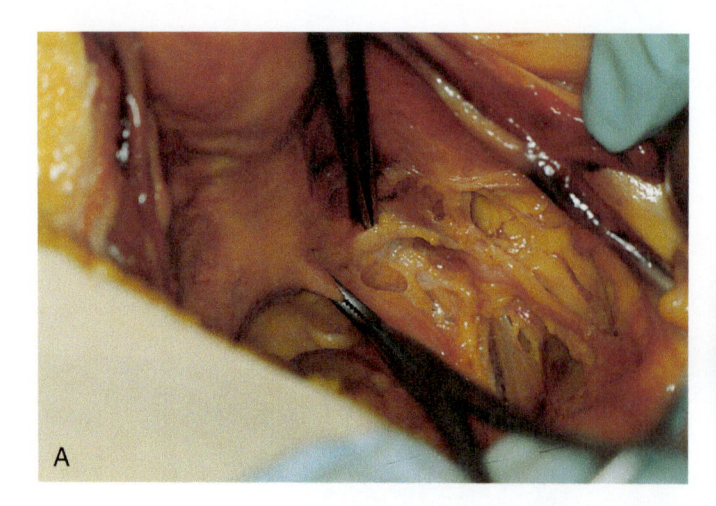

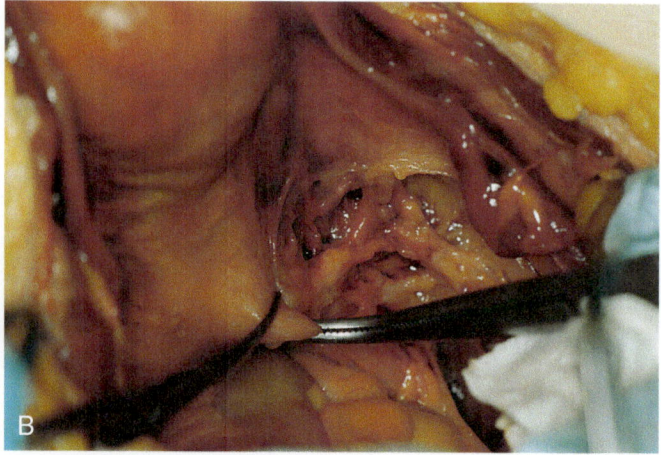

FIGURA 40-5 A. Aplicação real da técnica. Observe o ureter na pinça. **B.** O ligamento uterossacro direito é duplamente pinçado. O ureter foi identificado e está localizado lateralmente ao ligamento.

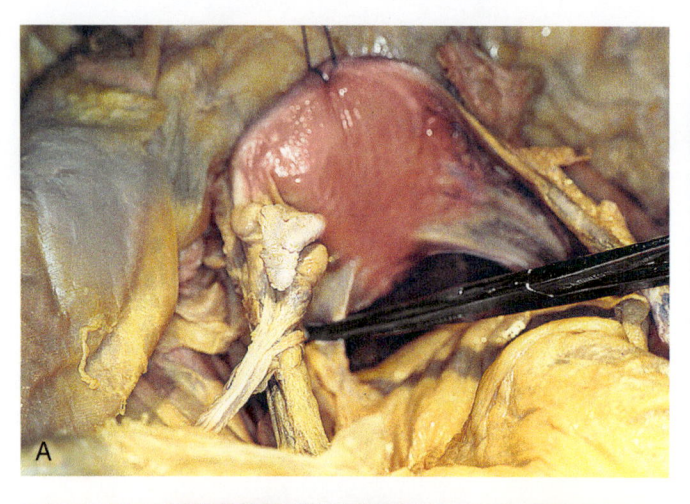

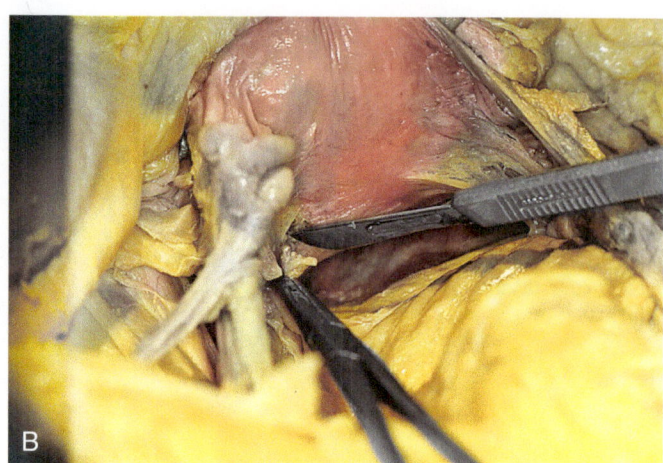

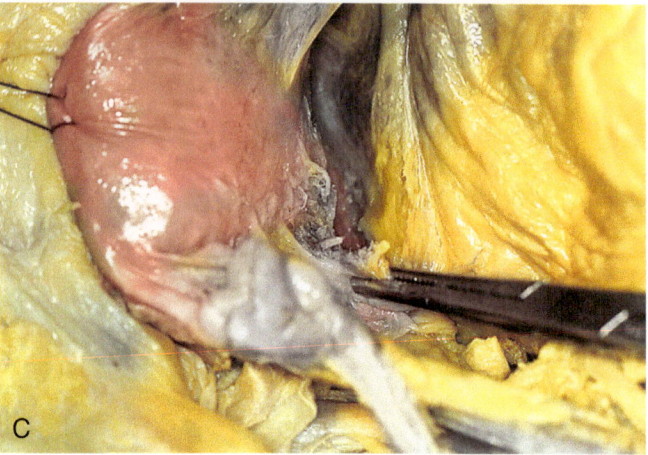

FIGURA 40-6 A. Útero de cadáver com ligamento uterossacro esquerdo pinçado. **B.** Um bisturi secciona o ligamento uterossacro próximo a sua inserção uterina. **C.** O ligamento é seccionado por completo. A chave para isolamento e corte precisos dos ligamentos uterossacros é a tensão. A melhor demonstração dos ligamentos pode ser produzida apenas ao tracionar o útero para cima (cranialmente), cortando na direção anterior, como ilustrado aqui.

CAPÍTULO 41

Amostragem de linfonodos

Michael S. Baggish

Em contraste com uma linfadenectomia completa (Cap. 13), a amostragem seletiva de linfonodos é realizada durante a histerectomia simples para mulheres que tenham sido diagnosticadas com adenocarcinoma do endométrio (Cap. 13).

Os linfonodos tipicamente amostrados incluem os linfonodos ilíacos externos, ilíacos internos, ilíacos comuns, obturadores e periaórticos. Estes linfonodos estão intimamente associados às grandes artérias e veias da pelve (Fig. 41-1).

A amostragem de linfonodos ilíacos externos é obtida pela retração da artéria ilíaca externa e pela remoção de parte do tecido gorduroso entre a artéria, a veia ilíaca externa e o limite lateral formado pelo músculo psoas maior (Figs. 41-2A, 41-3 a 41-5).

O afastador venoso é movido para a veia ilíaca externa, que é elevada delicadamente. Em seguida, usando pinças em anel, parte do tecido gorduroso que contém os linfonodos da fossa obturadora é removida do espaço ao redor do nervo obturatório (Figs. 41-2B, 41-6 a 41-9).

Em seguida, o tecido linfonodal é excisado da artéria hipogástrica, no ponto onde ela se une à artéria ilíaca externa para formar a artéria ilíaca comum. Aqui o ureter deve ser identificado e afastado medialmente para obter a exposição (Figs. 41-2 e 41-10).

O tecido na junção das artérias ilíacas comuns e aorta é ressecado a seguir (Figs. 41-2D e 41-11). Os linfonodos periaórticos são excisados acima do nível da saída da artéria mesentérica inferior (Figs. 41-12 e 41-13). A gordura entre a aorta e a veia cava inferior é cuidadosamente dissecada para amostragem (Fig. 41-2E). Quando um tecido gorduroso contendo tecido linfático é cortado, ele tipicamente sangra. Portanto, quando uma amostragem de linfonodos retroperitoneais for realizada, clipes vasculares devem ser aplicados para ligar as pequenas vênulas e arteríolas (Figs. 41-14). Ocasionalmente, pode ser necessário usar uma ligadura por sutura com Vicryl 3-0 ou 4-0 para obter hemostasia apropriada (Fig. 41-14).

A amostragem deve continuar para cima até a origem das artérias ovarianas na aorta e das veias ovarianas na veia cava e veia renal esquerda (Fig. 41-2F). Para um carcinoma vulvar, o linfonodo mais inferior da cadeia ilíaca externa é ressecado. Isso pode ser realizado extraperitonealmente, localizando-se a artéria epigástrica inferior e seguindo-a até os vasos ilíacos no ponto em que os vasos cruzam abaixo do ligamento inguinal. O linfonodo é localizado em um ponto imediatamente medial à veia ilíaca externa e está situado no canal femoral (Fig. 41-15A e B).

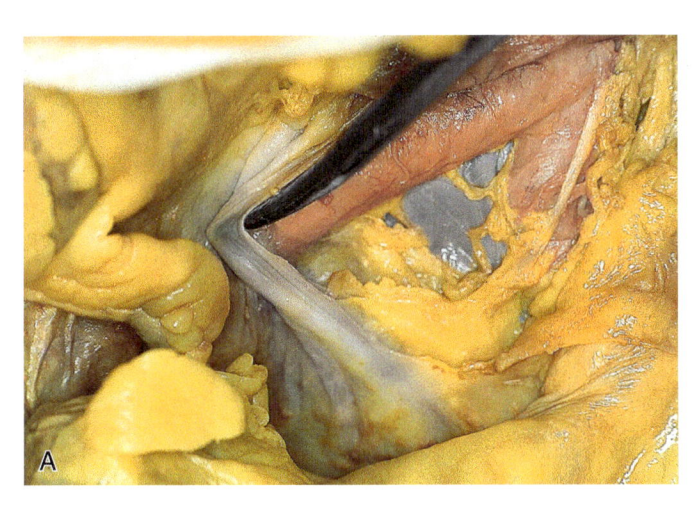

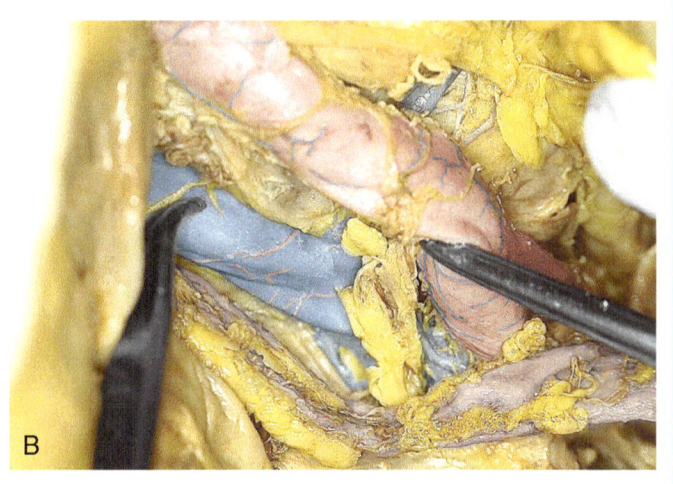

FIGURA 41-1 A. O peritônio foi aberto na bifurcação da artéria ilíaca comum direita. A gordura acima das artérias e veias ilíacas contém tecido linfoide. **B.** Este grupo de linfonodos fica situado entre a artéria e a veia ilíaca externa. A ponta da tesoura eleva discretamente a artéria ilíaca externa; a pinça indica a veia ilíaca externa. O ureter está no plano frontal.

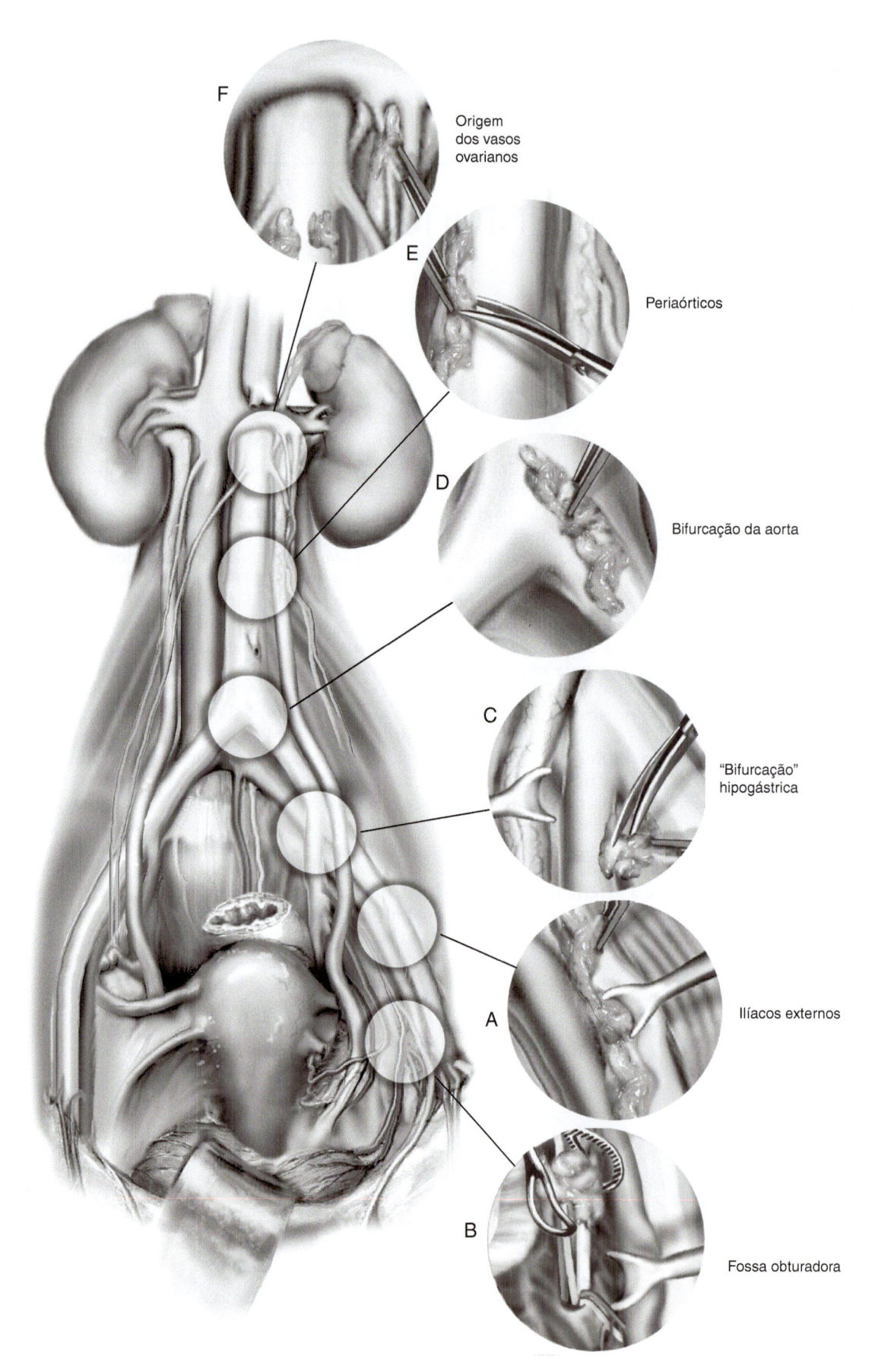

FIGURA 41-2 A. A artéria ilíaca externa é retraída com um afastador venoso para permitir que a gordura contendo linfonodos seja excisada entre a artéria e a veia ilíaca externa subjacente. **B.** A fossa obturadora é exposta pela elevação delicada da veia ilíaca externa com um afastador venoso. A gordura é removida cuidadosamente da fossa com uma pinça em anel e o nervo e a artéria obturatórios são expostos. **C.** A artéria ilíaca externa é seguida cranialmente até atingir sua junção com a artéria hipogástrica. A gordura é eliminada da bifurcação por dissecção cortante e romba. Deve-se ter cuidado para afastar o ureter e evitar lesão das veias subjacentes. **D.** A bifurcação da aorta é localizada e os linfonodos são ressecados entre a aorta e a veia cava e entre a bifurcação da aorta e a veia ilíaca comum esquerda. **E.** Linfonodos periaórticos são ressecados na origem da artéria mesentérica inferior e acima. O ureter fica situado perto da aorta no lado esquerdo e deve ser identificado se a dissecção prosseguir do lado esquerdo da aorta. **F.** As artérias ovarianas têm origem na aorta imediatamente abaixo das artérias renais. A gordura e os linfonodos entre esses vasos são ressecados nos limites superiores da dissecção. Observe que as veias ovarianas esquerdas drenam para a veia renal esquerda e passam por cima do ureter.

CAPÍTULO 41 Amostragem de linfonodos 461

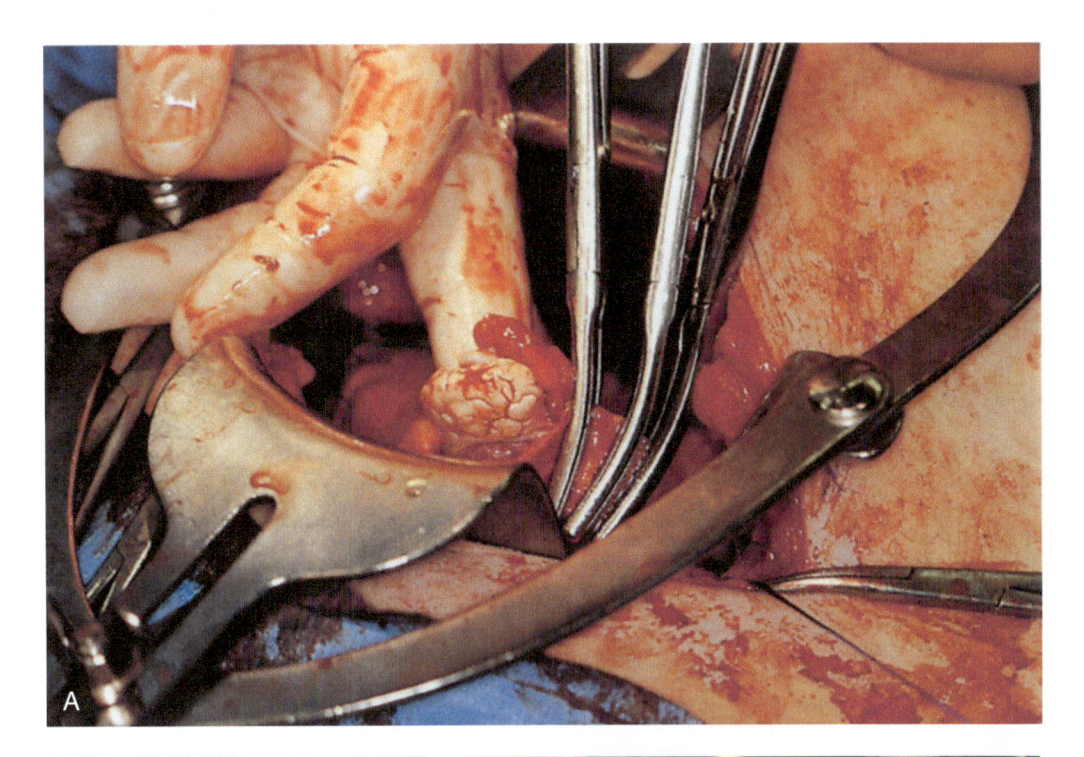

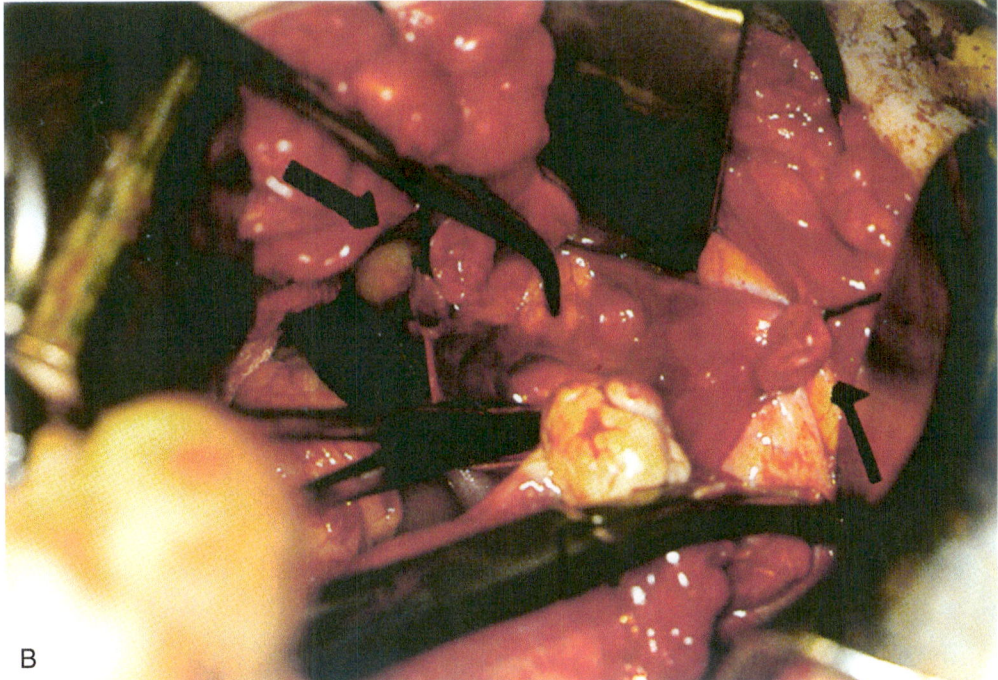

FIGURA 41-3 A. O ligamento infundibulopélvico do lado esquerdo foi pinçado triplamente. Após o ligamento ser seccionado e a incisão realizada a seguir ser conectada ao ligamento redondo, o músculo psoas e a artéria ilíaca externa podem ser expostos com facilidade. **B.** As porções laterais do ligamento redondo foram ligadas e o ligamento infundibulopélvico foi ligado para retração (*setas*). O tecido gorduroso contendo linfonodos é dissecado a partir da artéria ilíaca externa.

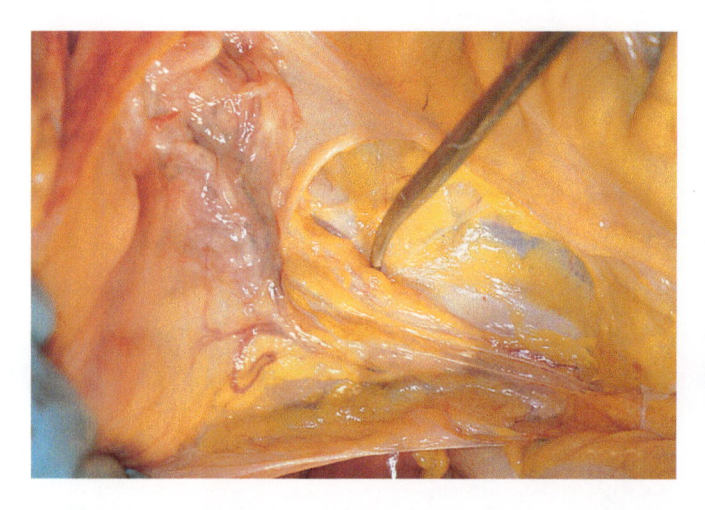

FIGURA 41-4 A pinça Schnidt é usada para dissecar gordura e linfonodos da artéria ilíaca externa.

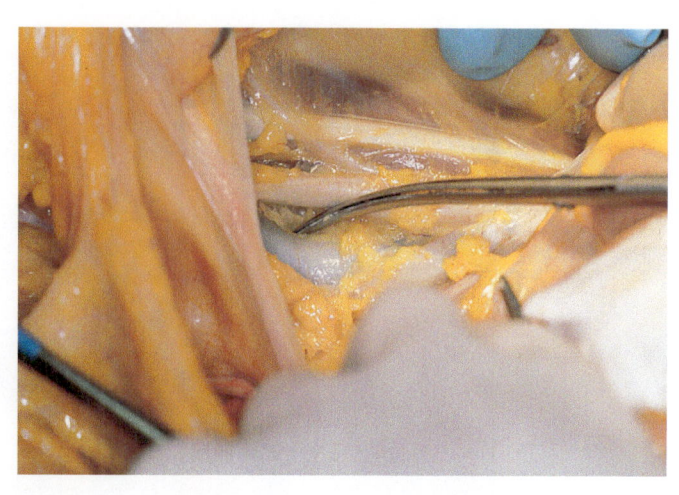

FIGURA 41-5 A tesoura de Metzenbaum disseca tecidos linfáticos entre a artéria e a veia ilíaca externa.

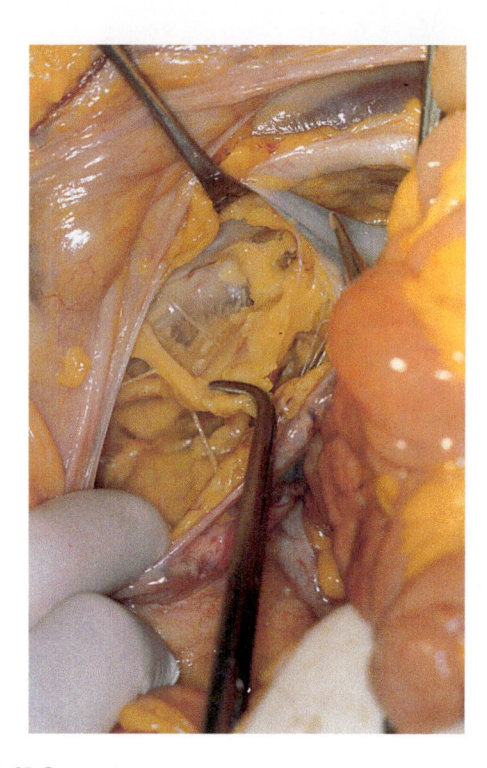

FIGURA 41-6 Um afastador venoso expõe a fossa obturadora, retraindo a veia ilíaca externa para cima.

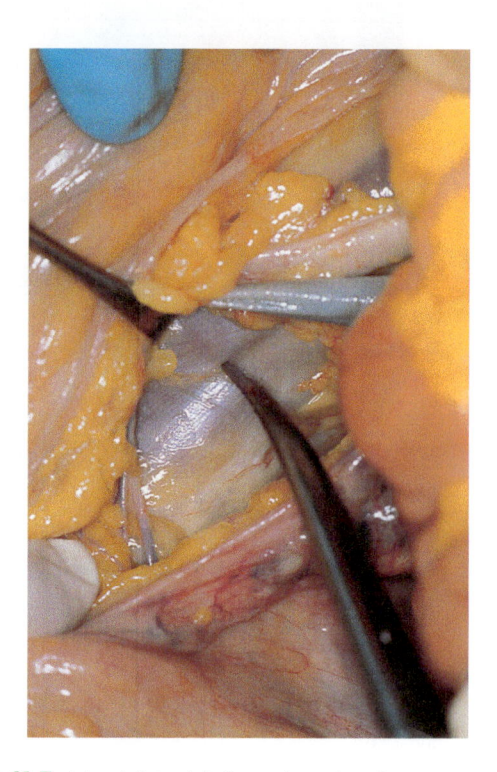

FIGURA 41-7 A borda lateral da fossa obturadora é composta pelo músculo obturador interno.

CAPÍTULO 41 Amostragem de linfonodos

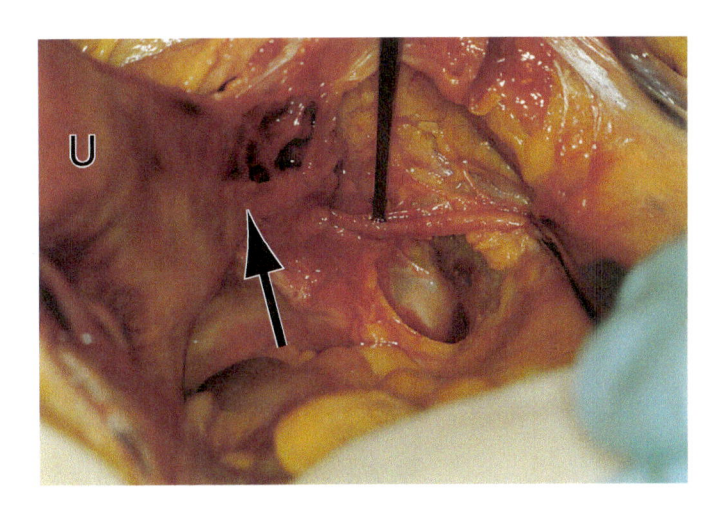

FIGURA 41-8 O instrumento é colocado abaixo do ureter para identificar sua posição em relação à fossa obturadora. A seta indica o ligamento cardinal. *U*, útero.

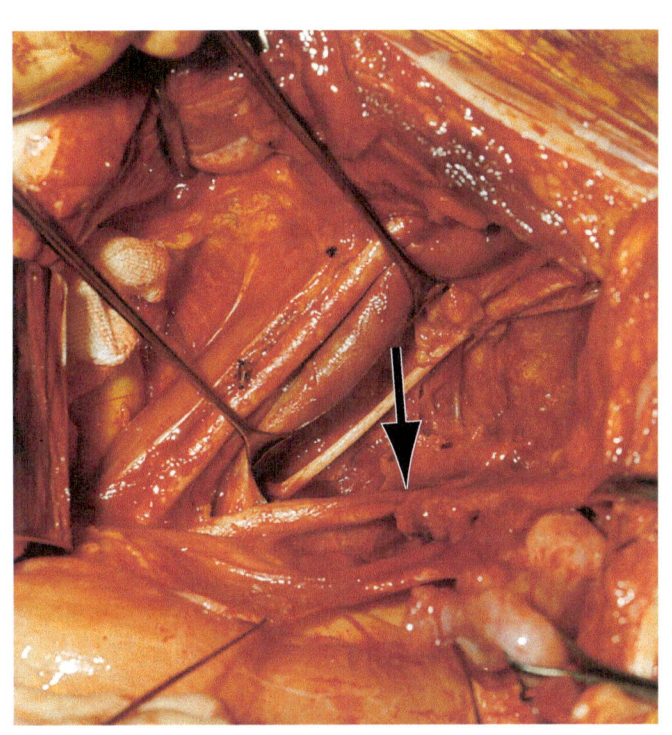

FIGURA 41-9 Gordura e linfonodos foram retirados da fossa obturadora. O nervo obturatório é visto claramente cruzando a fossa. A seta indica a artéria hipogástrica. O ureter é puxado medialmente por uma sutura colocada na borda peritoneal. (*De Baggish et al: Diagnostic and Operative Hysteroscopy, 2nd ed. St. Louis, Mosby, 1999, com permissão.*)

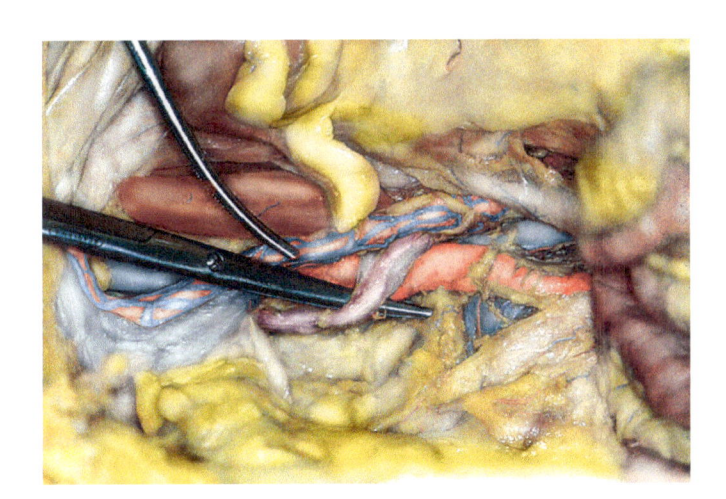

FIGURA 41-10 A tesoura está abaixo do ureter quando ele cruza a artéria ilíaca comum.

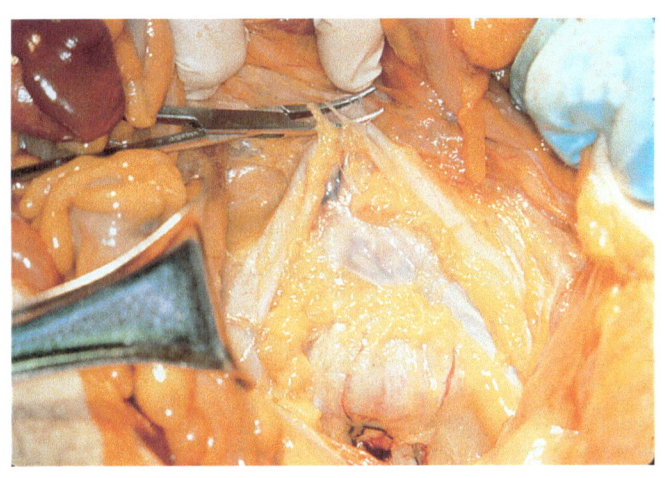

FIGURA 41-11 A bifurcação da aorta foi exposta. O tecido gorduroso que contém linfonodos está abaixo das artérias ilíacas e da veia ilíaca comum esquerda.

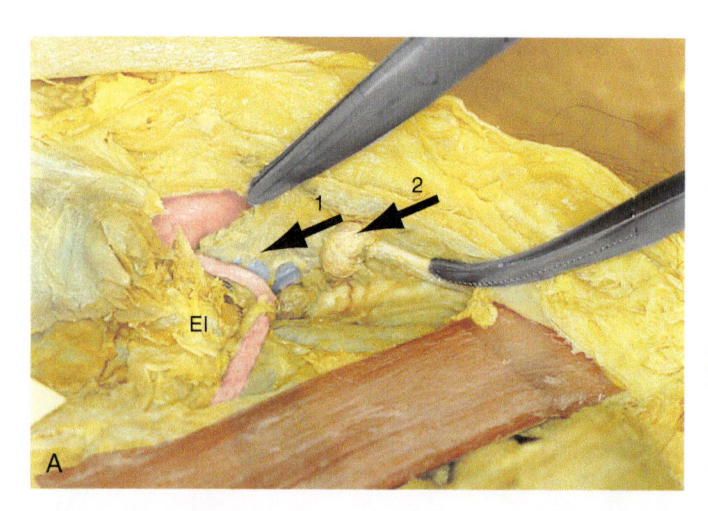

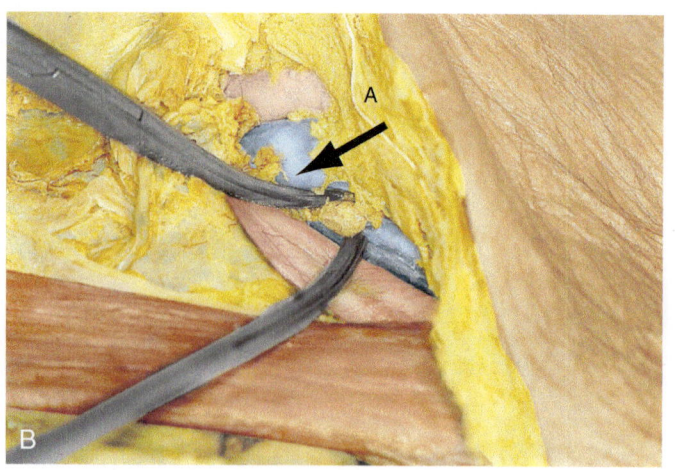

FIGURA 41-15 A. O músculo reto abdominal esquerdo é observado no plano frontal. A fáscia transversal cobre o peritônio e tem uma cor azul. O vaso epigástrico inferior (*EI*) pode ser visto em sua origem na artéria ilíaca externa. A tesoura indica a artéria ilíaca imediatamente antes de sua passagem abaixo do ligamento inguinal. A seta 1 indica a veia ilíaca externa. A seta 2 indica o nódulo de Cloquet. A pinça curva repousa sobre o ligamento inguinal. **B.** A letra A está diretamente caudal à artéria ilíaca externa. A seta indica a veia ilíaca externa. O linfonodo está entre a pinça e a tesoura do topo do canal femoral.

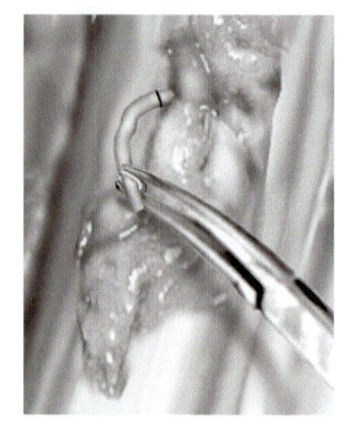

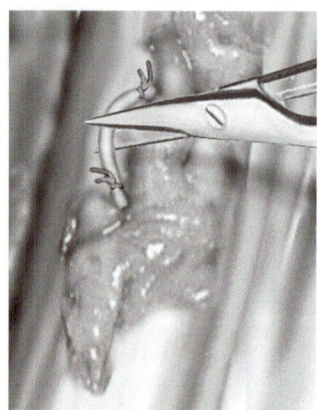

Clipe vascular

Ligadura por sutura

FIGURA 41-14 Pequenas artérias e veias são tipicamente encontradas durante a linfadenectomia. Estas podem ser ligadas com clipes ou alternativamente pinçadas e suturadas com Vicryl® 3-0 ou 4-0.

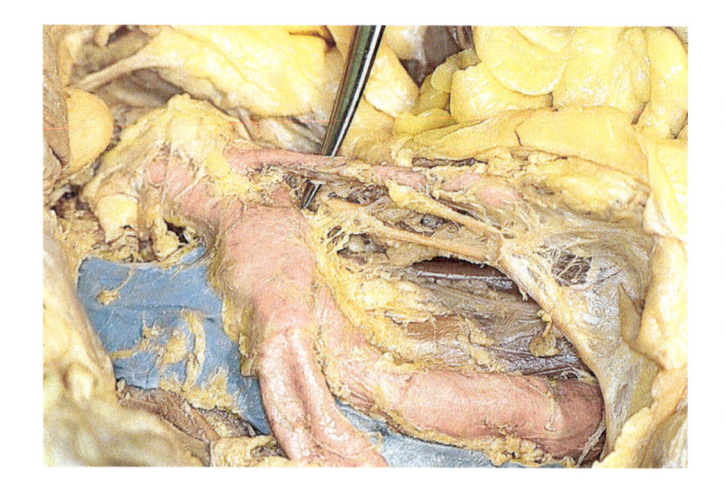

FIGURA 41-12 O cólon sigmoide foi puxado para a esquerda. O peritônio foi aberto e a gordura foi eliminada para expor a bifurcação da aorta e a artéria mesentérica inferior.

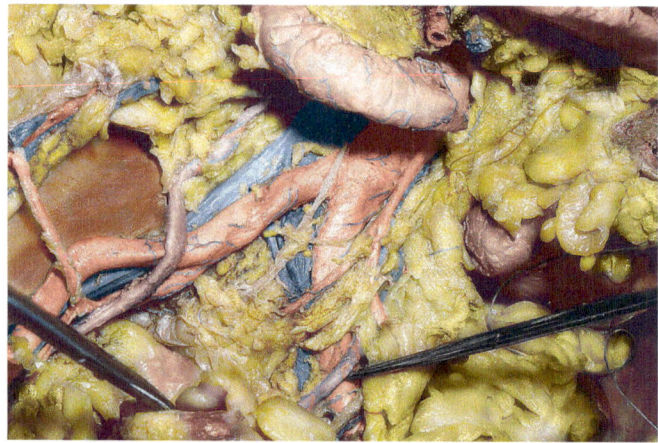

FIGURA 41-13 A seta indica a artéria mesentérica inferior totalmente dissecada.

SEÇÃO 9

Cirurgias Abdominais para Enterocele e Prolapso da Cúpula Vaginal

42 Reparo do Prolapso da Cúpula Vaginal com Tecidos Nativos: Via Abdominal

43 Colpopexia Sacral Abdominal e Colpo-histeropexia
Técnica para Colpopexia Sacral Abdominal Aberta com Implantação de Enxerto
Técnica para Colpopexia Sacral Laparoscópica
Modificações para Cervicossacropexia
Técnica para Colpopexia Sacral Abdominal

CAPÍTULO 42

Reparo do Prolapso da Cúpula Vaginal com Tecidos Nativos: Via Abdominal

James L. Whiteside ■ *Mickey Karram*

Mais de 400.000 histerectomias são realizadas anualmente nos Estados Unidos (um declínio de mais de 200.000 em números de procedimentos anuais, a partir do pico em 2002). Em 2014, o acesso mais comum da histerectomia foi laparoscópica (incluindo a tradicional e a robótica), seguida pelos acessos abdominal e vaginal. Embora a maioria das histerectomias seja realizada para indicações diferentes da perda da sustentação vaginal, alguns dados demonstram que a falha na sustentação da cúpula vaginal leva ao aumento do risco de desenvolvimento de prolapso vaginal, no futuro. Este capítulo analisa uma variedade de técnicas que podem ser executadas via abdominal, laparoscópica ou robótica, para sustentar tanto a cúpula vaginal no momento da histerectomia quanto para tratamento do prolapso pós-histerectomia, com reparo de tecido nativo.

A sustentação da cúpula vaginal contribui para o suporte tanto do ápice quanto na parede anterior da vagina, pois o prolapso pós-histerectomia pode se manifestar em vários compartimentos vaginais. A fixação profilática da vagina, no momento da histerectomia, envolve fixar a cúpula vaginal ao complexo ligamento cardinal/uterossacro (Fig. 42-1). Isso pode ser feito por meio de pontos individuais aplicados de cada ligamento uterossacral à cúpula vaginal (semelhante a uma suspensão no ligamento uterossacro) ou como um conjunto de pontos dos ligamentos uterossacros à cúpula vaginal (semelhante à culdoplastia de McCall). Ambas as técnicas procuram criar uma unidade entre os tecidos de suporte anterior e posterior da parede vaginal com os ligamentos uterossacros, que são o principal suporte fascial do útero (é sabido que o suporte muscular fornecido pelo músculo levantador do ânus é o elemento de sustentação mais importante dos órgãos pélvicos).

Três técnicas (culdoplastia de Moschcowitz, culdoplastia de Halban, plicatura transversal dos ligamentos uterossacros) têm sido descritas como meios de obliterar cirurgicamente a escavação retouterina, uma das quais inclui a plicatura transversal dos ligamentos uterossacros com fixação à cúpula vaginal (ou seja, a culdoplastia de McCall). A razão para realizar todos esses procedimentos é a prevenção da formação de enterocele no futuro, embora, fora a culdoplastia McCall, eles podem não necessariamente promover suporte vaginal.

Procedimentos Obliterantes sem Sustentação da Escavação Retouterina

Culdoplastia de Moschcowitz

O procedimento de Moschcowitz é realizado aplicando-se suturas concêntricas em formato de bolsa ao redor da escavação para incluir a parede posterior da vagina, a parede lateral direita da pelve, a serosa do cólon sigmoide e a parede lateral esquerda da pelve (Fig. 42-2). O risco mais significativo desse procedimento é o acotovelamento ureteral, uma vez que os tecidos da parede lateral são tracionados centralmente na pelve, à medida que as suturas de Moschcowitz são fixadas.

Culdoplastia de Halban

A técnica de Halban oblitera a escavação retouterina com a utilização de pontos aplicados sagitalmente, entre os ligamentos uterossacros, fechando o espaço no sentido anteroposterior. Quatro ou cinco pontos são aplicados, sequencialmente, de forma longitudinal através da serosa do cólon sigmoide, no peritônio profundo da escavação retouterina, até a parede vaginal posterior (Fig. 42-3). As suturas são amarradas, obliterando-se a escavação retouterina. A vantagem dessa via é que ela apresenta menor probabilidade de acotovelar o ureter, uma vez que nenhum tecido está sendo tracionado para o centro da pelve. Um procedimento híbrido que oblitera a escavação e fornece suporte vaginal é demonstrado na Figura 42-4. Aqui, os ligamentos uterossacrais são plicados e a seguir o fundo de saco é obliterado em um modelo de Halban.

Procedimentos de Sustentação da Cúpula Vaginal

Um elemento muitas vezes negligenciado com relação ao suporte da cúpula vaginal é o eixo vaginal. Em uma mulher na posição ereta, os dois terços superiores da vagina são quase paralelos ao chão. A importância desse dado é que com o aumento da pressão abdominal, considerando a função muscular normal do levantador do ânus, a vagina é comprimida contra a placa do músculo levantador do ânus. Reconectar a cúpula da vagina após histerectomia, de uma forma que não respeite esse eixo, pode levar ao risco de falha na sustentação vaginal. Uma das vantagens propostas de uma suspensão uterossacral bem-realizada é que ela restaura o eixo normal da vagina. Um desafio importante na realização de uma suspensão vaginal, à base de sutura por via abdominal, é a identificação dos tecidos uterossacros a partir da parte superior. O acesso básico para superar esse desafio envolve a tração das faces laterais da cúpula vaginal para manter os ligamentos uterossacros sob tensão. Ao orientar a tração para fora cerca de 30 graus em relação à horizontal, com a mulher em uma posição supina, há estiramento do ligamento, permitindo a aplicação dos pontos. É importante localizar as espinhas isquiáticas, pois a sutura deve ser aplicada através do ligamento nessa estrutura ou nas suas proximidades. Se não estiver familiarizado com a localização das espinhas isquiáticas quando for realizado um acesso abdominal, a melhor forma para aprender sobre a localização é realizar um exame pélvico. Normalmente o ligamento uterossacro nas espinhas isquiáticas está situado bem distante dos ureteres.

Plicatura dos Ligamentos Uterossacros

Para uma plicatura uterossacral ser realizada por via abdominal (isto é, a culdoplastia de McCall), o processo inicia com a cúpula vaginal aberta ou fechada.

Etapas

1. Identificar as localizações dos ligamentos uterossacros do reto, dos ureteres e da cúpula vaginal (Figs. 42-5 a 42-7). Trata-se de estruturas anatômicas que devem ser lembradas ao passar os pontos uterossacrais. O cirurgião deve estar ciente do que acontece com os ureteres enquanto aplica os pontos.
2. Sutura com fio monofilamentar 2-0 de longa duração (um fio entrelaçado pode ser utilizado, embora seja mais difícil passá-lo por via laparoscópica através do tecido e dar o nó extracorpóreo) é passado no ligamento uterossacro esquerdo, através da cúpula vaginal, e, em seguida, através do ligamento uterossacro direito (Fig. 42-8). A plicatura dos ligamentos uterossacros tradicional de McCall envolve apenas a parede posterior da vagina e poderia também realizar a plicatura do peritônio acima do reto nas alças de sutura (Fig. 42-8, quadro anexo). Modificações desse tipo de reparo incluem a passagem do fio de sutura através da parede anterior e da parede posterior da vagina, bem como não incluir a plicatura do peritônio retal.
3. A sutura é amarrada por trás da cúpula vaginal (isto será facilitado se a sutura for passada da esquerda para a direita, permitindo que o nó se situe por trás da alça e da vagina e não entre a alça e a vagina).
4. Suturas adicionais, seguindo o mesmo trajeto, podem ser aplicadas.
5. Realizar uma cistoscopia para confirmar a integridade do trato urinário inferior. Um acotovelamento do ureter é sempre uma possibilidade a ser investigada nos reparos de prolapso da cúpula vaginal com tecidos nativos (Fig. 42-9).

Suspensão no Ligamento Uterossacro

No início de uma suspensão no ligamento uterossacro por via abdominal, a cúpula vaginal pode estar aberta ou fechada, apesar de, se esse procedimento estiver sendo realizado em um reparo de prolapso de cúpula pós-histerectomia, a cúpula não deve ser aberta para a realização do procedimento.

Etapas

1. Como já referido, localizar os ligamentos uterossacros, reto, ureteres e cúpula vaginal (Fig. 42-1).
2. Pontos com fio monofilamentar 2-0 de longa ação são passados do ligamento à cúpula vaginal. O fio de sutura é passado através do ligamento uterossacro, mantendo-se afastado do ureter (Fig. 42-10).
3. Suturas são passadas, bilateralmente e, em geral, não se deve aplicar menos de dois pontos de cada lado (total de quatro pontos de suspensão no ligamento uterossacro) (Figs. 42-11 a 42-14).
4. Tal como acontece com a culdoplastia de McCall, uma cistoscopia é essencial para confirmar a integridade do trato urinário inferior.

CAPÍTULO 42 Reparo do Prolapso da Cúpula Vaginal com Tecidos Nativos: Via Abdominal 469

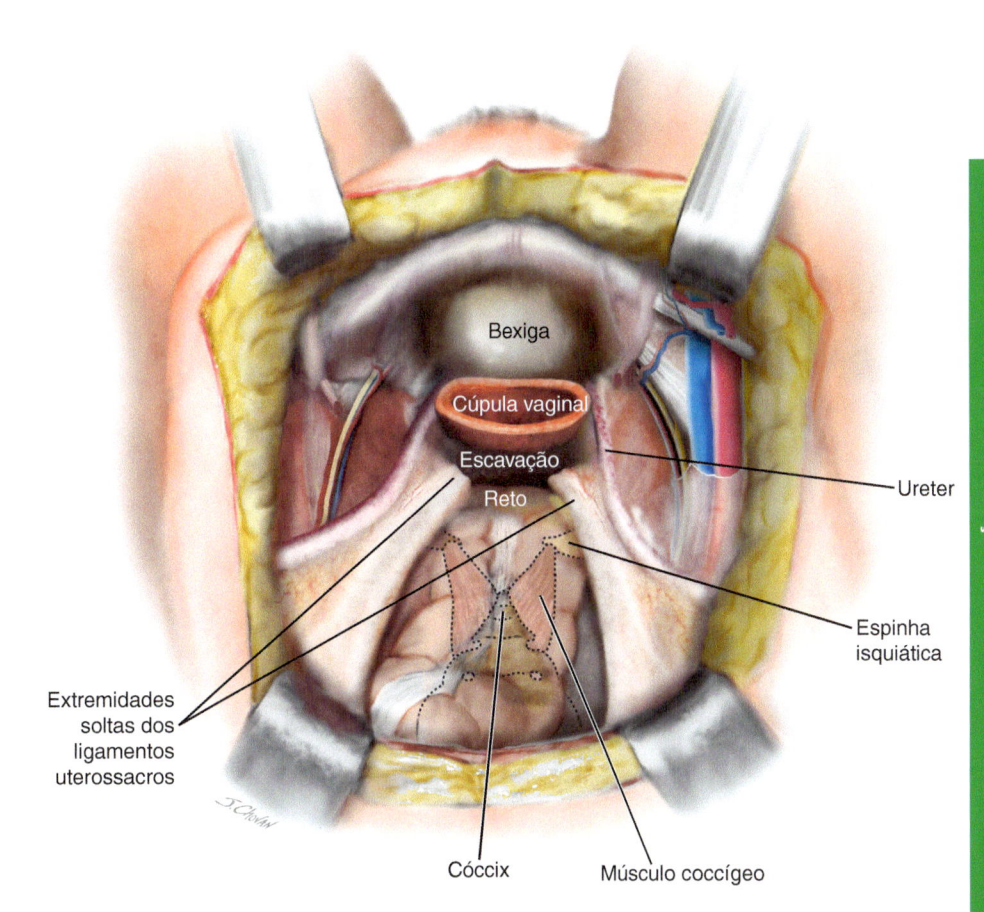

FIGURA 42-1 Visão geral da anatomia pélvica, após histerectomia, mostrando os ligamentos uterossacros desinseridos e as suas relações com o ureter, espinha isquiática e cúpula vaginal.

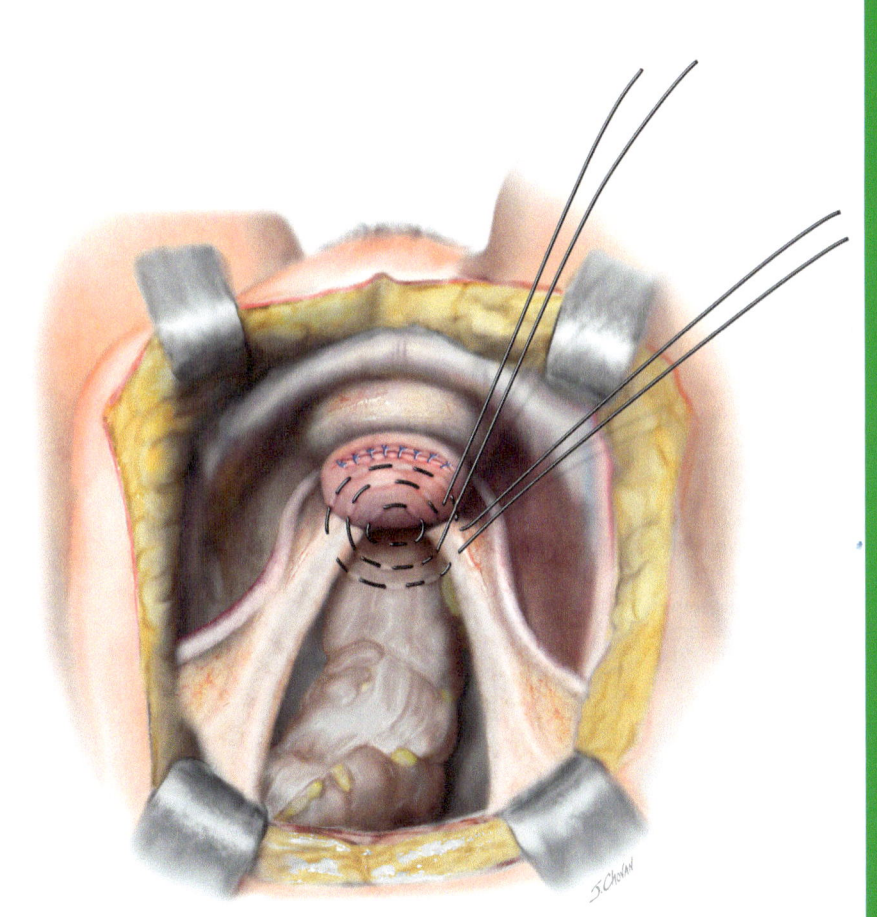

FIGURA 42-2 Procedimento de culdoplastia de Moschcowitz. Suturas concêntricas em forma de bolsa são aplicadas no fundo de saco. A sutura deve incluir a parte de trás da vagina, a parede lateral da pelve no nível distal do ligamento uterossacro e a serosa do cólon sigmoide.

Procedimento de Moschcowitz

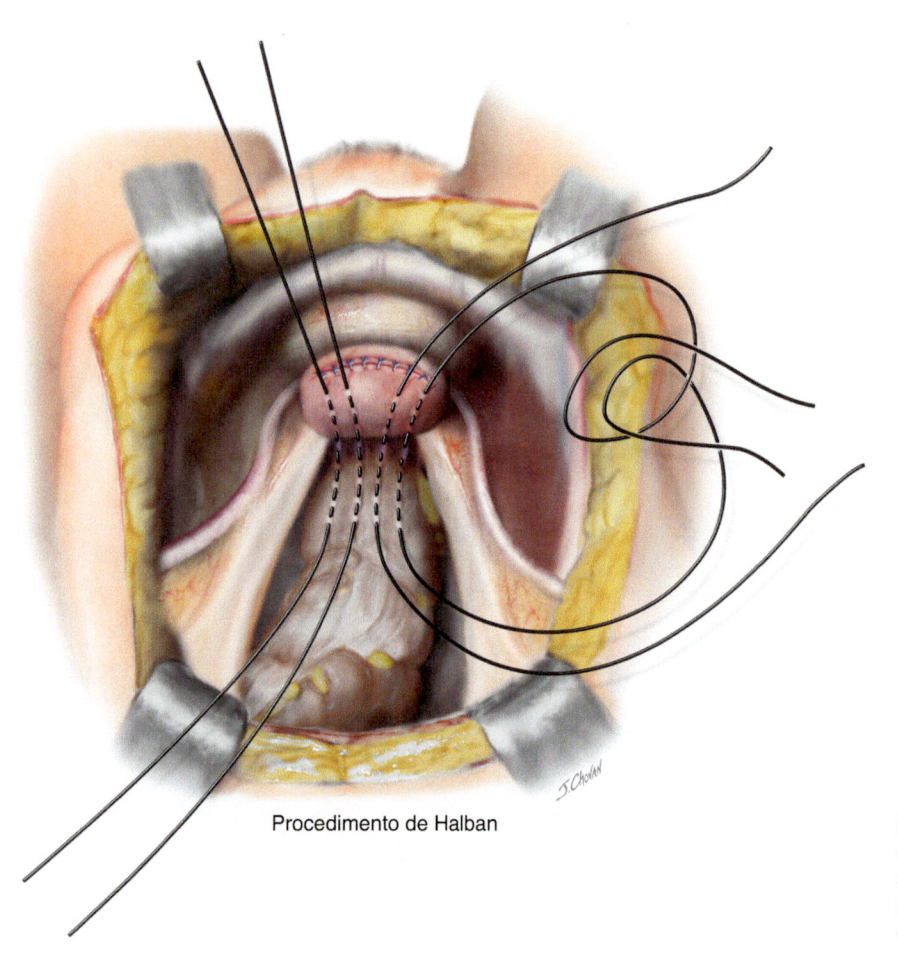

FIGURA 42-3 Procedimento de culdoplastia de Halban. Suturas são aplicadas longitudinalmente através da serosa do cólon sigmoide, na profundidade do peritônio da escavação e acima da parede posterior da vagina.

Procedimento de Halban

Obliteração completa da escavação com reconstrução do tecido conjuntivo

Bexiga

Ligamentos uterossacros plicados

Tecido conjuntivo pubocervical

Tecido conjuntivo retovaginal

Ligamentos uterossacros plicados

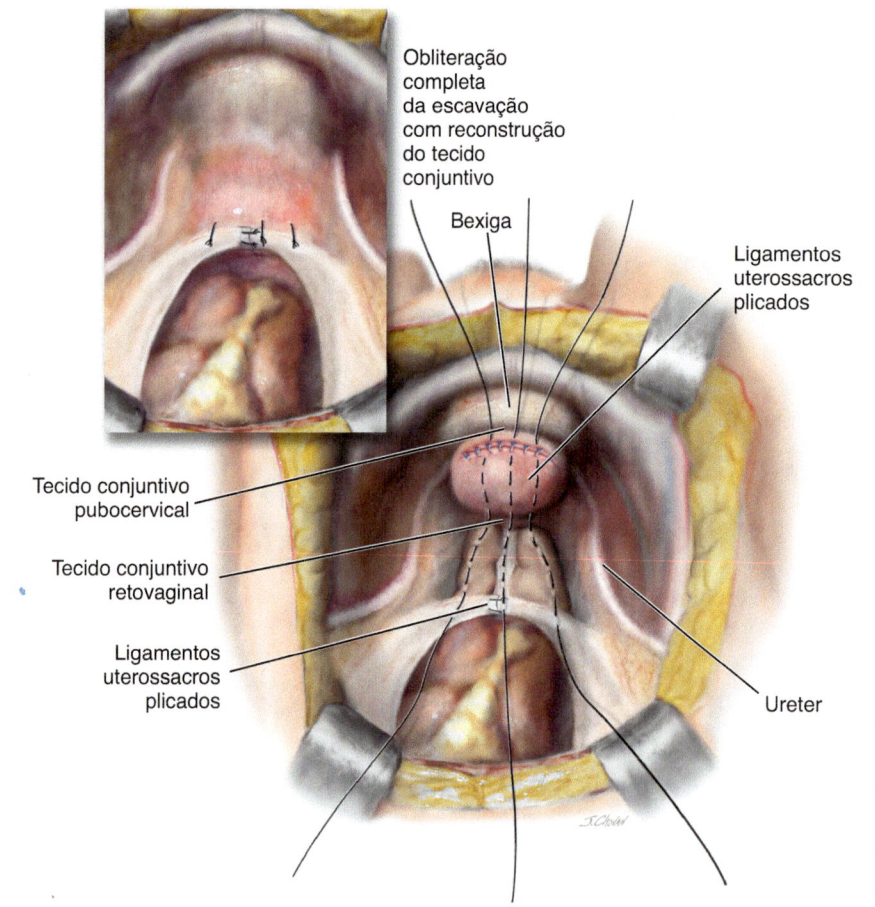

Ureter

FIGURA 42-4 Procedimento de plicatura uterossacral de Halban modificada. Os pontos são aplicados longitudinalmente, através da serosa do cólon sigmoide, na parte profunda do peritônio da escavação e acima da parede posterior da vagina. Essas mesmas suturas são, também, unidas aos ligamentos uterossacros plicados na linha média.

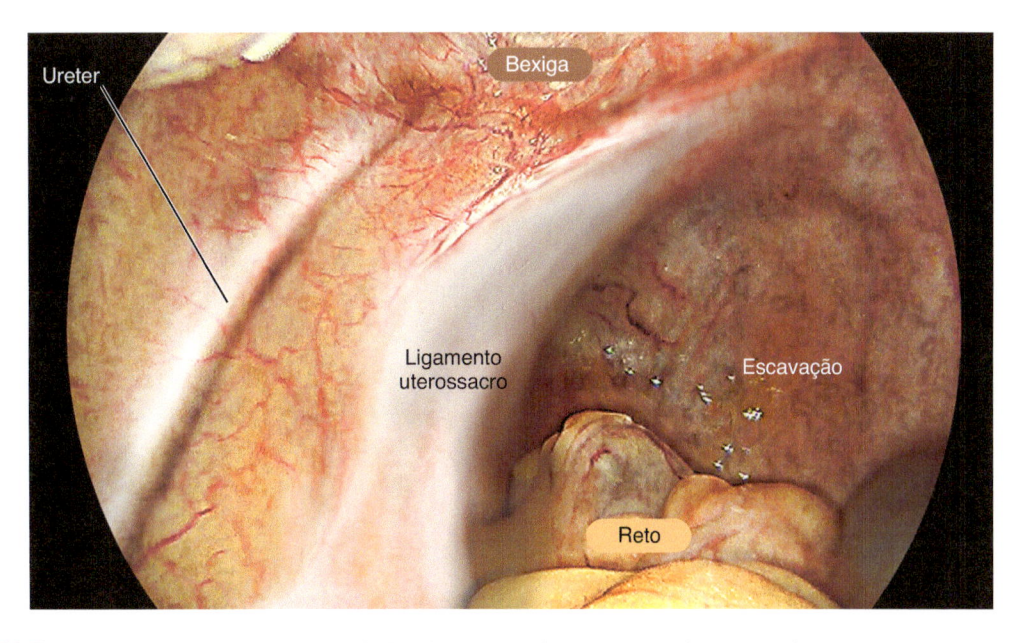

CAPÍTULO 42 Reparo do Prolapso da Cúpula Vaginal com Tecidos Nativos: Via Abdominal   471

FIGURA 42-5 Anatomia da parede lateral esquerda da pelve, mostrando o ureter em relação com o ligamento uterossacro e a escavação.

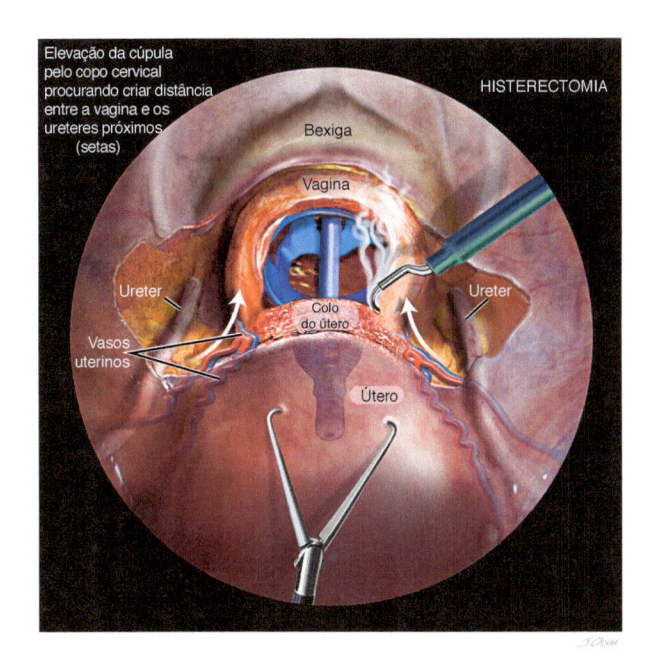

FIGURA 42-6 A cúpula vaginal aberta pela remoção do útero. A pressão inferior pelo dispositivo de copo cervical eleva o útero e aumenta a distância entre o ureter e os vasos uterinos.

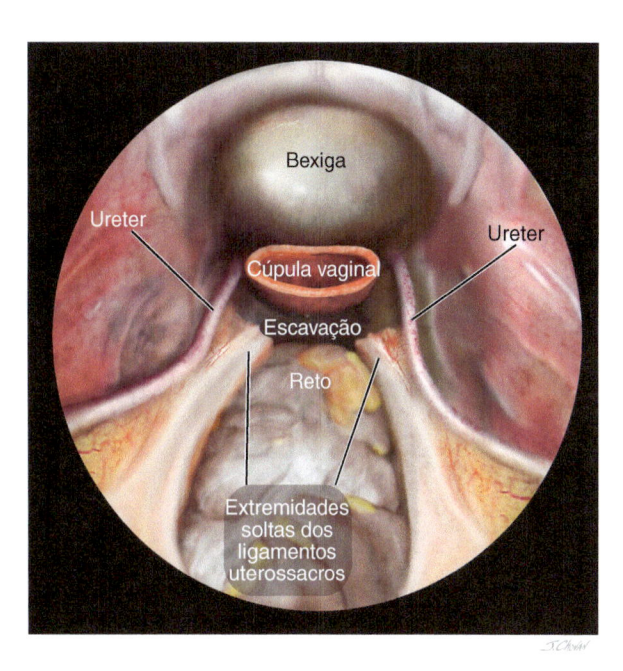

FIGURA 42-7 Cúpula vaginal aberta, após a remoção do útero, com os ligamentos uterossacros na proximidade dos ureteres.

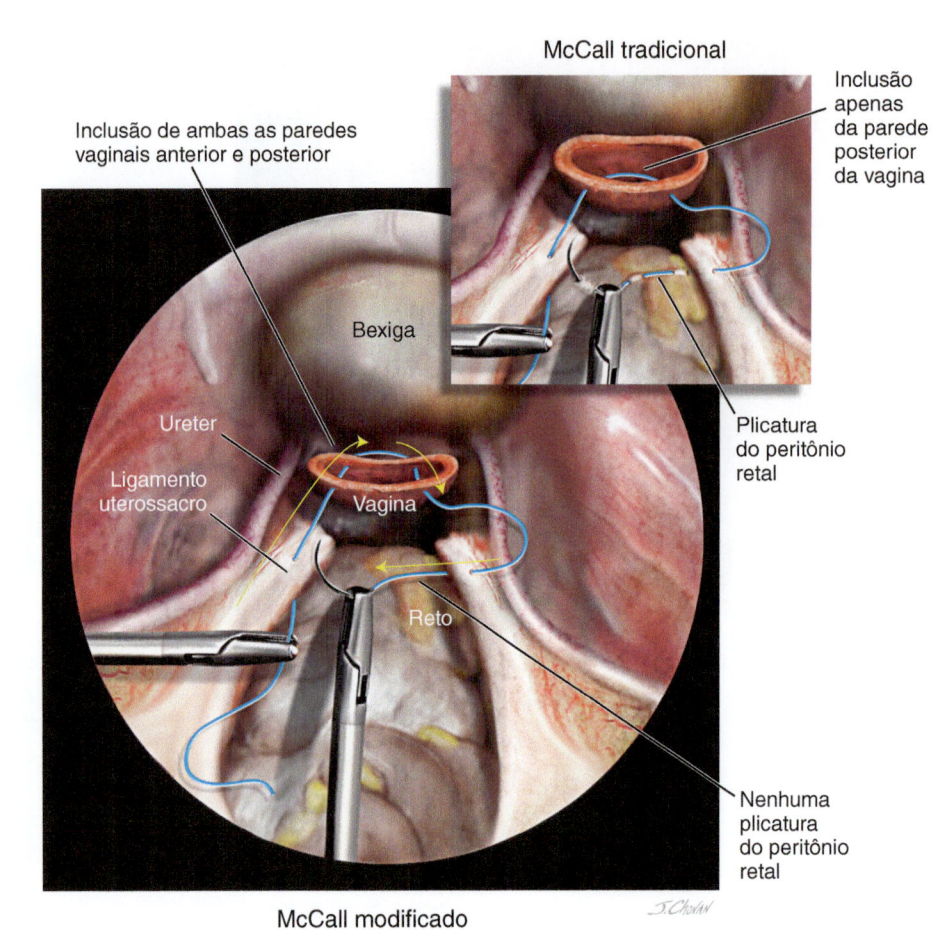

FIGURA 42-8 Culdoplastia de McCall concluída (plicatura dos ligamentos uterossacros). Um ou mais pontos em alça, através dos ligamentos uterossacros e da cúpula vaginal. O detalhe demonstra a via tradicional de McCall, na qual o fio de sutura passa somente através da parede posterior da vagina e o peritônio retal é também incorporado no laço da sutura.

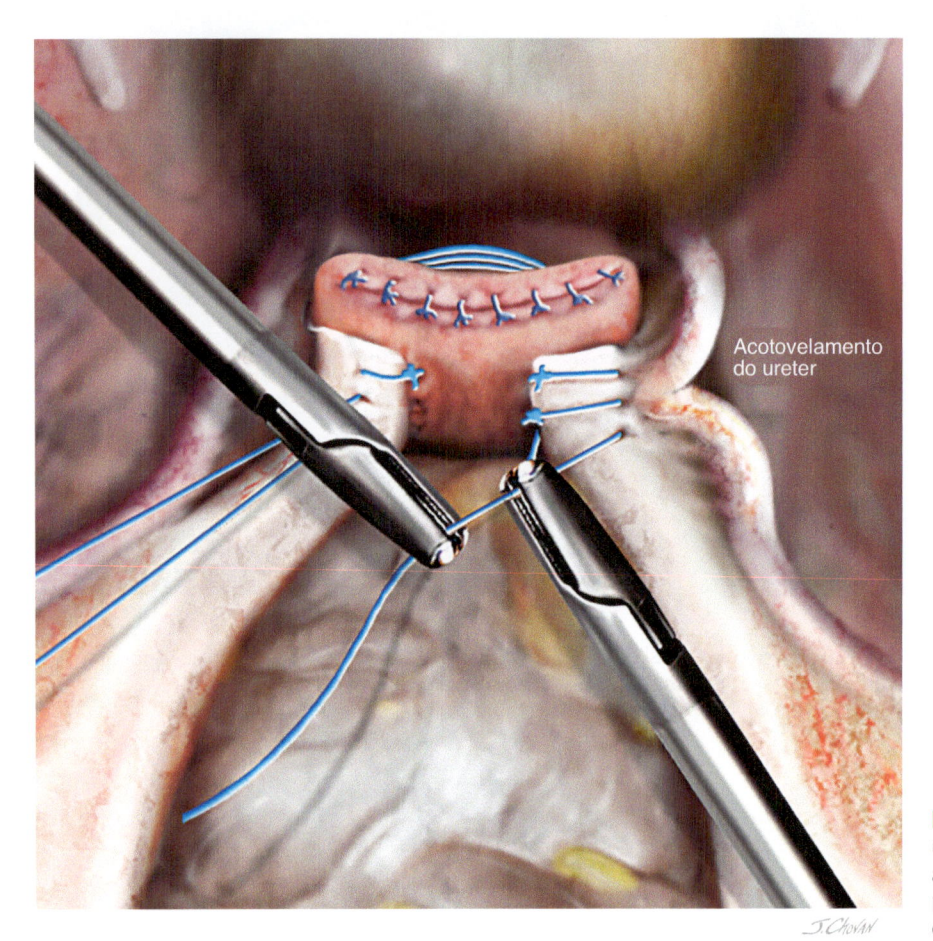

FIGURA 42-9 A quase concluída suspensão uterossacral da cúpula vaginal, mostrando certo acotovelamento ureteral, com a passagem do ponto muito próxima do ureter, na parede lateral direita da pelve.

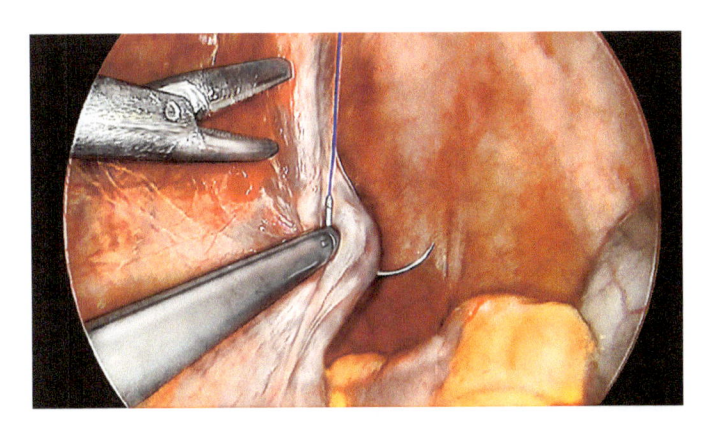

FIGURA 42-10 Fotografia cirúrgica mostrando a aplicação do ponto para baixo, através do ligamento uterossacral. Essa técnica de aplicação ajuda a reduzir a migração das suturas de suspensão muito próximas ao ureter.

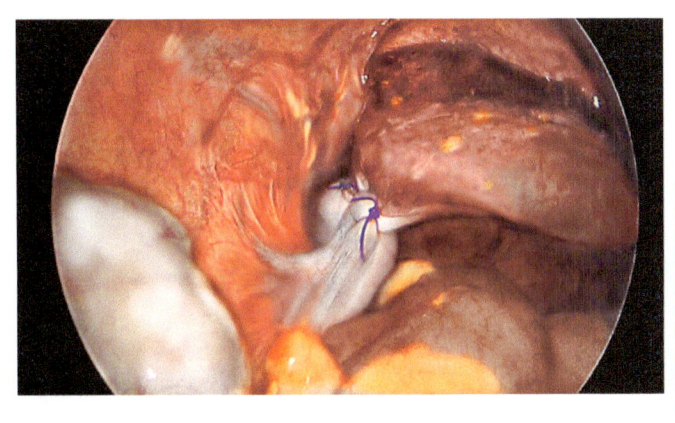

FIGURA 42-11 Fotografia cirúrgica do ponto de suspensão no ligamento uterossacro, por via laparoscópica, elevando a porção esquerda da cúpula vaginal.

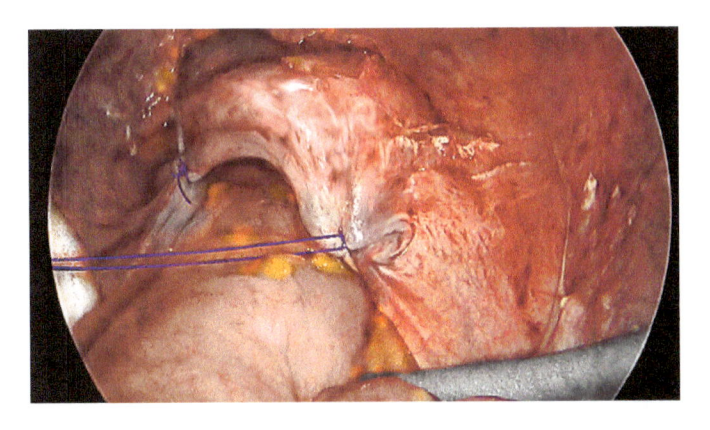

FIGURA 42-12 Fotografia cirúrgica da passagem dos pontos no ligamento uterossacro por via laparoscópica, através das porções esquerda e direita da cúpula vaginal.

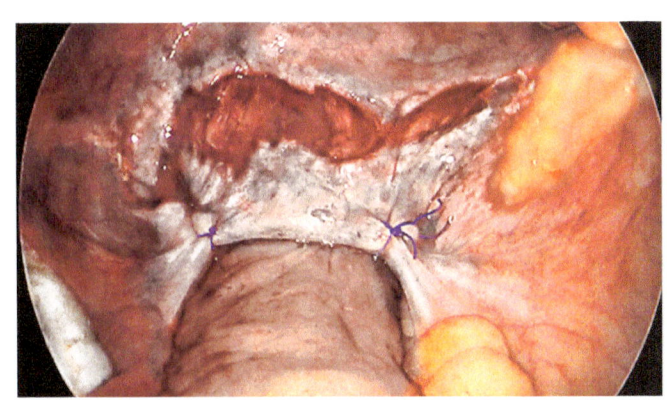

FIGURA 42-13 Fotografia cirúrgica da conclusão da suspensão nos ligamentos uterossacros, mostrando os quatro pontos (dois de cada lado) que suspendem a cúpula vaginal em relação aos ligamentos uterossacros. Note que um retalho da bexiga foi criado para evitar tracionar a bexiga em direção ao reparo. O estreitamento do fundo de saco é, também, demonstrado nesta imagem.

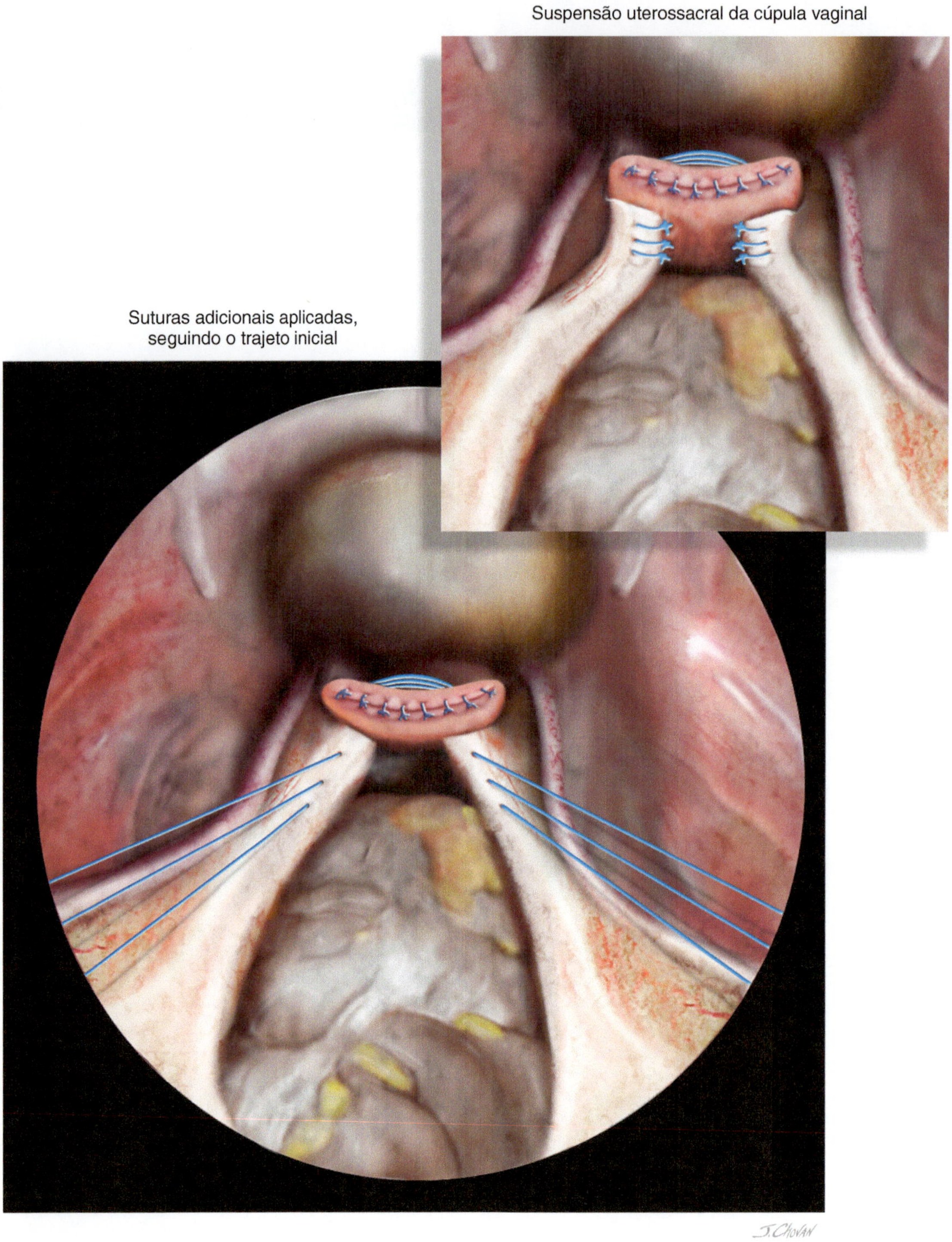

FIGURA 42-14 Representação de uma suspensão uterossacral da cúpula vaginal, por meio de seis pontos em que três pontos são passados através de cada ligamento uterossacro e, em seguida, dentro e fora da cúpula vaginal.

CAPÍTULO 43

Colpopexia Sacral Abdominal e Colpo-histeropexia

Mickey M. Karram

A suspensão da vagina ou da vagina e útero ao promontório sacral por via abdominal, laparoscópica ou robótica tem se apresentado como um tratamento efetivo para o prolapso útero-vaginal e prolapso da cúpula vaginal. Embora as indicações exatas para a colpopexia sacral abdominal sejam controversas, é preferível esse procedimento para o reparo vaginal quando há insuficiência evidente dos mecanismos de suporte compensatório da pelve, especialmente em uma paciente muito jovem; quando há prolapso retal coexistente que necessitará de uma via abdominal (Fig. 43-1); ou quando a vagina é encurtada em decorrência de reparos anteriores (Fig. 43-2). Muitos materiais de enxertos diferentes foram utilizados para a colpopexia sacral abdominal. Os materiais biológicos incluem fáscia lata, fáscia retal, dura-máter e bexiga de suíno (Fig. 43-3). Os materiais sintéticos incluem a tela de polipropileno (Fig. 43-4), tela de fibra de poliéster, tela de politetrafluoretileno, tela Mersilene, borracha de silicone Silastic e tela de Marlex, mas agora o material de escolha é o polipropileno. Quando há uma contraindicação para a tela sintética ou a paciente não quer que a tela permanente seja utilizada, meu material de escolha é a Matristem Pelvic Floor Matrix® (Acell Inc; Columbia, Md.), que é derivada da bexiga de suíno (Fig. 43-3).

Técnica para Colpopexia Sacral Abdominal Aberta com Implantação de Enxerto

A técnica para a colpopexia sacral abdominal aberta com implantação de enxerto é a seguinte:

1. A paciente deve ser posicionada em perneiras de Allen (Fig. 43-4) ou em uma posição em "perna de sapo" para que o cirurgião tenha fácil acesso à região vaginal durante a cirurgia. Uma gaze montada ou um estabilizador ATT (anastomótico término-terminal) (Fig. 43-5) pode ser posicionado na vagina para manipulação da cúpula, se desejado. Um cateter Foley com um grande balão (30 ml) é posicionado na bexiga para a drenagem. Geralmente são utilizados antibióticos perioperatórios profiláticos durante esse procedimento.
2. É realizada uma laparotomia através de uma incisão transversal baixa ou na linha média, e o intestino delgado é afastado para o abdômen superior. O cólon sigmoide é afastado, tanto quanto possível, para a pelve esquerda. Os ureteres são identificados bilateralmente. Se o útero está presente, uma histerectomia total ou supracervical deve ser realizada e a cúpula vaginal fechada. São estimados a profundidade do fundo do saco e o comprimento da vagina quando elevados completamente.
3. Enquanto a vagina é elevada cranialmente com um estabilizador ATT, o peritônio sobre a cúpula vaginal é incisado e a bexiga é dissecada da parede vaginal anterior. O peritônio sobre a parede vaginal posterior é incisado no fundo do saco, longitudinalmente junto com a parte de trás da parede vaginal. A cúpula vaginal é elevada bilateralmente com pinças ou suturas (Figs. 43-6 a 43-8).
4. Conforme mencionado anteriormente, foram utilizados muitos materiais de enxerto diferentes, e foram descritas muitas técnicas diferentes para fixação do enxerto na vagina. A técnica preferida aqui envolve o posicionamento de uma série de suturas de absorção tardia (geralmente PDS 2-0 ou 3-0), através da espessura fibromuscular completa da vagina, mas não através do epitélio vaginal (Fig. 43-9). Um enxerto sintético (tela-Y) (Fig. 43-10) ou as telas são então fixadas às paredes vaginais anterior e posterior. As suturas são passadas em pares e ligadas através da tela. A tela deve se estender para baixo da parede vaginal anterior e ao menos metade do caminho abaixo do comprimento da parede vaginal posterior (Figs. 43-11 a 43-13). Se são colocadas duas telas separadas, elas serão fixadas separadamente às paredes vaginais anterior e posterior e então suturadas juntas e fixadas ao promontório sacral.
5. É realizada, então, uma incisão longitudinal sobre o peritônio do promontório sacral. Os pontos de referência para essa incisão devem ser o ureter direito e a margem medial do cólon sigmoide (Fig. 43-14). Antes de qualquer dissecção, algumas vezes é útil passar pontos através da margem do peritônio (Fig. 43-15). A elevação dessas estruturas facilita a dissecção em um plano apropriado. É realizada a dissecção delicada do tecido areolar abaixo do peritônio, geralmente de modo rombo, com uma ponta de aspirador ou uma gaze montada (Fig. 43-16). O cirurgião deve ser cauteloso ao palpar a bifurcação aórtica e os vasos ilíacos comuns e internos, e para mobilizar o cólon sigmoide para a esquerda e o ureter direito para a direita, para que essas estruturas possam ser evitadas. A veia ilíaca comum esquerda está medial à artéria ilíaca comum esquerda e é particularmente vulnerável à lesão durante esse procedimento. A dissecção delicada é realizada para baixo no promontório sacral para permitir a identificação do ligamento longitudinal do sacro. Os vasos sacrais na linha média também devem ser facilmente visualizados (Figs. 43-17 e 43-18). Esses vasos devem ser completamente evitados. *Nunca* deve ser realizada a ligadura ou a cauterização na esperança de prevenir as lesões vasculares, pois esses vasos irão retrair

no osso e gerar sangramento de difícil controle. Se houver sangramento nessa região, deve ser aplicada pressão nos vasos sangrantes com uma gaze montada. Se essa ação não tiver sucesso, pode se considerar o uso da cera para osso ou a implantação de grampos estéreis. O promontório ósseo sacral e os ligamentos longitudinais anteriores são visualizados diretamente por aproximadamente 4 cm com o uso da dissecção romba e cortante através da gordura subperitoneal. Conforme a dissecção é direcionada no sentido caudal, deve-se ter cuidado especial para evitar o delicado plexo das veias pré-sacrais que frequentemente está presente. Com uma agulha afunilada rígida curva, mas pequena, são implantados de dois a quatro pontos com fio não absorvível 0 através do ligamento longitudinal sacral anterior sobre o promontório sacral (Figs. 43-18 e 43-19). Podem ser passadas poucos pontos, de um a dois, dependendo da vascularização e exposição da área. A tela deve ser cortada no comprimento adequado. Os pontos são então passados através da tela, pareados e amarrados (Figs. 43-20 e 43-21). A elevação vaginal apropriada deve dar tensão mínima e evitar excessiva tração da vagina.

6. Se necessário, pode ser realizado um procedimento Moschcowitz ou Halban para obliterar o fundo de saco inferior, ou pode ser excisado o peritônio sobre fundo de saco. Qualquer técnica que seja utilizada, no final a tela deve ser no espaço extraperitoneal; então, as margens das aberturas da vagina ao sacro são fechadas com uma sutura contínua de fio de absorção tardia (Fig. 43-20).
7. A cistoscopia deve ser realizada para garantir a perviedade do ureter e a integridade da bexiga.
8. Quando apropriado, a uretropexia retropúbica ou o reparo paravaginal pode ser realizado em conjunto com esse procedimento. Além disso, a colporrafia posterior e a perineoplastia geralmente precisam ser realizadas para tratar a retocele remanescente e o defeito perineal, assim como reduzir o tamanho do hiato genital. Também pode ser necessário um reparo transvaginal de uma cistocele na linha média.

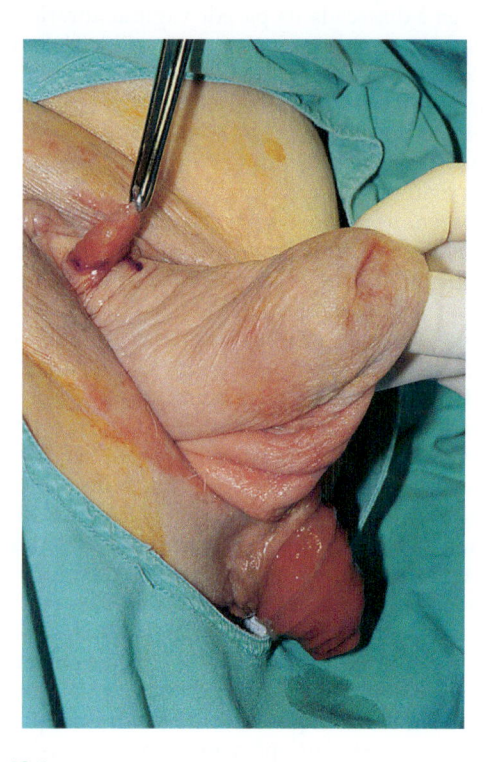

FIGURA 43-1 Essa paciente possui um tecido conjuntivo pélvico obviamente fraco conforme indicado pelo prolapso uretral, prolapso uterino, e prolapso retal. Provavelmente, essa paciente seria uma excelente candidata para a colpopexia sacral abdominal.

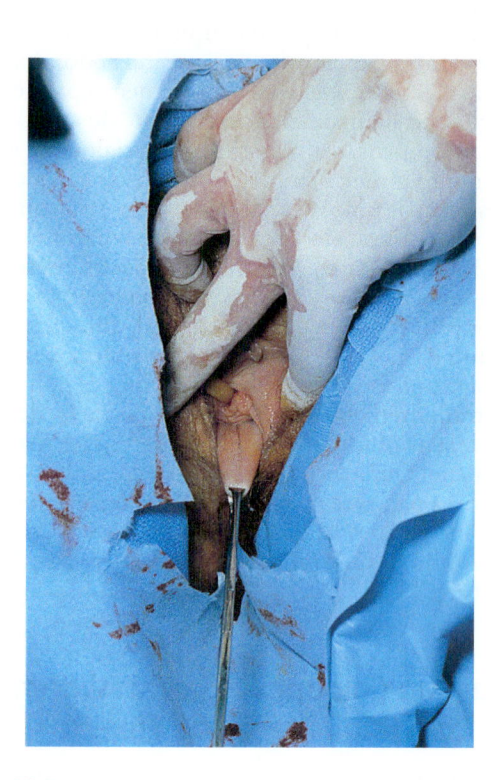

FIGURA 43-2 Essa paciente teve dois reparos, anterior e posterior, previamente. Ela agora apresenta a vagina encurtada com enterocele e prolapso de cúpula. Uma colpopexia sacral abdominal realizada adequadamente irá preservar o comprimento vaginal e oferecer um reparo duradouro.

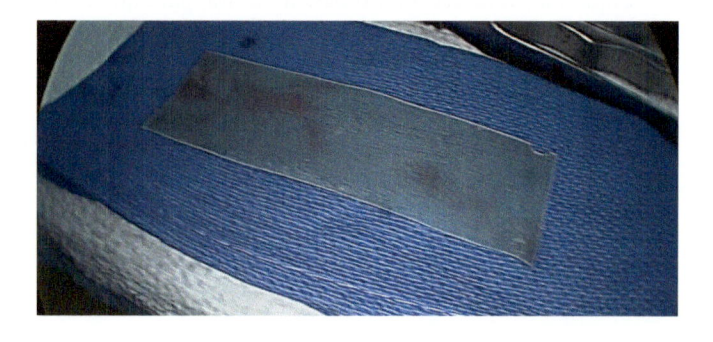

FIGURA 43-3 Uma peça 4 x 12 cm de Matristem Pelvic Floor Matrix®. *(Cortesia Acell Inc; Columbia, Md.)*

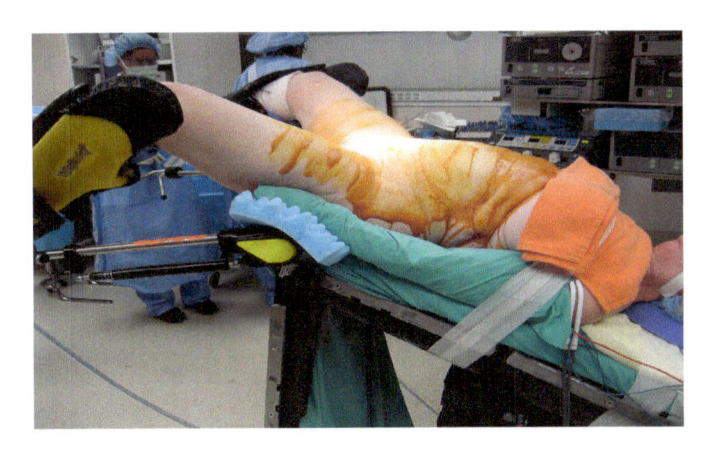

CAPÍTULO 43 Colpopexia Sacral Abdominal e Colpo-histeropexia 477

FIGURA 43-4 Paciente está na perneiras de Allen e posicionada para realizar uma colpopexia sacral aberta ou laparoscópica. Observar a posição de Trendelenburg acentuado. *(Cortesia Dr. Beri Ridgeway.)*

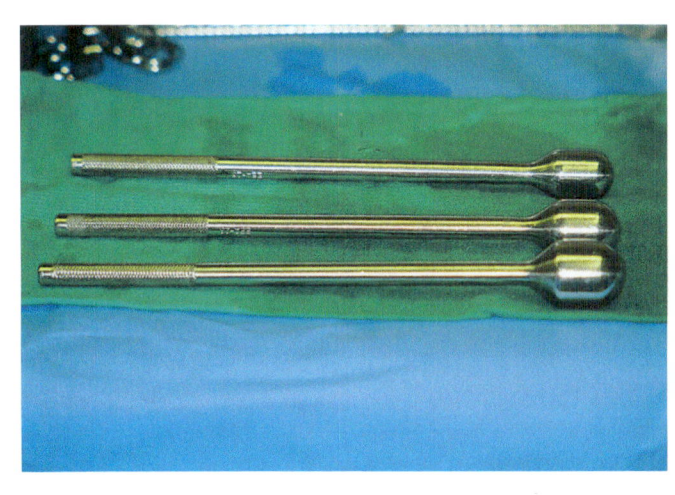

FIGURA 43-5 Estabilizadores anastomóticos término-terminal (ATT), utilizados para elevar a vagina. Eles também podem ser posicionados no reto para auxiliar na dissecção entre vagina e parede retal anterior.

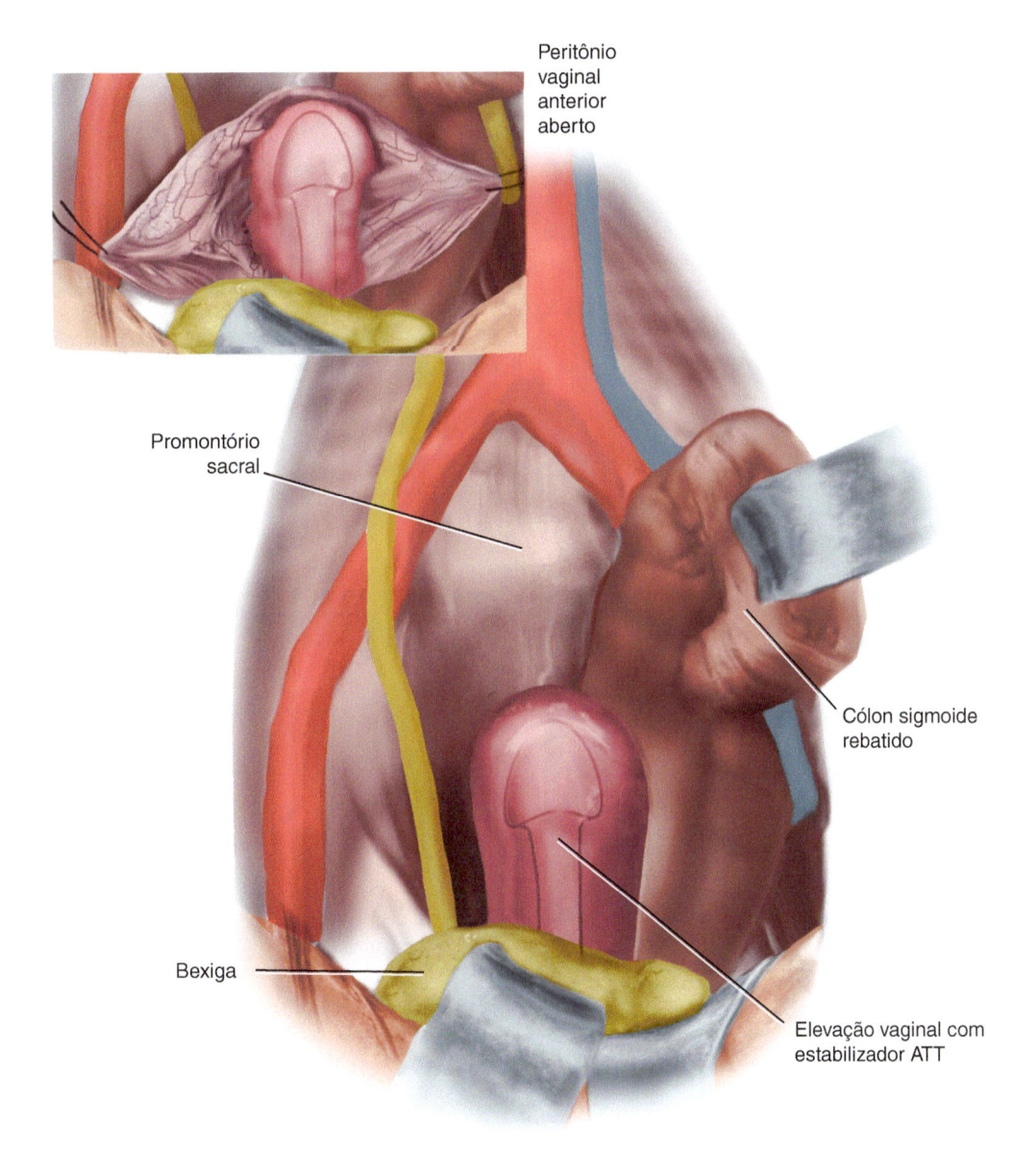

FIGURA 43-6 A vagina é elevada com um estabilizador anastomótico término-terminal. O peritônio sobre a vagina é aberto, expondo a porção muscular da parede vaginal *(destaque)*.

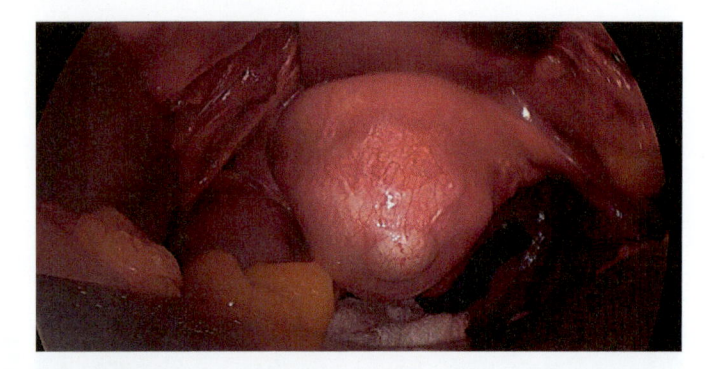

FIGURA 43-7 Vagina está elevada com um estabilizador anastomótico término-terminal.

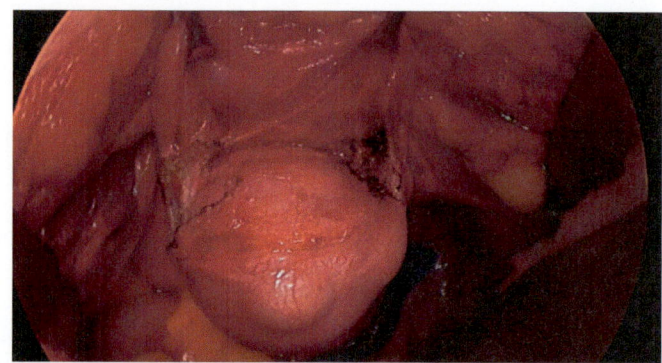

FIGURA 43-8 Peritônio e bexiga foram dissecados da parede vaginal anterior.

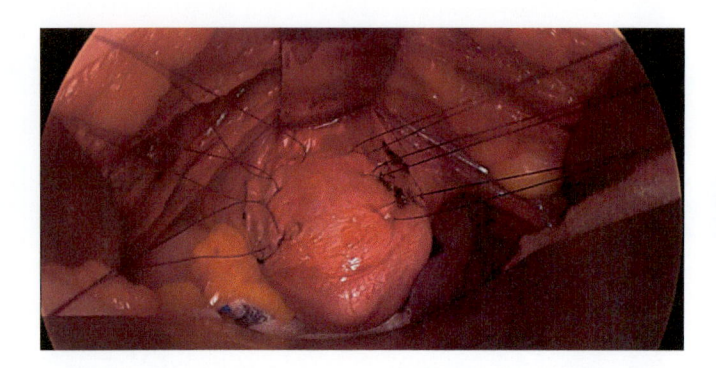

FIGURA 43-9 Seis pares de pontos foram posicionados na porção muscular da parede vaginal anterior na preparação para a fixação da tela na vagina.

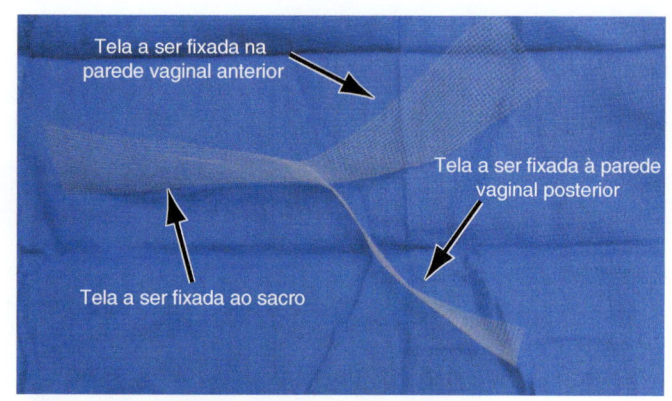

FIGURA 43-10 Tela-Y Restorelle® utilizada para colpopexia sacral abdominal. *(Cortesia Coloplast, Minneapolis, Minn.)*

Tela a ser fixada na parede vaginal anterior
Tela a ser fixada à parede vaginal posterior
Tela a ser fixada ao sacro

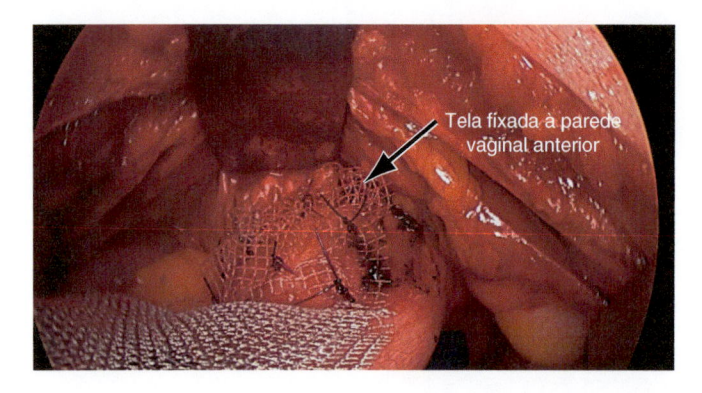

FIGURA 43-11 Braço da tela anterior foi fixada à parede vaginal anterior.

Tela fixada à parede vaginal anterior

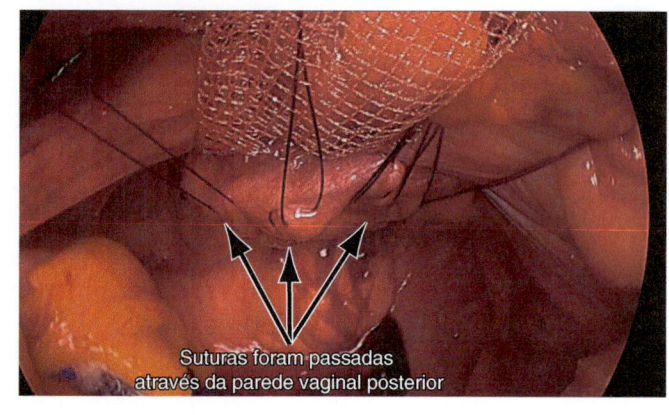

FIGURA 43-12 Foram passadas múltiplas suturas através da parede vaginal posterior na preparação para fixação do braço posterior da tela-Y.

Suturas foram passadas através da parede vaginal posterior

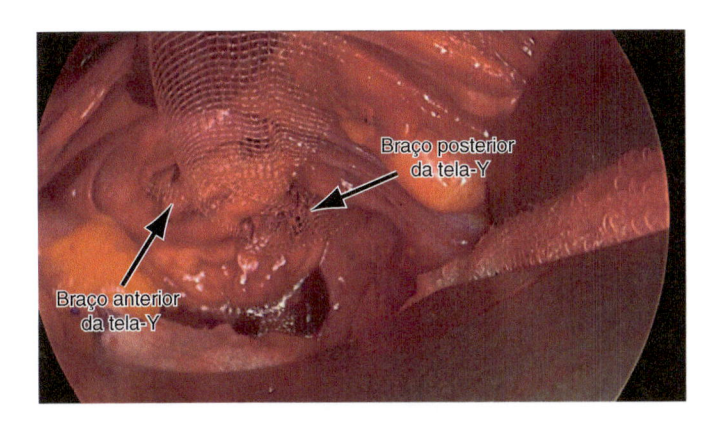

CAPÍTULO 43   Colpopexia Sacral Abdominal e Colpo-histeropexia   479

FIGURA 43-13 Braços anterior e posterior da tela-Y foram fixados às paredes vaginais anterior e posterior.

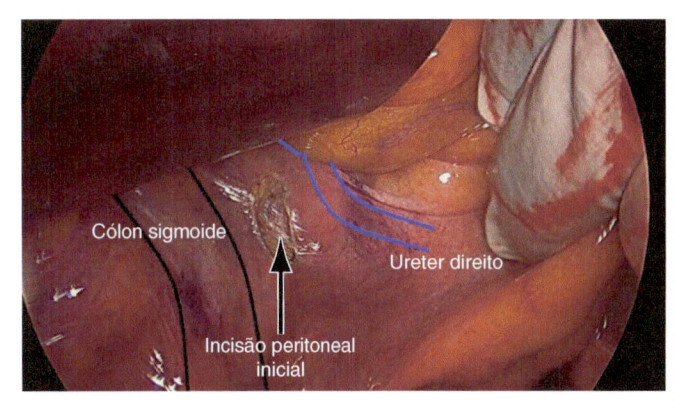

FIGURA 43-14 Local da incisão interna sobre o promontório sacral deve ser medial ao ureter direito e dentro da margem medial do cólon sigmoide.

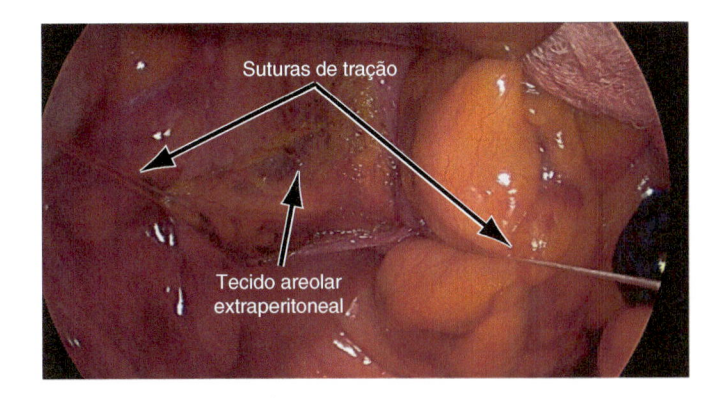

FIGURA 43-15 Peritônio foi aberto. As suturas são passadas através das bordas do peritônio. A elevação dessas suturas facilita a dissecção no plano apropriado.

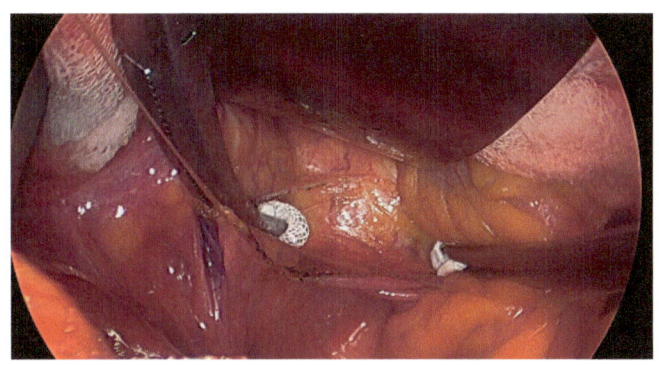

FIGURA 43-16 Gazes montadas em pinça curva são utilizadas para dissecção romba através do tecido areolar abaixo do ligamento longitudinal do sacro.

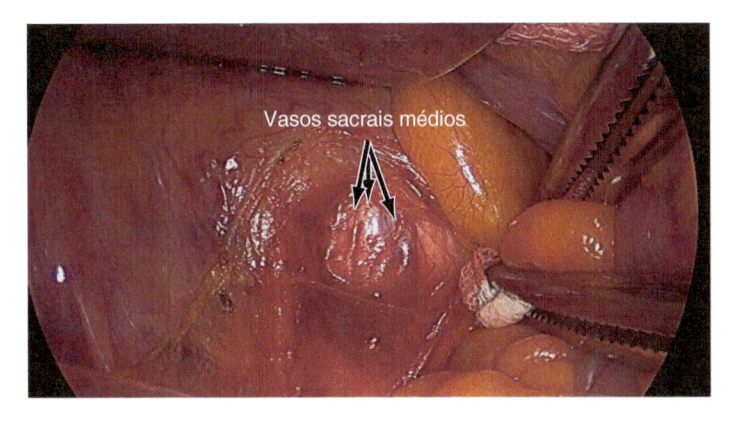

FIGURA 43-17 A dissecção se estende abaixo do nível dos vasos sacrais médios.

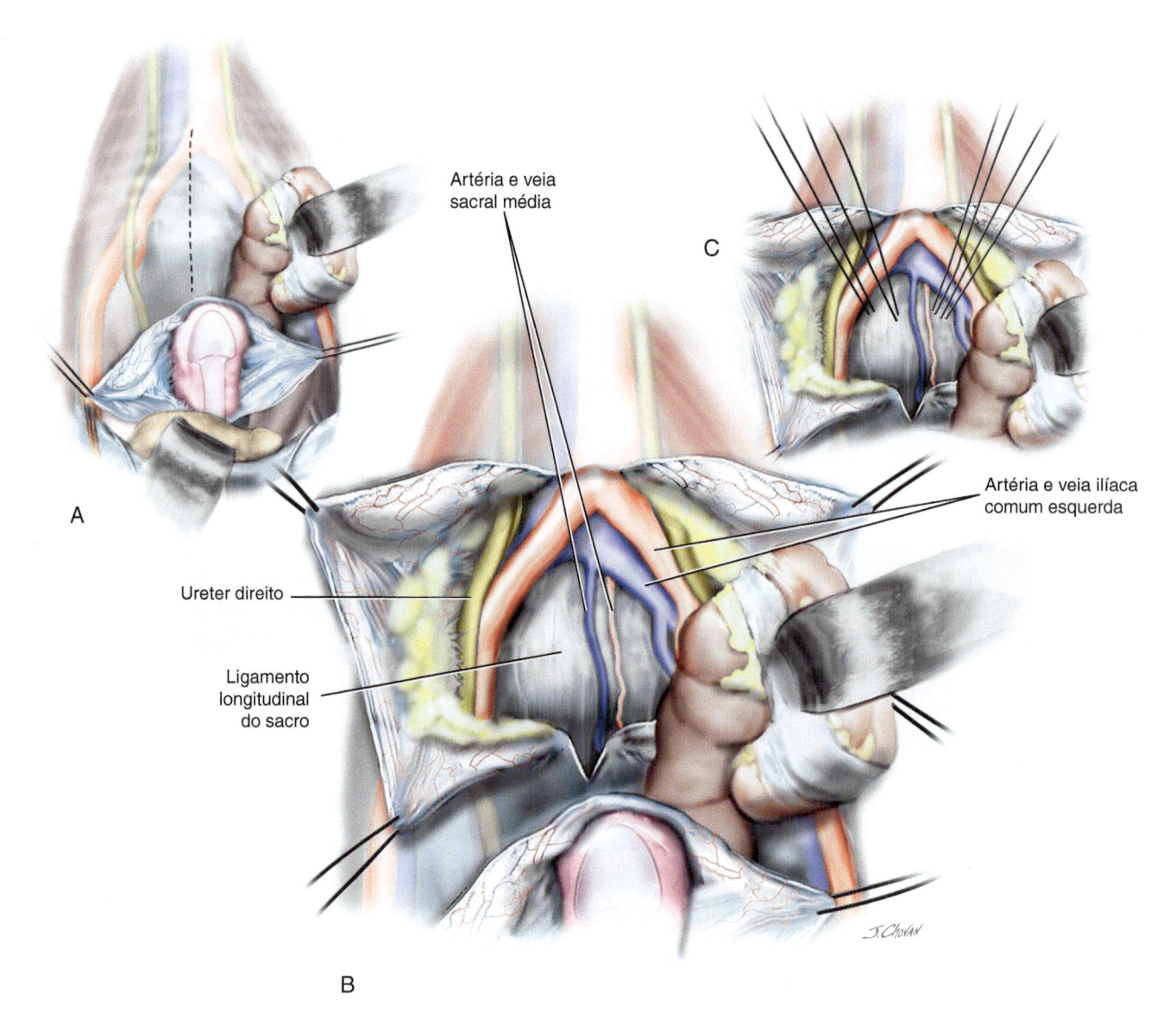

FIGURA 43-18 Anatomia do promontório sacral. **A.** A incisão é feita no peritônio. **B.** É demonstrada a dissecção do ligamento longitudinal do promontório. É observada a vascularização dessa região. **C.** São implantadas suturas inabsorvíveis através do ligamento longitudinal do sacro.

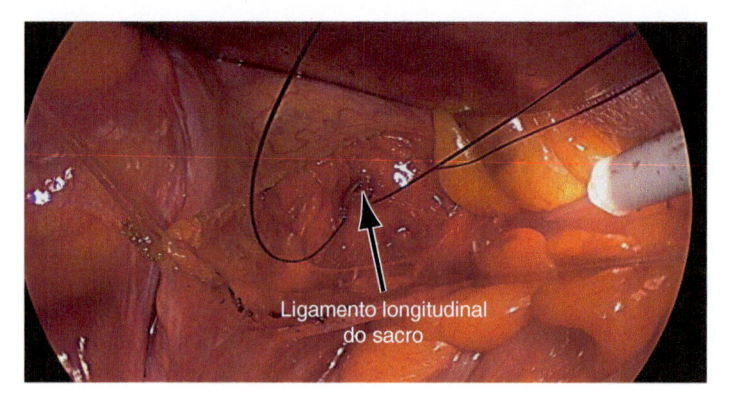

FIGURA 43-19 Uma agulha CT-2 é utilizada para passar um ponto através do ligamento longitudinal do sacro.

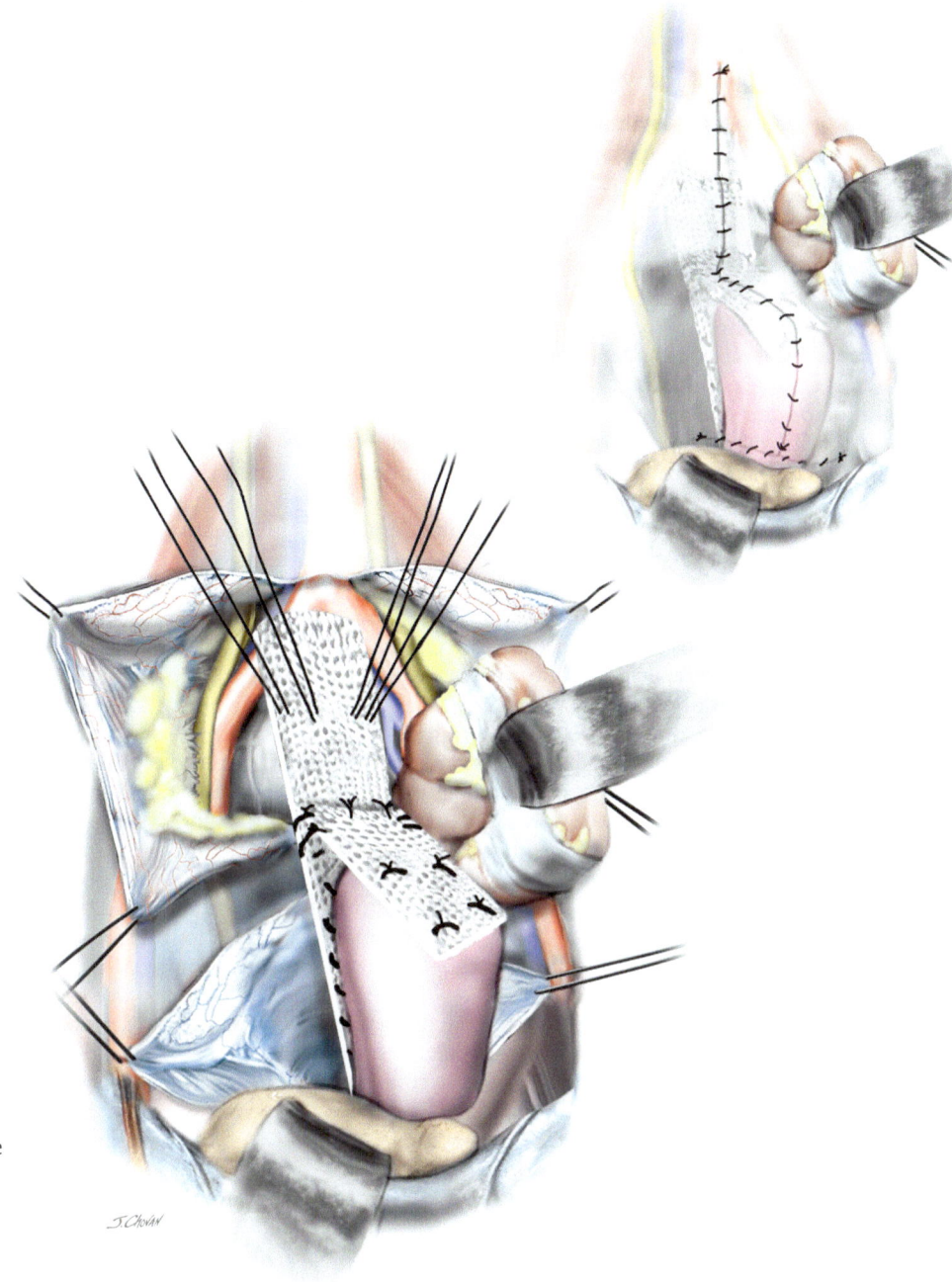

CAPÍTULO 43 Colpopexia Sacral Abdominal e Colpo-histeropexia 481

FIGURA 43-20 A tela é fixada ao sacro com duas partes de tela. A parte anterior da tela é fixada à parte superior da parede vaginal posterior-anterior e se estende mais para baixo. Ambas as partes são unidas e fixadas ao promontório sacral. É apresentado o fechamento do peritônio sobre a tela *(destaque)*.

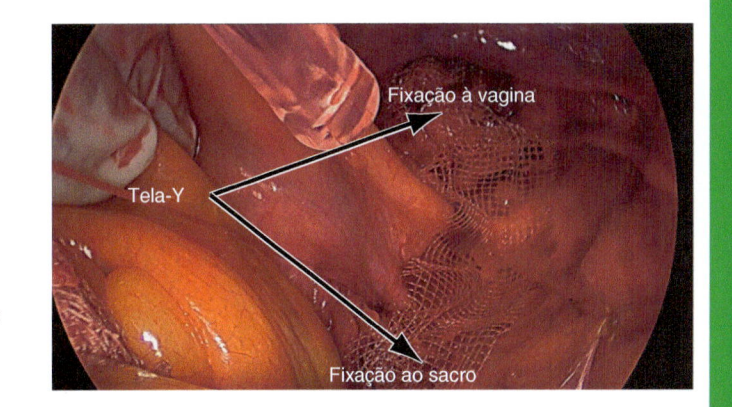

FIGURA 43-21 Uma tela-Y foi fixada às paredes vaginais anterior e posterior e ao ligamento longitudinal do sacro. Observar que a tela está fixada ao sacro de modo em que haja mínima tensão na ponte da tela que se estende da vagina para o sacro. A etapa final do procedimento envolve o fechamento do peritônio sobre a tela exposta.

Técnica para Colpopexia Sacral Laparoscópica

A técnica para a colpopexia sacral laparoscópica é a seguinte:

1. Implantação do trocater: Figuras 43-22 e 43-23 ilustram a vasculatura da parede abdominal anterior e a implantação de trocater preferida, assim como a instalação geral para a laparoscopia operatória. Um trocater de 10 mm é posicionado sub-umbilical sob visualização direta. Três trocateres secundários são introduzidos sob visão laparoscópica:
   a. Um trocater de 10 mm é posicionado no quadrante inferior esquerdo, aproximadamente 2 cm medial e superior à crista ilíaca superior anterior e lateral aos vasos epigástricos inferiores. Esse trocater é utilizado para introduzir a tela e as agulhas. Alternativamente, pode ser utilizado um trocater de 5 mm com a tela e as agulhas sendo introduzidas através da incisão umbilical com a câmera removida.
   b. Um trocater de 5 mm é posicionado a aproximadamente 6 cm lateral ao umbigo e lateral aos vasos epigástricos inferiores.
   c. Um trocater de 5 mm é posicionado no quadrante inferior direito em uma posição semelhante e com referências semelhantes ao trocater do quadrante inferior esquerdo.
2. Posição de Trendelenburg acentuada para facilitar a remoção dos intestinos delgado e grosso da pelve (Fig. 43-4).
3. Qualquer aderência presente na pelve inferior deve ser retirada. É importante ressaltar que a adesiólise significante, que exige pelo menos 45 minutos para se realizar, pode ocorrer em mais de 25% dos casos pós-histerectomia.
4. Uma vez que essa dissecção está completa, uma sonda vaginal ou um estabilizador ATT é introduzido na vagina e, se assim desejado, no reto (Fig. 43-24). A sonda vaginal permite a contra-tração que facilita a dissecção da bexiga e do intestino da vagina.
5. A bexiga é dissecada anteriormente da vagina com pinça não-traumática que eleva o peritônio, e a dissecção cortante entre bexiga e vagina é realizada com tesoura. A dissecção continua centralmente no nível do trígono, que é quando a bexiga não será mais separada facilmente da vagina (Fig. 43-25).
6. A dissecção posterior é feita conforme descrição anterior, com a sonda vaginal agudamente antevertida, e pinças atraumáticas e tesouras são utilizadas para abrir o espaço retrovaginal e dissecar para baixo na parede vaginal posterior a caminho do peritônio, se assim desejado.
7. O peritônio sobre o sacro é aberto com tesoura laparoscópica, semelhante ao que foi descrito anteriormente para a técnica aberta. A Figura 43-26 é uma visão laparoscópica do promontório sacral antes da fixação da tela.
8. Uma tela-Y ou duas partes separadas da tela (Fig. 43-27) são suturadas às paredes vaginais anterior e posterior, conforme descrito anteriormente na técnica aberta. A tela é então fixada ao ligamento longitudinal do sacro conforme descrito na técnica aberta (Fig. 43-28 e 43-29).
9. O peritônio sobre a tela é fechado (Fig. 43-30).

Modificações para Cervicossacropexia

Em uma paciente com prolapso úterovaginal e que não deseja a preservação uterina, alguns cirurgiões concordam que a histerectomia supracervical pode ser melhor que uma histerectomia total, pois deixar o colo pode reduzir a chance da erosão da tela e oferece uma boa plataforma para a sua fixação. Antes de considerar esta técnica, o cirurgião deve garantir que não haja nenhuma doença uterina ou cervical significante. O colo não deve ser alongado, a menos que o cirurgião também esteja preparado para realizar uma amputação do colo distal. As paredes vaginais anterior e posterior são separadas antes da amputação cervical, pois a tração do corpo para cima melhora a visualização dos planos cirúrgicos. Uma vez que o colo é amputado, a manipulação vaginal efetiva pode precisar do uso de uma pinça sobre o colo. Afastadores maleáveis ou de Breisky-Navratil podem ser utilizados para delinear os fórnices vaginais anterior e posterior. Outro instrumento útil é o delineador de fórnice vaginal Colpo-Probe® (Apple Medical, Marlborough, Mass.) que não somente auxilia na dissecção da vagina da bexiga e reto, mas também oferece uma superfície estável durante a fixação da tela. A amputação cervical deve acontecer abaixo do nível do orifício cervical interno. Não é necessário suturar o colo, mas a hemostasia deve ser garantida antes da fixação da tela.

A fixação dos braços da tela às paredes vaginais anterior e posterior e ao colo ocorre exatamente na mesma sequência descrita anteriormente (Fig. 43-31).

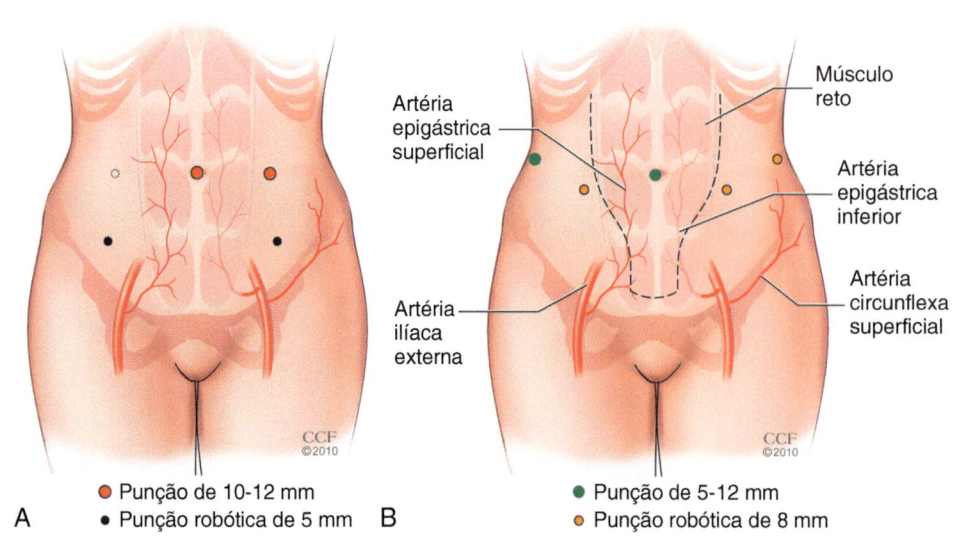

FIGURA 43-22 Anatomia da parede abdominal e sua relação com os locais de entrada **A,** laparoscópica **B,** robótica sugeridos. (Reimpresso com permissão de Walters MD, Karram MM: Urogynecology and Reconstructive A Pelvic Surgery, 4th ed. Philadelphia, Elsevier, 2014.)

CAPÍTULO 43 Colpopexia Sacral Abdominal e Colpo-histeropexia 483

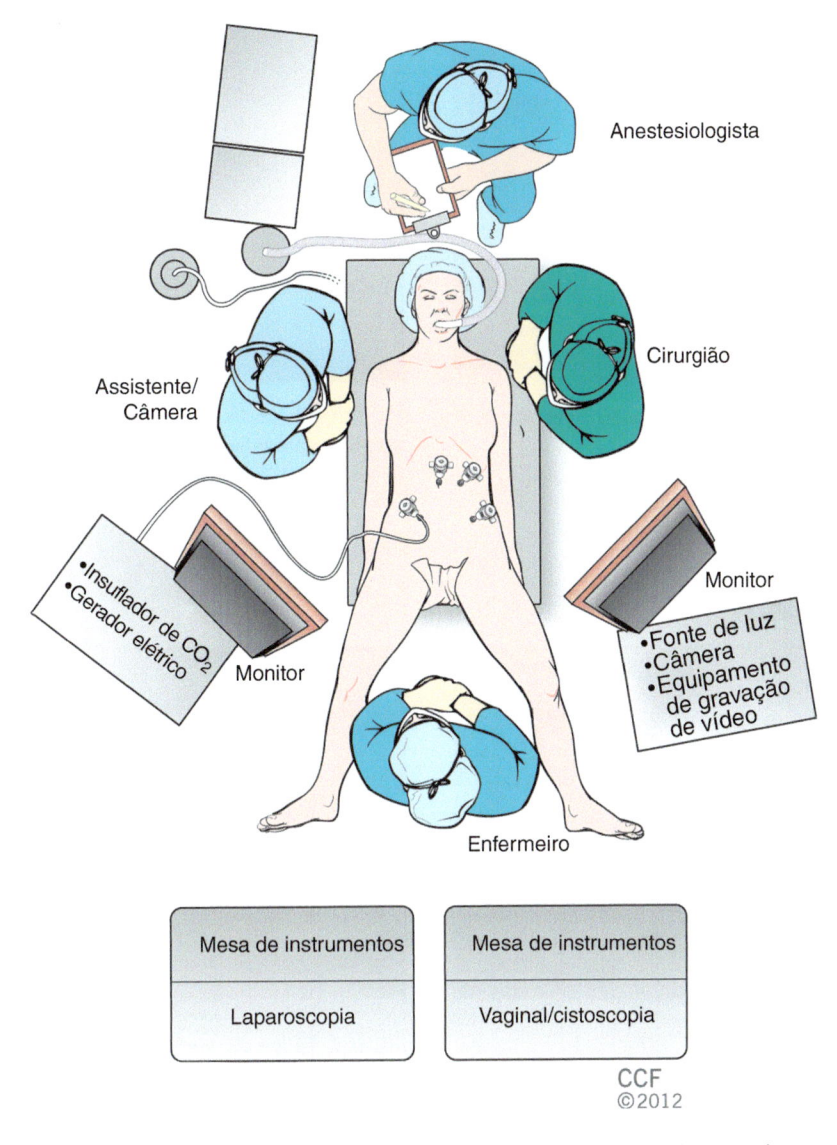

FIGURA 43-23 Preparação da sala de cirurgia para laparoscopia cirúrgica. *(De Cleveland Clinic Foundation, com permissão.)*

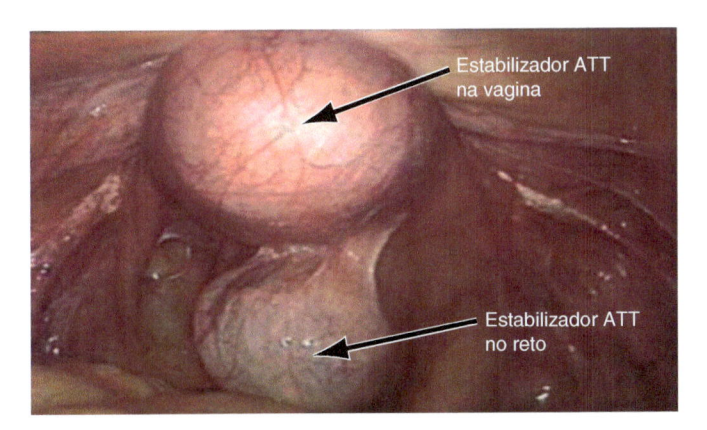

FIGURA 43-24 Visão laparoscópica da pelve inferior. Um estabilizador anastomótico término-terminal foi posicionado na vagina e reto para facilitar a dissecção do peritônio para fora da vagina. *(Cortesia Dr. Beri Ridgeway.)*

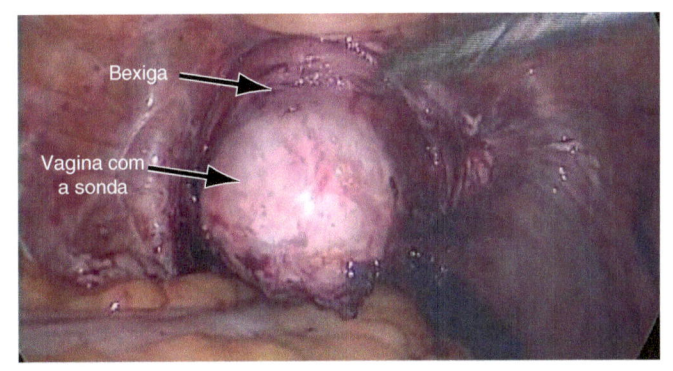

FIGURA 43-25 Peritônio anterior e bexiga foram dissecados de modo cortante da parede vaginal anterior. *(Cortesia Dr. Beri Ridgeway.)*

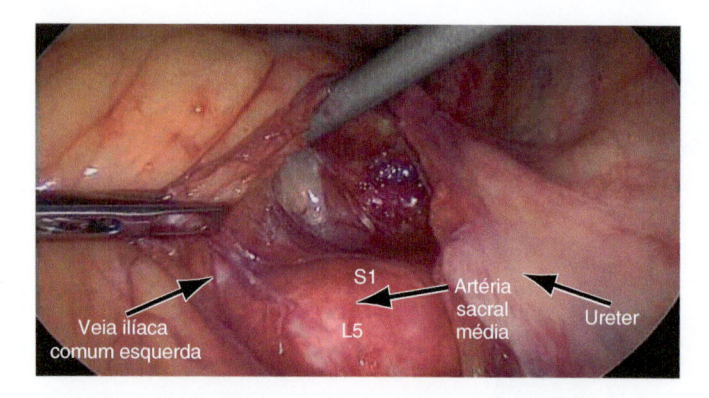

FIGURA 43-26 Visão laparoscópica do promontório sacral depois que o peritônio foi aberto e liberado. *(Cortesia Dr. Beri Ridgeway.)*

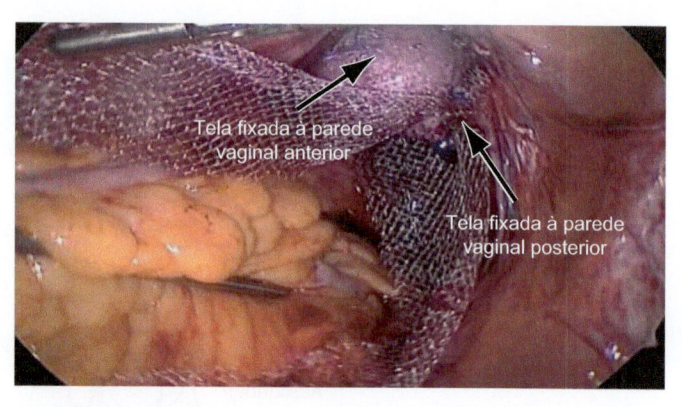

FIGURA 43-27 Visão laparoscópica de duas partes de tela, uma fixada à parede vaginal anterior e a outra fixada à parede vaginal posterior. *(Cortesia Dr. Beri Ridgeway.)*

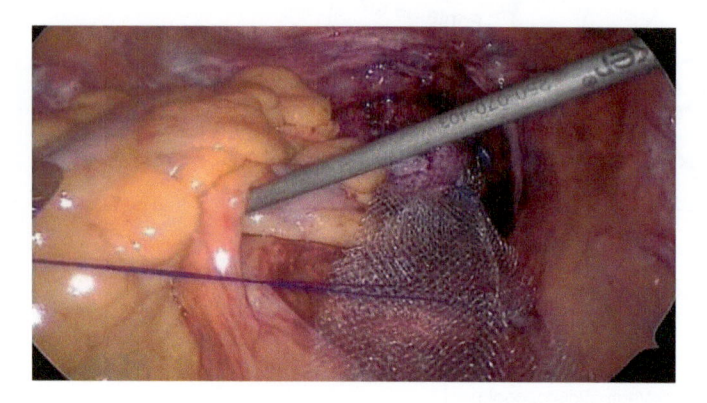

FIGURA 43-28 Uma sutura inicial é utilizada para fixar os braços da tela ao sacro. *(Cortesia Dr. Beri Ridgeway.)*

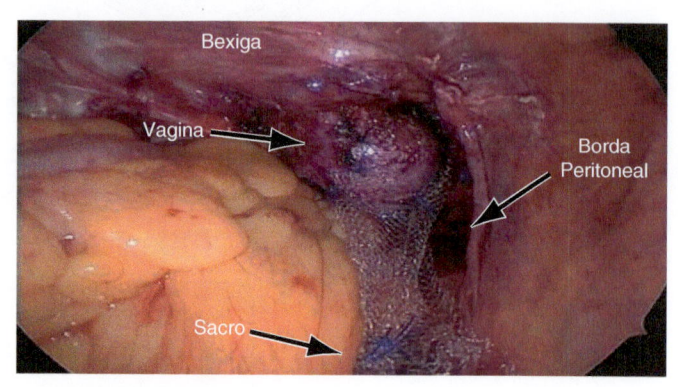

FIGURA 43-29 As partes da tela foram fixadas firmemente ao sacro. *(Cortesia Dr. Beri Ridgeway.)*

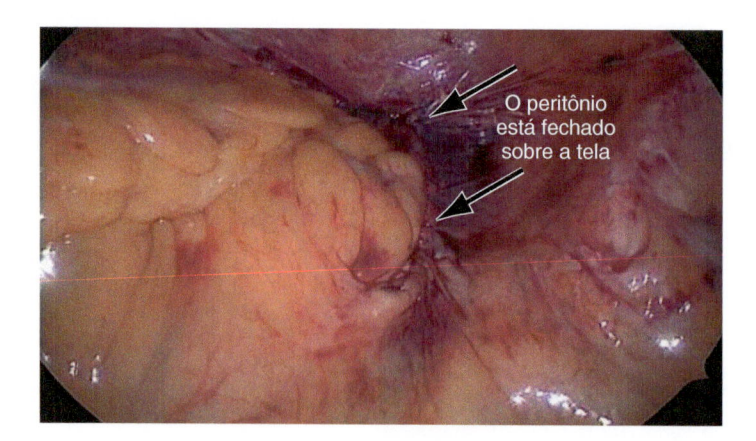

FIGURA 43-30 O peritônio sobre a tela foi fechado. *(Cortesia Dr. Beri Ridgeway.)*

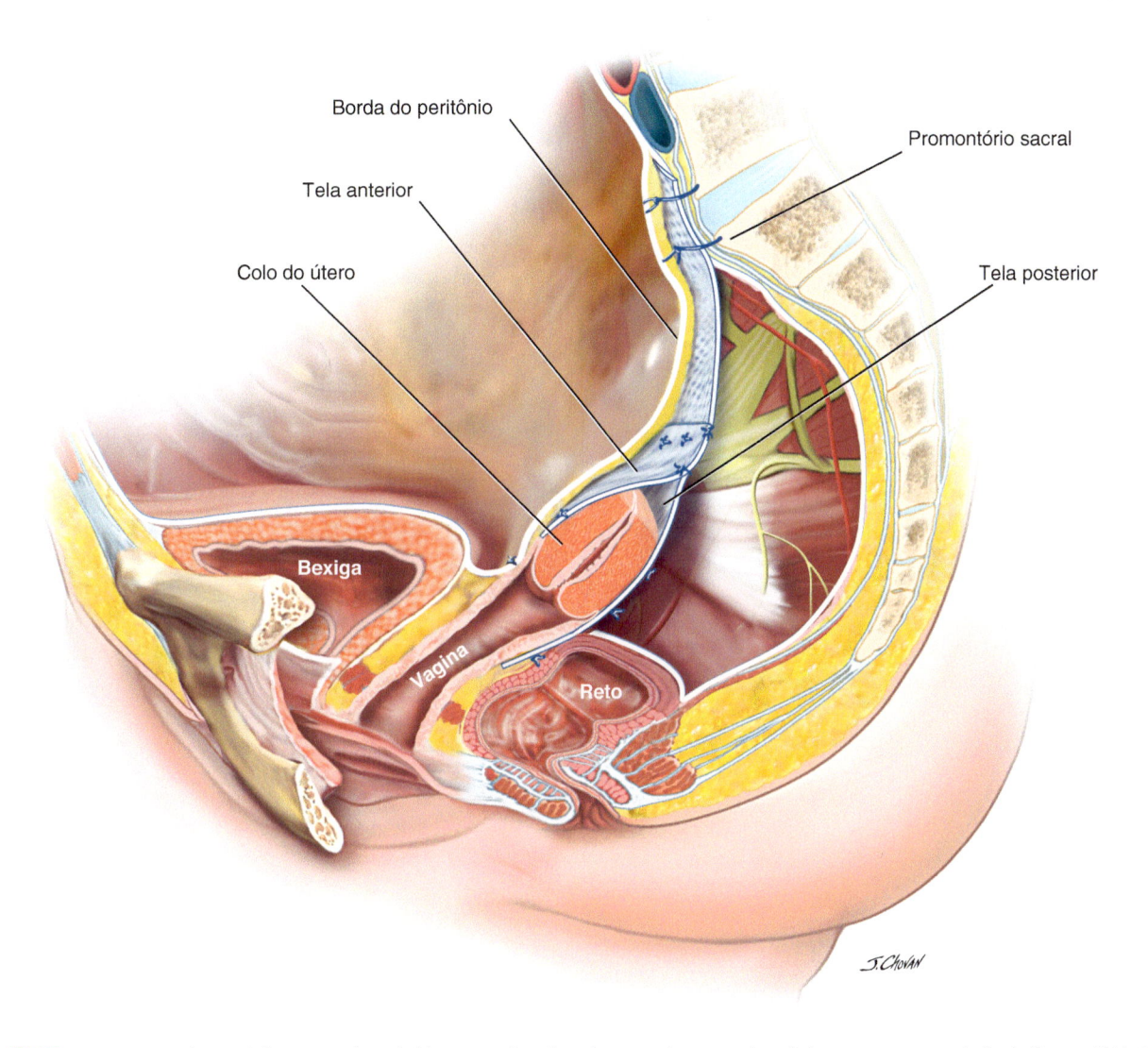

FIGURA 43-31 Uma cervicocolpexia é demonstrada após histerectomia subtotal para prolapso uterino. *(Reimpresso com permissão de Karram MM, Maher CF: Surgical Management of Pelvic Organ Prolapse: Female Pelvic Surgery Video Atlas Series. Philadelphia, Saunders, 2012.)*

Técnica para Colpopexia Sacral Abdominal

Em pacientes com prolapso úterovaginal que desejam a preservação uterina, sem planos futuros para fertilidade, uma técnica de tela dupla tem se tornado popular.

Ela envolve a fixação da tela anteriormente e posteriormente, conforme descrito anteriormente com dois braços de tela passando através do ligamento largo. Esses braços podem ser suturados à tela vaginal posterior ou diretamente ao promontório sacral (Figs. 43-32 e 43-33).

Quando esses procedimentos falham e as pacientes se apresentam com prolapso recorrente, a maioria das falhas ocorre pela fixação inadequada da tela à vagina ou ao colo. Por esta razão, conforme constatado anteriormente, é importante garantir que a tela se estenda bem abaixo da parede vaginal posterior, bem como garantir que a tela esteja aderida à porção superior da parede vaginal anterior. A Figura 43-34 apresenta uma paciente com prolapso da cúpula vaginal recorrente após uma colpopexia sacral abdominal anterior que foi realizada com tela permanente. Na reexploração, a tela implantada anteriormente é encontrada completamente separada da vagina (Fig. 43-34). Nesta situação, a tela foi dissecada para fora do peritônio, excisada acima do nível do sacro e então removida (Fig. 43-34 B). O procedimento foi então repetido com uma nova tela sintética com uma fixação mais firme realizada no nível da vagina.

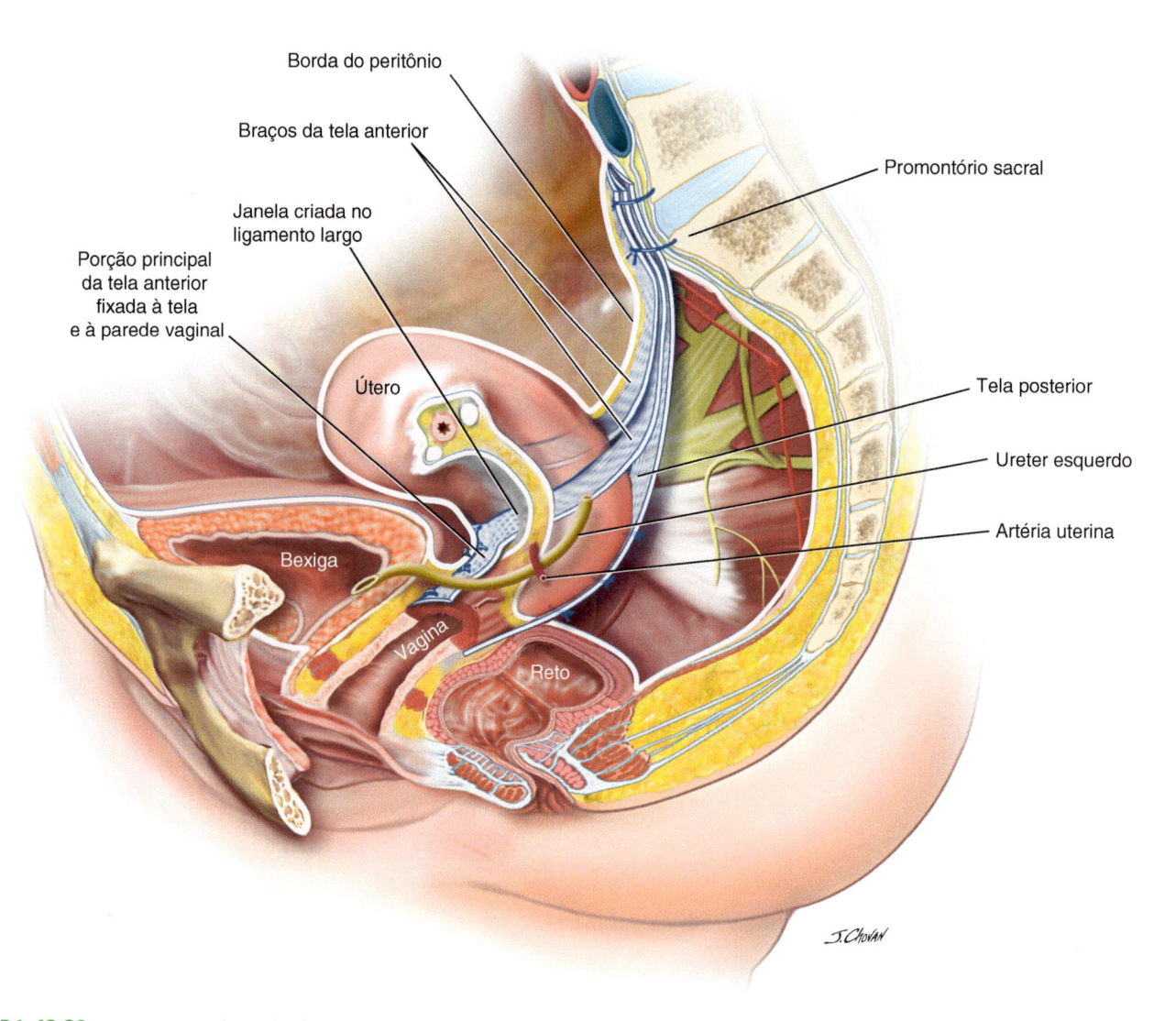

FIGURA 43-32 Está representada a colpo-histeropexia sacral com tela dupla. *(Reimpresso com permissão de Karram MM, Maher CF: Surgical Management of Pelvic Organ Prolapse: Female Pelvic Surgery Video Atlas Series. Philadelphia, Saunders, 2012.)*

CAPÍTULO 43 Colpopexia Sacral Abdominal e Colpo-histeropexia

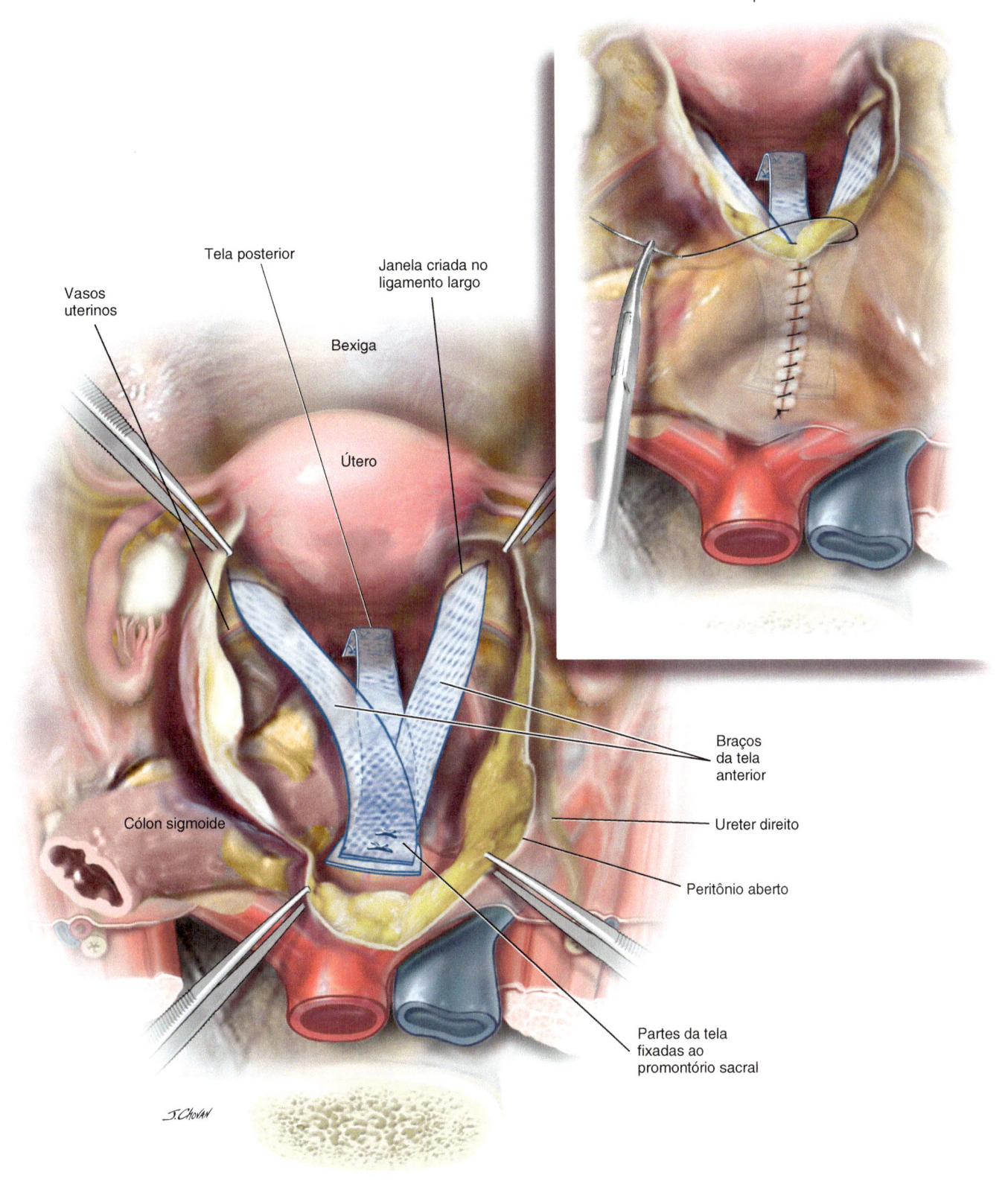

FIGURA 43-33 Os dois braços do folheto anterior da tela estão destacados saindo do ligamento largo. Eles estão presos com o folheto posterior no promontório sacral. O espaço retroperitoneal está representado sendo fechado sobre os braços da tela *(destaque)*. *(Reimpresso com permissão de Karram MM, Maher CF: Surgical Management of Pelvic Organ Prolapse: Female Pelvic Surgery Video Atlas Series. Philadelphia, Saunders, 2012.)*

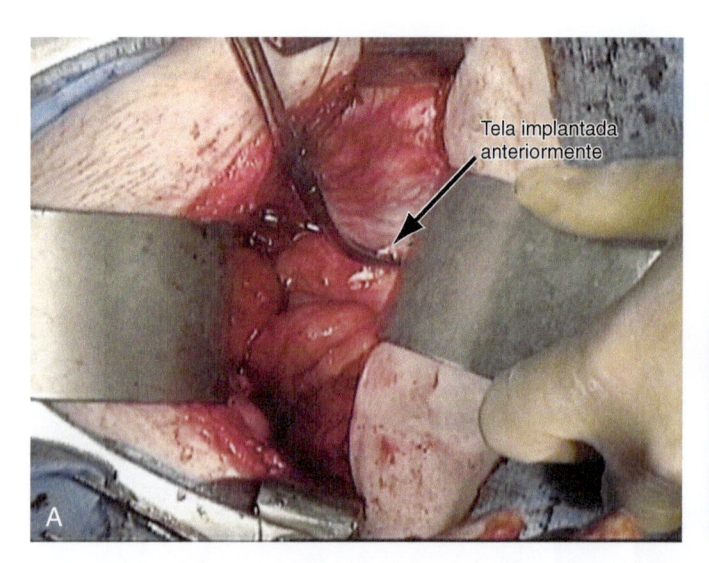

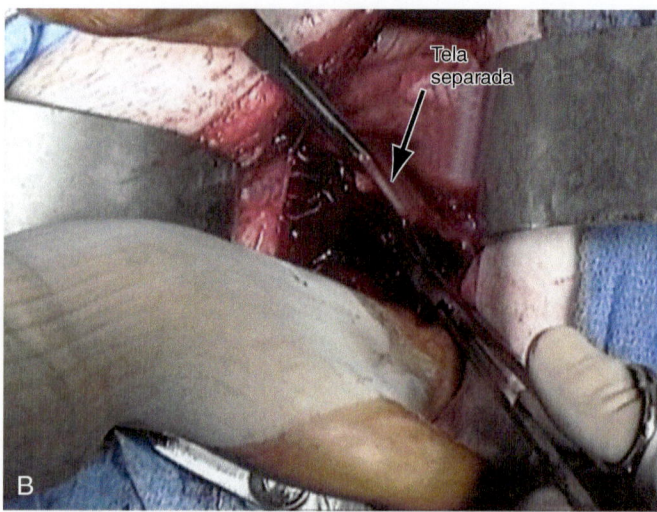

FIGURA 43-34 Uma paciente com prolapso recorrente que passou por uma colpopexia sacral abdominal anteriormente. **A.** Com a reexplorarão, a tela implantada anteriormente é identificada. Conforme observado nesta fotografia, ela está completamente separada da vagina. **B.** A tela separada é dissecada para fora do tecido para ser excisada completamente.

PARTE 3

Cirurgia Cervical, Vaginal e da Vulva

3

Cirurgia Cervical, Vaginal e da Vulva

SEÇÃO 10

Cirurgia Cervical

44 Anatomia do Colo

45 Biópsia Cervical, Curetagem Endocervical e Biópsia Cervical Durante a Gravidez
- *Biópsia Cervical*
- *Curetagem Endocervical*
- *Biópsia Cervical Durante a Gravidez*

46 Conização do Colo do Útero
- *Conização a Bisturi Frio*
- *Conização a Laser*
- *Conização Durante a Gravidez*
- *Excisão Eletrocirúrgica por Alça*
- *Excisão Eletrocirúrgica pela Técnica Seletiva de Excisão Dupla (Top Hat)*
- *Conização Combinada*

47 Polipectomia Cervical

48 Alívio da Estenose Cervical

49 Cerclagem Cervical

50 Excisão do Colo do Útero Residual (Traquelectomia)

Seção 10

Cirurgia Cervical

CAPÍTULO 44

Anatomia do Colo

Michael S. Baggish

A cérvice uterina (colo) é a porção mais baixa do útero (Fig. 44-1). O colo consiste de porções supravaginal e vaginal praticamente iguais. A parte do colo que se projeta e que pode ser vista pela vagina mede 2 cm (em média) de comprimento (Fig. 44-2). A porção supravaginal mede 1,5 cm (em média) de comprimento. Em geral, o colo inteiro de mulheres não grávidas que ainda menstruam mede 3,5 cm de comprimento e 2 cm de diâmetro. No período pós-menopausal ou se houver prolapso, o comprimento relativo do colo pode aumentar (Fig. 44-3A e B). Da mesma forma, após cerclagem, o comprimento relativo do colo pode parecer substancialmente aumentado à ultrassonografia (Fig. 44-4A e B). Esse aumento aparente é devido, sem dúvida, ao acréscimo da porção do istmo à sutura. O colo é observado por meio de um espéculo aberto, tem um aspecto cilíndrico com uma abertura central, o orifício cervical externo. Este mede 3 a 5 mm de diâmetro (em nulíparas) e até 1 cm ou mais em multíparas (Fig. 44-5). A reflexão da porção superior da vagina em torno do colo saliente forma recessos ou fórnices (anterior, posterior, lateral direto e esquerdo) (Fig. 44-6).

A maior parte do colo é recoberta por camadas de epitélio escamoso, de coloração rósea. O canal endocervical é recoberto por uma única camada de epitélio mucossecretor, de coloração avermelhada (Fig. 44-7). O canal endocervical é estreito (0,5 cm) e se estende do final vaginal (orifício externo) ao ponto de entrada na porção inferior da cavidade uterina (orifício interno) (Fig. 44-8A a C). O epitélio mucoso se apresenta em várias dobras e fendas que se estendem para o estroma subjacente (colágeno) em diferentes profundidades (Fig. 44-9). O objetivo das dobras e fendas é aumentar significativamente a área da superfície do canal endocervical sem aumentar realmente o seu comprimento (Fig. 44-10). Infelizmente, uma terminologia equivocada se popularizou irreversivelmente na literatura e no jargão ginecológico: "glândulas endocervicais". Não se trata de glândulas, mas sim de uma extensão do canal endocervical com camadas de uma única célula. Vários estudos mostraram que a mucosa endocervical projeta-se 3 mm para dentro do estroma subjacente, podendo mesmo chegar a 6 mm de profundidade (Fig. 44-11A e B).

O colo é dotado de um suprimento copioso de sangue através do ramo descendente da artéria uterina e da artéria vaginal. Isso responde por sua capacidade milagrosa de cicatrização e de sobreviver às piores agressões iatrogênicas.

Durante a gravidez, o colo aumenta seu comprimento e, mais ainda, seu diâmetro como resultado de hiperplasia de células e de elementos do estroma. O aumento significativo do suprimento de sangue faz o tecido ficar com uma cor escurecida ou azulada, bem como uma textura mole, macia (Fig. 44-12). Como resultado dos altos níveis de estrógenos, a mucosa endocervical everte-se para a superfície exposta do colo. Na realidade, esse é um processo de metaplasia no qual as células de reserva são programadas para formar células mucosas e não células escamosas.

Os nervos que vão para o colo originam-se das proximidades da terminação sacral dos ligamentos uterossacros. Essa combinação mal definida de tecidos consiste de sangue e tecido vascular no fundo do espaço pararretal, incluindo gordura, nervos linfáticos e tecido conjuntivo. É dentro dessa área que terminam os bem-definidos ligamentos uterossacros.

O plexo hipogástrico inferior fornece fibras para esse plexo. As fibras são também fornecidas pelas raízes sacrais e a inervação simpática ocorre por meio da cadeia paravertebral lombar e sacral (Caps. 1 e 2).

É curioso que o colo e a vagina tenham poucos receptores de estímulo doloroso comparativamente a superfícies cutâneas ou a mucosa da cavidade oral. Entretanto, o colo é bem dotado de receptores de pressão e temperatura. O plexo paracervical e os gânglios (gânglio de Frankenhaüser) podem ser estimulados pelos fórnices laterais da vagina para propiciar uma sensação de prazer à leve pressão, ou um desconforto doloroso à pressão maior.

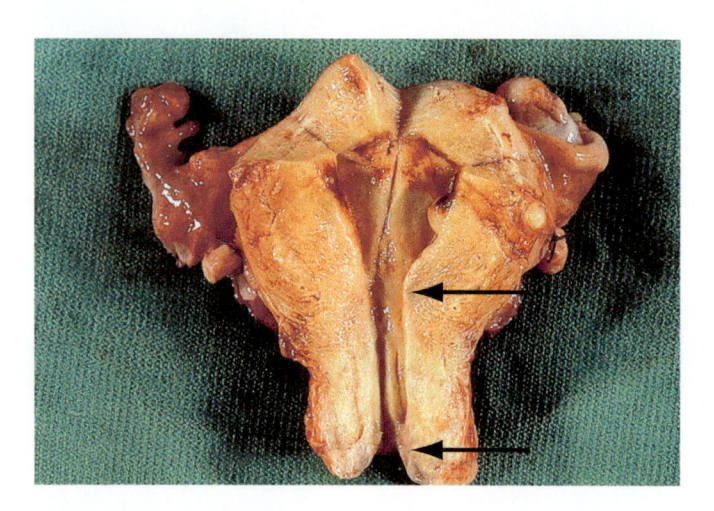

FIGURA 44-1 O útero inteiro é mostrado aberto. As duas setas indicam toda a porção cervical (comprimento), incluindo as porções supravaginal e vaginal.

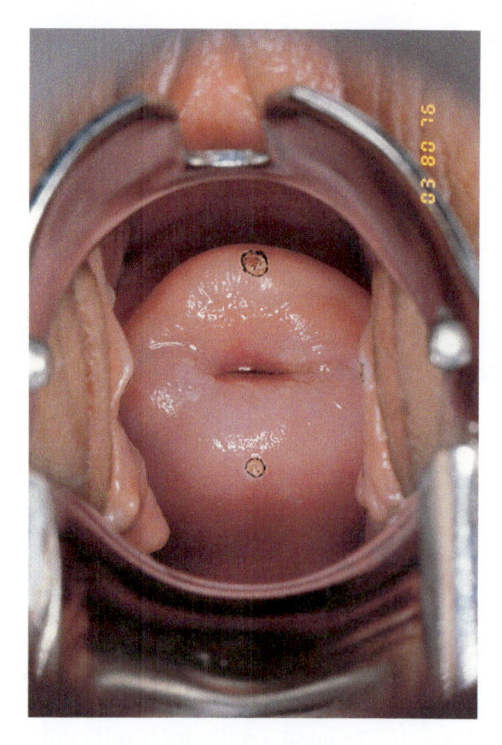

FIGURA 44-2 A porção vaginal do colo mede 2 cm de diâmetro e de 2 a 2,5 cm de comprimento. A configuração cilíndrica é óbvia. Marcas foram colocadas a *laser* nos lábios anterior e posterior do colo. O orifício externo está no meio entre esses pontos.

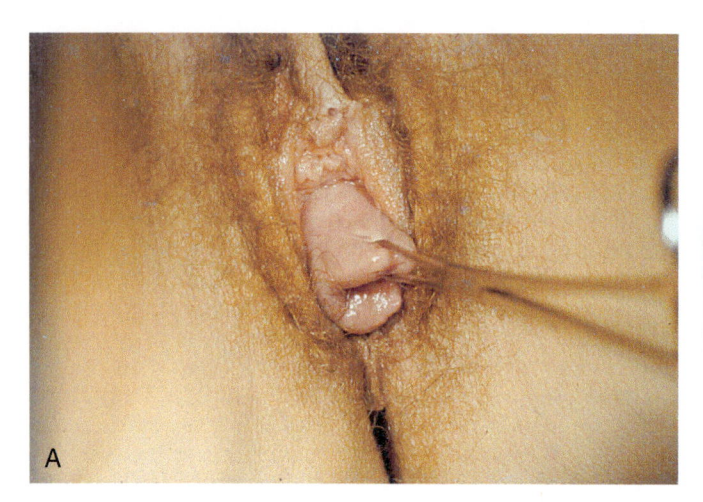

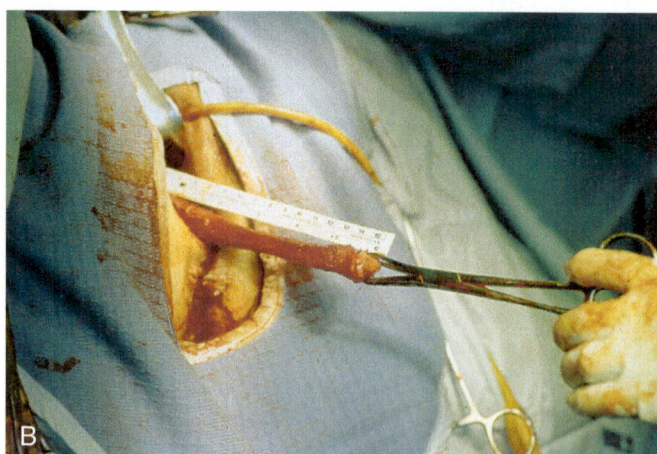

FIGURA 44-3 A. Um colo bastante alongado não é incomum em mulheres idosas com prolapso. **B.** Durante a cirurgia, o comprimento real desse colo alongado pode ser observado e medido. Observe a coloração amarelada da pele devido à solução de iodopovidona.

CAPÍTULO 44 Anatomia do Colo   495

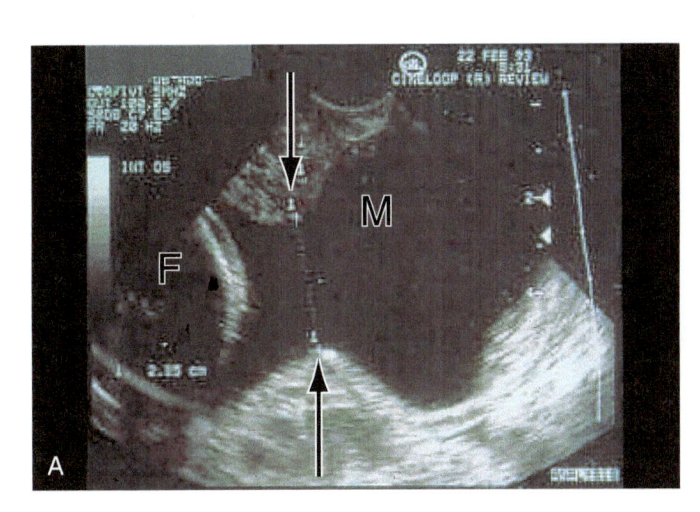

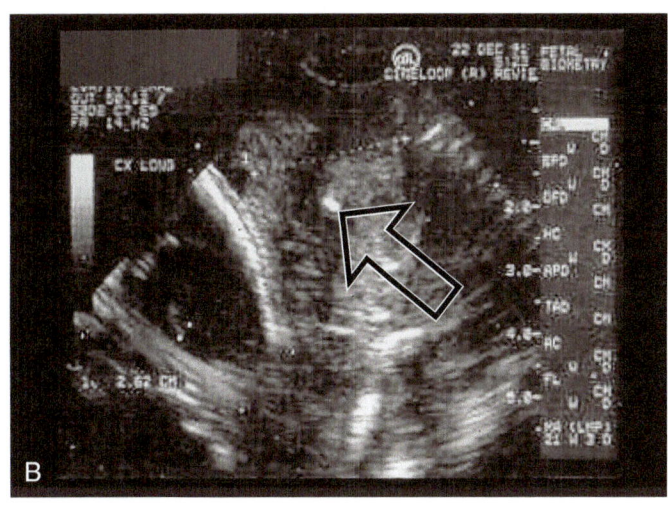

FIGURA 44-4 A. Imagem ultrassonográfica de um colo detalhando os comprimentos relativos antes e depois da colocação da sutura cervical. O colo tem menos de 1 cm de comprimento. O orifício dilatado está entre as setas. Houve prolapso das membranas (M) para a vagina. A cabeça do feto é vista em F. **B.** A seta aponta para o nó do ponto no colo (densidade branca). Observe que o comprimento do colo aumentou após a colocação do ponto.

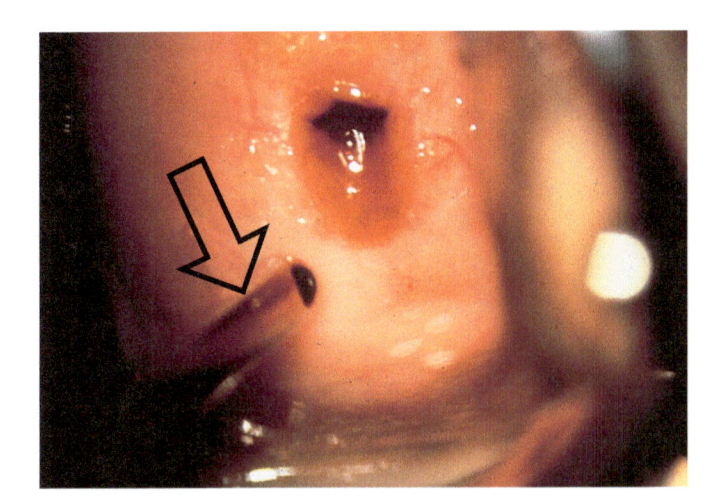

FIGURA 44-5 Um histeroscópio medindo 6 mm de diâmetro (seta) está posicionado para entrar no canal endocervical. Observe que o canal está "mais aberto" no momento da ovulação. O tecido avermelhado é o epitélio mucoso, que recobre o canal endocervical.

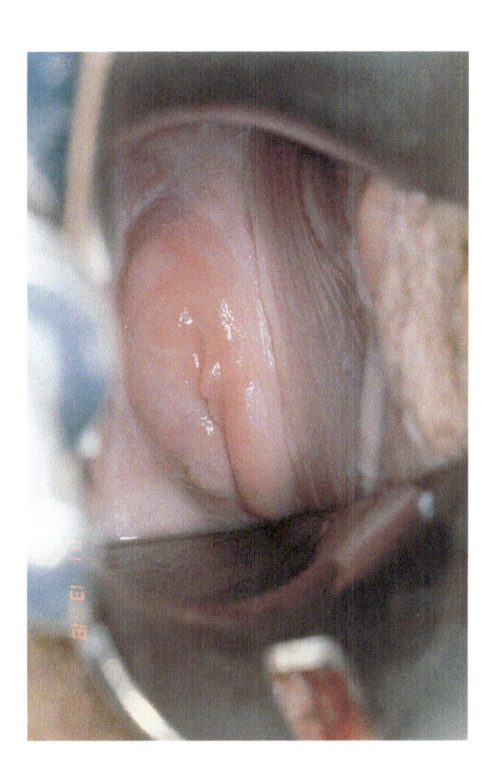

FIGURA 44-6 Os fórnices vaginais são criados pela protrusão do colo através da parede vaginal. A imagem mostra claramente o fórnice anterior e o fórnice lateral esquerdo.

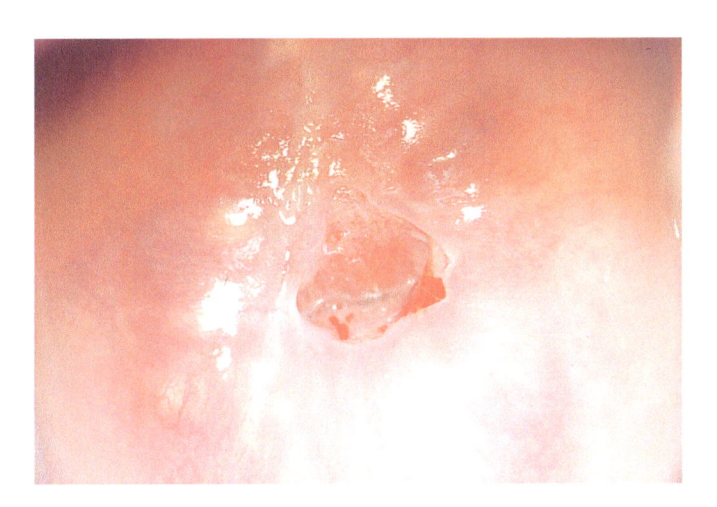

FIGURA 44-7 Imagem próxima do colo mostrando a junção escomocolunar. A ecotocérvice rósea contrasta acentuadamente com a endocérvice vermelha. A diferença de cor pode ser explicada pela filtragem da luz entre a superfície mucosa e os vasos sanguíneos do estroma subjacente. A ectocérvice consiste de 20 a 40 camadas de células escamosas contra uma única camada de epitélio da mucosa endocervical.

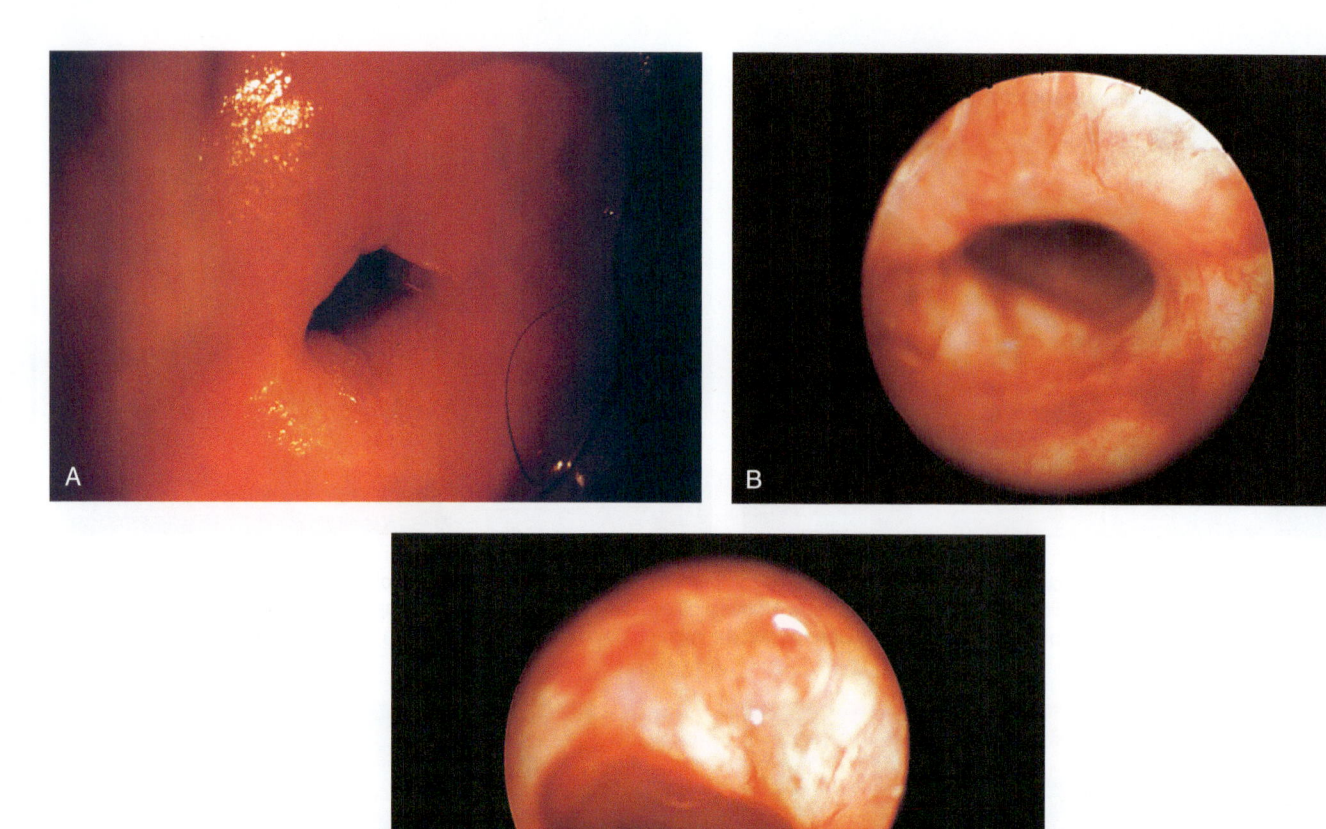

FIGURA 44-8 A. Imagem próxima do ponto de entrada do canal cervical (orifício externo). **B.** Visão histeroscópica dentro do canal endocervical, voltada para cima, no orifício interno. **C.** Visão próxima do orifício interno, voltada para a porção inferior do corpo uterino (porção infundibular).

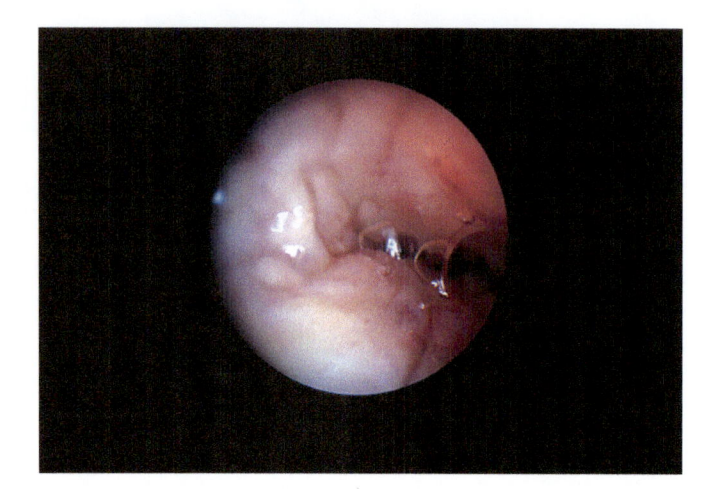

FIGURA 44-9 Visão histeroscópica panorâmica com dióxido de carbono (CO_2) do canal endocervical. Observe as numerosas dobras e fendas.

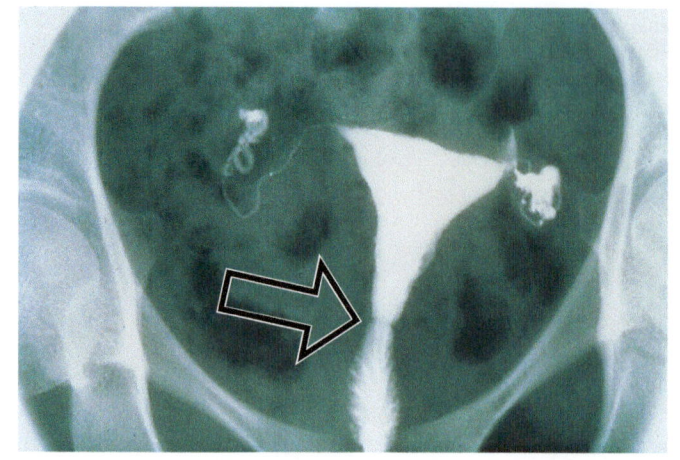

FIGURA 44-10 Detalhe histerosalpingográfico do colo. O orifício interno é observado nos pontos de constrição (seta). As fendas endocervicais criam um padrão tipo pena como resultado de sua extensão para o estroma subjacente.

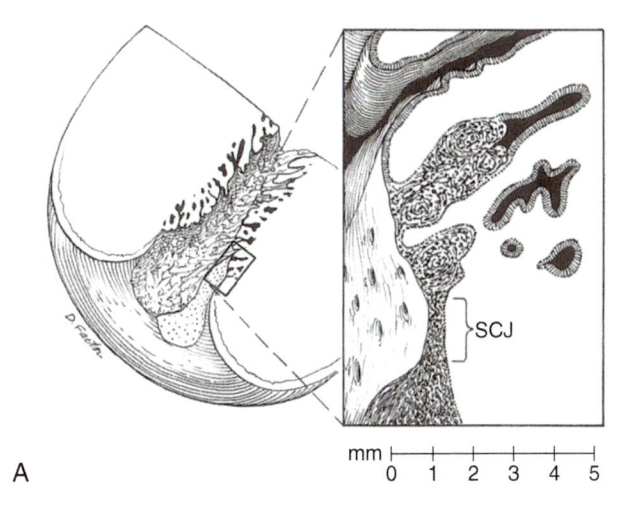

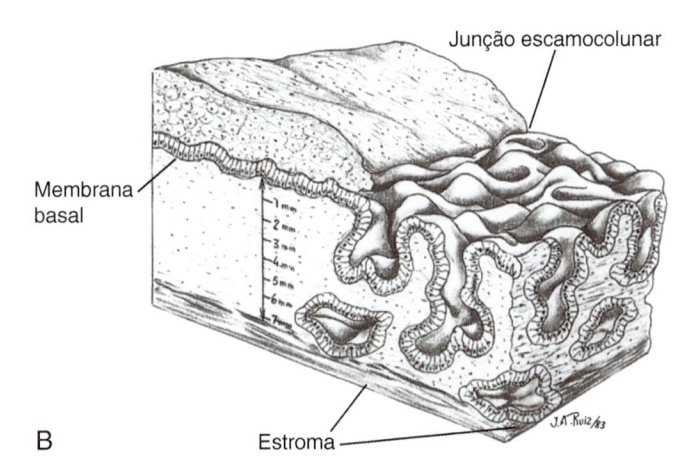

FIGURA 44-11 A. Representação esquemática da distribuição e geografia das fendas endocervicais. O destaque mostra um detalhe da superfície da mucosa endocervical e do estroma subjacente. Observe a extensão (régua de milímetros) da profundidade com que as fendas endocervicais penetram no estroma de colágeno. **B.** Essa imagem tridimensional mostra ainda o canal endocervical sinuoso. As "glândulas" mais profundas chegam a uma profundidade de 6 mm do estroma.

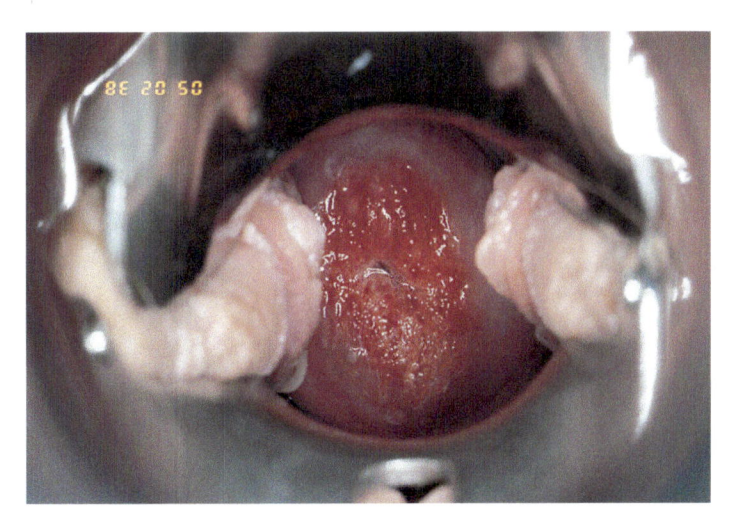

FIGURA 44-12 O colo gravídico está aumentado, azulado (cianótico), macio e evertido. A hipervascularização deve ser considerada e controlada durante qualquer procedimento cirúrgico realizado durante a gravidez.

CAPÍTULO 45

Biópsia Cervical, Curetagem Endocervical e Biópsia Cervical Durante a Gravidez

Michael S. Baggish

Biópsia Cervical

Todas as biópsias cervicais devem ser dirigidas por colposcopia. Não há desculpa razoável para não ser realizada uma biópsia dirigida no século XXI. A zona de transformação anormal é identificada aplicando ácido acético 3 a 4% ao colo com um cotonete e observando então a coloração esbranquiçada que se desenvolve na área atípica, com ou sem anormalidades vasculares (Fig. 45-1A e B). A escolha das áreas para biópsia é feita de acordo com a gravidade observada à colposcopia. A analgesia geralmente não é necessária se a biópsia for realizada em tempo hábil e se fórceps pinça de biópsia estiver adequadamente afiada. Para pacientes ansiosas, pode-se injetar lidocaína 1% diretamente no colo com uma agulha de 2,8 mm, calibre 25 a 27. A maioria das pacientes sente como que um beliscão ou cólica leve no momento da biópsia.

A pinça de biópsia é direcionada ao local cirúrgico com a magnificação de um colposcópio para guiá-la para o local adequado (Fig. 45-2A e B). Os dentes grandes da pinça estabilizam o colo, para que sua superfície arredondada não escape da pinça (Fig. 45-3). As mandíbulas são fechadas e com um clique um fragmento de tecido é cortado do colo e seguro pelas mandíbulas da pinça de biópsia (Fig. 45-4). O material é retirado e um aplicador com ponta de algodão embebida em solução de percloreto férrico é colocado na cratera do local da biópsia, seguro no local e, depois, rodado para a esquerda e para a direita até todo o sangramento parar (Fig. 45-5A e B).

Se o sangramento não parar após a aplicação da solução de percloreto férrico ou se sangramento pulsátil for observado, uma sutura em 8 com fio de Vicryl® 3-0 deve ser feita enquanto a magnificação do colposcópio é usada para localizar o local preciso dos pontos. Um porta-agulha comprido e reto ou um porta-agulha de Haney deve ser usado para esse procedimento (Fig. 45-6). Alternativamente, uma biópsia pode ser realizada com um grande eletrodo tipo alça (Fig. 45-7A e B).

Curetagem Endocervical

Para que uma curetagem endocervical seja realizada adequadamente, o colo deve estar estabilizado. Isso é feito aplicando-se uma pinça de dente único ao lábio anterior do colo. Depois, coloca-se uma compressa abaixo da face posterior do colo (ou seja, no fórnice posterior da vagina). Uma cureta de Kevorkian é encaixada no orifício externo e empurrada ao longo do eixo do canal cervical por uma distância de 2,5 a 3 cm (Fig. 45-8). A ponta afiada da cureta é voltada para a posição de doze horas. A cureta é passada com vigor para baixo. Há uma rotação em sentido horário a cada passada subsequente, para as posições de três, seis e nove horas, até a cureta voltar novamente para a posição de doze horas (Fig. 45-9). Habitualmente, as curetas são envoltas em muco cervical (Fig. 45-10). O material é retirado da compressa com uma pinça Kelly longa e curva, que enrola a amostra do muco da mesma forma como se enrola o macarrão no garfo. O material é depositado sobre um quadrado de papel toalha comum e, em conjunto, são colocados imediatamente num recipiente com fixador. Pode-se prever maior precisão direcionando-se a curetagem endocervical a uma área determinada para coleta de amostra. Isso se consegue por meio de um exame endoscópico da endocérvice antes de se curetar o canal (Fig. 45-11A a C).

Biópsia Cervical Durante a Gravidez

Por vezes, faz-se a biópsia do colo durante a gravidez para se determinar a presença de câncer invasivo. Não é aconselhável fazer uma curetagem endocervical durante a gravidez. O colo gravídico é azul em decorrência do tremendo suprimento vascular. A obtenção de uma peça de biópsia, ainda que pequena, pode acarretar sangramento significativo (Fig. 45-12). Portanto, deve-se ter em mãos fio de Vicryl® 3-0 e os instrumentos longos adequados, caso seja necessário fazer uma sutura. Após o exame colposcópico e identificação do local da biópsia, fórceps pinça de biópsia é posicionada sobre o colo. A mão livre do operador segura um aplicador com ponta de algodão, com solução de percloreto férrico. Quando as mandíbulas da pinça da biópsia se fecham sobre o tecido, o cotonete de percloreto férrico é colocado perto do colo (isto é, bem ao lado da pinça) (Fig. 45-13A). Quando a peça é removida, o cotonete percloreto férrico é aplicado na cratera da lesão e gentilmente rodado de uma margem a outra, mantendo-se uma leve pressão (Fig. 45-13B). O cotonete é mantido em contato com o local da lesão por 20 a 30 segundos e então removido com cuidado.

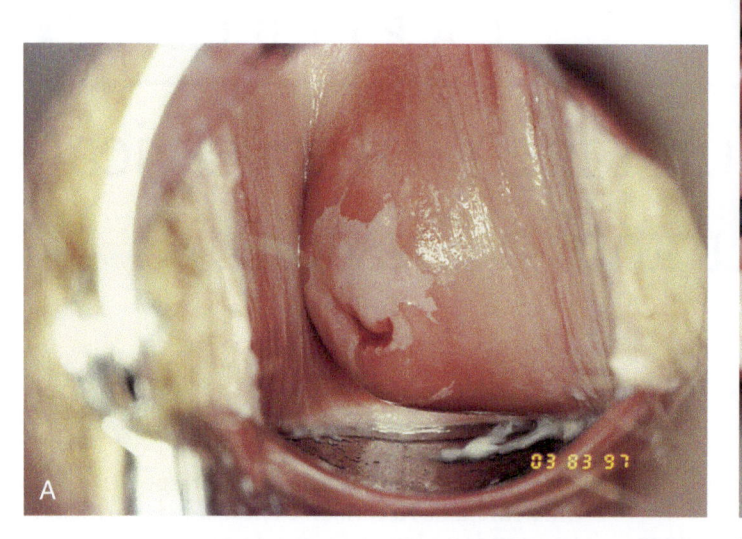

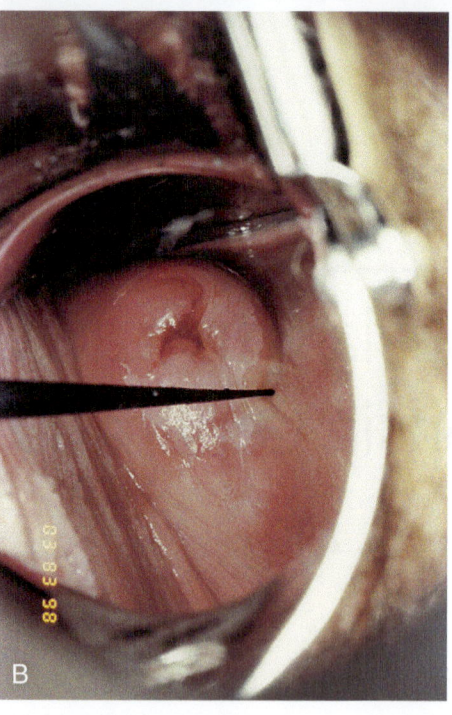

FIGURA 45-1 A. Imagem colposcópica do colo do útero mostrando uma zona de transformação atípica envolvendo predominantemente o lábio anterior do colo e também o lábio posterior. **B.** Um gancho de titânio é usado para determinar a extensão da lesão para a ectocérvice.

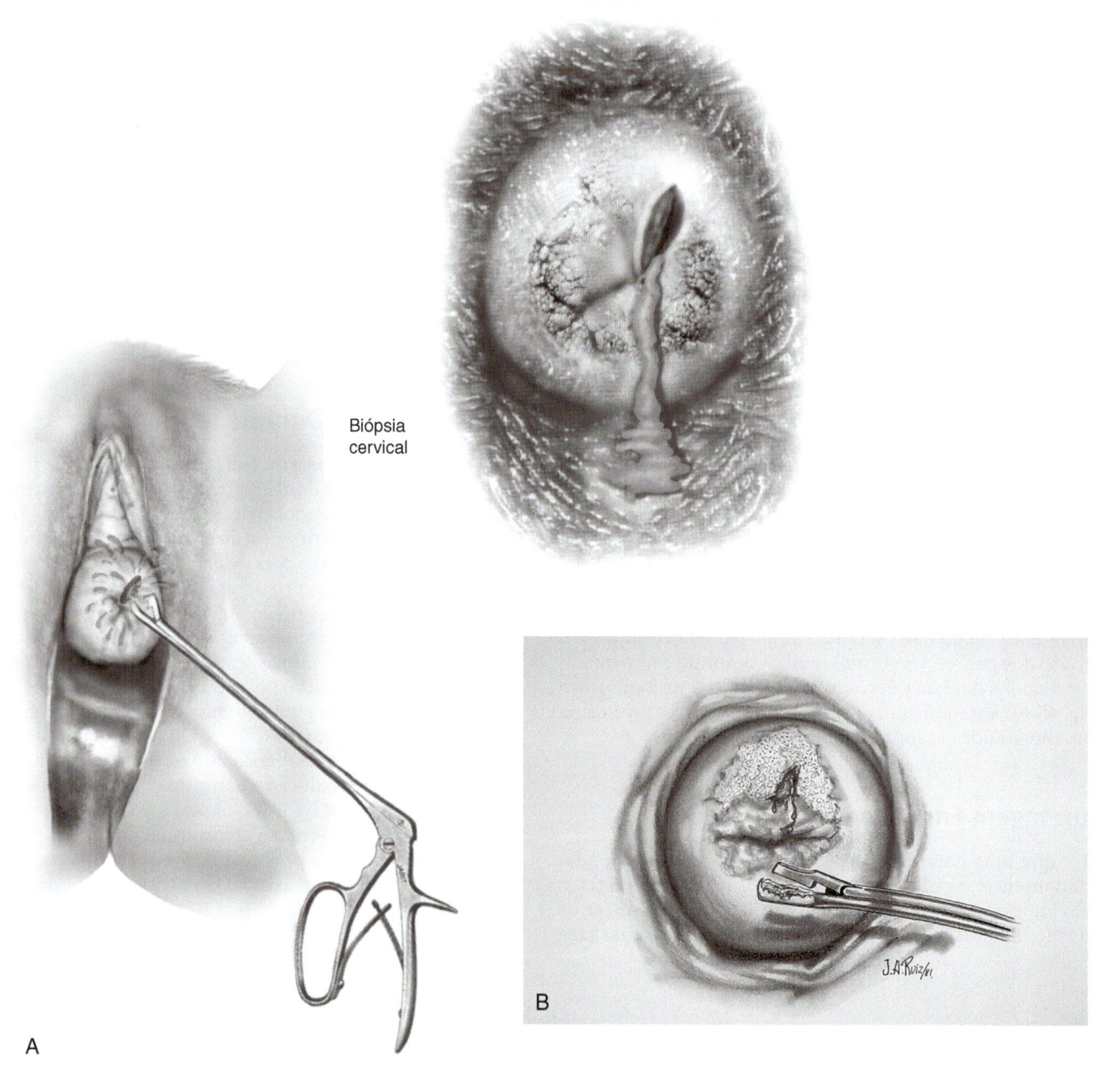

Biópsia cervical

FIGURA 45-2 A. Uma biópsia direcionada do colo é realizada. O detalhe demonstra esquematicamente a visão colposcópica obtida. **B.** Uma amostra adequada preencherá pinça da biópsia e será cortada do tecido cervical ao redor.

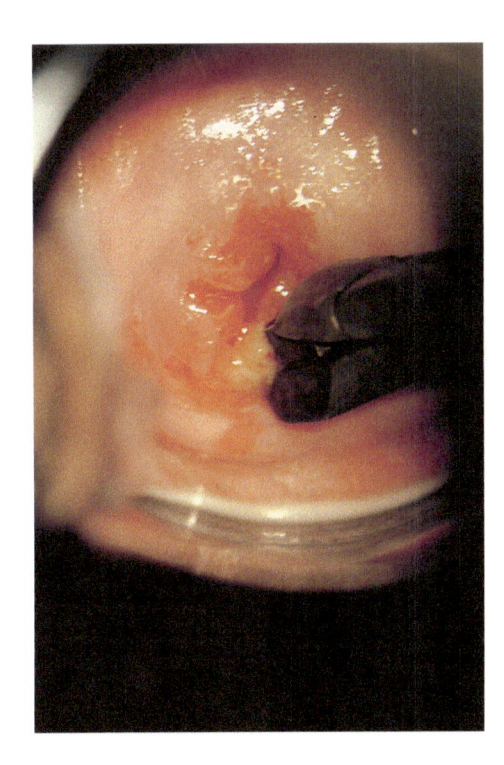

FIGURA 45-3 Essa visão colposcópica mostra pinça de biópsia fechando-se sobre um pedaço de tecido na junção escamocolunar.

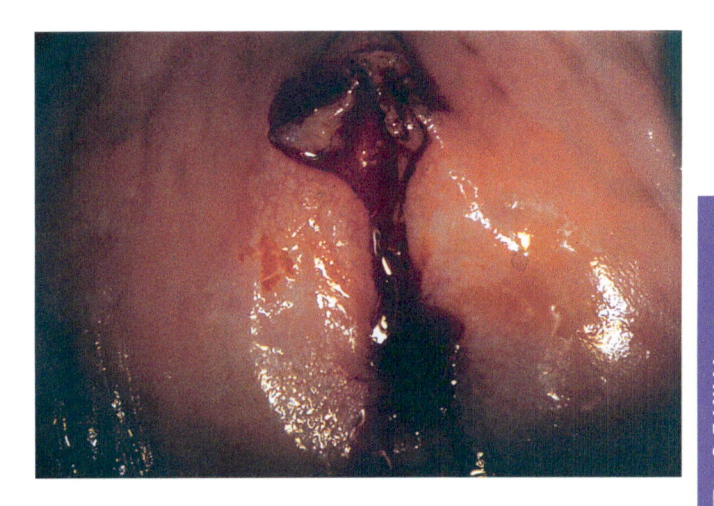

FIGURA 45-4 A imagem mostra uma biópsia direcionada adequada. Observe que as bordas da peça são agudas e que ela se estende completamente na zona de transformação atípica. Além disso, demonstra que todas as peças de biópsia sangram.

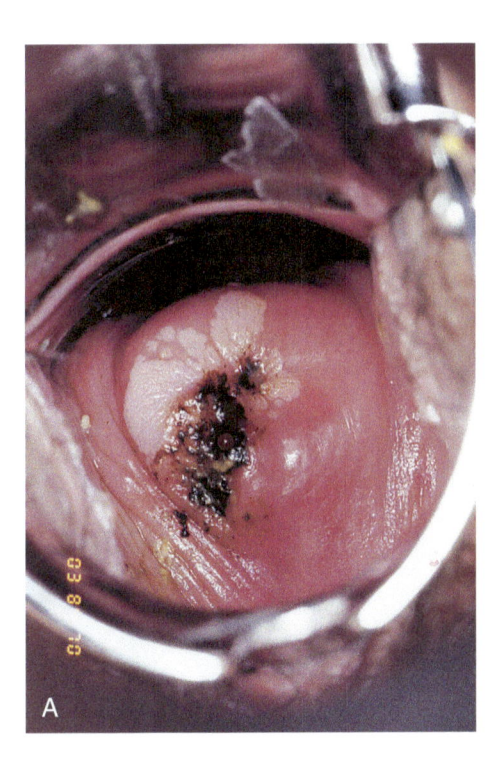

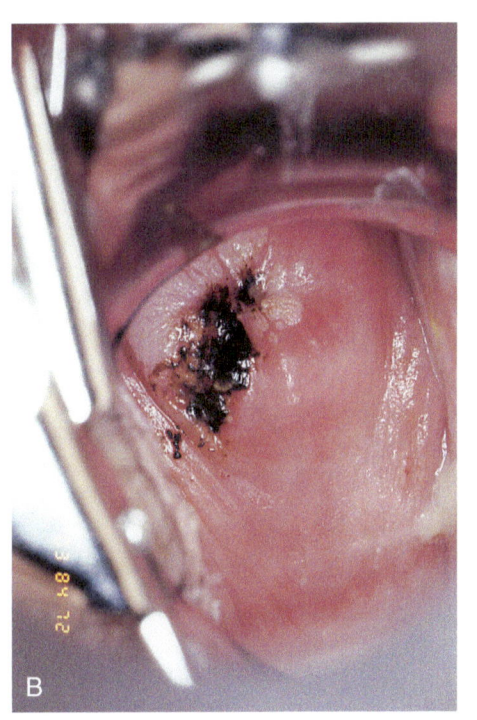

FIGURA 45-5 A. Aplicou-se a solução de percloreto férrico no local da biópsia, dando uma coloração marrom escura ao tecido. **B.** Visão aumentada do local da biópsia após aplicação da solução de percloreto férrico. Observe a excelente hemostasia.

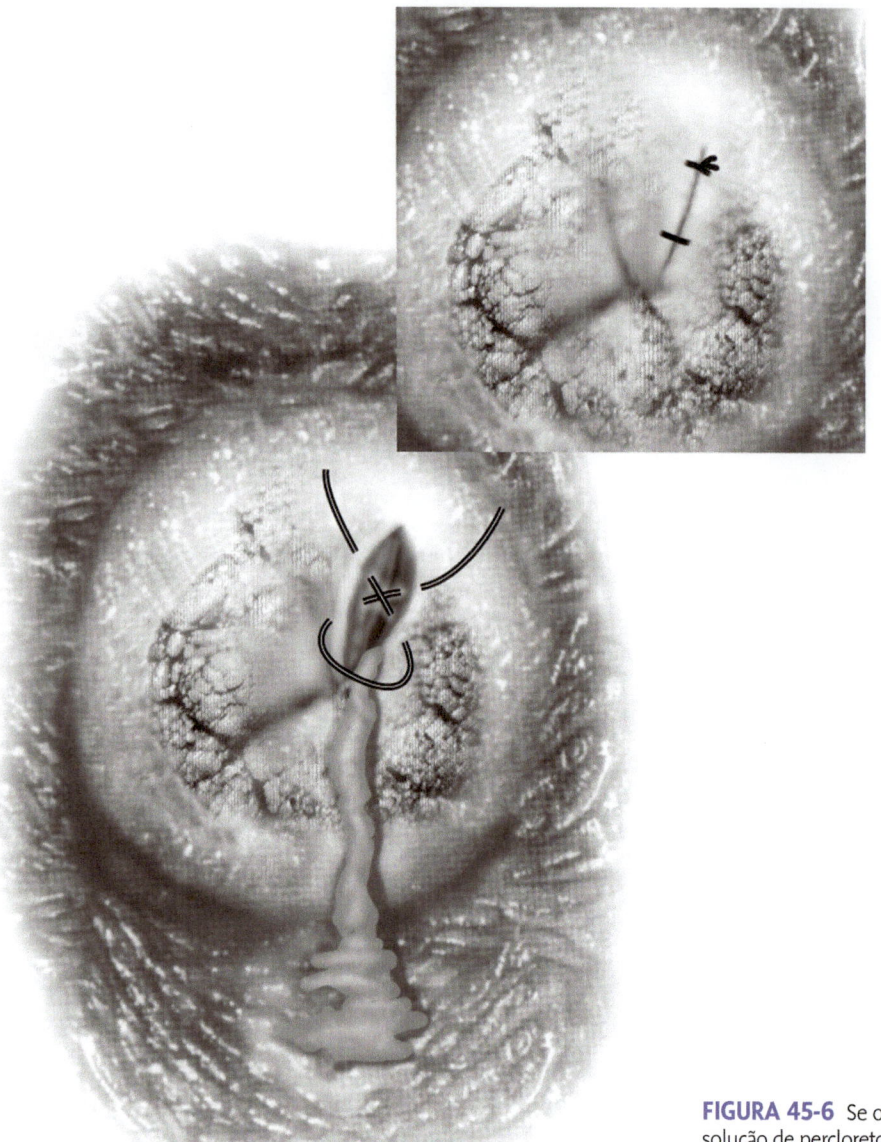

FIGURA 45-6 Se o sangramento continuar após a aplicação da solução de percloreto férrico, o local precisa ser suturado. Isso é feito usando-se um porta-agulhas longo e fechando-se o orifício da biópsia com uma sutura em 8 com fio de Vicryl 3-0.

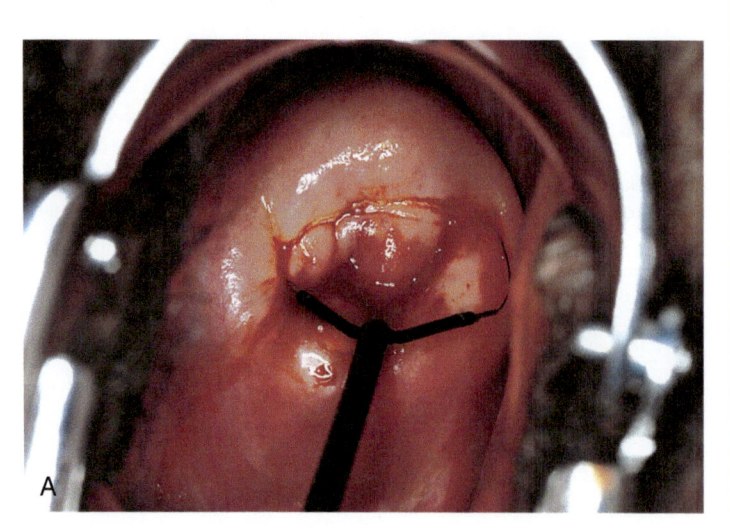

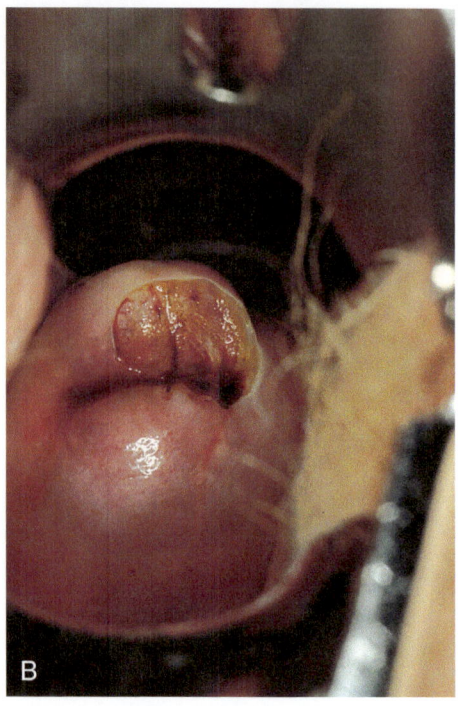

FIGURA 45-7 A. Um grande eletrodo tipo alça associado a uma corrente de corte monopolar é uma técnica alternativa para se obter uma peça de biópsia relativamente "sem sangue". **B.** A amostra em forma de disco não é profunda, mas é fácil para o patologista orientar.

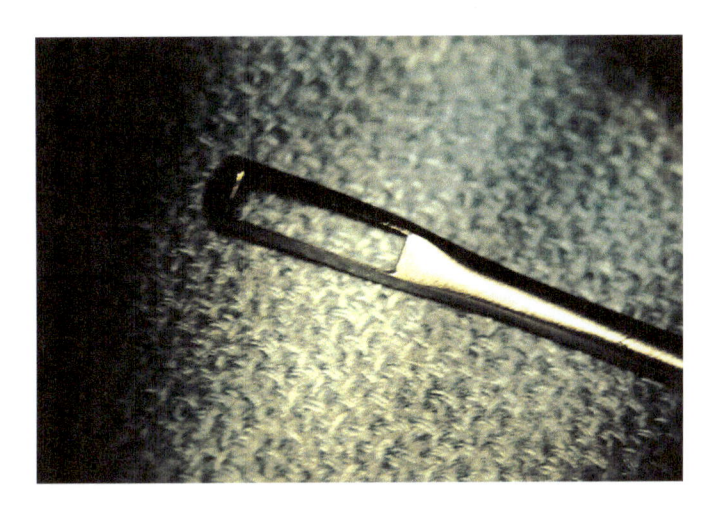

FIGURA 45-8 Uma cureta de Kevorkian é mais adequada para curetagem endocervical por seu perfil estreito e bordas cortantes.

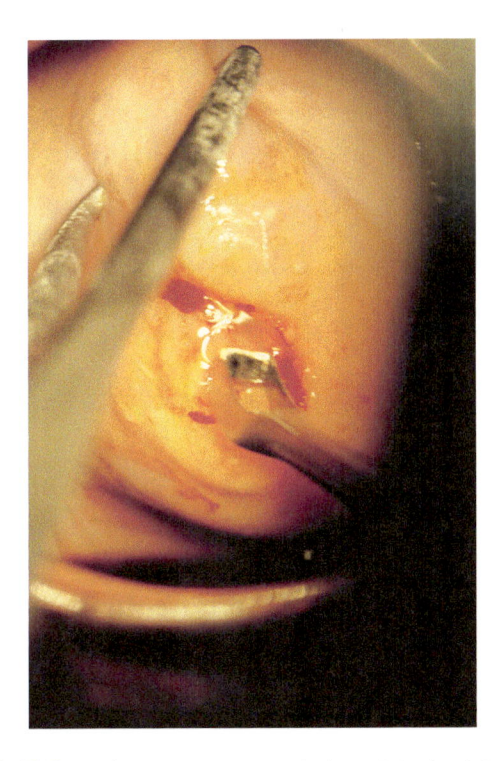

FIGURA 45-9 O colo é preso com pinça de dente único (posição de 12 horas) para estabilidade. A cureta pode ser observada imediatamente antes de entrar no canal cervical.

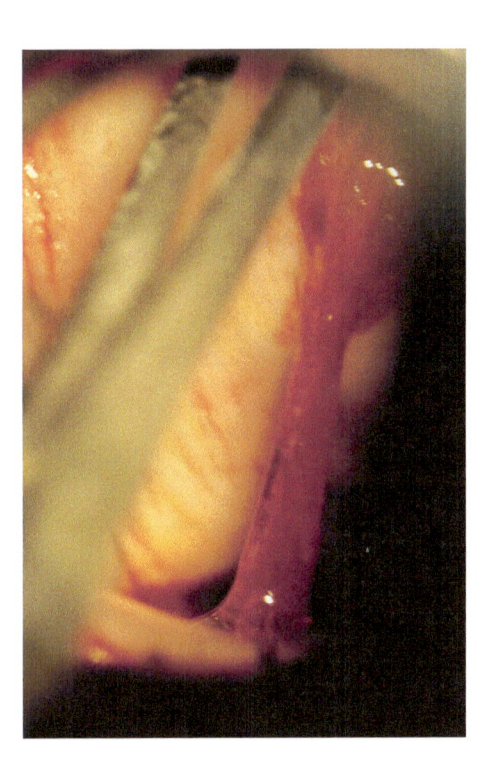

FIGURA 45-10 A curetagem foi terminada. Observe o fio de muco contendo fragmentos da mucosa endocervical.

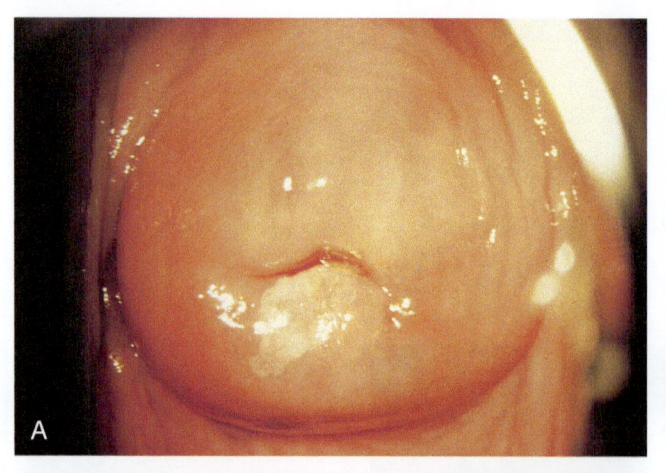

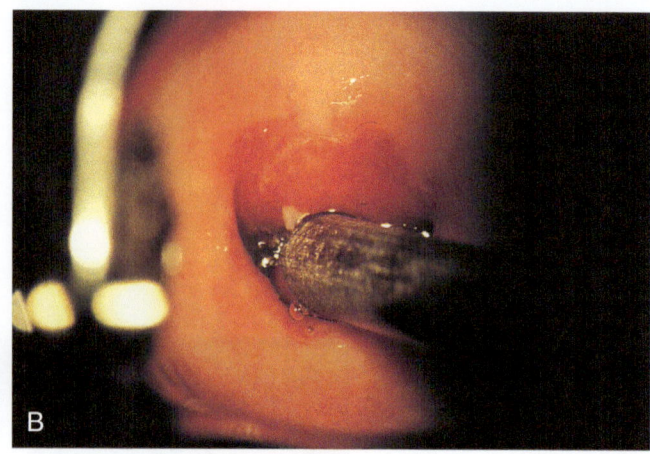

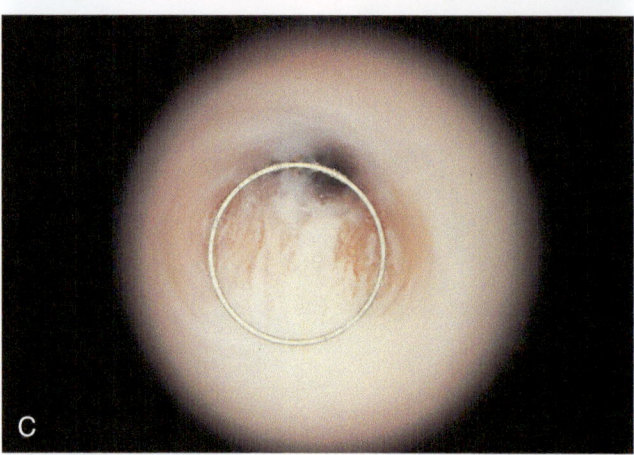

FIGURA 45-11 A. A zona de transformação anormal na posição de seis horas estende-se para o canal endocervical. **B.** O trocarte do histeroscópio é encaixado no orifício externo em preparação para o exame endoscópico do canal cervical. **C.** Visão histeroscópica mostra claramente a extensão e a localização do epitélio anormal no canal.

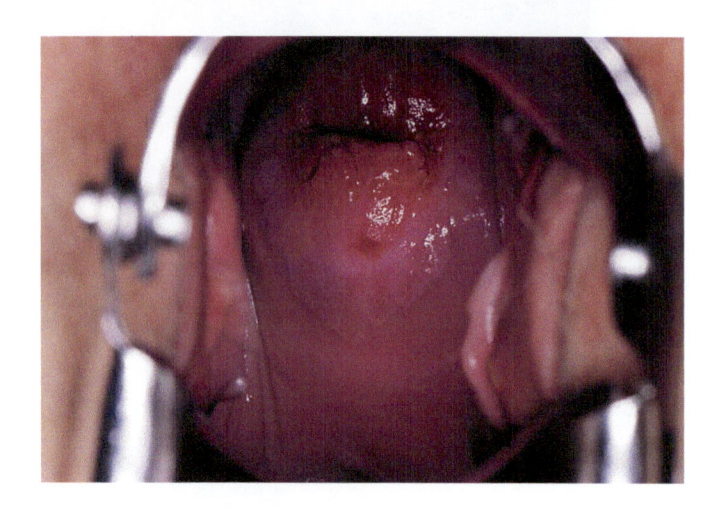

FIGURA 45-12 O colo gravídico é cianótico com ectopia extensa. Uma extensa zona de transformação anormal é visível nessa fotografia colposcópica.

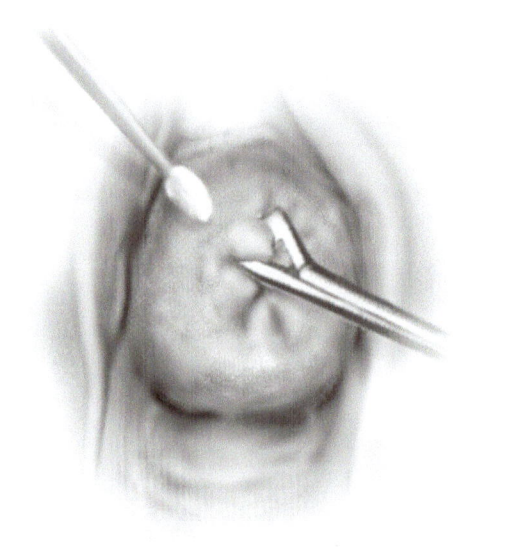

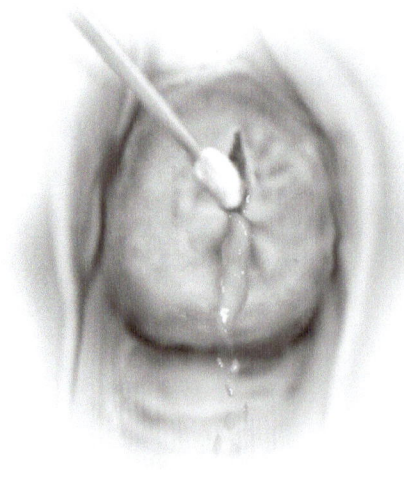

FIGURA 45-13 A. As mandíbulas da pinça de biópsia são fechadas sobre a amostra de tecido nessa paciente grávida. Simultaneamente, um aplicador com ponta de algodão encharcado com solução de percloreto férrico é posicionado ao lado da pinça de biópsia. **B.** À medida que se retira fórceps pinça de biópsia contendo a amostra de tecido, o cotonete com a solução de percloreto férrico é aplicado no defeito, rodando-o gentilmente de um lado para outro com leve pressão.

CAPÍTULO 46

Conização do Colo do Útero

Michael S. Baggish

O termo biópsia em cone passou a se referir não apenas a biópsia em formato geométrico de cone, mas também a biópsias cilíndricas e de disco (excisão em alça da zona de transformação). Nas últimas três décadas, boa parte das pesquisas e discussões enfocaram as especificações para conização do colo do útero. Principalmente, o objetivo do cirurgião ginecológico é obter uma margem celular clara (isto é, não neoplásica) nos perímetros ectocervicais, endocervicais, laterais e profundos da peça cirúrgica. A estratégia é associar um procedimento diagnóstico a um terapêutico. Um objetivo adicional da cirurgia é a manutenção da fertilidade, porque a maioria das pacientes que passa por essa cirurgia está dentro da faixa etária reprodutiva. Quando realizado na paciente grávida, o procedimento não deve levar à interrupção da gravidez. Com exceção de adenocarcinoma *in situ*, que é minoria entre as neoplasias pré-malignas do colo do útero, as células neoplásicas se espalham por continuidade direta a partir da junção escamocolunar, seguindo um trajeto para dentro do canal endocervical ou para fora, em direção à porção intravaginal (óstio). O primeiro trajeto é, de longe, o mais comum. Além disso, a disseminação para a ectocérvice é visível à colposcopia, ao passo que o movimento para dentro do canal não é. A neoplasia intraepitelial escamosa (displasia, neoplasia intraepitelial cervical) raramente progride para mais de 1 a 1,5 cm para dentro do canal endocervical. Da mesma forma, quando essas lesões envolvem a disseminação para as fendas endocervicais (glândulas), elas penetram no estroma a uma profundidade de 3 a 3,5 mm, raramente chegando a 6 mm. Assim, a altura do cone não deve ser maior que 15 mm, e a margem periférica em torno do canal deve ser de 3 a 3,5 mm. Isso abrange e cura 95% das lesões de alto grau, incluindo neoplasia intraepitelial escamosa estádios I (displasia moderada) e III (displasia grave, carcinoma *in situ*). Um acesso ainda mais conservador deve ser adotado para casos de neoplasia escamosa de baixo grau (displasia leve, atipia condilomatosa, neoplasia intraepitelial cervical estádio I) por que sua propensão a se espalhar para o canal é menor que a das doenças de alto grau. As doenças de baixo grau devem ser excisadas até uma altura máxima de 8 a 10 mm com margem periférica na zona de transformação de 3 mm.

Com base nesses fatos, vários métodos podem ser empregados para uma conização. Este capítulo não descreve técnicas ablativas porque elas não fornecem material para o patologista (a única exceção é a descrição da conização combinada).

Conização a Bisturi Frio

Assim como com outras biópsias e técnicas terapêuticas, o uso do colposcópio ao longo de todo o procedimento de conização a bisturi frio é muito vantajoso, porque a visão do campo pelo cirurgião é aumentada, permitindo maior precisão, a iluminação é excelente e com foco no campo, e o instrumento não ocupa espaço no campo operatório.

A hemostasia é um elemento chave na realização de uma conização. Pontos ancorados com fio de Vicryl® 0 são passados no colo do útero na posição de nove horas ou três horas para ocluir parcialmente o ramo descendente da artéria uterina e estabilizar o colo (Fig. 46-1A e B). O objetivo é uma melhor exposição do campo operatório. A injeção de vasoconstritores no colo proporciona hemostasia adicional (Fig. 46-1A). O vasoconstritor mais potente é a vasopressina, que deve ser diluída. A vasopressina é fornecida como um pó; quando diluída em água estéril, esse agente contém 20 unidades por mililitro. Um preparado alternativo quando misturado com água estéril contém 10 unidades de vasopressina por 0,5 mL (Fig. 46-2). Para injeção dentro do colo, a vasopressina deve ser diluída 1:100 (isto é, adicione 99 mL de diluente para 1 mL de solução de vasopressina reconstituída, de tal forma que cada mililitro da solução diluída conterá 0,2 unidade). Habitualmente, injeta-se 10 mL da solução no colo. Se a lidocaína 1% sem epinefrina for usada para diluir a vasopressina, a solução resultante proporciona vasoconstrição e anestesia local simultaneamente quando injetada dentro no colo (Fig. 46-3).

Antes da injeção, entretanto, deve ser feita uma colposcopia, e as margens periféricas do cone devem ser marcadas. Uma vez injetada a vasopressina, será difícil visualizar a zona de transformação anormal (ZTA) (Fig. 46-4).

O colposcópio é ajustado para o modo *scanning power*. Um corte circular com bisturi é feito 3 mm periférico à ZTA. O bisturi é colocado em ângulo direcionado ao canal endocervical, e corta mais profundamente o estroma a uma altura de 1,5 cm. A margem endocervical é cortada (Fig. 46-5A a E). A hemostasia é conseguida com um eletrodo tipo bola usando *spray* ou coagulação forçada, ajustado a 50 W. Os pontos ancorados são cortados próximos ao nó (intacto), e o campo é inspecionado para hemostasia. Não são colocadas compressas ou tampões na vagina ou na cavidade cirúrgica. A realização da curetagem endocervical é opcional. Se o cirurgião quiser curetar o restante do canal endocervical, deve fazê-lo ao final da conização, mas antes da coagulação hemostática.

Injeção de vasopressina

Pontos ancorados ocluindo parcialmente o ramo descendente da artéria uterina

A

B

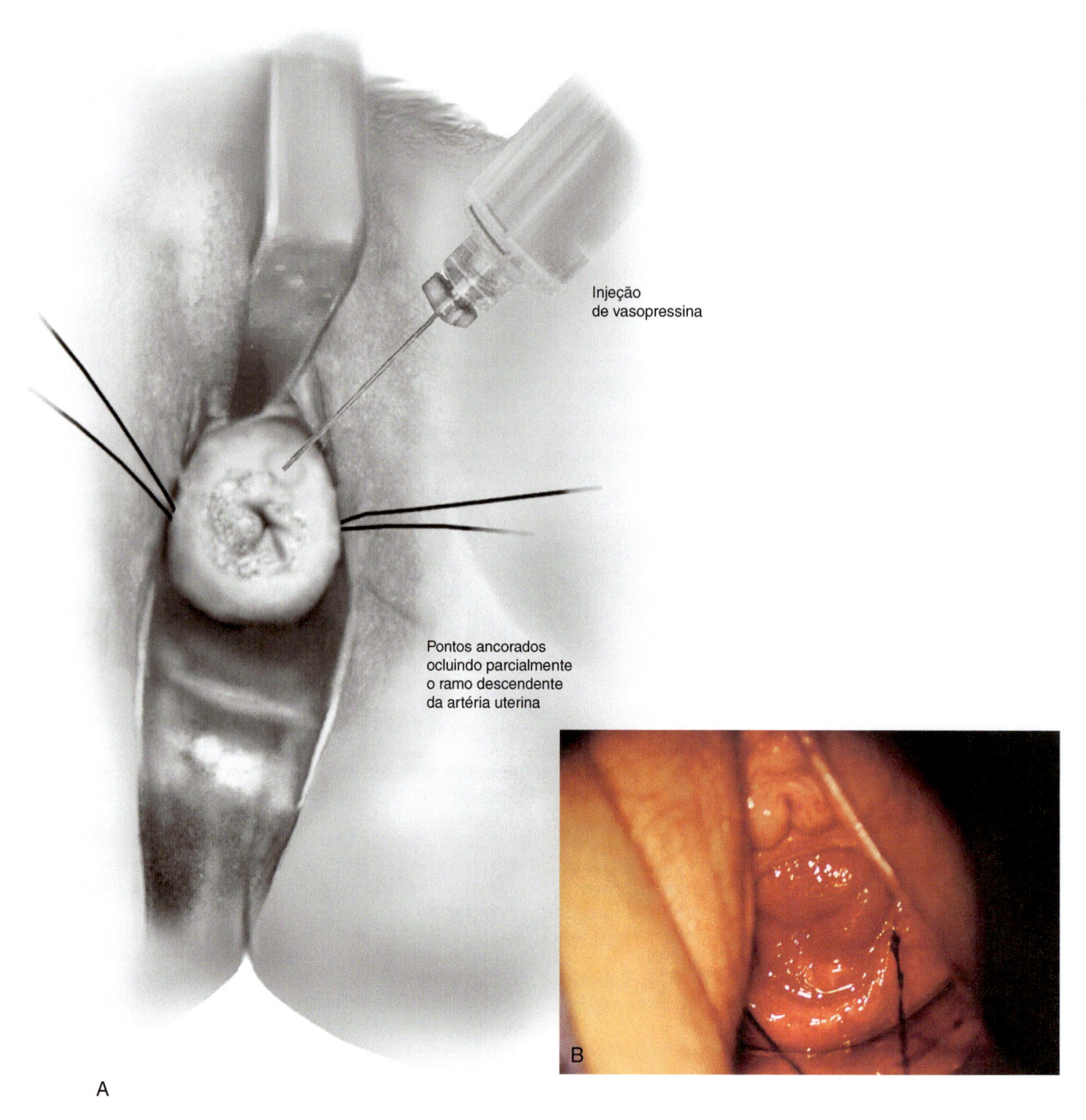

FIGURA 46-1 A. Dois pontos com fio de Vicryl® 0 foram passados na face lateral do colo, nas posições de 9 e 3 horas. Os pontos são dados para diminuir o sangramento e estabilizar o colo durante a cirurgia. **B.** Os pontos ancorados são puxados para baixo para melhor expor o colo. Mesmo com um retrator profundo colocado posteriormente, a vagina abaula abaixo do colo posterior.

CAPÍTULO 46 Conização do Colo do Útero 507

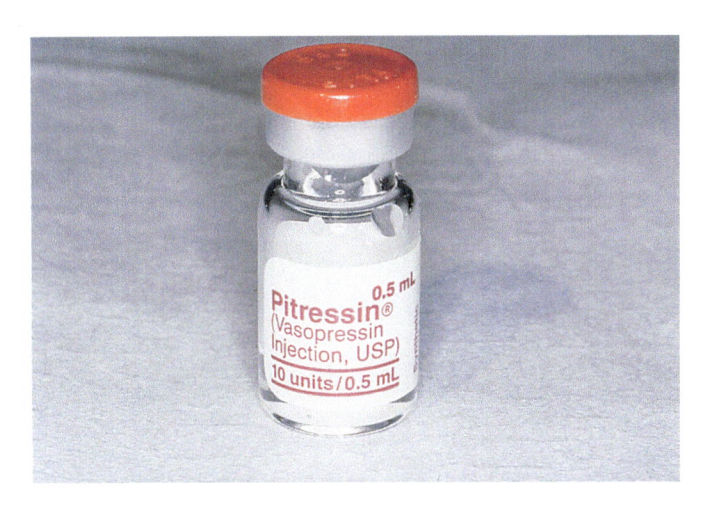

FIGURA 46-2 A vasopressina é diluída de tal forma que 1 mL (20 unidades) fica diluído cem vezes. No caso ilustrado, cada 0,5 mL contém 10 unidades. Assim, se 0,5 mL dessa solução fosse misturado com 50 mL de água estéril, a solução resultante seria equivalente.

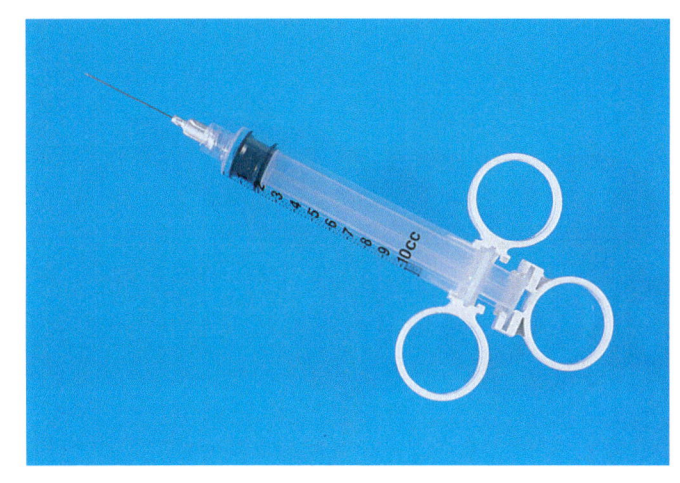

FIGURA 46-3 A mistura de vasopressina é injetada usando-se uma seringa de 10 mL com uma agulha de 4 cm, calibre 25 acoplada.

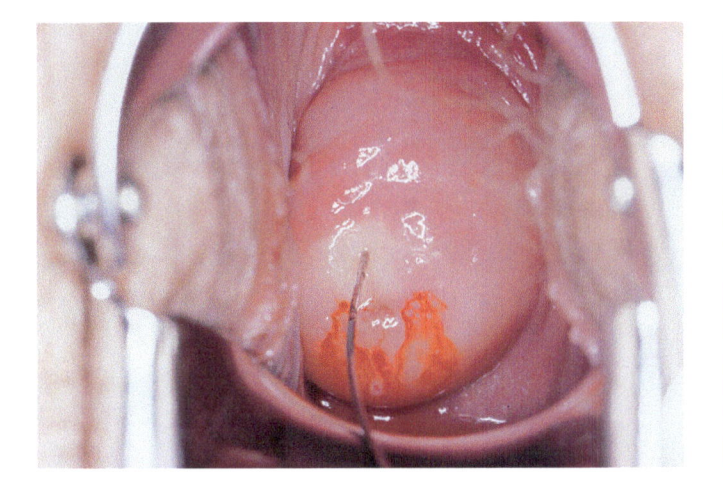

FIGURA 46-4 Uma punção muito superficial com agulha é feita no colo e a mistura de vasopressina é injetada sob pressão. À medida que a vasopressina se infiltra, o tecido embranquece.

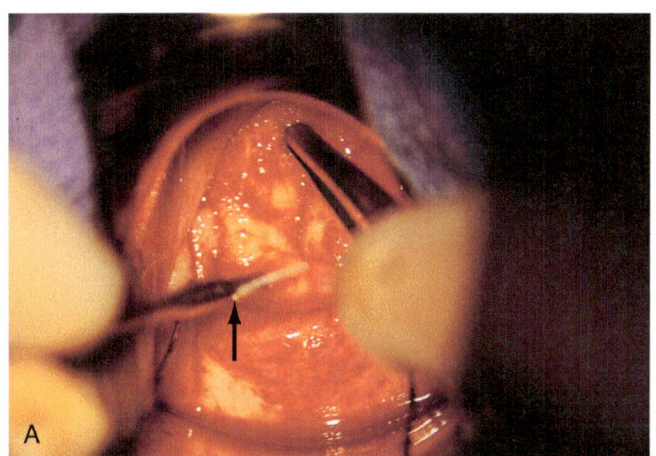

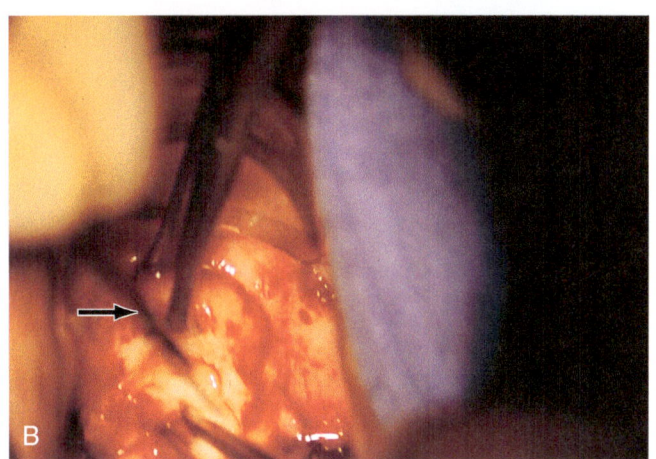

FIGURA 46-5 A. O bisturi corta o colo na posição de 6 horas, com uma margem periférica de 3 mm da zona de transformação anormal (ZTA) (a seta aponta o bisturi). **B.** O corte do bisturi se aprofunda à medida que se traciona a borda do corte com uma pinça Allis (a seta aponta o bisturi).

(Continua)

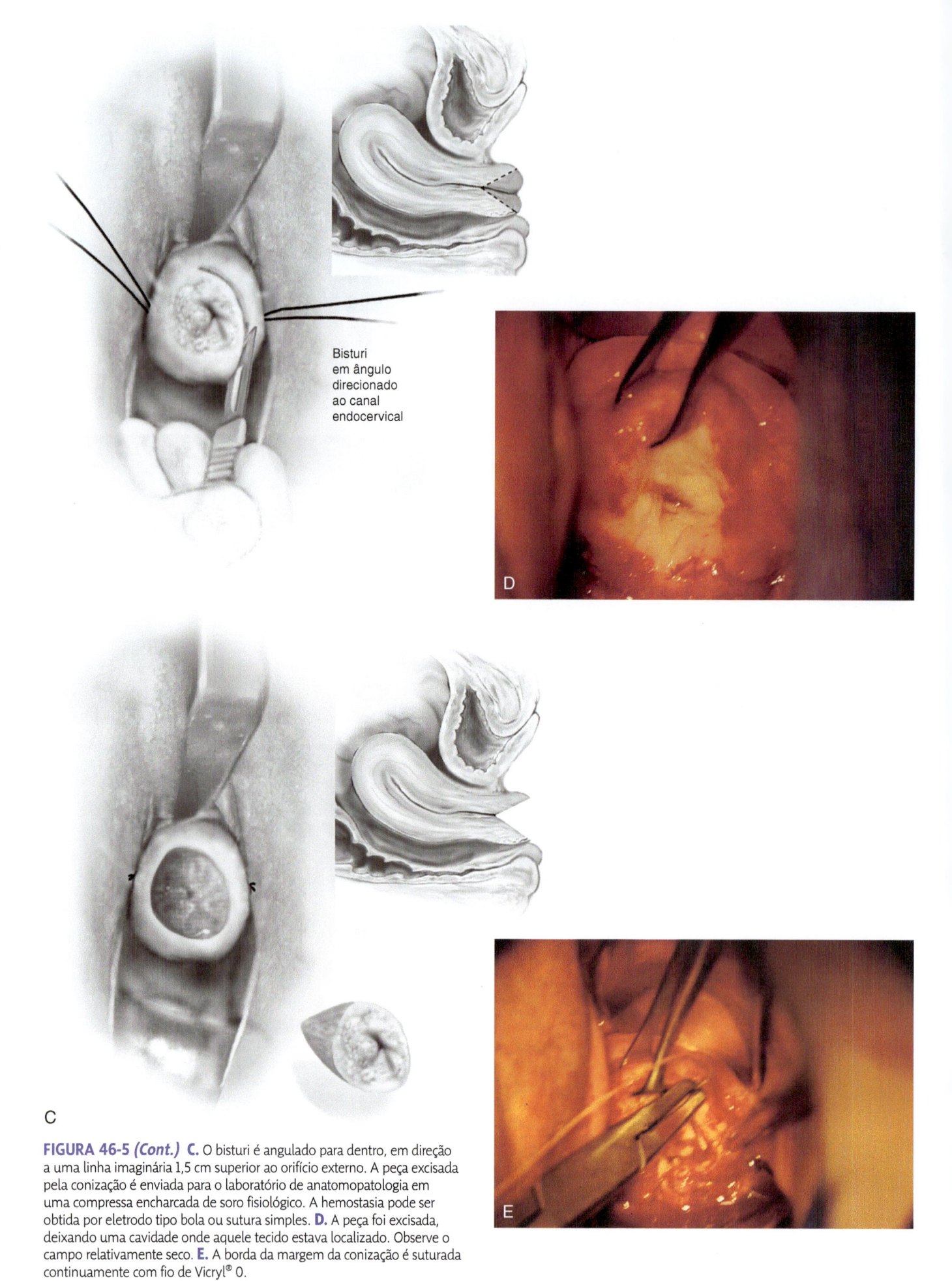

FIGURA 46-5 *(Cont.)* **C.** O bisturi é angulado para dentro, em direção a uma linha imaginária 1,5 cm superior ao orifício externo. A peça excisada pela conização é enviada para o laboratório de anatomopatologia em uma compressa encharcada de soro fisiológico. A hemostasia pode ser obtida por eletrodo tipo bola ou sutura simples. **D.** A peça foi excisada, deixando uma cavidade onde aquele tecido estava localizado. Observe o campo relativamente seco. **E.** A borda da margem da conização é suturada continuamente com fio de Vicryl® 0.

Conização a Laser

Essa técnica é semelhante à conização com bisturi, com a exceção de o feixe de laser de dióxido de carbono superpulsado (CO_2) substituir o bisturi (Fig. 46-6A a C). A vantagem do laser é que ele é associado ao microscópio, o que permite uma conização mais precisa (Fig. 46-7A a C). Além disso, a ação térmica do laser promove uma melhor hemostasia. As desvantagens do laser são que o procedimento exige mais tempo para ser completado e que o laser pode causar lesão térmica (artefato) à peça (Fig. 46-8).

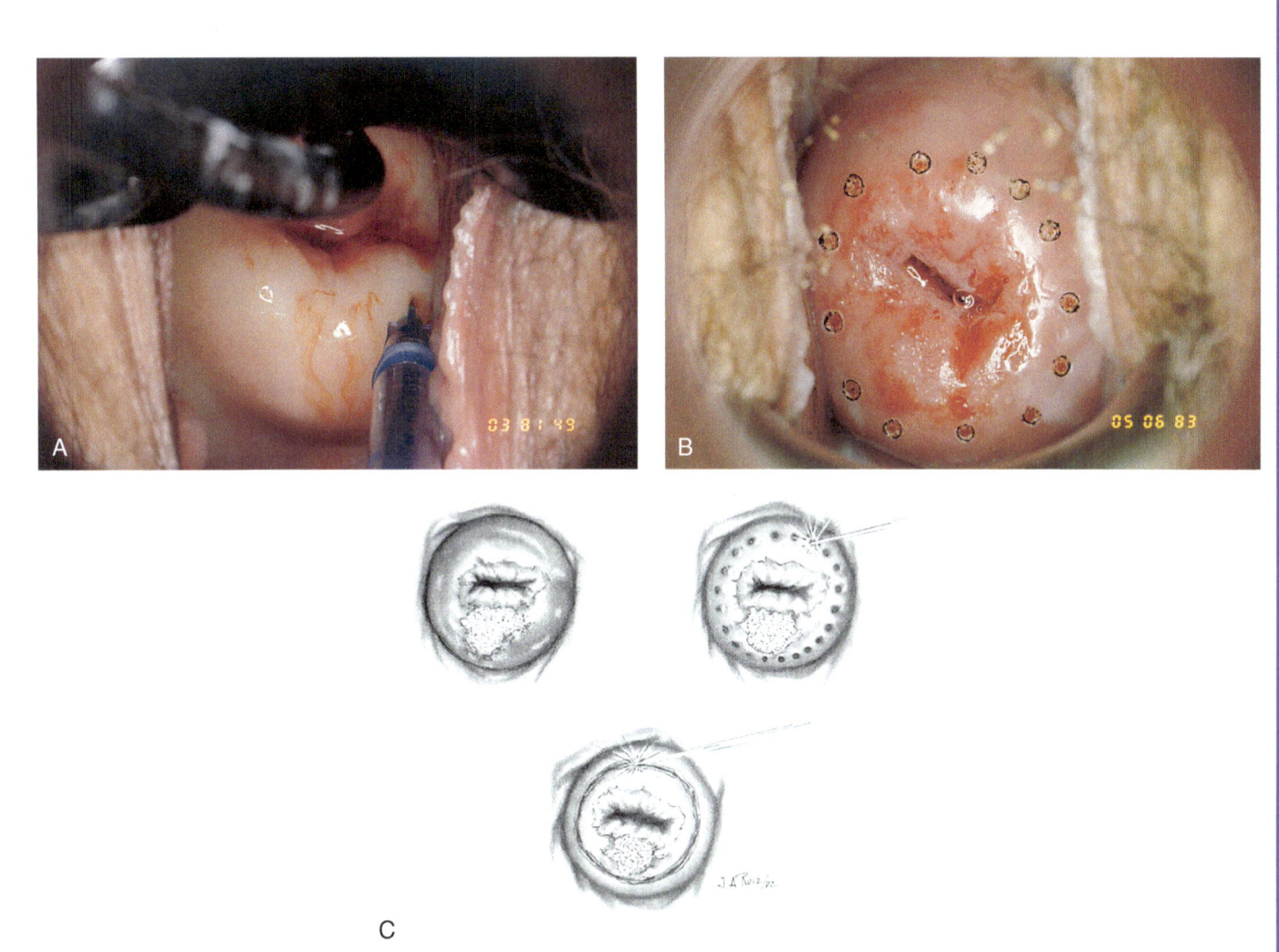

FIGURA 46-6 A. No caso de conização a laser de dióxido de carbono (CO_2), também se injeta vasopressina no colo para criar hemostasia. **B.** O feixe de laser traça uma série de pontos de marcação em torno da zona de transformação anormal (ZTA) para identificar a(s) margem(ns) externa(s) a ser(em) excisada(s). **C.** O diâmetro do feixe de laser é reduzido a um ponto de 1 a 1,5-mm. A potência é ajustada em 40 a 60 W. Os pontos são ligados e uma cavidade periférica é criada.

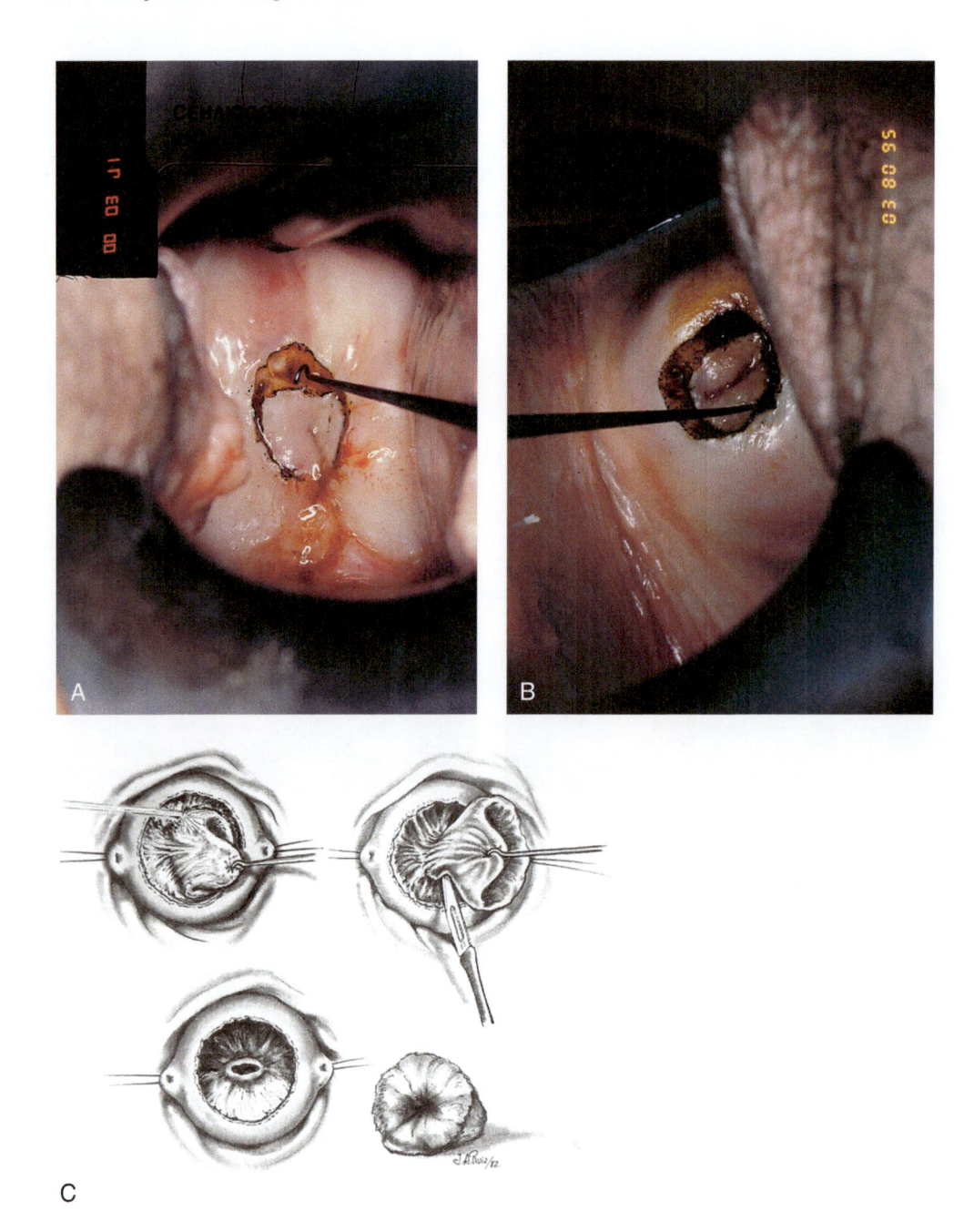

FIGURA 46-7 A. Um gancho de titânio de manipulação com laser traciona a borda da incisão cervical, e o feixe continua a cortar mais fundo. **B.** A incisão é voltada para dentro, para criar uma peça em forma de cone. **C.** Quando o colo for cortado a uma altura suficiente, a margem endocervical é cortada e a peça é removida.

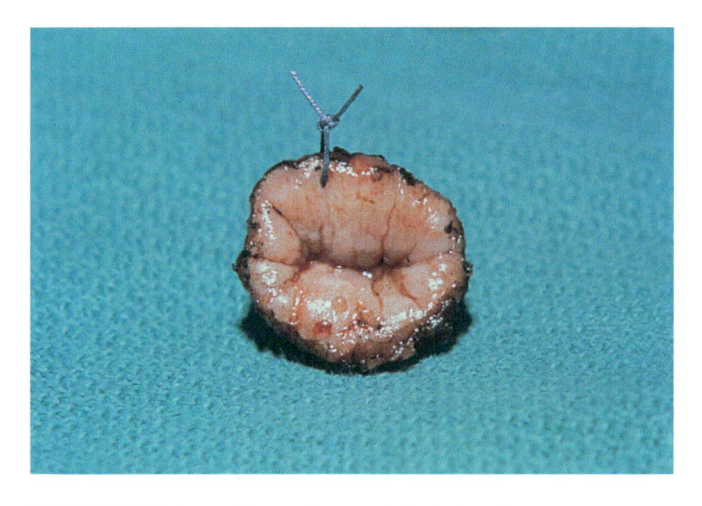

FIGURA 46-8 A peça é marcada na posição de doze horas com um ponto e enviada ao laboratório anatomopatológico para exame.

Conização Durante a Gravidez

Assim como na biópsia, a conização durante a gravidez está associada a maior risco de sangramento. Portanto, a conização deve se limitar à menor altura possível para a informação necessária ser obtida e excluir ou confirmar o diagnóstico de câncer invasivo. É feita uma sutura em bolsa de tabaco ou pontos de Vicryl® 0 idêntica àquela feita para tratamento de um colo incompetente (Fig. 46-9A). Depois, com uso de bisturi ou de instrumento operado com energia, o cone é retirado. A sutura em bolsa de tabaco é apertada e amarrada (Fig. 46-9B).

Excisão Eletrocirúrgica por Alça

Essa técnica é um procedimento ambulatorial. Após se marcar a ZTA, injeta-se uma solução de vasopressina/lidocaína diluída na proporção de 1:100 na circunferência do colo (Fig. 46-10). Depois, escolhe-se o eletrodo tipo alça do tamanho adequado. A unidade eletrocirúrgica é ajustada para a potência de corte de 50 a 60 W. O eletrodo faz um leve contato com o colo quando a energia é aplicada (Fig. 46-11A e B). Ele afunda na matriz cervical a uma profundidade de 10 mm. A alça varre toda a zona de transformação seguindo um curso horizontal ou vertical (Figs. 46-11C e 46-12). A alça é removida e um grande cotonete com ponta de algodão é colocado na cavidade cirúrgica para absorver o sangue (Fig. 46-13A e B). A peça é enviada para o laboratório anatomopatológico. O eletrodo tipo alça cortante é removido da peça de mão e substituído por um eletrodo tipo bola. Ao se remover o cotonete grande, o eletrodo é colocado na cavidade e ativado eletricamente para coagular sangramentos em vasos e seios (Fig. 46-14). Quando a hemostasia estiver completa, um pequeno aplicador com ponta de algodão embebido em solução de percloreto férrico pode ser usado para parar qualquer sangramento persistente proveniente de pequenos vasos (Fig. 46-15).

Excisão Eletrocirúrgica pela Técnica Seletiva de Excisão Dupla (*Top Hat*)

A técnica seletiva de excisão dupla é usada para o tratamento de lesões de alto grau. O seu objetivo é conservar o estroma cervical enquanto se remove uma margem extra de canal cervical para proporcionar margens livres e, em consequência, uma alta taxa de cura (Fig. 46-16A e B). Essencialmente, a primeira parte dessa cirurgia é idêntica à excisão por conização com alça descrita anteriormente (Fig. 46-17A e B). Entretanto, após a remoção da peça e conseguindo-se a hemostasia, uma pequena alça (4-5 mm) é colocada na peça de mão e (com uma corrente de corte de 30 a 40 W) obtém-se uma amostra endocervical de 5 mm. A amostra é marcada e enviada com a primeira peça ao laboratório de anatomopatologia (Fig. 46-18A e B).

Conização Combinada

Uma paciente jovem com neoplasia ectocervical extensa que adicionalmente se estende pelo canal cervical além da visualização proporcionada pelo colposcópio representa um dilema para o ginecologista (Fig. 46-19). Se as margens adequadas e a profundidade fossem mantidas, o colo seria mais ou menos amputado por técnicas convencionais de conização (Fig. 46-20A e B). A conização combinada elimina a doença preservando o estroma e o volume do tecido cervical. Essa técnica deve ser feita com laser de CO_2 superpulsado para resultados ótimos.

Dois conjuntos de traçados de localização são marcados no colo: um conjunto a 3 mm além da margem ectocervical e um segundo conjunto na junção escamocolunar. Uma conização excisional cilíndrica estreita é realizada a uma altura de 1 a 1,5 cm (Fig. 46-21A a C).

A seguir, é feita uma vaporização superficial, de 4 a 5 mm da doença na ectocérvice. (A lesão foi biopsiada anteriormente e sua natureza intraepitelial foi confirmada por diagnóstico histopatológico) (Fig. 46-21D). A lesão é irrigada copiosamente com soro fisiológico.

A paciente é vista quinzenalmente durante 4 a 6 semanas, e volta após 6 semanas para um exame final (Fig. 46-22).

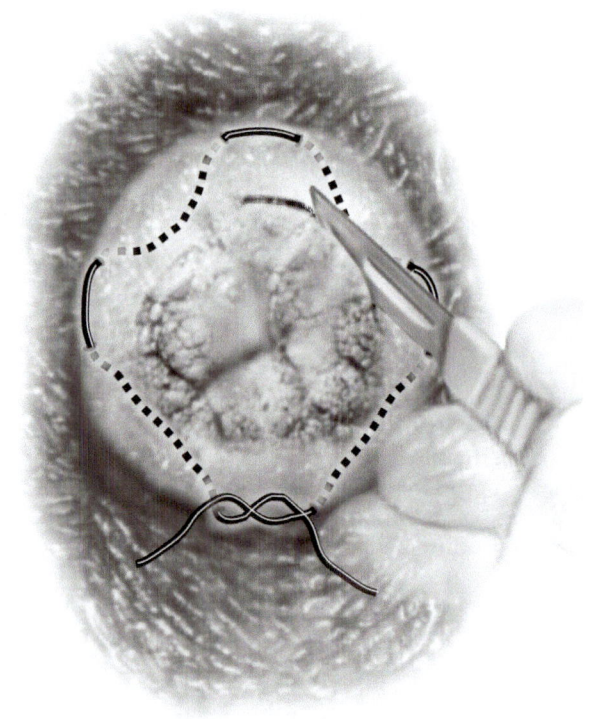

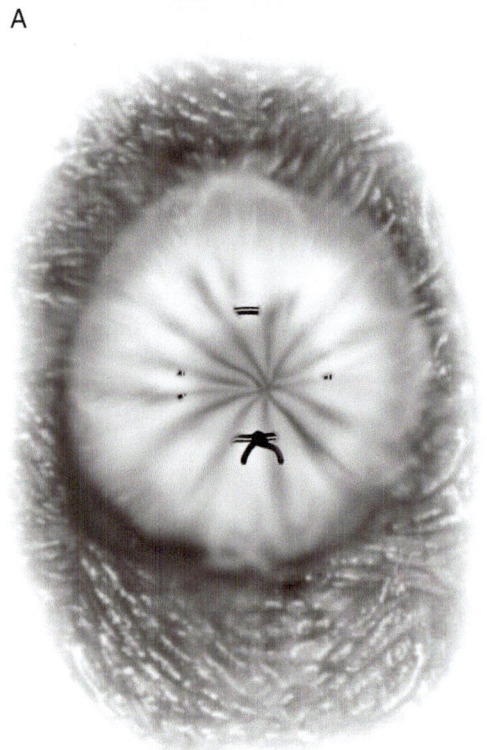

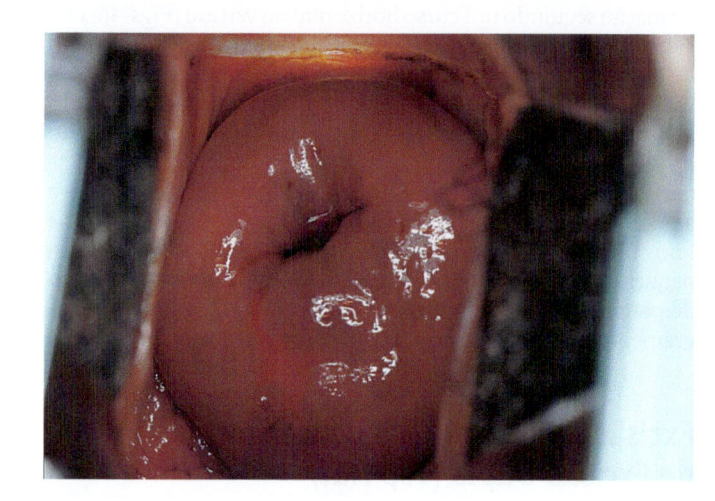

FIGURA 46-10 Foi injetada vasopressina 1:100 no colo, em preparação para a excisão por alça. A injeção foi numa região mais profunda do tecido, o que justifica a ausência de branqueamento.

FIGURA 46-9 A. Durante a gravidez, a conização pode ser um procedimento muito sanguinolento. Para controlar melhor o sangramento, é feita uma sutura em bolsa de tabaco na região alta do colo, presa com pinças do tipo mosquito. **B.** Imediatamente após o término da cirurgia, o ponto é apertado levemente e então amarrado. A constrição do colo fará parar ou reduzirá significativamente o sangramento secundário à conização.

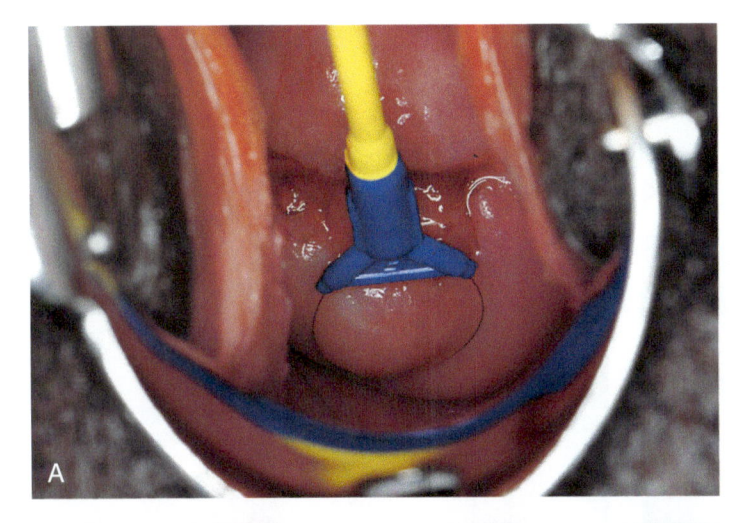

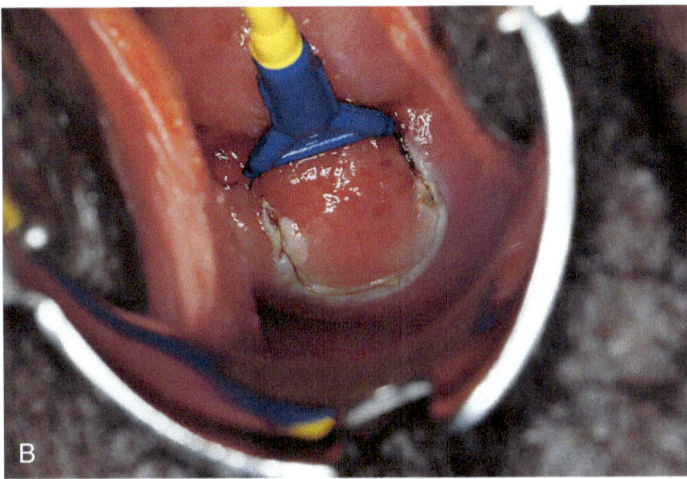

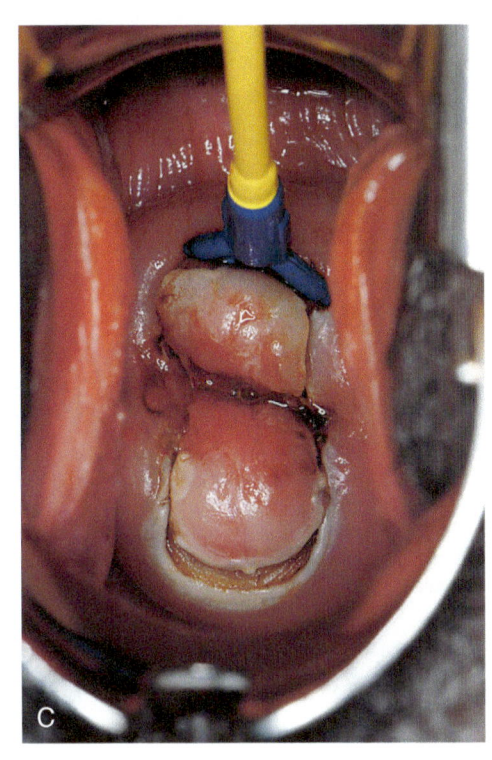

FIGURA 46-11 A. O eletrodo tipo alça é colocado na posição de seis horas (imediatamente antes da ativação elétrica). **B.** A corrente elétrica é ativada e inicia-se a excisão movendo-se o eletrodo verticalmente da posição de seis horas para a de doze horas. **C.** Em um único movimento de varredura, o eletrodo termina o seu percurso.

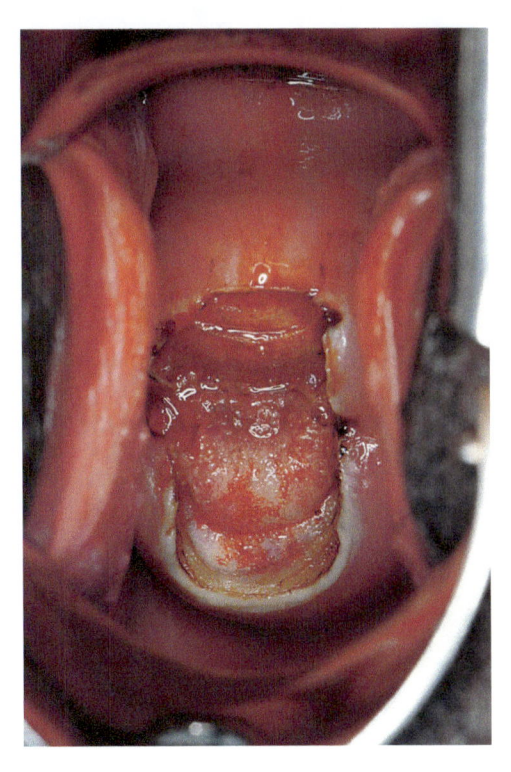

FIGURA 46-12 A excisão da zona de transformação anormal (ZTA) é completada.

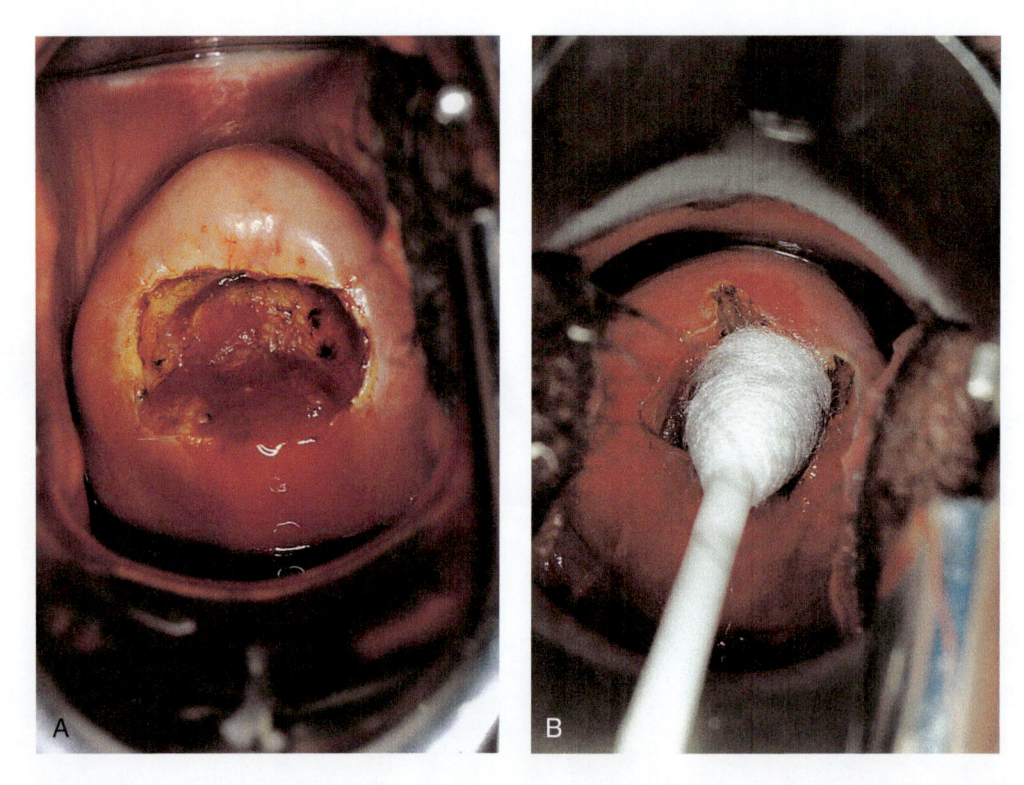

FIGURA 46-13 A. Nesta paciente em que foi feita uma excisão por alça, o sangramento foi bastante para exigir coagulação. **B.** Um grande cotonete com ponta de algodão tampona o local do sangramento enquanto o eletrodo tipo alça é substituído por um eletrodo tipo bola. O gerador já foi ajustado para o modo de coagulação.

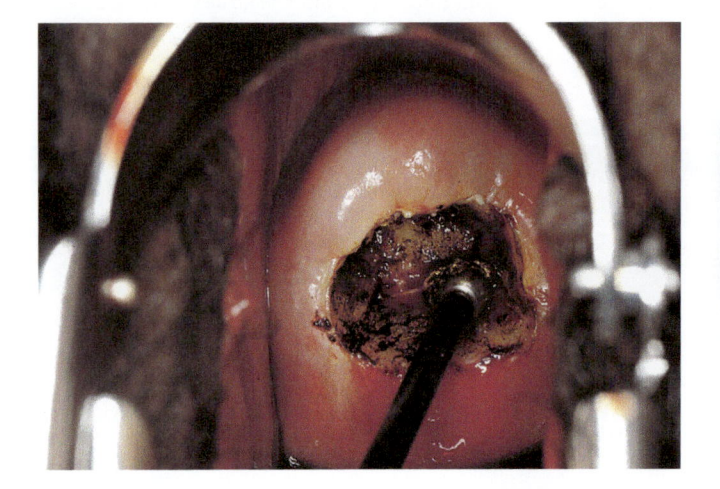

FIGURA 46-14 O eletrodo tipo bola coagula os vasos que sangram por meio de coagulação forçada ou spray, a uma potência de 40 a 50 W.

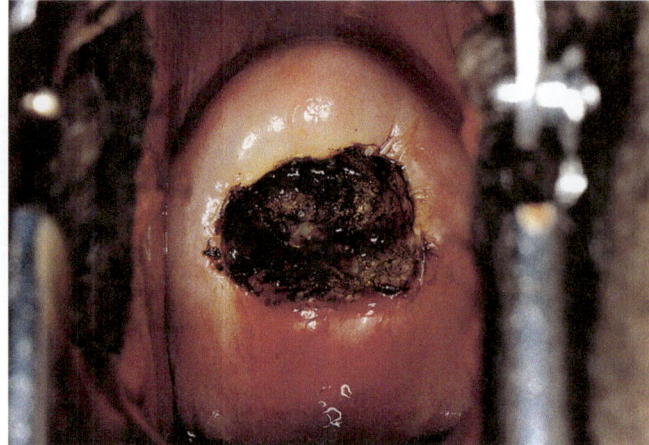

FIGURA 46-15 O campo está seco e o procedimento acabou. *Packs* não foram colocados no colo. Qualquer sangramento adicional pequeno pode ser parado com um pequeno cotonete de algodão saturado com percloreto férrico.

CAPÍTULO 46 Conização do Colo do Útero 515

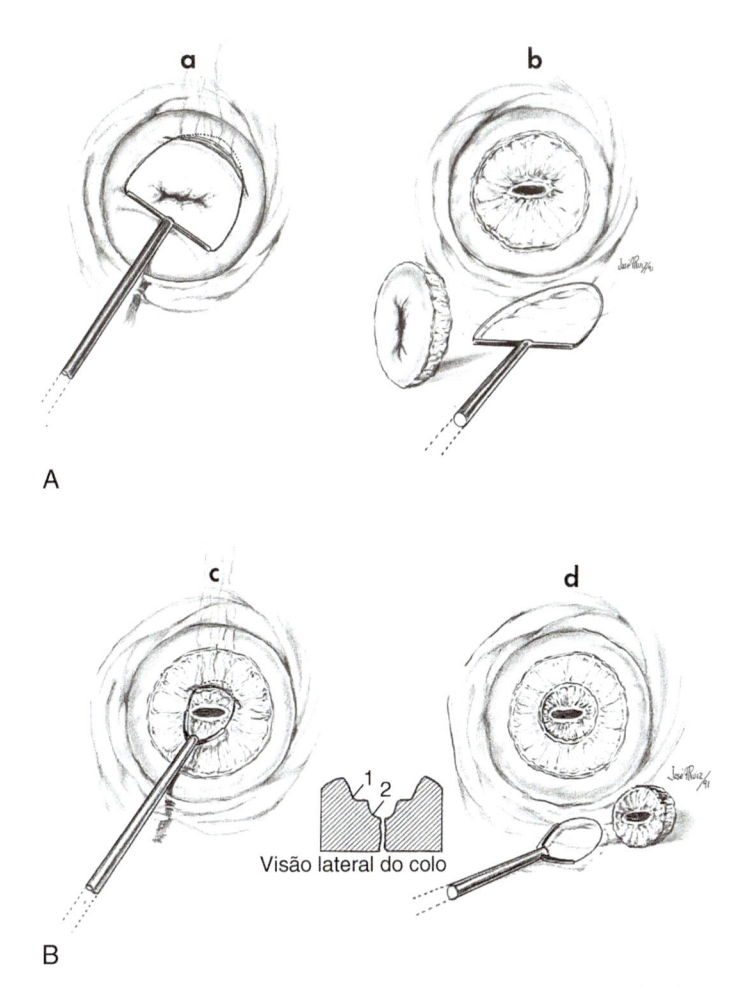

FIGURA 46-16 A. A técnica de excisão dupla seletiva é mostrada esquematicamente. Uma excisão com alça da zona de transformação é realizada, com uma profundidade de não mais de 10 mm (a, b). **B.** A seguir, um segundo eletrodo, menor, é acoplado à peça de mão (unidade de controle). Esse eletrodo mede 5 × 5 mm. Uma excisão de 5 mm do canal endocervical canal é realizada, e a peça é enviada em um recipiente separado para a patologia. O defeito produzido tem a forma de um cone.

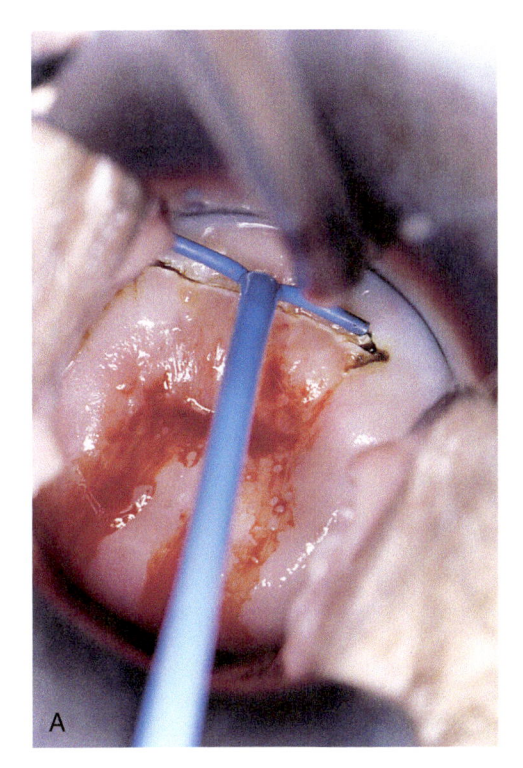

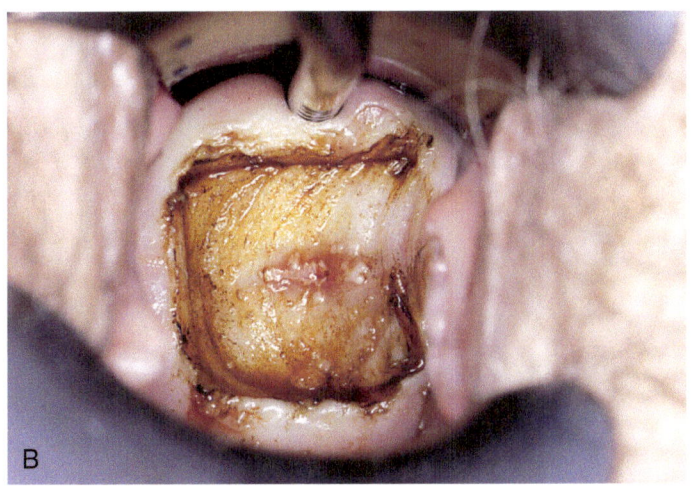

FIGURA 46-17 A. O eletrodo tipo alça foi ativado e corta o colo na posição de 12 horas. **B.** A zona de transformação foi excisada a uma profundidade de 10 mm. Observe a excelente hemostasia produzida pela injeção de 12 a 15 mL de vasopressina 1:100 muito superficialmente no colo antes da excisão com a alça ser realizada.

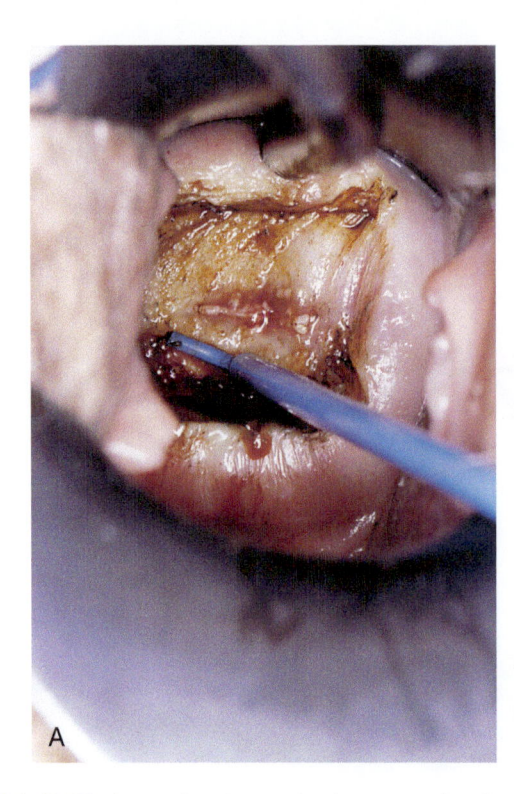

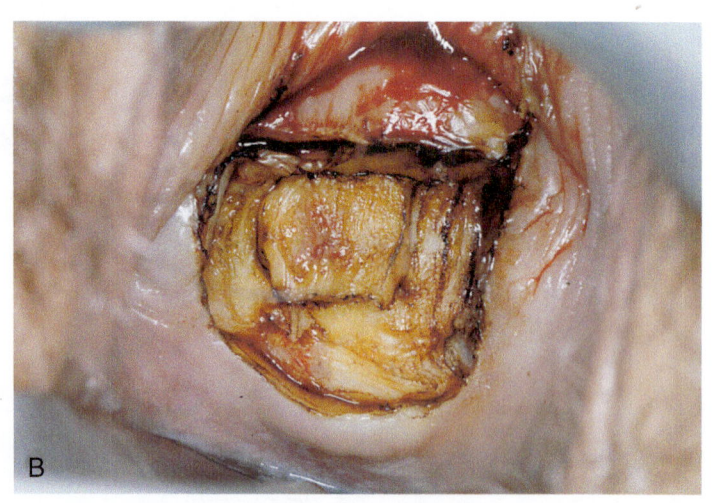

FIGURA 46-18 A. Um eletrodo tipo alça de 5 mm é colocado no estroma, logo abaixo da mucosa endocervical (posição de seis horas). **B.** Uma segunda excisão (de 5 mm) foi realizada. A peça é colocada num recipiente separado com fixador. A cavidade cirúrgica tem o formato de uma cartola (*top hat*) ou lembra um cone, e mede 15 mm de altura.

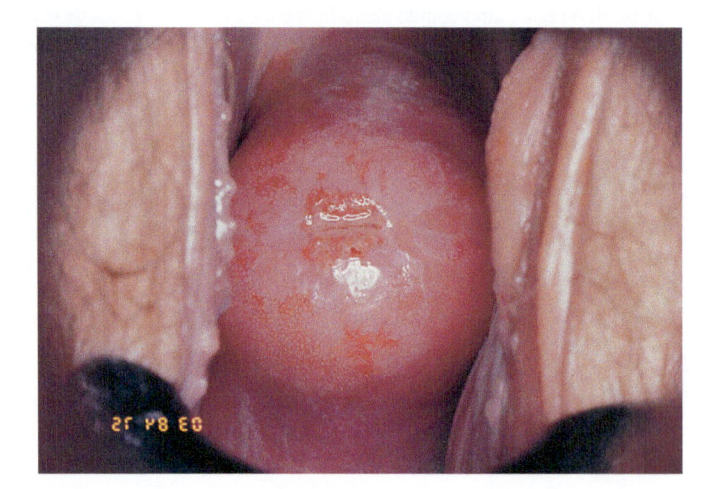

FIGURA 46-19 Este colo mostra uma extensa zona de transformação anormal (ZTA). Os vasos anormais estão contra um fundo epitelial branco e estendem-se para o canal e até a porção vaginal do colo, chegando mesmo aos fórnices vaginais. A conização convencional realizada por qualquer meio poderia virtualmente acarretar a amputação do colo.

2 cm

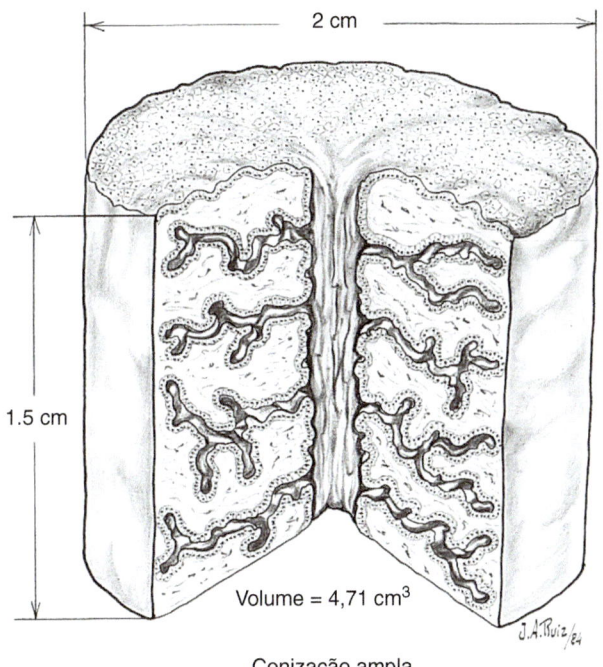

1.5 cm

Volume = 4,71 cm³

Conização ampla

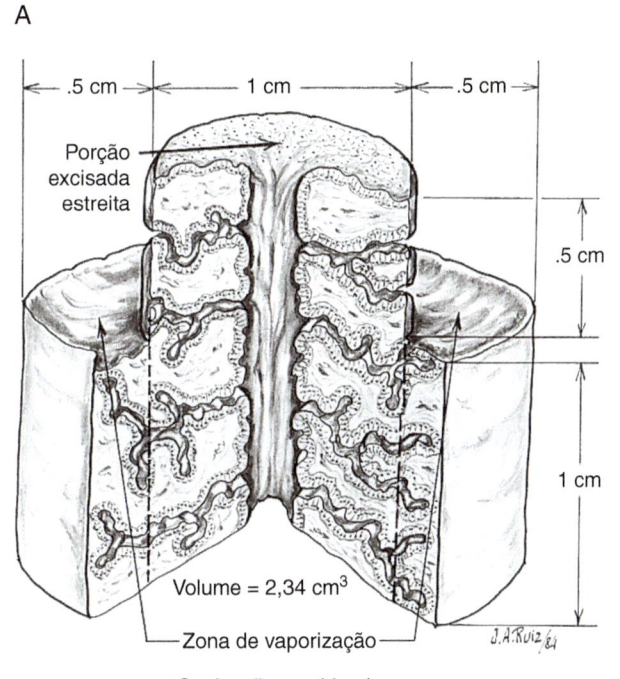

A

.5 cm — 1 cm — .5 cm

Porção excisada estreita

.5 cm

1 cm

Volume = 2,34 cm³

Zona de vaporização

Conização combinada

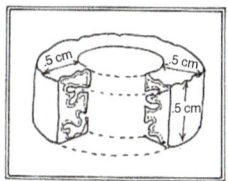

Cilindro vaporizado (0,5 x 0,5 cm)

B

FIGURA 46-20 A. A situação descrita e mostrada na Figura 46-19 é quantificada. Uma conização cilíndrica de 1,5 × 2 cm resulta numa perda tecidual de 4,73 cm³. **B.** Em oposição, calcula-se que uma conização combinada a laser, que associa uma conização cilíndrica estreita com vaporização periférica superficial, leve a uma perda de 2,43 cm³ do volume do colo. Portanto, a combinação de excisão com vaporização preserva a integridade cervical.

Combinação de excisão a laser e vaporização

Feixe de laser

A

B

C

D

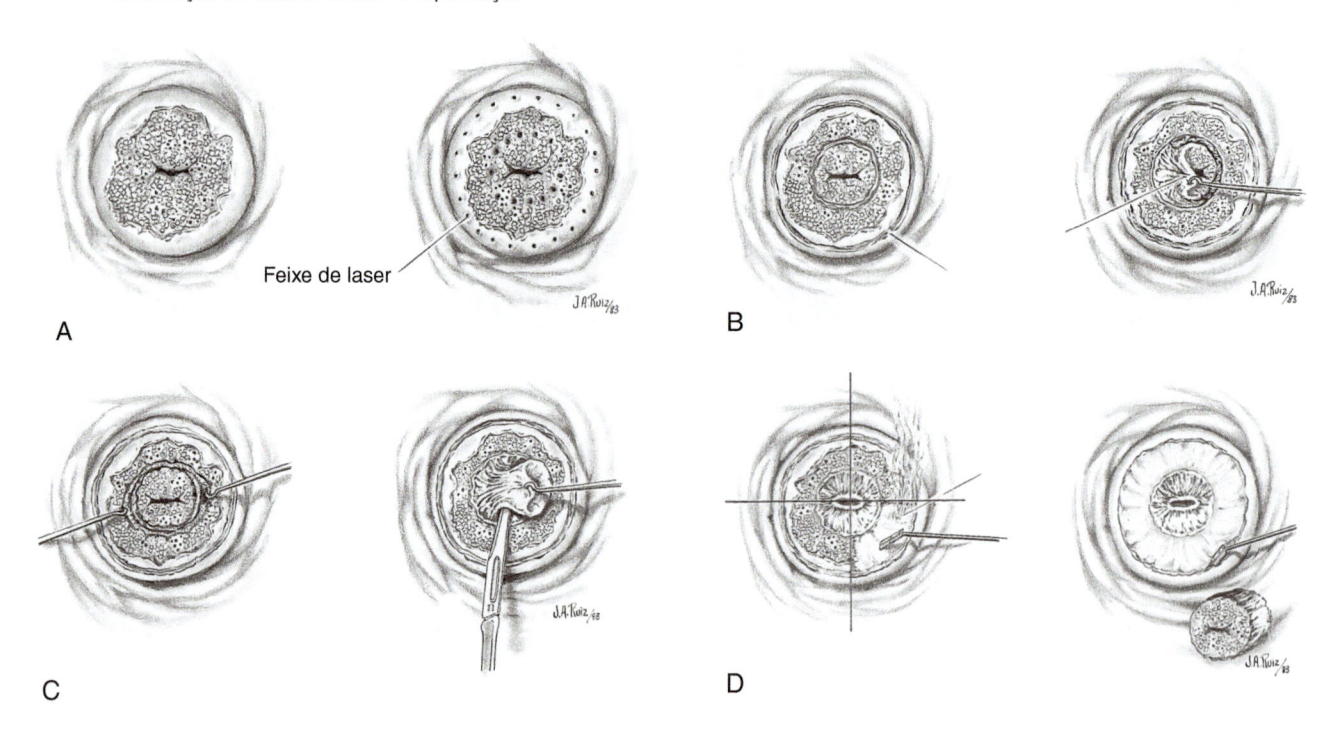

FIGURA 46-21 A. Para que uma conização combinada seja realizada, é necessário um laser de dióxido de carbono (CO_2). Dois conjuntos de pontos marcados a laser são colocados. O anel interno circunda o cone excisional estreito. A linha externa é periférica à extensão ectocervical da zona de transformação anormal (ZTA). **B.** Os pontos são ligados por disparo contínuo do feixe de laser, produzindo linhas circulares interna e externa. A conização excisional é realizada por laser para cortar o tecido (feixe superpulsado e firmemente focado), conforme descrito nas Figuras 46-6 a 46-8. **C.** O tecido conizado (cilindro estreito) mede 1,5 cm de altura. Sua margem endocervical é cortada com um bisturi, e a peça é colocada numa solução fixadora. **D.** A ectocérvice é vaporizada a uma profundidade central de 5 mm, estreitando-se perifericamente para 2 mm. A vaporização elimina a doença ectocervical. Observe que o cilindro excisado é mostrado abaixo da exocérvice vaporizada.

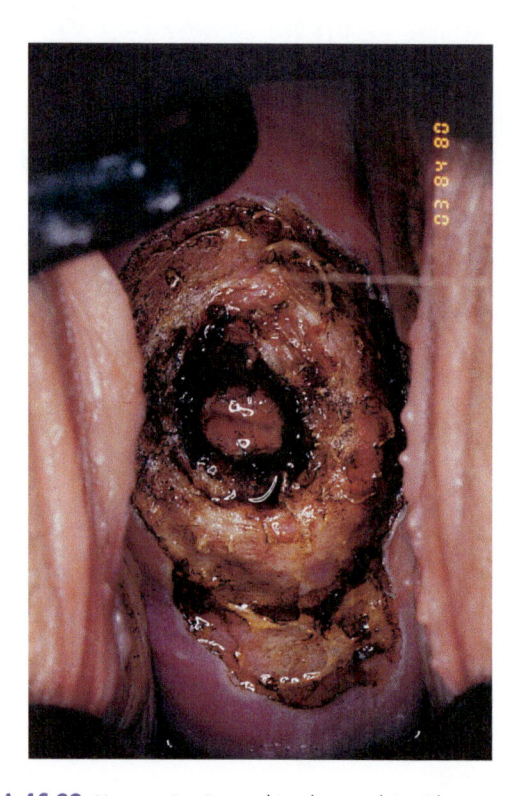

FIGURA 46-22 Uma conização combinada completa. Observe a vaporização ectocervical rasa, porém completa, e a cavidade do cone central (cilindro) excisado em maior profundidade. Observe também que a vaporização periférica da zona de transformação anormal (ZTA) estende-se para o fórnice posterior da vagina.

CAPÍTULO 47

Polipectomia Cervical

Michael S. Baggish

Pólipos cervicais são normalmente benignos, mas devem sempre ser removidos e enviados ao laboratório anatomopatológico para exame microscópico. Pólipos apresentam grande variação de tamanho, de pequenos a grandes (Fig. 47-1). Pólipos grandes podem se projetar na vagina (Fig. 47-2). Em qualquer circunstância, a presença de um pólipo está associada a sangramento de contato e aumento da descarga vaginal. Para pólipos pequenos, coloca-se uma pinça de Kelly no pedículo e gira-se em sentido horário ou anti-horário até o pólipo se destacar (Fig. 47-3). Um cotonete embebido com solução de perclorato férrico é colocado na base residual do pedículo para hemostasia.

Grandes pólipos com pedículos grossos, vascularizados, devem ser pinçados e ligados com sutura, ou simplesmente ligados e cortados (Fig. 47-4). Se a base do pedículo não puder ser exposta facilmente, a parede posterior do colo deve ser seccionada para permitir a visualização. Isso é feito injetando-se 10 a 15 mL de vasopressina 1:100 no lábio cervical posterior. Então, com um *laser* de dióxido de carbono (CO_2) ou um eletrodo de agulha, o colo é cortado verticalmente na linha média até um ponto 1 cm abaixo do orifício interno (Fig. 47-5A e B). O colo é fechado com pontos separados de Vicryl® 3-0 (Figs. 47-6 A a D e 47-7).

Alternativamente, para um pólipo alto (isto é, fixo ao nível do orifício interno), a utilização de um histeroscópio e um eletrodo de agulha pode permitir o acesso mais fácil ao pedículo. Com efeito, uma histeroscopia diagnóstica deve ser feita para pólipos ligados por um pedículo alto, para se diferenciar um pólipo cervical de um pólipo endometrial prolapsado.

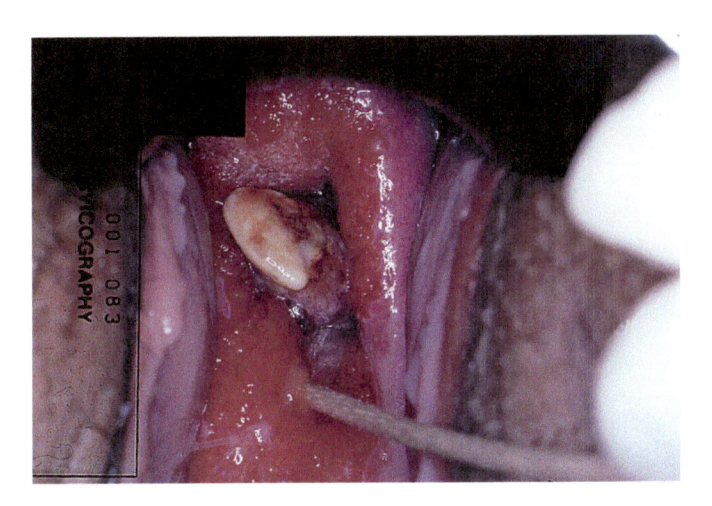

FIGURA 47-1 Um pólipo endocervical bem pequeno é exposto com a ajuda de um aplicador com ponta de algodão comprimindo a parede do canal cervical.

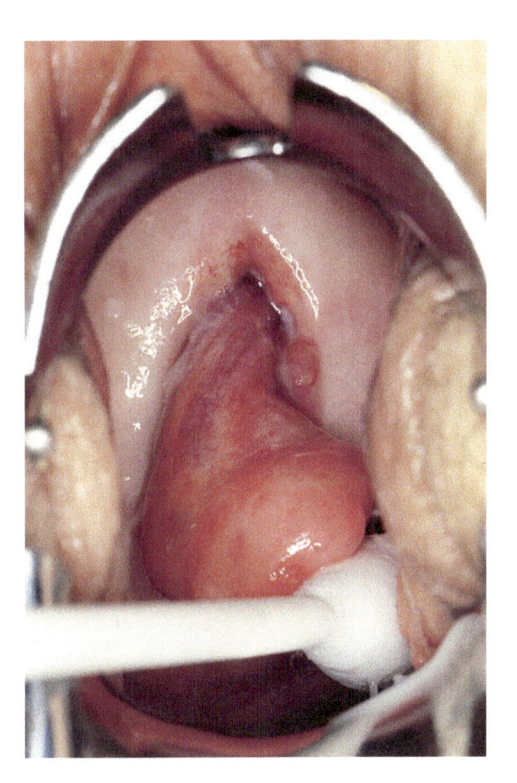

FIGURA 47-2 Um grande pólipo cervical projeta-se para dentro da vagina.

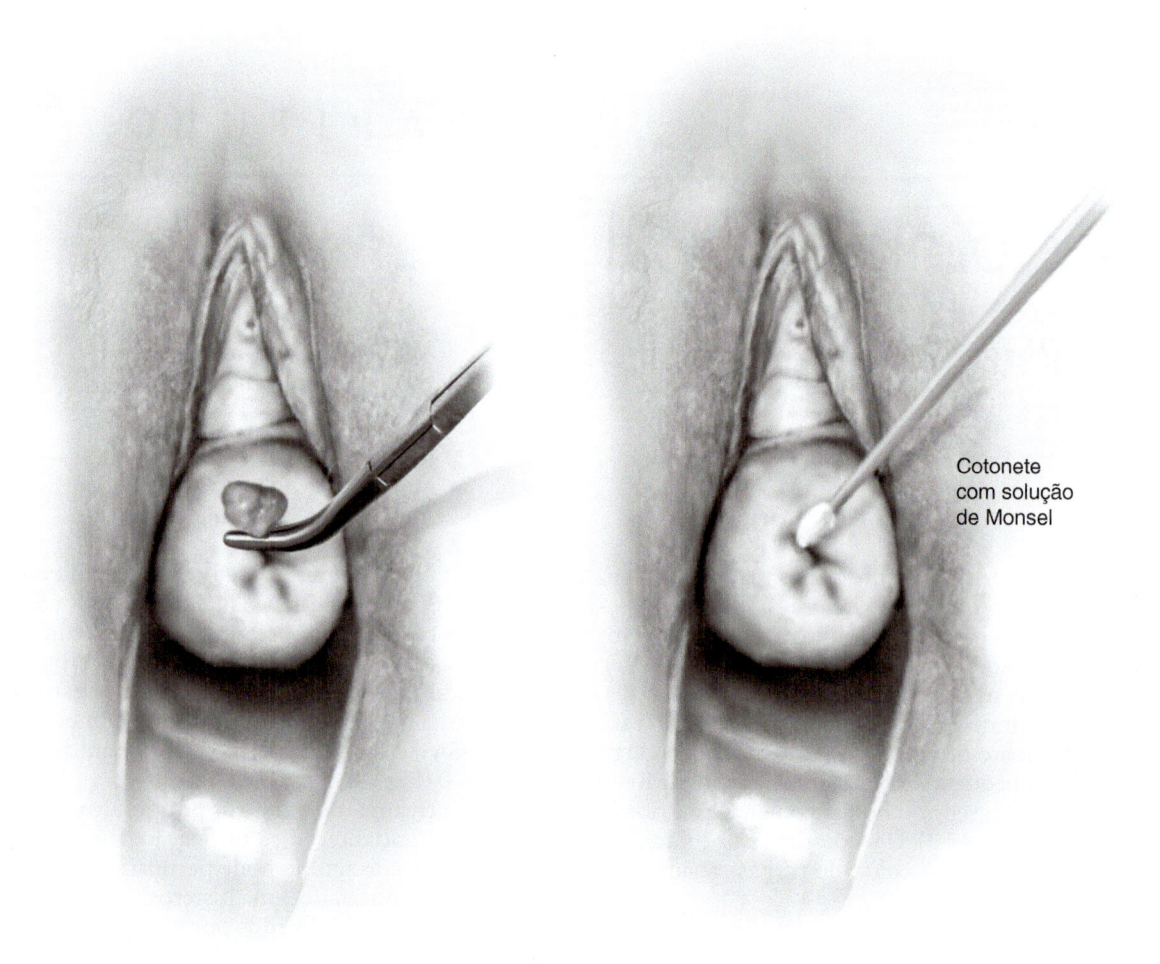

FIGURA 47-3 Uma pinça de Kelly é colocada no pedículo do pólipo e girada. O pólipo se destaca do canal endocervical e é enviado à patologia. A solução de Monsel é aplicada ao coto para hemostasia.

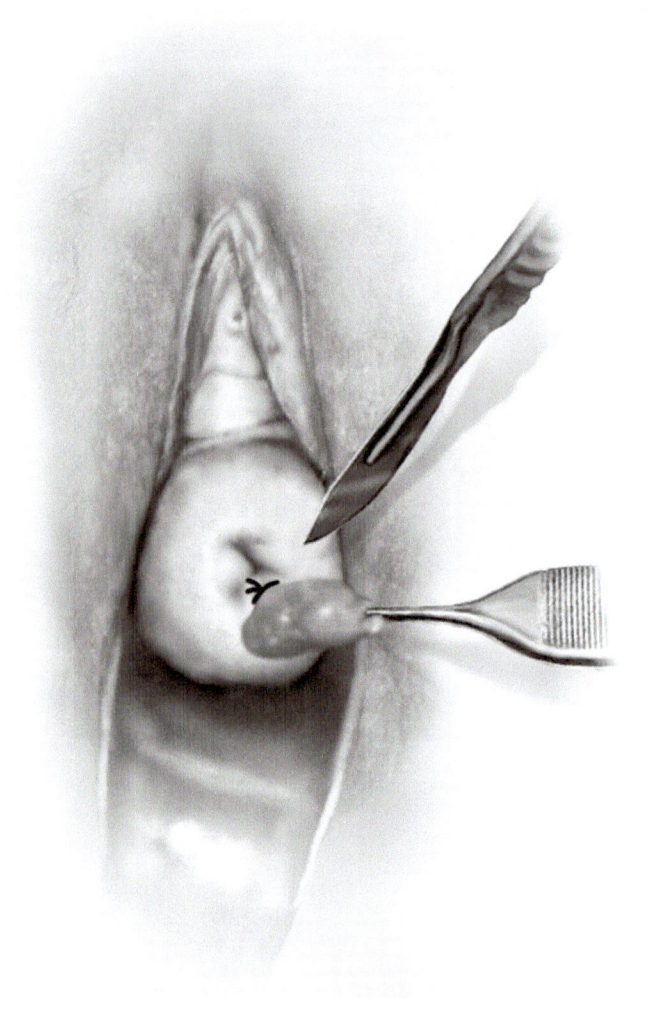

Cotonete com solução de Monsel

FIGURA 47-4 O pedículo de um pólipo maior é pinçado, ligado por sutura e então cortado.

CAPÍTULO 47 Polipectomia Cervical   521

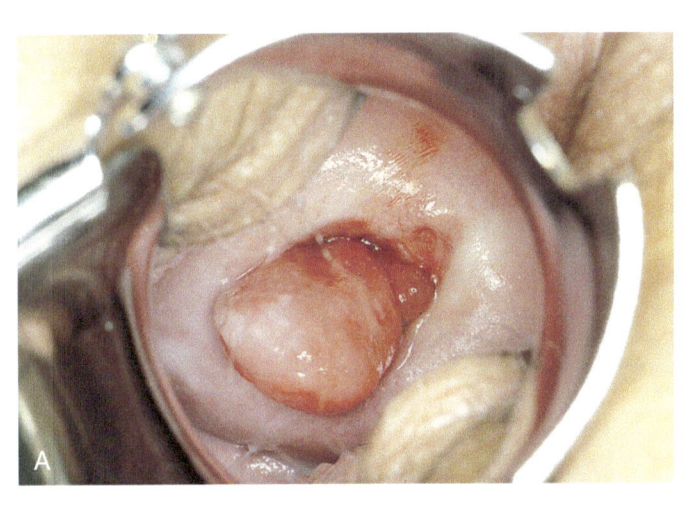

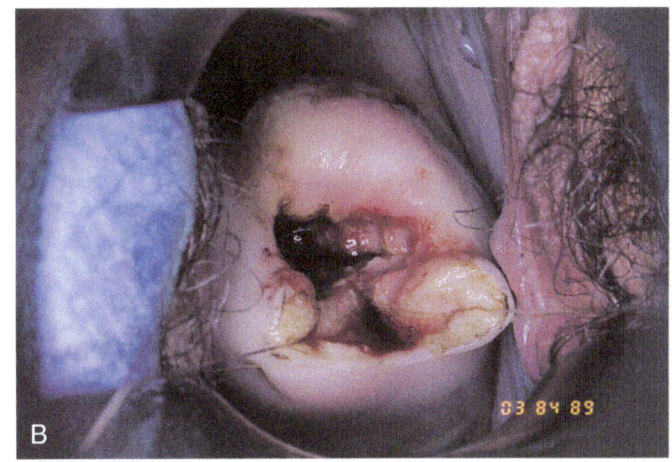

FIGURA 47-5 A. O pedículo desse pólipo grande não pode ser visualizado. **B.** Uma incisão foi feita no lábio posterior do colo para expor o pedículo do pólipo.

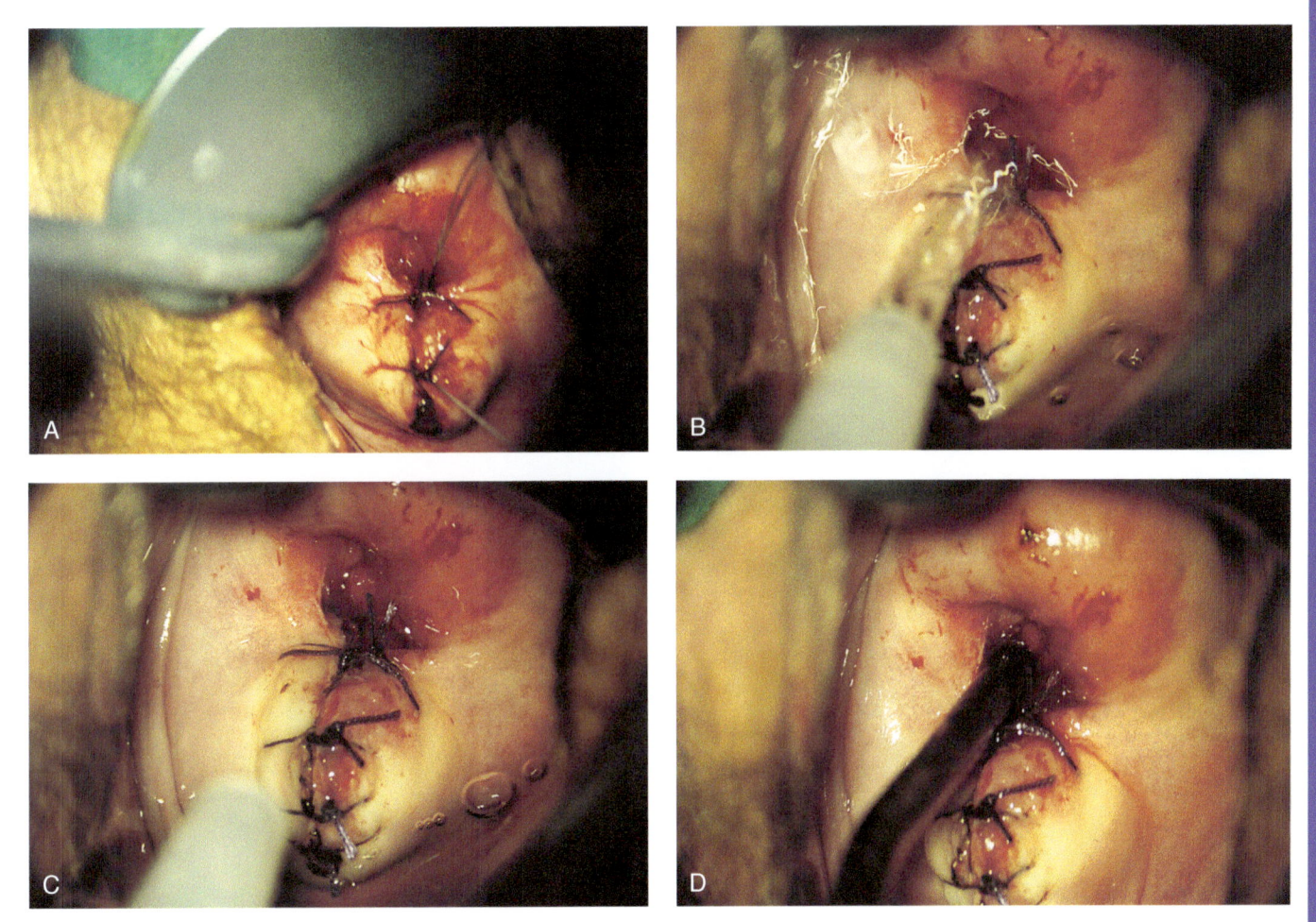

FIGURA 47-6 A. A ligadura na base do pólipo pode ser visualizada no canal endocervical. Dois pontos com fio de Vicryl® 0 foram colocados no lábio cervical posterior aberto previamente. **B.** A ferida é irrigada profusamente com soro fisiológico após a ligadura ter sido cortada. **C.** No total, quatro pontos são dados no lábio cervical posterior. **D.** O canal cervical é inspecionado para que se assegure não ter havido estreitamento.

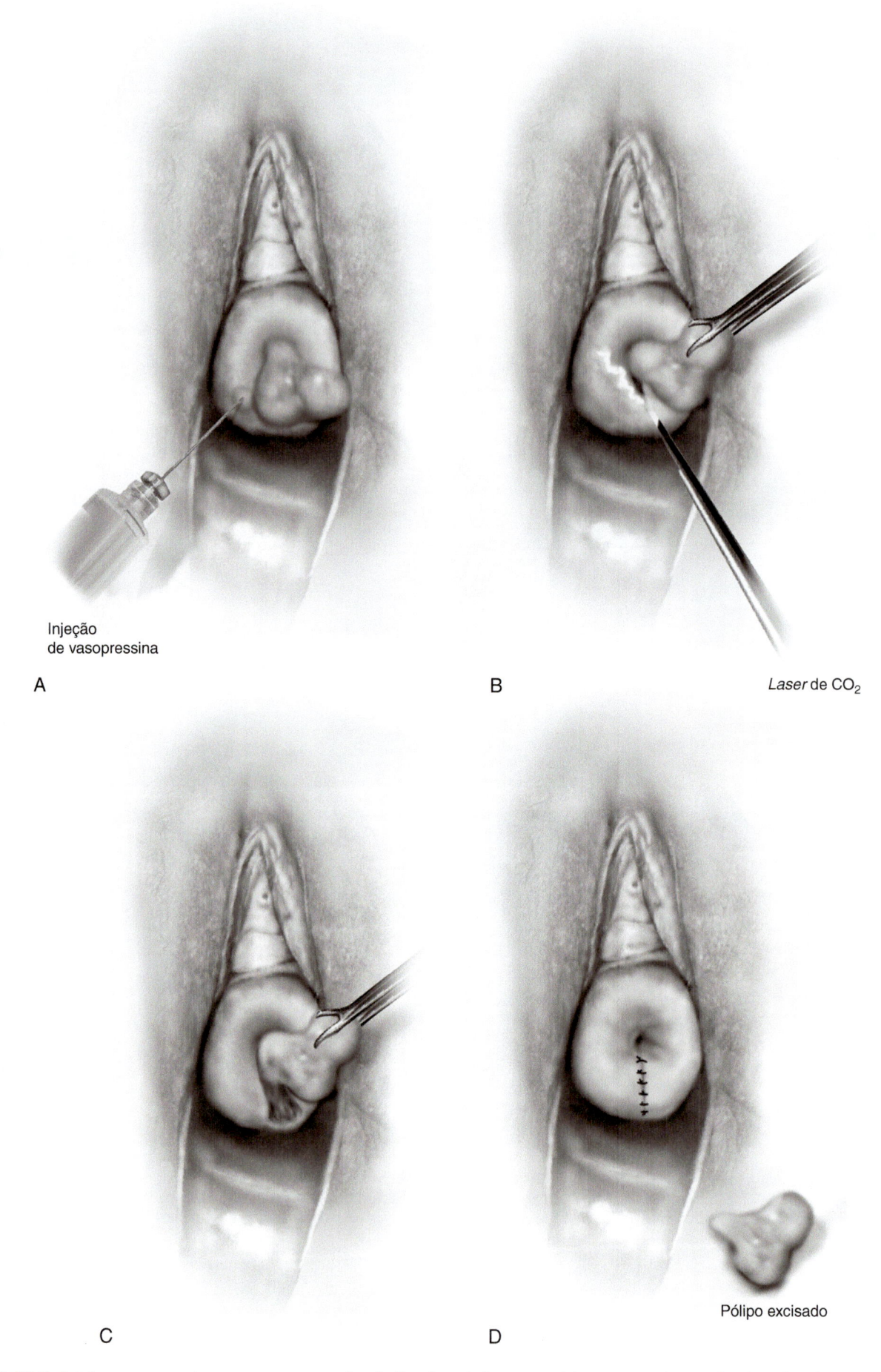

FIGURA 47-7 **A.** Injeta-se vasopressina na porção posterior do colo. **B.** O feixe de *laser* corta o lábio posterior do colo. **C.** A base do pólipo é ligada ao se mobilizar o pólipo em preparação para cortá-lo do colo. **D.** O pólipo excisado e o lábio cervical posterior reparado são mostrados.

CAPÍTULO 48

Alívio da Estenose Cervical

Michael S. Baggish

A estenose cervical é definida como um canal endocervical marcado por cicatriz medindo 1 mm de diâmetro ou menos. A estenose varia de leve com 2 mm, a uma abertura do orifício menor que 0,5 mm (Fig. 48-1 A a C). Às vezes, a abertura para o canal estenosado é marcada somente por um sulco. A causa desse problema é basicamente uma redução quantitativa nas glândulas da mucosa cervical secundária a um trauma obstétrico, conização, eletrocirurgia, cirurgia a laser, criocirurgia ou amputação. A dilatação e a curetagem, a aspiração endocervical traumática, e a curetagem endocervical podem levar ao estreitamento leve do orifício externo ou aderências ao invés da estenose verdadeira do canal.

O diagnóstico é realizado colposcopicamente e pela inserção de uma pequena sonda (dilatador Baby Hegar) que mede 2 mm em uma extremidade e 1 mm na outra (Fig. 48-2). Se necessário, uma sonda lacrimal menor pode ser inserida no canal com o intuito de passá-la ao longo do eixo do canal para a cavidade endometrial.

A medida terapêutica mais simples é direcionada para dilatar gentilmente e gradualmente o canal. É recomendado iniciar com o dilatador Baby Hegar e continuar a dilatação com dilatadores Pratt cônicos. Esse procedimento deve ser repetido semanalmente no consultório durante 4 semanas. A paciente deve ser avaliada e, se necessário, redilatada mensalmente por 6 meses. Esse método é útil para estenose leve, porém geralmente é ineficaz em casos mais graves.

A estenose grave pode ser aliviada pela remoção do tecido fibrótico, encontrando células glandulares viáveis, as exteriorizando, e finalmente aumentando o canal. Essa técnica requer um procedimento microcirúrgico de precisão, que pode e deve ser realizado através do laser de dióxido de carbono (CO_2) superpulsado associado ao microscópio operatório através de um micro manipulador. Deve ser utilizado um feixe de diâmetro pequeno (1 mm).

Se uma abertura no canal pode ser observada quando é utilizado o colposcópio, uma pequena sonda pode ser inserida e gentilmente avançada através do canal endocervical. Posteriormente, uma solução de vasopressina diluída a 1:100 é injetada na cérvice. O laser é configurado a 10 a 12 W de ultra pulso, e marcações pontuais são posicionadas ao redor do canal (Fig. 48-3 A e B). O tecido cicatricial ao redor do canal é então vaporizado camada por camada até que a mucosa endocervical laranja-avermelhada seja observada (Fig. 48-4). Neste ponto, o canal endocervical é seccionado por dois cortes radiais feitos do centro do canal (probe) para a margem periférica (Figs. 48-5 A e B e 48-6 A). Um aplicador com ponta de algodão úmido pode ser inserido através do canal e na parte inferior do corpo do útero (Fig. 48-6 B). Posteriormente, a potência do laser é reduzida para 5 a 10 W, e o feixe é acionado na margem submucosa da mucosa endocervical, consequentemente levando à eversão desta (Fig. 48-6 A). O campo é irrigado com solução salina aquecida para retirar o tecido carbonizado e desvitalizado.

Pós-operatoriamente, é administrado à paciente o equivalente de 5 mg de estrógeno conjugado (Premarin®) por dia durante 30 dias (Fig. 48-7).

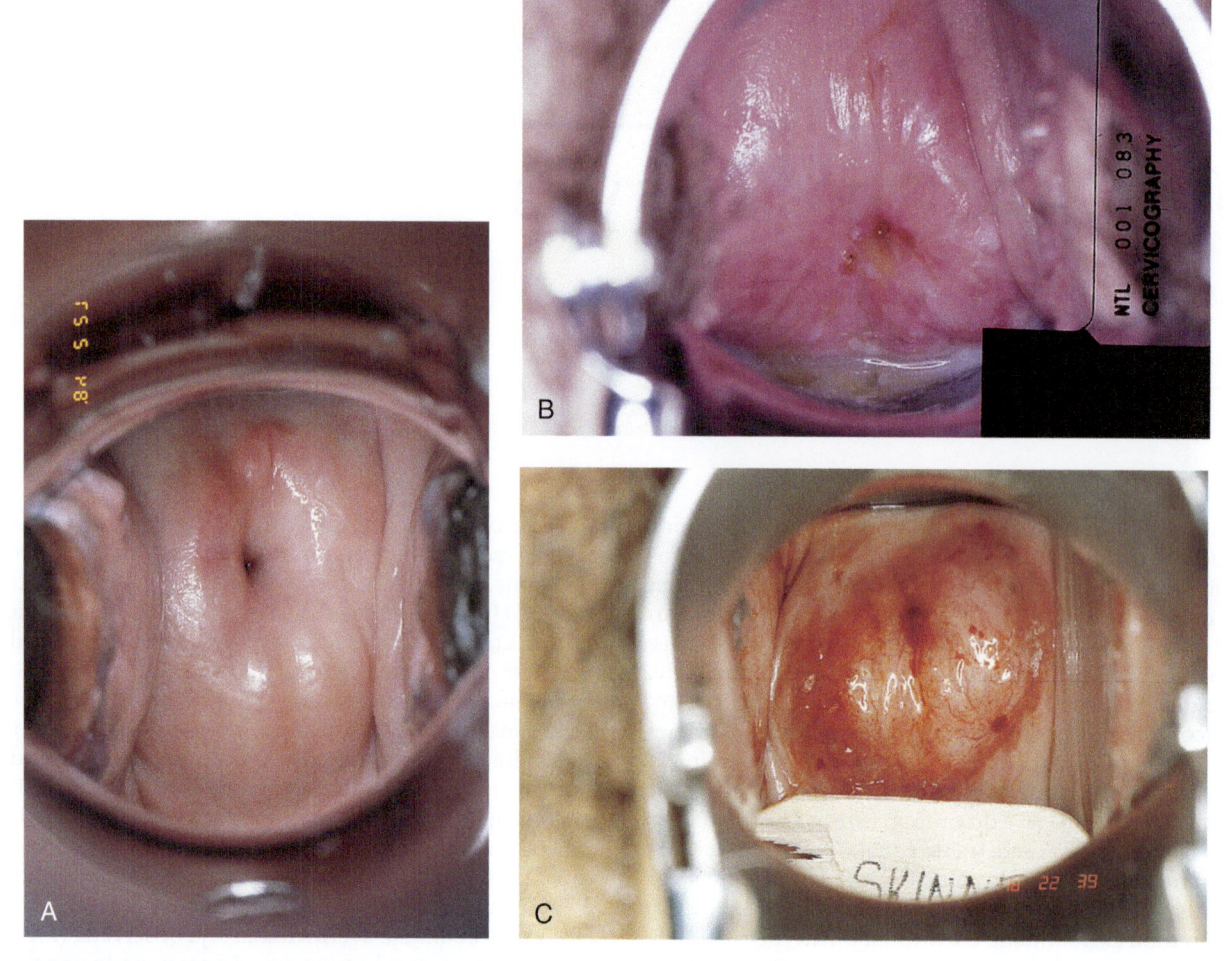

FIGURA 48-1 A. Este colo foi conizado. O comprimento diminuiu em 30%, e o canal está moderadamente estenótico. **B.** Estenose grave. O orifício externo está localizado no ponto onde é observada uma gota de sangue. **C.** Estenose grave. Uma abertura do tamanho da ponta de alfinete está localizada centralmente neste colo.

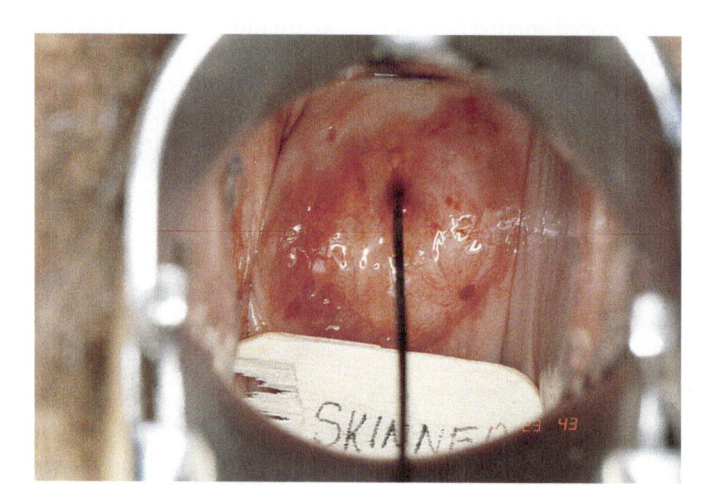

FIGURA 48-2 Um dilatador Baby Hegar é inserido na tentativa de aumentar a pequena abertura no canal cervical.

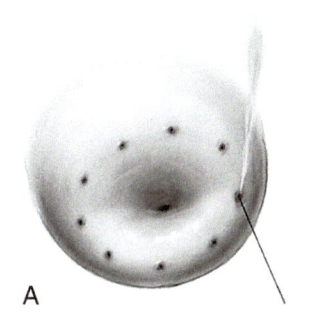

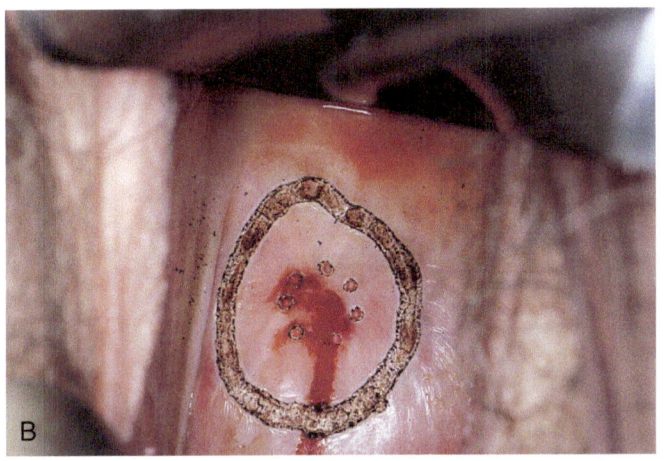

FIGURA 48-3 A. Após a injeção de vasopressina, um laser superpulsado é utilizado para disparar vários pontos de marcação no colo na preparação para a reconstrução do canal endocervical. **B.** Os pontos de marcação são conectados em 3 a 5 mm circunferencial à abertura estenótica central do canal cervical. O objetivo nesta fase da cirurgia é de vaporizar o tecido cicatricial denso circundante para liberar o canal.

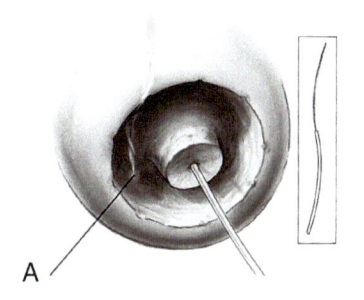

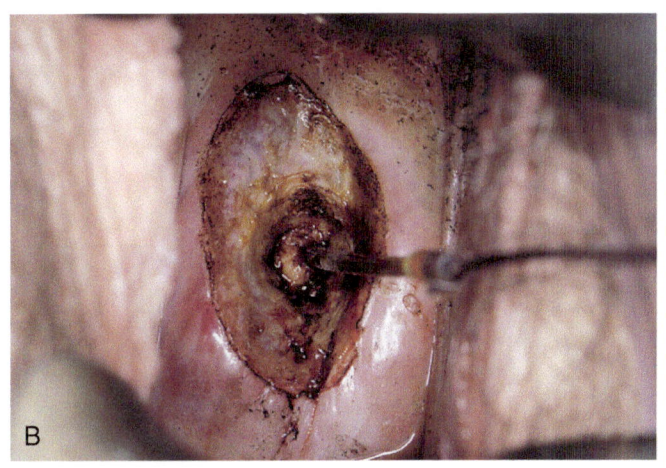

FIGURA 48-5 A. O dilatador Baby Hegar é inserido novamente no canal cervical. **B.** Uma vez que o canal foi liberado do tecido cicatricial circundante, pode ser realizada uma dilatação de maior grau. Observar que o dilatador de 2 mm agora pode ser acomodado.

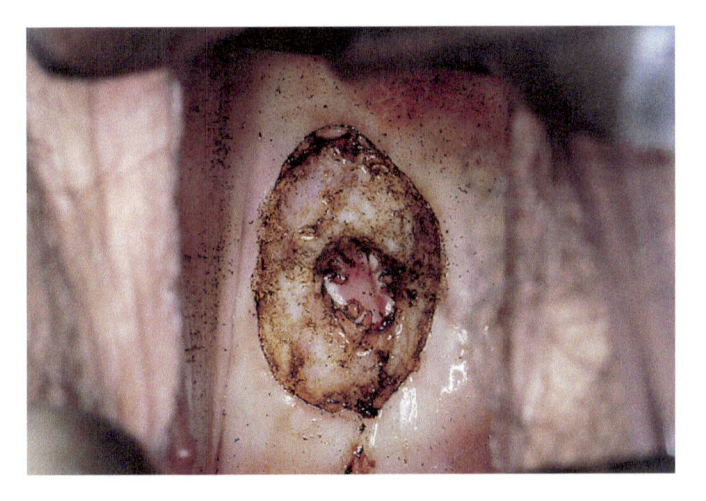

FIGURA 48-4 O tecido cicatricial periférico foi vaporizado. Pode ser observado e palpado o tecido flexível abaixo da cicatriz.

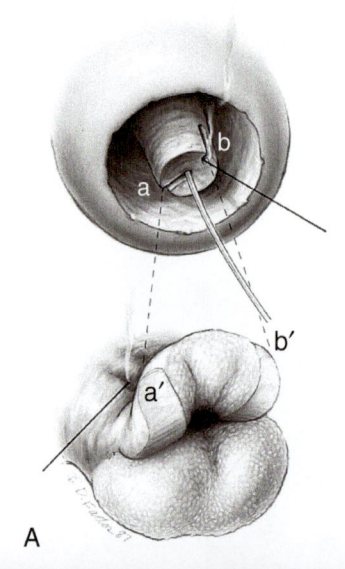

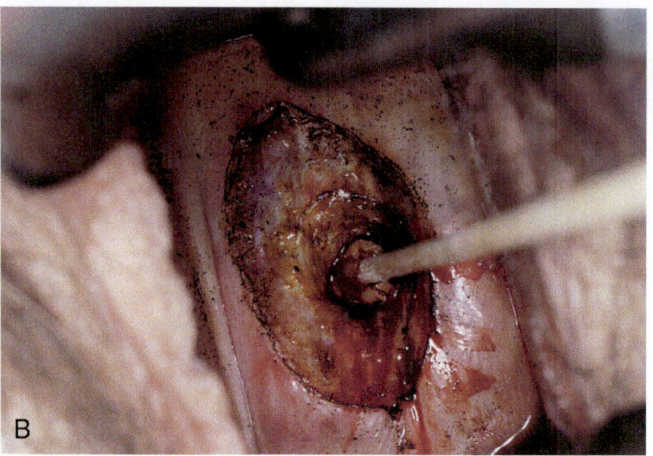

FIGURA 48-6 A. A mucosa endocervical vermelha agora pode ser reconhecida. O feixe do laser está firmemente focado, e o canal é aberto da posição de 1 hora *(b)* para a posição de 7 horas *(a)*. O ponto do laser é então aumentado para 2 mm, e a potência é reduzida para 5 a 10 W e jogada diretamente atrás da mucosa endocervical, ocasionando a eversão da mucosa. *a′*, margem de corte original na posição de 7 horas; *b′*, margem de corte original na posição de 1 hora. **B.** Um aplicador com ponta de algodão umedecido pode ser inserido através do canal recém-aumentado.

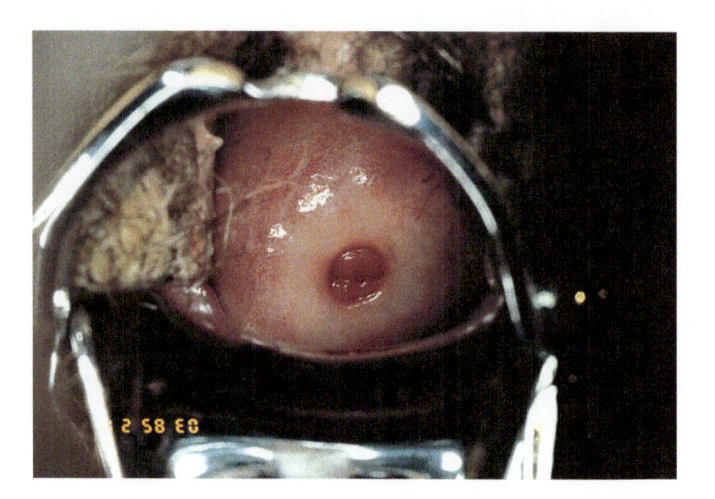

FIGURA 48-7 Seis semanas de pós-operatório, está visível um canal endocervical não estenótico.

CAPÍTULO 49

Cerclagem Cervical

Michael S. Baggish

A incompetência cervical (insuficiência cervical) é uma condição nebulosa caracterizada pela dilatação sem dor e encurtamento do colo no segundo ou primeiro trimestre de gestação (Fig. 49-1). Esta é seguida pelo prolapso das membranas através do colo e, finalmente, pela expulsão do feto com ou sem a ruptura de membranas (Fig. 49-2). O diagnóstico da insuficiência cervical depende primeiramente de um histórico obstétrico de uma ou mais perdas de gestação associadas a parto e dilatação sem dor.

Uma vez que o diagnóstico foi feito ao menos presumivelmente, deve-se tomar uma decisão a respeito da sutura do colo. A maioria das operações de cerclagem é realizada através da via vaginal. A técnica da cerclagem abdominal é descrita e apresentada na Parte 1.

O procedimento cirúrgico de Shirodkar tem o objetivo de restaurar o colo a um estado não dilatado, assim como o comprimento do canal cervical. Essencialmente, nessa operação é passado um ponto não absorvível no ou acima do nível do orifício interno do colo. Se o comprimento deve ser atingido, uma porção do istmo corporal deve ser incorporado na sutura abrangente. Isso eliminará o efeito de funil das membranas no topo do canal cervical e adicionará 1 a 2 cm de comprimento ao canal. Deve-se ter cautela para dissecar a vagina do colo e para retraí-la superiormente e anteriormente a fim de evitar a lesão do ureter terminal (p. ex., na junção uterovesical). Conforme é observado na Seção 8 na Parte 2, os ureteres atravessam a vagina nos fórnices anterior e anterolateral para novamente entrarem na base da bexiga (trígono).

A cérvice é exposta pela implantação de uma válvula de peso no fórnice posterior. Pequenos afastadores Dever são posicionados nos fórnices vaginais laterais, e um afastador de dedo Richardson pequeno é posicionado no fórnice anterior. São passados pontos de Vicril® 0 na cérvice nas posições de 3 e 9 horas, em formato de um 8, para tração (Fig. 49-3 A). Essas suturas não devem ser implantadas muito para trás no fórnice lateral, pois elas podem ocluir o ureter. As suturas devem ser posicionadas na cérvice em direção à flexura vaginal.

Posteriormente, são injetados de 10 a 20 ml de solução salina normal na cérvice anterior no ponto da flexura vaginal para criar um plano de dissecção. Uma injeção semelhante é feita na face posterior do colo. Uma incisão de 2 cm é feita com um bisturi na flexura vaginal. A vagina é facilmente separada e dissecada do colo. Um procedimento semelhante é feito posteriormente. Os afastadores agora podem ser colocados entre o colo e a vagina (Fig. 49-3 B e C).

Uma faixa de Mersilene em uma agulha de dupla via é introduzida na incisão anterior no ou acima do nível do orifício interno. A agulha é deslizada entre a vagina e o colo, respectivamente, nos lados direito e esquerdo e é trazida para fora no local da incisão posterior (Fig. 49-3 D). A sutura é presa posteriormente no local, tomando o cuidado para não apertar muito o colo de modo que a faixa corte o parênquima do colo ou, até pior, atravesse o colo. Isso pode ser prevenido pela inserção de um cateter de metal ou um cateter de borracha firme no colo, apertando-o contra o cateter (Fig. 49-3 E). Um ponto de Prolene® 3-0 deve ser colocado no colo e através da faixa anteriormente e posteriormente, para prevenir que a faixa se desloque. A mucosa é fechada com sutura contínua simples com Vicril® 2-0 (Fig. 49-3 F).

McDonald originalmente especificou que deve ser implantada uma sutura de seda trançada N° 4 no colo, iniciando anteriormente (12 horas) no ponto onde a vagina rugosa se encontra com a mucosa lisa da cérvice e é direcionada no sentido horário ou anti-horário, fazendo perfurações periféricas com a agulha ao redor da cérvice nas posições de 3, 6 e 9 horas até retornar à posição de 12 horas (Fig. 49-4 A e B). Neste momento, o ponto é apertado sobre o indicador do assistente ou o dedo mínimo é inserido no canal cervical da paciente e é apertado por três ou quatro voltas do nó (Fig. 49-4 C). Embora McDonald acreditasse que a junção cervicovaginal correspondesse ao orifício interno, na realidade ela está abaixo desta localização (Fig. 49-4C, detalhe). Implantar a sutura no orifício interno significaria suturar a vagina anterior e possivelmente lesionar os ureteres ou bexiga. Atualmente, o Prolene® 2 e o Mersilene são materiais de sutura utilizados mais comumente para essa técnica de cerclagem.

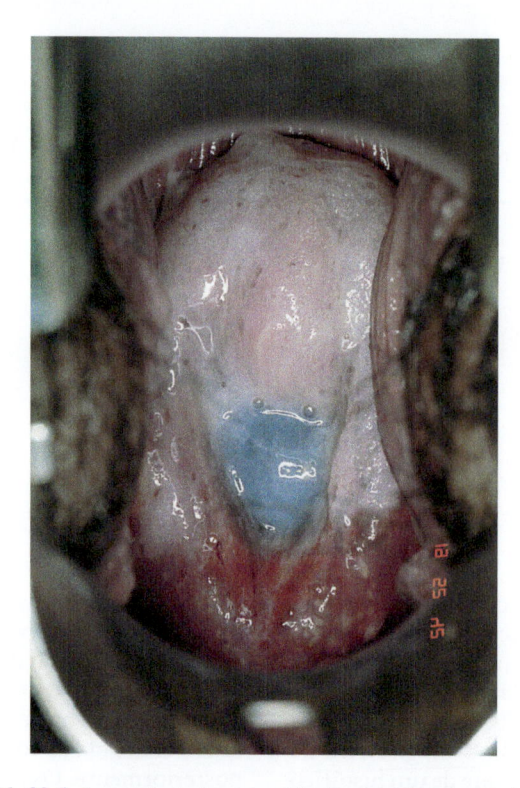

FIGURA 49-1 Esta paciente foi encaminhada para colposcopia e biópsia devido a um Papanicolau anormal. A cérvice está aberta com o canal dilatado e encurtado. As membranas azuladas estão claramente visíveis.

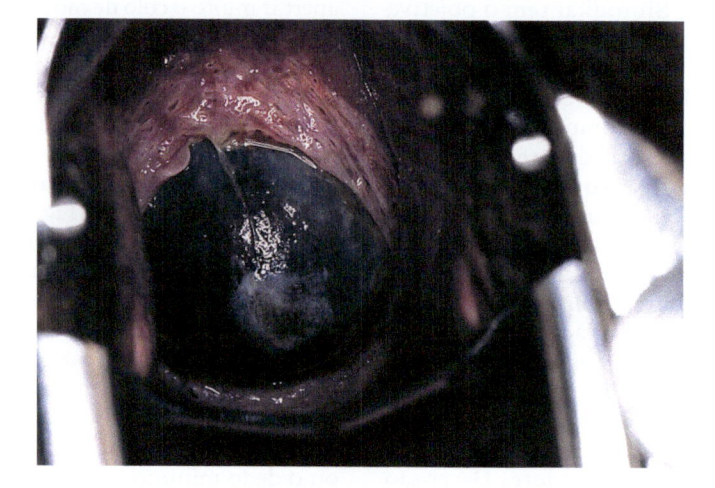

FIGURA 49-2 Este parto sem dor progrediu rapidamente. O colo está dilatado em 5 cm e completamente apagado, e as membranas estão protruindo na vagina.

A

B

C

D

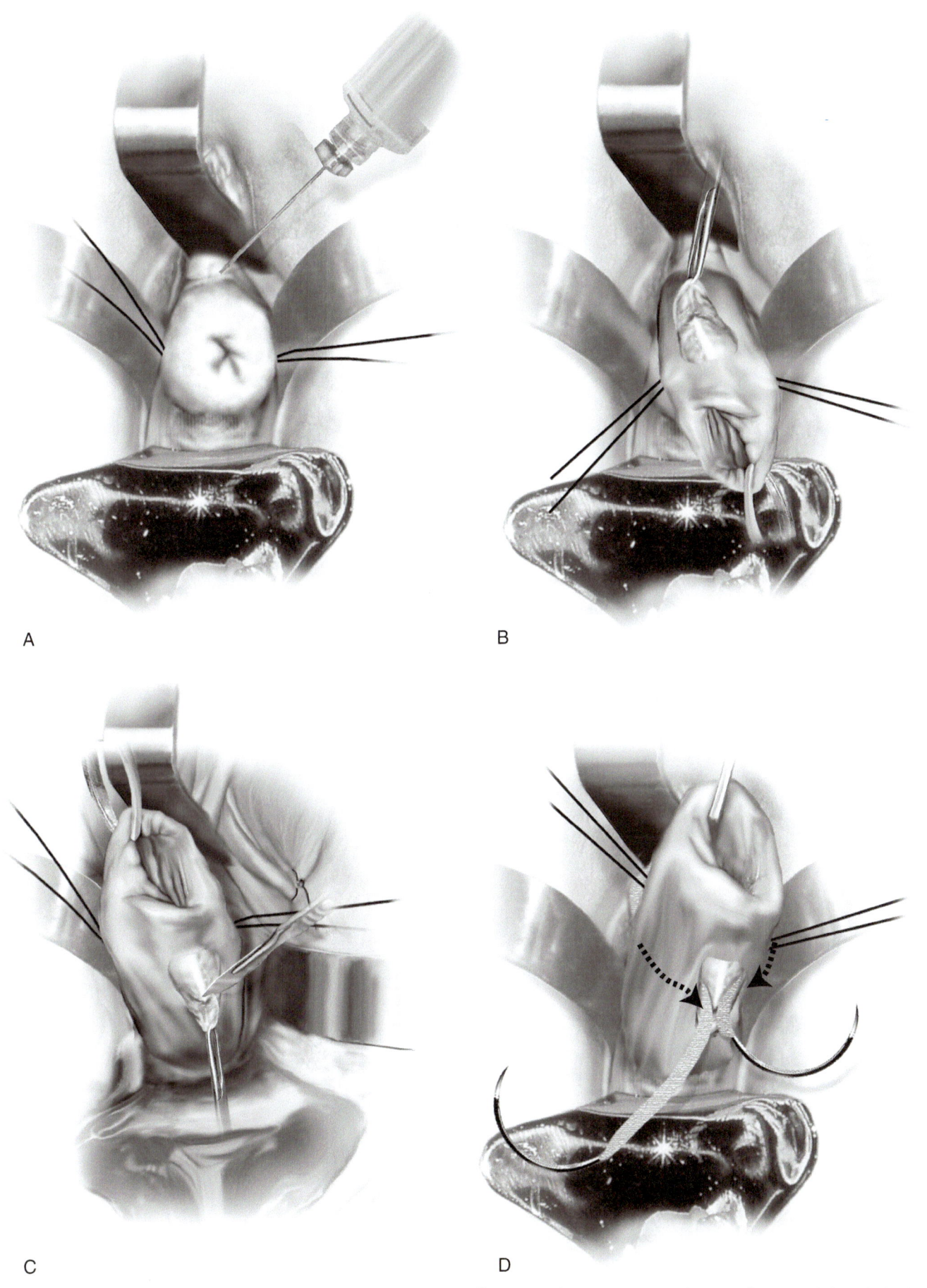

FIGURA 49-3 A. Cerclagem Shirodkar. O colo é apreendido com suturas de Vicril® 0 posicionadas nas posições 3 e 9 horas nas flexuras vaginais cervicais. Uma injeção de 10 a 20 ml de solução salina normal é realizada logo abaixo da mucosa cervical para criar o plano de dissecção. **B.** É feita uma incisão transversal de 2 cm na face anterior do colo na posição de 12 horas, e ela é direcionada para baixo para a fáscia pubocervical. A bexiga é empurrada cranialmente e liberada do colo (ou seja, a bexiga é rebatida). **C.** Uma incisão semelhante é feita na superfície posterior do colo. Neste caso, o fundo de saco é dissecado do tecido cervical e penetrado. **D.** Uma faixa Mersilene montada em uma agulha grande e curvada entra através da incisão anterior e sai através da incisão posterior na direita e esquerda. Agora o colo está completamente envolvido pela faixa.

(Continua)

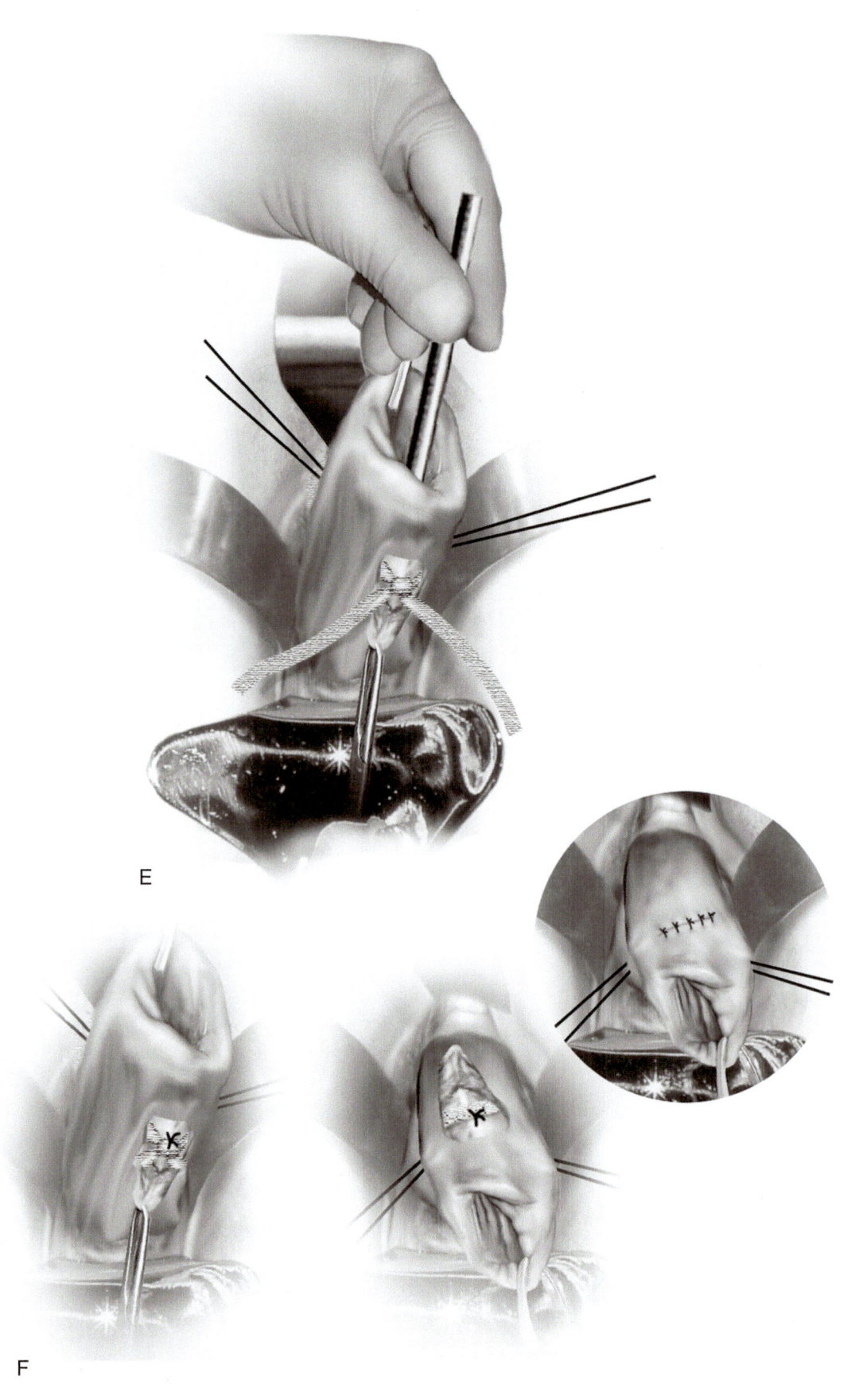

FIGURA 49-3 (Cont.) E. As agulhas são retiradas, e a faixa é apertada na posição 6 horas sobre um cateter de borracha firme, que foi posicionado no canal cervical. **F.** Anteriormente e posteriormente, são posicionadas suturas de nylon 3-0 através da faixa e no parênquima do colo para ancorar a faixa e prevenir a migração. Finalmente, as incisões são fechadas com uma sutura contínua ou separada de Vicril® 2-0.

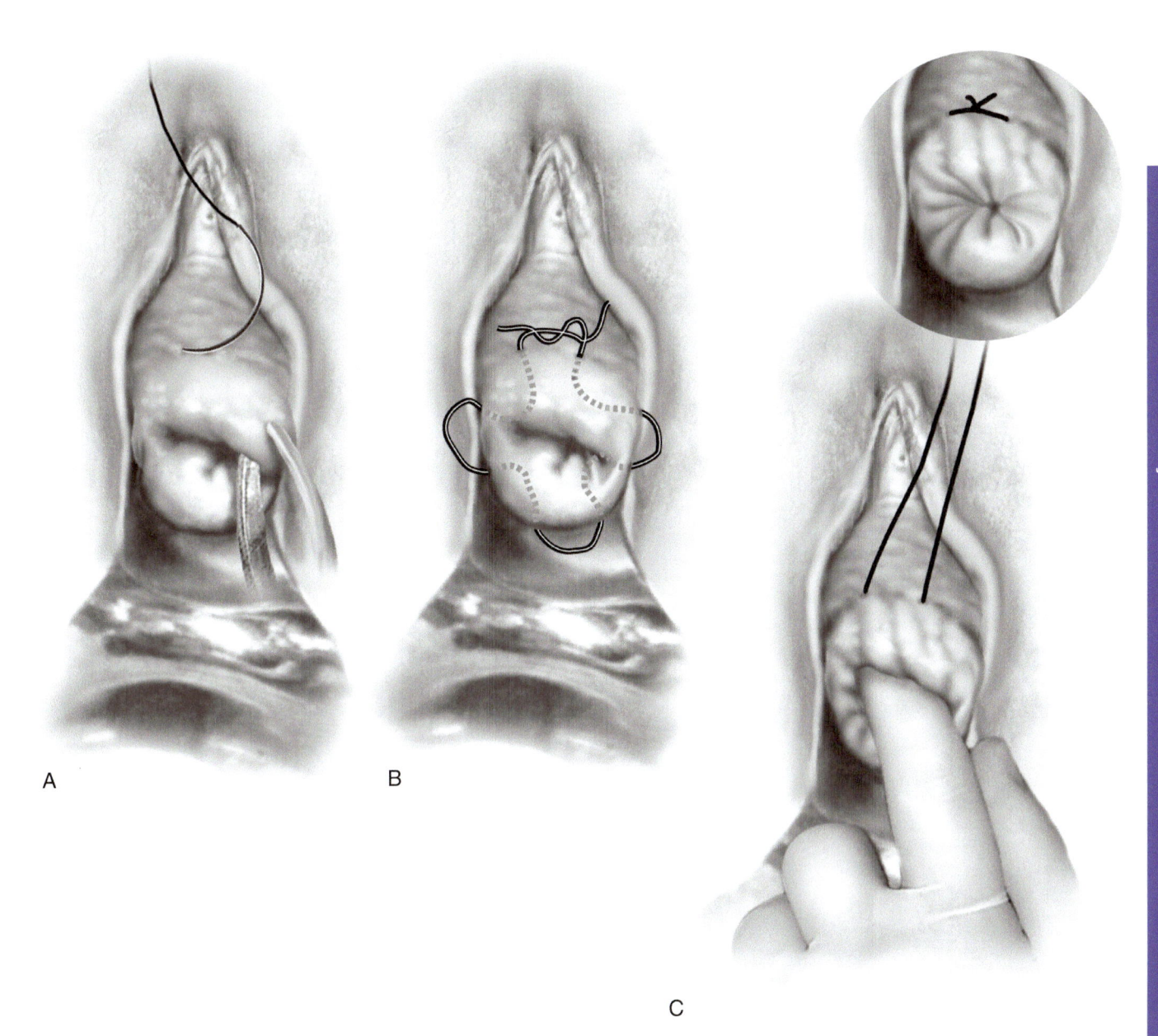

FIGURA 49-4 A. Cerclagem McDonald. O lábio anterior do colo está preso com uma pinça. Uma sutura de Prolene® 2 é implantada na cérvice, iniciando na superfície anterior abaixo da junção das mucosas cervical e vaginal. **B.** A sutura é direcionada no sentido anti-horário ao redor do colo enquanto transfixa múltiplos locais na mucosa e estroma cervical por toda a circunferência do colo. **C.** A sutura é amarrada diretamente sobre o dedo do assistente. Isso previne excessivamente para baixo do ponto e reduzirá as chances de a sutura seccionar completamente o colo. **Detalhe.** A aparência enrugada final do colo suturada (efeito de bolsa de corda ou bolsa de tabaco).

CAPÍTULO 50

Excisão do Colo do Útero Residual (Traquelectomia)

Mickey M. Karram ■ *Michael S. Baggish*

Um colo do útero residual é o resquício do útero que permanece após uma histerectomia subtotal (Fig. 50-1). Historicamente, a histerectomia supracervical era realizada sob circunstâncias adversas em que a finalização rápida da operação era essencial para o bem-estar da paciente (p. ex., na gestação com complicação). Entretanto, mais recentemente, cirurgiões estão realizando eletivamente a histerectomia subtotal laparoscópica ou robótica. A remoção subsequente do colo do útero residual, ou traquelectomia, pode ser necessária por várias razões, incluindo sangramento persistente, prolapso, dor e doença cervical.

O colo do útero residual é removido de uma maneira idêntica às etapas iniciais de uma histerectomia vaginal. Embora a entrada na cavidade peritoneal não seja obrigatória, é preferível garantir a remoção completa do colo para permitir a obliteração do fundo de saco e suspensão da vagina em casos de prolapso. O colo do útero residual é apreendido com uma pinça de dente único e é puxado inferiormente. Uma solução de vasopressina diluída a 1:100 é injetada abaixo da mucosa cervical e vaginal com uma agulha de 25 de calibre e uma seringa de aro triplo de 10 ml. A solução ajudará a desenvolver um plano de dissecção. As injeções são realizadas circunferencialmente ao redor da cérvice (Fig. 50-2 A). Com um bisturi, é realizada uma incisão no colo e é circunscrita abaixo da junção cervicovaginal (Fig. 50-2 B). A bexiga é dissecada do colo anteriormente; a vagina, junto com os ureteres, é empurrada para cima (cranial) da face lateral do colo (Figs. 50-2 C e 50-3 A). O fundo de saco e o reto são liberados posteriormente (Fig. 50-3 B). As porções inferiores dos ligamentos cardinais são presas com pinças Zepelin curvas (Figs. 50-2 D e 50-4). Os ligamentos uterossacros são identificados e pinçados (Figs. 50-2 E e 50-5). As estruturas pinçadas são cortadas e transfixadas com suturas de Vicril® 0. O colo é mantido tracionado para baixo pela pinça e é completamente liberado do reto posteriormente (i é., o espaço retovaginal é livremente dissecado do colo) (Fig. 50-6). A bexiga pode estar aderida ao colo do útero residual; portanto a dissecção precisa deve sempre ser utilizada para liberar a bexiga do colo (Fig. 50-7). A tesoura Metzenbaum é direcionada para longe da bexiga e em direção ao colo do útero residual em uma técnica de abrir e cortar executada cuidadosamente. O colo do útero residual é cortado e removido (Figs. 50-2 F, 50-8, e 50-9). Os ligamentos cardinais e uterossacros são suturados em cada ângulo vaginal, e a vagina é fechada transversalmente com pontos contínuos de Vicril 0. Se o prolapso está presente, uma culdoplastia ou suspensão da cúpula vaginal é realizada. (Caps. 53 e 55).

Como uma advertência, deve ser compreendido que durante a histerectomia supracervical, o peritônio da bexiga pode ser levado sobre o topo do colo e suturado para baixo, posteriormente, como meio de recobrir e peritonizar o colo do útero residual. Reciprocamente, o peritônio do cólon sigmoide pode ser levado e suturado anteriormente com o mesmo propósito.

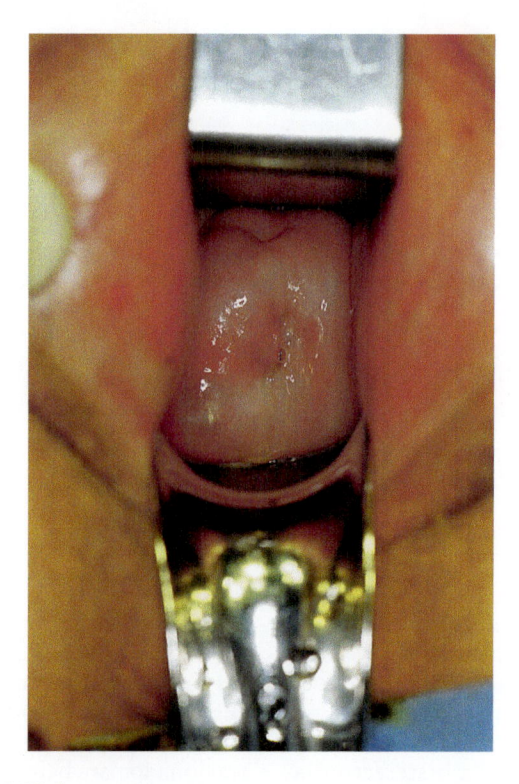

FIGURA 50-1 Este colo do útero foi mantido após uma histerectomia subtotal laparoscópica. A paciente subsequentemente reivindicou a remoção do colo devido a descarga permanente indesejável e sangramento pós-coito.

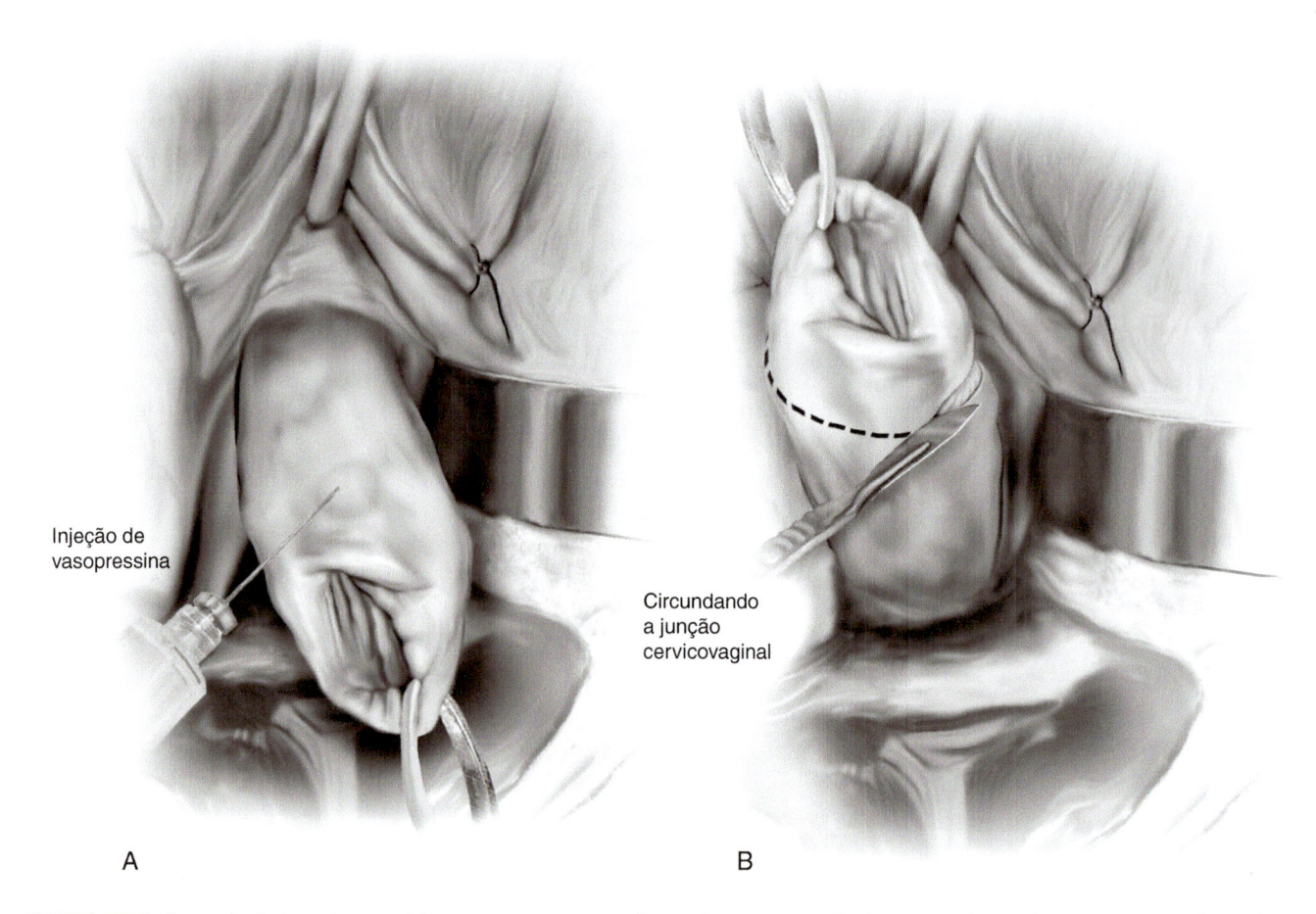

FIGURA 50-2 A. O colo do útero é apreendido com uma pinça e puxado para baixo. Uma agulha fina é inserida na submucosa, e uma solução de vasopressina a 1:100 é injetada na posição de 12 horas e continuada circunferencialmente ao redor da cérvice. **B.** É utilizado um bisturi para realizar uma incisão circundando o colo do útero em aproximadamente 5 a 10 mm para trás do orifício externo.

CAPÍTULO 50 Excisão do Colo do Útero Residual (Traquelectomia) 535

Dissecção anterior

C

Ligamento cardinal pinçado e cortado

D

Ligamentos uterossacros pinçados e cortados

E

Colo do útero residual amputado

F

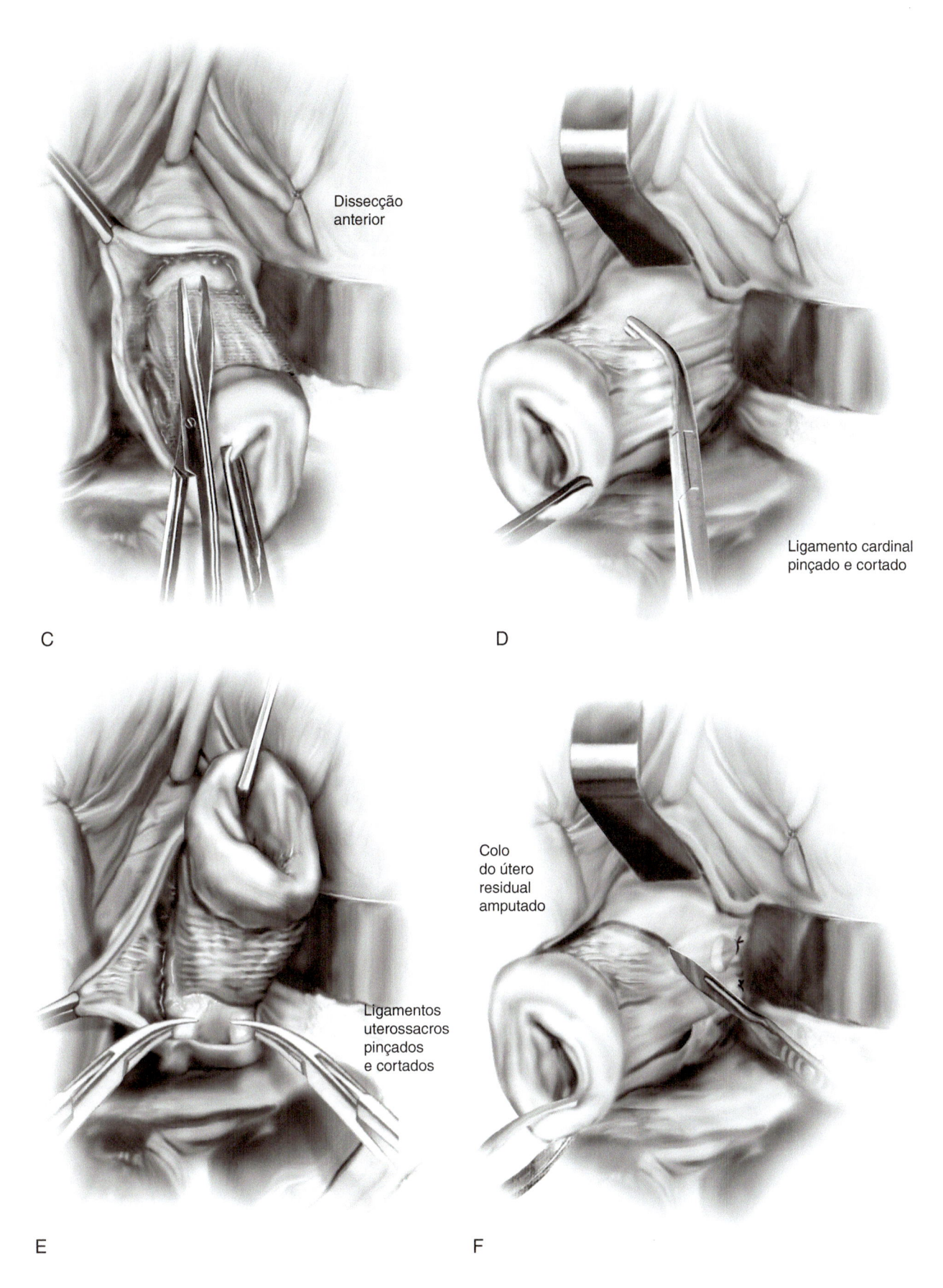

FIGURA 50-2, *(cont.)* C. A bexiga é dissecada de modo cortante da cérvice junto com a vagina anterior; do mesmo modo, a vagina posterior e o fundo de saco são liberados da cérvice. **D.** A porção inferior do ligamento cardinal é pinçada. **E.** Os ligamentos uterossacros são pinçados, cortados e suturados semelhantemente. **F.** O colo do útero residual, após ter seus ligamentos e pedículos vasculares pinçados, é liberado através de bisturi ou tesoura.

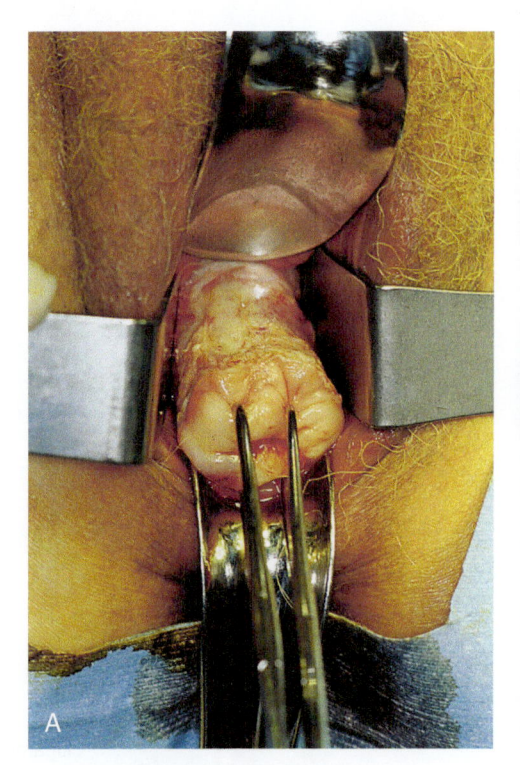

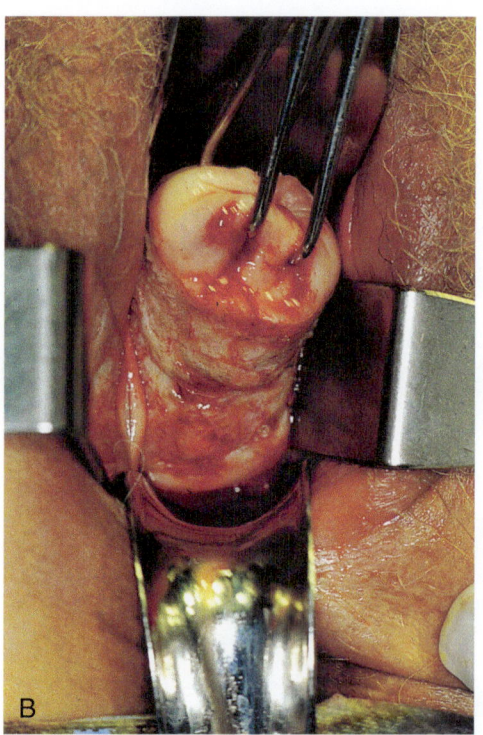

FIGURA 50-3 A. A bexiga foi dissecada da face anterior da cérvice por tesoura Metzenbaum. Observar a tração para baixo na cérvice. **B.** O fundo de saco e o reto são liberados da face posterior da cérvice. Observar novamente a tração da cérvice para cima, que facilita a dissecção posterior.

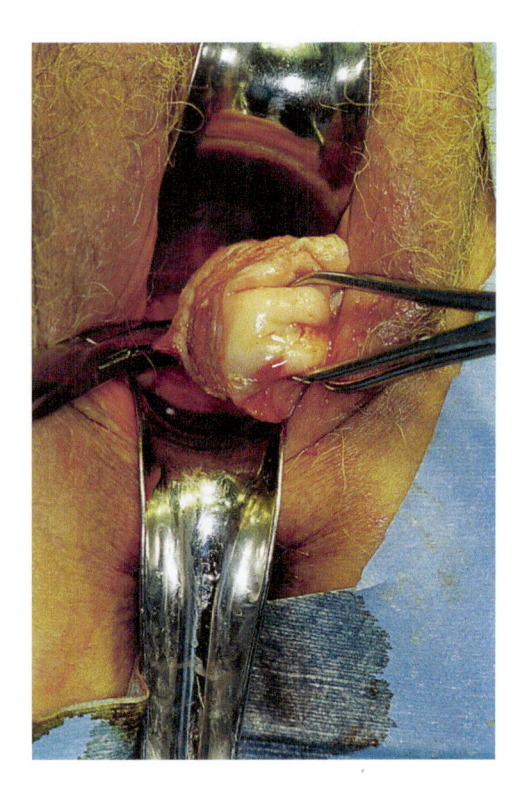

FIGURA 50-4 Os ligamentos cardinais são pinçados, cortados e suturados com Vicril® 0.

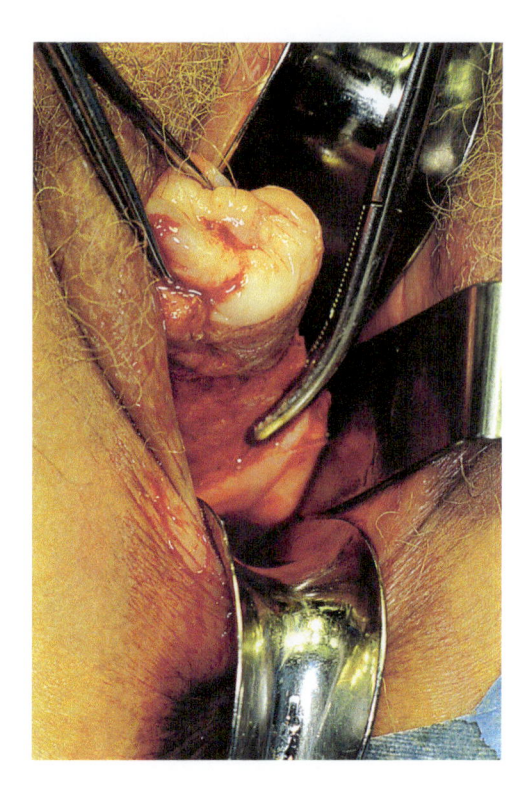

FIGURA 50-5 Os ligamentos uterossacros são pinçados, cortados e ligados.

CAPÍTULO 50 Excisão do Colo do Útero Residual (Traquelectomia) 537

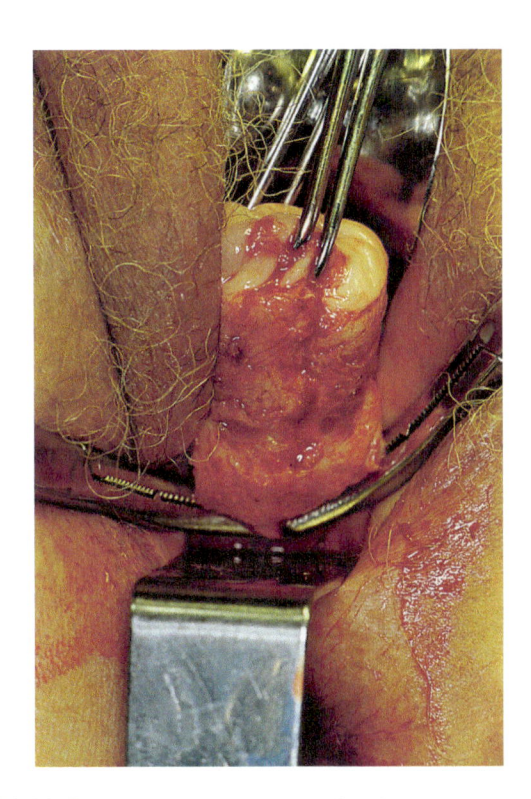

FIGURA 50-6 O topo da cérvice está pinçado. Observar que o reto foi suficientemente mobilizado fora da face posterior da cérvice.

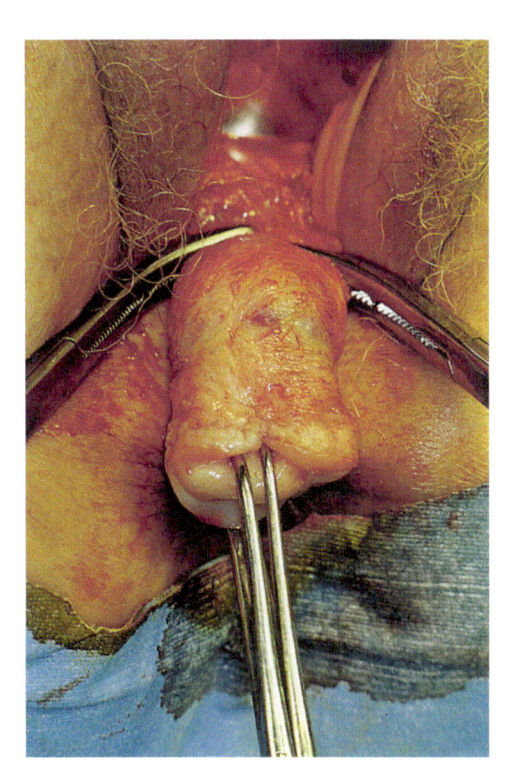

FIGURA 50-7 A bexiga e ureteres foram mobilizados superiormente e fora do caminho destas pinças.

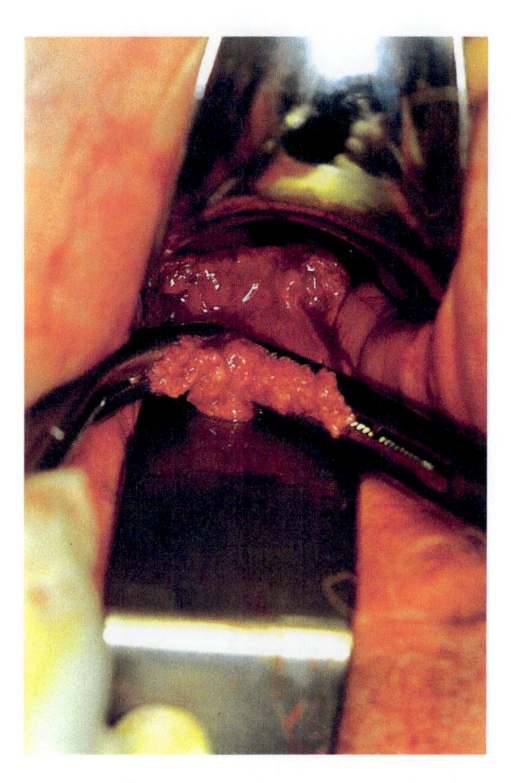

FIGURA 50-8 O colo do útero residual foi excisado sobre as pinças. As porções superiores dos ligamentos cardinais são ligadas com Vicril® 0 ou polidioxanona (PDS).

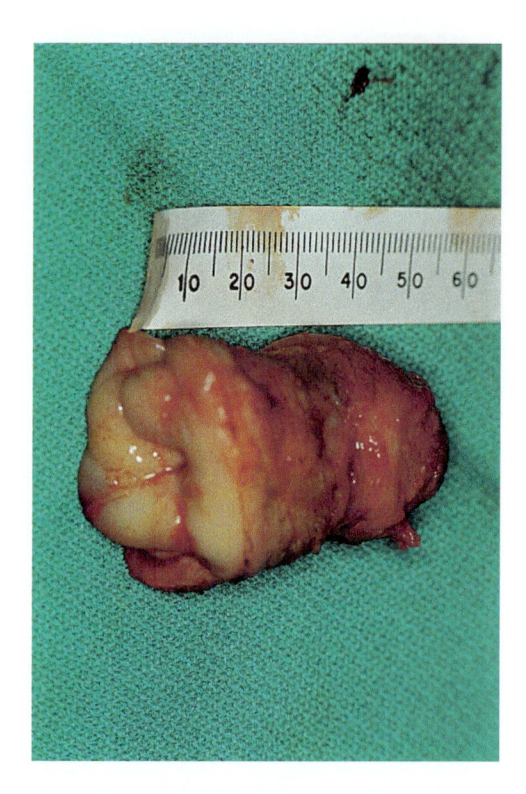

FIGURA 50-9 Um colo do útero residual de 4 cm removido é enviado como amostra para patologia. Se a neoplasia intraepitelial fosse uma suspeita ou estivesse presente, o colo do útero seria aberto de maneira análoga à conização e seccionado seriadamente.

SEÇÃO 11

Cirurgia Vaginal

51 Anatomia da Vagina
Terço Inferior
Terço Médio
Terço Superior

52 Anatomia do Suporte das Paredes Anterior e Posterior da Vagina

53 Histerectomia Vaginal
Histerectomia Vaginal Simples
Histerectomia Vaginal Difícil

54 Reparo Vaginal de Cistocele, Retocele e Enterocele com Tecido Nativo
Prolapso da Parede Anterior da Vagina
Defeitos da Parede Posterior da Vagina

55 Reparo Vaginal com Sutura em Tecido Nativo do Prolapso da Cúpula Vaginal
Suspensão no Ligamento Sacrospinal
Suspensão na Fáscia Iliococcígea
Suspensão Alta no Ligamento Uterossacro

56 Procedimentos Obliterativos para a Correção de Prolapso de Órgãos Pélvicos
Procedimentos Obliterativos

57 Uso de Tela Biológica e Sintética para Reforço do Reparo de Prolapso Vaginal
Reforço com Tela Sintética

58 *Slings* Mediouretrais Sintéticos para a Correção de Incontinência de Esforço
Slings Mediouretrais Sintéticos Retropúbicos
Slings Mediouretrais Sintéticos Transobturadores
Slings Mediouretrais de Incisão Única
Conduta Cirúrgica da Disfunção Miccional Pós-operatória

59 Evitando e Manejando Complicações da Tela Sintética Depois de Cirurgias para Incontinência Urinária e Prolapso de Órgãos Pélvicos
Advertências da Food and Drug Administration dos Estados Unidos
Complicações Relacionadas à Tela Após Sacrocolpopexia
Complicações da Tela Após Slings Mediouretrais Sintéticos
Complicações Após Colocação Transvaginal de Tela para Prolapso de Órgãos Pélvicos

60 Slings Pubovaginais Biológicos de Colo Vesical para a Correção de Incontinência Urinária de Esforço
Manejo da Disfunção Miccional Pós-Operatória

61 Lesões Benignas da Parede Vaginal
Biópsias
Cistos
Úlceras
Massas Sólidas

62 Anormalidades Congênitas da Vagina
Fusão/Coalescência Labial
Hímen Imperfurado
Agenesia Vaginal
Septo Vaginal Transverso
Septo Vaginal Longitudinal
Hemivagina Obstruída
Extrofia de Bexiga

63 Estenose Vaginal Iatrogênica

64 Vaginectomia

CAPÍTULO 51

Anatomia da Vagina

Michael S. Baggish ■ *Mickey M. Karram*

A vagina é um espaço virtual que conecta a porção mais baixa do útero (colo) ao ambiente externo. A vagina mede 8 a 8,5 cm a partir do anel himenal ao topo do fórnice anterior; 7 a 7,5 cm até o topo do fórnice lateral; e 9 a 9,5 cm até o topo do fórnice posterior. Para fins de organização, a vagina pode ser dividida nos terços: superior, médio e inferior. O terço superior da vagina está intimamente relacionado com o colo uterino, ao qual é fixado (Fig. 51-1). Ao longo de seu comprimento, a vagina está intimamente relacionada à bexiga anteriormente e, de forma similar, relaciona-se ao reto posteriormente. No seu terço inferior, vagina, uretra e reto compartilham paredes em comum. O terço inferior da vagina também está intimamente relacionado à vulva, à qual se fixa no nível do vestíbulo vulvar (Fig. 51-2A). Esta área de transição em particular pode ser considerada a porta de entrada ou saída da vagina. Na verdade, no terço inferior pode-se considerar a uretra, a vagina e o anorreto como uma estrutura única interdependente e interrelacionada, ao invés de serem unidades anatômicas independentemente funcionantes (Fig. 51-2B e C). Abrindo-se a sínfise púbica e dissecando-se a bexiga e uretra a partir da vagina anterior, podem ser vistas e melhor compreendidas as relações importantes entre elas (Fig. 51-2 D a F).

A vagina microscópica consiste de uma mucosa que é formada por tecido epitelial escamoso não cornificado estratificado. O estroma subjacente consiste de uma mistura de colágeno e tecido elástico. Sob o estroma há fibras de músculo liso intercaladas com colágeno. O epitélio mede 0,15 a 0,30 mm do topo ao fundo (da superfície à membrana basal). A espessura total da parede da vagina atinge de 2 a 3 mm.

Terço Inferior

O anel himenal forma o limite entre a vagina e o vestíbulo (Fig. 51-3A e B). Embora a vagina não contenha elementos glandulares sob condições normais, existem várias estruturas secretoras de muco nas proximidades: as glândulas parauretrais e vestibulares (Fig. 51-4). As glândulas de Bartholin (glândulas vestibulares maiores) estão em íntimo contato com a parede póstero-lateral da vagina em um nível 15 mm a partir da superfície do vestíbulo (Fig. 51-5A e B). Na posição de 6 horas, o reto fica 3 a 4 mm abaixo da vagina e às 12 horas, a uretra fica 2 a 3 mm anterior à vagina (Figs. 51-6A e B e 51-7).

A vagina é altamente vascularizada, particularmente nas paredes anterolaterais e laterais, desde o nível do anel himenal até a junção uretrovesical (Fig. 51-7B). Grandes seios venosos e seios cavernosos contribuem para essa vascularização, que é mais completa no nível do bulbo do vestíbulo. O bulbo se encontra a 1,5 cm a partir da superfície do vestíbulo e se situa em íntima proximidade com a uretra e a parede anterolateral da vagina. A uretra é coberta em suas porções anterior e lateral por tecido cavernoso emanando do clitóris e do bulbo (Fig. 51-8A a G). Quando se disseca essa área, deve-se levar em consideração a vascularização pronunciada ao longo das paredes anterolateral e lateral e a necessidade de agentes vasoconstritores.

Terço Médio

O terço médio começa logo abaixo da junção uretrovesical e atravessa por baixo da margem inferior da sínfise púbica (margem posterior-inferior) (2,5 – 3,5 cm a partir do anel himenal). O músculo levantador do ânus se aplica às paredes vaginais lateral e posterior mais proeminentemente na junção dos terços médio e inferior (Fig. 51-7C). Essa porção, junto com a porção cranial do terço inferior, tem o maior grau de mobilidade em comparação com o restante da vagina.

Terço Superior

A vagina superior está em íntimo contato com a bexiga, mas não compartilha da parede comum encontrada no nível da uretra. Uma camada de tecido areolar frouxo permite que a bexiga seja facilmente dissecada da vagina superior (Fig. 51-2D a F). Similarmente, o reto pode ser facilmente dissecado da vagina superior. No entanto, quando se disseca caudalmente, a parede compartilhada pela bexiga, uretra e vagina não permite um plano de separação fácil. A vagina termina em torno do colo, e a cúpula vaginal é dividida em fórnices pela porção vaginal protrusa do colo. O estroma da vagina é, na verdade, inseparável dos ligamentos cardinais e uterossacros (Fig. 51-7D). Entre os últimos, há um ponto de entrada avascular entre o fórnice posterior da vagina e o fundo de saco (i. e., a entrada para a cavidade peritoneal). As relações entre vagina superior e bexiga, uretra e colo requerem conhecimento anatômico preciso dos espaços retroísquio e retropúbico (extraperitoneais). Muitos ginecologistas se referem às áreas laterais como paravaginais, mas na realidade essas áreas constituem os espaços perivesicais em sua totalidade. O limite anterior do espaço retropúbico é a sínfise púbica e a pube. O limite posterior é o corpo principal da bexiga. Os espaços perivesicais se estendem por cada lado da bexiga e terminam acima da pube e do músculo obturador interno e abaixo no músculo obturador interno e no ísquio. O músculo levantador do ânus se origina na margem inferior do ramo púbico inferior e da fáscia do obturador interno e se afunila para baixo em direção à junção dos terços médio e inferior da vagina e às áreas perineal e perianal. A anatomia pode ser mostrada apenas quando se serra uma porção da pube (Fig. 51-9A a D).

Há muita controvérsia em relação a quais estruturas dão suporte e mantêm a posição e integridade não apenas da vagina, mas também de seus vizinhos imediatos: a bexiga, a uretra e o reto. Podem ser identificados locais anatômicos específicos que dão suporte a estruturas individuais (Fig. 51-10A a C). Os ureteres e a base da bexiga estão intimamente relacionados e aplicados à área superior e anterior da vagina e aos fórnices anterolaterais (Fig. 51-11A e B). As paredes comuns são divididas pela uretra, bexiga e vagina anteriormente e pelo reto e vagina posteriormente. A Figura 51-11C mostra uma visão panorâmica da uretra (complexo uretrovaginal) e da bexiga após a remoção da pube (Fig. 51-11C a G). O suporte principal da vagina superior consiste dos ligamentos cardinais, assim como das paredes partilhadas entre bexiga, reto e, em menor extensão, ligamentos uterossacros. Portanto, a cúpula vaginal (assim como o colo e a base da bexiga) tem suporte principalmente nos ligamentos cardinais profundos (Fig. 51-12A a C). Existe também, entre o colo, a vagina superior e a bexiga, uma camada fascial bem definida, de cor cinza claro. Essa camada é a fáscia pubovesical e também pode ser considerada parte da fáscia paravaginal (Fig. 51-13). Os ligamentos cardinais profundos se estendem pelos espaços perivesicais até a parede pélvica lateral (i. e., músculo obturador interno, que se arqueia posteriormente em direção à espinha isquiática ao longo do espaço retroisquial (Figs. 51-14A a G, 51-15A a C).

A vagina superior é suprida pelo plexo pélvico com entrada a partir do plexo hipogástrico, gânglios paravertebrais e nervos sacrais. A vagina inferior é suprida pelo nervo pudendo. Curiosamente, a vagina é relativamente insensível à pinça de biópsia e ao toque suave (Fig. 51-14A).

O suprimento sanguíneo provém do ramo descendente da artéria uterina, artéria vaginal e artéria pudenda interna.

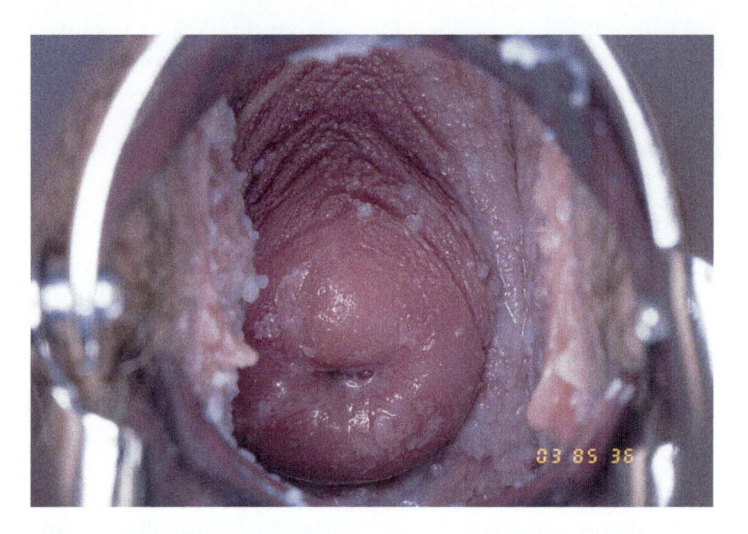

FIGURA 51-1 O terço superior da vagina está intimamente relacionado ao útero, particularmente ao colo uterino. A coluna rugosa da vagina pode ser vista fundindo-se com a mucosa cervical lisa na periferia do orifício externo do colo. O colo central cria os fórnices vaginais na cúpula.

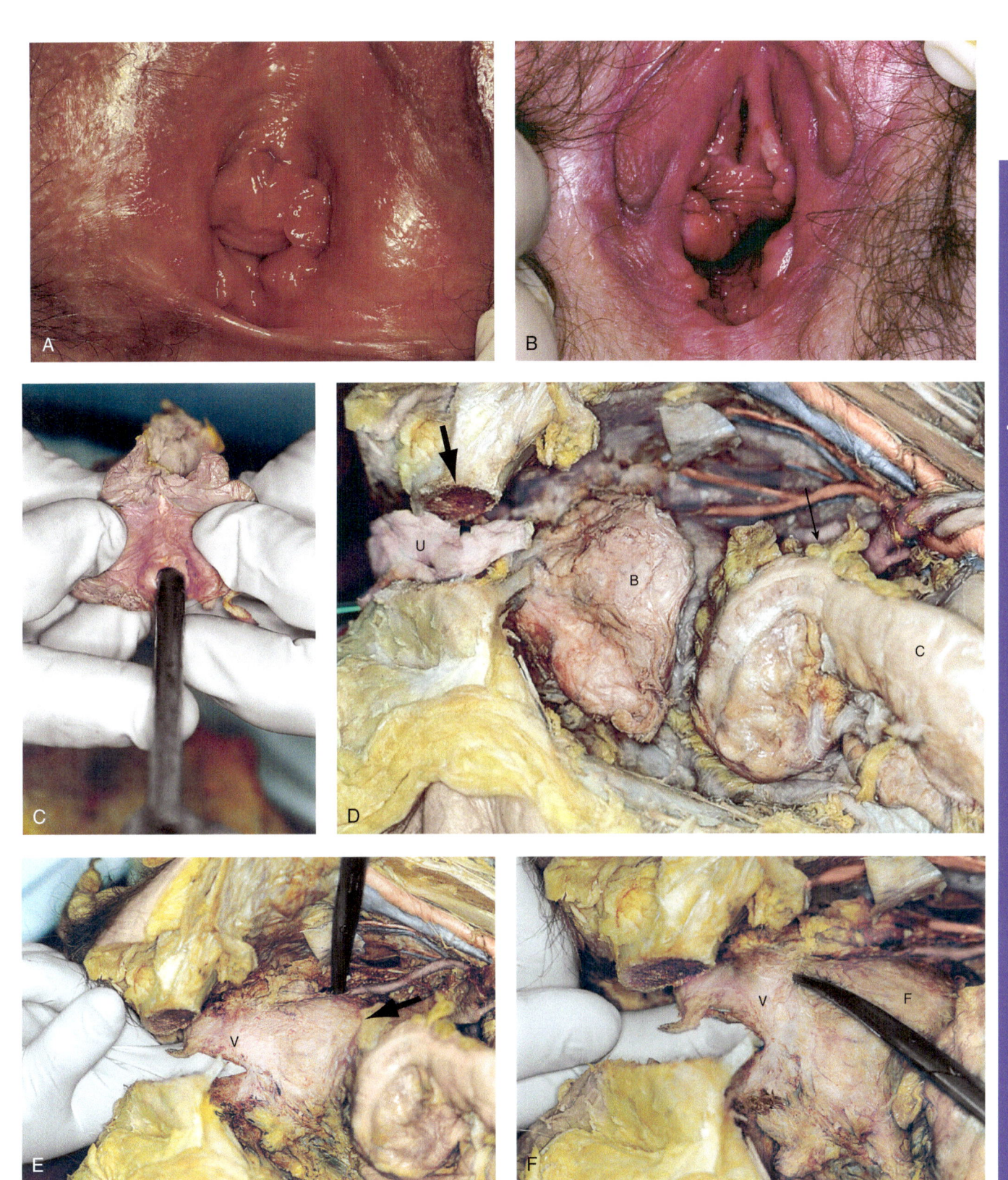

FIGURA 51-2 A. O terço inferior da vagina forma uma unidade com os pequenos lábios, vestíbulo, uretra e reto. A uretra é incorporada na parede vaginal anterior. As paredes anterior e posterior estão apostas. **B.** Comparado com a vagina distal, vista na Figura 51-2A, esta vagina se abre em um espaço definido visível entre as paredes anterior e posterior. Observe o tamanho e forma do meato uretral externo alargado. **C.** A bexiga, a uretra e uma porção do vestíbulo foram dissecados e removidos da parede anterior da vagina. Uma cânula de metal atravessa a uretra em direção à bexiga. **D.** A pube foi removida com uma serra (*seta grande*). A bexiga (B) e a uretra (U), previamente excisadas (Fig. 51-2C) foram reposicionadas na pelve. A bexiga cobre o útero retrovertido e o cólon sigmoide (C) cobre o útero, que repousa no fundo de saco. A seta pequena aponta para o ureter direito. **E.** O complexo bexiga-uretra foi removido, expondo a parede anterior (lado de fora) da vagina (V). O dedo do cirurgião está na vagina parcialmente cortada e está localizado no fórnice lateral direito (*seta*). A tesoura está diretamente lateral ao ureter. **F.** Detalhe da Figura 51-2E. A ponta da tesoura está apontando para a fáscia pubocervical da parede vaginal. As lâminas da tesoura repousam na fáscia e sobre o fórnice vaginal anterior (F). Observe as duas margens rebatidas da pube recobrindo a mão enluvada do cirurgião.

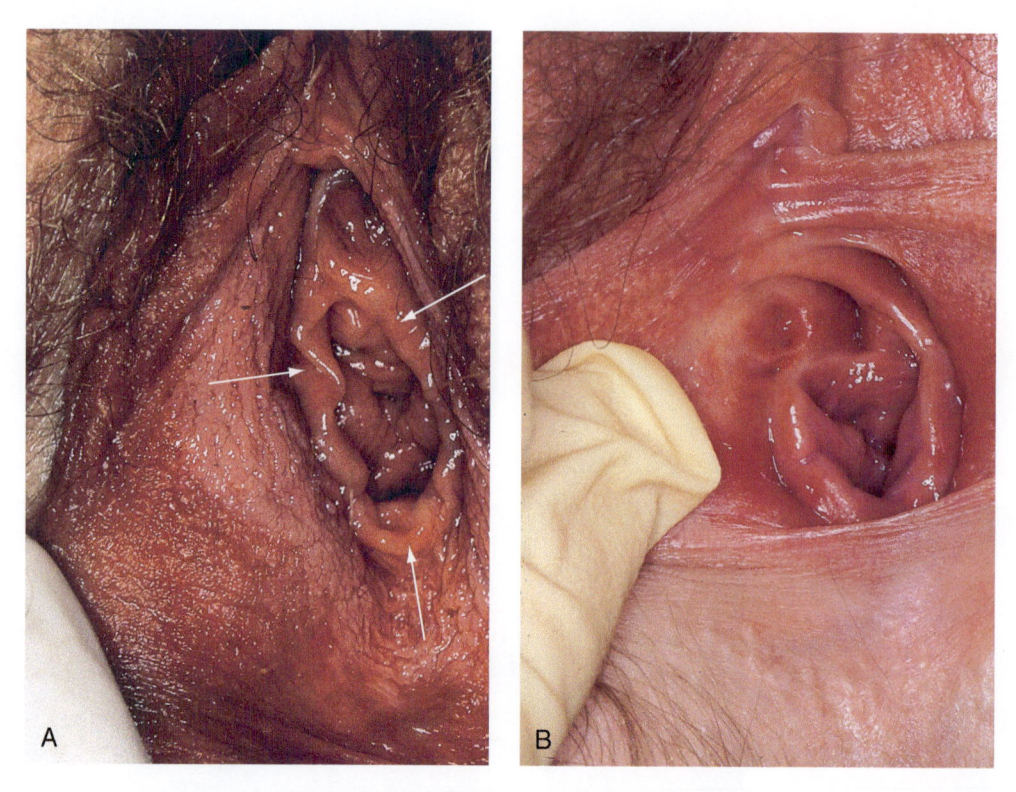

FIGURA 51-3 A. O anel himenal *(setas)* separa a vagina do vestíbulo. **B.** Neste caso de vestibulite, o limite entre a vagina e o vestíbulo está mais evidente.

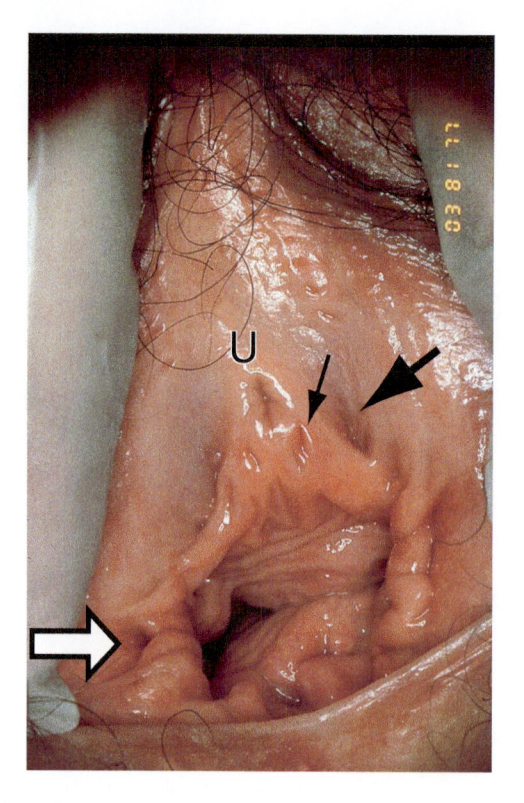

FIGURA 51-4 A proximidade das várias glândulas mucosas à vagina está evidente. As glândulas de Skene *(seta pequena)*, glândulas parauretrais *(seta grande)* e glândulas de Bartholin *(seta branca)* estão em íntimo contato com a parede externa da vagina. *U*, uretra terminal.

CAPÍTULO 51 Anatomia da Vagina 545

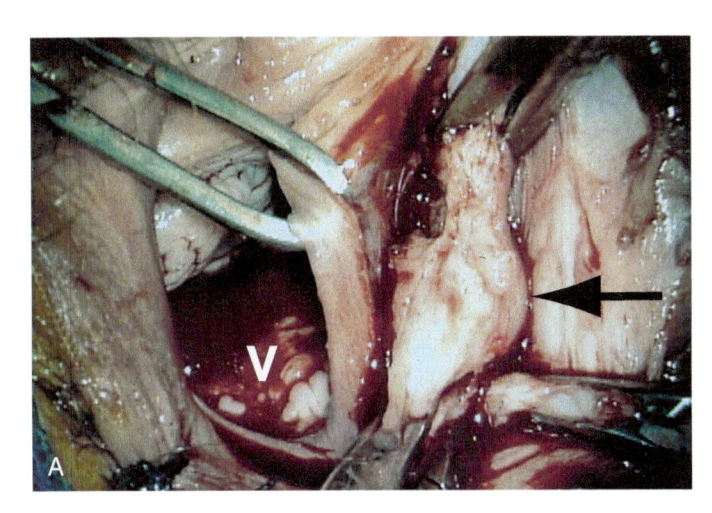

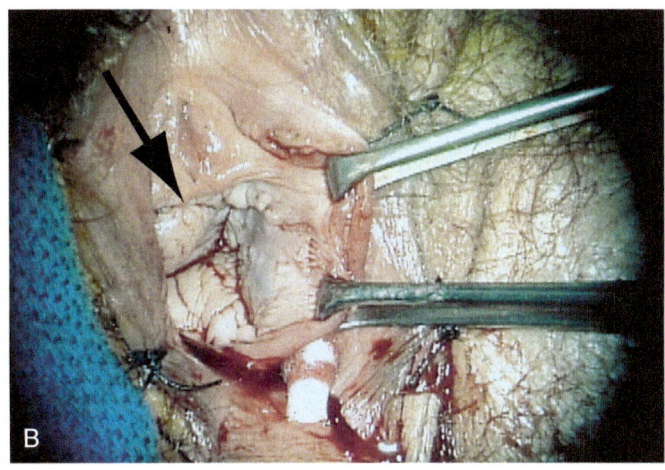

FIGURA 51-5 A. A relação entre a glândula de Bartholin e a parede posterior da vagina (V) é aqui mostrada. O V está sobre a mucosa vaginal-sangrante. As margens superior e inferior da glândula de Bartholin são pinçadas (*a seta* aponta para a glândula). A pinça de Allis está fixada na parede lateral inferior da vagina (introito). **B.** A seta aponta para a vagina. As pinças de Allis esticam a parede lateral da vagina por cima de onde se localizava previamente a glândula de Bartholin. Foi posicionado um swab na falha criada pela extirpação da glândula. A glândula ocupava uma localização de 15 mm de profundidade a partir da margem externa do introito.

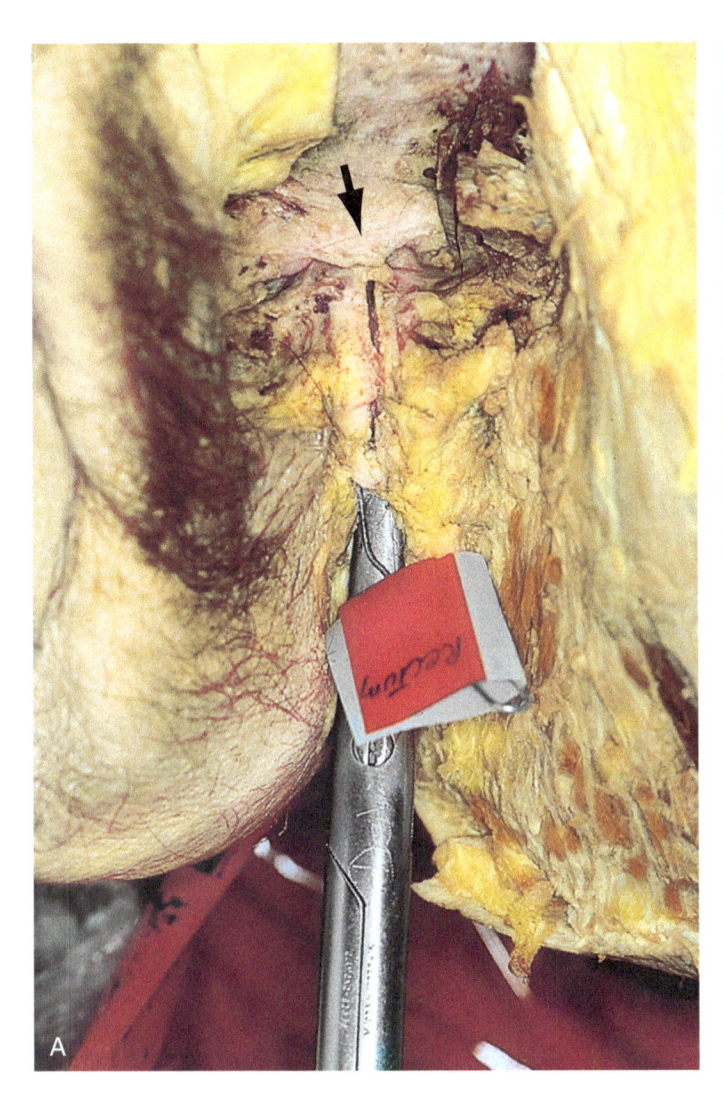

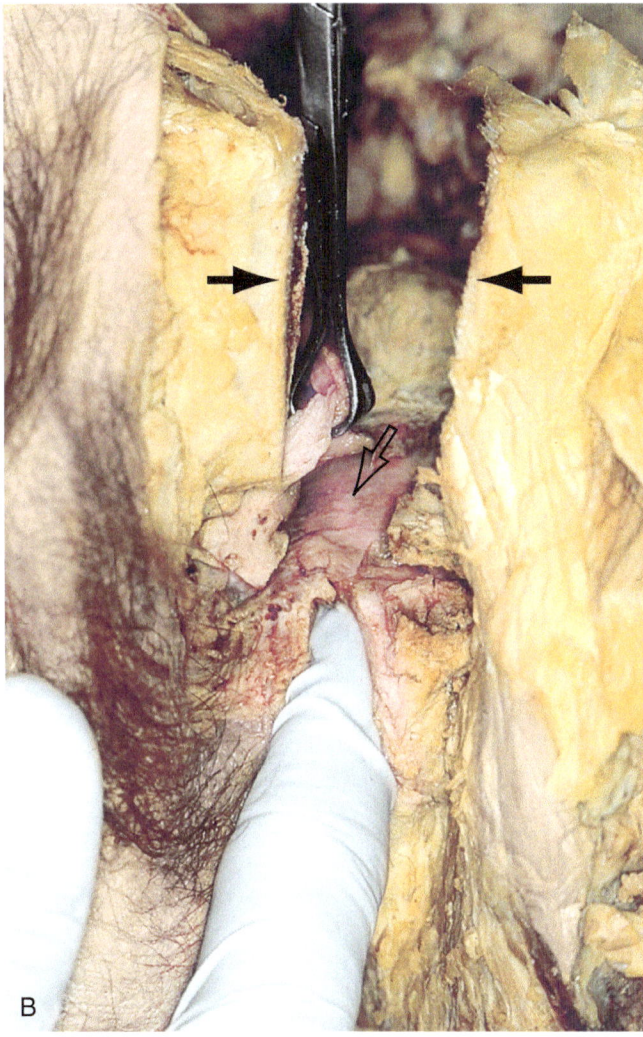

FIGURA 51-6 A. Foi posicionada uma tesoura no ânus. Observe a direção que o ânus (tesoura) toma para alcançar a parede posterior da vagina. A protuberância na vagina é evidenciada pela seta. **B.** O esfíncter anal e o corpo perineal foram cortados, permitindo uma visão da direção do dedo colocado no ânus em relação à vagina posterior. A pinça de Babcook está fixada na parede vaginal anterior cortada. A seta aberta aponta para a parede vaginal posterior. As margens cortadas da pube são evidenciadas por setas.

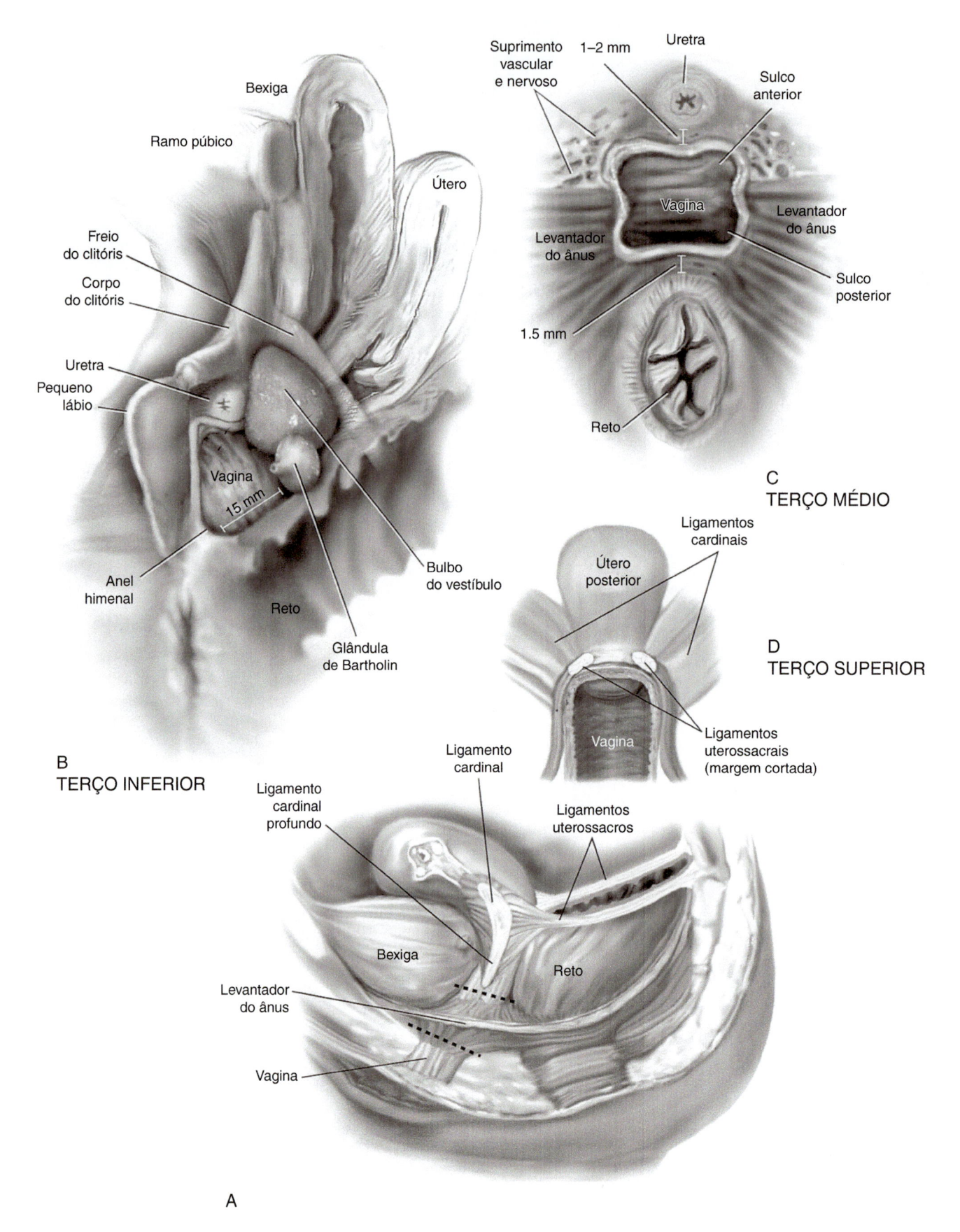

FIGURA 51-7 A. A vagina é dividida em terços grosseiramente iguais em comprimento. O terço inferior é fixado ao vestíbulo no anel himenal e está intimamente relacionado às estruturas vestibulares vulvares. Os terços médio e inferior das paredes laterais estão ligados ao músculo levantador do ânus. O terço superior da vagina está conectado ao colo. Os ligamentos cardinais e uterossacros apoiam igualmente a vagina superior e o útero. Ao longo de seu trajeto, a vagina está intimamente conectada anteriormente à bexiga-uretra e posteriormente ao reto. **B.** A porção inferior da parede esquerda da vagina foi removida. Pode-se ver a parede lateral direita inferior da vagina. Aproximadamente 15 mm de profundidade a partir da superfície do vestíbulo está a glândula de Bartholin esquerda e o bulbo vestibular esquerdo. Estes estão localizados na porção externa lateral e posterolateral da parede vaginal esquerda. Atravessando sobre a vagina e uretra a partir do ramo púbico está o freio do clitóris (corpo cavernoso do clitóris). **C.** Corte transversal do terço médio da vagina. Observe a proximidade do reto e da uretra. O levantador do ânus se insere nas paredes laterais da vagina. Os sulcos anterior e lateral são formados pelas paredes anterior e posterior, que estão relativamente relaxadas em comparação com as paredes laterais fixas. **D.** A parede vaginal posterior foi cortada no nível do terço superior da vagina. Observe a relação dos ligamentos cardinais e uterossacros com a cúpula vaginal.

CAPÍTULO 51 Anatomia da Vagina   547

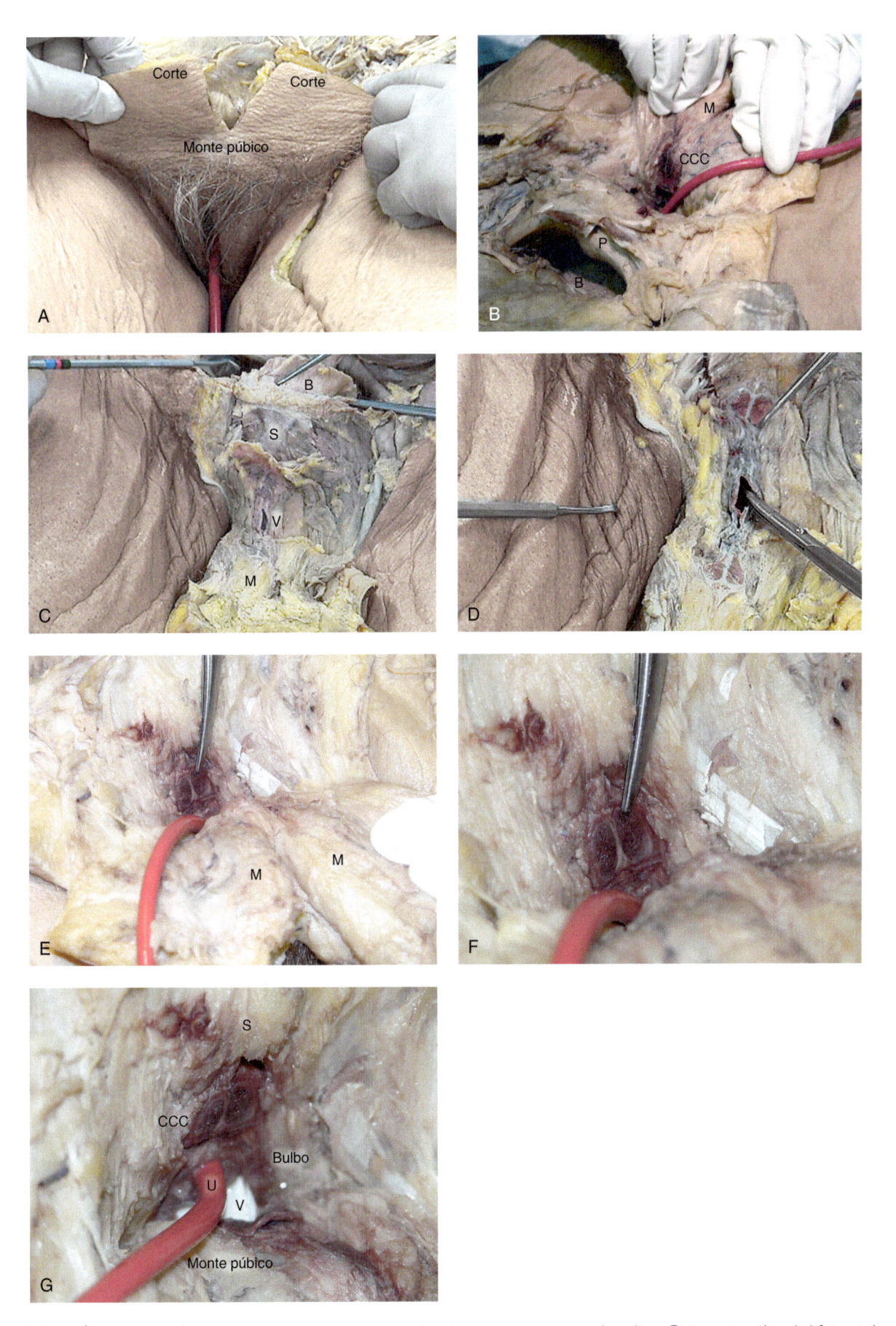

FIGURA 51-8 **A.** É mostrada a linha de incisão no monte púbico. Foi colocado um cateter na uretra do cadáver. **B.** O monte púbico (M) foi cortado e virado para baixo. A porção distal do corpo cavernoso do clitóris (CCC) pode ser visualizada. O espaço retropúbico foi aberto e podem ser apreciadas as posições relativas entre a pube e a sínfise púbica (P) e a bexiga (B) com o terço médio da vagina. **C.** Visão tomada a partir do pé. O monte púbico (M) foi rebatido para baixo. Vê-se o terço médio da vagina (V) quando ela passa por baixo da sínfise púbica (S). A bexiga (B) é vista atrás do osso púbico. **D.** Vista aproximada da Figura 51-8C com a tesoura de dissecção colocada dentro da vagina. O gancho superior marca a localização do corpo cavernoso do clitóris. **E.** O cateter está na uretra. A tesoura aponta para o corpo cavernoso do clitóris, localizado logo acima do terço médio da uretra. O monte púbico (M) foi cortado e refletido caudalmente. **F.** Vista aproximada mostrando a consistência esponjosa do tecido cavernoso. **G.** O dedo enluvado do cirurgião está na vagina (V). O bulbo do vestíbulo circunda a uretra (U) em três lados. O corpo cavernoso do clitóris (CCC) fica imediatamente anterior à uretra com o tecido do bulbo interposto entre as duas estruturas.

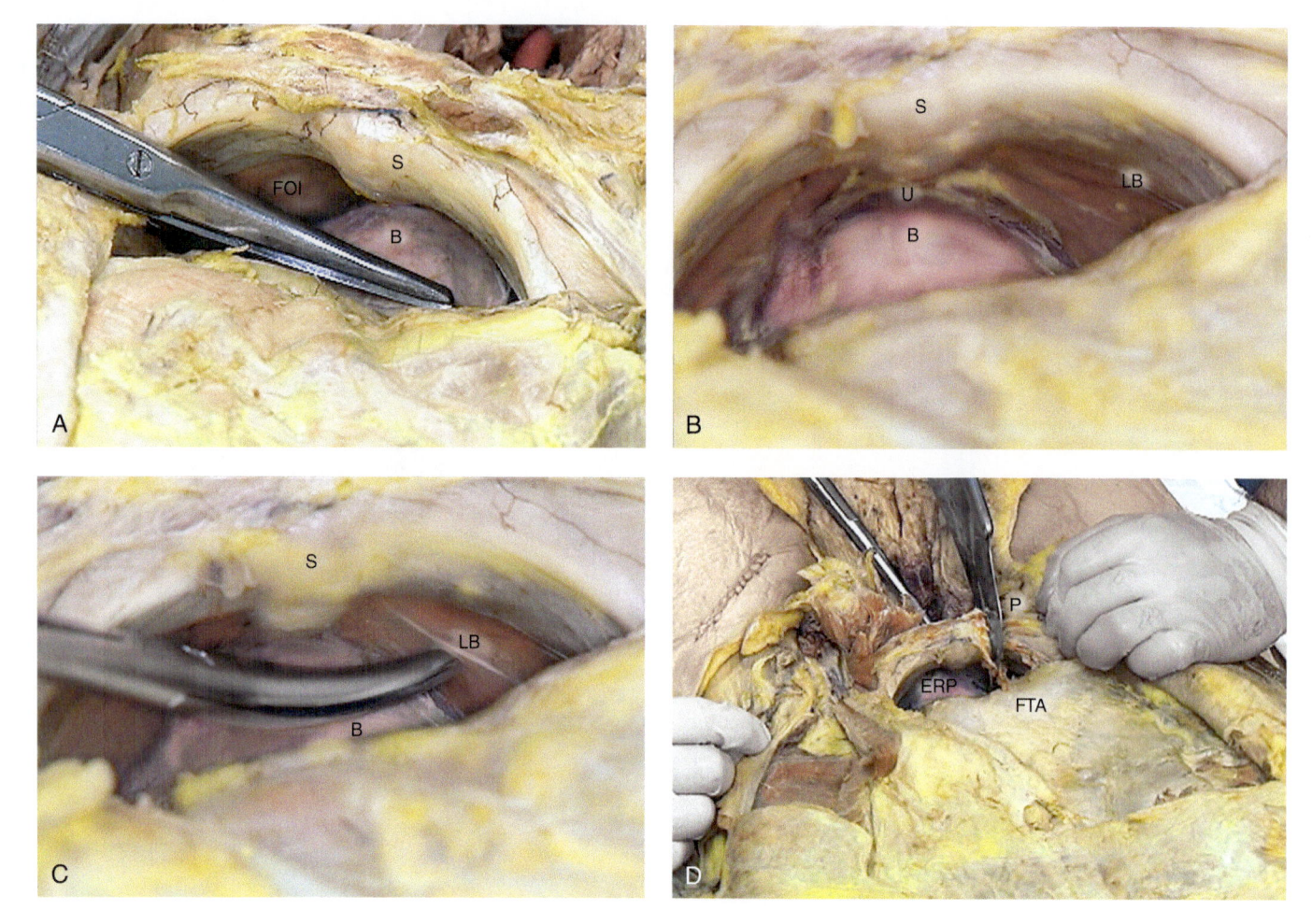

FIGURA 51-9 A. As relações entre a uretra, vagina e bexiga podem ser melhor compreendidas com a exposição ampla do espaço retropúbico. Pontos de referência importantes incluem a sínfise púbica (S), o músculo obturador interno e sua fáscia de cobertura (FOI) e a bexiga (B). **B.** Esta vista do espaço retropúbico mostra com detalhes a junção uretrovesical (U e B) na margem inferior do declive caudal da sínfise púbica (S). Um espessamento da fáscia do obturador interno cria um aspecto esbranquiçado (i. e., uma linha branca [LB]). **C.** A ponta da tesoura está na fáscia do obturador interno, na linha branca. **D.** A dissecção pelo espaço retropúbico (ERP) é inteiramente extraperitoneal. O conteúdo abdominal é contido sob a fáscia do transverso abdominal (FTA), que é fixa no peritônio parietal da parede abdominal anterior. As relações entre a vagina média e superior e a base da bexiga não podem ser apreciadas sem a remoção de uma porção do osso púbico (P) com uma serra.

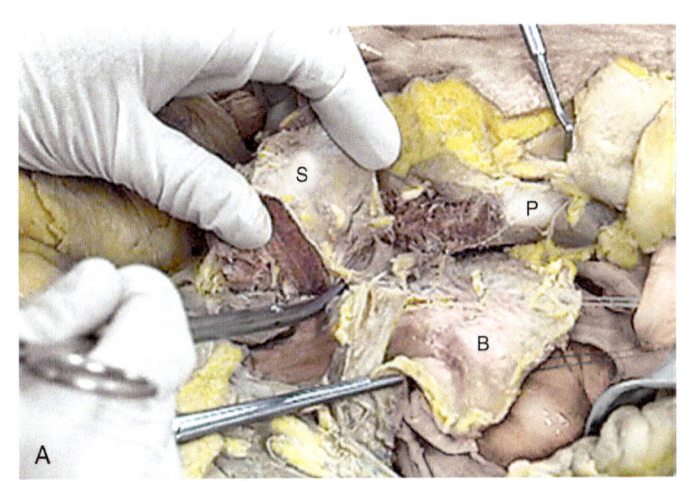

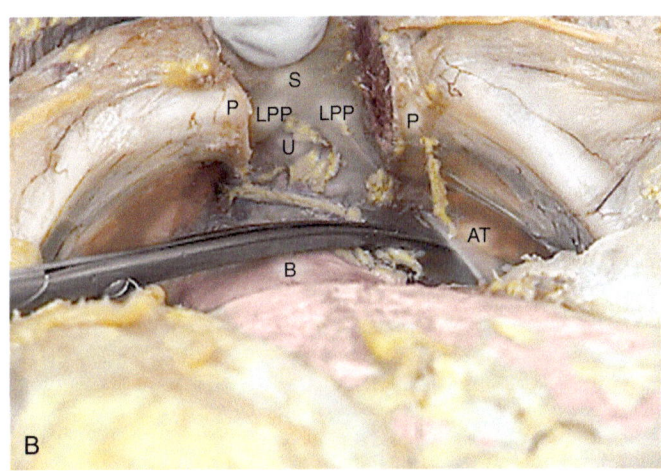

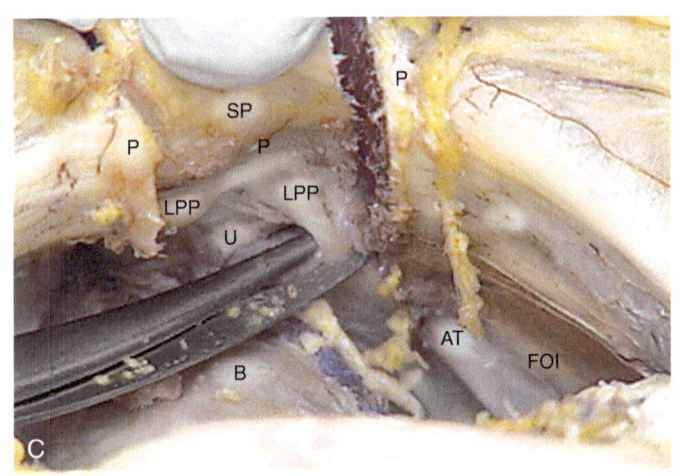

FIGURA 51-10 A. A sínfise púbica (S) foi serrada. As margens de corte do osso púbico são claramente vistas (P). O apoio mais proeminente da uretra quando ela passa por baixo da sínfise (i. e., na sua junção com a bexiga [B]) são os ligamentos puboprostáticos posteriores (ligamentos pubouretrais). A pinça aponta para o ligamento esquerdo. **B.** A sínfise púbica cortada (S) é empurrada, expondo a uretra (U) na sua junção com a bexiga (B). Observe as margens cortadas do osso púbico (P). Os ligamentos puboprostáticos direito e esquerdo (LPPs) são vistos nitidamente na margem inferior da sínfise. Observe que o arco tendíneo (AT) termina no ligamento puboprostático de cada lado. **C.** O ligamento puboprostático (LPP) direito está para ser cortado para liberar a sínfise púbica (SP) da uretra (U) e bexiga (B). AT, arco Tendíneo; P, margens cortadas do osso púbico; FOI, fáscia do obturador interno.

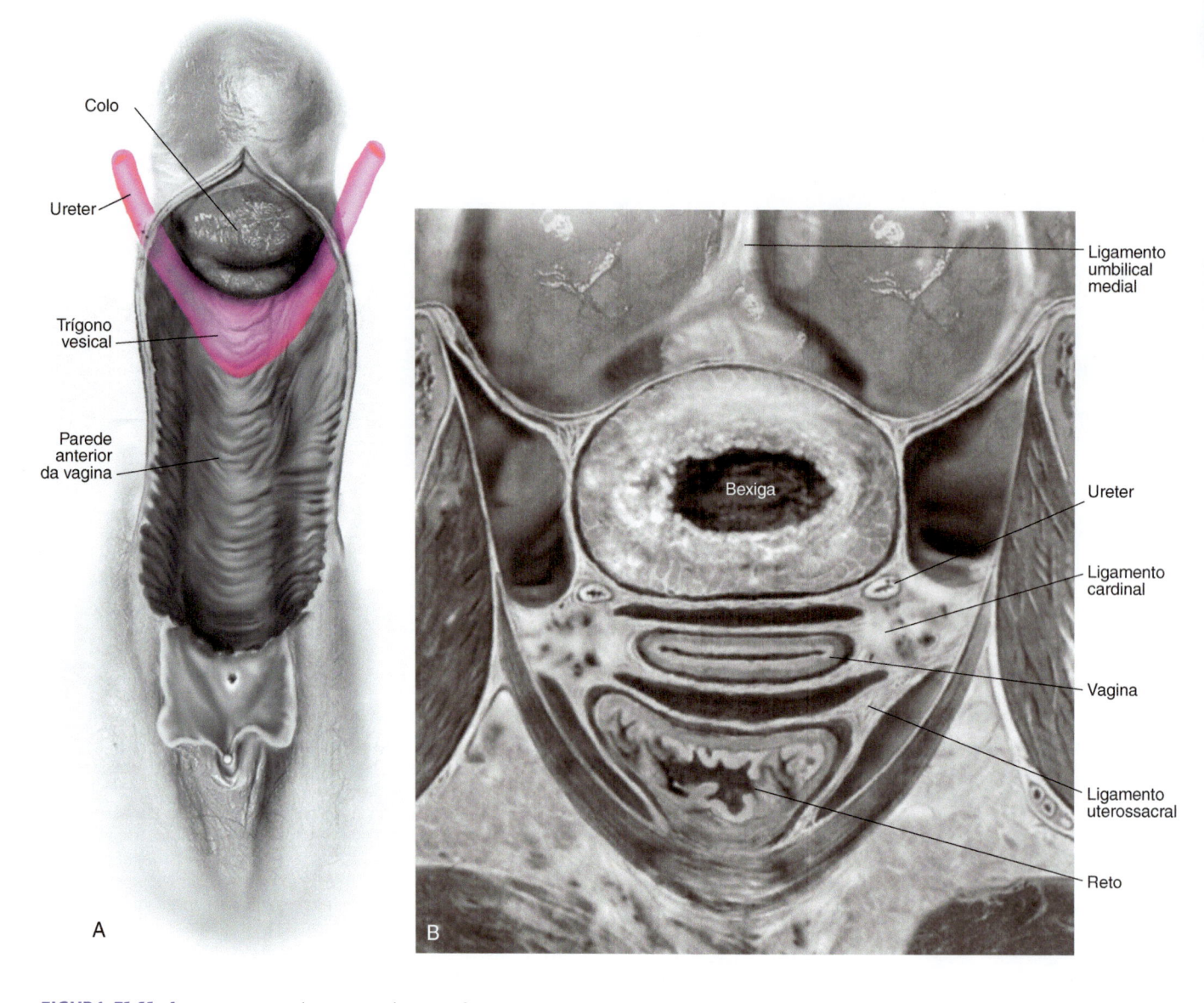

FIGURA 51-11 A. O reto e a parede posterior da vagina foram cortados. Está mostrada a relação entre os ureteres e base da bexiga e a vagina anterior e anterolateral. As estruturas do trato urinário estão em rosa. Se a figura for invertida, a relação entre a uretra e vestíbulo e a vagina anterior pode ser demonstrada. **B.** Corte coronal detalhando as relações entre vagina superior, ureteres, ligamentos cardinais e espaços vesicovaginal e retovaginal.

CAPÍTULO 51 Anatomia da Vagina 551

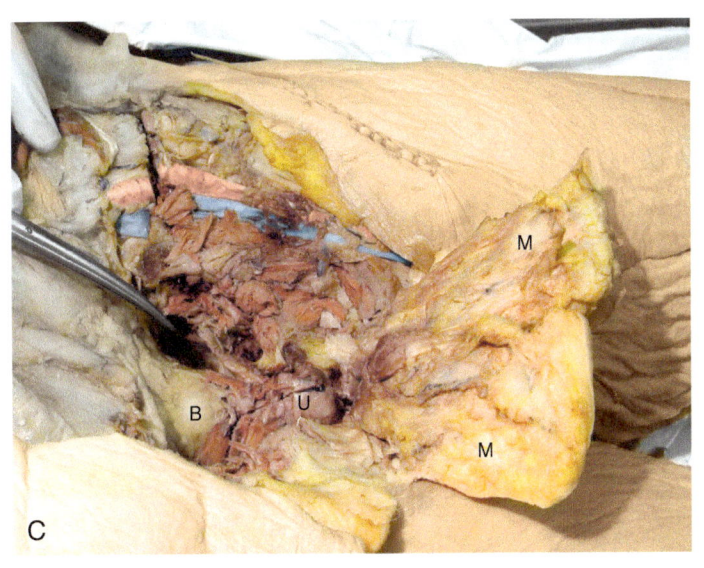

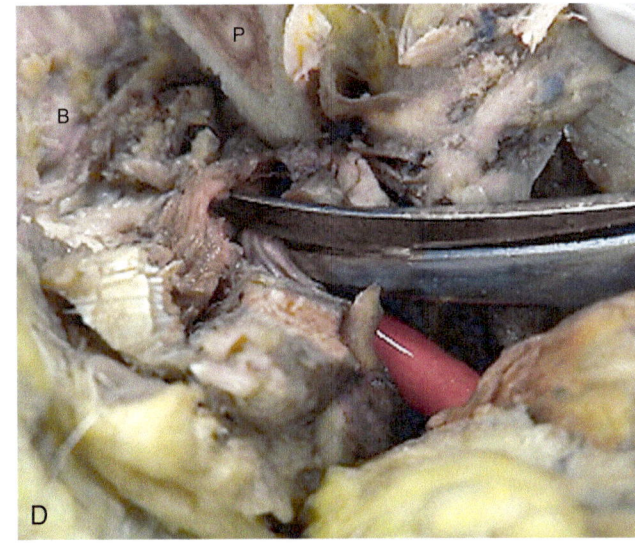

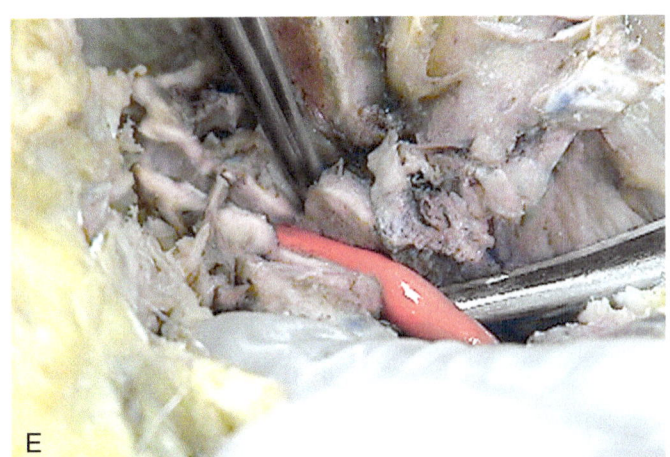

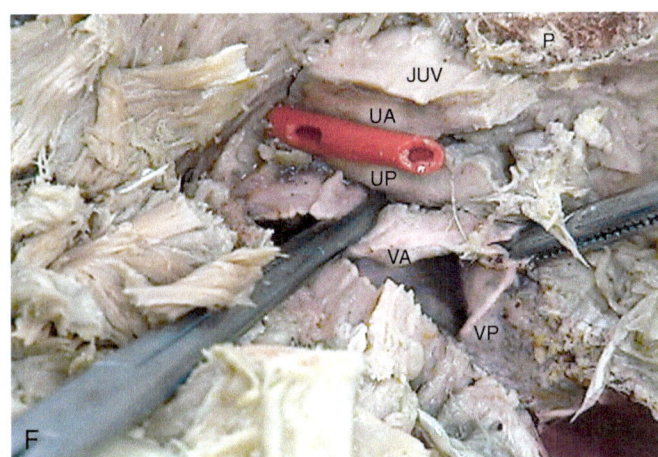

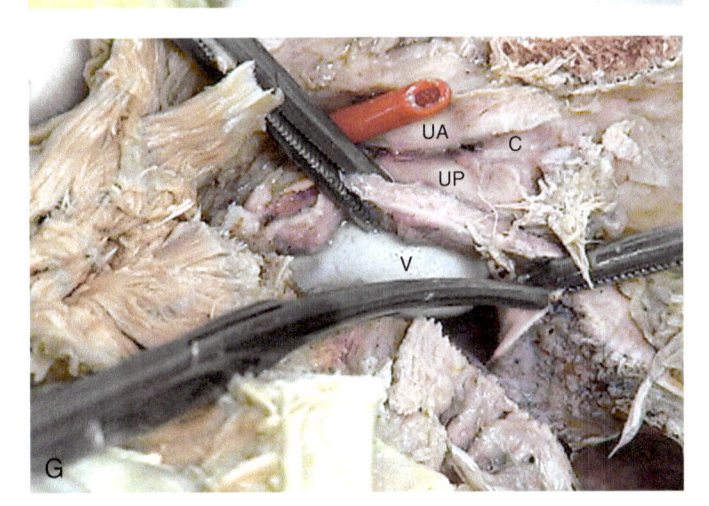

FIGURA 51-11 (Cont.) C. Esta visão panorâmica da uretra (U), bexiga (B) e espaço perivesical (tesoura) só pode ser obtida após a retirada do osso púbico. **D.** A margem cortada da pube permite a dissecção do ureter embaixo da área previamente ocupada pela sínfise púbica. A parede anterior da uretra está sendo cortada. **E.** A parede anterior da uretra foi aberta, assim como a parede antero-inferior da bexiga. **F.** A uretra e a vagina compartilham uma parede comum. O cateter ocupava o canal uretral antes que a uretra fosse aberta. Foi feito um corte sagital na junção uretrovesical (JUV). São vistas as paredes anterior (UA) e posterior (UP) da uretra. A tesoura aponta a parede comum compartilhada entre a uretra e a vagina, especificamente a parede anterior da vagina (VA). A parede posterior da vagina (VP) também está exposta. **G.** A relação entre a uretra (UA e UP) e os terços médio e superior da vagina (V) é demonstrada pela colocação do dedo do cirurgião dentro da vagina.

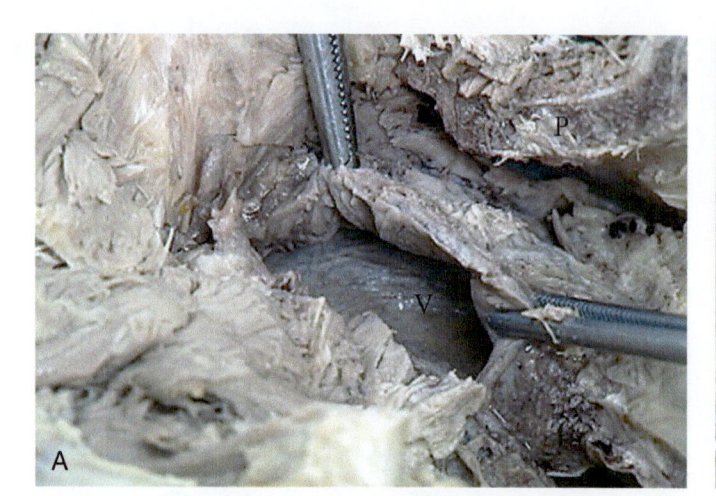

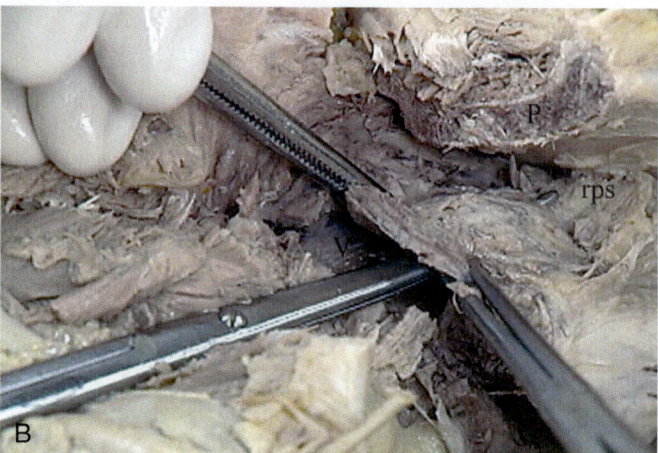

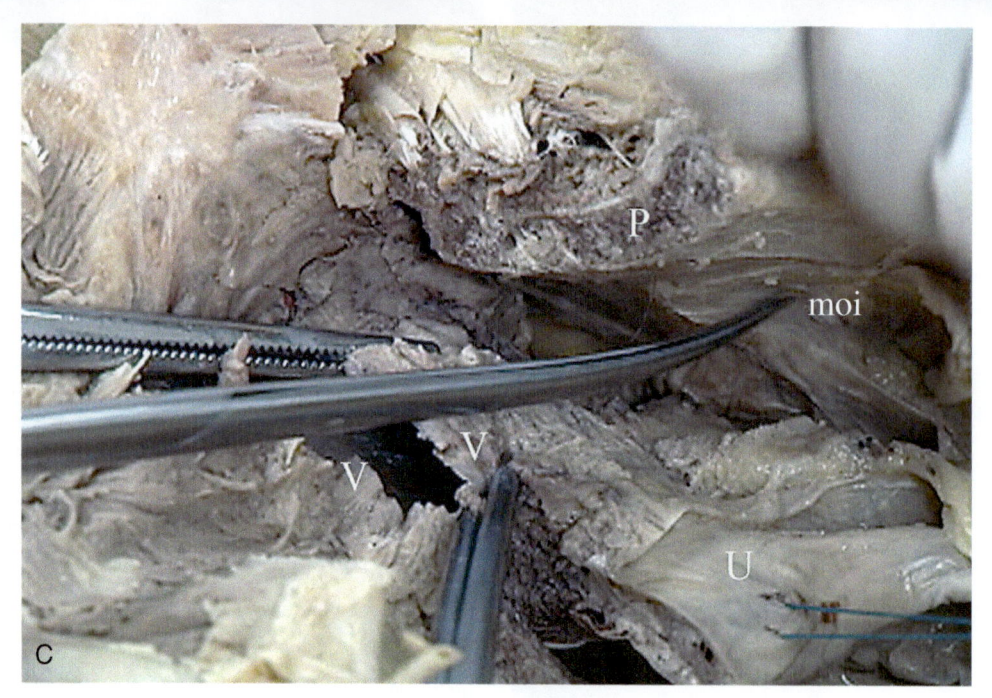

FIGURA 51-12 A. A junção dos terços médio e superior da vagina (V) sob a sínfise púbica (extirpada por serra) é bem demonstrada. A margem cortada e em declive do osso púbico (P) é vista no canto superior direito. **B.** A tesoura foi empurrada através da parede vaginal superior direita (V) para dentro do espaço retropúbico localizado atrás (cranial) do osso púbico cortado (P). **C.** O útero (U) foi hemisseccionado e é visto pela via sagital. O útero é puxado para cima pelo ponto azul de tração fúndico. A pinça de Kocher está localizada na junção cérvico-vaginal. O colo também é visualizado sagitalmente. A vagina foi aberta lateralmente e as paredes vaginais (V) anterior e posterior são nitidamente vistas. A tesoura aponta para o músculo obturador interno (moi). P, margem cortada do osso púbico.

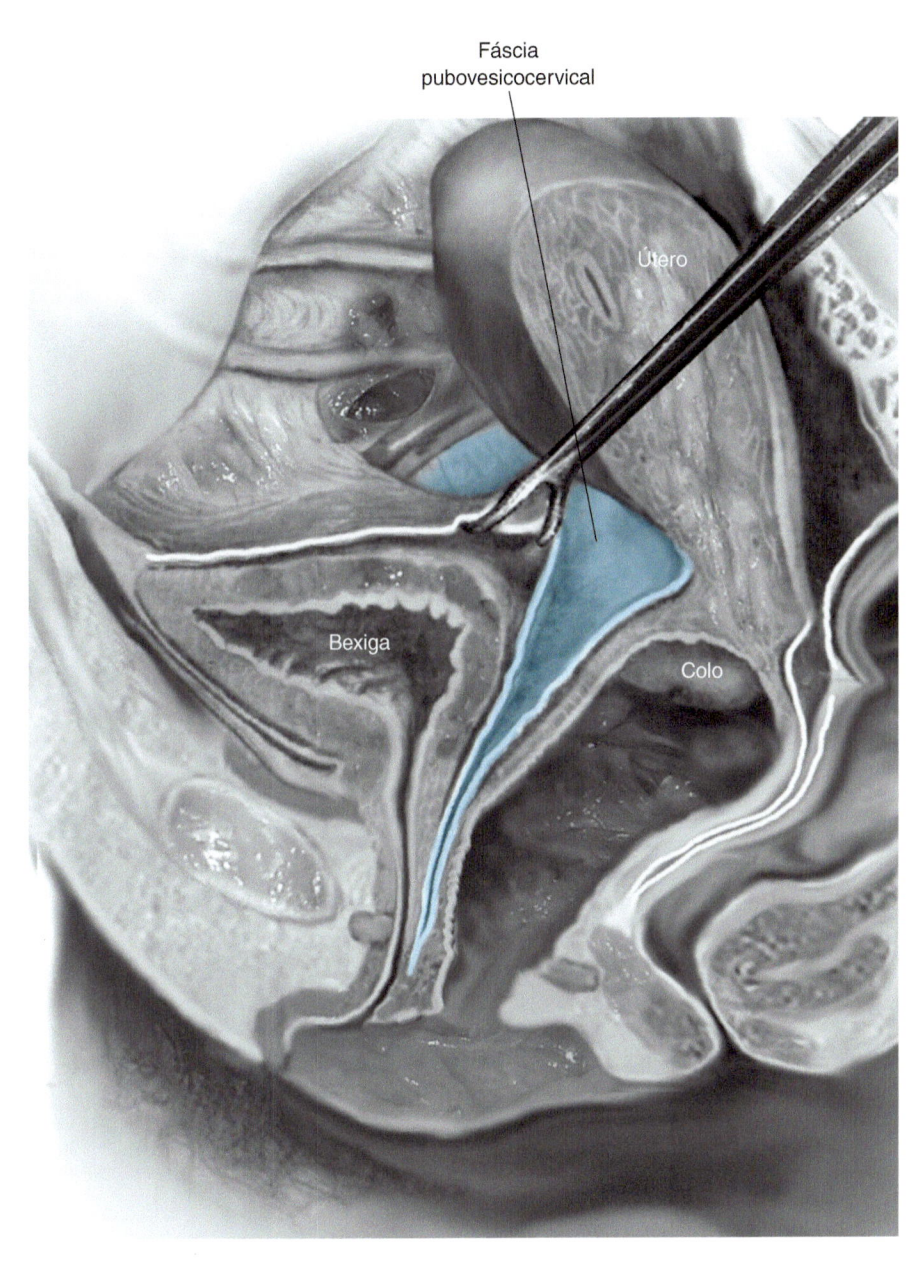

FIGURA 51-13 É mostrada a distribuição da fáscia pubovesicocervical. O espaço fascial pode ser penetrado no nível do colo. À medida que o espaço se desenvolve, um bom plano de dissecção permite a separação identificável entre a vagina e a bexiga.

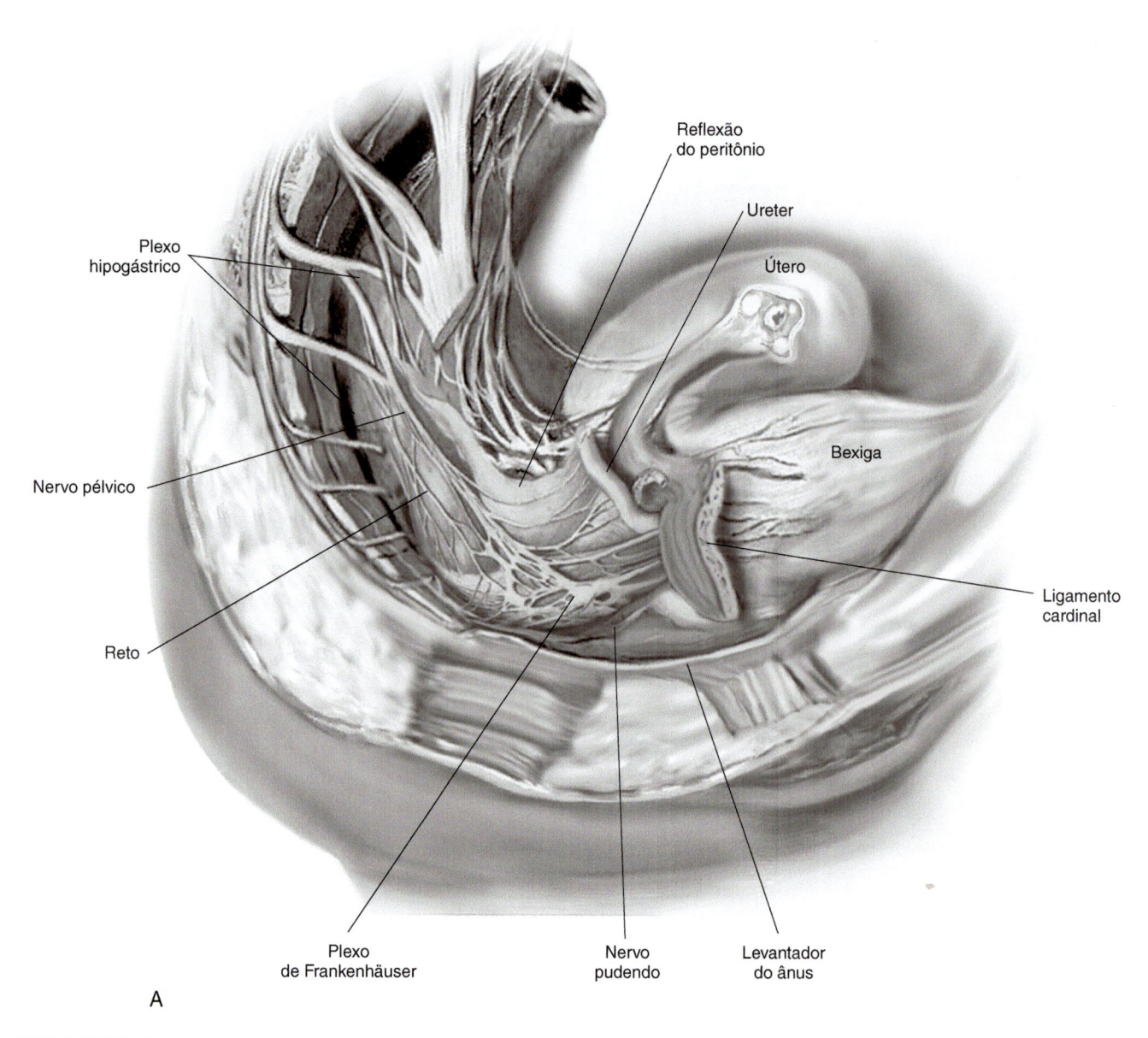

FIGURA 51-14 A. São mostrados os aportes nervosos do colo e da vagina. Os pontos focais de distribuição são os nervos pélvicos e o plexo hipogástrico.

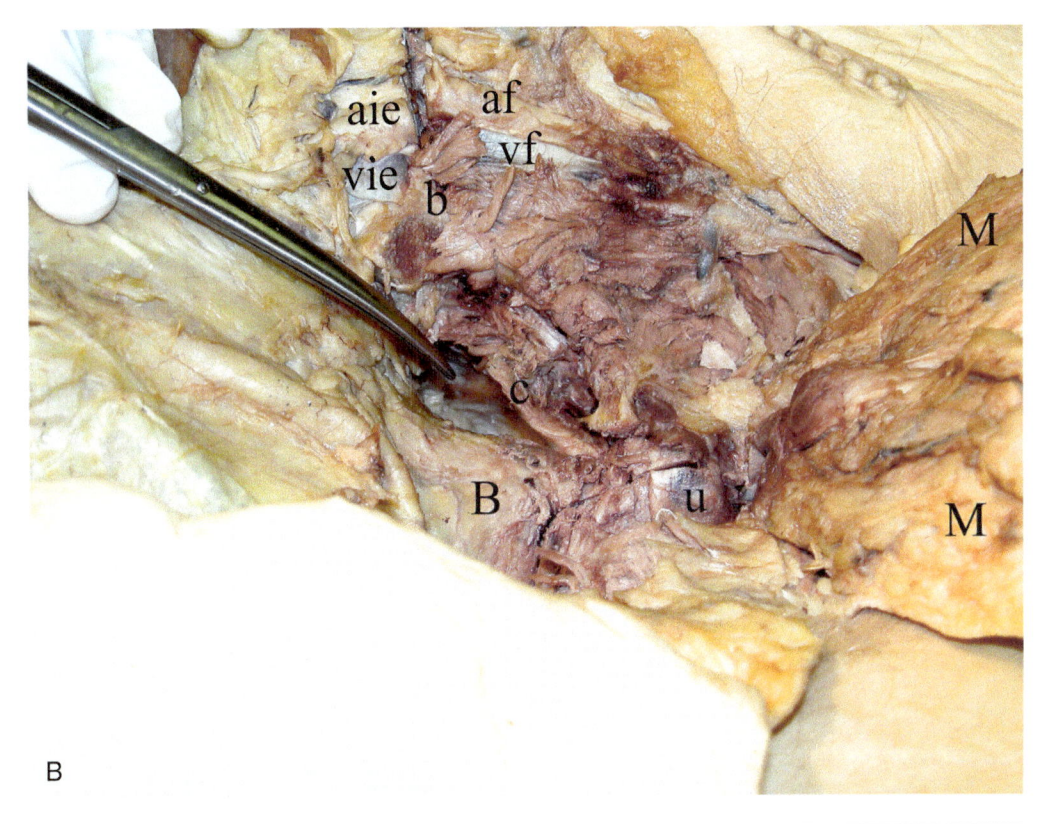

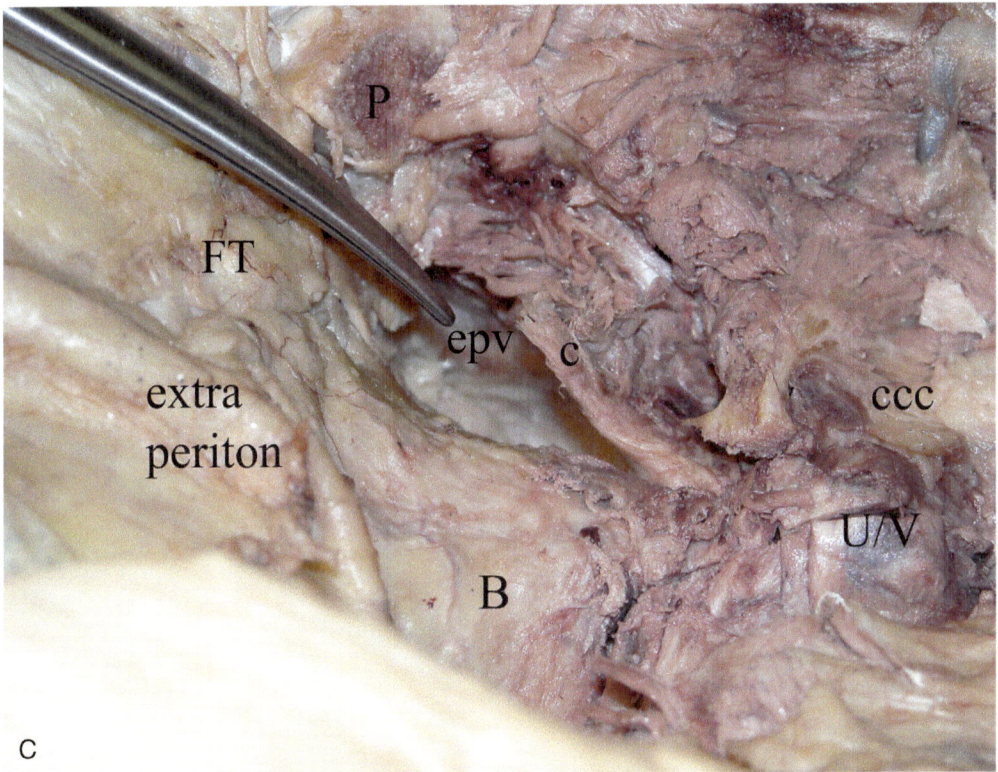

FIGURA 51-14 (Cont.) B. As áreas retropúbica e subpúbica estão expostas e vistas de cima. A artéria e veia ilíacas externas (aie, vie) e a extensão para a coxa como artéria e veia femorais (af, vf) são vistas atravessando a margem cortada do osso púbico (p). A tesoura aponta para o espaço perivesical à esquerda da bexiga (B). A uretra (u) foi cortada na parede anterior na maior parte de seu comprimento. O ligamento cardinal profundo (c) se fixa à base da bexiga e à vagina superior. O monte púbico (M) foi cortado e rebatido caudalmente. **C.** Essa visão ampliada de **B** mostra detalhes do complexo uretrovaginal (U/V), bexiga, espaço perivesical (epv) e ligamento cardinal (c). O freio esquerdo do clitóris (fc) pode ser visto à esquerda do complexo U/V médio. A margem amplamente cortada do osso púbico (P) é vista por baixo. A fáscia transversal abdominal (FT) cobre o conteúdo intra-abdominal anterior (extraperitoneal).

(Continua)

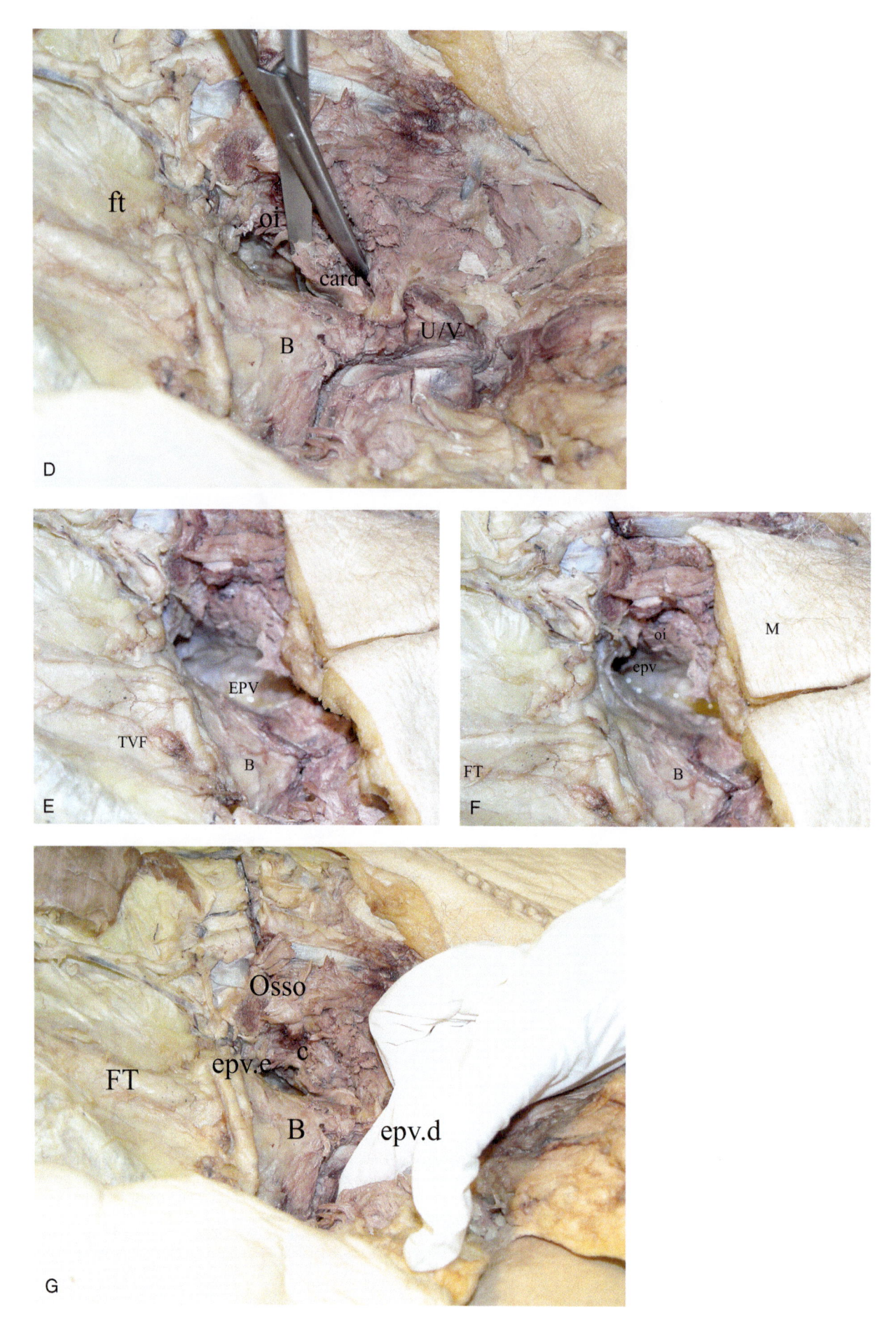

FIGURA 51-14 (Cont.) D. A tesoura está no local de corte do ligamento cardinal profundo (card). **E.** O ligamento cardinal profundo foi seccionado, criando um grande espaço perivesical (EPV), que se estende posteriormente e caudalmente atrás do ísquio. **F.** Esta visão ampliada com o monte púbico (M) recolocado em sua posição normal mostra a relação do músculo obturador interno (oi) com o espaço perivesical profundo (epv) depois que o ligamento cardinal é cortado. **G.** Esta vista mostra o ligamento cardinal profundo esquerdo (c), espaço perivesical esquerdo (epv.e) e a bexiga (B). O dedo do cirurgião foi colocado no interior do espaço perivesical direito (epv.d).

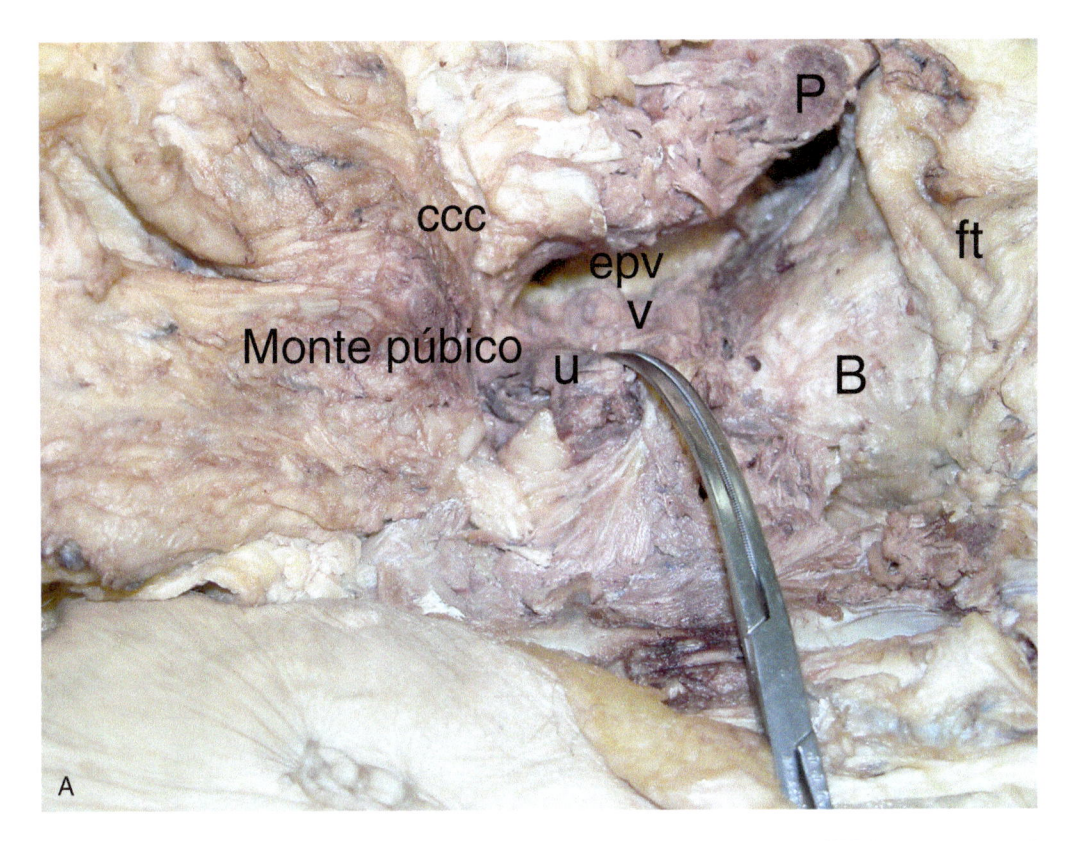

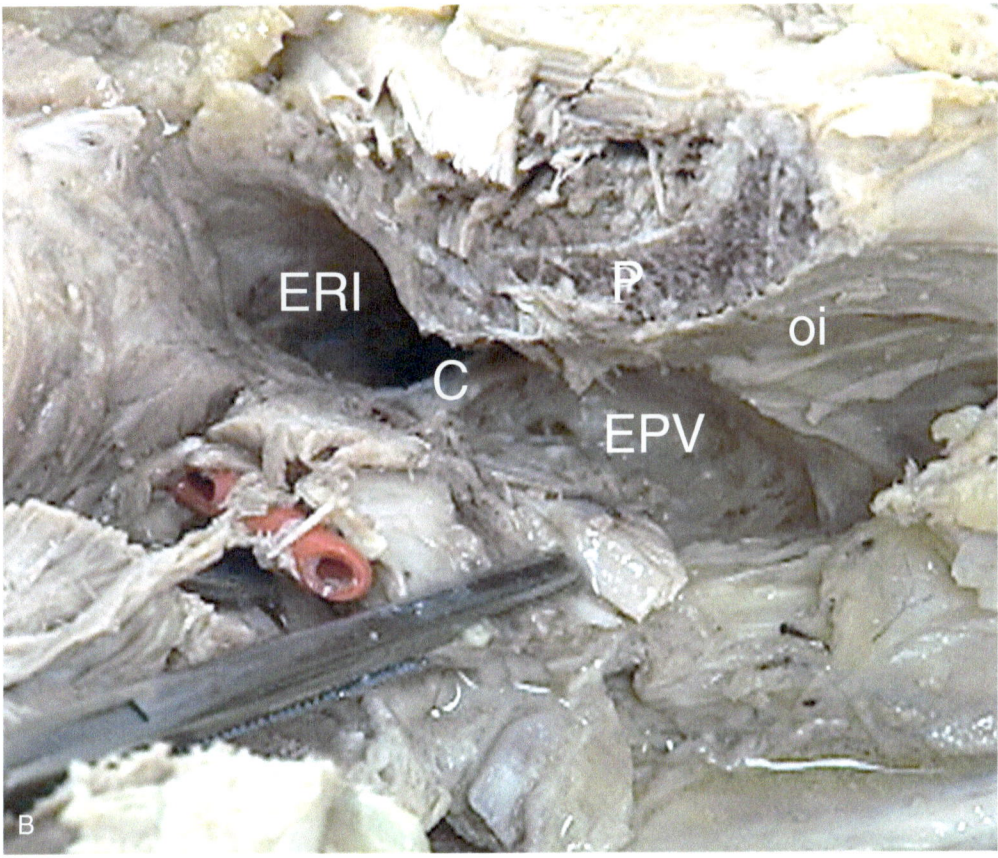

FIGURA 51-15 A. Essa foto foi feita a partir do lado esquerdo olhando para o direito. O monte púbico novamente está virado para baixo. O osso púbico (P) foi retirado. O dedo do cirurgião foi colocado na vagina (v) e a vagina foi empurrada para a direita da uretra (u) na junção da uretra com a bexiga (B). A pinça aponta para a vagina proeminente. O corpo cavernoso direito do clitóris (ccc) está de frente de onde estaria a sínfise púbica. O espaço perivesical (epv) é lateral à vagina. **B.** Detalhe do espaço perivesical direito (EPV) e espaço retroisquial (ERI). Observe que o ligamento cardinal profundo (C) se curva e arqueia posteriormente ao longo do arco tendíneo e representa uma estrutura muito mais substancial que o arco formado pela fáscia do obturador interno (OI).

(Continua)

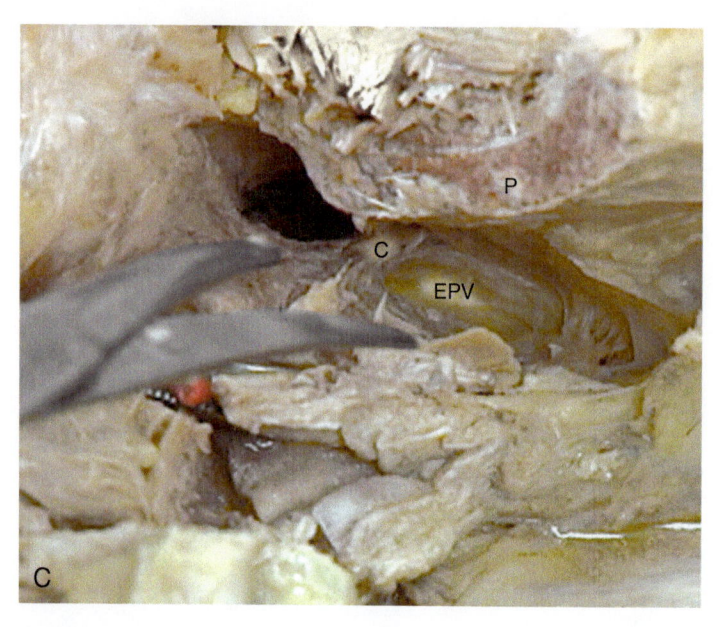

FIGURA 51-15 (Cont.) C. A tesoura está posicionada para cortar o ligamento cardinal direito (c), que vai conectar o espaço retroisquial com o espaço perivesical (EPV). P, margem cortada do osso púbico.

CAPÍTULO 52

Anatomia do Suporte das Paredes Anterior e Posterior da Vagina

Mickey M. Karram

Ligamentos de tecido conjuntivo estabilizam a vagina em diferentes níveis (Fig. 52-1). O Nível I se refere a complexo ligamento uterossacral/ligamento cardinal e representa as estruturas de suporte mais cefálicas. O suporte Nível II é fornecido pelas fixações paravaginais anteriores e posteriores ao longo do comprimento da vagina. O suporte Nível III descreve as porções mais inferiores e distais da vagina, incluindo o períneo. Cada uma dessas áreas desempenha um papel significativo na manutenção do suporte dos órgãos pélvicos.

Para realizar procedimentos no assoalho pélvico feminino de forma segura, o cirurgião precisa ter uma boa compreensão tridimensional da anatomia nesta área. Isso inclui uma apreciação completa de onde os vasos e nervos passam, assim como das relações entre as várias estruturas usadas para dar suporte às vísceras pélvicas. A Figura 52-2 é uma vista em corte transversal da pelve, demonstrando as relações entre os vários vasos sanguíneos e a vagina, vísceras pélvicas, ureter e complexo ligamentar sacropinal-coccígeo. A Figura 52-3 demonstra o suporte da parede vaginal anterior visto através do espaço retropúbico. Observe a área branca rotulada como o interior da parede vaginal. Em uma mulher com bom suporte da parede vaginal anterior, ela é fixada lateralmente ao arco tendíneo da fáscia pélvica (rotulado com *linha branca*) e o colo ou anel vaginal proximalmente. É necessário um conhecimento firme da anatomia das estruturas nessa área, porque muitos procedimentos para incontinência e prolapso envolvem a passagem de agulhas e trocateres através da parte interna da coxa. A Figura 52-4 revisa essa anatomia e sua relação com o espaço retropúbico e a vagina.

Após vistos os terços inferior, médio e superior da vagina, é muito útil considerar o que pode ser visto quando a vagina é dissecada para cirurgias plásticas normais. Inicialmente, quando a parede vaginal posterior é dissecada da parede retal anterior, a vagina e o reto são densamente fundidos no terço inferior da vagina. Essa fusão é vista em cirurgias, como a perineorrafia e a colporrafia posterior. Quando o cirurgião tenta separar a parede vaginal, não há um plano de dissecção nítido evidente da parede anterior do reto. Isso ocorre em aproximadamente 3 a 4 centímetros da fúrcula posterior. A Figura 52-5 mostra a dissecção da parede vaginal posterior de um cadáver. Aqui, pode-se ver a margem superior desse tecido conjuntivo denso. Acima dessa margem entra-se no terço médio da vagina. Nesse ponto, cria-se facilmente um plano de clivagem entre as paredes da vagina e do reto. Na Figura 52-5, essa é a área marcada *retocele alta*.

Quando a dissecção é estendida para acima do terço inferior da vagina, é facilmente criado um plano de clivagem natural e pode ser dissecado sem corte e sem dificuldade até o nível do fundo de saco (Fig. 52-5). Quando se realiza o reparo posterior do assoalho pélvico, a dissecção deve ser estendida rotineiramente até o nível demonstrado na Figura 52-5 para acessar completamente a extensão de uma retocele e identificar potencialmente a presença de uma enterocele posterior.

A parede anterior da vagina mostra características similares às da parede posterior da vagina (Fig. 52-6). A parede vaginal se conecta densamente à uretra no terço distal da vagina. Quando a dissecção se estende 3 a 4 cm proximalmente na vagina, alcança-se um plano de dissecção que permite facilmente separar a parede vaginal da parede da bexiga (Fig. 52-7). De forma análoga à parede vaginal posterior, as camadas fibromuscular e adventícia da vagina se tornam mais finas e menos definidas quando se disseca em direção ao meio da vagina e apicalmente em direção ao colo. Lateralmente é vista uma densa conexão entre as camadas adventícia e fibromuscular da vagina e o arco tendíneo da fáscia pélvica (Fig. 52-8). Na essência, o suporte da vagina é feito pelas fibras elásticas e colágeno encontrados nas paredes adventícia e fibromuscular da vagina. Esses tecidos conjuntivos se prendem lateralmente à fáscia sobrejacente ao músculo levantador do ânus e apicalmente aos complexos dos ligamentos uterossacral e cardinal. A ruptura da integridade do músculo levantador do ânus ou da trama de colágeno e elastina das fibras nas paredes adventícia e fibromuscular da vagina irá predispor a paciente a defeitos anatômicos que podem resultar comumente em desarranjos funcionais. A Figura 52-9 demonstra a fixação lateral da vagina vista a partir do espaço retropúbico. Observe que a ponta da tesoura penetrou através da fixação da camada muscular da vagina para o arco tendíneo da fáscia pélvica. A Figura 52-10 demonstra a separação completa do suporte lateral da vagina quando visto vaginalmente. O suporte lateral da vagina deve se estender ao nível do arco, o qual se insere na espinha isquiática. Isso cria o fórnice vaginal em cada lado (Fig. 52-11). Grosseiramente, o suporte da parede vaginal anterior é visto melhor como um trapézio (Figs. 52-12 e 52-13) que consiste de uma fixação lateral ao arco tendíneo da fáscia pélvica, uma fixação transversal ao ápice da vagina ou do colo e tecido resistente na linha média.

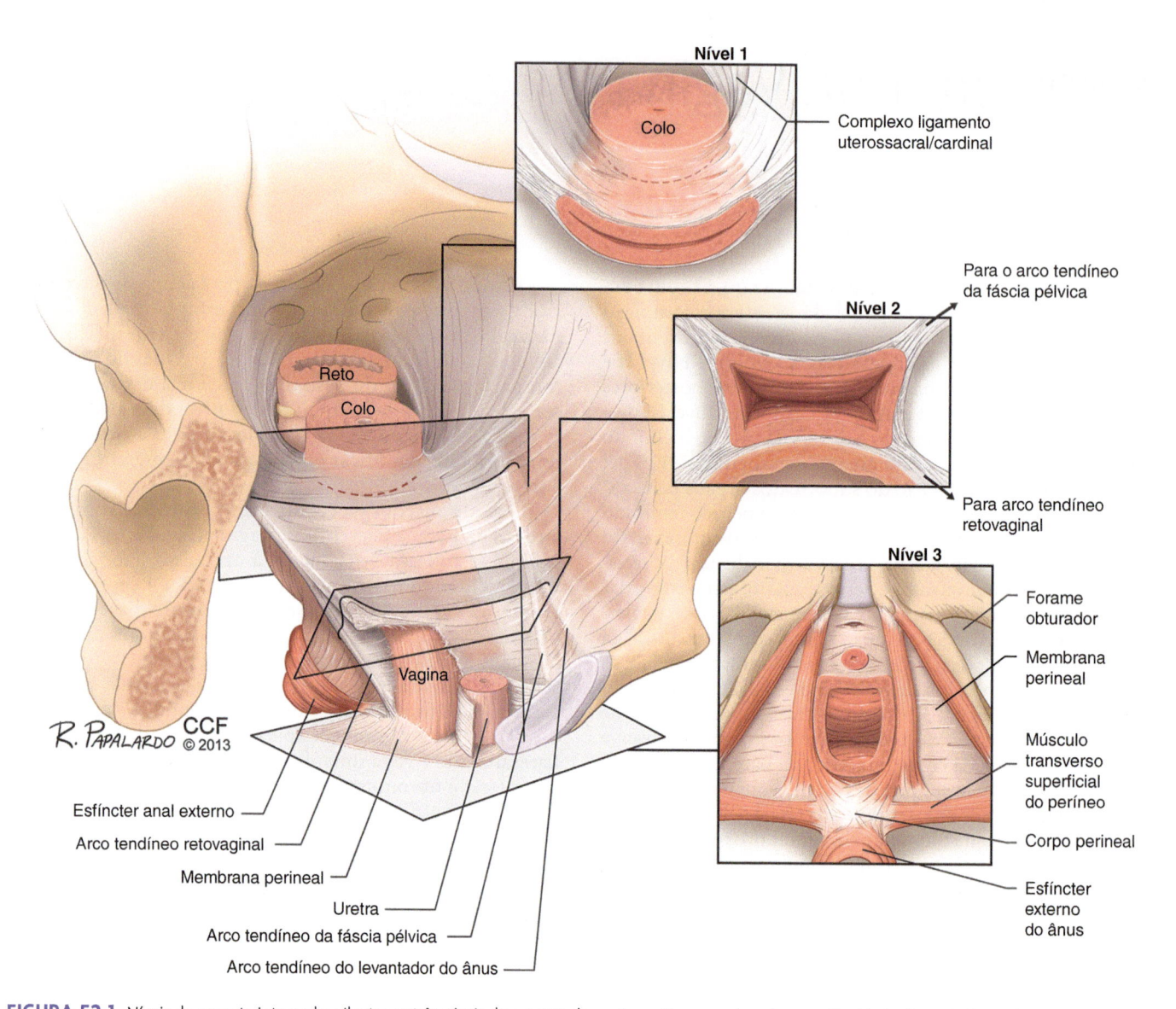

FIGURA 52-1 Níveis de suporte integrados. Ilustra os três níveis de suporte da vagina e útero mostrando a continuidade das estruturas de suporte por todo o trato genital. No Nível I, a fáscia endopélvica suspende a vagina superior e colo a partir das paredes pélvicas laterais. As fibras do Nível I se estendem verticalmente e posteriormente em direção ao sacro. No Nível II, a vagina é fixada ao arco tendíneo da fáscia pélvica e à fáscia superior do músculo levantador do ânus. No Nível III, a vagina distal tem suporte feito pelos músculos e membrana perineais. *(Republicado com a permissão de Walters MD, Karram MM: Urogynecology and Reconstructive Pelvic Surgery, ed 4. Philadelphia, Saunders, 2014.)*

CAPÍTULO 52 Anatomia do Suporte das Paredes Anterior e Posterior da Vagina

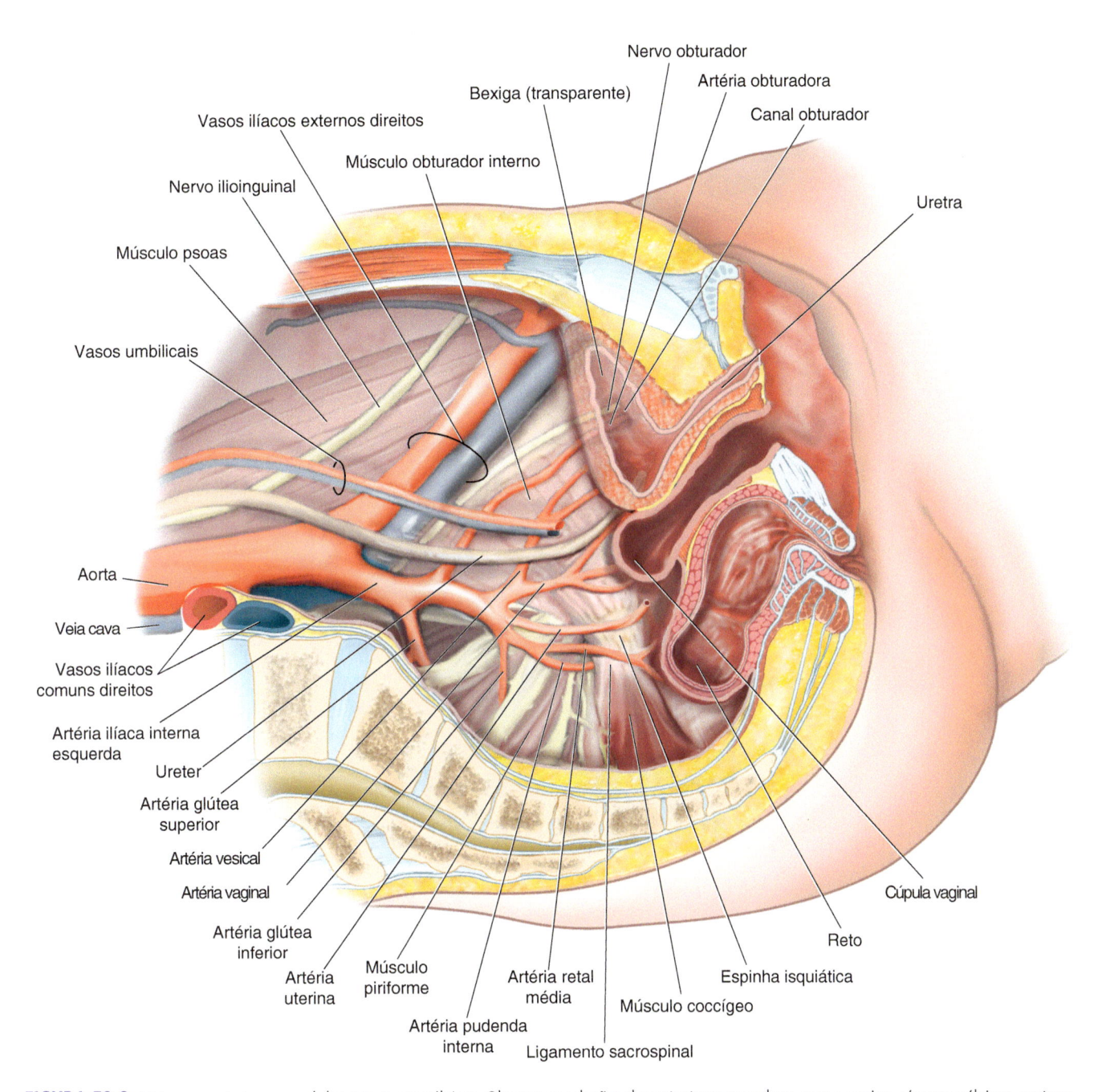

FIGURA 52-2 Vista em corte transversal das estruturas pélvicas. Observe as relações das estruturas vasculares com a vagina, vísceras pélvicas, ureter e complexo ligamento coccígeo-sacrospinal.

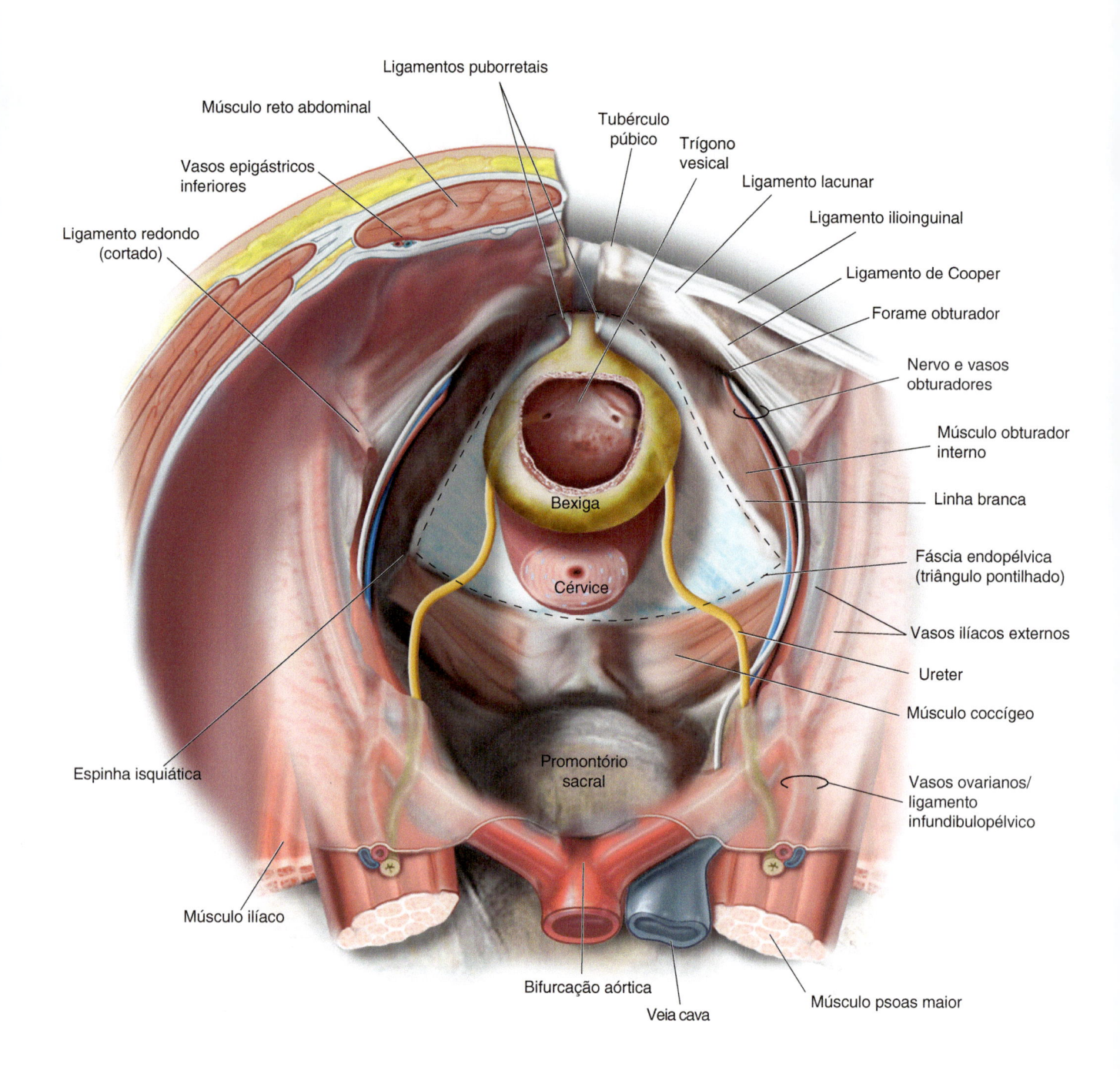

Anatomia Normal

FIGURA 52-3 Suporte da parede anterior da vagina visto através do espaço retropúbico. A área branca intitulada *fascia endopélvica* é na verdade a camada muscular do interior da parede vaginal. Observe sua fixação normal à linha branca lateralmente e à cérvice ou cúpula vaginal proximalmente.

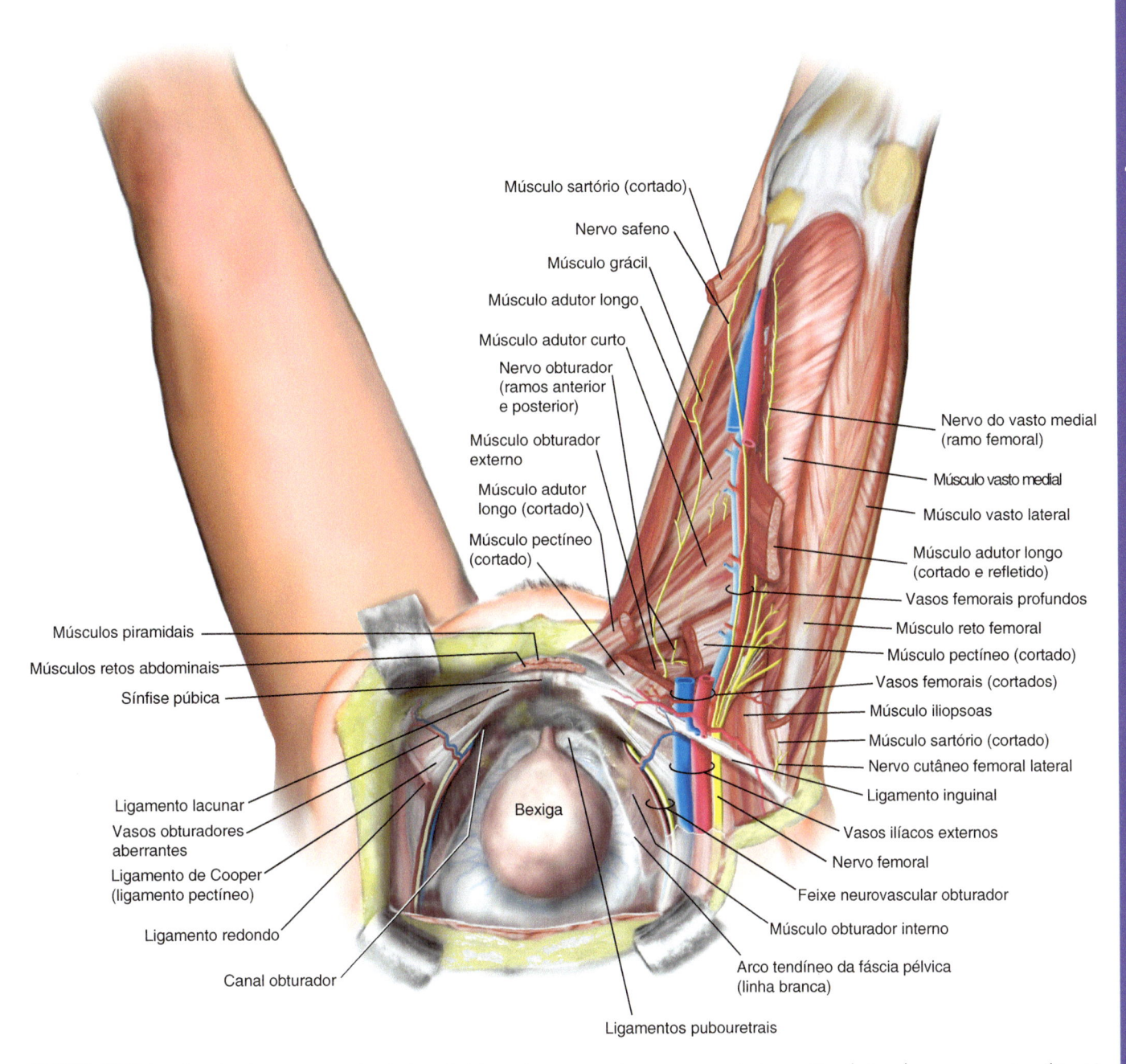

CAPÍTULO 52 Anatomia do Suporte das Paredes Anterior e Posterior da Vagina

FIGURA 52-4 Este desenho demonstra a anatomia da parte interna da coxa e mostra como essas estruturas estão relacionadas ao espaço retropúbico e à vagina.

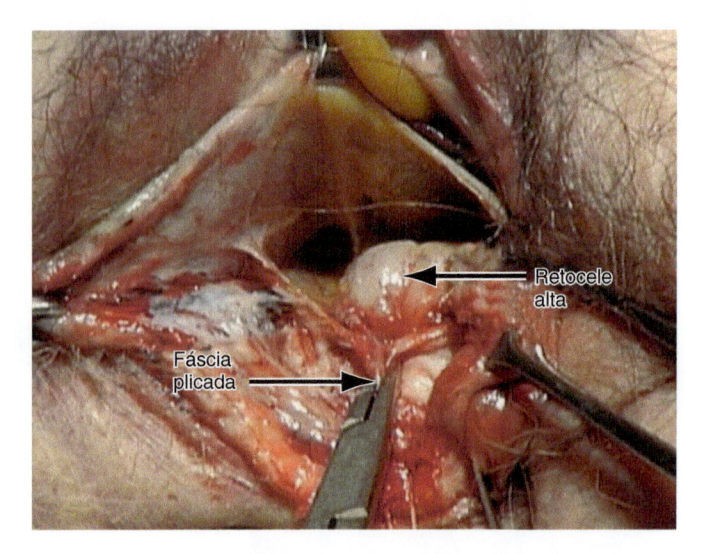

FIGURA 52-5 Dissecção da parede posterior da vagina em um cadáver. Observe que o tecido conjuntivo denso está presente apenas na vagina distal. Observe como a vagina e a parede anterior do reto estão fundidas neste nível. À medida que a dissecção se estende proximalmente, um nítido plano de dissecção se torna aparente entre a parede posterior da vagina e a parede anterior do reto que se estende ao fundo de saco. Um dedo no reto demonstra uma retocele na vagina média para superior (retocele alta). A plicatura começa distalmente (fáscia plicada) e prossegue proximalmente.

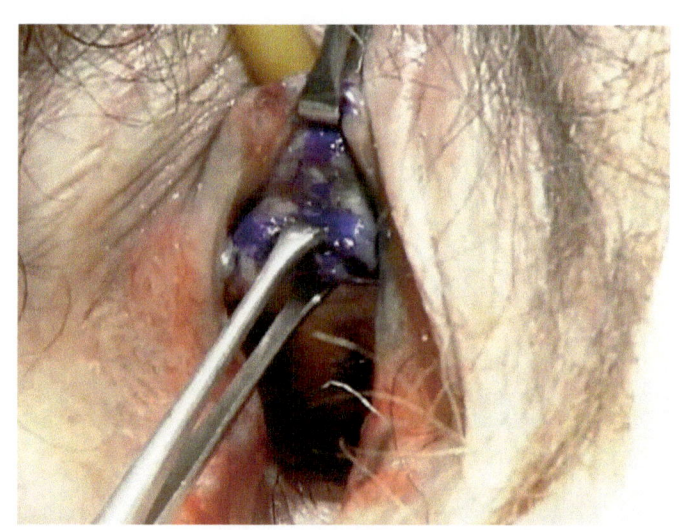

FIGURA 52-6 A porção distal da parede vaginal anterior de um cadáver. Observe que a área da vagina, em sua localização anatômica, está fundida com a uretra posterior; isto é semelhante ao que foi mencionado previamente em relação à porção distal da parede vaginal posterior.

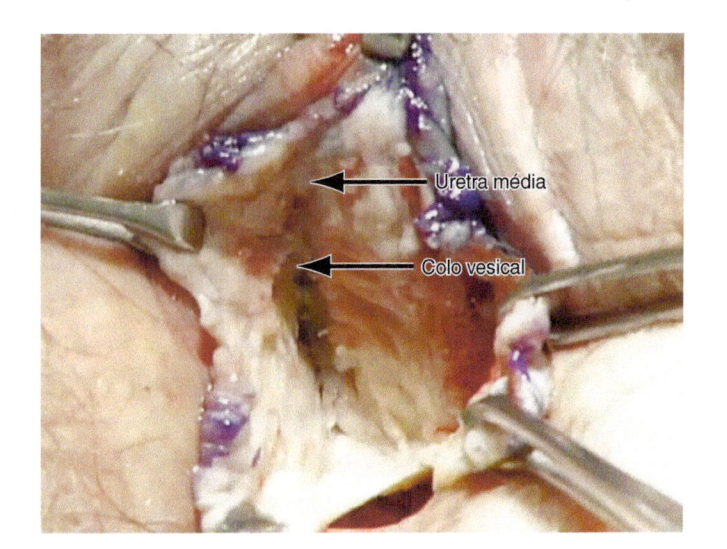

FIGURA 52-7 A parede vaginal anterior do mesmo cadáver agora foi aberta do meato externo da uretra até o ápice da vagina. Os níveis da uretra média e colo vesical estão marcados. Não se vê plano de dissecção no nível da uretra média porque nessa área a vagina se funde à uretra posterior. À medida que a dissecção se estende proximalmente ao colo vesical, é demonstrada uma nítida área de clivagem entre a vagina e a bexiga, que se estende até o ramo púbico inferior.

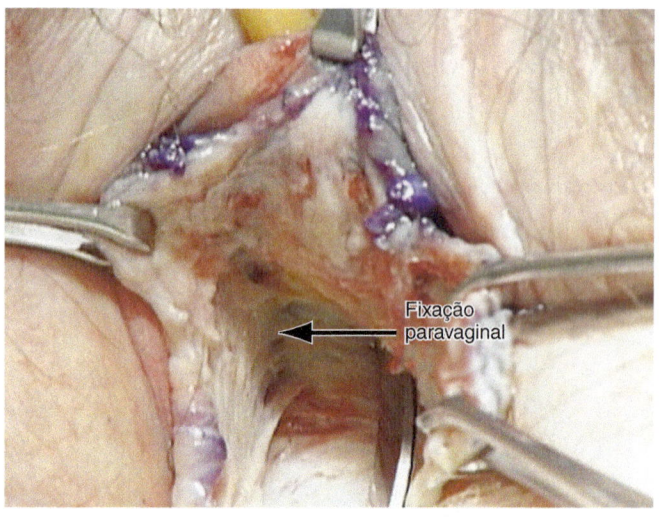

FIGURA 52-8 Esta dissecção foi estendida lateralmente e proximalmente para demonstrar a fixação paravaginal normal da parede vaginal anterior. A camada muscular da vagina que suporta a base da bexiga deve se estender lateralmente ao arco tendíneo da fáscia pélvica; esta é a fixação paravaginal normal vista em paciente com um bom suporte de parede vaginal anterior.

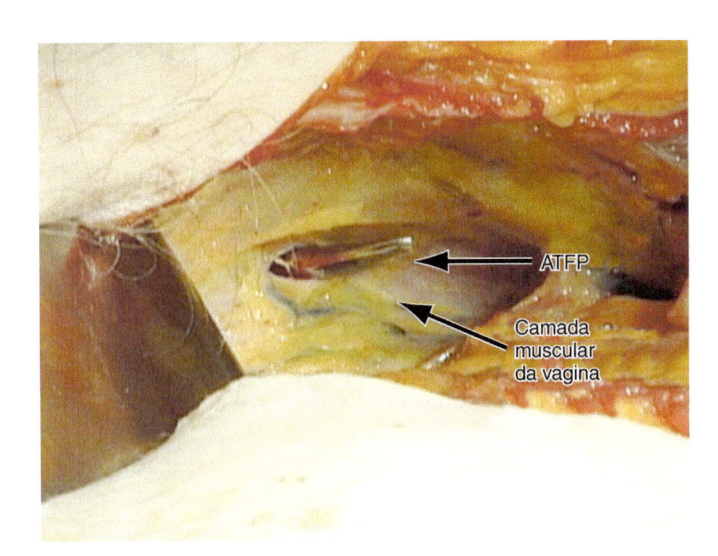

FIGURA 52-9 É demonstrada uma vista retropúbica desta anatomia. A camada muscular da vagina onde a base da bexiga se apoia é mostrada, com o arco tendíneo da fáscia pélvica à direita. Observe que a ponta da tesoura penetrou o diafragma urogenital no nível da uretra proximal ou colo vesical, dentro ou medial ao arco tendíneo da fáscia pélvica (ATFP).

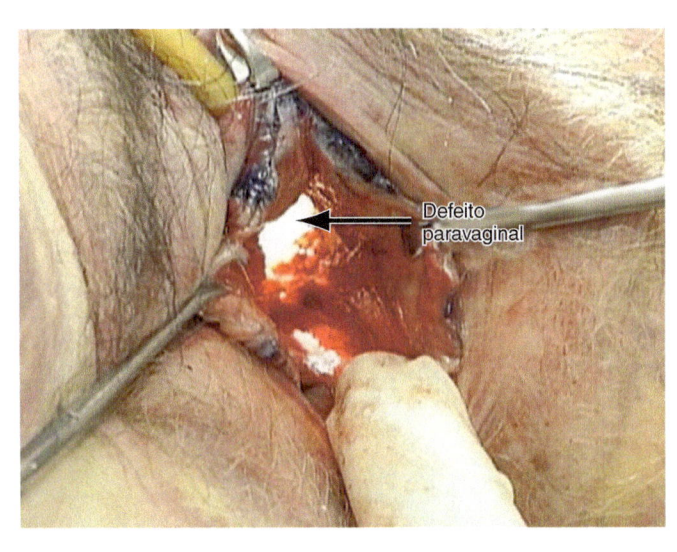

FIGURA 52-10 Separação completa da fixação normal da parede vaginal anterior no lado direito deste cadáver.

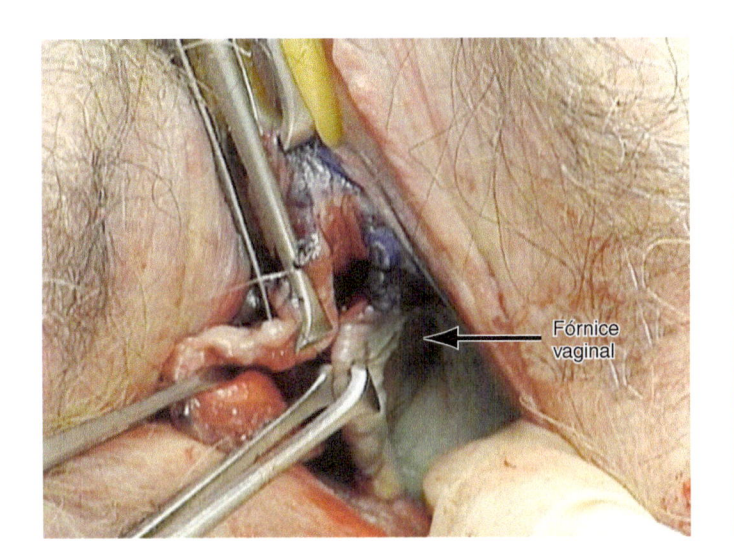

FIGURA 52-11 Fórnice vaginal de uma parede vaginal anterior bem fixada. A fixação lateral da vagina proximalmente deve se ligar ao arco tendíneo da fáscia pélvica quando ele se insere na espinha isquiática. Essa fixação anatômica normal fornece suporte e cria o fórnice lateral vaginal da parede vaginal anterior.

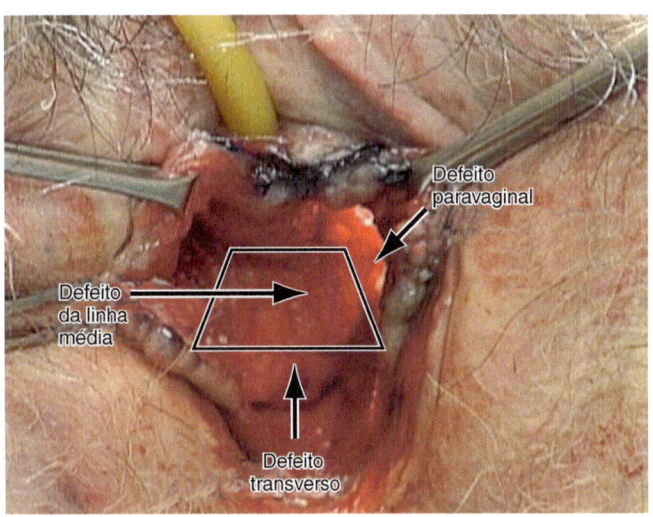

FIGURA 52-12 O suporte da parede vaginal anterior pode ser visto como tendo um formato de trapézio, onde as faces laterais do trapézio representam o suporte paravaginal normal, as faces transversas representam a fixação normal da camada muscular da vagina ao ápice da vagina ou à porção anterior do colo e o meio do trapézio representa tecido resistente que deve evitar que a base da bexiga desça na linha média.

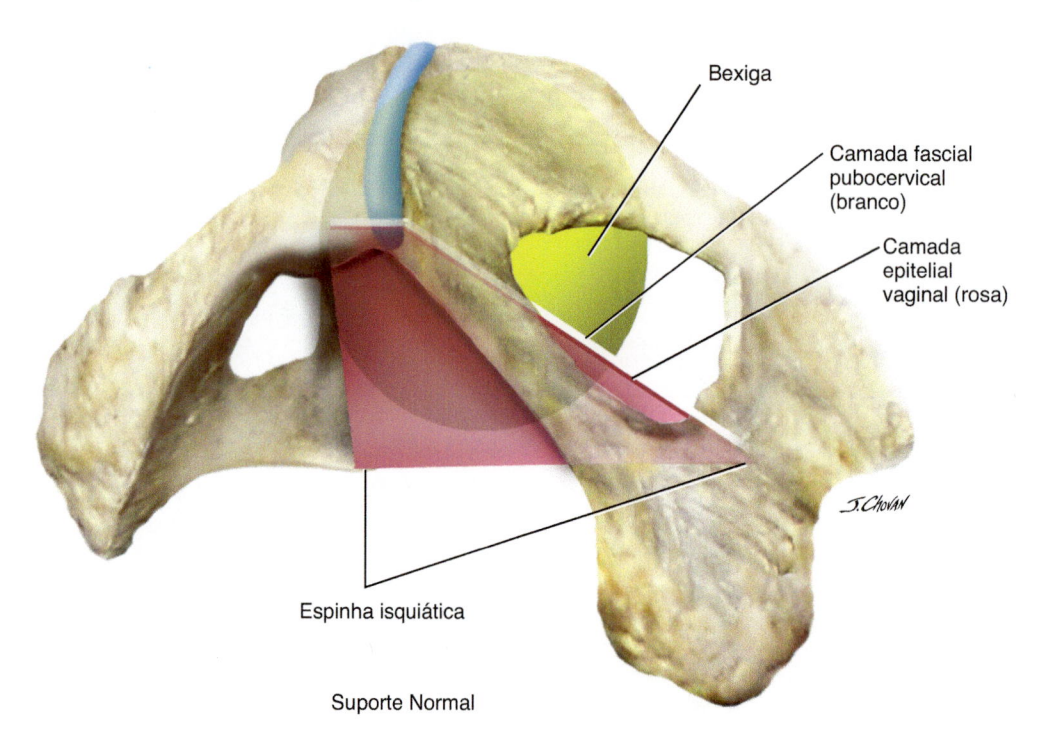

FIGURA 52-13 Ilustração demonstrando a parede vaginal anterior bem fixada. Note o tecido de suporte trapezoide (fáscia pubocervical ou componente muscular da parede vaginal) que se origina abaixo da uretra proximal, continua em direção à cérvice ou ápice vaginal (suporte da linha média) e lateralmente ao arco tendíneo da fáscia pélvica até a espinha isquiática (suporte paravaginal). *(Republicado com permissão de Karram MM, Mahler CF: Surgical Management of Pelvic Organ Prolapse: Female Pelvic Surgery Video Atlas Series. Philadelphia, Saunders, 2012.)*

CAPÍTULO 53

Histerectomia Vaginal

Mickey M. Karram

Histerectomia Vaginal Simples

Quando há indicação de histerectomia, é preciso escolher a via mais apropriada de remoção do útero. A histerectomia pode ser realizada pela via transvaginal, abdominal, por laparoscopia, roboticamente ou com assistência laparoscópica ou robótica. A decisão de proceder a uma histerectomia vaginal depende de numerosos fatores, que incluem o treinamento e o nível de conforto do cirurgião com o procedimento, tamanho e mobilidade do útero, presença de relaxamento pélvico e natureza benigna ou maligna da condição. Em geral, a histerectomia vaginal traz menos morbidade e resulta em um tempo de recuperação mais curto do que a via abdominal ou assistida por laparoscopia. Diferentemente da histerectomia abdominal ou laparoscópica, a histerectomia vaginal é limitada pelo tamanho e, particularmente, mobilidade do útero e pela capacidade e elasticidade da vagina. Ambos são critérios relativos, pois um útero grande pode ser morcelado, e uma vagina estreita pode ser aumentada com uma episiotomia. É necessário mais treinamento na técnica de histerectomia vaginal porque, atualmente, é a via menos frequente de histerectomia nos Estados Unidos.

A histerectomia vaginal começa com o posicionamento apropriado da paciente. É realizada com a paciente em posição de litotomia dorsal com os pés em suportes de pernas ou perneiras de Allen. As nádegas da paciente devem estender-se levemente além da borda da mesa, de modo que um afastador posterior seja colocado facilmente. As coxas ficam um tanto abduzidas, e os quadris flexionados (Fig. 53-1). Devem-se evitar a flexão e a abdução excessivas das coxas, pois isso pode levar a lesões de nervos induzidas pela posição. As faces laterais das pernas devem ficar fora das perneiras para evitar pressão sobre o nervo fibular. A bexiga é sondada, e a área vaginal é preparada da maneira normal. Realiza-se exame sob anestesia para confirmar o grau de descida uterina, a largura da saída da vagina e a presença ou ausência de doença pélvica.

Técnica Cirúrgica

1. Com o espéculo abaixando a parede vaginal posterior, a parede vaginal anterior é elevada com um afastador Dever ou Haney. O colo é preso com pinças de dente único e o colo uterino é tracionado caudalmente.

    Pode-se injetar vasoconstritores, como a vasopressina (pitressina), fenilefrina ou epinefrina no tecido paracervical se nenhuma condição médica, como hipertensão ou cardiopatia, contraindicar seu uso. Preferimos usar uma solução preparada de lidocaína a 1% ou 2% ou bupivacaína a 0,5% com epinefrina 1:200.000. O uso dessas soluções prontas para o uso dispensa a necessidade de fazer misturas nas dependências cirúrgicas e proporciona analgésico preventivo no local cirúrgico. O cirurgião deve se lembrar de que a quantidade máxima de lidocaína com epinefrina usada não deve exceder 7 mg/kg ou 500 mg no total na adulta saudável, enquanto a quantidade de bupivacaína com epinefrina, em geral, não deve exceder 225 mg. A dose total para histerectomia vaginal geralmente é de 5 a 10 mL de solução. Caso exista uma contraindicação médica ao uso de vasopressores, a injeção de soro fisiológico proporciona os benefícios da hidrodistensão sem os riscos cardiovasculares.

    Um bisturi ou instrumento eletrocirúrgico é usado para fazer a incisão inicial através da mucosa vaginal (Fig. 53-2). A posição e a profundidade dessa incisão são importantes porque determinam o acesso a planos apropriados que levarão aos fundos de saco anterior e posterior. A localização apropriada da incisão é no ponto de reflexão da bexiga, indicado por uma prega formada na mucosa vaginal quando o colo é empurrado discretamente para dentro. Se essa localização não puder ser identificada, deve-se fazer a incisão baixa, e não alta, para evitar potencial lesão vesical. Efetua-se uma incisão cervical circunferencial (Fig. 53-3). A tração caudal do colo e contra-tração dos afastadores ajudam a determinar a profundidade apropriada da incisão (Fig. 53-4). A incisão deve ser continuada até o estroma cervical. Uma vez alcançada a profundidade apropriada da incisão, o tecido vaginal irá se soltar do tecido cervical subjacente porque há um plano distinto entre esses dois tecidos (Figs. 53-5 e 53-6).

2. A vagina é mobilizada anterior e posteriormente. Uma vez alcançado o plano apropriado, a divulsão da parede vaginal posterior levará ao fundo de saco posterior, onde se pode entrar com dissecção cortante (Figs. 53-7 e 53-8). Uma vez ocorrida a entrada no peritônio, o fundo de saco posterior é explorado para pesquisa de aderências ou qualquer outra anormalidade em potencial que possa levar à dificuldade em realizar a histerectomia. Coloca-se então um afastador Haney ou válvula de peso no fundo de saco posterior.

3. O útero é puxado para fora e um tanto para o lado oposto. Introduz-se metade de uma pinça Haney ou semelhante aberta no fundo de saco posterior e se clampeia o ligamento uterossacro (Fig. 53-9). A ponta da pinça é avançada caudalmente ao colo uterino o quanto for possível para que o paramétrio incluído na pinça siga a linha entre as incisões anterior e posterior da vagina (Fig. 53-10). A pinça Haney é então rodada para a horizontal. O pedículo é cortado com tesoura ou bisturi.

    É preferível ligar o pedículo com fio absorvível, geralmente Vicryl® 0, com agulha forte (Fig. 53-11). Por vezes, pode-se encontrar sangramento do manguito vaginal posterior. Isso geralmente pode ser controlado com cauterização ou com uma sutura contínua ancorada. O pedículo cortado é ligado com sutura do tipo transfixante, na qual a agulha entra na parte superior do pedículo do ligamento imediatamente além da extremidade da pinça Haney. É retirada e depois reintroduzida no pedículo em seu ponto médio. Essas suturas geralmente são reparadas para identificação mais tarde dos ligamentos uterossacros. É adequado alternar o clampeamento dos pedículos nos lados opostos em vez de pinçar um lado do útero e depois o outro. Isso gradualmente melhorará a mobilidade e a exposição uterinas. Usa-se dissecção com bisturi para separar a bexiga mais anteriormente do colo uterino. Isso deve ser feito com tesoura Mayo ou Metzenbaum, especialmente em mulheres com parto cesáreo prévio. As pontas da tesoura devem permanecer nas proximidades do útero até que a bexiga seja separada do útero e entre no espaço vesicouterino, expondo a borda inferior do peritônio do fundo de saco anterior (Figs. 53-12 e 53-13). Nunca há benefício na pressa em entrar no fundo de saco anterior. Isso levará apenas a cistostomias inadvertidas. Não deve ser feita tentativa de entrar no fundo de saco até que o espaço vesicouterino tenha sido desenvolvido (Figs. 53-12 e 53-13). Uma vez afastada a bexiga (Fig. 53-14), o ligamento cardinal é clampeado a cada lado (Fig. 53-15). Esse pedículo, que deve incluir tecido peritoneal posteriormente, é suturado de maneira semelhante aos ligamentos uterossacros. No entanto, a segunda passagem pelo ligamento é feita realmente através do pedículo prévio, obliterando qualquer espaço morto entre os dois pedículos para diminuir o potencial de sangramento ou de laceração de tecido.

4. Depois da incisão nos ligamentos cardinais, coloca-se um afastador no espaço vesicouterino para afastar a bexiga do útero (Fig. 53-16). Se o fundo de saco anterior for facilmente acessível, pode-se entrar nele nesse momento (Figs. 53-16 a 53-18). A próxima pinça, que provavelmente incluirá os vasos uterinos, deve incorporar as reflexões peritoneais anterior e posterior se o fundo de saco anterior tiver sido adentrado (Fig. 53-19). Essas pinças devem ser colocadas perpendicularmente ao acesso longitudinal do colo uterino, e as extremidades das pinças devem deslizar completamente pelo colo uterino para garantir que não haja migração lateral inadvertida e para evitar sangramento excessivo ou lesão ureteral. Como foi previamente mencionado, a sutura de todos os pedículos envolve passagem da agulha através do tecido na extremidade da pinça e depois uma segunda passagem através do pedículo prévio. Isso obliterará qualquer espaço morto e eliminará o sangramento em potencial entre os pedículos (Fig. 53-20). Deve-se ter um cuidado extra ao evitar a passagem da agulha através de um vaso porque isso pode levar ao desenvolvimento de um hematoma retroperitoneal.

5. O útero é então liberado anterior ou posteriormente para a vagina (Fig. 53-21). O fundo é apreendido com a pinça e puxado para a vagina. O ligamento útero-ovariano é apoiado pelo dedo indicador do lado oposto e se coloca uma pinça perto do útero. O último pedículo geralmente inclui a tuba uterina e os ligamentos redondo e ovariano. Por vezes, eles podem ser pinçados com uma única pinça, mas geralmente é necessário colocar uma pinça abaixo, bem como outra acima (Fig. 53-22). Deve-se manter um dedo atrás desse pedículo para garantir que as pinças se sobreponham posteriormente e que não se inclua outro tecido na pinça (Figs. 53-21 a 53-23). Uma vez

O texto continua na página 574.

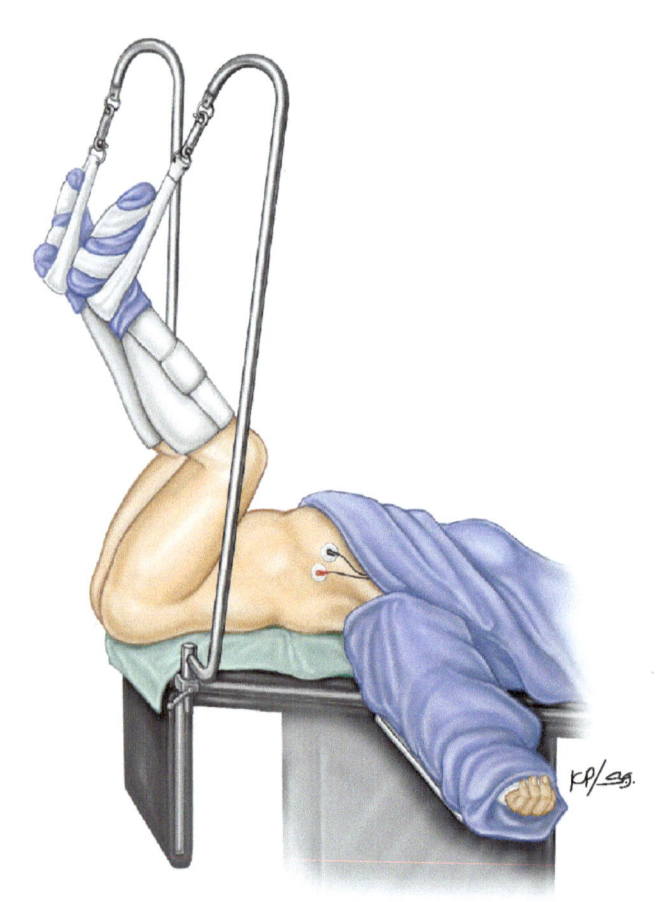

FIGURA 53-1 A paciente é colocada em perneiras com os quadris flexionados e as nádegas estendendo-se discretamente além da borda da mesa. *(Reimpressa com permissão de Walter MD, Barber M; Hysterectomy for Benign Disease: Female Pelvic Surgery Video Atlas Series. St. Louis, Elsevier, 2010, F7-1.)*

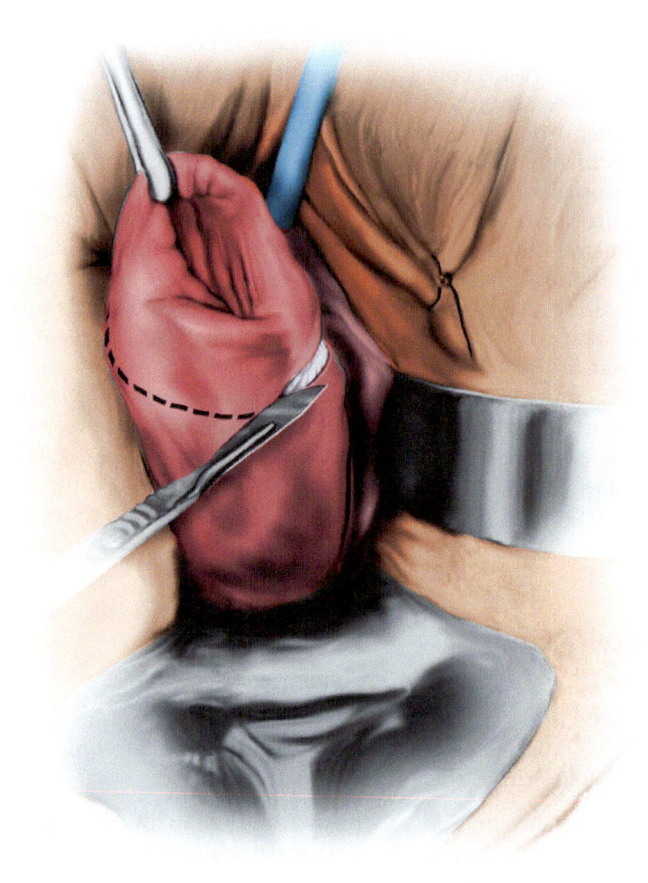

FIGURA 53-2 A incisão inicial começa circunferencialmente na reflexão da mucosa vaginal sobre o colo uterino. Pode-se usar um bisturi ou um instrumento eletrocirúrgico.

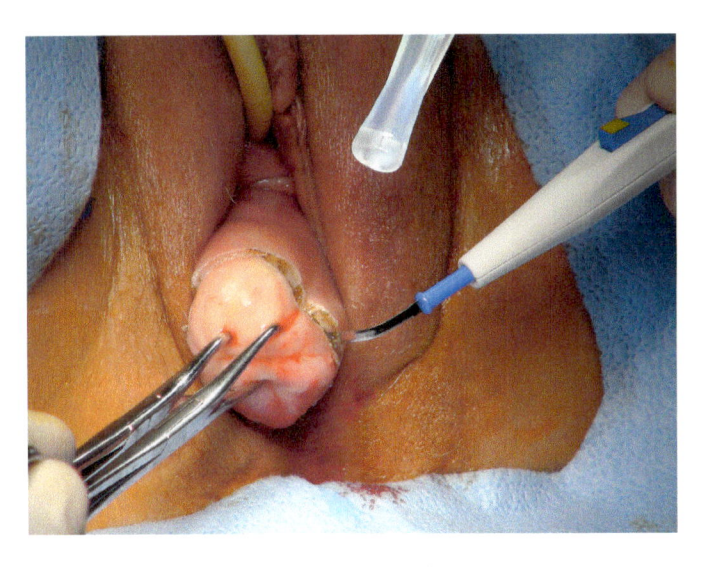

FIGURA 53-3 Usa-se cautério unipolar para fazer uma incisão circunferencial em torno do colo do útero.

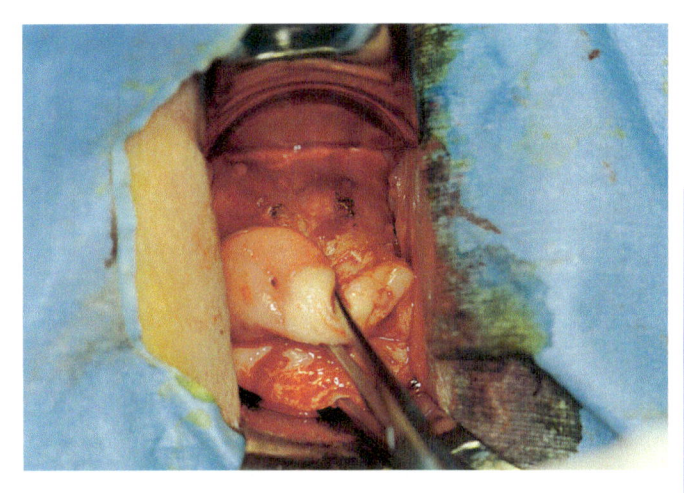

FIGURA 53-4 A profundidade apropriada da incisão inicial é demonstrada na parte anterior do colo.

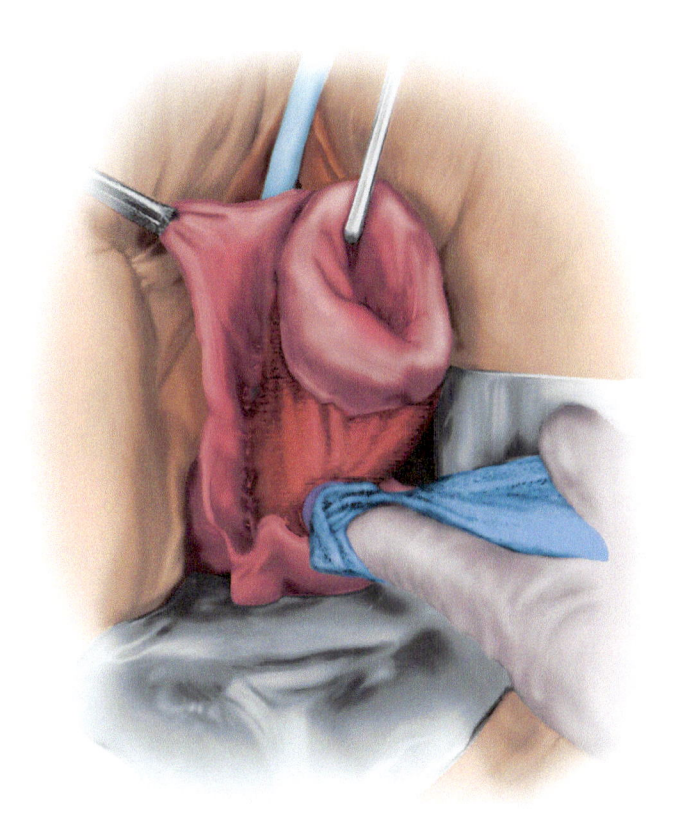

FIGURA 53-5 Uma vez alcançado o plano apropriado, a divulsão geralmente levará à reflexão peritoneal posterior.

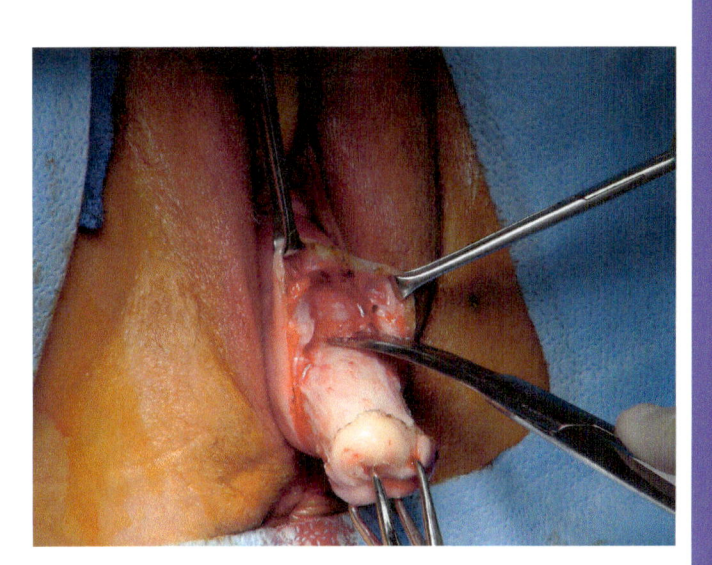

FIGURA 53-6 Uma vez no plano correto, o tecido vaginal é facilmente dissecado do colo subjacente, finalmente permitindo o acesso à reflexão peritoneal anterior.

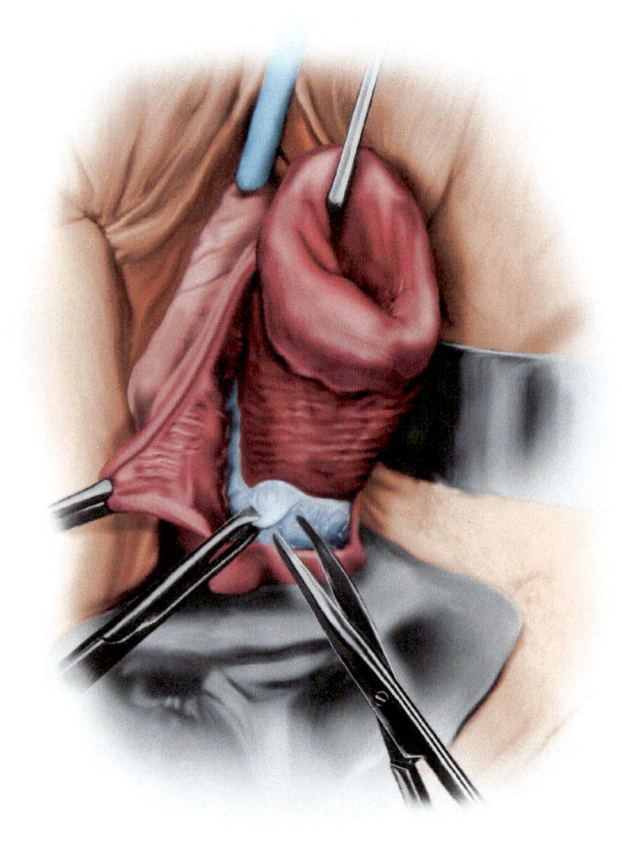

FIGURA 53-7 Entrada cortante no fundo de saco posterior.

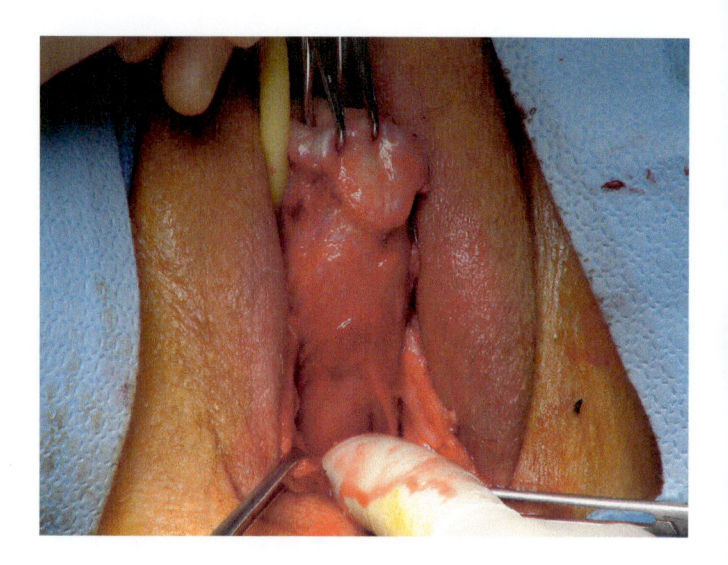

FIGURA 53-8 Entrada no fundo de saco posterior realizada.

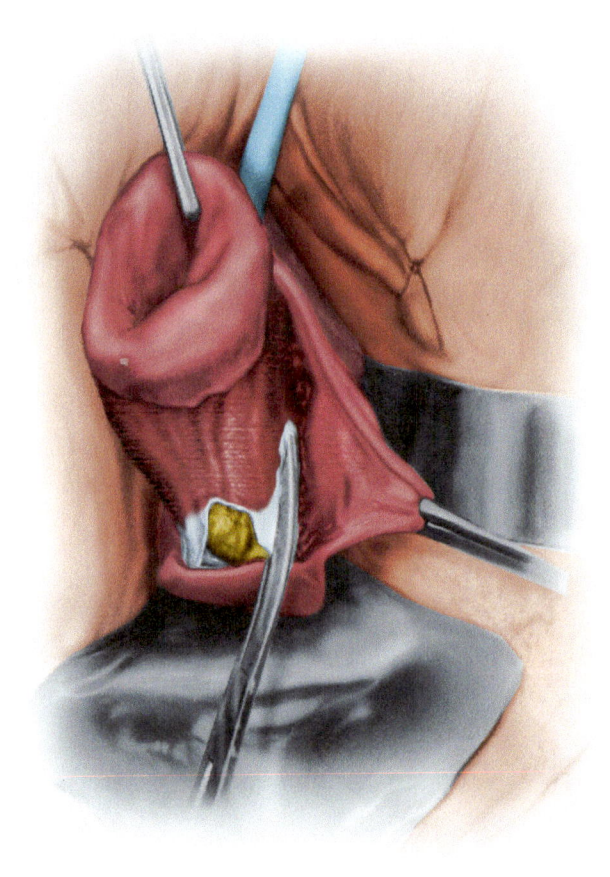

FIGURA 53-9 Clampeamento do ligamento uterossacro direito.

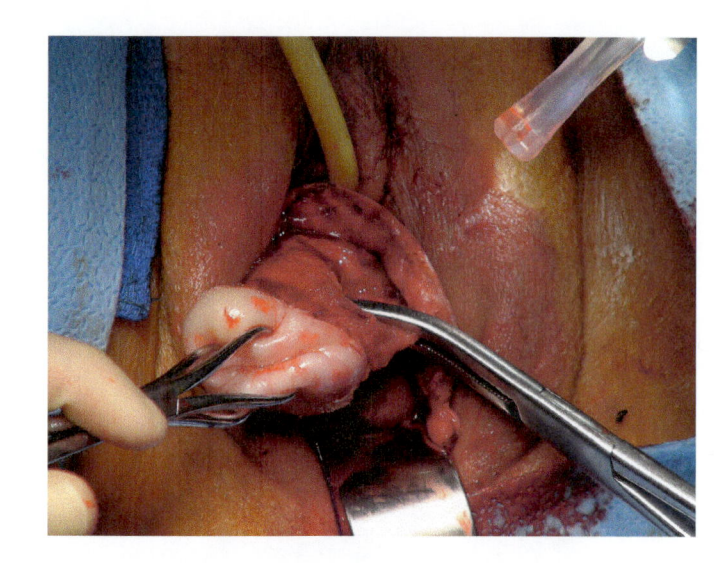

FIGURA 53-10 Pinça Haney é usada para clampear o ligamento uterossacro direito.

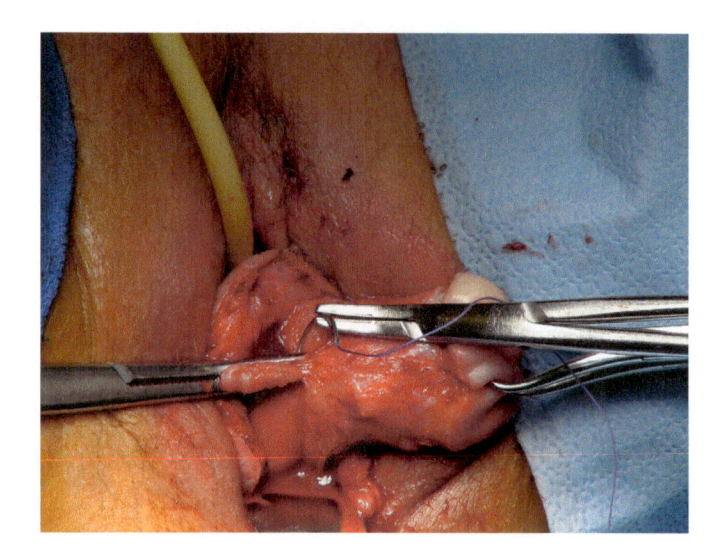

FIGURA 53-11 Passagem de um fio Vicryl pela ponta da pinça Haney depois de cortado o ligamento uterossacro esquerdo. Observe que a pinça deve ser colocada o mais perpendicular possível ao colo uterino.

CAPÍTULO 53 Histerectomia Vaginal 571

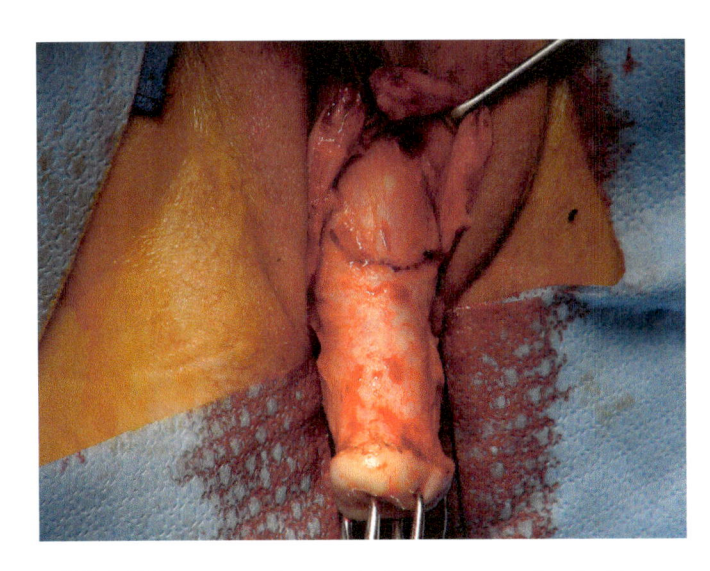

FIGURA 53-12 A vagina foi separada da parte anterior do colo. Observe as marcações azuis, que retratam a demarcação entre colo e espaço vesicouterino.

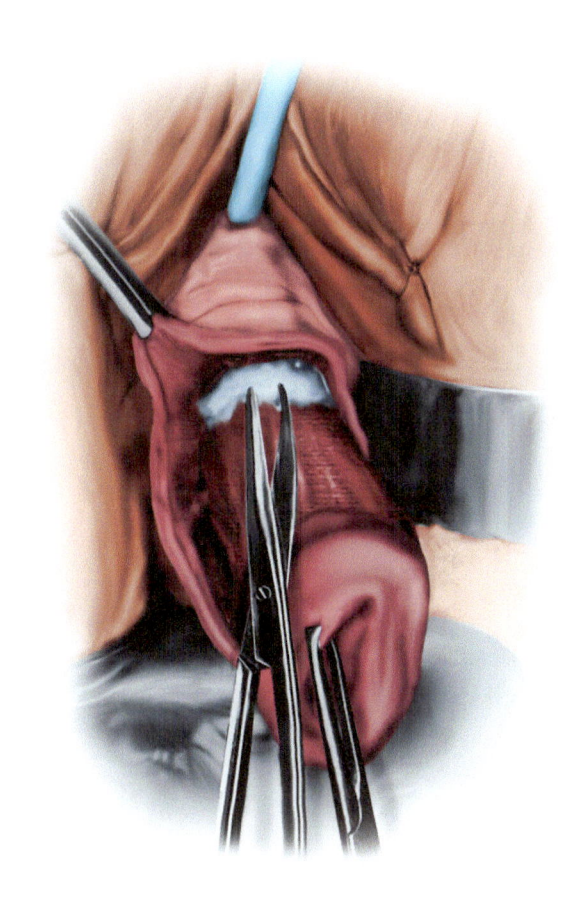

FIGURA 53-13 A dissecção cortante é usada para incisão da fáscia pubocervical e para entrar no espaço vesicouterino antes da entrada no fundo de saco anterior

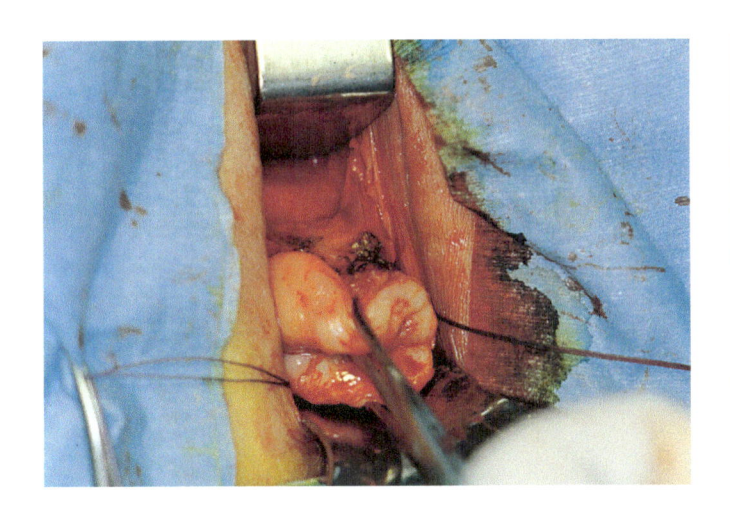

FIGURA 53-14 Entrada no espaço vesicouterino. Isso permite colocação de um afastador anteriormente, o que separa a bexiga da parte anterior do colo e expõe a reflexão peritoneal do fundo de saco anterior.

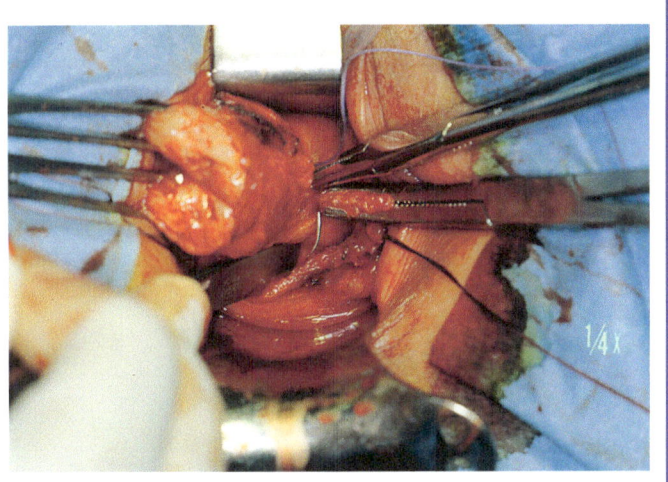

FIGURA 53-15 O ligamento cardinal foi clampeado e cortado e está sendo suturado. Essa sutura vai incorporar esse pedículo ao pedículo do ligamento uterossacral previamente cortado.

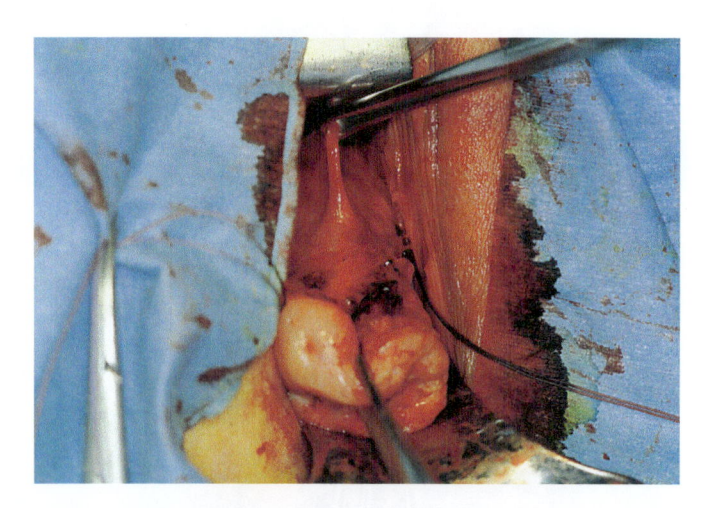

FIGURA 53-16 Depois da entrada no espaço vesicouterino, geralmente fica fácil o acesso à reflexão peritoneal anterior.

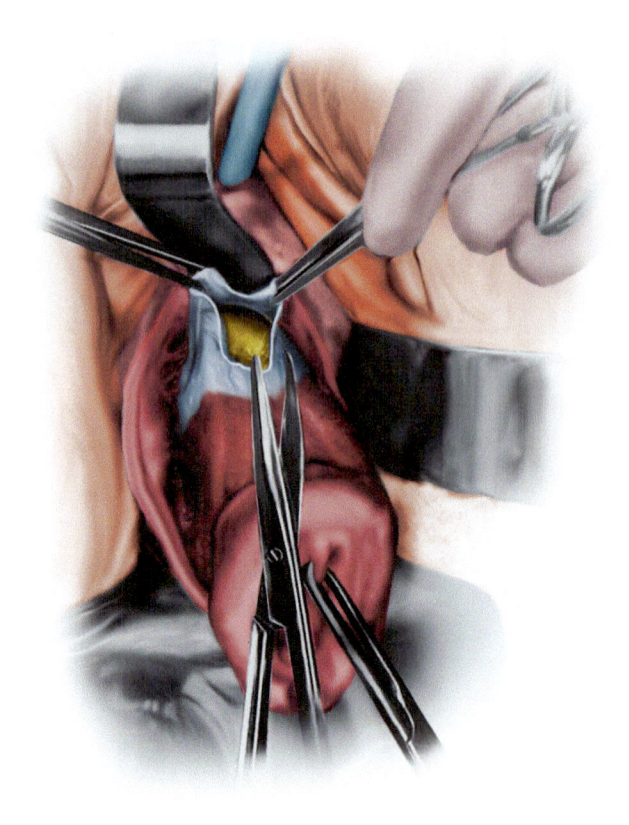

FIGURA 53-17 Dissecção cortante do fundo de saco anterior.

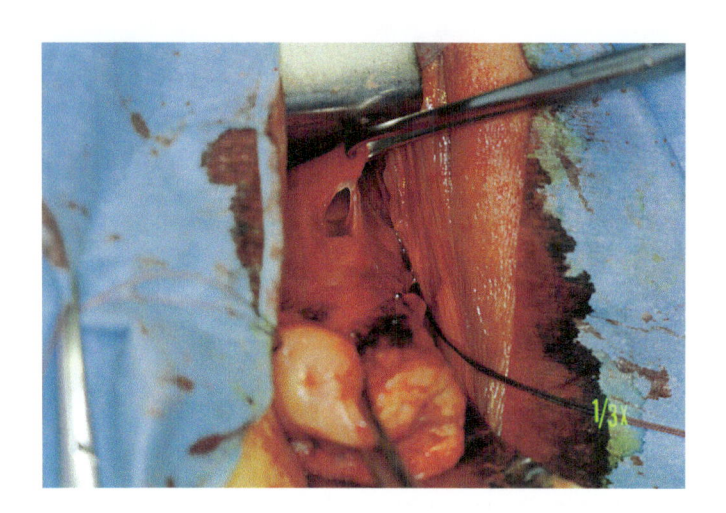

FIGURA 53-18 Entrada no fundo de saco anterior.

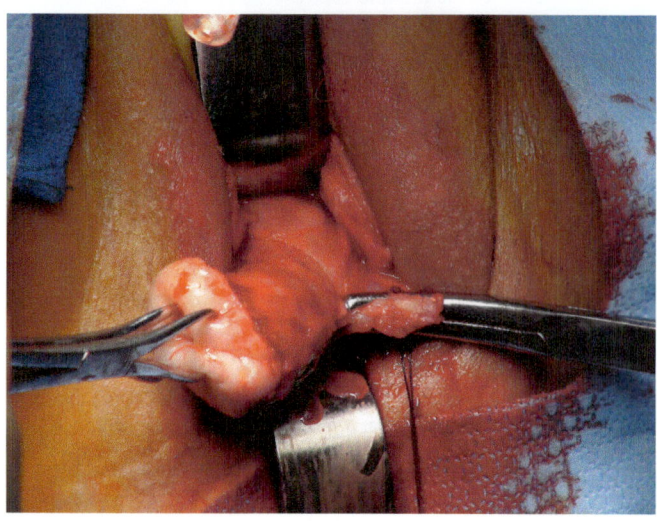

FIGURA 53-19 Pinçamento dos vasos uterinos. A pinça incorpora as reflexões peritoneais dos fundos de saco anterior e posterior. Observe a colocação da pinça em ângulo reto com o colo uterino.

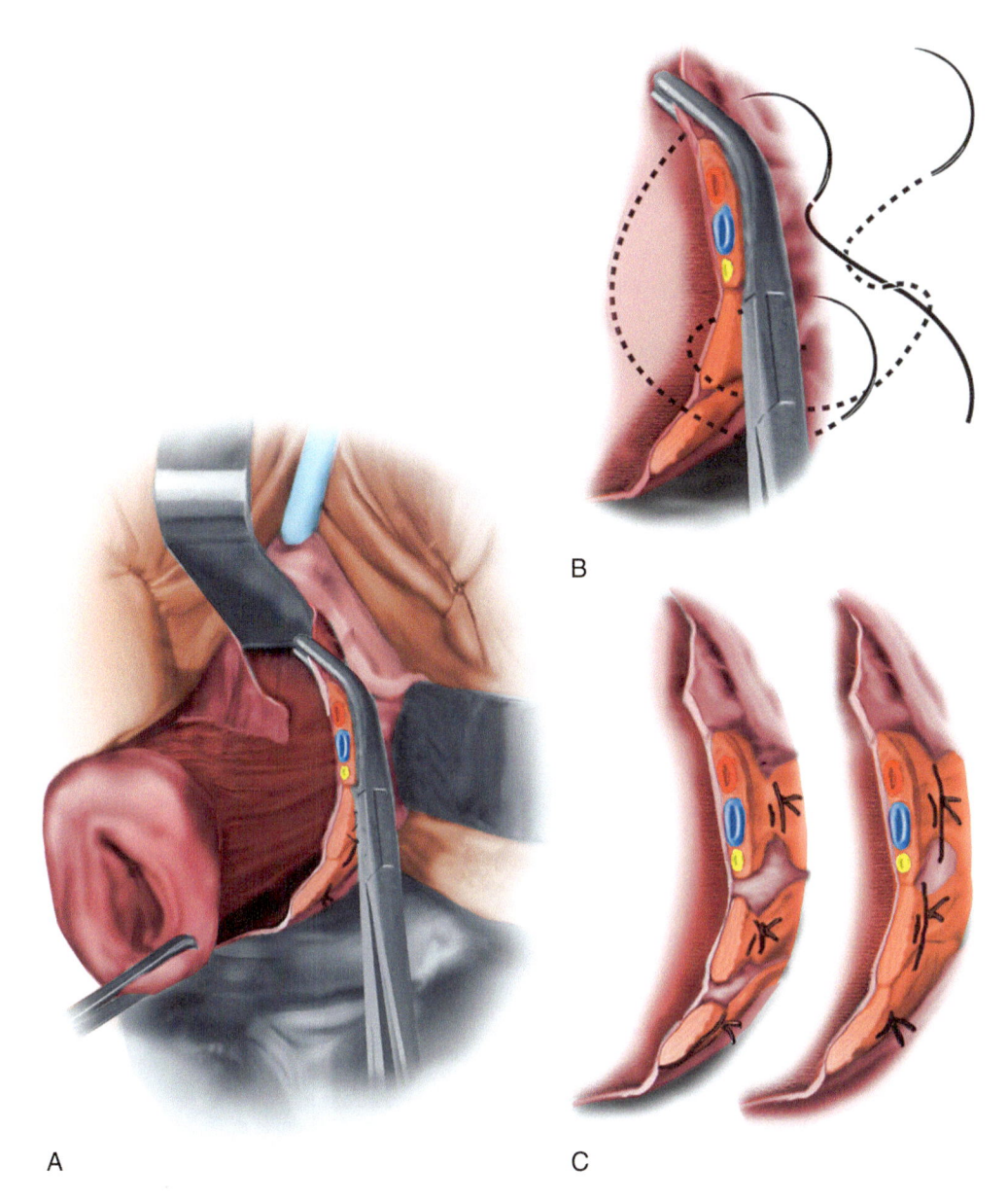

FIGURA 53-20 A. Técnica apropriada para clampeamento dos vasos uterinos. **B.** O pedículo é suturado para ligar os vasos, bem como incorporar o pedículo ao pedículo previamente ligado. Inicialmente, faz-se uma sutura através do tecido na ponta da pinça e depois se faz uma segunda passagem da agulha através da extremidade distal do pedículo prévio. **C.** Esta técnica de ligar os pedículos oblitera completamente o espaço morto entre os pedículos. A técnica contrasta com a técnica de ligar cada pedículo individualmente, o que resulta em espaços entre os pedículos, o que pode levar a laceração de tecido com sangramento entre os pedículos.

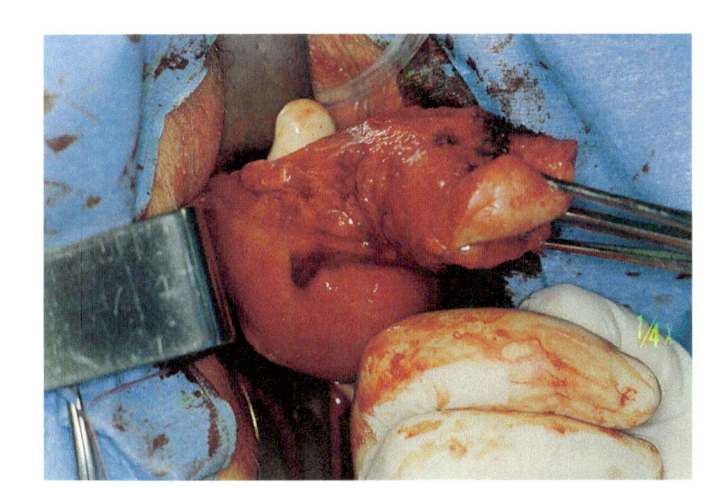

FIGURA 53-21 O útero é liberado pelo fundo de saco posterior.

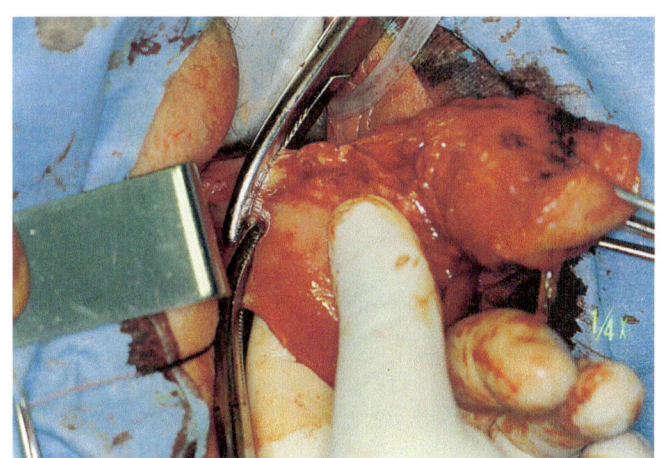

FIGURA 53-22 Foram colocadas pinças perto do útero. O pedículo inclui a tuba uterina e os ligamentos redondo e ovariano. Observe que as pontas das pinças se cruzam na linha média.

cortados os pedículos finais, o útero retirado é enviado à patologia. Esses pedículos são então ligados duplamente. Se tiver de ser usada uma pinça, faz-se inicialmente uma amarra livre, seguida por uma ligadura com sutura. Se tiverem sido usadas duas pinças, cada pedículo é individualmente ligado e então se faz uma sutura em 8 através de ambos os pedículos. Essas suturas são reparadas e, nesse momento, inspecionam-se todos os pedículos para garantir a hemostasia (Fig. 53-24). Como todos os pedículos foram suturados no pedículo prévio, não se deve notar laceração ou espaço morto entre os pedículos (Fig. 53-25).

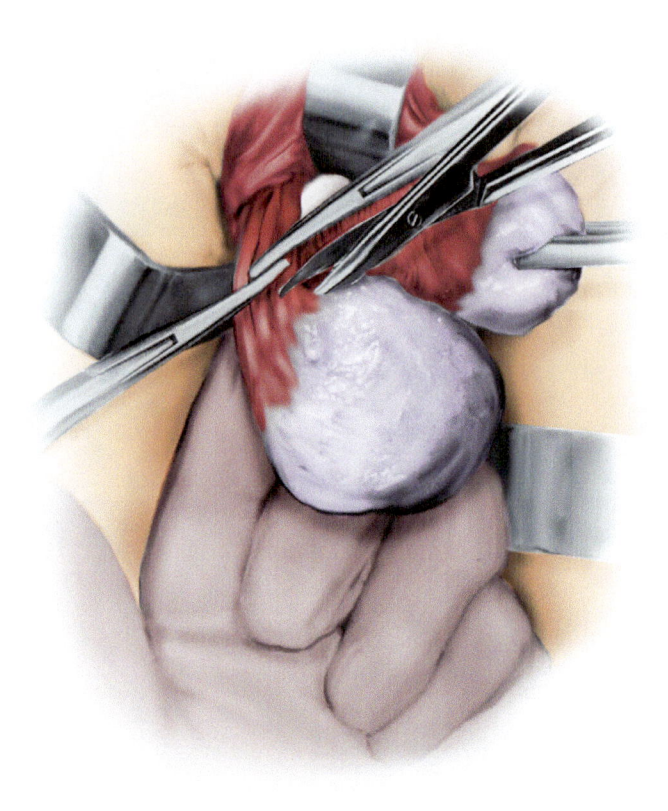

FIGURA 53-23 O pedículo é cortado com tesoura ou bisturi. *Observação*: Um dedo atrás do pedículo impede o corte inadvertido de outras estruturas.

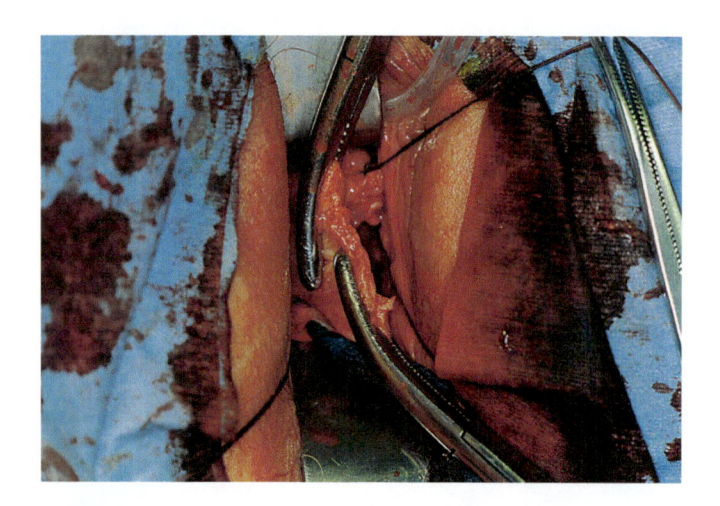

FIGURA 53-24 O útero foi removido e o pedículo dos anexos é duplamente ligado. Cada pinça é ligada individualmente e depois se faz uma sutura em 8 através de ambos os pedículos. Essa sutura geralmente é reparada.

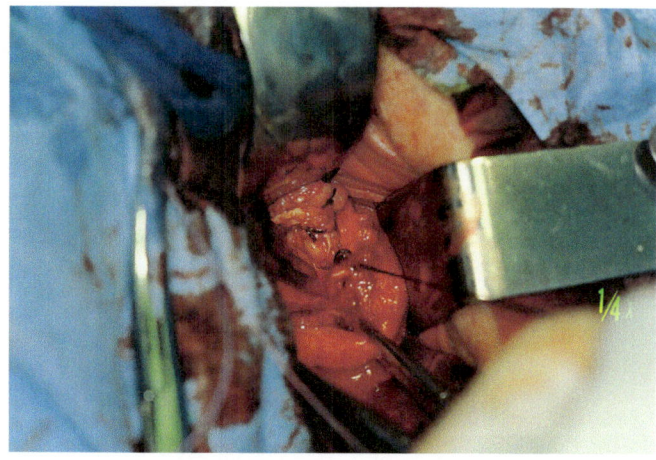

FIGURA 53-25 Os pedículos no lado esquerdo da cúpula são inspecionados e se assegura a hemostasia.

Salpingo-oforectomia Vaginal

A remoção dos anexos pode ser efetuada na ocasião da histerectomia vaginal em pelo menos 50% das pacientes e, de acordo com alguns relatos, em até 90% dos casos. O sucesso da realização da anexectomia depende totalmente da capacidade de expor a tuba e o ovário e de se ter acesso a seus pedículos. O uso dos fios reparados para tracionar delicadamente os ligamentos redondos auxiliará na visualização da tuba e do ovário. Mais comumente, é melhor apreender os anexos com uma pinça Babcock e tracioná-los até onde possível (Fig. 53-26). O ligamento redondo, o ligamento ovariano, a tuba uterina e o mesossalpinge são então clampeados com uma pinça Haney curva ou, de modo mais ideal, uma pinça vascular Satinsky. É muito importante colocar essa pinça acuradamente e ter certeza de que a artéria ovariana não escape da pinça. Para evitar lesão do ureter, coloque a pinça o mais próximo possível do ovário. O tecido é então cortado (Fig. 53-27) e o pedículo é ligado com sutura usando fio absorvível 2-0 de demora. Faz-se uma amarração livre inicial em torno do pedículo; isso é seguido por uma ligadura com sutura transfixante distal à primeira laçada. Se o ovário estiver inacessível, isso pode resultar de um ligamento redondo curto e forte, impedindo-o de ser puxado para baixo e clampeado. Nessa situação, o ligamento redondo é pinçado em separado, e os anexos são então mobilizados, permitindo clampeamento direto do ligamento infundibulopélvico.

Avaliação do Fundo de Saco Posterior

O fundo de saco posterior deve ser avaliado de rotina na ocasião da histerectomia vaginal (Figs. 53-28 e 53-29). Muitas vezes, está presente uma enterocele em potencial ou verdadeira. Igualmente, em casos de prolapso uterovaginal, é preciso decidir se precisa ser realizada uma suspensão formal da cúpula vaginal ou se a simples obliteração do fundo de saco por meio de uma culdoplastia resultará em suporte e comprimento vaginais adequados.

O objetivo de uma culdoplastia do tipo McCall é obliterar o fundo de saco, aproximando os ligamentos uterossacrais na linha média. A sutura também ancora e traciona a vagina, criando assim aumento do comprimento da parede vaginal posterior. A técnica de culdoplastia de McCall geralmente envolve a colocação de três suturas de McCall internas, com fios inabsorvíveis feitas para aproximar os ligamentos uterossacros e incorporar o peritônio interposto (Figs. 53-30 e 53-31). Para fazer esses pontos, o cirurgião leva o cólon sigmoide para baixo e para a direita com o dedo indicador esquerdo e os dedos médios. Faz-se então uma sutura com fio monofilamentar 0 profundamente no ligamento uterossacro esquerdo. A sutura é continuada atravessando o topo do cólon sigmoide e o peritônio parietal, chegando ao lado direito da pacientes, onde é passada profundamente no ligamento uterossacro direito. Essa sutura identificação é reparada e se passa uma segunda (e até uma terceira) sutura (Figs. 53-30 e 53-31). As suturas McCall externas são feitas começando com uma sutura com fio de absorção tardia através da parede vaginal posterior e o peritônio. Essa sutura é então incorporada ao ligamento uterossacro esquerdo e continua através do peritônio sobre o cólon sigmoide até o ligamento uterossacro direito; é então trazida de volta pela vagina, onde identificação é reparada (Fig. 53-31). Quando o fundo de saco for raso e a redundância na parede posterior da vagina for mínima, pode ser suficiente uma única sutura externa de McCall (Fig. 53-31). No entanto, por vezes, uma segunda (e até uma terceira) sutura externa de McCall é feita, dependendo da redundância da parte superior das paredes vaginais posteriores (Fig. 53-32). Quando a redundância da parede posterior da vagina e do fundo de saco for excessiva, é desejável fazer uma cunha de parte da vagina e realmente fazer excisão do peritônio até o nível da passagem das suturas internas de McCall (Figs. 53-29 e 53-33).

As suturas de McCall internas são amarradas, e as suturas de McCall externas são reparadas, mas não amarradas até depois do fechamento da cúpula vaginal (Fig. 53-34). Se precisar ser realizada uma colporrafia anterior, será feita nesse momento. Se não, ou depois que a colporrafia anterior for realizada, a cúpula vaginal é fechada com fio de absorção tardia 2-0 em pontos simples que aproximam os epitélios vaginais anterior e posterior com sua fáscia subjacente. As suturas de McCall externas são então amarradas (Figs. 53-35 a 53-38). Essas suturas ancoram a parede posterior da vagina aos ligamentos uterossacros, bem como obliteram o fundo de saco e sustentam a cúpula vaginal. Cistoscopia para assegurar a perviedade ureteral deve ser considerada de rotina depois da culdoplastia de McCall.

O texto continua na página 584.

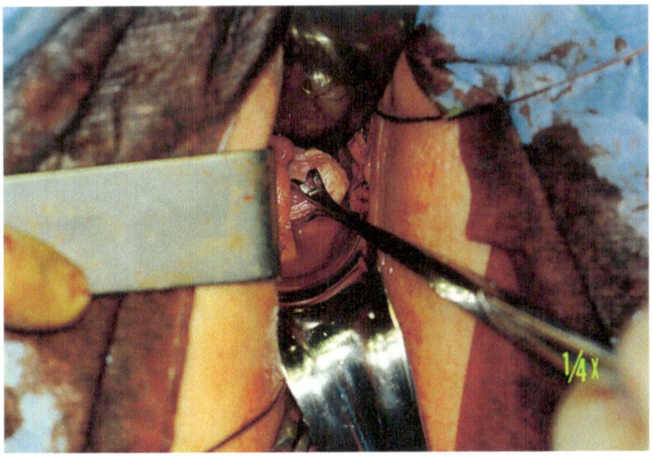

FIGURA 53-26 Usa-se uma pinça Babcock para apreender o ovário e puxá-lo para baixo até o campo vaginal.

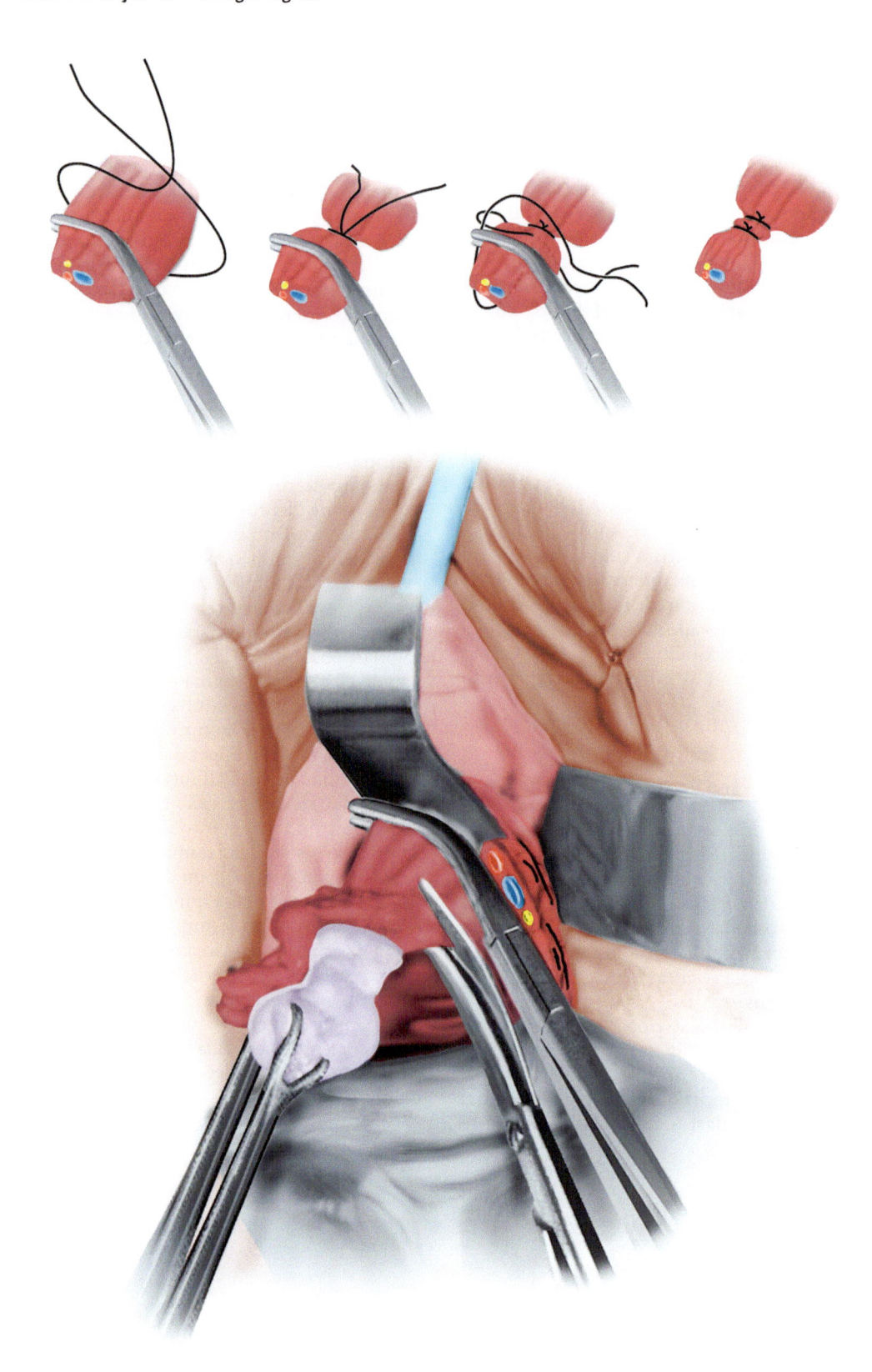

FIGURA 53-27 Usa-se uma pinça vascular curva Haney ou Satinsky para pinçar através do pedículo dos anexos. Estes são cortados com tesoura, e o pedículo é duplamente ligado (detalhe).

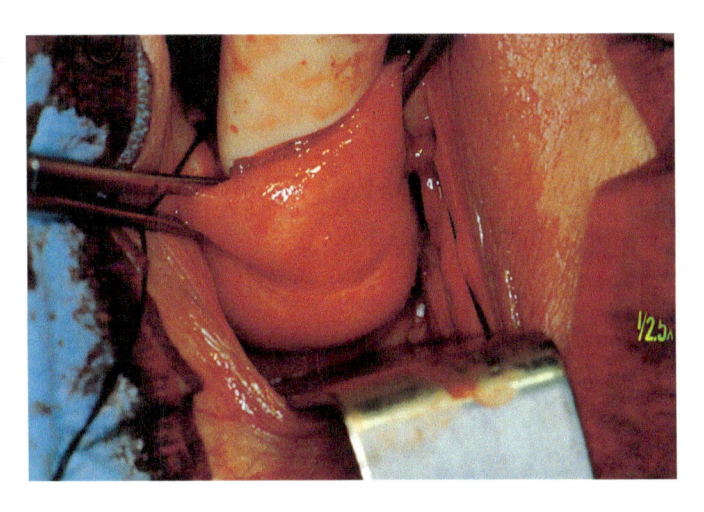

FIGURA 53-28 Palpação do fundo de saco posterior depois da remoção do útero. O dedo indicador é colocado no fundo de saco, e o peritônio e a parede vaginal posterior superior são tracionados distalmente.

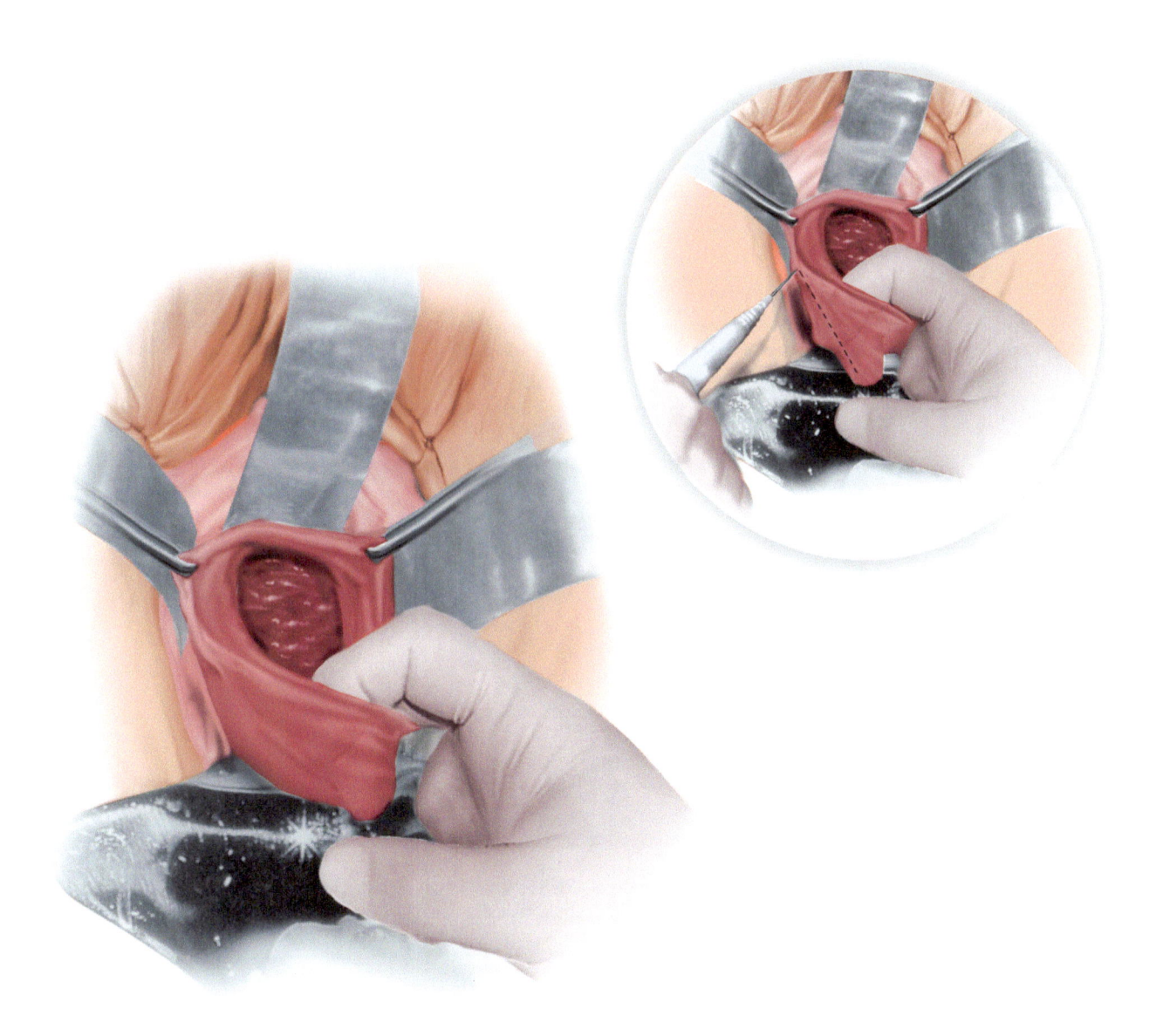

FIGURA 53-29 Palpação digital do fundo de saco posterior e enterocele (detalhe). Técnica de remoção em cunha da parede posterior da vagina e do peritônio redundantes.

Sutura McCall interna
(blue)

Peritônio sobre o cólon sigmoide

Ligamentos uterossacros

Sutura McCall externa
(vermelho)

Parede posterior da vagina

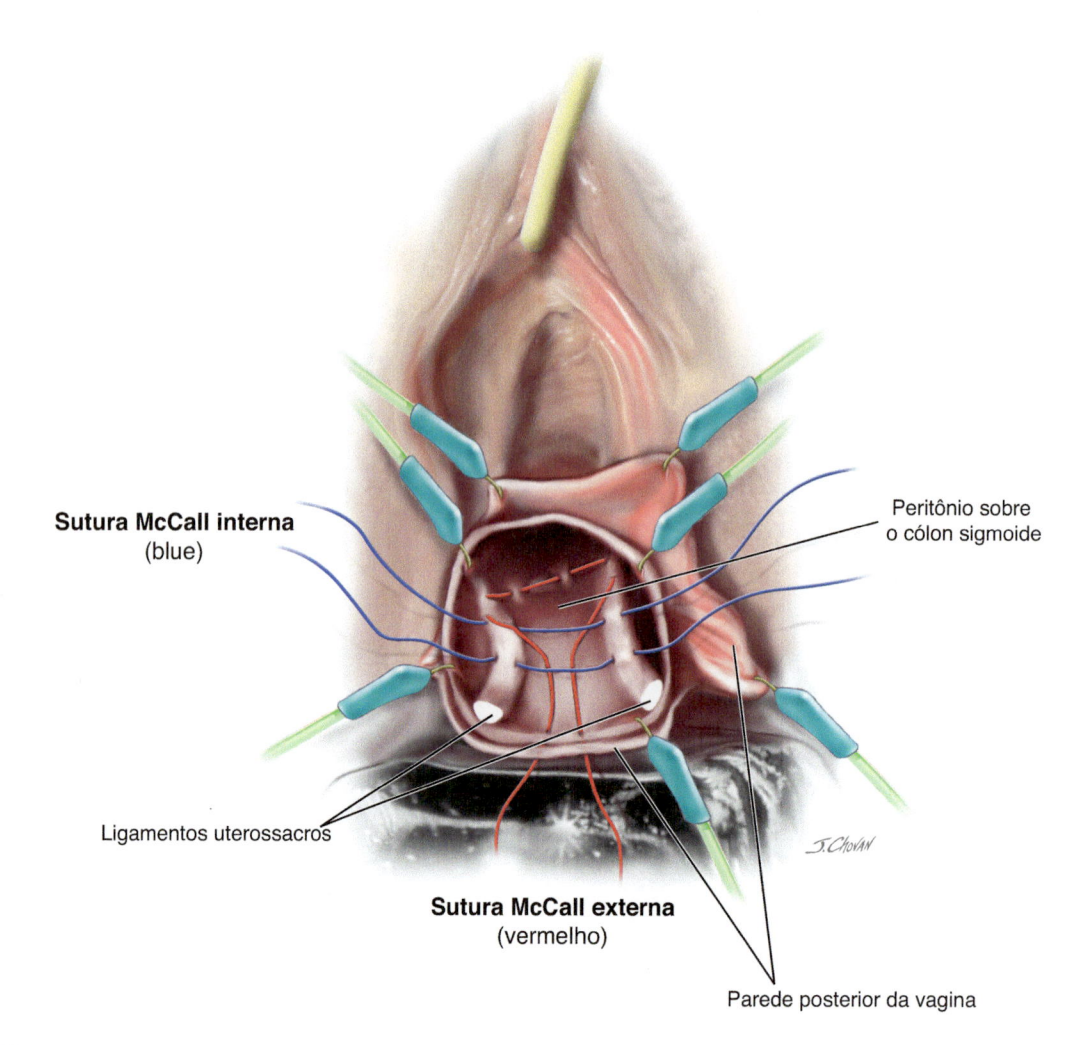

FIGURA 53-30 Demonstra-se a sutura apropriada com pontos de McCall internos e externos. *(Reimpressa com permissão de Karam MM, Maher CF: Surgical Management of Pelvic Organ Prolapse: Female Pelvic Surgery Video Atlas Series. St. Louis, Elsevier, 2012, F4-11.)*

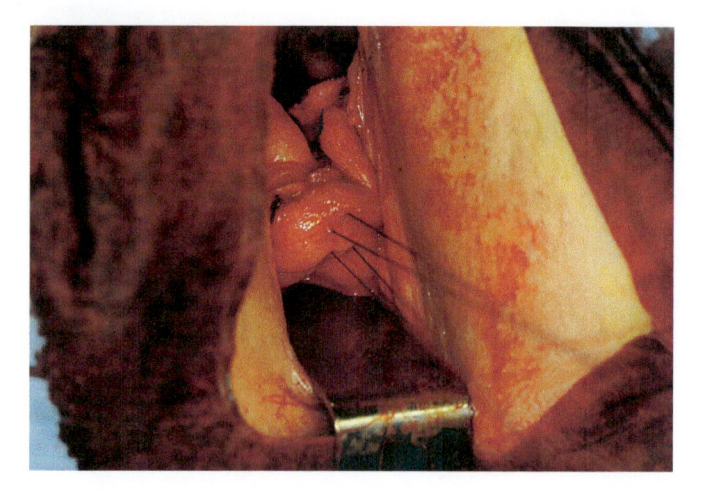

FIGURA 53-31 Duas suturas McCall externas feitas. Essas suturas serão amarradas depois do fechamento da cúpula vaginal.

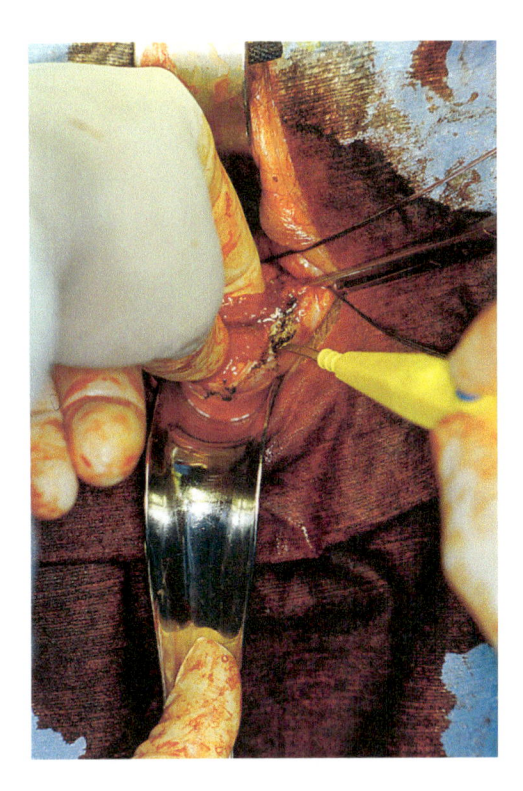

FIGURA 53-32 Cunha de parede posterior da vagina e peritônio redundantes sendo removida com cautério de Bovie.

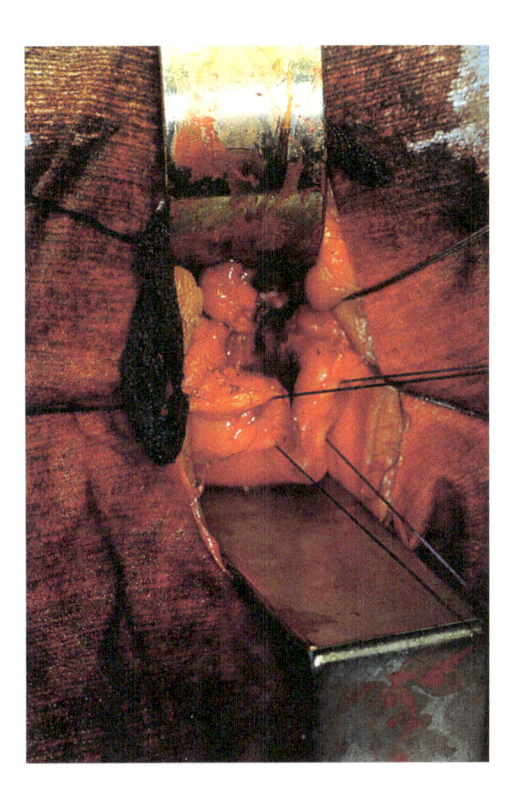

FIGURA 53-33 Dois pontos McCall externos identificados, feitos depois da remoção de uma cunha de parede posterior da vagina.

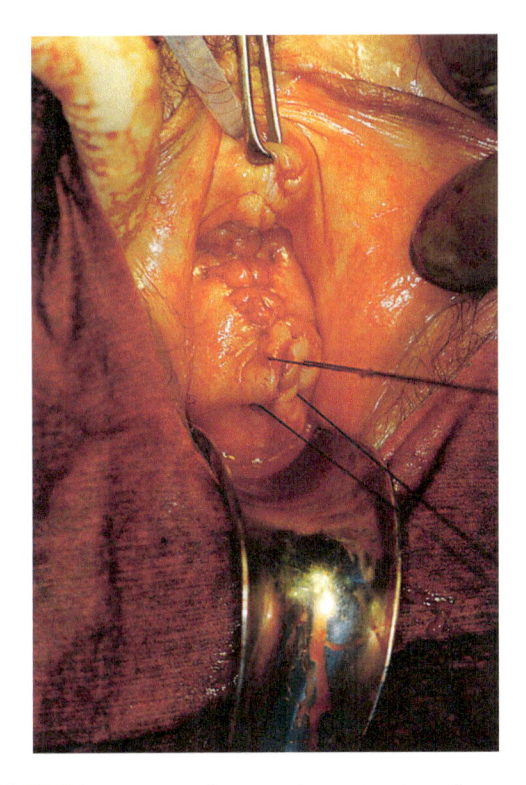

FIGURA 53-34 Sutura McCall externa depois de colporrafia e fechamento da cúpula vaginal.

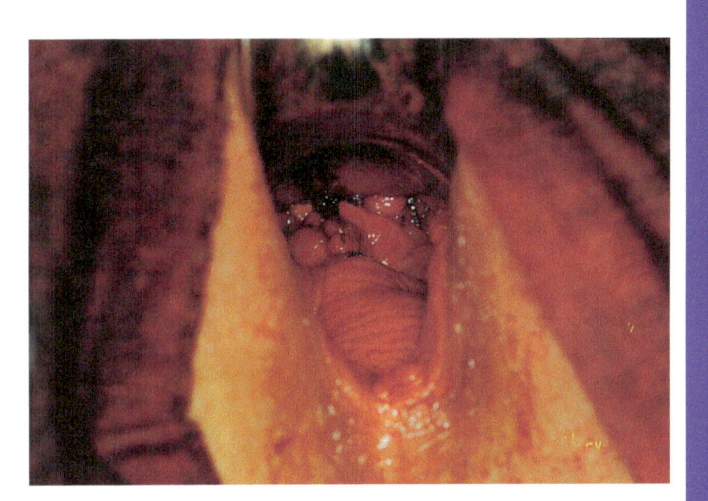

FIGURA 53-35 Parede póstero-superior da vagina depois de amarrada a sutura de McCall externa.

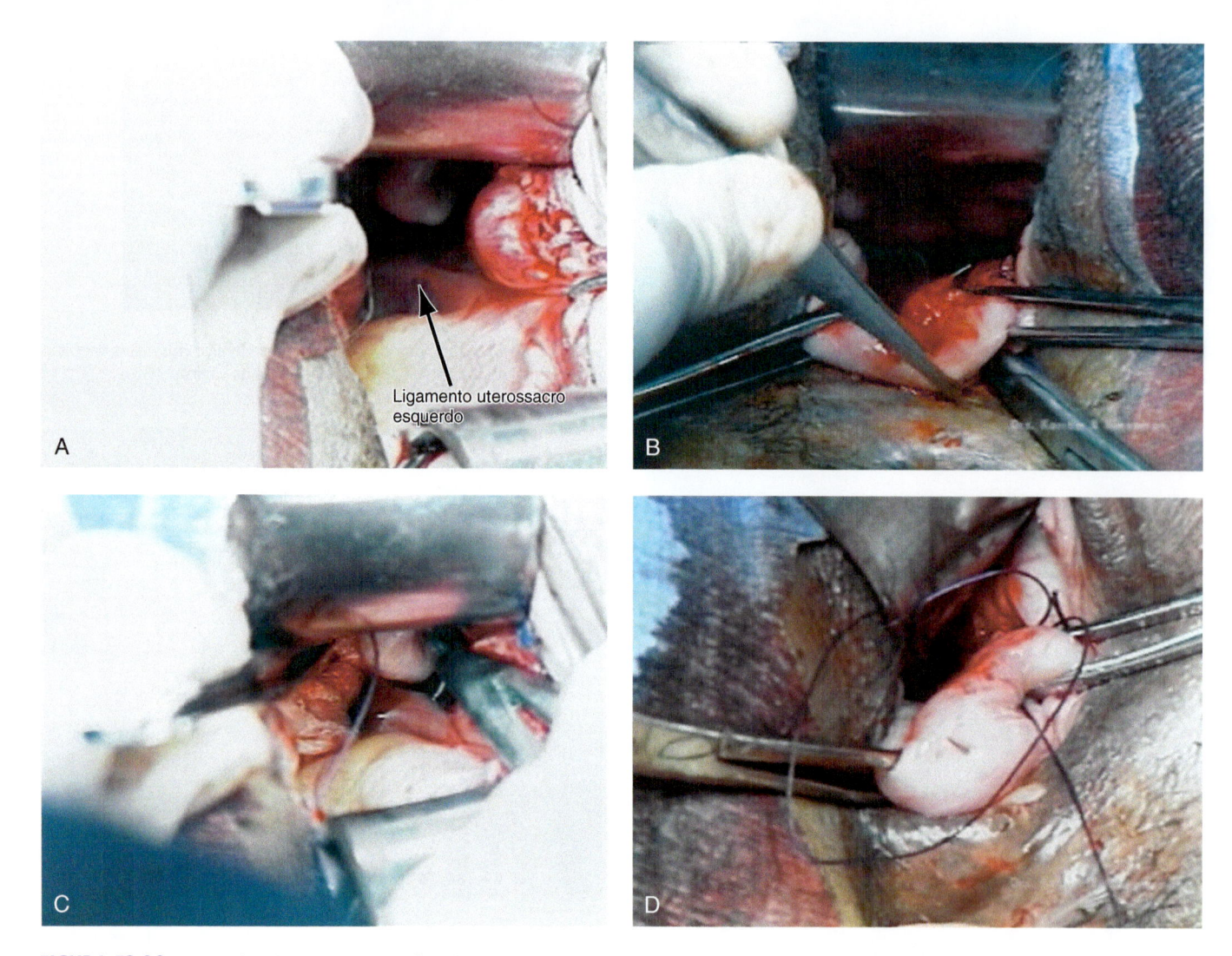

FIGURA 53-36 Técnica de culdoplastia McCall. **A.** O fundo de saco é exposto e se visualiza o ligamento uterossacro esquerdo. **B.** A primeira sutura McCall externa está sendo passada do interior da luz vaginal, indo ao peritônio do fundo de saco. **C.** A sutura é então passada através do ligamento uterossacro esquerdo. **D.** A sutura passa pelo peritônio interposto através do ligamento uterossacro direito e agora está sendo passada para fora da luz vaginal através da cúpula vaginal posterior.

CAPÍTULO 53 Histerectomia Vaginal 581

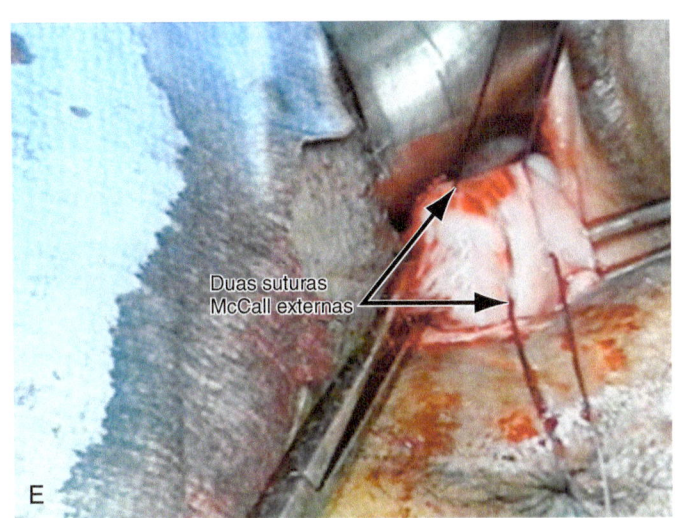

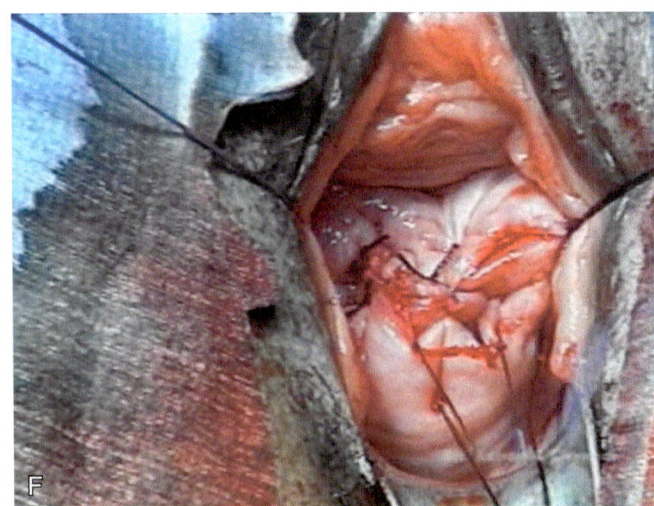

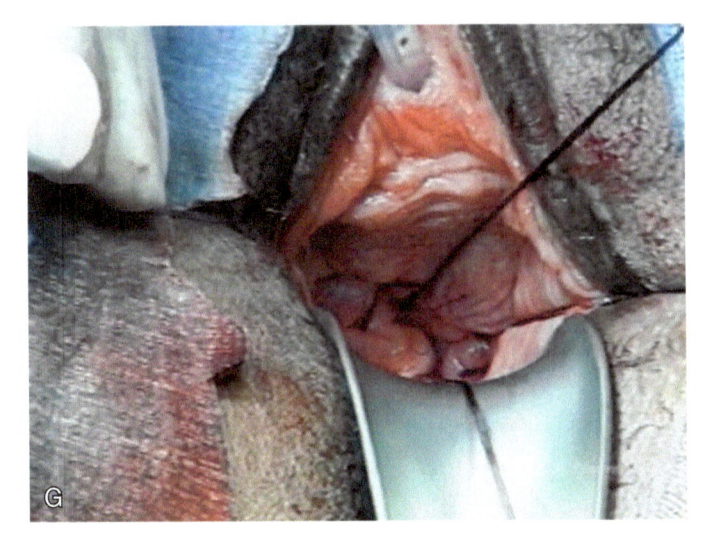

FIGURA 53-36 (Cont.) E. Foi feita uma segunda sutura McCall de maneira idêntica mais distalmente à primeira. São demonstradas aqui duas suturas McCall externas antes do fechamento da cúpula vaginal e a amarração das suturas. **F.** A cúpula vaginal é fechada com pontos separados em fio de absorção tardia. **G.** As suturas McCall são amarradas. Observe a excelente elevação da vagina em direção ao côncavo do sacro.

A

B

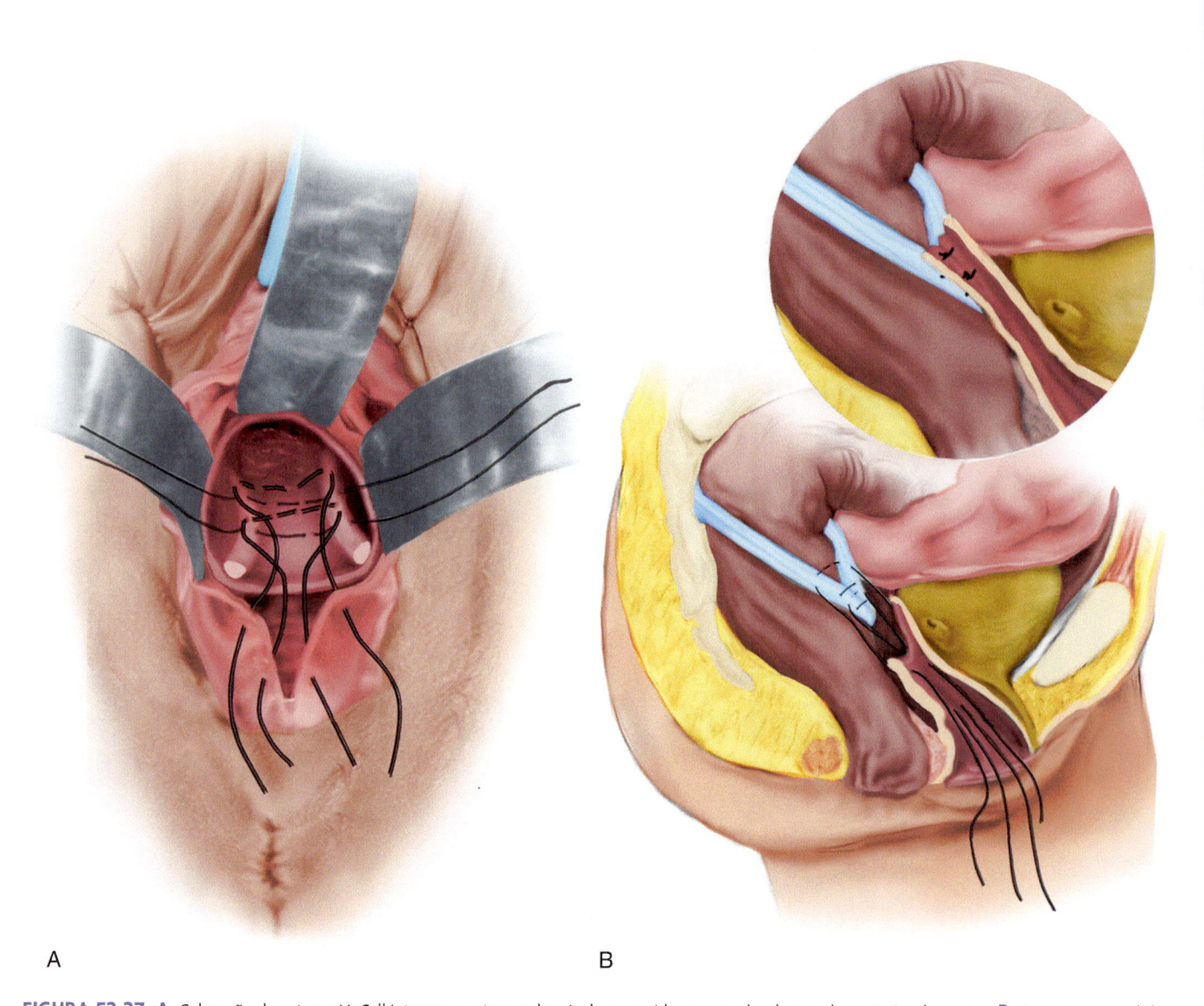

FIGURA 53-37 A. Colocação de suturas McCall internas e externas depois de removida uma cunha da parede posterior da vagina. **B.** Corte transversal da parte superior da vagina e da cúpula vaginal antes e depois de amarradas as suturas.

CAPÍTULO 53 Histerectomia Vaginal 583

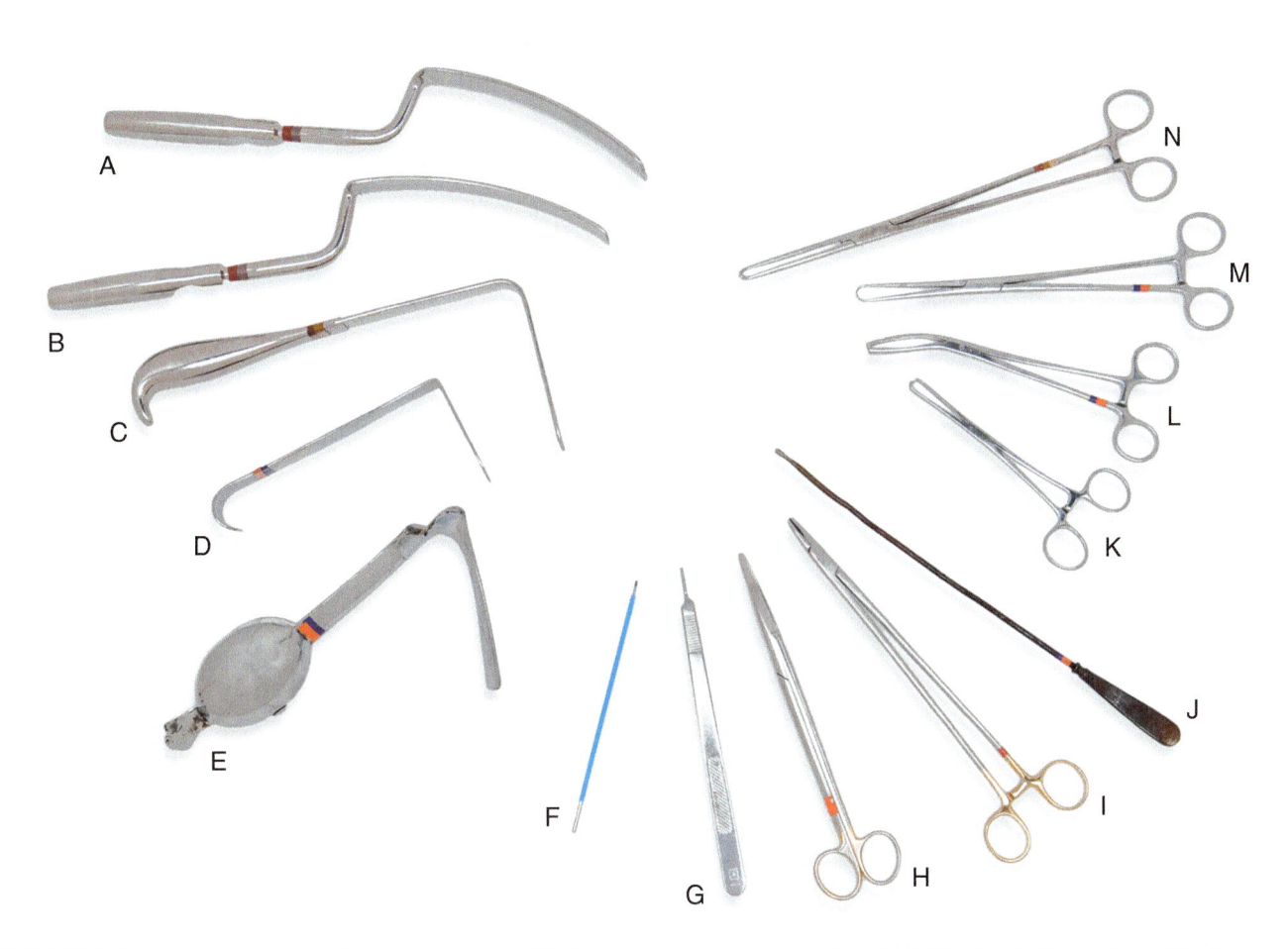

FIGURA 53-38 Instrumentos úteis para histerectomia vaginal difícil: afastadores vaginais Breisky-Navratil (**A, B**); afastador Heaney longo (**C**); afastador Heaney curto (**D**); espéculo Steiner-Auvard (**E**); extensor Bovie (**F**); cabo longo para bisturi (**G**); tesoura Mayo longa pesada (**H**); porta-agulha longo (**I**); sonda uterina flexível (**J**); pinça Leahy (**K**); pinça Jacobson com duplo dente (**L**); pinça com dente único (**M**); pinça Allis longa (**N**). *(Reimpressa com permissão de Walter MD, Barber M: Hysterectomy for Benign Disease: Female Pelvic Surgery Video Atlas Series. St. Louis, Elsevier, 2010, F8-1.)*

Histerectomia Vaginal Difícil

Os aspectos técnicos da histerectomia vaginal, por vezes, podem ser mais desafiadores se existir uma condição patológica da pelve, resultando em aderências ou em um útero aumentado. Certos casos de prolapso uterovaginal significativo também podem ser desafiadores. A Figura 53-38 é uma imagem de uma variedade de instrumentos úteis ao realizar uma histerectomia vaginal difícil.

Procidência Uterina Completa

Na avaliação pré-operatória do prolapso uterino completo, é importante determinar se é uma verdadeira procidência uterina ou um colo intensamente alongada e avaliar de maneira específica todos os outros defeitos de sustentação do assoalho pélvico. Isso deve inicialmente incluir palpação do colo uterino (Fig. 53-39) para determinar a extensão do alongamento cervical. Os fórnices laterais das paredes anterior e posterior da vagina devem ser avaliados (Fig. 53-40) e se deve observar o grau de eversão as paredes vaginais anterior (Fig. 53-41) e posterior (Fig. 53-42). Todas essas informações são importantes na seleção do procedimento cirúrgico apropriado. As etapas básicas para a histerectomia vaginal na paciente com prolapso completo são idênticas às da histerectomia vaginal (Figs. 53-43 a 53-54). Se o colo uterino for acentuadamente alongado (Figs. 53-50 a 53-64), será preciso realizar várias ligaduras do tecido paracervical até que as reflexões peritoneais dos fundos de saco anterior e posterior sejam alcançadas (Figs. 53-58 a 53-60). A descida acentuada do útero distorce a anatomia da pelve inteira. É importante ter em mente que a posição normal do ureter pode estar distorcida em decorrência da tração de longa duração comumente associada ao prolapso uterino avançado e a uma grande cistocele (Fig. 53-65).

O texto continua na página 591.

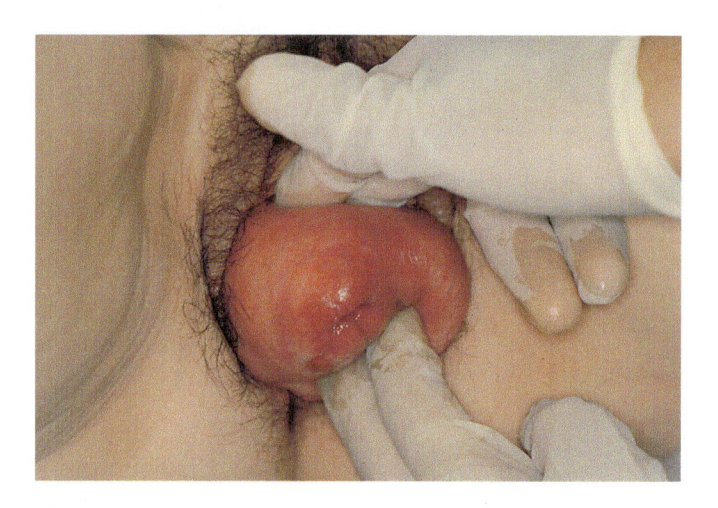

FIGURA 53-39 Palpação do colo uterino em paciente com prolapso completo para determinar, no pré-operatório, se o colo está alongado.

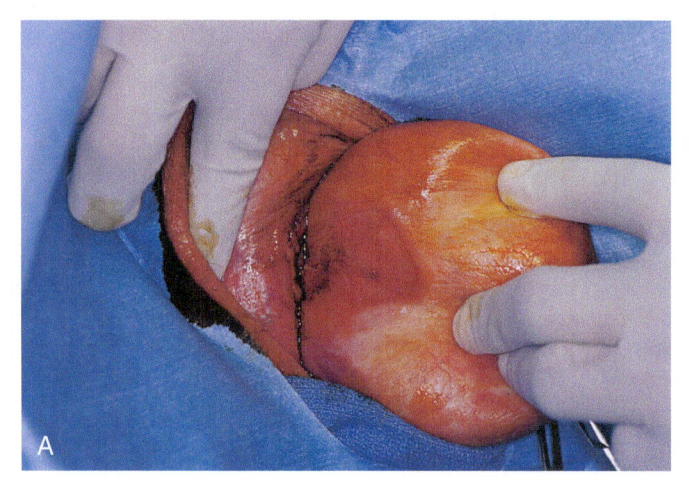

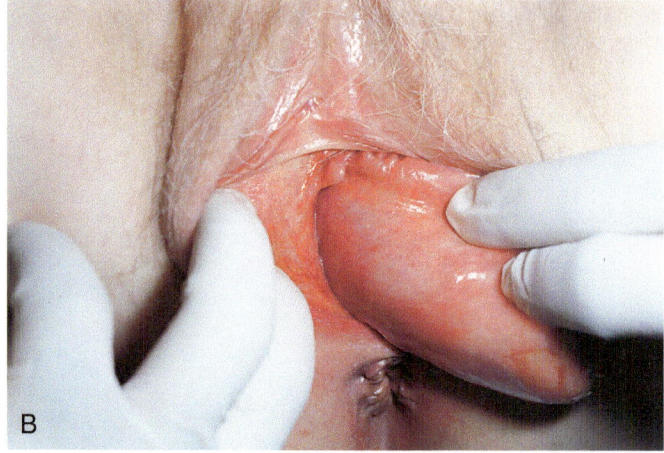

FIGURA 53-40 A. Fórnice lateral da vagina. Observe a grande úlcera causada pelo prolapso de longa duração. **B.** Eversão completa da face lateral da parede anterior da vagina.

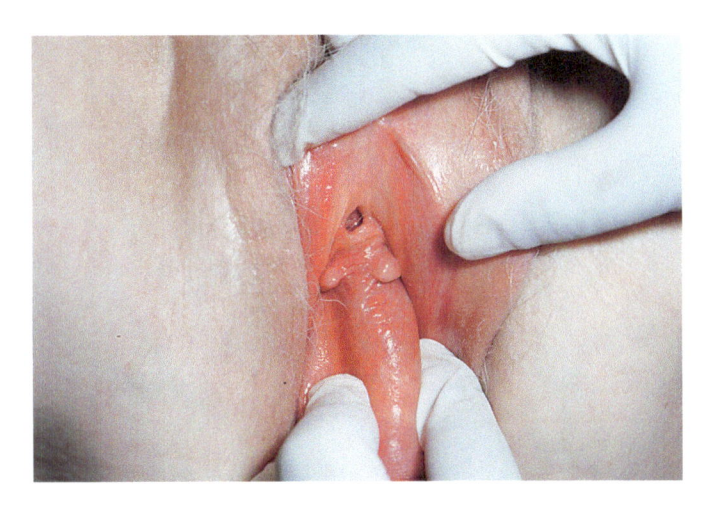

FIGURA 53-41 Eversão completa da parede anterior da vagina.

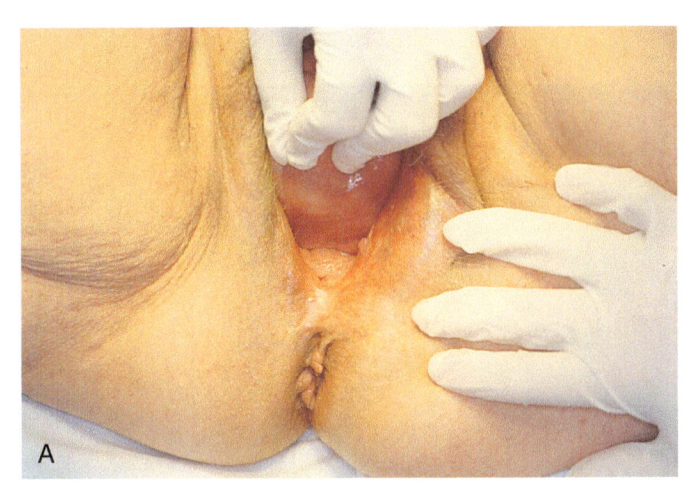

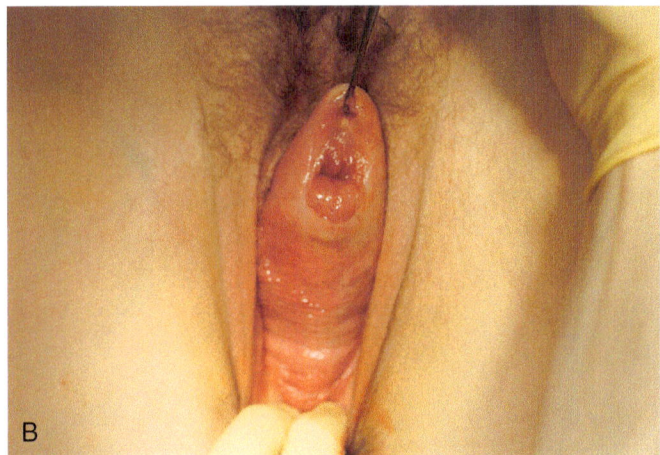

FIGURA 53-42 A. Aproximadamente 75% da parede posterior da vagina foi evertida nesta paciente com prolapso uterino. **B.** Eversão completa da parede posterior da vagina em paciente com colo do útero alongado.

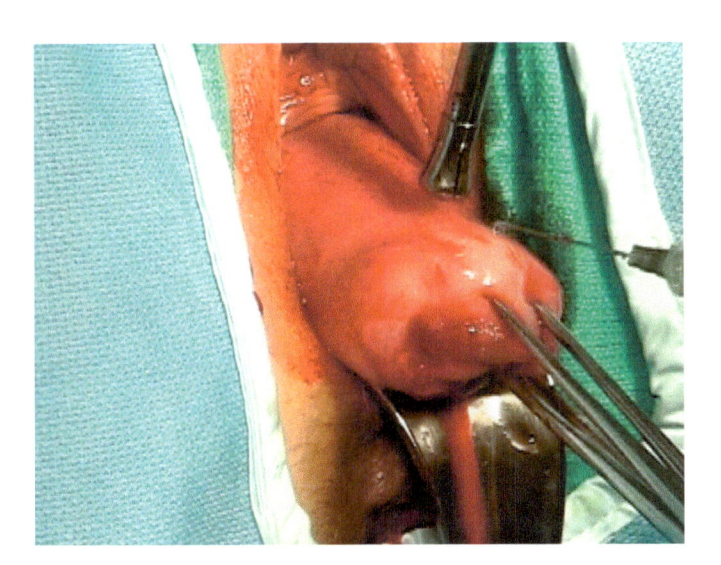

FIGURA 53-43 O nível da incisão inicial depende da extensão do alongamento cervical. O chamado sulco vesical não costuma estar aparente. Esta incisão é feita em posição relativamente distal porque o colo uterino está alongado.

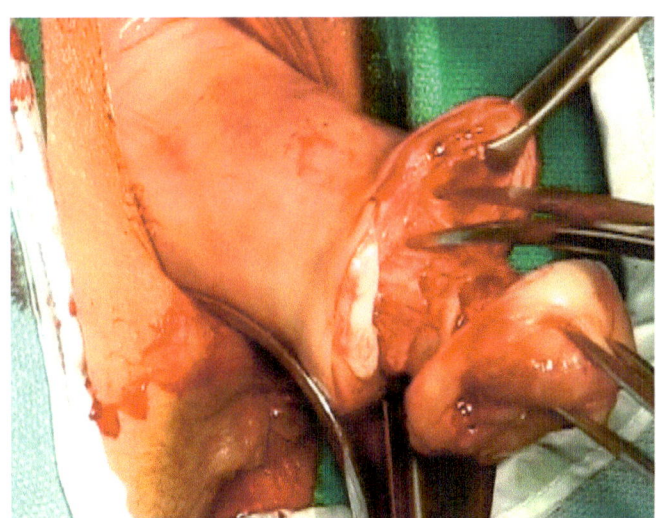

FIGURA 53-44 A dissecção cortante é usada para separar toda a espessura da parede vaginal do colo uterino alongado subjacente.

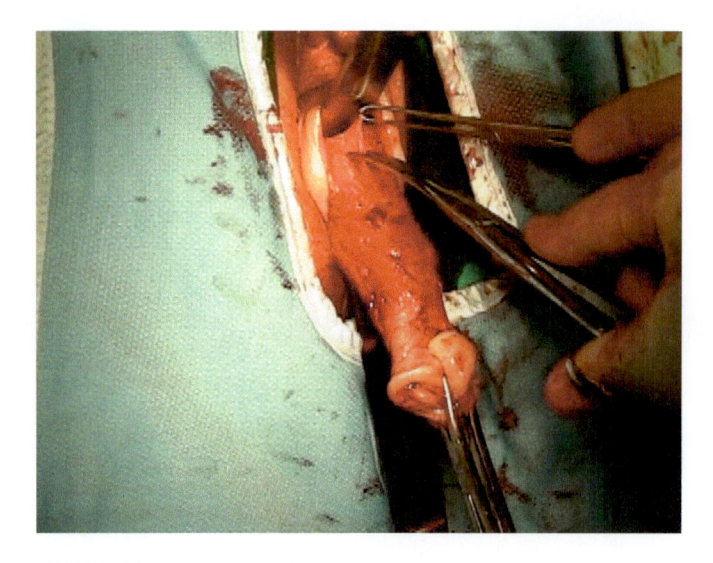

FIGURA 53-45 Foi colocado um afastador anteriormente no espaço vesicouterino em preparação para a entrada no fundo de saco anterior nesta paciente com colo uterino alongado.

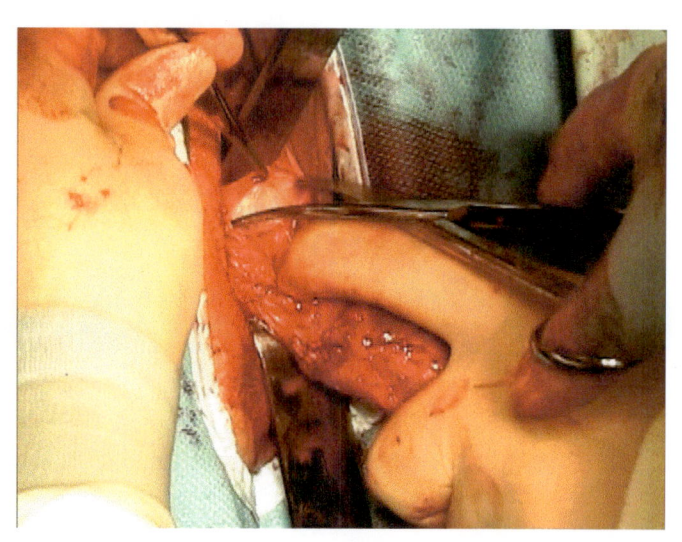

FIGURA 53-46 Dissecção cortante até a fáscia pubocervical, que geralmente é branca e reluzente.

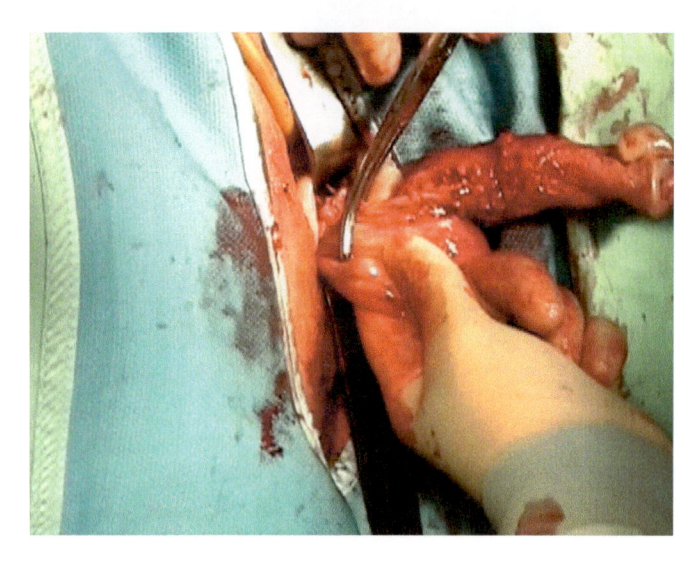

FIGURA 53-47 O útero foi liberado posteriormente e o pedículo anexial foi ligado.

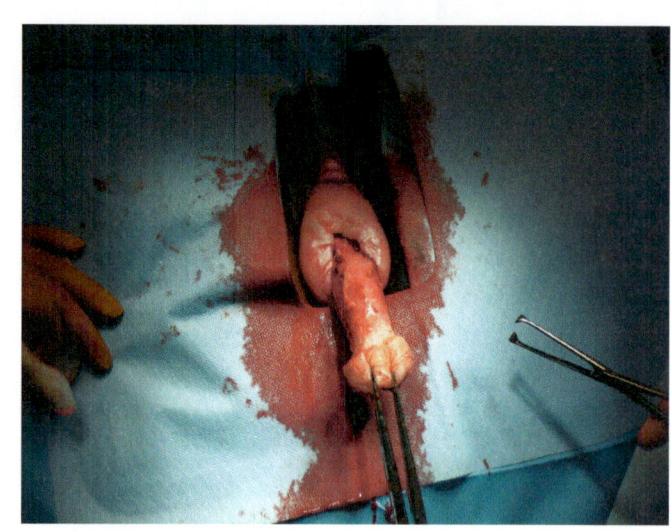

FIGURA 53-48 Procidência completa em uma paciente com o colo uterino acentuadamente alongado.

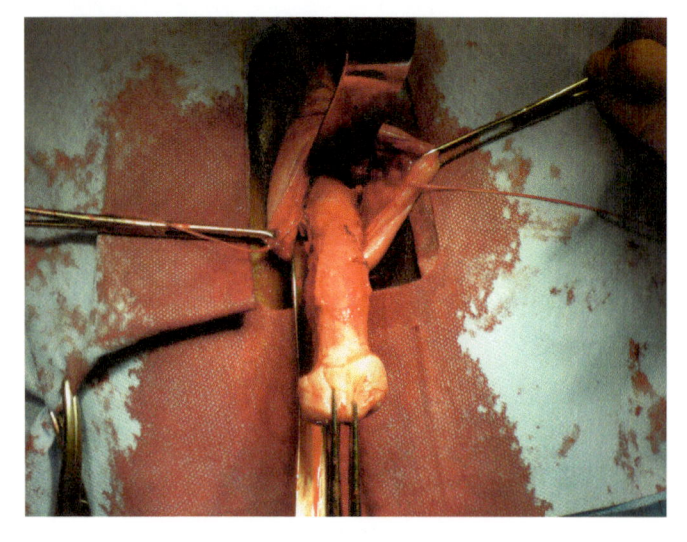

FIGURA 53-49 Procidência completa com o colo uterino alongado; nota-se a posição proximal do fundo de saco anterior.

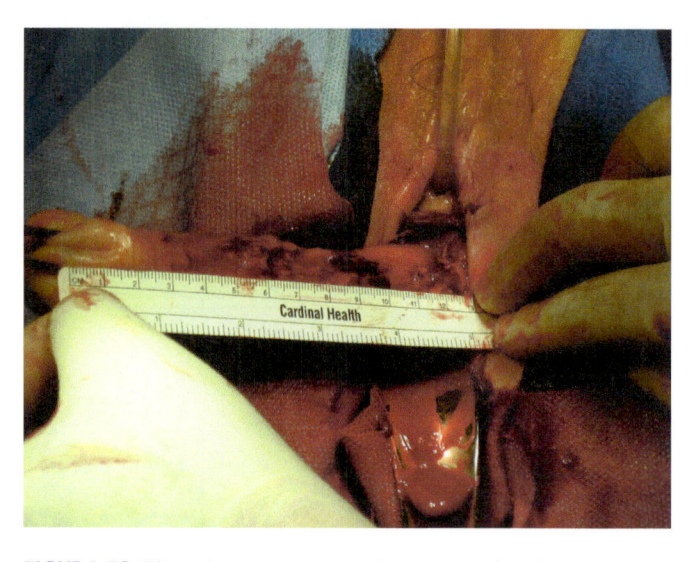

FIGURA 53-50 Prolapso uterino com alongamento do colo uterino com 13 cm de comprimento.

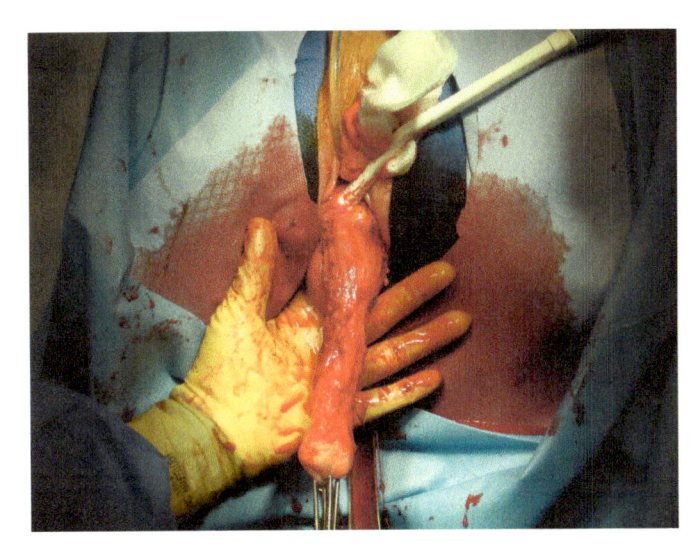

FIGURA 53-51 Observe o colo acentuadamente alongado. A dissecção cortante entre bexiga e parede anterior do colo é demonstrada até o nível do espaço vesicouterino.

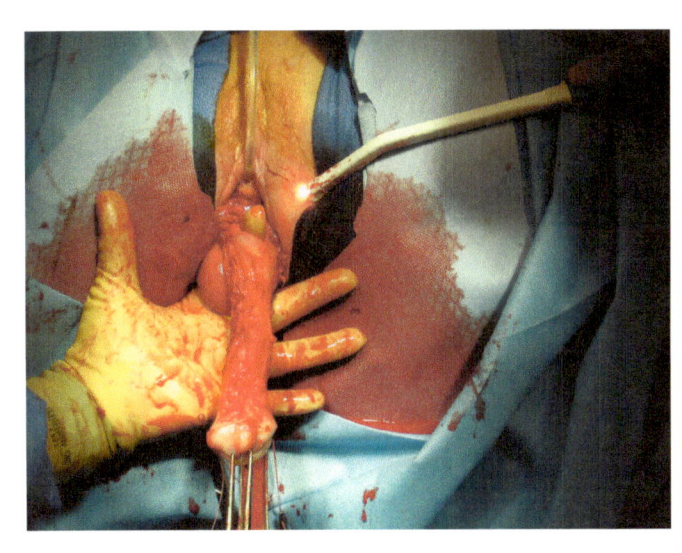

FIGURA 53-52 Identificado o espaço vesicouterino.

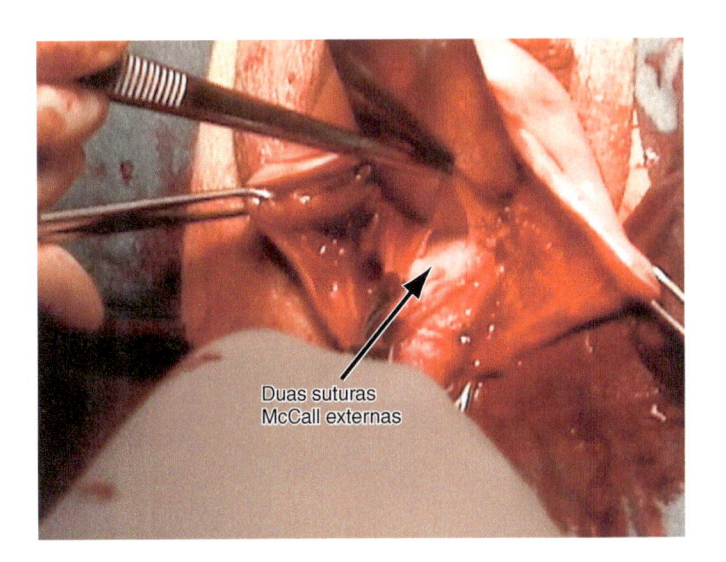

FIGURA 53-53 Dissecção cortante é usada para entrar no fundo de saco anterior.

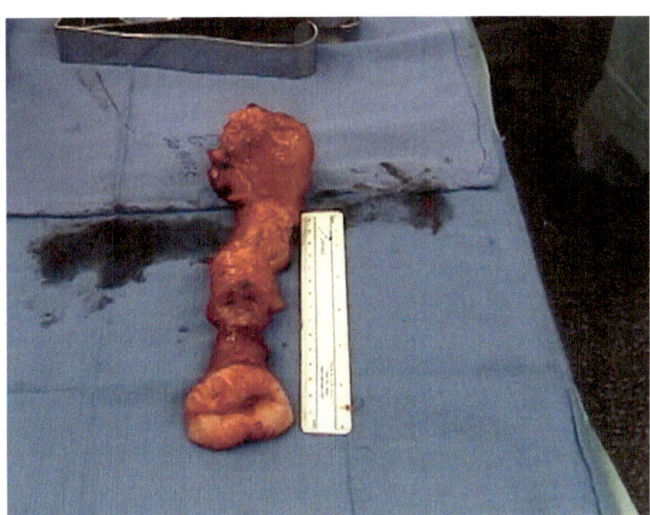

FIGURA 53-54 Colo uterino acentuadamente alongado em uma paciente com procidência uterina.

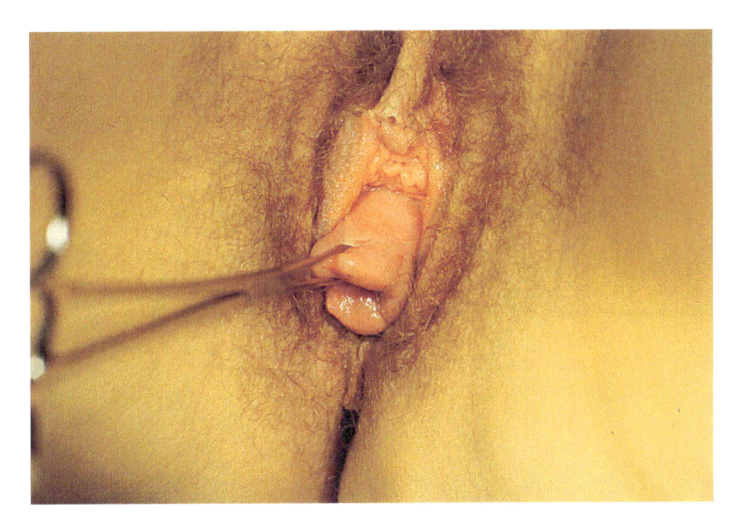

FIGURA 53-55 Prolapso uterino com um colo acentuadamente alongado.

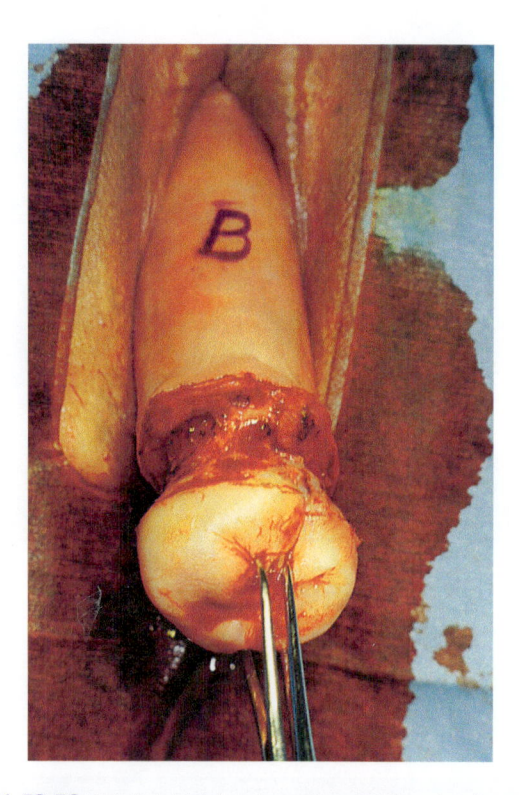

FIGURA 53-56 Incisão inicial do colo uterino. *B* indica a localização aproximada da bexiga e do peritônio anterior.

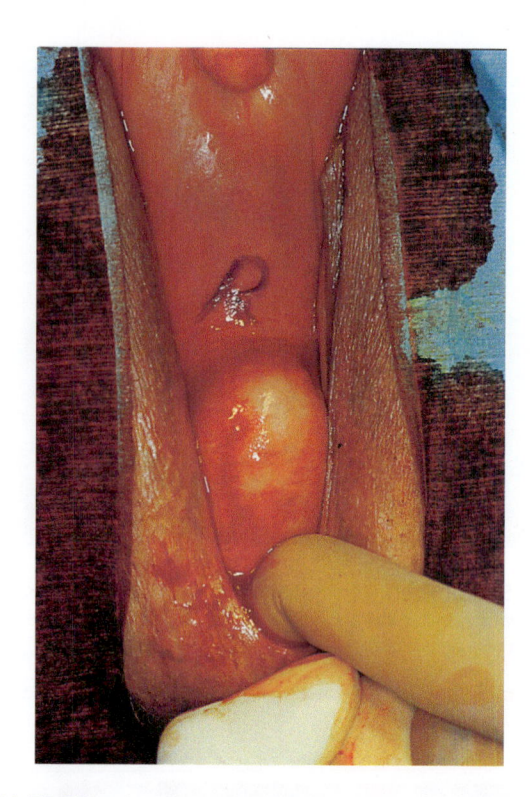

FIGURA 53-57 O colo uterino foi elevado anteriormente, revelando a parede posterior da vagina. O dedo no reto demonstra a localização da parede retal anterior. *R* indica a localização aproximada da reflexão posterior do peritônio.

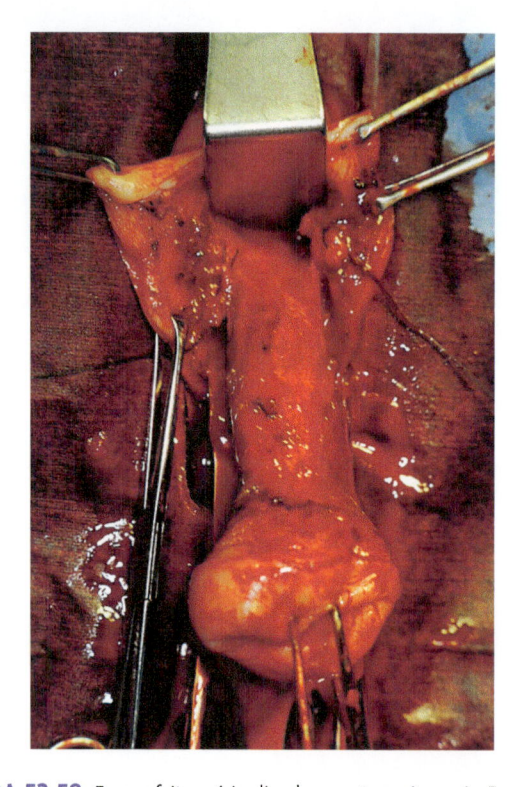

FIGURA 53-58 Foram feitas várias ligaduras extraperitoneais. Em posição alta na parede anterior da vagina, foi alcançado o espaço vesicouterino.

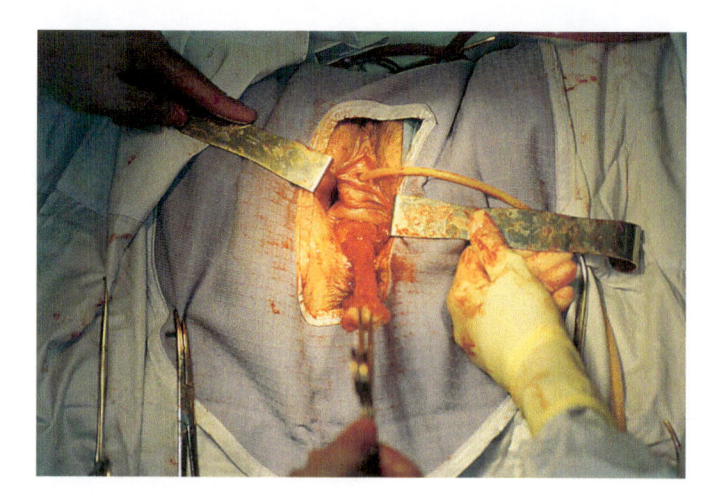

FIGURA 53-59 Mais uma fotografia de um colo alongado, no qual foram feitas várias ligaduras extraperitoneais.

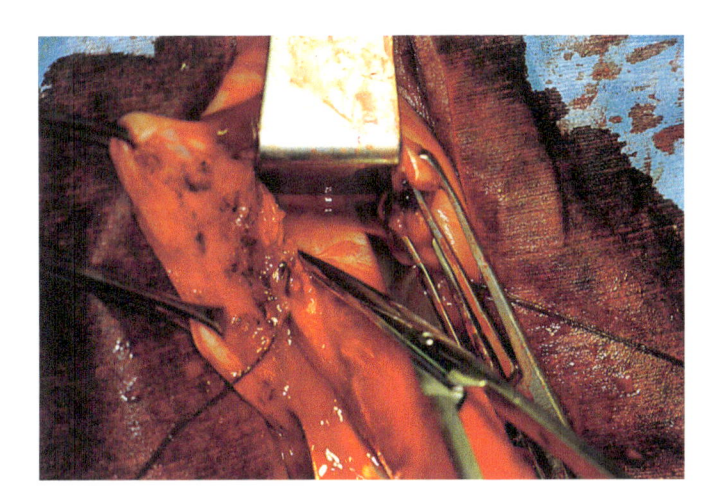

FIGURA 53-60 O fundo de saco anterior foi penetrado de modo cortante no topo de um colo alongado.

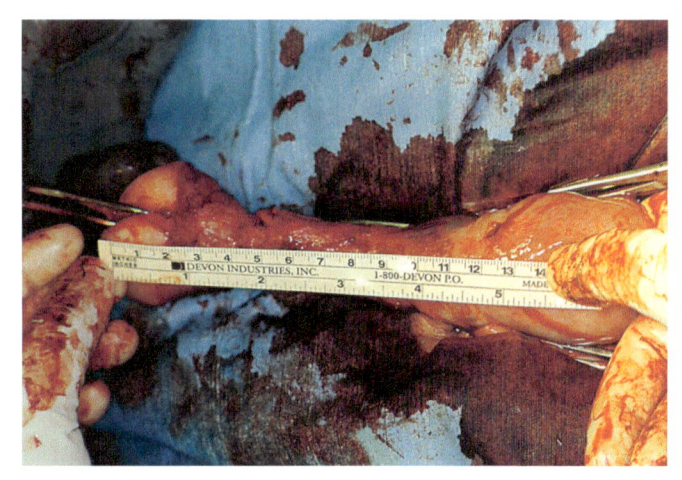

FIGURA 53-61 A régua documenta um colo de 12 cm nesta paciente.

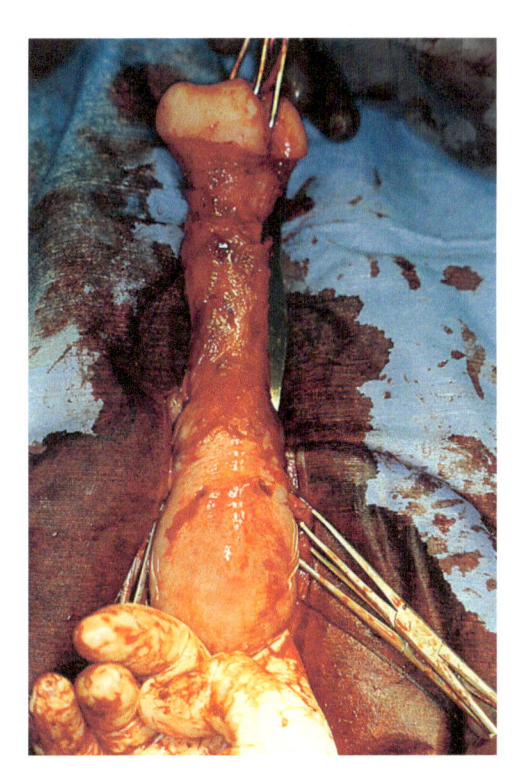

FIGURA 53-62 Uma vez adentrado o fundo de saco posterior, o útero geralmente pode ser liberado.

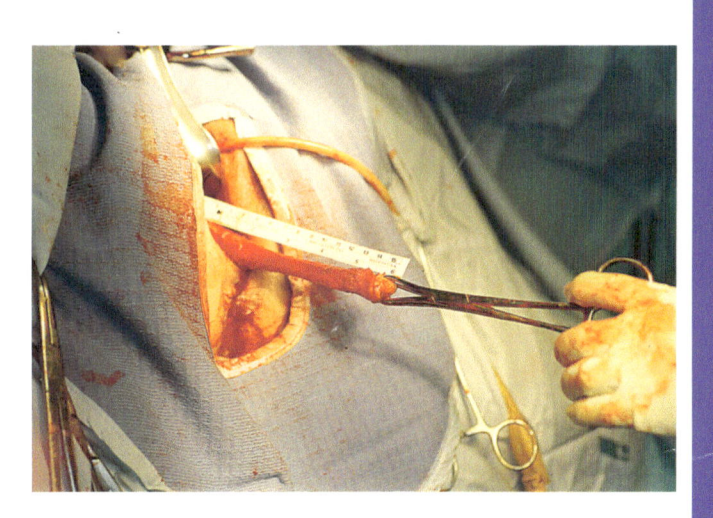

FIGURA 53-63 A régua documenta um colo de 15 cm nesta paciente.

FIGURA 53-64 A. Colo do útero acentuadamente alongado com fundo de saco anterior alto. Geralmente, não existe razão óbvia para que um colo uterino seja alongado. **B.** No entanto, como se demonstra aqui, por vezes, o alongamento pode decorrer de aderências no fundo de saco posterior ou anterior.

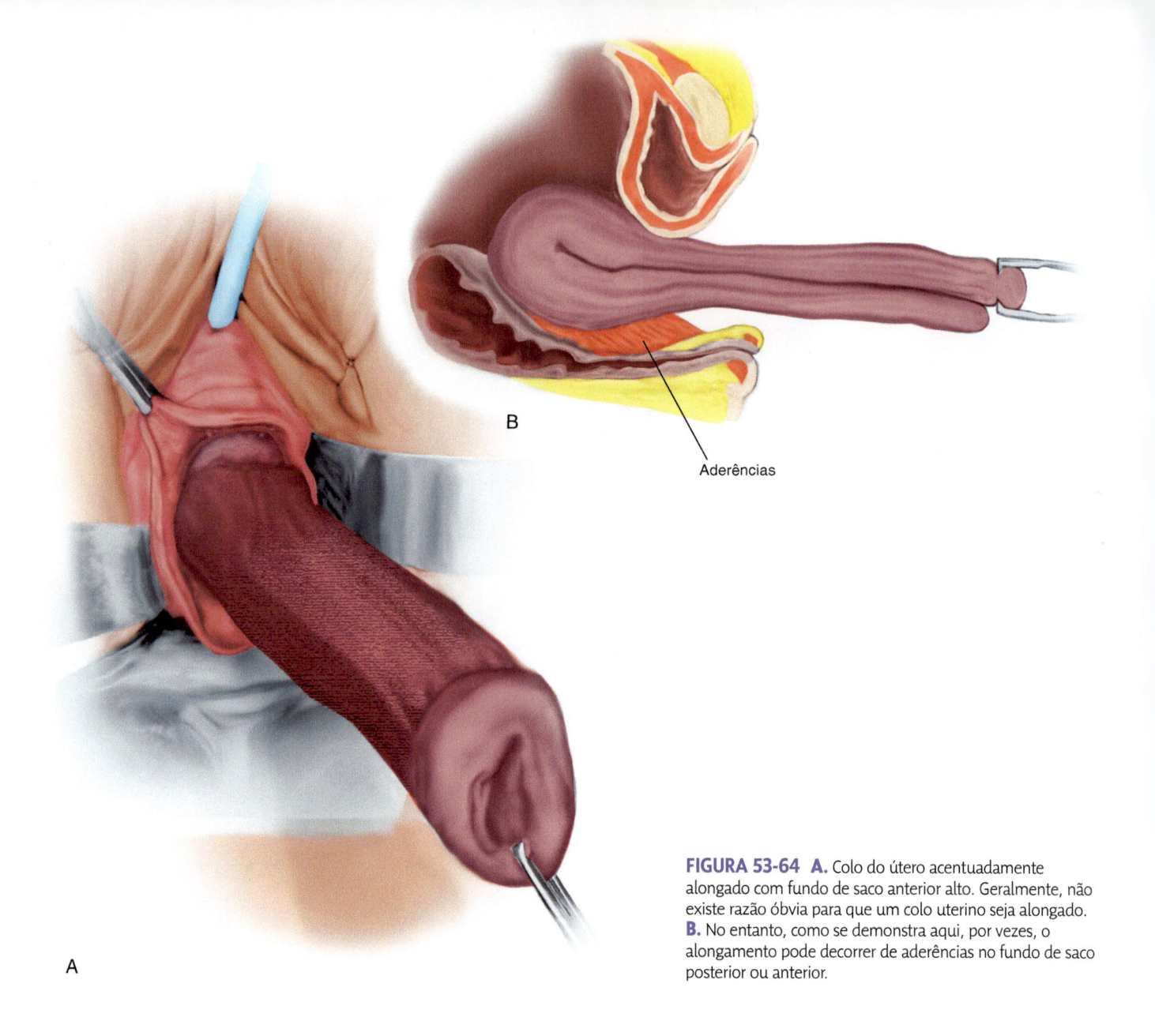

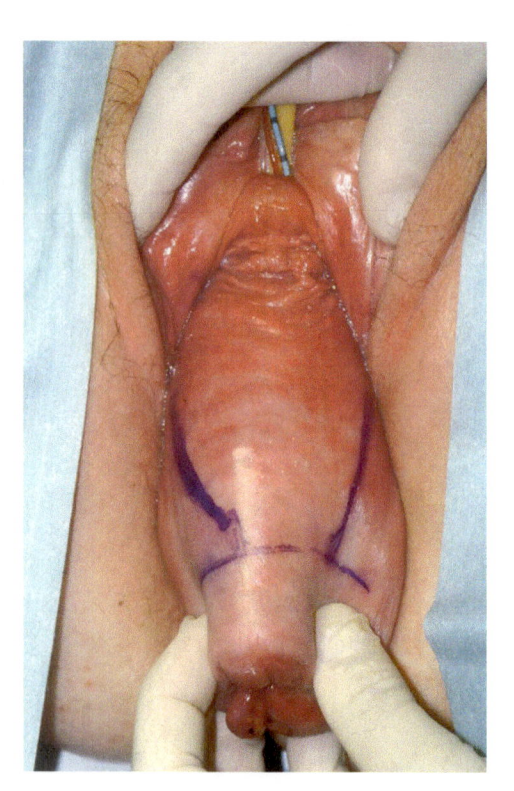

FIGURA 53-65 Prolapso uterovaginal. Demonstra-se a posição deslocada da bexiga e dos ureteres. A reflexão distal da bexiga é marcada por uma linha horizontal 2 a 3 cm acima da parte anterior do colo. Foram colocados cateteres ureterais bilateralmente, o que permite a palpação do trajeto distal do ureter, que também é marcado. Os orifícios ureterais estão localizados imediatamente acima da reflexão distal da bexiga. (Cortesia de W. Allen Addison, MD. Duke University Medical Center.)

Obliteração da Prega Vesicouterina

Por vezes, a reflexão peritoneal do fundo de saco anterior não é encontrada durante a histerectomia vaginal em razão de inflamação prévia ou cirurgia pélvica prévia, mais comumente um parto cirúrgico. Como mencionei anteriormente, adio de rotina a entrada no fundo de saco anterior até que possa entrar facilmente no espaço vesicouterino; isso geralmente ocorre depois de numerosas ligaduras do paramétrio. É importante, em situações como essa, usar dissecção com bisturi nesse espaço porque, se for usada dissecção romba, a chance de cistostomia é muito maior (Figs. 53-66 e 53-67). A dissecção romba resultará, em última análise, na passagem do dedo para o plano com mínima resistência – muitas vezes, significa entrar diretamente na bexiga – se existir aderência intensa. Se ocorrer uma cistostomia na ocasião da histerectomia vaginal, ela deve ser usada para determinar o plano apropriado através do qual se deva entrar no fundo de saco anterior. A histerectomia deve então se completar, e a cistostomia será fechada. O reparo vaginal de uma cistostomia deve seguir as diretrizes de reparo de qualquer fístula. Inicialmente, deve-se realizar uma cistoscopia para assegurar que os orifícios ureterais e o trígono não sejam envolvidos. A parede da bexiga é então mobilizada para permitir o fechamento da cistostomia sob tensão mínima. A cistostomia geralmente é fechada em duas camadas com fio absorvível 3-0. Depois de cistostomia vaginal, a bexiga deve ser drenada no pós-operatório por 7 a 10 dias.

Aderências do Fundo de Saco Posterior

As aderências do fundo de saco posterior, embora relativamente raras, podem ocorrer, especialmente em casos de endometriose. Deve-se suspeitar muito disso quando ficar evidente ao exame alguma nodularidade do fundo de saco e certamente se o útero for imóvel. Depois de a incisão inicial ser feita e se verificar a impossibilidade de entrar no fundo de saco posterior, provavelmente é melhor prosseguir com dissecção anterior e com entrada no fundo de saco anterior. Se isso não puder ser efetuado, deve-se identificar a parede retal anterior, colocando-se um dedo no reto. Pode-se realizar dissecção cortante entre a parede retal anterior e a parte posterior do colo uterino na esperança de chegar com segurança à reflexão peritoneal posterior. Contudo, se o útero estiver imóvel e não entrar confortavelmente no fundo de saco anterior nem no posterior, provavelmente é mais prudente proceder a uma via abdominal ou laparoscópica para a histerectomia.

Remoção de Útero Grande

Por vezes, o útero estará aumentado de volume e um tanto imóvel, mais comumente pela presença de múltiplos leiomiomas.

O morcelamento uterino, ou remoção do útero em fragmentos, é o procedimento mais frequentemente usado para o grande útero miomatoso. Prefiro fazer isso liberando o máximo possível do útero para o fundo de saco posterior e morcelando o útero por meio de incisões elípticas. Essas incisões são feitas através da parede posterior do útero. Com cada remoção de tecido, as bordas da incisão são aproximadas, assim diminuindo o volume do útero até o ponto em que finalmente possa ser completamente liberado através do fundo de saco (Figs. 53-68 a 53-70).

Por vezes, amputar o colo uterino com um bisturi permite acesso mais fácil ao útero. A partir desse ponto, a parede anterior do útero pode ser ressecada ou bipartida (Figs. 53-71 e 53-72), pressupondo-se que se tenha entrado no fundo de saco anterior, ou pode-se remover miomas submucosos e realizar miomectomia vaginal para diminuir o volume do útero e auxiliar em sua remoção (Fig. 53-73).

Mais uma técnica para remoção de um útero grande secundariamente a um leiomioma uterino é extrair a parte central intramiometrial. Com forte tração caudal, o colo uterino é incisado circunferencialmente o mais alto possível e se desenvolve um cilindro paralelo ao eixo do útero usando o bisturi (Fig. 53-74). O cilindro deve ser largo o suficiente para incluir a cavidade endometrial na peça central, mas não tão largo que o bisturi perfure o fundo uterino. A tração caudal puxa a peça central, finalmente virando o útero do avesso.

A Figura 53-75 demonstra a remoção vaginal de um útero com tamanho de 17 semanas de gestação, no qual se usou uma combinação de morcelamento e retirada da parte central.

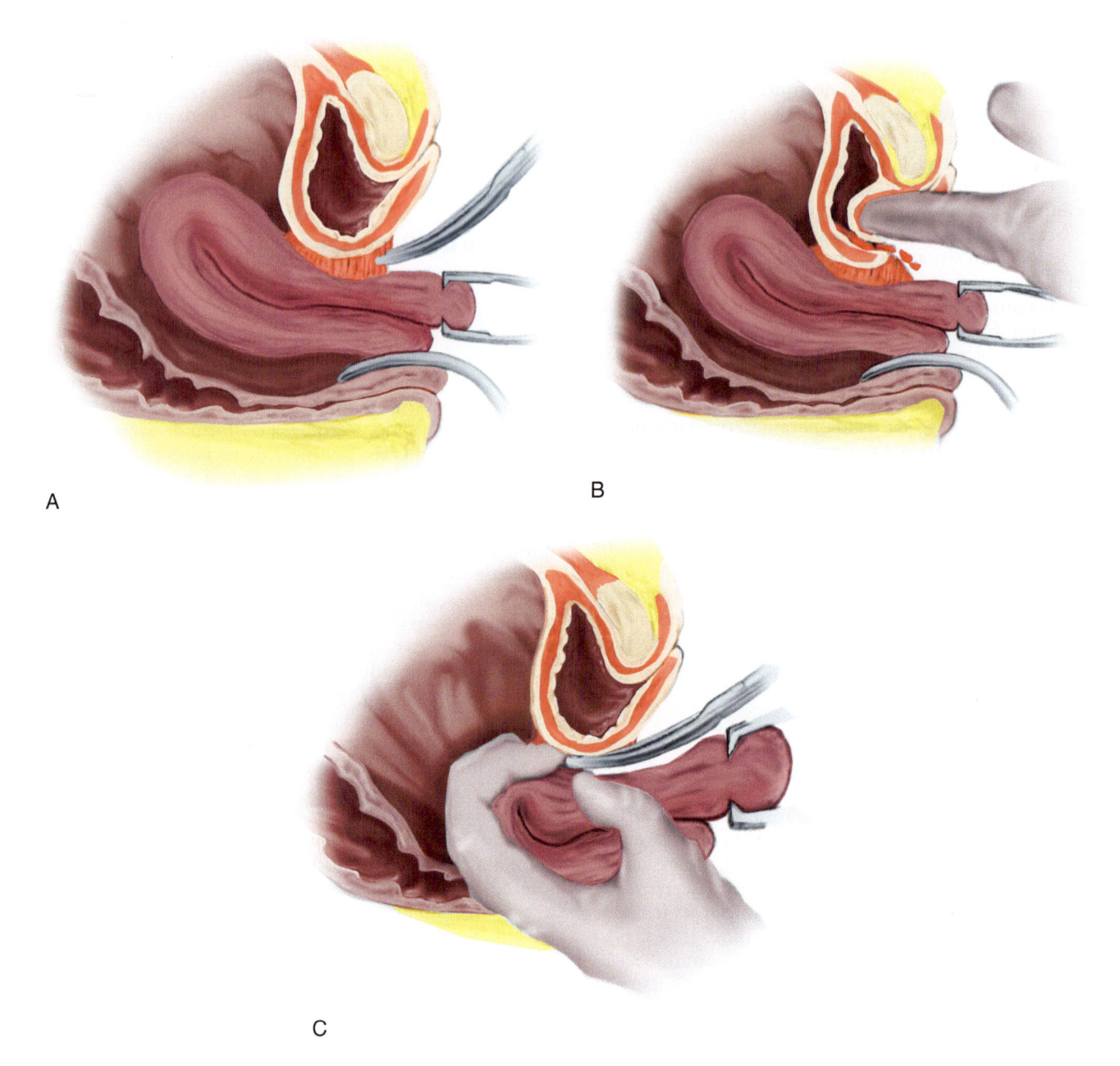

FIGURA 53-66 A. Aderências densas observadas entre a base da bexiga e a parte anterior do colo uterino. Elas são melhor liberadas usando dissecção cortante. **B.** A divulsão nesta situação pode levar a uma cistostomia inadvertida, pois o dedo vai entrar na área de mínima resistência. **C.** Passar um dedo em torno do útero, quando possível, pode ajudar a facilitar a dissecção do plano apropriado.

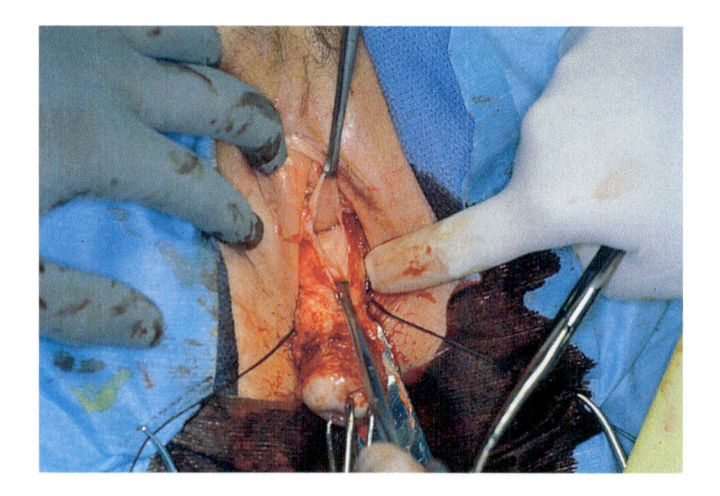

FIGURA 53-67 A entrada com instrumento cortante no fundo de saco anterior foi realizada em uma paciente que tem aderências no fundo de saco anterior secundariamente a um parto cirúrgico prévio.

CAPÍTULO 53 Histerectomia Vaginal

A

B

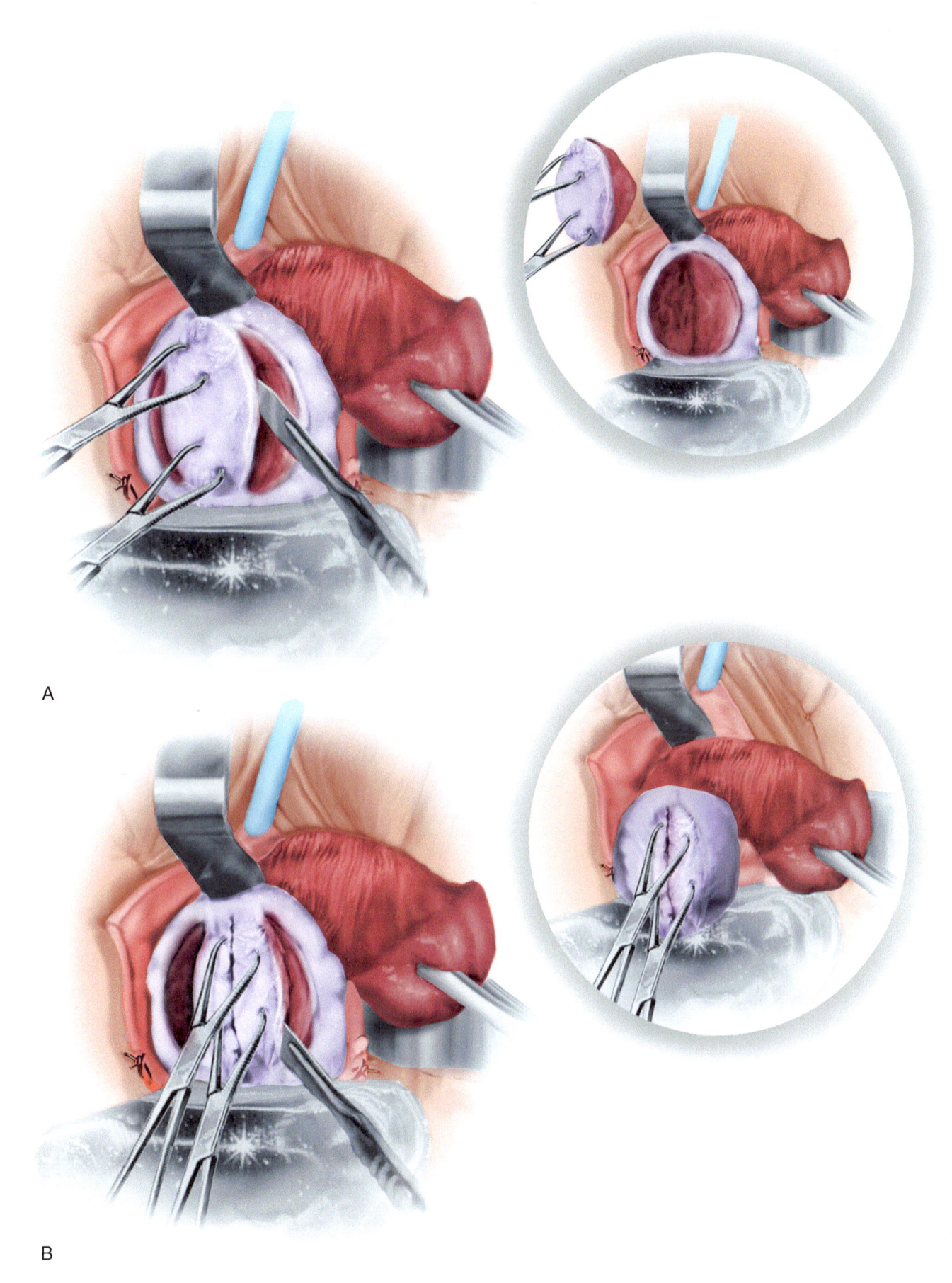

FIGURA 53-68 Técnica de morcelamento uterino para remoção vaginal de um útero grande. **A.** Cunha de tecido elíptica removida da parte posterior do útero. **B.** As bordas da incisão inicial são aproximadas com duas pinças de dente único e se remove outra cunha de tecido. Este procedimento continua até que o útero seja completamente removido (detalhe).

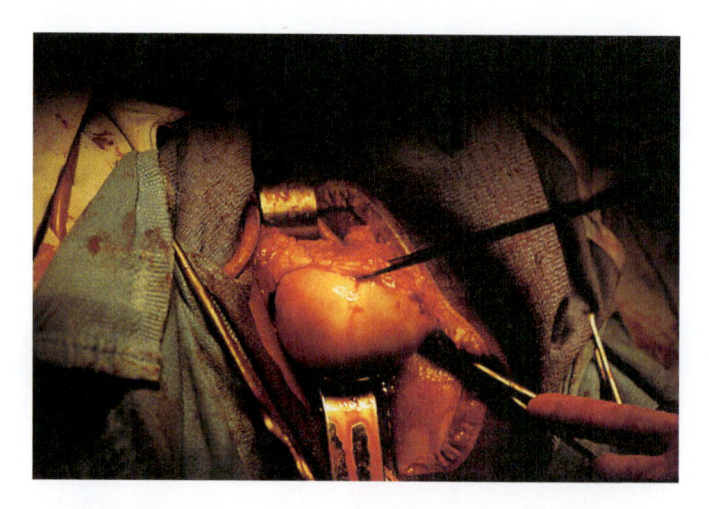

FIGURA 53-69 Remoção de um útero grande depois de morcelado.

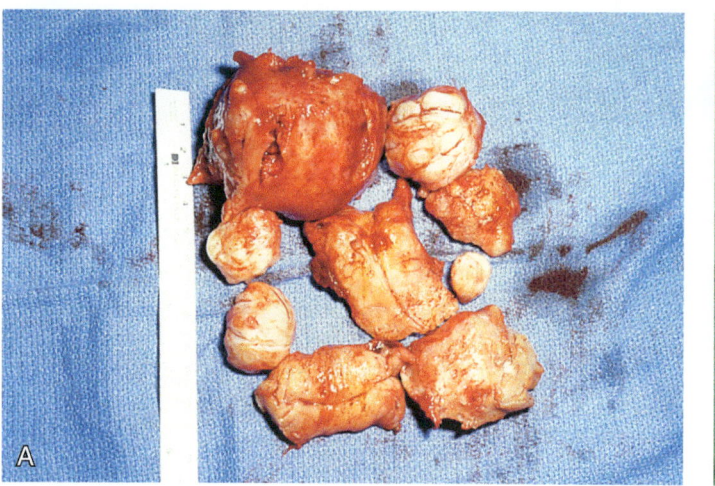

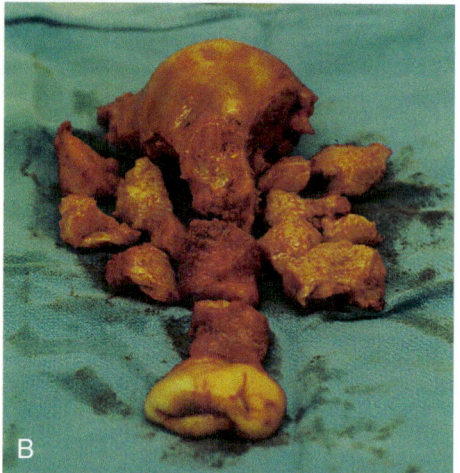

FIGURA 53-70 A e B. Dois exemplos de úteros morcelados removidos pela via transvaginal.

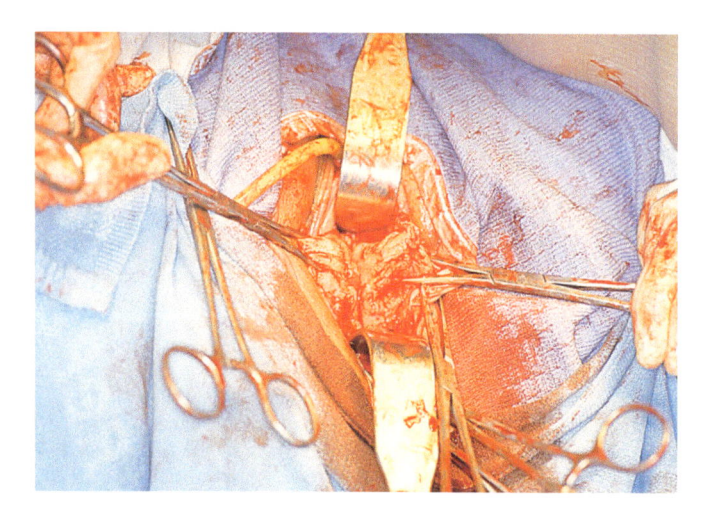

FIGURA 53-71 O colo uterino foi amputado, e o útero está sendo bipartido.

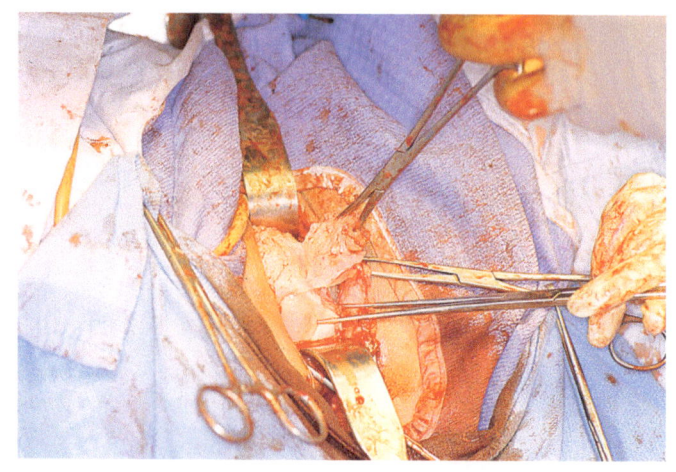

FIGURA 53-72 Hemissecção do útero depois de o colo ser amputado. Observe os múltiplos leiomiomas uterinos.

A

B

C

D

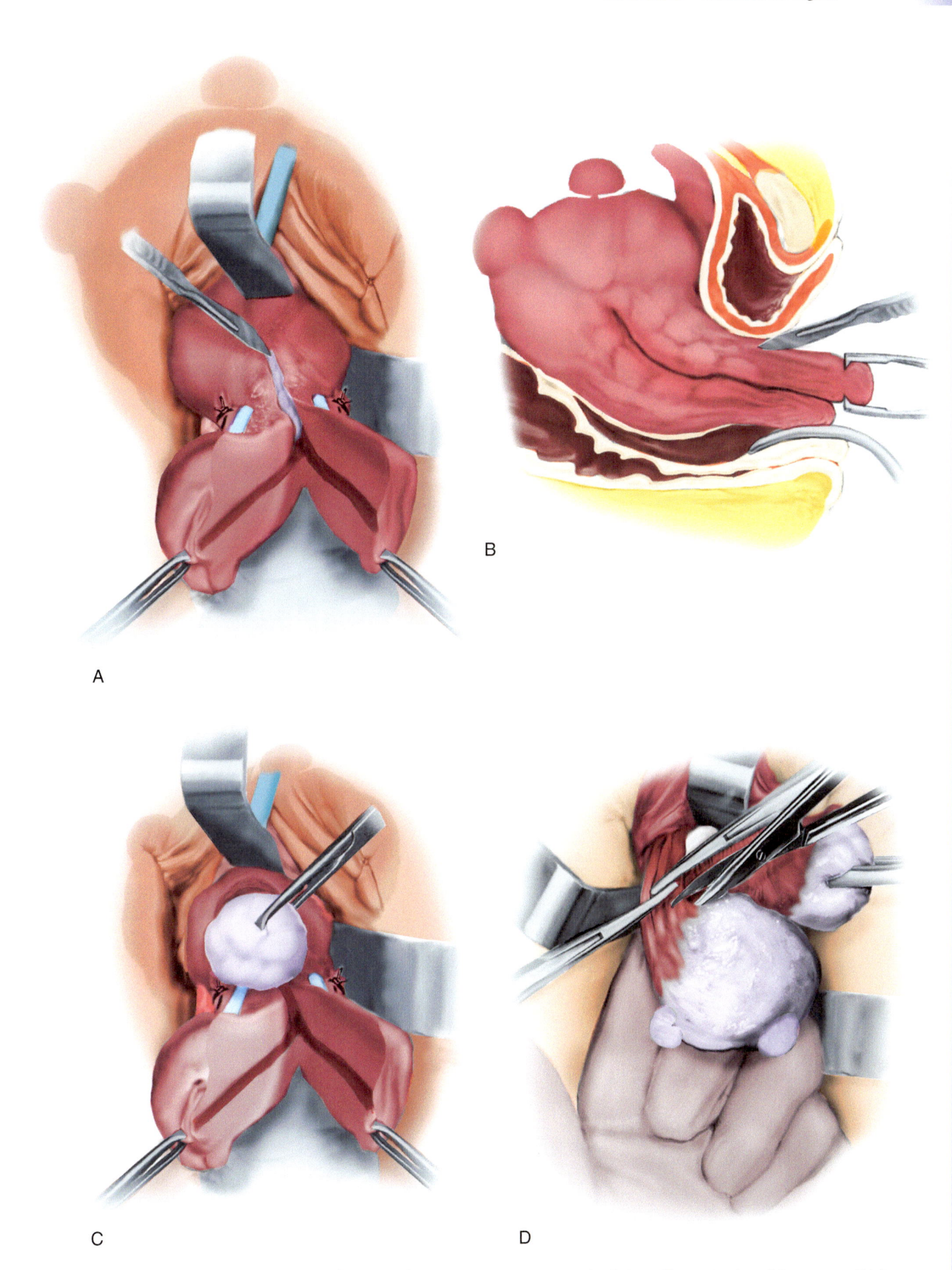

FIGURA 53-73 Técnica de hemissecção do útero. **A.** O bisturi faz uma incisão até a parte média do útero. **B.** Esta vista lateral demonstra múltiplos leiomiomas uterinos. **C.** Miomectomia vaginal. **D.** Remoção do útero depois de seu tamanho ter sido reduzido com clampeamento dos pedículos anexiais.

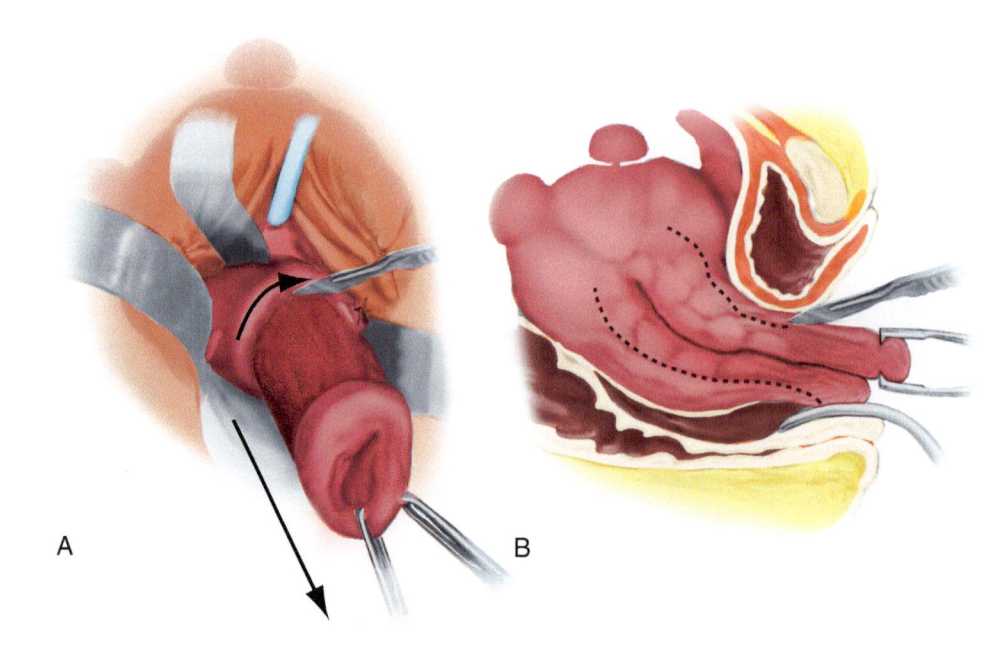

FIGURA 53-74 Técnica de remoção central intramiometrial. **A.** O bisturi cria um cilindro de tecido, facilitado por forte tração caudal sobre o colo uterino. **B.** Vista lateral da técnica da retirada central intramiometrial. Tração caudal libera a peça, finalmente virando o útero do avesso.

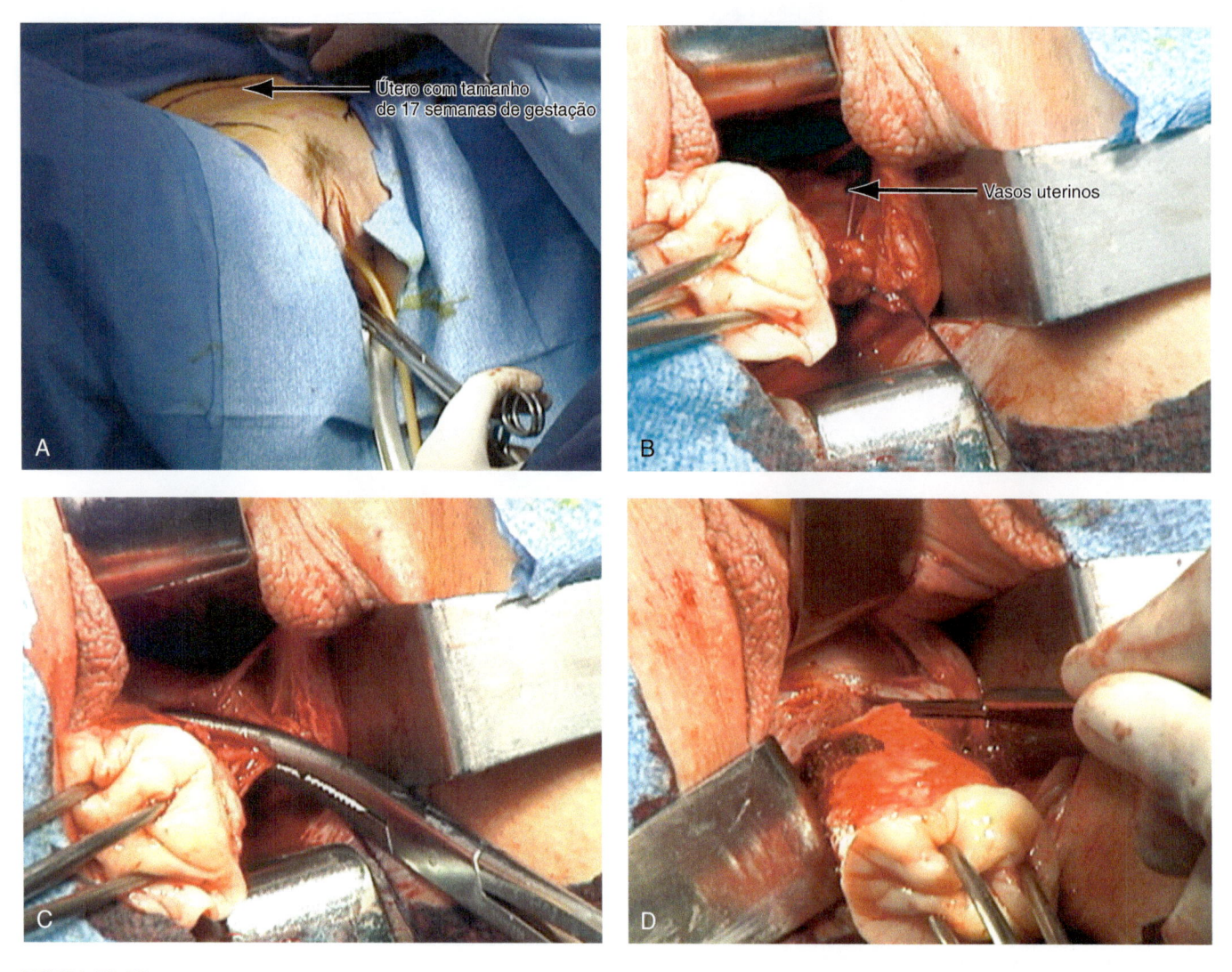

FIGURA 53-75 Remoção vaginal de um útero com tamanho de 17 semanas de gestação usando uma combinação de morcelamento e retirada central intramiometrial. **A.** O útero foi marcado e se observa que tem o tamanho de 17 semanas de gestação. **B.** Começa a histerectomia vaginal. É importante que, antes de qualquer morcelamento ou retirada central que se faça, os vasos uterinos devem ser clampeados para prender a circulação sanguínea do útero. **C.** Os vasos uterinos são clampeados com uma pinça Haney colocada em ângulo reto com o colo. **D.** O colo uterino está sendo amputado para permitir acesso ao corpo do útero aumentado de volume.

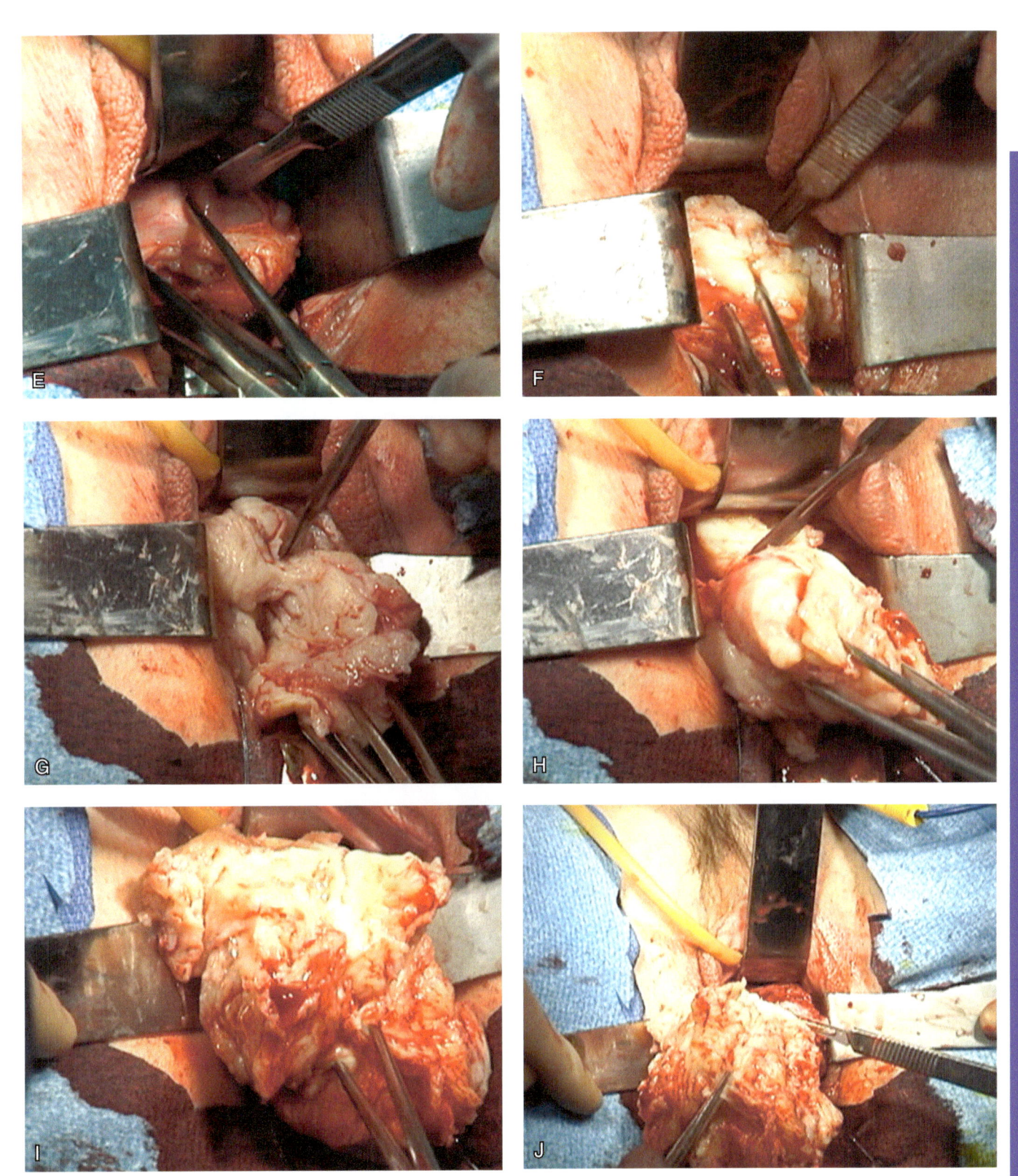

FIGURA 53-75 (Cont.) E. A técnica de remoção central intramiometrial começa com um bisturi usado para cortar a superfície inferior da serosa da parte anterior do útero. **F.** Tração caudal com uma pinça de dente único permite a remoção do útero em pedaços. **G.** O útero aumentado agora é morcelado e removido em pedaços. **H.** Continua o morcelamento do útero. **I.** O grande mioma foi retirado posteriormente. **J.** O grande mioma está sendo cortado do restante do útero.

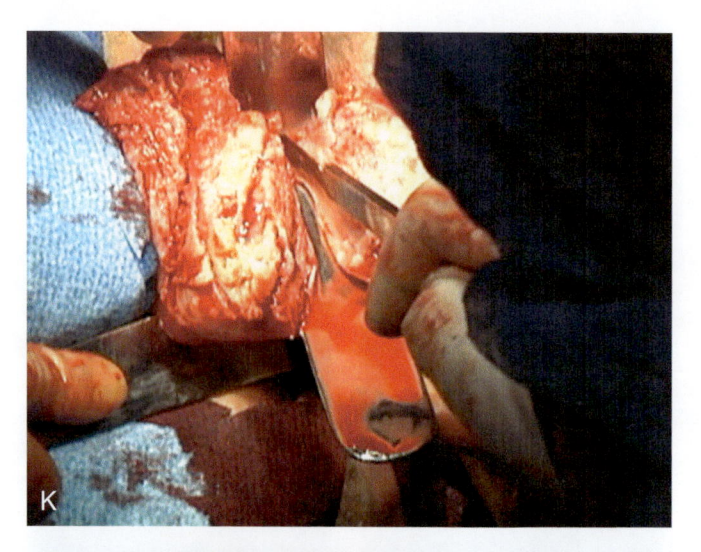

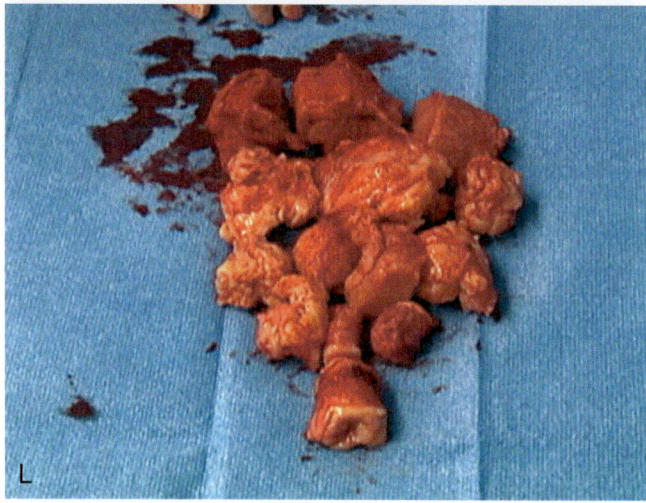

FIGURA 53-75 (Cont.) K. A parte superior do útero está sendo bipartida para facilitar o clampeamento dos pedículos anexiais. **L.** O útero morcelado com tamanho de 17 semanas de gestação foi removido pela via vaginal, como se mostra.

CAPÍTULO 54

Reparo Vaginal de Cistocele, Retocele e Enterocele com Tecido Nativo

Mickey M. Karram

Prolapso da Parede Anterior da Vagina

O prolapso da parede anterior da vagina, ou cistocele, é definido como a descida patológica da parede anterior da vagina e da base da bexiga sobrejacente. A causa do prolapso da parede anterior da vagina não é completamente conhecida, sendo provavelmente multifatorial e com diferentes fatores implicados em cada paciente. Até recentemente, eram descritos dois tipos de prolapso da parede anterior da vagina: cistocele de distensão e de deslocamento. Pensava-se que a cistocele de distensão resultasse de estiramento excessivo e atenuação da parede anterior da vagina, e a cistocele de deslocamento era atribuída ao destacamento ou alongamento patológico dos elementos de sustentação anterolaterais da vagina do arco tendíneo da fáscia pélvica. Mais recentemente, foram descritos três defeitos distintos que podem resultar em prolapso da parede anterior da vagina: defeito na linha média, previamente descrito como cistocele do tipo distensão; defeito paravaginal, que é uma separação da fixação normal do tecido conjuntivo da vagina do arco tendíneo da fáscia pélvica (linha branca); e o defeito transverso, que ocorre quando a fáscia pubocervical se separa de sua inserção em torno do colo do útero ou do ápice vaginal (Figs. 54-1 a 54-5). O prolapso da parede anterior da vagina, especialmente na paciente pós-histerectomia, pode associar-se comumente a uma enterocele apical ou, mais raramente, a uma enterocele anterior verdadeira (Fig. 54-6).

O texto continua na página 607.

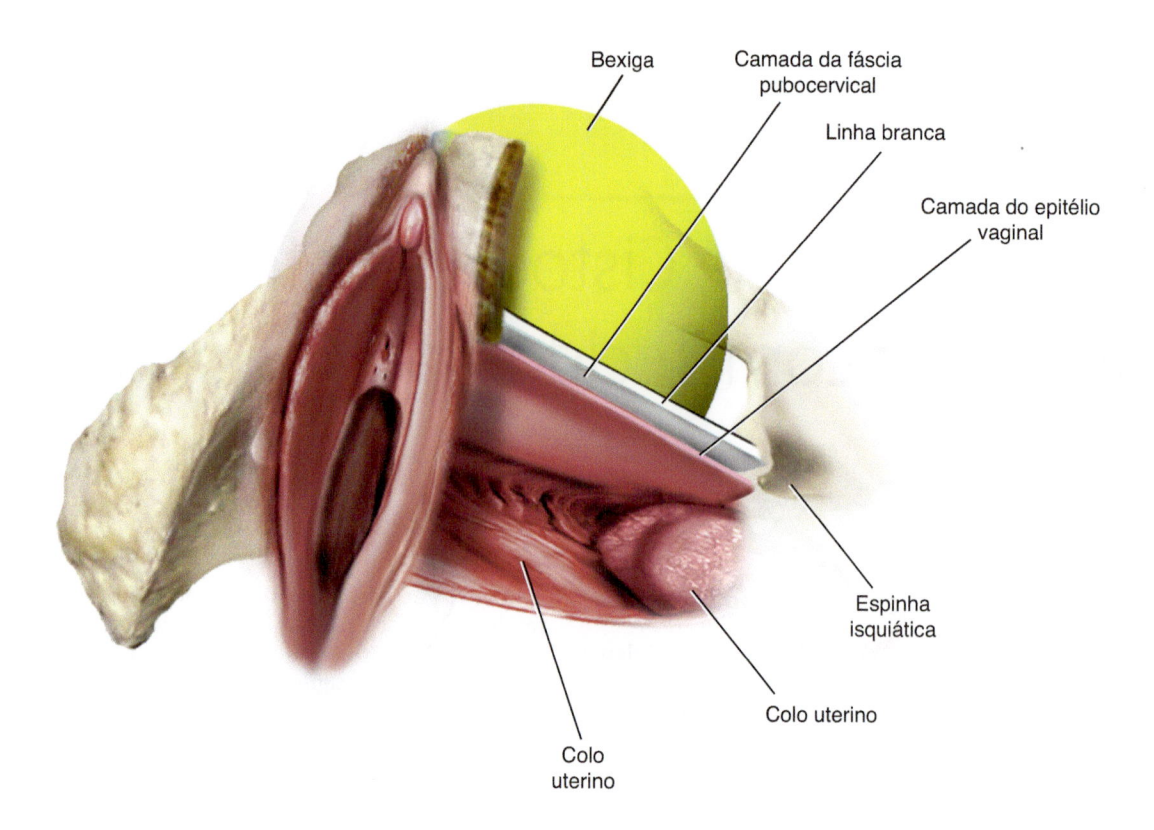

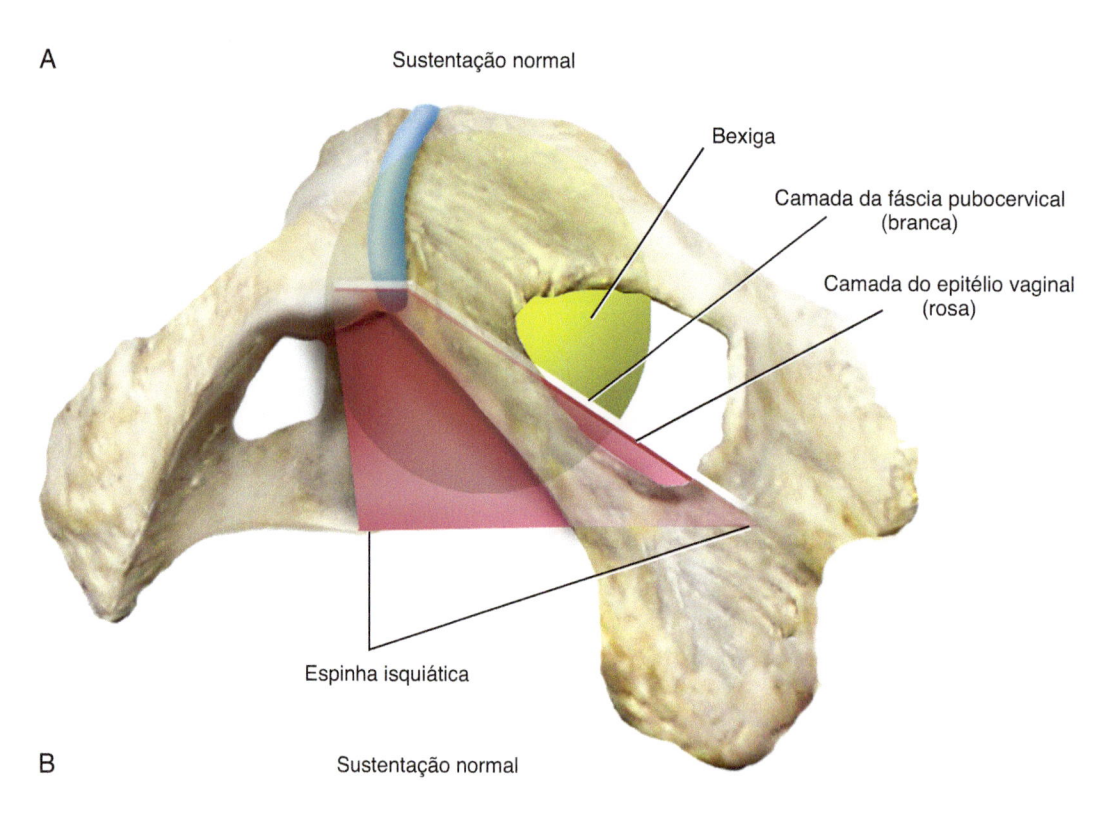

FIGURA 54-1 Duas visualizações de sustentação normal e anormal da parede anterior da vagina. **A.** Vista lateral da sustentação normal da parede anterior da vagina com sustentação da bexiga que se estende para trás ao nível das espinhas isquiáticas. Observe a sustentação normal na linha média e lateral. **B.** Conceito trapezoide da sustentação da parede anterior da vagina. Observe que o trapézio se estende para trás à espinha isquiática a cada lado, e a fáscia ou o revestimento muscular da vagina se estende de um lado da parede pélvica ao lado oposto com boa sustentação na linha média e as fixações lateral e transversa.

C   Defeito na linha média

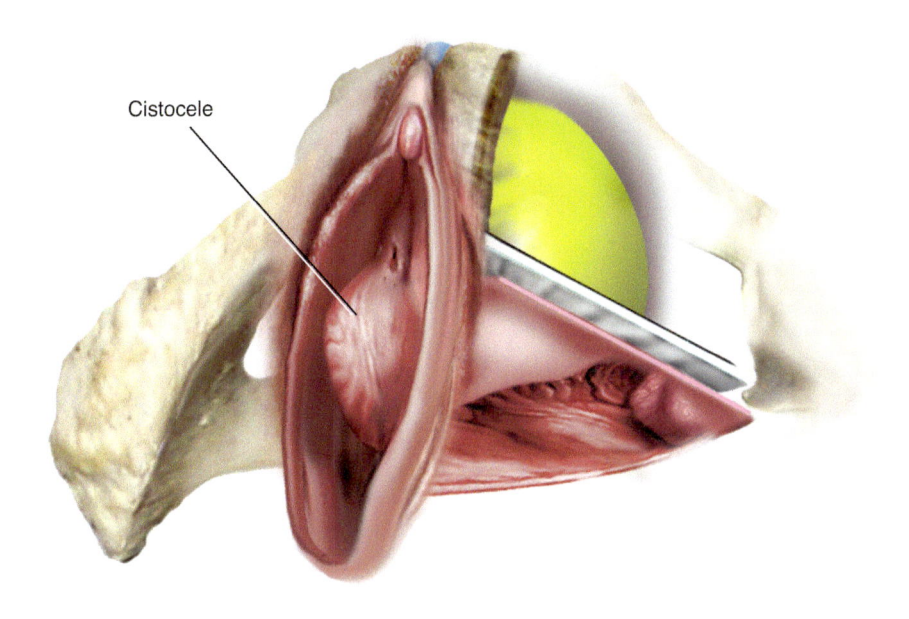

D   Defeito na linha média

FIGURA 54-1 *(Cont.)* **C.** Vista lateral de um defeito na linha média. Observe o abaulamento da bexiga para dentro da porção média da vagina com manutenção da sustentação lateral. Desse modo, o fórnice vaginal anterior é mantido a cada lado. **D.** Defeito na linha média demonstra enfraquecimento na parte média da sustentação trapezoidal do segmento anterior.

(Continua)

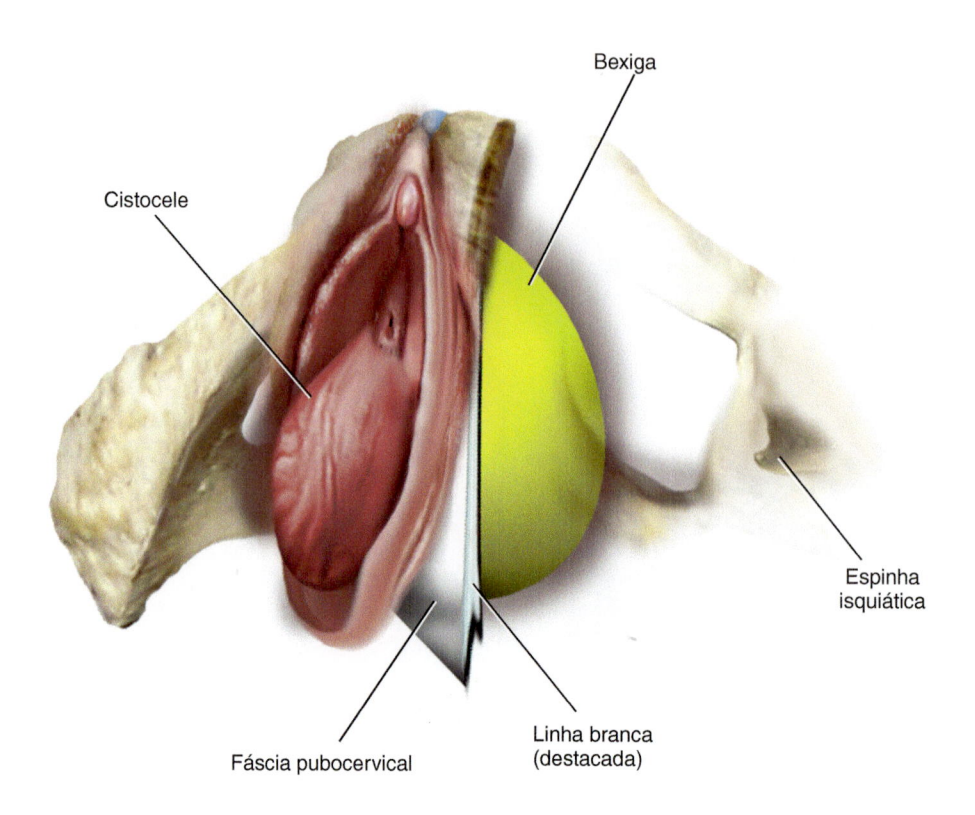

FIGURA 54-1 (Cont.) **E.** Vista lateral de defeitos paravaginais bilaterais. Observe o destacamento completo da linha branca de sua fixação normal, resultando em perda completa das sustentações anterolaterais do segmento anterior. **F.** Defeitos paravaginais bilaterais. Destacamento lateral completo da sustentação normal é observado à medida que o trapézio roda lateralmente.

G   Defeito transverso

H   Defeito transverso

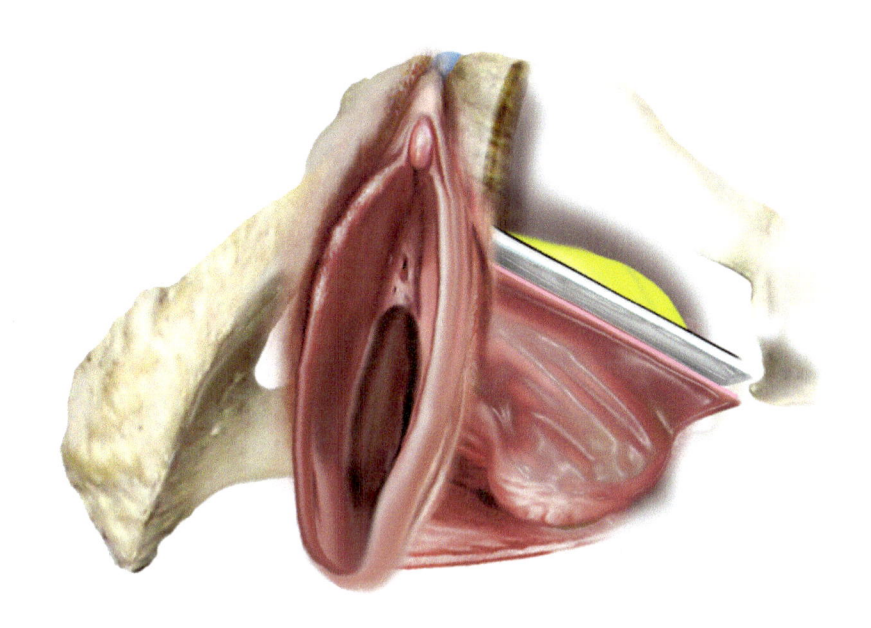

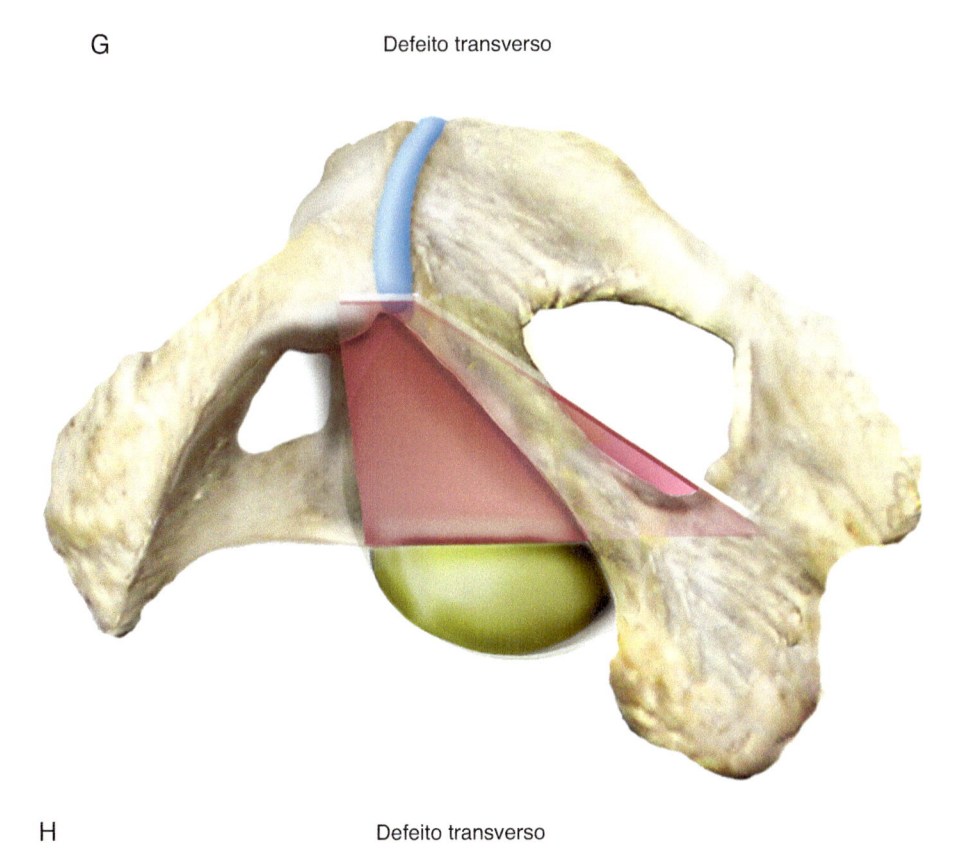

FIGURA 54-1 *(Cont.)* G. Vista lateral de um defeito transverso. Observe que o prolapso vesical fica entre a fixação normal cranial e o colo uterino ou cúpula vaginal, geralmente resultando naquilo que é denominado *cistocele alta*. **H.** Observe que a bexiga desce em torno da fixação superior normal da fáscia ou do revestimento muscular da vagina.

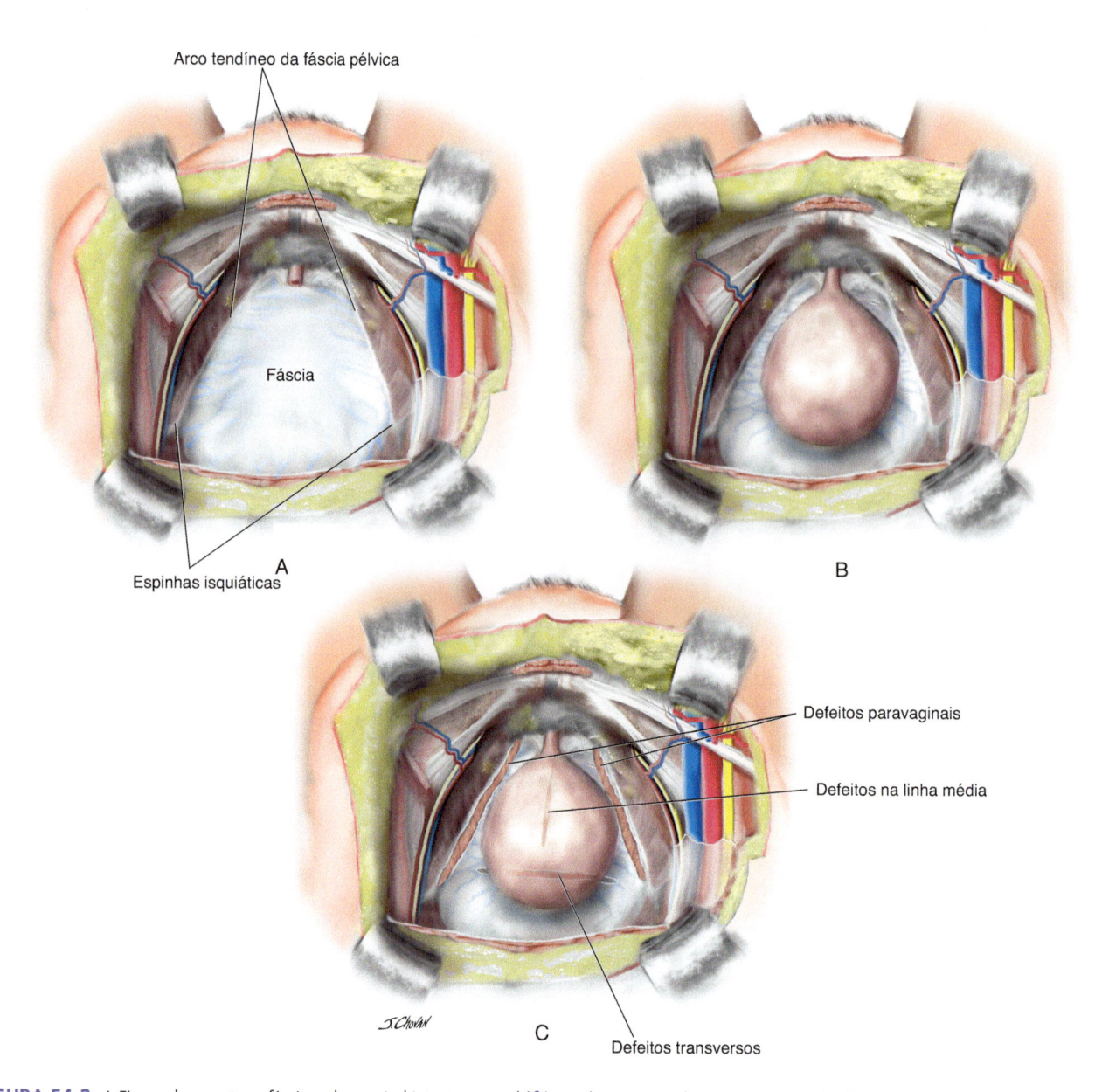

FIGURA 54-2 A Figura demonstra a fáscia pubocervical intacta normal (**A**). A relação com a bexiga é visualizada (**B**) e representa defeitos paravaginais, na linha média e transversos (**C**). *(Reimpressa com permissão de Karram MM, Maher CF: Surgical Management of Pelvic Organ Prolapse: Female Pelvic Surgery Video Atlas Series. Philadelphia, Saunders, 2012.)*

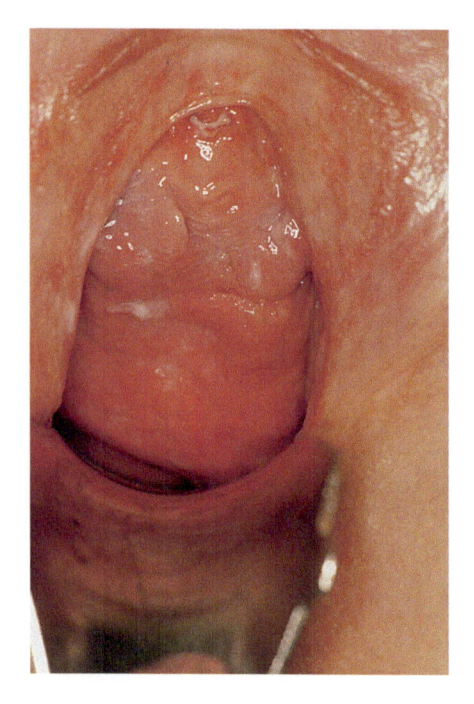

FIGURA 54-3 Parede anterior da vagina, mostrando a prega uretrovaginal. Observe que a vagina sobre a base da bexiga mostra rugas mínimas, uma situação mais compatível com um defeito na linha média.

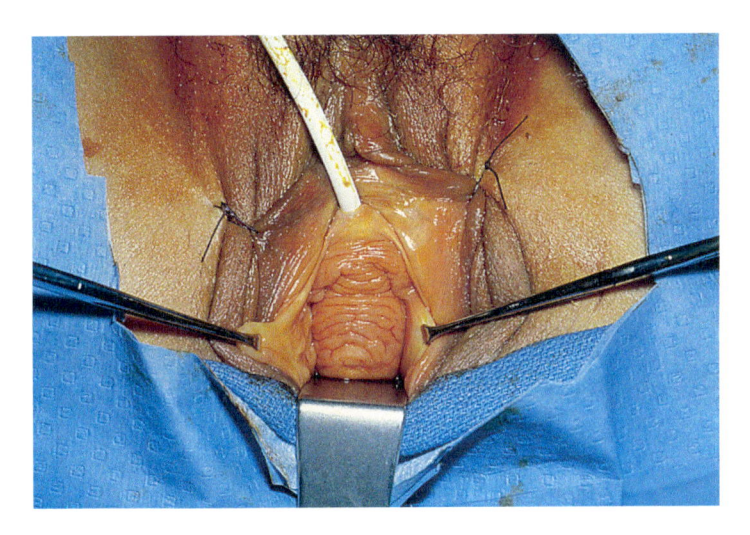

CAPÍTULO 54 Reparo Vaginal de Cistocele, Retocele e Enterocele com Tecido Nativo

FIGURA 54-4 Parede anterior da vagina com rugas, situação que é mais compatível com um defeito paravaginal.

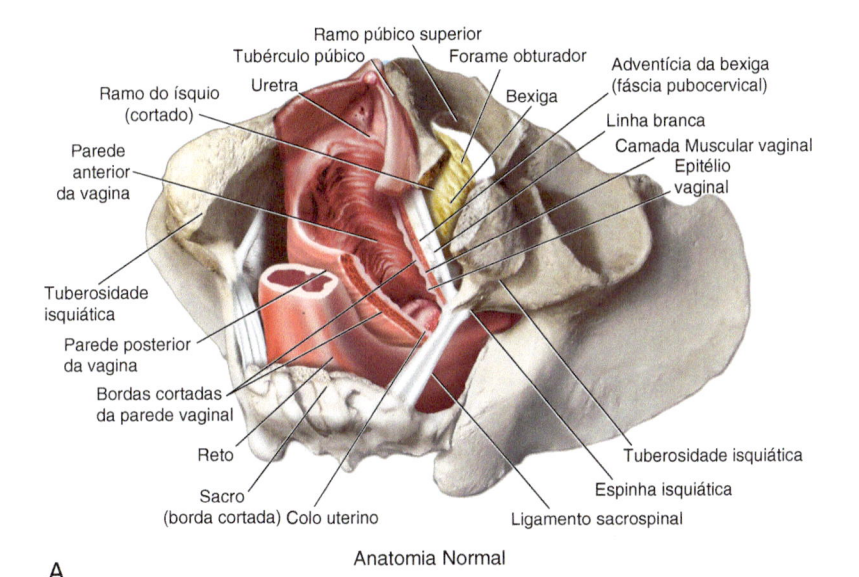

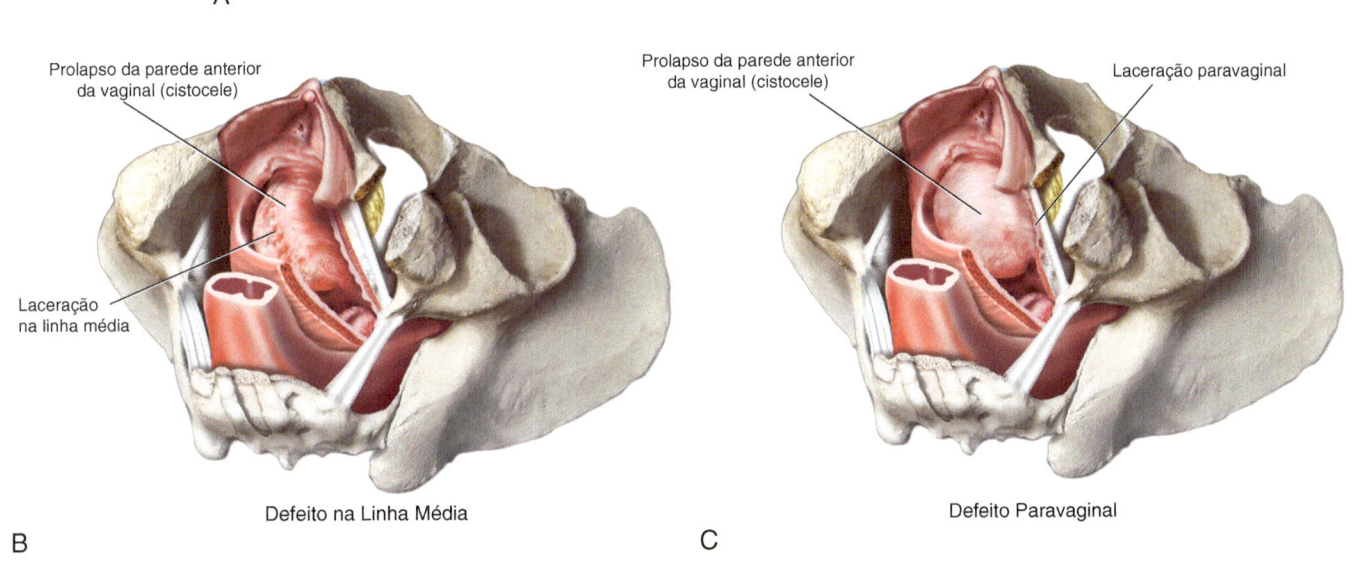

FIGURA 54-5 Imagem transversal do assoalho pélvico para demonstrar (**A**) anatomia normal, (**B**) defeito na linha média da parede anterior da vagina e (**C**) defeito lateral ou paravaginal da parede anterior da vagina.

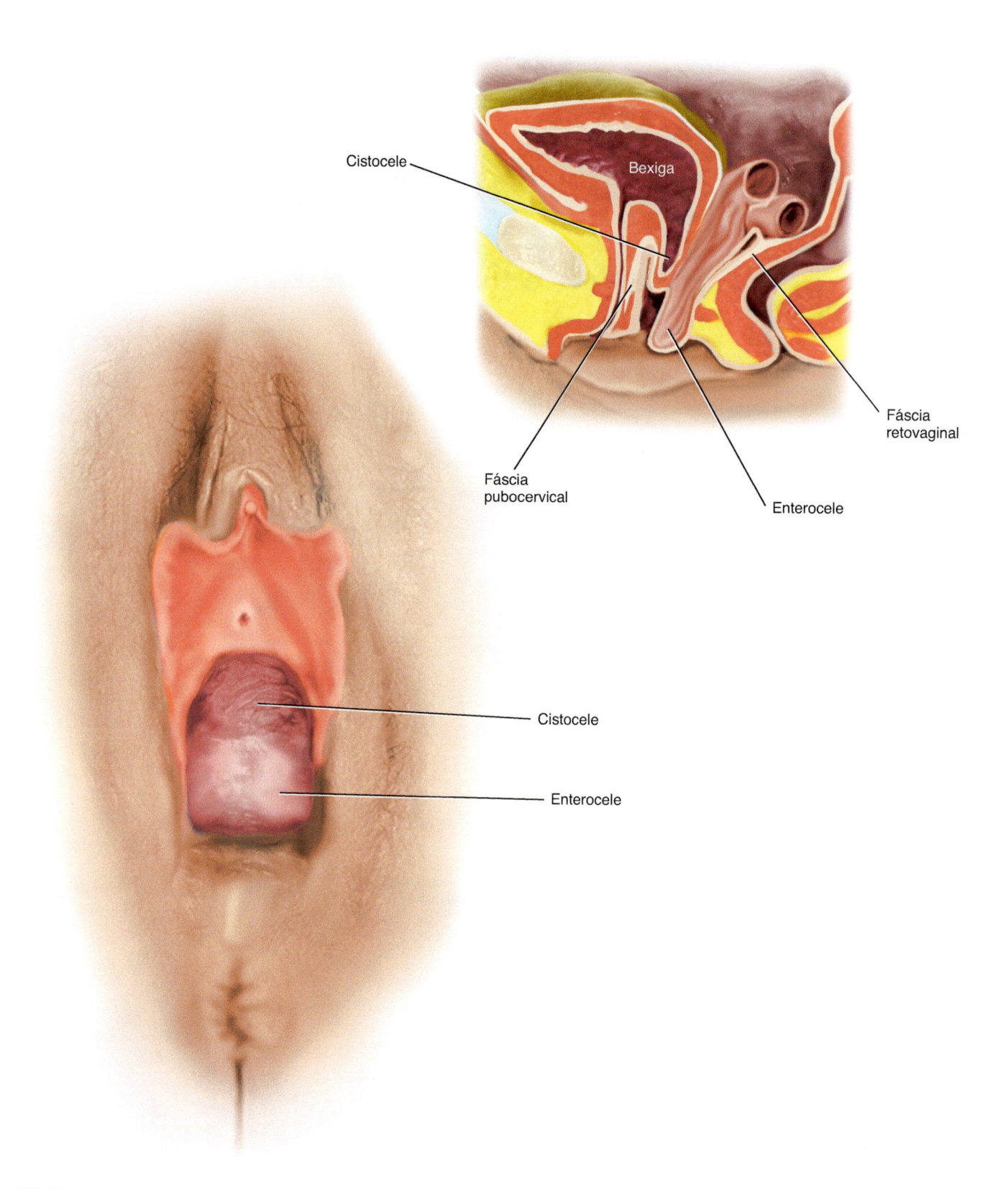

FIGURA 54-6 Perda de sustentação da parede anterior da vagina: uma cistocele coexistente com uma enterocele apical ou possivelmente anterior em uma paciente pós-histerectomia. Observe que, macroscopicamente, o epitélio vaginal sobre uma enterocele parecerá ser muito mais fino do que o epitélio vaginal sobre a bexiga prolapsada.

Reparo de Cistocele na Linha Média

O objetivo de um reparo anterior na linha média é plicar as camadas muscular e adventícia da vagina que recobrem a bexiga *(fáscia pubocervical)*. O procedimento operatório começa com a paciente na posição supina e preparada como para uma histerectomia vaginal. Insere-se uma sonda uretral Foley para identificação fácil do colo vesical. A parede anterior da vagina é então aberta por meio de uma incisão na linha média (Fig. 54-7). Se tiver sido realizada uma histerectomia vaginal, a incisão é iniciada no ápice da vagina, prendendo essa área com duas pinças Allis (Fig. 54-8). Alguns preferem injetar uma solução hemostática antes de fazer a incisão. Se houver apenas descida da base da bexiga, e o colo vesical estiver bem sustentado ou tiver sido previamente sustentado por meio de uma suspensão retropúbica ou procedimento com *sling*, então a incisão só precisa estender-se até o nível do colo vesical. No entanto, na maioria das circunstâncias, está presente uma hipermobilidade uretral e, desse modo, a incisão na parede anterior da vagina deve estender-se até o nível da uretra proximal para permitir a plicatura suburetral.

Depois de ser feita uma incisão inicial, geralmente se introduz uma tesoura de Mayo ou Metzenbaum entre o epitélio vaginal e a camada muscular da vagina ou entre as camadas da musculatura vaginal que é delicadamente forçada para cima, em movimento de "abrir e fechar" (Fig. 54-8B). A vagina é incisada até o nível desejado, como foi previamente discutido. À medida que a vagina é incisada, as bordas geralmente são presas com pinças Allis ou em T e são puxadas lateralmente para maior mobilização. A dissecção do retalho vaginal é então efetuada girando-se as pinças de volta ao redor do dedo indicador e fazendo a incisão na camada muscular vaginal com tesoura ou bisturi (Fig. 54-9). Um assistente mantém tração constante medialmente sobre a própria parede da bexiga ou sobre o restante da camada muscular vaginal e adventícia vesicovaginal subjacente. A dissecção se estende bilateralmente até que a cistocele inteira tenha sido dissecada da parede vaginal (Figs. 54-10 a 54-13). A dissecção deve ser continuada até que a avaliação da sustentação vaginal lateral seja inteiramente feita. Isso exige dissecção até o ramo púbico inferior a cada lado. Nesse ponto, deve ser fácil demonstrar um defeito paravaginal (Fig. 54-10). Também é importante dissecar de modo cortante a base da bexiga da cúpula da vagina em casos pós-histerectomia (Fig. 54-11). Na maioria dos casos, independentemente de a paciente ter incontinência urinária ou não, deve ser feita sutura em plicatura na junção uretrovesical na esperança de prevenir incontinência de esforço pós-operatória *de novo*. Para obter tecido resistente que possa ser plicado pela superfície inferior da uretra proximal, o cirurgião deve estender a dissecção até a fixação periuretral no nível do ramo púbico inferior (Figs. 54-12 e 54-13). Geralmente, existe um plano branco reluzente em toda essa área de fixação. As Figuras 54-14 e 54-15 demonstram a técnica de plicatura do colo vesical juntamente com reparo da cistocele na linha média. Depois dos pontos para plicatura do colo vesical terem sido feitos e amarrados (Fig. 54-14), a atenção se volta para a base da bexiga prolapsada. O objetivo do reparo da cistocele na linha média é reduzir e proporcionar sustentação à bexiga prolapsada, bem como oferecer sustentação ao colo vesical. O cirurgião deve tentar evitar o achatamento completo do ângulo uretrovesical posterior porque isso, teoricamente, pode criar incontinência. Na colporrafia anterior convencional, são feitos pontos com fio de absorção tardia 2-0 na muscular e na adventícia da parede vaginal. Dependendo da intensidade do prolapso, faz-se uma ou duas fileiras de suturas de plicatura ou uma sutura em bolsa de tabaco seguida por suturas de plicatura. Prefiro, se for possível, fazer duas camadas de suturas. Para a camada inicial, usa-se um fio absorvível de demora 2-0; isso é seguido por uma segunda camada em fio absorvível de absorção tardia 2-0 (Figs. 54-9, 54-14 e 54-15 a 54-17). O epitélio vaginal é então aparado (Fig. 54-18), e a parede anterior da vagina é fechada com sutura contínua em fio absorvível 3-0 (Fig. 54-19). As Figuras 54-9, 54-4 e 54-20 demonstram, em sucessão, as etapas do reparo de cistocele na linha média.

Por vezes, uma cistocele coexiste com uma enterocele (Fig. 54-21A). Nessa situação, é importante dissecar os defeitos individuais, assim separando completamente da cistocele a bolsa da enterocele. Cada defeito é então individualmente reparado e, se indicado, a cúpula vaginal é suspensa (Fig. 54-21).

O texto continua na página 617.

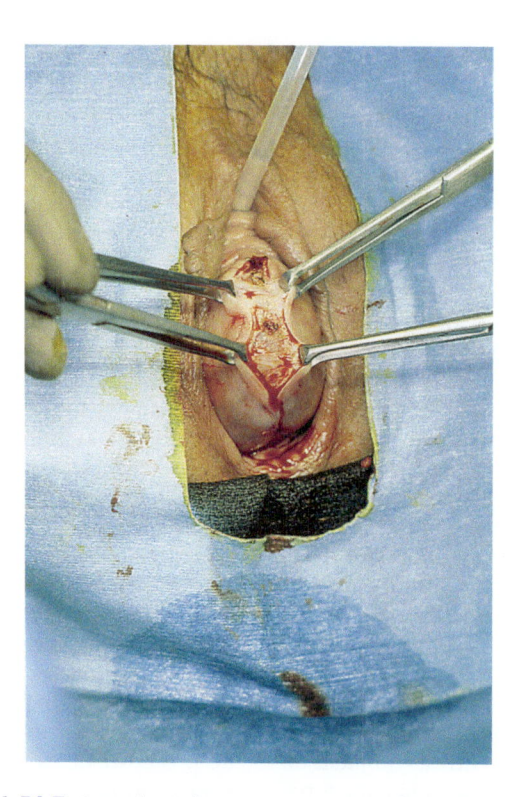

FIGURA 54-7 Cistocele pós-histerectomia, mostrando a incisão inicial na linha média da parede anterior da vagina.

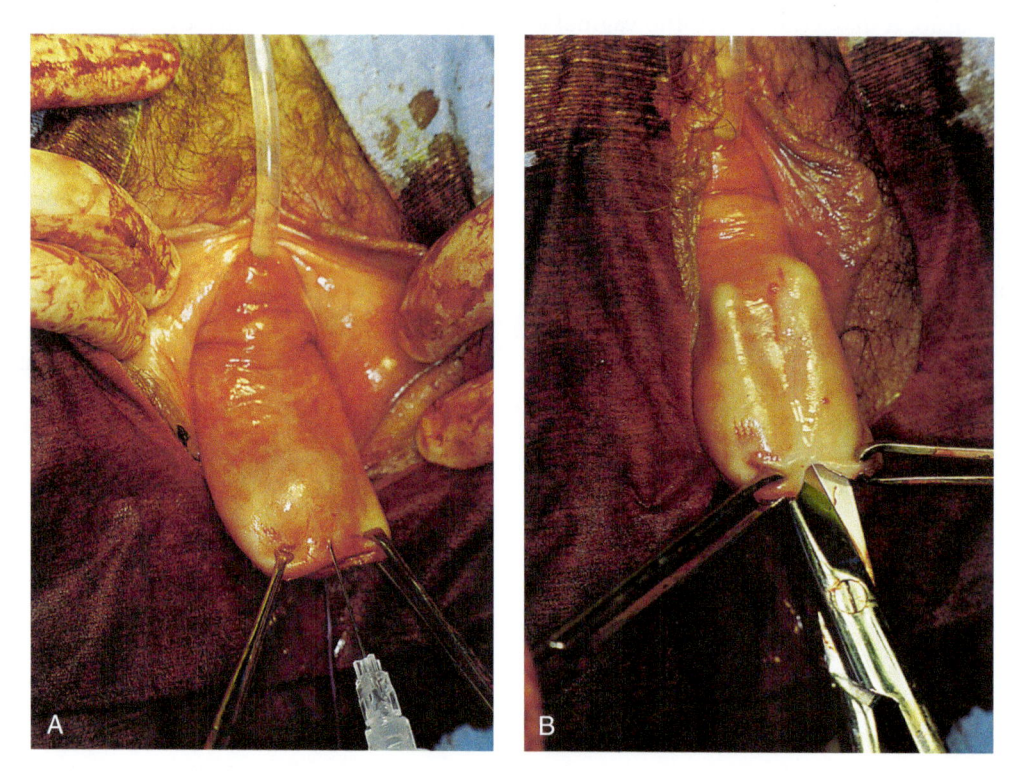

FIGURA 54-8 A. Injeção (hidrodistensão) da parede anterior da vagina. Observe que pinças Allis prendem a parede anterior da vagina na cúpula vaginal depois de se completar a histerectomia vaginal. **B.** A tesoura está aberta, criando um plano apropriado para dissecção na linha média da parede anterior da vagina.

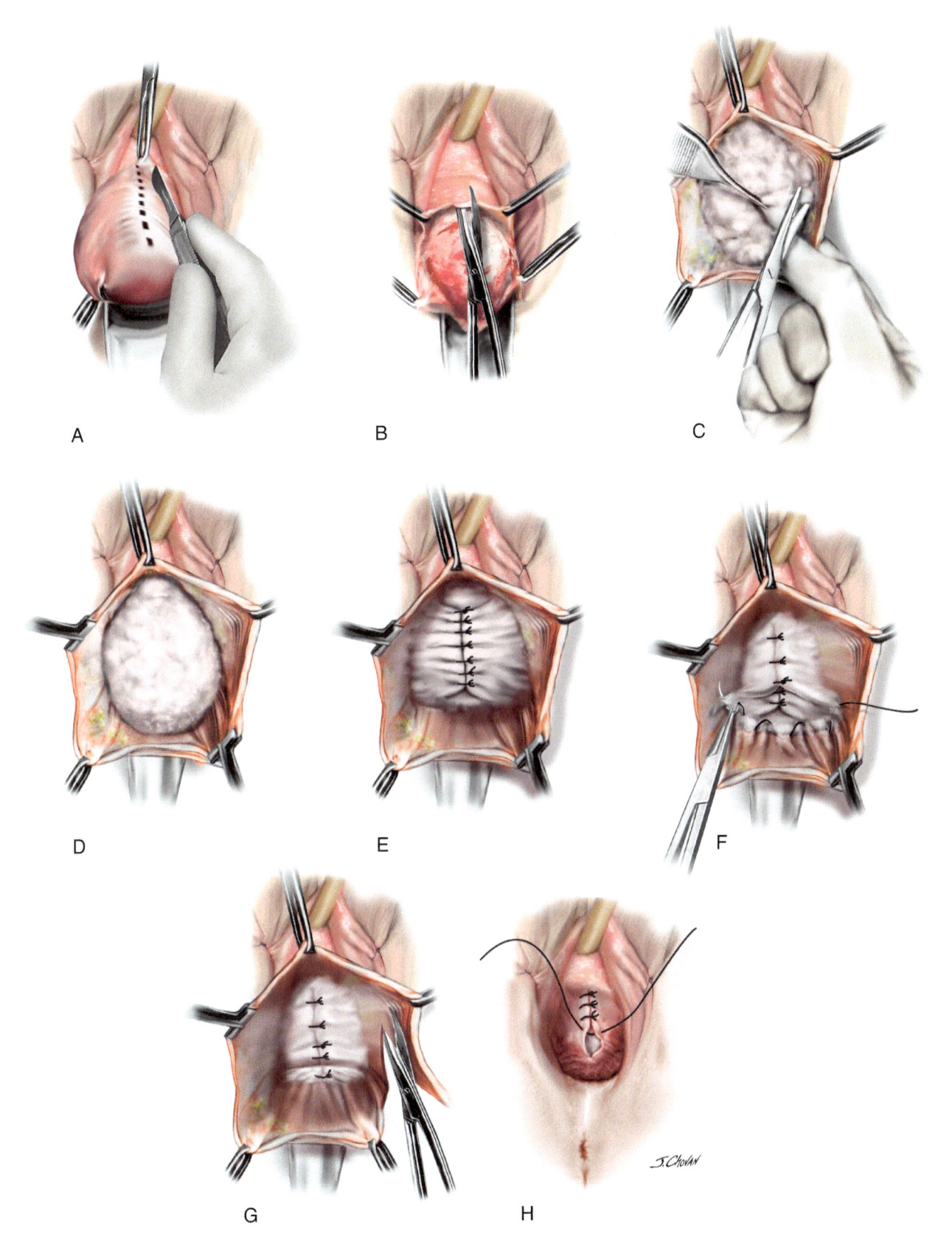

FIGURA 54-9 Colporrafia anterior clássica. **A.** Demonstra-se a incisão inicial na linha média da parede anterior da vagina. **B.** A incisão na linha média é estendida com tesoura. **C.** Dissecção cortante da bexiga da parede vaginal deve ser lateral ao ramo púbico superior, e a base da bexiga deve ser dissecada da cúpula vaginal ou colo do útero até o nível do espaço pré-peritoneal do fundo de saco anterior. **D.** A bexiga foi completamente separada da vagina. **E.** Faz-se a camada de plicatura inicial. **F.** Faz-se a segunda camada de plicatura, que comumente exige maior mobilização da camada muscular da vagina do epitélio vaginal. O ponto mais proximal envolve plicatura do interior da parede da vagina no nível da cúpula vaginal ou na parte superior do colo do útero. **G.** Segunda plicatura completa e corte do excesso de mucosa vaginal. **H.** Fechamento da mucosa vaginal. *(Reimpressa com permissão de Karram MM, Maher CF: Surgical Management of Pelvic Organ Prolapse: Female Pelvic Surgery Video Atlas Series. Philadelphia, Saunders, 2012.)*

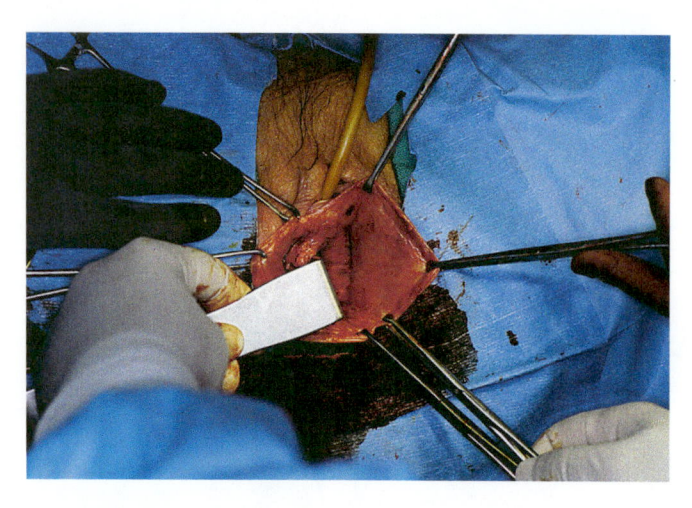

FIGURA 54-10 A dissecção se estendeu à fixação lateral normal da fáscia pubocervical até a parede lateral. Observe a ausência de defeito paravaginal.

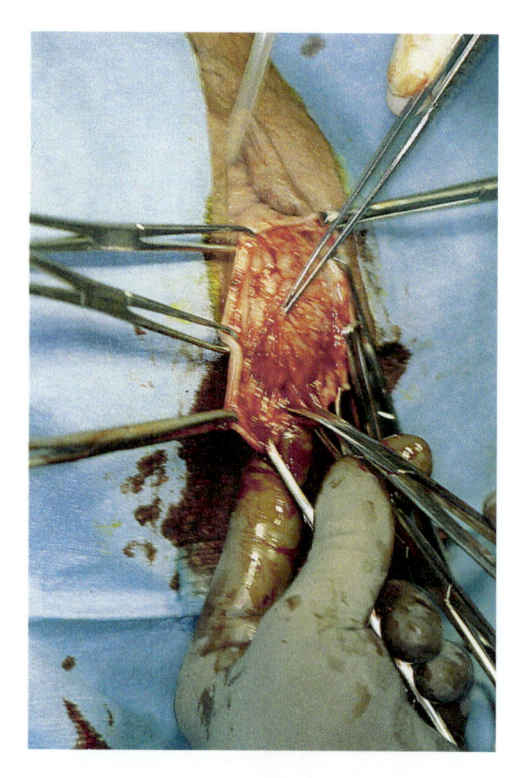

FIGURA 54-11 A dissecção da base da bexiga da cúpula vaginal deve continuar até ser encontrado o espaço pré-peritoneal.

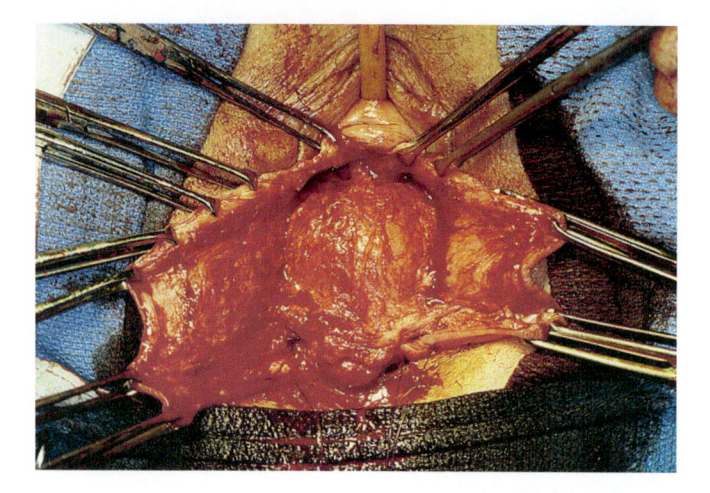

FIGURA 54-12 Está completa a dissecção lateral da cistocele da vagina. Observe que a base da bexiga ainda está aderida à cúpula da vagina.

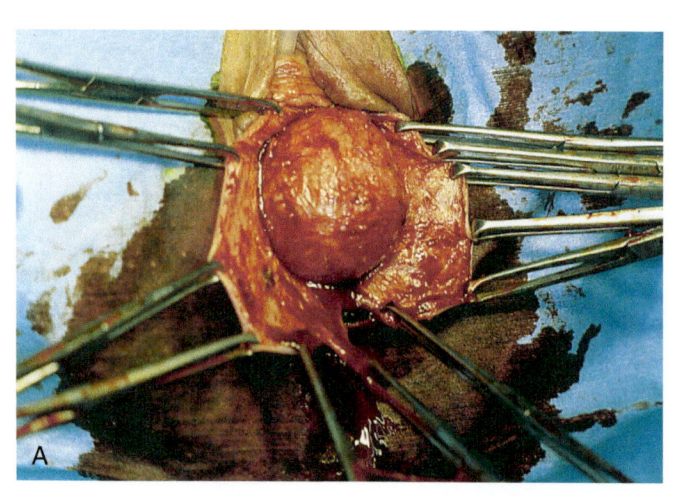

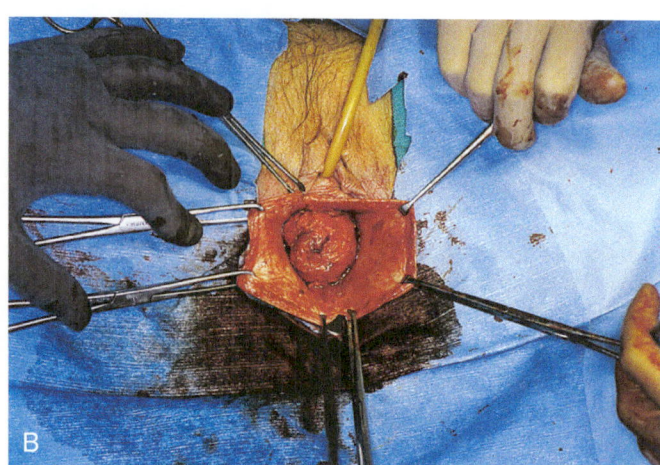

FIGURA 54-13 A e B. Dois exemplos de cistoceles que foram completamente separadas do epitélio vaginal.

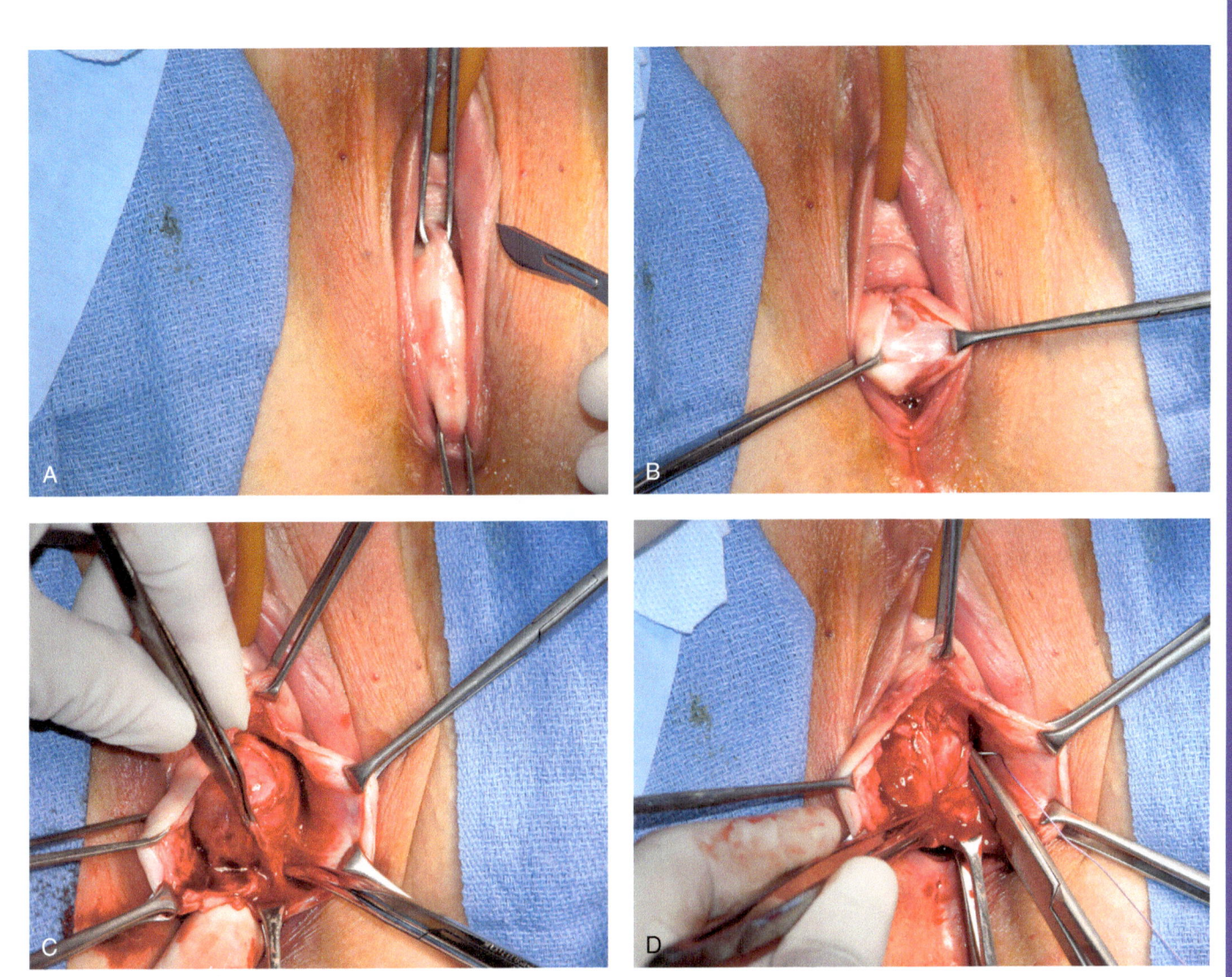

FIGURA 54-14 Colporrafia anterior com plicatura de Kelly em uma paciente com cistocele na linha média isolada e mobilidade do colo vesical. **A.** Incisão na linha média da parede anterior da vagina é feita depois de hidrodissecção. **B.** Demonstrado o plano de dissecção apropriado. **C.** A dissecção ocorreu lateralmente ao nível do ramo púbico inferior; mostra-se aqui a dissecção cortante da base da bexiga do ápice da vagina. **D.** O primeiro ponto de plicatura está sendo feito no nível do colo vesical.

(Continua)

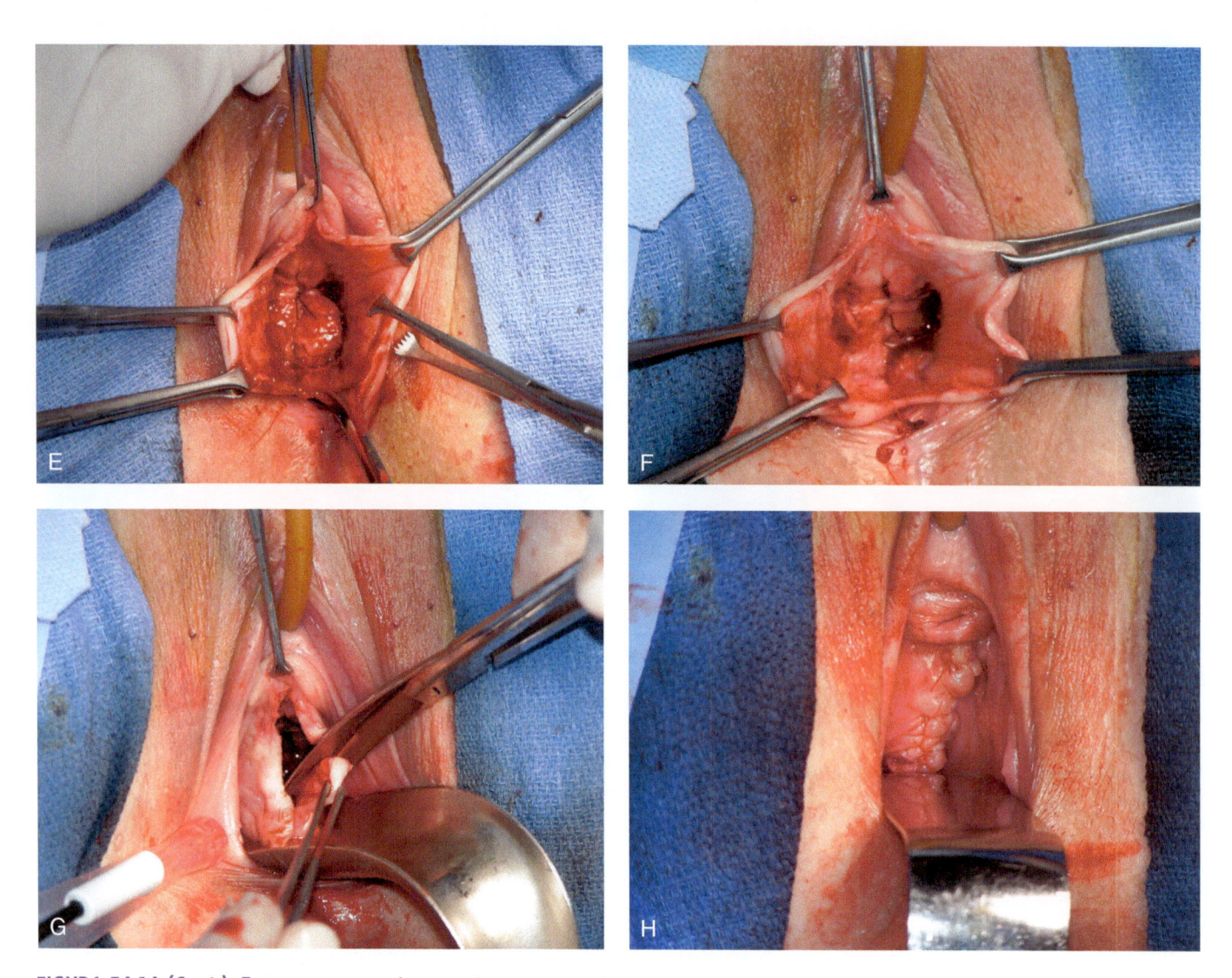

FIGURA 54-14 *(Cont.)* **E.** O primeiro ponto foi amarrado, proporcionando sustentação preferencial à uretra proximal e ao colo vesical (plicatura de Kelly). **F.** Feitos pontos subsequentes, completando a colporrafia anterior. **G.** O excesso de mucosa é aparado. **H.** A parede anterior da vagina é fechada.

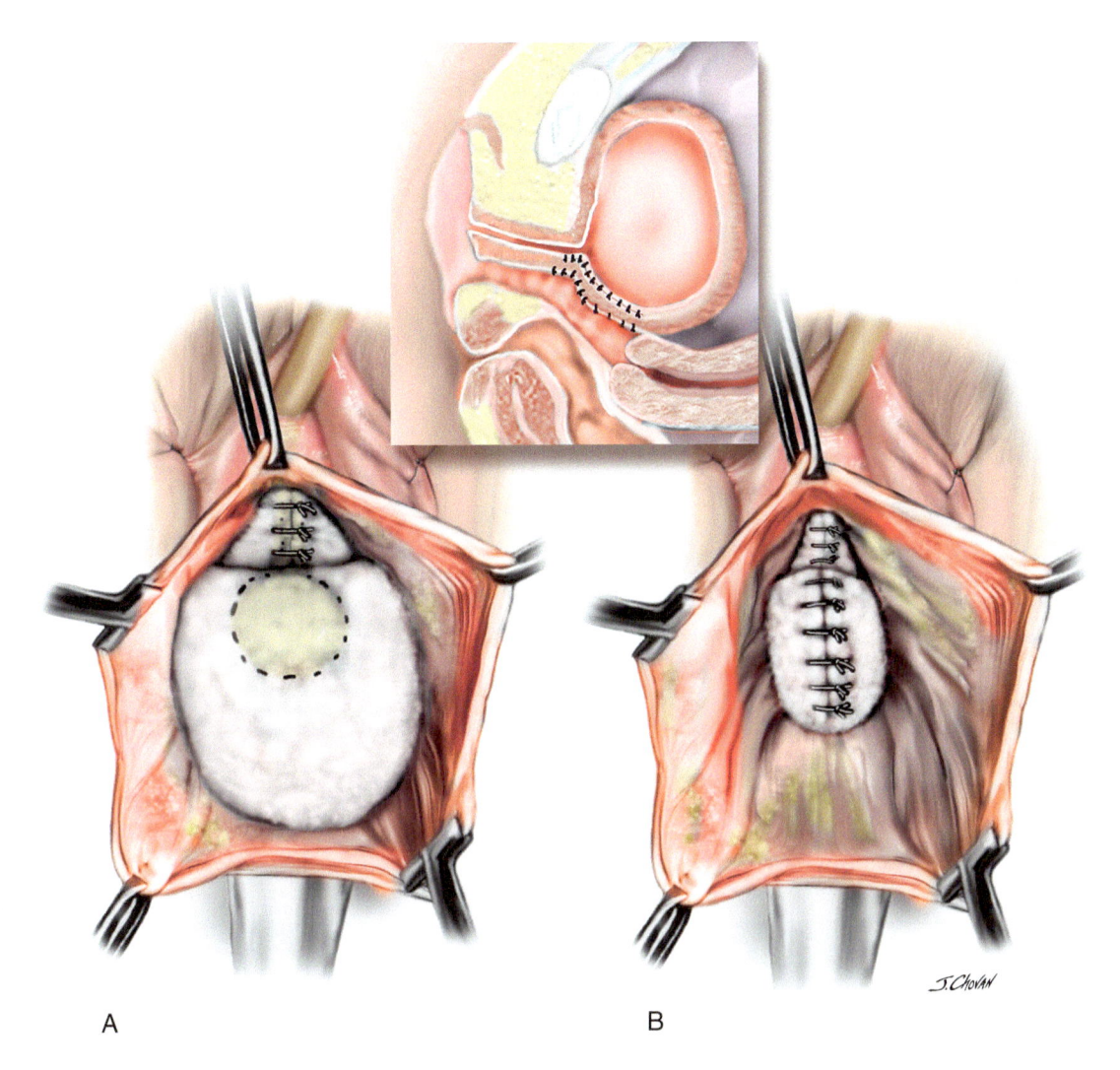

FIGURA 54-15 Colporrafia anterior com plicatura de Kelly-Kennedy. **A.** A mucosa vaginal é aberta e são iniciados os pontos separados sob a uretra. **B.** A colporrafia completa usa plicatura na linha média com pontos separados. A sustentação é fornecida à uretra proximal além daquela fornecida ao colo vesical. *(Reimpressa com permissão de Karram MM, Maher CF: Surgical Management of Pelvic Organ Prolapse: Female Pelvic Surgery Video Atlas Series. Philadelphia, Saunders, 2012.)*

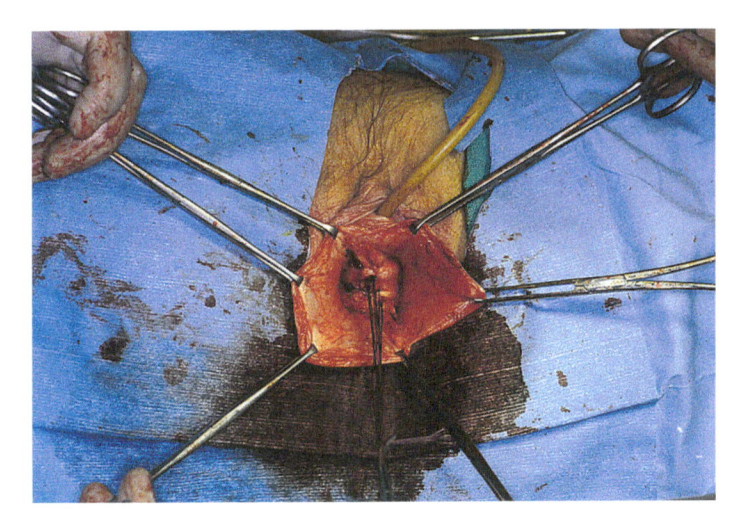

FIGURA 54-16 Sutura da plicatura da base da bexiga feita e amarrada.

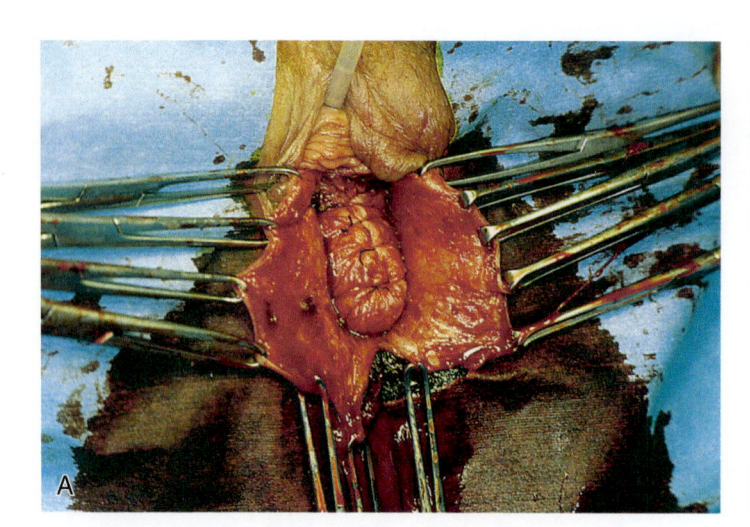

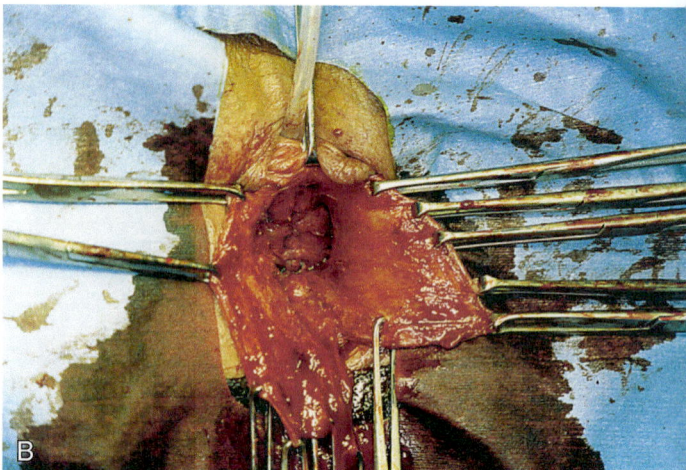

FIGURA 54-17 A. Camada inicial de suturas feita, plicando a cistocele. **B.** Segunda camada de suturas de plicatura completa o reparo da cistocele.

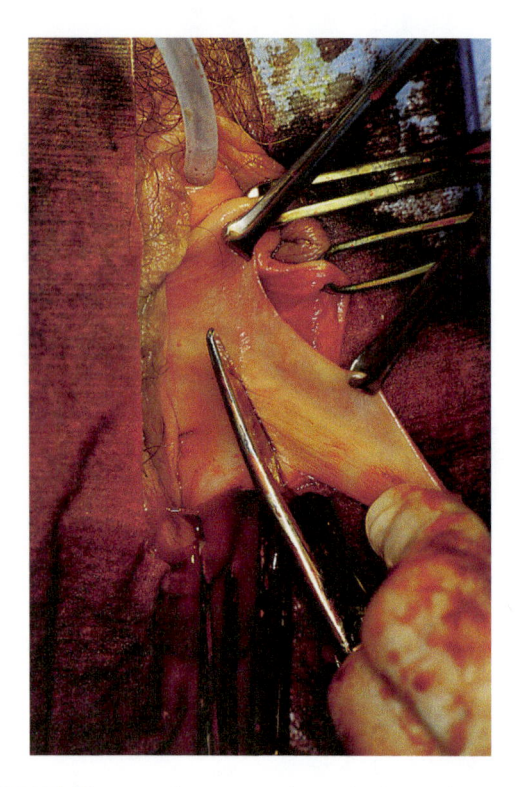

FIGURA 54-18 Removido o excesso de epitélio da parede anterior da vagina.

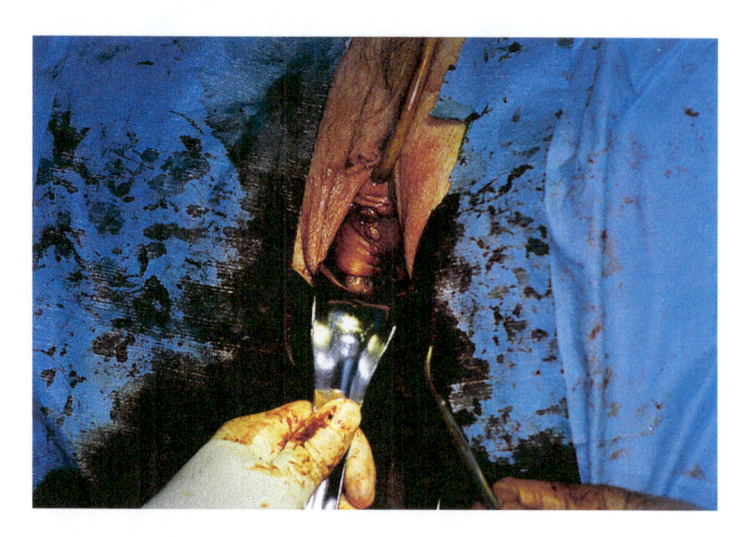

FIGURA 54-19 A parede anterior da vagina é fechada com pontos contínuos ou separados em fio absorvível 3-0.

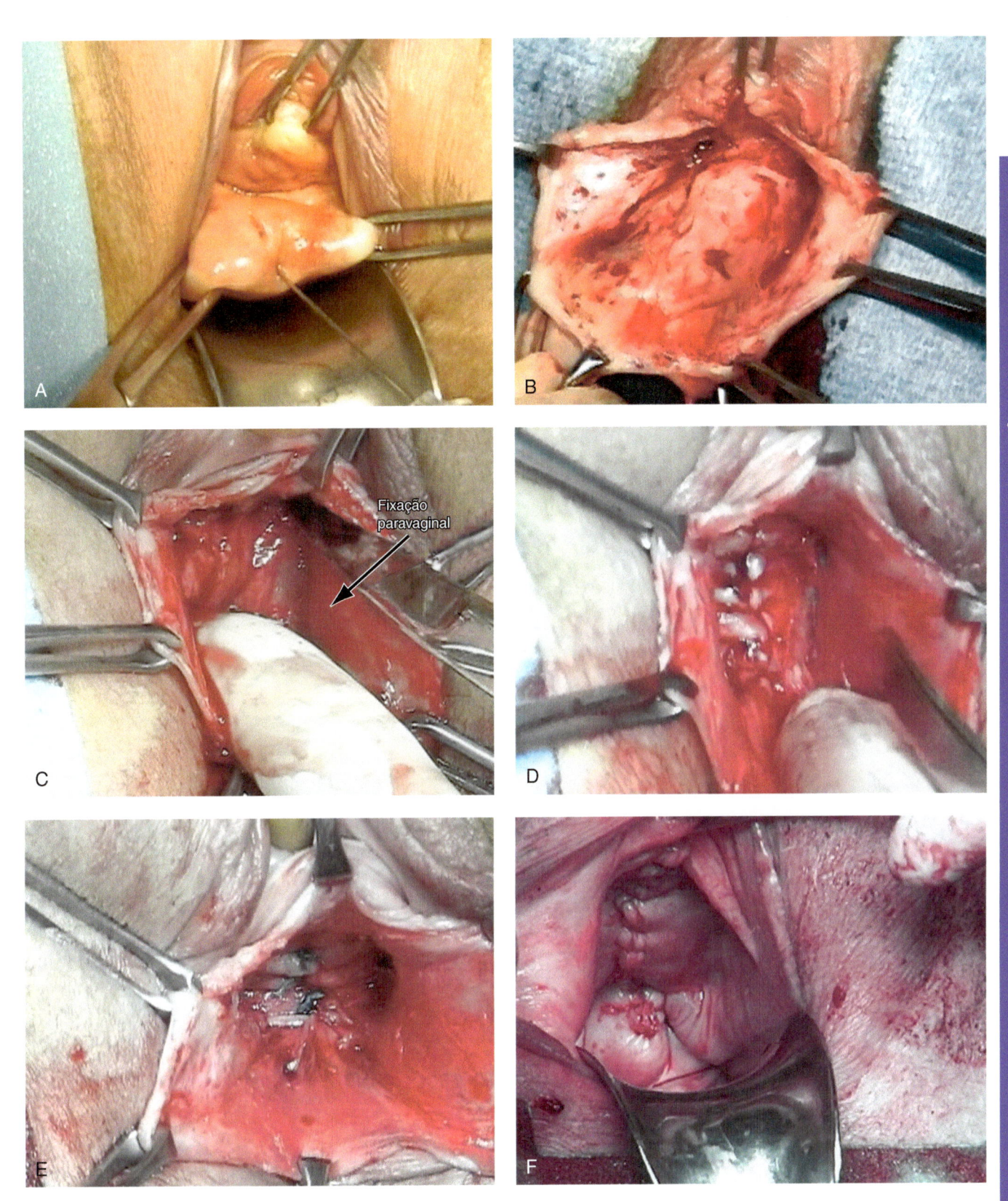

FIGURA 54-20 Técnica de reparo de cistocele na linha média com plicatura de Kelly. **A.** A parede anterior da vagina, nesta paciente pós-histerectomia, é presa com duas pinças Allis e se injeta um agente vasoconstritor para facilitar a dissecção no plano apropriado. **B.** A parede anterior da vagina foi aberta, e a dissecção foi estendida lateralmente a cada lado. De igual modo, observe que a dissecção precisa envolver a separação da base da bexiga da cúpula da vagina. **C.** A dissecção é estendida ao ramo púbico inferior a cada lado. Observe a boa fixação paravaginal, descartando qualquer defeito paravaginal nesta paciente. **D.** A cistocele na linha média foi inicialmente plicada com pontos em fio de absorção tardia. *Nota*: Foram feitas suturas de plicatura no colo vesical uretral proximal para proporcionar sustentação preferencial sobre aquelas feitas na base da bexiga. **E.** A dissecção se estendeu ainda mais lateralmente para facilitar o desenvolvimento de mais fáscia, e uma segunda camada de suturas permanentes é agora usada para completar a plicatura da cistocele de linha média. **F.** Depois de aparada a parede anterior da vagina, esta é fechada com fio de absorção tardia 3-0. Observe a excelente sustentação do segmento anterior na linha média com manutenção de bons sulcos vaginais laterais a cada lado.

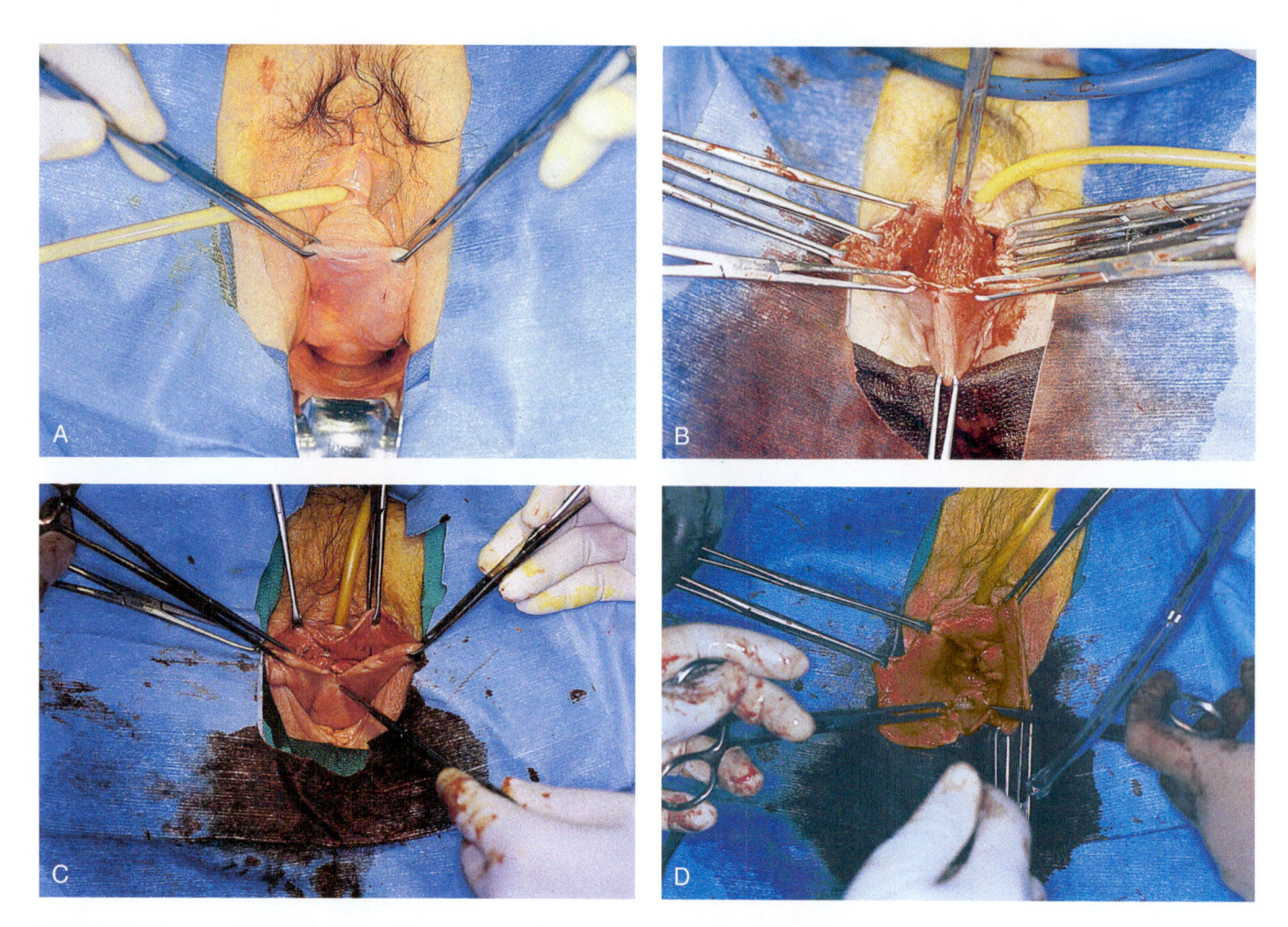

FIGURA 54-21 Reparo combinado de cistocele e enterocele. **A.** Cistocele juntamente com prolapso da cúpula vaginal. **B.** É feita uma incisão na parede anterior da vagina e se observa a localização anatômica da base da bexiga. **C.** Estende-se a incisão vaginal ao longo da suspeita de enterocele. **D.** O prolapso da base da bexiga é plicado, a bolsa da enterocele é separada da base da bexiga e a bolsa peritoneal é aberta.

Reparo Paravaginal de Cistocele

O objetivo de um reparo de defeito paravaginal para prolapso na parede anterior da vagina é reafixar a parte lateral da vagina destacada ao seu lugar normal de fixação no nível do arco tendíneo da fáscia pélvica (linha branca). Isso pode ser efetuado com um acesso vaginal ou retropúbico. Embora, por vezes, um defeito paravaginal seja diagnosticado com acurácia no pré-operatório, muitas vezes é um diagnóstico intraoperatório. Para diagnosticar esse defeito por via transvaginal, é preciso estender o plano de dissecção entre a vagina e a bexiga no trajeto inteiro até o ramo púbico inferior. Quando essa área lateral é alcançada, a fixação precisa ser avaliada subjetivamente. Por vezes, o destacamento completo ficará óbvio, significando que a dissecção lateral levará diretamente ao espaço retropúbico e será visualizada a gordura retropúbica. Por vezes, haverá uma fixação, se bem que fraca, e é preciso decidir se vai ser feito o destacamento completo do tecido para que possa ser fixado novamente de maneira apropriada. Para ser realizado um reparo paravaginal verdadeiro, é preciso haver acesso digital ao espaço retropúbico. A referência mais importante é a palpação da espinha isquiática através do segmento anterior. Uma vez palpada, pode-se geralmente palpar o arco tendíneo da fáscia pélvica movendo-se ao longo da parede lateral pélvica em direção à parte posterior da sínfise.

A preparação para o reparo paravaginal começa como para uma colporrafia anterior. São feitas suturas de marcação na parede anterior da vagina ou a cada lado da junção uretrovesical (identificada fazendo-se tração delicada sobre cateter sonda vesical) e na cúpula vaginal. Se estiver sendo realizada uma culdoplastia, as suturas são feitas, mas não amarradas, até que se complete o reparo paravaginal e se faça o fechamento da parede anterior da vagina. Como para a colporrafia anterior, são criados retalhos vaginais com incisão da vagina na linha média e dissecção da camada muscular vaginal lateralmente. A dissecção é realizada bilateralmente até que seja criado o espaço entre a parede vaginal e o espaço retropúbico. Usa-se divulsão com o dedo indicador do cirurgião para estender esse espaço anteriormente ao longo do ramo púbico, medialmente até a sínfise púbica e lateralmente em direção à espinha isquiática. Se o defeito estiver presente e a dissecção estiver ocorrendo no local apropriado, deve-se entrar facilmente no espaço retropúbico, visualizando a gordura retropúbica. A espinha isquiática então pode ser palpada a cada lado. O arco tendíneo da fáscia pélvica, saindo da espinha, pode ser seguido até a parte posterior da sínfise. Depois de se completar a dissecção, pode-se realizar a plicatura da linha média da camada muscular vaginal nesse ponto ou depois de feitas e amarradas as suturas paravaginais. Na parede pélvica lateral, o músculo obturador interno e o arco tendíneo da fáscia pélvica são identificados por palpação e depois por visualização. A retração da bexiga e da uretra medialmente é mais bem efetuada com um afastador Breisky-Navratil, e a retração posterior é feita com um dispositivo de aspiração iluminado. Faz-se uma sutura com fio de absorção tardia através da linha branca imediatamente anterior à espinha isquiática. Se a linha branca não for visualizada, se estiver destacada da parede pélvica ou se clinicamente se achar que não é resistente, então a sutura deve entrar na fáscia sobre o músculo obturador interno. A realização de suturas subsequentes é facilitada pela tensão na primeira sutura. Faz-se uma série de quatro a seis suturas, e estas são mantidas ao longo da linha branca até o nível da junção uretrovesical. Iniciando com a sutura mais anterior, o cirurgião pega a borda do tecido periuretral (muscular vaginal ou fáscia pubocervical) no nível da junção uretrovesical e depois o tecido da superfície inferior do retalho vaginal no local previamente marcado. As suturas subsequentes se dirigem posteriormente até o último ponto mais próximo da espinha isquiática estar fixado à superfície inferior da vagina no local das suturas de marcação feitas na cúpula vaginal. Os pontos na parede vaginal precisam ser feitos cuidadosamente para oferecer tecido adequado para subsequente fechamento vaginal na linha média. Depois de todos os pontos serem feitos em um lado, o mesmo procedimento é executado no outro lado. Os pontos são então amarrados em ordem desde a uretra até a cúpula, alternando de um lado ao outro. Esse reparo é um fechamento em três pontos entre o epitélio vaginal, a camada muscular vaginal, a fáscia endopélvica (fásica pubocervical) e a parede lateral da pelve no nível do arco tendíneo da fáscia pélvica. É necessária aproximação de tecido com tecido entre essas estruturas. É preciso evitar pontes de sutura, planejando cuidadosamente a realização das suturas. O tecido vaginal não deve ser aparado até que todos pontos estejam amarrados. Como foi previamente afirmado, se ainda não realizado, a camada muscular vaginal pode então ser plicada na linha média, se necessário, com vários pontos separados. Os retalhos vaginais são então aparados e fechados com uma sutura contínua em fio de absorção tardia. A Figura 54-22 ilustra passo a passo o procedimento inteiro de um reparo paravaginal em três pontos. Também podem ser usadas outras técnicas utilizadas para acesso a um defeito paravaginal. Elas se tornam então um fechamento em dois pontos, no qual a fáscia destacada é suturada diretamente na linha branca ou na fáscia acima do músculo obturador interno (Fig. 54-23). Se a sustentação paravaginal simplesmente precisar ser fortalecida ou se o cirurgião não desejar entrar inteiramente no espaço retropúbico para expor o arco, pode-se realizar um fechamento em dois pontos modificado, no qual a fáscia é suturada à parte superior da parede anterior da vagina (Fig. 54-24). Essa técnica fortalece a sustentação lateral da bexiga, mas não recria o sulco vaginal lateral normal porque a fáscia e a vagina não são fixadas novamente à linha branca ou à fáscia do obturador interno. Alguns cirurgiões incluem de rotina o revestimento interno da parede vaginal durante a colporrafia anterior tradicional (Fig. 54-25). Embora isso feche qualquer defeito paravaginal, comumente resultará em um segmento anterior com cicatriz e volume reduzido.

O texto continua na página 622.

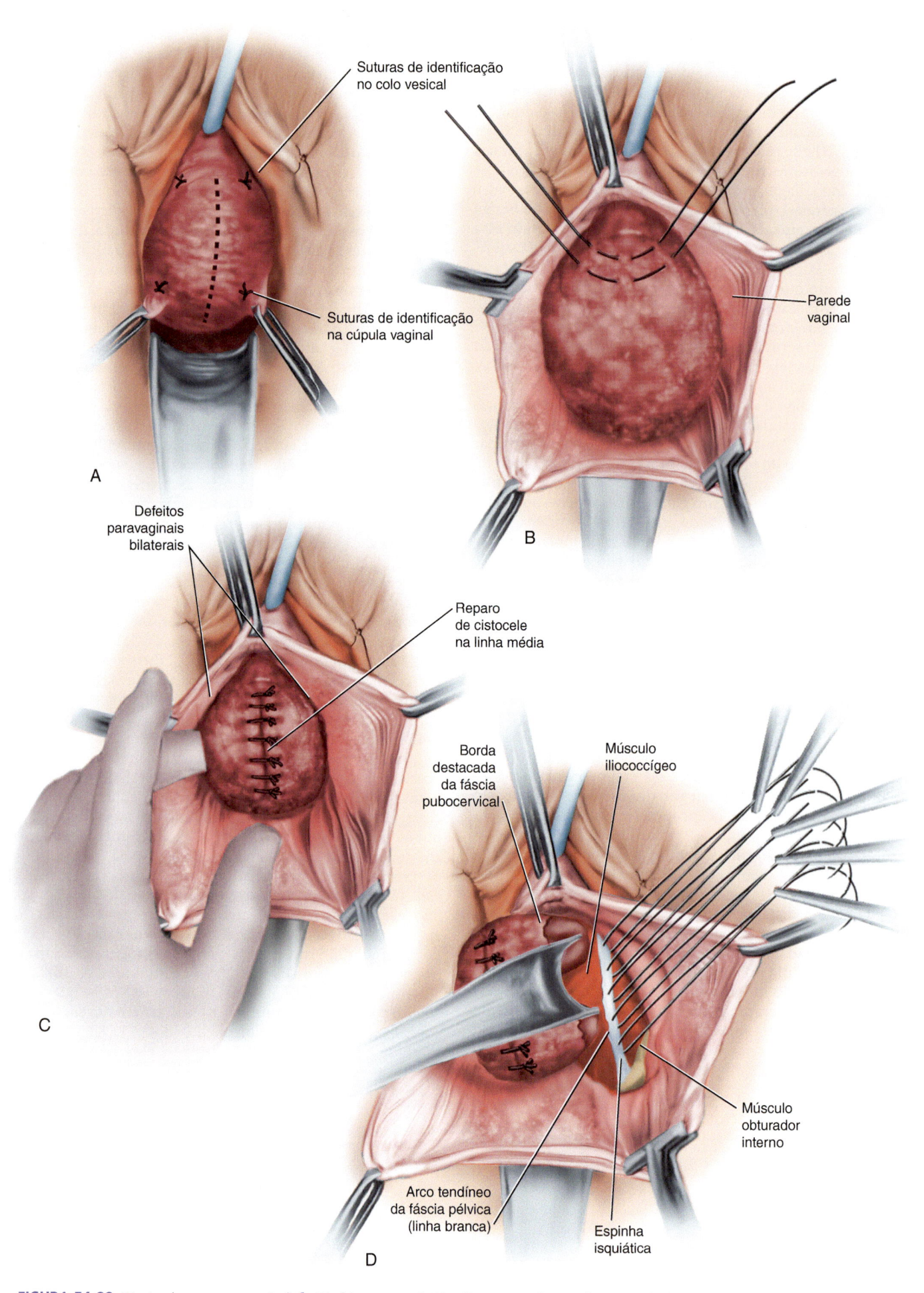

FIGURA 54-22 Técnica de reparo paravaginal. **A.** São feitas suturas de identificação no colo vesical e na cúpula da vagina. Faz-se uma incisão na linha média da parede anterior da vagina. **B.** A bexiga é dissecada lateralmente e separada da cúpula vaginal. Realiza-se plicatura na linha média. **C.** Completa-se a plicatura na linha média; estão presentes óbvios defeitos paravaginais bilaterais. **D.** A bexiga é afastada medialmente e numerosas suturas atravessam o arco tendíneo da fáscia pélvica (linha branca).

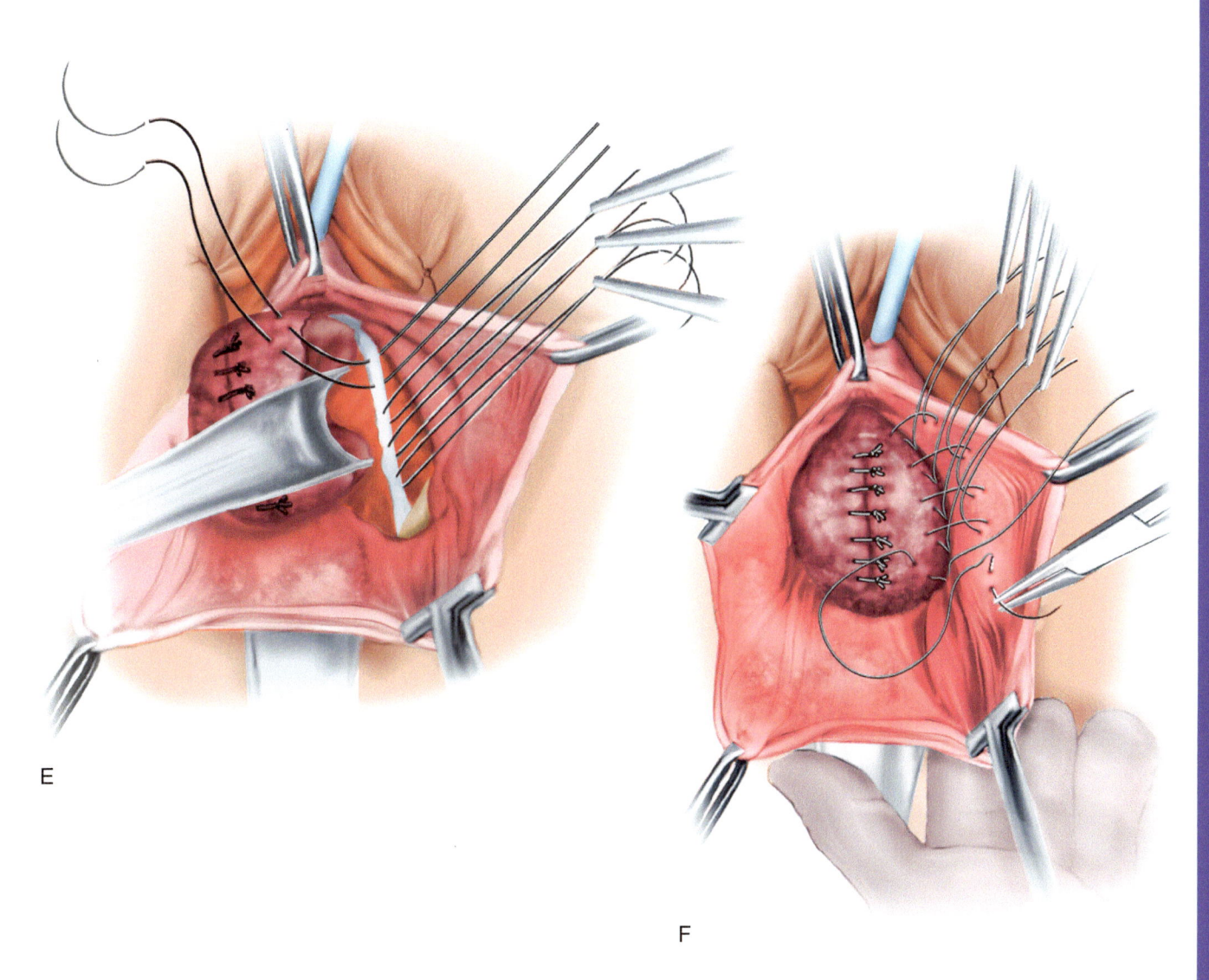

FIGURA 54-22 *(Cont.)* E. Suturas atravessam a fáscia pubocervical ou endopélvica destacada. **F.** Suturas atravessam a parte inferior da parede vaginal, assim completando o fechamento em três pontos.

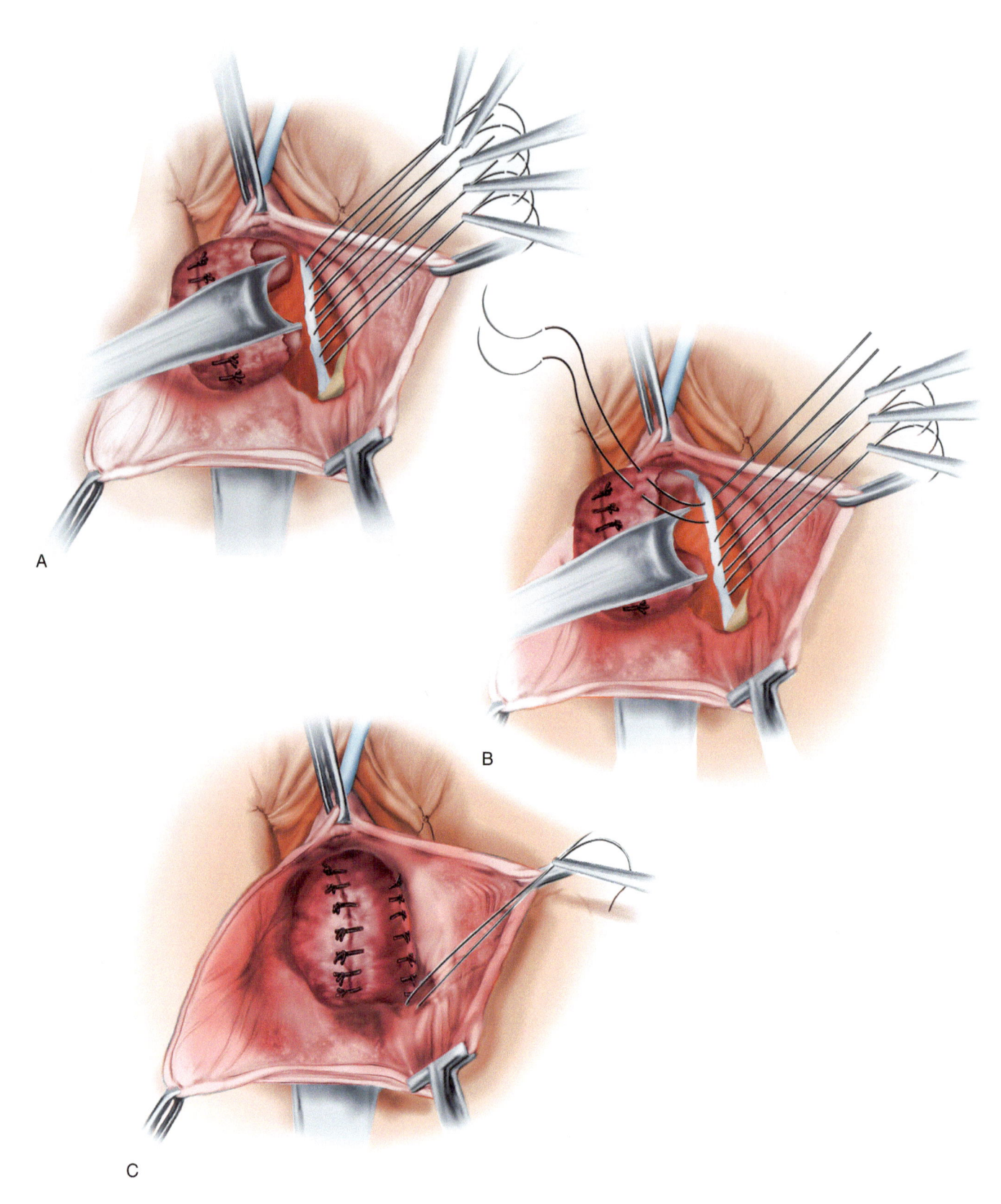

FIGURA 54-23 A a C. Técnica de dois pontos para reparo de defeito paravaginal, na qual a fáscia destacada é suturada diretamente no arco tendíneo da fáscia pélvica, ou linha branca. Observe que, diferentemente do fechamento em três pontos, o interior da parede vaginal não é incluído neste reparo.

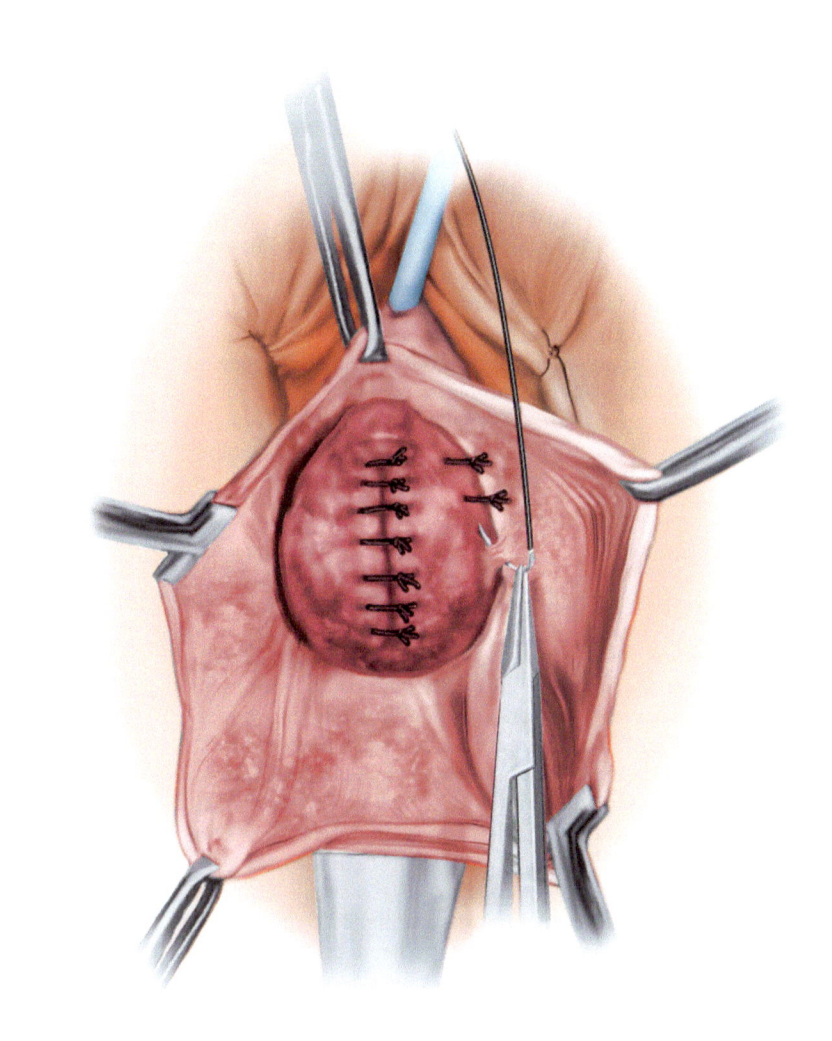

FIGURA 54-24 Técnica de reparo vaginal-paravaginal em dois pontos, no qual a borda lateral da fáscia destacada é suturada na parte superior da parede anterior da vagina. Observe que esta técnica não exige entrada completa no espaço retropúbico ou visualização e identificação da fáscia obturatória interna e do arco tendíneo da fáscia pélvica.

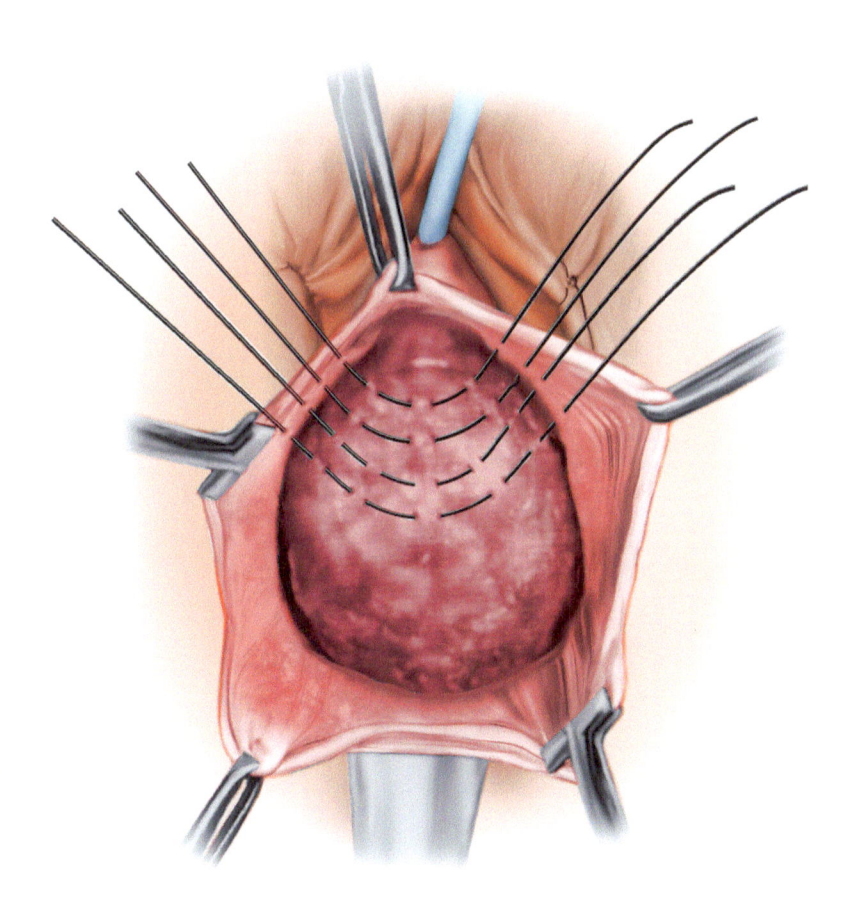

FIGURA 54-25 Técnica de colporrafia anterior simples, na qual o interior da parede anterior da vagina é incluído nos pontos de plicatura. Observe que esta técnica não restaurará o sulco vaginal anterolateral e pode resultar em estreitamento e cicatriz em um segmento vaginal anterior.

Defeitos da Parede Posterior da Vagina

Os defeitos do assoalho pélvico posterior incluem vários transtornos da sustentação e defeitos anatômicos do esfíncter anal. Essas variadas anormalidades podem ser assintomáticas, criar sintomas tradicionais de prolapso ou resultar em vários desarranjos funcionais. O prolapso da parede posterior da vagina coexiste com o prolapso anterior ou apical em até 50% das pacientes. Vários tipos de prolapso da parede posterior incluem enterocele posterior, retocele, sigmoidocele e descenso perineal (Fig. 54-26). Embora esses vários defeitos possam ocorrer isoladamente, comumente ocorrem associados. Defeitos no esfíncter externo do ânus, que anatomicamente compõe uma parte significativa do períneo, podem contribuir para um períneo aberto e também podem contribuir para incontinência de gases, fezes líquidas ou sólidas.

Reparo Vaginal de Enterocele

Até recentemente, a anatomia do fundo de saco e sua relação com a formação de enterocele não eram bem compreendidas. Depois de histerectomia, a cúpula vaginal deveria ser suspensa ou fixada novamente aos ligamentos cardinal e uterossacros. As enteroceles se desenvolvem quando as fáscias pubocervical e retovaginal se separam, permitindo que a bolsa peritoneal com seu conteúdo faça protrusão através do defeito de fáscia (Fig. 54-27). Desse modo, por definição, ocorre uma enterocele quando o peritônio entra em contato direto com o epitélio vaginal sem fáscia interposta. Em uma mulher cujo útero esteja presente, as enteroceles comumente ocorrem posteriormente ao colo e anteriormente ao reto. Depois de histerectomia, as enteroceles podem ocorrer anteriormente à cúpula vaginal. Nas enteroceles apicais, a fáscia pubocervical anteriormente e a fáscia retovaginal posteriormente se separam na cúpula. Uma enterocele anterior é um raro defeito na sustentação da parte transversa da fáscia pubocervical na cúpula vaginal e não deve ser confundida com uma cistocele. A bolsa peritoneal, juntamente com seu conteúdo intra-abdominal, hérnia anteriormente à cúpula e posteriormente à base da bexiga. Uma enterocele posterior é um defeito na parte superior ou transversa da fáscia retovaginal no qual a bolsa peritoneal com seu conteúdo intra-abdominal hérnia anteriormente ao reto, mas posteriormente à cúpula vaginal.

Como uma enterocele é uma hérnia verdadeira, é melhor fazer o reparo identificando o defeito na fáscia, dissecando e removendo a bolsa peritoneal, reduzindo o conteúdo intra-abdominal e fechando o defeito. A técnica vaginal de reparo de enterocele envolve colocar a paciente na posição de litotomia dorsal. A bexiga deve ser sondada antes da primeira incisão. A vagina acima da enterocele é presa com pinças Allis, e os limites do defeito são visualizados (Figs. 54-28 e 54-29A). Faz-se uma incisão na linha média através do epitélio vaginal acima da enterocele (Fig. 54-29A). O epitélio vaginal é dissecado de maneira cortante e afastado da bolsa da enterocele, sendo esta completamente mobilizada até seu colo (Figs. 54-29 até 54-32). Isso pode envolver mobilização da hérnia da bexiga (Fig. 54-33), bem como mobilização da bolsa peritoneal da parede anterior do reto (Figs. 54-32 e 54-34). Quando é difícil distinguir uma bolsa de enterocele do reto, a diferenciação é auxiliada por um exame retal com dissecção simultânea da bolsa da enterocele, separando-a da parede retal anterior (Fig. 54-35). Nessa situação, a colocação de uma sonda na bexiga ou a transiluminação com um cistoscópio pode ter utilidade. Depois da dissecção da bolsa da enterocele da vagina e do reto, a bolsa é tracionada com duas pinças Allis e é penetrada de maneira cortante (Figs. 54-32 a 54-37). A bolsa da enterocele é explorada digitalmente para se assegurar que não esteja presente intestino delgado ou aderências de omento. O método de fechamento do defeito depende de estar indicado um procedimento de suspensão da cúpula da vagina e, se assim for, de qual tipo vai ser realizado. Se existir um comprimento vaginal adequado e não for necessário um procedimento de suspensão, pode-se usar sutura em bolsa de tabaco incorporando as partes distais dos ligamentos uterossacros para fechar o defeito (Fig. 54-30). A reconstrução da fáscia é efetuada por reaproximação da vagina com sua fáscia subjacente. No entanto, se for necessária suspensão da cúpula vaginal, então o defeito é fechado como parte do procedimento de suspensão. Se for realizada suspensão sacrospinal ou ileococcígea, a enterocele é fechada com uma sutura em bolsa de tabaco e entra no espaço pararretal lateralmente à bolsa da enterocele para permitir acesso a essas estruturas.

O texto continua na página 634.

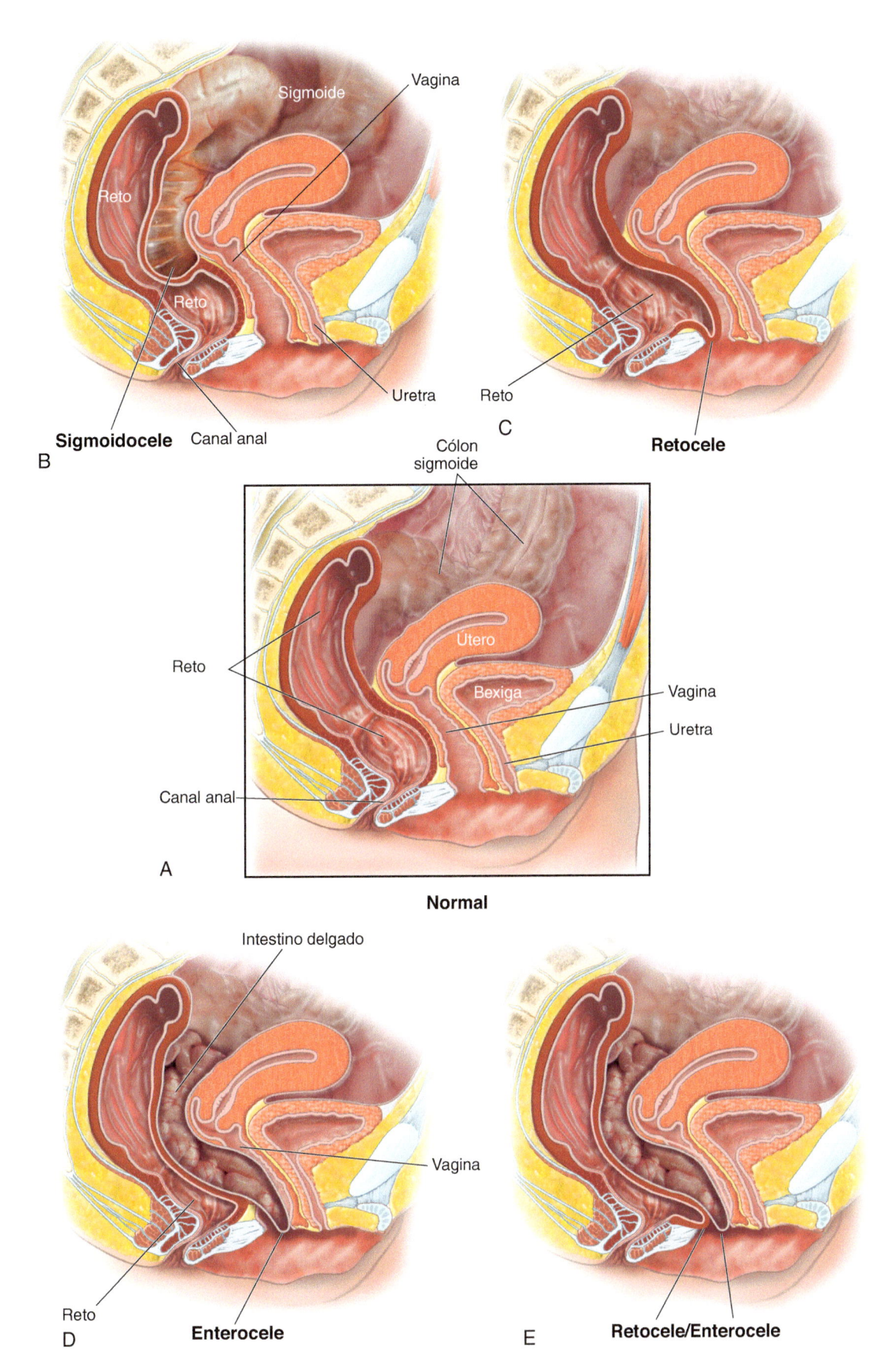

FIGURA 54-26 Diferentes tipos de prolapso de assoalho pélvico posterior. **A.** Anatomia normal. **B.** Sigmoidocele, um tipo raro de prolapso que simula retocele ou enterocele alta. **C.** Retocele isolada. **D.** Enterocele isolada. **E.** Retocele e enterocele associadas. *(Extraída de Hull TL: Posterior pelvic floor abnormalities. In Karram M, editor: Female Pelvic Surgery Video Atlas Series. Philadelphia, Elsevier, 2011.)*

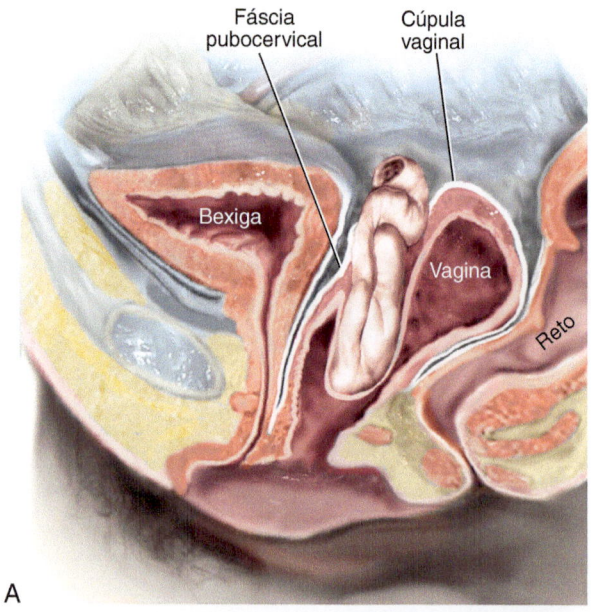

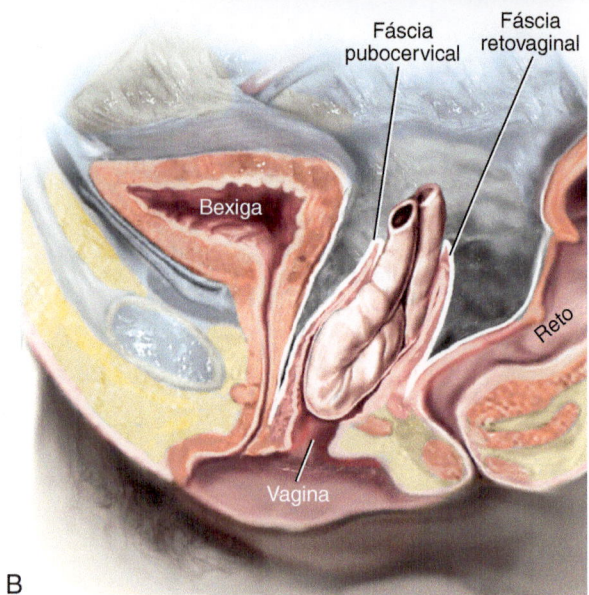

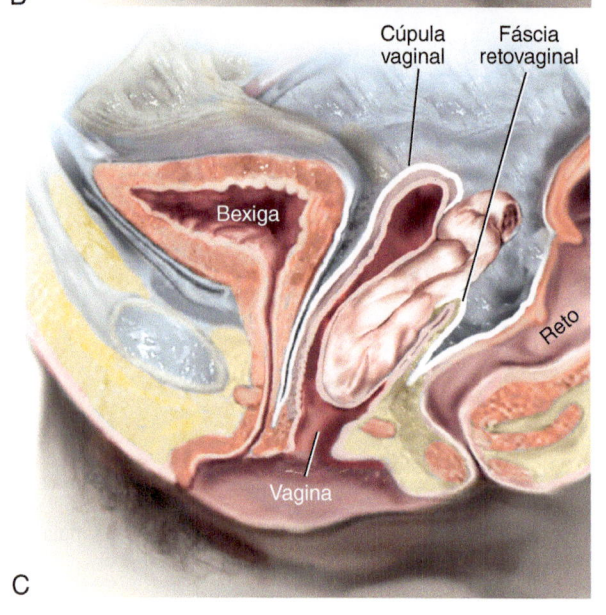

FIGURA 54-27 Corte transversal do assoalho pélvico mostra várias localizações anatômicas de enteroceles. **A.** Enterocele anterior – defeito na fáscia pubocervical perto de sua fixação na cúpula da vagina. A bolsa peritoneal com seu conteúdo faz protrusão anterior à cúpula vaginal. **B.** Enterocele apical – defeito no ápice vaginal; a bolsa peritoneal faz protrusão entre a fáscia pubocervical anterior e a fáscia retovaginal posteriormente. **C.** Enterocele posterior – defeito posterior até a cúpula vaginal. A bolsa peritoneal faz protrusão através do defeito na fáscia retovaginal, posteriormente à cúpula vaginal. *(Modificada de Walters MD, Karram MM, editors: Urogynecology and Reconstructive Pelvic Surgery, ed 3. Philadelphia, Elsevier, 2007.)*

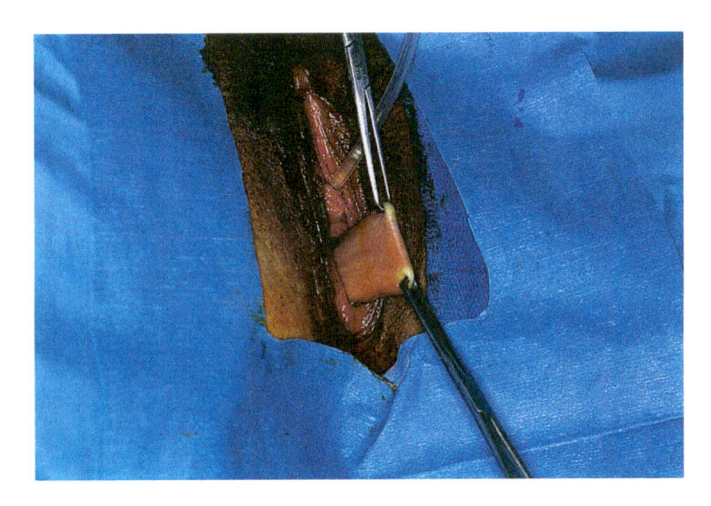

CAPÍTULO 54   Reparo Vaginal de Cistocele, Retocele e Enterocele com Tecido Nativo   625

FIGURA 54-28 Enterocele posterior alta. Pinças Allis tracionam a parte mais prolapsada da enterocele. Nesta paciente a cúpula vaginal, a parede anterior da vagina e a parede posterior da vagina distal estão bem sustentadas. Esta representa uma enterocele posterior alta isolada.

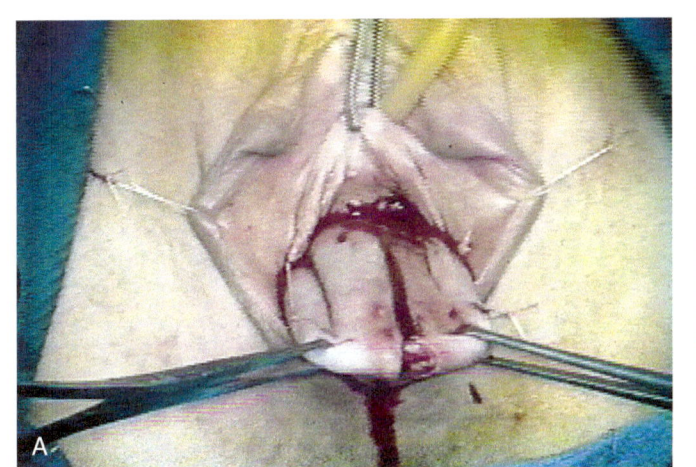

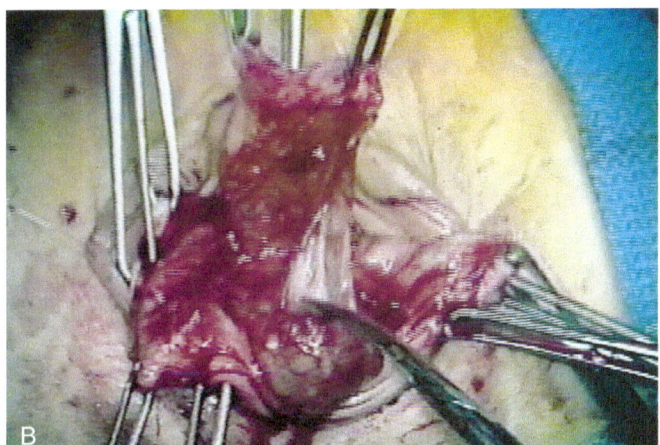

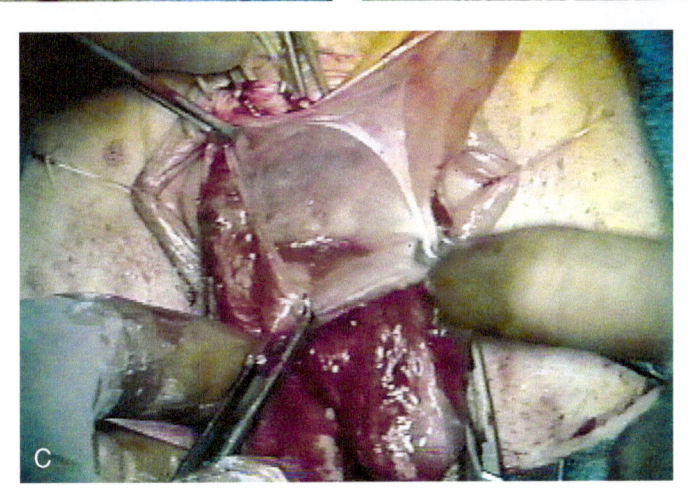

FIGURA 54-29 Grande enterocele associada a um prolapso da cúpula vaginal. **A.** A incisão na linha média da parede posterior da vagina se estende da borda proximal da fáscia pubocervical à borda proximal da fáscia retovaginal. **B.** Usa-se dissecção cortante para separar a bolsa da enterocele da parede retal anterior. **C.** A bolsa da enterocele foi removida até seu colo.

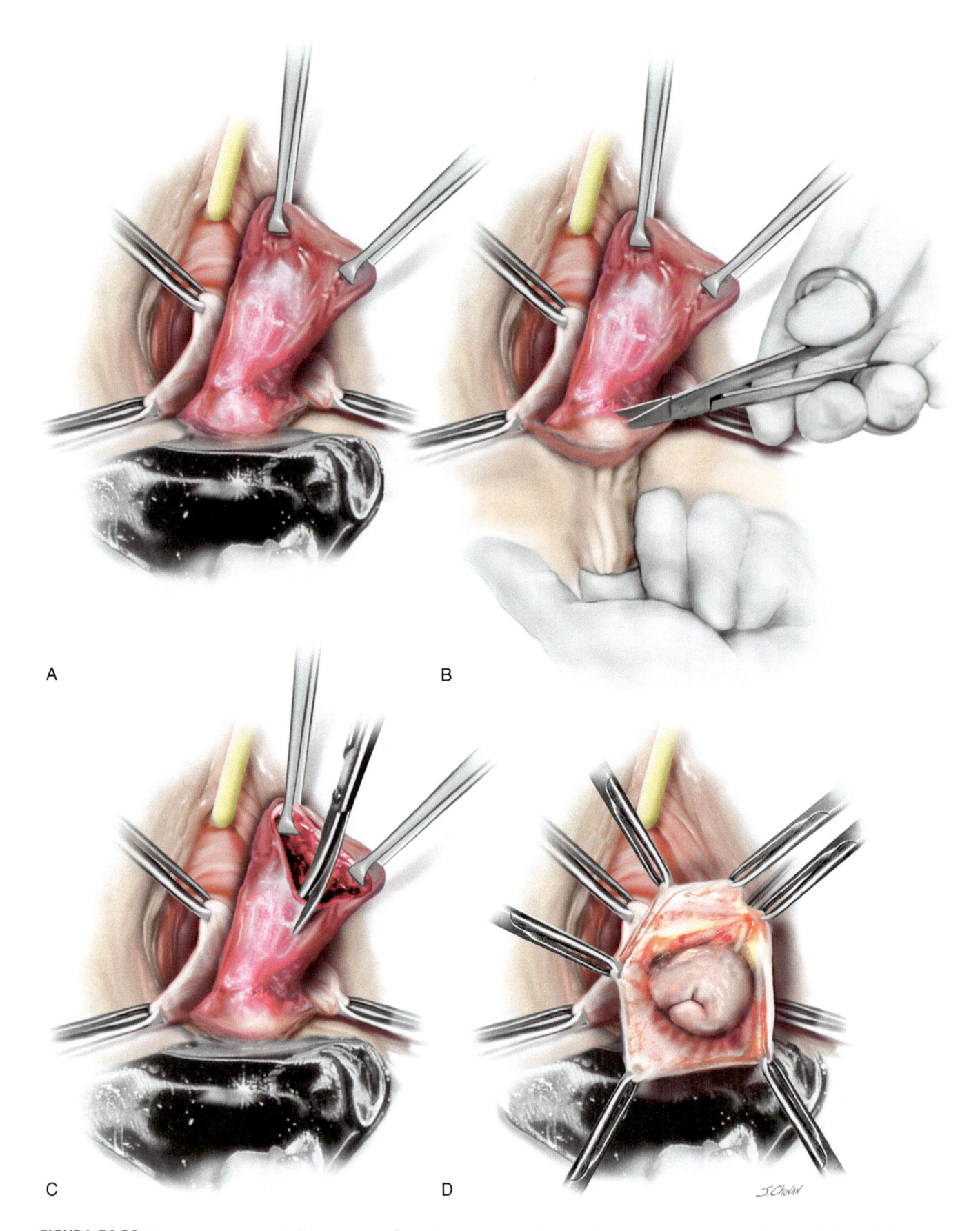

FIGURA 54-30 Dissecção e reparo vaginal de enterocele. **A.** A bolsa da enterocele foi completamente separada do epitélio vaginal. **B.** Um dedo no reto facilita a dissecção cortante da bolsa da enterocele, separando-a da parede anterior do reto. **C.** Entra-se na bolsa da enterocele de maneira cortante. **D.** O peritônio foi removido, e o fundo de saco está exposto. *(Reimpressa com permissão de Karram MM, Maher CF: Surgical Management of Pelvic Organ Prolapse: Female Pelvic Surgery Video Atlas Series. Philadelphia, Saunders, 2012.)*

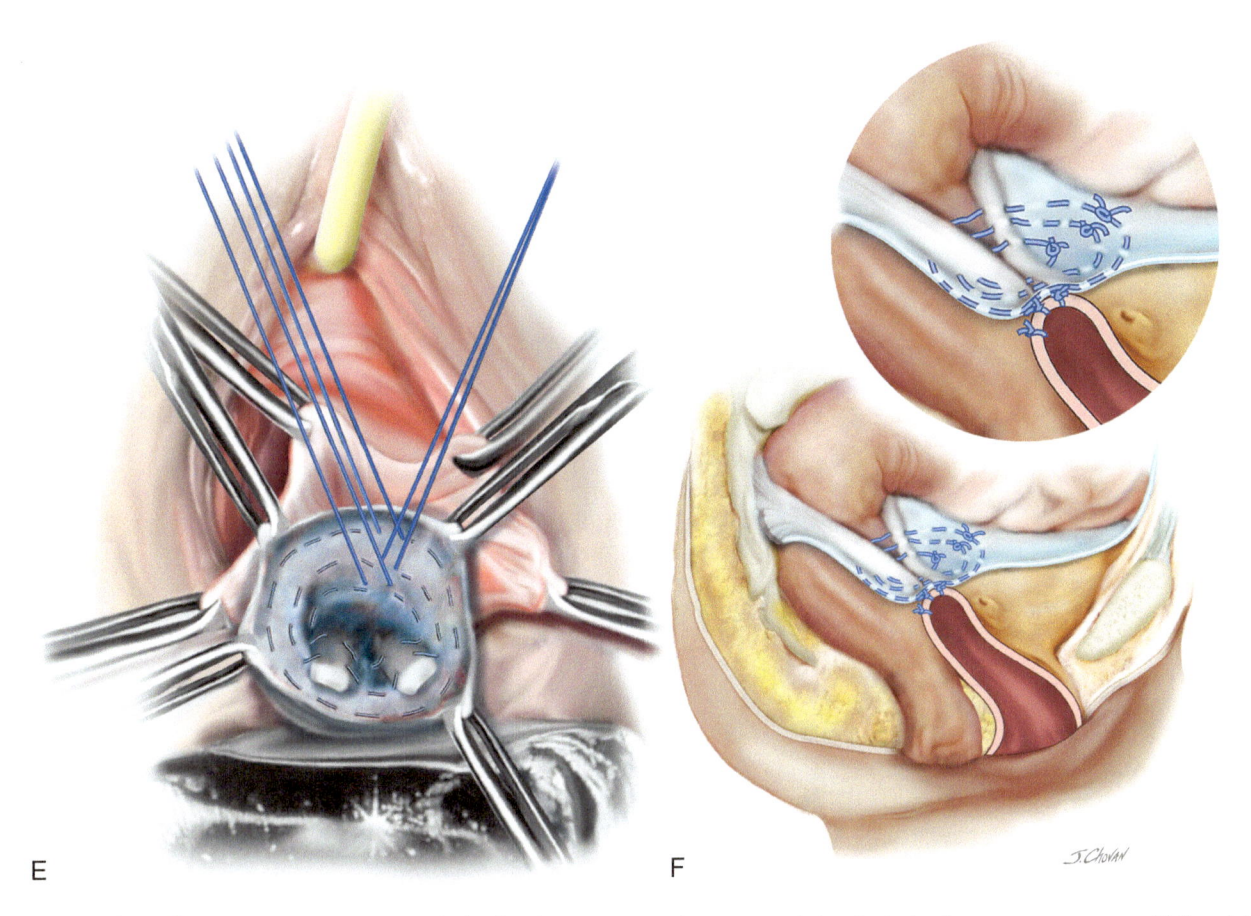

CAPÍTULO 54 Reparo Vaginal de Cistocele, Retocele e Enterocele com Tecido Nativo 627

FIGURA 54-30 *(Cont.)* **E.** Uma série de suturas em bolsa de tabaco incorporando as extremidades distais dos ligamentos uterossacros é feita próximo do defeito em seu colo. **F.** O ápice vaginal é fixado aos ligamentos uterossacros plicados. *(Modificada de Walters MD, Karram MM, editors: Urogynecology and Reconstructive Pelvic Surgery, ed 3. Philadelphia, Elsevier, 2007.)*

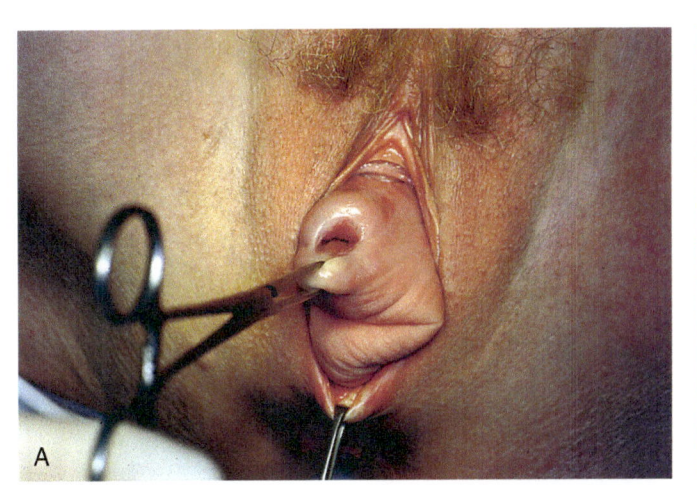

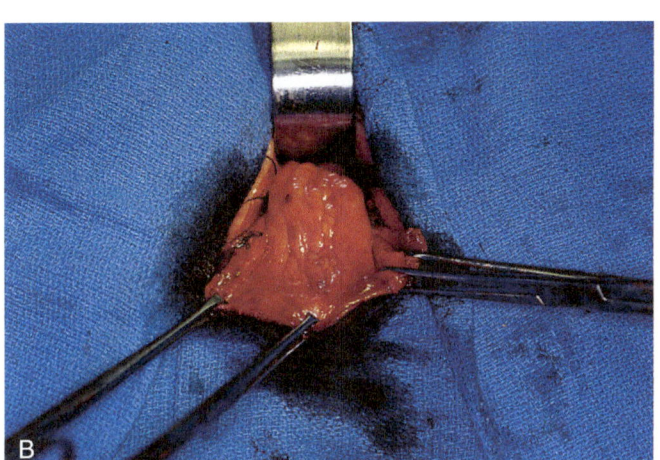

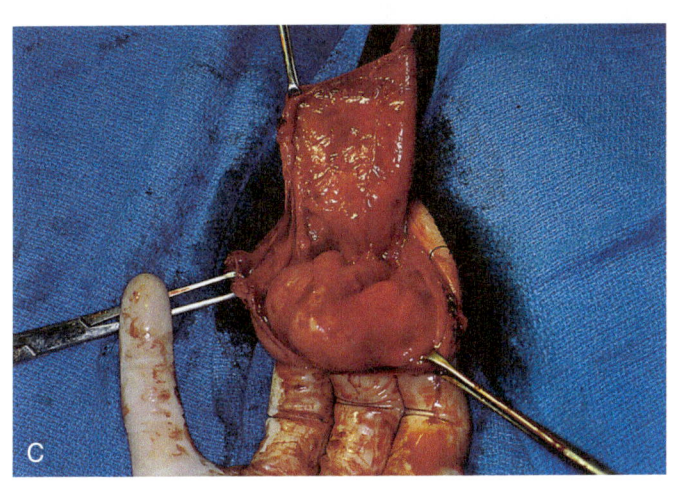

FIGURA 54-31 A. Prolapso uterino completo com grande enterocele. **B.** O útero foi removido; observe o prolapso completo da cúpula vaginal com uma grande enterocele. **C.** A bolsa da enterocele é dissecada de maneira cortante, sendo separada da parede posterior da vagina até o nível do colo da hérnia.

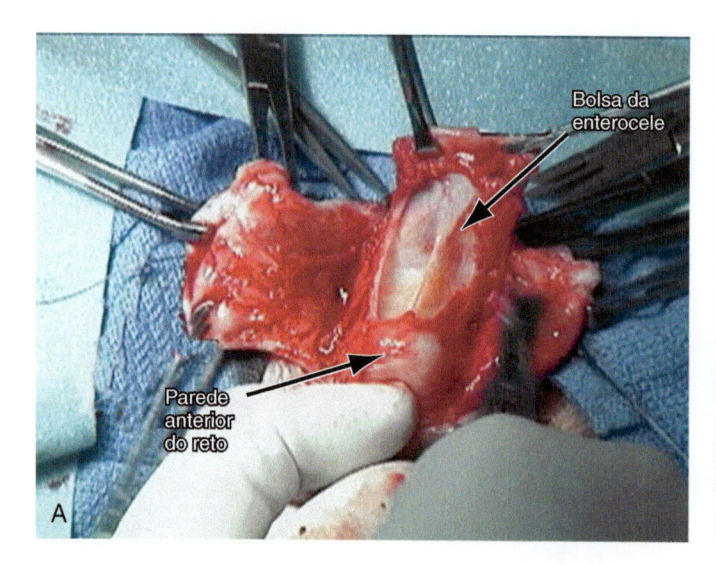

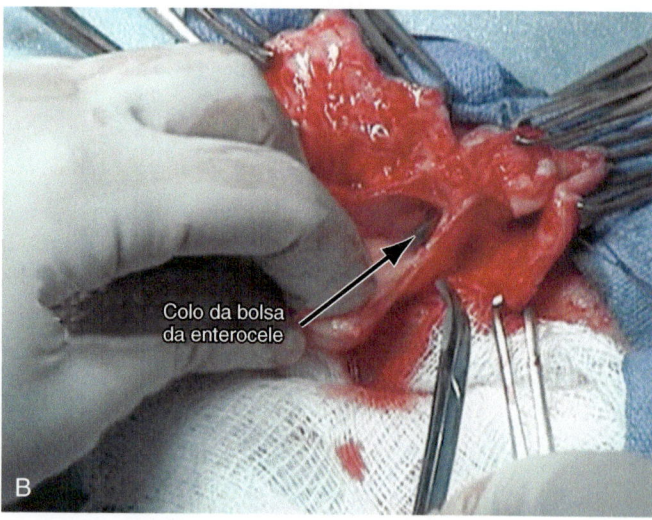

FIGURA 54-32 A. Observe que a enterocele posterior é identificada com um dedo no reto, e a bolsa da enterocele foi mobilizada da parede anterior do reto. **B.** Entra-se na bolsa da enterocele com instrumento cortante, e o colo da enterocele é identificado.

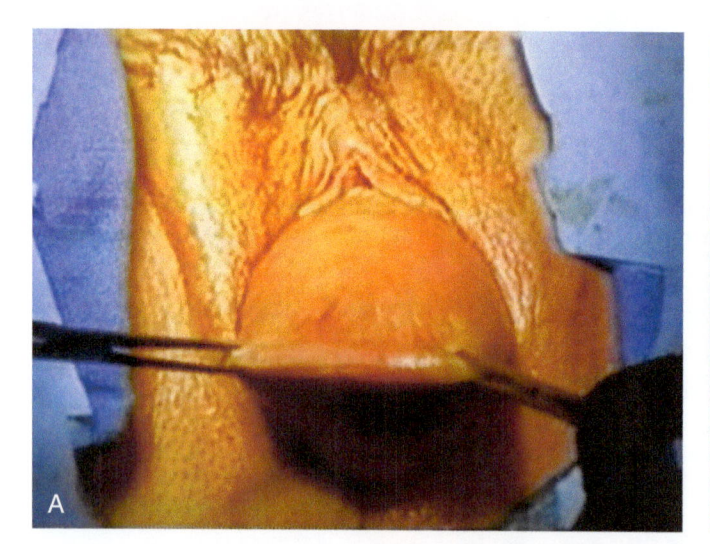

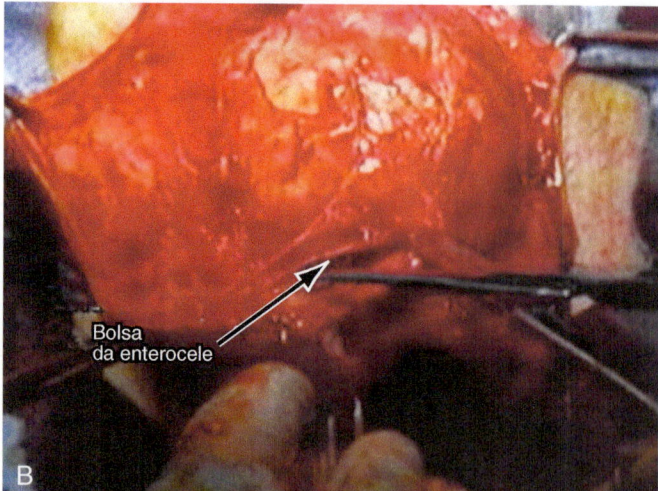

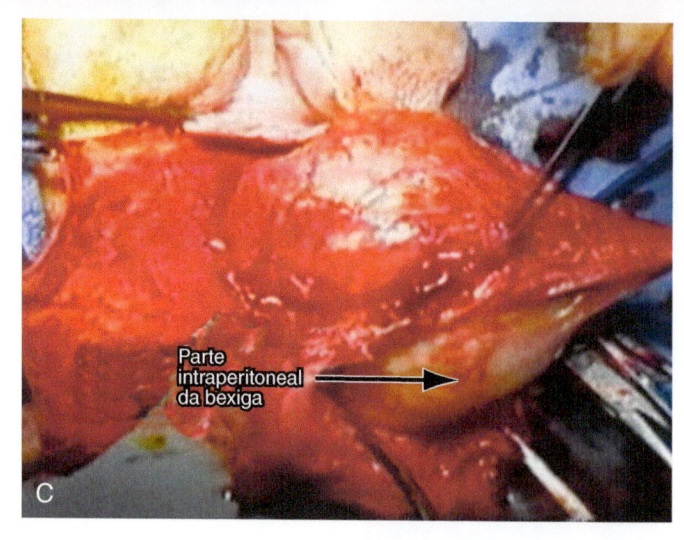

FIGURA 54-33 A. Observe a eversão completa da cúpula vaginal secundária a uma grande enterocele e cistocele. **B.** As pinças Allis estão presas ao ápice da vagina. **C.** A parede anterior da vagina foi dissecada da cistocele subjacente. Na base da cistocele ou no ápice da vagina, identifica-se a bolsa da enterocele e se faz a entrada com instrumento cortante. Identifica-se a grande parte intraperitoneal da cistocele.

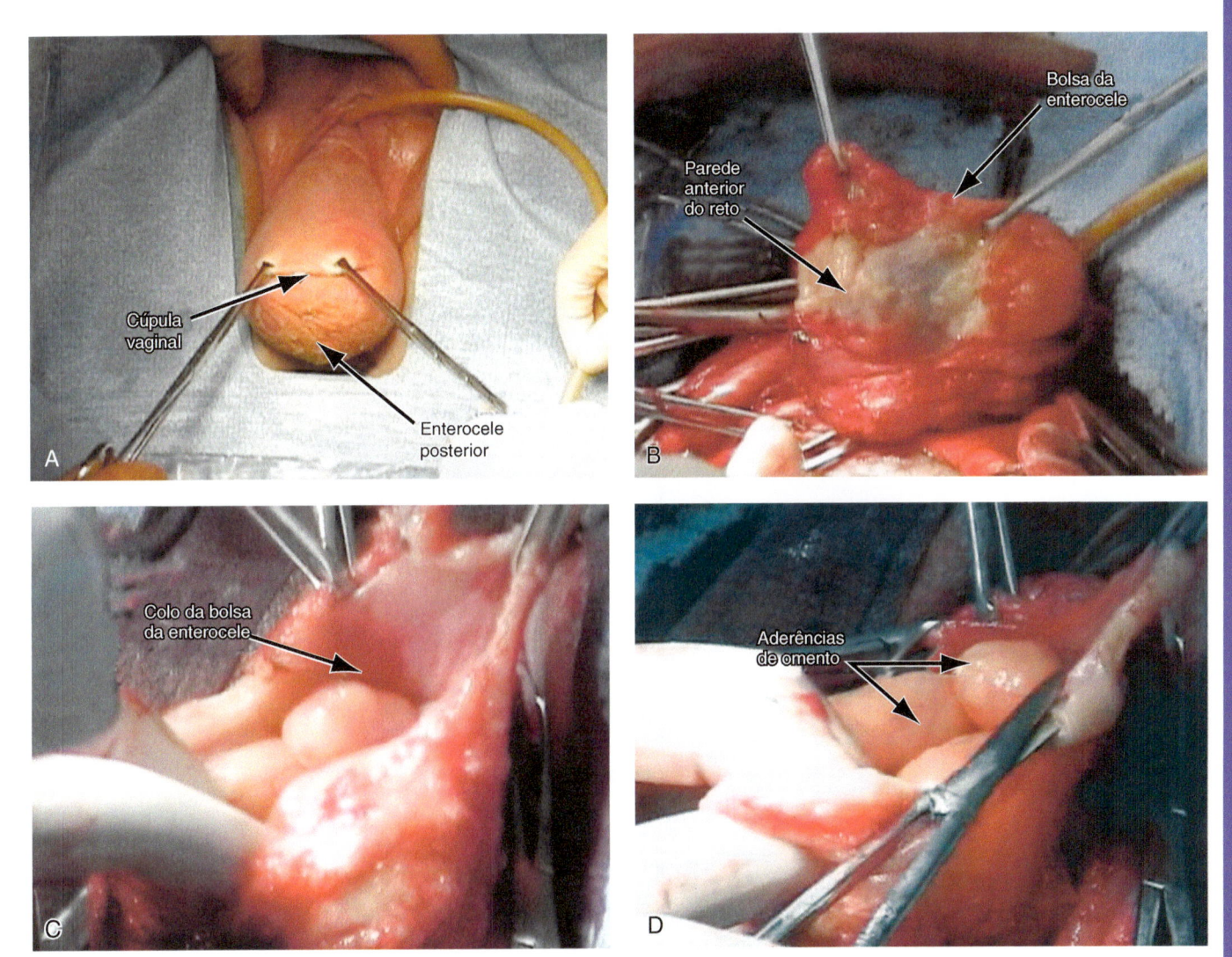

FIGURA 54-34 Grande prolapso vaginal. **A.** A cúpula da vagina é presa com duas pinças de Allis se identifica uma grande enterocele posteriormente. **B.** Dissecção cortante com um dedo no reto facilita a dissecção da bolsa da enterocele, separando-a da parede anterior do reto. **C.** A bolsa da enterocele é nitidamente identificada, e o colo da enterocele é notado. **D.** Observe as extensas aderências de omento no fundo de saco.

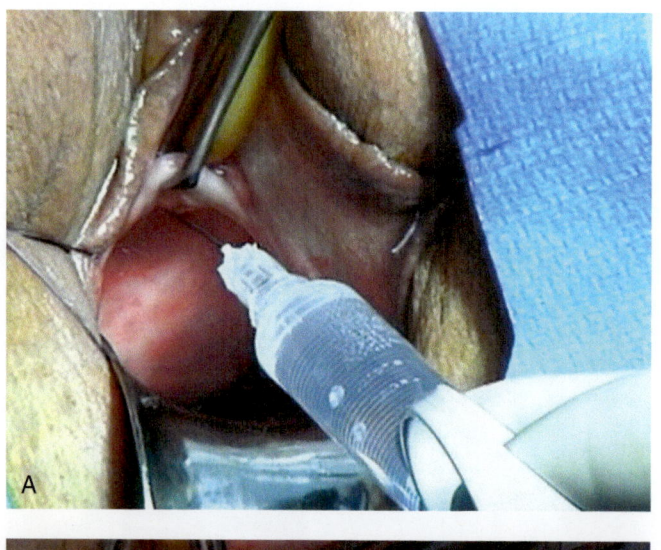

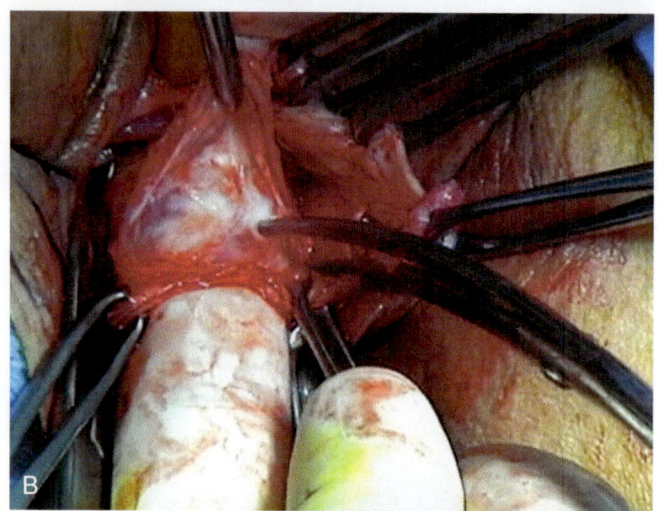

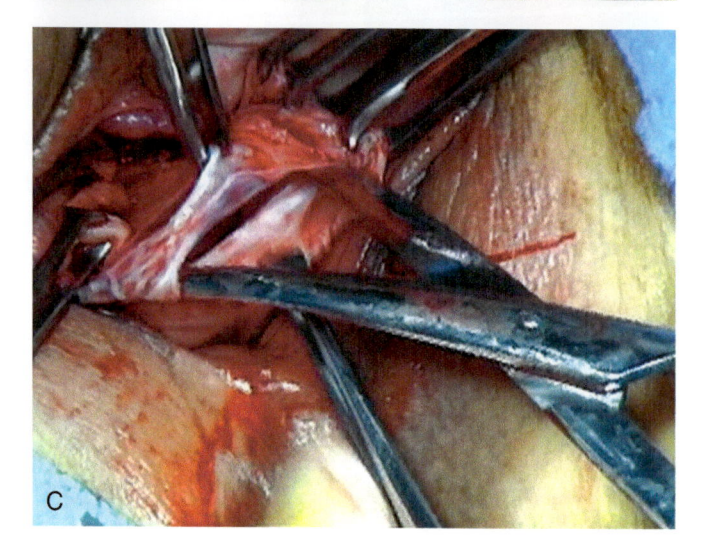

FIGURA 54-35 Enterocele anterior. **A.** O prolapso é identificado; observe que ele é anterior ao ápice da vagina, denotando que esta é uma cistocele alta ou uma enterocele anterior. **B.** A parede vaginal é aberta e se realiza a dissecção do prolapso, separando-o da cúpula da vagina. **C.** A bolsa da enterocele é identificada e se faz a entrada de maneira cortante.

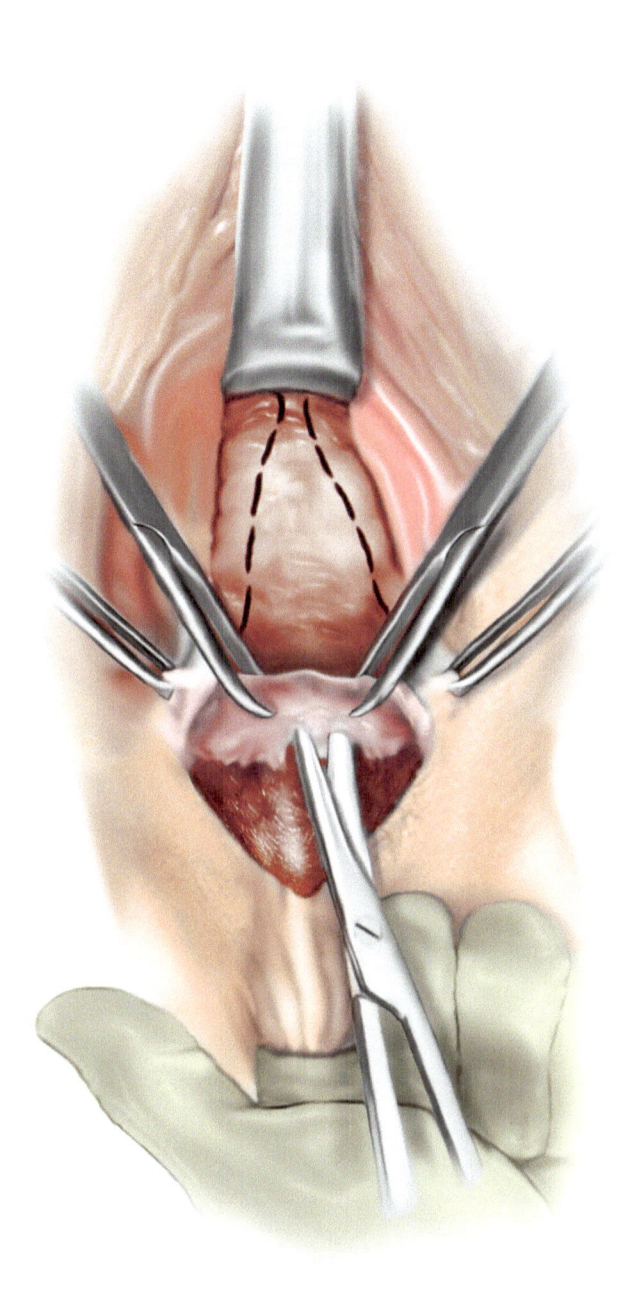

FIGURA 54-36 Um fragmento em forma de diamante da pele perineal e vaginal é retirado com base no calibre desejado da vagina e do introito. *(Reimpressa com permissão de Karram MM, Maher CF: Surgical Management of Pelvic Organ Prolapse: Female Pelvic Surgey Video Atlas Series. Philadelphia, Saunders, 2012.)*

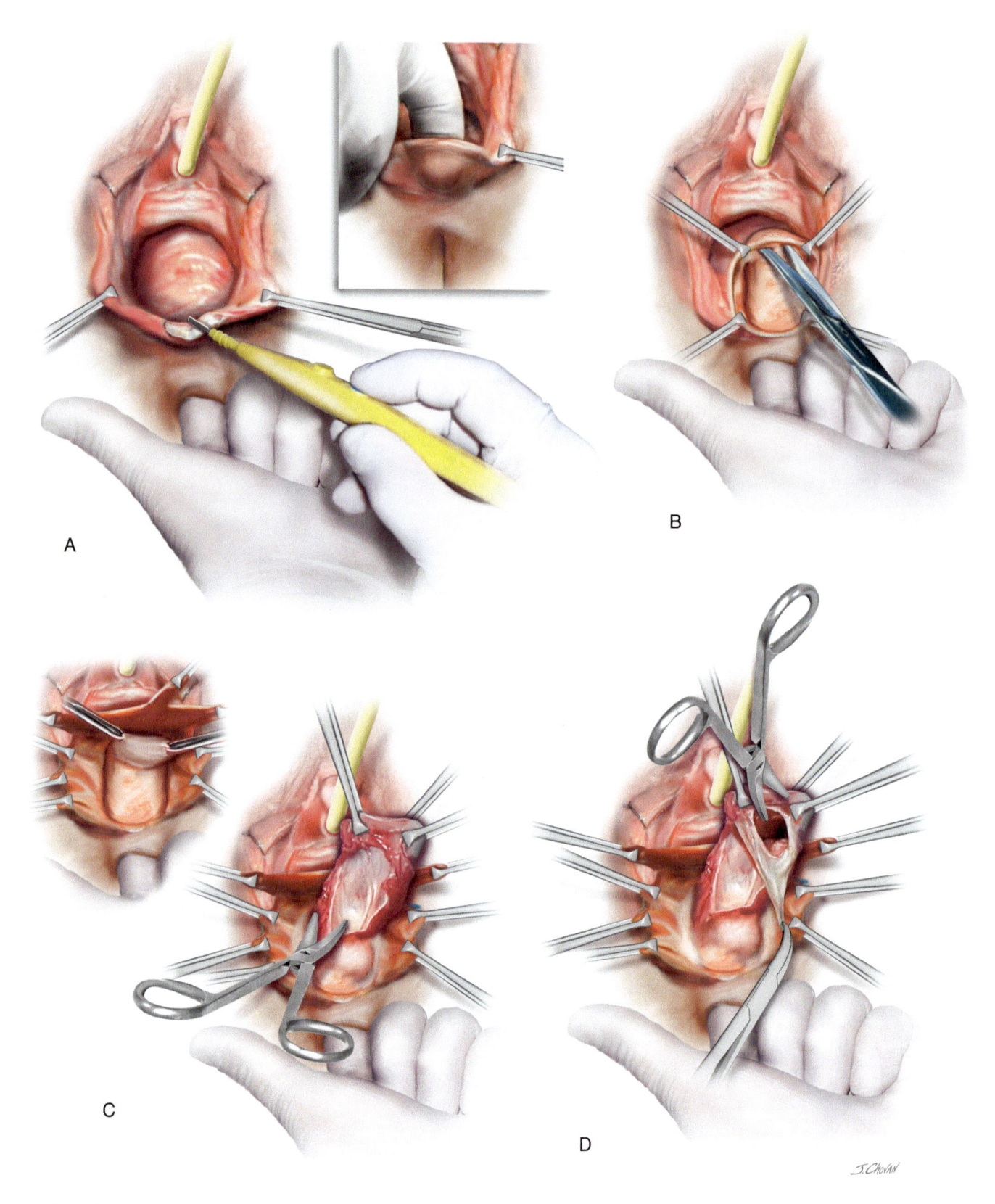

FIGURA 54-37 Reparo de prolapso da parede posterior da vagina, incluindo o reparo de uma retocele e de uma enterocele posterior, bem como perineoplastia. **A.** A pele perineal é incisada na linha média. **B.** Com um dedo no reto, usa-se dissecção cortante para separar a parede anterior do reto da parede posterior da vagina. **C.** A bolsa da enterocele é separada da parede anterior do reto. **D.** Usa-se dissecção cortante para entrar na bolsa da enterocele.

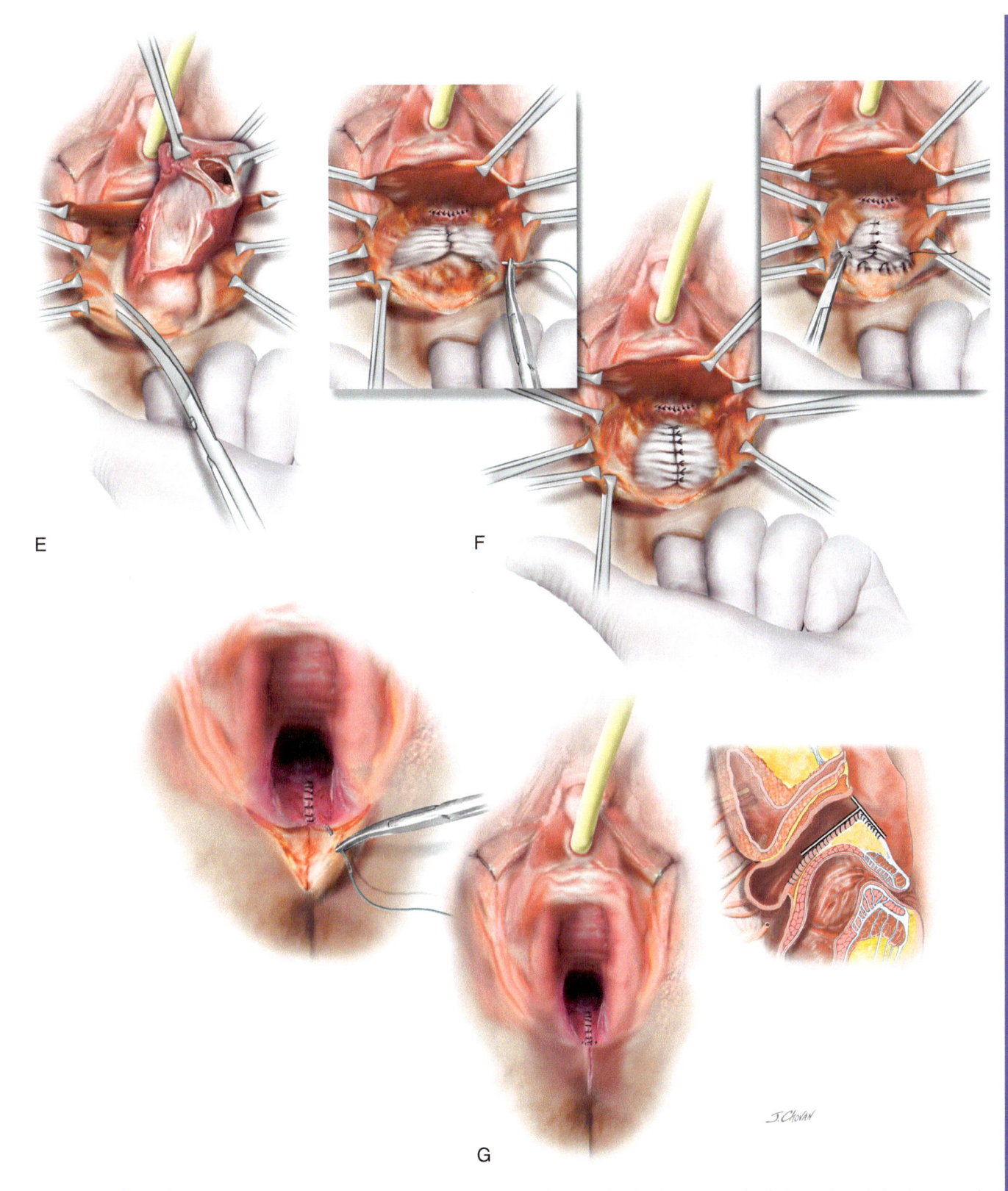

FIGURA 54-37 (Cont.) E. A camada fibromuscular da vagina é separada do epitélio vaginal e plicada atravessando a linha média. A bolsa da enterocele é abordada. **F.** Uma segunda camada é separada e plicada através da linha média. **G.** Realiza-se a perineoplastia; observa-se a relação perpendicular entre a parede posterior da vagina e o períneo. *(Reimpressa com permissão de Karram MM, Maher CF: Surgical Management of Pelvic Organ Prolapse: Female Pelvic Surgery Video Atlas Series. Philadelphia, Saunders, 2012.)*

Reparo de Retocele

O reparo de um períneo alargado e o reparo de uma retocele são dois procedimentos cirúrgicos distintos, embora geralmente sejam realizados juntos. Antes de começar o reparo, o cirurgião deve avaliar a intensidade da retocele e do defeito perineal, bem como do calibre pós-operatório desejado da vagina e do introito (Figs. 54-37 e 54-38). O tamanho final do orifício vaginal é determinado colocando-se uma pinça Allis na face interna dos pequenos lábios bilateralmente e aproximando-os na linha média. A abertura final da vagina deve admitir dois ou três dedos, mas o cirurgião precisa levar em conta que o músculo levantador do ânus e os músculos perineais estão completamente relaxados pela anestesia e que a vagina pode se contrair no pós-operatório.

Para começar o reparo, o cirurgião deve fazer uma incisão triangular na pele do períneo. Usa-se dissecção cortante para separar a parede posterior da vagina da parede retal anterior subjacente. A dissecção é estendida até o ápice da vagina e bilateralmente até o espaço retovaginal. Muitas vezes, retira-se uma tira de epitélio vaginal na linha média, deixando vagina suficiente para o reparo da retocele e para que o calibre vaginal fique apropriado. As Figuras 54-37 e 54-38 fazem a revisão dos passos para realizar um reparo de retocele com e sem enterocele coexistente. Historicamente, a colporrafia posterior envolve um procedimento de aproximação dos músculos levantadores do ânus, no qual a dissecção é estendida lateralmente o mais longe possível para mobilizar a fáscia perirretal e expor as margens mediais do músculo puborretal (Fig. 54-39). As extremidades terminais dos músculos bulbocavernoso e transverso do períneo também são liberadas do epitélio aderente à parte inferior da vagina. Prefiro evitar o procedimento de aproximação dos levantadores durante a colporrafia posterior exceto nos casos de prolapso maciço, quando esse procedimento é o único mecanismo disponível para diminuir o tamanho do introito vaginal. O uso de rotina da aproximação dos levantadores na ocasião da colporrafia posterior pode criar distorção vaginal, constrição, dor pós-operatória e dispareunia. Prefiro um reparo sítio-específico da retocele. Isso é realizado melhor identificando-se defeitos da fáscia retovaginal com um dedo no reto elevado em direção à vagina (Figs. 54-40 e 54-41). Os vários defeitos possíveis são transversos, longitudinais ou oblíquos (Figs. 54-40 e 54-41). As bordas dos defeitos são identificadas e aproximadas com pontos separados em fio absorvível 2-0 (Fig. 54-41). Enquanto o reparo de retoceles é efetuado por identificação de defeitos na fáscia e reaproximação do tecido conjuntivo, a avaliação do hiato dos levantadores é um problema inteiramente diferente. Como foi mencionado anteriormente em mulheres com um grande hiato dos levantadores, pode ser apropriado fazer mais um conjunto de pontos separados horizontalmente para estreitar o hiato muscular (Fig. 54-39). Essa parte da cirurgia não é necessária em todas as pacientes e é independente da retocele.

A perioneorrafia é a terceira parte da reconstrução do segmento posterior. O corpo perineal consiste em esfíncter anal, músculos transversos superficial e profundo do períneo, músculos bulbocavernosos e junção da fáscia retovaginal com o esfíncter anal. A perineorrafia envolve a identificação e a reconstrução desses componentes e é discutida em separado na seção sobre cirurgia do períneo.

A Figura 54-42 demonstra o reparo de uma retocele baixa com vários defeitos; observe a mobilização e a aproximação das bordas fasciais.

As retoceles altas se associam comumente a uma enterocele. Ao exame, a vagina acima de uma enterocele geralmente tem aspecto fino e liso, em comparação com a mucosa de aspecto mais espesso sobre a retocele (Fig. 54-43). Em casos de defeitos altos da parede posterior da vagina, é importante dissecar até a cúpula vaginal em busca de uma bolsa de enterocele. A Figura 54-44 demonstra a técnica de reparo de retocele juntamente com suspensão vaginal e reconstrução perineal. A Figura 54-45 mostra como a suspensão da espessura total da parede posterior da vagina sobrejacente a uma enterocele pode contribuir para a sustentação total da parede posterior inteira da vagina. Por vezes, a colporrafia posterior com perineoplastia é feita juntamente com reparo do esfíncter anal externo (Fig. 54-46).

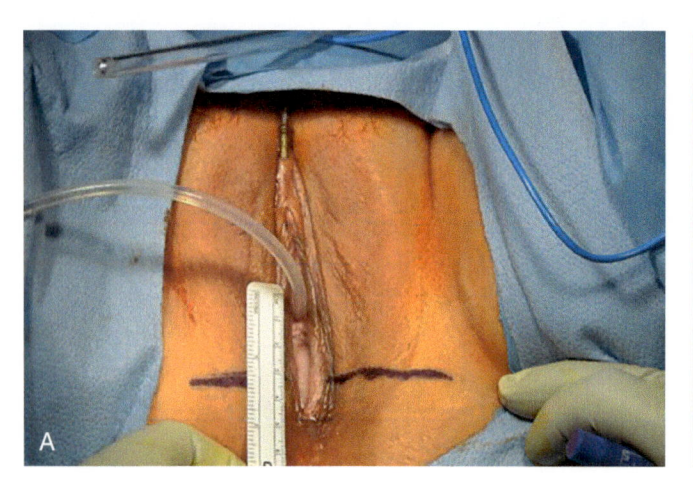

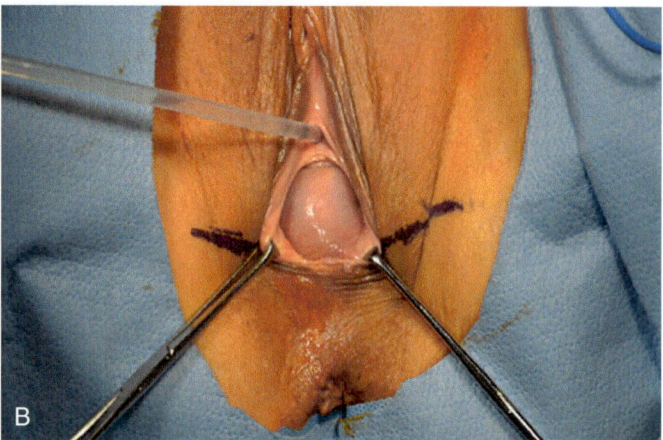

FIGURA 54-38 Reparo sítio-específico de retocele. **A.** Observa-se um hiato genital alargado com 5 cm. **B.** Usam-se duas pinças Allis para reparar as bordas laterais da incisão triangular inicial. *(Cortesia do Dr. James Whiteside.)*

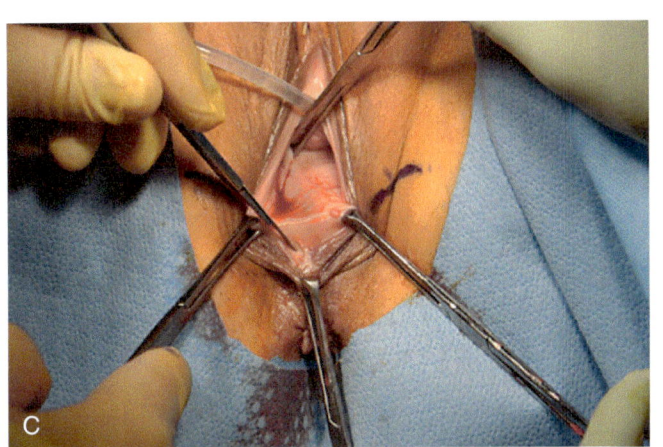

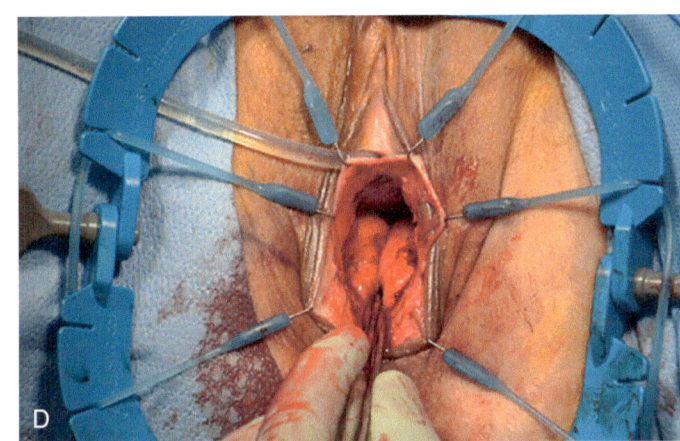

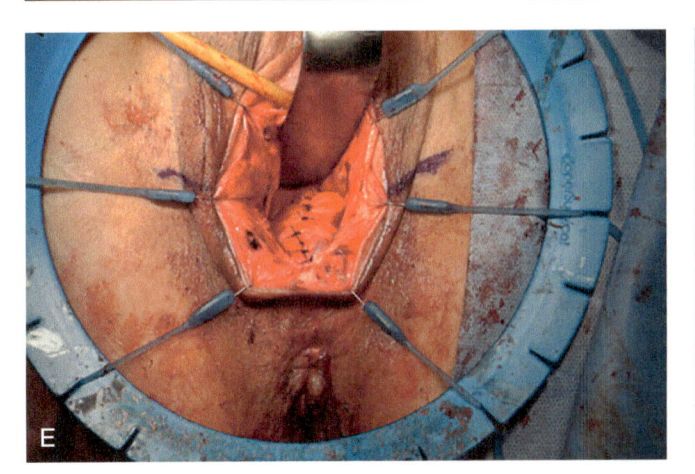

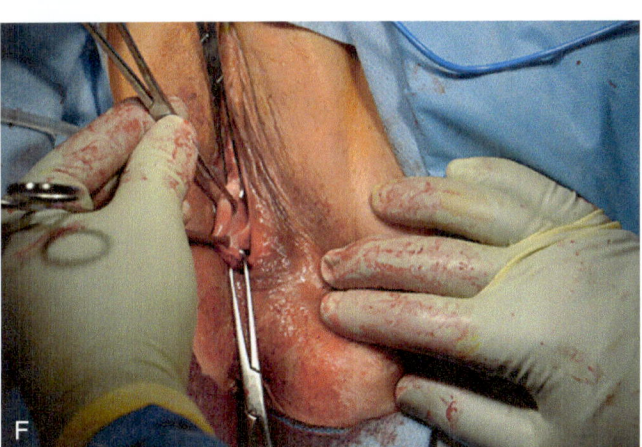

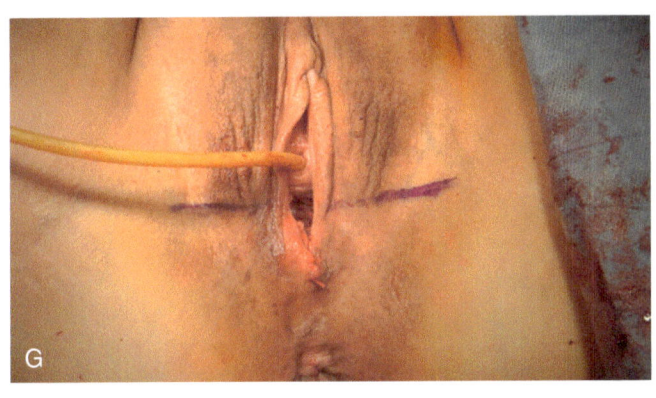

FIGURA 54-38 *(Cont.)* **C.** Uma terceira pinça Allis repara a margem inferior da incisão triangular inicial. **D.** Foi removida uma cunha triangular de períneo e dissecada a parede posterior da vagina da parede anterior do reto; é importante estender a dissecção proximalmente até acima do nível da parte extraperitoneal do reto para descartar uma enterocele coexistente. **E.** Realiza-se um reparo sítio-específico da retocele com suturas em fio de absorção tardia. **F.** Apara-se o excesso da parede posterior da vagina. **G.** A parede posterior da vagina é fechada, e o períneo, reconstruído. Observe a significativa diminuição de tamanho do hiato genital. *(Cortesia do Dr. James Whiteside.)*

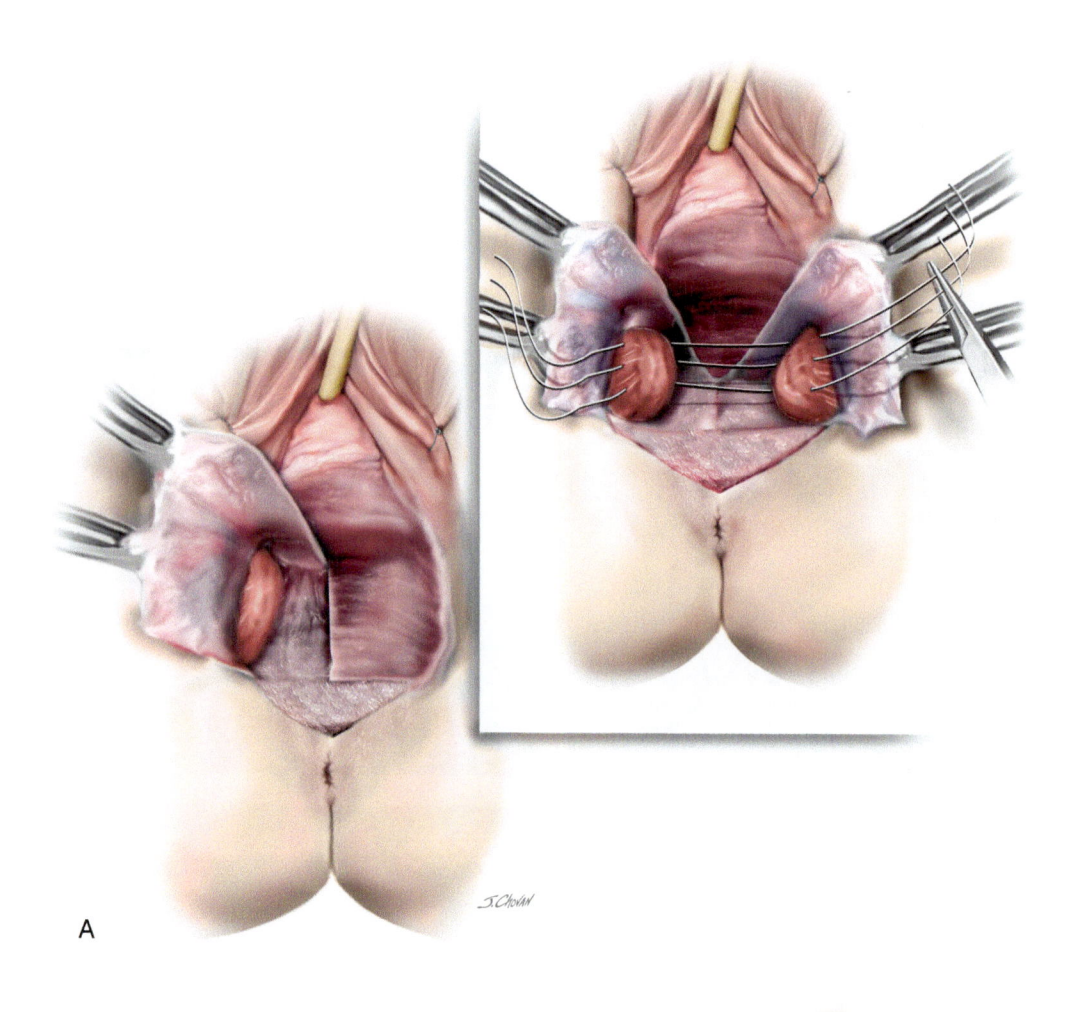

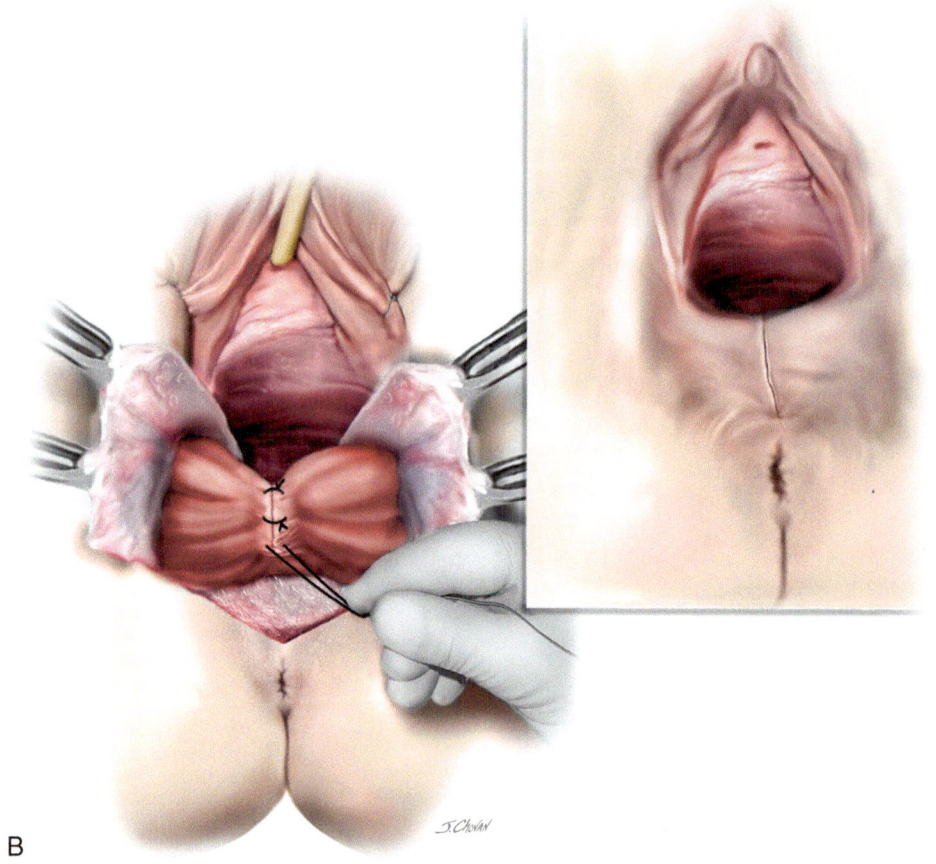

FIGURA 54-39 A. Dissecção lateral até os músculos levantadores do ânus. Estes músculos são plicados com suturas sequenciais (*detalhe*). **B.** As suturas de plicatura são amarradas. Demonstra-se a plástica completa do músculo levantador (*detalhe*). *(Reimpressa com permissão de Karram MM, Maher CF: Surgical Management of Pelvic Organ Prolapse: Female Pelvic Surgery Video Atlas Series. Philadelphia, Saunders, 2012.)*

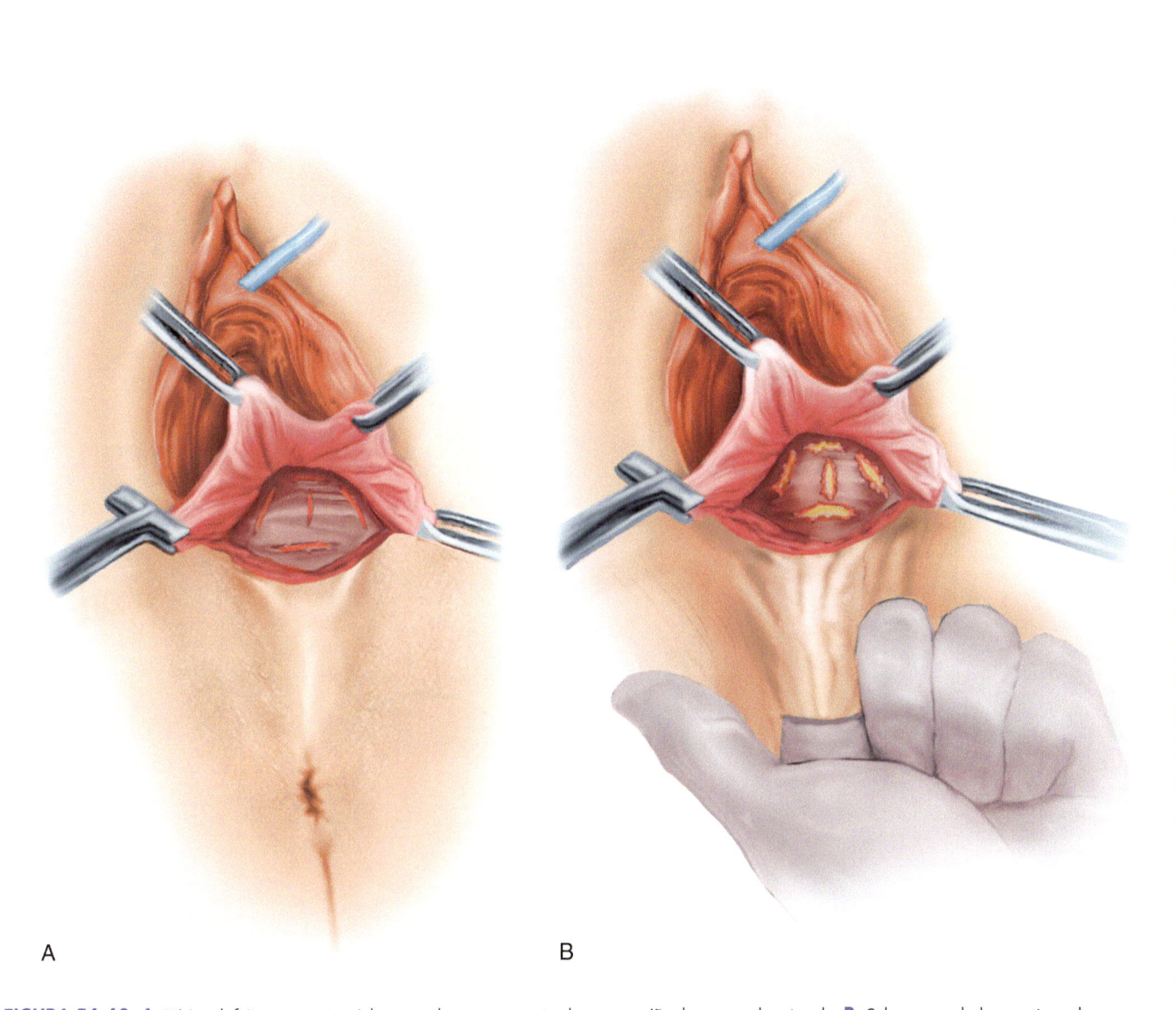

FIGURA 54-40 A. Vários defeitos em potencial que podem ser encontrados na ocasião do reparo da retocele. **B.** Colocar um dedo no reto e elevar a parede anterior do reto ajuda a delinear melhor as lacerações de fáscia.

Borda
do defeito
transverso

Fáscia
retovaginal

Mucosa
retal anterior

A

Fáscia
retrovaginal

Mucosa
retal anterior

Borda
do defeito
na linha
média

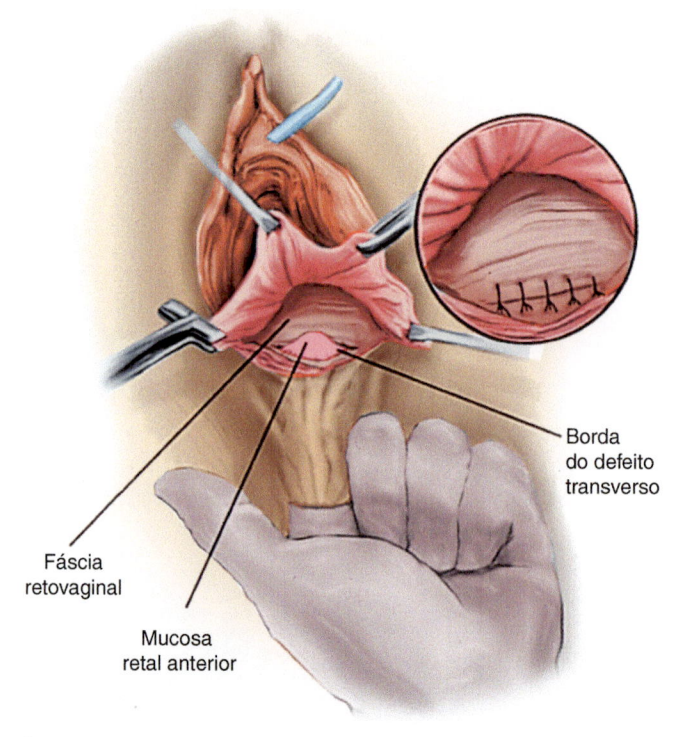

B

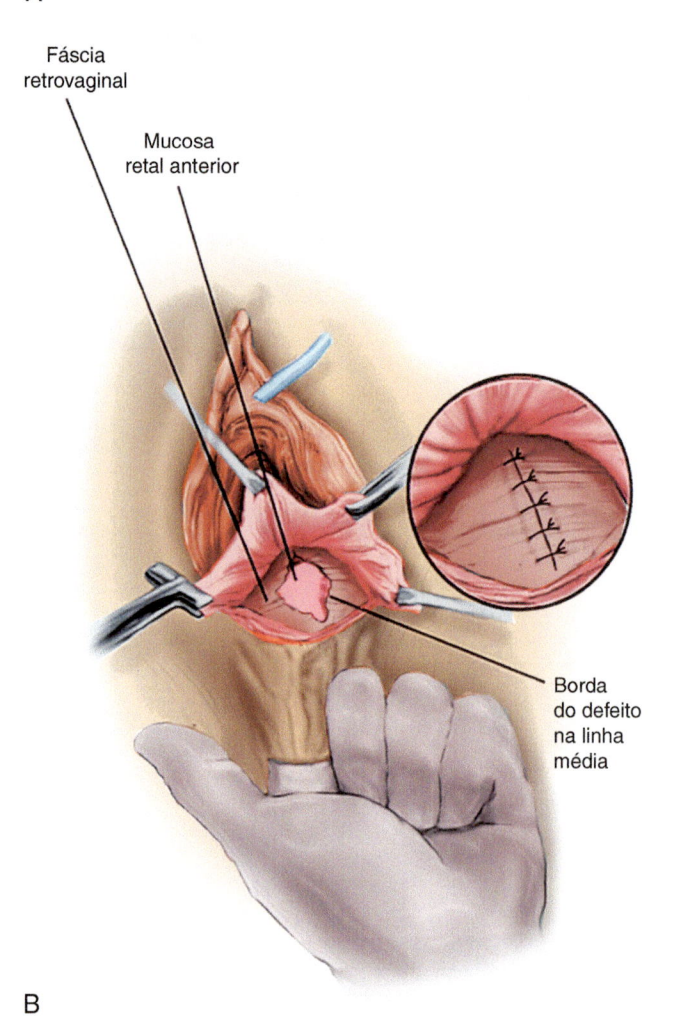

FIGURA 54-41 A. Defeito transverso baixo entre o períneo e a borda distal da fístula retovaginal. *Detalhe.* Fechamento sítio-específico com pontos separados. **B.** Defeito longitudinal na linha média. *Detalhe.* Fechamento sítio-específico para o defeito com pontos separados.

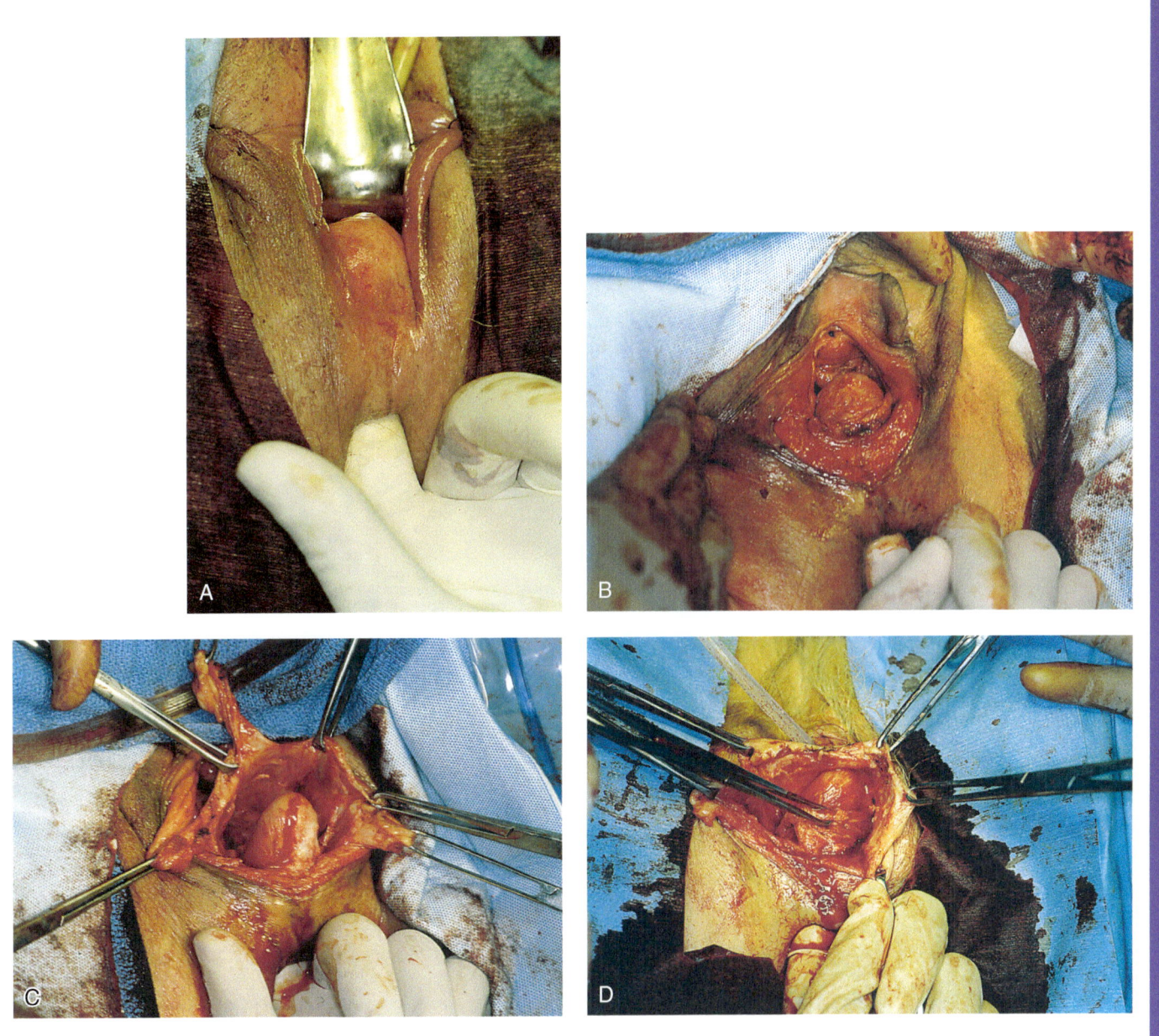

FIGURA 54-42 A. Retocele distal com períneo enfraquecido. **B.** Cunha inicial de pele perineal removida. Essa incisão deve ser moldada para o tamanho de introito desejado. Isso pode ser estimado colocando-se duas pinças Allis nas bordas da incisão e aproximando-as através da linha média. **C.** Utiliza-se dissecção cortante para separar completamente a parede posterior da vagina da parede anterior do reto. Observe que um pedaço estreito de vagina foi dissecado na linha média. A largura desse segmento de vagina é determinada pela estimativa da quantidade de vagina que precisará ser ressecada. **D.** Identificação da fáscia a ser usada para plicatura na parede anterior do reto.

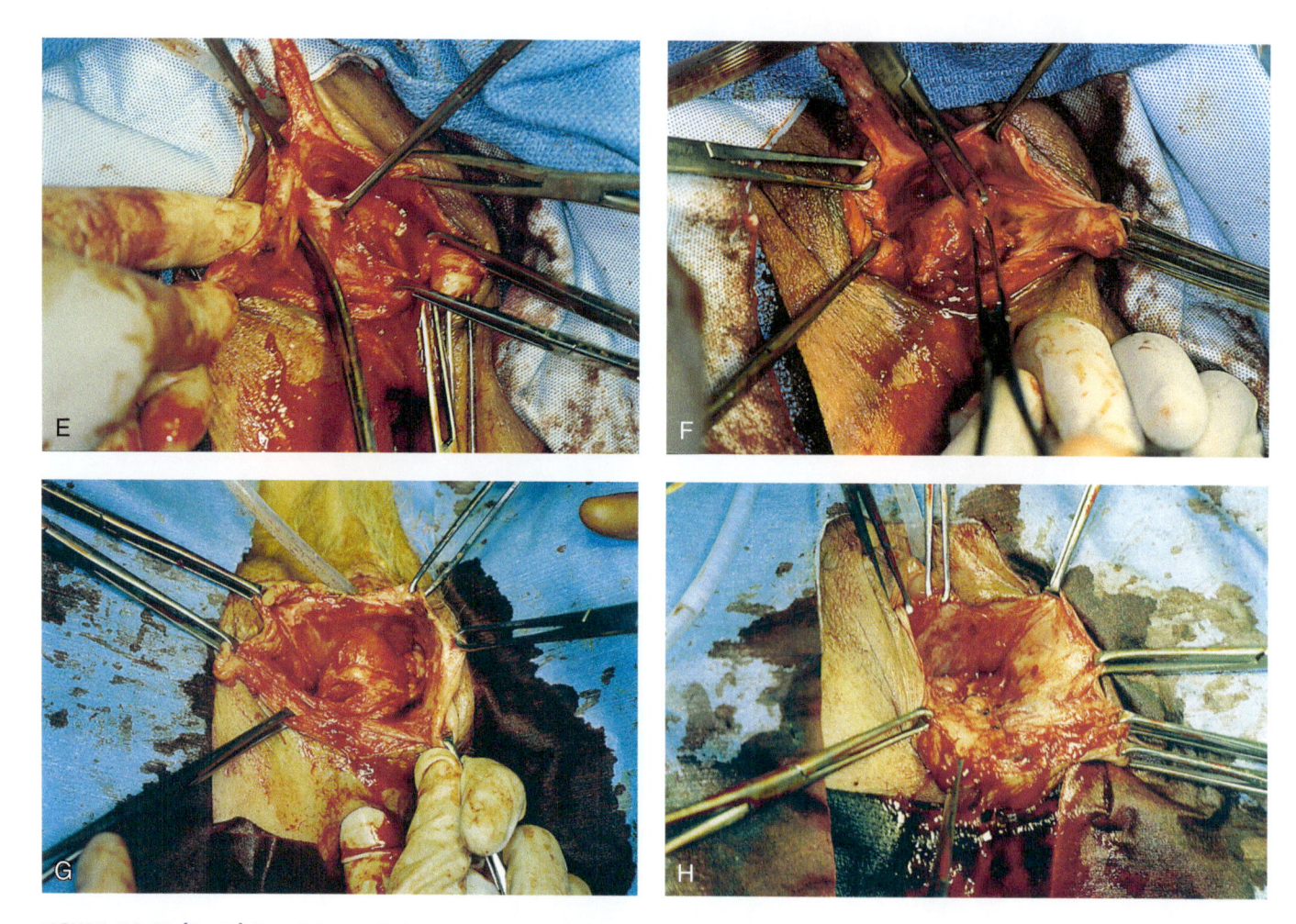

FIGURA 54-42 *(Cont.)* E. Mobilização da fáscia, separando-a da parede posterior da vagina. **F.** A fáscia é completamente separada da parede vaginal direita. Observe que a cunha de mucosa vaginal da linha média não tem fáscia subjacente, confirmando um defeito na linha média. **G.** Demonstra-se um defeito transverso alto. Observe que a fáscia está presente ao longo da parede retal anterior distal. **H.** Terminado o reparo do defeito de fáscia. Observe que a fáscia resistente foi plicada ao longo da parede anterior inteira.

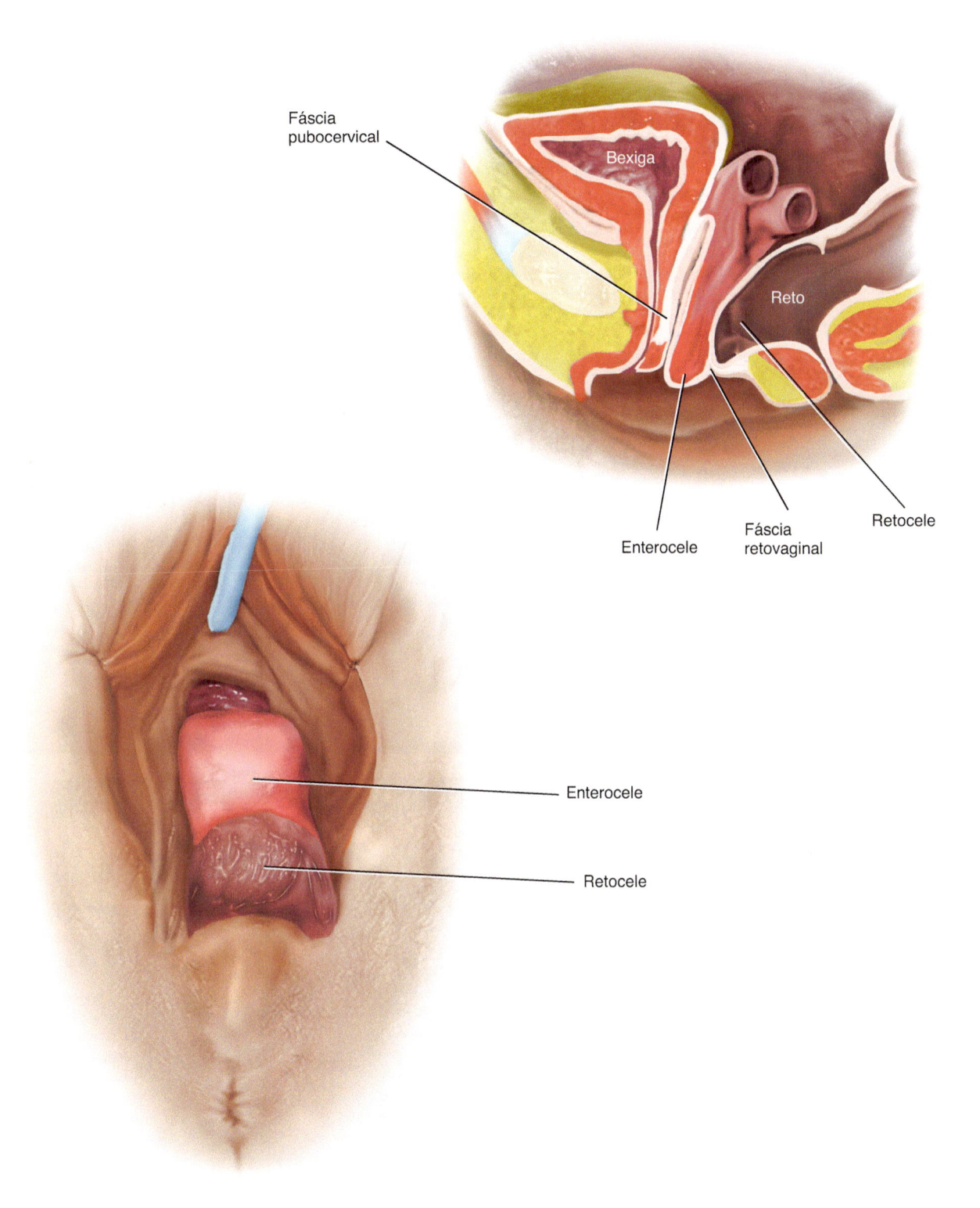

FIGURA 54-43 Defeito alto na parede posterior da vagina secundário a uma enterocele posterior juntamente com uma retocele. Ao exame, a vagina ao longo da parede da enterocele parece mais lisa e mais fina.

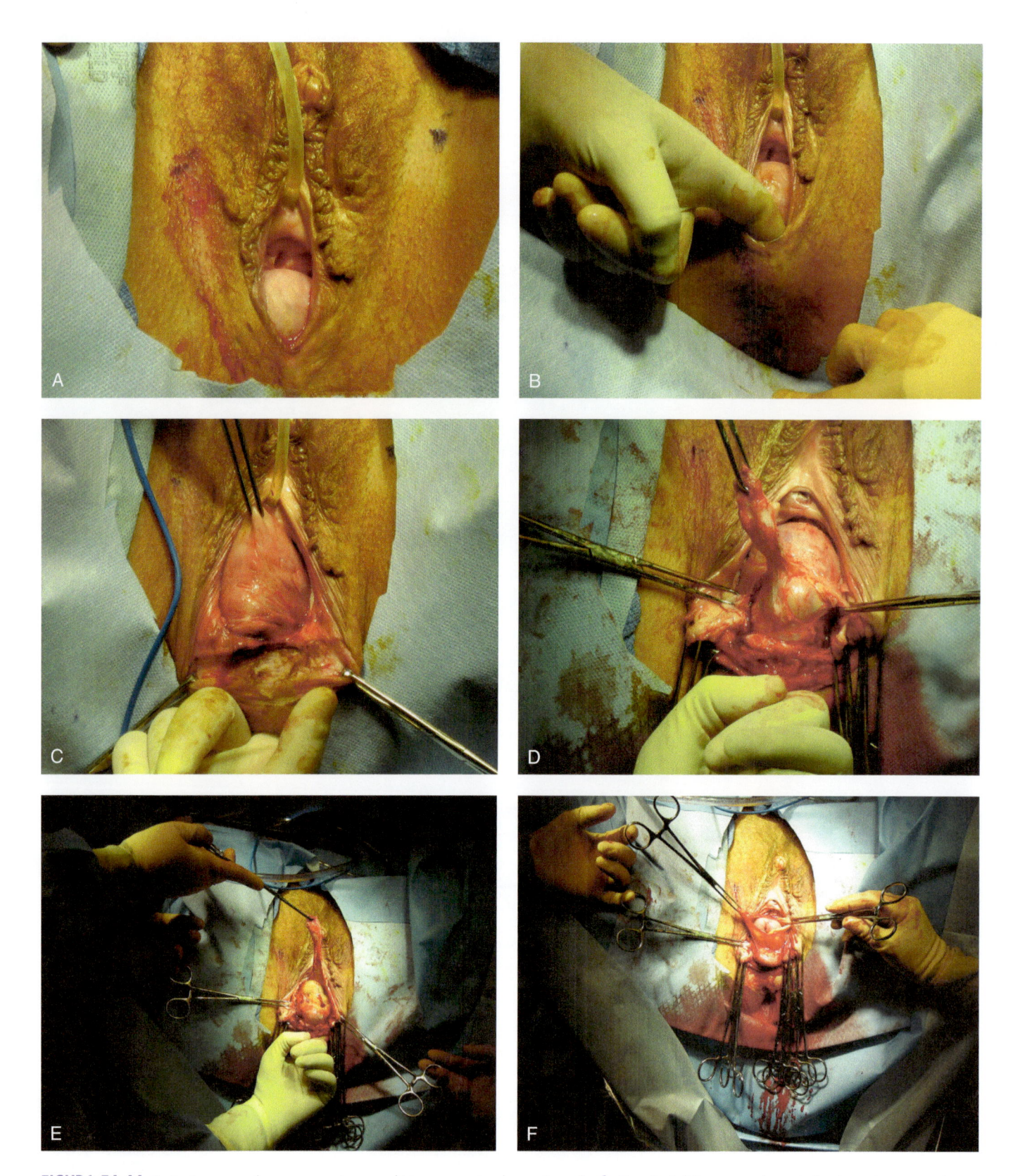

FIGURA 54-44 Paciente com prolapso recorrente secundário a uma retocele e enterocele. **A.** Grande defeito na parede posterior da vagina com certa redução de volume da vagina. **B.** Observe a mobilização inadequada da pele perineal. **C.** A pele perineal foi cortada longitudinalmente até o nível da comissura posterior da vulva. **D.** Com um dedo no reto, usa-se dissecção cortante para separar a parede posterior da vagina da parede anterior do reto. **E.** A dissecção é estendida cranialmente; observe a quantidade excessiva de gordura pararretal e pré-peritoneal encontrada. **F.** Entra-se com instrumento cortante na bolsa da enterocele.

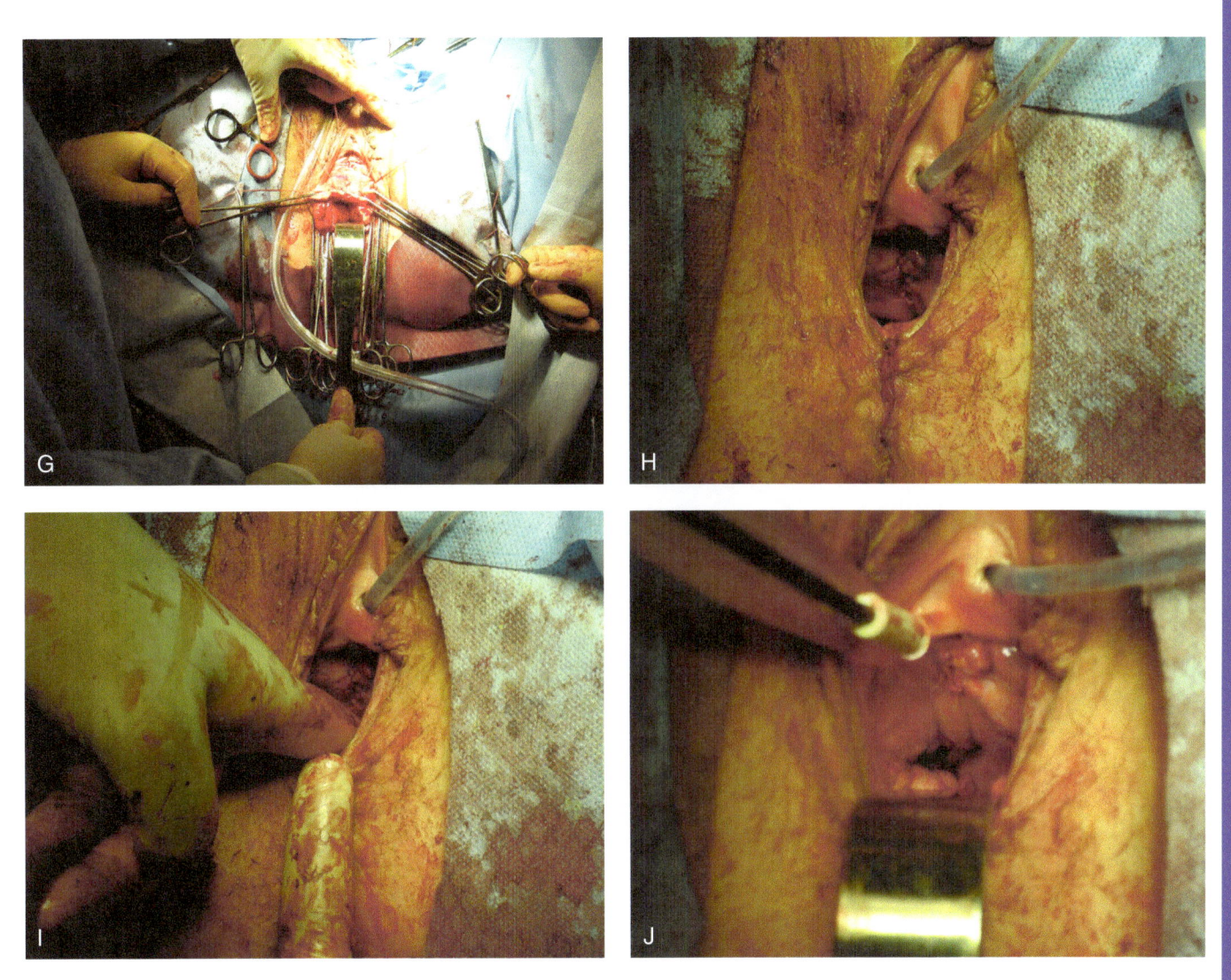

FIGURA 54-44 *(Cont.)* G. Suturas altas nos uterossacros intraperitoneais feitas (Cap. 55) e passadas através do ápice vaginal para suspender a cúpula vaginal. **H.** Os pontos na cúpula vaginal foram amarrados, a retocele foi plicada e o períneo foi reconstruído. **I.** Observe a relação perpendicular entre o períneo e a parede posterior da vagina. **J.** Observe a boa profundidade vaginal, sem desvio do eixo vaginal.

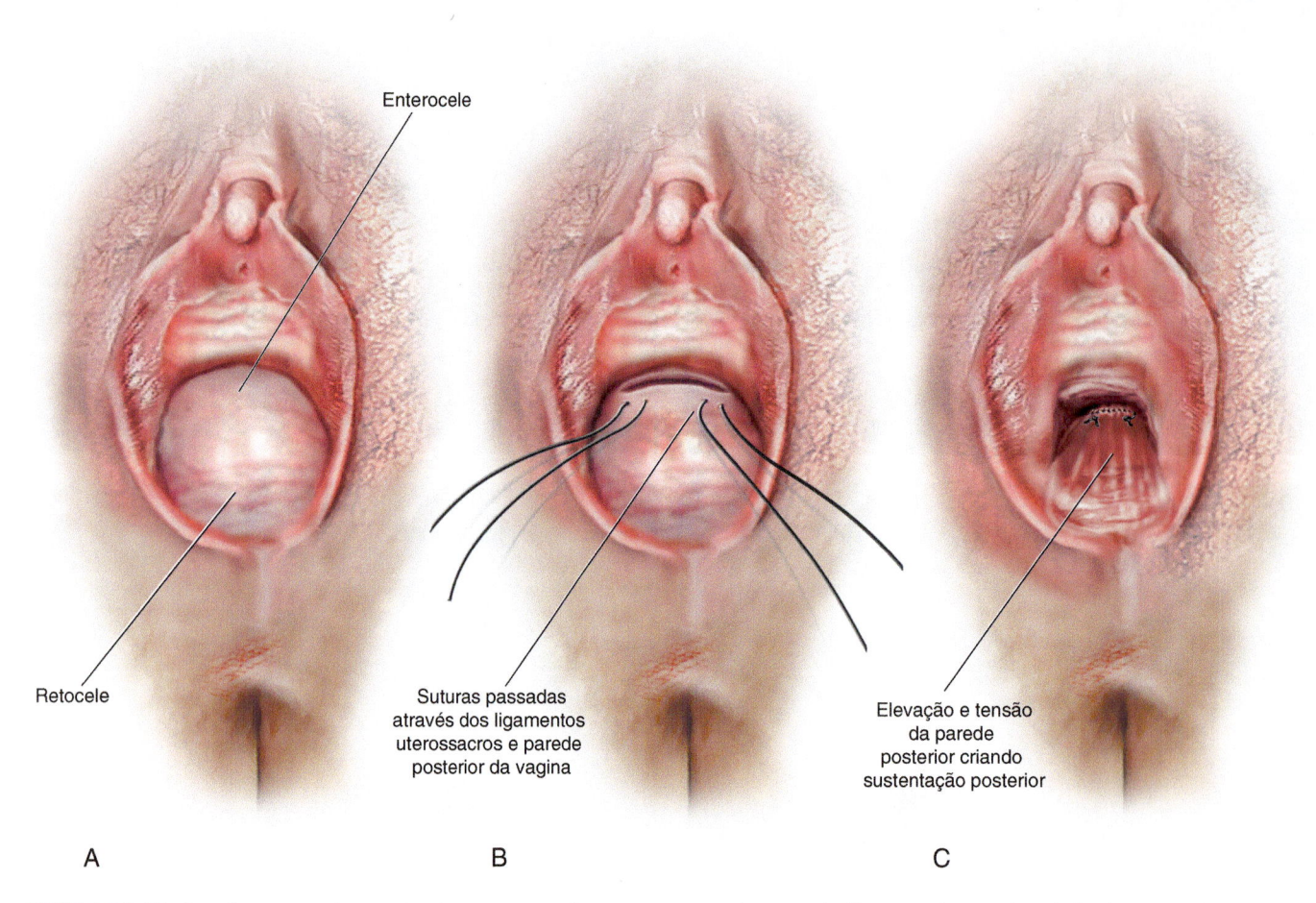

FIGURA 54-45 **A.** Defeito na parede posterior da vagina secundário a uma enterocele e retocele. **B.** Depois da entrada na bolsa da enterocele, as suturas de suspensão intraperitoneais são trazidas para fora através da espessura total da parede vaginal no nível da cúpula. **C.** Amarrar essas suturas depois do fechamento da incisão vaginal no ápice não somente resultará em aumento do comprimento vaginal, mas também contribuirá para a sustentação global da parede posterior inteira da vagina.

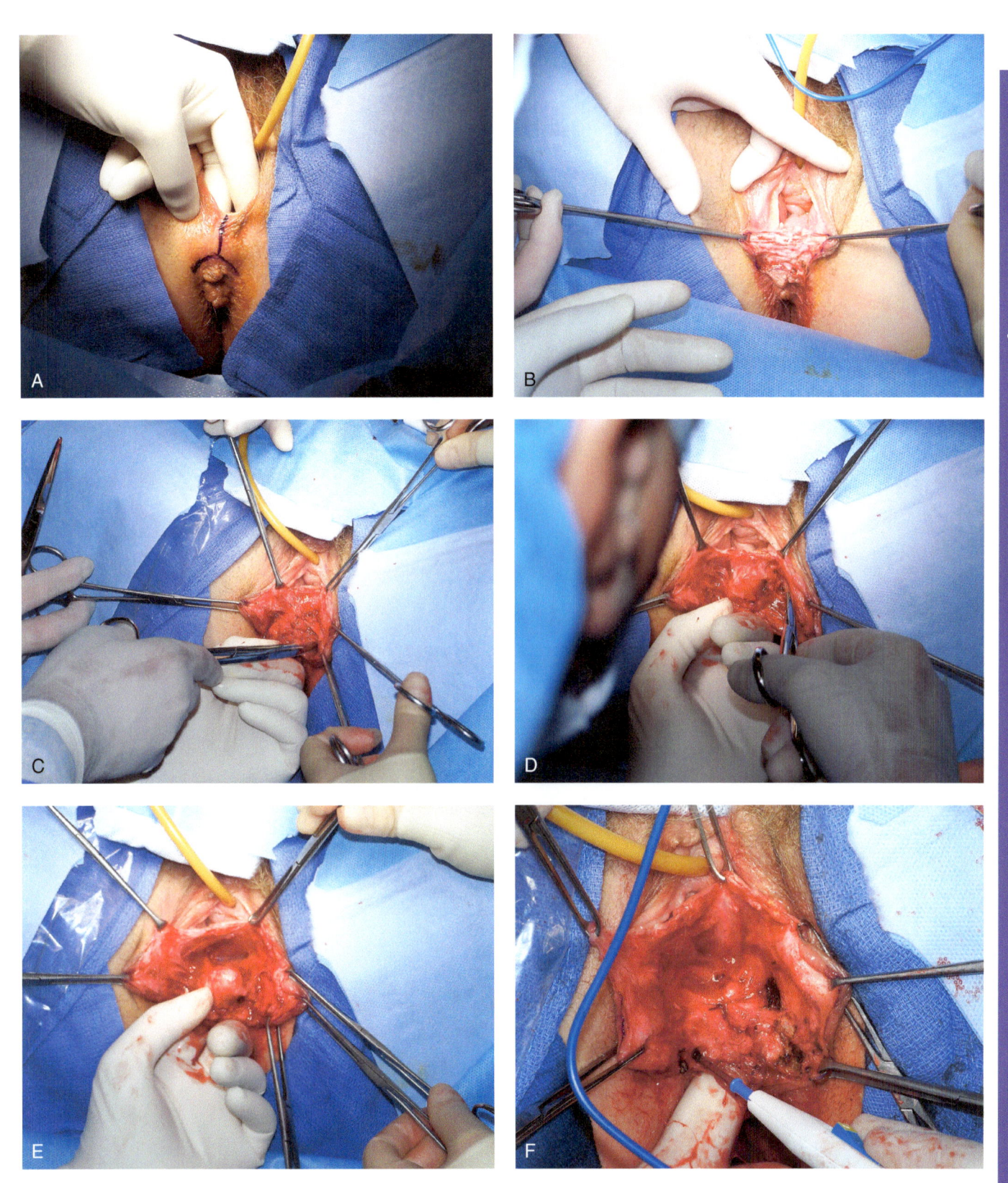

FIGURA 54-46 Paciente com uma retocele sintomática e incontinência fecal secundária a um defeito no esfíncter. **A.** Incisão no períneo a ser feita é marcada. **B.** Depois da hidrodissecção, faz-se uma incisão no períneo. **C.** Dissecção cortante, com um dedo no reto, é utilizada para separar a pele perineal e a parede posterior da vagina. **D.** A dissecção cortante se estende cranialmente em direção à cúpula vaginal. **E.** Isola-se a retocele. **F.** Realiza-se um reparo sítio-específico da retocele e está sendo usado um cautério monopolar para identificar esfíncter anal externo viável.

(Continua)

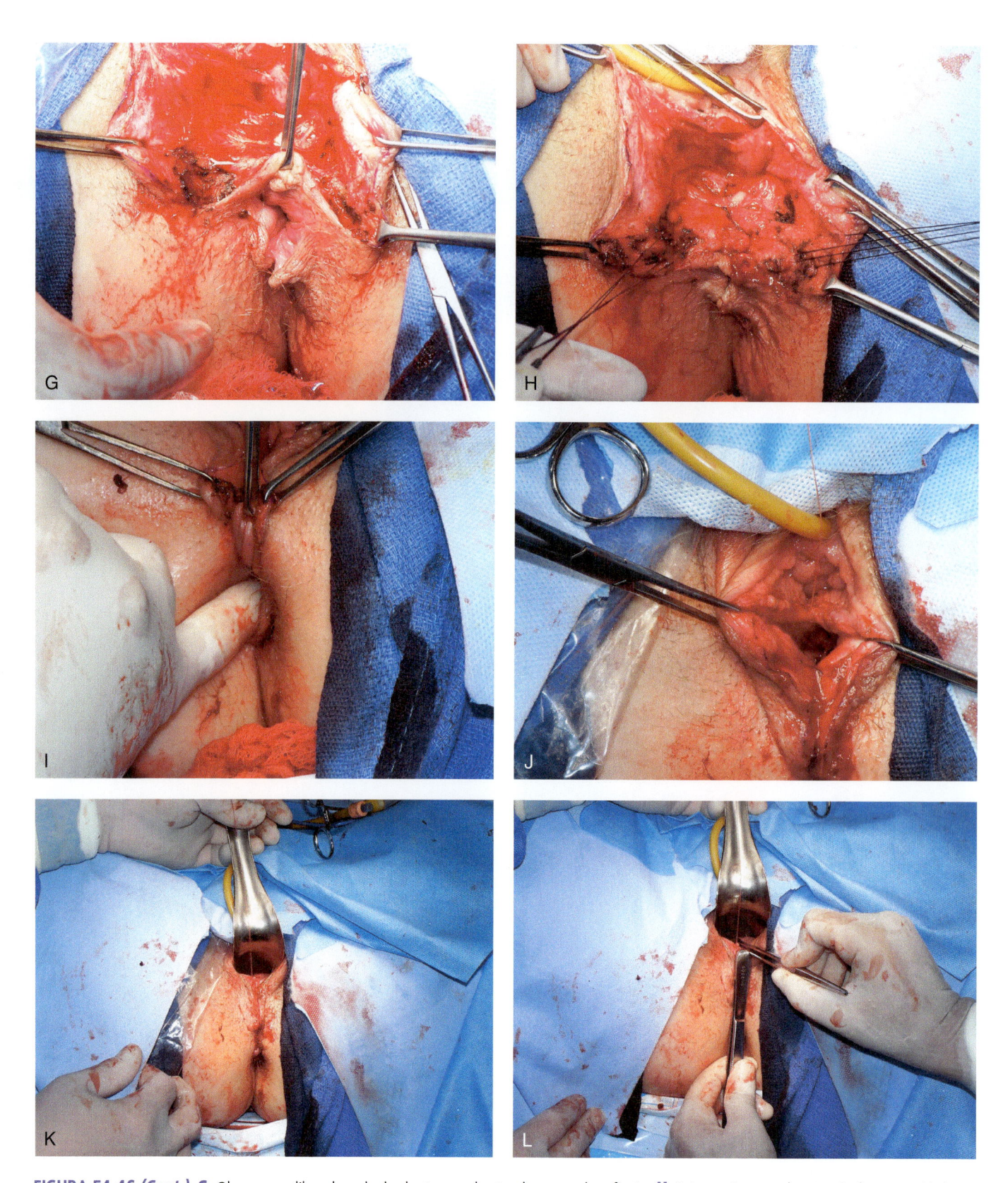

FIGURA 54-46 *(Cont.)* **G.** Observe o calibre alargado da abertura anal antes do reparo do esfíncter. **H.** Suturas são passadas através das extremidades retraídas do esfíncter externo do ânus. **I.** Depois de realizada a esfincteroplastia, observe a diminuição significativa do calibre da abertura do ânus. **J.** A parte superior da incisão vaginal é fechada com sutura contínua em fio absorvível. **K.** O reparo está completo. Observe a reconstrução significativa do corpo perineal. **L.** Demonstra-se a relação perpendicular apropriada entre o períneo e parede posterior da vagina.

CAPÍTULO 55

Reparo Vaginal com Sutura em Tecido Nativo do Prolapso da Cúpula Vaginal

Mickey M. Karram

Não se conhecem as verdadeiras incidência e prevalência do prolapso da cúpula vaginal. Provavelmente ocorre eversão da vagina em cerca de 0,5% das pacientes submetidas a uma histerectomia vaginal ou abdominal. Medidas profiláticas realizadas na ocasião da histerectomia provavelmente diminuem a incidência de prolapso da cúpula vaginal. Essas medidas incluem reconexão da cúpula vaginal ao complexo de ligamentos cardinais-uterossacros, uso de rotina de suturas de culdoplastia, e obliteração do fundo de saco ou excisão da enterocele depois da remoção do útero. Quando o prolapso uterovaginal isolado ou o prolapso da cúpula vaginal pós-histerectomia for leve (i.e., o ponto de maior prolapso desce até a porção média da vagina), a histerectomia vaginal com culdoplastia ou um reparo de enterocele vaginal geralmente será suficiente para aliviar os sintomas da paciente e restaurar a função e o comprimento vaginal normal. No entanto, quando a descida da cúpula da vagina ou do útero for significativa, é necessária a suspensão formal do ápice da vagina para preservar a função e o comprimento vaginal. Os procedimentos vaginais usados para suspender o ápice da vagina discutidos neste capítulo incluem a suspensão no ligamento sacrospinal, suspensão na fáscia iliococcígea e suspensão alta no ligamento uterossacro.

Suspensão no Ligamento Sacrospinal

Para realizar este procedimento correta e seguramente, o cirurgião precisa estar familiarizado com a anatomia pararretal, bem como a anatomia do ligamento sacrospinal e das estruturas que o circundam. Os ligamentos sacrospinais se estendem da espinha isquiática, a cada lado, até a parte inferior do sacro e do cóccix (Fig. 55-1). O próprio ligamento é uma estrutura em forma de corda que se situa no interior do músculo coccígeo. No entanto, o músculo coccígeo fibromuscular e o ligamento sacrospinal são basicamente a mesma estrutura e é melhor a denominação complexo ligamentar coccígeo-sacrospinal (CLCS). O músculo coccígeo tem grande componente fibroso presente em todo o corpo do músculo e em sua superfície anterior, onde aparecem como linhas brancas. O CLCS é identificado melhor palpando-se a espinha isquiática e seguindo-se o espessamento plano triangular posterior ao sacro. O músculo coccígeo e o ligamento sacrospinal se fixam diretamente no ligamento sacrotuberal.

É extremamente importante apreciar a proximidade do CLCS de muitas estruturas vasculares e nervos (Fig. 55-2). Posteriormente ao complexo estão o músculo glúteo máximo e a fossa retal isquiática. Os nervos e vasos pudendos se situam diretamente posteriores à espinha isquiática. As raízes dos nervos isquiático e sacral se situam cranialmente, profunda e lateralmente ao CLCS. Também superiormente se situa uma abundante irrigação, que inclui os vasos glúteos inferiores e o plexo venoso hipogástrico (Fig. 55-2). O CLCS pode ser exposto por meio de dissecção perirretal posterior, por dissecção paravaginal anterior, bem como pela via transperitoneal, fazendo-se uma pequena janela no peritônio (Fig. 55-3). É obrigatório identificar seguramente e palpar essa estrutura quando se usa um *kit* para prolapso com tela (Cap. 57). O complexo também pode ser palpado facilmente através do peritônio (Figs. 55-3 e 55-15) e, desse modo, pode ser usado como ponto de referência importante quando se realiza uma suspensão alta no ligamento uterossacro.

Embora tenham sido descritas suspensões unilaterais e bilaterais no ligamento sacrospinal, prefiro suspensão unilateral via dissecção perirretal ou posterior. Antes de começar a cirurgia, o cirurgião deve reconhecer a espinha isquiática e palpar o CLCS no exame pélvico. A realização dessa cirurgia quase sempre exige correção simultânea de uma enterocele e das paredes anterior e posterior da vagina. No pré-operatório, elevar o ápice vaginal prolapsado até o ligamento que vai ser usado para a suspensão por vezes auxilia o cirurgião a determinar se também será necessária uma colporrafia anterior e posterior. Se, quando se pedir para a paciente realizar manobra de Valsalva, os segmentos anterior e posterior da vagina descerem, então é provável que sejam necessários os reparos. Deve-se conseguir de rotina o consentimento esclarecido da paciente para tais reparos porque geralmente é difícil discernir a extensão de vários defeitos no pré-operatório em um contexto de consultório. A técnica de fixação unilateral no ligamento sacrospinal é realizada do seguinte modo:

1. Com a paciente em posição de litotomia dorsal, prepara-se a área vaginal e colocam-se os campos cirúrgicos, sendo administrados antibióticos perioperatórios profiláticos na chamada para a sala de cirurgia.
2. O ápice da vagina é seguro com duas pinças Allis e se usa tração caudal para determinar a extensão do prolapso vaginal e dos defeitos de sustentação pélvica associados. O ápice vaginal é então levado até o ligamento sacrospinal que se pretende usar. Se for realizada fixação sacrospinal bilateral, então cada lado do ápice vaginal deve ser levado ao respectivo ligamento naquele lado. Por vezes, o ápice verdadeiro da vagina é encurtado e não

chegará à área de fixação pretendida. Isso comumente se associa a uma parede anterior da vagina encurtada e a uma enterocele proeminente. Nesse contexto, o ápice deve ser deslocado para uma parte da parede vaginal acima da enterocele, permitindo comprimento suficiente da vagina para suspensão até o ligamento sacrospinal. O ápice pretendido é marcado com suturas para identificação mais tarde. Se a paciente apresentar eversão completa da vagina que exija reparo da parede anterior da vagina ou suspensão do colo vesical, prefiro fazer essa parte da cirurgia primeiro. Durante esse procedimento, pode-se separar a base da bexiga do ápice vaginal, reduzindo o risco de cistostomia.

3. A parte superior da parede posterior da vagina é incisada, geralmente pelo menos a meio caminho do comprimento da parede posterior da vagina. A bolsa da enterocele é separada do ápice vaginal e se penetra nela para sua excisão. Se a paciente tiver sido submetida a uma histerectomia vaginal, o peritônio acima da parede posterior da vagina é removido até o nível do colo da enterocele, e esta é fechada conforme se descreve no Capítulo 54.

4. O próximo passo é entrar no espaço perirretal. O pilar retal direito separa o espaço retovaginal do espaço perirretal direito. O pilar retal nada mais é do que tecido areolar que se estende do reto ao arco tendíneo da fáscia pélvica e se situa sobrejacente ao músculo levantador. Pode conter algumas pequenas fibras e vasos. Na maioria dos casos, a melhor entrada no espaço perirretal é feita rompendo esse tecido fibroareolar imediatamente lateral à bolsa da enterocele no nível da espinha isquiática. Essa manobra geralmente pode ser efetuada mobilizando delicadamente o reto medialmente. Por vezes, contudo, é necessário o uso de gaze no dedo indicador ou de uma pinça para invadir o espaço.

5. Uma vez adentrado o espaço perirretal, identifica-se a espinha isquiática por palpação. Com um movimento posterior e medial dos dedos, palpa-se o complexo ligamentar sacrospinalcoccígeo e se identifica sua borda superior.

6. Usa-se divulsão para remover melhor o tecido dessa área. O cirurgião deve ter cuidado para assegurar que o reto esteja adequadamente afastado medialmente. Recomenda-se que seja realizado um exame retal nesse momento para assegurar que não tenha ocorrido alguma lesão retal inadvertida. Usam-se afastadores Breisky-Navratil para expor o complexo (Figs. 55-4 e 55-5B).

7. Numerosas técnicas têm sido popularizadas para a passagem de suturas através do ligamento. A primeira envolve usar um porta-agulhas Deschamps com cabo longo e gancho para nervo (Fig. 55-5A). Usam-se afastadores retos longos para expor o músculo coccígeo, de maneira ideal, os afastadores Breisky-Navratil (Fig. 55-5B). É preciso cuidado para que o assistente não deixe a ponta do afastador ser empurrada através da superfície anterior do sacro, o que provocaria o risco de potencial dano a vasos e nervos. Se for usado o ligamento sacrospinal direito, colocam-se os dedos médio e indicador da mão esquerda (em um cirurgião destro) na superfície medial da espinha isquiática e, sob visão direta, o CLCS é perfurado em um ponto a dois dedos medial à espinha isquiática. Quando o fio agulhado é empurrado através do corpo do ligamento, deve-se encontrar considerável resistência. Esta precisa ser superada por rotação forçada e controlada do cabo do porta-agulha. Se for difícil a visualização do CLCS, o músculo e o ligamento podem ser apreendidos por pinça Babcock longa ou Allis, o que ajuda a isolar o tecido a ser suturado dos vasos e nervos subjacentes. Depois de passada a sutura, os dedos da mão esquerda são retirados, o afastador é adequadamente reposicionado, e a ponta do porta-agulha é visualizada. O fio é então pegado com um gancho para nervo. Faz-se uma segunda sutura de modo similar 1 cm medial à primeira. Para se evitar uma segunda passagem fio agulhada, a sutura longa original pode ser cortada no centro, e cada extremidade da alça cortada é emparelhada com sua respectiva sutura livre. Isso resulta em duas suturas através do ligamento com apenas uma perfuração do fio agulhado. Para garantir que se tenha obtido uma porção de tecido apropriada, a tração das suturas deve movimentar delicadamente a paciente na mesa.

Uma segunda técnica popularizada para passar as suturas pelo CLCS é a técnica Miyazaki (Fig. 55-6). As vantagens propostas por essa técnica são a maior segurança e maior facilidade, porque o ponto entra no CLCS sob palpação direta de pontos de referência nítidos e é então puxado para baixo até o espaço perirretal seguro abaixo. Para realizar essa modificação, o cirurgião deve colocar a ponta do dedo médio direito no CLCS imediatamente abaixo de sua margem superior, aproximadamente a dois dedos medial à espinha isquiática. O gancho Miya na mão esquerda em posição fechada é deslizado ao longo da superfície palmar da mão direita. A ponta do gancho deve ficar imediatamente abaixo da ponta previamente posicionada do dedo médio direito. Os cabos são então abertos e baixados a uma posição quase horizontal. Isso aponta o gancho para o CLCS em um ângulo de aproximadamente 45°. Se um períneo alto impedir que o cabo seja baixado, deve-se realizar uma episiotomia. Com a ponta do dedo médio, a ponta do gancho é colocada a dois dedos medial à espinha isquiática, aproximadamente 0,5 cm abaixo da borda superior (Fig. 55-4). Com experiência, a ponta do gancho pode ser passada ao longo da borda superior. Com os dedos médio e indicador, aplica-se pressão caudal firme imediatamente atrás do cabo do gancho para que a ponta do gancho penetre no CLCS. Pressão caudal com dois dedos sobre a ponta mais tração com a parte dorsal do polegar na parte posterior do cabo produz força suficiente para penetrar o ligamento. O cabo do gancho Miya é fechado e elevado, e os tecidos na ponta do gancho são empurrados para baixo com os dedos indicador e médio de modo a tornar a sutura claramente visível. Se houver tecido demais no gancho, este é simplesmente recuado um pouco e se faz uma preensão menor. Um assistente deve segurar os cabos elevados na posição fechada. Coloca-se então um afastador longo para mobilizar o reto medialmente e um espéculo entalhado é introduzido por palpação sob a ponta do gancho. Usa-se então um gancho para nervo para recuperar a sutura (Fig. 55-4).

Uma terceira técnica, que é a minha preferida para passar suturas através do CLCS, usa um dispositivo que captura as suturas transvaginais (Fig. 55-7). A vantagem proposta dessa técnica é ser mais segura e mais fácil porque o dispositivo entra no CLCS sob palpação direta de pontos de referência nítidos, prosseguindo a sutura de cima a baixo e depois é puxado para baixo até a segurança do espaço perirretal abaixo. Para esse procedimento ser realizado à direita, o porta-agulhas (porta-agulhas Capio. Boston Scientific Corp., Watertown, Massachusetts) é segurado na mão direita em posição fechada e deslizado ao longo da superfície palmar da mão esquerda. Com a ponta do dedo médio, o entalhe do porta-agulha é colocado 2 a 3 cm medialmente à espinha isquiática, aproximadamente 0,5 cm abaixo da borda superior. Com os dedos médio e indicador, aplica-se pressão caudal firme, e o dispositivo é engatado no cabo, de modo que a agulha penetra no CLCS (Fig. 55-8). O cabo é solto, o dispositivo é removido com o fio, que é reparado. Como descrito previamente, são passadas duas ou três suturas pelo ligamento.

8. Agora o cirurgião está pronto para trazer os pontos para fora até o ápice da vagina. Duas técnicas são comumente realizadas para essa manobra. A primeira envolve trazer o ápice vaginal até a superfície do CLCS com o uso de um ponto em polia (Fig. 55-4D). Depois de feito o ponto no ligamento, uma extremidade da sutura é novamente passada com agulha livre, e o ponto pega a espessura completa da camada fibromuscular da superfície inferior do ápice vaginal, sendo amarrada por meio ponto único, enquanto a extremidade livre da sutura é mantida longa. Tração da extremidade livre da sutura puxa a vagina diretamente para o músculo e o ligamento. Um nó quadrado então faz a fixação. Com esse tipo de fixação, deve-se usar um fio inabsorvível, porque a sutura não é exposta através do epitélio da vagina. Alguns cirurgiões preferem uma segunda técnica (Fig. 55-4D), especialmente se a parede vaginal for fina ou quando se deseja maior comprimento vaginal. Com esse método, ambas as extremidades das suturas atravessam o epitélio vaginal. Quando esse método é usado, deve-se fazer a sutura com fio de absorção tardia, porque o nó permanece na vagina. O autor recomenda um fio de absorção tardia #0. Depois que as suturas são trazidas para fora pela vagina, esta é aparada se necessário, e a parte superior da parede vaginal é fechada com pontos separados ou contínuos com fio de absorção tardia. As suturas para suspensão da cúpula vaginal são então amarradas, elevando o ápice da vagina até o CLCS (Figs. 55-8 a 55-10). É importante que a vagina entre em contato com o músculo coccígeo e que não exista ponte de sutura, especialmente se estiverem sendo usadas suturas em fio de absorção tardia. Enquanto essas suturas estiverem sendo amarradas, pode ser útil realizar um exame retal para detectar alguma ponte de sutura.

9. Realiza-se uma colpoperineorrafia posterior conforme necessário, e a vagina é tamponada com gaze umedecida por 24 horas.

Podem ocorrer complicações intraoperatórias raras porém sérias, depois de colpopexia. As complicações em potencial do procedimento incluem hemorragia, lesão de nervo e lesão retal. A hemorragia intensa que exija transfusão sanguínea pode resultar de dissecção excessiva superior ao músculo coccígeo ou à espinha isquiática. Isso pode resultar em hemorragia a partir dos vasos glúteos inferiores, do plexo venoso hipogástrico ou dos vasos pudendos. Se ocorrer sangramento intenso na área em torno do músculo coccígeo, o tratamento inicial deve ser aplicar pressão com uma compressa por 5 minutos (pelo relógio). Se isso não controlar o sangramento, então deve-se considerar a visualização, tentando-se a ligadura com clipes ou suturas e uso de produtos de agentes hemostáticos. A área anatômica é difícil de atingir através do abdome ou com embolização seletiva. Portanto, o sangramento deve ser controlado vaginalmente se possível. Dor moderada a intensa na região glútea no lado em que se realizou a suspensão sacrospinal pode ocorrer em até 15% das pacientes. Isso provavelmente se deve à compressão ou lesão de um pequeno nervo chamado *nervo para o levantador do ânus*, que atravessa o CLCS. A dor quase sempre é autolimitada e deve se resolver em 6 semanas no pós-operatório. Tranquilização e anti-inflamatórios são as providências necessárias. Outros nervos nas proximidades do CLCS incluem o nervo pudendo, que se situa lateralmente ao complexo, e as raízes de nervos sacrais, que se situam posterior e cranialmente ao complexo. Se o nervo pudendo for lesado, ocorrerão sintomas pós-operatórios de dor vulvar unilateral e/ou hipoestesia, enquanto a lesão de raízes nervosas sacrais geralmente resultará em dor que desce pelo membro inferior. Em qualquer das situações, recomenda-se reoperação com remoção da sutura causadora. A Figura 55-11 ilustra uma dissecção de cadáver do CLCS e estruturas à sua volta. Demonstra-se a realização apropriada das suturas através do complexo.

O texto continua na página 658.

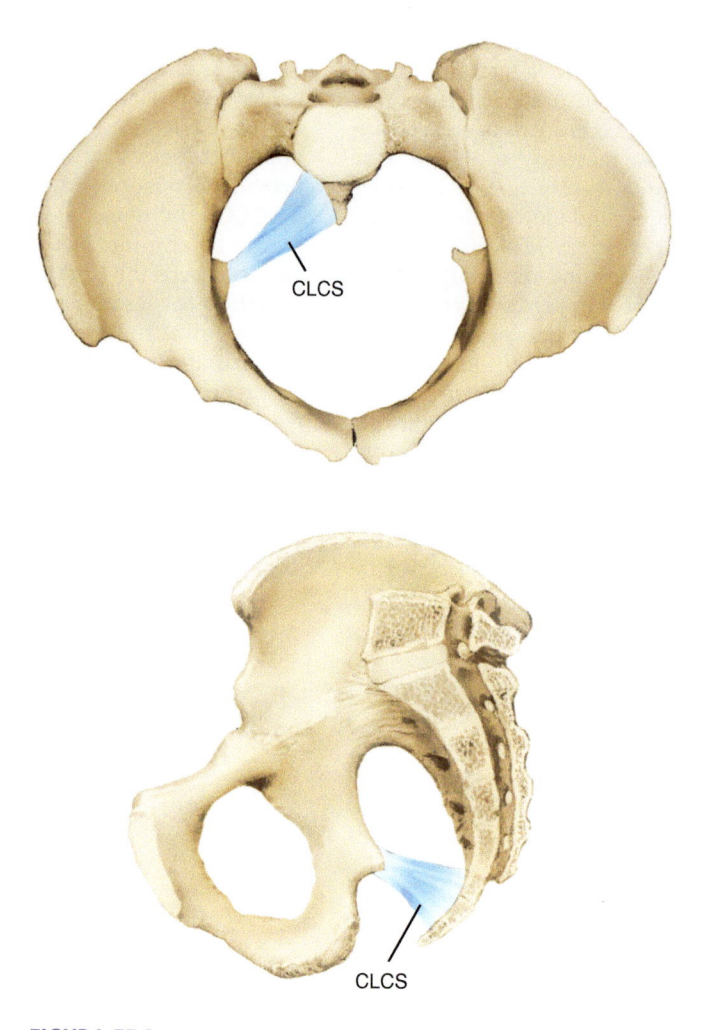

FIGURA 55-1 Complexo ligamentar coccígeo-sacrospinal *(CLCS)*. Observe que o ligamento sacrospinal se situa no interior do músculo coccígeo.

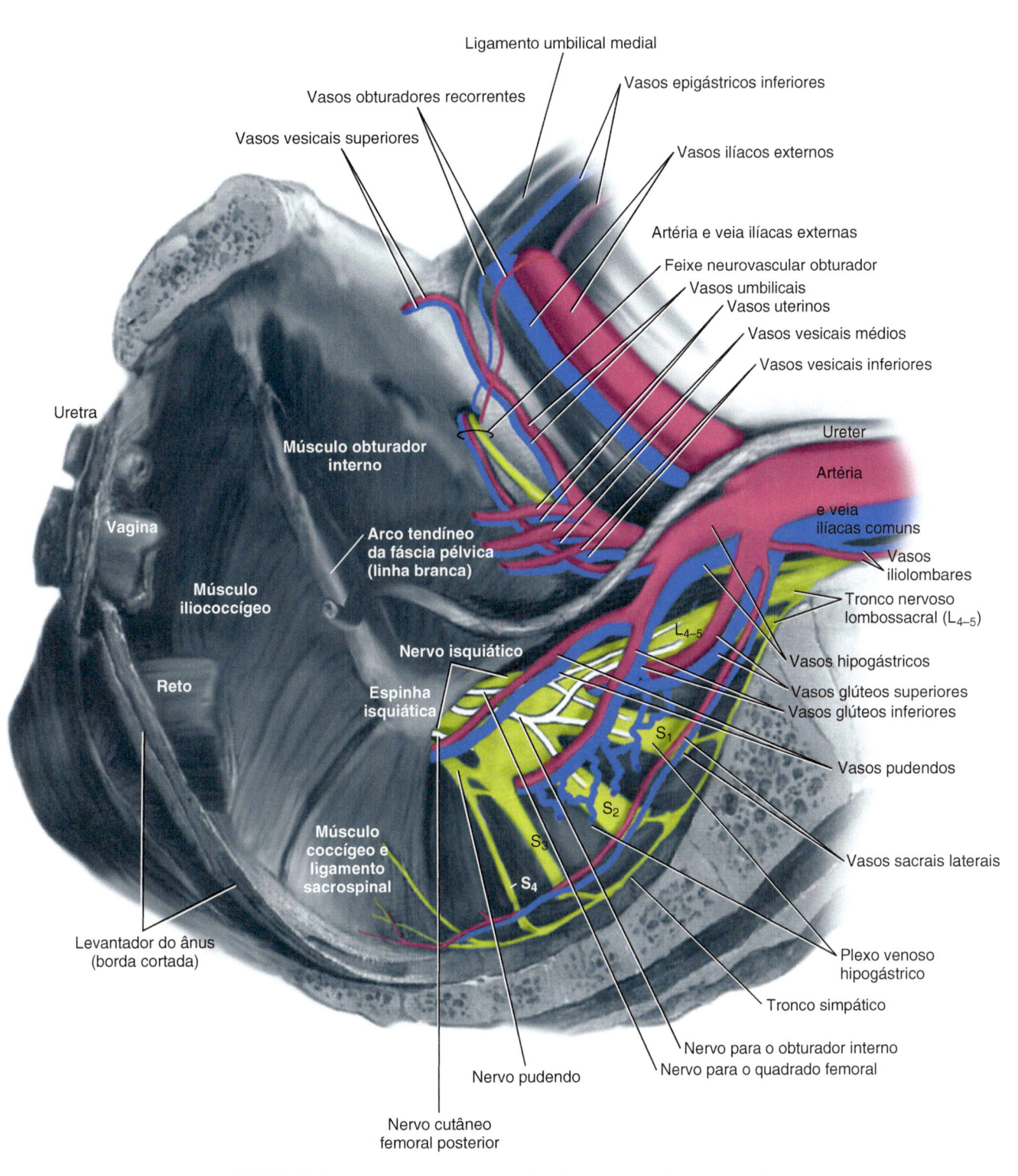

CAPÍTULO 55 Reparo Vaginal com Sutura em Tecido Nativo do Prolapso da Cúpula Vaginal

FIGURA 55-2 Anatomia em torno do complexo ligamentar coccígeo-sacrospinal.

652 PARTE 3 ■ SEÇÃO 11 ■ Cirurgia Vaginal

A. Acesso anterior

- Parede anterior da vagina
- Linha branca
- Músculo obturador interno
- Espinha isquiática
- Músculo coccígeo
- Afastador Breisky-Navratil
- Bexiga

B. Acesso transperitoneal

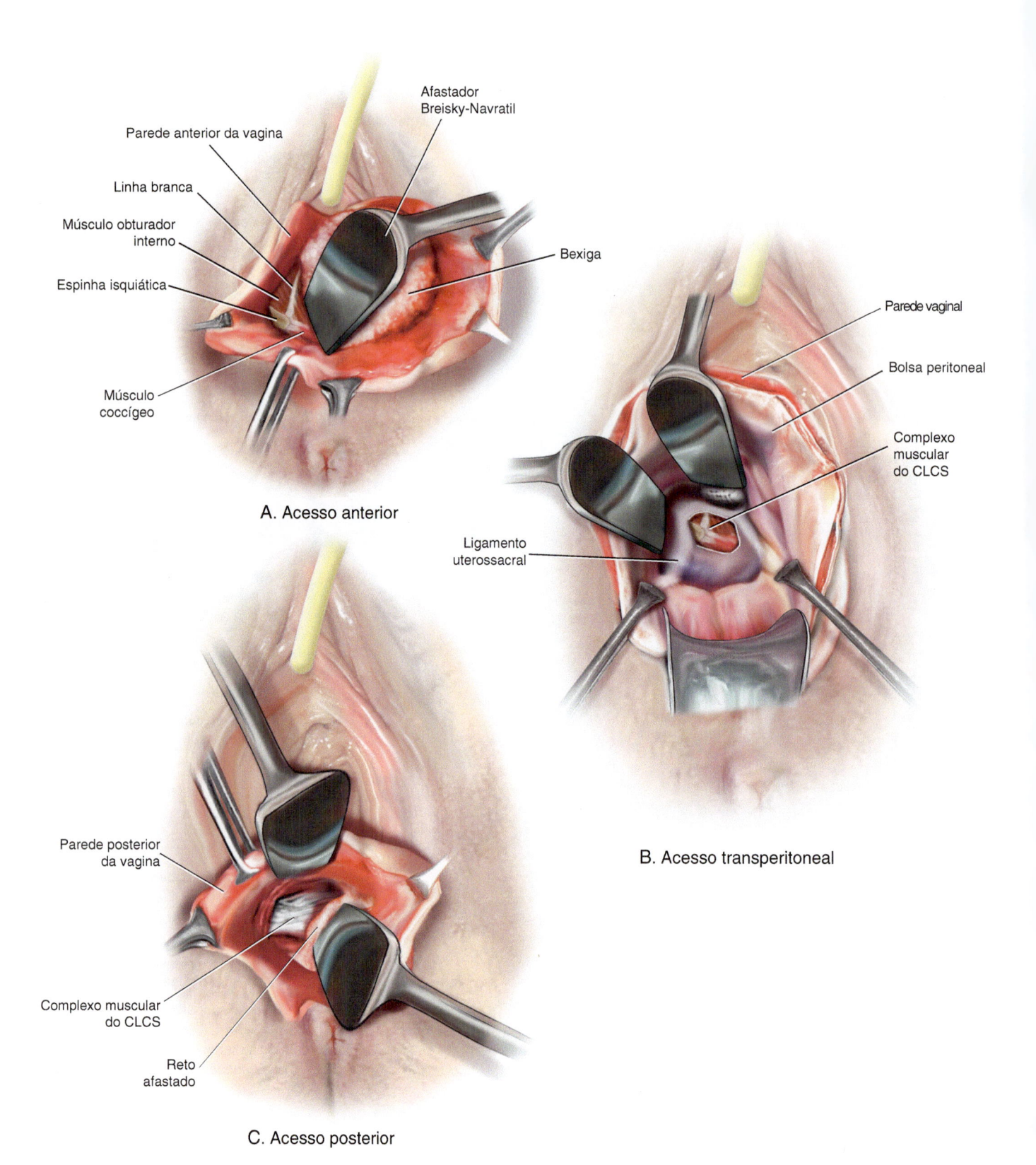

- Parede vaginal
- Bolsa peritoneal
- Complexo muscular do CLCS
- Ligamento uterossacral

C. Acesso posterior

- Parede posterior da vagina
- Complexo muscular do CLCS
- Reto afastado

FIGURA 55-3 O ligamento sacrospinal pode ser palpado ou exposto por acesso paravaginal anterior (**A**), acesso transperitoneal (**B**) ou acesso pararretal posterior (**C**). *CLCS*, complexo ligamentar coccígeo-sacrospinal.

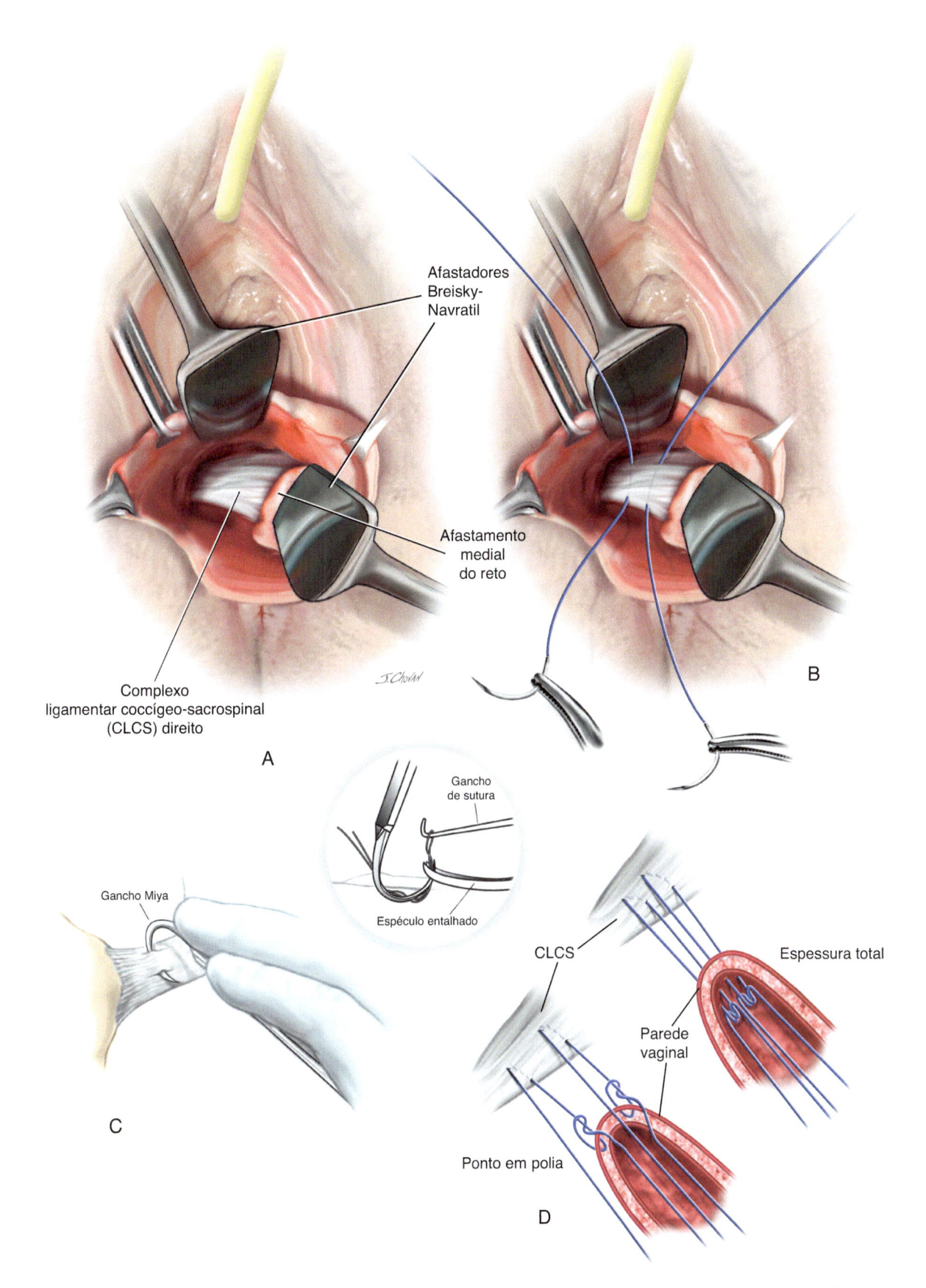

FIGURA 55-4 A. Exposição do ligamento sacrospinal direito é demonstrada. **B.** A sutura é passada através do ligamento sacrospinal. **C.** Visualizada a técnica de passagem de um gancho Miya através do ligamento, bem como a técnica de recuperação da sutura *(detalhe)*. **D.** Demonstrada a técnica de fixação do ápice vaginal ao complexo ligamentar coccígeo-sacrospinal *(CLCS)*. Se forem realizados pontos em polia, então se usam suturas permanentes. Se as suturas forem passadas através do epitélio vaginal e amarradas na luz vaginal, então se usam suturas com fio de absorção tardia. *(Modificada de Baggish MS, Karram MM: Atlas of Pelvic Anatomy and Gynecologic Surgery, 3rd ed. S. Louis, Elsevier, 2011.)*

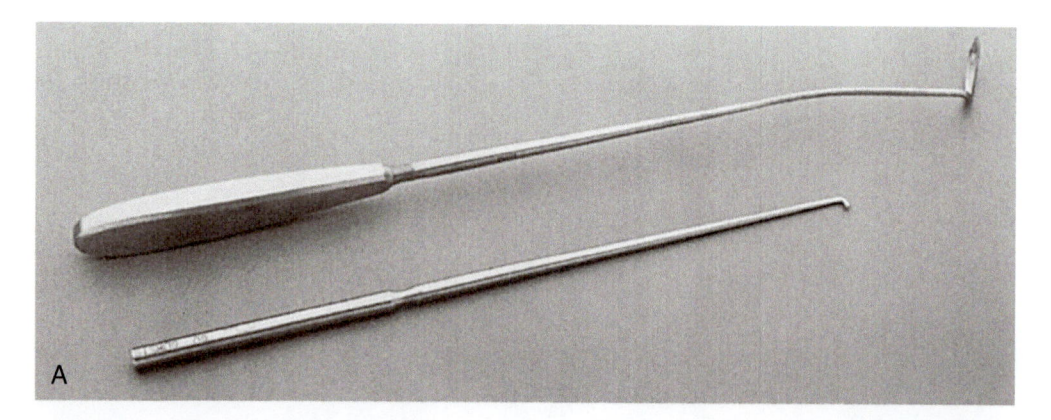

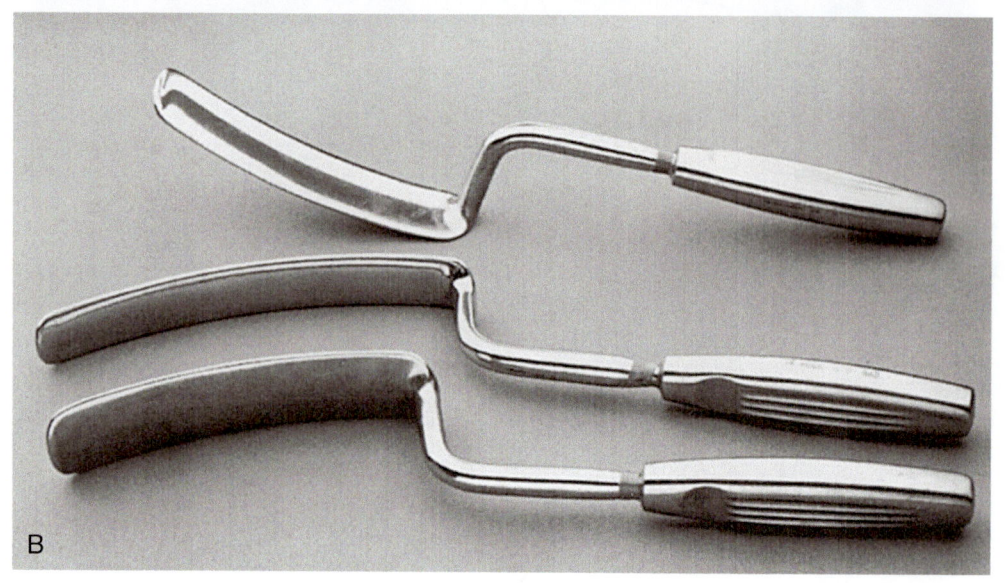

FIGURA 55-5 A. Porta-agulha Deschamps de cabo longo e gancho para nervo. Observe a discreta curvatura perto da extremidade para facilitar a realização de suturas no complexo ligamentar coccígeo-sacrospinal. **B.** Afastadores Breisky-Navratil, vários tamanhos. *(Extraída de Walters MD, Karram MM: Urogynecology and Reconstructive Pelvic Surgery, 2nd ed. St. Louis, CV Mosby, 1999, com permissão.)*

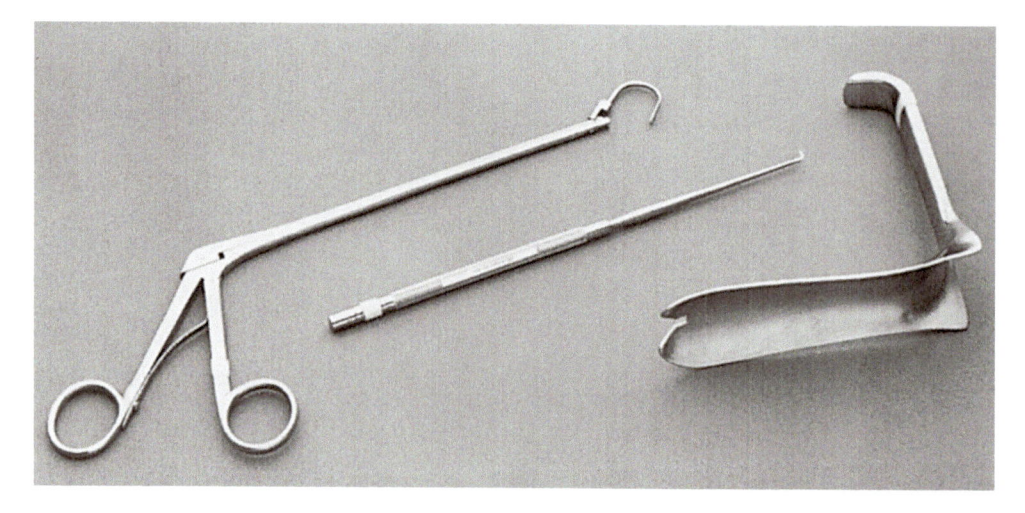

FIGURA 55-6 Da esquerda para a direita: gancho Miya, espéculo entalhado e gancho para sutura para uso durante fixação do ligamento sacrospinal. *(Extraída de Walters MD, Karram MM: Urogynecology and Reconstructive Pelvic Surgery, 2nd ed. St. Louis, CV Mosby, 1999, com permissão.)*

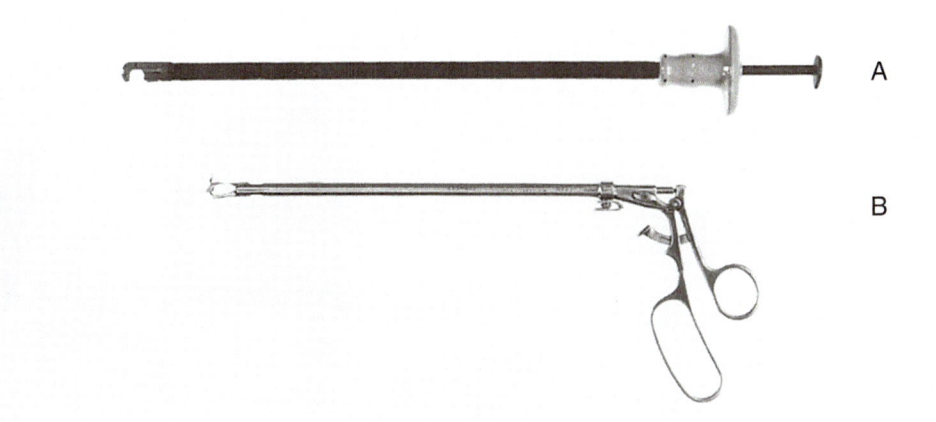

FIGURA 55-7 Dois instrumentos especialmente desenhados para facilitar a passagem através do ligamento sacrospinal. **A.** Porta-agulha Capio (Microvasive-Boston Scientific Corp, Watertown, Mass). **B.** Porta-agulha Nichols-Veronikis (BEI Medical Systems, Chatsworth, Calif.) *(Extraída de Walters MD, Karram MM: Urogynecology and Reconstructive Pelvic Surgery, 2nd ed. St. Louis, CV Mosby, 1999, com permissão.)*

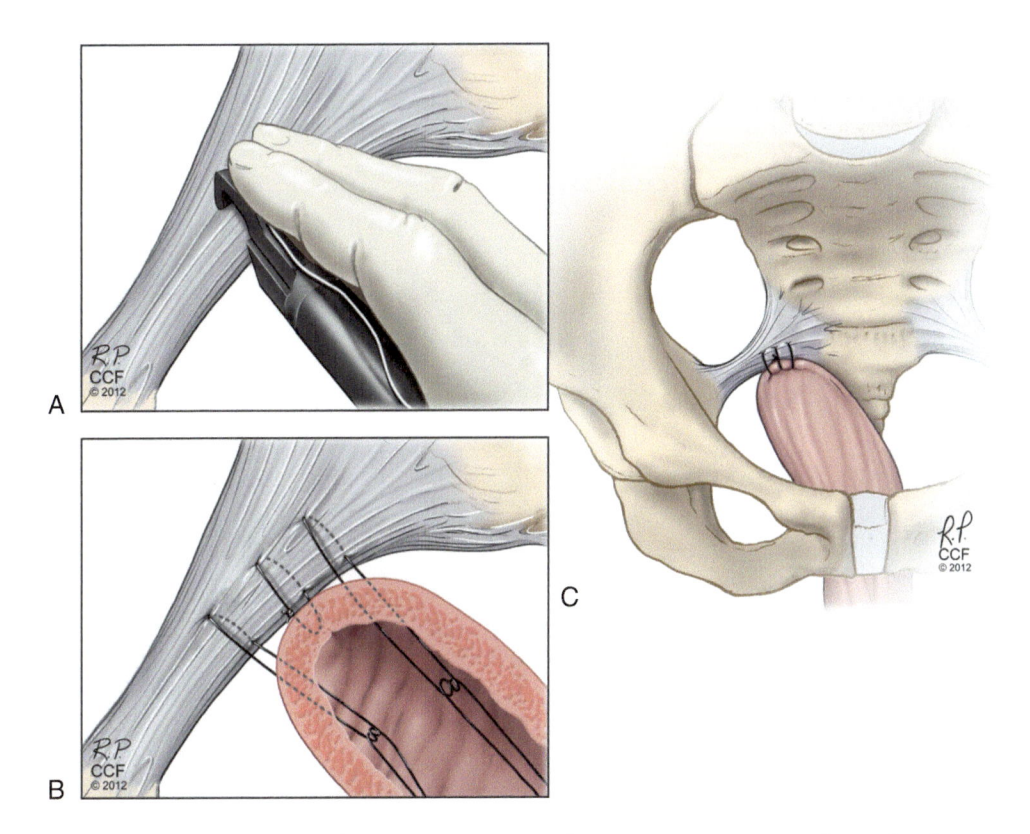

FIGURA 55-8 Colpopexia no ligamento sacrospinal. **A.** Passagem do porta-agulha Capio com sutura através do complexo ligamentar coccígeo-sacrospinal (CLCS). Observe que a ponta da agulha é passada de baixo para cima. **B.** São feitas três suturas através do CLCS; a sutura do meio é feita em fio não absorvível, sendo passada através da muscular com nó sepultado. **C.** Fixação final da vagina até o CLCS. *(Ilustração de Ross Papalardo. Reimpressa com permissão, Cleveland Clinic Center for Medical Art & Photography © 2012-2013. Todos os direitos reservados. Extraída de Walters MD, Ridgeway BM: Surgical treatment of vaginal apex prolapse. Obstet Gynecol 121 (2 pt 1):354, 2013.)*

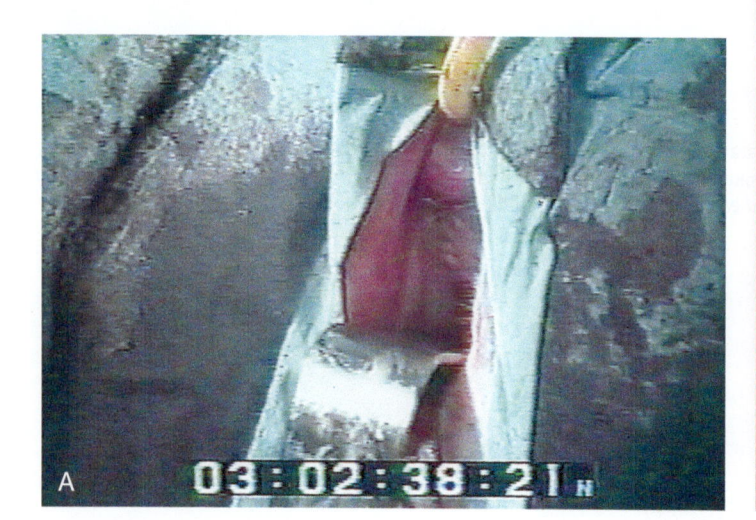

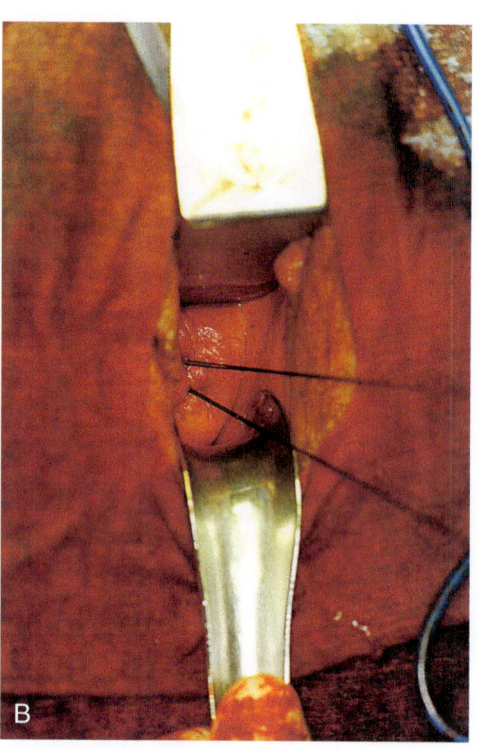

FIGURA 55-9 A e B. Dois exemplos de casos em que se realizou fixação no ligamento sacrospinal. Os fios estão sendo amarrados, aproximando o ápice da vagina do complexo ligamentar coccígeo-sacrospinal. Observe que a vagina está distorcida posteriormente e para a direita.

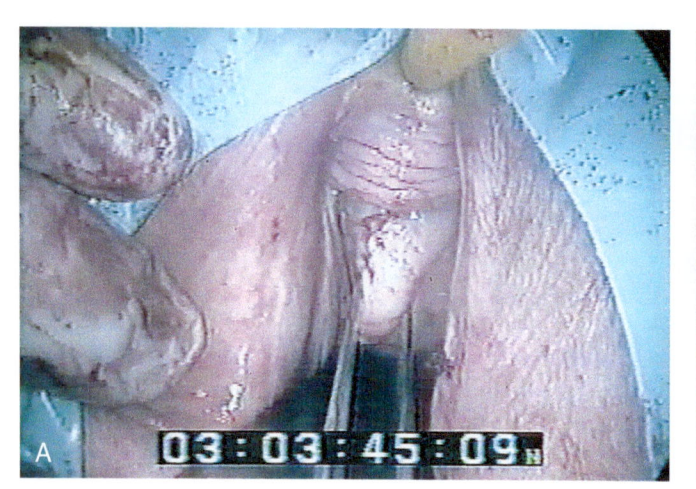

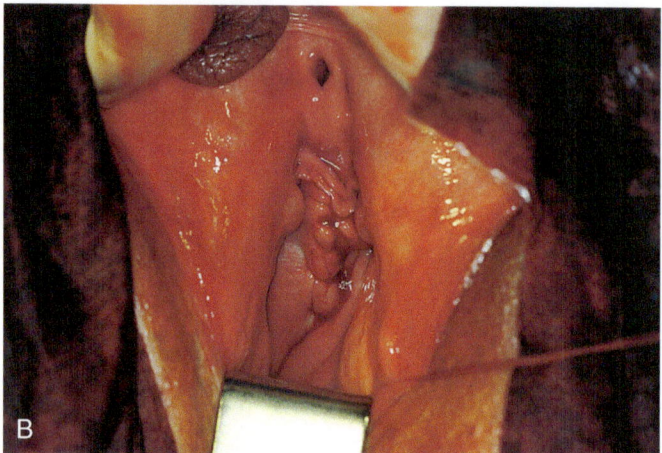

FIGURA 55-10 Parede anterior da vagina depois de amarradas as suturas sacrospinais. **A.** Colocou-se uma pinça Allis na parede anterior da vagina, que é o segmento do prolapso que tem maior probabilidade de recorrer. **B.** Observe a distorção posterior do segmento anterior depois de amarradas as suturas sacrospinais.

CAPÍTULO 55 Reparo Vaginal com Sutura em Tecido Nativo do Prolapso da Cúpula Vaginal   657

Colocação correta da agulha
(vista do lado direito)

Janela através da fáscia do obturador interno, expondo o músculo obturador interno — Nervo obturador — Veia e artéria ilíacas externas

Músculo iliococcígeo — Espinha isquiática — Raízes nervosas sacrais

CLCS (**M**úsculo **c**occígeo e **l**igamento **s**acrospinal)

Corte sagital do osso coccígeo

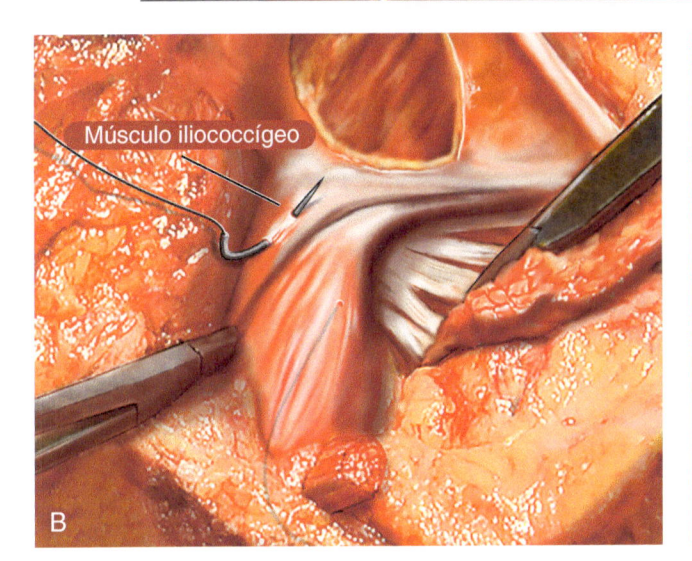

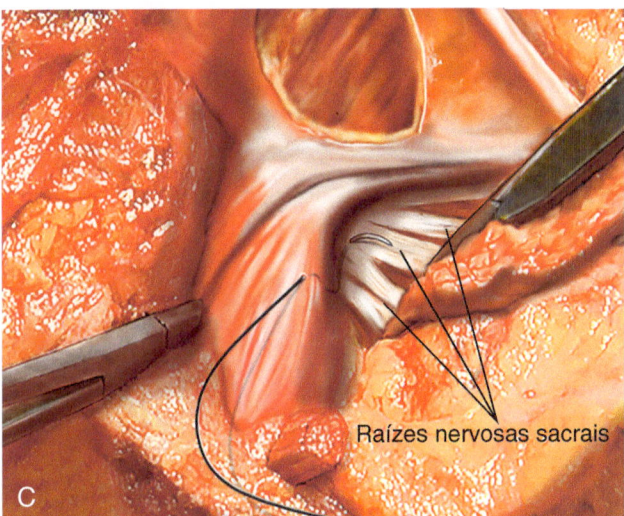

A

Músculo iliococcígeo

Raízes nervosas sacrais

B   C

Colocações incorretas da agulha

FIGURA 55-11 A. Demonstra a colocação apropriada da agulha através do complexo ligamentar coccígeo-sacrospinal (*CLCS*); observe importantes estruturas em torno. **B.** Colocação incorreta da agulha através do complexo iliococcígeo. **C.** Colocação incorreta da agulha, resultando em lesão de raízes nervosas sacrais.

Suspensão na Fáscia Iliococcígea

Em 1963, Inmon descreveu a fixação bilateral do ápice vaginal evertido à fáscia iliococcígea imediatamente abaixo da espinha isquiática. A técnica para esse reparo é a seguinte:

1. A parede posterior da vagina é aberta na linha média como para a colporrafia posterior, e os espaços retovaginais são dissecados amplamente até os músculos levantadores bilateralmente.
2. A dissecção se estende por divulsão em direção à espinha isquiática.
3. Com a mão não dominante do cirurgião pressionando o reto para baixo e medialmente, expõe-se uma área de 1 a 2 cm caudal e posterior à espinha isquiática no músculo iliococcígeo e a fáscia é exposta (Fig. 55-12). Faz-se uma única sutura em fio de absorção tardia número 0 profundamente no músculo levantador e na fáscia. Ambas as extremidades da sutura são então passadas através do ápice vaginal posterior ipsilateral e reparadas com uma pinça. Isso é repetido no lado oposto.
4. Completa-se a colporrafia posterior, e a vagina é fechada. Ambas as suturas são amarradas, enquanto se elevam os ápices vaginais posteriores (Fig. 55-12). Esse reparo costuma ser feito juntamente com uma culdoplastia ou suspensão uterossacral.

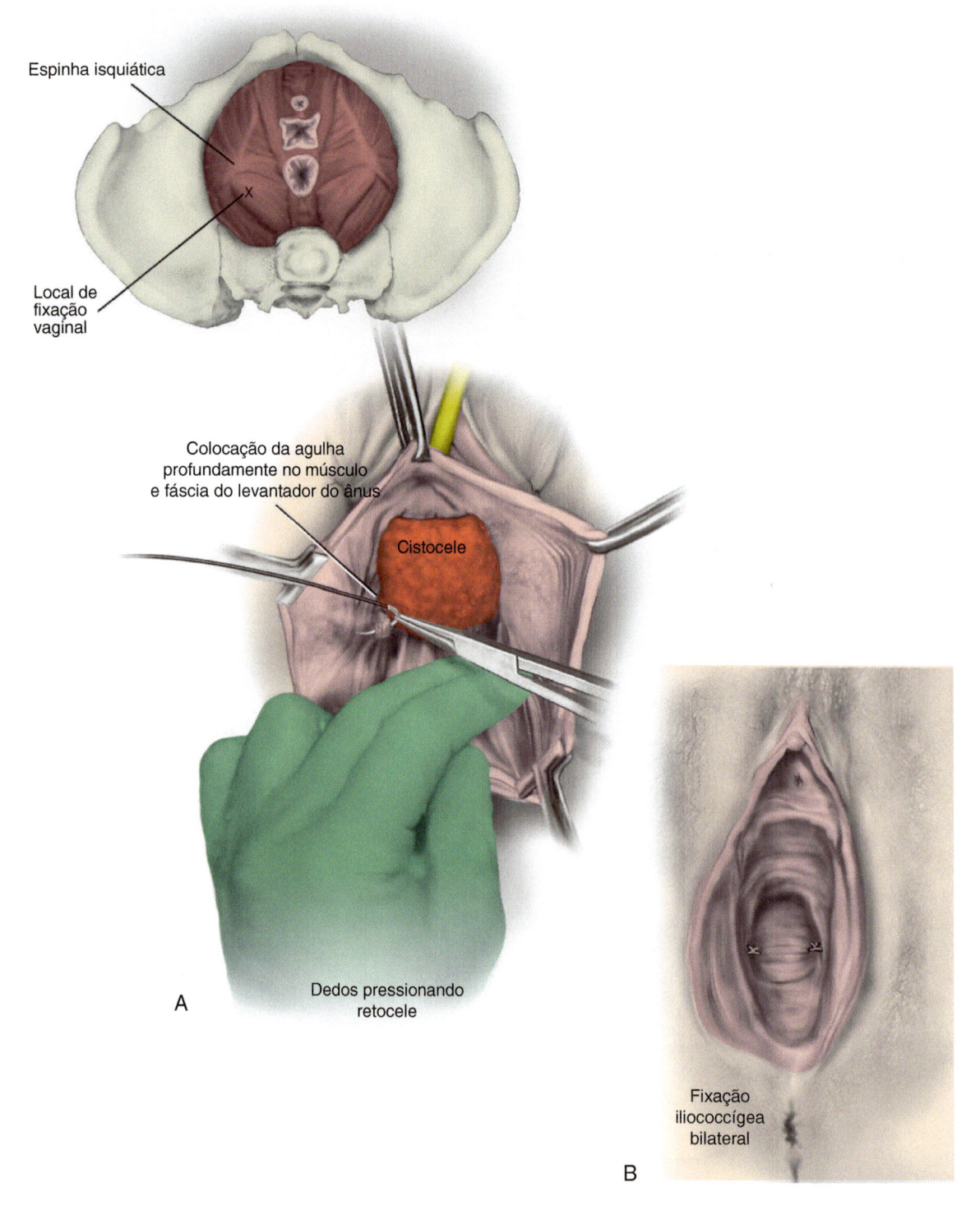

FIGURA 55-12 Suspensão na fáscia iliococcígea. **A.** Com o dedo do cirurgião pressionando o reto para baixo, faz-se a sutura da fáscia iliococcígea direita. Localização aproximada das suturas da fáscia iliococcígea (detalhe). **B.** Suspensão na fáscia iliococcígea bilateralmente. (Reimpressa com permissão de Walters MD, Karram MM: Urogynecology and Reconstructive Pelvic Surgery, 4th ed. Philadelphia, Elsevier, 2014.)

Suspensão Alta no Ligamento Uterossacro

Outra via popular do manejo de enterocele e prolapso da cúpula vaginal se baseia na observação anatômica de que o tecido conjuntivo do canal vaginal não se distende ou afrouxa, mas se quebra em pontos definíveis específicos.

Uma suspensão no ligamento uterossacro exige entrada no peritônio por ser uma suspensão intraperitoneal. Esse é atualmente o procedimento preferido do autor para prolapso da cúpula vaginal porque pode ser usado para todos os graus de prolapso. Como não distorce significativamente o eixo vaginal, não predispõe a paciente ao prolapso recorrente da parede anterior ou posterior da vagina. O procedimento pode ser facilmente moldado para um prolapso em particular, dependendo da extensão do prolapso da cúpula e da coexistência ou não de defeitos da parede anterior ou posterior da vagina. A Figura 55-13 demonstra três graus de prolapso da cúpula vaginal. O objetivo de qualquer suspensão da cúpula deve ser recriar uma vagina funcional com boa sustentação e com um comprimento apropriado. Uma suspensão até o nível das espinhas isquiáticas geralmente resulta em uma vagina com um comprimento de pelo menos 9 cm. A complexidade de tal reparo se baseia em quanta eversão coexistente da parede anterior e posterior da vagina esteja presente. A Figura 55-13A ilustra um prolapso isolado da cúpula vaginal secundário a uma enterocele apical com paredes anterior e posterior da vagina bem sustentadas. Em tal situação, tudo que se precisa é a excisão da bolsa da enterocele e o fechamento do defeito no nível do colo da enterocele. Diferentemente, a Figura 55-13C demonstra prolapso completo da cúpula, juntamente com eversão completa das paredes anterior e posterior da vagina. Tal situação exige um reparo muito mais complexo para reconstruir uma vagina funcional, com boa sustentação e comprimento apropriado. Ao longo dos anos, evoluíram os procedimentos intraperitoneais usados para sustentação ou suspensão do ápice vaginal, bem como a abordagem apical ou posterior das enteroceles. Uma culdoplastia de McCall (Cap. 53), originalmente descrita em 1957, continua a ser um bom procedimento que pode ser usado na ocasião de uma histerectomia vaginal porque suspende a vagina até as partes distais plicadas dos ligamentos uterossacros. Uma suspensão alta uterossacral tradicional tenta passar suturas bilateralmente através do ligamento uterossacro no nível da espinha isquiática. Mais recentemente, a técnica tem sido modificada, de modo que as suturas são passadas mais superiormente e medialmente. A Figura 55-14 ilustra a anatomia do ligamento uterossacro e das estruturas em torno. As Figuras 55-14 a 55-17 ilustram a realização de suturas para culdoplastia de McCall, suspensão uterossacral tradicional e suspensão alta uterossacral modificada. Observe que a técnica modificada tenta passar suturas que incorporam uma parte do complexo muscular CLCS ou a fáscia pré-sacral (Figs. 55-14 e 55-15). As Figuras 55-18 a 55-20 são fotografias intraperitoneais do ligamento uterossacro direito e esquerdo. Observe a colocação alta da sutura na Figura 55-20, bem como a relação entre o ureter esquerdo e o ligamento uterossacro esquerdo. Essa suspensão uterossacral alta modificada tem, em minha opinião, levado à criação de uma vagina mais profunda e reduzido significativamente a taxa de comprometimento ureteral. A técnica de suspensão uterossacral alta da cúpula vaginal (Fig. 55-21) é a seguinte:

1. O ápice vaginal é preso com duas pinças Allis e é incisado com bisturi. O epitélio vaginal é dissecado da bolsa da enterocele até o colo da hérnia. Dependendo do tipo de prolapso apical (simétrico, primariamente anterior e apical ou primariamente posterior e apical) (Fig. 55-21A), pode ser necessária a dissecção da base da bexiga ou da parede anterior do reto, separando-os da cúpula vaginal para entrar seguramente na cavidade peritoneal. A enterocele é aberta, expondo as estruturas intraperitoneais.
2. Várias compressas úmidas são colocadas no fundo de saco posterior. Usa-se um afastador largo para elevar as compressas e intestinos da pelve, expondo a parte mais superior do ligamento uterossacro a cada lado (Fig. 55-21B e C).
3. As pinças Allis são colocadas aproximadamente nas posições 5 horas e 7 horas incorporando o peritônio e a espessura total da parede posterior da vagina. A tração caudal na pinça Allis permite a palpação do ligamento uterossacro a cada lado. As espinhas isquiáticas são palpadas através do peritônio, e o ureter geralmente pode ser palpado ao longo da parede lateral pélvica em algum ponto de 1 a 5 cm anterior e lateralmente à espinha isquiática.
4. Duas ou três suturas em fio de absorção tardia são passadas através da parte mais superior do ligamento uterossacro a cada lado. Cada uma dessas suturas é marcada individualmente. As suturas são idealmente feitas medialmente e discretamente craniais à espinha isquiática na esperança de que uma parte da sutura realmente atravesse o CLCS (Fig. 55-16). A tração sobre essas suturas permitirá o movimento da paciente, sem tensão ou repuxo na parede lateral pélvica, teoricamente diminuindo o potencial para comprometimento ureteral. São feitos comumente três conjuntos de suturas em grandes prolapsos, nos quais existe significativo prolapso da parede anterior da vagina com a intenção de que um conjunto de suturas seja trazido para fora através da parte proximal da parede anterior da vagina (Fig. 55-21).
5. Se indicado, realiza-se colporrafia anterior nesse momento (Fig. 55-21G).
6. A sutura em fio de absorção tardia previamente passada através do ligamento uterossacro é individualmente trazida para fora através da espessura total da parede posterior da vagina. Se estiver presente uma cistocele proeminente, um conjunto de suturas é trazido para fora através da parte proximal da parede anterior da vagina (Fig. 55-21G).
7. Depois das aparas apropriadas, a vagina é fechada e são amarradas as suturas da cúpula, elevando o ápice vaginal até os ligamentos uterossacros a cada lado (Fig. 55-21H).

As Figuras 55-22 a 55-24 ilustram importantes relações anatômicas entre os ligamentos uterossacros e estruturas em volta. As Figuras 55-25 e 55-26 mostram dois exemplos de casos em que se realiza uma suspensão uterossacral tradicional. As Figuras 55-27 e 55-28 demonstram o aumento do comprimento da vagina que pode ser obtido quando se realiza uma suspensão uterossacral alta modificada. A Figura 55-29 ilustra a suspensão alta do ápice vaginal com a criação de um eixo vaginal normal. A Figura 55-30 compara a forma da vagina e a configuração depois de suspensão uterossacral tradicional com a suspensão uterossacral alta modificada.

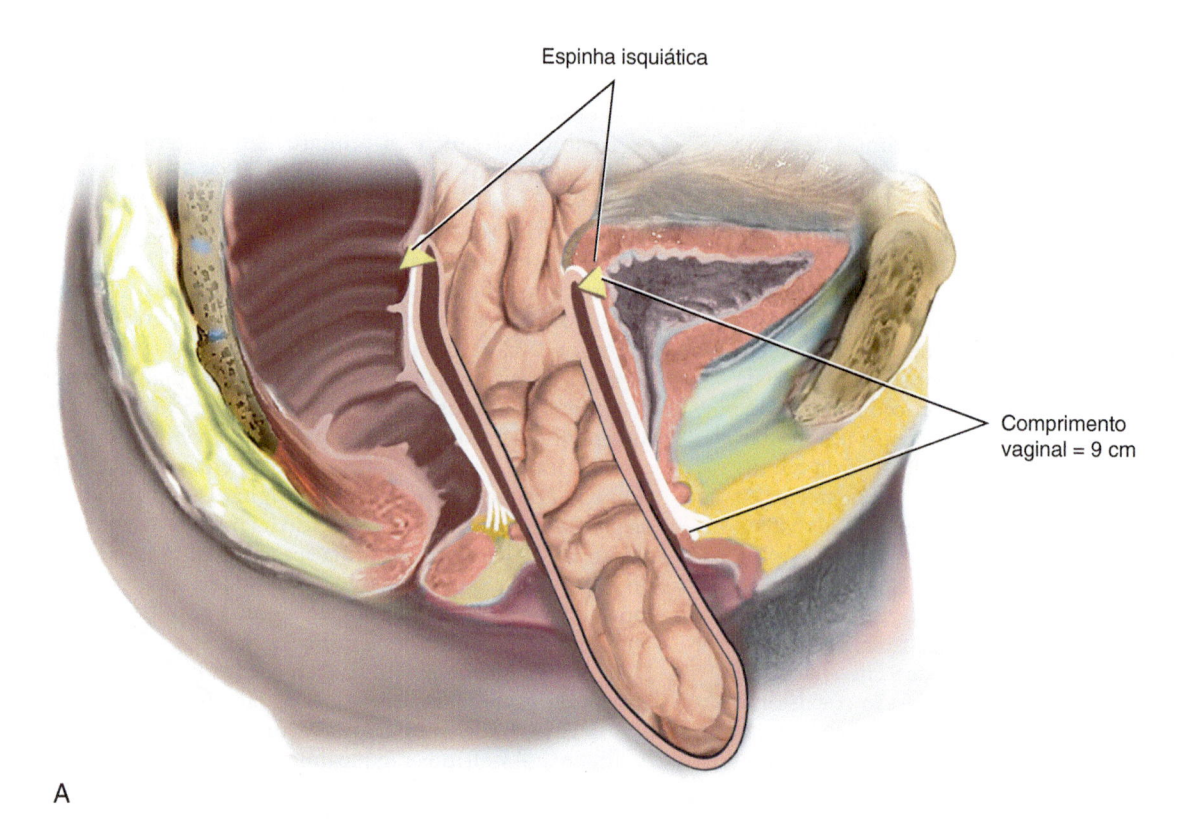

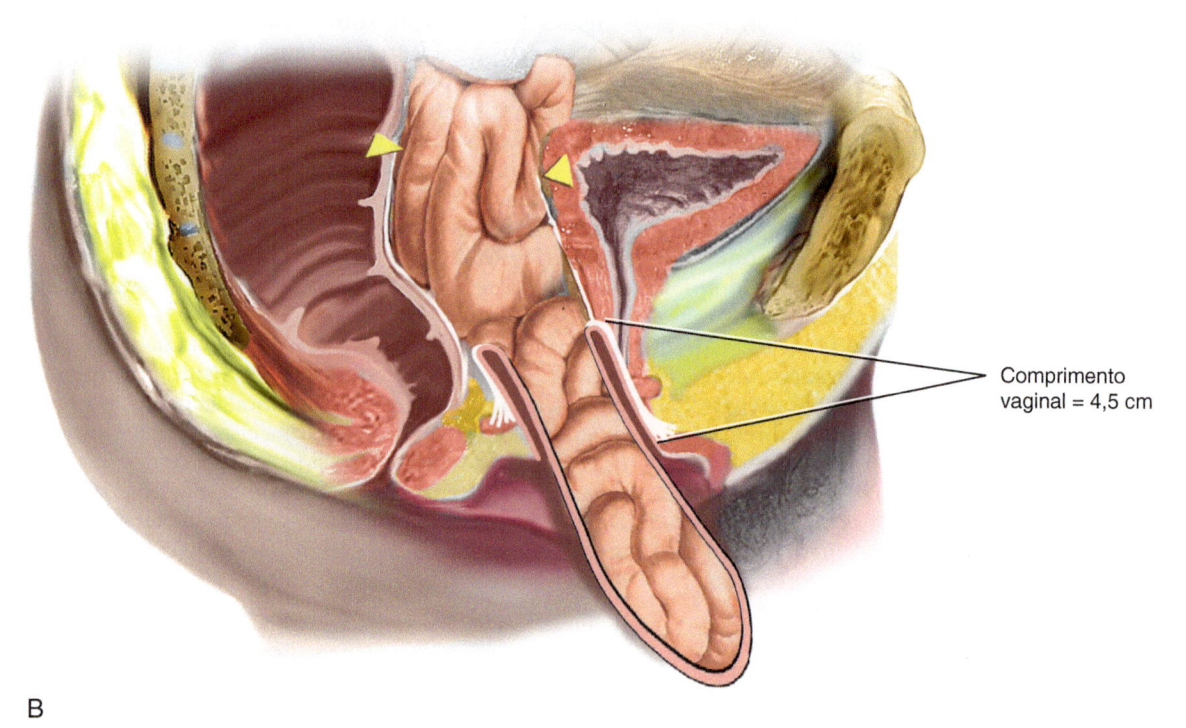

FIGURA 55-13 A. Prolapso isolado da cúpula vaginal. Observe a boa sustentação das paredes anterior e posterior da vagina. Tal situação exige simplesmente a excisão da bolsa da enterocele e fechamento do defeito no nível do colo. Isso dará sustentação ao ápice da vagina, mantendo um comprimento vaginal adequado. **B.** A eversão das paredes anterior e posterior da vagina é de 50% do comprimento. Tal situação exigiria suspensão do ápice até o nível da espinha isquiática, juntamente com restauração da sustentação da parte superior das paredes anterior e posterior da vagina.

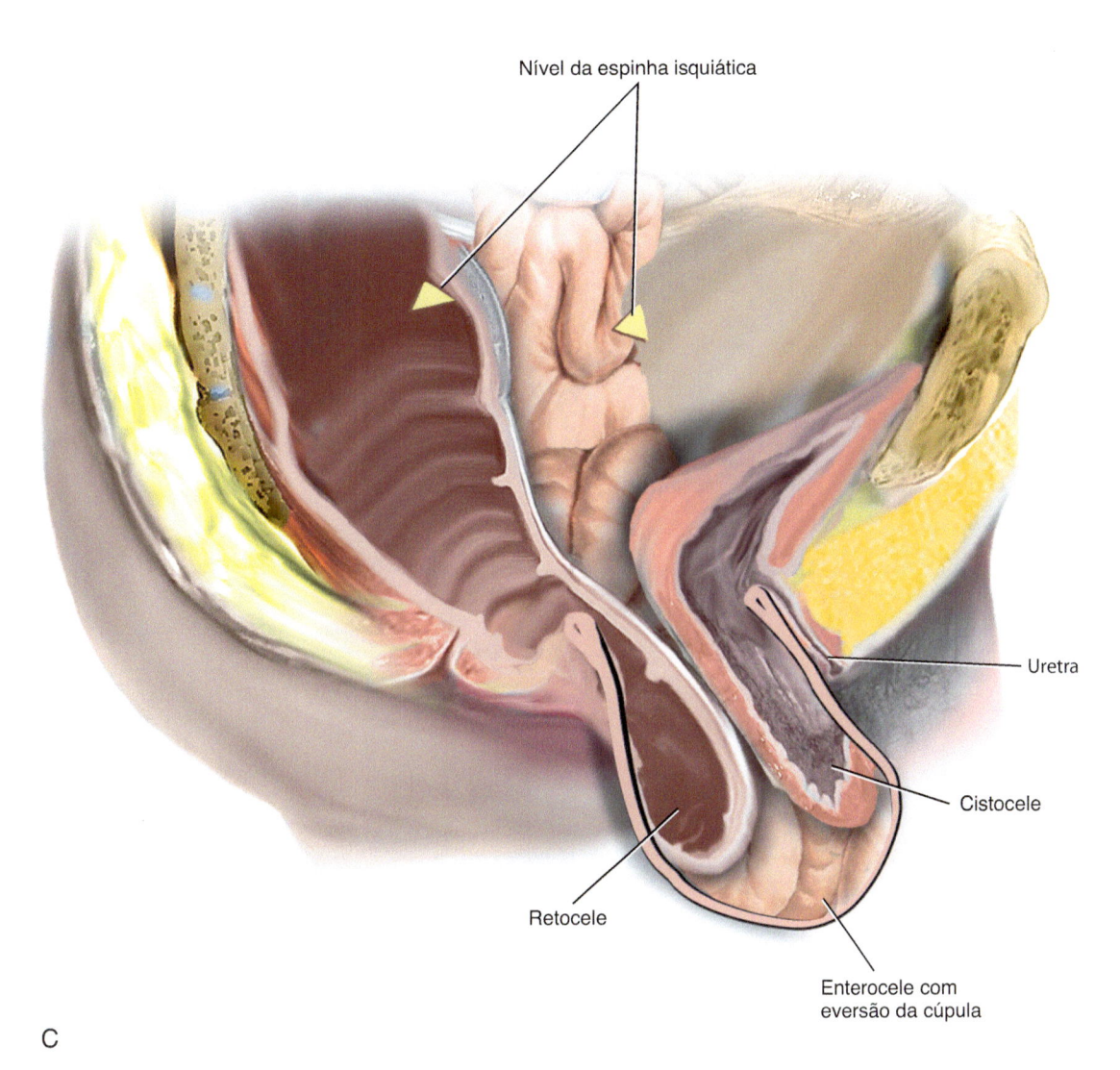

FIGURA 55-13 *(Cont.)* C. Prolapso completo da cúpula vaginal com eversão completa das paredes anterior e posterior da vagina. Tal situação exige um reparo muito mais complexo, pois a cúpula vaginal prolapsada agora precisa ser suspensa mais alto na cavidade pélvica, até o nível das espinhas isquiáticas. Isso precisa ser feito juntamente com outros procedimentos para proporcionar sustentação resistente às paredes anterior e posterior da vagina.

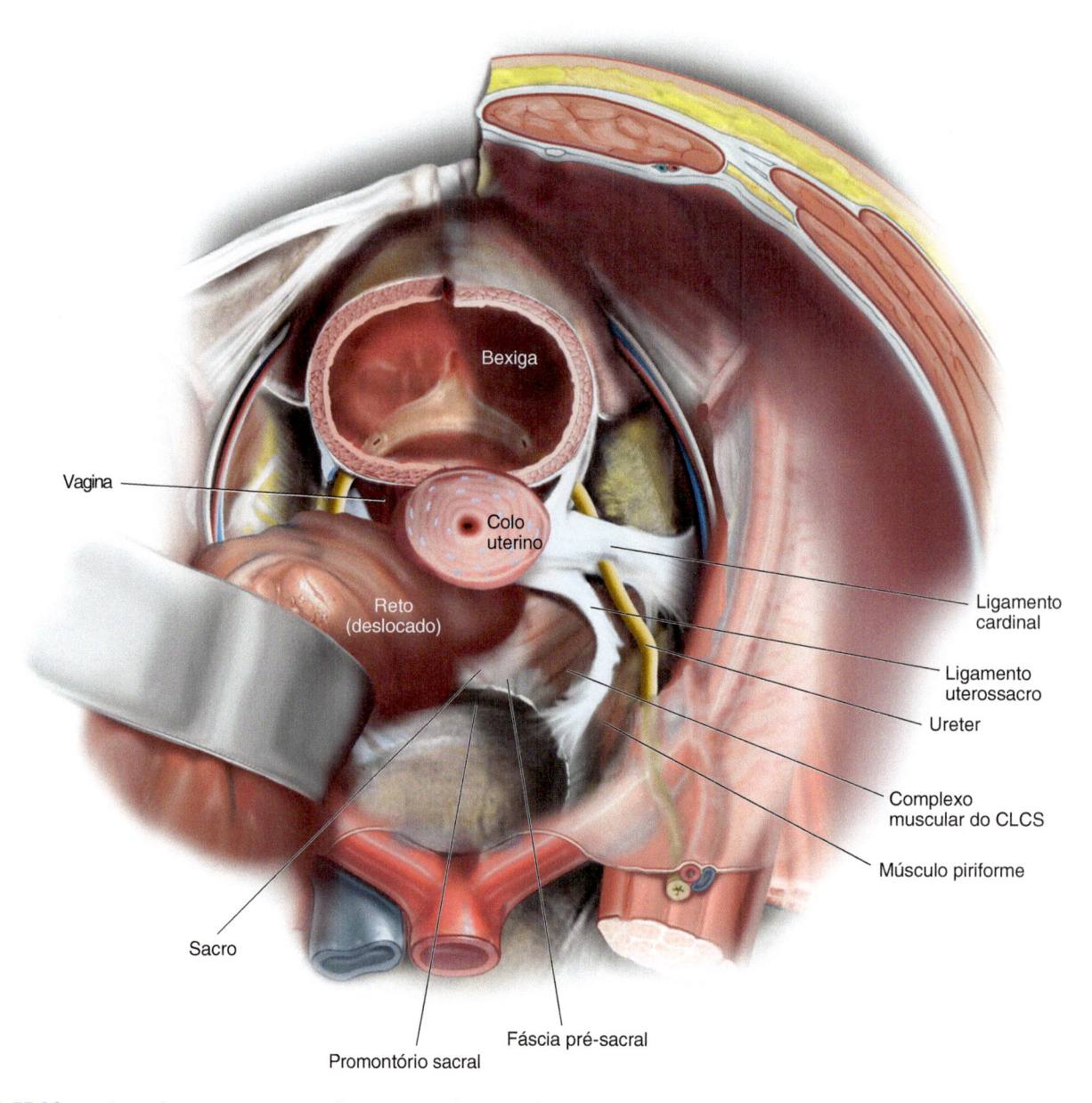

FIGURA 55-14 Esta figura demonstra a anatomia da sustentação do útero e da parte superior da vagina. Observe a relação entre o ligamento uterossacro, o ureter, o complexo muscular do complexo ligamentar coccígeo-sacrospinal (*CLCS*) e a fáscia pré-sacral.

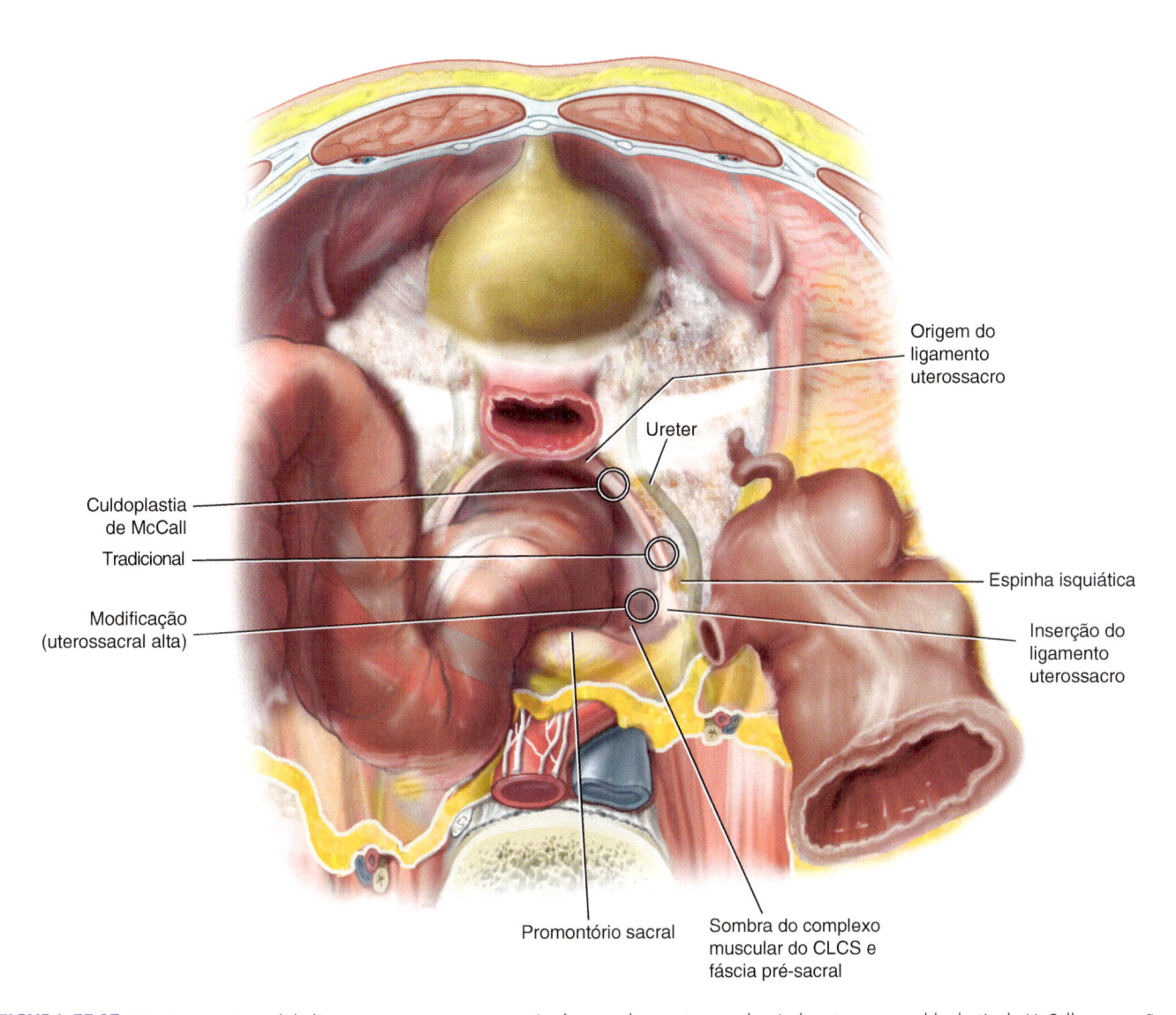

FIGURA 55-15 Vista intraperitoneal do ligamento uterossacro, com círculos que demonstram os locais de sutura para culdoplastia de McCall, suspensão uterossacral tradicional e suspensão uterossacral alta modificada. Observe a proximidade do ureter com o ligamento uterossacro. *CLCS*, complexo ligamentar coccígeo-sacrospinal.

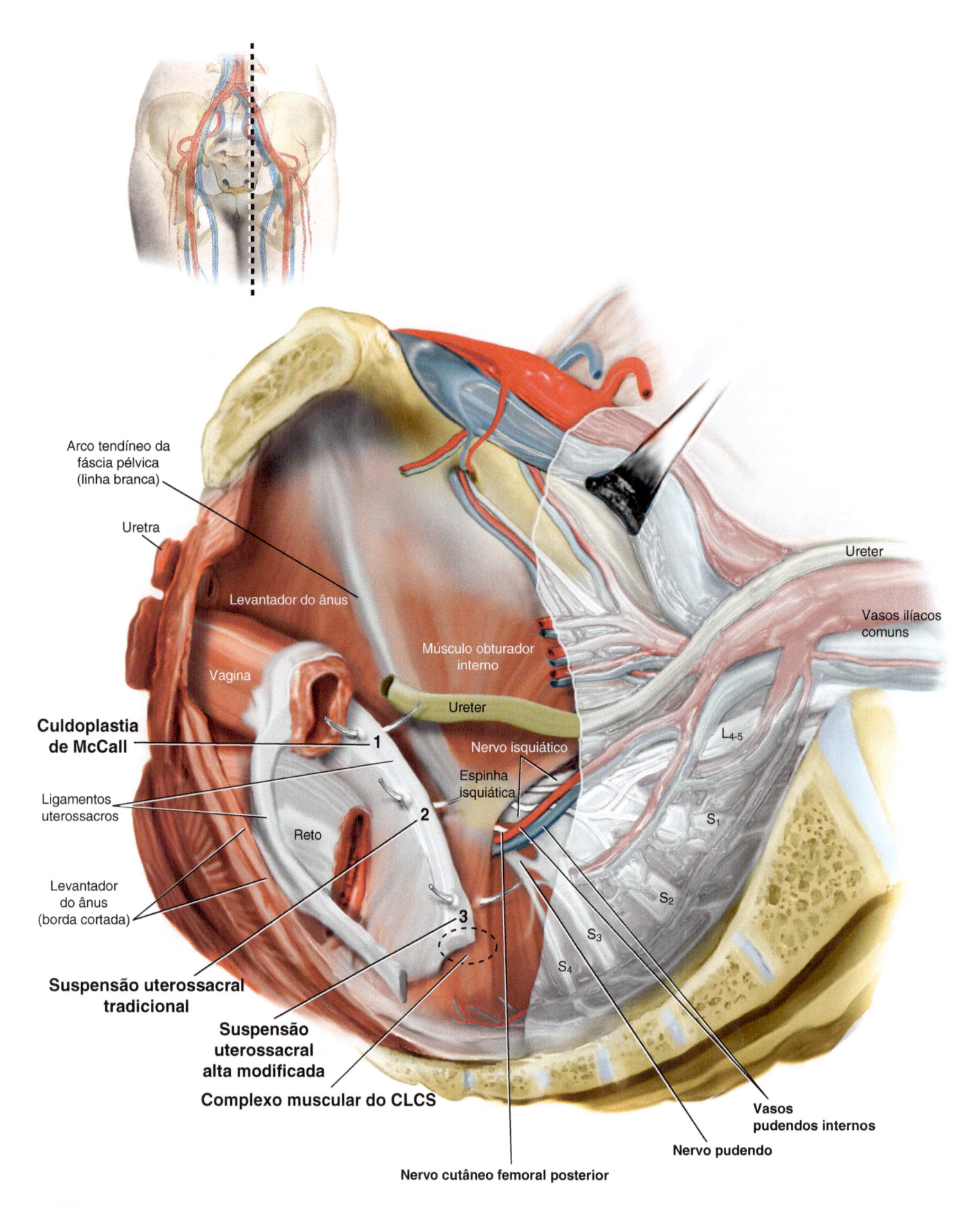

FIGURA 55-16 Corte transversal do assoalho pélvico demonstrando realização de suturas intraperitoneais para (*1*) culdoplastia de McCall, (*2*) suspensão uterossacral tradicional e (*3*) suspensão uterossacral alta modificada. Observe que a suspensão uterossacral pode envolver a passagem da sutura através do complexo muscular do complexo ligamentar coccígeo-sacrospinal (*CLCS*), como parte das inserções do ligamento uterossacro nessa estrutura.

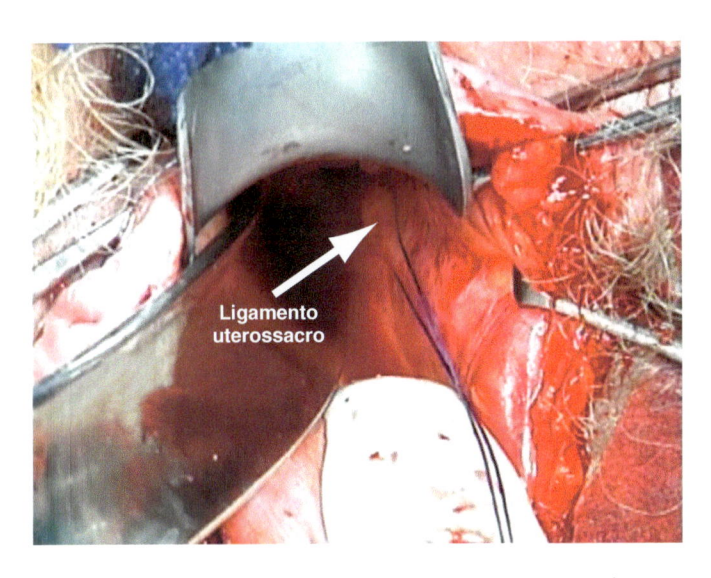

FIGURA 55-17 Realização de suturas para suspensão uterossacral tradicional. Observe que a sutura é passada através da parte superior do ligamento uterossacro imediatamente abaixo do nível da espinha isquiática.

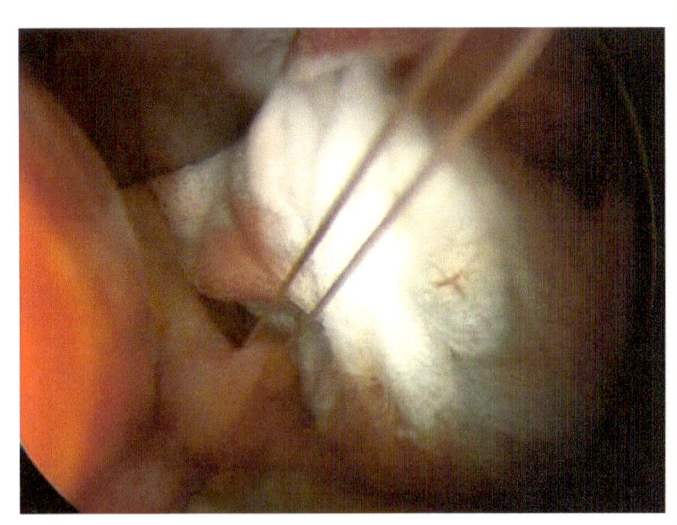

FIGURA 55-18 Realização de sutura para suspensão uterossacral alta modificada. Observe que a sutura é passada superior e medialmente à espinha isquiática, incorporando o complexo ligamentar coccígeo-sacrospinal ou a fáscia pré-sacral.

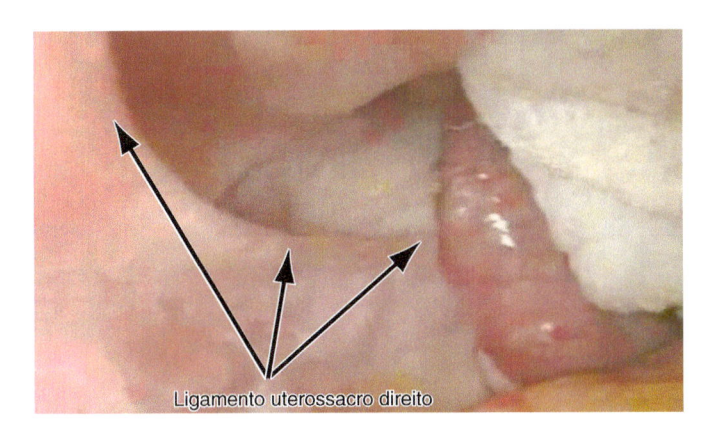

FIGURA 55-19 Fotografia do ligamento uterossacro direito; observe a origem e a inserção alta do ligamento na pelve

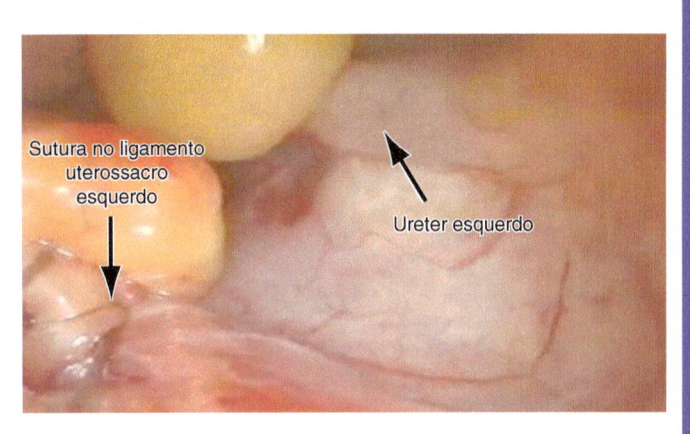

FIGURA 55-20 Fotografia da relação entre o ureter direito e o ligamento uterossacro direito. Observe a realização correta da sutura na parte mais superior do ligamento uterossacro (*setas*).

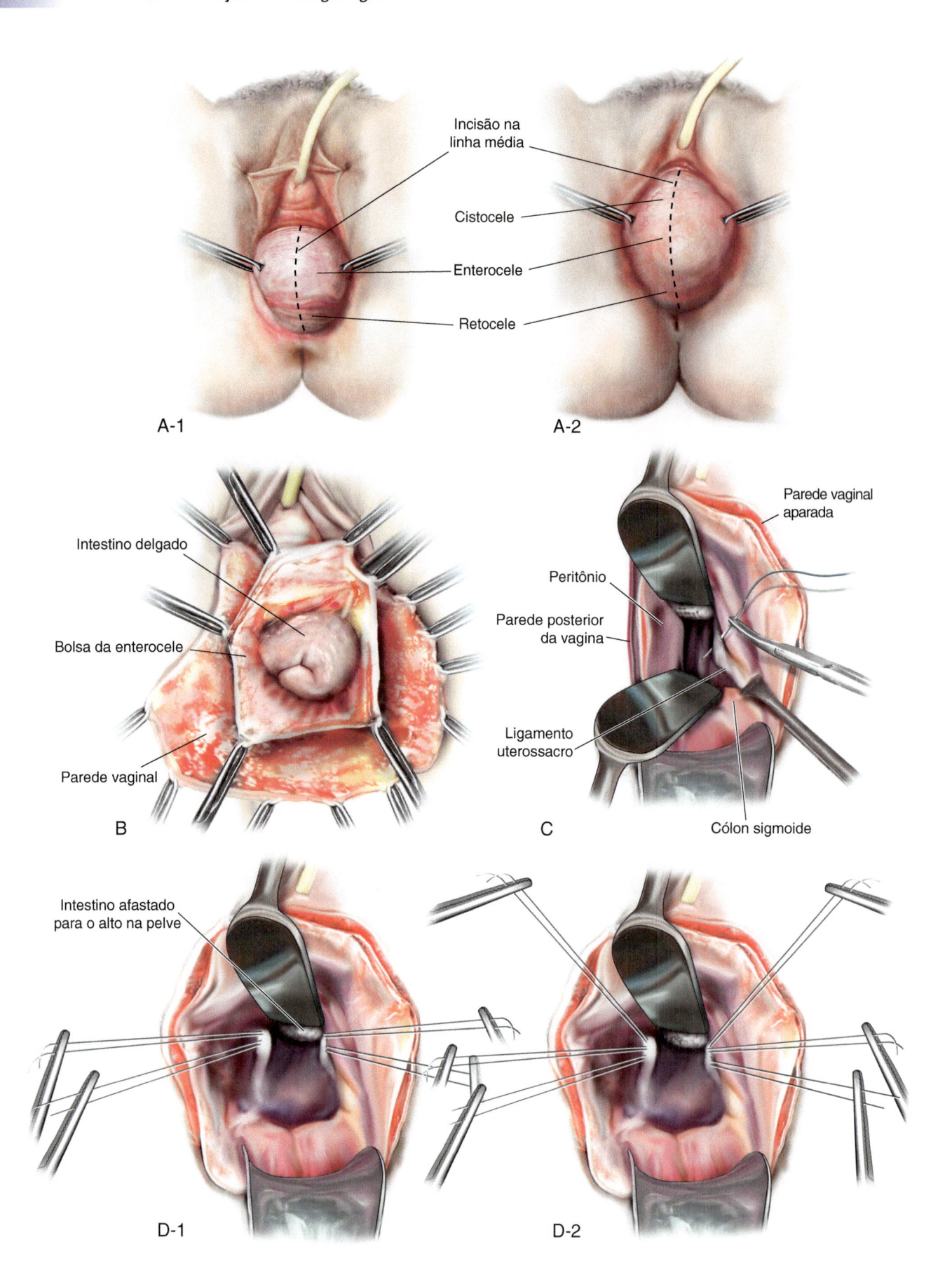

FIGURA 55-21 Técnica para suspensão uterossacral alta da cúpula vaginal. **A.** A parte mais proeminente da cúpula vaginal em prolapso é presa com duas pinças Allis: *1*, prolapso apical e posterior proeminente da cúpula vaginal; observe que as pinças Allis marcam a posição do novo ápice na parte superior da parede posterior da vagina. *2*, Eversão da vagina, com prolapso simétrico das paredes anterior e posterior da vagina. As pinças Allis são colocadas na parte média da cúpula vaginal em prolapso. **B.** A parede vaginal é dissecada do tecido subjacente e se identifica e se abre a bolsa da enterocele. **C.** O intestino é afastado para o alto na pelve com compressas. Usa-se o afastador para elevar as compressas da pelve inferior, expondo completamente o fundo de saco. Quando se coloca tração caudal apropriada sobre os ligamentos uterossacros com uma pinça Allis, os ligamentos uterossacros são facilmente palpados bilateralmente. **D.** *1*, Duas suturas em fio de absorção tardia foram passadas através da parte mais superior do ligamento uterossacro; *2*, uma terceira sutura é passada se houver prolapso significativo da parede anterior da vagina.

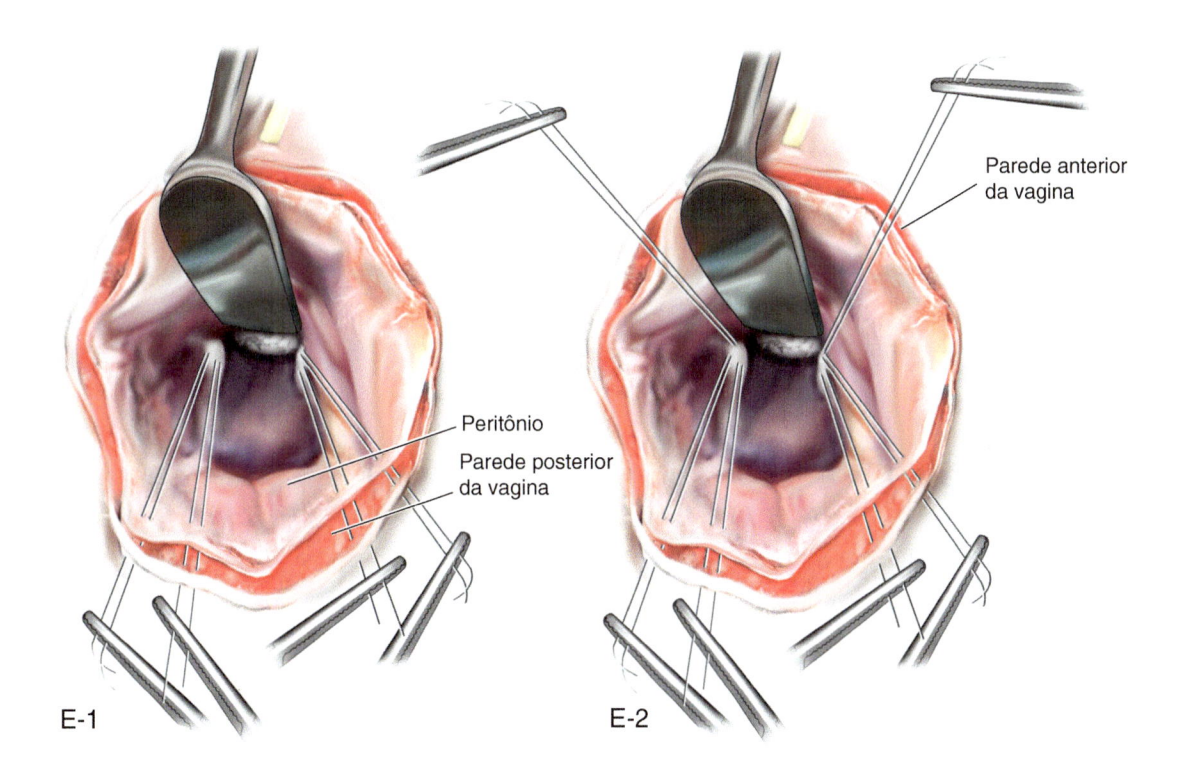

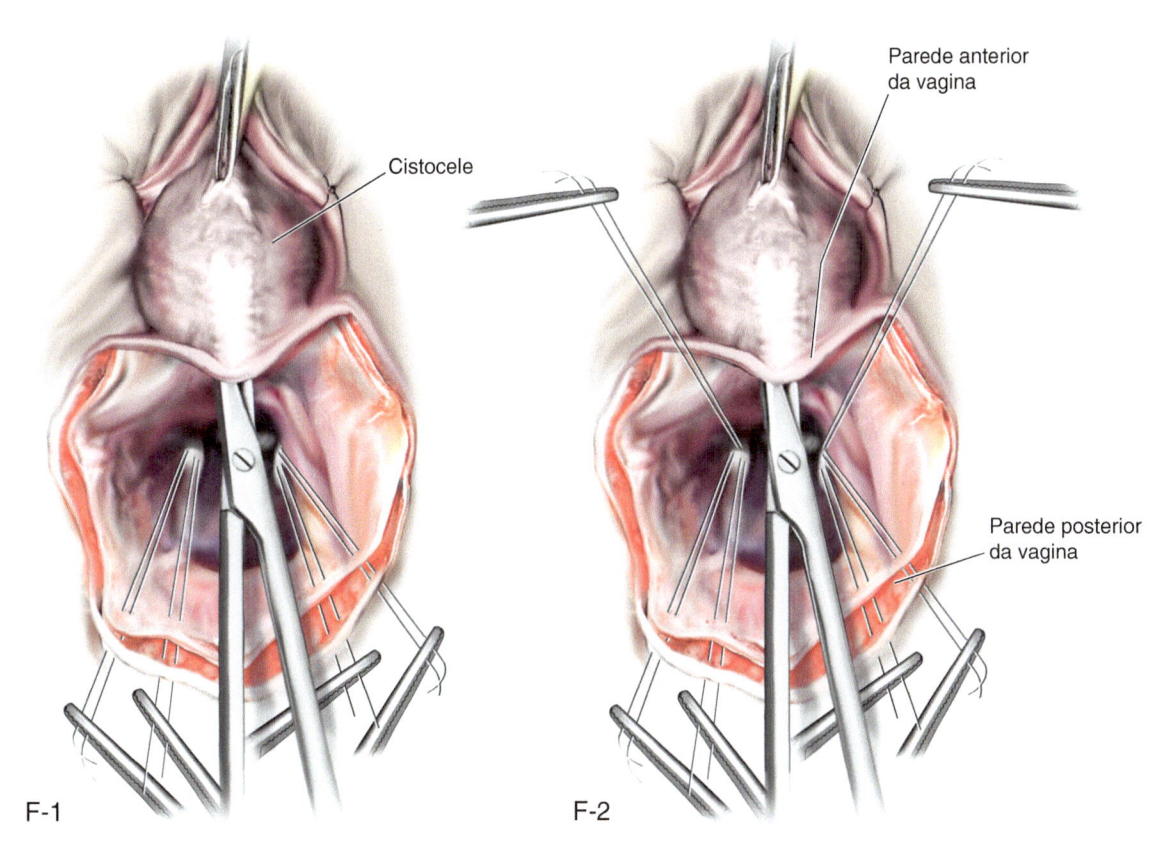

FIGURA 55-21 *(Cont.)* E. *1*, Duas das suturas reparadas são trazidas para fora através do peritônio posterior e da parede posterior da vagina (uma agulha livre é usada para passar ambas as extremidades dessas suturas em fio de absorção tardia através da espessura completa da parede vaginal); *2*, uma terceira sutura é reparada para ser passada através da parte proximal da parede anterior da vagina depois de se completar o reparo anterior. **F.** A colporrafia anterior é começada, iniciando-se uma dissecção entre a bexiga prolapsada e a parede anterior da vagina.

G-1　　　G-2

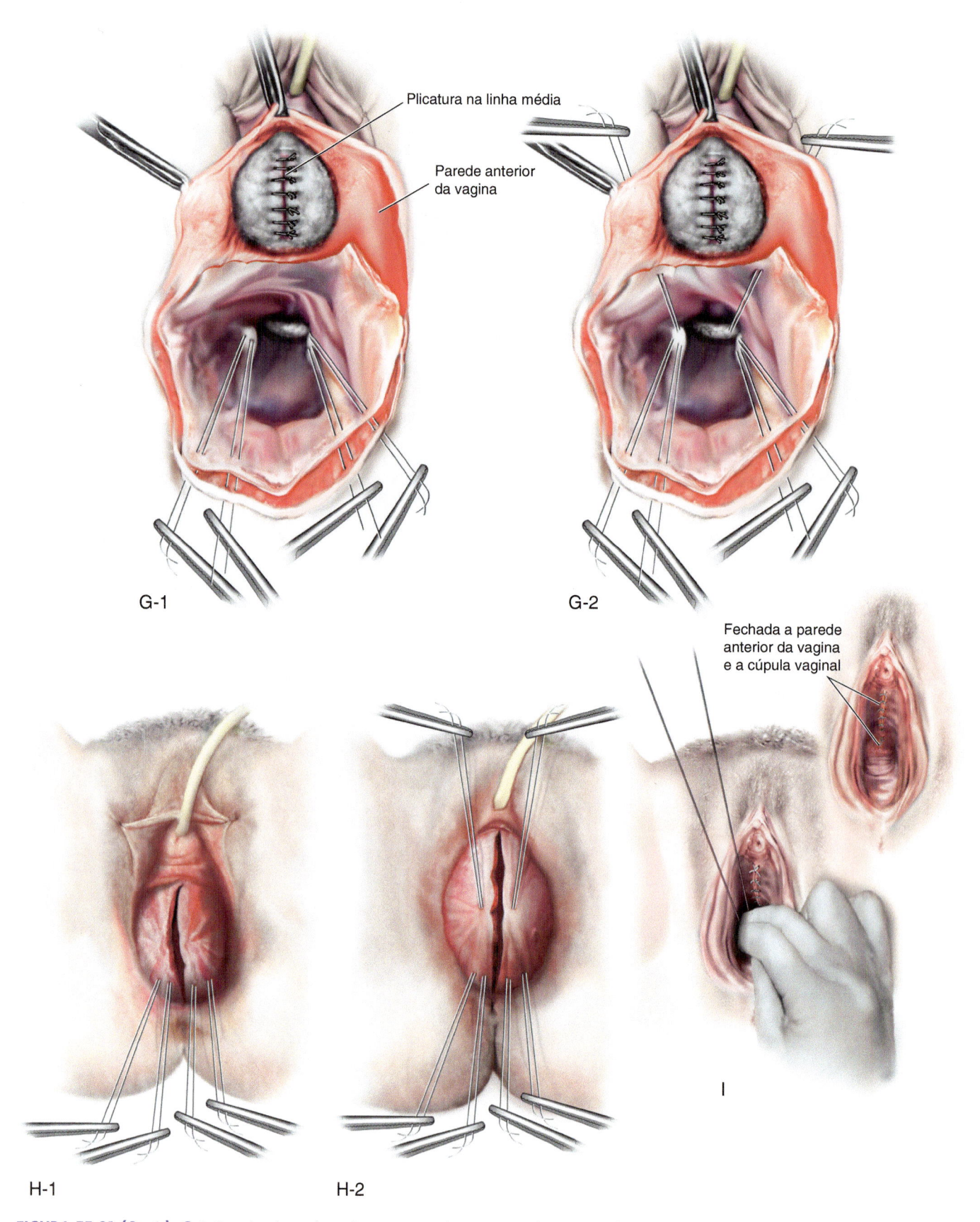

H-1　　　H-2　　　I

FIGURA 55-21 (Cont.) G. *1*, Completada a colporrafia anterior; *2*, observe que o último grupo de pontos uterossacros é trazido para fora através da parte proximal da parede anterior da vagina. **H.** A vagina foi apropriadamente aparada. **I.** A vagina é fechada com pontos separados ou contínuos em fio de absorção tardia. As suturas de suspensão nos uterossacros são então amarradas, elevando a parede da vagina prolapsada à concavidade do sacro.

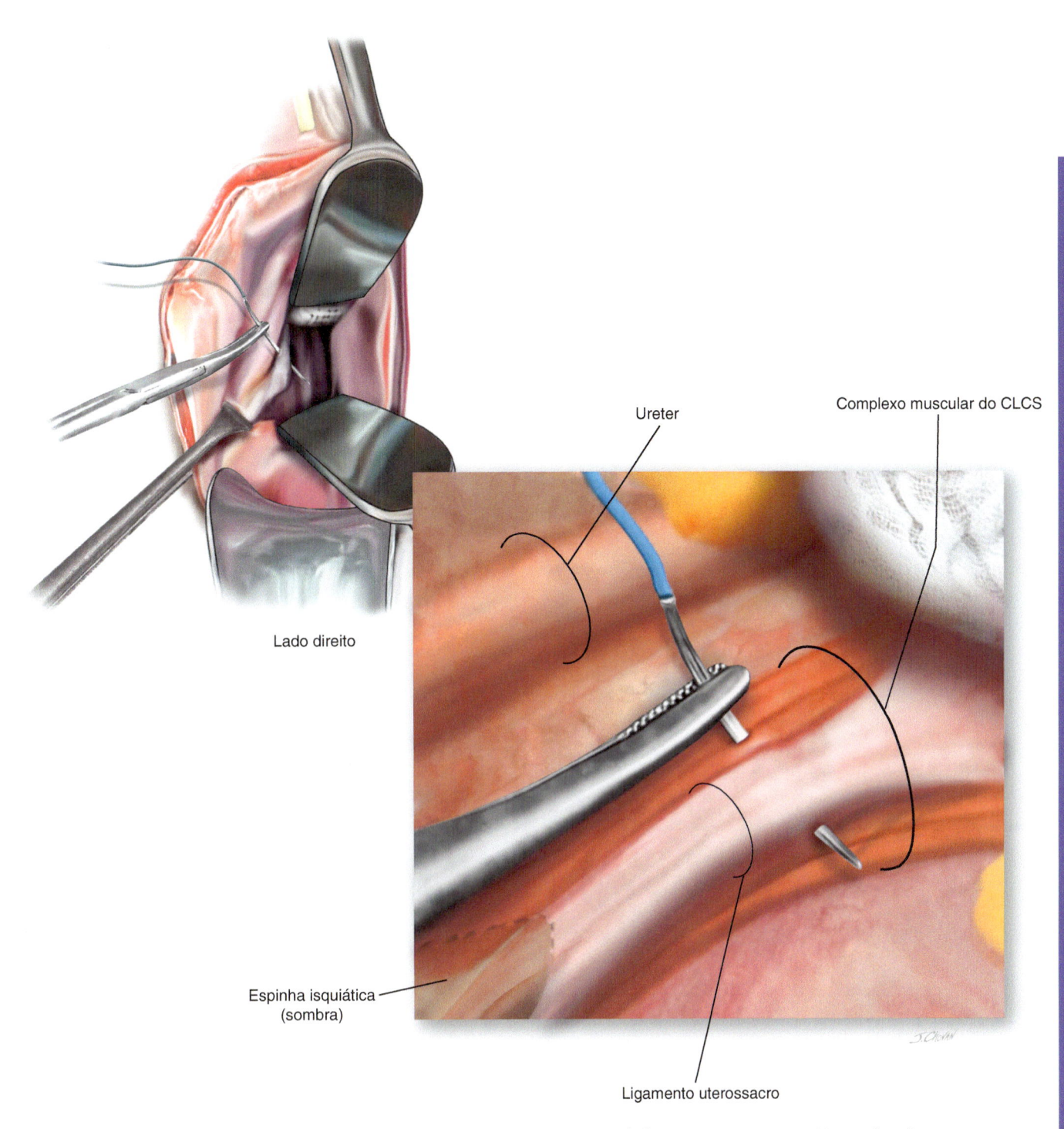

FIGURA 55-22 Observe a proximidade em potencial do ureter com a parte mais superior do ligamento uterossacro. *CLCS*, complexo ligamentar coccígeo-sacrospinal.

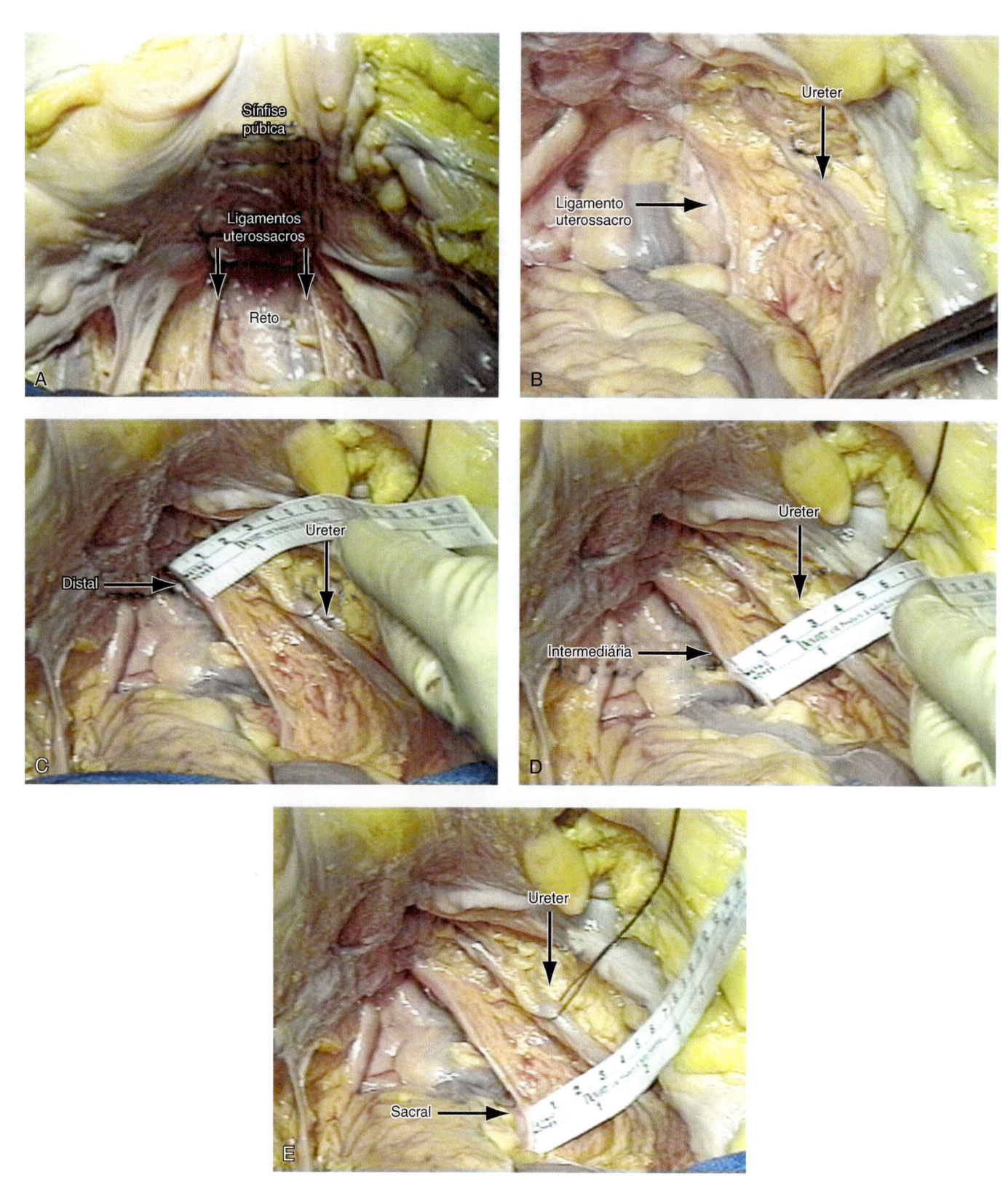

FIGURA 55-23 Relações anatômicas importantes entre o ligamento uterossacro e as estruturas em torno com dissecção de cadáver. **A.** Vista abdominal dos ligamentos uterossacros e sua relação com o reto. **B.** Vista abdominal dos ligamentos uterossacros e sua relação com o ureter. **C.** Ligamento uterossacro distal observado 2,5 cm medialmente ao ureter nesta dissecção de cadáver específica. **D.** Relação entre a parte intermediária do ligamento uterossacro e o ureter. Novamente, o ureter está 2,5 a 3 cm lateralmente a essa parte do ligamento uterossacro. **E.** Relação entre o ureter e a parte mais superior da parte mais proximal do ligamento uterossacro. O ureter está aproximadamente 3,5 cm lateralmente a essa parte do ligamento uterossacro. *(Cumprimentos de The Cleveland Clinic Foundation.)*

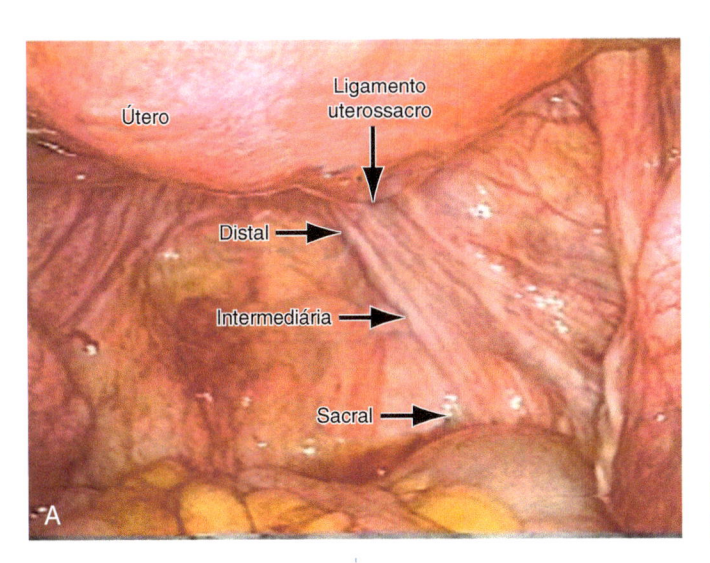

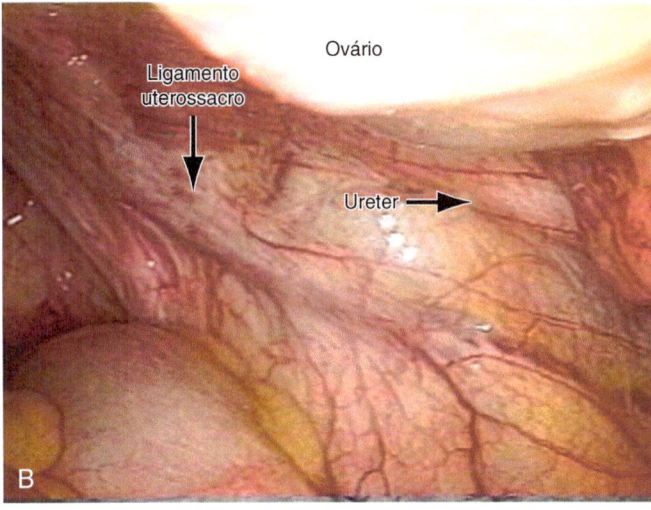

FIGURA 55-24 Vista laparoscópica da relação entre o ligamento uterossacro e os outros órgãos pélvicos. **A.** Observe que as partes distal, intermediária e sacral do ligamento uterossacrol estão demonstradas no lado direito do paciente. **B.** Observe a relação do ligamento uterossacro com o ureter direito vista por laparoscopia. *(Cumprimentos de The Cleveland Clinic Foundation.)*

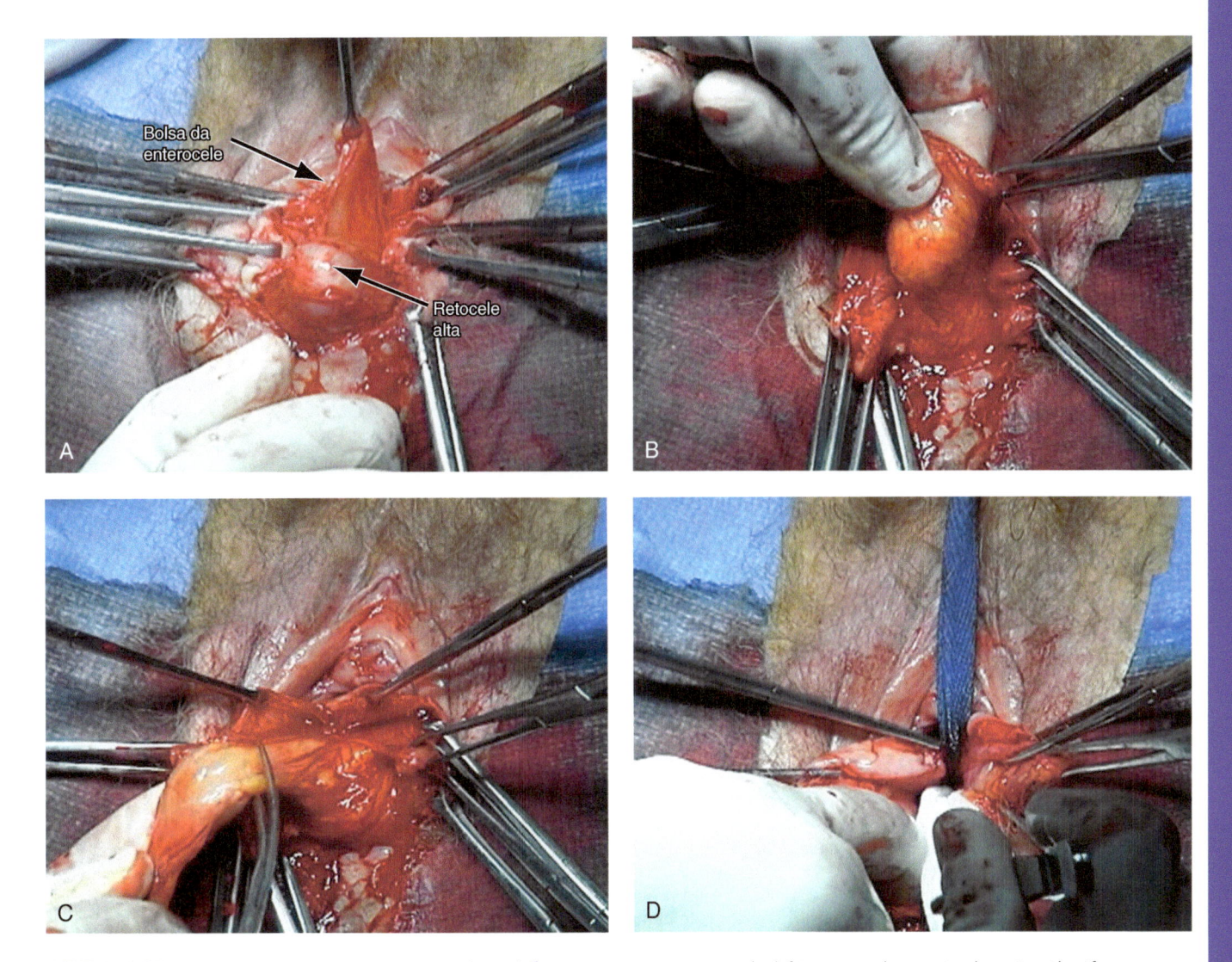

FIGURA 55-25 Técnica para suspensão uterossacro tradicional. **A.** A paciente apresenta grande defeito na parede posterior da vagina. Identifica-se uma retocele alta e a bolsa da enterocele. **B.** Entra-se na bolsa da enterocele, e o fundo de saco está sendo palpado em preparação para excisão da bolsa peritoneal. **C.** A bolsa peritoneal está sendo removida. **D.** O conteúdo intraperitoneal foi afastado com grandes compressas de laparotomia para facilitar a exposição do fundo de saco posterior.

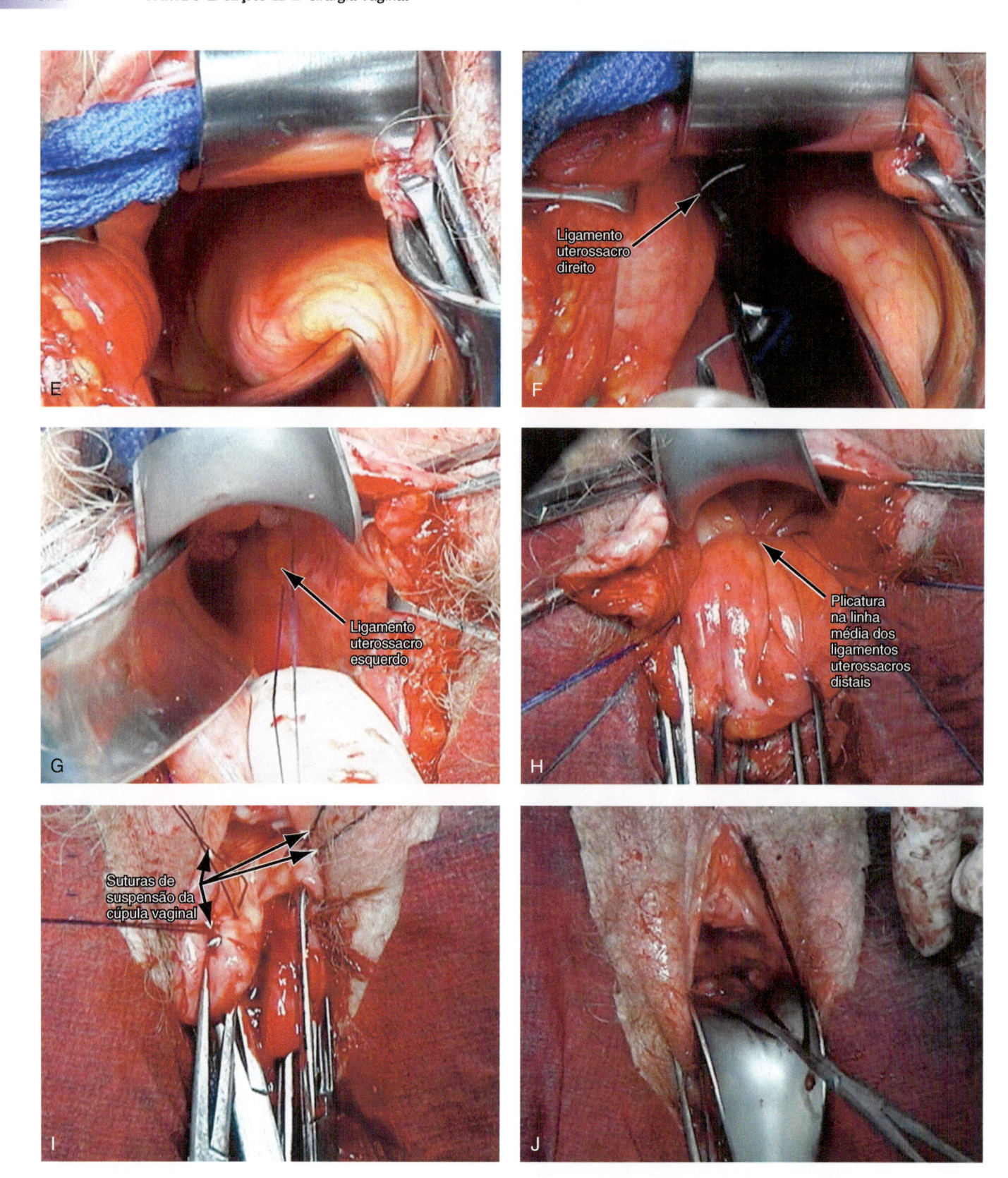

FIGURA 55-25 (Cont.) E. Foi colocado um grande afastador intraperitonealmente, e as compressas cirúrgicas foram elevadas até o abdome, expondo bem o fundo de saco inteiro. **F.** Identificado o ligamento uterossacro direito e passada uma sutura com fio de absorção tardia através do ligamento uterossacro direito no nível da espinha isquiática. **G.** Identificado o ligamento uterossacro esquerdo e passada uma sutura em fio de absorção tardia através do ligamento no nível da espinha isquiática. **H.** A parte distal do fundo de saco foi plicada através da linha média com sutura inabsorvível. **I.** As suturas previamente passadas através do ligamento uterossacro a cada lado agora são passadas através da espessura total da parede vaginal no nível do ápice da vagina. A vagina foi fechada e foram amarrados os pontos na cúpula vaginal. **J.** Observe a excelente elevação do ápice da vagina até a concavidade do sacro sem nenhuma distorção significativa do eixo vaginal.

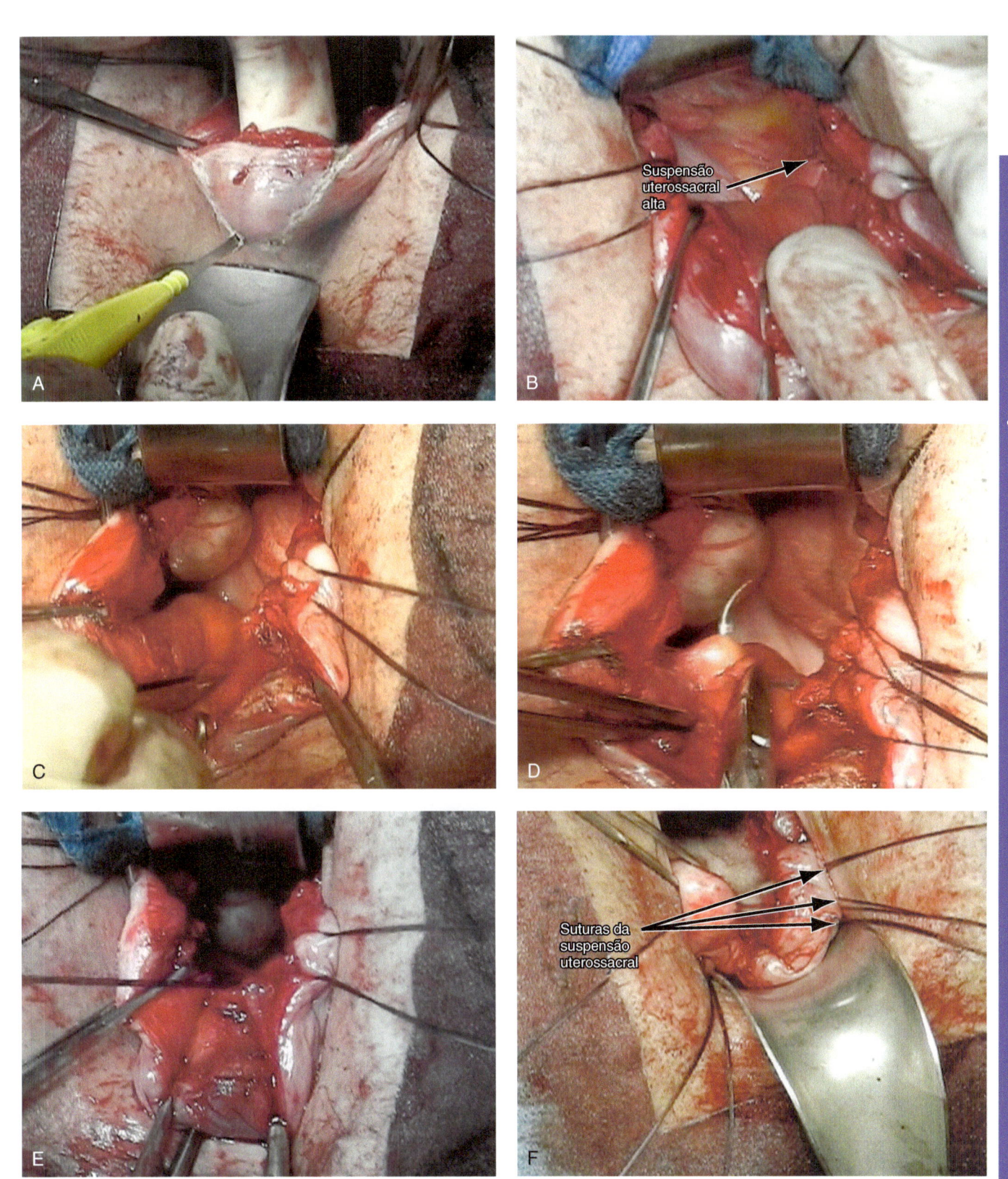

FIGURA 55-26 Técnica de uma suspensão uterossacral alta da cúpula vaginal em uma paciente submetida a uma histerectomia vaginal. **A.** Observe que o fundo de saco está sendo palpado e o tecido em excesso na parte posterior da vagina e no peritônio está sendo removido. **B.** Foram passadas suturas de suspensão uterossacro no lado esquerdo da paciente. São novamente suturas individualmente reparadas feitas com fio de absorção tardia. **C.** A parte distal do fundo de saco é visualizada na preparação para plicatura na linha média. **D.** Uma sutura permanente está sendo passada através do fundo de saco para plicar as partes distais dos ligamentos uterossacros. **E.** As suturas permanentes previamente passadas para plicar as partes distais dos ligamentos uterossacros agora são amarradas na linha média, criando sustentação na linha média para o fundo de saco. **F.** As suturas previamente passadas através da parte superior do ligamento uterossacro agora são levadas para fora individualmente através das faces posterolaterais da cúpula vaginal.

Parede anterior
da vagina
bem sustentada

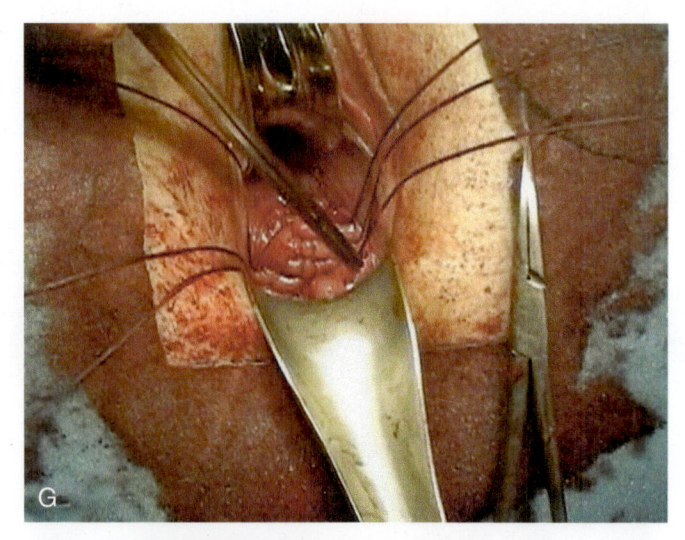

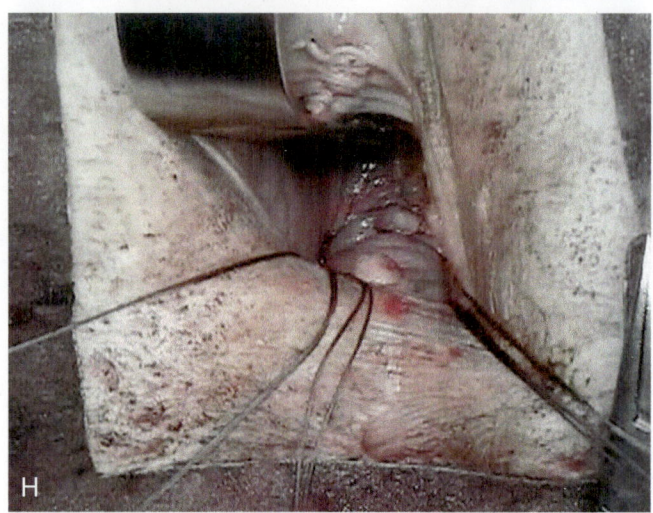

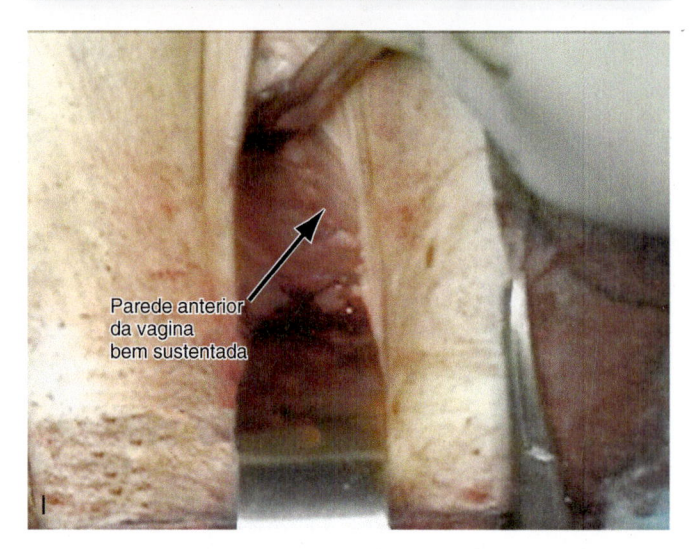

FIGURA 55-26 *(Cont.)* G. A vagina é fechada. **H.** As suturas da cúpula vaginal são amarradas. Observe a excelente elevação do ápice da vagina na concavidade do sacro sem nenhuma distorção significativa do ápice vaginal. **I.** Observe a sustentação normal da parede anterior da vagina depois de amarradas as suturas apicais.

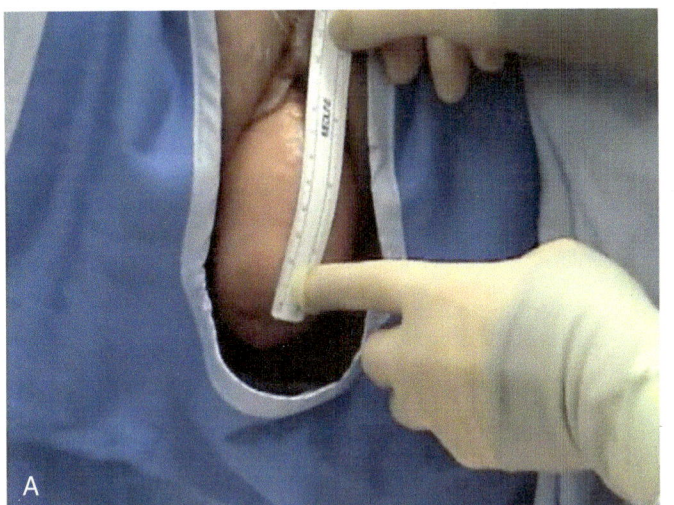

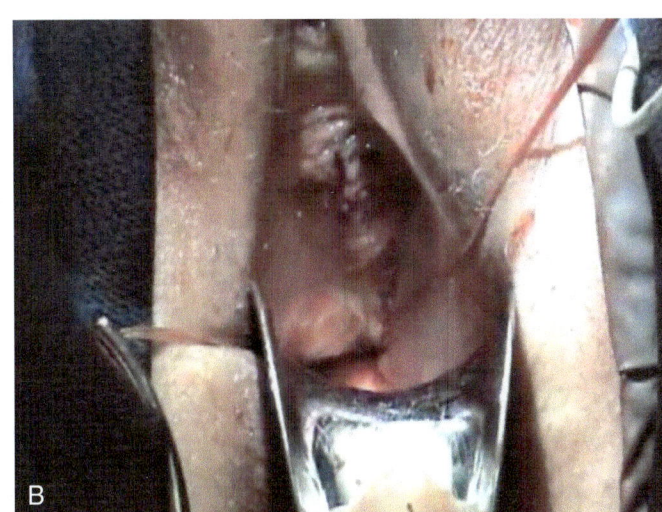

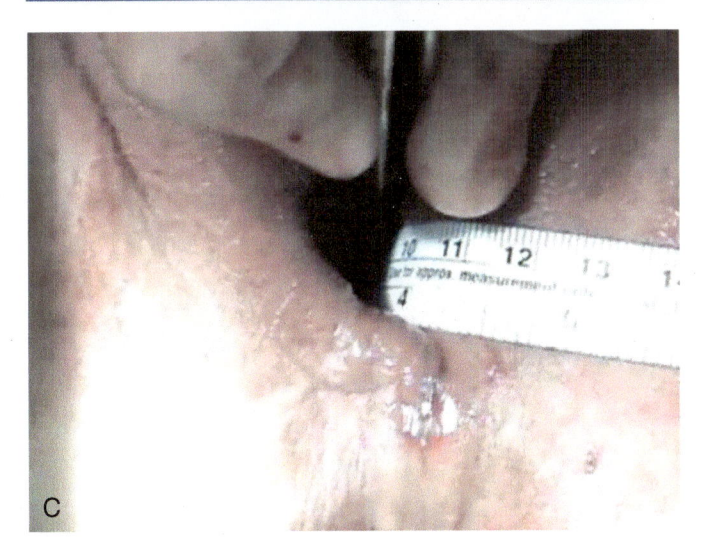

FIGURA 55-27 A. Paciente com prolapso uterino completo e eversão vaginal que se estende 11 cm além do introito. **B.** Vista da cúpula vaginal suspensa depois de histerectomia vaginal com reparos e suspensão uterossacral alta modificada da cúpula vaginal. **C.** Observe que a vagina tem 11 cm de comprimento depois de completo o reparo.

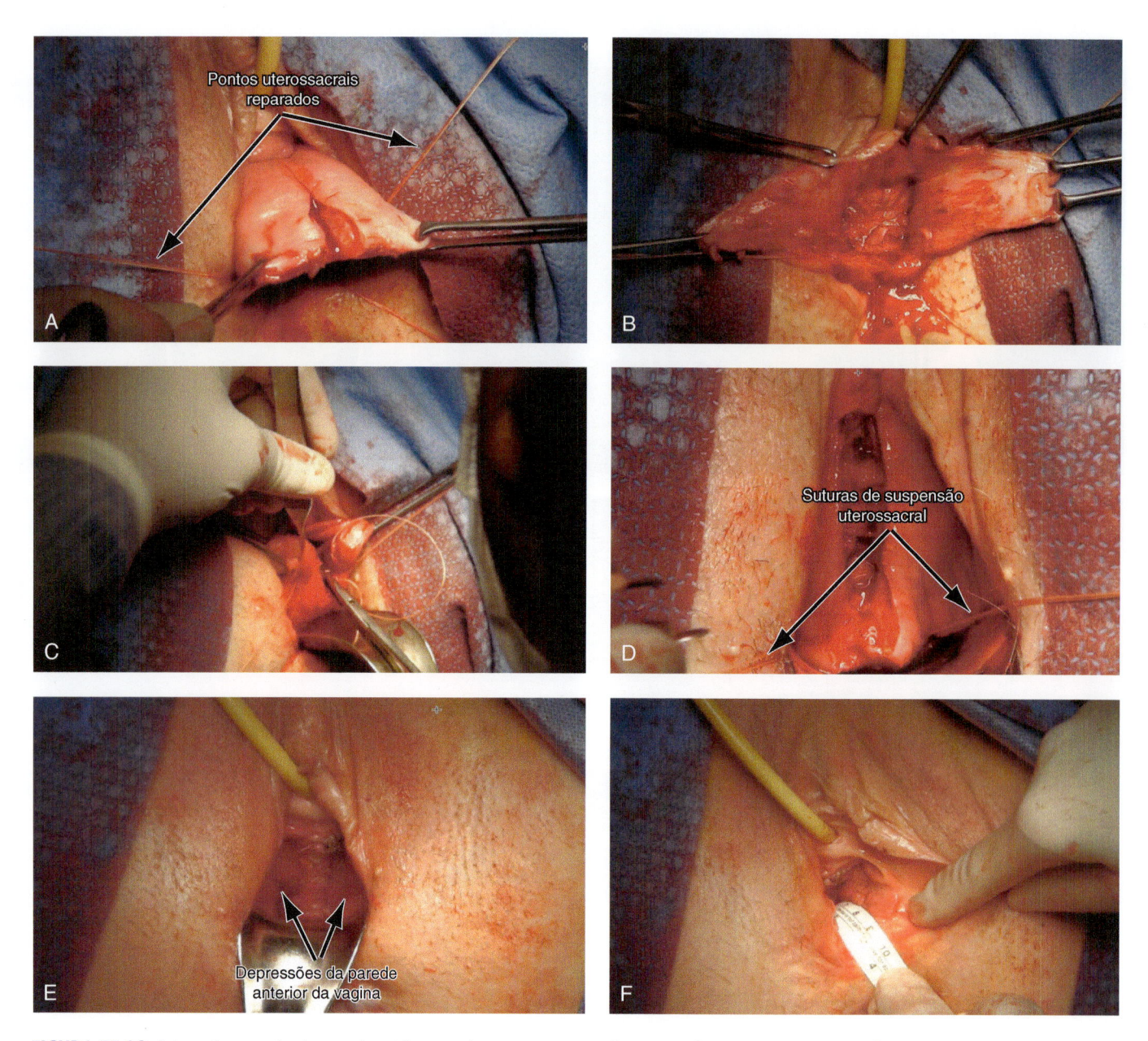

FIGURA 55-28 Esta paciente acaba de ser submetida a uma histerectomia vaginal para procidência uterina completa. **A.** Eversão completa da parede anterior da vagina; observe que foram reparados pontos uterossacros e serão trazidos para fora através da parede anterior da vagina. **B.** Completa a colporrafia anterior com tecido nativo. **C.** Um par de suturas de suspensão uterossacrais previamente feitas é trazido para fora através da espessura completa da parte proximal da parede anterior da vagina; o outro par já foi trazido para fora através da espessura total da parede posterior da vagina. **D.** A vagina foi aparada; observe que um par de suturas de suspensão uterossacral foi trazido através da parede anterior da vagina. **E.** As suturas de suspensão uterossacral foram amarradas; observe a excelente sustentação da parede anterior da vagina com depressões onde os pontos uterossacrais foram trazidos para fora da parede anterior da vagina. **F.** Observe que a vagina tem 9 cm de comprimento.

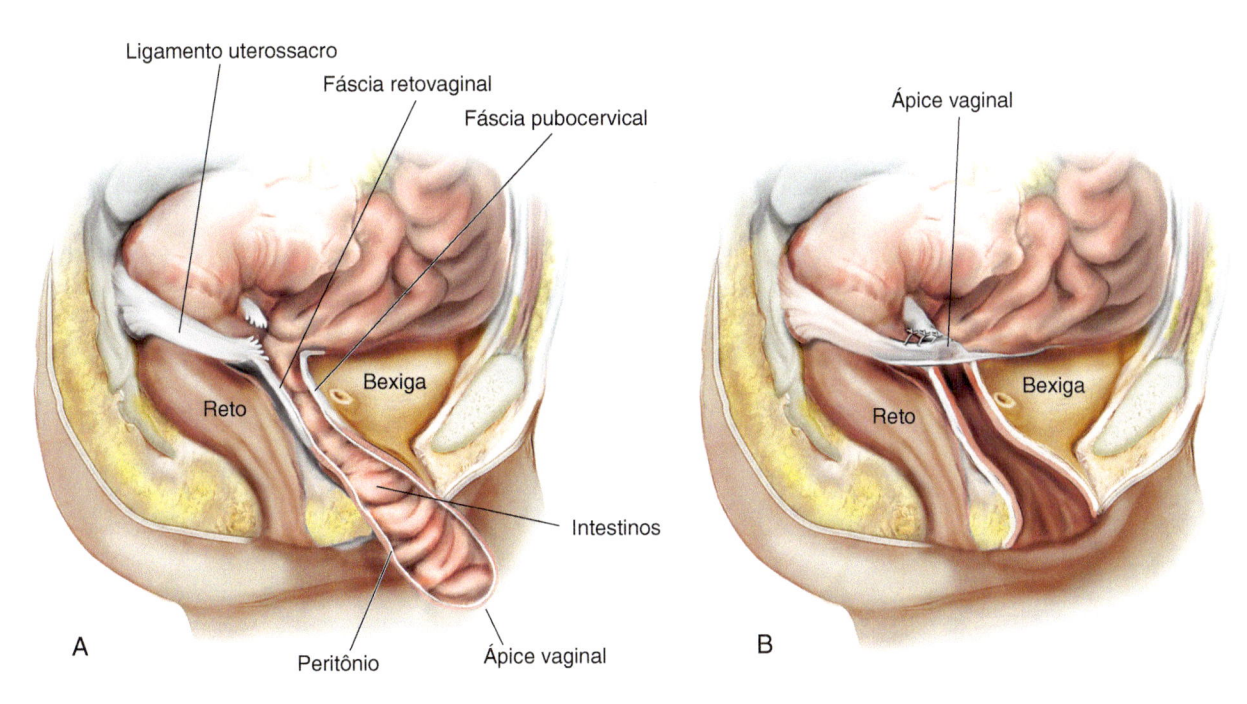

FIGURA 55-29 A. Corte transversal da pelve, demonstrando enterocele e prolapso da cúpula vaginal. **B.** Corte transversal da pelve depois da excisão da bolsa da enterocele e suspensão do ápice vaginal até as partes mais superiores dos ligamentos uterossacros.

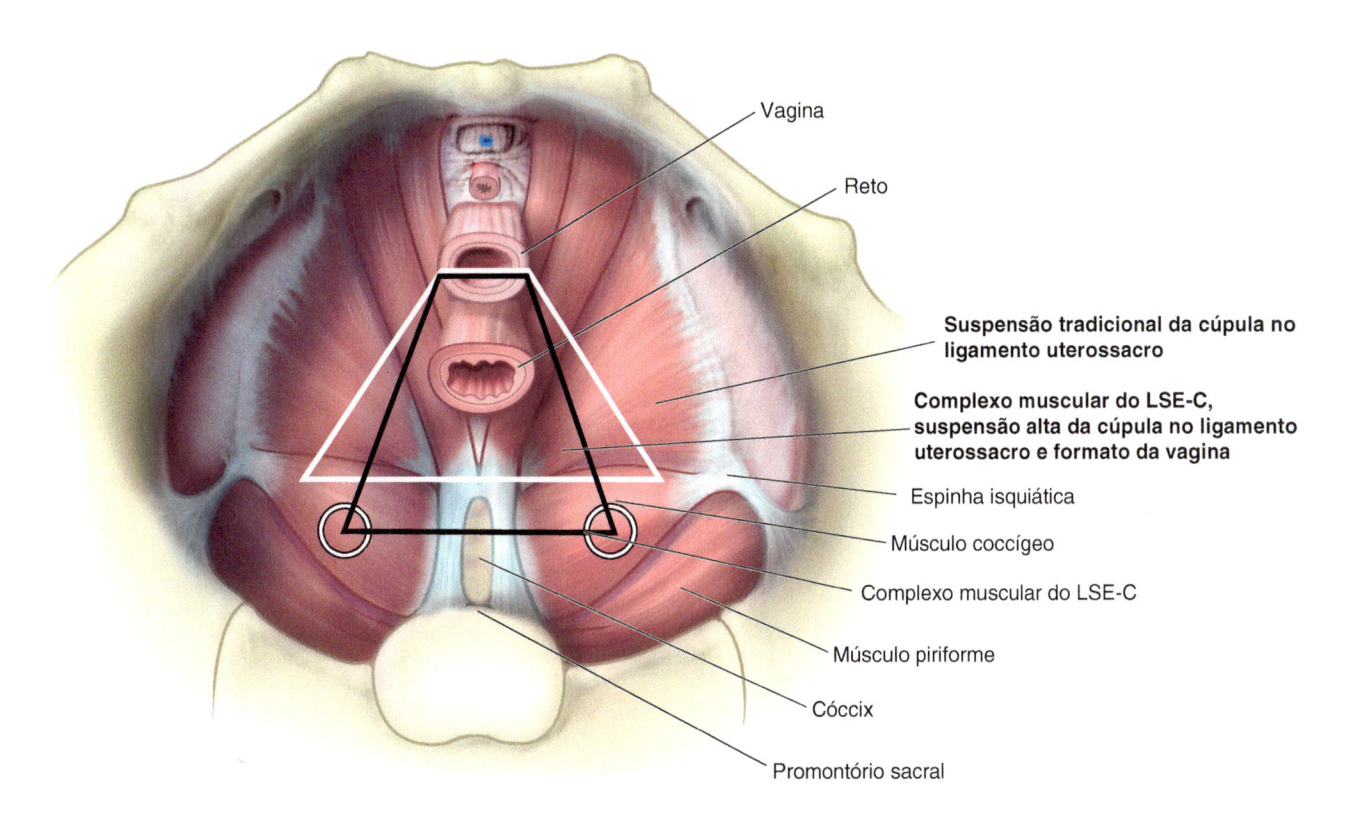

FIGURA 55-30 Forma e configuração vaginais depois de suspensão uterossacral tradicional bilateral (*trapezoide branco*) versus suspensão uterossacral alta modificada (*trapézio negro*). LSE-C, ligamento supraespinal-coccígeo.

CAPÍTULO 56

Procedimentos Obliterativos para a Correção de Prolapso de Órgãos Pélvicos

Mickey M. Karram

Procedimentos Obliterativos

Colpocleise Parcial de LeFort

Nas pacientes idosas, frágeis ou com algum comprometimento médico que apresentam prolapso avançado, a melhor opção de conduta, algumas vezes, é o procedimento obliterativo. As vantagens desses procedimentos são que podem ser realizados rapidamente com morbidade mínima, muitas vezes com a paciente sob anestesia local. A colpocleise parcial de LeFort é uma opção se a paciente tiver útero e já não for sexualmente ativa. Como o útero é mantido, fica difícil avaliar qualquer sangramento ou anormalidades cervicais patológicas no futuro. Portanto, a ultrassonografia transvaginal ou a biópsia de endométrio, bem como o exame colpocitológico, devem ser feitos antes da cirurgia. A candidata ideal para tal procedimento é a paciente que tem prolapso uterino completo com eversão simétrica das paredes anterior e posterior da vagina (Fig. 56-1). A colpocleise parcial de LeFort é realizada do seguinte modo:

1. Traciona-se o colo uterino para everter completamente a vagina e usa-se uma solução de lidocaína ou bupivacaína a 0,5% com epinefrina para infiltrar o tecido vaginal abaixo do epitélio. Pode-se usar um bloqueio do nervo pudendo se o procedimento estiver sendo realizado com a paciente sob anestesia local. Coloca-se uma sonda Foley com um balão de 30 mL para identificação fácil do colo vesical.
2. As áreas a serem descobertas anterior e posteriormente são marcadas com um bisturi ou caneta de marcação, como indicado na Figura 56-2A. A peça retangular da parede anterior da vagina deve estender-se de 2 cm proximalmente à ponta do colo uterino até aproximadamente 5 cm abaixo do meato uretral externo (Fig. 56-2A). Também se identifica uma imagem em espelho na face posterior do colo uterino e da vagina.
3. Usam-se dissecção cortante e divulsão para remover o epitélio vaginal. Esses retalhos devem ser finos, deixando o máximo de fáscia na bexiga e no reto. Deve-se deixar vagina suficiente bilateralmente para formar canais para drenagem de secreções ou sangue (Figs. 56-2A e C). Em minha opinião, deve-se fazer de rotina uma plicatura do colo vesical ou um *sling* de uretra média sintético por causa da alta incidência de incontinência de esforço pós-operatória (Fig. 56-1B). Ao remover o retalho vaginal posterior, deve-se evitar entrar no peritônio. Se isso ocorrer inadvertidamente, o defeito deve ser fechado com pontos separados usando fio de absorção tardia. O sangramento é controlado com eletrocoagulação. É necessária hemostasia absoluta para evitar hematoma pós-operatório no canal vaginal.
4. A borda cortada da parede anterior da vagina é suturada até a borda cortada da parede posterior com pontos separados em fio de absorção tardia (Fig. 56-2C). Isso é efetuado de tal modo que o nó esteja voltado para dentro e permaneça nos túneis revestidos por epitélio criados bilateralmente (Fig. 56-2C). Os pontos desse modo gradualmente empurram o útero e o ápice vaginal para dentro. Quando a vagina inteira tiver sido invertida, as margens superior e inferior ao longo do retângulo podem ser suturadas horizontalmente (Fig. 56-2D a F).
5. Perineorrafia e aproximação dos levantadores geralmente são realizadas para aumentar a sustentação muscular pélvica posterior e estreitar o introito (Fig. 56-3). No pós-operatório, a paciente deve se movimentar precocemente; entretanto, evita-se carregar peso por pelo menos 2 meses para impedir a recorrência do prolapso secundariamente à perda do reparo.

Colpectomia e Colpocleise

Em casos de prolapso da cúpula vaginal pós-histerectomia nos quais a obliteração da vagina é escolhida como procedimento de escolha, é melhor prosseguir com uma colpectomia e colpocleise completas. Essa cirurgia é realizada em casos de prolapso de cúpula quando for melhor ter um tempo operatório mínimo e não se esperar atividade sexual no futuro. Esse procedimento também pode ser realizado com a paciente sob anestesia local. A cirurgia é realizada removendo completamente a mucosa vaginal da fáscia vaginal ou endopélvica subjacente. Não é necessário entrar no peritônio. Faz-se uma série de pontos em bolsa de tabaco em fio de absorção tardia, invertendo lentamente a camada muscular vaginal e a fáscia (Figs. 56-4 e 56-5). Semelhantemente ao procedimento LeFort, a plicatura do colo vesical e a perineorrafia com aproximação dos levantadores costumam ser realizadas com uma colpectomia.

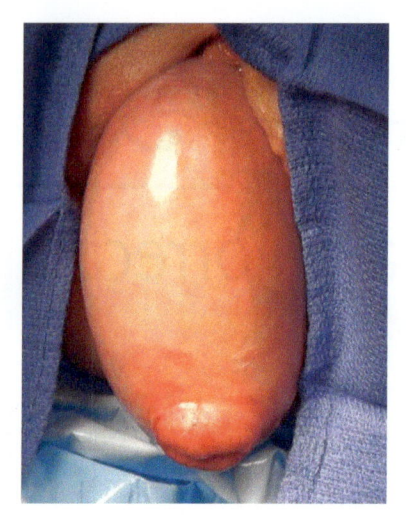

FIGURA 56-1 Procidência uterina completa com eversão simétrica das paredes anterior e posterior da vagina. *(Republicada com permissão de Karram MM, Maher CF: Surgical Management of Pelvic Organ Prolapse: Female Pelvic Surgey Video Atlas Series. Philadelphia, Saunders, 2012.)*

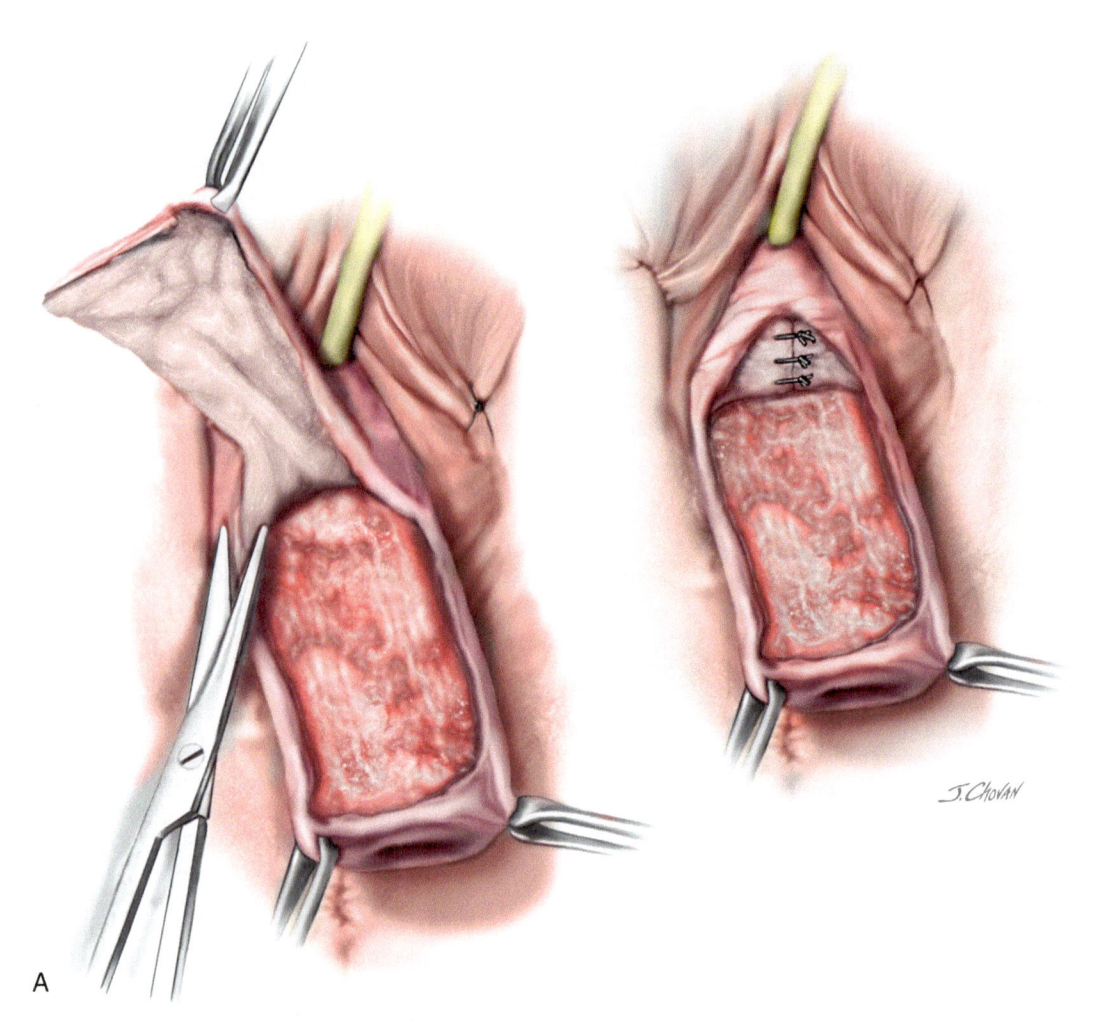

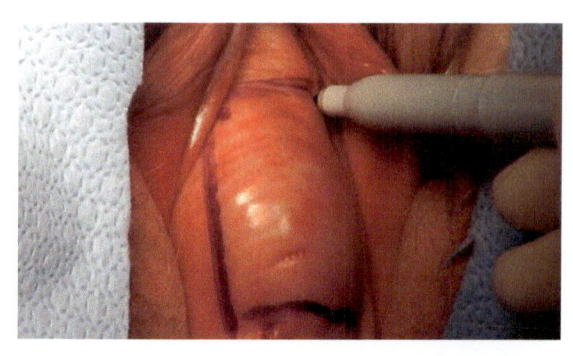

FIGURA 56-2 Colpocleise parcial de LeFort. **A.** Retalho retangular da parede anterior da vagina foi removido. Observe, no detalhe, que a dissecção foi estendida lateralmente no nível da uretra proximal para se realizar uma plicatura de Kelly-Kennedy na esperança de oferecer sustentação ao colo vesical e, desse modo, prevenir incontinência de esforço oculta ou potencial.

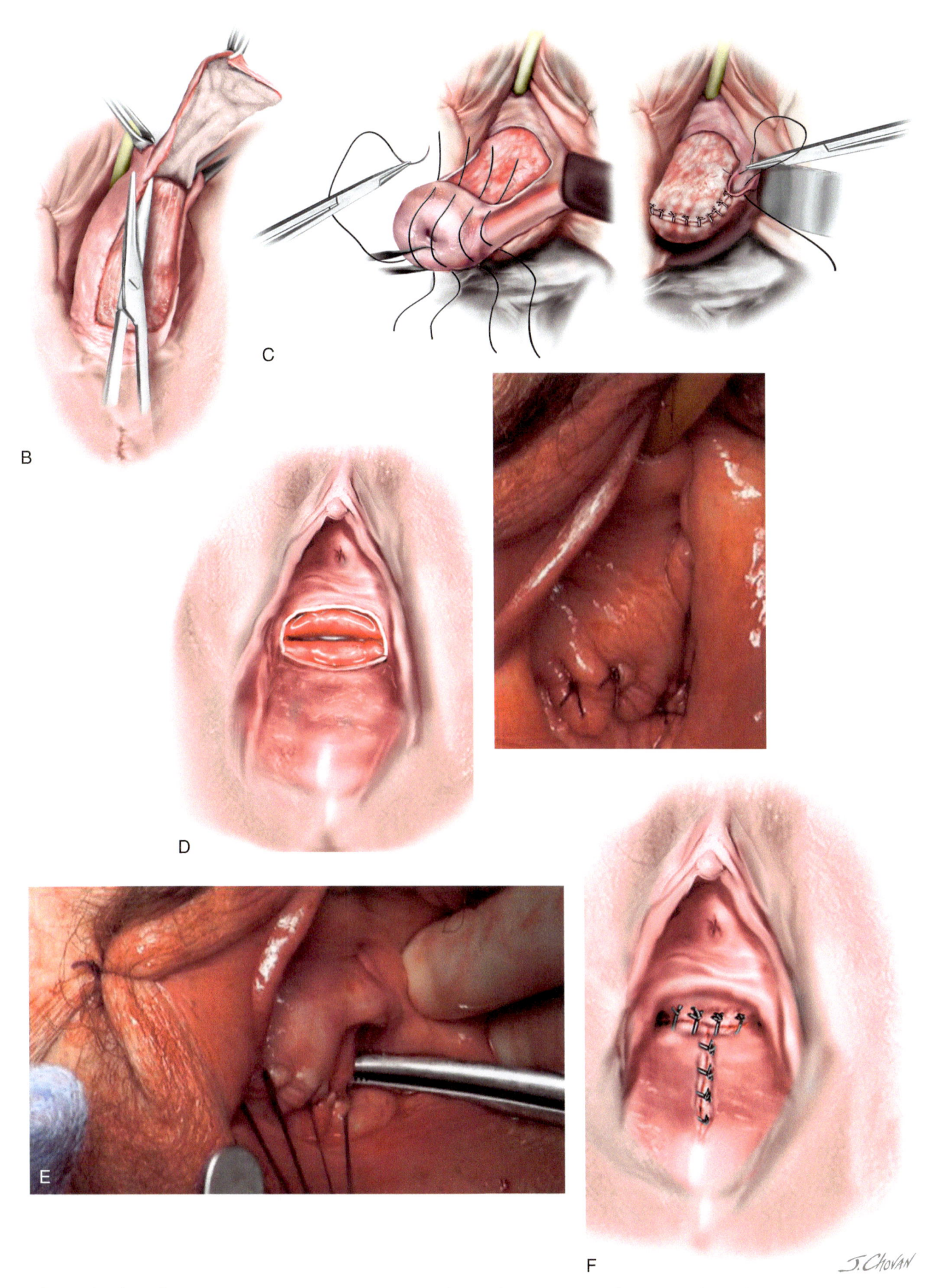

CAPÍTULO 56 Procedimentos Obliterativos para a Correção de Prolapso de Órgãos Pélvicos   681

FIGURA 56-2 (Cont.) B. Um retalho retangular semelhante de parede vaginal posterior é removido. Uma parte da parede posterior da vagina geralmente se situa acima de uma enterocele, e o cirurgião deve tentar evitar entrar na cavidade peritoneal se for possível. **C.** A borda cortada da incisão anterior, no nível do colo uterino, é suturada à borda cortada distal da incisão posterior com pontos separados em fio de absorção tardia 2-0 (detalhe). **D.** Uma vez invertida a vagina inteira, as margens superior e inferior acima do retângulo podem ser suturadas horizontalmente, obliterando completamente a parte média da vagina (detalhe). **E.** São deixados canais de drenagem nas partes laterais da vagina para facilitar a drenagem de secreção cervical. **F.** Comumente, realiza-se aproximação dos levantadores para aumentar a sustentação da musculatura pélvica posterior e estreitar o introito (Republicada com permissão de Walters MD, Karram MM: Urogynecology and Reconstructive Pelvic Surgery, 4th ed. Philadelphia, Saunders, 2014.)

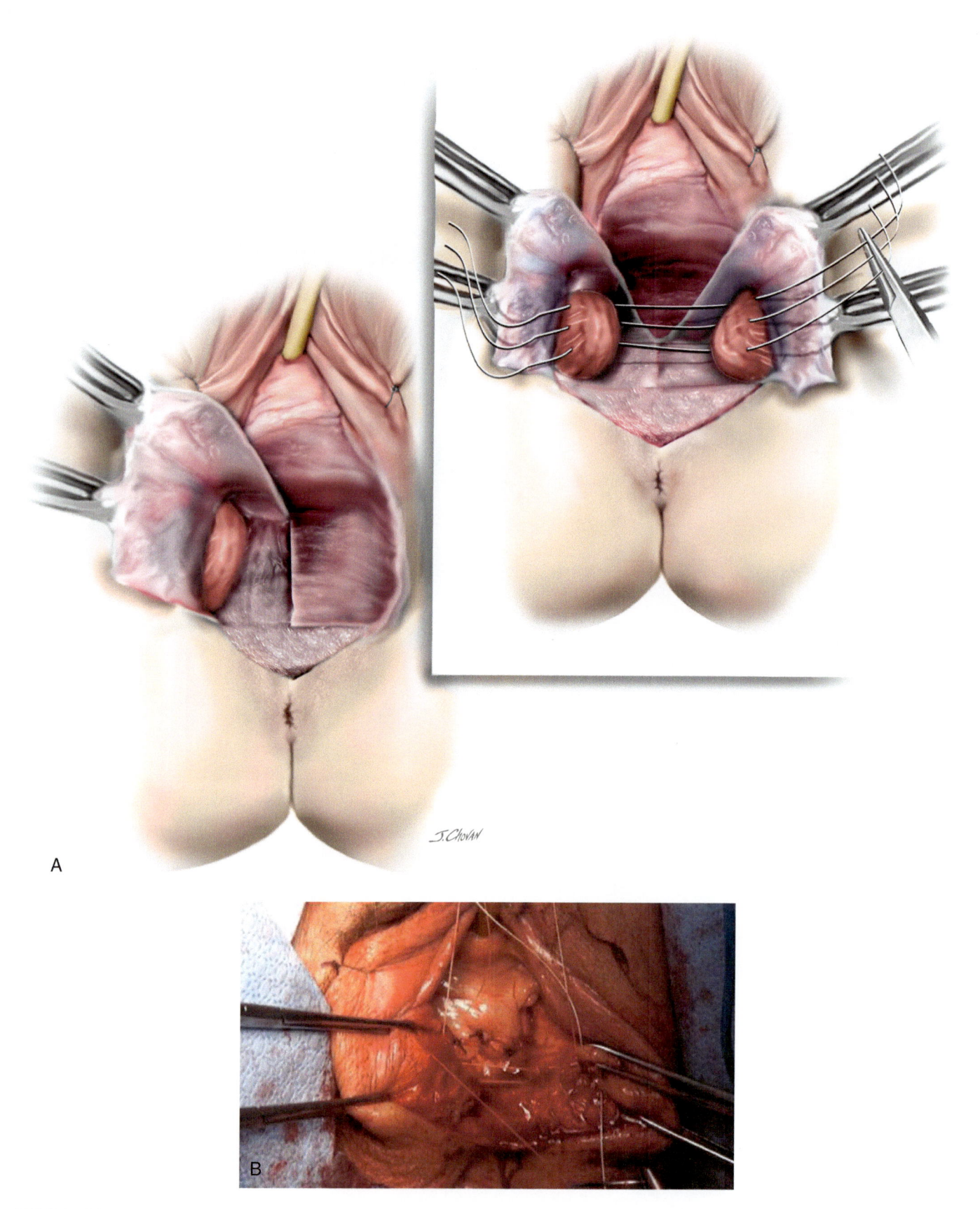

FIGURA 56-3 A. Dissecção lateral até os músculos levantadores do ânus. Estes músculos são plicados com suturas sequenciais *(detalhe)*. **B.** São feitas suturas de plicatura sequenciais no levantador. *(Reimpressa com permissão de Karram MM, Maher CF: Surgical Management of Pelvic Organ Prolapse: Female Pelvic Surgey Video Atlas Series. Philadelphia, Saunders, 2012.)*

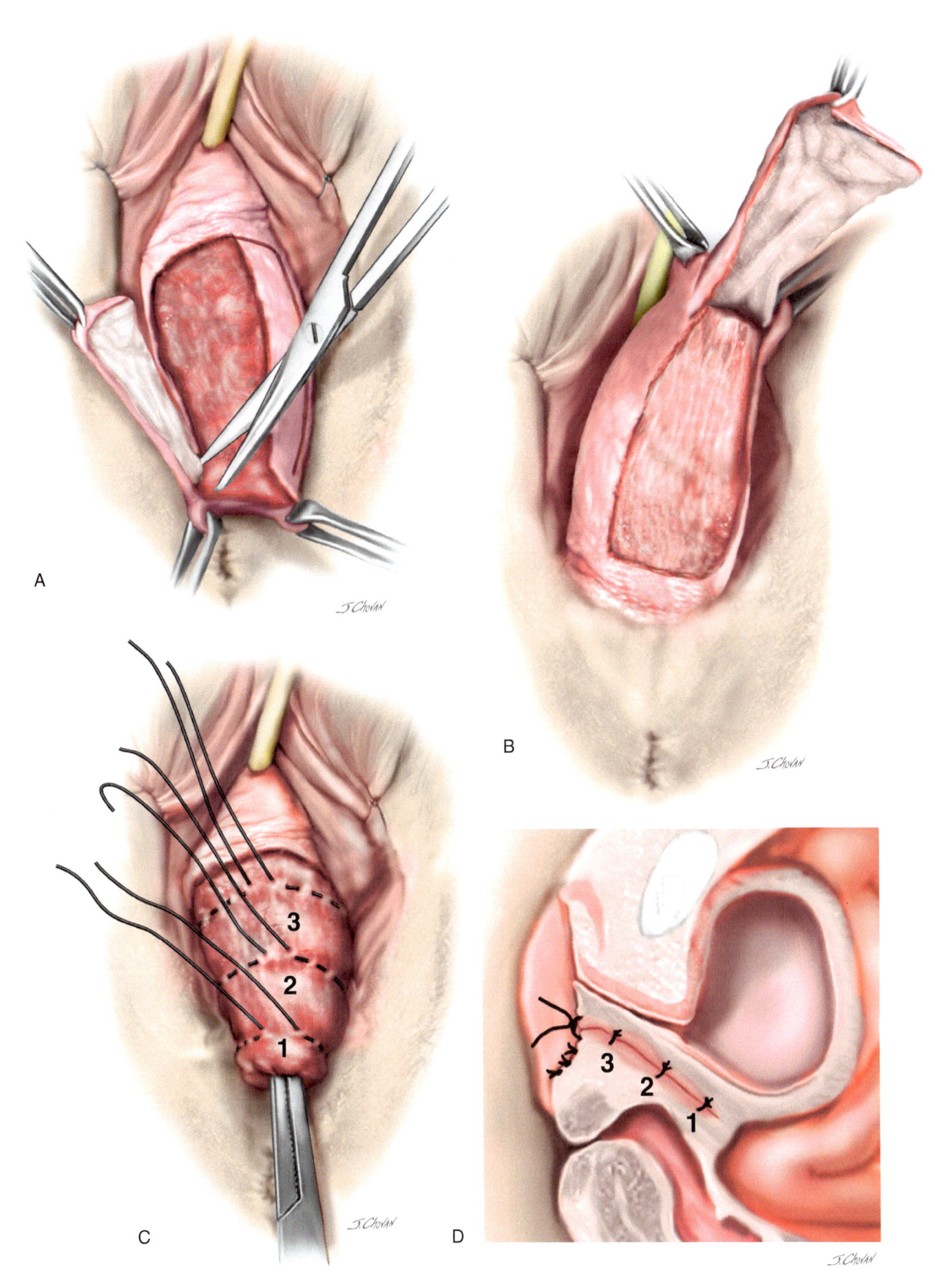

CAPÍTULO 56 Procedimentos Obliterativos para a Correção de Prolapso de Órgãos Pélvicos 683

FIGURA 56-4 Colpectomia e colpocleise completa. **A** e **B.** A vagina é circunscrita por uma incisão no local do hímen e é marcada em quatro quadrantes. Cada quadrante é removido por dissecção cortante. **C.** São feitos pontos em bolsa de tabaco em fio de absorção tardia. A parte frontal das partes moles é invertida pela ponta da pinça. São amarradas as suturas em bolsa de tabaco 1 antes de 2 e 2 antes de 3, com progressiva inversão das partes moles antes de amarrar cada sutura. **D.** A relação final é mostrada em corte transverso. Geralmente se realiza também uma perineorrafia. *(Republicada com permissão de Walters MD, Karram MM: Urogynecology and Reconstructive Pelvic Surgery, 4th ed. Philadelphia, Saunders, 2014.)*

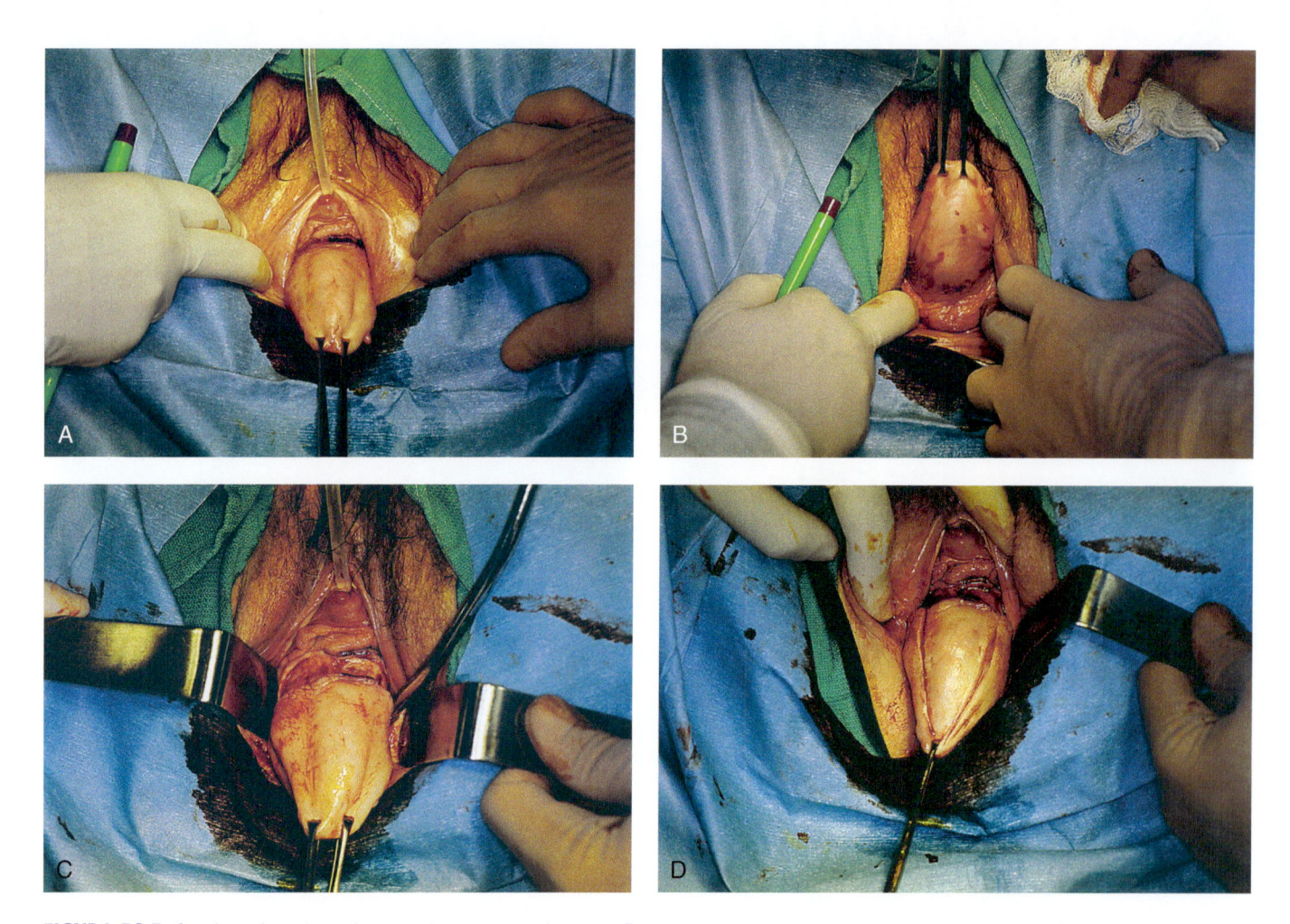

FIGURA 56-5 A. A base do prolapso foi marcada com caneta de marcar. **B.** O nível da face posterior da incisão é demonstrado. **C.** Faz-se uma incisão na base do prolapso perto do anel himenal.

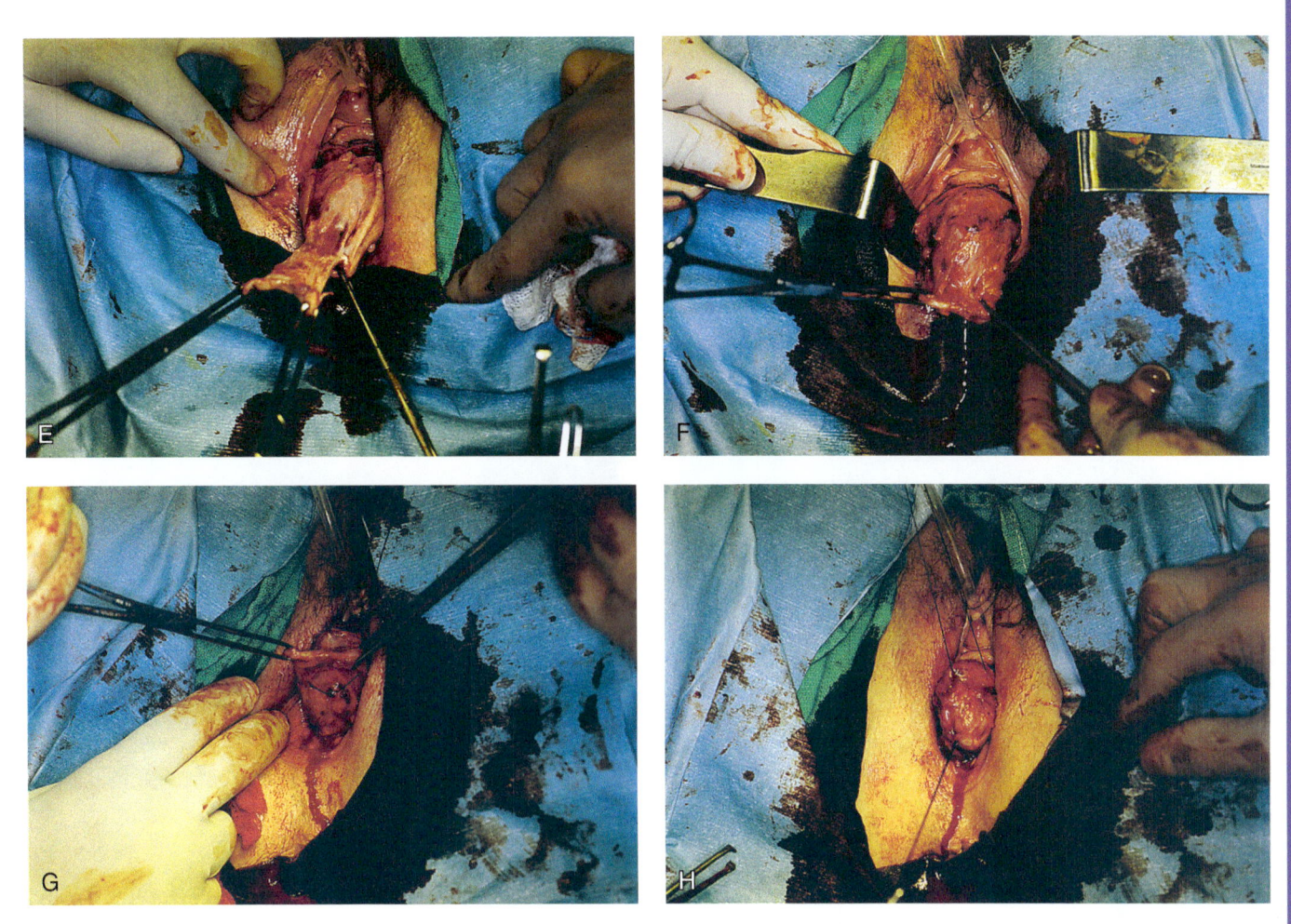

FIGURA 56-5 *(Cont.)* **D.** Faz-se uma incisão através da mucosa vaginal em preparação para remoção do primeiro quadrante da vagina. **E.** O primeiro quadrante da vagina sobre o prolapso é removido de modo cortante do tecido subjacente. **F.** O restante do epitélio vaginal foi removido. **G.** Faz-se sutura inicial com pontos em bolsa de tabaco em fio absorvível 2-0. **H.** A primeira sutura em bolsa de tabaco é amarrada, e a segunda é então feita.

(Continua)

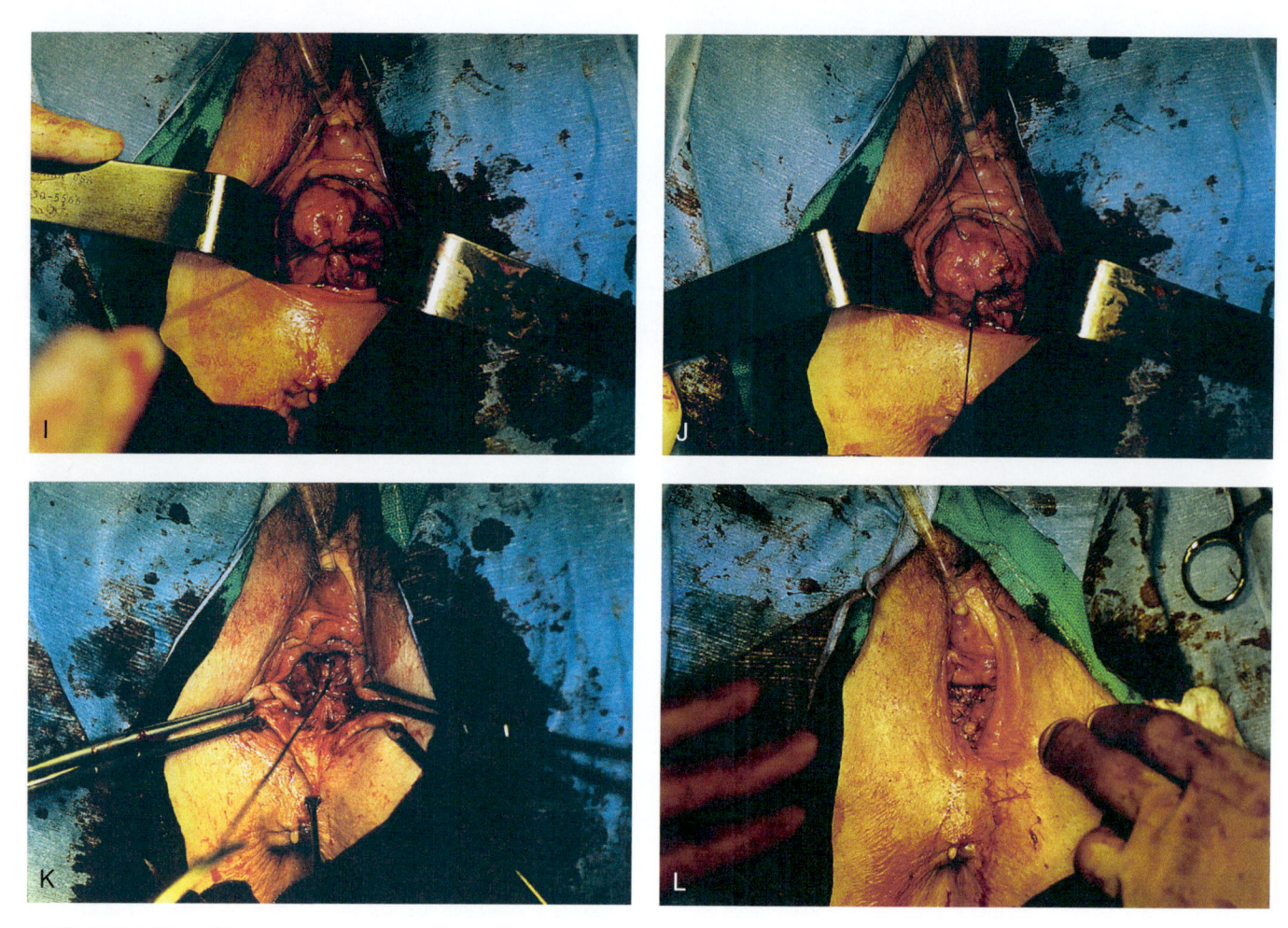

FIGURA 56-5 (Cont.) I. A segunda sutura em bolsa de tabaco é amarrada. **J.** Faz-se a terceira sutura em bolsa de tabaco. **K.** A terceira sutura em bolsa de tabaco é amarrada. **L.** A mucosa vaginal é fechada, completando o reparo.

CAPÍTULO 57

Uso de Tela Biológica e Sintética para Reforço do Reparo de Prolapso Vaginal

Mickey M. Karram

Alguns cirurgiões acreditam que existem pacientes com prolapso sintomático dos órgãos pélvicos nas quais os reparos com suturas em tecido nativo sejam inadequados para uma durabilidade de longo prazo bem-sucedida. Embora a colpopexia sacral abdominal com tela sintética seja um procedimento bem aceito e comprovado, vários dos procedimentos vaginais com tela sintética e biológica têm sido descritos e preconizados em certas mulheres com prolapso. Apesar da falta de consenso geral com referência a quando se deva considerar o reforço com tela vaginal, podem haver certas situações, como o prolapso recorrente ou a presença de doença do tecido conjuntivo, que predispõem a paciente à recorrência se não for usado o reforço.

A ampla adoção do uso da tela vaginal ocorreu entre 2005 e 2010, principalmente pela comercialização de *kits* de telas. Consequentemente, em 2008, depois de mais de 1.000 relatos voluntários sobre problemas de segurança na fabricação e do banco de dados de experiência com o dispositivo em instituições que atenderam as usuárias, a Food and Drug Administration (FDA) dos Estados Unidos divulgou uma nota de saúde pública referente a complicações e eventos adversos associados ao uso da tela nos procedimentos para prolapso e incontinência de esforço. Em 2011, a FDA divulgou um comunicado sobre segurança que atualizou a notificação de saúde pública e concluiu que "não são raras as complicações sérias associadas à tela cirúrgica para reparo transvaginal de prolapso de órgãos pélvicos" e "não está claro se o reparo transvaginal de prolapso de órgãos pélvicos com a tela é mais efetivo do que o reparo tradicional sem a tela". A FDA ainda recomendou que a cirurgia com tela vaginal deva ser selecionada somente depois de se pesarem os riscos e benefícios da cirurgia com a tela *versus* todas as alternativas cirúrgicas e não cirúrgicas. Mais recentemente, os dispositivos de tela vaginal foram mudados de dispositivos de classe II para classe III pela FDA, e é necessário passar por uma análise pré-comercialização, realizando 522 estudos pós-vigilância sobre segurança e eficácia associadas. Os resultados desses estudos determinarão, mais provavelmente, a disponibilidade e a utilização no longo prazo dos *kits* de tela vaginal no futuro.

Este capítulo faz a revisão de vários materiais sintéticos e biológicos atualmente à disposição para reparo vaginal e discute os aspectos técnicos de se realizarem vários reparos vaginais reforçados com tela.

Existe uma variedade de tecidos biológicos para utilização, inclusive enxertos autólogos, aloenxertos e xenoenxertos. A Figura 57-1 analisa os vários implantes de tecido biológico, e a Tabela 57-1 relaciona os vários enxertos biológicos que têm sido usados para reparo de prolapso. Um enxerto biológico pode ser usado para facilitar a sustentação das paredes anterior e posterior da vagina. Ao realizar um reparo com reforço da parede anterior da vagina, devem-se determinar os locais em que o material de reforço vai ser fixado ao assoalho pélvico. Para recriar verdadeiramente a sustentação normal, deve-se dissecar em direção ao espaço paravaginal para identificar a área da fáscia do obturador interno ou o arco tendíneo da fáscia pélvica (*linha branca*) porque essa é a origem da camada fibromuscular da parede vaginal que normalmente sustentaria a parede anterior da vagina. São necessários pontos de fixação firmes perto do ápice da vagina. O objetivo final do reforço da parede anterior da vagina com tela é recriar um trapézio de sustentação (Fig. 57-2) na esperança de prevenir qualquer defeito de sustentação na linha média, paravaginal ou transverso no futuro. Eu sempre recomendo alguma espécie de suspensão apical, se possível juntamente com o reparo anterior reforçado com enxerto. As Figuras 57-2 a 57-4 ilustram a técnica de reforço com tela biológica de uma cistocele. Embora nenhum dado dê apoio ao uso de um enxerto biológico ou sintético para reforço da parede posterior da vagina, certos cirurgiões ainda sentem que existe um papel para o reforço nessa área. Os enxertos biológicos podem ser fixados de vários modos. As Figuras 57-5 e 57-6 analisam a técnica para reforço com tela da parede posterior da vagina.

O texto continua na página 695.

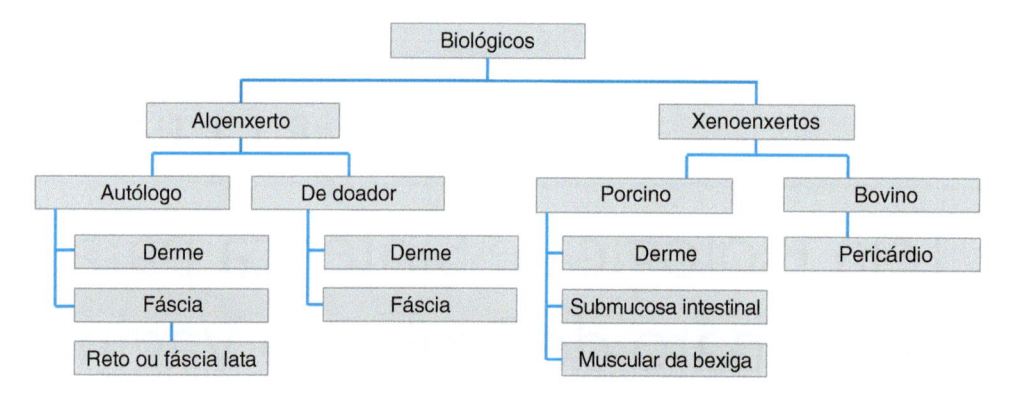

FIGURA 57-1 Implantes de tecidos biológicos *(Reimpressa com permissão de Walters MD, Karram MM: In Urogynecology and Reconstructive Pelvic Surgery, 4th ed., St. Louis, Elsevier, 2014.)*

Diagrama:
- Biológicos
  - Aloenxerto
    - Autólogo
      - Derme
      - Fáscia
      - Reto ou fáscia lata
    - De doador
      - Derme
      - Fáscia
  - Xenoenxertos
    - Porcino
      - Derme
      - Submucosa intestinal
      - Muscular da bexiga
    - Bovino
      - Pericárdio

TABELA 57-1 Tipos e Características dos Implantes de Tecidos Biológicos

Tecidos Biológicos	Nome Comercial	Empresa	Propriedades/Processamento/Tamanhos (cm x cm)
Enxerto autólogo Fáscia lata Fáscia do reto			
Fáscia lata de cadáver	Tutoplast Suspend	Coloplast, Mineápolis, Minnesota	Desidratada em solvente, irradiada com γ, preservada 4 x 7, 2 x 12, 2 x 18, 6 x 8
	Bard Fas Lata	Bard, Covington, Geórgia	Congelada-desidratada, irradiada 4 x 7, 2 x 12, 4 x 12, 8 x 12
	RediGraft	Lifenet, Virginia Beach, Virgínia	Congelada-desidratada, irradiada com γ, inativada para vírus 3 x 6, 3 x 15
Derme de cadáver	Alloderm	Lifecell Corporatino, Branchburg, New Jersey	Congelada-desidratada
	Repliform	Boston Scientific, Natick, Massachusetts	Criopreservação sem dano por cristais de gelo
	Bard Dermal	CR Bard, Murray Hill, New Jersey	Congelada-desidratada 2 x 7, 2 x 12
	Tutoplast, derme processada Axis	Mentor, Santa Bárbara, Califórnia	Desidratada em solvente, irradiada
Derme porcina	Pelvicol	CR Bard, Murray Hill, New Jersey	Matriz de colágeno acelular
	Pelvisolft	CR Bard, Murray Hill, New Jersey	HMDI reticulada
	PelviLace	CR Bard, Murray Hill, New Jersey	Biotela de colágeno acelular, sistema de sustentação biouretral
	InteXen	MAS, Minnetonka, Minnesota	Congelada-desidratada
Porcina Submucosa de intestino delgado (SIS)	Surgisis Stratasis TF	Cook Urological Inc., Bloomington, Indiana	Congelada-desidratada 7 x 10 cm em 4 camadas, 8 x 20 em 6 camadas, 13 x 15 cm em 8 camadas
Pericárdio bovino	Veritas	Synovis Surgical Innovations, St. Paul, Minnesota	Não reticulada 2 x 8 cm, 2 x 18 cm, 4 x 7 cm, 4 x 15 cm, 6 x 8 cm
Derme bovina	Xenform	Boston Scientific, Natick, Massachusetts	Matriz de reparo de partes moles
	Cetrix	TEI Biosciences, Boston, Massachusetts	Matriz de reparo de partes moles
Matriz de bexiga porcina	MatriStem	ACell, Colúmbia, Maryland	Matriz de reparo de partes moles

Reimpressa com permissão de Walters MD, Karram MM: *In Urogynecology and Reconstructive Pelvic Surgery*, 4th ed., St. Louis, Elsevier, 2014.
γ, gama; *HMDI*, di-isocianato de hexametileno.

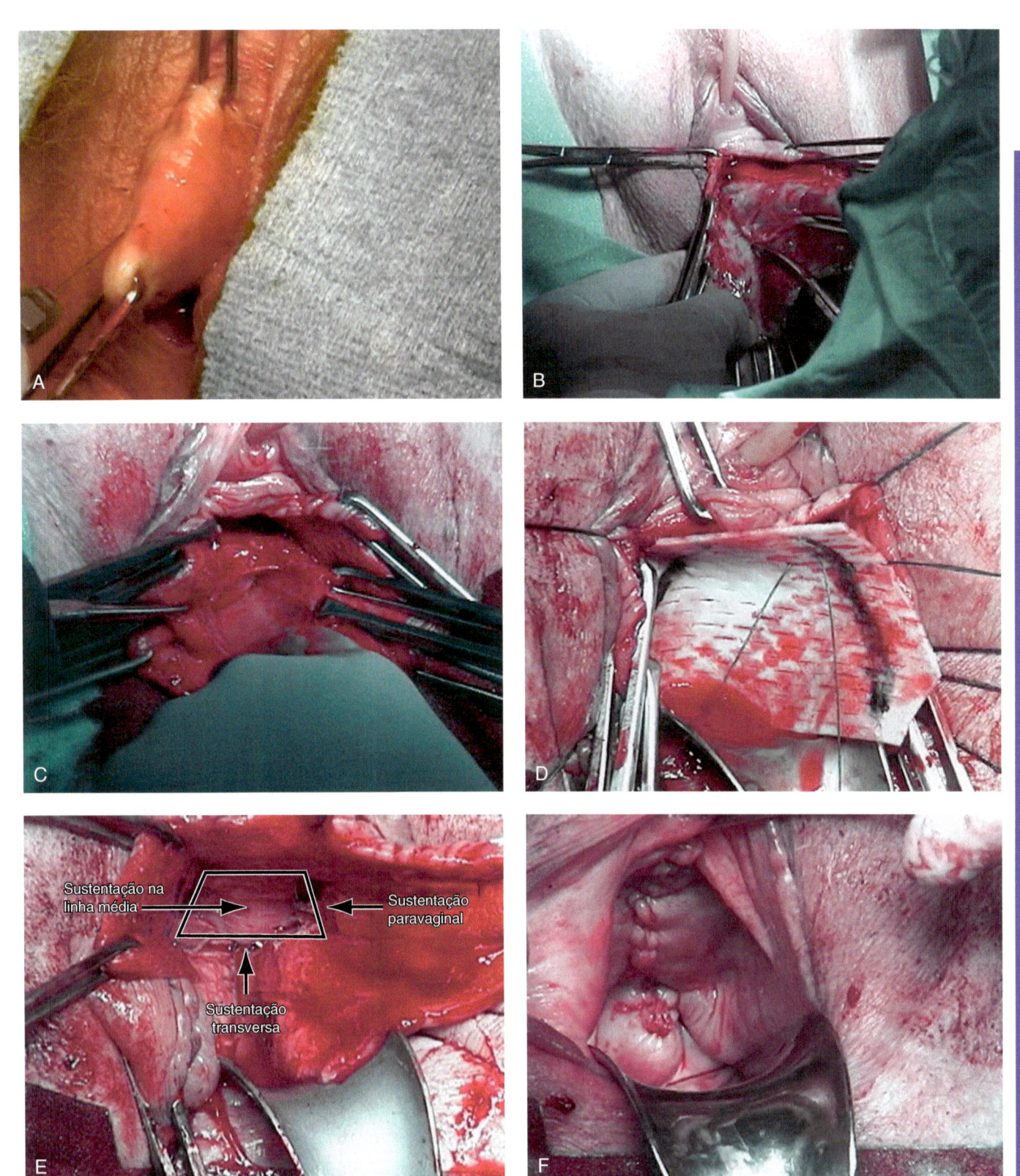

CAPÍTULO 57 Uso de Tela Biológica e Sintética para Reforço do Reparo de Prolapso Vaginal 689

FIGURA 57-2 Técnica de colporrafia anterior reforçada com tela em uma paciente com cistocele e retocele recorrentes. **A.** A parede anterior da vagina é presa com duas pinças Allis e infiltrada. **B.** Dissecção cortante da bexiga, retirada da parede anterior da vagina. **C.** Realizada uma plicatura inicial para reduzir a cistocele. Observe que a bolsa da enterocele foi identificada e adentrada **D.** Um pedaço trapezoide de Pelvisoft® (Bard Urologic, Covington, Geórgia) está sendo fixado à parte superior da parede anterior da vagina no lado esquerdo. **E.** A tela é fixada no lugar no segmento anterior; o conceito trapezoide é demonstrado, mostrando como a tela cria sustentação paravaginal, na linha média e transversa. **F.** A parede anterior da vagina foi aparada e fechada, e a cúpula vaginal foi suspensa. Observe a boa sustentação do segmento Sintérior inteiro.

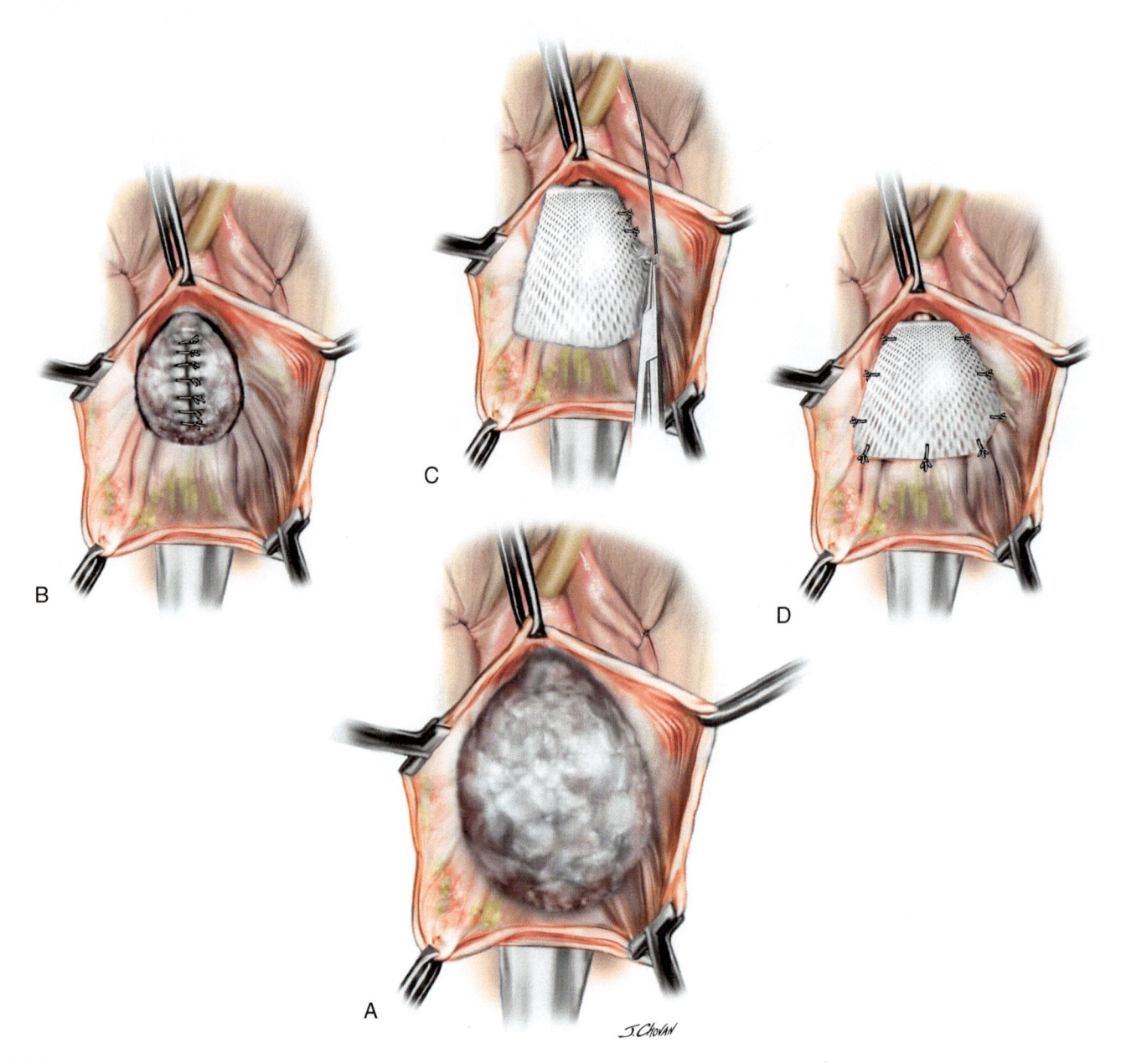

FIGURA 57-3 Passos cirúrgicos para embutir a tela vaginal. **A.** Visualiza-se o prolapso no compartimento anterior. **B.** Demonstra-se a plicatura da fáscia na linha média. **C-D** A tela em estilo personalizado é suturada no lugar. *(Reimpressa com permissão de Karram MM, Maher CF: Surgical Management of Pelvic Organ Prolapse: Female Pelvic Surgery Video Atlas Series. Philadelphia, Saunders, 2012.)*

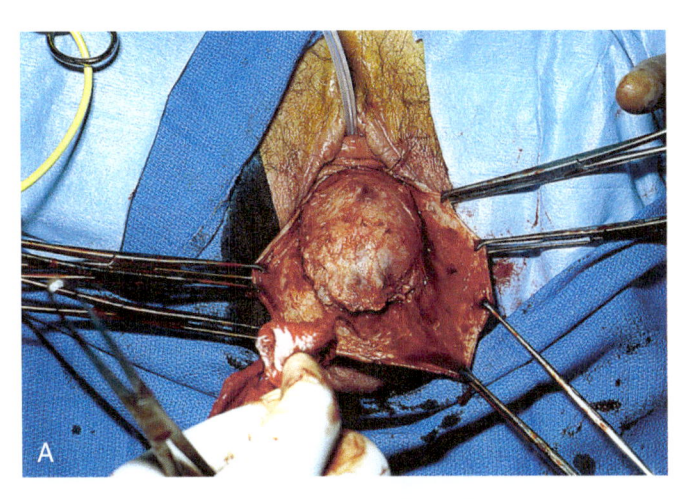

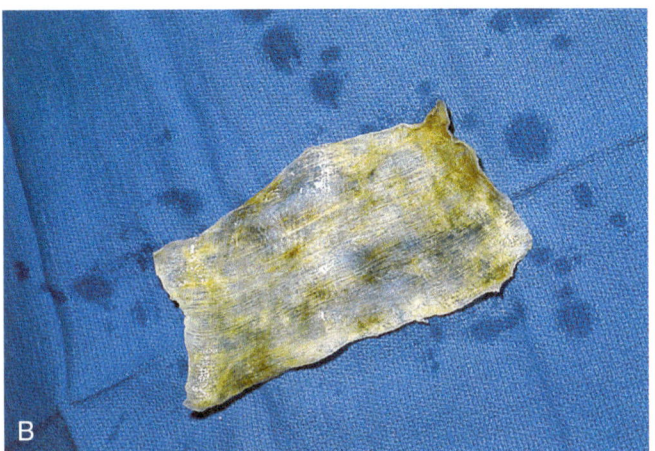

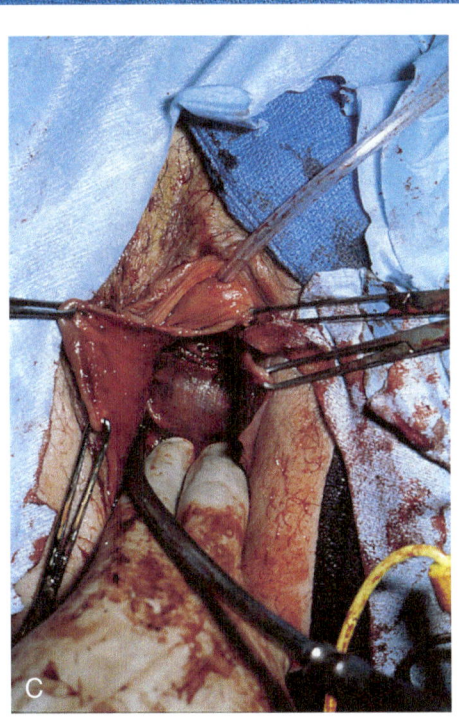

CAPÍTULO 57 Uso de Tela Biológica e Sintética para Reforço do Reparo de Prolapso Vaginal 691

FIGURA 57-4 A. Grande cistocele foi dissecada do epitélio vaginal. Observe a fáscia mínima presente no prolapso da base da bexiga. **B.** Um pedaço de fáscia lata de cadáver. **C.** A fáscia foi presa à face interna da parede anterior da vagina, reduzindo o prolapso da base da bexiga.

A

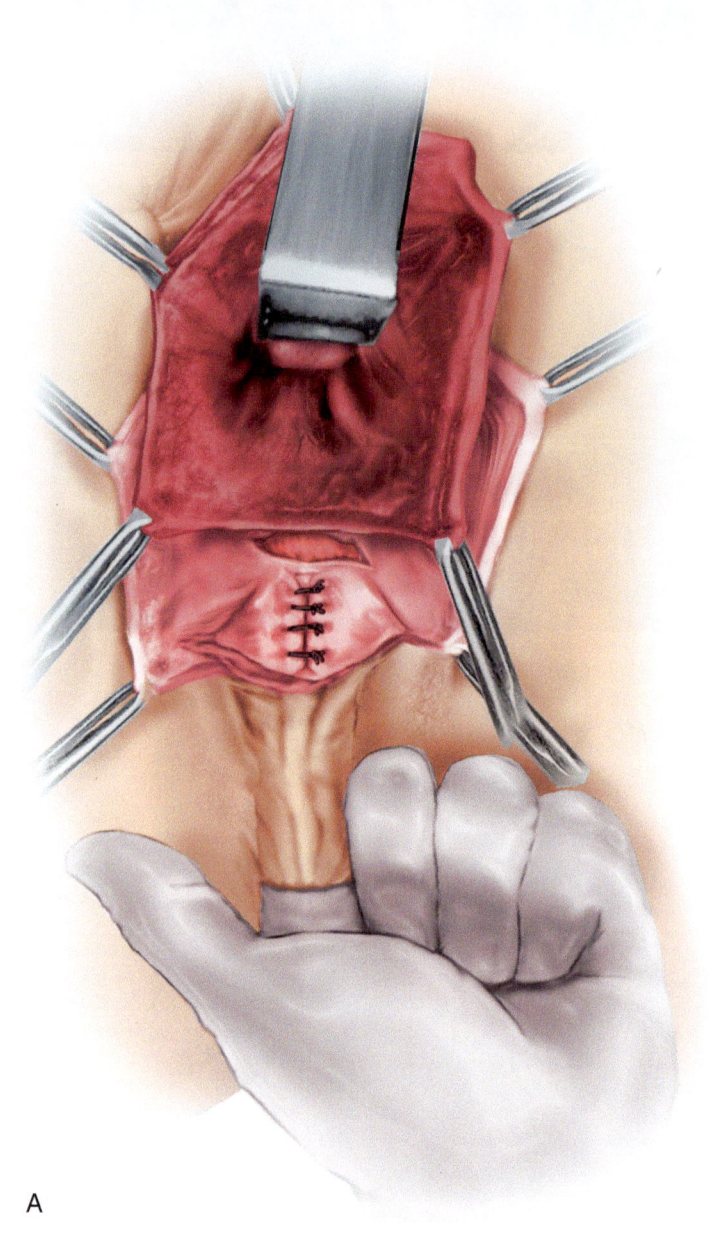

FIGURA 57-5 Defeito na parede posterior da vagina. **A.** Observe que a retocele foi plicada na linha média e na vagina distal. Resta ainda uma retocele alta e foi aberta a bolsa da enterocele.

Fixada aos ligamentos uterossacros distais

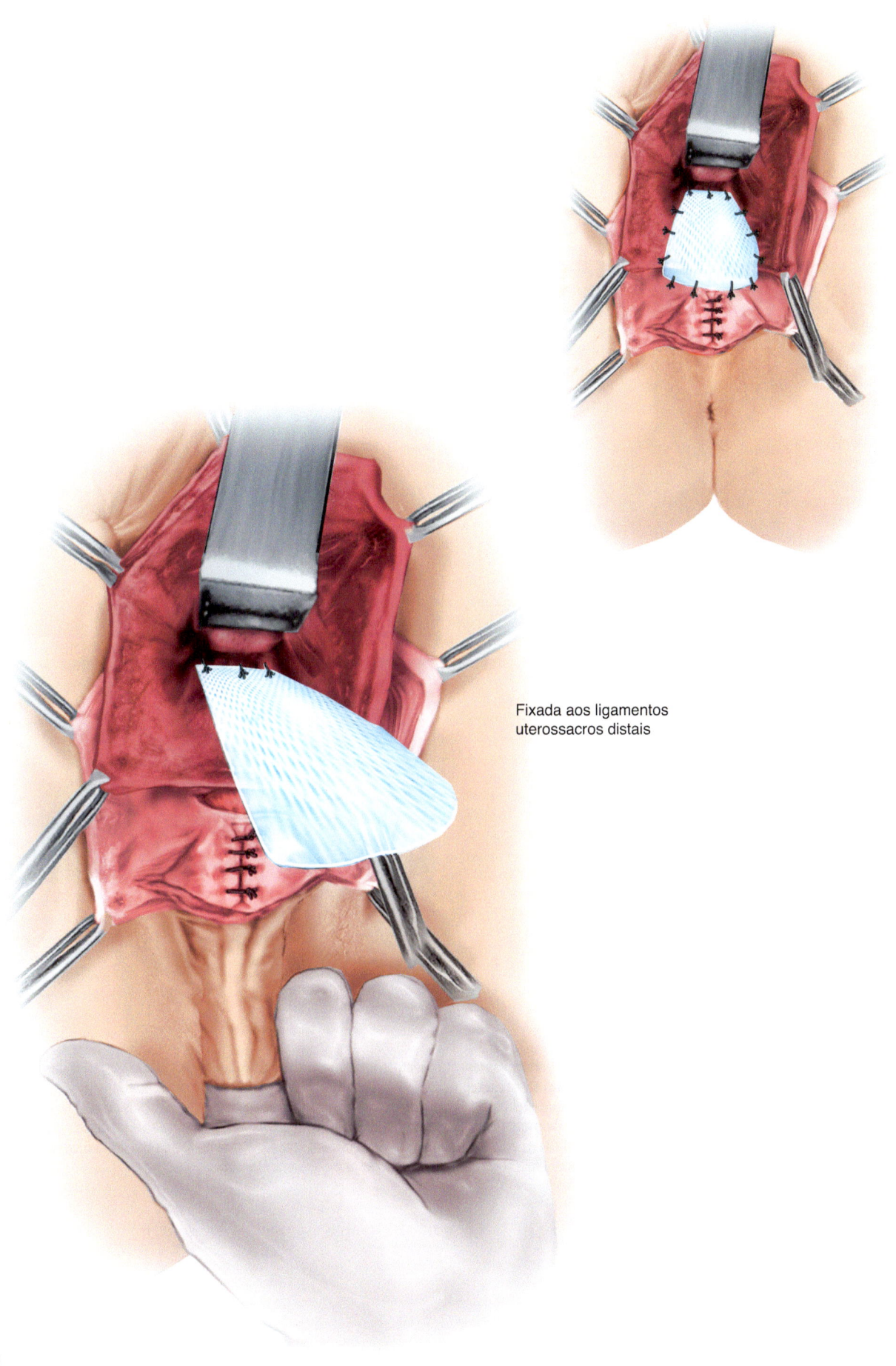

B

FIGURA 57-5 (Cont.) B. Em tal situação, a tela pode ser fixada proximalmente às partes distais dos ligamentos uterossacros de maneira intraperitoneal e distalmente à margem superior da fáscia retovaginal plicada, assim dando sustentação à retocele alta.

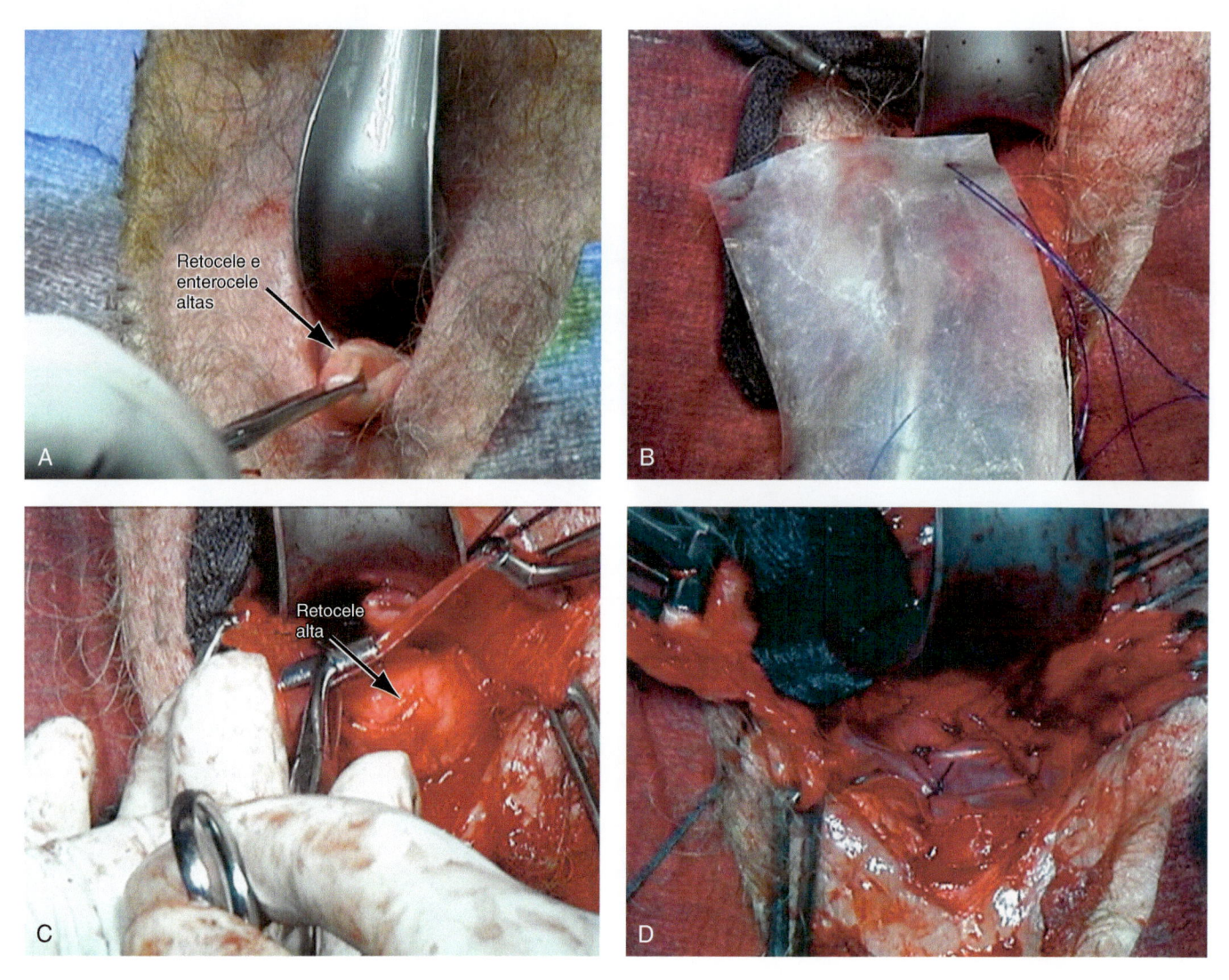

FIGURA 57-6 Paciente com um introito vaginal um tanto apertado apresenta prolapso recorrente da parte superior da parede posterior da vagina secundariamente a uma retocele e a uma enterocele altas. **A.** Usa-se uma pinça Allis para identificar a parte da parede posterior da vagina que tem o prolapso. **B.** A vagina foi aberta na linha média. Um pedaço de tela biológica está sendo fixado proximalmente às partes distais dos ligamentos uterossacros intraperitonealmente. **C.** A tela foi fixada proximalmente aos ligamentos uterossacros e se observa a retocele alta. Um dedo no reto identifica o defeito, e a tela será colocada sobre esse defeito e suturada às margens proximais da fáscia retovaginal. **D.** A tela foi fixada proximal e distalmente, bem como lateralmente, aos músculos levantadores. Observe que a tela sustenta bem a retocele alta previamente notada.

Reforço com Tela Sintética

Muitos estudos, principalmente séries de casos, têm abordado o uso de procedimentos com tela vaginal sintética de *kits* comercializados ou de tela moldada pelo cirurgião colocada em localizações semelhantes. As limitações dos estudos são que existem dados mínimos comparando a tela sintética com o reparo com suturas em tecido nativo, motivo pelo qual a FDA exigiu 522 ensaios clínicos. A Tabela 57-2 relaciona todas as telas sintéticas comercializadas para reparos de prolapsos. São mencionadas na tabela várias telas em forma de Y usadas para colpopexia sacral, que é discutida no Capítulo 43. A tela sintética tem sido usada para procedimentos no compartimento anterior, no compartimento posterior e de sustentação apical. Em geral, os *kits* de telas sintéticas se dividem em o que se denomina *kit de tela à base de trocarte*, no qual os braços e o trocarte são usados para passar braços da tela de polipropileno através da membrana do obturador anteriormente e de maneira pararretal posteriormente, e *sistemas de acesso direto*, nos quais a tela é fixada, no interior do assoalho pélvico, a várias estruturas para ancoragem.

Os *kits* de telas à base de trocarte podem ser usados para suspender a tela passando agulhas através da fossa transobturatória e/ou isquiorretal. Esses *kits* foram os primeiros produtos de tela transvaginal comercializados e incluíram Prolift Anterior® (Ethicon, Somerville, New Jersey), Perigee® (American Medical Systems, Minnetonka, Minnesota) e Avaulta® (CR Bard, Murray Hill, New Jersey). Embora esses três produtos já não sejam comercializados por suas respectivas empresas, ainda existem outros *kits* à base de trocarte, incluindo Exair® (Coloplast, Minneapolis, Minnesota). Em geral, as técnicas para colocação desses produtos são semelhantes. Em primeiro lugar, coloca-se válvula de peso, afastador estático ou afastadores Deaver na vagina. Pinças Allis são posicionadas na junção uretrovesical para tração e 1 cm distalmente ao ápice vaginal. A bexiga pode ser palpada entre as duas pinças Allis. Diferentemente de uma colporrafia anterior, na qual o epitélio e a camada muscular da vagina são separados para plicatura, a tela é colocada abaixo da camada muscular para manter um epitélio vascularizado espesso e assim minimizar a exposição ou a erosão da tela. Para entrar nesse espaço em potencial, o cirurgião injeta uma solução de vasopressina diluída ou lidocaína a 0,5% com epinefrina a 1:200.000 abaixo da camada muscular da vagina para facilitar a dissecção e minimizar a perda de sangue. Faz-se uma incisão de colpotomia sagital entre as pinças Allis. A seguir, obtém-se contratração ao longo da linha de incisão inteira com pinças Allis em série. O epitélio vaginal e a camada muscular em espessura total são dissecados de maneira cortante, sendo afastados do defeito vesical. Realiza-se então a dissecção da bexiga, mantendo-se a camada muscular e o epitélio nos retalhos vaginais. À medida que esse plano de dissecção é avançado superiormente, encontra-se tecido areolar frouxo até a espinha isquiática, o arco tendíneo da fáscia pélvica (ATFP) e, dependendo do *kit*, expõem-se os ligamentos sacrospinais. Existem alguns tipos diferentes de trocarte, incluindo trocartes em formato helicoidal semelhantes àqueles para *slings* transobturatórios e trocartes retos flexíveis. São feitas incisões cutâneas com 4 a 7 mm de comprimento nos locais apropriados para os trocartes de forame obturador. Quando múltiplos braços de tela são colocados através do espaço transobturador, os locais de punção superior e inferior devem estar a uma distância de pelo menos 3 cm para que a tela possa ficar plana. Dois dedos colocados na vagina podem retrair o cólon, elevar a bexiga e minimizar o desvio da ponta do trocarte com palpação direta. Para a tela do compartimento anterior, o cirurgião imediatamente identifica o trocarte que entra atravessando o ATFP. A prótese é colocada frouxamente de maneira "sem tensão" porque, como foi mencionado antes, a tela pode se contrair até 20% depois da colocação, criando tensão e comprometendo o comprimento e o calibre vaginais. Um dedo deve ser mantido dentro da vagina sempre que o enxerto for tensionado. Isso proporciona contratração e separa o tecido nos pontos de fixação. Podem-se usar suturas de fixação para ajudar a tela a ficar plana contra a vagina. Se o cirurgião conservar o útero, então podem ser feitas suturas permanentes no estroma cervical para estabilizar a tela e prevenir enterocele (Fig. 57-7). O exame cistoscópico e retal antes, durante e depois de cada parte da cirurgia pode ser útil. Quando se obtém hemostasia adequada, o epitélio vaginal é fechado com sutura contínua não ancorada e fio de absorção tardia. Colocar um tampão vaginal lubrificado pode minimizar o sangramento e manter a tela plana durante a cicatrização. Depois do tensionamento desejado, todas as extremidades dos braços da tela devem ser aparadas abaixo da superfície da pele e fechadas as incisões. Procedimentos concomitantes, como um *sling* de uretra média, devem ser feitos através de uma incisão vaginal separada nesse momento.

Os *kits* de telas sem trocarte ou "de incisão simples" se tornaram cada vez mais populares e já substituíram os *kits* à base de trocarte. Esses produtos evitam as complicações em potencial associadas à passagem do trocarte às cegas através do espaço transobturador e fossa isquiorretal e permitem a fixação da tela por meio de visualização direta. Além disso, os *kits* sem trocarte atualmente à disposição proporcionam fixação apical aos ligamentos sacrospinais bilateralmente, bem como sustentação anterior da vagina. A técnica sem trocarte começa de modo semelhante ao da técnica para colocação de *kit* guiada por trocarte. Depois de dissecado o espaço vesicovaginal, identificam-se os pontos de fixação pertinentes, incluindo as espinhas isquiáticas, o ATFP e os ligamentos sacrospinais. O ligamento é penetrado com o dispositivo de escolha do cirurgião. O *kit* Uphold® usa o porta-agulhas de sutura Transvaginal Capio® (Boston Scientific, Natick, Massachusetts) para suturar os braços da tela aos ligamentos sacrospinais e ao ATFP (Fig. 57-8). Alternativamente, o sistema Elevate® (American Medical Systems) usa pontas anexas autofixantes transportadas por trocartes vaginais ao mesmo local (Fig. 57-9). Os braços da tela do ATFP proporcionam fixação lateral. Um dedo indicador colocado na vagina palpa o ATFP desde a espinha isquiática até a parte posterior da pube. A tela pode ser passada através do terço superior do ATFP com os mesmos métodos de fixação. Com o dispositivo Uphold®, não existem braços de ATFP para implantar e se faz geralmente uma colporrafia anterior suturada antes da colocação da tela. Os braços da tela são ajustados lenta e individualmente a uma tensão frouxa, e depois a tela é suturada plana. Realiza-se a cistoscopia para assegurar a integridade da bexiga e do ureter. A colpotomia é fechada, e a vagina é tamponada como descrito anteriormente.

TABELA 57-2 Tipos e Características de Materiais de Enxerto Não Absorvíveis Sintéticos Atualmente em Uso para Cirurgia do Assoalho Pélvico *

Material	Nome Comercial	Empresa	Propriedades Básicas	Tamanhos (cm x cm
Polipropileno em lâminas	Gynemesh PS	Gynecare, Somerville, New Jersey	Monofilamentar	10 x 15 e 25 x 25
	Polyform	Boston Scientific, Natick, Massachusetts	Monofilamentar	10 x 15
	Restorelle	Coloplast, Mineápolis, Minnesota	Monofilamentar	8 x 20
	Nova Silk	Coloplast, Mineápolis, Minnesota	Monofilamentar	15 x 15
Enxertos com tela em Y	Restorelle	Coloplast, Mineápolis, Minnesota	Tela em Y	
	Artysin	Ethicon, Somerville, New Jersey	Tela com formato em Y	
	Alyte	Bard, Covington, Geórgia	Tela em Y	
	Intepro	American Medical Systems, Minnetonka, Minnesota	Enxerto em Y	
Sistemas de sustentação em polipropileno	Uphold	Boston Scientific, Natick, Massachusetts		
	Elevate	American Medical Systems, Minnetonka, Minnesota		
	Exair ± Digitex	Coloplast, Mineápolis, Minnesota		

Reimpresso com a permissão de Walters MD, Karram MM: *In Urogynecology and Reconstructive Pelvic Surgery*, 4th ed. St. Louis, Elsevier, 2014.

*Todos os enxertos não absorvíveis atualmente em uso para a cirurgia do assoalho pélvico são do tipo I macroporosa.

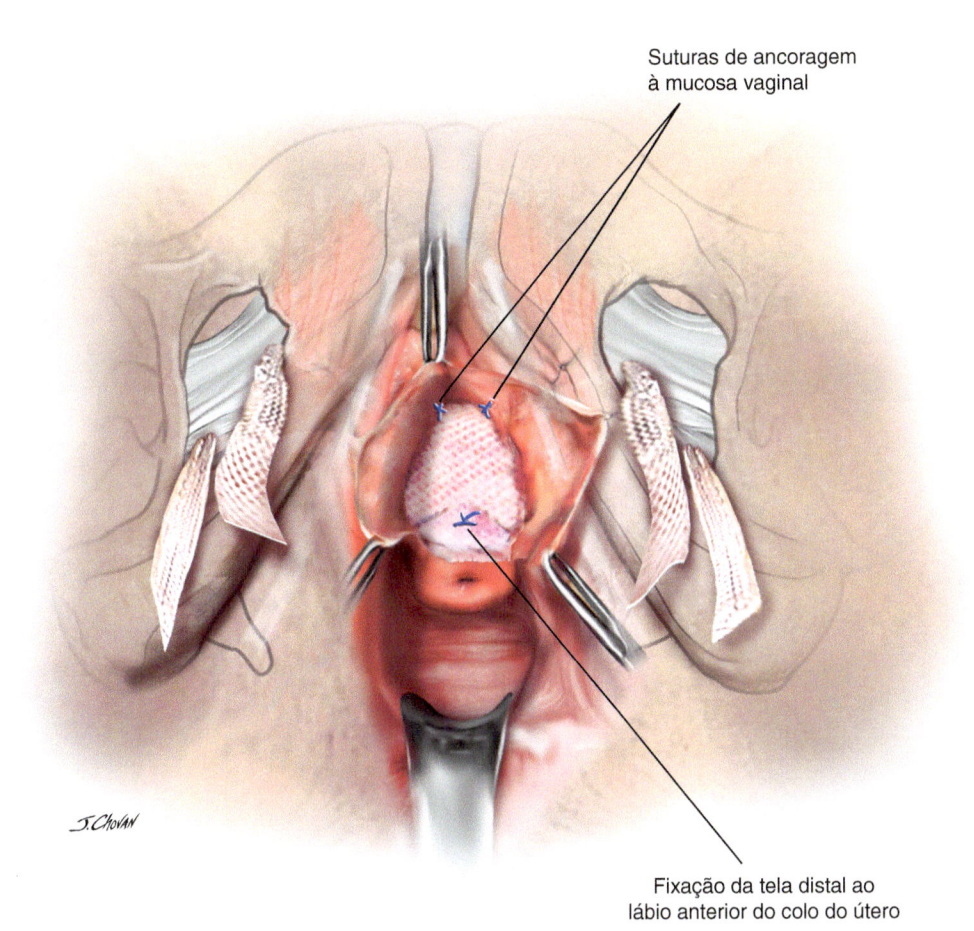

CAPÍTULO 57 Uso de Tela Biológica e Sintética para Reforço do Reparo de Prolapso Vaginal

Suturas de ancoragem à mucosa vaginal

Fixação da tela distal ao lábio anterior do colo do útero

FIGURA 57-7 Tela de polipropileno transobturatória no compartimento anterior é presa à parte distal do colo do útero naquelas em que se pretende a preservação uterina quando é realizada a cirurgia do compartimento anterior. *(Reimpressa com permissão de Karram MM, Maher CF: Surgical Management of Pelvic Organ Prolapse: Female Pelvic Surgery Video Atlas Series. Philadelphia, Saunders, 2012.)*

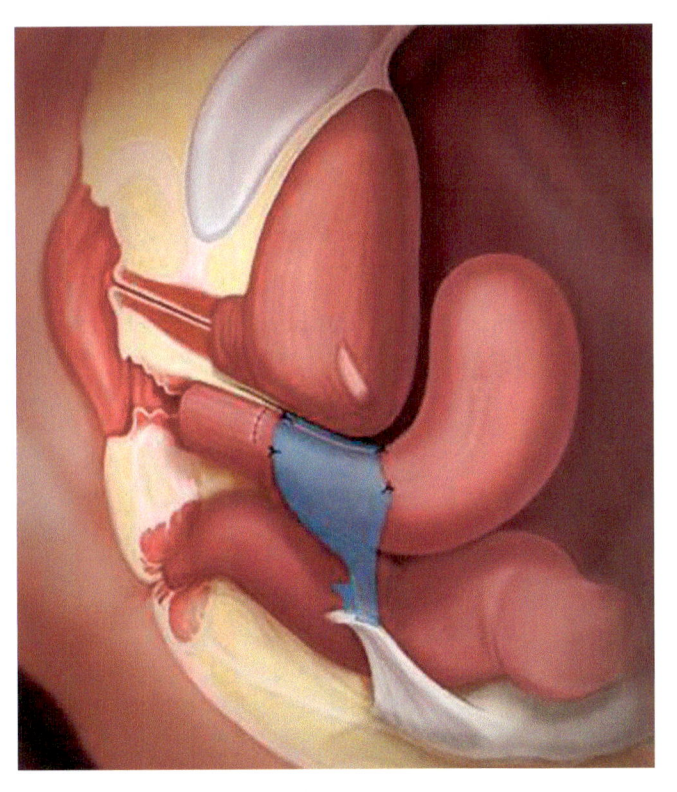

FIGURA 57-8 Imagem do Sistema de Sustentação Vaginal Uphold®. *(Imagem fornecida por cortesia da Boston Scientific. © 2015 Boston Scientific Corporation ou suas afiliadas. Todos os direitos reservados.)*

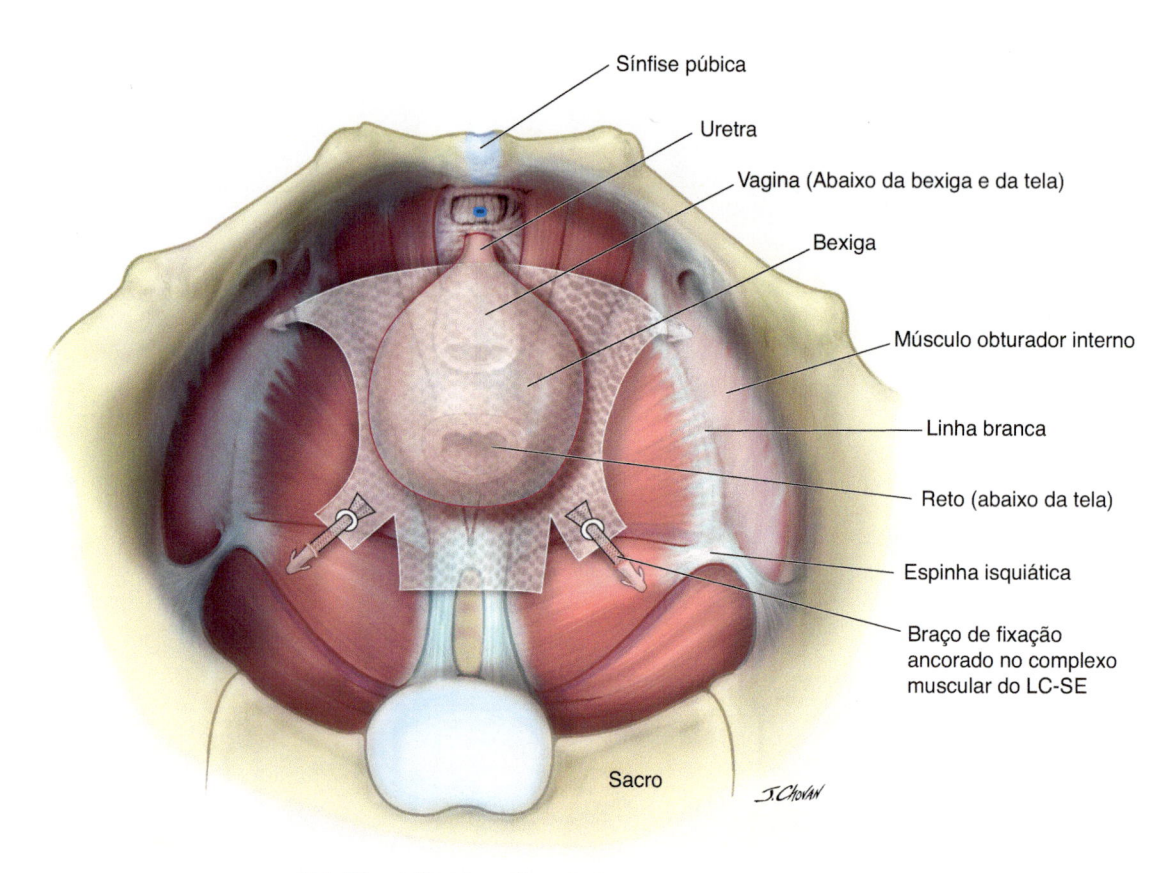

Tela Elevate®, colocação anterior
(vista pélvica de cima)

FIGURA 57-9 A tela Elevate® (American Medical Systems [MAS]) é ancorada bilateralmente ao ligamento sacrospinal e ao músculo obturador interno perto da extremidade distal do arco tendíneo da fáscia pélvica. *LC-SE*, ligamento coccígeo-sacrospinal. *(Reimpressa com permissão de Karram MM, Maher CF: Surgical Management of Pelvic Organ Prolapse: Female Pelvic Surgery Video Atlas Series. Philadelphia, Saunders, 2012.)*

CAPÍTULO 58

Slings Mediouretrais Sintéticos para a Correção de Incontinência de Esforço

Mickey M. Karram

Em 1996, Ulmsten e colegas introduziram o primeiro *sling* mediouretral sintético e deram ao procedimento o nome de fita vaginal sem tensão (TVT – *tension-free vaginal tape*). Esse procedimento introduziu o conceito de colocar material sintético (polipropileno) sob a parte média da uretra de maneira isenta de tensão. A técnica rapidamente ganhou popularidade porque envolvia mínima dissecção vaginal, era fácil de aprender e poderia ser realizada com a paciente sob anestesia local ambulatorialmente. Até o momento, vários estudos têm comparado o procedimento TVT com procedimentos mais tradicionais, como a colpossuspensão de Burch e os *slings* pubovaginais autólogos, e os resultados têm mostrado taxas de cura iguais ou superiores com menos morbidade. O sucesso do *sling* mediouretral TVT original levou ao desenvolvimento de muitos outros *slings* mediouretrais retropúbicos (Tabela 58-1).

Delorme descreveu o primeiro *sling* mediouretral sintético transobturador. A motivação por trás do desenvolvimento dessa via foi reduzir o risco de perfuração da bexiga e eliminar o risco de lesão do intestino ou de grandes vasos sanguíneos, o que se relatava devido à passagem às cegas do trocarte da TVT pelo espaço retropúbico. Estudos subsequentes mostraram que um *sling* mediouretral sintético transobturador é tão eficaz quanto o *sling* mediouretral sintético retropúbico em mulheres que apresentavam incontinência de esforço primária devido à hipermobilidade uretral. A Tabela 58-2 lista os *kits* de *slings* transobturador e uretrais comercialmente disponíveis.

Mais recentemente, foram descritos *slings* mediouretrais de incisão única. Essa versão mais recente de um *sling* de polipropileno necessita de apenas uma incisão na vagina porque o *sling* não tem pontos de saída. Este capítulo discute a anatomia e as técnicas atualmente recomendadas para a colocação desses variados *slings* mediouretrais sintéticos. Também se discute como é melhor manejar a retenção pós-operatória e/ou a disfunção miccional depois de um *sling* mediouretral sintético.

Slings Mediouretrais Sintéticos Retropúbicos

O procedimento da fita vaginal sem tensão foi o primeiro *sling* mediouretral sintético retropúbico. Esse procedimento ambulatorial tem por objetivo restaurar o ligamento pubouretral e a rede vaginal suburetral com agulhas especialmente desenhadas fixadas a um material de *sling* sintético. O material do *sling* sintético é feito de polipropileno e tem aproximadamente 1 cm de largura e 40 cm de comprimento. Esse material do *sling* é fixado a duas agulhas de aço inoxidável, que são passadas a cada lado da uretra às cegas através do espaço retropúbico, saindo através de uma incisão previamente criada na área suprapúbica. A Figura 58-1 ilustra a TVT original.

TABELA 58-1 *Kits* de *Slings* Mediouretrais Retropúbicos Comercializados		
Sling (nomes comerciais)	Fabricante	Passagem do Trocarte
TVT, TVT Exact	Ethicon, Somerville, N.J.	De baixo para cima
SPARC	American Medical Systems, Minnetonka, Minnesota	De cima para baixo
RetroArc	American Medical Systems	De baixo para cima
Lynx suprapúbico	Boston Scientific, Marlborough, Massachusetts	De cima para baixo
Advantage	Boston Scientific	De baixo para cima
Align retropúbico	Bard Medical, Covington, Geórgia	De baixo para cima e de cima para baixo

Reimpressa com permissão de Walters MD, Karram MM: Urogynecology and Reconstructive Pelvic Surgery, 4th ed., Philadelphia, Elsevier, 2014.

TABELA 58-2 *Kits* de *Slings* Mediouretrais Transobturadores Comercializados		
Sling (nomes comerciais)	Fabricante	Passagem do Trocarte
TVT-O	Gynecare, Somerville, N.J.	De dentro para fora
TVT-Abbrevo	Gynecare	De dentro para fora
Monarc	American Medical Systems, Minnetonka, Minnesota	De fora para dentro
Obtryx	Boston Scientific, Marlborough, Massachusetts	De fora para dentro
Align TO	Bard Medical, Covington, Geórgia	De fora para dentro
Aris	Coloplast, Mineápolis, Minnesota	De fora para dentro

Reimpressa com permissão de Walters MD, Karram MM: Urogynecology and Reconstructive Pelvic Surgery, 4th ed., Philadelphia, Elsevier, 2014.

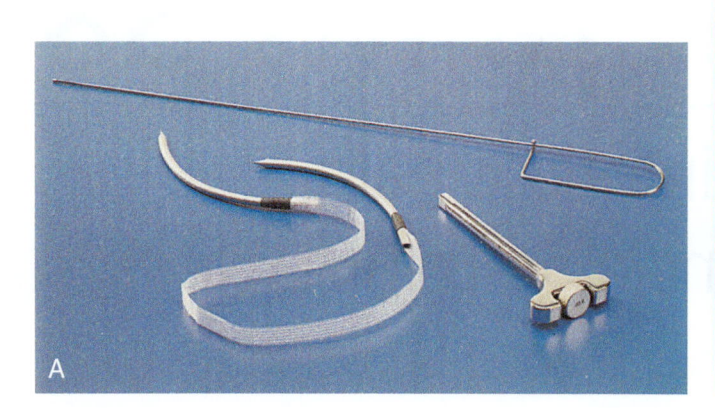

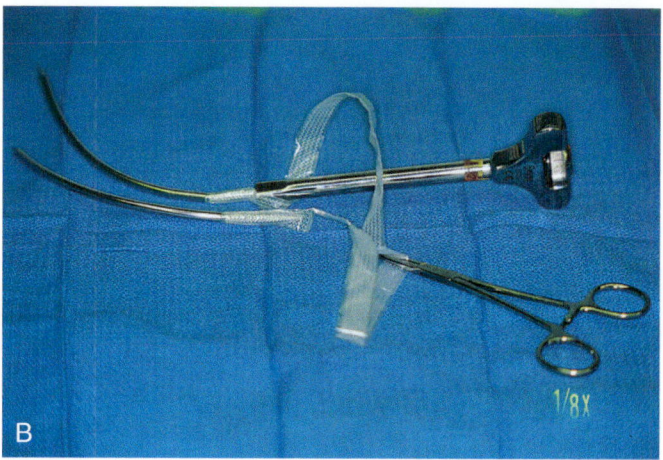

FIGURA 58-1 A. Instrumentos para fita vaginal sem tensão (TVT), incluindo (em sentido horário a partir da parte superior) guia de sonda Foley, introdutor/cabo da agulha e agulhas especialmente desenhadas presas a uma fita de *sling* suburetral sintética. **B.** As agulhas são presas ao cabo. Foi colocada uma pinça no envoltório de plástico.

Como esse tipo de *sling* requer passagem às cegas de uma agulha através do espaço retropúbico, é obrigatório que o cirurgião compreenda claramente as importantes estruturas anatômicas do espaço retropúbico para evitar complicações em potencial (Figs. 58-2 a 58-5). Além do potencial para lesar a uretra ou a bexiga, também existe potencial para lesão de importantes estruturas vasculares, incluindo o feixe neurovascular obturador e os vasos ilíacos externos onde eles saem da pelve (Figs. 58-2 a 58-5). Raramente, o intestino delgado pode ser lesado se o trocarte migrar cranialmente e se afastar da parte posterior do osso púbico ou se o intestino delgado tiver aderências à pelve inferior por cirurgia ou infecção prévia (Fig. 58-6).

Um *sling* sintético retropúbico pode ser colocado de um entre dois modos: passando trocartes de uma incisão vaginal com saída localizada na região suprapúbica (de baixo para cima) ou de uma incisão suprapúbica, saindo na vagina (de cima para baixo).

O texto continua na página 704.

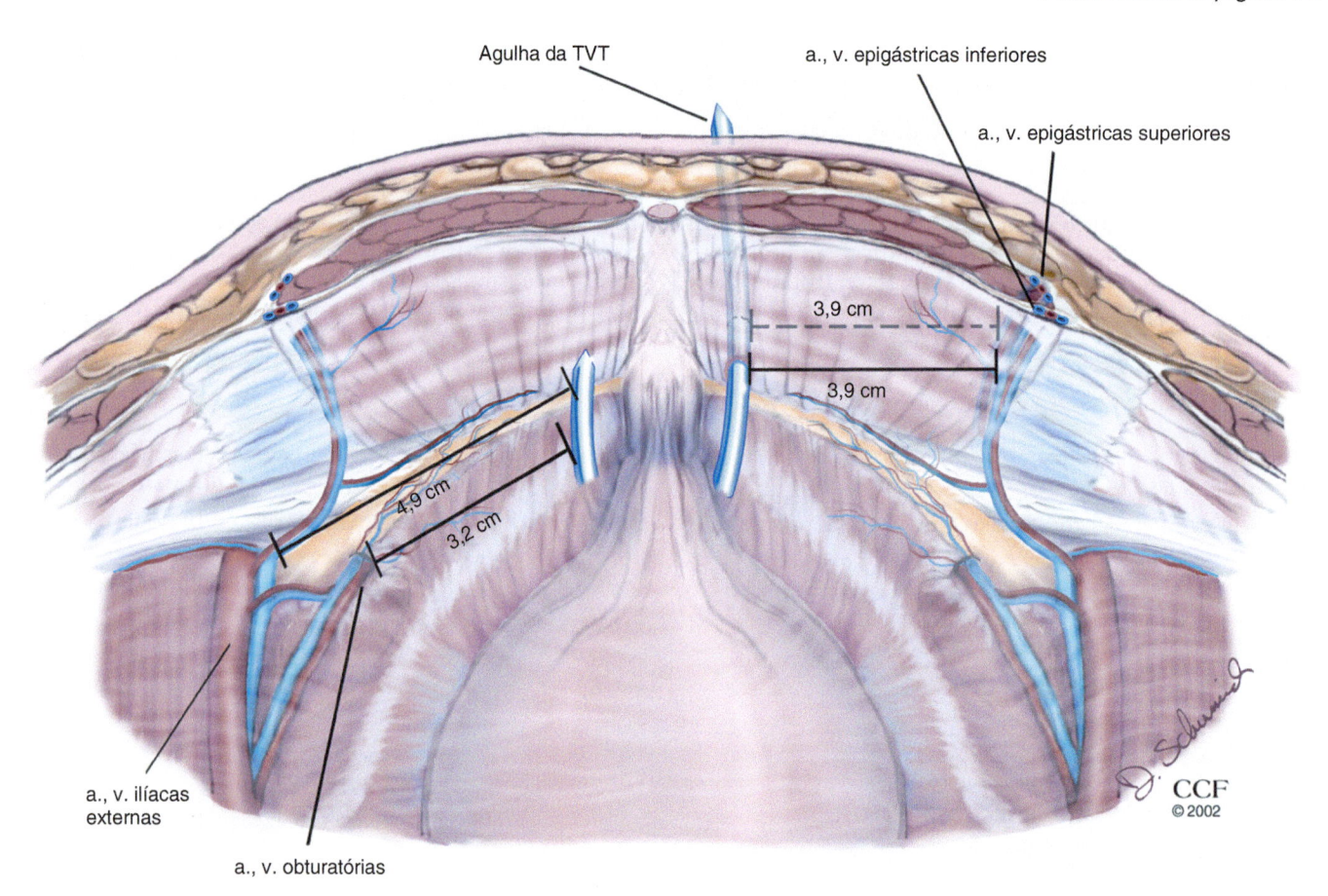

FIGURA 58-2 Relação da agulha da fita vaginal sem tensão (TVT) com a anatomia vascular da parede anterior da vagina e espaço retropúbico. Os números representam a distância média da face lateral da agulha do TVT à borda medial dos vasos. a, artéria; v, veia. *(Extraída de Cleveland Clinic, com permissão.)*

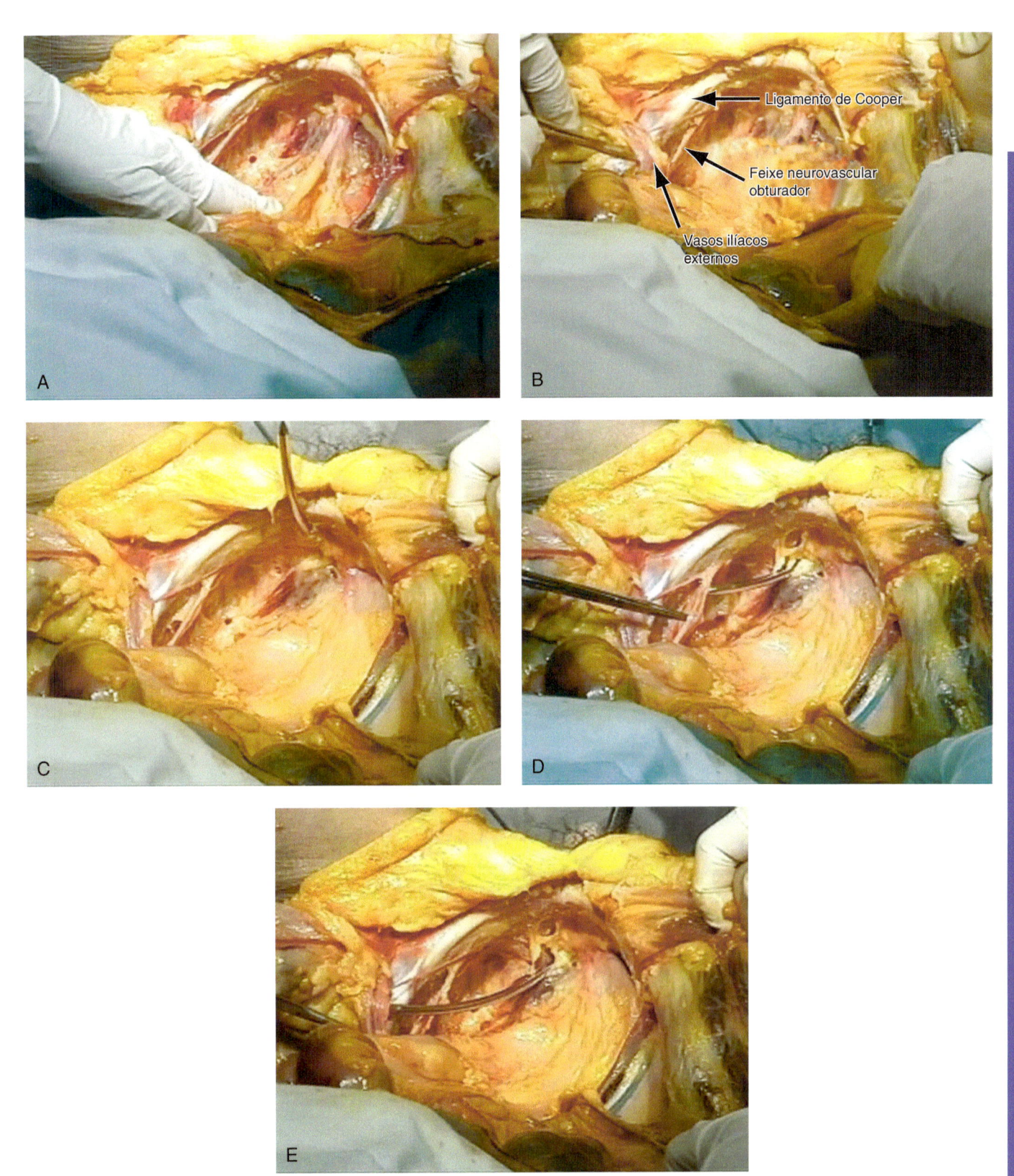

FIGURA 58-3 **A.** Vista do espaço retropúbico de um cadáver fresco. **B.** Estão marcados ligamento de Cooper, feixe neurovascular obturador ao sair da pelve através do forame obturador e vasos ilíacos externos ao saírem da pelve sob o ligamento inguinal. **C.** Foi passada agulha da fita vaginal sem tensão (TVT) de maneira apropriada no lado esquerdo deste cadáver. **D.** A agulha do TVT continua intencionalmente em uma direção craniolateral e se pode ver como poderia entrar em contato facilmente com o feixe neurovascular obturador no espaço retropúbico. **E.** A agulha do TVT continua intencionalmente nessa direção e se pode ver como poderia potencialmente entrar em contato com os vasos ilíacos externos.

TABELA 58-3 Kits de *Slings* Mediouretrais de Incisão Única Comercializados

Sling (nomes comerciais)	Fabricante
MiniArc	American Medical Systems, Minnetonka, Minnesota
MiniArc Precise	American Medical Systems, Minnetonka, Minnesota
Solyx	Boston Scientific, Marlborough, Massachusetts
Altis	Coloplast, Mineápolis, Minnesotta
MiniArc Pro	American Medical Systems, Minnetonka, Minnesota

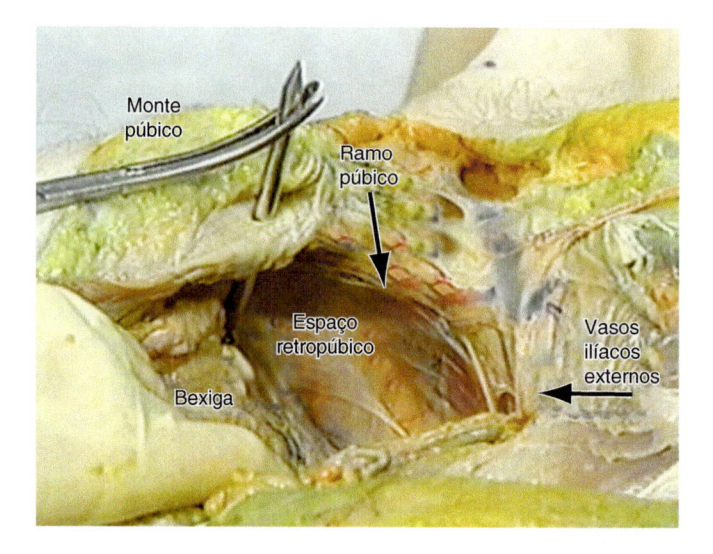

FIGURA 58-4 Vista retropúbica de um cadáver embalsamado. Observe a passagem apropriada da agulha da fita vaginal sem tensão (TVT) no lado direito e a anatomia normal de outras estruturas no espaço retropúbico.

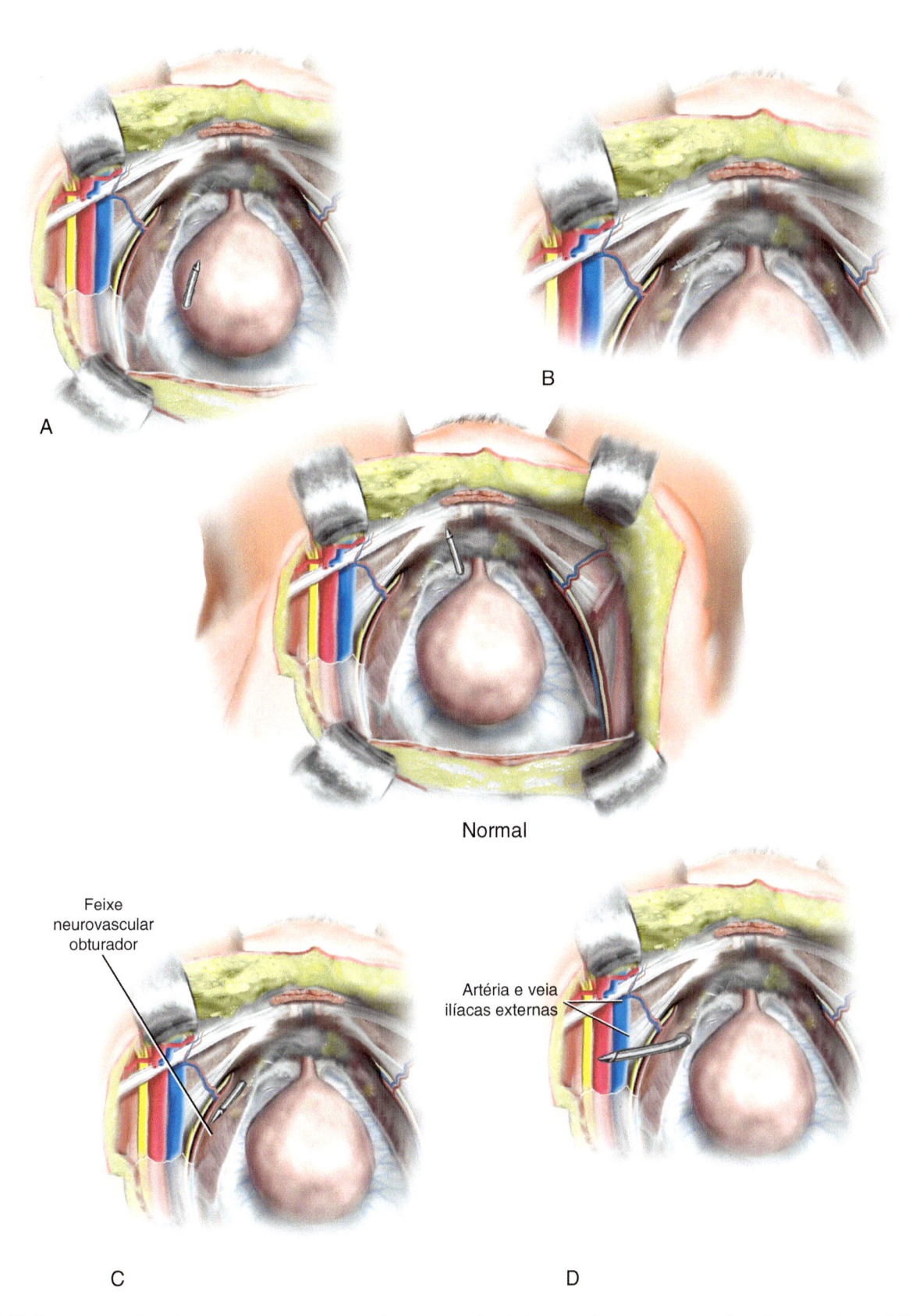

FIGURA 58-5 Vista retropúbica da passagem segura e apropriada de uma agulha da fita vaginal sem tensão retropúbica (ilustração do meio). **A.** Migração cranial da agulha afastando-se a parte posterior do osso púbico é a causa mais comum de perfuração da bexiga. **B.** Rotação externa do cabo inicialmente resultará em penetração do músculo obturador interno pela ponta da agulha, tendo o potencial de lesar vasos aberrantes ao longo da parede pélvica lateral. **C.** Rotação externa continuada do cabo com migração cranial da agulha pode resultar em lesão do feixe neurovascular obturador ou (**D**) dos vasos ilíacos externos.

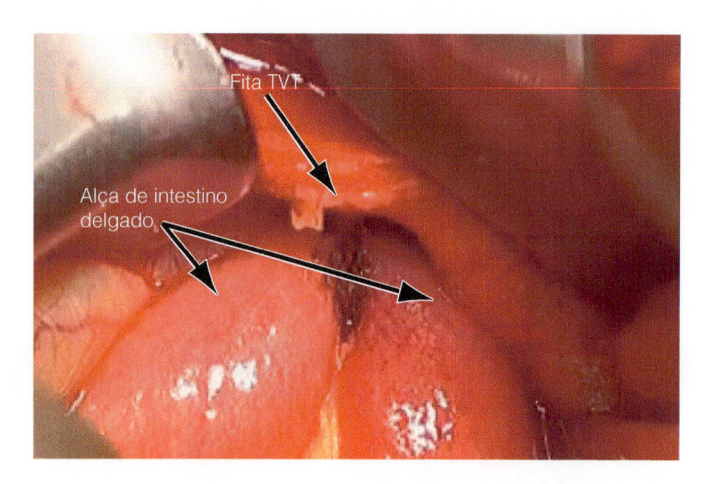

FIGURA 58-6 Fotografia de uma fita vaginal sem tensão (*TVT*) que foi passada através de uma alça do intestino delgado.

Técnica Cirúrgica: De Baixo para Cima

1. Anestesia e considerações pré-operatórias. Prefiro usar anestesia geral; entretanto, alguns cirurgiões preferem sedação intravenosa com anestesia local para permitir a realização do teste do esforço da tosse para facilitar o tensionamento apropriado do *sling*. Como aproximadamente 50% dos casos são feitos juntamente com um reparo de prolapso, todos os cirurgiões precisam ser bem versados em técnicas de tensionamento sob anestesia geral. Uma dose única de cefalosporina geralmente é dada no pós-operatório. Deve ser confirmada urina estéril antes do procedimento. Prefiro marcar os pontos de incisões suprapúbica antes da dissecção vaginal (Fig. 58-7).
2. Dissecção vaginal. A parede anterior da vagina é hidrodistendida com uma combinação de lidocaína e epinefrina com o objetivo de branquear completamente a parede anterior da vagina no nível da uretra média a distal. Usa-se uma lâmina de bisturi para fazer uma incisão desde imediatamente abaixo do meato uretral externo até o nível médio da uretra. A parede vaginal é dissecada da uretra posterior usando tesoura Metzenbaum, criando pequenos túneis até o ramo púbico inferior. É necessária dissecção cortante porque a parede anterior distal da vagina e a uretra posterior se fundem nesse nível (Fig. 58-8). Alguns médicos preferem hidrodissecar a trajetória do trocarte bilateralmente antes de passarem os trocartes, usando uma agulha espinhal e injetando líquido ao longo da parte posterior do osso púbico.
3. Passagem do trocarte. Um guia de cateter é colocado na sonda Foley para que a uretra e o colo vesical sejam afastados do trajeto do trocater. A ponta do trocarte é inserida no túnel previamente dissecado a cada lado da uretra, sendo empurrado à superfície inferior do osso púbico. A ponta do trocarte deve ficar entre o dedo indicador da mão não dominante do cirurgião, colocada no fórnice vaginal anterior, e a superfície inferior do ramo púbico inferior. A ponta da agulha é cuidadosamente empurrada através da fáscia endopélvica, chegando ao espaço retropúbico. Quando a resistência da fáscia endopélvica é superada e a ponta da agulha está no espaço retropúbico, o cabo do trocarte é desprezado, e a agulha avança através do espaço retropúbico rente à parte posterior do osso púbico. A próxima resistência sentida são o músculo reto e a fáscia abdominal anterior. A agulha é empurrada através dessas estruturas, saindo através da incisão suprapúbica feita previamente (Fig. 58-9).
4. Cistoscopia. É realizada com um endoscópio de 30 ou 70 graus para pesquisar alguma lesão inadvertida pelo trocarte com este ainda colocado. Se tal lesão tiver ocorrido, em geral, será visualizada na face anterolateral da bexiga (geralmente a área entre as posições 1 hora e 3 horas do lado esquerdo e entre 9 horas e 11 horas no lado direito). Se o trocarte for visto ou se houver alguma prega da mucosa da bexiga que não desapareça com a distensão vesical, o trocarte deve ser retirado e passado novamente. Mais comumente, quando a bexiga é perfurada (o que ocorre em aproximadamente 3% a 5% dos casos), é porque o cirurgião deixou que o trocarte migrasse para longe da parte posterior do osso púbico em direção cranial (Fig. 58-10). Durante a nova passagem do trocarte, deve-se ter muito cuidado em abraçar a parte posterior do osso púbico. Em tais casos, ainda será possível proceder com a tentativa de micção pela paciente no pós-operatório sem a necessidade de alta com uma sonda de demora porque a perfuração vesical é muito pequena e geralmente na parte alta e não dependente da bexiga. Se hematúria excessiva estiver presente ou se a perfuração estiver na base ou no trígono da bexiga, deve ser efetuada drenagem vesical pós-operatória contínua. A duração da drenagem deve ser determinada com base no tipo e na extensão da lesão vesical.
5. Como as extremidades da tela são fixadas aos trocartes a cada lado, a tela com seu envoltório plástico é puxada até a incisão suprapúbica ao longo da trajetória do trocarte.
6. Tensionamento. O tensionamento do *sling* é subjetivo. Em geral, o *sling* é deixado de maneira frouxa (sem tensão) sob a uretra. Usar um dilatador Hagar N° 8 ou uma pinça de ângulo reto inserida entre a uretra posterior e a parte suburetral do *sling* ajudará a facilitar o tensionamento apropriado. Alguns cirurgiões preferem realizar o procedimento sob anestesia local e usam um teste do esforço da tosse. Em tais situações, o *sling* é tensionado até o ponto em que ocorra vazamento mínimo durante a tosse. Independentemente da técnica de tensionamento, o desfecho final é criar uma frouxidão na tela, manifestada por um ricochete da tela de volta à uretra se puxada para frente vaginalmente com uma pinça em ângulo reto, enquanto também se evita o contato direto da tela com o lado inferior da uretra. A seguir, os envoltórios plásticos que cobrem a tela são removidos, e a tensão da tela é verificada novamente. A tela é aparada nivelada com a pele na região suprapúbica, não deixando de mobilizar a pele para longe das extremidades da tela antes do fechamento da pele (Figs. 58-11 a 58-15).

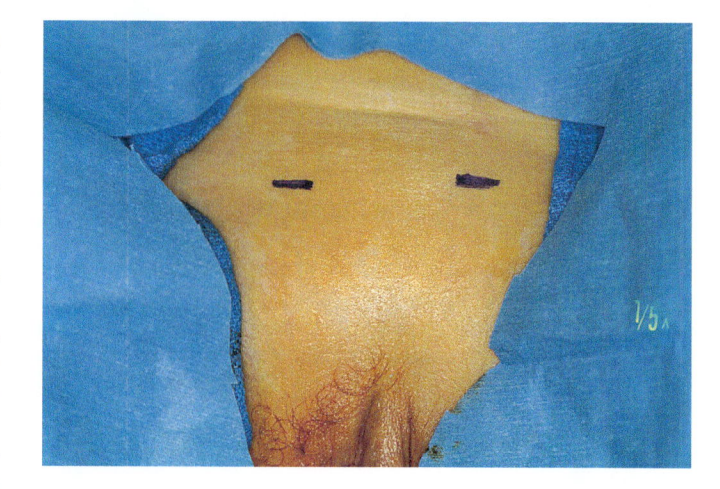

FIGURA 58-7 Local das incisões suprapúbicas para o procedimento da fita vaginal sem tensão.

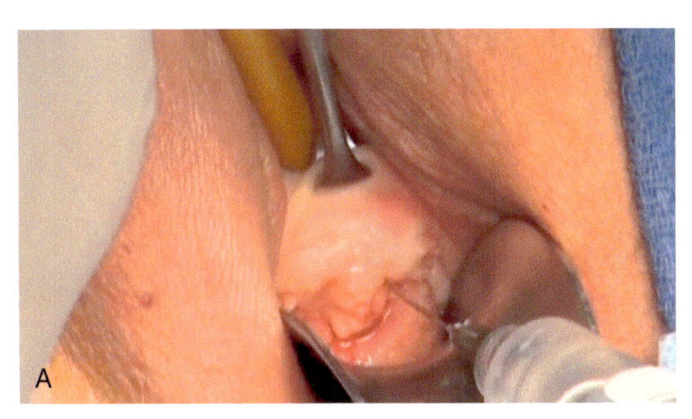

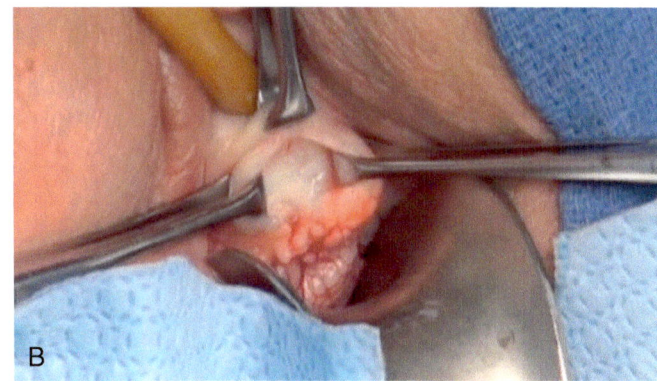

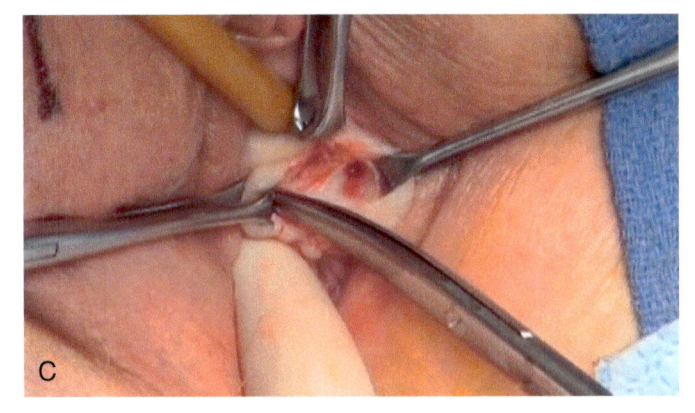

FIGURA 58-8 A. O meato uretral externo é seguro com uma pinça Allis na posição 6 horas. **B.** Faz-se pequena incisão na linha média no nível da parte média da uretra. **C.** Usa-se tesoura de Mayo ou Metzenbaum para criar um túnel até o ramo púbico inferior. Não é penetrado o diafragma urogenital.

7. A ferida vaginal é copiosamente irrigada e fechada com sutura contínua em fio de ácido poliglicólico 3-0. As incisões suprapúbica são fechadas com fio absorvível ou adesivo tecidual líquido. O tamponamento vaginal pode ser introduzido temporariamente quando se completa o procedimento e a paciente estiver sangrando ou se estiverem sendo realizados procedimentos concomitantes para prolapso.

8. A sonda pode ser removida juntamente com os tampões vaginais na sala de recuperação, e a paciente recebe alta depois de se confirmar a eficiência da micção. O procedimento é ilustrado nas Figuras 58-16 a 58-19.

O texto continua na página 710.

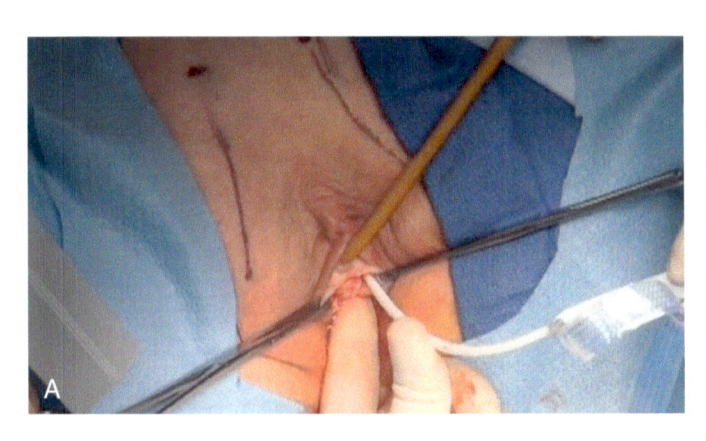

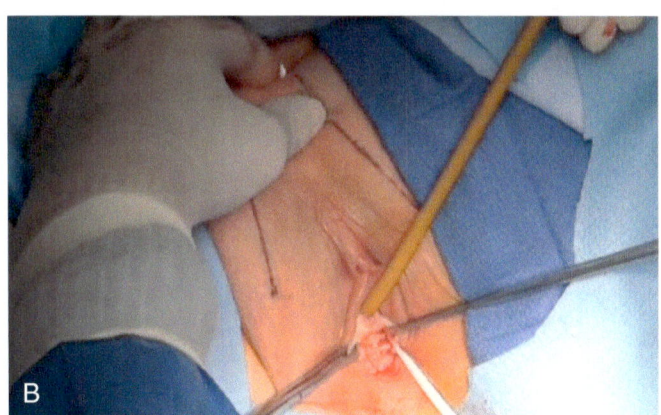

FIGURA 58-9 Técnica apropriada para passar um trocarte retropúbico. **A.** A ponta da agulha é colocada no pequeno túnel criado e deve entrar em contato direto com o ramo púbico inferior, apontando em direção ao ombro ipsilateral. Com o dedo indicador da mão não dominante na vagina e o polegar na haste da agulha, a ponta é empurrada através do diafragma urogenital. **B.** Uma vez superada a resistência do diafragma urogenital, o cabo é baixado, e a agulha é movida em direção medial e superior, enquanto se mantém o contato direto com a parte posterior do osso púbico. Deve-se evitar a migração cranial. A ponta da agulha é então palpada suprapubicamente e guiada até a saída através da incisão previamente criada.

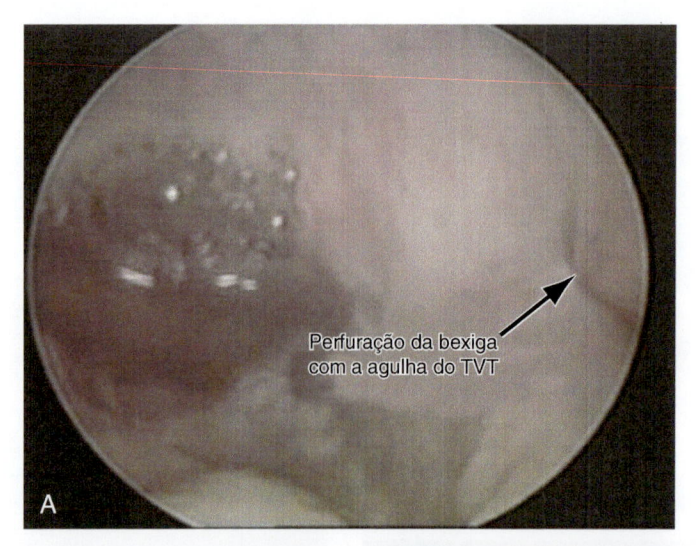

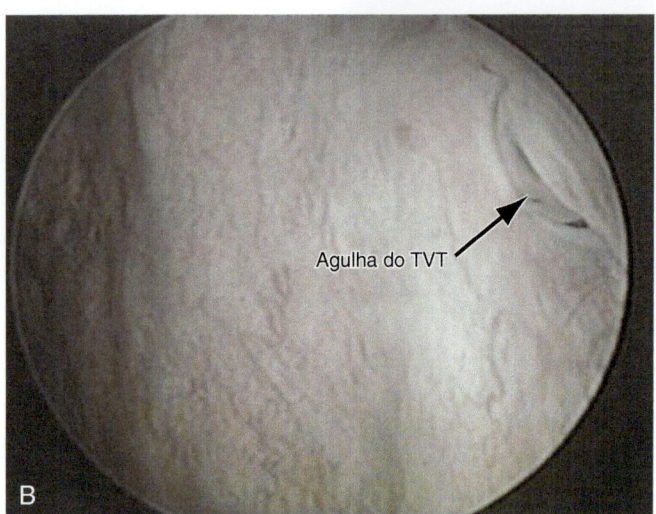

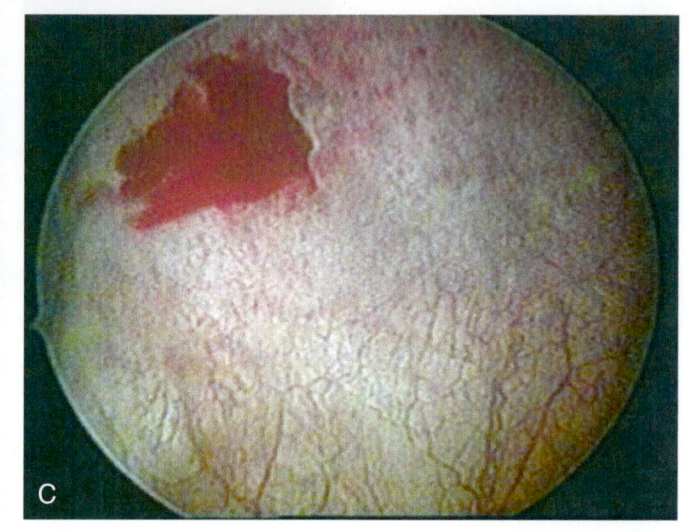

FIGURA 58-10 A. Perfuração da bexiga com uma fita vaginal sem tensão (*TVT*) no lado esquerdo da paciente. **B.** A haste da agulha agora está visível ao ser retirada pela vagina. **C.** Defeito deixado na bexiga.

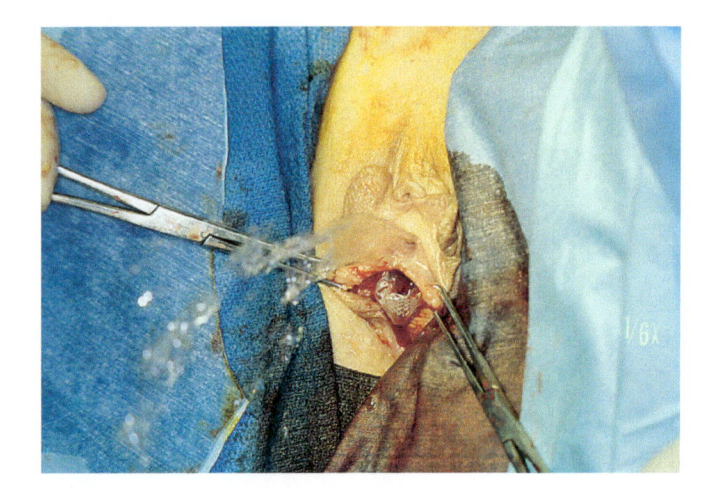

FIGURA 58-11 A fita foi passada suprapubicamente em ambos os lados. Vazamento de urina durante um teste de esforço com a tosse indica necessidade de ajuste do material do *sling*.

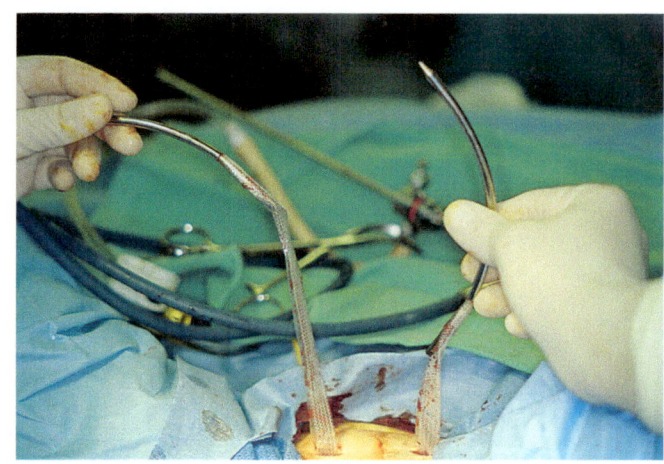

FIGURA 58-12 Agulhas da fita vaginal sem tensão (TVT) e envoltório plástico contendo a fita de Prolene® passada através de incisões suprapúbicas.

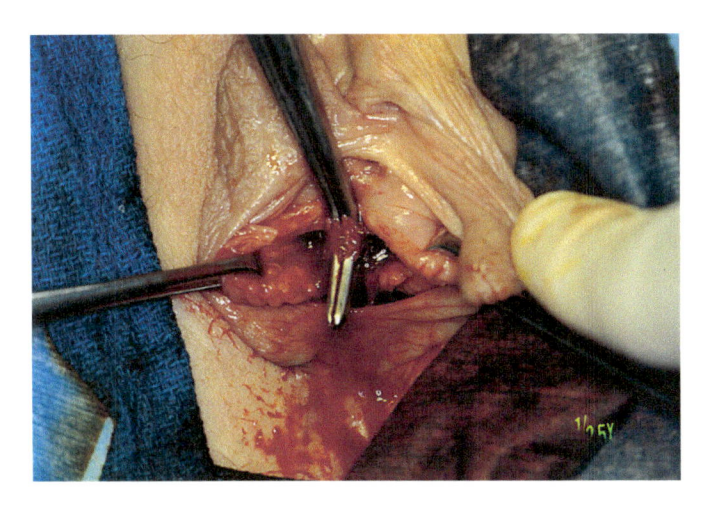

FIGURA 58-13 Pinça em ângulo reto estabiliza a fita de Prolene® enquanto o envoltório de plástico está sendo retirado pela via suprapúbica.

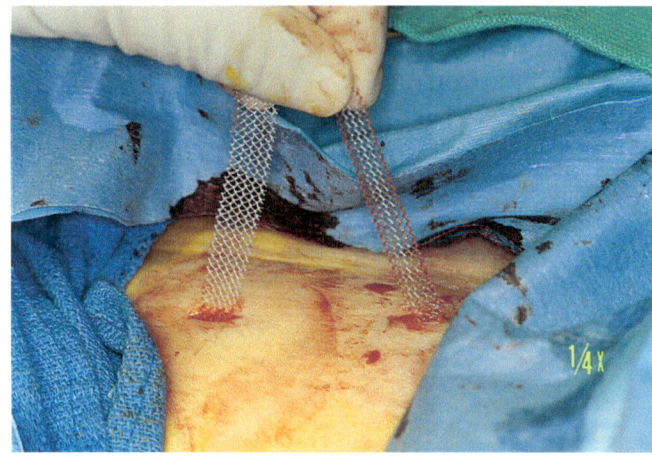

FIGURA 58-14 Fita de Prolene® depois de removido o envoltório de plástico.

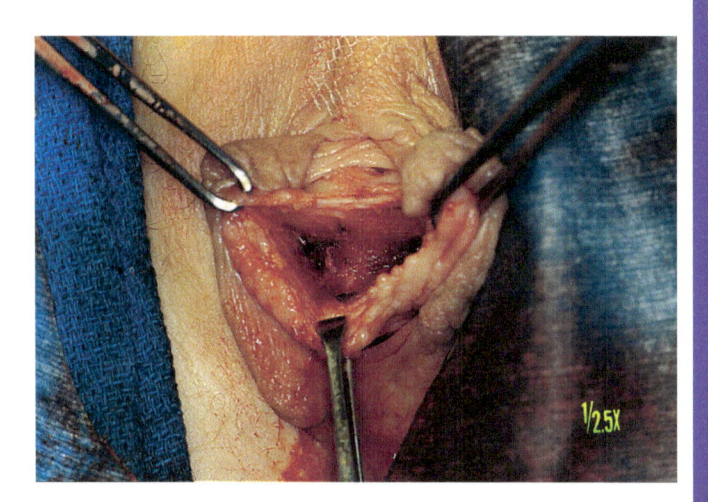

FIGURA 58-15 Fita de Prolene® sem tensão no nível da parte média da uretra.

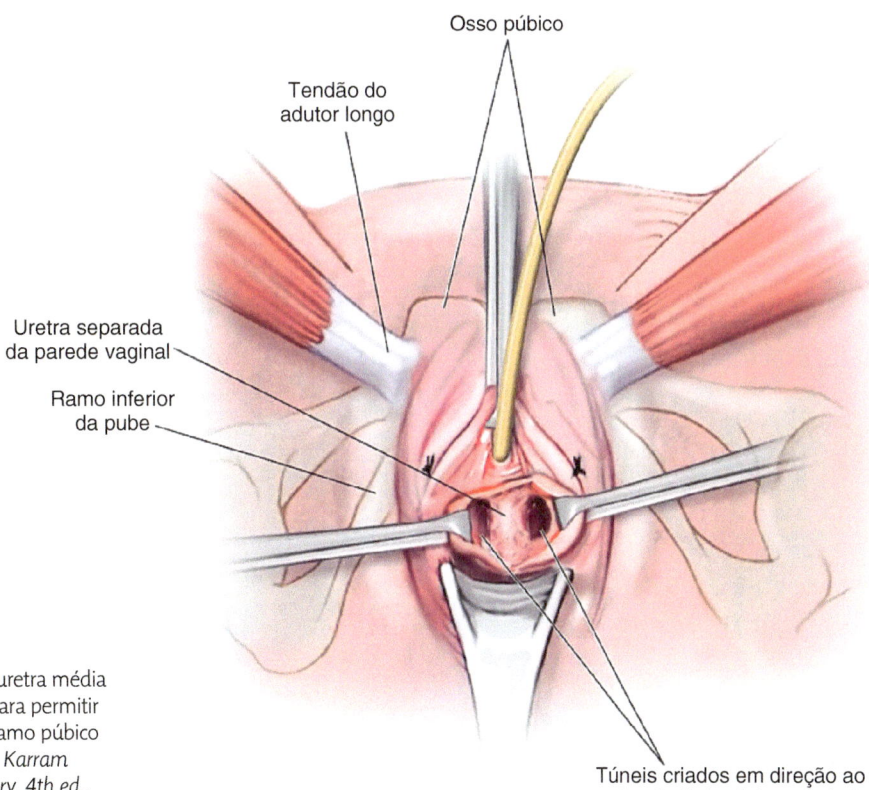

FIGURA 58-16 Incisão vaginal para um *sling* de uretra média retropúbico. Os túneis são criados bilateralmente para permitir que os trocartes entrem em contato direto com o ramo púbico inferior. *(Reimpressa com permissão de Walters MD, Karram MM: Urogynecology and Reconstructive Pelvic Surgery, 4th ed., Philadelphia, Elsevier, 2014.)*

FIGURA 58-17 Técnica para passagem inicial de trocartes através da incisão vaginal em direção ao espaço retropúbico. *TVT*, fita vaginal sem tensão. *(Reimpressa com permissão de Walters MD, Karram MM: Urogynecology and Reconstructive Pelvic Surgery, 4th ed., Philadelphia, Elsevier, 2014.)*

Guia do cateter na sonda Foley, permitindo desvio da uretra na direção oposta à da agulha.

Trocarte do TVT entre o ramo púbico inferior e o dedo indicador da mão não dominante no fórnice vaginal anterior

Agulha é apontada para o ombro ipsilateral e penetra o diafragma urogenital

Dedo na parede vaginal protegendo a uretra subjacente

Ramo púbico inferior

Agulha saindo pela incisão suprapúbica

Cabo desce e a agulha passa rente a parte posterior do osso púbico

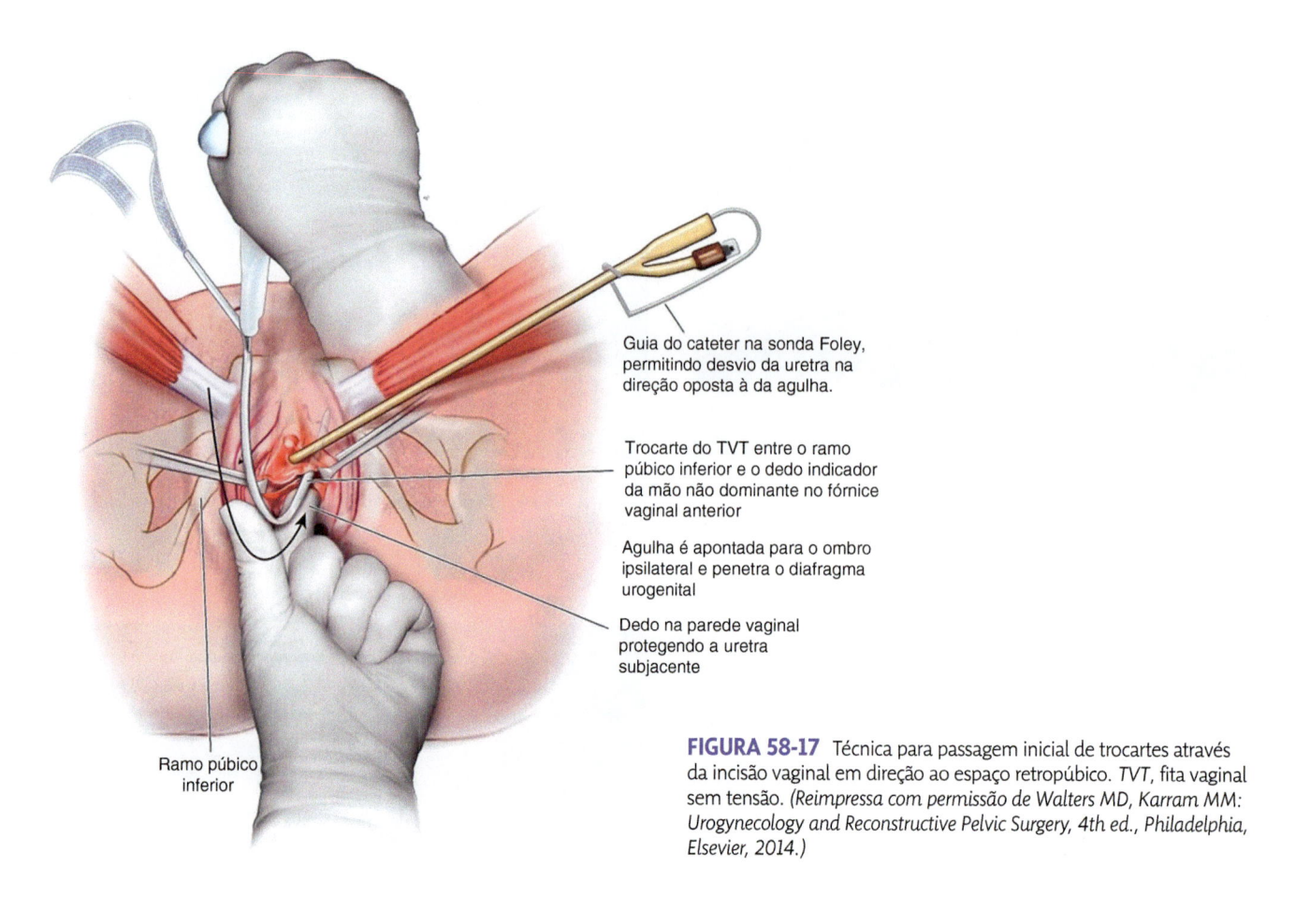

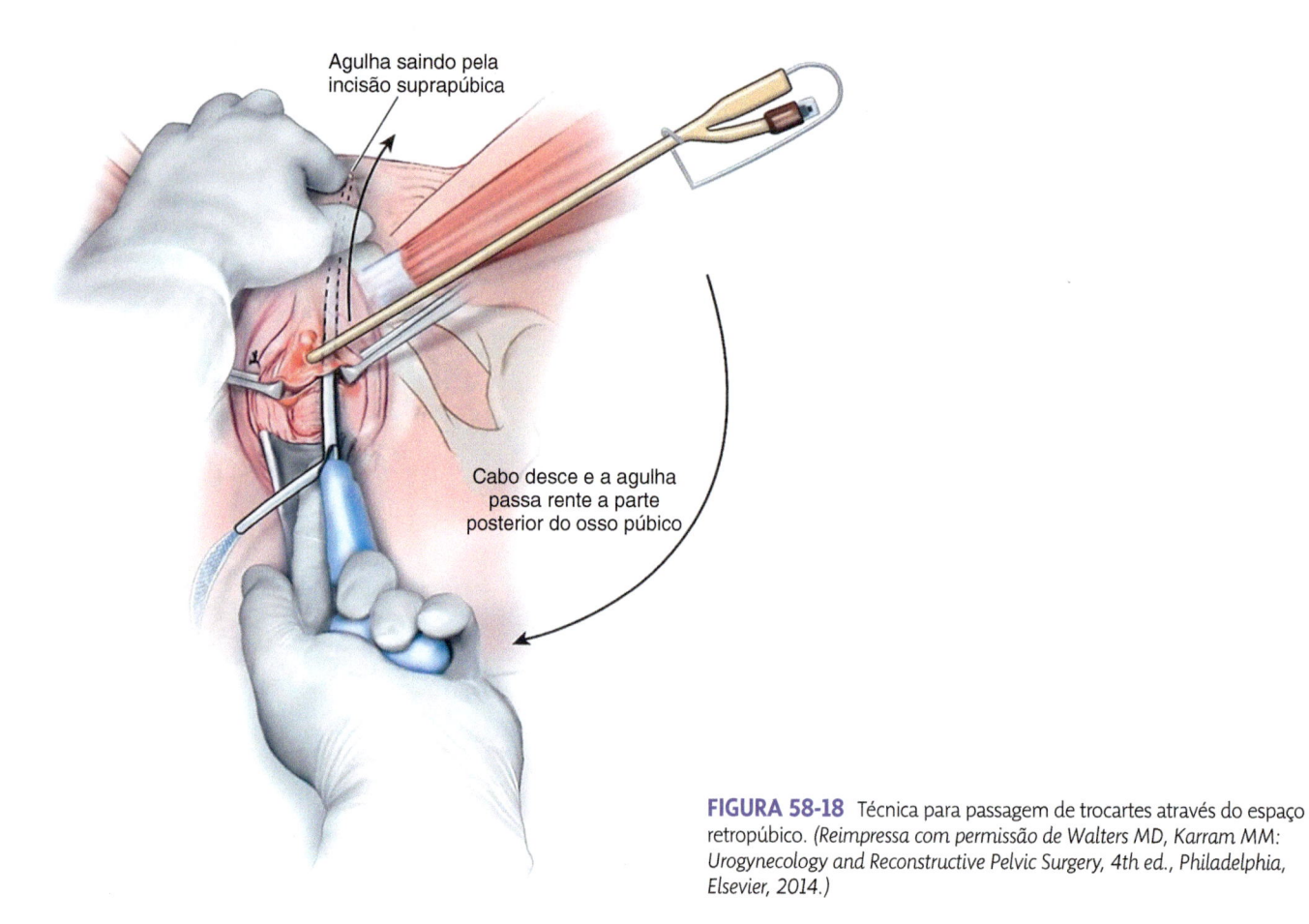

FIGURA 58-18 Técnica para passagem de trocartes através do espaço retropúbico. *(Reimpressa com permissão de Walters MD, Karram MM: Urogynecology and Reconstructive Pelvic Surgery, 4th ed., Philadelphia, Elsevier, 2014.)*

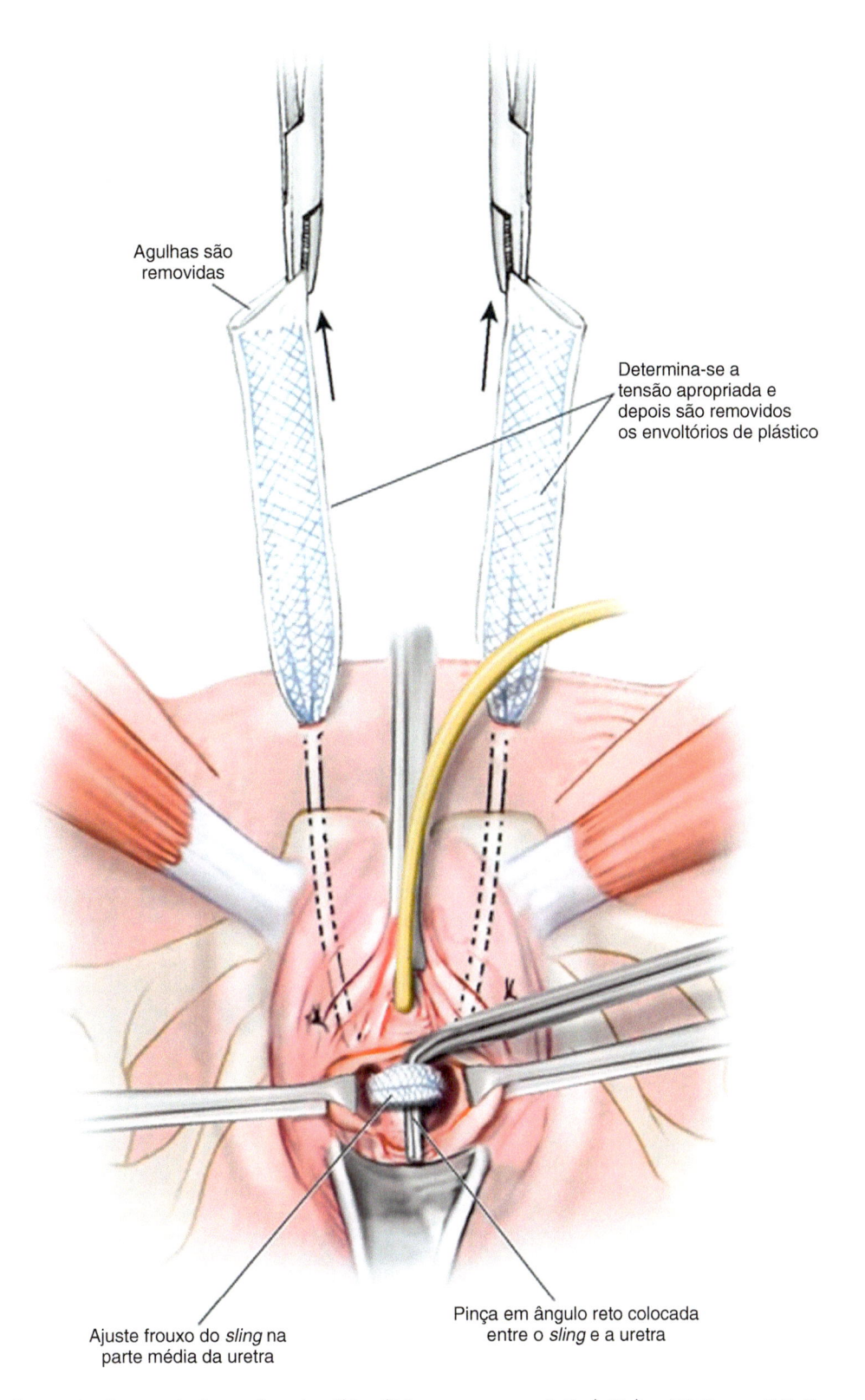

FIGURA 58-19 Técnica para tensionamento de um *sling* retropúbico. *(Reimpressa com permissão de Walters MD, Karram MM: Urogynecology and Reconstructive Pelvic Surgery, 4th ed., Philadelphia, Elsevier, 2014.)*

Técnica Cirúrgica: de Cima para Baixo

1. Dissecção vaginal. A incisão vaginal deve ser maior do que a descrita para a técnica de baixo para cima porque a dissecção deve permitir a colocação do dedo indicador da mão não dominante do cirurgião na incisão de modo a pegar a ponta da agulha quando esta entrar na incisão vaginal.
2. Passagem do trocarte de cima para baixo. Antes da passagem dos trocartes, garante-se a drenagem completa da bexiga. Em pontos de punção previamente marcados na região suprapúbica, faz-se uma incisão a cada lado. As incisões devem estar bem dentro dos tubérculos púbicos bilateralmente. Insere-se um trocarte na primeira das incisões suprapúbicas, ao mesmo tempo alinhando com o eixo sagital do corpo e então se punciona cuidadosamente através da bainha do reto anterior. Angulando caudalmente e saindo da borda posterior superior do osso púbico, o trocarte é avançado ao espaço retropúbico, mantendo-se em estreito contato com a superfície posterior do osso púbico. Concomitantemente, o dedo do cirurgião é introduzido no espaço periuretral previamente dissecado no lado ipsilateral para proporcionar controle da ponta distal do trocarte. De maneira controlada, o trocarte é progressivamente avançado até que a ponta fique visível na incisão vaginal. As Figuras 58-20 a 58-22 ilustram a técnica da passagem do trocarte de cima para baixo. Realiza-se uma cistoscopia, como descrito anteriormente, para confirmar se a agulha não penetrou na bexiga. A mesma manobra é realizada contralateralmente.
3. Carregamento da tela. A tela é fixada aos trocartes, e estes são retirados através das incisões suprapúbicas. O tensionamento do *sling* se faz como previamente descrito para a técnica de baixo para cima (Fig. 58-23).

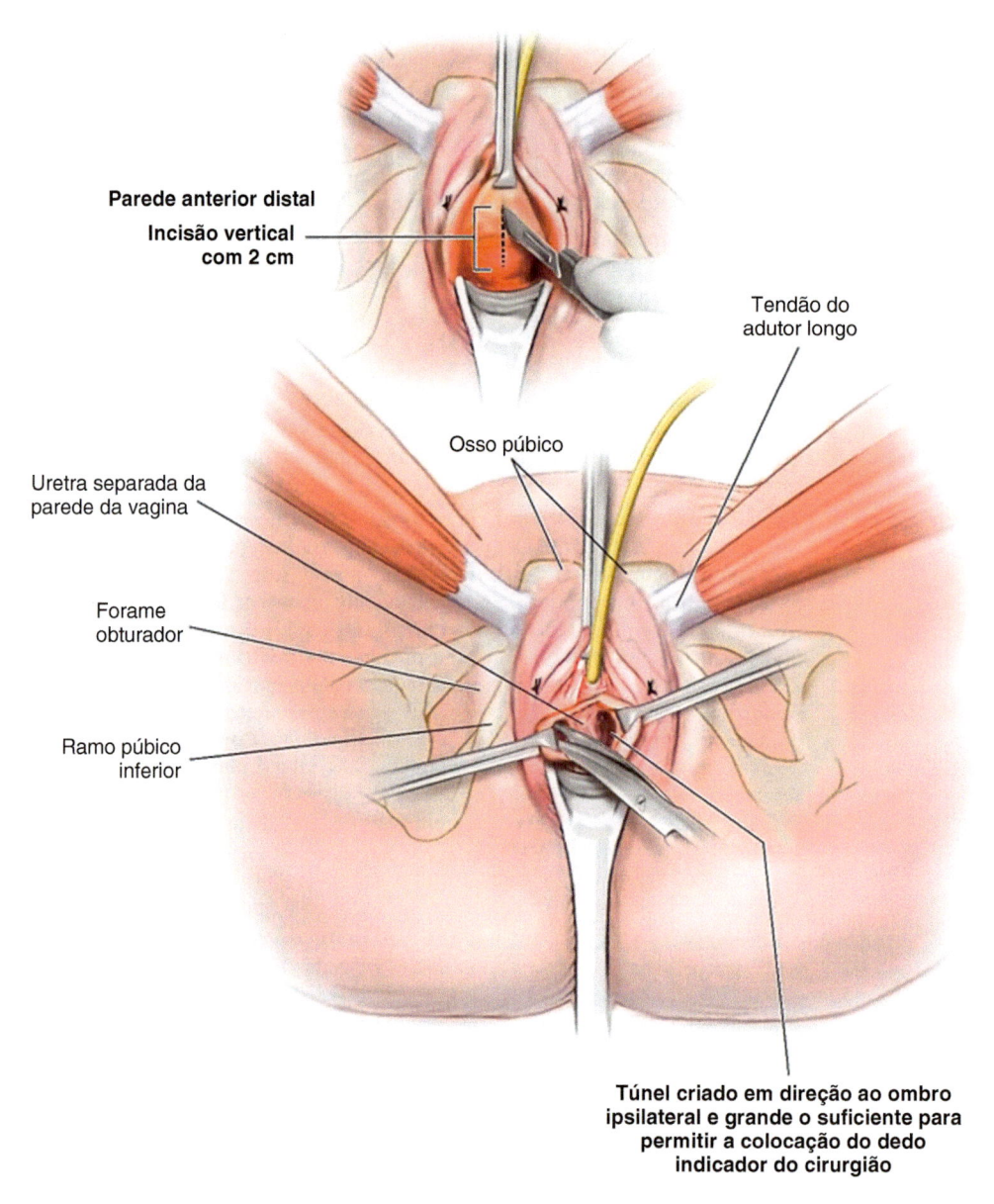

FIGURA 58-20 Incisão e dissecção vaginais para *sling* mediouretral retropúbico colocado de cima para baixo. *(Reimpressa com permissão de Walters MD, Karram MM: Urogynecology and Reconstructive Pelvic Surgery, 4th ed., Philadelphia, Elsevier, 2014.)*

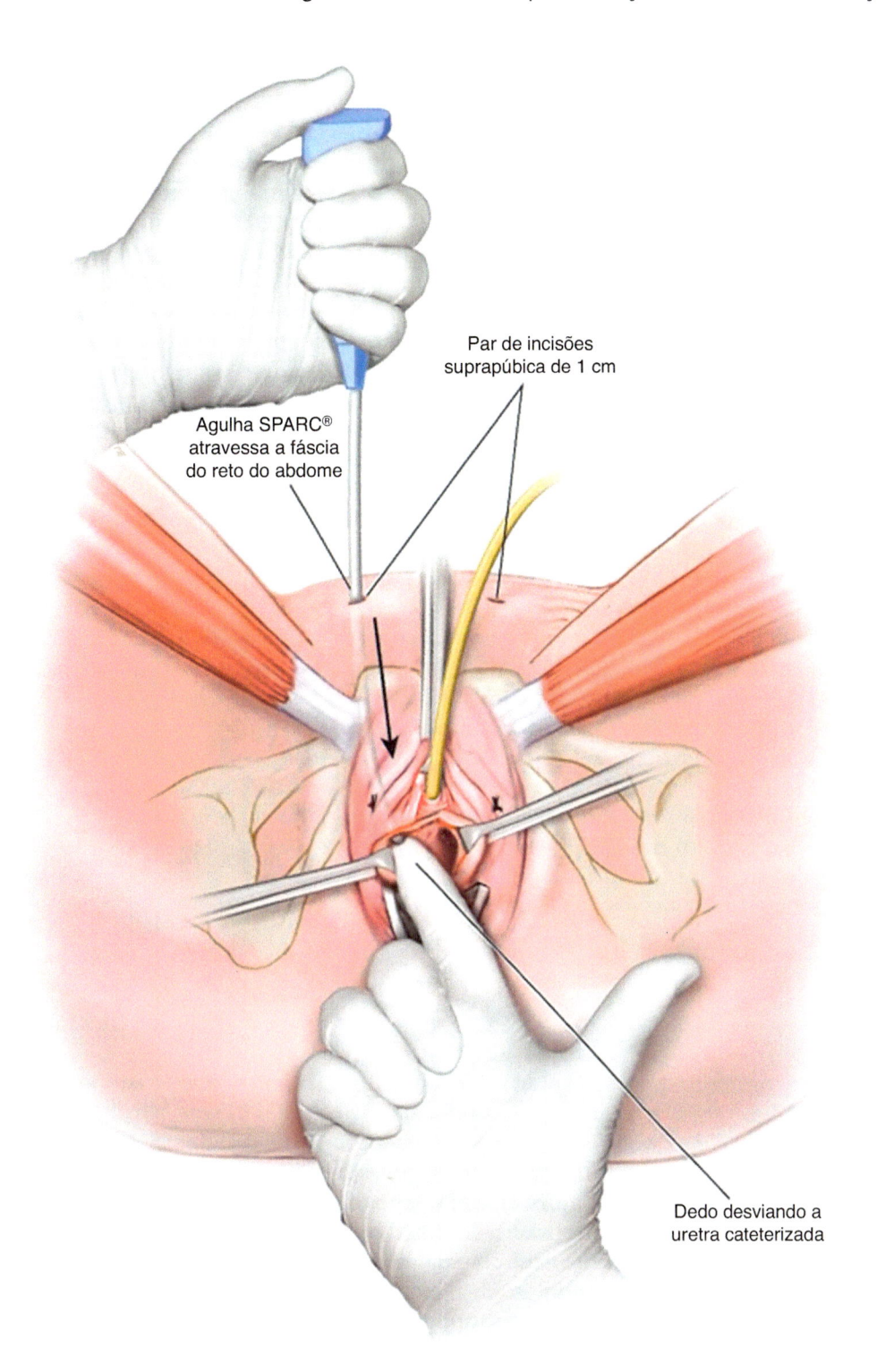

FIGURA 58-21 Técnica para passagem do trocarte de cima para baixo através de incisão vaginal. *(Reimpressa com permissão de Walters MD, Karram MM: Urogynecology and Reconstructive Pelvic Surgery, 4th ed., Philadelphia, Elsevier, 2014.)*

FIGURA 58-22 Vista lateral ilustrando como um trocarte passado de cima para baixo deve abraçar a parte posterior do osso púbico. *(Reimpressa com permissão de Walters MD, Karram MM: Urogynecology and Reconstructive Pelvic Surgery, 4th ed., Philadelphia, Elsevier, 2014.)*

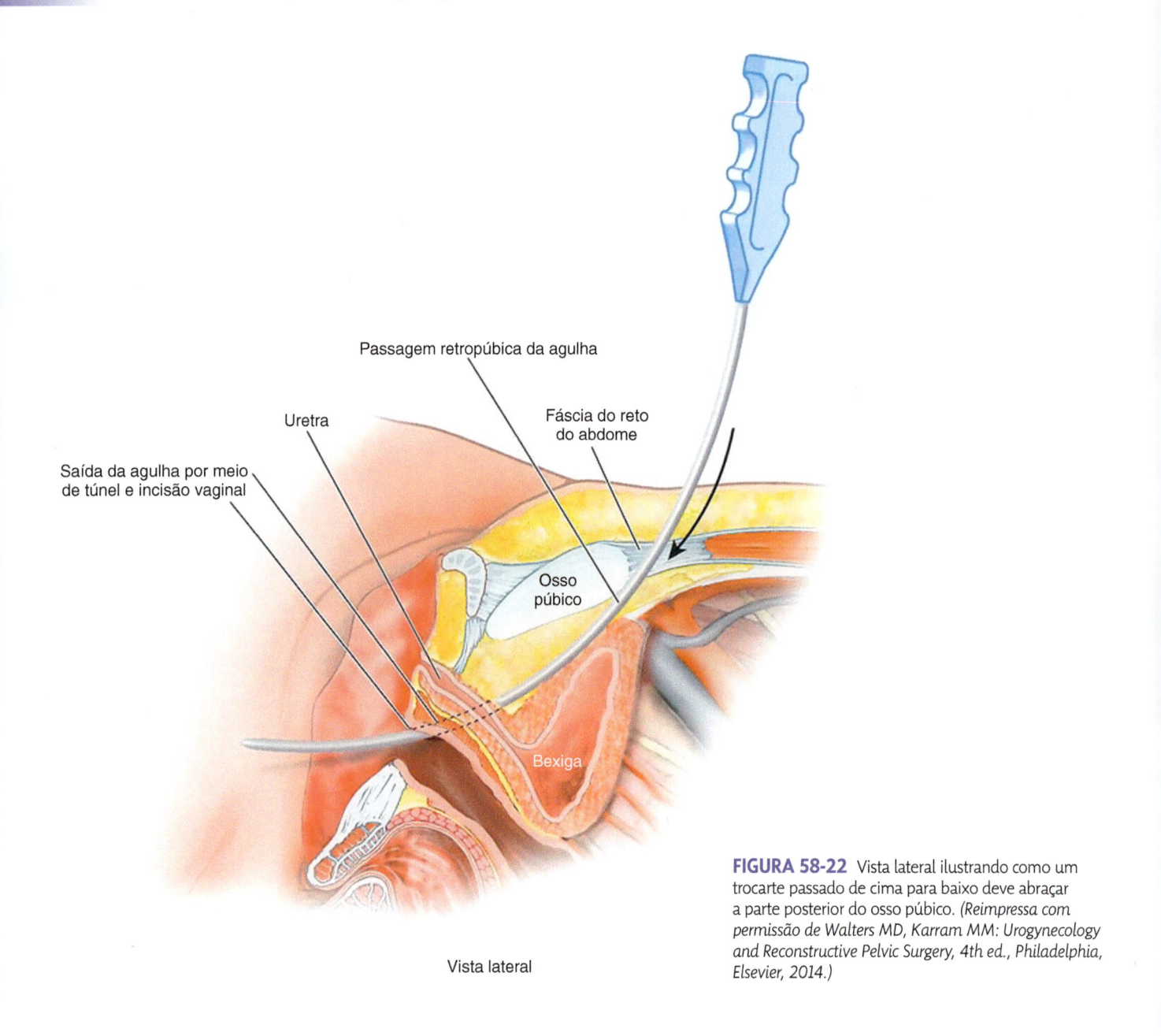

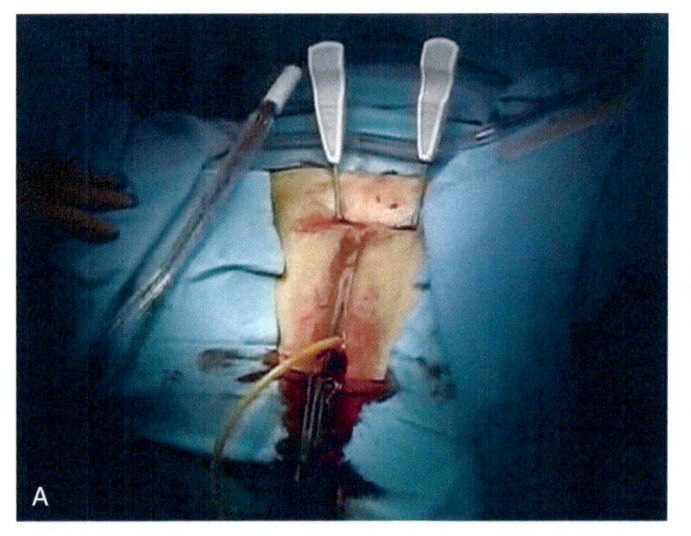

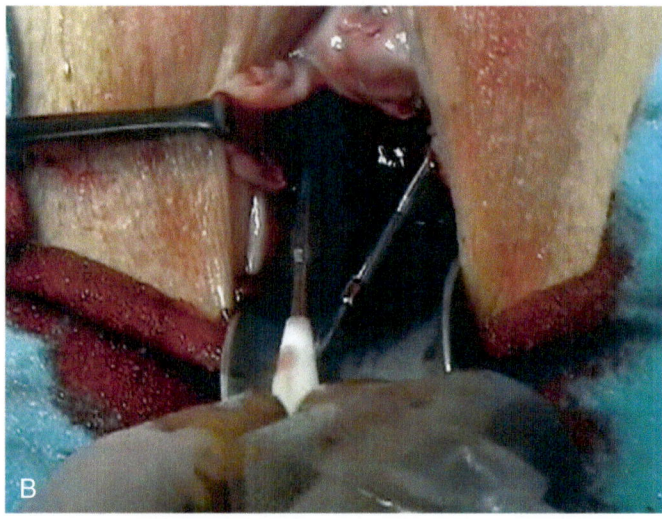

FIGURA 58-23 A. Procedimento SPARC® (arco suprapúbico) (American Medical Systems, Minnetonka, Minnesota), que é um acesso suprapúbico a um *sling* mediouretral sintético retropúbico. **B.** O conector usado com o procedimento SPARC® permite transferência do *sling* para a área suprapúbica.

Slings Mediouretrais Sintéticos Transobturadores

Como foi previamente mencionado, as vantagens teóricas de um *sling* transobturador incluem menos lesão vesical porque o dispositivo evita amplamente o espaço de Retzius e redução do potencial para lesão vascular e do intestino. Esses *slings* são passados através de um grupo de músculos internos da coxa, especificamente o tendão do grácil, o adutor curto e o obturador externo. A Figura 58-24 ilustra as origens e inserções desses músculos, bem como de outros músculos mediais da coxa. Atualmente, existem duas técnicas para colocar um *sling* transobturador. Ambas envolvem agulhas especialmente desenhadas passadas da região do obturador à vagina ou da vagina à região do obturador. As Figuras 58-25 a 58-32 demonstram a anatomia da região por meio de dissecção extensiva de cadáver. Quando passado de fora para dentro, o *sling* é direcionado de uma pequena incisão lateral ao clitóris, na borda inferior do tendão do adutor longo, atravessa o forame obturador em torno do ramo isquiopúbico, e entra na vagina no nível médio da uretra. Atravessa, pela ordem, as seguintes estruturas: tendão grácil, músculo adutor curto, músculo obturador externo, membrana obturatória e passa abaixo ou através do músculo obturador interno e tecido conjuntivo endopélvico periuretral; finalmente sai na vagina aberta. Na técnica usada para o acesso de dentro para fora, são atravessadas as mesmas estruturas na direção oposta. As Figuras 58-33 e 58-34 demonstram a técnica para colocação de um *sling* transobturador por meio de um acesso de fora para dentro e um acesso de dentro para fora.

O texto continua na página 720.

Músculos mediais da coxa e suas fixações

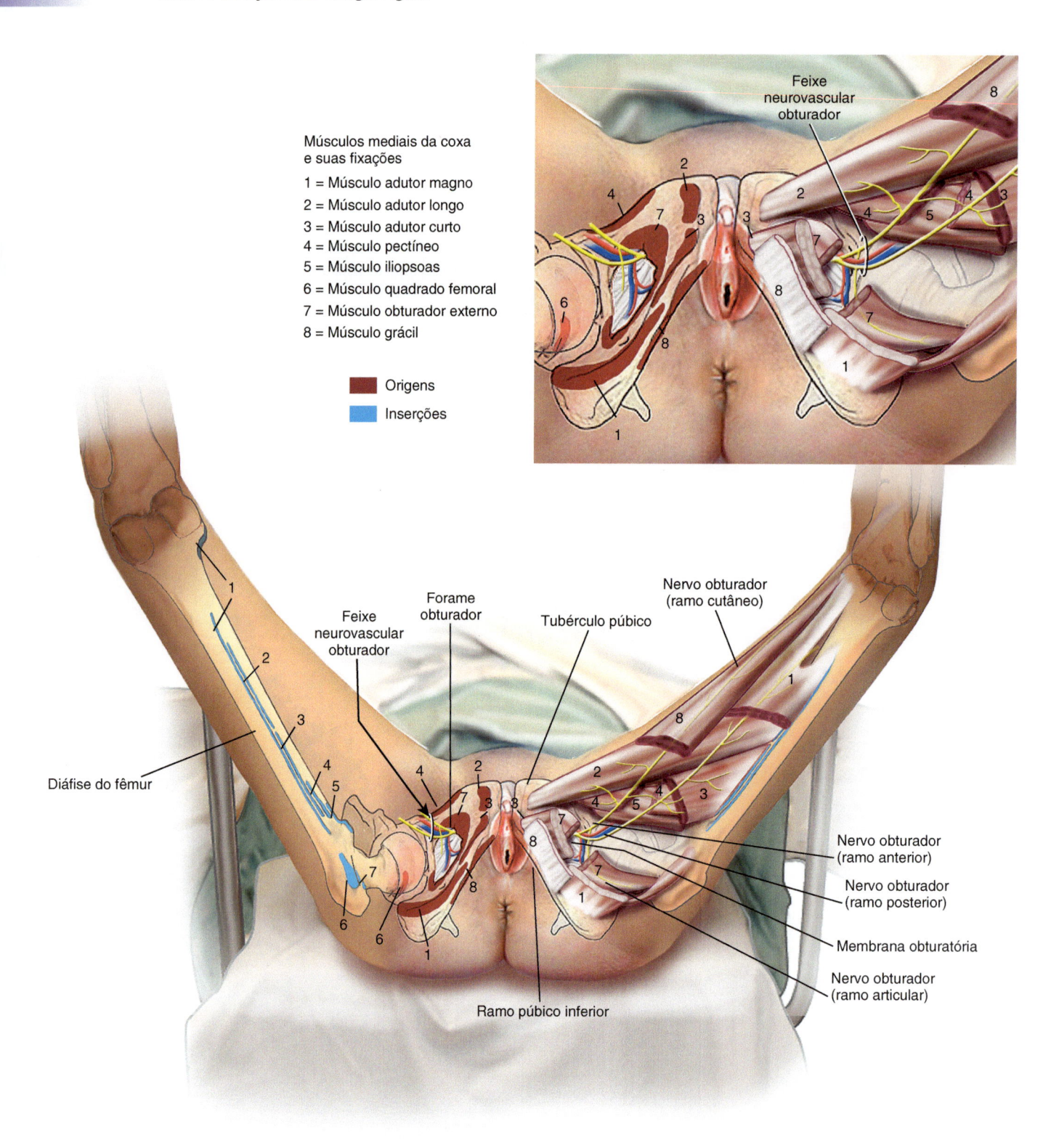

1 = Músculo adutor magno
2 = Músculo adutor longo
3 = Músculo adutor curto
4 = Músculo pectíneo
5 = Músculo iliopsoas
6 = Músculo quadrado femoral
7 = Músculo obturador externo
8 = Músculo grácil

■ Origens
■ Inserções

FIGURA 58-24 Ilustração da anatomia da parte medial da coxa. Observe as origens e inserção dos músculos mediais da coxa.

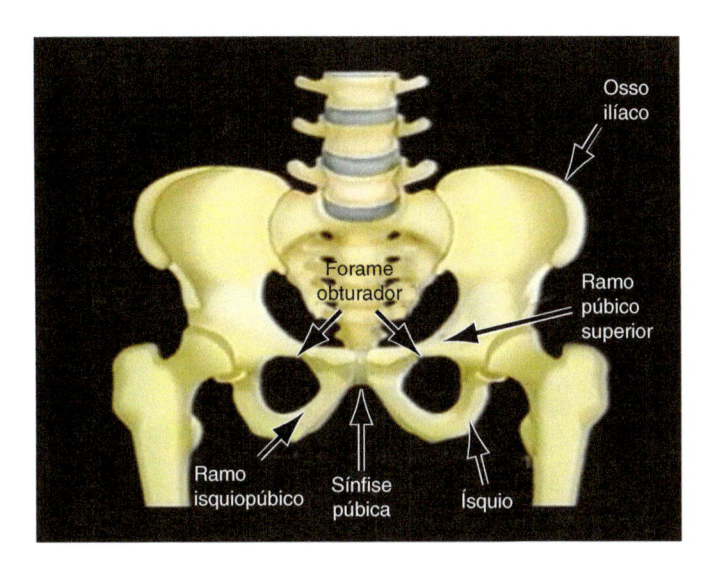

FIGURA 58-25 Pelve óssea. Observe o ramo púbico superior e o forame obturador.

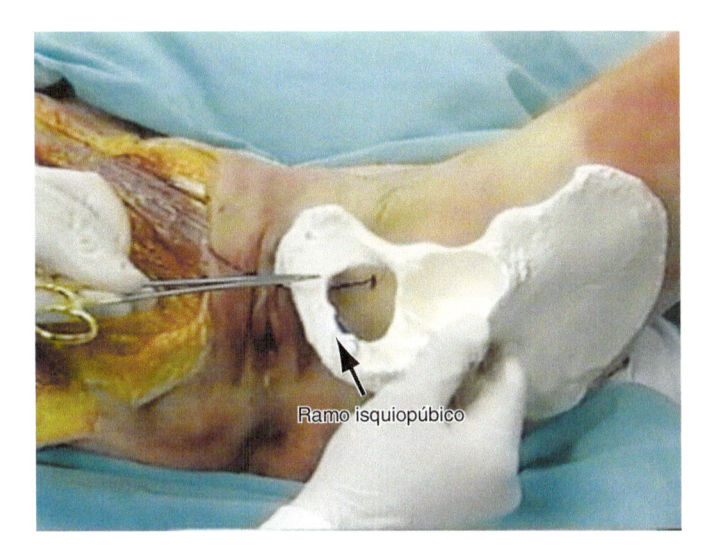

FIGURA 58-26 Pelve óssea segurada em frente a um cadáver, para demonstrar a localização anatômica do ramo isquiopúbico e o forame obturador.

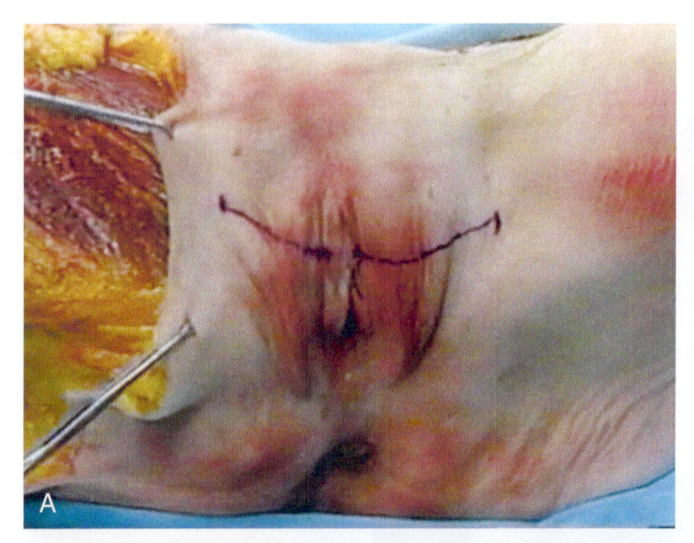

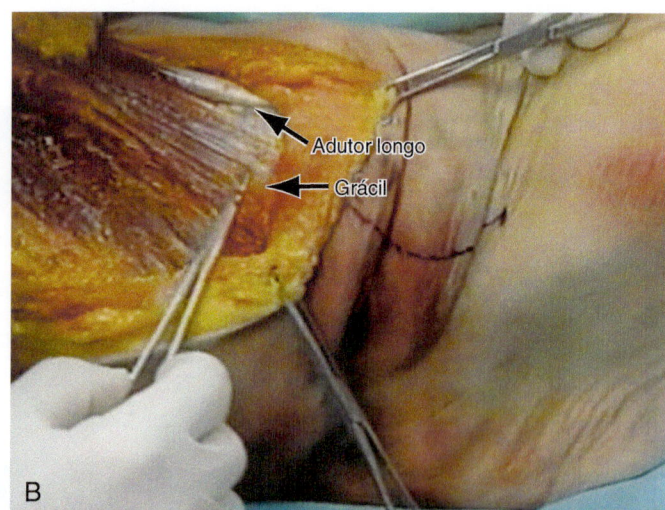

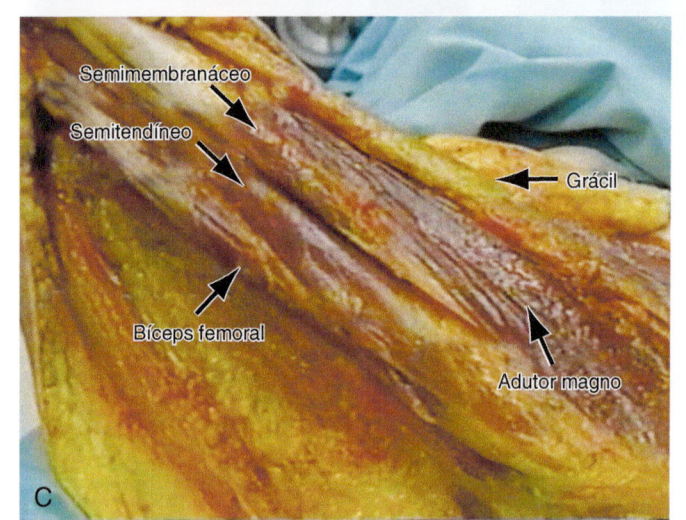

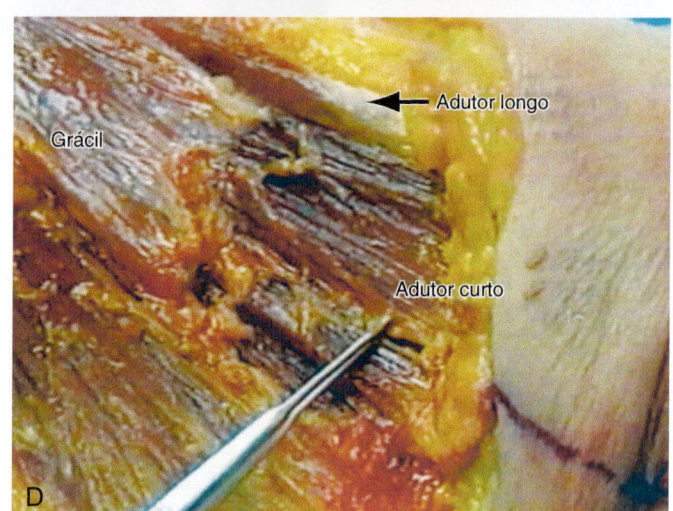

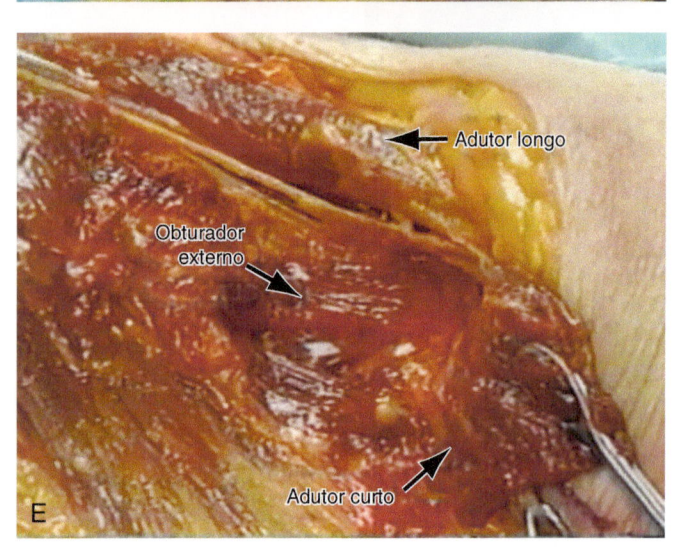

FIGURA 58-27 A. Localização anatômica de um *sling* suburetral transobturador desenhada no cadáver. **B.** Região do obturador no lado esquerdo do cadáver é aberta para demonstrar o local anatômico dos músculos grácil e adutor longo. **C.** Músculos da parte medial da coxa. **D.** O músculo grácil foi cortado para expor o músculo adutor curto. **E.** O músculo adutor curto é deslocado para demonstrar a localização do músculo obturador externo, cuja localização se situa diretamente na membrana obturatória.

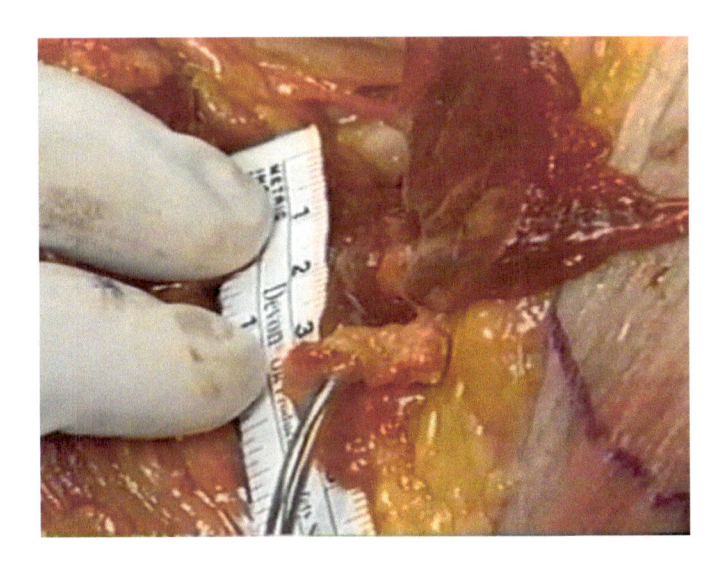

CAPÍTULO 58 Slings Mediouretrais Sintéticos para a Correção de Incontinência de Esforço

FIGURA 58-28 Distância do ponto de entrada da agulha transobturatória ao feixe neurovascular obturador ao sair do canal do obturador.

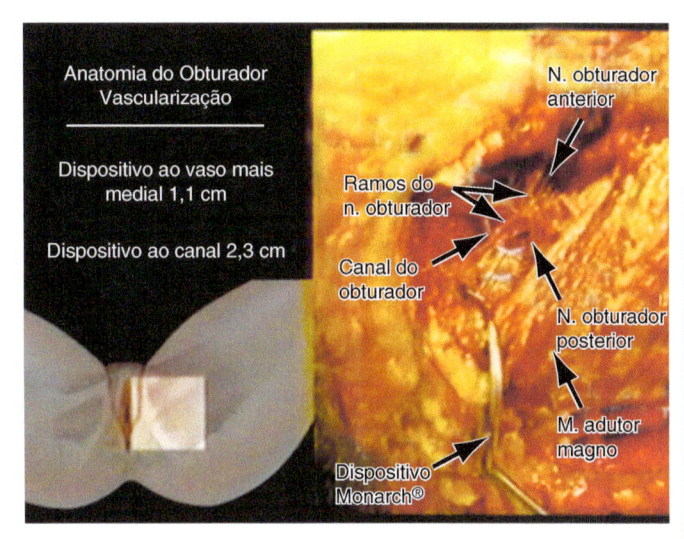

FIGURA 58-29 Anatomia da região do obturador. Distância média do dispositivo Monarch® aos vasos obturadores em seis cadáveres congelados.

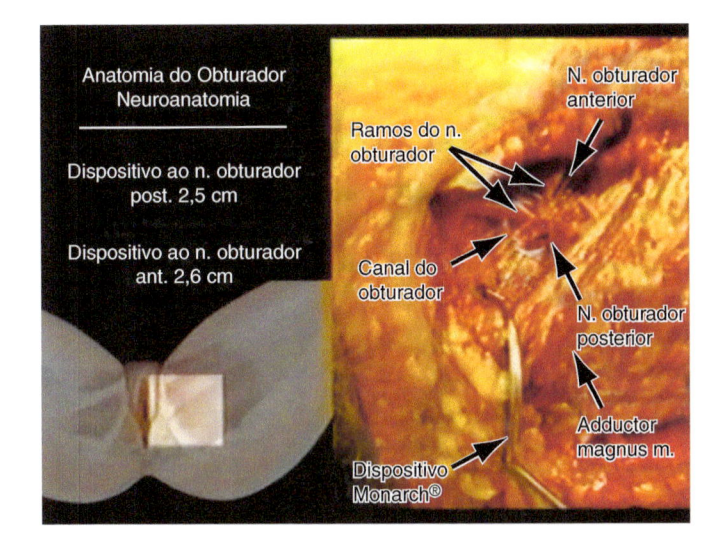

FIGURA 58-30 Anatomia da região do obturador. Distância média do dispositivo Monarch® aos nervos obturadores em seis cadáveres congelados.

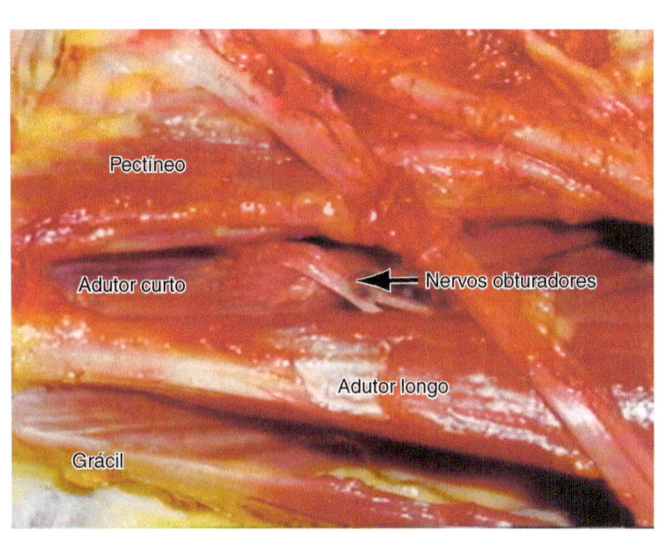

FIGURA 58-31 Relação dos nervos obturadores com os músculos da região do obturador.

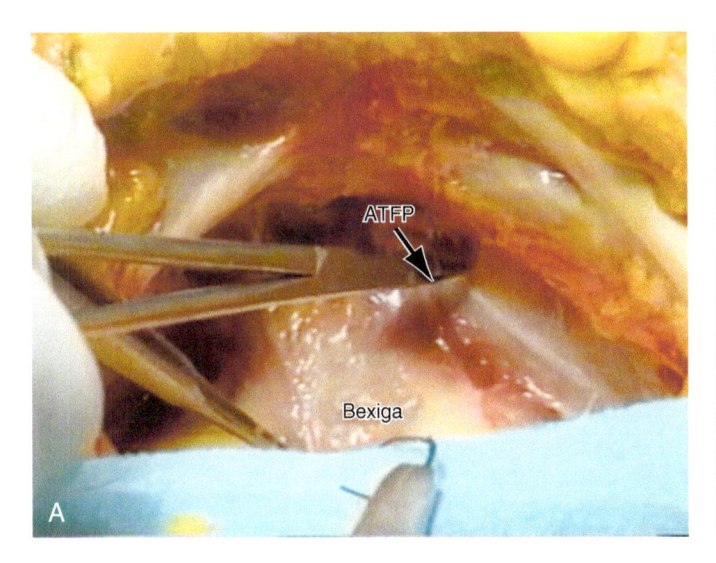

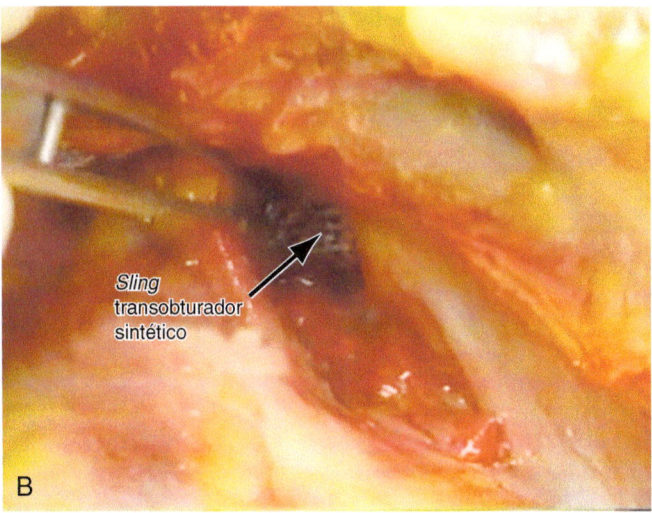

FIGURA 58-32 A. Vista do espaço retropúbico de um cadáver. A pinça está apontando para o arco tendíneo da fáscia pélvica e o músculo obturador interno. **B.** Esta área foi aberta para demonstrar a localização anatômica normal de um *sling* transobturador. Observação: O *sling* não deve entrar no espaço retropúbico. Deve permanecer profundamente ao arco tendíneo da fáscia pélvica e ao músculo obturador interno.

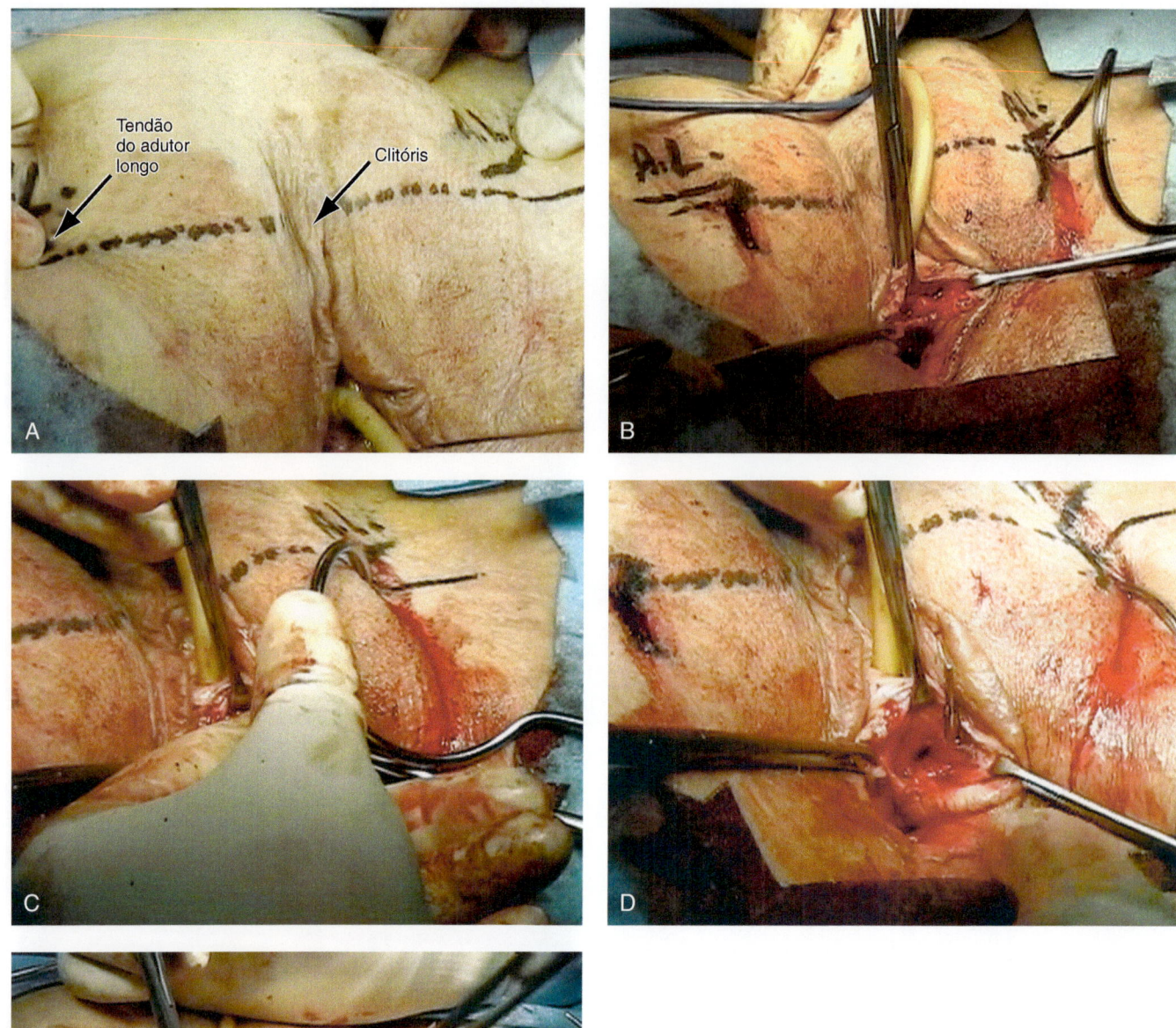

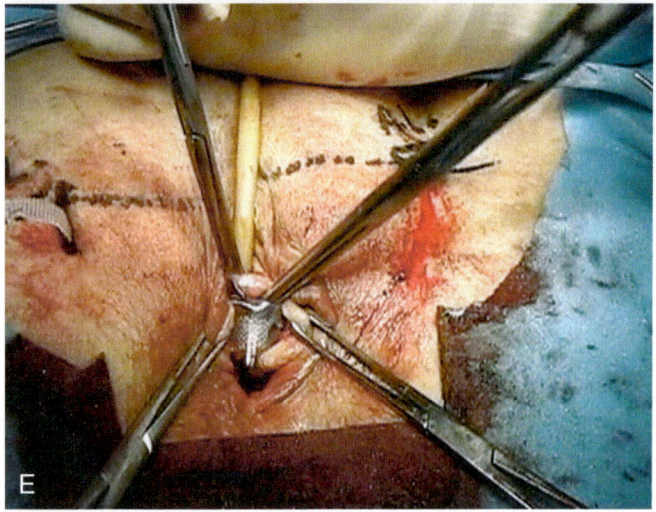

FIGURA 58-33 Técnica para *Sling* TOT Monarch®. **A.** Localização anatômica do clitóris e do tendão do adutor longo. Essas são importantes referências quando se realiza um procedimento de *sling* transobturador. **B.** Agulha Monarch® sendo passada à região do obturador. **C.** Posicionamento apropriado da mão não dominante sobre a curvatura da agulha para que seja aplicada pressão caudal para facilitar a penetração da agulha através da membrana obturatória. **D.** A agulha atravessou a membrana obturatória em torno do ramo isquiopúbico e é mostrada saindo na parte lateral da incisão vaginal. **E.** O *sling* é colocado e se usa uma pinça em ângulo reto para estabilizar o *sling* enquanto se remove o envoltório de plástico.

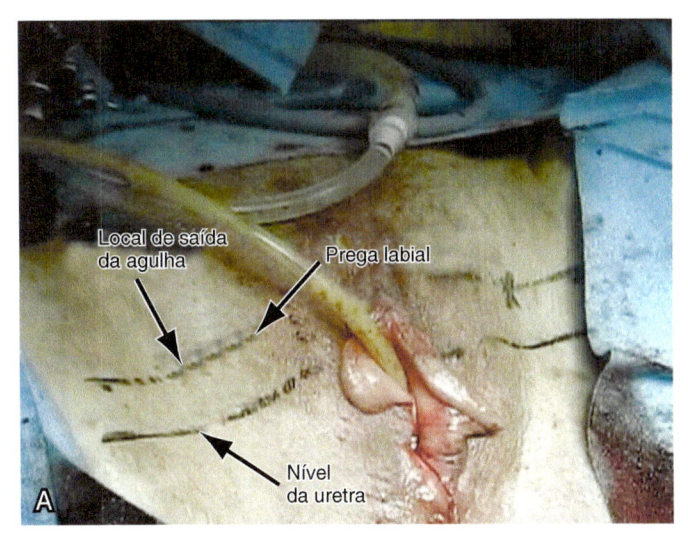

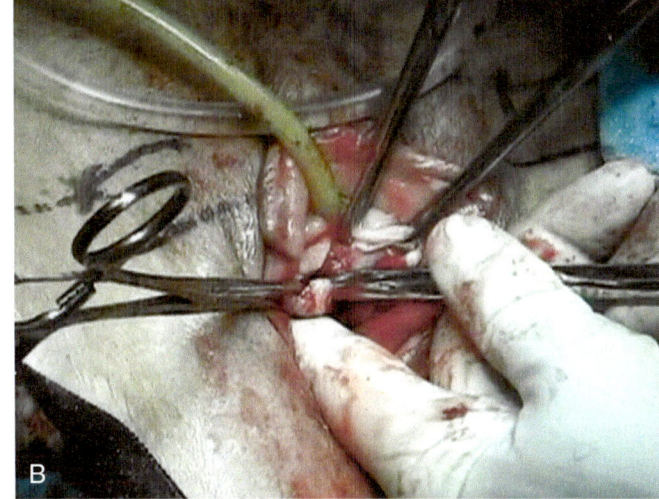

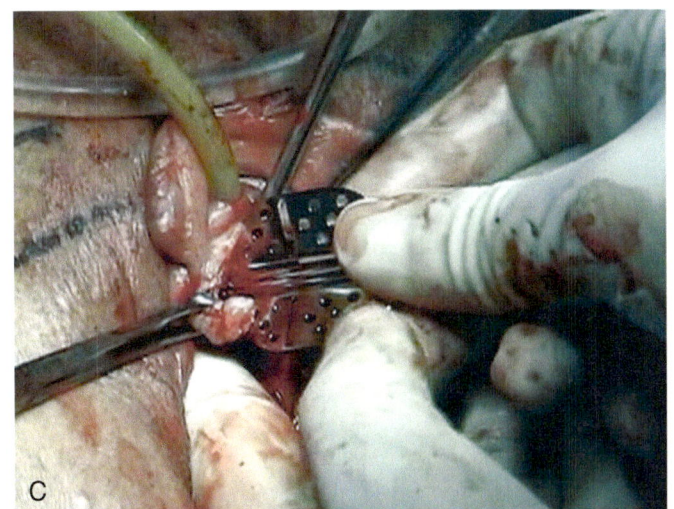

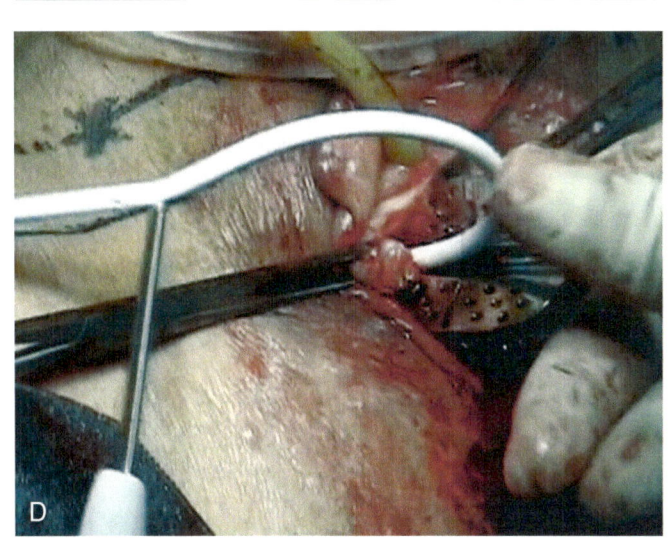

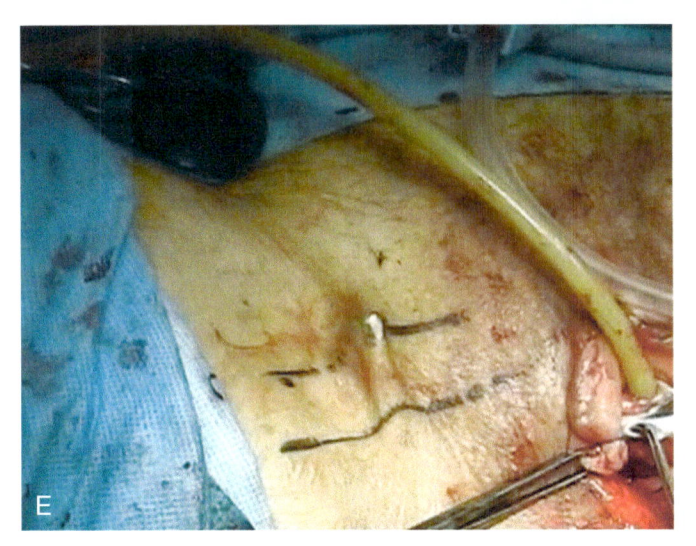

FIGURA 58-34 Técnica para o procedimento da fita vaginal sem tensão TVT-O (GyneCare, Somerville, N.J.). Este procedimento usa agulhas especialmente desenhadas que são passadas de uma incisão vaginal para a região do obturador. **A.** Ponto de saída da agulha marcado. Deve estar 2 cm acima do nível da uretra e 2 cm lateralmente à prega labial. **B.** Depois de feita uma incisão na linha média da parede anterior da vagina, usa-se tesoura Metzenbaum direcionada em um ângulo de 45° para fazer um túnel sob o ramo púbico inferior em direção à região do obturador. As pontas da tesoura devem penetrar a membrana obturatória. Quando isso ocorre, a resistência é superada. **C.** Coloca-se então um guia no túnel criado pela tesoura. **D.** Uma agulha com desenho especial é passada com a ajuda do guia através da membrana obturatória. **E.** O guia é então removido, e a agulha é passada ao interior da região do obturador, saindo no local de saída previamente marcado.

Técnica Cirúrgica: de Fora para Dentro

1. Considerações pré-operatórias, posicionamento da paciente e anestesia são semelhantes ao que se usa para os *slings* retropúbicos.
2. O local de penetração para o trocarte é marcado na parte medial da região inguinal e deve ficar imediatamente abaixo do tendão do adutor longo lateralmente ao clitóris. Colocar o dedo indicador no fórnice vaginal e o polegar na parte medial da região inguinal facilita a localização apropriada para penetração da agulha (Fig. 58-35).
3. Incisão vaginal. A retração anterior da mucosa vaginal com uma pinça Allis facilita a visualização. Prefiro hidrodistender a parede anterior da vagina com uma combinação de epinefrina e lidocaína ou soro fisiológico. Usa-se uma lâmina de bisturi para fazer uma incisão vaginal anterior distal.
4. Dissecção vaginal. A dissecção é efetuada lateralmente em ambos os lados da uretra, direcionada para a membrana obturatória. Usa-se dissecção cortante para separar a parede anterior da vagina da uretra subjacente. Prefiro fazer a incisão um pouco maior para TOT e *slings* de incisão única do que a incisão necessária para *slings* mediouretrais retropúbicos. A incisão deve permitir a passagem do dedo indicador até o nível do ramo púbico inferior.
5. Passagem do trocarte. Faz-se uma incisão com o bisturi nos pontos de punção previamente marcados na região inguinal, e a ponta do trocarte é introduzida na incisão. Com o cabo quase horizontal ou paralelo ao assoalho, a membrana obturatória e o tendão grácil são penetrados, e o cabo do trocarte é rodado e avançado ao longo do ramo púbico, sendo que a agulha sai para o espaço vaginal previamente criado. A rotação inicial deve ser para deixar cair o cabo do trocarte para que se torne perpendicular ao assoalho. Ao mesmo tempo, o cabo do trocarte sai da posição quase horizontal inicial para quase vertical; angulação cuidadosa e "sair" do osso possibilita a passagem apropriada em torno do ramo isquiopúbico (Fig. 58-36).
6. Cistoscopia. Realiza-se uretrocistoscopia como descrito para a técnica de dentro para fora.
7. Carregamento da tela. A tela é fixada ao trocarte, e as agulhas são retiradas, passando o *sling* e o envoltório plástico através da incisão inguinal (Fig. 58-37).
8. Tensionamento. O tensionamento se faz como descrito na seção "dentro para fora" com uma pinça em ângulo reto (Fig. 58-38).
9. A ferida é irrigada, e as bordas da mucosa são aproximadas com uma sutura contínua em fio de ácido poliglicólico 3-0. As incisões na região inguinal são fechadas com fio absorvível ou adesivo tecidual líquido.
10. A sonda pode ser removida na sala de recuperação, e a paciente recebe alta depois de documentada a eficiência da micção. Se a paciente não for capaz de urinar espontaneamente, ensina-se a autocateterização intermitente ou a paciente recebe alta com uma sonda Foley.

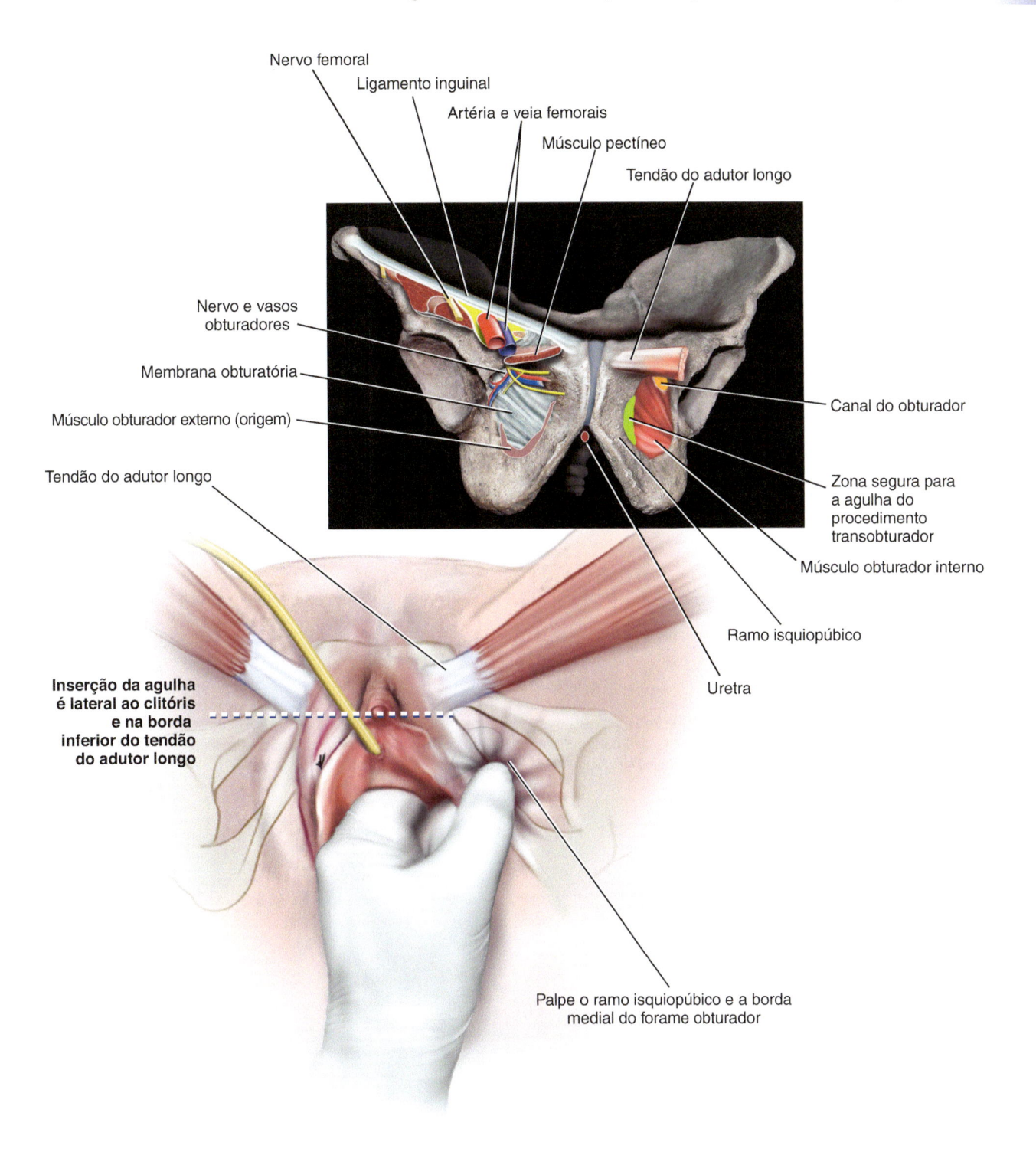

FIGURA 58-35 Local de penetração para TOT de fora para dentro. O trocarte deve estar no nível do clitóris, imediatamente abaixo da inserção do tendão do adutor longo. Colocar um dedo indicador no fórnice vaginal anterior e o polegar na parte medial da região inguinal permite a palpação desse local. *(Reimpressa com permissão de Dmochowski RR, Karram MM, Reynolds WS: Surgery for Urinary Incontinence: Female Pelvic Surgery Video Atlas Series. Philadelphia, Elsevier, 2013.)*

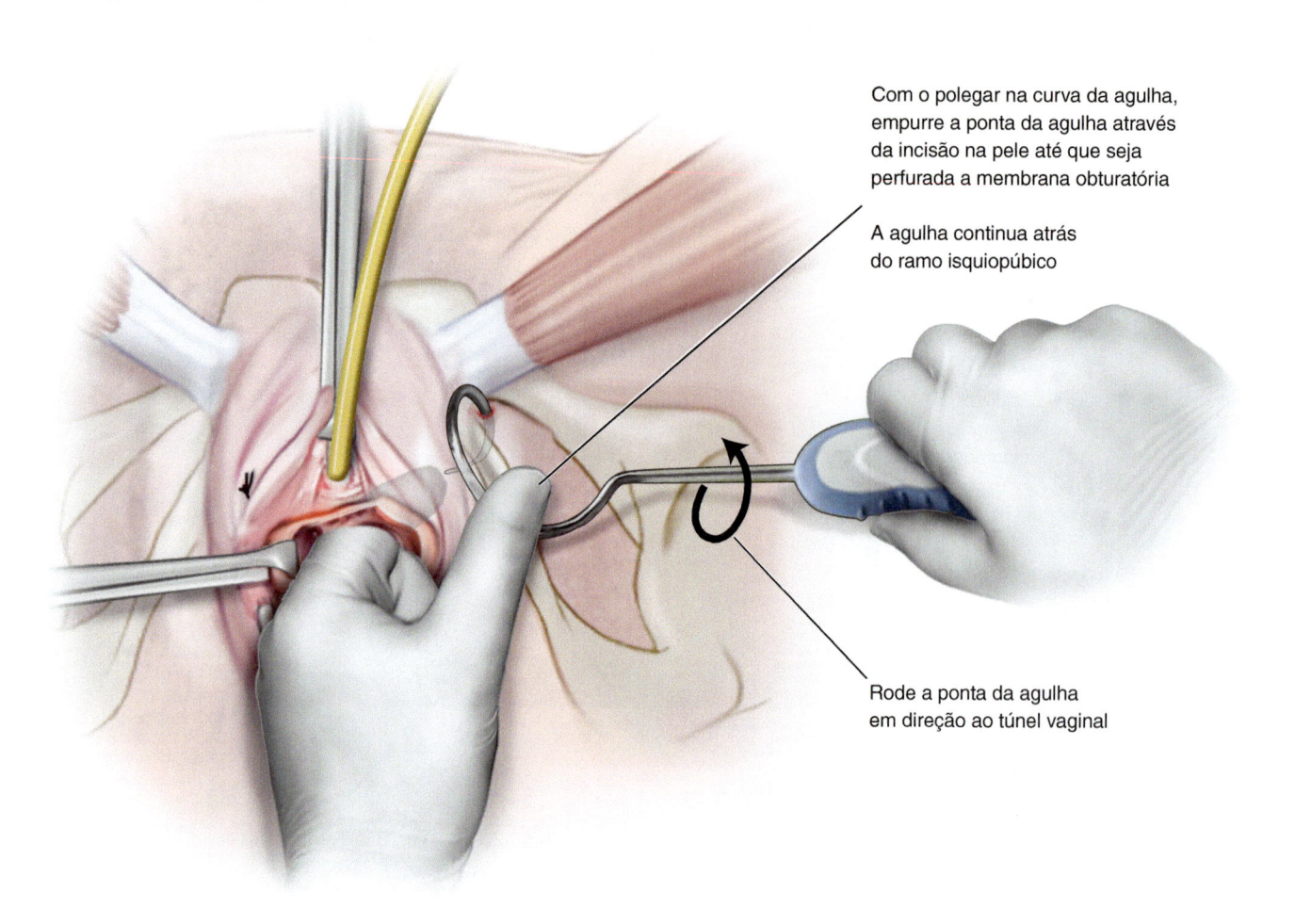

FIGURA 58-36 Técnica para passagem do trocarte de fora para dentro através da membrana obturatória. Uma vez penetrada a membrana obturatória, é necessária rotação apropriada do cabo para a agulha abraçar a parte posterior do ramo isquiopúbico. *(Reimpressa com permissão de Dmochowski RR, Karram MM, Reynolds WS: Surgery for Urinary Incontinence: Female Pelvic Surgery Video Atlas Series. Philadelphia, Elsevier, 2013.)*

Com o polegar na curva da agulha, empurre a ponta da agulha através da incisão na pele até que seja perfurada a membrana obturatória

A agulha continua atrás do ramo isquiopúbico

Rode a ponta da agulha em direção ao túnel vaginal

Conecte a tela às agulhas em ambos os lados

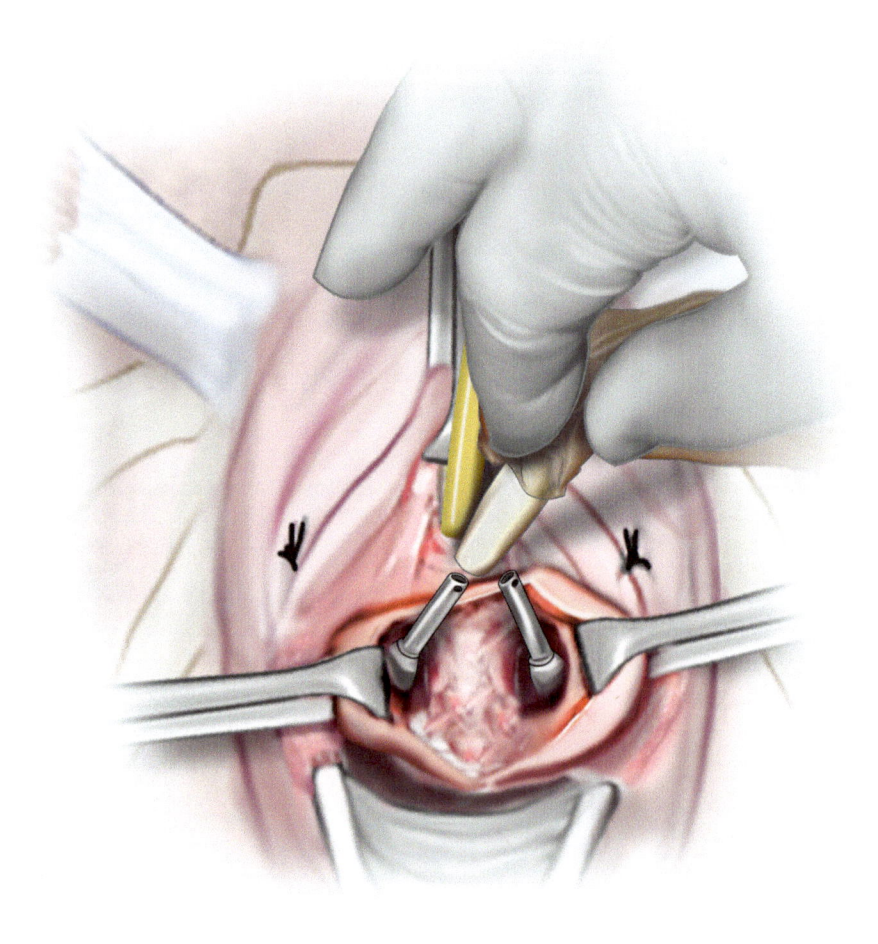

FIGURA 58-37 Depois de ambas as agulhas serem passadas de fora para dentro, o *sling* é preso às agulhas. Geralmente se realiza cistoscopia antes de puxar o *sling* através da região inguinal. *(Reimpressa com permissão de Dmochowski RR, Karram MM, Reynolds WS: Surgery for Urinary Incontinence: Female Pelvic Surgery Video Atlas Series. Philadelphia, Elsevier, 2013.)*

CAPÍTULO 58 Slings Mediouretrais Sintéticos para a Correção de Incontinência de Esforço

As agulhas são removidas

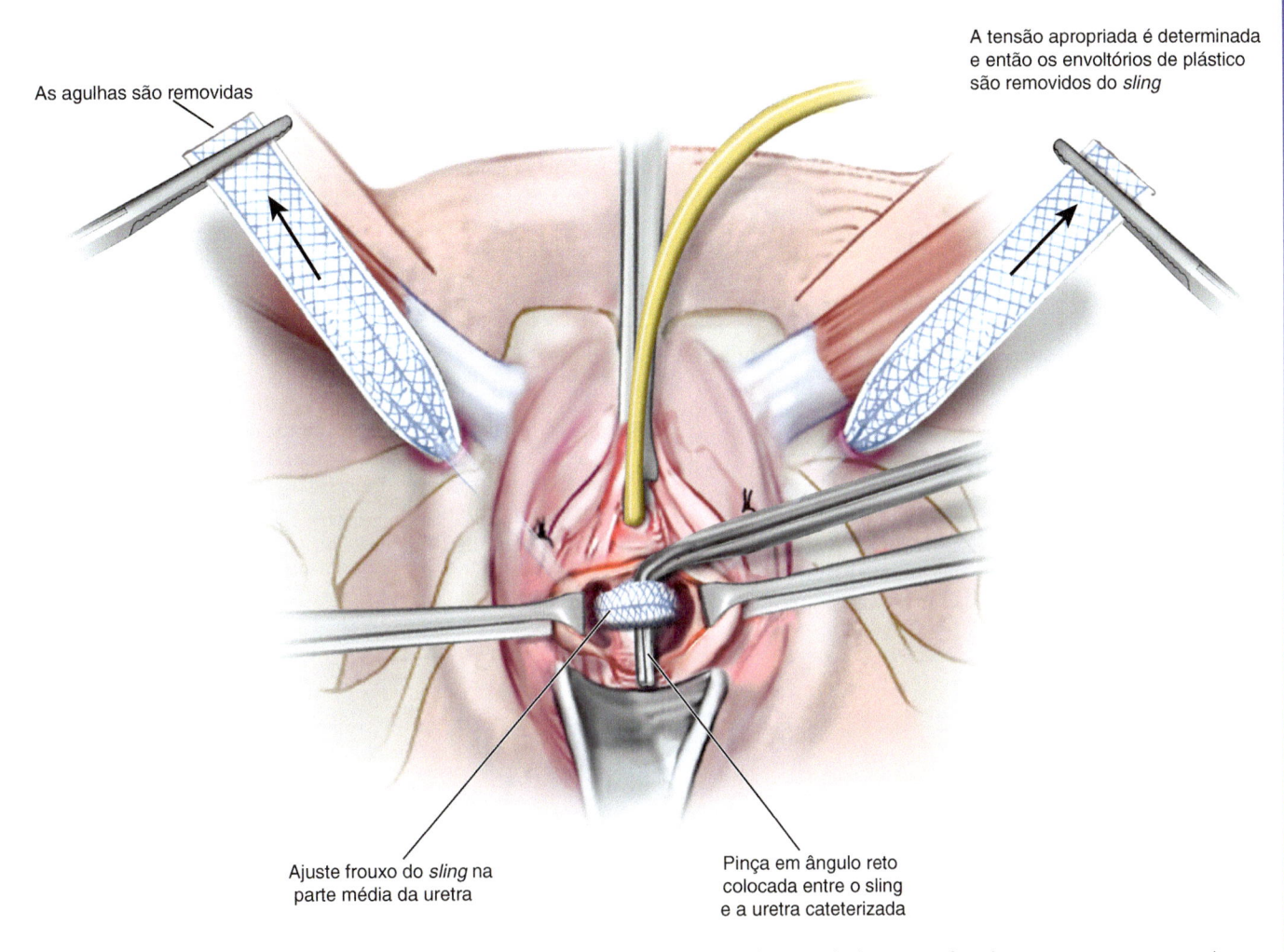

A tensão apropriada é determinada e então os envoltórios de plástico são removidos do *sling*

Ajuste frouxo do *sling* na parte média da uretra

Pinça em ângulo reto colocada entre o sling e a uretra cateterizada

FIGURA 58-38 A tensão para o *sling* TOT de fora para dentro é idêntica à tensão para o *sling* TOT de dentro para fora. *(Reimpressa com permissão de Dmochowski RR, Karram MM, Reynolds WS: Surgery for Urinary Incontinence: Female Pelvic Surgery Video Atlas Series. Philadelphia, Elsevier, 2013.)*

Técnica Cirúrgica: de Dentro para Fora

1. As considerações pré-operatórias, posicionamento da paciente e anestesia são semelhantes ao que já se descreveu.
2. O local de saída do trocarte é marcado. Deve estar 2 cm acima do nível da uretra e 2 cm lateralmente à prega labial.
3. A incisão vaginal e a dissecção são como previamente descrito para a técnica de fora para dentro (Fig. 58-39).
4. Passagem do trocarte. A ponta do trocarte é inserida na incisão vaginal previamente dissecada lateral à uretra e avançada delicadamente enquanto se roda o cabo do trocarte. Essa inserção é feita enquanto o trocarte abraça os ramos púbicos, sabendo que o canal do obturador, que abriga o nervo obturador e os vasos, está na margem anterolateral oposta do forame. A ponta deve emergir no nível do local de saída previamente marcado, que deve estar mais ou menos no nível do clitóris. O sulco vaginal é inspecionado para garantir que não tenha ocorrido perfuração ou dano da mucosa. Certos *kits* de *slings* (TVT-O® [Gynecare, Somerville, New Jersey] e TVT-Abbrevo® [Gynecare]) têm um introdutor guia alado que facilita a passagem apropriada da agulha através da membrana obturatória, guiando facilmente o trocarte à posição. Alguns cirurgiões preferem perfurar a membrana com tesoura Metzenbaum antes de passar o trocarte (Fig. 58-40). Uma vez penetradas as membranas com a ponta do trocarte, a mão do cirurgião é baixada em direção à paciente para permitir que o trocarte helicoidal rode em torno do ramo isquiopúbico e saia na parte medial da coxa (Fig. 58-41).
5. Uretrocistoscopia. Deve-se realizar endoscopia cuidadosa da uretra e da bexiga para descartar perfuração vesical. Se o trocarte tiver perfurado a bexiga, em geral, será visualizado na face anterolateral da bexiga (geralmente na área entre as posições de 3 horas e 5 horas no lado esquerdo e entre 7 horas e 9 horas no lado direito). Se o trocarte for visto na bexiga, deve ser retirado e reinserido. A ocorrência de perfuração ou lesão vesical ou uretral é extremamente rara durante a colocação de TOT.
6. Tensionamento. O *sling* deve ficar plano contra a uretra, permitindo facilmente a passagem de uma pinça em ângulo reto entre o *sling* e a uretra posterior. Prefiro *slings* TOT com tensão, um pouco mais apertados do que os *slings* mediouretrais retropúbicos (Fig. 58-42).
7. A incisão vaginal é copiosamente irrigada e fechada com uma sutura contínua em fio de ácido poliglicólico 3-0. As incisões na região inguinal são fechadas com fio absorvível ou cobertas com adesivo tecidual líquido. Se desejado, pode ser introduzido temporariamente um tampão vaginal quando se completa o caso (se a paciente estiver sangrando ou se estiverem sendo realizados procedimentos de prolapso concomitantes).
8. A sonda pode ser removida (juntamente com o tampão vaginal, se presente) na sala de recuperação, e a paciente recebe alta depois de se documentar a eficiência da micção. Se ela não for capaz de urinar, é ensinada a autocateterização intermitente ou se coloca uma sonda Foley.

O TVT-Abbrevo® é a versão mais recente do *sling* TOT de dentro para fora. Difere dos *slings* mais antigos, pois tem apenas 12 cm de comprimento (em comparação com o *sling* TOT tradicional com 20 cm de comprimento). A tela mais curta atravessa somente o obturador interno, a membrana obturatória e o obturador externo, evitando os outros músculos inguinais mediais. Suturas em polipropileno não absorvível (Prolene®) são fixadas às bordas laterais da tela para permitir ajustes de tensão. De igual modo, uma alça de Prolene® na linha média serve como auxílio visual para ajudar a centralizar a tela. A alça e as suturas laterais são removidas depois que o *sling* é tensionado até que o cirurgião fique satisfeito (Fig. 58-43).

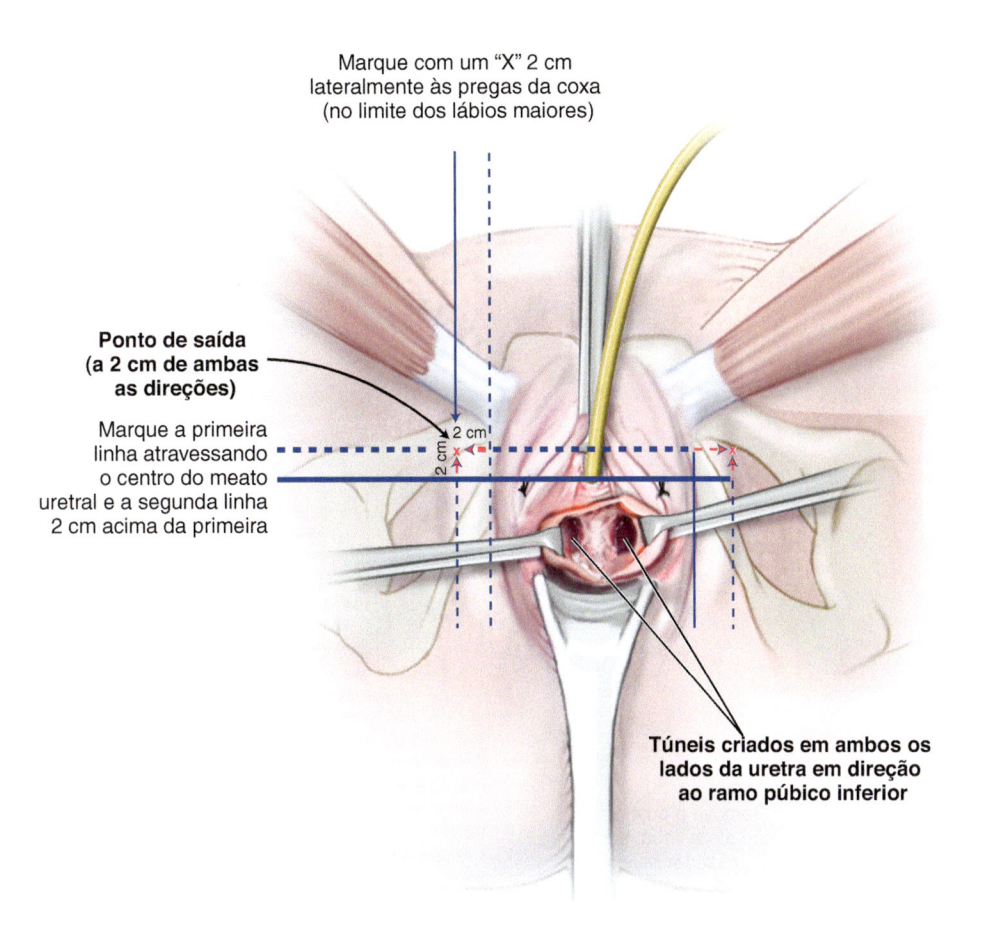

FIGURA 58-39 Incisão vaginal e ponto de saída para o sling transobturador de dentro para fora. *(Reimpressa com permissão de Dmochowski RR, Karram MM, Reynolds WS: Surgery for Urinary Incontinence: Female Pelvic Surgery Video Atlas Series. Philadelphia, Elsevier, 2013.)*

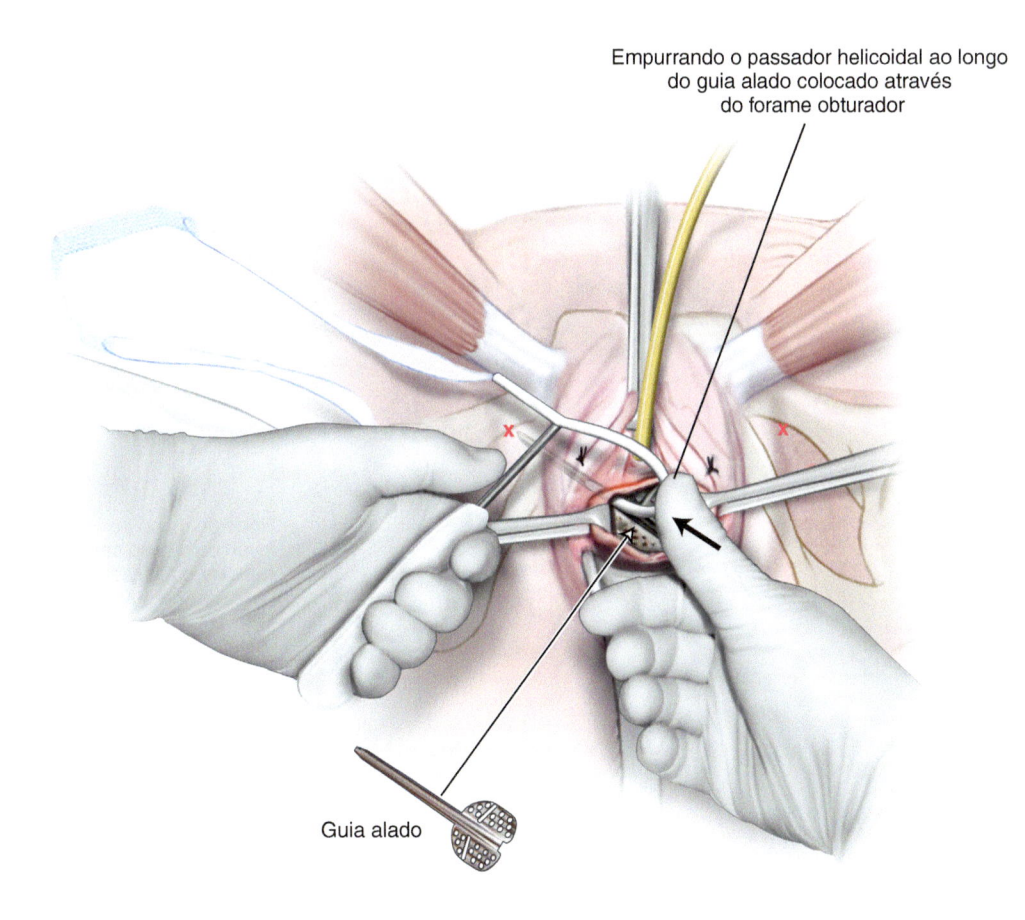

FIGURA 58-40 Técnica para passagem de trocarte TOT da incisão vaginal para a região inguinal com um guia vaginal. *(Reimpressa com permissão de Dmochowski RR, Karram MM, Reynolds WS: Surgery for Urinary Incontinence: Female Pelvic Surgery Video Atlas Series. Philadelphia, Elsevier, 2013.)*

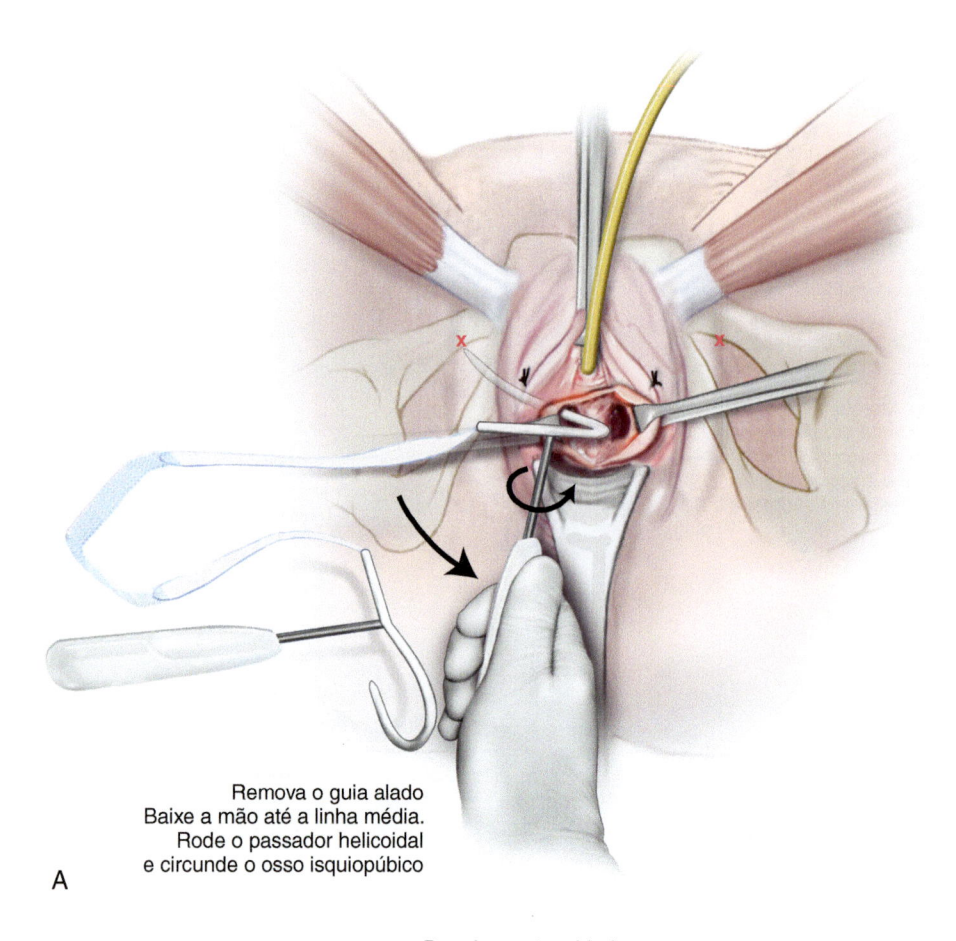

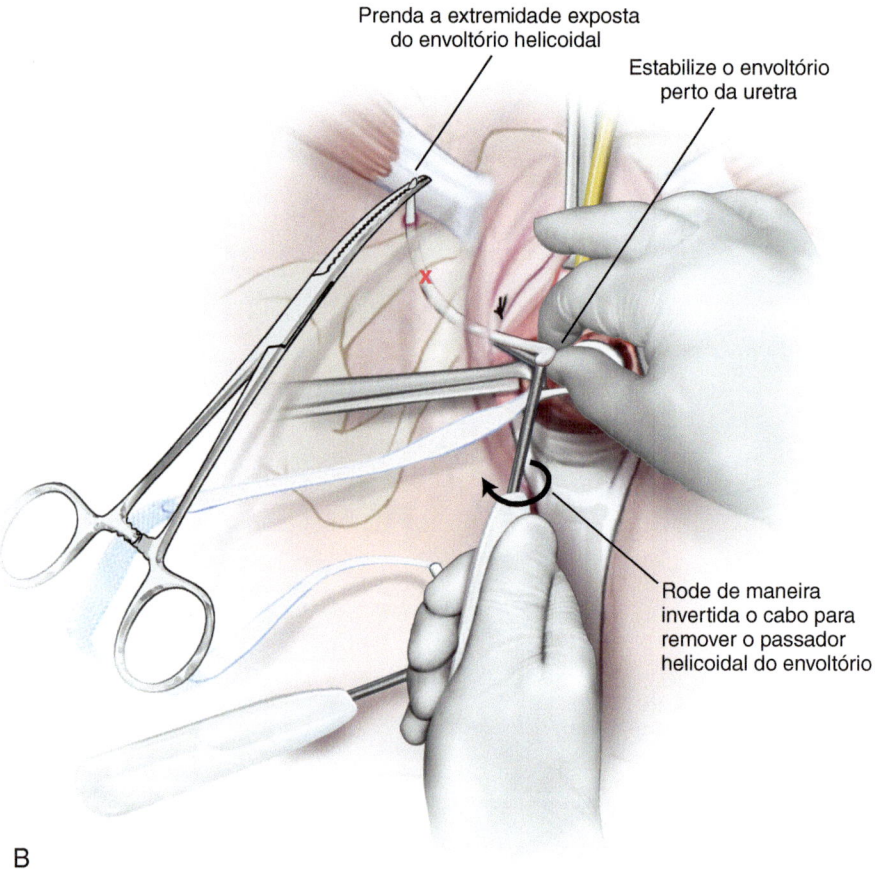

FIGURA 58-41 A. Técnica de como rodar o cabo do trocarte TOT passado de dentro para fora através da membrana obturatória e em torno do ramo isquiopúbico. **B.** Técnica de como melhor remover o trocarte helicoidal do envoltório durante a técnica de dentro para fora para o *sling* TOT. *(Reimpressa com permissão de Dmochowski RR, Karram MM, Reynolds WS: Surgery for Urinary Incontinence: Female Pelvic Surgery Video Atlas Series. Philadelphia, Elsevier, 2013.)*

As agulhas são removidas

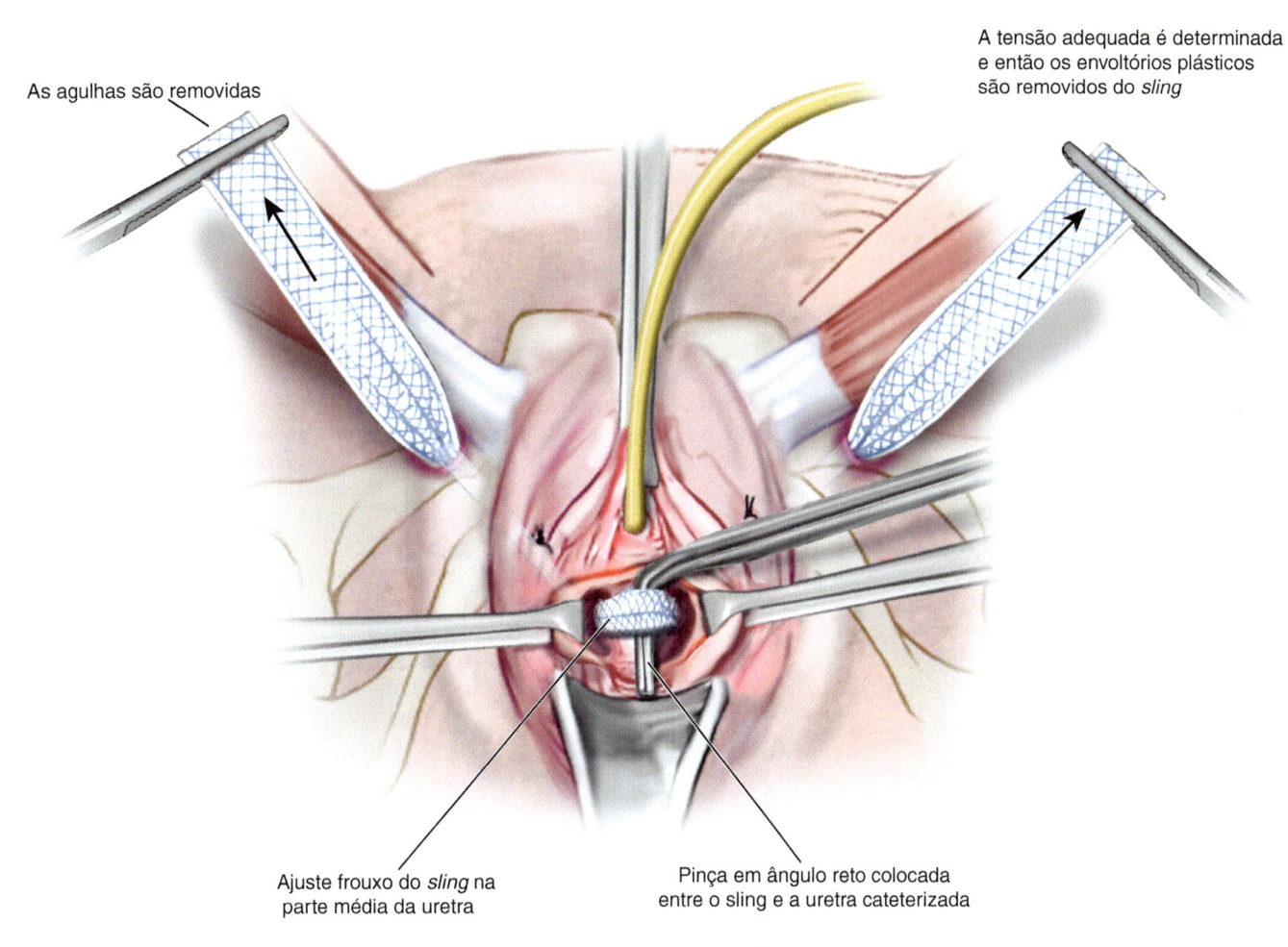

A tensão adequada é determinada e então os envoltórios plásticos são removidos do *sling*

Ajuste frouxo do *sling* na parte média da uretra

Pinça em ângulo reto colocada entre o sling e a uretra cateterizada

FIGURA 58-42 Técnica de como tensionar melhor o sling TOT passado de dentro para fora. *(Reimpressa com permissão de Dmochowski RR, Karram MM, Reynolds WS: Surgery for Urinary Incontinence: Female Pelvic Surgery Video Atlas Series. Philadelphia, Elsevier, 2013.)*

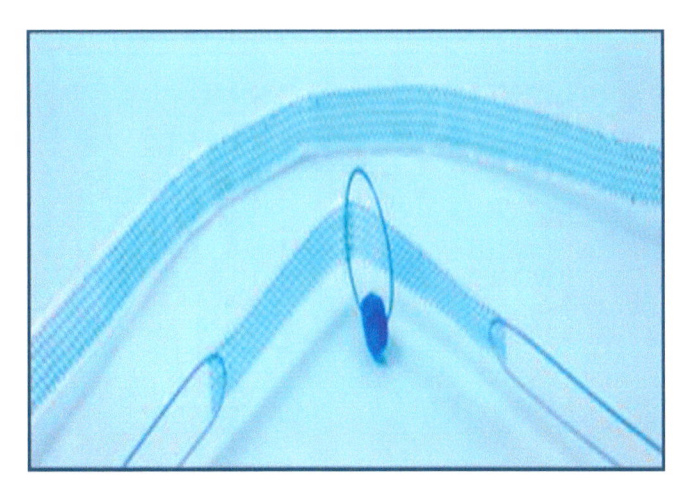

FIGURA 58-43 Sling TVT-ABBREVO® comparado ao *sling* TOT convencional. *(Reimpressa com permissão de Dmochowski RR, Karram MM, Reynolds WS: Surgery for Urinary Incontinence: Female Pelvic Surgery Video Atlas Series. Philadelphia, Elsevier, 2013.)*

Slings Mediouretrais de Incisão Única

Em 2006, o *sling* mediouretral sintético de incisão única (SIMS – *single incision midurethral sling*) foi introduzido como modificação dos *slings* mediouretrais retropúbico e transobturador (MUSs – *midurethral slings*). Esses *slings* foram desenhados para precisar de menos dissecção na área uretral média sem a necessidade de se fazerem incisões adicionais suprapúbicas ou na região inguinal. São colocados inteiramente através de uma incisão na vagina, não tendo ponto de saída. Foram desenhados para minimizar o risco de perfuração vesical associada ao MUS retropúbico tradicional e o risco de desconforto inguinal ou de outros tecidos relacionados com a parte medial da coxa associado à passagem dos *slings* transobturadores através da membrana obturatória e do compartimento dos adutores. Os *mini-slings* de incisão única são ancorados nos músculos obturadores internos ou nos tecidos conjuntivos da fáscia pélvica do espaço retropúbico atrás do osso púbico, dependendo da configuração do *sling* escolhido pelo cirurgião. Mais recentemente, foram desenvolvidos SIMSs passados através da membrana obturatória, tendo assim um mecanismo de ancoragem ao complexo obturador, permitindo que o cirurgião tenha a capacidade de ajustar a tensão do *sling* no intraoperatório.

Uma pesquisa recente entre urologistas nos Estados unidos sugere que 10% desses especialistas em atividade já adotaram essa tecnologia para uso regular em pacientes com incontinência urinária de esforço (IUE) primária. No entanto, a Food and Drug Administration (FDA) dos Estados Unidos tem exigido que os fabricantes de *slings* de incisão única busquem estudos adicionais para documentar a eficácia e a segurança no longo prazo. Esses estudos, que estarão em andamento nos próximos 2 anos, determinarão o futuro dos dispositivos.

Atualmente são comercializados cinco *mini-slings* de incisão única nos Estados Unidos (Tabela 58-3).

O MiniArc Single-Incision Sling® é uma tela de polipropileno (8,5 x 1,1 cm) com pontas autofixantes permanentes, montado com uma agulha/trocarte metálico de 2,3 mm (Fig. 58-44). A tela é conectada à ponta da agulha antes da inserção, a tela e a agulha são inseridas, e a agulha é removida, deixando a tela para trás. As pontas autofixantes são construídas de polipropileno e têm duas rebarbas de ancoragem que ajudam a resistir a até 2,75 kg de força de retirada da tela. Pode-se configurar uma manobra de recolocação antes da inserção para permitir a recuperação e a reinserção da tela se necessário.

O MiniArc Precise® tem configuração e procedimento semelhantes aos do *sling* MiniArc Single-Incision®. A vantagem do *sling* Precise® é prevenir a rotação e desengate da tela. Essa tela também é aparelhada para melhorar o controle da tensão do *sling* que faltava nos modelos anteriores dos *slings* sintéticos para incisão única.

O sistema MiniArc Pro® varia com relação aos seus correspondentes mais antigos por incorporar um sistema de *feedback* visual que permite controle repetível e padronizado. Tem sido empregado um sistema de *feedback* que usa uma escala estacionária e um indicador que se move relativamente à escala se a tela estiver alongada ou tensionada. Esse sistema de marcação permite a colocação do *sling* sob a parte da uretra a ser sustentada de maneira consistente.

O sistema Solys SIS® inclui uma fita de tela de polipropileno (com 9 cm de comprimento) com pontas autofixantes farpadas e um dispositivo de transferência metálico e plástico ou trocarte (Fig. 58-45). Esse sistema é elaborado de maneira semelhante ao sistema MiniArc Single-Incision Sling®, já que cada ponta do *sling* é fixada sequencialmente à extremidade do dispositivo de transferência para colocação da tela, o qual é removido depois da inserção. As bordas dos 4 cm centrais da tela (anunciados como a parte suburetral) são ligadas para potencialmente reduzir a irritação e a possibilidade de erosão ou extrusão da tela.

O sistema de *sling* Altis Single-Incision® é um *sling* em polipropileno monofilamentar tricotado e macroporoso (7,75 cm) abrangendo a área entre os complexos da membrana obturatória (Fig. 58-46). O *sling* tem baixa elasticidade em 7,5%, semelhante às fibras de colágeno. Há uma sutura monofilamentar afixada a cada lado do *sling*. As âncoras no *sling* são desenhadas para absorver força máxima de remoção, permitindo colocação segura e flexível. As suturas de tensionamento em cada extremidade da tela permitem uma âncora móvel com ajustabilidade de dois modos. Teoricamente, a finalidade disso é prevenir movimento do *sling* durante o período de cicatrização.

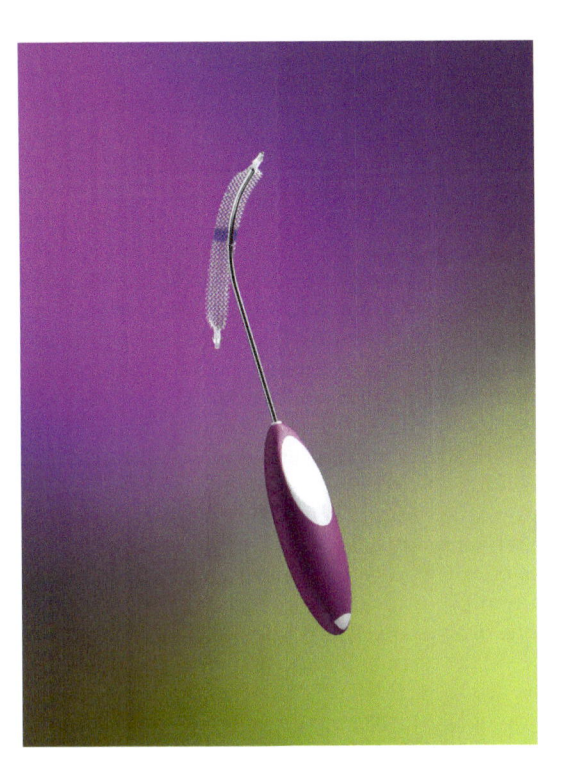

CAPÍTULO 58   Slings Mediouretrais Sintéticos para a Correção de Incontinência de Esforço   729

FIGURA 58-44 Sling MiniArc® *(Cortesia de American Medical Systems, Inc., Minnetonka, Minnesota).*

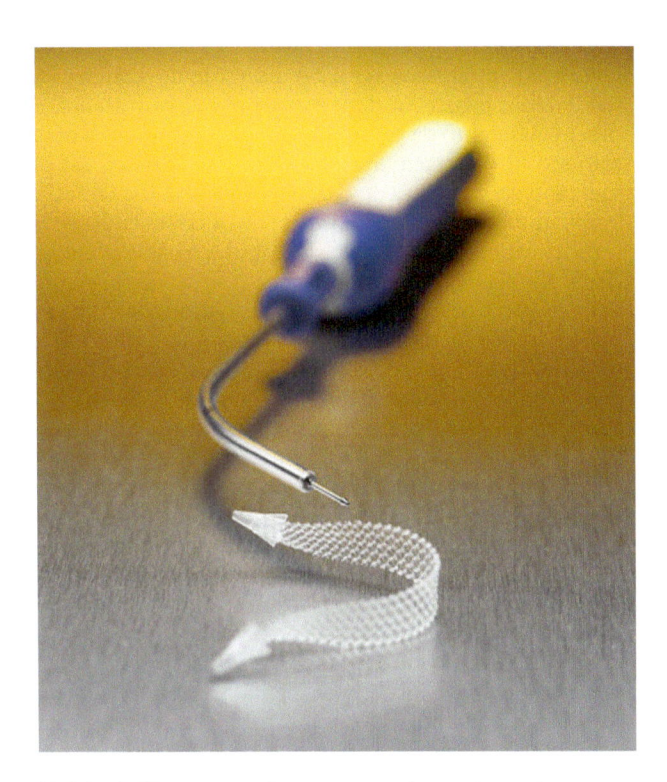

FIGURA 58-45 Sling Solyx® (Boston Scientific, Marlborough, Massachusetts). *(As fotos são cortesia de Boston Scientific Corporation).*

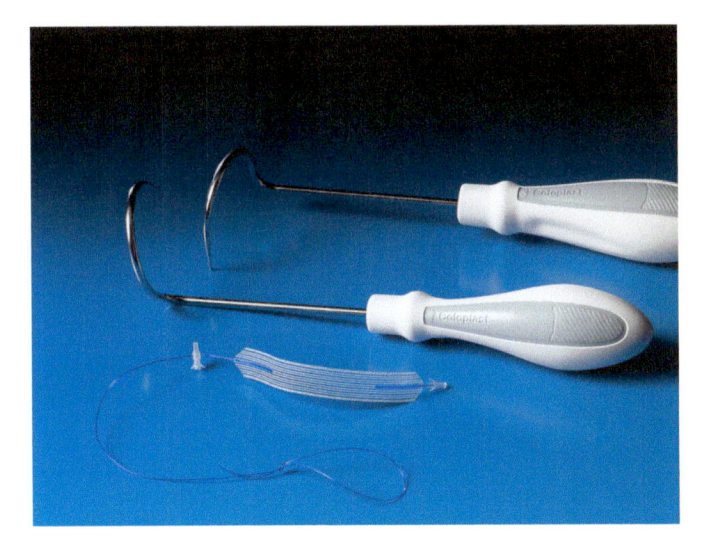

FIGURA 58-46 Sistema de Sling de Incisão Única Altis® *(A foto é cortesia de Coloplast, Mineápolis, Minnesota).*

Técnica Cirúrgica

1. As considerações pré-operatórias e o posicionamento da paciente são os mesmos descritos para os *slings* transobturadores.
2. Incisão vaginal. Uma incisão de 1 a 1,5 cm na linha média é marcada iniciando-se 1 cm abaixo do meato uretral, e a área é infiltrada com soro fisiológico ou lidocaína com epinefrina a 1% para hidrodissecção dos tecidos periuretrais. Pode-se colocar uma pinça Allis distalmente à incisão para facilitar a visualização, tendo cuidado para não traumatizar o meato uretral. Faz-se uma incisão com bisturi (Fig. 58-47).
3. Dissecção do retalho vaginal. A dissecção de retalhos vaginais laterais prossegue de maneira padrão, com atenção ao desenvolvimento de um retalho vaginal apropriadamente robusto e bem vascularizado, ao mesmo tempo não prejudicando a espessura do tecido periuretral. Esse retalho é ampliado lateral e anteriormente até a fáscia endopélvica ser encontrada, mas o espaço retropúbico não é adentrado (Figs. 58-48 e 58-49).
4. Preparação do *sling*. O *sling* é preparado inserindo-se a ponta do dispositivo de transferência ou agulha à extremidade autoafixante da tela, assegurando que a tela esteja orientada fora da agulha de transferência.
5. Inserção do *sling*. Para colocação do MiniArc Single-Incision Sling® ou Solyx SIS®, a ponta da agulha de transferência com a montagem da tela anexada é inserida no espaço vaginal previamente dissecado e é direcionada ao longo de um trajeto de 45 graus da linha média. A colocação deve ser imediatamente posterior ao ramo isquiopúbico; a agulha pode "caminhar" pela face posterior do osso, mantendo proximidade com a superfície posterior do osso. A ponta deve ser avançada até que a marcação da linha média na tela esteja situada sob parte média da uretra. A agulha é removida da tela, fixada à outra extremidade do dispositivo com a tela e inserida na parte contralateral de maneira semelhante, assegurando que a tela esteja plana sob a uretra até que se obtenha o grau apropriado de tensão desejado. O dispositivo de transferência é desconectado e removido. O MiniArc Single-Incision Sling® pode ser disposto com uma agulha de transferência/de inserção para facilitar a reconexão da ponta da agulha à ponta autoafixante do dispositivo da tela. Esse arranjo permite que a tela seja inserida mais longe se for desejada mais tensão. O procedimento de reconexão engloba passar um fio de polipropileno 2-0 através da ponta da montagem da tela e depois através da ponta do dispositivo de transferência, amarrando uma extremidade. Esta extremidade da tela é colocada primeiramente da forma habitual e depois se remove a agulha de transferência, deixando a sutura colocada. O lado oposto também é colocado da maneira habitual. Se houver justificativa para mais tensionamento, a extremidade livre da sutura é reintroduzida à extremidade da agulha de transferência, e a esta é avançada ainda mais na paciente. Como não existe ponto de saída, o *sling* pode se colocado próximo da uretra ou lateralmente a ela (Fig. 58-50). O cirurgião deve percorrer grandes distâncias para se certificar de que o *sling* seja passado em um ângulo de 45° com relação à linha média (Figs. 58-51 e 58-52).
   A colocação do *sling* para incisão única ajustável Altis® prossegue nos mesmos passos iniciais (1 a 4) previamente descritos. Depois de completada a dissecção apropriada, a âncora fixada é empurrada para o tecido até que esteja pouco além do ramo isquiopúbico. O cabo é rodado para o músculo e a membrana do obturador interno. Uma ponta de metal do trocarte ultrapassa a âncora, permitindo uma colocação mais fácil da âncora na membrana obturatória. A âncora fixada é empurrada através do músculo e a membrana do obturador interno. Aplica-se leve tração ao *sling* suburetral para confirmar a fixação apropriada. A ajustabilidade do *sling* é independente de sua inserção e não trava, o que permite seu afrouxamento caso se verifique que seu ajuste tenha ficado apertado demais.
6. Tensionamento do *sling*. Como os *slings* para incisão única não têm ponto de saída, precisam ser feitos mais firmes do que os *slings* transobturadores ou retropúbicos. A Figura 58-53 faz uma análise do tensionamento dos diferentes tipos de *slings* mediouretrais.
7. Cistoscopia. A cistoscopia deve ser realizada para pesquisar lesão vesical.
8. Fechamento vaginal. A incisão vaginal é fechada do mesmo modo descrito previamente, o sulco anterior é aparado e a incisão vaginal é fechada.

O texto continua na página 735.

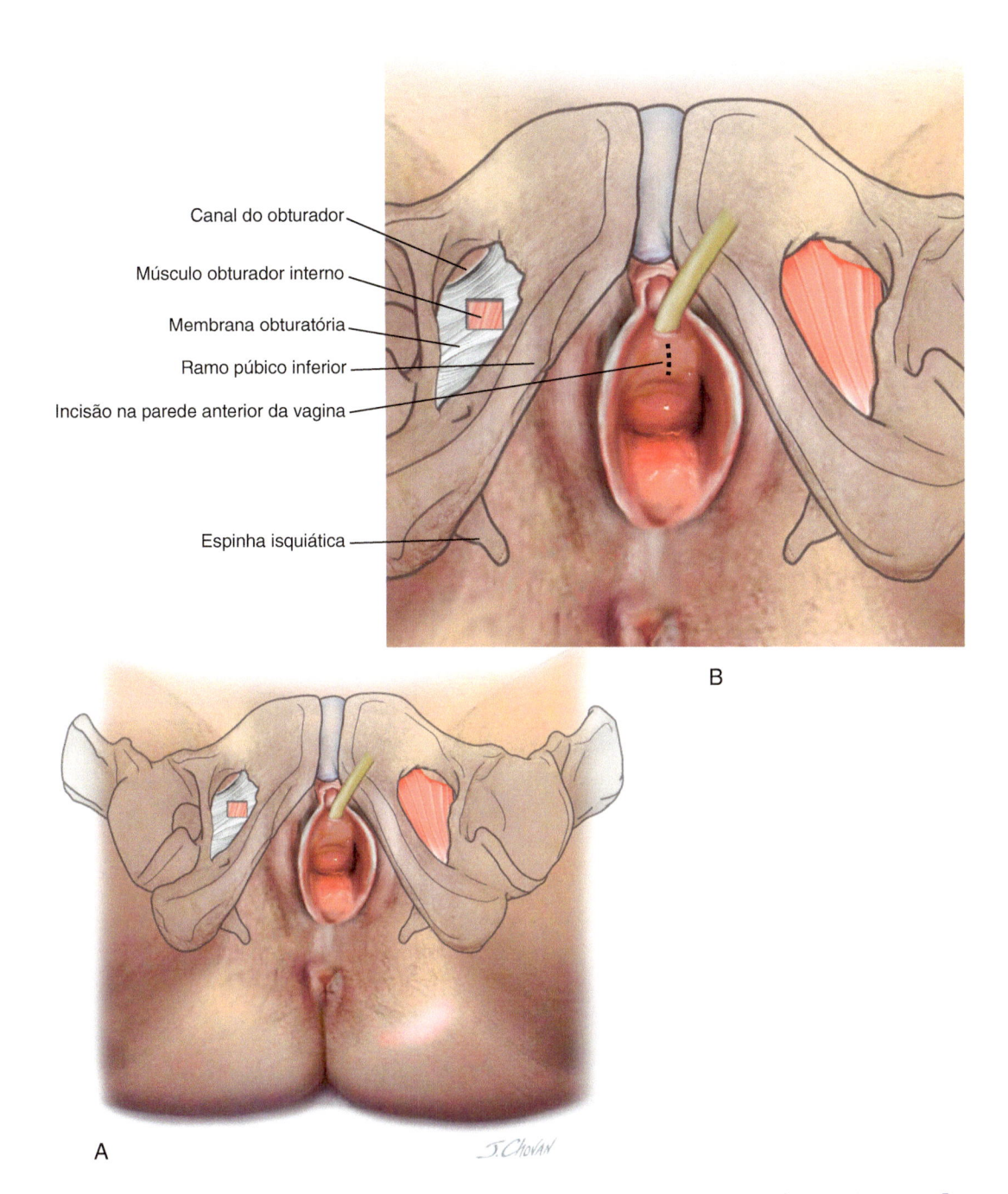

FIGURA 58-47 A. Vista da parede anterior da vagina nas suas relações com a membrana obturatória e o músculo obturador interno. **B.** Marcado o nível da incisão na parede anterior da vagina.

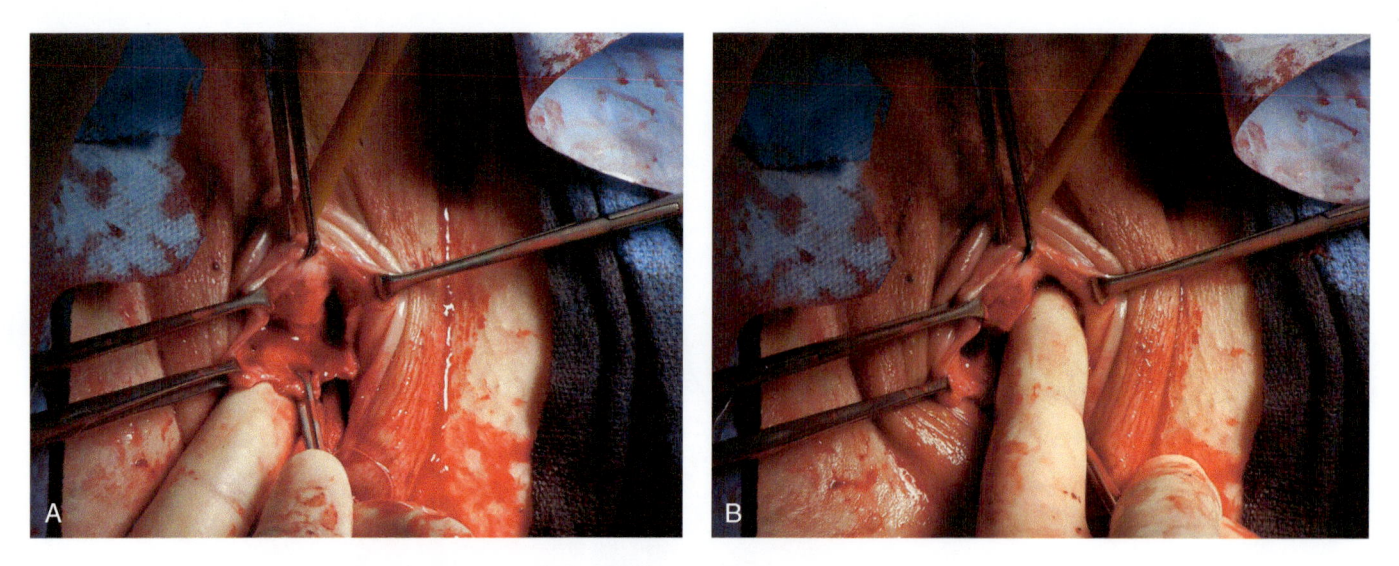

FIGURA 58-48 A. A incisão na parede anterior da vagina para um *sling* de incisão única deve separar completamente a parede anterior da vagina distal da uretra posterior. **B.** A incisão deve ser grande o suficiente para colocação do dedo indicador do cirurgião.

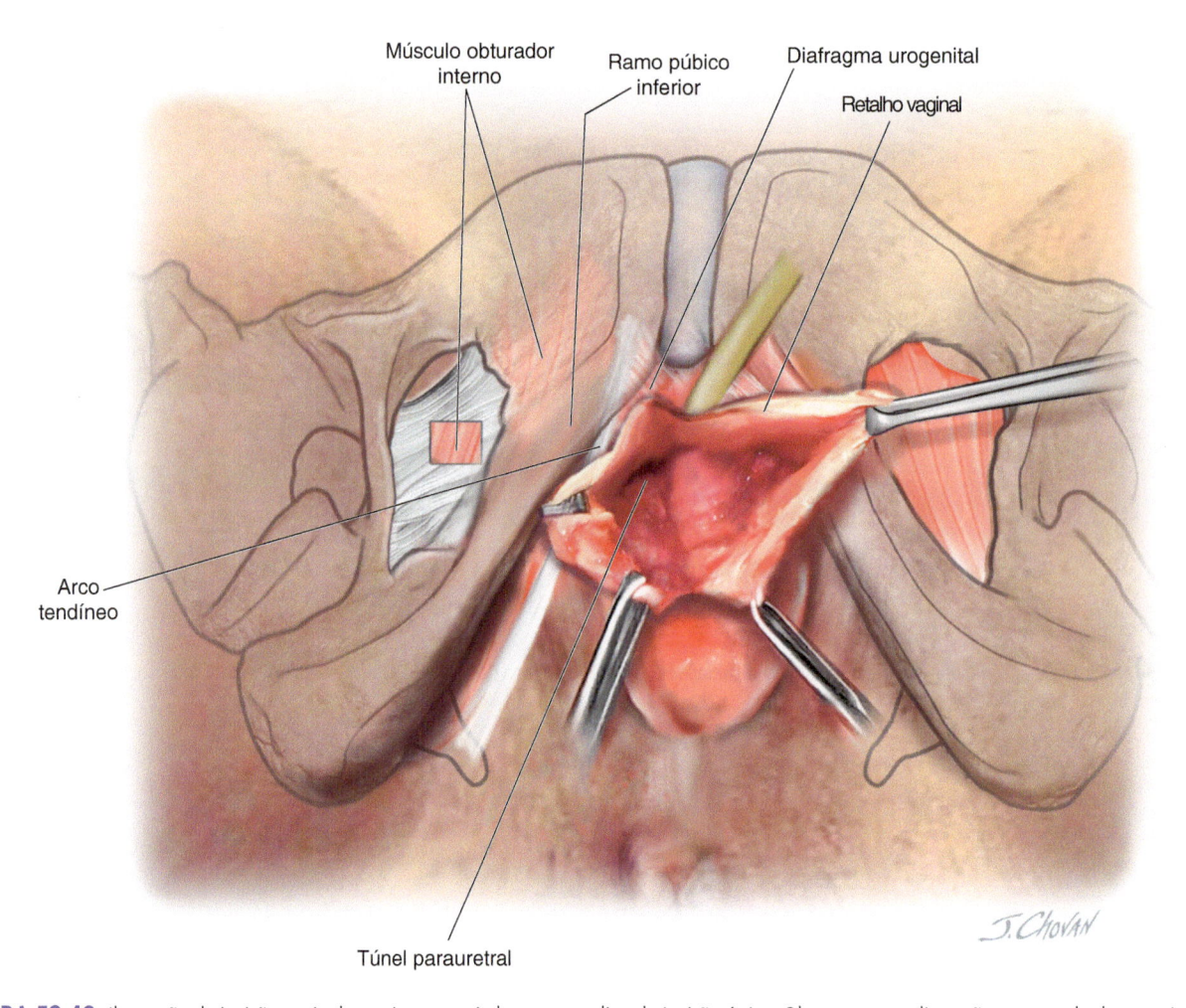

FIGURA 58-49 Ilustração da incisão vaginal anterior apropriada para um *sling* de incisão única. Observe que a dissecção se estende de maneira parauretral até o ramo púbico inferior.

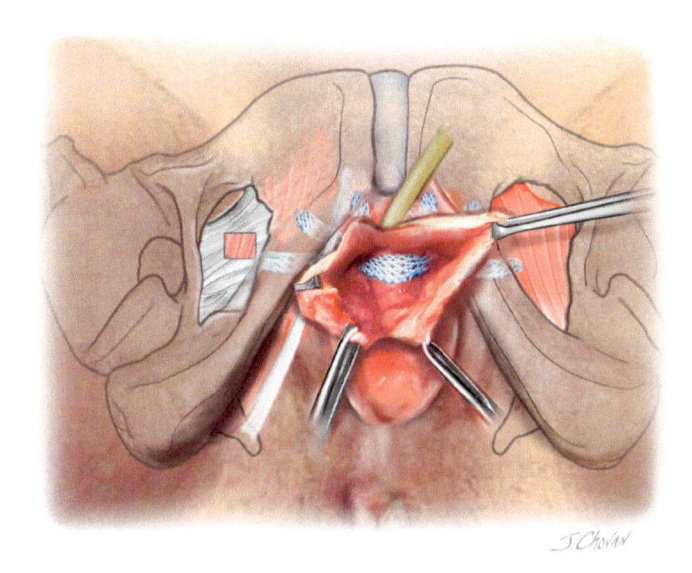

CAPÍTULO 58   Slings Mediouretrais Sintéticos para a Correção de Incontinência de Esforço   733

FIGURA 58-50 Ilustração demonstrando uma variedade de colocações em potencial de um *sling* de incisão única. Observe que a colocação apropriada deve ser a 45° da linha média. A colocação perto demais da uretra ou lateral demais deve ser evitada, pois resultará em taxas de sucesso subótimas e aumento da possibilidade de lesão da uretra.

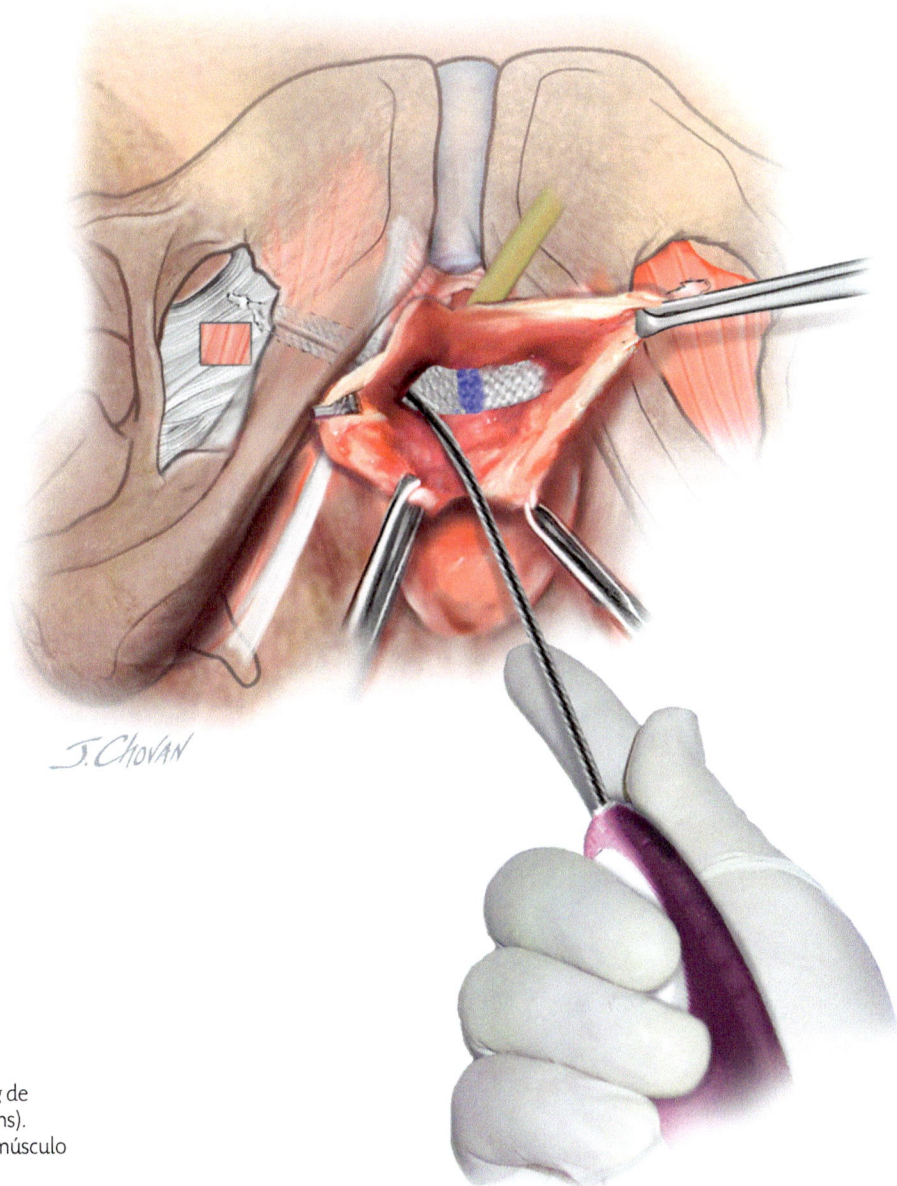

FIGURA 58-51 Técnica para colocação do *sling* de incisão única MiniArc® (American Medical Systems). Observe que o *sling* é colocado diretamente no músculo obturador interno.

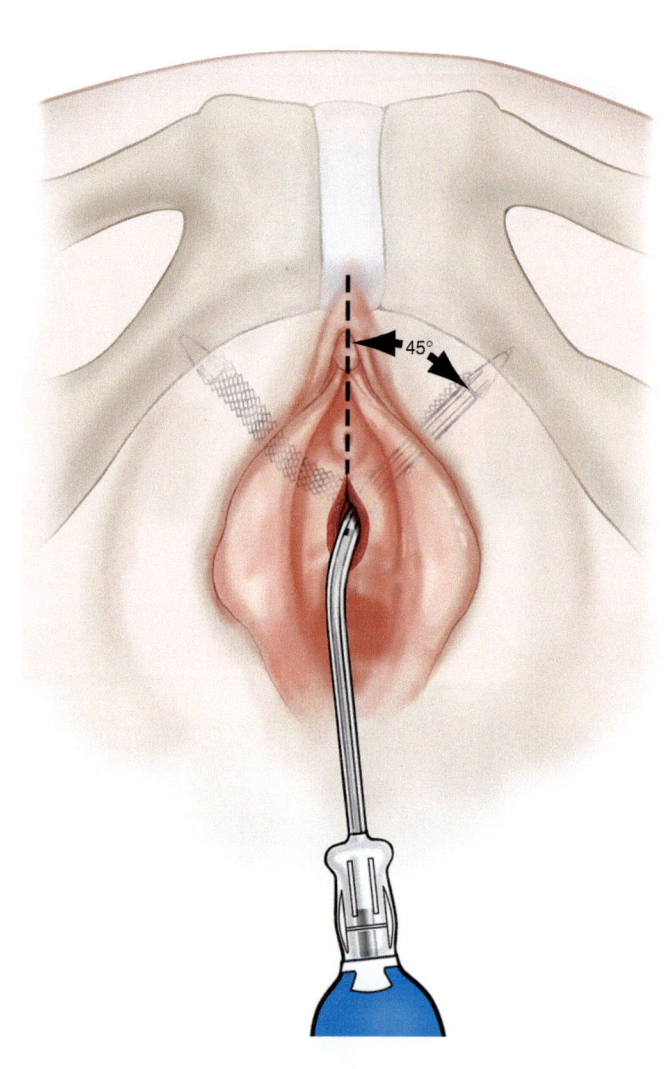

FIGURA 58-52 Ilustração demonstrando a colocação do *sling* Solyx® (Boston Scientific, Marlborough, Massachusetts). *(As fotos são cortesia da Boston Scientific Corporation.)*

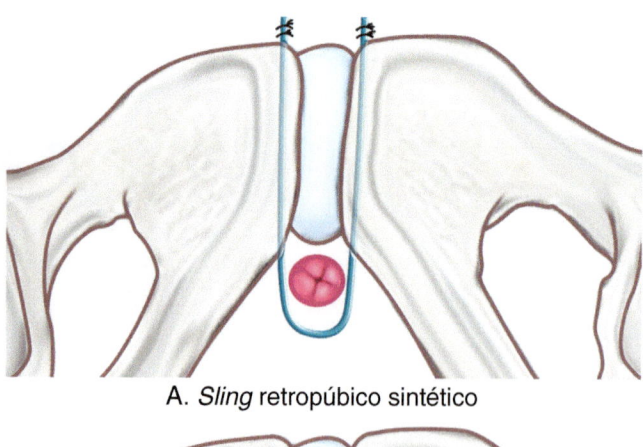

A. *Sling* retropúbico sintético

B. *Sling* transobturador sintético

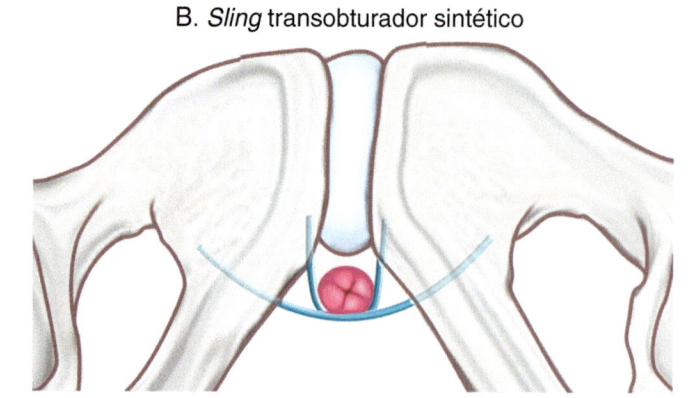

C. *Slings* sintéticos de incisão única

FIGURA 58-53 Tensionamento de *slings* mediouretrais sintéticos. **A.** *Slings* retropúbicos sintéticos geralmente são deixados muito frouxos, permitindo facilmente que um instrumento passe entre o *sling* e a uretra posterior. **B.** Os *slings* mediouretrais sintéticos transobturadores geralmente são um pouco mais tensionados do que os *slings* retropúbicos. **C.** Os *slings* de incisão única são tensionados para que entrem em contato direto com a uretra posterior, tornando difícil a passagem de um instrumento entre o *sling* e a uretra posterior.

Conduta Cirúrgica da Disfunção Miccional Pós-operatória

Disfunção miccional depois de um *sling* mediouretral sintético pode estar relacionada com variados graus de obstrução óbvia da saída (retenção urinária completa ou parcial), desenvolvimento de hiperatividade do detrusor *de novo* ou piora significativa de hiperatividade do detrusor preexistente. Mulheres cujos procedimentos de *sling* mediouretral sintético foram feitos isoladamente devem urinar no pós-operatório imediato ou logo depois na maioria dos casos. Em razão da imobilidade da tela de Prolene® e do tremendo crescimento interno do tecido fibroblástico, é improvável que, com 2 semanas de pós-operatório, pacientes com retenção urinária completa ou parcial melhorem muito além desse período. Também se deve notar que intervir nas primeiras 2 semanas depois de um *sling* sintético permite ao cirurgião o luxo de afrouxar ou distender potencialmente a fita de Prolene® sem cortá-la ou fazer sua excisão. A vantagem em potencial disso é conseguir corrigir a obstrução da saída com mínimo risco do desenvolvimento de incontinência de esforço recorrente. Se um *sling* sintético precisar ser cortado ou se a parte suburetral precisar ser removida, existe um risco significativo (até 50%) de a paciente desenvolver novamente a incontinência de esforço que apresentava antes da colocação do *sling*.

Técnica para Afrouxamento de *Sling* Sintético em Situação Aguda (7-14 Dias)

1. A paciente é posicionada na posição de litotomia, e a vagina é preparada de maneira estéril.
2. Repete-se a uretrocistoscopia para assegurar a falta de evidências de penetração do *sling* na uretra ou na bexiga.
3. A parede anterior da vagina é infiltrada com anestésico local.
4. O cirurgião corta a sutura usada para fechar a parede vaginal e abre a incisão prévia.
5. O cirurgião identifica o *sling* e o pesca com uma pinça em ângulo reto ou outra pinça pequena.
6. O cirurgião divulsiona com a pinça ou aplica tração caudal para afrouxar a fita 1 a 2 cm.
7. A incisão é fechada com sutura contínua em fio absorvível.

Essa técnica é adequada para ser realizada no consultório em paciente que colabore. No entanto, pode ser feita na sala de cirurgia com sedação intravenosa leve e anestesia local em pacientes que sejam extremamente ansiosas ou intolerantes à dor. É melhor realizar o procedimento antes de 14 dias porque, depois desse prazo, o crescimento interno do tecido pode impedir o afrouxamento, caso em que provavelmente seria preferível cortar o *sling*.

Passos para Soltar um *Sling* Mediouretral Sintético

1. Repete-se a uretrocistoscopia na sala de cirurgia para assegurar a falta de evidências de penetração do *sling* na uretra ou na bexiga.
2. Realiza-se hidrodistensão da parte distal da parede anterior da vagina como previamente descrito (Fig. 58-54).
3. Faz-se uma incisão na linha média da parede anterior da vagina com um bisturi, e a incisão atravessa a espessura total da parede anterior da vagina (Fig. 58-55). Uma sensação arenosa detectada com o bisturi indica a localização do *sling* sintético. Se não houver a sensação arenosa percebida com o bisturi, pode-se usar a ponta de um dedo para palpar agressivamente a área, procurando as fibras sintéticas de polipropileno. Frequentemente, o *sling* pode estar envolto em tecido cicatricial e sob tensão significativa, tornando difícil sua identificação. Também se pode colocar um cistoscópio ou sonda uretral na uretra com tração cranial para ajudar a expor a localização exata do *sling*, isolando os eixos de tensão e chanfraduras na superfície inferior da uretra.
4. Depois de identificado o *sling*, prefiro cortá-lo na linha média com tesoura e fazer sua lise, afastando-o da uretra em volta do ramo púbico inferior a cada lado. Outra técnica envolve passar uma pinça em ângulo reto entre a uretra e o *sling*, colocando uma pinça a cada lado do *sling* exposto e cortando-o na linha média e depois completando a lise (Figs. 58-56 a 58-59). Se o *sling* estiver extremamente apertado, poderá ser isolado lateralmente à uretra para evitar lesão uretral. A mobilização do *sling* da uretra se dá apenas até o nível da fáscia endopélvica; isso preserva a sustentação lateral da uretra porque não se entra no espaço retropúbico e se espera que diminua a probabilidade de IUE (Fig. 58-60).
5. Os cirurgiões devem pedir sempre confirmação patológica da parte retirada do *sling* sintético porque isso documenta que uma parte do *sling* foi cortada, no caso de o procedimento não ser bem-sucedido em resolver completamente a disfunção miccional (Fig. 58-61).
6. A uretra deve ser sempre inspecionada de perto na pesquisa de qualquer lesão. Nos casos em que o *sling* é profundo à fáscia periuretral, pode ter ocorrido encravamento para a parede da uretra, e a excisão do *sling* pode resultar em uretrotomia inesperada. No evento dessa lesão, o defeito uretral deve ser fechado em camadas com fio de absorção tardia fino, e a bexiga deve ser continuamente drenada no pós-operatório por 7 a 10 dias.

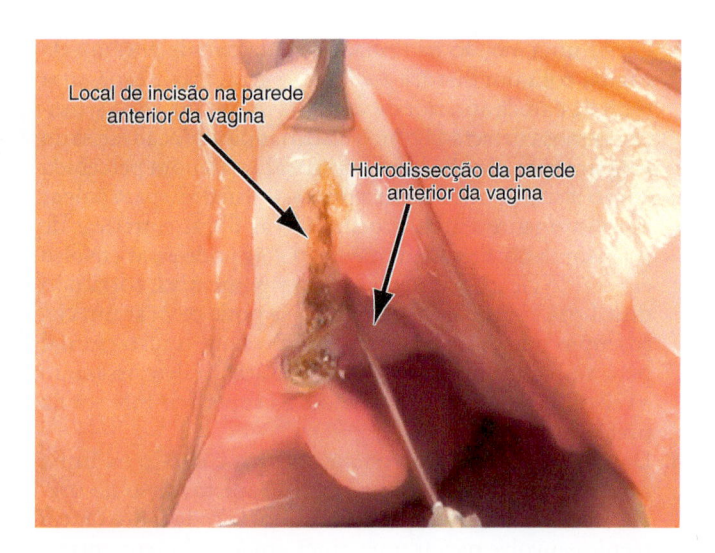

FIGURA 58-54 Hidrodissecção da parede anterior da vagina distal antes de fazer uma incisão na linha média.

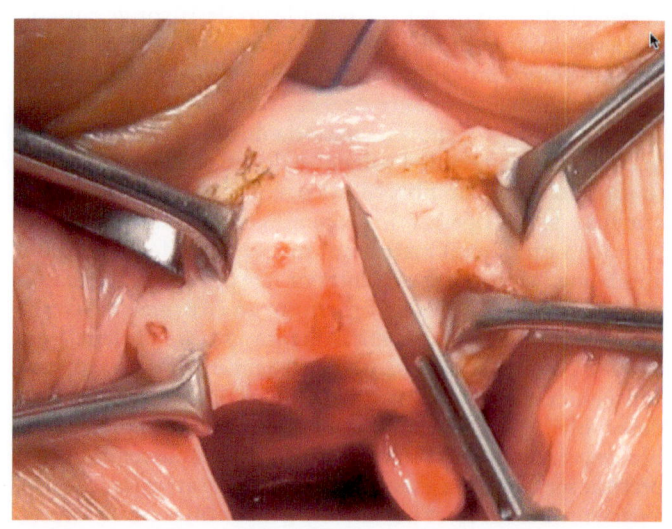

FIGURA 58-55 Incisão na linha média da parede anterior da vagina feita com um bisturi. O corte do tecido continua até que o bisturi entre em contato com o *sling* de polipropileno, quando então se tem uma sensação arenosa.

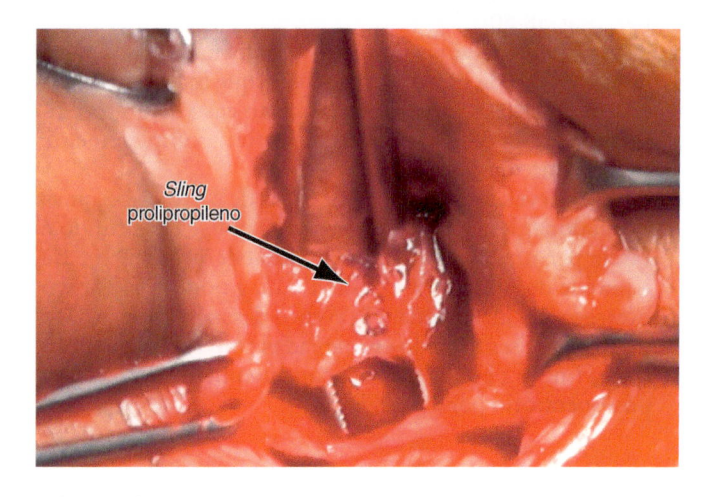

FIGURA 58-56 Uma vez encontrado o *sling*, passa-se uma pinça em ângulo reto entre o *sling* e a uretra posterior.

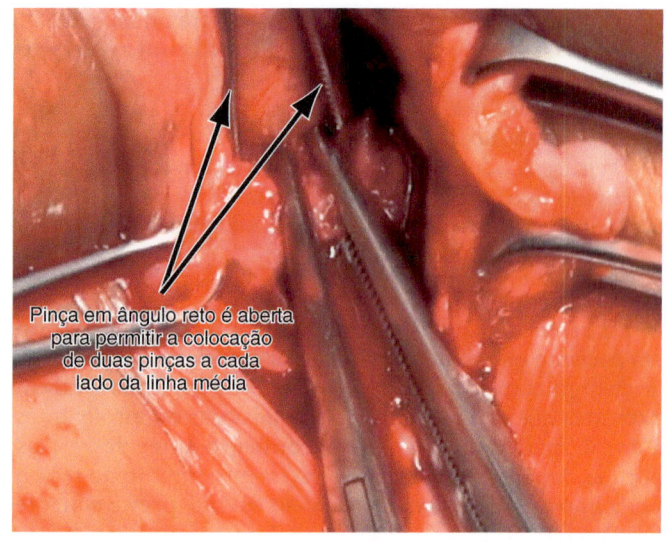

FIGURA 58-57 A pinça em ângulo reto é aberta e se usam pinças para prender o *sling* a cada lado da linha média.

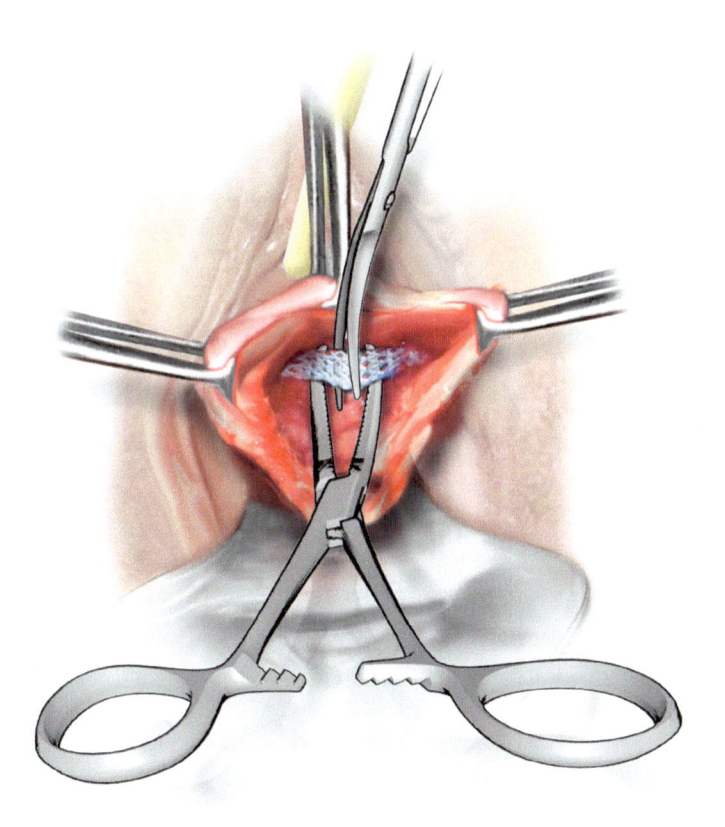

FIGURA 58-58 Técnica para cortar *sling* mediouretral sintético. O *sling* é identificado e se coloca uma pinça de ângulo reto entre o *sling* e a uretra. O *sling* é cortado na linha média. *(Reimpressa com permissão de Dmochowski RR, Karram MM, Reynolds WS: Surgery for Urinary Incontinence: Female Pelvic Surgery Video Atlas Series. Philadelphia, Elsevier, 2013.)*

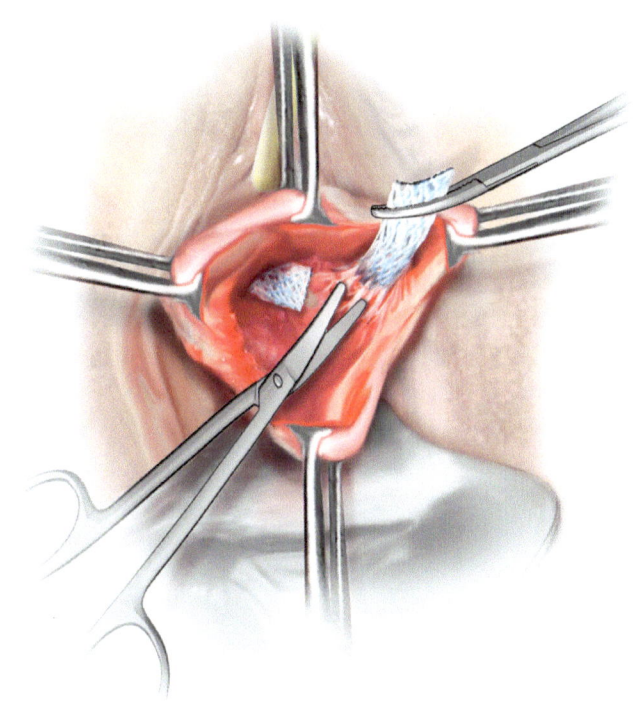

FIGURA 58-59 Técnica para dissecção cortante de *sling* da uretra posterior. O *sling* sintético algumas vezes fica fortemente aderido à uretra posterior, e o cirurgião não consegue passar seguramente uma pinça entre o *sling* e a uretra. O *sling* é cortado na linha média e se usa dissecção cortante para mobilizá-lo da uretra. *(Reimpressa com permissão de Dmochowski RR, Karram MM, Reynolds WS: Surgery for Urinary Incontinence: Female Pelvic Surgery Video Atlas Series. Philadelphia, Elsevier, 2013.)*

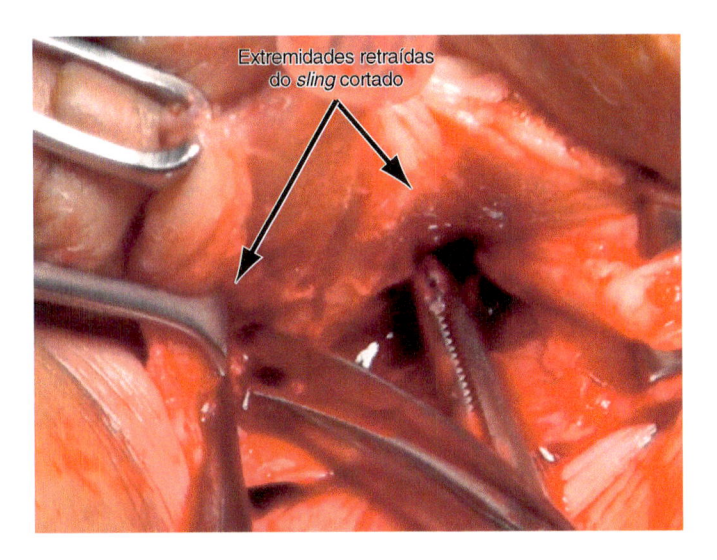

FIGURA 58-60 O *sling* foi cortado na linha média e se usa dissecção cortante com tesoura para dissecá-lo da uretra e da parede anterior da vagina.

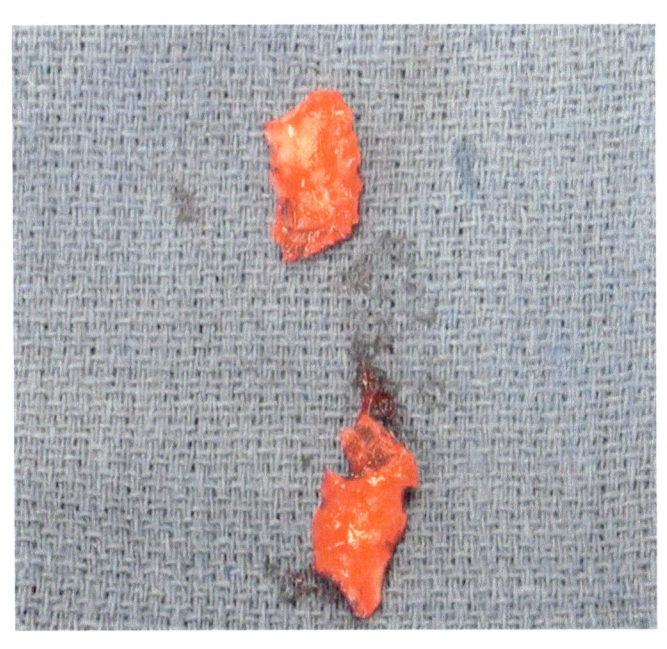

FIGURA 58-61 As partes suburetrais do *sling* de polipropileno foram removidas de cada lado da uretra.

CAPÍTULO 59

Evitando e Manejando Complicações da Tela Sintética Depois de Cirurgias para Incontinência Urinária e Prolapso de Órgãos Pélvicos

Mickey M. Karram

A cirurgia reconstrutiva pélvica para prolapso genital e incontinência urinária de esforço (IUE) geralmente resulta em melhora da qualidade de vida. No entanto, são relatadas na literatura numerosas complicações dos reparos de prolapsos reforçados por telas, bem como na colocação de *slings* sintéticos. Este capítulo tem por objetivo discutir quais os melhores métodos para evitar e lidar com várias complicações.

A tela sintética usada para reparos de prolapsos pode ser colocada por via abdominal (colpossacropexia abdominal) ou pela via transvaginal. A tela transvaginal pode ser customizada, cortada conforme a necessidade ou embalada em um *kit*. A primeira tela sintética para prolapso foi aprovada pela Food and Drug Administration (FDA) dos Estados Unidos em 2001, e o primeiro *kit* à base de trocarte foi aprovado em 2004.

Os *slings* suburetrais usam tela sintética colocada pela via suburetral para tratamento de IUE e podem ser categorizados nas configurações retropúbica, transobturadora e de incisão única (mini-*sling*) (Cap. 58). Todas as telas usadas para esses procedimentos no presente são de polipropileno macroporoso e têm taxas de complicações razoavelmente baixas.

Advertências da Food and Drug Administration dos Estados Unidos

Em 20 de outubro de 2008, a FDA divulgou uma notificação de saúde pública referente ao uso de tela em cirurgia ginecológica intitulada *Serious Complications Associated with Transvaginal Placement of Surgical Mesh in Repair of Pelvic Organ Prolapse and SUI*. Isso foi feito em resposta a mais de 1.000 relatos dessas complicações envolvendo nove empresas fabricantes de telas cirúrgicas diferentes. Esses relatos foram feitos através do banco de dados MAUDE. As complicações mais comumente relatadas foram erosão da tela, infecção, dor e sintomas urinários. Lesões sérias do intestino, da bexiga e dos vasos sanguíneos ocorreram, se bem que raramente. A FDA fez várias recomendações naquele momento com base nos relatórios recebidos. Tais recomendações incluíram o seguinte:

1. Os médicos devem procurar treinamento especializado para procedimentos envolvendo o uso de tela e estar atentos para reconhecer as complicações precocemente.
2. Os médicos devem informar as pacientes sobre a natureza permanente da tela cirúrgica e que algumas complicações associadas à tela vaginal implantada podem exigir cirurgia subsequente que pode ou não corrigir a complicação.
3. Os médicos devem informar as pacientes sobre o potencial para complicações sérias e o efeito sobre a qualidade de vida, inclusive dor durante relação sexual, cicatrizes e estreitamento da vagina depois de reparos de prolapso.

A FDA continuou a investigar as complicações das telas e, com base em uma análise atualizada de complicações e eventos adversos relatados descritos na literatura científica, soltou uma comunicação científica em 13 de julho de 2011, *Update on Serious Complications Associated with Transvaginal Placement of Synthetic Mesh for Pelvic Organ Prolapse and SUI*. A FDA observou que o uso de tela cirúrgica para reparo transvaginal de prolapso é uma área de contínua e séria preocupação e concluiu que "complicações sérias associadas à tela cirúrgica para reparo transvaginal de prolapso não são raras". Os investigadores não encontraram evidências claras que deem respaldo ao aumento de eficácia dos reparos com telas, em comparação com os reparos tradicionais com tecido nativo, e as pacientes submetidas à colocação de tela podem se expor a um risco maior. Também se observou que a tela colocada por via abdominal para o tratamento de prolapso de órgãos pélvicos via sacrocolpopexia teve uma taxa mais baixa de complicações de tela em comparação com a tela colocada pela via vaginal. Por fim, a tela usada para tratar incontinência de esforço permaneceu em investigação contínua, sendo esperadas atualizações para uma data posterior.

À luz desses achados da FDA, é importante compreender o atual processo de aprovação pela FDA de novos materiais, porque existe uma proposta de reclassificação da tela cirúrgica usada para reparo transvaginal do prolapso de órgãos pélvicos. Atualmente, permite-se que os produtos com tela no mercado contornem um processo de aprovação rigoroso da FDA, que obriga a testes pré-comercialização na chamada "análise pré-comercialização" e, em lugar disso, prossigam com um processo regulatório mais simplificado chamado "510(k)". Esse processo permite que novos dispositivos médicos semelhantes a um dispositivo já aprovado pela FDA sejam aprovados com base naquilo que é denominado um dispositivo "predicado", eliminando a necessidade das empresas de fornecerem dados específicos de eficácia e segurança sobre um novo produto antes de obterem aprovação da FDA. Historicamente, os *kits* de telas transvaginais eram considerados dispositivos de classe II e, assim sendo, um processo 510(k) baseado em um dispositivo predicado, que era um *sling* mediouretral sintético, era o processo de aprovação, embora a tela usada para reparos de prolapso envolva volumes de tela significativamente maiores e use um espaço diferente em que a tela é colocada. Atualmente, os *slings* mediouretrais sintéticos foram aprovados pelo mesmo processo com base em um produto prévio, "o *sling* de protegeno", que já não está no mercado devido a um perfil de segurança insatisfatório. A FDA está considerando uma reclassificação das telas vaginais de um dispositivo médico de classe II para classe III, o que exigiria aprovação pré-comercialização através de uma revisão científica para garantir a segurança e a eficácia antes de serem lançadas no mercado. Se isso verdadeiramente ocorrer, será necessário um investimento financeiro significativo para levar novos *kits* de telas ao mercado. Em 4 de janeiro de 2012, a FDA divulgou que havia qualificado *522 ordens* que exigiam estudos de vigilância pós-comercialização para telas transvaginais atualmente vendidas para prolapso de órgãos pélvicos, bem como *slings* de incisão única (*mini-sling*) atualmente divulgados para IUE. Esses estudos exigidos estão em andamento e mais provavelmente decidirão, em última análise, o destino desses dispositivos no longo prazo.

Complicações Relacionadas à Tela Após Sacrocolpopexia

A sacrocolpopexia é um procedimento abdominal, laparoscópico ou robótico que envolve adicionar um enxerto em forma de Y (geralmente de tela sintética) às paredes anterior e posterior da vagina e prendê-lo ao ligamento longitudinal anterior do sacro (Cap. 43). As complicações das telas depois de sacrocolpopexia abdominal são bem raras e têm seu centro primariamente na erosão da tela ou da sutura (Fig. 59-1). Uma revisão abrangente sobre sacrocolpopexia abdominal revelou previamente uma taxa global de erosão da tela de 3,4%.

Estão identificados vários fatores de risco para erosão da tela e da sutura depois de sacrocolpopexia. Um estudo encontrou três fatores de risco identificáveis: (1) histerectomia concomitante, o que aumentou a taxa de erosão de 4% para 14%; (2) uso de politetrafluoretileno expandido (ePTFE; Gore-Tex, GORE Medical, Newark, N.J.), que teve um risco quatro vezes mais alto (19% *vs.* 5%) de erosão da tela, em comparação com aquelas sem tela de ePTFE; e (3) finalmente, o tabagismo, que se associa a um aumento de cinco vezes no risco de erosão da tela.

A conduta para erosão da tela depois de sacrocolpopexia pode exigir apenas observação e estrogênio tópico; entretanto, em minha experiência, quase sempre requer excisão cirúrgica. A conduta cirúrgica para erosão da tela depois de sacrocolpopexia pode ser um desafio técnico, em parte devido à localização geralmente alta no canal vaginal, à quantidade de tela usada no procedimento e ao crescimento interno de tecido na tela, tornando difícil a dissecção cirúrgica. Existem descrições das vias vaginal e abdominal para excisão da tela. Em minha experiência, a maioria das exposições a telas, presumindo-se que não haja infecção ou abscesso pélvico, pode ser manejada com sucesso pela via vaginal com uma técnica de dissecção cortante da tela exposta, afastando-a do tecido em torno com tração caudal agressiva sobre a tela. Esta é cortada o mais alto possível, e o defeito vaginal é fechado (Fig. 59-2). A entrada no peritônio por via vaginal facilita significativamente a remoção bem-sucedida da tela.

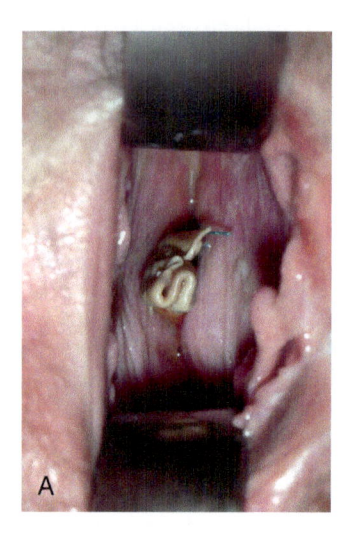

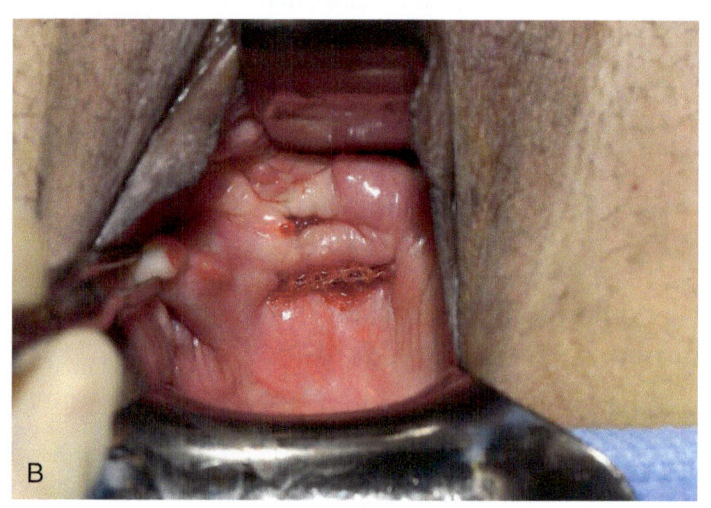

FIGURA 59-1 Erosão de tela vaginal depois de sacrocolpopexia abdominal. **A.** Erosão de tela Gortex®, vista via vaginal, depois de sacrocolpopexia abdominal. **B.** Erosão de tela de polipropileno, vista via vaginal, depois de sacrocolpopexia abdominal. *(Reimpressa com permissão de Walters, MD, Karram MM, Maher CF: Urogynecology and Reconstructive Pelvic Surgery, 4th ed., St. Louis, Elsevier, 2014.)*

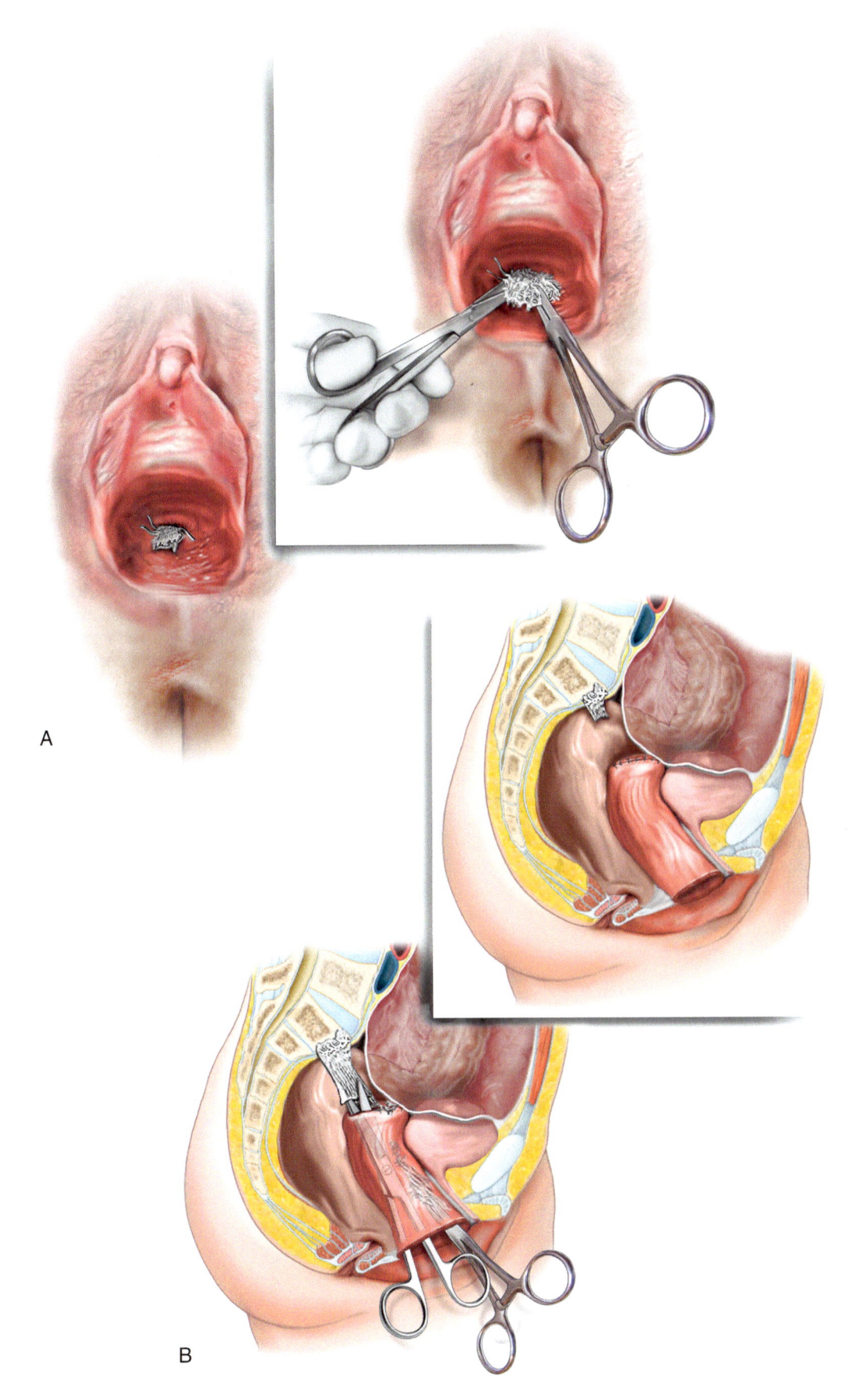

FIGURA 59-2 Técnica de remoção vaginal de uma tela sintética com erosão depois de colpopexia sacral abdominal. **A.** Note que a tela está escavada e pinçada (geralmente com pinças do tipo Kocher), sendo tracionada. **B.** A tela é dissecada de modo cortante e afastada do tecido vaginal e de qualquer outro tecido que esteja aderente e, com agressiva tração caudal, é retirada o mais alto possível. O objetivo é criar tanta distância quanto possível entre a cúpula vaginal fechada e a borda cortada da tela (veja o detalhe). *(Reimpressa com permissão de Walters, MD, Karram MM, Maher CF: Urogynecology and Reconstructive Pelvic Surgery, 4th ed., St. Louis, Elsevier, 2014.)*

Complicações da Tela Após *Slings* Mediouretrais Sintéticos

Erosão Vaginal

Ocorre erosão vaginal em aproximadamente 3% dos casos de *slings* mediouretrais sintéticos (Fig. 59-3). Os sintomas de erosão vaginal podem ser corrimento, sangramento, dispareunia da paciente/parceiro e infecção do trato urinário recorrente. A maioria dos dados sobre manejo da erosão das telas vaginais vem de pequenas séries de casos envolvendo tratamentos cirúrgicos e não cirúrgicos, tendo graus variáveis de sucesso. O estrogênio tópico é um tratamento inicial razoável para mulheres com pequenas extrusões; entretanto, costuma ser necessária uma excisão da tela subsequente. A excisão da tela exposta pode ocorrer no consultório ou na sala de cirurgia, sendo questões importantes o momento da excisão e o quanto de tela remover. Com base em minha experiência, o tratamento em consultório tem mais sucesso quando a erosão tem menos de 1 cm de tamanho, é facilmente visível/acessível com instrumentais de consultório e a paciente tem tecidos vaginais saudáveis. É necessária anestesia local antes de qualquer tentativa de apara ou reaproximação epitelial feita no consultório. Prefiro lidocaína a 1% sem epinefrina. Devem-se usar luvas e instrumentais estéreis e, além de um assistente, os instrumentos comumente necessários incluem espéculo, tesoura, pinças com dentes, porta-agulhas e fio de sutura. Pode-se fazer a excisão de uma parte da tela no consultório, porém, muitas vezes, também é necessária a separação do epitélio vaginal em torno da tela, fazendo-se reaproximação com sutura sem tensão.

Tesoura cirúrgica fina (Metzenbaum) deve ser usada para separar o epitélio vaginal em torno da área de erosão. Se a tela precisar ser removida, coloca-se uma pinça em ângulo reto entre a tela e o tecido subjacente, a qual é aberta delicadamente para elevar o *sling*, afastando-o do tecido. O *sling* pode ser cortado e o epitélio vaginal em torno do tecido com erosão deve ser mobilizado com o objetivo de fechar o defeito com epitélio vaginal saudável bem vascularizado. A taxa de IUE recorrente depois da excisão vaginal da tela com erosão é de 30% a 50%.

Perfuração da Bexiga

Relata-se que ocorre perfuração inadvertida da bexiga por um trocarte durante a colocação de *sling* mediouretral sintético de 0,3% a 8,5% com uma probabilidade muito maior nos *slings* sintéticos retropúbicos *versus slings* transobturadores ou de incisão única (Fig. 59-4). Se essa perfuração passar despercebida, a tela sintética na bexiga geralmente resultará em infecções do trato urinário recorrentes, hematúria, urgência, frequência e/ou dor. Com o passar do tempo, não é incomum ver o desenvolvimento de um cálculo vesical na tela intravesical. Tradicionalmente, a remoção da tela intravesical exige acesso abdominal aberto através do espaço retropúbico, no qual se realiza uma cistostomia deliberada alta, e a tela é removida realizando-se uma cistectomia parcial com reconstrução da bexiga. Recentemente, para evitar o aumento de morbidade, os cirurgiões têm usado técnicas minimamente invasivas, como a ressecção endoscópica transuretral, se bem que com sucesso variável.

Erosão Uretral

Raramente, identifica-se tela sintética na luz uretral (Fig. 59-5). O cirurgião que coloca o *sling* deve fazer incisões mais extensas para se certificar de que a incisão na parede anterior da vagina não seja profunda demais. Não há um plano de dissecção claro entre a parede vaginal anterior média e distal e a uretra posterior. Um plano de dissecção profundo pode resultar em que o *sling* seja colocado na parede da uretra, o que poderia predispor finalmente à sua entrada na luz da uretra. Também se deve evitar colocar um *sling* sintético em uma paciente que tenha recebido radiação pélvica anteriormente ou durante reparo de uma fístula uretrovaginal ou divertículo uretral. De igual modo, em minha opinião, deve-se abortar uma colocação planejada de *sling* sintético se ocorrer uma uretrotomia inadvertida durante a dissecção inicial da parede anterior da vagina. Quando a tela sintética é encontrada na luz uretral, será quase sempre necessário fazer a excisão cirúrgica e a reconstrução uretral. Em minha experiência, a ressecção transuretral geralmente não tem sucesso, de modo que é preferível fazer uma incisão em U invertido na parede anterior da vagina e separar a vagina da uretra posterior. A seguir, se possível, identifique o *sling* sintético a cada lado da uretra. Uma vez localizado o *sling*, ele pode ser dissecado da uretra de maneira cortante. O defeito uretral (uretrotomia) (Fig. 59-6) deve ser fechado em duas camadas com fio de absorção tardia fino. Se a irrigação for comprometida, pode-se realizar uma transposição de coxim gorduroso pela técnica de Martius e, se houver preocupação com IUE, pode-se colocar um *sling* pubovaginal autólogo ao mesmo tempo.

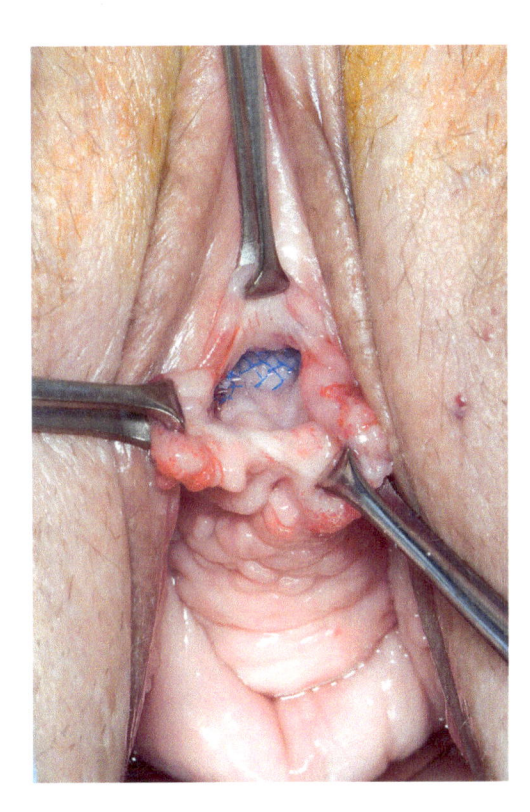

CAPÍTULO 59 Evitando e Manejando Complicações da Tela Sintética Depois de Cirurgias para Incontinência Urinária

FIGURA 59-3 Erosão vaginal de *sling* mediouretral sintético. *(Reimpressa com permissão de Walters, MD, Karram MM, Maher CF: Urogynecology and Reconstructive Pelvic Surgery, 4th ed., St. Louis, Elsevier, 2014.)*

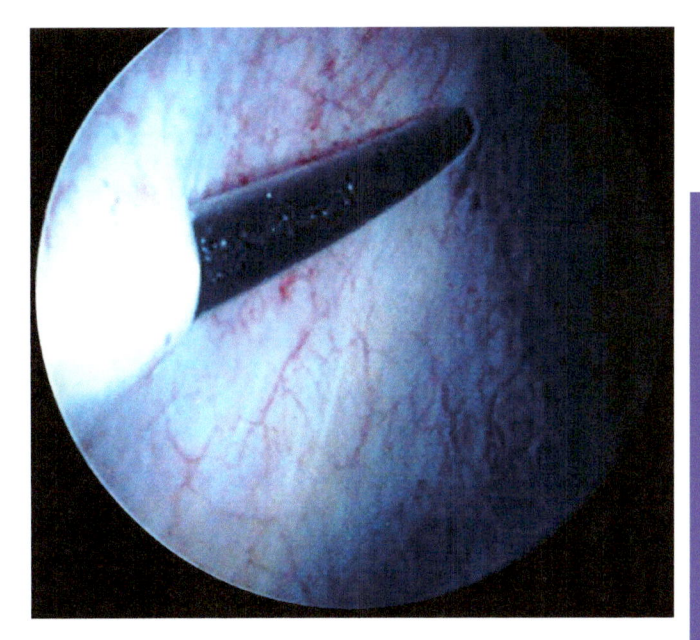

FIGURA 59-4 Passagem de agulha da fita vaginal sem tensão. Observe a penetração completa da agulha através da bexiga. *(Reimpressa com permissão de Walters, MD, Karram MM, Maher CF: Urogynecology and Reconstructive Pelvic Surgery, 4th ed., St. Louis, Elsevier, 2014.)*

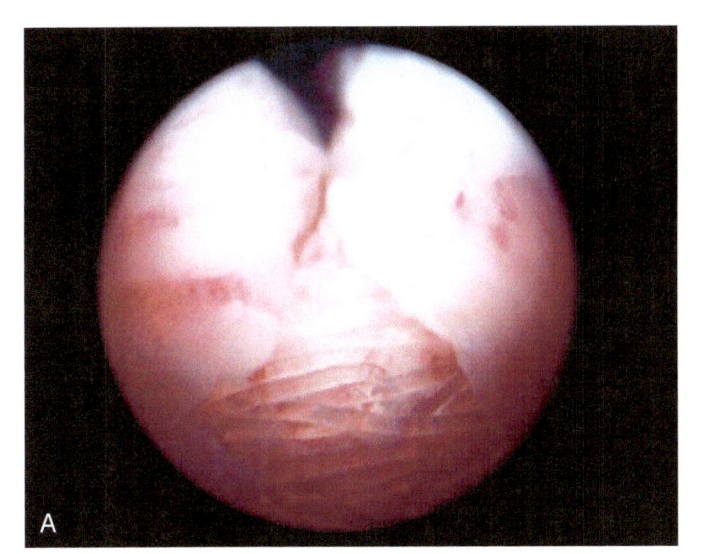

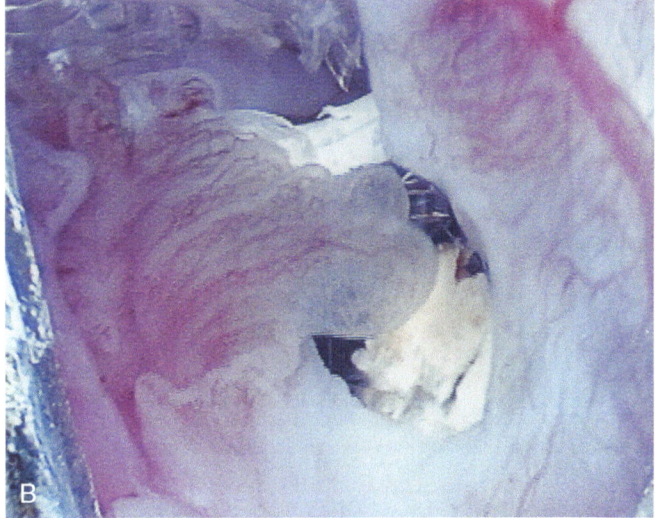

FIGURA 59-5 A e B. Material sintético de *sling* (polipropileno) na luz uretral.

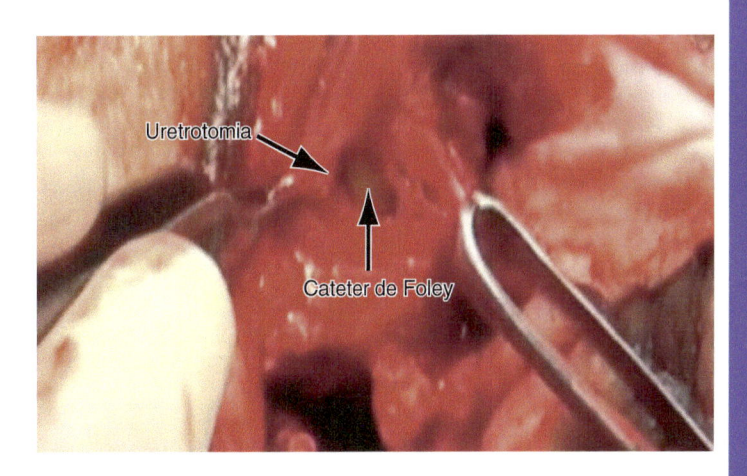

FIGURA 59-6 Uretrotomia depois da remoção de *sling* sintético da parede da uretra.

Complicações Após Colocação Transvaginal de Tela para Prolapso de Órgãos Pélvicos

Existem benefícios e riscos em potencial com o uso de tela transvaginal para o tratamento de prolapso de órgãos pélvicos. Os benefícios propostos incluem melhora dos desfechos anatômicos. Esses benefícios precisam ser pesados contra as complicações em potencial, que incluem erosão da tela vaginal, dor pélvica e dispareunia. Também são relatadas raramente a perfuração e/ou lesão da bexiga e do intestino.

Deve-se obter história completa e fazer o exame de todas as pacientes com suspeita de complicações relacionadas com a tela. No exame ginecológico, deve-se tentar identificar algum dos seguintes: atrofia urogenital, palpação/visualização de tela exposta, tela sob tensão, localização dos braços da tela, dor à palpação da tela (observe a localização), compactação da tela ou anormalidades palpáveis abaixo do epitélio, dor à palpação da musculatura do assoalho pélvico ou evidências de fístula. Deve ser realizado o exame retal e pode estar indicada uma cistoscopia e uma proctoscopia em casos selecionados. Nas pacientes com atrofia urogenital, prefiro tratar de forma severa as pacientes com creme de estrogênio tópico antes de qualquer intervenção cirúrgica.

Erosão/Extrusão da Tela

Esta é a mais comum das complicações relacionadas com a tela depois de colocação transvaginal da tela para manejo de prolapso de órgãos pélvicos (Figs. 59-7 e 59-8). Os sintomas comuns nas mulheres com erosão vaginal incluem corrimento/sangramento vaginal, dor pélvica e dispareunia. Ao exame, também se encontra dor à palpação da tela, erosão visível da tela e encurtamento/estreitamento vaginal. As taxas publicadas de erosão da tela variam de 3% a mais de 30% nos grandes artigos de revisão, sugerindo taxas globais entre 10% e 15%. Os fatores de risco incluem histerectomia concomitante, tabagismo, volume total da tela, paciente jovem, retomada precoce da atividade sexual, diabetes melito e experiência do cirurgião. Não se mostra que a infiltração local com lidocaína mais epinefrina na ocasião da colocação da tela aumente o risco de erosão da tela. Pode-se tentar a conduta conservadora com estrogênio tópico e/ou antibióticos tópicos; entretanto, existem poucas evidências sugerindo sucesso com esse tratamento. Muitas vezes, é necessária excisão parcial ou completa para melhora dos sintomas. As opções de conduta ainda incluem excisão no consultório ou na sala de cirurgia. A excisão em consultório deve ficar reservada para aquelas com pequenas exposições (geralmente < 1 cm), acesso adequado à tela exposta e tecidos vaginais saudáveis. Semelhantemente à descrição da conduta de consultório para exposição de *sling* mediouretral sintético, injeta-se anestésico local em torno da extrusão e se separa o epitélio vaginal adjacente. A tela pode ser retirada e o epitélio vaginal aproximado de maneira sem tensão com pontos separados.

A sala de cirurgia propicia ao cirurgião melhora da visibilidade, melhor anestesia da paciente e uma variedade de instrumentais para lidar com extrusões da tela. A pergunta que continua sem resposta é: quanto de tela devo retirar? Parece haver um balanço, com um aumento do risco de cirurgias repetidas para excisão da tela quando se realiza excisão parcial e um aumento do risco de recorrência do prolapso, bem como de mais morbidade intraoperatória, com a excisão completa. Para erosões pequenas e simples, tudo que se precisa é da separação do epitélio circundante para cobrir a tela ou excisão simples de pequena quantidade de tela e fechamento do epitélio. Se forem observadas dor e erosão em tamanho maior, então geralmente se realiza ressecção mais ampla. As técnicas para excisão cirúrgica giram em torno de dissecção do epitélio vaginal sobrejacente, afastando-o da tela, seguida pela dissecção cortante da tela, afastando-a do órgão adjacente (bexiga ou reto) (Fig. 59-9). A Figura 59-10 demonstra a técnica para remoção da tela da parede posterior da vagina. Uma vez dissecado da tela, o epitélio vaginal é cortado na linha média (Fig. 59-11A) e depois dissecado de modo cortante da parede anterior da vagina (Fig. 59-11B). Muitos *kits* de telas consistem em um corpo de tela e braços usados para ancorar a tela. Depois da implantação e incorporação da tela, esses braços podem se tornar vascularizados. Quando se deseja uma excisão mais completa, e o corpo da tela tiver sido separado satisfatoriamente, preconiza-se clampear e ligar os braços da tela antes da transecção para diminuir o risco de sangramento. Depois da remoção da tela, quando possível, realiza-se plicatura da linha média do tecido conjuntivo subjacente para ajudar a sustentar novamente o tecido prolapsado e possivelmente diminuir o risco de prolapso recorrente. De igual modo, se for apropriado, pode-se realizar uma suspensão da cúpula vaginal aos ligamentos uterossacros ou ligamentos sacroespinhais com sutura em tecido nativo. Se a separação do tecido vaginal não permitir fechamento do epitélio vaginal sem tensão, um enxerto de submucosa de bexiga porcina (ACell Inc, Colúmbia, Maryland) pode ser colocado no local sobre o defeito vaginal (Figs. 59-9 e 59-11). Atua como um molde e incentiva a resposta do hospedeiro para mediar o processo de fechamento. Em outras palavras, pode ser usado como curativo para fechar um defeito vaginal. O enxerto da ACell no final se converterá em epitélio normal na maioria dos casos, presumindo-se que se mantenha uma boa irrigação sanguínea.

Dispareunia e Dor Pélvica/Vaginal

A dispareunia e/ou dor podem se desenvolver depois de colocação transvaginal de tela para prolapso de órgãos pélvicos. Em uma revisão sistêmica, a incidência total de dispareunia de início recente depois de colocação de tela vaginal foi de 9,1% (com uma variação de 0% a 67%). A mialgia por espasmo da musculatura pélvica/tensão no assoalho pélvico pode se apresentar como dor pélvica crônica e pode ser confundida com dor relacionada com a tela. Embora possa ser difícil distinguir uma da outra, ambas podem melhorar com tratamentos não cirúrgicos, como fisioterapia para o assoalho pélvico. Recomendo medidas não cirúrgicas exaustivas para o tratamento de dor pélvica possivelmente relacionada com a colocação de uma tela porque as pacientes submetidas à excisão cirúrgica costumam ter dor persistente. De igual modo, infiltração no ponto-gatilho com um anestésico de longa ação, como a bupivacaína (Marcaína®) misturada com um esteroide, pode ajudar a isolar o local exato da dor. De todas as complicações relacionadas com telas, a dor continua a ser o sintoma mais resistente ao tratamento clínico e cirúrgico. Costuma melhorar depois da excisão da tela, mas jamais desaparece completamente. Desse modo, é fundamental informar as pacientes, antes da cirurgia, sobre os riscos associados à remoção da tela. Eles incluem sangramento, infecção, lesão de órgãos adjacentes, dor nova/persistente e prolapso recorrente.

Lesão Visceral

Embora rara, pode ocorrer lesão da bexiga e do intestino durante a colocação da tela vaginal. Dá-se uma ênfase significativa ao conceito de que a colocação da tela exige um plano de dissecção mais profundo (i.e., através da espessura total do epitélio vaginal para evitar erosão vaginal). No entanto, o cirurgião também precisa percorrer maiores distâncias para evitar uma proctotomia ou cistostomia inadvertida, bem como evitar colocar a tela profunda demais na parede da bexiga ou do reto. A Figura 59-12 ilustra como a tela vaginal, se colocada profunda demais na parede anterior da vagina, pode resultar em fístula vesicovaginal. Observe que a tela é facilmente visível por cistoscopia imediatamente abaixo da mucosa vesical.

Se ocorrer uma lesão vesical ou intestinal durante a dissecção do epitélio vaginal, recomendaria interromper a colocação da tela e prosseguir com um reparo através de sutura em tecido nativo. Quando se faz um procedimento com tela à base de trocarte, deve-se realizar exame retal e cistoscopia de rotina com os trocartes colocados (antes da passagem dos braços) para assegurar que não tenha ocorrido penetração visceral. Na rara situação em que a tela é encontrada na bexiga ou no reto no pós-operatório, geralmente será necessário um procedimento cirúrgico de grande porte para removê-la. Se a tela for encontrada no reto, poderá ser necessária uma colostomia de desvio antes de tentar a remoção da tela.

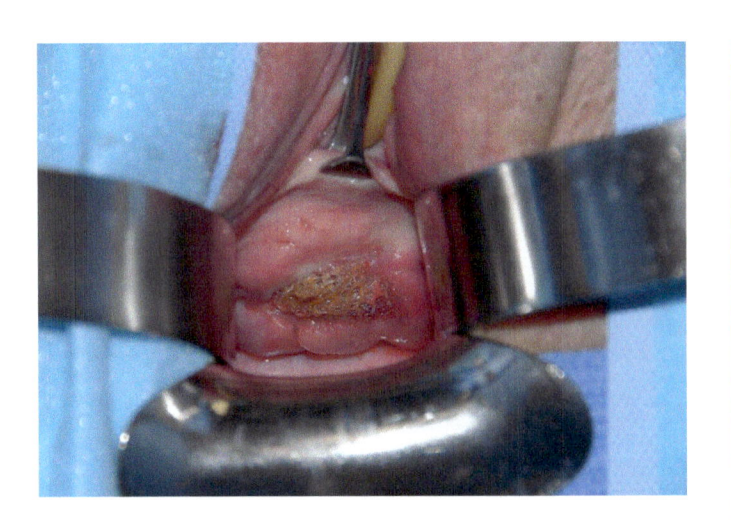

FIGURA 59-7 Erosão vaginal de tela sintética depois de colocação transvaginal da tela. *(Reimpressa com permissão de Walters, MD, Karram MM, Maher CF: Urogynecology and Reconstructive Pelvic Surgery, 4th ed., St. Louis, Elsevier, 2014.)*

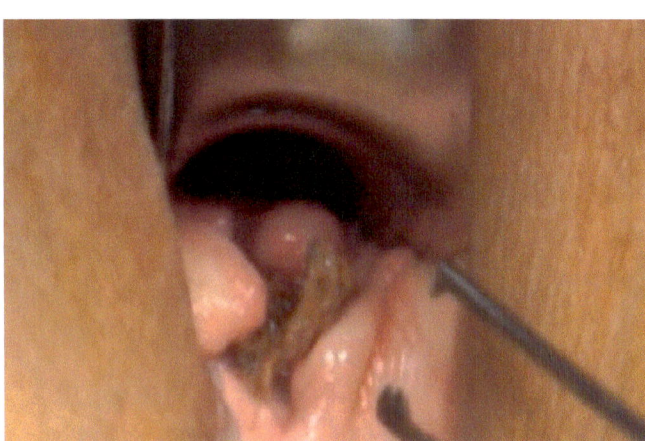

FIGURA 59-8 Erosão de tela sintética através da parede posterior da vagina.

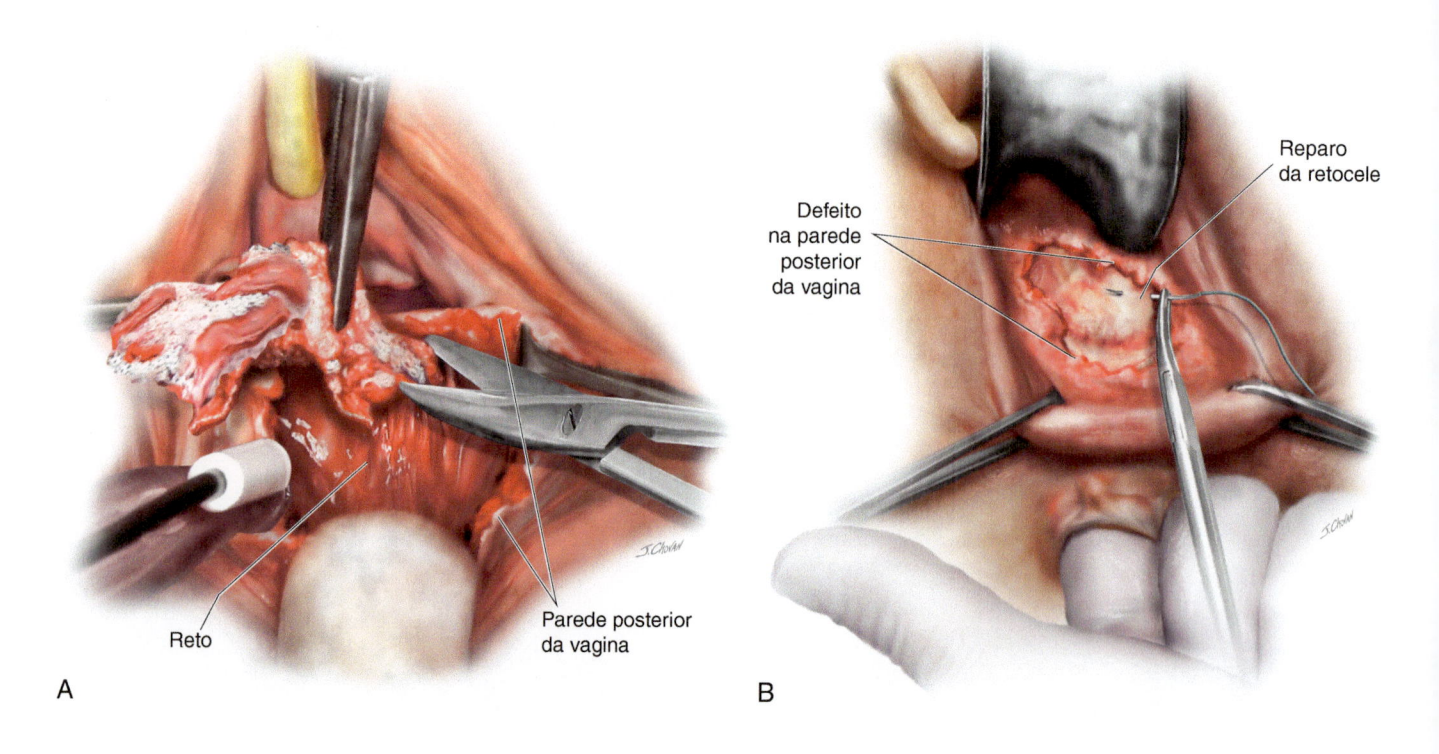

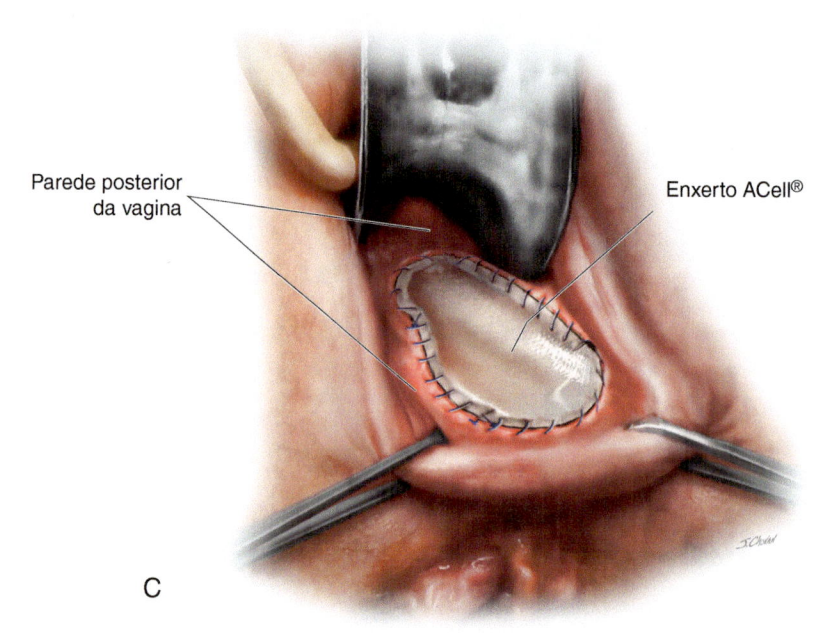

FIGURA 59-9 Técnica para remoção da tela da parede posterior da vagina. **A.** A tela sintética é dissecada de modo cortante da parede anterior do reto. **B.** Reparo da retocele com sutura em tecido nativo. **C.** Enxerto ACell® suturado preenchendo o defeito na parede posterior da vagina.

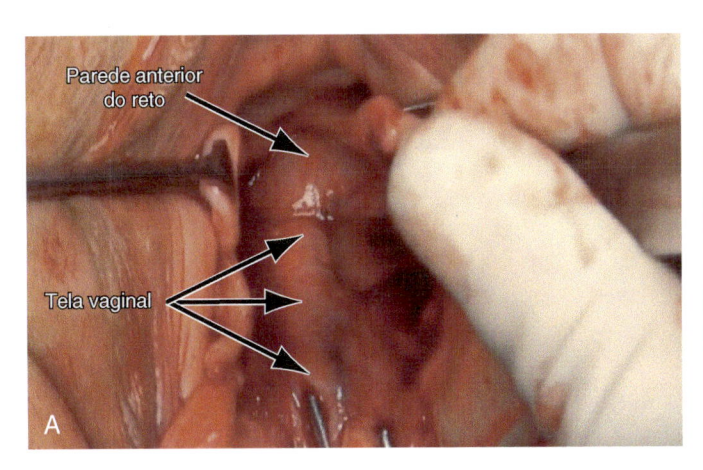

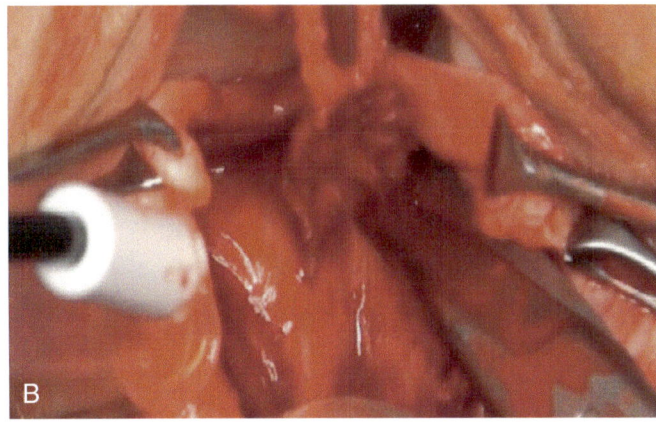

CAPÍTULO 59   Evitando e Manejando Complicações da Tela Sintética Depois de Cirurgias para Incontinência Urinária   747

FIGURA 59-10 Técnica para remoção da tela da parede posterior da vagina. **A.** Epitélio vaginal dissecado de modo cortante da parede posterior da vagina. Com um dedo no reto, a tela é incisada na linha média. **B.** Dissecção cortante com um dedo no reto é usada para retirar a tela do reto subjacente.

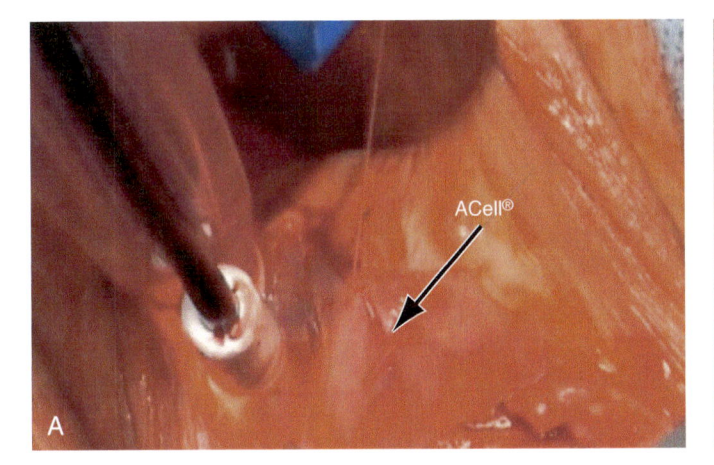

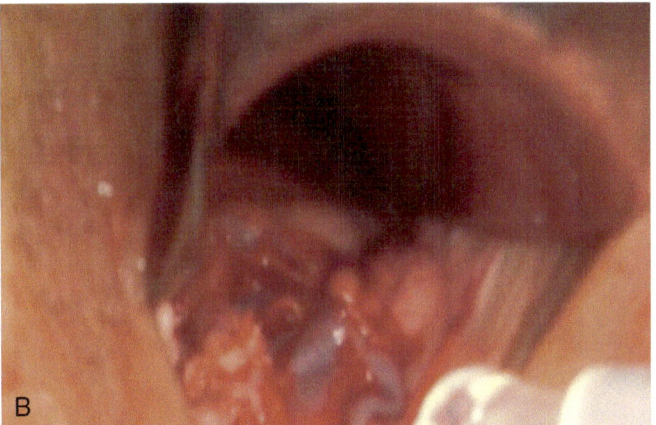

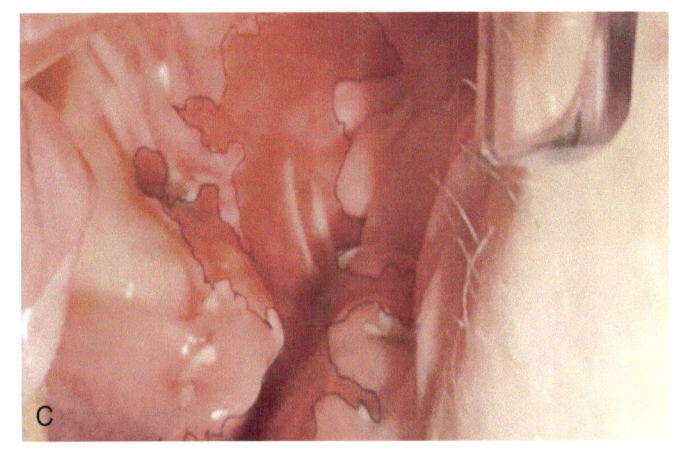

FIGURA 59-11 Enxerto ACell® é usado para substituir o epitélio vaginal removido. **A.** O enxerto ACell® é adaptado ao defeito no epitélio vaginal e então suturado no lugar. **B.** Completa-se a fixação com sutura do enxerto ACell®. **C.** Parede posterior da vagina 3 semanas depois da colocação do enxerto ACell®; observe a conversão do enxerto ACell® em epitélio normal da vagina.

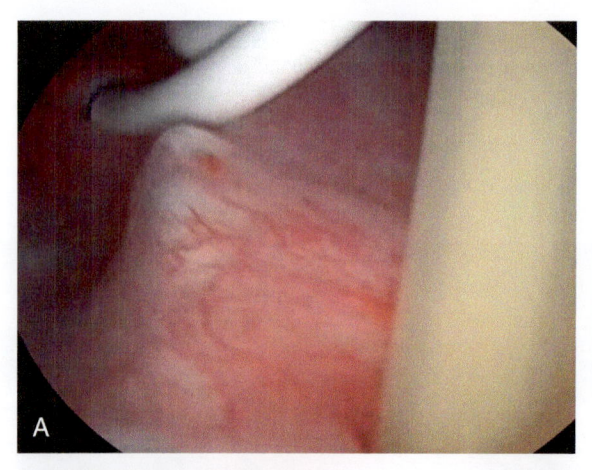

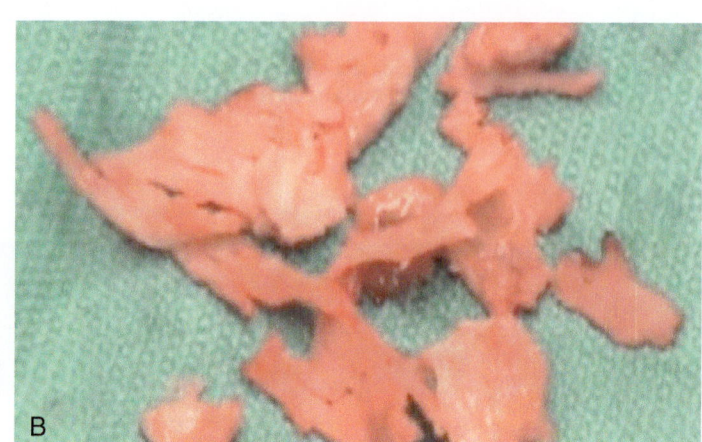

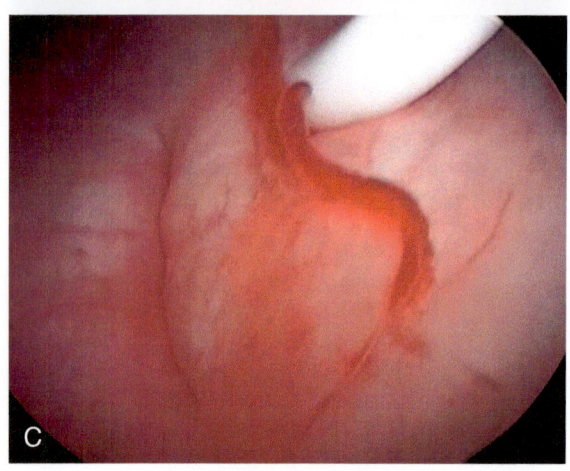

FIGURA 59-12 Paciente submetida a um reparo de cistocele reforçado com tela, o que resultou em uma fístula vesicovaginal. **A.** Vista cistoscópica; observe o cateter no trajeto da fístula e a tela vaginal imediatamente abaixo da mucosa vesical. **B.** Tela biológica que foi removida da parede anterior da vagina. **C.** Vista cistoscópica da bexiga depois da remoção da tela e reparo da fístula.

CAPÍTULO 60

Slings Pubovaginais Biológicos de Colo Vesical para a Correção de Incontinência Urinária de Esforço

Mickey M. Karram

Os *slings* pubovaginais são procedimentos bem aceitos usados para a correção da incontinência urinária de esforço (IUE). Os materiais usados para os *slings* pubovaginais sempre são biológicos e são colocados sob a uretra proximal e o colo vesical. Os materiais biológicos atualmente usados se dividem em tecido autólogo, que é retirado da paciente que vai receber o *sling*; aloenxerto, que é mais comumente fáscia lata de cadáver; e xenoenxertos, retirados de várias fontes animais. Tradicionalmente, os *slings* pubovaginais envolviam colocação do material do *sling* em forma de "U", de tal modo que ambas as extremidades do *sling* ficassem presas à fáscia da parede anterior do abdome (Fig. 60-1). No entanto, a maioria dos *slings* pubovaginais atualmente colocados é descrita melhor como um "*sling* em uma corda" ("*sling on a string*"). Em outras palavras, o material do *sling* sobe e entra no espaço retropúbico, mas é então suspenso com pontos livres a cada lado, os quais são fixados diretamente à musculatura da parede abdominal ou, mais comumente, amarrados entre si na superfície anterior da parede abdominal. A continência é alcançada criando-se uma plataforma ou rede contra a qual a uretra é comprimida durante a transmissão do aumento da pressão abdominal. Em casos mais graves de incontinência, nos quais a uretra está fixa ou imóvel, é necessária uma força compressiva direta sobre a uretra para criar continência. Embora inicialmente pioneira como opção cirúrgica para incontinência de esforço recorrente devido à deficiência esfincteriana intrínseca (DEI), as indicações recentemente se ampliaram, englobando o manejo cirúrgico de todos os tipos de incontinência de esforço. Essas indicações incluiriam a terapia primária da IUE por hipermobilidade uretral ou DEI, como procedimento de resgate para IUE grave recidivada, como adjunto para reconstrução uretral e vesical e até como um modo de "fechar" a uretra funcionalmente para abandonar totalmente o acesso uretral à bexiga. Devido a recentes controvérsias e preocupações referentes aos *slings* sintéticos, mais mulheres estão solicitando *slings* pubovaginais como procedimentos primários para sua IUE.

Vários tipos diferentes de materiais de *slings* têm sido experimentados e estudados para uso como *sling* pubovaginal. Os tecidos autólogos mais comumente usados são a fáscia do reto e a fáscia lata. Ambos os materiais têm sido extensamente estudados e comprovaram ser eficazes e confiáveis. No entanto, a maioria dos cirurgiões prefere a fáscia do reto do abdome porque é mais fácil e mais rápida de se obter. Outros materiais biológicos usados incluem vários aloenxertos (fáscia lata de cadáver e derme de cadáver) e xenoenxertos (derme porcina e bovina, bem como submucosa do intestino delgado porcino). Embora, em geral, esses materiais ofereçam uma boa alternativa ao tecido autólogo, alguns estudos têm relatado resultados subótimos, em comparação com o tecido autólogo.

A seguir, há uma descrição "passo a passo" da técnica usada por mim para realizar um *sling* pubovaginal com fáscia do reto do abdome.

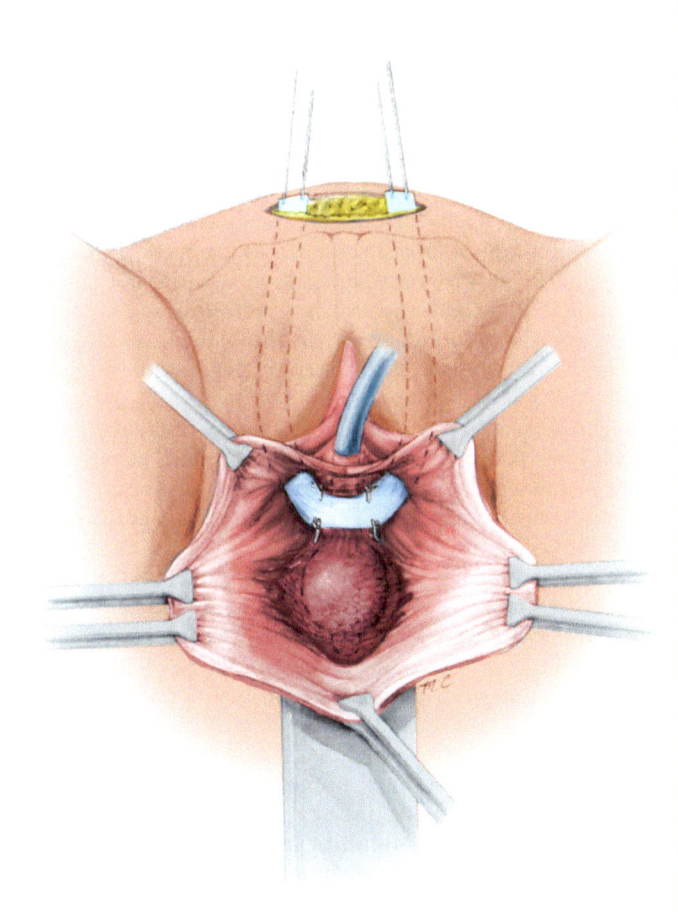

FIGURA 60-1 *Sling* suburetral de comprimento total, no qual o material é passado e amarrado acima da fáscia do reto anterior.

1. Considerações pré-operatórias. Os procedimentos de *sling* pubovaginal, em geral, são realizados com a paciente sob anestesia geral, mas também é possível anestesia espinhal ou epidural. Não é necessária uma paralisia completa da paciente, mas pode facilitar o fechamento da fáscia do reto do abdome depois da retirada da fáscia. Geralmente são administrados antibióticos perioperatórios com cobertura apropriada para a flora da pele e da vagina (p. ex., cefalosporina ou fluoroquinolona). A antibioticoterapia profilática para *slings* agora se tornou medida de qualidade de atenção obrigatória nos Estados Unidos.
2. A paciente é colocada na posição de litotomia baixa com as pernas em perneiras, e o abdome e o períneo são preparados de maneira estéril e cobertos com campos para oferecer acesso à vagina e ao abdome baixo. A bexiga é drenada com uma sonda Foley. Coloca-se uma válvula vaginal com peso e são feitas suturas laterais de afastamento dos lábios, ou emprega-se um sistema de afastador autorretentor para facilitar a exposição vaginal.
3. Faz-se uma incisão Pfannenstiel de 8 a 10 cm (aproximadamente 3 a 5 cm acima do osso púbico) e se realiza a dissecção até o nível da fáscia do reto do abdome com uma combinação de eletrocautério e divulsão, retirando a gordura e o tecido subcutâneo da fáscia do reto do abdome (Fig. 60-2).
4. A retirada da fáscia do reto do abdome pode ser feita em orientação transversa ou vertical. Tipicamente, faz-se a retirada de um segmento de fáscia medindo pelo menos 8 cm de comprimento e 1,5 cm de largura. O segmento de fáscia a ser ressecado é delineado com um marcador cirúrgico ou eletrocautério ao longo de linhas desenhadas. Embora se prefira fáscia virgem, também se pode usar fáscia fibrótica do reto do abdome. Ao ressecar a fáscia de maneira transversa, é recomendável deixar pelo menos 2 a 3 cm de fáscia presa ao osso púbico para facilitar o fechamento e a aproximação da borda superior da fáscia de maneira sem tensão. O uso de pequenos afastadores do Army-Navy permite afastamento agressivo das bordas de pele, dando acesso através de uma incisão de pele menor (Fig. 60-3).
5. O defeito da fáscia é fechado com sutura em fio grosso (n° 1 ou 0) de absorção tardia em pontos contínuos ou separados. Pode ser necessária a separação das bordas fasciais do reto do abdome para assegurar uma aproximação sem tensão apropriada. É importante assegurar que esteja sendo feita anestesia adequada com relaxamento muscular ou paralisia.
6. Para o *sling* fascial ser preparado para uso, uma sutura permanente (p. ex., polipropileno ou Ethibond®) em fio N° 1 é fixada a cada extremidade usando pontos em 8 para prender a sutura ao *sling*. Pode ser retirada a gordura do *sling* se necessário (Fig. 60-4).
7. A dissecção vaginal prossegue com incisão em "U" invertido ou na linha média. Pode-se usar solução salina injetável ou uma combinação de epinefrina com lidocaína para hidrodissecar os tecidos subepiteliais. São criados retalhos vaginais com mobilidade suficiente para garantir fechamento sem tensão sobre o *sling*. A dissecção é realizada lateral e anteriormente até que se encontre a fáscia endopélvica. Esta recebe uma incisão e é dissecada da superfície posterior da pube para permitir a entrada no espaço retropúbico. Algumas vezes, pode-se fazer uma divulsão, porém, mais frequentemente, especialmente em casos recorrentes, é necessária a dissecção cortante com tesoura Mayo (Fig. 60-5).
8. Agulhas Stamey ou Pereyra (Figs. 60-6 e 60-7) ou pinças longas são passadas a cada lado através da incisão abdominal aberta em situação imediatamente posterior ao osso púbico, tendo aproximadamente 4 cm de distância entre si. Uma vez que a agulha penetre na fáscia abdominal, é passada através do espaço retropúbico sob orientação direta do dedo para sair a cada lado do colo vesical (Figs. 60-6 e 60-7). A bexiga deve ser drenada para minimizar as lesões à bexiga, que pode estar muito aderida à pube, especialmente se já houver sido realizado um procedimento retropúbico anteriormente.
9. O exame cistoscópico cuidadoso da bexiga, depois de passadas as agulhas, é obrigatório para descartar lesão inadvertida da bexiga ou perfuração da bexiga pelas agulhas Stamey. A bexiga precisa estar completamente cheia para expandir qualquer redundância de mucosa. O movimento das agulhas ou pinças pode ajudar a localizar sua posição relativamente à parede vesical.
10. As extremidades livres das suturas afixadas ao *sling* são passadas pelas extremidades das agulhas Stamey ou Pereyra ou presas com a pinça, e cada sutura é puxada até a parede abdominal anterior através do espaço retropúbico. É preciso cuidado para manter a orientação do *sling* para que fique centralizado e plano sob a uretra proximal (Fig. 60-8). Alguns cirurgiões preferem fixar o *sling* na linha média ao tecido periuretral subjacente com numerosos pontos com fio de absorção tardia, enquanto outros preferem deixar o *sling* não fixado à uretra subjacente nem ao colo vesical (Fig. 60-8).
11. São usadas várias técnicas para tensionar o *sling*. Para garantir uma "frouxidão" adequada, prefiro amarrar frouxamente as suturas através da linha média, enquanto seguro uma pinça de ângulo reto entre o material do *sling* e a uretra posterior (Fig. 60-8). O tensionamento do *sling* também pode ser efetuado por visualização direta da uretra proximal com um cistoscópio rígido, enquanto se puxam delicadamente as extremidades livres das suturas do *sling* (Fig. 60-9). Isso também assegura uma colocação apropriada do *sling* sob o colo vesical.
12. A incisão cutânea abdominal é fechada com suturas em fio absorvível 3-0 e 4-0. A mucosa vaginal é fechada com fio absorvível 3-0. Prefiro fechar a vagina depois do tensionamento do *sling*, mas alguns cirurgiões completam essa etapa antes do tensionamento.
13. Uma sonda vesical de demora é deixada e se faz tamponamento vaginal com gaze. A sonda e o tamponamento vaginal podem ser removidos depois de 24 horas. Se a paciente não conseguir urinar, a autocateterização intermitente é ensinada a ela ou uma sonda Foley é deixada no local por 1 semana.

A Figura 60-10 usa fotografias para ilustrar novamente os passos do procedimento inteiro.

Em certas situações nas quais a retirada da fáscia do reto do abdome pode ser difícil, como em mulheres com obesidade mórbida ou mulheres que tenham sido submetidas a múltiplas cirurgias abdominais, o cirurgião pode escolher obter fáscia lata. A técnica usada para obter fáscia lata depende de o cirurgião preferir fazer um *sling* pubovaginal completo, no qual a fáscia se estenderá da fáscia anterior do abdome até abaixo da uretra proximal e de volta à fáscia anterior do abdome no lado oposto ou o cirurgião preferir realizar um "*sling* em uma corda", no qual apenas um fragmento da fáscia lata será necessário.

A retirada da fáscia lata exigirá posicionamento separado, preparação da pele e colocação de campos estéreis além do que se faz para o procedimento vaginal. Para se ter acesso à face lateral da coxa distal, a perna é colocada em rotação medial e adução. Para ser colhido um fragmento de fáscia lata, faz-se uma incisão cutânea transversa de 3 a 4 cm cerca de 8 cima da parte média da patela, lateralmente ao joelho e à parte inferior da coxa. A divulsão expõe a fáscia lata subjacente. Um pedaço de fáscia lata é removido e servirá como retalho para o procedimento de *sling*. Uma vez removido o enxerto, o defeito na fáscia não é reparado, e o tecido subcutâneo e a pele são fechados com fio absorvível (Fig. 60-11).

Se um *sling* pubovaginal completo for usado, pode-se obter um pedaço longo de fáscia lata usando um *stripper* fascial Wilson ou Crawford. A técnica usada para obter uma tira inteira de fáscia envolve uma incisão transversa semelhante na pele, como descrito para a técnica do retalho. Aplica-se divulsão à gordura para afastá-la da fáscia lata em todo o trajeto até a parte lateral do membro inferior em direção ao trocanter maior. Remove-se então um pedaço de fáscia com 1 cm de largura usando o *stripper* fascial. Isso geralmente produzirá um pedaço de fáscia de 20 cm de comprimento. Um segundo pedaço de fáscia lata de comprimento semelhante pode ser obtido repetindo-se o mesmo procedimento. Uma ponte de fáscia lata de 1 cm de largura deve continuar entre as duas áreas onde o *stripper* removeu o tecido. Esses dois pedaços de fáscia podem então ser suturados um ao outro, fornecendo um pedaço de fáscia com 30 a 35 cm de comprimento para usar no *sling* pubovaginal.

O texto continua na página 762.

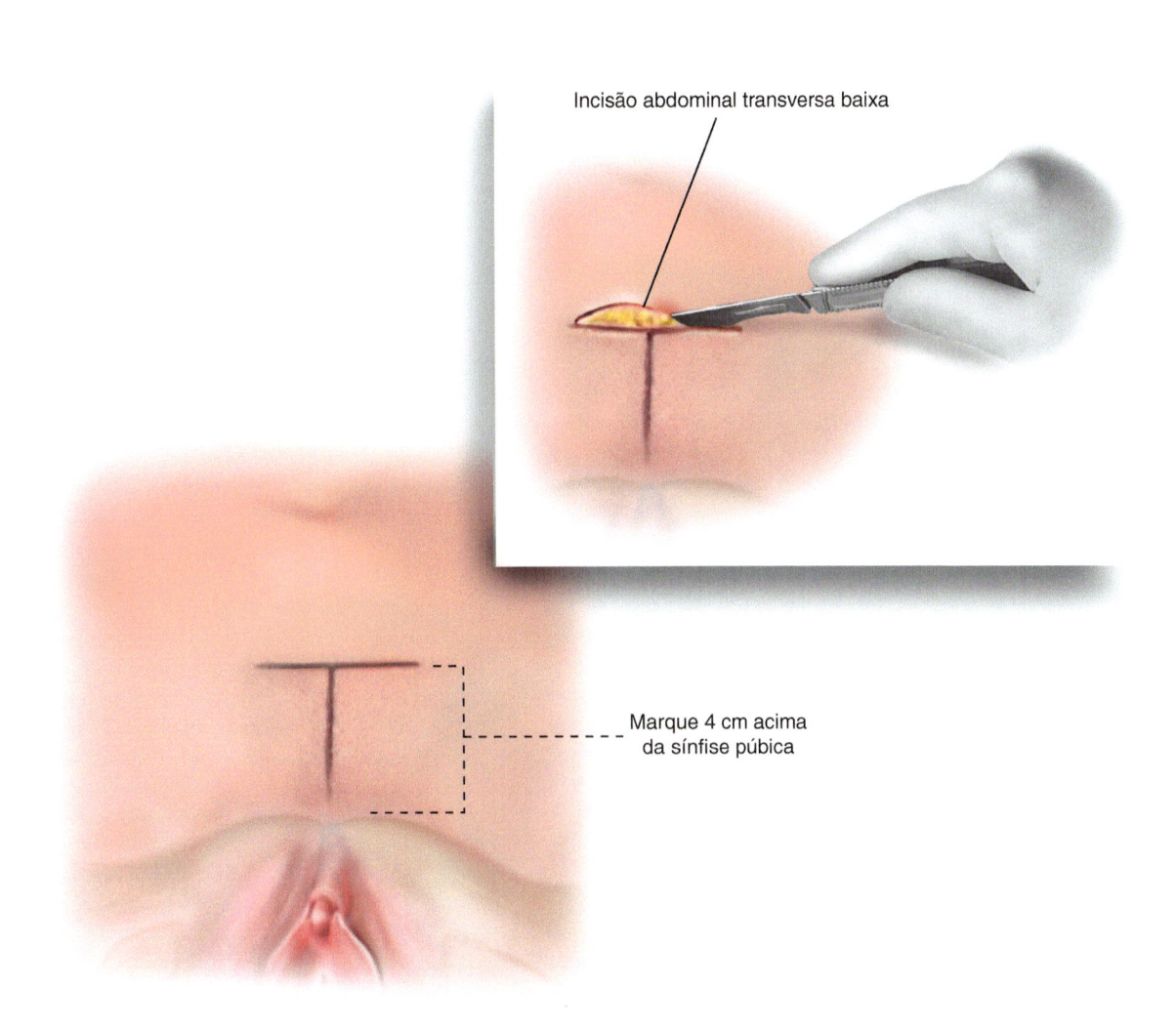

FIGURA 60-2 Localização da incisão na pele delineada antes de se iniciar o procedimento. A incisão deve medir aproximadamente 8 a 10 cm e localizar-se mais ou menos 4 cm acima da sínfise púbica. Também é viável uma incisão vertical, embora menos estética. *(Reimpressa com permissão de Dmochowski RR, Karram MM, Reynolds WS: Surgery for Urinary Incontinence: Female Pelvis Surgery Video Atlas Series. St. Louis, Elsevier, 2013.)*

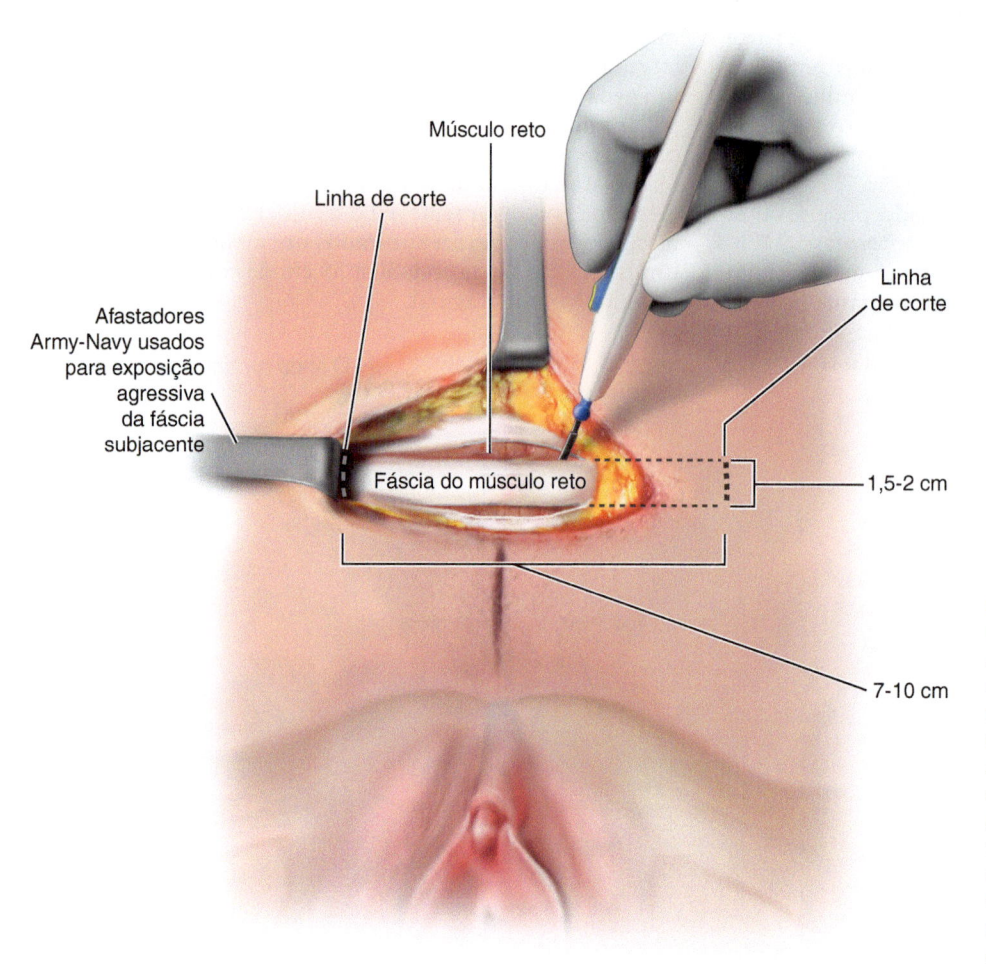

FIGURA 60-3 Ressecção de faixa fascial. Depois de ser tomada uma decisão sobre a localização ideal para excisão, a área é marcada com o eletrocautério ou um marcador cirúrgico. A ressecção da faixa é efetuada com um bisturi ou eletrocautério. A faixa deve medir 8 a 10 cm e ter 1 a 2 cm de largura. O uso de pequenos afastadores Army-Navy para a incisão cutânea pode ser útil para melhorar a exposição. *(Reimpressa com permissão de Dmochowski RR, Karram MM, Reynolds WS: Surgery for Urinary Incontinence: Female Pelvis Surgery Video Atlas Series. St. Louis, Elsevier, 2013.)*

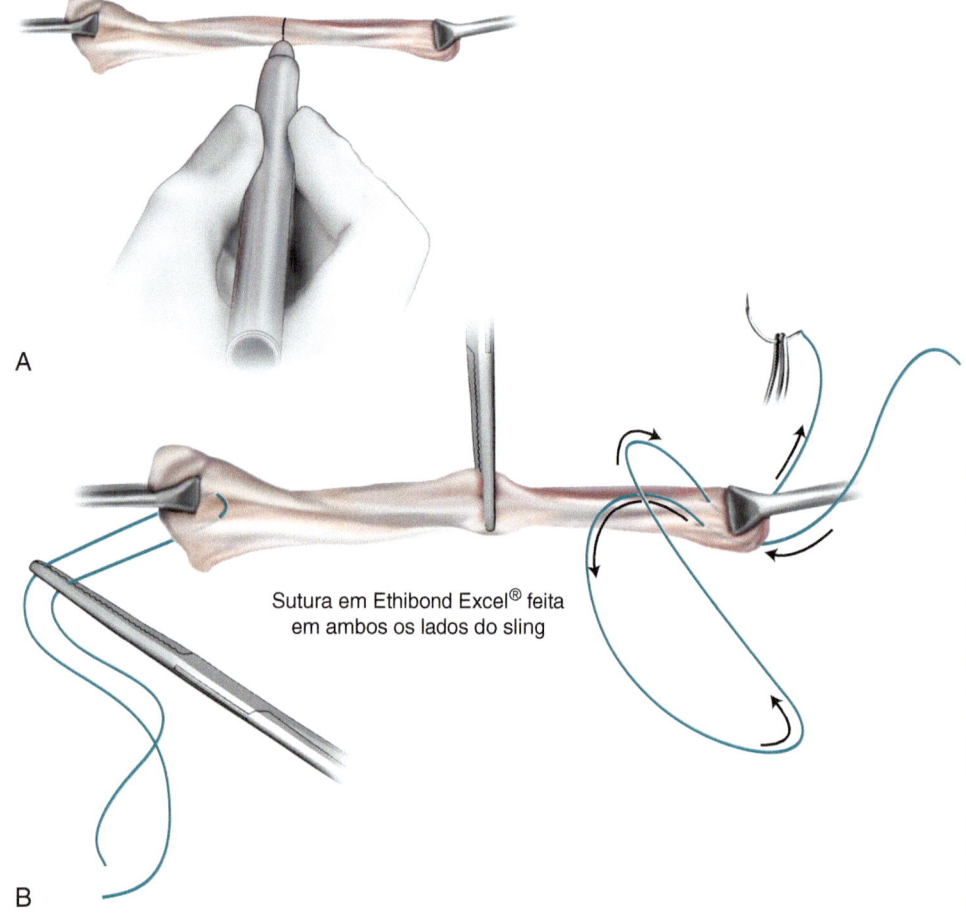

FIGURA 60-4 Fixação dos braços suspensores ao *sling* fascial. **A.** Demarca-se a linha média do *sling* fascial com um marcador, e o *sling* é delicadamente apreendido com uma pinça. **B.** Uma sutura de poliéster (p. ex., Ethibond Excel®) é fixada a cada uma das extremidades do *sling* de fáscia depois da remoção do tecido adiposo aderido a ele. O cirurgião se assegura de que os pontos iniciais de entrada e de saída das suturas de poliéster estejam do mesmo lado da faixa originalmente contígua aos músculos retos. *(Reimpressa com permissão de Dmochowski RR, Karram MM, Reynolds WS: Surgery for Urinary Incontinence: Female Pelvis Surgery Video Atlas Series. St. Louis, Elsevier, 2013.)*

CAPÍTULO 60 Slings Pubovaginais Biológicos de Colo Vesical para a Correção de Incontinência Urinária de Esforço

Incisão vaginal

Divulsão com dedo indicador ao longo da sínfise posterior

A

B

Lâminas abertas da tesoura Mayo perfurando a fáscia endopélvica na margem inferior do osso púbico

C

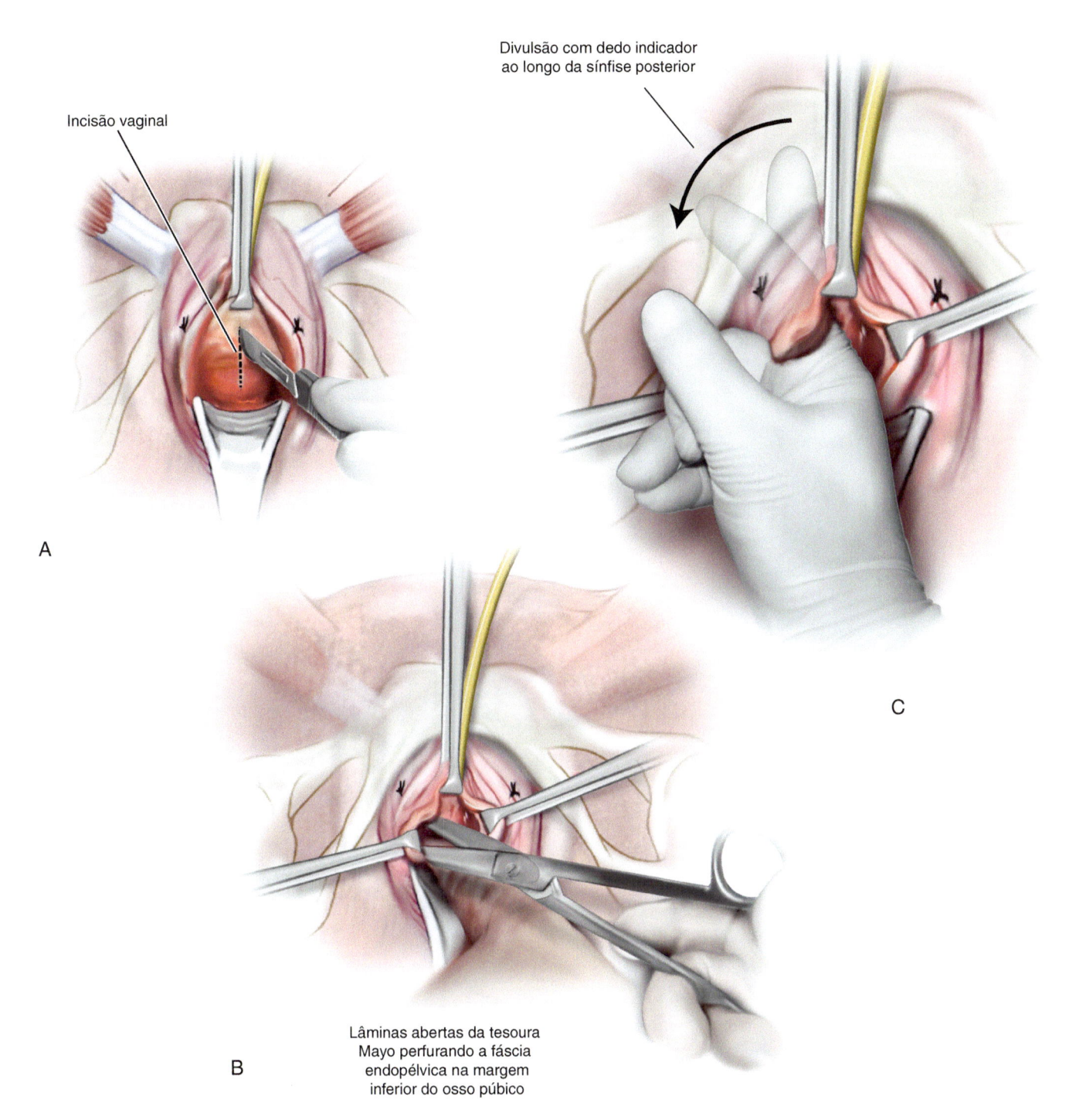

FIGURA 60-5 Dissecção vaginal. **A.** Incisão vertical ou em forma de "U" invertido é usada na mucosa vaginal sobre a uretra média e a bexiga. **B.** Executa-se dissecção cuidadosa até os ramos púbicos bilateralmente até o diafragma urogenital ser identificado. O diafragma urogenital é penetrado de maneira cortante com a ajuda de tesoura Mayo. **C.** Para o espaço ser desenvolvido, a abertura criada deve ser aumentada digitalmente por divulsão do dedo indicador contra o arco da sínfise púbica. O mesmo procedimento é repetido no lado oposto. *(Reimpressa com permissão de Dmochowski RR, Karram MM, Reynolds WS: Surgery for Urinary Incontinence: Female Pelvis Surgery Video Atlas Series. St. Louis, Elsevier, 2013.)*

Passe a agulha Stamey e guie com o dedo desde a incisão suprapúbica até a incisão vaginal

Suturas de Ethibond® passadas na extremidade da agulha Stamey

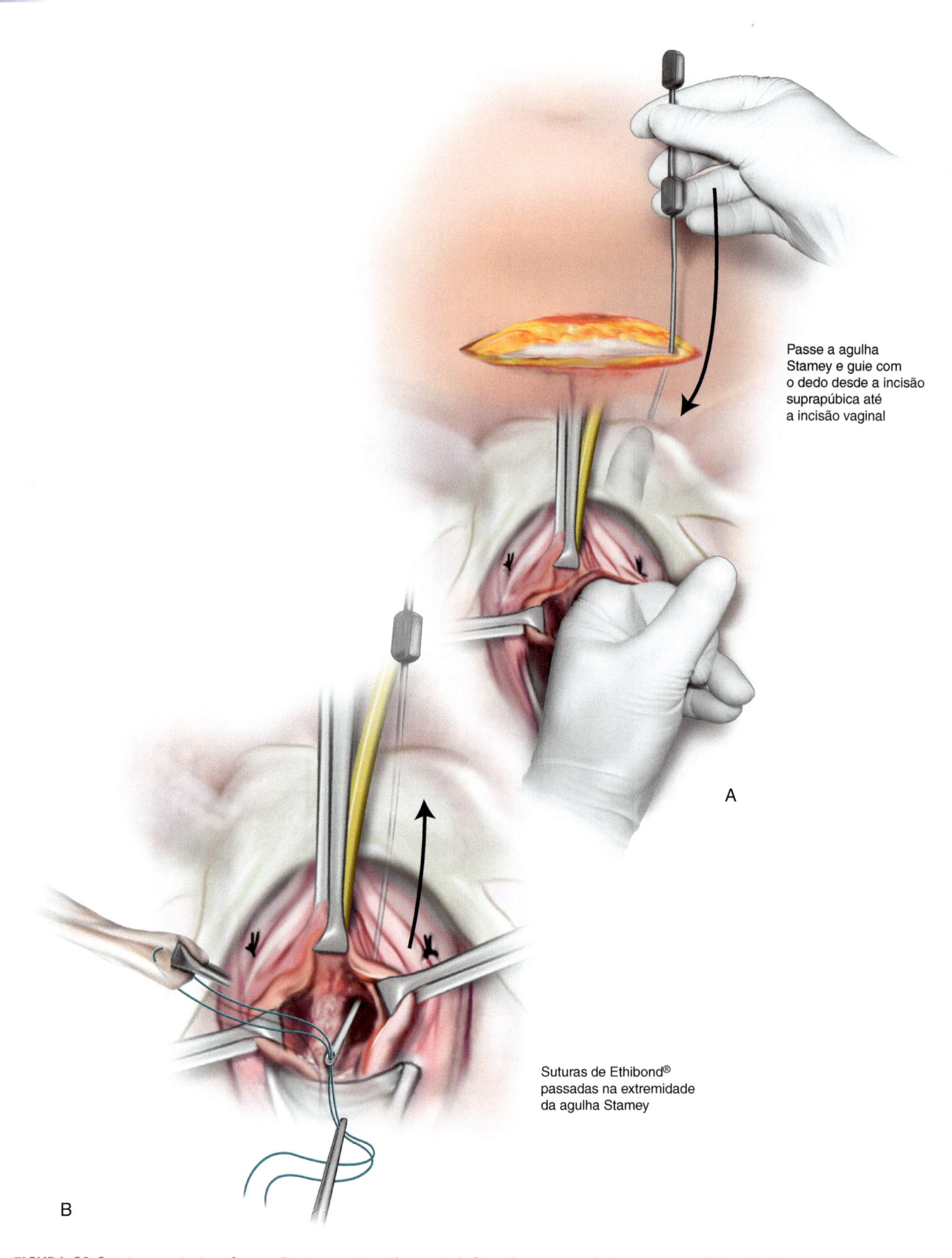

FIGURA 60-6 Colocação do *sling*. **A.** A agulha Stamey é inserida através da fáscia do reto e guiada à vagina com o dedo indicador em contato com a ponta da agulha. **B.** Ambas as extremidades da sutura de poliéster são passadas na agulha de Stamey, e a agulha é puxada de volta até o espaço retropúbico ao abdome no nível da fáscia. *(Reimpressa com permissão de Dmochowski RR, Karram MM, Reynolds WS: Surgery for Urinary Incontinence: Female Pelvis Surgery Video Atlas Series. St. Louis, Elsevier, 2013.)*

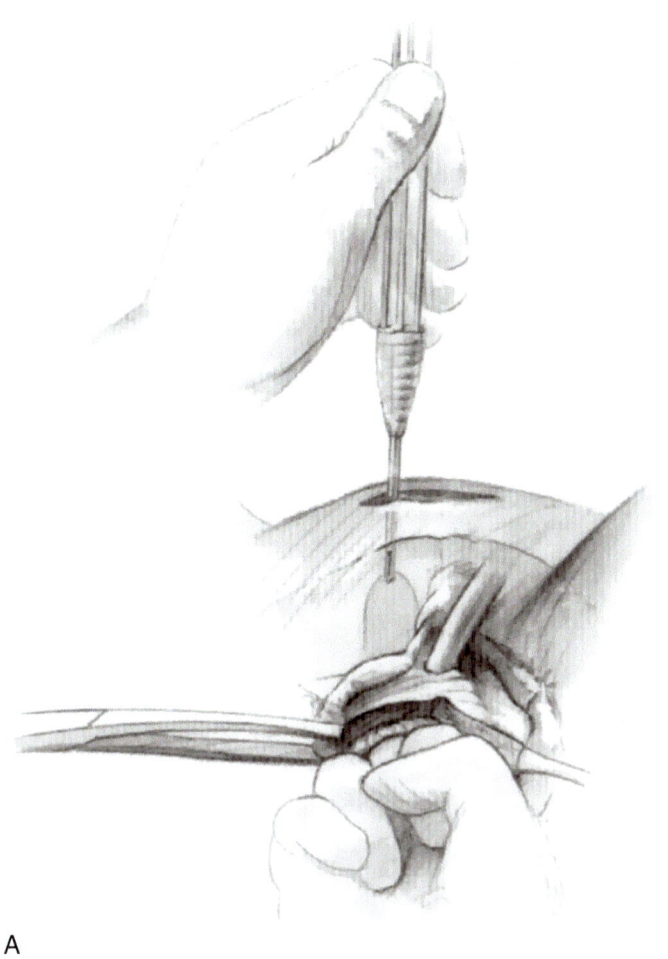

FIGURA 60-7 A. A agulha é passada sob orientação direta do dedo. Um dedo na vagina é inserido até a face posterior do músculo reto. **B.** Carregador de ligadura Pereyra *(Cortesia de El Ney Pudustries, Inc., Upland, Califórnia).* **C.** Séries de agulhas Stamey: agulha reta *(em cima)*, agulha angulada 15° *(meio)* e agulha angulada 30° *(embaixo). (Cortesia Pilling Company, Fort Washington, Pensilvânia.)*

756 PARTE 3 ■ SEÇÃO 11 ■ Cirurgia Vaginal

Suturas Ethibond® amarradas através da linha média usando o dedo do assistente para evitar tensão excessiva.

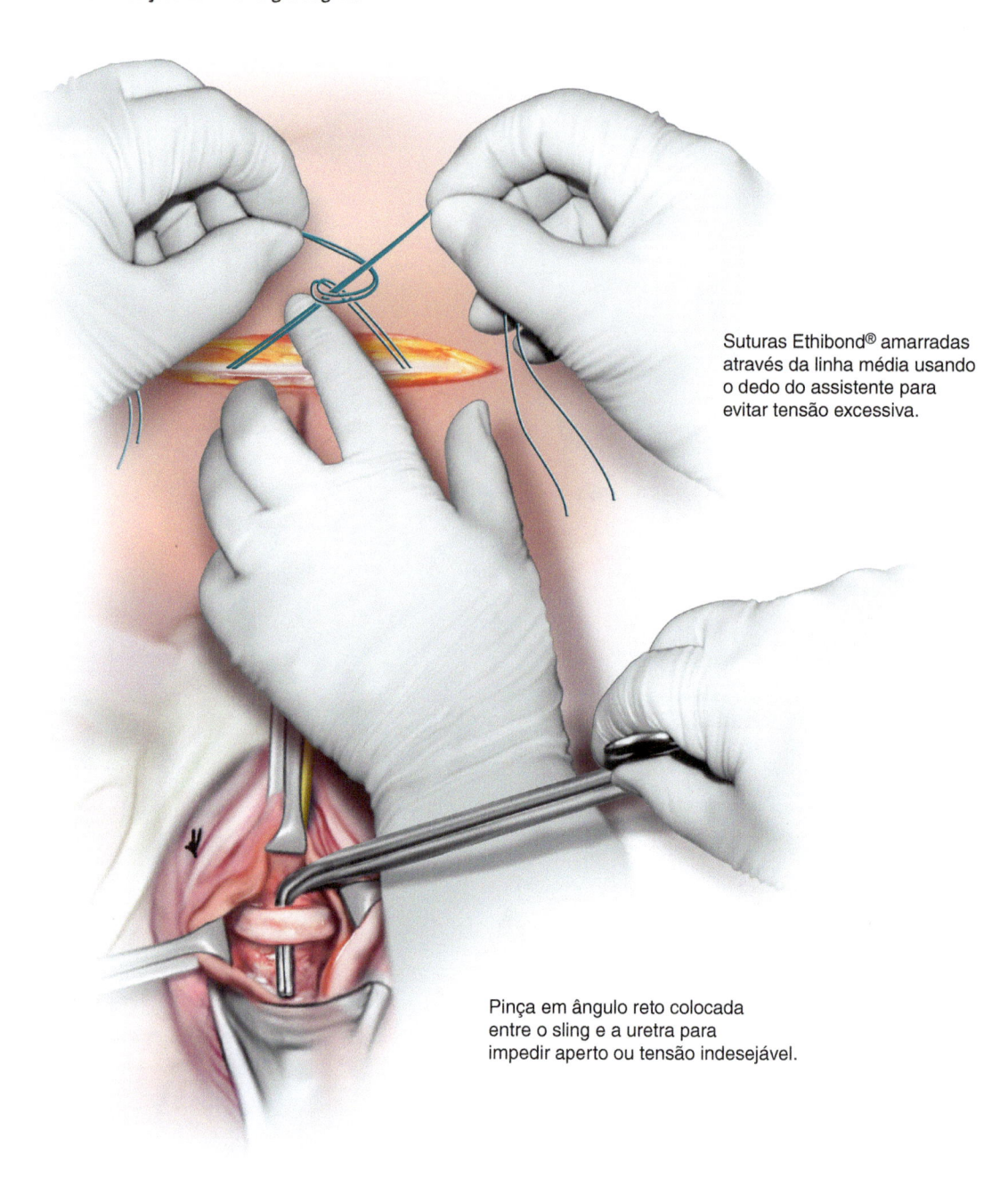

Pinça em ângulo reto colocada entre o sling e a uretra para impedir aperto ou tensão indesejável.

FIGURA 60-8 Tensionamento do *sling*. Isso é efetuado amarrando-se as suturas suspensoras pela via abdominal acima da linha de fechamento da fáscia. As suturas são amarradas sobre o dedo indicador do assistente para evitar tensionamento excessivo. Isso é feito concomitantemente com a colocação de uma pinça em ângulo reto entre o *sling* pubovaginal e a vagina. *(Reimpressa com permissão de Dmochowski RR, Karram MM, Reynolds WS: Surgery for Urinary Incontinence: Female Pelvis Surgery Video Atlas Series. St. Louis, Elsevier, 2013.)*

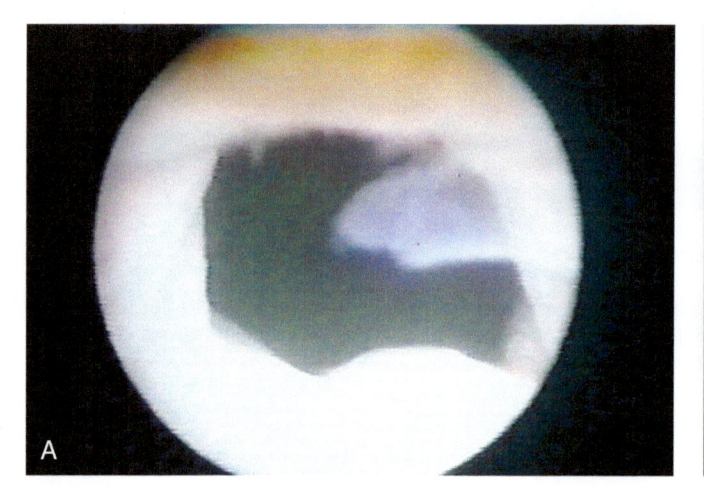

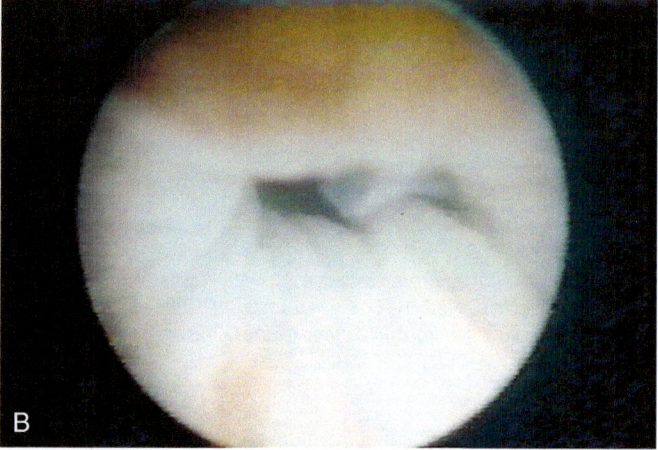

FIGURA 60-9 A. Vista uretroscópica da uretra proximal para confirmar a colocação apropriada do *sling* suburetral. Uretra proximal e colo vesical antes da elevação do *sling*. **B.** Elevação do *sling* fecha o colo vesical. Essa manobra assegura a colocação apropriada do *sling* sob a uretra proximal.

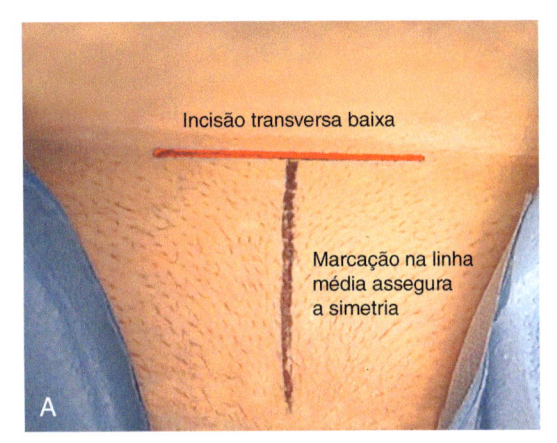

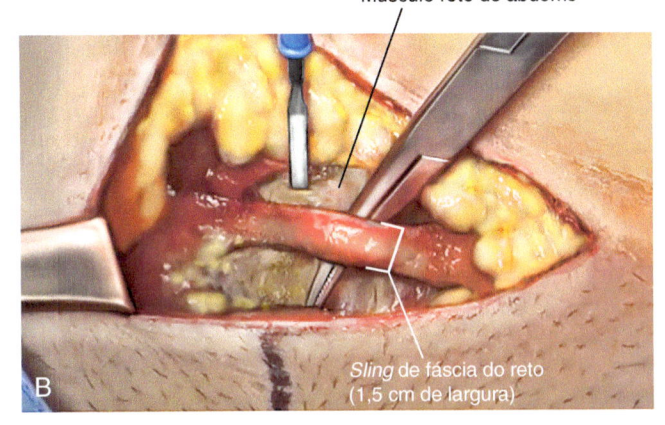

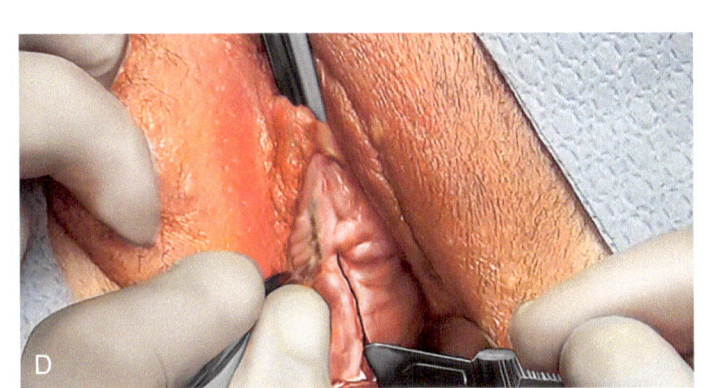

FIGURA 60-10 A. Localização apropriada para incisão transversa na pele. **B.** Pedaço de fáscia do reto com 15 cm de largura é isolado na linha média. **C.** Sling de fáscia do reto com 8 a 10 cm de comprimento. Incisão vaginal **D.** na linha média ou **E.** em U invertido.

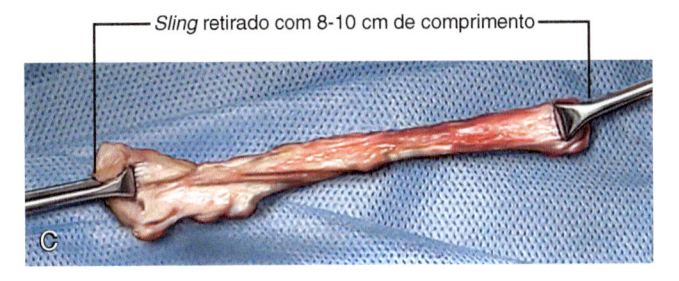

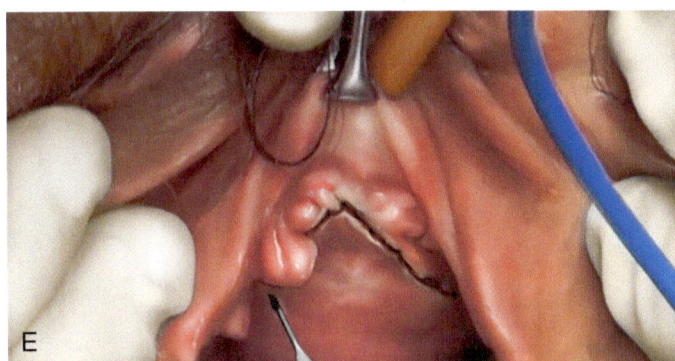

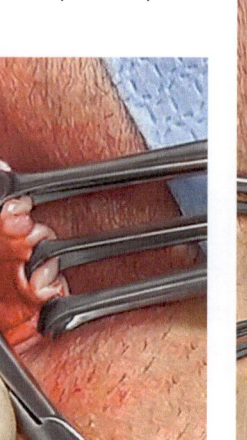

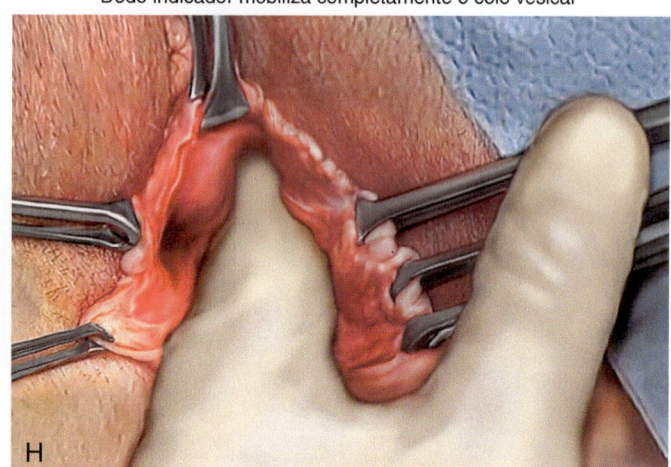

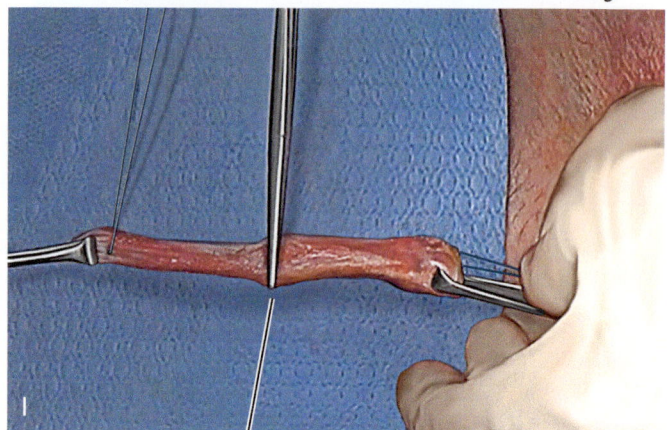

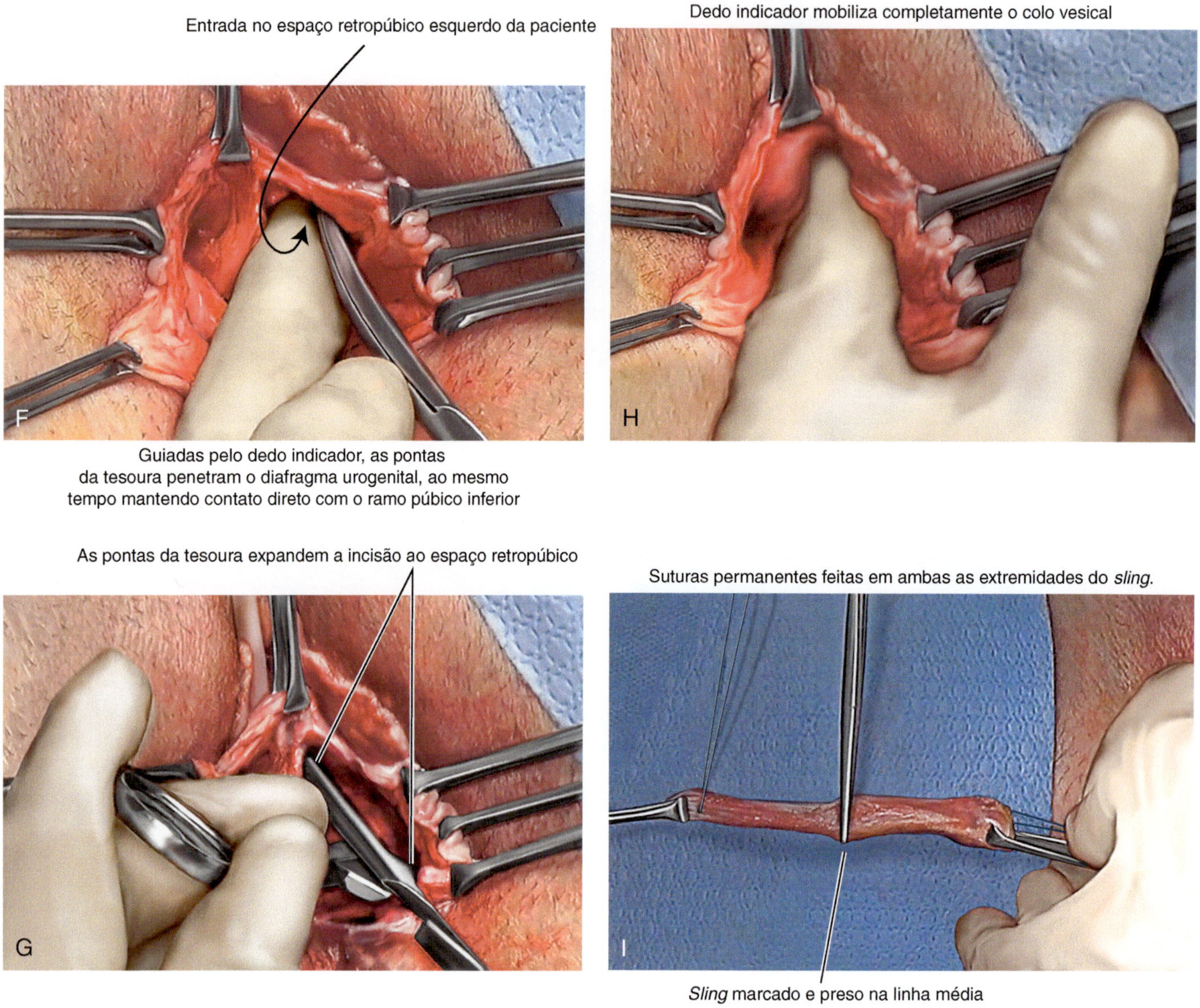

FIGURA 60-10 (Cont.) F. Técnica para entrada vaginal no espaço retropúbico envolve penetrar o diafragma urogenital com as pontas da tesoura, mantendo a tesoura em contato direto com o ramo púbico inferior. **G.** Abertura da tesoura abre o espaço para permitir palpação direta da parte posterior da pube. **H.** O dedo indicador do cirurgião é inserido, e o espaço é aumentado, assim mobilizando completamente o colo vesical, bem como permitindo a passagem da agulha Stamey sob orientação direta do dedo. **I.** Suturas permanentes são fixadas às extremidades do *sling*. **J.** Uma agulha Stamey é passada sob a orientação direta do dedo, e as suturas são presas ao *sling*, passando pelo fundo da agulha.

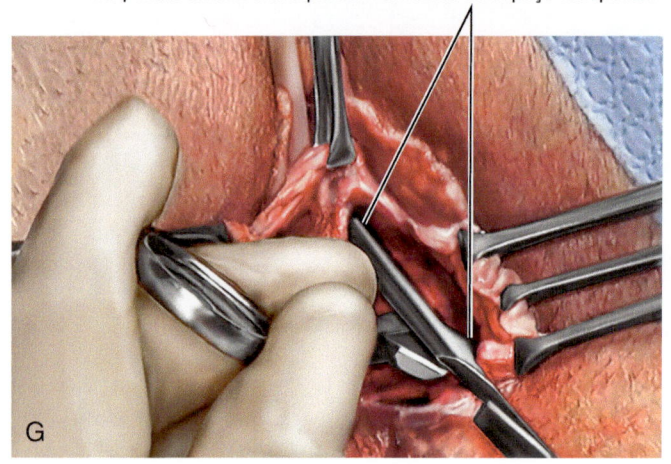

CAPÍTULO 60 Slings Pubovaginais Biológicos de Colo Vesical para a Correção de Incontinência Urinária de Esforço

Agulha de Stamey passada da incisão suprapúbica à incisão vaginal sob orientação direta do dedo

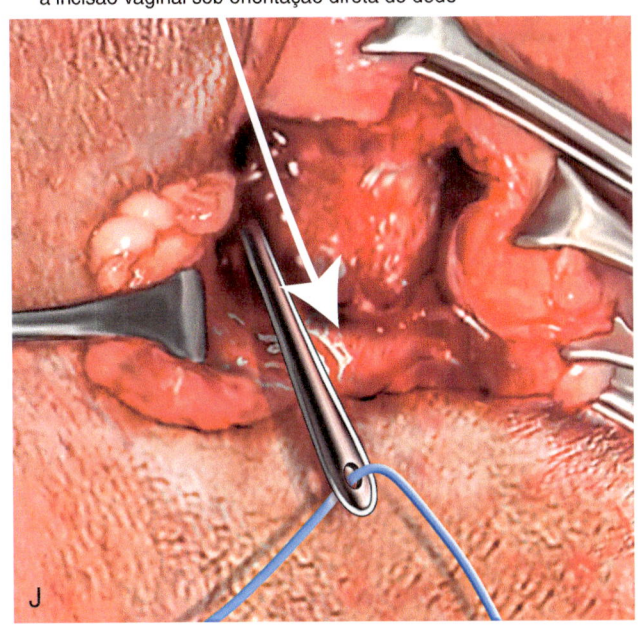

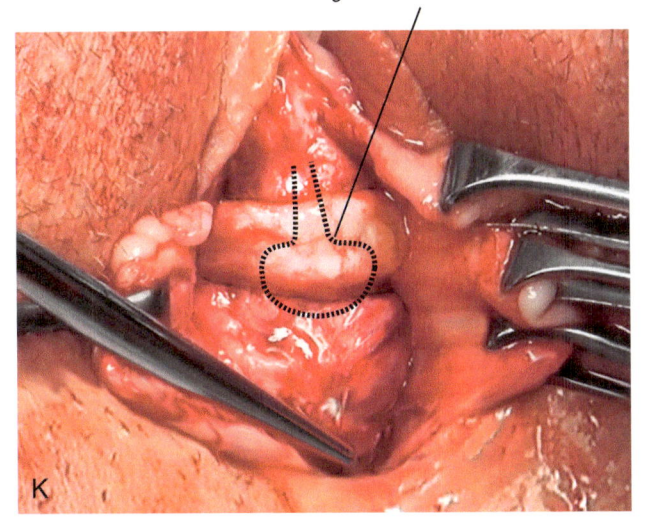

Sutura na linha média frouxamente amarrada sob tensão mínima

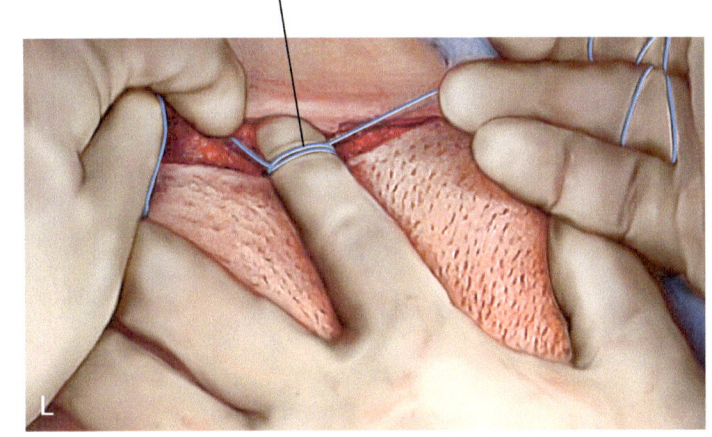

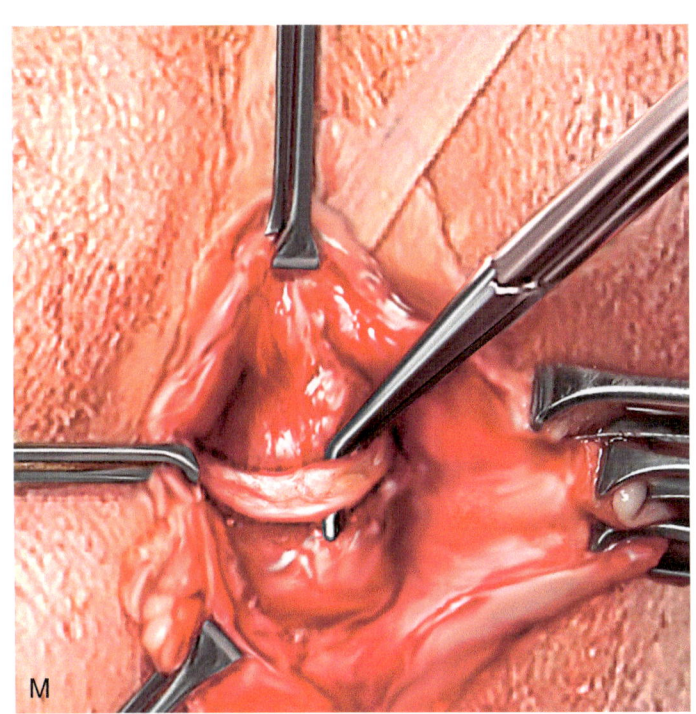

As suturas do *sling* são passadas pelo fundo da agulha Stamey

Sling colocado no colo vesical

Pinça em ângulo reto deve passar facilmente entre o *sling* e a uretra.

FIGURA 60-10 *(Cont.)* K. Uma vez transferidas as suturas suprapubicamente, o *sling* deve assentar-se frouxamente abaixo do colo vesical. **L.** As suturas são amarradas frouxamente na linha média. **M.** Uma pinça em ângulo reto é facilmente passada entre o *sling* e a uretra posterior.

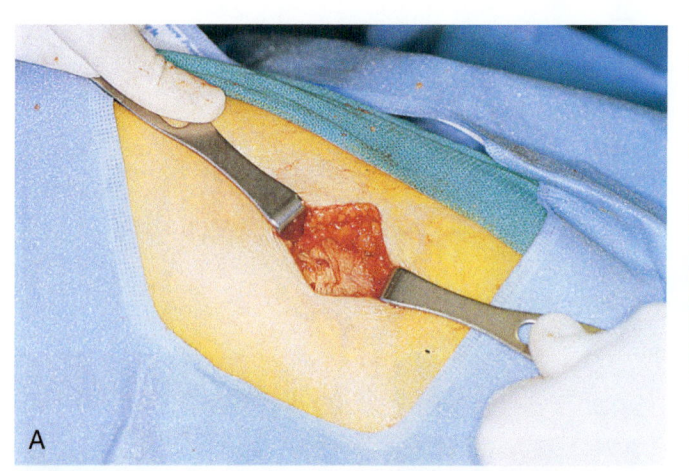

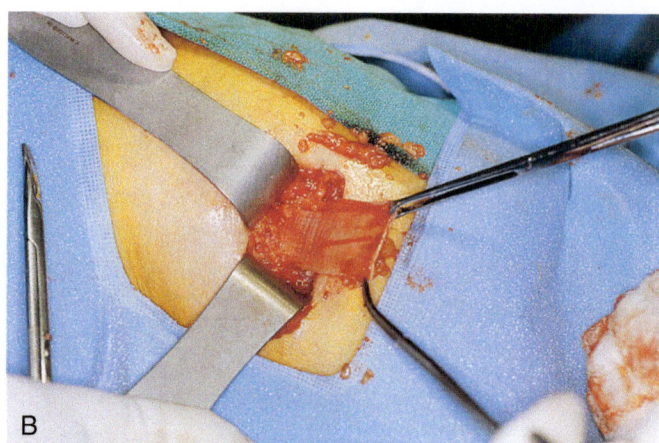

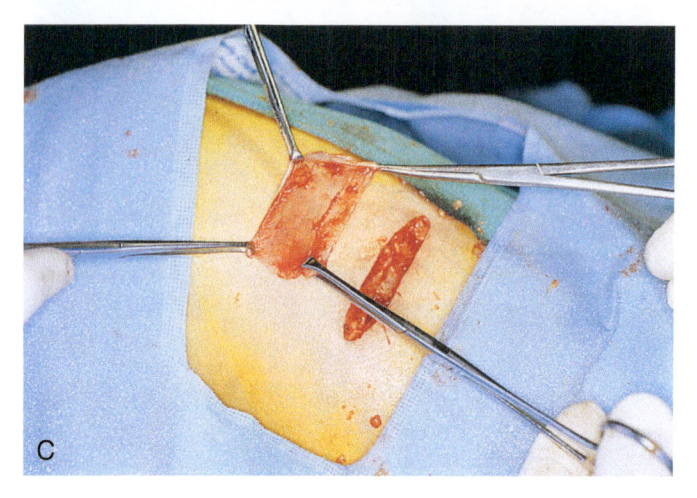

FIGURA 60-11 A. Faz-se uma incisão na perna aproximadamente 8 cm acima da parte média da patela, lateralmente ao joelho, expondo a fáscia lata. **B.** Está sendo removido um fragmento de fáscia. **C.** O fragmento de fáscia lata foi removido.

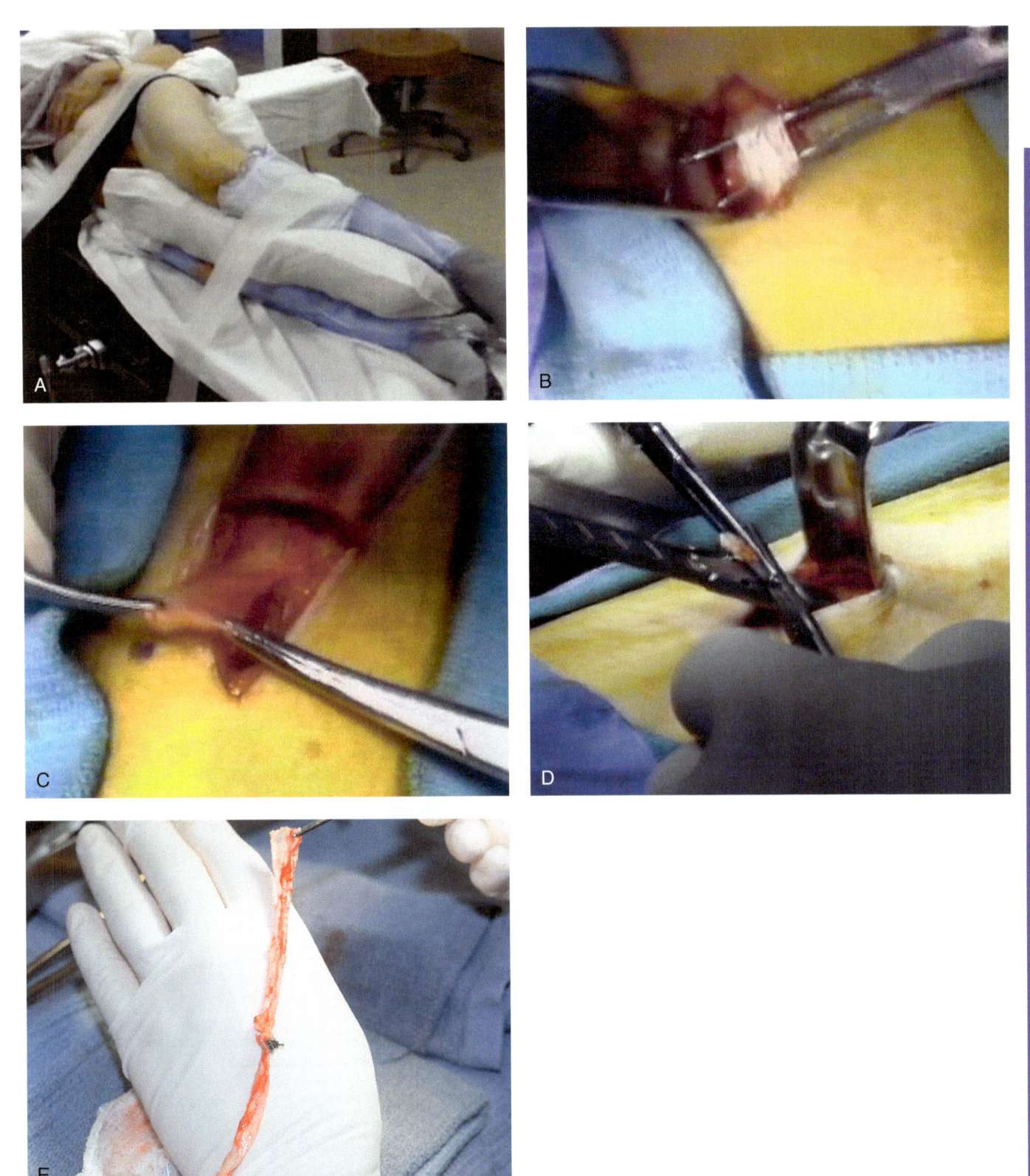

FIGURA 60-12 A. Posicionamento apropriado da perna para obter uma faixa de fáscia lata de comprimento total. **B.** Exposição de um grande pedaço de fáscia lata com 1 cm de largura. **C.** Separação inicial de uma faixa de fáscia com 1 cm. **D.** *Stripper* aplicado à fáscia lata para completar a retirada de faixa de fáscia. **E.** Faixa de fáscia lata com um comprimento total. *(Fotografias A a D, cumprimentos ao Dr. Alfred Bent.)*

Manejo da Disfunção Miccional Pós-Operatória

A prevalência de disfunção miccional depois de *slings* pubovaginais é mais alta do que com *slings* mediouretrais sintéticos. Pode ocorrer retenção urinária transitória em até 20% das pacientes, o que leva à autocateterização intermitente até a resolução (tipicamente 2-4 semanas). A disfunção miccional pós-operatória prolongada (persistindo por mais de 4-6 semanas), incluindo urgência *de novo,* incontinência de urgência ou sintomas miccionais obstrutivos, pode ocorrer em certo grau em até 25% das pacientes. No entanto, menos de 3% das mulheres precisam de retirada do *sling* ou de uretrolise. Se for necessária uma intervenção pós-operatória subsequente para disfunção miccional, realiza-se uretrolise vaginal (Fig. 60-13) ou retirada do *sling* (Fig. 60-14), dependendo de o material real do *sling* ser identificado e isolado da uretra. Em tais situações, além de cortar o *sling*, pode ser suturado um pedaço interposto de tecido biológico às bordas cortadas para diminuir a chance de IUE recorrente (Fig. 60-14).

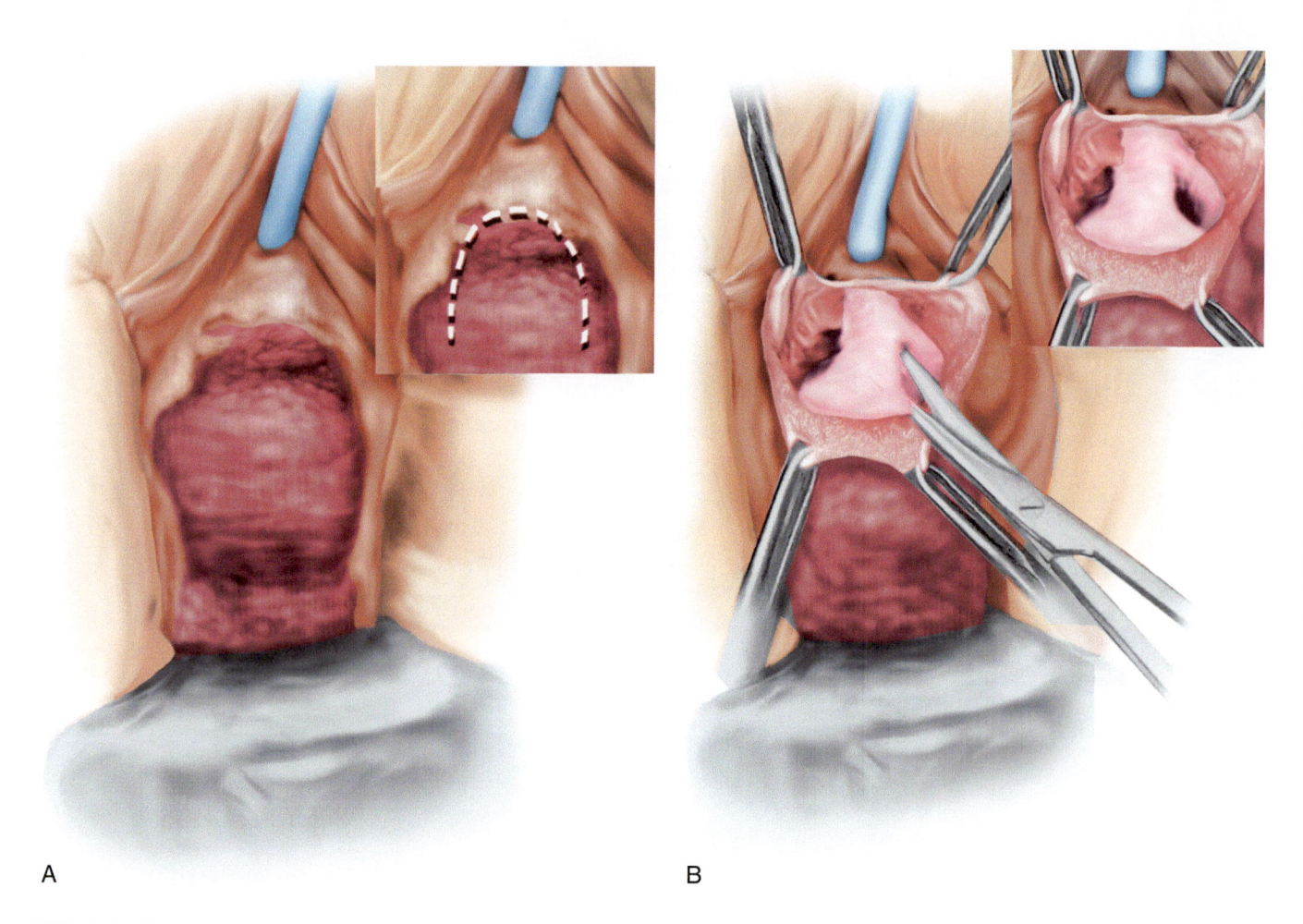

FIGURA 60-13 Técnica de uretrolise vaginal. **A.** Incisão em U invertido é feita na vagina. **B.** Dissecção cortante lateral ao colo vesical com penetração cortante do diafragma urogenital permite entrada no espaço retropúbico com a possibilidade de criar certa mobilidade uretral.

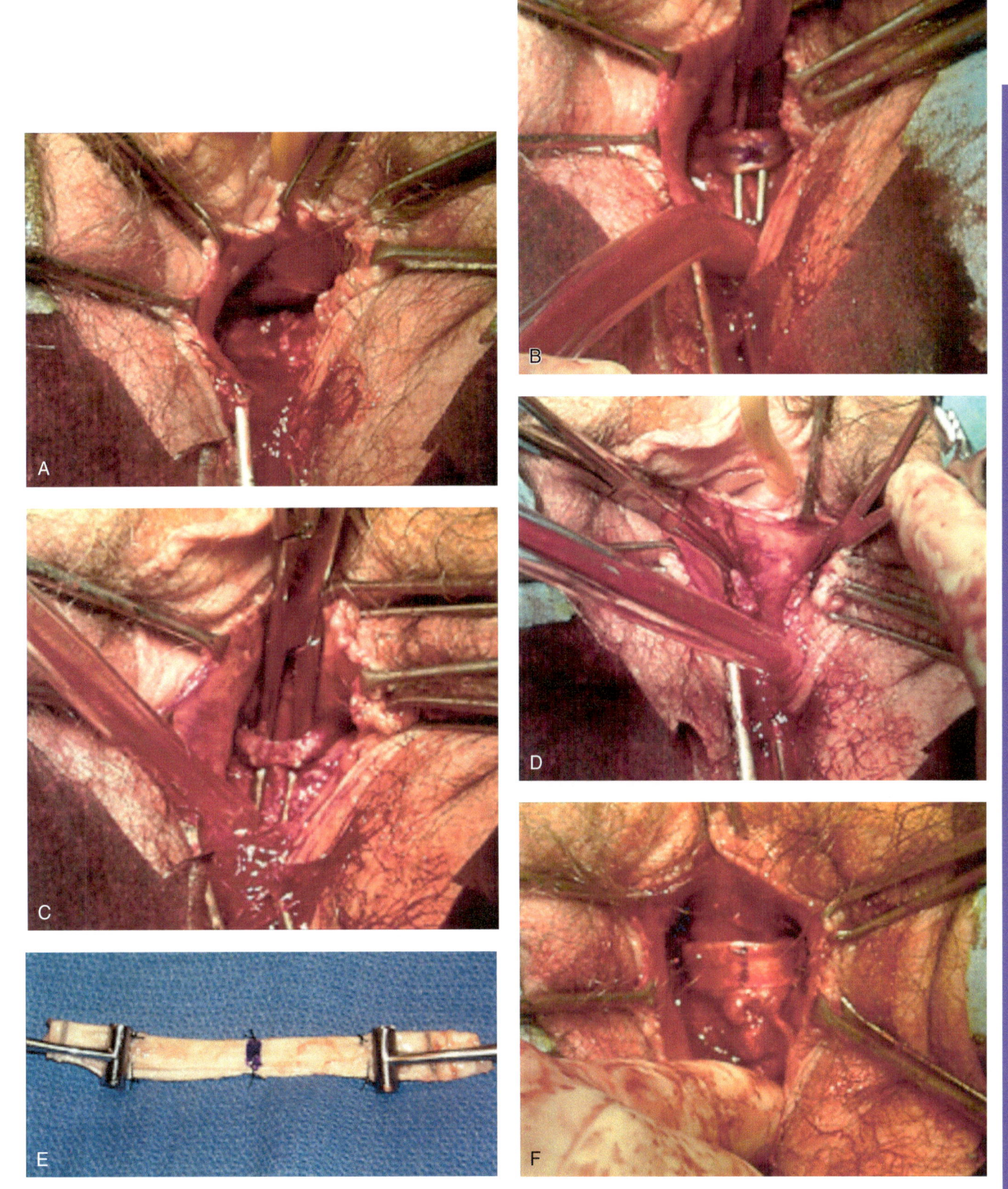

FIGURA 60-14 A. *Sling* de fáscia de cadáver causando obstrução uretral. **B.** Pinça em ângulo reto foi passada entre o *sling* e a uretra. **C.** O *sling* está sendo cortado. **D.** O *sling* está cortado e as extremidades afastadas estão presas em pinças. **E.** Fáscia de cadáver para ser interposta entre as duas extremidades cortadas. **F.** Pedaço de fáscia e cadáver interposta. Observe a colocação apropriada de tensão do *sling*.

CAPÍTULO 61

Lesões Benignas da Parede Vaginal

Michael S. Baggish

Sob circunstâncias normais, a vagina não contém qualquer glândula. Entretanto, quando existe a condição de adenose (que ocorre espontaneamente ou como resultado da exposição pré-natal ao dietilestilbestrol [DES]), glândulas secretoras de muco podem ser identificadas na mucosa e na submucosa (Fig. 61-1A e B). Essas lesões aparecem como um tecido semelhante ao tecido de granulação, fendas, orifícios ou cistos (Fig. 61-2A e B). Sempre que há suspeita de adenose, a lesão deve ser biopsiada para garantir que não existe adenocarcinoma dentro ou ao redor dela. Além disso, o risco de neoplasia intraepitelial escamosa é maior devido às múltiplas junções escamocolunares expostas aos fatores ambientais associados ao coito.

Biópsias

As biópsias vaginais são realizadas de uma maneira semelhante à utilizada para a doença cervical (isto é, com uma pinça de biópsia de haste longa) (Fig. 61-3). A exposição pode ser um problema para as lesões vaginais, e o uso de um gancho de manipulação permite que o examinador exiba corretamente a lesão à visão colposcópica (Fig. 61-4A e B).

Cistos

Os cistos de 2 cm ou maiores devem ser excisados na sala de cirurgia com a paciente sob anestesia local ou geral. Claramente, essas lesões podem variar de inclusões mucosas (adenose) a inclusões escamosas, e até a cistos do ducto de Gartner (remanescentes mesonéfricos). A visualização de um cisto a partir da vagina fornece pouca percepção quanto à sua origem ou potenciais riscos. Uma condição incomum que produz pequenos cistos – alguns de até 1 a 1,5 cm – é a **vaginite enfisematosa**. Essa condição é associada a vários espaços cheios de gás (Fig. 61-5A a D).

O **ducto de Gartner (mesonéfrico)** encontra-se no fundo da parede lateral da vagina; embora possa crescer anteriormente ou posteriormente, um cisto do ducto pode se estender cranialmente ao longo de todo o comprimento da vagina e através do colo do útero no ligamento largo (Fig. 61-6A a E). Antes de iniciar uma cirurgia para remover o cisto, o ginecologista deve obter o máximo de informação pré-operatória sobre o cisto e suas estruturas vizinhas quanto possível (Fig. 61-6F a H). A técnica de excisão de qualquer cisto vaginal é semelhante. A relação do cisto com a bexiga e o ureter deve ser conhecida (Fig. 61-6I). Se necessário, o ureter deve ser cateterizado.

Um cisto do ducto de Gartner que se estende inferiormente na vagina deve ser investigado radiologicamente para determinar a extensão ascendente do cisto. As Figuras 61-7 a 61-10 mostram um cisto da parede anterolateral esquerda da vagina e a sua relação com a bexiga.

Uma técnica confiável e fácil para lidar com esse tipo de cisto é descrita a seguir.

Injeta-se solução de vasopressina diluída 1:100 no cisto (Fig. 61-11). Em seguida, o laser de dióxido de carbono (CO_2) traça pontos contornando a área do cisto que será excisada (Fig. 61-12). A excisão essencialmente tira a cobertura da massa cística (Fig. 61-13). O interior do cisto pode agora ser visto (Fig. 61-14). O diâmetro do feixe do laser de CO_2 é ampliado para 2,3 mm (ponto), e o interior do cisto é sistematicamente vaporizado (Fig. 61-15). A vaporização desnuda completamente o fino revestimento epitelial do cisto (Fig. 61-16). O colapso das paredes opostas eficientemente vai aglutinar uma a outra. O local de fenestração é fechado com uma sutura contínua com Vicryl® 3-0 (Fig. 61-17). Seis a oito semanas de pós-operatório, a massa e a abertura sumiram (Fig. 61-18). A parede do cisto excisado é enviada a patologia para análise.

Ocasionalmente, um cisto do ducto de Gartner pode atingir um tamanho grande (isto é, >5-10 cm) e pode se estender para cima na face lateral do colo do útero. A Figura 61-19 ilustra um grande cisto do ducto de Gartner na parede posterior da vagina que terminou na lateral direita do fórnice da vagina. Em tais casos, pode ser vantajoso ressecar uma parte significativa ou o cisto todo (Figs. 61-20 a 61-25). Se uma parte do cisto permanece não ressecada, então o interior deve ser vaporizado para diminuir as chances de recorrência (Figs. 61-26 a 61-28). Após a conclusão do procedimento, a parede vaginal é cuidadosamente reaproximada para evitar a formação de cicatriz.

Úlceras

A ulceração pode ser criada na vagina por meio da aplicação de produtos químicos tóxicos, lesão por tamponamento, cirurgia e trauma. A úlcera é frequentemente infectada pelas bactérias vaginais e pode se expandir ou se perpetuar como resultado da infecção (Fig. 61-29A a C). O tratamento inicial é realizar uma biópsia da úlcera para excluir um processo neoplásico; simultaneamente, devem-se fazer culturas para bactérias, bem como para fungos e vírus. A vagina deve ser irrigada duas ou três vezes ao dia, e um antibiótico tópico (creme de clindamicina) deve ser aplicado várias vezes por dia (Fig. 61-30A a G). Antibióticos sistêmicos, antifúngicos ou antivirais são administrados de acordo com a sensibilidade do organismo específico identificado. Se, devido a um mau suprimento vascular, a úlcera não regredir, ela deve ser excisada. As margens devem ser demarcadas, e uma solução de vasopressina 1:100 deve ser injetada nas bordas. Se a úlcera for grande, um enxerto deve ser obtido no pré-operatório. Se as medidas da lesão forem inferiores a 2 cm, geralmente ela pode ser fechada sem a constrição da vagina (Fig. 61-31A a C).

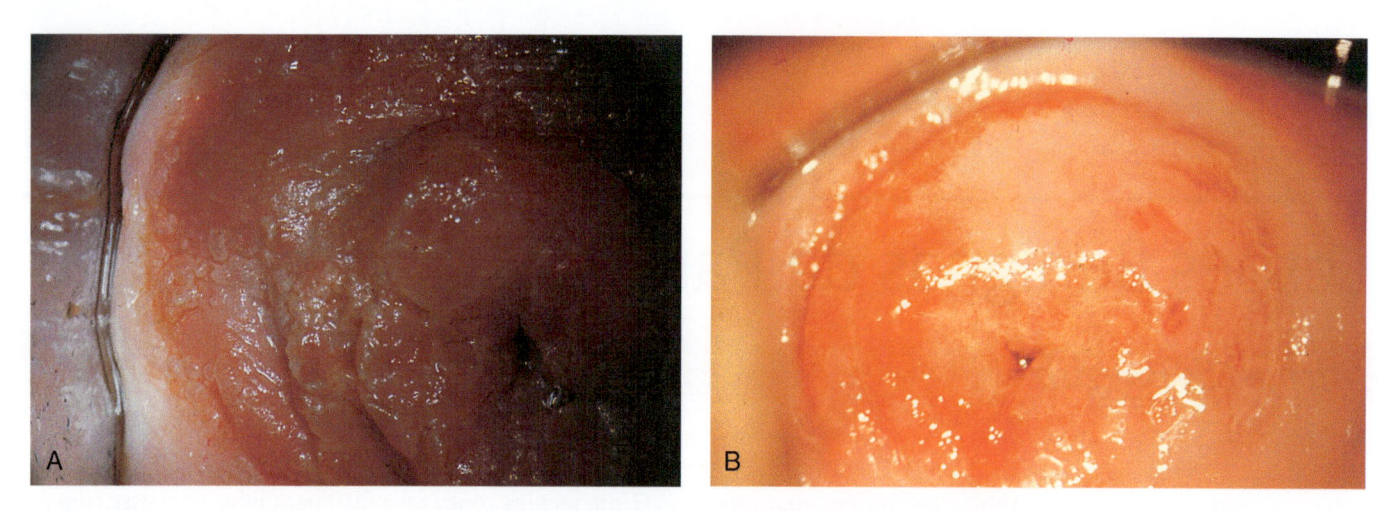

FIGURA 61-1 A. O colo do útero e a vagina desta mulher exposta ao dietilestilbestrol (DES) revelam a ausência total de um revestimento epitelial escamoso do ectocérvice. O fórnice da vagina, do mesmo modo, contém apenas tecido glandular. **B.** O colo do útero e a vagina de outra mulher exposta ao DES mostram extensa metaplasia escamosa (*rosa*) intercalada com tecido glandular (*vermelho*).

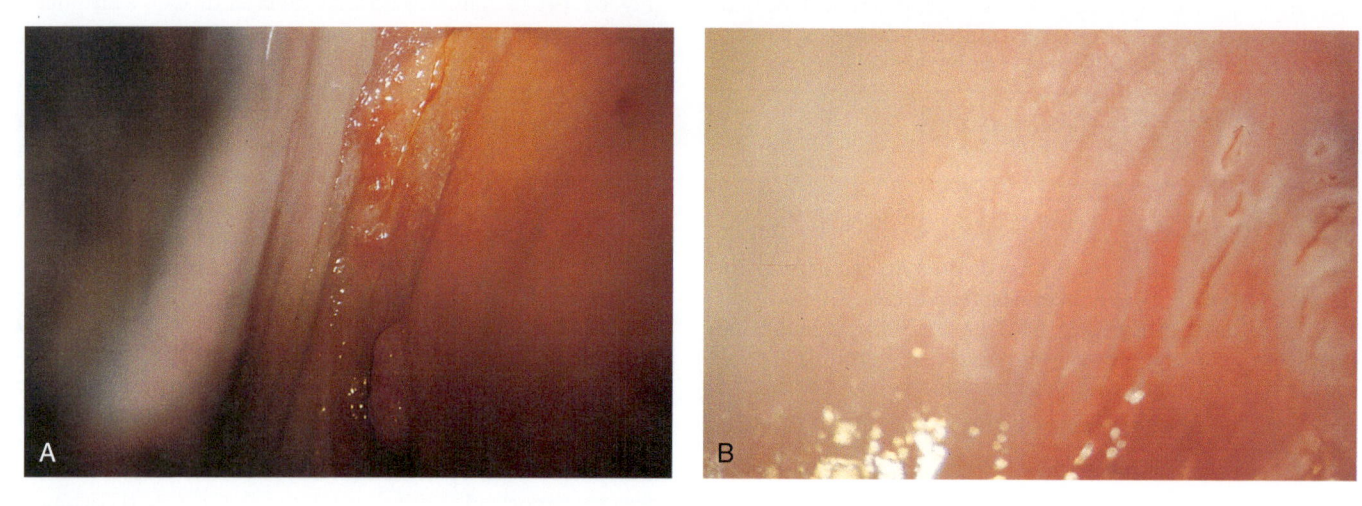

FIGURA 61-2 A. Tecido glandular semelhante ao tecido de granulação no fórnice lateral da vagina é diagnóstico de adenose. **B.** Fendas e aberturas de glândulas são aparentes na vagina dessa paciente. Uma biópsia nesta área irá revelar glândulas mucosas abaixo da superfície do epitélio metaplásico escamoso.

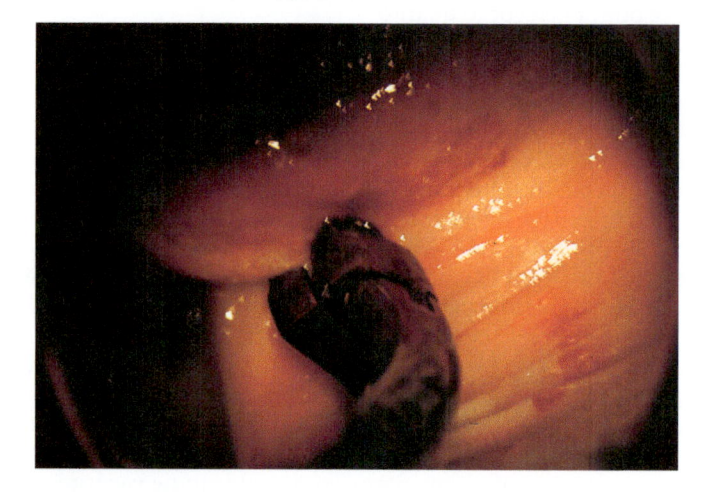

FIGURA 61-3 Uma biópsia vaginal direcionada é realizada sob a orientação colposcópica. As pacientes sentem pouco ou nenhum desconforto se a biópsia for realizada em tempo hábil com uma pinça de biópsia afiada.

CAPÍTULO 61   Lesões Benignas da Parede Vaginal

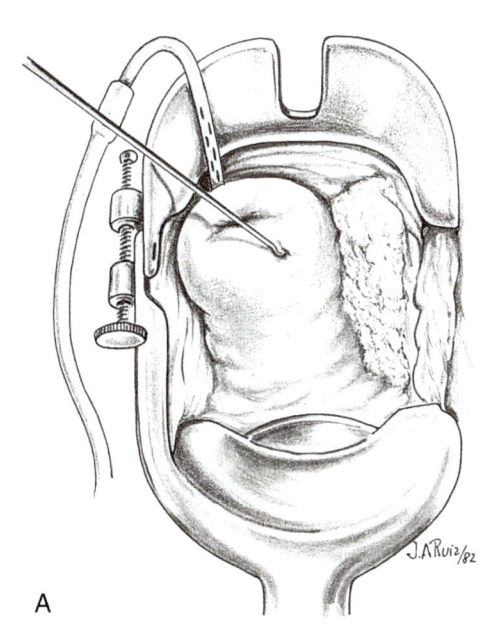

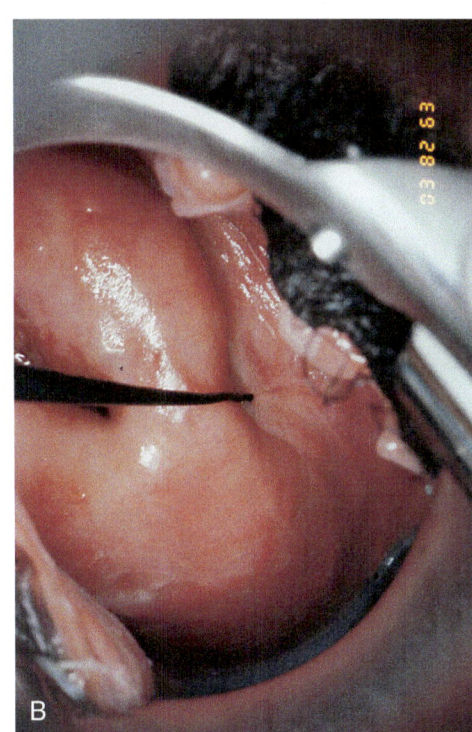

FIGURA 61-4 A. Expor o fórnice da vagina facilita uma biópsia direcionada; um gancho de titânio de cabo longo desvia o colo do útero do caminho. **B.** Sem o benefício do gancho, seria extremamente difícil obter uma visão colposcópica adequada dos fórnices laterais.

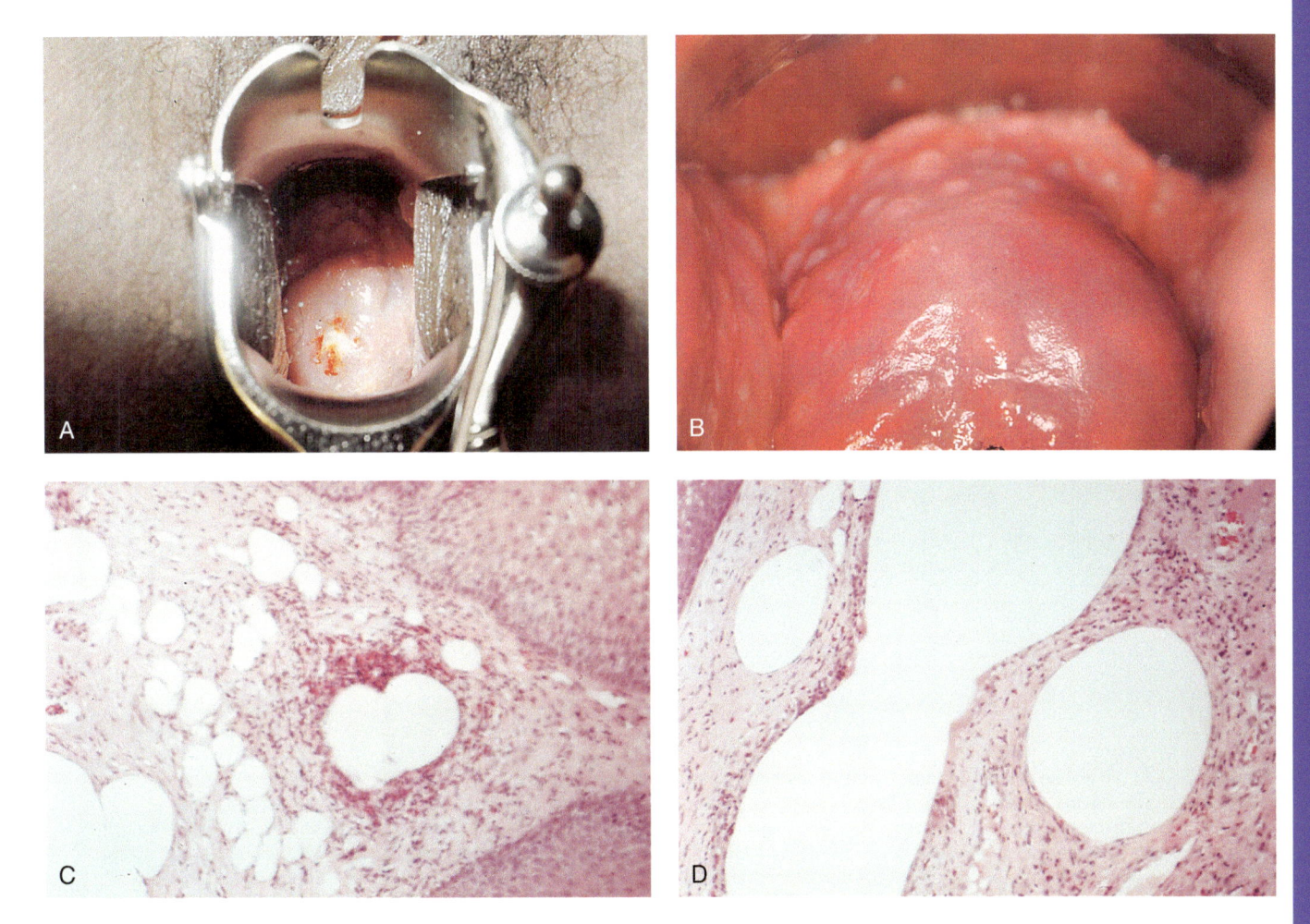

FIGURA 61-5 A. Numerosos pequenos cistos são vistos no fórnice anterior da vagina. Esses cistos estão preenchidos com gás. **B.** Uma visão ampliada da parte A revela a aparência da vaginite enfisematosa. **C.** Corte microscópico da parede da vagina (parte A) mostrando espaços aéreos na lâmina própria. **D.** A vaginite enfisematosa é caracterizada por espaços cheios de gás cercados por células gigantes multinucleadas.

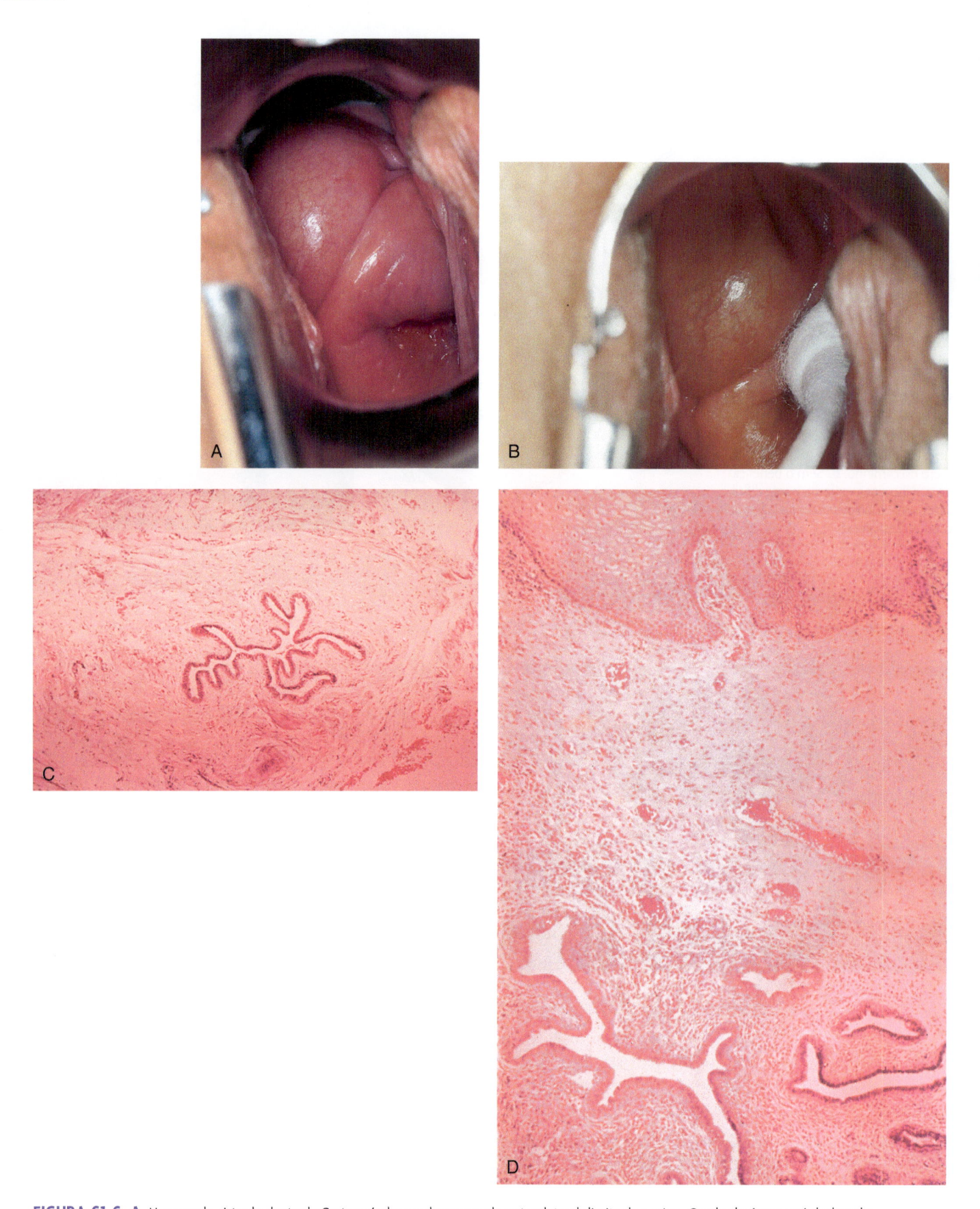

FIGURA 61-6 **A.** Um grande cisto do ducto de Gartner é observado na parede anterolateral direita da vagina. O colo do útero está deslocado para baixo e para a esquerda. No pré-operatório, deve ser injetado corante radiopaco no cisto e estudado por fluoroscopia. Uma pielografia intravenosa e uma cistoscopia devem ser realizadas para determinar a localização exata da bexiga e do ureter em relação ao cisto. O cateterismo ureteral é recomendado se o cisto for excisado. **B.** Um grande cotonete desloca o colo do útero posteriormente para delinear melhor a relação do cisto do ducto de Gartner com a bexiga. **C.** Um corte microscópico do remanescente do ducto mesonéfrico na parede lateral de uma vagina normal. A obstrução deste ducto leva a um cisto do ducto de Gartner. **D.** Acima está o epitélio estratificado escamoso da vagina. As estruturas glandulares situadas (abaixo) no estroma da vagina (parede) são remanescentes do ducto e dos túbulos mesonéfricos.

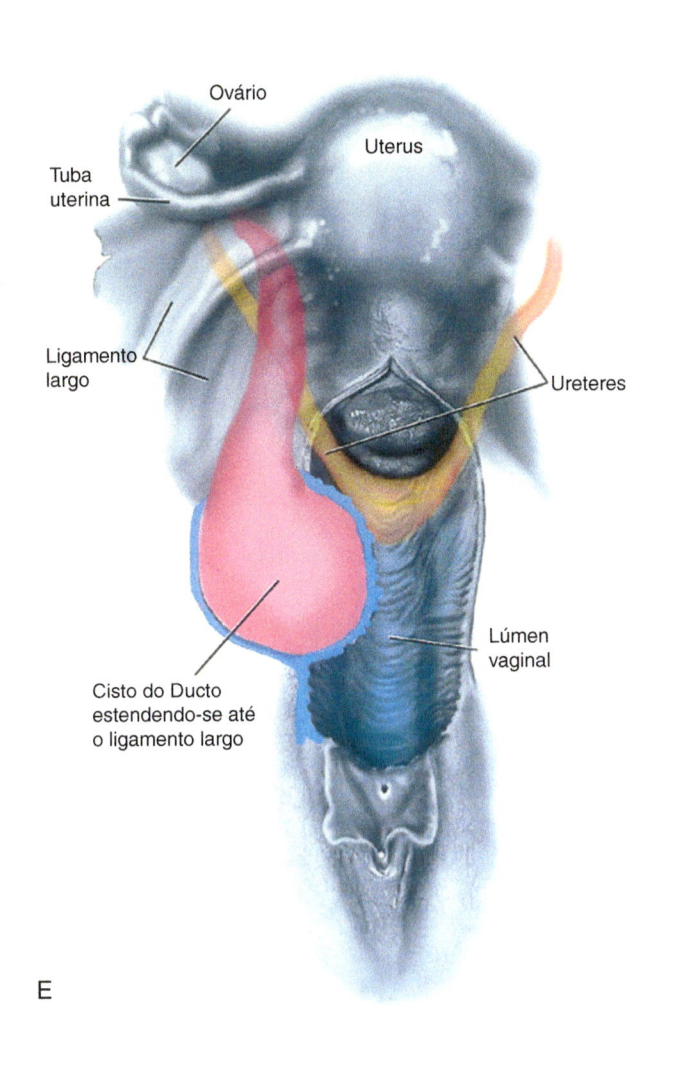

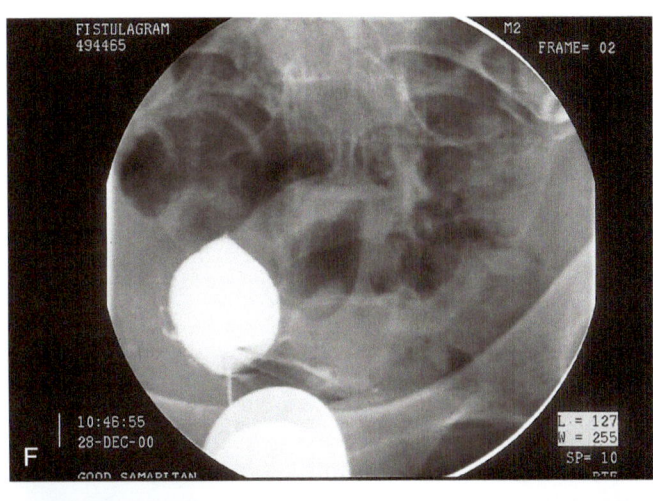

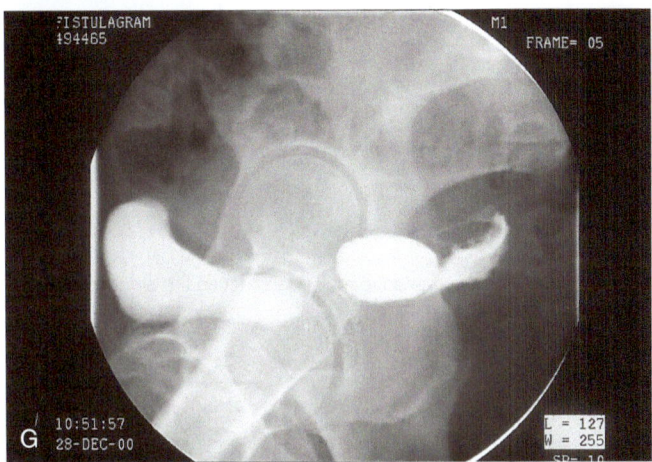

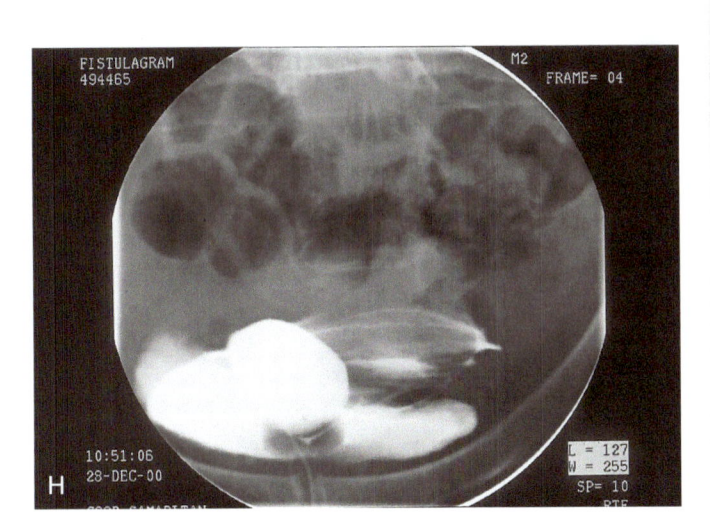

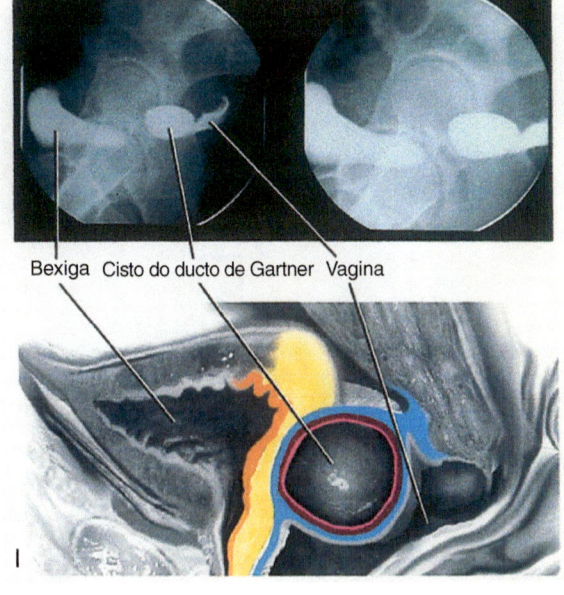

CAPÍTULO 61 Lesões Benignas da Parede Vaginal   769

FIGURA 61-6 *(Cont.)* E. Os cistos do ducto de Gartner podem se tornar grandes, como ilustrado na parte **A**. A relação do cisto com a bexiga e os ureteres deve ser claramente definida. Este desenho ilustra várias questões chave. O ducto mesonéfrico e, portanto, qualquer ducto de Gartner pode se estender cranialmente a partir da vagina para o ligamento largo do útero. Os ureteres e a base da bexiga foram sobrepostos na parede anterior da vagina. O cisto de Gartner ilustrado neste caso colide com o lado direito do ureter e o lado direito da bexiga. **F.** Para definir melhor as relações críticas entre o cisto e as estruturas circundantes, um meio de contraste solúvel em água é injetado no cisto e o exame por fluoroscopia é realizado. **G.** Um corante também é instilado na bexiga para determinar a proximidade entre o cisto de Gartner (*à direita*) e a bexiga (*à esquerda*). **H.** Vista anteroposterior do cisto em relação à bexiga. **I.** Esta imagem mostra as relações do cisto no desenho e nas imagens radiográficas.

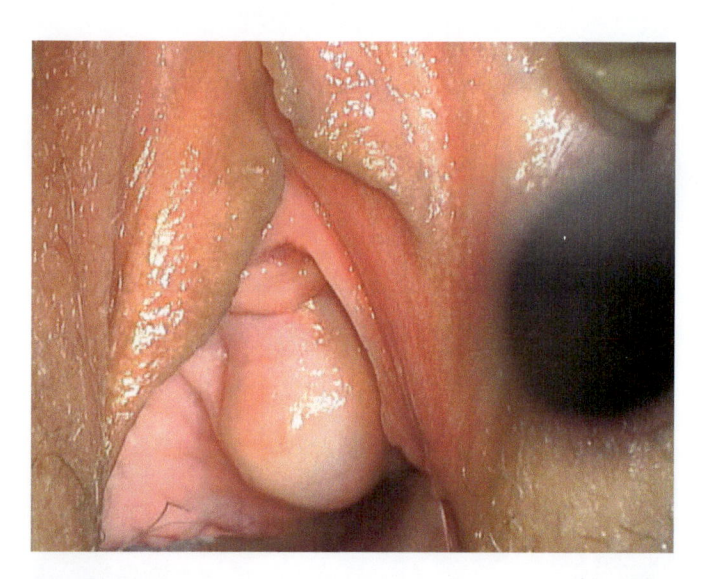

FIGURA 61-7 Cisto de tamanho moderado aderido firmemente à parede anterolateral esquerda da vagina.

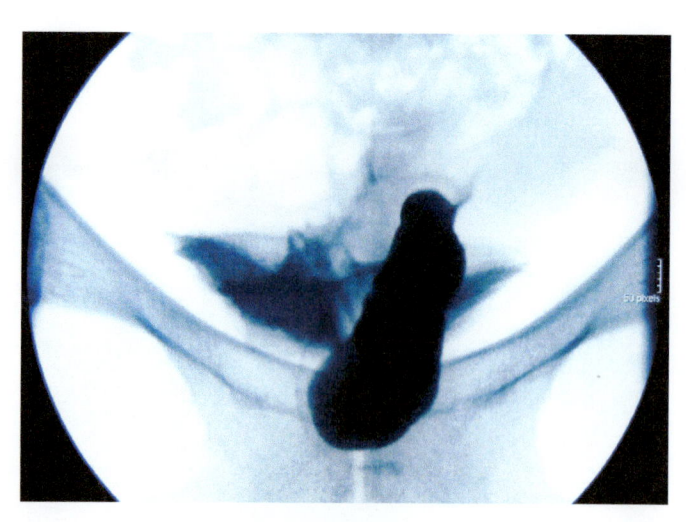

FIGURA 61-8 Injetado contraste radiopaco no cisto. O cisto se estende 3 a 4 cm cranialmente.

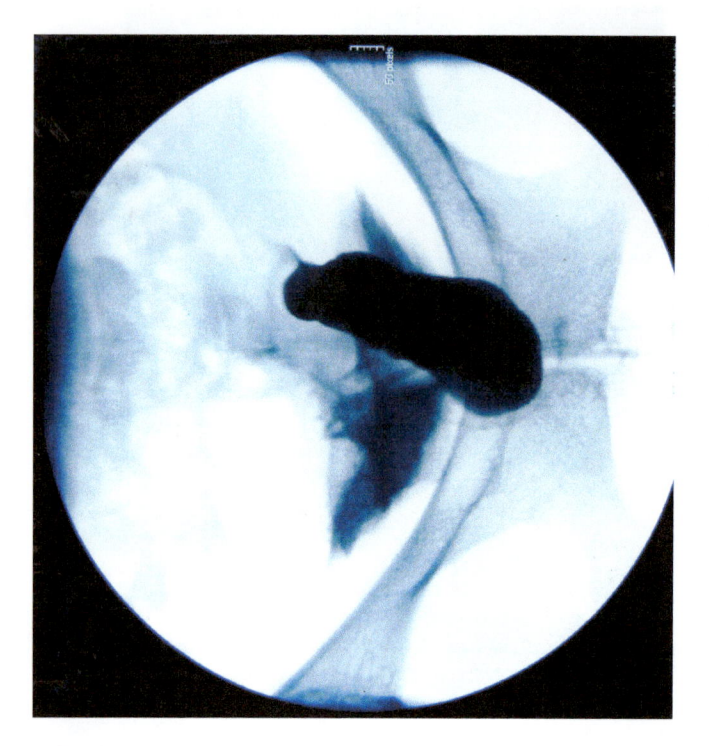

FIGURA 61-9 A bexiga foi preenchida com corante para determinar sua relação com a parede do cisto.

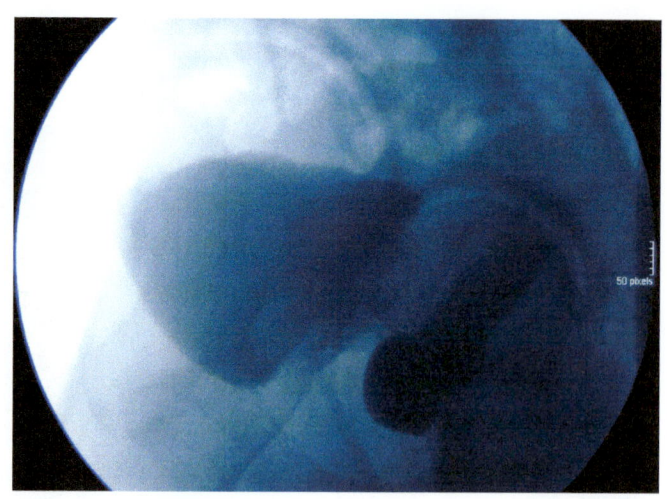

FIGURA 61-10 Esta vista mostra que a parede posterior da bexiga está a uma distância segura da parede do cisto.

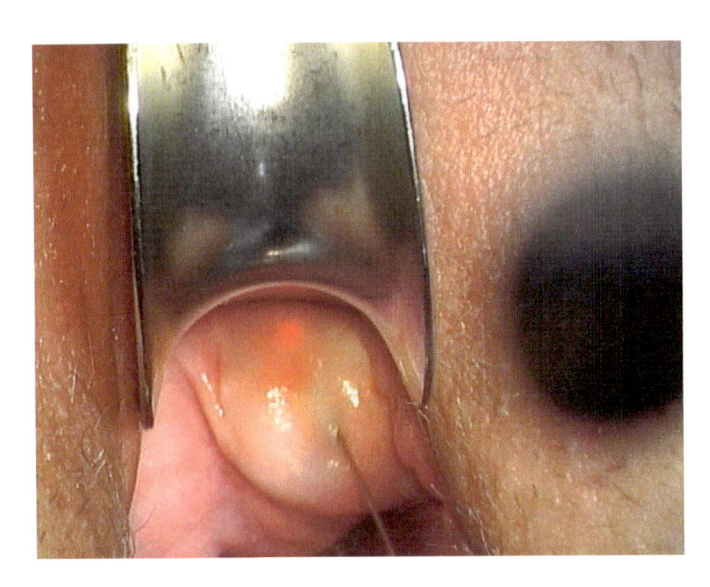

FIGURA 61-11 Vasopressina, diluição 1:100, é injetada na parede do cisto para hemostasia.

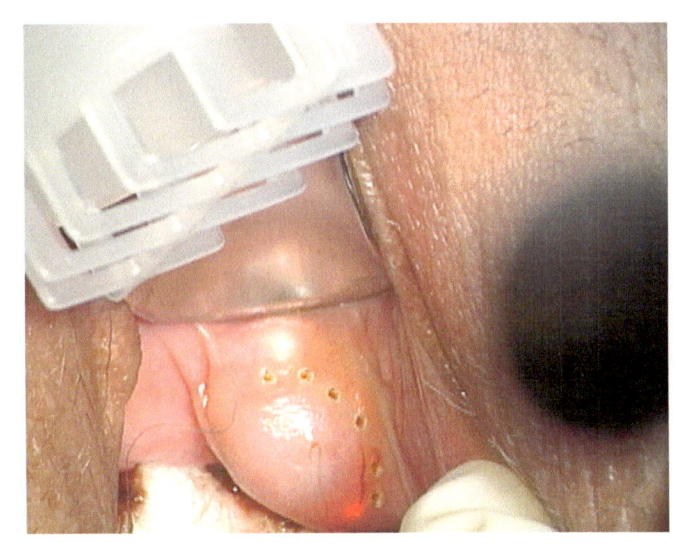

FIGURA 61-12 Pontos de laser de dióxido de carbono (CO_2) são aplicados no cisto.

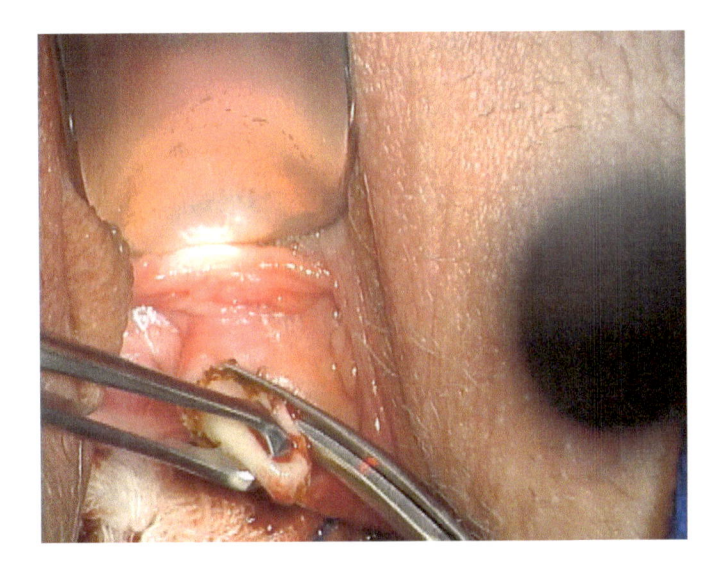

FIGURA 61-13 O cisto é aberto por meio do corte com laser de dióxido de carbono (CO_2) ou por meio de tesouras.

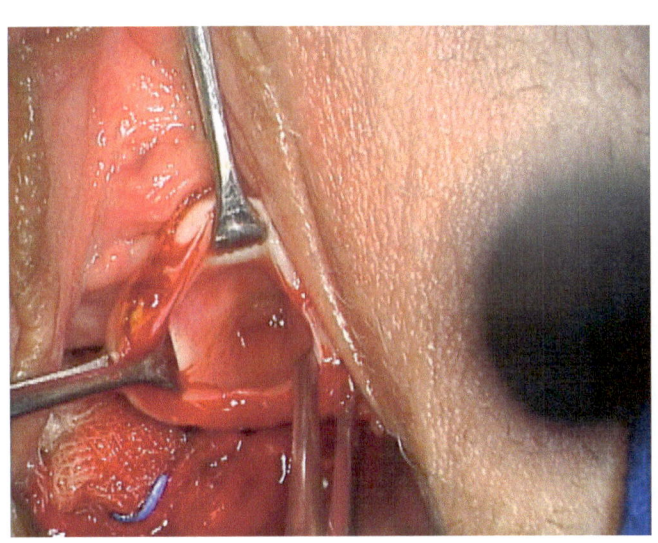

FIGURA 61-14 O interior do cisto agora é visível.

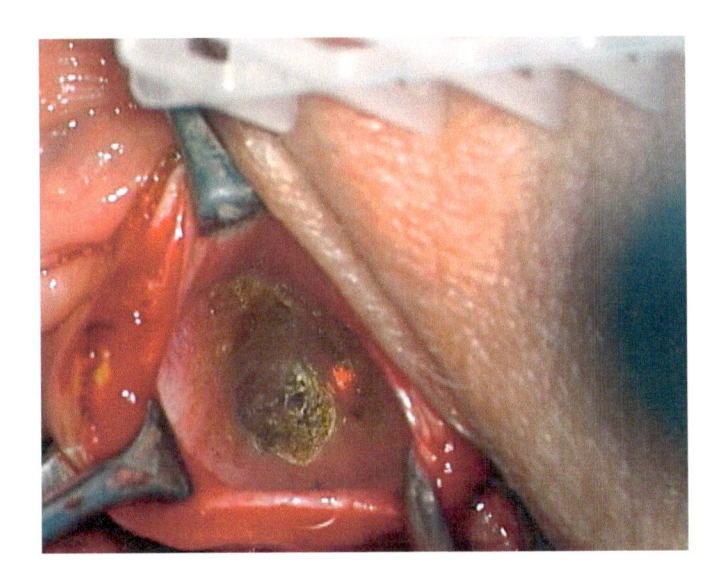

FIGURA 61-15 O tamanho do ponto do laser é aumentado para 2 a 3 mm, e começa a vaporização do revestimento do cisto

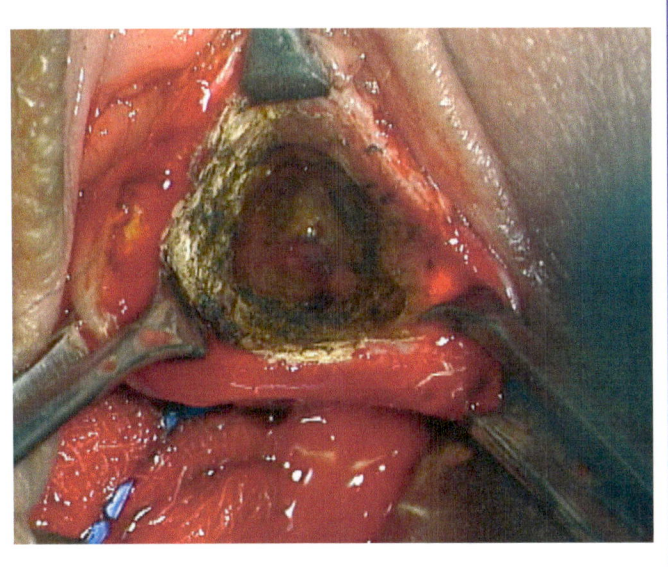

FIGURA 61-16 O epitélio do cisto foi completamente vaporizado.

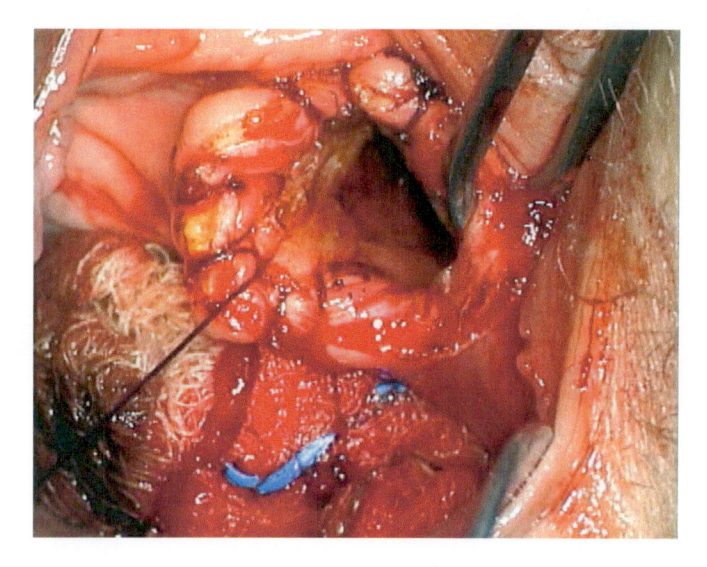

FIGURA 61-17 As margens da parte destampada do cisto são fechadas com pontos de Vicryl 3-0.

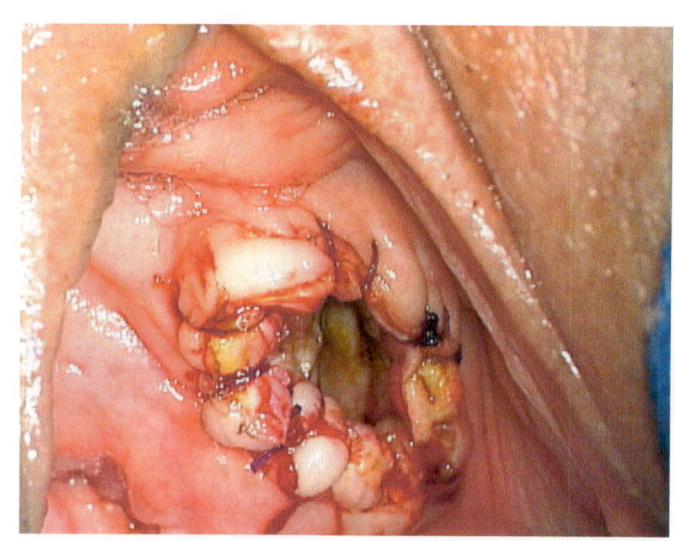

FIGURA 61-18 A operação é concluída com hemostasia do campo.

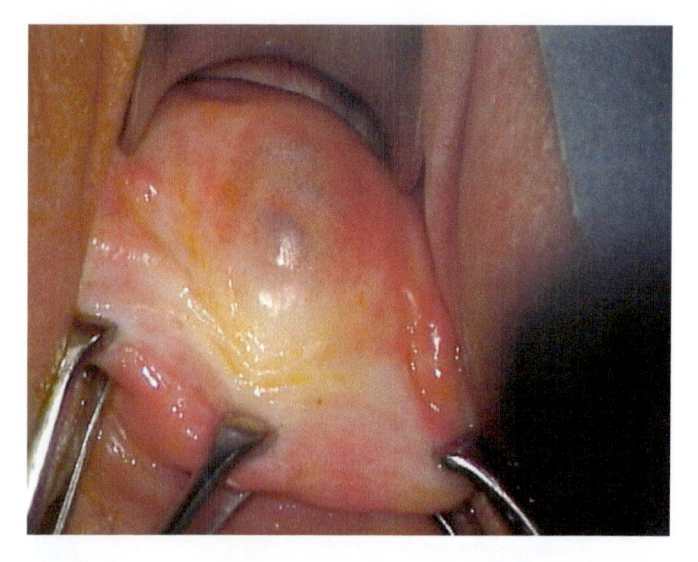

FIGURA 61-19 Um grande cisto do ducto de Gartner envolvendo a parede posterior da vagina e se estendendo da vagina ao nível do colo do útero. O cisto foi gradualmente deslocado para a direita e ocupou a lateral direita do fórnice da vagina.

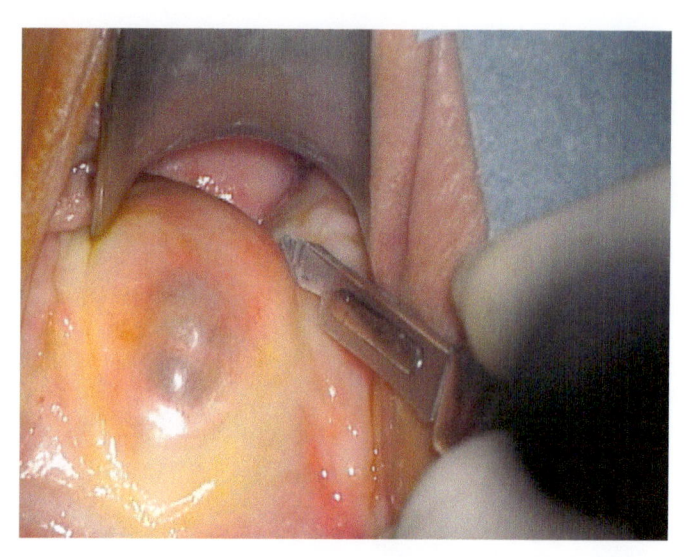

FIGURA 61-20 Após a injeção de uma solução de vasopressina diluída 1:100, um corte de bisturi é feito na parede posterior esquerda da vagina.

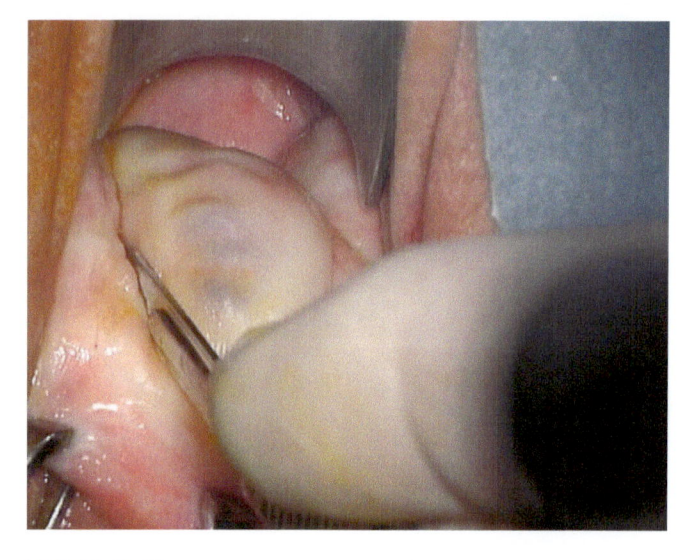

FIGURA 61-21 Uma incisão semelhante é feita na parede posterior direita da vagina.

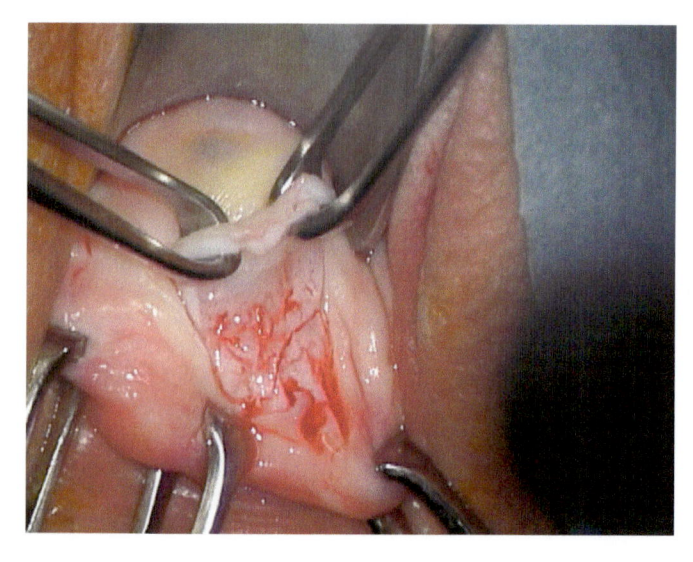

FIGURA 61-22 A parede do cisto é dissecada e removida, junto com a vagina posterior aderida.

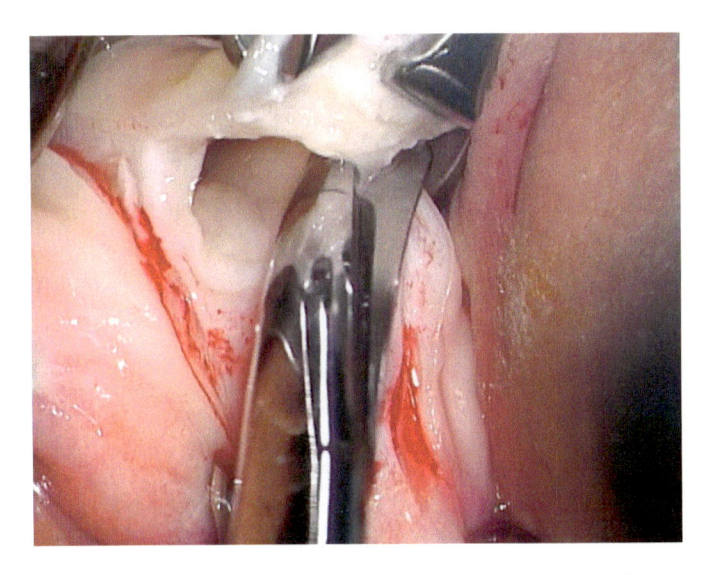

CAPÍTULO 61 Lesões Benignas da Parede Vaginal 773

FIGURA 61-23 O cisto é perfurado e, em seguida, amplamente aberto.

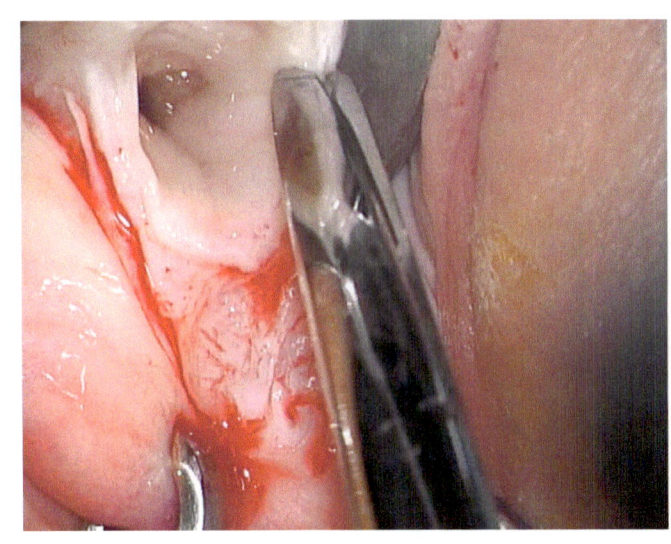

FIGURA 61-24 O interior do cisto pode ser visualizado, e a profundidade da sua extensão ascendente pode ser determinada.

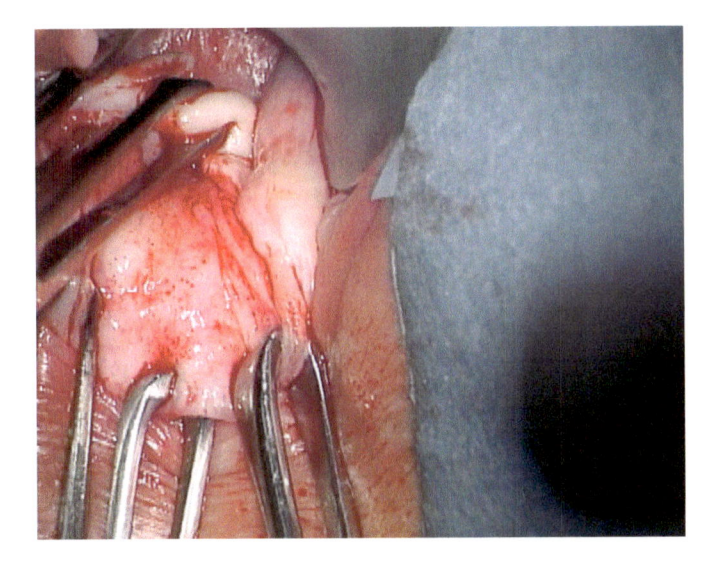

FIGURA 61-25 A parede posterior do cisto permanece. A tração é feita com as três pinças Allis (abaixo). As duas pinças Allis superiores fixam o restante da margem posterior da vagina.

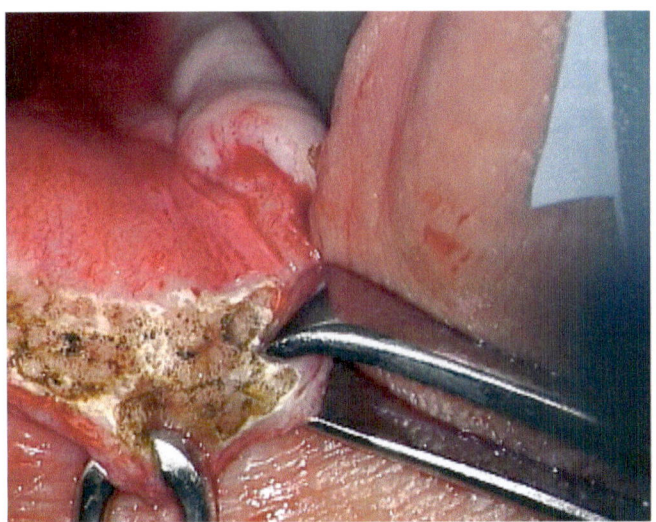

FIGURA 61-26 A vaporização a laser do epitélio posterior que reveste o cisto é iniciada.

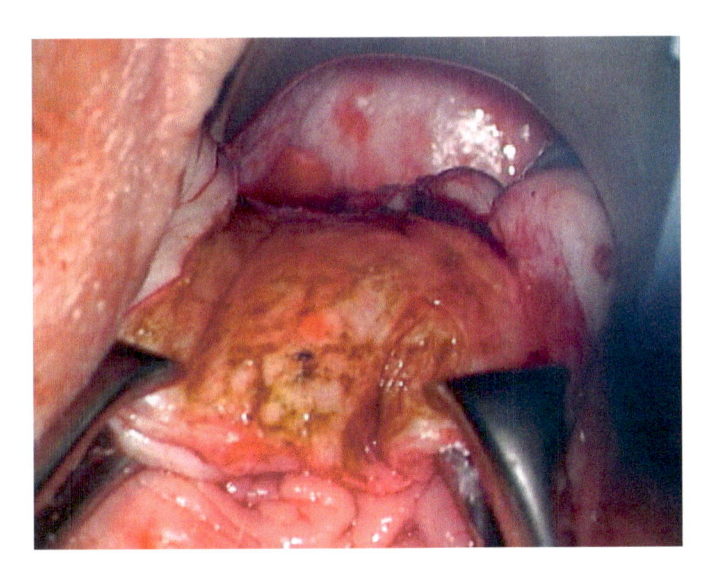

FIGURA 61-27 Toda a parede posterior do cisto desapareceu (isto é, a vaporização foi concluída).

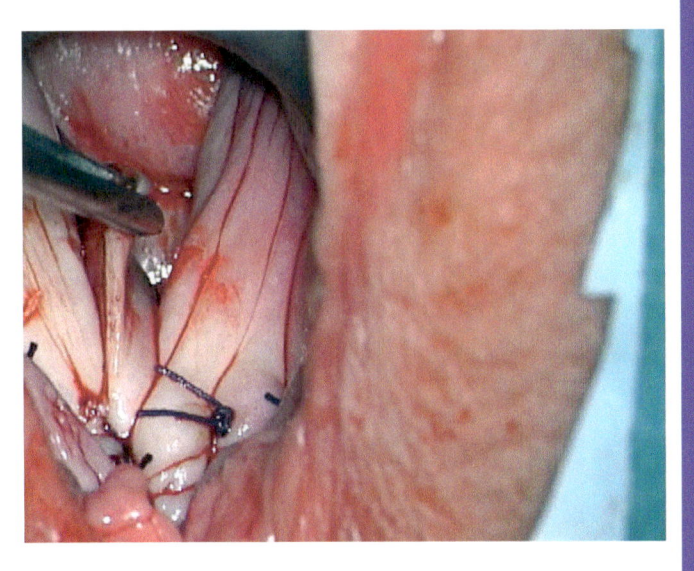

FIGURA 61-28 A parede posterior da vagina é fechada verticalmente com pontos separados de Vicryl® 3-0. Observe que a pinça segura a borda vaginal aberta conforme a incisão oscila à direita do fórnice da vagina. Note o colo do útero quase cranial à extremidade da pinça.

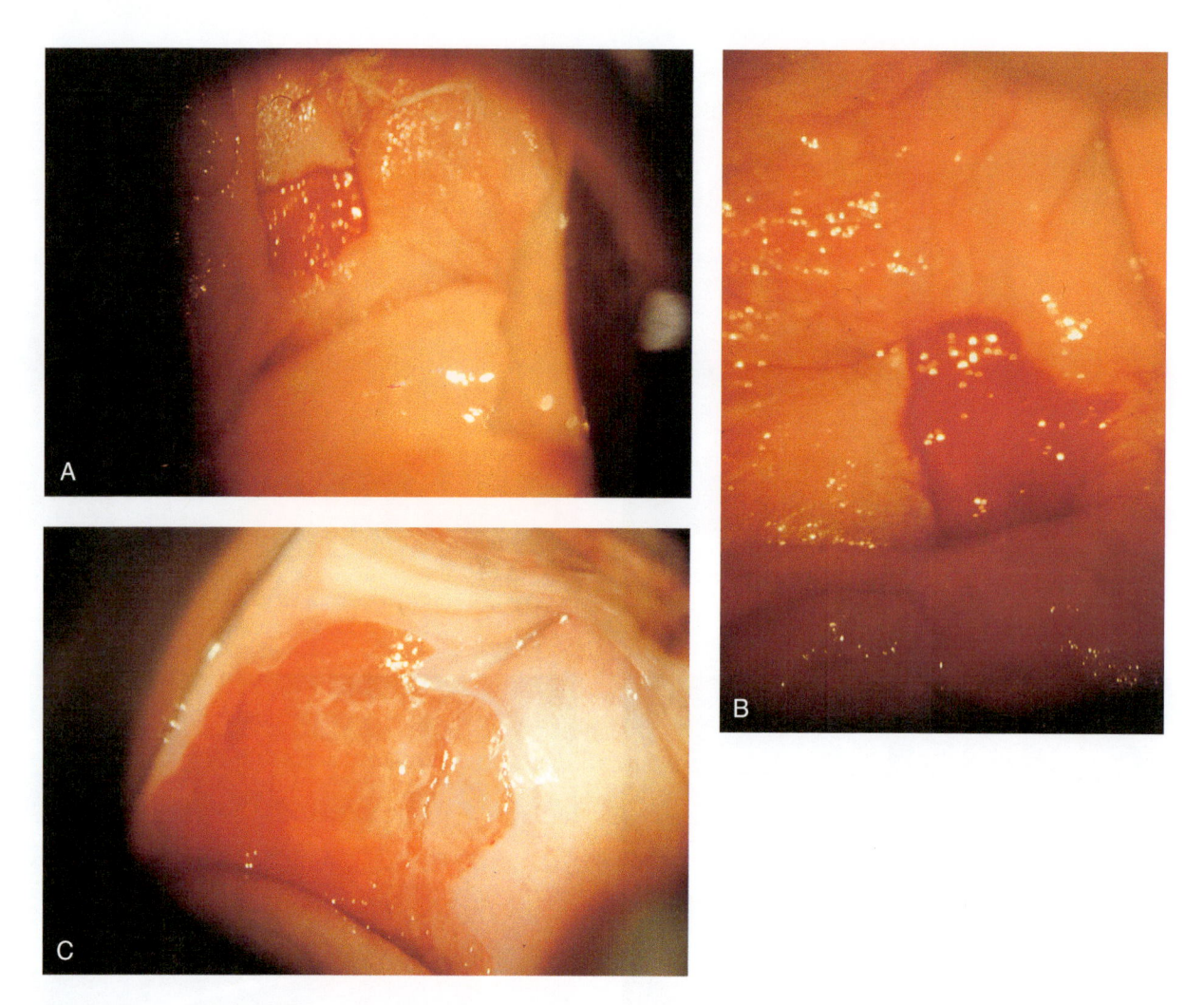

FIGURA 61-29 A. Esta paciente queixou-se de uma dor aguda desconfortável durante o coito. Observe a úlcera na parede anterior da vagina. **B.** A úlcera foi provocada mais provavelmente por um tampão. O tratamento inicial para esta lesão é um antibiótico tópico. **C.** Esta grande úlcera apareceu após a vaporização a laser da neoplasia intraepitelial vaginal. Ela representa o tecido desvitalizado e deve ser excisada.

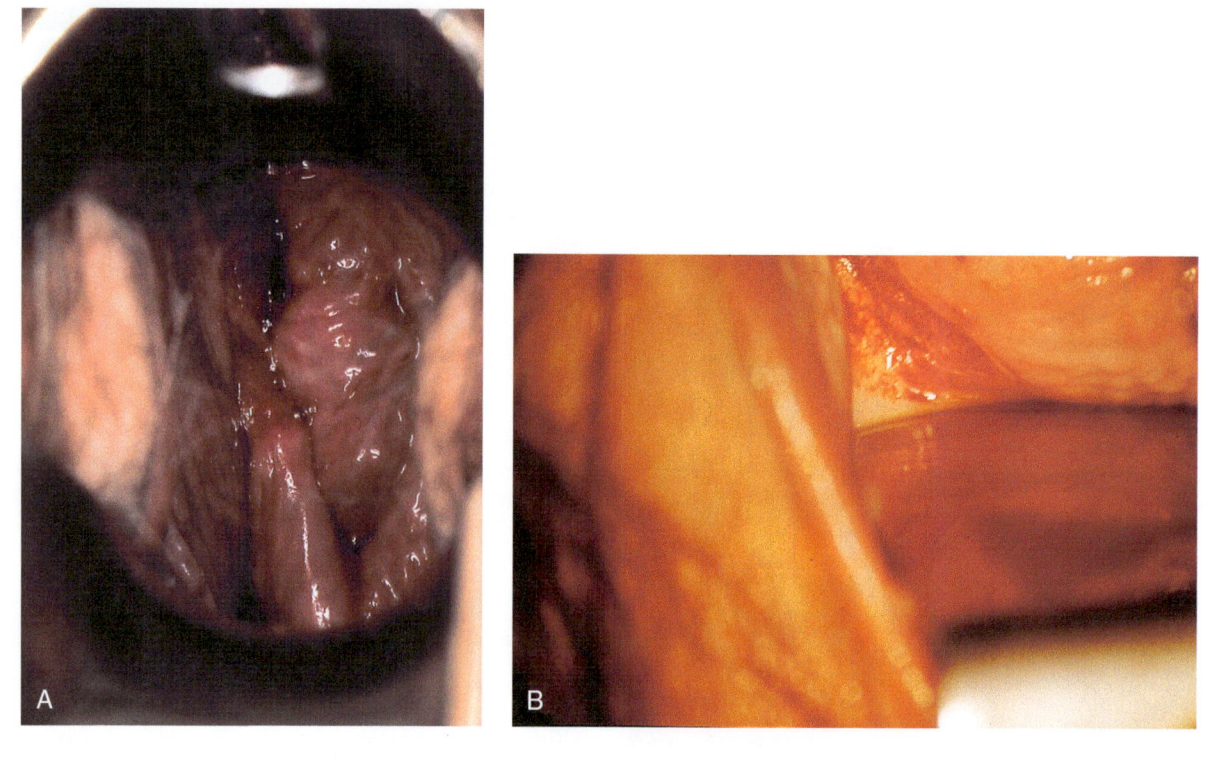

FIGURA 61-30 A. Esta jovem mulher se apresentou com uma grande úlcera na parede lateral direita da vagina e no fórnice direito. Esta foto foi tirada durante um exame no consultório. **B.** A úlcera está completamente exposta no momento da cirurgia. Uma solução de vasopressina 1:100 é injetada com uma agulha calibre 25, 1 ½ polegadas. Observe o branqueamento sob a úlcera. Suturas de tração foram colocadas na periferia da úlcera.

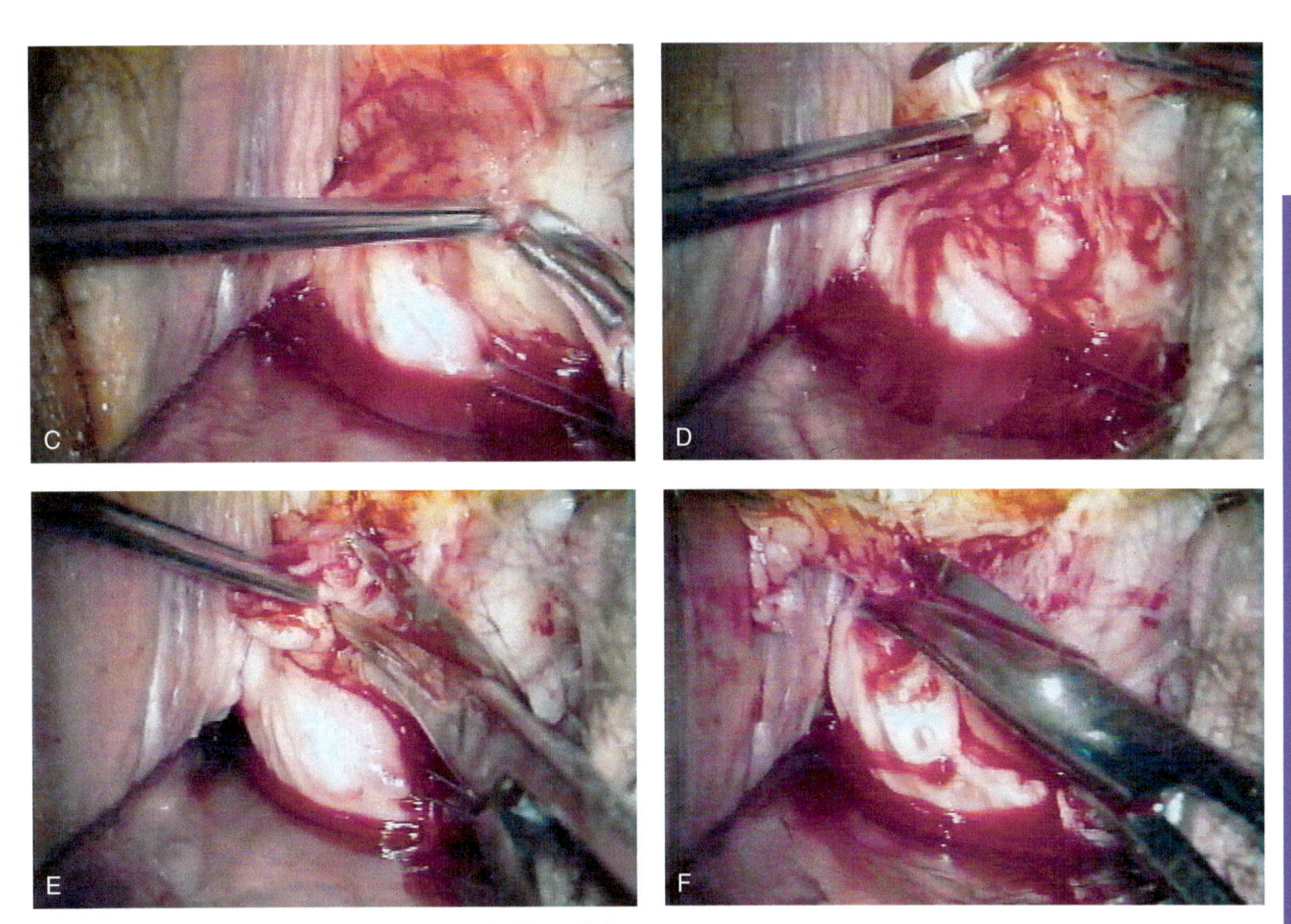

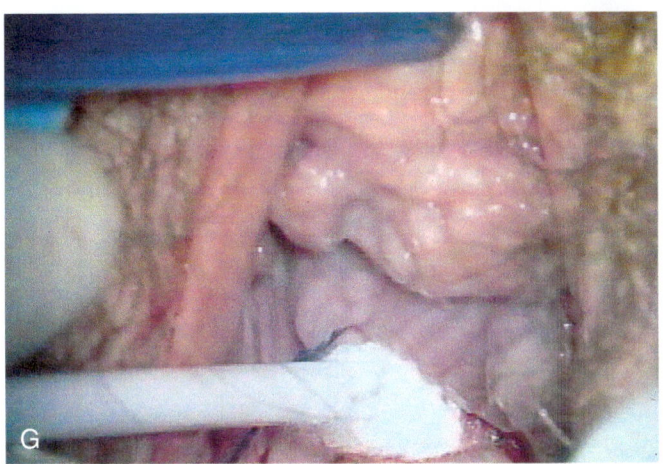

FIGURA 61-30 *(Cont.)* C. A dissecção da úlcera é iniciada com uma tesoura Stevens na margem lateral esquerda da úlcera. A lesão em si ocupa o fórnice anterolateral direito da vagina. **D.** A dissecção é feita acima da úlcera (fórnice anterolateral direito) logo abaixo da bexiga. Um plano foi estabelecido, e uma lâmina da tesoura está dentro do plano de dissecção. **E.** A maior parte da úlcera é mantida dentro dos dentes da pinça conforme a tesoura Stevens a separa do estroma da vagina. **F.** A úlcera é liberada pela margem lateral direita da úlcera. **G.** Um cateter foi colocado na bexiga e o corante azul de metileno injetado. Um cotonete é colocado sobre o leito da úlcera para verificar se há vazamento transvesical de corante (rompimento da base da bexiga).

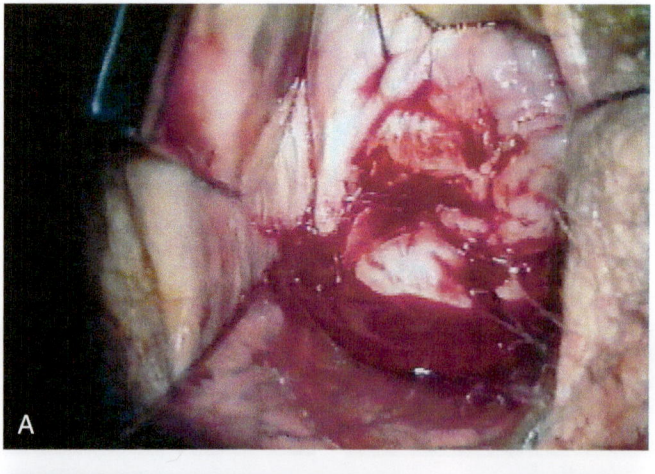

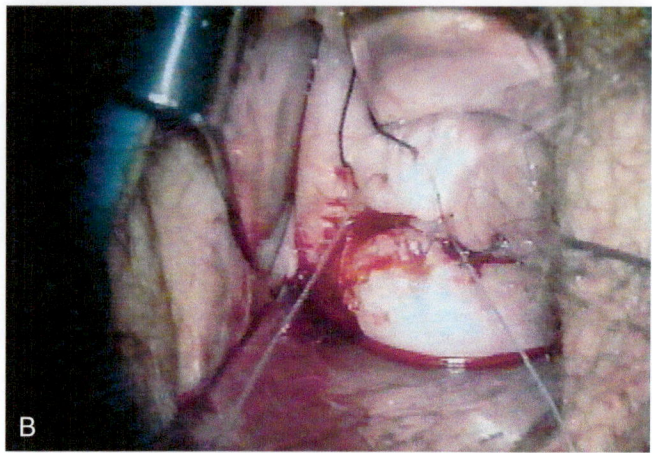

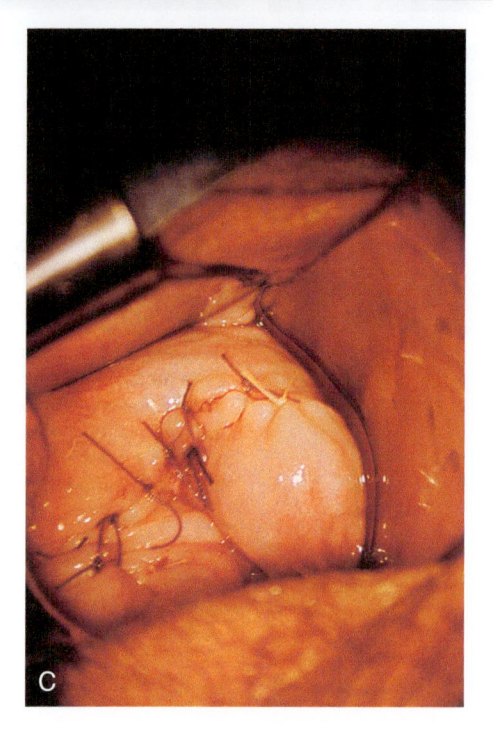

FIGURA 61-31 A. O leito dissecado da úlcera excisada (Fig. 61-30A a G) é exposto no fórnice anterolateral direito da vagina. **B.** As paredes da vagina são fechadas sobre o local da cirurgia com pontos separados de Vicryl® 3-0. **C.** O fórnice da vagina é completamente fechado por sutura primária. A lesão é, então, irrigada com solução salina normal.

Massas Sólidas

As massas sólidas podem se apresentar na vagina, particularmente no fórnice ou nos espaços vesicovaginal ou retovaginal. Essas lesões causam dor e devem ser excisadas. Frequentemente, elas representam infiltração de endometriose. Esse tipo de cirurgia é realizado com microscópio e uma combinação de instrumentos, incluindo o laser de CO_2 e tesouras longas. Os planos do tecido entre a endometriose e o tecido normal nestas circunstâncias podem ser difíceis de identificar. Assim, é necessária uma ampla excisão subepitelial da massa. A atenção deve ser focada nas estruturas vizinhas (ureter, bexiga, reto) para evitar lesões (Fig. 61-32A a D).

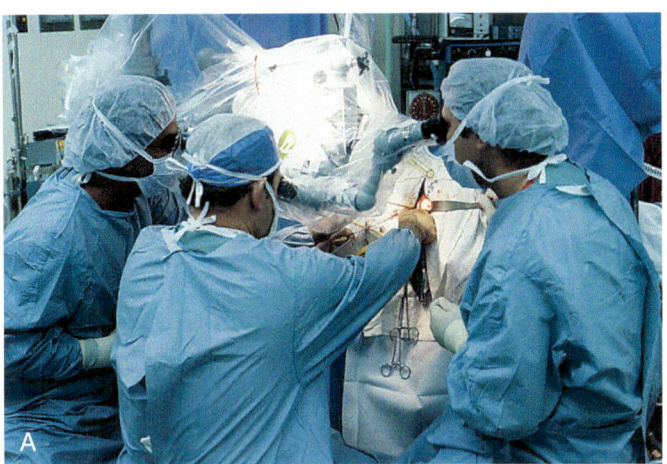

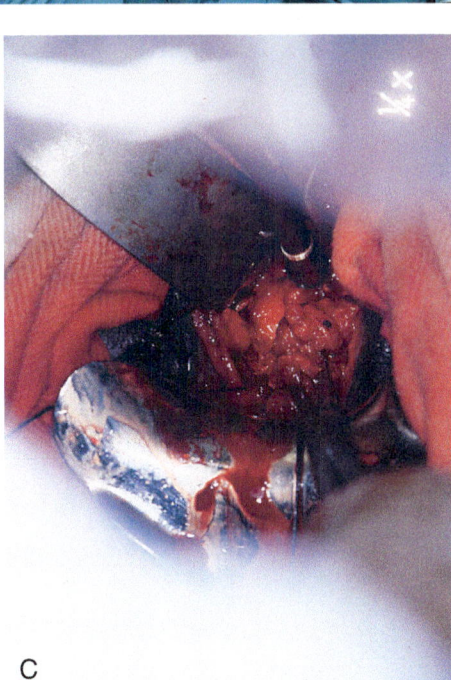

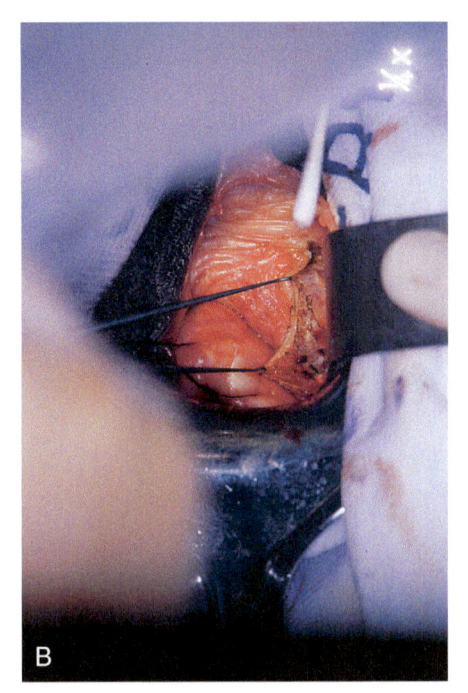

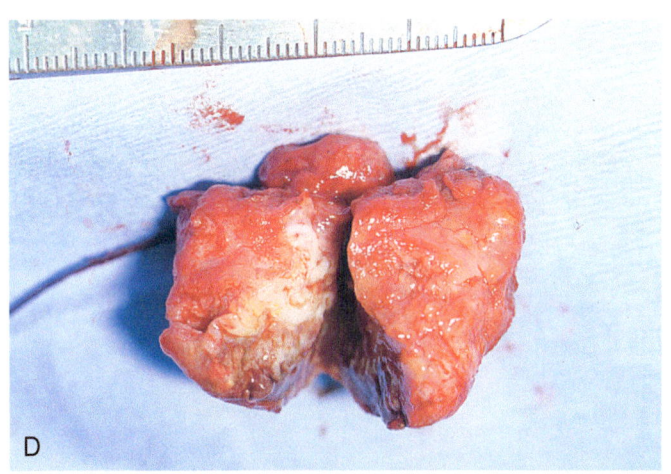

FIGURA 61-32 A. As massas sólidas na vagina devem ser cirurgicamente removidas em todos os casos. O microscópio de dissecção é a melhor ferramenta para esta difícil dissecção. **B.** Uma incisão é feita no fórnice anterolateral esquerdo da vagina sobre uma massa dolorosa, pétrea, de 3 cm. O feixe de mira vermelha de um laser de dióxido de carbono (CO_2) é localizado na margem inferior da incisão. Os ganchos de manipulação vaginal estão nas margens superior e média da incisão. **C.** A massa foi alcançada e está sendo dissecada a partir da base da bexiga. Um cateter ureteral foi colocado no ureter esquerdo. **D.** A massa excisada foi cortada e revela endometriose da parede da vagina. Observe a coloração acastanhada do tecido e o líquido com hemossiderina.

CAPÍTULO 62

Anormalidades Congênitas da Vagina

John B. Gebhart ■ *Lesley L. Breech* ■ *Bradley S. Hurst* ■ *John A. Rock*

Fusão/Coalescência Labial

Aderências transparentes dos lábios podem ser um achado comum na recém-nascida e geralmente são deixadas de lado. A fusão dos lábios é geralmente associada a hiperplasia congênita da suprarrenal, e maiores avaliações e testes podem ser justificados, especialmente na presença de genitália ambígua em indivíduos geneticamente femininos. Na presença de coalescência labial, o estrogênio tópico é o tratamento principal. Se a coalescência ou a fusão não respondem ao tratamento conservador, então a intervenção cirúrgica pode ser necessária, assim que houver maturidade sexual.

O exame sob anestesia é útil na determinação da extensão da fusão/coalescência (Fig. 62-1A) e permite ainda a avaliação do trato geniturinário inferior. Uma pinça Kelly é inserida na abertura e demonstra um tecido fundido, porém fino (Fig. 62-1B). Uma incisão é feita na linha média com um bisturi ou eletrocautério e estendida para baixo até alcançar as dobras de pele posteriores existentes na vulva. As bordas epiteliais são aproximadas com pontos separados de Vicryl® 3-0 (Fig. 62-1C). O estrogênio tópico pode ser aplicado, e o acompanhamento é recomendado uma ou duas vezes ao longo das 6 semanas seguintes para avaliar a cicatrização adequada. A dilatação raramente é necessária em nossa experiência.

Hímen Imperfurado

Uma criança ou uma adolescente com hímen imperfurado se apresenta com dor e uma membrana fina e translúcida distendida por sangue ou muco. Um hímen imperfurado muitas vezes é tratado na sala de cirurgia com sedação ou anestesia geral.

Primeiro, uma incisão é feita no centro da membrana, e o sangue e o muco são evacuados. A incisão é estendida transversalmente para as margens laterais da membrana obstrutora (Fig. 62-2A e B). Em seguida, a membrana é seccionada anteriormente, depois posteriormente, para completar uma incisão em forma de cruz. Finalmente, o tecido avascular redundante é excisado (Fig. 62-2C).

O sangramento deve ser mínimo após a ressecção da membrana himenal. A pressão aplicada com uma gaze úmida vai controlar a maioria dos pontos de sangramento. Se a ressecção foi muito extensa, e o sangramento não pode ser controlado com aplicação de solução de Monsel (subsulfato férrico) ou leve pressão, então, pontos separados simples de ácido poliglicólico 3-0 devem ser aplicados. Uma sutura contínua (corrida) simples deve ser evitada, pois pode causar constrição do anel himenal. O resultado adequado é um introito espaçoso que funcionalmente permita o coito confortável (Fig. 62-3A).

Outras anormalidades do desenvolvimento do hímen, incluindo hímen cribriforme (Fig. 62-3B) e septado (Fig. 62-3C), podem necessitar de intervenção cirúrgica. Como mencionado anteriormente, a meta da cirurgia é criar um introito vaginal funcional, sem constrição. Uma pequena abertura em um hímen septado ou cribriforme é facilmente feita com eletrocautério (Fig. 62-3D) ou dilatada com um conjunto de dilatadores cervicais. Uma vez que o maior dilatador foi usado, os fragmentos restantes do hímen são ligados com fio de ácido poliglicólico 4-0 na base e ressecados. Se o tecido delicado for lacerado durante a aplicação do ponto, o sangramento geralmente cessa após a aplicação de pressão direta durante 2 a 5 minutos ou com as medidas discutidas anteriormente.

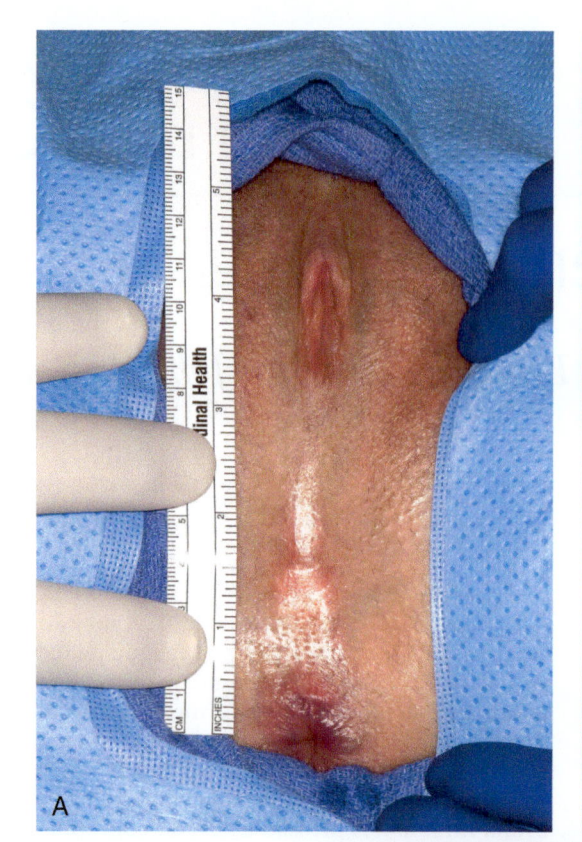

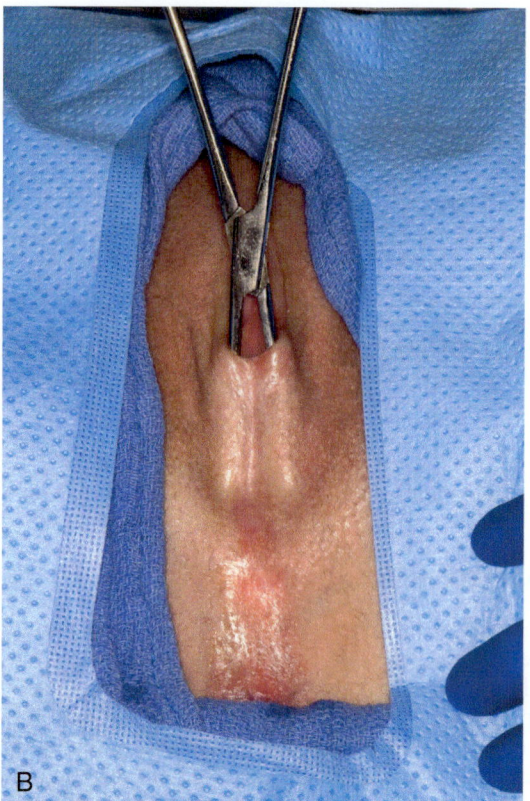

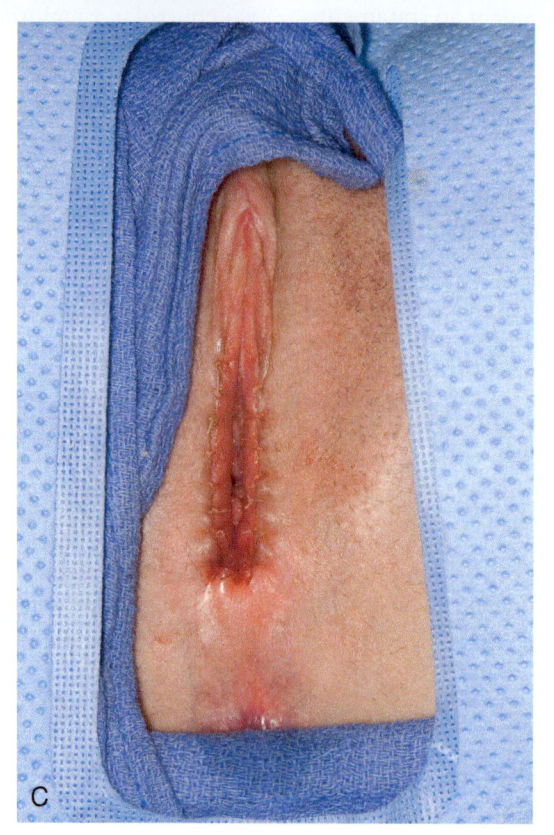

FIGURA 62-1 A. Fusão labial. A fusão não causou obstrução à urina ou ao fluxo menstrual, mas impossibilitou o uso de tampões e as relações sexuais. **B.** Uma pinça Kelly é usada para demonstrar a fusão do tecido e expor a linha média para a incisão. **C.** Pontos separados são usados para reaproximar as bordas do tecido.

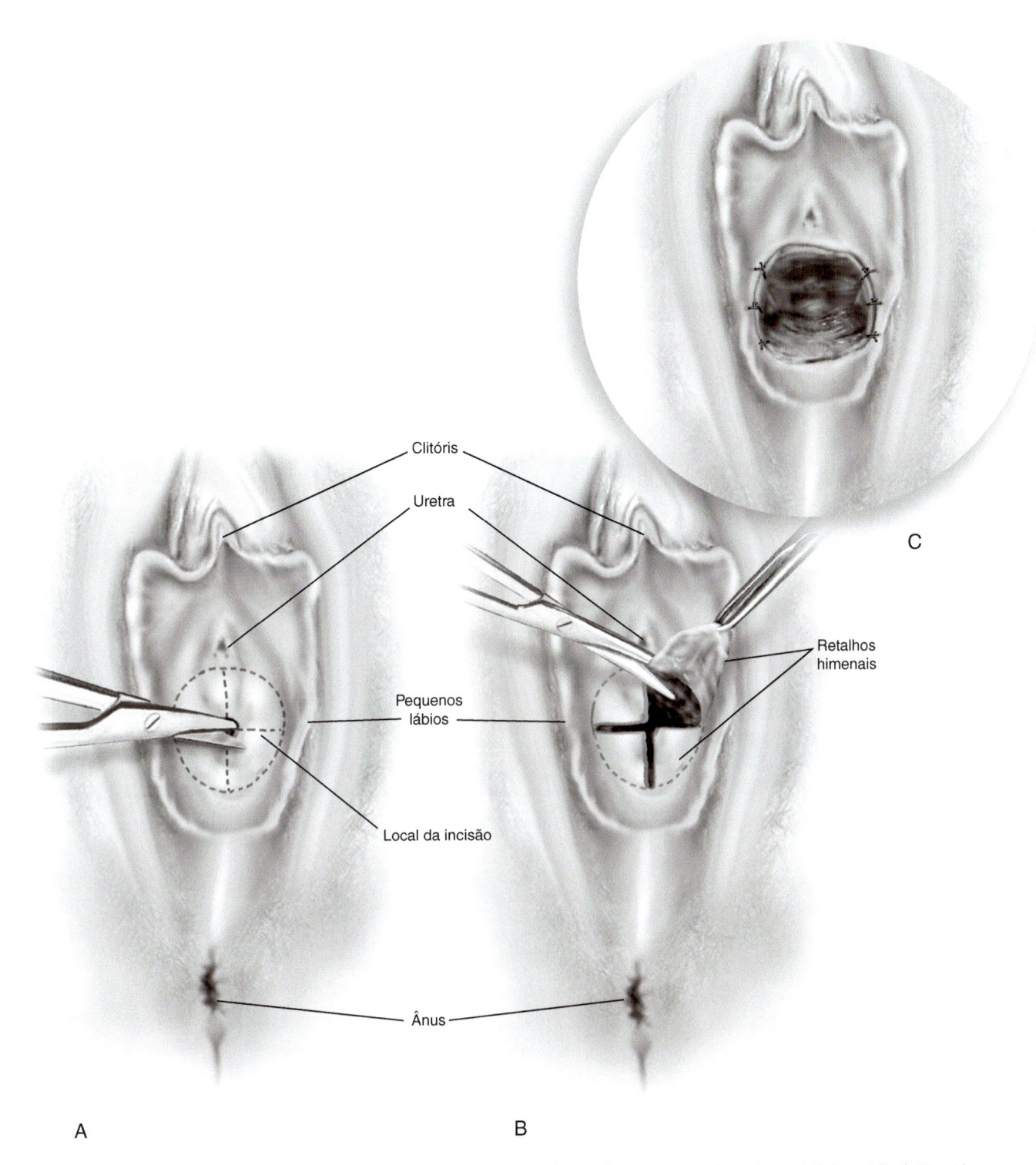

CAPÍTULO 62 Anormalidades Congênitas da Vagina

FIGURA 62-2 A. A incisão é estendida lateralmente na membrana himenal de 3 a 9 horas, em seguida, ao longo da linha média de 12 a 6 horas. **B.** A ressecção da membrana himenal é concluída conforme os quadrantes avasculares são excisados. **C.** Os retalhos himenais foram ressecados, e as áreas entre 1 e 5 horas e entre 11 e 7 horas foram suturadas à margem vestibular com pontos separados de Vicryl® 3-0.

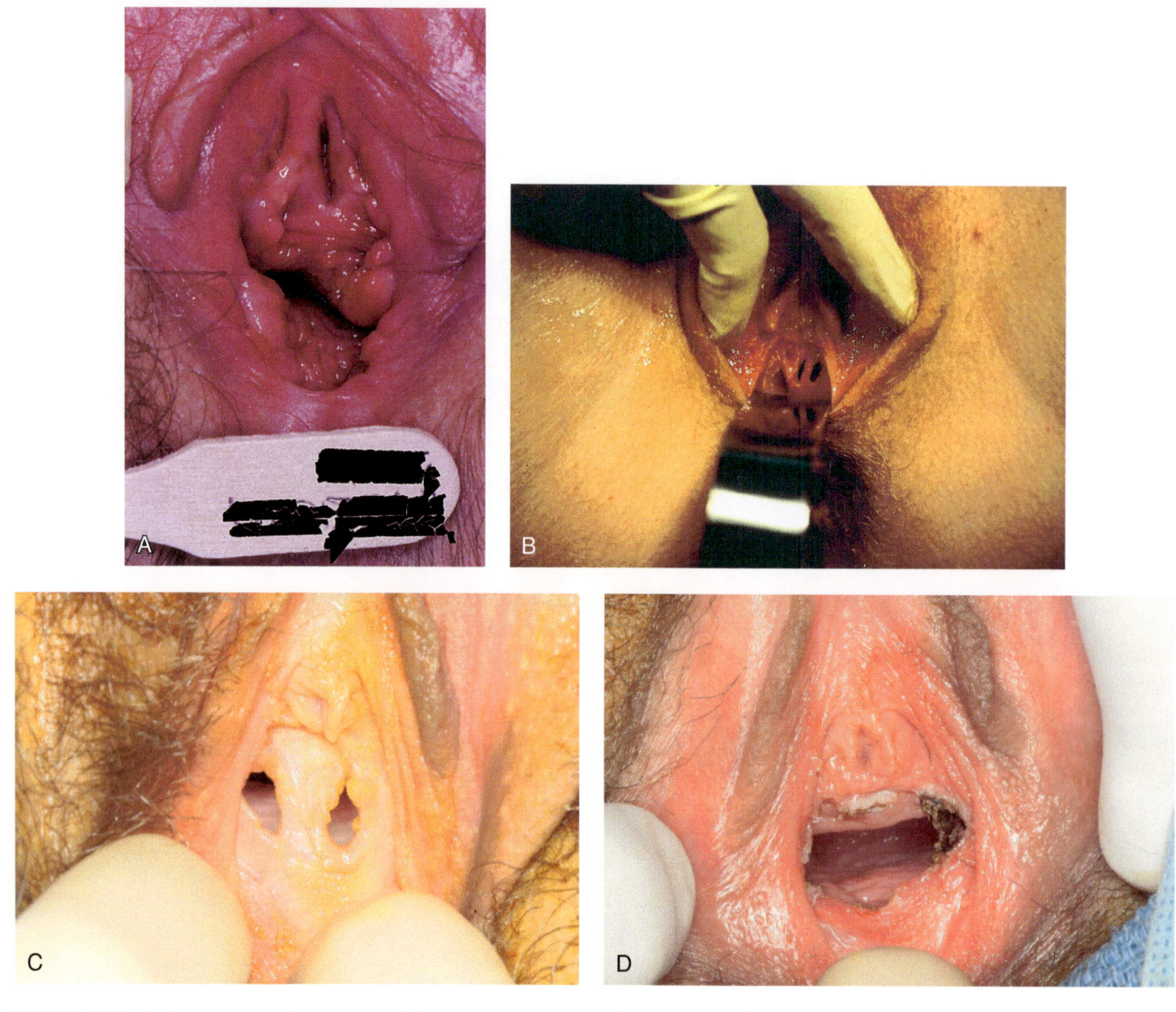

FIGURA 62-3 A. Oito semanas após a ressecção do hímen. O introito está amplamente aberto. **B.** Esta jovem mulher tem um hímen cribriforme. Ele é excisado de um modo semelhante ao do hímen imperfurado (Fig. 62-2A a C). **C.** Um hímen septado é demonstrado. **D.** O eletrocautério foi usado para seccionar o hímen septado.

Agenesia Vaginal

A agenesia mülleriana ocorre uma vez em cerca de 4.000 a 5.000 nascimentos do sexo feminino. Os achados típicos da síndrome de Rokitansky-Kuster-Hauser incluem uma pequena bolsa vaginal e um períneo normal (Fig. 62-4A). A agenesia vaginal também pode ocorrer em um paciente com desordem do desenvolvimento sexual 46, XY. A aparência genital varia dependendo das causas subjacentes. Ocasionalmente, é encontrado um períneo "plano" (Fig. 62-4B).

A dilatação vaginal pelo método de Ingram é a principal técnica usada para preparar a vagina para a relação sexual quando uma depressão vaginal está presente. Uma série de dilatadores progressivamente mais largos e longos é usada (Fig. 62-4C). A paciente é instruída a posicionar o dilatador contra o períneo e aplicar seu peso gradualmente em um selim de bicicleta que é fixado em uma base. Em uma paciente motivada, a vagina pode ser preparada para a relação sexual depois de algumas semanas de dilatação. Mais de 90% das mulheres que executam essa técnica alcançam o sucesso anatômico e funcional.

A vaginoplastia de McIndoe é a principal técnica cirúrgica para a agenesia vaginal quando a dilatação é malsucedida ou impossível. A paciente deve ser preparada fisicamente e emocionalmente para a cirurgia e deve prever a relação sexual em um futuro não muito distante.

A aparência comum da genitália externa é vista (Fig. 62-4D). Primeiro, uma incisão transversal é feita no ápice da depressão vaginal na paciente com agenesia mülleriana (Fig. 62-5A). Se o períneo é plano, uma incisão de 3 a 4 cm é feita nas dobras de pele posteriores existentes na vulva, anterior ao esfíncter anal (Fig. 62-5B). O espaço da neovagina é dissecado de modo rombo lateralmente, em seguida, em direção à linha média. Um dedo é colocado no reto para orientação (Fig. 62-5C).

A dissecção cortante é necessária no paciente com desordem do desenvolvimento sexual 46, XY se o remanescente da próstata estiver aderido ao reto. Uma faixa espessa de tecido conjuntivo entre a bexiga e o reto – a rafe mediana – é seccionada perto do fórnice neovaginal (Fig. 62-5D). O espaço deve acomodar facilmente os dedos indicador e médio do cirurgião. Se necessário, os músculos levantadores podem ser seccionados lateralmente à incisão para fornecer mais espaço. A hemostasia meticulosa é obtida.

Em seguida, um molde de espuma de borracha estéril de 10 × 10 × 20 cm é criado com uma tesoura (Fig. 62-6A). O molde é colocado no interior de um preservativo estéril e comprimido (Fig. 62-6B). O molde comprimido é completamente inserido no espaço da neovagina (Fig. 62-6C). Deixa-se o molde expandir por 1 a 2 minutos. A extremidade externa do preservativo é amarrada com um fio de seda, e o molde é removido. Um segundo preservativo é colocado sobre o molde, e a extremidade livre é amarrada com um fio de seda.

Depois, um enxerto de pele de espessura parcial é coletado. A paciente é reposicionada numa posição lateral. Após o local de coleta ser limpo, óleo mineral estéril é aplicado à nádega. Uma lâmina para dermátomo elétrico Padgett de 10 cm, fixada em 0,017 polegadas (0,45 mm), é usada para obter um enxerto de 20 cm da nádega no interior da linha do biquíni (bronzeado), se possível (Fig. 62-7A). O local do enxerto é coberto com uma folha de adesivo plástico estéril. A paciente é então colocada de novo na posição de litotomia.

Pontos separados de fio 5-0 absorvível e não reativo são usados para costurar o enxerto sobre o molde vaginal, sendo a superfície da pele voltada para o molde (Fig. 62-7B), e uma sutura contínua com fio 4-0 absorvível é usada para reforçar as bordas laterais (Fig. 62-7C). Durante a preparação do enxerto, um cateter suprapúbico pode ser colocado na bexiga urinária. O cateter suprapúbico impede a necrose por pressão no enxerto, o que poderia ocorrer com um cateter uretral de Foley.

Após as bordas serem suturadas, o enxerto e o molde são colocados no espaço da neovagina. As bordas do enxerto são suturadas às bordas da pele com ácido poliglicólico 5-0, permitindo cerca de 1 cm entre os locais da sutura para proporcionar a drenagem de sangue ou líquido seroso (Fig. 62-7D). Uma almofada de espuma de apoio é colocada sobre o períneo e ancorada ao local com pontos nos lábios (Fig. 62-3E), ou suturas fortes são usadas para fechar os lábios (Fig. 62-8A).

No período pós-operatório, a paciente é mantida em repouso absoluto modificado por 1 semana. A paciente pode virar de lado, mas deve ser movida como uma unidade única para evitar o "corte" do enxerto das paredes da neovagina. Um cateter é deixado durante esse período, e a paciente recebe dieta com baixo resíduo. Ela geralmente tem alta do hospital depois de alguns dias. O local de coleta do enxerto geralmente é o local de maior desconforto.

Após 1 semana, a paciente é trazida de volta à sala de cirurgia. O molde vaginal é removido e a vagina é irrigada. O cateter suprapúbico ou transuretral é removido. O enxerto é cuidadosamente inspecionado para avaliar a viabilidade (Fig. 62-8B). Pequenas áreas não viáveis podem ser excisadas e deixadas cicatrizar por granulação. Entretanto, repetir o enxerto de pele é necessário se houver grandes áreas necróticas ou fracasso total do enxerto.

O seguimento no pós-operatório com dilatação é fundamental. O molde é removido duas vezes por dia para permitir uma ducha de água quente. Ele é usado continuamente por 3 a 6 meses e, em seguida, utilizado todas as noites.

Após a cicatrização estar completa, a dilatação pode ser necessária até a paciente iniciar a atividade sexual. A relação sexual pode ser possível 4 a 8 semanas após a cirurgia. Aproximadamente 80% das mulheres relatam satisfação a longo prazo após a vaginoplastia de McIndoe. Noventa por cento são sexualmente ativas, e 75% são capazes de atingir o orgasmo. Por último, enquanto a coleta de um enxerto de pele tem implicações estéticas, a aparência melhora drasticamente com o tempo (Fig. 62-8C e D).

Várias alternativas ao enxerto de pele foram propostas, incluindo produtos de barreira para evitar aderências (Interceed®), derme artificial, mucosa bucal autóloga e simplesmente permitir que o espaço da neovagina cicatrize por segunda intenção. A barreira à aderência é utilizada para cobrir o molde vaginal após a criação do espaço da neovagina, e o enxerto de pele é evitado. No entanto, observamos graves contraturas e cicatrizes da neovagina em uma paciente encaminhada após essa técnica, e essas alternativas podem não ser recomendadas. Dessas alternativas, a utilização de mucosa bucal pode ser mais promissora (Fig. 62-8E, 9ABCD).*

Duas tiras da mucosa bucal de 5 a 6 cm de comprimento e 2 a 3 cm de largura são coletadas acima da gordura submucosa de ambas as bochechas, e as áreas doadoras são fechadas com pontos separados. Os enxertos são cortados em pedaços de 0,5 a 1 mm com uma MR2000® (Wangchang Machinery Trading Co., Ltd., Beijing) e espalhados em enxerto de micromucosa na superfície de cinco tiras de esponja de gelatina de 2,5 × 6 cm. Uma esponja é colocada no ápice da vagina, e uma em cada parede anterior, posterior e cada parede lateral. Um conformador vaginal de silicone maleável de 12 cm de comprimento e 3 cm de diâmetro com vários furos ao longo do eixo para drenagem é colocado no espaço da neovagina para manter as esponjas no lugar. O conformador é recheado com várias gazes iodoformadas para manter a pressão no canal. O conformador é, então, suturado ao períneo e removido para inspecionar o enxerto após 7 a 8 dias de internação e repouso. O conformador é usado quase continuamente durante 3 meses

---

*De Zhao M, Li P, Li S, Li Q: Use of autologous micromucosa graft for vaginoplasty in vaginal agenesis. *Ann Plast Surg* 63:645-649, 2009.

e, em seguida, de forma intermitente até a paciente se tornar sexualmente ativa. As vantagens da técnica da mucosa bucal incluem as semelhanças do tecido em comparação com a vagina natural, uma fonte facilmente acessível com excelente cicatrização e sem cicatriz visível. O procedimento de Vecchietti é uma alternativa cirúrgica à dilatação passiva e à vaginoplastia de McIndoe e é a técnica preferida em alguns centros europeus. O procedimento de Vecchietti é realizado com a colocação de tensão progressiva a pontos abdominais que estão ligados a uma ogiva no períneo. Esse método foi originalmente realizado durante laparotomia, mas uma via laparoscópica fornece resultados comparáveis e uma recuperação mais rápida.

Como a vaginoplastia de McIndoe, o procedimento de Vecchietti deve ser realizado somente quando a dilatação passiva é malsucedida e quando a paciente é fisicamente e emocionalmente preparada para a cirurgia e prevê relação sexual em um futuro não muito distante. Entretanto, ele pode ser considerado uma técnica primária se a laparoscopia ou a laparotomia for necessária para outras indicações, como dor pélvica.

Instrumentos especiais necessários para o procedimento de Vecchietti incluem uma ogiva acrílica de 2,2 × 1,9 cm, um dispositivo de tração abdominal e um passador longo de sutura para períneo (Fig. 62-10A). Um passador de agulha também é útil. O laparoscópio é colocado através do umbigo. Uma pinça adicional é colocada aproximadamente 2 a 3 cm acima da sínfise. Um fio de ácido poliglicólico #2 é passado através da ogiva, e ambas as extremidades livres do fio são colocadas em um passador longo de agulha (Fig. 62-10B). A cistoscopia concorrente é realizada, e um dedo é colocado no reto para garantir que a bexiga e o intestino não sejam puncionados durante o procedimento. A agulha longa é inserida através do períneo e do espaço vesicorretal na cavidade peritoneal sob visão laparoscópica direta (Fig. 62-10C). As extremidades livres da sutura são removidas da agulha com pinças colocadas através da punção suprapúbica, e a agulha é removida do períneo.

O dispositivo de tração de Vecchietti é colocado 2 a 3 cm acima da sínfise, e uma caneta de marcação é usada para identificar os locais nos quadrantes inferiores direito e esquerdo onde as suturas irão passar através da parede abdominal (Fig. 62-10C). O dispositivo de tração é removido temporariamente, e um passador de agulha é colocado através da pele marcada no abdome. Uma extremidade do fio é presa com o passador de agulha, e o fio é puxado através da pele (Fig. 62-10C). Esse procedimento é repetido através do quadrante inferior esquerdo, de modo que ambas as extremidades do fio são removidas através do abdome.

As suturas são ligadas ao dispositivo de tração de Vecchietti (Fig. 62-11). A tração é aplicada para permitir o movimento descendente de 1 cm da ogiva com contratração. A tensão deve ser igual em ambos os lados do dispositivo. A tração excessiva pode causar necrose tecidual, e a tração inadequada não vai conseguir o alongamento vaginal.

As pacientes são hospitalizadas por 2 a 3 dias e, em seguida, vistas todos os dias ou a cada dois dias após a alta até a profundidade adequada ser atingida. A tensão de tração nos fios é ajustada a cada 24 a 48 horas, a uma taxa máxima diária de 1 a 1,5 cm. O uso da pressão constante permite a criação de uma vagina de 7 a 10 cm dentro de 7 a 9 dias na maioria dos casos. Acredita-se que a deambulação precoce acelera a dilatação vaginal por aumentar a tração sobre a ogiva com a contração dos músculos retoabdominais.

Todas as pacientes necessitam de analgésicos para a dor perineal conforme a tensão nos fios é aumentada. Uma secreção serossanguinolenta relacionada à tensão sobre a ogiva é normal durante essa fase.

Os fios são removidos durante sedação profunda ou anestesia geral após a dilatação vaginal de pelo menos 7 cm ser alcançada. No pós-operatório, um dilatador de látex macio de 1,5 cm de diâmetro e 10 cm é usado continuamente por aproximadamente 8 a 10 horas por dia durante o primeiro mês. A paciente avança gradualmente para dilatadores maiores, primeiro 2 cm, seguido por 2,5 cm. A relação sexual pode ser permitida começando 20 dias após a ogiva ser removida. A satisfação sexual a longo prazo é maior que 80% com essa técnica, que é comparável à dilatação passiva e à vaginoplastia de McIndoe.

O texto continua na página 793

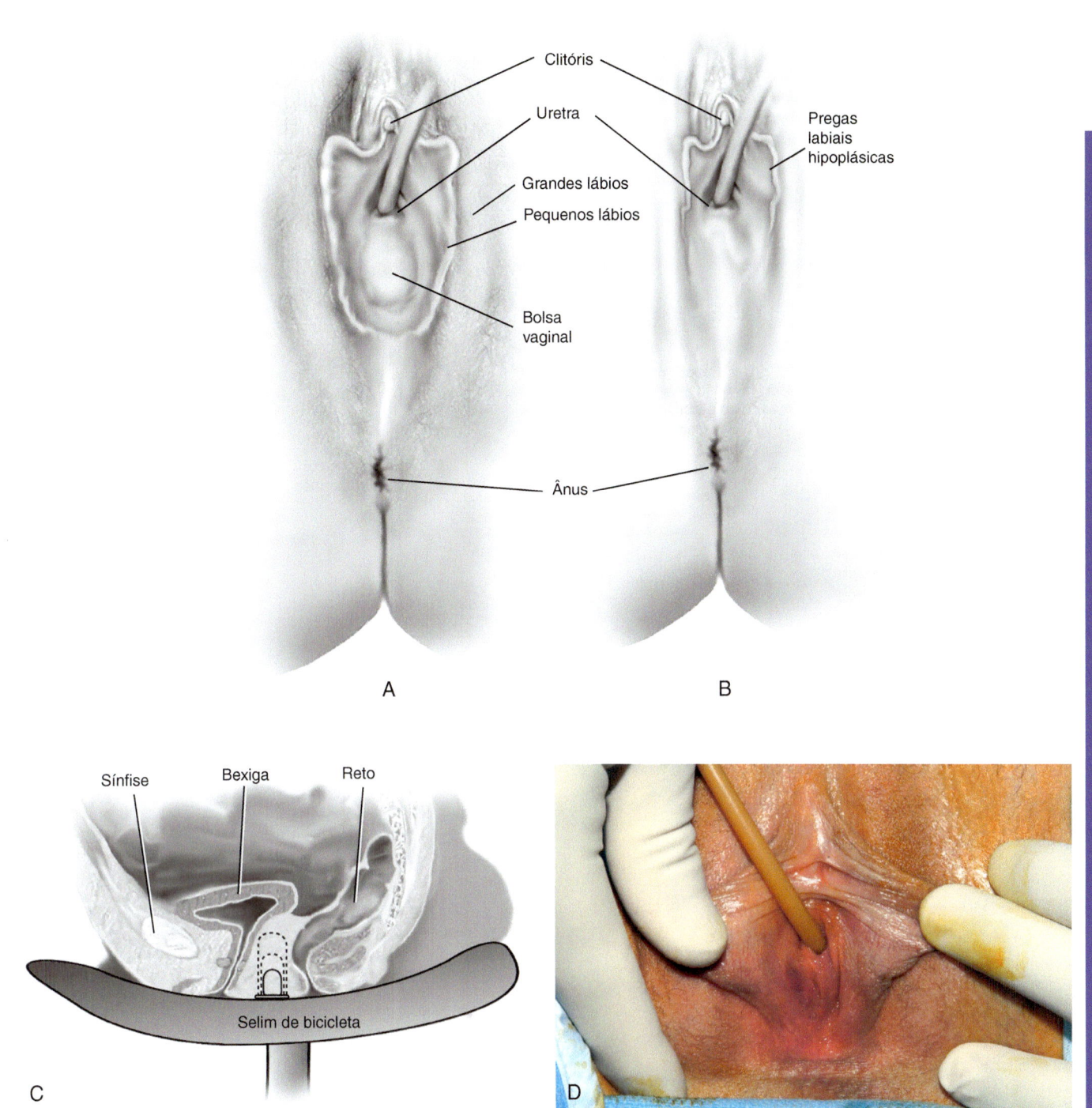

FIGURA 62-4 A. Agenesia mülleriana. O períneo é normal. Uma pequena bolsa vaginal é evidente. **B.** Um períneo plano, que pode ser encontrado em um paciente com desordem do desenvolvimento sexual 46, XY. Uma bolsa vaginal adequada não está presente. As pregas labiais, se presentes, terminam perto do meato uretral. **C.** Dilatação vaginal com dilatadores graduados. Usando um selim de bicicleta, a paciente senta lentamente sobre o dilatador. A pressão sobre o dilatador a partir do peso do corpo permite a dilatação completa dentro de poucas semanas. **D.** A aparência típica da genitália externa em uma paciente MRKH.

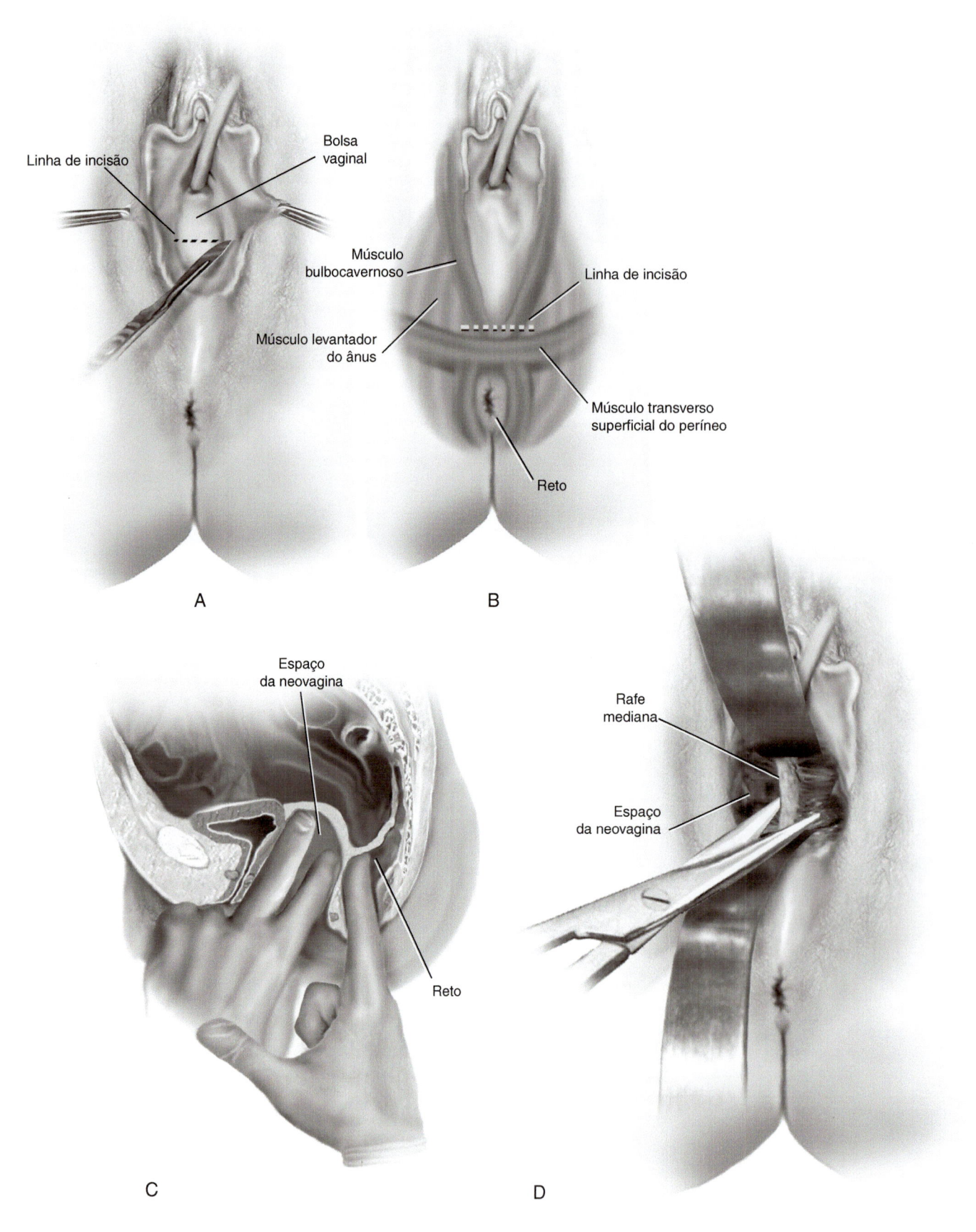

FIGURA 62-5 A. Incisão transversal inicial no ápice da bolsa vaginal em uma mulher com agenesia vaginal. A incisão inicial deve ser de pelo menos 3 a 4 cm. **B.** A incisão transversal inicial é feita imediatamente anterior ao músculo transverso superficial do períneo na paciente com um períneo plano. As relações entre a uretra, os lábios, o reto e a musculatura subjacente são mostradas. **C.** Dissecção romba no espaço da neovagina. A dissecção é realizada lateralmente e, em seguida, medialmente. Se o paciente for 46, XY, a ressecção cortante da próstata pode ser necessária para evitar danos à mucosa do reto. Deve-se tomar cuidado para não dissecar uma área muito grande perto do peritônio porque pode ocorrer herniação. **D.** Afastadores são colocados no espaço da neovagina. A rafe mediana, uma faixa espessa de tecido conjuntivo, é cortada.

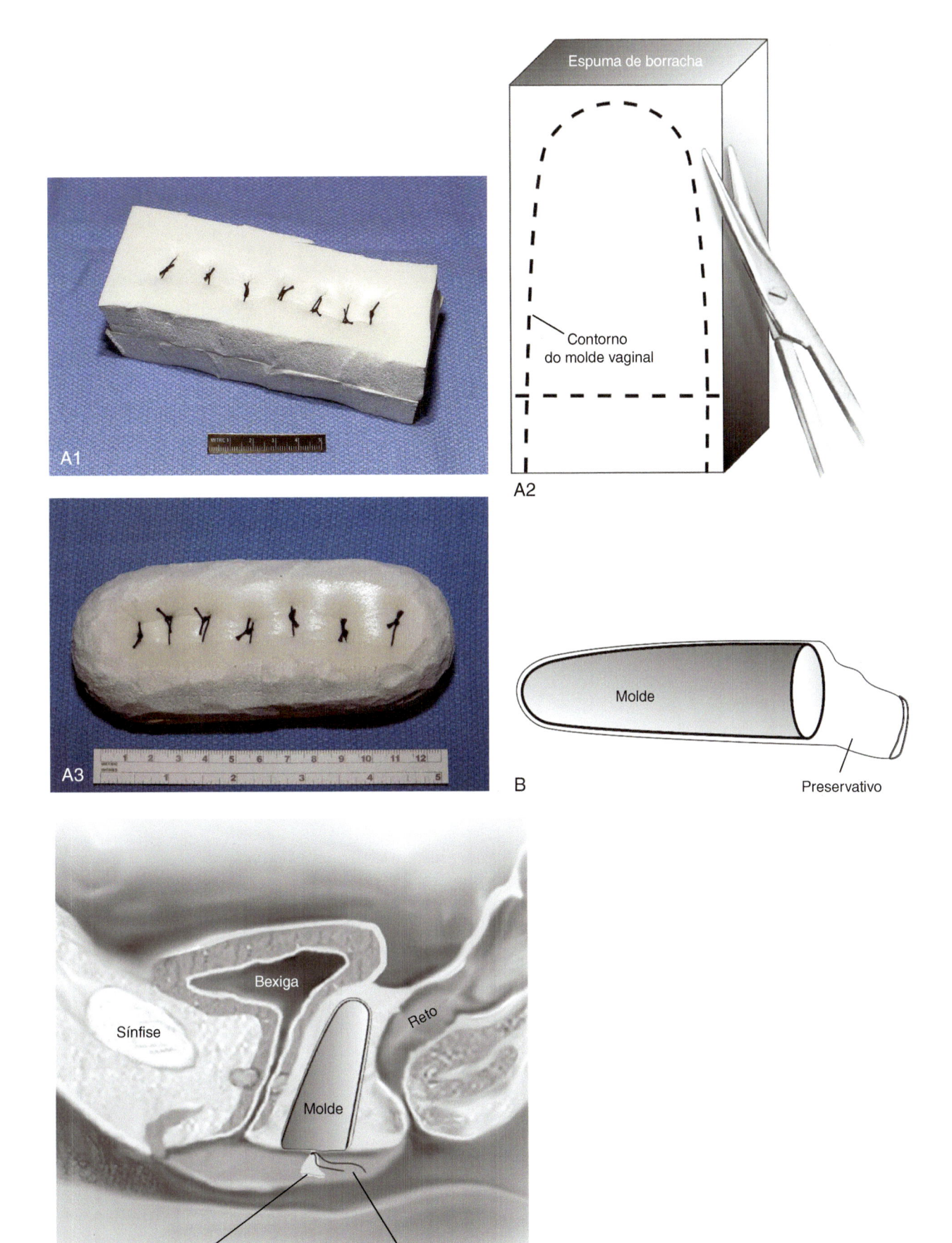

CAPÍTULO 62 Anormalidades Congênitas da Vagina 787

FIGURA 62-6 A. Um bloco estéril de espuma de borracha macia de 10 × 10 × 20 cm é moldado de acordo com o desenho. A base é cortada para se acomodar na profundidade vaginal. A extremidade cortada é preservada e depois utilizada para proteger a neovagina. **B.** Um preservativo estéril é colocado sobre o molde vaginal. **C.** Após o molde e o preservativo terem sido comprimidos, eles são colocados no espaço da neovagina e deixados expandir por aproximadamente 1 minuto. Um fio de seda 2-0 é então fixado na base do preservativo, e o molde é removido. Um segundo preservativo é colocado sobre o primeiro preservativo, e a base é amarrada com seda 2-0.

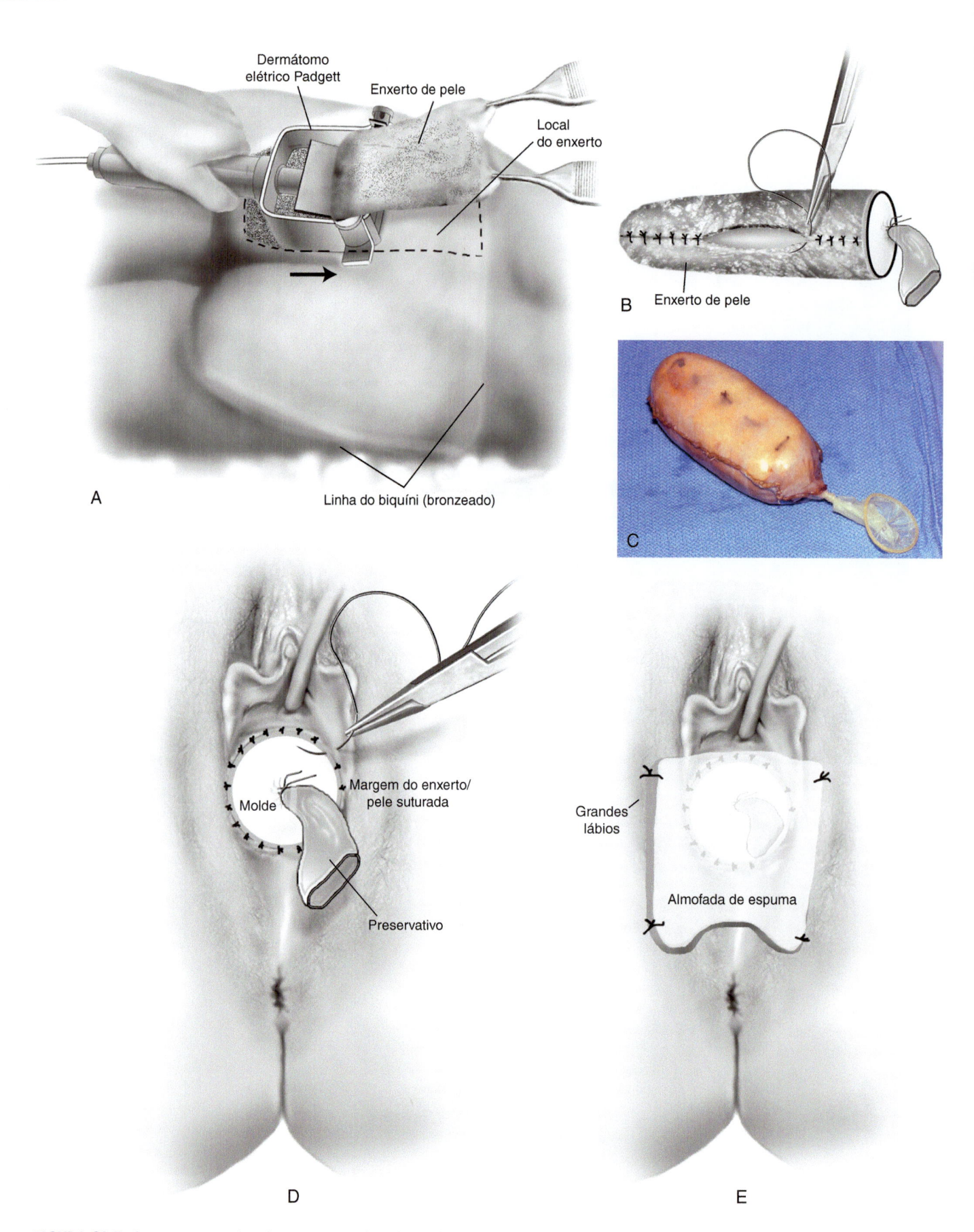

FIGURA 62-7 A. A paciente é colocada numa posição lateral. A nádega é preparada e, então, revestida com óleo mineral estéril. Um dermátomo elétrico Padgett com uma lâmina de 10 cm de largura é usado para coletar um enxerto de 0,45 mm de espessura e 20 cm de comprimento no interior da linha do biquíni (bronzeado), se possível. **B.** As bordas do enxerto são aproximadas em torno do molde com pontos verticais separados de ácido poliglicólico 5-0 e sutura contínua 4-0. A superfície da pele está em contato com o molde. **C.** O enxerto de pele e o molde estão prontos para a inserção. **D.** O molde e o enxerto de cobertura são colocados no espaço da neovagina. As bordas do enxerto são suturadas à pele do períneo com fio de sutura absorvível e pontos separados, aproximadamente com 1 cm de distância, para permitir a drenagem. **E.** Uma almofada de espuma é colocada sobre o períneo e presa aos pequenos lábios com sutura de seda 0. Uma abertura é cortada próxima ao ânus para evitar a contaminação da almofada durante a evacuação.

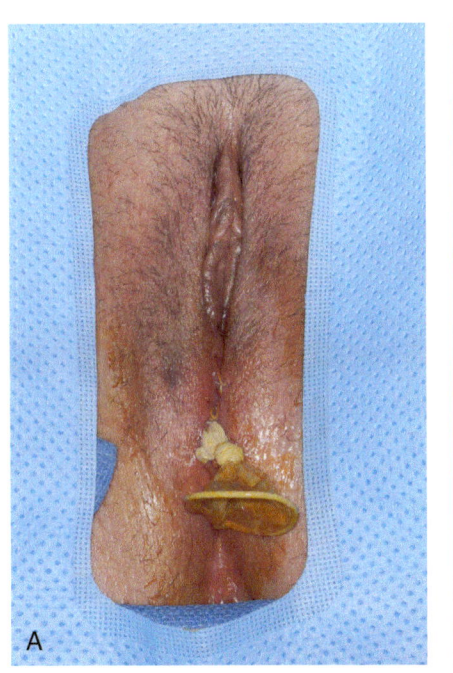

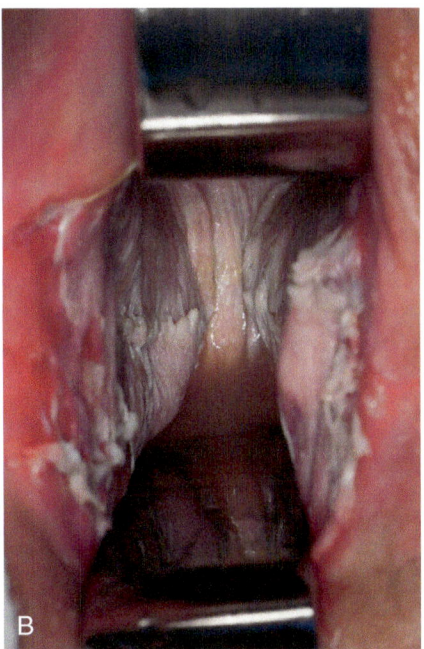

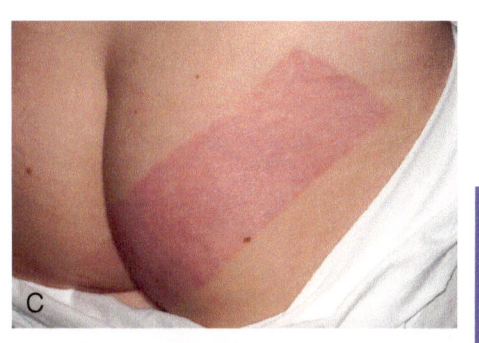

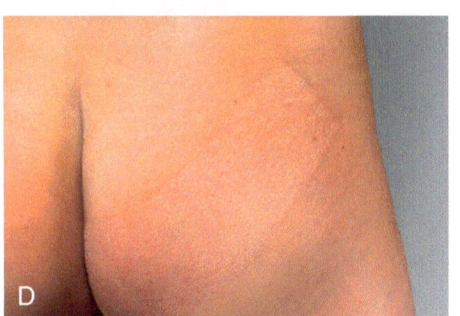

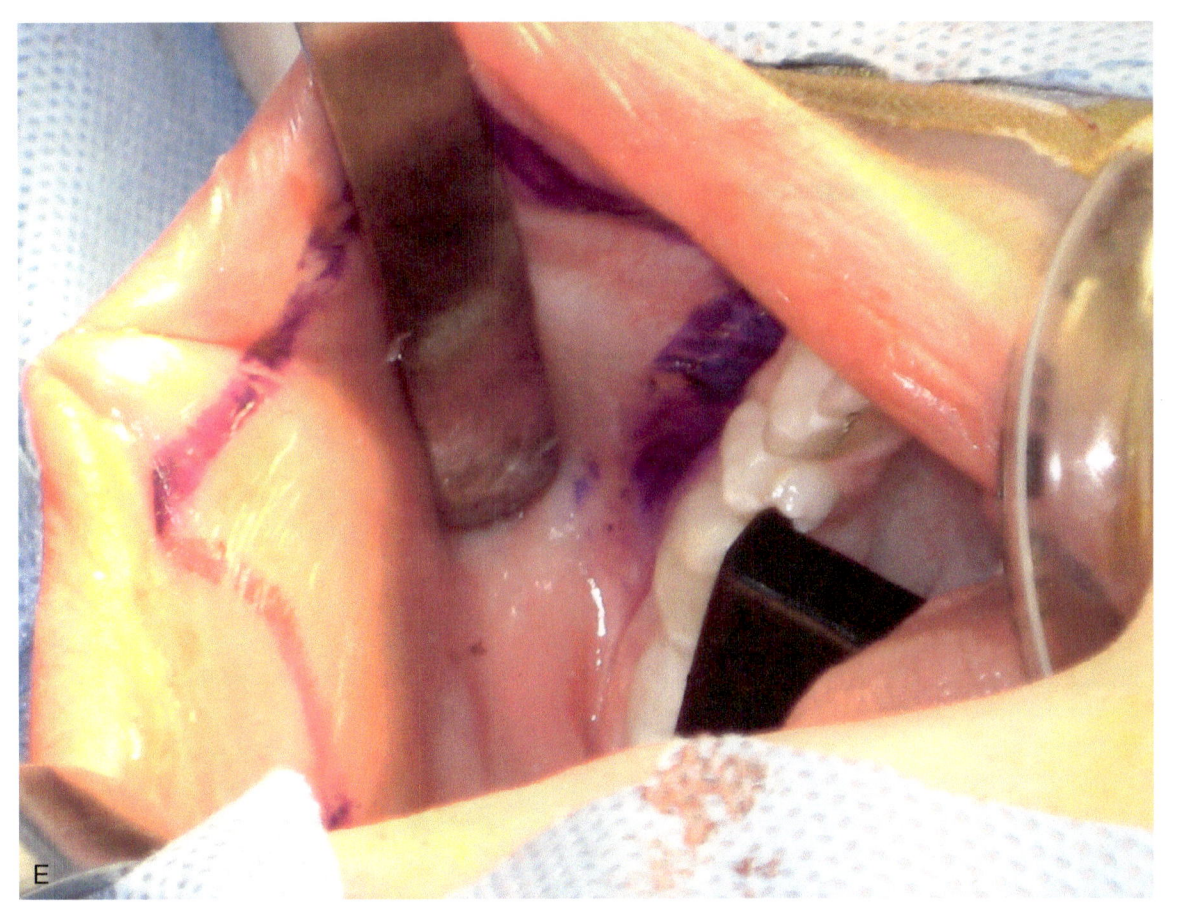

FIGURA 62-8 A. Alternativamente, uma sutura com fio espesso é usada para fechar os lábios e um cateter transuretral é colocado. **B.** Aparência do enxerto de pele na neovagina 7 dias desde a coleta. **C.** Local de coleta do enxerto 6 meses depois. **D.** Local de coleta do enxerto um ano depois. **E.** Retratores são colocados na boca para permitir o acesso à bochecha ao usar um enxerto bucal para vaginoplastia. Nesta imagem, a bochecha direita é exposta, e o ducto de Stensen é marcado perto do lado superior direito (perto do limite dos dentes inferiores).

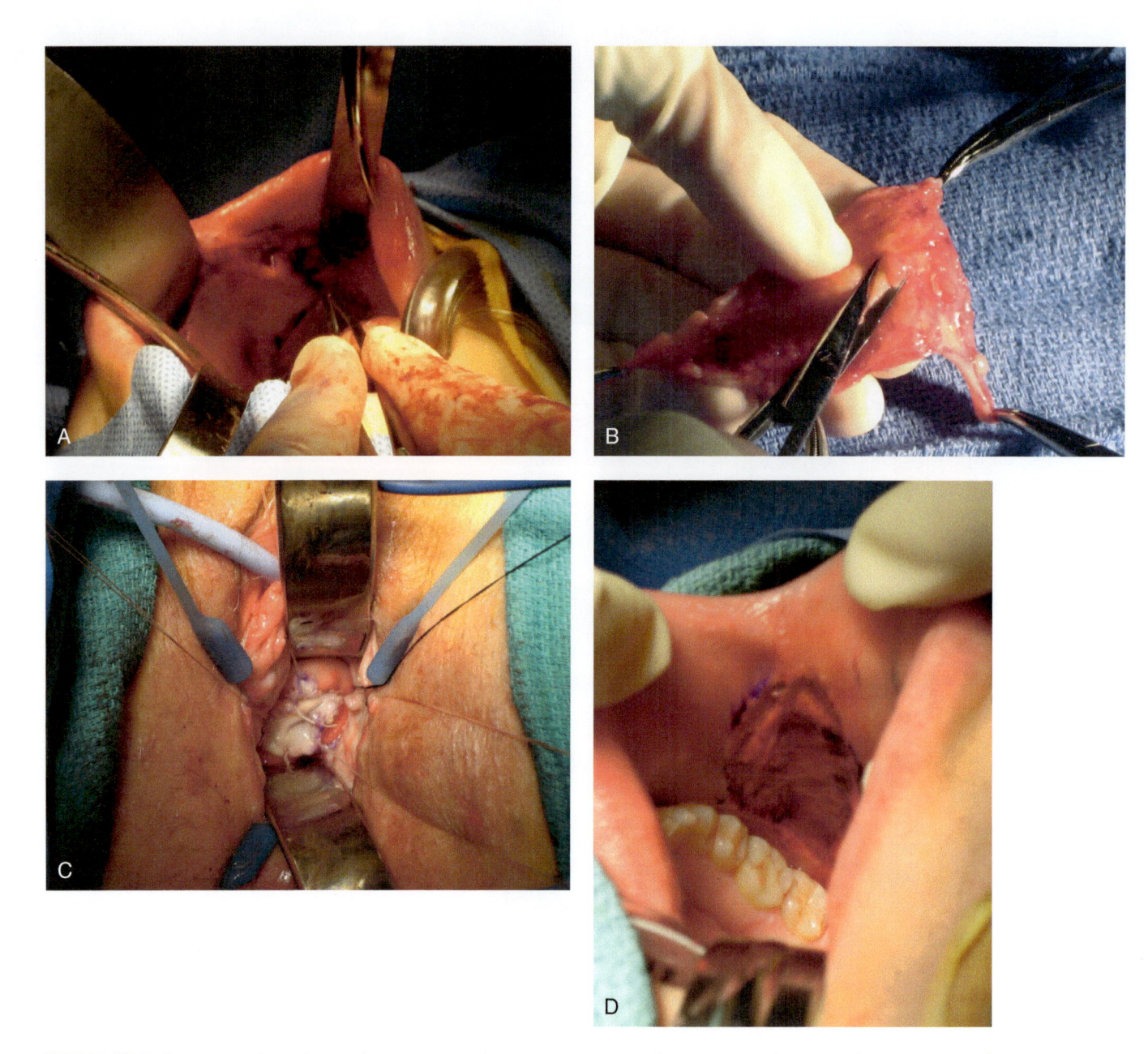

FIGURA 62-9 A. Injeta-se solução de epinefrina no espaço submucoso e um enxerto de espessura total é retirado de modo cortante. **B.** O enxerto é preparado com retirada da gordura, conforme necessário, e unindo o enxerto para aumentar o tamanho, como indicado. **C.** O enxerto é suturado no local com pontos de fio absorvível 4-0 ou 5-0, e um conformador flexível é fixado na vagina enquanto a paciente está internada em repouso durante 5-7 dias. **D.** A gaze embebida de epinefrina é removida, e o local do enxerto é examinado para hemostasia. Se o local for grande, pode-se deixar reepitelizar naturalmente ou pode ser fechado com sutura de ácido poliglicólico 4-0 absorvível.

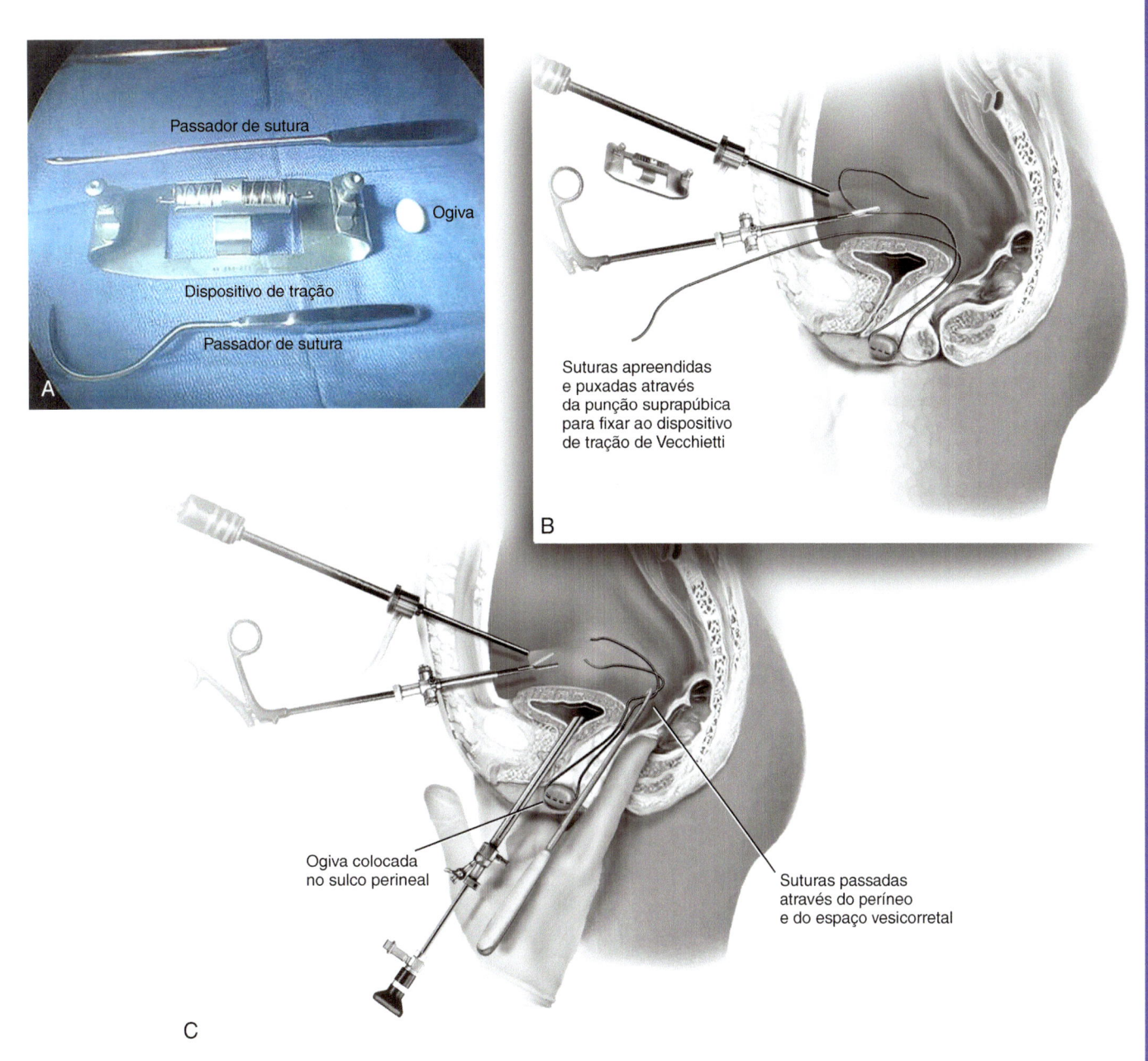

FIGURA 62-10 A. Os instrumentos necessários à vaginoplastia de Vecchietti incluem uma ogiva acrílica de 2,2 × 1,9 cm, um dispositivo de tração abdominal, um passador longo de sutura para períneo e um passador de agulha. **B.** Um fio de ácido poliglicólico #2 é passado através da ogiva, e ambas as extremidades livres do fio são colocadas em um passador longo de agulha. **C.** Um laparoscópico é colocado através do umbigo, e uma punção secundária é inserida acima da sínfise. Uma cistoscopia concorrente é realizada e um dedo é colocado no reto para identificar se há punção da bexiga ou do intestino. O passador longo de agulha é inserido a partir do períneo na cavidade peritoneal sob visão laparoscópica direta. Um passador de sutura é colocado através da pele no abdome no quadrante inferior direito, aproximadamente 2 a 3 cm acima da sínfise. Uma extremidade do fio é apreendida e puxada através da pele. Este procedimento é repetido através do quadrante inferior esquerdo, de modo que ambas as extremidades do fio são removidas através do abdome.

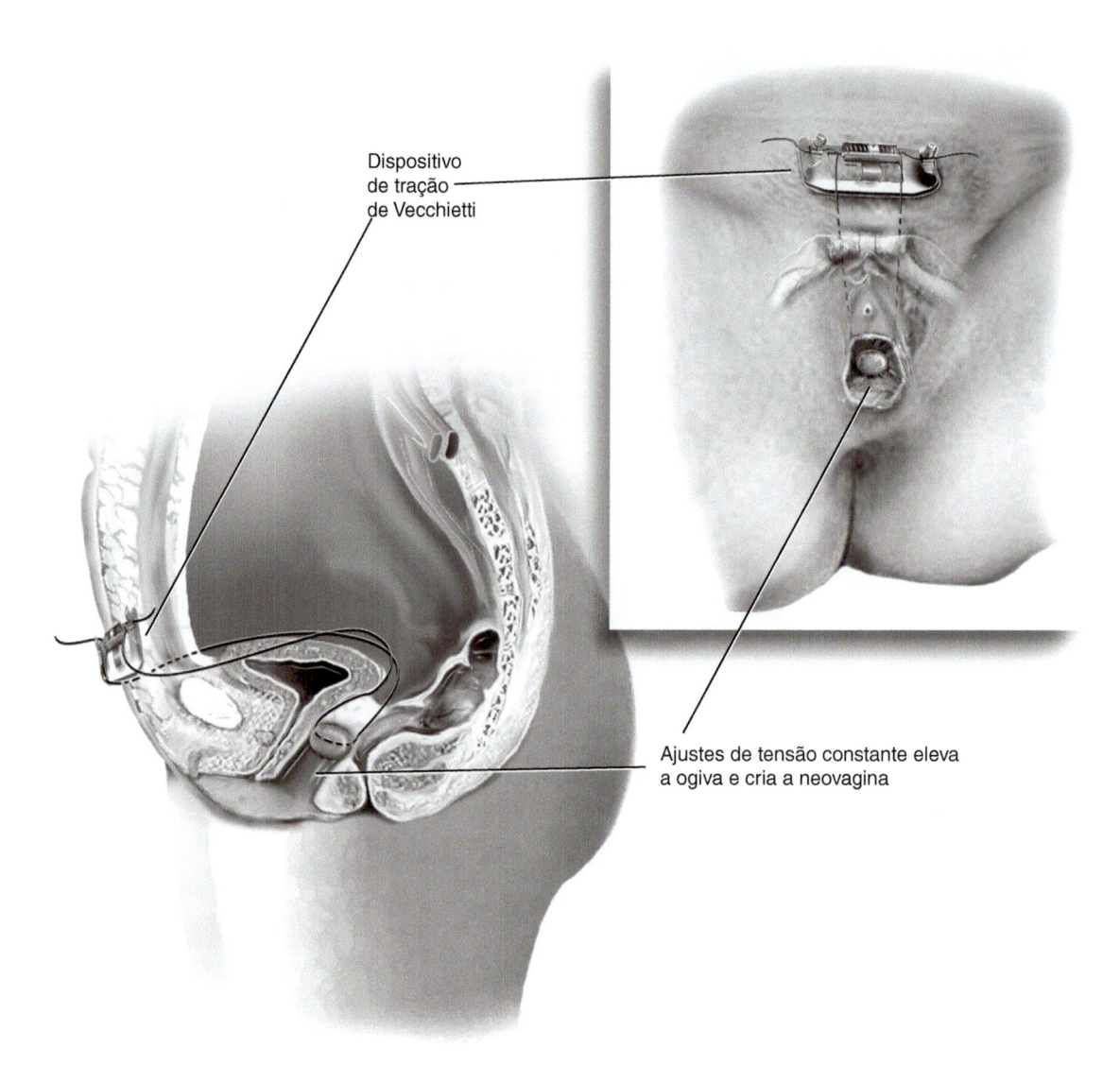

FIGURA 62-11 As suturas são fixadas ao dispositivo de Vecchietti, e a tração é aplicada para permitir o movimento descendente de 1 cm da ogiva com contratração. A tensão deve ser igual em ambos os lados do dispositivo. Dentro de 7 a 9 dias, uma vagina de 10 a 12 cm é criada.

Septo Vaginal Transverso

A paciente com um septo vaginal transverso tipicamente se apresenta com dor progressiva e amenorreia no momento esperado da menstruação. O exame revela um períneo normal, uma bolsa vaginal em fundo cego e uma massa palpável (os hematocolpo) durante o exame retal.

A imagem de ressonância magnética (RM) deve ser feita antes da cirurgia para determinar a extensão do septo vaginal transverso, confirmar a presença da cérvice e avaliar o útero (Fig. 62-12). A ressecção cirúrgica do septo geralmente é necessária logo após o diagnóstico ser estabelecido.

As medidas temporárias para aliviar a dor e reduzir o hematocolpo podem ser benéficas se a RM confirmar um septo vaginal transverso alto. O hematocolpo pode ser esvaziado na sala de cirurgia sob a orientação da ultrassonografia abdominal. Após antibióticos profiláticos serem administrados, uma agulha de grande calibre (calibre 12 a 14) é colocada no hematocolpo sob a visão da ultrassonografia abdominal (Fig. 62-13). O líquido é extremamente viscoso, e a irrigação com solução salina pode ser necessária repetidamente para esvaziar o sangue (Fig. 62-14). Alternativamente, uma agulha de aspiração de FIV calibre 16 pode ser usada através do períneo sob orientação da ultrassonografia transvaginal para aspirar o sangue, mas o líquido é difícil de aspirar através desta agulha. Com persistência, o coágulo pode ser quebrado e o líquido finalmente ser completamente evacuado. Após isso, um regime para reduzir o sangramento uterino é iniciado, como Depo-Provera®, contraceptivos orais contínuos ou análogos do hormônio liberador de gonadotropina. A descompressão de emergência permite alívio imediato da dor, dilatação vaginal como indicado e tempo para o planejamento cirúrgico. A dilatação da vagina inferior melhora as chances para uma anastomose direta da mucosa vaginal superior e inferior.

A ressecção cirúrgica de um septo vaginal transverso pode ser um desafio inesperado para um cirurgião inexperiente. Primeiro, uma incisão em cruz é feita na abertura da vagina e o tecido conjuntivo é dissecado de modo rombo em direção ao hematocolpo. Ocasionalmente, pode ser difícil localizar a parte superior da vagina. Se isso for um problema, a ultrassonografia abdominal pode ser realizada para identificar o hematocolpo (Fig. 62-15). Assim que a parte superior da vagina for visualizada com a ultrassonografia, uma agulha é passada para a parte superior da vagina (Fig. 62-16A). Se pequeno, o hematocolpo pode ser distendido para ampliar a parte superior da vagina. Uma incisão é feita ao longo do trajeto da agulha para a parte superior da vagina.

A laparotomia pode ser necessária se a parte superior da vagina não puder ser visualizada. Uma sonda é colocada através do fundo uterino, através da cérvice e na parte superior da vagina (Fig. 62-16B). Com essa sonda usada como um guia, a parte superior da vagina pode ser prontamente identificada e aberta sem risco de lesão de intestino ou bexiga.

Uma vez aberto, o septo é progressivamente dilatado com dilatadores cervicais. Uma incisão transversal é feita para aumentar a largura da vagina. Em seguida, a mucosa vaginal superior e a inferior são anastomosadas transversalmente com pontos separados de fio 3-0 absorvível e não reativo (Fig. 62-16C). Se necessário, as bordas da mucosa vaginal superior e inferior são dissecadas e mobilizadas para liberar os tecidos, reduzir a tensão na anastomose e diminuir o risco de estenose.

O reparo com Z-plastia pode ser benéfico se houver uma grande diferença entre as partes inferior e superior da vagina (Fig. 62-16D). Essa técnica permite a anastomose com encurtamento mínimo da vagina. A parte superior da vagina deve ser identificada, como discutido anteriormente (Figs. 62-15, 62-16B). Após a incisão inicial ligar as partes inferior e superior da vagina, um cateter balão é colocado na parte superior da vagina para proporcionar tração e orientação. Uma incisão em forma de X é feita no ápice da parte inferior da vagina. A forma da incisão evita a extensão da incisão para a bexiga ou reto. As bordas dos retalhos são reparadas com fios 3-0 absorvíveis e não reativos. Os retalhos vaginais inferiores são mobilizados pela dissecção do tecido conjuntivo da mucosa. Em seguida, o tecido conjuntivo entre os tubos vaginais inferior e superior é ressecado lateralmente. A mucosa vaginal superior é mobilizada e aberta com uma incisão em forma de X. As bordas dos retalhos vaginais superiores são reparadas com fio. A Z-plastia é concluída pela sutura das bordas reparadas dos retalhos inferiores a base dos retalhos superiores e, em seguida, pela sutura das bordas dos retalhos superiores a base dos retalhos inferiores. A mucosa vaginal restante é aproximada com pontos separados de fio absorvível.

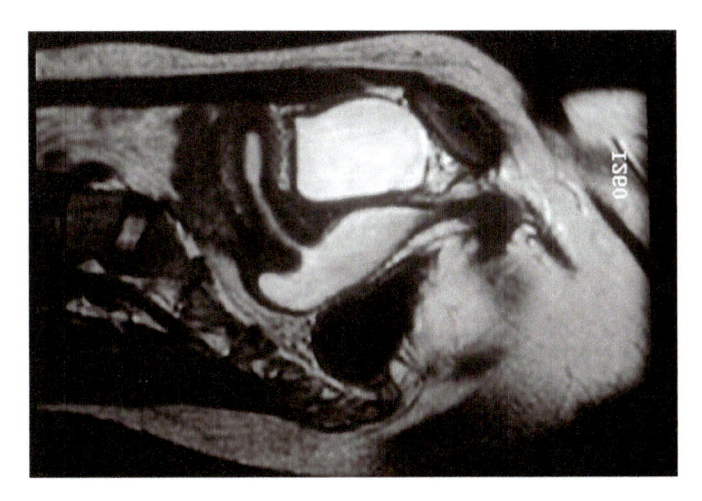

FIGURA 62-12 Imagem de ressonância magnética de uma paciente com um grande septo vaginal transverso. O hematocolpo é branco. A vagina se comunica com o útero e um hematométrio é evidente.

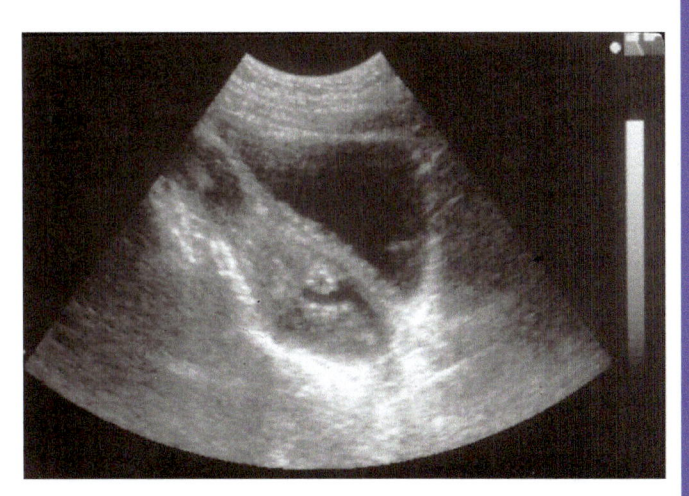

FIGURA 62-13 Hematocolpo causado por um septo vaginal transverso é visto com a ultrassonografia abdominal (sagital na linha média). Colocação dirigida por ultrassonografia de uma agulha de grande calibre a partir da parte inferior da vagina, seguida por lavagem e drenagem persistente, acabará por descompactar o hematocolpo. Essa técnica pode aumentar o risco de infecção do trato genital superior. Ela é apropriada somente quando um grande septo vaginal transverso está presente e quando a paciente irá se beneficiar da dilatação da parte inferior da vagina antes da ressecção do septo e da anastomose.

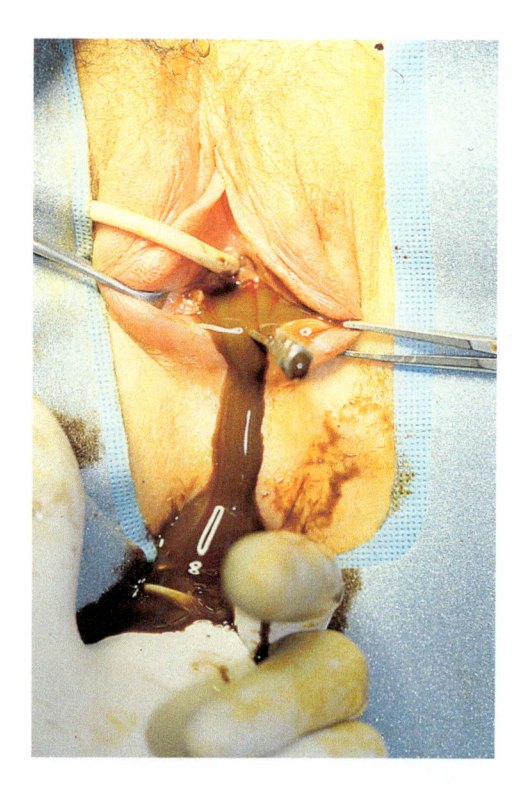

FIGURA 62-14 O septo foi incisado e o sangue e o muco viscosos acumulados são drenados pela vagina. O dedo esquerdo do cirurgião foi inserido no reto. O guia, uma agulha calibre 16, é notado à esquerda da paciente (do sangue escuro fluindo).

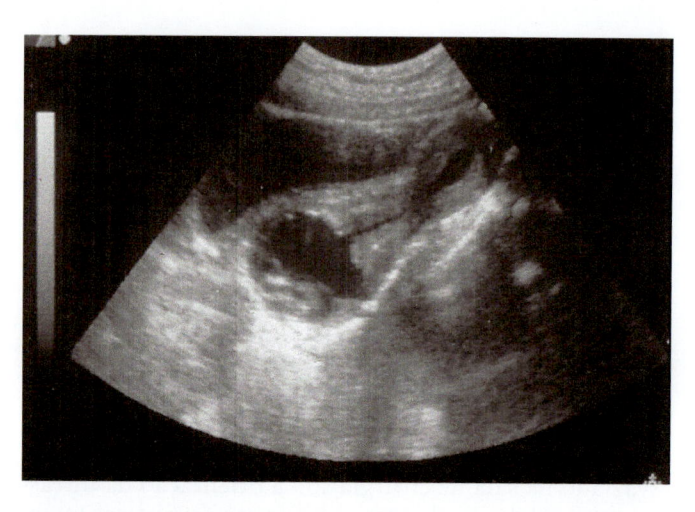

FIGURA 62-15 A ultrassonografia abdominal (sagital na linha média) é usada para identificar a parte superior da vagina após a bexiga estar cheia com solução salina. Aqui, um hematocolpo complexo é identificado inferior à cérvice e ao útero.

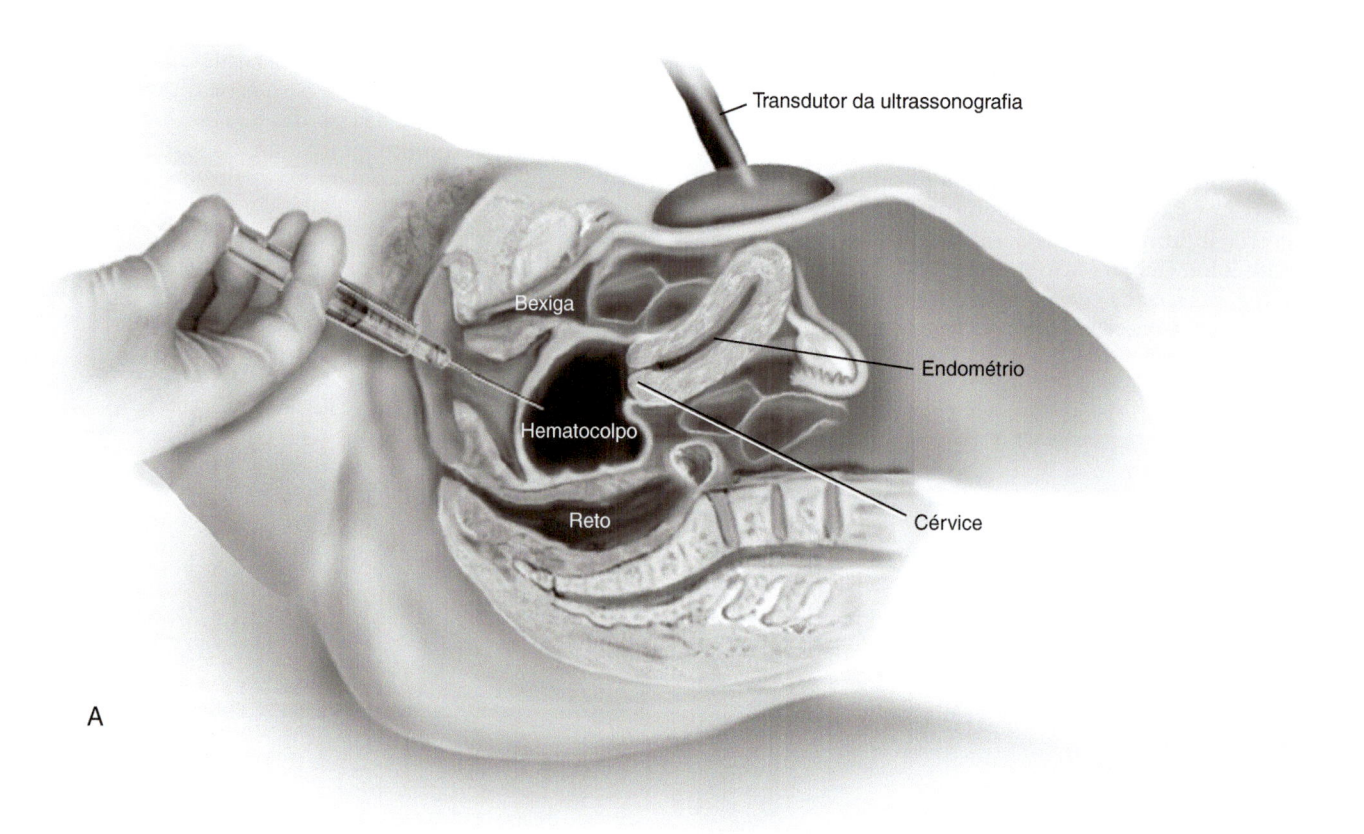

FIGURA 62-16 A. Uma agulha é passada a partir da região inferior da vagina no hematocolpo sob orientação da ultrassonografia abdominal quando a região superior da vagina não pode ser identificada após a dissecção.

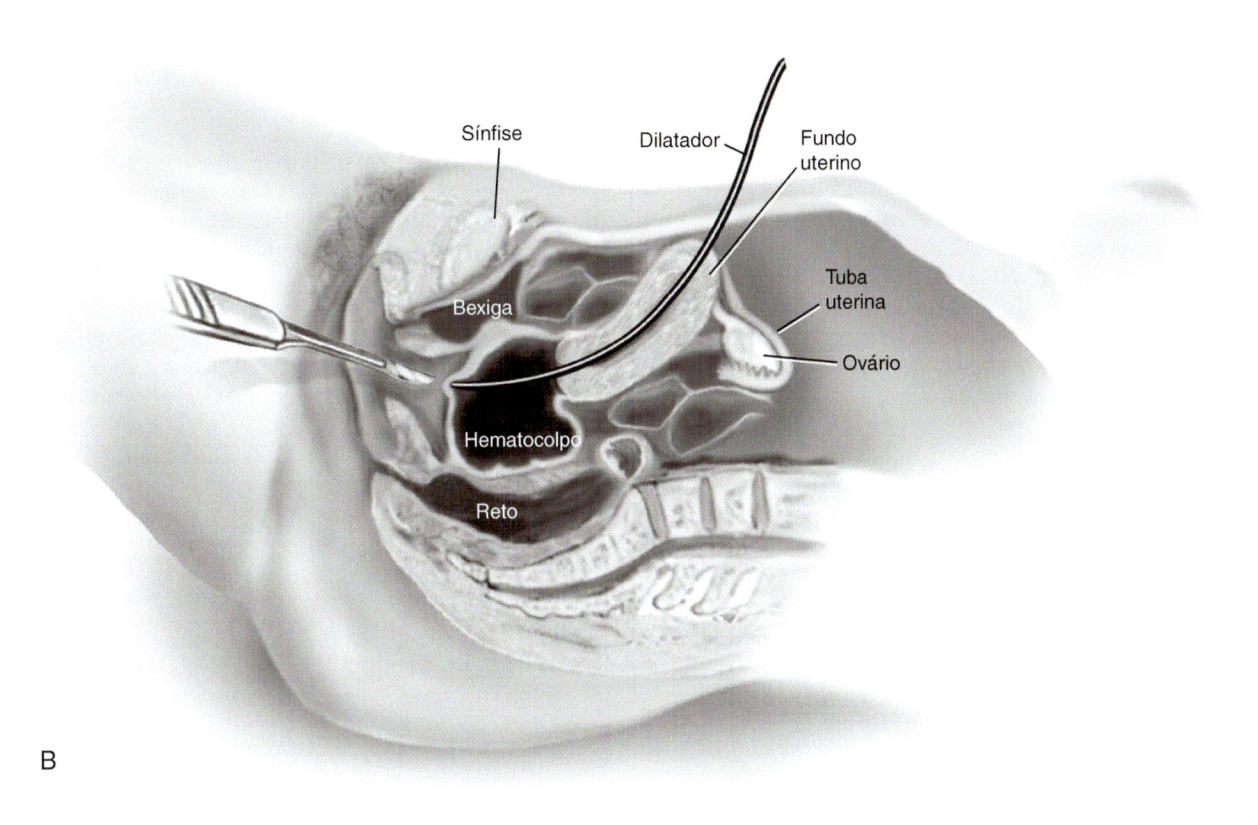

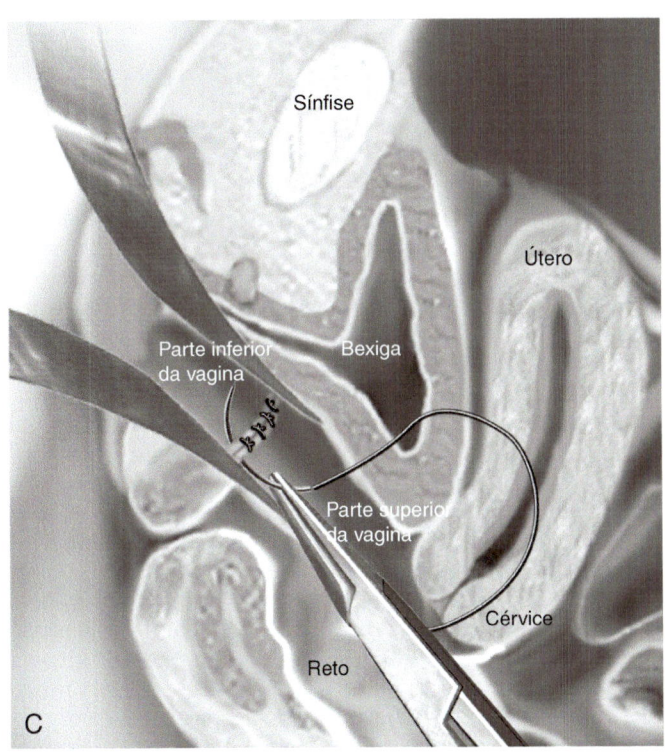

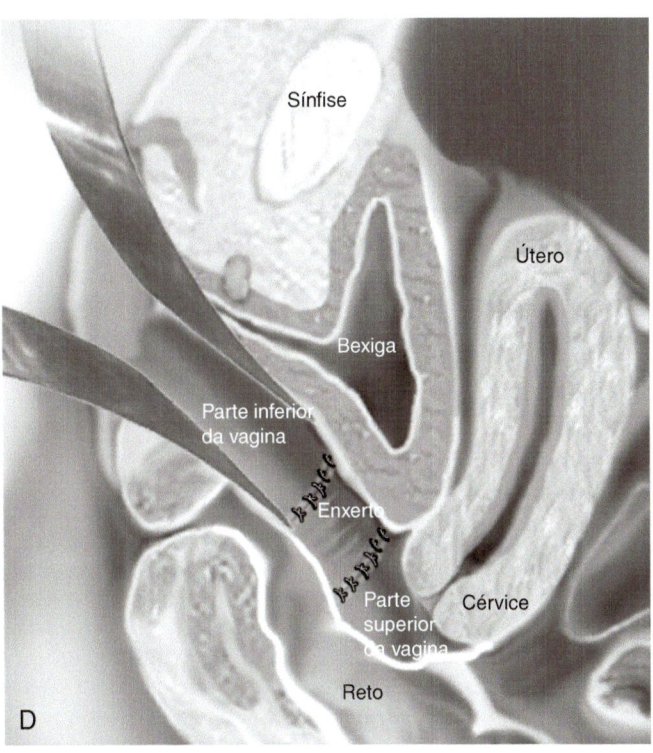

FIGURA 62-16 (Cont.) B. A laparotomia é necessária quando a parte superior da vagina não pode ser identificada após a exploração cirúrgica ou com a utilização da ultrassonografia abdominal. Após o abdome ter sido aberto, um dilatador cervical longo ou sonda uterina é passado através do fundo para cavidade uterina e cérvice. Pressão é colocada contra a parte superior da vagina. O dilatador rígido é identificado por via vaginal. A mucosa vaginal superior é penetrada de modo cortante. **C.** As bordas da mucosa vaginal superior e inferior são aproximadas com pontos separados de fio 3-0 não reativo e de absorção tardia. **D.** Um enxerto de pele de espessura parcial pode ser usado quando as bordas vaginais superior e inferior não podem ser aproximadas. Um enxerto de tamanho adequado é coletado da nádega e suturado no local. Uma almofada de espuma coberta com um preservativo estéril pode ser colocada na vagina, como descrito para a vaginoplastia de McIndoe, para proporcionar o contato máximo do enxerto com o tecido conjuntivo paravaginal.

Quando a diferença entre a parte superior e inferior da vagina é muito grande para acomodar esses pontos, o enxerto de pele da nádega pode ser necessário. O enxerto é preparado como descrito para a vaginoplastia de McIndoe, mas o comprimento é limitado ao tamanho necessário para aproximar as bordas vaginais superior e inferior. O enxerto é, então, suturado à parte superior da vagina com pontos separados simples de ácido poliglicólico 4-0 e, em seguida, à parte inferior da vagina. O tecido redundante é excisado.

Alternativamente, quando uma pequena diferença entre a parte superior e inferior da vagina não pode ser aproximada, um dilatador Neoprene com um centro oco para permitir a drenagem cervical pode ser colocado na vagina. Finalmente, o epitélio estratificado escamoso cobre a área desnuda.

Septo Vaginal Longitudinal

Um septo vaginal longitudinal geralmente é assintomático, embora algumas mulheres possam queixar-se de dispareunia ou vazamento quando usam tampões, e um septo pode romper durante o parto vaginal. Um septo vaginal longitudinal é provocado pela falha de reabsorção vaginal distal; ele é geralmente acompanhado pela duplicação cervical. O reparo não é necessário nas pacientes assintomáticas. No entanto, algumas mulheres podem solicitar a ressecção do septo para permitir o uso de tampões e para evitar o rompimento durante o parto.

O septo é exposto para a cirurgia pela colocação de dois dedos ou dois afastadores estreitos em cada lado do septo vaginal e pela retração posterior (Fig. 62-17). Uma pinça Haney ou Kelly é colocada no septo perto das paredes vaginais anterior e posterior. A lesão da bexiga é evitada deixando um pequeno segmento do septo na parede anterior. Se o septo é estreito, a face central é cortada e cada parede é suturada com fio absorvível. Alternativamente, uma pinça LigaSure® ou bisturi Harmonic® pode ser usada para seccionar o septo por meio de selagem e corte do tecido. Se o septo é largo, o excesso de tecido pode ser excisado. A dissecção continua até que a parte superior da vagina perto da cérvice tenha sido seccionada. Entretanto, a excisão completa do septo vaginal superior é muitas vezes desnecessária.

Hemivagina Obstruída

Uma adolescente com útero e cérvice duplicados frequentemente apresenta dor grave provocada por uma hemivagina obstruída. A obstrução é causada pela falha na canalização e pela incapacidade de absorver o septo vaginal. Uma alta incidência de anomalias renais tem sido observada no lado da hemivagina obstruída. Com a menarca, forma-se um hematocolpo na hemivagina obstruída e cada episódio de sangramento do hemiútero ipsilateral causa distensão adicional e dor (Fig. 62-18). Uma massa pélvica é identificada durante o exame pélvico e retal. No exame especular, a cérvice não obstruída pode não ser visível, especialmente se a vagina estiver muito distorcida por um grande hematocolpo da obstrução contralateral. As conclusões sobre a ultrassonografia vaginal podem ser confusas, pois o hematocolpo é encontrado inferior à cérvice não obstruída. O diagnóstico pode ser feito com ultrassonografia abdominal e confirmado com RM, se necessário.

A incisão inicial é mais importante para a ressecção segura da hemivagina obstruída. Uma incisão lateral profunda feita na hemivagina distendida deve ser seguida por uma saída imediata do sangue escuro do hematocolpo. Embora a massa deva ser facilmente identificada pela palpação da área cística distendida e abaulamento dentro da vagina, a ultrassonografia abdominal pode ser usada para garantir que a incisão inicial seja feita no hematocolpo. Após o esvaziamento do hematocolpo, a vagina é irrigada. O septo vaginal superior ao local da incisão inicial é, então, ressecado como descrito para o septo vaginal longitudinal. Toda a margem inferior do septo vaginal é ressecada para evitar a formação de uma bolsa vaginal. Uma bolsa residual pode reter o sangue menstrual e as secreções cervicais e causar sangramento intermenstrual incômodo ou corrimento.

Extrofia de Bexiga

Uma variante do complexo extrofia-epispádia, a extrofia da bexiga é um defeito raro que ocorre em 1:30.000 a 1:50.000 nascidos vivos. A extrofia da bexiga é caracterizada por (1) ausência da parede abdominal inferior anterior na linha média; (2) uma parede anterior da bexiga ausente, de modo que a parede posterior da bexiga e o ureteres se abrem diretamente para o defeito na parede abdominal; (3) ampla separação dos músculos retos abdominais; (4) ausência da sínfise púbica e grande separação dos ramos púbicos ligados por uma ponte de tecidos fibrosos; (5) separação do clitóris em dois corpos e divisão dos pelos pubianos e do monte púbico; (6) um colo vesical mal definido e uma uretra curta e aberta; e (7) uma vagina deslocada anteriormente e ânus com períneo curto e a musculatura do assoalho pélvico deficiente. Acredita-se que esses defeitos devem-se ao desenvolvimento excessivo da membrana cloacal, que não permite a migração do mesoderma da parede abdominal anterior. A membrana cloacal é deixada sem suporte e, subsequentemente, se rompe, conduzindo à falta de desenvolvimento da parede abdominal inferior. A condição necessita de várias cirurgias reconstrutivas durante a infância para preservar a função da bexiga e a continência. Vários procedimentos foram usados no passado para facilitar o desvio urinário, com a ureterossigmoidostomia sendo provavelmente o mais comum (Fig. 62-19A). No entanto, o fechamento primário da bexiga, com ou sem osteotomia, seguido pela reconstrução do colo vesical e pela ureteroneocistostomia bilateral, é atualmente a sequência mais comum de operações urológicas realizada. Um número significativo dessas mulheres desenvolve prolapso de órgãos pélvicos significativo, especialmente aquelas que experimentaram o parto. A Figura 62-19B a D demonstra um prolapso de cúpula pós-histerectomia em uma mulher com extrofia da bexiga. São observadas as anormalidades vaginais mencionadas anteriormente.

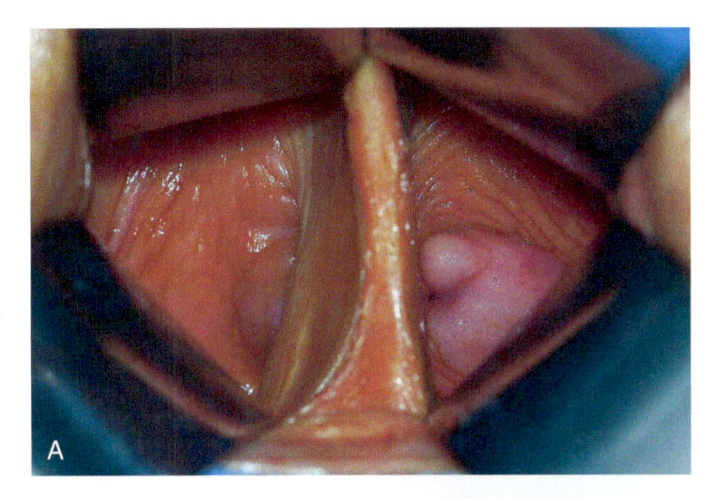

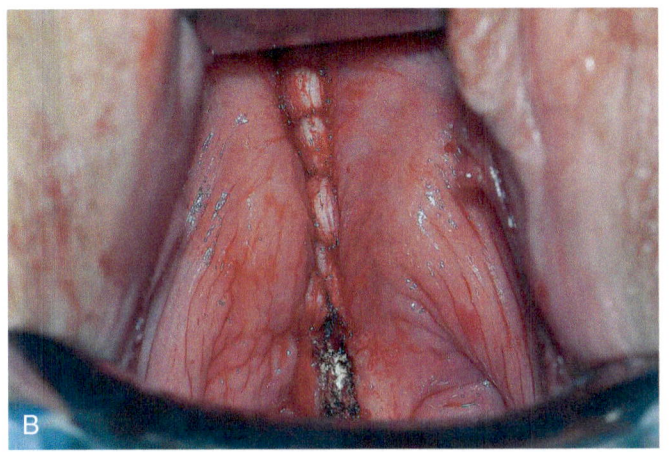

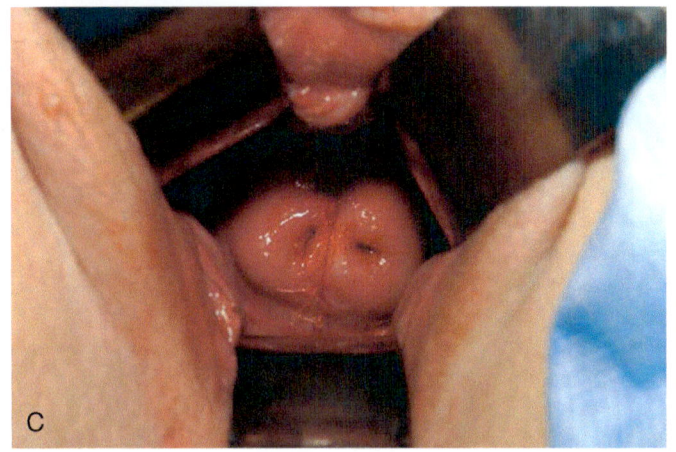

FIGURA 62-17 A. Dois afastadores estreitos e curvos são colocados em cada lado do septo vaginal e retraídos posteriormente. Uma pinça Kelly curva é colocada no septo nas paredes anterior e posterior. **B.** O septo é cortado, e cada parede é suturada com fio absorvível. Se o septo é largo, o excesso de tecido pode ser excisado. **C.** A dissecção continua até que a parte superior da vagina perto da cérvice tenha sido seccionada. Entretanto, a excisão completa do septo vaginal superior não é necessária.

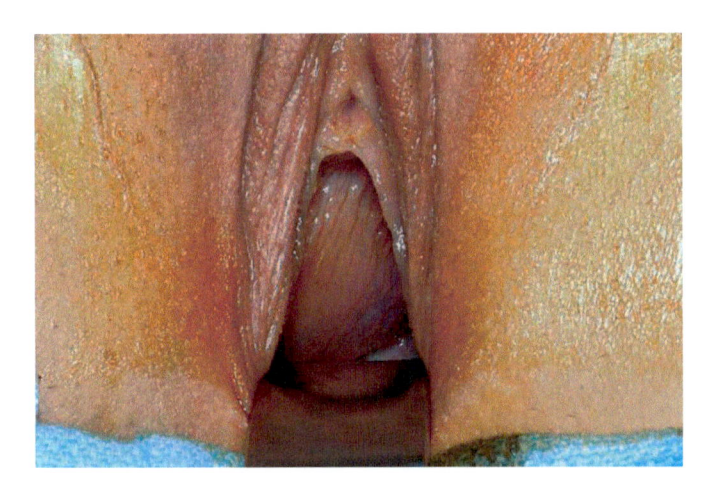

FIGURA 62-18 Esta paciente tinha útero duplo com uma massa vaginal do lado direito, o que representa uma hemivagina direita obstruída. Ela apresentou dor vaginal e abdominal durante menstruações regulares (que ocorre da hemivagina e do útero esquerdo não obstruídos). A avaliação pré-operatória revelou a ausência do rim direito.

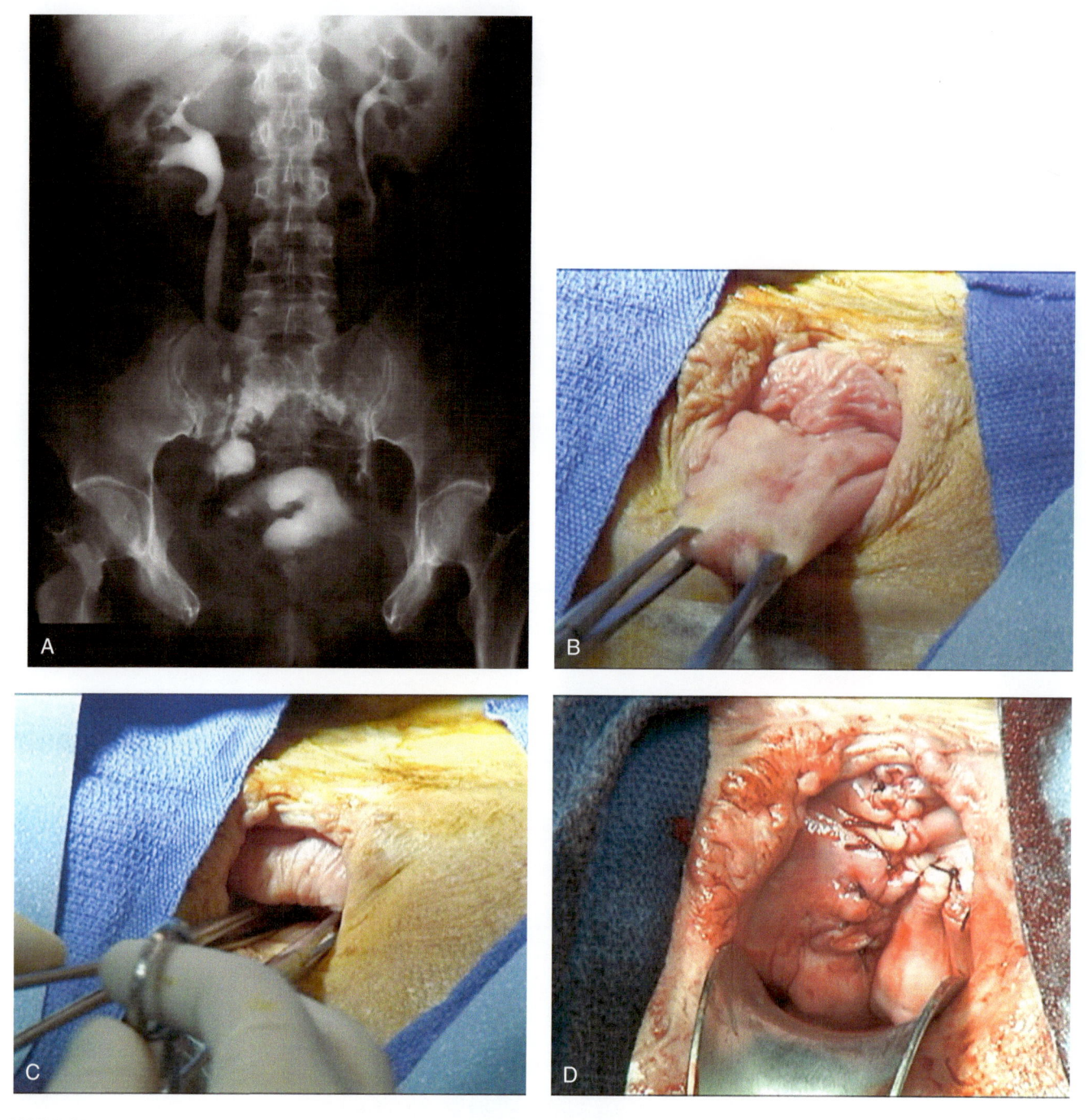

FIGURA 62-19 A. Urografia excretora em uma paciente com extrofia da bexiga submetida a ureterossigmoidostomia bilateral. **B.** Prolapso de cúpula pós-histerectomia completo em uma paciente com extrofia da bexiga. **C.** O prolapso foi reduzido na direção posterior com duas pinças Allis. **D.** O prolapso foi cirurgicamente corrigido.

CAPÍTULO 63

Estenose Vaginal Iatrogênica

John B. Gebhart ■ *Mickey M. Karram*

A estenose vaginal pode ocorrer secundariamente a condições inflamatórias da vagina, cirurgia vaginal, reparo de episiotomia ou radioterapia. A técnica cirúrgica para a estenose depende da sua localização anatômica, causa subjacente e gravidade. Para a estenose do introito ou da vagina, o procedimento pode tratar tanto as estenoses vaginais superior e inferior quanto pode corrigir especificamente as estenoses vaginais inferiores. As cirurgias de correção das estenoses vaginais superior e inferior incluem a incisão do anel de constrição vaginal, avanço vaginal, Z-plastia, enxerto de pele livre, retalhos perineais e retalhos abdominais. O risco de reestenose é alto após essas intervenções; portanto, os cuidados pós-operatórios devem incluir a dilatação rígida que é iniciada no pós-operatório imediato.

Incisões

A técnica mais simples para tratar uma estenose vaginal é uma incisão na linha média da cicatriz ou do anel de constrição. A incisão na linha média é feita, e a mucosa vaginal é separada da cicatriz subjacente (Fig. 63-1). O tecido cicatricial excessivo pode ser completamente excisado para aumentar o diâmetro vaginal ou do introito. Após a hemostasia, pode-se deixar cicatrizar por segunda intenção ou o tecido vaginal pode ser dissecado e liberado e a incisão fechada transversalmente sem tensão (Fig. 63-2). Quando uma única incisão na linha média com fechamento transversal é inadequada, várias incisões verticais podem ser feitas (Fig. 63-3). As incisões verticais separadas são fechadas transversalmente – após liberação dos tecidos vaginais circundantes – para obter suficiente diâmetro do introito ou da vagina (Fig. 63-4).

A Figura 63-5A mostra um anel de constrição no meio da vagina após uma colporrafia anterior e posterior exagerada. O local estenótico foi inicialmente alargado com o uso de dilatadores Hegar passados do segmento vaginal inferior para o superior. Quando a vagina foi dilatada para pelo menos 10 mm, incisões longitudinais bilaterais foram feitas na face lateral do local estenótico ao longo do eixo vaginal (Fig. 63-5B). A faixa fibrosa apertada foi completamente excisada, e a dissecção foi continuada até que o tecido conjuntivo frouxo foi encontrado no espaço isquiorretal (Fig. 63-5C). Alguns cirurgiões preferem deixar o espaço aberto; outros preferem fechá-lo transversalmente e perpendicularmente à incisão original usando pontos separados e absorvíveis 3-0.

Z-Plastia

A técnica de Z-plastia envolve o transplante de dois retalhos triangulares interligados. A orientação do Z pode ser vertical ou transversal, dependendo da estenose. O grau de estenose determina o comprimento da incisão dos braços e os ângulos do retalho. Em geral, os retalhos são de 2 cm de comprimento e em ângulo de 60 graus. Um diâmetro adicional é atingido aumentando o ângulo. O ponto médio, ou o local da contratura mais grave, é identificado, e uma incisão transversal é feita (essa incisão torna-se o braço comum da Z-plastia). O braço superior do Z é estendido para dentro da vagina; o braço inferior é estendido em direção ao períneo (Fig. 63-6). O tecido cicatricial, se presente, pode ser excisado, e os retalhos transpostos são reaproximados com pontos separados e absorvíveis 3-0 ou 4-0 (Fig. 63-7).

A estenose do introito pode ser passível de uma Z-plastia transversal. Esta técnica resulta na ausência de uma linha de sutura na linha média. A duplicação dos retalhos nas posições 4 e 8 horas do introito resulta em um aumento no diâmetro do introito (Fig. 63-8). Cuidados devem ser tomados ao aproximar os ápices das incisões e, assim, ganhar o diâmetro transversal máximo. As rebarbas devem ser aparadas, e suturas absorvíveis devem ser usadas para produzir uma aproximação suave dos tecidos (Fig. 63-9).

O texto continua na página 805

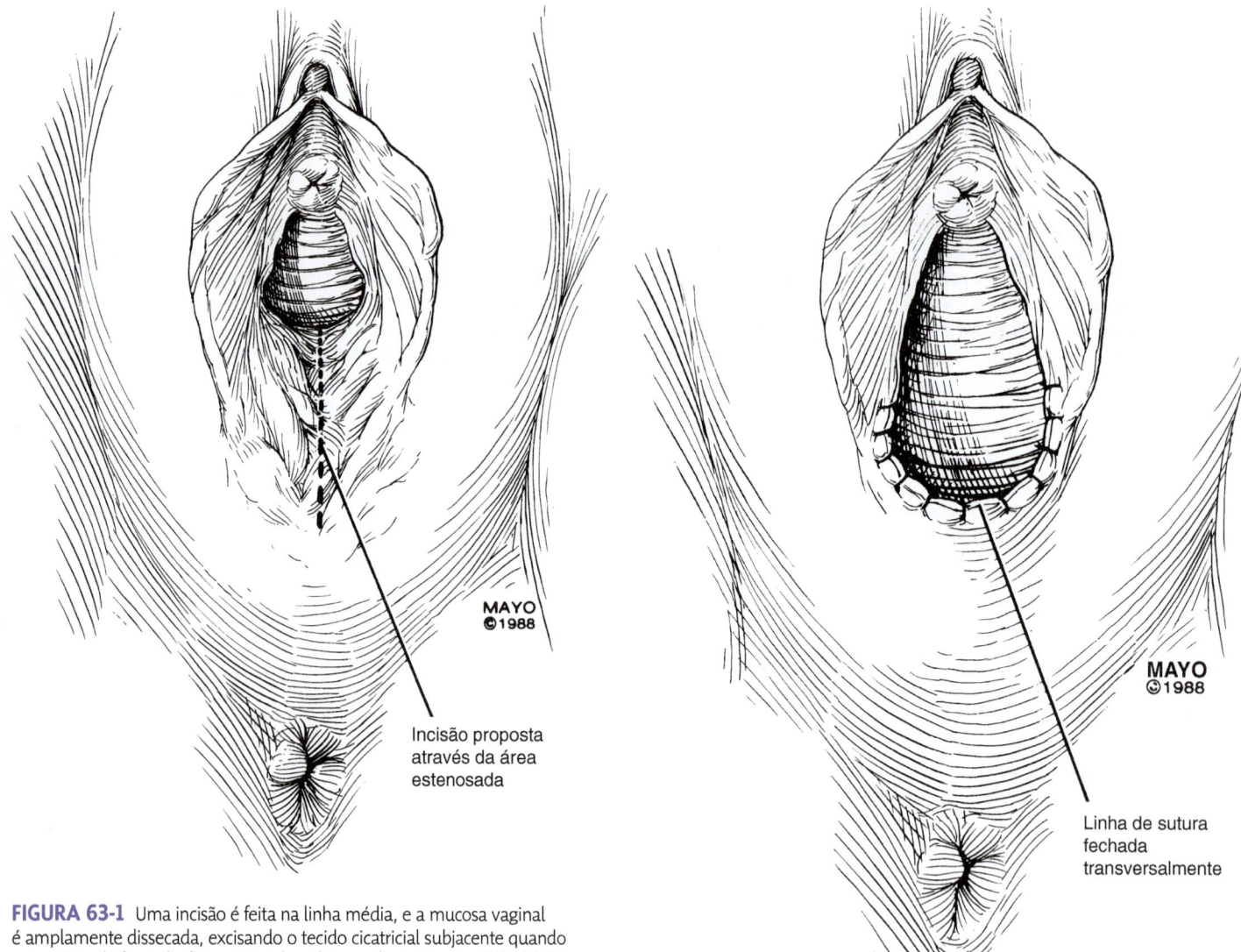

FIGURA 63-1 Uma incisão é feita na linha média, e a mucosa vaginal é amplamente dissecada, excisando o tecido cicatricial subjacente quando necessário. *(Adaptado de Lee RA: Atlas of Gynecologic Surgery. Philadelphia, WB Saunders, 1992. Usado com a permissão de Mayo Foundation for Medical Education and Research.)*

FIGURA 63-2 Para aumentar o diâmetro vaginal, a incisão vertical inicial é fechada de um modo transversal. *(Adaptado de Lee RA: Atlas of Gynecologic Surgery. Philadelphia, WB Saunders, 1992. Usado com a permissão de Mayo Foundation for Medical Education and Research.)*

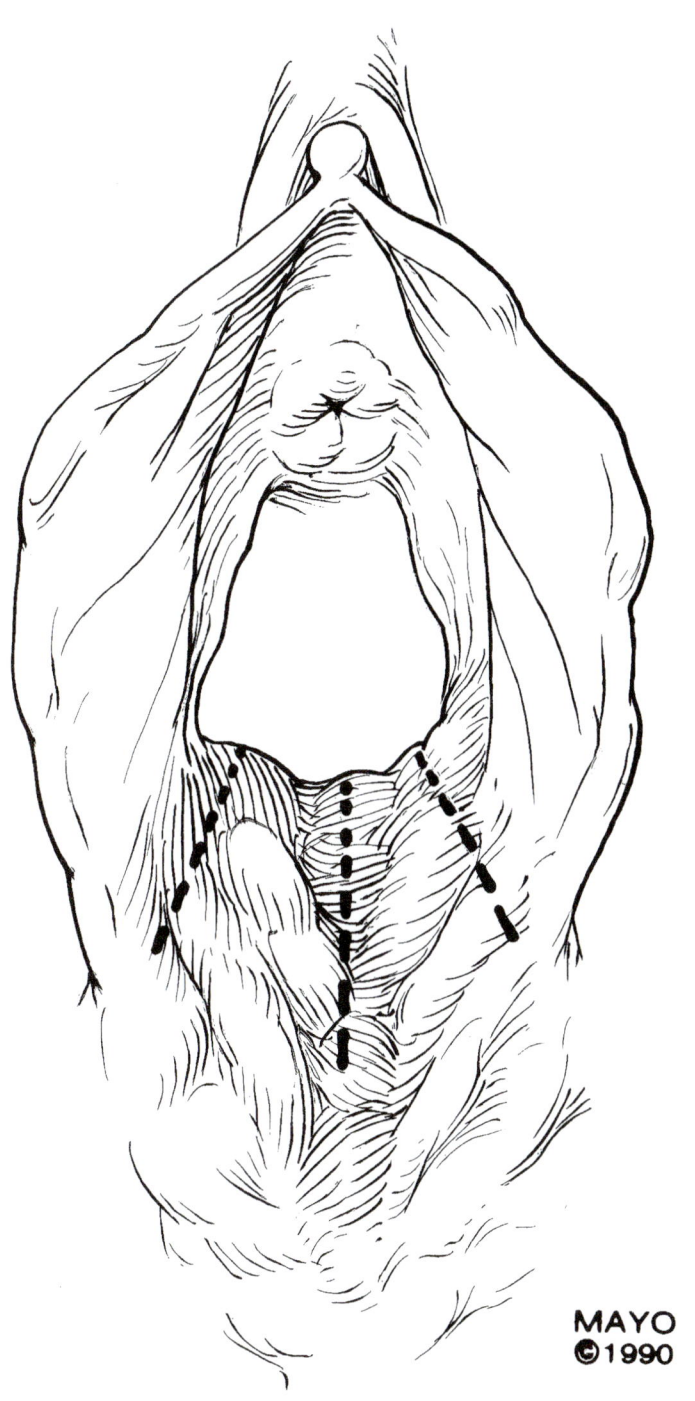

FIGURA 63-4 Numerosas incisões verticais podem ser convertidas a múltiplos fechamentos transversais, aumentando, assim, o diâmetro da área de estenose. *(Adaptado de Lee RA: Atlas of Gynecologic Surgery. Philadelphia, WB Saunders, 1992. Usado com a permissão de Mayo Foundation for Medical Education and Research.)*

FIGURA 63-3 Nos casos de áreas mais amplas de cicatrização e estenose, numerosas incisões verticais podem ser usadas. Os tecidos circundantes são dissecados, e o tecido cicatricial excessivo é excisado. *(Adaptado de Lee RA: Atlas of Gynecologic Surgery. Philadelphia, WB Saunders, 1992. Usado com a permissão de Mayo Foundation for Medical Education and Research.)*

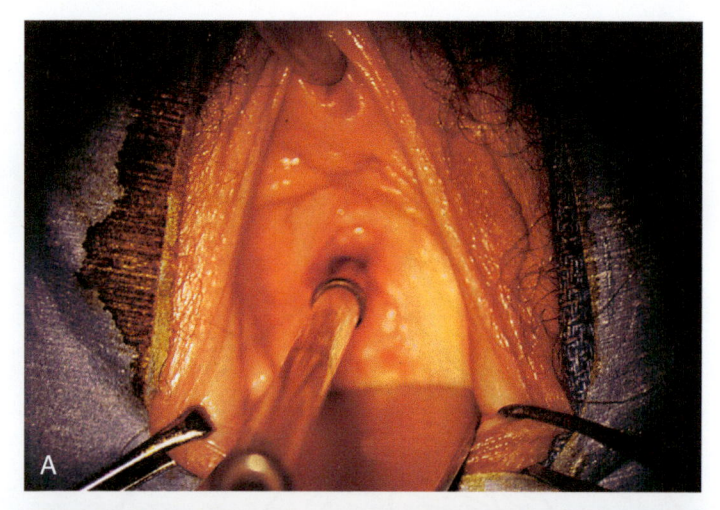

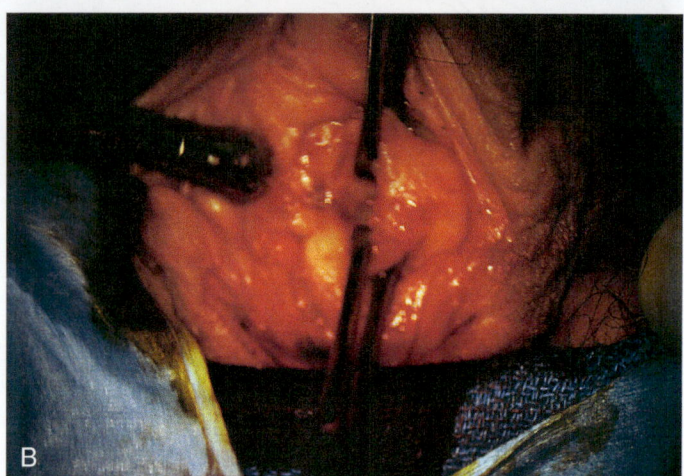

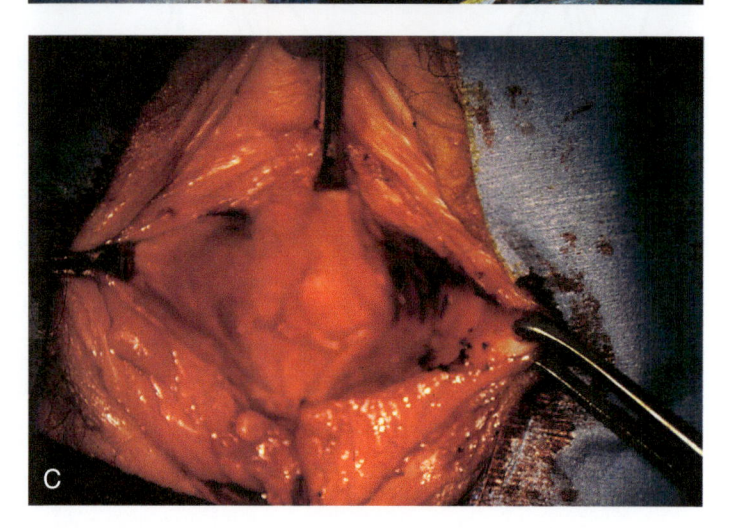

FIGURA 63-5 **A.** Anel de constrição no meio da vagina que ocorreu após um reparo exagerado anterior e posterior. A imagem mostra o dilatador Hegar na pequena abertura. **B.** Como a vagina era adequada acima deste anel, incisões relaxantes bilaterais foram realizadas para reabrir a vagina. Pinças Allis foram usadas para apreender o anel para a incisão. Uma incisão foi feita nas posições 4 e 7 horas. **C.** As incisões foram estendidas até que a faixa foi completamente incisada e o tecido areolar frouxo foi encontrado. A incisão foi deixada aberta para cicatrizar por segunda intenção.

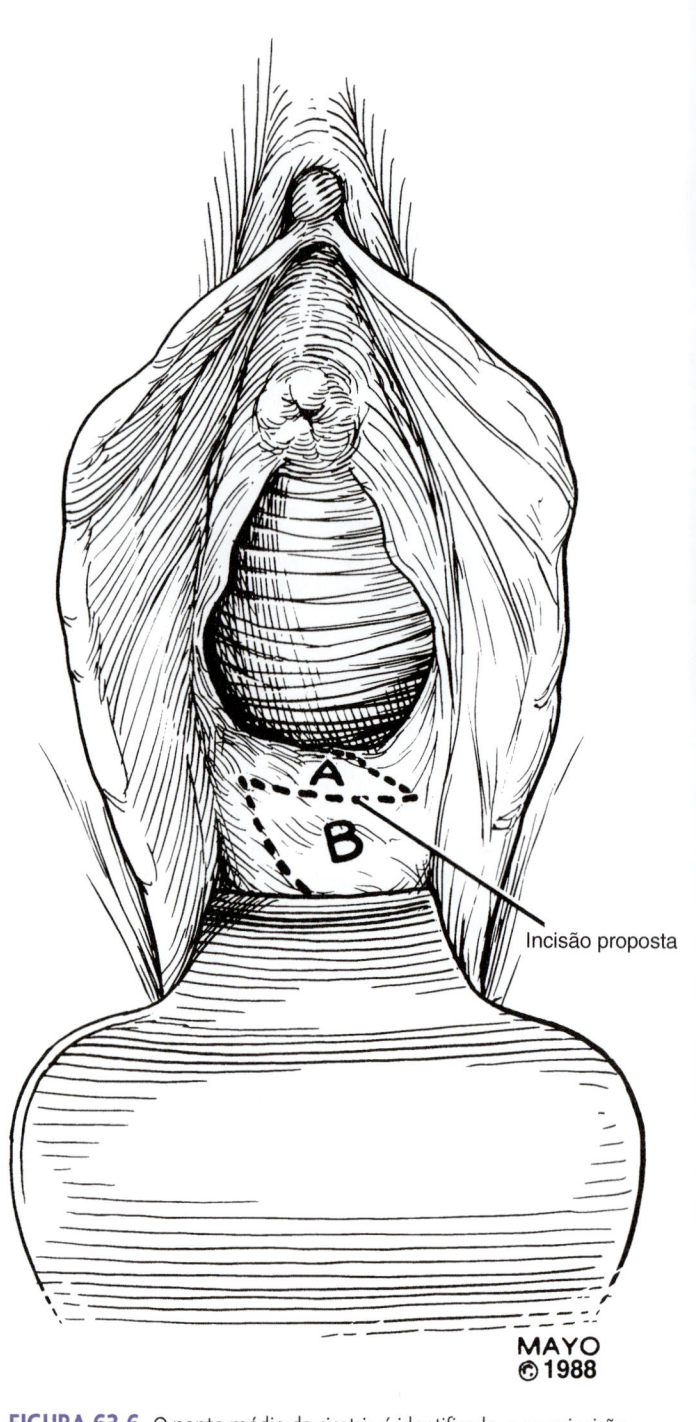

FIGURA 63-6 O ponto médio da cicatriz é identificado, e uma incisão transversal foi feita. Este local da incisão torna-se o braço comum da Z-plastia. O braço superior do Z é estendido para a parte superior da vagina; o braço inferior do Z é estendido em direção ao períneo. A área de estenose determina o comprimento e o ângulo das incisões. *(Adaptado de Lee RA: Atlas of Gynecologic Surgery. Philadelphia, WB Saunders, 1992. Usado com a permissão de Mayo Foundation for Medical Education and Research.)*

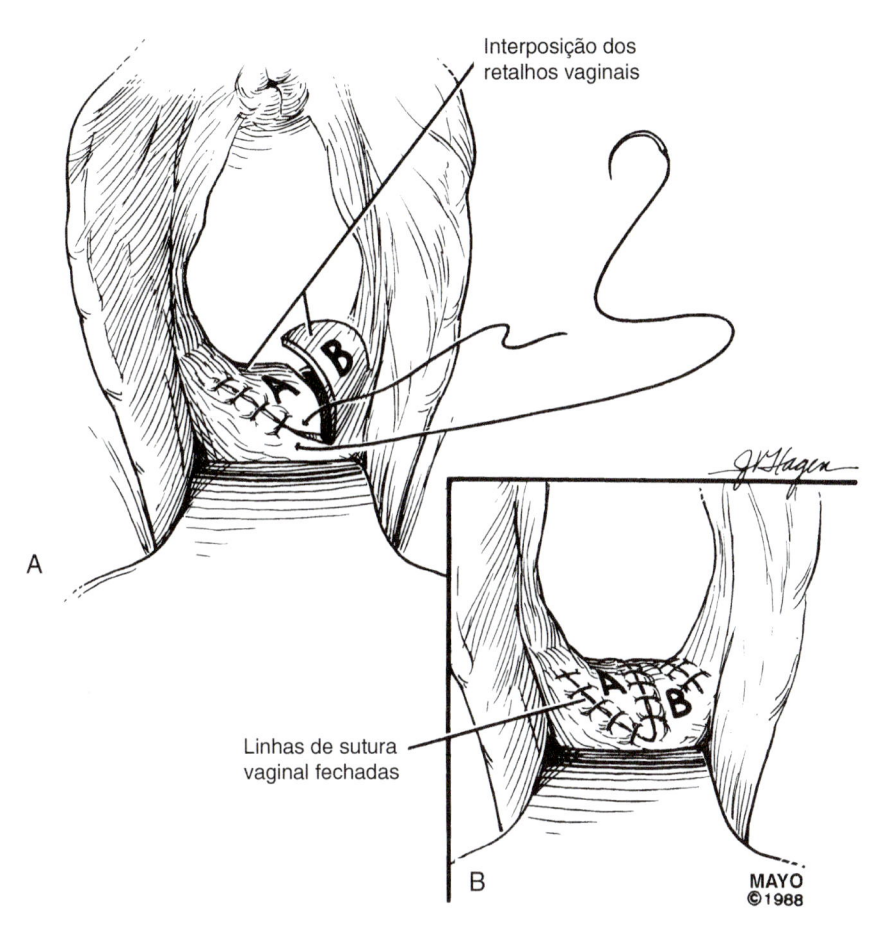

FIGURA 63-7 A Após a dissecção, o tecido cicatricial é excisado e os retalhos interpostos. **B.** Os retalhos transpostos são reaproximados sem tensão com pontos separados. *(Adaptado de Lee RA: Atlas of Gynecologic Surgery. Philadelphia, WB Saunders, 1992. Usado com permissão de Mayo Foundation for Medical Education and Research.)*

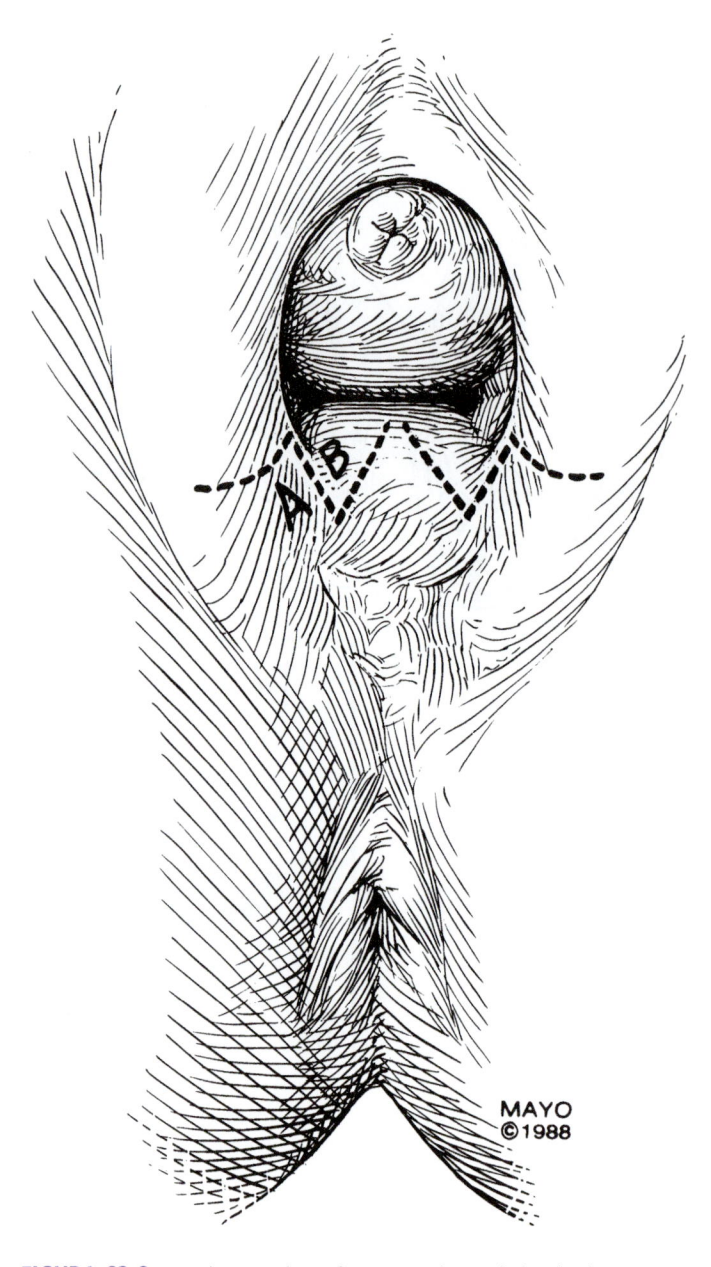

FIGURA 63-8 A Z-plastia pode ser feita em ambos os lados da abertura do introito, o que resulta em um fechamento incisional lateral e na ausência de uma incisão na linha média. *(Adaptado de Lee RA: Atlas of Gynecologic Surgery. Philadelphia, WB Saunders, 1992. Usado com permissão de Mayo Foundation for Medical Education and Research.)*

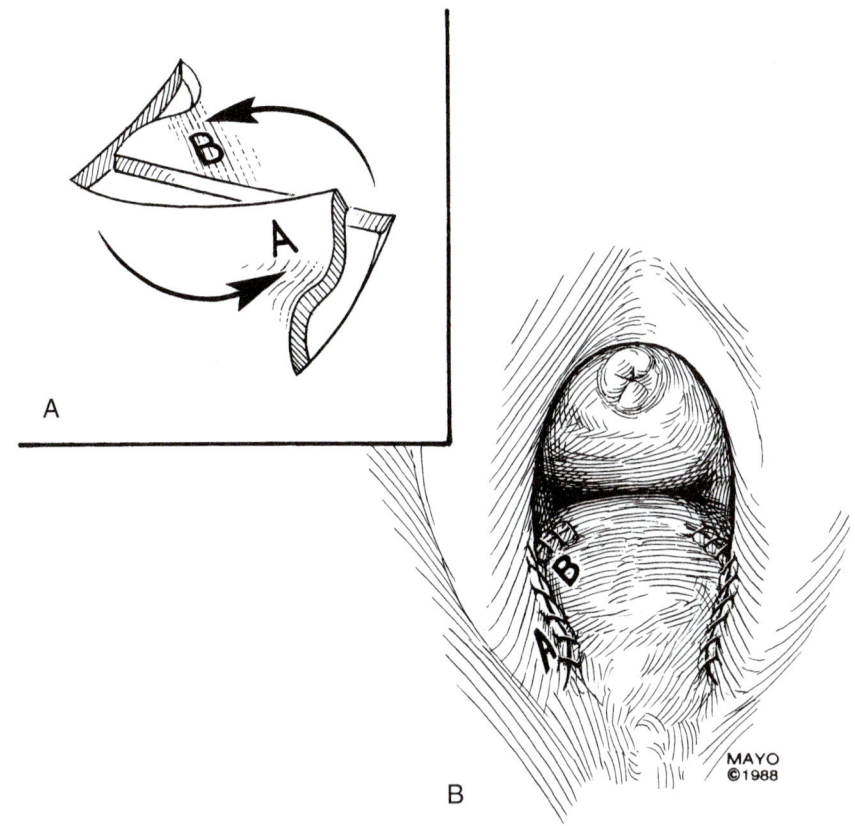

FIGURA 63-9 A. Após as incisões serem feitas e os tecidos dissecados, os tecidos subcutâneos são aproximados separadamente. **B.** A mucosa sobrejacente é fechada com pontos separados 4-0 de absorção tardia. *(Adaptado de Lee RA: Atlas of Gynecologic Surgery. Philadelphia, WB Saunders, 1992. Usado com a permissão de Mayo Foundation for Medical Education and Research.)*

Enxertos de Pele Livre

Os enxertos de pele de espessura total podem ser usados para reparar a estenose vaginal ou o encurtamento vaginal. Esses enxertos, em contraste com os enxertos de espessura parcial, são usados pois causam menos contratura pós-operatória. Um enxerto de espessura total composto por derme e epiderme (com todo o tecido adiposo removido) pode ser coletado de qualquer local no corpo. Incisões relaxantes podem ser feitas na vagina através da área de estenose, e o enxerto é preso no local com suturas finas absorvíveis. Deve-se manter um tampão vaginal com gaze umedecida por pelo menos 24 horas após o procedimento.

Os enxertos de pele de espessura parcial em geral têm melhor "pega" porque requerem menos neovascularização do que os enxertos de espessura total. Estes são comumente usados na criação de uma neovagina (isto é, procedimento de McIndoe para agenesia vaginal, ver o Capítulo 62). Todos os enxertos de pele livre usados para reconstrução vaginal são sujeitos a contratura. Assim, é fundamental a utilização de um molde vaginal no pós-operatório ou a dilatação diária para manter a profundidade e o diâmetro da vagina (Fig. 63-10).

Xenoenxertos

Xenoenxertos são extratos acelulares de colágeno – com ou sem componentes adicionais da matriz extracelular – que são coletados a partir de fontes não humanas. Eles diferem na espécie de origem (bovina ou porcina); no local de coleta (pericárdio, derme ou submucosa do intestino delgado); e na reticulação química que é usada no processamento do material.

Os materiais de xenoenxerto incluem Surgisis Biodesign® (Cook Biotech Inc, West Lafayette, Indiana), um material de matriz extracelular derivado da submucosa do intestino delgado porcino. Ele contém proteínas estruturais e funcionais dispostas numa orientação específica do tecido para cicatrização direta e remodelamento do tecido. O Surgisis Biodesign® foi usado como uma alternativa para o enxerto de pele de espessura parcial em pacientes humanos com úlceras crônicas de espessura total na perna e granulação de lesões dérmicas abertas. Ele está disponível em vários tamanhos e espessuras.

Nós temos usado com sucesso o Surgisis Biodesign® de quatro camadas para aberturas em ponte no epitélio vaginal ou na pele perineal nos casos onde uma aproximação do tecido provocaria estreitamento ou encurtamento. Nesta utilização, o epitélio vaginal circundante é liberado e o enxerto é colocado sob o epitélio e fixado no local com pontos (Fig. 63-11). O enxerto geralmente é bem aceito pelo corpo e se remodela para tornar-se quase indistinguível do tecido circundante. Ele é essencialmente utilizado no lugar de um enxerto de pele. A submucosa do intestino delgado porcino é mais recomendada do que a derme porcina quando usada para substituir ou preencher defeitos epiteliais.

Retalhos Perineais

As estenoses laterais próximas ao introito ou mais acima do canal vaginal podem resultar em dispareunia ou em uma vagina funcionalmente encurtada. Além disso, as condições inflamatórias (p. ex., líquen plano, doença de Behçet) podem causar obliteração vaginal. Os retalhos perineais fornecem uma fonte de tecido potencialmente grande e vascular para auxiliar no tratamento de várias condições de estenose e obliteração.

Uma incisão é feita ao longo de toda a extensão longitudinal da cicatriz do introito e da vagina (Fig. 63-12). A área é dissecada para liberar completamente a estenose. Após medidas serem tomadas para calcular o comprimento desejado do retalho, um retalho perineal articulado é criado imediatamente lateral ao grande lábio no lado da contratura (Fig. 63-13). O suprimento sanguíneo (na base do retalho) geralmente suporta um comprimento de retalho várias vezes maior que a largura da base do retalho. Uma parte do tecido adiposo subcutâneo é preservada no retalho para manter um suprimento sanguíneo e resulta em um coxim macio no local da estenose. O retalho é rodado no espaço vaginal e fixado no local com pontos finos, absorvíveis e separados após a hemostasia ser obtida. Um dreno a vácuo pode ser colocado abaixo do retalho e geralmente é removido em 24 a 48 horas (Fig. 63-14).

Ocasionalmente, retalhos bilaterais (Fig. 63-15) são necessários para tratar adequadamente uma grande estenose ou uma obliteração completa da vagina. A vagina e o introito resultantes devem ter diâmetro e comprimento adequados e devem ser completamente livres de qualquer faixa de contração ou cicatriz (Fig. 63-16).

A Figura 63-17 mostra um exemplo de obliteração vaginal da doença de Behçet. Várias tentativas anteriores de reparo foram malsucedidas. Após meticulosa dissecção vaginal e a realização de incisões relaxantes nas posições 4 e 8 horas, as medidas foram realizadas e o retalho perineal esquerdo foi liberado (Fig. 63-17A) e girado para a área dissecada (Fig. 63-17B). Pontos separados prendem o retalho no local após a colocação de um dreno. As medidas foram realizadas no lado direito, e o retalho perineal direito foi mobilizado (Fig. 63-17C). Novamente, pontos separados foram usados para prender o retalho após a colocação de um dreno abaixo do retalho liberado (Fig. 63-17D). Afastadores Deaver e de ângulo reto de Heaney foram usados para expor novamente o ápice vaginal e amarrar os pontos separados proximais (Fig. 63-17E). A pele ao redor dos locais de coleta da virilha foi dissecada para auxiliar em um fechamento sem tensão.

(Trazer as pernas da paciente para baixo a partir da posição de litotomia pode ser útil para esta parte do procedimento.) As incisões na virilha foram, então, fechadas em duas camadas: uma camada subcutânea de pontos separados para aliviar a tensão sobre a pele e uma camada subcuticular para fechar a pele (Fig. 63-17F). Um bloco de gelo foi aplicado para ajudar a limitar o inchaço, e um cateter Foley foi mantido por vários dias para drenagem da bexiga.

Retalhos Abdominais

Quando outras opções mais tradicionais falham ou as circunstâncias ditam que uma nova fonte de tecido deve ser utilizada, os retalhos abdominais proporcionam uma alternativa. Os retalhos abdominais são mais frequentemente utilizados em outros procedimentos cirúrgicos, como reconstrução da mama, e também podem ser aplicáveis na reconstrução ginecológica. O retalho miocutâneo vertical de reto abdominal e o retalho miocutâneo transversal de reto abdominal podem ser usados para a reconstrução vaginal em pacientes com estenose vaginal que tiveram procedimentos anteriormente malsucedidos e para reconstrução vaginal em pacientes com malignidade ginecológica.

A Figura 63-18 ilustra o uso de um retalho miocutâneo vertical de reto abdominal em uma paciente que foi submetida à ressecção radical de um rabdomiossarcoma do períneo em uma idade jovem. Várias operações subsequentes falharam em criar uma vagina funcional. A Figura 63-18A mostra um períneo multioperado com uma neovagina de sigmoide, na qual a estenose se desenvolveu ao longo do tempo (retalhos labiais bilaterais e retalhos Singapore bilaterais tinham falhado anteriormente). No planejamento das incisões cirúrgicas, foram feitas marcações pré-operatórias (Fig. 63-18B). A neovagina de sigmoide foi isolada e dissecada a partir de cima (Fig. 63-18C). A neovagina de sigmoide dissecada foi

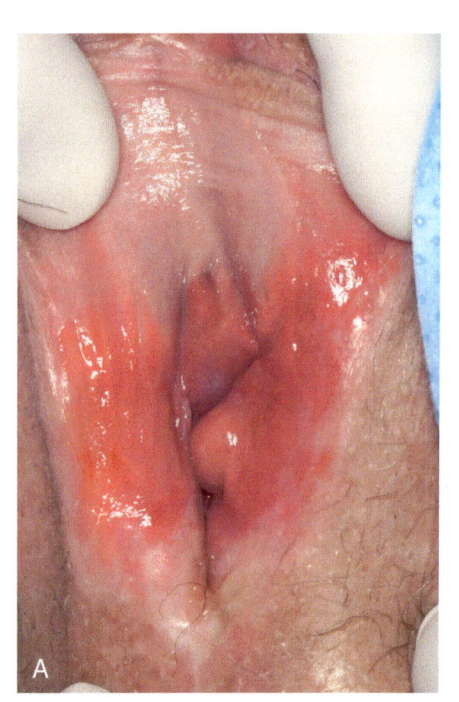

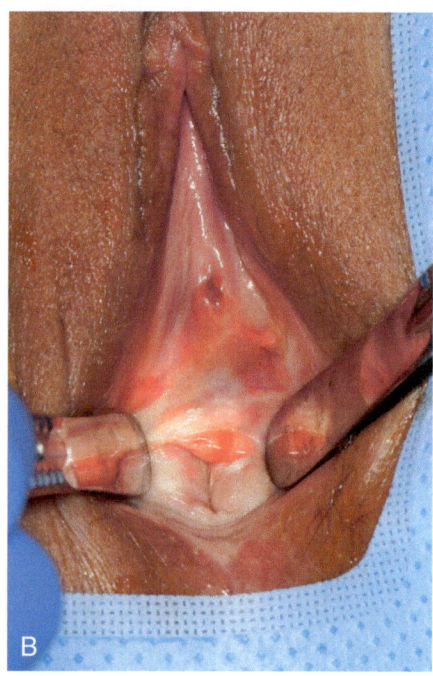

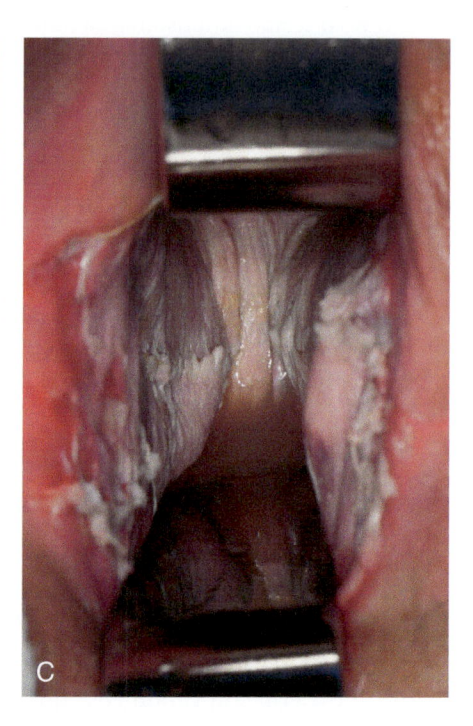

FIGURA 63-10 A. Esta paciente tem obliteração completa da vagina, apesar de cinco procedimentos anteriores para estenose vaginal, devido ao líquen plano não diagnosticado. **B.** Após vários meses de tratamento com esteroides e metotrexato, os tecidos estão com aspecto significativamente melhor. Nós realizamos um procedimento de McIndoe. **C.** Oito dias após a dissecção inicial, no momento em que um enxerto de pele de espessura parcial foi colocado, o molde vaginal temporário foi removido para revelar uma excelente "pega" do enxerto com profundidade e diâmetro excelentes.

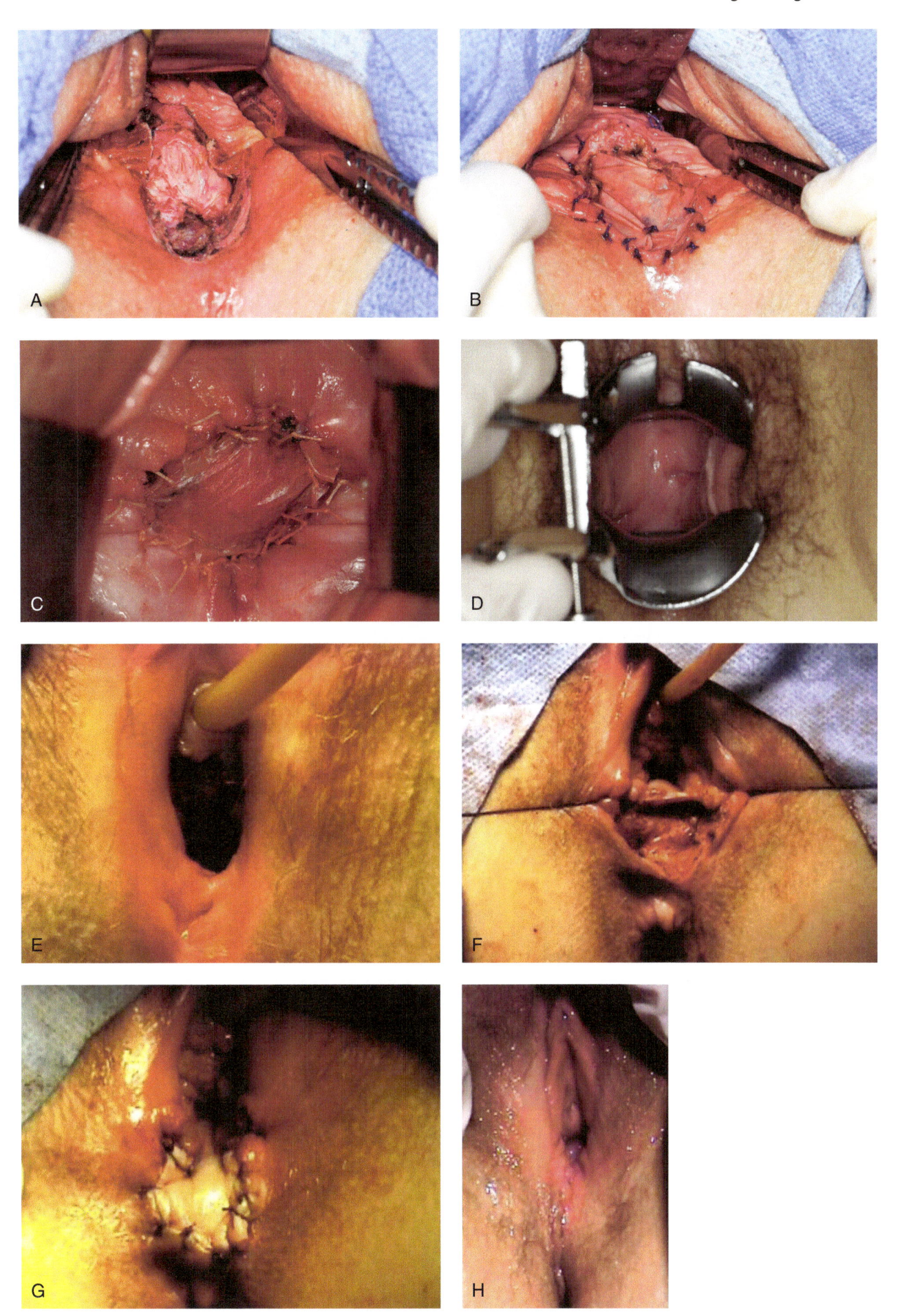

FIGURA 63-11 Fotos operatórias mostram o uso de material de matriz extracelular de quatro camadas (Surgisis Biodesign®; Cook Biotech Inc, West Lafayette, Indiana) em substituição ao epitélio após reconstrução vaginal e perineal. **A.** Um grande defeito ao longo da parede vaginal posterior distal e do corpo perineal após a excisão de tela vaginal devido à dispareunia. O fechamento da lesão causaria principalmente o estreitamento do introito. **B.** O enxerto suturado no local. **C.** Uma cicatriz vertical dolorosa excisada no ápice da vagina, e o defeito preenchido com o enxerto. **D.** O ápice vaginal 6 semanas depois. **E.** Cicatriz perineal após uma episiotomia, causando dispareunia. **F.** Grande defeito perineal após excisão do tecido cicatricial. **G.** Enxerto suturado no local para preencher o defeito. **H.** O períneo 6 semanas após a cirurgia.

(Continua)

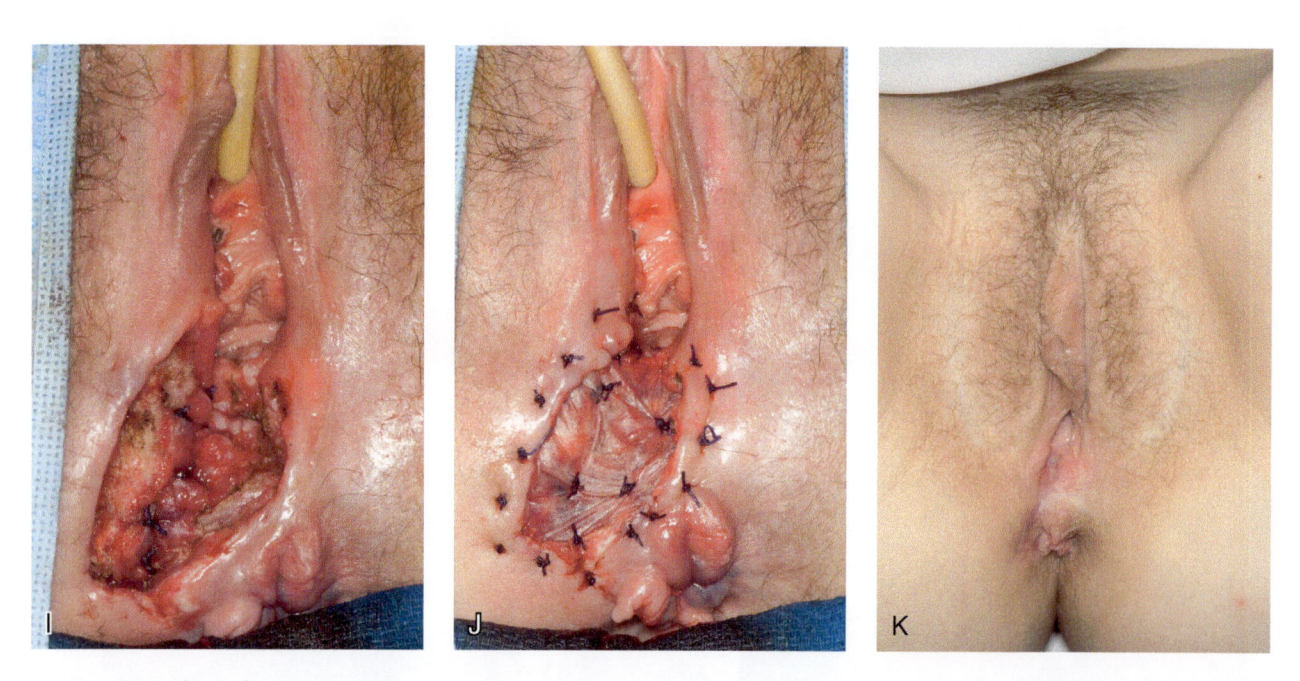

FIGURA 63-11 *(Cont.)* I. Lesão na região médio-lateral direita da episiotomia. **J.** Lesão coberta com o enxerto. **K.** Nove semanas após o enxerto.

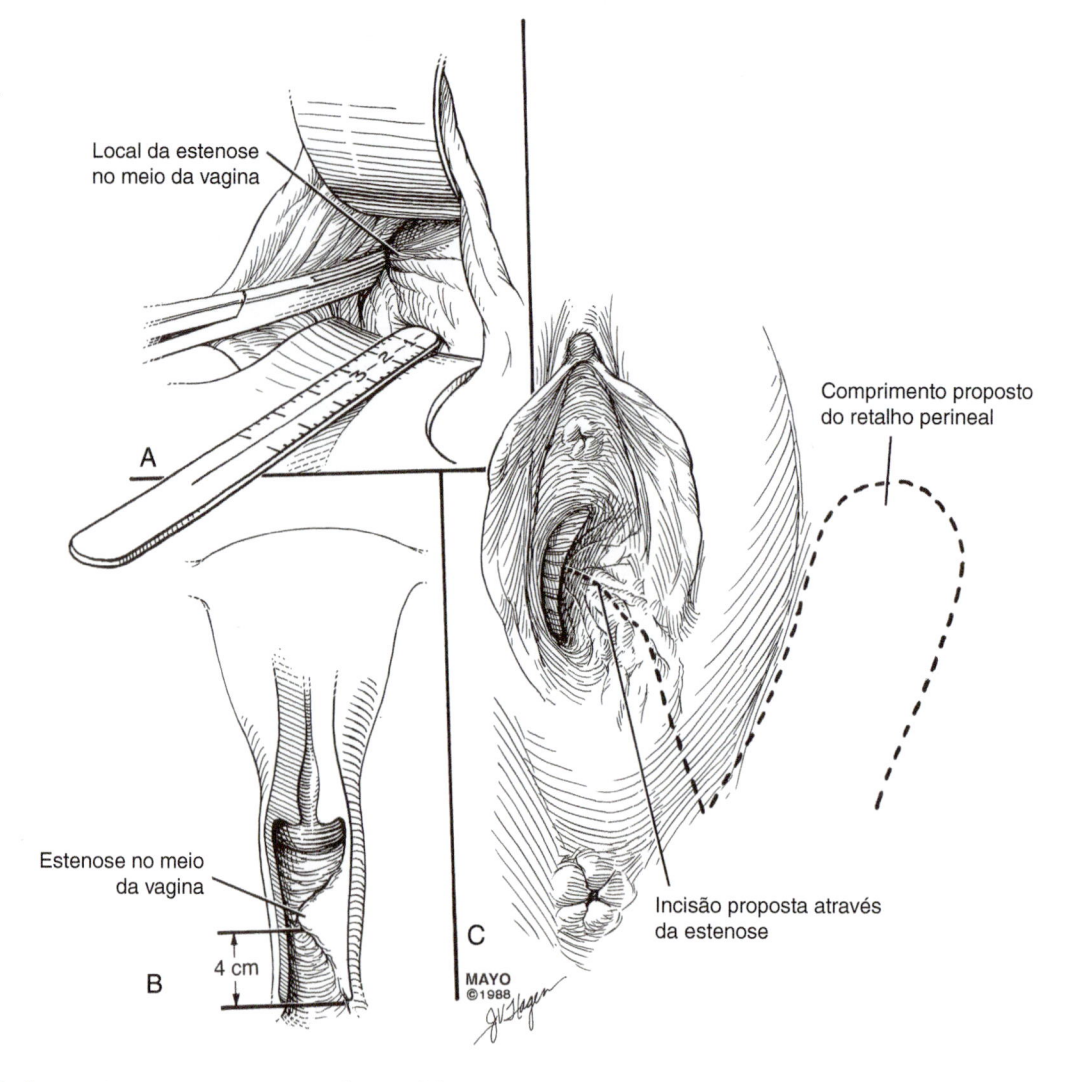

FIGURA 63-12 A. Uma régua e uma pinça curva usadas para definir a área de estenose e para planejar o tamanho do enxerto necessário para a coleta. **B.** Uma estenose no meio da vagina em uma visão longitudinal, enfatizando uma cicatriz espessa com uma passagem estreita ligando as partes superior e inferior da vagina. **C.** A incisão proposta e o retalho perineal. Uma incisão é feita no introito e estende-se através da constrição. A cicatriz é incisada e completamente excisada, e os tecidos circundantes são adequadamente dissecados na preparação do retalho perineal. A região e a extensão da estenose determinam o tamanho do retalho perineal. *(Adaptado de Lee RA: Atlas of Gynecologic Surgery. Philadelphia, WB Saunders, 1992. Usado com a permissão de Mayo Foundation for Medical Education and Research.)*

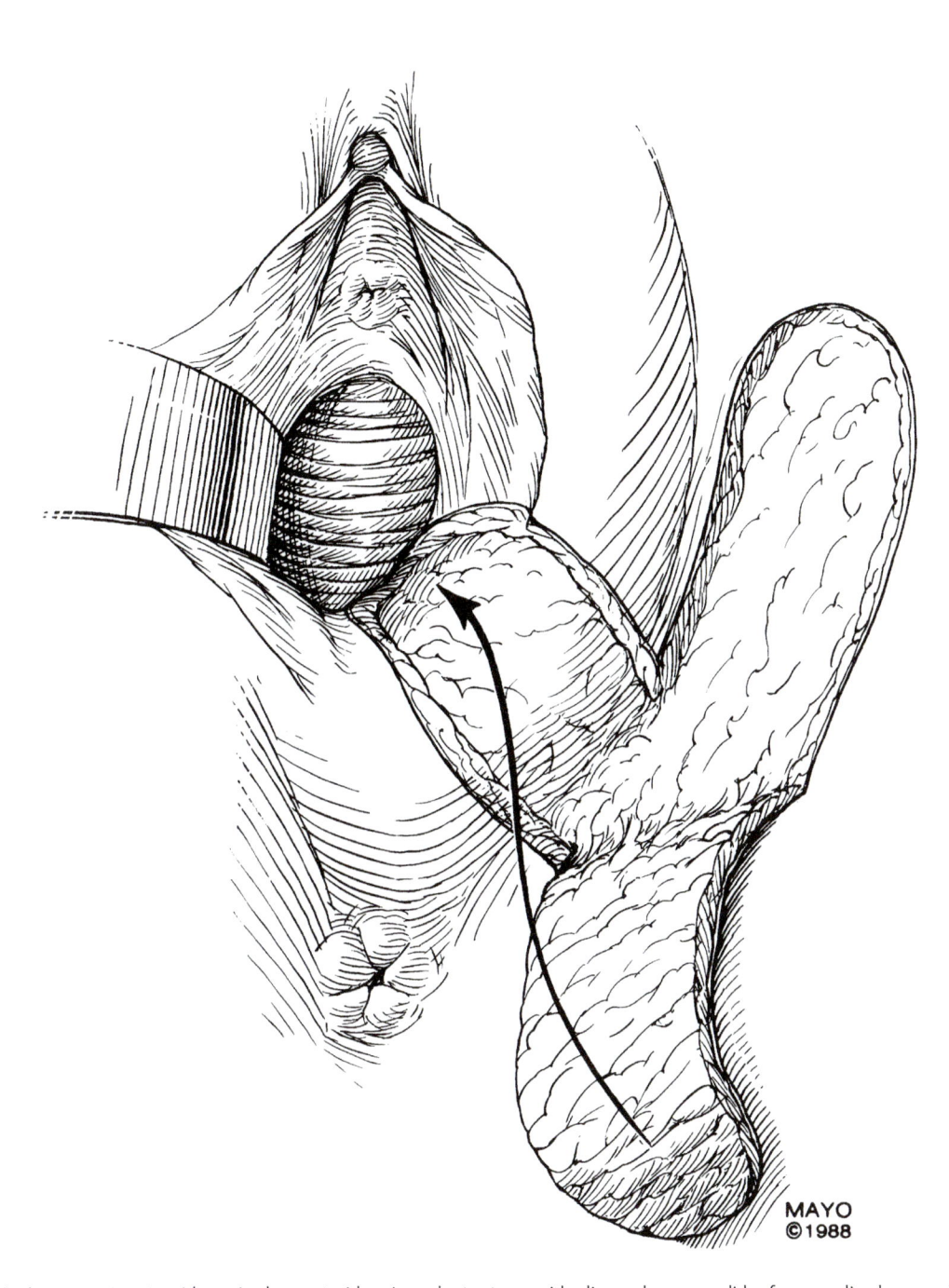

FIGURA 63-13 Após a contratura ter sido excisada e os tecidos circundantes terem sido dissecados, as medidas foram realizadas para determinar o tamanho do enxerto necessário. Um enxerto perineal articulado é, então, criado imediatamente lateral ao grande lábio no lado da contratura. O suprimento sanguíneo na região da articulação deve ser preservado. É aconselhável fazer a extremidade distal do retalho arredondada em vez de angulada para reduzir o risco de remoção da face distal do enxerto. *(Adaptado de Lee RA: Atlas of Gynecologic Surgery. Philadelphia, WB Saunders, 1992. Usado com a permissão de Mayo Foundation for Medical Education and Research.)*

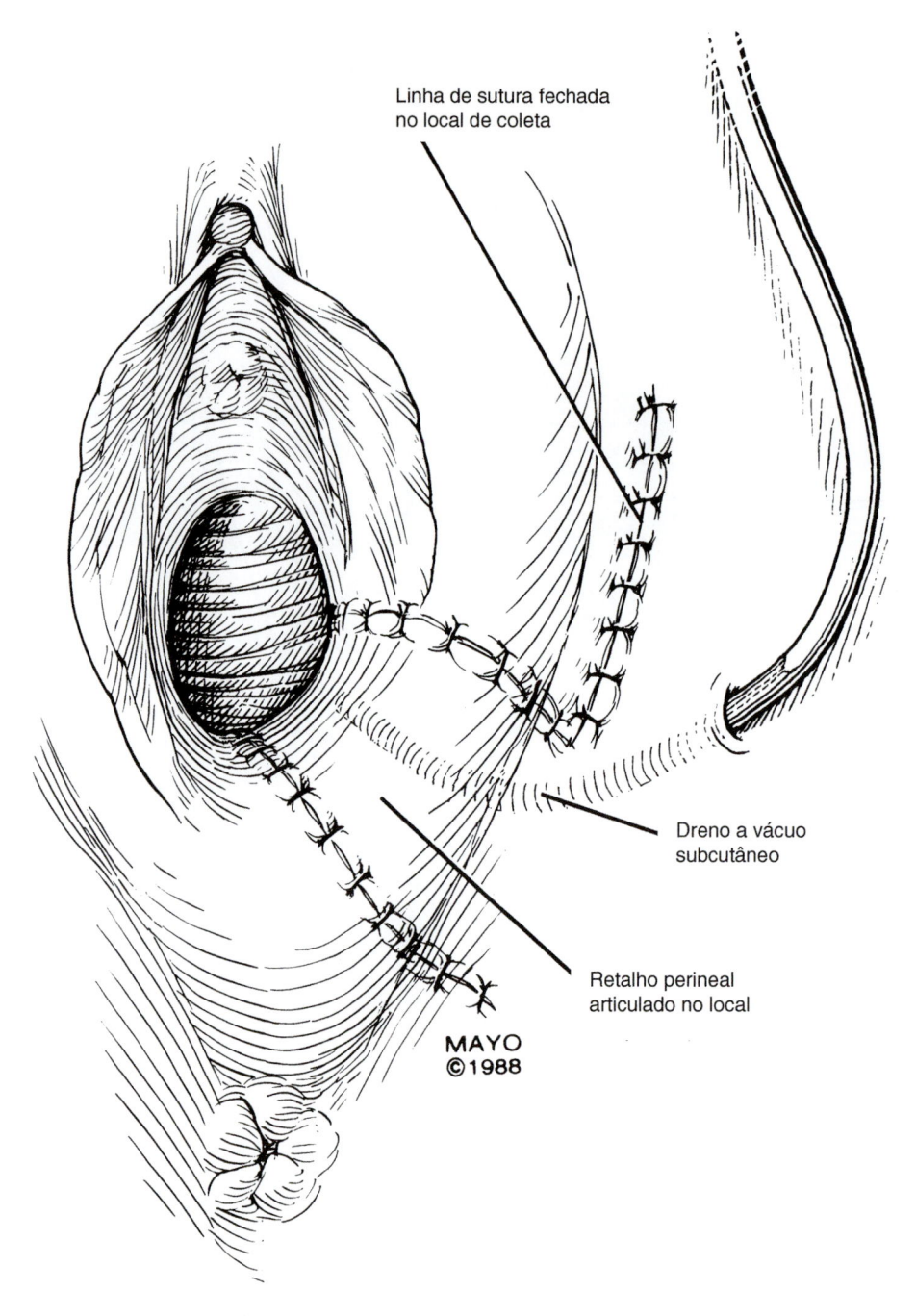

FIGURA 63-14 Um dreno a vácuo é colocado no leito da lesão e estendido lateralmente. O retalho é girado no defeito e é preso ao tecido adjacente com pontos separados. Os pontos iniciais fixam o retalho próximo ao ápice da vagina; os pontos subsequentes são aplicados em direção ao introito, com cuidado para evitar a assimetria. O tecido lateral ao grande lábio é circunferencialmente dissecado para permitir que a incisão seja fechada sem tensão. (*Adaptado de Lee RA: Atlas of Gynecologic Surgery. Philadelphia, WB Saunders, 1992. Usado com a permissão de Mayo Foundation for Medical Education and Research.*)

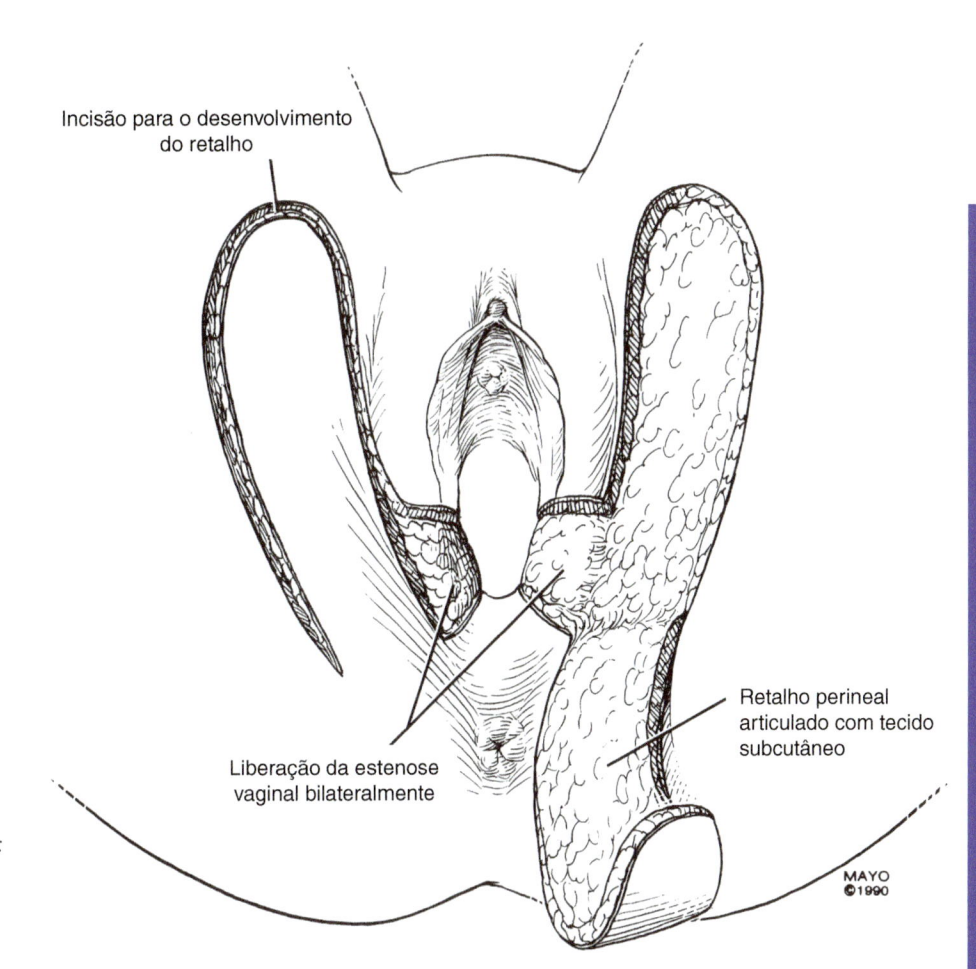

FIGURA 63-15 Quando uma estenose circunferencial ou obliteração vaginal é encontrada, retalhos perineais bilaterais podem ser necessários. *(Adaptado de Lee RA: Atlas of Gynecologic Surgery. Philadelphia, WB Saunders, 1992. Usado com a permissão de Mayo Foundation for Medical Education and Research.)*

Incisão para o desenvolvimento do retalho

Liberação da estenose vaginal bilateralmente

Retalho perineal articulado com tecido subcutâneo

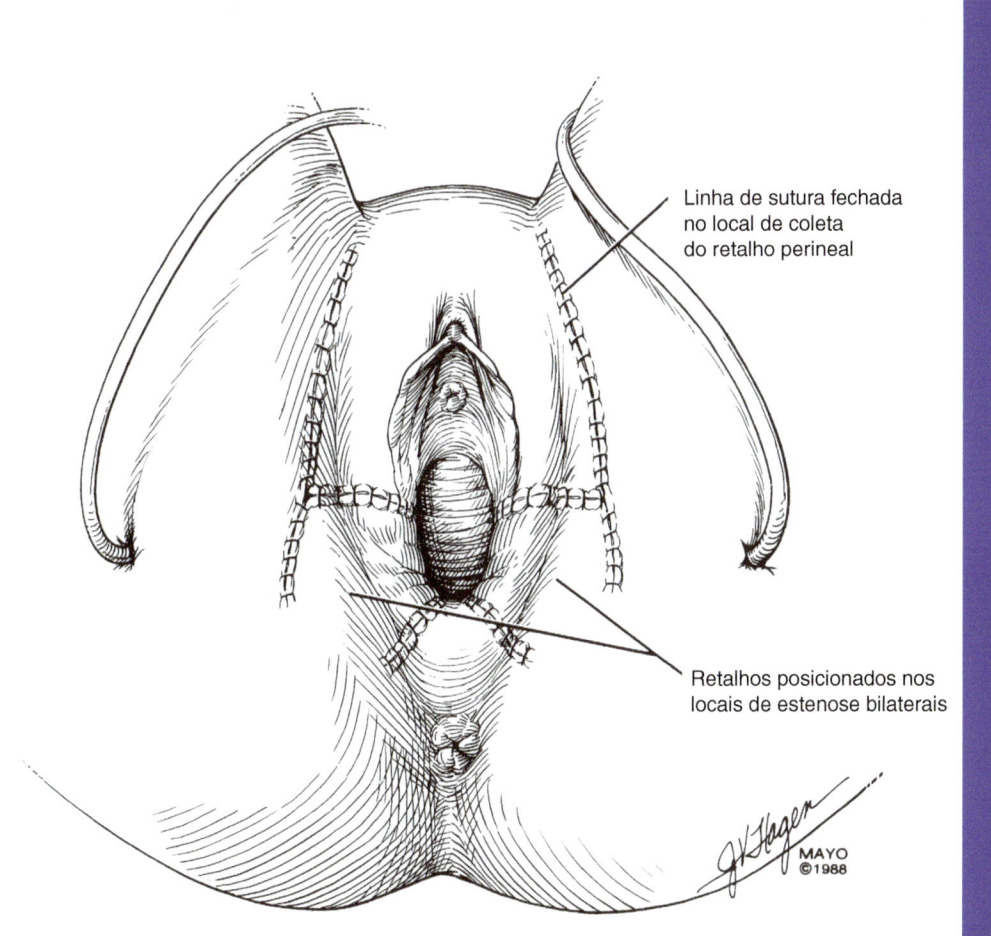

FIGURA 63-16 Retalhos perineais bilaterais devem produzir uma vagina funcional. A hemostasia meticulosa é necessária. É aconselhável a coleta de um enxerto que seja aproximadamente 1 cm mais longo do que a incisão vaginal para garantir o comprimento adequado do enxerto e um fechamento sem tensão. *(Adaptado de Lee RA: Atlas of Gynecologic Surgery. Philadelphia, WB Saunders, 1992. Usado com a permissão de Mayo Foundation for Medical Education and Research.)*

Linha de sutura fechada no local de coleta do retalho perineal

Retalhos posicionados nos locais de estenose bilaterais

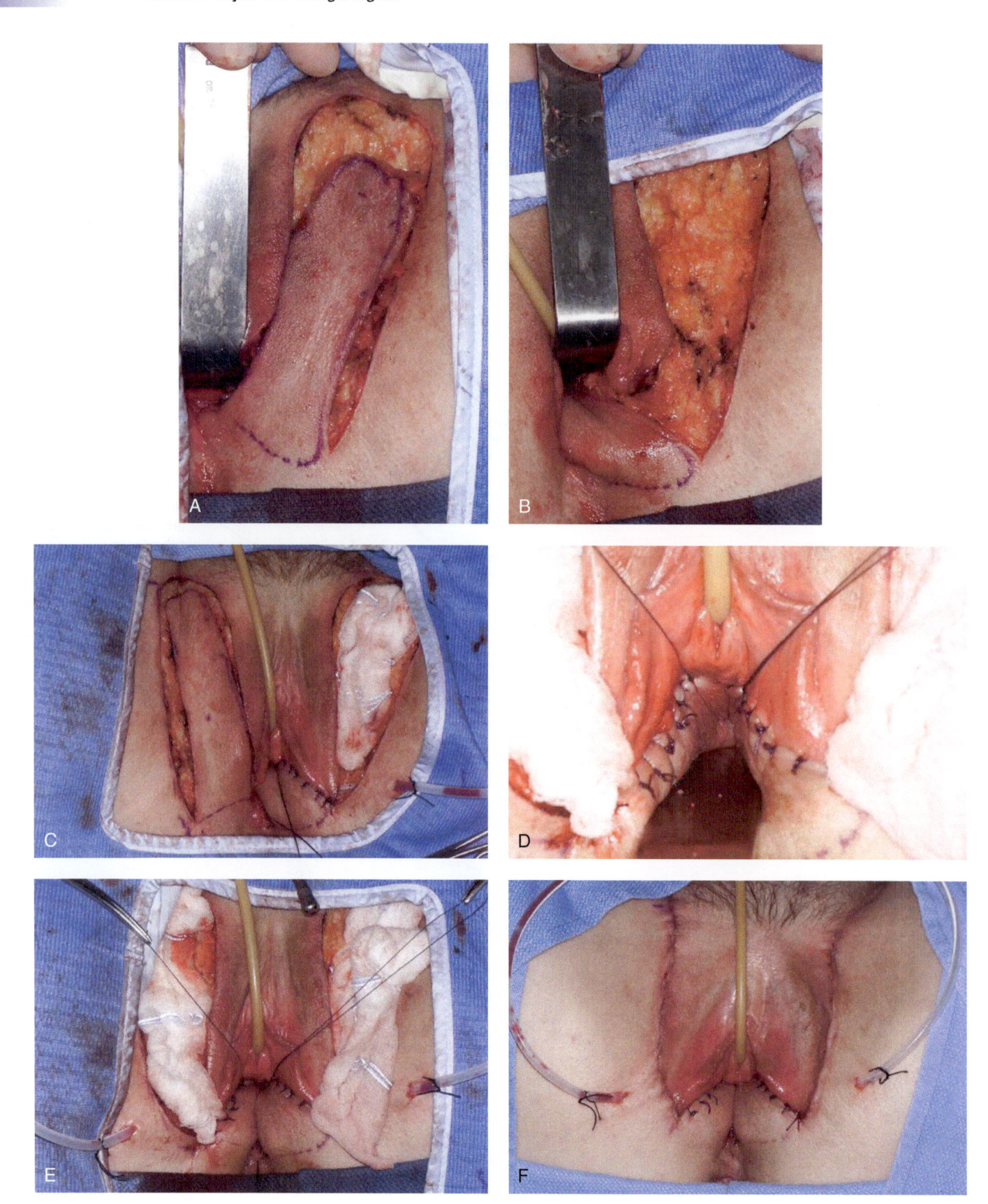

FIGURA 63-17 Retalhos perineais bilaterais em uma paciente com obliteração vaginal por doença de Behçet. A paciente foi submetida anteriormente a duas dissecções vaginais que rapidamente resultaram na reestenose da vagina. O controle adequado da sua doença subjacente, o desejo de uma vagina funcional e o fracasso das dissecções vaginais anteriores levaram a recomendação de usar os retalhos perineais bilaterais para a reconstrução. **A.** A dissecção vaginal foi concluída, e as medidas foram feitas para determinar o tamanho necessário do enxerto. O retalho perineal esquerdo foi então dissecado. Uma ampla base na área de dobradiça preservou o suprimento sanguíneo, e o arredondamento da ponta distal foi realizado. **B.** O retalho perineal esquerdo foi girado no defeito e fixado ao tecido circundante com pontos separados. **C.** Quando o retalho perineal esquerdo foi fixado, a dissecção vaginal foi repetida no lado direito, as medidas foram realizadas e o retalho perineal direito foi dissecado. **D.** Pontos separados começando no ápice e continuando em direção ao introito foram aplicados para fixar os enxertos de uma forma simétrica e sem tensão. **E.** Após os retalhos estarem fixados no lugar, o tecido ao redor das incisões laterais aos grandes lábios foi dissecado. Muitas vezes, a margem lateral da incisão pode ser dissecada em maior extensão do que a margem medial, a fim de evitar um efeito de tração nos tecidos restantes dos lábios e próximos ao clitóris. **F.** Uma camada inicial de pontos separados foi aplicada para reaproximar os tecidos subcutâneos nas incisões laterais. Esta aplicação reduz a tensão no fechamento da pele sobrejacente. A pele foi, então, reaproximada com uma sutura contínua subcuticular de absorção tardia. Um cateter Foley foi deixado para drenar a bexiga, e um bloco de gelo foi aplicado para limitar o edema. O edema tecidual nos retalhos perineais não foi incomum, e os enxertos foram monitorados para evidência de comprometimento vascular.

evertida (Fig. 63-18D) e excisada no períneo (Fig. 63-18E). O músculo reto abdominal esquerdo, a pele sobrejacente e o tecido adiposo (isto é, o retalho miocutâneo vertical de reto abdominal) foram isolados (Fig. 63-18F), sacrificando o suprimento sanguíneo superior enquanto preservava-se o suprimento sanguíneo inferior (isto é, a artéria epigástrica inferior). O retalho foi, em seguida, configurado de uma maneira helicoidal com pontos separados e contínuos de absorção tardia (Fig. 63-18G) e foi rodado para a pelve, onde foi fixado ao períneo (Fig. 63-18H) com pontos separados de absorção tardia. (O volume da neovagina pode fazer desta etapa um desafio na reconstrução.) O defeito fascial foi, então, diretamente aproximado ou com o uso de um enxerto, e a pele sobrejacente foi primariamente fechada (Fig. 63-18I).

As vantagens dos retalhos abdominais para a reconstrução vaginal incluem a disponibilidade de uma grande fonte

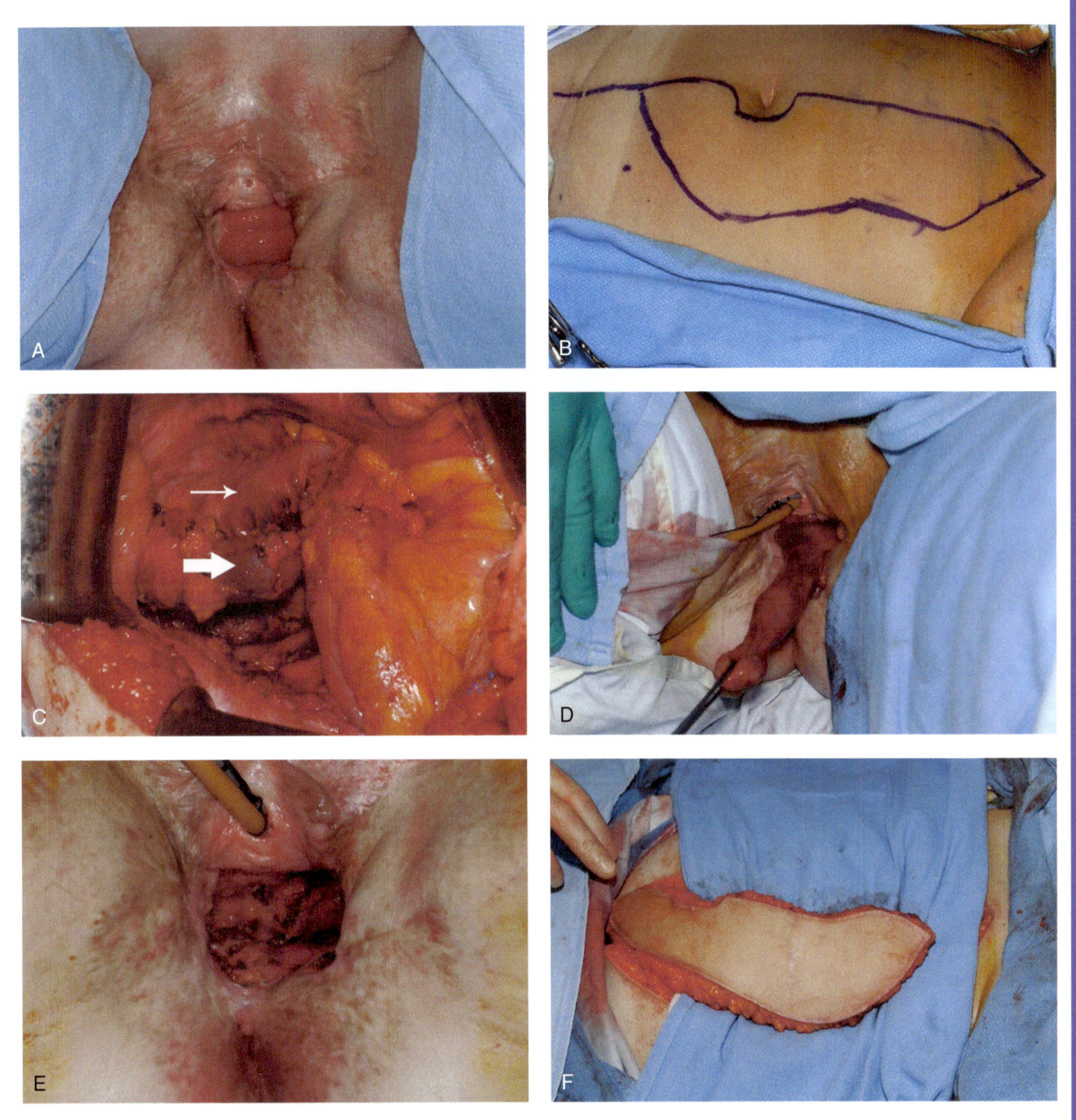

FIGURA 63-18 Uso de um retalho miocutâneo vertical de reto abdominal (VRAM, do inglês *vertical rectus abdominis myocutaneous*) para a reconstrução vaginal em uma paciente que em uma idade jovem foi submetida à ressecção radical de um rabdomiossarcoma do períneo, seguida por irradiação pélvica. Houve desenvolvimento de estenose vaginal e hematocolpo. Ela foi submetida a histerectomia, retalho perineal bilateral, construção de retalho Singapore bilateral e, afinal, construção de uma neovagina de sigmoide, em que por fim a estenose se desenvolveu. **A.** A área perineal mostra extensas cicatrizes de cirurgias anteriores e da irradiação pélvica. A mucosa da neovagina de sigmoide tem eritema por irritação crônica. **B.** O músculo reto abdominal esquerdo foi marcado para a futura coleta. **C.** A neovagina de sigmoide com um dilatador Lucite no local (*seta grossa*) passando por baixo da estenose e dissecada da parede lateral esquerda da pelve e do reto adjacente (*seta fina*). **D.** Após a dissecção abdominal, a neovagina de sigmoide foi evertida e excisada. **E.** Com dissecção cortante e cauterização, a neovagina de sigmoide foi separada da bexiga e da uretra sobrejacentes e do reto subjacente. Um cateter ureteral externo foi colocado no pré-operatório no lado esquerdo para auxiliar a identificação e a dissecção do ureter esquerdo. **F.** O retalho VRAM esquerdo foi isolado, sacrificando o suprimento sanguíneo superior.

(Continua)

de tecido bem vascularizado e geralmente não alterado que normalmente não necessita de dilatação pós-operatória. As desvantagens incluem o potencial para soltar o enxerto de pele parcial, o que pode requerer nova intervenção cirúrgica e enxerto. Além disso, esses retalhos teciduais são muitas vezes volumosos (dependendo do biotipo do paciente) e podem ser difíceis de interpor entre a bexiga e o reto e de fixar ao períneo.

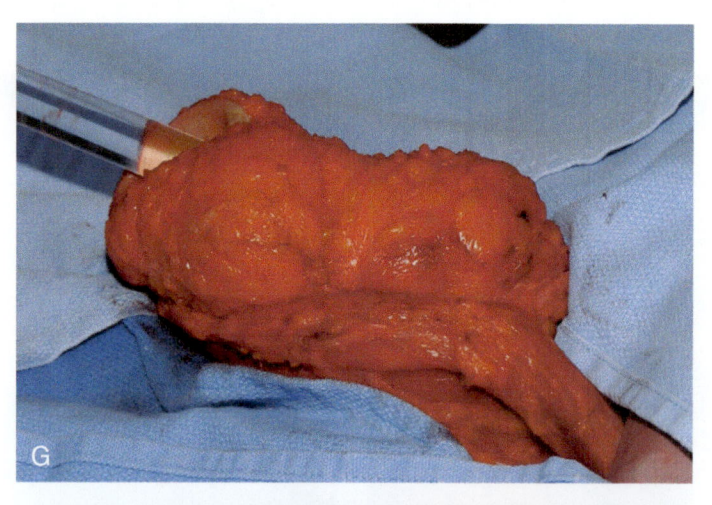

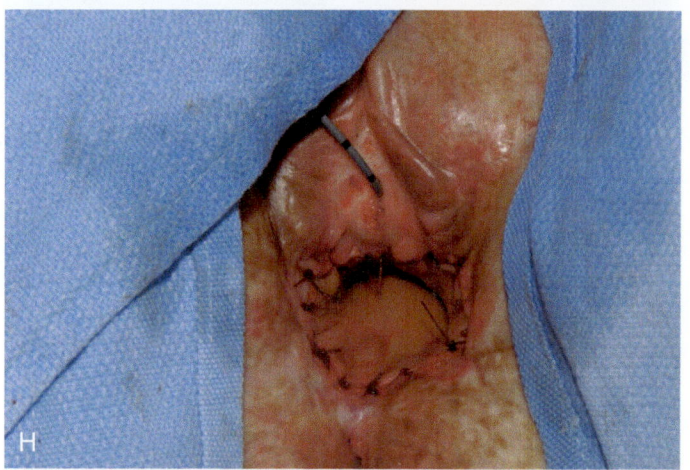

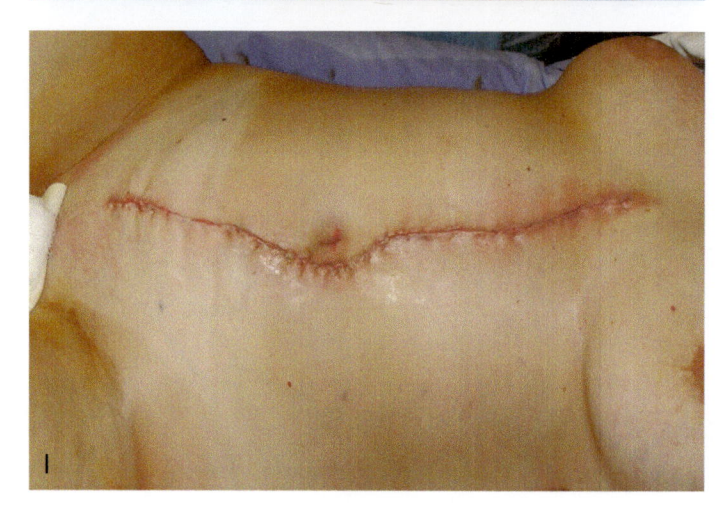

FIGURA 63-18 *(Cont.)* **G.** O retalho VRAM foi enrolado de uma forma helicoidal para criar uma neovagina, e as bordas da pele foram ligadas com pontos separados e contínuos de absorção tardia. **H.** A neovagina de retalho VRAM foi, em seguida, girada para a pelve e fixada ao períneo com pontos separados. **I.** Após as bordas da fáscia serem reaproximadas, a pele foi fechada, deixando uma cicatriz longa e vertical na linha média.

CAPÍTULO 64

Vaginectomia

Michael S. Baggish

A excisão parcial ou total da vagina é mais frequentemente realizada por neoplasia vaginal. O diagnóstico é suspeitado após um relatório de citologia atípica. A neoplasia intraepitelial vaginal (NIVA) pode seguir ou existir concomitantemente com a neoplasia intraepitelial cervical (NIC) ou com a neoplasia intraepitelial vulvar (NIV), ou pode ocorrer *de novo*. Uma vaginectomia de fato pode ser realizada como resultado do tratamento para condiloma acuminado extenso. O objetivo da vaginectomia é duplo: (1) remover a doença e (2) manter uma estrutura funcional. Este último traduz-se em manter a vagina como uma estrutura flexível, não estenosada e adequadamente longa. O fator mais frequentemente responsável pela deformidade vaginal e pela dispareunia acompanhante é a formação de cicatriz. Como foi observado no Capítulo 50, os órgãos vizinhos são extremamente próximos (2-4 mm) à mucosa vaginal. A vagina em si é uma estrutura bastante simples – essencialmente um espaço virtual com suas paredes anterior e posterior em contato leve *in vivo*. A vagina é ligada na sua margem inferior à vulva e na sua margem superior ao útero, junto com os suportes uterinos. A vagina é fixada lateralmente ao levantador do ânus e a uma massa de tecido conjuntivo circundante (fáscia endopélvica). As fixações periféricas frouxas permitem movimento, bem como flexibilidade entre os pontos de fixação principais. Anteriormente, a parede vaginal e as paredes da bexiga e da uretra estão em aposição. Da mesma forma, um conjunto idêntico de circunstâncias existe posteriormente entre as paredes retal e vaginal. Quando reduzida ao seu menor denominador comum, a vagina é um tubo de pele pregueado, ligeiramente musculoso e altamente vascularizado.

A neoplasia intraepitelial na ausência de glândulas ocupa menos de 1 mm de um corte transversal da parede vaginal. Tratar a vagina mais profundamente para erradicar a doença não acrescenta nada à cura, mas pode influenciar negativamente o resultado funcional. Infelizmente, a NIVA é multifocal; portanto, para diminuir as chances de persistência ou recorrência, amplas margens excisionais ao redor das lesões visíveis devem ser realizadas. Isto significa dividir a vagina em terços e remover um mínimo de um terço a um máximo de três terços.

Excisão

Como a vagina é altamente vascularizada, particularmente por baixo da uretra e no bulbo do vestíbulo, o sangramento vivo deve ser previsto quando ela é cortada. As fontes de grande parte do sangramento são as estruturas sinusoides e cavernosas. É melhor suturar esses locais à medida que são encontrados em vez de pinçá-los. Se áreas substanciais da vagina vão ser excisadas, um enxerto de pele de espessura parcial deve ser obtido antes da parte vaginal da operação ser iniciada (Fig. 64-1). O colposcópio será usado durante toda a operação intravaginal. Inicialmente, a extensão da lesão é mapeada (Fig. 64-2A e B).

Uma solução de vasopressina 1:100 é injetada por via subepitelial no estroma da vagina (Fig. 64-3A). Isto proporciona alguma hemostasia e um plano de dissecção conveniente (Fig. 64-3B). Uma incisão axial é feita na parede anterior ou posterior, e retalhos são criados à direita e à esquerda do corte na linha média, conforme um plano submucoso é criado (Fig. 64-4). O microscópio de dissecção (colposcópio) tem a grande vantagem de proporcionar iluminação boa e brilhante e aumento variável. As tesouras de Stevens são ideais para esse tipo de dissecção (Fig. 64-5). A parede lateral é seccionada em dois recessos, ou sulcos, que criam uma aparência em H para a vagina quando vista de frente. Estes são localizados anterolateralmente e posterolateralmente nas paredes direita e esquerda. Entre os sulcos reside a inserção do músculo levantador do ânus nos lados direito e esquerdo, respectivamente. Acima e abaixo da inserção no músculo está o tecido adiposo, no qual percorrem vasos sanguíneos, linfáticos e nervos. A vagina é dissecada através do ponto de fixação do levantador, mas superficial à fixação (isto é, permanece bem dentro do plano submucoso imediato) (Fig. 64-6). As dissecções anterior e posterior encontram-se nos sulcos anterolateral e posterolateral, e a peça é removida (Figs. 64-7 e 64-8). Cuidados devem ser tomados com os fórnices da vagina para não danificar o ureter, que é bem próximo aos fórnices anterior e anterolateral.

Dependendo do tamanho do tecido removido, a vagina pode ser fechada borda a borda cortada ou com enxerto. Em geral, a última opção é escolhida porque qualquer excisão substancial levará à estenose; a vagina deve ser reconstituída por fechamento primário, particularmente se as linhas de sutura são fechadas sob tensão.

Para o fechamento de espessura parcial, um enxerto é obtido da nádega ou da coxa. Após a conclusão da vaginectomia, o defeito é medido e o enxerto é cortado para se ajustar ao defeito. O enxerto é removido do seu rolo de esponja embebida em soro fisiológico, reumedecido com soro fisiológico normal e cuidadosamente colocado para cobrir a lesão (Fig. 64-9). Ele é suturado no local com múltiplos pontos de Vicryl® 4-0 e é coberto com gaze de malha fina (Fig. 64-10A e B). O local doador é coberto com um curativo de uretano. Embora seja óbvio, o objetivo deve ser que a hemostasia absoluta seja alcançada antes que qualquer enxerto seja colocado sobre um leito cirúrgico. Esta situação é preferível para evitar a coagulação eletrocirúrgica, que desvitaliza o tecido e aumenta o risco de infecção. Em vez disso, as áreas hemorrágicas devem ser irrigadas e ligadas com pontos de fios finos absorvíveis (p. ex., Vicryl® 3-0 ou 4-0) (Fig. 64-11).

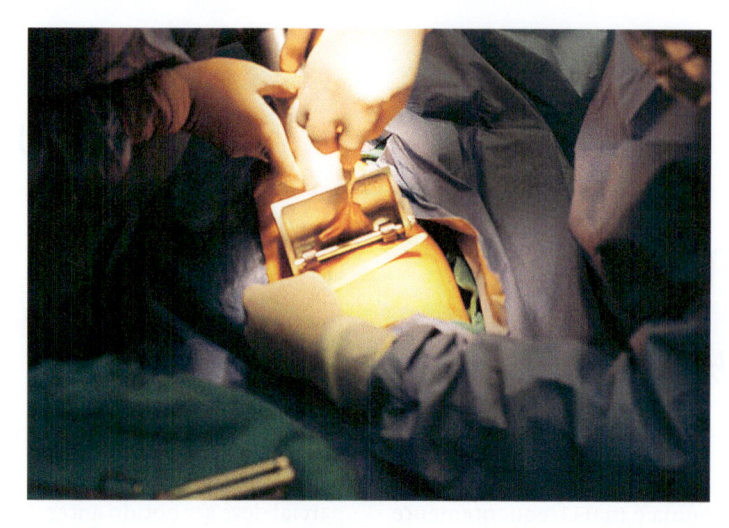

FIGURA 64-1 Um enxerto de pele de espessura parcial é obtido da coxa na preparação para uma grande excisão vaginal (vaginectomia parcial) envolvendo os terços superior e médio da vagina.

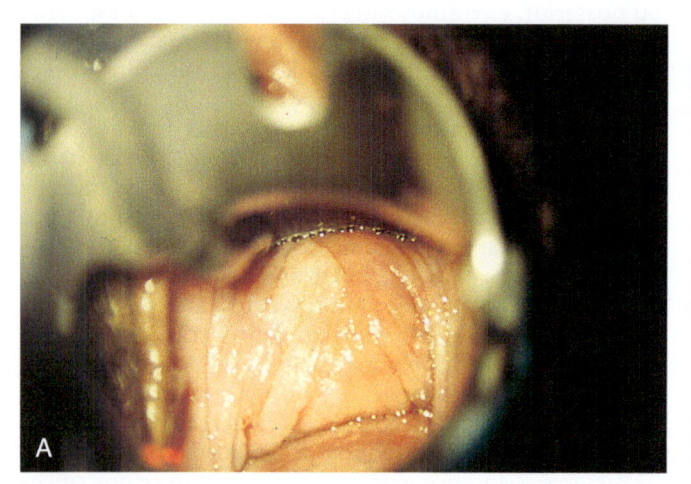

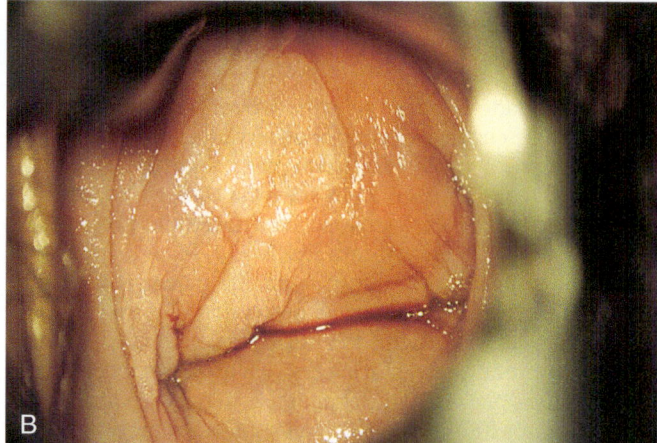

FIGURA 64-2 A. Uma área extensa de neoplasia intraepitelial vaginal (NIVA) é vista nas paredes anterior e lateral da vagina. **B.** Vista ampliada da Figura 64-2A documenta o padrão plano e verrucoso da NIVA.

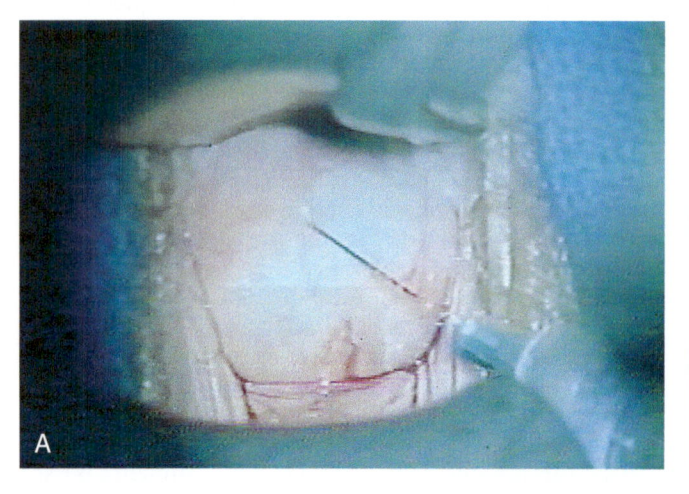

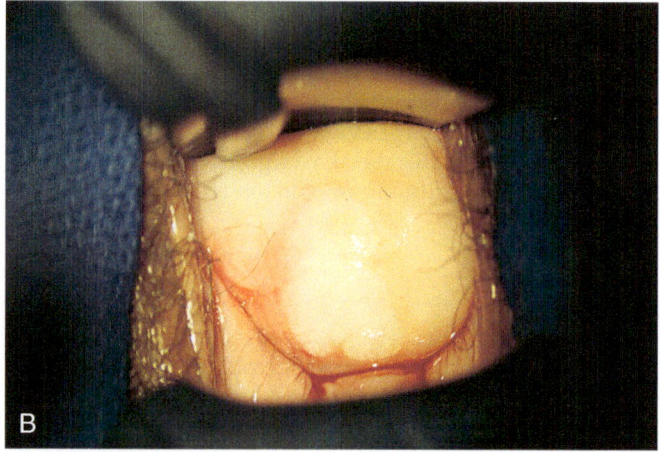

FIGURA 64-3 A. Uma injeção de solução de vasopressina 1:100 é feita na vagina em preparação para a cirurgia. A vasopressina proporciona hemostasia, e a solução ajuda a identificar um plano para a vaginectomia. **B.** Observe o branqueamento extremo produzido pela injeção de vasopressina. Na verdade, é aconselhável mapear a lesão e identificar as margens antes da injeção.

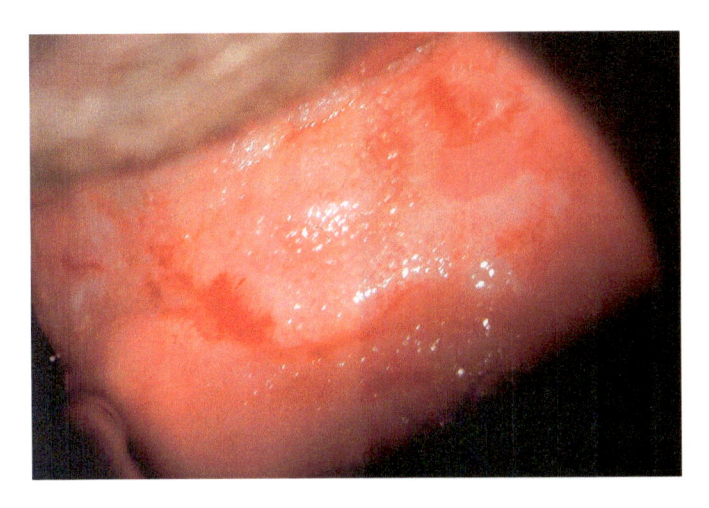

FIGURA 64-4 Uma incisão de delimitação é feita na vagina com uma margem de 3 mm em torno da neoplasia visível.

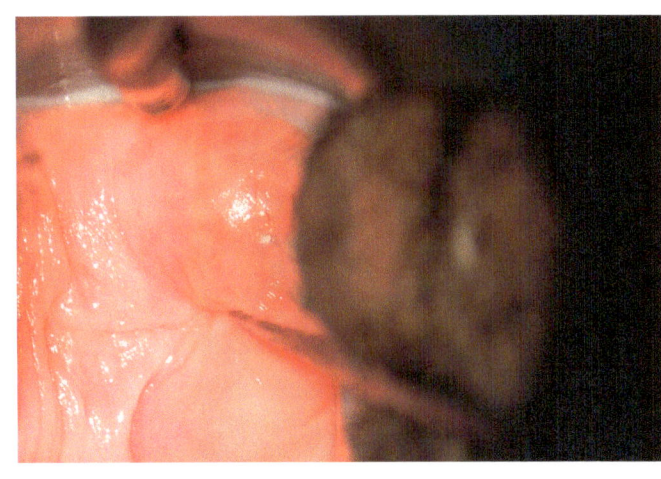

FIGURA 64-5 A excisão é iniciada na margem distal com o uso de tesouras Stevens e com a vantagem óptica do microscópio de dissecção.

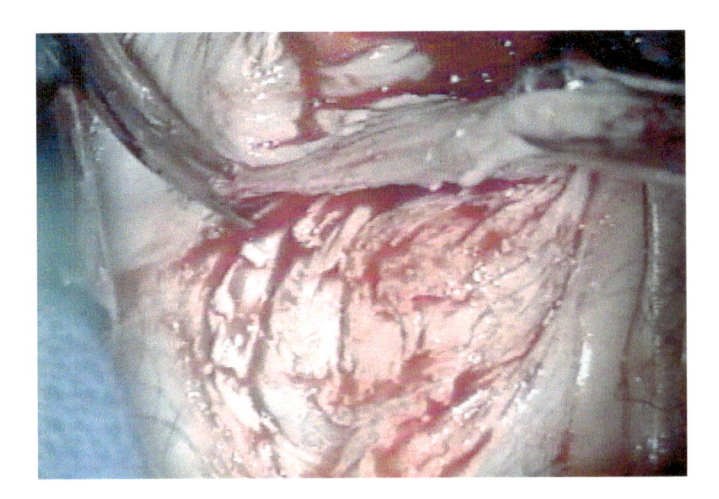

FIGURA 64-6 Toda a espessura do epitélio vaginal é dissecada a partir do estroma vaginal subjacente. Na realidade, um pouco de estroma também é excisado porque as cavilhas epiteliais se estendem para baixo em direção ao estroma subjacente.

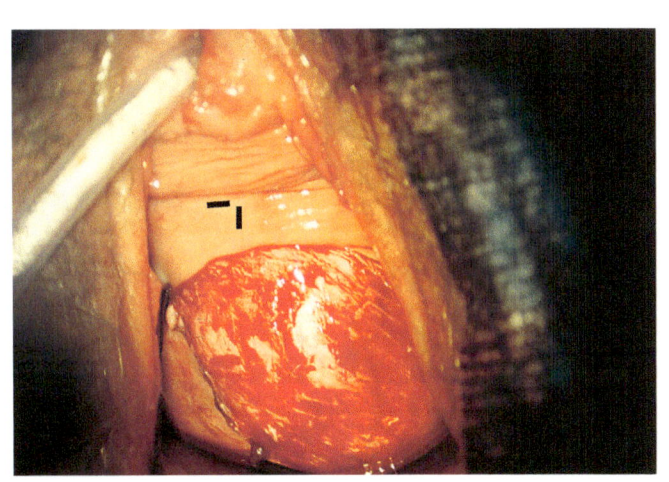

FIGURA 64-7 Uma grande parte da parede vaginal anterior foi excisada. Os marcadores pretos estão abaixo da área do colo vesical (junção uretrovesical).

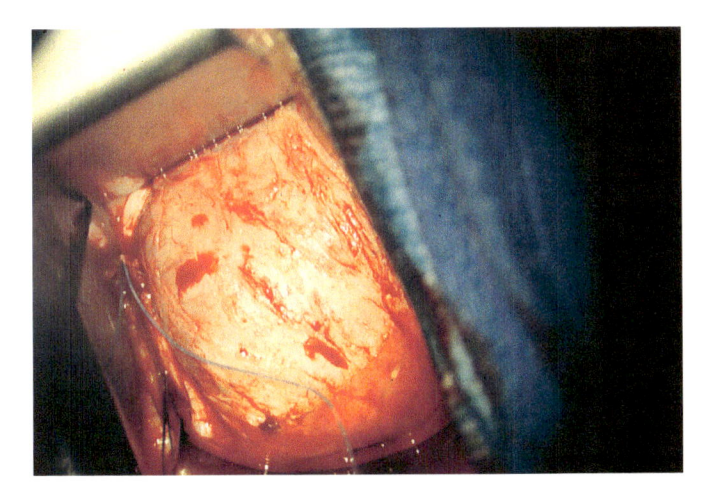

FIGURA 64-8 A parede vaginal lateral foi suturada primariamente, fechando o defeito excisional. A parede anterior não pode ser fechada primariamente sem estenosar a vagina.

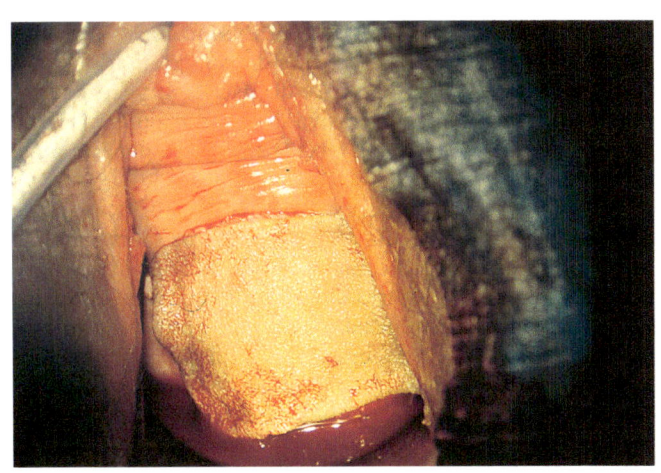

FIGURA 64-9 Um enxerto de espessura parcial é colocado sobre o defeito se estendendo cranialmente da junção uretrovesical para o fórnice anterior da vagina.

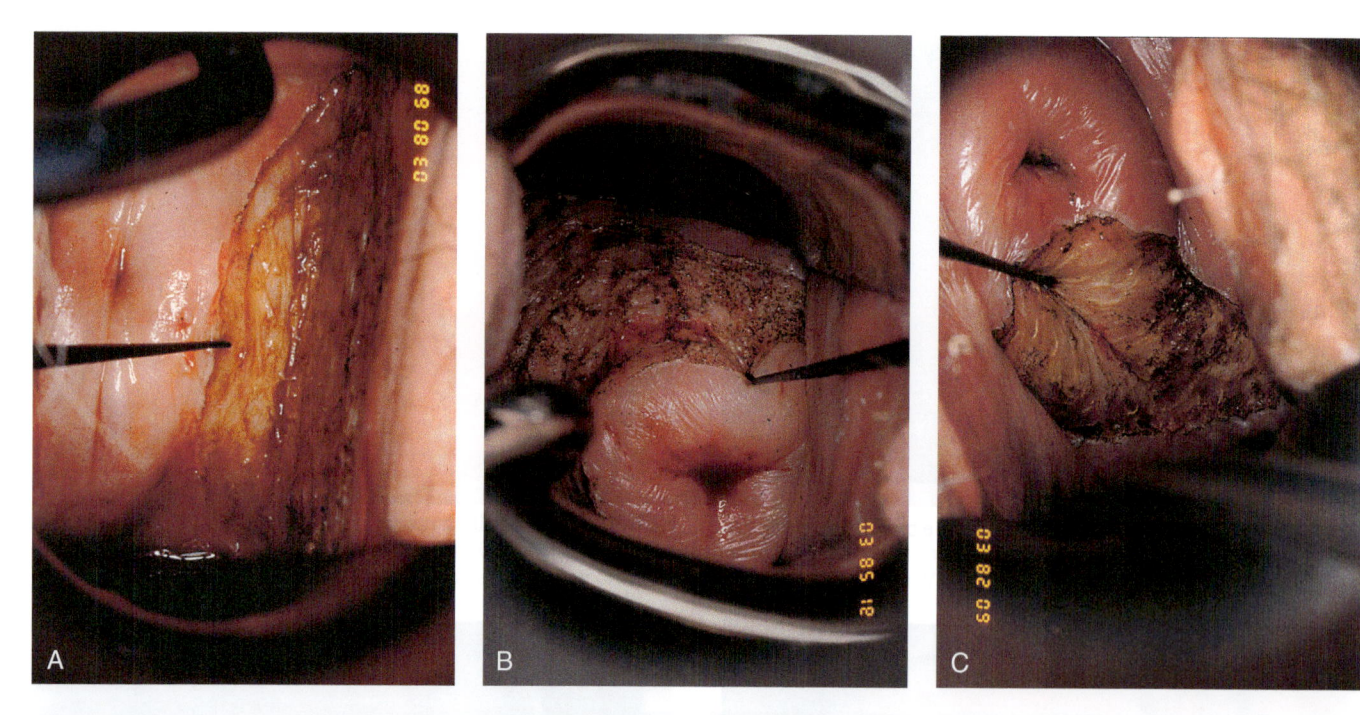

FIGURA 64-18 A. A cérvice é tracionada com um gancho de titânio para expor o fórnice lateral. O fórnice lateral é vaporizado. **B.** Em seguida, a cérvice é puxada para baixo e posteriormente pelo gancho para expor o fórnice anterior. Este também é vaporizado. **C.** O fórnice posterior é exposto puxando a cérvice para baixo e anteriormente. O fórnice posterior é vaporizado.

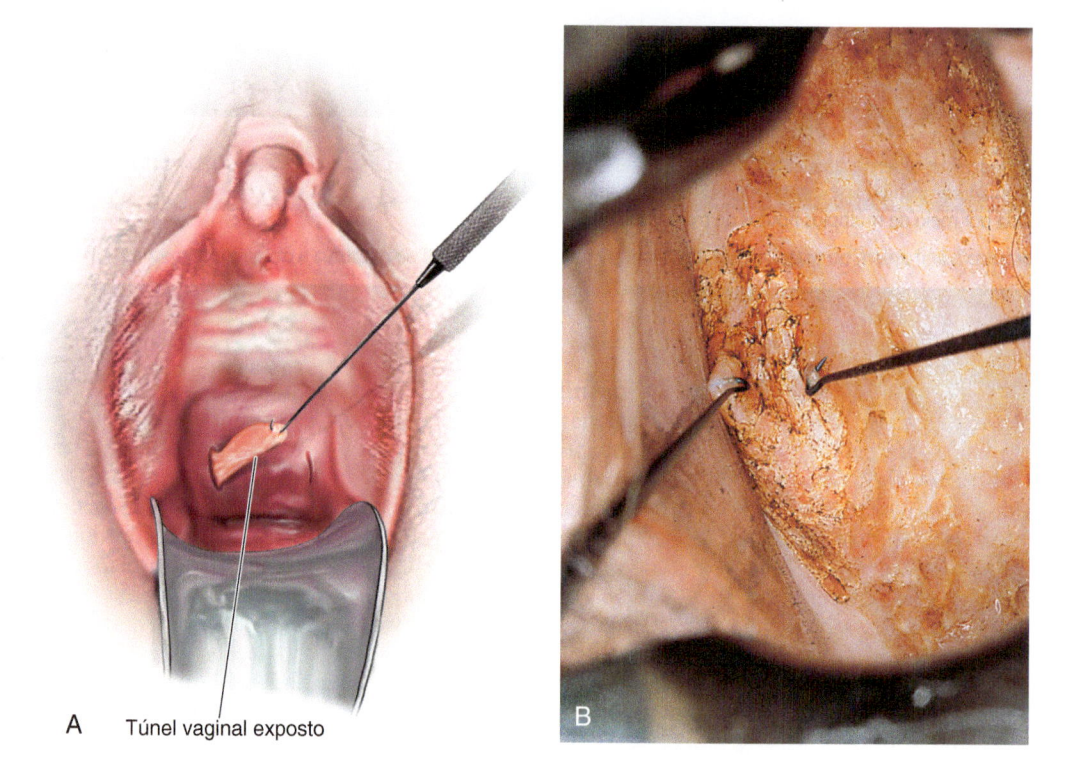

FIGURA 64-19 A. A exposição e a vaporização dos túneis vaginais criados como resultado da histerectomia são de vital importância quando a neoplasia intraepitelial vaginal é tratada. **B.** Este túnel vaginal foi exposto com o uso de dois ganchos de titânio. Observe que o epitélio foi completamente destruído pela vaporização a laser.

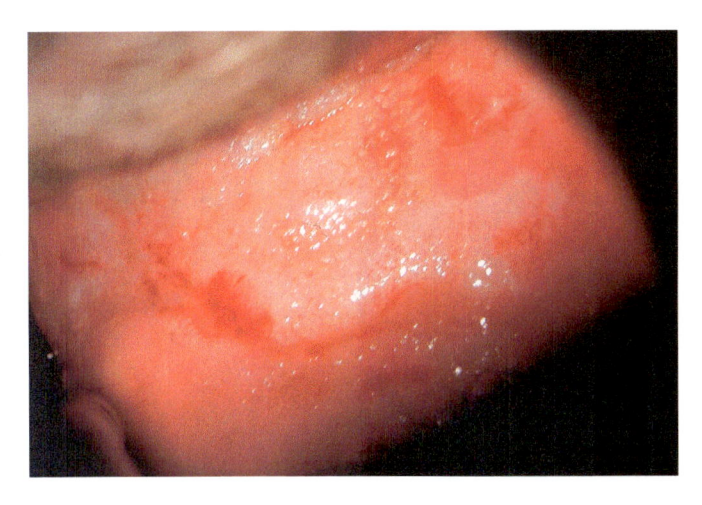

FIGURA 64-4 Uma incisão de delimitação é feita na vagina com uma margem de 3 mm em torno da neoplasia visível.

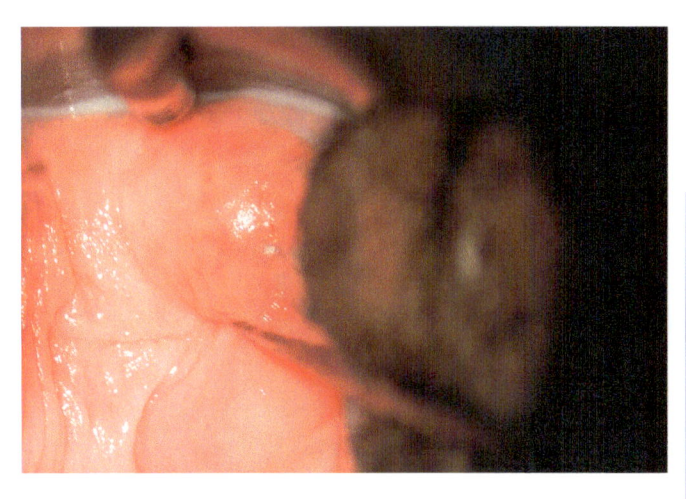

FIGURA 64-5 A excisão é iniciada na margem distal com o uso de tesouras Stevens e com a vantagem óptica do microscópio de dissecção.

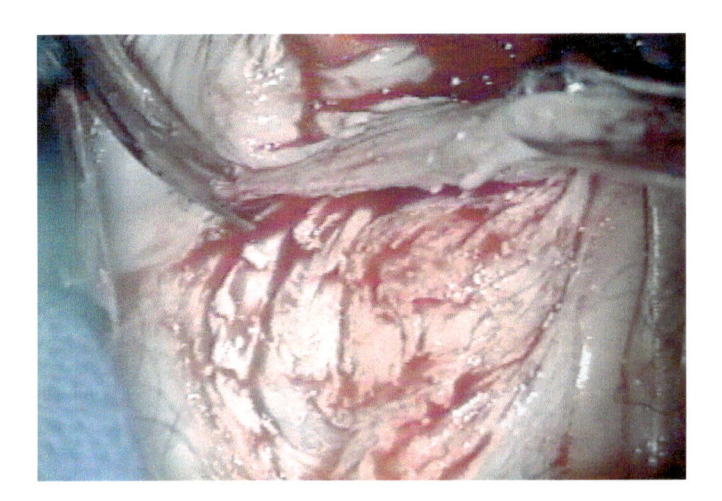

FIGURA 64-6 Toda a espessura do epitélio vaginal é dissecada a partir do estroma vaginal subjacente. Na realidade, um pouco de estroma também é excisado porque as cavilhas epiteliais se estendem para baixo em direção ao estroma subjacente.

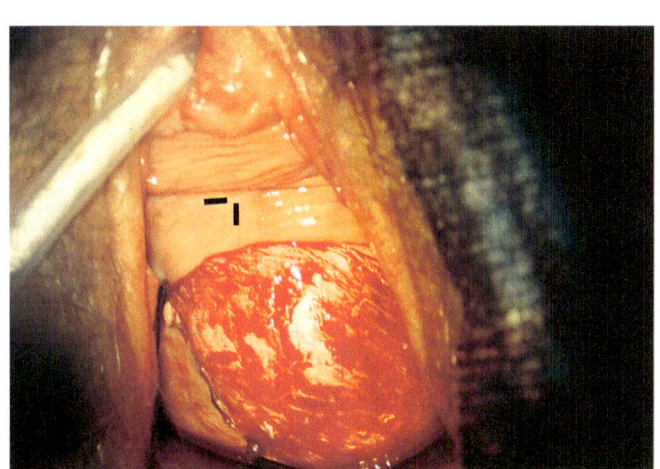

FIGURA 64-7 Uma grande parte da parede vaginal anterior foi excisada. Os marcadores pretos estão abaixo da área do colo vesical (junção uretrovesical).

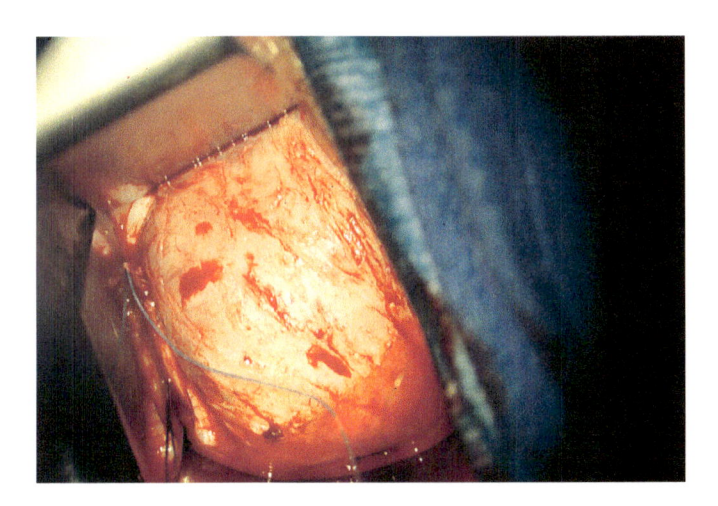

FIGURA 64-8 A parede vaginal lateral foi suturada primariamente, fechando o defeito excisional. A parede anterior não pode ser fechada primariamente sem estenosar a vagina.

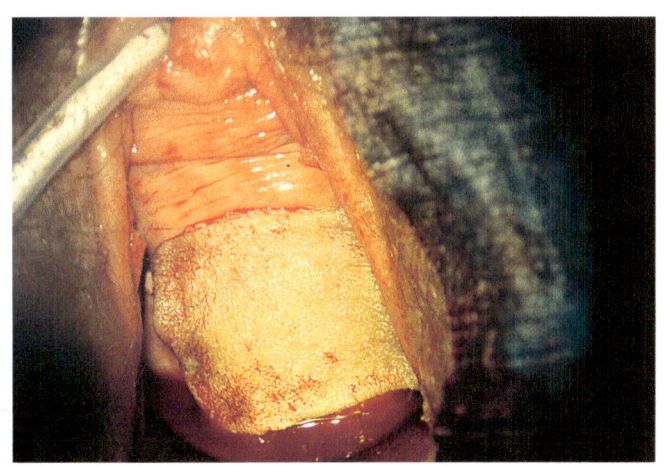

FIGURA 64-9 Um enxerto de espessura parcial é colocado sobre o defeito se estendendo cranialmente da junção uretrovesical para o fórnice anterior da vagina.

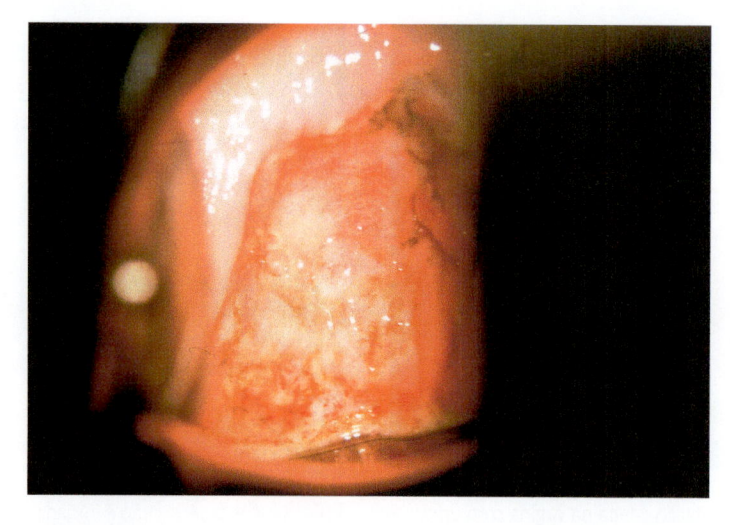

FIGURA 64-10 Nenhum dispositivo eletrocirúrgico é usado para hemostasia. Em vez disso, os pontos hemorrágicos são ligados por suturas com Vicryl® 4-0.

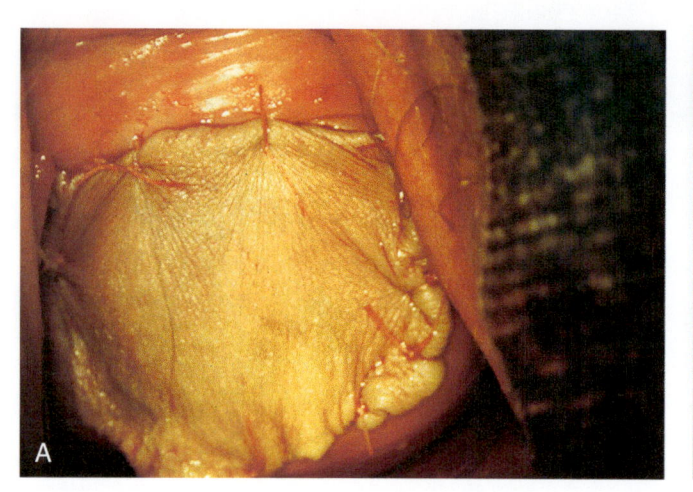

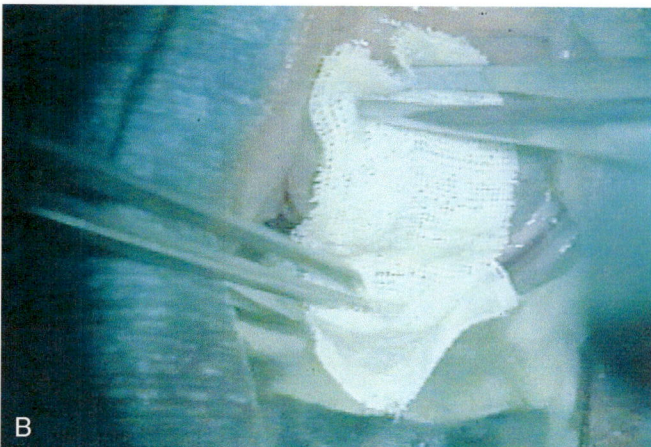

FIGURA 64-11 A. O enxerto ligeiramente esticado é suturado no local sobre um leito vaginal seco. **B.** Uma gaze de malha fina é colocada sobre o enxerto.

Laser de Dióxido de Carbono

O único laser utilizado na vagina é o laser de dióxido de carbono (laser de CO_2) administrado através de microscópio e micromanipulador. A técnica para ablação depende de um tamanho suficientemente grande do ponto do laser para evitar a penetração profunda e do uso de superpulsante para evitar a condução excessiva de calor. A potência deve ser ajustada de modo que o feixe (ponto) não penetre mais do que 1 mm.

Em geral, a NIVA aparece como lesões brancas, planas e verrucosas (Fig. 64-12). As áreas neoplásicas são separadas por tecido normal (isto é, multicentricidade é a regra para a NIVA) (Fig. 64-13). Antes do tratamento, várias biópsias realizadas nas lesões têm que confirmar que são neoplasia intraepitelial (isto é, a doença foi mapeada). Para operações ablativas, a vasopressina não é injetada. As margens da área a ser vaporizada são delineadas pelo laser com base no mapeamento prévio dirigido colposcopicamente (Fig. 64-14). Os pontos são conectados, assim, delineando claramente a área a ser vaporizada e permitindo uma referência pronta para orientação (Fig. 64-15). Em seguida, o tamanho do ponto do laser é aumentado para 2,5 mm e a área dentro das margens delineadas é vaporizada (Fig. 64-16). As configurações de potência dependem da habilidade do cirurgião e da experiência com a tecnologia do laser e variam de 15 a 40 W. O objetivo é vaporizar o tecido a uma profundidade que não exceda 1 mm. Todo o chamuscado é lavado com ácido acético 4% (Fig. 64-17). Quando os fórnices devem ser vaporizados, um gancho de titânio é usado para manipular o colo do útero, de modo a expor completamente os recessos vaginais (Fig. 64-18A a C).

Para as mulheres que se submeteram a histerectomia e que têm NIVA no terço superior, a cúpula vaginal deve ser vaporizada para tratar eficazmente a doença. Estas de fato constituem um grupo de alto risco para a doença invasiva. Portanto, nas fases de pré-tratamento e intraoperatória, é necessária uma atenção particular aos detalhes. A cúpula e os túneis devem ser várias vezes amostrados e mapeados. Durante a fase de tratamento, os recessos da cúpula (túneis) devem ser tracionados por meio de um gancho de titânio e completamente expostos e vaporizados (Fig. 64-19A e B). No pós-operatório, as paredes vaginais podem se aderir e devem ser separadas pela aplicação de um creme vaginal diariamente ou duas vezes por dia. É apropriado um creme vaginal à base de sulfa ou clindamicina creme.

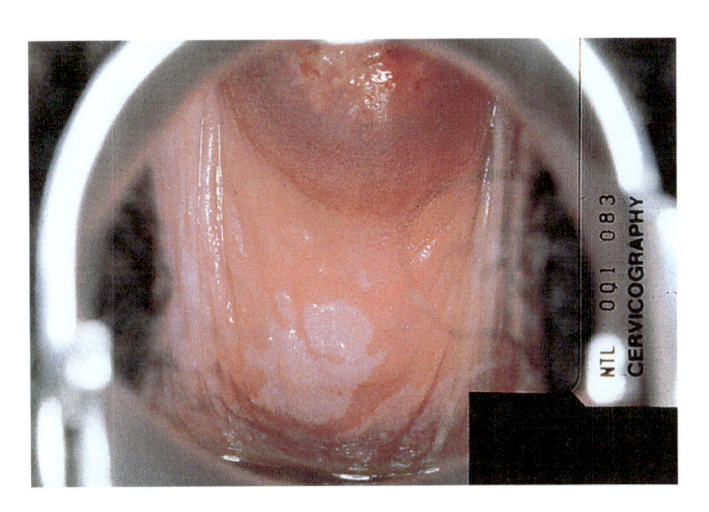

FIGURA 64-12 Lesões condilomatosas extensas e brancas características da NIVA são vistas na parede posterior da vagina.

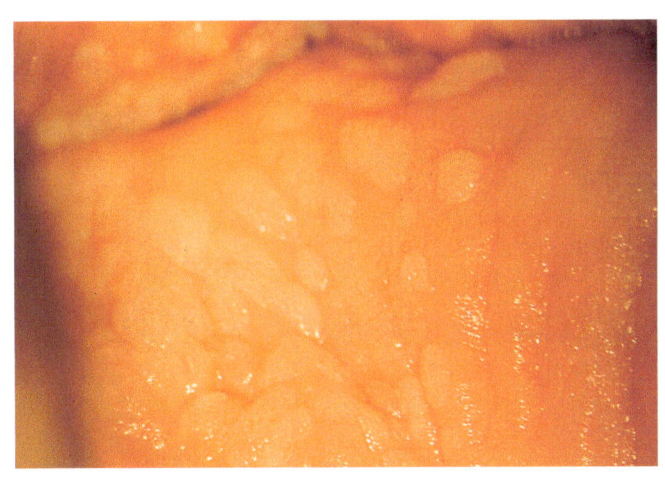

FIGURA 64-13 Detalhe ampliado da NIVA ilustra a natureza multifocal da doença.

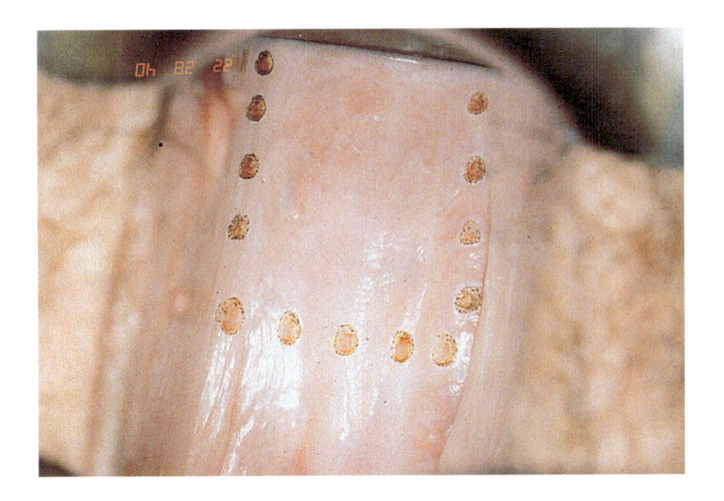

FIGURA 64-14 Inicialmente, a densidade de potência do laser de dióxido de carbono (CO_2) (acoplado ao microscópio cirúrgico) é reduzida para mapear a área a ser vaporizada por meio de múltiplos pontos de marcação.

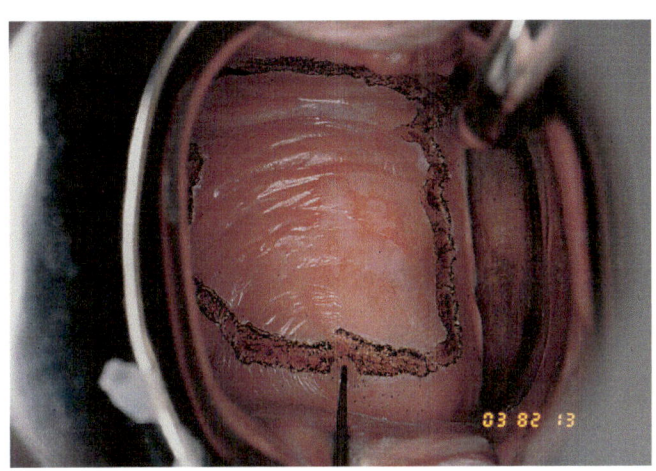

FIGURA 64-15 Os pontos são conectados por uma incisão superficial.

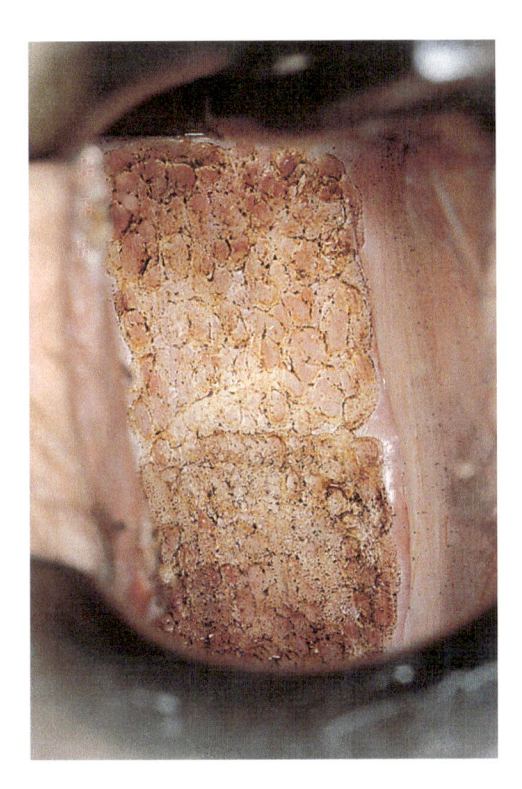

FIGURA 64-16 Toda a parede posterior da vagina é vaporizada a uma profundidade de não mais que 1 mm.

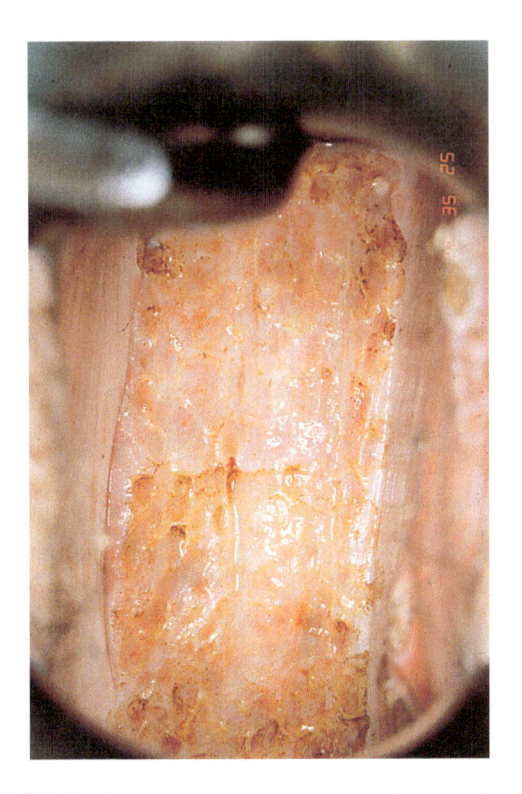

FIGURA 64-17 O laser superpulsante cria mínima formação de tecido carbonizado. A ferida é limpa de todos os restos com a utilização da solução de cloreto de sódio.

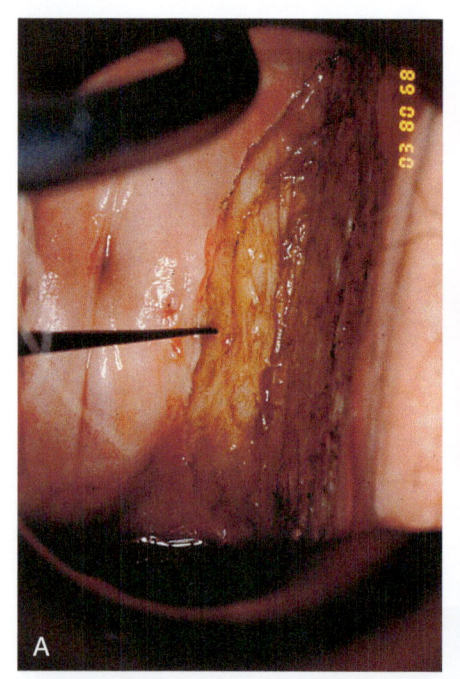

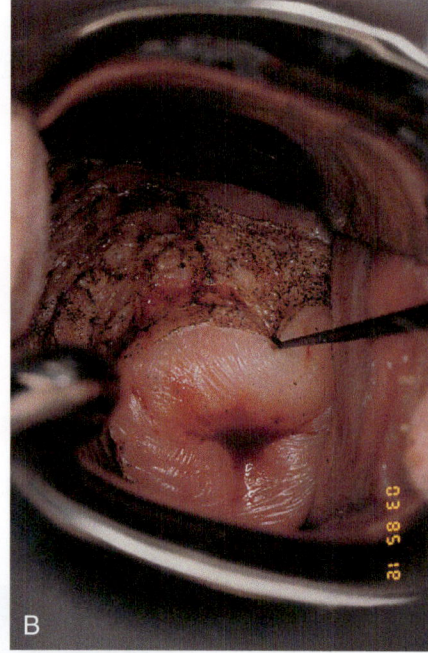

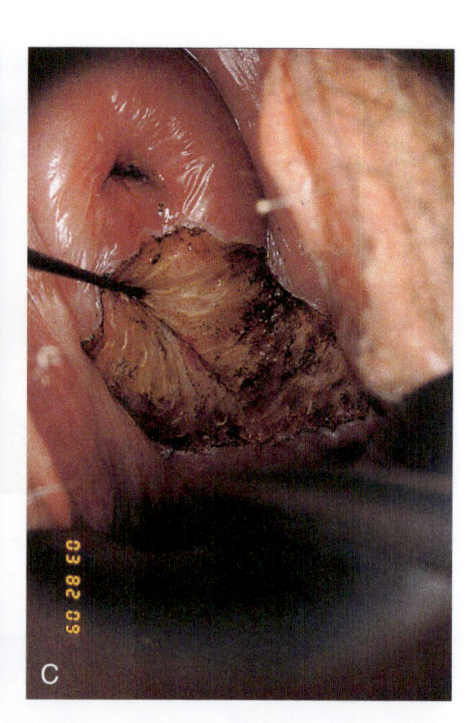

FIGURA 64-18 A. A cérvice é tracionada com um gancho de titânio para expor o fórnice lateral. O fórnice lateral é vaporizado. **B.** Em seguida, a cérvice é puxada para baixo e posteriormente pelo gancho para expor o fórnice anterior. Este também é vaporizado. **C.** O fórnice posterior é exposto puxando a cérvice para baixo e anteriormente. O fórnice posterior é vaporizado.

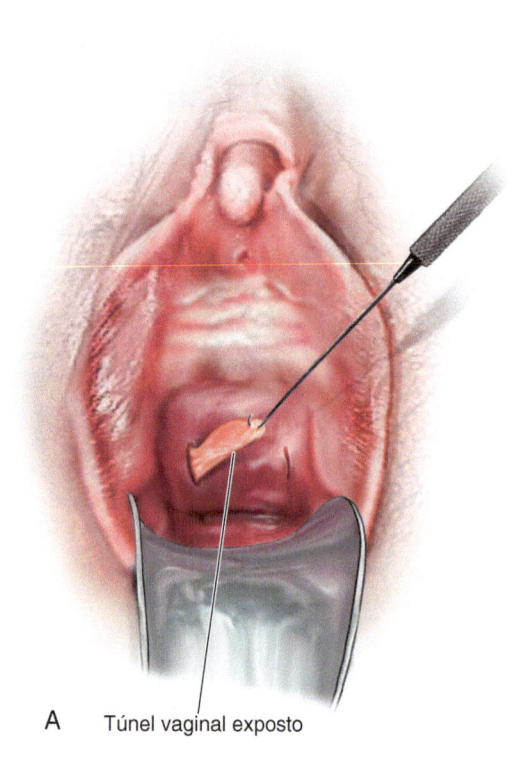

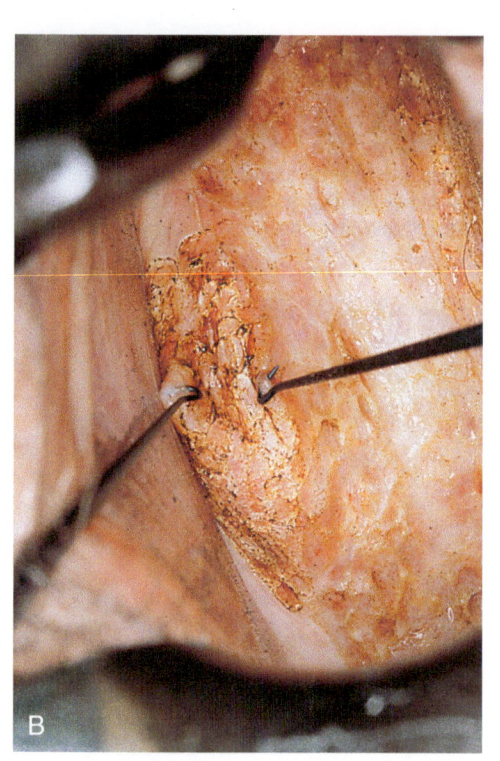

FIGURA 64-19 A. A exposição e a vaporização dos túneis vaginais criados como resultado da histerectomia são de vital importância quando a neoplasia intraepitelial vaginal é tratada. **B.** Este túnel vaginal foi exposto com o uso de dois ganchos de titânio. Observe que o epitélio foi completamente destruído pela vaporização a laser.

SEÇÃO 12

Cirurgia Vulvar e Perineal

65 Anatomia Vulvar e Perineal

66 Atlas de Doenças da Vulva

67 Cisto e Abscesso do Ducto de Bartholin

68 Cirurgia para a Síndrome da Vestibulite Vulvar (Vulvodínia)
Vestibulectomia simples
Vestibulectomia com Excisão Radical da Glândula de Bartholin

69 Ressecção Ampla Com e Sem Enxerto de Pele

70 Vaporização e Ressecção a Laser
Ressecção a Laser por Secção Fina
Vaporização por Laser

71 Anatomia Inguinal e do Triângulo Femoral

72 Vulvectomia
Vulvectomia Simples
Vulvectomia Radical

73 Vulvectomia Radical com Dissecção Inguinal em Túnel

74 Hematoma Vulvar

75 Correção da Fimose Clitoridiana

76 Himenotomia (Himenectomia)

77 Reconstituição Cirúrgica do Períneo (Perineorrafia)

78 Lesões Benignas da Região Inguinal e do Canal de Nuck
Hidradenite e Outras Lesões da Região Inguinal
Lesões do Canal de Nuck

79 Cirurgia de Outras Lesões Benignas da Vulva
Cisto de Inclusão
Hidradenoma
Fusão Labial
Drenagem de Lesão Vulvar
Hemangiomas e Varicosidades Vulvares
Linfangioma
Condiloma Acuminado

80 Injeção Terapêutica
Injeção de Álcool
Injeção de Dexametasona

81 Episiotomia
Episiotomia Mediolateral
Episiotomia Mediana
Reparo de Laceração de Terceiro Grau
Reparo de Laceração de Quarto Grau

CAPÍTULO 65

Anatomia Vulvar e Perineal

Michael S. Baggish

Os genitais externos femininos são homólogos aos masculinos em sua estrutura. Os primeiros não são fusionados, e os últimos são fusionados.

Os lábios maiores são homólogos ao escroto, enquanto os lábios menores o são à rafe mediana do pênis e do escroto. A glande, o corpo e os corpos cavernosos do clitóris são homólogos diretos às estruturas penianas equivalentes no homem. O capuz do clitóris e o prepúcio do pênis também possuem origem semelhante.

Os lábios maiores são formados por pele e apêndices, incluindo folículos pilosos, glândulas sebáceas e glândulas sudoríparas, e formam duas dobras proeminentes em cada lado da vulva. Essas pregas são produzidas por depósitos de gordura subcutânea (Figs. 65-1A e B e 65-2). A proeminência diminui com a idade, à medida que ocorre a atrofia da gordura. Os ramos superficiais da artéria pudenda irrigam os lábios, e os ramos dos nervos pudendo, ílio-inguinal, genitofemoral e cutâneo femoral fornecem inervação para a área (Fig. 65-3A a E).

Os lábios menores contribuem com a estrutura do frênulo e do prepúcio clitoridianos (Fig. 65-4A e B). Essas estruturas não contêm folículos pilosos mas estão repletas de glândulas sebáceas e sudoríparas. Esses lábios são providos de glândulas sudoríparas de grande superfície e especialmente adaptadas: as glândulas apócrinas, que também estão presentes no períneo e na pele perianal.

A área limitada anteriormente pelo frênulo clitoridiano, lateralmente pela porção medial dos lábios menores, e posteriormente pela fossa navicular e pela comissura posterior constitui o vestíbulo vaginal (Figs. 65-1B e 65-5A). O meato uretral externo abre-se no vestíbulo, assim como o introito vaginal. O anel himenal circunscreve a abertura vaginal e é considerado parte integrante do vestíbulo (Fig. 65-5B). Ademais, várias glândulas mucosas se abrem no vestíbulo (de Bartholin [vestibular maior], vestibular menor, ductos de Skene, parauretral) (Figs. 65-1B e 65-5A).

Abaixo da genitália externa (em direção caudal) se encontra uma área aplainada que se estende entre o ânus e a parte inferior dos lábios maiores e a comissura posterior (Fig. 65-6). Essa região é denominada períneo, muito embora o termo também possa servir para designar a totalidade da área que abrange desde o monte pubiano até o ânus, entre a face medial das nádegas e sua união com as coxas. A pele perianal e o ânus integram o períneo e possuem muitas semelhanças com o resto da vulva (Fig. 65-7).

É possível dissecar um retalho para evidenciar a anatomia subjacente através de uma incisão partindo do topo do monte pubiano, através do sulco labial direito ou esquerdo, até o períneo sobre a pele perianal. Em seguida a dissecção é dirigida de medial para lateral e rebatida lateralmente (Fig. 65-8). Noventa e cinco por cento dos tecidos localizados sob a pele dos lábios maiores são compostos de gordura através da qual passam vasos e nervos superficiais (ramos do nervo pudendo interno e do nervo pudendo) (Fig. 65-9). Uma condensação membranosa de gordura se localiza superficialmente nos músculos finos do diafragma urogenital.

É a fáscia de Colles que pode ser facilmente dissecada utilizando os dedos na borda superior da sínfise púbica e acima do ligamento inguinal em direção à fáscia de Scarpa da parede abdominal anterior. Exatamente lateral e em justaposição ao anel himenal sob a pele vestibular está o músculo bulbocavernoso (Fig. 65-10A e B). Durante uma dissecção real, o músculo é ainda mais fino do que parece nas ilustrações esquemáticas de grande parte dos livros de anatomia (Fig. 65-11A a C). O mesmo se aplica ao músculo perineal, que se estende ântero-lateralmente a partir de sua união com o bulbocavernoso até a tuberosidade isquiática (Fig. 65-12A e B). Debaixo desse último músculo se encontra a fossa isquiorretal, septada e preenchida por gordura. A fossa é delimitada medialmente pelo ânus e pelo reto (Fig. 65-13A a F). O levantador do ânus desce pela fossa isquiorretal e contorna o esfíncter externo e o reto (Fig. 65-14A a C). O músculo isquiocavernoso estende-se ao longo do ramo isquial superior, sobrepondo-se parcialmente ao corpo cavernoso do clitóris (crus). Em tamanho relativo, a crus supera o músculo (Fig. 65-15). Uma membrana firme envolve a crus do clitóris, o bulbo vestibular e o corpo do clitóris. Essa membrana é fixada fortemente às estruturas vasculares cavernosas que constituem o bulbo, o clitóris e os corpos (Fig. 65-16). O espaço profundo do períneo se apresenta como um verdadeiro lago vascular, e as estruturas mais notáveis do espaço são justamente essas estruturas vasculares cavernosas, que lhe conferem uma tonalidade azulada devido ao sangue venoso contido nos seios vasculares (Fig. 65-17A e B). O bulbo está estreitamente ligado à face lateral da parede vaginal, caracterizada por uma estrutura alveolada com seios venosos e cavernosos de grandes dimensões. O complexo músculo-fascial do levantador do ânus está localizado entre a margem lateral do bulbo e dos ramos púbicos e isquiáticos (Fig. 65-18). Do mesmo modo, a uretra se encontra recoberta por uma massa de tecido cavernoso em forma de guarda-chuva, proveniente do bulbo vestibular (Fig. 65-19A e B). A uretra, a vagina e as estruturas cavernosas estão intimamente envolvidas imediatamente abaixo e na junção uretrovesical (Fig. 65-20).

O orifício anal está localizado abaixo do períneo. O trajeto anorretal é ascendente (cefálico) em profundidade em relação ao períneo e ao esfíncter anal, localizando-se 3-4 mm abaixo da fossa navicular e da vagina inferior. O reto está situado na linha média posterior imediatamente sob o períneo (Fig. 65-20). O espaço entre as superfícies de pele vestibular e perineal e o reto depende, em grande medida, do desenvolvimento, massa e integridade do corpo perineal e do músculo esfíncter anal anterior (Fig. 65-21). No ponto em que o reto atinge poucos milímetros da vagina posterior, ele fica paralelo à linha da vagina e segue um posterior e cefálico (Fig. 65-22). É possível separar a vagina do reto por meio de incisão e dissecção cuidadosas do septo retovaginal de baixo para cima, ou por meio de abertura superior pelo espaço retouterino.

O texto continua na página 840.

824 PARTE 3 ■ SEÇÃO 12 ■ Cirurgia Vulvar e Perineal

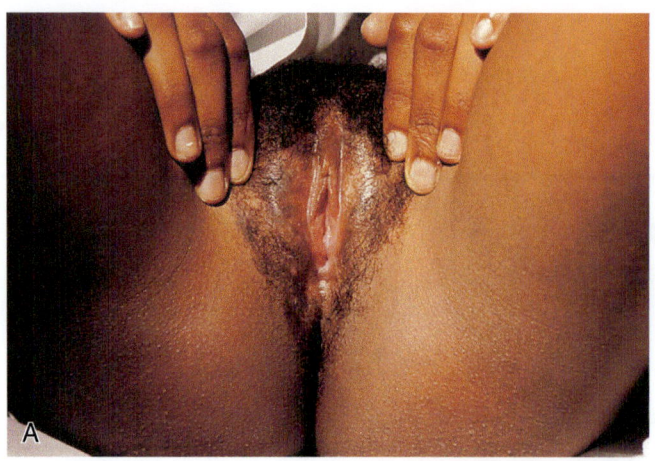

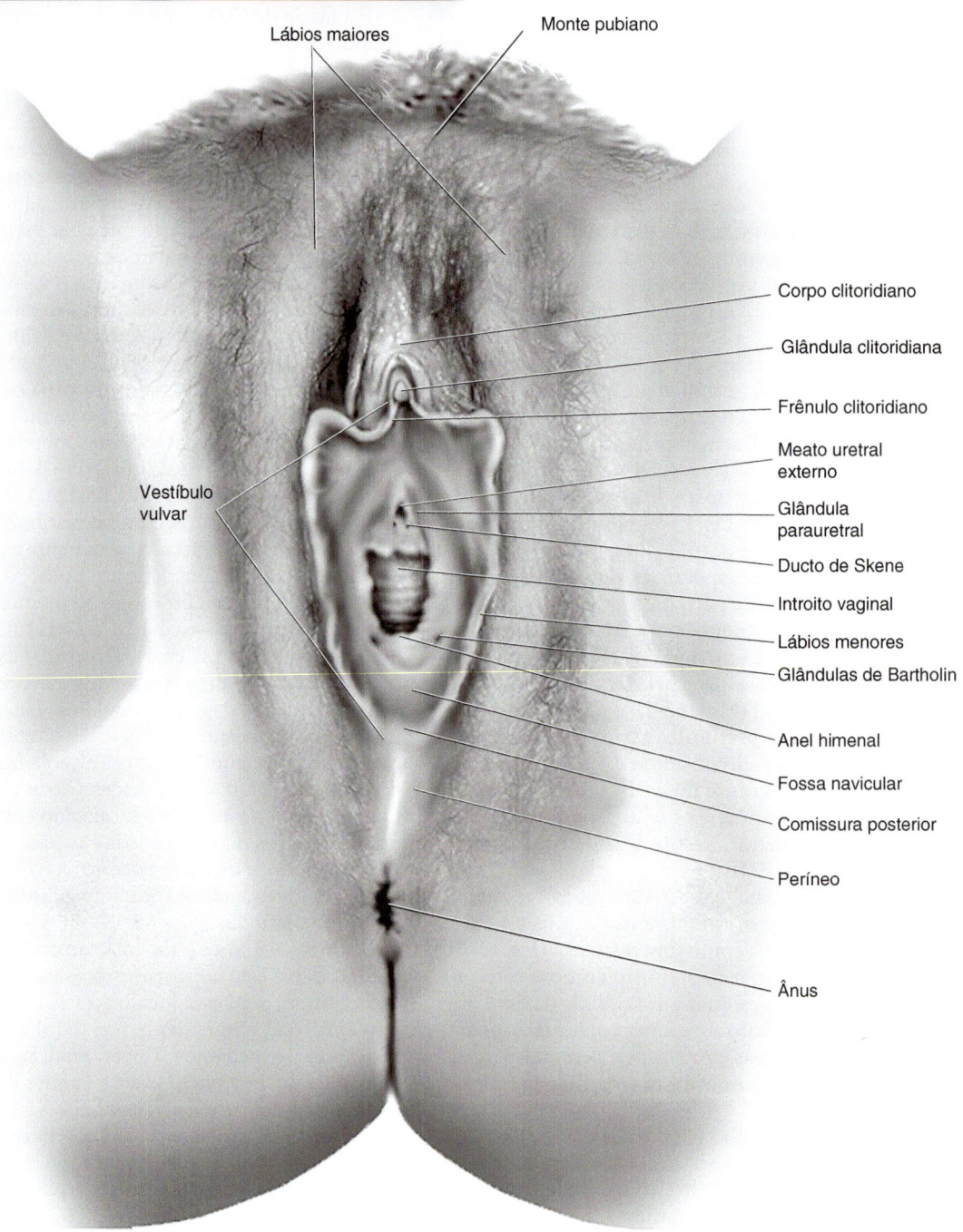

FIGURA 65-1 A. Os lábios maiores formam duas dobras proeminentes criadas por depósitos de gordura entre a derme e a fáscia de Colles. São áreas recobertas por pelos e ricas em glândulas sebáceas, folículos pilosos e glândulas sudoríparas. **B.** Essa vista panorâmica da vulva detalha os aspectos mais externos, ou seja, o monte pubiano (anteriormente), os lábios maiores (lateralmente) e o períneo (posteriormente). As zonas mais internas são formadas pelos lábios menores, pelo vestíbulo, pelo anel himenal, pelo prepúcio clitoridiano e pela glande clitoridiana. O corpo clitoridiano termina na glande clitoridiana e se une à sínfise por meio de um ligamento suspensor.

CAPÍTULO 65 Anatomia Vulvar e Perineal 825

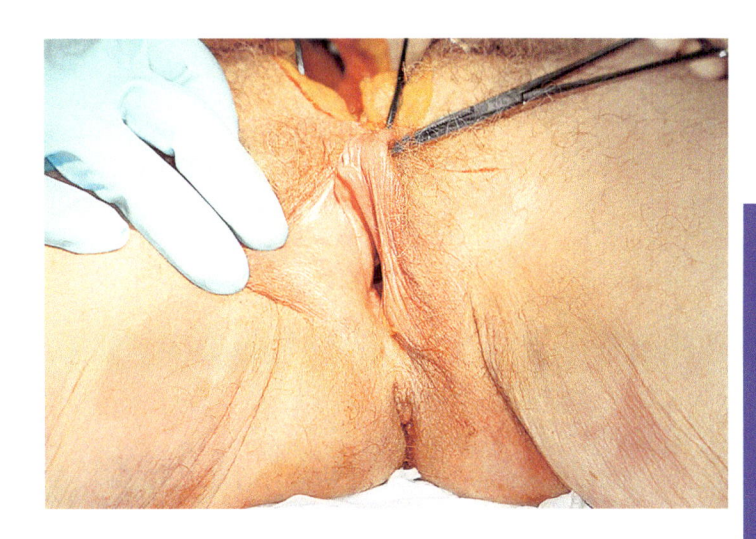

FIGURA 65-2 Exemplar de cadáver fresco ilustrando atrofia labial decorrente da deterioração e da mobilização de gordura ocasionadas pela menopausa.

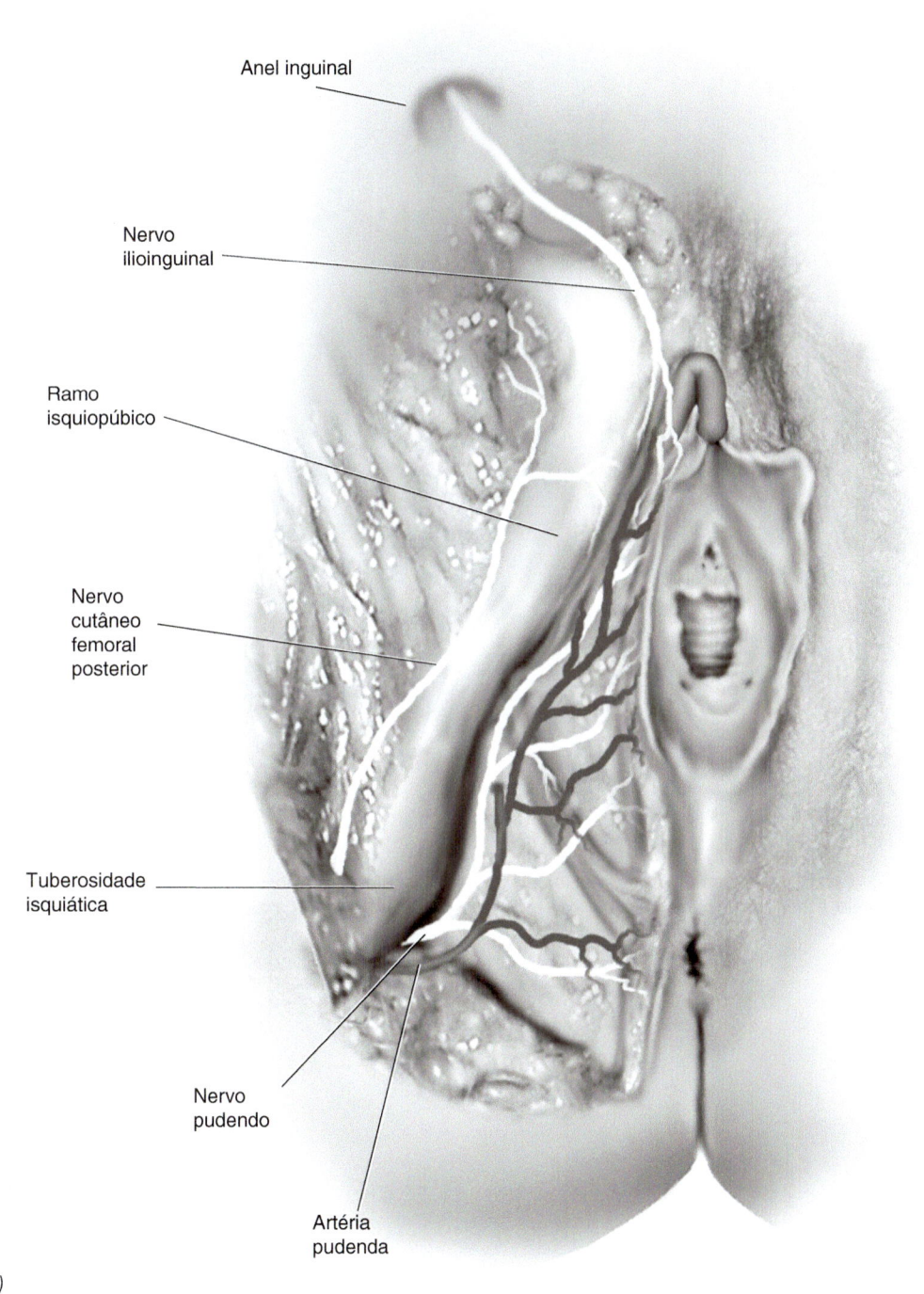

FIGURA 65-3 A. O suprimento vascular e a inervação da vulva saem da artéria pudenda interna (ramos perineais) e do nervo pudendo, que por sua vez se originam no canal de Alcock, sob a tuberosidade isquiática. Os nervos cutâneo femoralposterior, ilioinguinal, e genito-femoral também inervam partes da vulva.

(Continua)

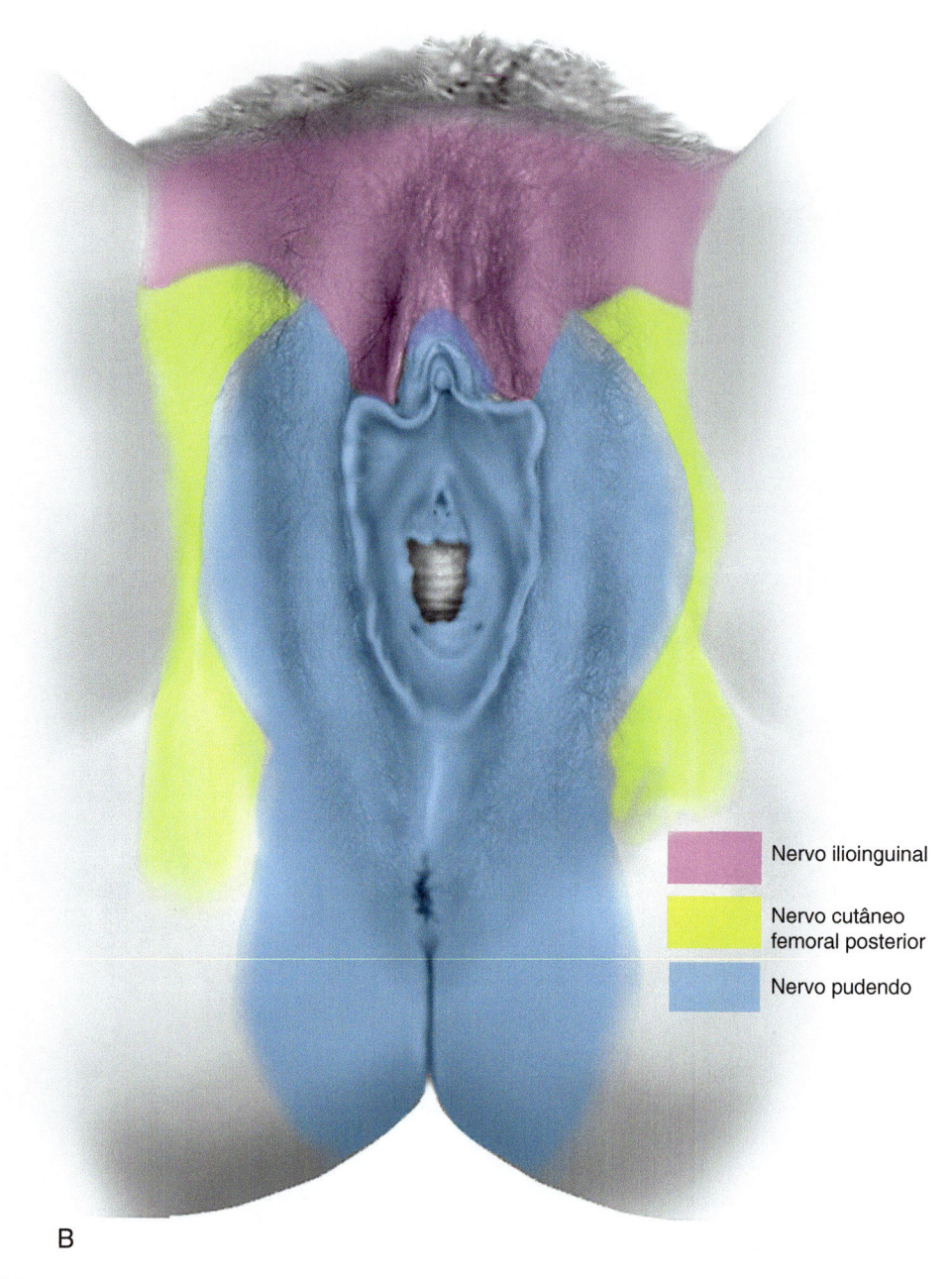

FIGURA 65-3 (Cont.) B. As áreas em cor-de-rosa (monte pubiano, lábios maiores) são inervadas pelos nervos genito-femoral e ilioinguinal. A região crural, em amarelo, é inervada pelos nervos cutâneos femorais posteriores. O restante da vulva e da pele perianal é inervada pelos nervos pudendos.

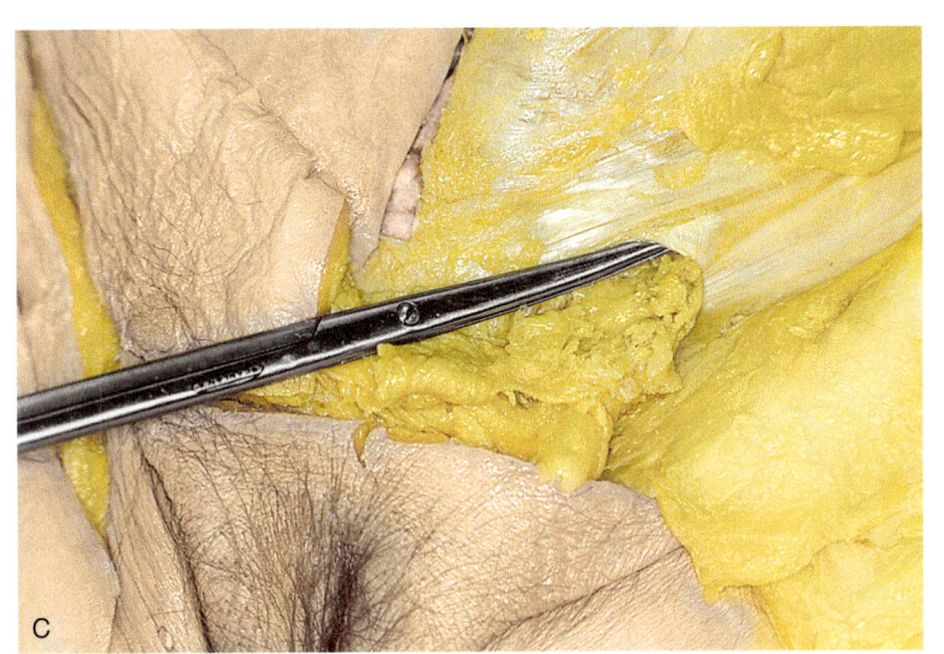

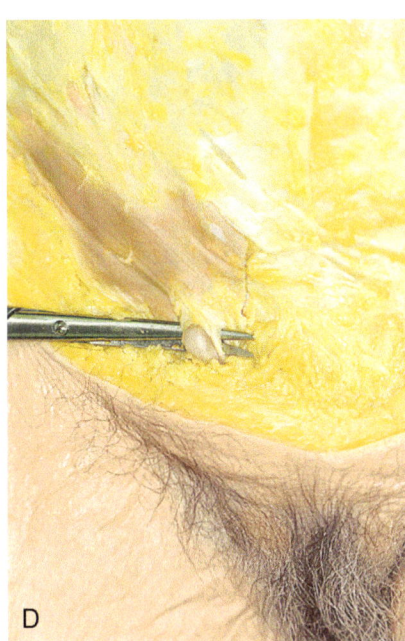

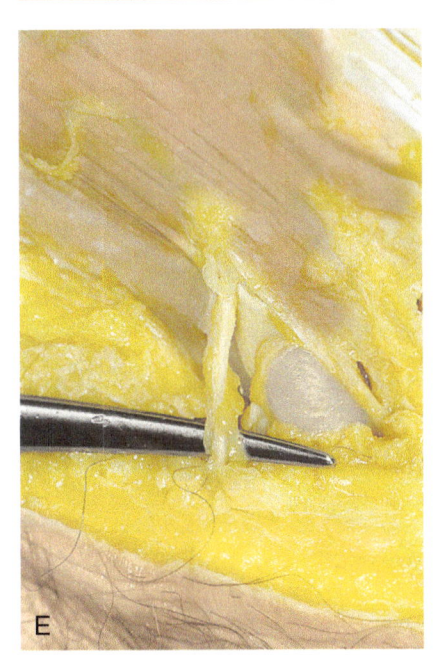

FIGURA 65-3 *(Cont.)* C. A ponta da tesoura aponta em direção ao anel inguinal externo. Os nervos genito-femoral (ramo genital) e ilioinguinal emergem na gordura, acompanhados pelo ligamento redondo, que se estende até o lábio maior. O anel inguinal externo ilustrado nesta fotografia está saliente pela gordura herniada que sai através dele. **D.** A tesoura é aberta sob o ligamento redondo, que atravessa a gordura do monte pubiano e termina na gordura do lábio maior. **E.** O nervo ilioinguinal foi dissecado e removido do ligamento redondo e do tecido adiposo adjacente. Os ramos do nervo inervam a pele do monte publiano e a parte anterior dos lábios maiores.

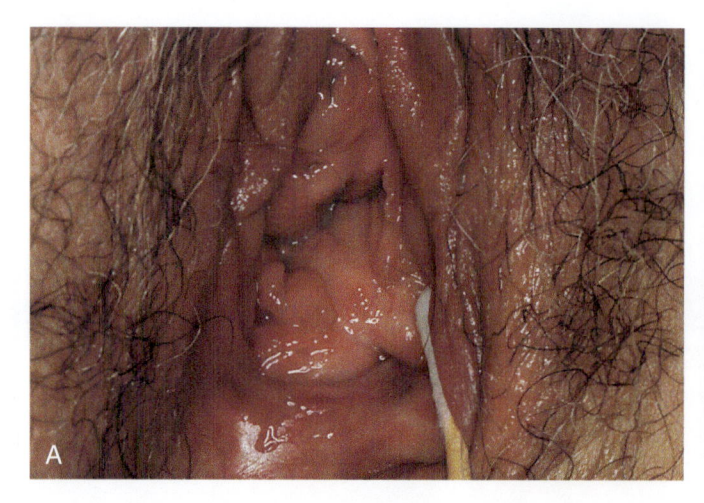

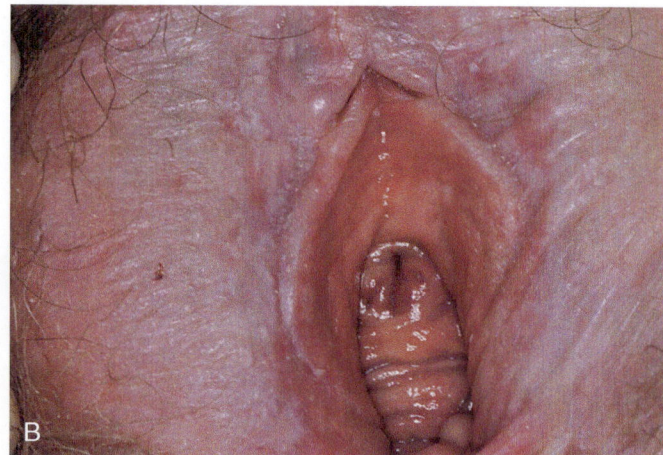

FIGURA 65-4 A. Os lábios menores são pregas finamente esculpidas e sem pelos que envolvem o vestíbulo. São ricamente inervados e vascularizados e possuem maior sensibilidade ao toque em relação aos lábios maiores. **B.** Esta fotografia ilustra a contribuição do pequeno lábio para o frênulo clitoridiano e o prepúcio. Conforme os lábios se unem sob a glande clitoridiana (posteriormente), eles formam os limites superiores do vestíbulo. Note a abertura do meato uretral externo no vestíbulo.

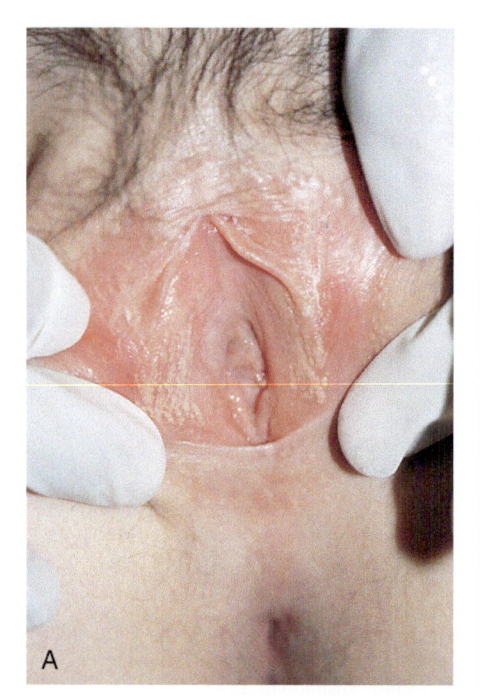

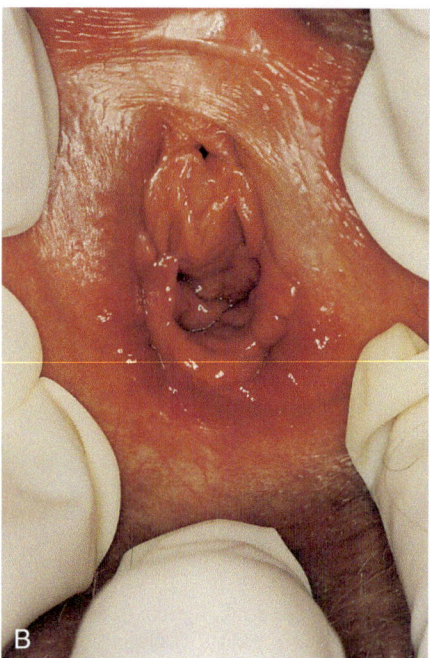

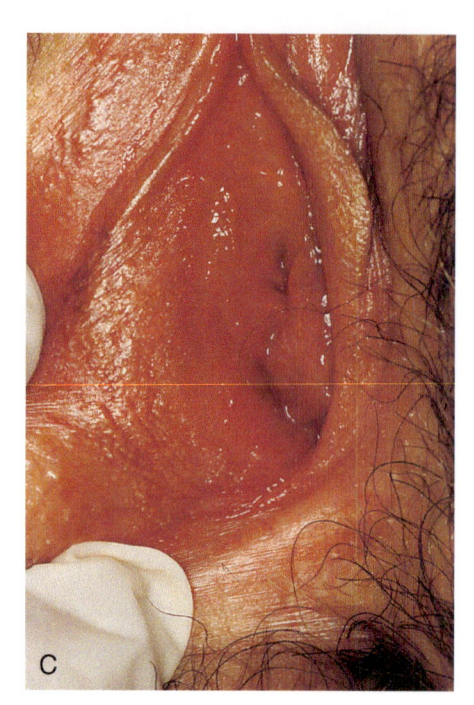

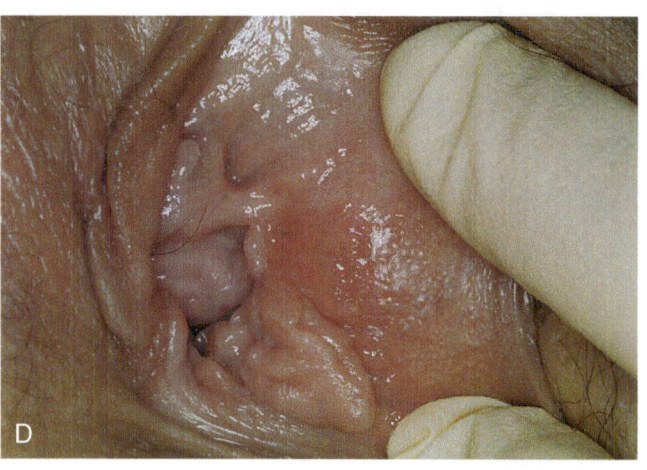

FIGURA 65-5 A. O vestíbulo é delimitado medialmente pela fusão dos pequenos lábios e do frênulo clitoridiano. Lateralmente, as margens vestibulares coincidem com as superfícies mediais dos pequenos lábios. O limite posterior do vestíbulo é constituído pela fossa navicular e pela comissura posterior (Fig. 65-1B). **B.** O anel himenal se estende da região parauretral inferior até a margem superior da fossa navicular, demarcando os limites entre o vestíbulo e a entrada da vagina. **C.** Os ductos das glândulas parauretrais são proeminentes e se localizam de cada lado do meato uretral (Fig. 65-1B) **D.** A abertura do ducto da glândula de Bartholin à esquerda se dá adjacente à face lateral inferior do hímen. A glândula se localiza a 12 mm de profundidade da superfície, ligeiramente atrás e ao lado da abertura do ducto.

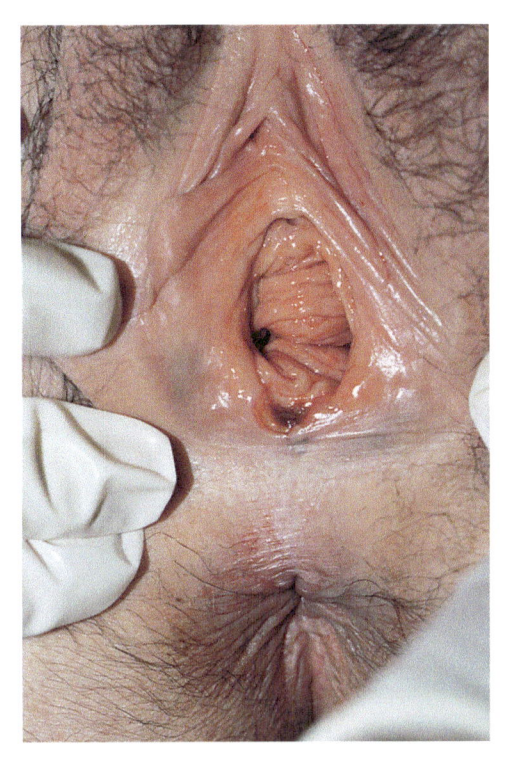

FIGURA 65-6 O períneo constitui parte da vulva e fica entre a comissura posterior e a pele perianal. Em profundidade na pele se insere o "corpo perineal" e o esfíncter anal externo.

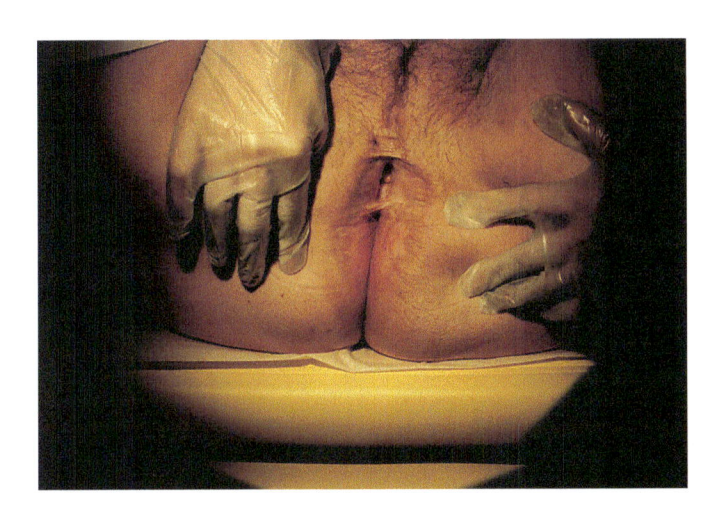

FIGURA 65-7 A pele perianal fica exatamente ao lado do ânus e está sujeita à contaminação fecal e inflamação caso não seja mantida devidamente seca e limpa. A pele dessa área costuma ser mais pigmentada do que a da pele ao seu redor.

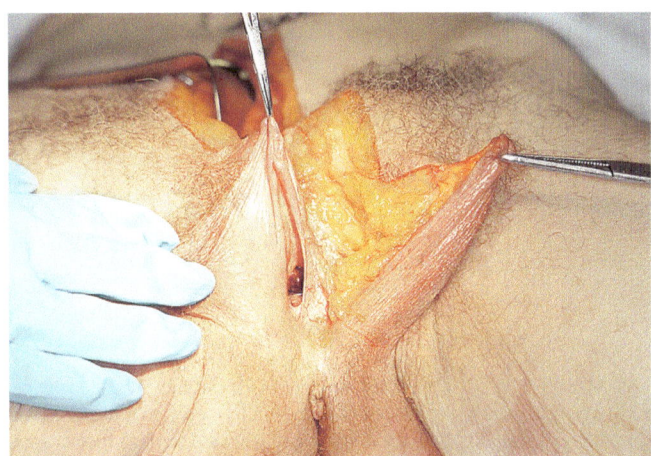

FIGURA 65-8 Foi realizado um retalho cutâneo no lábio maior esquerdo. Noventa e cinco por cento da camada subdérmica é composta de gordura. A membrana branca brilhante na base da incisão é a fáscia de Colles.

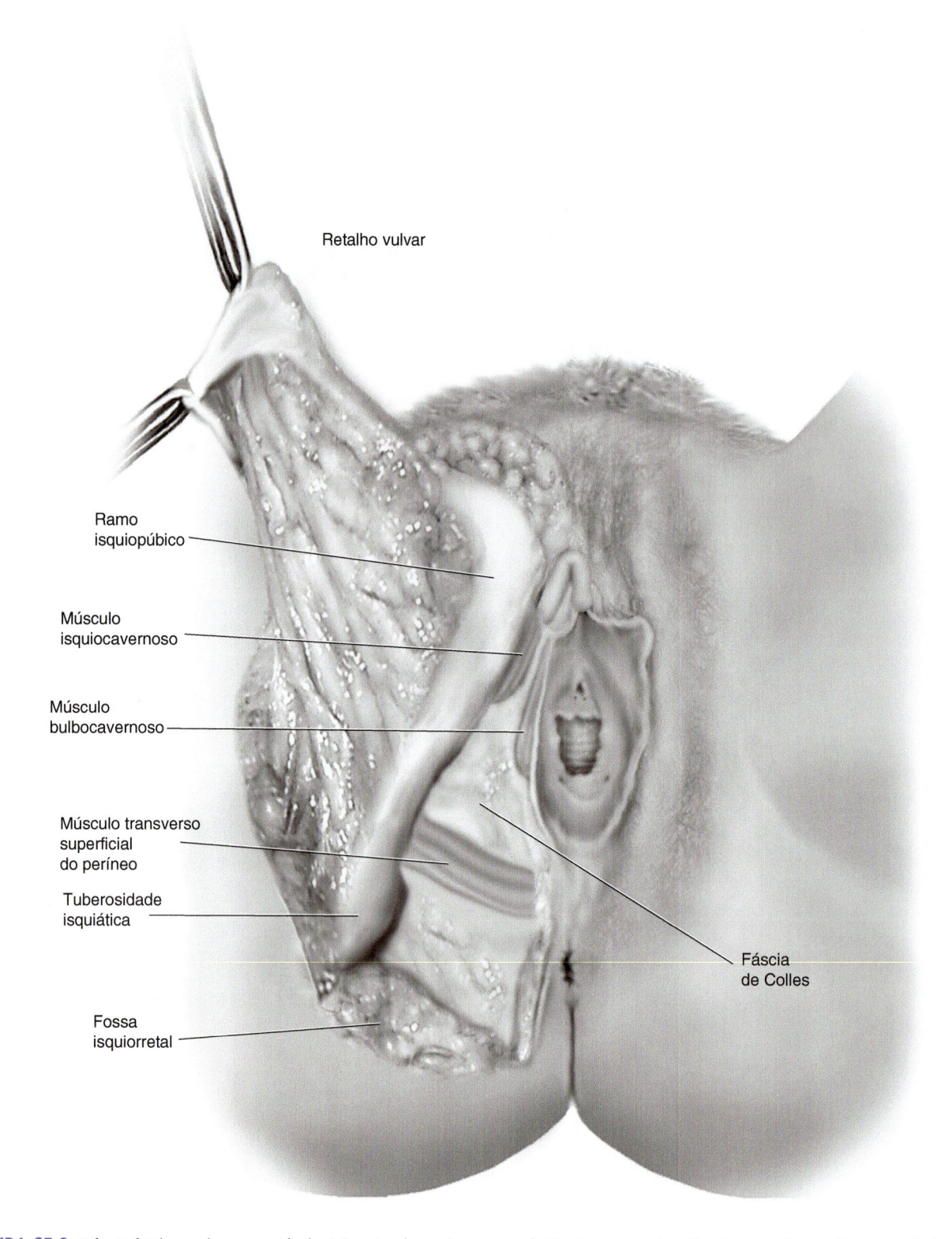

FIGURA 65-9 A fáscia foi dissecada e removida dos três músculos perineais superficiais. Esses músculos são estruturas finas e são representados na imagem tal qual podem ser observados durante a dissecação de cadáveres. A fáscia de Colles fixa-se firmemente entre os músculos e recobre a área. Embora outros autores tenham descrito uma segunda camada membranosa mais profunda que a de Colles, o autor desta obra não a considera uma fáscia separada.

CAPÍTULO 65 Anatomia Vulvar e Perineal 831

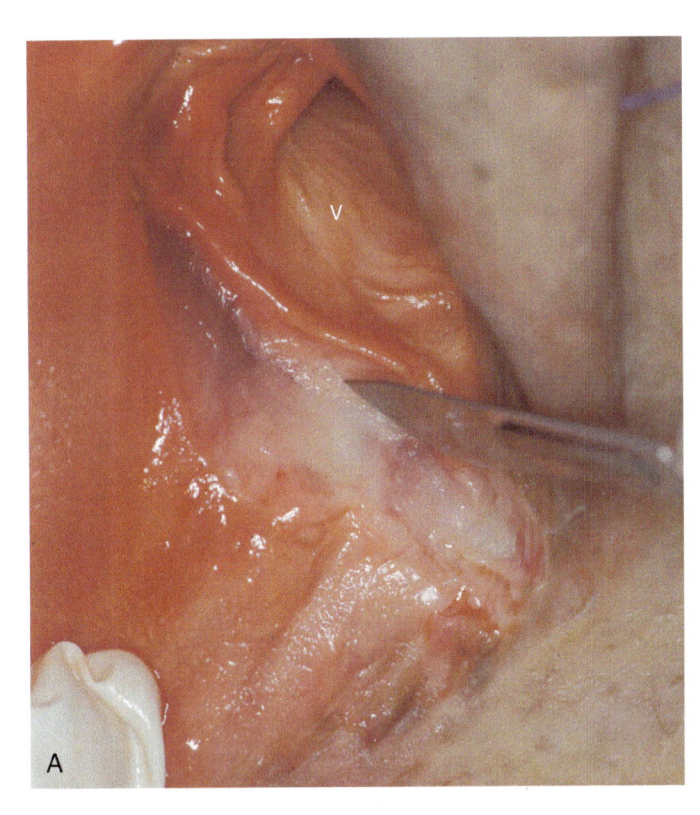

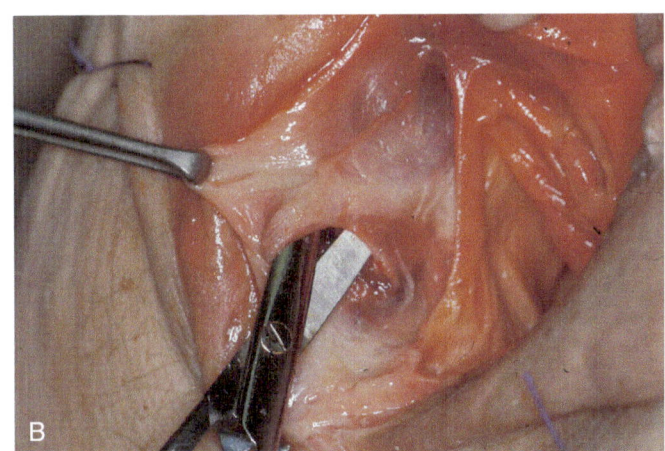

FIGURA 65-10 A. Uma incisão feita imediatamente por fora do anel himenal. A membrana branca é a fáscia de Colles. A vagina (V) pode ser observada na face medial da incisão. **B.** A fáscia de Colles foi incisada e o músculo bulbocavernoso foi dissecado.

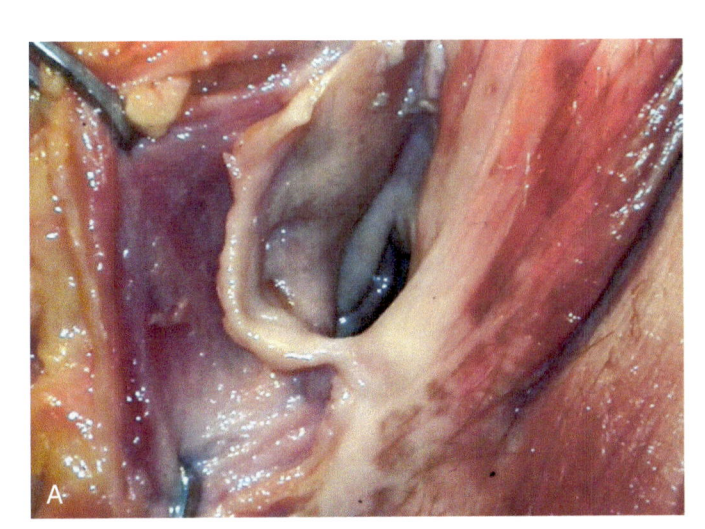

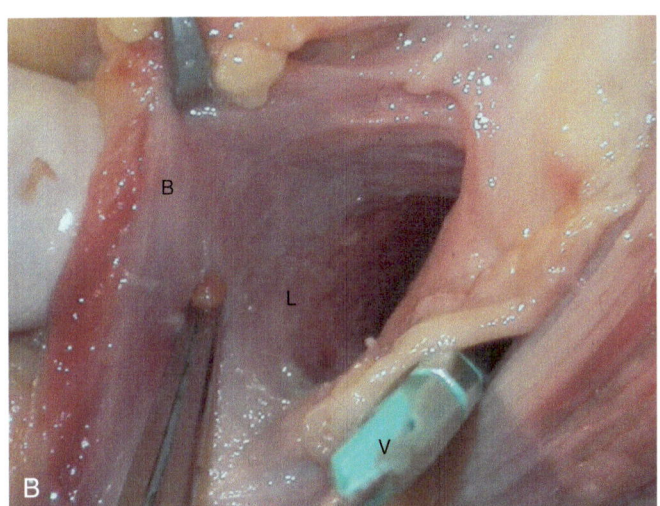

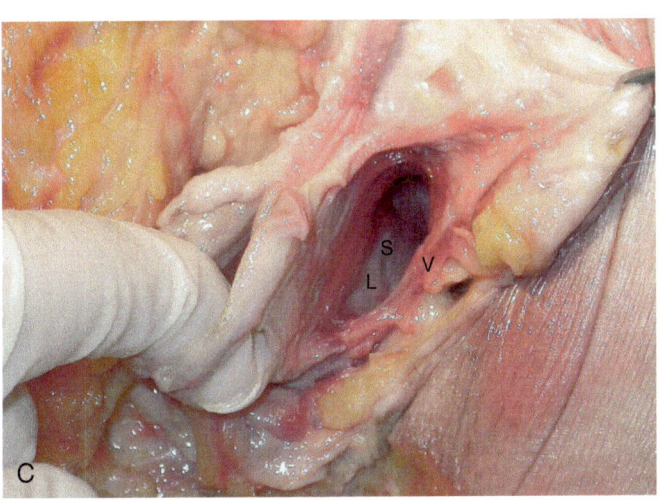

FIGURA 65-11 A. Apreensão do músculo bulbocavernoso pela borda com duas pinças de Allis. **B.** Posicionamento do cabo verde do bisturi dentro da vagina (V). A tesoura aponta para a junção dos bulbocavernosos (B) com a camada mais profunda do músculo levantador do ânus (L). Com uma luva, o cirurgião posiciona o dedo lateralmente e posteriormente em relação ao músculo bulbocavernoso. **C.** Dedo do cirurgião posicionado lateralmente em relação ao músculo bulbocavernoso direito. O espaço (S) dissecado ao longo da parede vaginal interna direita (V) expõe o músculo levantador do ânus (L).

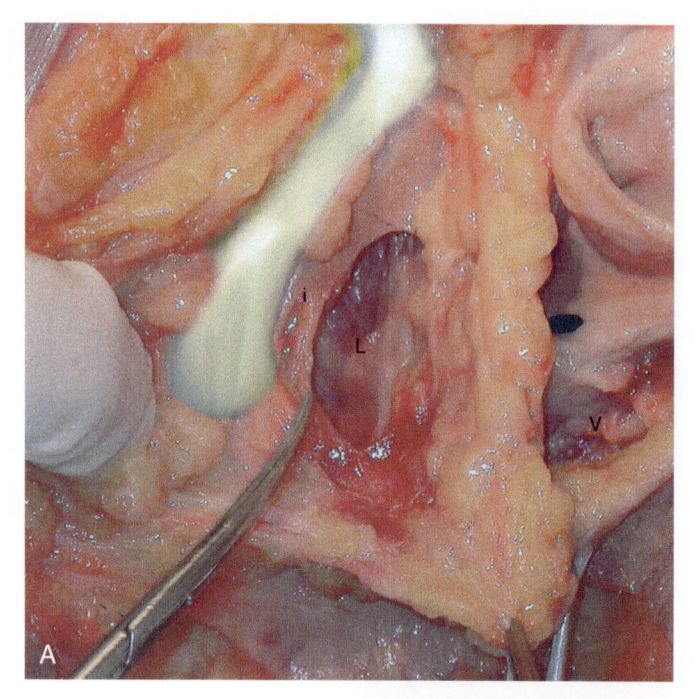

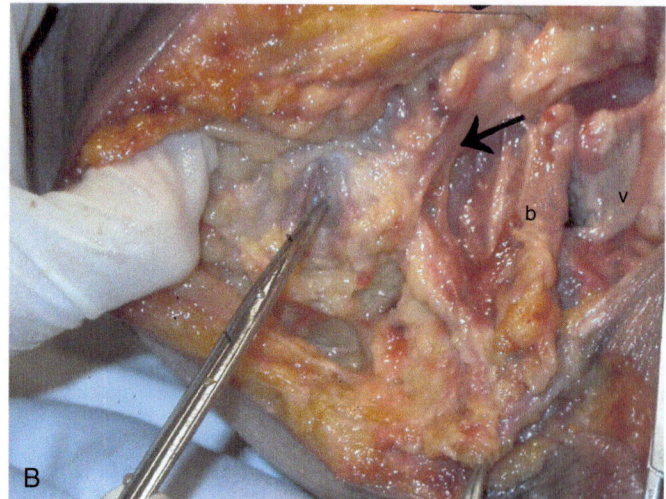

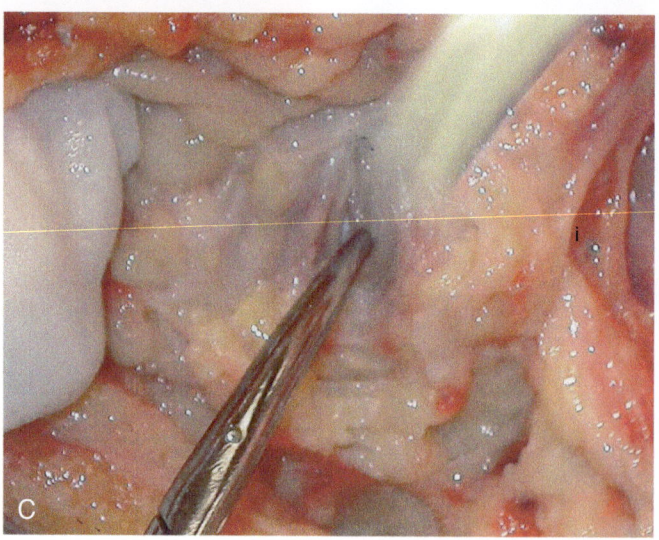

FIGURA 65-12 A. A tesoura aponta para o músculo transverso superficial do períneo. O músculo isquiocavernoso (i) se localiza junto aos ramos isquiático e púbico. A membrana perineal foi removida de maneira a expor o músculo levantador do ânus subjacente (L). Realizou-se uma dissecação na parte frontal da vagina (V), produzindo um orifício na parede anterior desta. **B.** A tesoura aponta em direção à tuberosidade isquiática. A seta indica o músculo bulbocavernoso. O músculo bulbocavernoso (b) está à direita da vagina (v). **C.** Mesma fotografia da parte **B**, mas com adição do ramo isquiático. O músculo isquiocavernoso (i) está disposto ao longo do ramo.

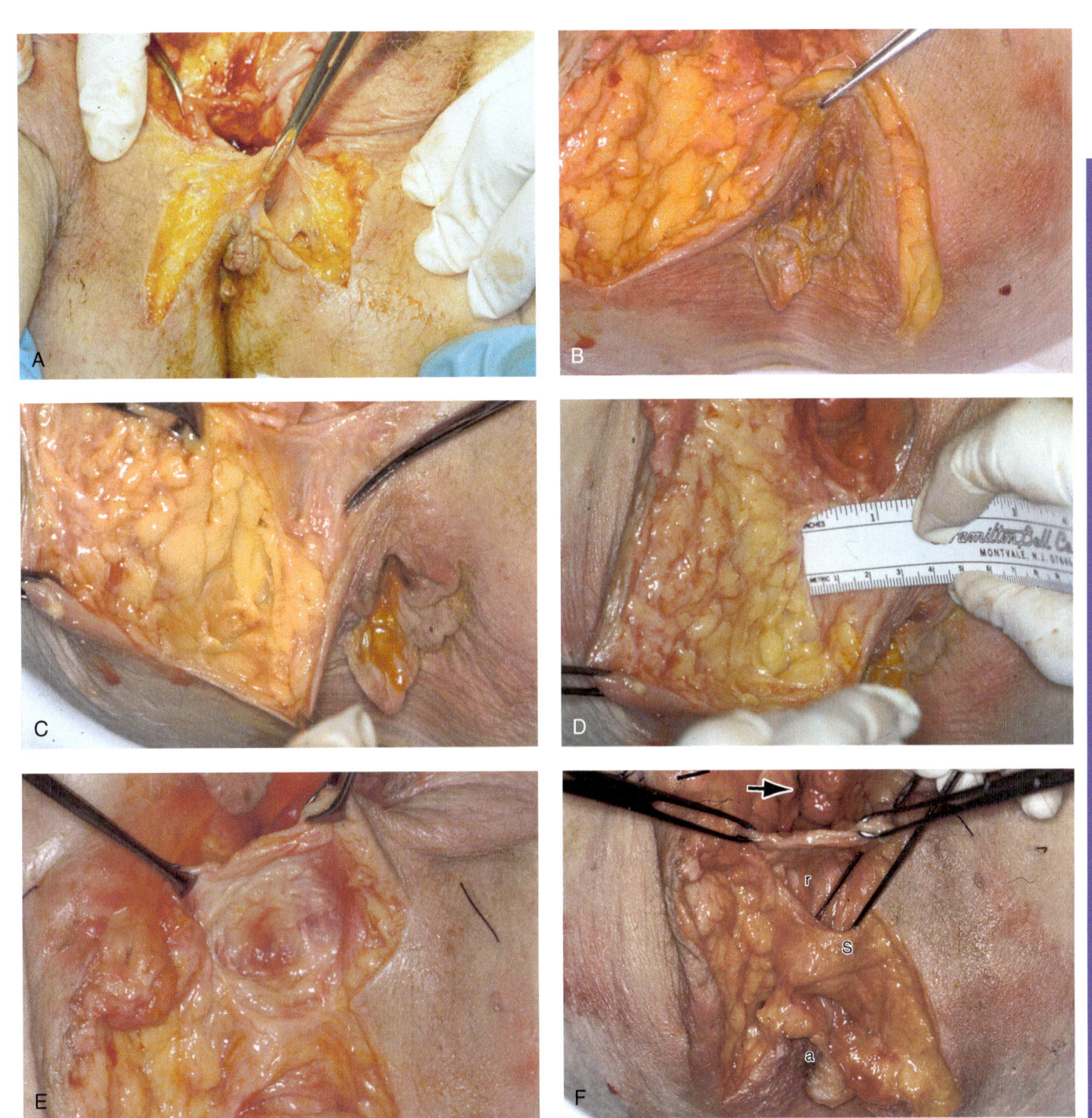

FIGURA 65-13 A. Incisão em "U" invertido na pele perianal, expondo a gordura existente na fossa isquiorretal. **B.** Vista ampliada da parte **A**. O esfíncter anal está localizado na gordura que preenche a parte exterior do ânus e mede aproximadamente 2,5 centímetros de largura. **C.** A pinça aponta para a margem lateral direita do esfíncter anal externo rosado. **D.** A régua registra a largura da parte direita do esfíncter anal externo. **E.** Parede vaginal posterior, medindo 4 mm de largura, dissecada e removida do reto. **F.** A seta aponta para a vagina. As pinças de Allis apreendem a parede vaginal posterior dissecada. A parede externa do reto (r) forma o mecanismo interno do esfíncter. O esfíncter externo (S) foi parcialmente separado do reto (r). A abertura anal (a) pode ser observada na extremidade inferior da imagem.

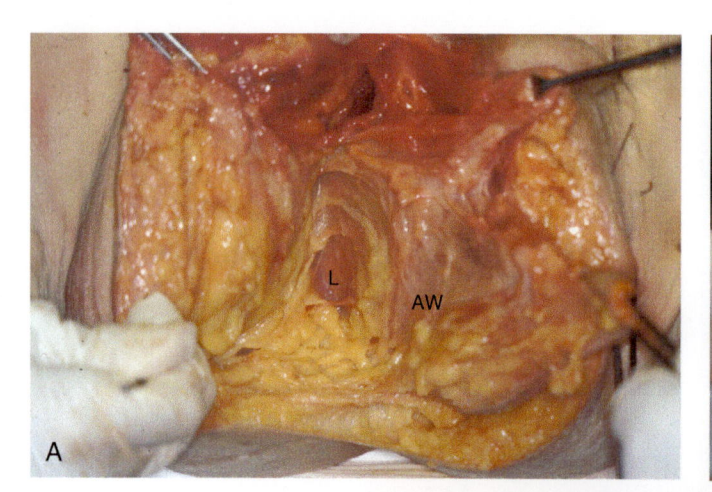

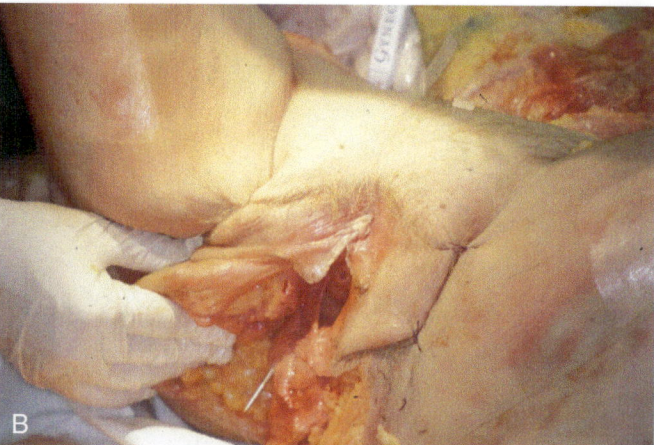

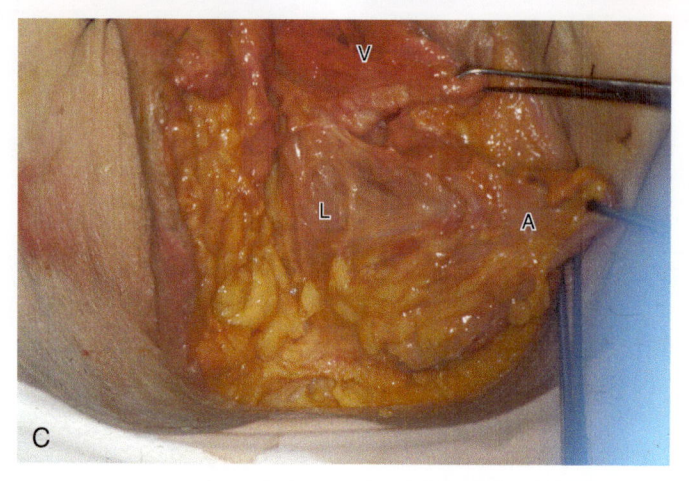

FIGURA 65-14 A. O levantador do ânus (*L*) está adjacente ao esfíncter anal e ao canal anorretal (*AW*). **B.** Posiciou-se uma agulha para marcar a localização do músculo levantador do ânus. O cabo da agulha pode ser visto sobre o monte pubiano no espaço retropúbico. A ponta da agulha emerge na porção inferior do levantador do ânus lateralmente à parede anorretal, onde ocorre uma interdigitação com o esfíncter anal externo. **C.** Fotografia em primeiro plano do músculo levantador do ânus direito (*L*). O Allis superior segura a borda da vagina posterior (*V*), enquanto o inferior segura a margem do ânus (*A*).

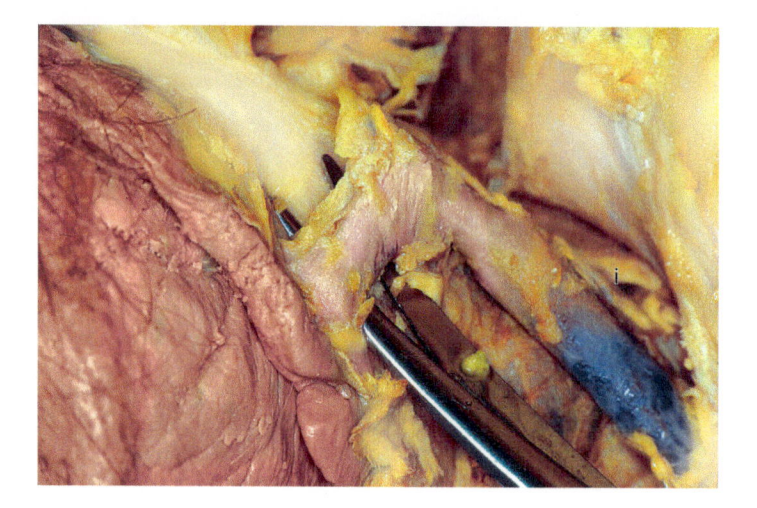

FIGURA 65-15 Tesoura aberta sob o corpo do clitóris. O amplo corpo esquerdo do clitóris se encontra ao longo do ramo púbico, sendo mais proeminente do que o músculo isquiocavernoso (*i*).

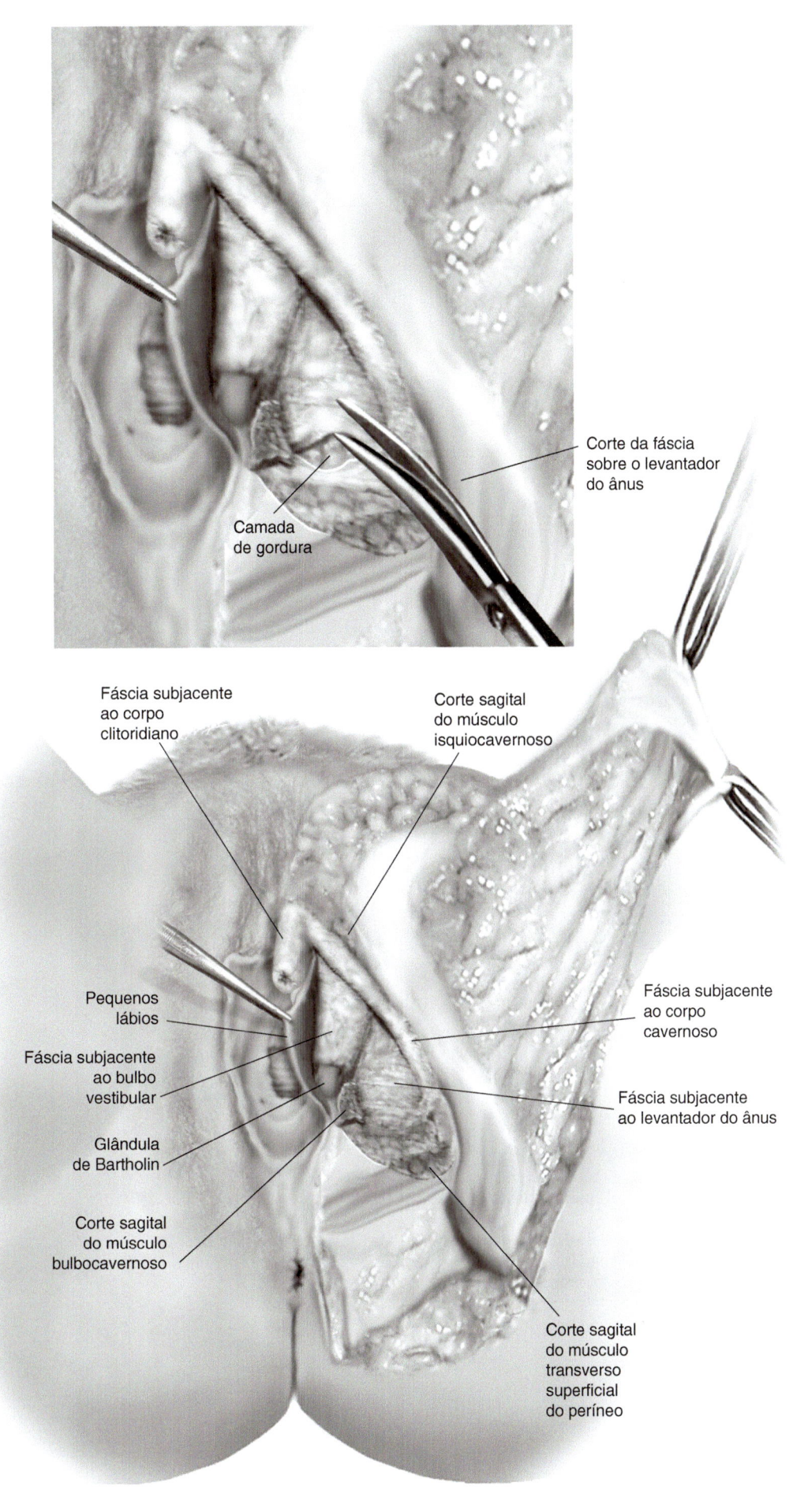

FIGURA 65-16 Os tecidos que envolvem profundamente os músculos perineais superficiais e a fáscia de Colles configuram um "lago de sangue" e são compostos por uma membrana de tecido conjuntivo firme que recobre espaços vasculares cavernosos. Estes últimos constituem crus clitóris, bulbos vestibulares e corpo do clitóris. O bulbo vestibular compartilha uma parede com a uretra (anterior e lateral). Situada lateralmente e exposta entre o bulbo e os crus clitóris está a fáscia que recobre o músculo levantador do ânus. Entre a fáscia e o músculo existe uma fina camada de gordura.

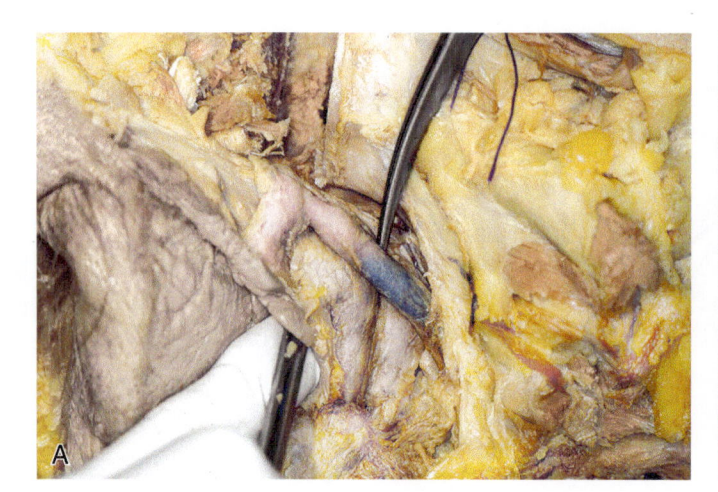

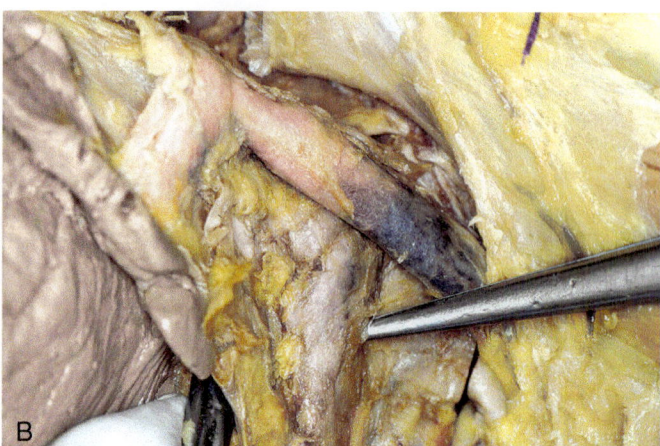

FIGURA 65-17 A. Fáscia parcialmente extirpada do corpo cavernoso esquerdo do clitóris, revelando a coloração azul escura produzida pelos espaços cavernosos ingurgitados. **B.** A tesoura aponta para o bulbo vestibular.

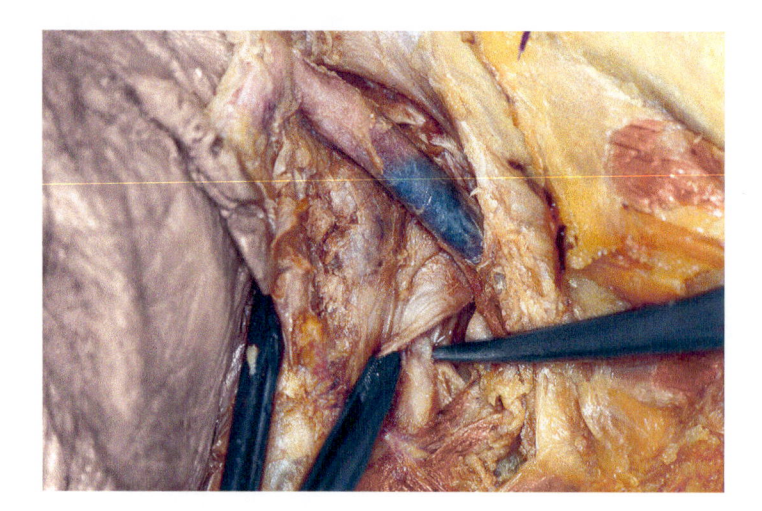

FIGURA 65-18 A ponta da tesoura ergue a fáscia do levantador do ânus. Se as lâminas da tesoura fossem inclinadas para cima, elas emergiriam no espaço retropúbico.

CAPÍTULO 65　Anatomia Vulvar e Perineal

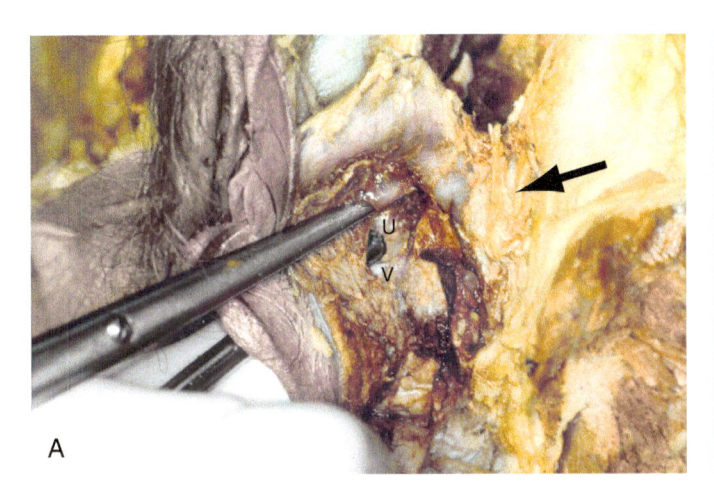

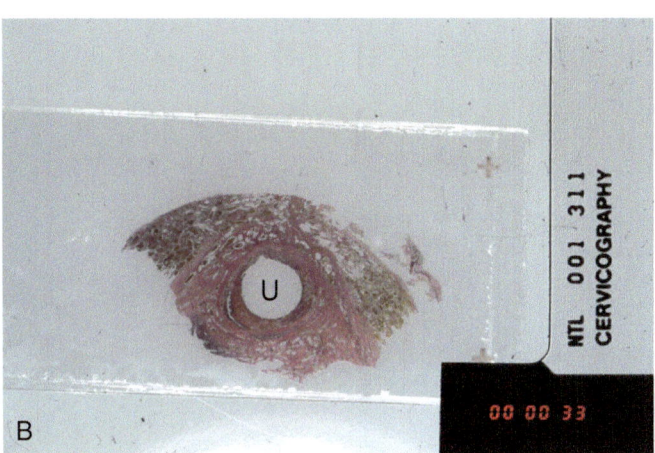

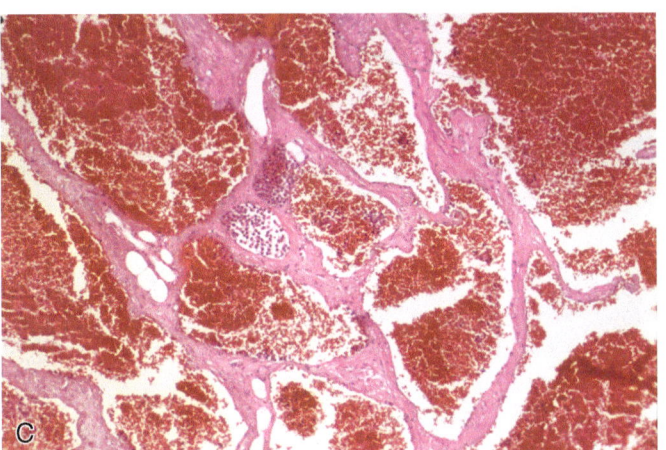

FIGURA 65-19　A. Com uma luva, o cirurgião introduz o dedo na vagina do cadáver. O tubo metálico está colocado na uretra. Com uma tesoura, realiza-se a dissecção do bulbo vestibular e a abertura da parede lateral da uretra (U). É possível visualizar um pequeno pedaço do dedo com a luva branca (V) sob o instrumental cirúrgico metálico. A seta indica o corpo cavernoso esquerdo e o ramo púbico. **B.** Secção microscópica mostrando a uretra recoberta por uma espécie de "guarda-chuva" formada pelos corpos cavernosos e pelos espaços preenchidos por sangue do bulbo vestibular (corante Verhoeff–van Gieson). O lúmen uretral é marcado (U). **C.** Vista microscópica da parte **B** (corante hematoxilina-eosina).

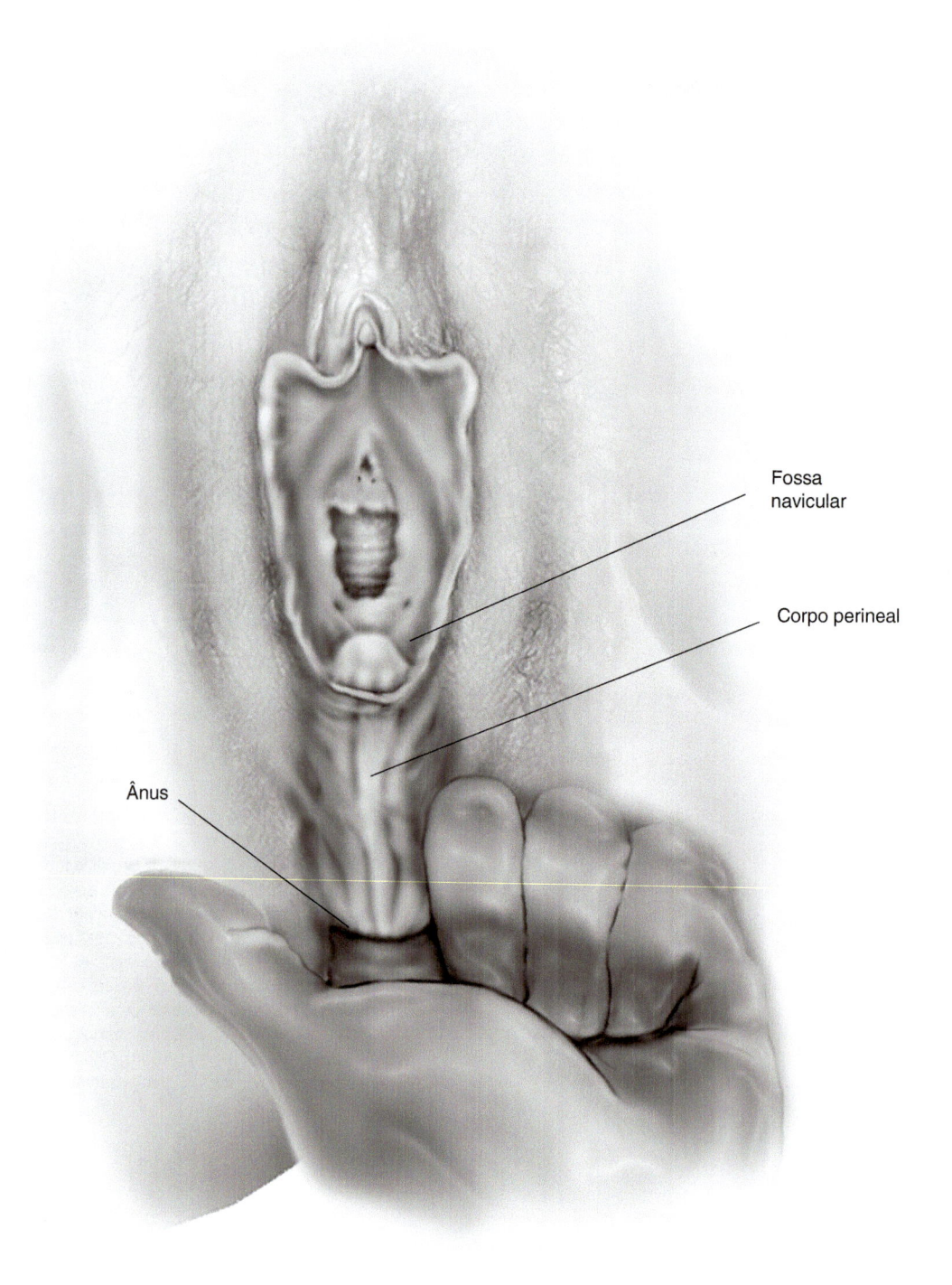

FIGURA 65-20 O ânus passa pelo eixo vaginal após direção anterior inicial. O músculo esfíncter anal externo é a massa de tecido entre o períneo e a parede anorretal.

CAPÍTULO 65   Anatomia Vulvar e Perineal

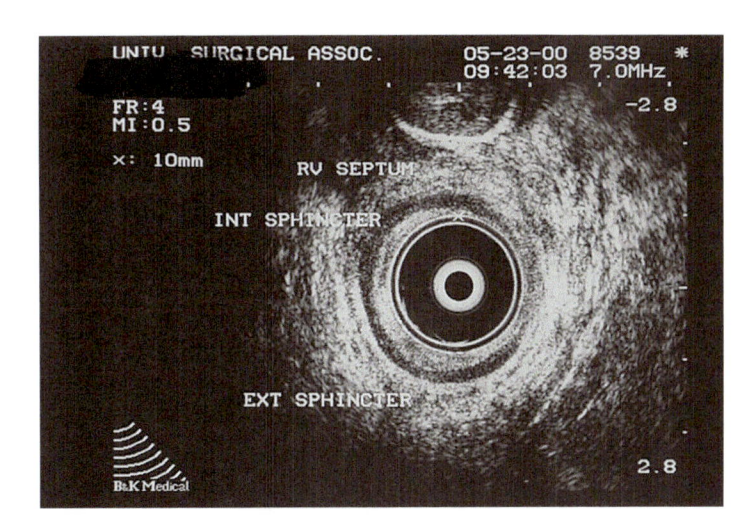

FIGURA 65-21 Imagem do ânus obtida por ultrassonografia mostrando a relação entre o ânus e o esfíncter e a parede posterior da vagina.

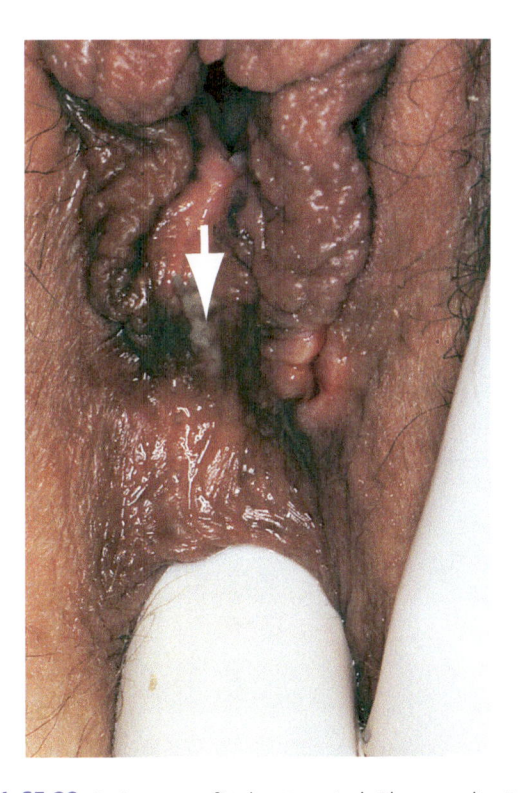

FIGURA 65-22 Paciente com fístula retovaginal. Observe a direção do canal anal. O corrimento branco (seta) é liberado pela parede posterior inferior da vagina.

A microanatomia da vulva consiste basicamente em tecido especializado. O epitélio é composto por células escamosas cornificadas e estratificadas. A junção entre o epitélio e o estroma subjacente é caracterizada por projeções da derme em formato de dedo e que se encaixam em reentrâncias, denominadas papilas dérmicas. Em meio ao estroma de tecido conectivo estão glândulas sebáceas, glândulas sudoríparas comuns e as grandes glândulas de suor (cheiro) – as glândulas apócrinas. Próximo às glândulas sebáceas estão os folículos pilosos e os pedículos pilosos. Os primeiros podem se estender profundamente (3-4 mm) dentro da camada de gordura subjacente. A derme se divide em uma camada menor, a derme papilar, e uma camada mais ampla, a derme reticular (Fig. 65-23).

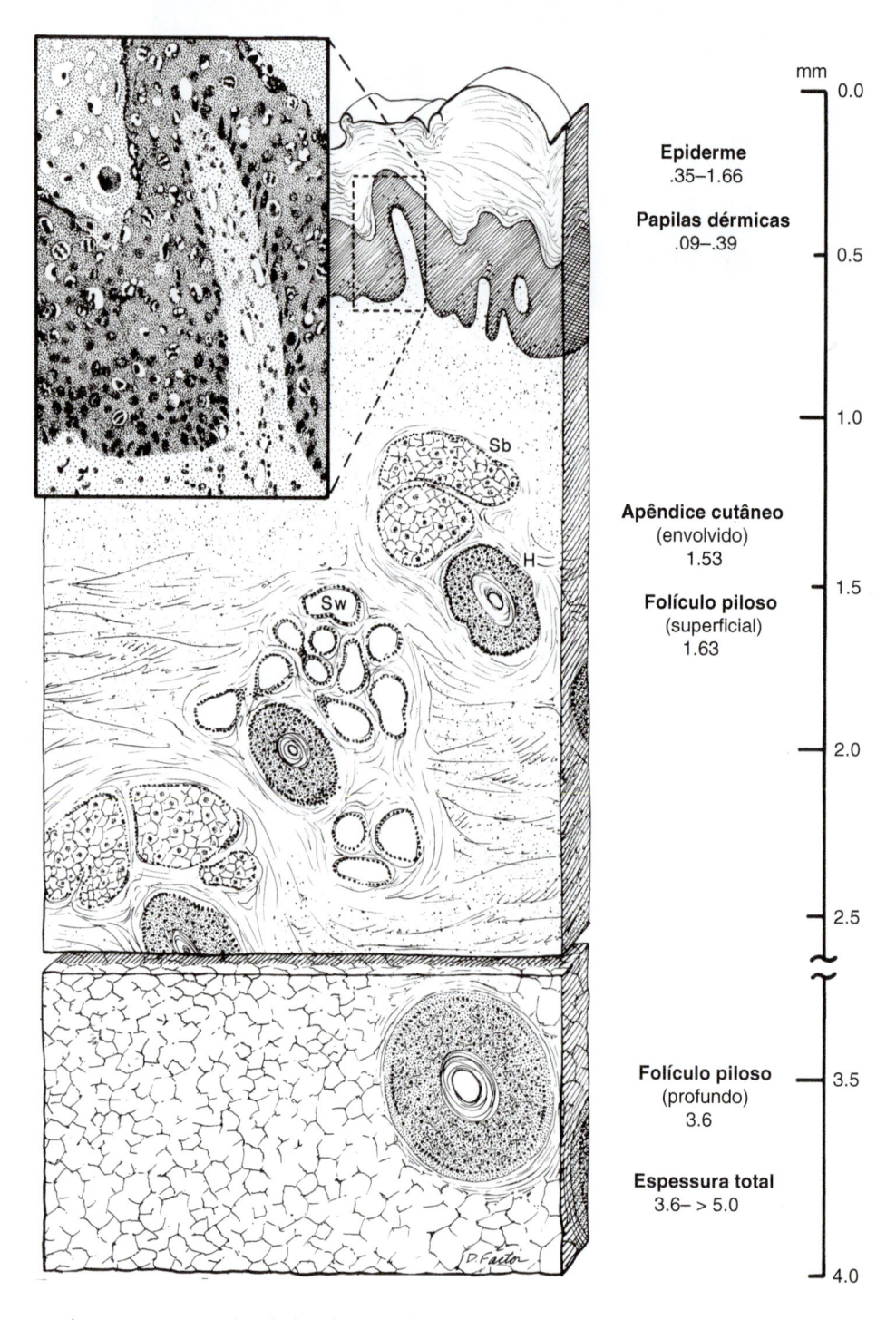

FIGURA 65-23 Esquema de secção transversa da pele da vulva, complementada com dados microanatômicos e baseada nas medidas micrométricas do material histológico real. A porção papilar da derme se localiza diretamente abaixo dos cones epiteliais enquanto a porção reticular se estende até a tela subcutânea. *H*, folículo/pedículo piloso; *Sb*, glândulas sebáceas; *Sw*, glândulas sudoríparas.

CAPÍTULO 66

Atlas de Doenças da Vulva

Michael S. Baggish

Diferentemente do que ocorre com a cérvice e a vagina, a citologia para o diagnóstico das doenças vulvares é pouco importante. A vulva é claramente visível e pode ser facilmente aumentada com o auxílio de um colposcópio, o que torna as alterações suspeitas prontamente observáveis por apresentarem diferenças em relação à pele normal adjacente. O diagnóstico das doenças vulvares é sempre confirmado pela biópsia.

Embrionárias

A Figura 66-1 mostra achado relativamente comum de uma lesão papilar de consistência macia, localizada lateralmente ao grande lábio inferior, que a biópsia excisional revelou ser um remanescente da linha láctea embrionária.

A Figura 66-2 ilustra perfeitamente a linha de Hart na superfície interna dos pequenos lábios.

Infecções

Infecções parasitárias

A infecção da vulva causada por piolho é contraída por meio de contato íntimo com indivíduos infectados. Os sintomas incluem prurido nas áreas pilificadas. O colposcópio permite examinar e detectar ovos ou piolhos em movimento (Fig. 66-3).

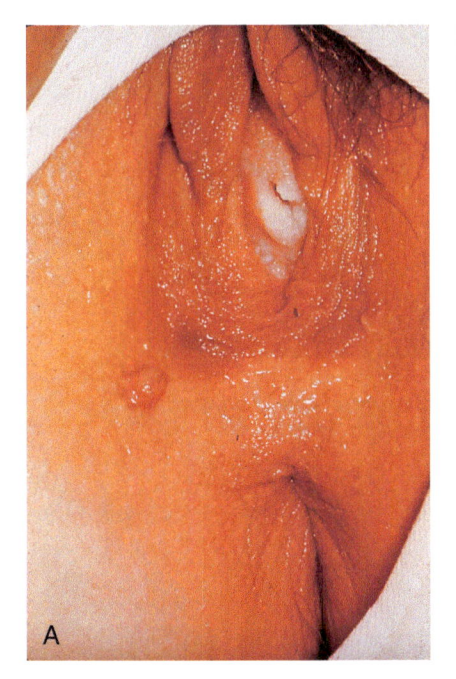

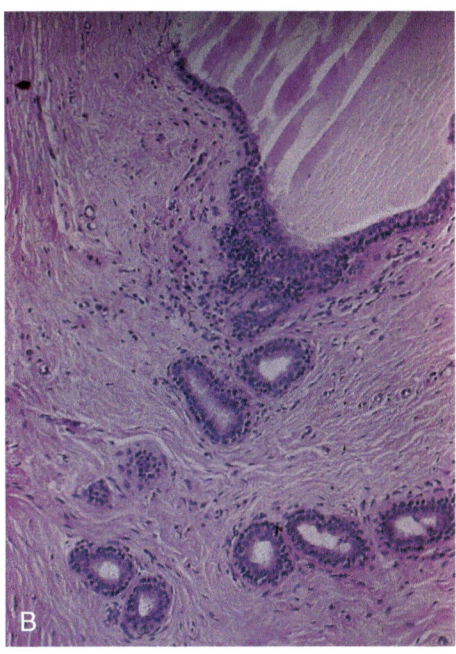

FIGURA 66-1 A. Tecido papilar pigmentado visível na pele entre a coxa e a vulva. Trata-se de um remanescente da linha láctea embrionária. **B.** Biópsia da estrutura mostrando tratar-se de um mamilo acessório. O tecido contém glândulas apócrinas e ductos que são vistos no tecido das glândulas mamárias, normalmente localizadas na parede anterior do tórax.

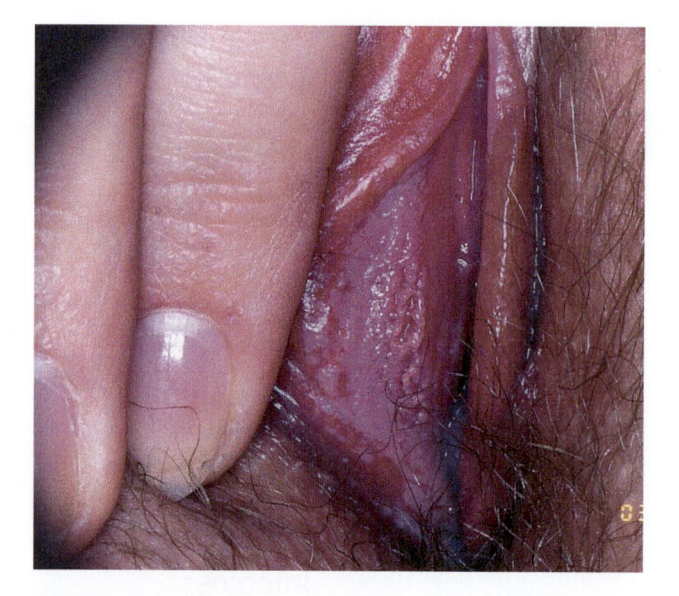

FIGURA 66-2 A. Uma linha irregular bem marcada pode ser vista na face medial do pequeno lábio. Essa linha com formato denteado, denominada linha de Hart, constitui a divisória entre os pequenos lábios e o vestíbulo.

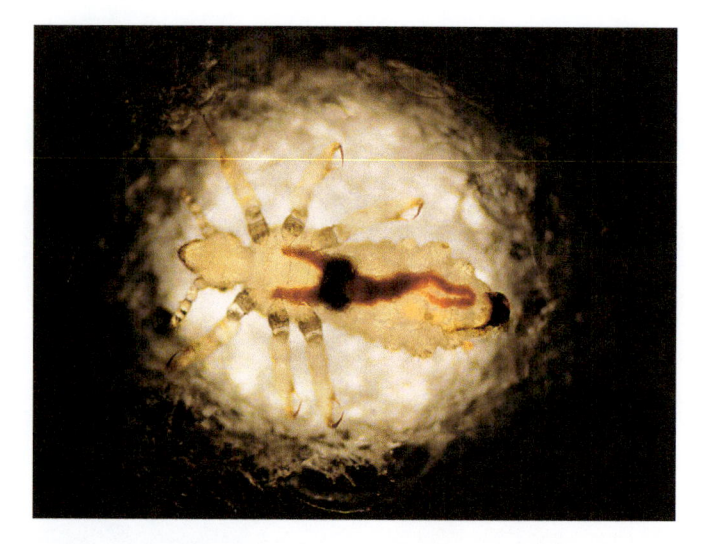

FIGURA 66-3 Um pequeno ponto branco em movimento foi observado nos pelos pubianos. Uma vista ampliada da imagem ao microscópio mostrou um piolho da púbis.

Infecções bacterianas

Diversos organismos causam vulvite aguda. O eritema difuso pode estar associado à ectasia vascular na forma de pontilhado fino (Fig. 66-4A e B), padrão característico da infecção provocada por organismos entéricos como as espécies enterococcus, *Escherichia coli*, *Mycoplasma* e *Ureaplasma*. Um outro padrão é a presença de grandes ulcerações rasas que podem envolver um grupo misto de organismos gram-positivos, como streptococcus e staphylococcus (Fig. 66-4C e D). O exame colposcópico mostra o epitélio branco estratificado na periferia da úlcera. As lesões, como um todo, provocam dor, prurido, e uma sensação de ressecamento e de edema (Fig. 66-4E).

Infecções fúngicas

A vulvite micótica é caracterizada por eritema maciço e difuso, descamação associada à cronicidade, e foliculite (Fig. 66-5A a C). A imagem mostra uma vulva avermelhada e inflamada, com infecção bacteriana ou fúngica aguda (Fig. 66-5D). A vulvite micótica tem início com prurido e progride para dor em queimação. A descamação indica infecção fúngica de longa duração (Fig. 66-5E e F).

Infecções Virais

Três vírus podem causar lesões à vulva. O *Molluscum contagiosum* não é observado na vagina ou na cérvice; acomete monte púbico, lábios, períneo, coxas e nádegas, provocando prurido intenso. Visualizadas em microscópio, as lesões se manifestam na forma de pápulas eritematosas com diâmetro de 1 a 3 mm (Fig. 66-6A). Com aumentos maiores da imagem (× 10 a × 16), observa-se uma depressão ou umbilicação central (Fig. 66-6B). A biópsia evidencia grandes corpúsculos de inclusão característicos, de coloração magenta, no estrato germinativo (Fig. 66-6C e D).

A vulvite herpética surge na forma de grupos de vesículas e inicialmente causa prurido intenso (Fig. 66-7A e B). Em um primeiro estágio, as lesões por herpes podem comprometer lábios, vestíbulo ou períneo (Fig. 66-7C). Essas vesículas são carregadas com o vírus herpes simples, e o tecido conjuntivo adjacente é inoculado conforme as bolhas se rompem (Fig. 66-7D e E). A etapa seguinte da infecção está associada ao surgimento de múltiplas ulcerações diminutas e umbilicadas. Colposcopicamente, as úlceras são delineadas por margens de cor vermelho-vivo, enquanto as cavidades da ferida são preenchidas por fibrina (Fig. 66-7F e G). É possível visualizar grandes inclusões intranucleares com efeito citopático viral por microscopia eletrônica (Fig. 66-7H). O sintoma principal é a dor aguda, geralmente requerendo hospitalização e administração de analgésicos potentes como morfina. Os gânglios linfáticos normalmente se apresentam aumentados e palpáveis. É comum haver recorrência após o episódio inicial da infecção. O padrão colposcópico da doença recorrente é análogo, porém a presença de lesões é bem menos importante, a duração do episódio é menor e a dor é menos intensa. O diagnóstico é realizado através de biópsia, cultura, e/ou determinação dos níveis de anticorpos neutralizantes.

É possível detectar condilomas acumulados tanto na cérvice como na vagina. As lesões vulvares apresentam aparência parecida. Lesões com aspecto carnoso têm distribuição simétrica na vulva como resultado da autoinoculação do tecido cutâneo adjacente (Fig. 66-8A a C). A disseminação e a gravidade da infecção são diretamente proporcionais à resposta imunológica da paciente. O crescimento papilomatoso tende a ser mais proeminente em pacientes imunocomprometidas, devido, por exemplo, ao diabetes, à gravidez, ou ao uso de imunossupressores (Fig. 66-8D e E), e a paciente apresenta prurido ou dor moderados ou irritação e corrimento com odor fétido. Esse corrimento está associado a uma infecção bacteriana superficial. A colposcopia permite evidenciar a papilomatose (Fig. 66-8F e G). O DNA do tipo 6 e o do tipo 11 de papilomavírus humano são comumente achados. Durante essa fase, milhões de partículas virais estão presentes nas lesões e dentro do tecido adjacente com aspecto normal. O exame histopatológico mostra a tríade característica: papilomatose, acantose e paraqueratose ou hiperqueratose (Fig. 66-8H). A biópsia dessas lesões se torna imprescindível para detectar a ocorrência de uma eventual neoplasia intraepitelial coexistente. Na tipagem do DNA viral, a presença do HPV-16 costuma ser identificada (Fig. 66-8I).

Infecções por espiroquetas

Pacientes com doenças venéreas devem fazer exames para diagnosticar sífilis e devem ser incentivadas a efetuar um teste sorológico para infecção pelo vírus da imunodeficiência humana. Os resultados dos testes sorológicos para sífilis primária costumam ser negativos em 50% dos casos. A colposcopia é muito útil para estabelecer um diagnóstico. A sífilis primária aparece como cancro ou úlcera indolor, em qualquer parte da vulva (Fig. 66-9A). Vista ao microscópio, a lesão sifilítica apresenta-se maior do que a lesão ulcerativa originada pelo herpes simples e, em termos de estrutura, compõe-se de bordas epiteliais elevadas. O exsudato é coletado da parte central da úlcera e colocado em lâmina de vidro, coberto com uma lamínula e examinado através da microscopia de campo escuro, para identificar, em caso de resultado positivo, o espiroqueta da sífilis. Como método alternativo, é possível demonstrar a presença dos espiroquetas em material de biópsia por meio de coloração por prata.

A sífilis secundária está invariavelmente associada a resultados positivos no teste de laboratório de pesquisa de doenças venéreas – teste VDRL (sigla de *Venereal Disease Research Laboratory*) – ou no teste RPR (sigla de *Rapid Plasma Reagin*) A vulva pode ficar coberta por lesões papilomatosas denominadas *condiloma plano* (Fig. 66-9B). A aparência dessas verrugas é distinta do condiloma acuminado, de aspecto carnoso. A identificação dos espiroquetas é feita através da coloração por prata.

Outras infecções venéreas

Outras infecções venéreas menos comuns podem provocar lesões granulomatosas, ulcerativas. Duas dessas doenças estão associadas ao câncer vulvar invasivo.

O cancro manifesta-se tipicamente como uma úlcera semelhante ao cancro primário da sífilis. Entretanto, as lesões do cancroide possuem bordas bem delimitadas e são dolorosas. A lesão é causada pelo *Haemophilus ducreyi*. Elas são geralmente múltiplas, devido à capacidade de autoinoculação cancroide (Fig. 66-10A).

O granuloma inguinal é uma doença rara, mais frequente em zonas tropicais, particularmente em indivíduos que emigraram das Índias Ocidentais para os Estados Unidos. A lesão se caracteriza por uma úlcera expansiva com centro granulomatoso e margens elevadas (Fig. 66-10B). A biópsia deve ser realizada para descartar um carcinoma epidermoide coexistente (Fig. 66-10C). A lesão é desencadeada por *Klebsiella*. A coloração de Giemsa mostra corpos donovanianos típicos no interior de macrófagos (Fig. 66-10D e E).

A linfopatia venérea ou linfogranuloma venéreo é uma doença ulcerativa vulvar (Fig. 66-10F), caracterizada pela formação de bubões (Fig. 66-10G e H) e pela deformação vulvar subsequente, resultantes de elefantíase, formação de fístula e constrição retal. (Fig. 66-10I). Assim como ocorre com o granuloma inguinal, essa afecção pode ser associada ao carcinoma de células escamosas invasivo (Fig. 66-10J). O linfogranuloma

O texto continua na página 852.

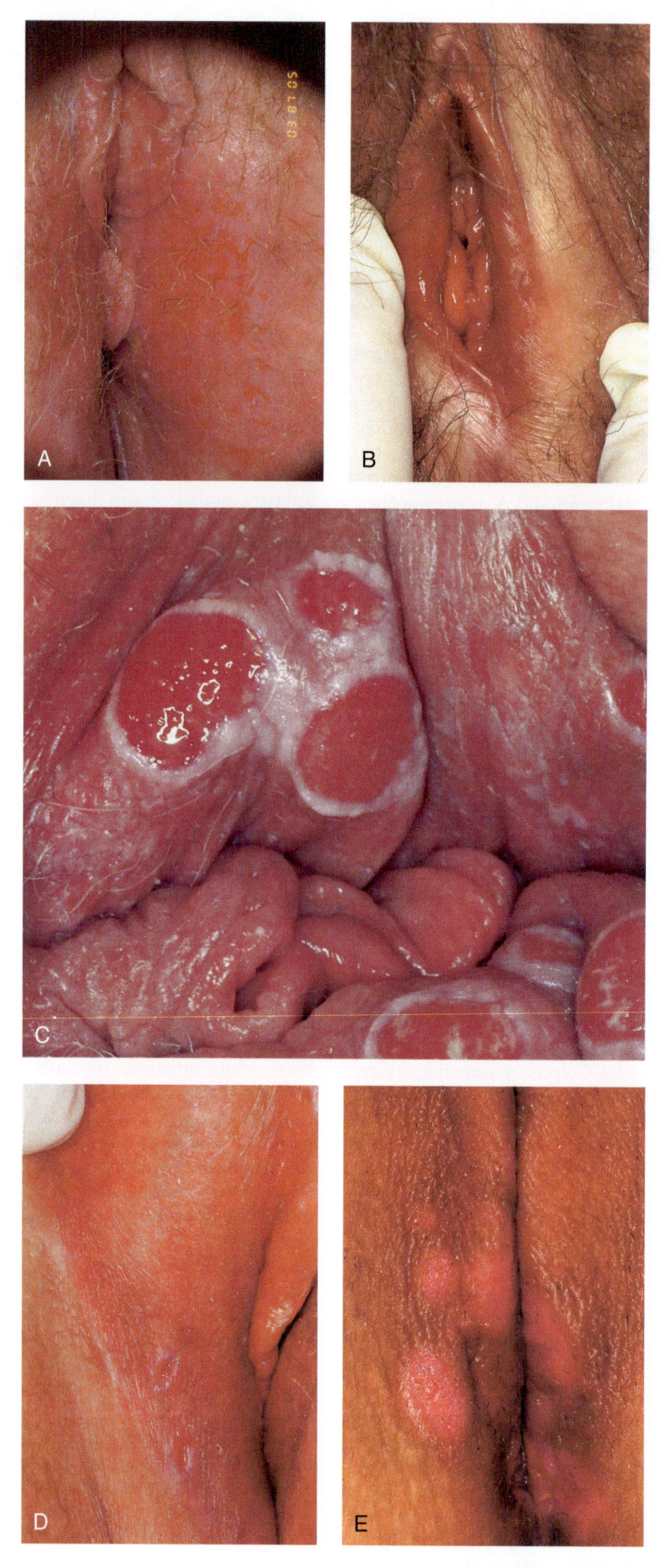

FIGURA 66-4 A. Essas manifestações cutâneas inflamatórias de coloração vermelho-intenso comprometem difusamente a vulva em sua totalidade, são típicas de vulvite aguda. **B.** As alterações cutâneas de coloração vermelho-vinhosa envolvem pequenos lábios, grandes lábios e vestíbulo e estão associadas à vulvite de contato. As lesões causaram prurido, que progrediu para ardor. **C.** Essas úlceras vermelhas, brilhantes, bem definidas e grandes provocam prurido vulvar intenso. A cultura demonstrou uma infecção envolvendo predominantemente estafilococo. O diagnóstico diferencial incluía pênfigo. **D.** Paciente vista em **C**, 1 semana após início do tratamento. **E.** Paciente vista em **C** e **D**, 2 semanas após início do tratamento. A regeneração é evidente; a vermelhidão foi atenuada e as úlceras se fecharam.

CAPÍTULO 66   Atlas de Doenças da Vulva   845

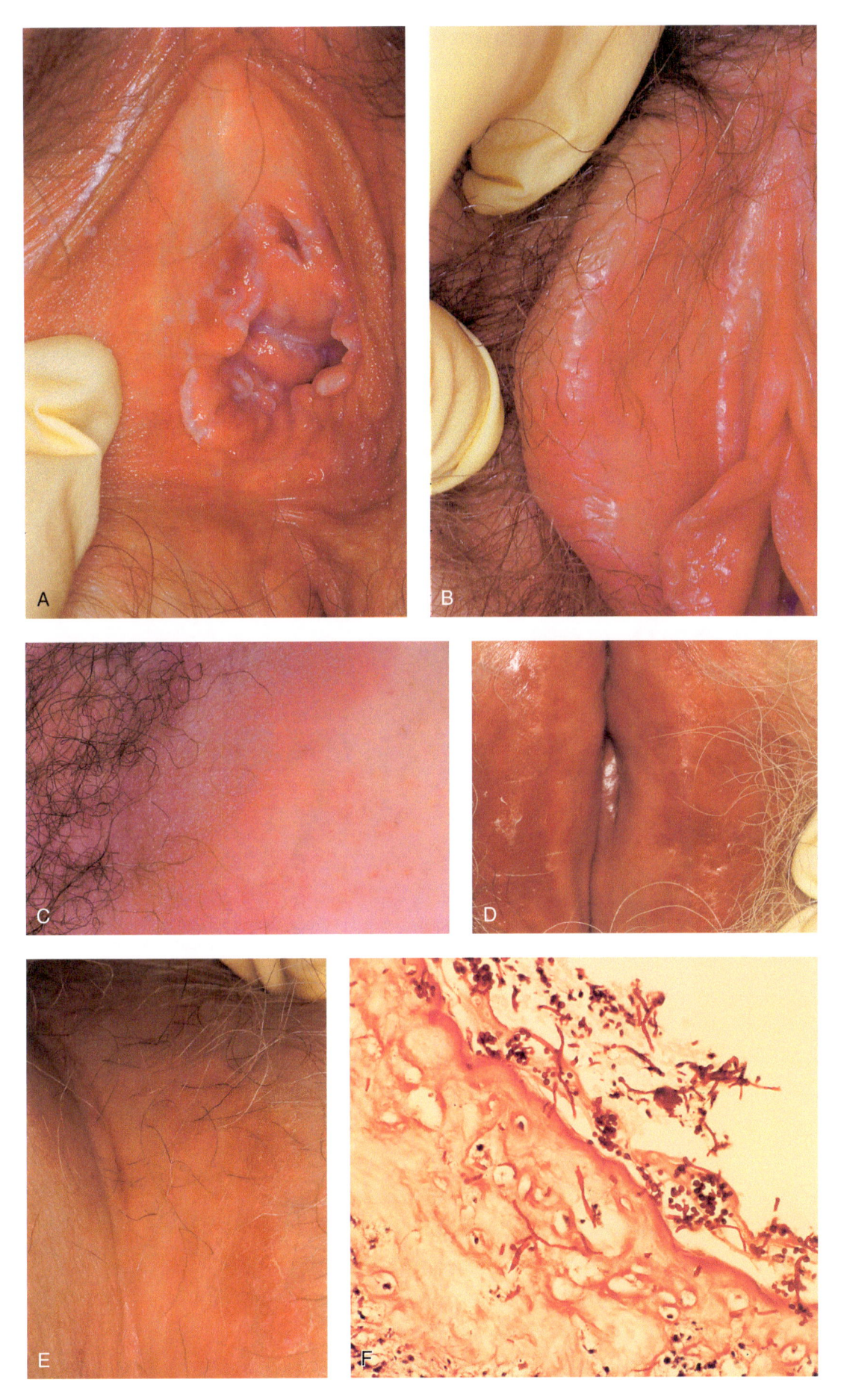

FIGURA 66-5 A. O vestíbulo vulvar e a face medial dos lábios menores estão avermelhados. Um corrimento branco e profuso reveste o introito, o anel himenal e o meato uretral. **B.** O lábio maior está inflamado, e a área ao redor dos folículos pilosos está avermelhada. Presença de foliculite com vulvite bacteriana ou fúngica. **C.** Foliculite e descamação associadas a eritema são características de infecção fúngica crônica. **D.** Vulvite fúngica aguda causa prurido, seguido de sensação de ardor. **E.** Lesões que mostram fissuras e descamação devem ser raspadas para o meio de cultura fúngica para diagnóstico. **F.** A biópsia vulvar pode ser usada para diagnosticar a vulvite fúngica. A coloração ácido periódico-Schiff mostra micélios no estrato córneo.

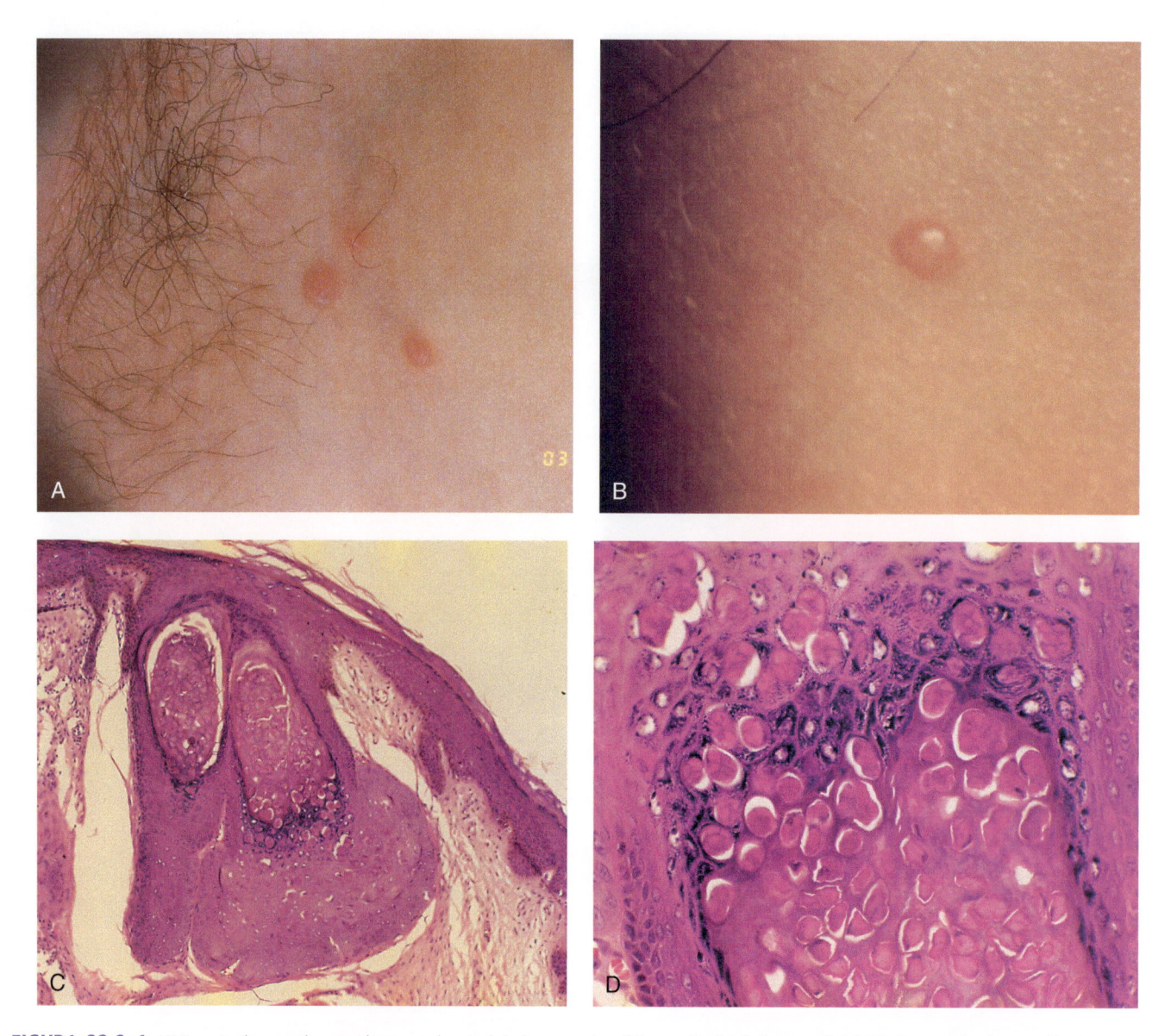

FIGURA 66-6 A. Várias pápulas rosadas envolvem a vulva, incluindo o monte púbico, no limite da face medial da região crural e da coxa. **B.** Vista colposcópica ampliada das lesões vistas em **A** mostrando uma aparência eritematosa e umbilicada, consistente com molusco contagioso. **C.** Coloração hematoxilina-eosina mostrando grandes corpos de molusco, ou inclusões virais, dentro da epiderme. **D.** Vista ampliada de **C** mostrando as inclusões virais eosinofílicas que permitem o diagnóstico de molusco contagioso.

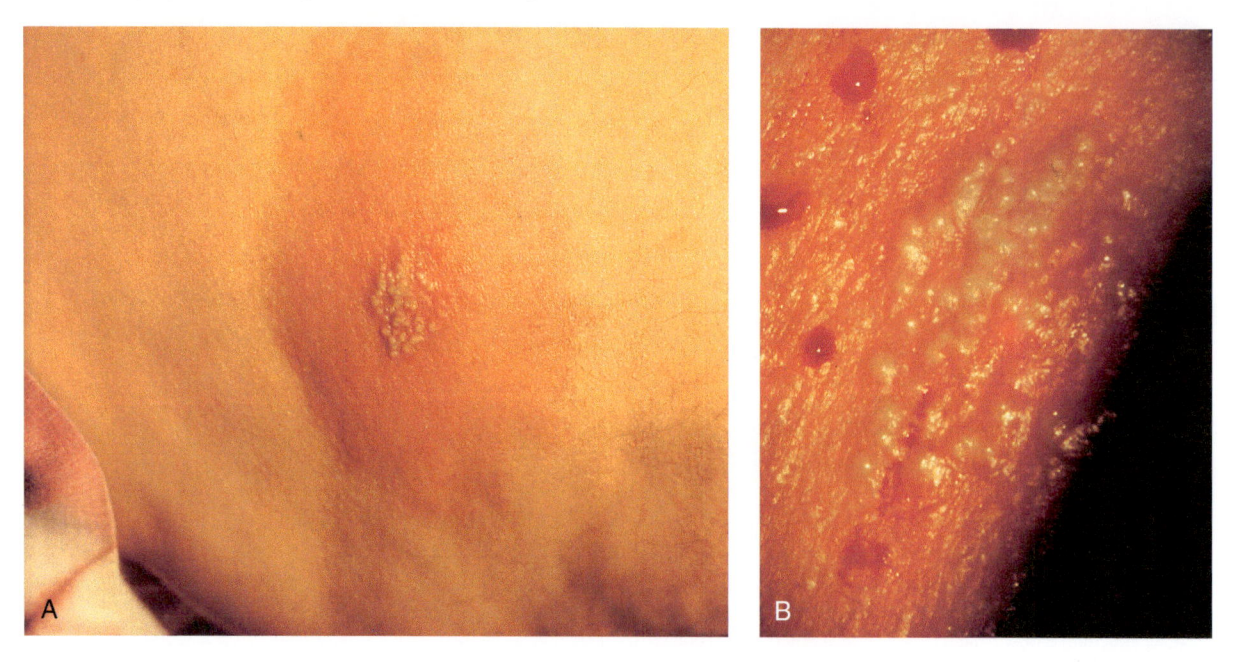

FIGURA 66-7 A. Estágio inicial de infecção da vulva por herpes simples, com formação de vesículas. Vesículas circundadas por eritema inflamatório extenso. **B.** Imagem de alta definição obtida através de colposcopia mostrando as vesículas virais.

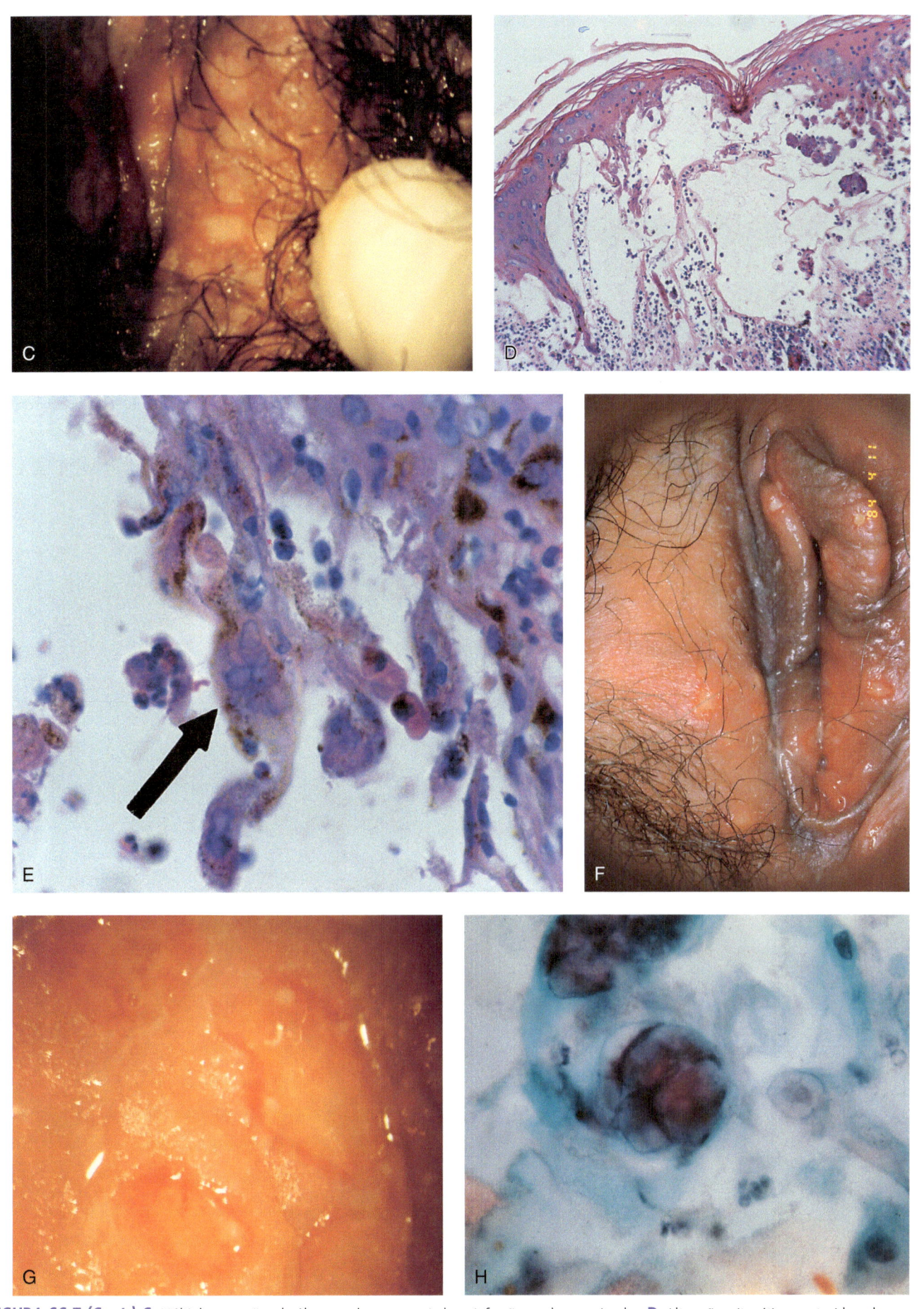

FIGURA 66-7 (Cont.) **C.** Múltiplas gerações de úlceras vulvares associadas a infecção por herpes simples. **D.** Alterações citopáticas no tecido vulvar associado a infecção por herpes simples, mostrando destruição celular (direita) e resposta inflamatória aguda (embaixo) **E.** Vista ampliada da imagem D mostrando a célula multinucleada com inclusões virais (seta). **F.** Herpes simples aguda no lábio, no vestíbulo e no períneo. A úlcera herpética típica possui borda vermelha periférica e área central (fibrina) amarela. **G.** Imagem de alta definição obtida através de colposcopia mostrando as úlceras causadas pelo herpes simples mostradas em **C**, exibindo seu contorno vermelho e bem definido. **H.** Preparação citológica obtida a partir de uma lesão herpética mostrando uma célula alongada com aspecto bizarro, com quatro núcleos. A inclusão viral é visível dentro do núcleo.

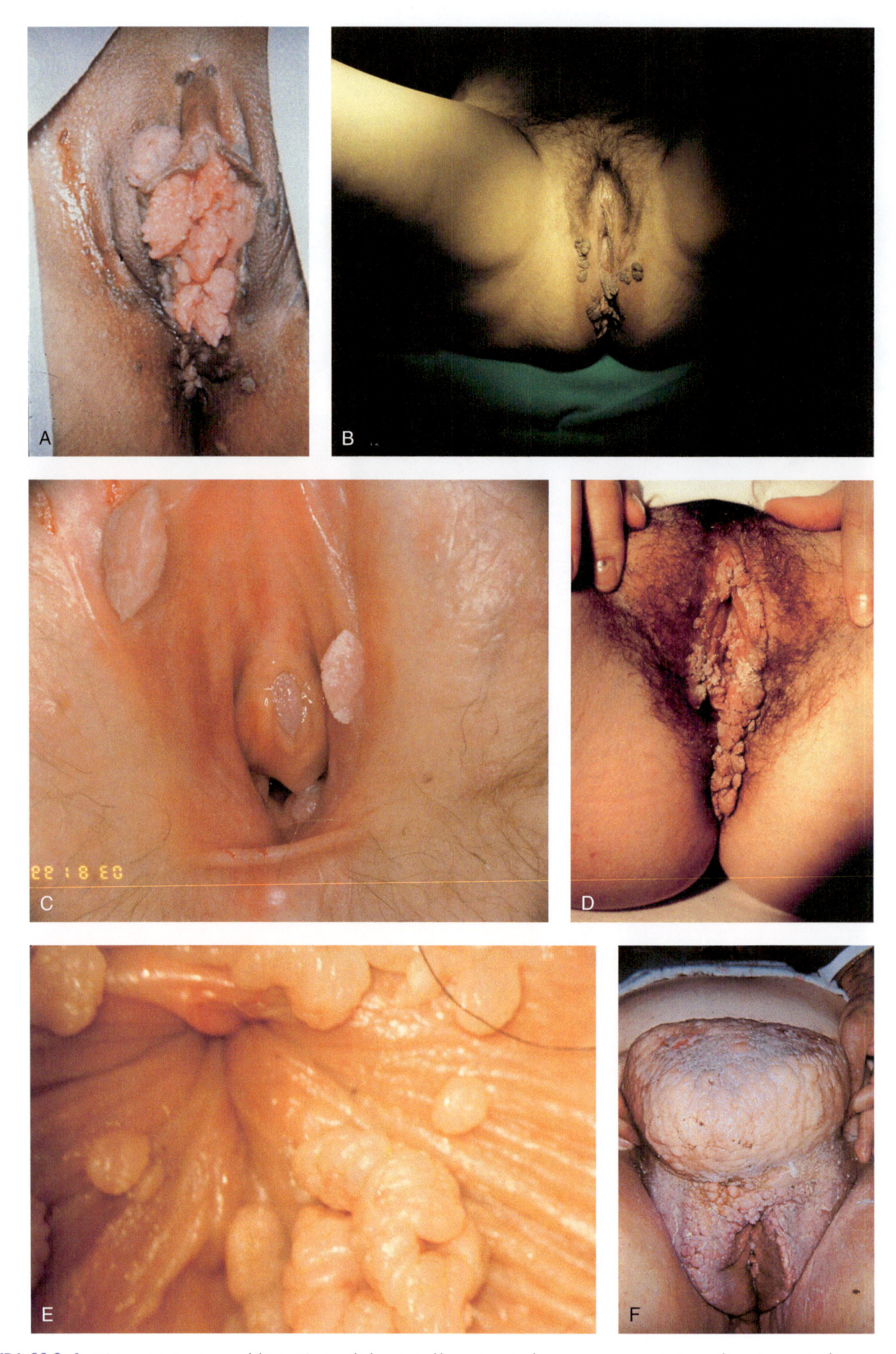

FIGURA 66-8 A. A área entre os pequenos lábios está preenchida por condiloma acuminado carnoso. Lesões esparsas podem ser encontradas em outras áreas da vulva. **B.** Esta mulher teve verrugas perianais e vulvares durante 9 anos. Pressionada pelo marido, solicitou a retirada dessas lesões. **C.** Condilomatose pode comprometer áreas vizinhas, como uretra, vagina e ânus. **D.** Durante a gestação, ocorre um crescimento expressivo do condilomata acuminado, devido ao comprometimento do sistema imunológico. Com 24 semanas de gravidez, a paciente não possui espaço livre de condiloma em sua vulva. **E.** A presença de verrugas na região perianal praticamente atesta a presença destas no ânus. A anuscopia com colposcopia facilita o diagnóstico de verrugas anais ou retais. **F.** Esta atípica lesão condilomatosa gigante sugere carcinoma verrucoso. A extensa massa deve ser completamente removida para análise histológica.

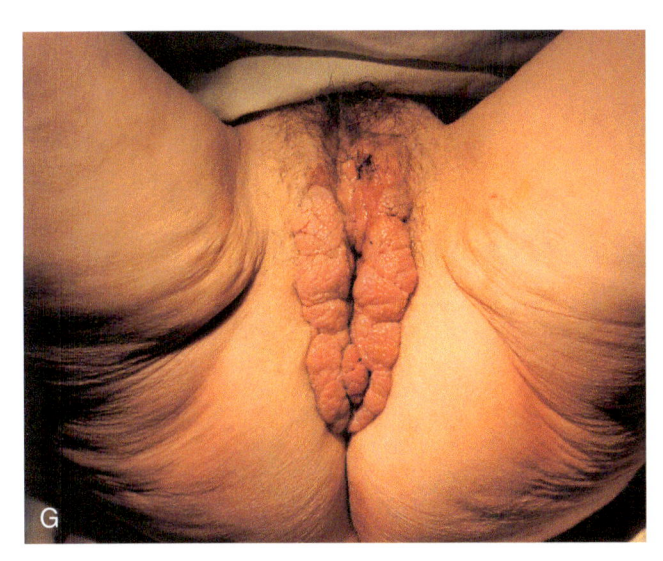

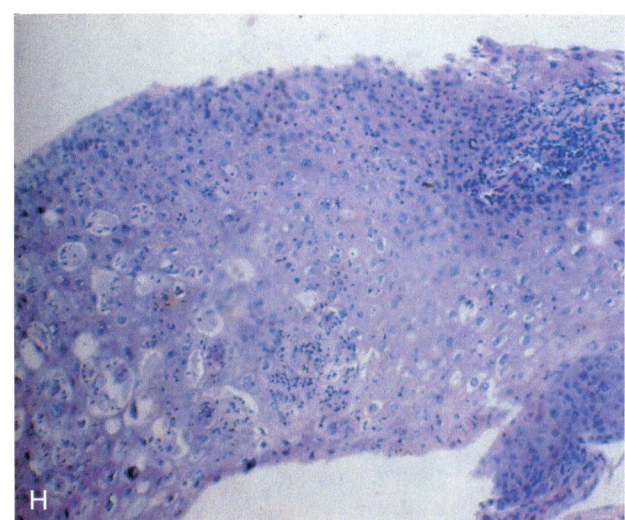

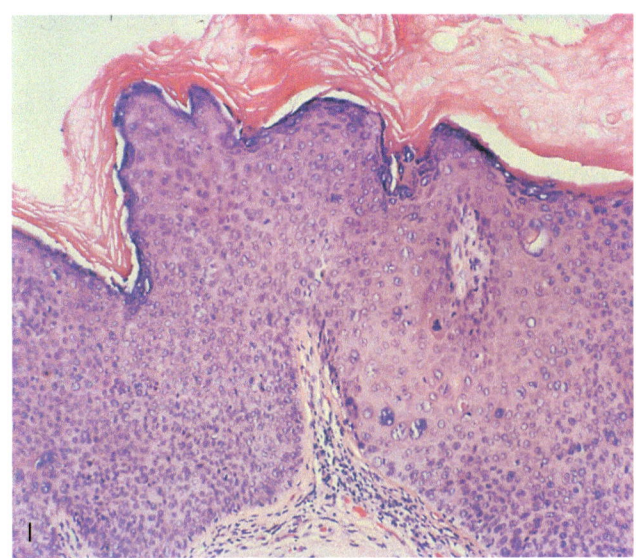

FIGURA 66-8 (Cont.) G. As lesões condilomatosas avermelhadas e carnosas presentes nos grandes lábios revelam carcinoma *in situ* e alterações condilomatosas atípicas, com coilocitose. **H.** Faixa de epitélio mostrando acantose, paraqueratose e coilocitose extensas. É possível notar a presença de infiltrado celular inflamatório agudo na epiderme. **I.** Corte mostrando carcinoma *in situ* decorrente de padrão condilomatoso. O corte foi obtido a partir de amostra de biópsia colhida da vulva da paciente vista na imagem **G.** e exibe traços típicos de condiloma acuminado, que incluem papilomatose, acantose e hiperqueratose ou paraqueratose, bem como alterações celulares neoplásicas (esquerda).

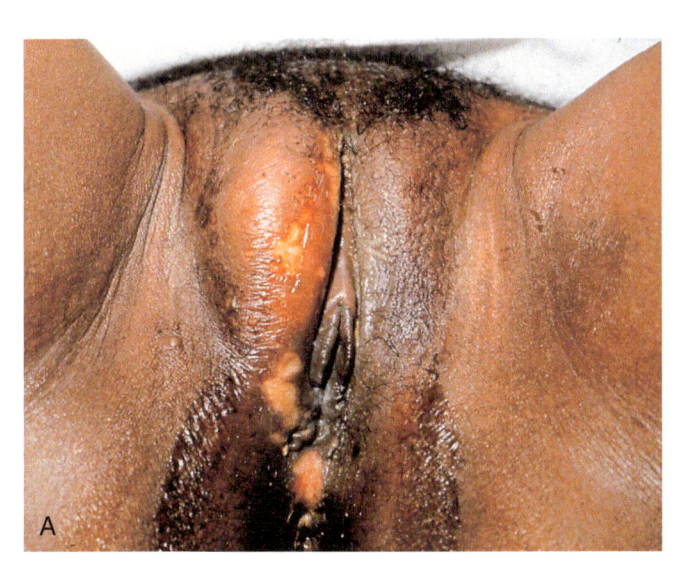

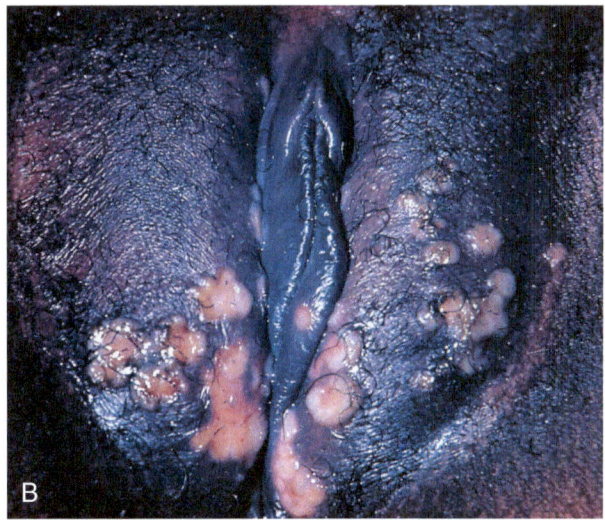

FIGURA 66-9 A. Essa paciente apresenta úlcera irregular, vulva edemaciada e linfonodos aumentados unilateralmente na região inguinal. Diagnóstico diferencial considerou sífilis primária. A presença de espiroquetas no cancro foi confirmada pelo exame de campo escuro. **B.** Lesões verrucosas e planas consistentes com condiloma plano ou sífilis secundária. As lesões estão repletas de espiroquetas. Os testes sorológicos para sífilis apresentaram resultados positivos.

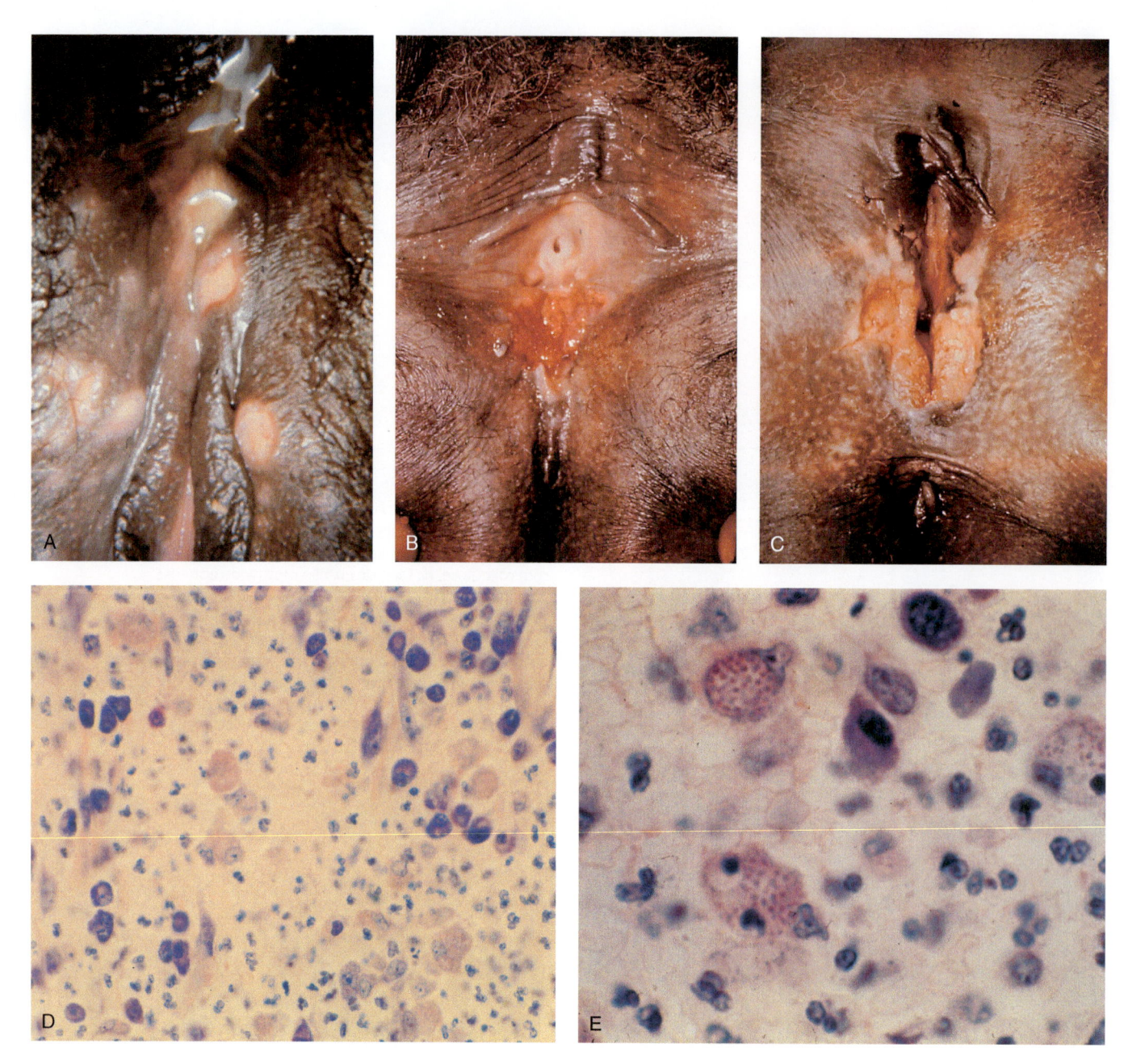

FIGURA 66-10 A. Úlceras originadas pelo herpes simples e por sífilis precisam ser diferenciadas de úlceras cancroides múltiplas e não endurecidas, que causam desconforto e podem estar associadas a linfadenopatia inguinal. O diagnóstico é realizado através de cultura de *Haemophilus ducreyi* a partir da úlcera. **B.** O granuloma inguinal provoca lesão vegetante e purulenta. A realização de múltiplas biópsias pode ser necessária para distinguir essa condição do carcinoma de células escamosas invasivo, pois este último pode coexistir com ou evoluir a partir do granuloma inguinal. **C.** Granuloma inguinal crônico. **D.** No granuloma inguinal, a coloração de Giemsa mostra corpúsculos de Donovan no interior de macrófagos. **E.** Vista ampliada de **D** mostrando grandes células contendo corpúsculos de Donovan de coloração avermelhada (pontos vermelhos).

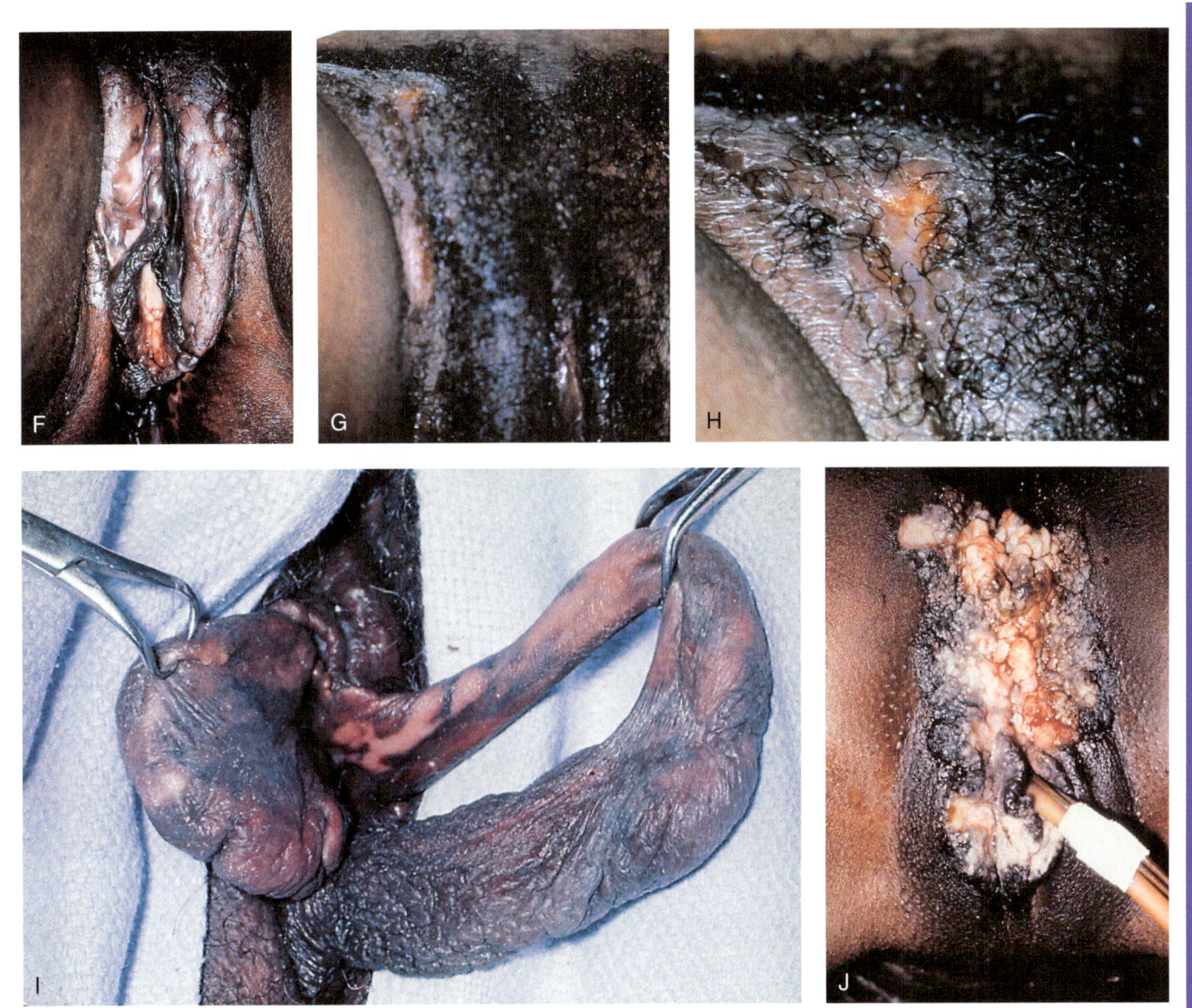

FIGURA 66-10 *(Cont.)* F. Linfogranuloma venéreo ou linfogranuloma inguinal provoca úlceras vulvares não dolorosas. Observa-se uma grande úlcera no grande lábio direito e uma lesão menor no grande lábio esquerdo. **G.** O linfogranuloma venéreo também causa aumento dos linfonodos inguinais, que por sua vez se abrem na pele drenando pus (bubões). **H.** Vista em primeiro plano de **G** mostrando os bubões associados ao linfogranuloma venéreo. **I.** Fase crônica, caracterizada por deformidades vulvares que incluem fenestrações, elefantíases e sequelas sistêmicas, tais como constrições retais. **J.** O carcinoma de células escamosas invasivo vulvar pode coexistir com o linfogranuloma venéreo.

venéreo é causado pela *Chlamydia trachomatis*. Os resultados do teste de Frei, que é análogo ao teste tuberculínico, são positivos para linfogranuloma venéreo.

Lesões Inflamatórias Não Infecciosas

Lesões inflamatórias não infecciosas incluem dermatite de contato, eczema e vestibulite vulvar (Fig. 66-11A a C). A vestibulite vulvar está associada a eritema focal diretamente sobre e ao redor dos orifícios das glândulas de Bartholin, imediatamente posterolaterais ao anel himenal, nas posições de 5 e 7 horas. A colposcopia revela ecstasia vascular na forma de pontilhado grosseiro (Fig. 66-11D a E). Inicialmente, a paciente se queixa de prurido, que progride para desconforto e dor em queimação no vestíbulo, e que é descrito como sensação de pele repuxada, ressecamento e irritação. Em um primeiro momento, a dor é provocada principalmente pelo coito e pela fricção no anel himenal. A tração das glândulas de Bartholin explica a dor provocada pelo uso de meias-calças, calças apertadas, papel higiênico ou durante a relação sexual. A biópsia do vestíbulo em geral não define o diagnóstico e normalmente mostra apenas inflamação crônica.

A dermatidade de contato pode ser desencadeada pela exposição a drogas, cosméticos ou substâncias químicas e pode provocar prurido, irritação e eritema. O eritema inespecífico responde à supressão do agente nocivo (Fig. 66-11F a 66-11G).

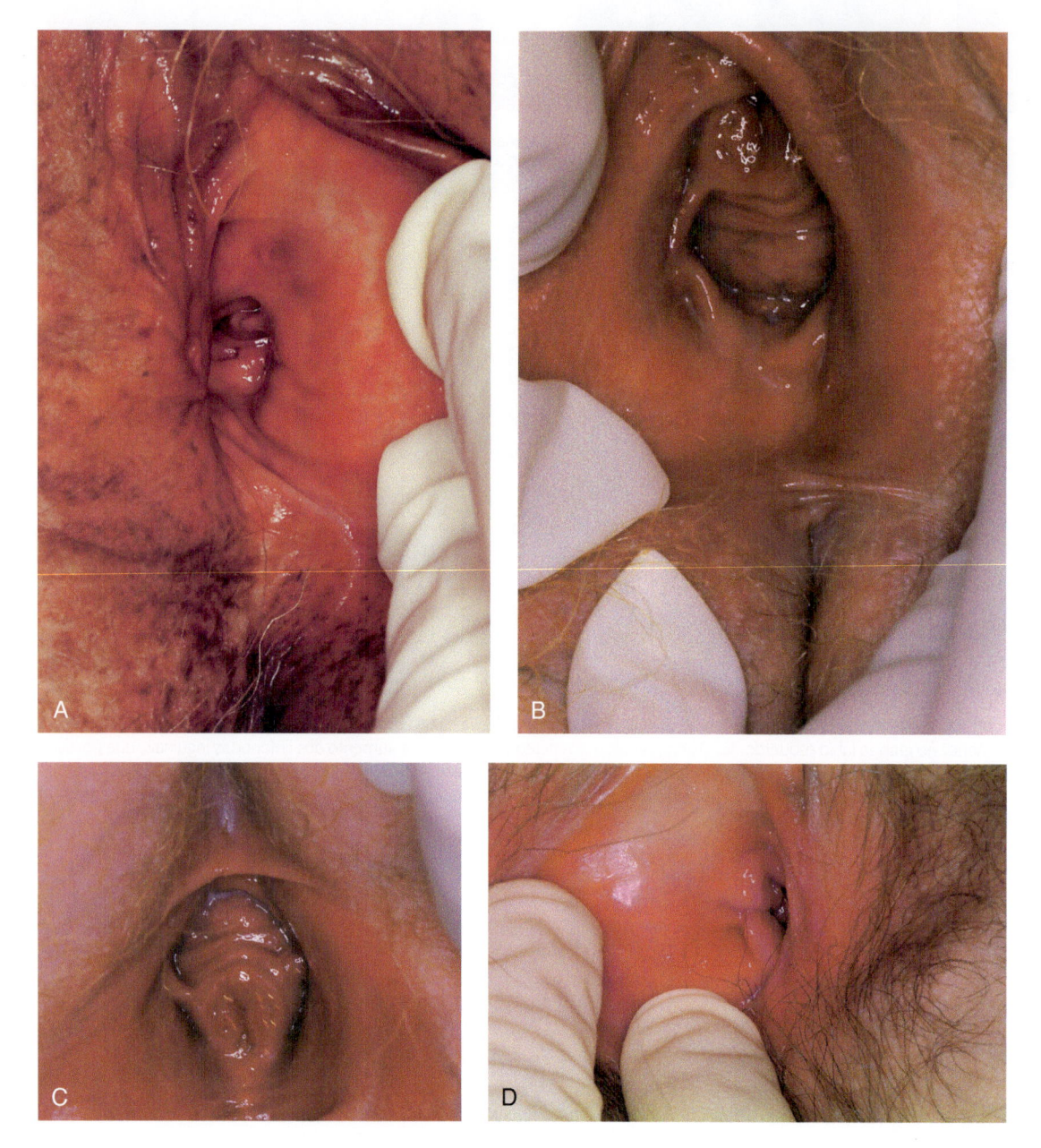

FIGURA 66-11 A. Esta paciente apresentava dor em queimação progressiva e um vestíbulo vermelho e fino. Presença de fissuras com estiramento em pontos críticos. A anormalidade é resultado de alergia a desodorante vaginal ou de vestibulite de contato. **B.** A síndrome vestibulite vulvar provoca eritema e desconforto em queimação. O eritema mais intenso pode ser visto ao redor dos orifícios das glândulas de Bartholin. **C.** Outras glândulas mucosas que revestem o vestíbulo podem apresentar disfunções, como ocorre com os ductos paurauretrais e de Skene. É possível visualizar eritema intenso da região periuretral. **D.** Vista em primeiro plano da glândula de Bartholin direita mostrando eritema 10/10. Uma leve pressão com um cotonete produziu índice de dor 10/10.

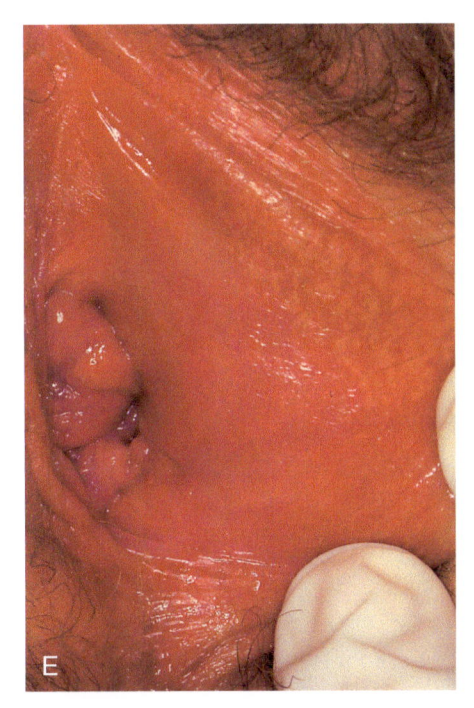

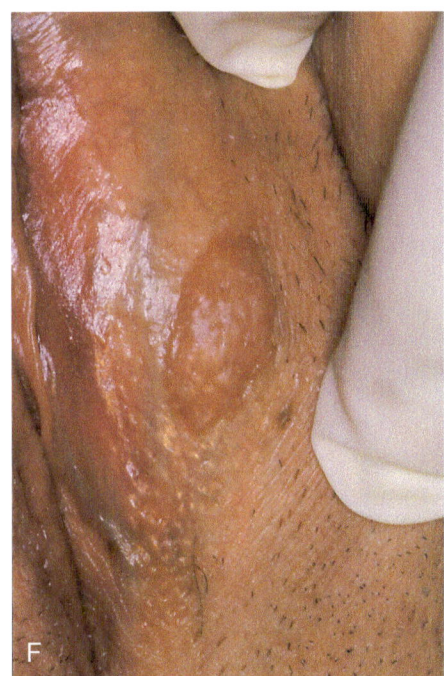

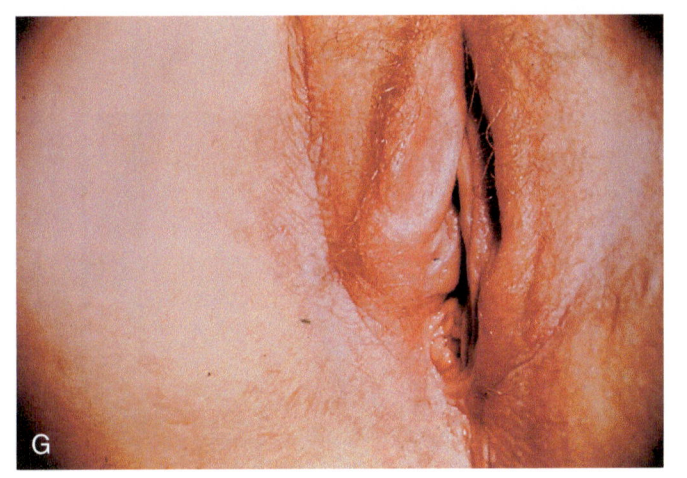

FIGURA 66-11 (Cont.) E. A ectasia vascular na região da glândula de Bartholin configura um achado consistente na síndrome vestibulite vulvar. **F.** Na biópsia excisional, essa lesão exibiu apenas inflamação subepidérmica crônica, tendo sido provocada pelo uso diário de absorventes higiênicos devido a um corrimento vaginal. **G.** O aspecto avermelhado e inchado da vulva se mostra consistente com vulvite de contato; a irritação foi causada pelo uso de uma marca nova de papel higiênico.

Doenças Liquenificantes

A doença liquenificante mais comum entre as que afetam a vulva é o líquen escleroso, anteriormente designado líquen esclero-atrófico. Embora sua causa seja desconhecida, pacientes relatam prurido intenso, que costuma ser mais grave durante a noite. A doença provoca inflamação estromal, mostrada pela inevitável aglutinação dos elementos vulvares (Fig. 66-12A). Pode ocorrer aderência entre os pequenos lábios e os grandes lábios, que se encontram virtualmente colados (Fig. 66-12B). O frênulo clitoridiano costuma estar obliterado, enquanto o prepúcio clitoridiano adere à glande do clitóris (Fig. 66-12C). As imagens colposcópicas digitalizadas evidenciam palidez atípica da vulva, particularmente ao redor do clitóris e dos sulcos interlabiais (Fig. 66-12D e E), mas que também pode envolver períneo, frênulo dos pequenos lábios e pele perianal. A pele afetada se torna espessa e perde elasticidade (Fig. 66-12F). Quando o estiramento da pele é crítico para a função, a pele afetada sofre rachaduras, criando fissuras dolorosas. O curso natural da doença conduz à grave atrofia vulvar e estenose do introito vaginal (Fig. 66-12G). O períneo se torna preguedo e embranquecido como resultado da cicatrização da derme (Fig. 66-12H). Esse processo, conhecido como efeito "papel de cigarro", é visível na colposcopia (× 10) (Fig. 66-12B). A formação de cicatrizes na região do clitóris causa fimose clitoridiana (Fig. 66-12C).

Microscopicamente, as alterações motivadas pelo líquen escleroso são típicas. A derme papilar é completamente colagenizada ou com cicatrizes. A epiderme é fina, com cinco ou seis camadas celulares. A camada basal é fragmentada, e a linha de células basais é rompida e distorcida. Pode-se observar hiperqueratose em certas áreas, ao passo que em outras há ausência total ou parcial de queratina (Fig. 66-12I).

O líquen plano erosivo causa dor importante e incapacidade (Fig. 66-13A). O vestíbulo e a totalidade da vagina podem ser desprovidos da camada epidérmica e, como consequência, a derme subjacente, com seus nervos e vasos sanguíneos, pode ficar exposta (Fig. 66-13B). A colposcopia pode revelar os esforços por parte de uma fina camada de epitélio escamoso metaplásico em formar o leito estromal exposto (Fig. 66-13C). O estroma está gravemente inflamado. As estruturas reticulares de suporte estão danificadas e o arcabouço para reparação foi perdido. Trata-se de uma condição tão dolorosa que fica impossível aplicar algo na vagina sem desencadear um índice de dor de 10/10. A causa dessa desordem é desconhecida, porém, tal como ocorre com o líquen escleroso, ela possui características de doença autoimune. Lesões focais similares podem ser vistas na boca, notadamente na mucosa bucal. O exame microscópico evidencia ulceração – ou erosão – e infiltração estromal aguda de células inflamatórias (Figs. 66-13D e E). A coloração do retículo permite verificar um arranjo reticular defeituoso.

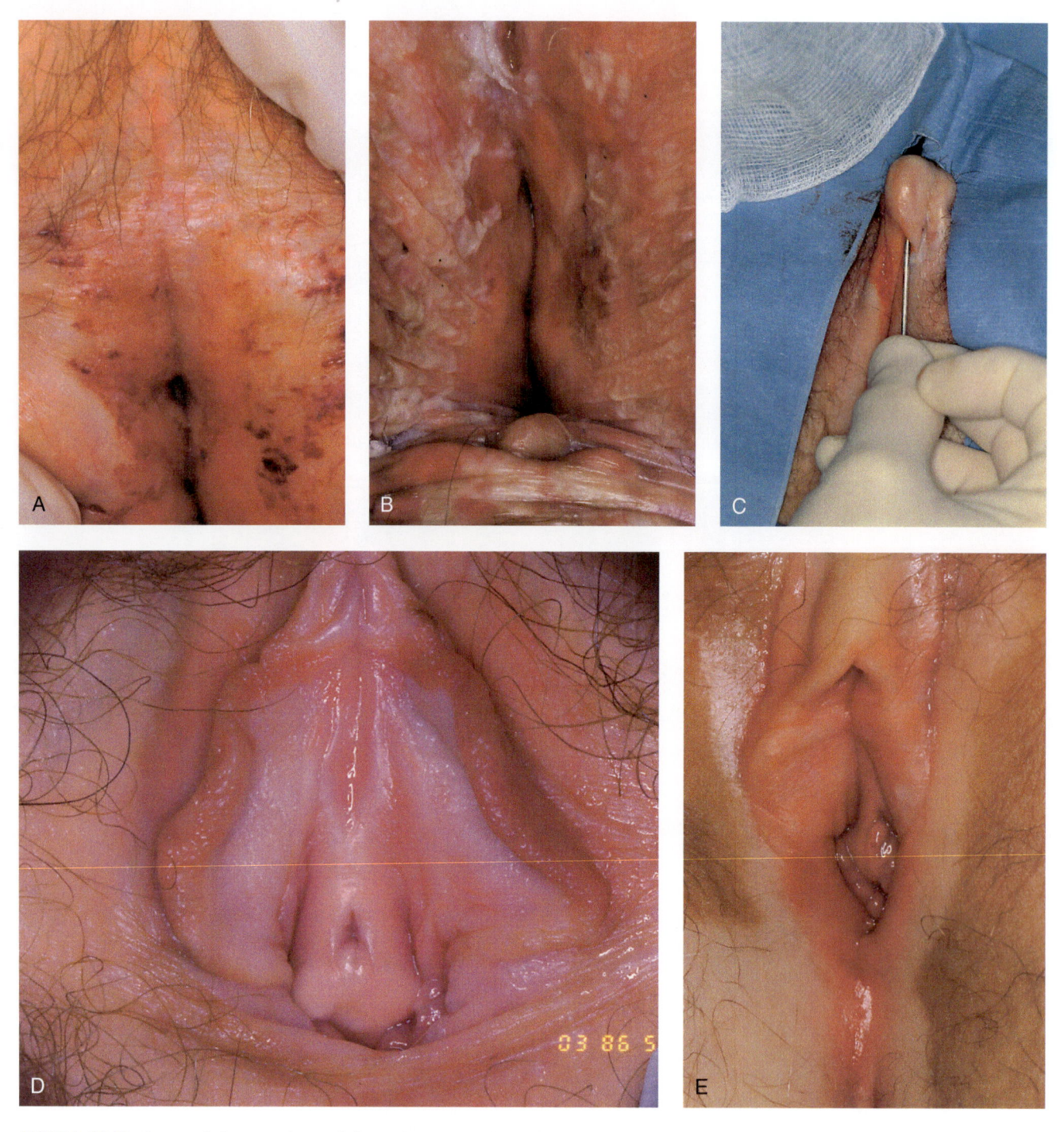

FIGURA 66-12 A. Caso de líquen escleroso de longa duração e inadequadamente tratado, com aderência de todos os elementos vulvares. O vestíbulo foi reduzido a uma abertura equivalente à espessura de um lápis. A paciente apresentava perda de urina em razão de um volume significativo de urina residual na vagina. **B.** É possível observar algumas características do líquen escleroso: placas brancas (liquenificação); pele fina e atrófica; espessamento da epiderme e aparecimento de sulcos e rugas acentuados. **C.** Cicatrizes inflamatórias dentro e ao redor do prepúcio do clitóris podem obstruí-lo. A fimose clitoridiana cria edema e pode levar à infecção do prepúcio. Uma sonda fina é posicionada sob o prepúcio do clitóris fimótico. **D.** O líquen escleroso atinge todas as faixas etárias. Esta mulher de 24 anos apresenta palidez vulvar, típica do líquen escleroso. **E.** Paciente com líquen escleroso associado ao vitiligo, comprovados por biópsia. Fissuras podem ser vistas na comissura posterior.

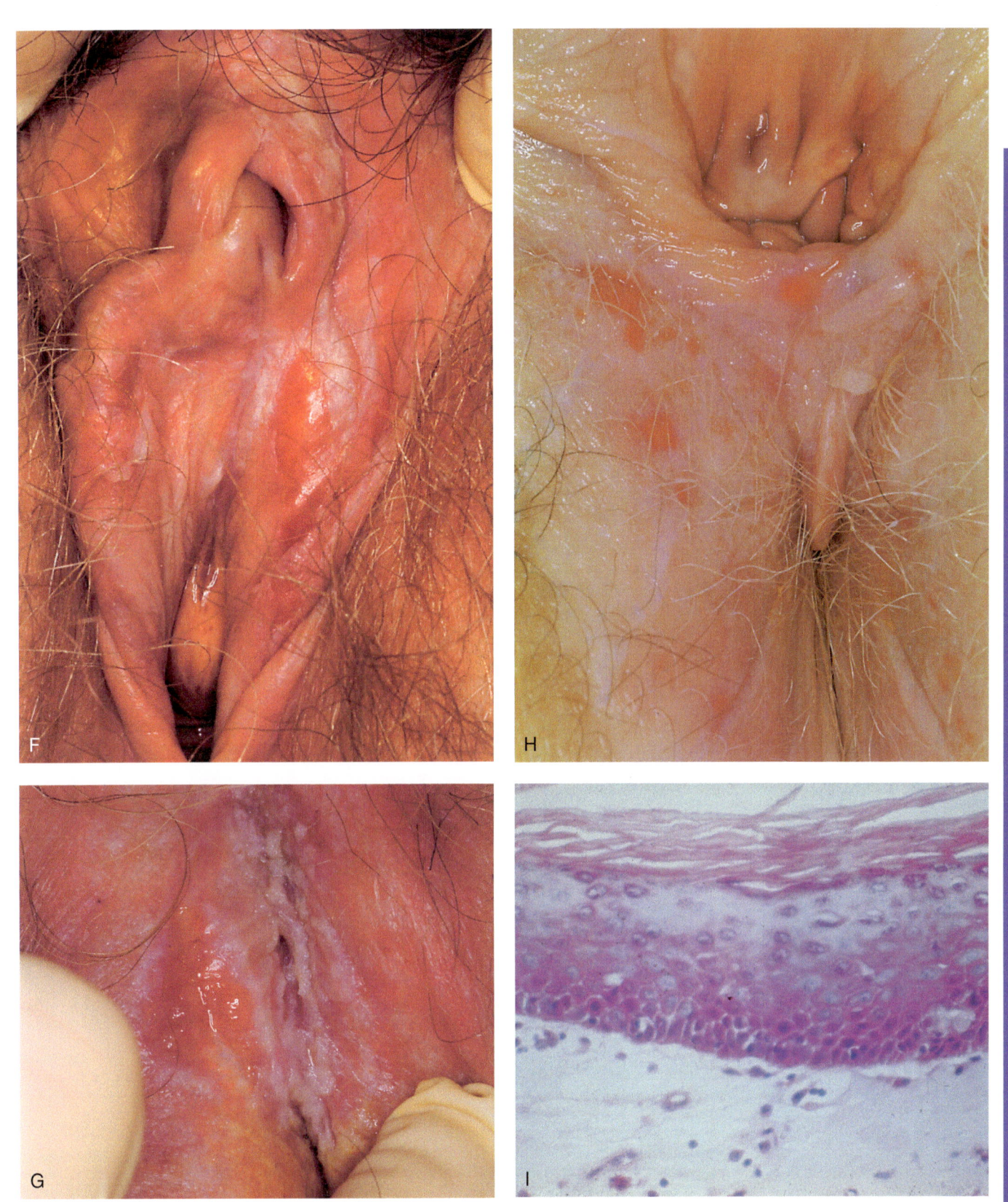

FIGURA 66-12 (Cont.) F. Paciente com líquen escleroso em estágio avançado, associado a prurido intenso, principalmente à noite, que resultou em um ciclo prurido-fricção que causou ulceração e infecção bacteriana superficial. **G.** Vista em primeiro plano de **F** mostrando ulceração, formação de fissuras e rompimento de tecido cicatricial inflamado. A falta de elasticidade constitui a causa primária do rompimento de pele ou fissura. **H.** O líquen escleroso pode envolver períneo e pele perianal, bem como vestíbulo, lábios vaginais e os tecidos da região periclitoridiana e clitoridiana. **I.** O líquen escleroso é diagnosticado por meio de biópsia dirigida. Os critérios microscópicos incluem diminuição e atrofia da epiderme vulvar; fratura ou desmembramento do estrato basal; colagenização do tecido subjacente e hiperqueratose.

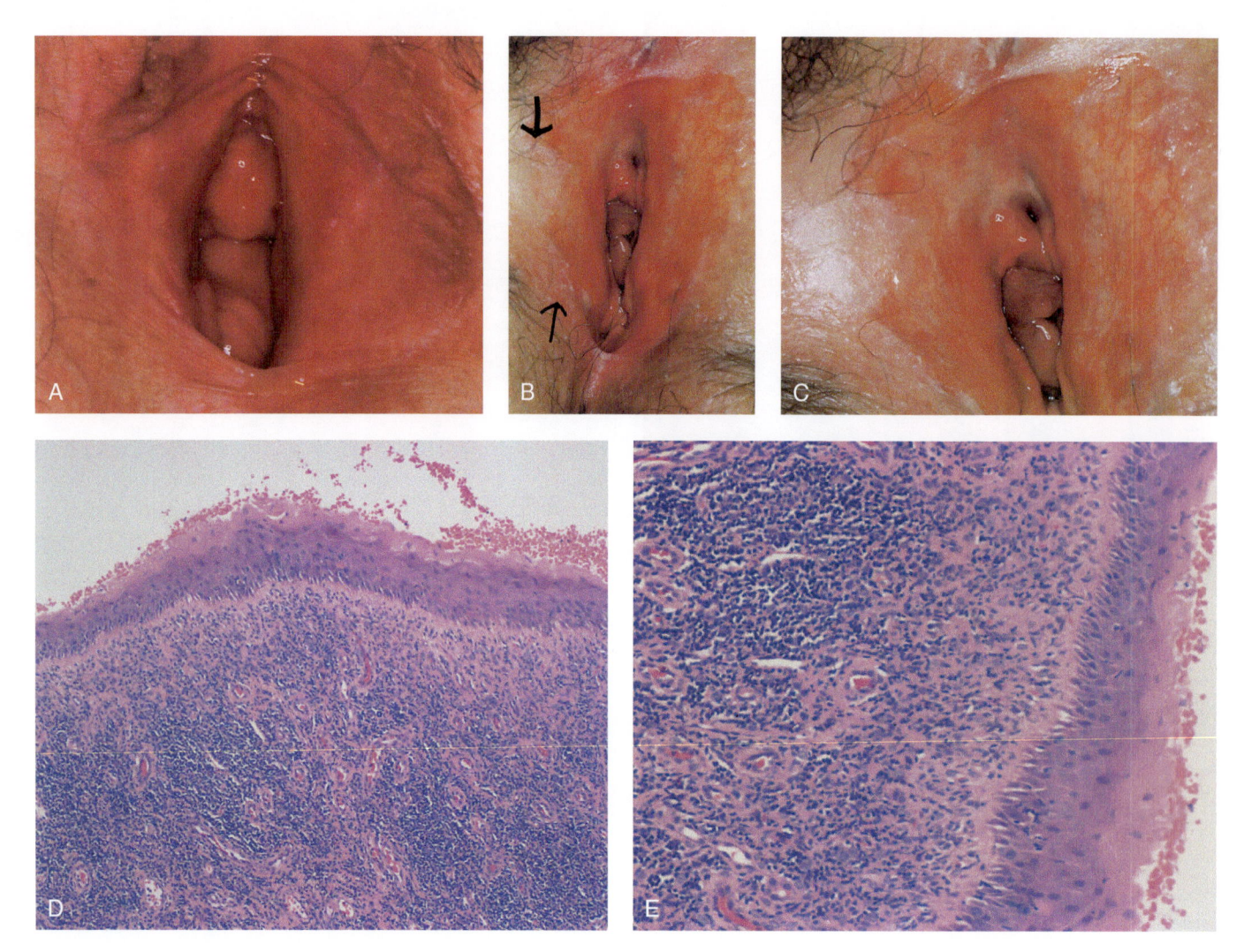

FIGURA 66-13 A. A vulva mostra vermelhidão difusa na altura do vestíbulo. A parte inferior da vagina exibe aspecto semelhante, e a paciente se queixa de dor. O líquen plano estava no topo da lista de diagnósticos diferenciais. **B.** Nesta paciente com líquen plano erosivo, a superfície epidérmica é fina ou inexistente. É possível observar a formação de uma fina epiderme com ocorrência de metaplasia no lado direito da paciente (setas). **C.** Vista ampliada da vulva mostrada na imagem **B** mostrando o contraste marcante entre zona erosiva e zona fina de transformação. **D.** Secção microscópica do líquen plano mostrando adelgaçamento da epiderme e resposta inflamatória intensa. **E.** O líquen plano erosivo provoca perda ou adelgaçamento acentuado da epiderme. A derme papilar adjacente e a derme reticular exibem intenso infiltrado inflamatório mononuclear. A camada reticular da derme foi danificada.

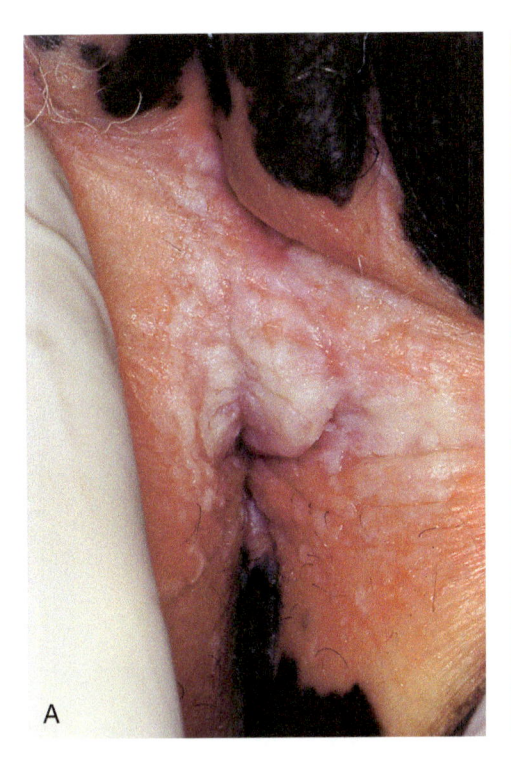

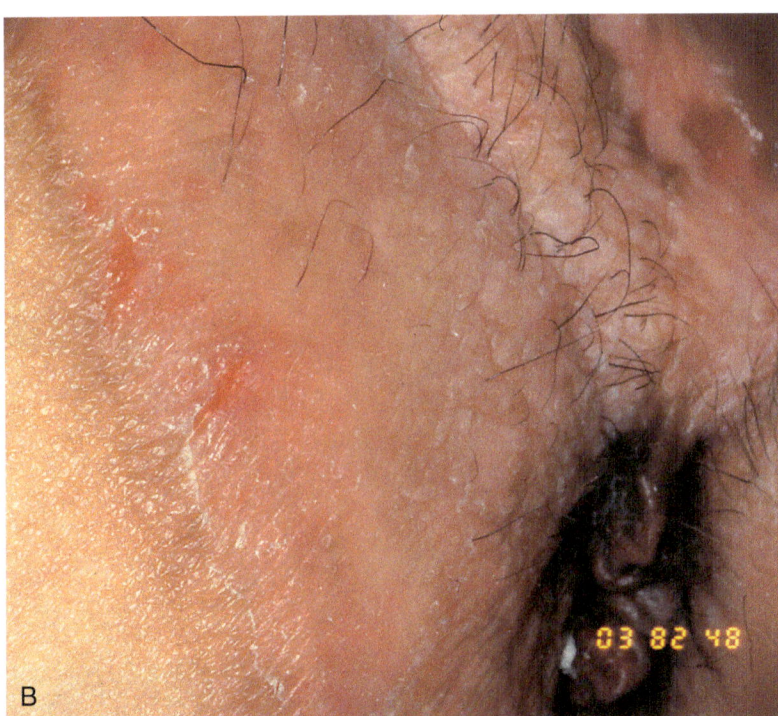

FIGURA 66-14 A. Hiperqueratose extensiva associada a prurido, característica do líquen simples crônico. A pele perineal e a pele perianal também mostram vitiligo. **B.** As alterações cutâneas observadas ao redor do períneo são associadas a fissuras. O diagnóstico diferencial incluiu líquen escleroso e simples. Os resultados da biópsia foram consistentes com líquen simples.

O líquen simples crônico é a antítese do líquen escleroso. Em vez de atrofia, há inflamação crônica e espessamento extensivo, com manchas brancas de hiperqueratose (Fig. 66-14A e B). O tecido vulvar é espessado, mas não em consequência de formação de cicatriz dérmica.

O líquen simples crônico é caracterizado por prurido intenso. As lesões por coçaduralevam à infecção bacteriana secundária. Através da microscopia, é possível observar densas camadas de queratina dominando o corte e graus de acantose. Áreas de pele espessada e hiperqueratótica intercalam-se com pele sadia.

Vulvite Hiperplásica

A hiperplasia pode ser típica ou atípica. A hiperplasia típica possui muitas características análogas ao líquen simples crônico, enquanto a hiperplasia atípica se assemelha à neoplasia intraepitelial vulvar (Fig. 66-15A e B). As principais diferenças residem na organização e na diferenciação das células dentro das cristas epiteliais (Fig. 66-15C a E).

Lesões Císticas

O tipo mais comum de cisto vulvar é o cisto de inclusão, ou sebáceo, originado pela obstrução de um ou mais ductos das glândulas sebáceas. Tais cistos costumam criar nódulos dolorosos nos lábios maiores ou menores. Infecção provoca um pequeno abscesso (Fig. 66-16A).

Dentro do vestíbulo, o cisto mais comum é o de Bartholin. O ducto obstruído pode se tornar infectado e produzir um abscesso da glândula de Bartholin (Figs. 66-16B e C).

A doença de Fox-Fordyce se caracteriza por prurido intenso e pequenos cistos na área do monte púbico e nos grandes lábios. O prurido pode facilitar infecções secundárias. A doença de Fox-Fordyce é causada pela obstrução dos ductos das glândulas sudoríparas apócrinas (Fig. 66-16D).

Linfangiomas são formações císticas que normalmente afetam os grandes lábios e induzem a agrupamentos de microcistos (Fig. 66-16E a G). Vista ao microscópio, a distensão dos vasos linfáticos subepidérmicos confirma o diagnóstico.

Lesões Ulcerativas-Bolhosas, Incluindo Lesões Tuberculínicas

A doença de Behçet é uma afecção recorrente que aparece na forma de bolha dolorosa e que pode ser erroneamente diagnosticada como herpes (Fig. 66-17A). A bolha costuma ser muito maior do que a vesícula herpética e rapidamente evolui para necrose, causando úlcera dolorosa (Figs. 66-17B a D). De maneira análoga, é possível encontrar úlceras aftosas na cavidade oral, geralmente na mucosa bucal (Fig. 66-17E).

Embora a tuberculose vulvar seja rara nos Estados Unidos, ela configura um problema de saúde em países em desenvolvimento no mundo todo. Úlceras de grandes dimensões e necrose caseosa são características da doença (Fig. 66-18A). A sarcoidose, por sua vez, é mais habitual nos Estados Unidos e causa placas e úlceras pouco profundas (Fig. 66-18B). O exame histopatológico mostra a formação de granulomas e células gigantes de Langhans (Fig. 66-18C).

O texto continua na página 862.

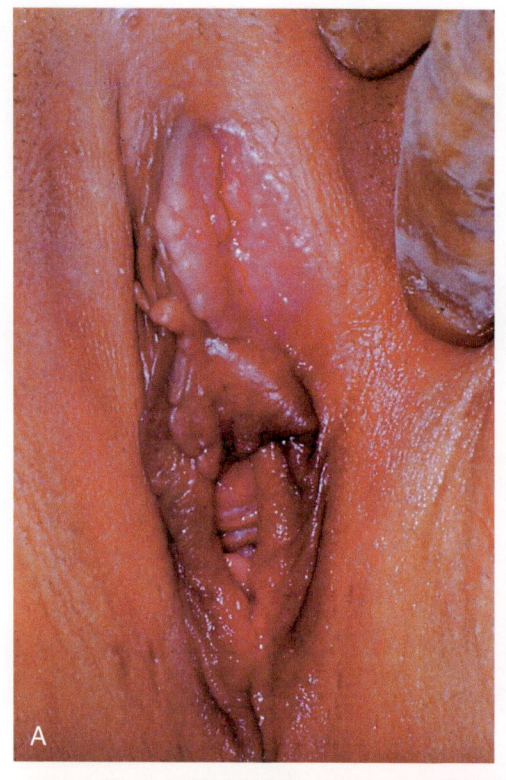

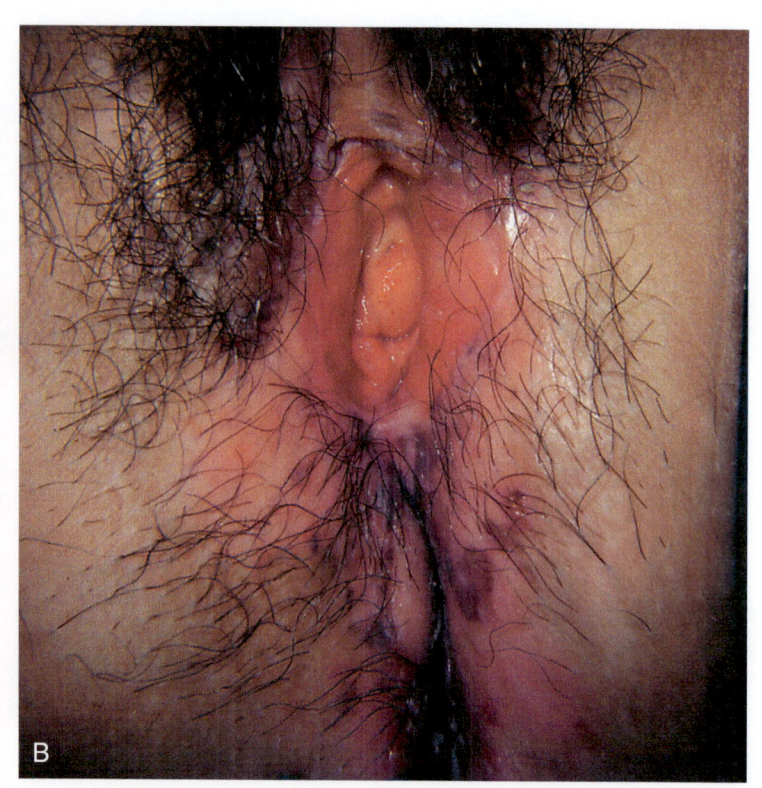

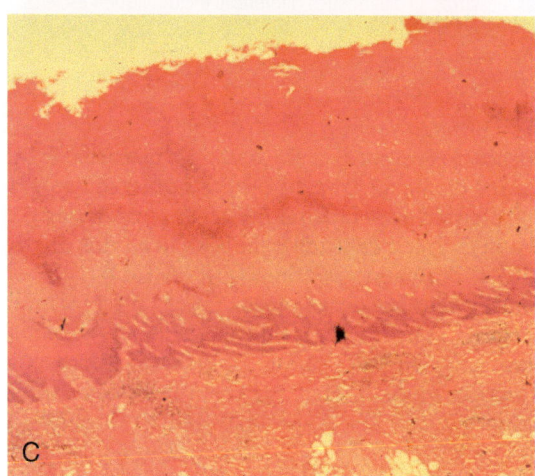

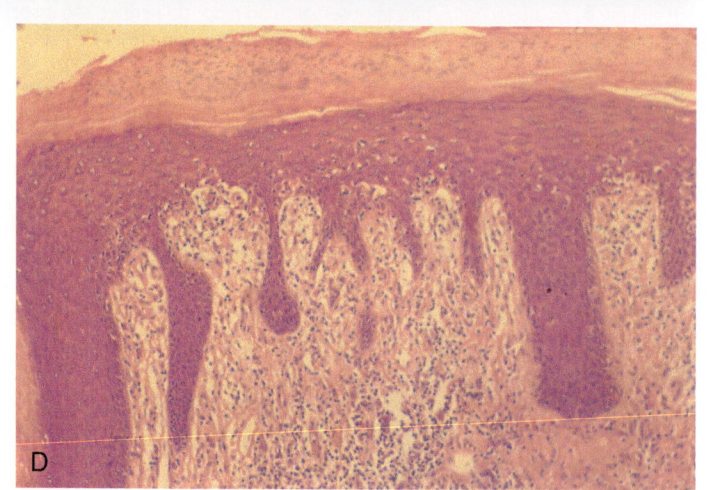

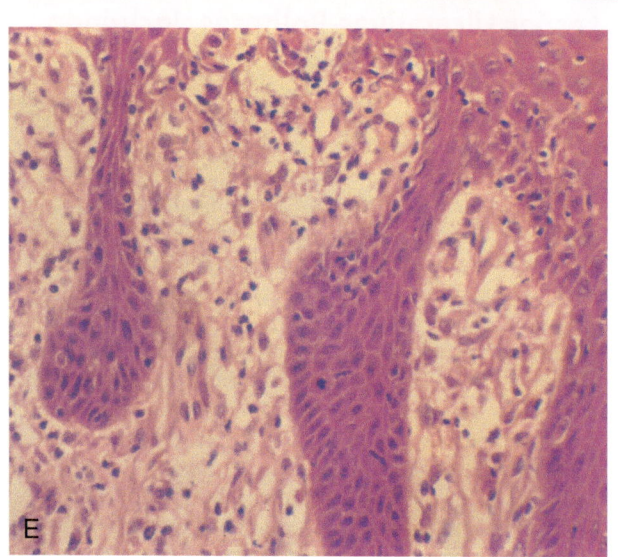

FIGURA 66-15 A. Espessamento e branqueamento anormais ou hiperqueratose observáveis no prepúcio do clitóris, frênulo e na porção superior esquerda do lábio menor adjacente. **B.** Branqueamento da porção inferior dos grandes lábios, períneo e pele perianal. Surgimento de pigmentação escura distribuída no períneo e pele perianal – alterações sugestivas de neoplasia intraepitelial vulvar. A biópsia mostrou apenas vulvite hiperplásica típica. **C.** Secção microscópica da amostra de biópsia da vulva da paciente vista em **B**, mostrando hiperqueratose. As camadas epidérmicas subjacentes exibem proliferação da camada escamosa, sem atipia. As cristas epiteliais não mostram células anormais. O diagnóstico é hiperplasia. **D.** Corte microscópico de hiperplasia escamosa vulvar mostrando achados idênticos aos encontrados no líquen simples crônico, incluindo hiperqueratose, acantose e inflamação intradérmica crônica moderada. **E.** Vista microscópica ampliada (× 100) mostrando células atípicas presentes nas camadas celulares inferiores das cristas epiteliais profundas.

CAPÍTULO 66   Atlas de Doenças da Vulva   859

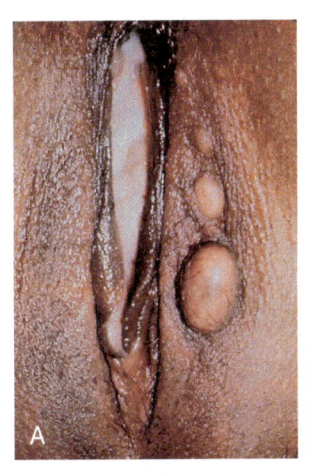

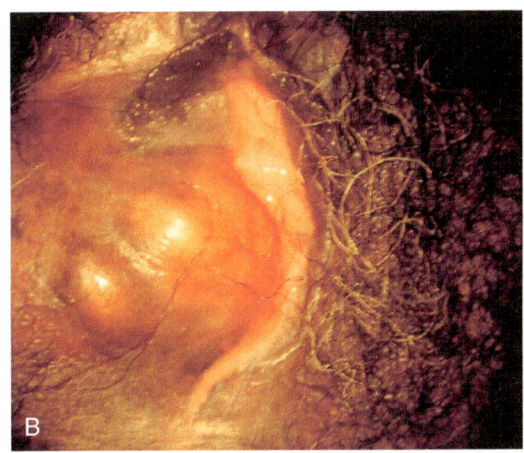

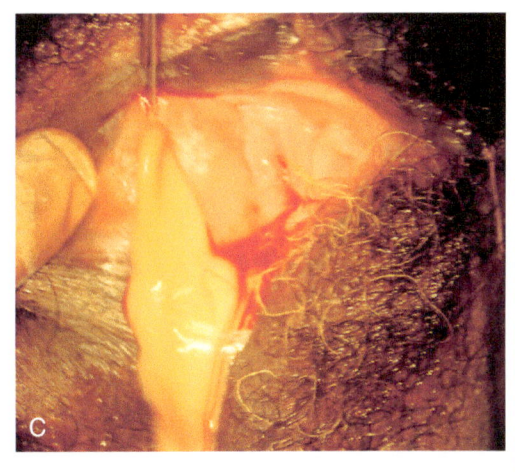

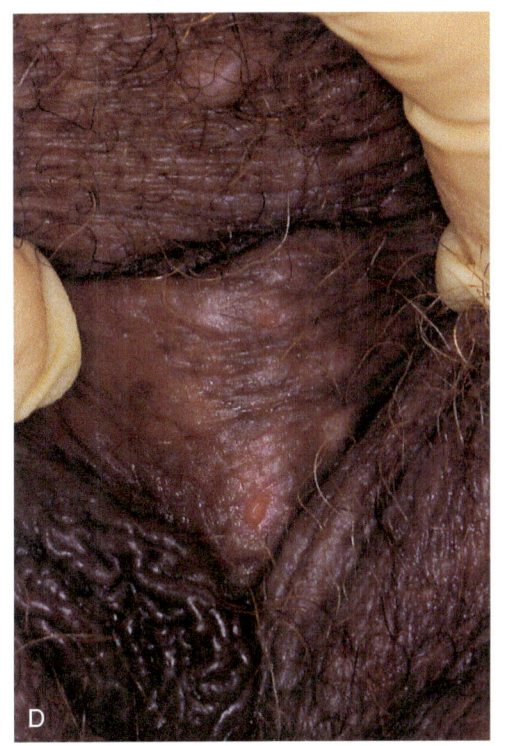

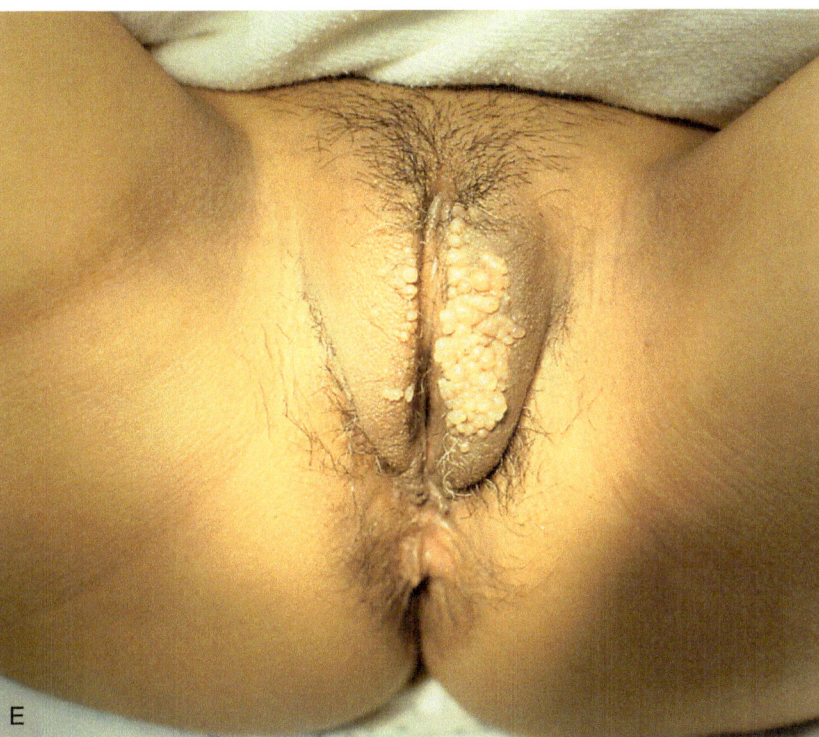

FIGURA 66-16 A. Três cistos típicos de inclusão epidérmica – ou cistos sebáceos – no grande lábio esquerdo. O diagnóstico é confirmado através de excisão e corte histológico da lesão. **B.** Lesão cística de grande volume na porção inferior do lado direito do vestíbulo produziu abscesso nos lábios. A lesão foi causada pela obstrução do ducto da glândula de Bartholin. **C.** Incisão no cisto da imagem **B**, comprovando tratar-se de cisto infectado ou abscesso formado por obstrução do ducto de Bartholin. **D.** A hiperqueratose pode provocar obstrução dos ductos das glândulas sudoríparas. A doença de Fox-Fordyce causa prurido intenso no monte púbico e nos lábios. A secreção de suor desencadeia uma inflamação dérmica conforme os ductos próximos à obstrução se rompem. As lesões nodulares císticas são características dessa doença. A úlcera menor foi causada por fricção. **E.** Várias pequenas bolhas são visíveis nos grandes lábios. Esta paciente, que apresenta linfangioma, foi erroneamente diagnosticada com condiloma acuminado (comparar Fig. 66-16E a G com Fig. 66-8E).

(Continua)

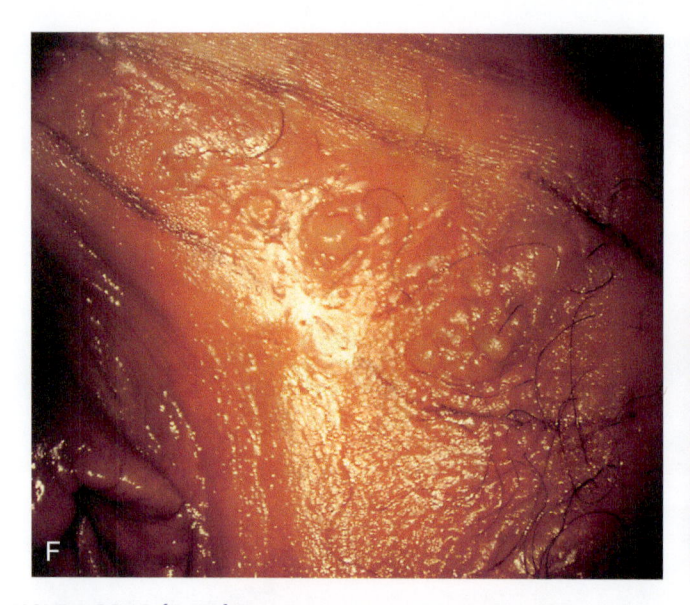

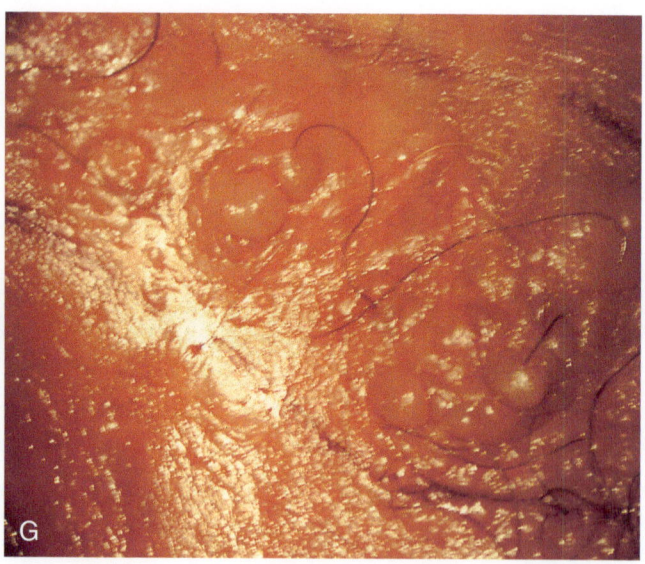

FIGURA 66-16 (Cont.) F. Presença de bolhas nos grandes lábios. **G.** Vista ampliada da imagem **F** mostrando bolhas arredondadas causadas por distensão subepitelial dos vasos linfáticos.

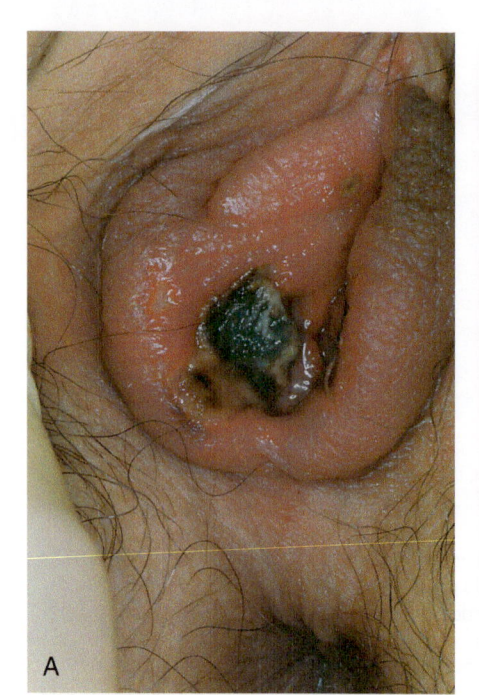

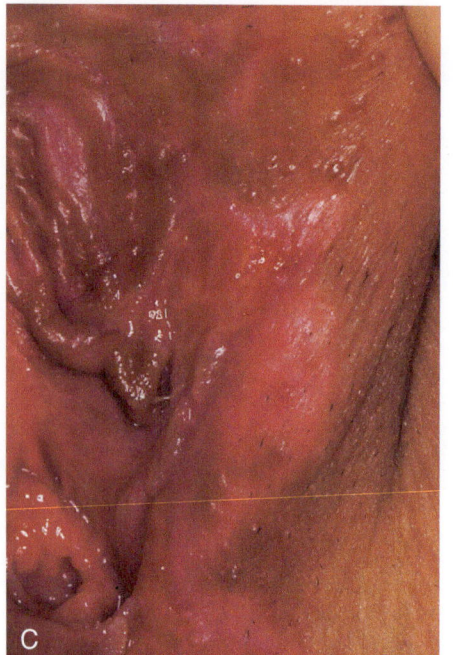

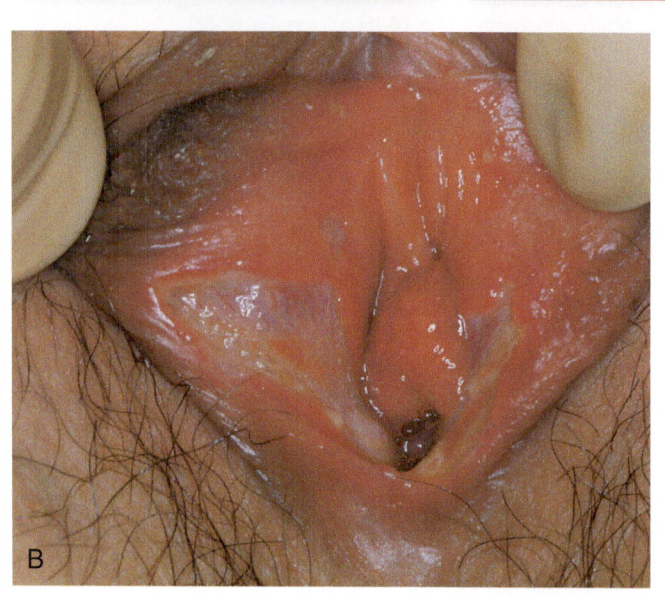

FIGURA 66-17 A. Paciente de 14 anos apresentando bolhas volumosas na parte interna dos pequenos lábios. As lesões foram inicialmente diagnosticadas como herpes atípica. Posteriormente, as vesículas se romperam, formando uma massa necrótica, e a lesão foi corretamente diagnosticada como doença de Behçet. **B.** Vista da imagem **A** 5 dias depois, após administração de prednisona oral e terapia local com sal marinho sintético (Instant Ocean®) e sulfadiazina de prata (Silvadene®). A perda de pele é demarcada pelas bordas bem delimitadas das úlceras. O tecido necrótico não é mais aparente e a cicatrização é evidente. **C.** Úlcera de grande volume visível entre a uretra e o clitóris. A lesão envolveu ainda frênulo do clitóris e foi diagnosticada como doença de Behçet.

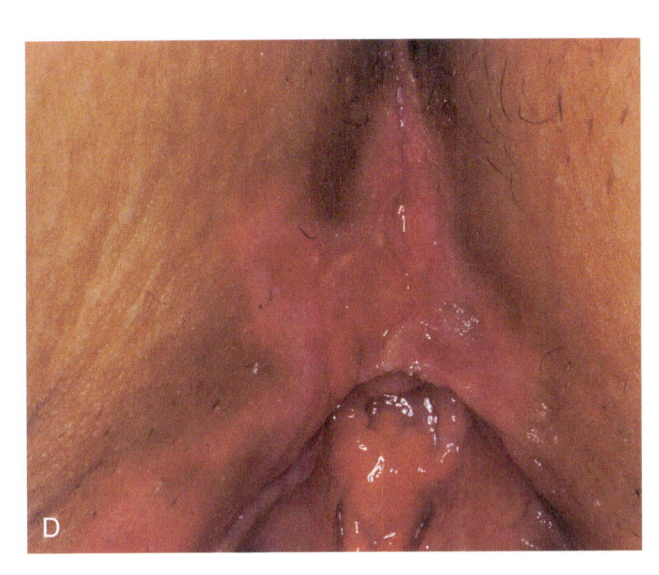

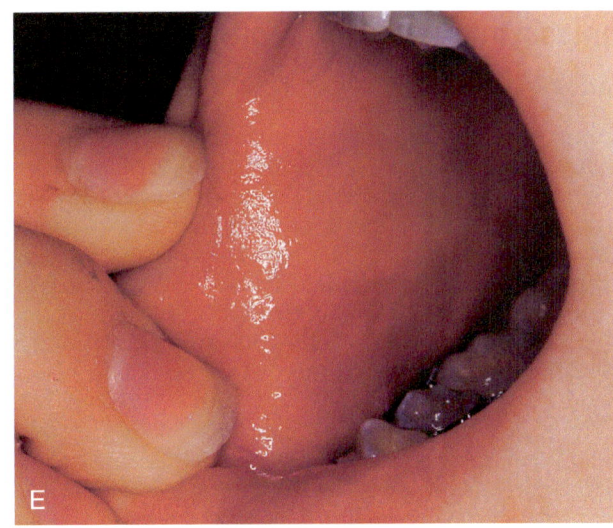

FIGURA 66-17 *(Cont.)* D. Vista em primeiro plano de **C**, obtida após intervalo de 72 horas, mostrando cicatrização. **E.** Presença de úlcera na mucosal bucal da paciente com doença de Behçet. Pacientes com essa doença devem ser submetidos à avaliação oral e oftalmológica.

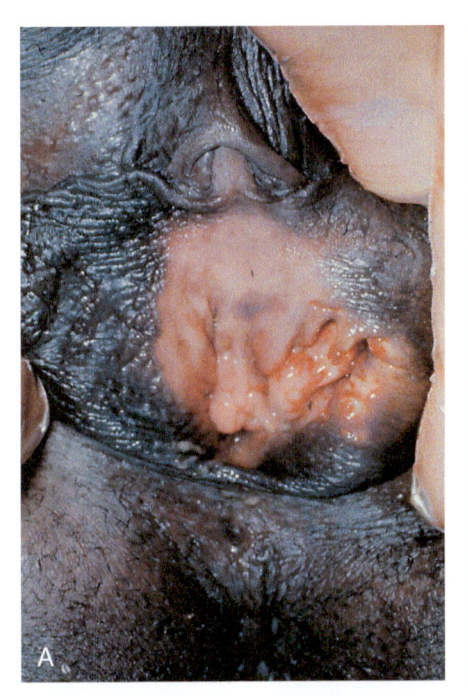

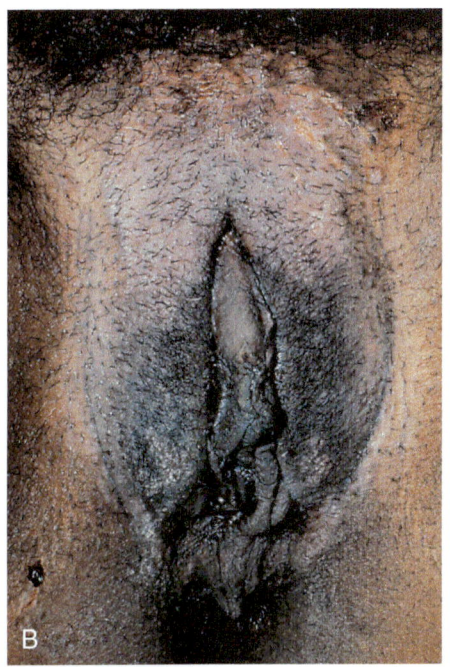

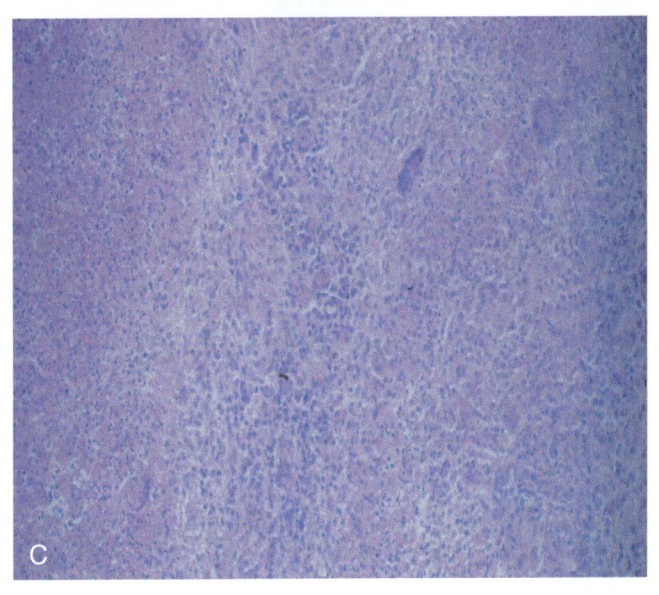

FIGURA 66-18 A. A cultura e a biópsia do *sinus* de drenagem e da lesão ulcerativa indicaram tuberculose vulvar. **B.** A biópsia da lesão comprovou presença de doença granulomatosa, muito provavelmente sarcoidose; o resultado das culturas foi negativo para espécies de *Mycobacterium*. A lesão foi posteriormente diagnosticada como sarcoidose vulvar. **C.** Biópsia da lesão vista em **A** mostrando necrose caseosa e células gigantes de Langhans. Tuberculose vulvar e vulvite granulomatosa foram diagnosticadas por microscopia.

Neoplasia Invasiva e Intraepitelial

Achados Macroscópicos

Tal como ocorre nas neoplasias intraepiteliais cervical e vaginal, a neoplasia intraepitelial da vulva (VIN) pode ser classificada como leve, moderada ou grave, de acordo com os graus VIN, de 1 a 3. VIN 3, carcinoma *in situ* e doença de Bowen são diferentes nomes para uma mesma doença. A neoplasia intraepitelial pode ser facilmente confundida com uma variedade de afecções benignas, sobretudo com condiloma acuminado (Fig. 66-19A). O exame colposcópico pode evidenciar aspectos distintos que sugerem a neoplasia (Figs. 66-17B e C).

A VIN pode ser assintomática ou estar associada a prurido crônico. Pelo fato de o prurido vulvar ser geralmente e equivocadamente considerado apenas um sintoma de candidíase, a maioria das pacientes com prurido é tratada sem exame ou cultura, retardando assim o diagnóstico correto.

A VIN costuma aparecer na forma de lesões verrucosas e planas (Fig. 66-19D). A pigmentação preta indica um processo neoplásico (Fig. 66-19E e F). Através da colposcopia, é possível notar a aparência sobrelevada e granulosa característica das doenças verrucosas (Fig. 66-19G). Estruturas vasculares anormais não costumam ser observadas. A aplicação de ácido acético a 3% pode intensificar a aparência branca das lesões. Assim como na vagina, VIN é uma doença multifocal, e áreas de pele aparentemente normais podem ser observadas entre as áreas neoplásicas em relevo (Fig. 66-19H e I). Quando, em vez de hiperqueratose, há presença de paraqueratose, forma-se um platô de lesões vermelhas (Fig. 66-19J). Diferenças discretas no padrão pigmentar, quando comparado com o tecido adjacente, indicam neoplasia, e cabe ao ginecologista descrever localização, padrão, cor, dimensão e foco das lesões (Fig. 66-19K).

A apresentação vulvar da doença de Paget é uma variante do carcinoma *in situ*. Não se trata de disfunção do epitélio escamoso, e sim de neoplasia das glândulas apócrinas.

A doença de Paget produz uma lesão avermelhada característica (Fig. 66-19L e M). A área afetada da vulva se apresenta áspera, irregular e cruenta (Fig. 66-19N e O).

Achados Microscópicos

Na neoplasia intraepitelial vulvar, a organização da maturação epitelial está alterada. O número de camadas celulares na camada escamosa está aumentado, criando cristas epiteliais espessas e profundas (Fig. 66-19P). A atividade mitótica é intensificada, particularmente nas cristas. Há aumento do material nuclear, que aparece escuro devido a um aumento de conteúdo cromatínico, e alterações na ploidia. (Fig. 66-19Q e R). A queratinização de células individuais no epitélio caracteriza uma forma habitual de disqueratose maligna (Fig. 66-19S). Na forma madura da VIN III, há presença de corpos redondos. Essas células são caracterizadas pelo citoplasma claro e por núcleos pretos (Fig. 66-19T); assemelham-se a alvos em miniatura. O epitélio é mais grosso se comparado à epiderme normal ou não neoplásica. Linhas negras de pigmentação ocorrem nas camadas basais (Fig. 66-19U). O estrato epidérmico superior contém queratina espessada ou paraqueratose (Fig. 66-19V).

A doença de Paget pode ser detectada pela presença de células grandes e claras que infiltram as diversas camadas epidérmicas (Fig. 66-19W e X). A paraqueratose pode ser observada nas camadas mais altas da epiderme. A coloração de mucicarmim é útil na identificação de células pagetoides. A doença de Paget pode se tornar invasiva ao longo do tempo (Fig. 66-19Y).

A derme e particularmente os apêndices cutâneos devem ser cuidadosamente examinados, pois 38% dos casos apresentam infiltração neoplástica (Fig. 66-19Y).

Em mulheres com idade superior a 50 anos, o envolvimento de apêndices cutâneos atinge 50% (Fig. 66-19Z). Os apêndices podem se estender profundamente até a derme reticular, ou mesmo até a gordura subjacente; sendo assim, a extensão da neoplasia deve ser considerada durante o plano de tratamento. A regeneração da epiderme destruída tem início nos apêndices cutâneos intactos. A geração de células neoplásicas por parte desses apêndices causa persistência da doença. Portanto, os apêndices devem ser considerados na mesma categoria das glândulas endocervicais.

O texto continua na página 867.

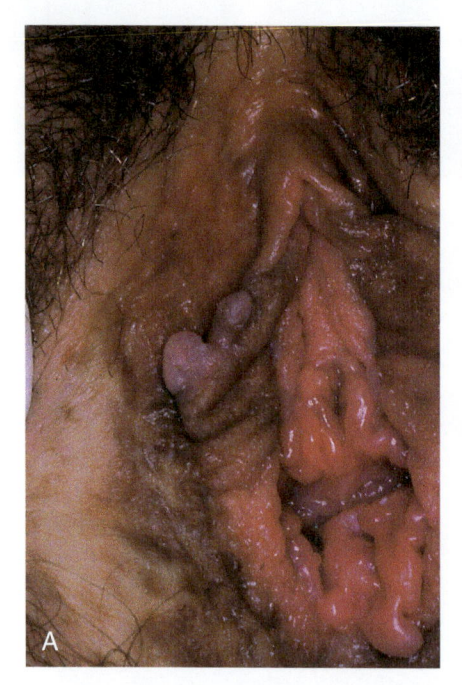

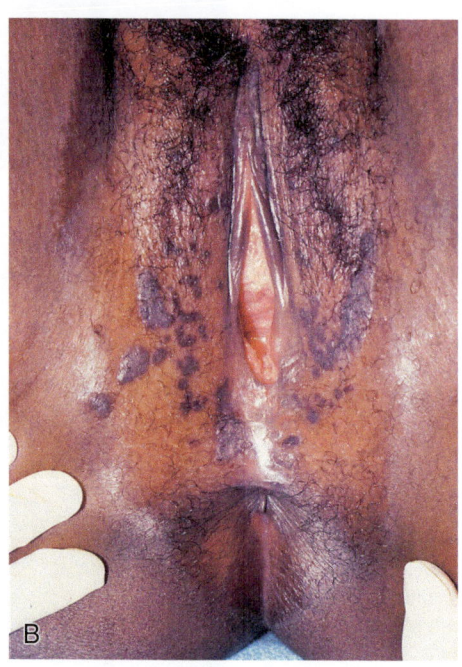

FIGURA 66-19 A. Alterações pigmentares visíveis no sulco interlabial. O pequeno lábio direito contém duas lesões verrucosas. A biópsia do pequeno lábio mostrou carcinoma *in situ*, e a biópsia do sulco interlabial não atestou lesões neoplásicas. **B.** Lesões verrucosas de cor escura e planas, estendendo-se das porções inferiores dos grandes lábios até o vestíbulo. Múltiplas amostras de biópsia vulvar confirmaram carcinoma *in situ*.

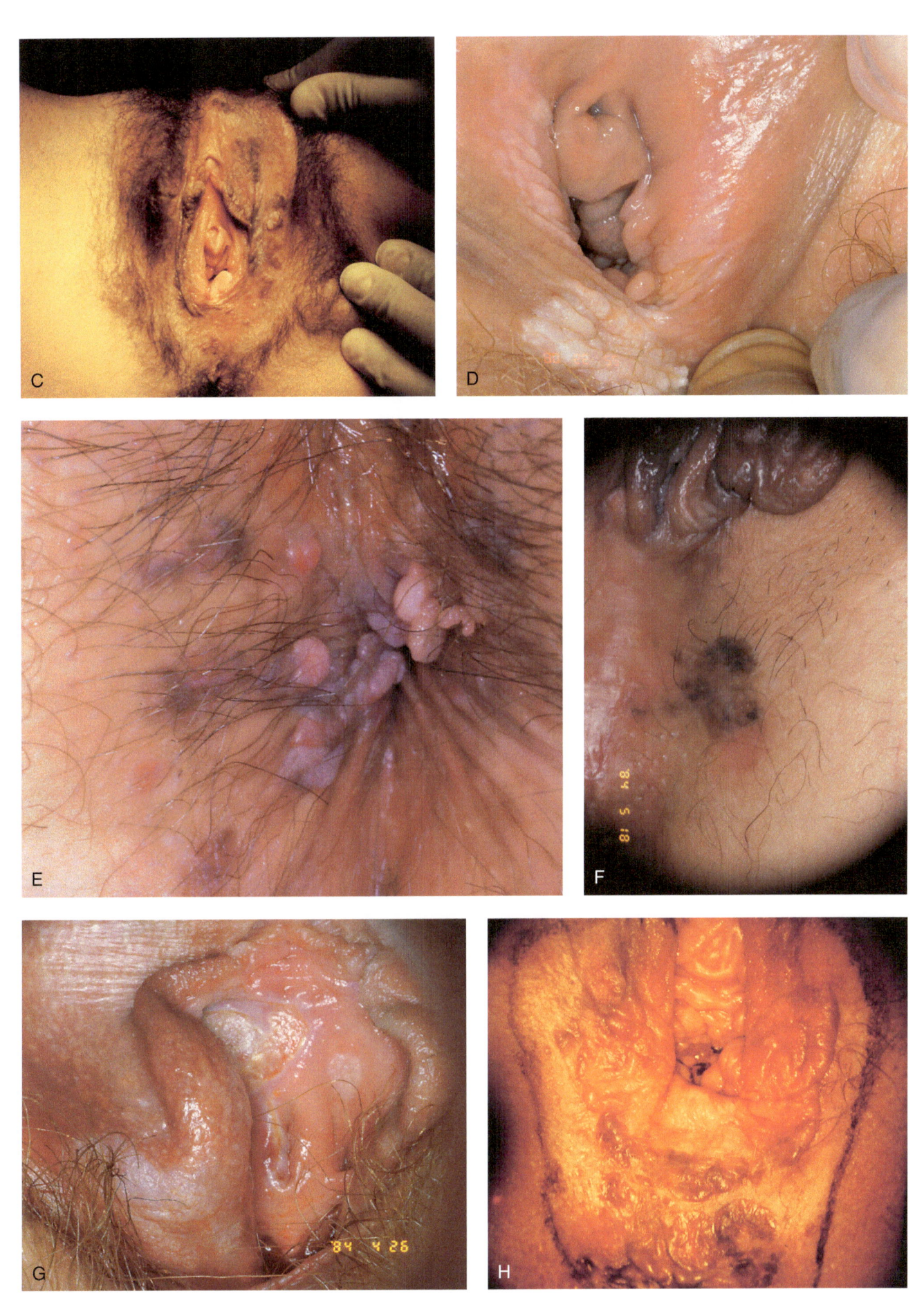

FIGURA 66-19 *(Cont.)* **C.** Lesões verrucosas planas visíveis nos lábios esquerdo e direito. A biópsia de seis locais revelou neoplasia intraepitelial vulvar graus 2 a 3. **D.** A biópsia das áreas esbranquiçadas de hiperqueratose aparente dentro do vestíbulo e no frênulo dos pequenos lábios mostrou carcinoma *in situ*. **E.** A biópsia das lesões verrucosas pigmentadas da pele perianal mostraram carcinoma *in situ*. **F.** A lesão perineal pigmentada configura carcinoma *in situ*. **G.** As lesões verrucosas, brancas e planas no pequeno lábio direito e no vestíbulo configuram carcinoma *in situ*. **H.** Presença de lesões multicêntricas, pigmentadas e elevadas visíveis nos pequenos lábios, períneo e pele perianal de paciente na pós-menopausa, com prurido intenso. A biópsia mostrou neoplasia intraepitelial vulvar graus 2 a 3.

(Continua)

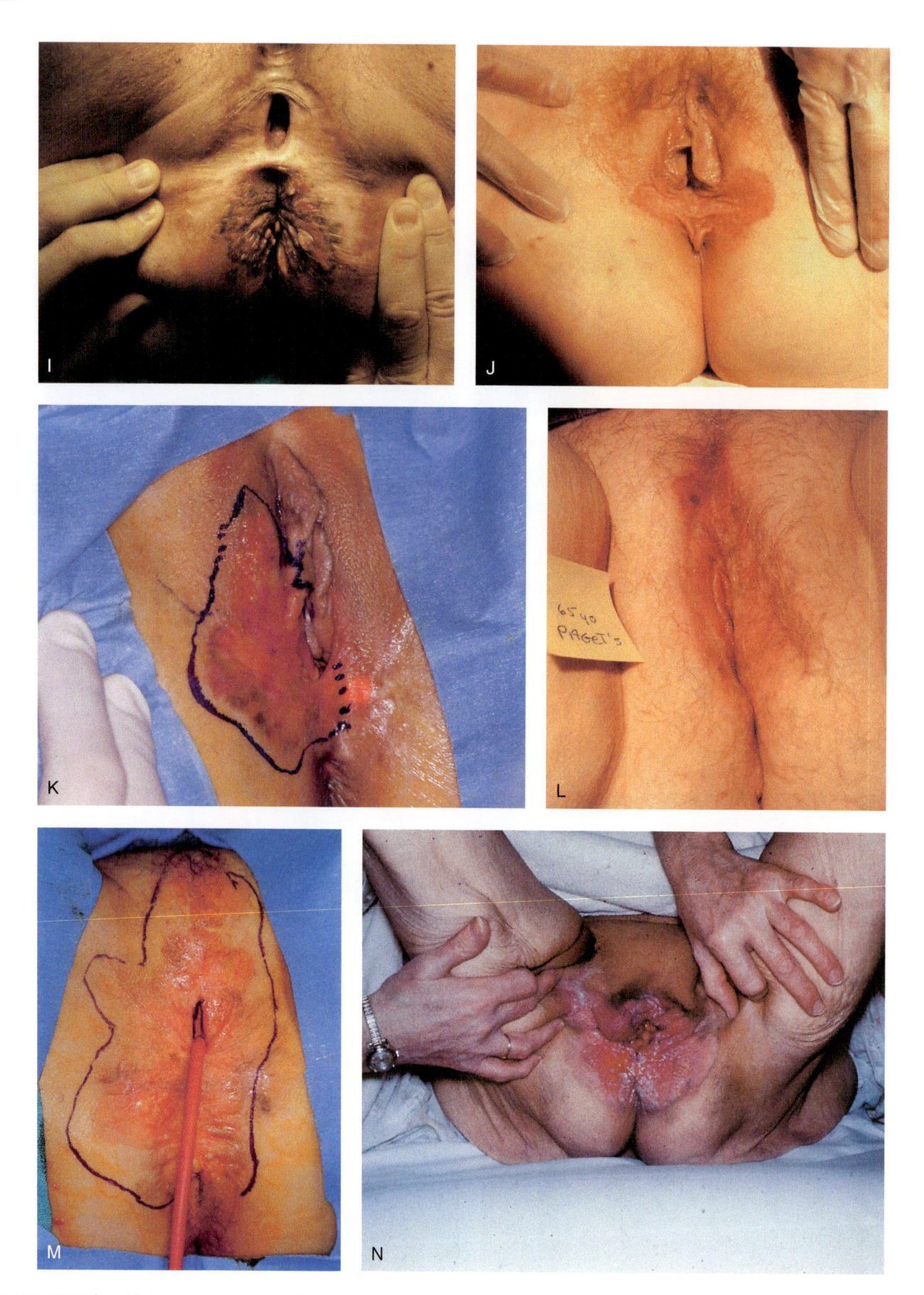

FIGURA 66-19 (Cont.) I. Lesões elevadas vermelhas, marrons e pretas em paciente com prurido perianal, sugestivas de neoplasia. Múltiplas biópsias das lesões perianais revelaram carcinoma *in situ*. A paciente foi submetida a vulvectomia para neoplasia intraepitelial vulvar grau 3. **J.** Lesão avermelhada envolvendo períneo, frênulo dos pequenos lábios e pele perianal, em paciente com desconforto e prurido vulvar. Essas lesões são sugestivas de paraqueratose ou doença de Paget. A biópsia atestou presença de carcinoma escamoso *in situ*, e paraqueratose na derme superior. **K.** O traçado da caneta de demarcação mostra que a lesão envolve a porção inferior do grande lábio direito e o períneo, estendendo-se para além da linha média do períneo esquerdo. A lesão é caracterizada por pigmentação periférica marrom-escura e alterações cutâneas paraqueratóticas carnosas e avermelhadas. A biópsia mostrou carcinoma *in situ*. **L.** A biópsia dessa lesão avermelhada e persistente na porção superior do grande lábio, no pequeno lábio e nos tecidos periclitoridianos confirmou doença de Paget vulvar. **M.** Doença de Paget vulvar recorrente. A paciente foi submetida a vulvectomia e enxerto de pele. **N.** Doença de Paget extensa, prolongando-se dos pequenos lábios e períneo até as nádegas.

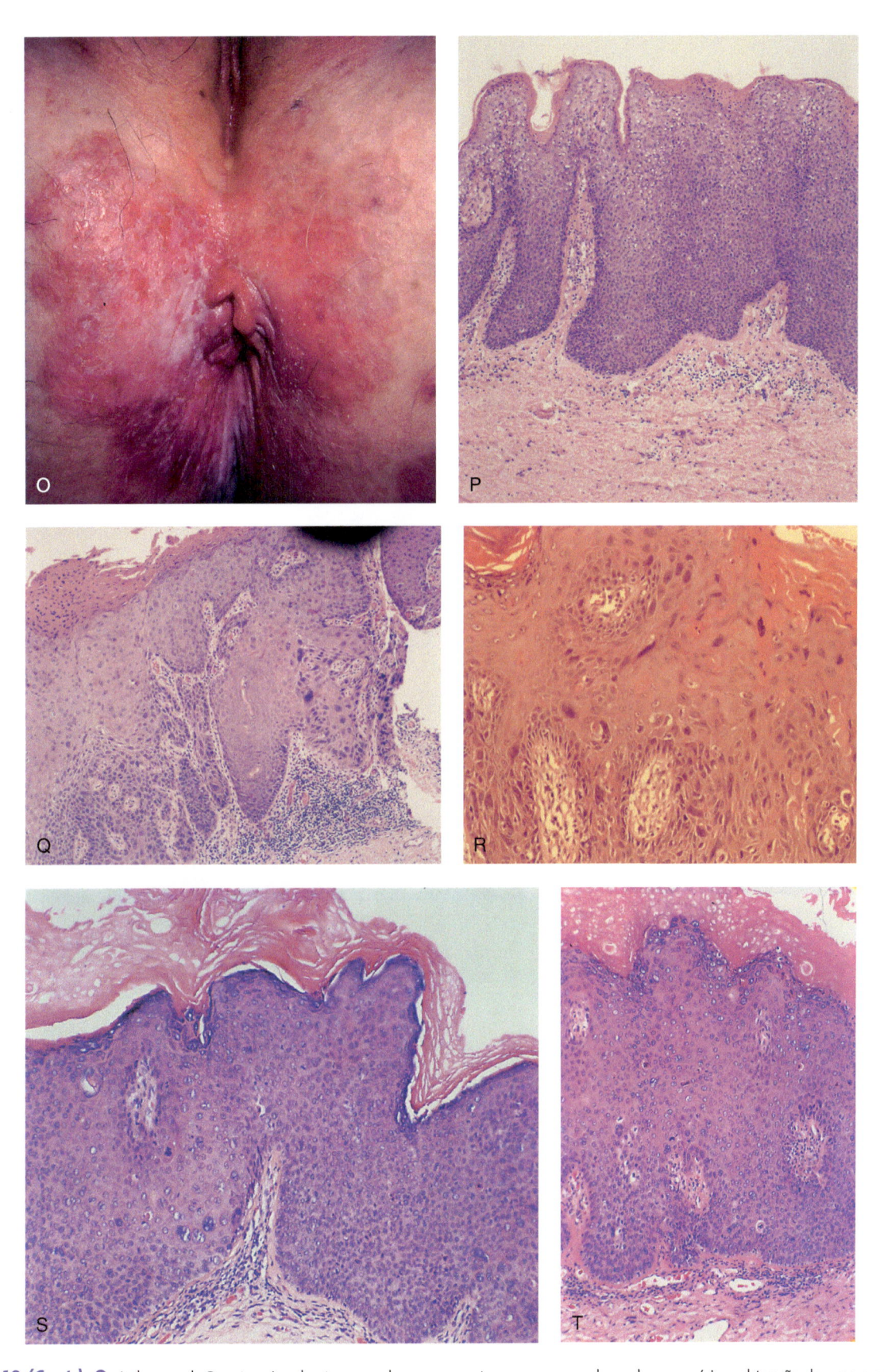

FIGURA 66-19 (Cont.) O. A doença de Paget perianal extensa pode comprometer a mucosa anal, sendo necessária a obtenção de uma margem anal adequada durante a ressecção. **P.** Vista com lente de pequeno aumento (× 2), evidenciando neoplasia intraepitelial vulvar grau 3. É possível observar, de baixo para cima, comprometimento da organização e da maturação. A população celular aumentada contém muitas células escuras e células paraqueratóticas bizarras. **Q.** Corte microscópico (× 4) retirado da área acometida por neoplasia intraepitelial vulvar de grau 3, mostrando células neoplásicas pleomórficas. Núcleos hipercromáticos e igualmente aumentados. A paraqueratose mostra as áreas de maturação anormal. **R.** Corte microscópico obtido a partir de outro local na paciente vista na imagem **Q**, mostrando alterações celulares similares e sugestivas de neoplasia intraepitelial vulvar de grau 3. **S.** Imagem produzida por microscopia eletrônica de varredura (× 4) mostra as características condilomatosas da lesão neoplásica. A análise histológica demonstrou carcinoma *in situ* maduro, ou doença de Bowen. Algumas células queratinizadas podem ser observadas individualmente no estrato epidérmico, e a camada de queratina é espessada, ou hiperqueratótica. **T.** Imagem produzida por microscopia eletrônica de varredura (× 4) de outra lesão condilomatosa mostrando características inequívocas de carcinoma *in situ*. As pequenas células com núcleos escuros, ou hipercromáticos, e envolvidas por citoplasma claro, constituem corpos redondos – células comumente encontradas na doença de Bowen.

(Continua)

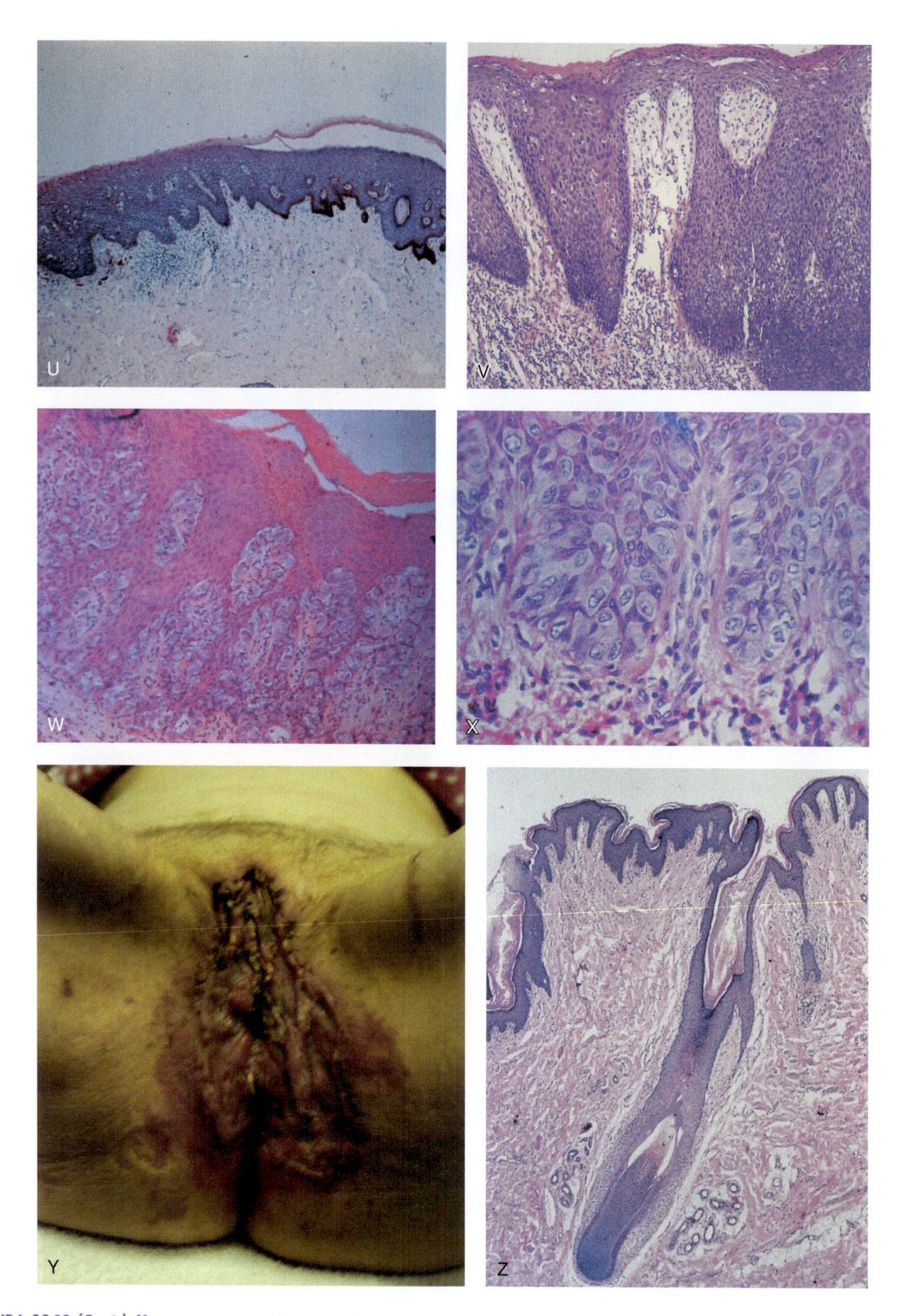

FIGURA 66-19 (Cont.) U. Este corte mostra a divisão clara do epitélio pigmentado em epiderme neoplásica e epitélio não neoplásico. **V.** A espessura aumentada configura uma mudança precoce de pele normal para neoplásica, típica da neoplasia intraepitelial. A epiderme envolvida é geralmente três vezes mais espessa em relação à pele normal da vulva. **W.** A doença de Paget foi diagnosticada microscopicamente através de proliferação intraepitelial de células claras e volumosas que surgem na região basal e se movem em direção à camada escamosa estratificada. **X.** Vista em maior aumento (× 16) mostrando as células de Paget claras dentro da epiderme vulvar. Esse tumor teve origem nas células glandulares apócrinas e geralmente configura carcinoma *in situ*. **Y.** Colpofotografia mostrando lesão avermelhada extensa no lugar da vulva, que a biópsia comprovou se tratar de um quadro de doença de Paget invasiva da vulva. **Z.** Pelo menos 38% dos casos de neoplasia intraepitelial vulvar envolvem apêndices cutâneos por extensão direta. Neste caso, a lesão conduz a um folículo piloso. O envolvimento de apêndices constitui fator significativo para a persistência ou recorrência da doença após o seu tratamento.

Câncer Invasivo de Vulva

O carcinoma invasivo vulvar geralmente tem origem nas células escamosas. O adenocarcinoma é raro, mas pode ter origem nas glândulas de Bartholin ou nas glândulas sudoríparas. O câncer da glândula parauretral é raro.

O câncer invasivo pode ser indicado pela presença de uma lesão ampla, vegetante ou ulcerativa (Fig. 66-20A e B). Algumas lesões são mais sutis (Fig. 66-20C). Em caso de suspeita de neoplasia, deve-se realizar uma biópsia imediatamente. O diagnóstico pode ser determinado através de biópsia dirigida (Fig. 66-20D e E).

A vulva está em uma área onde o risco de desenvolver melanoma maligno é especialmente aumentado (Fig. 66-20F). Procede-se à excisão dos nevos, que são enviados para avaliação histopatológica (Fig. 66-20G e H). É preciso realizar biópsia nas lesões suspeitas, pois o melanoma amelanótico pode ocorrer nessa região (Fig. 66-20I e J). Microscopicamente, o câncer invasivo é caracterizado por ninhos ou colunas de células que invadem o estroma vulvar (Fig. 66-20K e L). Ocasionalmente, o adenocarcinoma gera metástase no tecido vulvar, a partir de sítios primários vizinhos (p. ex., glândula de Bartholin) ou distantes (Fig. 66-20M e N).

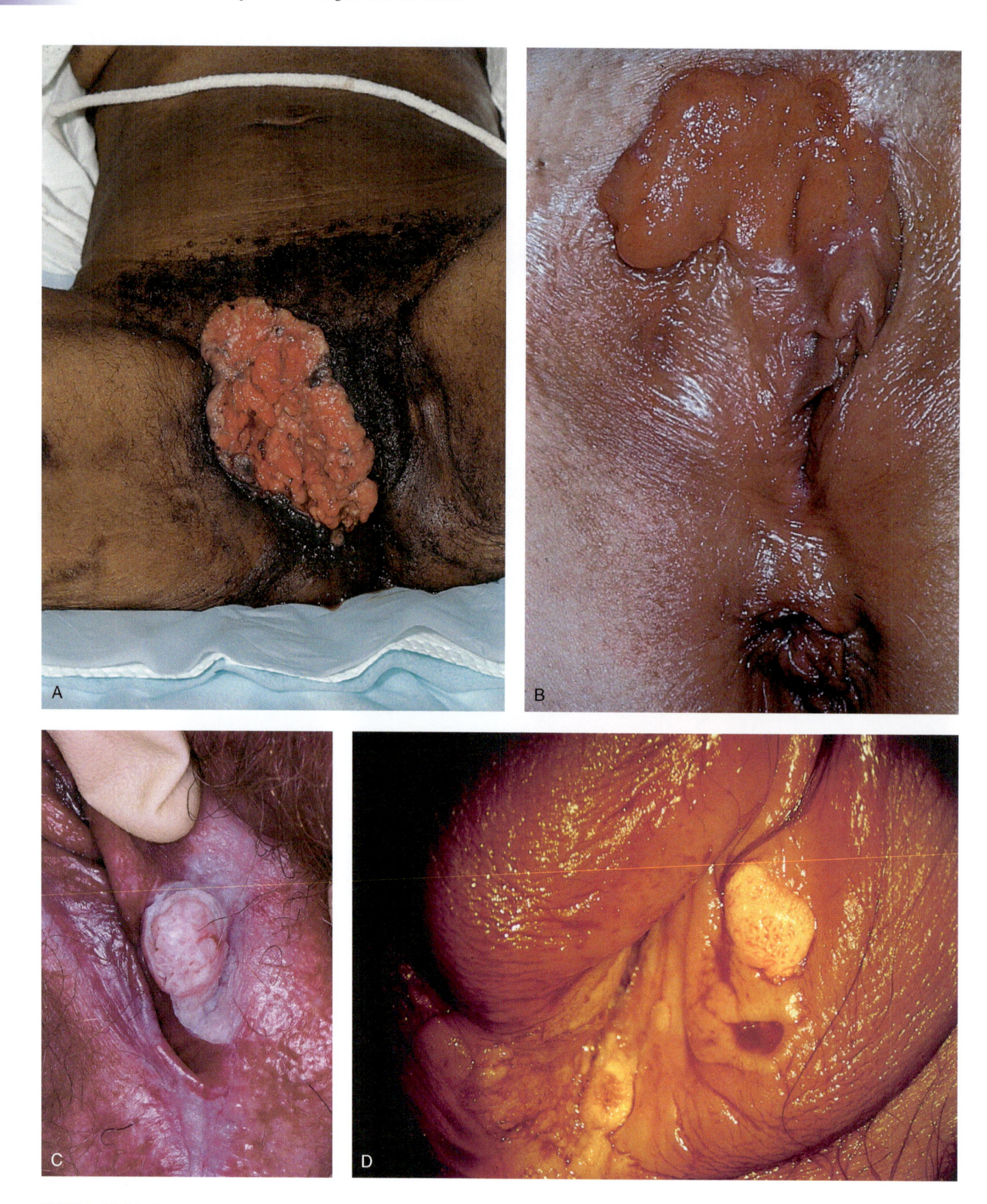

FIGURA 66-20 A. Tumor vegetante envolvendo a totalidade da vulva direita e estendendo-se até a virilha. A biópsia confirmou o diagnóstico de carcinoma escamoso invasivo. **B.** Lesão com aspecto granulomatoso, vermelha, envolvendo o grande lábio direito e o prepúcio clitoridiano. Biópsias múltiplas revelaram carcinoma celular escamoso invasivo. **C.** Esta paciente foi diagnosticada com condiloma acuminado, porém a lesão branca e endurecida localizada na porção inferior do grande lábio esquerdo não é característica de verrugas benignas. A biópsia mostrou presença de carcinoma celular escamoso hiperqueratósico e invasivo. **D.** A lesão perineal e vestibular da paciente foi submetida a múltiplas biópsias ao longo de 1 ano. O exame patológico mostrou de forma consistente a condição benigna do condiloma acuminado.

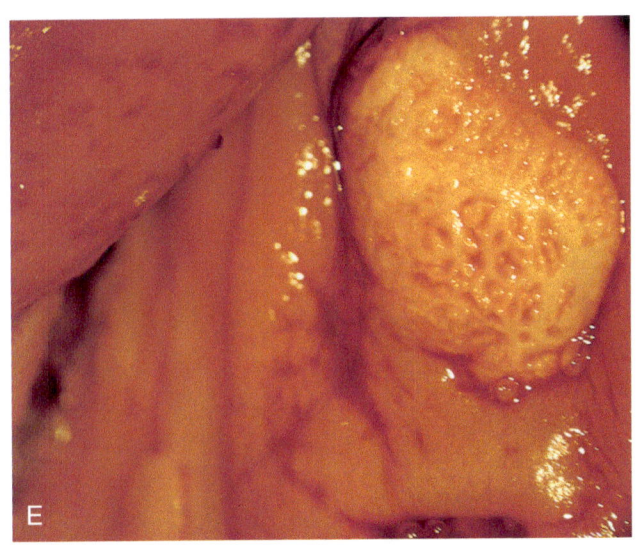

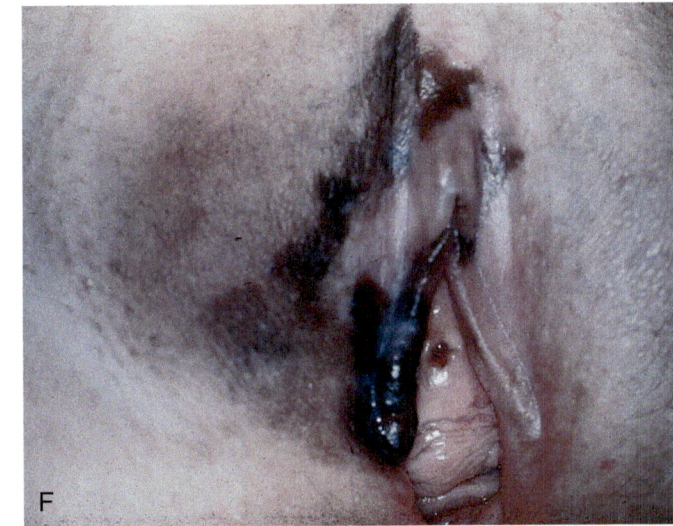

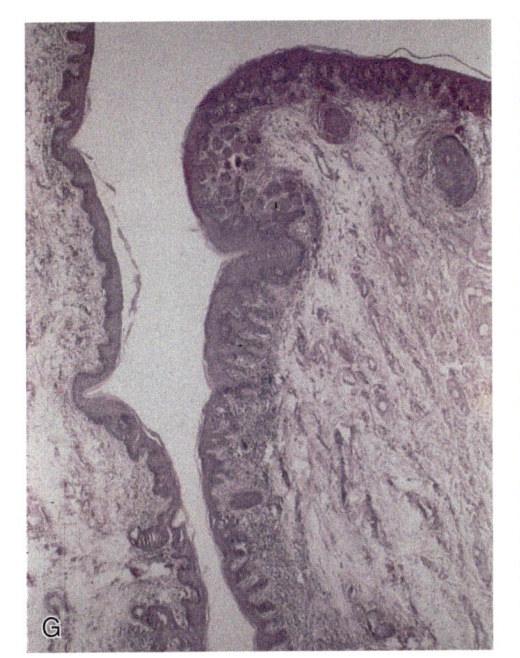

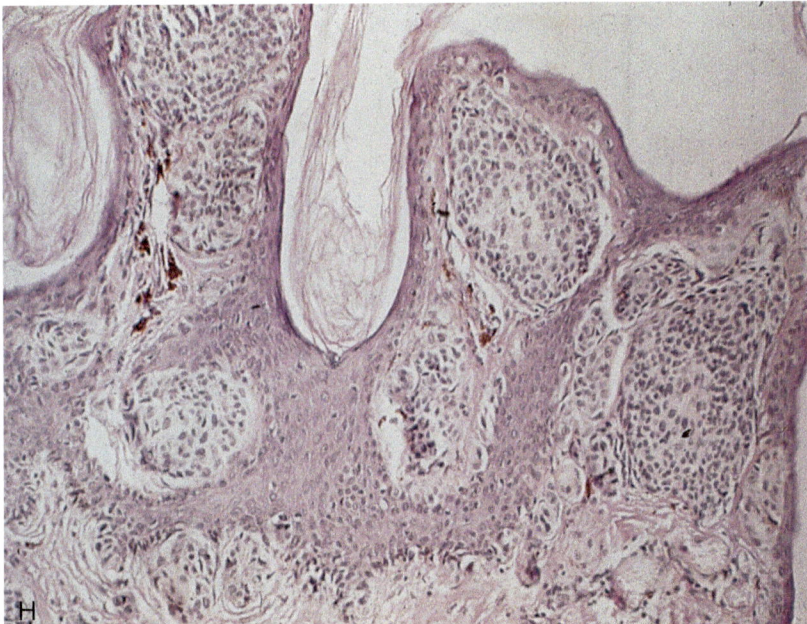

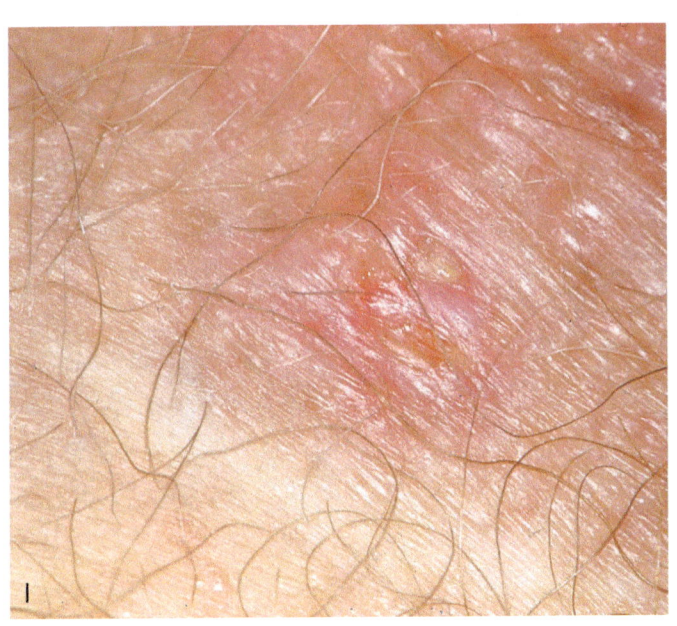

FIGURA 66-20 *(Cont.)* **E.** Vista ampliada da imagem **D**. A paciente passou por uma biópsia excisional ampla e profunda. Exame patológico da amostra de biópsia revelou carcinoma de células escamosas invasivo. **F.** Lesão preta indicando melanoma maligno vulvar, diagnóstico comprovado por biópsia excisional. **G.** Corte microscópico mostrando células de nevo e melanoma invasivo. **H.** Anteriormente ao desenvolvimento do melanoma (**F**), a paciente teve uma pinta retirada da vulva. Este corte mostra evidência de células de nevo juncional.

(Continua)

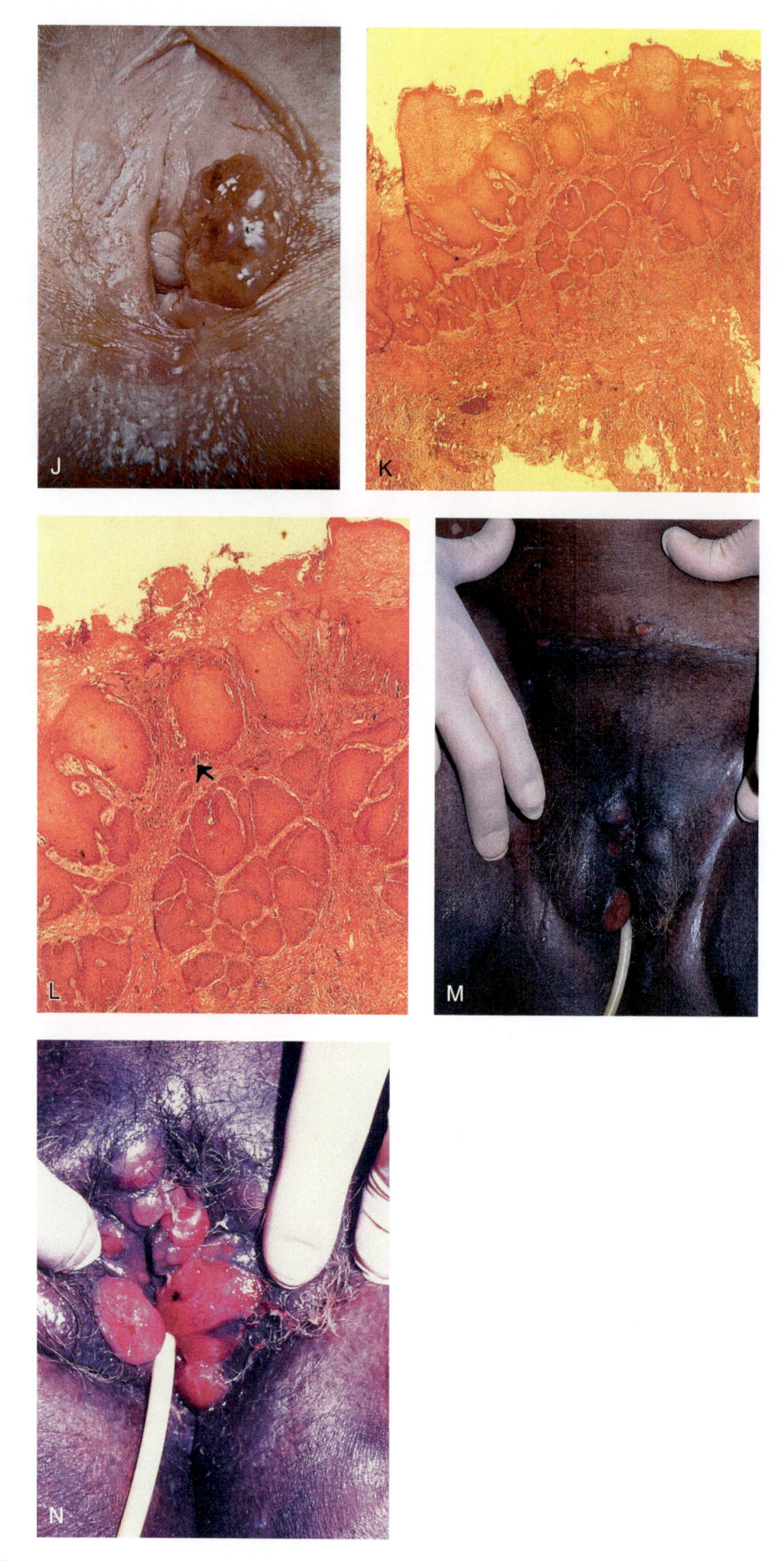

FIGURA 66-20 (Cont.) I. Essa discreta lesão vulvar foi excisada e mostrou células do melanoma não pigmentadas, ou melanoma amelanótico maligno. **J.** Biópsia de lesão ulcerativa do vestíbulo mostrou melanoma maligno amelanótico. **K.** Alguns amontoados de células escamosas neoplásicas são visíveis dentro do estroma vulvar. Esses achados são consistentes com carcinoma de células escamosas invasivo. **L.** Vista ampliada da imagem **K.** mostrando a superfície da lesão recobrindo o carcinoma invasivo. O primeiro sinal de invasão é o surgimento de epitélio maligno na base da crista epitelial (seta). **M.** Estas lesões em forma de disco são um sinal sugestivo de malignidade. A biópsia revelou adenocarcinoma com lesão primária do trato gastrintestinal. **N.** Vista ampliada da imagem **M** mostrando tumor metástatico infiltrando grande parte do vestíbulo.

Lesões Vasculares

As varicosidades vulvares se diferenciam em sua significância clínica (Fig. 66-21A) e aparecem como vasos azulados superficiais ou veias subepidérmicas distendidas (Fig. 66-21B a D). Devido ao risco de sangramento excessivo, a biópsia desse tipo de lesão não é realizada em consultório. Pequenas pápulas dispersas visíveis na vulva podem consistir em pequenas veias superficiais dilatadas sob a mucosa escamosa adjacente. As lesões são angioqueratomas (Fig. 66-21E).

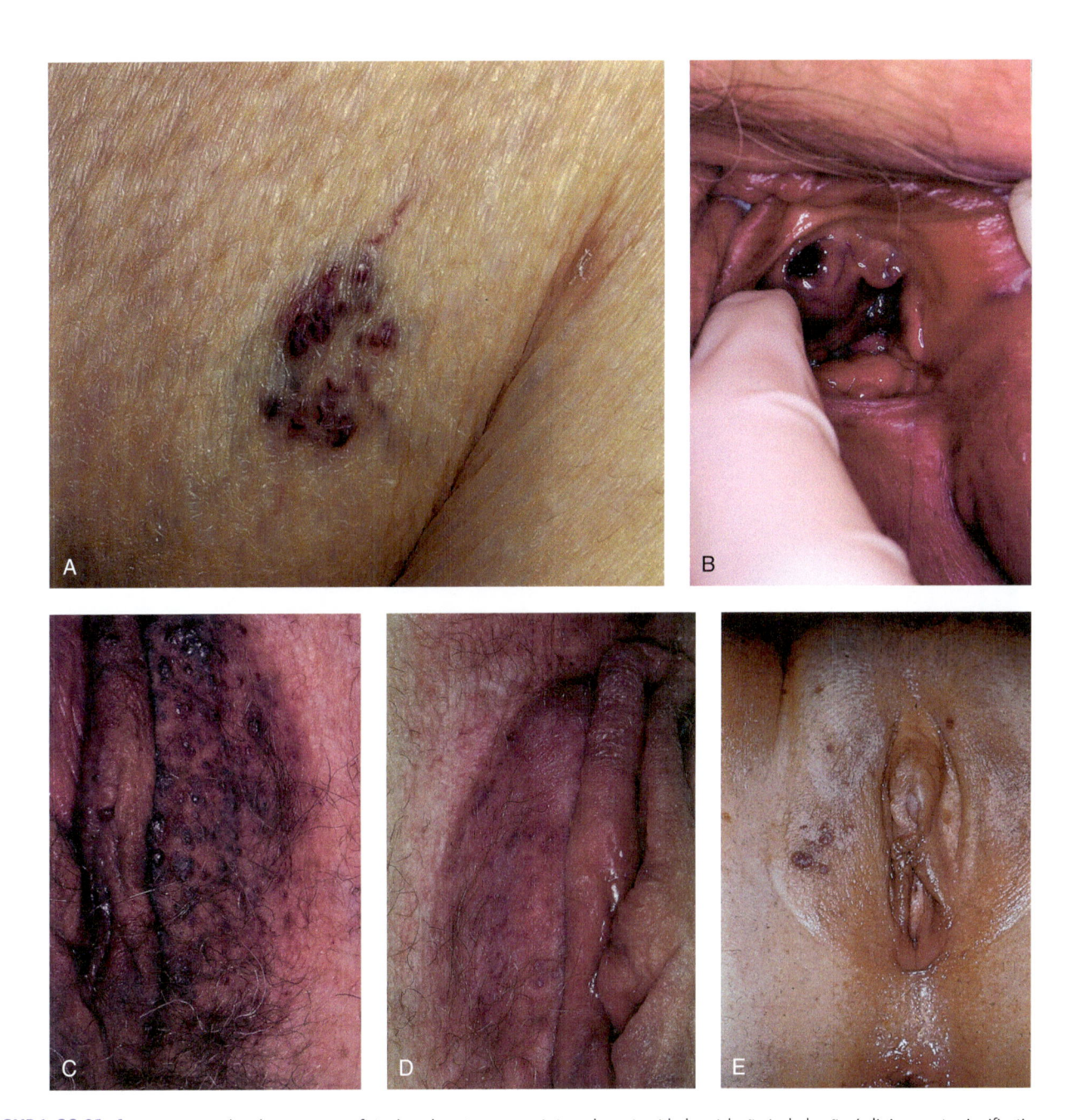

FIGURA 66-21 A. Os vasos azul-violetas na superfície da vulva são característicos de varicosidades. A lesão isolada não é clinicamente significativa. **B.** Uma paciente idosa sofria de sangramento vulvar e vaginal intermitentes. As lesões vaginais, vestibulares, suburetrais e uretrais são caraterísticas de malformação vascular. Todo o pólo inferior da parede vaginal anterior se encontra distendido e cianótico. **C.** A paciente nasceu com a lesão. Além da desfiguração, a paciente teve ruptura e sangramento dos vasos superficiais, fragilizados. O diagnóstico foi hemangioma vulvar. **D.** A paciente da imagem C após três sessões de tratamento com *laser*. As veias varicosas desapareceram, e a pele não apresenta cicatrizes. **E.** As pequenas veias superficias são angioqueratomas.

Técnicas de Biópsias

A pinça saca-bocado é um instrumento prático para ser usado na região vulvar, para obter uma amostra satisfatória de tecido para avaliação pelo patologista (Fig. 66-22). A pele no local da biópsia é limpa com Betadine®, infiltrada com lidocaína a 1% e esticada pelos dedos do ginecologista. Uma pinça saca-bocado é posicionada com um pouco de pressão e girada para a direita e em seguida para a esquerda duas ou três vezes. Quando o instrumento é removido, obtém-se a amostra de pele da área adjacente. A peça é apreendida com pinças, enquanto sua base de gordura é seccionada. A peça é fixada, e a pele é fechada com pontos de 3-0 Vicryl®.

Uma pinça de biópsia também é adequada para coletar amostra da vulva (Fig. 66-23). A vantagem desse método é a disponibilidade imediata do instrumental necessário. As técnicas para preparação e anestesia se assemelham às do procedimento com saca-bocado, sem a necessidade de fórceps para tecido. Após obter a amostra, ela é fixada. Em seguida, um cotonete embebido em solução de Monsel é aplicado no local da biópsia, para promover hemostasia.

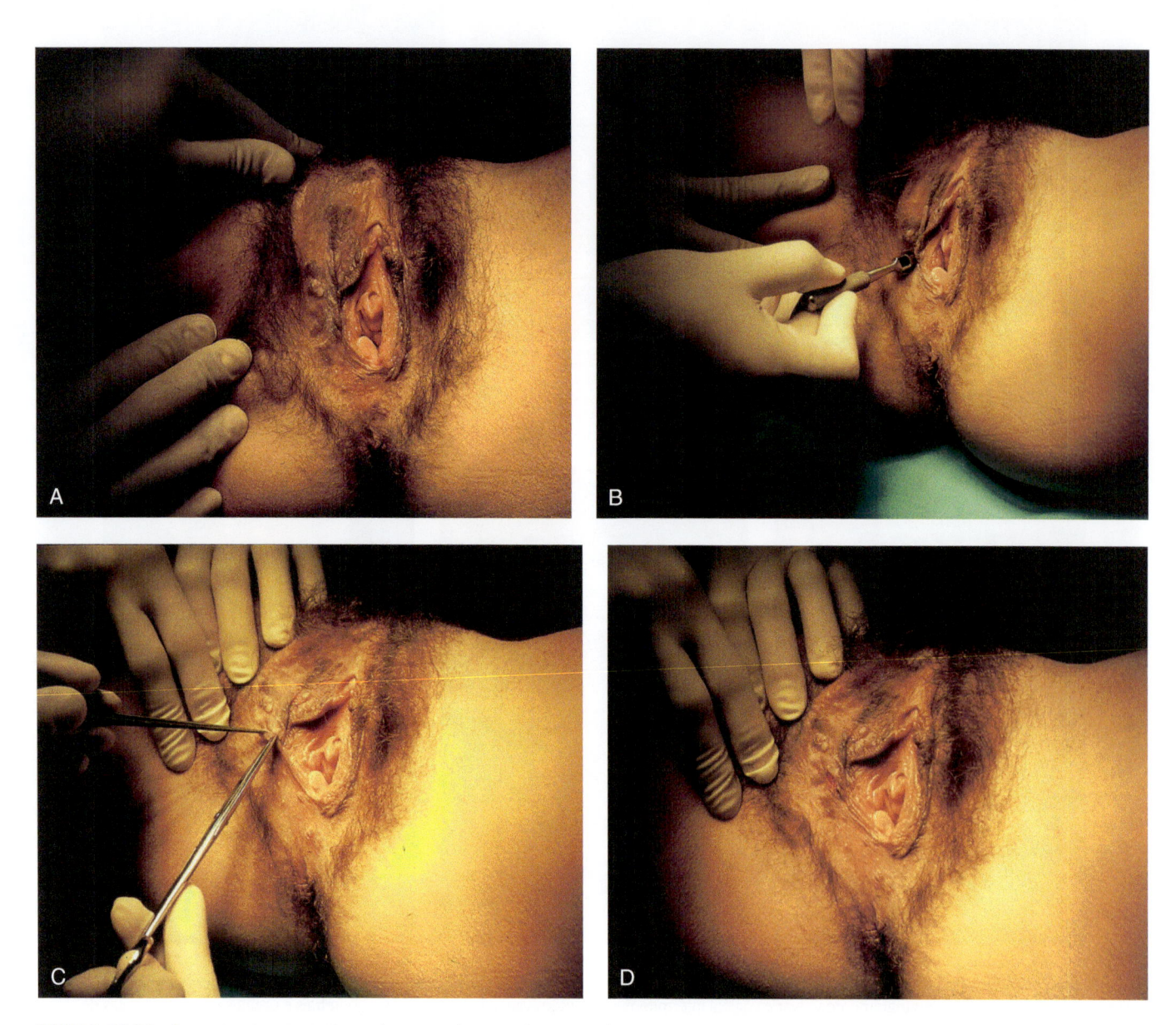

FIGURA 66-22 A. A vulva é exposta e esticada para evidenciar as lesões papilomatosas no sulco interlabial, pequenos lábios e períneo. **B.** Um saca-bocado é posicionado sobre a pele e girado duas vezes. **C.** Uma pinça é utilizada para elevar a peça, e uma tesoura para seccionar a sua base. **D.** A pequena ferida circular é fechada com pontos de Vicryl® 3-0.

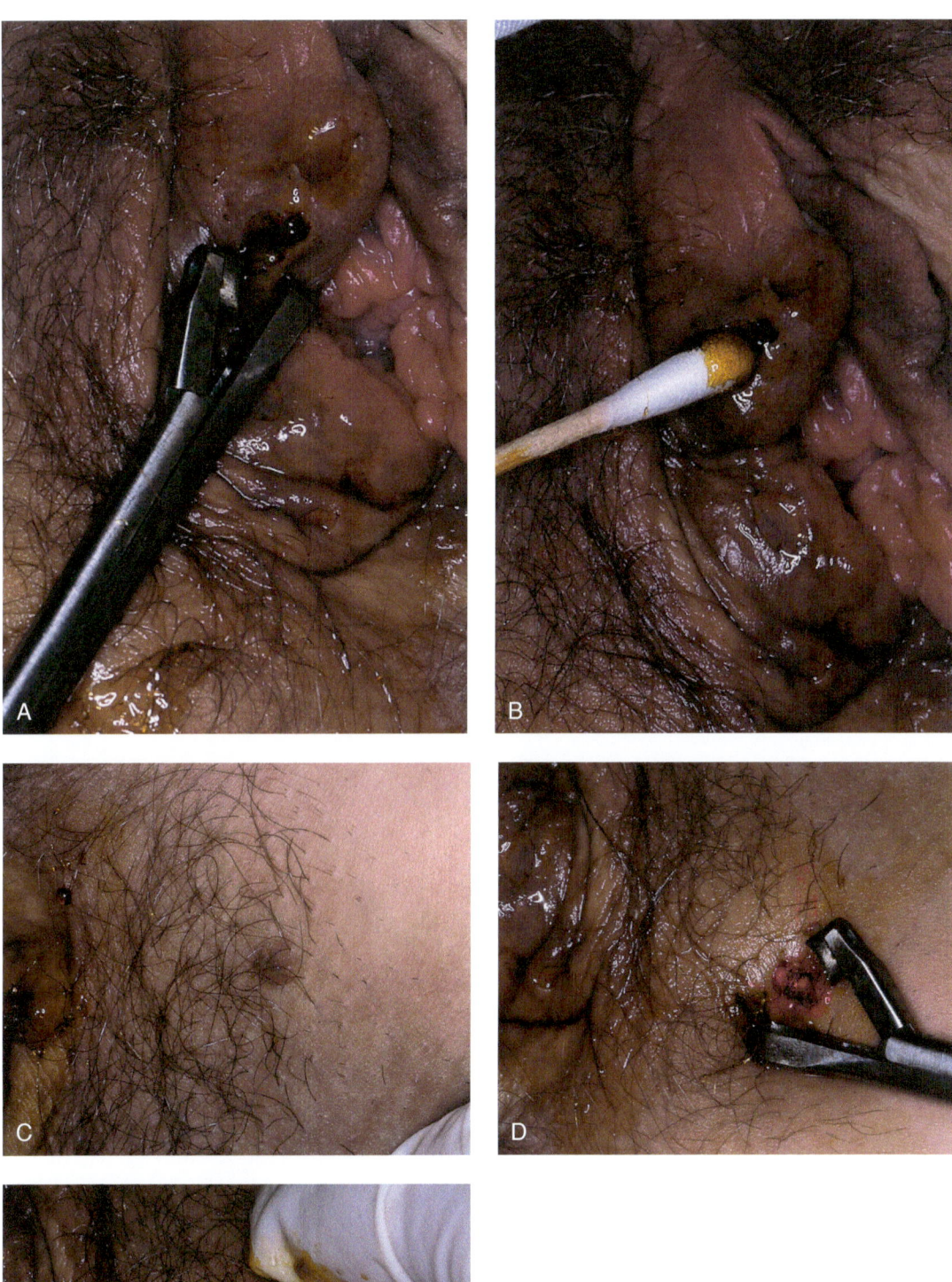

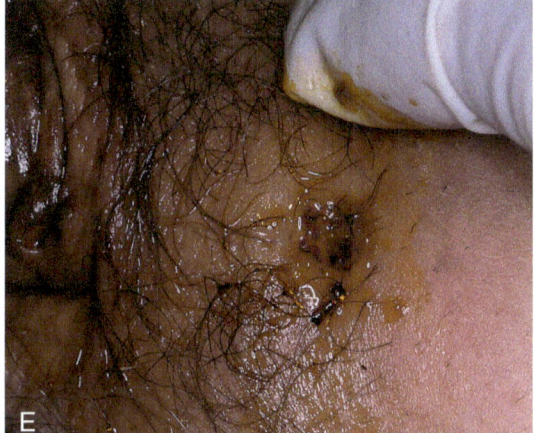

FIGURA 66-23 A. Uma pinça para biópsia é colocada no lábio menor, edemaciado após a injeção de lidocaína a 1%. **B.** Após a coleta de material através de biópsia, um cotonete embebido em solução de Monsel é aplicado dentro da cavidade. **C.** A lesão perineal pode ser um nevo e deve ser biopsiada.. **D.** Sangramento após a biópsia. **E.** Obtém-se uma hemostasia excelente com a aplicação da solução de Monsel na cavidade da ferida.

CAPÍTULO 67

Cisto e Abscesso do Ducto de Bartholin

Michael S. Baggish

Os ginecologistas frequentemente se referem à obstrução do ducto de Bartholin como cisto de Bartholin. A obstrução geralmente ocorre na superfície (vestíbulo) e uma secreção mucosa secretada pelas glândulas induz a uma dilatação progressiva do ducto obstruido. Consequentemente, o ducto inflado produz inchaço no vestíbulo adjacente à margem posterolateral do anel himenal (Fig. 67-1A). A protuberância se torna cada vez mais sensível e dolorida (Fig. 67-1B). Se o ducto é colonizado pela flora vaginal ou retal, há possibilidade de o cisto mucoso tornar-se infectado, produzindo um abscesso do ducto de Bartholin. Essa doença pode estar associada a celulite, eritema e febre.

O tratamento para o cisto ou abscesso de Bartholin é a drenagem. Deve-se sempre realizar uma abertura ampla no cisto e nas paredes que não pode ser coaptada ou fechada por 1 ou 2 semanas. Isso pode ser realizado por meio de diversas técnicas, que incluem a marsupialização das margens residuais do ducto aberto, inserção de dreno, e inserção de cateter Word. A técnica mais simples costuma ser o tratamento mais indicado (Fig. 67-2A to C).

A paciente pode ser submetida a anestesia geral, regional ou local. Dois ou três pontos de fio absorvível 0 Vicryl são realizados no lado comprometido dos lábios e na dobra crural, para retração. A lesão cística é incisada verticalmente, e seu interior é curetado. Na sequência, a pele e a parede do cisto são cortados, aumentando grandemente a abertura (Fig. 67-3A a E). As bordas são suturadas usando fios de sutura absorvíveis 3-0 polidixianona (PDS) ou Vicryl™. Um pequeno dreno é suturado na lesão com catgut 3-0 cromado ou simples (Fig. 67-4). A paciente foi instruída a realizar banhos de assento de 10 a 15 minutos usando 2 xícaras de sal (p. ex., sal marinho Instant Ocean®). A seguir, deveria enxaguar com água corrente. A região genital poderia ser secada com um secador de cabelos sem aquecimento ou delicadamente com uma toalha.

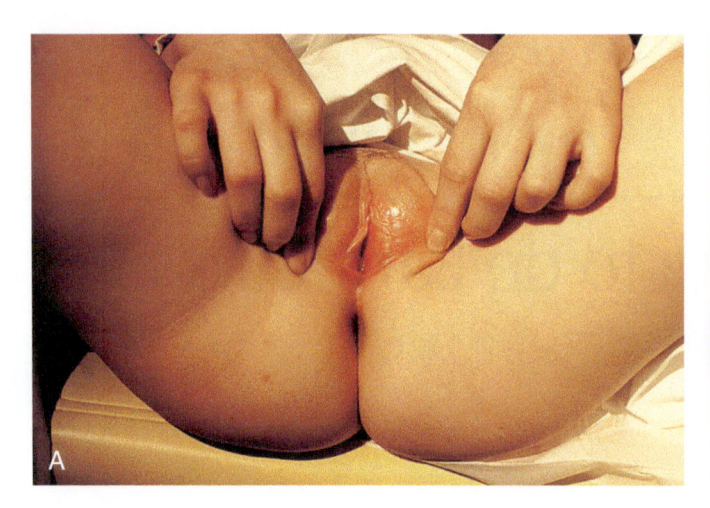

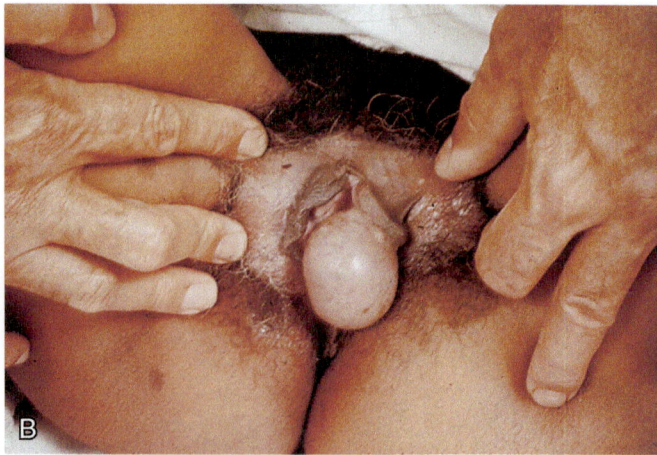

FIGURA 67-1 A. O ducto obstruído da glândula de Bartholin produz uma protuberância no vestíbulo. Isso causa desconforto à paciente. Nesse caso, não há evidência de infecção. **B.** Esta lesão cística é secundária à obstrução do ducto das glândulas de Skene.

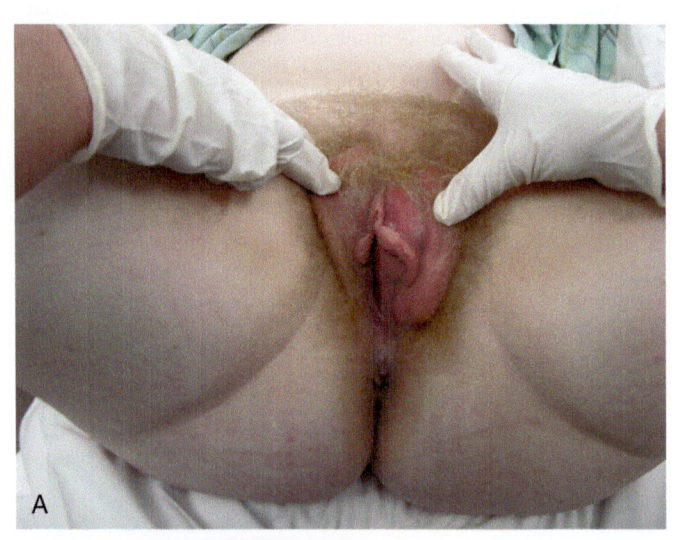

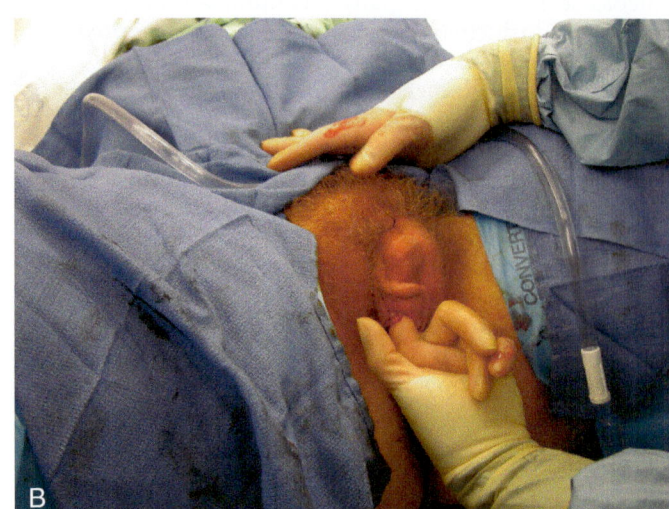

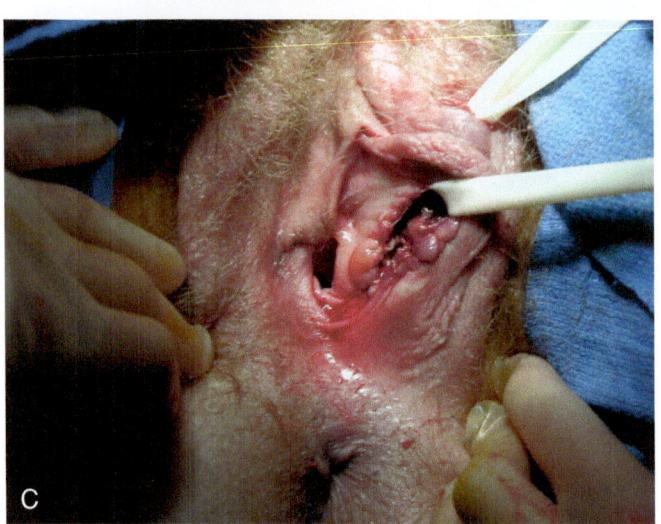

FIGURA 67-2 A. Esta mulher foi hospitalizada por conta de uma massa vulvar dolorosa, que não respondeu à administração de antibióticos por via oral. Ela apresentava antecedentes de cistos recorrentes do ducto de Bartholin. A fotografia mostra uma protuberância muito volumosa na vulva esquerda e celulite que se estende até o monte púbico. **B.** Instituiu-se a drenagem por meio de incisão na parte mais inclinada e medial (vestibular) da massa. O cirurgião insere o dedo na cavidade do abscesso para romper todos os septos e garantir uma drenagem completa. Nota: O dedo se estende até a porção inferior do monte púbico. **C.** Um pedaço circular de pele de 2 cm de diâmetro foi excisado, e o perímetro da abertura foi fechado com sutura contínua com fio Vicryl® 0. Foi utilizado um dreno de Penrose corpúsculos de Donovan com 1,27 cm de largura.

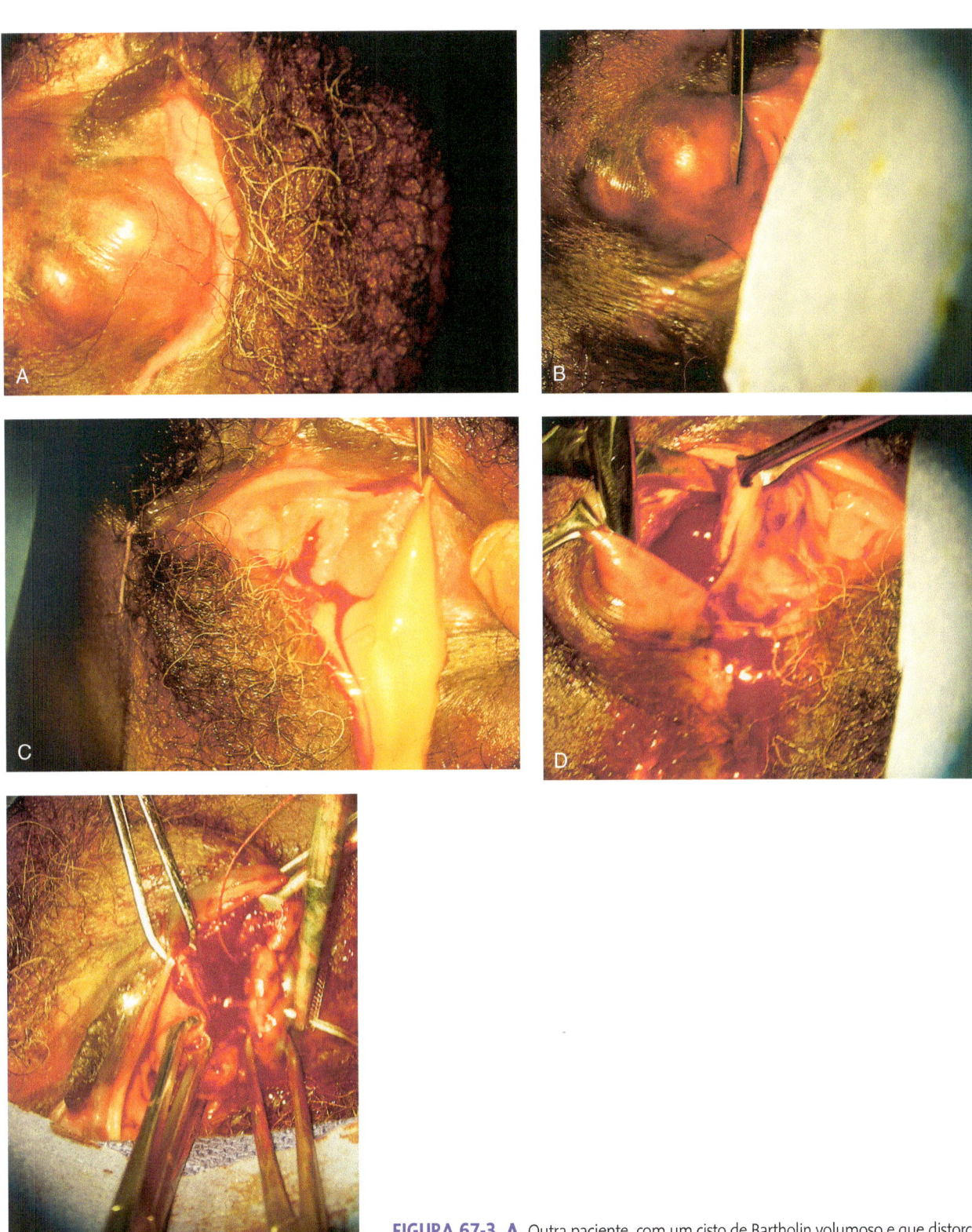

FIGURA 67-3 A. Outra paciente, com um cisto de Bartholin volumoso e que distorcia a vulva. **B.** A lâmina do bisturi está preparada para cortar a pele e penetrar a cavidade do abscesso medialmente e pela parte mais inclinada. **C.** Ocorre drenagem de pus. **D.** Posiciona-se uma tesoura na abertura para eliminar quaisquer septos. **E.** O perímetro da ampla abertura (que conduz à cavidade do abscesso) é fechado com pontos de fios absorvíveis Vicryl® 0.

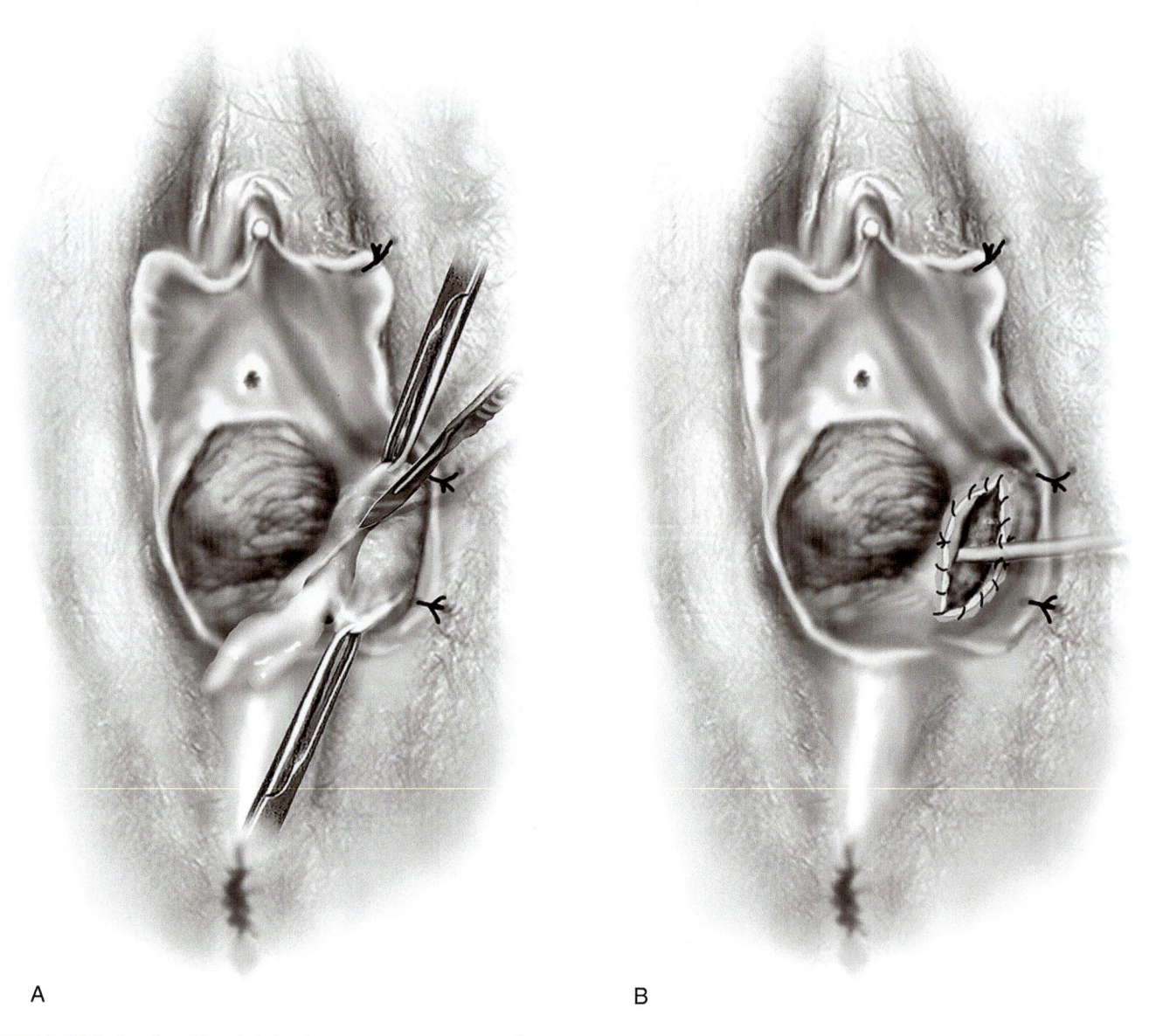

FIGURA 67-4 A. e **B.** O lábio do lado afetado é suturado com Vicryl® 0 para proporcionar exposição. Uma incisão vertical é realizada no cisto. As bordas da incisão são apreendidas com pinças de Allis. A pele, juntamente com uma porção da mucosa do cisto, é amplamente aberta com um bisturi ou usando tesoura de Stevens. As bordas do corte são suturadas circunferencialmente com Vicryl® 3-0 ou polidioxanona. Um dreno é posicionado na ferida e suturado com com catgut cromado 3-0. O cisto desta forma é "marsupializado".

CAPÍTULO 68

Cirurgia para a Síndrome da Vestibulite Vulvar (Vulvodínia)

Michael S. Baggish

A vulvodínia é uma afecção de causa desconhecida e que produz eritema, hiperestesia e grande desconforto diante da pressão aplicada, principalmente ao redor do ducto de Bartholin e da glândula de Bartholin adjacente. Não obstante outras glândulas mucosas (p. ex., as glândulas parauretrais e vestibulares menores) possam apresentar sensibilidade ao toque, há sinais e sintomas significativos relacionados principalmente às glândulas de Bartholin (Fig. 68-1A a C). As mulheres afetadas se queixam de queimação e ardência durante e após o intercurso sexual, eventualmente progredindo para apareunia. Todas as pacientes que recebem esse diagnóstico devem ser submetidas a um tratamento conservador por um período de 2 a 4 meses. Se porventura o tratamento conservador não promover melhora substancial nos sintomas e redução significativa do eritema e da alodínia, a intervenção cirúrgica deve ser considerada (Fig. 68-1D).

Existem duas opções cirúrgicas para o tratamento da vulvodínia. A primeira e mais simples é a vestibulectomia, com ou sem excisão de ducto(s) parauretral(is) e avanço da mucosa vaginal. Esse procedimento consiste na retirada do(s) tecido(s) inflamado(s) incluindo a fáscia de Colles e as margens da linha de Hart, além de remover um centímetro da parte inferior da vagina. A vantagem dessa operação é o tempo cirúrgico reduzido (≤ 1,5 hora) e uma menor morbidade sob a forma de neuralgia pós-operatória do nervo pudendo (Fig. 68-2A a E).

A cirurgia alternativa consiste na excisão radical das glândulas de Bartholin, vestibulectomia e avanço da mucosa vaginal. Essa operação leva 2,5 horas para ser realizada e está associada a um risco de 15% a 20% de neuralgia pós-operatória do nervo pudendo. Esse procedimento é indicado para casos de vulvodínia grave, em caso de formação de cisto pós-vestibulectomia simples e em caso de insucesso da cirurgia simples.

As taxas de sucesso dos procedimentos acima descritos, tendo em vista a eliminação da dor da penetração associada com a relação sexual, são superiores a 90%. Adicionalmente, a reincidência de dor vestibular é pouco provável. Ambas as operações são realizadas com a paciente em posição de litotomia baixa a média. O uso de microscópio operatório é recomendado para executar a cirurgia mais eficazmente.

Vestibulectomia simples

A primeira parte dessa cirurgia emprega a mesma técnica usada na excisão da glândula de Bartholin.

Suturas de ancoragem de Vicryl® 0 tracionam os lábios para expor o vestíbulo, e uma injeção subdérmica de solução de vasopressina a 1:100 é aplicada no vestíbulo, com uma agulha calibre 25 (Fig. 68-3A, B).

Um *laser* de dióxido de carbono (CO_2) é acoplado a um microscópio por meio de um micromanipulador. O controle do *laser* é ajustado para emitir um ponto de 1 a 1,5 mm a uma distância focal de 300 mm. A formatação é definida para um feixe superpulsado a 12W de potência. O feixe de *laser* marca as dimensões da incisão, e os pontos são conectados através da incisão da pele vestibular (Fig. 68-4A e B). A incisão inicial é em forma de U.

Em seguida, o vestíbulo associado à fáscia de Colles é excisado com uma tesoura Stevens (Fig. 68-5). Junto a isto, remove-se uma borda de 0,5 a 1 cm da vagina inferior (incluindo o anel himenal). A hemostasia e a aproximação da lesão são obtidas pela colocação de uma série de pontos de ancoragem fascial de fios Vicryl® 3-0 (Fig. 68-6A). Posteriormente, a pele será fechada com fios Vicryl® 3-0 com pontos separados. Em termos cosméticos, o resultado operatório é bastante satisfatório.

Ao mesmo tempo, a entrada da vagina é reformatada e ampliada permitindo uma largura equivalente a dois dedos (2,5-4 cm) para facilitar a penetração (Fig. 68-6B).

Vestibulectomia com Excisão Radical da Glândula de Bartholin

Este é um procedimento mais complexo. Inicia-se com a mesma incisão traçada descrita para a vestibulectomia simples (Fig. 68-7A e B). Uma pinça tipo mosquito é inserida paralelamente e ao longo da parede vaginal externa, para desenvolver um espaço de 2 cm de profundidade a partir da superfície da abertura vaginal (Fig. 68-7C).

Na sequência, a pinça tipo mosquito é movimentada lateralmente de 1 a 1,5 cm, para desenvolver um espaço semelhante na gordura da fossa isquiorretal (Fig. 68-7D). Os dois espaços diferem significativamente. O espaço medial é ocupado acima (superiormente) pelo bulbo vestibular e pelos seios da parede vaginal. O espaço lateral contém algumas pequenas artérias e veias, mas principalmente tecido adiposo. Nesta altura, identifica-se o músculo bulbocavernoso (Fig. 68-8). Imediatamente abaixo do músculo está a glândula de Bartholin (Fig. 68-9). Sob vista ampliada ao microscópio, os lóbulos e a textura da glândula podem ser identificados e diferenciados em relação ao músculo, à gordura e ao tecido conjuntivo adjacentes (Fig. 68-9B e C). A glândula é isolada anterior e posteriormente através da colocação da pinça de Allis (Fig. 68-10). A glândula é excisada e todos os pedículos são ligados por suturas com fio Vicryl® 4-0. Os vasos são ligados por sutura e o campo é protegido contra sangramentos e irrigado (Fig. 68-11A e B). A fossa, previamente

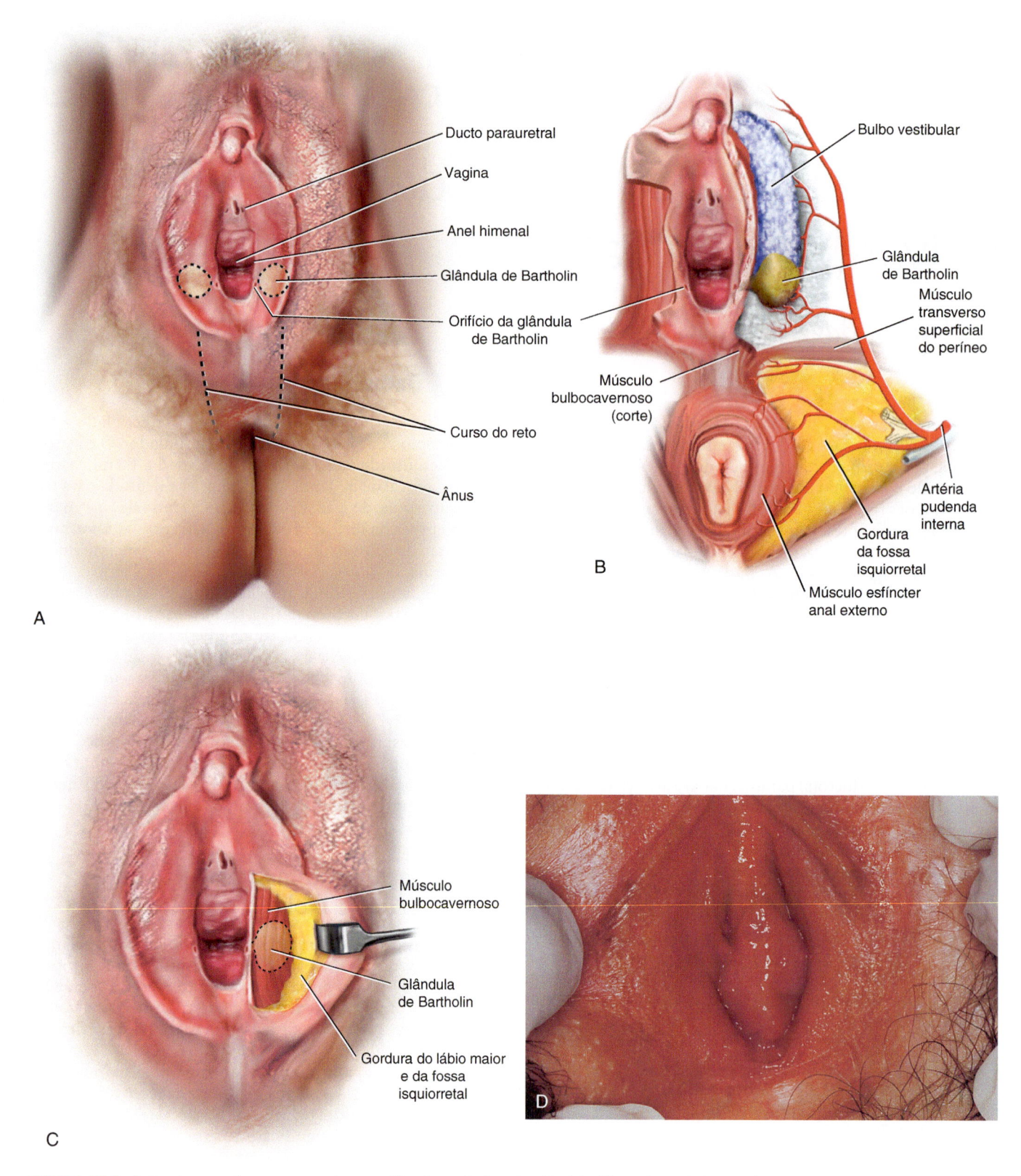

FIGURA 68-1 A. Esta imagem ilustra a anatomia topográfica do vestíbulo e das glândulas/ducto de Bartholin. Também evidencia a relação entre os ductos parauretrais e o ureter. A relação entre o ânus e a face posterior do vestíbulo e da vagina inferior é digna de nota. **B.** Dissecção profunda (esquerda) e dissecção superficial (direita) do vestíbulo. O músculo bulbocavernoso foi removido no lado esquerdo. O suprimento sanguíneo arterial emana da artéria pudenda interna. Os vasos adentram o períneo com o nervo pudendo medial à tuberosidade isquiática (isto é, a partir de uma direção posterolateral). **C.** O músculo bulbocavernoso fica sobre a glândula de Bartholin; a gordura do grande lábio e da fossa isquiorretal está lateral à glândula. **D.** Vista pré-operatória do vestíbulo em paciente apresentando vulvodínia. Observe o eritema ao redor dos ductos de Bartholin, bem como a ectasia vascular (pontilhado).

ocupada pela glândula, mede aproximadamente 1 a 1,5 cm a partir da superfície do vestíbulo. O espaço morto é fechado com pontos separados de Vicryl® 3-0. Portando duas luvas, o médico introduz um dedo no ânus da paciente para examinar sua localização em relação ao campo operatório, e para verificar a sua integridade. Em seguida, a pele vestibular é ressecada (Fig. 68-12A a C). A vagina é avançada para cobrir a lesão e fechada transversalmente à pele perineal circundante (Fig. 68-13). O efeito geral é o alargamento efetivo da abertura vaginal.

CAPÍTULO 68 Cirurgia para a Síndrome da Vestibulite Vulvar (Vulvodínia)

Labels (A): Vestíbulo vulvar; Meato uretral externo; Ducto parauretral; Introito vaginal; Pequenos lábios; Anel himenal; Glândulas de Bartholin; Fossa navicular; Comissura posterior; Períneo; Marcas de aplicação de laser

Labels (B): Incisão a laser

Labels (D): Pontos de plicatura fascial

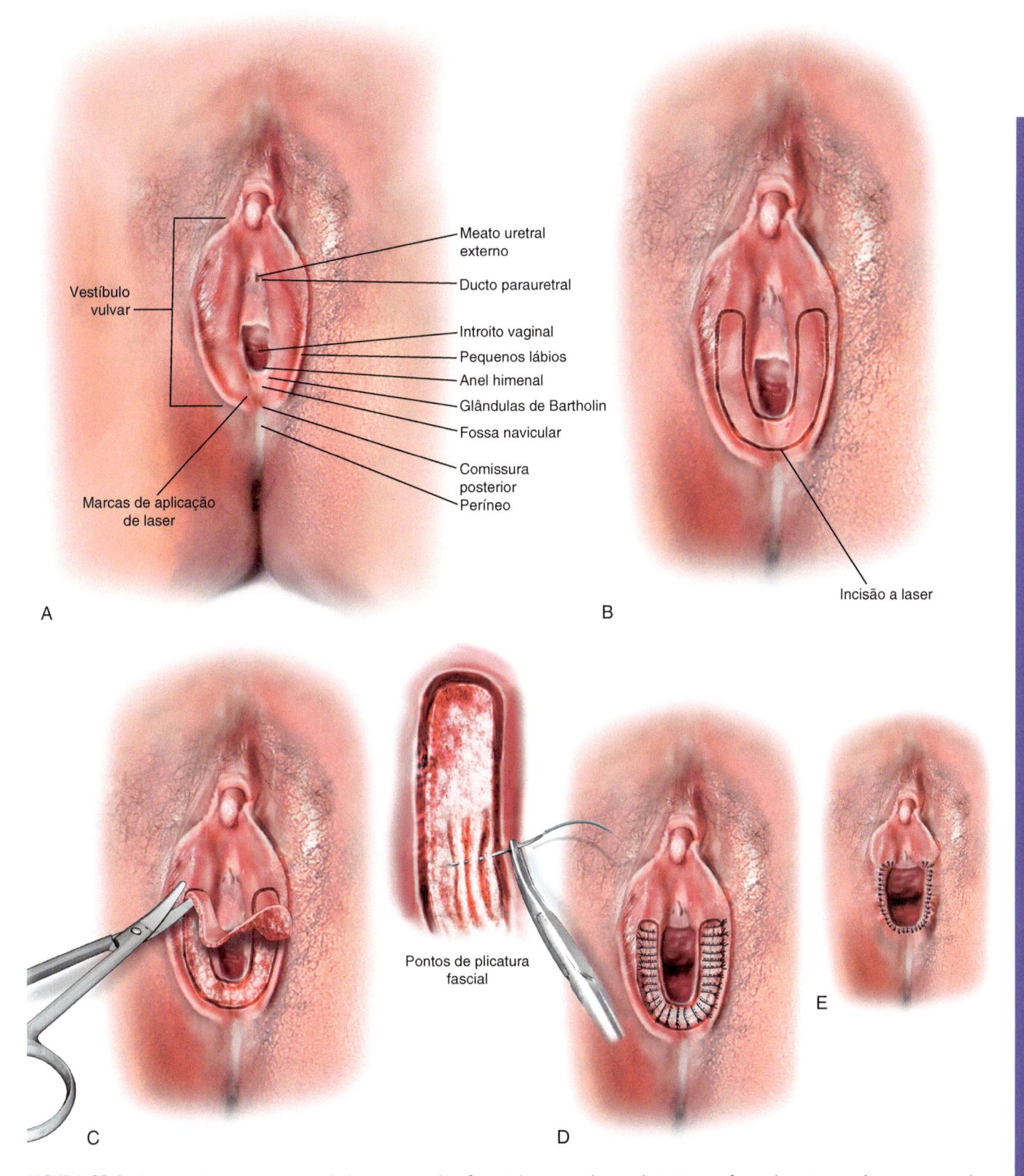

FIGURA 68-2 Ilustração da técnica para vestibulectomia simples. **A.** Inicialmente, os limites da incisão em forma de U são traçados com pontos de *laser* de dióxido de carbono (CO_2). **B.** Os pontos são conectados por meio de um feixe de laser concentrado e a incisão mais profunda (**C**) é executada com tesoura de Stevens. A pele e um retalho da fáscia de Colles são retirados, e a peça é enviada ao laboratório de patologia. **D.** A hemostasia e a aposição das bordas são obtidas por meio de pontos de plicatura fascial. **E.** Ao final, a pele é fechada com pontos separados. A vagina é avançada e o introito é alargado.

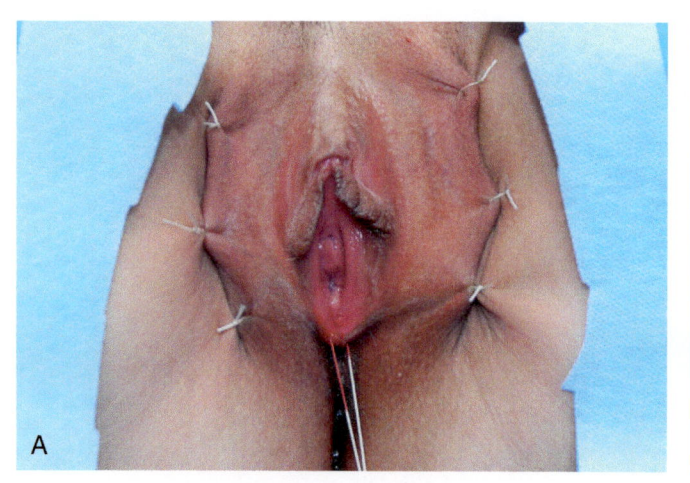

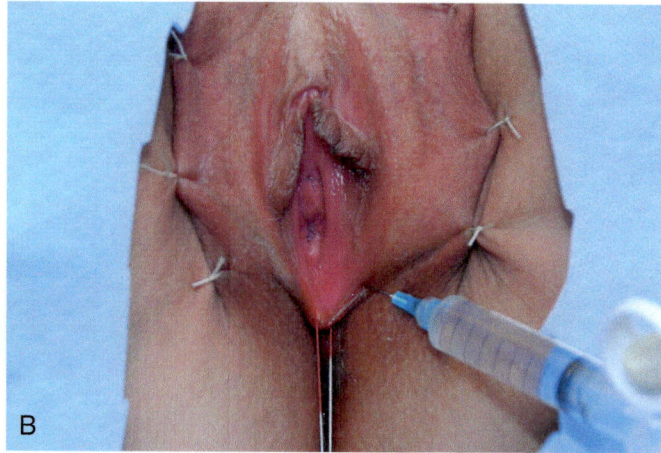

FIGURA 68-3 A. Exposição do vestíbulo por meio de sutura dos grandes lábios. A sutura na fossa navicular não é atada nesse momento, e sim tracionada no sentido caudal. **B.** Aplica-se injeção subdérmica de solução de vasopressina a 1:100 para promover hemostasia, além de dissipação de calor para absorver o feixe de *laser* de dióxido de carbono (CO_2).

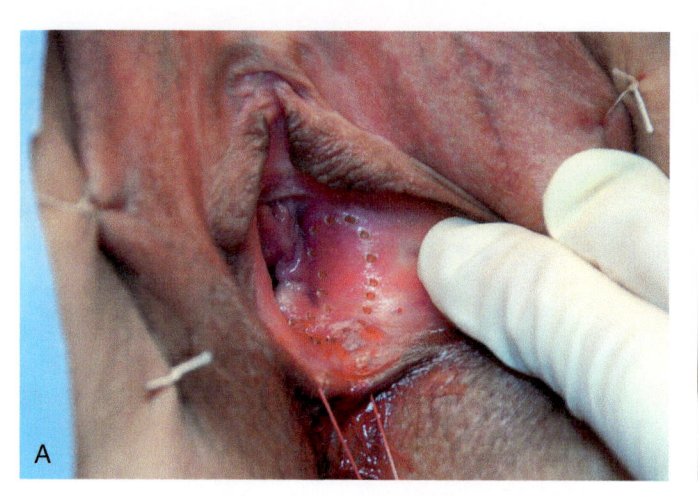

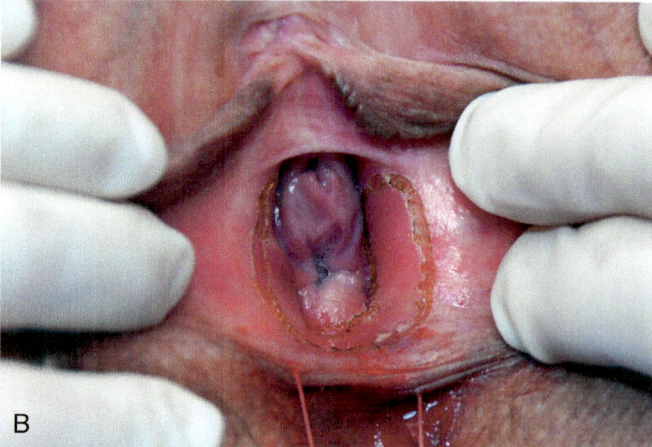

FIGURA 68-4 A. Os pontos são posicionados com o laser de dióxido de carbono (CO_2) no vestíbulo. Isso delineia o local da incisão. **B.** Os pontos são conectados por meio de uma incisão mais profunda. Observe que a incisão concluída exibe formato de U.

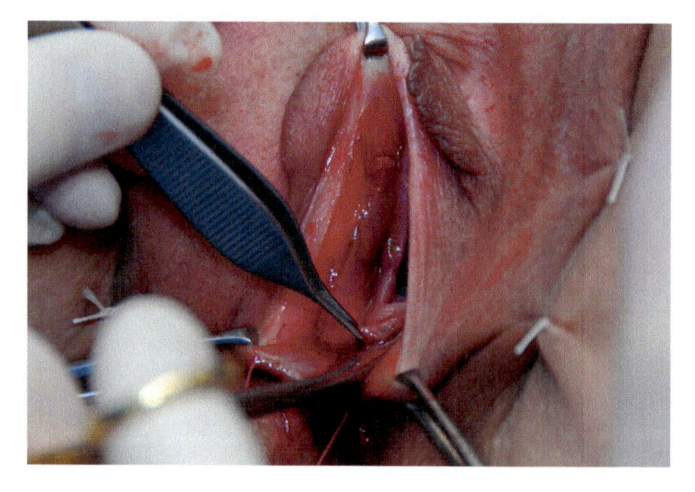

FIGURA 68-5 O vestíbulo e uma borda de 3 mm da fáscia de Colles são cortados.

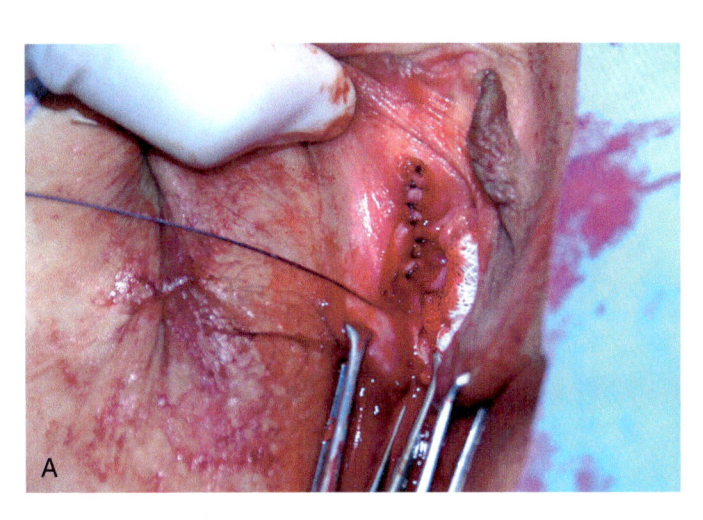

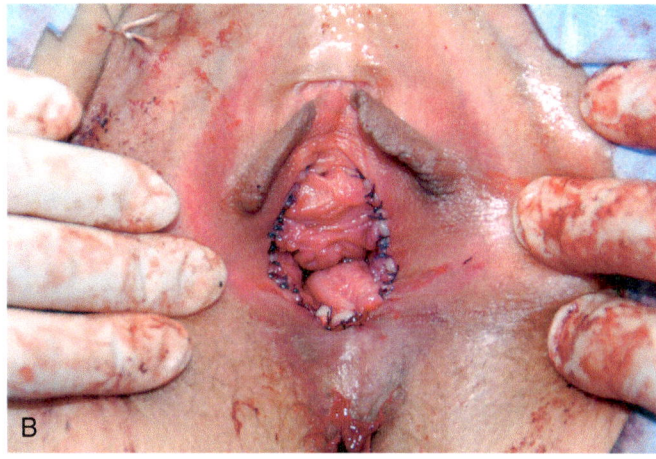

CAPÍTULO 68   Cirurgia para a Síndrome da Vestibulite Vulvar (Vulvodínia)   883

FIGURA 68-6 A. Suturas de plicatura colocadas na fáscia de Colles. Essa técnica afasta a vagina em direção à margem distal da incisão. **B.** A pele é fechada, com avanço da vagina e alargamento do introito.

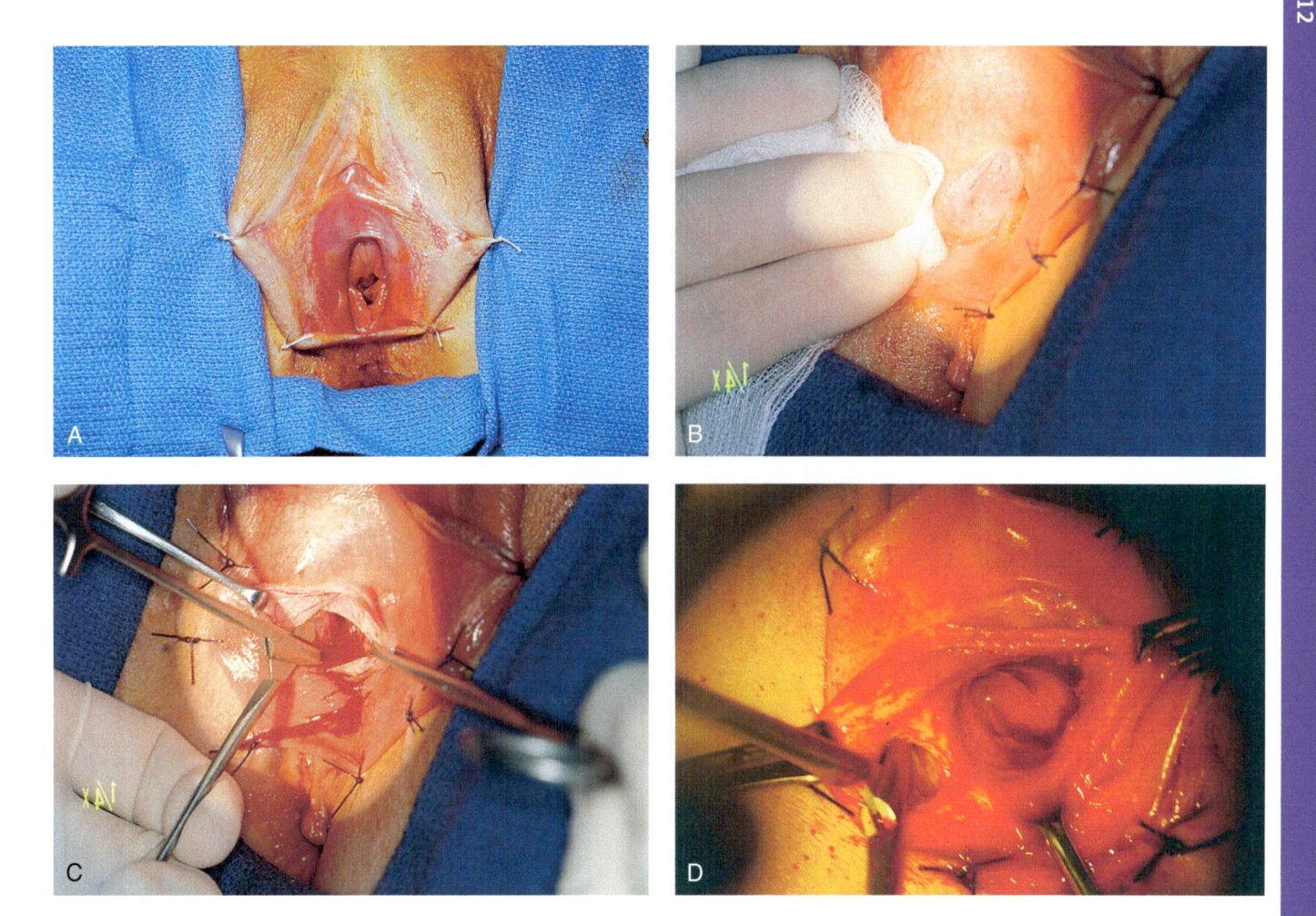

FIGURA 68-7 A. Os lábios são suturados para retração e exposição contínua do vestíbulo. **B.** Uma incisão exangue de 2 cm é realizada imediatamente por fora, por cima e por baixo do orifício da glândula de Bartholin direita. **C.** Uma pinça tipo mosquito disseca o espaço existente entre o bulbo, a glândula de Bartholin e a parede interna da vagina. Invariavelmente, há sangramento do bulbo. **D.** Um segundo espaço é dissecado ao redor da glândula e do bulbo. Este espaço é dissecado na gordura do grande lábio e da fossa isquiorretal.

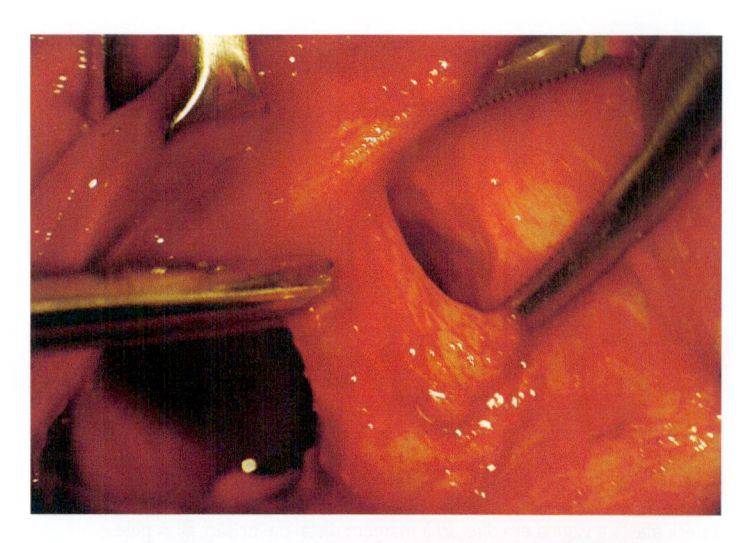

FIGURA 68-8 A borda do músculo bulbocavernoso é pinçada acima da glândula de Bartholin.

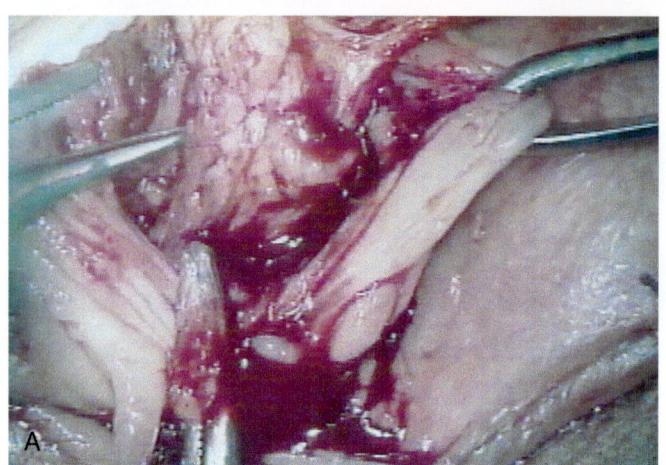

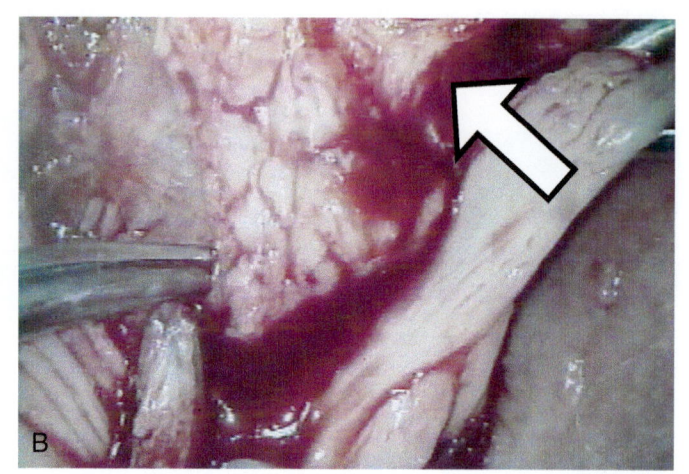

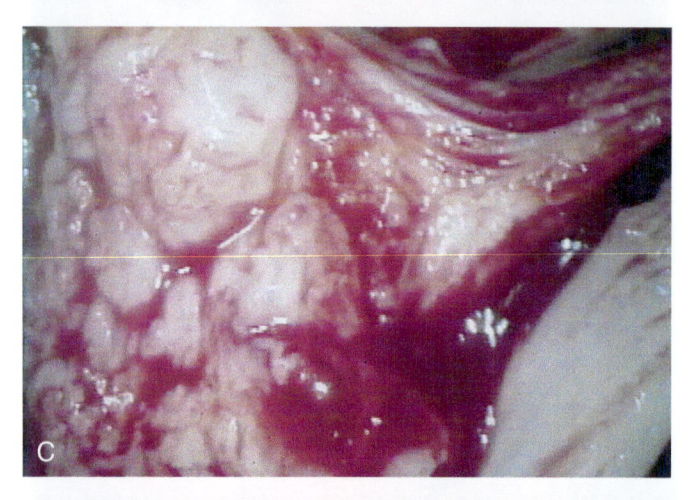

FIGURA 68-9 A. A glândula de Bartholin lobulada é fixada ao músculo bulbocavernoso. A tesoura aponta para a glândula. **B.** Vista ampliada ao microscópio da parte **A.** A seta aponta para o músculo bulbocavernoso. A tesoura aponta para a glândula. **C.** Ampliação da imagem **B.** Isto mostra o padrão lobulado diferenciado da glândula de Bartholin.

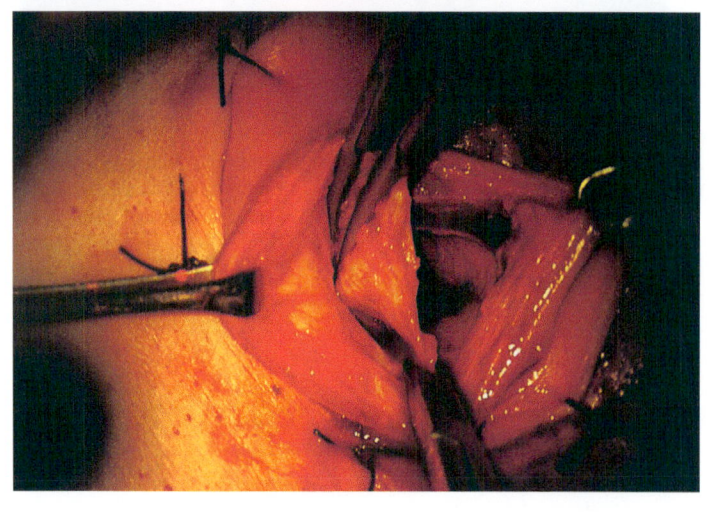

FIGURA 68-10 A glândula é isolada entre a pinça de cima e a de baixo. A borda lateral da incisão é elevada com uma pinça de Allis para exposição. Medialmente, a vagina é retraída com uma pinça de Allis.

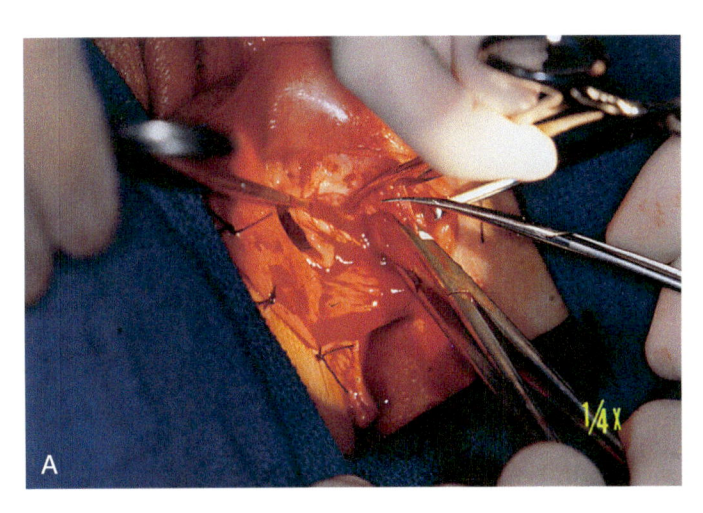

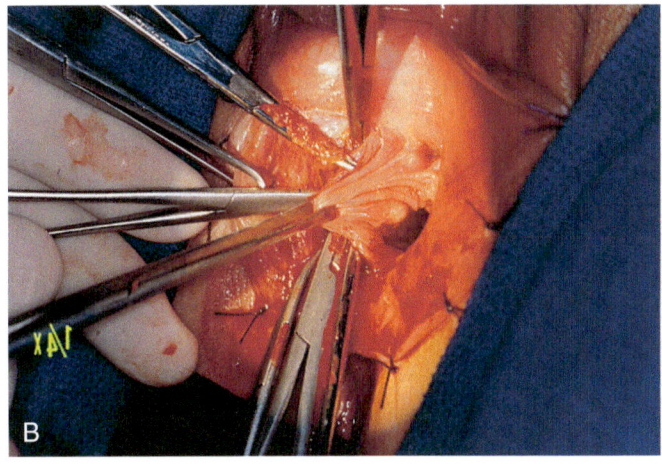

CAPÍTULO 68 Cirurgia para a Síndrome da Vestibulite Vulvar (Vulvodínia)   885

FIGURA 68-11 A. A glândula de Bartholin é separada do tecido adjacente usando a tesoura de Stevens. **B.** A glândula foi extirpada do lado direito. Os pedículos são suturados com fio 4-0 Vicryl®. A parede direita da vagina é tracionada caudalmente com uma pinça de Allis.

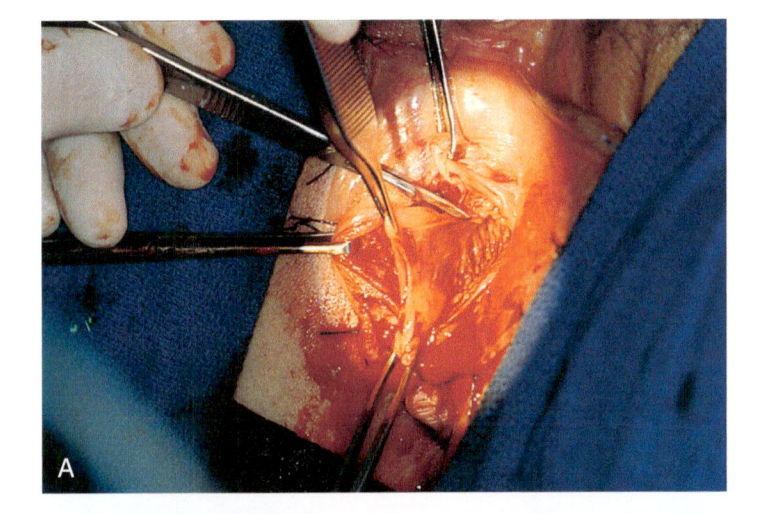

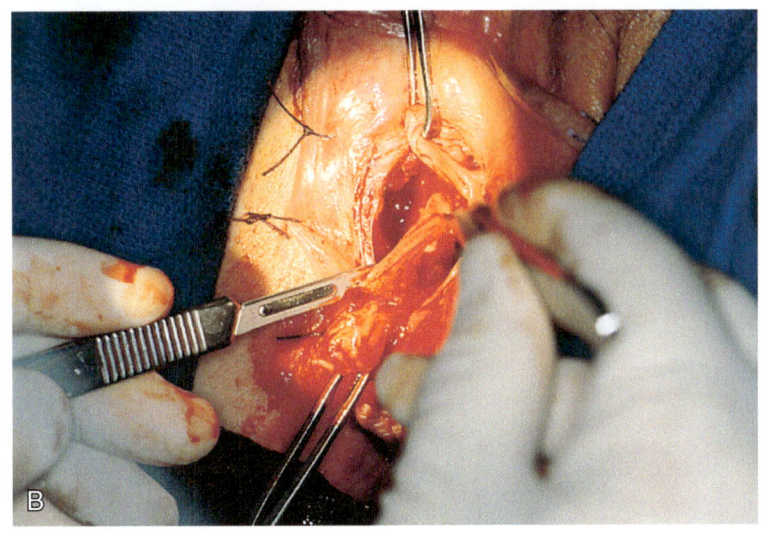

FIGURA 68-12 A. A parte inferior da vagina, o hímen e a face medial do vestíbulo são excisados com bisturi. **B.** A face lateral do vestíbulo (que se limita com o lábio maior) é excisada.

(Continua)

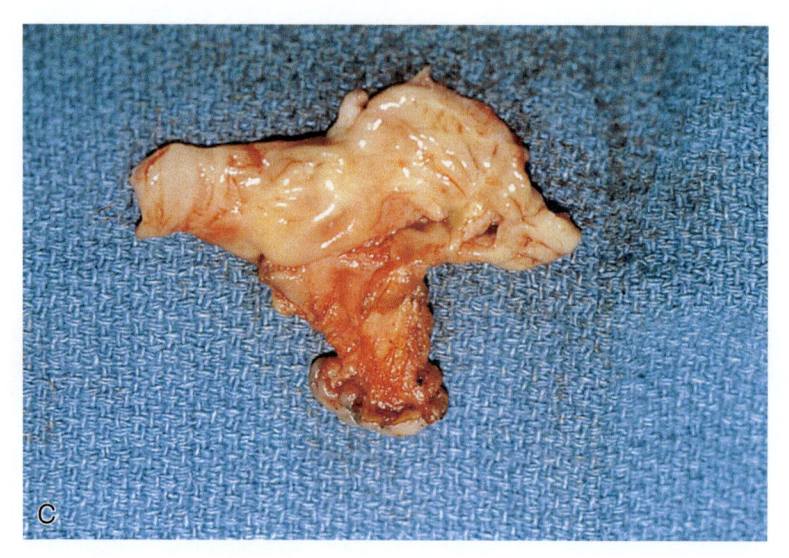

FIGURA 68-12 *(Cont.)* C. O tecido vestibular excisado é encaminhado ao laboratório de patologia em recipiente distinto daquele usado para conservar a glândula de Bartholin excisionada.

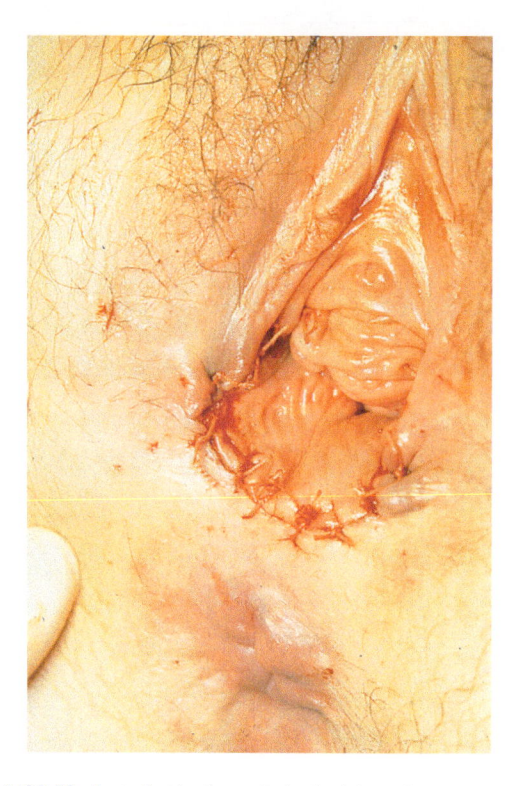

FIGURA 68-13 A. As feridas foram fechadas bilateralmente e a vagina avançou. O novo introito foi alargado.

CAPÍTULO 69

Ressecção Ampla Com e Sem Enxerto de Pele

Michael S. Baggish

O tratamento da neoplasia intraepitelial vulvar (NIV) varia conforme a extensão da doença. A ressecção local e ampla cumpre os objetivos terapêuticos mais simplesmente e com o menor transtorno possível para a paciente quando a NIV é localizada. Com base na análise microscópica de mais de 1.000 cortes histológicos de carcinoma vulvar *in situ* (CIS), os seguintes dados foram obtidos: (1) apêndices cutâneos (p. ex., glândulas sebáceas, folículos pilosos, glândulas sudoríparas) foram envolvidos (por extensão) com neoplasia em 38% entre todos os casos estudados, e em 60% das mulheres com idade superior a 50 anos; (2) apêndices cutâneos em áreas pilosas se estendiam à profundidade média de 1,53 ± 0,77 mm; (3) nos pequenos lábios, a extensão de células neoplásicas nas glândulas sebáceas atingiu uma profundidade média de 1,0 mm; e (4) o envolvimento mais profundo entre os apêndices cutâneos (áreas pilosas) alcançou uma profundidade de 3 mm. Assim sendo, as especificações para o tratamento exigem uma ressecção de profundidade entre 1 e 3 mm para os grandes lábios e peles perineal e perianal; uma profundidade de no máximo 1 mm para os pequenos lábios e pele periclitoridiana; e uma margem periférica de 3 mm.

A ressecção pode ser realizada com instrumentos convencionais (bisturi, tesoura) ou por meio de *laser* de dióxido de carbono superpulsado (CO_2). Um princípio fundamental para o tratamento cirúrgico da vulva é a limitação da desvitalização de tecidos profundos por dispositivos de energia (p. ex., unidade eletrocirúrgica para coagulação). Depois da realização da ressecção, deve-se dedicar tempo e esforço suficientes para obter uma hemostasia rigorosa. Os vasos sanguíneos devem ser pinçados e ligados por sutura com Vicryl® 4-0 (Figs. 69-1 a 69-4). Uma vez que esse procedimento esteja concluído, o sítio operatório é irrigado com solução salina normal, morna. O fechamento primário sem tensão deve ser o método de escolha. Se a pele ficar esticada demais para o fechamento, as bordas podem sofrer necrose e separação. Ainda, as feridas fechadas sob tensão ficam vulneráveis ao rompimento da sutura quando há desenvolvimento de edema do tecido no período pós-operatório.

Se o fechamento primário for impossível ou muito delicado, é preciso considerar a colocação de enxerto no sítio operatório (Figs. 69-5 A a 69-12B), seja com enxerto pediculado ou enxerto livre (Fig. 69-13). O princípio do enxerto pediculado implica preservação de um suprimento sanguíneo abundante para o enxerto. Portanto, o cirurgião deve conhecer a fonte e a direção dos vasos sanguíneos para não provocar a ruptura destes. Segundo, o comprimento do enxerto deve equivaler a aproximadamente metade da largura da base (p. ex., se o enxerto possui 3 cm de altura, a largura do pedículo deve ser 6 cm) (Figs. 69-14 a 69-20). Em pequenas áreas (p. ex., 2 × 4 cm), pode-se utilizar um enxerto de pele de espessura total retirado da região abdominal inferior (Fig. 69-11). A gordura é completamente removida do enxerto que, uma vez limpo, é suturado sobre a ferida. Por fim, pode-se obter um enxerto de espessura parcial retirado da coxa ou das nádegas no período pré-operatório e proceder à enxertia sobre a ferida. Atualmente, esse é o método de tratamento preferido para a cobertura de grandes áreas. Deve-se aplicar um curativo compressivo bem distribuído em todos os enxertos (Fig. 69-21).

Quando uma ressecção grande e profunda ou uma cicatriz iatrogênica anterior compromete o suprimento sanguíneo e provoca uma perda substancial de tecido na vulva ou na vagina, é preciso considerar a realização de um enxerto miocutâneo. Essa modalidade fornece substância tecidual e suprimento sanguíneo ao enxerto. O enxerto usa o músculo grácil, localizado medialmente aos músculos adutores (Fig. 71-7), e que pode chegar até o períneo ou a vagina (Figs. 69-22 a 69-24) através de um túnel.

888 PARTE 3 ■ SEÇÃO 12 ■ Cirurgia Vulvar e Perineal

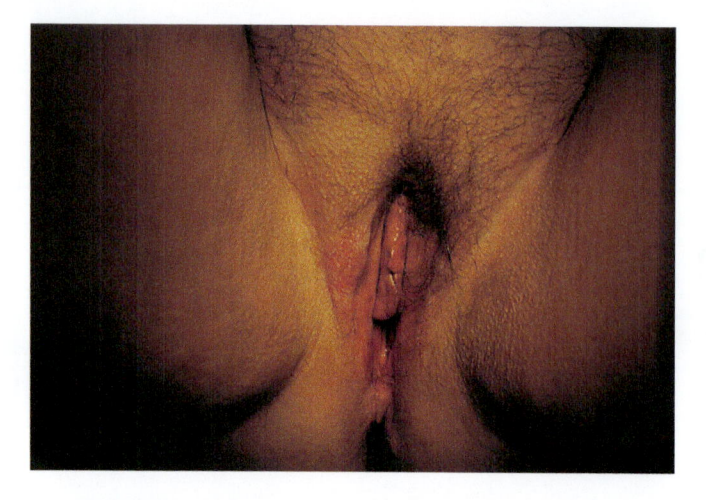

FIGURA 69-1 Lesão envolvendo o grande lábio direito inteiro.

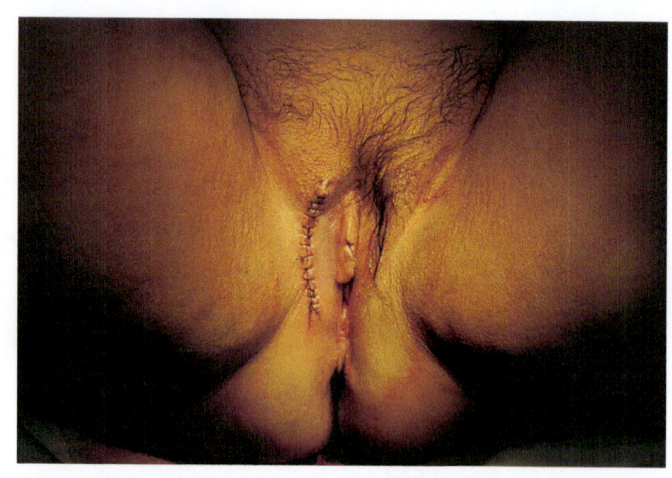

FIGURA 69-2 O lábio foi excisado com uma margem adequada. A pele do sulco interlabial e a pele na margem lateral do lábio maior foram aproximadas sem tensão excessiva na linha de sutura.

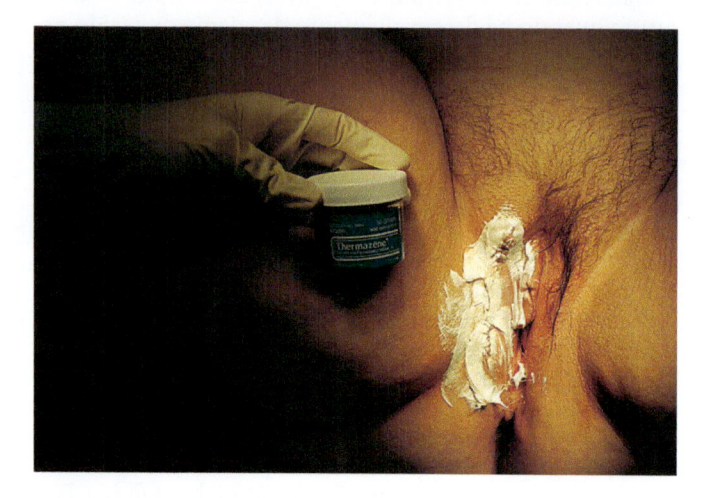

FIGURA 69-3 Sulfadiazina de Prata (Silvadene®) abundantemente aplicada na lesão pós-operatória.

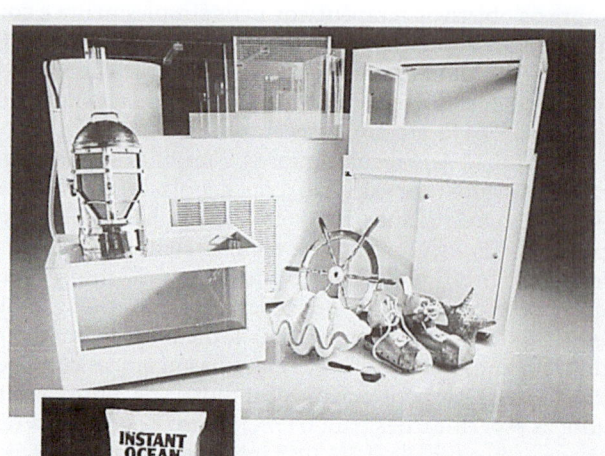

FIGURA 69-4 Recomenda-se a realização de banhos de assento diariamente com Instant Ocean® durante o período de recuperação após a cirurgia vulvar.

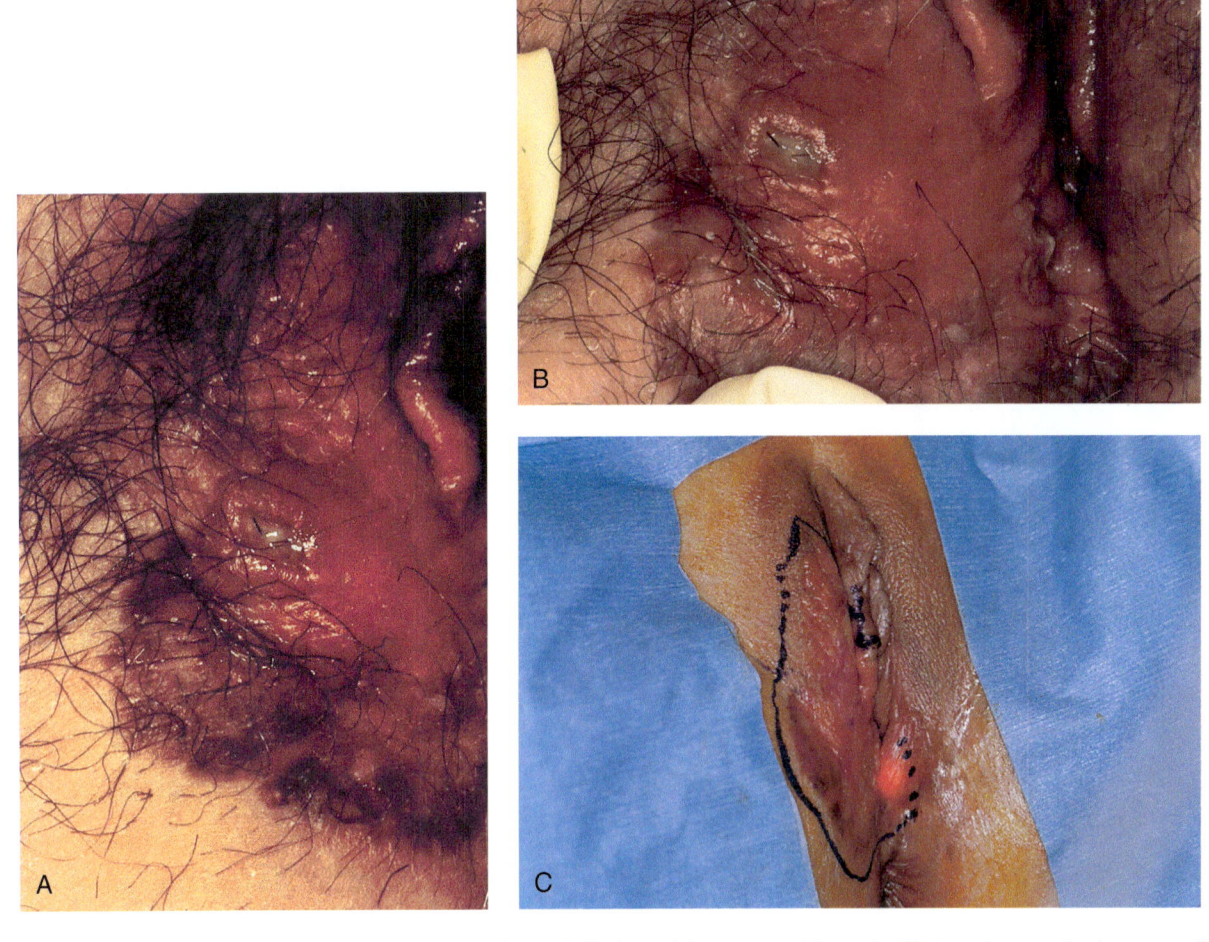

FIGURA 69-5 A. Paciente com carcinoma *in situ* (CIS) extenso do vestíbulo direito, lábio menor e lábio maior. **B.** Outra imagem das áreas vermelhas, marrom escuro e elevadas de CIS. **C.** Na cirurgia, a extensão da área que será ressecada é delimitada com um marcador cirúrgico.

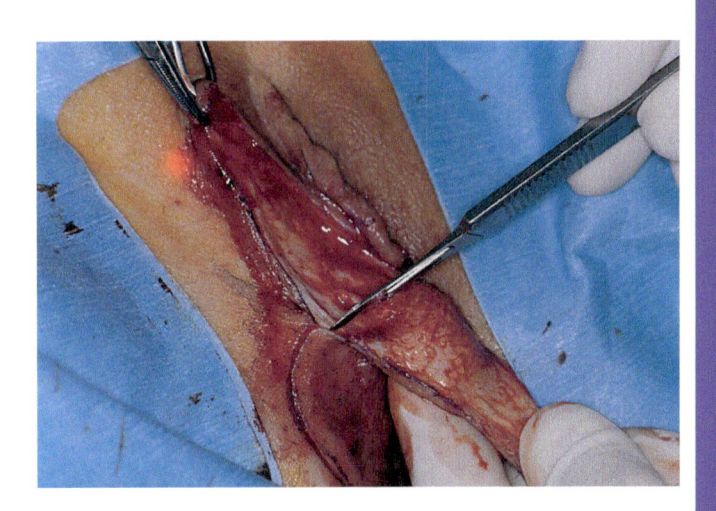

FIGURA 69-7 A hemostasia é obtida com a utilização de pinça tipo mosquito e ligadura com polidioxanona (PDS) ou Vicryl® 3-0 ou 4-0. O cirurgião mantém a profundidade de ressecção apropriada ao esticar a pele para baixo e impulsioná-la para cima com o dedo indicador sobre a linha de ressecção.

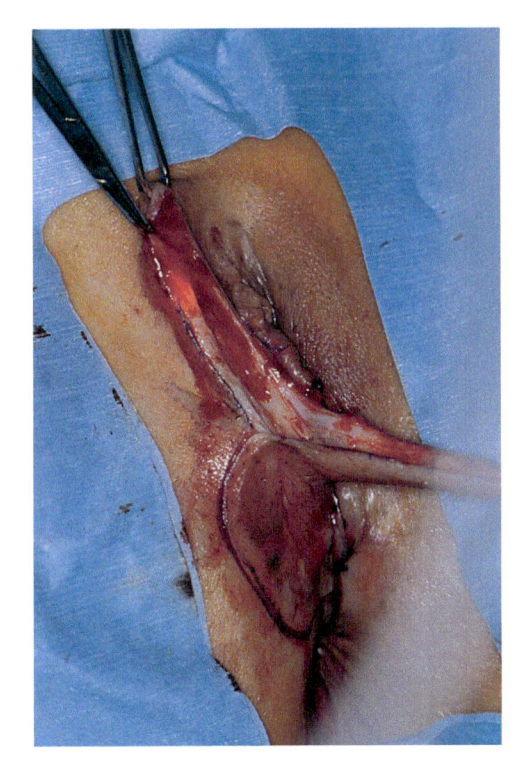

FIGURA 69-6 A pele contendo o carcinoma *in situ* é excisada em bloco. Realiza-se uma ressecção de espessura total (isto é, estendendo-se até a gordura subcutânea).

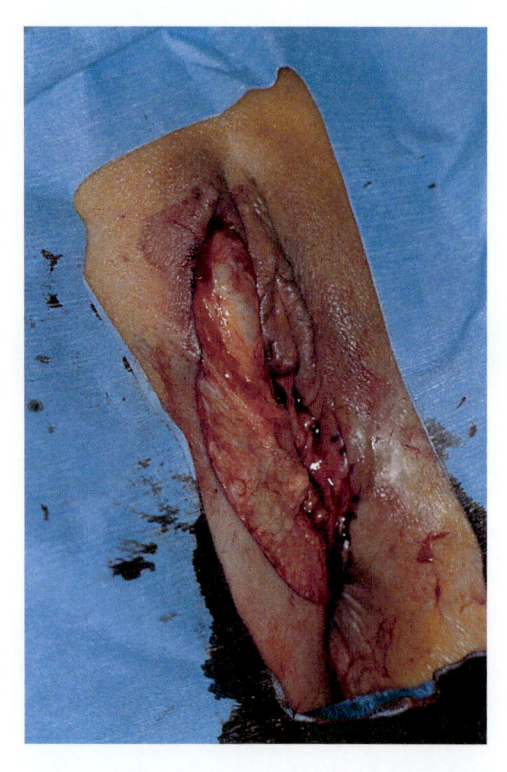

FIGURA 69-8 O lado direito inteiro da vulva foi removido. Apenas uma porção do lábio menor direito (incluindo clitóris e prepúcio) permaneceu.

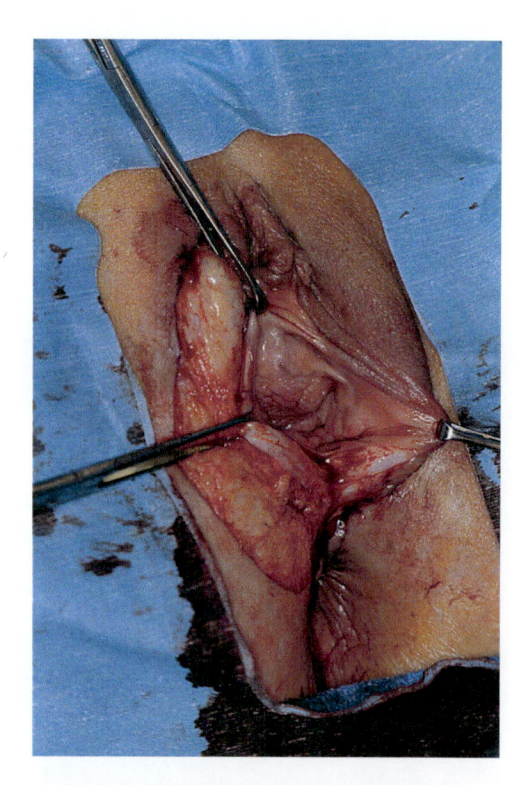

FIGURA 69-9 As pinças de Allis seguram as bordas da porção remanescente do vestíbulo direito e os tecidos vestibulares superiores e esquerdos íntegros.

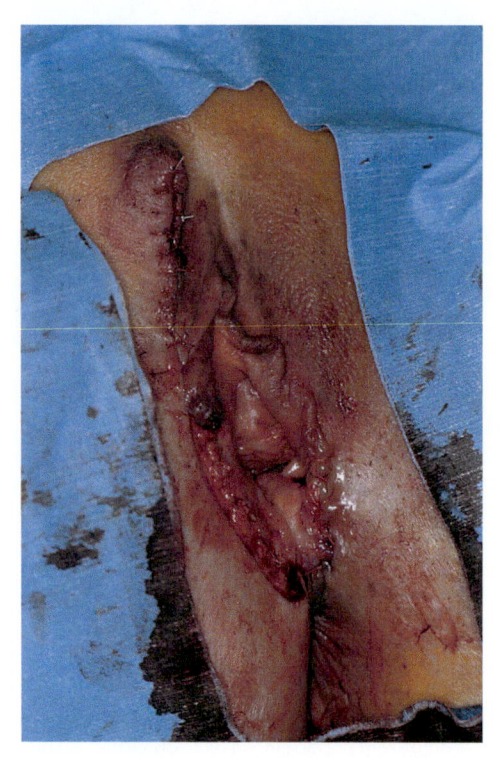

FIGURA 69-10 A porção superior da ferida foi fechada com Vicryl® 3-0, sem tensão excessiva sobre a linha de sutura.

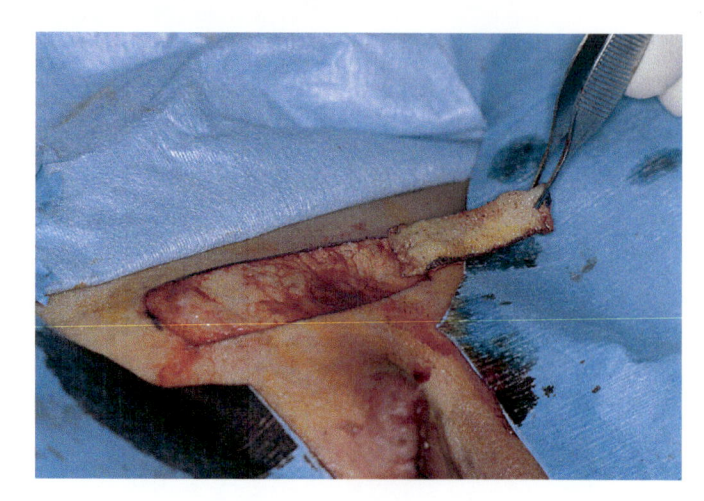

FIGURA 69-11 Enxerto retirado da parede abdominal inferior com base nas medidas da ferida vulvar. A pele é cuidadosamente separada da gordura, umedecida e mantida em uma compressa estéril até precisar ser usada.

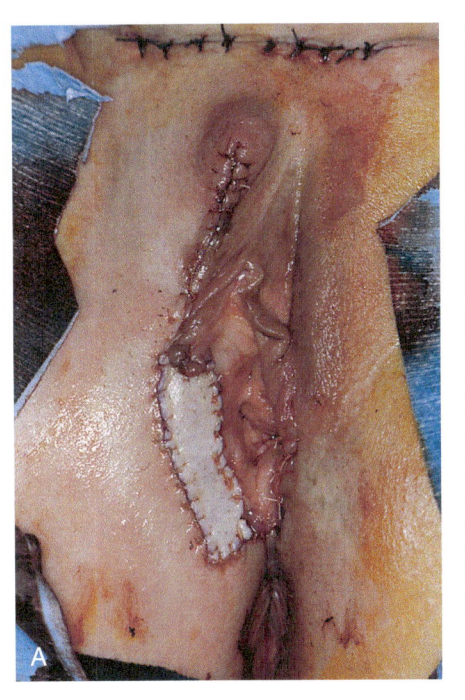

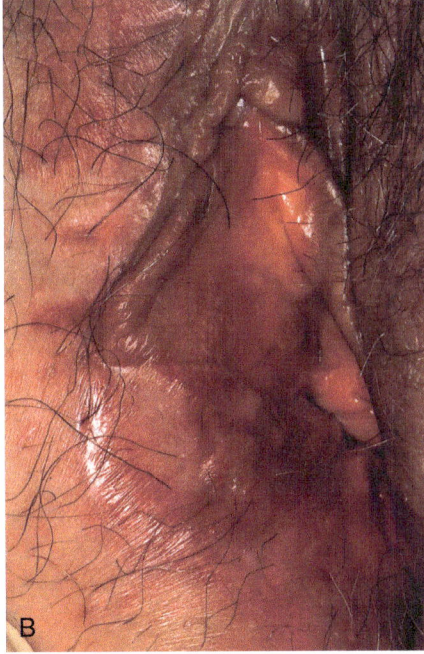

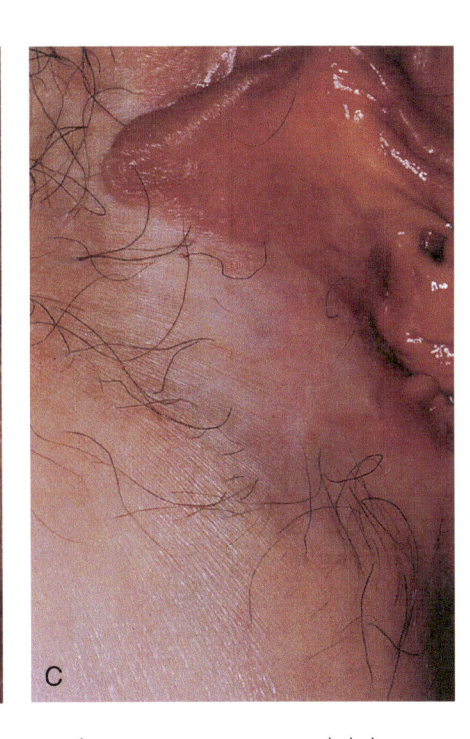

CAPÍTULO 69   Ressecção Ampla Com e Sem Enxerto de Pele   891

FIGURA 69-12 A. O enxerto visto na Figura 69-11 foi suturado para cobrir a ferida ocasionada pela ressecção do carcinoma *in situ* extenso do lado direito da vulva. **B.** Vista da parte A mostrando o local do enxerto na vulva 1 ano após a cirurgia. Observe que apenas um terço do pequeno lábio direito permanece. **C.** Vista ampliada do local do enxerto 1 ano após a cirurgia.

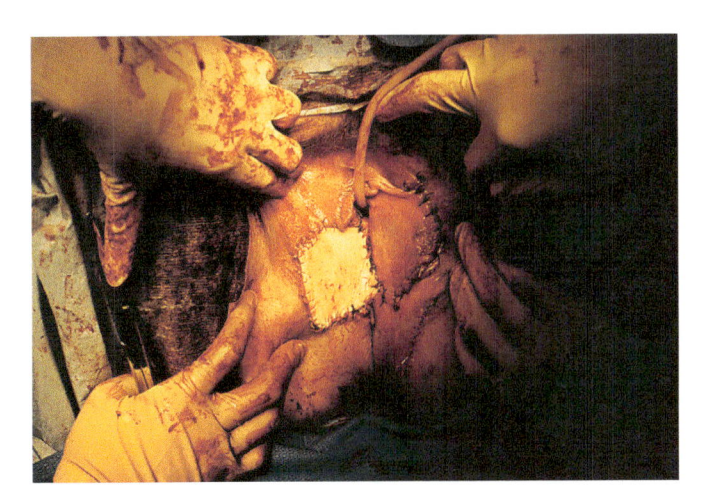

FIGURA 69-13 Outra paciente com carcinoma *in situ* requereu a ressecção bilateral extensa dos tecidos vulvares. Colocou-se um enxerto de espessura parcial no lado direito, enquanto o lado esquerdo demandou um enxerto pediculado.

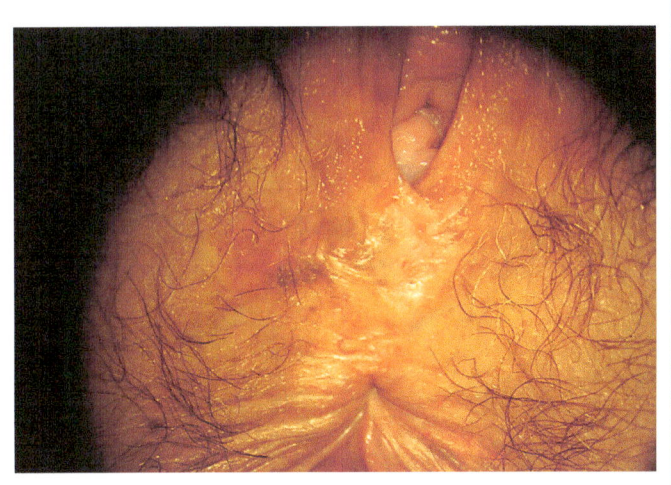

FIGURA 69-14 Esta paciente apresentou um carcinoma *in situ* do períneo e da pele perianal comprovado por biópsia.

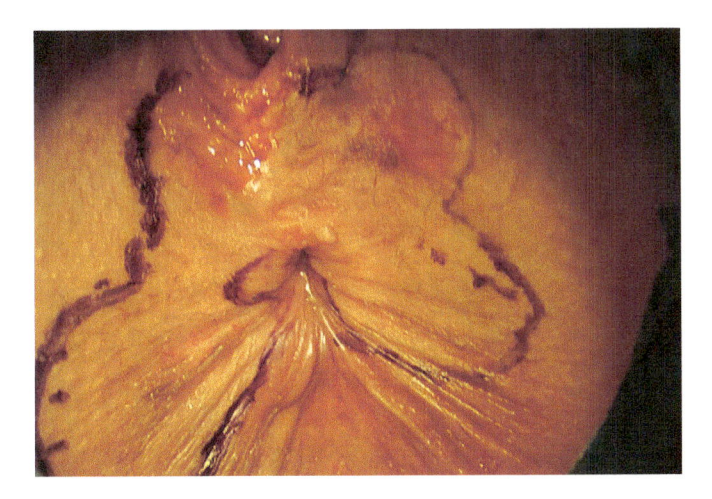

FIGURA 69-15 A extensão da ressecção planejada é delineada com um marcador cirúrgico.

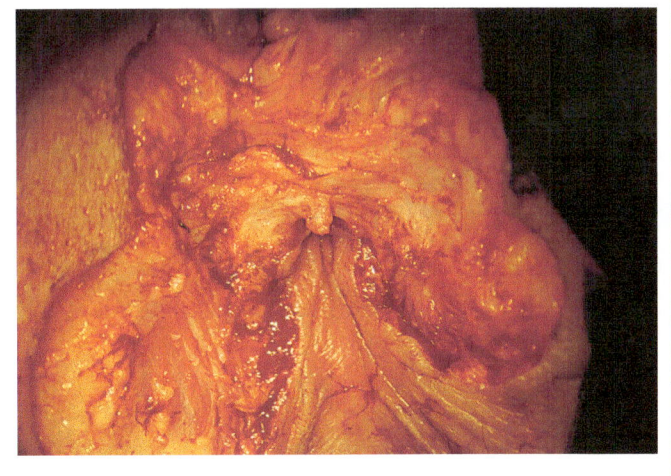

FIGURA 69-16 A pele das áreas perianal e perineal foi ressecada até o tecido subcutâneo.

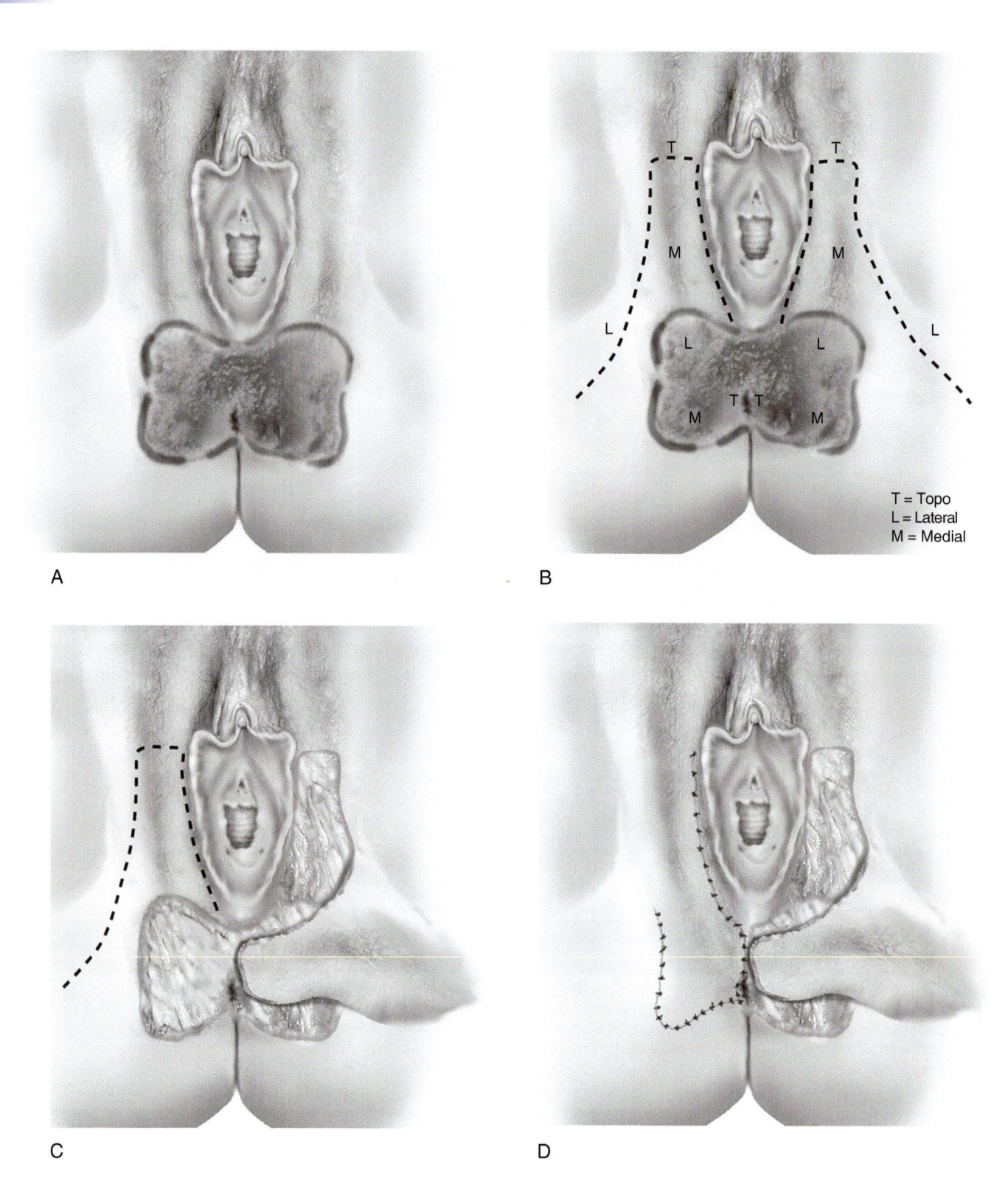

FIGURA 69-17 A. A ferida perianal e perineal é perfeitamente visível. A ressecção de espessura total foi mostrada na Figura 69-16. **B.** Um enxerto pediculado abrangente é delineado. O enxerto será ressecado e separado da gordura adjacente, e rotacionado para trás (inferiormente) e medialmente. **C.** O retalho esquerdo foi rotacionado no lugar. **D.** O retalho direito foi rotacionado e suturado no lugar com Vicryl® 3-0. A área doadora foi fechada à direita. O enxerto do lado esquerdo não foi suturado.

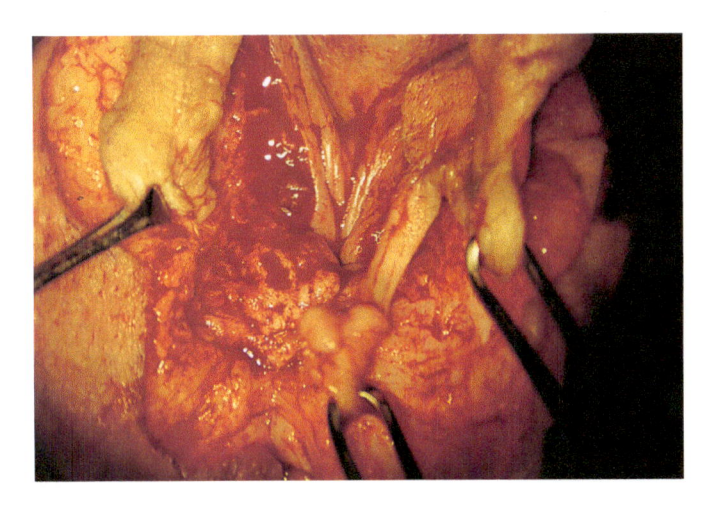

FIGURA 69-18 Pinças de Allis foram colocadas no enxerto pediculado para facilitar a sua rotação para cobrir a ferida.

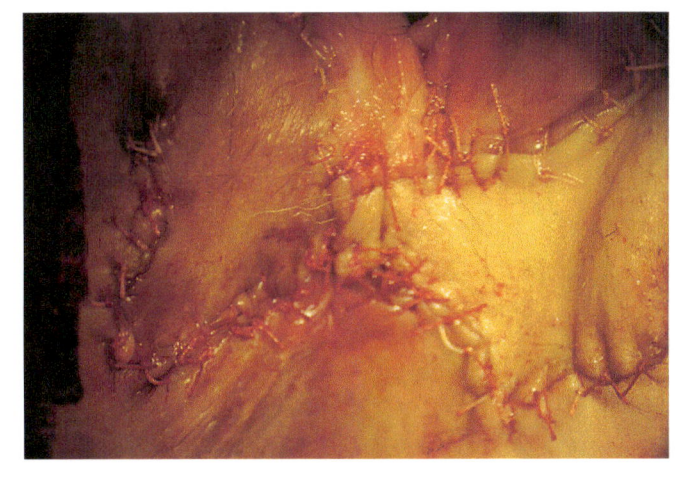

FIGURA 69-19 Os enxertos foram rotacionados, suturados no lugar e presos.

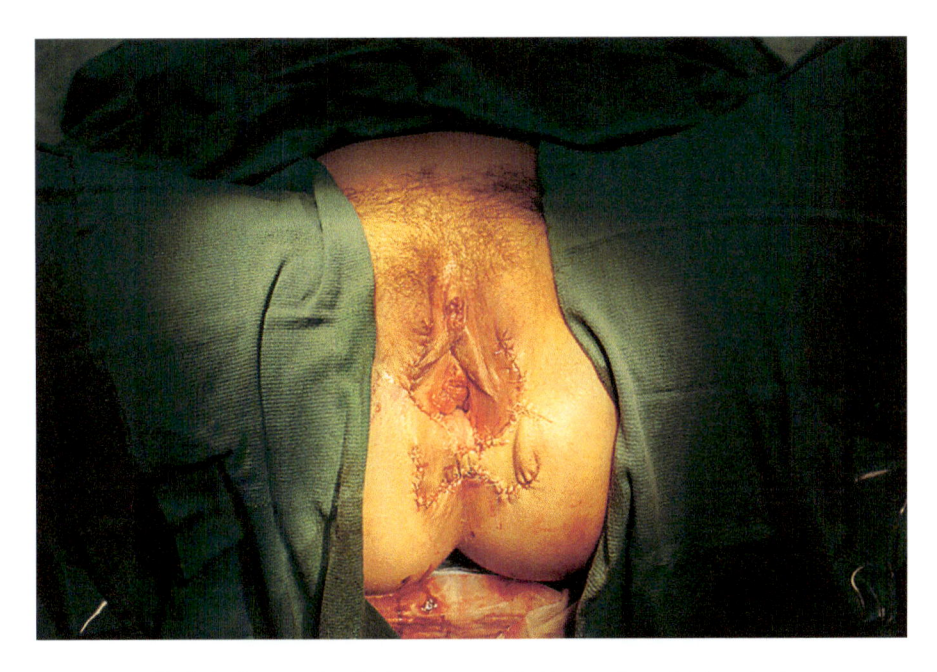

FIGURA 69-20 Ambos os enxertos pediculados foram suturados às margens da ferida e a cobrem totalmente. As margens distais do enxerto são suturadas à mucosa anal.

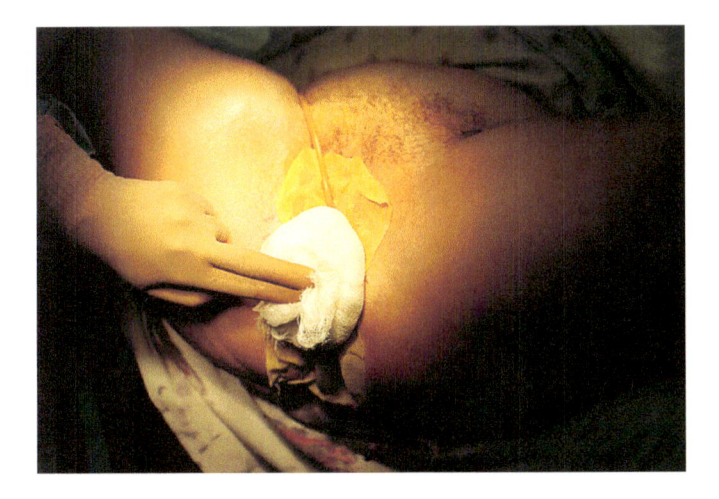

FIGURA 69-21 Ao final da cirurgia, as feridas são abundantemente irrigadas com solução salina normal estéril. Aplica-se um curativo Xeroform® sobre o enxerto, seguido de um curativo compressivo. Um cateter de Foley é inserido na bexiga.

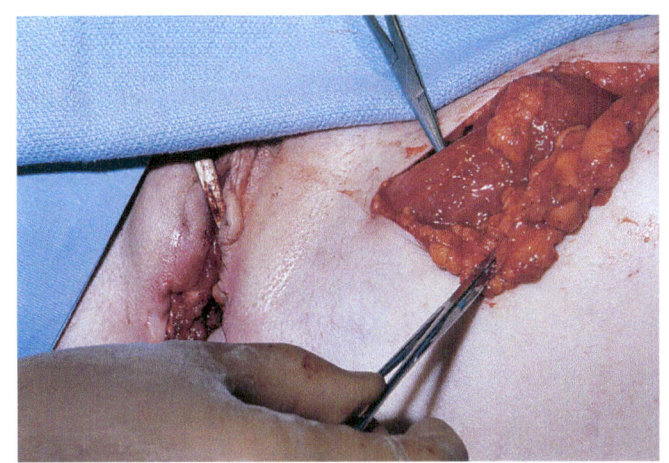

FIGURA 69-22 Quando uma quantidade substancial de tecido é extirpada da vulva ou da vagina, recomenda-se o uso de um enxerto miocutâneo. Nesta imagem, o músculo grácil e seu suprimento sanguíneo posterior estão pinçados.

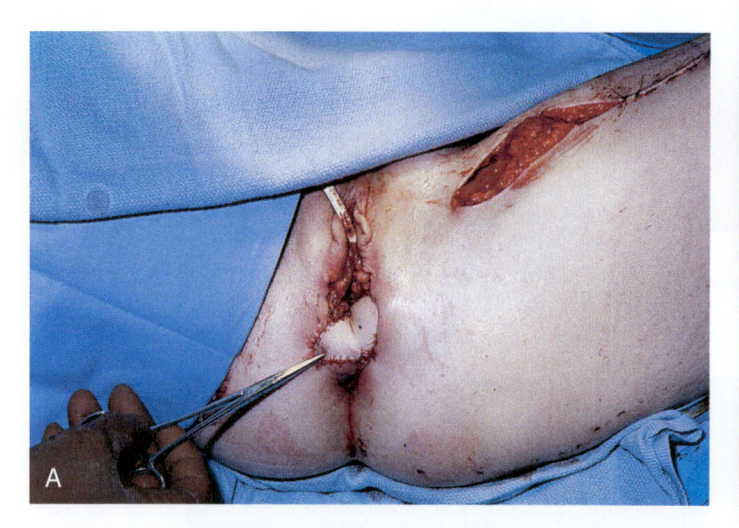

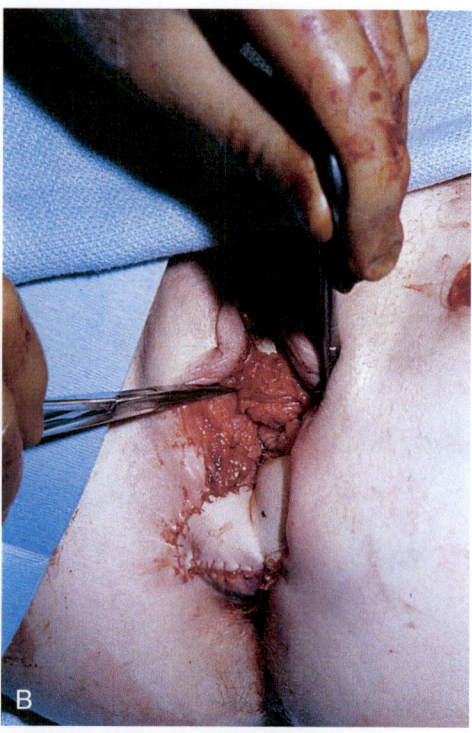

FIGURA 69-23 A. O músculo, juntamente com a pele adjacente e o tecido subcutâneo, constitui o enxerto pediculado. Esse enxerto é rotacionado e alcança a área labial passando pela coxa, através de um túnel. Em seguida o enxerto é suturado no lugar depois que a adequação de sua irrigação sanguínea é verificada (usando a sonografia Doppler). **B.** Vista detalhada da parte **A**. A ferida está sendo fechada.

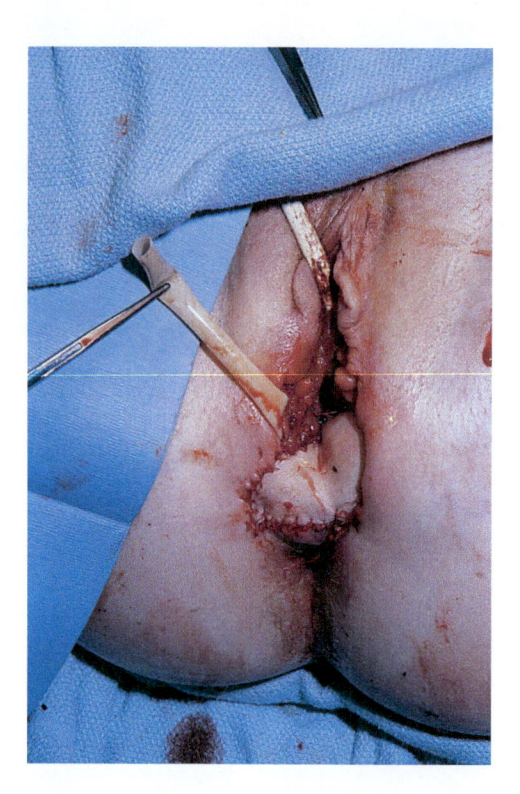

FIGURA 69-24 Colocou-se um dreno em uma parte da vagina. A parede esquerda da vagina e o períneo foram substituídos e reparados com um retalho miocutâneo de músculo grácil.

CAPÍTULO 70

Vaporização e Ressecção a *Laser*

Michael S. Baggish

Embora a vaporização da neoplasia intraepitelial vulvar com *laser* de dióxido de carbono (CO_2) configure um método de tratamento efetivo, rápido e com um bom custo-benefício, ele apresenta uma desvantagem significativa: não há amostra de tecido disponível adequada ao exame patológico quando o tecido é ablacionado; consequentemente não se podem obter informações relativas às margens ou à gravidade da doença. Para obter uma amostra de tecido, a excisão a *laser* é preferível às técnicas de ablação.

Ressecção a *Laser* por Secção Fina

O *laser* por "secção fina" possui três vantagens: (1) não requer fechamento nem enxerto, (2) cicatriza rapidamente sem formação de grandes cicatrizes, e (3) proporciona a amostra para exame patológico. A lesão deve ser mapeada antes da cirurgia. A paciente é posicionada e preparada do mesmo modo que para uma ressecção com bisturi (Fig. 70-1). Opta-se por um *laser* de CO_2 superpulsado (UltraPulse®) acoplado a um micromanipulador. A área para ressecção é delineada com pontos de *laser* (Fig. 70-2). A potência do *laser* é estabelecida entre 8 e 12 W, e um corte é traçado ao redor da lesão. Na sequência, aplica-se uma injeção subdérmica de vasopressina a 1:100, circunscrevendo completamente a ferida (Fig. 70-3). A potência do *laser* é, então, aumentada para 15 a 20 W e, com um feixe altamente concentrado, cria-se um plano paralelo à superfície da pele. O corte é executado sob a derme papilar, dentro da derme reticular (Fig. 70-4). A manutenção do plano e a excisão são facilitadas pela manutenção de uma tensão constante na pele que será excisada (Fig. 70-5). Os pequenos vasos sanguíneos são suturados diretamente com Vicryl™ 4-0 ou 5-0 (Fig. 70-6). A aplicação de pinças é evitada para diminuir o trauma causado ao tecido.

A amostra excisada foi fixada e enviada ao laboratório de patologia (Figs. 70-7 e 70-8A, B). No pós-operatório, a paciente é orientada a realizar banhos de assento em água salgada (Instant Ocean®) duas vezes ao dia, e a aplicar sulfadiazina de prata (Silvadene®) sobre a ferida 3 vezes ao dia. Alternativamente, é possível aplicar um curativo poliuretano (OpSite®) sobre a ferida (Fig. 70-9A e B). A cicatrização completa ocorre em 4 a 6 semanas (Fig. 70-10A e B).

Vaporização por *Laser*

A vaporização por CO_2 é realizada usando especificações idênticas àquelas usadas para ressecção (p. ex., vaporização em áreas pilosas, períneo e pele perianal a uma profundidade de 2,3 mm com uma margem periférica de 3 mm) (Figs. 70-11 a 70-16). Para os pequenos lábios, a vaporização da lesão periclitoridiana é conduzida a uma profundidade de no máximo 1 mm; uma vez mais, as margens periféricas são recomendáveis para diminuir a probabilidade de recorrência (Figs. 70-17 e 70-18). O mapeamento e a amostragem tecidual extensa pré-operatória é uma exigência antes de qualquer vaporização por *laser* para: (1) determinar que a doença não é carcinoma invasivo e (2) predizer a extensão da doença e as margens periféricas para vaporização. As margens lateral e medial da neoplasia são delineadas depois que a paciente é anestesiada, preparada e coberta (Figs. 70-19 e 70-20). A potência é regulada em 20 W, e o feixe é desfocado para viabilizar um foco de 2 mm de diâmetro (Figs. 70-21 e 70-22). O *laser* aplica vários pontos de impacto, como um marcador cirúrgico. Os pontos são ligados, produzindo um contorno claro da área a ser vaporizada (Figs. 70-23 e 70-24). A potência do *laser* é alterada para 30 a 40 W, e toda a área é vaporizada a uma profundidade uniforme de 2 mm (observe que vaporização entre 0,5 e 1,5 mm representam lesões induzidas por condução térmica) (Figs. 70-25 a 70-27). Quando a vaporização é concluída, qualquer resquício de tecido carbonizado é lavado. A ferida é coberta com creme Silvadene®. A paciente é instruída a realizar três banhos de assento diários, seguidos da aplicação de creme Silvadene® (Fig. 70-28).

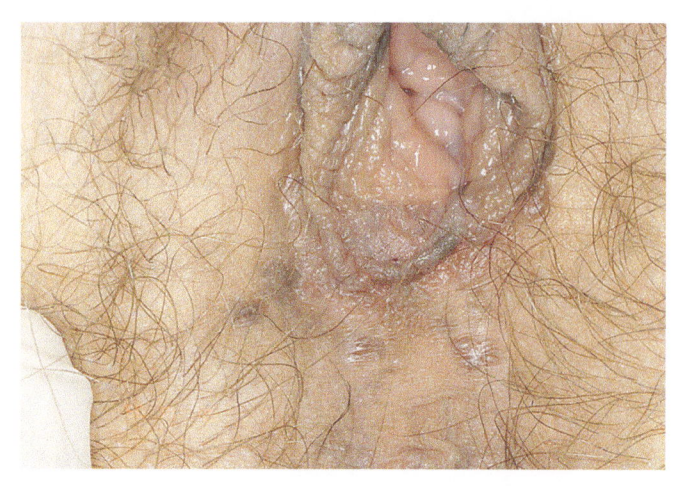

FIGURA 70-1 Lesões elevadas e pigmentadas, características de neoplasia intraepitelial vulvar, nitidamente visíveis na comissura posterior, no períneo e nos grandes lábios inferiores.

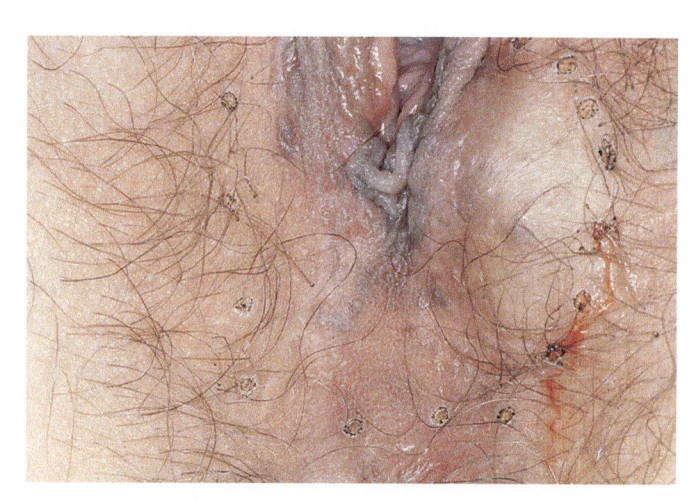

FIGURA 70-2 A área a ser ressecada é marcada com pontos de *laser* de dióxido de carbono (CO_2) emitidos por um *laser* CO_2 UltraPulse® acoplado a um microscópio cirúrgico. Ponto: 1,5 mm; potência: 20 W.

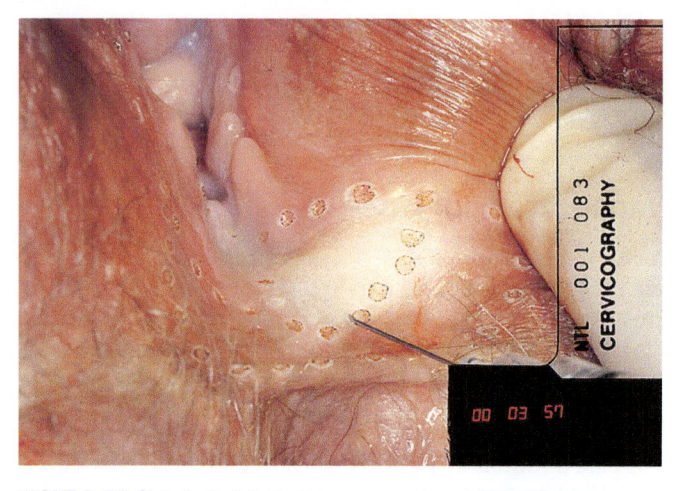

FIGURA 70-3 Solução injetável de vasopressina a 1:100 aplicada subdermicamente. A aplicação terá dupla função: a de agente hemostático e de dissipador de calor.

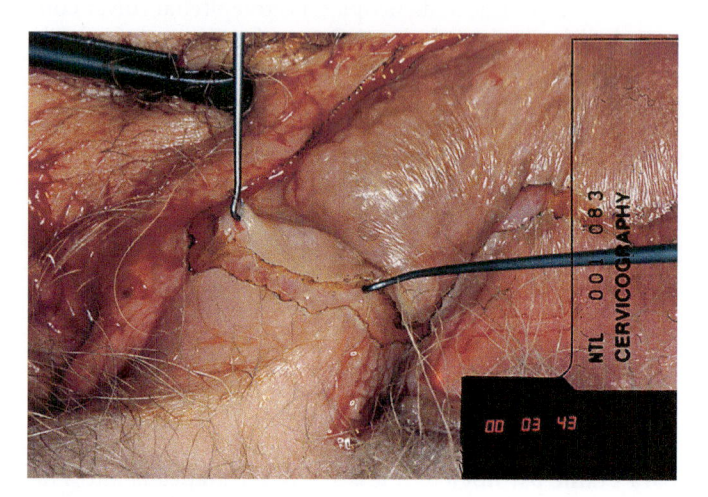

FIGURA 70-4 Corte intradérmico superficial realizado no tecido com feixe de *laser* potente e de pulsação intensa, e um gancho simples.

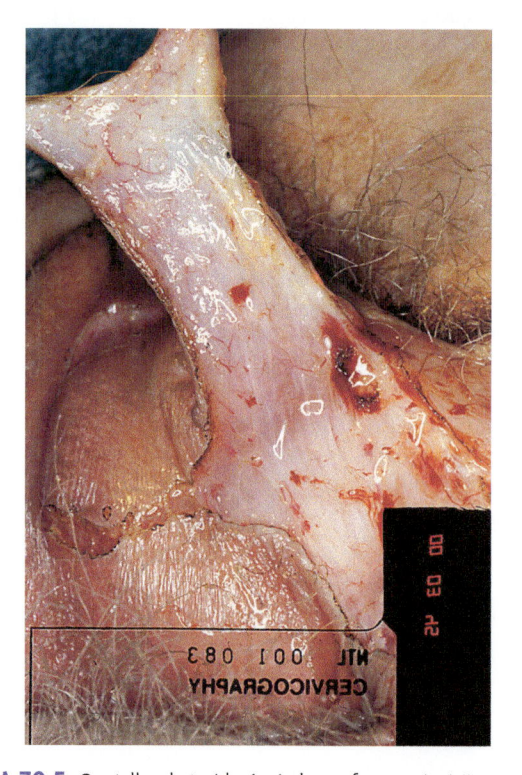

FIGURA 70-5 O retalho de tecido é criado conforme a incisão por *laser* ganha espaço. Observe a hemostasia excelente e o tom rosado da pele a ser excisada, bem como a derme subjacente. A falta de artefato térmico é devida ao feixe de *laser* superpulsado e ao fluido intradérmico.

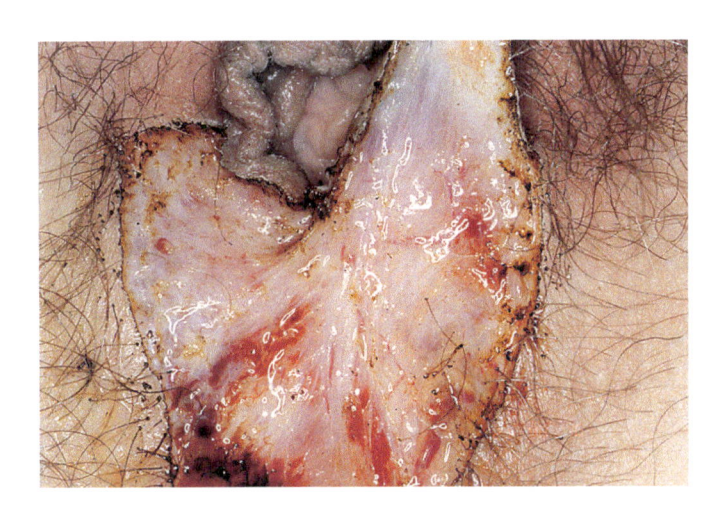

CAPÍTULO 70 Vaporização e Ressecção a *Laser* 897

FIGURA 70-6 A porção em forma de "borboleta" da ressecção está praticamente terminada. A pele remanescente tracionada, visível no lado esquerdo, está pronta para ser extirpada.

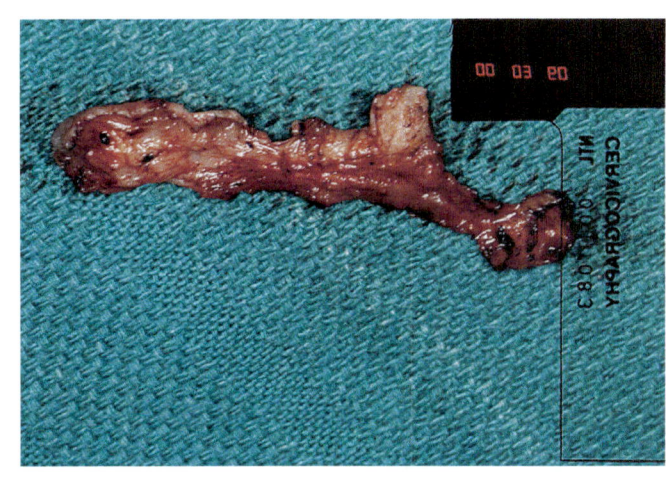

FIGURA 70-7 A amostra ressecada é enviada ao laboratório de patologia. O cirurgião deve se certificar de que não havia invasão, e averiguar a condição e a profundidade das margens.

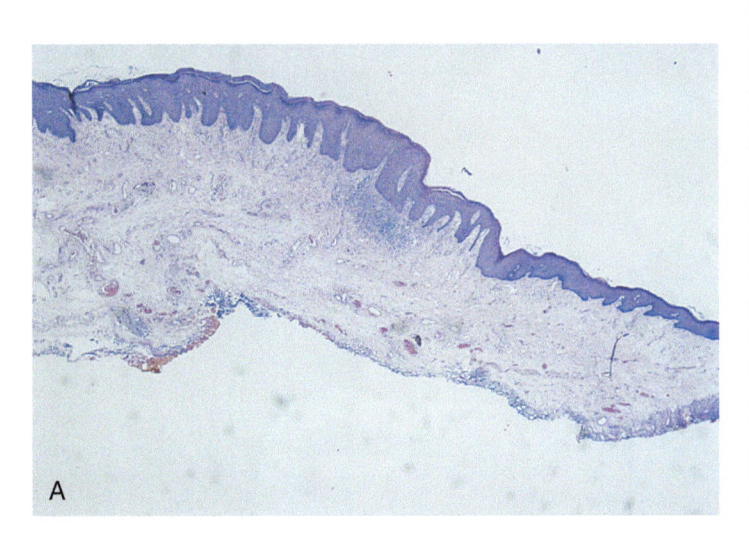

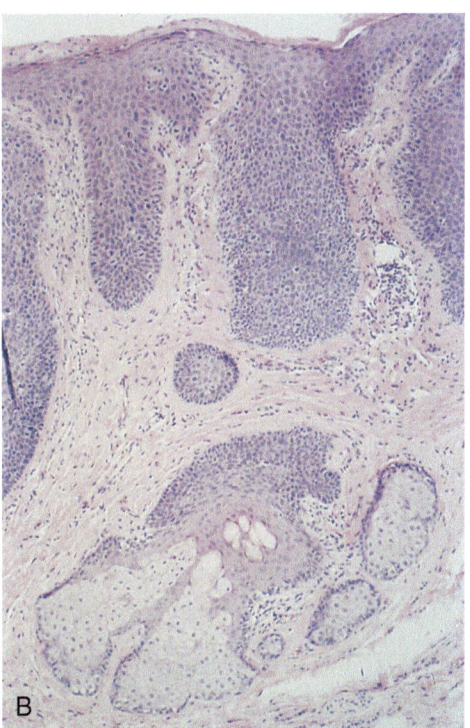

FIGURA 70-8 A. Corte microscópico (ampliação × 2) mostrando a preservação excelente e a falta de distorção celular da amostra de secção fina. **B.** Vista ampliada da imagem **A** mostrando a extensão da neoplasia dentro das glândulas sebáceas subjacentes. A coloração hematoxilina-eosina foi utilizada.

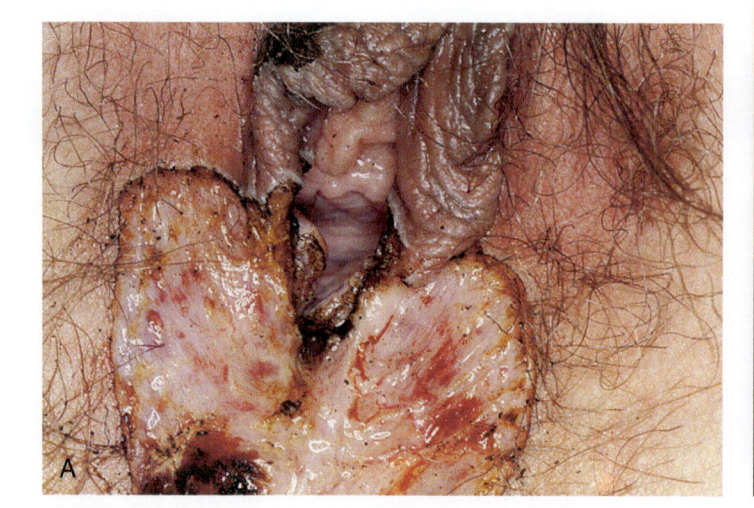

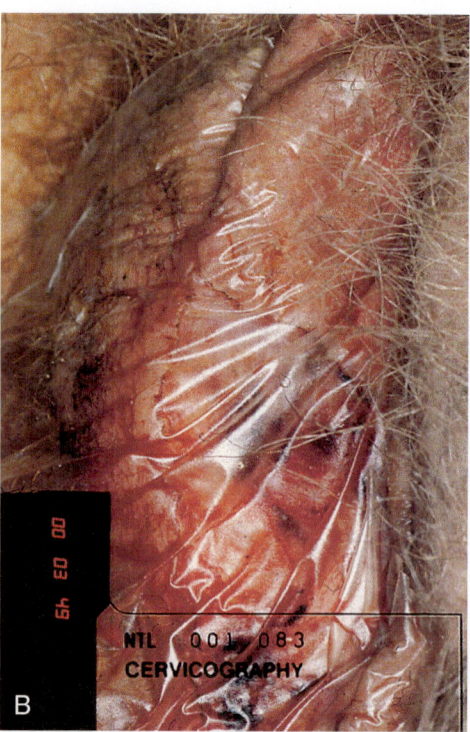

FIGURA 70-9 A. Os tecidos neoplásicos intraepiteliais foram completamente ressecados (por secção intradérmica). A ferida foi irrigada abundantemente com água salina normal. **B.** Aplicou-se um curativo de uretano sobre a ferida.

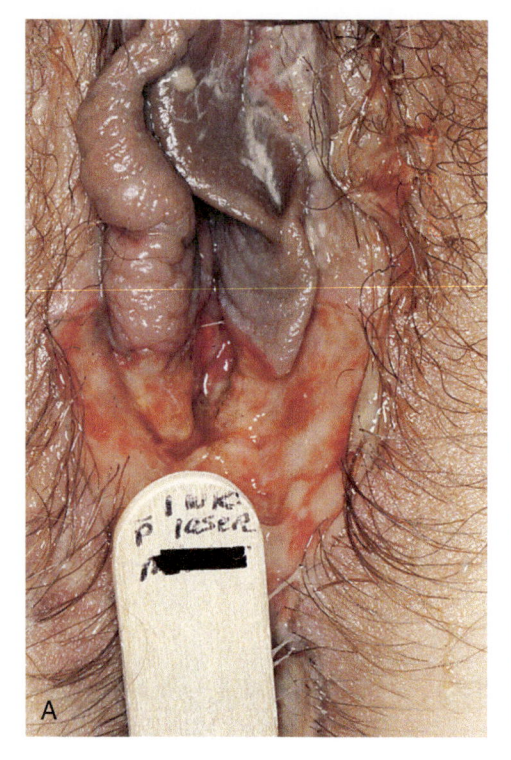

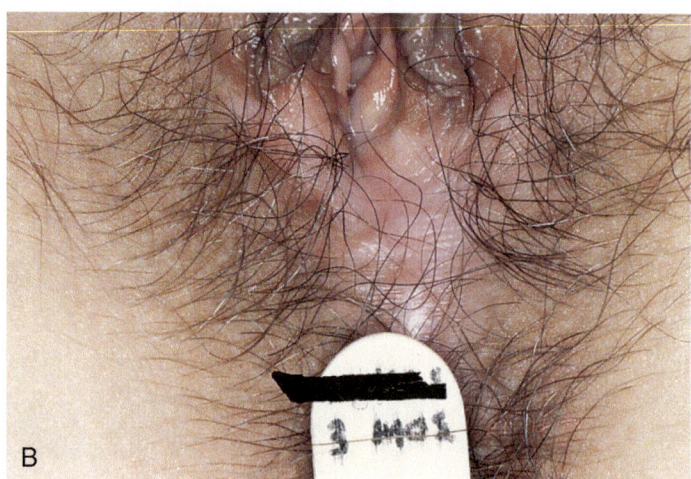

FIGURA 70-10 A. A ferida está limpa e cicatrizando 1 semana após a cirurgia. **B.** 3 meses após a cirurgia, a ferida está completamente cicatrizada, não há cicatriz grosseira, nem evidência de neoplasia persistente.

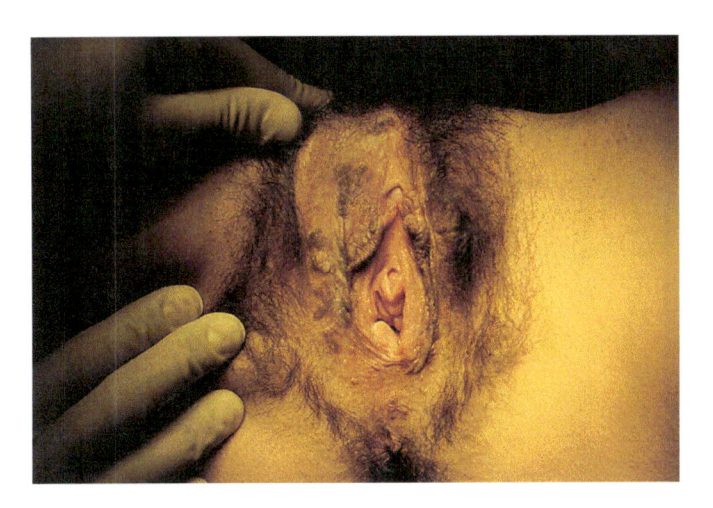

FIGURA 70-11 Carcinoma *in situ* da vulva extenso e multifocal. As lesões foram submetidas a múltiplas biópsias e foram mapeadas previamente. Observe as lesões verrucosas escuras.

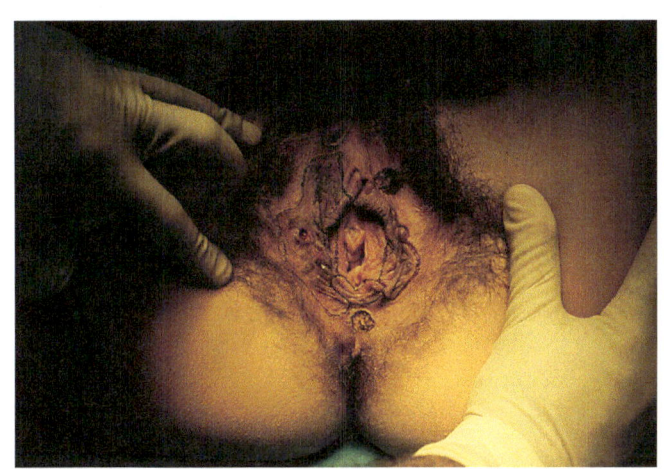

FIGURA 70-12 As áreas a serem tratadas são marcadas com feixe de *laser* de dióxido de carbono (CO_2) e vaporizadas com o *laser* acoplado ao micromanipulador e ao microscópio. A vaporização atinge a derme reticular, mas não a gordura.

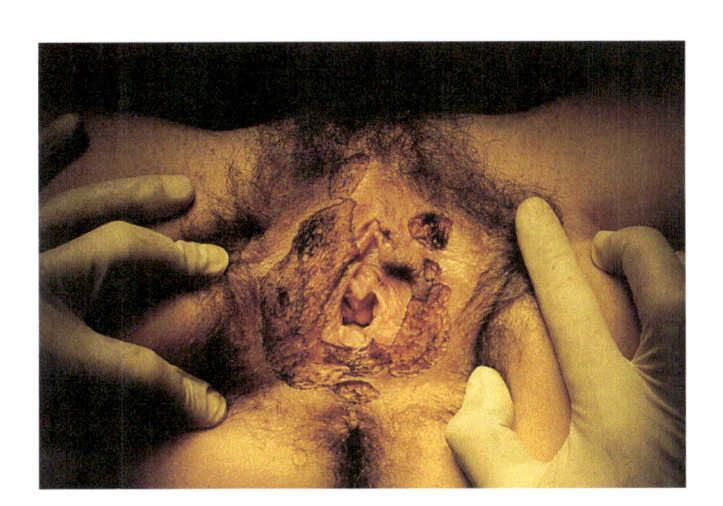

FIGURA 70-13 Vaporização concluída. Áreas pilosas são tratadas a uma profundidade de 2 mm. Áreas não pilosas são tratadas mais superficialmente (1 mm).

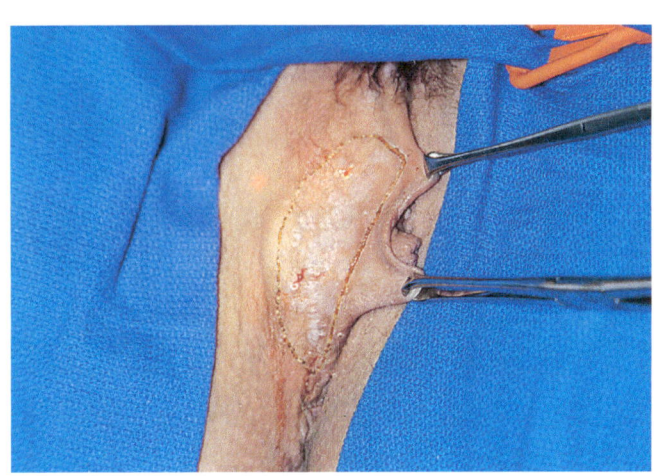

FIGURA 70-14 A área da neoplasia intraepitelial vulvar é marcada com feixe de *laser* de dióxido de carbono (CO_2) com 20 W de potência.

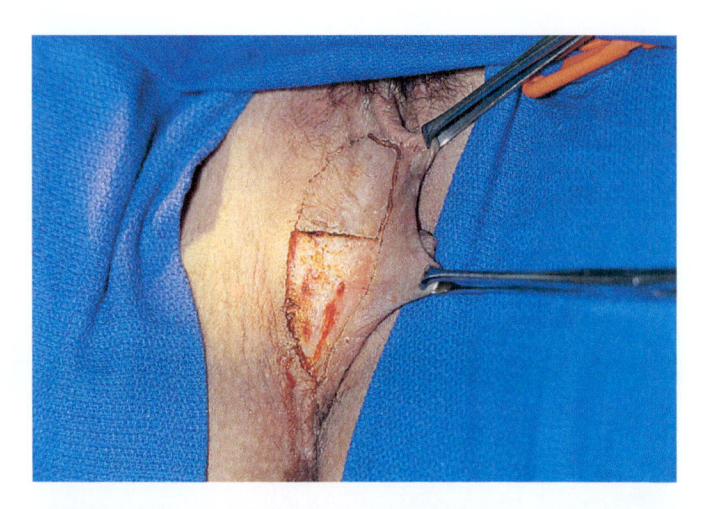

FIGURA 70-15 Vaporização com ponto de 2 mm (diâmetro do feixe) realizada uniformemente, a uma profundidade de 2 mm.

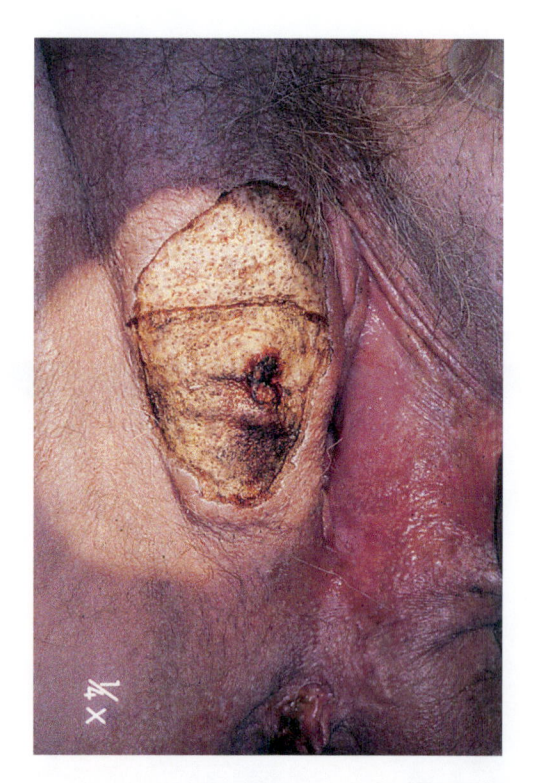

FIGURA 70-16 Vaporização concluída. A ferida é limpa com água estéril ou salina para remover o tecido carbonizado.

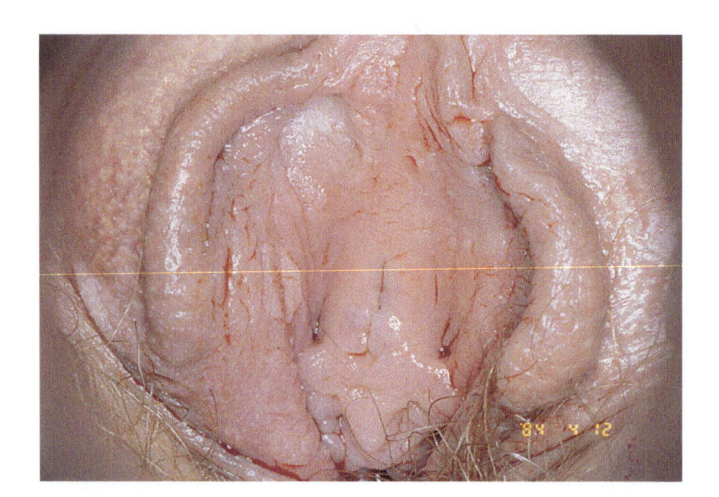

FIGURA 70-17 Típico carcinoma *in situ* plano e verrucoso do vestíbulo e pequenos lábios

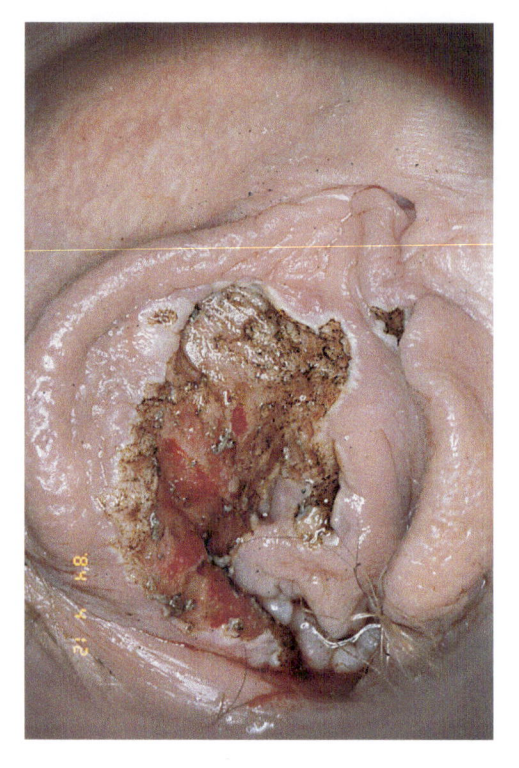

FIGURA 70-18 Vaporização com *laser* de dióxido de carbono (CO_2) a uma profundidade de 1 mm concluída.

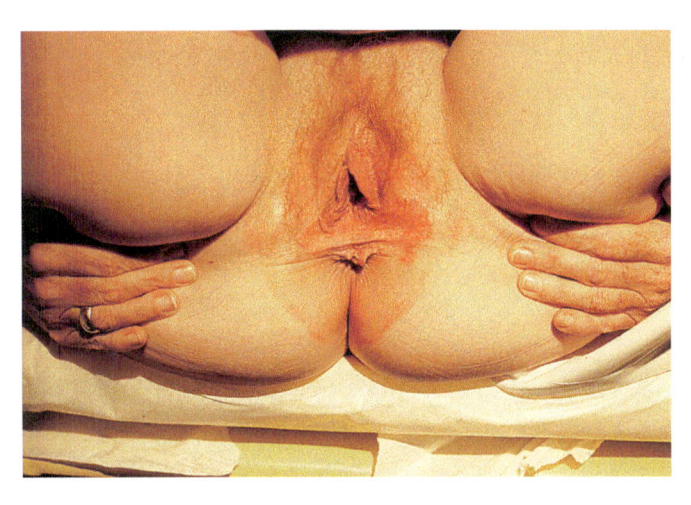

FIGURA 70-19 Esta paciente apresenta lesão (avermelhada) paraqueratósica consistente com carcinoma *in situ* envolvendo grande lábio esquerdo, períneo e pele da nádega proximal.

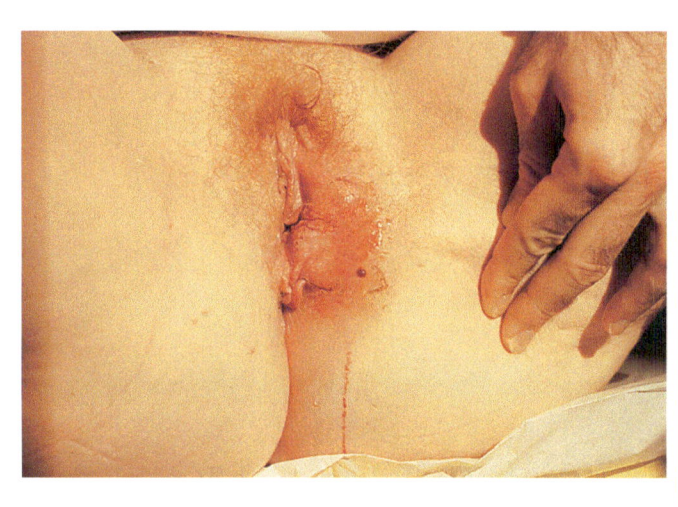

FIGURA 70-20 A lesão é delimitada com *laser* de dióxido de carbono (CO_2) após injeção de anestésico local.

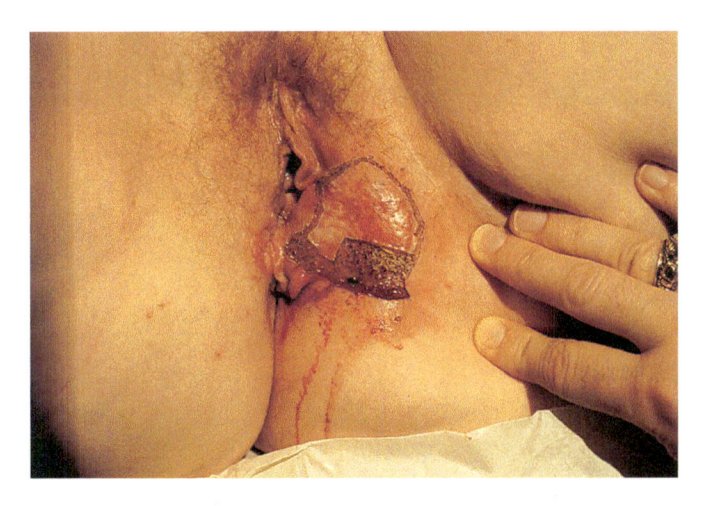

FIGURA 70-21 A área dentro do traçado é sistematicamente vaporizada a uma profundidade de 2 mm.

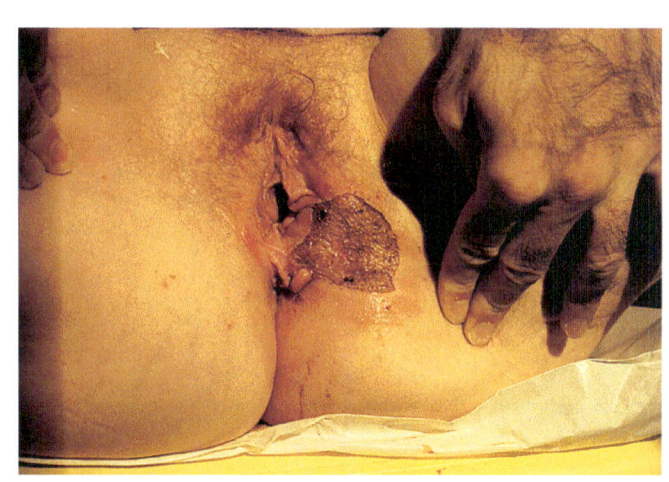

FIGURA 70-22 A vaporização está concluída. A ferida é irrigada com água estéril e coberta com creme Silvadene®.

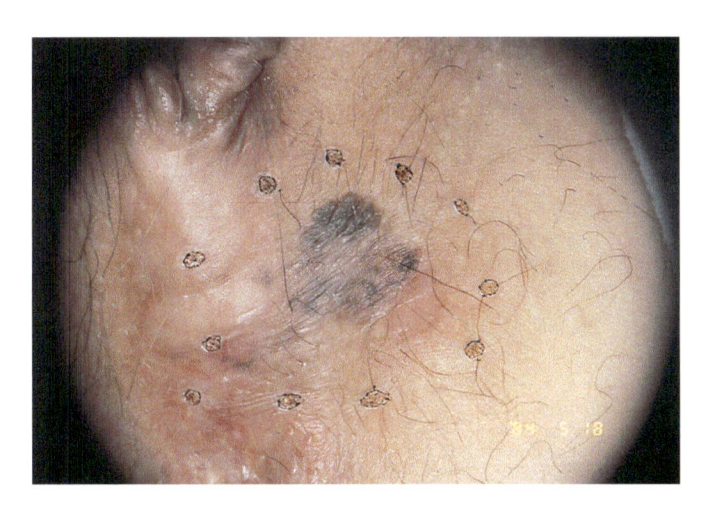

FIGURA 70-23 Típico carcinoma *in situ* papilar focal pigmentado da pele perianal. A lesão foi delimitada com *laser* de dióxido de carbono (CO_2). Uma margem de 3 mm foi traçada.

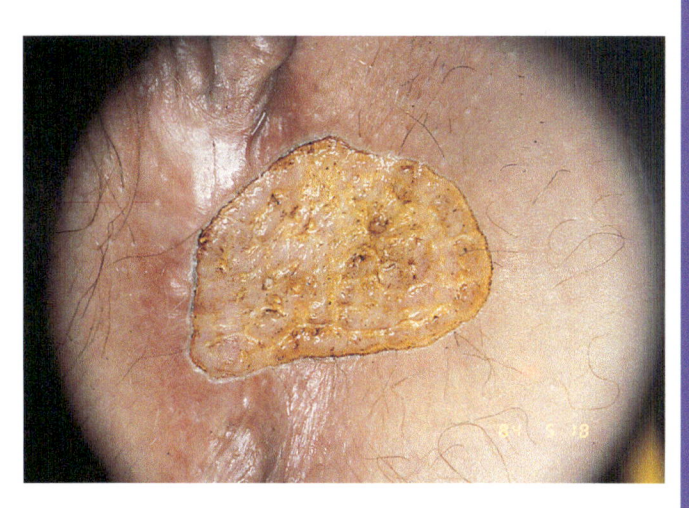

FIGURA 70-24 A lesão foi completamente vaporizada. O tecido carbonizado foi enxaguado.

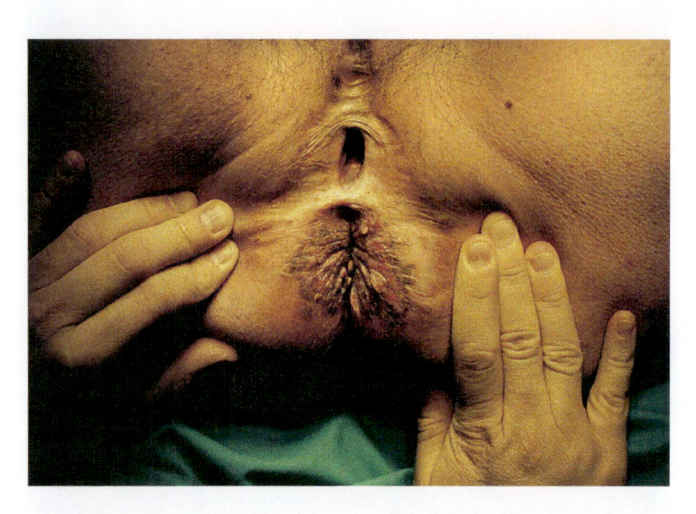

FIGURA 70-25 Esta paciente realizou vulvectomia "simples" para carcinoma *in situ* anteriormente. Lesões perianais e anais recorrentes, extensas e difusas, são claramente visíveis.

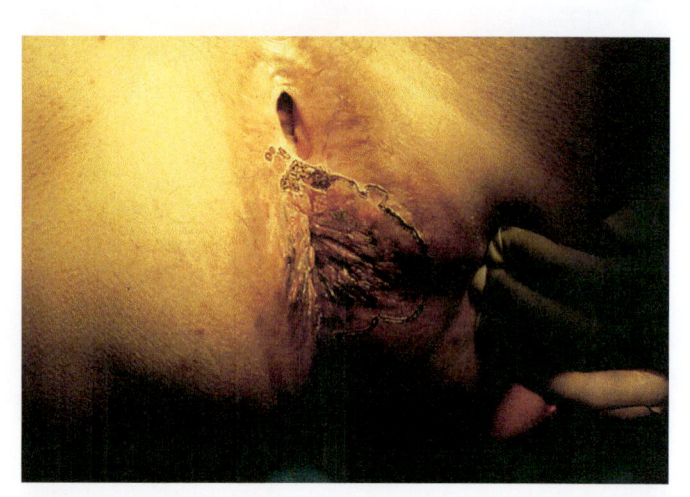

FIGURA 70-26 Com a paciente sob anestesia geral, o carcinoma *in situ* é marcado para vaporização.

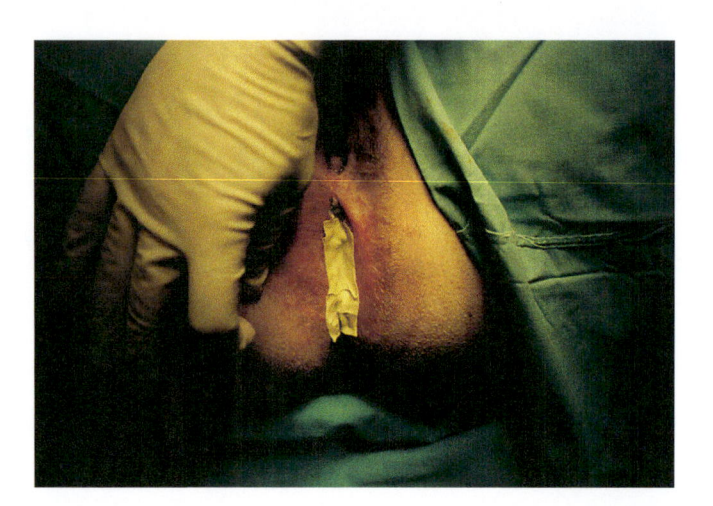

FIGURA 70-27 As lesões foram completamente vaporizadas a uma profundidade de 1,5 a 2 mm, e a ferida foi coberta com gaze Xeroform®.

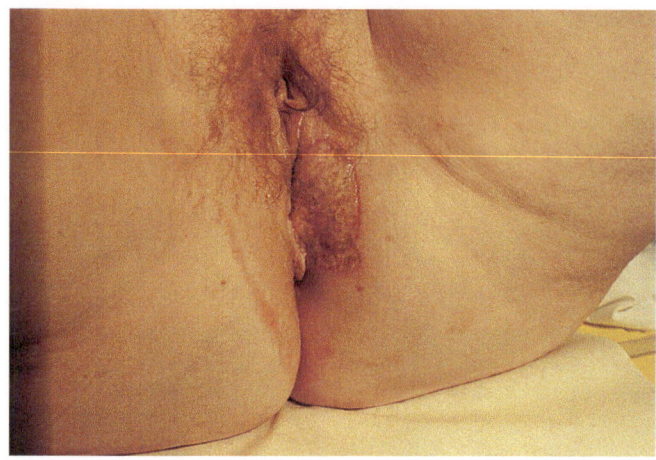

FIGURA 70-28 A mesma paciente descrita na Figura 70-19 em sua consulta 1 semana após a cirurgia. A ferida está limpa. A cicatrização teve início nos apêndices cutâneos periféricos e mais profundos.

CAPÍTULO 71

Anatomia Inguinal e do Triângulo Femoral

Michael S. Baggish

Ter conhecimento da anatomia inguinal é essencial ao se realizar a vulvectomia. Os canais linfáticos da vulva drenam para os linfonodos inguinais superficiais e para os linfonodos ilíacos externos e femorais. Para expor a área, uma incisão é feita na coxa logo abaixo e paralelamente ao ligamento inguinal (Fig. 71-1A). Uma segunda incisão é feita para cruzar com a primeira na espinha ilíaca anterossuperior e é continuada caudalmente em direção ao ápice do triângulo femoral. O retalho criado é dissecado medialmente (Fig. 71-1B).

A área triangular é limitada lateralmente pelo músculo sartório e medialmente pelos músculos pectíneo e adutor longo (Fig. 71-2A). Deslocando-se de baixo para cima na face medial da gordura sobre os músculos mediais citados anteriormente está um grande vaso: a veia safena (Fig. 71-2A). Essa veia atravessa a fáscia cribiforme que recobre a fossa oval e os vasos femorais, e encontra a veia femoral sob a fáscia (Fig. 71-2B). A veia femoral está em um compartimento fascial rígido próprio. Algumas pequenas veias e artérias se unem ou se formam a partir da veia e da artéria femorais: (1) as circunflexas superficiais ilíacas, (2) as epigásticas superficiais, e (3) as pudendas externas superficiais (Fig. 71-2D). Exatamente medial e ligeiramente posterior está o canal femoral, que é um espaço virtual paralelo ao osso púbico (Fig. 71-3A). Esse canal pode conter o gânglio mais inferior da cadeia ilíaca externa: o gânglio de Cloquet (Fig. 71-3B e C). Na lateral da veia femoral, contra o seu próprio compartimento fascial, está a artéria femoral, que acompanha a veia em um curso profundo, descendente e caudal (Fig. 71-4A e B). Finalmente, na porção mais lateral e mais uma vez dotado de um compartimento facial rígido está o nervo femoral, que desce até a coxa na forma de uma série de fibras ramificadas e divergentes (Fig. 71-5A e B). O nervo femoral é vulnerável à lesão durante o posicionamento das extremidades inferiores para as cirurgias perineais (Fig. 71-5C). O ligamento inguinal cruza o nervo perpendicularmente, naquela que provavelmente é a sua porção mais exposta. O rígido ligamento inguinal pode, assim, comprimir o nervo a ponto de provocar uma paralisia. O nervo também pode ser lesionado pela posição de litotomia hiperestendida (litotomia alta), combinada com a abdução da coxa (Fig. 71-5D). Esse tipo de lesão por estiramento ocorre nas imediações do plexo lombar, onde o nervo obturador se une ao plexo lombar entre o nervo femoral e o tronco lombossacral (Fig. 71-5E). O nervo obturador e o nervo femoral genital relativamente superficial são mais suscetíveis a sofrer lesões por compressão dos afastadores do que o nervo femoral, que está dentro do músculo psoas maior (Fig. 71-5D).

No lado externo está o músculo sartório, que juntamente com o ligamento inguinal é originado na espinha ilíaca superior anterior (Fig. 71-6A e B). É interessante transplantar esse músculo sobre os vasos femorais expostos após a vulvectomia radical e a linfadenectomia inguinal (Fig. 71-6C).

O músculo grácil está situado na face medial do triângulo femoral (p. ex., medial e profundo com relação à veia safena). Essa estrutura pode ser usada para realizar um retalho miocutâneo para transplantar sobre a vulva ou a vagina (Fig. 71-7A a C).

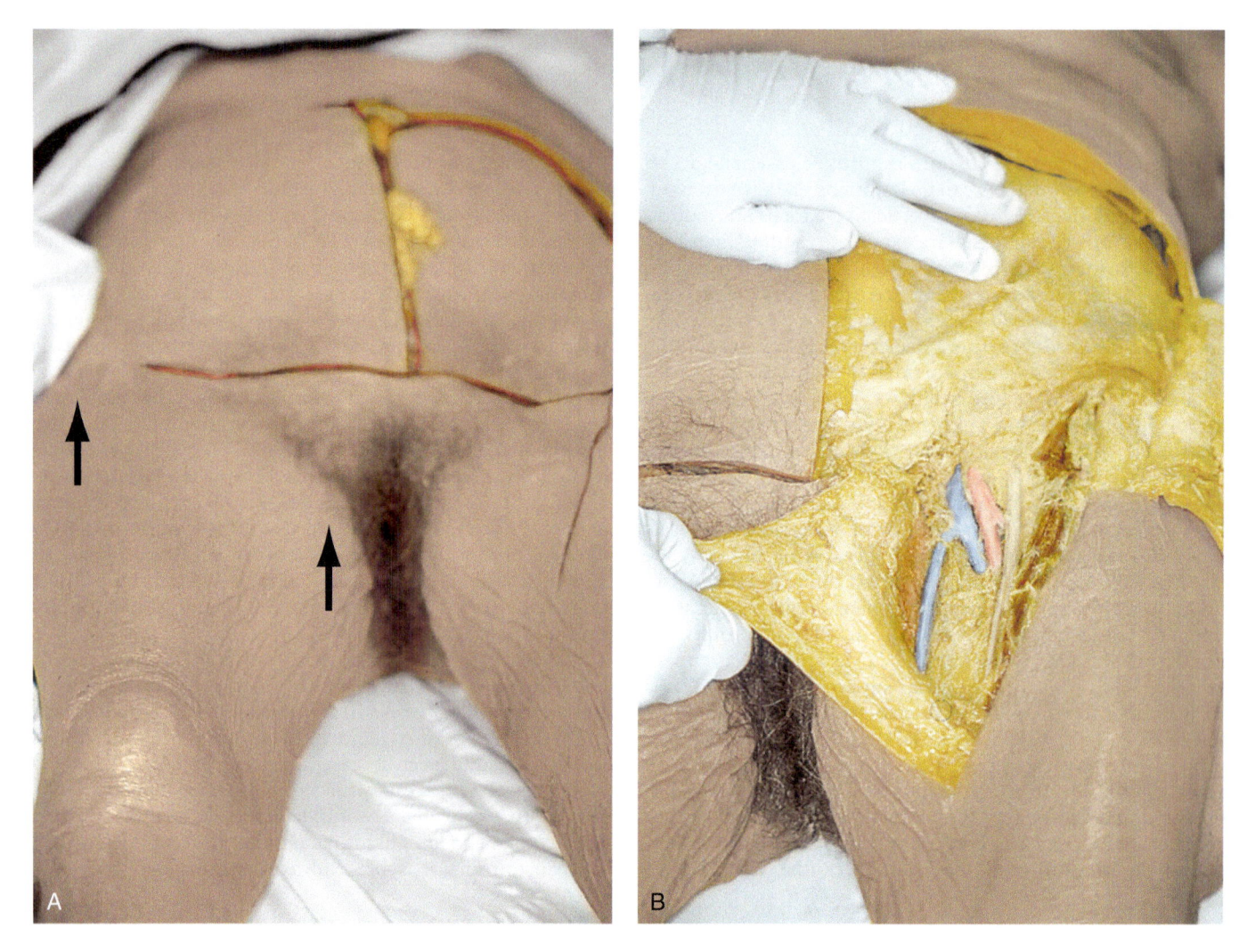

FIGURA 71-1 A. A área inguinal e o triângulo femoral se localizam em direção caudal ao ligamento inguinal. A incisão inicial para expor a área é realizada na coxa, paralelamente e sob o ligamento inguinal (entre as duas setas). **B.** A segunda incisão cruza com a primeira (**A**) na altura da espinha ilíaca anterossuperior e se estende para baixo, em direção ao ápice do triângulo femoral. A excisão se estende sobre o tecido subcutâneo. O retalho é dissecado medialmente.

CAPÍTULO 71 Anatomia Inguinal e do Triângulo Femoral 905

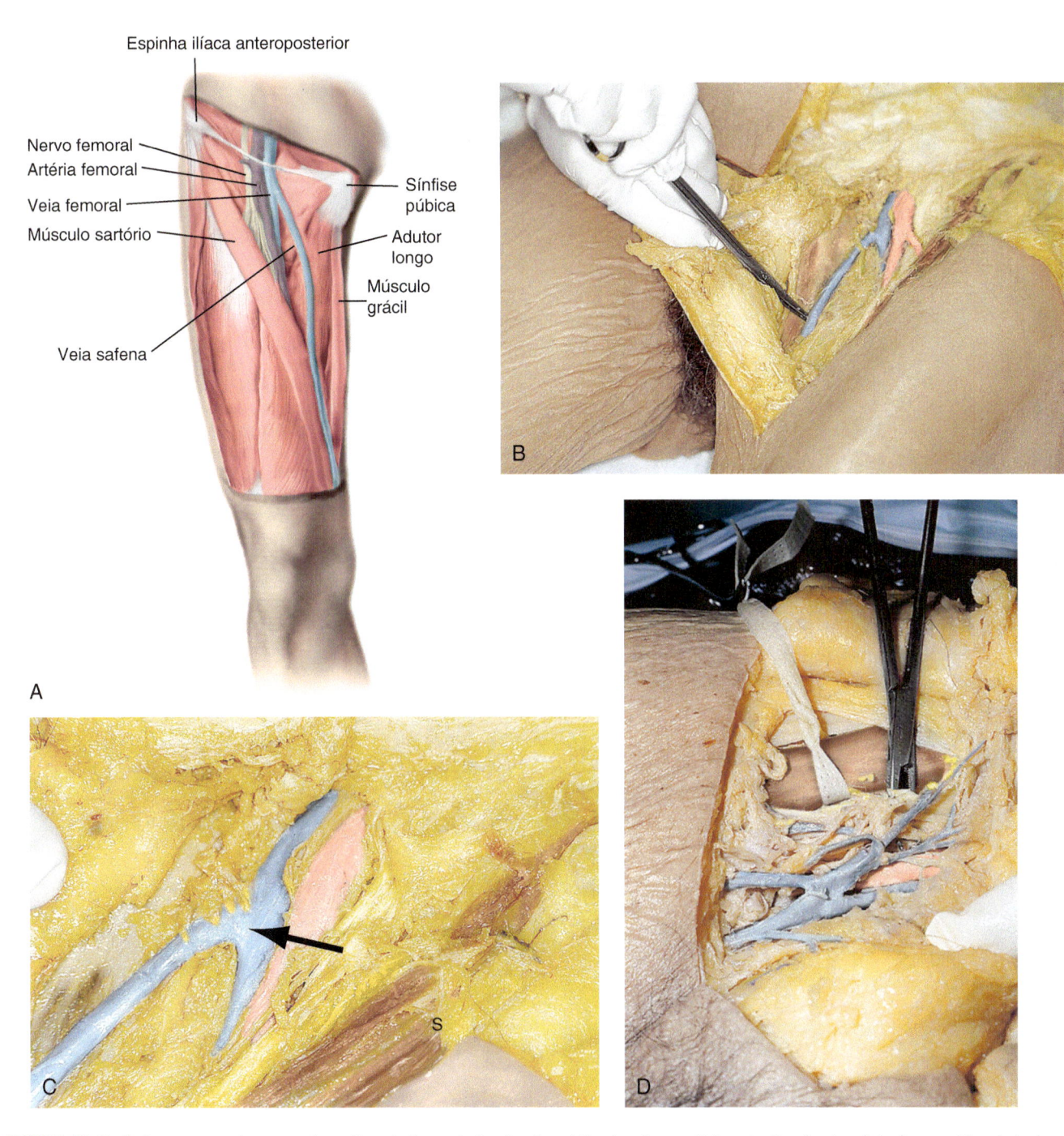

FIGURA 71-2 A. Esquema geral mostrando o triângulo femoral. O músculo grácil se localiza medialmente. O músculo adutor longo está ao lado do músculo grácil, e o músculo sartório é o músculo que se assemelha a uma fita e que se estende da porção lateral à medial, formando a face lateral do triângulo. Atrás do músculo sartório está o músculo reto femoral. **B.** A veia safena é exposta (a tesoura está sob a veia) conforme atravessa a gordura que se estende a partir de uma localização medial na coxa, em direção ao ponto médio abaixo do ligamento inguinal. **C.** Vista em primeiro plano da veia safena penetrando a fáscia cribiforme e drenando na veia femoral (seta). O músculo sartório (S) pode ser visto na face lateral do triângulo femoral. **D.** Algumas pequenas veias podem ser observadas indo ao encontro da junção das veias safena e femoral. As pequenas veias tributárias incluem as veias epigástricas superficiais, as veias pudendas externas superficiais e as veias ilíacas circunflexas superficiais. Uma fita foi colocada ao redor do músculo sartório. O dedo enluvado do cirurgião está no tubérculo púbico (p. ex., na inserção medial do ligamento inguinal).

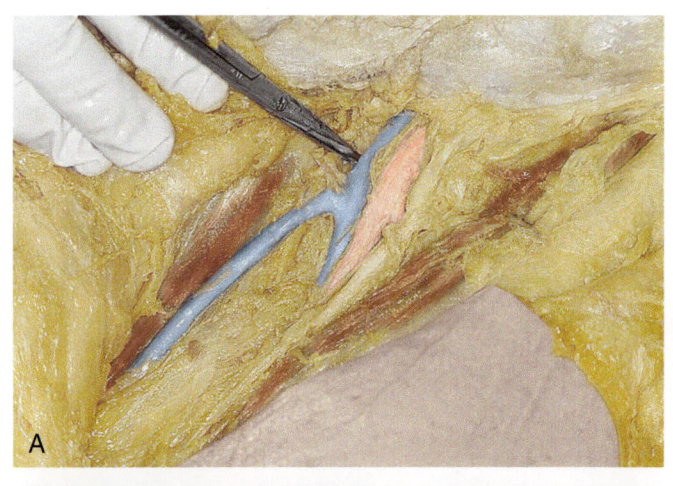

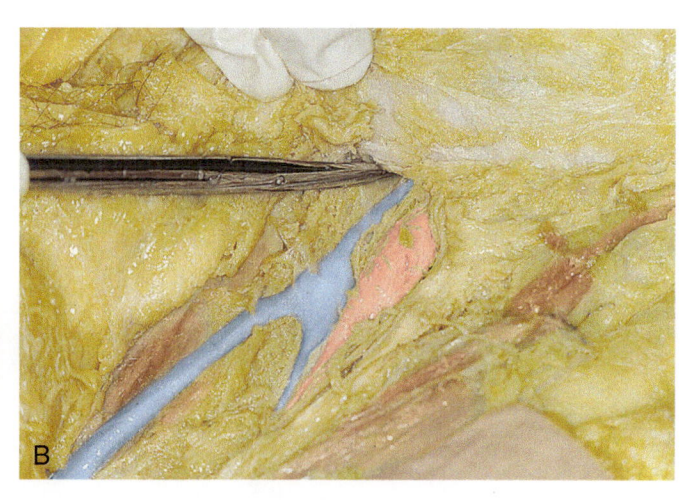

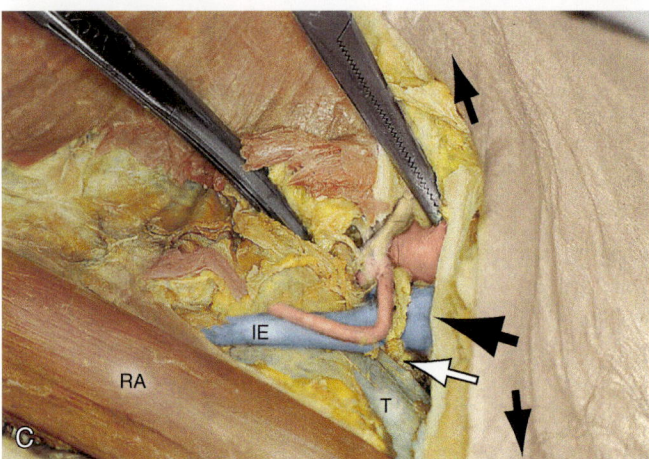

FIGURA 71-3 A. A tesoura disseca o espaço medial em relação à veia femoral. Este é o canal femoral. **B.** A tesoura está posicionada lateralmente ao osso púbico e ao ligamento lacunar, sob a porção terminal do ligamento inguinal, e medialmente à veia femoral. A tesoura se encontra dentro do canal femoral, que é um espaço virtual para a formação de hérnia femoral. **C.** Dissecção sobre o ligamento inguinal. A localização do ligamento inguinal é mostrada pelas setas pequenas. A borda medial do músculo reto abdominal esquerdo (RA) se encontra no canto inferior esquerdo da imagem. Uma pinça Kocher aponta para a artéria ilíaca externa, imediatamente cranial em relação ao ponto onde cruza por baixo do ligamento inguinal. A veia ilíaca externa está localizada medialmente à artéria (seta escura grande). A epigástrica inferior (IE) atravessa a veia femoral e se desloca cranial e medialmente para alcançar a borda lateral do músculo reto. O tecido azulado sobre o qual essas estruturas se apoiam é a fáscia transversal (T). A seta branca indica a localização do nódulo mais inferior da cadeia ilíaca externa: o nódulo de Cloquet, que se encontra na parte superior (cranial) do canal femoral.

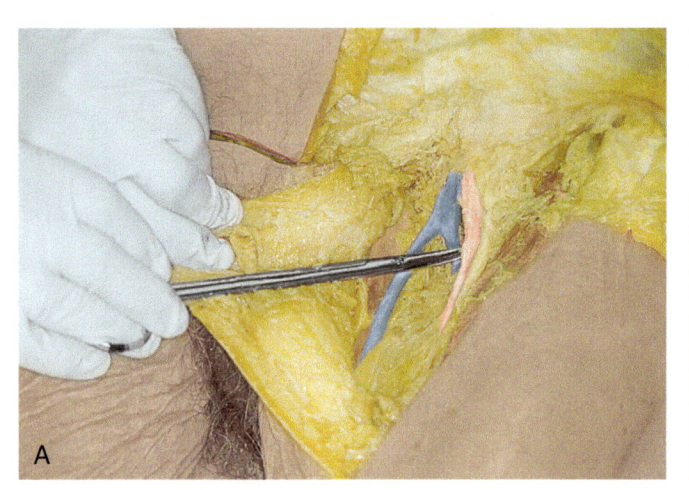

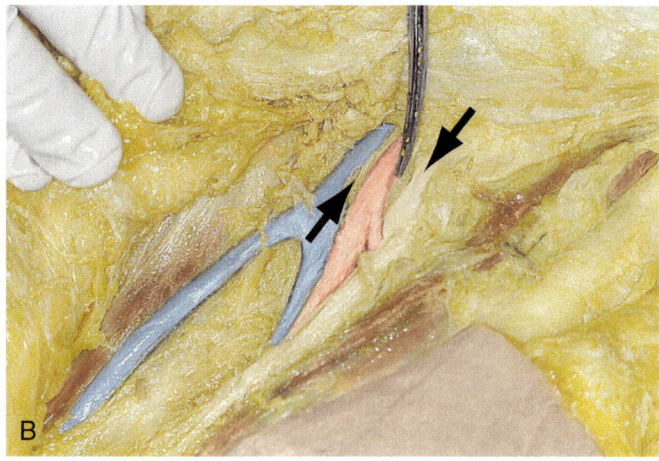

FIGURA 71-4 A. A tesoura aponta para a artéria femoral, diretamente sob a qual está posicionada. **B.** A sonda aponta para a artéria femoral. Esse vaso possui um compartimento fascial próprio e é separado da veia femoral por tecido conjuntivo (fáscia) (setas).

CAPÍTULO 71   Anatomia Inguinal e do Triângulo Femoral   907

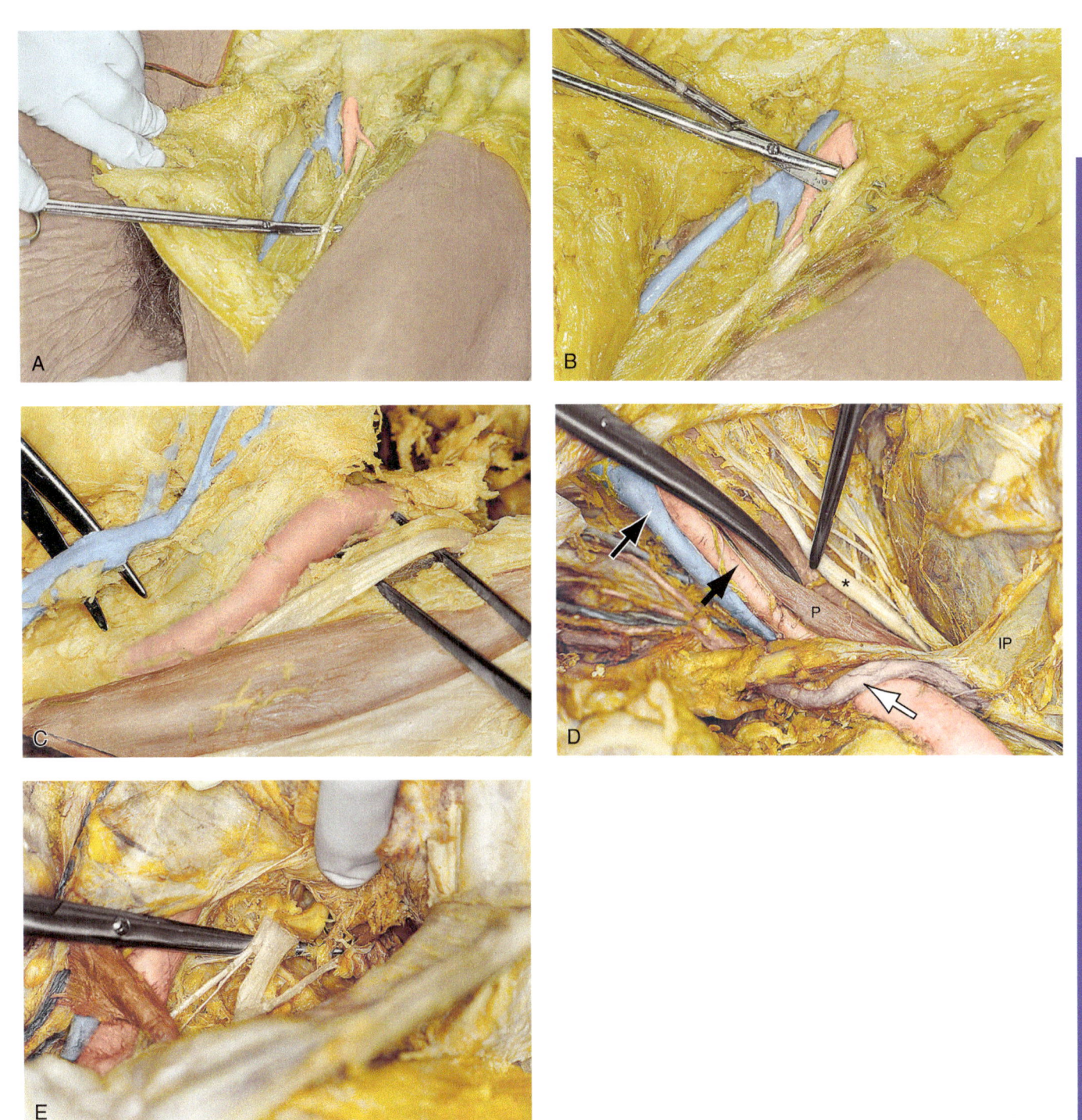

FIGURA 71-5   A. O nervo femoral se localiza lateralmente à artéria femoral. A ponta da tesoura está posicionada sob um ramo do principal tronco do nervo. **B.** A tesoura está aberta sob o nervo femoral, conforme ele emerge a partir do ligamento inguinal. O músculo sartório se localiza lateralmente ao nervo. Caso as extremidades inferiores estejam rigorosamente flexionadas, a pressão sobre o nervo femoral, através do ligamento inguinal, pode resultar em paralisia do nervo. **C.** Vista em primeiro plano do triângulo femoral superior. A tesoura está aberta sob a veia safena. A pinça está aberta sob o tronco principal do nervo femoral. Os braços da pinça estão sobre o músculo sartório. **D.** Essa dissecção abdominal demonstra o trajeto ascendente do nervo femoral. A porção anterior do músculo psoas maior (P) foi extirpada. A tesoura curva deprime incisivamente a face medial do músculo psoas maior. A ponta da pinça aponta para o nervo femoral (*), que está incorporado ao músculo psoas. O ligamento infundíbulo-pélvico (IP) e o ureter (seta aberta) atravessam a artéria ilíaca comum. A artéria ilíaca externa (pequena seta) e a veia ilíaca externa (seta pequena contornada) sob a artéria estão localizadas medialmente em relação ao músculo retraído. Sob a veia ilíaca externa está a fossa obturadora dissecada. **E.** Na parte profunda da pélvis, acima do sacro, os nervos obturador e femoral encontram o tronco lombossacral. A tesoura está posicionada sob os nervos.

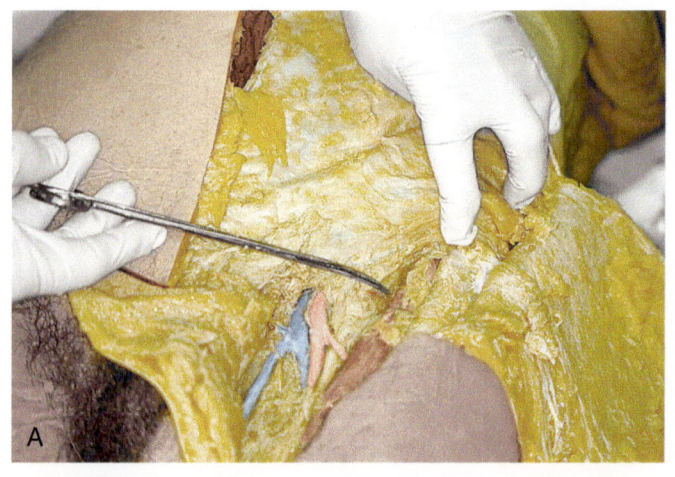

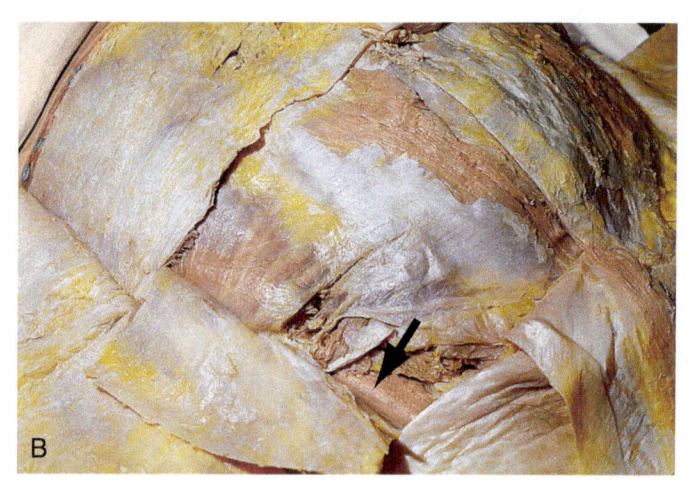

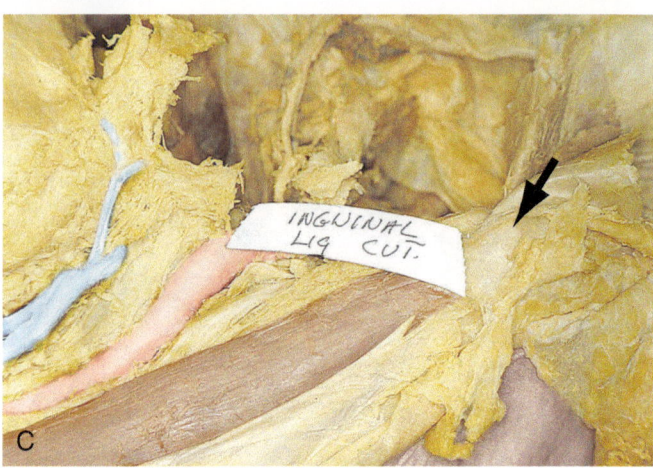

FIGURA 71-6 A. A tesoura está no músculo sartório. O dedo do cirurgião aponta para a origem do músculo, na espinha ilíaca anterossuperior. **B.** A porção superior do músculo sartório pode ser observada (seta) – note o seu relacionamento com os músculos da parede abdominal anterior. **C.** Vista em primeiro plano do músculo sartório e da espinha ilíaca superior anterior. O ligamento inguinal foi excisado.

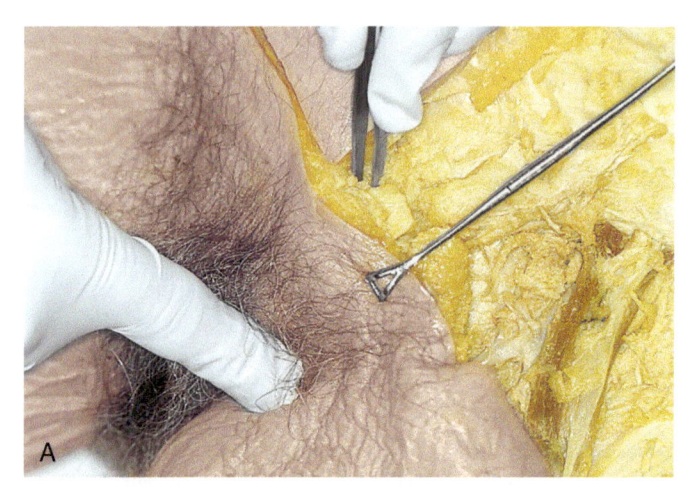

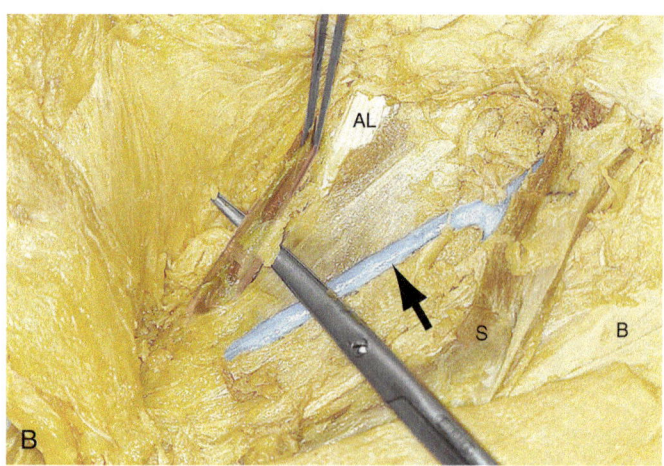

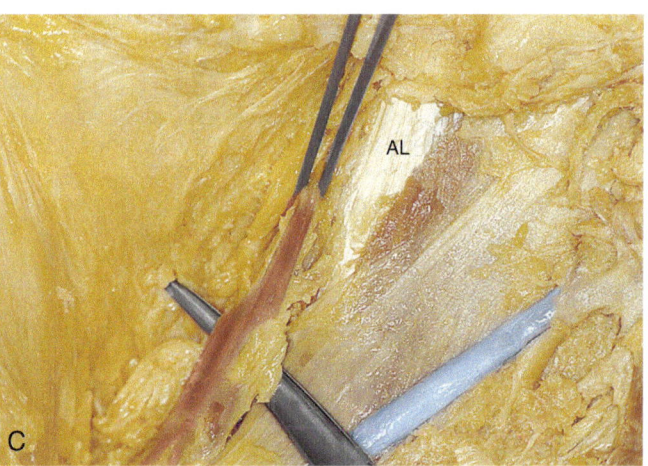

FIGURA 71-7 A. A pinça está na borda de corte da margem superior do monte púbico. O dedo do cirurgião aponta para a porção medial da coxa e para a localização do músculo grácil. **B.** A dissecção da porção medial da coxa expõe o delicado e fino músculo grácil. Observe as lâminas da tesoura cruzando a veia safena. AL: músculo adutor longo; S: músculo sartório transplantado (p. ex., separado da espinha ilíaca anterossuperior e suturado ao ligamento inguinal); B: leito da localização original do músculo sartório; seta, a veia safena. **C.** Vista ampliada do músculo grácil. O músculo se origina na porção inferior da sínfise púbica e do osso púbico, e se insere sobre a superfície medial da tíbia. O músculo longo adutor (AL) se encontra ao lado do músculo grácil.

CAPÍTULO 72

Vulvectomia

Michael S. Baggish

Vulvectomia simples

A vulvectomia de qualquer tipo não é uma cirurgia simples, pois destrói uma parte importante da anatomia feminina normal e, psicologicamente, representa um duro golpe na autoestima da mulher. A vulva figura como um elemento essencial da anatomia e da fisiologia sexuais, e sua perda compromete seriamente uma função cotidiana importante. Essa cirurgia, portanto, somente deve ser realizada como o último recurso quando a excisão ampla, a excisão a *laser* e a vaporização a *laser* forem contraindicadas, ou quando o resultado desses procedimentos produzirem um desfecho análogo – vulvectomia. A vulvectomia superficial (*skinning vulvectomy*) é uma técnica modificada da vulvectomia simples, com uma excisão menos profunda. Logicamente, a necessidade de uma ressecção mais profunda para uma doença epitelial é difícil de ser justificada, já que a espessura média da mucosa envolvida (áreas pilosas) varia entre 0,35 e 1,6 mm (espessura média: 0,93 mm ± 0,37 mm). A profundidade dos apêndices envolvidos varia de 0,43 a 3,6 mm (profundidade média: 1,53 mm ± 0,77 mm). Sendo assim, uma ressecção de 2 a 3 mm irá retirar mais de 95% da pele e dos apêndices comprometidos, presumivelmente erradicando a doença.

Não há justificativa para uma ressecção de vulva que ultrapasse 5 mm de profundidade, a menos que a cirurgia tenha sido indicada pela presença de um carcinoma invasivo. A paciente é colocada em posição de litotomia (baixa ou média) (Fig. 72-1). Após a preparação, um marcador cirúrgico é usado para delinear a extensão da incisão (Fig. 72-2). Procede-se à incisão a partir do monte púbico até a face lateral do lábio maior, com uma margem periférica de 3 mm (a partir da dobra lateral do lábio). O corte continua até a borda mais inferior do lábio maior e em seguida através do períneo ao lado oposto. A incisão segue pela borda lateral do lábio, até alcançar o ponto de início do monte púbico (Fig. 72-3). Uma solução de vasopressina a 1 : 100 é injetada ao longo das margens de corte da incisão. A incisão atinge a gordura, à profundidade de aproximadamente 4 a 5 mm (a partir da superfície) (Fig. 72-4A a C). Caso o clitóris e os pequenos lábios não estejam comprometidos, eles deverão ser preservados. De maneira análoga, caso o vestíbulo não esteja comprometido, ele deverá ser preservado. A ferida criada pela excisão dos grandes lábios e do períneo é recoberta por um retalho de espessura parcial, e um curativo compressivo é aplicado. Caso os pequenos lábios, o vestíbulo e o clitóris estejam envolvidos pela neoplasia intraepitelial, a excisão deverá incluir essas estruturas. A profundidade da excisão não deve ultrapassar a fáscia de Colles (Fig. 72-5). A dissecção progride de cima para baixo, e da face lateral para a face medial (Figs. 72-6 a 72-8A). O corpo do clitóris deve ser preservado. Caso o prepúcio e as glândulas estejam comprometidos e o carcinoma *in situ* seja comprovado por biópsia, a glande, o corpo e o frênulo do clitóris deverão ser extirpados com os pequenos lábios. O corpo do clitóris nunca é exteriorizado para mimetizar alguma parte da glande retirada. A hemostasia é obtida pinçando os vasos sanguíneose ligando-os com pontos de Vicryl® 3-0 (Fig. 72-8B). Deve-se evitar a coagulação e a dissecção eletrocirúrgicas na região, pois são procedimentos que desvitalizam os tecidos e aumentam o risco de necrose da fáscia. A dissecção alcança a borda marginal, que é circunscrita na sequência (Fig. 72-9). A peça é retirada (Fig. 72-10).

Se for possível realizar o fechamento primário sem tensão excessiva sobre a linha de sutura, esse será o método de fechamento preferível; caso contrário, deve-se aplicar um enxerto de espessura parcial sobre a ferida e suturá-lo medialmente em relação às bordas vaginais, e lateralmente em relação à pele residual da vulva e do períneo (Fig. 72-11A a E). É preciso ter cuidado para não desviar o eixo da uretra. Evidentemente, durante a seção perineal da vulvectomia, o cirurgião deverá realizar a dissecção superficialmente ao esfíncter anal externo, aos músculos perineais e aos músculos levantadores do ânus. A exposição de músculos é sugestiva de excesso na profundidade da dissecção por parte do cirurgião.

Infelizmente, essas feridas não podem ser protegidas com curativos. O sítio operatório deve ser coberto com creme Silvadene® três vezes ao dia e na hora de dormir, caso um fechamento primário tenha sido implantado. No caso de aplicação de enxerto de espessura parcial, deve-se usar um curativo de compressão, consistindo em gaze fina (Xeroform®), seguido da aplicação de compressas de gaze estéril 10 x 10 cm, que devem permanecer no lugar por 1 semana (Fig. 72-12). Um cateter Foley deve ser inserido, pois a micção espontânea será inviável (Fig. 72-13).

O texto continua na página 916.

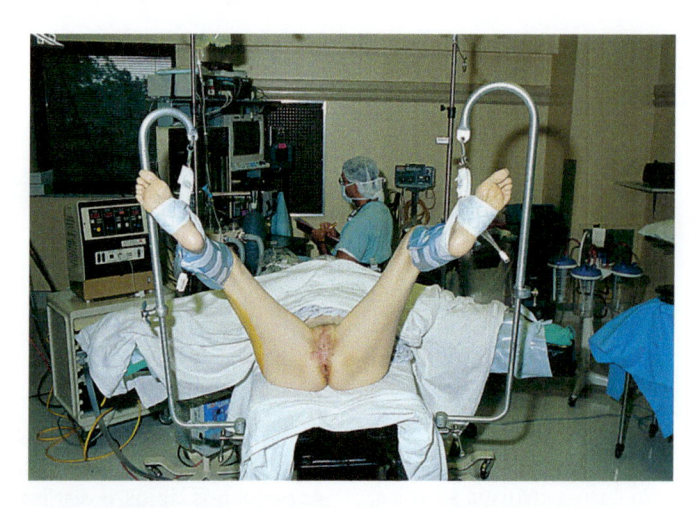

FIGURA 72-1 A paciente é colocada em posição litotômica. Botas de compressão pneumáticas foram posicionadas em ambos os membros inferiores. Os membros inferiores estão ligeiramente flexionados e minimamente abduzidos. Nenhuma das extremidades toca as perneiras. As nádegas da paciente estão em contato firme com a mesa operatória.

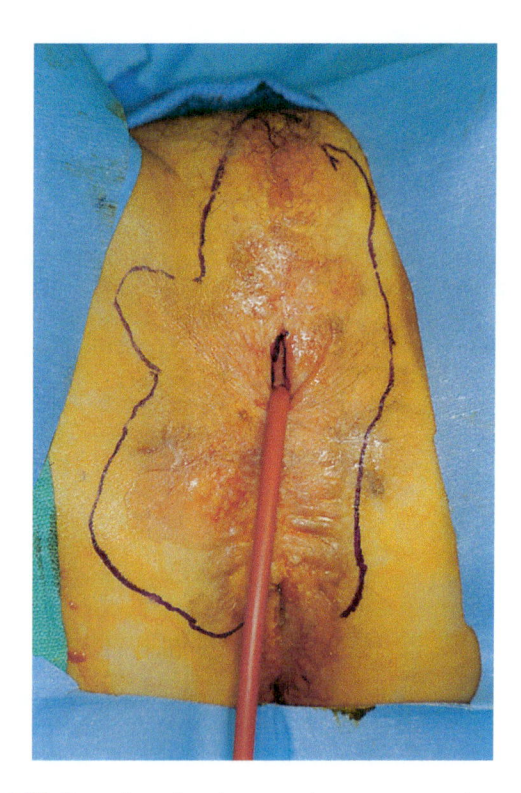

FIGURA 72-2 A vulva sofreu distorção e formação cicatricial em cirurgia anterior. O introito está encolhido. A vulva exibe a aparência avermelhada característica da doença de Paget. Este diagnóstico foi realizado através de biópsias pré-operatórias. As margens da incisão pretendida foram delineadas com um marcador cirúrgico.

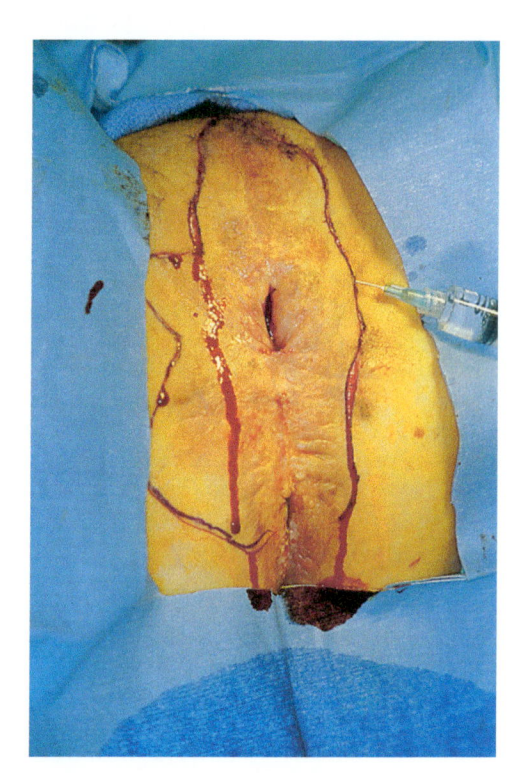

FIGURA 72-3 O traçado feito com o marcador cirúrgico é percorrido superficialmente com um bisturi, para delimitar uma vez mais as margens da excisão. Uma solução de vasopressina a 1:100 é injetada subdermicamente.

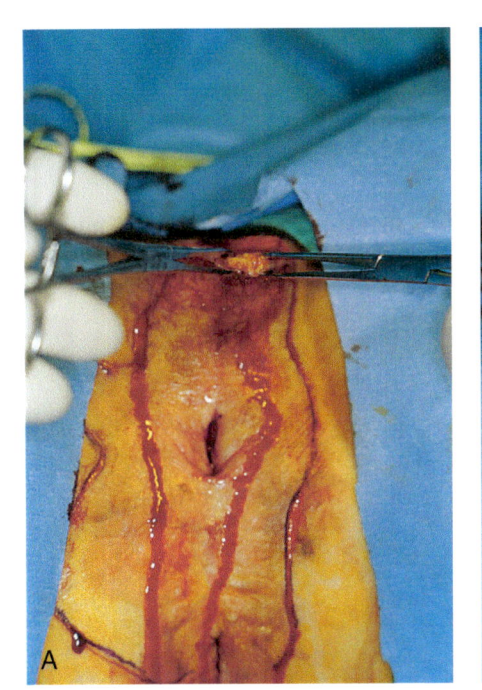

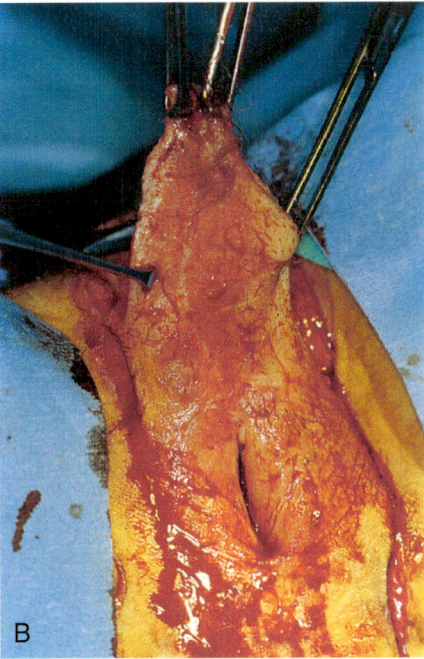

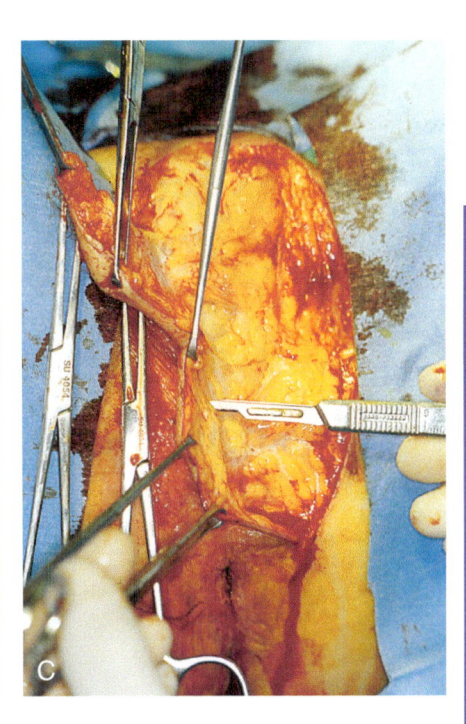

FIGURA 72-4 A. O bisturi faz um corte profundo na posição de 12 horas, até a gordura subcutânea. As bordas da peça são seguradas com pinça de Allis, e o tecido é tracionado para fora e um pouco para baixo. **B.** O retalho se desdobra rapidamente. A hemostasia é mantida através do pinçamento dos vasos sanguíneos com pinça mosquito. As bordas da excisão são continuamente verificadas. **C.** A profundidade do plano excisional é de aproximadamente 4 a 5 mm. Tração e contratração são muito importantes para garantir a uniformidade na espessura do tecido a ser removido.

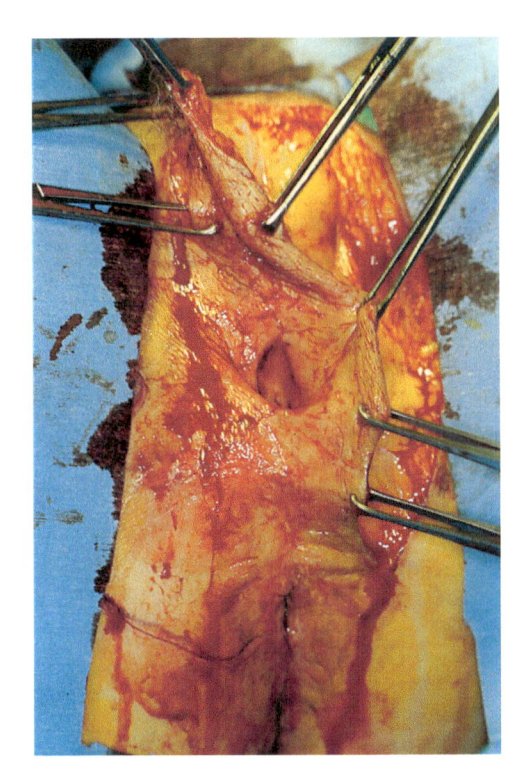

FIGURA 72-5 A totalidade da metade superior da vulva foi separada do tecido subjacente.

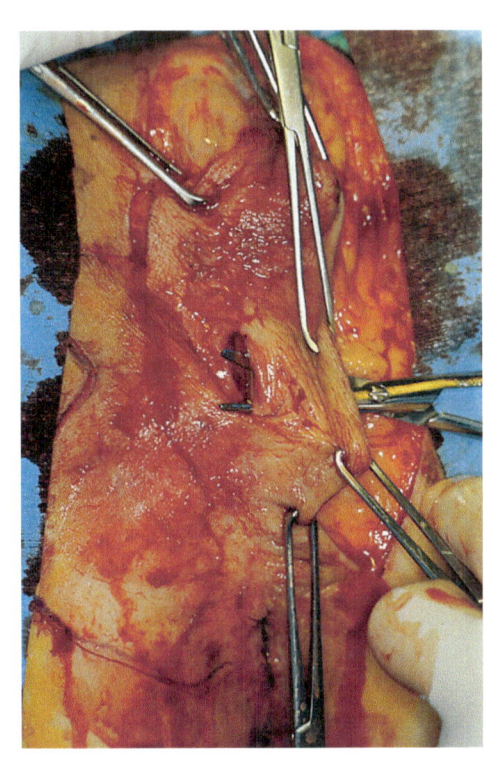

FIGURA 72-6 Realiza-se uma incisão circunferencialmente ao redor da parte inferior da vagina. O vestíbulo é seccionado juntamente com uma borda de 5 mm da vagina inferior.

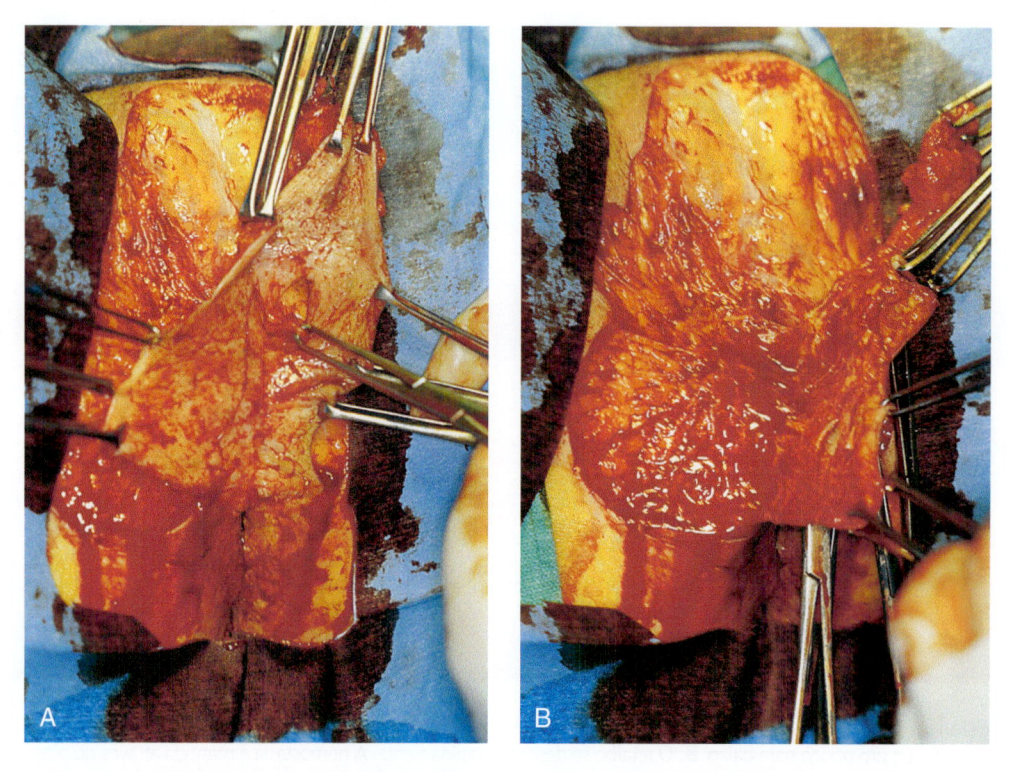

FIGURA 72-7 A. O lado inferior direito da vulva é dissecado até a altura da margem anal. **B.** O lado inferior esquerdo da vulva é dissecado até a altura do ânus.

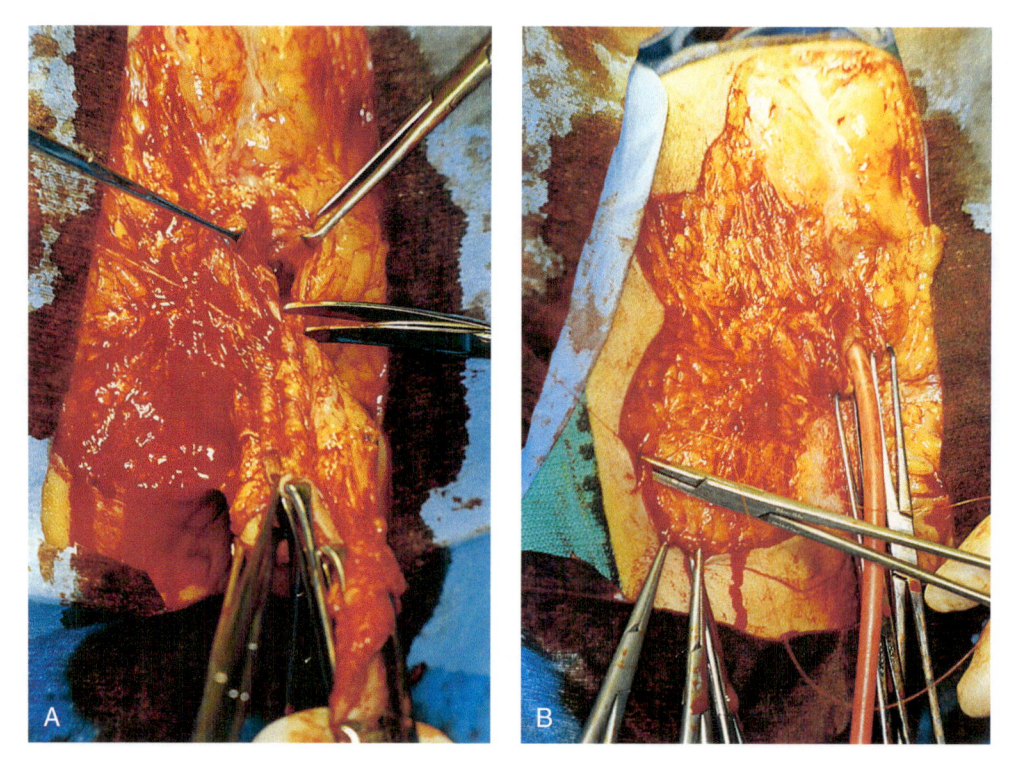

FIGURA 72-8 A. As últimas conexões entre a vagina e a vulva são seccionadas. **B.** A peça foi extirpada. Os locais de sangramento são suturados (sutura em 8) com fios Vicryl® 3-0.

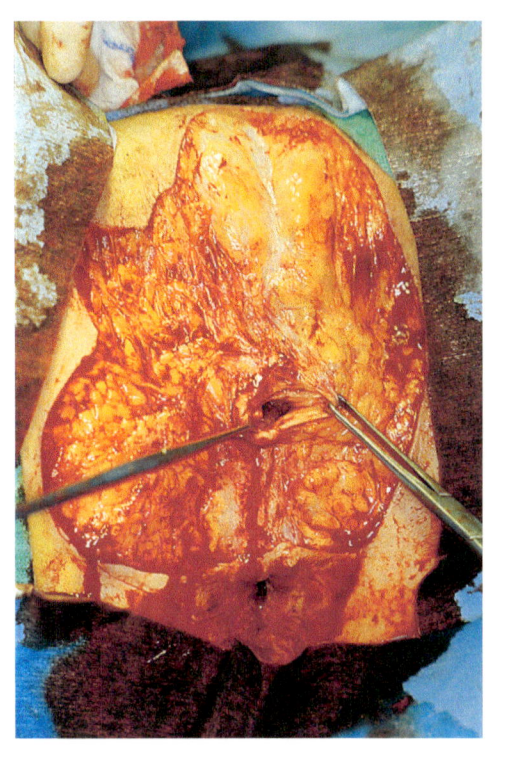

FIGURA 72-9 A vagina é manipulada com pinças de Allis, e as suas margens são detalhadamente examinadas para verificar sua suficiência.

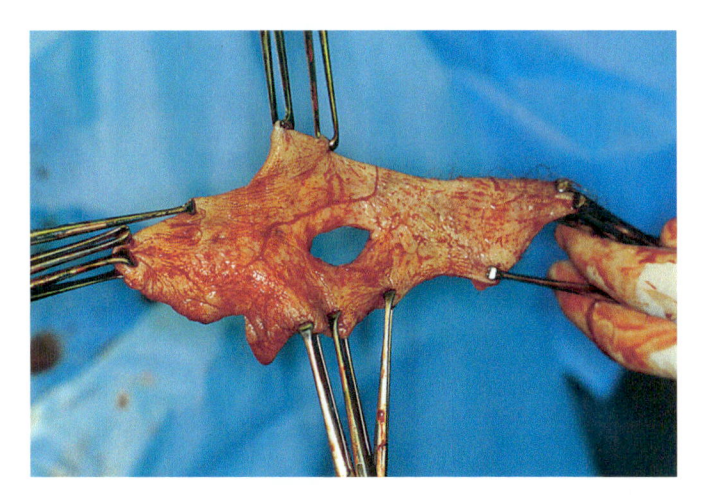

FIGURA 72-10 A peça é orientada e enviada ao laboratório de patologia. O autor prefere envolver a peça em uma compressa embebida em solução salina e transportá-la imediatamente para o laboratório de patologia.

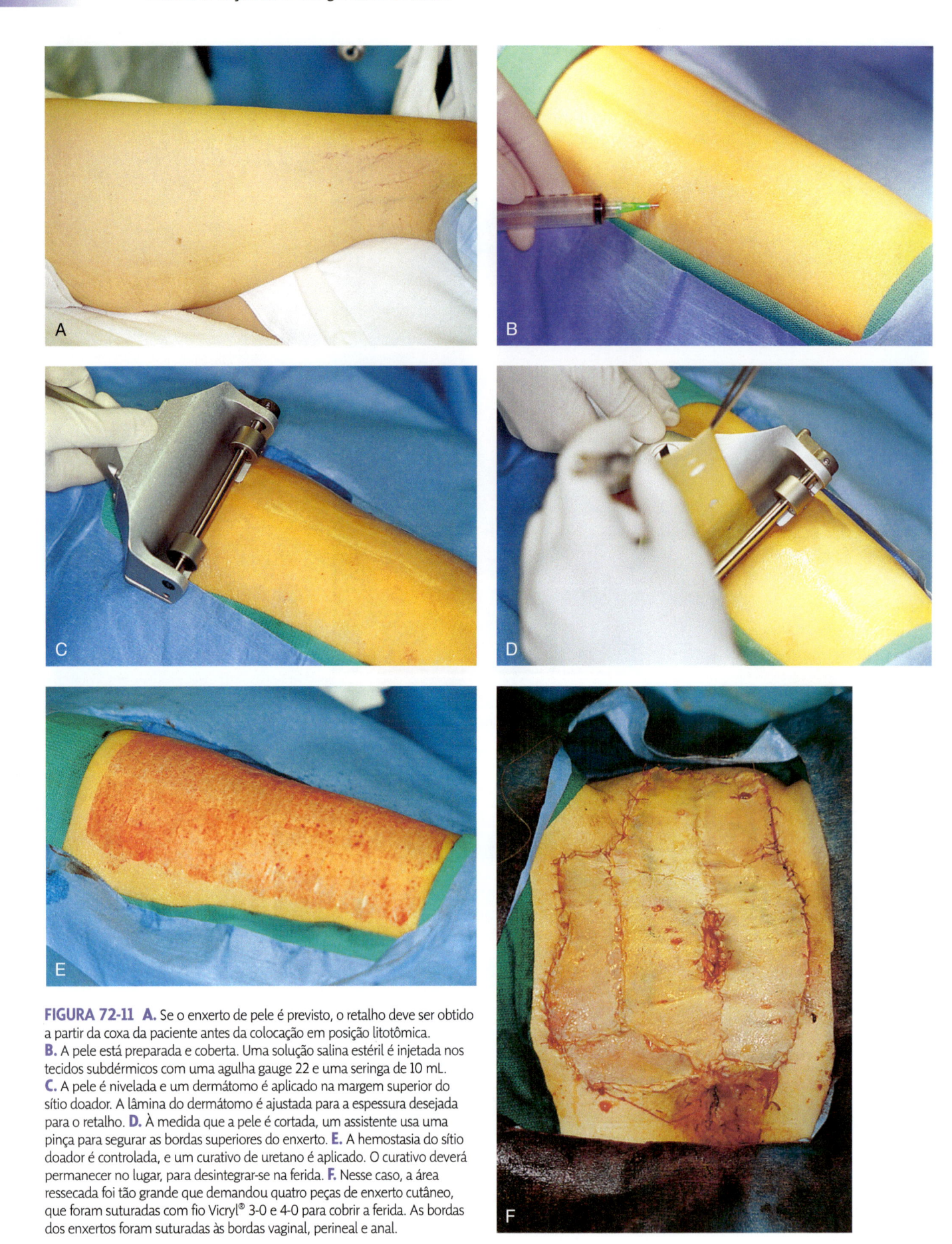

FIGURA 72-11 A. Se o enxerto de pele é previsto, o retalho deve ser obtido a partir da coxa da paciente antes da colocação em posição litotômica.
B. A pele está preparada e coberta. Uma solução salina estéril é injetada nos tecidos subdérmicos com uma agulha gauge 22 e uma seringa de 10 mL.
C. A pele é nivelada e um dermátomo é aplicado na margem superior do sítio doador. A lâmina do dermátomo é ajustada para a espessura desejada para o retalho. **D.** À medida que a pele é cortada, um assistente usa uma pinça para segurar as bordas superiores do enxerto. **E.** A hemostasia do sítio doador é controlada, e um curativo de uretano é aplicado. O curativo deverá permanecer no lugar, para desintegrar-se na ferida. **F.** Nesse caso, a área ressecada foi tão grande que demandou quatro peças de enxerto cutâneo, que foram suturadas com fio Vicryl® 3-0 e 4-0 para cobrir a ferida. As bordas dos enxertos foram suturadas às bordas vaginal, perineal e anal.

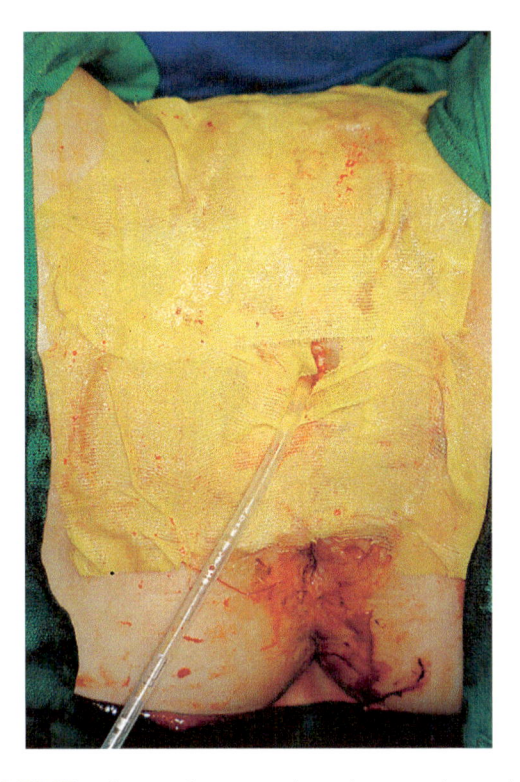

FIGURA 72-12 Colocação de cateter Foley na bexiga. Aplicação de gaze fina Xeroform® diretamente sobre a pele enxertada.

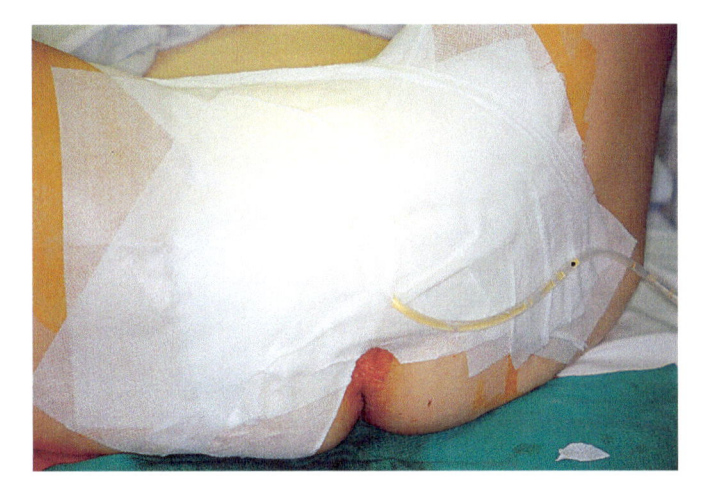

FIGURA 72-13 Colocação de curativo de compressão uniforme consistindo em compressas de gazes medindo 10 x 10 cm e aplicação de Kerlix® com fita adesiva. O curativo permanecerá no lugar por pelo menos 1 semana.

Vulvectomia Radical

A vulvectomia radical, que normalmente é combinada com dissecções inguinais bilaterais (linfadenectomia), é indicada para o tratamento de câncer de vulva invasivo (Fig. 72-14A a C). As bases dessa operação são a ressecção profunda do tumor com amplas margens periféricas e a extensão da zona de ressecção até as mucosas anal e vaginal. Isto é associado à ressecção em bloco dos nódulos inguinais superficiais e femorais profundos. Em tumores grandes, os linfonodos ilíacos também são retirados.

A paciente é posicionada nas perneiras Allen®, em posição semelhante à usada para a laparoscopia operatória (Fig. 72-15). Os membros inferiores são envolvidos em botas de compressão pneumática. A paciente recebe uma dose profilática de antibiótico 1 hora antes do início da cirurgia. As margens da ressecção são delimitadas com um marcador cirúrgico (Fig. 72-16A e B). As incisões são realizadas transversalmente sobre o abdômen inferior, logo acima da sínfise, curvando-se em direção à espinha ilíaca anterossuperior (p. ex., paralelamente ao ligamento inguinal) (Fig. 72-16C). O corte prossegue em direção descendente e medialmente, sobre o lado da coxa do ligamento inguinal e sobre o triângulo femoral, até o monte púbico (Fig. 72-17A). A incisão continua de maneira idêntica à descrita para a vulvectomia simples (p. ex., cercando a margem lateral dos grandes lábios, períneo e pele perianal). A margem interna do corte é realizada na altura do anel himenal, dentro do vestíbulo (Fig. 72-17B).

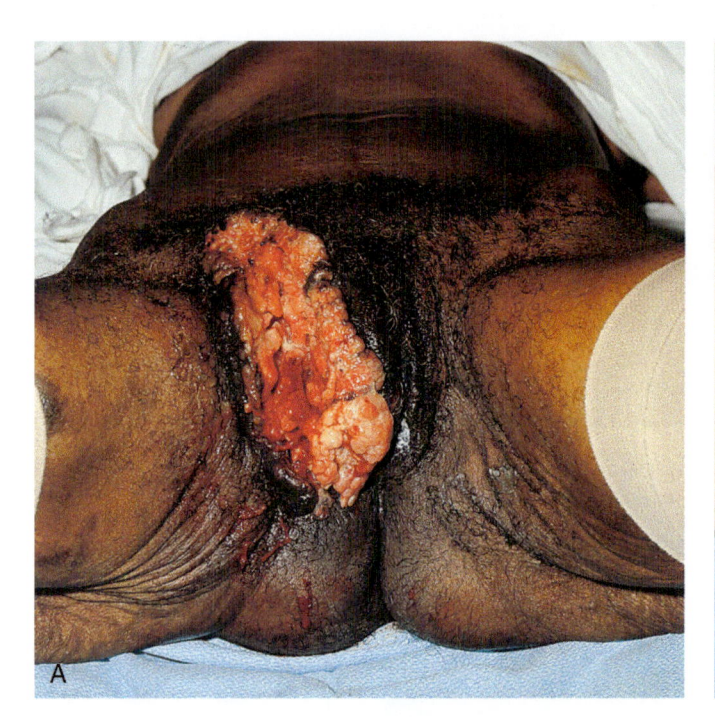

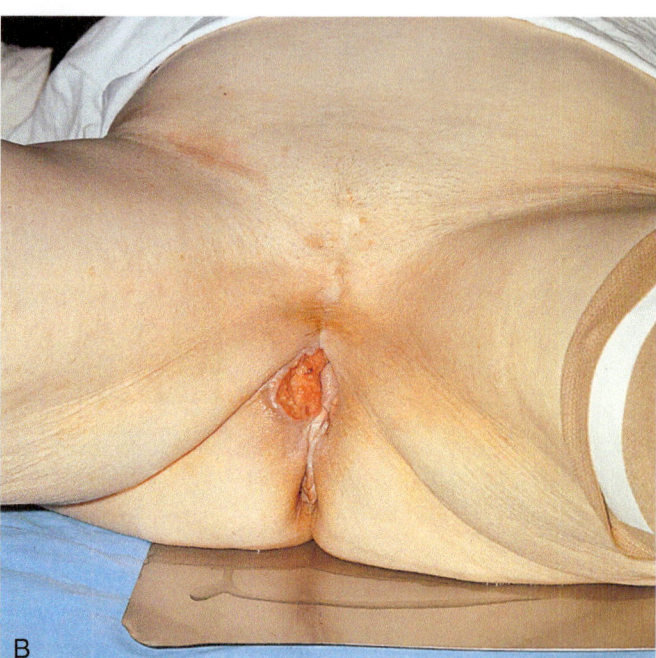

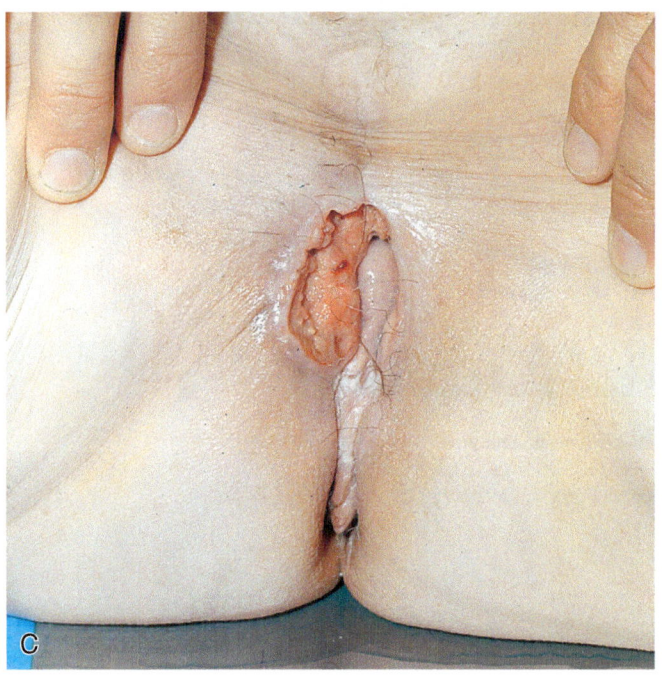

FIGURA 72-14 A. Uma massa vegetante volumosa destruiu o grande lábio direito inteiro, estendendo-se lateralmente até a coxa e inferiormente até a fossa isquiorretal. Uma biópsia da lesão confirmou o diagnóstico de carcinoma de células escamosas invasivo. **B.** Embora seja menos impressionante do que o câncer mostrado na imagem **A**, esta é uma malignidade bastante importante envolvendo o lado direito da vulva e o clitóris. Nesse caso, o clitóris tem de ser completamente removido. **C.** Vista ampliada da imagem **B** mostrando que a lesão se estende além da linha média, comprometendo o lado esquerdo e também o lado direito da vulva.

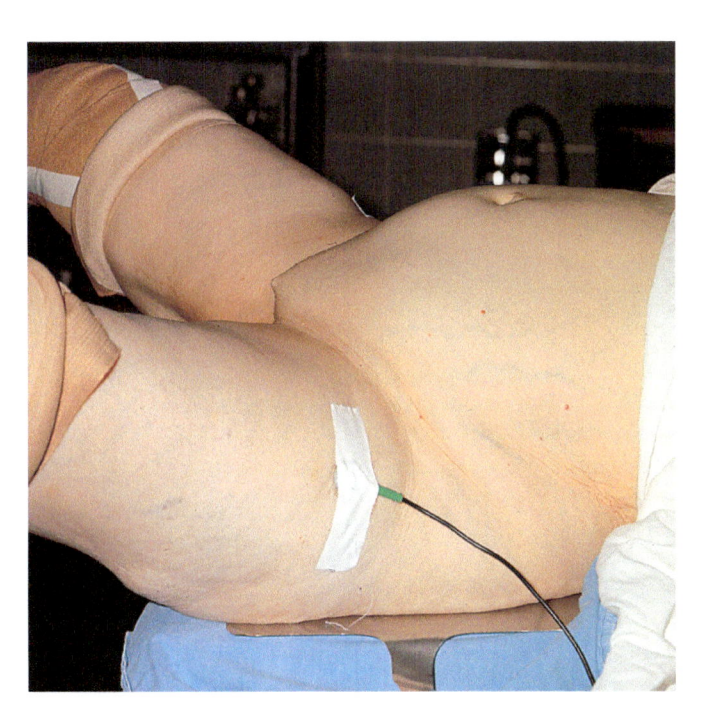

FIGURA 72-15 A paciente é posicionada para uma via combinada perineal e abdominal. Seus membros inferiores são posicionados em perneiras Allen®, e meias de compressão são usadas nas pernas.

918 PARTE 3 ■ SEÇÃO 12 ■ Cirurgia Vulvar e Perineal

Traçado das margens da ressecção

A

Incisão cutânea

C

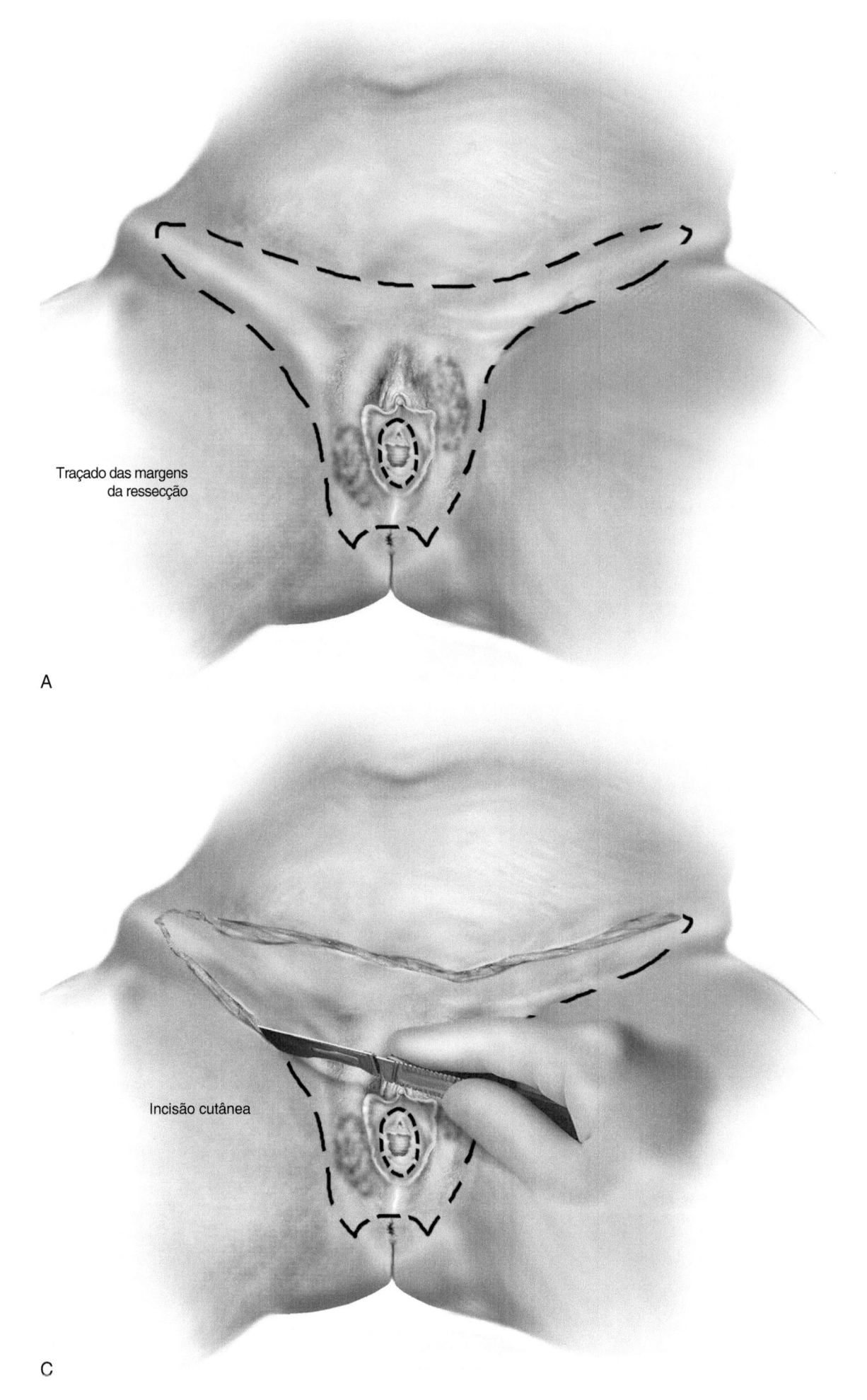

FIGURA 72-16 A. A extensão da dissecção é traçada com um marcador cirúrgico. **C.** A pele é cortada com um bisturi, até atingir a gordura, seguindo o traçado delineado previamente. Os retalhos se desdobrarão na virilha conforme a dissecção progredir.

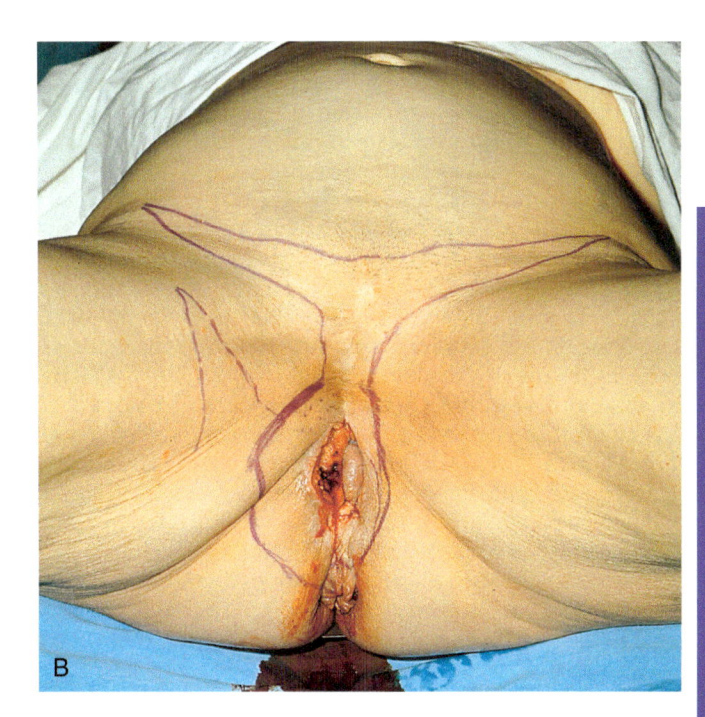

FIGURA 72-16 (cont.) B. O traçado inclui incisões sobre os ligamentos inguinais até a espinha ilíaca anterossuperior, e circunscreve a vulva com margens generosas, especialmente ao redor da lesão macroscópica.

Traçado da incisão na margem interna

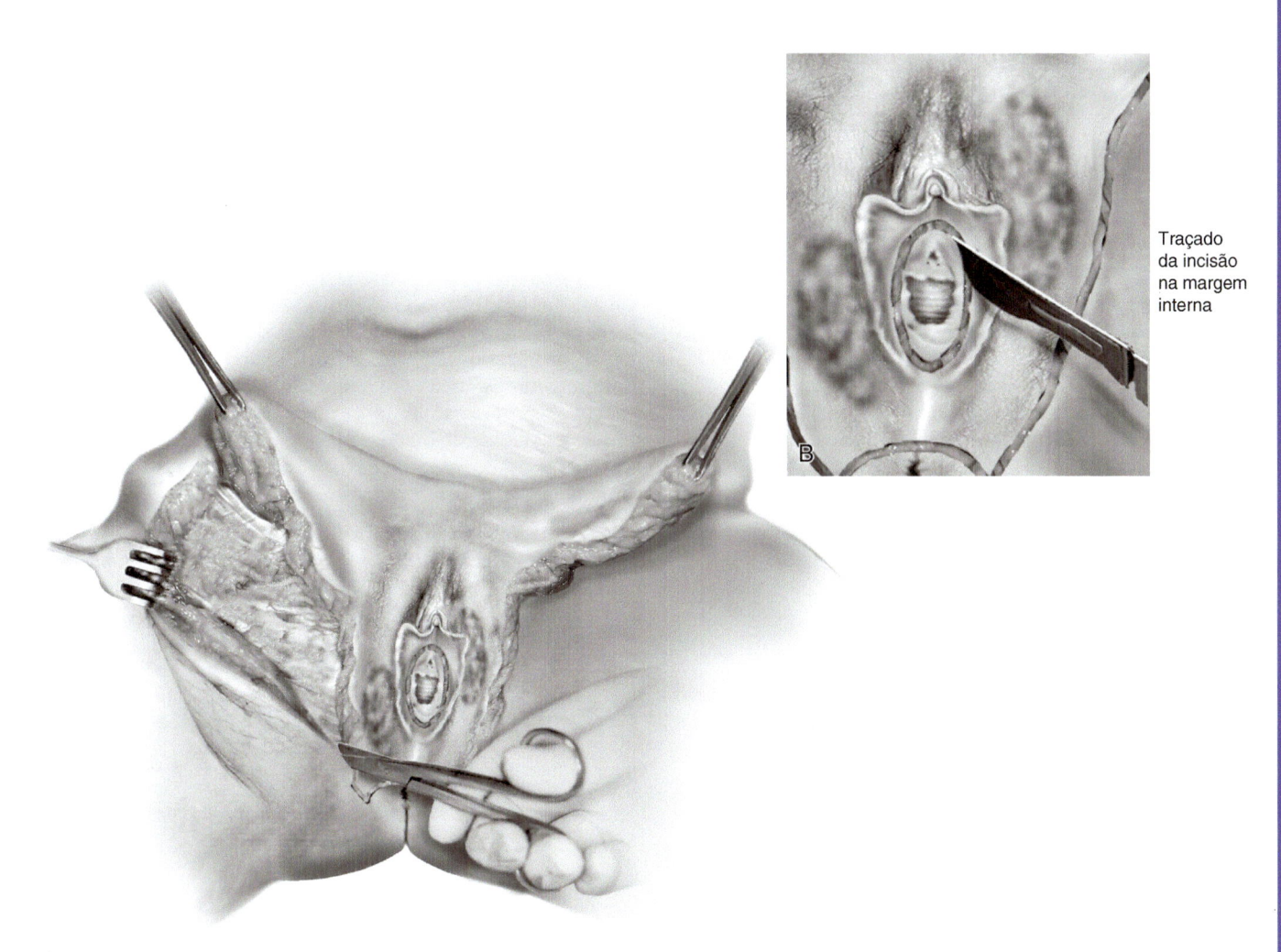

FIGURA 72-17 A. A gordura da virilha é ressecada da face lateral para a medial. A veia safena é localizada e traçada cranialmente à fascia cribriforme e à fossa ovalis. A veia femoral é localizada, e todo tecido linfonodal adjacente e entre as veias femorais é excisado. **B.** Em um momento oportuno, a margem que separa a vulva e o vestíbulo ou a vulva e a vagina deve ser gentilmente demarcada com um corte superficial feito com um bisturi.

A dissecção profunda tem início no nível do abdome, e segue sobre o triângulo femoral. O tecido adiposo contendo os linfonodos superficiais é tracionado para baixo, separando a gordura da fáscia que reveste os músculos retos e oblíquos externos, e expondo os ligamentos inguinais (Fig. 72-18). A fáscia do músculo sartório (fascia lata) e o músculo ficam expostos, e o tecido linfonodal é dissecado em direção descendente (caudalmente) à profundidade da fáscia *lata* adjacente (Fig. 72-19A). A dissecção linfonodal prossegue medialmente em direção à veia safena. Enquanto isso, o nervo femoral, a artéria femoral e a veia safena superior são separados de gordura, linfonodos e tecido conjuntivo (Fig. 72-22). A fáscia cribiforme que recobre a fossa oval foi exposta e dissecada. A veia safena foi seccionada acima da junção com a veia femoral (Fig. 72-19B). A veia é novamente ligada na porção inferior (ápice) do triângulo femoral, pois um segmento dessa veia está incluída na peça com os linfonodos e a gordura. Os pequenos ramos da artéria femoral e as tributárias da veia femoral são pinçados, seccionados e ligados por meios de sutura com fios Vicryl® 3-0, consoante seu aparecimento. Em caso de realização de dissecção linfonodal pélvica profunda, ela deve ser executada nesse momento, através de excisão sobre o ligamento inguinal, localizando os vasos ilíacos e prosseguindo com a dissecção conforme descrição anterior relativa à histerectomia radical (Cap. 12) (Fig. 72-20A e B). Uma vez tendo concluído o procedimento, a incisão sobre o ligamento inguinal (no nível da aponeurose dos músculos oblíquos externos) é fechada com pontos de Vicryl® 0 (Fig. 72-21). Independentemente da realização ou não da dissecção linfonodal profunda, o nódulo mais inferior da cadeia ilíaca externa deve ser extraído e analisado. Este é o nódulo de Cloquet (Fig. 72-22).

Os vasos femorais estão agora completamente expostos (Fig. 72-23). É interessante transplantar o músculo sartório para cobrir esses vasos e prover-lhes um pouco de proteção (Fig. 72-24A). O músculo é facilmente seccionado com o uso de tesoura Mayo a partir de sua origem, na espinha ilíaca anterossuperior. Posteriormente, o músculo se afasta de seu leito a uma distância de 3 ou 8 cm e é movimentado medialmente para cobrir os vasos femorais (Fig. 72-24B a D). A extremidade livre do músculo sartório é suturada sobre o ligamento inguinal com pontos de Vicryl® 0 ou polidioxanona (PDS) (Figs. 72-24 E e F e 72-20A).

A atenção se volta para a excisão apropriada da vulva (Figs. 72-20 e 72-25). A incisão na porção superior do monte púbico é estendida para os lados direito e esquerdo. A gordura do monte, incluindo o ligamento suspensório do clitóris, é dissecada e separada da sínfise púbica (Fig. 72-20B). É preciso ter cuidado para não lesionar a uretra, a crus clitóris ou o bulbo vestibular. O plano profundo dessa dissecção vulvar é conduzido acima da membrana rígida que recobre os corpos cavernosos, bulbo, fáscia do levantador e corpo clitoridiano (Fig. 72-25). A dissecção remove os músculos bulbocavernoso, isquiocavernoso e transverso do períneo, bem como a fáscia de Colles (Fig. 72-26A a C). Uma pequena porção do corpo clitoridiano e a glande são removidas. A uretra e a parte inferior da vagina permanecem intactas. Assim, a incisão medial é realizada circunferencialmente ao redor do orifício vaginal, acima da uretra e entre a uretra e a glande clitoridiana (Figs. 72-25 e 72-27).

A dissecção final é feita para separar a vulva da vagina ou do vestíbulo preservados (Fig. 72-25). O períneo é dissecado com a peça, mas o esfíncter anal e os músculos levantadores do ânus não são afetados. Nesta etapa da dissecção, os vasos pudendos são pinçados e cortados. Os vasos são ligados por sutura com fios Vicryl® 3-0 após a obtenção de hemostasia adequada. A ferida está pronta para ser fechada. A peça é orientada e umedecida com compressas embebidas em solução salina, para então ser enviada inteira ao laboratório de patologia (Fig. 72-28). Se possível, o fechamento é feito primariamente, mas nunca sob tensão excessiva. O fechamento sob tensão acarreta deiscência da ferida e tende a cicatrizar por granulação (p. ex., segunda intenção). Essa cicatrização tardia não é ideal, e resulta em hospitalização prolongada (Fig. 72-29).

Pode se mobilizar a parede abdominal por meio de dissecção romba ao longo do plano da fáscia de Scarpa e até o umbigo, seguindo em direção descendente até a parede abdominal anterior (Fig. 72-30). Caso a ferida vulvar não possa ser fechada adequadamente, será necessário aplicar um enxerto cutâneo. Drenos de Jackson-Pratt são colocados sob os retalhos inguinais, ancorados à pele com Vicryl® 3-0, e acoplados a dispositivos de sucção (Fig. 72-31). O tecido subcutâneo é suturado com pontos separados de Vicryl® 3-0 e é aproximado acima dos drenos. A pele é fechada com pontos separados de náilon ou PDS 3-0. O vestíbulo é suturado à pele perineal remanescente com pontos separados de Vicryl® 3-0. Os membros inferiores devem ser mantidos elevados para melhorar a drenagem linfática (envolvidos em bandagens elásticas ou meias de compressão) durante o período pós-operatório. Caso haja necessidade de um enxerto, um curativo de compressão deverá ser usado. O cateter Foley é conectado a uma bolsa de drenagem para monitorar a saída de urina.

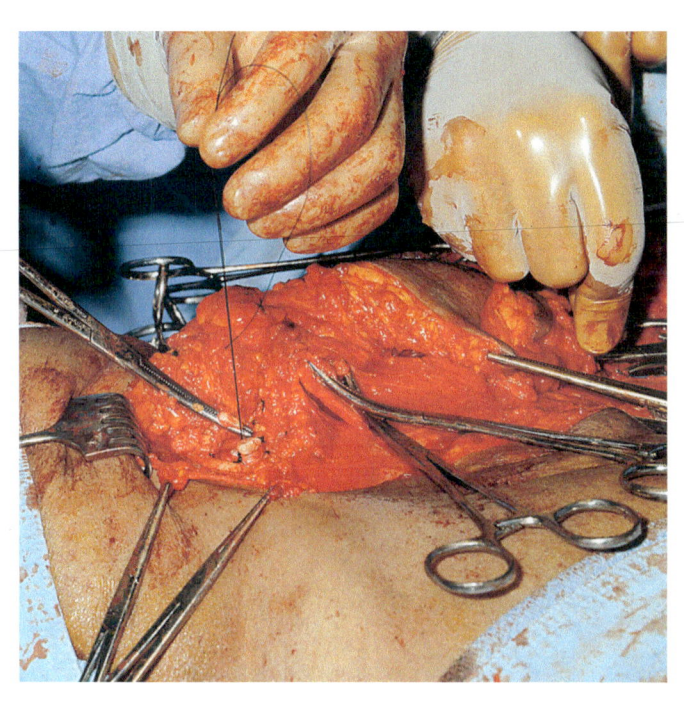

FIGURA 72-18 Os linfonodos superficiais e profundos são dissecados e tracionados para baixo e para dentro. Pequenos ramos e tributários das veias femorais são pinçados e ligados por sutura com fios Vicryl® 3-0.

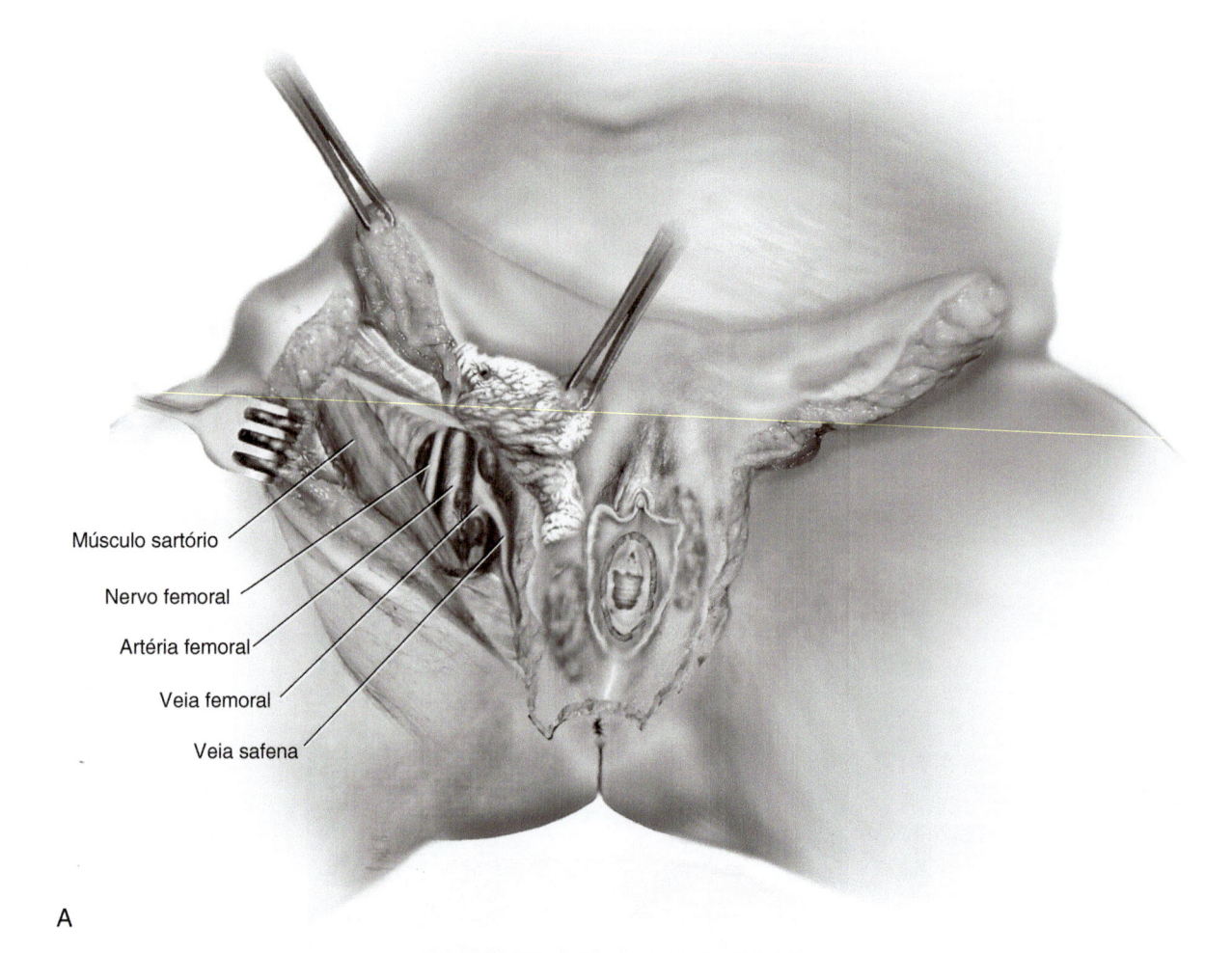

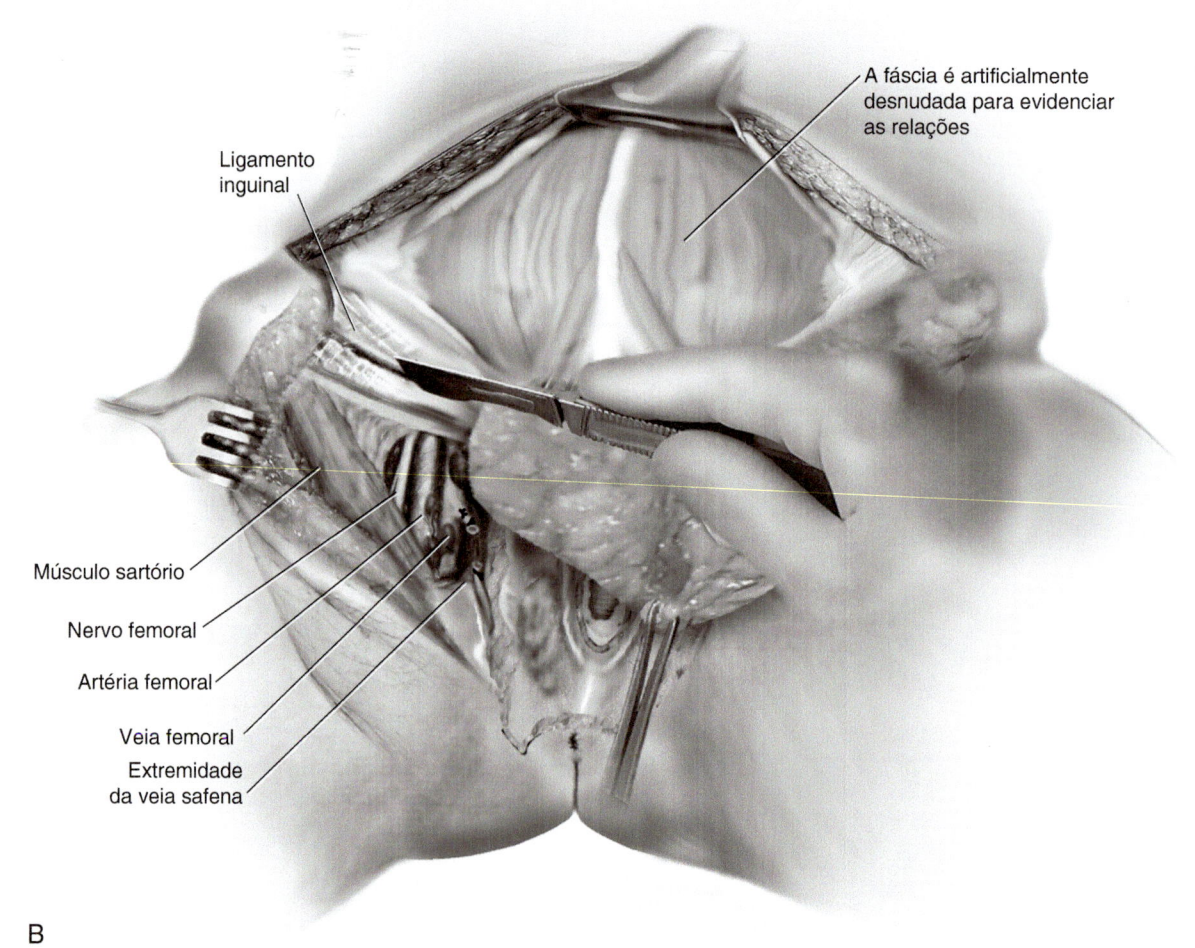

FIGURA 72-19 **A.** O músculo sartório, o nervo femoral, a artéria femoral e a veia femoral são dissecados. As bainhas fasciais rígidas são ressecadas. **B.** A veia safena é pinçada sobre a porção inferior do triângulo femoral, e é ressecada com a gordura, até o ponto em que migra para a veia femoral. Nesse local, ela é pinçada, ligada duplamente por pontos de sutura com fios Vicryl® 3-0 e seccionada.

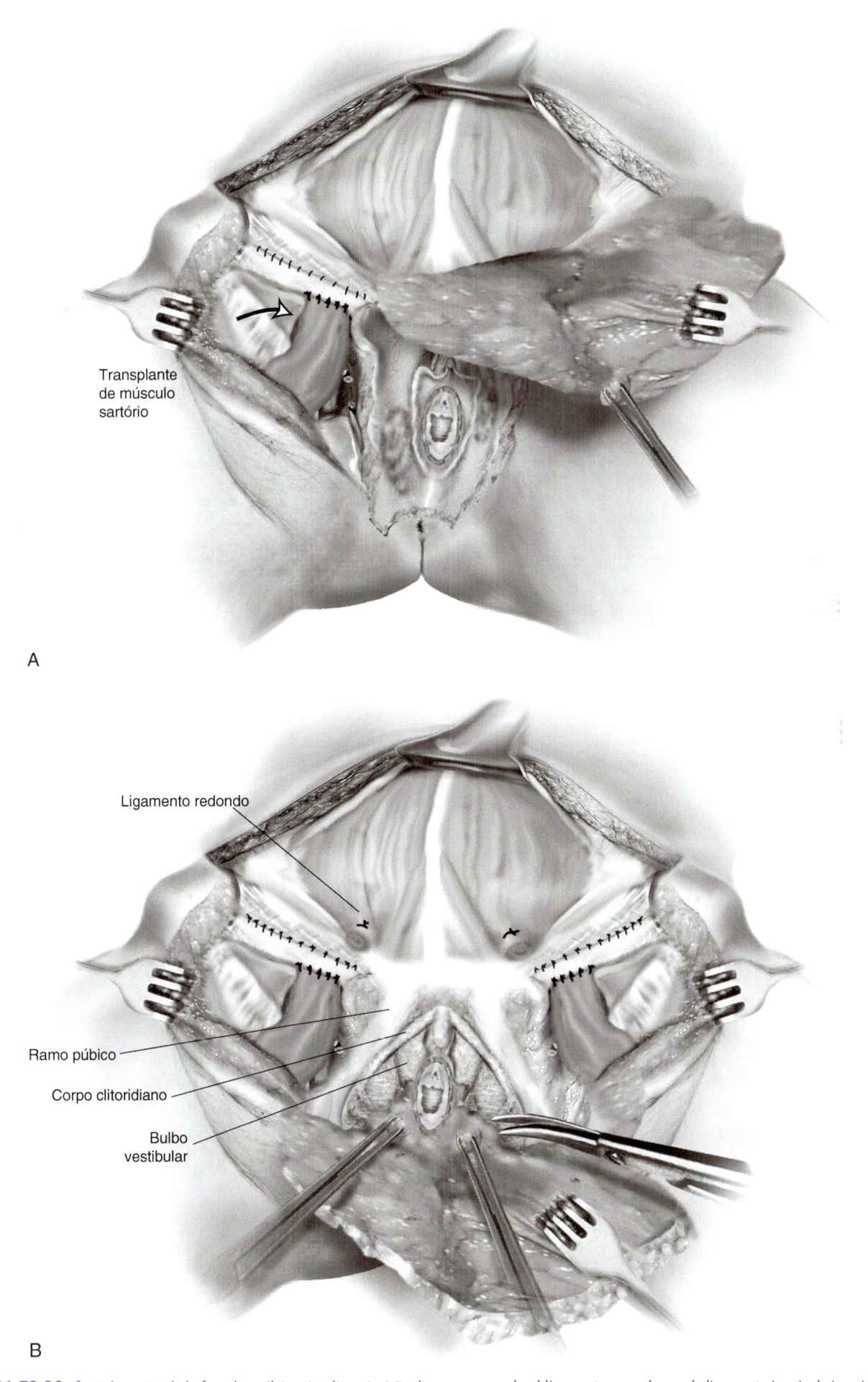

FIGURA 72-20 A. A dissecção de linfonodos pélvicos implica a incisão da aponeurose do oblíquo externo ao longo do ligamento inguinal. As veias ilíacas externas são localizadas, e a linfadenectomia é executada. **B.** Os ligamentos inguinais são suturados. Os músculos sartórios são transplantados. A fáscia de Colles é ressecada, expondo as membranas rígidas que recobrem o "lago de sangue" (corpos cavernosos, corpo clitoridiano e bulbo vestibular). A vulva sendo separada do vestíbulo remanescente.

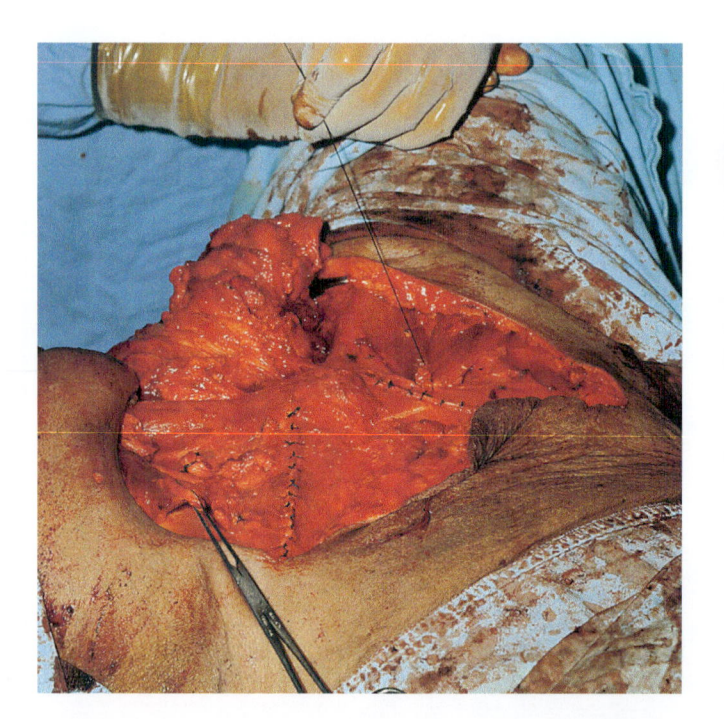

FIGURA 72-21 O músculo sartório é segurado com uma pinça de Allis. A dissecção linfonodal profunda está concluída, e o ligamento inguinal é suturado.

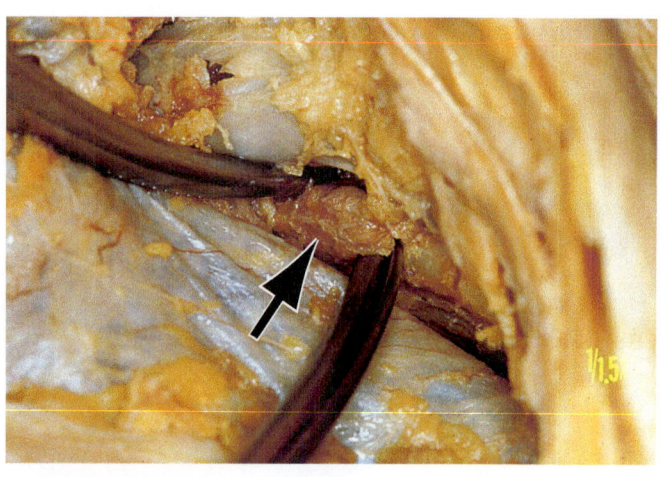

FIGURA 72-22 O linfonodo de Cloquet é indicado pela seta. Uma pinça se localiza no pólo inferior do linfonodo. Isso corresponderia à parte superior do canal femoral. A tesoura está sob a veia femoral (tonalidade azulada).

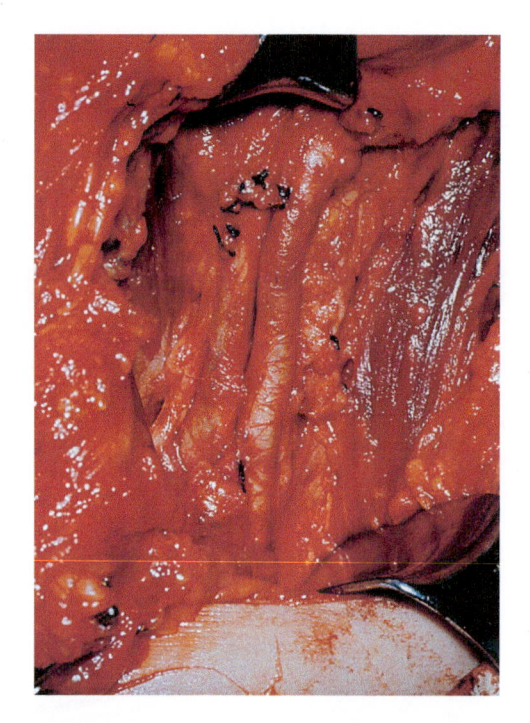

FIGURA 72-23 Os vasos femorais e a fáscia desprovidos de gordura estão expostos e em risco de lesão. O músculo sartório está à direita na imagem.

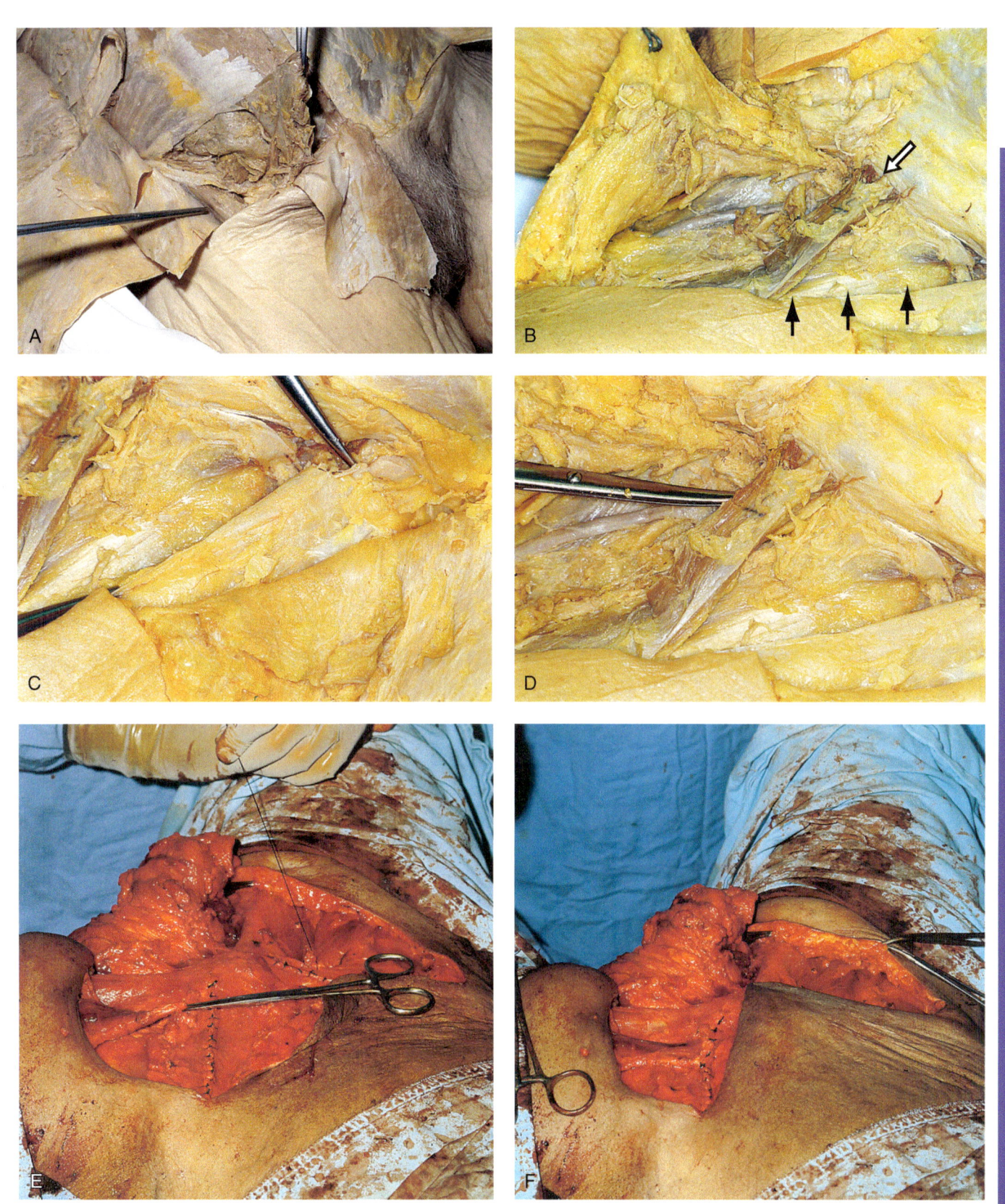

FIGURA 72-24 A. O instrumento aponta para o músculo sartório. O ligamento inguinal está localizado acima deste, em direção oblíqua em relação ao osso púbico. **B.** O leito do músculo sartório é indicado pelas setas pretas. O músculo foi destacado da espinha ilíaca anterossuperior e transposto para cobrir os vasos femorais (seta branca). **C.** A localização original do músculo sartório é o espaço entre os dois instrumentos. A tesoura (superior) aponta para o local de onde o músculo foi liberado de sua inserção na espinha ilíaca anterossuperior. **D.** Detalhe ampliado da transposição do sartório para recobrir os vasos femorais. A extremidade do músculo é suturada ao ligamento inguinal. **E.** O músculo sartório é liberado de seu leito e da inserção na espinha ilíaca. Ele foi deslocado mediamente e é segurado pela pinça. **F.** O músculo sartório é suturado ao ligamento inguinal.

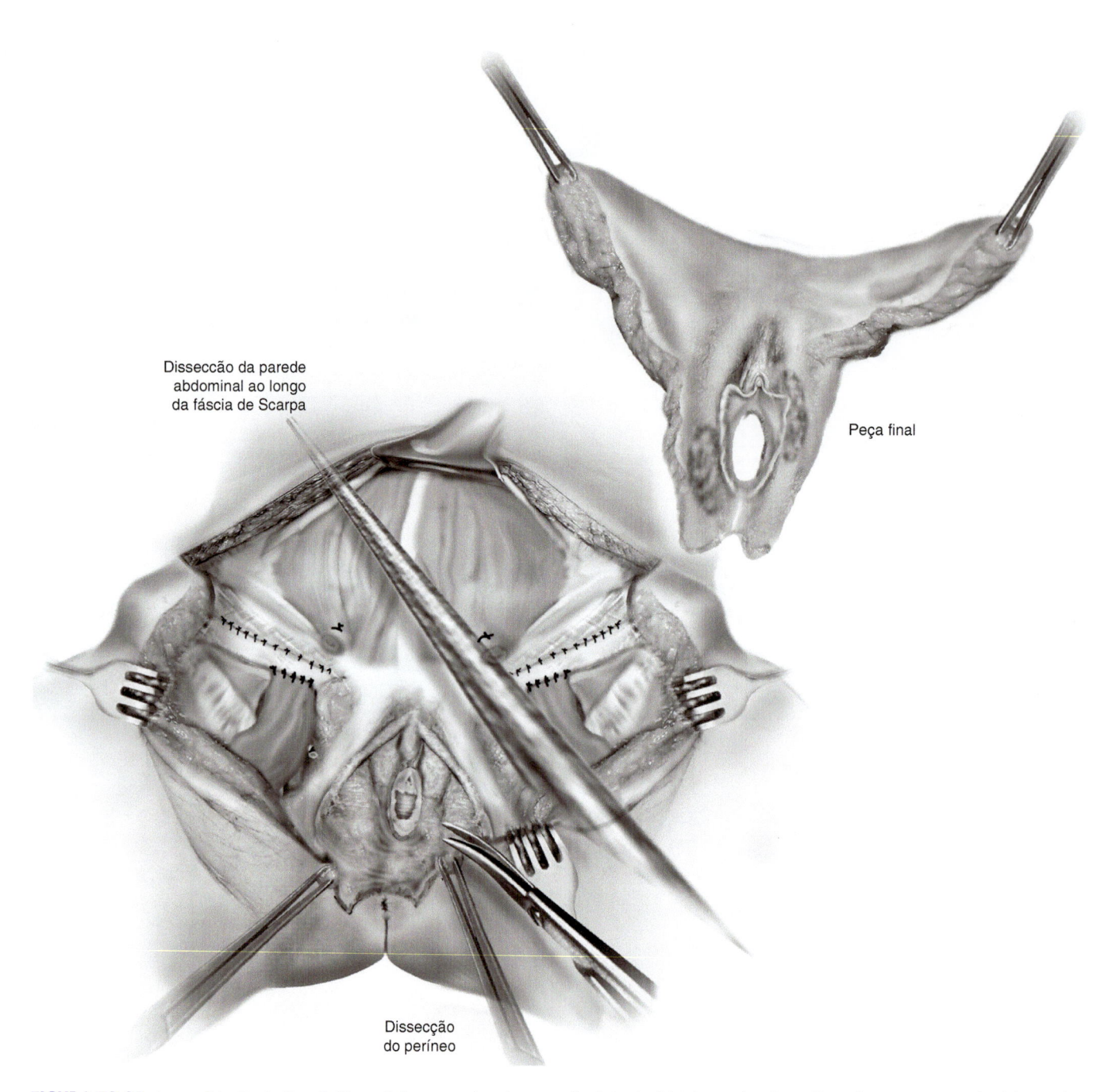

FIGURA 72-25 A peça foi retirada. Para facilitar o fechamento da pele, a parede abdominal foi dissecada sobre a fáscia de Scarpa. A parede abdominal pode, em seguida, ser mobilizada para aproximar as margens de pele da virilha e da vulva.

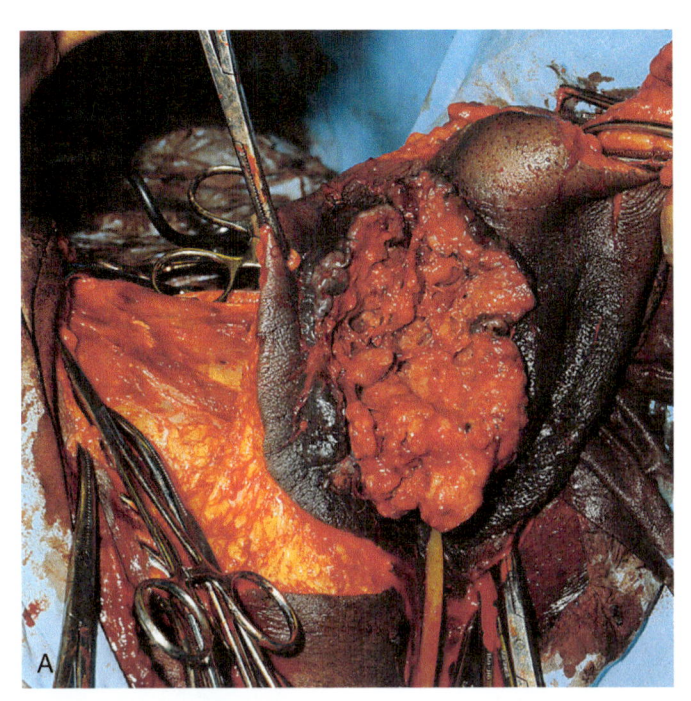

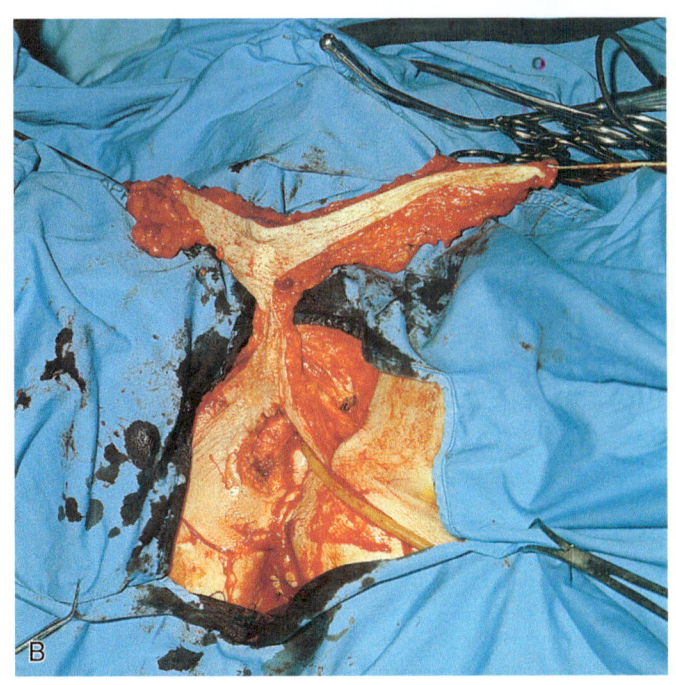

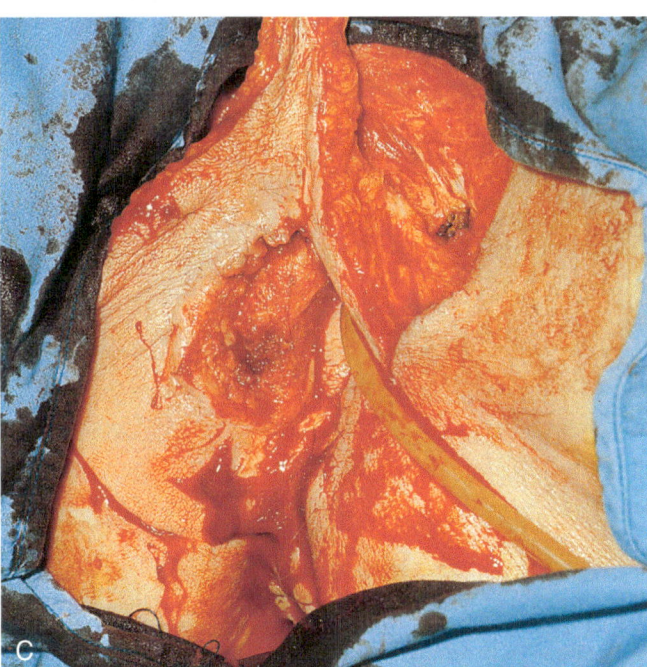

FIGURA 72-26 A. Detalhamento das etapas finais da separação da vulva e liberação do vestíbulo (ou da vagina). **B.** A peça é levantada para orientação. A vulva deve ser separada da pele perineal e do tecido conjuntivo. **C.** Detalhamento das etapas finais da vulvectomia. A vulva é separada superior e lateralmente.

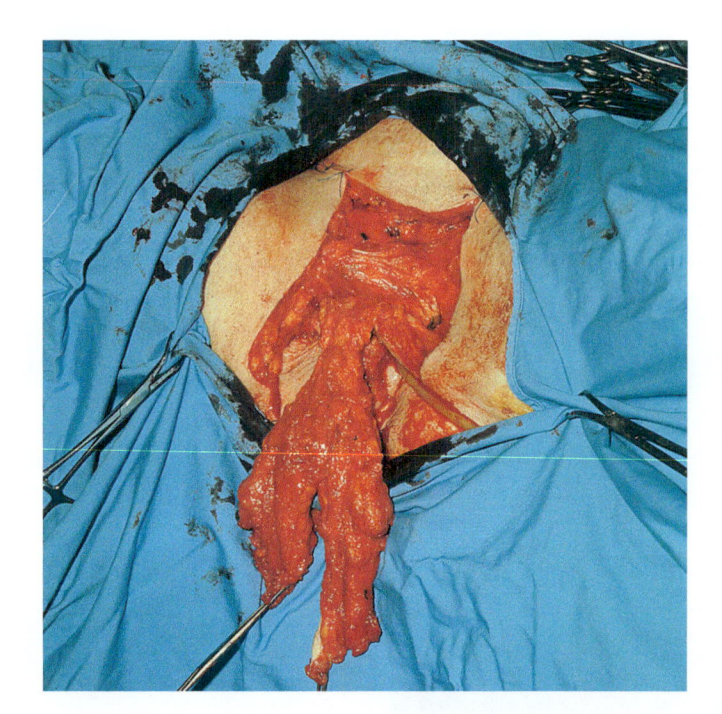

FIGURA 72-27 A peça está presa no períneo por uma fina ponte de tecido.

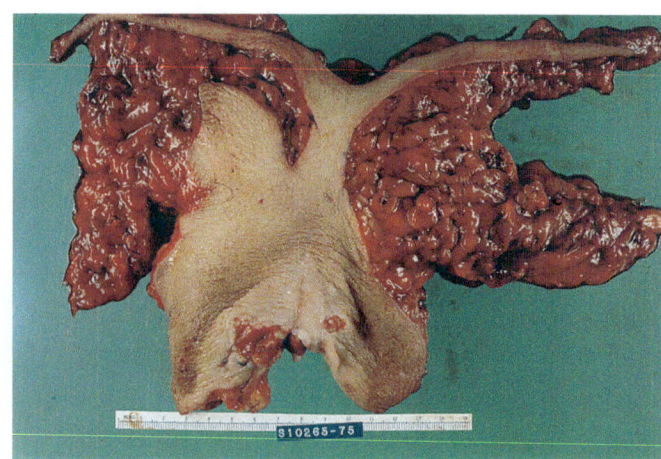

FIGURA 72-28 A peça foi ressecada profunda e amplamente. O tecido com gordura e linfonodos está anexado à peça, que é enviada em bloco ao laboratório de patologia.

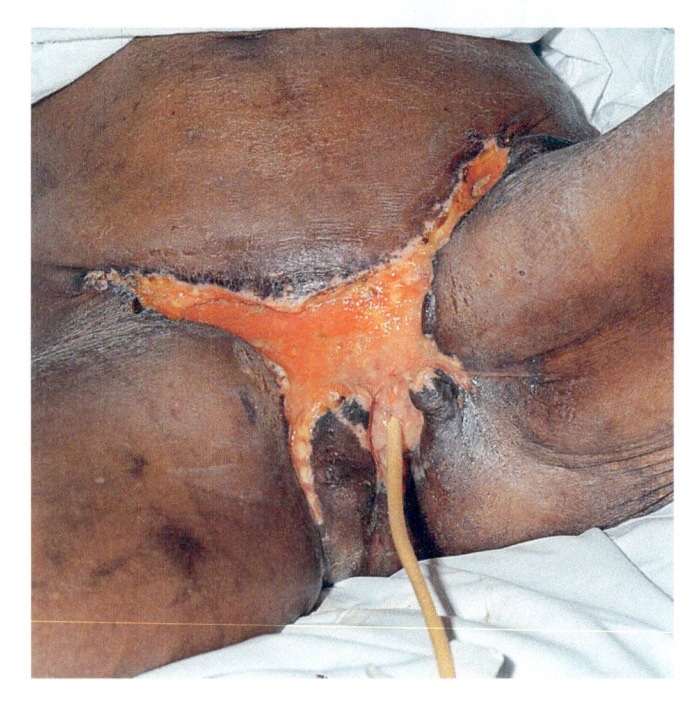

FIGURA 72-29 Caso as bordas das feridas sejam aproximadas sob tensão, haverá desicência, resultando em cicatrização prolongada por segunda intenção.

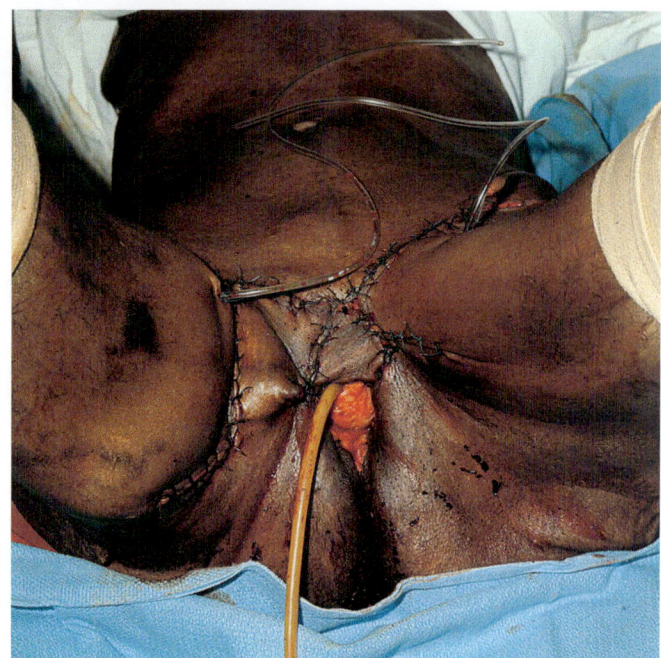

FIGURA 72-30 As bordas da ferida são aproximadas. A margem vaginal foi suturada às margens perineal e da pele da coxa.

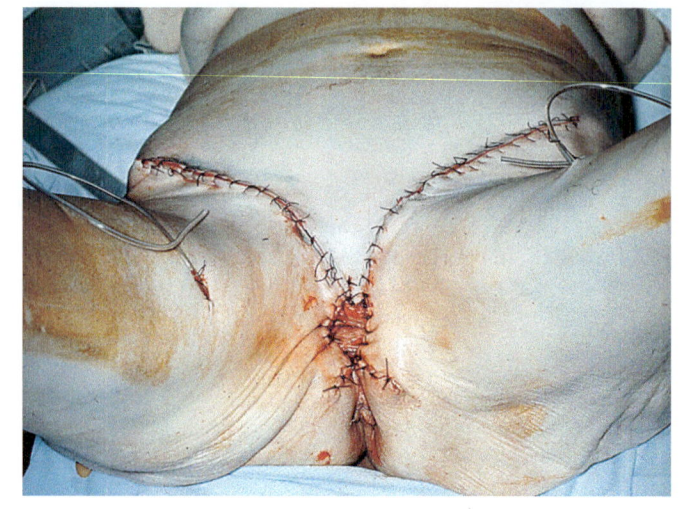

FIGURA 72-31 Os retalhos se aproximam satisfatoriamente neste caso. Foram colocados drenos de Jackson-Pratt sob os retalhos.

CAPÍTULO 73

Vulvectomia Radical com Dissecção Inguinal em Túnel

Helmut F. Schellhas

Descreve-se uma dissecção retrógrada inguinal em bloco "do tipo túnel" iniciada na prega labial-crural (Fig. 73-1A). Este procedimento dispensa as incisões inguinais convencionais, como a incisão do tipo "chifre longo do Texas" (Fig. 73-1B) ou as incisões inguinais separadas, menos radicais (Fig. 73-1C). Entre as vantagens estão a preservação da camada cutânea inguinal, evitar infecção incisional inguinal, e linfedema de membros inferiores. Em minha experiência, o tempo cirúrgico e o período de hospitalização são significativamente reduzidos.

Por esta técnica, atingem-se facilmente os linfonodos sentinelas vulvares porque a fossa oval e as junções das veias femoral e safena magna estão bem próximas da prega labial-crural. O retalho cutâneo é levantado da prega labial-crural (Fig. 73-2) e é desenvolvido por dissecção romba e cortante (Fig. 73-3) até se alcançar a área da fossa oval. Os linfonodos sentinelas inguinais podem, então, ser removidos da fossa oval com exposição adequada (Fig. 73-4).

Uma peça em bloco clássica de vulvectomia radical com dissecção inguinal bilateral é apresentada na Figura 73-5. A gaze de cobertura é colocada sobre o tumor. A incisão da vulvectomia radical é iniciada anteriormente. O retalho cutâneo é levantado (Fig. 73-6) e desenvolvido por dissecção cortante e romba (Fig. 73-7). O campo cirúrgico é exposto com a utilização de afastadores de Deaver. Os vasos são seccionados por um dispositivo eletrocirúrgico (Fig. 73-8). A camada de gordura é dissecada da região lateral para a medial sobre o triângulo femoral (Fig. 73-9).

Fotografias mostram a exposição do campo cirúrgico. A pele da região inguinal é exposta para avaliação da espessura do retalho cutâneo, mas não se faz uma incisão inguinal (Fig. 73-10). A peça é rapidamente criada a partir da área acima da púbis e dos ligamentos inguinais (Fig. 73-11). A dissecção de linfonodos da camada de gordura sobre o triângulo femoral é mais delicada e é realizada da maneira tradicional com excelente exposição (Fig. 73-12). A dissecção inguinal em túnel permite uma ressecção cirúrgica adequada (Fig. 73-13).

O campo cirúrgico é estreitamente reaproximado (Fig. 73-14). Apenas um dreno de sucção é inserido. No pós-operatório eu prefiro usar curativos de pressão presos por suturas de ancoragem que passam pela virilha e ficam ancoradas na fáscia subjacente.

Como os curativos de pressão não cobrem a ferida subjacente, não ficam sujos e podem permanecer no lugar por uma semana; normalmente eles são removidos no consultório (Fig. 73-15). No pós-operatório, a ferida fechada é recoberta com pomada antibiótica.

A dissecção inguinal em túnel é usada principalmente nas lesões T1 e T2. A cirurgia evita complicações da incisão inguinal.

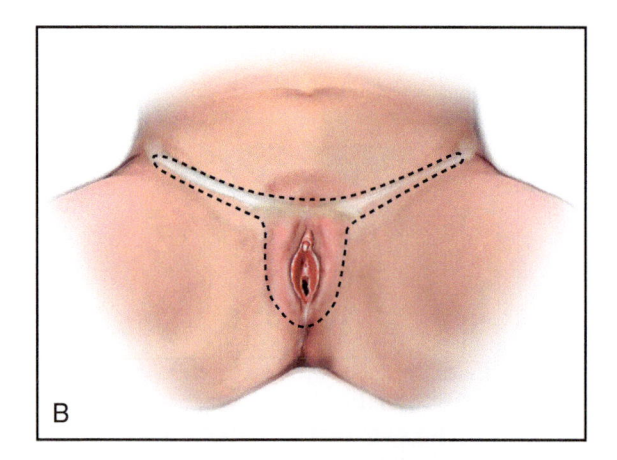

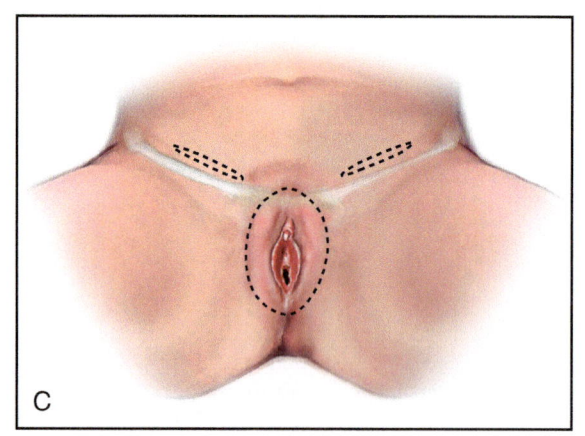

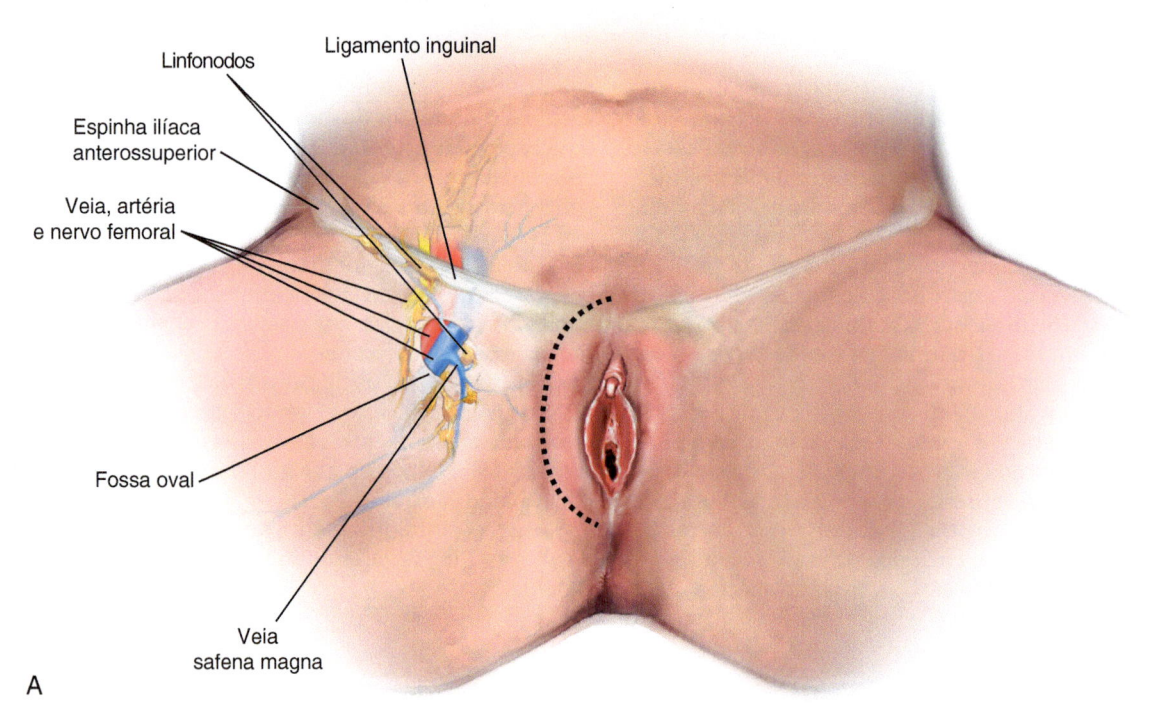

FIGURA 73-1 São apresentadas diferentes técnicas de incisão para vulvectomia radical com dissecção da região inguinal. **A.** A incisão lateral ao longo da prega labial-crural utilizada na vulvectomia radical é também usada para desenvolver o retalho cutâneo sobre o triângulo femoral com extensão da dissecção sobre os ligamentos inguinais e púbis. A proximidade da fossa oval e das suas estruturas vasculares à prega labial-crural é enfatizada. **B.** A incisão única do tipo "chifre longo do Texas", na ilustração, é mais uma técnica para poupar a pele do que a conhecida incisão em borboleta. **C.** Uma técnica conservadora de três incisões é atualmente a técnica preferida para a dissecção da região inguinal (Fig. 73-1B); entretanto, ela não permite dissecção em bloco.

CAPÍTULO 73 Vulvectomia Radical com Dissecção Inguinal em Túnel 931

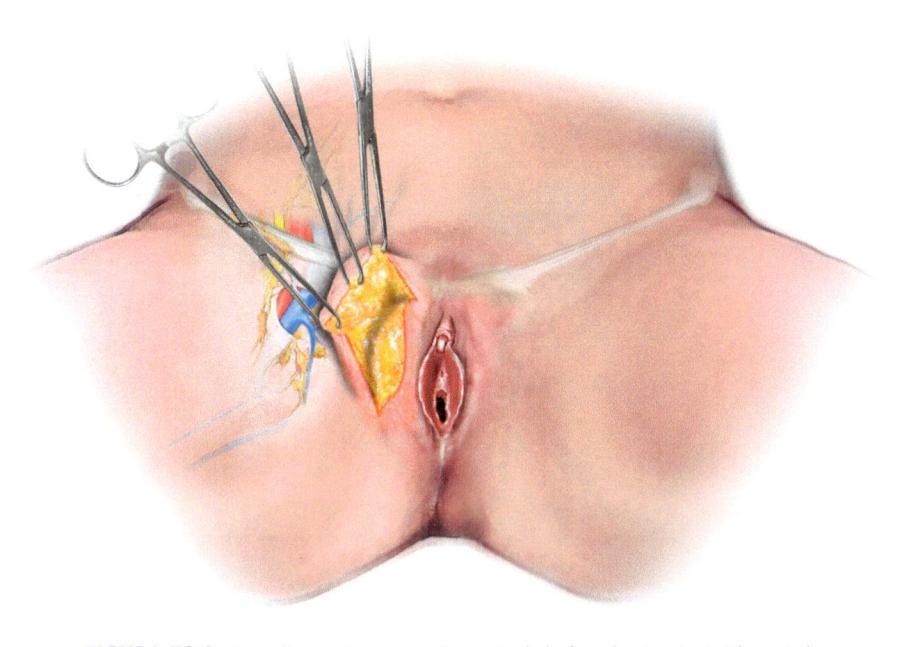

FIGURA 73-2 O retalho cutâneo para dissecção de linfonodos inguinais é levantado.

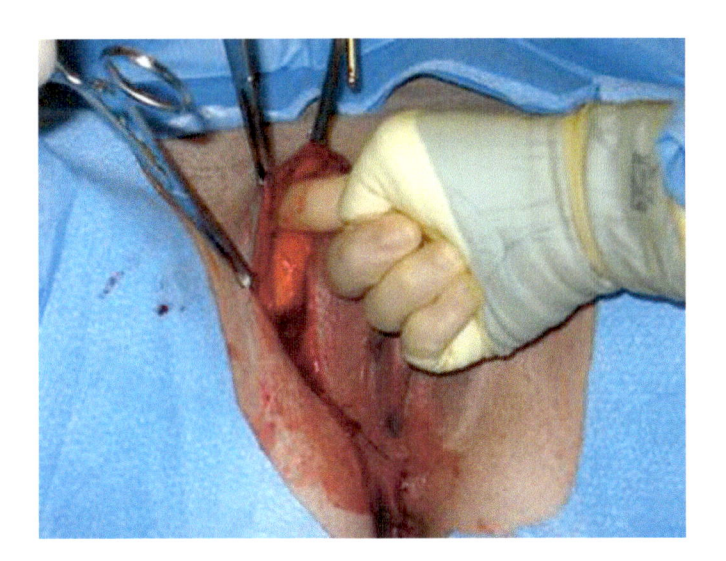

FIGURA 73-3 Muito do desenvolvimento do retalho é feito por dissecção com dedo.

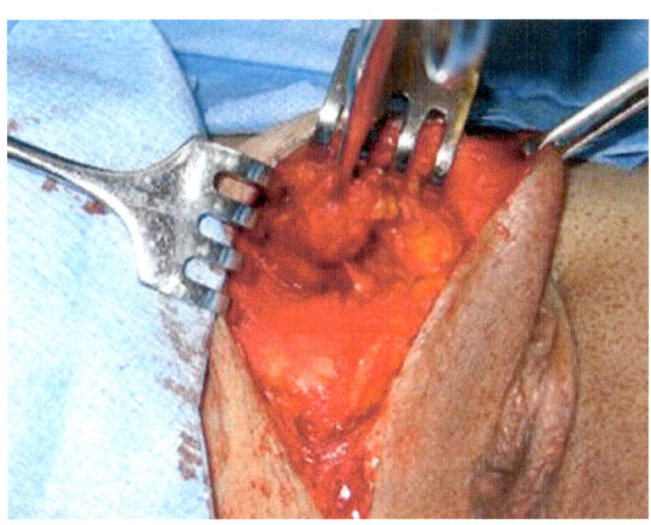

FIGURA 73-4 A fossa oval é exposta e os linfonodos são removidos em uma paciente submetida à biópsia apenas do linfonodo sentinela.

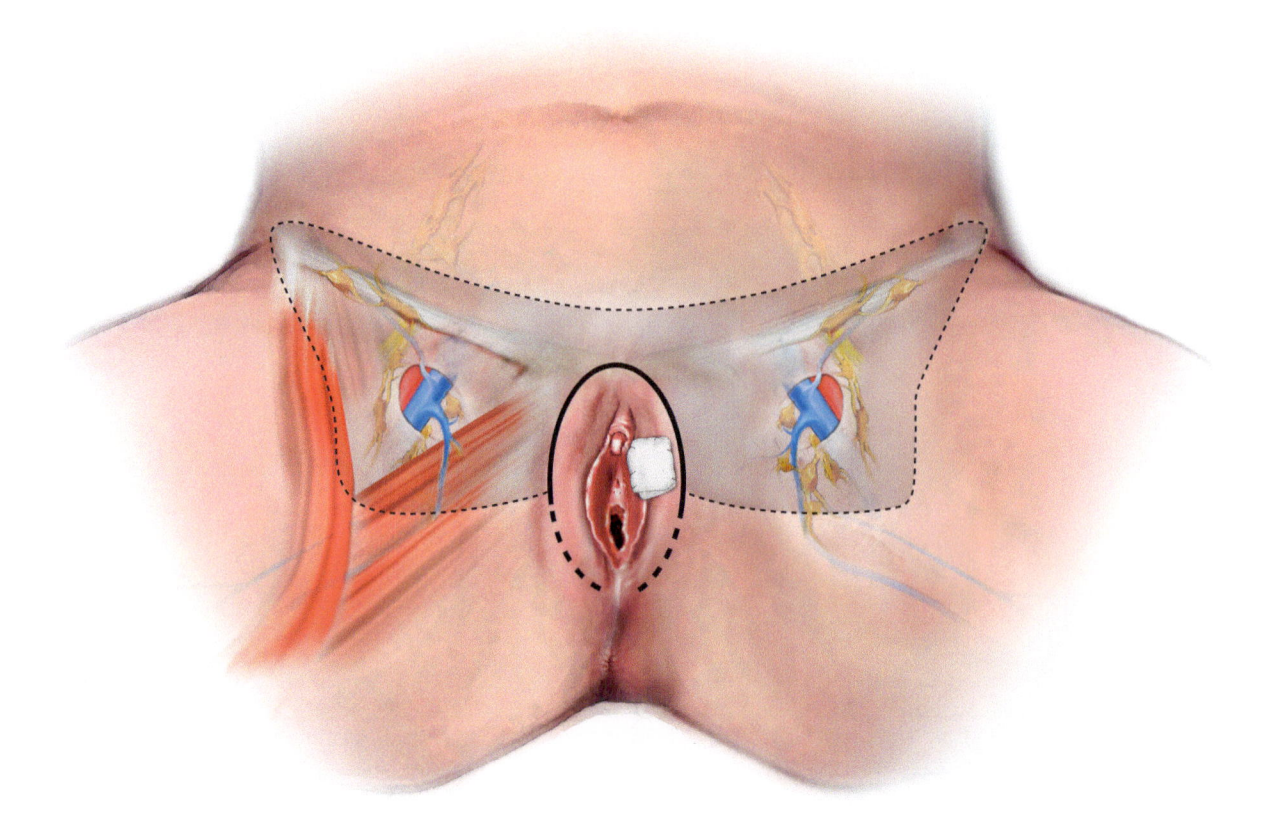

FIGURA 73-5 A extensão da dissecção bilateral da região inguinal é mostrada na área pontilhada, de coloração acinzentada. A lesão vulvar foi recoberta com gaze. Inicialmente, apenas a parte superior da incisão da vulvectomia radical é usada para desenvolver os retalhos cutâneos da região inguinal.

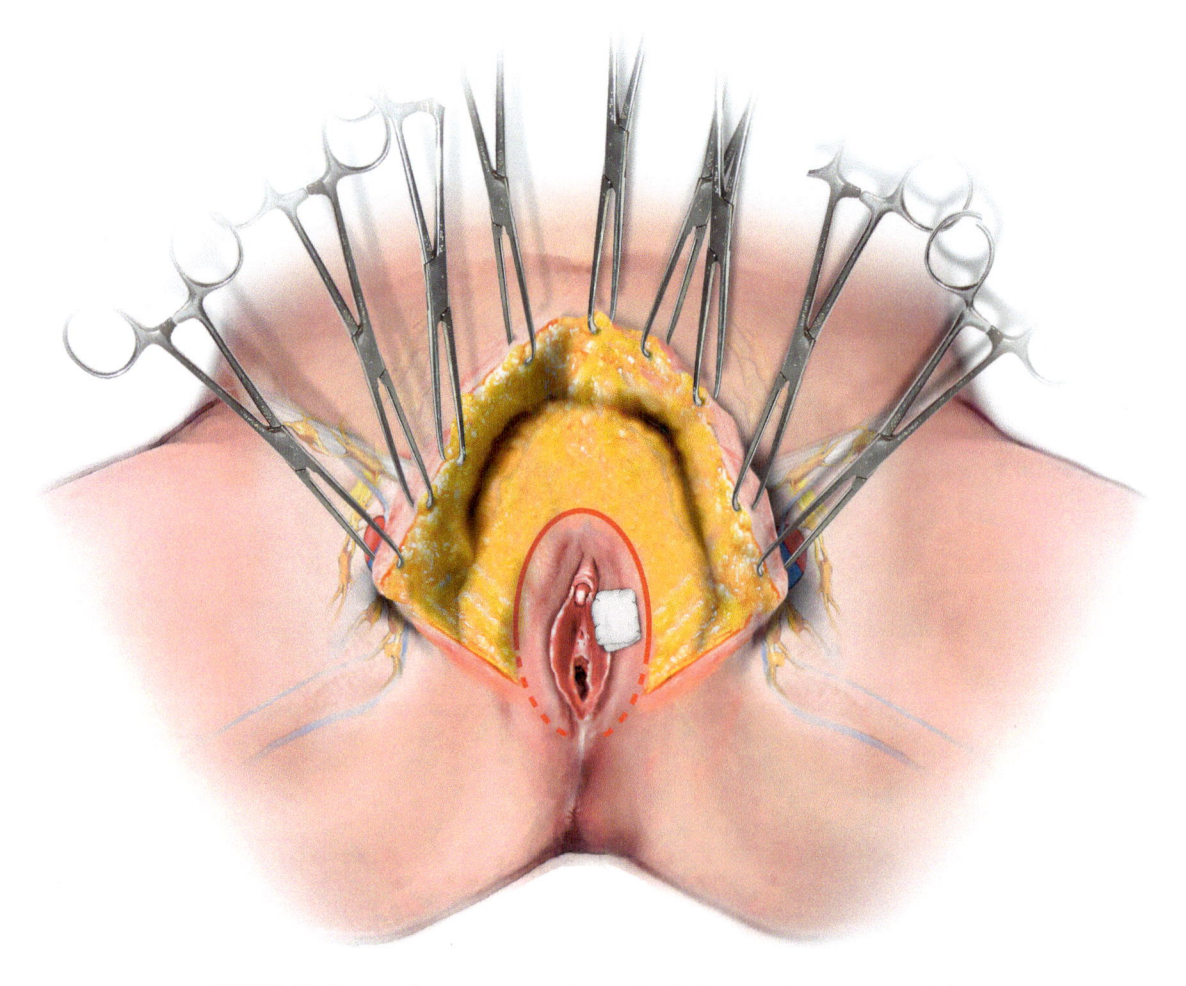

FIGURA 73-6 Os retalhos cutâneos são levantados da dissecção da região inguinal alta.

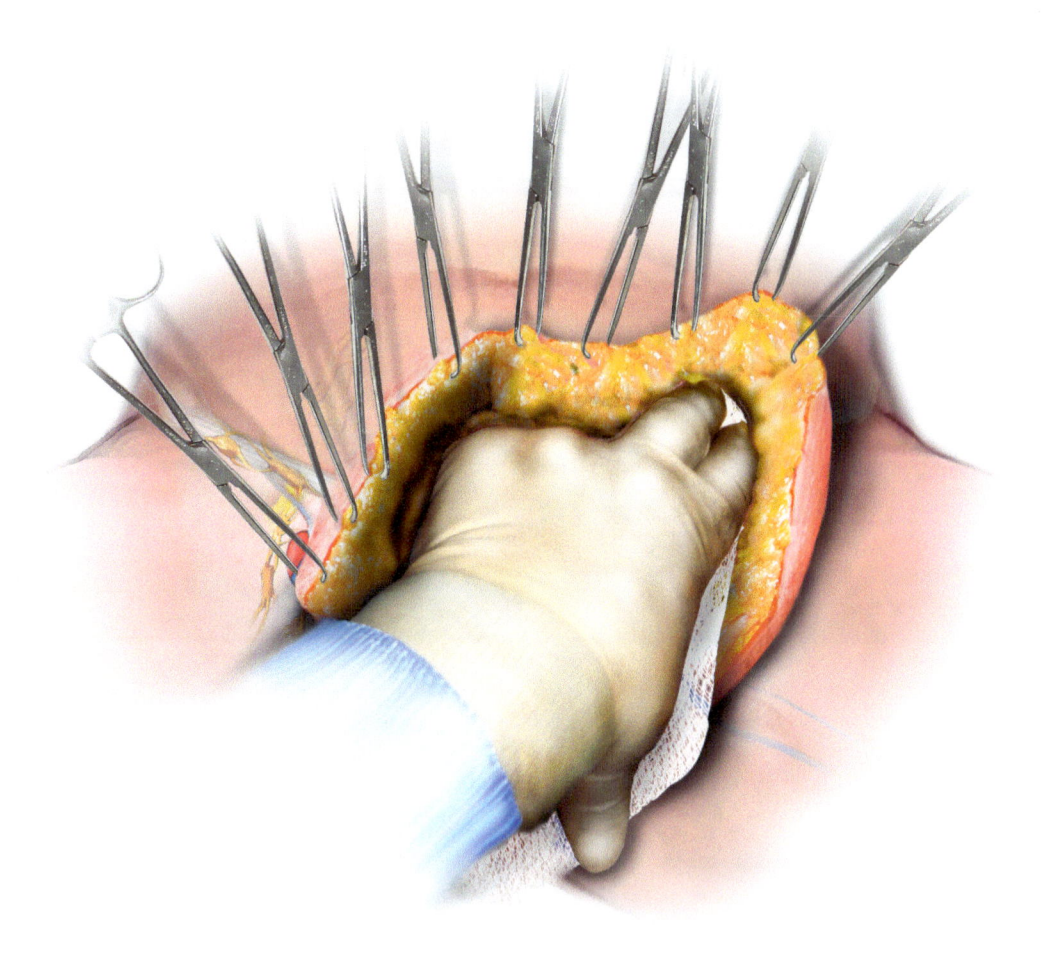

CAPÍTULO 73 Vulvectomia Radical com Dissecção Inguinal em Túnel

FIGURA 73-7 Muito do retalho cutâneo é realizado por dissecção completa. O uso de gaze seca facilita a dissecção do tecido gorduroso.

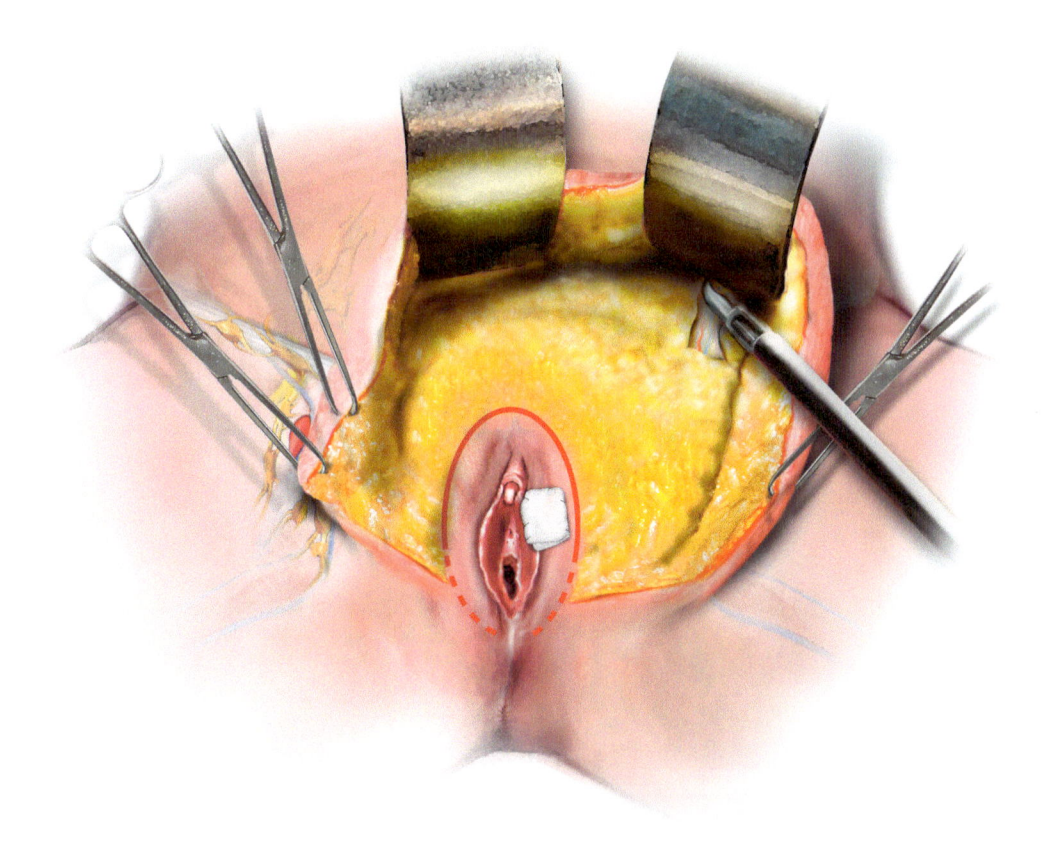

FIGURA 73-8 Ambos os retalhos são levantados em continuidade. As estruturas vasculares são seccionadas e cauterizadas com um dispositivo eletrocirúrgico.

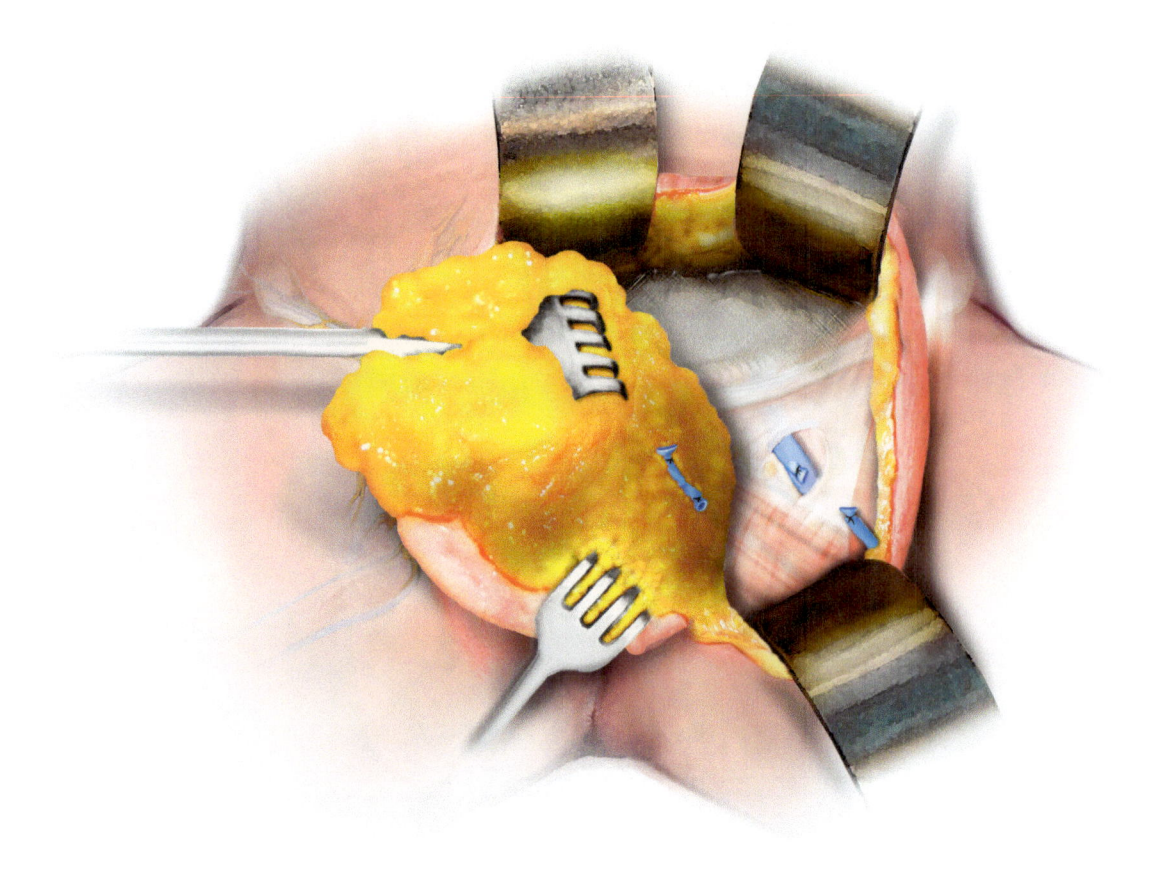

FIGURA 73-9 A camada de gordura é dissecada da região lateral para a medial sobre o triângulo do túnel. A veia safena magna é seccionada na fossa oval.

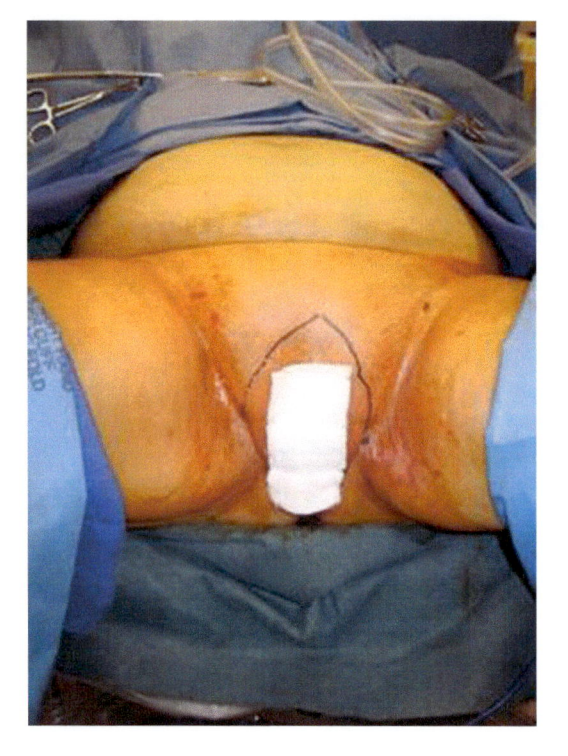

FIGURA 73-10 Ilustração de um caso antes da cirurgia. A gaze é presa sobre o tumor.

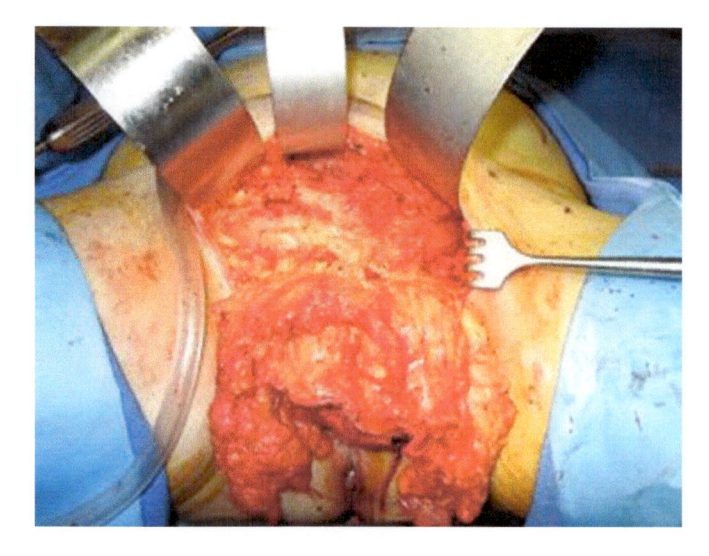

FIGURA 73-11 Desenvolvimento em bloco da peça cirúrgica sobre a fáscia abdominal inferior.

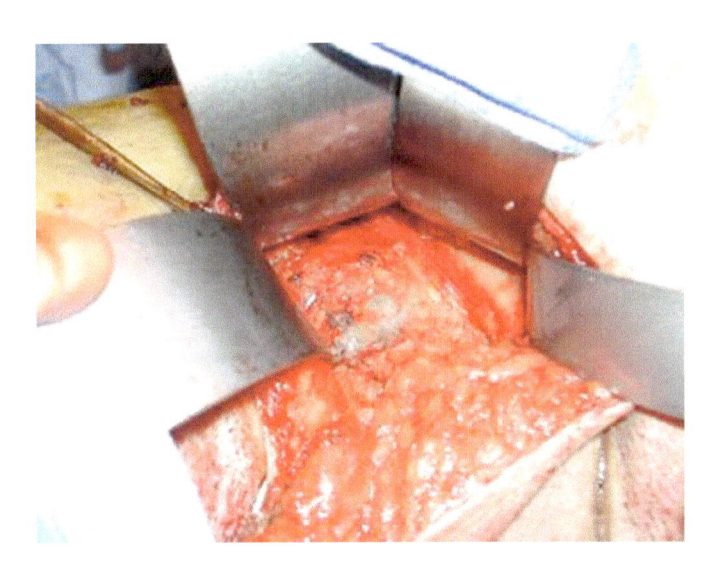

CAPÍTULO 73 Vulvectomia Radical com Dissecção Inguinal em Túnel 935

FIGURA 73-12 O triângulo femoral é exposto com a veia femoral após secção da veia safena magna.

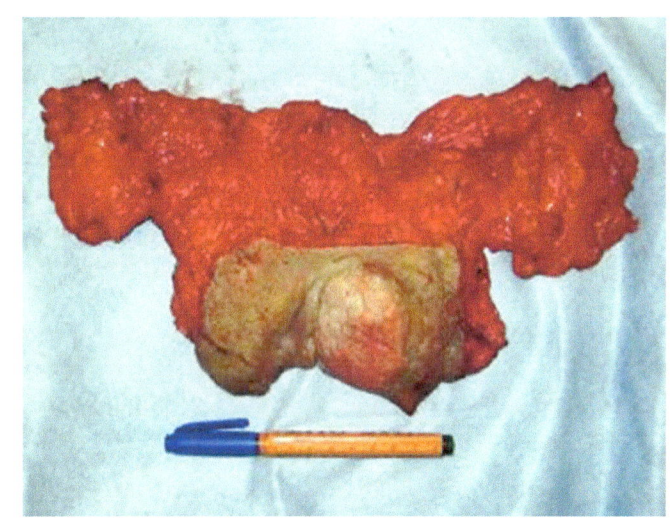

FIGURA 73-13 Peça da vulvectomia radical.

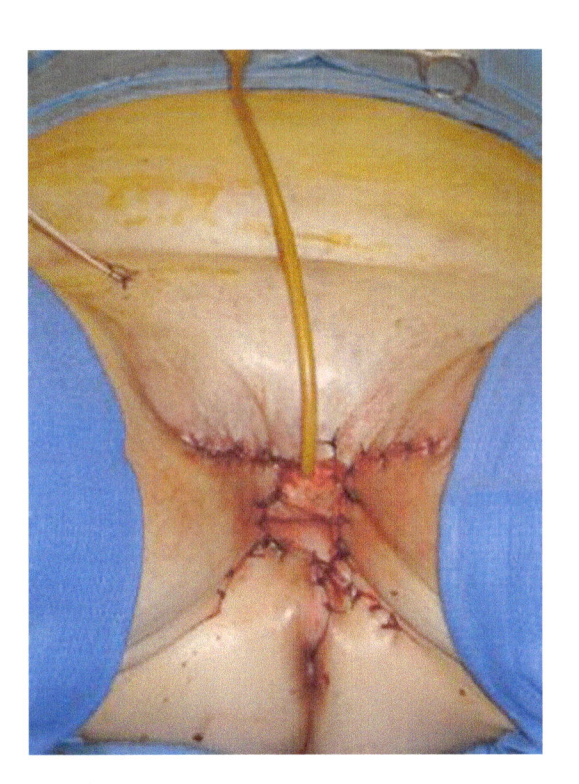

FIGURA 73-14 O leito da ferida reaproximada. Um catéter de sucção drena os leitos cirúrgicos dos dois lados da região inguinal.

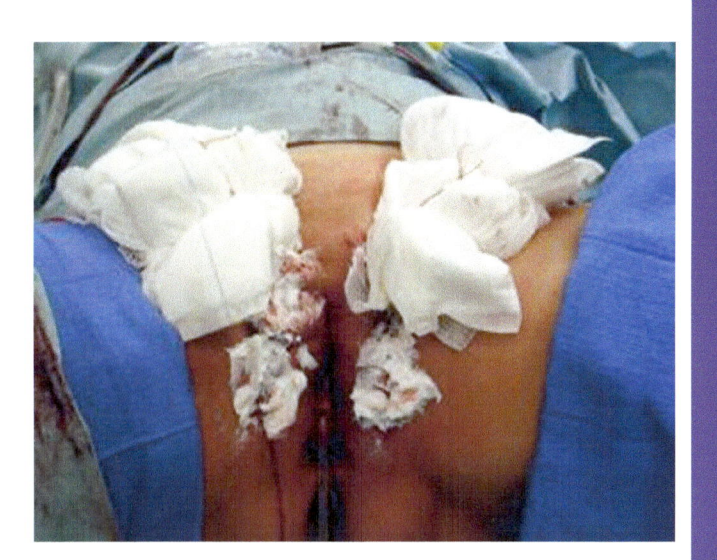

FIGURA 73-15 Curativos de pressão são atados com suturas de ancoragem sobre os dois lados da região inguinal. Suturas de pontos duplos amplos são ancoradas subjacentes à fáscia. A incisão é recoberta com pomada antibiótica.

CAPÍTULO 74

Hematoma Vulvar

Michael S. Baggish

Hematomas que ocorrem na vulva são resultado de diferentes causas: episiotomia, trauma de parto pelo uso do fórceps, injeção terapêutica na vulva ou na parte baixa da vagina, cirurgia vulvar e trauma vulvar, para mencionar apenas algumas.

Independente da(s) causa(s), o resultado final pode ser o depósito de uma quantidade maciça de sangue no subcutâneo, geralmente ao longo do plano da fáscia de Colles ou abaixo dela (Fig. 74-1). Associada aos fatores anteriormente observados, pode estar o rompimento de uma das estruturas que formam o "lago de sangue" situado entre a fáscia de Colles e a fáscia que engloba os músculos levantadores do ânus. Essas estruturas cavernosas (clitóris, bulbo e vestíbulo e os corpos cavernosos) podem sangrar e sangrarão por longos períodos sem remissão, manifestando-se como um exsudato constante e lento.

A pressão sanguínea sobre a pele da vulva pode comprometer o seu suprimento de sangue, causando mesmo necrose. Portanto, quando essa condição ocorrer, o hematoma deve ser drenado a fim de aliviar a pressão. Antes de chegar a um estado que exija uma intervenção cirúrgica, o sangramento pode ser controlado pela aplicação, a tempo, de uma bolsa de gelo sobre a lesão, e também por drenagem postural. Após as primeiras 6 a 8 horas, a paciente se beneficiará de um banho de banheira com água morna salgada (Fig. 74-2A e B).

A drenagem pode ser feita com uma pequena incisão na porção mais evidente do hematoma. Após se fazer a incisão, as bordas da lesão são suturadas com sutura contínua usando-se fio de Vicryl® 3-0. O hematoma é comprimido a cada 3 a 4 horas para se promover a drenagem (Fig. 74-3).

A exploração para localizar o sangramento deve ser feita apenas como último recurso, pois é extremamente difícil localizar o vaso que está sangrando no meio de tantos coágulos e edema tecidual.

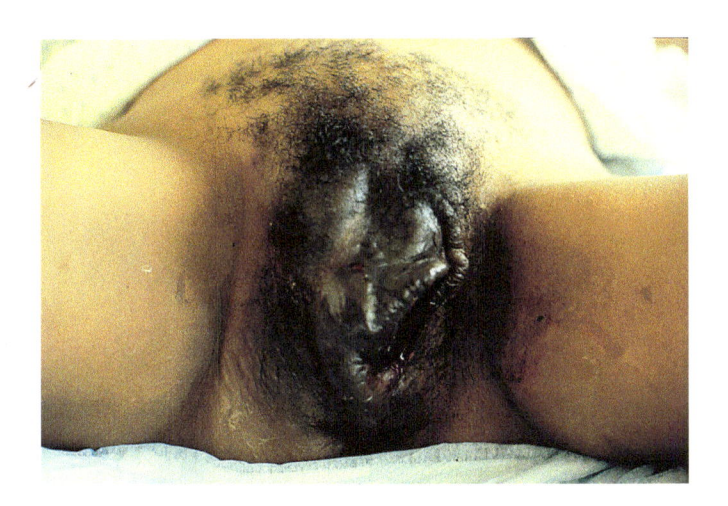

FIGURA 74-1 Hematoma vulvar maciço. Observe que o sangue dissecou os tecidos de tal maneira a envolver o lábio menor e o lábio maior direito, períneo e monte de Vênus. Na verdade, ele chegou ao lábio maior contralateral. A dissecção evoluiu ao longo de um plano acima da fáscia de Colles.

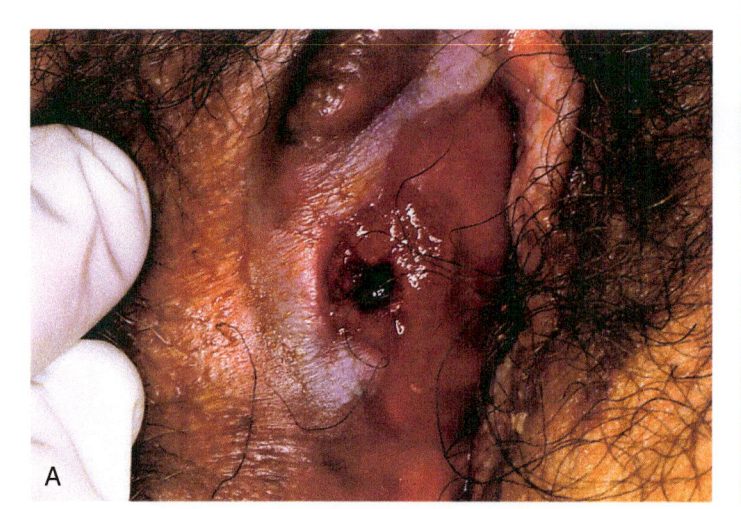

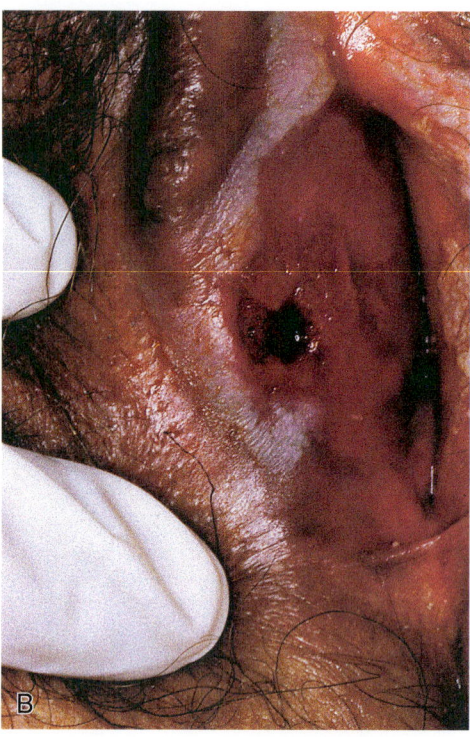

FIGURA 74-2 A. Esse hematoma ocorreu após uma injeção vestibular com uma agulha calibre 27. O sangue criou um grande edema de vestíbulo, períneo e lábio maior. O local da drenagem é observado no vestíbulo inferior direito. **B.** Visão aumentada do local do dreno. O dreno Penrose foi removido 72 horas após a drenagem. A paciente foi internada e sondada por 24 horas. Recebeu alta para casa com orientação de tomar banho de banheira com água salgada três vezes ao dia.

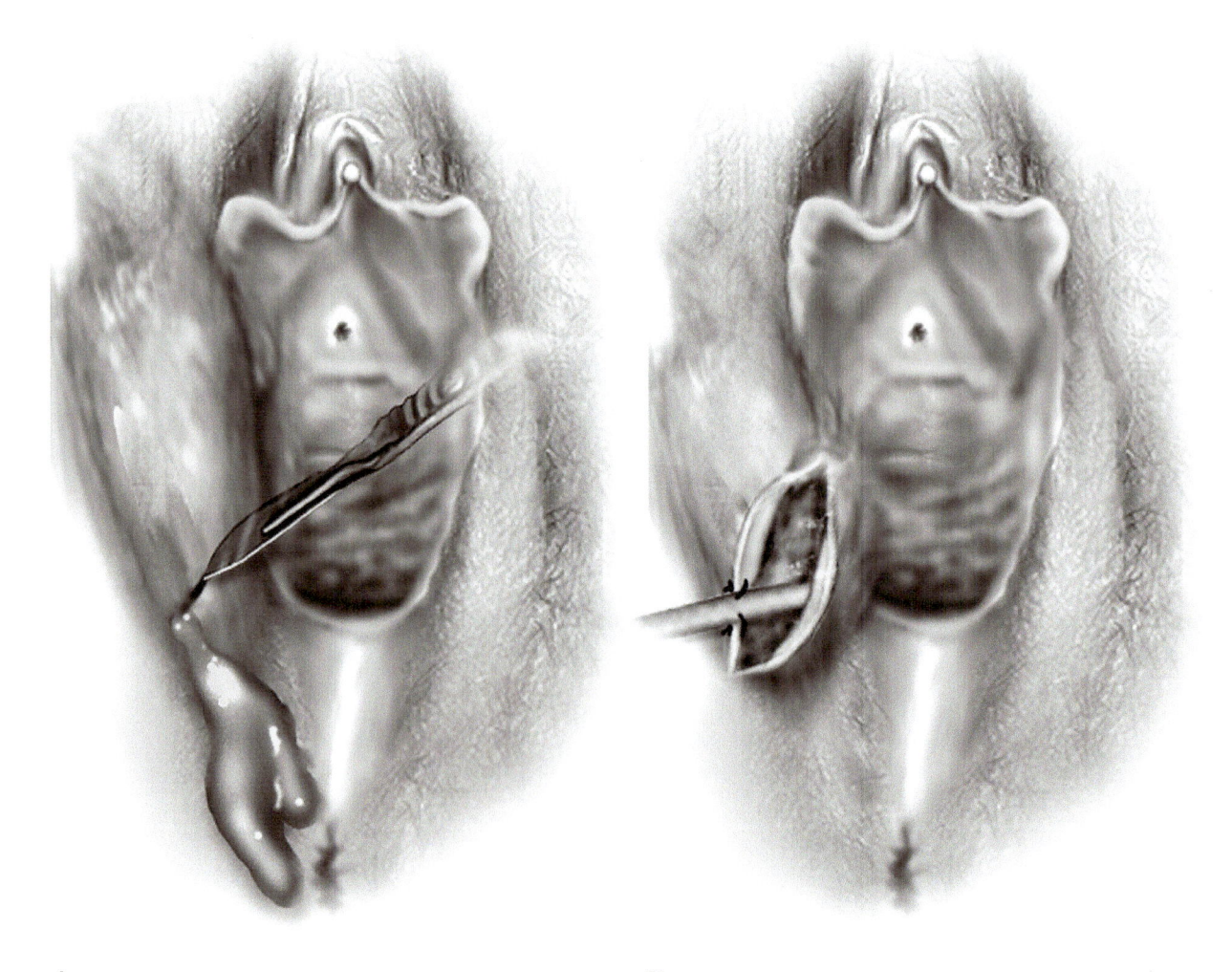

FIGURA 74-3 A. O desenho ilustra um hematoma que é drenado na sua porção inferior. Um orifício de 1,5 a 2 cm é feito através da pele para dentro do hematoma. **B.** Um dreno Penrose de 6 mm é colocado no espaço e suas margens são ancoradas às bordas cutâneas com pontos de catgute cromado 3-0. Um grande alfinete de segurança é colocado na porção terminal do dreno.

CAPÍTULO 75

Correção da Fimose Clitoridiana

Michael S. Baggish

A fimose clitoridiana grave é a última etapa de um quadro prolongado e pouco controlado de líquen escleroso (Fig. 75-1A e B). Nesse caso, a pele do frênulo e o capuz clitoridiano se fundem como resultado da inflamação e da subsequente formação de cicatriz (Fig. 75-1C). Isso provoca um prurido intenso e persistente que imediatamente também causa dor. Como a drenagem é ruim, o esmegma se acumula e pode levar à formação de abcesso. O objetivo da cirurgia é remover o tecido cicatricial e preservar o clitóris. A remoção do clitóris é desnecessária e não deve ser feita.

O exame com um microscópio cirúrgico (colposcópio) revelará uma pequena abertura na bainha ou encarceramento completo das glândulas (Fig. 75-1D). A identificação de uma abertura permite ao cirurgião a vantagem de inserir uma sonda próxima ao clitóris (Fig. 75-2). Toda a cirurgia deve ser realizada com o uso do microscópio. Com uma agulha calibre 27, uma solução de vasopressina 1:100 é injetada em cada lado do clitóris através da massa de tecido que já foi o capuz clitoridiano (Fig. 75-3). Uma incisão com bisturi é feita em um lado do clitóris palpado. A incisão deve ser feita no lado com menos quantidade de tecido cicatricial (Fig. 75-4A).

A dissecção é feita da região lateral para a medial (Fig. 75-4B). As bordas cutâneas são retraídas com pinças de Allis. Tesouras de Stevens são ideais para cortar e separar o corpo clitoridiano do tecido cicatricial (Fig. 75-5). A cicatriz é dissecada anterior e posteriormente para mobilizar completamente o clitóris (Fig. 75-6). A seguir, a bainha e os resquícios do frênulo são cortados da glande clitoridiana (Fig. 75-7). A junção do frênulo à glande é altamente vascular e deve ser pinçada, cortada e ligada por sutura usando-se fio de Vicryl® 4-0 ou 5-0 (Fig. 75-8). Quando isso é feito, todo o complexo do capuz é removido. Vasos que sangram são suturados com fio de Vicryl® 5-0. Quando todo o tecido cicatricial for excisado, o clitóris é colocado no leito hemostasiado abaixo do tecido subcutâneo, que é então fechado com fio de Vicryl® 4-0 (Fig. 75-9). A pele é fechada com pontos separados, com fio Vicryl® 3-0 ou 4-0. A ferida é limpa com água estéril, seca e então recoberta com creme de sulfadiazina de prata (Silvadene®) (Fig. 75-10).

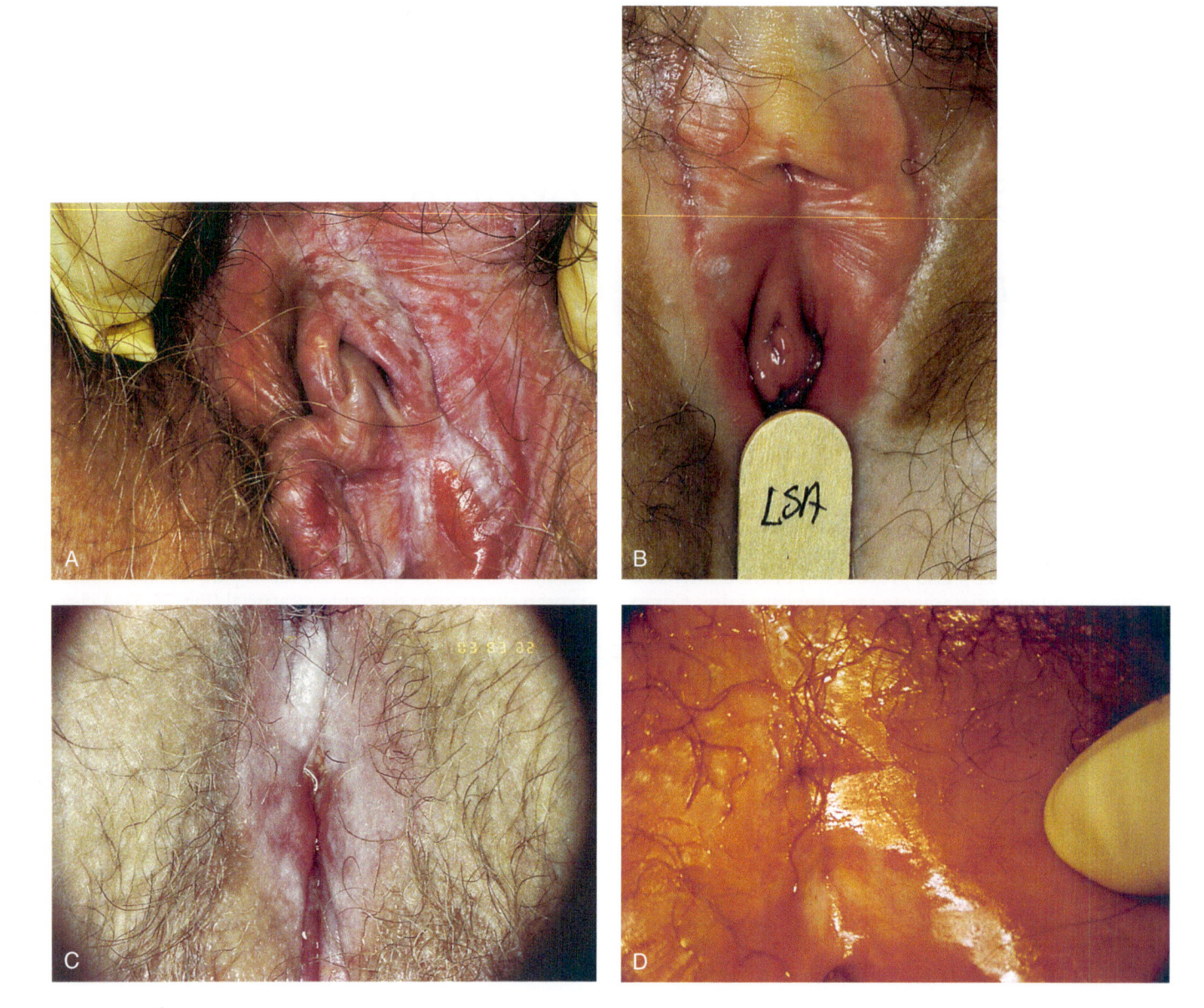

FIGURA 75-1 A. Líquen escleroso e atrófico grave (LSA) cria prurido intenso. A coceira da paciente resulta em escoriação cutânea. A palidez da pele da vulva é característica do LSA. Observe a fusão labial, fusão do capuz clitoriano e enrugamento da pele da vulva. Nesse caso ainda precoce, o clitóris está relativamente livre. **B.** Esse caso mais avançado de LSA mostra fusão clitoridiana, fusão labial e estenose do introito vaginal. **C.** O capuz clitoridiano e o frênulo estão totalmente fundidos. O clitóris está firmemente preso em seu capuz, que está aderido à glande. A paciente apresentava edema doloroso do clitóris. **D.** Essa visão colposcópica de um clitóris fimótico revela uma pequena abertura. A localização da abertura corresponde ao ponto onde o frênulo se junta ao capuz clitoridiano.

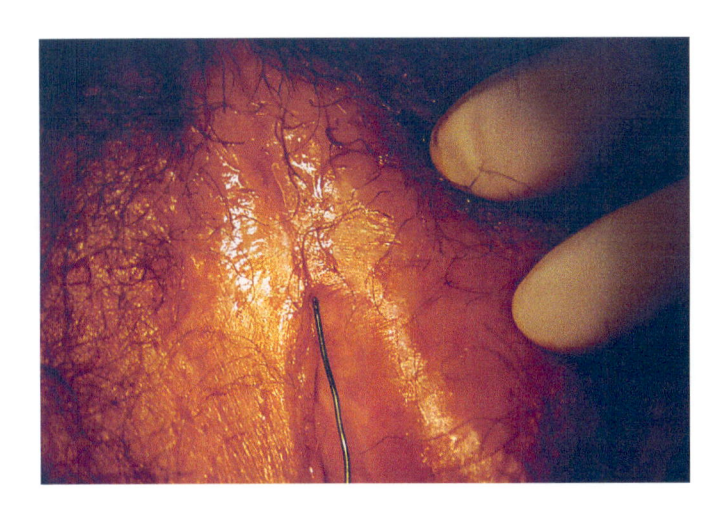

CAPÍTULO 75 Correção da Fimose Clitoridiana   941

FIGURA 75-2 Uma sonda lacrimal é encaixada na abertura (Fig. 75-1D) e usada para quebrar as aderências entre a glande do clitóris e a face interna do capuz. Também serve como um útil marcador de orientação.

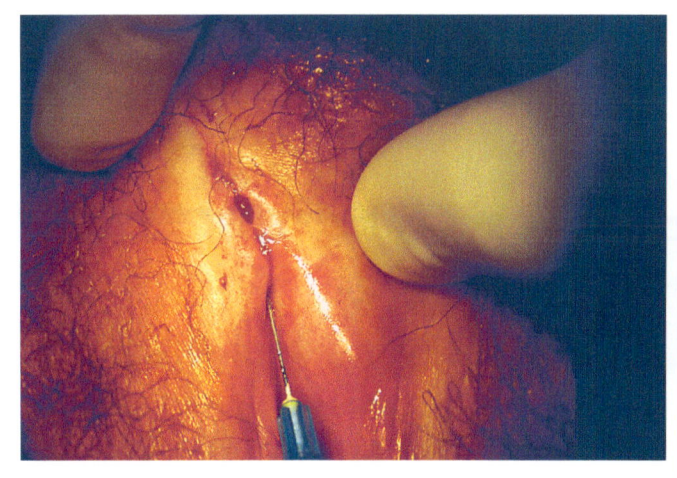

FIGURA 75-3 A cirurgia para fimose clitoridiana é mais bem executada com um microscópio cirúrgico. Uma agulha calibre 27 é inserida pela abertura vista na Figura 75-1D. Uma solução de vasopressina 1:100 é injetada no capuz. Além disso, a vasopressina é injetada em cada lado do corpo clitoridiano palpado.

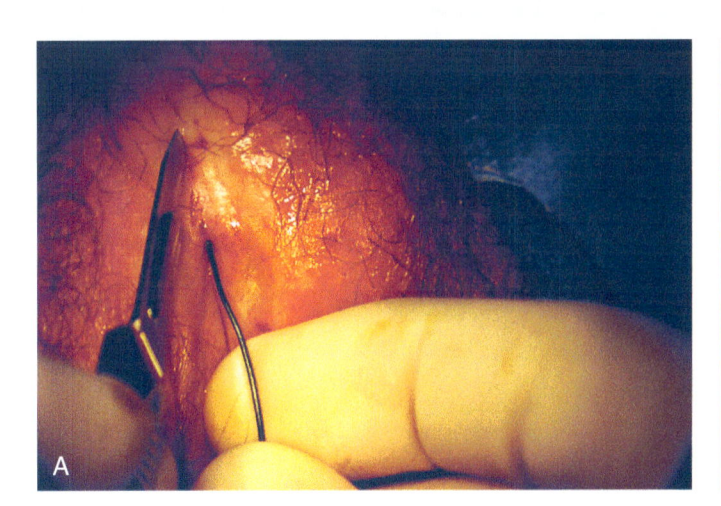

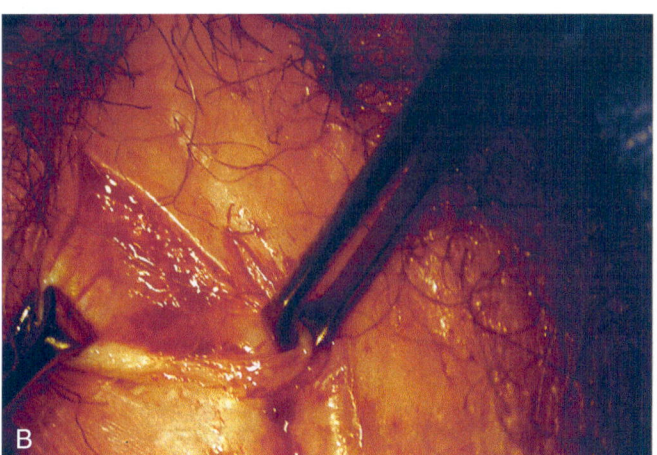

FIGURA 75-4 A. Um corte com bisturi é feito através da pele até o nível da fáscia de Colles. Esse corte é localizado paralelamente, mas lateral ao corpo do clitóris. Deve-se ter cuidado para não ultrapassar a fáscia de Colles. Os corpos cavernosos do clitóris (crus) estão localizados abaixo da fáscia de Colles nesta visão. **B.** As margens da ferida são tracionadas com pinças Allis. A dissecção é feita da região lateral para a medial com o uso de pinças mosquito e tesouras Stevens.

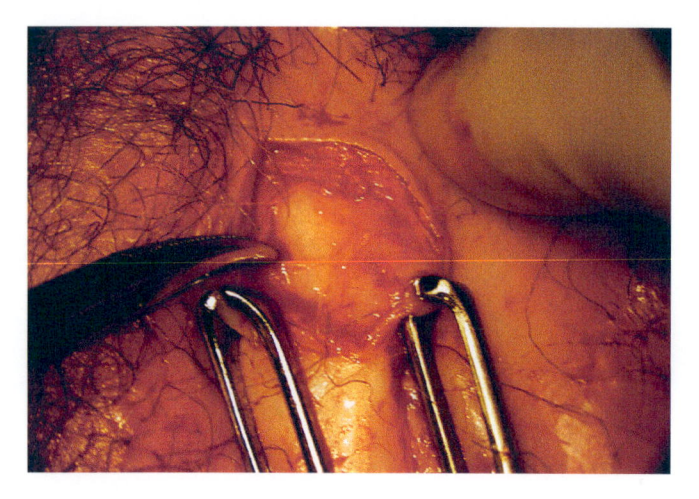

FIGURA 75-5 O corpo do clitóris é localizado. A extensão completa do clitoris é liberada do tecido conjuntivo cicatricial e do capuz clitoridiano.

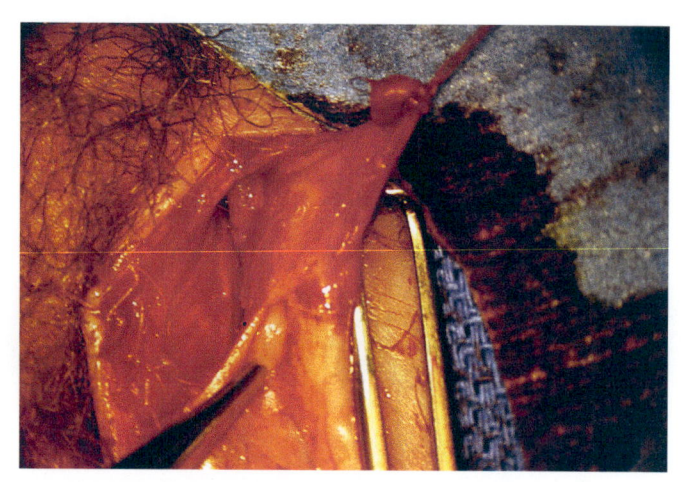

FIGURA 75-6 A dissecção é feita a partir da raiz do corpo clitoridiano até a glande. Todo o tecido cicatricial é removido.

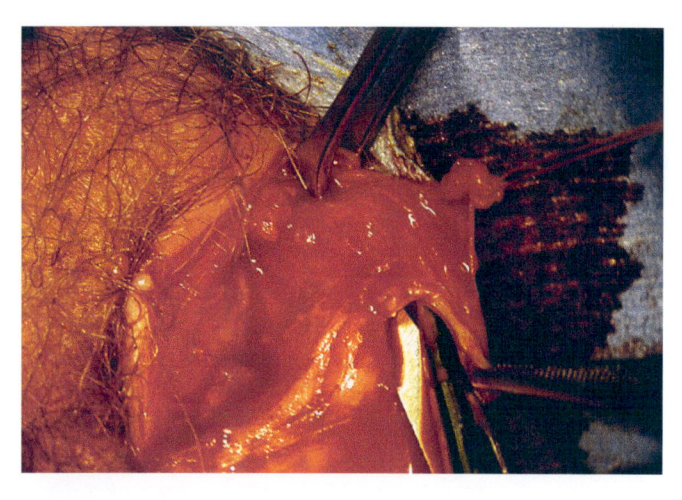

FIGURA 75-7 Os frênulos clitoridianos são localizados e dissecados distantes da glande. São cortados com tesouras Stevens. Nesta foto, a borda do frênulo esquerdo está presa na pinça. A ponta da tesoura Stevens está dissecando um espaço entre o frênulo e a glande. A pinça de Allis segura o tecido imediatamente superior ao corpo clitoridiano.

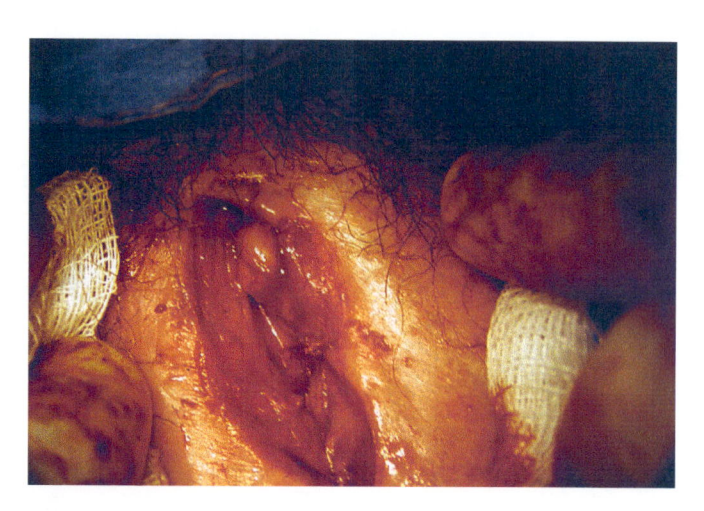

FIGURE 75-8 As bordas cortadas do frênulo são suturadas com fio Vicryl® 5-0. A glande do clitóris descoberta é claramente visível.

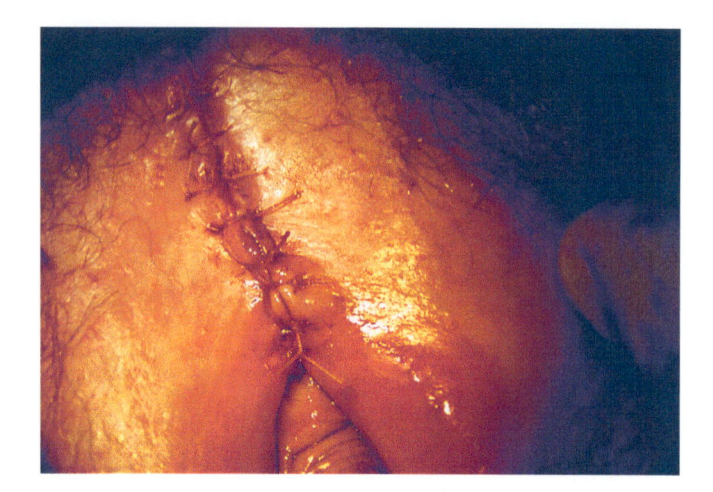

FIGURE 75-9 Todo o tecido cicatricial foi removido. O clitóris está localizado entre o tecido subcutâneo normal e a fáscia de Colles. Nenhuma parte do clitóris foi excisada ou lesada. A camada subcutânea é fechada com pontos (separados) com fio de Vicryl® 4-0. As margens cutâneas são aproximadas sem tensão com pontos com fio de Vicryl® 3-0 ou 4-0.

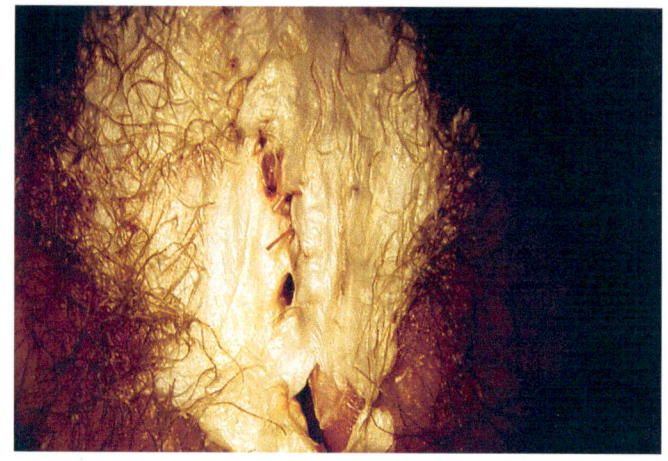

FIGURE 75-10 O local da ferida é irrigado com soro fisiológico ou água estéril, e então recoberto com Silvadene® creme. O creme é aplicado três vezes ao dia e ao dormir.

CAPÍTULO 76

Himenotomia (Himenectomia)

Michael S. Baggish

A himenectomia deve ser chamada mais precisamente himenectomia parcial ou himenotomia. A cirurgia é feita principalmente para diminuir o desconforto do primeiro coito em uma mulher virgem ou para aliviar a dispareunia em uma mulher já sexualmente ativa. O hímen é um ponto de constrição para o intercurso vaginal, e o seu estiramento ou ruptura pode ser uma fonte importante de desconforto durante um ato fisiológico normalmente agradável.

A paciente é anestesiada, colocada em posição de litotomia, preparada e coberta. O hímen é apreendido com suavidade com uma pinça de Adson-Brown na posição de 1 hora e com pinça de Allis na posição de 5 horas. O hímen é tracionado suavemente, com cuidado especial para não rompê-lo pelo excesso de força. Uma solução de vasopressina 1:100 deve ser injetada por via subcutânea, usando-se uma agulha calibre 27, do lado do vestíbulo, lateralmente à fixação do hímen (Fig. 76-1A). A injeção se estende pelo comprimento total do hímen, do lado esquerdo. A borda do hímen é apreendida com fórceps e pinça de Adson-Brown e tracionada na direção anterior. Com o uso de um bisturi (lâmina número 15), o hímen é cortado e solto com uma margem de 2 a 3 mm da vagina e vestíbulo, estendendo-se da posição de 1 hora para a posição logo abaixo de 5 horas (Fig. 76-1B). A vagina é suturada com pontos separados de fio Vicryl® 3-0 na margem vestibular (Fig. 76-1C). A seguir, aplicam-se pinças de Allis no lado direito do hímen nas posições de 11 horas e 7 horas, e se faz um procedimento idêntico. O cirurgião coloca dois dedos na vagina para verificar a capacidade do introito. Os dedos devem entrar sem resistência, e o introito deve acomodá-los sem contrapressão significativa. É preferível deixar intacta a pequena área do hímen entre as posições de 5 horas e 7 horas e os resquícios abaixo da uretra. Por garantia, a paciente recebe diferentes moldes vaginais para inserir na vagina após a consulta de seguimento de 6 semanas de pós-operatório. Inicialmente, se dá à paciente um molde pequeno ou médio. O molde é bem lubrificado com lubrificante higiênico à base de água (Astroglide®) e inserido na vagina. Pede-se à paciente que remova o molde e o coloque para o ginecologista observar a sua técnica. Pede-se então à paciente que o insira duas vezes ao dia por 10 minutos (em decúbito dorsal) enquanto relaxa os músculos do assoalho pélvico em torno do molde. Duas semanas depois, ela recebe um molde grande (do tamanho de um pênis médio em ereção). Ela deve continuar com os exercícios de relaxamento. Após duas semanas, ela pode ter certeza que o intercurso ocorrerá normalmente e será confortável para ela. O lubrificante deve ser utilizado a cada ato sexual por pelo menos 30 dias após início de intercursos regulares (p. ex., durante e depois da lua de mel).

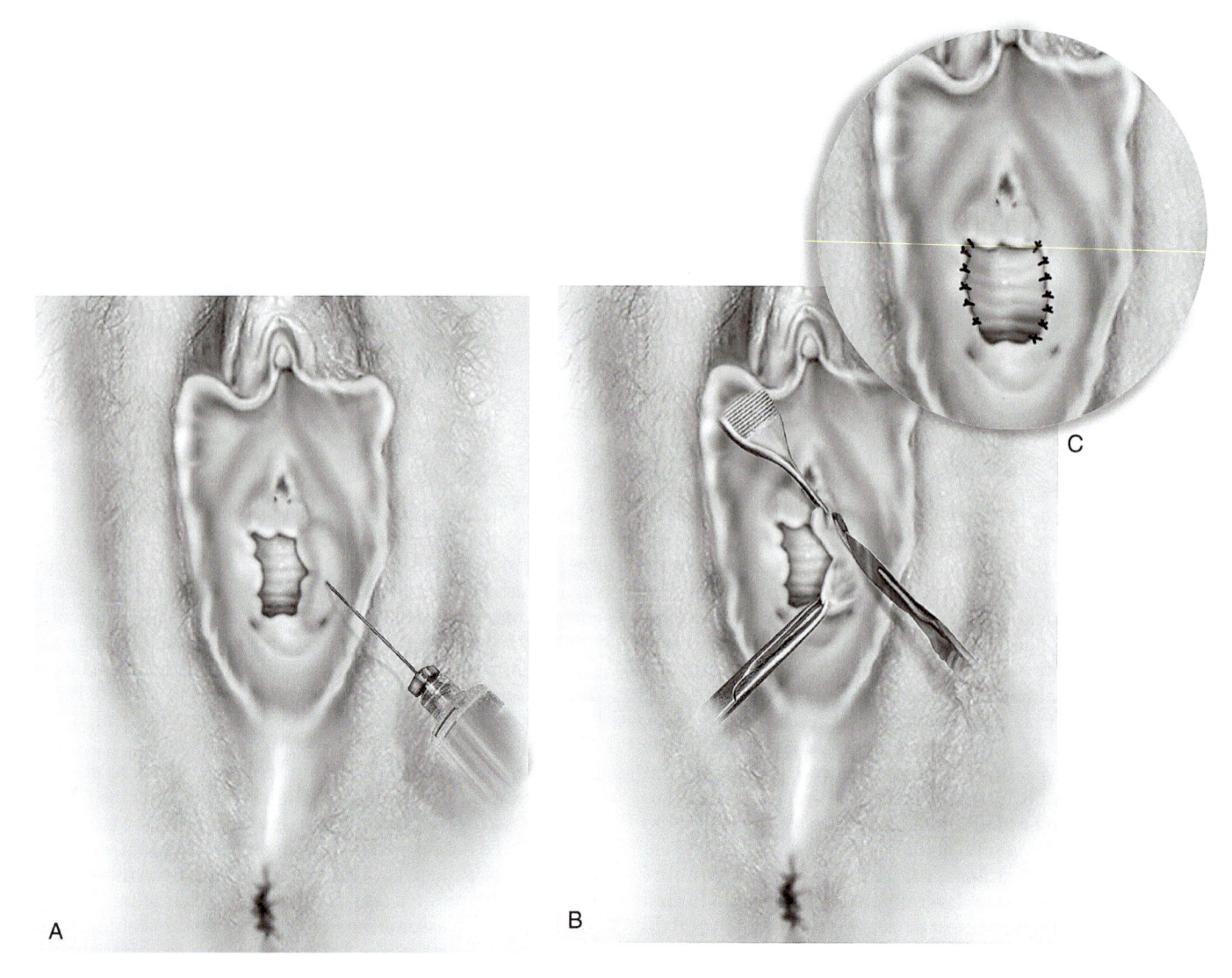

FIGURA 76-1 A. Inicialmente, com uma seringa de 10 mL e uma agulha calibre 27 de 38 mm, injeta-se uma solução de vasopressina 1:100 (20 unidades/mL) na região imediatamente lateral do hímen, começando na posição de 5 horas e estendendo-se a agulha pelo subcutâneo até a posição de 1 hora. A solução infla o tecido vestibular e vaginal ao redor. **B.** O hímen é apreendido com uma pinça de Adson-Brown na posição de 1 hora. A porção baixa do hímen é presa com pinças de Allis na posição de 5 horas. O hímen é excisado com um corte vertical reto feito com bisturi, deixando uma margem de vestíbulo (externa) e vagina (interna). **C.** As margens vestibular e vaginal são suturadas em conjunto, com pontos separados de Vicryl® 3-0 ou 4-0. Um procedimento idêntico é realizado do lado direito. A ferida é irrigada com soro fisiológico estéril normal e observada até se verificar que ocorreu hemostasia completa.

CAPÍTULO 77

Reconstituição Cirúrgica do Períneo (Perineorrafia)

Michael S. Baggish

A reconstituição do períneo é indicada a pacientes que apresentam dispareunia associada a diferentes causas, entre as quais formação de fibrose cicatricial secundária a líquen escleroso; laceração secundária a parto; fechamento excessivamente estreito de uma episiotomia; formação de fibrose cicatricial devido à ruptura da episiotomia, infecção secundária, ou inflamação reativa à sutura; tentativas mal sucedidas de reparo do períneo; trauma; formação de úlcera secundária à suprimento de sangue deficiente; queimadura e formação de fibrose cicatricial devido à eletrocirurgia, *laser* ou substâncias químicas; infecção crônica; e atrofia (Figs. 77-1 a 77-3).

Apesar da crença arraigada de que o estreitamento do períneo e do introito melhora a resposta sexual da mulher, invariavelmente essa ação provoca dispareunia. A anatomia da vulva e da vagina foi descrita anteriormente; entretanto, alguns aspectos devem aqui ser considerados. Primeiro, os músculos levantadores do ânus não cruzam a linha média abaixo da (posterior à) vagina. Esses músculos inserem-se lateralmente na parede da região inferior da vagina, abaixo do bulbo. Os músculos levantadores inserem-se lateralmente e para dentro do esfíncter anal anterior. Segundo, os músculos superficiais do períneo são estruturas finas e acrescentam pouca massa ao perineal mal definido. O grosso dessa estrutura consiste do músculo esfíncter externo do ânus e do músculo levantador do ânus. Terceiro, não existe um plano de fáscia bem definido na região do períneo com exceção da fáscia de Colles e da fáscia de revestimento que recobre o músculo esfíncter externo do ânus. Quarto, pegando a massa muscular e plicando-a transversalmente pela linha média posterior à região baixa da vagina cria-se uma protuberância não natural; além disso, a colocação de um grande número de pontos absorvíveis no mesmo tecido produz uma resposta inflamatória, diminui o suprimento de sangue ao epitélio que o recobre, e resulta na formação de uma espessa camada de fibrose cicatricial. Esses fatores provocarão dor durante o intercurso, porque a anatomia normal está deformada. Todos os procedimentos relacionados no quarto ponto devem, portanto, ser evitados. Por fim, a menos que a paciente seja sintomática, **não se deve realizar cirurgia nessa região**. Ainda que os atributos físicos do períneo de uma determinada mulher não sejam do agrado do examinador, isto não justifica a realização de uma cirurgia para "melhorá-lo". Da mesma forma, para "apertar as coisas" pensando que o parceiro da paciente terá um sexo mais agradável é injustificado. A cirurgia de períneo, plástica e reconstrutora, baseia-se em proporcionar fácil entrada vaginal e limitar a formação de fibrose cicatricial espessa. A preservação ou reconstrução da anatomia normal para restaurar a função fisiológica é o objetivo da cirurgia de períneo.

A área do vestíbulo ou região baixa da vagina que no pré-operatório mostrou-se objetivamente hipersensível e dolorosa ao toque será removida. Pacientes com atrofia vaginal devem ser previamente tratadas com estrogênio tópico e sistêmico pelo menos 1 a 2 meses antes da cirurgia. A aplicação tópica de testosterona pode ou não nutrir ou melhorar o epitélio. Mais frequentemente, a aplicação de testosterona em pomada produz uma sensação de queimação desconfortável em casos de líquen escleroso.

A paciente é colocada na posição de litotomia dorsal, preparada e coberta. A região da vagina, vestíbulo ou períneo a ser excisado é traçada com uma caneta de marcação (Fig. 77-4A e B). O cirurgião deve verificar a mobilidade vaginal com uma pinça de Allis antes de excisar o tecido perineal. Como a vagina será avançada, o cirurgião precisará estimar a distância entre a vagina avançada e a borda do períneo, para evitar tensão excessiva na linha de sutura do fechamento. Quando o cirurgião estiver satisfeito com a marcação, uma solução de vasopressina 1:100 é injetada por via subcutânea com uma agulha de 40 mm, calibre 27. É feita uma incisão transversa ao longo da parede vaginal posterior com um bisturi número 15. Essa linha formará a base de um triângulo (Figs. 77-4B e 77-5). As linhas direita e esquerda do triângulo são equidistantes e se encontram em um ponto centro no períneo, conforme o desenhado antes pelo cirurgião. A pele e a mucosa dentro do triângulo são ressecadas com o uso de pinças de Adson-Brown e da pinça de Allis para tração (Fig. 77-6). O corte é feito com tesouras de Stevens ou Metzenbaum (Figs. 77-4B e 77-7). O plano de dissecção é a fáscia entre o ânus e a vagina, e a fáscia subjacente ao vestíbulo e ao períneo. Resseca-se a peça de tecido triangular do ápice à base até ela ficar totalmente livre; ela é então removida juntamente com a cicatriz que a acompanha (Fig. 77-8). Uma segunda luva é colocada sobre a primeira luva do cirurgião, que faz um exame retal para determinar a posição do ânus/reto em relação ao plano da ressecção. O tecido removido é colocado em um recipiente com fixador e enviado para o laboratório de patologia. A borda da fáscia subjacente à vagina é presa com pinça e levantada. Injeta-se dentro dela mais 5 a 10 mL de mistura de vasopressina (Fig. 77-9). A seguir, a fáscia é separada com tesouras de Stevens por 5 a 10 mm superiormente (Fig. 77-10). A fáscia é suturada transversalmente até a fáscia subjacente à pele do períneo com pontos separados de Vicryl® 3-0. Vasos com sangramento são pinçados com pinças tipo mosquito e ligados com sutura de Vicryl® 4-0. A mucosa vaginal é avançada sem tensão até a borda da pele do períneo (Fig. 77-11). A mucosa vaginal é suturada transversalmente à pele do períneo, ao longo da linha da incisão de base inicial com pontos separados de Vicryl® 3-0 (Fig. 77-12A a D). A ferida é irrigada com soro fisiológico normal. A facilidade de penetração na vagina é verificada introduzindo-se os dedos médio e indicador próximos, mas não colados, através do introito (Fig. 77-13). A ferida é recoberta com sulfadiazina de prata (Silvadene®).

O exame retal final é feito para se verificar a integridade do intestino. No pós-operatório a paciente toma banhos de banheira com água salgada diariamente e aplica Silvadene® na ferida três vezes ao dia e ao dormir. Prescreve-se um laxante porque a paciente recebe instrução para evitar fazer força. Nada é colocado na vagina por 6 semanas. O resultado final dessa cirurgia é excisão do tecido fibroso, remoção da pele pouco vascularizada e expansão da abertura vaginal.

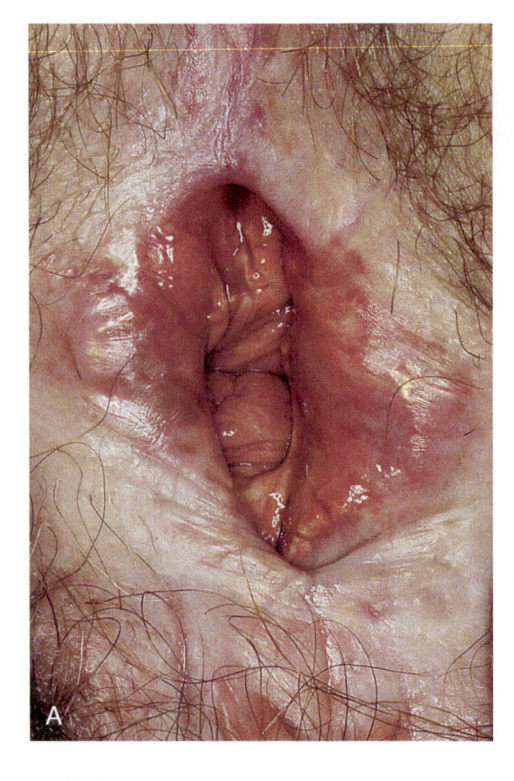

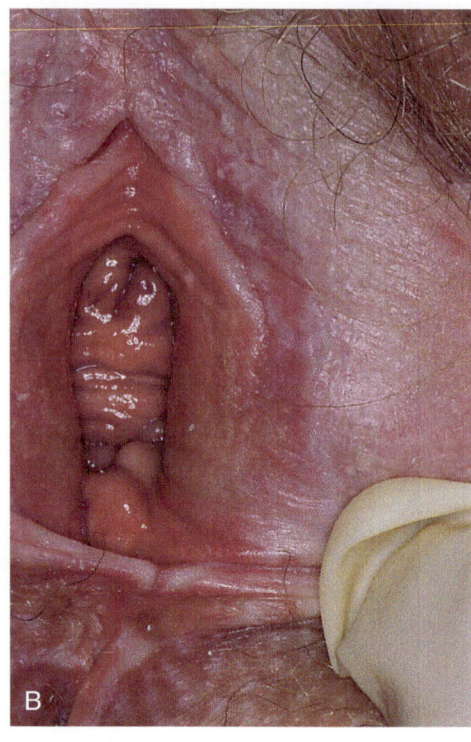

FIGURA 77-1 A. Líquen escleroso grave e subtratado que provocou espessamento cutâneo significativo e fibrose vulvar. A elasticidade das regiões afetadas desapareceu. **B.** Essa paciente subsequentemente respondeu a injeções seriadas de dexametasona (Decadron) aplicadas pela via subcutânea (Cap. 79). Contudo, a formação de fibrose cicatricial permanente na comissura posterior e no períneo levou à dispareunia significativa.

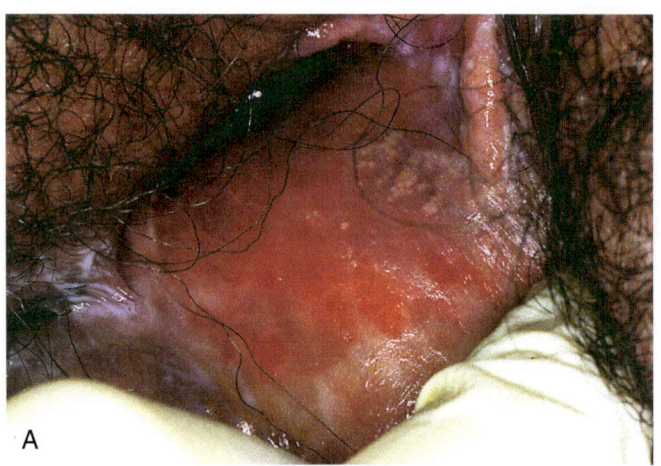

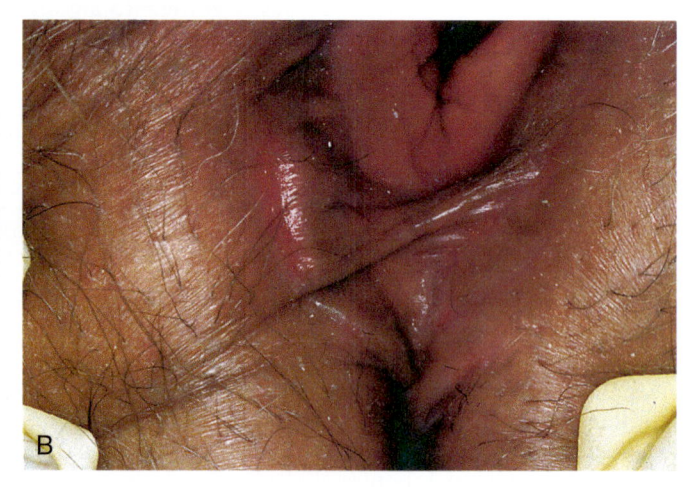

FIGURA 77-2 A. A formação de úlcera crônica é evidente na fossa navicular e vestíbulo posterior. A história pregressa revelou excisões anteriores e vaporização a *laser*, feitas como tentativas de "curar" úlceras recorrentes. O problema básico nesse caso é a atrofia secundária a mau suprimento de sangue. O trauma subsequente resulta em úlceras de cicatrização difícil e lenta. **B.** Fibrose na vulva secundária à lesão anterior. O tecido inelástico forma fissuras quando esticado.

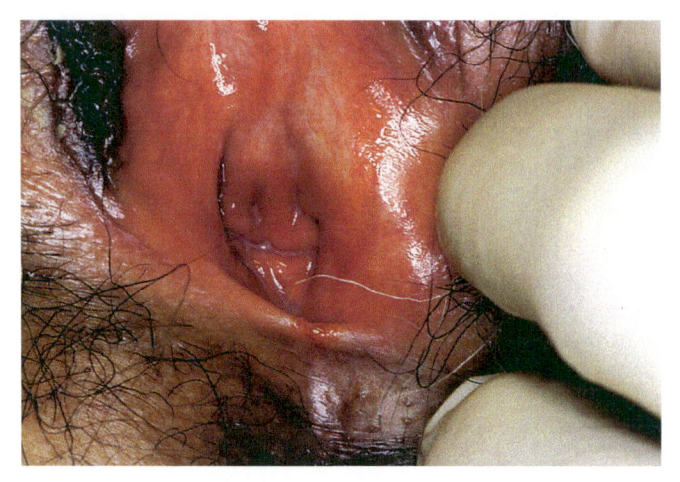

FIGURA 77-3 Ruptura na comissura posterior dessa vulva atrófica ocorreu de forma aguda durante o exame.

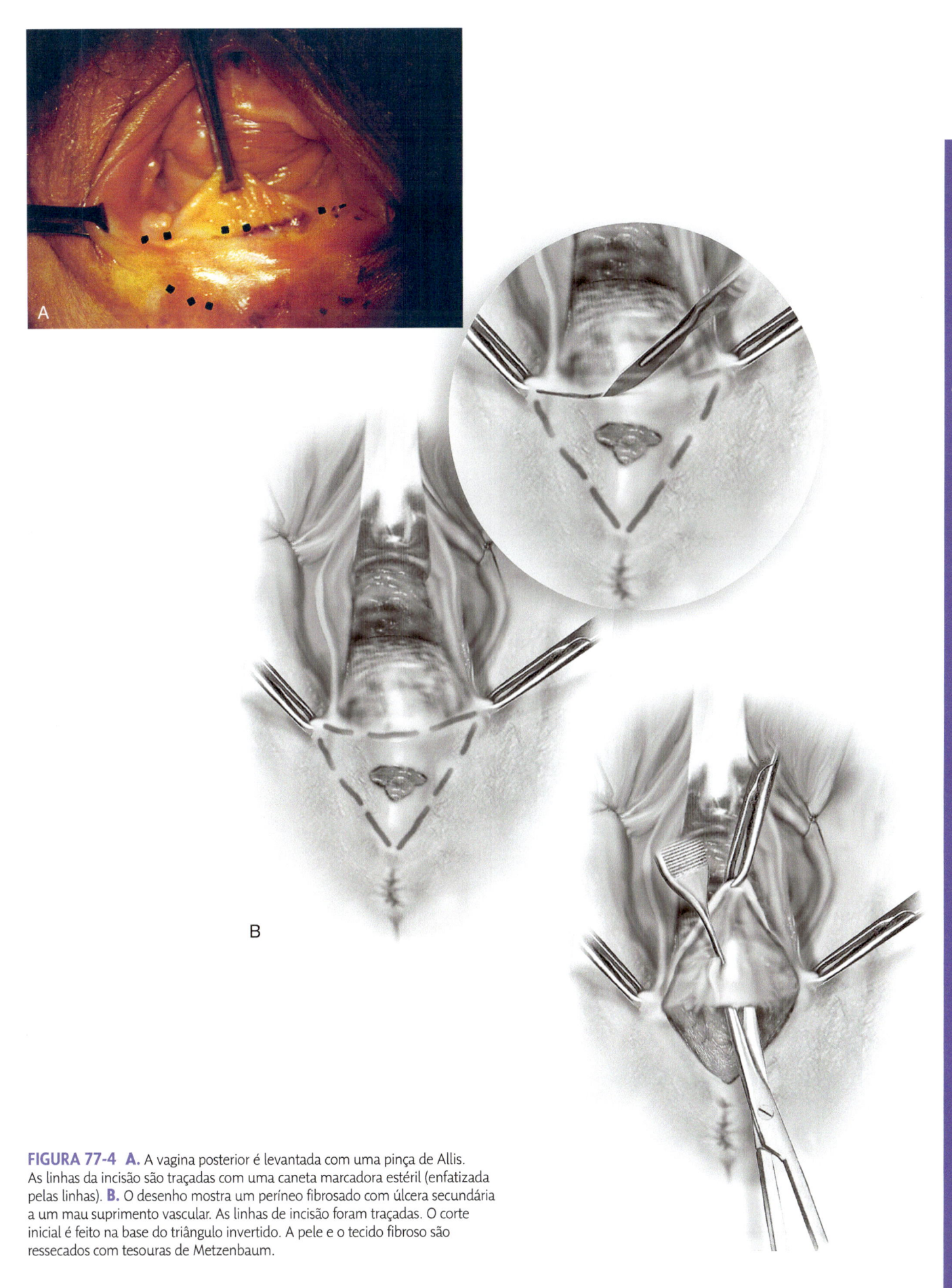

CAPÍTULO 77   Reconstituição Cirúrgica do Períneo (Perineorrafia)   947

FIGURA 77-4 A. A vagina posterior é levantada com uma pinça de Allis. As linhas da incisão são traçadas com uma caneta marcadora estéril (enfatizada pelas linhas). **B.** O desenho mostra um períneo fibrosado com úlcera secundária a um mau suprimento vascular. As linhas de incisão foram traçadas. O corte inicial é feito na base do triângulo invertido. A pele e o tecido fibroso são ressecados com tesouras de Metzenbaum.

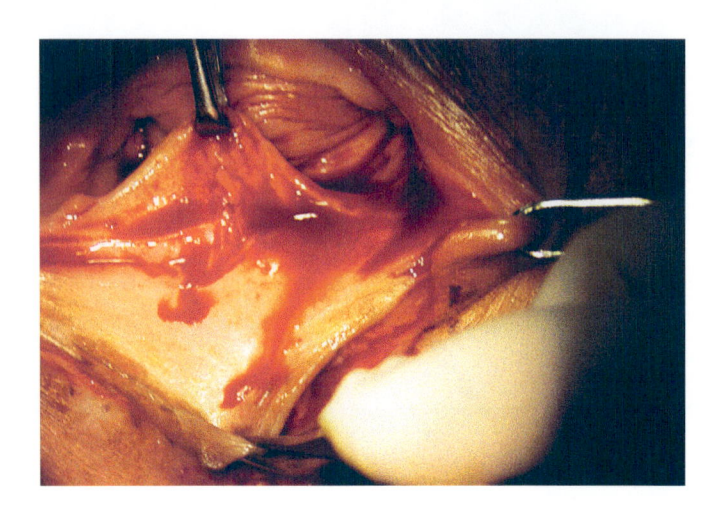

FIGURA 77-5 A incisão é feita transversalmente na região posterior baixa da vagina. Houve injeção prévia de solução de vasopressina 1:100 na área.

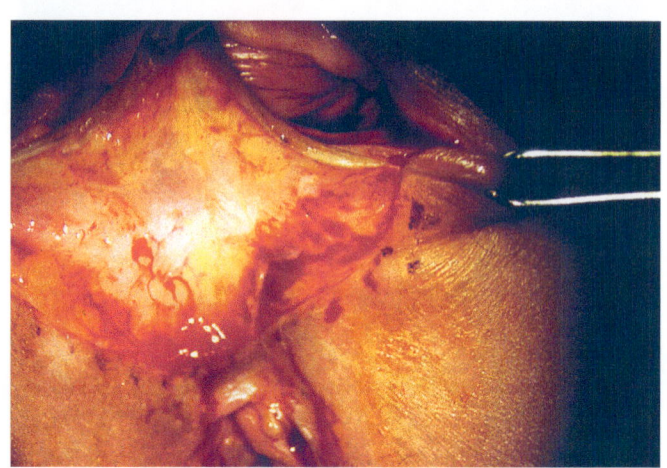

FIGURA 77-6 Começando no ápice do triângulo localizado no períneo, a pele e tecido conjuntivo subjacente são ressecados de maneira cortante na direção superior.

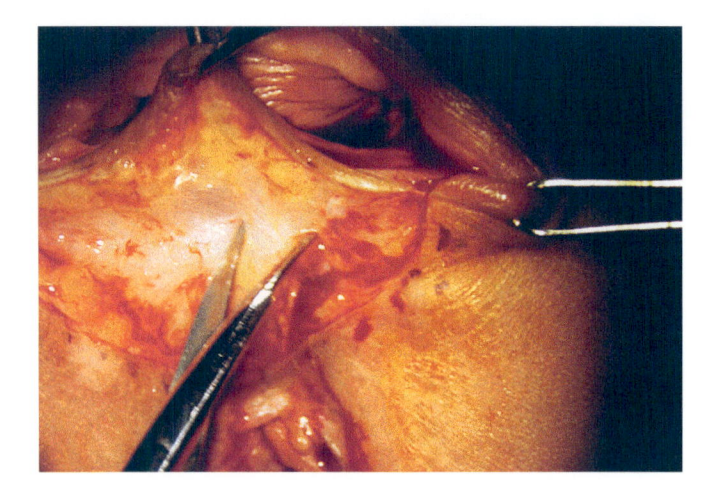

FIGURA 77-7 O tecido fibroso é ressecado de maneira cortante juntamente com o tecido conjuntivo ao redor com o uso de tesouras de Stevens.

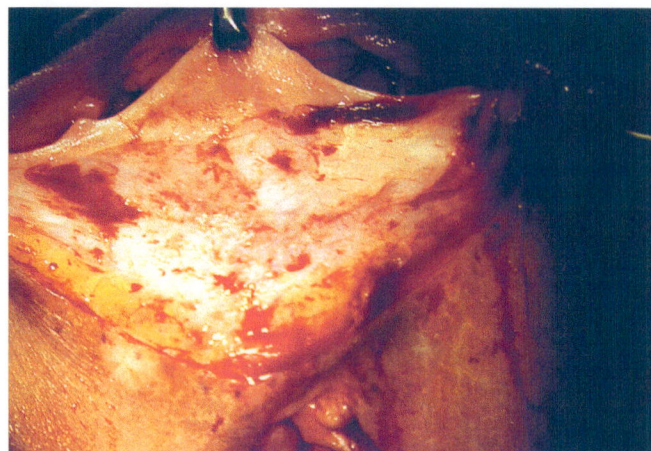

FIGURA 77-8 O triângulo de pele, o tecido conjuntivo e a cicatriz foram excisados. A hesmostasia está adequada. Qualquer ponto de sangramento é ligado com Vicryl® 4-0

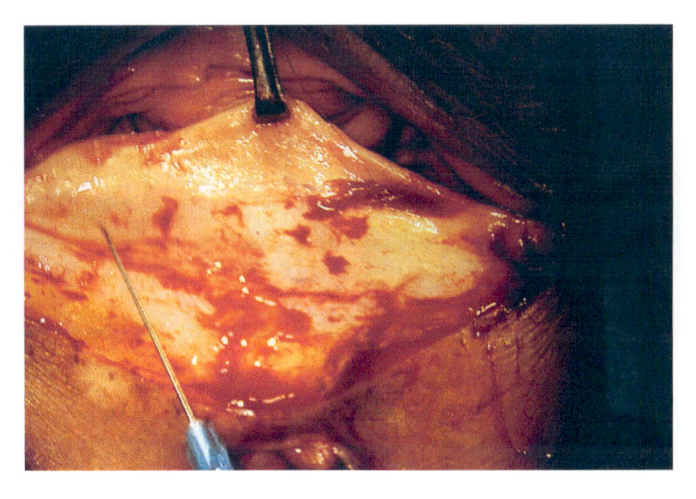

CAPÍTULO 77   Reconstituição Cirúrgica do Períneo (Perineorrafia)   949

FIGURA 77-9 Uma segunda injeção de vasopressina 1:100 (10 mL) é feita na margem vaginal e na submucosa da vagina.

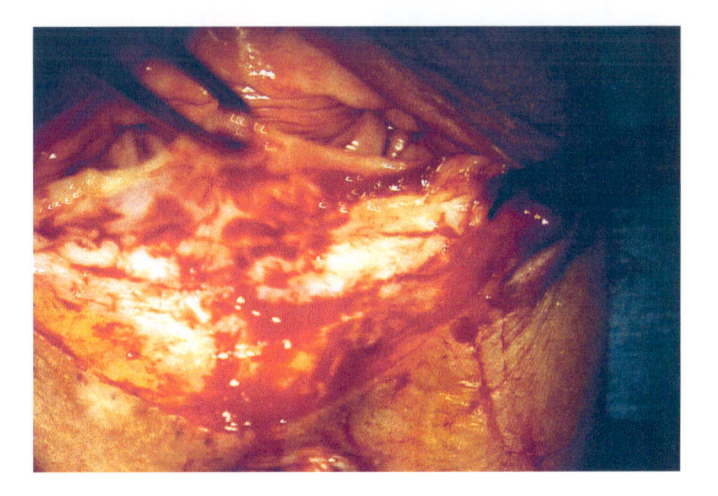

FIGURA 77-10 A margem vaginal é dissecada com o uso de tesouras de Stevens.

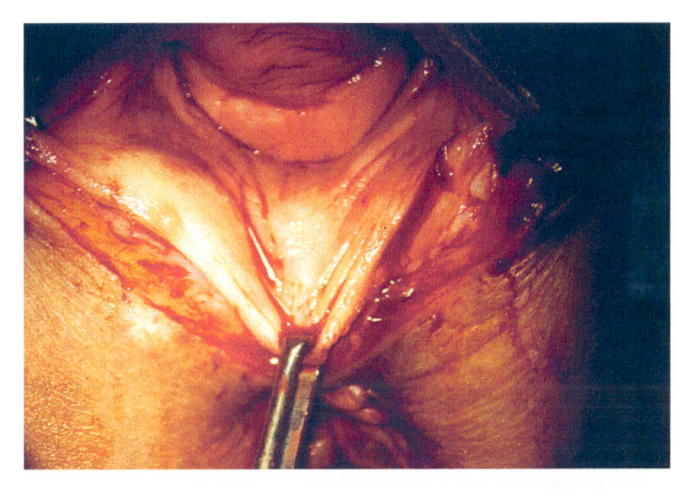

FIGURA 77-11 A mobilidade da vagina é testada aplicando-se uma pinça de Allis e avançando-se a vagina até o períneo. Não deve ser necessária tensão para mobilizar a vagina.

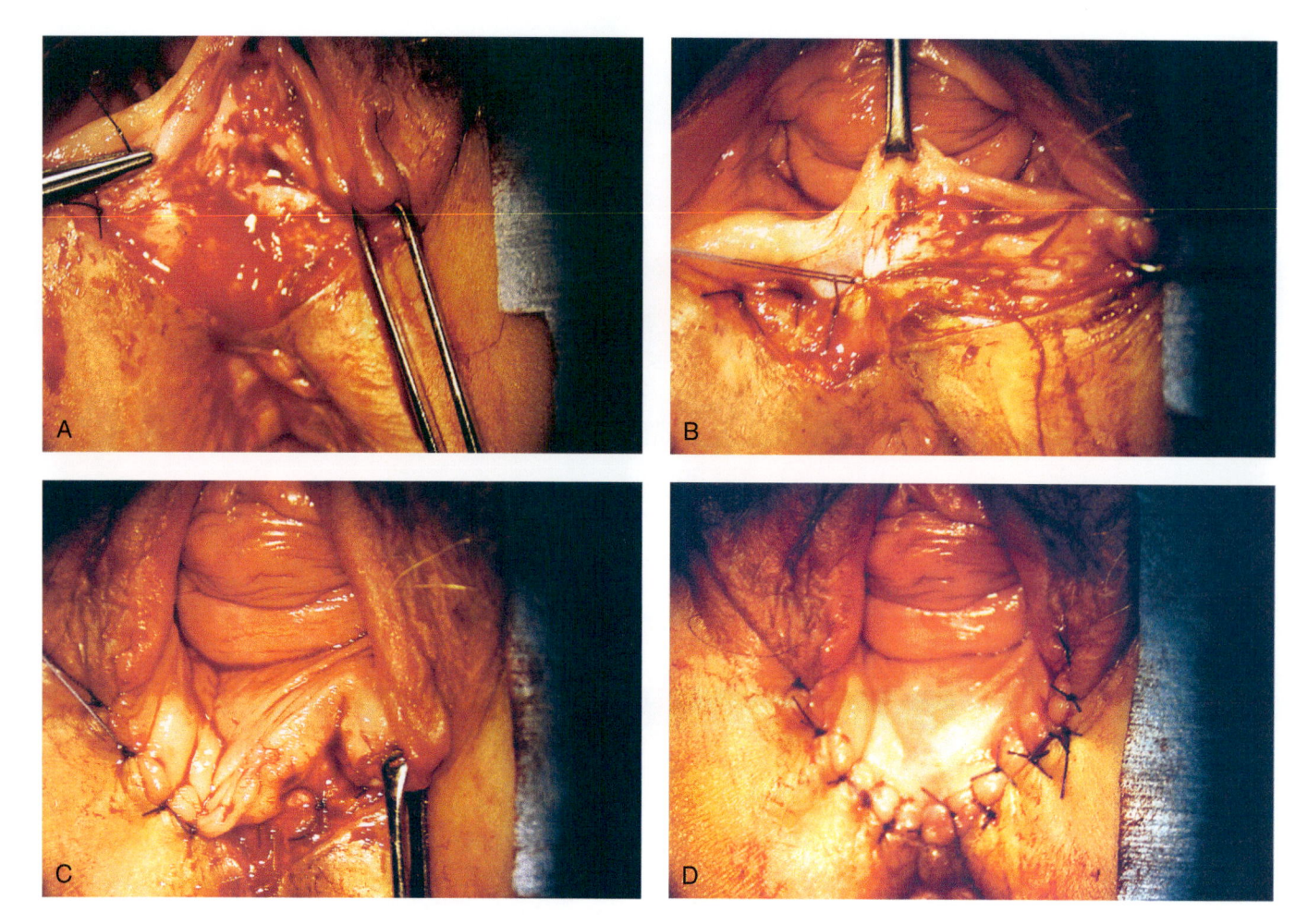

FIGURA 77-12 A. Uma camada sutura com de fio de Vicryl® 3-0 é colocada através da fáscia do períneo e a submucosa vaginal. O fechamento é sempre transversal. **B.** Quando as estruturas do estroma vaginal e perineal estiverem completadas (isto é, estendendo-se transversalmente da margem direita para a esquerda, fechamento transverso lado a lado), a ferida é irrigada com soro fisiológico estéril. **C.** A seguir, a mucosa vaginal é suturada à margem da pele do períneo. Mais uma vez a orientação é semelhante à aproximação transversa sem tensão na linha de sutura. **D.** O fechamento final do defeito cria uma entrada para a vagina suave e ampla. O suprimento de sangue para essa área é excelente (isto é, via tecido vaginal avançado).

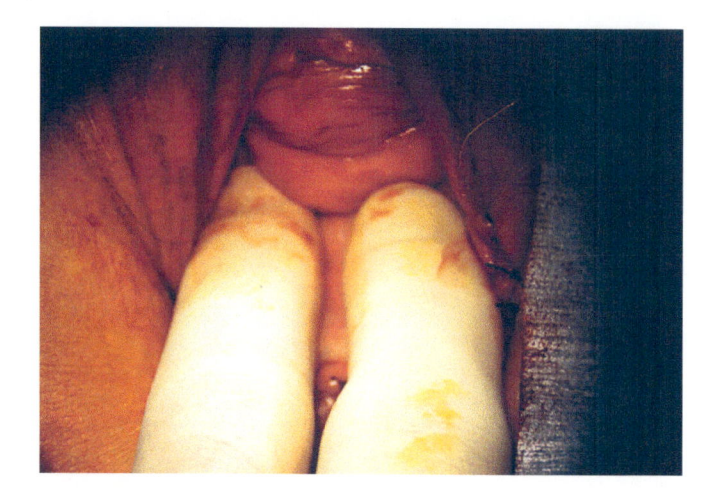

FIGURA 77-13 A adequação da abertura vaginal é verificada ao final do procedimento cirúrgico.

CAPÍTULO 78

Lesões Benignas da Região Inguinal e do Canal de Nuck

Michael S. Baggish

Hidradenite e Outras Lesões da Região Inguinal

As lesões mais comuns que o ginecologista encontrará na região inguinal são linfonodos aumentados, normalmente secundários à drenagem da extremidade inferior da vulva circunvizinha. Elas raramente requerem tratamento cirúrgico. Entretanto, uma massa solitária aumentada na região inguinal, especialmente sem causa identificável, exige ser explorada e mesmo a realização de biópsia excisional. Entre os diagnósticos diferenciais estão linfonodo(s) aumentado(s), mioma e hérnia femoral. Aqui, é fundamental o conhecimento preciso da anatomia do triângulo femoral. Fístulas secretantes que envolvem a vulva ou a região inguinal podem ser associadas a diferentes doenças. Pode ser necessária uma biópsia excisional para se estabelecer o diagnóstico (Fig. 78-1A a D). Claramente as causas venéreas devem ser as primeiras a se descartar, por meio de exames de sangue, esfregaços e biópsia por *punch*. Doenças como sífilis, linfogranuloma venéreo e linfogranuloma inguinal podem estar associadas à drenagem fistulosa do tipo purulentas na região dos nódulos inguinais aumentados. Essas doenças exigem tratamento clínico. A tuberculose pode também estar associada à drenagem de fístulas vulvares e inguinais. Também essa doença pode exigir a realização de uma generosa biópsia excisional com parte do tecido enviado para cultura, enquanto o restante deve ser enviado à patologia para coloração de rotina e ácido-resistente. Por fim, a infecção das glândulas sudoríparas apócrinas (hidradenite) acarreta fístulas de drenagem purulenta crônicas na vulva e na região inguinal (Fig. 78-2A a C). Além desses locais, esse transtorno pode ser verificado também na axila. Essas glândulas sudoríparas modificadas podem penetrar profundamente no estroma subjacente e habitualmente precipitam-se para dentro da gordura. Os tratamentos existentes para essa doença são antibióticos, retinoides e/ou cirurgia. A excisão cirúrgica é ampla, com margens profundas para eliminar os tecidos vulvar e inguinal infectados (Fig. 78-3A e B). As feridas podem ser deixadas abertas após a excisão. Neste caso, a cicatrização é, obviamente, por segunda intenção (Fig. 78-3C a H). O local da ferida, inicialmente, deve ser recoberto com curativos úmidos. No longo prazo, a paciente deve tomar banhos de banheira com água salgada (Instant Ocean®) três vezes ao dia e deve cobrir o sítio operatório com creme de sulfadiazina de prata (Silvadene®). Alternativamente, os locais excisados podem ser fechados se as margens puderem ser mobilizadas sem tensão indevida (Fig. 78-4A a I). A paciente deve tomar antibióticos (após a realização da cultura do material da ferida) e tomar banho de banheira com Instant Ocean® duas ou três vezes ao dia.

Lesões do Canal de Nuck

Edema unilateral do lábio maior pode ser devido a diferentes doenças de tratamento não cirúrgico. A ausência de inflamação e dor recente são sugestivas de várias causas não cirúrgicas. Várias doenças cirúrgicas comuns devem ser consideradas: cisto do canal de Nuck, hérnia do canal de Nuck, mioma e lipoma originados de estruturas localizadas dentro e em torno do canal. A transiluminação pré-operatória pode auxiliar na diferenciação entre uma massa cística e uma massa sólida. A exploração, a remoção e, no caso de hérnia, a correção são realizadas fazendo-se uma incisão vertical no lábio maior (Fig. 78-5A). A incisão deve ser feita acima e para o lado lateral ou medial da lesão. Uma vez alcançado o tecido subcutâneo, suturas de tração com fio de Vicryl® 0 ou pinças de Allis são colocadas nas margens superior e inferior da massa. As margens anterior e lateral da massa são completamente ressecadas (Fig. 78-5B). Vasos sanguíneos são pinçados e ligados por sutura com fio de Vicryl® 3-0 ou 4-0. A seguir, as margens medial, posterior e inferior da massa são liberadas. Entra-se cuidadosamente na massa para garantir que não haja presença de intestino subjacente. Se a massa for sólida (p. ex., um lipoma), ele é simplesmente excisado (Fig. 78-5C). Se a massa for cística, a margem superior final da massa é ressecada e a abertura superior é fechada com uma sutura em bolsa com fio de náilon, após o que a massa cística é excisada por inteiro. A ferida é fechada em camadas com suturas de Vicryl® 3-0 (Fig. 78-5D e E). A pele também é fechada com suturas de Vicryl® 3-0. É feito curativo na ferida com curativo não aderente recoberto por curativo de pressão e esparadrapo.

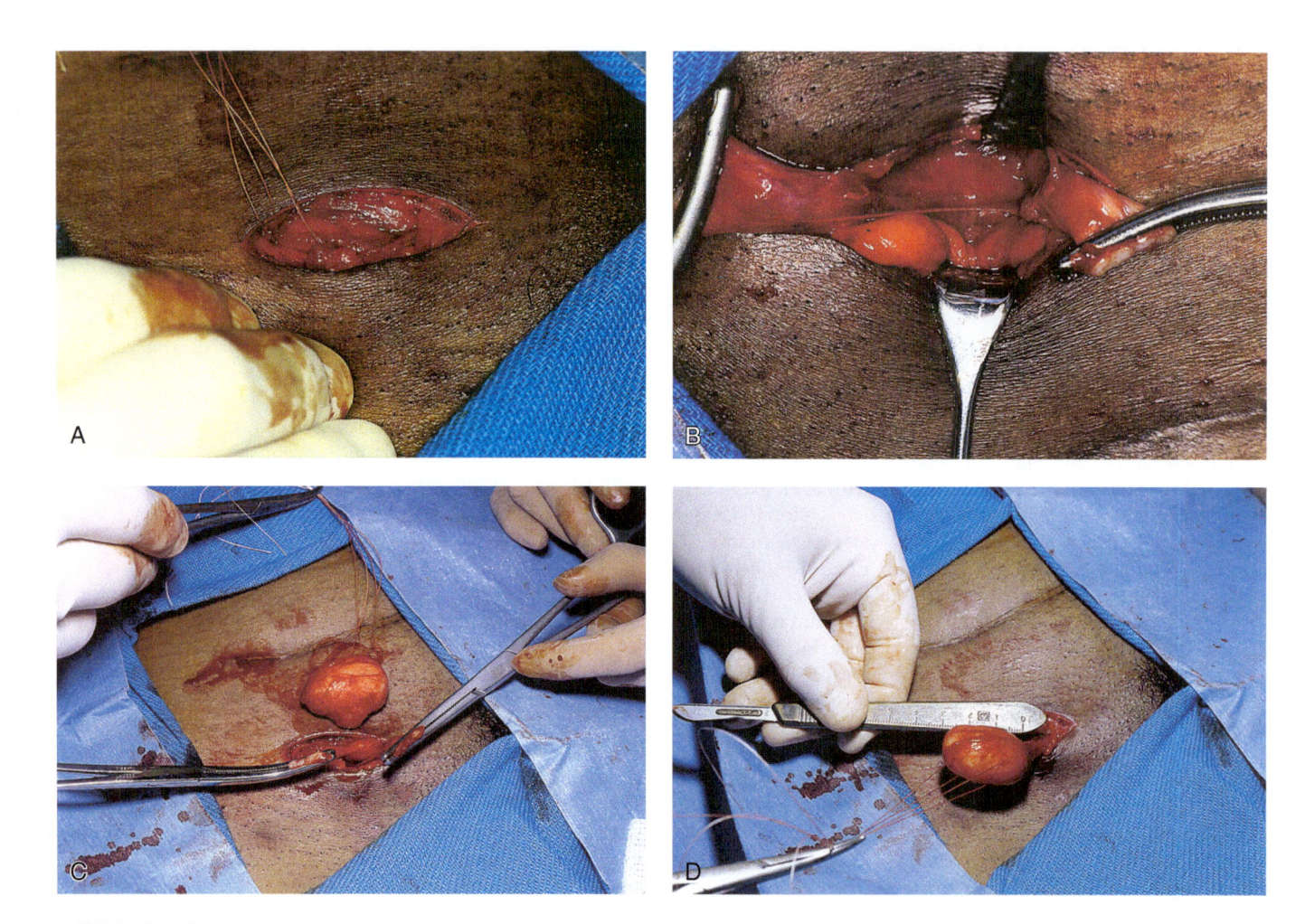

FIGURA 78-1 **A.** Esta paciente apresenta uma lesão firme, dolorosa, de 3 cm na região inguinal esquerda. A inspeção não revelou lesão vulvar ou em membro inferior para justificar o que se acreditava ser um linfonodo inguinal aumentado. Foi indicada exploração da região inguinal. Uma incisão de 3 a 4 cm é feita na região inguinal, sobre a lesão. **B.** A incisão é profunda, chegando à camada de gordura. A hemostasia é obtida com pinças tipo mosquito e suturas de ligadura com Vicryl® 3-0. A retração é feita com o uso de afastadores venosos. **C.** A massa é isolada e cortada com tesoura de Metzenbaum. A base é pinçada com pinças tipo mosquito. Fica claro que a massa não é um linfonodo mas sim um mioma. **D.** O mioma mede 2,5 cm e a avaliação histológica comprovou que era benigno. A ferida é fechada em camadas com pontos separados de Vicryl® 3-0 ou 4-0.

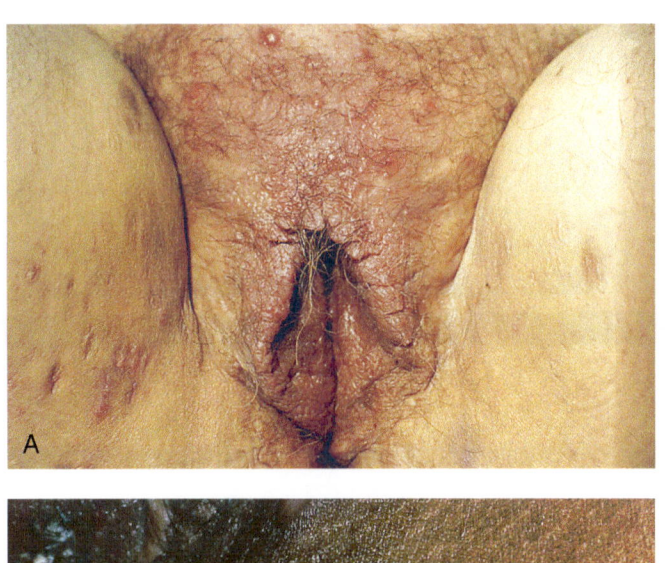

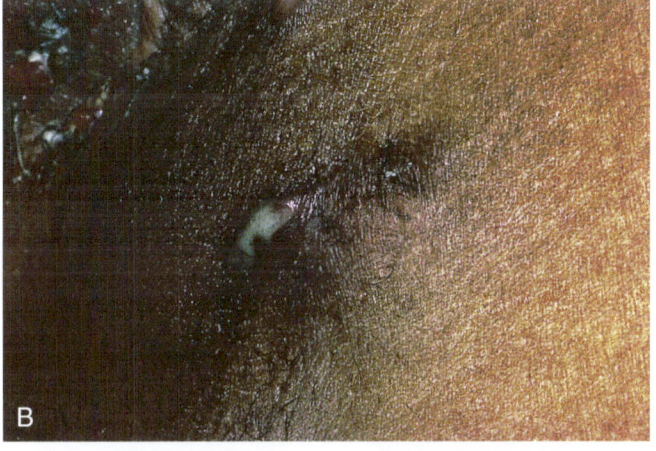

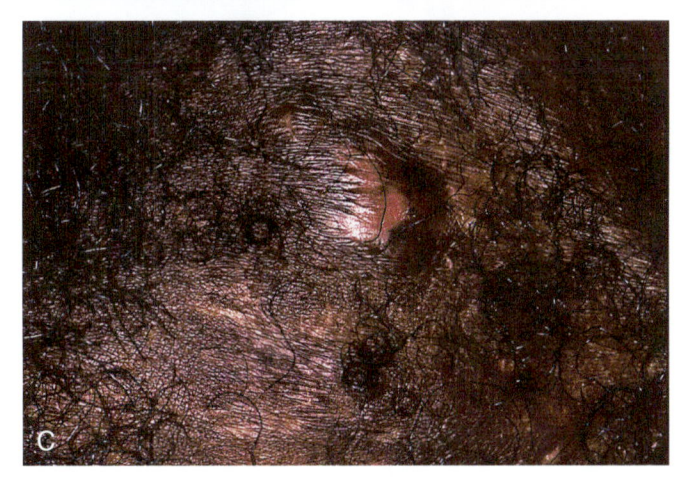

FIGURA 78-2 A. Essa paciente apresentava abcessos e fístulas secretivas persistentes e recorrentes através do monte de Vênus e região inguinal. O aspecto, em conjunto com a história, é altamente sugestivo de hidradenite. Uma biópsia em cunha do monte de Vênus confirmou histologicamente o diagnóstico. **B.** Uma fotografia em close da região inguinal de outra paciente com hidradenite. Observe o pus drenando de uma fístula. **C.** Outra área da região inguinal da paciente apresentada na parte B. A "bolha" de pele elevada representa uma fístula que logo irá estourar e drenar.

Trato sinusal e formação de abcesso

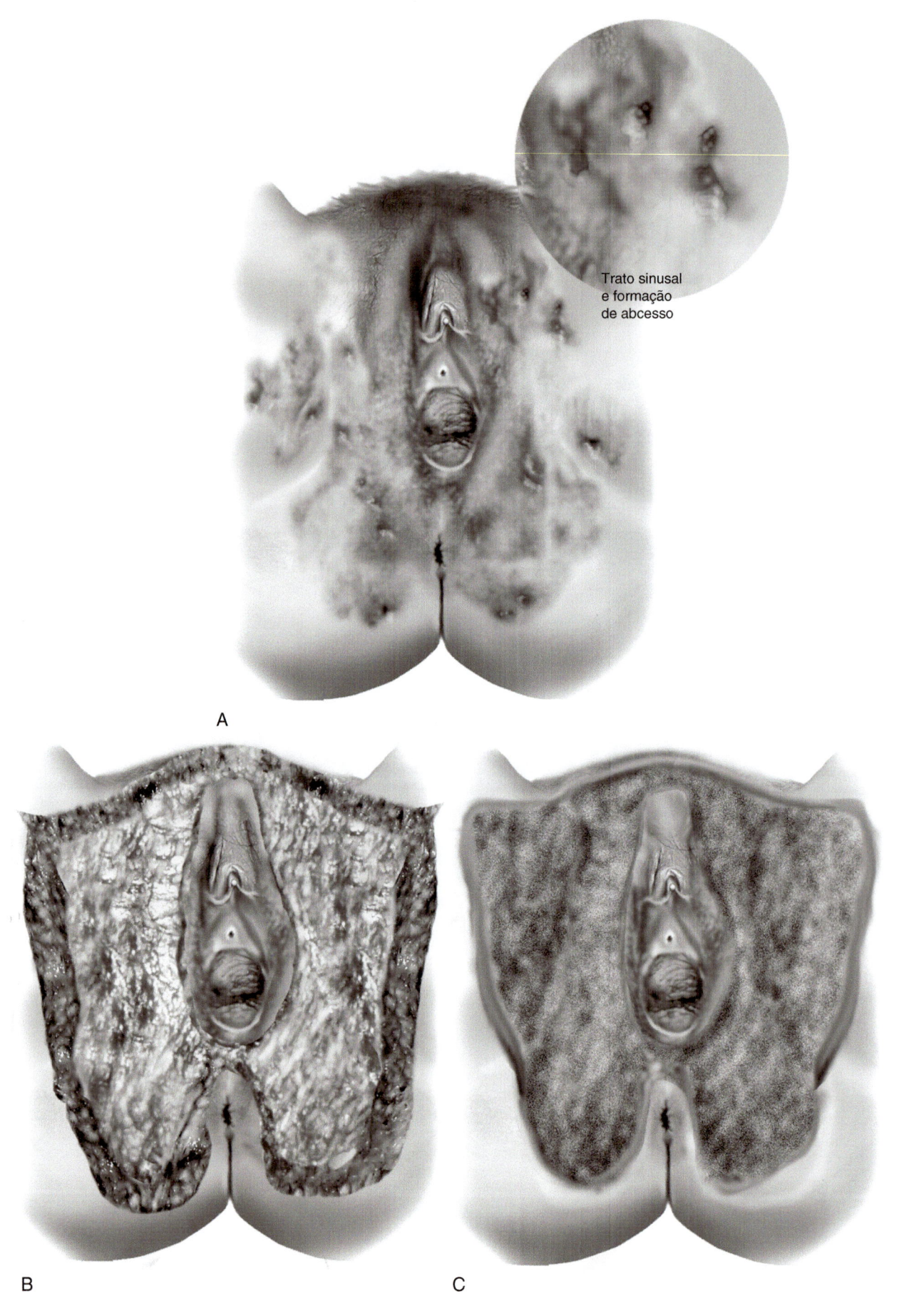

FIGURA 78-3 A. A hidradenite deve ser ampla e profundamente excisada. **B.** Toda a área afetada, incluindo o monte de Vênus e a região inguinal, deve ser ressecada, incluindo a camada superior do tecido subcutâneo (MCI) e removida em bloco. Um tratamento menos radical resulta invariavelmente em recidiva. **C.** A lesão deve ser cuidadosamente controlada no curso do pós-operatório. Como não pode receber enxerto, a lesão deve cicatrizar de baixo para cima por granulação. Todas as pacientes recebem antibióticos, administrados pela primeira vez 1 hora antes da cirurgia. Clindamicina oral é administrada no pós-operatório por 1 semana (300 mg a cada 6 horas).

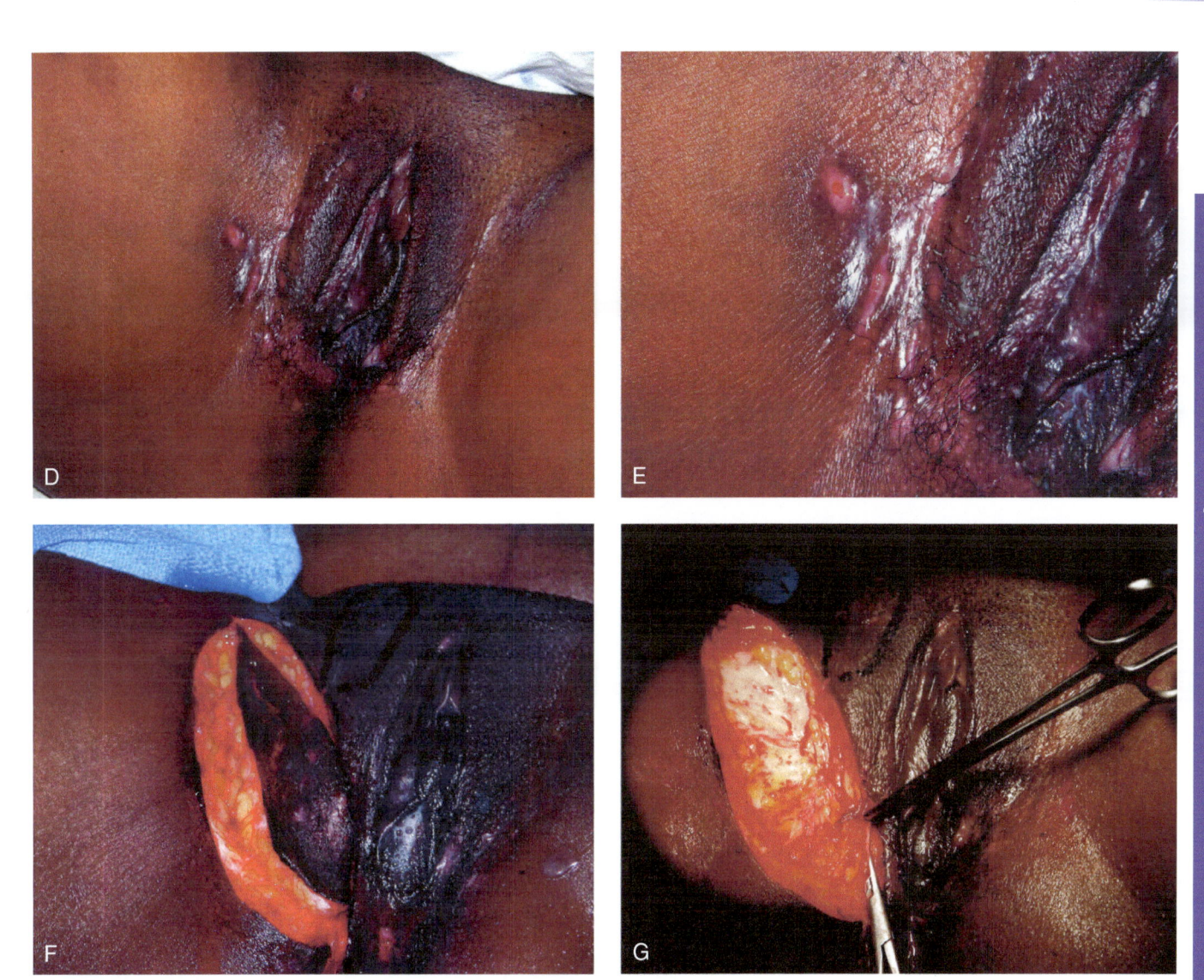

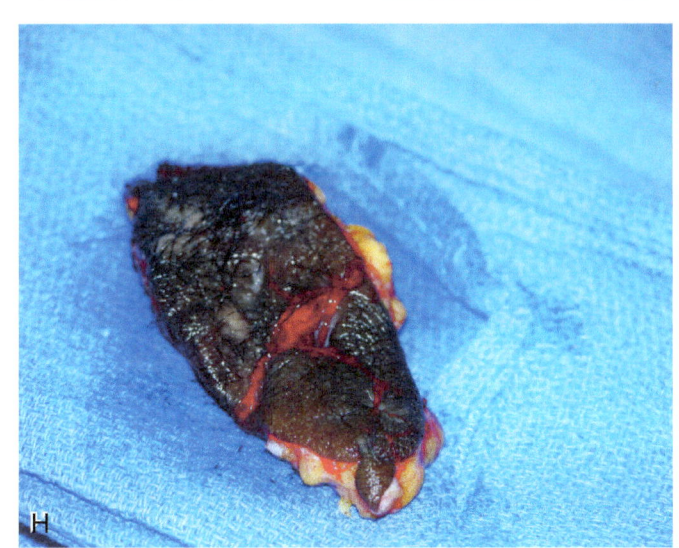

FIGURA 78-3 (*cont.*) **D.** Essa paciente apresentou fístulas secretivas crônicas originando-se nos lábios, monte de Vênus e região inguinal. **E.** Close de bolhas, lesões abertas e fissuras. **F.** Uma incisão inicial profunda é feita na região inguinal direita e então levada para o terço médio direito do lábio maior. **G.** A excisão foi feita com a remoção dos trajetos fistulosos e das glândulas sudoríparas subjacentes. **H.** Apresenta-se aqui a imagem macroscópica da grande peça excisada enviada para a patologia.

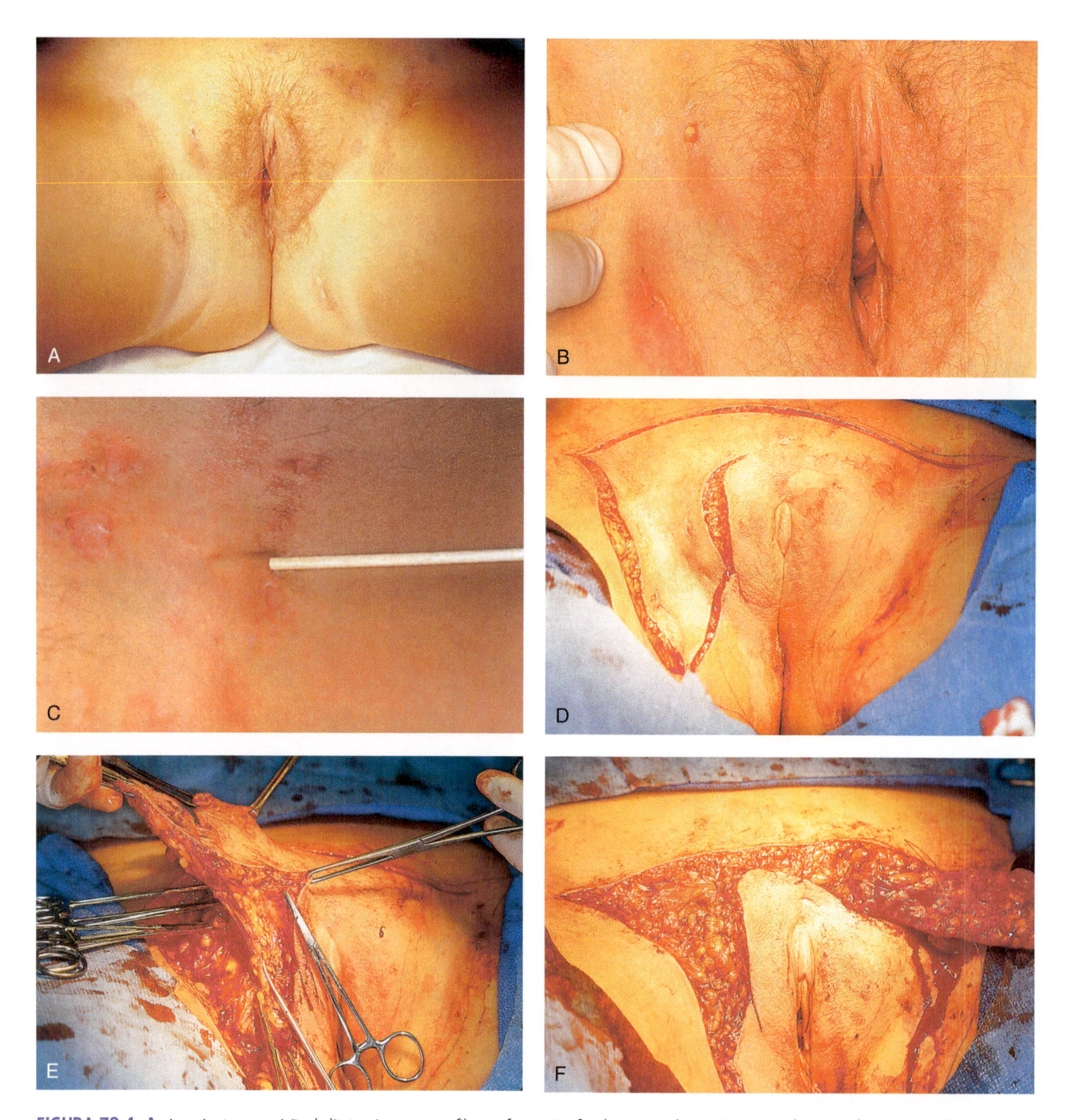

FIGURA 78-4 A. A paciente na posição de litotomia apresenta fibrose, formações fistulosas na vulva, região inguinal, monte de Vênus e nádegas. **B.** Close de uma lesão vulvar secretiva e formação de fibrose na região crural. O pus foi positivo para *Staphylococcus aureus*. **C.** Um bastonete com ponta de algodão é colocado no trajeto fistuloso secretivo. **D.** O plano de tratamento recomenda uma excisão ampla e profunda dos tecidos recorrentemente infectados. O corte do bisturi realça as amplas margens da ressecção tecidual pretendida. **E.** A ressecção começa pela região inguinal direita, no sentido lateral para medial. **F.** A ressecção do tecido é terminada do lado direito da paciente. As áreas não afetadas são poupadas.

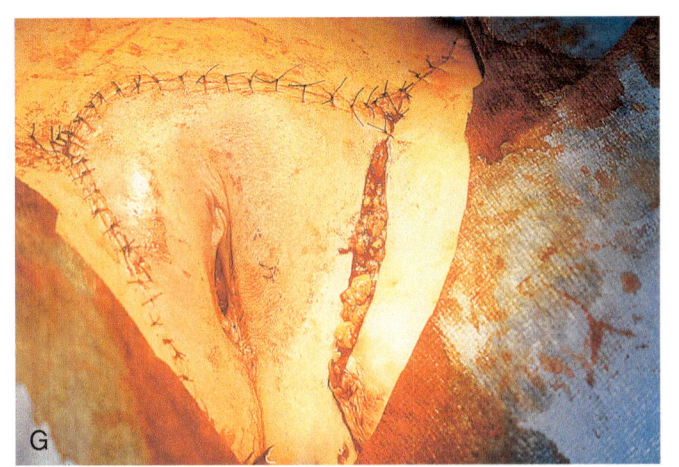

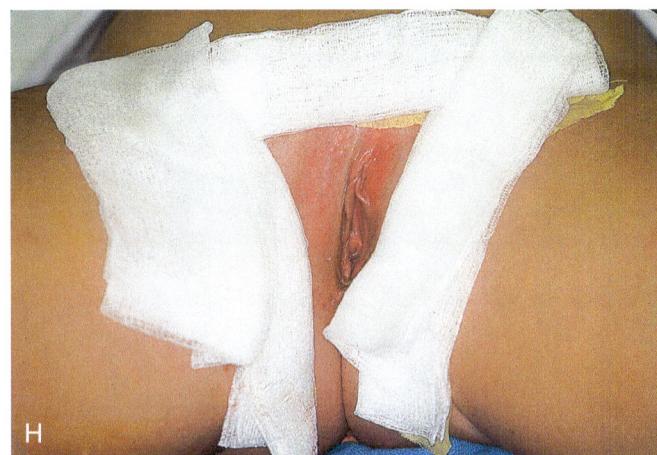

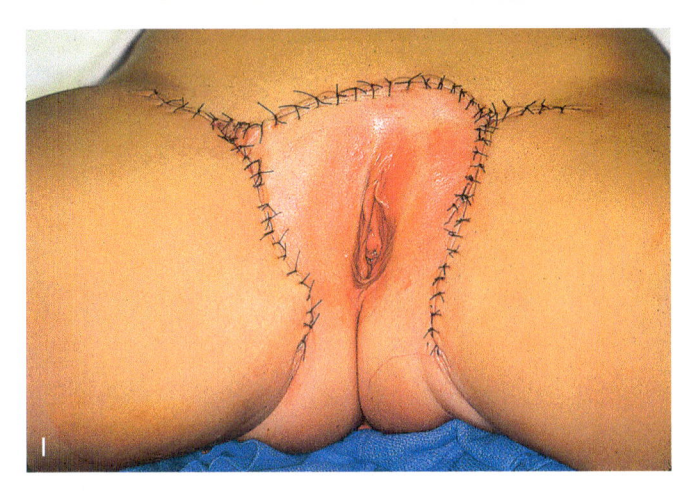

FIGURA 78-4 (*cont.*) G. A ferida é parcialmente fechada sem qualquer tensão nas bordas cutâneas. **H.** A ferida fechada é recoberta com gaze de malha fina Xeroform®, a qual, por sua vez, é recoberta com gaze estéril. **I.** O fechamento dessa excisão extensa é terminado. Todo o tecido com doença foi removido e enviado à patologia.

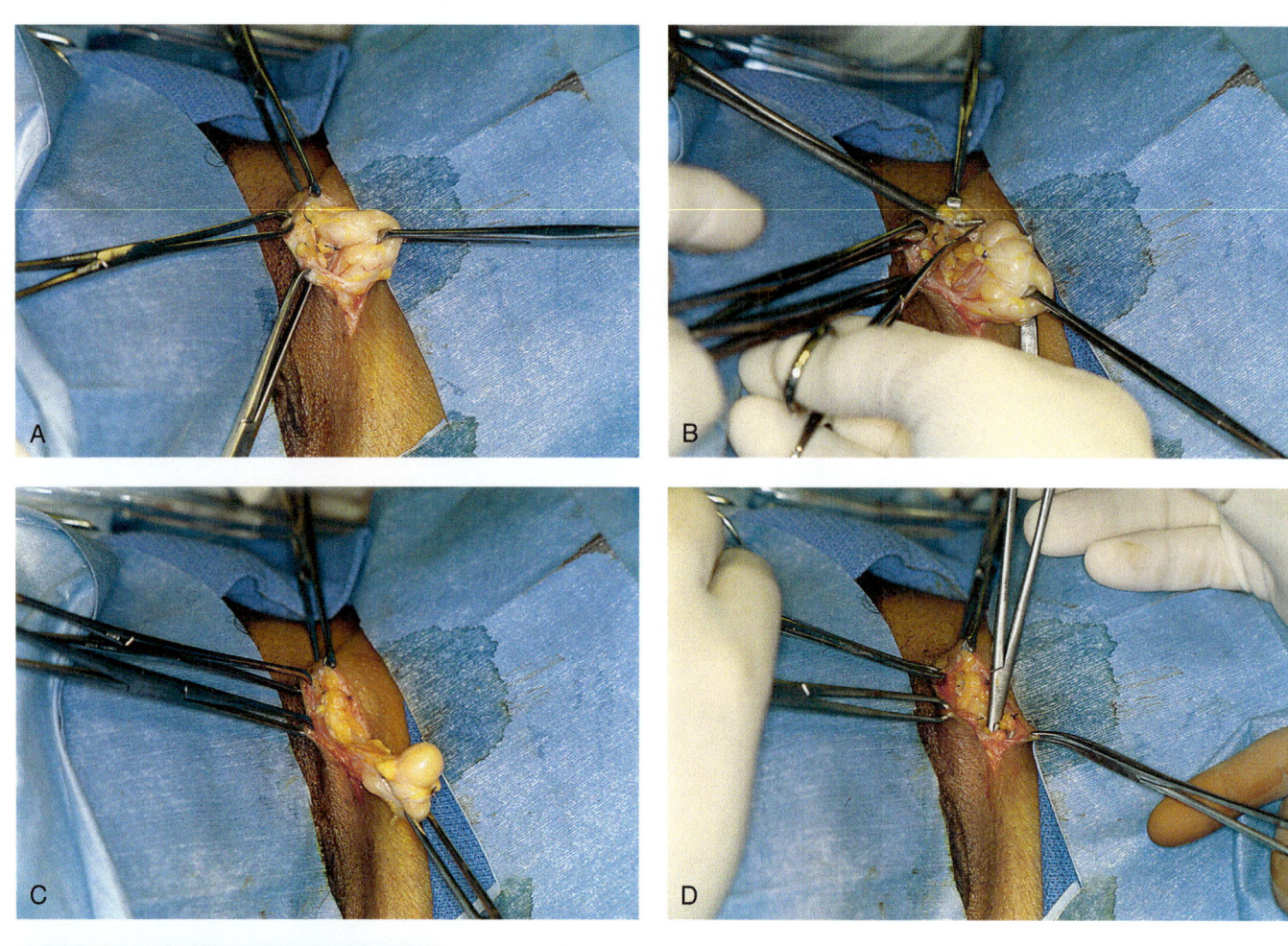

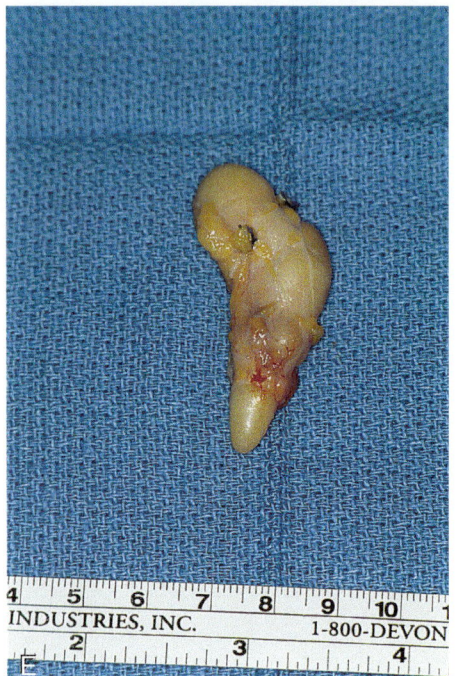

FIGURA 78-5 A. Uma massa profunda, macia, foi palpada na porção superior do lábio maior. Uma incisão vertical é feita acima da massa e aprofundada até a camada de gordura. As margens da ferida são retraídas com suturas de tração com Vicryl®0 ou com pinça de Allis. Com a pinça de Allis prende-se a porção superior da massa, colocando-se a massa sob tração. Nesse caso, a lesão não era um cisto e sim um lipoma. **B.** Os tecidos em torno da massa são pinçados e suturados. A lesão é separada do tecido adjacente por ressecção cortante com o uso de tesouras de Metzenbaum. **C.** A massa é retirada pela incisão. A inspeção cuidadosa revela ausência de intestino herniado. **D.** A camada de gordura é fechada com pontos separados de Vicryl®3-0. A pele é igualmente suturada com pontos separados de Vicryl®3-0. **E.** O lipoma é mandado para a patologia para se ter certeza de sua benignidade.

CAPÍTULO 79

Cirurgia de Outras Lesões Benignas da Vulva

Michael S. Baggish

Cisto de Inclusão

Cisto de inclusão epidérmico é outro nome para cisto sebáceo. Esses cistos são comuns em locais com presença de pelos e glândulas sebáceas (Fig. 79-1). Eles criam uma tumefação e podem ser dolorosos ao toque. Se apresentarem infecção secundária, poderão ficar associados à celulite e formar um abcesso. Os cistos se formam como resultado de uma obstrução do ducto existente na superfície da pele de uma glândula sebácea ou de um folículo capilar subjacente. Quando o ducto fica obstruído, a secreção de gordura da glândula e a descamação das células escamosas distendem o ducto e criam o cisto (Fig. 79-2).

O tratamento inicial de um cisto de inclusão é a aplicação de compressa quente e úmida sobre a lesão para liquefazer a secreção e drenar o ducto obstruído, com a subsequente eliminação do cisto. Para cistos recorrentes, persistentes ou grandes, o tratamento é a excisão cirúrgica.

Para cistos de 1 cm ou menos, é feita uma incisão elíptica na pele que envolve o cisto. A incisão é profunda o bastante para contornar o cisto por trás. Toda a área, incluindo pele, tecido subcutâneo, parede do cisto e seu conteúdo, é removida em massa.

Cistos maiores que 1 cm são removido fazendo-se uma incisão em linha reta sobre a massa para atingir a parede do cisto abaixo do epitélio (Fig. 79-3). A borda cutânea é levantada com uma pinça de Adson-Brown e as margens são separadas da parede do cisto com uma tesoura de Stevens. Os retalhos das margens são tracionados com pinça de Allis e a parede do cisto é completamente circundada por uma dissecção cortante com tesoura de Stevens (Fig. 79-4). A parede do cisto não deve ser apreendida com pinça porque pode se romper, com vazamento do conteúdo e dificuldade de extrair o cisto inteiro (Fig. 79-5). Quando o cisto inteiro for solto, ele é removido. O excesso de pele é cortado e a ferida é fechada em camadas com fio de Vicryl® 3-0 (Fig. 79-6).

Hidradenoma

Esse tumor de glândula sudorípara, normalmente benigno, cria um nódulo duro, liso, elevado na superfície da pele vulvar (Fig. 79-7). Parece-se com um cisto sebáceo duro. O tumor é pequeno (ou seja, <1 cm). A lesão deve ser excisada circunscrevendo-se uma elipse na pele com margem de 2 a 3 mm em torno da massa e estendendo-se a incisão mais profundamente no tecido subcutâneo. A pele e o tumor são apreendidos com uma pinça de Allis, e aplica-se tração com uma tesoura de Stevens. A gordura subcutânea profunda é separada por dissecção da base do tumor, e toda a pequena massa de tecido contendo a lesão é removida. Histopatologicamente, o aspecto da lesão sob uma lente de pequeno aumento é preocupante em decorrência da complexidade glandular (Fig. 79-8). Entretanto, a inspeção com lente de grande aumento revela que as células e núcleos são claramente benignos (Fig. 79-9).

Fusão Labial

Esse problema ocorre com maior frequência em muitos jovens (meninas pré-adolescentes) (Fig. 79-10A) ou em idosas. Uma vez que tenha ocorrido uma fusão firme, é pouco provável que a aplicação de estrogênio tópico alivie o transtorno. Geralmente é necessário reparo cirúrgico. A linha de fusão deve ser identificada com precisão. Isso se faz com o auxílio de uma lupa ou microscópio cirúrgico. Uma pequena sonda pode ser colocada na bolsa artificial criada pela fusão [ou seja, a sonda é colocada por trás dos (em profundidade aos) lábios fundidos]. É feita uma pressão para fora para estirar a superfície dos lábios; isso, por sua vez, ajuda a identificar os pontos da fusão original. Um bisturi (lâmina número 15) corta a pele estirada sobre a sonda e para baixo da sonda (Fig. 79-10B). Depois de os lábios serem separados, as bordas são fechadas com sutura contínua de polidioxanona (PDS) 4-0 de cada lado (Fig. 79-10C). A linha da sutura é recoberta com creme de estrogênio tópico, reaplicado duas a três vezes ao dia no pós-operatório e período de recuperação.

Drenagem de Lesão Vulvar

A drenagem de uma lesão vulvar pode provocar várias doenças, incluindo lesões venéreas e trajetos fistulosos (Fig. 79-11). Apesar de a primeira via, não cirúrgica, consistir da cultura do material drenado buscando a identificação de diferentes microrganismos, (incluindo fungos), o diagnóstico pode ser difícil. Pontos de drenagem devem ser explorados com o uso de sondas lacrimais para determinar se existe um trajeto e para onde ele vai. Se um trajeto for identificado, o exame radiológico pode ajudar a

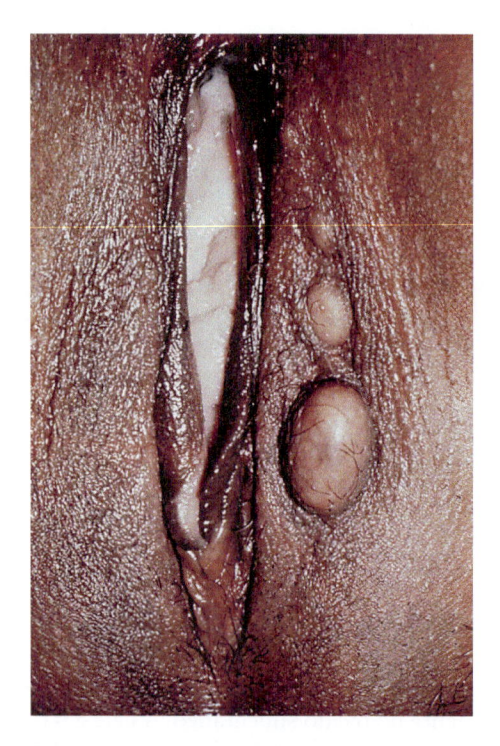

FIGURA 79-1 Três cistos sebáceos são vistos em área pilosa (lábio maior direito) da vulva. Esses cistos comuns podem ser excisados simplesmente por meio de uma incisão elíptica na base do cisto até o tecido subcutâneo. A ferida é fechada com dois ou três pontos separados de Vicryl® 3-0.

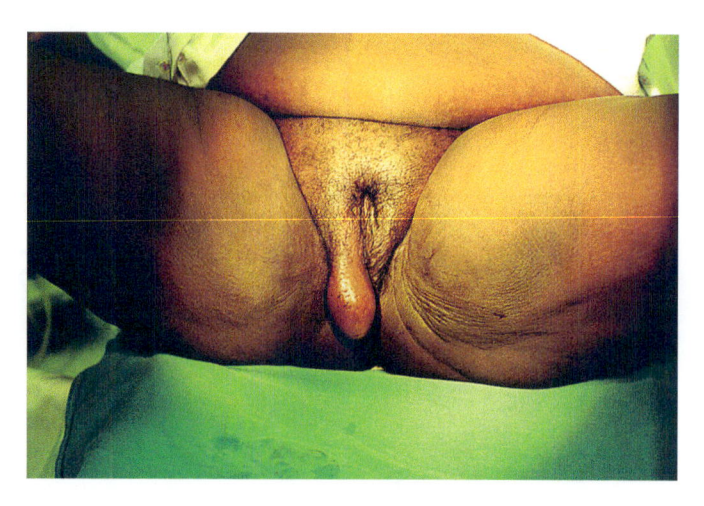

FIGURA 79-2 Esse grande cisto era doloroso e aumentava rapidamente de tamanho. O diagnóstico diferencial incluía cisto do canal de Nuck com intestino herniado ou gordura, bem como um grande cisto sebáceo (de inclusão).

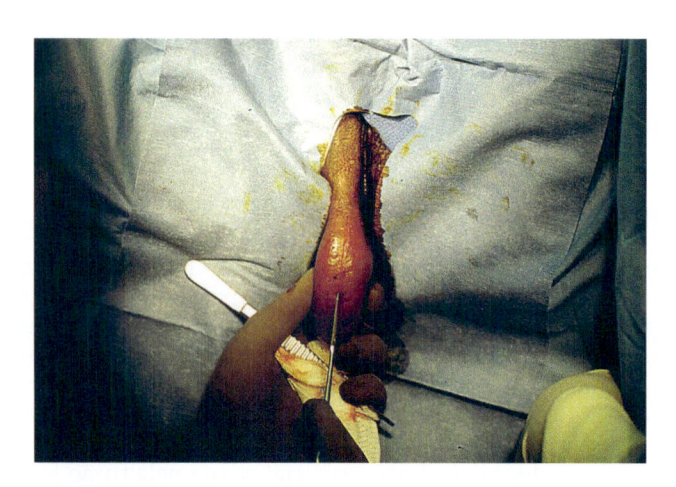

FIGURA 79-3 Uma incisão é feita diretamente sobre a massa, estendendo-a para a região imediatamente superior à massa e ao polo inferior do lábio maior.

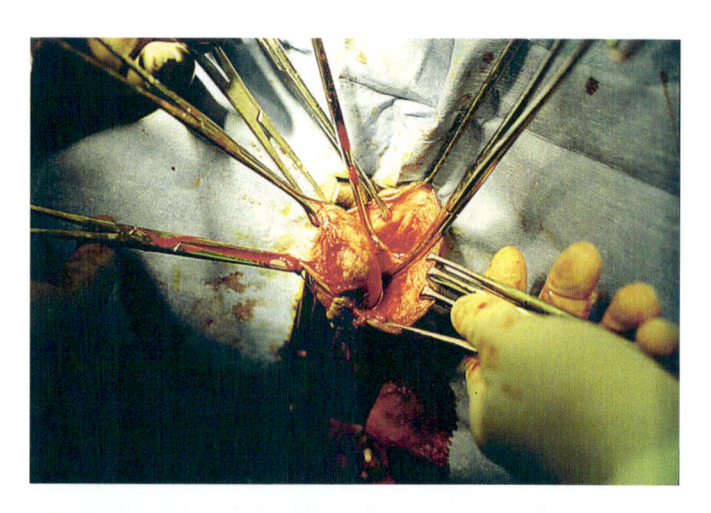

FIGURA 79-4 Com uma tesoura de Stevens a massa é separada das margens da pele, e retalhos são feitos. Aplica-se a pinça de Allis sobre as margens cutâneas do retalho para tração. A base do cisto é separada do tecido conjuntivo e é pinçada para hemostasia.

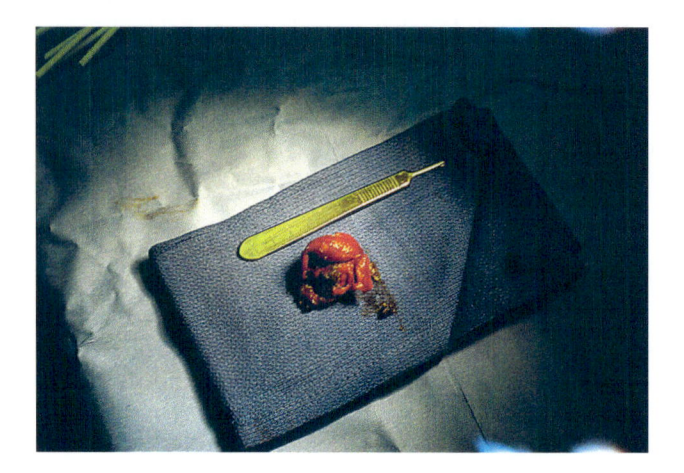

FIGURA 79-5 O cisto é completamente excisado. O material que vazou, de odor ruim, é identificado macroscopicamente como cisto sebáceo. O cisto é colocado num recipiente com fixador e enviado à patologia.

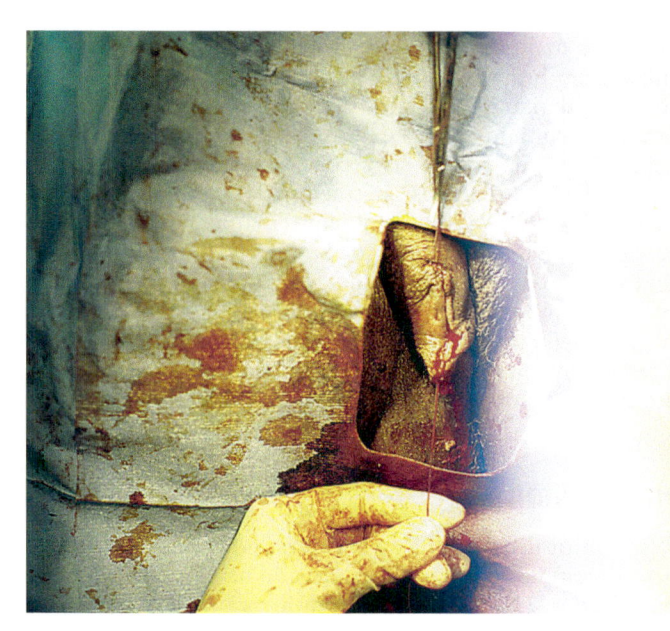

FIGURA 79-6 A ferida é fechada em camadas com pontos separados de Vicryl® 3-0.

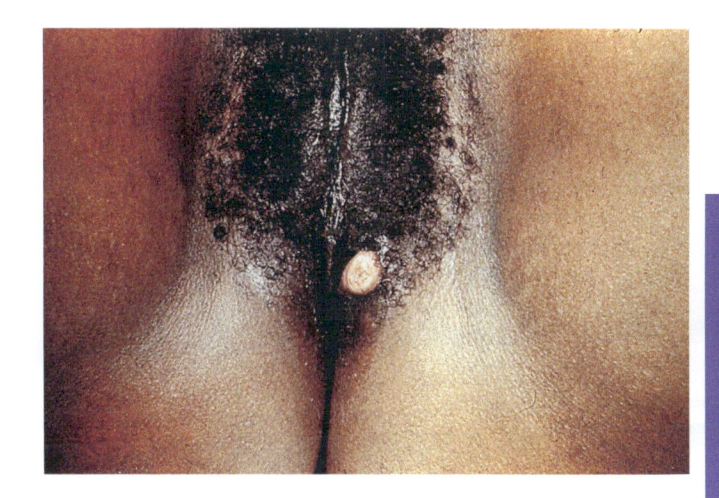

CAPÍTULO 79 Cirurgia de Outras Lesões Benignas da Vulva 961

FIGURA 79-7 O hidradenoma é um tumor sólido, elevado, originário das glândulas sudoríparas da vulva. A lesão é carnosa e bem delimitada. É também indolor. A lesão pode ser excisada de maneira idêntica à descrita para cistos sebáceos.

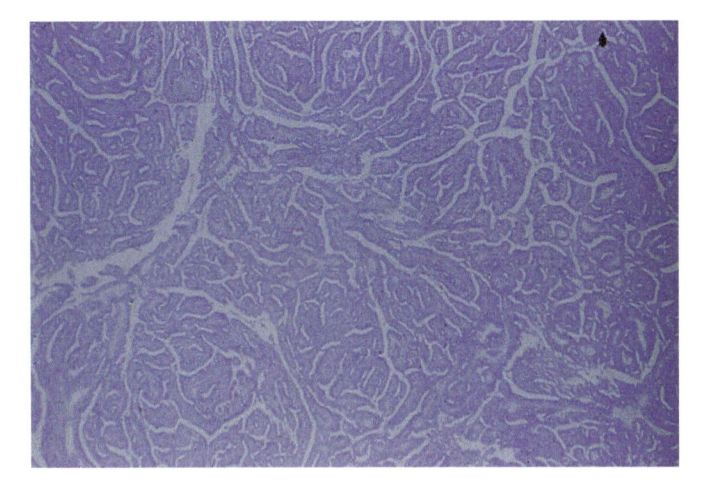

FIGURA 79-8 Esta peça sob microscópio de pequeno aumento mostra uma proliferação glandular complexa; parece ser pelo menos atípica e pode, na pior hipótese, ser maligna.

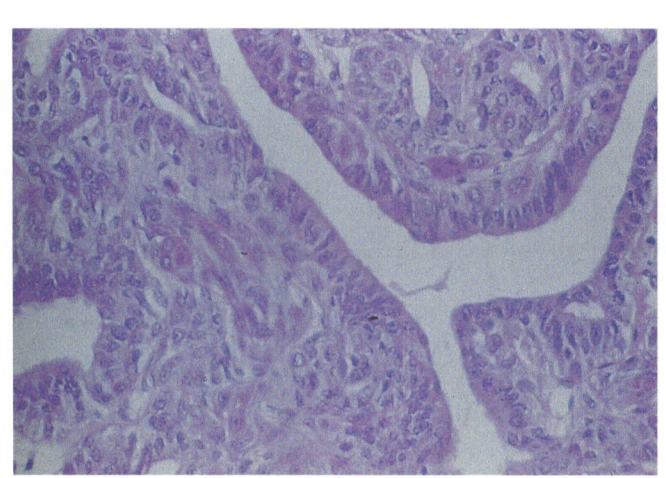

FIGURA 79-9 Estudo com microscópio de grande aumento mostra glândulas bem organizadas e estrutura citológica normal. O diagnóstico é hidradenoma benigno.

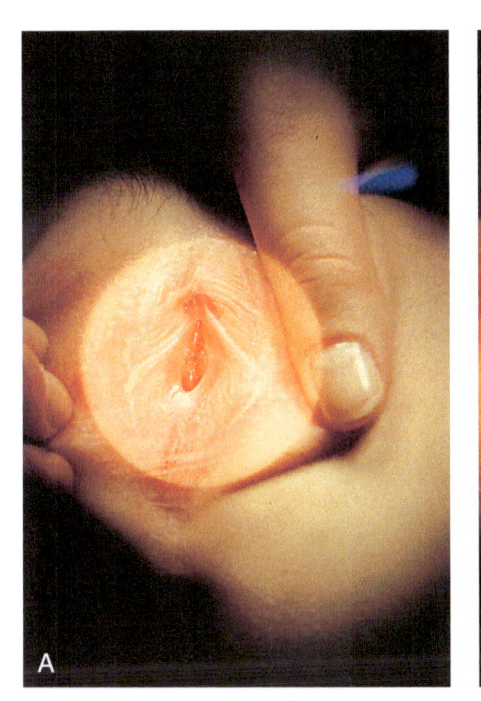

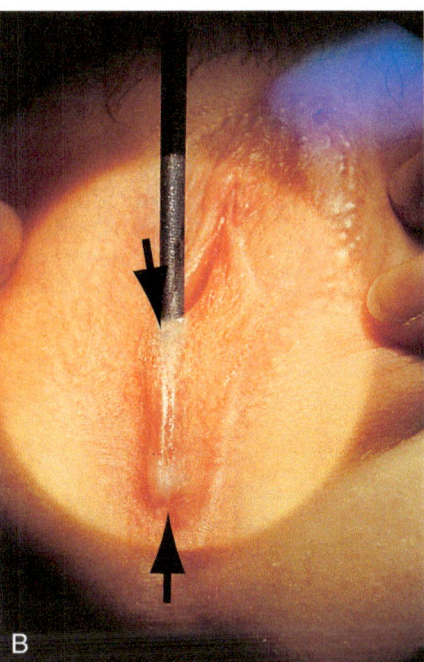

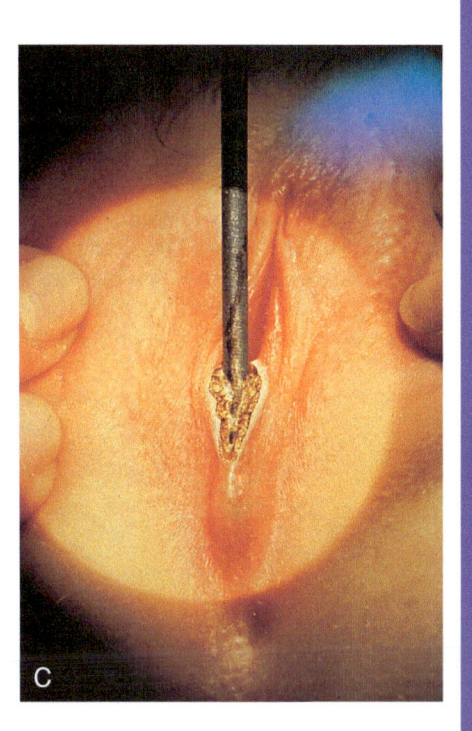

FIGURA 79-10 A. Essa adolescente apresenta fusão do lábio menor. **B.** Uma sonda foi colocada na bolsa criada pela fusão. As setas mostram a direção da incisão que será feita sobra a sonda (ou seja, a sonda será usada como apoio). **C.** É feita uma incisão com laser de dióxido de carbono (CO_2); entretanto, o mesmo corte pode ser feito com bisturi. As bordas são fechadas com sutura contínua de polidioxanona (PDS) 4-0. A ferida é recoberta com estrogênio tópico para impedir a aglutinação das respectivas bordas.

identificar uma possível fístula. Nesse caso, a paciente deve ser encaminhada para realização de uma fluoroscopia. Um cateter vascular de pequeno calibre é encaixado na abertura da fístula e manipulado através do trajeto. Um corante solúvel em água é injetado em tempo real durante a fluoroscopia para determinar se existe uma ligação com o intestino ou outra estrutura.

Se não houver evidência de trajeto fistuloso e a cultura não apontar um diagnóstico, então uma excisão ampla e profunda da lesão deve ser realizada (Fig. 79-12). A paciente é submetida à anestesia geral e colocada em posição de litotomia, a pele é preparada e o campo operatório é coberto. Uma caneta de marcação é usada para marcar os limites da região a ser excisada. A área traçada é circunscrita levemente com bisturi (lâmina número 15). O corte é ampliado mais profundamente para dentro da camada de gordura, e as bordas da ferida são tracionadas com pinça de Allis. Uma incisão em cunha é feita em todos os lados das margens da lesão e a massa é removida. Amostras de tecido são colocadas em recipientes estéreis para cultura. São feitas colorações especiais para a histopatologia da peça, incluindo as colorações Giemsa, prata, para ácido-resistente e para fungos. Feridas com secreção em imigrantes originários de países em desenvolvimento devem ser altamente suspeitas de tuberculose (Fig. 79-13 a 79-15).

Se a investigação inicial com sonda revelar trajeto fistuloso para o trato gastrointestinal (p. ex., para o ânus), antes da excisão a paciente deve passar por um preparo intestinal (Fig. 79-16). O autor recomenda o seguinte:

1. Três dias antes da cirurgia: início de uma dieta pobre em resíduos.
2. Dois dias antes da cirurgia: início de uma dieta exclusivamente líquida.
3. Na véspera da cirurgia: início de uma dieta com líquidos claros e uso das seguintes medicações: neomicina 1 g VO às 11h, 12h e 18 h; metronidazol 500 mg VO às 11h, 12h e 18 h; Fleet enema 75 ml misturado com 120 ml de líquido claro (7-Up, limonada ou água), seguindo-se oito copos de água a serem tomados até as 13h; e metoclopramida 10 mg, um comprimido VO a cada seis horas, começando às 8h do dia da véspera da cirurgia (quatro comprimidos ao todo). A paciente é anestesiada e colocada em posição de litotomia dorsal, e a pele e a vagina são preparadas. O sítio operatório é coberto. Uma sonda é colocada no trajeto fistuloso e o caminho do trajeto é traçado na superfície cutânea com uma caneta de marcação (Fig. 79-17). É feita uma incisão em cada lado do trajeto deixando-se uma margem de 5 mm em cada lado da linha traçada. Esse corte é feito em profundidade até alcançar a sonda e passado por baixo do trajeto. O trajeto fistuloso inteiro é excisado (Fig. 79-18). As margens do esfíncter anal são presas com pinça de Allis. A mucosa anal é reparada com pontos de categute cromado 2-0 (Fig. 79-19).

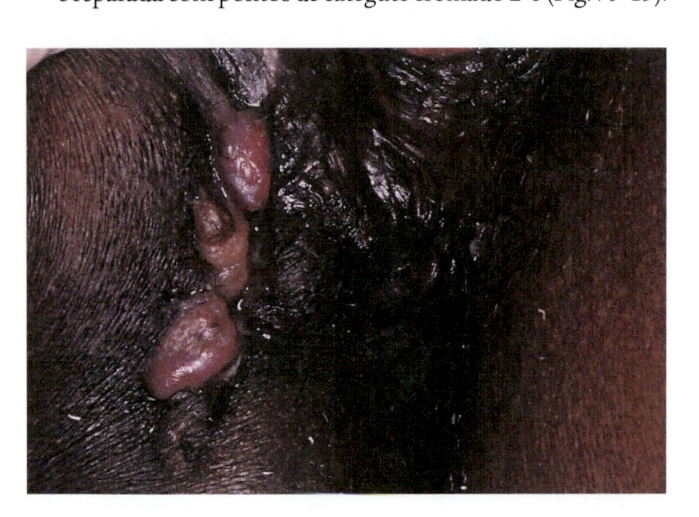

O esfíncter é reparado da região inferior para a superior com cinco ou seis pontos de Vicryl® 3-0 (Fig. 79-20). Um dreno de penrose é colocado acima do esfíncter e abaixo da gordura (ou seja, na região superior à fáscia de Colles). A gordura é fechada com pontos separados de Vicryl® 3-0 (Fig. 79-21). Por fim, a pele é aproximada com pontos de Vicryl® 3-0. Um grande alfinete de segurança é colocado na porção terminal do dreno de penrose, e as margens do dreno são ancoradas à pele com pontos de categute crômico 3-0 (Fig. 79-22). A ferida é recoberta com creme de sulfadiazina de prata (Silvadene®), que a paciente aplicará três vezes ao dia e ao dormir, durante o período de recuperação pós-operatória. A doença de Crohn pode se apresentar como fístulas vulvares cutâneas. Nesse caso, pode haver múltiplos trajetos e a ferida aberta representa um risco significativo. Deve ser feita uma consulta com um gastroenterologista no pré-operatório, e um programa terapêutico deve ser instituído precocemente no pós-operatório se realmente a cirurgia ocorrer.

Hemangiomas e Varicosidades Vulvares

Hemangiomas congênitos e varicosidades adquiridas podem ser incômodos às pacientes não só por conta de seu aspecto desagradável mas também por sua tendência a sangrar mesmo ao menor trauma (Fig. 79-23). O tratamento de preferência para essas lesões é a fototerapia com onda de laser selecionada (Fig. 79-24A e B). O *laser* KTP associado a *scanner* controlado por computador é ideal para esse tipo de cirurgia porque o comprimento de onda desse *laser* (532 nm) é próximo do da absorção da luz pela hemoglobina (Fig. 79-25). Da mesma forma, o *laser* de argônio se encaixa nessa categoria. O *scanner* expõe automaticamente a energia do *laser* (4 W) à pele por um curtíssimo espaço de tempo (30 a 60 ms) em várias centenas de pulsos (Fig. 79-26). Assim, os efeitos observados sobre a pele são mínimos. Com efeito, a pele clara de uma paciente branca na realidade reflete a energia do *laser*. Como a banda de absorção selecionada corresponde a da hemoglobina, os vasos dilatados absorvem seletivamente a luz do *laser* e sofrem coagulação, bem como uma lenta obliteração. O resultado final consiste na remoção dos vasos sanguíneos afetados e um bom resultado cosmético com um mínimo de desconforto, recuperação imediata, baixo risco e curto tempo de internação (Fig. 79-27). Todos os casos podem ser feitos com analgesia sistêmica e anestesia local injetável. No pós-operatório a paciente deve recobrir a vulva com Silvadene® ou outro creme tópico adequado para manter a pele protegida e úmida. Os tratamentos podem ser feitos em etapas (ou seja, três ou quatro tratamentos ao longo de um período de meses). O intervalo recomendado entre as aplicações do *laser* é de 1 mês.

O texto continua na página 967.

FIGURA 79-11 Essa mulher da Etiópia apresenta uma lesão ulcerada secretora no períneo. Todas as culturas foram negativas.

FIGURA 79-12 Uma biópsia em cunha profunda excisou a pele da lesão, estendendo-se até a camada de gordura subjacente. Foi inserida uma sonda de 8 cm no trajeto fistuloso paralelo ao cólon. Estudos fluoroscópicos com corante no trato cateterizado revelaram não haver conexão com o intestino grosso ou delgado.

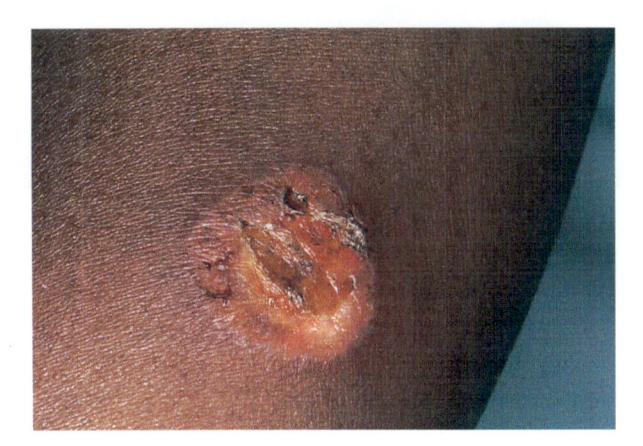

FIGURA 79-13 O teste cutâneo de tuberculina criou uma induração de 2 cm que afinal ulcerou.

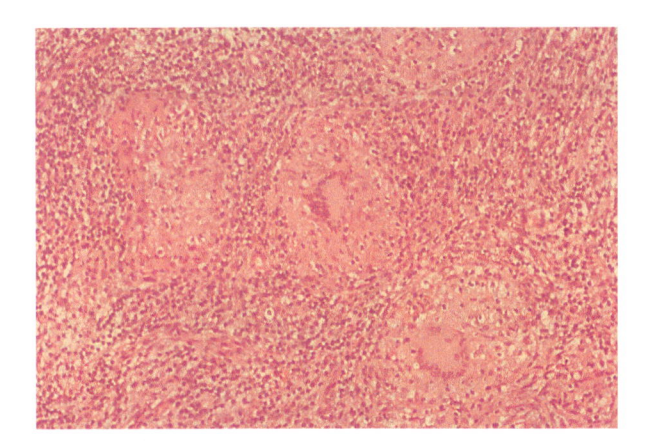

FIGURA 79-14 Cortes microscópicos da biópsia excisional profunda em cunha mostraram granulomas e células gigantes de Langerhans.

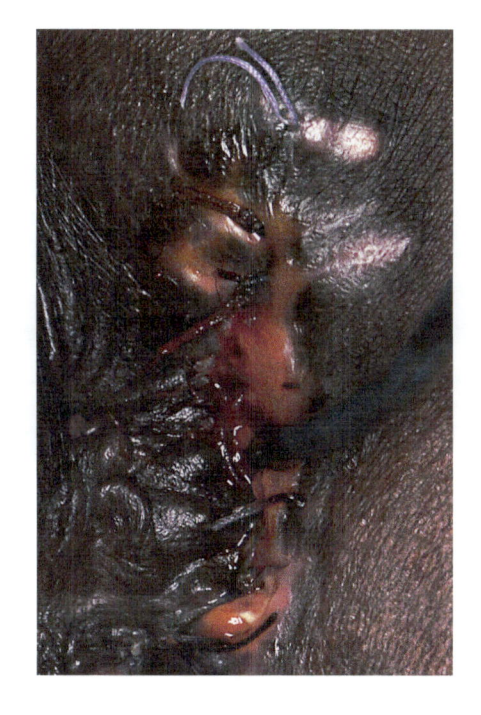

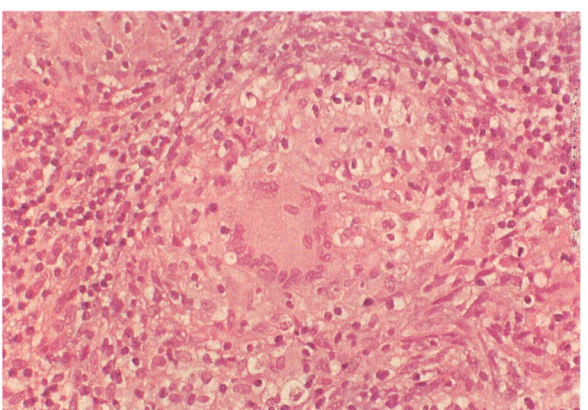

FIGURA 79-15 Visão em grande aumento da célula gigante dentro de um granuloma. Observe o arranjo periférico do núcleo. A paciente foi tratada com medicação contra tuberculose.

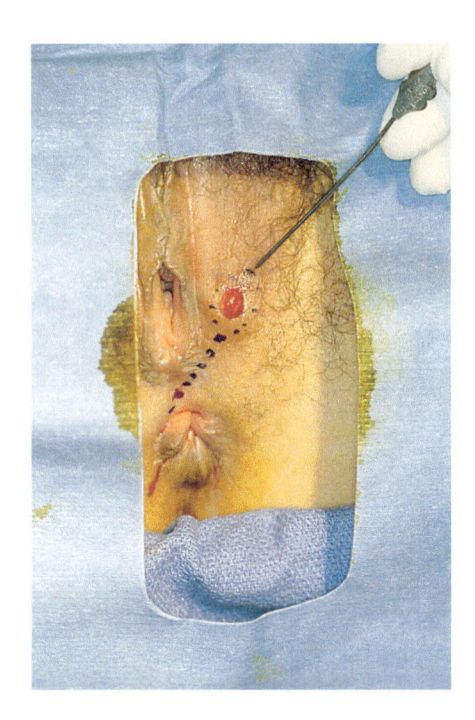

FIGURA 79-16 Colocou-se uma sonda no orifício secretante vulvar em direção ao ânus. O pontilhado com caneta de marcação indica a direção do trajeto fistuloso.

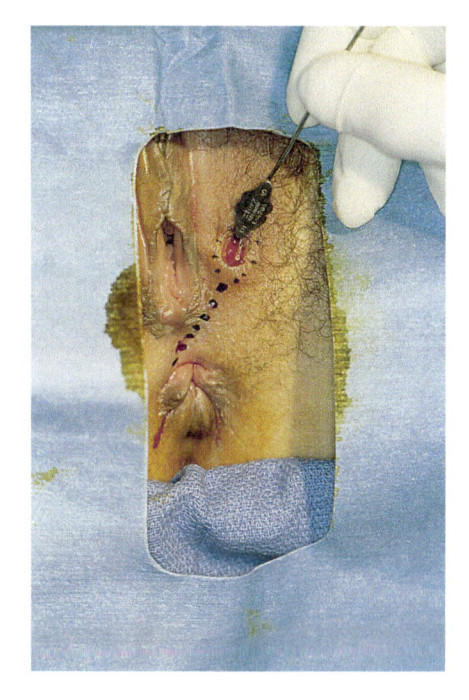

FIGURA 79-17 A sonda lacrimal foi encaixada na abertura da fístula no lábio maior. A sonda se dirige para o ânus.

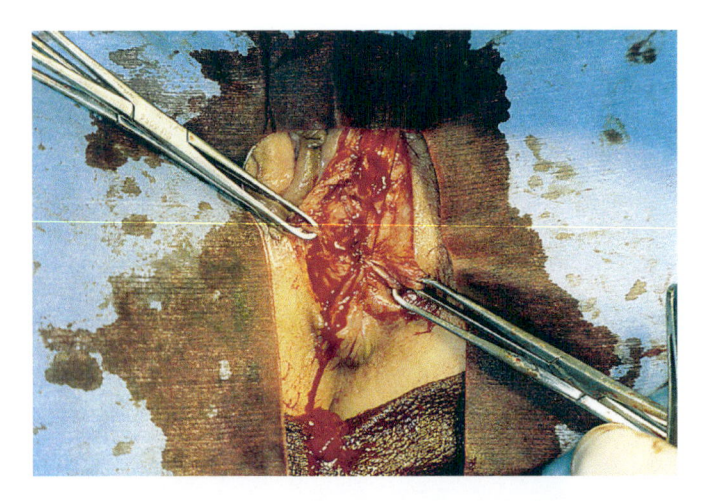

FIGURA 79-18 A incisão inicial é feita sobre a sonda. A ressecção continua através do esfíncter externo para o ânus. O trajeto fistuloso é excisado por inteiro. As margens do ânus são presas com pinça de Allis. A contratração é produzida por outra pinça de Allis localizada na margem da pele vulvar.

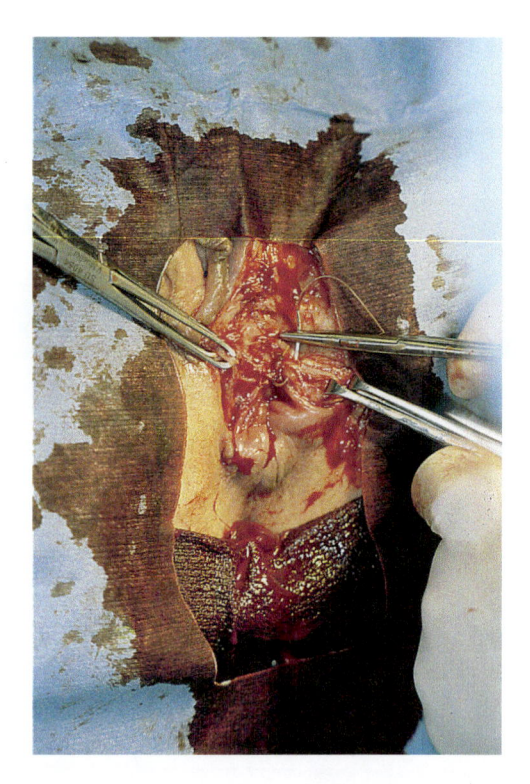

FIGURA 79-19 A mucosa anal é reparada com pontos separados de categute cromado 2-0 ou 3-0.

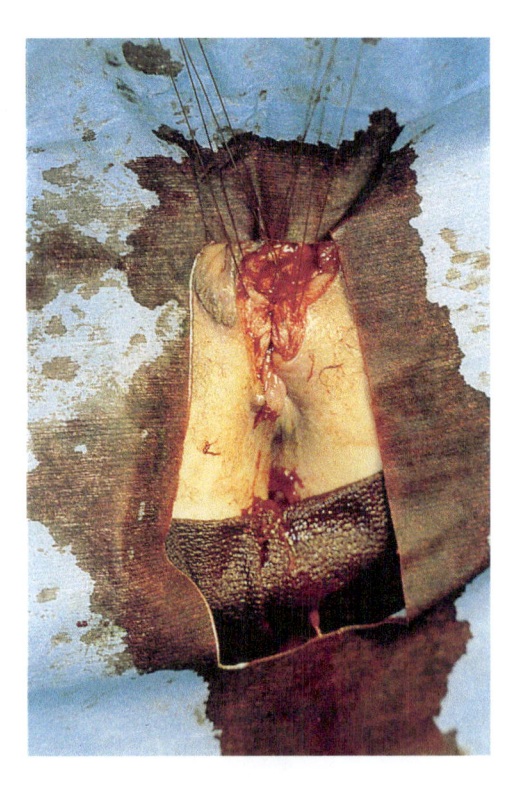

FIGURA 79-20 O esfíncter anal é reparado com pontos de Vicryl® 3-0 dados da porção mais inferior para o extremo superior do esfíncter.

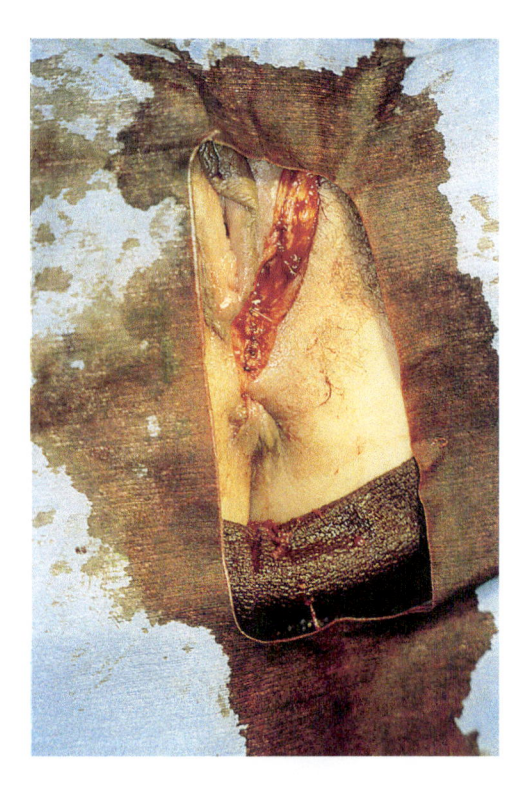

FIGURA 79-21 O tecido subcutâneo é aproximado com pontos de Vicryl® 3-0.

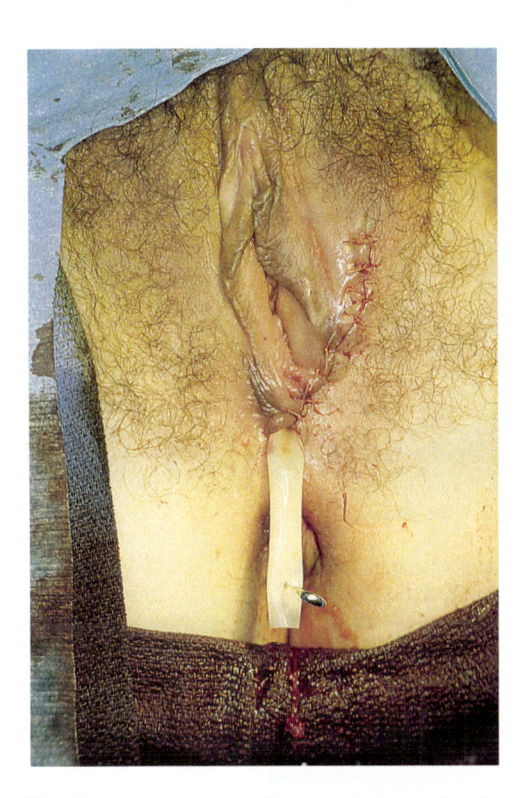

FIGURA 79-22 Um dreno é colocado acima do reparo do esfíncter e abaixo da camada de gordura, mas acima da camada da fáscia de Colles. As bordas do dreno são suturadas às margens da pele com dois pontos de categute 3-0. Observe o grande alfinete de segurança colocado através do dreno de penrose.

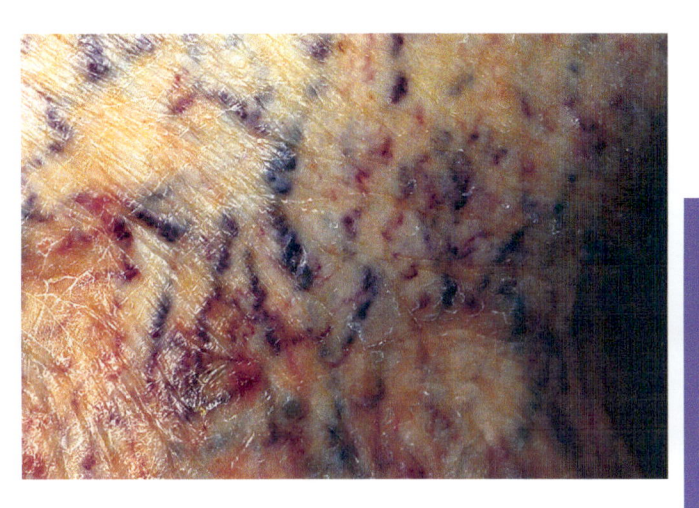

FIGURA 79-23 Visão aumentada da pele da vulva mostrando varicosidades extensas. Essas lesões foram adquiridas como resultado de múltiplos partos e disposição genética para formar varicosidades.

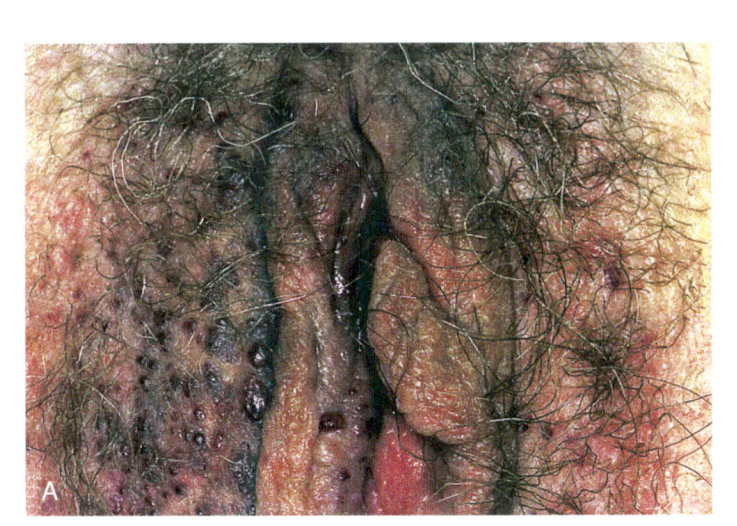

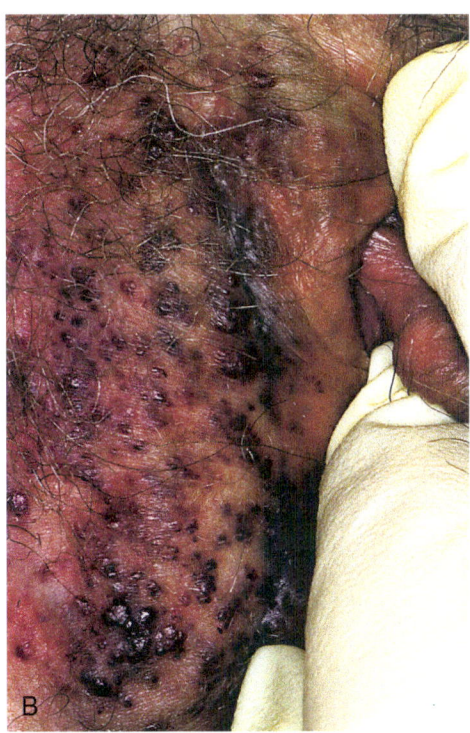

FIGURA 79-24 A. Essa jovem mulher sofria com um angioma vulvar congênito afetando os lábios maiores e menores, e o vestíbulo. Os vasos de paredes finas geralmente se rompem, resultando em hemorragia vulvar maciça. **B.** Os lábios maiores foram especialmente afetados. Observe o grupamento de vasos em cachos de uva na parte superior da imagem.

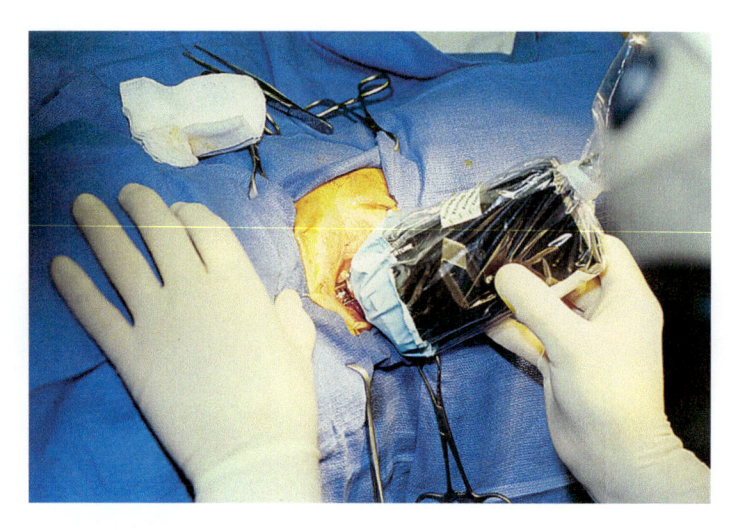

FIGURA 79-25 O *laser* KTP-532 está ligado a um *scanner* computadorizado. O controle de mão controla o obturador. Ligado à extremidade do controle de mão, há uma lente de quartzo estéril, que é pressionada contra a pele. O *laser* é ajustado para emitir múltiplos pulsos com 40 a 60 ms de duração. A lente de quartzo é movida gradualmente sobre o campo. Nesse caso, a paciente foi agendada para três períodos de tratamento sob anestesia local.

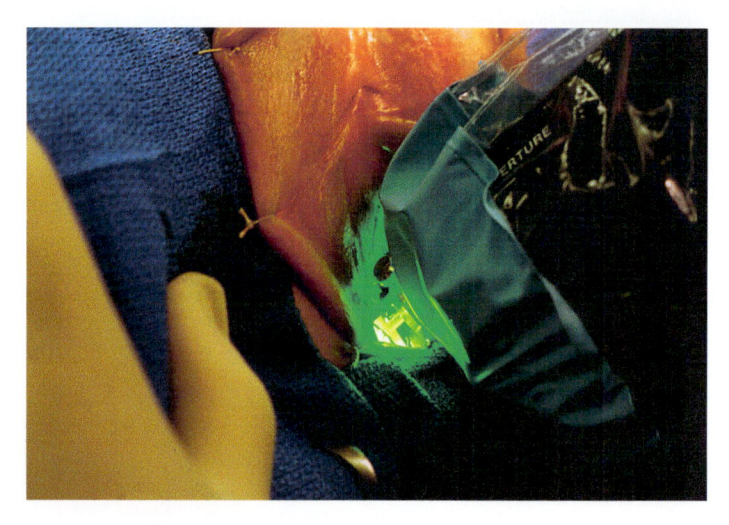

FIGURA 79-26 O sistema de fotocoagulação a *laser* KTP-532 Hexascan® emite uma intensa luz verde pura para o angioma. O comprimento de onda corresponde ao espectro de absorção da hemoglobina. Portanto, o sangue absorve seletivamente a luz do *laser*, ao passo que a pele ao redor a reflete.

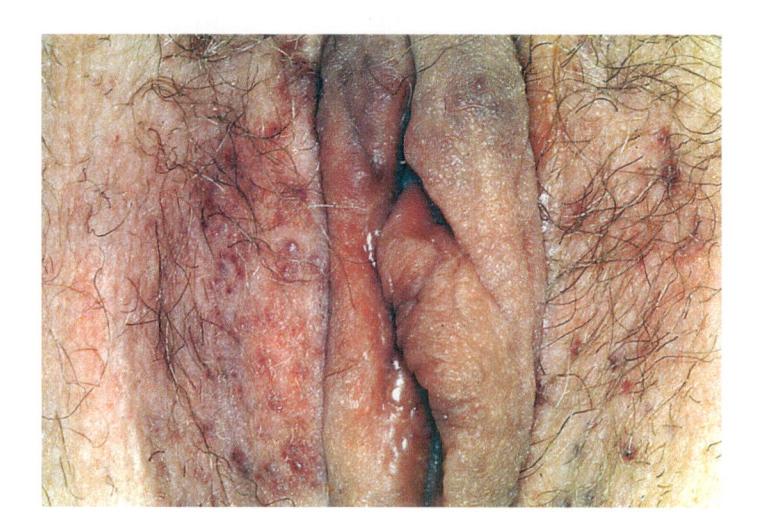

FIGURA 79-27 Comparando-se essa fotografia de pós-tratamento com a da Figura 79-24 (pré-tratamento), observa-se que os vasos foram virtualmente eliminados sem dano cutâneo ou fibrose. Observe o crescimento de pelos.

Linfangioma

O linfangioma normalmente se apresenta como uma tumefação difusa unilateral do lábio maior (Fig. 79-28). A pele do lábio contém numerosas lesões superficiais bolhosas que são, na realidade, vasos linfáticos subdérmicos dilatados (Fig. 79-29). Não raro, são diagnosticados equivocadamente como condiloma acuminado. O linfangioma causa um desconforto como repuxamento e tem um aspecto muito ruim para a paciente. O tratamento para essa doença é a excisão do lábio maior. A paciente é colocada na posição de litotomia, preparada e coberta. As margens labiais são marcadas com uma caneta de marcação. As margens cutâneas são cortadas e estendidas para baixo, até o nível da fáscia de Colles. O lábio é tracionado com pinças de Allis aplicadas ao dorso do lábio. Ramos da artéria pudenda interna são pinçados e ligados por sutura com Vicryl® 3-0 ou 4-0. Após a remoção do lábio e a hemostasia ser alcançada, a ferida é fechada em camadas com Vicryl® 3-0. A pele é aproximada com pontos separados de Vicryl® 3-0 ou uma sutura contínua subcuticular (Figs. 79-30 e 79-31). Pode-se esperar uma cicatrização excelente com deformidade mínima (Figs. 79-32 e 79-33).

Condiloma Acuminado

É uma infecção venérea viral comum. Verrugas venéreas são causadas pelo papilomavírus humano (HPV), tipos 6 e 11. Apesar de esses tipos virais serem de baixo potencial de malignidade, várias verrugas devem ser retiradas como amostra e enviadas à patologia antes de se iniciar qualquer tratamento. O tratamento tópico conservador deve ser tentado para infecções leves antes de se considerar a remoção cirúrgica. Se essas medidas conservadoras simples fracassarem, então a cirurgia sob anestesia geral é indicada. É improvável que verrugas graves e disseminadas respondam a medidas mais simples (Fig. 79-34). Da mesma forma, o tratamento com interferon tem uma taxa de resposta ruim em casos de verrugas genitais numerosas e disseminadas. Injetar interferon diretamente nas verrugas é satisfatório quando a doença é muito leve, mas se torna impraticável e oneroso em caso de doença moderada ou grave. Um exame de sangue para verificar o nível de gonadotrofina coriônica deve ser feito para confirmar a existência ou não de gravidez. Testes para outras infecções venéreas (p. ex., vírus da imunodeficiência humana, sífilis, gonorreia, clamídia) também devem ser realizados (Figs. 79-35 e 79-36). Se qualquer uma dessas doenças for diagnosticada, deve ser tratada. À primeira vista, antes da cirurgia, condiloma plano ou carcinoma vulvar *in situ* podem ser confundidos com condiloma acuminado. O cirurgião deve tomar as precauções adequadas durante a cirurgia para se proteger de contaminação por vapor, sangue ou fluidos corporais. O tratamento de escolha para infecção significativa por condiloma acuminado é a vaporização com *laser* de dióxido de carbono (CO_2) seguindo-se injeções sistêmicas de interferon-alfa por 3 a 6 meses. Administram-se 1 milhão de unidades de interferon por via subcutânea (autoaplicação) três vezes por semana (Fig. 79-37). A paciente recebe anestesia geral, é colocada na posição de litotomia, preparada e coberta (Fig. 79-38A e B). O *laser* de CO_2 é acoplado a um microscópio cirúrgico e controlado por um micromanipulador. A potência é ajustada conforme a habilidade e experiência do operador, variando entre 20 e 60 W. Um ponto com diâmetro entre 2 e 3 mm é ajustado atirando-se o feixe de *laser* inicialmente numa espátula de madeira. A lente objetiva do microscópio é acoplada à lente do *laser* a uma distância focal de 300 mm. A potência é inicialmente reduzida a 20 W (ou seja, densidade de potência de 500 W/cm^2), e o traço da incisão é feito de maneira a incluir o campo da vaporização. Todas as verrugas e a pele ao redor são, então, vaporizadas a um nível não mais profundo que o da superfície cutânea normal adjacente (Fig. 79-38C e D). Uma margem de 2 a 3 mm é "varrida" reduzindo-se a potência do *laser* para 5 a 10 W a fim de simplesmente branquear (coagular levemente) o epitélio adjacente (Fig. 79-39). Um exame utilizando-se espéculo de *laser* (com um evacuador de fumaça anexado) é realizado para detectar e eliminar verrugas vaginais e cervicais por vaporização (Fig. 79-40A). Um espéculo de *laser* estreito é inserido no ânus para expor verrugas anais (Fig. 79-40B). Estas são também vaporizadas a uma potência de 20 W (Fig. 79-40C). Quando a vaporização estiver completa, todo o tecido carbonizado é lavado com água estéril, e a ferida é recoberta com Silvadene® creme (Fig. 79-41). Outras lesões cutâneas em outros pontos do corpo são cuidadosamente avaliadas (Fig. 79-42). Para o pós-operatório, a paciente é instruída a tomar banho de banheira com água salgada (*Instant Ocean*®) três vezes ao dia, e a aplicar Silvadene® creme sobre a ferida com liberalidade, três vezes ao dia e ao dormir (Fig. 79-43). A paciente é examinada com frequência, para se garantir que a ferida esteja limpa e cicatrizando adequadamente. Clindamicina creme deve ser aplicado duas vezes ao dia na vagina, se aquela área estiver envolvida (Fig. 79-44). Em determinadas circunstâncias, curativos de poliuretano podem ser aplicados para acelerar a cicatrização e diminuir a dor do pós-operatório (Fig. 79-45).

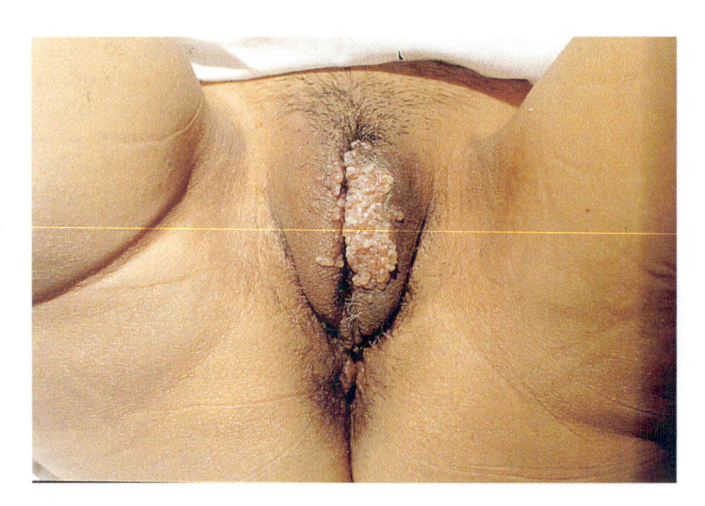

FIGURA 79-28 Essa mulher indiana queixou-se de "verrugas" na região genital. É óbvio que as lesões do lado esquerdo do lábio maior não são verrugas, mas sim um tipo de angioma.

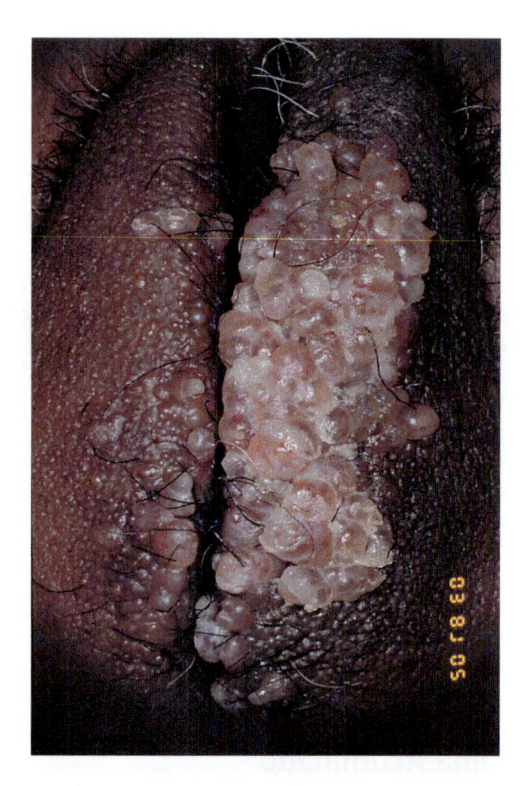

FIGURA 79-29 A avaliação colposcópica de perto, sob magnificação, revela que a lesão consiste de múltiplas bolhas, sendo característica de linfangioma. A lesão estendia-se em profundidade até a camada de gordura do lábio.

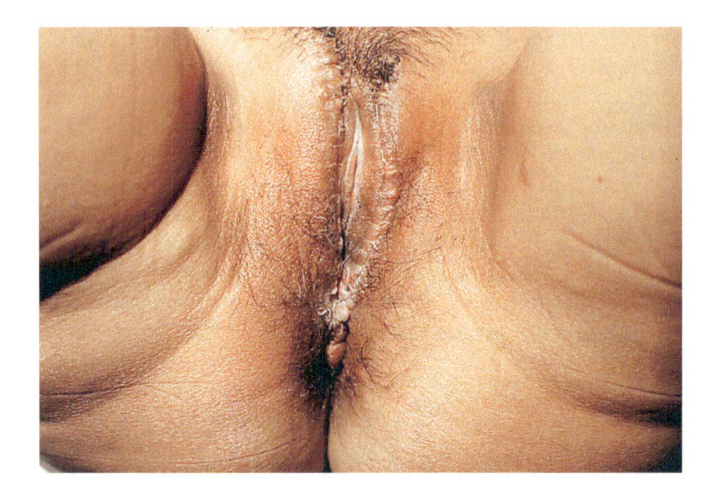

FIGURA 79-30 A lábio esquerdo foi excisado e a ferida foi fechada em camadas. A pele foi aproximada com sutura contínua de polidioxanona (PDS) 3-0.

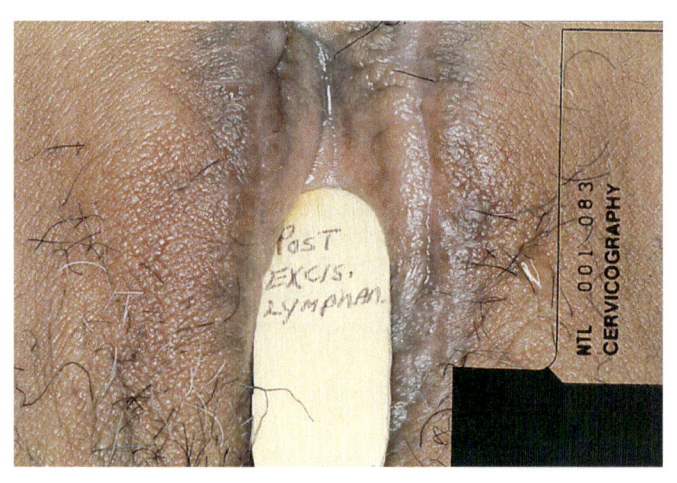

FIGURA 79-31 A cicatriz da ferida seis semanas após a cirurgia mostra um bom resultado cosmético.

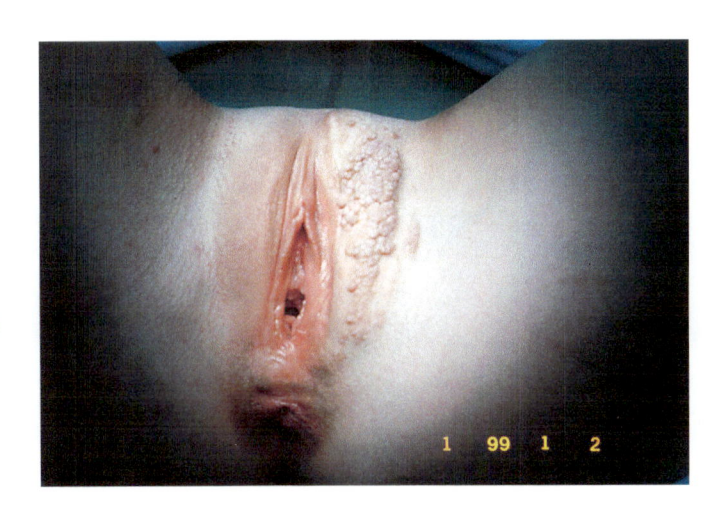

CAPÍTULO 79 Cirurgia de Outras Lesões Benignas da Vulva

FIGURA 79-32 Esse linfangioma em uma mulher branca tem aproximadamente a mesma distribuição que o da paciente da Figura 79-28.

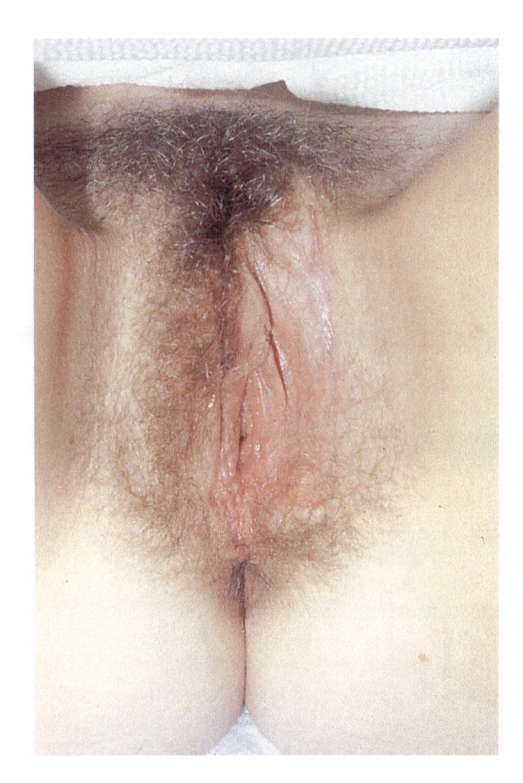

FIGURA 79-33 O resultado pós-operatório dois meses após a excisão é bem satisfatório. A excisão ampla e profunda garante que margens livres erradicarão completamente o angioma.

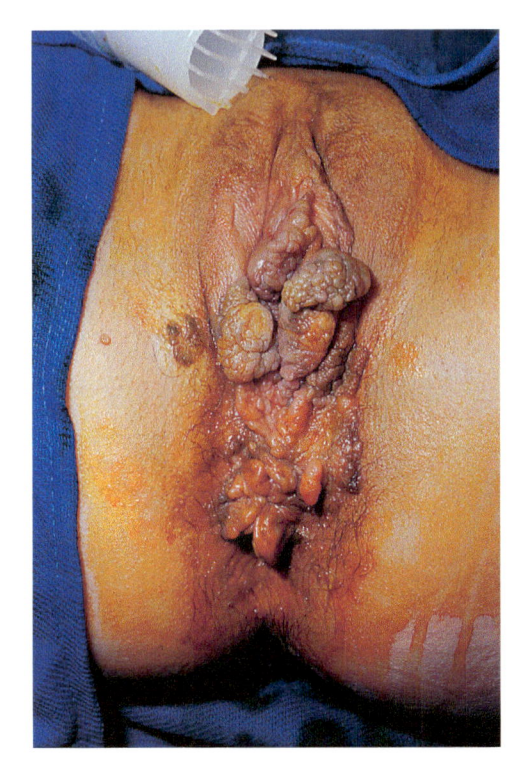

FIGURA 79-34 Verrugas genitais graves, disseminadas (condiloma acuminado) como as mostradas nessa fotografia provavelmente não responderão a tratamentos tópicos.

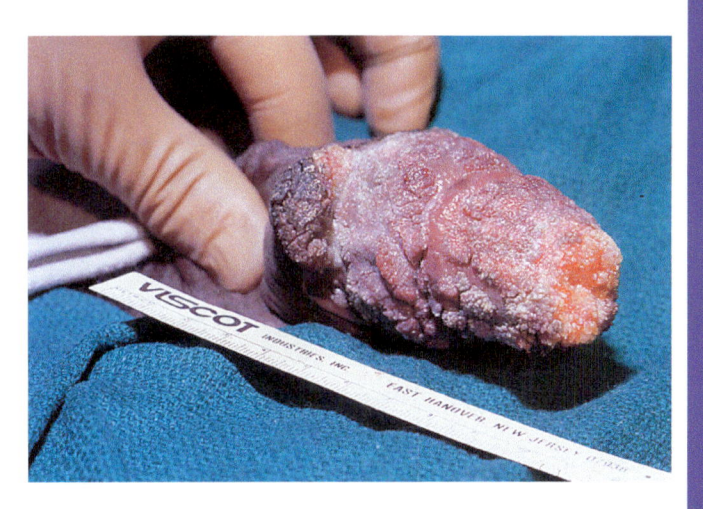

FIGURA 79-35 O pênis desse homem está coberto de verrugas. O grau da infecção do papilomavírus humano deve servir como sinal de alerta para o ginecologista. O paciente era positivo para o vírus da imunodeficiência humana e morreu seis meses após tratamento com *laser* de dióxido de carbono (CO_2).

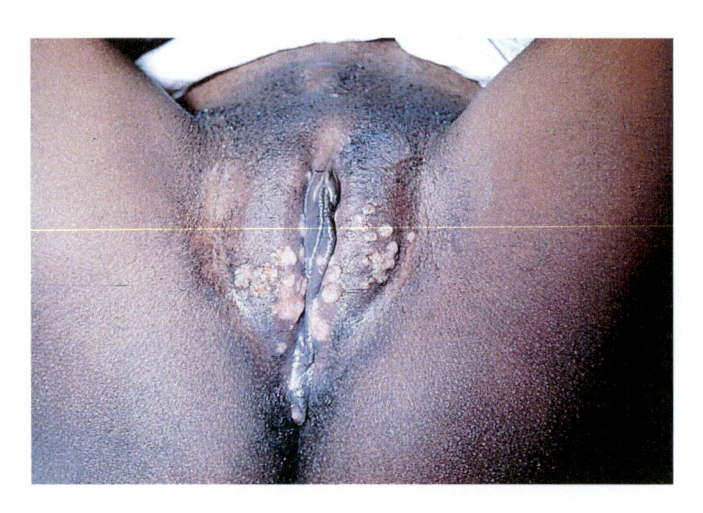

FIGURA 79-36 Apesar de serem verrugas, seu aspecto é mais plano que o do condiloma acuminado. Trata-se, na verdade, de condiloma plano. O teste sorológico para sífilis foi positivo, e a biópsia revelou que o tecido estava infestado de espiroquetas.

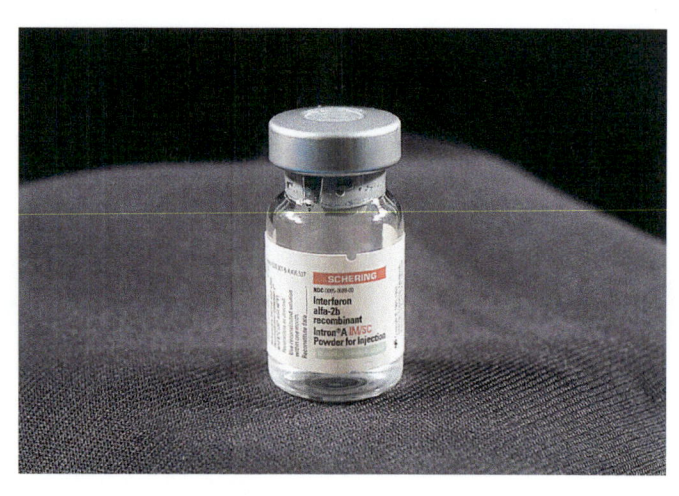

FIGURA 79-37 O interferon-alfa é indicado para prevenir a recorrência de verrugas. Ele é administrado inicialmente após a erradicação do condiloma com *laser* de dióxido de carbono (CO_2). Injetam-se 1 milhão de unidades por via subcutânea três vezes por semana por seis meses.

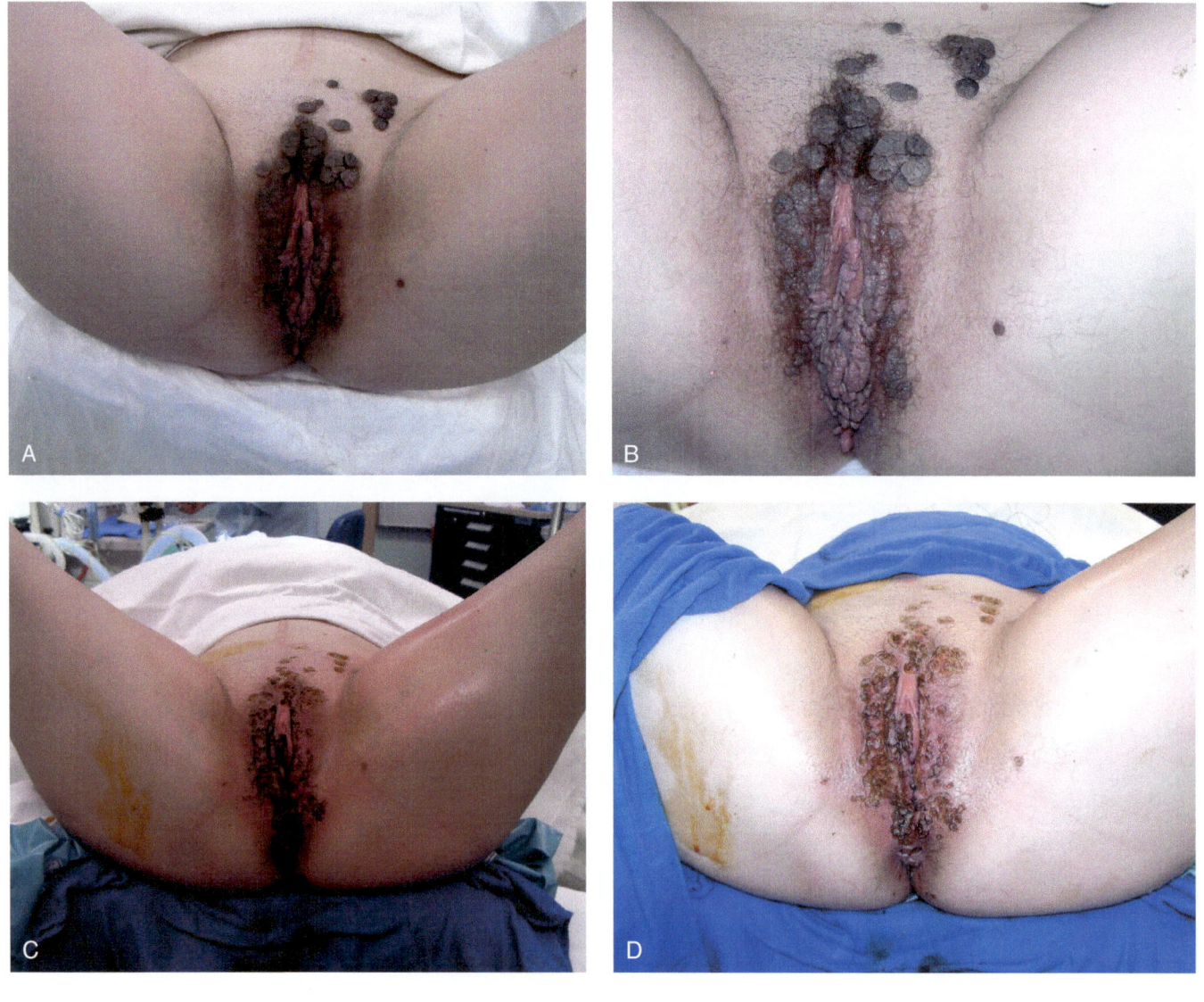

FIGURA 79-38 A. Essa paciente diabética dependente de insulina tem verrugas disseminadas. Os tratamentos tópicos foram mal sucedidos. **B.** O principal local de distribuição dessas verrugas é o sulco interlabial. As verrugas mostram envolvimento bilateral típico. **C.** A ablação com *laser* de dióxido de carbono (CO_2) é feita com a paciente sob anestesia geral. As verrugas são cuidadosamente vaporizadas até o nível da superfície cutânea adjacente, não mais fundo. **D.** As verrugas foram vaporizadas com *laser* de CO_2 UltraPulse® acoplado a um microscópio cirúrgico. Observe a ausência de tecido carbonizado e a coloração rosada brilhante do estroma subjacente. Isso indica condução mínima de calor e também derme subjacente normal.

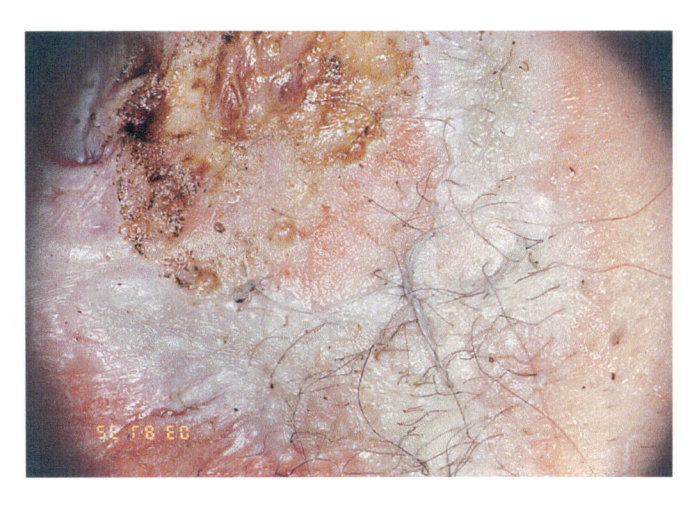

FIGURA 79-39 Outra paciente foi submetida à vaporização com *laser* de dióxido de carbono (CO_2) de onda contínua. Observe o artefato de carvão e calor do estroma. A área branca ao redor foi varrida. Essa técnica de redução de potência apenas coagula epiderme adjacente, que é semelhante ao efeito da dermoabrasão por *laser*.

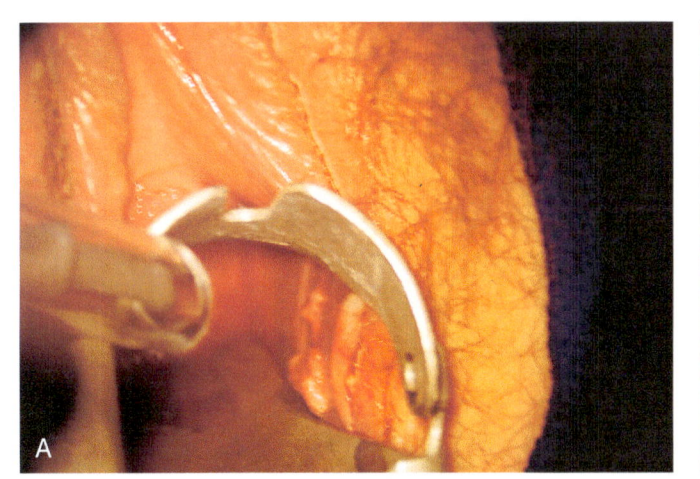

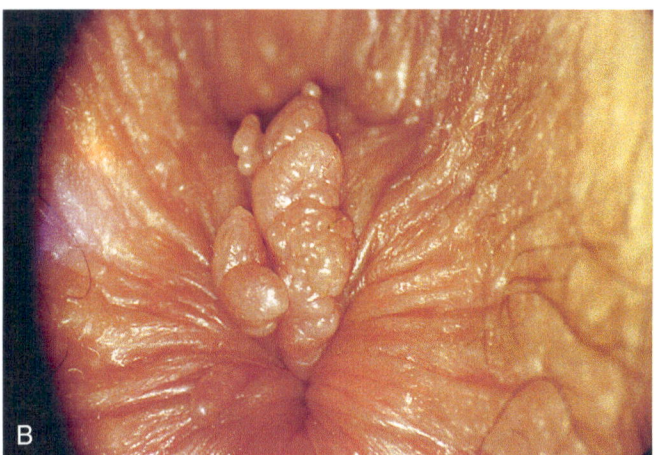

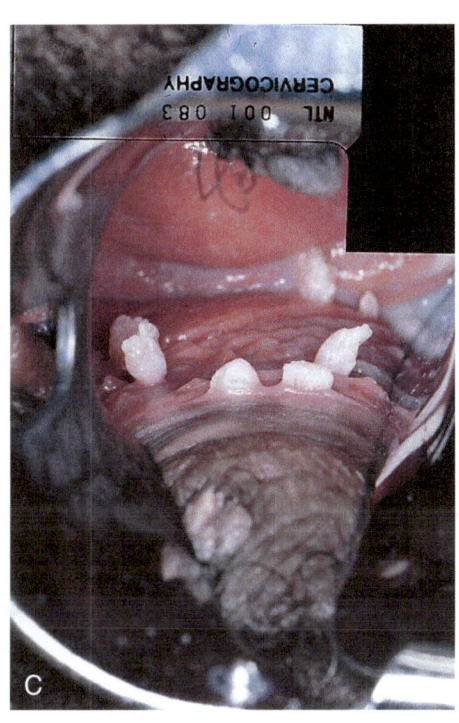

FIGURA 79-40 A. Um espéculo de *laser* é colocado na vagina. As verrugas do lado esquerdo da vagina são vaporizadas. **B.** Verrugas perianais estão habitualmente presentes quando a paciente tem condiloma acuminado vulvar significativo. A presença de verrugas perianais exige que o ânus e o reto sejam examinados. **C.** Um espéculo de lâmina fina foi colocado no reto. Várias verrugas são observadas na mucosa intestinal. Precisam ser vaporizadas.

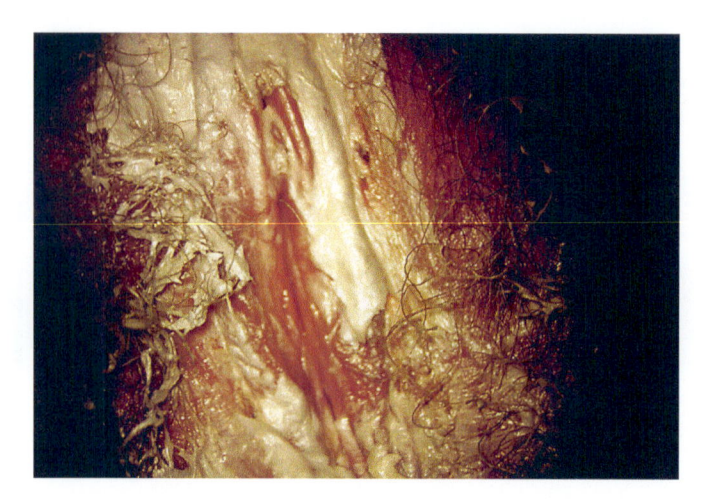

FIGURA 79-41 Ao término da vaporização a *laser* recobre-se a ferida com Silvadene® creme. Esse tratamento continua até a cicatrização completa.

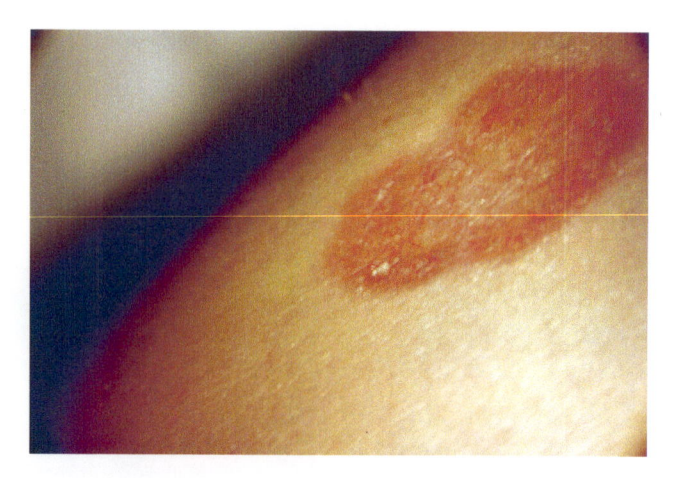

FIGURA 79-42 Essa lesão no antebraço de uma mulher diabética (Fig. 79-4 A a D) tratada para condiloma acuminado representa uma área de necrobiose.

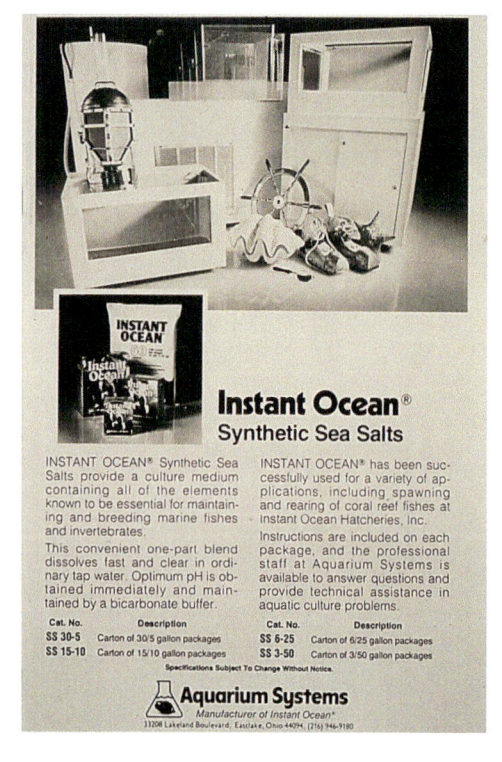

FIGURA 79-43 Cada paciente submetida à vaporização com *laser* de dióxido de carbono (CO_2) é instruída a tomar dois a três banhos de banheira com água salgada ao dia. Duas xícaras de sal artificial *Instant Ocean®* são colocadas em uma banheira com água aquecida a uma temperatura agradável. Após 10 minutos de imersão, a paciente lava a ferida com água corrente, seca a ferida e aplica Silvadene® creme com liberalidade sobre a ferida.

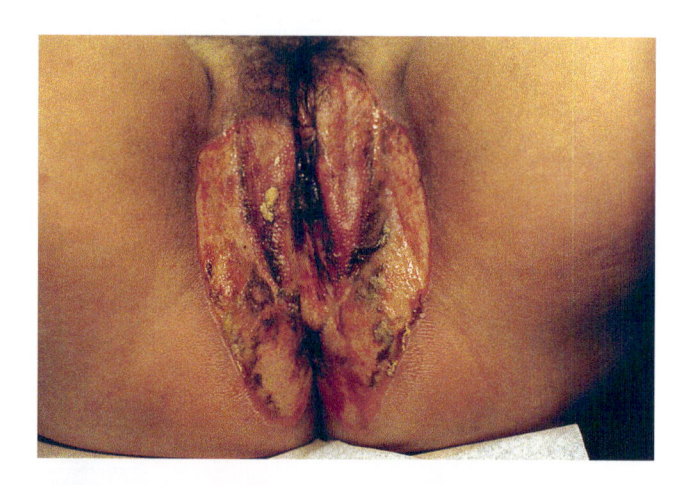

FIGURA 79-44 A paciente mostrada na Figura 79-34 foi submetida à extensa vaporização a *laser*. Duas semanas depois, a vulva está começando a reepitelizar.

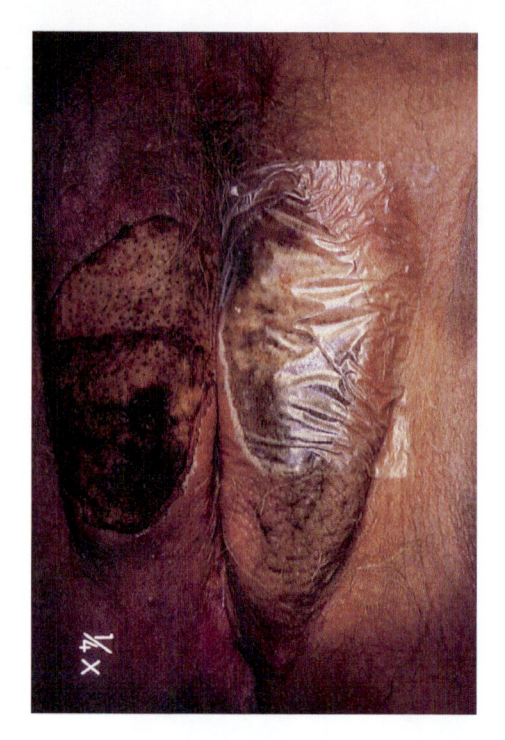

FIGURA 79-45 Alternativamente, um curativo de poliuretano (OpSite®) pode ser aplicado sobre a vulva tratada. Isso reduz em muito o desconforto pós-operatório.

CAPÍTULO 80

Injeção Terapêutica

Michael S. Baggish

As duas grandes categorias de injeções vulvares para alívio dos sintomas incapacitantes associados às doenças distróficas são: (1) injeção de álcool para alívio de prurido (não dor) e (2) injeção de dexametasona (Decadron®) para o alívio de doenças inflamatórias crônicas (p. ex., líquen escleroso) e dor crônica (neuralgia do pudendo).

Injeção de Álcool

Para prurido crônico que não responde à medicação tópica (p. ex., esteroides) ou retinoides, indica-se injeção de álcool (Fig. 80-1). O critério para a injeção anestesiar os nervos é essencialmente o insucesso em controlar o prurido vulvar com medidas terapêuticas conservadoras. As pacientes devem ser alertadas que a complicação desse tipo de tratamento é neuropatia manifestada por dor em queimação. A injeção de um volume excessivo de álcool bem como a injeção subcuticular podem causar e causarão escaras e, possivelmente, fasceíte necrosante.

A paciente é colocada em posição de litotomia dorsal sob anestesia geral. A área a ser injetada é dividida em uma grade, com todas as interseções a 1 cm de distância uma da outra. A área inteira pode ser grande (isto é, englobando toda a vulva) ou limitada a um único lado. A grade é desenhada após a vulva ser preparada com hexaclorofeno (Fisoex®) ou iodopovidona (Betadine®). Uma caneta marcadora estéril para uso cirúrgico é o dispositivo mais conveniente para essa tarefa (Fig. 80-2). Uma seringa de tuberculina de 1 ml com uma agulha calibre 27 acoplada é usada para a injeção. O álcool absoluto é aspirado para dentro da seringa. A cada ponto de interseção injeta-se 0,1 ml de álcool na gordura subcutânea (Fig. 80-3). A injeção destrói os ramos cutâneos finos dos nervos periféricos, resultando em anestesia da vulva. A paciente sente que a vulva está dormente.

Injeção de Dexametasona

O atual tratamento de escolha para o alívio de prurido associado a líquen escleroso é 2 mg de dexametasona diluídos em 10 ml com bupivacaína a 0,25%. Injeções seriadas também parecem interromper a evolução da reação inflamatória e a subsequente formação de fibrose associada ao líquen escleroso. As injeções são feitas ambulatorialmente, semanalmente ao início, depois quinzenalmente e então mensalmente. Todas as pacientes são preparadas com a aplicação de EMLA® creme 30 minutos antes da injeção (Fig. 80-4). Isso efetivamente dessensibiliza a pele e reduz grandemente o desconforto da picada da agulha. Acopla-se uma agulha calibre 27 de 40 mm ou uma agulha curta calibre 30 a uma seringa de 10 ml. A escolha da agulha depende da distribuição relativa da doença. Após a pele ser preparada com Betadine®, a agulha é direcionada para a subderme, ao longo do sulco interlabial (em contraste com a injeção de álcool que é por via subcutânea). Injetam-se 2 miligramas de mistura de dexametasona em cada lado da vulva (Fig. 80-5A e B). A agulha é inserida no tecido por inteira, e a injeção é feita durante a lenta retirada da agulha (Fig. 80-6A a D).

A neuralgia do pudendo está associada à dor em queimação, sensação de facada ou ardência que é mais ou menos contínua e não limitada ao vestíbulo. A dor piora mais consistentemente na posição sentada. Esse transtorno é mais comum em mulheres de 50 anos ou mais, mas pode ocorrer como resultado de cirurgia para síndrome de vestibulite vulvar. A injeção de dexametasona na área específica do ramo do nervo pudendo é análoga à injeção de um anti-inflamatório no pé para alívio do neuroma de Morton. A maior parte das pacientes com neuralgia do pudendo pode identificar a área de hiperestesia e instigação da dor. Uma mistura semelhante de dexametasona e bupivacaína a 0,25% é usada nessas injeções, como o descrito anteriormente para o tratamento do líquen escleroso. Uma injeção de 10 ml é feita em um local específico (p. ex., para dor no clitóris a injeção é direcionada à crura clitoridiana). A colocação de um dedo dentro da vagina ajuda a direcionar a agulha ao local específico para a injeção. Após a injeção, que contém um anestésico local de longa duração, a paciente deve experimentar (à mesa) alívio imediato da dor. Essas injeções podem ser repetidas em intervalos de um, dois ou três meses conforme o necessário para o alívio da dor.

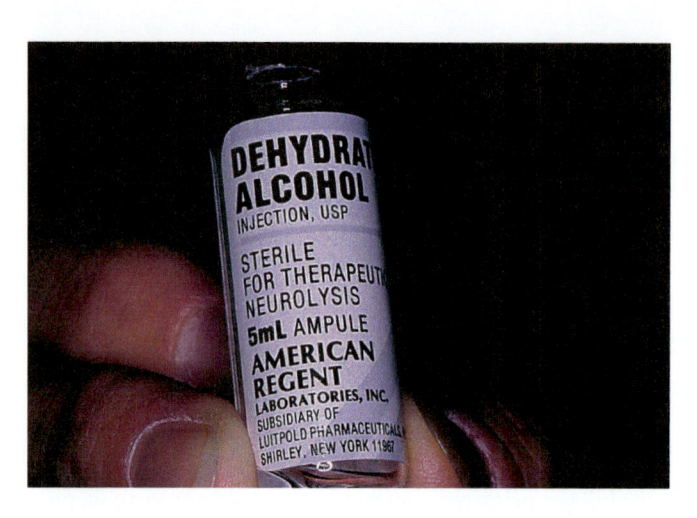

FIGURA 80-1 Prurido crônico da vulva que não responde a tratamento tópico ou sistêmico pode ser aliviado por injeção de álcool. O álcool absoluto é o único agente adequado para esse tratamento.

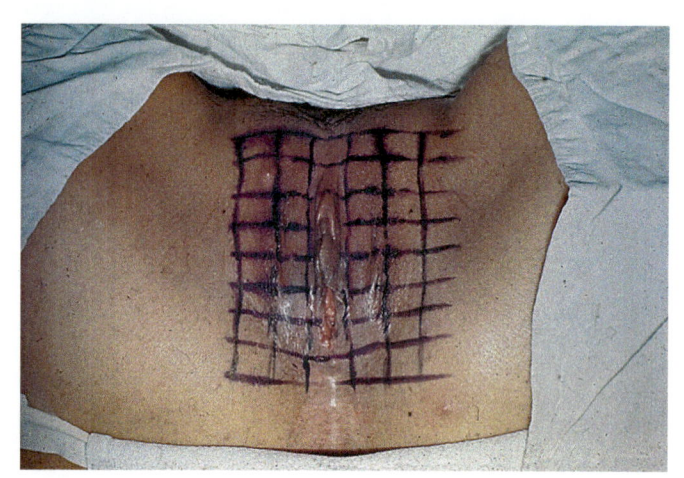

FIGURA 80-2 Uma grade é marcada na vulva com uma caneta estéril, após o local ter sido cirurgicamente preparado e coberto. As linhas de interseção estão a 1 cm de distância uma da outra.

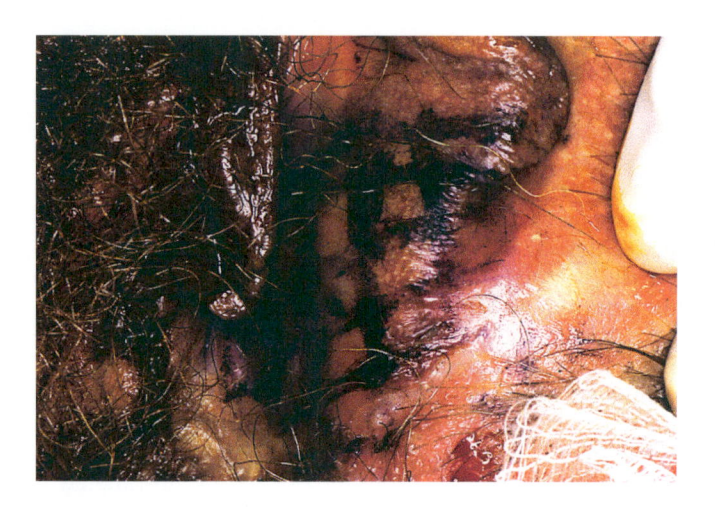

FIGURA 80-3 O álcool, que foi aspirado para uma seringa de tuberculina com uma agulha calibre 27 acoplada, é injetado em cada ponto de interseção. Injeta-se apenas 0,1 ml no tecido subcutâneo em cada ponto. Deve-se ter atenção para que a injeção não seja intradérmica, pois pode produzir escara no tecido.

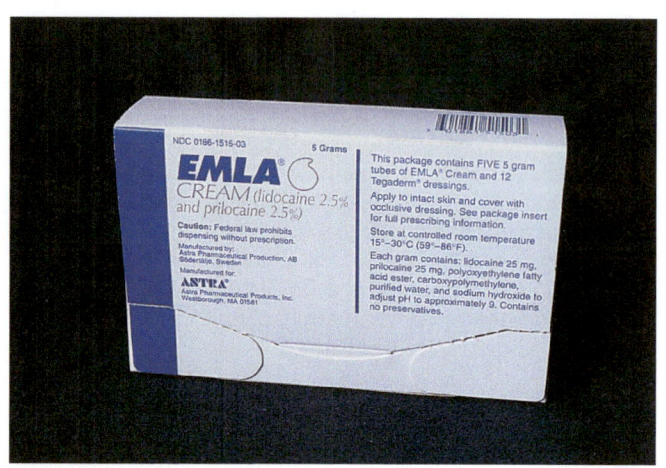

FIGURA 80-4 Aplica-se com liberalidade creme de lidocaína/prilocaína (EMLA®) na pele da vulva 30 minutos antes de se aplicar a injeção. Esse creme é, de longe, o anestésico tópico mais efetivo disponível. O desconforto da picada de uma agulha na vulva é atenuado em 80% a 90% com a aplicação de EMLA®.

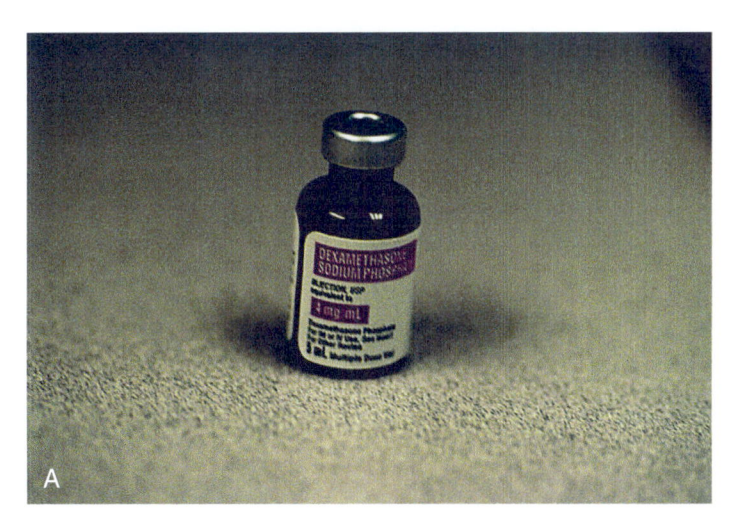

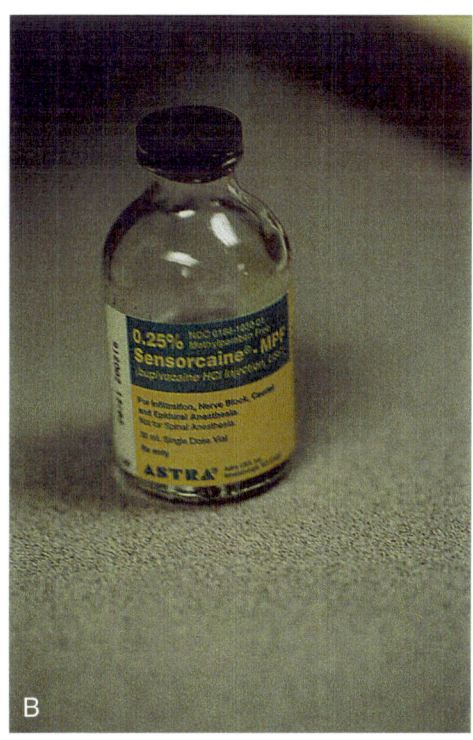

FIGURA 80-5 A. Dexametasona é um agente anti-inflamatório efetivo e potente. É a medicação de escolha para o tratamento de líquen escleroso e neuralgia do pudendo. Dois miligramas são injetados em série em cada lado da vulva. **B.** Bupivacaína (Sensorcaína®) a 0,25% é um excelente agente a ser associado à dexametasona. Habitualmente, 10 ml de bupivacaína bastam para diluir a dexametasona. Ao mesmo tempo, provoca o alívio da dor no local da injeção por 4 a 5 horas.

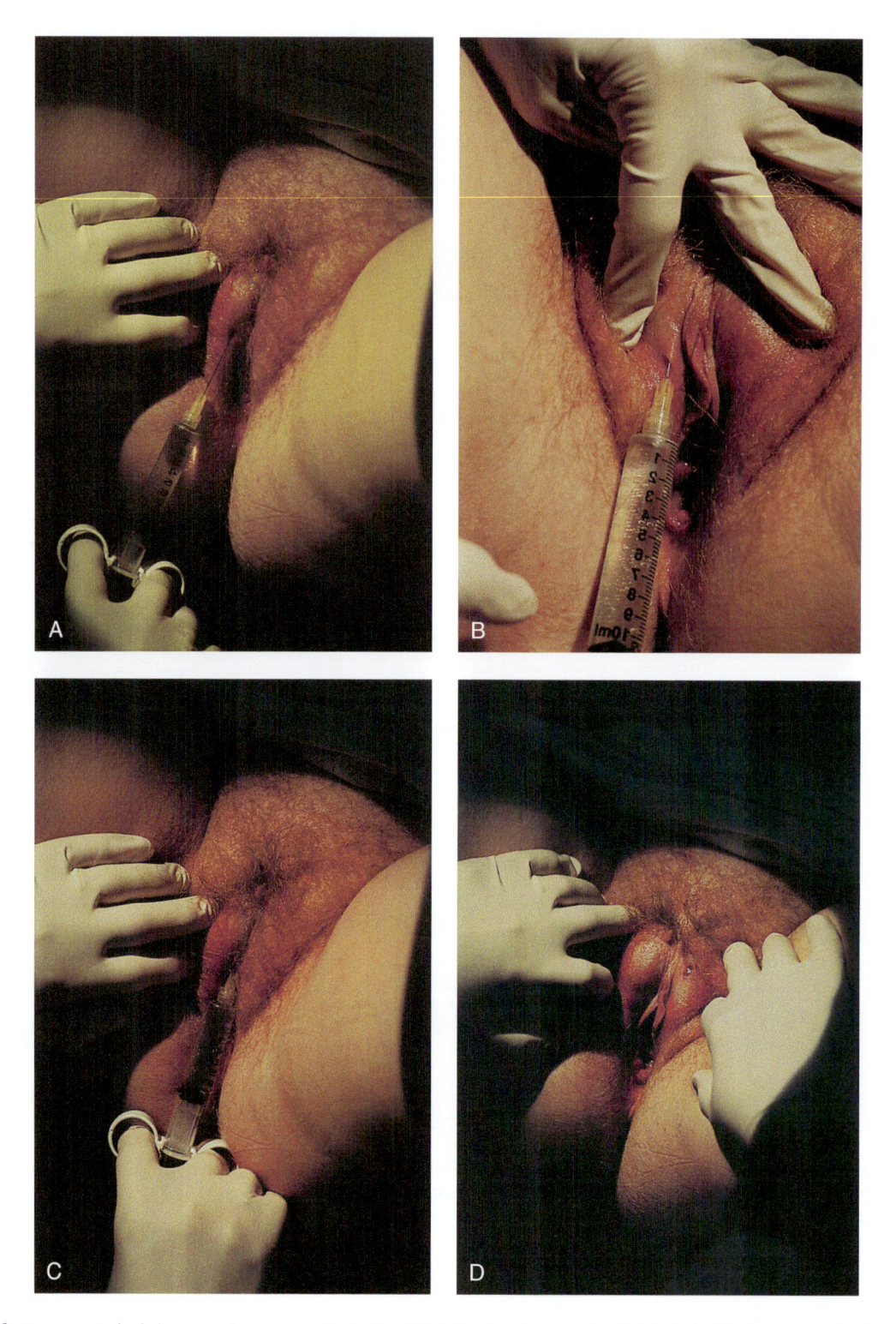

FIGURA 80-6 A. Para o controle de líquen escleroso, a agulha (calibre 27) é direcionada para o local afetado, habitualmente o sulco interlabial, frênulo clitoriano e capuz. **B.** A agulha é avançada pela subderme em seu eixo. **C.** A solução é injetada lentamente enquanto a agulha é retirada. O procedimento é repetido identicamente do lado oposto. **D.** A injeção foi feita bilateralmente. O edema labial desaparece à medida que a solução injetada é absorvida.

CAPÍTULO 81

Episiotomia

Michael S. Baggish

Nos Estados Unidos, a episiotomia tem sido realizada de rotina quando associada a parto obstétrico pré-termo ou parto a termo. Recentemente, os benefícios dessa cirurgia foram questionados. Mostrou-se que o risco de lacerações de terceiro ou quarto grau é significativamente aumentado, especialmente com episiotomias de linha média (medianas) comparativamente à não realização de episiotomia. Não há evidências conclusivas publicadas mostrando que a realização da episiotomia de rotina (não seletiva) está associada a riscos significativamente menores de disfunção do assoalho pélvico posteriormente. Um grande volume de dados mostra que a episiotomia seletiva é benéfica na medida em que evita lesão do esfíncter anal e diminui a ocorrência de problemas futuros no assoalho pélvico. Relatos mais recentes favorecem a episiotomia mediolateral sobre a mediana (de linha média) pelo menor risco de laceração de terceiro e quarto graus. Apesar de uma episiotomia ser uma "cirurgia", historicamente a sua realização pode ser considerada, na melhor hipótese, acidental, e o seu reparo é considerado, caridosamente, como eventual. Para essa operação, os preceitos aceitáveis para qualquer procedimento cirúrgico devem ser seguidos. Eles são o conhecimento da anatomia, técnicas de esterilização, manuseio cuidadoso do tecido, dissecção cortante e minimamente traumática, controle da hemorragia, cuidado de evitar desvitalização tecidual e reconstrução anatômico-fisiológica.

O objetivo do cirurgião sob todas as circunstâncias deve ser o de realizar uma episiotomia quando necessária para proporcionar um parto fácil, atraumático, ao mesmo tempo em que se minimiza(m) o(s) risco(s) de lacerações de terceiro ou quarto grau. A estranha prática de propositadamente realizar uma episiotomia de linha media e estendê-la até o reto deve ser relegada aos arquivos da história.

Episiotomia Mediolateral

Esse procedimento corta ou cria uma incisão direcionada à região inferior direita ou esquerda da vagina (no nível do anel himenal), através do vestíbulo e através da margem mais baixa do lábio maior, onde ele se junta ao períneo e para dentro da fossa isquiorretal. A operação pode incluir qualquer porção das estruturas observadas anteriormente. Ela é vetorizada em uma direção aproximada de 45° a 50° da linha média e pode incluir todas as estruturas anteriormente mencionadas (Fig. 81-1). A porção inferior do músculo bulbocavernoso é sempre cortada, e se a incisão for estendida, o músculo transverso do períneo também será cortado (Fig. 81-2). Durante a gravidez, cada uma dessas estruturas tem um excelente suprimento de sangue. Vasos cortados no tecido subcutâneo, fáscia e músculos podem sangrar abundantemente e portanto devem ser pinçados e ligados para evitar perda de sangue moderada ou mesmo substancial.

O corte da episiotomia é geralmente feito com tesouras. Os dedos do cirurgião devem estar inseridos entre a vagina/vestíbulo e a cabeça do bebê, para protegê-la de lesões.

A incisão, se feita corretamente e conforme as instruções citadas anteriormente, claramente evitará lesão aos músculos do esfíncter anal e do reto. Ela é direcionada para longe dessas estruturas.

Após o parto, enquanto se aguarda a dequitação da placenta, a incisão deve ser tamponada com pressão com compressas. Vasos que sangram devem ser pinçados e ligados por sutura com Vicryl® 3-0. As margens cortadas do músculo bulbocavernoso devem ser apreendidas com pinças de Allis. As bordas fasciais no nível do músculo transverso do períneo devem ser pinçadas com Allis. Após a placenta ser retirada, a ferida é fechada com pontos de Vicryl® 2-0 ou 3-0, aproximando músculos e fáscia; a sutura de Vicryl® 3-0 fecha a fáscia de Colles e o tecido subcutâneo, e o Vicryl® 3-0 é usado na pele (Figs. 81-3 e 81-4).

O texto continua na página 982

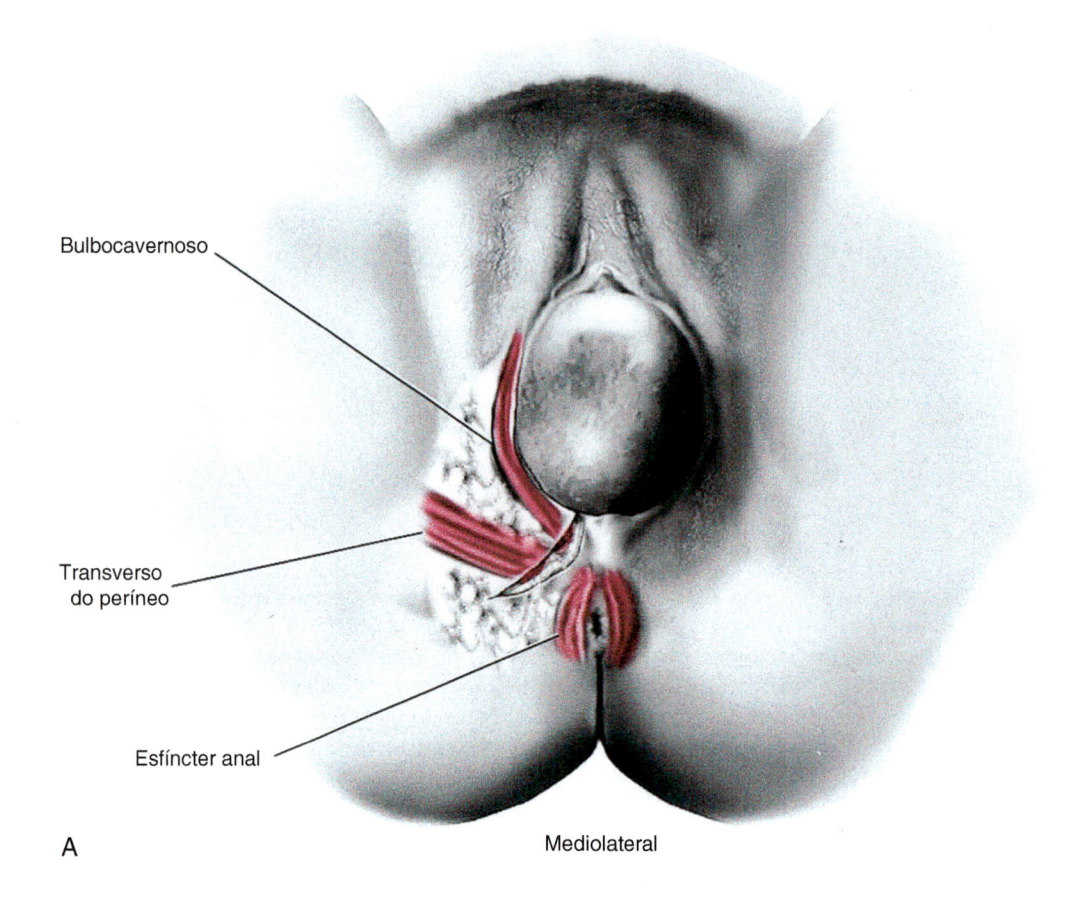

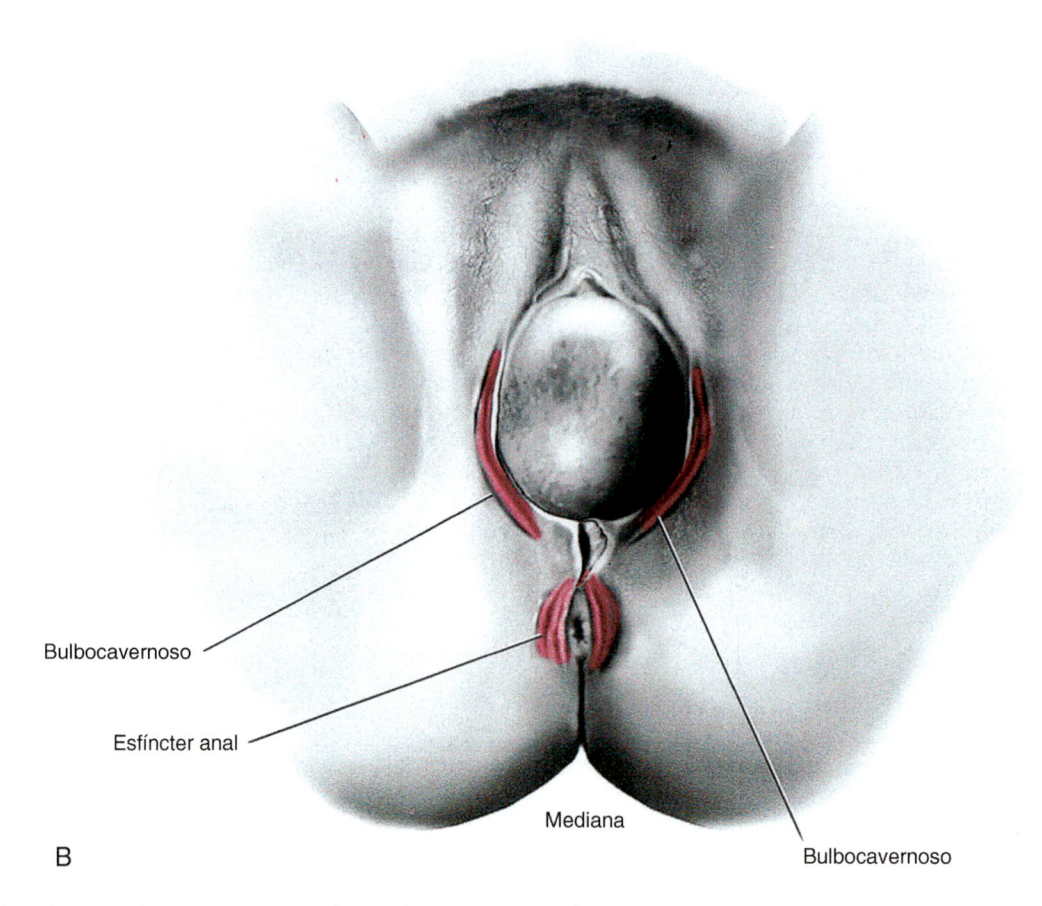

FIGURA 81-1 Os dois tipos de episiotomia, que podem ser feitas no momento do parto vaginal, estão aqui ilustrados. Os principais músculos perineais foram superpostos. **A.** Mediolateral. **B.** Mediana.

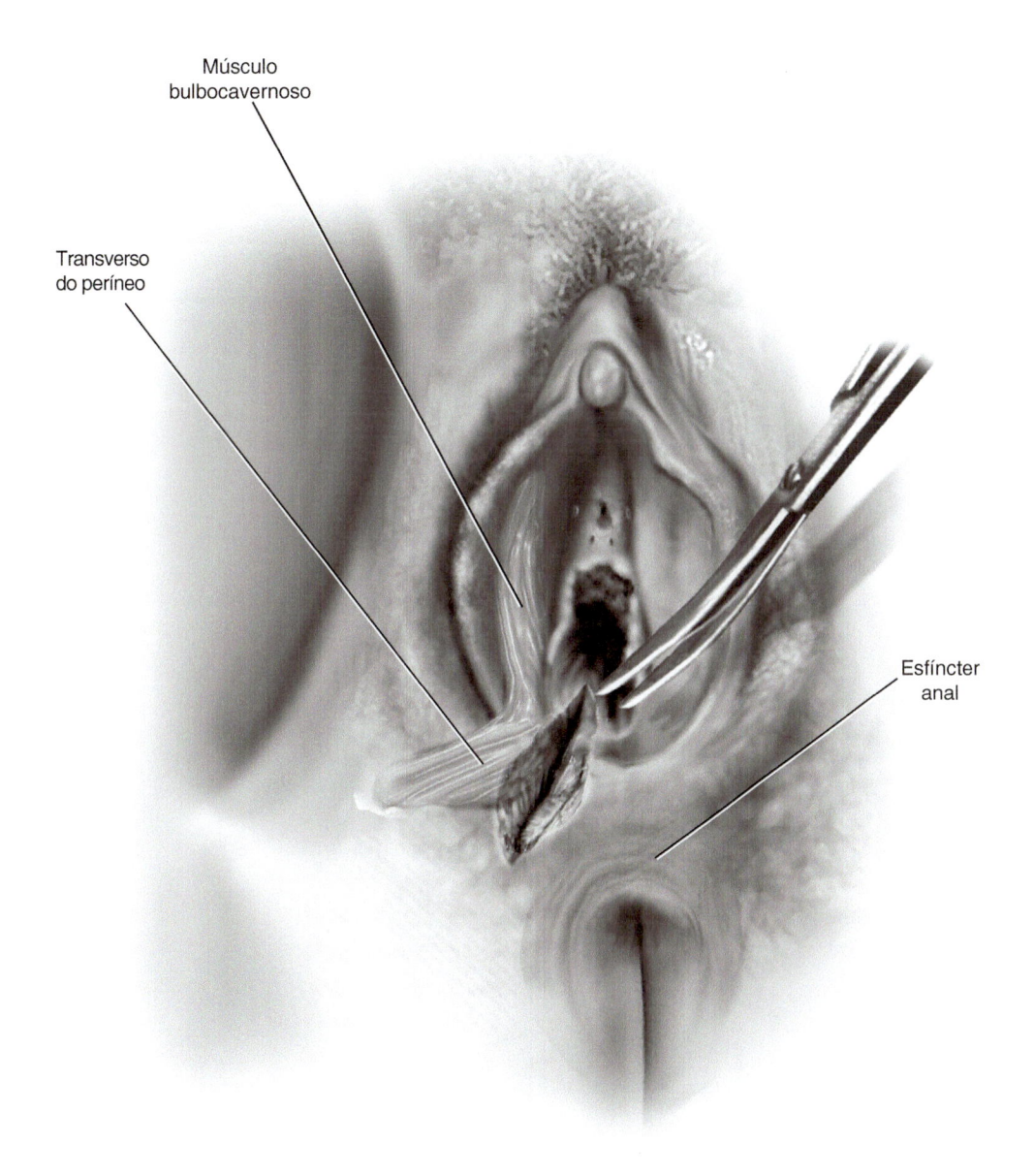

FIGURA 81-2 Uma episiotomia mediolateral direita foi feita. Os músculos bulbocavernoso e transverso do períneo superpostos foram cortados como resultado da direção da incisão. Se a episiotomia se estender, ela será vetorizada para a fossa isquiolateral e não para o esfíncter externo do ânus.

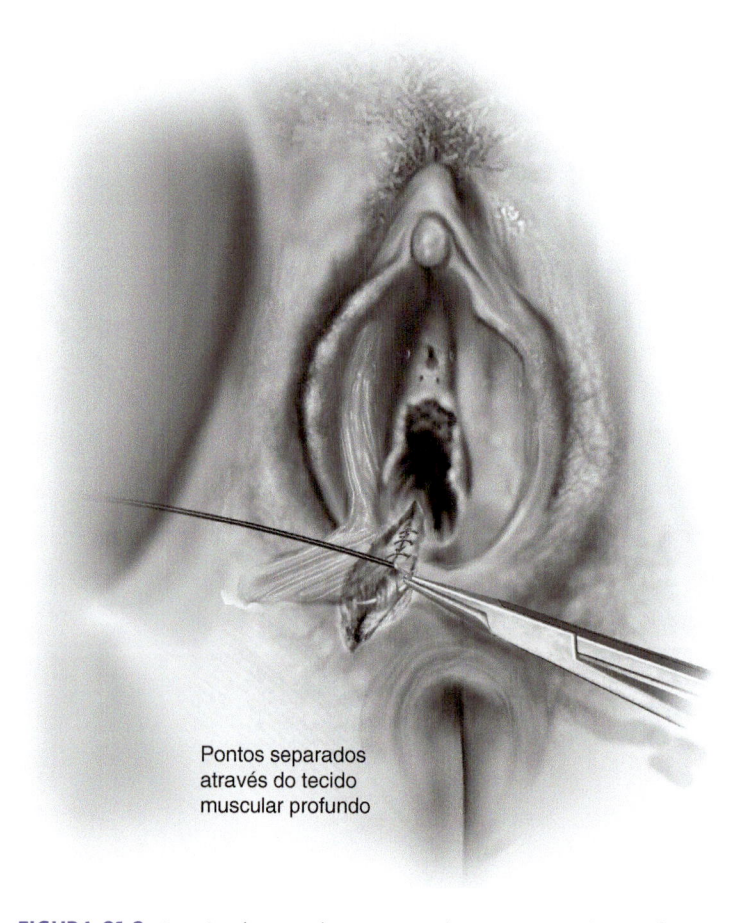

Pontos separados através do tecido muscular profundo

FIGURA 81-3 Os músculos cortados são suturados com pontos de Vicryl® 2-0.

Sutura contínua através do tecido fascial

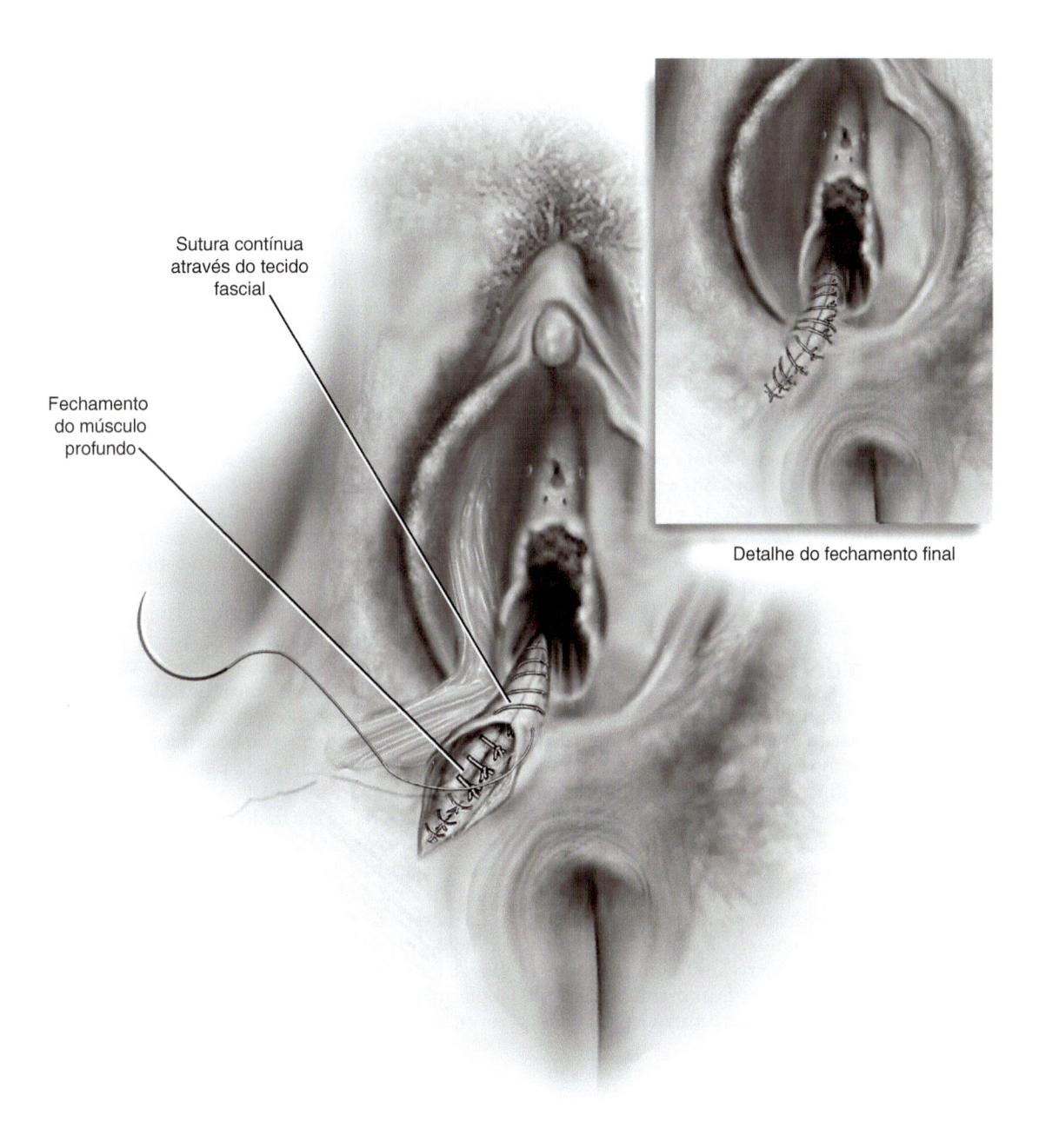

Fechamento do músculo profundo

Detalhe do fechamento final

FIGURA 81-4 A fáscia de Colles é fechada com pontos contínuos de Vicryl® 3-0. A pele é fechada com pontos separados ou contínuos de Vicryl® 3-0. Alternativamente, pode-se fazer sutura subcuticular.

Episiotomia Mediana

O corte é feito na parte inferior posterior da linha média, imediatamente superior ao anel himenal, e estende-se através do vestíbulo no nível da fossa navicular através da fúrcula posterior até a junção períneo-vestibular (Fig. 81-1). Em descrições anteriores, o corte continua para o "corpo do períneo", mostrado em textos e ilustrações mais antigas como uma grande central onde vários músculos terminam em uma estrutura definida ("tendão"). Com efeito, dissecções de cadáveres frescos ou fixados não evidenciaram um tendão central ou corpo assim definido. Essas dissecções demonstram que o esfíncter externo e até certo ponto o levantador do ânus formam estrutura perineal profunda sob a pele, gordura superficial e fáscia de Colles. Inevitavelmente, uma episiotomia mediana cortará alguma parte do esfíncter externo do ânus. Se esse impacto se limitar a algumas fibras, então o resultado funcional é mínimo. Se um volume quantitativamente maior do esfíncter externo for cortado, retrair e não for reconhecido, então a paciente poderá sofrer algum prejuízo no controle do esfíncter anal, como a dificuldade de controlar flatulência e vazamento de fezes. Se 50% ou mais do esfíncter for cortado, a paciente terá incontinência fecal de moderada a grave. A transecção completa sempre se traduz em incontinência fecal grave.

Por fim, o risco de cortar o esfíncter numa extensão que vai até a parede retal anterior é grande com a episiotomia mediana, pois a pressão significativa criada pela saída da cabeça através da vagina pode fazer avançar e estender incontrolavelmente o corte da linha média, que se vetoriza diretamente para o esfíncter externo e o ânus e o reto.

Reparo de Laceração de Terceiro Grau

Para esse tipo de reparo ser bem-sucedido, o cirurgião deve ter um conhecimento atualizado e detalhado da anatomia do períneo. O esfíncter anal externo é uma estrutura *in vivo* larga, mas relativamente fina. O esfíncter interno, na realidade, é a porção mais externa da musculatura retal no nível do ânus e da porção mais inferior do reto. A dissecção anatômica do esfíncter anal demonstra que a largura média do esfíncter externo é 25 mm.

O reconhecimento deve ser feito antes que qualquer reparo seja executado. Deve-se obter a hemostasia com pinças tipo mosquito e suturas de ligação com Vicryl® 3-0. Uma inspeção detalhada da ferida é feita para se identificar o grau de lesão esfincteriana e se ter certeza que as mucosas anal e retal não foram atingidas ou lesadas.

A seguir, as bordas retraídas do esfíncter externo são apreendidas e seguras com múltiplas pinças de Allis (Fig. 81-5). O examinador, usando duas luvas, deve colocar seu dedo indicador no reto ao mesmo tempo em que um assistente cria a contratração com pinças de Allis. O examinador deve sentir o esfíncter contrair enquanto o assistente traciona os Allis de maneira cruzada. O esfíncter é suturado enquanto um dedo permanece no ânus (Fig. 81-6). Apesar de alguns cirurgiões preferirem a sutura de colchoeiro, eu faço uma sutura simples, com pontos espaçados, com Vicryl® 3-0. São necessários cerca de cinco a seis pontos para aproximar adequadamente um esfíncter totalmente roto (Fig. 77-6 Fig. 77-6). Depois do reparo do esfíncter, o dedo do cirurgião é retirado do ânus e a luva externa é removida e descartada. A fáscia de Colles é fechada com pontos separados de Vicryl® 3-0. A gordura é fechada com pontos contínuos de Vicryl® 3-0 ou 4-0, e a pele é fechada com pontos separados de Vicryl® 3-0 (Fig. 81-7). Alternativamente, a pele pode ser fechada com sutura subcuticular contínua.

No pós-operatório, nada é colocado no reto. A paciente é expressamente aconselhada a não usar enemas, não inserir supositórios e não fazer esforço ao evacuar. Ela deve ser instruída a tomar 30 ml de óleo mineral ao dia ou um comprimido de docusato e Colace® 100 mg via oral duas vezes ao dia, a tomar banho de banheira com água salgada (Instant Ocean®) uma ou duas vezes ao dia, e a aplicar Silvadene® creme sobre a ferida duas ou três vezes ao dia. A paciente deve beber pelo menos quatro a seis copos de água ao dia, e deve seguir uma dieta rica em fibras e frutas.

Reparo de Laceração de Quarto Grau

A ocorrência de uma laceração perineal de quarto grau cria um risco significativo para a formação de fístula. Um reparo preciso é essencial para evitar a complicação.

Assim como na laceração de terceiro grau, um exame extenso e detalhado pré-procedimento é uma etapa fundamental para o sucesso do reparo (Fig. 81-8). A hemostasia deve estar completa antes do início do exame. O pinçamento e as ligaduras finas são a melhor maneira de se alcançar a hemostasia e evitar a desvitalização do tecido. As bordas cortadas da mucosa anorretal são presas com pinças de Babcock, a partir da borda anal e estendendo-se para cima (direção cefálica) até a junção da mucosa retal intacta. Um ponto com catgute cromado 2-0 ou 3-0 é colocado através da parede retal nesse local, como um ponto de marcação.

A seguir, o reto é reparado com uma única camada de pontos separados de catgute cromado 2-0. Cada ponto passa por toda a espessura da parede do reto e é amarrado (Fig. 81-9). Quando a parede do reto estiver completamente reparada, o esfíncter externo é preso com pinças de Allis e reparado, como o descrito anteriormente, com suturas de Vicryl® 3-0 (Fig. 81-10). Por fim, a fáscia de Colles, a gordura e a pele são reparadas com Vicryl® 3-0. Um último exame com o dedo verifica novamente que o reparo está completo.

No pós-operatório, nada é colocado no reto. Não são prescritos enemas ou supositórios. Prescreve-se o uso de laxantes e uma dieta rica em fibras. Eu prefiro que a paciente tome 30 ml de óleo mineral via oral uma vez ao dia. Além disso, administra-se ciprofloxacina (Cipro®) 500 mg duas vezes ao dia por sete dias. A paciente deve tomar uma banho de banheira de 10 minutos com *Instant Ocean®* e lavar o períneo e área perianal diariamente com Fisoex®; Silvadene® ou Cleocin® creme é aplicado à ferida três vezes ao dia.

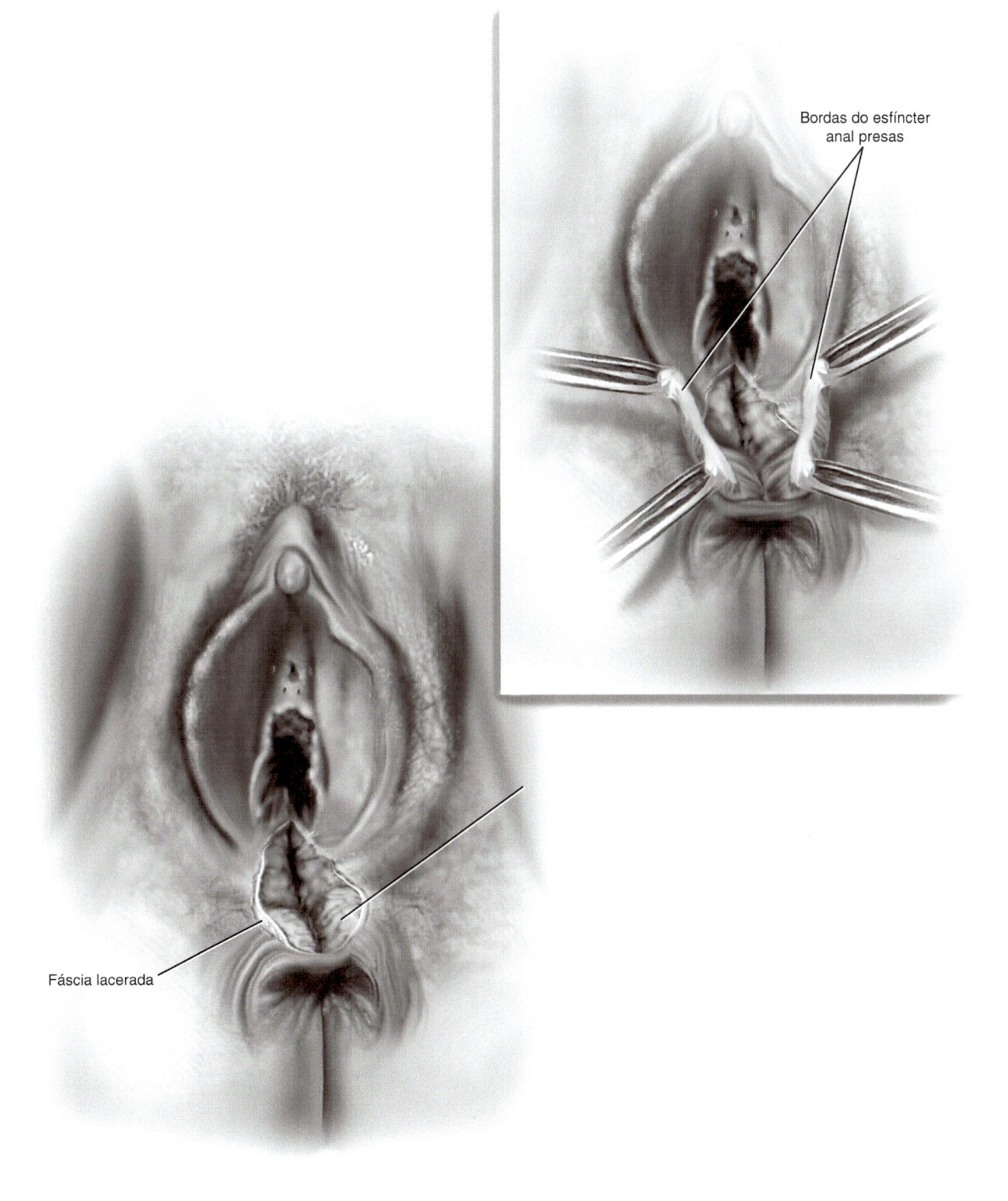

FIGURA 81-5 Nesse desenho, uma episiotomia mediana estendeu-se através do esfíncter anal externo. O detalhe mostra a aplicação de pinças de Allis nas margens superior e inferior da lesão esfincteriana. Observe que a mucosa anal está intacta.

Fechamento do esfíncter anal

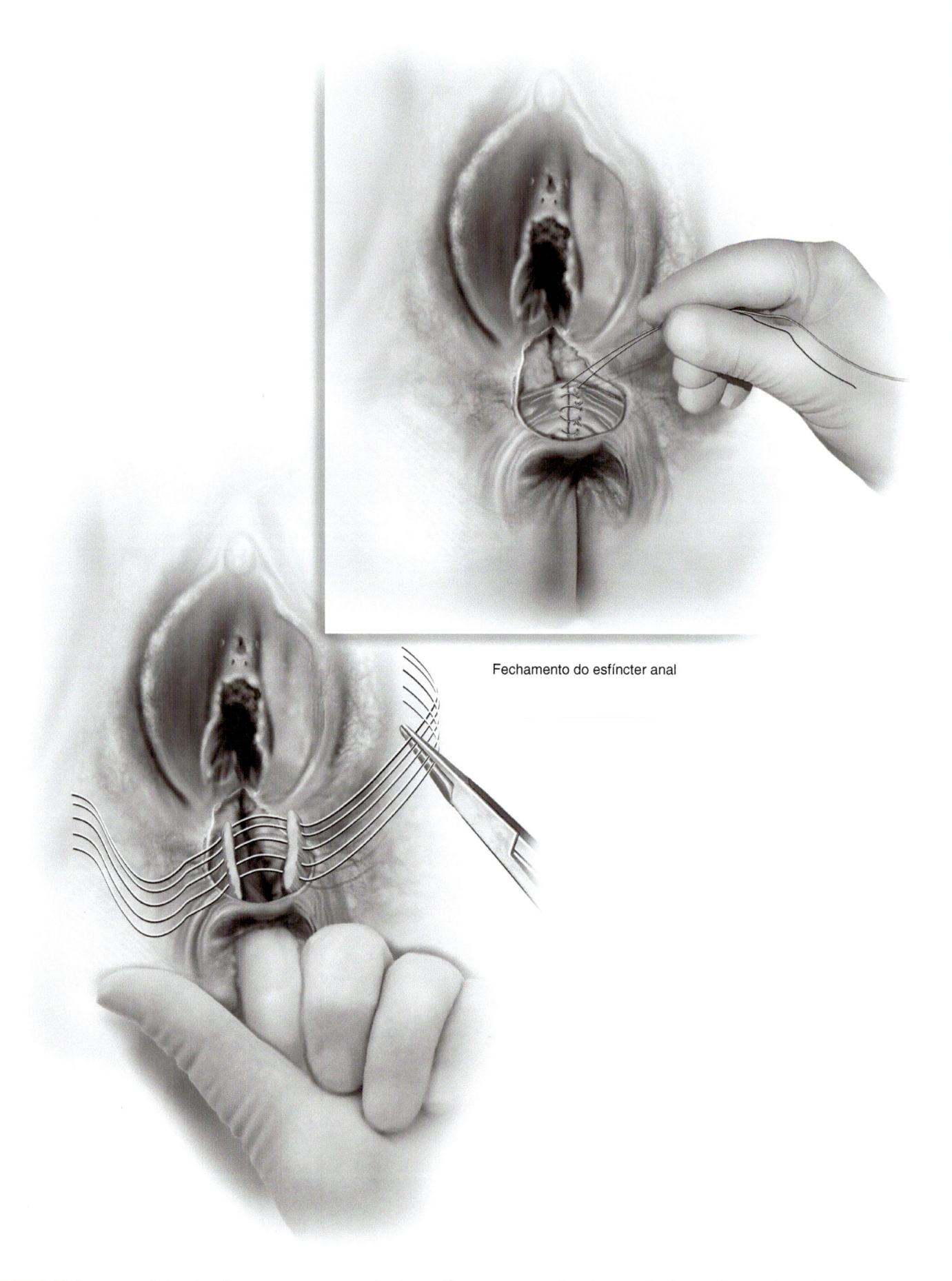

FIGURA 81-6 Com um dedo enluvado no reto, pontos separados de Vicryl® 2-0 ou 3-0 são colocados em toda a largura (no caso ilustrado, uma ruptura completa do esfíncter) do esfíncter externo do ânus. Normalmente são necessários cerca de cinco ou seis pontos. Os pontos são amarrados, e o dedo enluvado no reto pode sentir a contração do esfíncter após o fechamento. Esse exame dá a certeza de que não houve supercorreção.

CAPÍTULO 81 Episiotomia

Fechamento da pele

Fechamento da fáscia

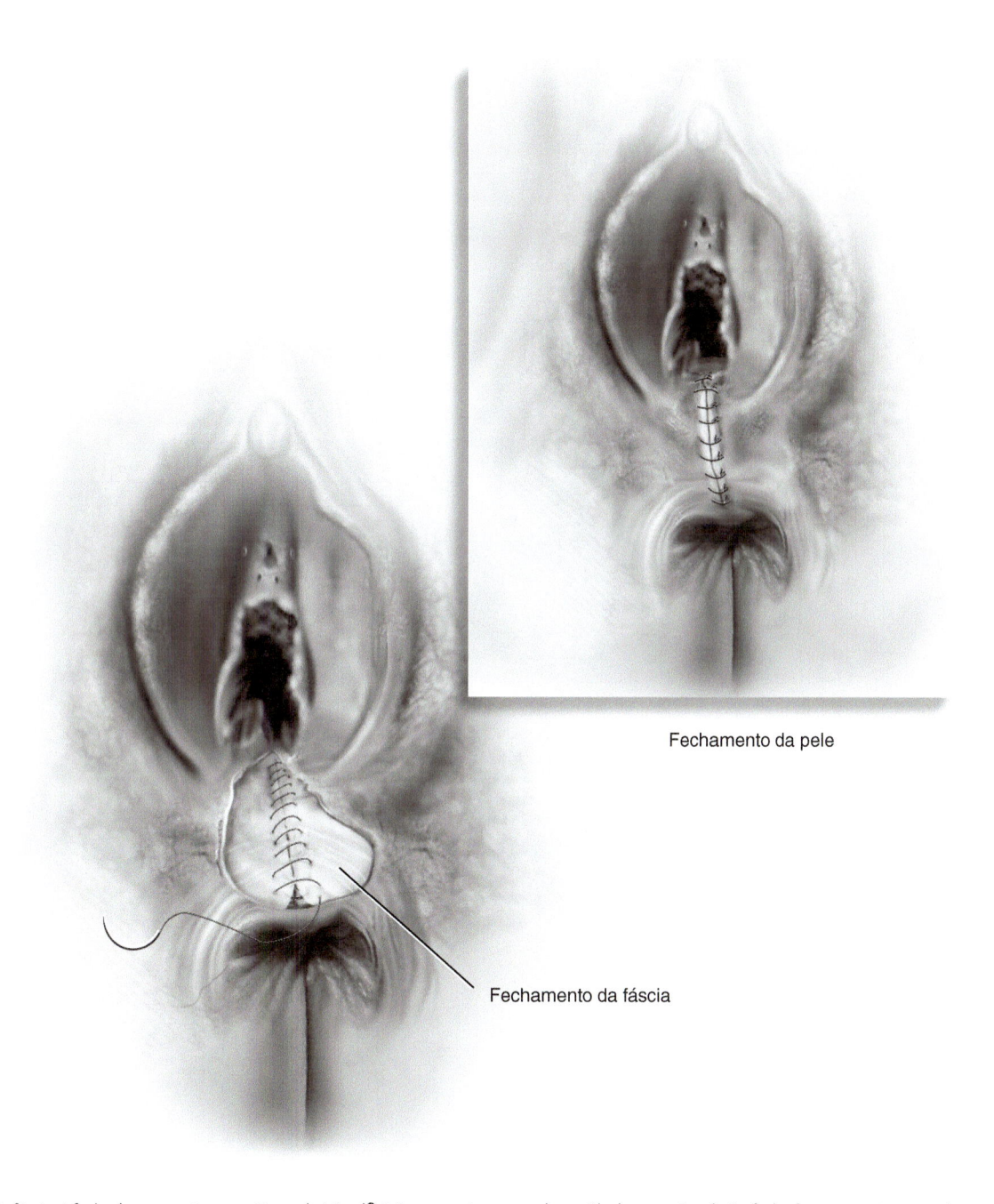

FIGURA 81-7 A fáscia é fechada com sutura contínua de Vicryl® 3-0, e a vagina e a pele vestibular e perineal são fechadas com sutura contínua ou separada de Vicryl® 3-0. Alternativamente, um fechamento subcuticular pode ser feito com sutura contínua de Vicryl® 3-0 ou 4-0 (ver detalhe da Fig. 81-10).

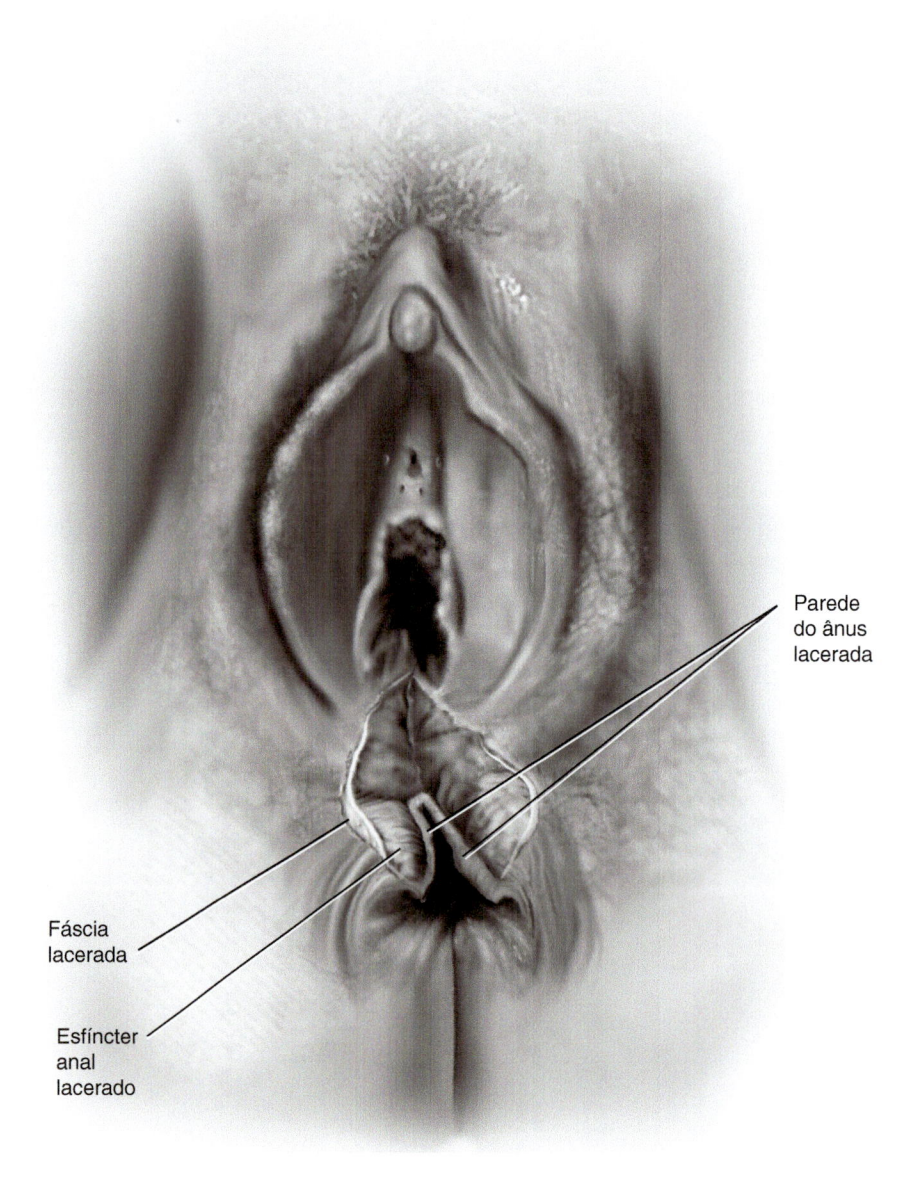

FIGURA 81-8 Uma laceração perineal completa é mostrada nessa ilustração. O esfíncter anal anterior está completamente separado, e a ferida se estende ainda através da parede anal com lesão da mucosa anal.

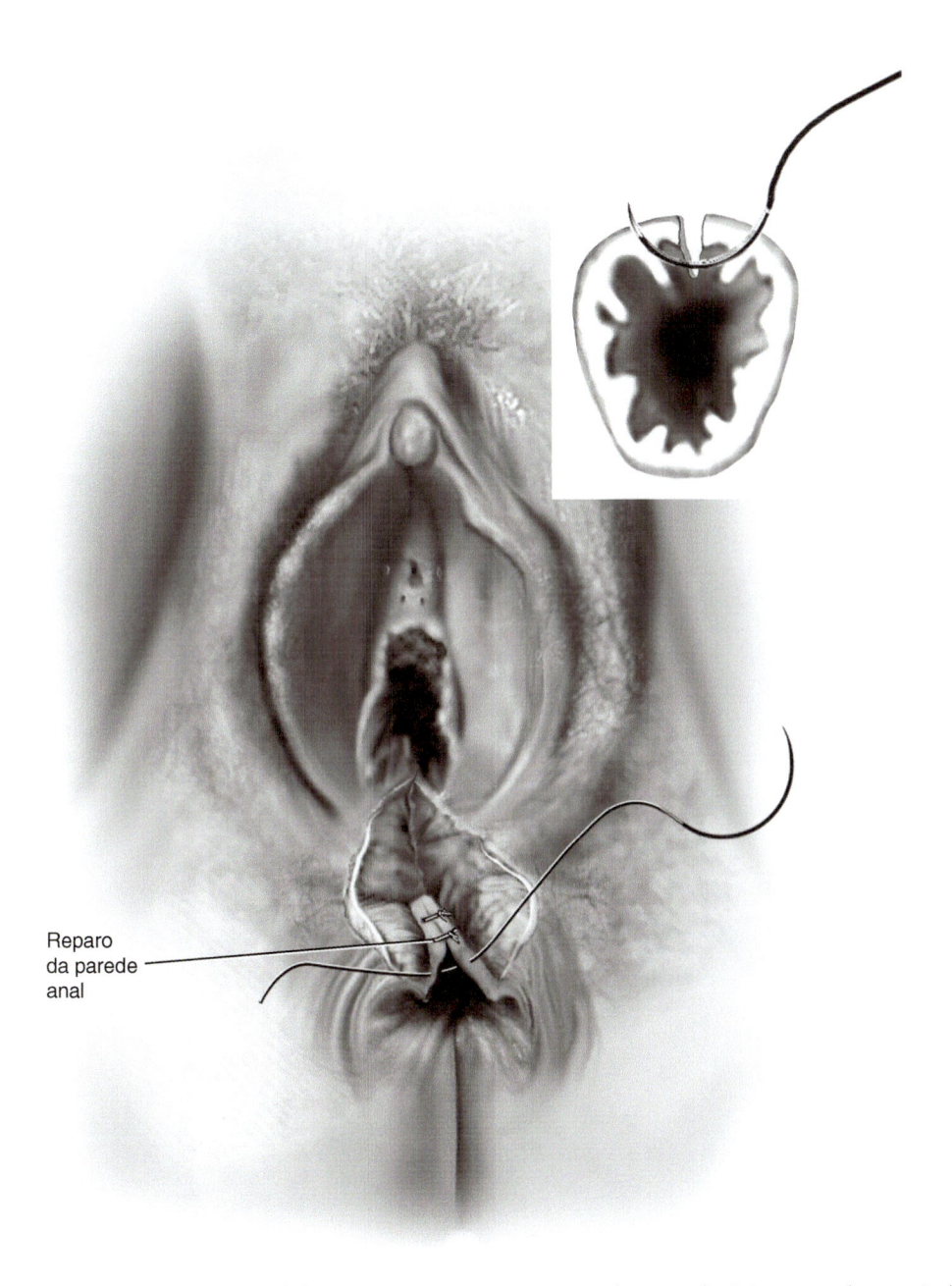

FIGURA 81-9 Após as margens superior e posterior da lesão estarem presas, pontos separados cromados 2-0 são passados através da espessura completa da parede anorretal, como ilustrado. A ferida é fechada sem tensão na linha de sutura.

Reparo da parede anal

Fechamento das camadas da fáscia e da pele

Fechamento do músculo do esfíncter anal sobre a parede anal reparada

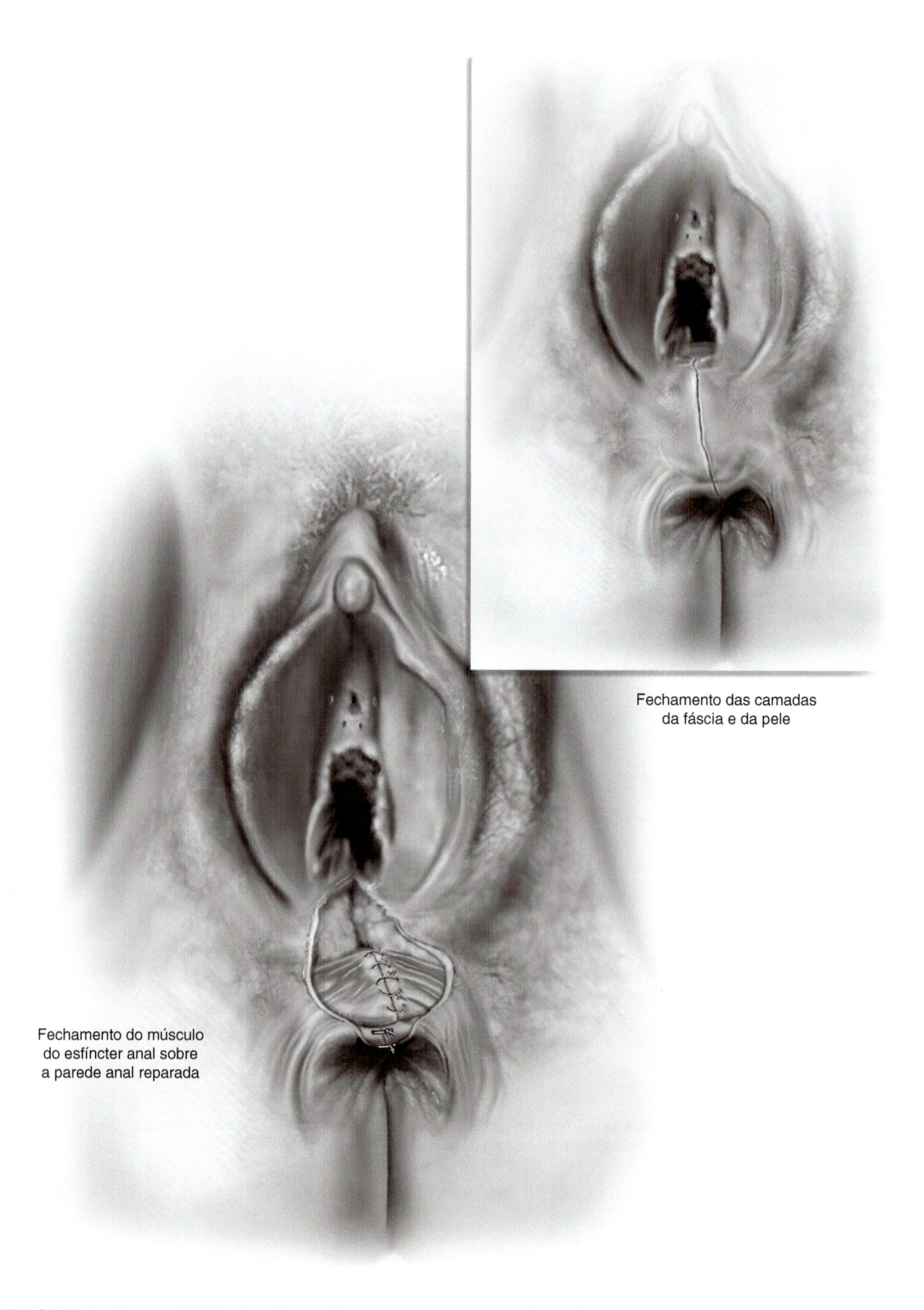

FIGURA 81-10 O esfíncter anal é fechado conforme o descrito na Figura 81-6. Apesar de um dedo enluvado não precisar ser colocado no ânus reparado até o término do reparo, é preferível que a linha de sutura do reparo esfincteriano não se sobreponha à linha de sutura do reparo anal.

PARTE 4

Outras Cirurgias Relacionadas à Ginecologia

SEÇÃO 13

Procedimentos Cirúrgicos Realizados no Trato Urinário Baixo

82 Anatomia da Uretra

83 Reparo Cirúrgico de Prolapso Uretral

84 Reparo de Fístula Uretrovaginal

85 Reparo de Divertículo Suburetral

86 Interposição do Retalho Adiposo de Martius e Reconstrução Uretral

87 Anatomia Cirúrgica da Bexiga e do Ureter Pélvico

88 Colocação do Cateter Suprapúbico

89 Reparo da Cistostomia Eletiva e Inadvertida
    Abertura e Fechamento da Bexiga
    Reparo de Lacerações da Bexiga

90 Reparo Abdominal da Fístula Vesicovaginal e Vesicouterina
    Reparo Abdominal da Fístula Vesicovaginal
    Reparo da Fístula Vesicouterina

91 Reparo Vaginal da Fístula Vesicovaginal

92 Tratamento da Lesão Ureteral Durante Cirurgia Pélvica
Ureterostomia e Cateterização
Ureteroureterostomia
Ureteroneocistostomia
Ureteroneocistostomia com Extensão Vesical
Retalho de Boari-Ocherblad

93 Tratamento Cirúrgico das Anormalidades da Complacência do Detrusor
Avaliação dos Pacientes
Introdução Geral às Três Modalidades
Técnicas Cirúrgicas

CAPÍTULO 82

Anatomia da Uretra

Michael S. Baggish ■ *Mickey M. Karram*

A uretra feminina tem cerca de 4 cm de comprimento e, em média, 6 mm de diâmetro. O seu lúmen é discretamente curvo, pois sai de sua posição interna no espaço retropúbico, perfura a membrana do períneo e termina abrindo-se no vestíbulo diretamente acima da abertura vaginal. Em toda a sua extensão, a uretra posterior fica entranhada na parede vaginal anterior.

O epitélio da uretra continua externamente com o epitélio da vulva e internamente com o da bexiga. Consiste, principalmente, de epitélio escamoso estratificado que se torna transicional próximo à bexiga. O epitélio apoia-se sobre uma camada de tecido conjuntivo fibroelástico solto – a lâmina própria. A lâmina própria contém muitos feixes de fibroblastos e fibras de colágeno, bem como abundantes fibras elásticas orientadas longitudinal e circularmente em torno da uretra. Numerosas veias de paredes finas são outra característica presente. Acredita-se que esse rico suprimento vascular contribua para a resistência uretral. Cortes longitudinais da uretra abaixo da junção uretrovesical, a 6 a 9 mm (distal), mostram claramente a vascularização cavernosa que contribui com mais de 50% do volume de tecido que forma as paredes anterior e lateral da uretra (Fig. 82-1A a D).

Os músculos lisos da uretra são compostos principalmente de fibras musculares oblíquas e longitudinais com poucas fibras externas de orientação circular. Esse músculo liso, juntamente com o músculo detrusor na base da bexiga, forma o que se pode chamar mecanismo esfincteriano uretral intrínseco. O músculo orientado longitudinalmente provavelmente encurta e alarga o lúmen uretral durante a micção, ao passo que o músculo liso circular contribui para a resistência uretral ao fluxo em repouso.

Historicamente, o músculo estriado chamado esfíncter urogenital estriado foi dividido em três músculos: o esfíncter uretral, que é descrito como uma banda estriada de músculo em torno dos dois terços proximais da uretra, e os esfíncteres compressor da uretra e uretrovaginal, que consistem de duas bandas de músculo estriado semelhantes a uma fita, que formam um arco sobre a superfície ventral do terço distal da uretra. Em dissecções recentes que fizemos em múltiplos cadáveres femininos, com exame macroscópico e microscópio dessa área, não foi revelada musculatura estriada separada ou distinta da uretra. Nós não identificamos qualquer musculatura estriada na área periuretral que não fosse uma extensão do músculo levantador do ânus (Fig. 82-2A a G). Em uma série de 12 dissecções de cadáveres, pensou-se que o músculo levantador do ânus estendia-se sobre a superfície anterior da uretra. Então, não fomos capazes de identificar o esfíncter urogenital estriado previamente descrito e diferenciado. As Figuras 82-3 a 82-6 mostram cortes macroscópicos e microscópicos do músculo levantador sobre a uretra. Na realização dos cortes histológicos em todo o comprimento da uretra, também observamos que a maior parte da contribuição vascular da uretra se originava no bulbo do vestíbulo. A vascularização criou um efeito tipo guarda-chuva sobre as paredes anteriores e laterais da uretra (Figs. 82-1B e 82-7).

É uma crença já arraigada que o apoio da uretra – que, acredita-se, exerce uma função importante no mecanismo de continência – é feito pela ação interna dos ligamentos pubouretrais, diafragma urogenital e músculos do diafragma pélvico. Vários pesquisadores descreveram os assim chamados ligamentos pubouretrais como se estendendo da superfície inferior dos ossos púbicos à uretra. Mais recentemente, tornou-se aparente que a uretra não é suspensa pela região ventral pelas estruturas ligamentares, mas sim que a região proximal da uretra e a base da bexiga são suportadas pela vagina anterior à maneira de um estilingue, ligado bilateralmente aos músculos da parede pélvica lateral no arco tendíneo da fáscia da pelve, ou linha branca. Os tecidos descritos anteriormente como ligamentos pubouretrais são, na realidade, feitos da membrana perineal e das porções mais caudais do arco tendíneo da fáscia da pelve, que prendem a região distal da uretra abaixo do osso púbico (Fig. 82-8).

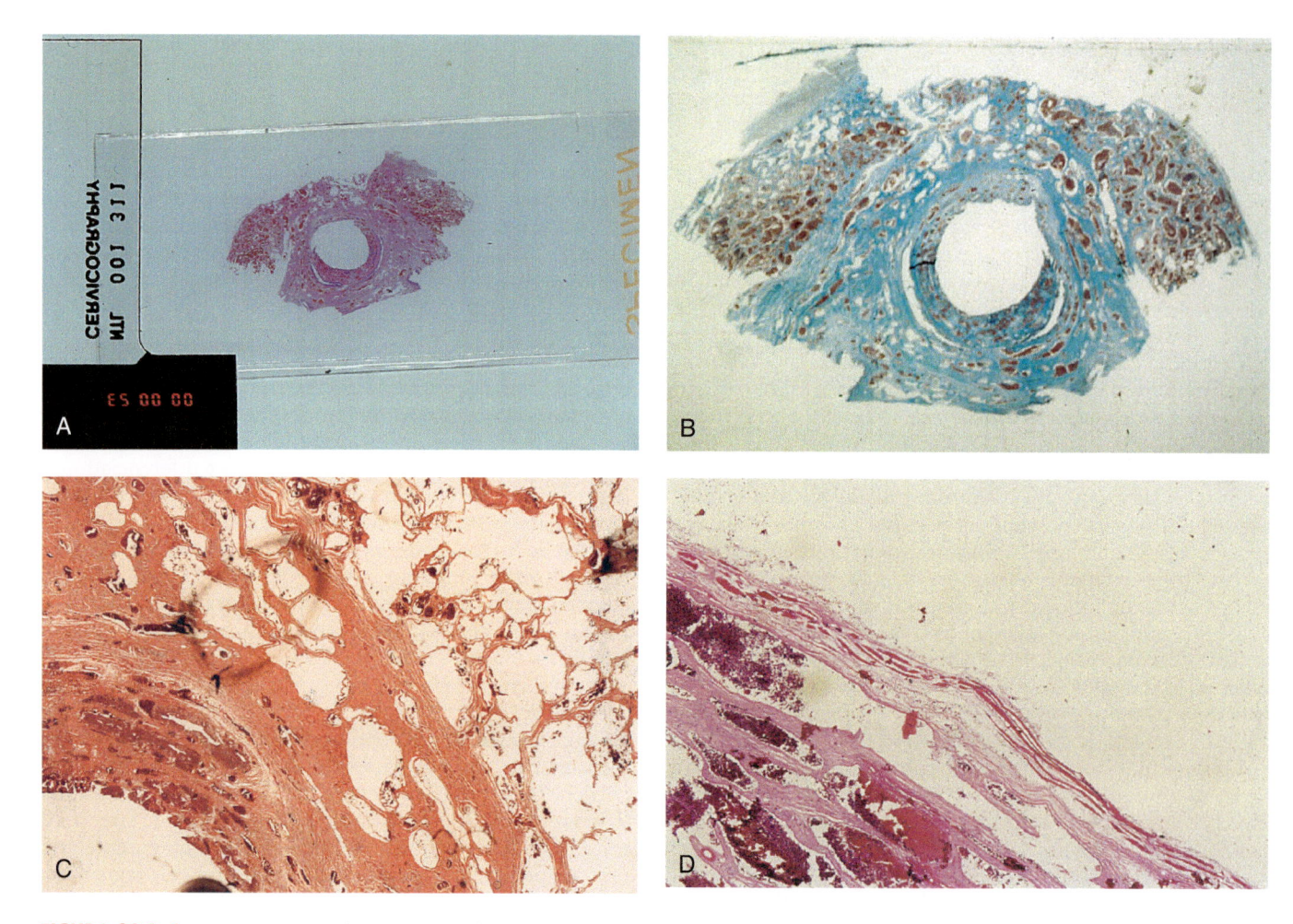

FIGURA 82-1 A. Esse corte mostra claramente o tecido cavernoso formando uma porção integral da parede uretral anterior, entre 11 horas e 1 hora (6-9 mm distal da junção uretrovesical) (H & E). **B.** Esse corte, feito 9 mm abaixo da junção uretrovesical, mostra o músculo liso da uretra bem como o guarda-chuva de tecido cavernoso (rosa), formando a maior parte da parede anterior e anterolateral da uretra. **C.** Visão magnificada da parede anterolateral da uretra. O tecido bulbocavernoso está muito próximo à uretra. **D.** Uma camada fina de músculo esquelético provavelmente derivada do músculo bulbocaverno recobre o tecido cavernoso (bulbo) da uretra.

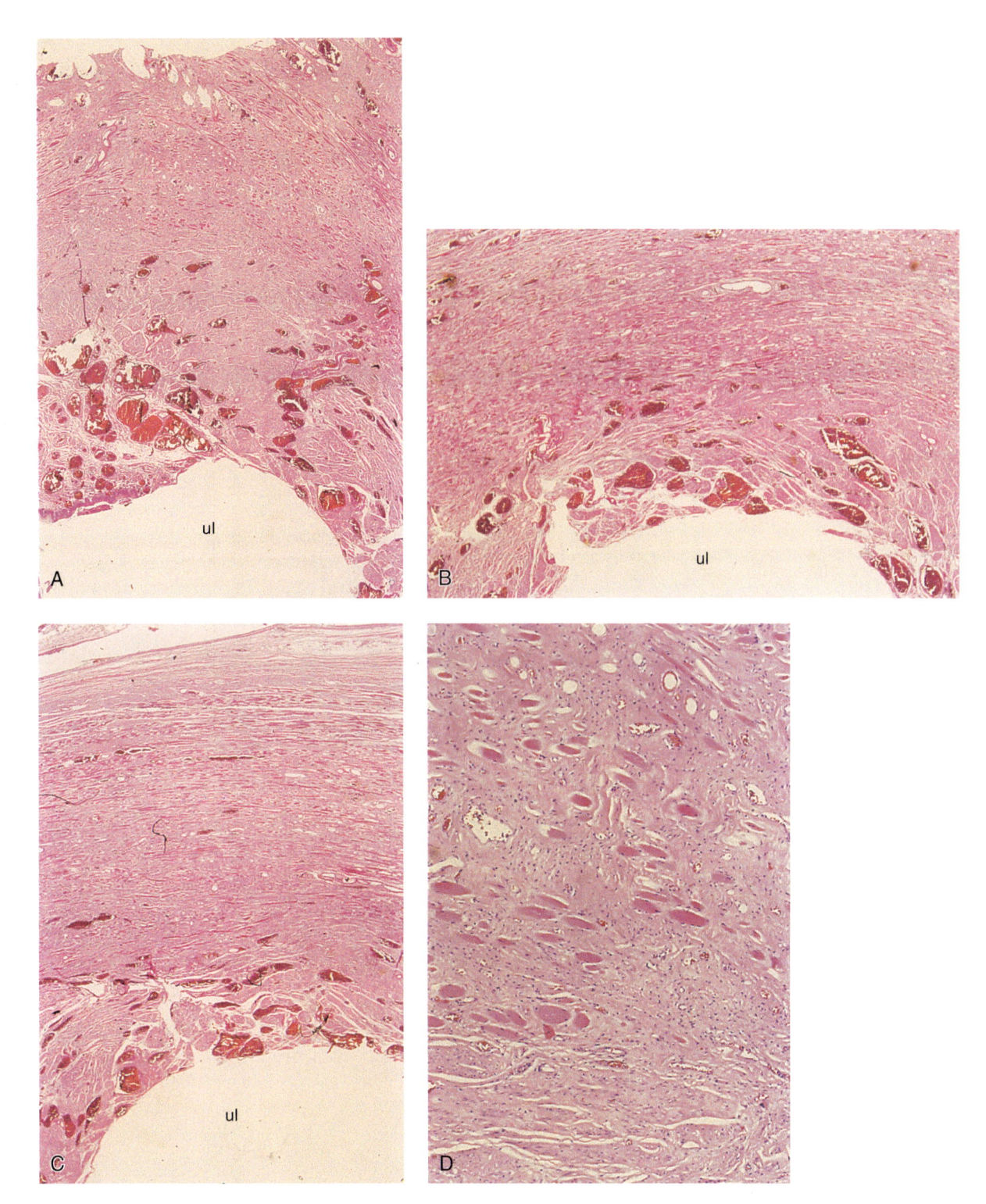

FIGURA 82-2 A. Esse corte da uretra anterior é obtido 15 mm abaixo da (distal à) junção uretrovesical. Anterior ao (acima do) lúmen (ul), com sua rica submucosa vascular, está a espessa parede anterior da uretra. O tecido rosado profundo (metade externa) é de músculo esquelético originado nos músculos levantadores do ânus. **B.** Esse corte é obtido no nível 6 ou 18 mm distal à junção uretrovesical. A parede anterior da uretra é o tecido róseo denso, e os três quartos superiores da parede consistem de músculo esquelético. **C.** Outra visão do nível 6 confirma as camadas do músculo esquelético formando o maior volume de massa da uretra anterior. **D.** Visão magnificada do músculo esquelético róseo profundo visto nas partes **B** e **C**.

(Continua)

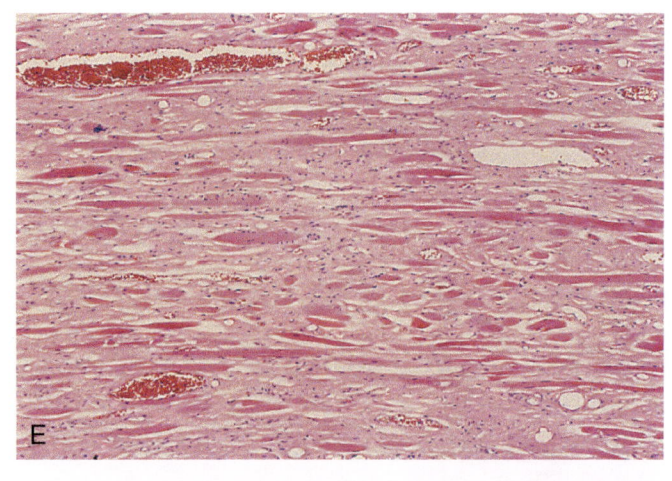

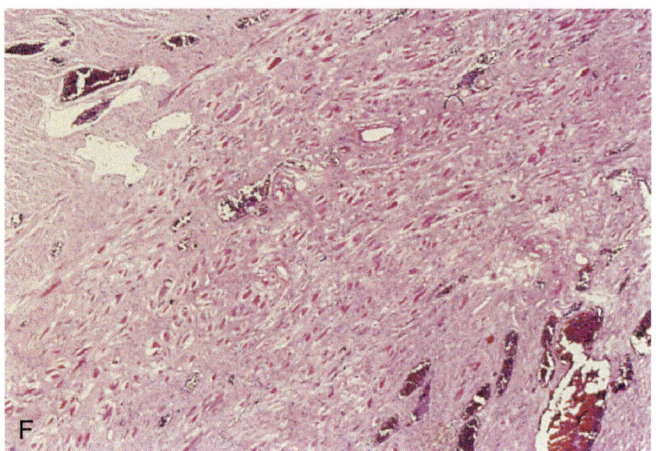

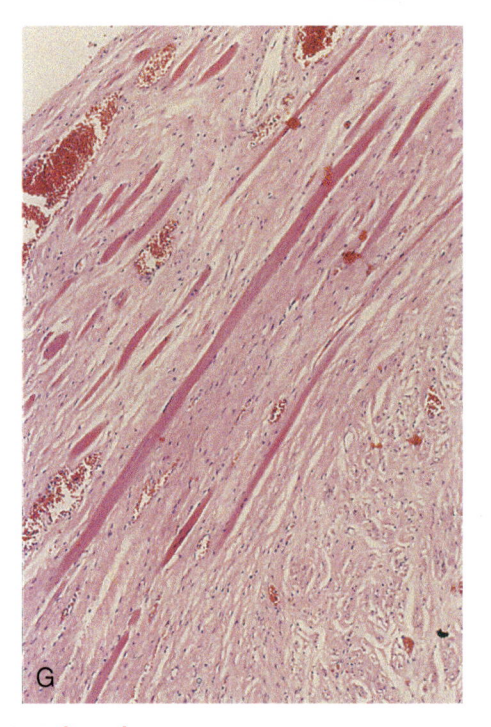

FIGURA 82-2 (Cont.) E. Visão magnificada do músculo esquelético da parede anterior da uretra (corte em nível diferente que na parte **D**). **F.** A parede anterolateral da uretra mostra igualmente uma massa de músculo esquelético (posição de 11 horas). **G.** Corte semelhante na parede lateral externa da uretra mostra o músculo esquelético de cor rosa escuro a 20 mm distal da junção uretrovesical. O músculo se origina do músculo levantador do ânus.

CAPÍTULO 82 Anatomia da Uretra

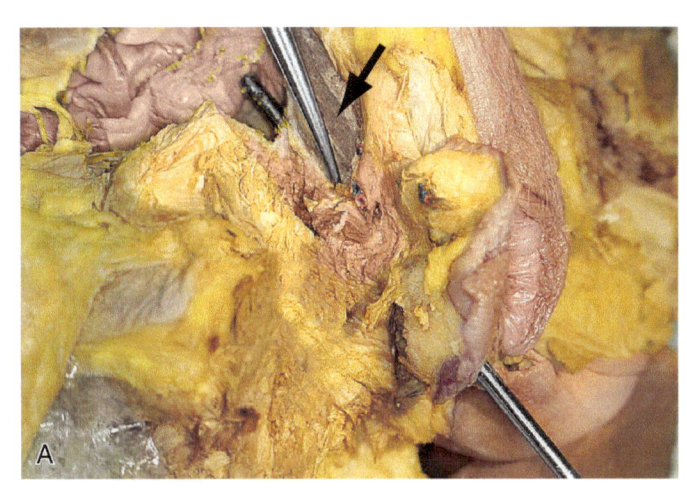

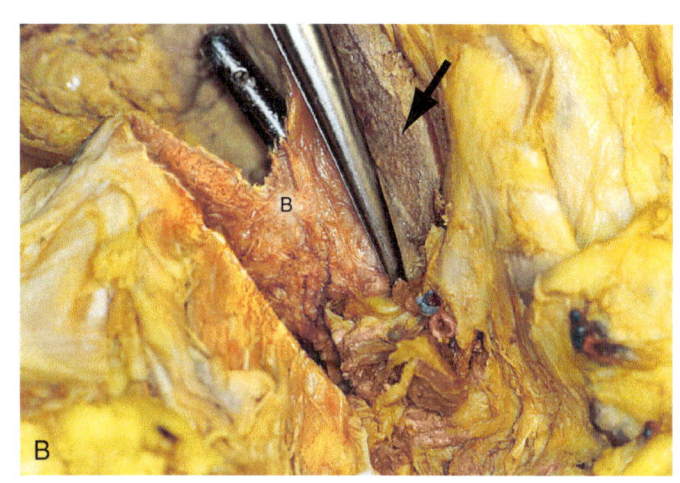

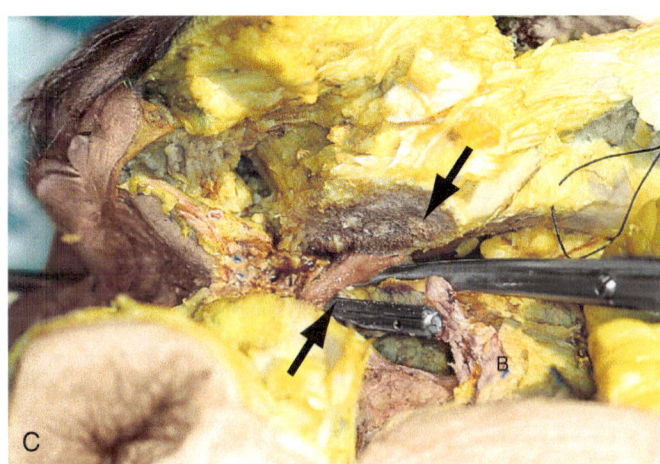

FIGURA 82-3 A. Uma cânula de metal é vista na bexiga aberta. A seta aponta para onde o osso púbico foi cortado. Uma massa de músculo esquelético insere-se na junção uretrovesical e se origina do levantador do ânus abaixo do ramo púbico (ponta da tesoura). **B.** A bexiga (*B*) foi aberta, com uma cânula transuretral vista saindo do lúmen da bexiga (*B*). A seta aponta o osso púbico serrado. A tesoura aponta para o músculo esquelético na junção uretrovesical. **C.** A seta de baixo aponta para a continuação do músculo levantador do ânus descendente por baixo do osso púbico, que está em continuidade com o levantador abaixo da linha branca. Ele entra na junção uretrovesical lateral e anteriormente.

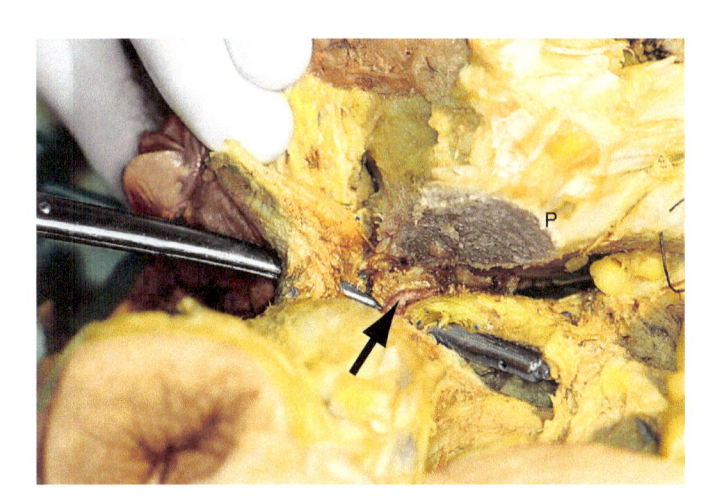

FIGURA 82-4 A seta aponta para as fibras subpúbicas do levantador na junção uretrovesical. A tesoura dissecou por baixo da crus clitoridiana e aponta para a massa muscular. A cânula de metal sai pela abertura (cortada) da base vesical. *P,* Margem de corte do osso púbico.

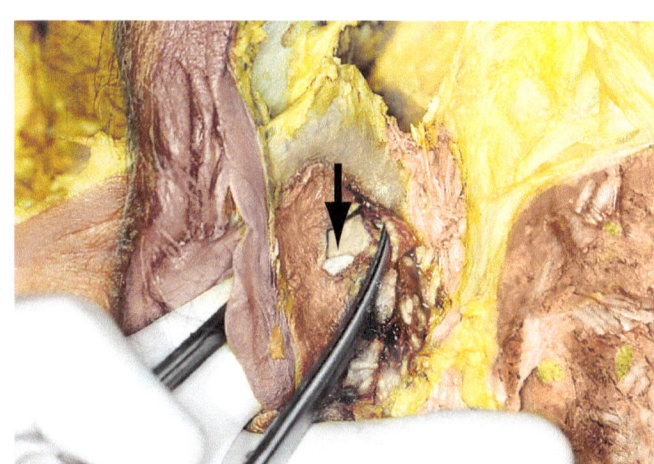

FIGURA 82-5 O dedo indicador direito do cirurgião está inserido na vagina pelo introito. A cânula de metal sobre o dedo enluvado foi inserida no meato externo da uretra. A tesoura aponta para o bulbo vestibular esquerdo. A seta aponta para a fina (porém íntegra) parede externa da uretra. A ponta do dedo com a luva branca pode ser vista por uma abertura na parede vaginal lateral.

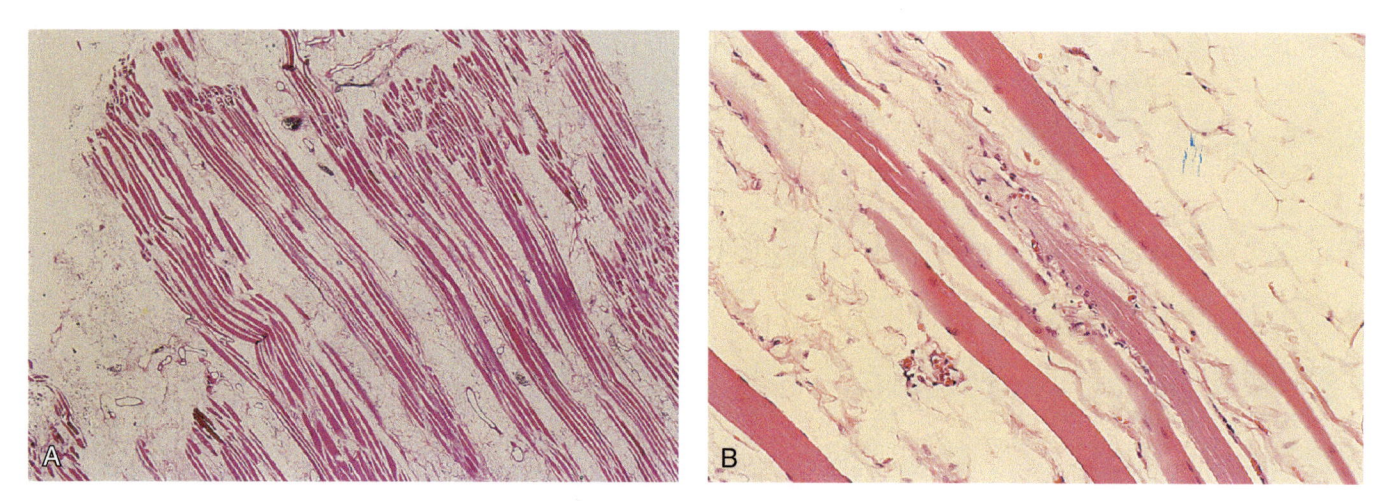

FIGURA 82-6 A. Amostra do feixe muscular descendente por detrás do ramo púbico para inserir-se na parede lateral e anterior da uretra, na junção uretrovesical. O músculo é claramente esquelético. **B.** Visão magnificada do músculo esquelético com estrias transversais.

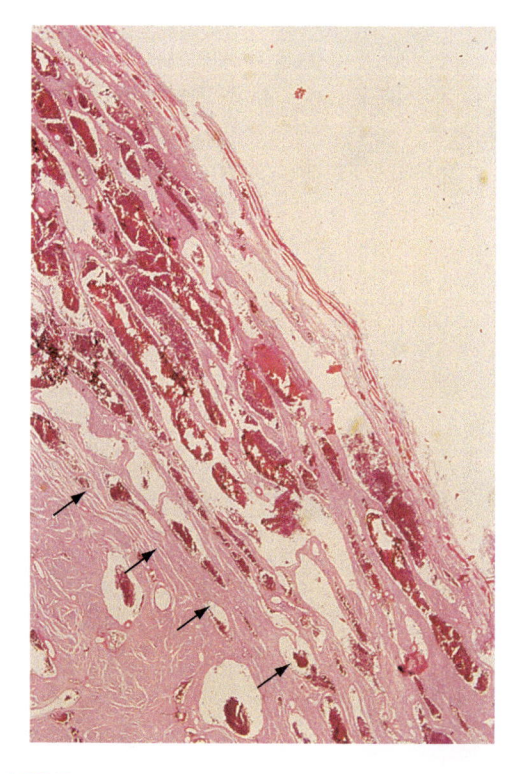

FIGURA 82-7 Essa visão magnificada mostra a relação do tecido bulbocavernoso anterolateral à vascularização acima da mucosa uretral. As setas indicam o limite entre o tecido cavernoso e o músculo liso da parede uretral.

CAPÍTULO 82 Anatomia da Uretra   999

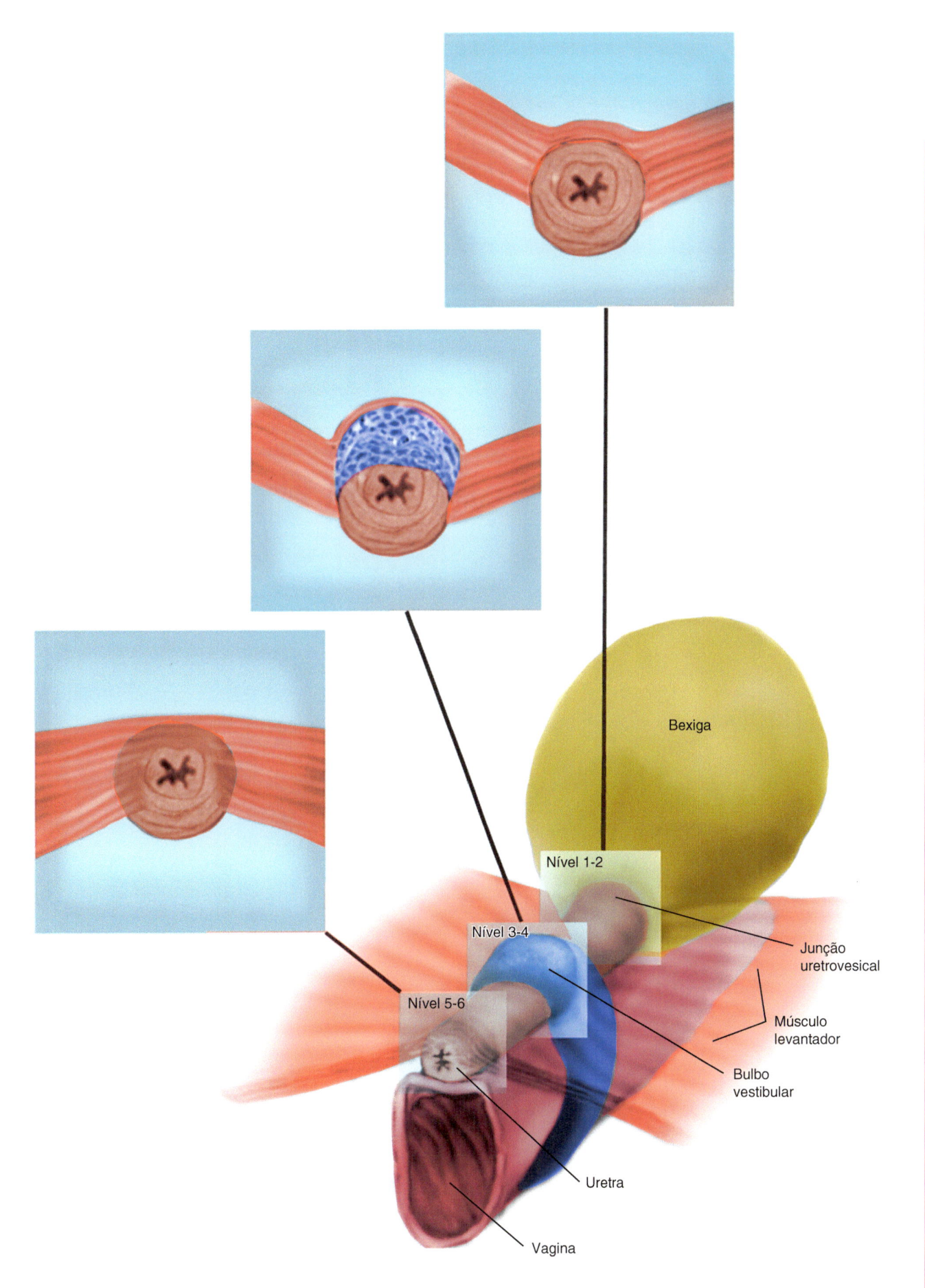

FIGURA 82-8 Visão esquemática da relação do músculo cavernoso e esquelético com base numa série de cortes histológicos da uretra proximal à distal. O músculo esquelético se origina nos músculos levantadores do ânus de cada lado da pelve e desce por detrás dos ramos púbicos. O tecido cavernoso se origina principalmente do bulbo do vestíbulo, mas também da haste do clitóris e da crura (no ponto de fusão com o corpo do clitóris).

CAPÍTULO 83

Reparo Cirúrgico de Prolapso Uretral

John B. Gebhart

O prolapso da mucosa edemaciada da uretra pode ser de tal magnitude que exija excisão cirúrgica (Figs. 83-1 e 83-2). É importante diferenciar prolapso uretral de carúncula uretral. O primeiro tem a forma de circunferência, é menos comum e de tratamento cirúrgico, ao passo que o segundo é muito mais comum, geralmente requer apenas tratamento com estrogênio tópico e normalmente é isolado no meato posterior da uretra.

O procedimento começa por identificar-se o lúmen uretral (Fig. 83-3). A colocação de um cateter transuretral é uma opção; entretanto, pode ser difícil trabalhar em torno dele. A excisão começa na posição de 12 horas. Uma sutura de ancoragem é feita para tracionar o tecido. Trabalhando-se em sentido anti-horário, corta-se a mucosa redundante com tesoura ou se faz a excisão com um cautério de ponta de agulha (Fig. 83-4). Durante a excisão, cada sutura de ancoragem (geralmente 3-0 cromada ou 4-0 Vicryl) é colocada à medida que a mucosa é liberada (Fig. 83-5). Esse tecido é normalmente edemaciado e friável. Se a mucosa não for presa com suturas de ancoragem à medida que o prolapso mucoso for excisado, pode haver retração na região superior da mucosa, tornando a reaproximação muito mais difícil. Um cateter transuretral pode ser deixado no local por 1 dia, se houver edema significativo.

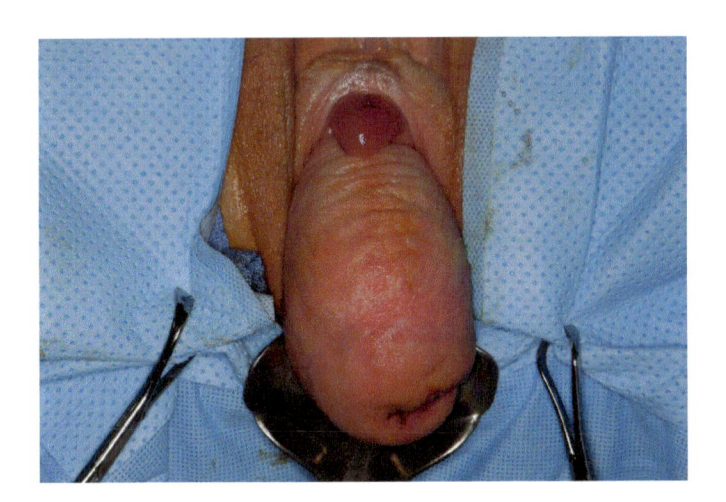

FIGURA 83-1 Prolapso uterovaginal completo com prolapso uretral.

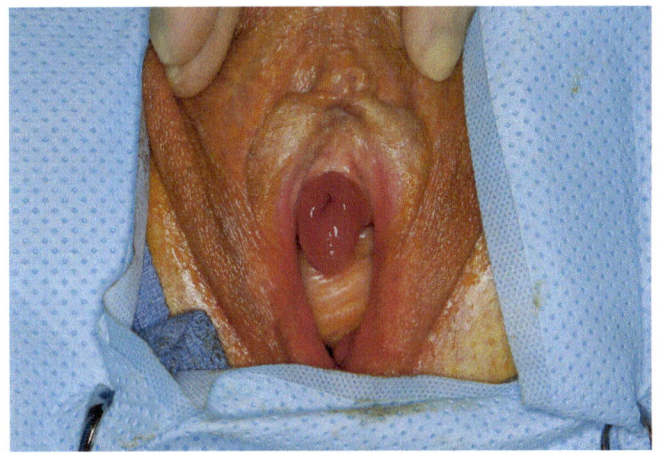

FIGURA 83-2 Visão de perto do prolapso uretral depois da redução do prolapso uterovaginal.

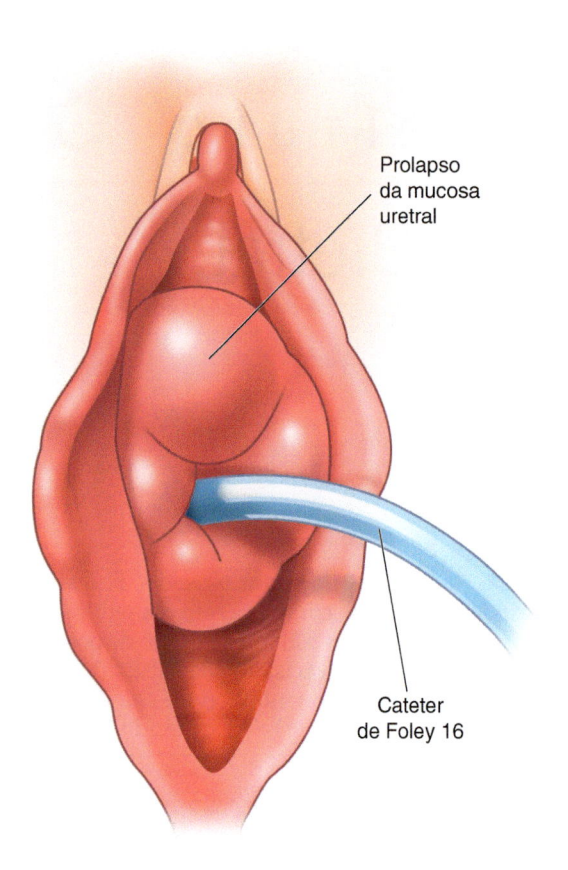

FIGURA 83-3 Prolapso uretral circunferencial com cateter transuretral colocado.

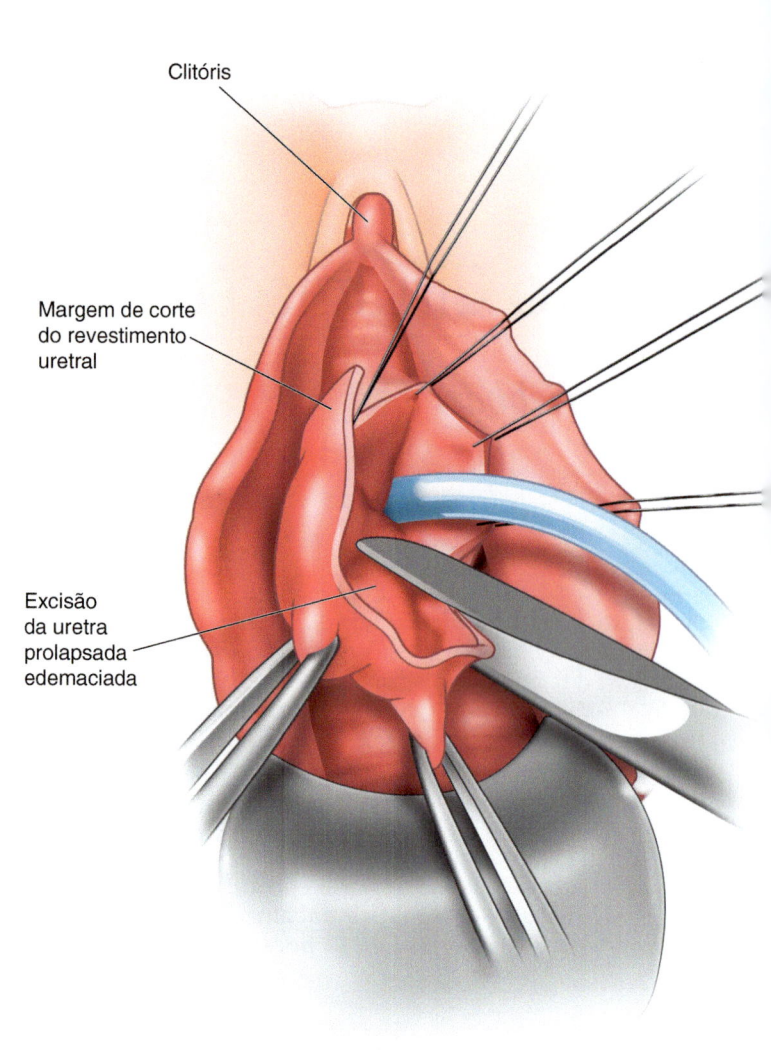

FIGURA 83-4 Suturas de ancoragem colocadas enquanto o prolapso uretral é seccionado.

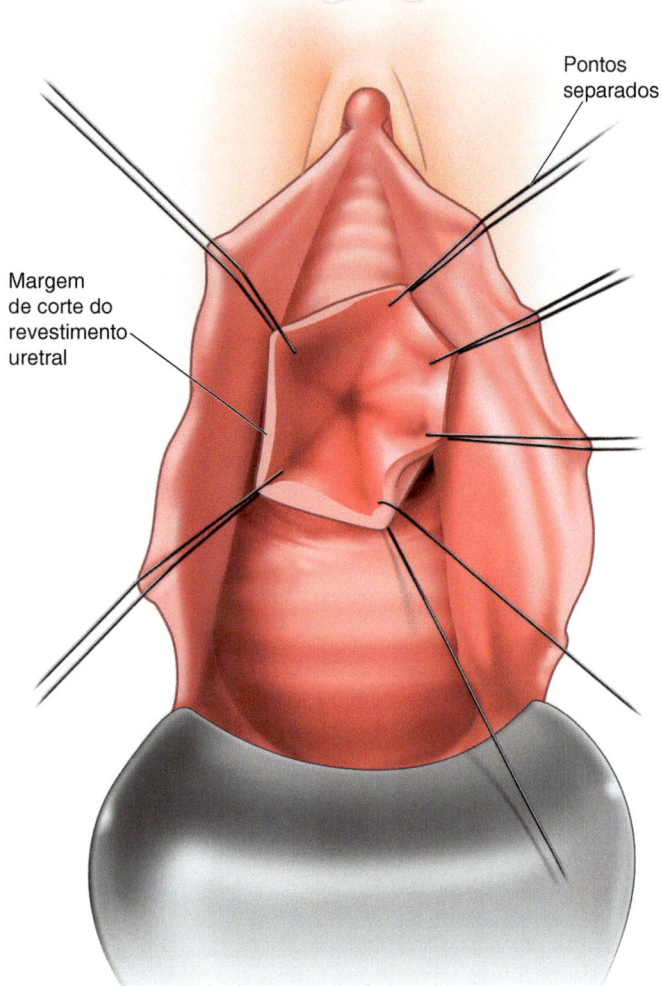

FIGURA 83-5 O prolapso uretral foi excisado e as suturas de ancoragem estão prontas para serem amarradas.

CAPÍTULO 84

Reparo de Fístula Uretrovaginal

Mickey M. Karram

A maioria das fístulas uretrovaginais resulta em incontinência urinária e requer reparo cirúrgico (Fig. 84-1). Raramente, a fístula uretrovaginal distal pode ser assintomática e não necessitar de correção cirúrgica. O reparo da fístula primária não irradiada pode ser bem-sucedido pelo fechamento da fístula em camadas e livre de tensão (Figs. 84-2 a 84-4). Se o tecido circunjacente parecer desvascularizado, for submetido à irradiação ou a fístula for recorrente, provavelmente, é melhor interpor um retalho adiposo labial entre a uretra e a vagina anterior (veja seção sobre "Transposição do Retalho Adiposo de Martius") (Fig. 84-5). Se a fístula se localizar na uretra proximal ou no colo vesical, e acreditar-se que o mecanismo de continência está comprometido, deve ser realizado um procedimento para a incontinência, mais comumente, um *sling* suburetral, durante o reparo da fístula.

Inicia-se o reparo da fístula com a colocação de um cateter transuretral de Foley. Injeta-se, então, uma solução hemostática diluída na parede vaginal anterior para facilitar a dissecção no plano apropriado e diminuir o sangramento. Faz-se uma incisão na linha média da parede vaginal anterior ou uma incisão em U invertido, estendendo-a de ambos os lados do defeito uretral (Fig. 84-2). As margens da vagina são apreendidas com pinças de Allis, e a parede vaginal é separada de modo cortante do tecido subjacente (Fig. 84-2C). Deve-se estender essa dissecção na direção lateral até o ramo púbico descendente e, posteriormente, até que a uretra possa ser mobilizada tanto quanto possível a fim de permitir um fechamento livre de tensão. Pode-se penetrar no espaço retropúbico através da vagina para facilitar a mobilização da uretra (Fig. 84-5). A seguir, aproximam-se as margens da parede uretral com pontos de fios finos, separados e de absorção tardia. Os pontos devem estar em posição extramucosa (Figs. 84-2E e 84-3). Inverte-se a linha inicial da sutura com uma segunda sutura que incorpora a fáscia pubocervical (Figs. 84-2E e 84-3). Fecha-se a incisão vaginal com pontos separados de absorção tardia com fio 3-0 (Fig. 84-2F). Deve-se deixar um cateter de Foley ou suprapúbico no local por 7 a 10 dias.

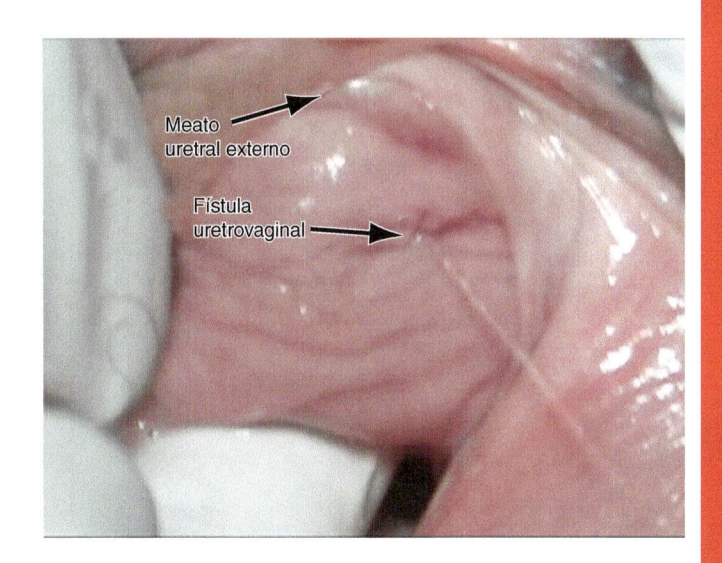

FIGURA 84-1 Fístula uretrovaginal. Observe que a fístula está na porção média da uretra e demonstra-se facilmente a incontinência urinária através do trajeto fistuloso.

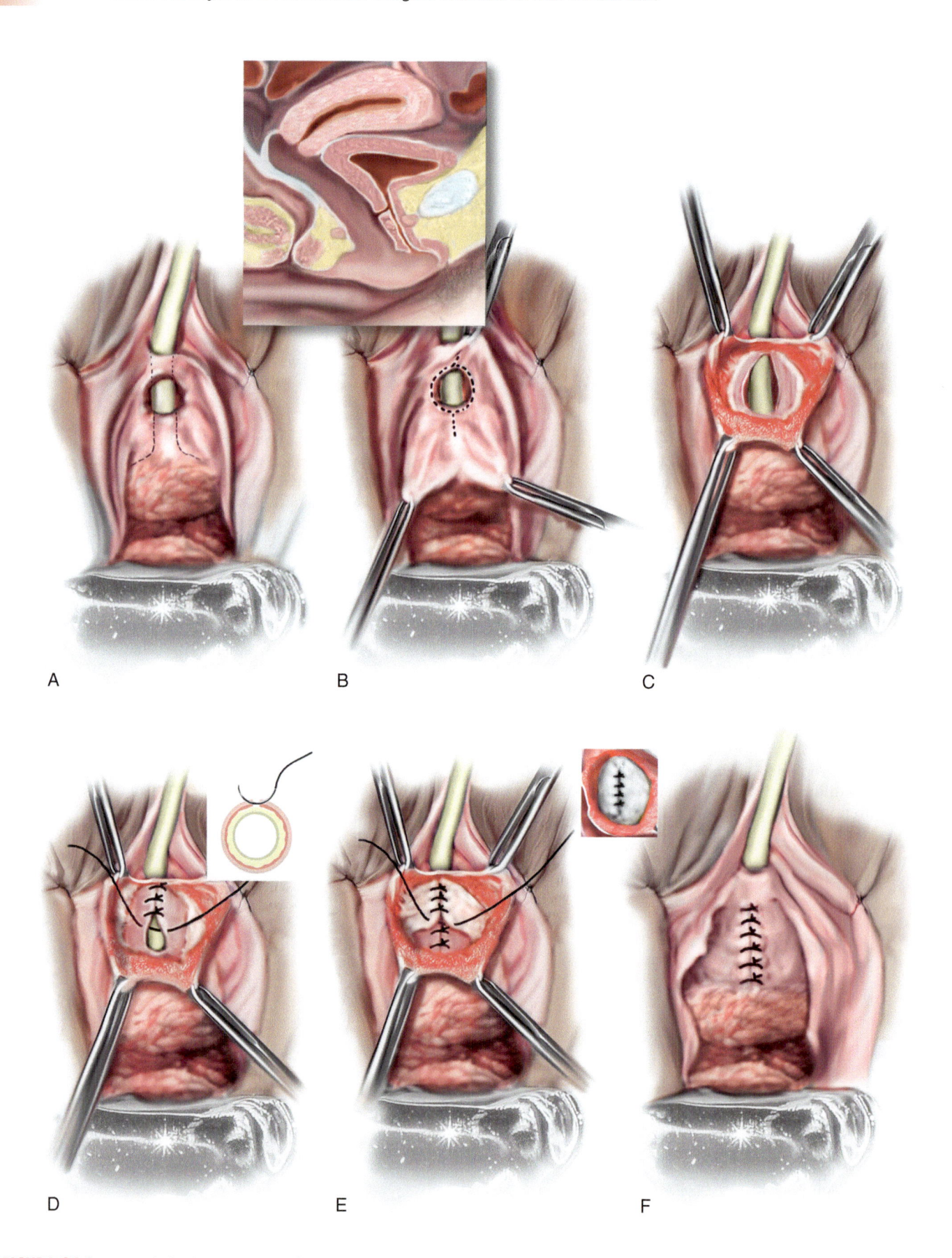

1004 PARTE 4 ■ SEÇÃO 13 ■ Procedimentos Cirúrgicos Realizados no Trato Urinário Baixo

FIGURA 84-2 Reparo da fístula uretrovaginal. **A.** Fístula uretrovaginal. **B.** Realiza-se a incisão na parede vaginal anterior, estendendo-a de ambos os lados do defeito uretral. **C.** A parede vaginal é separada da fáscia pubocervical subjacente. **D.** Realizam-se pontos separados de fios finos de absorção tardia, sem envolver a mucosa. **E.** Inverte-se a linha inicial da sutura com uma segunda sutura, incorporando a fáscia pubocervical. **F.** Fecha-se a incisão vaginal com pontos separados de absorção tardia com fio 2-0.

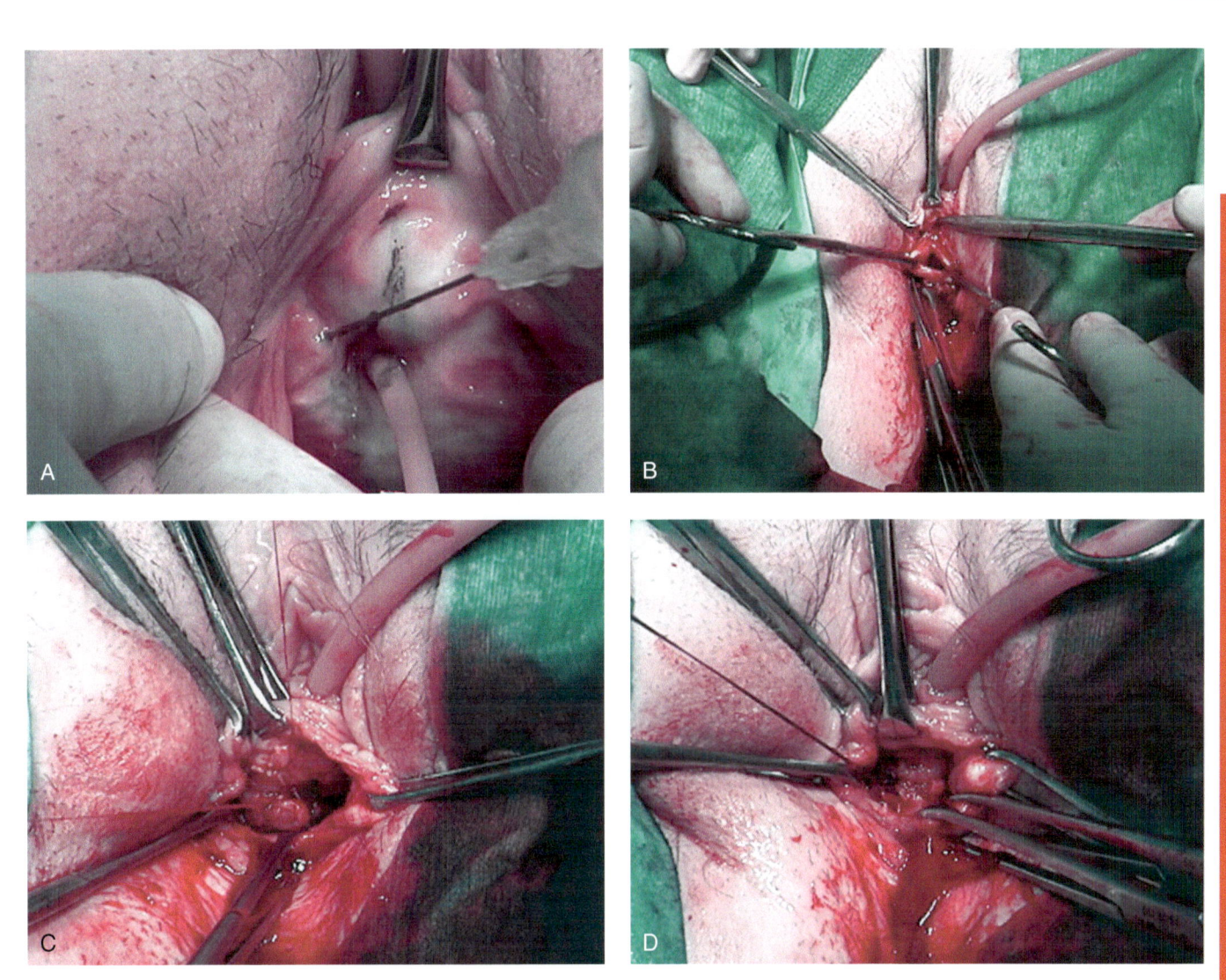

FIGURA 84-3 Fístula uretrovaginal no nível da uretra proximal. **A.** Insere-se um cateter de Foley pediátrico na fístula uretrovaginal e injeta-se solução hemostática para realizar uma hidrodissecção da parede vaginal anterior. **B.** Faz-se uma dissecção entre a parede vaginal anterior e a parede posterior da uretra, segurando-se as margens da fístula com pinças de Allis. **C.** Faz-se uma camada inicial de pontos de absorção tardia com fio 4-0, separados, aproximando as margens da mucosa uretral. **D.** Faz-se uma segunda camada de suturas de absorção tardia com fio 3-0, sobrepondo a parte muscular da parede da uretra sobre a camada inicial.

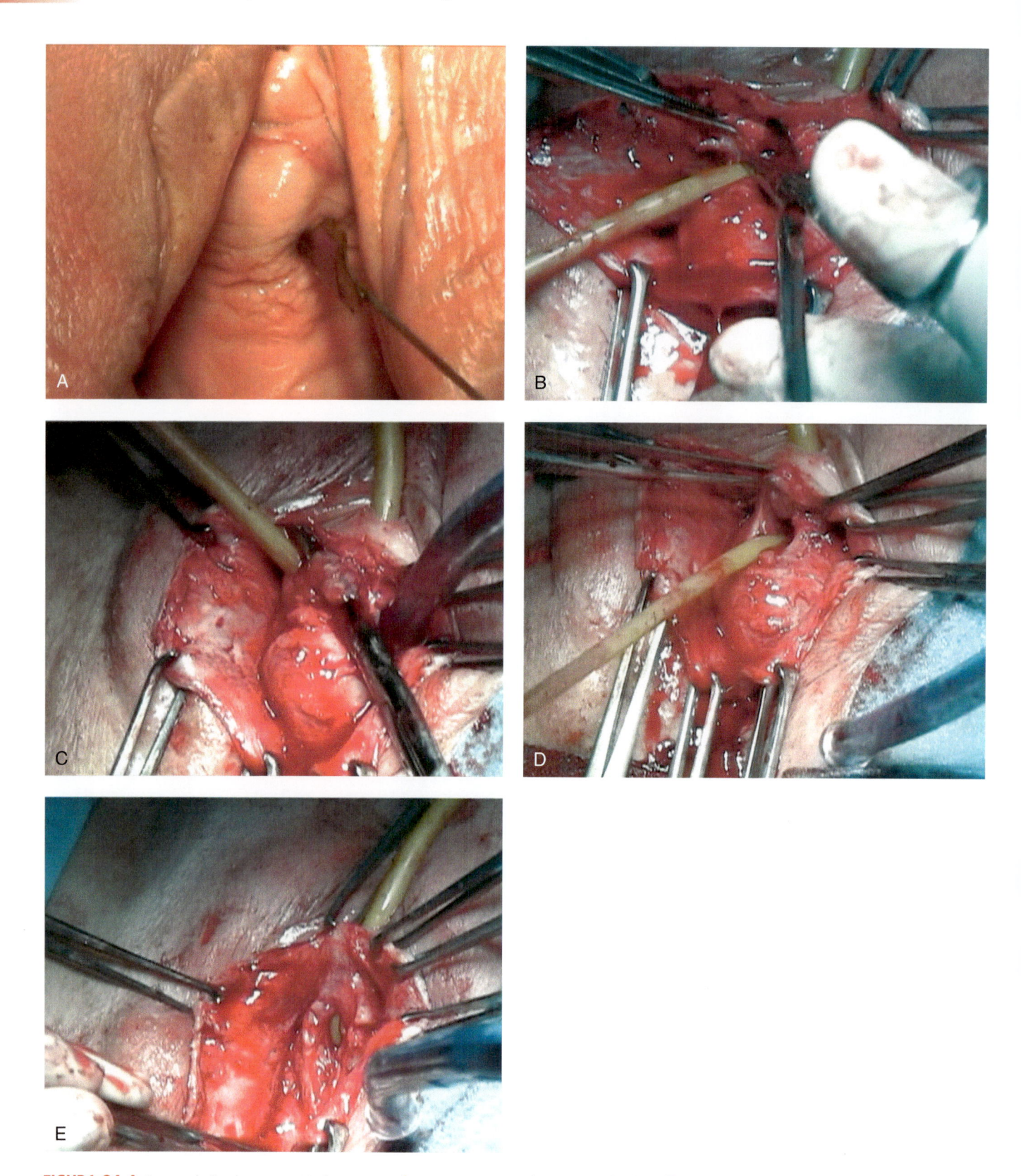

FIGURA 84-4 Reparo da fístula uretrovaginal recorrente. **A.** Insere-se uma sonda no trajeto fistuloso. **B.** Coloca-se um cateter de Foley no trajeto fistuloso para facilitar a dissecção. Observe que a fibrose em excesso está sendo excisada do trajeto fistuloso. **C.** Nota-se uma ponte de tecido desvascularizado, a qual será excisada. **D.** Vê-se o trajeto fistuloso após a excisão de todo o tecido cicatricial desvascularizado do reparo anterior. **E.** Observam-se as margens saudáveis do trajeto fistuloso, o qual será fechado em duas camadas, conforme mencionado previamente.

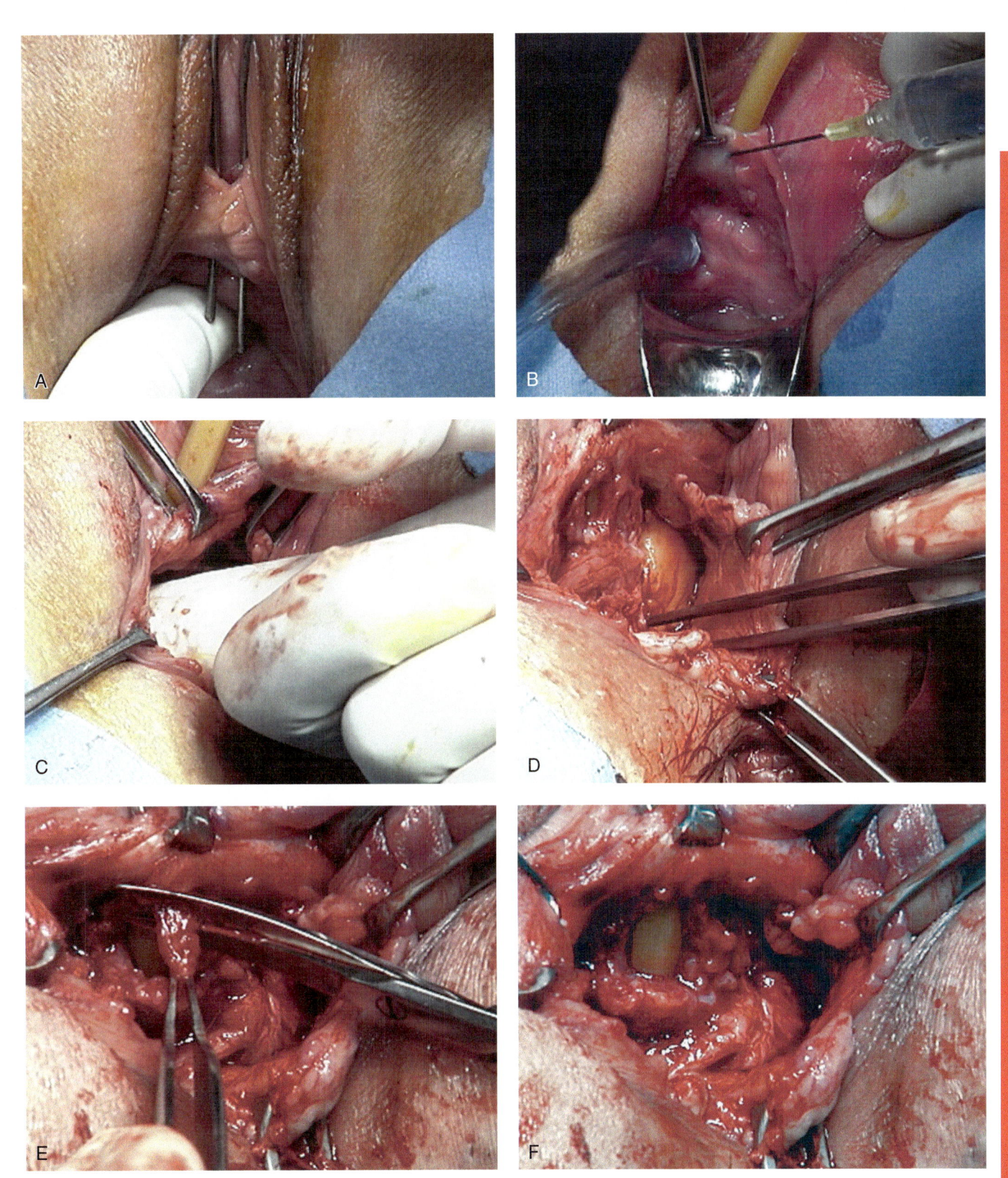

FIGURA 84-5 Múltiplas fístulas uretrovaginais recorrentes são observadas em uma mulher de 27 anos. **A.** Inserem-se sondas através de dois trajetos fistulosos. **B.** Injeta-se solução hemostática na parede vaginal anterior para realizar hidrodistensão. **C.** Realiza-se uma incisão em U invertido na parede vaginal anterior, estendendo-se a dissecção lateralmente para o ramo púbico inferior. Por ser um caso recorrente, a uretra deve ser completamente mobilizada, portanto, deve-se entrar no espaço retropúbico de cada lado da uretra. **D.** Entrou-se no espaço retropúbico pelo lado esquerdo. Observe a gordura retropúbica. **E.** A ponte de tecido cicatricial entre os trajetos fistulosos está sendo excisada. **F.** Excisou-se o tecido cicatricial e observa-se o defeito na uretra com as margens vascularizadas saudáveis do tecido uretral presente.

(Continua)

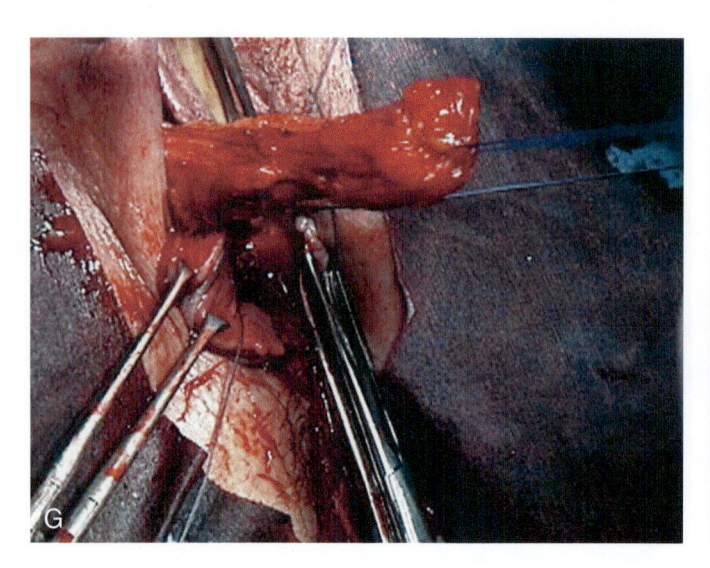

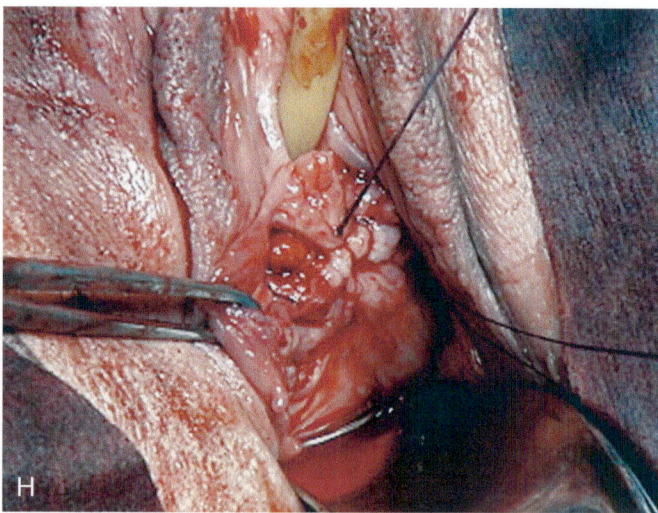

FIGURA 84-5 (Cont.) G. Fecha-se o trajeto fistuloso em duas camadas, conforme mencionado previamente. Por ser um caso recorrente, transpõe-se um retalho adiposo de Martius para ser colocado entre a uretra corrigida e a parede vaginal anterior. **H.** A parede vaginal anterior foi mobilizada e está sendo fechada com pontos de absorção tardia com fio 3-0, completando o reparo.

CAPÍTULO 85

Reparo de Divertículo Suburetral

Mickey M. Karram

De maneira prática, o divertículo suburetral é constituído por qualquer massa cheia de líquido ao longo das porções anteriores laterais da vagina, que apresente comunicação direta com a uretra. As pacientes com divertículo suburetral podem não ter sintomas ou se queixar de cistite recorrente crônica, dor, queimação ou frequência urinária, dispareunia, dificuldade miccional, gotejamento pós-miccional, incontinência urinária, hematúria macroscópica ou protrusão de uma massa vaginal. Deve-se considerar a cirurgia apenas quando o divertículo se tornar sintomático.

O cateter de Trattner com balão duplo (Fig. 85-1A e B) é especialmente projetado para auxiliar o diagnóstico de um divertículo, assim como a identificação e localização do mesmo durante a cirurgia. O cateter é composto de um balão proximal que infla dentro do colo vesical, ancorando o cateter, e de um balão distal que oclui o meato externo (Fig. 85-1B). O contraste preenche a uretra através de uma fenda entre os balões. Com este cateter, a uretra se torna um tubo fechado, no qual pode ser injetado contraste sob pressão moderada, permitindo a visualização radiológica do divertículo, mesmo com pequenos trajetos fistulosos. Isso foi denominado *uretrografia com pressão positiva* (Fig. 85-2).

O grau de dificuldade associado ao reparo do divertículo depende do seu tamanho e número (Fig. 85-3), da posição do óstio em relação ao colo vesical e ao trígono, e do grau de inflamação. Frequentemente, pode-se ver pus ou secreção no meato uretral (Fig. 85-4) ou na uretra (Fig. 85-5) quando se massageia a parede vaginal anterior. Divertículos grandes multiloculados ou em forma de sela na uretra proximal ou na região do colo vesical podem requerer dissecção extensa, estendendo-se até abaixo do trígono (Fig. 85-3). Nessas situações, a colocação pré-operatória de *stents* ureterais pode facilitar a identificação dos ureteres e reduzir o risco de lesão durante a dissecção. Alguns cirurgiões realizarão, de rotina, a colocação de um *sling* suburetral no momento do reparo do divertículo, se acreditarem que o mecanismo de incontinência ficará muito comprometido. Em situações assim, deve ser feita a transposição do retalho adiposo labial entre o divertículo corrigido e o *sling* suburetral (Cap. 86).

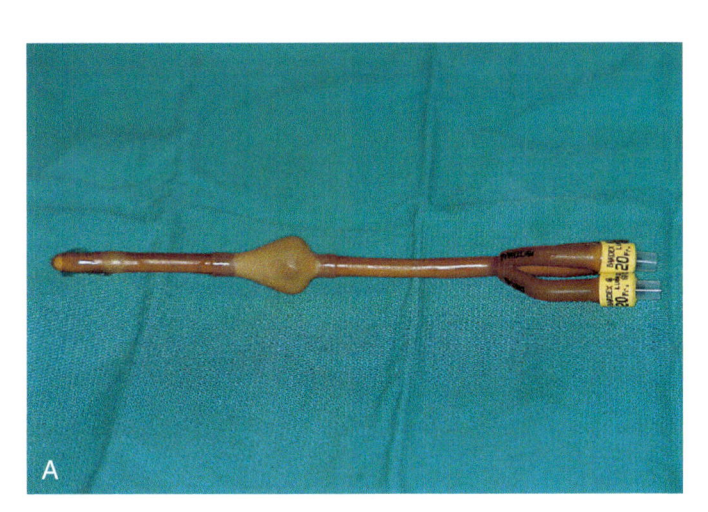

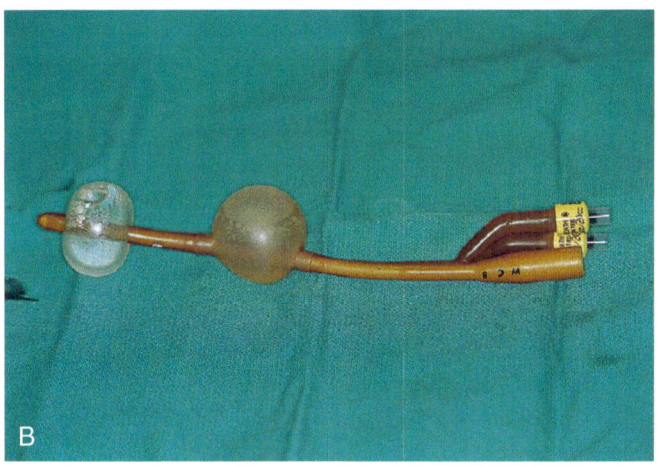

FIGURA 85-1 Cateter de Trattner de balão duplo. **A.** Note os balões proximal e distal desinflados. **B.** Inflar os balões proximal e distal torna a uretra um tubo fechado, no qual pode-se injetar contraste sob pressão moderada, permitindo a visualização radiológica do divertículo, mesmo com pequenos trajetos fistulosos.

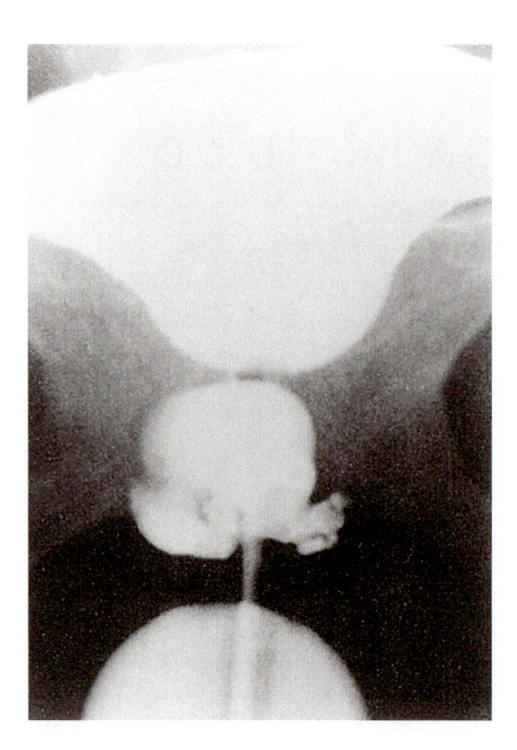

FIGURA 85-2 A. Uretrografia com pressão positiva mostrando um divertículo suburetral grande multiloculado. *(De Walters MD, Karram MM: In Urogynecology and Reconstructive Pelvic Surgery 2ª ed. St. Louis, CV Mosby, 1999, com permissão).*

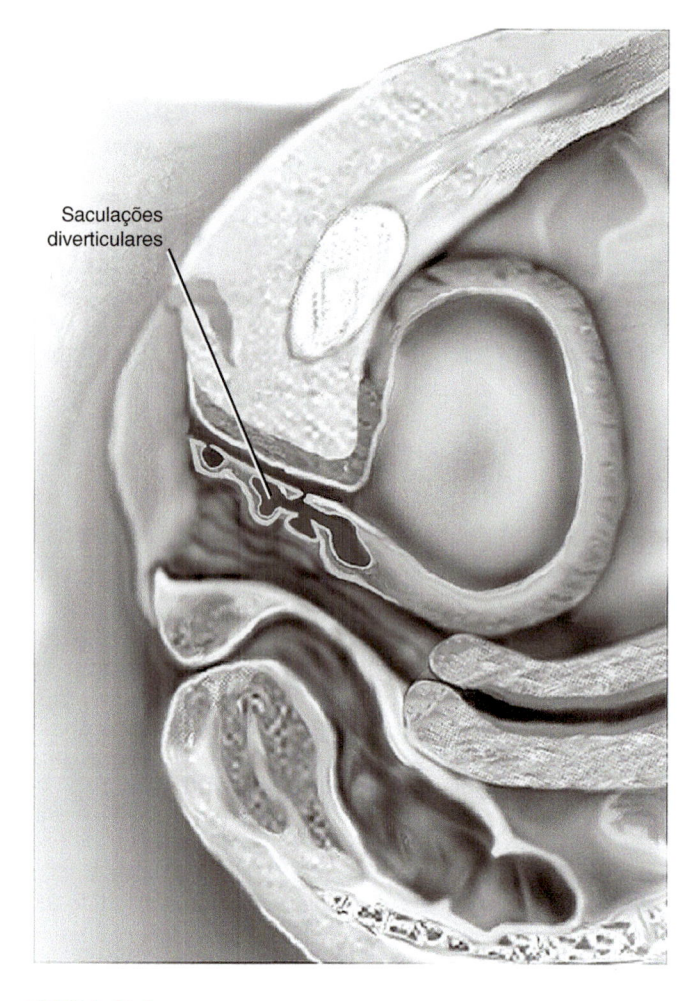

FIGURA 85-3 A variada complexidade potencial do divertículo uretral. Observar o pequeno divertículo distal, que se for sintomático, poderá ser tratado pelo procedimento de Spence, ao contrário de um divertículo multiloculado complexo.

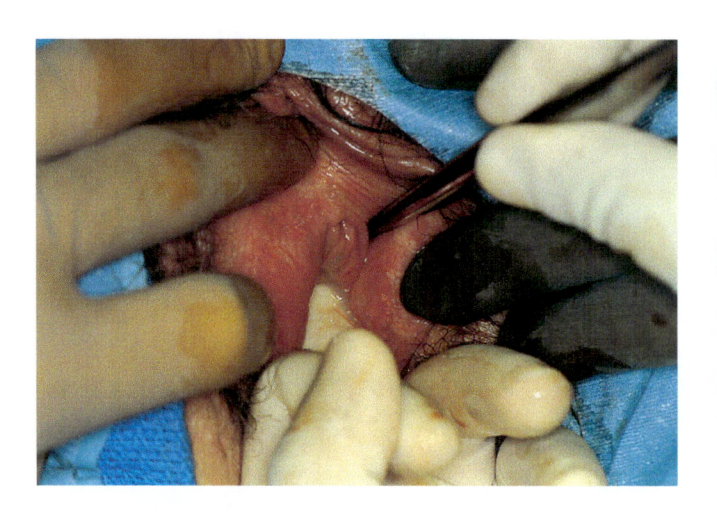

FIGURA 85-4 Massagem na parede vaginal anterior em uma paciente com divertículo infectado produz a saída de secreção do meato uretral.

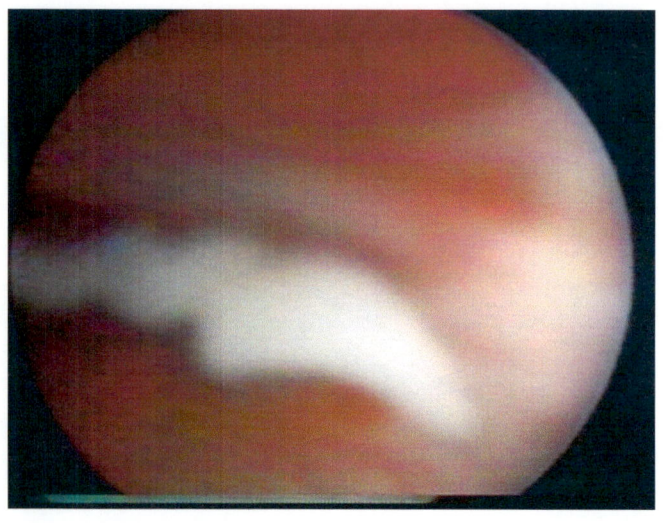

FIGURA 85-5 Visão uretroscópica da abertura diverticular. Note que se observa a saída de secreção tipo pus na abertura quando é realizada massagem da parede vaginal anterior.

Descreveram-se diversos métodos para correção cirúrgica do divertículo suburetral. As duas técnicas realizadas mais frequentemente são a diverticulectomia e a técnica de ablação parcial. Em ambas as técnicas, utiliza-se o fechamento tipo jaquetão (*vest-over-pants*) da fáscia periuretral para evitar a sobreposição de suturas e reduzir a incidência de fístula uretrovaginal (Figs. 85-6 a 85-8).

Segue-se uma descrição passo a passo das técnicas usadas no reparo do divertículo uretral:

1. Em geral, utiliza-se anestesia regional ou geral. Administram-se antibióticos profiláticos na ida para o centro cirúrgico. Realiza-se uma cistouretroscopia antes da cirurgia para localizar a abertura do divertículo na uretra e assegurar que não existem outros achados inesperados. Insere-se um cateter com balão duplo e inflam-se os balões proximal e distal. Injeta-se contraste ou azul de metileno no cateter para inflar a uretra e o divertículo. Prefiro manter o cateter no local até atingir a saculação, pois pode ser inflado periodicamente para auxiliar a identificação e a separação do divertículo da vagina. Utiliza-se a hidrodissecção da parede vaginal anterior para facilitar a dissecção num plano adequado.
2. Faz-se uma incisão em U invertido sobre o divertículo no epitélio vaginal, e dissecção cortante da parede vaginal, sem envolver a uretra e a fáscia periuretral.
3. Faz-se uma incisão longitudinal sobre o saco diverticular. Disseca-se e separa-se completamente o tecido fascial sobre e em torno do divertículo. Então, criam-se dois retalhos de fáscia para serem usados no fechamento do tipo jaquetão do divertículo.
4. Continua-se a dissecção em torno do saco diverticular até que o colo vesical seja visível. Se for possível isolar toda a saculação, excisa-se o divertículo da uretra. Se o saco diverticular não puder ser separado, é aberto longitudinalmente, e o divertículo explorado para observar a situação do tecido e a presença de outras aberturas diverticulares, saculações ou corpos estranhos (Figs. 85-5 e 85-6). Se a base do saco diverticular estiver firmemente aderida à uretra, utiliza-se uma técnica de ablação parcial para fechar a abertura da uretra (Fig. 86-6). Se for possível excisar totalmente o saco diverticular no seu colo, realiza-se uma diverticulectomia completa e fecha-se a abertura da uretra longitudinalmente sobre um cateter de Foley, com pontos separados finos de absorção tardia (Fig. 85-7).
5. A fáscia periuretral transformada em retalhos bilaterais é fechada sob forma de jaquetão (*vest-over-pants*) sobre a uretra. Este procedimento evita que as linhas de sutura se sobreponham ao reparo da uretra (Figs. 85-6 e 85-7).
6. O retalho do epitélio vaginal é reposicionado e fecha-se a incisão com pontos separados com fio 2-0 absorvível. Em geral, mantenho um tampão na vagina por 24 horas e a drenagem transuretral contínua por sonda de Foley por 7 a 10 dias. A Fig. 85-8 faz revisão de todo o procedimento com ilustrações. As Figs. 85-9 e 85-10 mostram dois casos nos quais se formou um cálculo no divertículo.

A técnica de ablação parcial é idêntica à da diverticulectomia, exceto por não haver esforço para enuclear o saco diverticular no seu colo ou na junção com a uretra. A base e o colo do divertículo são fechados lado a lado com pontos separados finos, sendo, então, feita uma segunda camada de suturas similares, a qual se sobrepõe parcialmente ao defeito uretral prévio. Em seguida, sutura-se a fáscia periuretral do modo jaquetão em ambas as técnicas (Fig. 85-8).

Pode-se usar o procedimento de Spencer para divertículos presentes na uretra distal (distal à área de pressão máxima de fechamento uretral). Isso é basicamente uma marsupialização distal, na qual uma lâmina da tesoura é colocada na uretra e a outra na vagina. A tesoura corta o assoalho do divertículo e o epitélio vaginal sobrejacente, incluindo a uretra posterior distal ao divertículo. Retalhos redundantes do divertículo e do epitélio vaginal são cortados e uma sutura contínua de absorção tardia une e combina as margens do revestimento remanescente do saco diverticular e do epitélio vaginal adjacente.

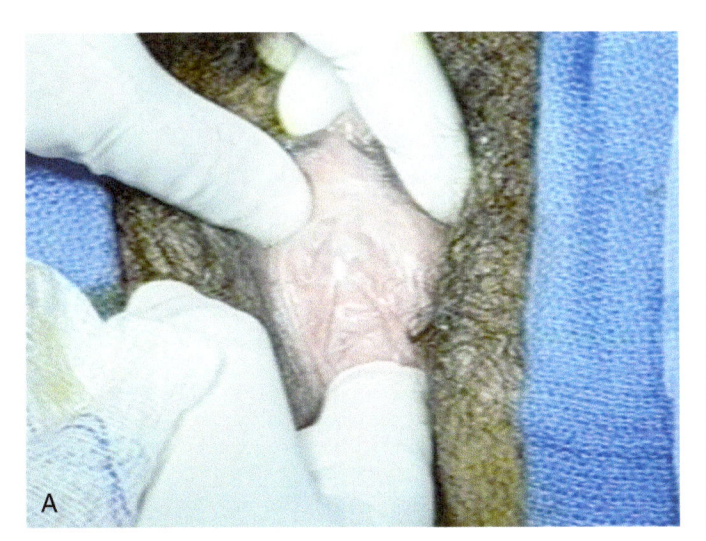

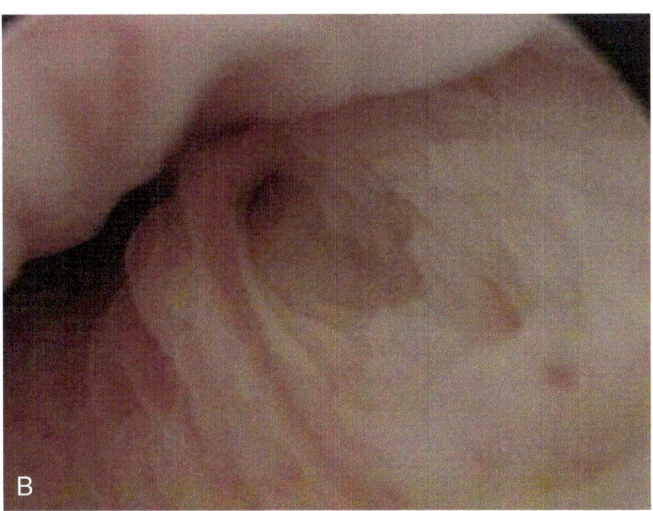

FIGURA 85-6 Divertículo uretral com pequeno orifício abrindo na uretra, para o qual o reparo cirúrgico preferido é a técnica de ablação parcial. **A.** Note que se observa facilmente a secreção no meato uretral externo quando é feita massagem na parede vaginal anterior. **B.** Note a abertura bem pequena do divertículo uretral na porção média da uretra quando visto pelo uretroscópio.

(Continua)

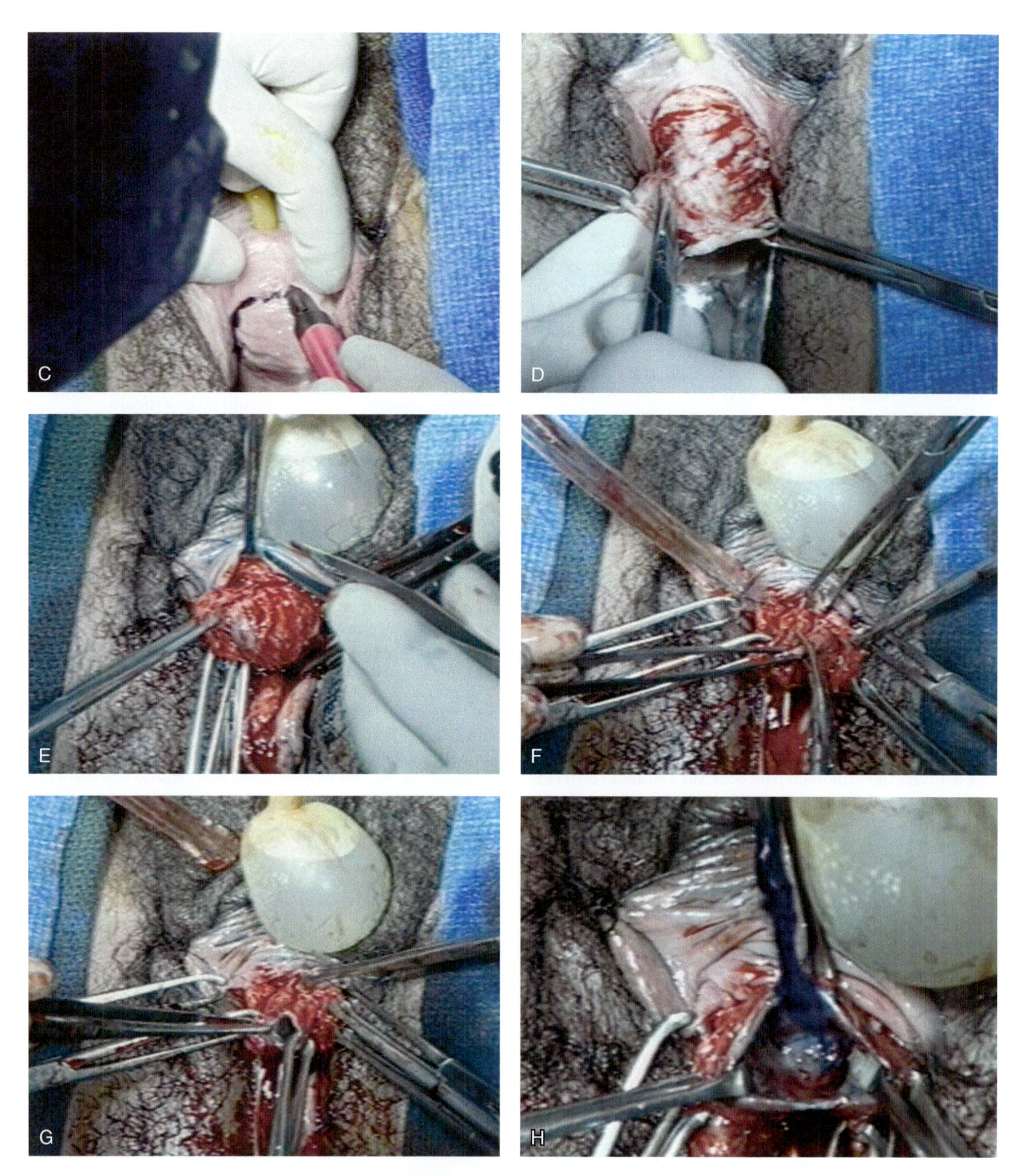

FIGURA 85-6 (Cont.) **C.** O grande divertículo está sendo demarcado com uma caneta apropriada. **D.** Faz-se uma incisão em U invertido na parede vaginal anterior, e uma dissecção cortante da vagina, sem envolver a fáscia subjacente. **E.** Estão sendo preparados retalhos periuretrais que facilitarão o fechamento do defeito uretral. **F.** O saco diverticular foi isolado e separado da fáscia periuretral, sendo penetrado. **G.** Abre-se o saco diverticular. **H.** Note toda a extensão do saco diverticular e uma pequena abertura diverticular para a uretra. Utiliza-se a uretrografia com pressão positiva para demonstrar o vazamento de contraste desse orifício. Devido ao pequeno tamanho da abertura na parede da uretra, o saco diverticular será excisado e realizada ablação parcial da abertura, seguida por um fechamento do tipo jaquetão da fáscia, a qual foi previamente mobilizada.

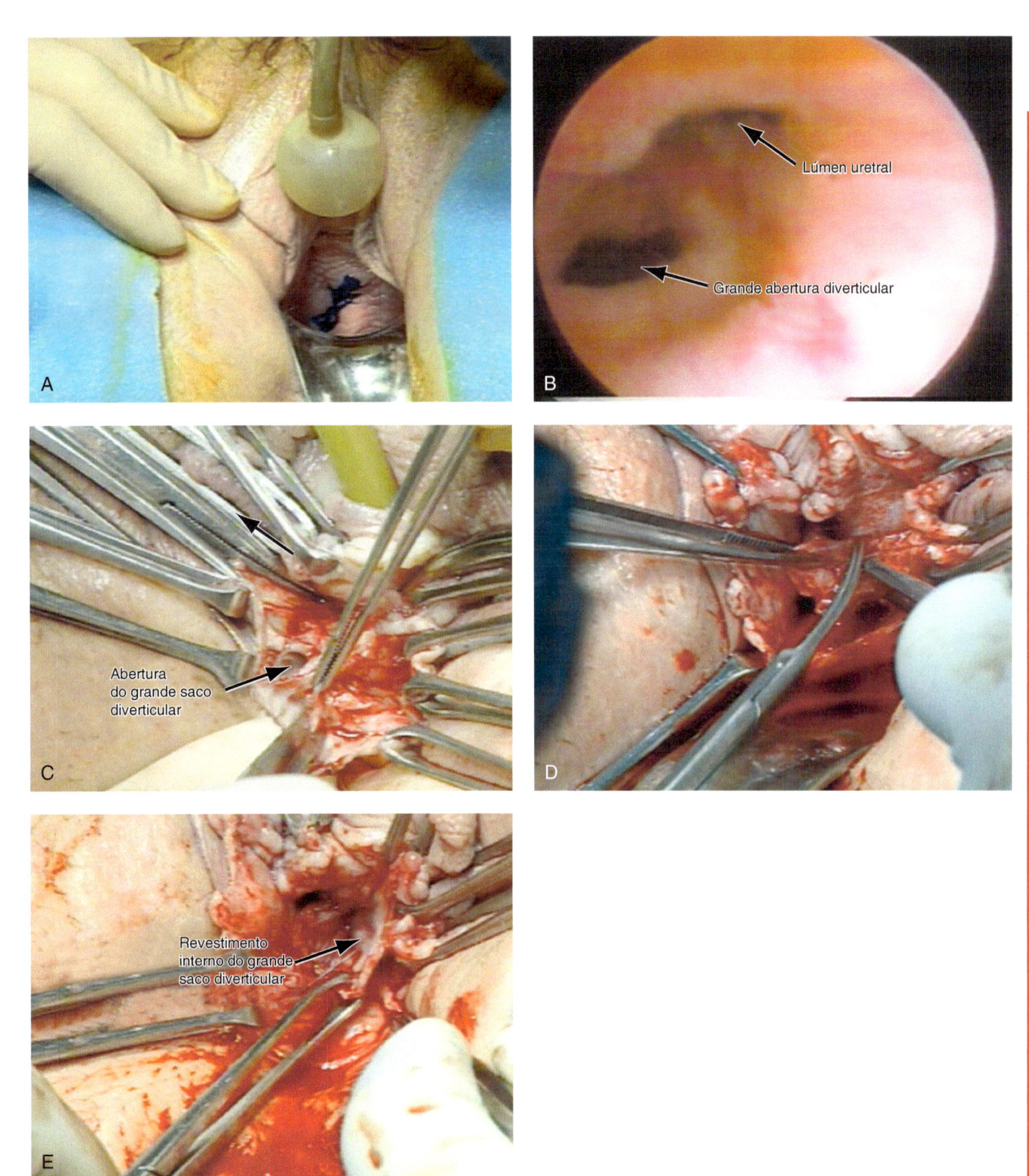

FIGURA 85-7 Grande divertículo na porção média da uretra. **A.** Com a uretrografia com pressão positiva, o divertículo se rompe espontaneamente para a parede vaginal anterior. **B.** O exame uretroscópico mostra uma grande abertura diverticular. **C.** Abre-se a parede vaginal anterior e observa-se a ruptura espontânea do saco diverticular. **D.** Separa-se o saco diverticular da parede vaginal anterior, sendo feita excisão até a abertura diverticular. **E.** Revestimento interno do saco diverticular. A excisão deste completará a diverticulectomia e a uretra será, então, fechada em camadas, seguida por um fechamento da fáscia periuretral do tipo jaquetão.

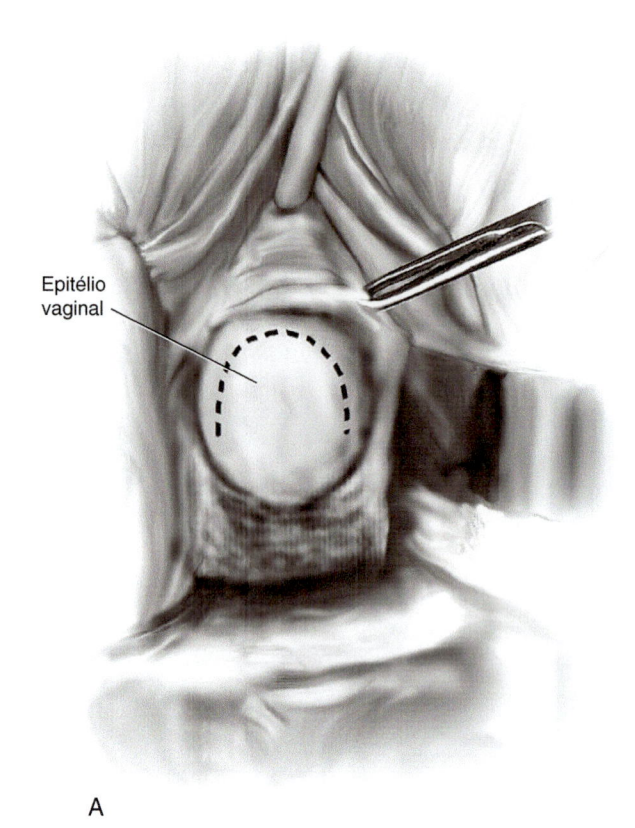

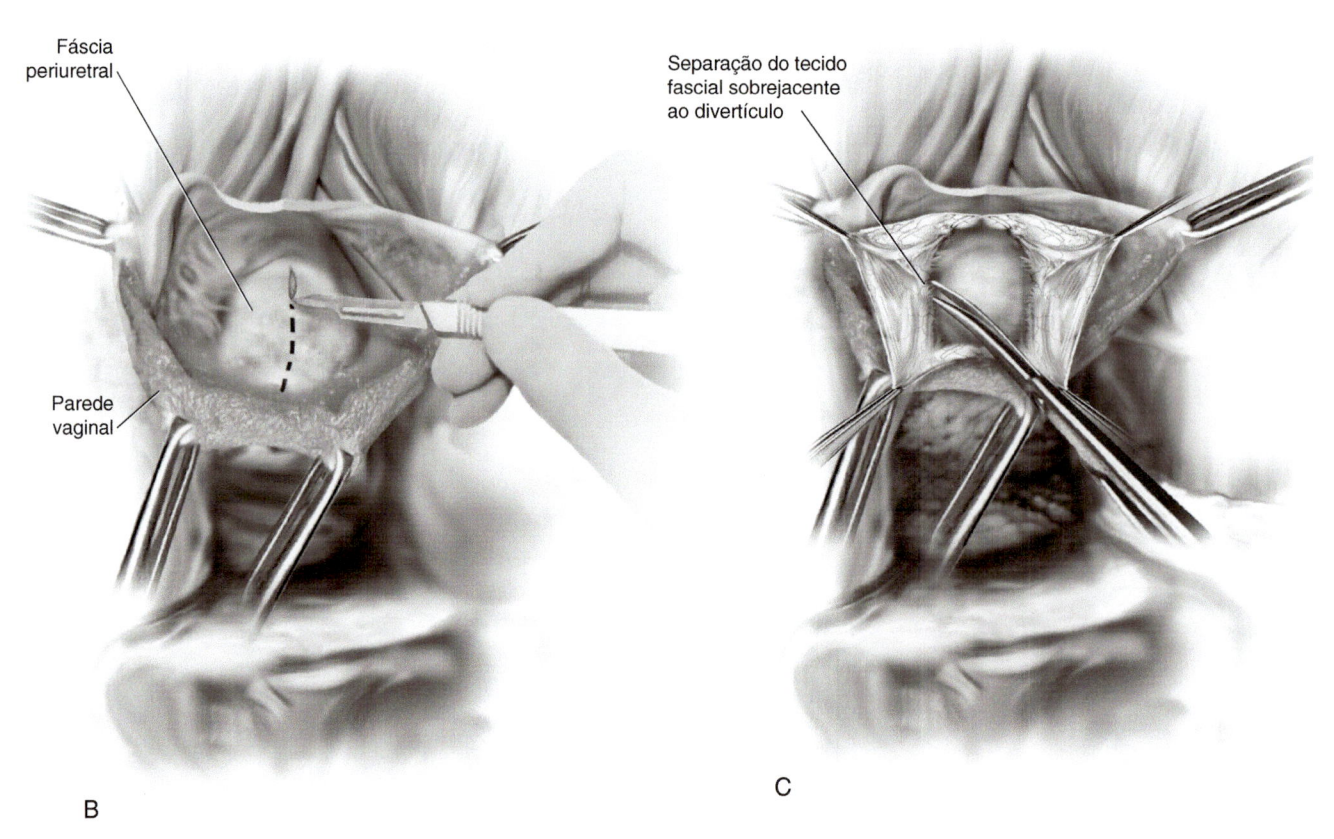

FIGURA 85-8 Técnica de diverticulectomia suburetral com fechamento do tipo jaquetão da fáscia periuretral. **A.** Incisão em U invertido na parede vaginal anterior. **B.** Separação completa da parede vaginal anterior em relação ao saco diverticular. Faz-se uma incisão longitudinal na parede do divertículo. **C.** Uma dissecção cortante cria dois retalhos de fáscia periuretral.

Penetração do saco diverticular

D

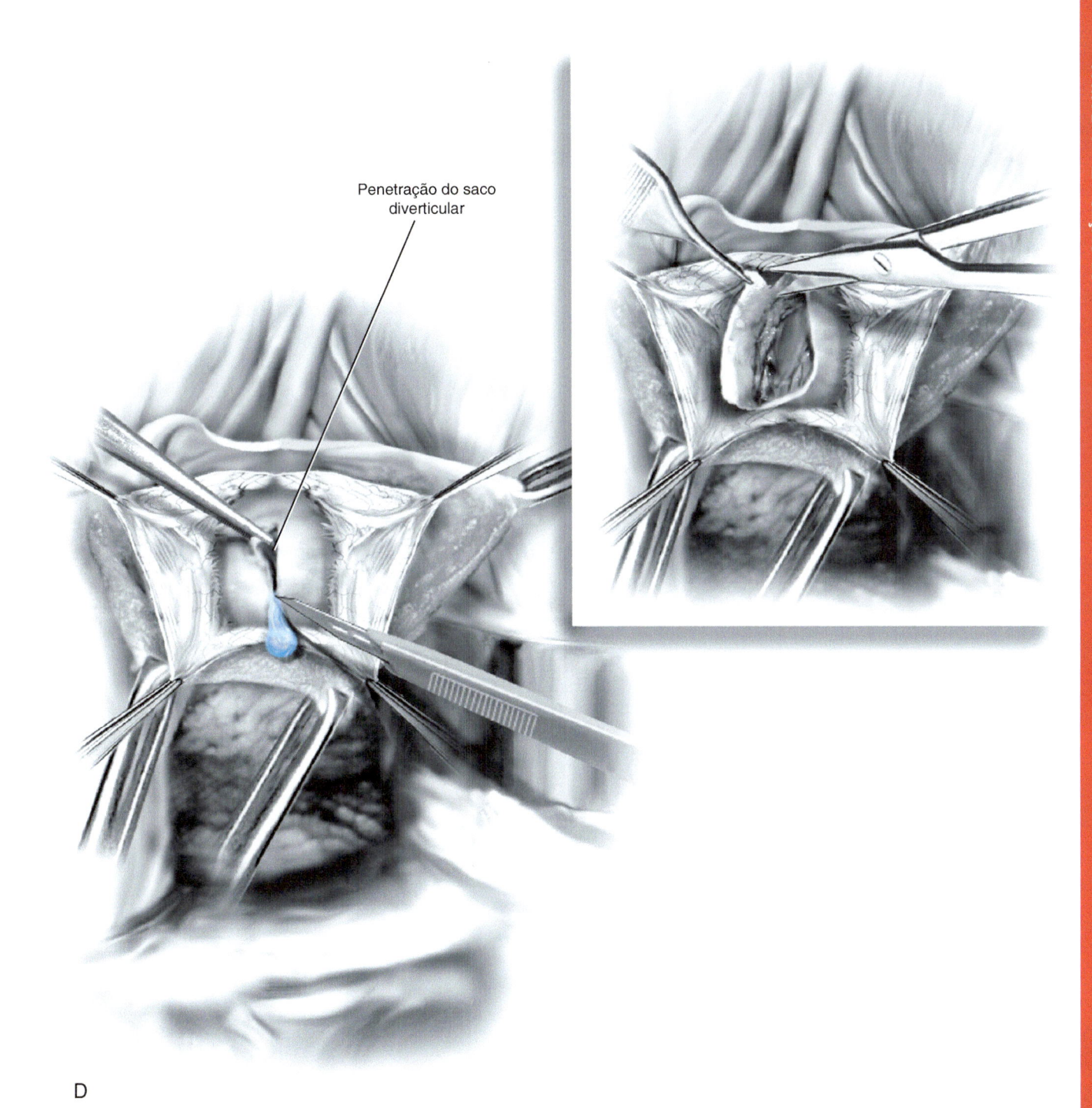

FIGURA 85-8 (Cont.) D. Penetração cortante do saco diverticular e corte da parede do saco.

(Continua)

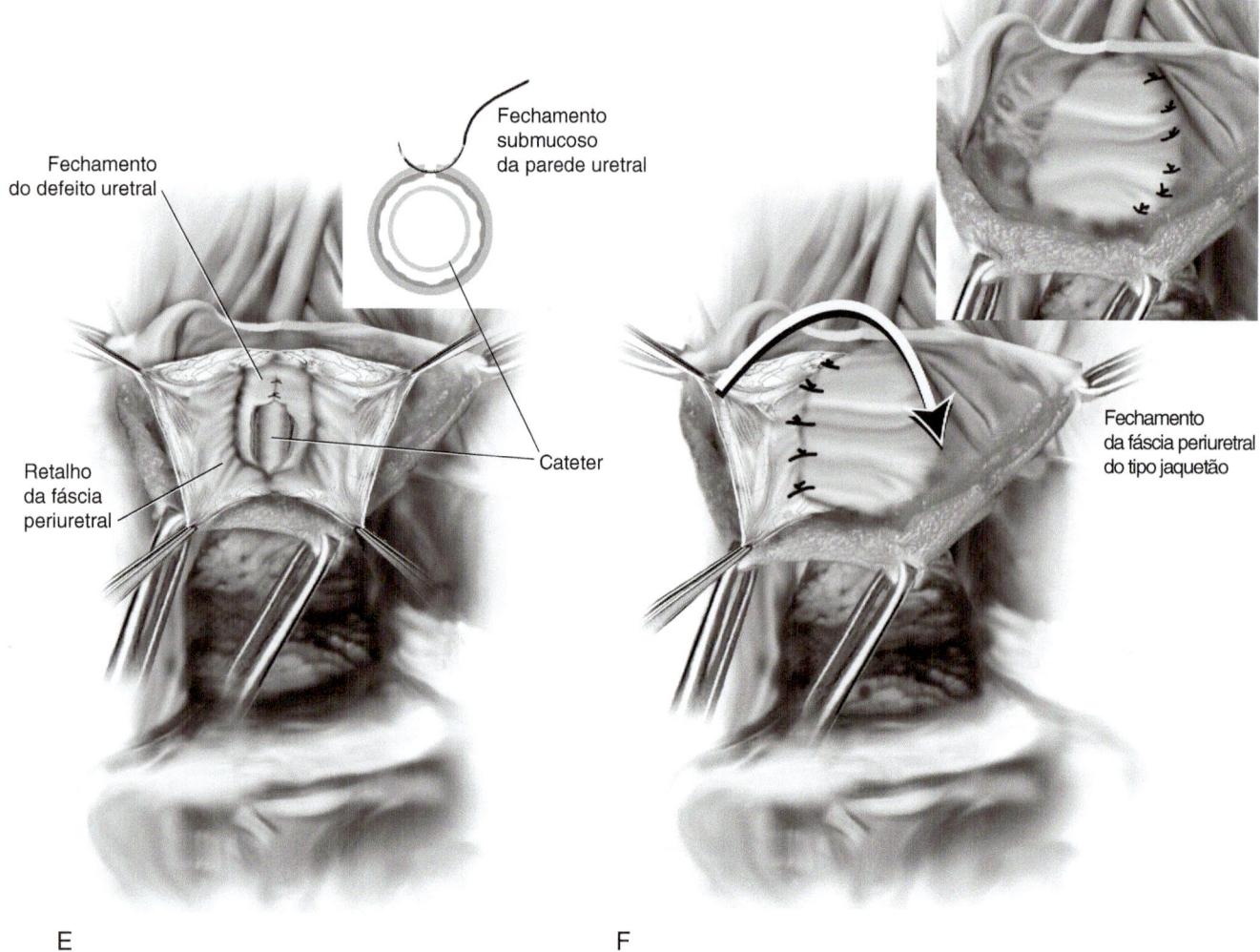

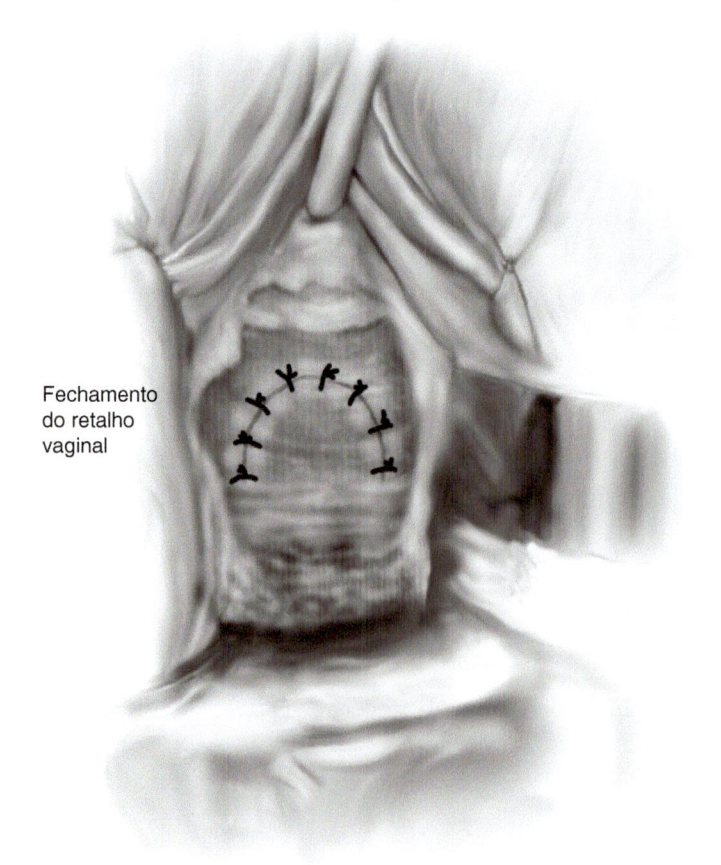

E — Fechamento do defeito uretral / Retalho da fáscia periuretral / Fechamento submucoso da parede uretral / Cateter

F — Fechamento da fáscia periuretral do tipo jaquetão

G — Fechamento do retalho vaginal

FIGURA 85-8 *(Cont.)* **E.** Excisa-se o saco diverticular e fecha-se o defeito uretral na submucosa com pontos separados finos interrompidos de absorção tardia. **F.** A fáscia periuretal é sobreposta do modo jaquetão. **C.** A incisão da parede vaginal anterior é fechada.

CAPÍTULO 85 Reparo de Divertículo Suburetral

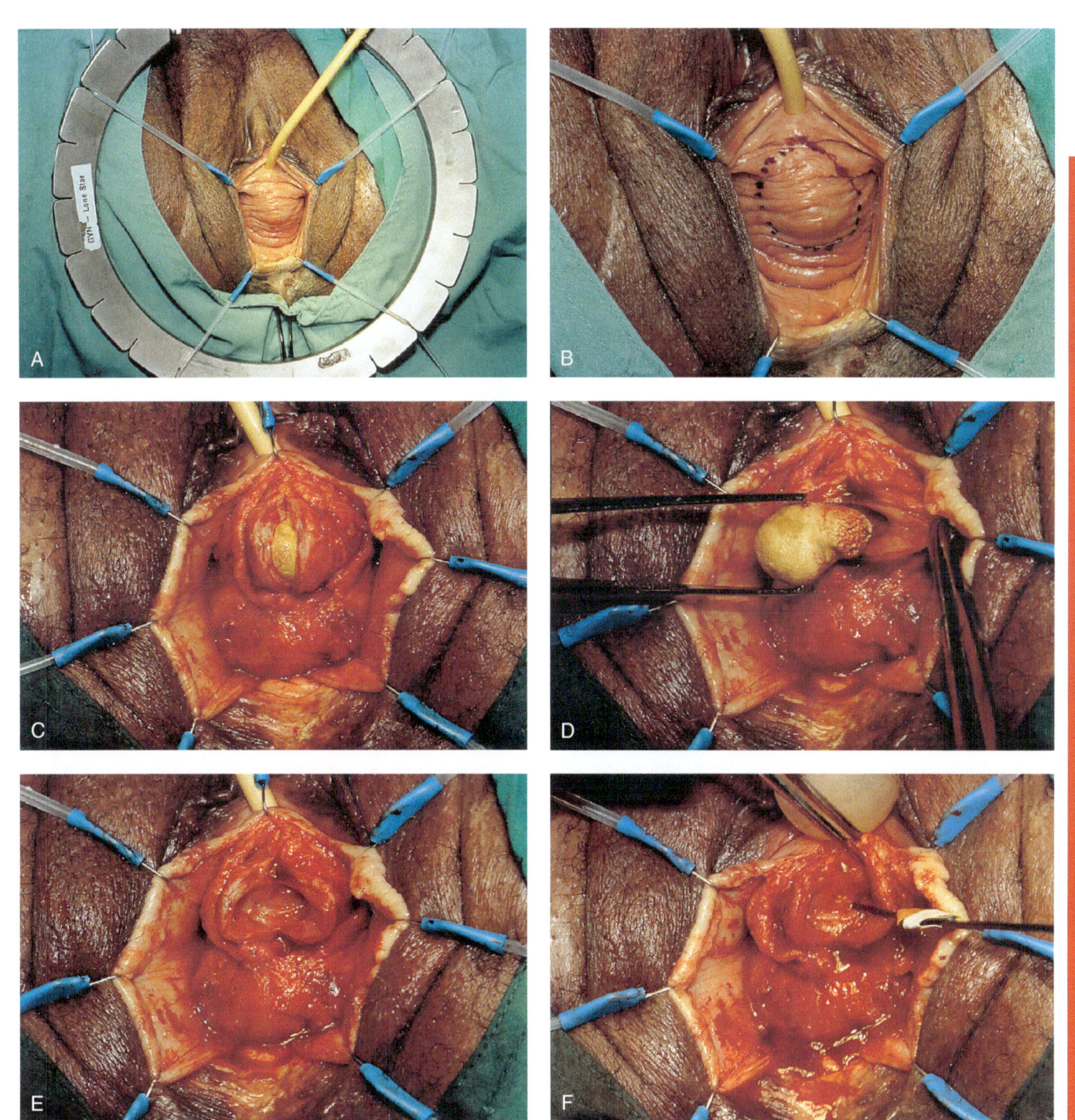

FIGURA 85-9 Divertículo suburetral no qual se desenvolveu um cálculo. **A.** Exposição da parede vaginal anterior. **B.** Marca-se a localização do divertículo. **C.** Separa-se a parede vaginal anterior do saco diverticular, criam-se dois retalhos da fáscia periuretral e abre-se o divertículo, expondo o cálculo. **D.** Mostra-se o cálculo sendo removido do divertículo. **E.** Cortam-se as margens do saco diverticular para preparar o fechamento do defeito por ablação parcial. Note os retalhos dissecados da fáscia periuretral, que serão assentados do modo jaquetão. **F.** Insere-se uma sonda em uma abertura do saco diverticular que se comunica com a uretra.

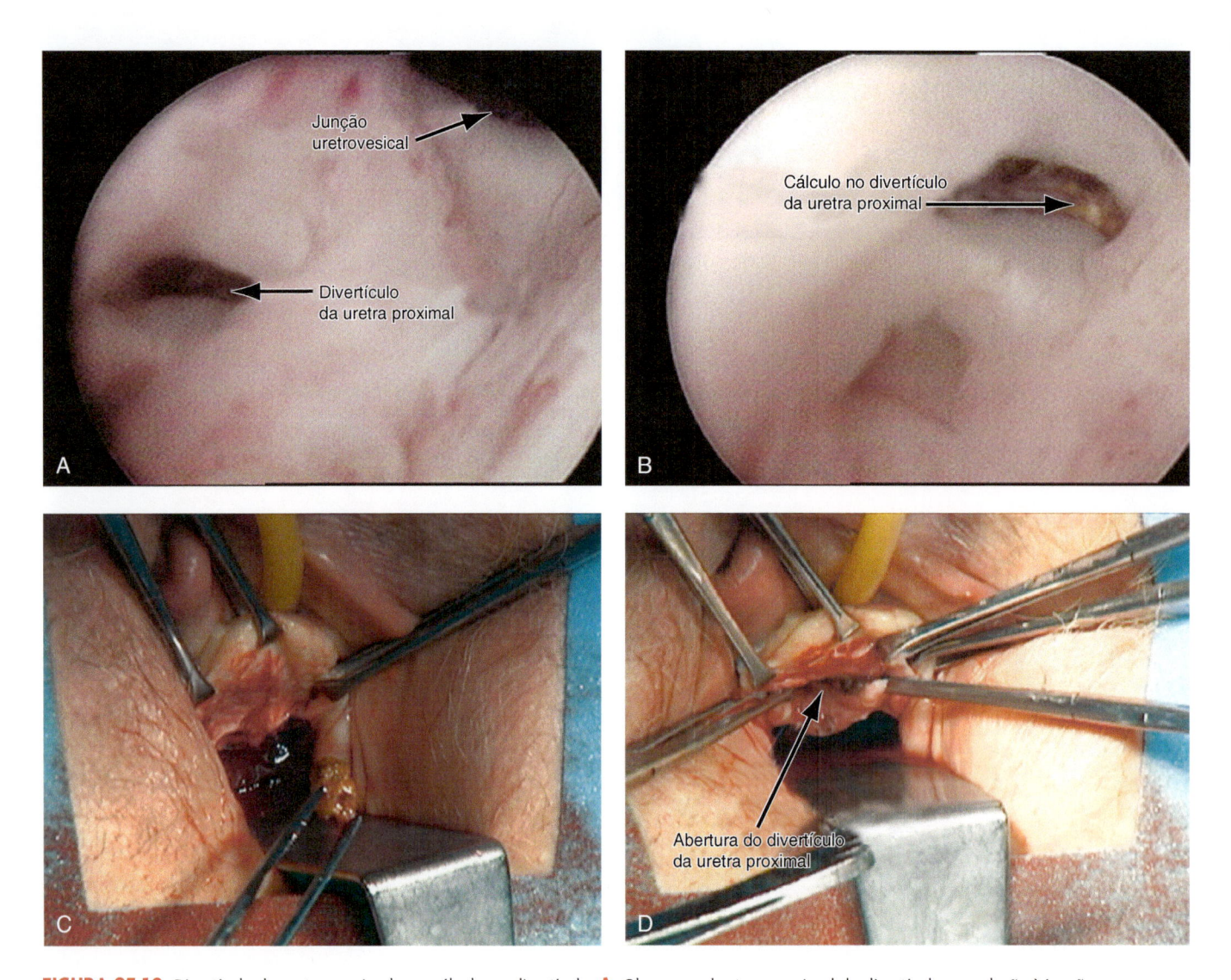

FIGURA 85-10 Divertículo da uretra proximal com cálculo no divertículo. **A.** Observe a abertura proximal do divertículo em relação à junção uretrovesical. **B.** Visão uretroscópica do cálculo no saco diverticular. **C.** Abriu-se o divertículo por via vaginal e o cálculo foi removido. **D.** Observa-se a abertura do divertículo da uretra proximal.

CAPÍTULO 86

Interposição do Retalho Adiposo de Martius e Reconstrução Uretral

Mickey M. Karram

Interposição do retalho adiposo de Martius

A interposição do retalho adiposo labial com ou sem o músculo bulbocavernoso tem sido utilizada para facilitar fechamentos de fístulas envolvendo a parede vaginal anterior e posterior. O procedimento fornece tecido para preencher o espaço morto e excelente suprimento sanguíneo. É importante também o fato do procedimento não alterar a anatomia da vulva e ser esteticamente satisfatório.

A Figura 86-1 mostra o suprimento sanguíneo abundante da gordura labial. Determinou-se, empiricamente, que a maior parte do suprimento sanguíneo vem da direção inferior (artéria pudenda interna); portanto, a retirada da gordura deve ser anterior. Minhas dissecções e experiência com esse procedimento indicam que há suprimento sanguíneo suficiente em ambas as direções. Portanto, o local da retirada deve ser de escolha do cirurgião e mais relacionado à localização anatômica do defeito na vagina. Inicia-se o procedimento fazendo uma incisão sobre a gordura labial. Mobiliza-se o retalho adiposo de ambos os lados. Após o término da dissecção vaginal, uma pinça longa e curva é inserida, medialmente, na incisão vaginal, criando um túnel pelo qual passará o retalho adiposo a fim de alcançar a área vaginal. Em seguida, retira-se o retalho de gordura, anterior ou posterior, que vai para a área da vagina, sendo fixado com pontos de absorção tardia. O fechamento das incisões vaginal e labial é livre de tensão (Figs. 86-1 e 86-2).

Reconstrução uretral

O reparo da lesão da uretra é um dos problemas mais desafiadores da cirurgia vaginal. As indicações para reconstrução uretral podem incluir anormalidades congênitas, radiação, múltiplas cirurgias prévias e trauma pélvico. Os objetivos da correção cirúrgica incluem a criação de um mecanismo esfincteriano continente, a construção de um canal para a urina fluir em uma localização normal e a cobertura da área com tecido vascularizado fresco para evitar subsequente deiscência ou formação de fístula. Nas pacientes com perda de grande porção da uretra posterior, a reconstrução uretral pode ser difícil e a função urinária normal é imprevisível, mesmo em um canal uretral que parece bem construído. A paciente da Figura 86-3 se apresentou inicialmente perto dos 30 anos com um canal uretral curto congênito e um ureter ectópico implantado na porção média da uretra do lado direito. A paciente foi submetida ao reimplante do ureter direito (que era seu único ureter) e à colocação de *sling* suburetral. Aproximadamente 2 anos após o procedimento, ela apresentou destruição completa da parede vaginal anterior e perda de toda a parede uretral posterior, estendendo-se até à região do trígono (Fig. 86-4A e B). Os princípios básicos do reparo são semelhantes aos do reparo da fístula uretrovaginal. Nessa situação, é realizada uma incisão na parede vaginal anterior adjacente às margens do defeito. A parede vaginal é amplamente separada lateralmente, bem além do ramo púbico. Entra-se no espaço retropúbico bilateralmente, de ambos os lados, para facilitar a mobilização da uretra. Uma vez que a mucosa vaginal esteja separada lateralmente e a uretra mobilizada tanto quanto possível, reconstrói-se o canal uretral. Em geral, reconstrói-se o canal da uretra sobre um cateter uretral de Foley n° 10 ou 12F. Isso permite a aproximação exata das margens livres do teto da uretra e a reconstrução do canal. São passados pontos separados com fio 4-0 de absorção tardia, em posição extramucosa. O ideal é que a linha inicial da sutura seja seguida por uma segunda camada, aproximando os tecidos periuretrais a fim de auxiliar e dar suporte à sutura inicial. Mobiliza-se, então, uma terceira camada de tecido, geralmente a fáscia pubocervical, a partir do interior da parede vaginal. Por ser este tecido, em geral, danificado, indica-se um pedículo vascular sob forma de um retalho adiposo de Martius. Nas pacientes com necrose de toda a uretra, incluindo o colo vesical, é necessário tentar preservar o mecanismo de continência, o que é, comumente, conseguido pela colocação de um *sling* suburetral. Em geral, pacientes com perda linear do assoalho uretral têm também perda de parte significativa da parede vaginal anterior e, portanto, para completar a reconstrução, é impossível cobrir a área com a parede vaginal sem criar uma tensão significativa e não desejável. Nesses casos, avalia-se com precisão o tamanho do defeito e identifica-se uma faixa apropriada de tecido do lábio menor para ser cortada e transferida para a vagina para substituir a parede vaginal anterior. Esse retalho fibroadiposo é, em geral, curvado anteriormente. É comum fazer-se um retalho em U, sendo a base do U desenvolvida, separada e suturada nas margens da vagina, cobrindo assim o defeito da parede vaginal anterior. O local do enxerto é fechado através da aproximação das margens da pele com pontos de absorção tardia com fio 4-0 (Figs. 86-3 e 86-4).

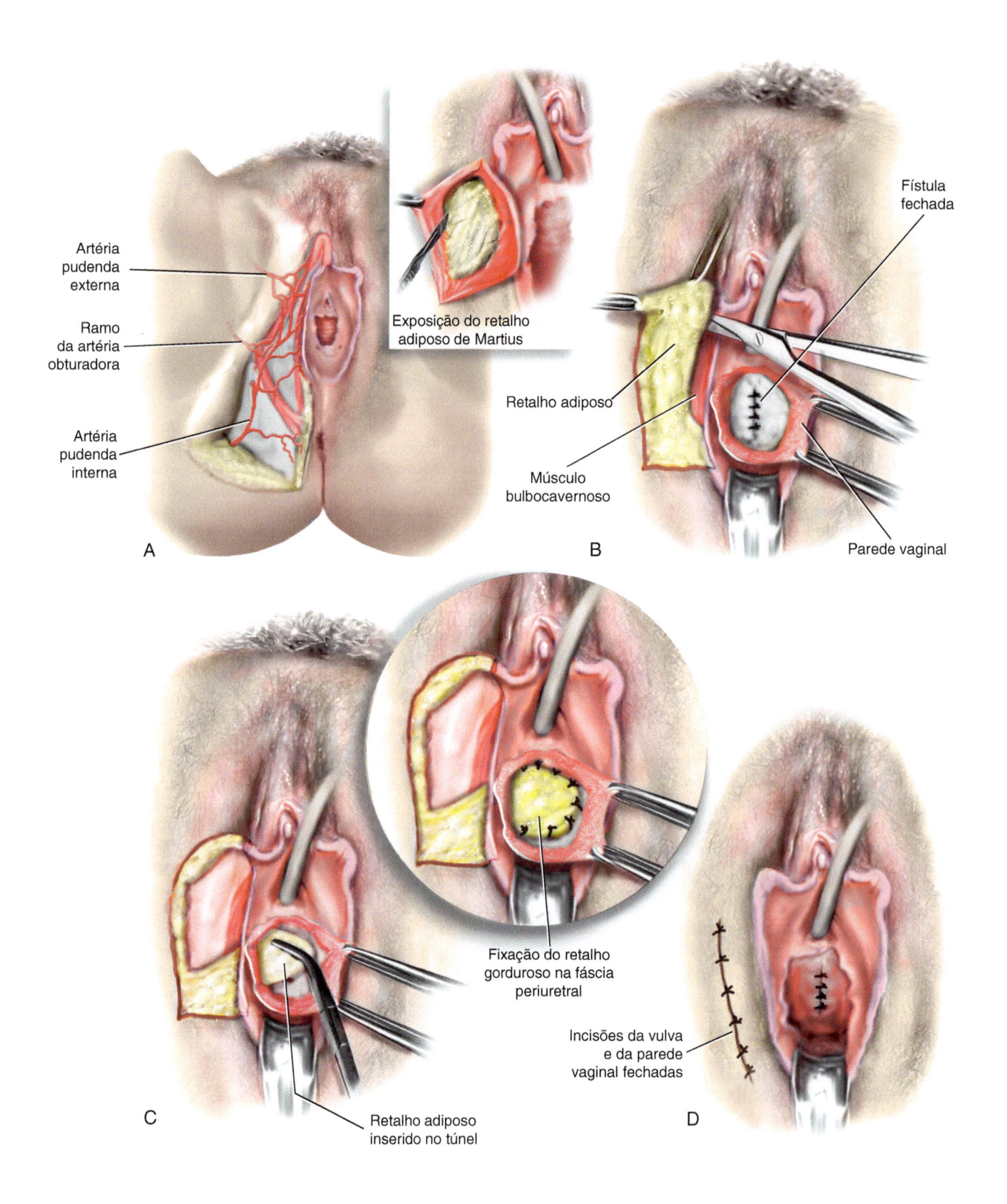

FIGURA 86-1 Técnica do enxerto de Martius modificado para reparo da fístula vesicovaginal. **A.** Suprimento sanguíneo do grande lábio. **B.** Exposição do retalho adiposo com a pinça sob a porção anterior do retalho de gordura, antes da retirada e mobilização. **C.** Tunelização do retalho adiposo para dentro da parede vaginal anterior e fixação sobre a fístula fechada (*detalhe*). **D.** Incisões labiais e vaginais fechadas.

CAPÍTULO 86 Interposição do Retalho Adiposo de Martius e Reconstrução Uretral

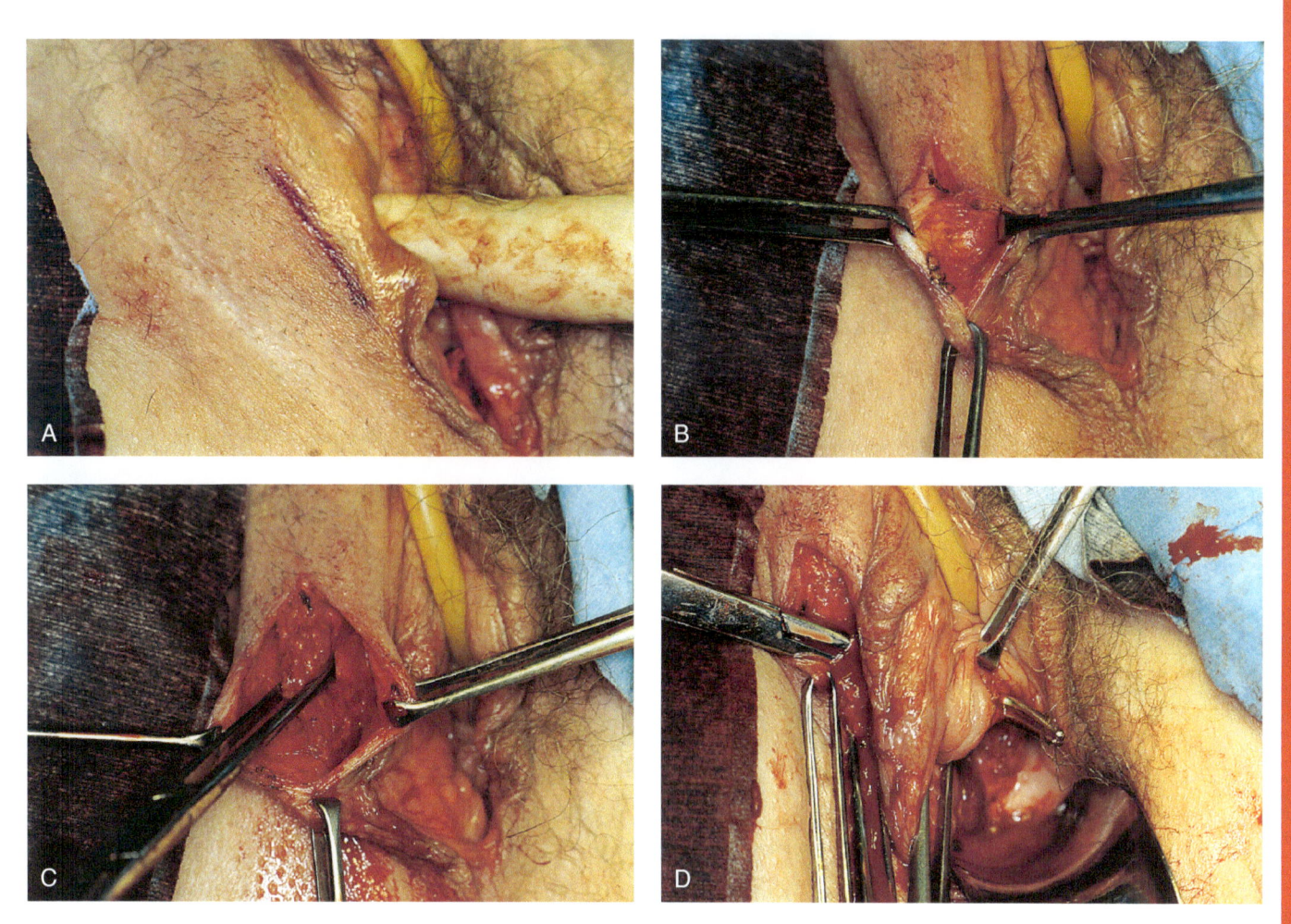

FIGURA 86-2 Técnica da interposição do retalho adiposo labial. **A.** Local da incisão labial. **B.** Separação da pele do retalho adiposo. **C.** Retirada do retalho adiposo. **D.** Utiliza-se uma pinça longa para fazer a tunelização sob a pele para dentro da incisão vaginal.

(Continua)

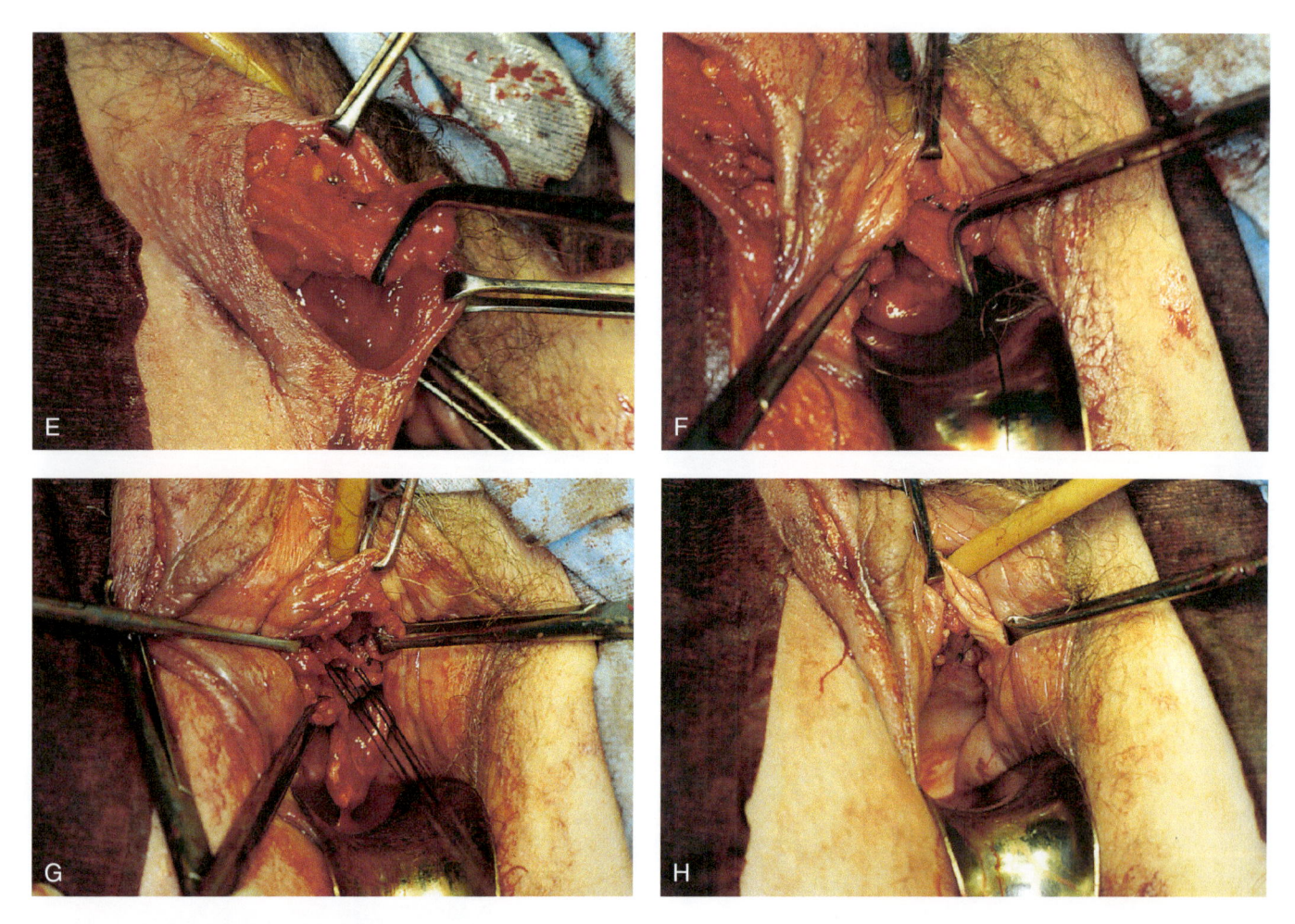

FIGURA 86-2 (Cont.) E. O retalho adiposo labial é separado posteriormente. **F.** Faz-se a interposição do retalho adiposo labial na incisão vaginal. **G.** Fixa-se o retalho adiposo labial no local com pontos de absorção tardia. **H.** Fecham-se as incisões labial e vaginal.

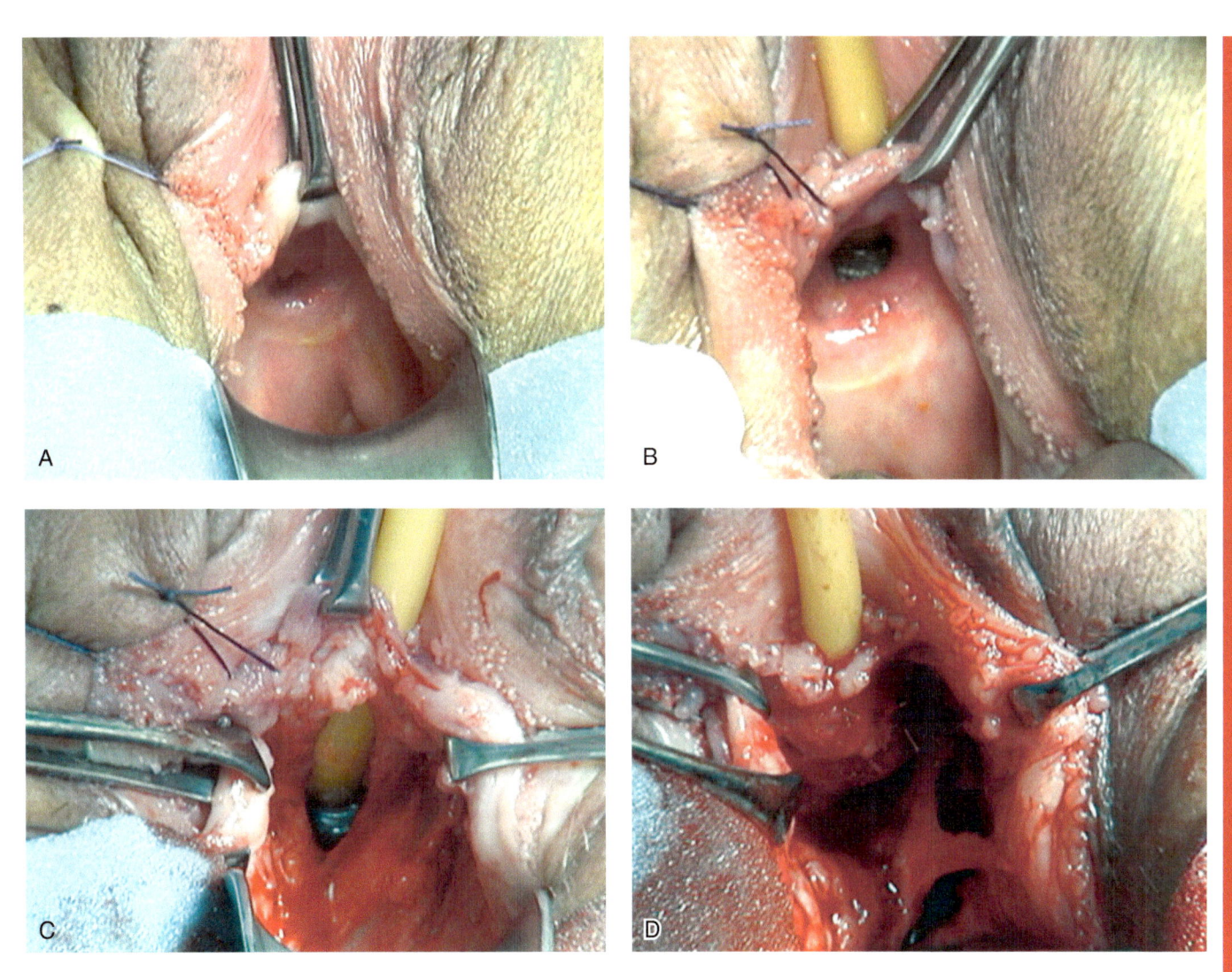

FIGURA 86-3 A. Visão da vagina de uma paciente com perda linear completa da uretra posterior. **B.** Com a inserção de um cateter de Foley no local, pode-se ver que a perda de tecido se estende até o trígono vesical. **C.** A dissecção inicial envolve liberar e separar a parede anterior da vagina da parede posterior da uretra para preparar o fechamento em camadas da parede posterior da uretra. **D.** Fecha-se a uretra com pontos separados de absorção tardia com fio 4-0, sendo a uretra completamente mobilizada até o ramo púbico inferior, de cada lado, para facilitar o fechamento livre de tensão.

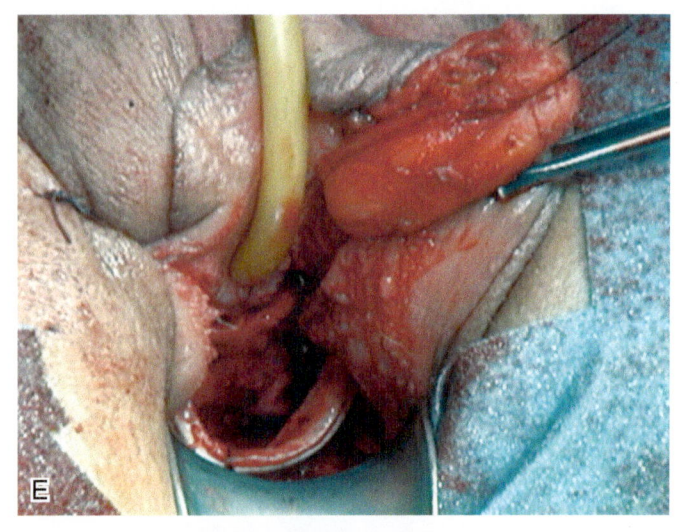

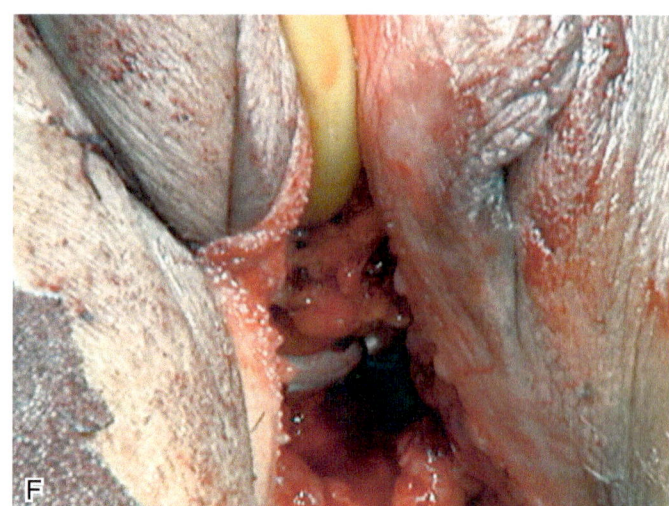

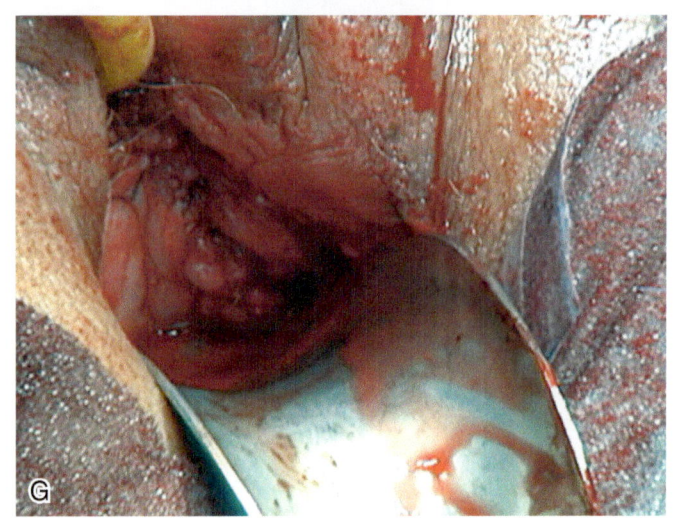

FIGURA 86-2 *(Cont.)* E. Uma camada de fáscia é separada da parede vaginal, colocada transversalmente na uretra posterior e suturada no local. **F.** Realiza-se a interposição do retalho adiposo de Martius, retirado da área labial direita. Este é suturado no local, transversal a toda a uretra posterior. Coloca-se um *sling* de fáscia lata de cadáver no local anatômico da uretra proximal. **G.** Retira-se um retalho de pele do grande lábio esquerdo, o qual é suturado na parede vaginal anterior para fechar o defeito.

CAPÍTULO 86   Interposição do Retalho Adiposo de Martius e Reconstrução Uretral   1025

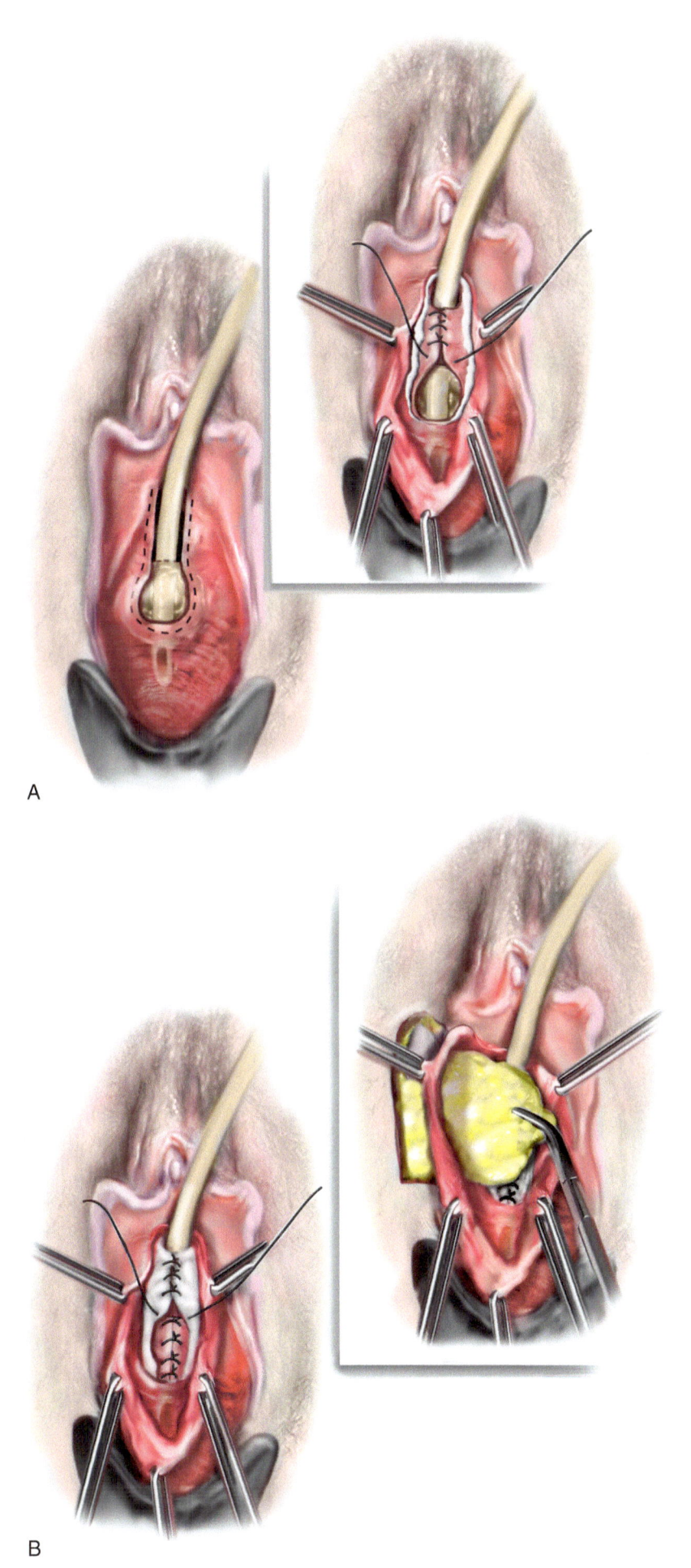

FIGURA 86.1 Reconstrução uretral. **A.** A linha interrompida mostra a localização da incisão inicial. Uma vez a vagina completamente separada da uretra, fecha-se o defeito uretral sobre o cateter com pontos separados de absorção tardia com fio 4-0. **B.** Faz-se uma segunda camada de pontos separados para reforçar a camada inicial. Segue-se a colocação do retalho adiposo de Martius, com a função de pedículo vascular para o tecido lesado (*detalhe*).

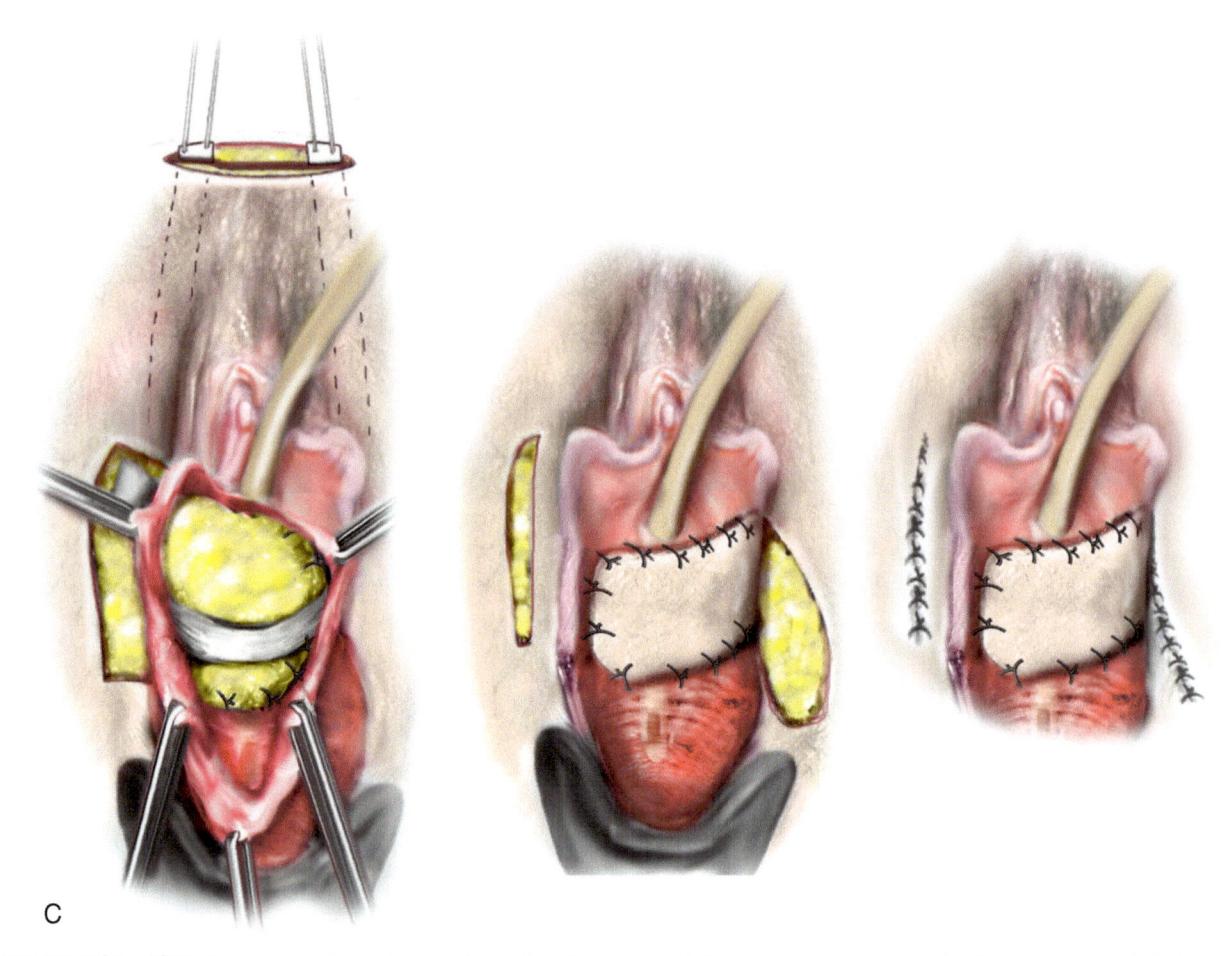

FIGURA 86-4 (Cont.) C. Coloca-se um *sling* pubovaginal, com frequência, no nível da uretra proximal, na tentativa de preservar a continência. Muitos desses casos estão associados à perda da maior parte da parede vaginal anterior, portanto, não é incomum que um retalho cutâneo labial seja necessário para o fechamento livre de tensão do defeito da parede vaginal anterior.

CAPÍTULO 87

Anatomia Cirúrgica da Bexiga e do Ureter Pélvico

Mickey M. Karram

A bexiga é um órgão muscular oco, cuja principal função é de reservatório. Devido à distensibilidade de sua parede muscular, tem a habilidade inerente de manter uma baixa pressão, mesmo quando totalmente distendida, de forma a atingir a capacidade máxima. Quando vazia, a bexiga do adulto se localiza atrás da sínfise púbica, sendo um órgão pélvico. Quando cheia, a bexiga se eleva bem acima da sínfise, tornando fácil sua palpação e percussão. Descreve-se a bexiga vazia com um ápice, uma superfície superior, duas superfícies anterolaterais, uma base ou superfície posterior e um colo (Figs. 87-1 e 87-2). O ápice alcança uma curta distância acima do osso pélvico e termina em um cordão fibroso derivado do úraco, o qual conectava originalmente a bexiga e o alantoide. Esse cordão fibroso se estende do ápice da bexiga ao umbigo, entre o peritônio e a fáscia transversal. Ele provoca uma faixa elevada de peritônio chamada *ligamento umbilical mediano*. A superfície superior é a única superfície da bexiga coberta por peritônio e tem relação com o útero e o íleo. A base da bexiga está na direção posterior e é separada do reto pelo útero e a vagina. As superfícies anterolaterais de cada lado da bexiga têm relação com os músculos obturador interno e levantador do ânus, e o osso pélvico (Figs. 87-3 e 87-4). No entanto, a bexiga separa-se, na verdade, do osso pélvico pelo espaço retropúbico (Cap. 32). O interior da bexiga é completamente recoberto por várias camadas de epitélio de transição (Fig. 87-1). O tecido conjuntivo frouxo subjacente permite considerável distensão da mucosa; por essa razão, o revestimento mucoso fica enrugado quando a bexiga está vazia, mas bastante liso e plano quando a bexiga se distende. Esse arranjo ocorre em toda a bexiga, exceto na área do trígono, onde a membrana mucosa é bastante aderida à musculatura subjacente do trígono superficial. Por isso, o trígono é sempre liso, estando a bexiga cheia ou vazia (Fig. 87-4).

O ureter tem cerca de 28 a 32 cm de comprimento em adultos e percorre metade de seu caminho no abdome e metade na pelve, após cruzar os vasos ilíacos (Fig. 87-5). Durante a cirurgia abdominal ou vaginal, o ureter pode ser inadvertidamente lesado, lacerado, ligado, parcial ou completamente transseccionado ou mal manejado de modo a prejudicar o suprimento sanguíneo e ocorrer necrose posteriormente. A anatomia de todo o ureter foi revista nos Capítulos 37 e 38. O ureter entra na pelve cruzando os vasos ilíacos onde a artéria ilíaca comum se divide nos vasos ilíaco externo e hipogástrico. Nesse ponto, o ureter se encontra em posição medial aos ramos da divisão anterior da artéria hipogástrica e lateral ao peritônio do fundo de saco. O ureter fixa-se ao peritônio da parede pélvica lateral e passa embaixo da artéria uterina, aproximadamente 1,5 cm lateral ao colo uterino. À medida que se torna mais distal, mantém-se ao longo da face lateral do ligamento uterossacro e entra na fáscia endopélvica do paramétrio (ligamento cardinal) (Figs. 87-5 a 87-11). Em seguida, o ureter entra no envoltório da fáscia endopélvica e segue o ligamento lateral verdadeiro da bexiga, acompanhado por poucos vasos vesicais e um componente do plexo pélvico autônomo. A seguir, corre na frente da vagina para penetrar na base da bexiga. O ureter intravesical tem cerca de 1,5 cm de comprimento, sendo dividido em um segmento intramural, totalmente circundado pela parede vesical, e um segmento submucoso (com cerca de 0,8 cm de comprimento), sob a mucosa vesical. Todos os músculos ureterais se estendem, sem interrupção, para a base da bexiga e continuam formando o trígono. O ureter justavesical (3-4 cm distal), assim como o segmento intramural do ureter intravesical, é circundado por uma bainha fibromuscular – a bainha de Waldeyer (Fig. 87-12). À medida que essa bainha ascende, sua parte muscular se funde, gradualmente, com a musculatura ureteral e se torna parte integral da parede ureteral. Dessa maneira, a bainha de Waldeyer se funde com a musculatura intrínseca do ureter na sua parte proximal e age distalmente como uma fixação adicional, ligando o próprio ureter e o detrusor (Fig. 87-12).

O trígono é composto por camadas superficiais e profundas (Fig. 87-12). As fibras longitudinais do ureter intravesical divergem no nível do orifício ureteral e continuam, sem interrupção, na base da bexiga como o trígono superficial. Algumas fibras correm transversais à base do trígono, entre os ureteres submucosos. O restante se divide em leque e converge para o meato interno para seguir em direção descendente para dentro da uretra, na linha média posterior. Na mulher, as mesmas fibras terminam no nível do meato uretral externo. Todas as fibras que formam a bainha de Waldeyer continuam na direção descendente, sem interrupção, para a base da bexiga, formando o trígono profundo. As fibras superiores seguem medialmente para encontrar as fibras do outro lado, formando a base da estrutura do trígono – a crista interureteral ou barra de Mercier. Há comunicação muscular entre os trígonos superficial e profundo, os quais podem ser dissecados e separados com facilidade. As duas camadas do trígono estão em continuidade direta com o ureter inferior, sem interrupção ou perda de qualquer parte da musculatura. Pode-se dizer que o ureter não termina no orifício ureteral, mas continua sem interrupção como uma bainha plana, em vez de uma estrutura tubular.

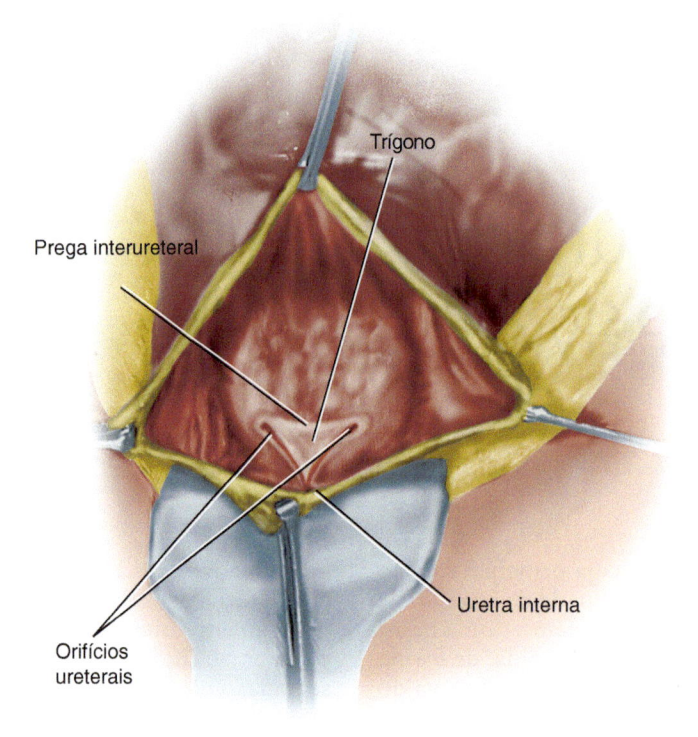

FIGURA 87-1 Visão abdominal do interior da bexiga urinária. Observar a estrutura do trígono urinário, dos orifícios ureterais e da prega ou crista interureteral. Note também a aparência lisa do trígono e enrugada do revestimento mucoso da bexiga.

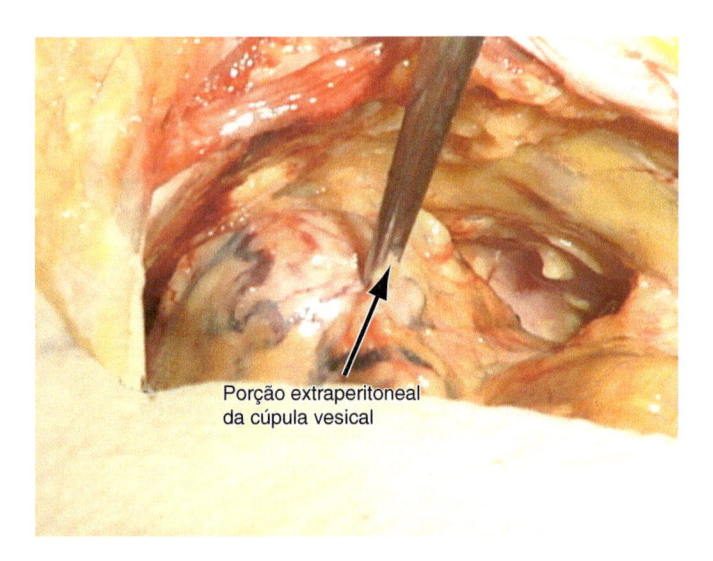

FIGURA 87-2 Visualização da bexiga a partir do espaço retropúbico. As pinças seguram a cúpula da bexiga na sua porção extraperitoneal.

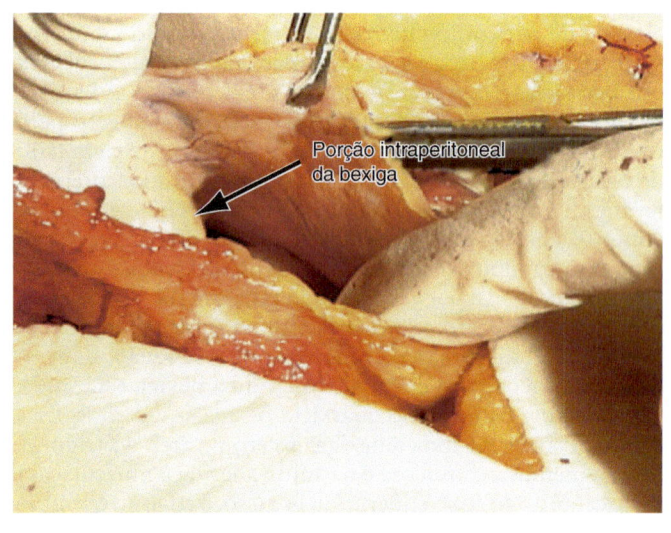

FIGURA 87-3 Peritônio aberto com visualização da porção intraperitoneal da bexiga.

CAPÍTULO 87 Anatomia Cirúrgica da Bexiga e do Ureter Pélvico   1029

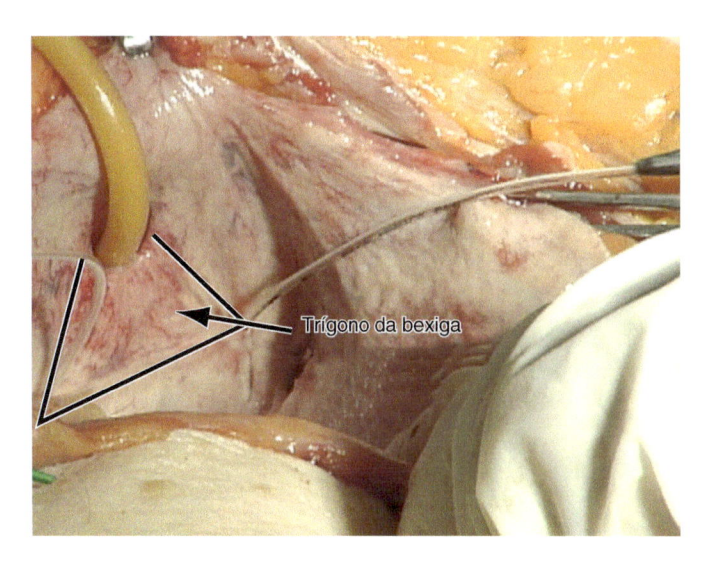

FIGURA 87-4 Neste cadáver, a bexiga foi aberta, mostrando-se o trígono vesical. Note: ambos os orifícios ureterais têm inserido uma sonda orogástrica pediátrica. Esta figura mostra a anatomia intravesical normal da bexiga e do trígono.

Nível do infundíbulo-pélvico na entrada da pelve

Nível dos vasos Auterinos

Nível do ligamento cardinal

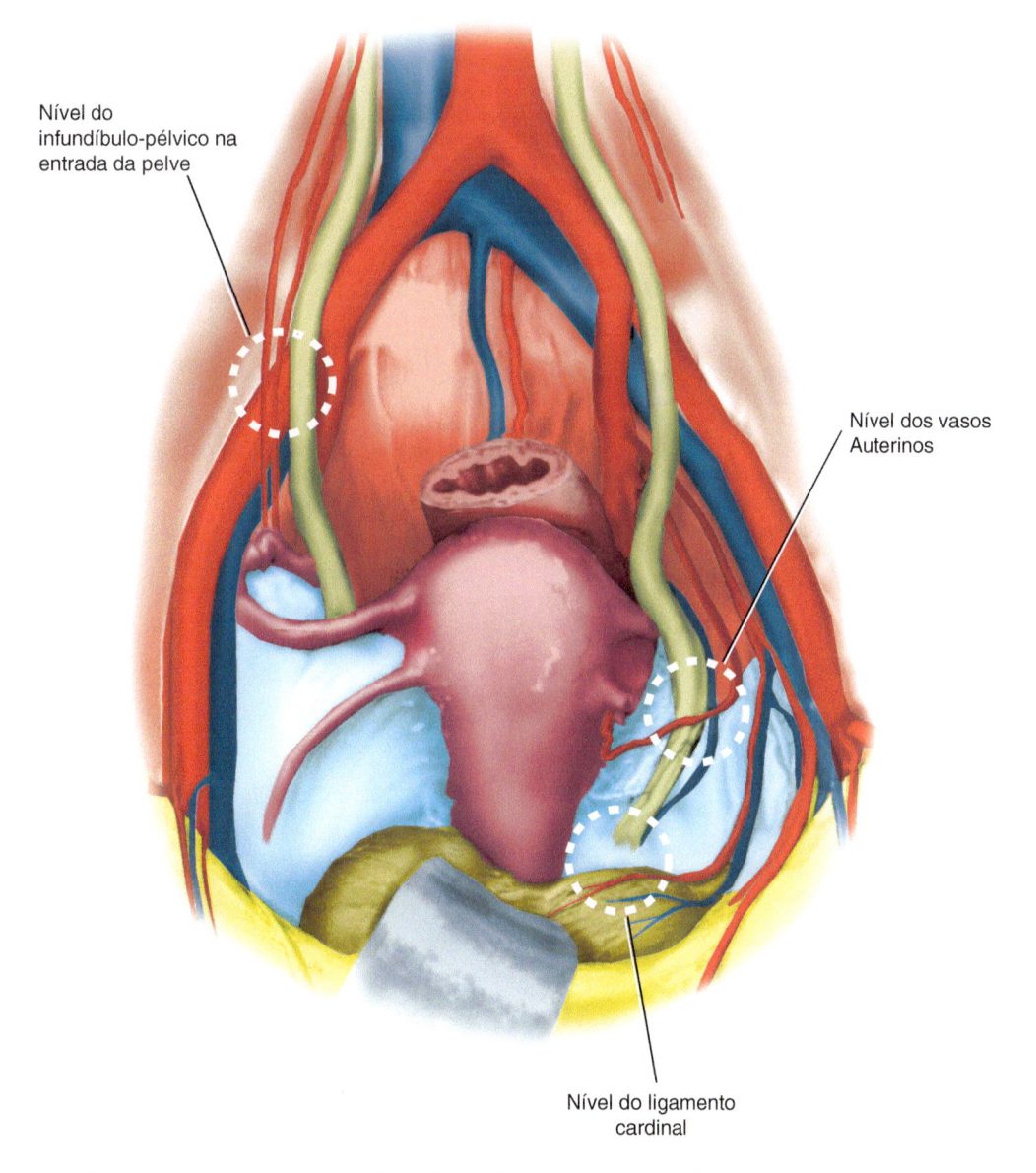

FIGURA 87-5 Este desenho mostra a anatomia do ureter pélvico. Os círculos mostram locais anatômicos nos quais há maior probabilidade de lesão do ureter durante uma cirurgia ginecológica.

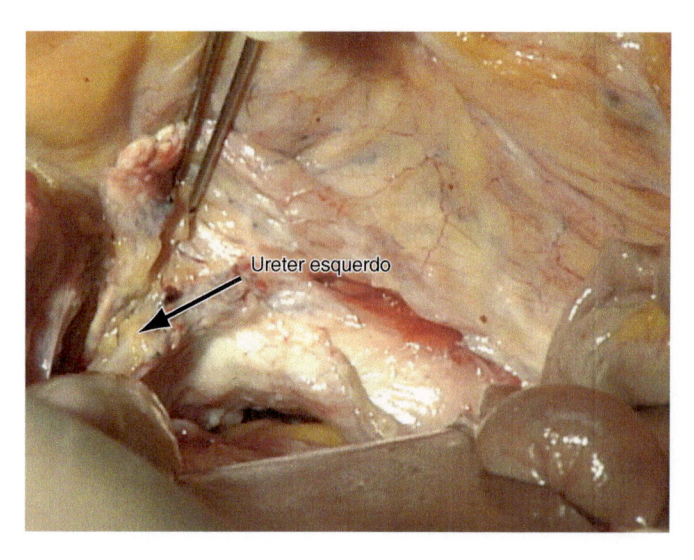

FIGURA 87-6 Mostra a relação entre o ureter esquerdo e o ápice da vagina.

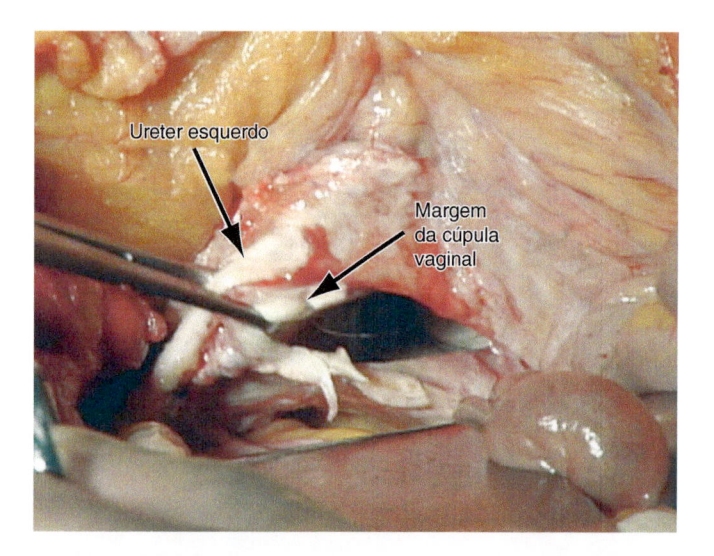

FIGURA 87-7 A cúpula vaginal foi aberta e a pinça foi usada para apreender a margem lateral da cúpula vaginal e o ureter esquerdo, à medida que penetra na bexiga. Note a proximidade do ureter em relação à cúpula vaginal nesta localização anatômica.

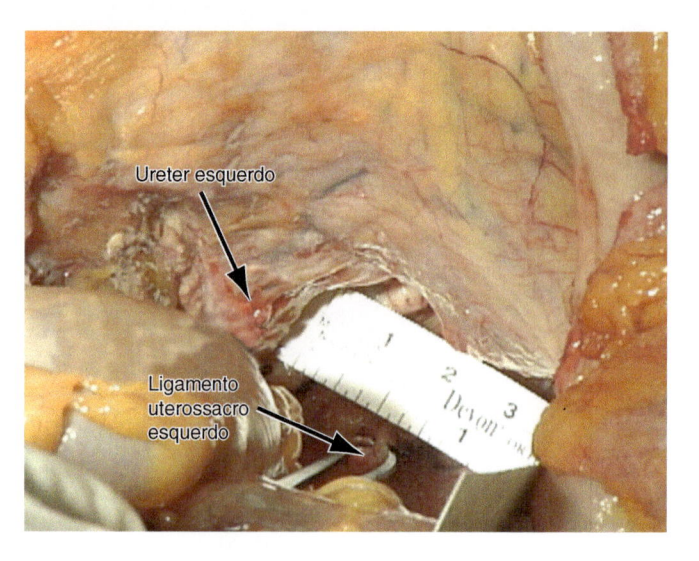

FIGURA 87-8 Esta figura mostra a relação entre o ureter esquerdo e o ligamento uterossacro esquerdo na parte inferior da pelve. Note que neste cadáver em particular, o ureter se localizava 2 cm lateralmente ao ligamento uterossacro.

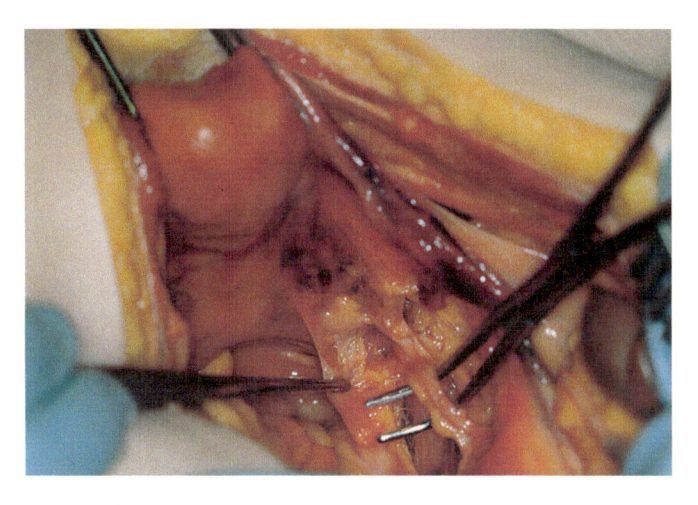

FIGURA 87-9 Mostra a relação entre o ureter direito e o ligamento uterossacro direito.

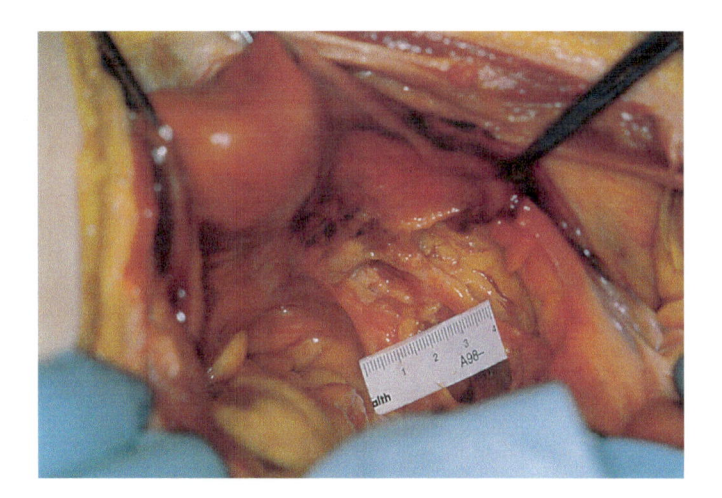

FIGURA 87-10 Esta figura ilustra a relação entre o ureter direito e o ligamento uterossacro direito, no nível da espinha isquiática. Note que a distância entre as duas estruturas era de cerca de 4 cm neste cadáver em particular.

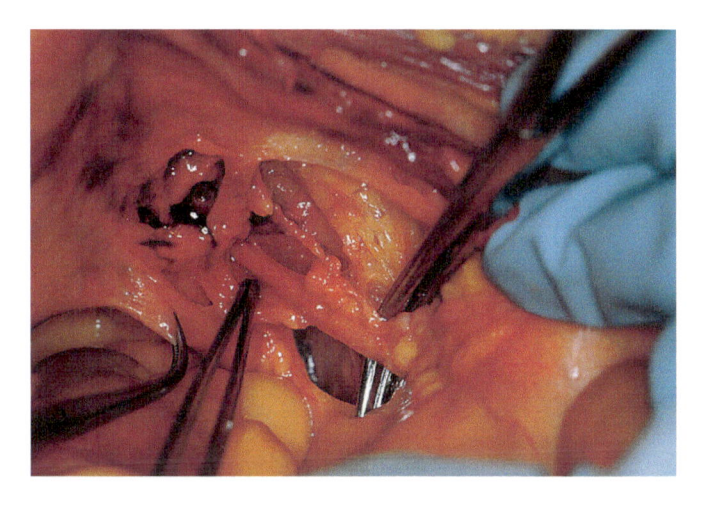

FIGURA 87-11 A ponta da pinça aponta para o local em que o ureter direito entra no túnel da fáscia do ligamento cardinal. A pinça curva à esquerda se encontra no ligamento uterossacro, próxima à sua inserção no útero.

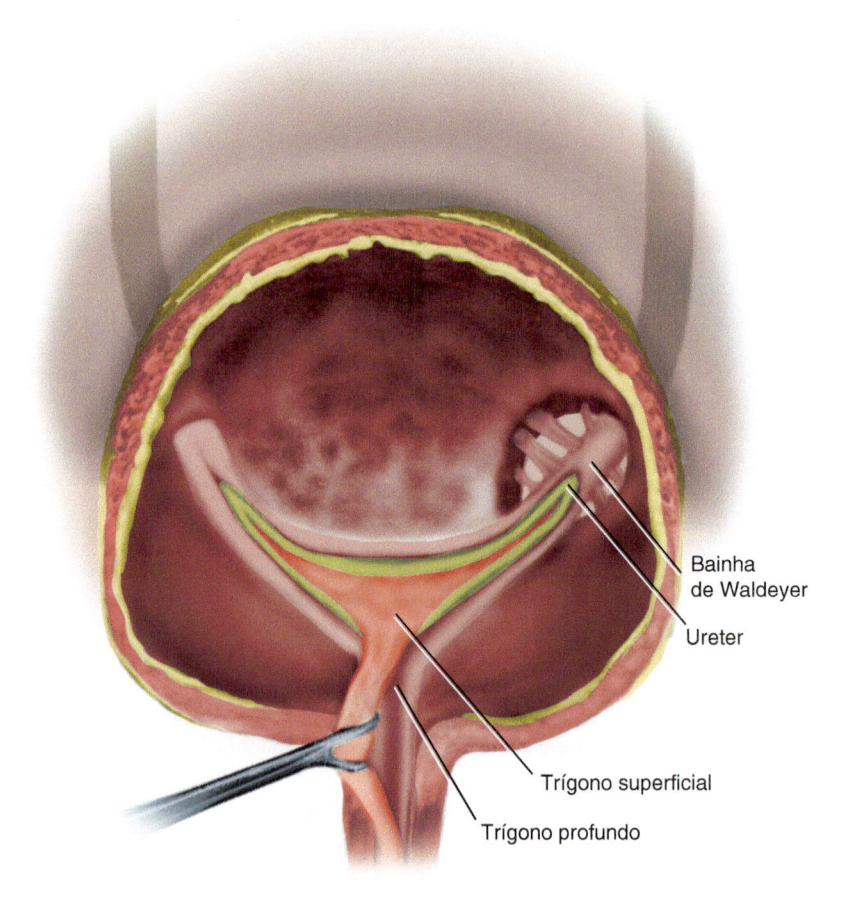

FIGURA 87-12 Bainha de Waldeyer ligada por algumas fibras ao músculo detrusor no hiato ureteral. Essa bainha muscular inferior ao orifício ureteral se torna o trígono profundo. A musculatura dos ureteres continua em direção descendente como trígono superficial.

CAPÍTULO 88

Colocação do Cateter Suprapúbico

Mickey M. Karram ■ *Ayman Mahdy*

A cistostomia suprapúbica ou o cateter suprapúbico é uma conexão criada cirurgicamente entre a bexiga e a pele. Em geral, essa forma de drenagem vesical é utilizada em situações nas quais é prevista drenagem vesical a longo prazo, como em alguns casos de bexiga neurogênica. Alguns cirurgiões também preferem a drenagem por cateter suprapúbico após procedimentos de reconstrução do trato urinário inferior para tornar a drenagem mais eficiente (nessa situação, são frequentemente usados junto com a sonda de Foley transuretral) ou para drenagem após a reconstrução uretral, em vez da sonda de Foley, pela preocupação de que a sonda de Foley possa induzir infecção ou perda da reconstrução uretral. No entanto, historicamente, ginecologistas têm usado cateteres suprapúbicos após procedimentos que podem retardar o retorno à micção eficiente normal, porque se acredita que esses cateteres deem mais conforto à paciente e facilitem os cuidados de enfermagem, assim como permitem que as pacientes controlem as tentativas de micção, diminuindo a repetição dos cateterismos transuretrais para medir os volumes residuais pós-miccionais. No entanto, os cateteres suprapúbicos são usados com menos frequência do que no passado devido a sua natureza invasiva e porque a maioria das pacientes submetidas à cirurgia de prolapso ou incontinência, em geral, não necessitam de drenagem vesical prolongada. A natureza invasiva da inserção pode causar complicações raras como hematúria, celulite, lesão intestinal e extravasamento urinário. As contraindicações à inserção do cateter suprapúbico incluem aderências abdominais extensas devido a cirurgias prévias, hérnia ventral, reconstrução vesical extensa, carcinoma da bexiga e terapia anticoagulante pós-operatória.

Os principais tipos de cateter disponíveis são mostrados na Fig. 88-1. Os cateteres suprapúbicos podem ser inseridos por técnica aberta ou fechada. As técnicas abertas são usadas, com frequência, durante procedimentos abdominais, como uretropexia retropúbica ou histerectomia abdominal radical. Podem-se utilizar quaisquer dos tipos de cateter mostrados na Fig. 88-1, assim como a sonda de Foley. A fim de realizar a técnica aberta na colocação do cateter suprapúbico, enche-se a bexiga por via retrógrada com soro fisiológico ou água, geralmente, através de uma sonda de Foley de três vias. Faz-se uma incisão perfurante da pele, acima ou abaixo de uma incisão cutânea transversal ou ao lado da extremidade inferior de uma incisão vertical. Se for utilizada a sonda de Foley, insere-se uma pinça curva por baixo da fáscia e do músculo reto até sair pela incisão perfurante (Fig. 88-2A). Então, a sonda de Foley é colocada no campo, próximo à porção extraperitoneal da cúpula vesical (Fig. 88-2B). Se já tiver sido feita uma cistostomia extraperitoneal alta para avaliar a integridade vesical ou a desobstrução ureteral, insere-se o cateter de Foley na mesma incisão da bexiga e fecha-se a cistostomia em duas camadas em torno do cateter (Fig. 88-3) (ver descrição de abertura e fechamento da bexiga no Capítulo 90). Se não tiver sido realizada cistostomia, o cateter é colocado através de uma perfuração feita na cúpula extraperitoneal da bexiga, diretamente na bexiga e faz-se uma sutura em bolsa em torno do cateter (Fig. 88-4). Se for utilizado um cateter suprapúbico disponível comercialmente, coloca-se o cateter e o guia na perfuração feita antes na pele, sendo inseridos através da pele, músculo e fáscia. A seguir, punciona-se a bexiga através da cúpula, tomando cuidado para evitar grandes vasos. Introduz-se o cateter através da bainha ou acima da agulha guia, a qual é, simultaneamente, retirada. Deve-se assegurar que há saída de urina ou soro fisiológico. Se o cateter tiver um balão, este é inflado e fixa-se o cateter na pele.

Pode-se realizar a inserção fechada com diversos cateteres (Fig. 88-1), sendo feita, em geral, após procedimentos vaginais. A paciente deve ser colocada em posição de Trendelenburg e a bexiga preenchida com no mínimo 500 ml de água estéril ou até que a bexiga seja facilmente palpável no abdome. Esse posicionamento ajuda a assegurar que não haja alça intestinal entre a bexiga e a parede abdominal anterior. Após a preparação usual da pele, deve-se inserir a agulha ou o trocarte através da pele e da fáscia, dentro da bexiga, em um ponto não acima de 3 cm da sínfise púbica. Remove-se o trocarte ou a agulha e fixa-se o cateter (Fig. 88-5). Pode-se, então, remover o cateter transuretral. Muitos cirurgiões preferem encher a bexiga com um cistoscópio, o qual permite a visualização direta da colocação do trocarte e da inserção do cateter (Fig. 88-6).

Um terceiro método para inserção suprapúbica de uma sonda de Foley ou Malecot é inserir uma sonda uretral perfurada ou um retrator de Lowsley por via transuretral dentro da bexiga. A extremidade da sonda é dirigida na direção anterior para a cúpula da bexiga, e a parede abdominal é empurrada para cima pela sonda (Fig. 88-7). Faz-se uma incisão perfurante suprapúbica na bexiga, logo acima da sonda ou do retrator. O cateter é suturado junto à sonda na área suprapúbica e puxado através da bexiga até o meato uretral externo, onde a sutura é removida. Depois, o cateter é reinserido na bexiga e o balão inflado. Essa técnica permite a colocação de sondas de Foley grandes (22F) para serem usadas como sondas suprapúbicas.

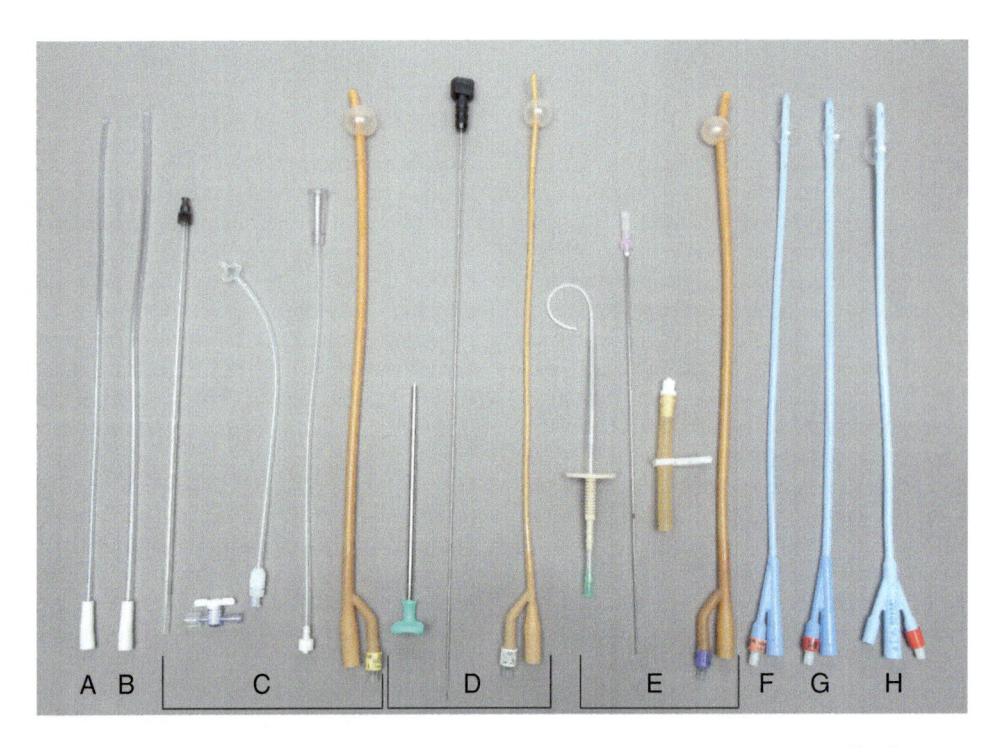

FIGURA 88-1 Tipos comuns de cateteres e sistemas de cateteres utilizados durante e após procedimentos cirúrgicos. **A** e **B.** Cateteres Uretrais Plásticos de Kendall Seamless Robinson® 12 F, 18F. **C.** Conjunto de Cateteres Suprapúbicos Percutâneos de Cook Stamey®. **D.** Conjunto do Cateter de Foley e Introdutor Suprapúbico de Bard®. **E.** Cateter de Drenagem Vesical Suprapúbica de BD Bonanno®. **F** e **G.** Cateter de Foley de 100% de Silicone de Kendall Dover® 16F, 18F. **H.** Cateter de Foley de 100% de Silicone de Kendall Dover® de três vias. *(Reproduzido com permissão de Walters MD, Karram MM: In Urogynecology and Reconstructive Pelvic Surgery, 4ª ed. St. Louis, Elsevier, 2014).*

CAPÍTULO 88 Colocação do Cateter Suprapúbico 1035

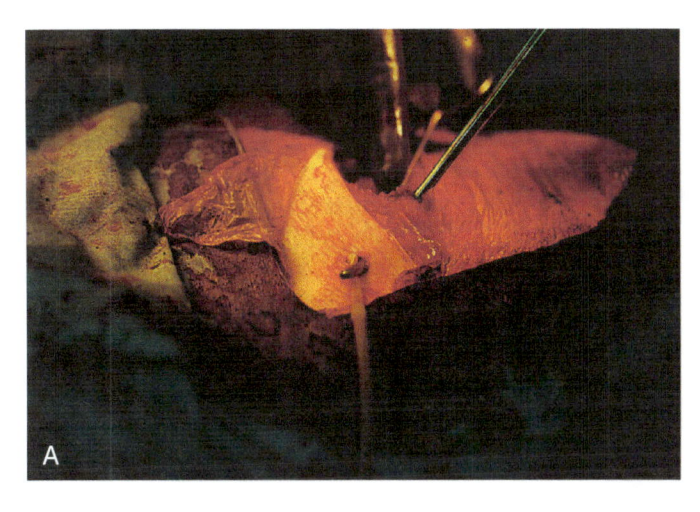

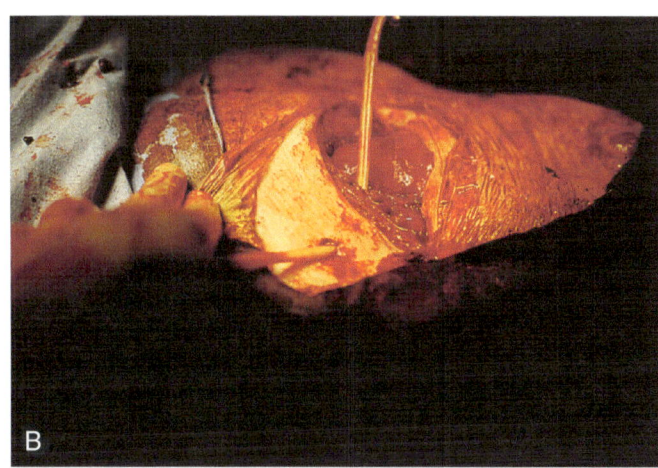

FIGURA 88-2 A sonda de Foley que será usada como cateter suprapúbico está sendo introduzida por uma incisão cutânea separada durante a cirurgia abdominal. **A.** Introduz-se uma pinça de Kelly através de uma perfuração abaixo da incisão e segura-se a sonda. **B.** Puxa-se a sonda através da perfuração.

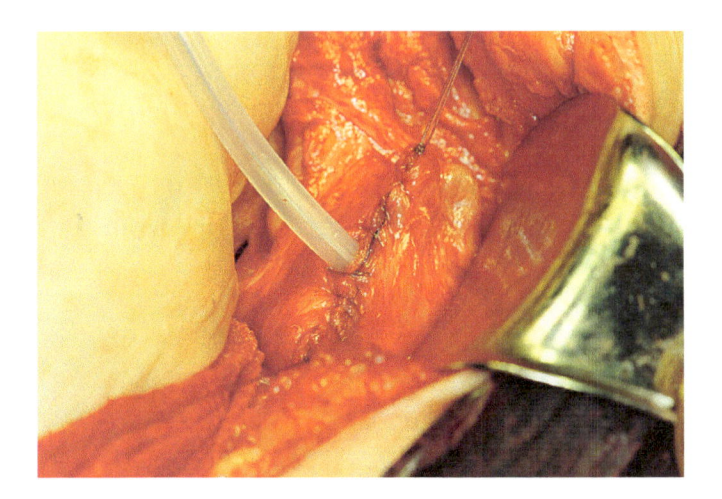

FIGURA 88-3 Inseriu-se a sonda de Foley através de uma cistostomia extraperitoneal. Observe que a bexiga foi fechada em torno do cateter em duas camadas.

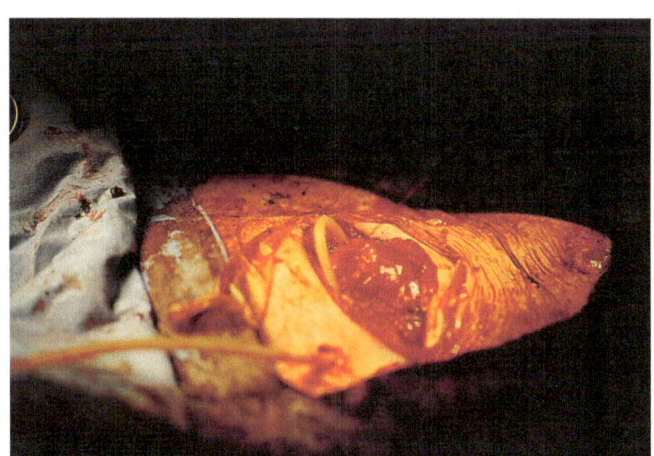

FIGURA 88-4 Inseriu-se a sonda de Foley através de uma perfuração na cúpula da bexiga. A sutura em bolsa, realizada antes de perfurar a bexiga, é amarrada e cortada.

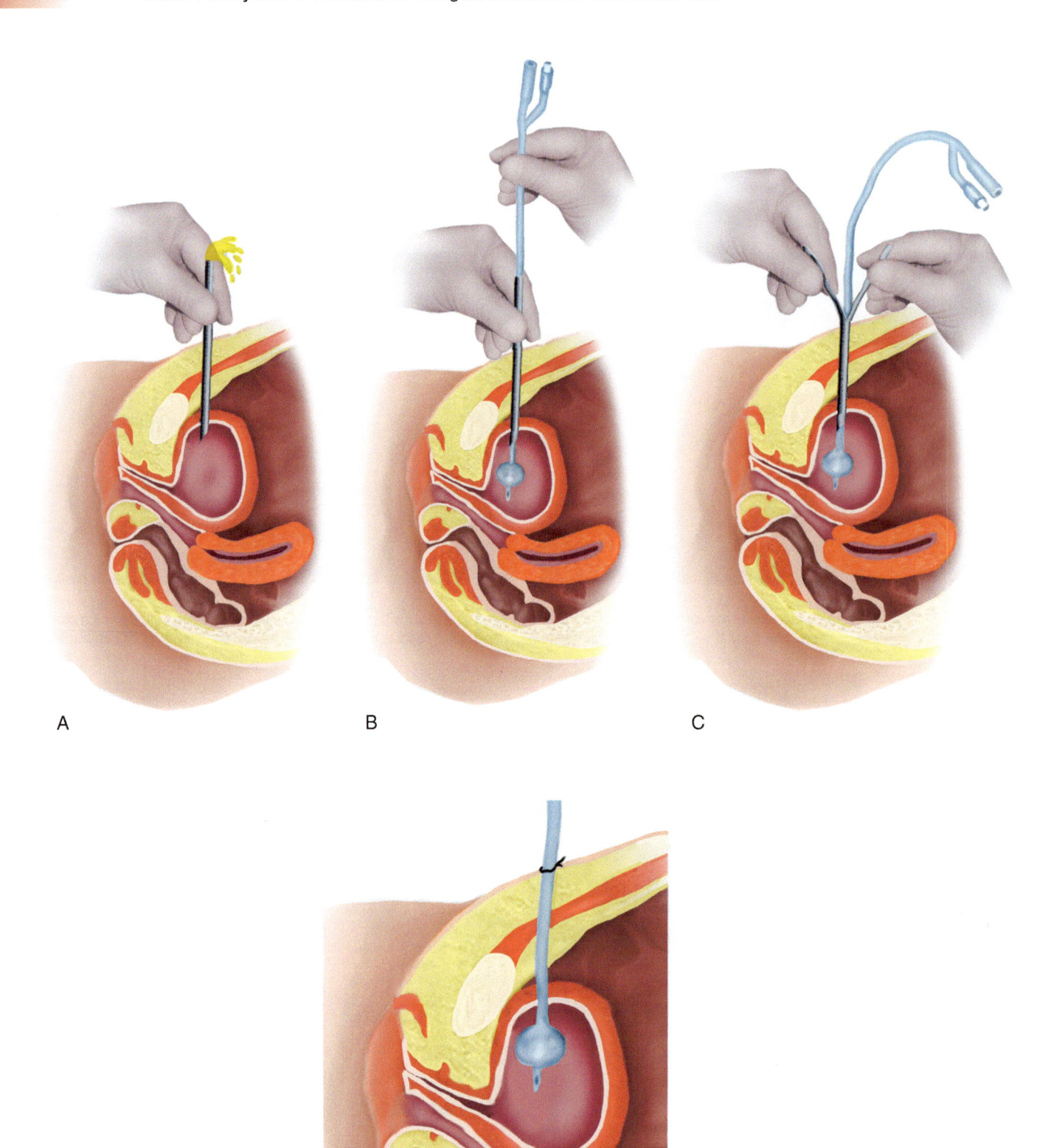

FIGURA 88-5 Técnica de inserção fechada do cateter suprapúbico. **A.** Com a paciente na posição de Trendelenburg, faz-se uma incisão perfurante na pele, aproximadamente 3 cm acima da sínfise. Introduz-se o trocarte da sonda suprapúbica na bexiga e observa-se a saída de urina. **B.** Introduz-se a sonda de Foley na bexiga através do trocarte e infla-se o balão de 5 ml. **C.** Remove-se a bainha e (**D**) fixa-se a sonda de Foley na pele com uma sutura inabsorvível em bolsa.

CAPÍTULO 88 Colocação do Cateter Suprapúbico 1037

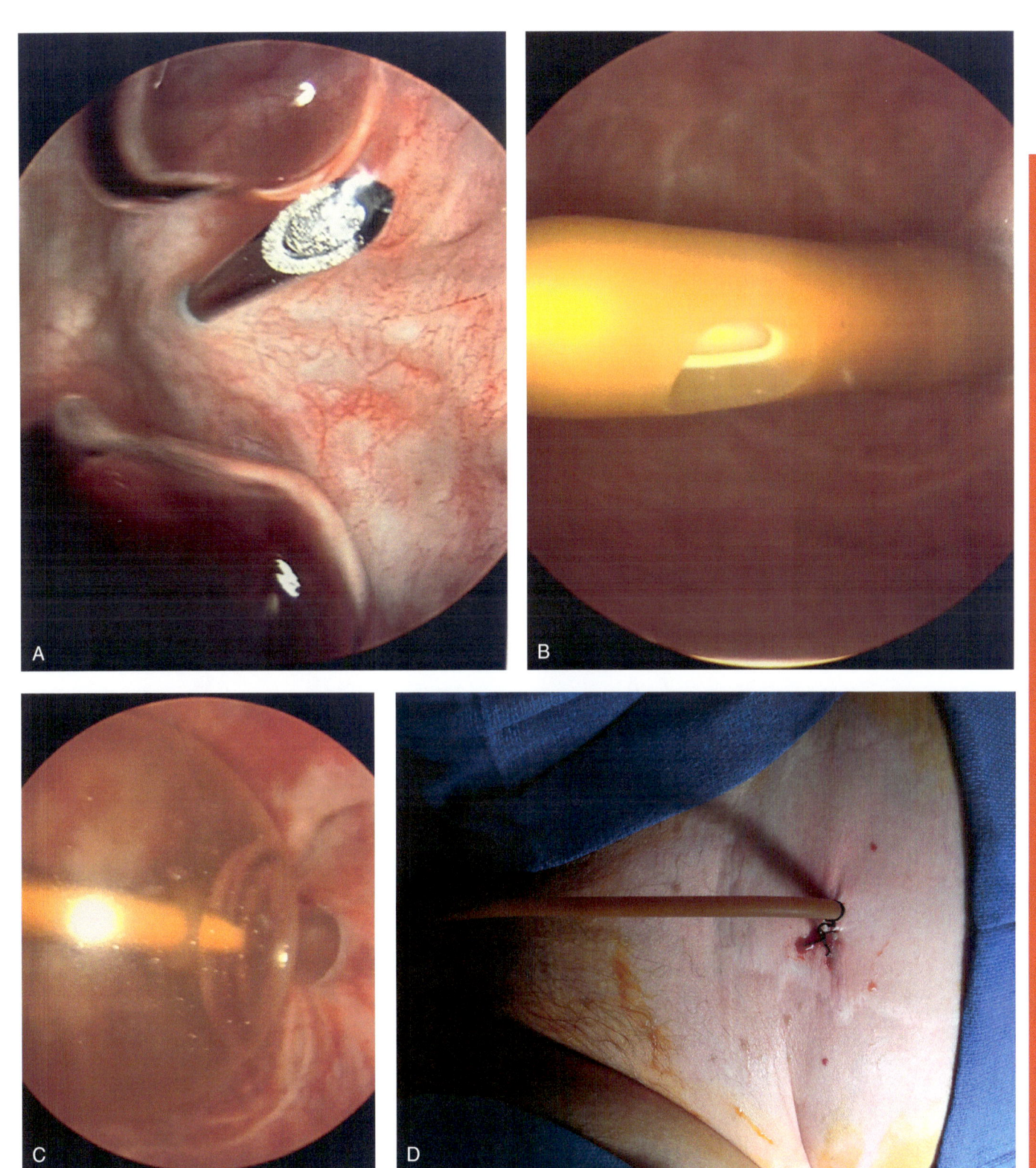

FIGURA 88-6 Visão cistoscópica da inserção fechada do cateter suprapúbico. **A.** Introduz-se o trocarte na cúpula da bexiga. **B.** Insere-se a sonda de Foley através do trocarte. **C.** Infla-se o balão da sonda de Foley. **D.** Fixa-se a sonda na pele com um ponto.

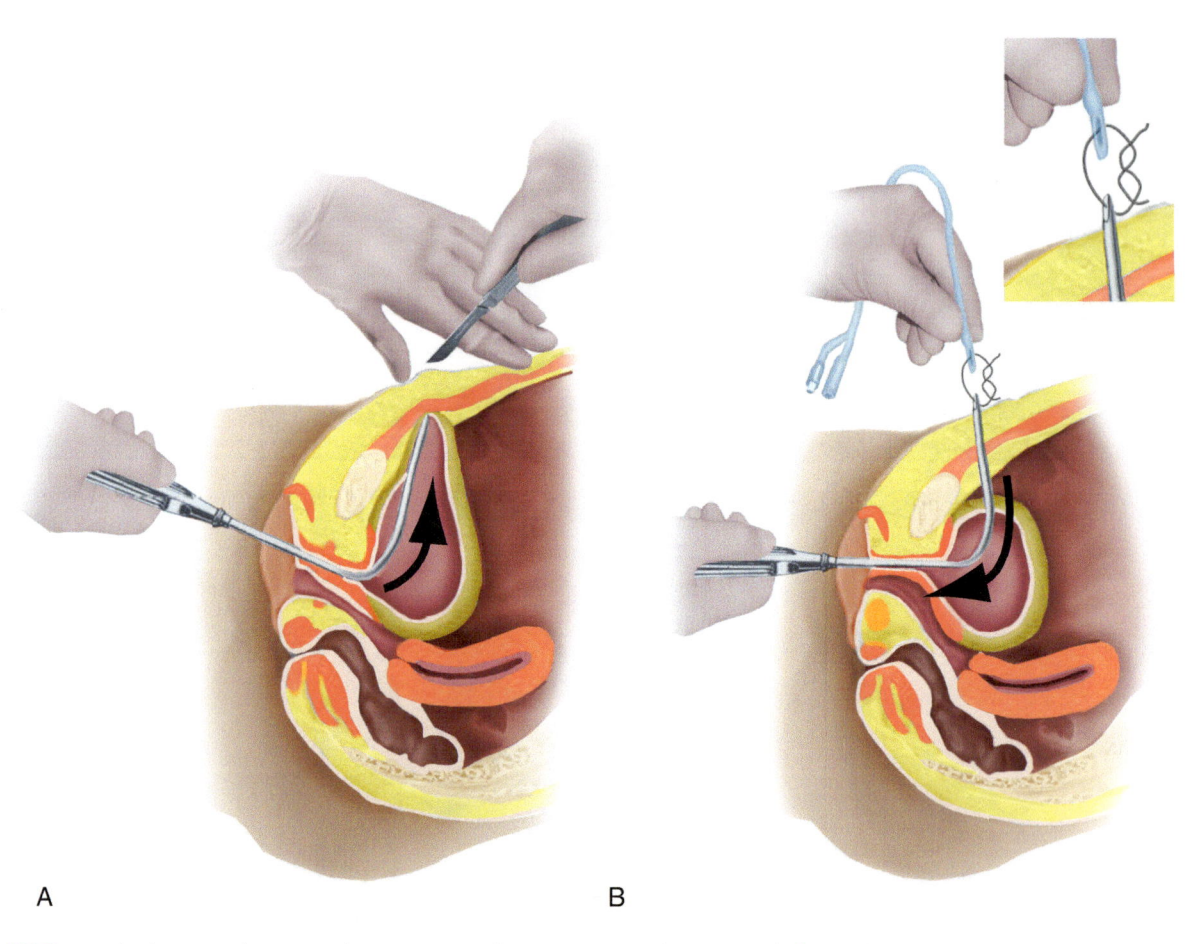

FIGURA 88-7 Método alternativo de inserção do cateter suprapúbico com uma sonda transuretral. **A.** Introduz-se uma sonda uterina na bexiga, empurrando a parede abdominal anterior para preparar a incisão suprapúbica. **B.** Introduz-se o cateter na bexiga. O detalhe mostra a sutura temporária utilizada para fixar a sonda de Foley à extremidade da sonda. Essa técnica permite a colocação de sondas de Foley grandes para serem usadas como sondas suprapúbicas.

CAPÍTULO 89

Reparo da Cistostomia Eletiva e Inadvertida

Mickey M. Karram ■ *John B. Gebhart*

Abertura e fechamento da bexiga

Ao realizar uma cirurgia abdominal, o cirurgião pode encontrar doença pélvica envolvendo o trato urinário inferior. O ginecologista deve ter experiência para realizar uma cistostomia a fim de auxiliar na dissecção da bexiga dos órgãos pélvicos como o útero ou, possivelmente, da parte posterior da sínfise púbica, nos casos de uretropexia retropúbica. Da mesma forma, quando houver probabilidade de ter havido lesão ureteral, é aconselhável realizar uma cistostomia alta para avaliar se o ureter está desobstruído. É melhor que a incisão na bexiga seja feita em posição alta, na porção extraperitoneal da cúpula vesical. Uma maneira fácil de fazer esta incisão é levar o balão da sonda de Foley para cima até a cúpula vesical (Fig. 89-1), ir para a porção extraperitoneal da cúpula e utilizar um cautério ou bisturi para cortar o balão enquanto ocorre a penetração da bexiga (Figs. 89-2 e 89-3). Através de uma incisão de 4 a 5 cm na cúpula da bexiga, pode-se avaliar o interior da bexiga em relação à perfuração por pontos ou lesão, e podem-se visualizar os orifícios ureterais para assegurar a perviedade dos ureteres (Figs. 89-4 a 89-6). Também se indicado, pode-se introduzir, de maneira retrógrada, um cateter ureteral ou uma sonda orogástrica pediátrica (Fig. 89-7). A colocação do cateter ureteral pode ser útil quando doenças pélvicas como endometriose, doença inflamatória pélvica ou uma massa pélvica distorcem ou envolvem o ureter pélvico. Para fechar a bexiga, são usados pontos com fio 3-0 de absorção tardia. O autor prefere usar a sutura com fio catgute cromado, pois não se rompe quando passa pelo tecido e seu período de absorção curto nunca permitirá a formação de cálculos. A primeira camada é uma sutura contínua que aproxima a mucosa vesical (Figs. 89-8 e 89-9). A segunda camada tem a função de sobrepor a porção muscular da parede da bexiga ao fechamento da mucosa (Figs. 89-9 e 89-10). Em geral, é feita com fio 3-0 de absorção tardia de maneira contínua ou separada.

Reparo de lacerações da bexiga

Mesmo com ampla experiência cirúrgica, pode ocorre lesão do trato urinário. Sempre que se suspeita de lesão da bexiga, deve-se fazer uma avaliação intravesical, antes de deixar o centro cirúrgico. Se a cirurgia for por via vaginal, laparoscópica ou robótica, o melhor é fazer essa avaliação por cistoscopia. Se a cirurgia for aberta, muitas vezes, a cistostomia alta é mais eficiente do que colocar a paciente em posição ginecológica e realizar uma avaliação cistoscópica transuretral. Uma vez diagnosticada a lesão da bexiga, o cirurgião precisa determinar a proximidade da lesão em relação aos orifícios ureterais, antes de iniciar o reparo da cistostomia. A maioria das lesões abdominais da bexiga ocorre durante a histerectomia abdominal, parto cesáreo ou uretropexia retropúbica. Quando ocorre a lesão, é importante diferenciar a lesão intraperitoneal baixa da lesão extraperitoneal alta. Quando a lesão é intraperitoneal baixa, é necessário separar completamente a bexiga dos tecidos circunjacentes e fechá-la em camadas livres de tensão. Por outro lado, utiliza-se a técnica discutida na seção prévia para abertura e fechamento da bexiga para a cistostomia extraperitoneal alta. Com o aumento do número de mulheres submetidas ao parto cesáreo, é relativamente comum encontrar algumas aderências entre o segmento uterino inferior e a bexiga quando se realiza uma histerectomia. Por essa razão, é importante fazer uma dissecção cortante para separar a bexiga do segmento uterino inferior. A Figura 89-11 mostra como a dissecção romba com uma gaze montada em uma paciente com aderências densas pode, às vezes, resultar em uma ruptura inadvertida da bexiga. A Figura 89-12 mostra como a dissecção cortante permite a separação apropriada da base da bexiga do segmento uterino inferior. Isso permite o fechamento livre de tensão da cistostomia inadvertida.

A maioria das lesões da bexiga a partir da vagina ocorre durante a histerectomia vaginal ou reparos da parede vaginal anterior. Assim como na histerectomia abdominal, quando se realiza a histerectomia vaginal, a dissecção entre a base da bexiga e a cérvice e o segmento inferior do útero é mais bem realizada com a dissecção cortante (Cap. 53). A Figura 89-13 mostra como a dissecção romba com um dedo durante a histerectomia vaginal pode resultar em lesão vesical. Antes do reparo da cistostomia, deve-se completar a histerectomia. A cistostomia deve ser adequadamente separada do tecido circunjacente e, então, fechada em camadas (Fig. 89-14).

A duração da drenagem vesical após a cistostomia depende da posição e da extensão da cistostomia. Em geral, as cistostomias extraperitoneais altas na porção não inferior da bexiga requerem pouco tempo de drenagem, enquanto as cistostomias intraperitoneais baixas na porção inferior da bexiga requerem 7 a 10 dias de drenagem vesical. Isso pode ser realizado com cateter suprapúbico ou transuretral. Se houver preocupação em relação à cicatrização do reparo, deve-se realizar uma cistografia antes da remoção do cateter.

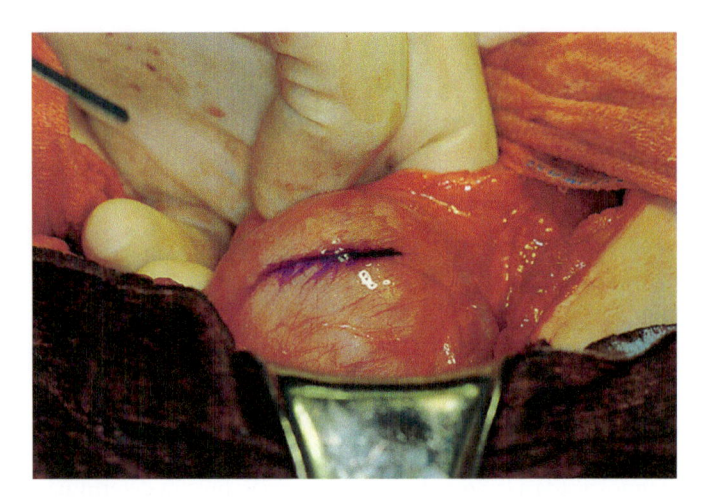

FIGURA 89-1 O balão da sonda de Foley é mobilizado até a porção extraperitoneal da cúpula da bexiga na preparação da cistostomia. A linha desenhada indica a localização e o tamanho da cistostomia.

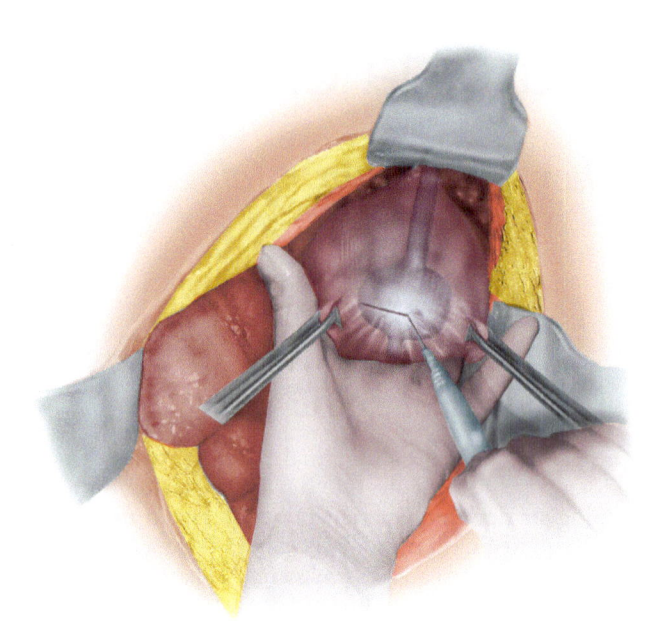

FIGURA 89-2 Desenho mostrando o uso do eletrocautério na realização da cistostomia.

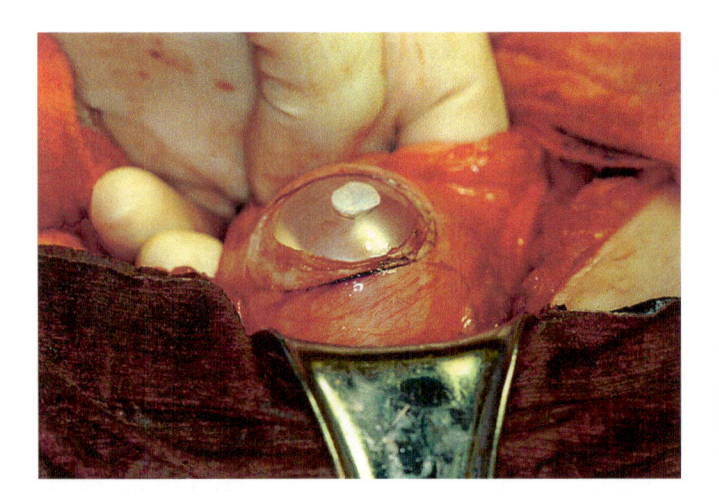

FIGURA 89-3 Cistostomia realizada sobre a elevação do balão da sonda de Foley na porção extraperitoneal da cúpula da bexiga.

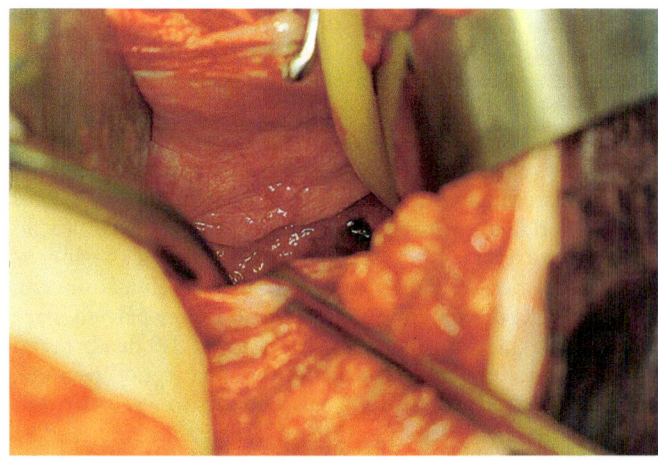

FIGURA 89-4 Avaliação do interior da bexiga através da cistostomia. Note que a sonda de Foley foi puxada através da cistostomia e que a colocação intravesical de um retrator maleável ou pequeno de Deaver ajuda a visualização da porção inferior da bexiga, trígono e orifícios ureterais. Vê-se a saída da urina com corante do orifício ureteral esquerdo.

CAPÍTULO 89 Reparo da Cistostomia Eletiva e Inadvertida 1041

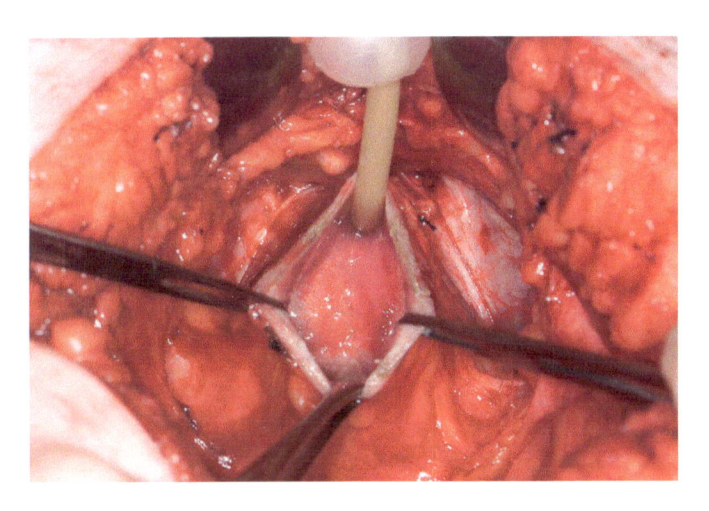

FIGURA 89-5 Cistostomia eletiva alta realizada durante a uretropexia retropúbica para assegurar que não haja penetração da sutura na bexiga.

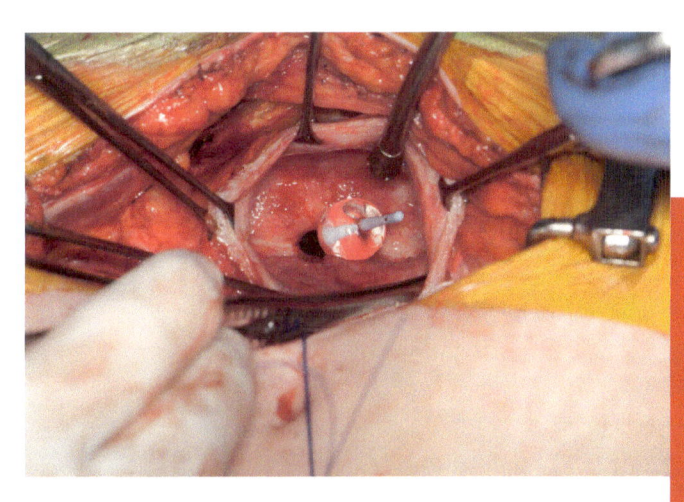

FIGURA 89-6 Cistostomia eletiva alta realizada durante uma laparotomia aberta para facilitar a dissecção e assegurar a perviedade ureteral.

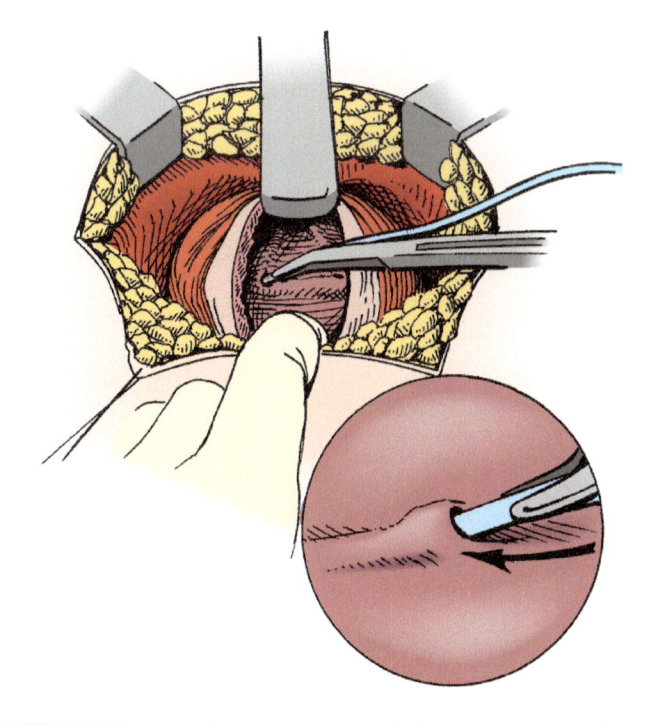

FIGURA 89-7 Técnica de passagem retrógrada de um cateter ureteral ou sonda orogástrica pediátrica através da cistostomia alta. *(De Walters MD, Karram MM: In Urogynecology and Reconstructive Pelvic Surgery, 2ª ed. St. Louis, Mosby, 1999, com permissão).*

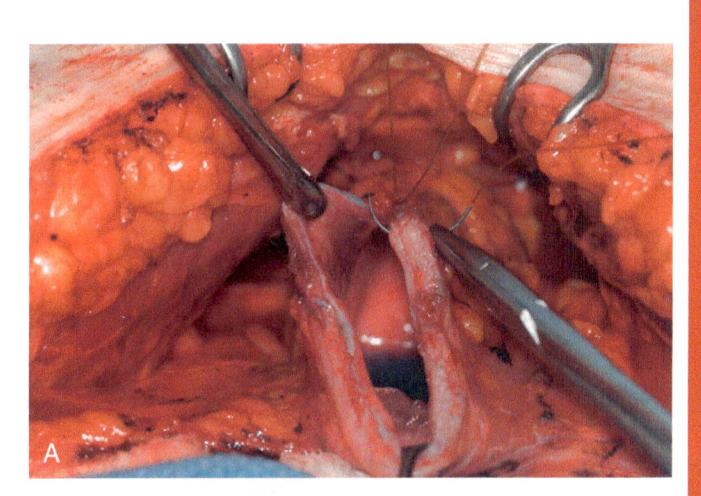

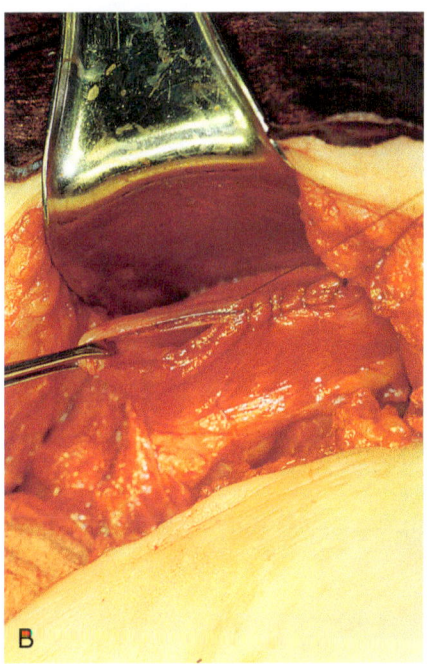

FIGURA 89-8 Fechamento da cistostomia alta. **A.** Sutura contínua de espessura total com fio absorvível 3-0 na mucosa da bexiga constituindo a primeira camada do fechamento da cistostomia alta. **B.** Continuação da primeira camada do fechamento.

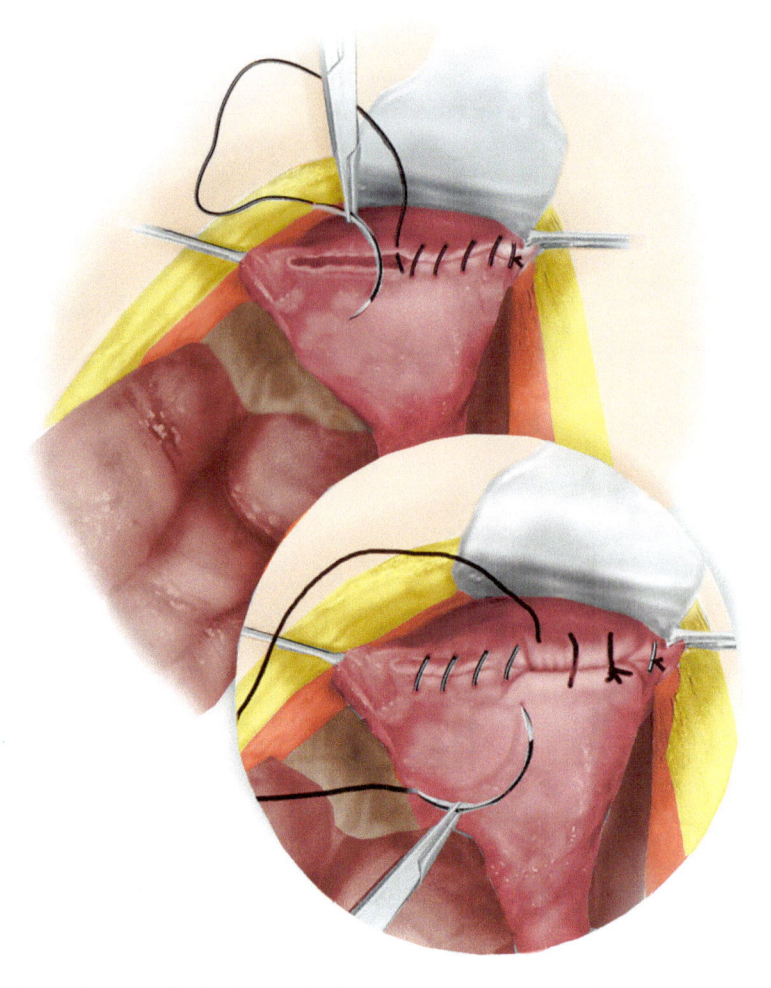

FIGURA 89-9 Técnica de fechamento em duas camadas da cistostomia alta. Note que a primeira camada é uma sutura contínua de espessura total que aproxima a mucosa, e a segunda camada é uma sutura contínua que sobrepõe a camada muscular da bexiga.

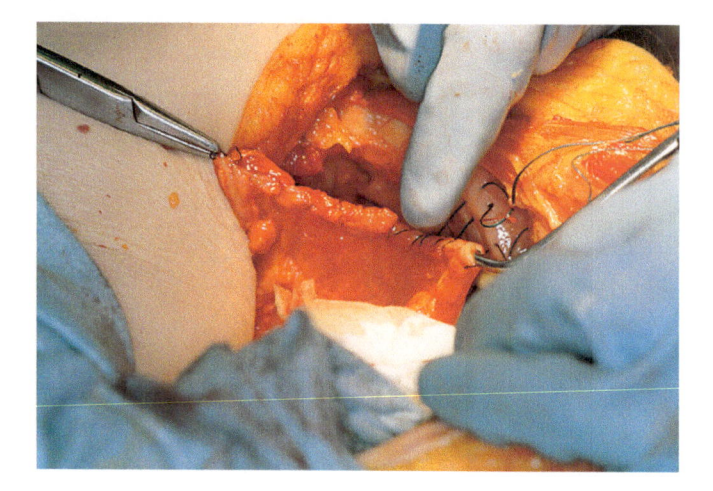

FIGURA 89-10 A segunda camada do fechamento da bexiga mostra a sobreposição da camada muscular.

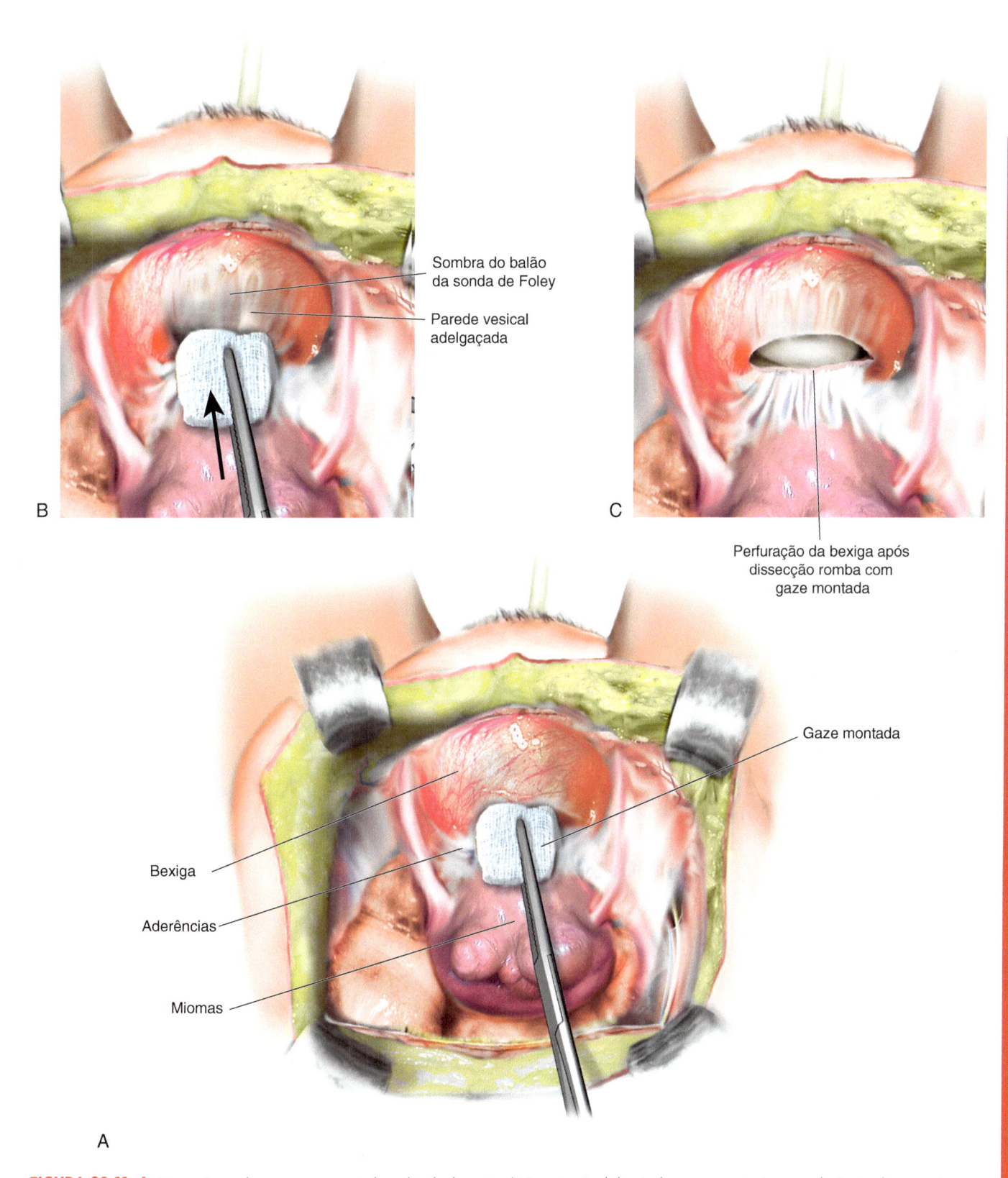

FIGURA 89-11 A. Dissecção romba com gaze montada realizada durante a histerectomia abdominal em uma paciente com aderências densas entre a base da bexiga e o segmento uterino inferior. **B.** À medida que a gaze avança agressivamente, afina a parede da bexiga, pois é a área de menor resistência. **C.** Resultado final com cistostomia inadvertida devido à dissecção romba agressiva com uma gaze montada.

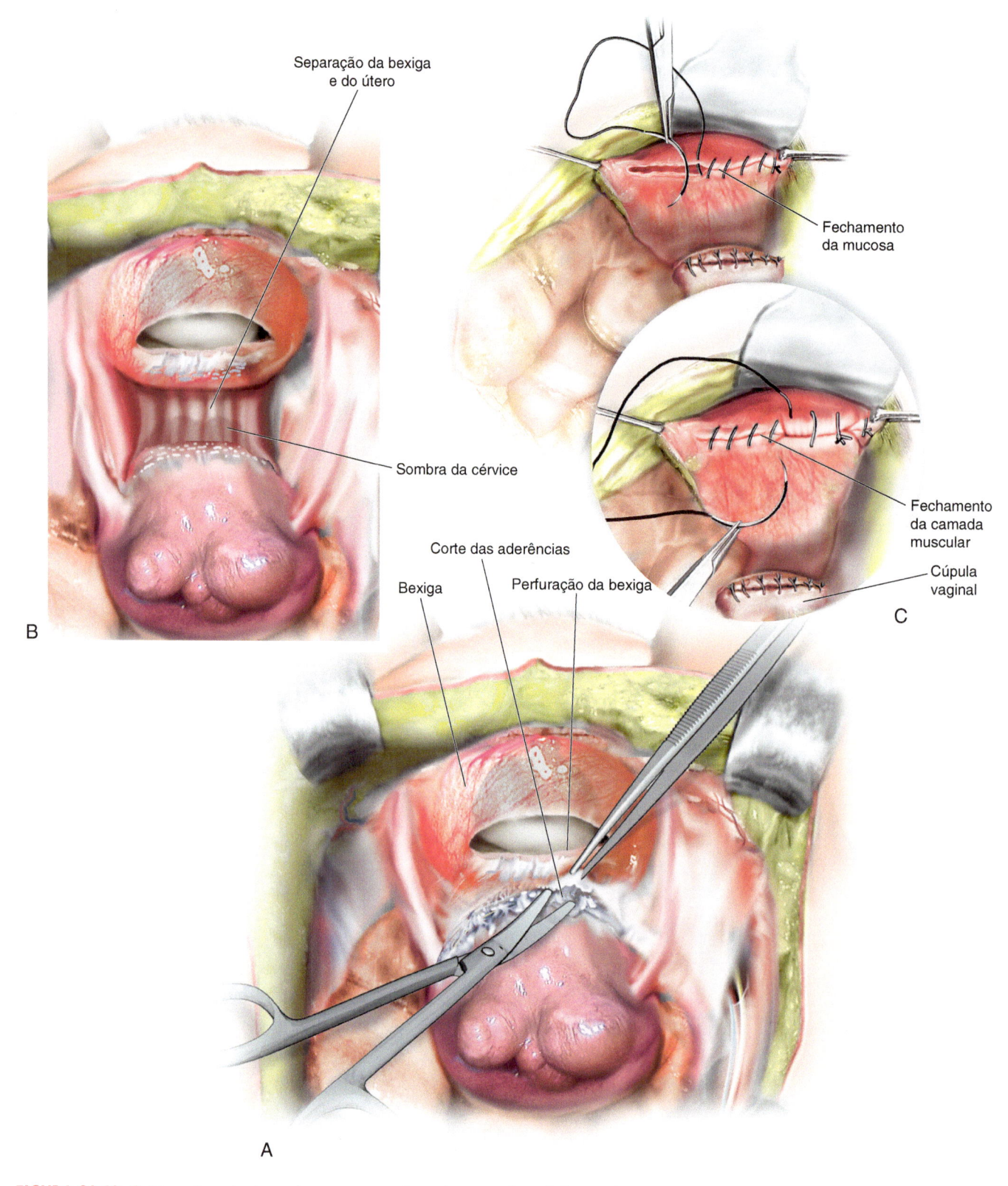

FIGURA 89-12 A. Dissecção cortante usada para separar adequadamente a base da bexiga do segmento uterino inferior. **B.** Uma vez a bexiga completamente separada, realiza-se o fechamento em camadas livre de tensão da cistostomia inadvertida (**C**).

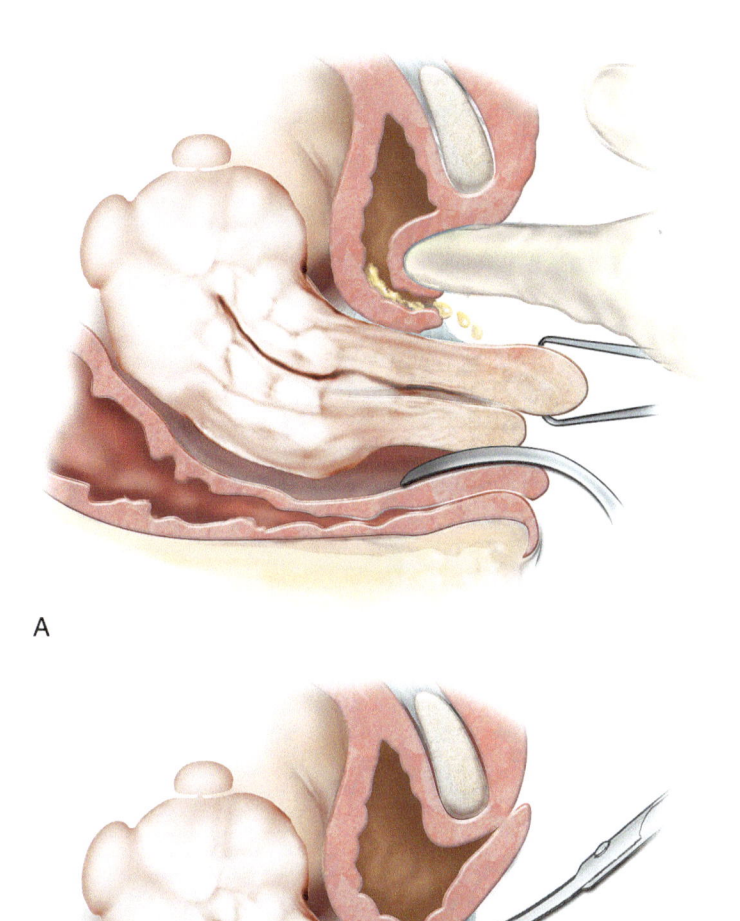

FIGURA 89-13 A. Dissecção romba com o dedo utilizada durante a histerectomia vaginal pode resultar em cistostomia inadvertida. **B.** Deve-se usar a dissecção cortante com tesoura para separar inicialmente a base da bexiga do segmento uterino inferior, permitindo a entrada no espaço vesicouterino.

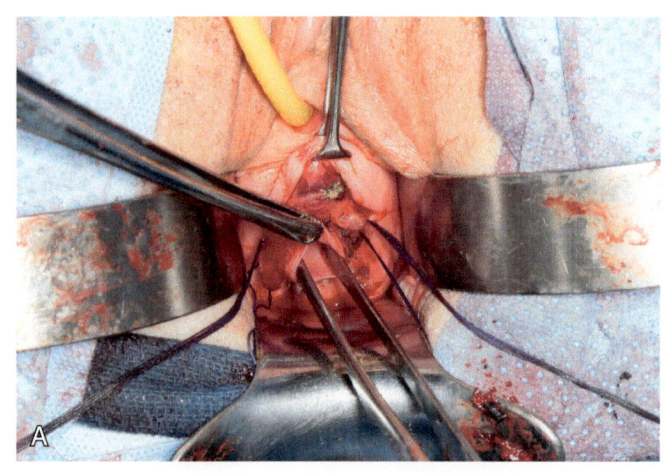

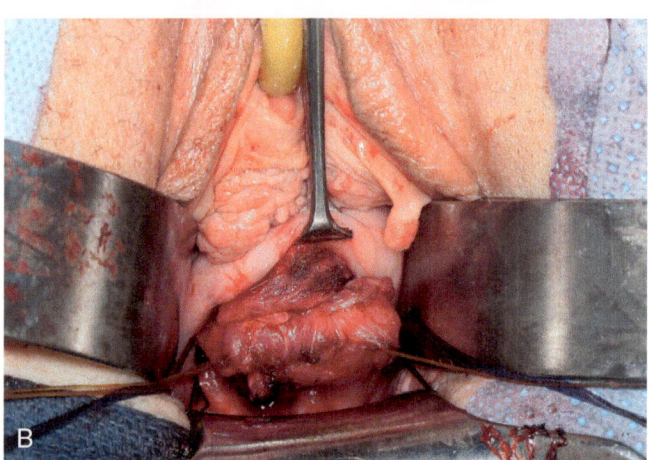

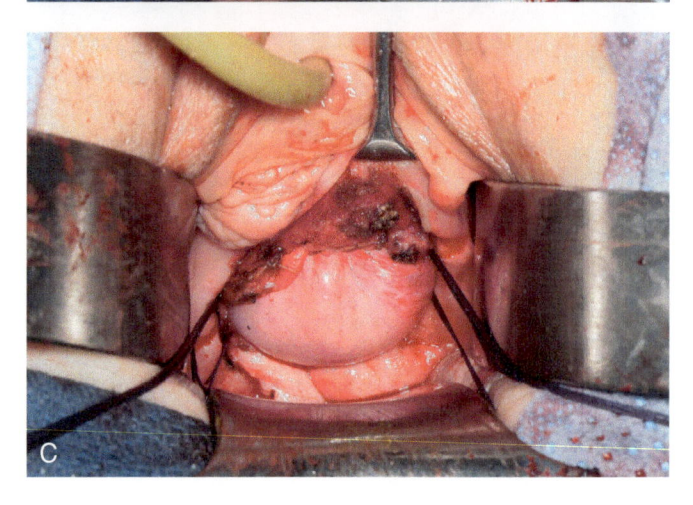

FIGURA 89-14 A. Cistostomia vaginal ocorrida durante a histerectomia vaginal; note que a bexiga foi separada do tecido circunjacente para preparar o fechamento em duas camadas. **B.** Cistostomia fechada em duas camadas. **C.** Mobilização do peritônio do fundo de saco anterior sobre a linha de sutura, antes do fechamento da cúpula vaginal.

CAPÍTULO 90

Reparo Abdominal da Fístula Vesicovaginal e Vesicouterina

Mickey M. Karram

Reparo Abdominal da Fístula Vesicovaginal

As fístulas do trato urinário inferior podem se comunicar com a vagina ou o útero (Fig. 90-1). Embora as indicações para o reparo abdominal da fístula vesicovaginal sejam controversas, a melhor via para certas doenças que acometem a bexiga é por via abdominal. Estas incluem fístulas altas e inacessíveis, fístulas múltiplas, envolvimento do útero ou intestino e necessidade de reimplante ureteral.

Pode-se fazer uma incisão cutânea na linha média ou transversal. A incisão na linha média permitirá acesso mais fácil ao abdome para retirada e mobilização do omento. Se for usada incisão transversal, em geral, uma incisão com secção muscular, como a incisão de Maylard ou Cherney (Fig. 90-2), facilitará a exposição. Uma vez aberto o peritônio, dispõe-se o intestino posteriormente e coloca-se um afastador de autor-retenção. A seguir, a bexiga é exposta e realiza-se uma cistostomia extraperitoneal alta planejada (ver seção anterior sobre abertura e fechamento da bexiga). O trajeto fistuloso é, então, visualizado a partir do interior da bexiga (Figs. 90-3 e 90-4). Se for próximo aos orifícios ureterais, devem-se colocar cateteres ureterais (Fig. 90-5). Estes devem ser colocados por via cistoscópica ou transvesical, cirurgicamente. A seguir, faz-se a incisão na bexiga ao longo do dorso até o trajeto fistuloso (Figs. 90-6 e 90-7). O trajeto fistuloso é completamente excisado e a vagina é separada do dorso da bexiga (Fig. 90-8). Uma compressa ou um calibrador para anastomose término-terminal colocado na vagina produzirá distensão vaginal e facilitará a tração contrária, o que auxilia a dissecção. A tração, a favor e contrária, na vagina e na bexiga facilita a separação cortante precisa nessas duas superfícies (Fig. 90-9). É importante continuar com a dissecção bem além de qualquer tecido cicatricial produzido pela fístula (Figs. 90-9 e 90-10). Fecha-se a vagina com pontos com fio 2-0 absorvível, de preferência, em duas camadas (Figs. 90-10 e 90-11). Fecha-se a bexiga com pontos com fio 3-0 absorvível, contínuos ou separados. Também é preferível fechar a bexiga em duas camadas (Figs. 90-10 a 90-12). Em geral, é vantajoso separar e trazer um pedaço do omento para o local do reparo da fístula. Este é suturado na parede anterior da vagina ou na parede posterior da bexiga a fim de fornecer suprimento sanguíneo adicional e uma barreira tecidual entre as linhas de sutura (Figs. 90-13 e 90-14). A Figura 90-15 mostra o interior da bexiga após o fechamento e reparo da fístula. A Figura 90-16 é um desenho do reparo completo. A Figura 90-17 faz uma nova revisão, em etapas, do reparo abdominal da fístula vesicovaginal. A drenagem por sonda pode ser feita por cateter transuretral ou suprapúbico (ou ambos), dependendo da extensão e circunstâncias do reparo.

O texto continua na página 1055.

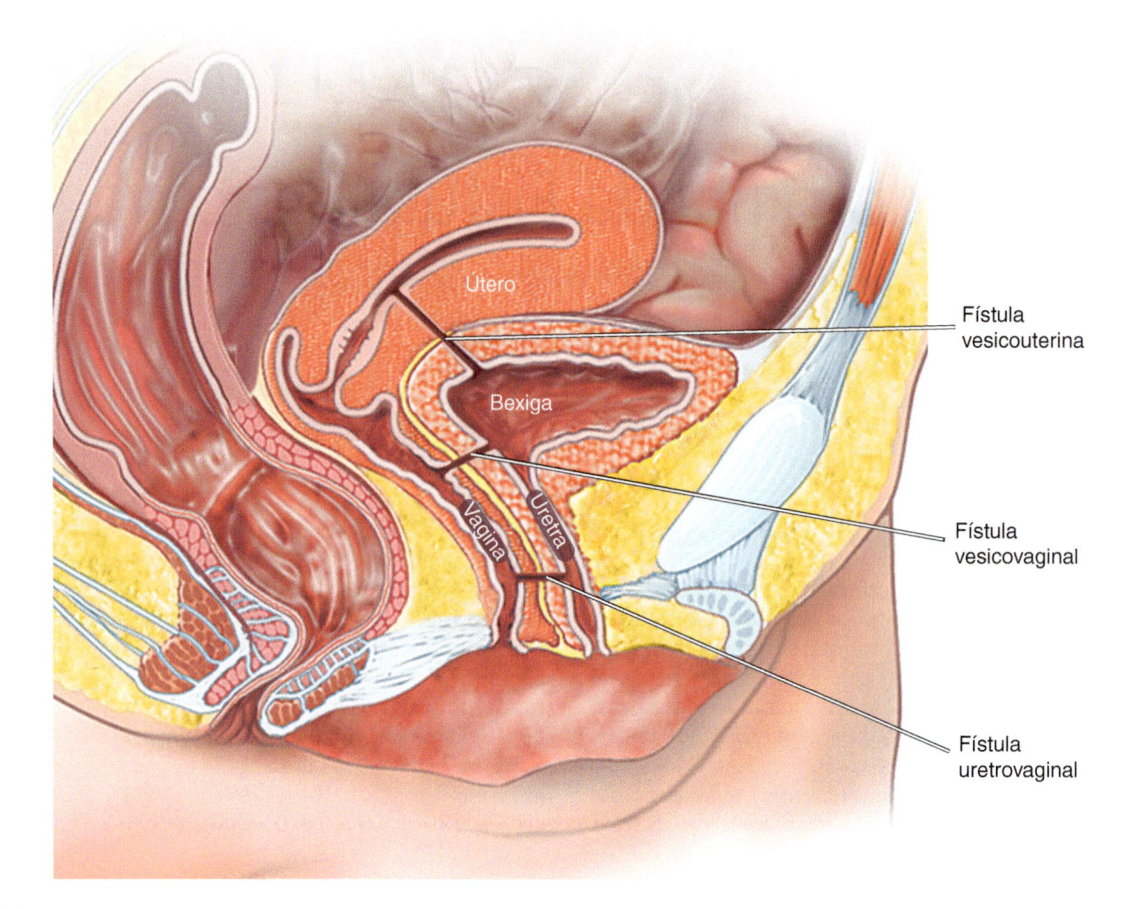

FIGURA 90-1 As fístulas do trato urinário inferior podem se comunicar com a vagina ou o útero. A extensão e localização anatômica da fístula são fatores importantes a serem considerados na decisão entre a via vaginal ou transabdominal do reparo.

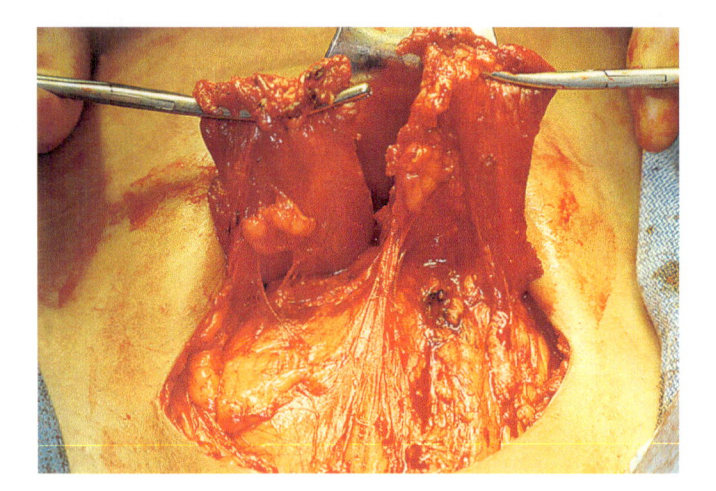

FIGURA 90-2 Incisão transversa baixa com secção muscular tipo Cherney. Note que o músculo foi separado do osso púbico próximo a sua inserção. Em geral, a abertura do peritônio é transversal.

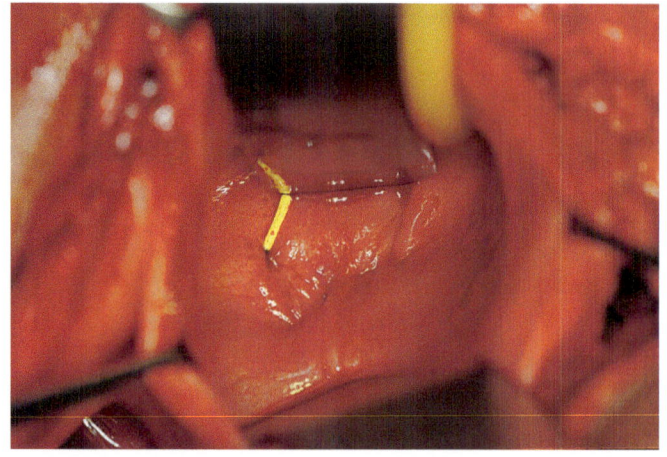

FIGURA 90-3 Visão do interior da bexiga em paciente com múltiplas fístulas vesicovaginais, envolvendo a porção inferior da base da bexiga, logo acima do trígono. Estas fístulas ocorreram após uma histerectomia abdominal devido à endometriose grave, na qual é provável que a parede vesical tenha sido incluída nas suturas utilizadas para fechar a cúpula vaginal. Observar o cateter no ureter direito.

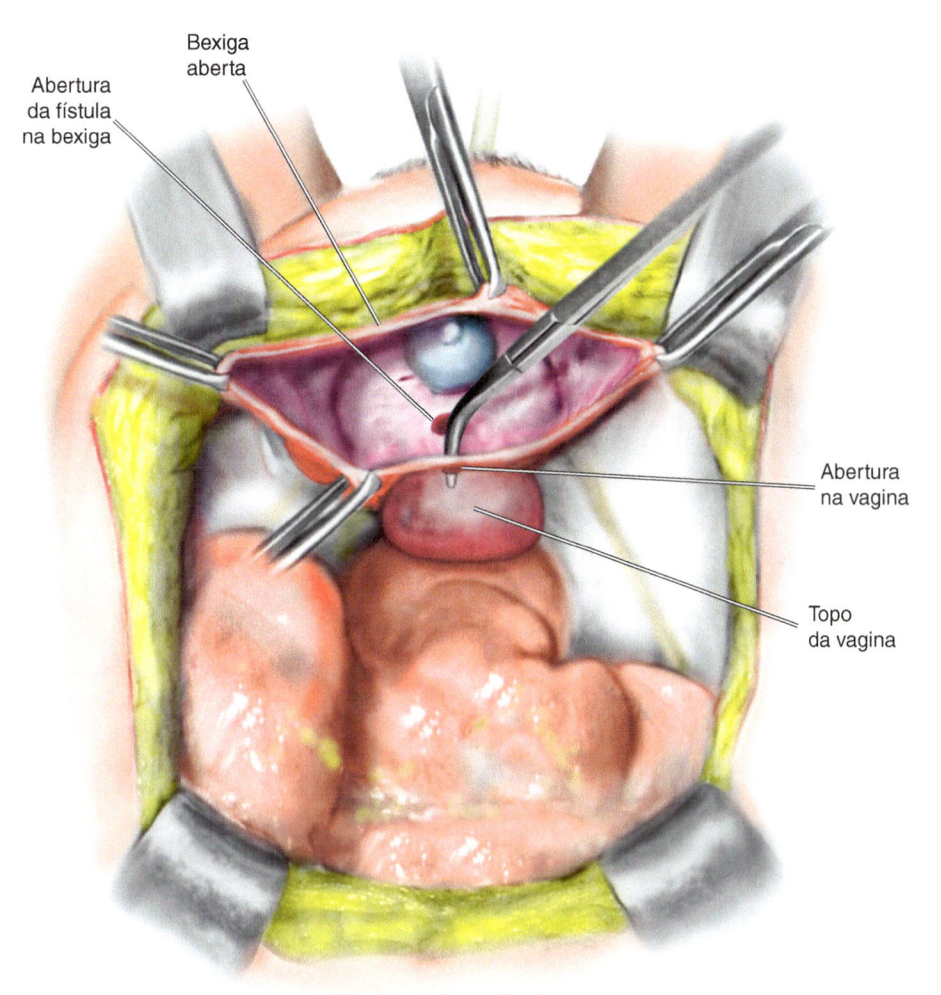

FIGURA 90-4 Desenho mostrando o interior da bexiga com o trajeto fistuloso para a vagina.

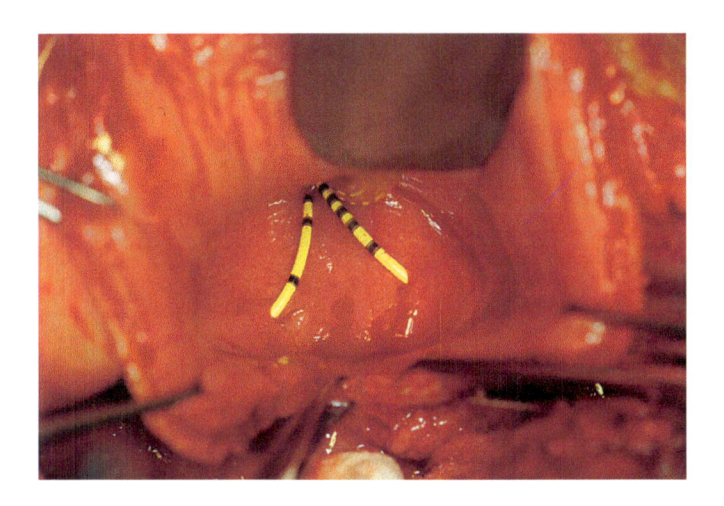

FIGURA 90-5 Visão do interior da bexiga. Ambos os ureteres estão cateterizados devido à proximidade dos trajetos fistulosos em relação ao trígono e aos orifícios ureterais. Iniciou-se uma incisão no dorso da bexiga em direção inferior aos trajetos fistulosos.

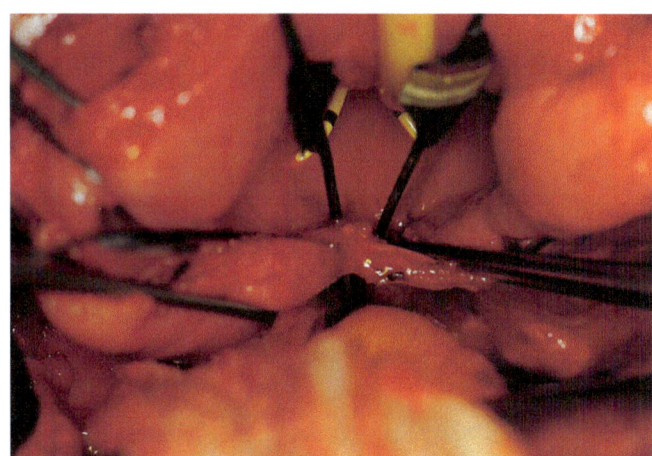

FIGURA 90-6 A parede posterior da bexiga foi aberta até o nível dos trajetos fistulosos. Observar que duas sondas foram colocadas nos trajetos fistulosos.

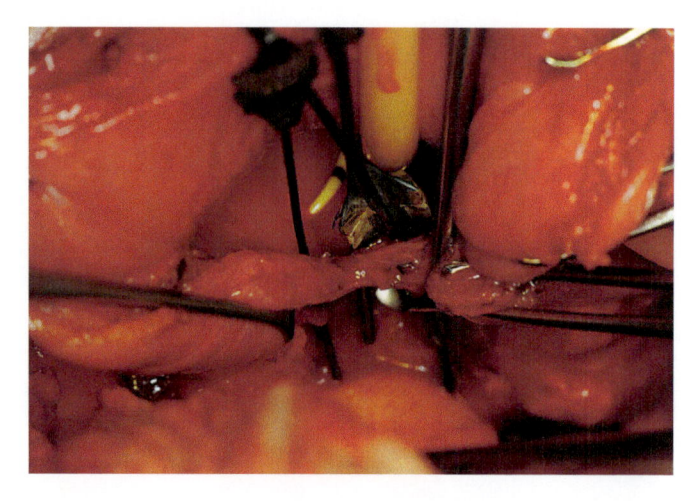

FIGURA 90-7 Dissecção cortante utilizada para separar completamente o manguito vaginal do dorso da bexiga. Neste caso em particular, múltiplas sondas mostram os trajetos fistulosos. É importante continuar a dissecção entre a bexiga e a parede vaginal, além da porção inferior da escarificação, permitindo, assim, o fechamento da bexiga livre de tensão.

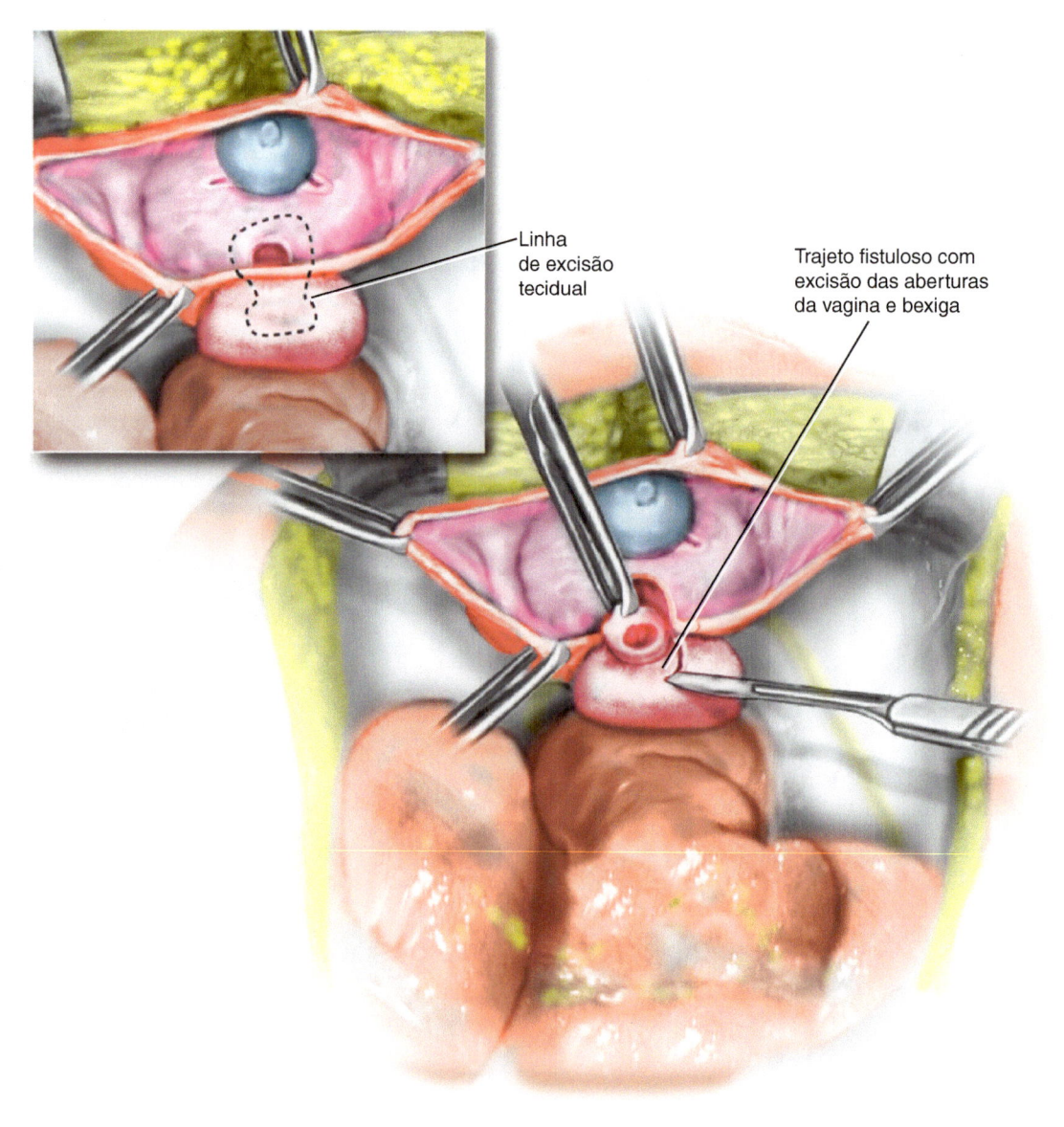

Linha de excisão tecidual

Trajeto fistuloso com excisão das aberturas da vagina e bexiga

FIGURA 90-8 Excisão do trajeto fistuloso e do tecido cicatricial da vagina e da bexiga.

CAPÍTULO 90 Reparo Abdominal da Fístula Vesicovaginal e Vesicouterina 1051

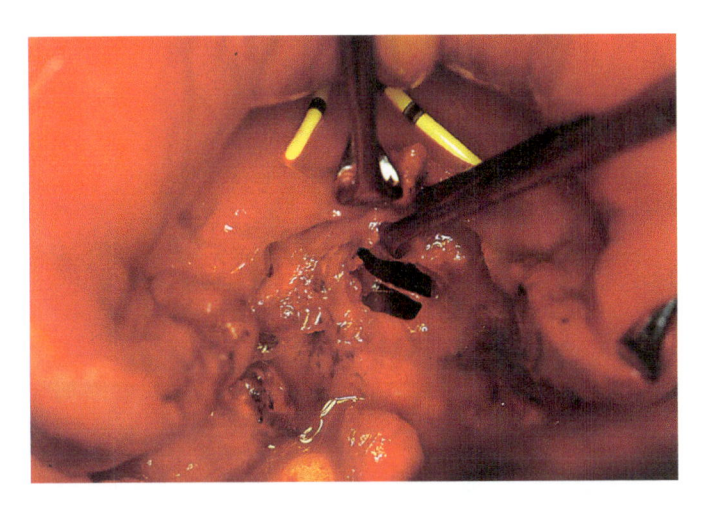

FIGURA 90-9 Término da separação da bexiga e excisão do trajeto fistuloso. Um calibrador de anastomose término-terminal é colocado na vagina para facilitar a dissecção cortante da bexiga em relação à vagina. Observe que se estendeu a dissecção além da porção inferior do trajeto fistuloso.

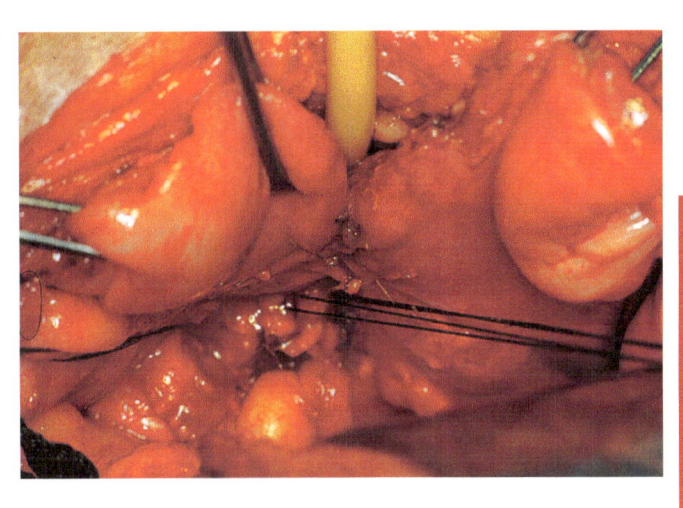

FIGURA 90-10 Cúpula vaginal fechada com pontos separados absorvíveis, que estão reparados nesta fotografia. A porção inferior da incisão vesical foi fechada com pontos separados com fio 3-0 absorvível.

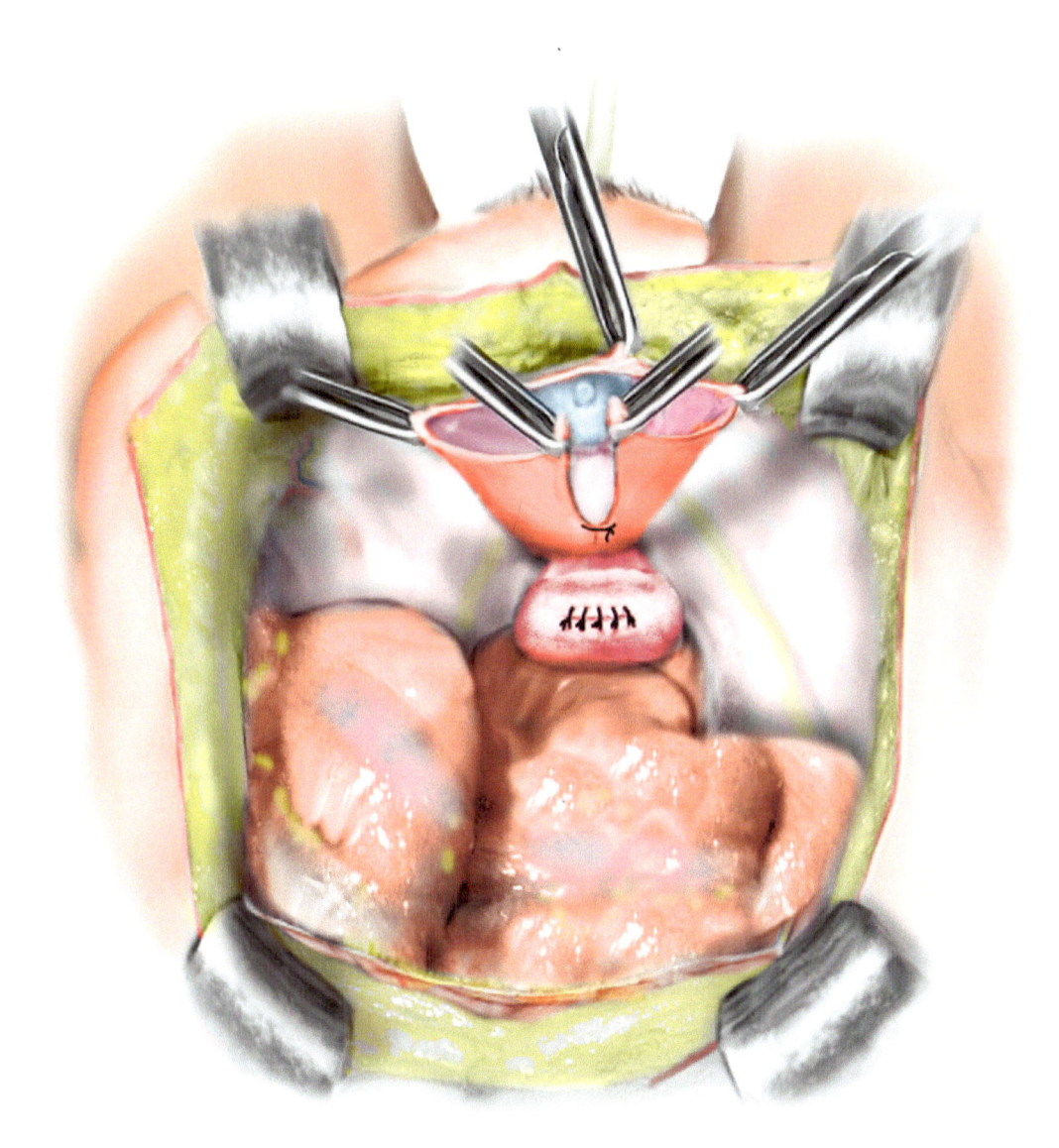

FIGURA 90-11 Dissecção finalizada e trajetos fistulosos excisados. Fechou-se a vagina e iniciou-se o fechamento da bexiga. Note que a dissecção se estendeu bem além do nível da fístula.

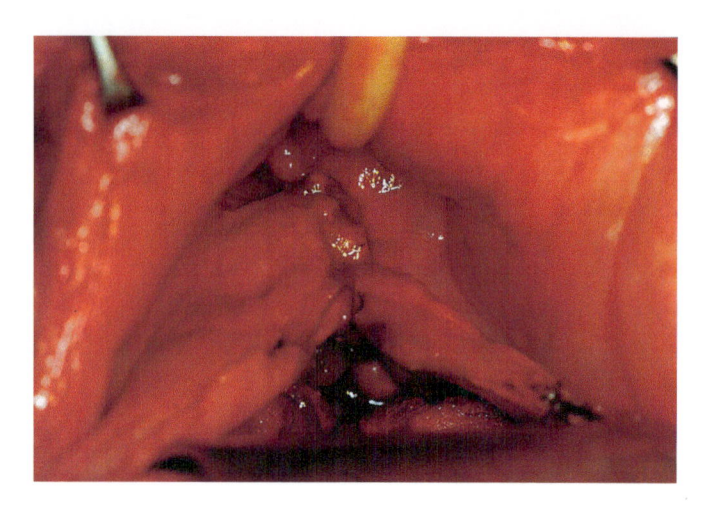

FIGURA 90-12 Fechamento da parte inferior da bexiga, visto do interior da mesma. Esta é uma parte inferior da bexiga, portanto é, provavelmente, melhor fazer as suturas na submucosa, se possível.

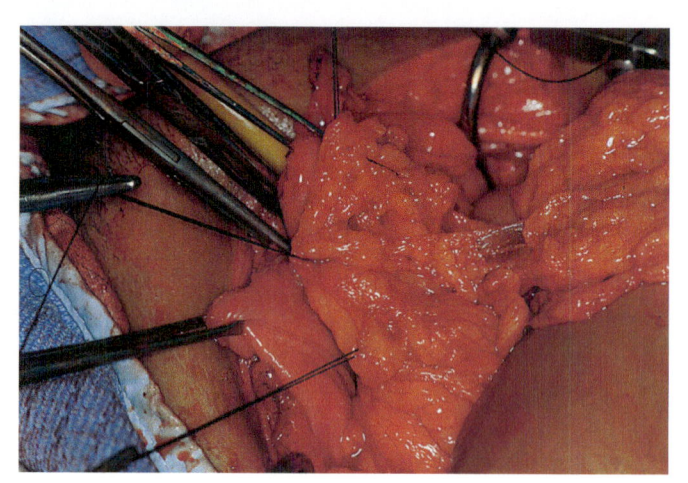

FIGURA 90-13 Mobiliza-se o omento na direção da pelve.

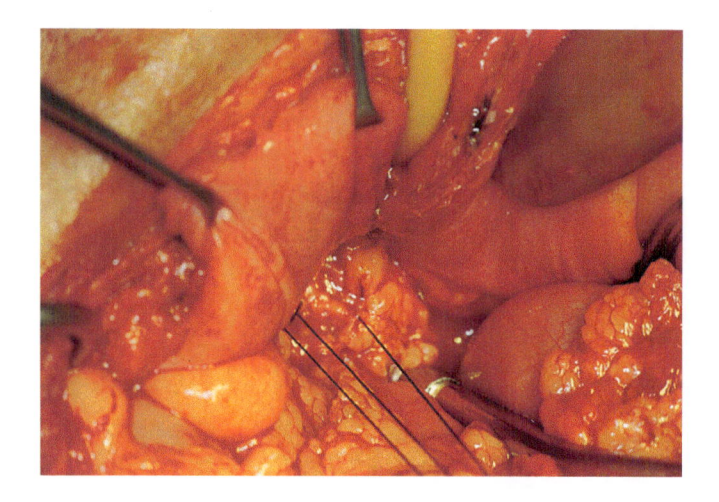

FIGURA 90-14 O omento é fixado ao topo da vagina e terá a função de um tecido interposto entre a vagina e a bexiga.

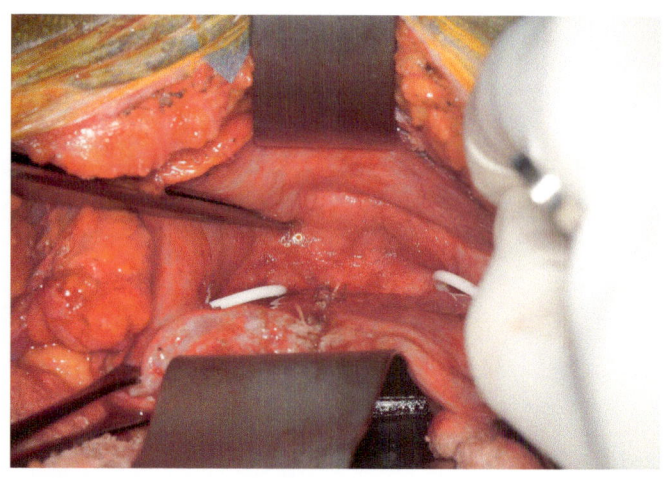

FIGURA 90-15 Interior da bexiga visto da cúpula após a conclusão do reparo. Note que a bexiga foi reparada com mínima distorção do trígono.

CAPÍTULO 90 Reparo Abdominal da Fístula Vesicovaginal e Vesicouterina

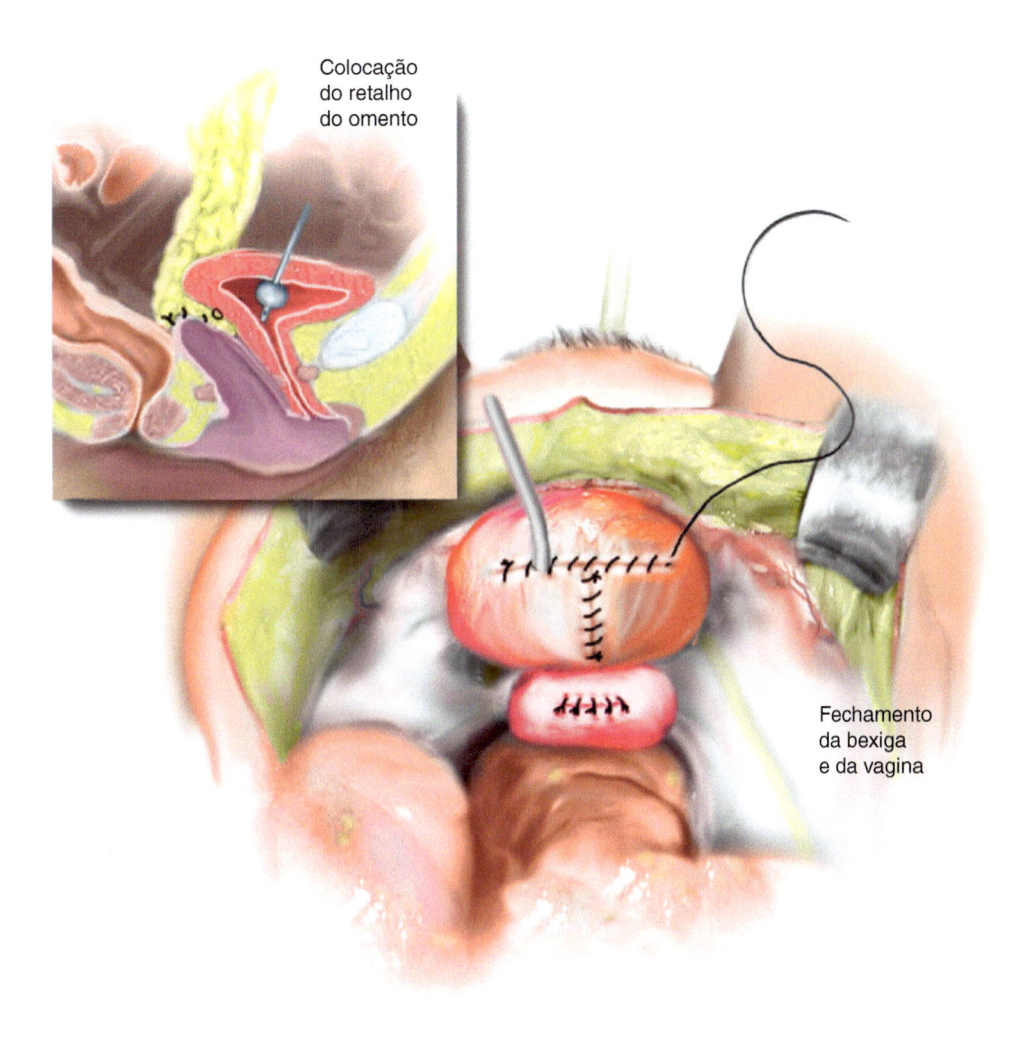

FIGURA 90-16 Desenho do reparo concluído. Observar o fechamento da bexiga e da vagina com interposição do retalho do omento (veja detalhe).

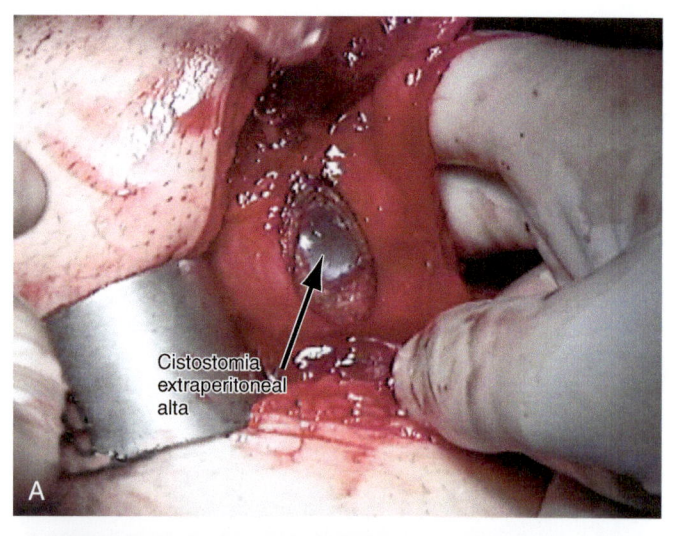

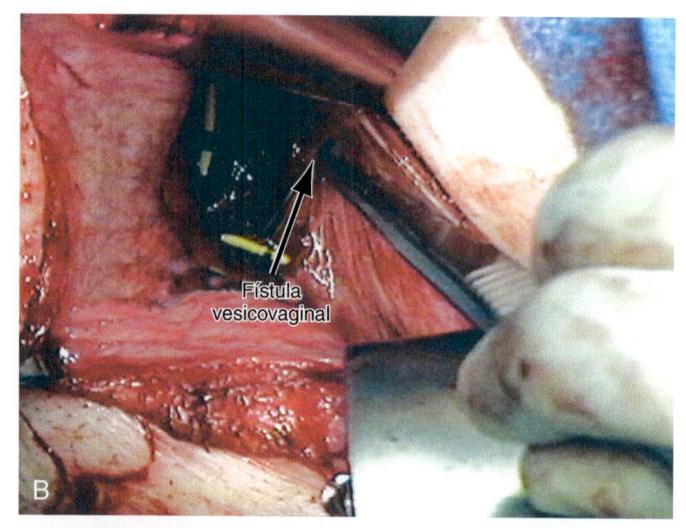

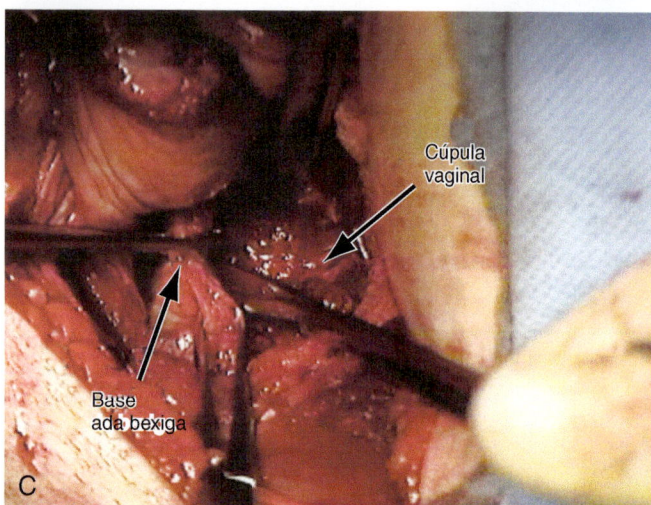

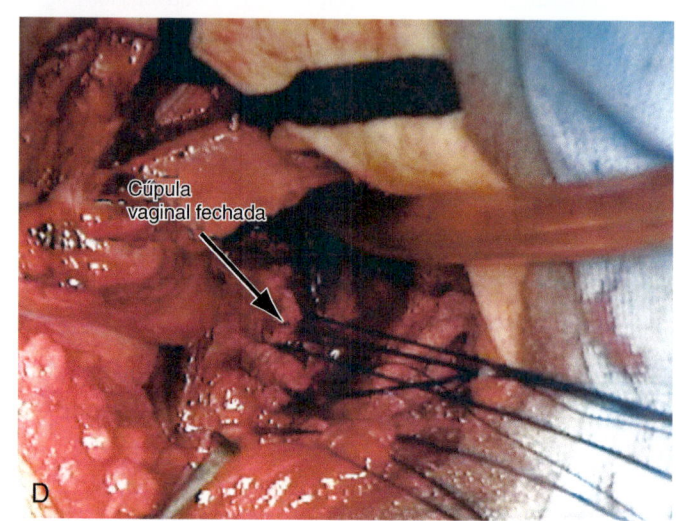

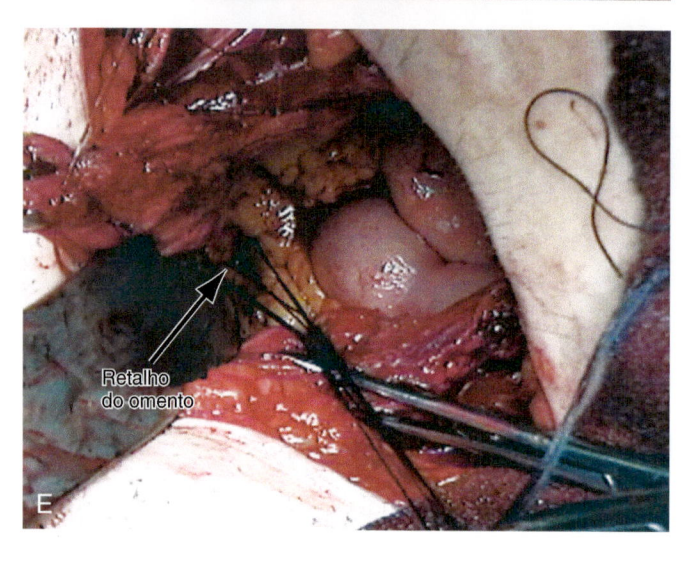

FIGURA 90-17 Reparo abdominal da fístula vesicovaginal. **A.** O reparo se inicia com uma cistostomia extraperitoneal alta para visualizar o interior da bexiga e identificar a localização exata da fístula. **B.** Identifica-se a fístula na sua porção intravesical. **C.** Utiliza-se a dissecção cortante com um bisturi para separar o tecido cicatricial da vagina da base da bexiga. É importante estender a dissecção até um nível bem além do tecido cicatricial a fim de permitir a cicatrização adequada da bexiga e da cúpula vaginal. **D.** Fecha-se a cúpula vaginal com pontos separados de absorção tardia com fio 2-0. **E.** O dorso da bexiga e a cúpula vaginal foram fechados e um retalho do omento retirado para ser fixado na face anterior da cúpula vaginal, interposto entre a vagina e a base da bexiga.

Reparo da Fístula Vesicouterina

Em geral, as fístulas entre a bexiga e o útero resultam de trauma obstétrico, principalmente de lesões vesicais durante o parto cesáreo. Extravasamento de urina, infecção associada e deiscência subsequente constituem a sequência de eventos mais provável na formação da fístula. Mulheres com fístula vesicouterina podem ter hematúria cíclica (menúria; síndrome de Youssef). A incontinência ou perda de urina através do colo do útero pode, às vezes, estar ausente devido a um mecanismo valvular. Demonstra-se melhor o trajeto entre a bexiga e o útero através da histerossalpingografia. Pequenas fístulas podem se resolver espontaneamente com a sondagem vesical a longo prazo ou supressão hormonal da menstruação por alguns meses.

O reparo cirúrgico de uma fístula vesicouterina é similar ao reparo abdominal da fístula vesicovaginal. Faz-se uma incisão cutânea transversal ou longitudinal. O peritônio é aberto e realiza-se uma cistostomia alta na porção extraperitoneal da bexiga (Fig. 90-17A). Identifica-se o trajeto fistuloso e faz-se uma dissecção cortante entre a bexiga e o útero (Figs. 90-18 a 90-21). Quando a bexiga estiver completamente separada do útero e o trajeto fistuloso tiver sido excisado (Fig. 90-22), fecha-se a bexiga em duas camadas com pontos com fio 3-0 absorvível. Segue-se o fechamento com pontos separados do defeito uterino. Completa-se o reparo com a interposição de um pedaço de omento entre as duas linhas de sutura (Fig. 90-23). Se a paciente não tiver preocupação quanto à fertilidade no futuro, a terapia definitiva para a fístula vesicouterina é a histerectomia abdominal com fechamento do defeito vesical.

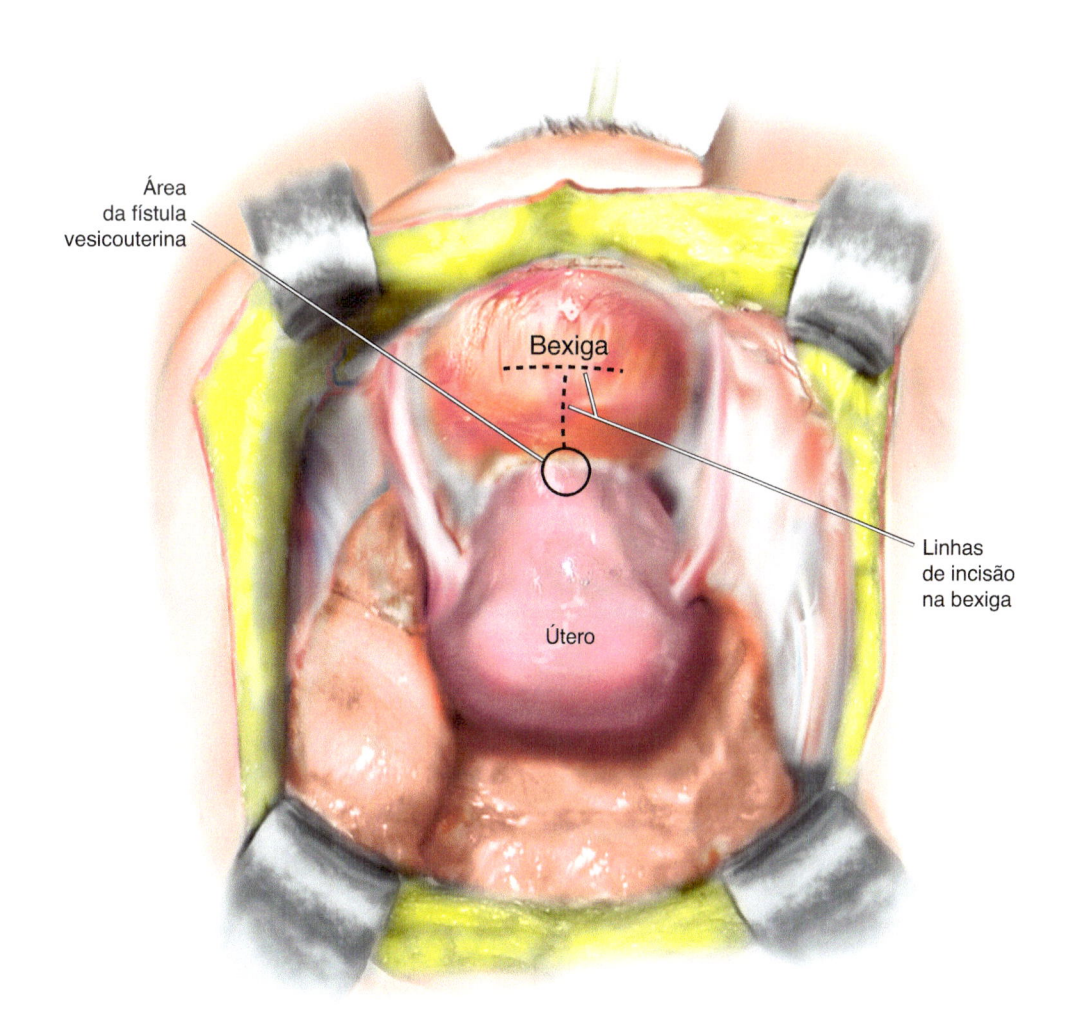

FIGURA 90-18 Fístula vesicouterina entre o segmento uterino inferior e, possivelmente, a cérvice superior, e a base da bexiga. A linha pontilhada mostra as incisões vesicais utilizadas para expor a fístula.

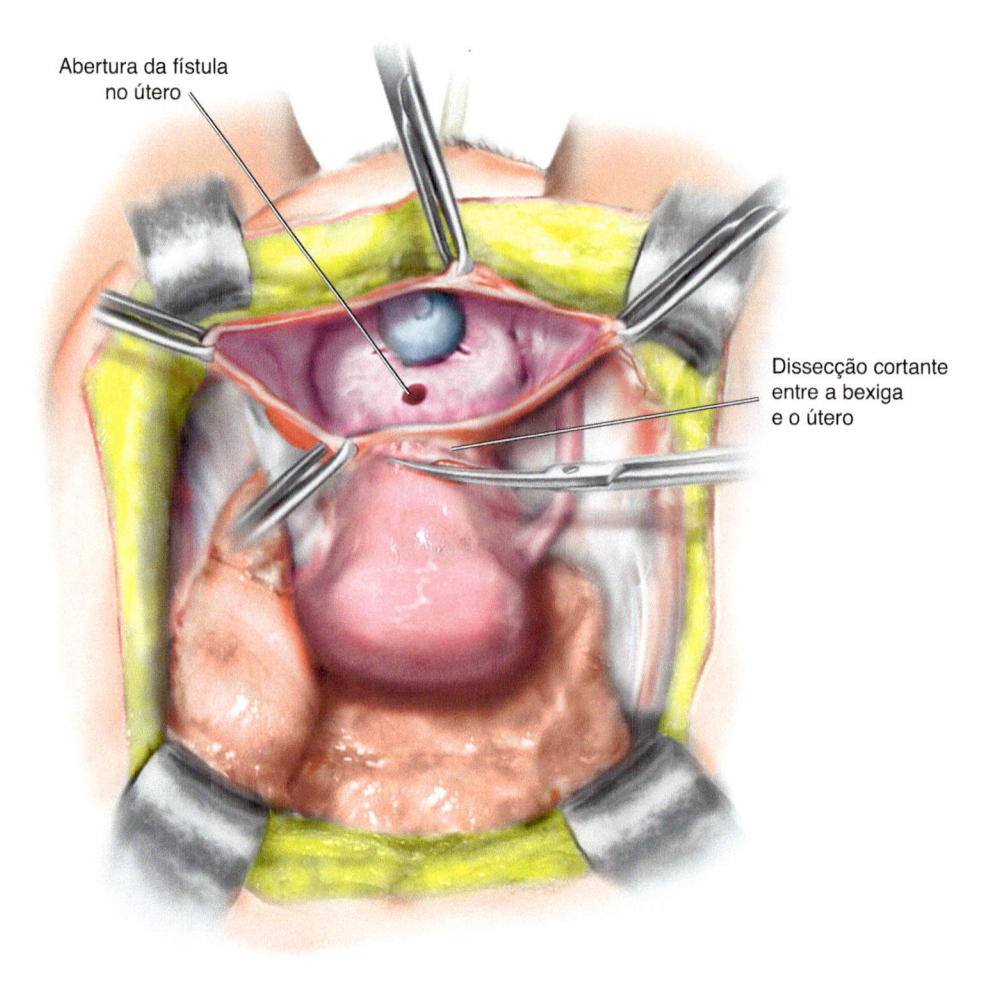

FIGURA 90-19 Cistostomia alta com dissecção cortante utilizada para separar a bexiga do útero.

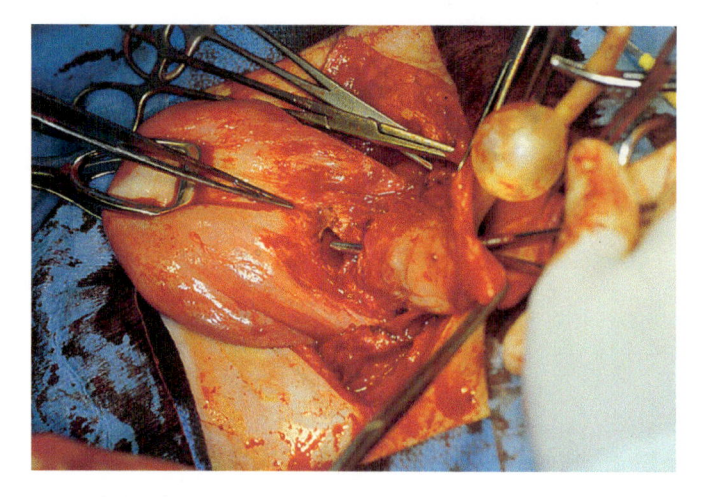

FIGURA 90-20 Fístula vesicouterina. Note que se realizou uma cistostomia alta e colocou-se uma sonda do interior da bexiga, através do trajeto fistuloso para dentro do útero.

CAPÍTULO 90 Reparo Abdominal da Fístula Vesicovaginal e Vesicouterina 1057

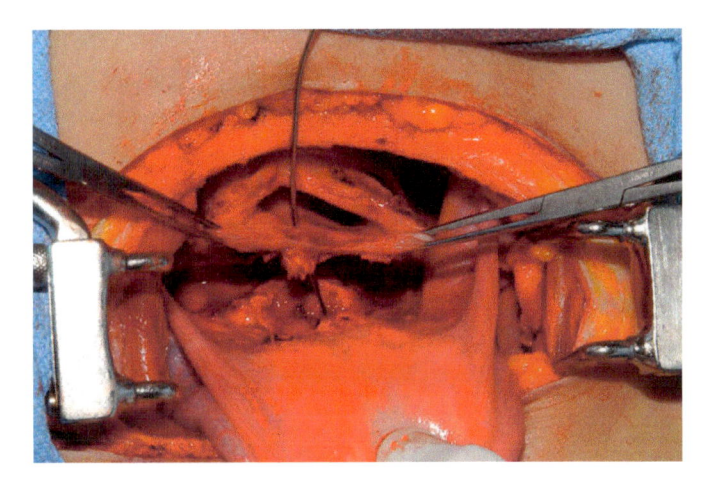

FIGURA 90-21 Fístula vesicouterina; notar que foi realizada dissecção cortante entre a bexiga e o segmento uterino inferior. Mostra-se uma sonda uterina passando através do defeito na parede posterior da bexiga.

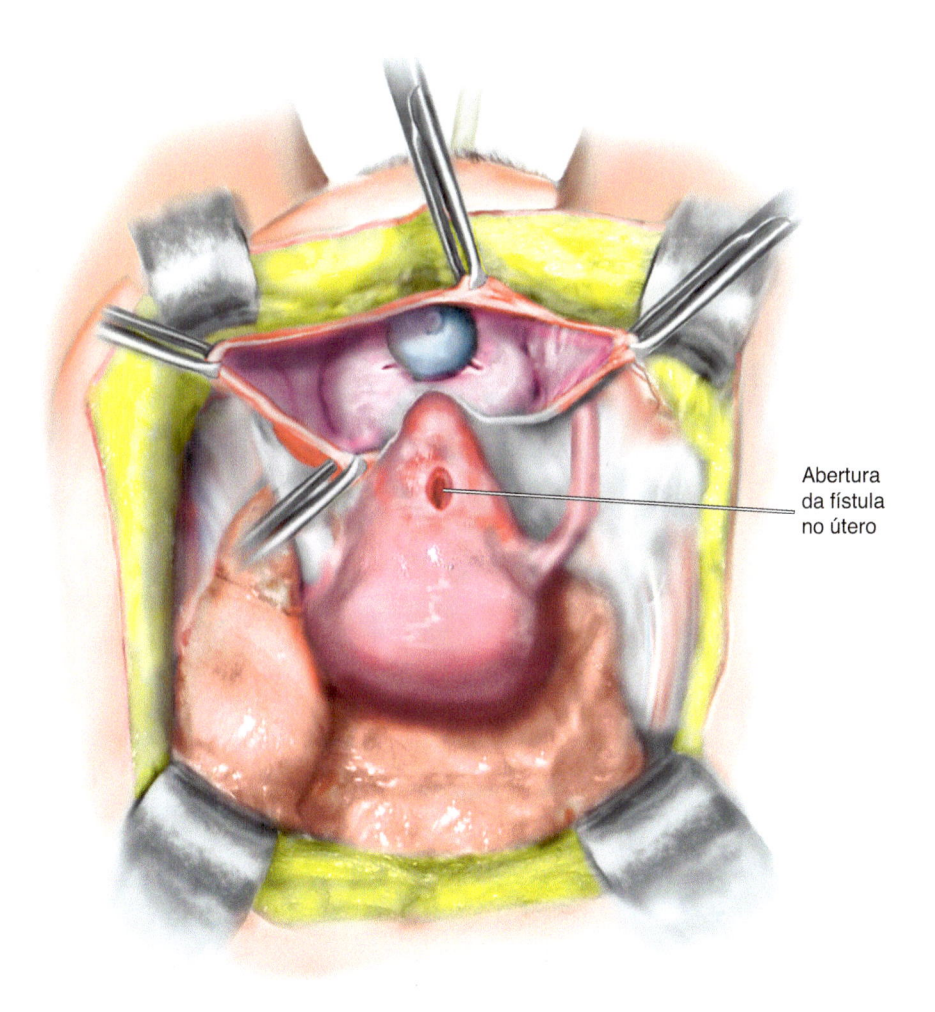

Abertura da fístula no útero

FIGURA 90-22 Dissecção cortante concluída, com separação completa entre a bexiga e o útero.

Colocação do retalho do omento

Fechamento vesical e uterino

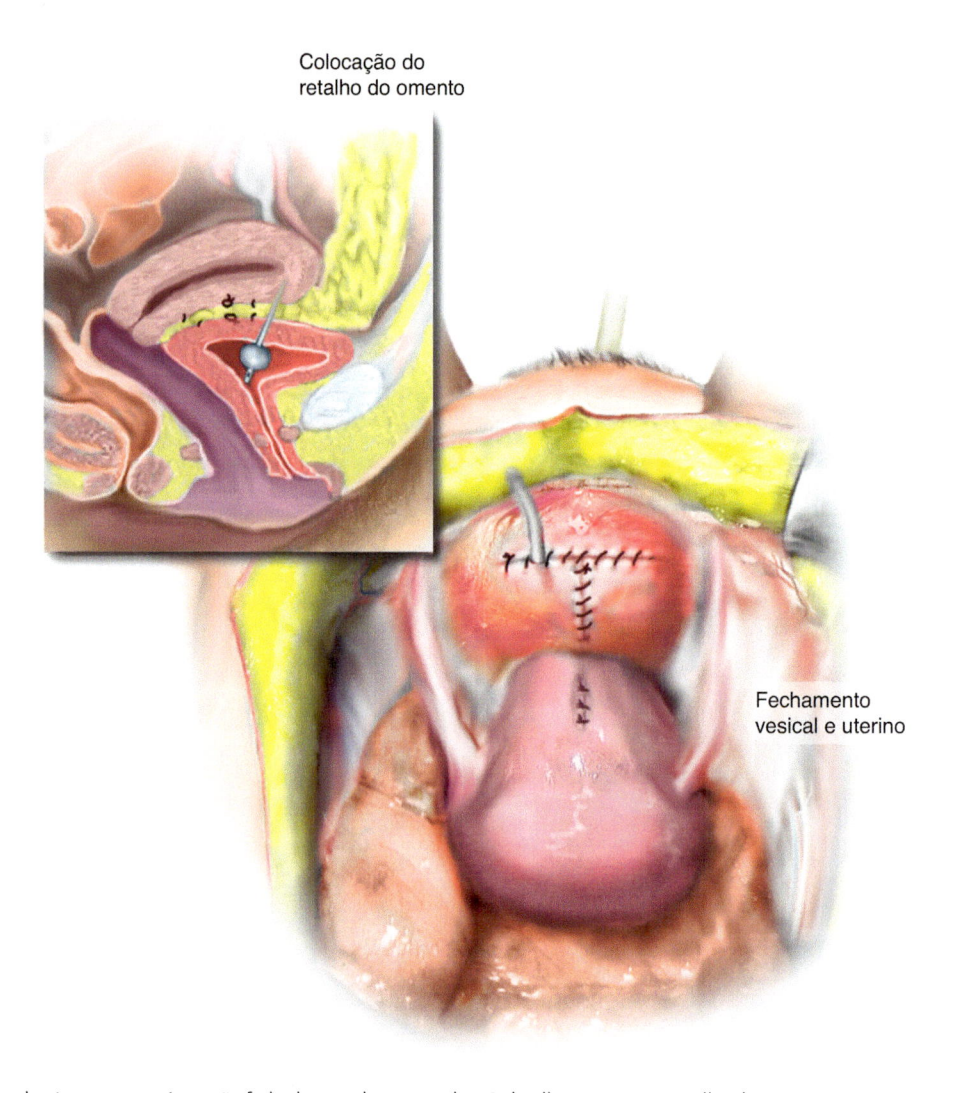

FIGURA 90-23 Tanto a bexiga quanto o útero são fechados em duas camadas. O detalhe mostra um retalho do omento interposto entre as duas estruturas.

CAPÍTULO 91

Reparo Vaginal da Fístula Vesicovaginal

Mickey M. Karram

O tratamento cirúrgico das doenças pélvicas benignas é a causa de cerca de 90% das fístulas vesicovaginais, sendo a causa mais comum a histerectomia abdominal total e, mais recentemente, a histerectomia laparoscópica e robótica. O início dos sintomas relacionados à fístula é determinado, principalmente, por sua causa, seu local de origem e o método de drenagem por cateter. A perda de urina no pós-operatório imediato representa, provavelmente, uma laceração ou perfuração não reconhecida em algum ponto do trato urinário inferior. Muitas fístulas são secundárias ao trauma, lesões por esmagamento causadas por pinças ou penetração da sutura no trato urinário inferior, que podem resultar em desvascularização, necrose e desenvolvimento de fístula invariavelmente entre o segundo e o décimo dias do pós-operatório.

No caso de fístula vesicovaginal diagnosticada nos primeiros 7 dias, com menos de 1 cm de diâmetro e não relacionada à malignidade ou radiação, apenas a sondagem vesical, por até 4 semanas, permite a cura espontânea em 12% a 80% dos casos; porém, o prognóstico é imprevisível. A cauterização cistoscópica de pequenas lesões também pode ser bem-sucedida. O tratamento padrão da fístula vesicovaginal determina um intervalo entre a lesão e o reparo de 3 a 6 meses nas fístulas cirúrgicas e obstétricas, e de até 1 ano nas fístulas induzidas por radiação para assegurar a resolução completa da necrose e da inflamação. No entanto, recentemente, alguns cirurgiões têm defendido o fechamento precoce de pequenas fístulas com bons resultados.

A maioria das fístulas vesicovaginais pode ser fechada por via transvaginal. Fístulas vesicovaginais simples são, em geral, corrigidas pela técnica de Latzko (Fig. 91-1), enquanto procedimentos mais complexos requerem excisão do trajeto e fechamento em camadas do defeito (Fig. 91-2). Se a fístula invadir um ou ambos os orifícios ureterais (Fig. 91-3), devem-se cateterizar os ureteres no início da cirurgia. A colocação intraoperatória de sonda de Foley pediátrica na bexiga através da fístula ajuda a everter a margem da fístula, melhorando a inclinação e a estabilidade para a dissecção (Fig. 91-4).

A técnica de Latzko de colpocleise parcial pode ser utilizada no reparo das fístulas vesicovaginais pós-histerectomia, com relatos de cura entre 93% e 100%, após a primeira tentativa. Sendo um procedimento simples, tem as vantagens da curta duração da cirurgia, da perda sanguínea mínima e da morbidade pós-operatória baixa. O comprimento inadequado da vagina não é problema, a não ser que ela já seja encurtada. Na cirurgia de Latzko, mobiliza-se a mucosa vaginal em torno da margem da fístula, na forma de elipse, por no mínimo 2,5 cm em todas as direções, com fechamento do tecido subvaginal e da mucosa vaginal em camadas, usando pontos separados com fio absorvível 2-0 ou 3-0 (Fig. 91-1). Ocorre nova epitelização da parede vaginal em contato com a bexiga com epitélio de transição.

Nas fístulas maiores ou complicadas, é melhor utilizar a técnica clássica. Envolve contornar a mucosa vaginal na região da fístula (Fig. 91-2A). Separa-se mucosa vaginal suficiente da fáscia pubocervical subjacente para permitir o fechamento livre de tensão dos tecidos. Isso, em geral, requer a mobilização moderada da vagina (Figs. 91-5 e 91-6). Traciona-se o tecido cicatricial da fístula, fazendo-se tração contrária nas margens da mucosa vaginal para facilitar a liberação precisa da vagina. Disseca-se o plano subvaginal em todas as direções. Às vezes, entrar no peritônio facilita a separação do trajeto fistuloso (Figs. 91-6 e 91-7). Se o trajeto fistuloso for pequeno, pode ser excisado completamente. Se for grande e fibrótico, as margens devem ser reavivadas (Fig. 91-5A). A excisão excessiva das margens da fístula pode aumentar o defeito e o risco de sangramento originado nas margens da bexiga no pós-operatório. Isso pode causar obstrução do cateter, distensão vesical e insucesso do reparo. Se a separação for difícil, incisões vaginais circunferenciais regulares a certa distância da fístula podem facilitar a separação e o fechamento livre de tensão. Uma vez atingida a hemostasia, deixam-se essas incisões abertas para cicatrizar por segunda intenção. Realiza-se o fechamento em camadas após a excisão do trajeto ou a conversão das margens da fístula a uma lesão reavivada com tecido e suprimento sanguíneo saudáveis (Fig. 91-2). A primeira camada envolve pontos separados de absorção tardia com fio 3-0, em posição extramucosa, estendendo-se, lateralmente, para a abertura da fístula. Todos os pontos são realizados e amarrados individualmente. A seguir, inverte-se a linha inicial da sutura e uma segunda linha de sutura similar é feita na porção muscular da parede da bexiga, possibilitando a sobreposição da primeira camada de suturas (Fig. 91-2). O autor prefere testar a integridade do reparo nesta etapa através da instilação de azul de metileno ou bário estéril na bexiga. Deve-se ter cuidado para evitar a hiperdistensão. Isso assegura que toda a fístula foi identificada e aproximada adequadamente. Tenta-se, então, colocar uma terceira camada de fáscia pubocervical sobre o fechamento da fístula. Isso é feito com pontos separados de absorção tardia com fio 3-0. Às vezes, se houver penetração do peritônio, pode-se interpor um retalho em J do omento ou um retalho do peritônio entre a fístula corrigida e a vagina (Fig. 91-6C). Fecha-se o epitélio vaginal com pontos de absorção tardia 2-0 (Fig. 91-2). Quando a fístula se encontrar próxima a um orifício ureteral, deve-se tomar muito cuidado para não comprometer a integridade ureteral, colocando um cateter ureteral (o autor prefere um cateter duplo J) e tentando não causar distorção significativa da anatomia do trígono. A

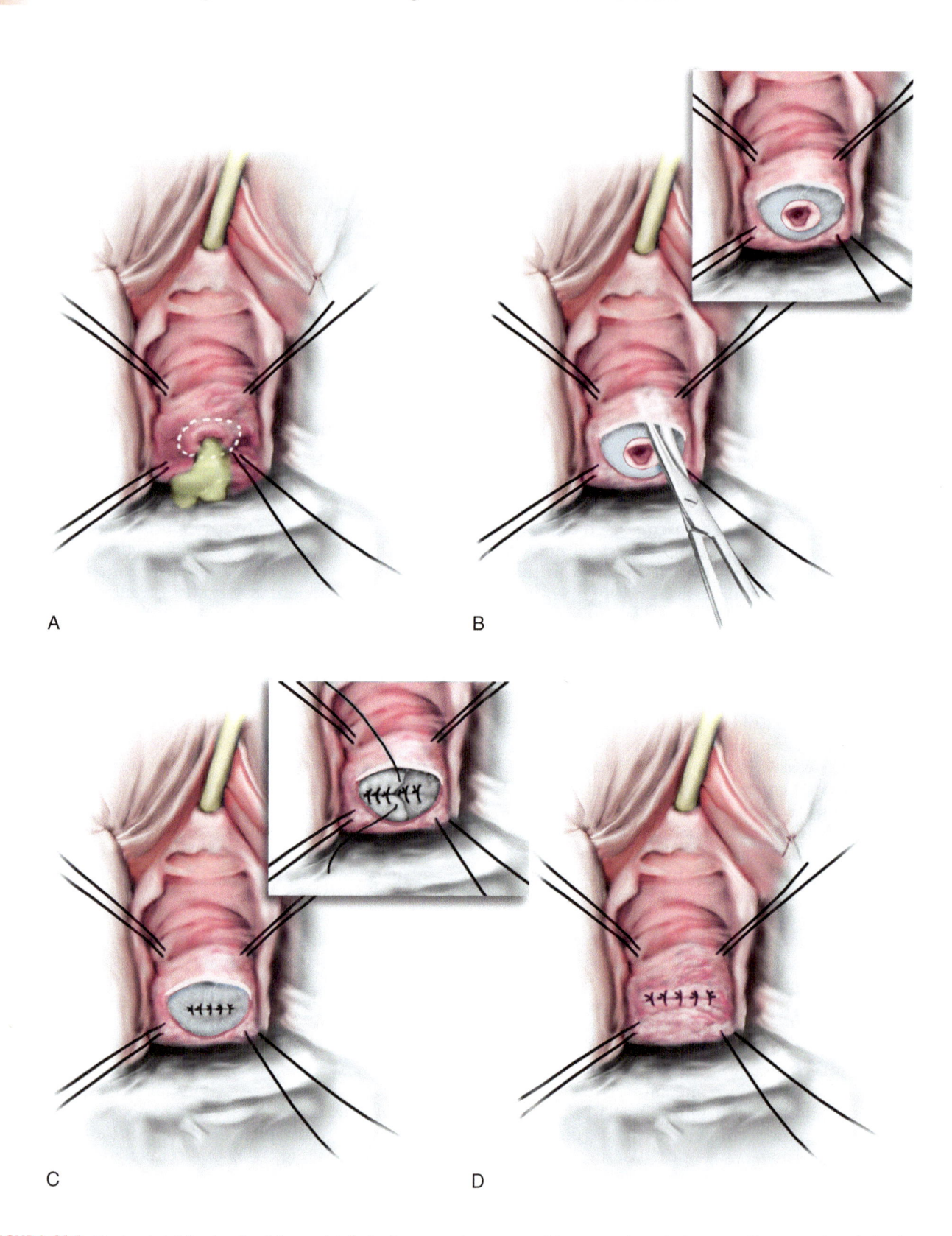

FIGURA 91-1 Técnica de Latzko de colpocleise parcial. **A.** Realizam-se suturas temporárias na parede vaginal para auxiliar a exposição da fístula. Faz-se uma incisão circunferencial inicial em torno do trajeto fistuloso (*linha branca pontilhada*). **B.** A dissecção cortante separa a mucosa vaginal por uma distância de 2,5 cm em todas as direções. **C.** A seguir, aproximam-se as margens da vagina com suturas de absorção lenta. Note que não se tentou excisar o trajeto fistuloso ou revitalizar as margens da fístula. Se possível, aproxima-se uma segunda camada de fáscia pubocervical sobre a camada inicial. **D.** Fecha-se a mucosa vaginal, concluindo o reparo.

Figura 91-8A mostra uma visão intravesical da fístula vesicovaginal no trígono, a qual ocorreu após um reparo anterior com reforço com tela cirúrgica. Observar a proximidade da tela vaginal em relação ao orifício ureteral direito. A Figura 91-8C mostra o reparo concluído sem alteração da anatomia, evitando qualquer possibilidade de comprometimento ureteral.

Na conclusão do reparo, coloca-se um tampão vaginal, o qual é removido no primeiro dia de pós-operatório. Mantém-se a drenagem vesical por 10 a 14 dias, quando se realiza uma cistografia para assegurar a cicatrização apropriada e completa. Em geral, utilizo uma sonda de Foley transuretral para drenar a bexiga, pois é o método mais eficiente de drenagem.

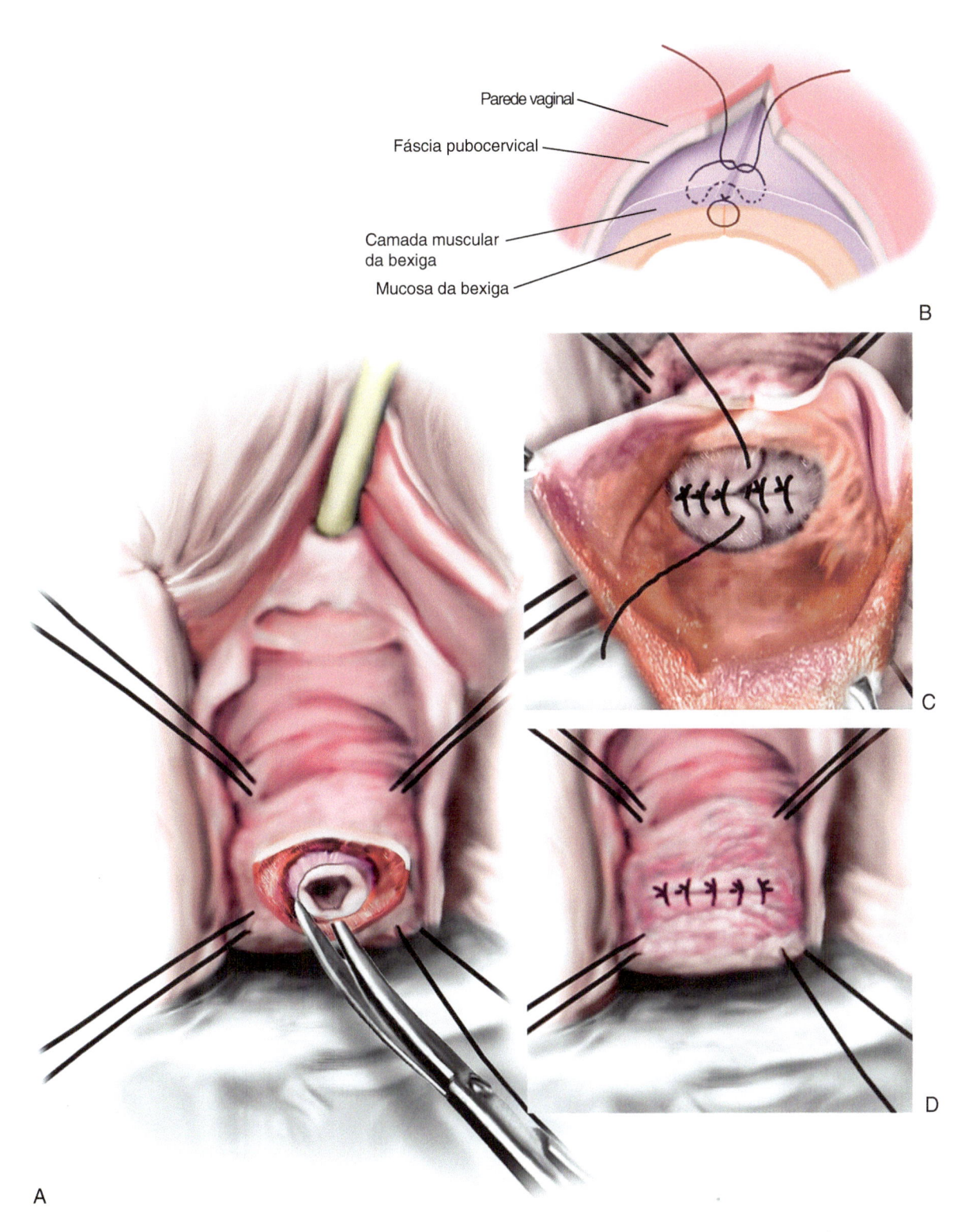

FIGURA 91-2 Método clássico de reparo vaginal da fístula vesicovaginal. **A.** Realizam-se suturas temporárias na parede vaginal para auxiliar a exposição da fístula. Após a incisão circunferencial inicial em torno da fístula, excisa-se totalmente o trajeto fistuloso (fístulas pequenas) ou cortam-se as margens cicatriciais até que se identifique tecido vascular fresco (fístulas maiores). **B.** Mobiliza-se a mucosa vaginal em todas as direções e fecha-se a fístula em camadas. A camada inicial envolve a realização de pontos de absorção tardia 4-0 na porção extramucosa da margem vesical. A segunda camada envolve a porção muscular da parede vesical, se sobrepondo à primeira camada. **C.** Uma terceira camada aproxima a fáscia pubocervical sobre o fechamento vesical. **D.** Conclui-se o reparo através do fechamento do epitélio vaginal.

Cérvice

Fístula vesicovaginal

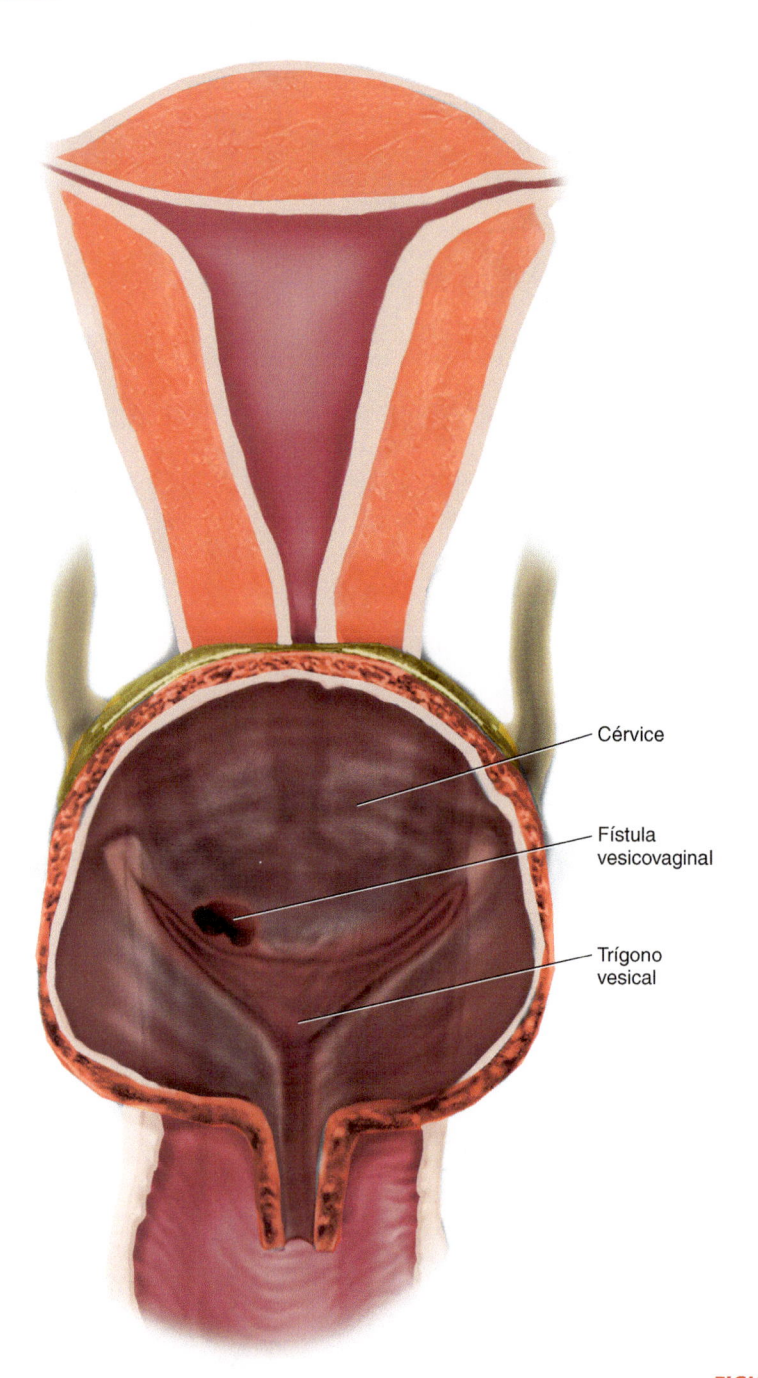

Trígono vesical

Visão frontal

FIGURA 91-3 Visão intravesical da fístula vesicovaginal. Notar que a fístula se estende até próximo à abertura do ureter direito.

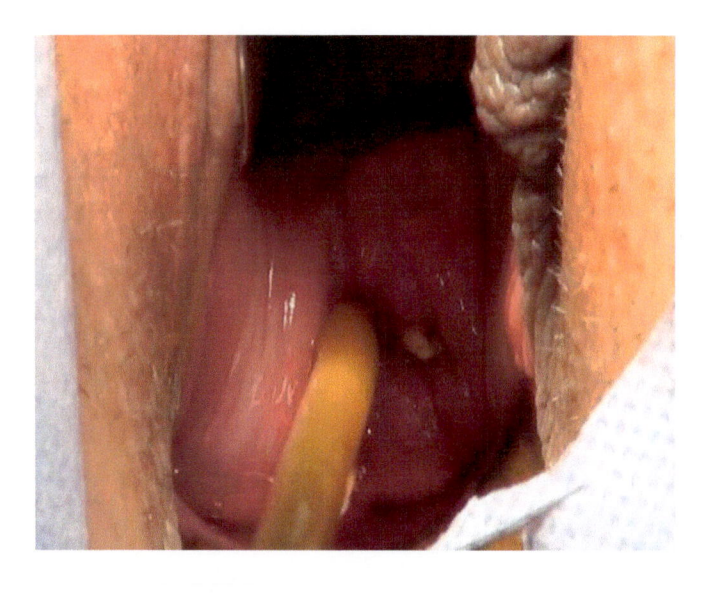

FIGURA 91-4 Sonda de Foley colocada no trajeto fistuloso para permitir a tração descendente do tecido, o que facilitará a dissecção.

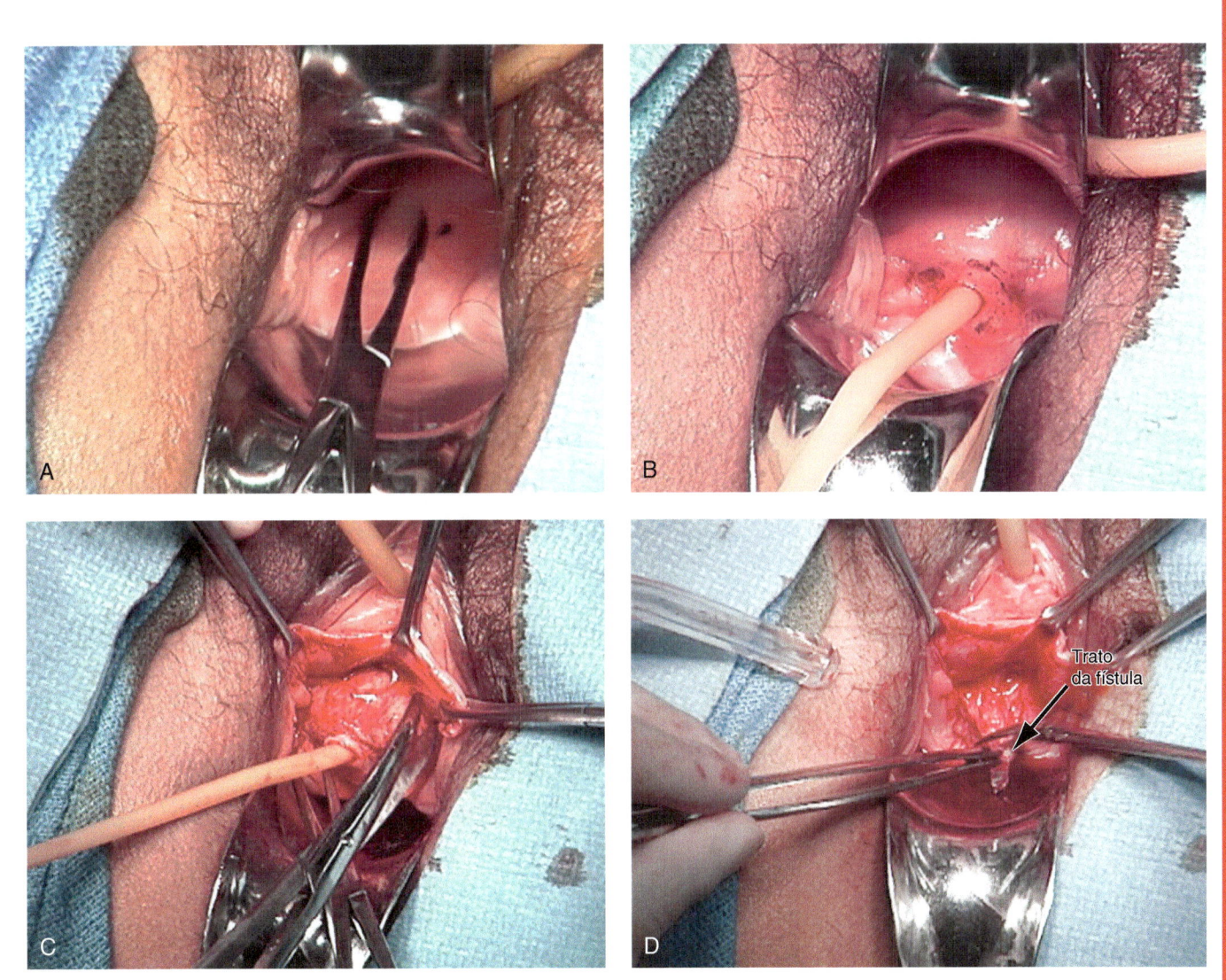

FIGURA 91-5 Reparo vaginal da fístula vesicovaginal. **A.** Fístula vista ao nível da cúpula vaginal. **B.** Sonda de Foley pediátrica inserida na fístula para facilitar a dissecção entre a vagina e a bexiga subjacente. **C.** Dissecção cortante utilizada para separar completamente o trajeto fistuloso da parede vaginal anterior. **D.** Excisão do trajeto fistuloso para preparar o fechamento em camadas do defeito da bexiga.

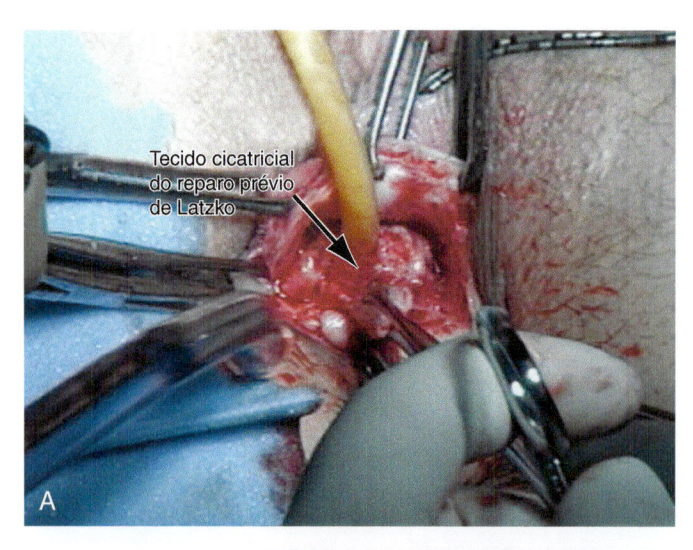

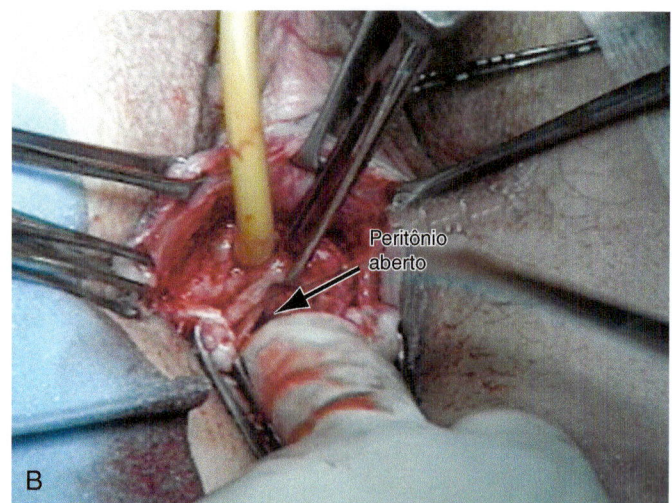

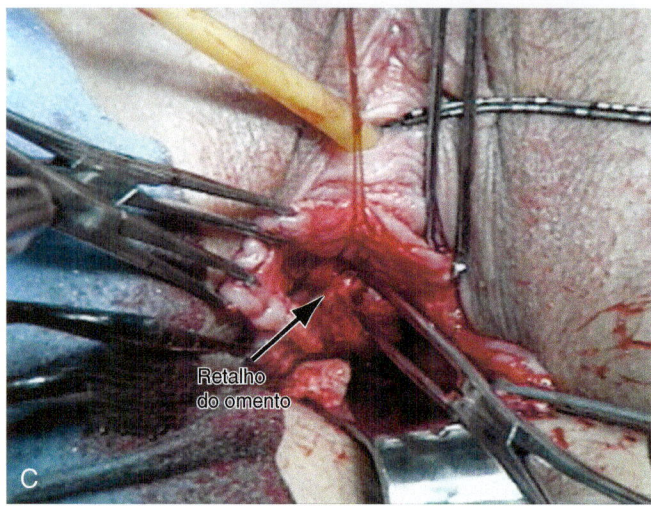

FIGURA 91-6 Reparo vaginal de um procedimento de Latzko prévio malsucedido. **A.** Segura-se o tecido cicatricial do reparo anterior de Latzko para preparar a incisão. **B.** Durante a dissecção entre a vagina e a parede anterior da bexiga, entra-se no peritônio, o que facilitará a separação do trajeto fistuloso. **C.** Trajeto fistuloso excisado e fechado em duas camadas. Mobiliza-se um retalho de omento para a área intraperitoneal, o qual é interposto entre a bexiga e a vagina.

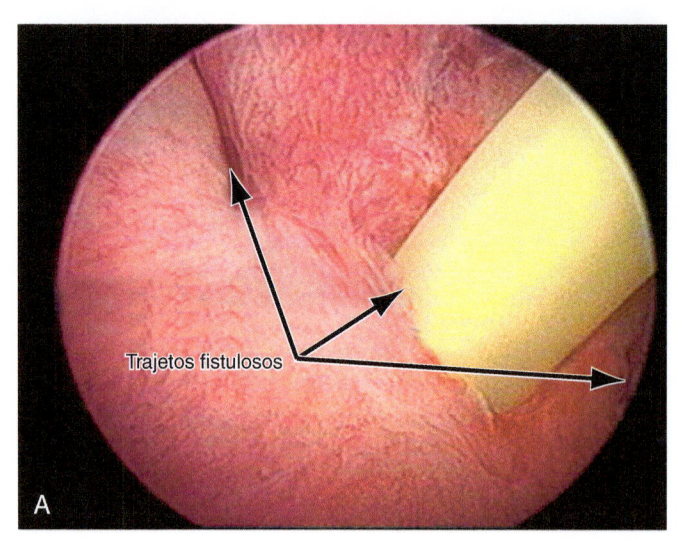

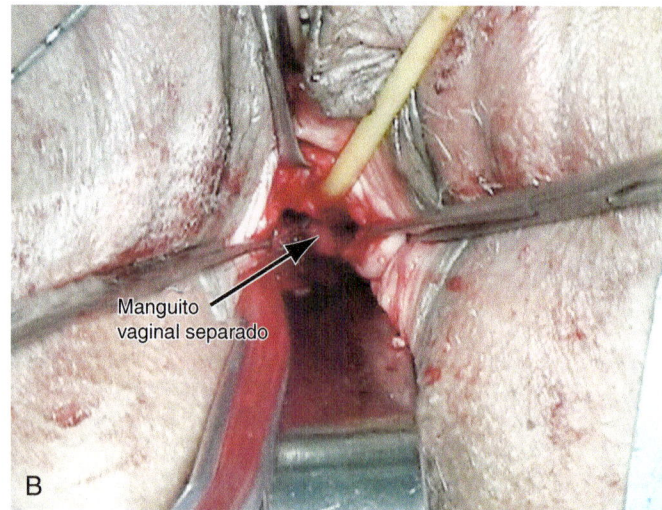

FIGURA 91-7 Múltiplas fístulas vesicovaginais. **A.** Visão intravesical de três trajetos fistulosos separados e distintos. **B.** Sonda de Foley colocada no maior trajeto fistuloso. Utiliza-se a dissecção cortante para separar completamente o trajeto fistuloso, entrando-se no peritônio ao nível da cúpula vaginal.

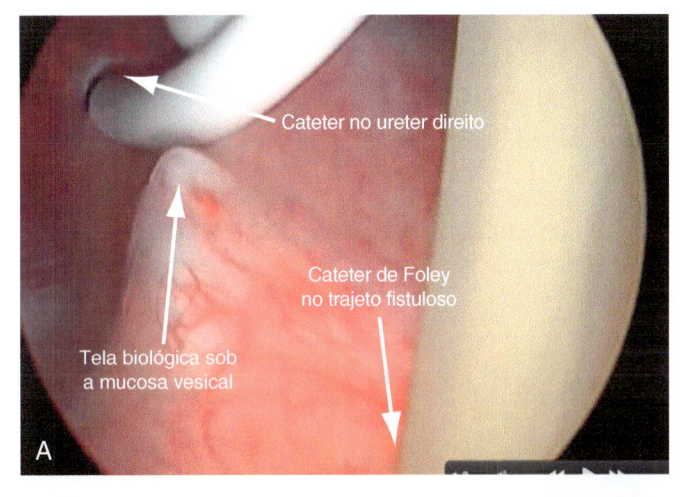

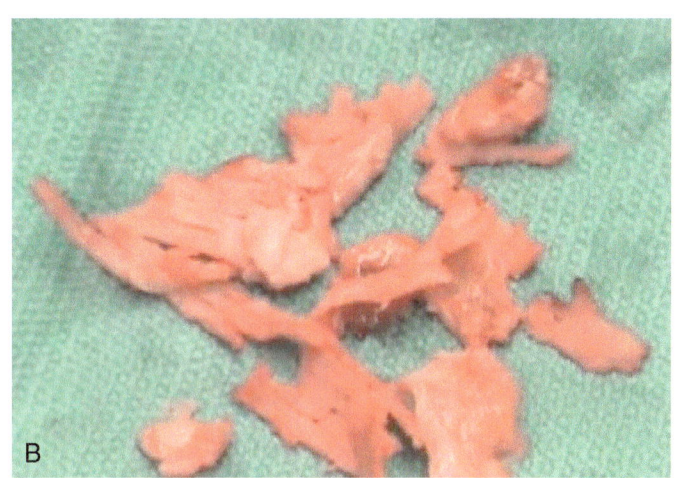

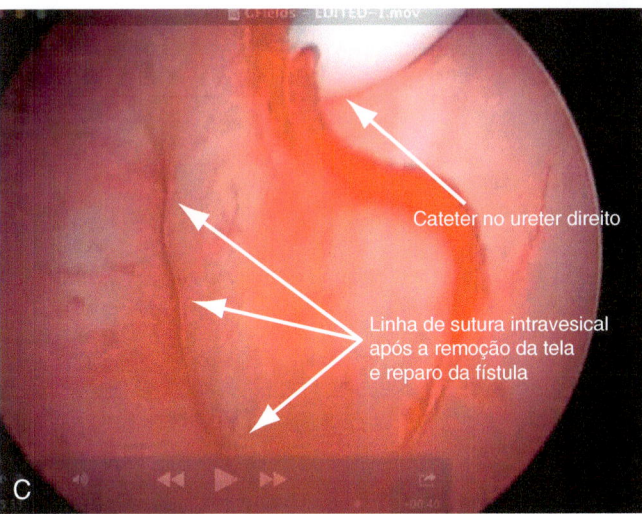

FIGURA 91-8 A. Visão cistoscópica de uma fístula vesicovaginal no trígono vesical que apareceu após um reparo anterior que utilizou reforço com tela biológica. Note que se vê uma quantidade significativa de tela biológica na submucosa, bem próxima do ureter direito. **B.** Fotografia de toda a tela biológica removida durante o reparo vaginal da fístula. **C.** Visão cistoscópica do reparo completo; observar a posição extramucosa das suturas com distorção mínima da anatomia do trígono.

CAPÍTULO 92

Tratamento da Lesão Ureteral Durante Cirurgia Pélvica

Michael Maggio ■ *Emanuel C. Trabuco* ■ *John B. Gebhart*

A lesão do trato urinário inferior ocorrerá, aproximadamente, em 1% a 2% de mulheres submetidas a grandes cirurgias ginecológicas. Embora o risco de lesão aumente com a maior dificuldade da cirurgia primária (p. ex., útero grande, sangramento excessivo, procedimentos para prolapso, malignidade, endometriose), mais de 50% das lesões ocorrem durante procedimentos não complicados. Além disso, não se fazendo cistoscopia, a maioria das lesões não é detectada durante a cirurgia primária, aumentando a morbidade e os custos associados a procedimentos diagnósticos, hospitalização prolongada, novas cirurgias, consultas de acompanhamento e retardo do diagnóstico (p. ex., íleo paralítico, sepse urinária, formação de fístula). A incidência da lesão ureteral consequente à cirurgia ginecológica varia de 0,2% a 11%, dependendo do tipo de estudo (histórico ou prospectivo) e da definição da lesão (acotovelamento por suspensão ou transecção/lesão por esmagamento). Qualquer cirurgião ginecológico deve ter domínio sobre as técnicas intraoperatórias para evitar a lesão ureteral e capacidade para assegurar a perviedade ureteral durante a cirurgia. No decorrer da cirurgia vaginal ou laparoscópica, pode-se utilizar a cistoscopia após a administração de índigo carmim para visualizar o extravazamento do contraste azul a partir dos orifícios ureterais (veja seção sobre cistoscopia). Durante a cirurgia abdominal aberta, a cistostomia eletiva com visualização dos orifícios ureterais é uma opção que evitará o reposicionamento da paciente, necessário para a cistoscopia (Cap. 89). Podem-se colocar cateteres ureterais durante a cistoscopia para auxiliar a evitar a lesão ureteral em casos selecionados (Figs. 92-1 e 92-2). A anatomia ureteral pode ser variável, dependendo da anatomia da paciente, assim como pode ocorrer distorção anatômica quando se acessam as doenças pélvicas. Da mesma forma, o uso exacerbado ou inapropriado da fonte de energia pode resultar em lesão ureteral (Figs. 92-3 a 92-5). O procedimento cirúrgico utilizado para acessar uma lesão ureteral intraoperatória ou pós-operatória depende da extensão e localização da lesão.

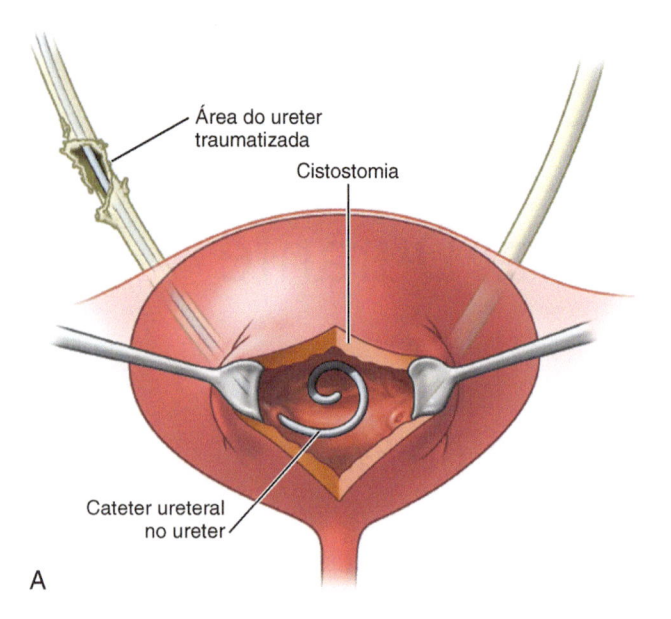

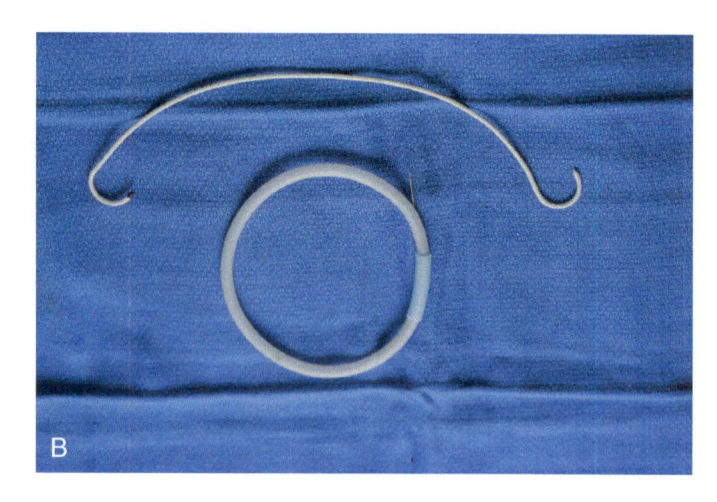

FIGURA 92-1 A. Representação esquemática da lesão da serosa do ureter direito distal. Lesões desse tipo podem ser tratadas por cateterização retrógrada do ureter afetado, através da cistostomia na cúpula vesical. **B.** Cateter duplo J e fio guia 6 French 26 cm. O fio guia é utilizado para tornar o cateter rígido durante a colocação.

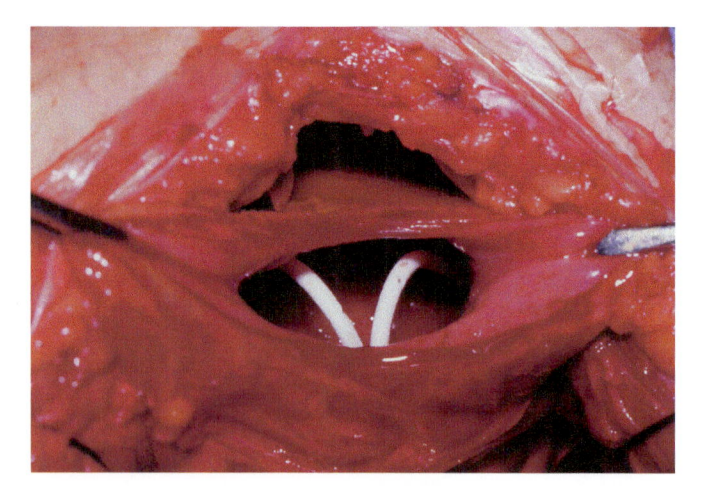

FIGURA 92-2 Fotografia da cistostomia da cúpula vesical com dois cateteres duplo J ureterais colocados por via retrógrada.

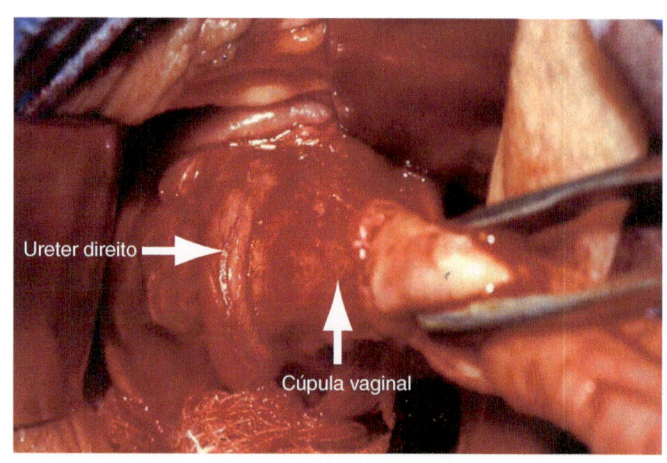

FIGURA 92-3 Fotografia do ureter direito distal entrando na bexiga (seta esquerda). A fotografia evidencia a proximidade do ureter em relação à cúpula vaginal durante o reparo de um prolapso da cúpula pós-histerectomia. A falha em identificar o ureter antes de ligar os pedículos uterossacrais e cardinais remanescentes (seta direita) teria causado a lesão.

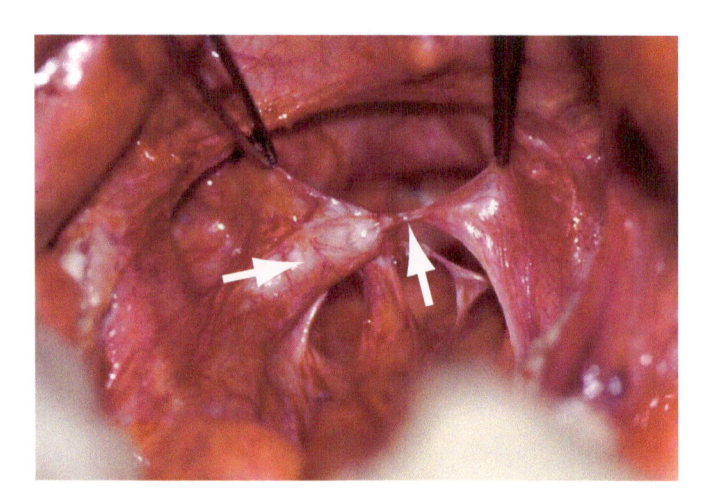

FIGURA 92-4 Fotografia da obstrução ureteral esquerda consequente à suspensão da cúpula no ligamento uterossacro. Note o ureter proximal dilatado (seta esquerda) e a sutura responsável (seta direita).

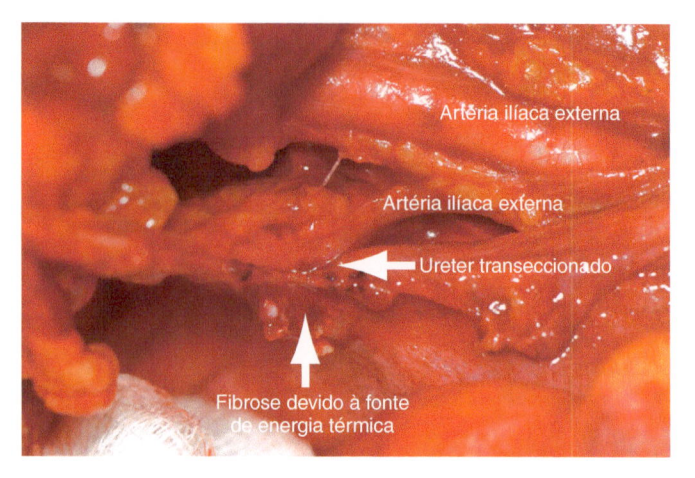

FIGURA 92-5 Fotografia da transecção do ureter devido à colocação inadequada da fonte de energia térmica durante a histerectomia radical.

Ureterostomia e Cateterização

Às vezes, pode-se encontrar fibrose excessiva ou distorção anatômica do ureter no intraoperatório. Nessa situação, pode ser benéfico realizar uma ureterostomia e introduzir um cateter por via anterógrada na bexiga ou via retrógrada no rim. O procedimento é realizado da seguinte maneira. Deve-se minimizar a dissecção do ureter para impedir a lesão isquêmica causada pela interrupção do suprimento sanguíneo para o ureter e o tecido periureteral. Podem-se realizar suturas temporárias na região lateral antes de fazer a incisão, e pode-se usar um bisturi tipo gancho (*hook*) para a ureterostomia. Preferimos a incisão longitudinal. Em seguida, o ureter pode ser cateterizado a fim de assegurar sua perviedade ou determinar o nível de obstrução, ou até auxiliar a dissecção na direção inferior, próxima à bexiga. Faz-se o fechamento com pontos separados absorvíveis 4-0 ou 5-0. O fechamento deve incluir apenas a camada adventícia e a camada superficial da musculatura ureteral. Coloca-se um cateter duplo J antes do fechamento e deixa-se um dreno no local, o qual é removido depois que a drenagem diminui (Fig. 92-6).

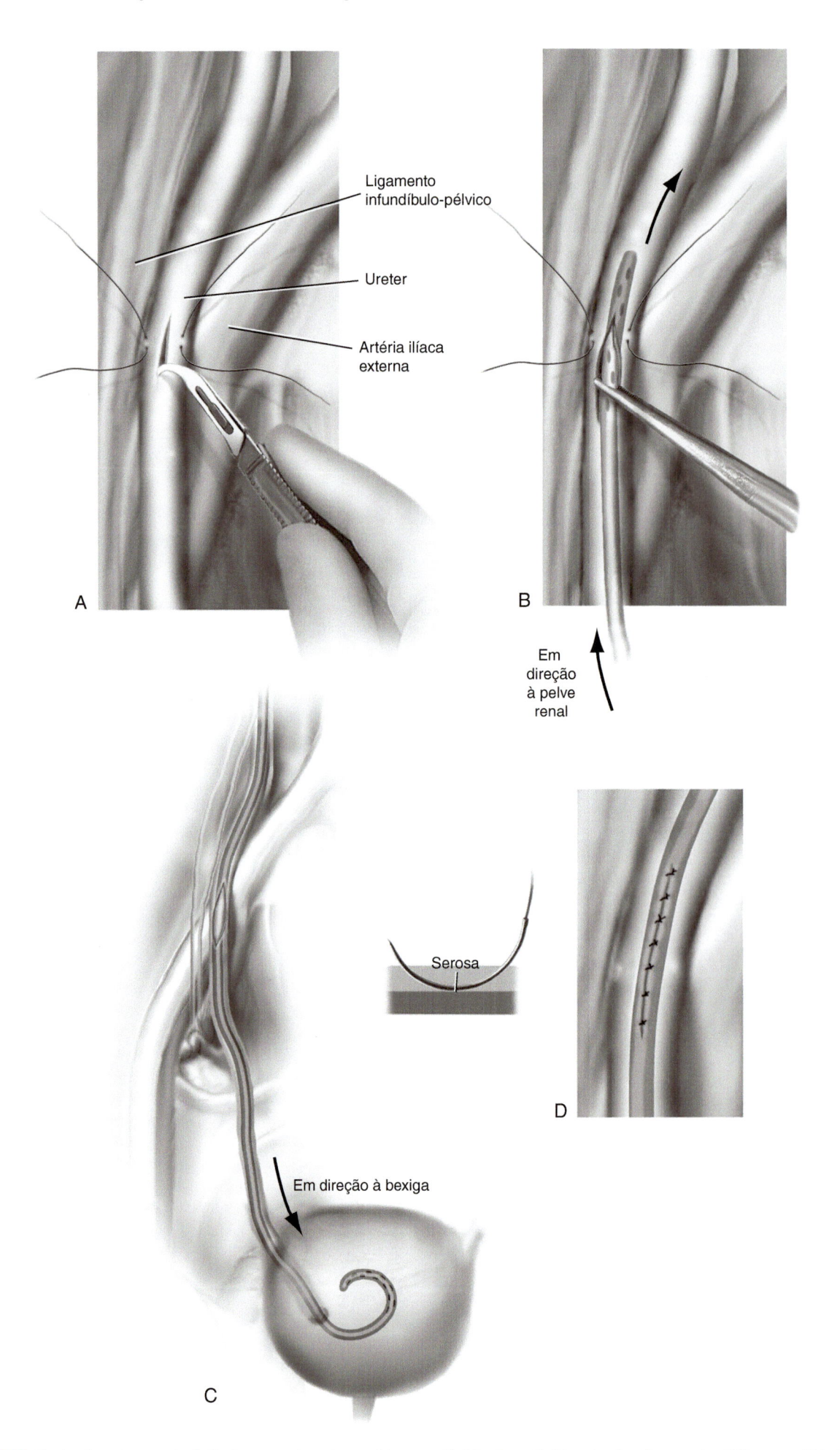

FIGURA 92-6 Técnica da ureterostomia. **A.** Realizam-se suturas temporárias na região lateral para facilitar a tração sobre o ureter. Utiliza-se um bisturi em gancho para fazer uma incisão longitudinal no ureter. **B.** Insere-se um cateter duplo J por via anterógrada para o rim e (**C**) retrógrada para a bexiga. **D.** Fecha-se a ureterostomia com suturas interrompidas absorvíveis 4-0 ou 5-0. O fechamento deve incluir apenas as camadas adventícia e superficial da musculatura ureteral.

Ureteroureterostomia

Em geral, indica-se a anastomose término-terminal do ureter lacerado ou parcialmente transeccionado quando a lesão se localiza acima do local em que o ureter cruza os vasos ilíacos. A maioria das lesões abaixo dessa área é melhor tratada por reimplante ureteral (veja descrição da ureteroneocistostomia). A lesão ureteral não deve ser vista como um problema anatômico isolado. Deve-se avaliar o perigo de infecção no retroperitônio, o extravasamento urinário ou o desenvolvimento de linfoceles e o possível dano do desnudamento ureteral e o distúrbio do suprimento sanguíneo do ureter. A fim de realizar a anastomose término-terminal, deve-se mobilizar o ureter para assegurar uma anastomose livre de tensão e ressecar o tecido lesado. Ambas as margens, proximal e distal, do ureter transseccionado são espatuladas e realiza-se uma anastomose término-terminal com pontos separados (Figs. 92-7 e 92-8). Insere-se um cateter duplo J antes de concluir a anastomose, o qual será removido, aproximadamente, 6 a 8 semanas após o reparo. Realiza-se a drenagem periureteral com um dreno de Jackson-Pratt ou Penrose, saindo por uma perfuração separada da pele.

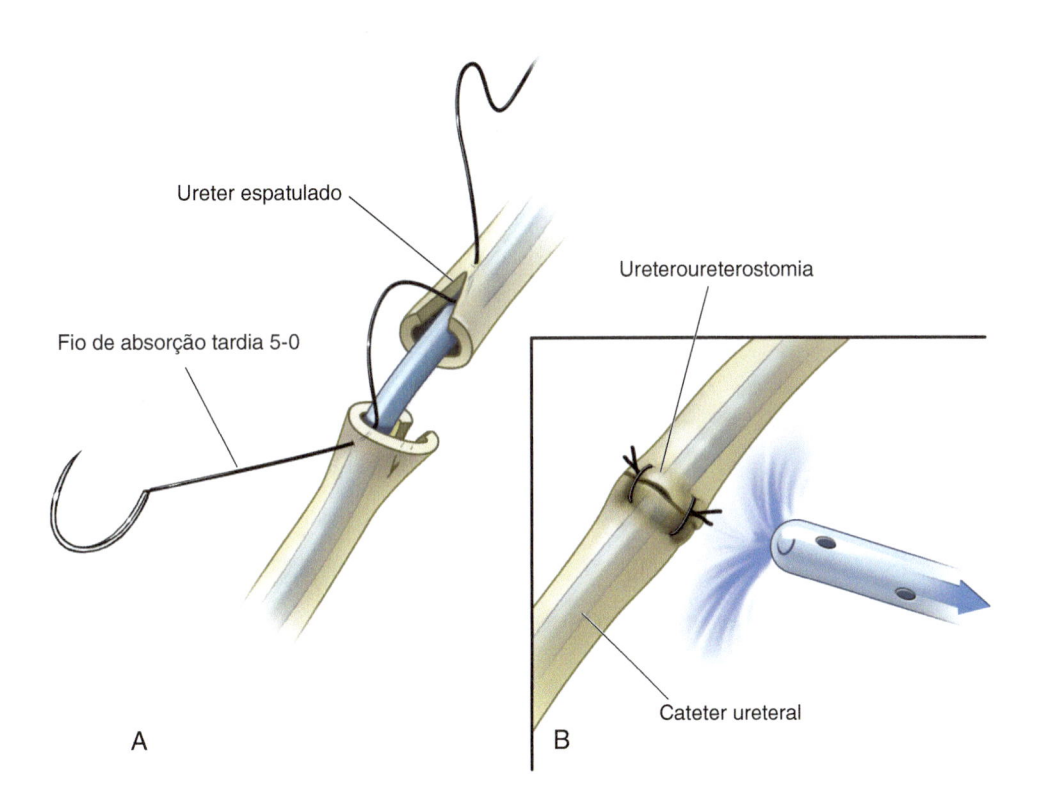

FIGURA 92-7 Desenho esquemático da ureteroureterostomia abdominal. **A.** Corte realizado antes da anastomose para aumentar a área de superfície na anastomose. **B.** Anastomose concluída com dreno protetor.

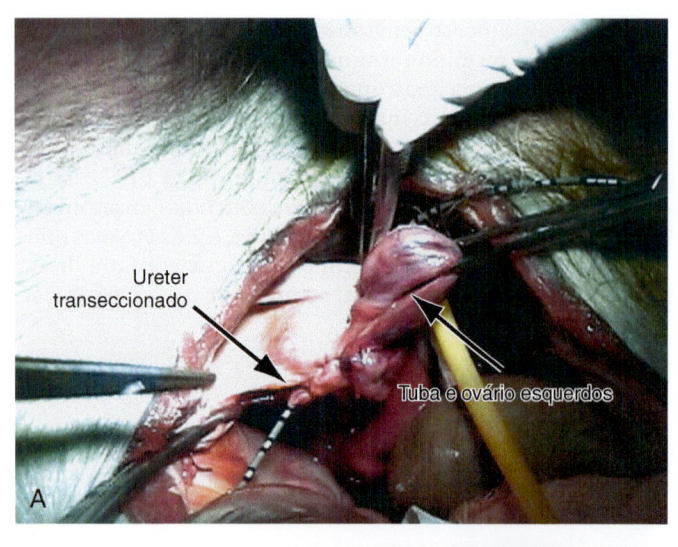

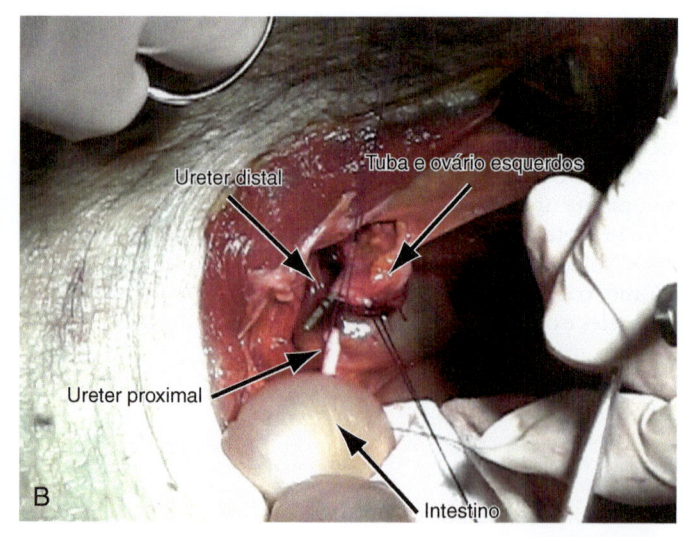

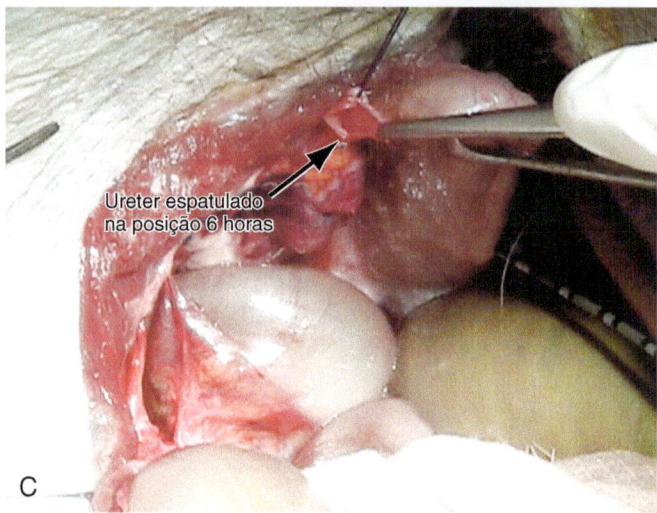

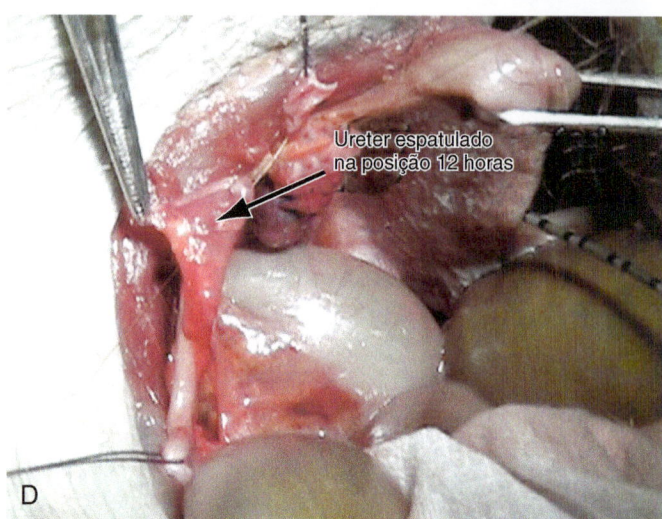

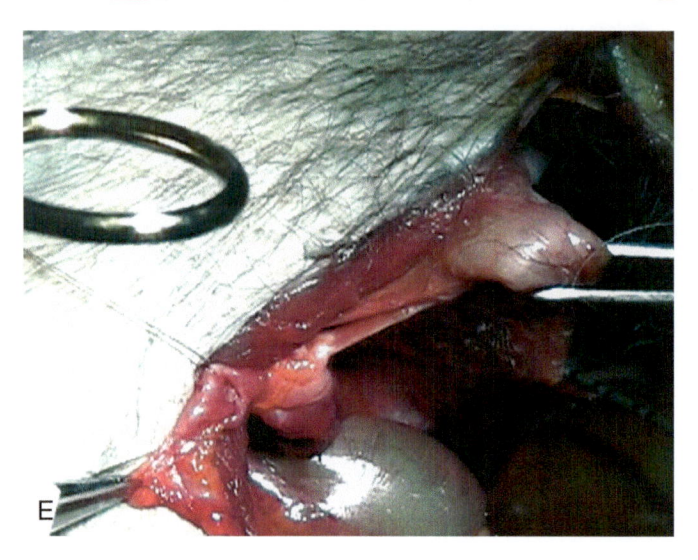

FIGURA 92-8 Dissecção de cadáver demonstrando a técnica da ureteroureterostomia. **A.** Note a transecção do ureter e a inserção de um cateter através da extremidade distal transeccionada do ureter. **B.** Separou-se completamente a extremidade proximal do ureter; observe que as duas extremidades do ureter são aproximadas com facilidade, com tensão mínima ou ausente. **C.** Na preparação para a anastomose término-terminal, a extremidade distal do ureter é aberta na posição 6 horas. **D.** A extremidade proximal do ureter é aberta na posição 12 horas. **E.** Mostra-se aqui a reanastomose dos ureteres. Realizam-se as suturas conforme mostrado na Figura 92-7. Utilizam-se fios finos absorvíveis para a reanastomose que são realizadas nos ângulos direitos de cada extremidade cortada e no ângulo das incisões espatuladas na extremidade cortada ureteral oposta. A sutura da posição de 6 horas foi realizada e amarrada.

Ureteroneocistostomia

As lesões ureterais distais que requerem reimplante podem ser tratadas por reparo intravesical e extravesical. Os principais objetivos de qualquer reimplante são assegurar uma anastomose livre de tensão e criar um túnel submucoso adequado para manter o mecanismo antirrefluxo. Faz-se um acesso retroperitoneal da bexiga (Fig. 92-9) e uma cistostomia na linha média. Realizam-se suturas temporárias laterais à cistostomia na linha média, na região da cúpula, para tração cefálica. A tração lateral e caudal da bexiga expõe a área do trígono (Fig. 92-10). Mobiliza-se o ureter para baixo tanto quanto possível (Fig. 92-11). A seguir, o ureter é transeccionado para preparar o reimplante (Fig. 92-12). Uma vez assegurado o comprimento adequado do ureter, identifica-se um novo local para o orifício ureteral, de preferência próximo ao trígono. Cria-se um túnel submucoso com uma pinça de ângulo reto ou tesoura por um comprimento aproximado de 15 a 20 mm (Fig. 92-13). Traz-se o ureter transeccionado através da musculatura da parede vesical e sob o túnel submucoco (Fig. 92-14). Este é suturado circunferencialmente no local do novo orifício ureteral (Figs. 92-15 e 92-16). O primeiro ponto na posição 6 horas deve ser um ponto de espessura total, incorporando a camada muscular e a mucosa com a parede ureteral. O restante dos pontos circunferenciais vão do manguito ureteral para a mucosa vesical (Fig. 92-16). Pode-se efetuar a anastomose com pontos separados absorvíveis 4-0 ou 5-0. Depois, insere-se um cateter duplo J pela anastomose antes do fechamento da bexiga, o qual permanece no local por 4 a 6 semanas (Fig. 92-17). A Figura 92-18 faz a revisão da técnica completa da ureteroneocistostomia.

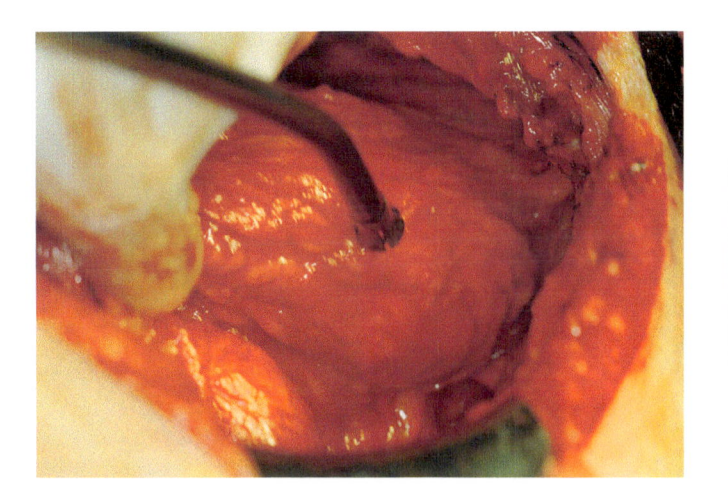

FIGURA 92-9 A bexiga é afastada do osso púbico na preparação da cistostomia.

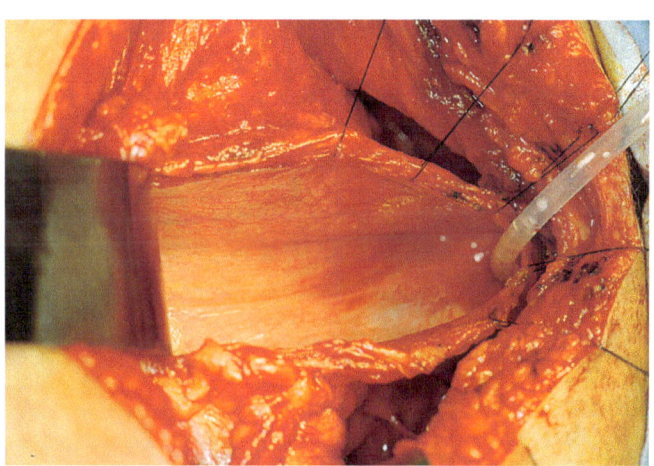

FIGURA 92-10 Realiza-se a cistostomia alta e expõe-se o trígono.

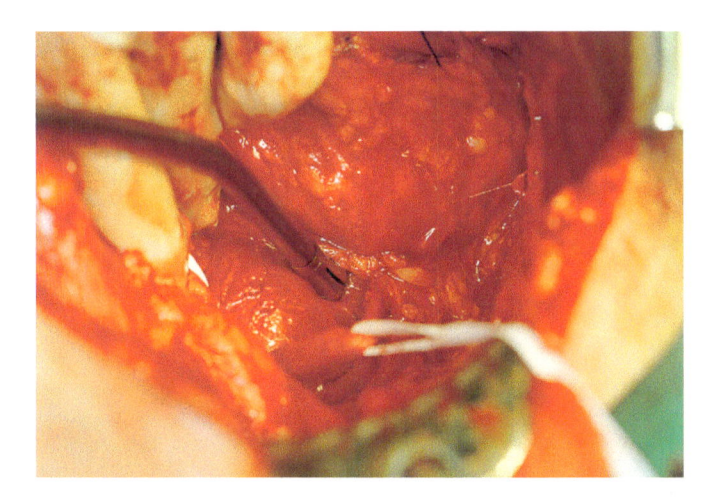

FIGURA 92-11 Coloca-se uma fita em torno da porção inferior do ureter direito para auxiliar a mobilização.

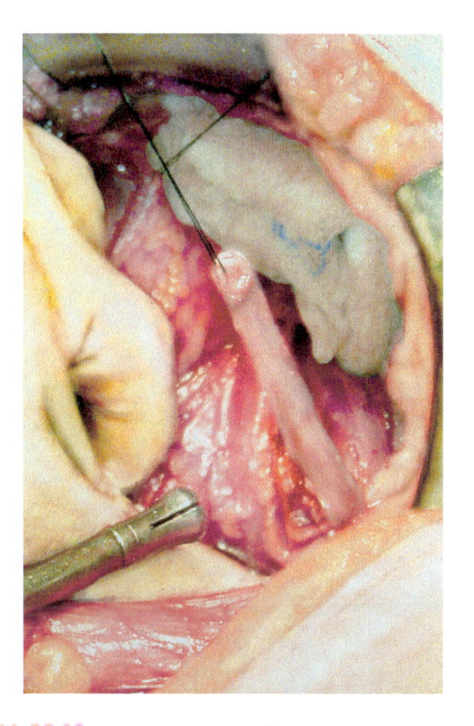

FIGURA 92-12 Ureter transeccionado para preparar o reimplante.

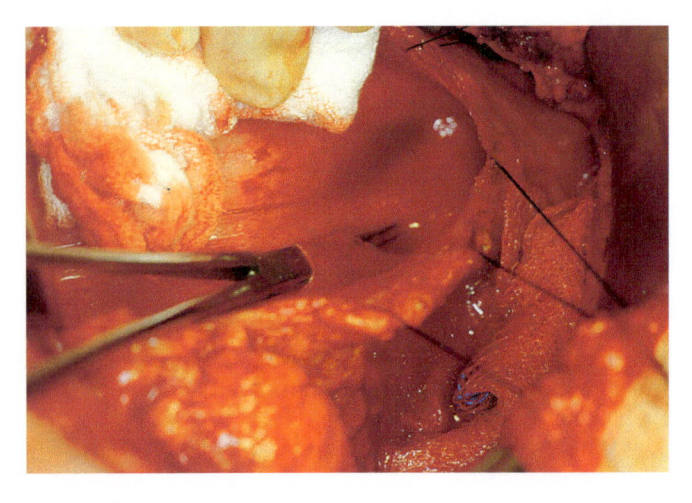

FIGURA 92-13 Cria-se um túnel submucoso por uma distância de 15 a 20 mm.

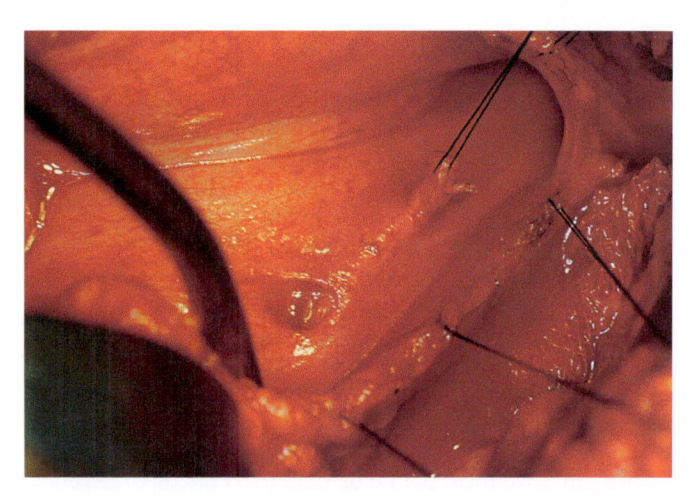

FIGURA 92-14 Traz-se o ureter transeccionado através da musculatura da parede da bexiga e sob o túnel submucoso.

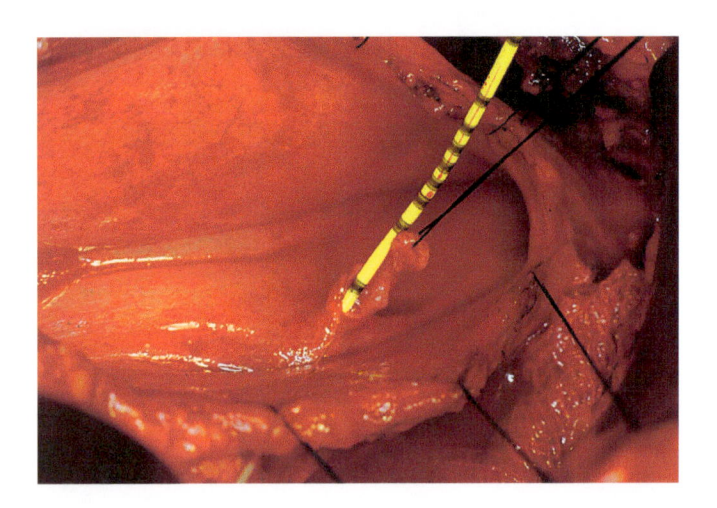

FIGURA 92-15 Insere-se um cateter ureteral para facilitar a sutura do ureter na bexiga.

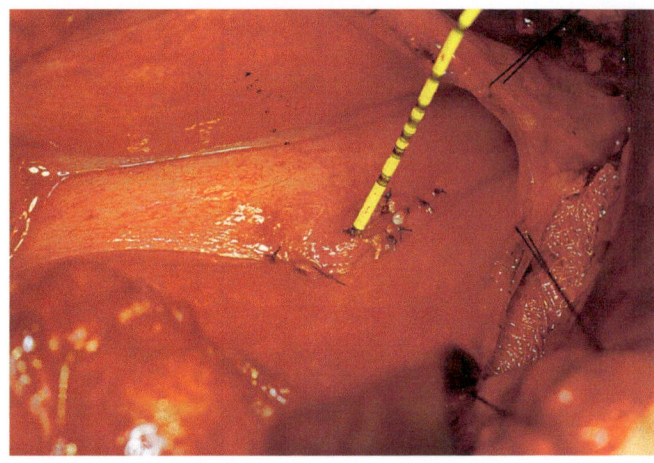

FIGURA 92-16 Ureter suturado circunferencialmente na bexiga com pontos absorvíveis 4-0 ou 5-0.

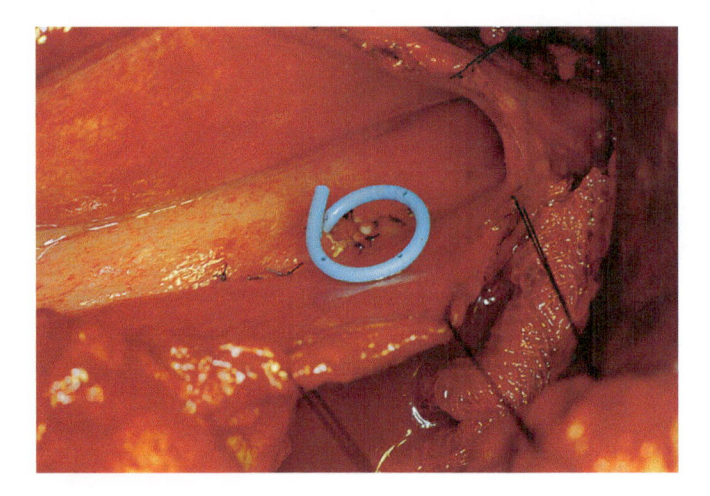

FIGURA 92-17 Cateter duplo J colocado na anastomose antes do fechamento da bexiga.

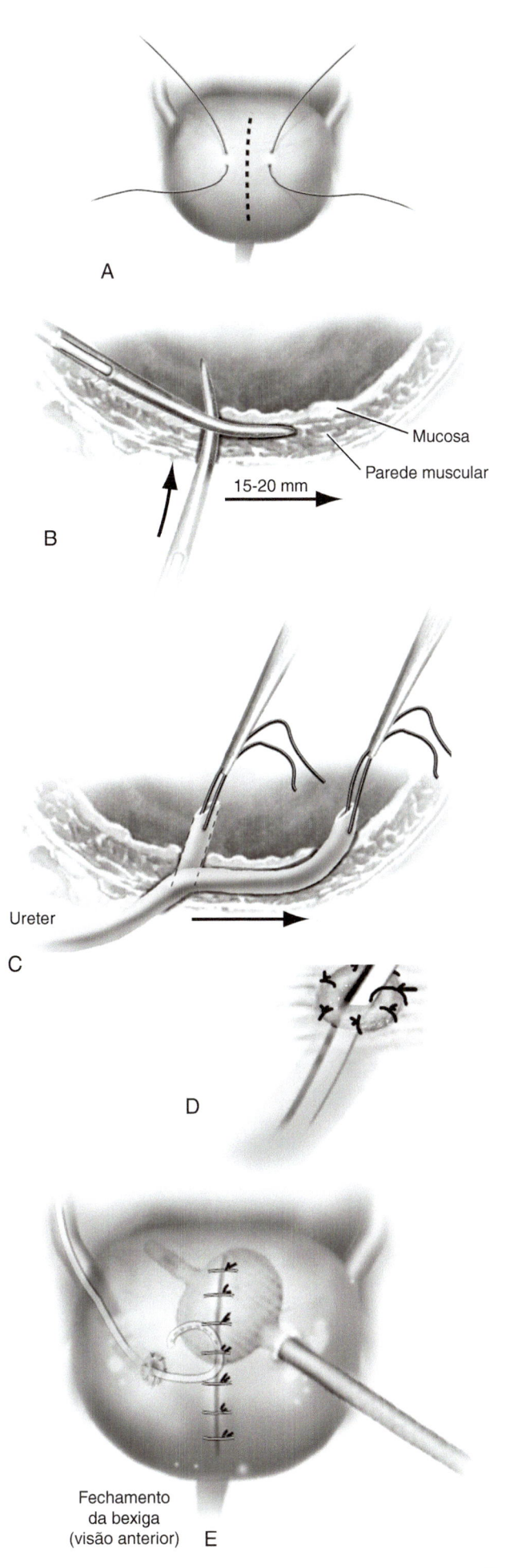

CAPÍTULO 92 Tratamento da Lesão Ureteral Durante Cirurgia Pélvica 1075

FIGURA 92-18 Técnica da ureteroneocistostomia. **A.** Realizam-se suturas temporárias e a cistostomia alta. **B.** Cria-se um túnel submucoso. **C.** O ureter passa pelo túnel. **D.** Fixa-se o ureter à bexiga com pontos separados absorvíveis 4-0 ou 5-0. **E.** Insere-se um cateter duplo J e fecha-se a bexiga.

Ureteroneocistostomia com Extensão Vesical

A técnica de fixação da bexiga ao músculo psoas maior é relativamente fácil e utilizada para ganhar comprimento para uma ureteroneocistostomia bem-sucedida (Fig. 92-19). Baseia-se no fato que a distorção da bexiga, em geral, não interfere com a função e dá ao cirurgião um comprimento adicional entre 3 e 5 cm. As contraindicações relativas a esse procedimento são uma bexiga fibrosada e contraída e cirurgia pélvica prévia, na qual o suprimento sanguíneo da bexiga foi comprometido. Faz-se uma incisão no peritônio parietal anterior da parede abdominal inferior e a bexiga é deslocada posteriormente em relação à sínfise púbica. Se houver necessidade de comprimento adicional, o peritônio parietal pode ser seccionado lateralmente, acima da bexiga. Portanto, essa técnica mobiliza um lado inteiro da bexiga. Através de uma incisão anterior e vertical na bexiga, pode-se colocar um dedo dentro da cúpula vesical para elevar a bexiga até a superfície anterior do músculo iliopsoas ipsilateral. Podem-se ligar artérias vesicais superiores e médias do lado contralateral para ganhar mobilidade adicional da bexiga. O ureter pode ser reimplantado na cúpula vesical, criando um túnel submucoso antirrefluxo. Em pacientes mais idosas, nas quais não se tem tanta preocupação em relação ao refluxo, pode ser realizada anastomose direta na cúpula. É muito importante que o reimplante seja feito sem tensão ou angulação do ureter. Pode-se cateterizar o reimplante com um cateter duplo J. A mucosa vesical é fechada conforme descrito previamente.

Retalho de Boari-Ocherblad

O retalho de Boari-Ocherblad é utilizado para ganhar comprimento adicional para cobrir o espaço entre o ureter e a bexiga. Nessa situação, mobiliza-se e tubulariza-se um retalho de bexiga (Fig. 92-20 e 92-21). O comprimento do retalho depende da distância entre a parede lateral posterior da bexiga e o local proposto da ureteroneocistostomia. O ureter é tunelizado na porção submucosa do retalho, o qual é, então, tubularizado em torno do ureter. Se o comprimento adequado não permite a criação do túnel submucoso, pode-se fazer uma anastomose término-terminal entre o ureter e o retalho tubularizado de Boari-Ocherblad. A seguir, insere-se um cateter duplo J na anastomose.

Quando ocorre lesão ureteral, a técnica utilizada para corrigir a lesão depende da localização da lesão. A Figura 92-22 faz a revisão das opções cirúrgicas disponíveis baseada no nível da lesão ureteral.

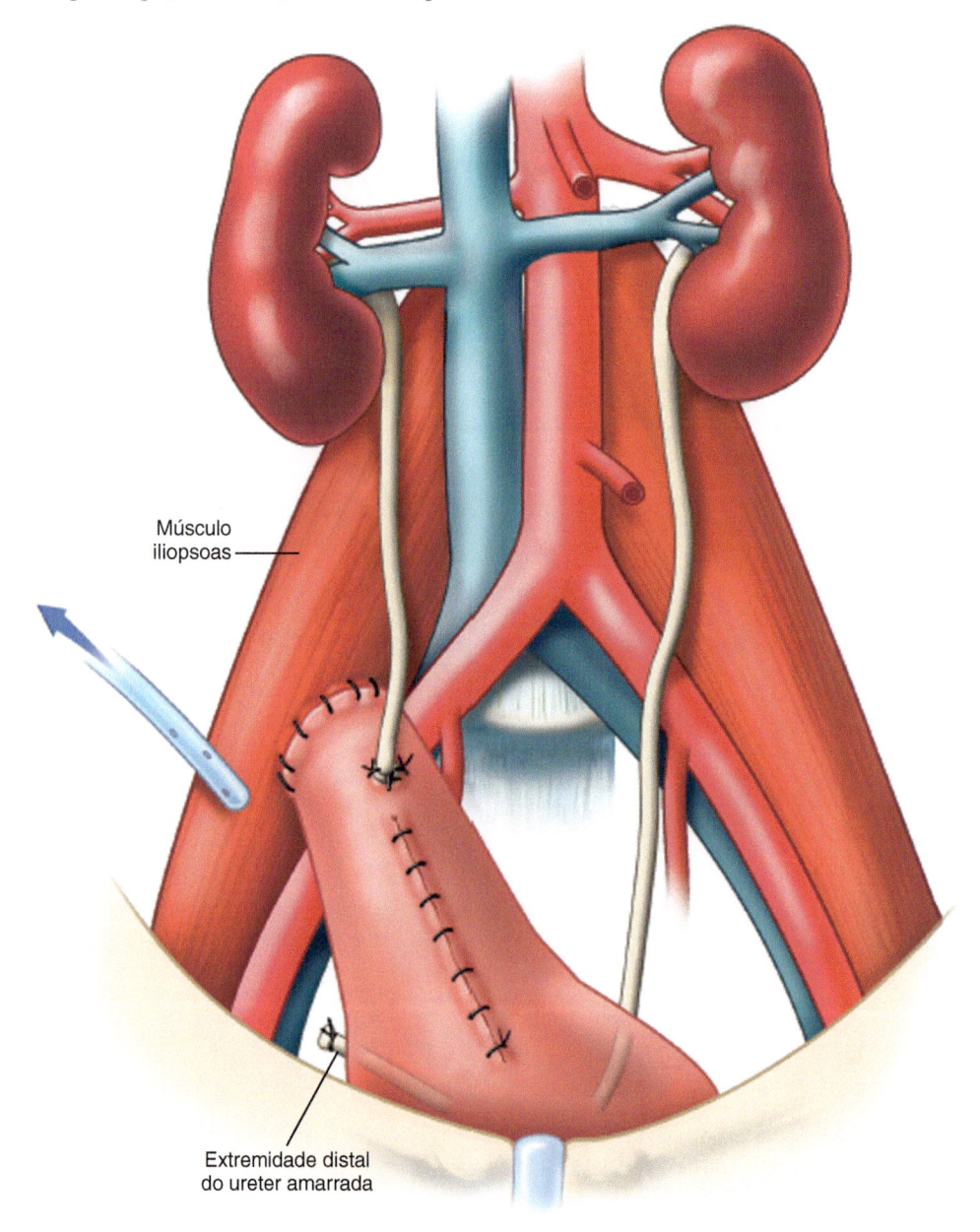

FIGURA 92-19 Representação esquemática da técnica de fixação psoica concluída. Note que o reimplante ureteral foi terminado antes da bexiga ser fixada ao músculo psoas.

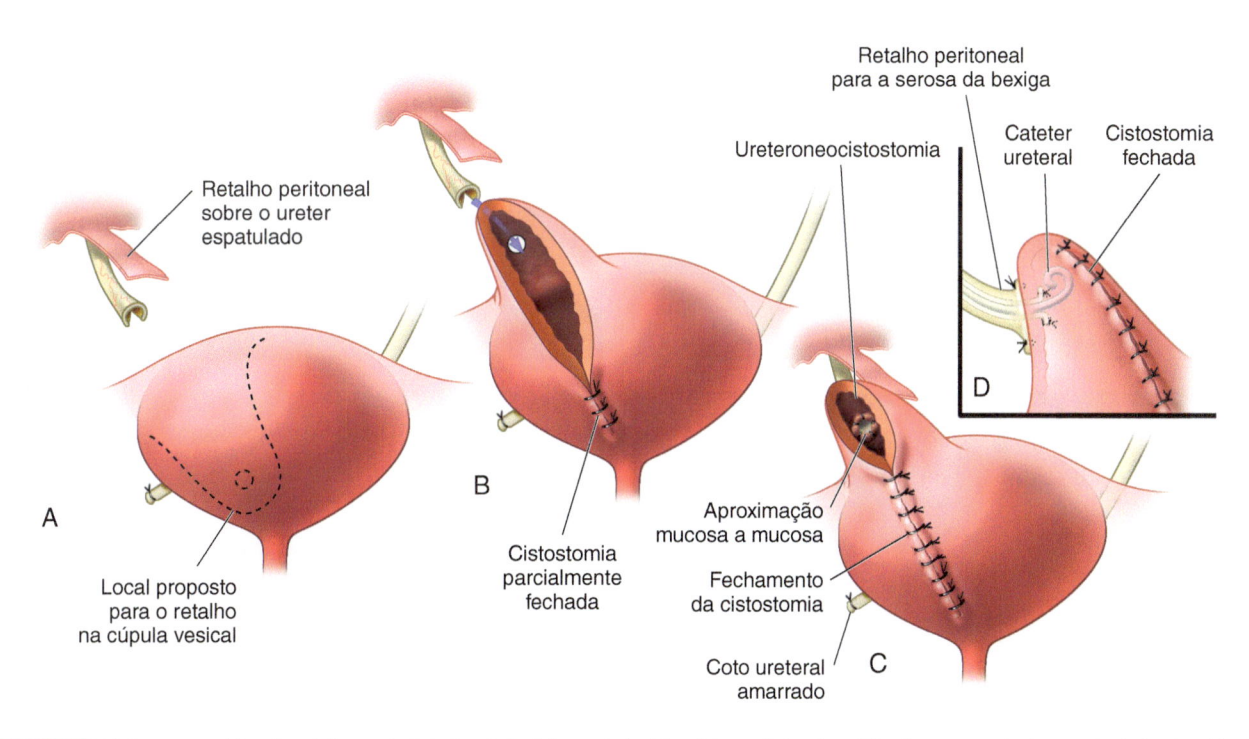

FIGURA 92-20 Visão esquemática do retalho vesical de Boari. **A.** Esboço da incisão oblíqua da bexiga utilizada para construir a ponte de bexiga. Notar a base ampla (grosseiramente, duas vezes o diâmetro do ápice) e o esboço do futuro local de implante ureteral (*círculo pontilhado*). **B.** Local do futuro implante ureteral. **C.** Conclusão da anastomose ureteral término-terminal e inserção do cateter ureteral duplo J. **D.** Término do fechamento da cistostomia e (não mostrado) realização da técnica de fixação psoica para manter a anastomose livre de tensão.

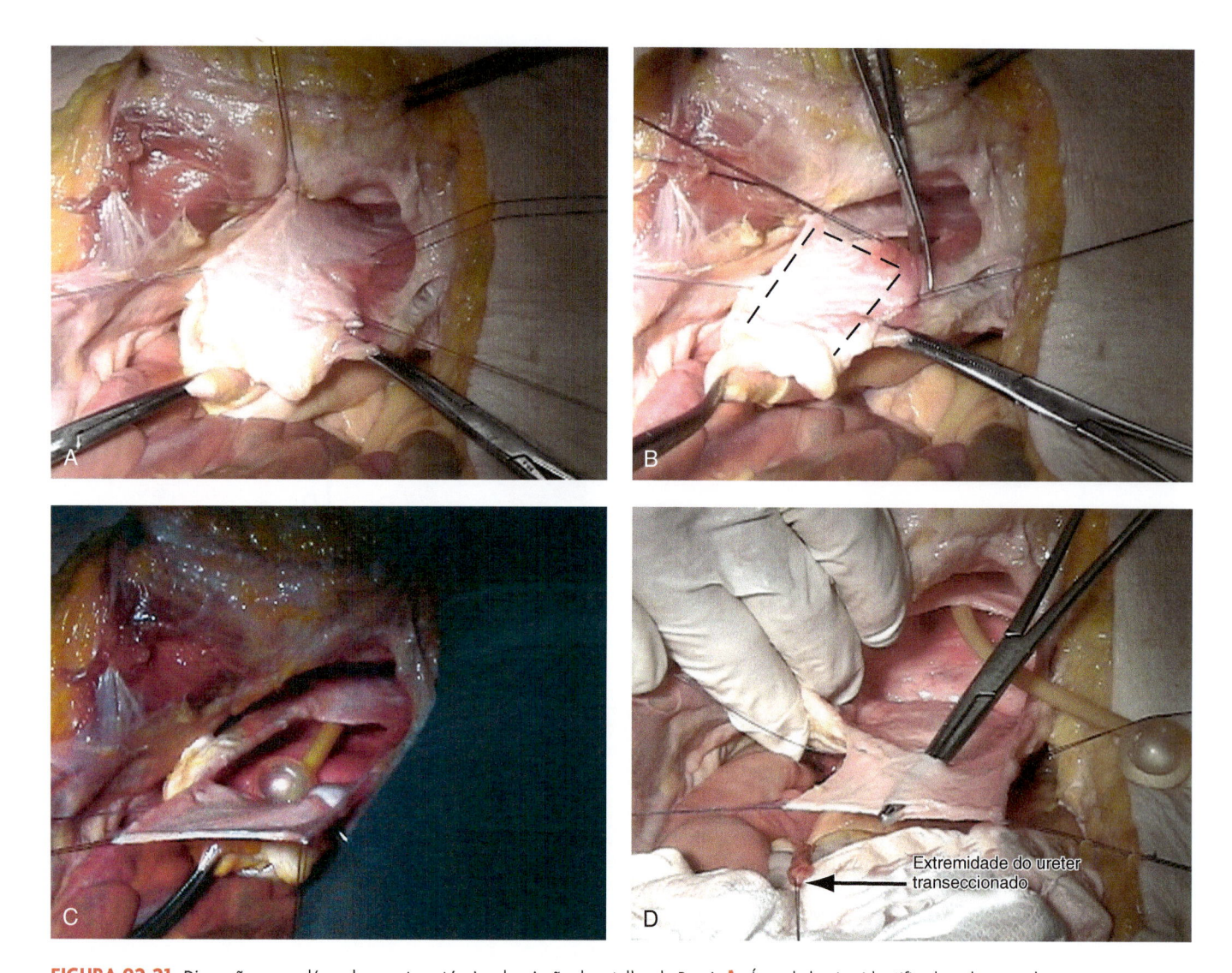

FIGURA 92-21 Dissecção em cadáver demonstra a técnica de criação do retalho de Boari. **A.** Área da bexiga identificada e demarcada com suturas temporárias. **B.** Faz-se uma incisão anterior em U na porção extraperitoneal da bexiga, conforme demonstrado pela linha pontilhada. **C.** O retalho é rebatido em direção cefálica. **D.** Cria-se um túnel submucoso.

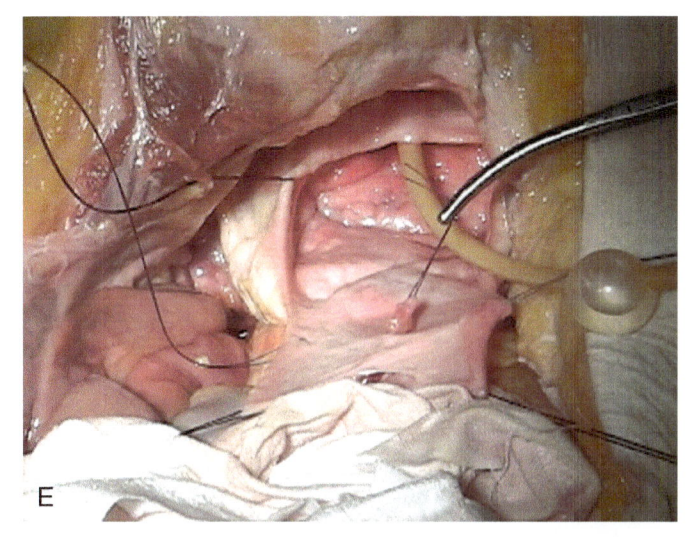

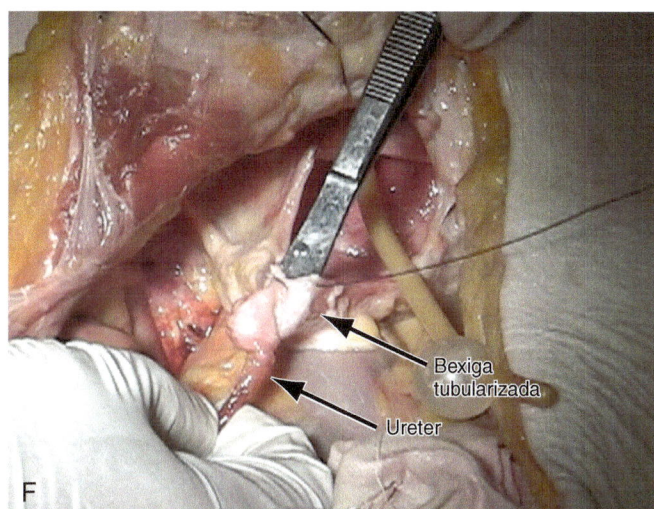

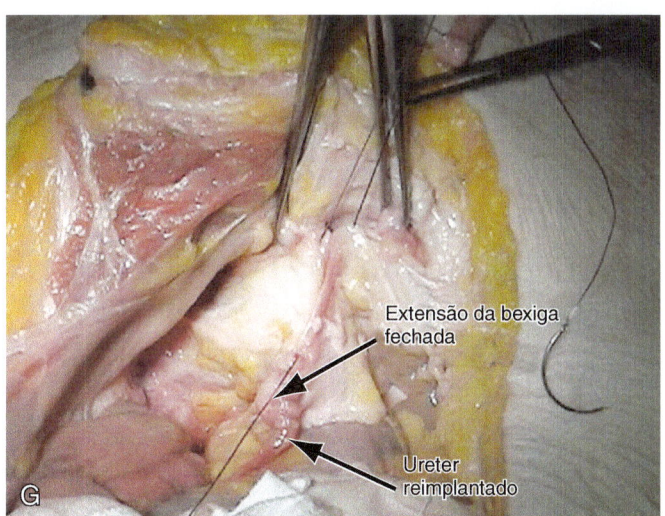

FIGURA 92-21 (cont.) E. O ureter atravessa o túnel submucoso, é espatulado e suturado à parede do retalho de Boari. **F.** Tubulariza-se o retalho sobre o implante, fechando a extensão da bexiga. **G.** Fecha-se o restante da bexiga, completando o reparo.

- Pielostomia cutânea
- Nefrostomia percutânea

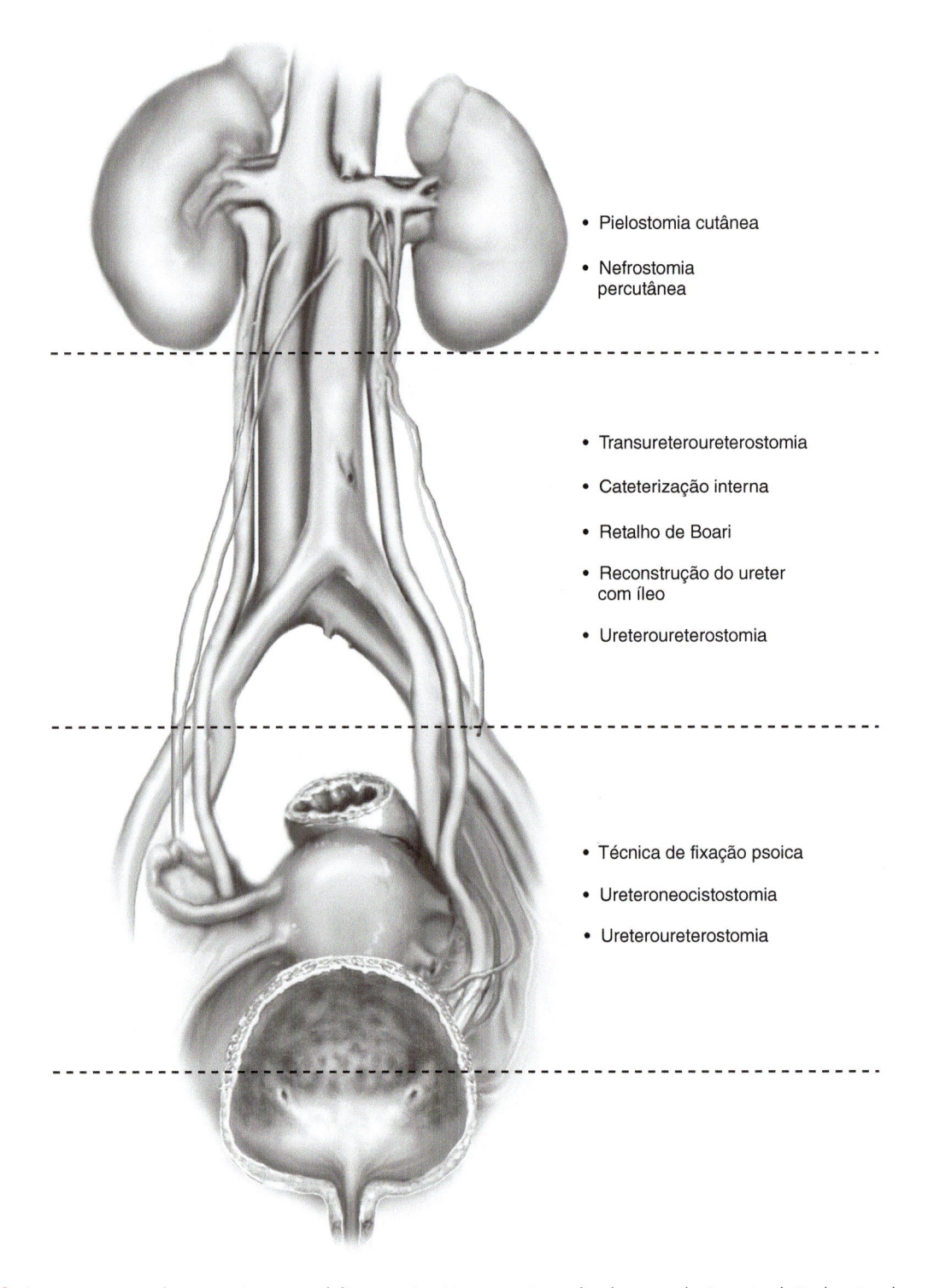

- Transureteroureterostomia
- Cateterização interna
- Retalho de Boari
- Reconstrução do ureter com íleo
- Ureteroureterostomia

- Técnica de fixação psoica
- Ureteroneocistostomia
- Ureteroureterostomia

FIGURA 92-22 Ilustração mostrando o comprimento total do ureter. As várias operações realizadas para a lesão ureteral são descritas de acordo com o nível anatômico da lesão.

CAPÍTULO 93

Tratamento Cirúrgico das Anormalidades da Complacência do Detrusor

W. Stuart Reynolds ▪ *Roger Dmochowski* ▪ *Mickey M. Karram*

Quando ocorre falha das terapias conservadoras e clínicas para anormalidades da complacência do detrusor, restam poucas opções cirúrgicas para pacientes "refratários". Atualmente, existem três modalidades aceitas de tratamento cirúrgico: (1) estimulação do nervo sacral (neuromodulação sacral [SNM]); (2) neuromodulação vesical com injeção de neurotoxinas, principalmente toxina botulínica (BoTN); e (3) aumento vesical. Os usos, as indicações e as técnicas dessas três modalidades continuam a evoluir à medida que se adquirem experiência e compreensão em relação a cada uma delas. Portanto, a seleção do paciente permanece um aspecto importante para determinar qual opção cirúrgica é melhor, sendo necessária uma avaliação apropriada do paciente.

Avaliação dos Pacientes

É necessária a história completa do paciente para elucidar as características dos sintomas urinários, avaliar qualquer tentativa prévia de tratamento clínico ou cirúrgico e identificar doenças clínicas concomitantes que podem influenciar o sucesso do tratamento ou constituir contraindicações para diferentes terapias. Em geral, o paciente considerado passível de tratamento cirúrgico para anormalidades do detrusor deverá ter apresentado falha em modalidades de tratamento mais conservadoras, sendo preciso uma compreensão total dos tratamentos prévios. É necessário um exame físico completo com foco no abdome inferior e na pelve para identificar quaisquer anormalidades estruturais, incluindo o exame vaginal com espéculo e exame bimanual nas mulheres para avaliar qualquer prolapso de órgãos pélvicos associado, assim como o exame da próstata nos homens. Da mesma forma, a inspeção e palpação do dorso inferior e da coluna vertebral podem revelar sinais de anormalidade óssea ou cicatrizes de qualquer cirurgia prévia da coluna, que pode sugerir um potencial dano neurológico. Finalmente, devem-se examinar as extremidades quanto ao edema dos pés e anormalidades musculoesqueléticas ou neurológicas.

Pode-se considerar fazer um diário miccional para quantificar melhor o grau de disfunção urinária, não apenas com objetivos diagnósticos, mas também para servir como dados basais para comparação com as informações pós-tratamento. Da mesma forma, questionários autoadministrados em relação à qualidade de vida e gravidade dos sintomas podem fornecer um quadro mais objetivo e comparável do grau de disfunção urinária. Finalmente, em qualquer paciente com falha do tratamento conservador ou empírico, é justificável realizar uma urodinâmica de multicanais para caracterizar objetivamente a natureza da disfunção urinária e identificar quaisquer fatores prognósticos negativos ou preocupantes associados às queixas miccionais, incluindo a capacidade e a complacência vesicais, a presença de hiperatividade do detrusor, a magnitude das pressões de repouso do detrusor e a coordenação entre o detrusor e a função esfincteriana, sendo que todos podem ter implicações negativas para a função renal. A combinação da fluoroscopia ("videourodinâmica") pode acrescentar informações importantes em relação às anormalidades estruturais da bexiga ou ureteres, incluindo refluxo vesicoureteral, morfologia vesical e função do colo vesical.

Introdução Geral às Três Modalidades

A neuromodulação sacral (SNM) está disponível desde a sua aprovação pela Food and Drug Administration (FDA) dos Estados Unidos, em 1997 (Interstim®, Medtronic, Inc, Minneapolis, Minnesota), sendo atualmente indicada para o tratamento de incontinência urinária de urgência, síndrome urgência-frequência, retenção urinária idiopática e incontinência fecal. Embora o mecanismo de ação exato da SNM não tenha sido totalmente determinado, ele parece modular o comportamento vesical através da estimulação elétrica dos axônios somáticos aferentes nas raízes espinhais, as quais, por sua vez, modulam as vias da micção e do reflexo da continência no sistema nervoso central, provavelmente pela inibição da transmissão interneuronal na via do reflexo vesical.

Na atual configuração, o dispositivo Interstim® (compreendendo um neuroestimulador a bateria, um cabo de extensão e um eletrodo elétrico quadripolar [*tined lead*]) (Fig. 93-1A) é implantado em estágios, por um processo em duas etapas, envolvendo a colocação percutânea inicial de um eletrodo quadripolar (*tined lead*) semipermanente, bem próximo da terceira raiz nervosa sacral (S3), através do forame vertebral S3 (Fig. 93-1B). Este é denominado Estágio I do implante, sendo feito sob sedação endovenosa com orientação fluoroscópica. O eletrodo quadripolar é um eletrodo de estimulação elétrica em ponta com quatro pontos de contato próximos à extremidade e quatro projeções plásticas colapsáveis (aletas), que ajudam a ancorar o eletrodo no tecido circunjacente. Um estimulador elétrico externo temporário liga-se a este e segue-se um período de teste clínico de 1 a 4 semanas, durante o qual o paciente avalia sua resposta à terapia. Se o benefício for apropriado (definido como melhora de mais de 50% dos sintomas), um gerador de pulso implantável (IPG) é conectado ao eletrodo previamente colocado e implantado cirurgicamente na região superior das nádegas, durante um procedimento de segundo estágio cirúrgico. Se não houver resposta significativa, o eletrodo implantado é removido sem implantar o IPG. Podem-se fazer ajustes na configuração do gerador de pulso através de um dispositivo de programação remota. Mais recentemente, um procedimento realizado no consultório, chamado avaliação nervosa percutânea (PNE), se tornou popular. A PNE permite a colocação de um pequeno eletrodo metálico no forame sacral S3 para um teste de estimulação. Esse procedimento é feito sob anestesia local, ambulatorialmente, e não requer orientação por fluoroscopia. Se houver melhora após a colocação da PNE, o paciente pode fazer o implante completo.

O interesse e o uso da injeção de BoTN na bexiga para tratamento da disfunção miccional aumentou nos últimos anos, embora não seja aprovado pela FDA para uso no sistema genitourinário. A toxina causadora do botulismo, produzida pelo *Clostridium botulinum*, pode ser uma de sete toxinas diferentes, dependendo do sorotipo do organismo (BoTN tipos A, B, C1, D, E, F e G). Atualmente, apenas a BoTN A (Botox®, Allergan, Irvine, California; ou Dysport®, Ipsen, Luxemburgo) e B (Myobloc® ou Neurobloc®, Elan, Dublin, Irlanda) estão disponíveis comercialmente para uso clínico. A BoTN age através da clivagem de um sítio específico (específico para cada sorotipo de BoTN) do complexo proteico (complexo receptor proteico de fixação de fator sensível a N-etilmaleimida solúvel [SNARE]) responsável pela exocitose das vesículas de neurotransmissores do neurônio. No caso da BoTN A, o subtipo melhor estudado da toxina, o substrato específico é a proteína associada ao sinaptossoma de 25 kD (SNAP-25), componente do complexo SNARE. Isso resulta na inibição da liberação sináptica da acetilcolina a partir de neurônios motores periféricos (Fig. 93-2).

Nas doses terapêuticas usadas no sistema urinário, entende-se que a BoTN iniba a liberação de acetilcolina da terminação do neurônio motor na junção neuromuscular, induzindo paralisia no músculo afetado, ou na bexiga no caso de injeções vesicais. Além disso, a BoTN pode inibir diretamente a atividade nervosa sensitiva e, portanto, modular o estímulo sensitivo vesical para o sistema nervoso central. Nos casos de hiperatividade vesical ou diminuição da complacência vesical, ambos os mecanismos de ação são utilizados. Atualmente, não há técnica ou abordagem padrão para as injeções vesicais de BoTN por cistoscopia. Foram utilizadas variadas doses e diversos padrões diferentes de injeção. Em geral, no entanto, a BoTN pode ser injetada na parede da bexiga sob visão cistoscópica, ambulatorialmente, com anestesia local ou geral. Os efeitos da injeção de BoTN são, em geral, imediatos e pode-se ter melhora dos sintomas após o primeiro dia da injeção. No entanto, os efeitos têm curta duração e desaparecem em aproximadamente 6 meses.

Quando as medidas mais conservadoras ou menos invasivas falham no tratamento das anormalidades da complacência vesical, a opção mais agressiva de tratamento é a cistoplastia de aumento. O objetivo do aumento vesical é criar um reservatório de grande capacidade e baixa pressão (isto é, alta complacência) para o armazenamento de urina. Grandes volumes de urina podem ser armazenados por maiores períodos de tempo, o que é benéfico para a continência, enquanto a pressão do detrusor permanece baixa, protegendo o trato urinário superior da disfunção e, por fim, da insuficiência renal. Consegue-se isso às custas do esvaziamento vesical, e muitos pacientes dependem da cateterização vesical intermitente após o aumento.

Desenvolveram-se muitas técnicas diferentes para a cistoplastia de aumento, empregando uma variedade de tecidos diferentes, incluindo segmentos de intestino destubularizado (ileocistoplastia, cecocistoplastia, cistoplastia de sigmoide e gastrocistoplastia); ureter dilatado (ureteroplastia); auto-aumento (remoção do músculo detrusor sobrejacente da cúpula da bexiga); e, mais recentemente, substituição biológica com uso de técnicas de bioengenharia tecidual. O procedimento mais comum envolve o uso do intestino delgado, especificamente o íleo, e por este ter sido melhor caracterizado, a discussão a seguir enfatiza essa técnica.

Pode-se esperar eficácia com o uso de qualquer uma das técnicas descritas no paciente selecionado adequadamente. Geralmente, 70% dos pacientes com urgência, frequência ou urge-incontinência obtêm sucesso com a SNM, definida como "mais de 50% de melhora dos sintomas". Além disso, para muitos pacientes, os resultados têm duração de mais de 5 anos. Entre os pacientes tratados com injeção de BoTN, até 80% dos tratados para sintomas de hiperatividade vesical terão melhora dos sintomas, e até 70% daqueles com anormalidades neurogênicas do detrusor mostrarão melhora. Em geral, a eficácia se limita a 6 meses, porque os efeitos diminuem nessa época. Podem-se repetir as injeções com expectativa de eficácia similar. Entre pacientes submetidos à cistoplastia de aumento, pode-se esperar melhora da continência em mais de 75%, com 50% ou mais de continência completa. Em alguns relatos, isso ocorre em 95% dos pacientes. Até 80% dos pacientes experimentarão resolução da urgência pré-operatória.

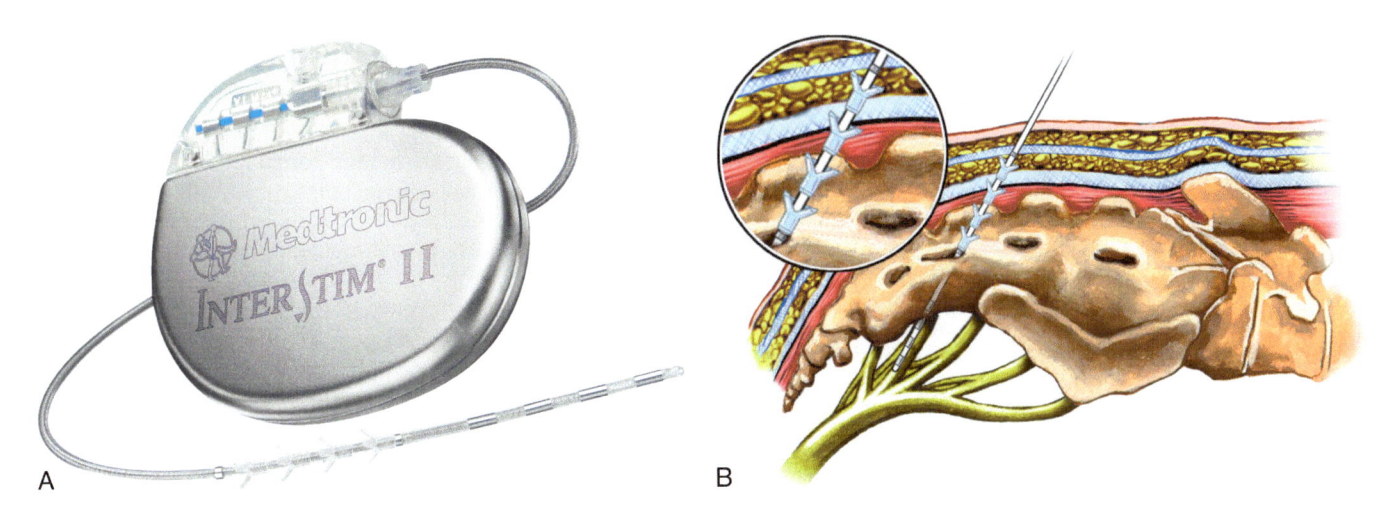

CAPÍTULO 93 Tratamento Cirúrgico das Anormalidades da Complacência do Detrusor 1083

FIGURA 93-1 A. Dispositivo InterStim® (Medtronic, Inc., Minneapolis, Minn.), composto de um neuroestimulador a bateria, programável por controle remoto (gerador de pulso implantável [IPG]), um eletrodo elétrico quadripolar (*tined lead*) semipermanente e um cabo de extensão com isolamento. **B.** Ilustração mostrando a posição final dos quatro pontos elétricos de contato do eletrodo de estimulação próximo à raiz da terceira raiz nervosa sacral (S3) e das quatro projeções plásticas ou aletas que ancoram o eletrodo no tecido sobre o forame sacral. *(Reproduzido com permissão da Medtronic, Inc. © 2013).*

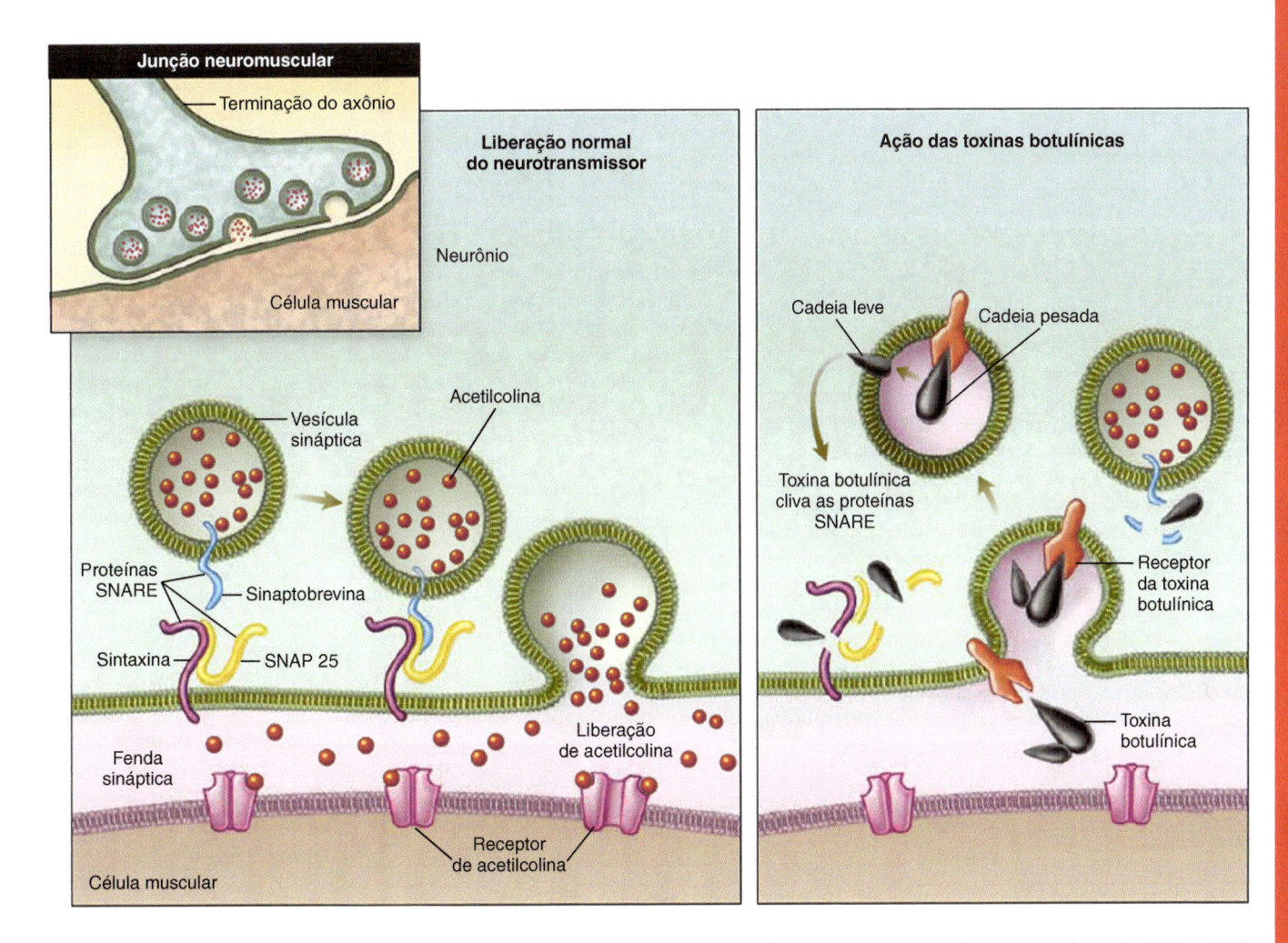

FIGURA 93-2 Representação esquemática da ação molecular da toxina botulínica. *(Adaptado com permissão de Rowland LP. N Engl J Med 347:382, 2002).*

Técnicas Cirúrgicas

Neuromodulação Sacral

O implante cirúrgico do dispositivo da SNM é um processo em dois estágios. No primeiro estágio, o eletrodo de estimulação elétrica é inserido por via percutânea e posicionado próximo à raiz nervosa de S3, através do forame S3. Durante o segundo estágio, implanta-se o IPG cirurgicamente na região superior da nádega, após um teste bem-sucedido com um dispositivo externo, demonstrando efetividade clínica.

No primeiro estágio, de inserção percutânea do eletrodo, coloca-se o paciente em decúbito ventral na mesa cirúrgica; faz-se a assepsia da região superior das coxas, nádegas e dorso inferior e colocam-se campos cirúrgicos de modo a permitir a visualização das nádegas e da prega glútea, conforme mostrado na Figura 93-3. A localização aproximada do forame S3 é marcada na pele com o uso do fluoroscópio e de um instrumento cirúrgico (Fig. 93-3D). Insere-se uma agulha calibre 20 no forame em um ângulo de 60 graus em relação à pele, cerca de 2 cm cranial à localização real do forame S3, sendo dirigida para dentro deste forame (Fig. 93-4A). Verifica-se a posição correta pela estimulação elétrica da agulha no forame com um estimulador externo (Fig. 93-4B) e pelo exame de respostas motoras e sensitivas apropriadas, as quais incluem a resposta exacerbada do assoalho pélvico e da flexão plantar do hálux ipsilateral (Tabela 93-1). Podem-se usar agulhas no forame, bilateralmente, para avaliar a melhor resposta de cada lado (Fig. 93-4). Com o uso do conceito técnico de Seldinger, introduz-se o fio guia direcional (calibre 23) através da agulha do forâmen e a agulha é removida, deixando o fio metálico no local. Utiliza-se um bisturi para fazer uma incisão na pele ao longo do fio, inserindo-se o introdutor (composto de um mandril dilatador calibre 16 acoplado a uma bainha introdutória calibre 14) sobre o fio metálico até a profundidade apropriada de inserção determinada por fluoroscopia lateral (Fig. 93-4C). Marcas radiopacas no introdutor (uma na extremidade do dilatador e outra na extremidade da bainha introdutória) permitem o posicionamento adequado do dispositivo dentro do forame S3. A marca da bainha introdutória deve estar ao nível da parte ventral do forame S3 e a marca do mandril dilatador logo atrás (Fig. 93-4D). Removem-se o fio guia e o dilatador, deixando a bainha introdutória.

A seguir, o eletrodo quadripolar é inserido na bainha (Fig. 93-5A) e posicionado de maneira que o ponto de contato elétrico #1 esteja aberto sobre a parte ventral do forame S3 (Fig. 93-5B). Retira-se a bainha introdutória devagar até o nível da marca branca no eletrodo, expondo, assim, os pontos de contato do eletrodo, sem abrir as projeções plásticas do eletrodo. A estimulação elétrica confirma a posição do eletrodo no nível apropriado. Testam-se as quatro posições quanto às funções motoras e sensitivas adequadas. Após o posicionamento satisfatório, a bainha é completamente removida, e as quatro projeções plásticas são abertas, ancorando o eletrodo no tecido mole circunjacente.

Neste momento, faz-se uma terceira incisão cutânea de 3 cm na nádega superior, do lado contralateral à inserção do eletrodo, e cria-se uma pequena bolsa subcutânea (Fig. 93-6A). Esta será usada com futuro local de implantação do IPG. Utiliza-se um trocarte para tunelizar e passar o eletrodo de estimulação para a bolsa do IPG. O tunelizador vai até a bolsa, a lâmina cortante do trocarte é removida e o eletrodo passa através da bainha plástica ou tunelizador remanescente (Fig. 93-6B e C). Conecta-se uma extensão de eletroestimulação externa temporária ao eletrodo dentro da bolsa do IPG e essa extensão externa é tunelizada ainda mais para emergir da pele na região superolateral à bolsa do IPG (Fig. 93-6D). Os eletrodos são tunelizados para diminuir o risco de infecção do dispositivo do IPG com fios metálicos externos. A extensão de eletroestimulação externa é conectada ao gerador externo. Enterram-se a extensão metálica redundante e os protetores das conexões na bolsa subcutânea previamente criada, e fecham-se o tecido subcutâneo e a pele acima com pontos absorvíveis. O local da inserção percutânea do eletrodo quadripolar também é fechado com pontos simples separados absorvíveis.

Após um período de teste bem-sucedido com o gerador externo, definido como "mais de 50% de redução dos sintomas", implanta-se o IPG durante o segundo estágio do procedimento. Abre-se a incisão prévia na nádega e expõe-se a conexão elétrica. A extensão de eletroestimulação externa é removida e alarga-se a bolsa subcutânea para acomodar o IPG. A seguir, conecta-se o IPG ao eletrodo quadripolar e este fica implantado na bolsa subcutânea (Fig. 93-7). Novamente, a incisão cutânea é fechada com pontos absorvíveis. Quando o paciente acorda, programa-se o IPG com o dispositivo para programação remota. A Figura 93-8 ilustra as diferentes respostas à estimulação de S2 a S4 e a Figura 93-9 ilustra a posição final dos eletrodos nas perspectivas lateral e posterior.

Ocorrem poucas complicações com a SNM, geralmente, relacionadas à migração do eletrodo e perda da resposta clínica, disfunção do dispositivo ou infecção. No caso da migração do eletrodo e da disfunção do dispositivo, um procedimento de revisão, no qual o eletrodo ou o IPG, ou ambos, podem ser removidos e reinseridos, pode ser curativo. No caso de infecção, é aconselhável a remoção cirúrgica imediata; pode-se inserir um novo dispositivo algum tempo depois. Não foram relatadas complicações neurológicas. É importante observar que a segurança e eficácia dos implantes ainda não foram estabelecidas para uso com a ressonância nuclear magnética (RM), e pacientes que podem requerer RMs futuras ou repetidas não devem ser submetidos à implante de SNM.

O texto continua na página 1091.

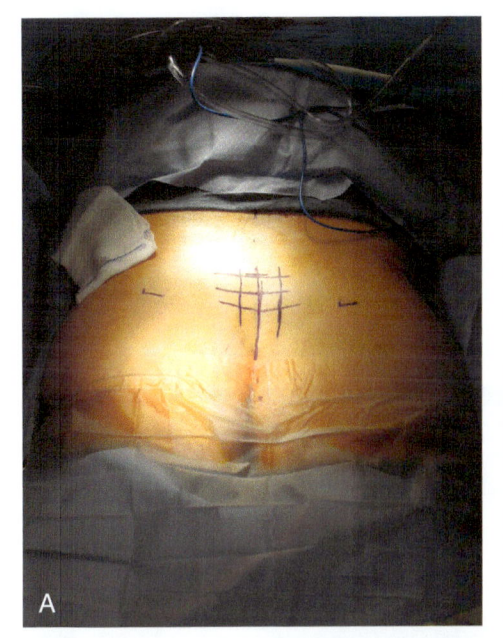

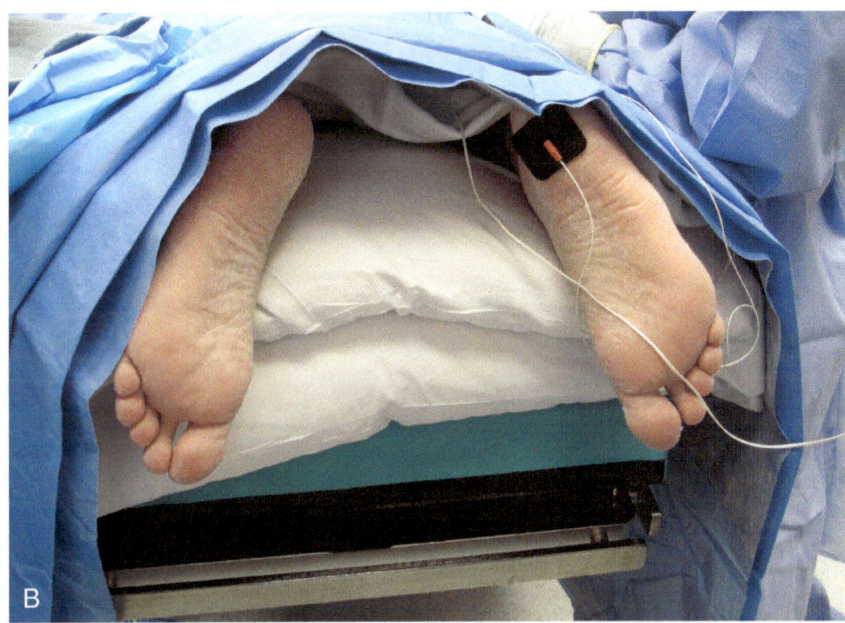

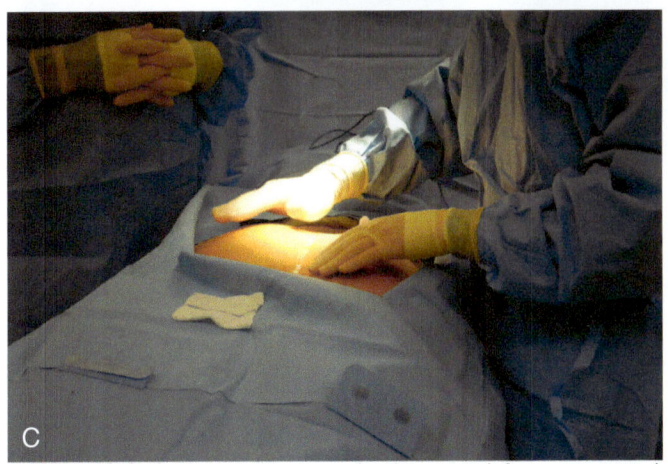

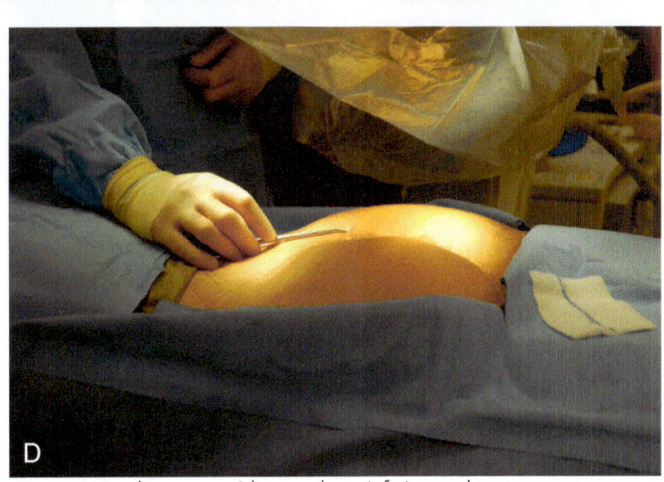

CAPÍTULO 93 Tratamento Cirúrgico das Anormalidades da Complacência do Detrusor 1085

FIGURA 93-3 A. Com o paciente em decúbito ventral, faz-se a assepsia da região posterior das coxas, nádegas e dorso inferior e colocam-se os campos cirúrgicos, conforme mostrado, permitindo a visualização das nádegas e da fenda glútea, assim como dos pés. (**B**). As marcas na pele que esboçam a localização aproximada do forame sacral foram feitas combinando-se a palpação (**C**) e a orientação por fluoroscopia (**D**).

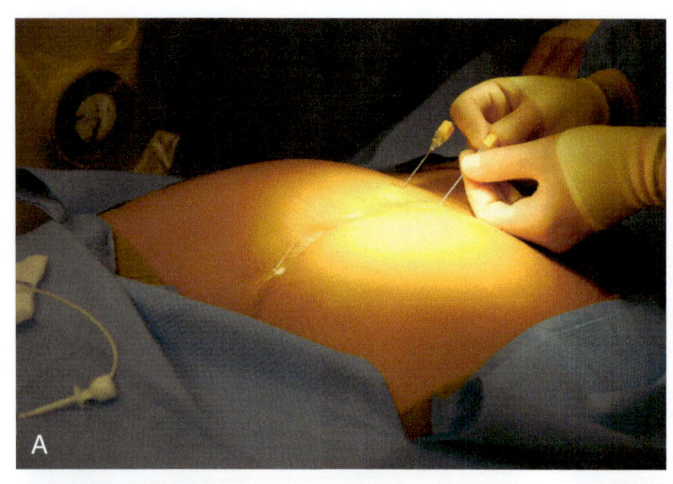

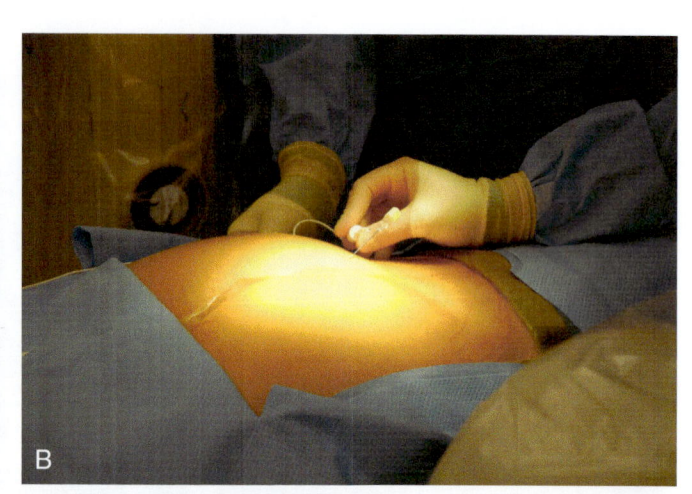

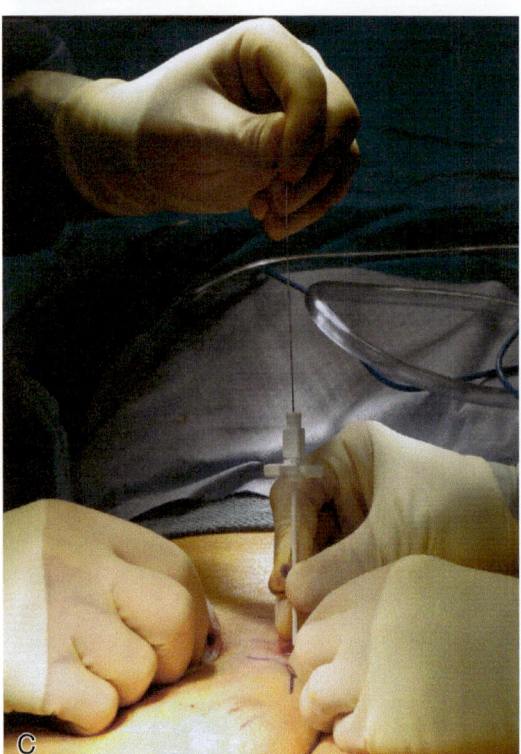

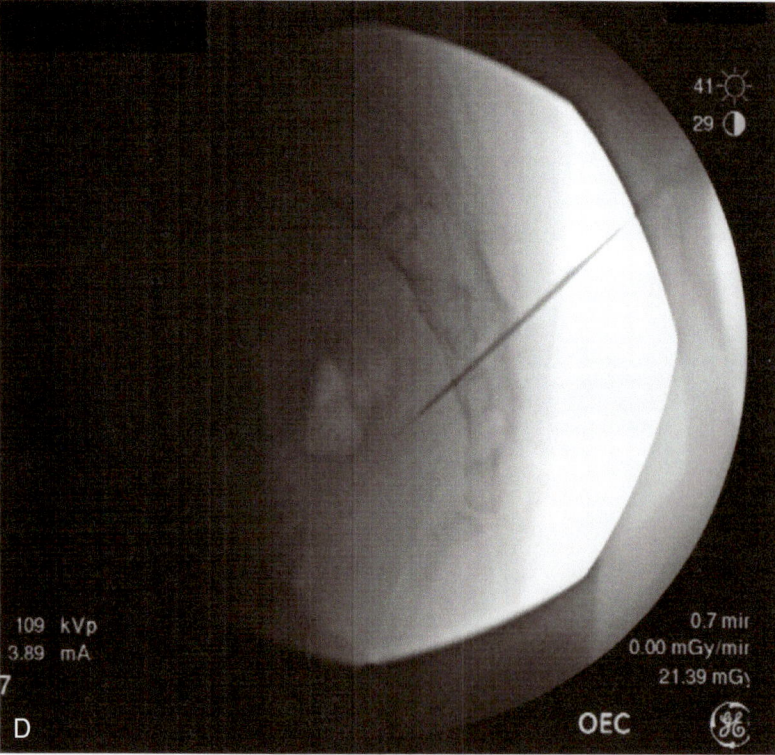

FIGURA 93-4 A. Insere-se uma agulha para encontrar o forame, aproximadamente 2 cm cranial à localização atual do forame S3, em uma angulação de 60° em relação à pele, sendo a agulha posicionada, de maneira cega, no forame, palpando-a contra o osso. **B.** Confirma-se a posição da agulha dentro do forame sacral correto por fluoroscopia e pelo teste de estimulação e a monitorização da resposta motora apropriada (Tabela 93-1). **C.** Troca-se a agulha do forame por um fio guia metálico, inserindo-o pela luz da agulha e removendo-se a mesma. Insere-se, então, a bainha introdutória sobre o fio metálico, após ser realizada uma pequena incisão na pele. **D.** Confirma-se o posicionamento profundo correto da bainha introdutória pela fluoroscopia lateral. A marca distal opaca deve estar posicionada logo abaixo do forâmen de S3, e a marca proximal deve estar no nível do forame ventral.

TABELA 93-1 Respostas da Raiz Nervosa Sacral à Estimulação Elétrica

Raiz Nervosa		Assoalho Pélvico	Sensibilidade na Extremidade Inferior Ipsilateral
S2	Contração do esfíncter anal	Rotação lateral da perna, flexão plantar de todo o pé	Alteração sensorial na perna ou nádega
S3	Resposta em fole do assoalho pélvico (contração do músculo elevador do ânus)	Dorsiflexão do hálux	Alteração sensorial no reto, escroto ou vagina
S4	Resposta em fole do assoalho pélvico	Nenhuma	Alteração sensorial apenas do reto

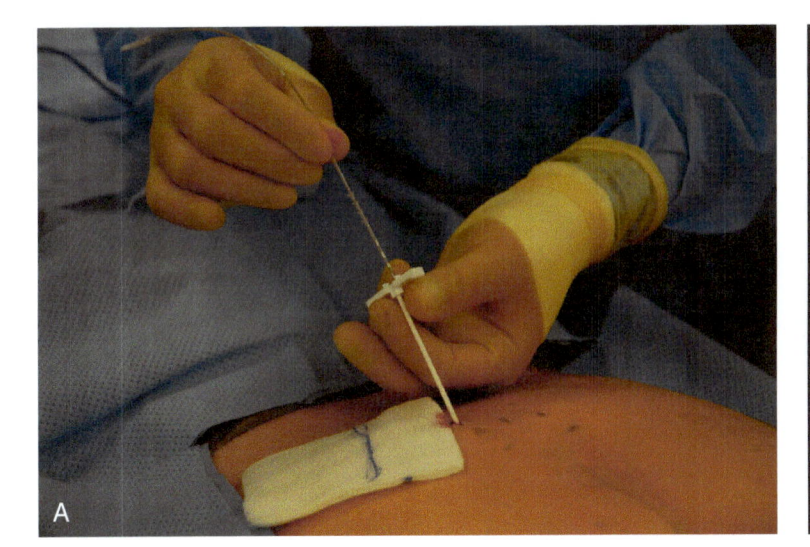

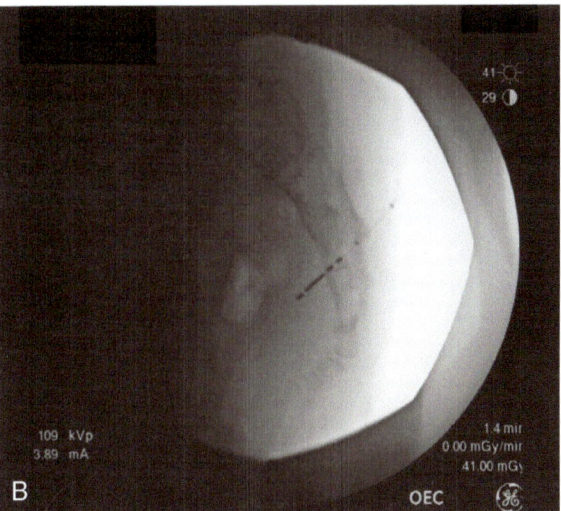

FIGURA 93-5 A. Após a remoção do fio guia metálico e do mandril dilatador de dentro da bainha introdutória, o eletrodo quadripolar é inserido através da luz da bainha e esta é retirada levemente até o nível da marca branca no eletrodo, expondo, assim, os pontos de contato do eletrodo. **B.** Na fluoroscopia, o ponto de contato elétrico #1 deve ficar aberto sobre o forame S3. A bainha é, então, completamente removida, armando as projeções do eletrodo e ancorando-o no tecido circundante.

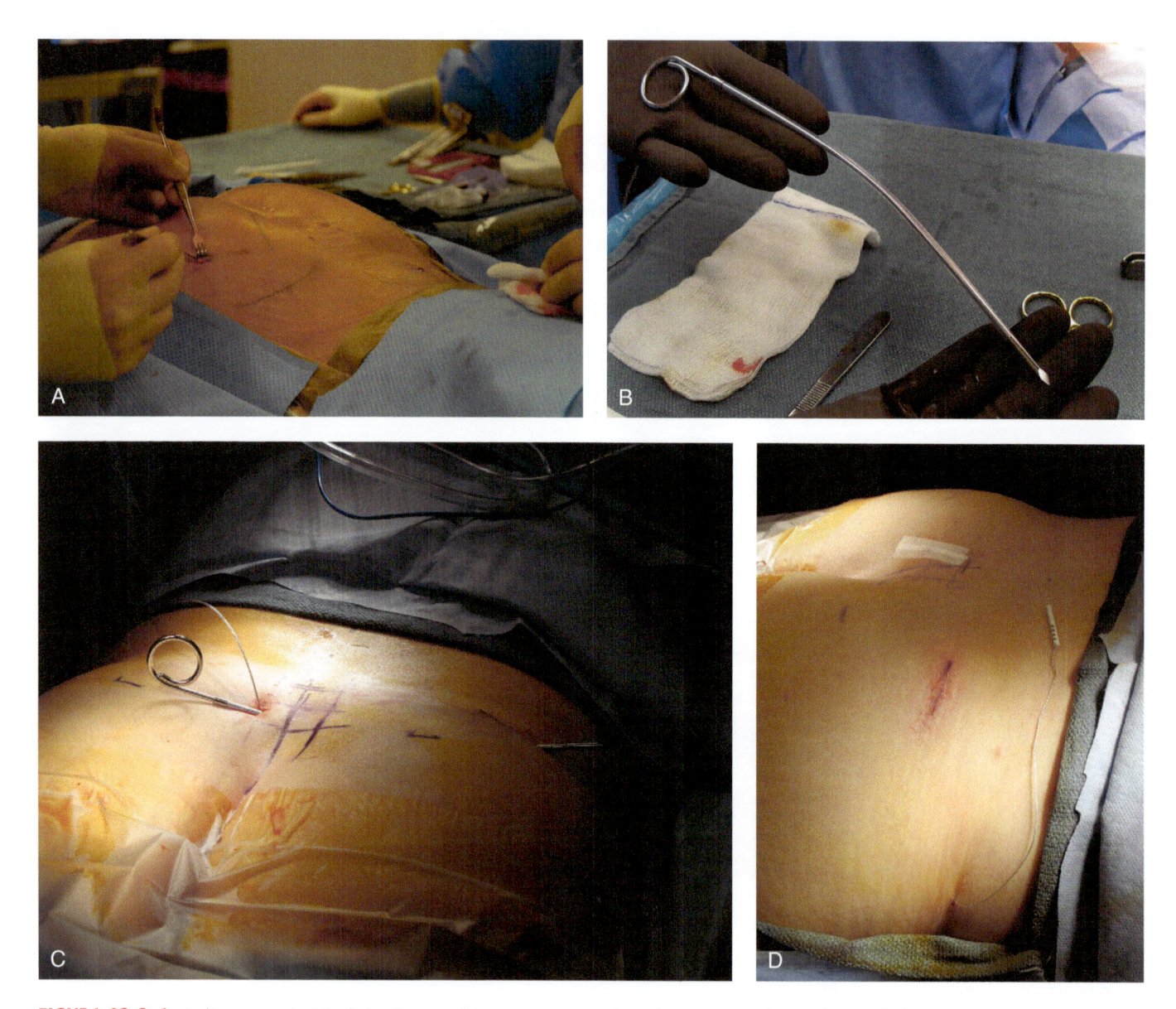

FIGURA 93-6 A. Realiza-se uma incisão de 3 a 4 cm na nádega superior contralateral, enquanto se desenvolve uma bolsa subcutânea no local do implante futuro do gerador de pulso implantável (IPG). **B.** O trocarte de ponta cortante para tunelização é utilizado para tunelizar o eletrodo de estimulação até a bolsa do IPG. **C.** Com o trocarte inserido, a lâmina cortante e o obturador são removidos e o eletrodo passa através da bainha tunelizada. **D.** Conecta-se uma extensão de eletroestimulação externa temporária ao eletrodo, a conexão é enterrada na bolsa do IPG e a terminação externa é tunelizada lateralmente, até emergir na região superolateral à bolsa do IPG.

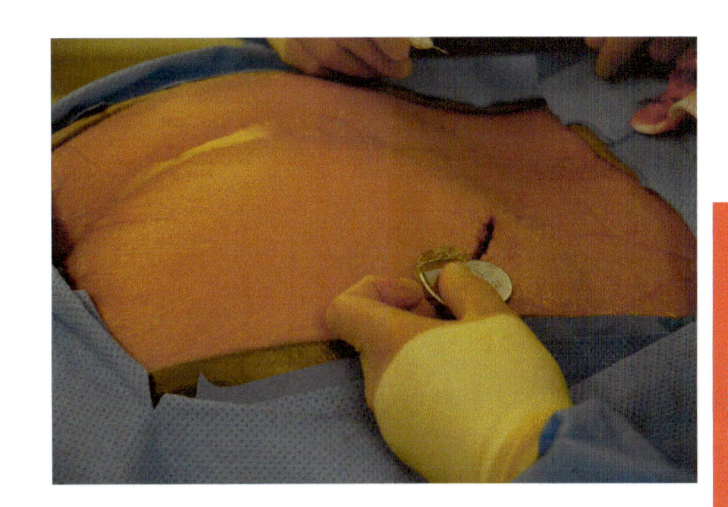

CAPÍTULO 93 Tratamento Cirúrgico das Anormalidades da Complacência do Detrusor 1089

FIGURA 93-7 Durante o segundo estágio do implante, a incisão acima do gerador de pulso implantável (IPG) é seccionada e desconecta-se o eletrodo quadripolar da extensão de eletroestimulação externa. Um dispositivo de IPG é conectado ao eletrodo quadripolar e inserido na bolsa subcutânea. Fecha-se a pele acima com suturas absorvíveis.

S3 — • Movimento em fole (contração do músculo levantador do ânus) • Flexão do hálux

S4 — • Movimento em fole (contração do músculo levantador do ânus)

S2 — • Flexão plantar • Rotação lateral da perna

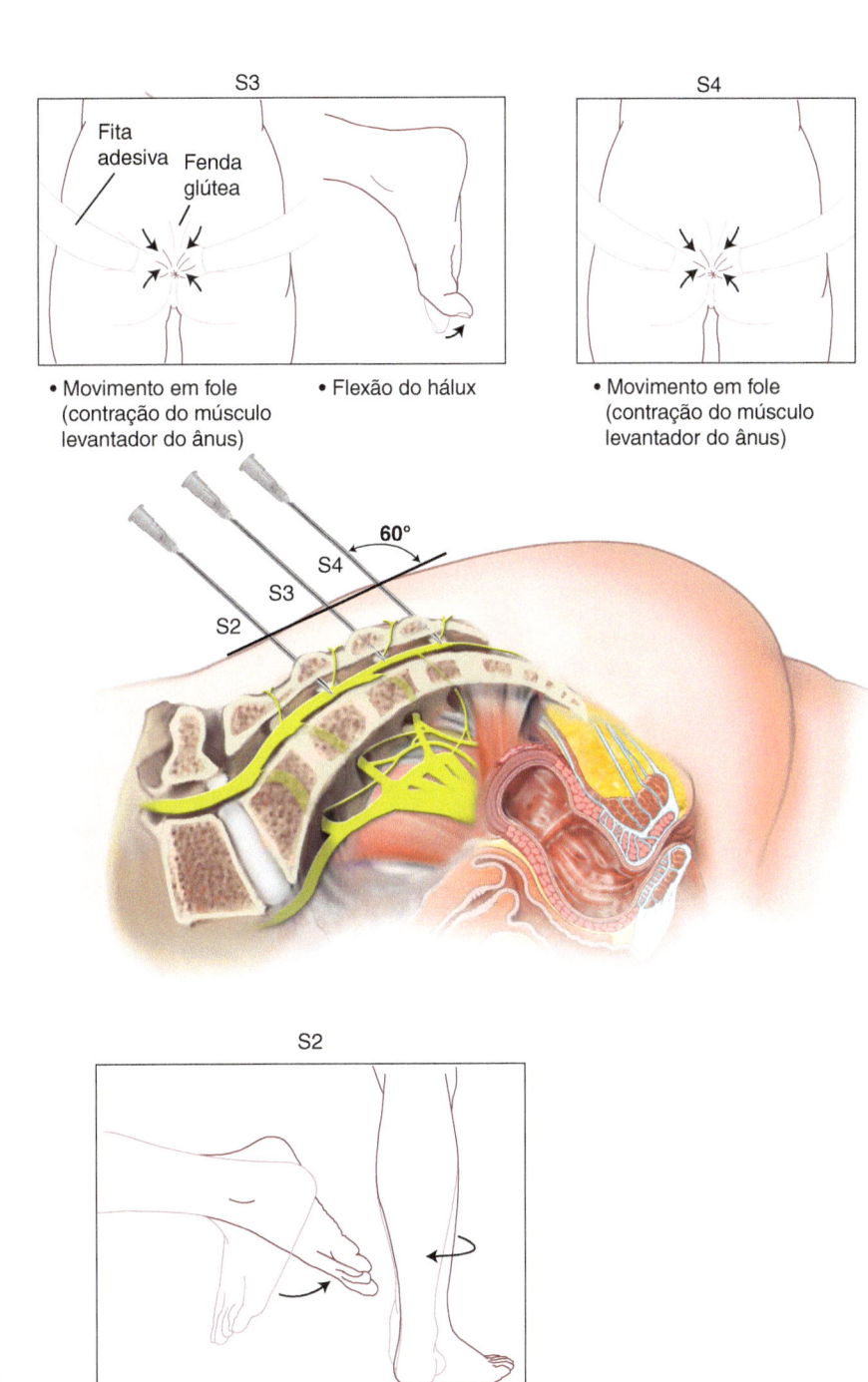

FIGURA 93-8 Diferentes respostas à estimulação de S2 a S4. (Republicado com a permissão de Dmochowski RR, Karram MM, Reynolds WS: Surgery for Urinary Incontinence: Female Pelvic Surgery Video Atlas Series. Philadelphia, Elsevier, 2013).

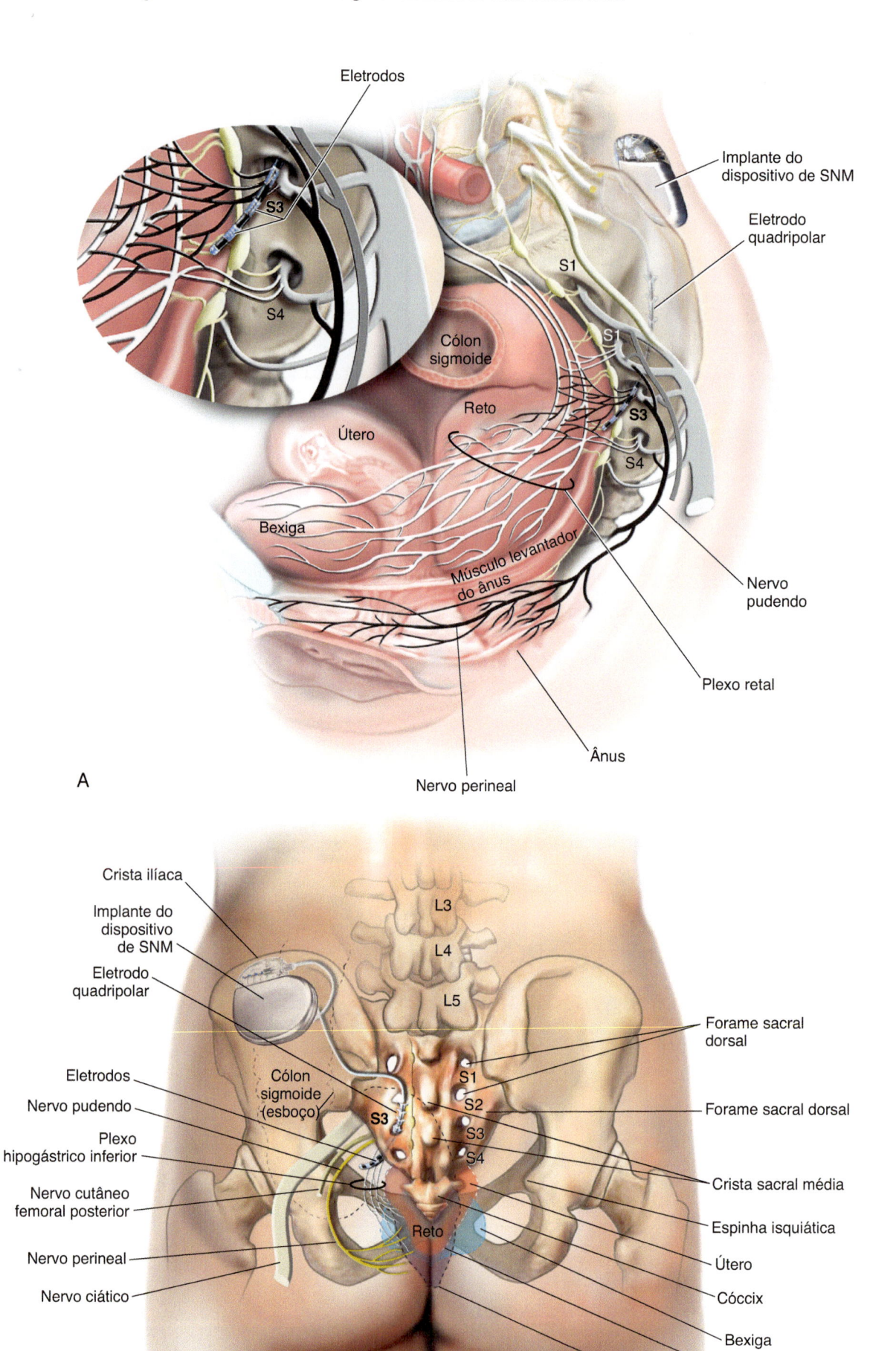

FIGURA 93-9 Posição final dos quatro pontos de contato elétricos do eletrodo de estimulação bem próximos da terceira raiz sacral nervosa (S3) e das quatro projeções plásticas ou aletas ancoradas e fixando o eletrodo no tecido sobre o forame sacral. **A.** Visão lateral. **B.** Visão posterior. *(Republicado com a permissão de Dmochowski RR, Karram MM, Reynolds WS: Surgery for Urinary Incontinence: Female Pelvic Surgery Video Atlas Series. Philadelphia, Elsevier, 2013).*

Injeções Vesicais de Toxina Botulínica

Essa discussão se concentra no uso do Botox® (toxina onabotulínica A), pois a maioria das experiências clínicas envolve esse subtipo da toxina. É importante notar que a dosagem de Botox® é definida por unidades de atividade biológica, as quais não podem ser trocadas nem diretamente comparáveis àquelas de outros subtipos de toxina botulínica. Botox® é fornecido em frascos de 100 unidades (U), com 10 unidades por 1 ml, como um pó desidratado (Fig. 93-10) que é reconstituído imediatamente antes da injeção com solução salina sem conservantes e de grau farmacêutico. Os protocolos das dosagens são variáveis, podendo-se injetar de 100 a 300 U em uma única sessão. Dependendo da concentração desejada da solução injetável, utiliza-se 1 a 10 ml de solução salina injetável para dissolver cada frasco de Botox® e a solução é aspirada para seringas de tamanho apropriado. A seringa cheia é conectada a uma agulha de calibre 23, para uso com equipamento de cistoscopia.

As injeções de toxina botulínica são aplicadas por via cistoscópica. Podem ser aplicadas ambulatorialmente com qualquer nível de anestesia, incluindo local, regional ou geral. A anestesia local envolve, em geral, a instilação de gel de lidocaína a 2% via intrauretral seguida de solução de lidocaína a 2% intravesical. Além disso, pode-se usar um cistoscópio flexível ou rígido para injeções de BoTN com uma agulha de injeção cistoscópica própria (Fig. 93-11). Normalmente, a injeção de Botox® progride com 20 a 30 injeções submucosas espalhadas pela base e parede posterior da parede da bexiga, incluindo ou não o trígono; 0,1 a 1 ml (dose usual, 0,5 ml por injeção) de solução de Botox® é injetado, dependendo da concentração (≈ 10 U por injeção) (Fig. 93-12). É importante que a injeção seja aplicada em profundidade adequada a fim de evitar extravasar o Botox® através da parede vesical ou depositá-lo muito superficialmente na mucosa da bexiga. O ideal é que a injeção da solução levante a mucosa sobrejacente apenas o mínimo, evitando grandes bolhas na superfície mucosa (Fig. 93-13).

Existe controvérsia quanto à inclusão do trígono vesical na área de injeção devido à preocupação teórica em relação à indução do refluxo vesicoureteral, consequente à injeção próxima aos orifícios ureterais. Isso não tem comprovação clínica e, na verdade, muitos incluem o trígono no procedimento, pois é densamente inervado. O principal evento adverso relacionado à injeção de Botox® é a retenção urinária; embora seja relativamente incomum, ocorre com frequência suficiente para que os pacientes sejam aconselhados e/ou instruídos a fazer cateterismo intermitente limpo (CIL), se houver retenção. Em geral, essa complicação é transitória e se resolve com o tempo. Complicações menores do procedimento incluem disúria transitória, hematúria e infecção do trato urinário (ITU) ocasional. Há mais preocupação com raros relatos de fraqueza generalizada, mal-estar e fraqueza muscular, possivelmente por efeitos sistêmicos da absorção da BoTN. Em geral, qualquer efeito da injeção de BoTN diminui e desaparece em torno de 6 meses, sendo necessárias injeções repetidas para recuperar qualquer benefício clínico prévio.

Cistoplastia de Aumento

O procedimento para a ileocistoplastia de aumento está ilustrado na Figura 93-14. A operação é realizada através de uma incisão padrão de laparotomia na linha média inferior. Posiciona-se o paciente em decúbito dorsal na mesa de cirurgia ou na posição de litotomia baixa com as pernas em perneiras. Embora não haja necessidade de a genitália ser acessível no campo cirúrgico, o acesso à sonda uretral para encher a bexiga com soro fisiológico durante a rafia do detrusor pode ser útil.

Faz-se uma incisão na linha média desde a pube até o umbigo, e através da fáscia abdominal anterior, separando os músculos reto abdominais e abrindo a fáscia transversal e o peritônio. Para a preparação da bexiga, faz-se uma incisão sagital até abrir quase completamente a bexiga em duas, estendendo-a de 3 cm acima do colo vesical na face anterior até 2 cm acima do trígono na face posterior (Fig. 93-15). Encher a bexiga com soro fisiológico antes da incisão pode ajudar a manter o plano sagital de incisão.

Para o preparo do segmento intestinal, identifica-se o íleo terminal, e isola-se um segmento de aproximadamente 20 a 40 cm de comprimento, 15 cm ou mais proximal à válvula ileocecal. Tem-se cuidado ao seccionar o mesentério a fim de preservar o suprimento sanguíneo para o segmento ileal e a eventual anastomose intestinal (Fig. 93-16A). A secção do intestino e subsequente anastomose podem ser realizadas por suturas manuais ou grampeadores para anastomose intestinal (Fig. 93-16B). A seguir, abre-se a parte isolada do íleo longitudinalmente ao longo de sua borda antimesentérica (Fig. 93-17B). Em geral, o intestino é reconfigurado em uma de várias maneiras, em uma forma de U ou S, dobrando o intestino e suturando as margens internas com espessura total, com sutura contínua absorvível 3-0 (Fig. 93-17).

Então, o intestino reconfigurado é anastomosado à bexiga bivalvada, começando na margem posterior, com sutura contínua absorvível 3-0, ao longo de cada margem vesical com incisão sagital (Fig. 93-14C). Antes do fechamento completo, coloca-se uma sonda suprapúbica saindo pela parede vesical nativa; também se insere um cateter uretral. Irriga-se a bexiga com soro fisiológico para confirmar a integridade impermeável à água (Fig. 93-18); coloca-se um dreno à vácuo com sistema fechado, e exterioriza-se o dreno e a sonda suprapúbica através da pele por incisões separadas. Finalmente, fecha-se a parede abdominal de modo padrão.

A sonda suprapúbica e a uretral permanecem no local por aproximadamente 10 a 21 dias, quando pode-se obter uma cistografia para confirmar a ausência de extravasamento. Então, remove-se o cateter uretral, fecha-se a sonda suprapúbica e o paciente inicia o CIL. A sonda suprapúbica é removida quando o paciente se sente confortável com o uso do CIL. Usualmente, o paciente faz o CIL a cada 2 a 3 horas, durante o dia e uma ou duas vezes à noite. O intervalo dos cateterismos pode ser aumentado para 4 horas. Se o paciente demonstrar habilidade para esvaziar completamente a bexiga, pode-se interromper o cateterismo.

Os pacientes submetidos ao aumento devem ser acompanhados com exames de imagem renal regulares (ultrassonografia, urografia excretora (UE) ou cintilografia renal) durante o primeiro ano e, depois, a intervalos regulares para monitorar as alterações do trato urinário superior. Além disso, devem-se monitorar frequentemente os níveis de eletrólitos séricos e creatinina durante esse período para identificar anormalidades eletrolíticas e metabólicas. Finalmente, deve-se realizar regularmente a cistoscopia devido ao risco de surgimento de tumor.

A bacteriúria é um achado comum após o aumento, principalmente nos pacientes em uso do CIL. Porém, não precisa de tratamento, exceto se associada à infecção do trato urinário genuína, considerada como bacteriúria associada aos sintomas de febre, dor suprapúbica, hematúria, urina com odor fétido, incontinência e aumento da produção de muco. A antibioticoterapia deve ser específica para o microrganismo e orientada pelo resultado da urocultura. Outras complicações do aumento vesical incluem a formação de cálculos na bexiga que, acredita-se, sejam relacionados à ITU com bactérias produtoras de urease, muco crônico, hipercalciúria, urina residual ou corpos estranhos na bexiga, superprodução de muco, acidose metabólica devido à reabsorção anormal de amônia urinária e perfuração vesical idiopática.

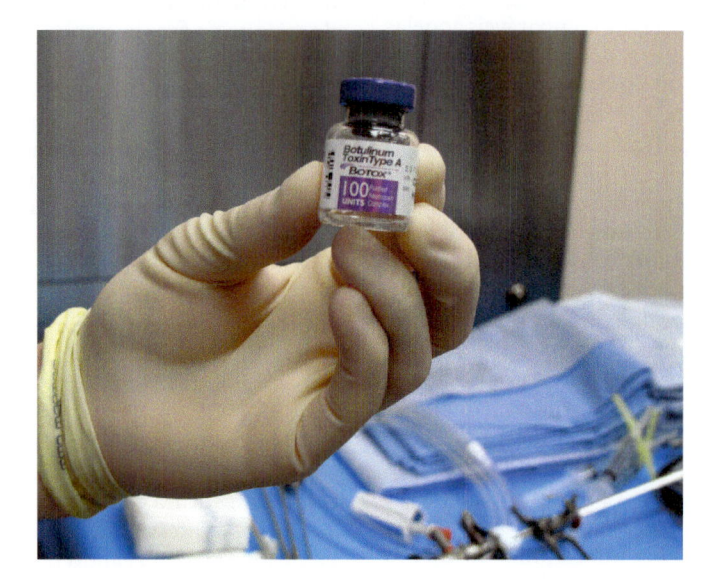

FIGURA 93-10 A toxina botulínica é fornecida como um pó desidratado em frascos de 100 unidades e precisa ser reconstituída com solução salina sem conservantes.

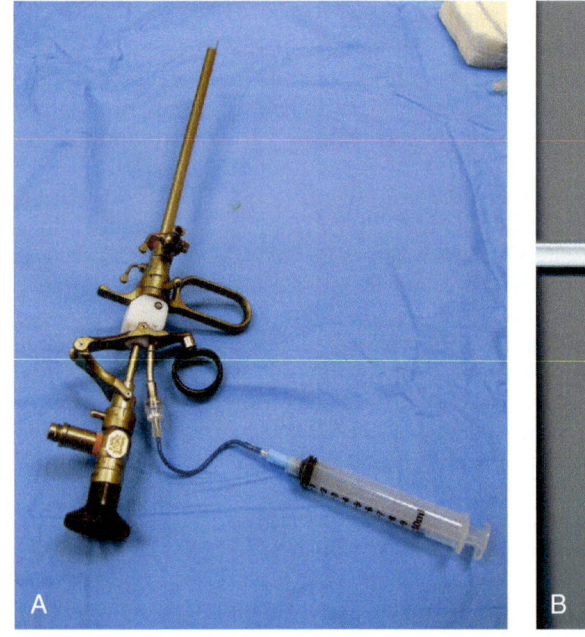

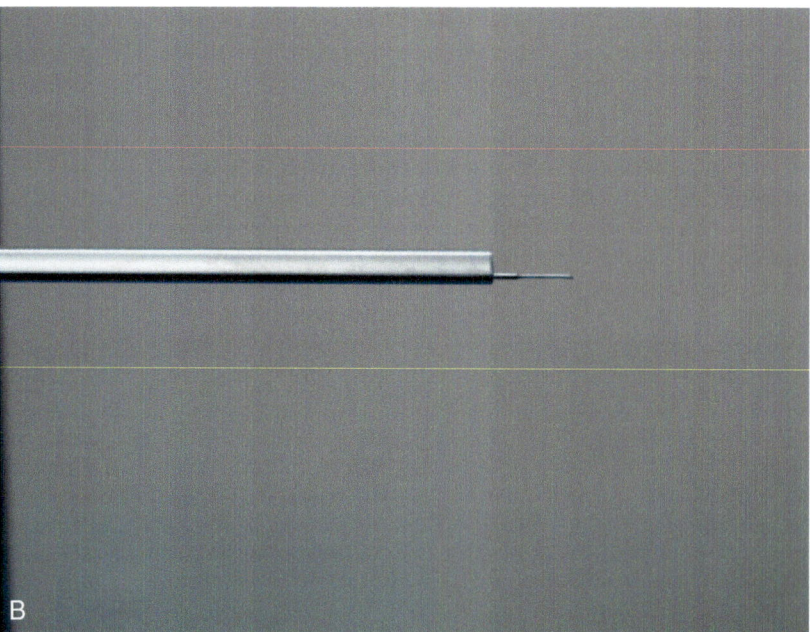

FIGURA 93-11 A. Cistoscópio rígido 22 F com agulha de injeção calibre 22 utilizado para injetar toxina botulínica A (BoTN A). **B.** Também pode-se usar o cistoscópio flexível com agulha de injeção correspondente.

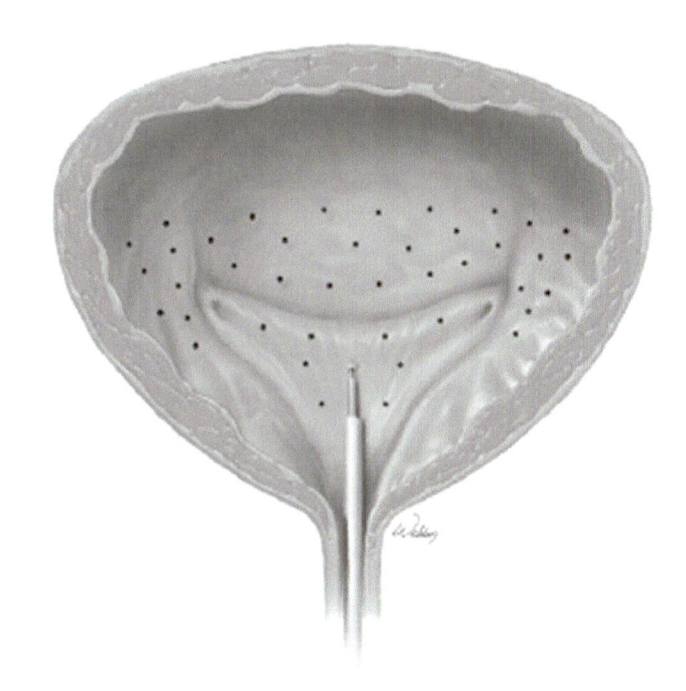

FIGURA 93-12 As técnicas de injeção variam, e muitos padrões diferentes de injeção foram descritos. Um modelo típico envolve 20 a 30 injeções espalhadas na face posterior e na cúpula da bexiga, podendo ou não incluir o trígono vesical. *(Fonte da imagem: Kim D, Thomas CA, Smith, Chancellor MB: Urol Clin N Am 33:503-510, 2006).*

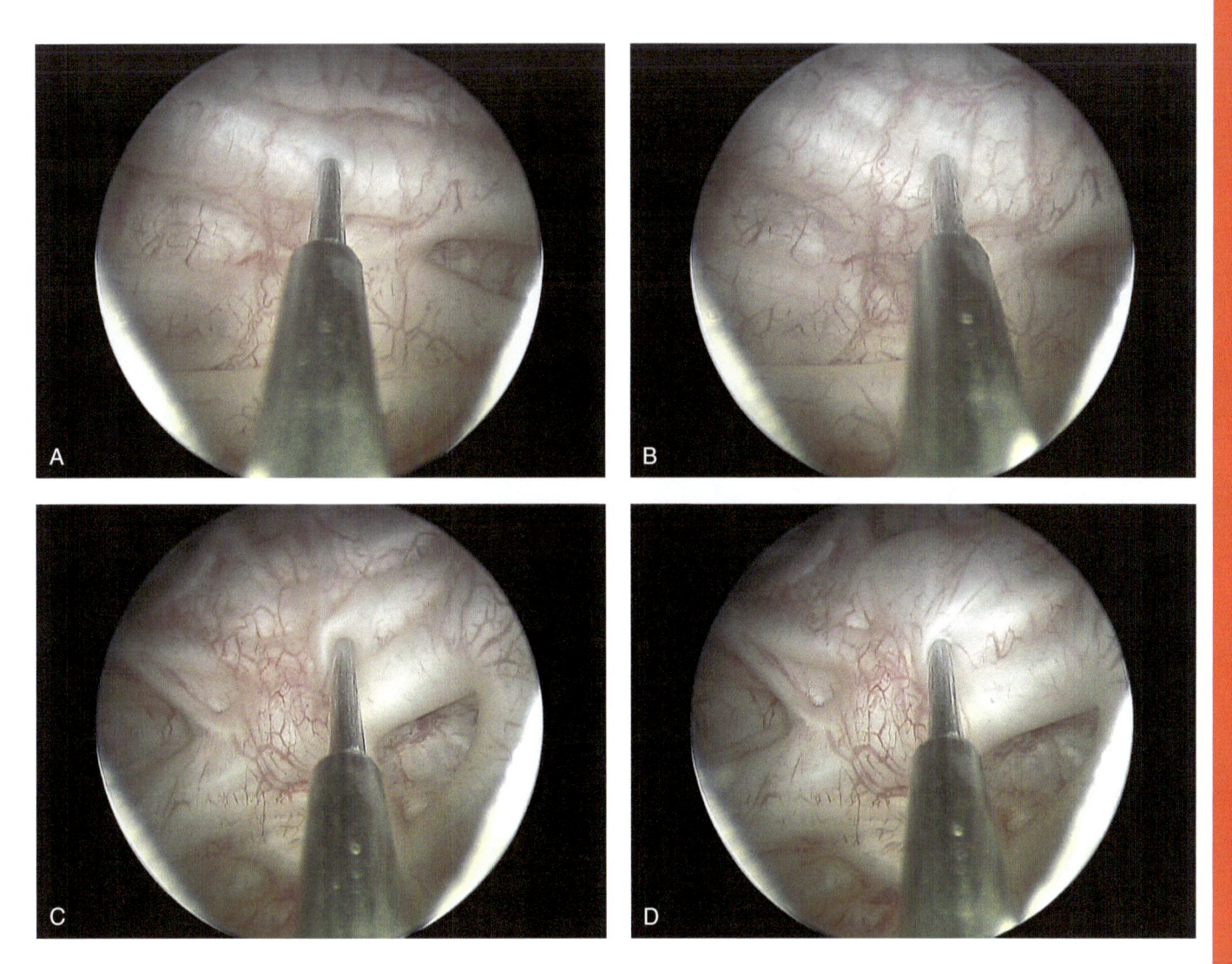

FIGURA 93-13 A agulha deve ser inserida através da mucosa para que o nível apropriado de profundidade da injeção seja alcançado (**A** e **C**); sente-se um leve "estalo" e o material injetado deve elevar a mucosa sobrejacente minimamente, conforme demonstrado nas imagens pelo "preenchimento" das áreas entre as trabéculas vesicais (**B** e **D**).

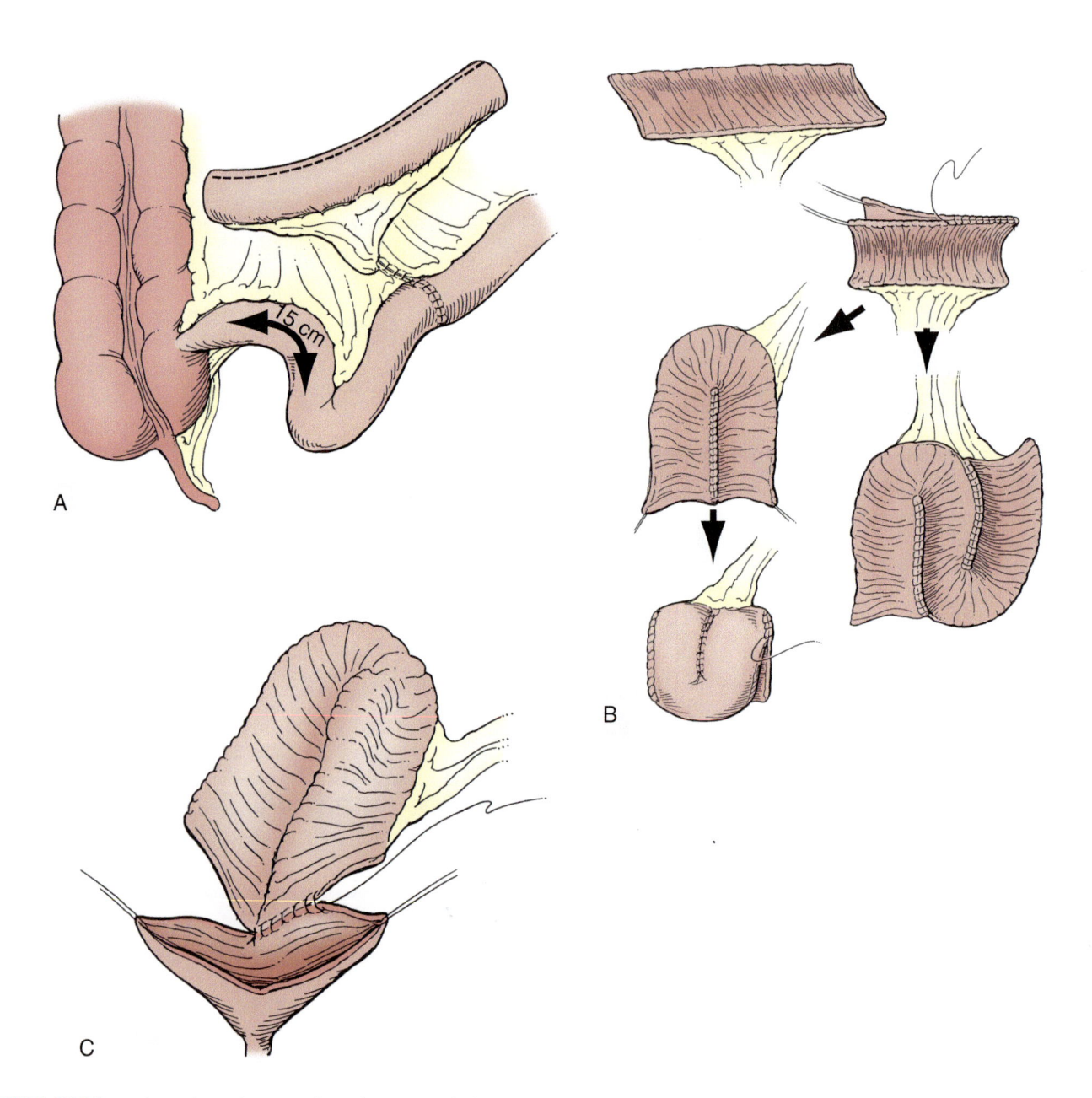

FIGURA 93-14 Conforme ilustrado, a cistoplastia de aumento ileal requer isolar um segmento do íleo distal (enquanto se preserva o íleo terminal e a válvula ileocecal), abri-lo longitudinalmente, reconfigurando o enxerto ileal e anastomosando o enxerto reconfigurado à bexiga bivalvada no plano sagital. *(De Adams MC, Joseph DB: Urinary tract reconstruction in children. In Wein AJ, Kavoussi LR, Novick Andrew C, et al, eds: Campbell-Walsh Urology, 9ª ed. Philadelphia, Saunders, 2007, p. 3674).*

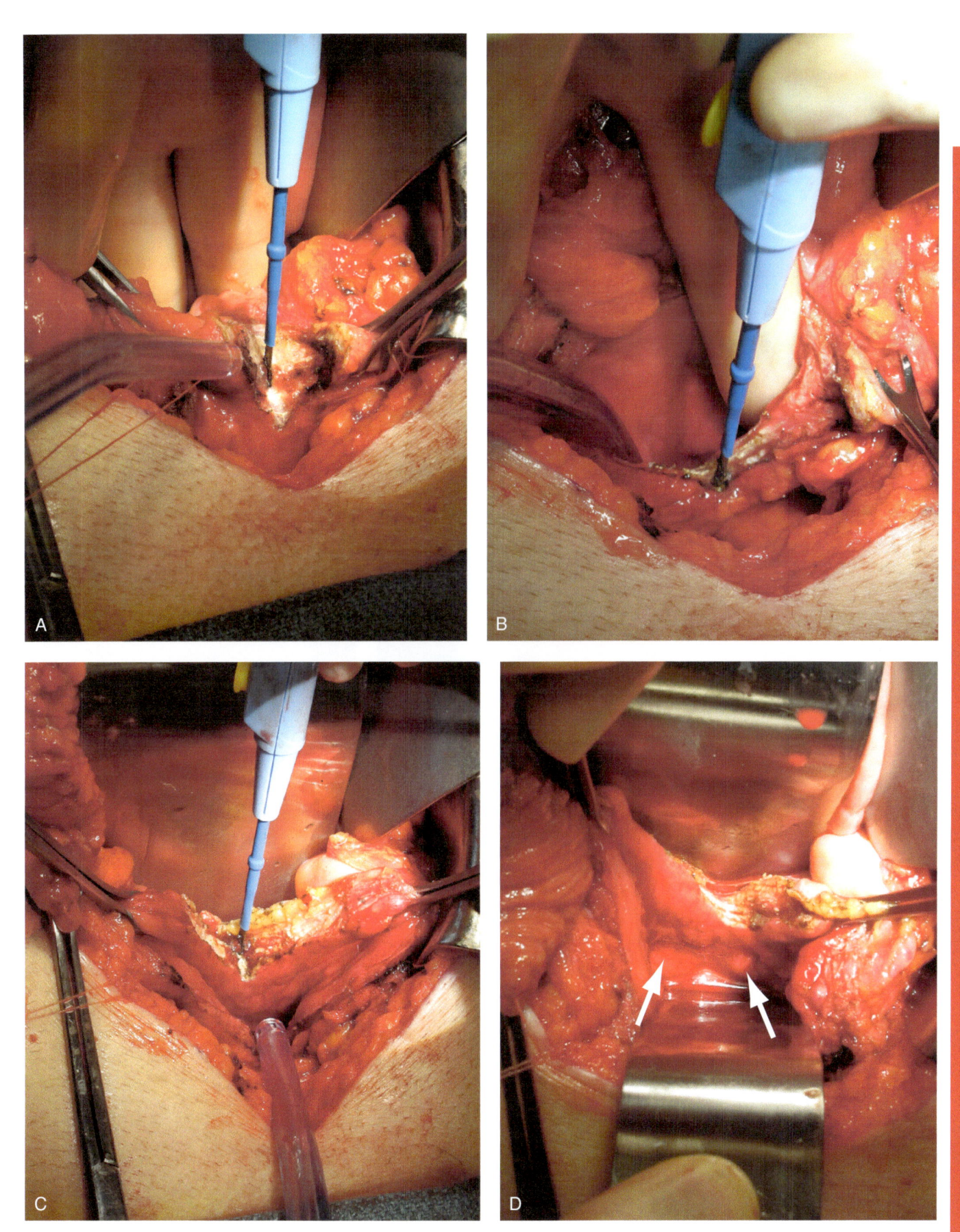

FIGURA 93-15 A. Para o preparo da bexiga, realiza-se uma cistostomia sagital na cúpula vesical. **B.** A cistostomia se estende a 3 cm acima do colo vesical na face anterior e (**C**) 2 cm acima da crista do trígono vesical na face posterior. **D.** A bexiga preparada fica, quase completamente, bivalvada no plano sagital como mostra a figura. Os orifícios ureterais são apontados pelas setas.

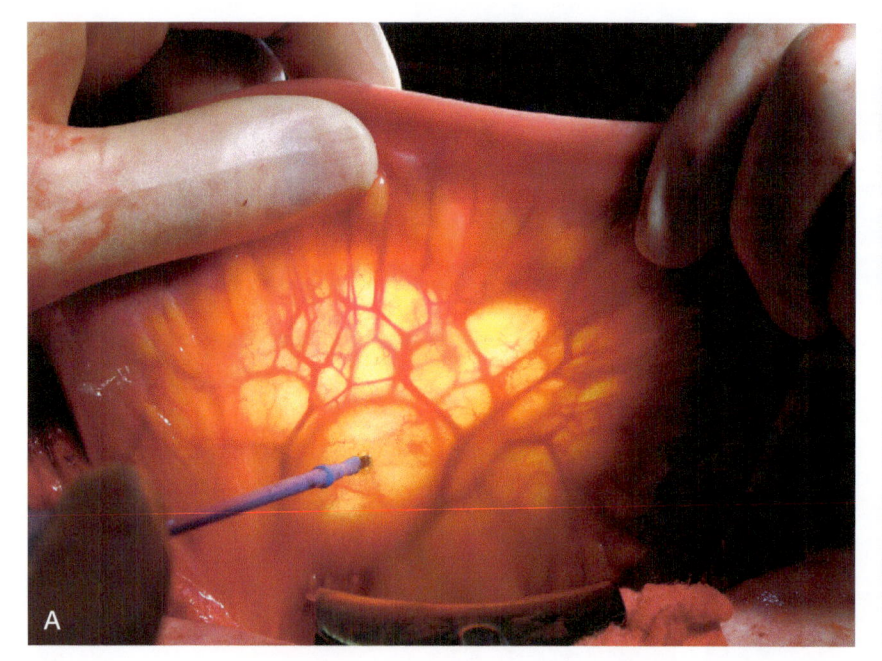

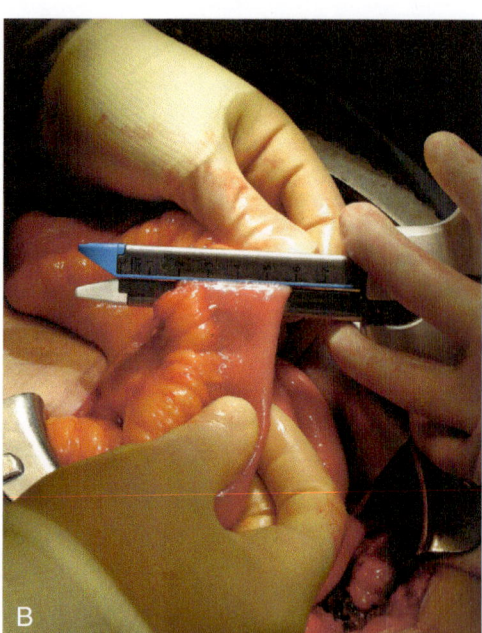

FIGURA 93-16 A. Para isolar o segmento intestinal, secciona-se o mesentério de forma a preservar o suprimento sanguíneo para o segmento ileal e para a eventual anastomose intestinal. **B.** Podem-se realizar a secção e a reanastomose do intestino com técnica manual ou grampeadores para anastomose intestinal, como mostrado na figura. Aqui, utiliza-se um grampeador gastrointestinal reto de 3,8 mm para dividir o íleo.

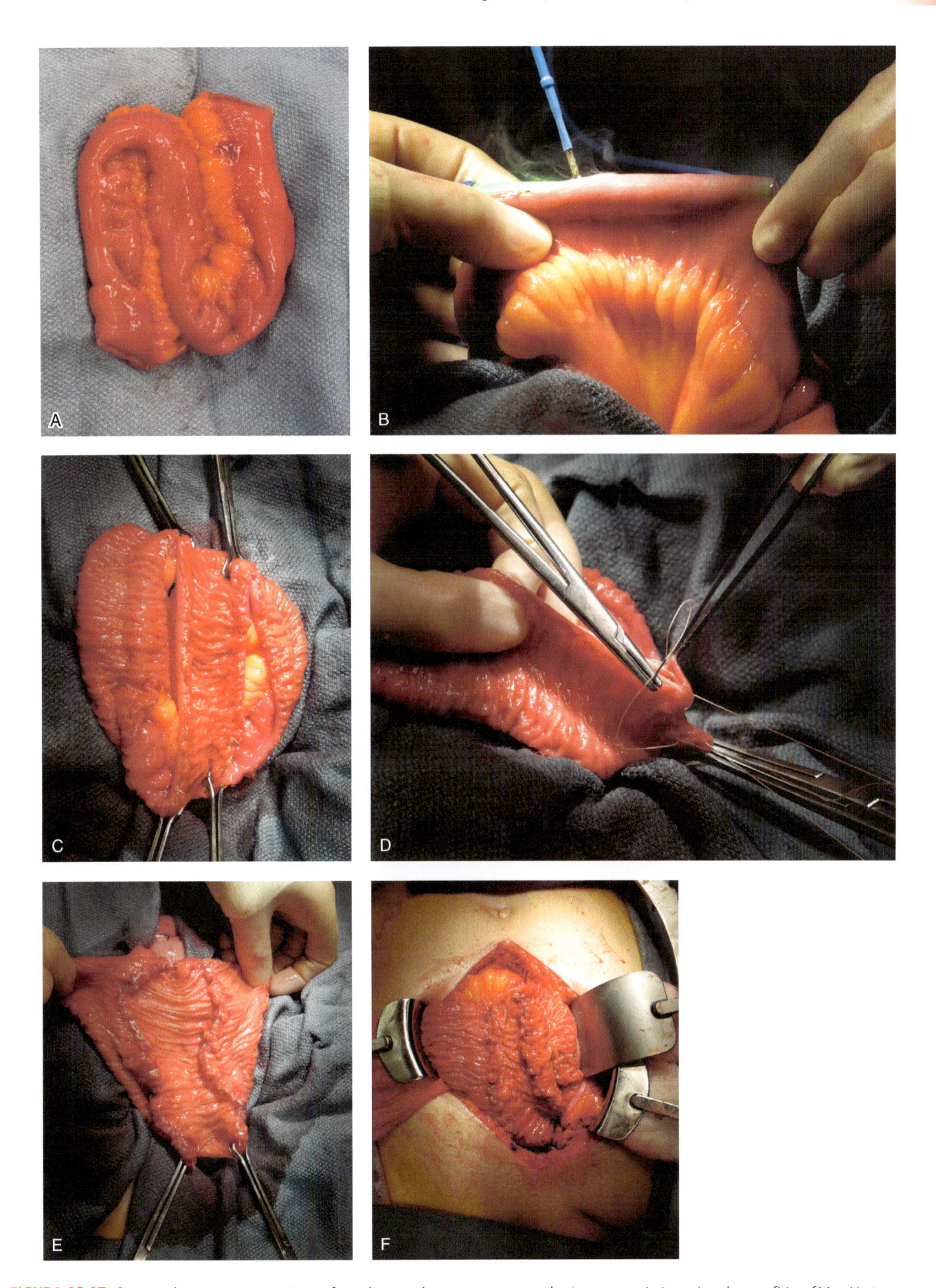

FIGURA 93-17 A. Normalmente, o intestino é reconfigurado antes da anastomose com a bexiga para maximizar a área de superfície esférica. Neste caso, o intestino foi disposto em forma de S, conforme mostrado. **B.** Faz-se uma incisão longitudinal no intestino, ao longo da borda antimesentérica com o eletrocautério, a fim de destubularizar completamente o segmento. **C.** Esta figura demonstra a configuração em S do intestino com a incisão, antes da sutura. **D.** As duas margens internas cortadas do intestino são suturadas no sentido longitudinal com uma técnica simples e contínua, com sutura absorvível 2-0. **E.** Mostra-se o enxerto ileal completamente reconfigurado alinhado para anastomose na bexiga. **F.** Tendo início no ápice posterior da incisão vesical, as margens externas cortadas do enxerto ileal e a bexiga bivalvada são suturadas em uma camada única com sutura absorvível 2-0, progredindo em direção anterior até que todo o enxerto esteja anastomosado à bexiga, "fechando como uma concha", efetivamente, o segmento ileal na cúpula da bexiga.

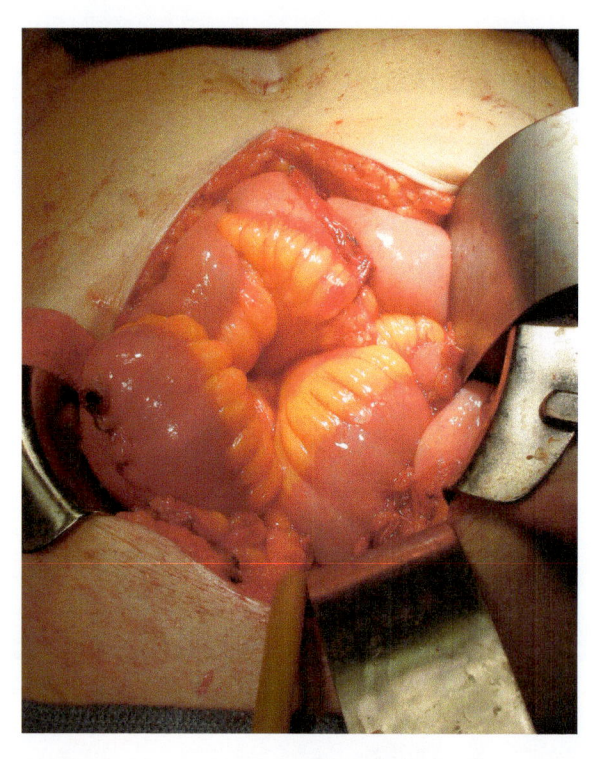

FIGURA 93-18 Mostra-se o aumento ileal completo e o preenchimento com solução salina, confirmando a impermeabilidade à água do fechamento. Coloca-se uma sonda suprapúbica antes do fechamento completo, a qual é exteriorizada na parede abdominal através de uma incisão cortante separada.

SEÇÃO 14

Cirurgia Intestinal

94 Cirurgia Intestinal
Anatomia do Intestino Delgado e do Intestino Grosso

95 Reparo/Ressecção do Intestino Delgado

96 Fechamento de uma Lesão Transmural Simples no Intestino Delgado

97 Divertículo de Meckel

98 Apendicectomia

99 Reparo do Cólon/Criação de Colostomia

100 Reparo de Fístulas Retovaginais
Reparo Transvaginal da Fístula Retovaginal
Procedimento Transanal de Avanço do Retalho Endorretal

101 Reparo do Esfíncter Anal com Reconstrução Perineal
Anatomia do Reto e dos Esfíncteres Anais
Reparo do Esfíncter Anal

102 Reparo Transperineal do Prolapso Retal
Proctectomia Perineal (Reparo de Altemeier)

CAPÍTULO 94

Cirurgia Intestinal

Michael S. Baggish

Anatomia do Intestino Delgado e do Intestino Grosso

Os intestinos constituem o maior sistema de órgãos dentro da cavidade abdominal. A cirurgia pélvica sempre se traduz em algum contato com os intestinos. Embora possa ser observada alguma variação individual, entrando-se na cavidade peritoneal de uma pessoa que não tenha sido operada anteriormente, o omento maior pode ser visto cobrindo os intestinos (Fig. 94-1A). O omento tem sua origem a partir da curvatura maior do estômago e também se une ao cólon transverso (Fig. 94-1B). Abaixo do omento encontra-se o intestino delgado (Fig. 94-2A). O intestino delgado mede cerca de 7 metros de comprimento e, na sua maior parte, é completamente coberto pelo peritônio e suspenso por um amplo mesentério (Fig. 94-2B). Este último estende-se da parte superior esquerda do abdome até a porção inferior direita da parede posterior do abdome (Fig. 94-3). O intestino delgado é dividido em três porções: (1) o duodeno, que raramente está relacionado com cirurgia ginecológica; (2) jejuno; e (3) íleo; todos os três são frequentemente encontrados (Fig. 94-4). A junção duodenojejunal é sustentada por uma faixa fibromuscular no lado superior esquerdo do abdome. Essa faixa é chamada ligamento de Treitz. Esse é um marco inicial conveniente para o exame sistemático de todo o intestino delgado quando há suspeita de lesão (Fig. 94-5A a C). Outro importante ponto de referência anatômica é a junção ileocecal, onde uma válvula liga o intestino delgado ao intestino grosso (Fig. 94-6A e B). O intestino delgado recebe o seu suprimento de sangue da artéria mesentérica superior através de seu mesentério (Fig. 94-7). O vaso ramifica-se em uma série de arcos, que terminam em uma pequena artéria reta que circunda o segmento da parede intestinal. O suprimento nervoso emana do plexo nervoso mesentérico superior, que está em continuidade direta com o plexo celíaco.

O intestino grosso mede aproximadamente 1,5 metro de comprimento e pode ser diferenciado do intestino delgado pela presença de apêndices epiploicos (três faixas longitudinais de fibras musculares) e por seu diâmetro maior (Fig. 94-8A). O intestino grosso forma uma estrutura em forma de quadro de três lados (Fig. 94-2B e 94-8B). No lado direito, o ceco frequentemente está profundamente localizado na pelve e, mais importante, termina no apêndice vermiforme. O cólon ascendente em sua flexura hepática junta-se imperceptivelmente ao cólon transverso. Este último está localizado logo abaixo (inferior a) do estômago e liga-se ao cólon esquerdo ou descendente, na flexura esplênica.

O cólon esquerdo (descendente) une-se à porção sigmoide em formato de S na fossa ilíaca esquerda. O cólon sigmoide entra na pelve passando anteriormente ao sacro e cruzando-o a partir do lado esquerdo para o direito da pelve (Fig. 94-9). O cólon sigmoide, então, curva-se para trás sobre si mesmo até a linha média, descendo imediatamente posterior ao útero, onde ele se une à porção terminal reta do cólon (ou seja, o reto) (Fig. 94-9B). O cólon sigmoide é completamente cercado pelo peritônio e se move livremente através do seu mesentério (mesocólon sigmoide). É importante observar que o cólon esquerdo e o sigmoide são unidos ao peritônio ao longo da face lateral da parede abdominal. Essas ligações não são aderências (Fig. 94-10A). O cólon descendente inteiro pode ser mobilizado por corte do peritônio que se sobrepõe à goteira esquerda (Fig. 94-10B e C). No polo inferior da incisão indicada, os vasos ovarianos e o músculo psoas maior são encontrados abaixo do peritônio (Fig. 94-10D). A artéria mesentérica inferior supre o cólon esquerdo através de três ramos: as artérias cólica esquerda, sigmoide e hemorroidária superior. Essa é uma área importante para a circulação colateral entre os ramos hemorroidários médio e superior da artéria hipogástrica e o ramo hemorroidário superior da artéria mesentérica inferior. O lado direito do cólon recebe seu suprimento de sangue do ramo ileocólico da artéria mesentérica superior (Fig. 94-7).

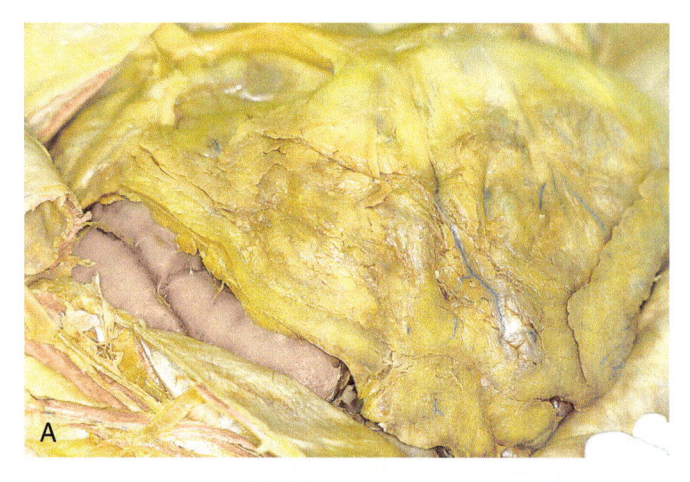

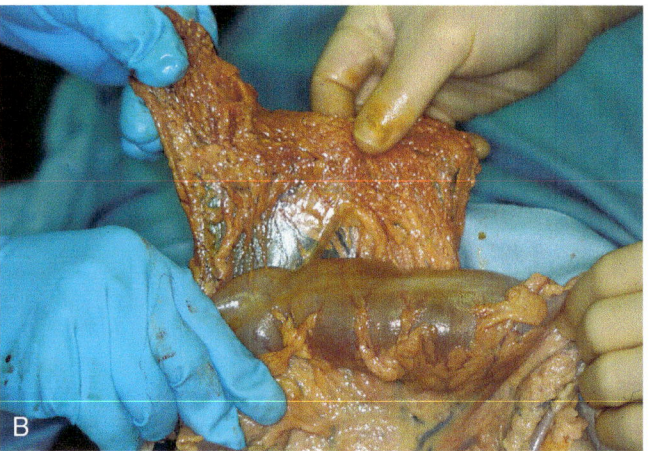

FIGURA 94-1 A. O abdome foi aberto e a cavidade peritoneal adentrada. O omento maior é dobrado sobre e, em sua maior parte, cobre os intestinos. **B.** O estômago foi puxado para fora do abdome para demonstrar o omento originando-se da curvatura maior e o cólon transverso.

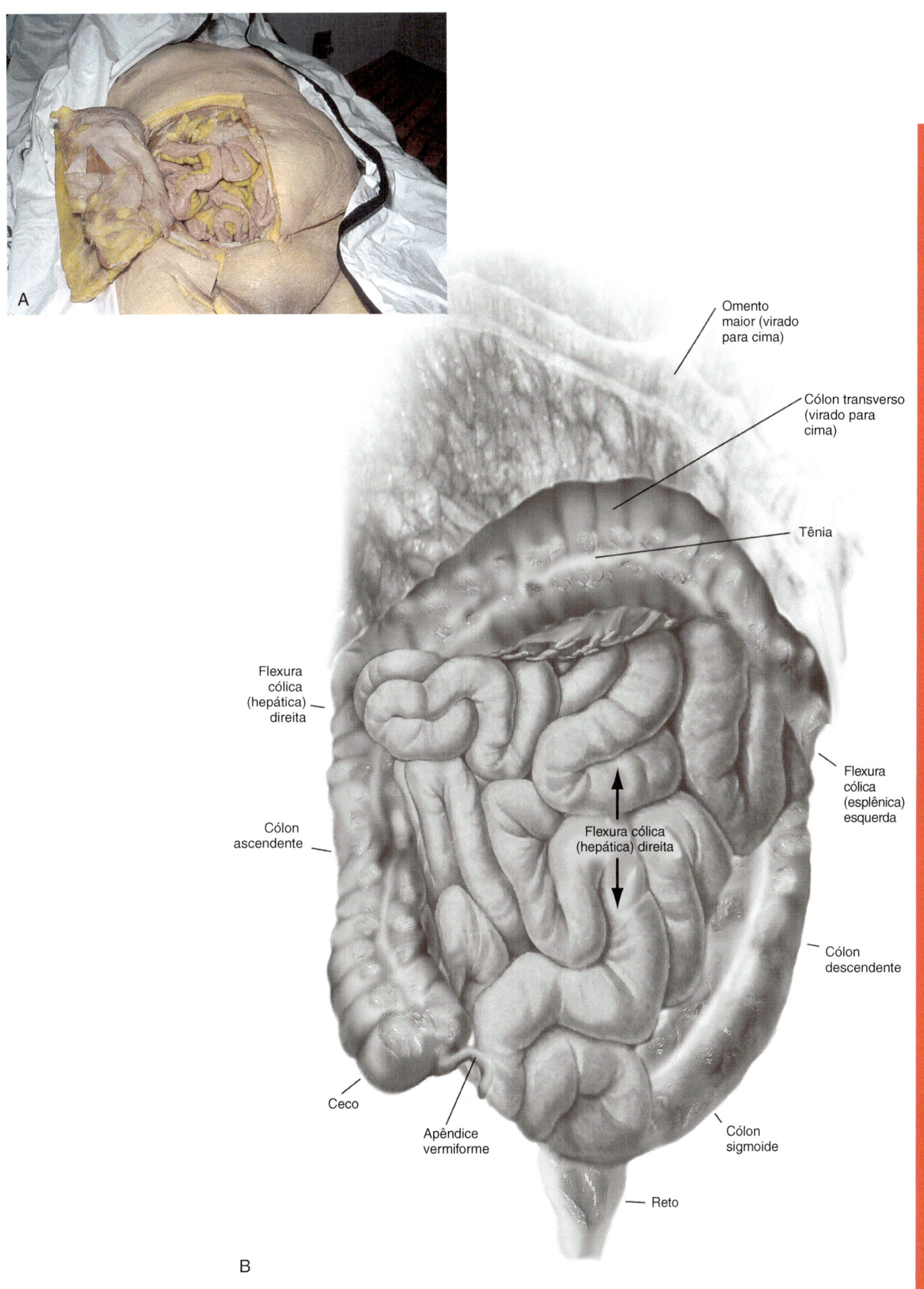

FIGURA 94-2 A. O intestino delgado subjacente preenche o abdome e cobre a pelve. Ele é visualizado quando o omento é rebatido. **B.** Os intestinos delgado e grosso são mostrados com a retração do omento, o qual está ligado ao cólon transverso. Nota-se como o intestino grosso enquadra o intestino delgado.

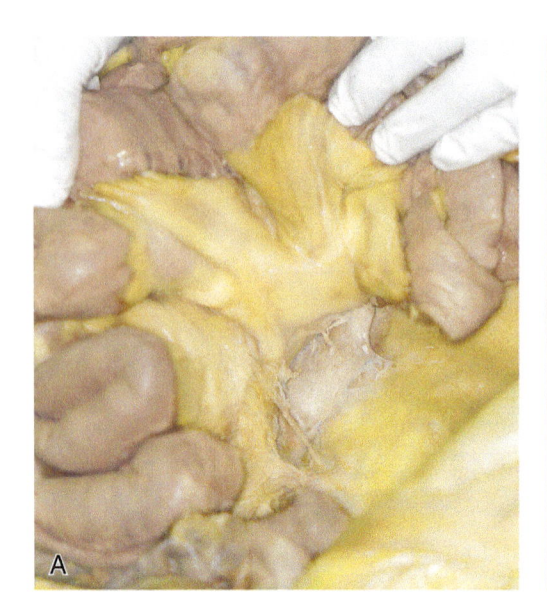

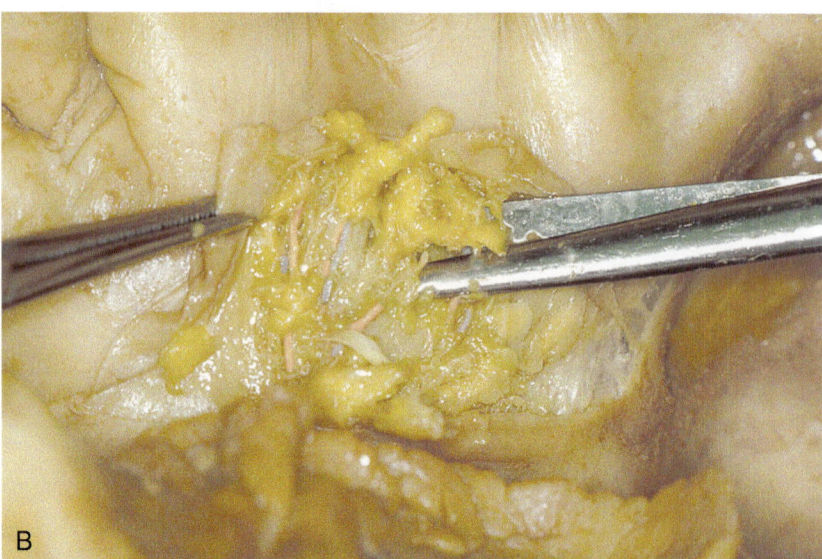

FIGURA 94-3 A. O intestino delgado é suportado pelo mesentério que vai do quadrante superior esquerdo até o quadrante inferior direito.
B. O mesentério contém o suprimento de sangue do intestino delgado. Os vasos sanguíneos ficam dentro da gordura, que está entre as duas camadas do peritônio.

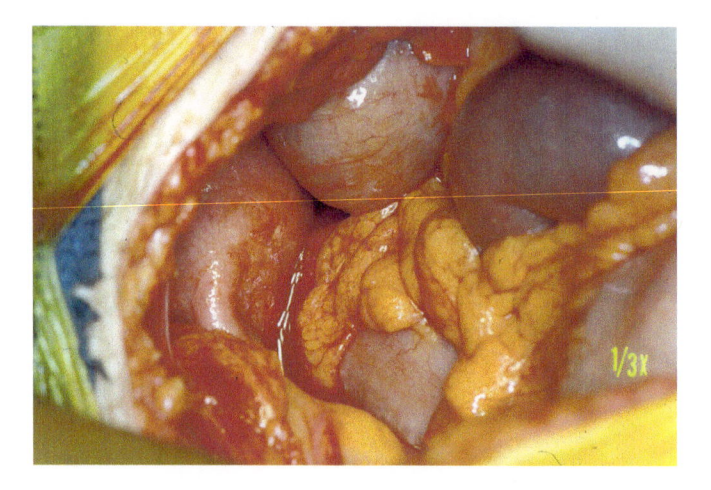

FIGURA 94-4 O intestino delgado é dividido em três porções; entretanto, o duodeno raramente é encontrado durante a cirurgia ginecológica. Como pode ser visto aqui, o jejuno e o íleo geralmente estão dentro do campo operatório.

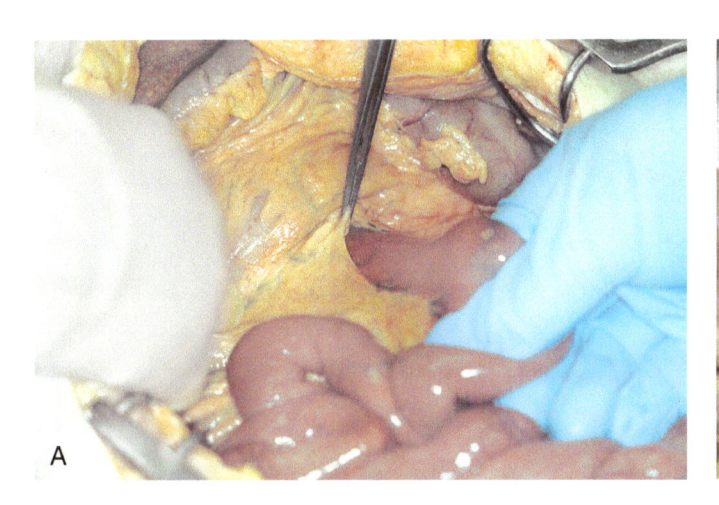

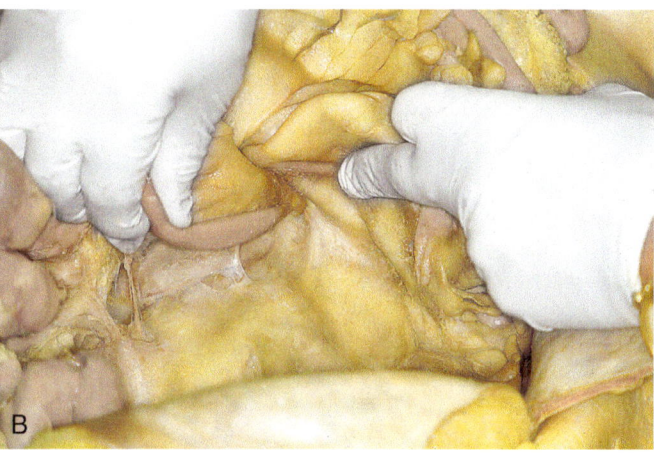

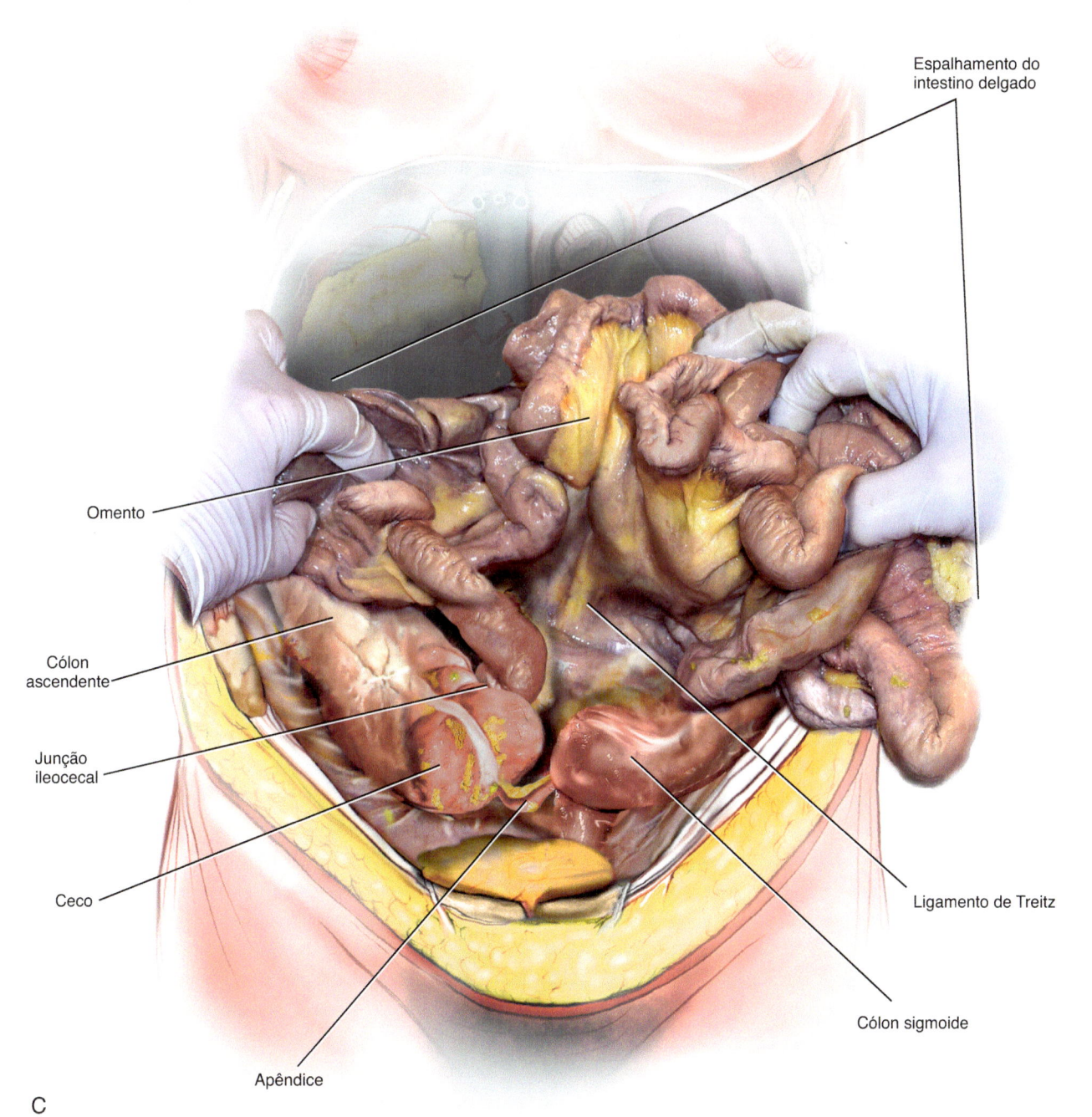

FIGURA 94-5 A. Na junção do jejuno e do duodeno está um ligamento fibromuscular fixado ao intestino. Este é o ligamento de Treitz. **B.** Vista de perto do ligamento de Treitz. O dedo do cirurgião aponta para o ligamento. **C.** O intestino delgado é espalhado e ancorado por seu mesentério. Todo o intestino é visto da junção ileocecal ao ligamento de Treitz.

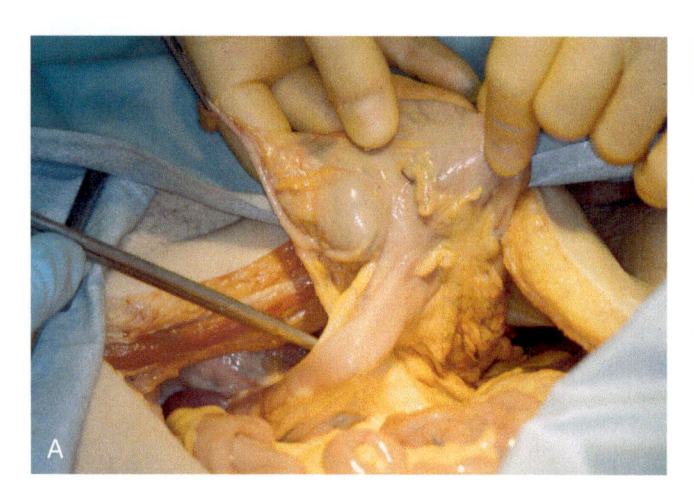

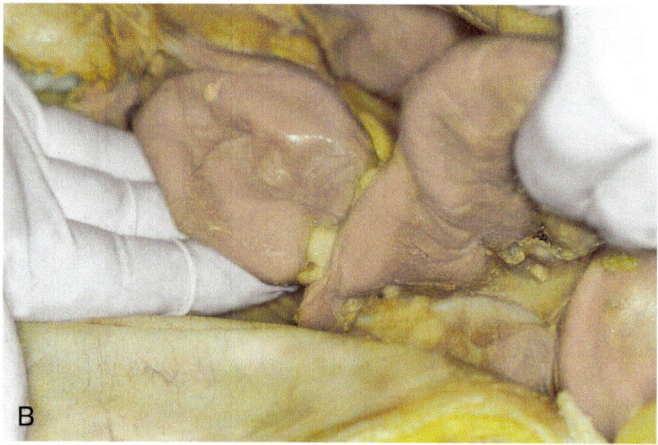

FIGURA 94-6 A. O cirurgião está segurando o ceco em sua mão direita e elevando o cólon direito mobilizado. O íleo é elevado por uma pinça. A junção ileocecal é claramente observada. **B.** O íleo une-se ao ceco na junção ileocecal. A mão do cirurgião está sob o ceco. A outra mão está puxando o íleo terminal.

Mesentérica Inferior

Mesentérica Superior

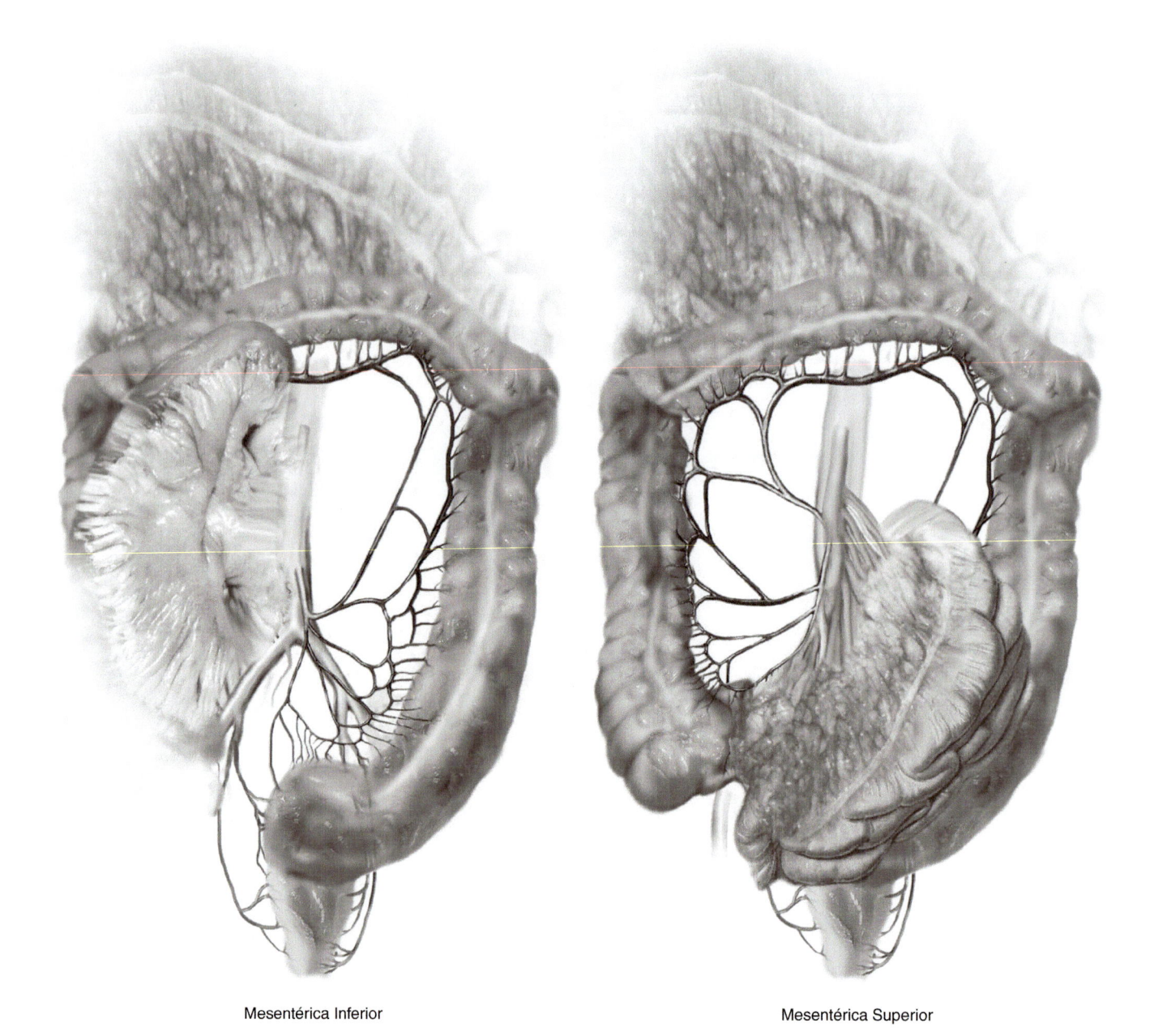

FIGURA 94-7 O intestino delgado é suprido pela artéria mesentérica superior através de uma série de arcadas. Este grande vaso também supre o cólon direito e o lado direito do cólon transverso. A artéria mesentérica inferior supre o cólon transverso esquerdo, o cólon esquerdo, o cólon sigmoide e o reto.

CAPÍTULO 94 Cirurgia Intestinal   1107

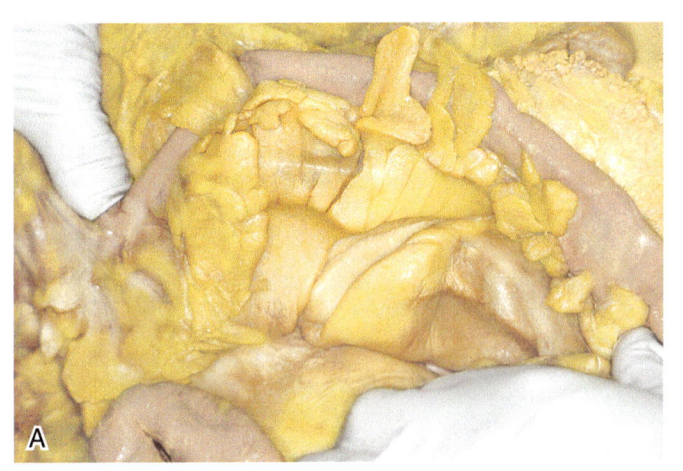

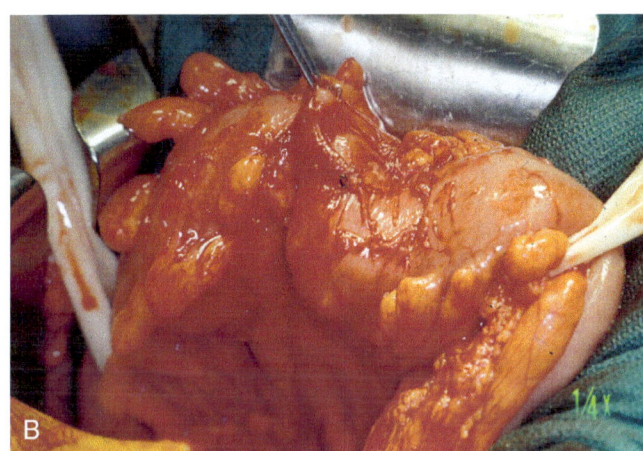

FIGURA 94-8 A. O cólon transverso com seus proeminentes apêndices epiploicos e tênias é mostrado aqui. **B.** O cólon transverso é mantido por dois afastadores de borracha. Observe que cólon ascendente, transverso e descendente combinados enquadram o conteúdo abdominal.

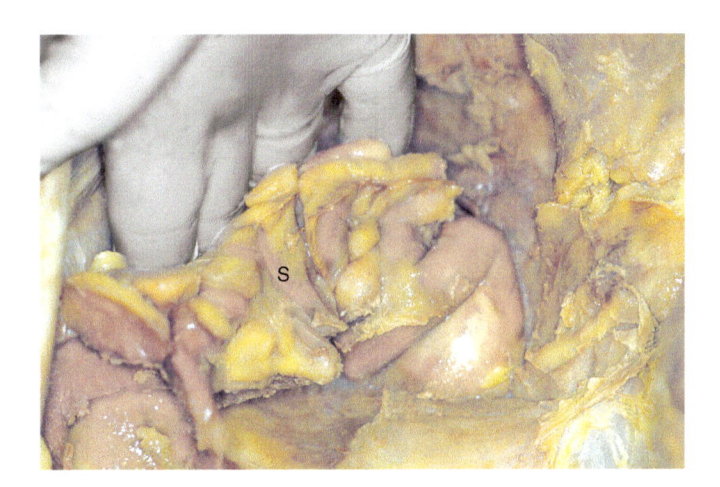

FIGURA 94-9 O cólon sigmoide dirige-se da esquerda para a direita sobre o sacro, então vira sobre si mesmo de volta para a linha média. O cólon esquerdo é visto no lado inferior esquerdo da imagem. O cólon esquerdo junta-se ao sigmoide *(s)*, que vira para a direita e desce até a pelve.

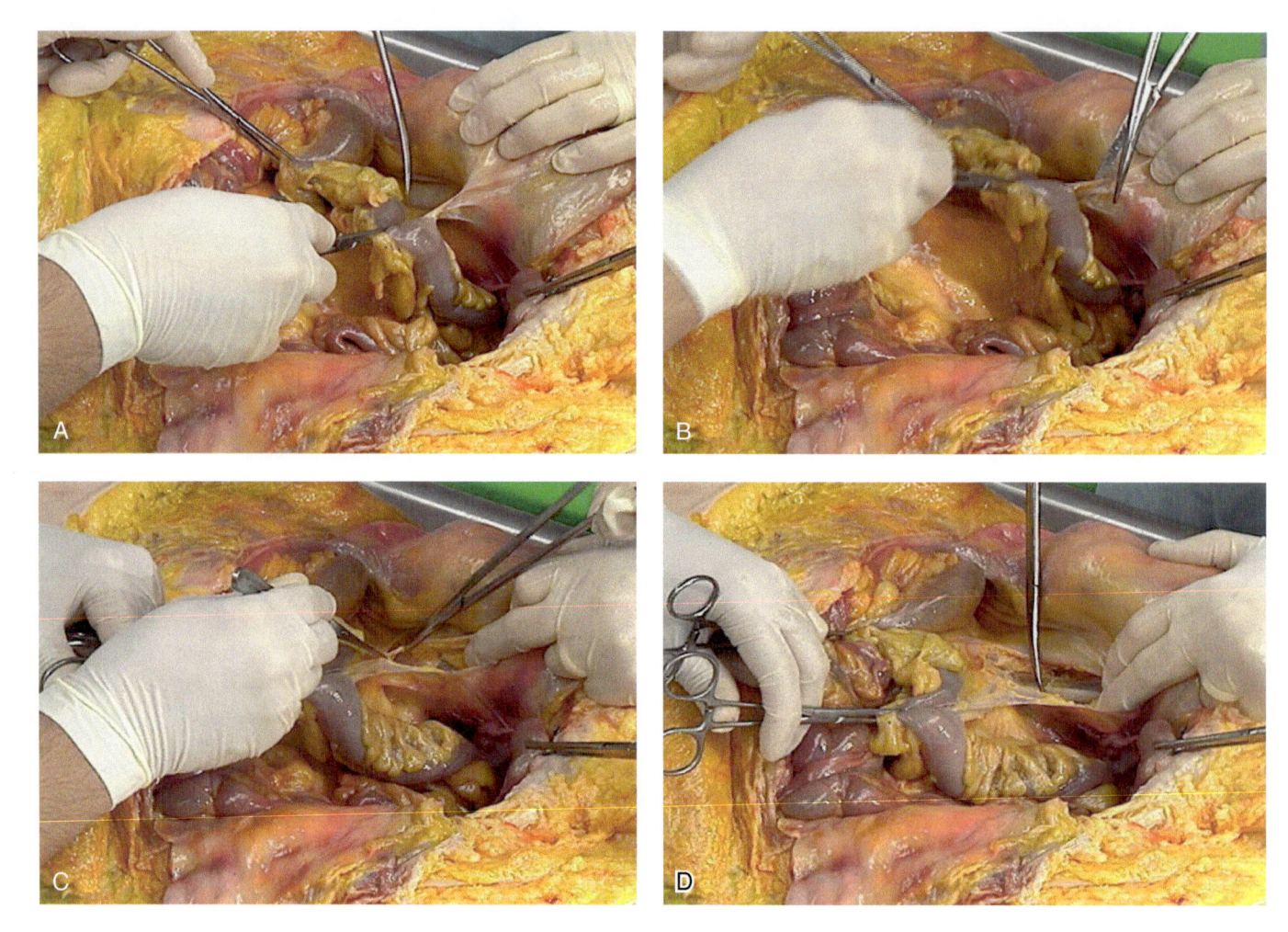

FIGURA 94-10 A. O cólon esquerdo e o cólon sigmoide superior ligam-se à parede abdominal lateral. Estas são ligações peritoneais normais. **B.** O peritônio pode ser aberto na goteira colônica esquerda. **C.** O plano avascular pode ser aberto ao longo da extensão inteira do cólon esquerdo. **D.** O cólon pode ser completamente mobilizado. Observe a relação do cólon sigmoide com o músculo psoas maior que é visível na margem de corte do peritônio.

CAPÍTULO 95

Reparo/Ressecção do Intestino Delgado

Brian J. Albers ■ *David J. Lamon*

O intestino delgado é uma continuação do trato gastrointestinal (GI) que se estende do bulbo duodenal à válvula ileocecal. Compreende a mucosa luminal, uma camada muscular circular interna e uma camada longitudinal externa, e a serosa externa. Para efeitos cirúrgicos, o intestino delgado possui duas camadas: mucosa interna e serosa externa. O sangue é suprido pelo mesentério, cujos vasos de origem são a artéria e a veia mesentérica superior.

O isolamento do segmento a ser ressecado é feito com pinças atraumáticas no intestino proximal e no distal (Fig. 95-1). O mesentério é abaixado com pinças e ligado com pontos livres de seda 2-0 (Figs. 95-2 e 95-3). Desejando-se uma anastomose suturada manualmente, o intestino é cortado ao longo da margem de uma pinça atraumática. O segmento lesado é removido, e as duas extremidades do restante do intestino delgado são aproximadas e mantidas alinhadas com suturas de tração de seda 3-0 (Fig. 95-4). Pontos simples, circunferenciais, de camada única, de seda 3-0, são utilizados para a anastomose (Fig. 95-5) com inversão da mucosa (Fig. 95-6). Todos os pontos são passados sob visão direta (Fig. 95-7), com confirmação palpável de um anel de anastomose pérvio (Fig. 95-8). A abertura mesentérica é então fechada para evitar a formação de hérnia interna (Fig. 95-9).

Se for planejada uma anastomose com grampeador, o segmento ressecado é excisado com sucessivos disparos de um dispositivo grampeador de anastomose gastrointestinal (AGI) de 75 mm. Os segmentos proximal e distal são, então, afixados em paralelo com suturas seromusculares na margem mesentérica interna (Figs. 95-10 e 95-11). Enterotomias são criadas para permitir a entrada do grampeador (Fig. 95-12), que é disparado à medida que os segmentos intestinais são girados para o alinhamento das margens antimesentéricas de cada segmento (Fig. 95-13). A anastomose é inspecionada para se verificar a presença de sangramento significativo na mucosa. Se nada for encontrado, a enterotomia é, então, pinçada com pinças Allis. As extremidades são alinhadas, perpendicularmente à direção da anastomose lado a lado recém-criada (Fig. 95-14). O disparo do GIA através e sob os grampos cria uma anastomose término-terminal funcional (Fig. 95-15). A abertura mesentérica é, então, fechada.

O reparo de uma lesão transmural pode ser realizado no intestino delgado sem preparo intestinal, com o mínimo de risco, conquanto uma boa técnica seja utilizada. As margens do intestino perfurado devem ser aparadas antes da sutura. Lacerações transmurais simples que não envolvam o mesentério podem ser fechadas transversalmente (técnica de Heineke-Mikulicz de fechamento da ferida de modo a não comprimir o lúmen) com a passagem de pontos de tração no ângulo e de uma única camada de pontos separados de seda 3-0 (Figs. 95-16 e 95-17). Múltiplas lesões focais ou desvascularização exigem ressecção com anastomose. Estas podem ser suturadas manualmente ou grampeadas, com resultados semelhantes.

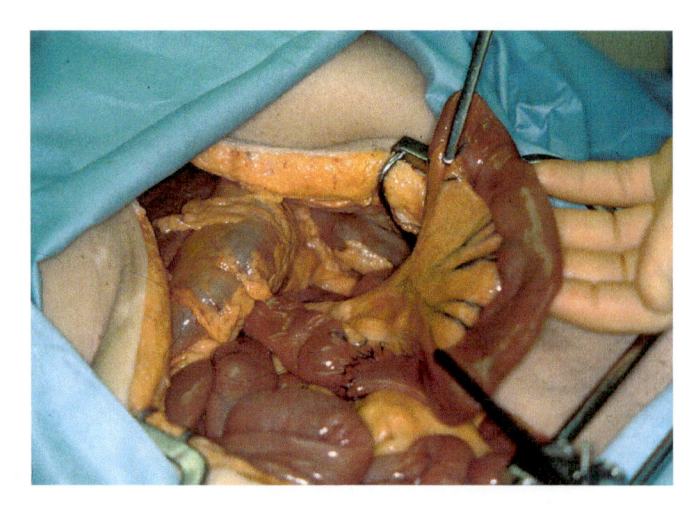

FIGURA 95-1 O segmento a ser ressecado é isolado do trânsito intestinal com a colocação de pinças atraumáticas para evitar contaminação subsequente.

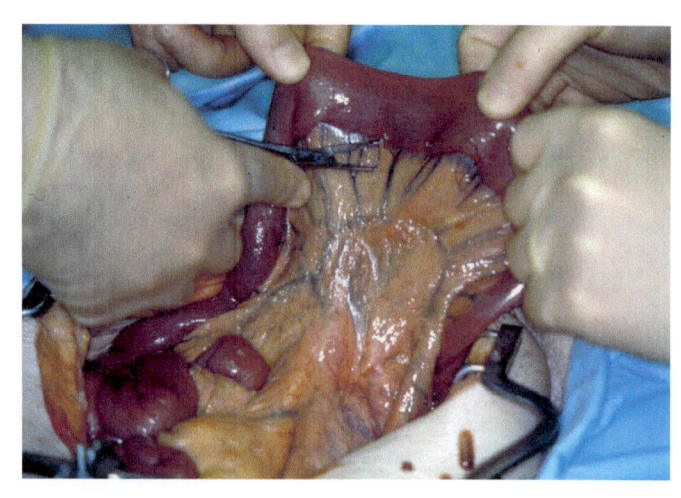

FIGURA 95-2 É criada uma abertura na margem mesentérica, nas extremidades proximal e distal a serem ressecadas, mantendo-se próxima da parede intestinal.

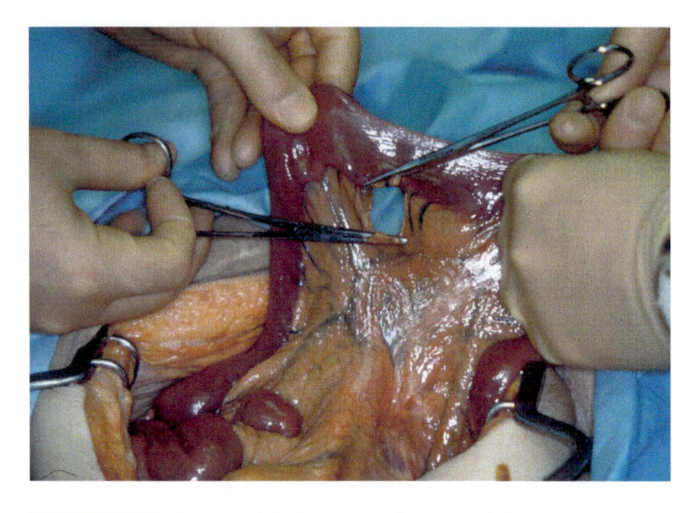

FIGURA 95-3 O mesentério é, em seguida, apreendido com as pinças e ligado com sutura de seda 2-0.

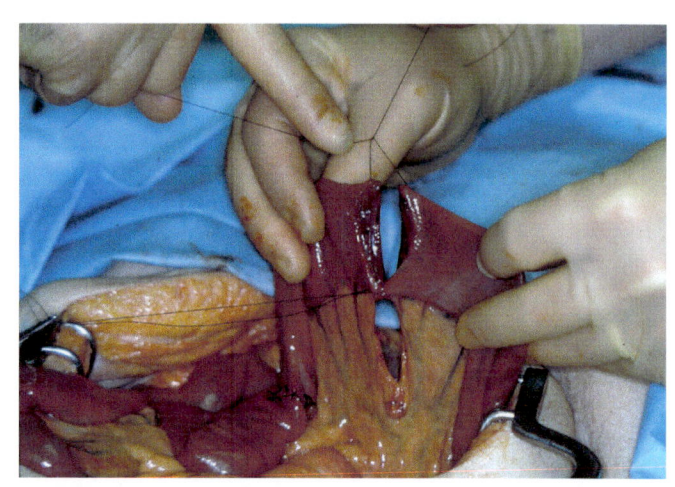

FIGURA 95-4 Uma vez desvascularizado, o segmento do intestino é excisado de modo cortante. O sangramento da mucosa deve ser evidente nas extremidades opostas a serem anastomosadas. O sangramento vivo da mucosa pode ser controlado com o uso criterioso do eletrocautério. As extremidades do intestino a serem anastomosadas são alinhadas e mantidas no lugar com suturas de tração de seda 3-0 colocadas nas margens mesentérica e antimesentérica.

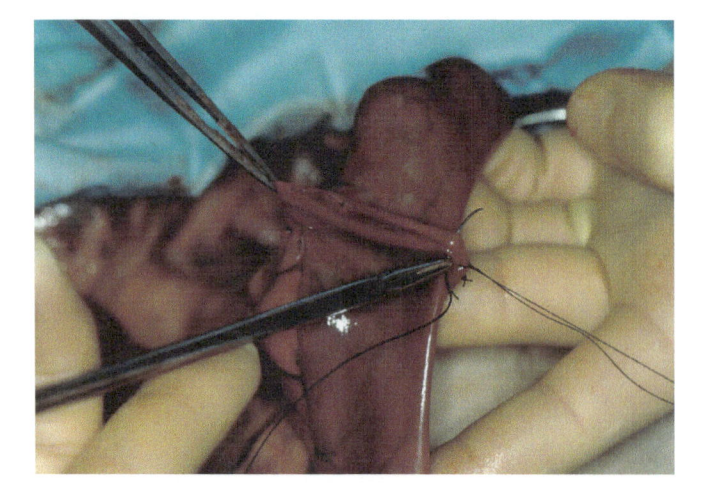

FIGURA 95-5 Pontos separados de seda 3-0, em camada única, são utilizados para realizar a anastomose. É preciso ter cuidado para incorporar 4 a 5 mm de serosa e apenas a margem da mucosa com cada agulha passada pelas margens do intestino. Os nós são amarrados no lado de fora e espaçados em 4 mm.

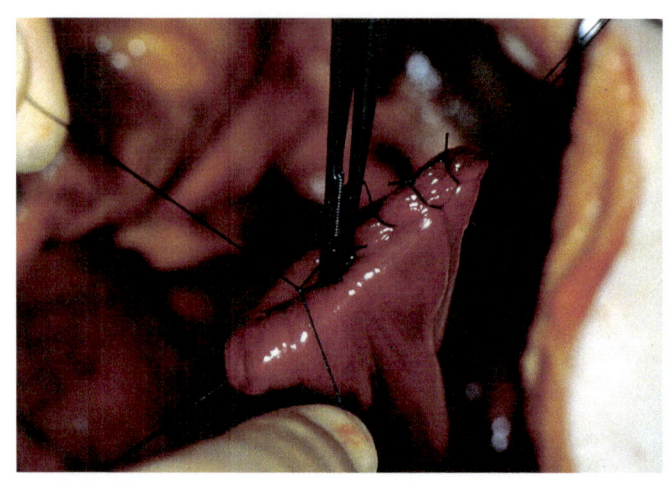

FIGURA 95-6 Quando a sutura da anastomose é amarrada, deve-se ter cuidado para inverter a mucosa enquanto o nó está sendo feito.

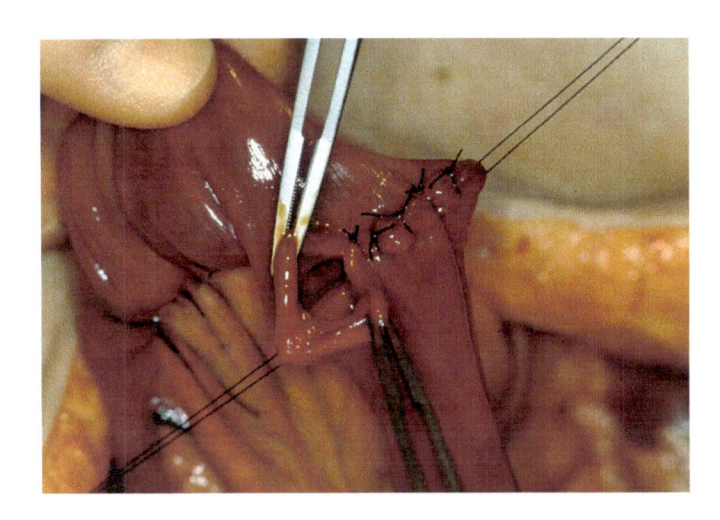

FIGURA 95-7 Na fase de conclusão da anastomose, vários dos últimos pontos são deixados desatados até que o último ponto seja passado para permitir a visualização completa de cada passagem da agulha. Inspecione o ponto dos ângulos com cuidado para garantir que não haja lacunas.

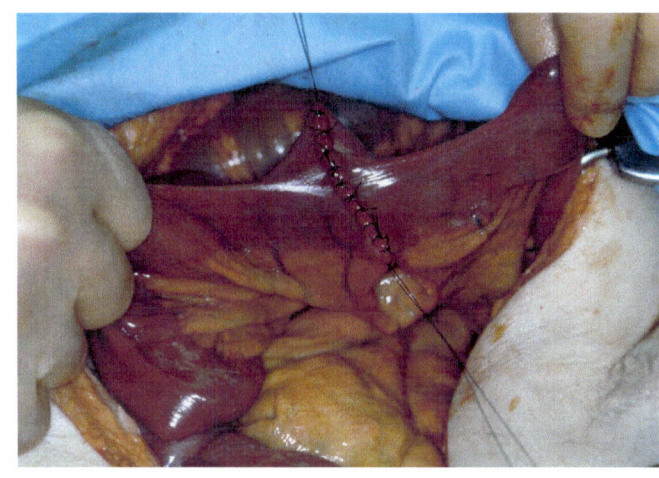

FIGURA 95-8 Uma vez concluída, a anastomose é inspecionada em circunferência. Eventuais lacunas entre os pontos são preenchidas com pontos separados de fio de seda 3–0 na serosa passados superficialmente, tomando cuidado para não invadir o lúmen. O anel anastomótico é palpado, e a continuidade é assegurada pela entrada da ponta de um dedo através do anel. As suturas de tração são, em seguida, amarradas e cortadas.

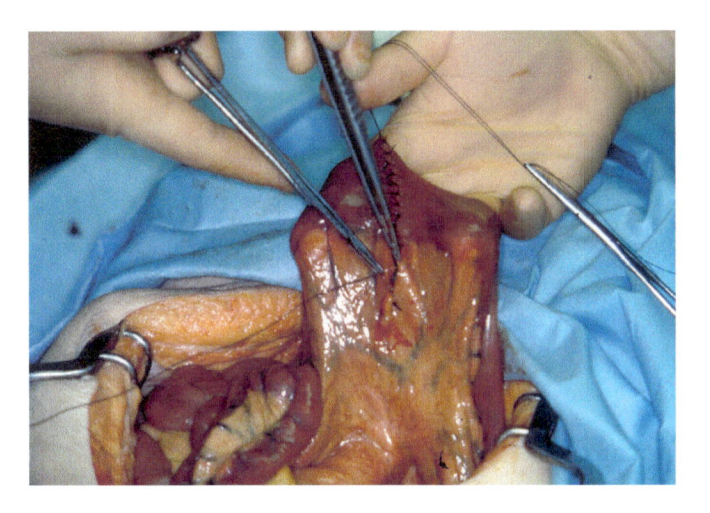

FIGURA 95-9 A abertura mesentérica é, então, fechada com pontos separados de seda 3–0, incorporando apenas o peritônio e evitando-se os vasos subjacentes.

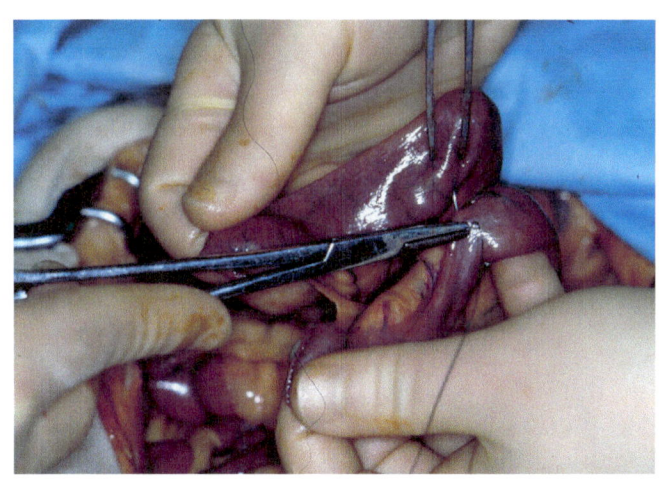

FIGURA 95-10 As porções proximal e distal do intestino delgado seccionado são mantidas paralelas entre si. Um ponto simples seromuscular de tração de seda 3–0 é passado na margem mesentérica interna, unindo os dois segmentos de aproximadamente 100 mm a partir da margem grampeada.

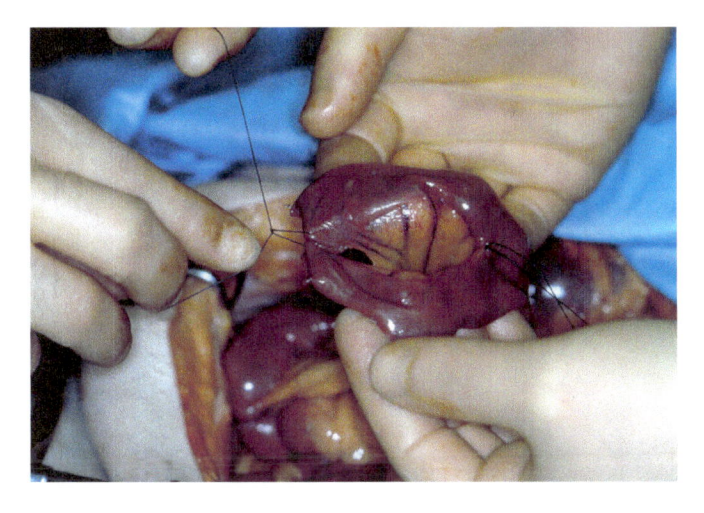

FIGURA 95-11 Outra sutura de tração seromuscular é colocada na margem mesentérica interna, perto do lado mesentérico da linha grampeada.

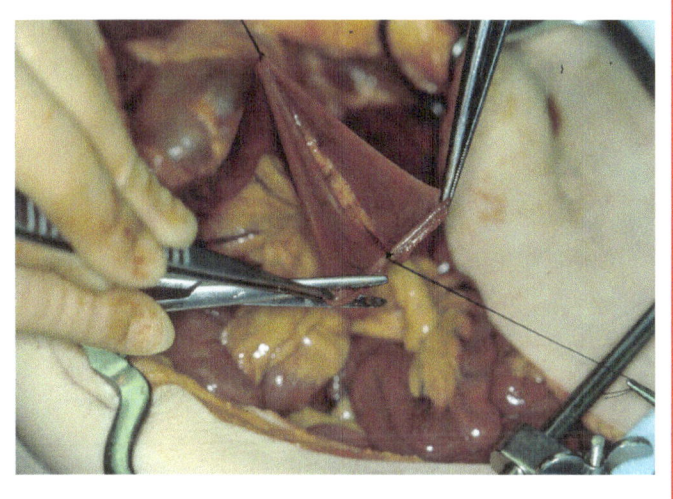

FIGURA 95-12 A margem antimesentérica de cada linha grampeada é, então, aberta apenas o suficiente para permitir a entrada do grampeador GIA (75 mm).

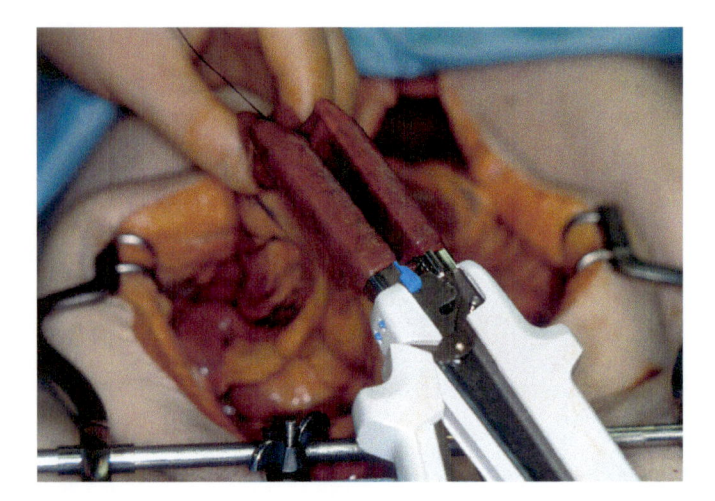

FIGURA 95-13 A ogiva do grampeador e o cartucho são colocados em cada parte do intestino, como mostrado. Traciona-se para baixo as suturas de tração mesentérica passadas anteriormente, fazendo, assim, o intestino girar de modo que as margens intestinais antimesentéricas fiquem entre as mandíbulas do grampeador. Uma vez que o cirurgião esteja convencido de que nenhuma gordura mesentérica foi capturada na linha do grampeamento, como evidenciado pela capacidade de passar um dedo ao longo de ambos os lados do grampeado, enquanto se toca somente a serosa, o grampeador é acionado.

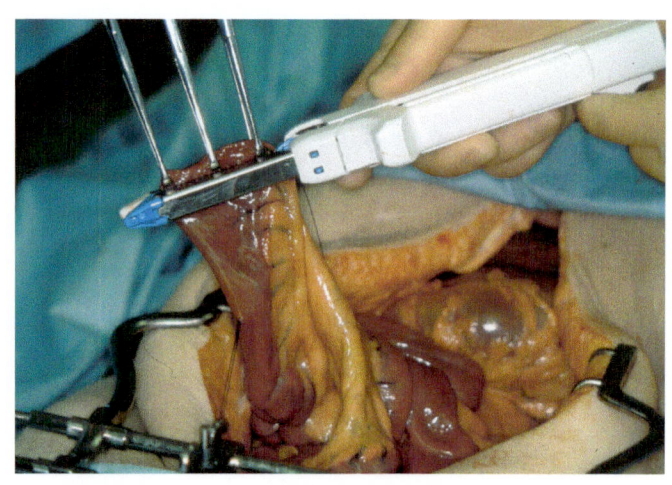

FIGURA 95-14 Uma vez que o grampeador disparado é removido, a anastomose lado a lado do intestino delgado pode ser inspecionada visualmente à procura de sangramento significativo da mucosa. Se não for encontrado nenhum sangramento, várias pinças Allis são usadas para segurar as margens da enterotomia de modo a incorporar uma quantidade generosa de serosa perpendicular à direção da anastomose lado a lado. Idealmente, isto deveria incorporar as linhas de grampeamento das margens de ressecção originais, assim como as suturas de tração adjacentes a estas.

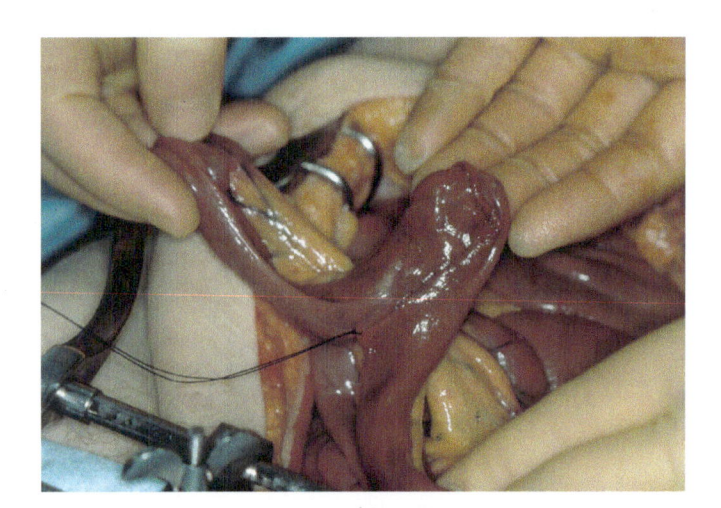

FIGURA 95-15 O grampeador é recarregado, posicionado como descrito, e disparado, com a agora funcional anastomose término-terminal com essa aparência. Inspecione as margens grampeadas com cuidado, ordenhando o conteúdo entérico através da anastomose para verificar se há vazamentos. Feche o defeito mesentérico como anteriormente descrito.

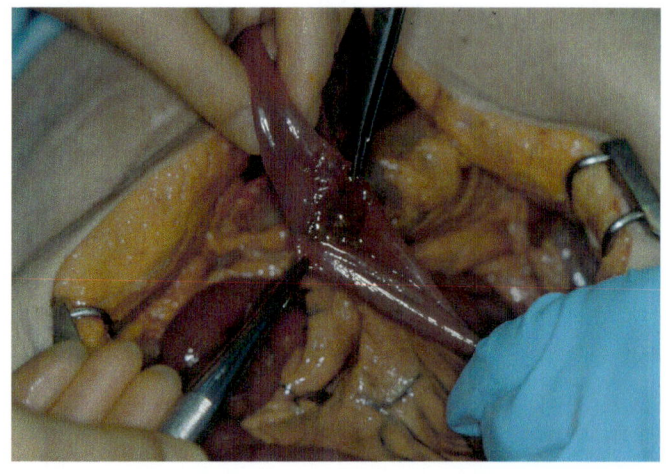

FIGURA 95-16 É mostrada uma laceração transmural no intestino delgado. O mesentério não está envolvido. Um fechamento simples é suficiente.

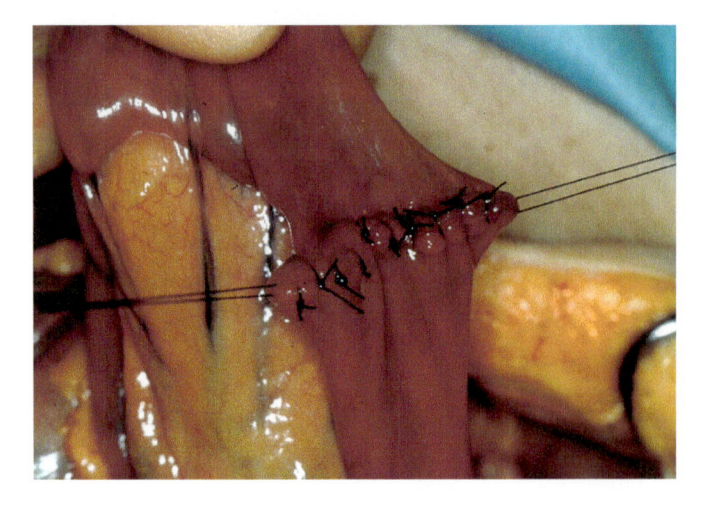

FIGURA 95-17 Pontos de seda 3-0 são passados nos ângulos e utilizados para estirar a laceração de uma forma transversal para facilitar o fechamento com pontos separados de seda 3-0 passados com espaçamento de aproximadamente 4 mm, pegando 4 a 5 mm de serosa e apenas a margem da mucosa de cada lado do defeito. Os nós são amarrados enquanto a mucosa é invaginada. O reparo é verificado, então, quanto a vazamentos e obstrução luminal.

CAPÍTULO 96

Fechamento de uma Lesão Transmural Simples no Intestino Delgado

Michael S. Baggish

Uma lesão na parede do intestino delgado durante uma dissecção pélvica pode ser tratada sem se recorrer a uma ressecção intestinal se o fornecimento de sangue para o segmento do intestino não foi interrompido. A observação do intestino mostrará que este mantém uma cor rosada saudável (Fig. 96-1). Em seguida, as margens da ferida devem ser cortadas com uma tesoura fina (Figs. 96-2A e B). As pontas devem sangrar indicando, ainda, tecido intestinal saudável. Em seguida, um fechamento completo com um categute cromado é colocado como suturas interrompidas (Fig. 96-2C). Uma segunda camada entrelaçada de seda 2-0 interrompida é suturada na muscular e na serosa (Figs. 96-2D a F). A linha de sutura é irrigada, e a adequação do lúmen intestinal é verificada entre o polegar e os dedos do cirurgião.

Alternativamente, as técnicas cirúrgicas contemporâneas utilizam um fechamento simples de camada única que consiste em suturas de seda com PDS (polidioxanona) 2-0 a 3-0. A agulha e o fio de sutura penetram na serosa, na muscular e na mucosa de um dos lados do defeito, e na mucosa, muscular e serosa do outro. Cada extremidade é amarrada primeiro, seguido pelas ligaduras restantes. A ferida é irrigada com solução salina normal, e, em seguida, o lúmen é verificado quanto à adequação (Figs. 96-3A a C).

1114 PARTE 4 ■ SEÇÃO 14 ■ Cirurgia intestinal

Foto original

Parede do intestino delgado

Gordura mesentérica

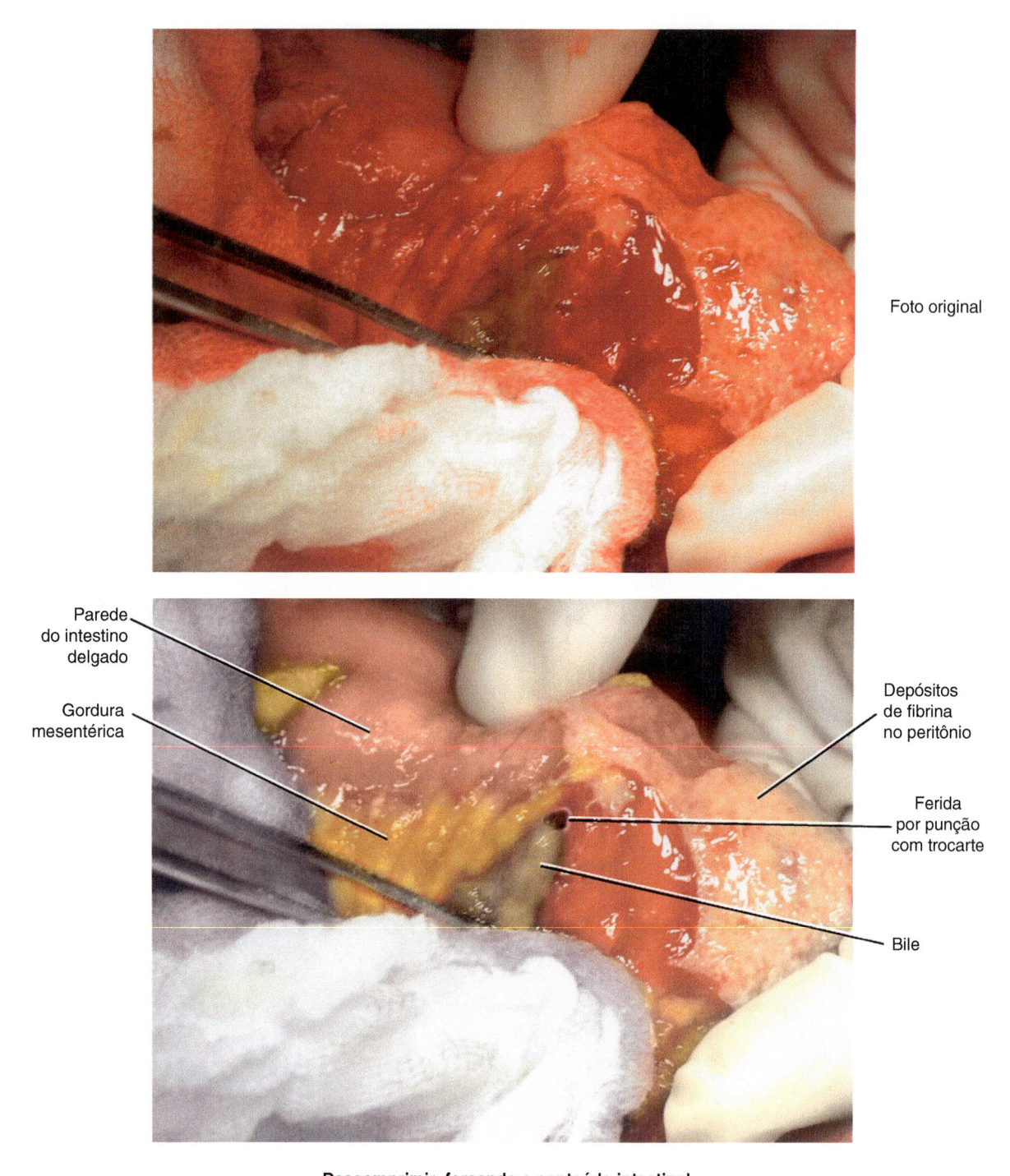

Depósitos de fibrina no peritônio

Ferida por punção com trocarte

Bile

Descomprimir, forçando o conteúdo intestinal para fora e colapsando a parede intestinal

FIGURA 96-1 A fotografia real original mostra uma perfuração de intestino imediatamente acima da margem mesentérica do intestino delgado. Sangue e fibrina estão presentes no intestino. Acima da pinça, o conteúdo intestinal colorido com bile extravasado da ferida. Observe as bolhas de ar. Abaixo, para dar ênfase, o artista desenhou a mesma lesão.

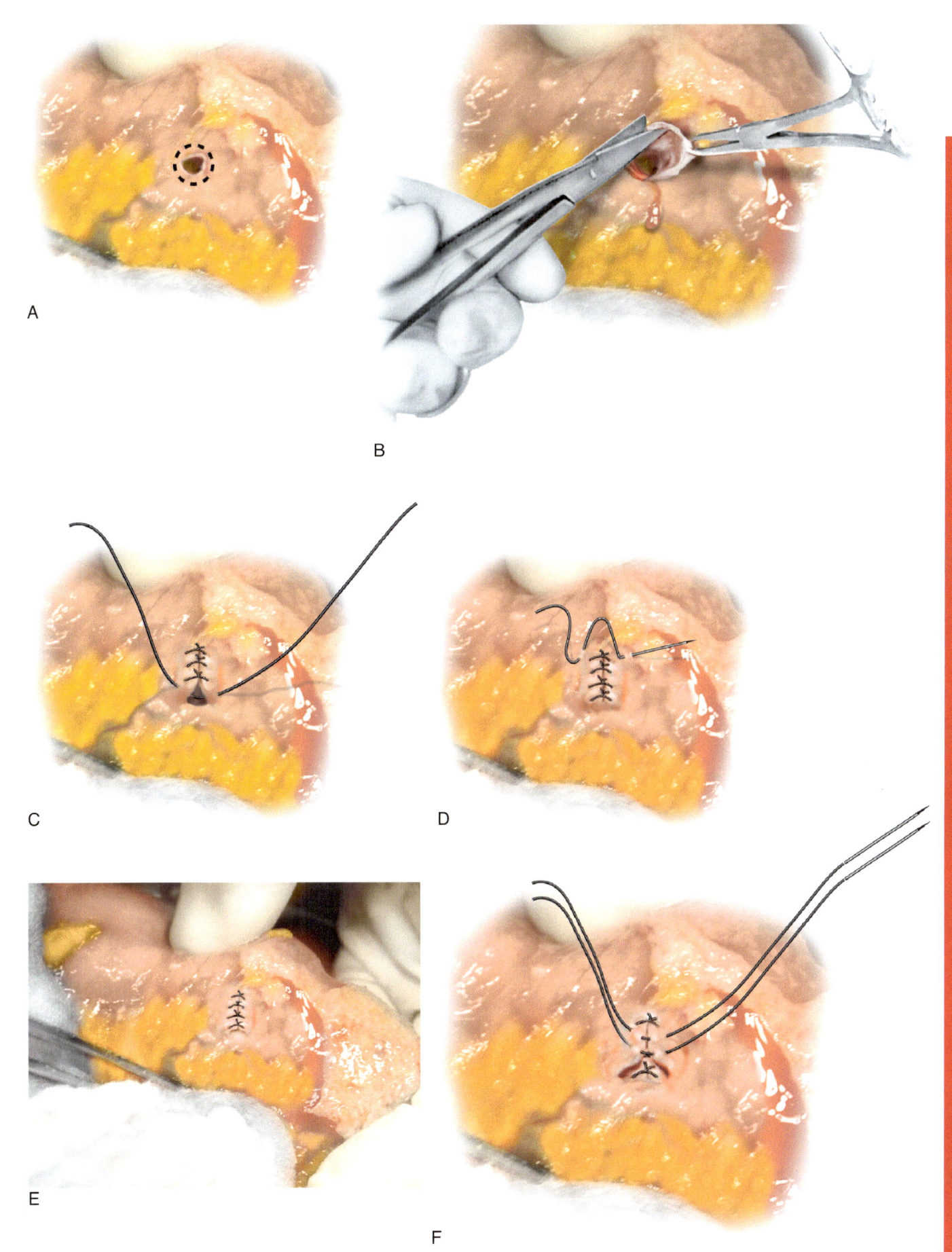

FIGURA 96-2 A. Uma marcação da parte da parede intestinal a ser desbridada. **B.** O cirurgião corta o tecido desvitalizado à volta da margem da perfuração. Bom fluxo de sangue a partir das margens da incisão garante viabilidade. **C.** O categute cromado colocado através da serosa, muscular, submucosa e mucosa (completamente) e, depois, vice-versa, de forma interrompida, fecha o defeito. **D.** Uma segunda camada de seda 2-0 é colocada apenas através da serosa e da camada muscular com agulhas finas intestinais. **E.** A segunda linha de suturas de seda cobre a primeira camada completa. **F.** A ferida é completamente fechada e fortemente selada.

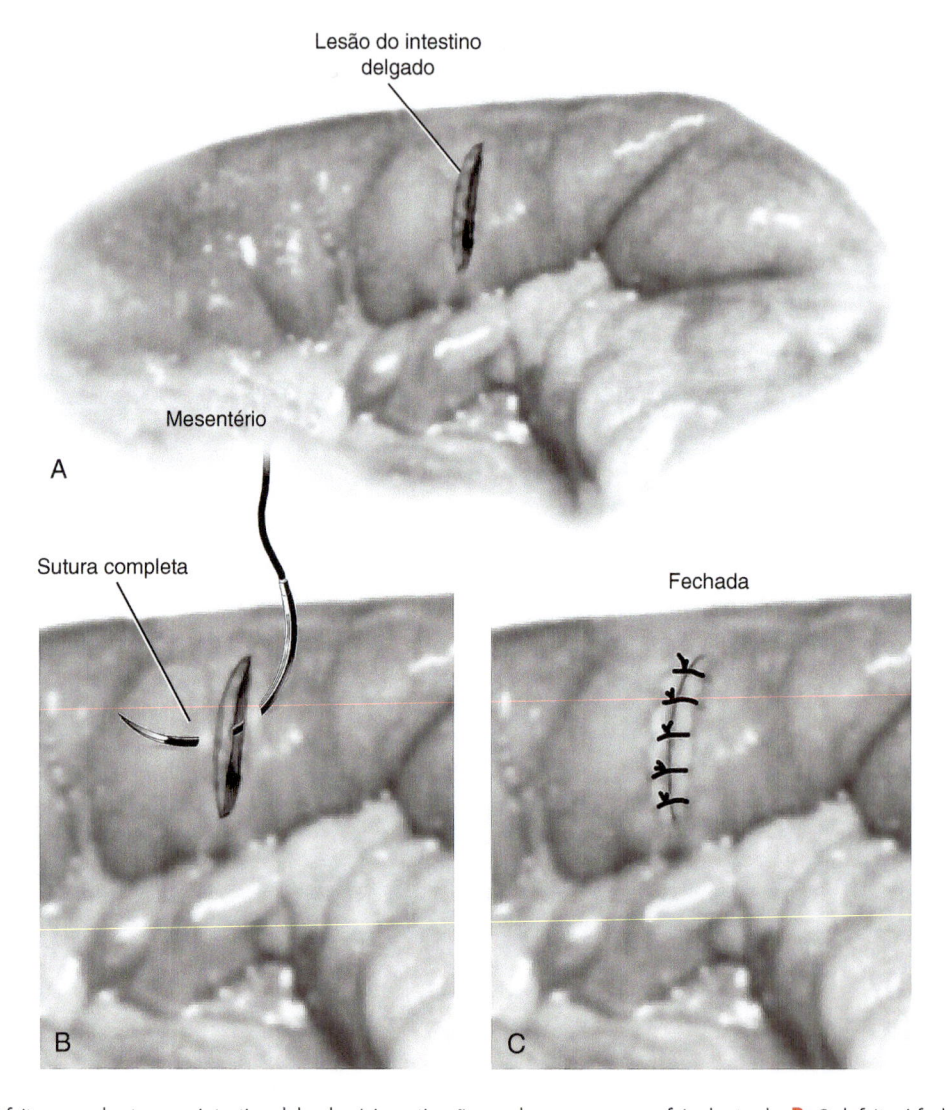

FIGURA 96-3 A. Foi feita uma abertura no intestino delgado. A investigação revela que a mucosa foi adentrada. **B.** O defeito é fechado por uma série de suturas simples (camada única) de polidioxanona (PDS) 2,0 a 3,0. **C.** O fechamento concluído é irrigado e verifica-se sua impermeabilidade aos fluidos. O lúmen também é examinado para determinar a sua adequação.

CAPÍTULO 97

Divertículo de Meckel

Michael S. Baggish

O divertículo de Meckel é uma anomalia congênita comum que afeta o intestino delgado. Em geral, o divertículo está localizado dentro de 60 cm da válvula ileocecal e origina-se na margem antimesentérica do íleo. A protrusão apresenta cerca de 5 cm de comprimento e ocorre em 2% da população (Figs. 97-1 a 97-3). O divertículo pode conter tecido gástrico, pancreático, biliar e do cólon, o que pode causar os sintomas (p. ex., úlcera péptica). Uma hemorragia intestinal significativa, que se manifesta por sangramento retal, pode emanar do divertículo de Meckel. Outras complicações incluem inflamação, obstrução e fístula.

O divertículo pode ser removido por clampeamento da base, extração do divertículo, e sutura do intestino. Da mesma forma, a base pode ser grampeada e cortada (Fig. 97-4).

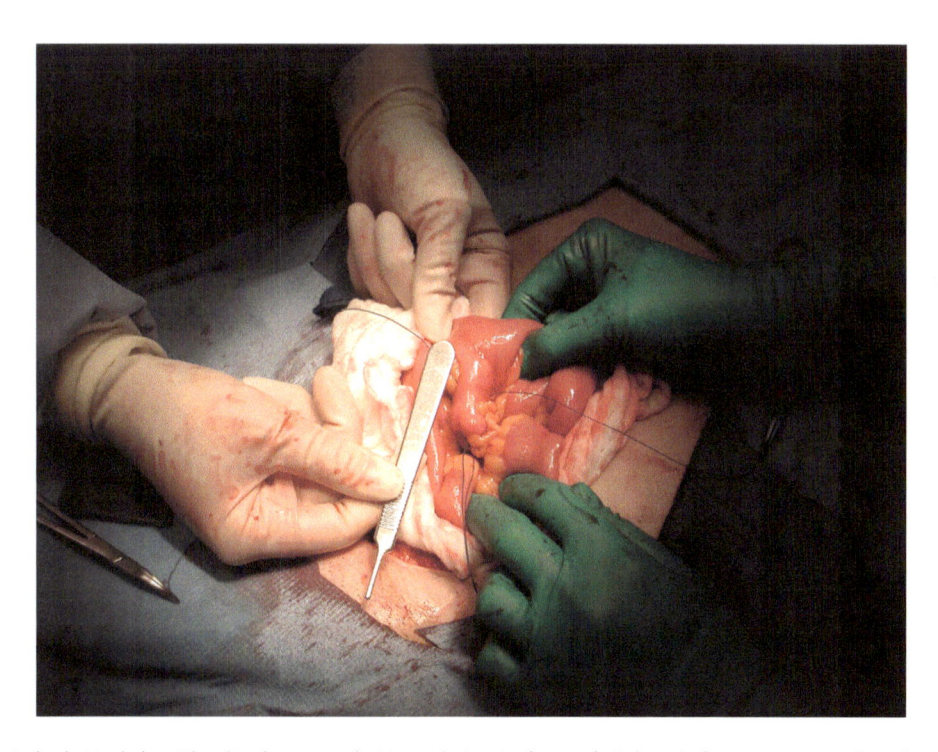

FIGURA 97-1 O divertículo de Meckel está localizado a cerca de 30 cm da junção ileocecal. O divertículo apresenta uma boca larga e mede 5 cm de comprimento.

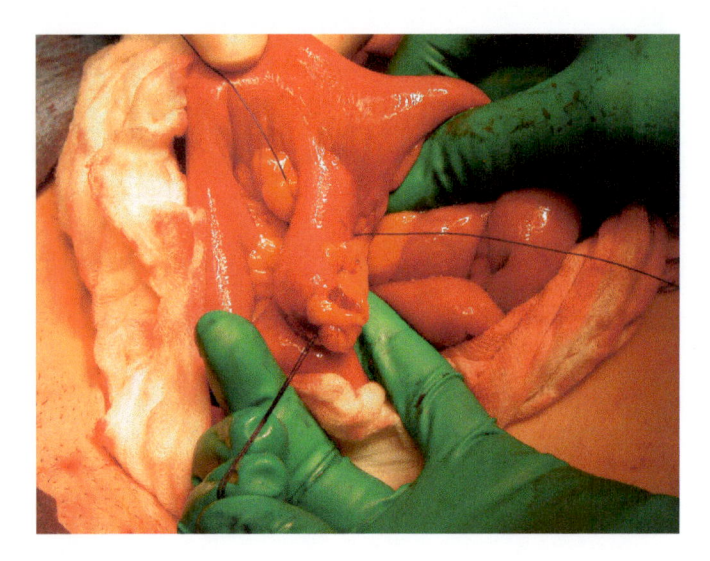

FIGURA 97-2 Vista a curta distância do divertículo. Observe que as suturas de tração foram colocadas para facilitar a manipulação.

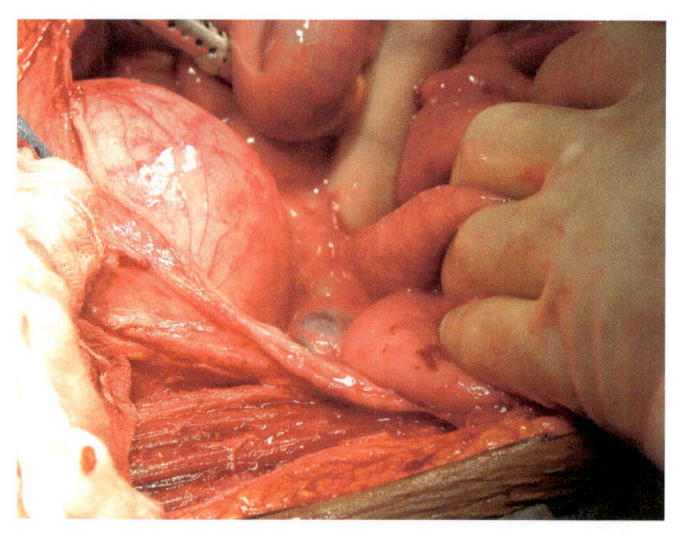

FIGURA 97-3 Vista ainda mais ampliada do divertículo ileal. Observe o ceco em primeiro plano.

Divertículo

A

B

C

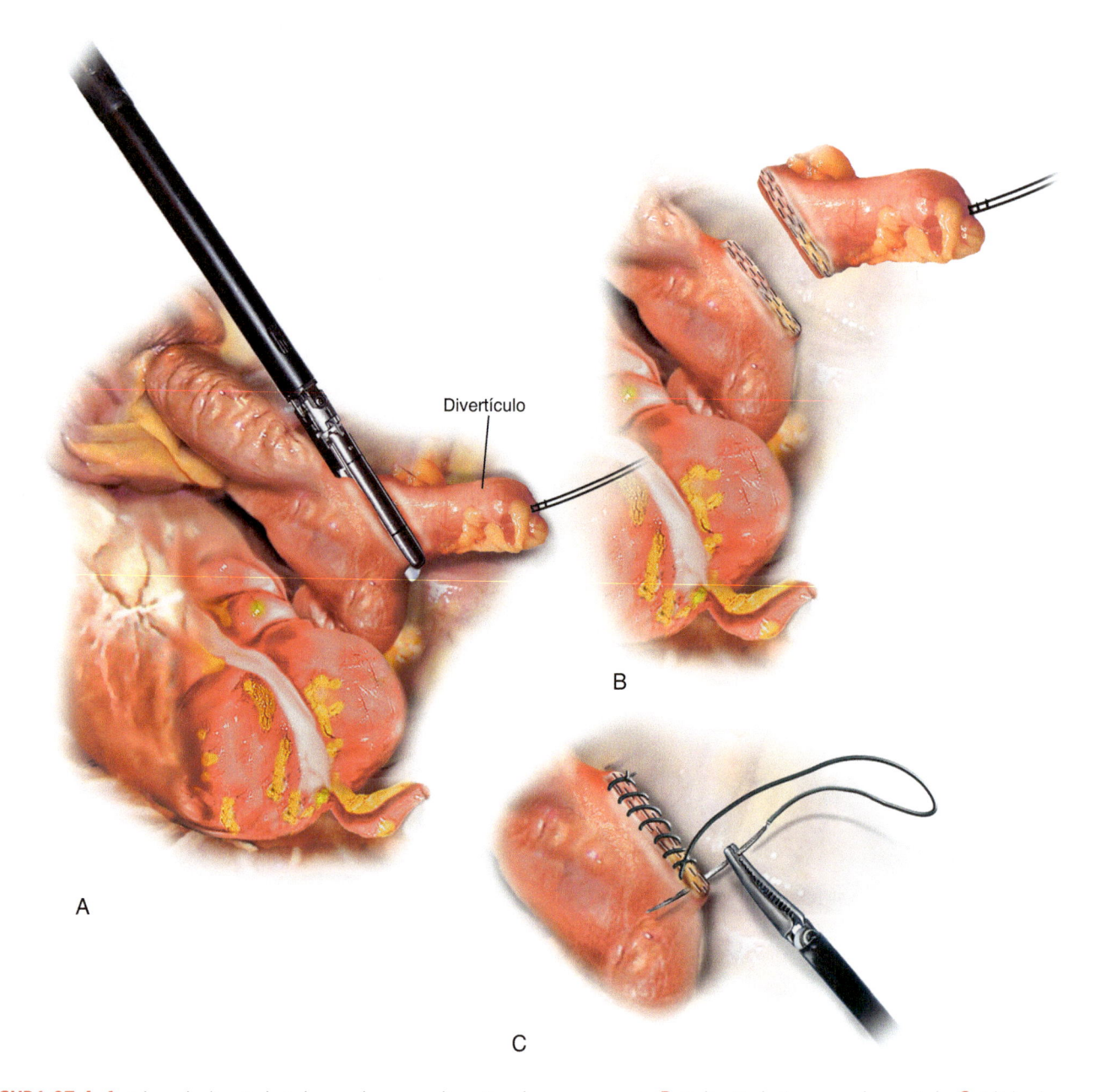

FIGURA 97-4 A. A base do divertículo é clampeada por um dispositivo de grampeamento. **B.** O divertículo é grampeado e cortado. **C.** A linha de grampos pode ser recoberta com sutura com fio de seda 2-0.

Apendicectomia

Michael S. Baggish

No passado, a remoção do apêndice era realizada eletivamente por ginecologistas durante a laparotomia. Atualmente, essa prática é menos realizada por diversas razões, incluindo os riscos da responsabilidade médica, a percepção da vantagem de manter o apêndice, a ausência do consentimento informado e a falta de conhecimento técnico. Evidentemente, as duas últimas preocupações podem ser resolvidas, explicando-se as vantagens e desvantagens do procedimento no pré-operatório e obtendo permissão para incluir o procedimento durante a laparotomia proposta. A falta de conhecimento técnico requer que o ginecologista ou o residente seja supervisionado e aprenda a técnica da apendicectomia. Obviamente, a melhor situação para ensinar a cirurgia de apendicectomia é durante uma cirurgia eletiva. Pacientes submetidas à salpingostomia devido à gravidez tubária, reconstrução tubária ou tratamento para doença inflamatória pélvica, e aquelas com aderências graves, são candidatas à apendicectomia de rotina. Da mesma forma, a identificação de fecalitos por tomografia computadorizada axial (TCA) ou palpação é uma indicação razoável para apendicectomia eletiva.

Identificam-se o ceco e a junção ileocólica. Eleva-se o ceco e observa-se o apêndice, junto com seu suprimento sanguíneo (no mesoapêndice). Segura-se a porção terminal do apêndice com uma pinça de Babcock e faz-se um estiramento. Uma janela através do mesoapêndice é tunelizada entre o ceco e a artéria apendicular. Em geral, pode-se ver uma região avascular no mesentério. Colocam-se pinças de Kelly aos pares ao longo do eixo do apêndice, transversais ao mesoapêndice. Corta-se, progressivamente, o mesentério entre as pinças até que se alcance a base do apêndice e o ceco (Fig. 98-1). Depois, alinham-se pontos em bolsa com seda 2-0 ou Vicryl® 3-0 na camada muscular do ceco, em torno da base do apêndice. Colocam-se duas pinças de Kelly transversais à porção proximal do apêndice já removido. A primeira pinça fica justaposta ao ceco. Uma terceira pinça de Kelly comprime o apêndice entre os pontos onde estão as duas pinças. Faz-se uma ligadura através do apêndice na zona de clampeamento. O apêndice é cortado entre a primeira e segunda pinças, acima da ligadura (Fig. 98-2A), e colocado em um frasco contendo formol. Faz-se uma segunda ligadura com Vicryl® 3-0 abaixo da pinça #1 (Fig. 98-2B). Inverte-se o coto apendicular, duplamente ligado, no centro da sutura em bolsa do ceco (Fig. 98-2C). Estreita-se a sutura em bolsa, enterrando o coto apendicular. Amarra-se a sutura em bolsa (Fig. 98-2D). O local cirúrgico é irrigado com soro fisiológico e observa-se a existência de sangramento. Alternativamente, o apêndice pode ser removido rapidamente com o grampeador cirúrgico durante a laparoscopia ou laparotomia (Fig. 98-3).

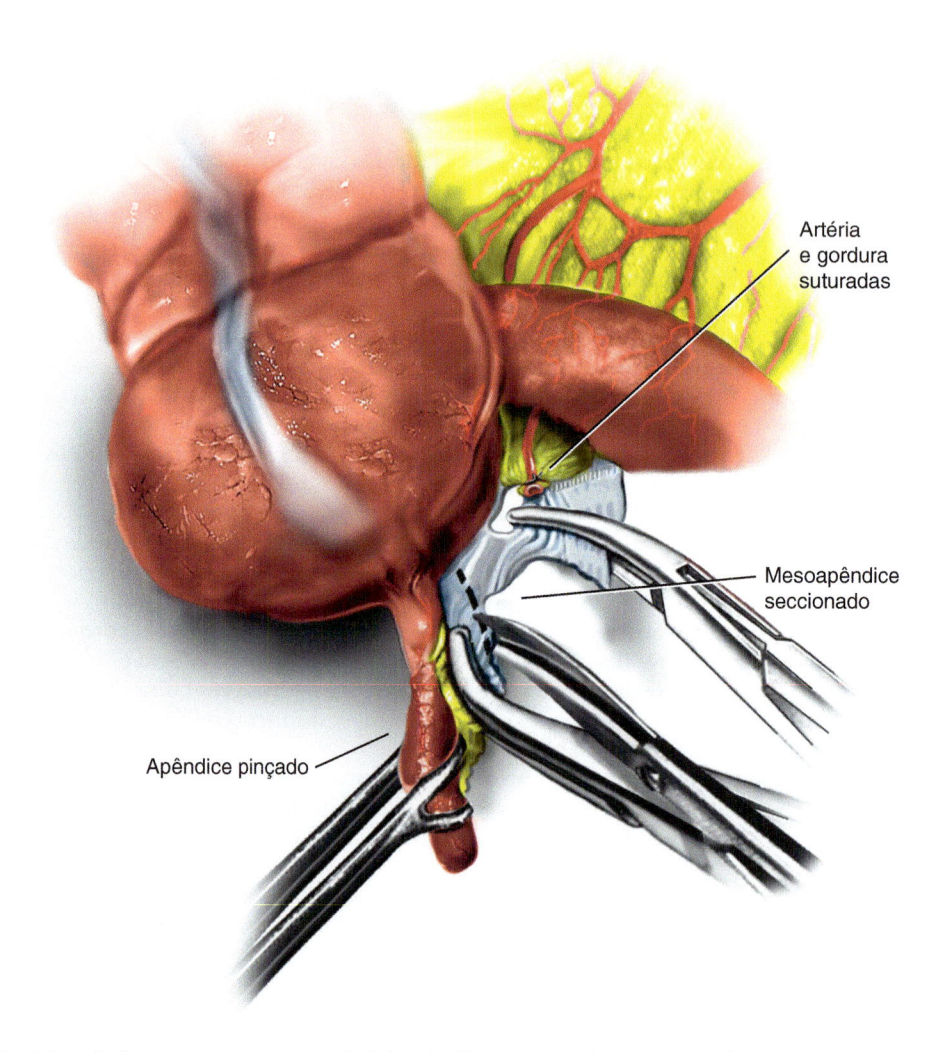

FIGURA 98-1 Porção distal do apêndice presa com uma pinça de Babcock. Cria-se uma janela no mesopêndice e coloca-se uma pinça de Kelly ao longo do mesentério para ligar o suprimento sanguíneo. Faz-se e amarra-se uma sutura ligadura com Vicryl® 3-0. Move-se a pinça de Kelly para frente. Pinças de Kelly são colocadas ao longo do mesentério, próximas ao apêndice. Corta-se o mesentério entre as pinças.

Corte na linha pontilhada

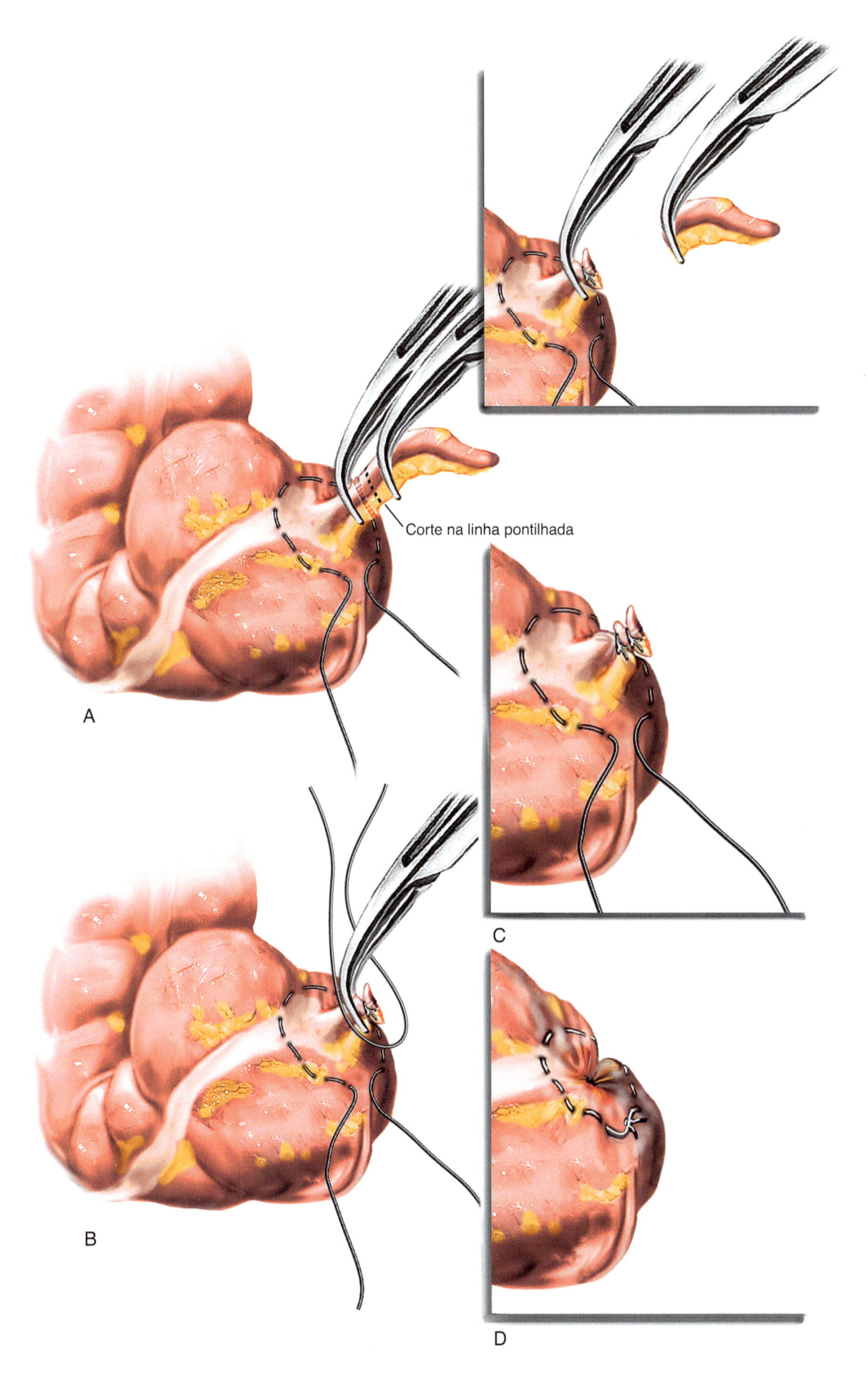

FIGURA 98-2 A. Duas (1 e 2) pinças de Kelly são colocadas no apêndice proximal. Removeu-se uma terceira pinça e realizou-se uma ligadura com Vicryl® 3-0 na área do clampeamento. Alternativamente, pode-se cortar o apêndice entre as pinças, e uma única ligadura ser amarrada abaixo da pinça #1. Detalhe: corta-se o apêndice entre a primeira ligadura e a segunda pinça (pinça #2). **B.** Faz-se uma sutura em bolsa com seda 2-0 no ceco, na base do apêndice. **C.** Amarra-se uma ligadura com Vicryl® 3-0 abaixo da pinça #1. Agora, o coto apendicular está duplamente ligado. Alguns cirurgiões preferem aplicar, neste momento, fenol à extremidade do coto, utilizando um cotonete. **D.** Inverte-se o coto na sutura em bolsa, a qual é apertada e amarrada.

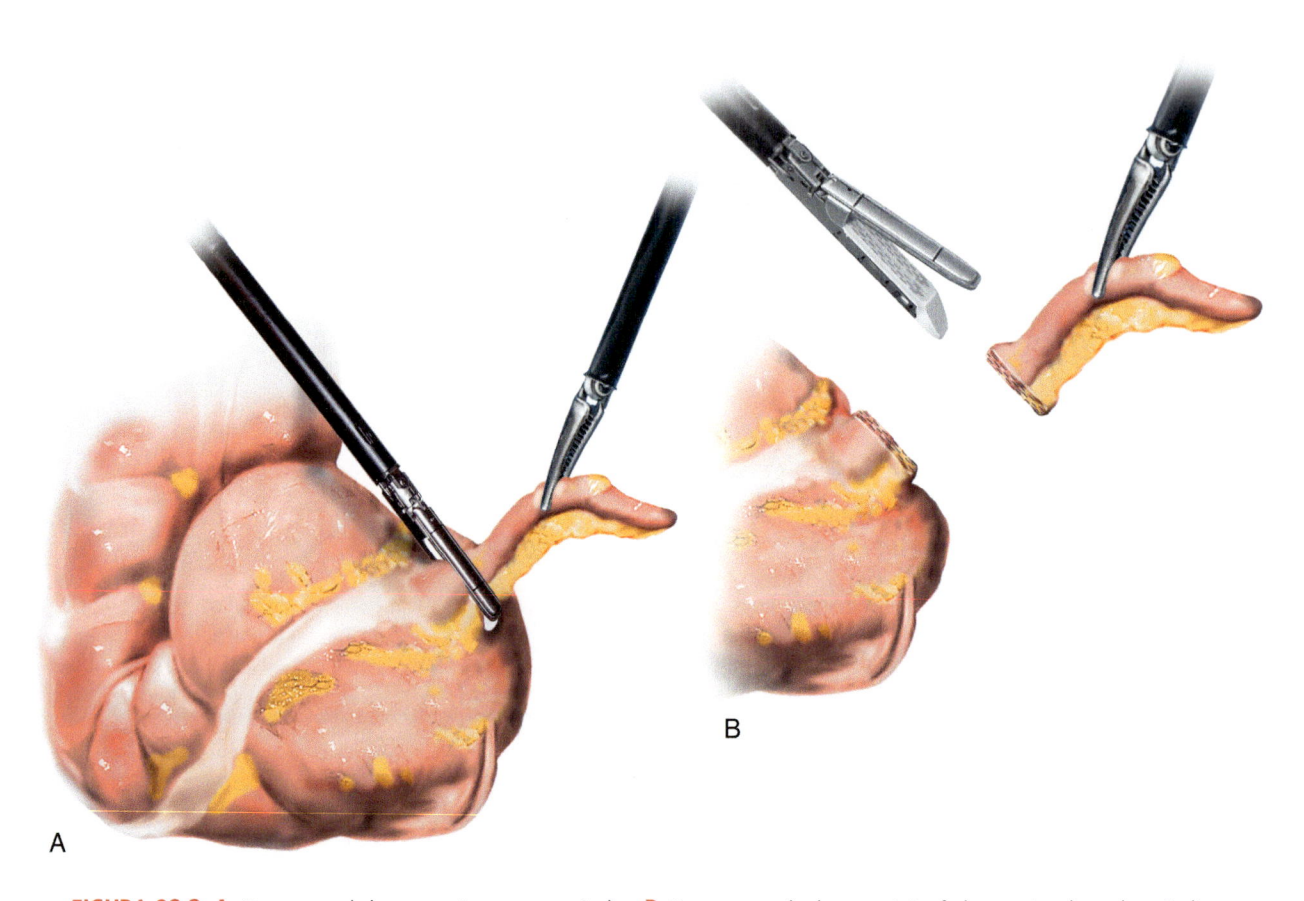

FIGURA 98-3 A. Pinça curva de laparoscopia segura o apêndice. **B.** Um grampeador laparoscópico fecha e corta a base do apêndice.

CAPÍTULO 99

Reparo do Cólon/Criação de Colostomia

Brian J. Albers ■ *David J. Lamon*

O cólon é a continuação distal do trato gastrintestinal (TGI), estendendo-se da válvula ileocecal ao canal anal distal. Mede 130 a 150 cm de comprimento e sua função é reabsorver sódio e água, e prover armazenamento temporário para os resíduos entéricos.

Operar o cólon demanda conhecer seu suprimento sanguíneo segmentar. O cólon direito é suprido pelos ramos ileocólico e cólico direito da artéria mesentérica superior. O segmento entre a flexão hepática e o cólon transverso médio é suprido pela artéria cólica média. O cólon transverso distal, a flexura esplênica e o cólon descendente e sigmoide são perfundidos pelos ramos cólico esquerdo e sigmoide da artéria mesentérica inferior. A região da flexura esplênica é conhecida como "divisor de águas" do suprimento arterial marginal, requerendo maior cuidado durante a cirurgia. Além disso, os cólons ascendente e descendente têm ligações retroperitoneais que precisam ser seccionadas durante a mobilização.

As áreas do cólon mais suscetíveis à lesão durante procedimentos ginecológicos são ceco, cólon sigmoide e reto. Pode-se realizar o reparo primário de lesões do ceco e cólon sigmoide proximal sem preparação prévia do intestino, se o escape de fezes for mínimo e o mesentério não estiver envolvido. Parece que as lesões menores do mesentério podem resultar em isquemia tardia com infarto transmural e perfuração do segmento afetado. Além disso, não deve ocorrer choque hemodinâmico ou perda de mais de 1 L de sangue no procedimento primário. Realiza-se o reparo de maneira similar ao previamente descrito para lesões do intestino delgado – fechamento com pontos separados com seda 3-0, na transversal, de modo a não penetrar na luz intestinal. A seguir, deve-se irrigar abundantemente o campo cirúrgico com soro fisiológico. Relata-se incidência de 5% a 7% de abcesso pós-operatório, o qual é sempre passível de drenagem percutânea.

Lesões do cólon sigmoide distal e do reto, sem preparação intestinal prévia, são melhor tratadas com o reparo da lesão, conforme descrito, mas com a secção proximal do cólon e criação de colostomia no sigmoide terminal. Se a lesão envolver o mesentério e houver dúvida quanto à viabilidade do intestino, é sempre mais seguro separar o cólon distal ao ponto da lesão com um grampeador para anastomose gastrintestinal (AGI) (Fig. 99-1A). A seguir, o segmento proximal é colocado na parede abdominal como uma colostomia. É necessária capacidade de julgamento para tratar dessas lesões e, quando disponível, deve-se solicitar a ajuda de um cirurgião geral experiente.

A realização da colostomia de sigmoide se inicia com a exposição adequada. Incisões transversas no abdome inferior não permitem visualização adequada para a mobilização do cólon. Se houver uma real possibilidade de ser necessária colostomia pós-operatória, é mais aconselhável uma incisão transversa na linha média ou mediana do abdome, pois permite o uso de um afastador largo, como o dispositivo de Buchwalter ou Balfour. O intestino delgado é cuidadosamente colocado no lado direito e mobilizado com o afastador de Deaver. O sigmoide é pinçado e é movido medialmente, expondo as ligações retroperitoneais laterais. Incisa-se a membrana de Toldt ("linha branca") ao longo do comprimento do cólon descendente até o nível da margem pélvica. Uma vez feita a incisão na linha branca, pode-se realizar a dissecção longitudinalmente de maneira romba, com os dedos (Fig. 99-1B). Precisa-se ter cuidado para visualizar o trajeto do ureter durante todas as etapas da dissecção; em geral, o ureter tem posição medial e posterior ao cólon. Além disso, é importante localizar e preservar os vasos nutrientes dentro do mesentério colônico. Os ramos cólico esquerdo e sigmoidal da artéria mesentérica inferior são necessários para a função e cicatrização do cólon.

Dependendo da localização da lesão, deve-se seccionar o cólon distal à artéria cólica esquerda para assegurar a boa perfusão do estoma. Escolhe-se a localização da incisão e cria-se um espaço entre a parede do cólon e o mesentério, de tamanho suficiente para uso do grampeador de AGI (Fig. 99-2). Aciona-se o grampeador, resultando na secção do cólon. Deixa-se cair a extremidade distal na pelve. Ganha-se mobilidade adicional do sigmoide proximal fazendo-se uma incisão no peritônio do mesentério, de ambos os lados medial e lateral, paralela ao comprimento do cólon. A dissecção romba é delicadamente realizada com uma gaze montada, enquanto se retrai o cólon para cima, deve aumentar o comprimento a ser utilizado. Toma-se cuidado para não lacerar os vasos nutrientes mesentéricos maiores. Pequenos sangramentos mesentéricos podem ser controlados com o eletrocautério ou a sutura de ligação. Quando se obtém comprimento suficiente para alcançar com facilidade a parede abdominal anterior, escolhe-se um local de saída. Prefere-se a bainha transversa do reto lateral, logo abaixo ou acima do umbigo, devido a menor incidência de hérnia periestromal subsequente. Segura-se a pele com a pinça de Allis (Fig. 99-3) e cria-se uma ferida circular (Fig. 99-4). Faz-se uma incisão na fáscia do reto em forma de cruz, a fim de permitir a inserção de dois dedos com conforto (Fig. 99-5). A seguir, segura-se a extremidade proximal grampeada do cólon com uma pinça de Babcock, através do local do estoma, sendo esta retirada para fora através da abertura da fáscia. A pinça permanece enquanto se fecha a incisão primária para impedir a retração do cólon de volta para a cavidade peritoneal. Deve haver redundância suficiente para que a linha grampeada do cólon se estenda por vários centímetros acima do nível da pele, com tensão mínima.

O texto continua na página 1126.

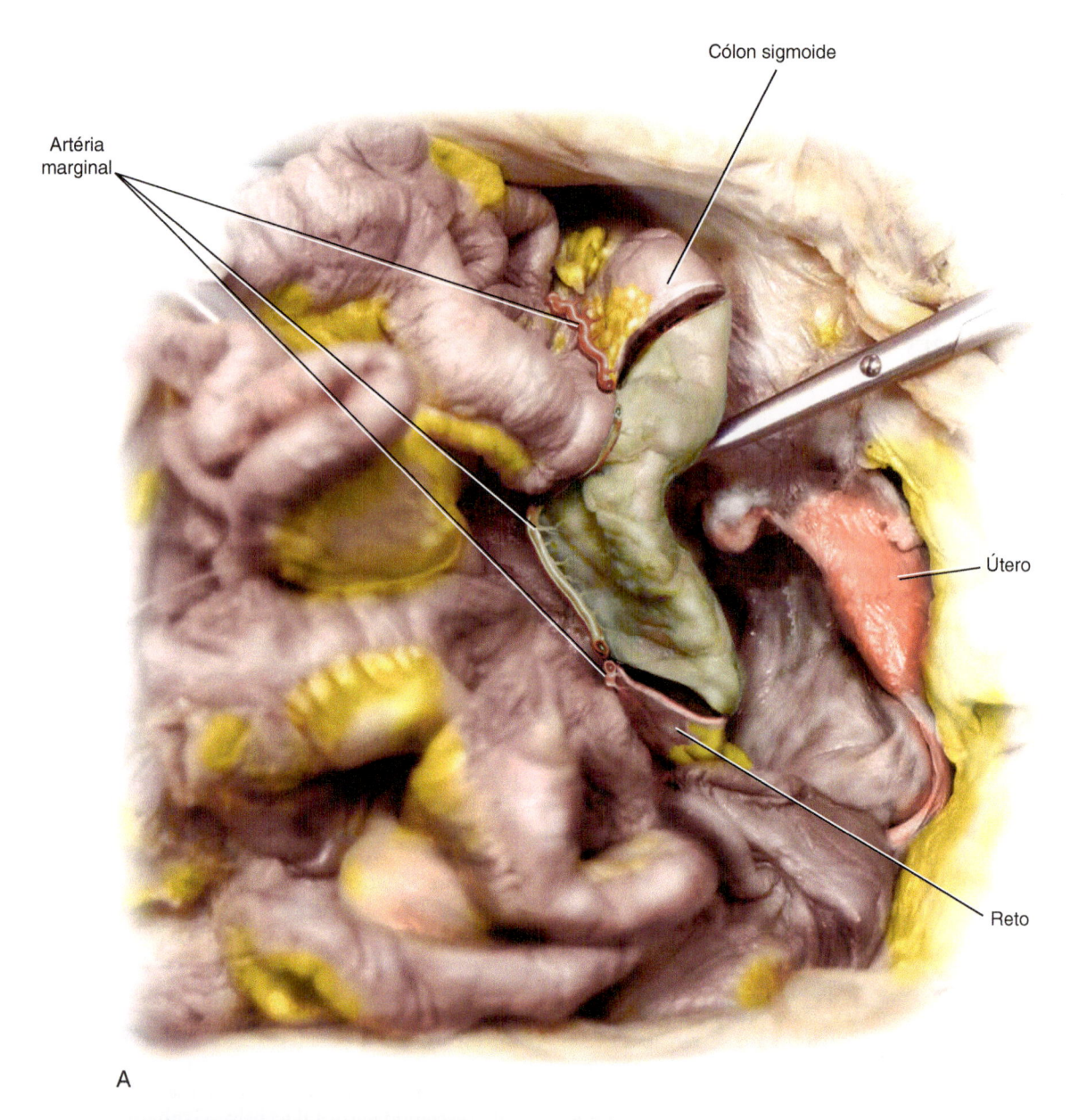

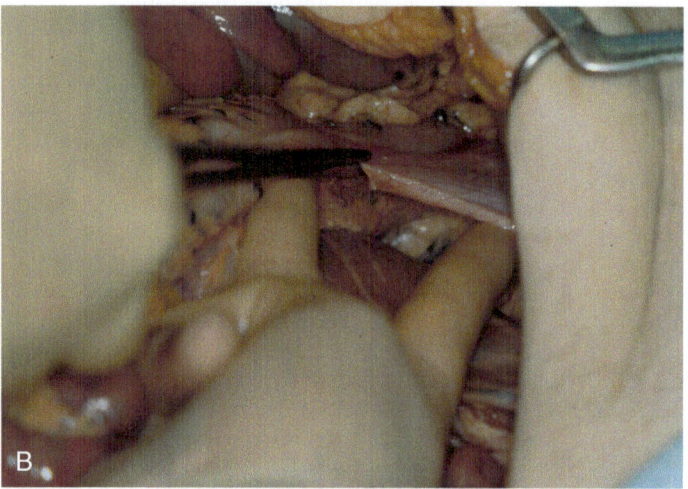

FIGURA 99-1 A. A lesão do mesocólon sigmoide pode causar desvascularização do intestino grosso (cólon sigmoide). Aqui os ramos marginais de um dos ramos sigmoidais dos vasos mesentéricos inferiores foram rompidos, causando necrose completa e perfuração de um segmento do cólon sigmoide. **B.** O cólon sigmoide é visível à esquerda da tesoura. Faz-se uma incisão cortante nas fixações peritoneais laterais, enquanto se afasta o cólon medialmente.

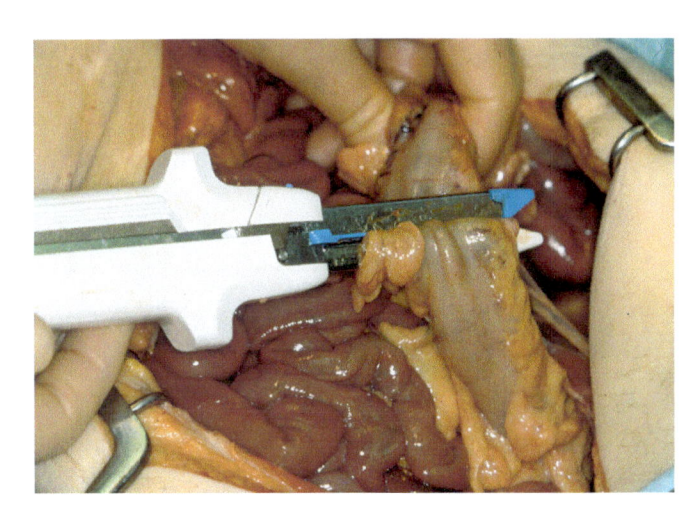

CAPÍTULO 99 Reparo do Cólon/Criação de Colostomia

FIGURA 99-2 Utiliza-se o grampeador para anastomose gastrintestinal (AGI) de 75 mm para seccionar o cólon proximal à lesão. A margem mesentérica do cólon é limpa para o uso do grampeador.

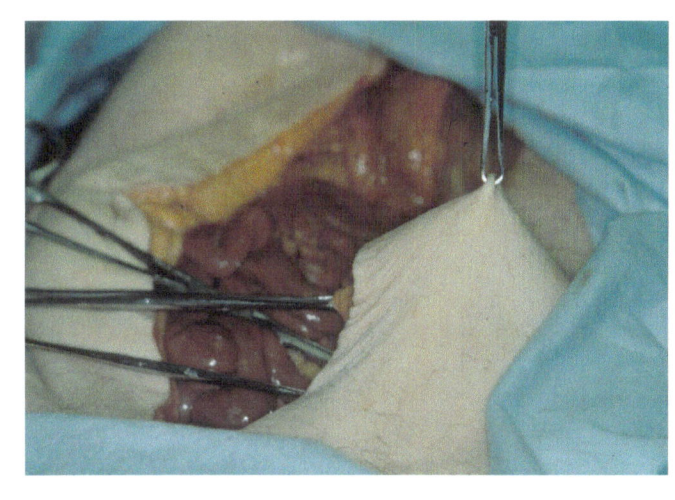

FIGURA 99-3 Escolhe-se o local para criação do estoma. Em geral, pode ser marcado no pré-operatório pelo médico da instituição responsável pelas enterostomias, em caso de planejamento de uma colostomia. O melhor é um local na parte lateral da bainha do reto, atravessando as camadas anterior e posterior.

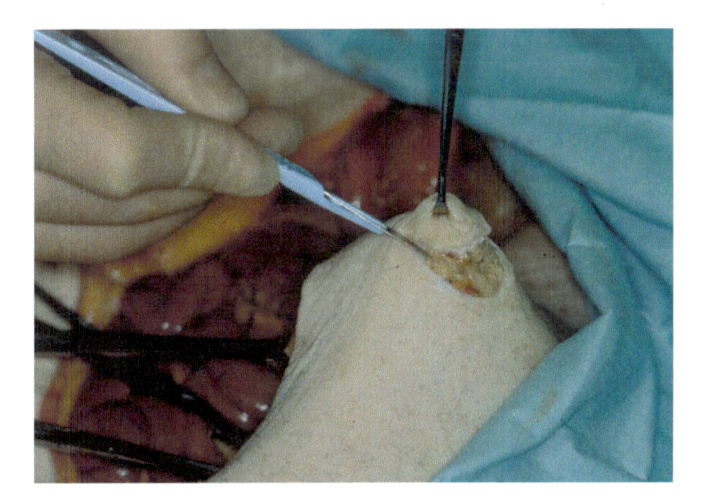

FIGURA 99-4 Uma elipse de 3 cm de pele e gordura subcutânea é retirada até o nível da fáscia anterior.

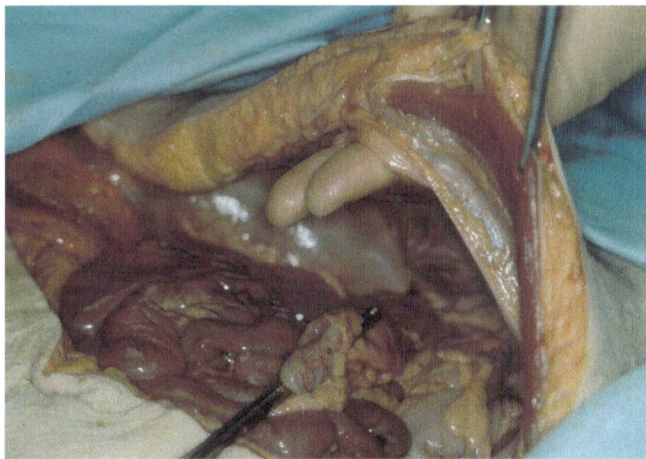

FIGURA 99-5 Faz-se uma incisão cruciforme na fáscia anterior e posterior, com espaço suficiente para dois dedos.

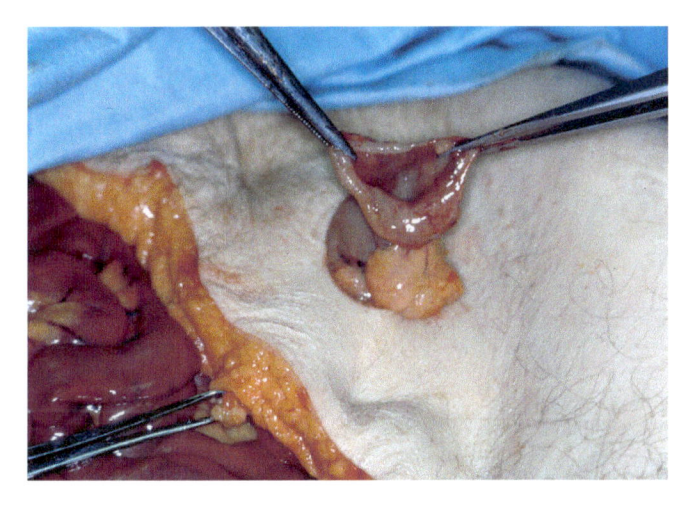

FIGURA 99-6 Segura-se a linha colônica grampeada proximal com uma pinça de Babcock e puxa-se através da parede abdominal. Uma vez fechada a incisão cirúrgica, abre-se o cólon.

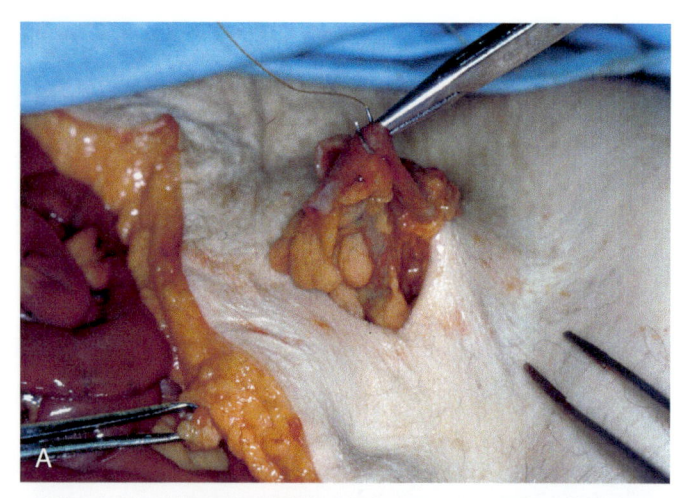

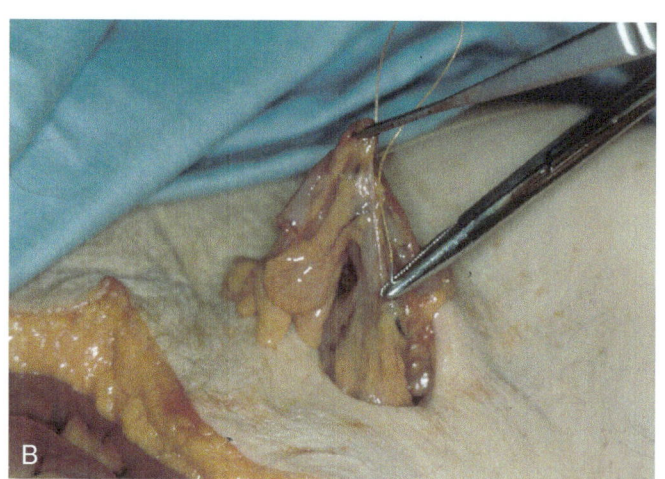

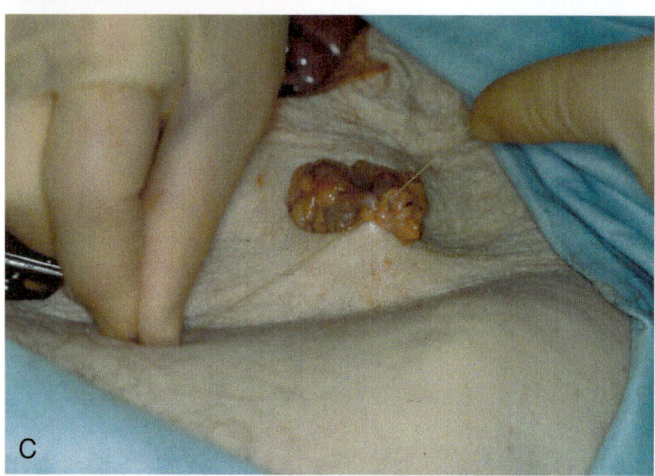

FIGURA 99-7 O estoma é finalizado com pontos separados circunferenciais absorvíveis 3-0, abrangendo a margem seccionada (**A**), um ponto a 3 cm na serosa proximal (**B**) e as margens da pele (**C**).

Com a ferida primária fechada e protegida, o estoma é "maturado" pela excisão cortante da linha grampeada para abrir a luz do cólon (Fig. 99-6). O sangramento da mucosa deve ser evidente; se for significativo, controla-se com um eletrocautério de ponta fina. Utiliza-se uma sutura absorvível 3-0 para everter circunferencialmente o estoma colônico, o que é melhor realizado com pontos separados passando em uma porção generosa da mucosa/serosa da margem cortada (Fig. 99-7A) e outra passagem menor na serosa 3 cm proximal com a agulha (Fig. 99-7B). Inclui-se, então, uma pequena margem de pele, e amarra-se o nó (Fig. 99-7C). O resultado final deve ser conforme mostrado, sem exposição do mesentério (Fig. 99-8). Um dedo lubrificado deve passar facilmente através da porção fascial da luz do estoma. Coloca-se, então, o dispositivo fechado para ostomia.

Preparo do Intestino Grosso

Pode ser feito preparo pré-operatório do intestino grosso quando há risco previsto de lesão do mesmo na cirurgia primária. Existe controvérsia se o preparo do intestino grosso tem vantagens reais em relação à ausência de preparo, quanto à integridade da anastomose e à prevenção subsequente de infecção. No entanto, segue-se uma orientação razoável para o preparo do cólon se o procedimento for desejado: (1) no

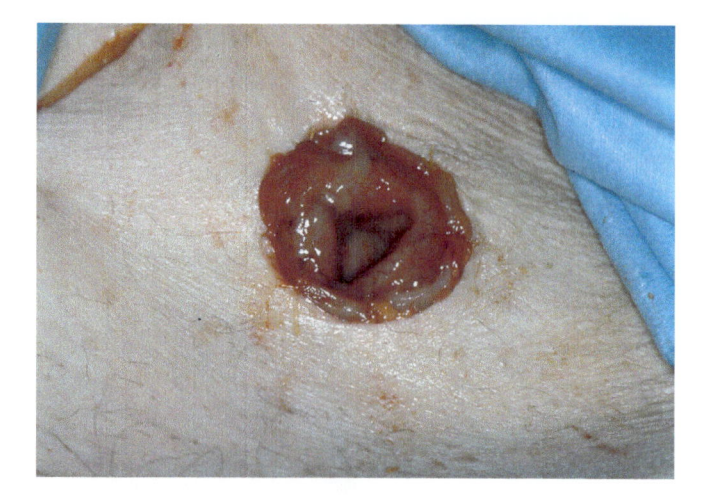

FIGURA 99-8 Estoma concluído com a parede colônica evertida e a luz central.

dia anterior à cirurgia, a paciente usa um enema, o qual é repetido 10 horas depois; (2) ingere três litros de polietileno glicol com eletrólitos, seguido de 1L, 10 a 12 horas depois; (3) recebe antibióticos orais, além da preparação osmótica: 1 g de neomicina oral e 1 g de eritromicina às 14:00, 15:00 e 22:00 horas. A eritromicina pode ser substituída por metronidazol 500 mg.

CAPÍTULO 100

Reparo de Fístulas Retovaginais

Mickey M. Karram

A maioria das fístulas retovaginais vistas pelo obstetra/ginecologista é secundária à lesão obstétrica. Em geral, essas fístulas ocorrem no terço distal da vagina. A chave do sucesso do reparo da fístula retovaginal é a excisão do trajeto fistuloso, com a aproximação livre de tensão das margens do defeito. Deve haver excelente hemostasia e administração de antibióticos no perioperatório para diminuir qualquer risco de infecção.

A maioria das fístulas é facilmente visualizada e pode ser palpada no exame retovaginal. Às vezes, a passagem de uma sonda ajuda a delinear a fístula e seu trajeto (Fig. 100-1).

Em seguida, descrevem-se tanto o reparo vaginal transperineal quanto o avanço de retalho retal para a fístula retovaginal primária não associada à irradiação, com períneo íntegro.

Reparo Transvaginal da Fístula Retovaginal

1. O cirurgião coloca seu dedo indicador não dominante no reto para auxiliar a identificação da fístula e avaliar a extensão da área fibrótica. O dedo no reto também facilitará a dissecção no plano apropriado.
2. A incisão inicial depende da localização anatômica da fístula. O melhor acesso para muitas fístulas é a incisão perineal em U invertido (Fig. 100-2). Isso permite a separação fácil da parede vaginal posterior em relação à parede anterior do reto, assim como a reconstrução do corpo perineal. Se o esfíncter anal externo estiver íntegro, não há motivo para rompê-lo. Se a fístula estiver posicionada mais alta na vagina e o períneo estiver íntegro, pode-se fazer uma incisão diretamente na parede vaginal posterior acima e em torno da fístula.
3. Com o auxílio de tração da parede vaginal e um dedo no reto para dar suporte à parede retal, utiliza-se a dissecção cortante para separar amplamente a parede vaginal posterior da parede retal anterior (Figs. 100-3 e 100-4).
4. Quando as paredes da vagina estão bem separadas do reto subjacente, excisa-se todo o trajeto fistuloso. Após a remoção do tecido cicatricial, o defeito da parede retal anterior ficará maior. Apara-se a parede do reto até que apareçam margens reavivadas (Fig. 100-4).
5. Com o dedo indicador do cirurgião elevando a parede retal anterior, realiza-se uma linha inicial de pontos absorvíveis 3-0 ou 4-0 (Fig. 100-5). Esses pontos devem estar em posição extramucosa e incluir parte da camada muscular e da submucosa.
6. Realiza-se, então, uma segunda camada de pontos invertidos (Fig. 100-6). Isso inverte a primeira linha de sutura para dentro do reto; o ideal é que os pontos não penetrem a luz do reto.
7. Se possível, uma terceira linha de suturas é feita através da dobra da fáscia da parede vaginal posterior sobre o fechamento retal (Fig. 100-7).
8. Fecha-se a mucosa da vagina e reconstrói-se o períneo, se necessário (Fig. 100-8).

A Figura 100-9 faz uma revisão das etapas do reparo retovaginal com períneo íntegro.

Procedimento Transanal de Avanço do Retalho Endorretal

1. Coloca-se a paciente em posição pronada com os quadris elevados (Fig. 100-10A).
2. Identifica-se a fístula através do ânus e utiliza-se uma pequena sonda para seguir o trajeto dentro da vagina (Fig. 100-10B). Injeta-se solução hemostática de lidocaína a 0,5% com 1:200.000 de epinefrina por via submucosa. O óstio retal é circunscrito por uma incisão distante 0,5 a 1 cm das margens do trajeto.
3. Um retalho de base ampla composto por mucosa, submucosa e músculo circular é criado e faz-se um avanço distal. Antes de suturar o retalho sobre o local da fístula, o trajeto com revestimento epitelial é excisado e a parede muscular do reto é reaproximada com pontos absorvíveis (Fig. 100-10C).
4. Fixa-se o retalho com pontos separados absorvíveis (Fig. 100-10D). Deixa-se o lado vaginal aberto para drenar o sítio cirúrgico.

Embora diversos cirurgiões tenham relatado uma alta taxa de sucesso com essa técnica, deve-se ter cuidado para assegurar que a mucosa retal não seja muito avançada, criando uma mucosa ectrópica e um "ânus molhado".

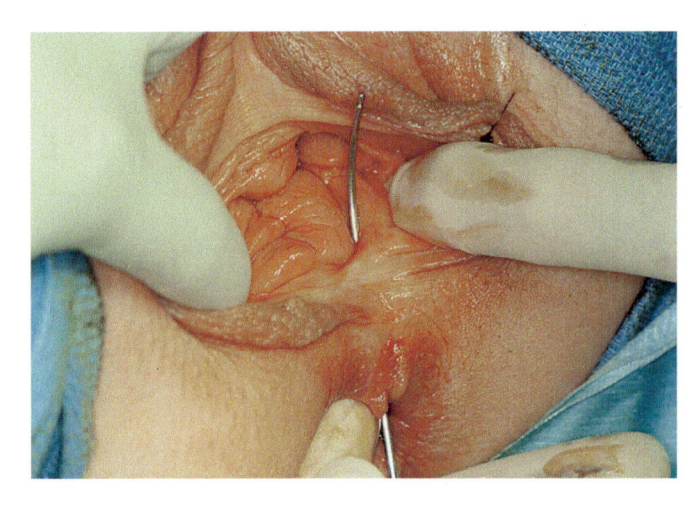

FIGURA 100-1 Exemplo de fístula retovaginal na qual a sonda ajuda a delinear a fístula e seu trajeto, e se observa a abertura da fístula distal na fúrcula posterior.

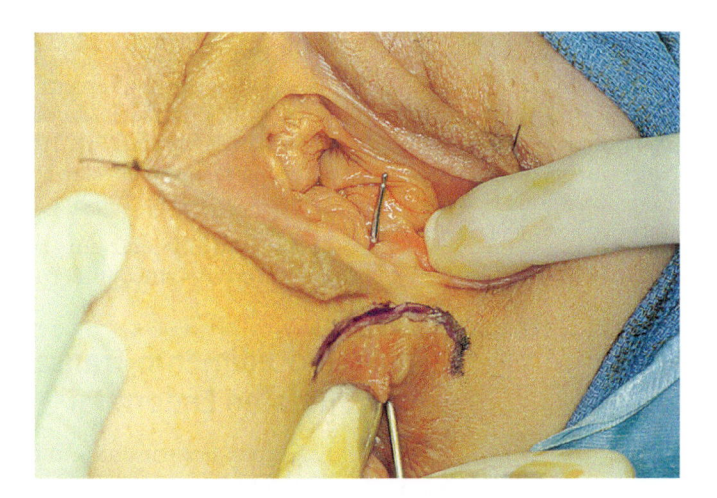

FIGURA 100-2 Em geral, faz-se uma incisão em U invertido no períneo para fístulas distais. Se o esfíncter anal externo estiver íntegro, não há razão para rompê-lo.

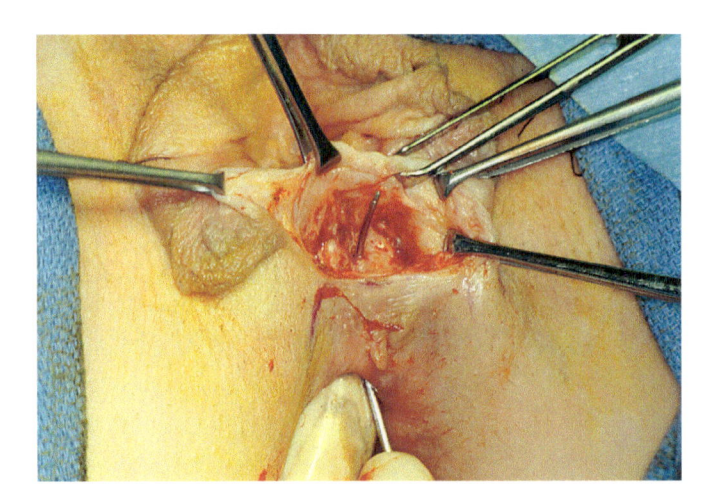

FIGURA 100-3 Dissecção cortante com o dedo no reto expõe o trajeto fistuloso e inicia o desenvolvimento do espaço retovaginal.

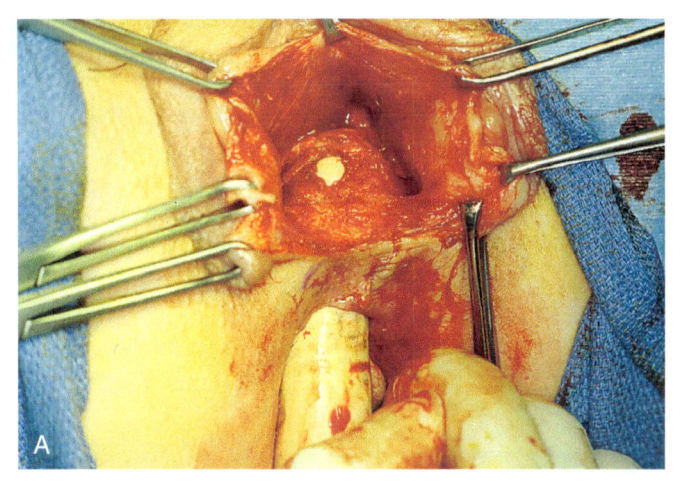

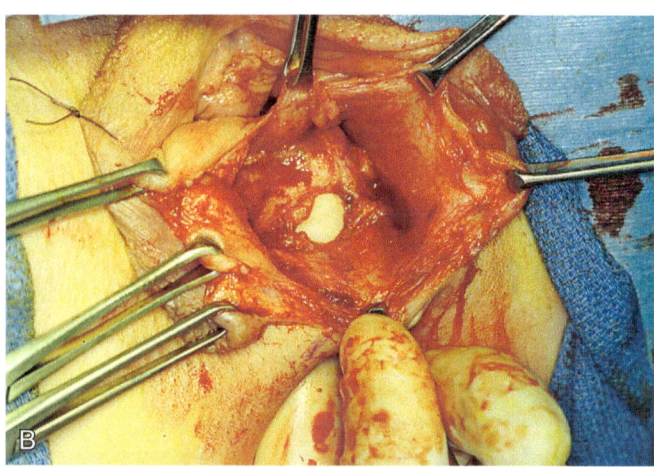

FIGURA 100-4 A. Dissecção cortante separando completamente a parede vaginal posterior da parede retal anterior. Deve-se estender a dissecção bem além das margens da fístula para possibilitar o fechamento livre de tensão. **B.** Observar que a fístula alarga à medida que mais tecido cicatricial é excisado.

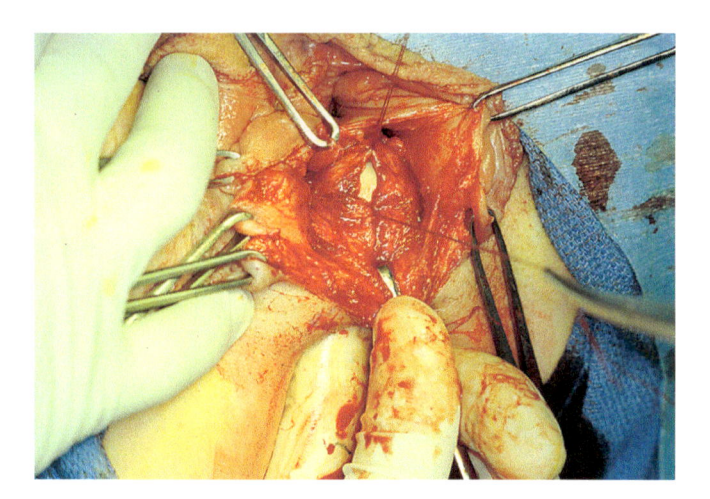

FIGURA 100-5 Uma vez terminada a dissecção e as margens cicatriciais do trajeto fistuloso excisadas, inicia-se o fechamento da parede retal anterior com uma sutura fina absorvível. Prefiro a sutura com fio catgute cromado 4-0. Unem-se as margens proximal e distal da fístula. Se possível, os pontos devem ser passados em posição extramucosa.

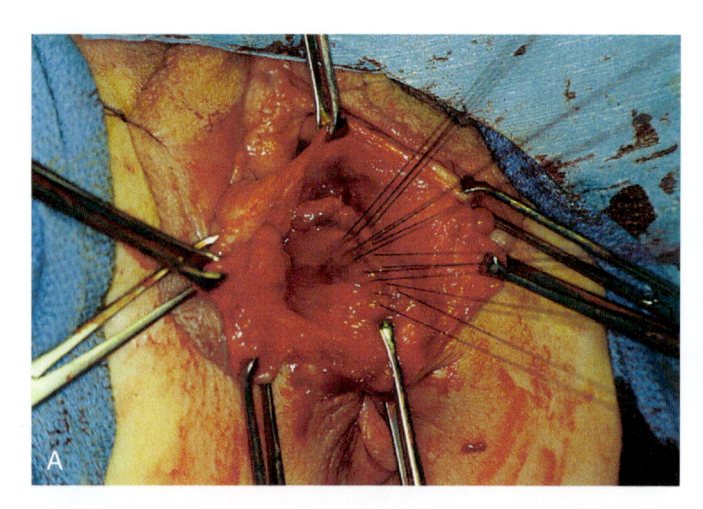

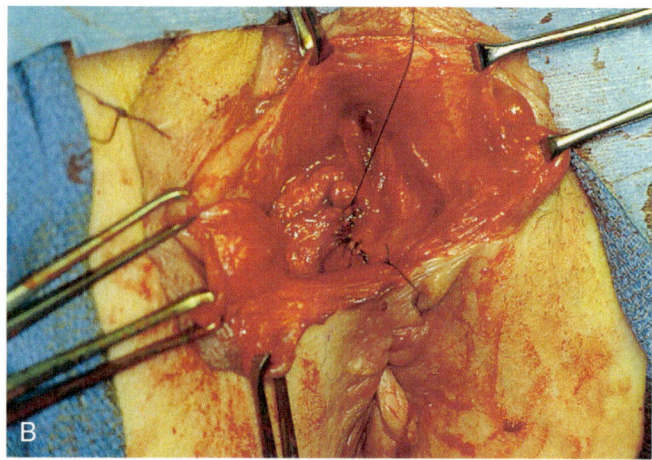

FIGURA 100-6 A. Realizada a camada inicial de pontos separados extramucosos, aproximando a parede retal anterior. **B.** Esta camada é seguida por uma segunda camada de pontos sobrepostos.

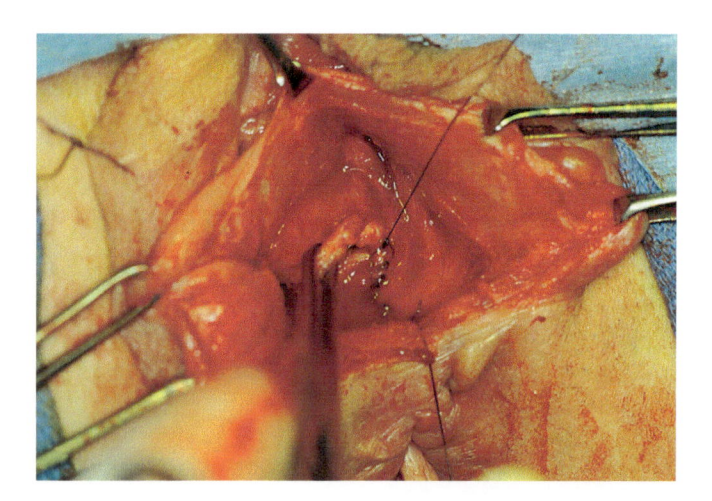

FIGURA 100-7 Identifica-se e segura-se a fístula retovaginal com uma pinça de Allis. Se possível, aproxima-se este tecido sobre o fechamento inicial da fístula.

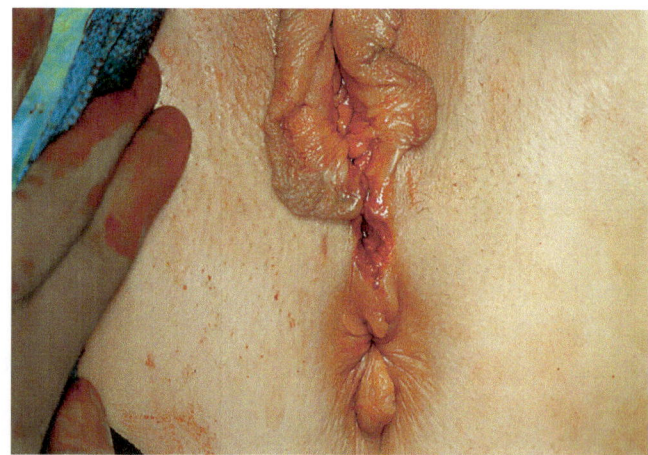

FIGURA 100-8 Fecha-se a parede vaginal posterior e reconstrói-se o períneo, se necessário.

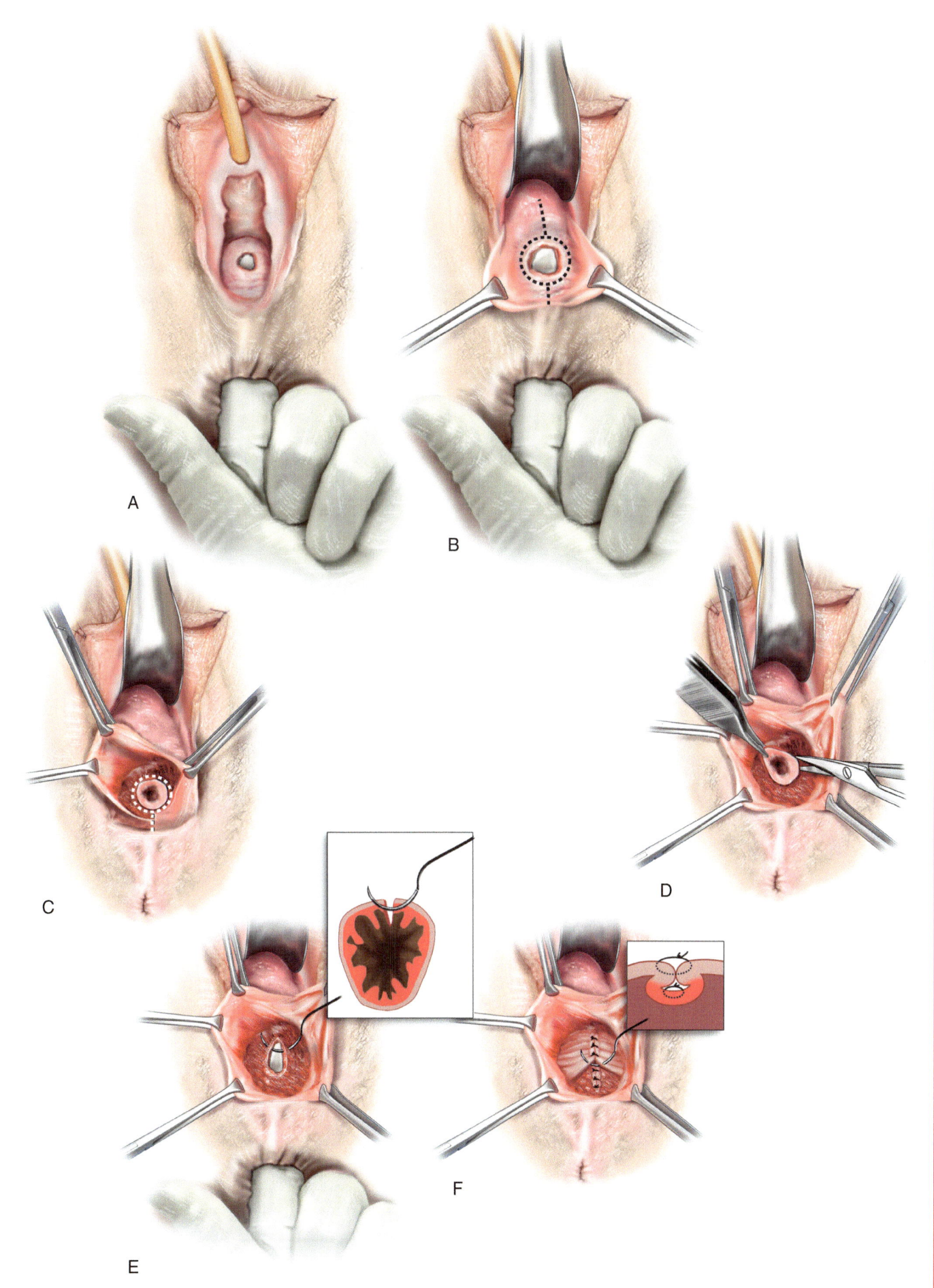

CAPÍTULO 100 Reparo de Fístulas Retovaginais 1131

FIGURA 100-9 Reparo da fístula retovaginal em uma paciente com períneo íntegro. **A.** Fístula retovaginal presente na porção média da parede vaginal posterior. **B.** A linha pontilhada mostra o local da incisão da parede vaginal posterior. **C.** Separa-se a parede vaginal da parede retal anterior. **D.** Excisa-se o trajeto fistuloso. A parede retal é aparada até que se encontrem margens vivas. **E.** Fechamento extramucoso da parede retal anterior com pontos separados, de fios finos, e de absorção tardia. **F.** A segunda camada se sobrepõe à porção muscular da parede do reto sobre a camada inicial. Completa-se o reparo através da plicatura da fáscia retovaginal e do fechamento da parede vaginal posterior.

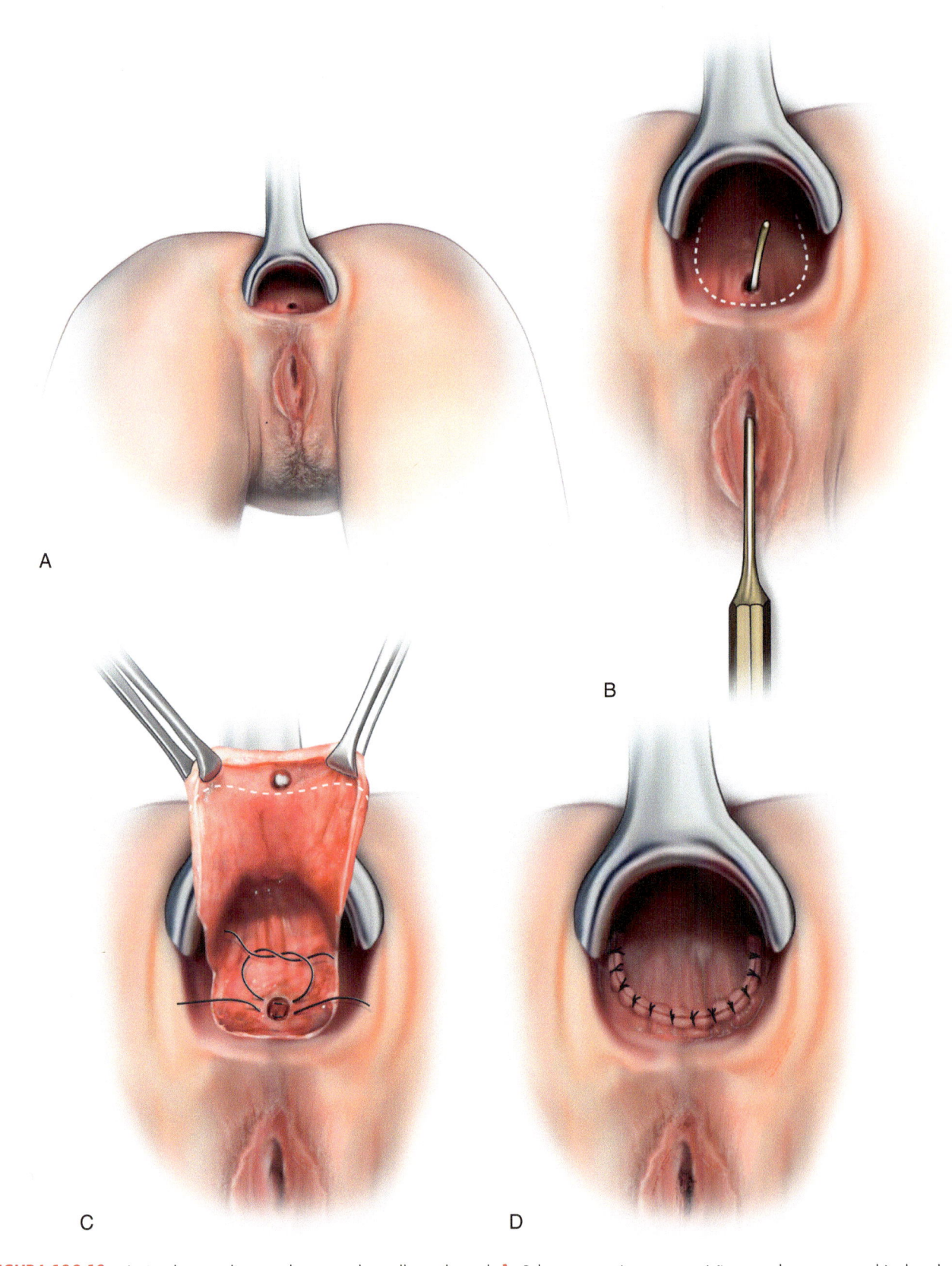

FIGURA 100-10 Técnica do procedimento de avanço do retalho endorretal. **A.** Coloca-se a paciente em posição pronada com os quadris elevados na preparação do reparo da fístula retovaginal baixa ou a nível médio. **B.** Com a paciente em posição pronada, insere-se um espéculo anal posteriormente. Identifica-se a fístula retovaginal através da colocação de uma pequena sonda do ânus para a vagina. A linha pontilhada mostra a incisão da mucosa retal utilizada para desenvolver o retalho avançado. **C.** Excisa-se o trajeto fistuloso com revestimento epitelial e reaproxima-se a parede muscular do reto com sutura absorvível. O retalho de avanço retal está separado e pronto para ser colocado no local do reparo da fístula. **D.** Fixa-se o retalho com pontos separados absorvíveis.

CAPÍTULO 101

Reparo do Esfíncter Anal com Reconstrução Perineal

Mickey M. Karram

Anatomia do Reto e dos Esfíncteres Anais

O controle fecal é um processo complexo que envolve uma interação intrincada entre função e sensação anais, complacência retal, consistência fecal, volume fecal, trânsito colônico e alerta mental. A alteração de quaisquer desses fatores pode causar incontinência de gás, líquido ou fezes sólidas. A ruptura da anatomia normal dessa área, geralmente secundária ao trauma obstétrico, pode resultar em algum grau de incontinência. As anatomias íntegras do esfíncter anal interno, esfíncter anal externo e da divisão puborretal do músculo levantador do ânus devem ser compreendidas para que se avalie adequadamente as anormalidades que podem causar incontinência anal (Fig. 101-1).

O reto se estende da sua junção com o cólon sigmoide ao orifício anal. A distribuição de músculo liso é típica do trato intestinal, camadas musculares internas circulares e externas longitudinais. Na flexura perineal do reto, a camada circular interna aumenta de espessura para formar o esfíncter anal interno, o qual está sob controle autonômico (simpático e parassimpático), sendo responsável por 85% da pressão anal de repouso. A camada longitudinal externa de músculo liso se torna concentrada nas paredes anterior e posterior do reto, com conexões com o corpo perineal e o cóccix e, depois, se estende inferiormente de ambos os lados do esfíncter anal externo. O esfíncter anal externo é composto de músculo estriado que permanece em contração tônica na maior parte do tempo e também pode ser contraído voluntariamente. O esfíncter anal externo funciona como uma unidade com a porção puborretal do músculo levantador do ânus. O mecanismo do esfíncter anal compreende o esfíncter anal interno, o esfíncter anal externo e a porção muscular puborretal do músculo levantador do ânus. Um reflexo medular provoca a contração do músculo estriado durante o aumento súbito da pressão intra-abdominal. O ângulo anorretal é produzido pelo polo anterior do músculo puborretal. Esse músculo forma uma faixa posteriormente em torno da junção anorretal. Os dois esfíncteres são separados, de alguma forma, pela camada longitudinal associada formada pela fusão da camada longitudinal do músculo liso do reto e das fibras pubococcígeas do músculo levantador do ânus. Esses esfíncteres circulam o canal anal logo distais ao ângulo anorretal. Conforme mencionado previamente, acredita-se que o esfíncter interno exerça a maior parte da pressão de repouso. O esfíncter externo, inervado pelo ramo retal inferior do nervo pudendo e pelo ramo perineal do quarto nervo sacral, exerce a maior parte da pressão de contração. Acredita-se que o reparo será mais anatômico e, talvez, haja melhor restauração da zona de alta pressão se a correção incorporar os esfíncteres anais interno e externo. Essas estruturas têm cerca de 2 cm de espessura e 3 a 4 cm de comprimento. O papel real do músculo puborretal no mecanismo de incontinência é controverso. Acredita-se que dê suporte ao reto acima do nível do ângulo anorretal, mantendo a pressão do conteúdo entérico, assim como as alterações na pressão intra-abdominal, longe do complexo esfincteriano. Estudos recentes sugerem que a incontinência fecal se relaciona com frequência à desnervação do diafragma pélvico e à ruptura e desnervação do esfíncter anal externo.

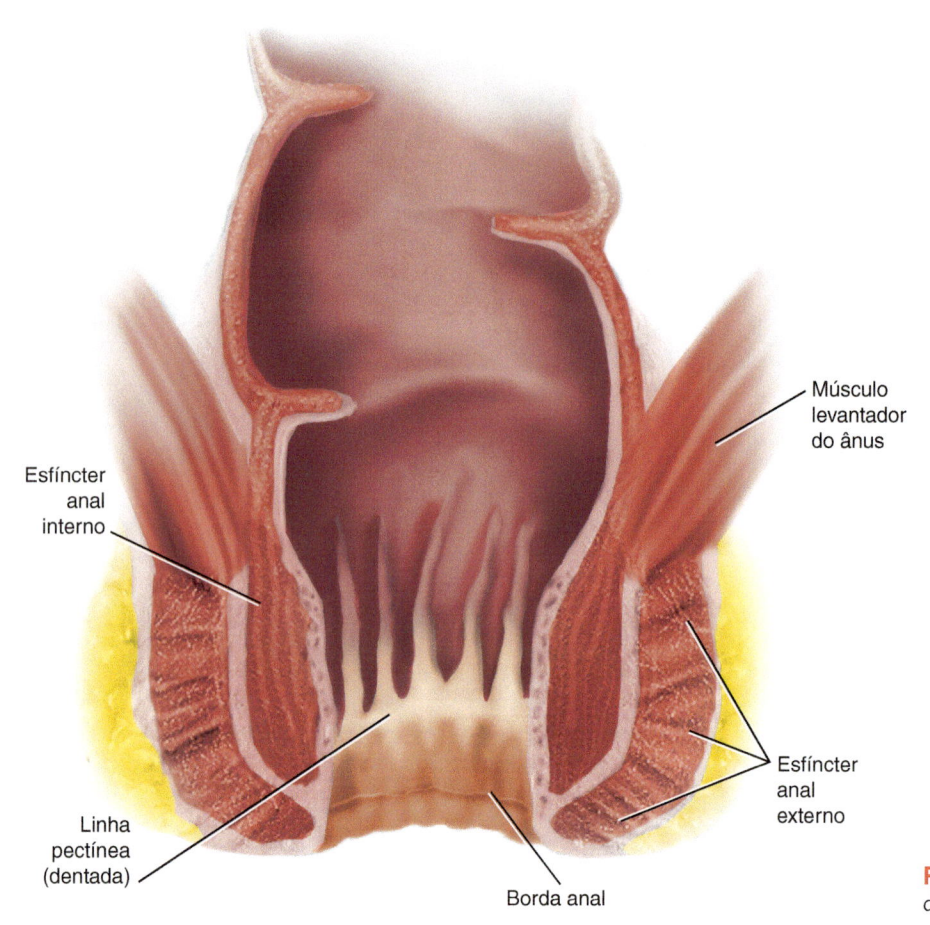

FIGURA 101-1 Anatomia normal da região anal distal.

Reparo do Esfíncter Anal

Quando se identifica um defeito no complexo esfincteriano e os testes revelam que é um fator contribuinte importante para a incontinência de gás, fezes líquidas ou fezes sólidas da paciente, pode-se considerar a reaproximação do esfíncter na tentativa de melhorar a incontinência fecal.

A seguir, temos uma descrição de um reparo de esfincteroplastia com sobreposição para incontinência fecal.

1. Prefiro realizar o reparo com um dedo no reto. Faz-se uma incisão inicial em U invertido acima da abertura anal, indo da posição 9 horas para 12 horas e 3 horas, seguida de uma incisão na linha média que se estende até o remanescente do períneo e a vagina (Figs. 101-2 a 101-5).
2. A mucosa vaginal é separada da parede anterior do reto suficientemente nas partes superior e lateral para prover acesso aos músculos retraídos. Também, a dissecção deve se estender até quase o nível da fossa isquiorretal, pois a maioria dessas pacientes tem um períneo enfraquecido e necessitará de perineorrafia junto com o reparo do esfíncter anal (Fig. 101-5).
3. Realiza-se a dissecção lateral até que as extremidades dos esfíncteres possam ser identificadas. Muitas vezes é útil usar um estimulador nervoso ou um cautério de baixa potência para identificar músculo viável, pois, frequentemente, este estará circundado por tecido cicatricial (Fig. 101-6). Prefiro seccionar o tecido cicatricial no meio, deixando as duas extremidades do esfíncter com uma parte desse tecido cicatricial. É importante dividir a cicatriz, mas não ressecá-la das extremidades do esfíncter, pois permitirá a força tensional quando o reparo estiver concluído.
4. As extremidades do esfíncter são mobilizadas suficientemente para permitir a sobreposição do músculo e a apreensão com pinças de Allis. Se houver dano aos músculos interno e externo, é preferível repará-los como uma unidade. Isso é melhor realizado com a incorporação de pequenas partes da parede anterior do reto na esfincteroplastia. Alguns advogam apenas aproximar os músculos, mas, se possível, prefiro sobrepor as extremidades do músculo, realizando, portanto, uma esfincteroplastia com sobreposição. Isso é feito através da sobreposição de numerosos pontos em colchoeiro em todo o comprimento do esfíncter, de cada lado (Fig. 101-7). Aproximadamente seis pontos (três de cada lado) são utilizados. Pontos em colchoeiro são usados para sobrepor as margens do esfíncter (Figs. 101-8 a 101-10). Durante o reparo, irriga-se a ferida com solução antibiótica.
5. Frequentemente, é necessária a realização de perineorrafia (Fig. 101-9). Também se pode realizar uma plicatura distal do músculo levantador do ânus, se preciso, para diminuir o tamanho do introito vaginal. Na conclusão do reparo, deve-se estreitar o canal anal para permitir a introdução de apenas um dedo indicador.
6. Fecham-se as margens da pele com pontos separados absorvíveis 3-0. Não coloco, rotineiramente, um dreno nessa área. As pacientes são mantidas em uso de laxantes durante todo o período pós-operatório.

Se as extremidades do esfíncter anal estiverem significativamente retraídas, torna-se impossível realizar a esfincteroplastia com sobreposição. Isso é comum quando há deiscência completa de um reparo de episiotomia de terceiro ou quarto graus. A Figura 101-11A mostra uma paciente de 28 anos, em período pós-parto há 3 meses, após a deiscência da correção de uma episiotomia de quarto grau, que se apresentou com incontinência fecal significativa. Observe que há perda completa do corpo perineal com retração significativa do esfíncter anal externo. A técnica de esfincteroplastia término-terminal com incorporação do esfíncter anal interno é demonstrada nas Figuras 101-11 e 101-12.

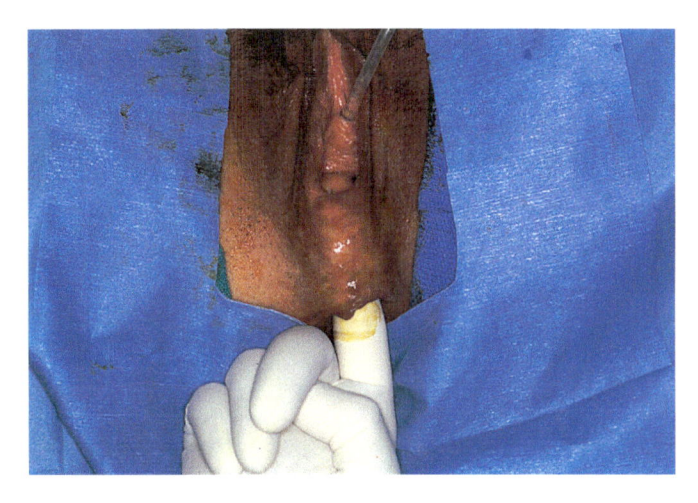

CAPÍTULO 101 Reparo do Esfíncter Anal com Reconstrução Perineal 1135

FIGURA 101-2 Exame mostra um corpo perineal enfraquecido com deficiência do esfíncter anal anteriormente.

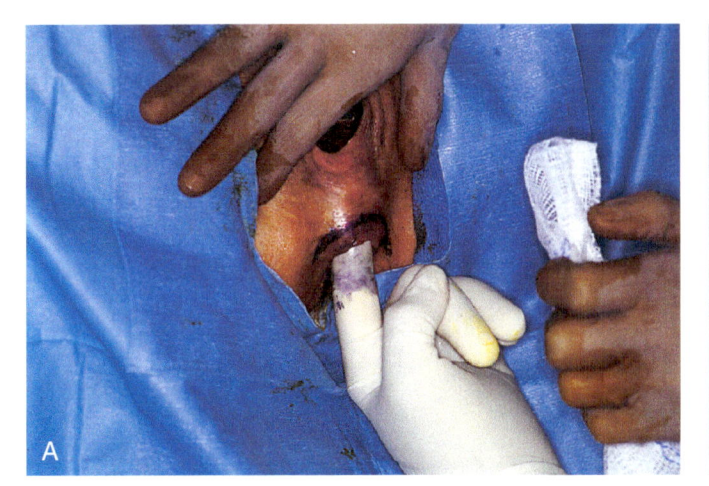

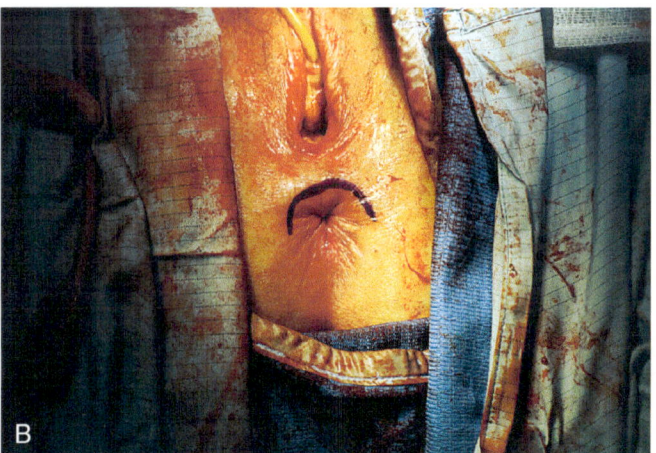

FIGURA 101-3 A e B. Incisão em U invertido realizada, aproximadamente, da posição 9 horas até a posição 3 horas, para permitir a exposição e a identificação das margens retraídas do esfíncter anal externo.

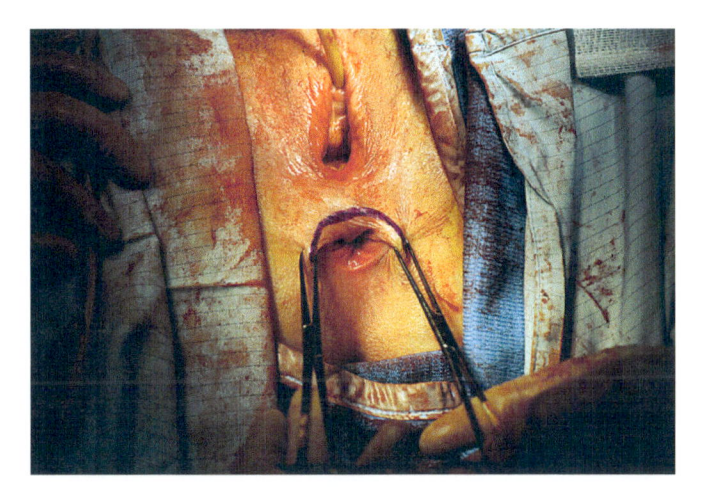

FIGURA 101-4 Pinças de Allis utilizadas para tração e indicação da localização aproximada das margens retraídas do esfíncter.

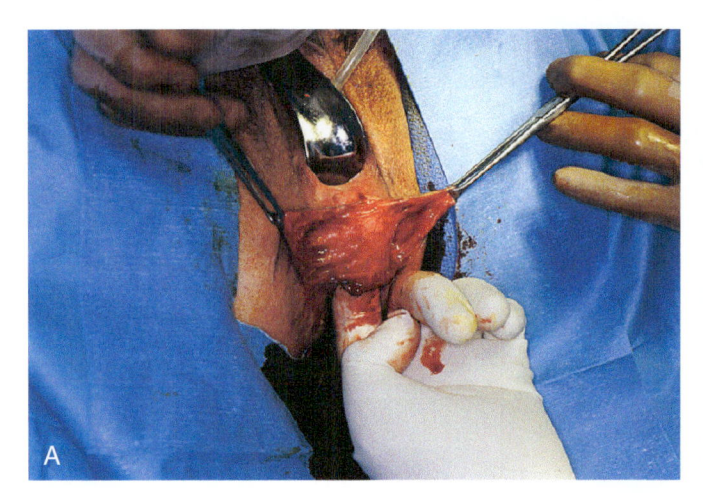

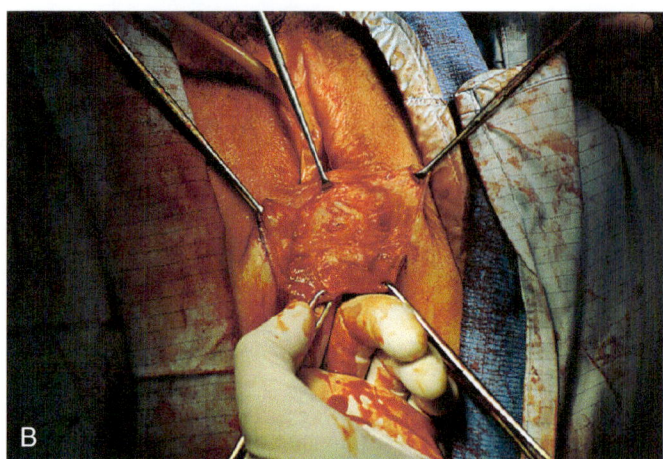

FIGURA 101-5 A e **B.** A dissecção cortante separa a pele do períneo da parede retal anterior.

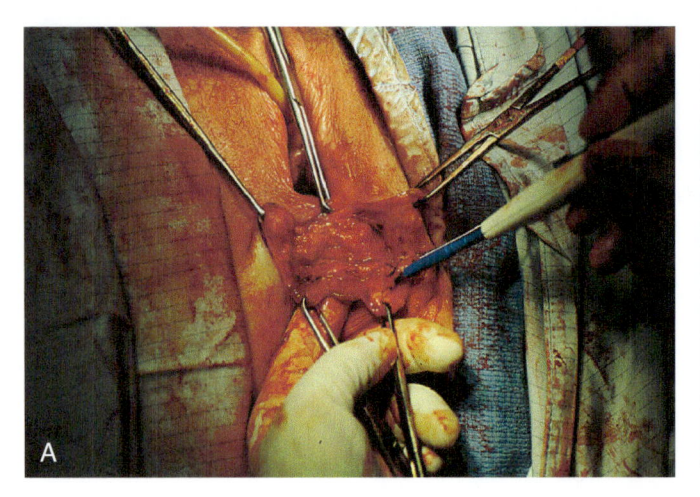

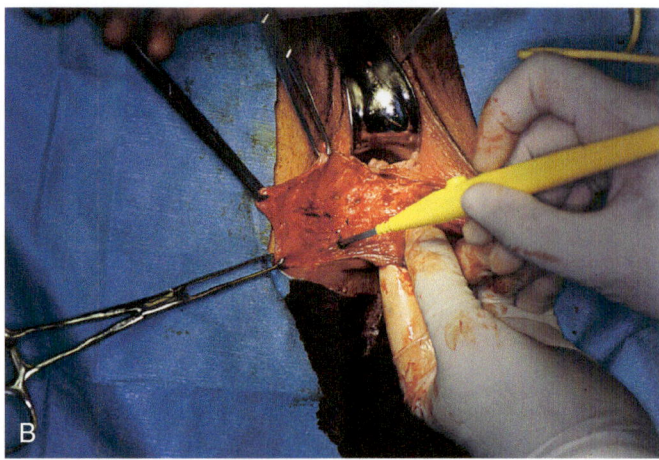

FIGURA 101-6 A. Estende-se a dissecção lateralmente para expor o esfíncter externo. Utiliza-se um estimulador nervoso para identificar músculo viável do lado esquerdo. **B.** O cautério de baixa voltagem é utilizado para identificar o músculo viável do lado direito.

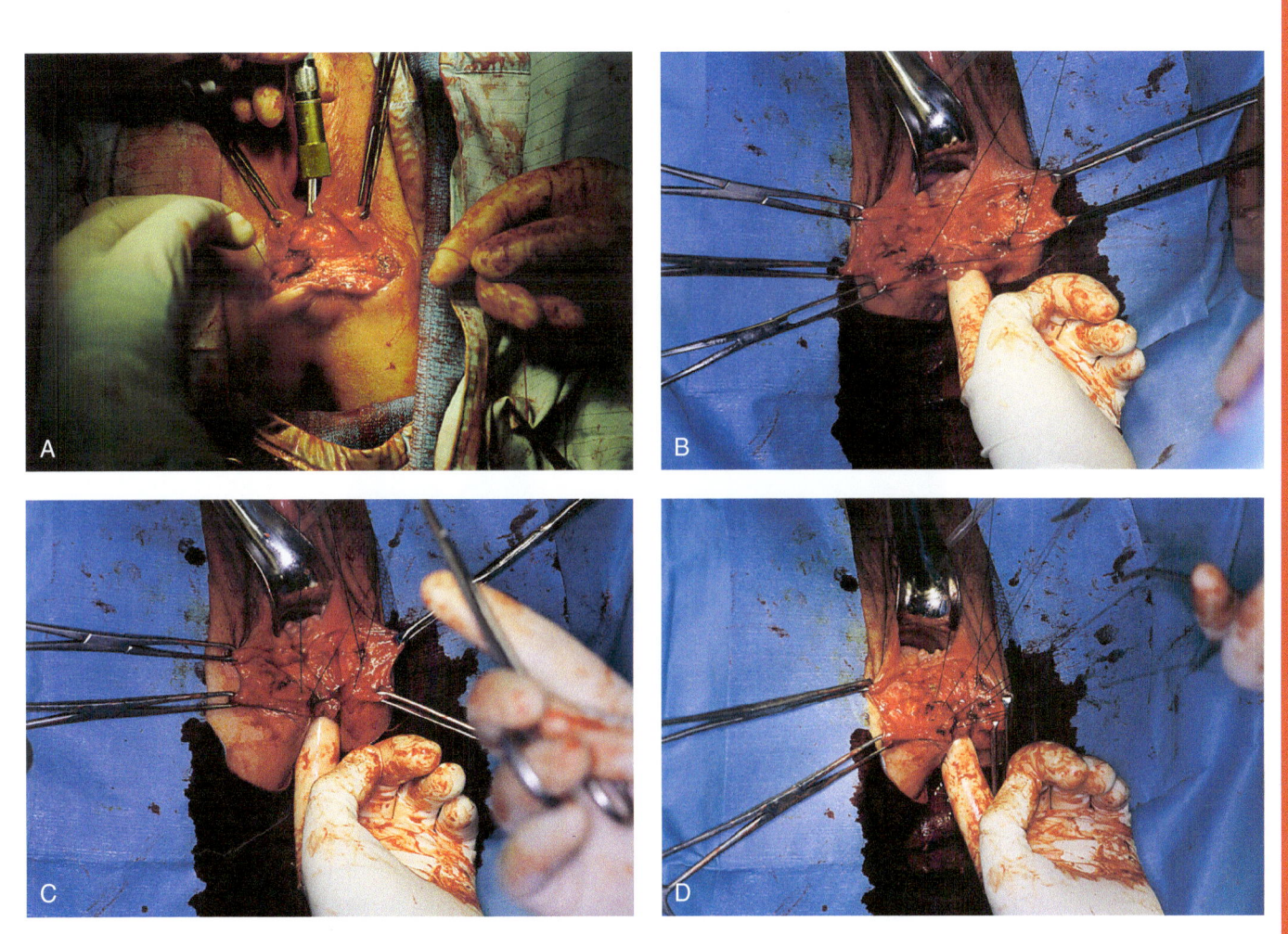

CAPÍTULO 101 Reparo do Esfíncter Anal com Reconstrução Perineal   1137

FIGURA 101-7 A a D. Pontos passados através das margens retraídas do esfíncter anal externo, de cada lado. Numerosos pontos são realizados em uma distância de 3 a 4 cm, até o canal anal. Note que pequenos pontos incorporam a parede retal anterior no reparo.

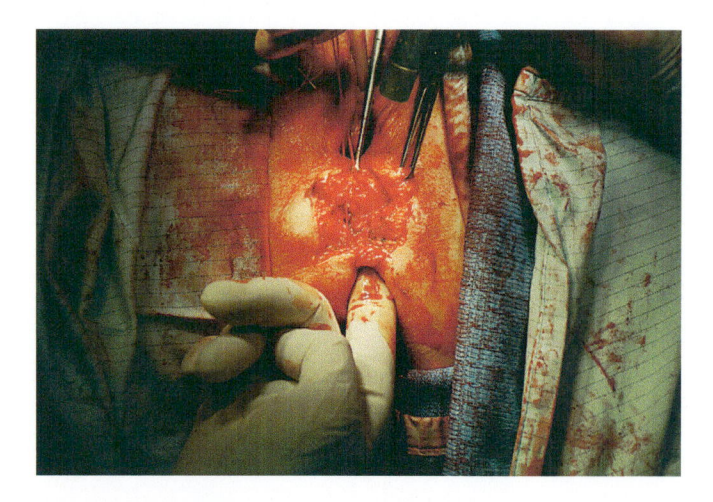

FIGURA 101-8 Observe que atar os pontos aproxima as extremidades do esfíncter anal externo. Sempre que possível, realiza-se uma esfincteroplastia com sobreposição da maneira jaquetão (*vest-over-pants*).

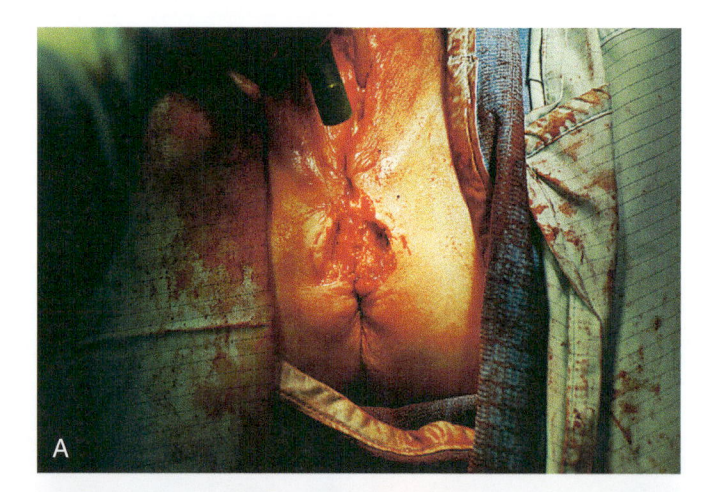

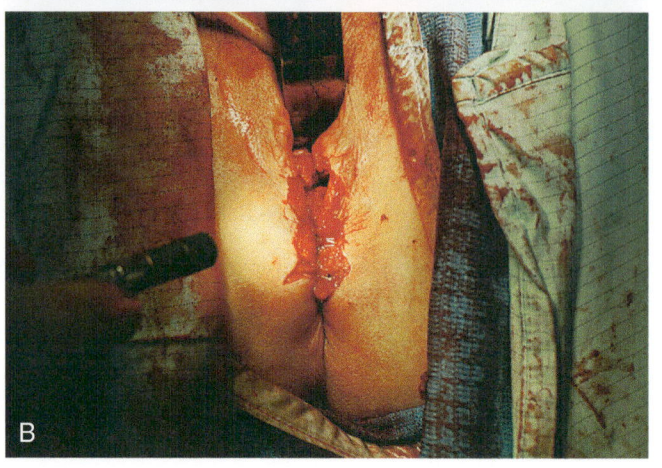

FIGURA 101-9 A. Reconstrói-se o corpo perineal e aproxima-se a pele do períneo na linha média. **B.** Na conclusão do reparo, o diâmetro do canal anal deve permitir a entrada justa de um dedo indicador.

CAPÍTULO 101   Reparo do Esfíncter Anal com Reconstrução Perineal   1139

A — Extremidades do esfíncter retraído

B — Mobilização das extremidades do esfíncter

C

D — Esfincteroplastia com sobreposição

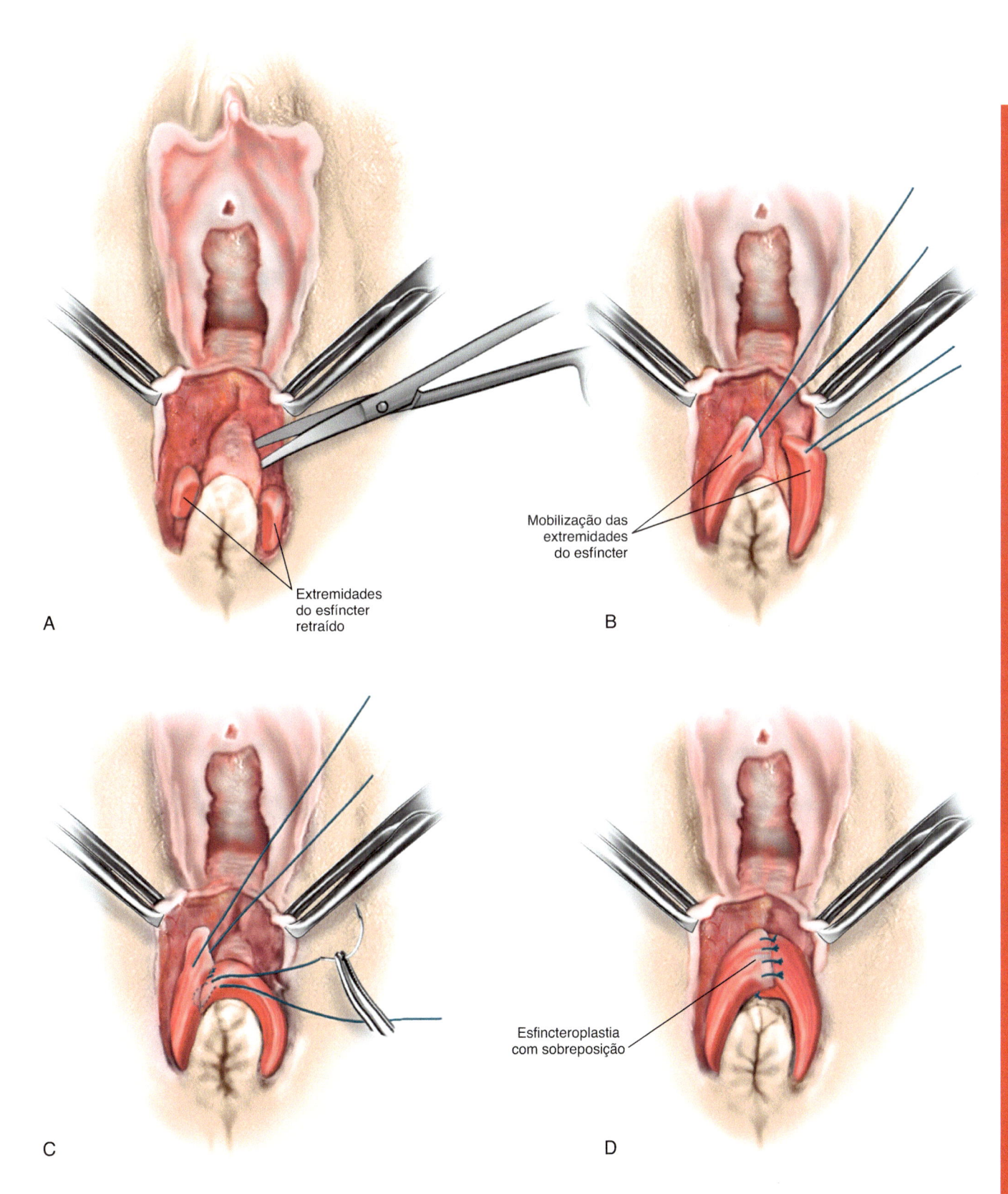

FIGURA 101-10 A a **D.** Técnica da esfincteroplastia com sobreposição.

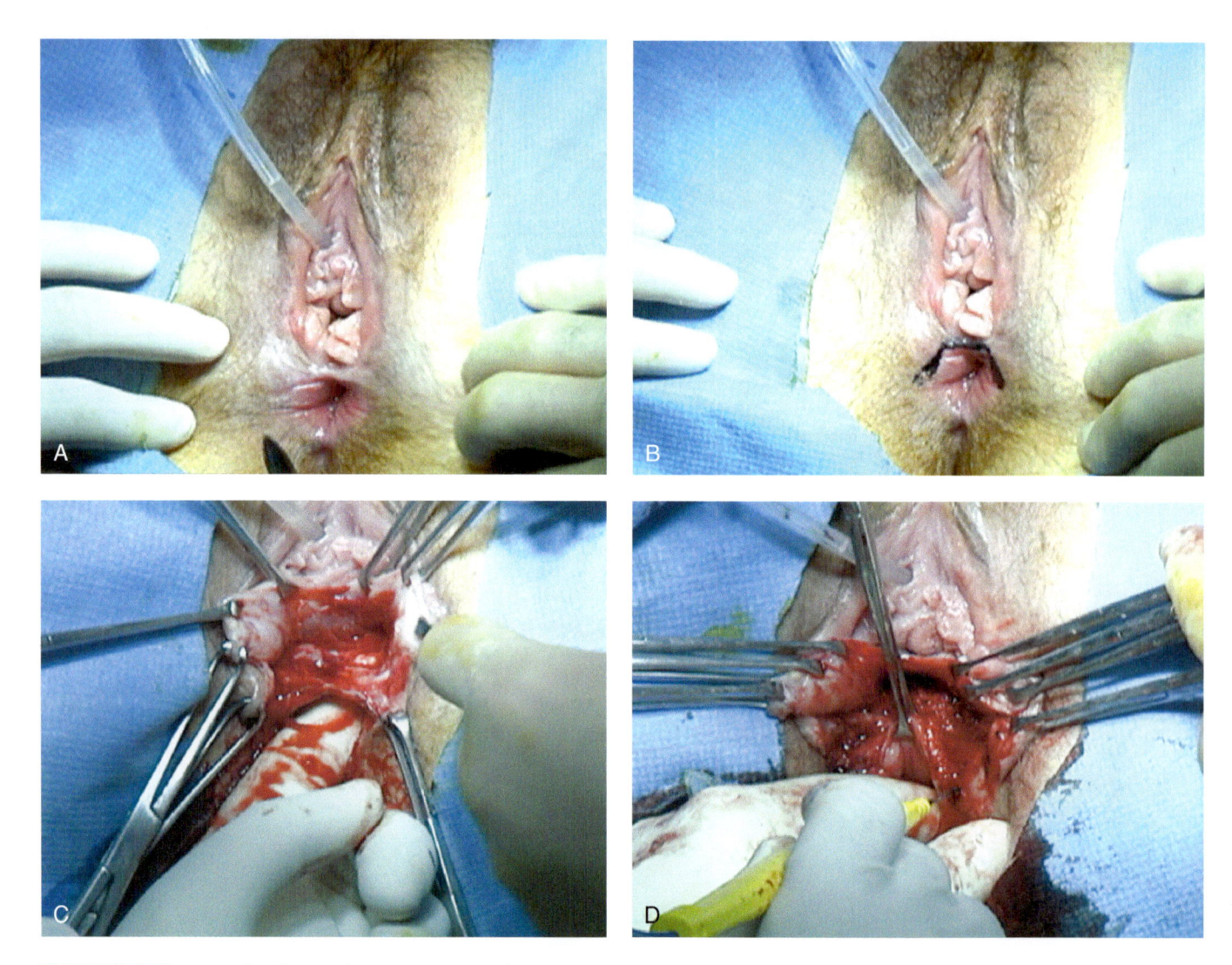

FIGURA 101-11 Técnica da esfincteroplastia término-terminal em uma paciente com deiscência completa da correção da episiotomia de quarto grau. **A.** Note o hiato vaginal alargado e bem aberto, e a perda completa do corpo perineal com retração significativa das extremidades do esfíncter anal. **B.** Faz-se uma incisão em U invertido. **C.** A incisão se estende em direção lateral e inferior para identificar as extremidades retraídas do esfíncter externo. **D.** Identifica-se músculo viável na posição 3 horas, aproximadamente, do lado esquerdo.

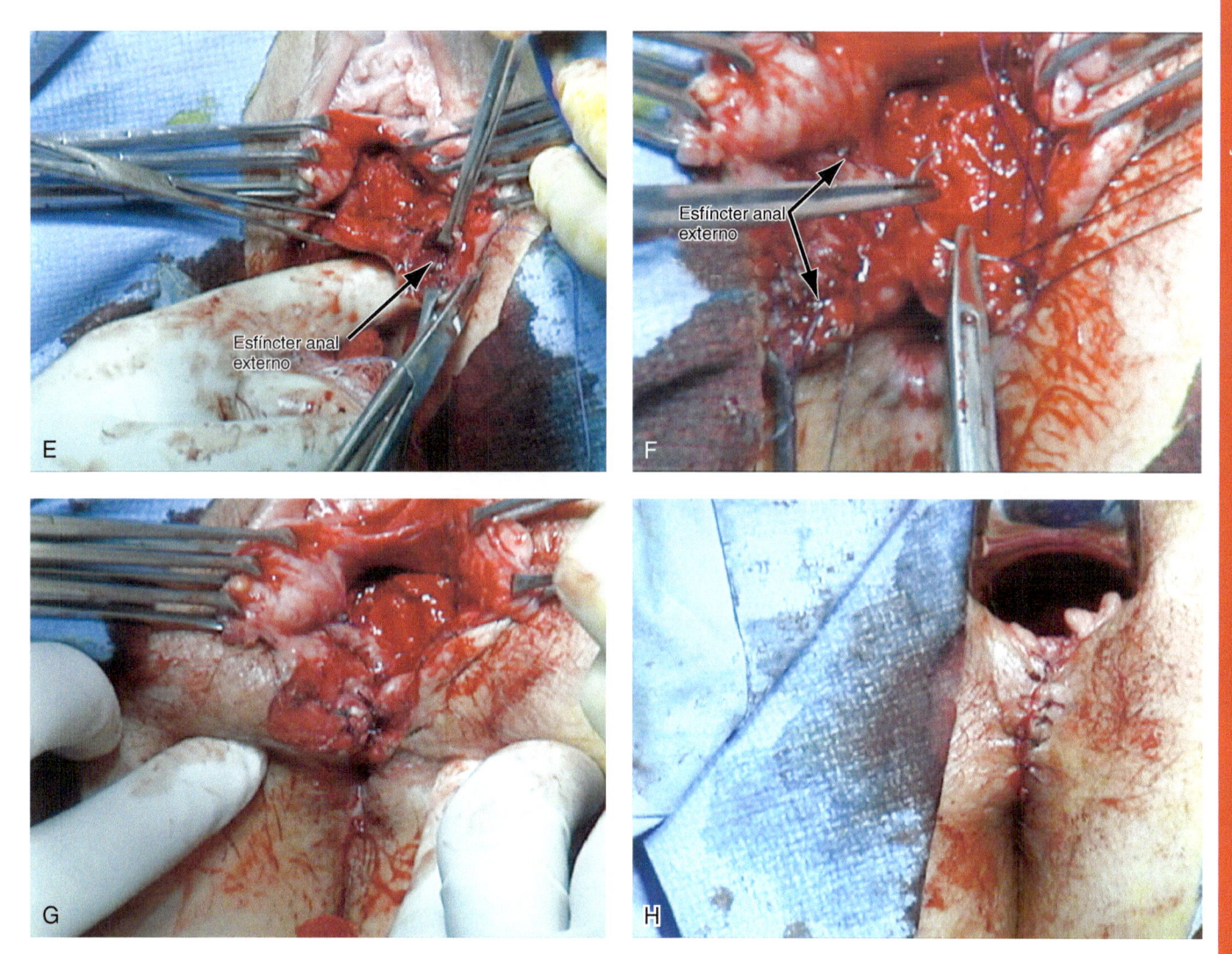

FIGURA 101-11 (cont.) E. Identifica-se a extremidade retraída do esfíncter anal externo do lado esquerdo. **F.** Mostra-se o esfíncter anal externo do lado direito. Observe que o esfíncter dissecado tem cerca de 4 cm de largura. Passam-se numerosos pontos na extremidade esquerda do esfíncter externo. À medida que cada ponto alcança o lado oposto, pequenos pontos envolvem o esfíncter anal interno. **G.** Atam-se os pontos na linha média, completando a esfincteroplastia término-terminal. **H.** Reconstrói-se o corpo perineal e mostra-se o reparo concluído.

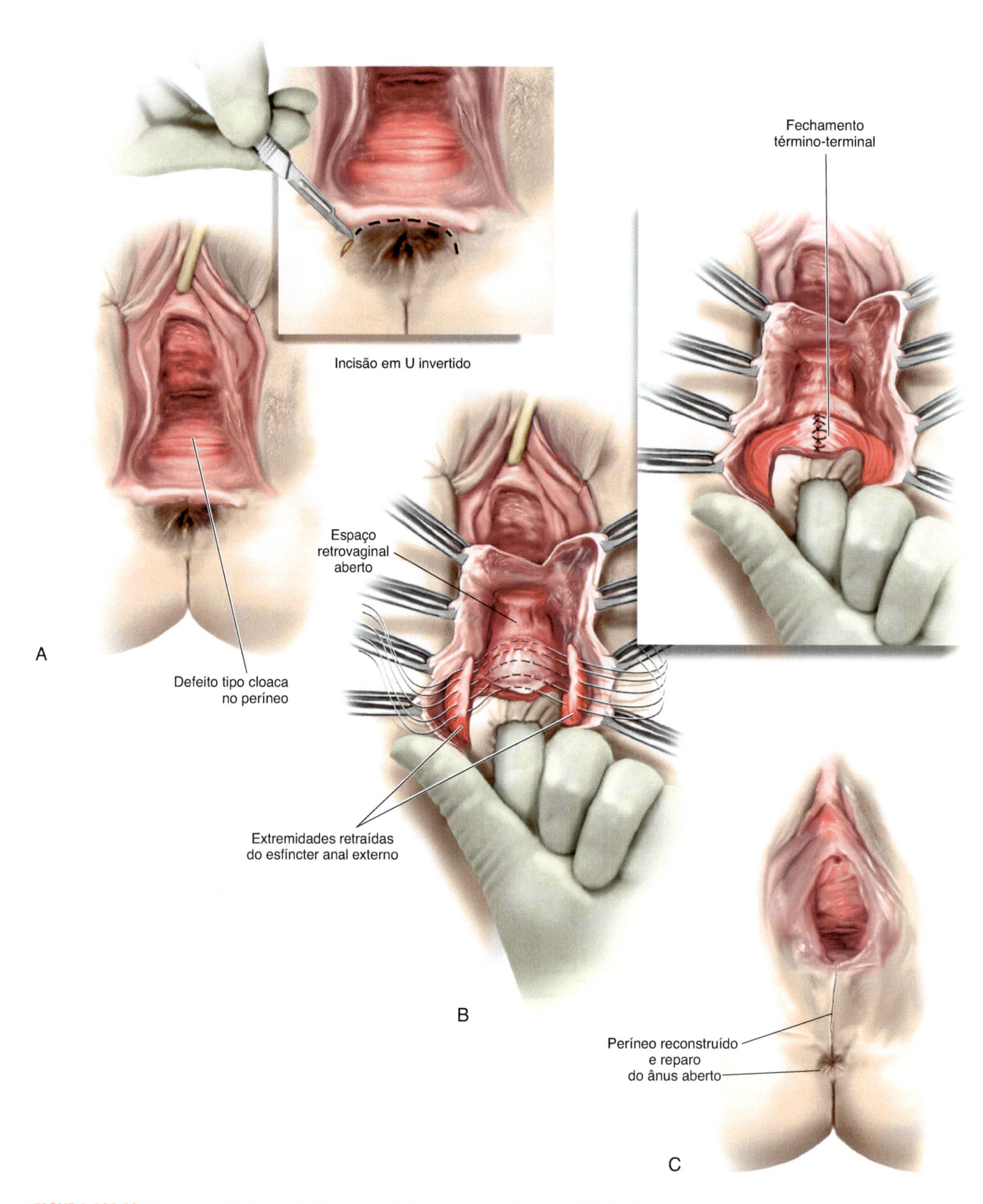

FIGURA 101-12 Técnica da esfincteroplastia término-terminal com reconstrução perineal. **A.** O defeito tipo cloaca no períneo ocorre quando as paredes vaginal posterior e retal anterior estão fundidas. Faz-se uma incisão em U invertido ou transversa (detalhe). **B.** O espaço retovaginal é aberto ao longo da parede vaginal posterior do reto. Identificam-se as extremidades retraídas do esfíncter anal externo. As suturas incluem pequenos pontos através do esfíncter anal interno, à medida que passam para o lado oposto. Mostra-se a esfincteroplasta término-terminal completa (detalhe). **C.** O períneo foi completamente reconstruído. O reparo concluído deve mostrar uma relação perpendicular entre a parede vaginal posterior e o períneo reconstruído. Note que a abertura anal se torna enrugada, não estando mais aberta.

CAPÍTULO 102

Reparo Transperineal do Prolapso Retal

Bradley R. Davis

O prolapso retal se caracteriza por uma protrusão circunferencial de espessura total do reto a partir do ânus. Acredita-se que represente o ápice de uma série de eventos que resultam em uma hérnia de deslizamento através do hiato do levantador do ânus (Fig. 102-1). Inclui perda da fixação sacral, redundância do cólon sigmoide e seu mesentério, fundo de saco anterior profundo e ânus aberto. Os tratamentos para o prolapso retal tentam corrigir esses problemas e fazer com que o reto retorne à pelve ou remover a hérnia e o reto redundante. Embora estejam disponíveis algumas opções para correção cirúrgica do prolapso retal, elas podem ser genericamente classificadas como transabdominal ou transperineal.

Os reparos transabdominais (laparoscópicos ou abertos) são mais adequados para a maioria dos pacientes, pois constituem uma correção mais duradoura, com menor incidência de recorrência e resultados funcionais melhores quando se avaliam a continência e a função intestinal geral.

Este capítulo analisa os reparos transperineais, os quais são realizados mais frequentemente em pacientes mais idosas, nas quais há maior preocupação quanto à anestesia geral ou à incisão abdominal. Essas pacientes tendem a ter mais idade, a residir com maior frequência em casas de repouso ou de vida assistida, e a ter um número significativamente maior de comorbidades. Em todas as técnicas transperineais, ressecam-se o reto redundante e qualquer cólon sigmoide redundante, oblitera-se o fundo de saco e os músculos levantadores do ânus são plicados posteriormente. A decisão de se realizar uma ressecção de espessura total (proctectomia perineal ou procedimento de Altemeier) ou uma ressecção de espessura parcial (procedimento de Delorme) se baseia principalmente na preferência do cirurgião, pois esses procedimentos parecem ter resultados funcionais e taxas de recorrência similares.

Proctectomia Perineal (Reparo de Altemeier)

1. A anestesia subaracnóidea é adequada para este procedimento, mas a anestesia geral é aceita, se considerada segura. A maioria dos cirurgiões colorretais prefere colocar a paciente em posição pronada em canivete, sob anestesia subaracnóidea, com as nádegas separadas. No entanto, se a paciente também requer um procedimento vaginal concomitante, prefere-se a posição de litotomia (Fig. 102-2), pois não é preciso reposicionar a paciente. É importante destacar que em qualquer tipo de procedimento combinado, o prolapso retal deve ser abordado primeiro, pois será difícil prolapsar o reto depois de se fazer a colporrafia posterior.
2. Uma vez posicionado, o reto é prolapsado e utiliza-se um afastador para everter o canal anal (Fig. 102-3A e B), expondo a linha dentada e a zona de transição anal (zona entre a mucosa retal e a mucosa escamosa do ânus). É importante preservar a zona de transição, que é importante na diferenciação entre gás e fezes líquidas ou sólidas.
3. A seguir, usa-se o eletrocautério para seccionar a parede do reto circunferencialmente (Fig. 102-4). Com um dedo no reto, as dobras da parede retal criam várias camadas e a incisão deve ser profunda o suficiente para expor a gordura mesorretal no tubo interno do reto (Fig. 102-5).
4. Entre a parede retal anterior e a vagina (Fig. 102-6A), podem-se encontrar o saco herniário ou o saco da enterocele, os quais devem ser abertos para facilitar a dissecção lateral e posterior (Fig. 102-6B).
5. Minha preferência é seccionar o mesorreto com um dispositivo de energia bipolar (Fig. 102-7A), mas este pode ser pinçado e ligado com a mesma eficácia com pontos de Vicryl revestido (Fig. 102-7B). Deve-se continuar a dissecção até que não haja mais frouxidão do intestino, o qual deve agora estar preso apenas pelo cólon sigmoide ou descendente no topo do promontório sacral (Fig. 102-8).
6. Antes de realizar a anastomose, pode-se realizar a plicatura do levantador do ânus (Fig. 102-9) em um esforço para restaurar o ângulo anorretal, que se acredita seja importante na continência da paciente.
7. O reto redundante é, então, ressecado (Figs. 102-10 e 102-11A e B) e suturado à parte remanescente distal com uma série de pontos separados com Vicryl® 3-0 (Figs. 102-12 a 102-14).
8. Uma vez concluída, a anastomose deve estar localizada no topo da zona de transição (Fig. 102-15) e o prolapso deve estar corrigido (Fig. 102-16).

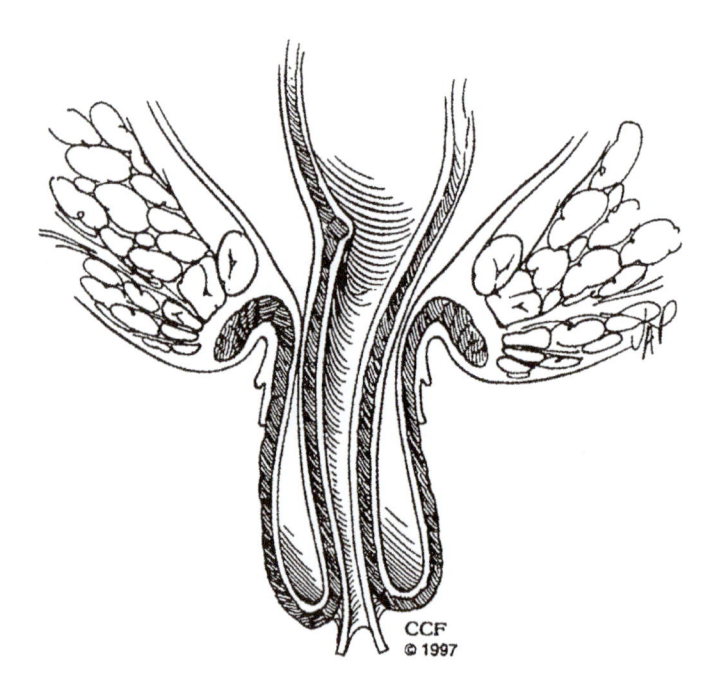

FIGURA 102-1 Este desenho ilustra a hérnia por deslizamento através dos levantadores do ânus e dos esfíncteres, criando um prolapso de espessura total. Note os dois tubos distintos com a mucosa exposta sobre a muscular própria, os quais, quando seccionados, irão expor a camada externa do tubo interno (gordura mesorretal).

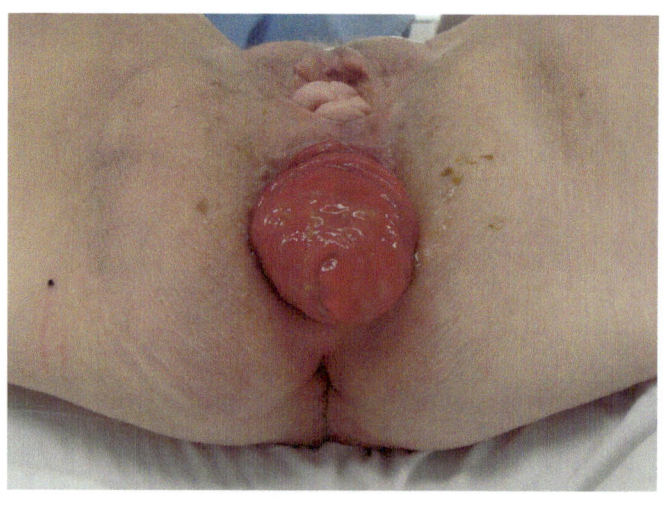

FIGURA 102-2 Paciente em posição de litotomia com o reto prolapsado. Notar também o prolapso vaginal significativo.

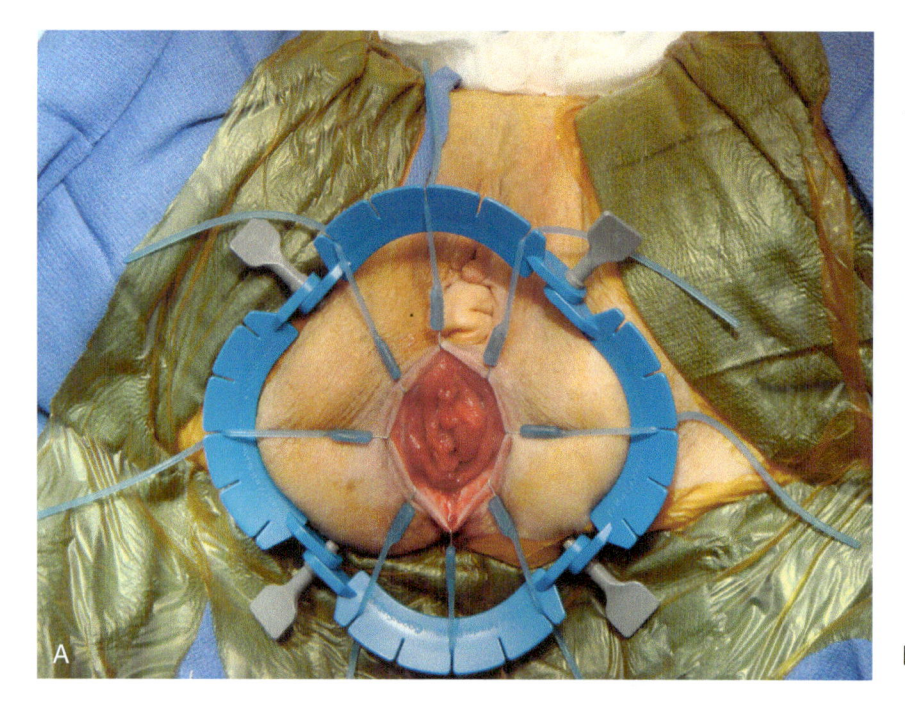

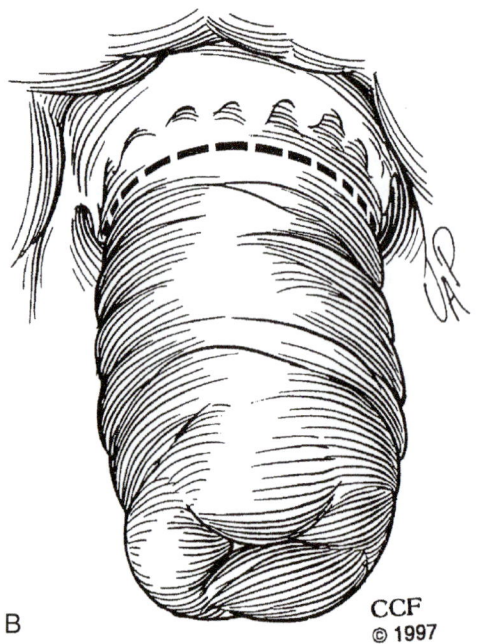

FIGURA 102-3 A. O Retrator Lone Star® (CooperSurgical, Trumbull, CT) é útil para everter o ânus enquanto expõe a mucosa retal e a zona de transição anal. O ânus aberto característico das pacientes com prolapso é evidente. **B.** A linha pontilhada mostra o ponto de secção.

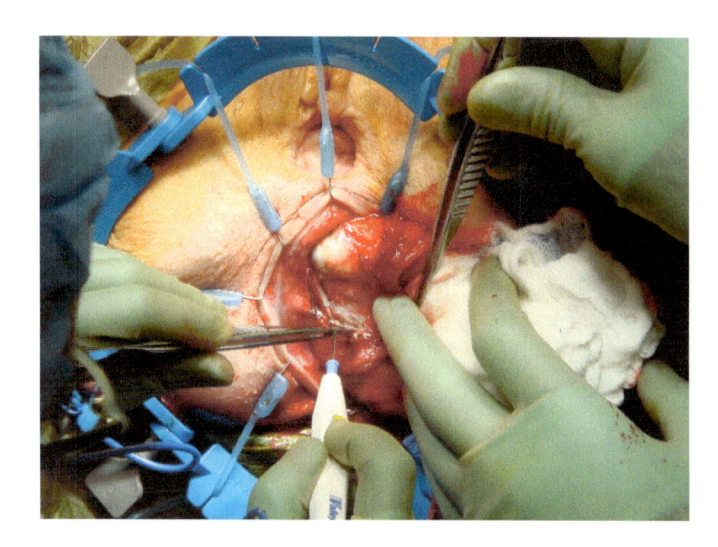

CAPÍTULO 102 Reparo Transperineal do Prolapso Retal   1145

FIGURA 102-4 Secciona-se a parede retal circunferencialmente com um eletrocautério. Todas as camadas da parede retal precisam ser seccionadas para a ressecção bem-sucedida do prolapso.

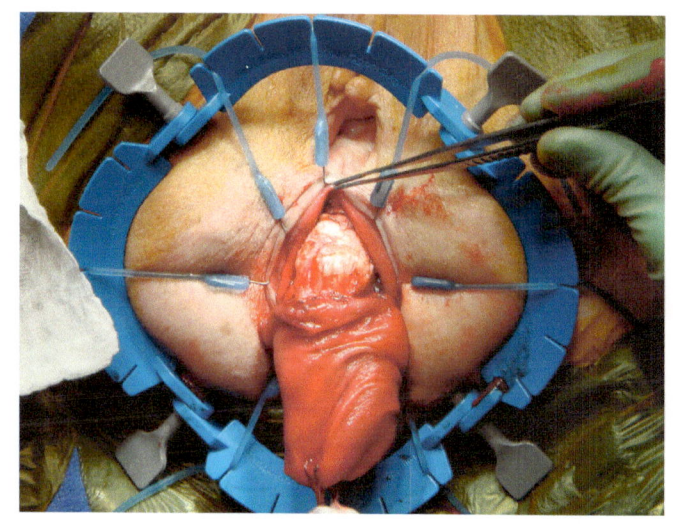

FIGURA 102-5 Esta fotografia mostra a separação da muscular própria da parede retal, expondo a camada de gordura subjacente, denominada *mesorreto*. Esta contém o suprimento sanguíneo e linfático do reto e precisa ser seccionada. Ultrapassada esta camada, a muscular própria do tubo interno será exposta.

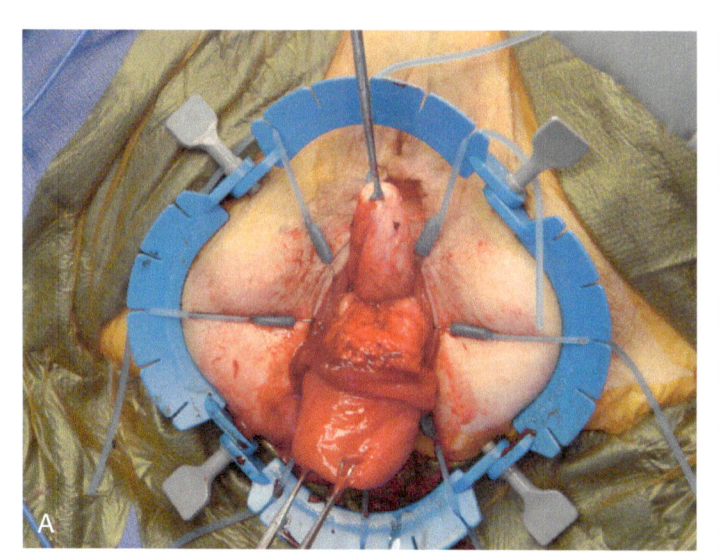

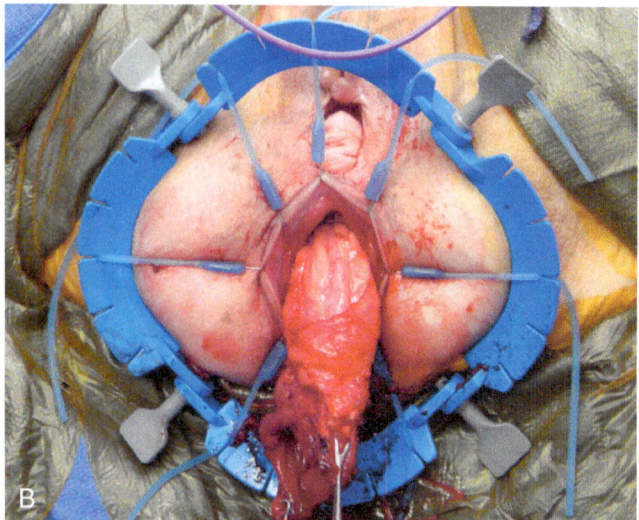

FIGURA 102-6 A. A vagina prolapsada é tracionada em relação à parede anterior do reto. Continuando a dissecção neste plano, aparecerá a enterocele ou o saco herniário. Se vista por via abdominal, essa dissecção abriria o saco de Douglas. **B.** Uma vez o saco aberto, o reto é liberado e o reto extraperitoneal se torna evidente.

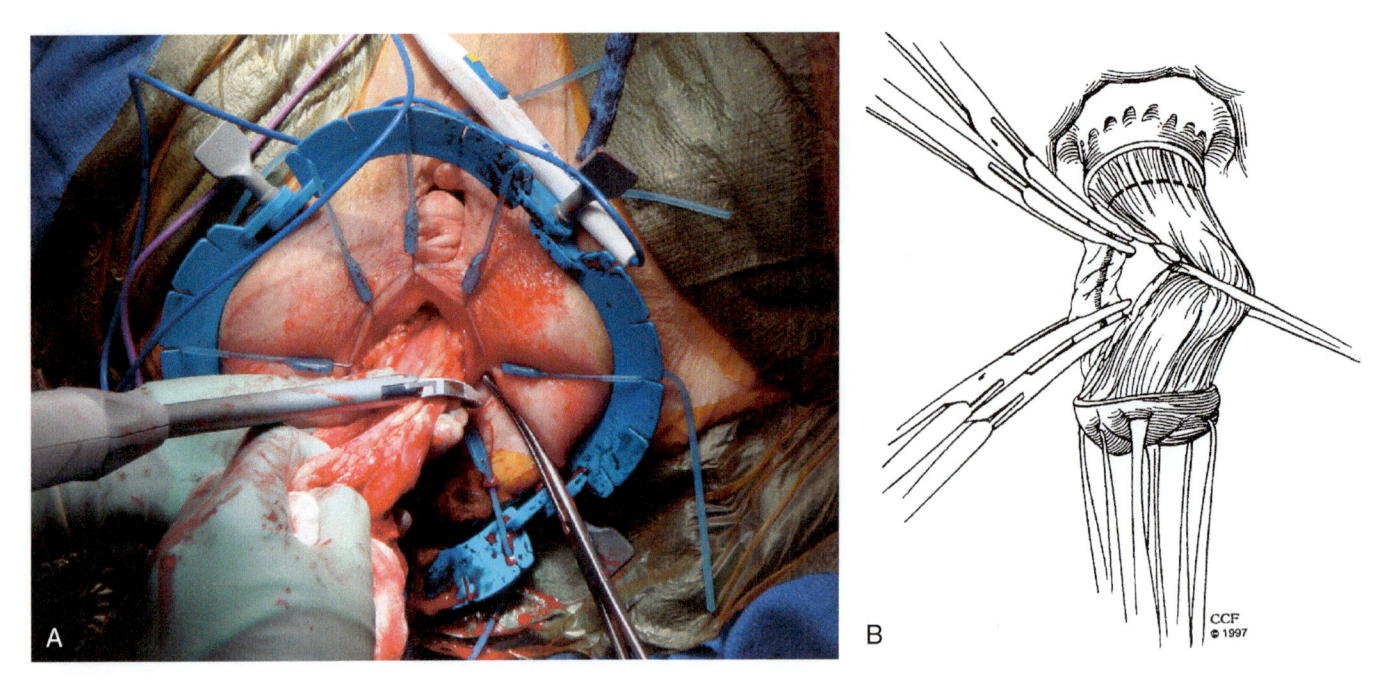

FIGURA 102-7 O mesorreto deve ser seccionado para que o reto redundante seja ressecado. Isto (**A**) pode ser feito com um dispositivo elétrico ou bipolar ou (**B**) o mesorreto pode ser ligado entre as pinças de Kelly e amarrado.

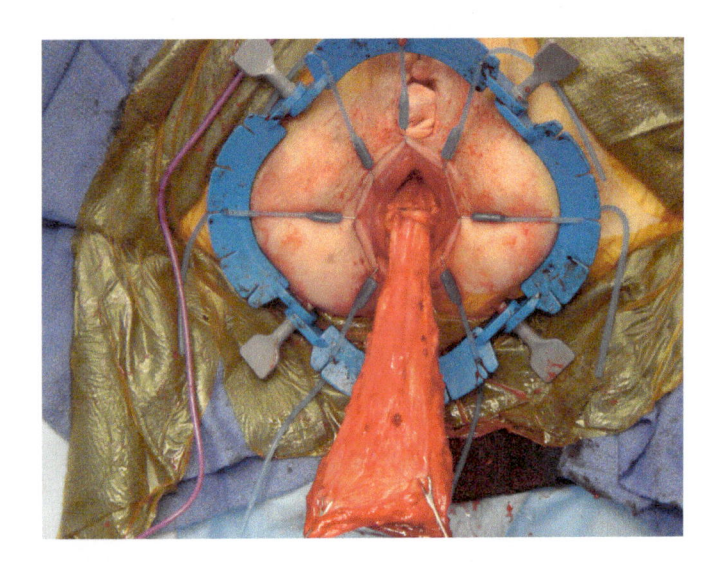

FIGURA 102-8 Quando o mesentério retal está completamente seccionado, o prolapso se torna totalmente evertido, expondo o topo do reto, e não é infrequente que exponha o cólon sigmoide. Se ainda houver redundância, o mesentério do sigmoide pode ser seccionado no promontório sacral. Deve-se ter muito cuidado ao seccionar o mesentério proximal, pois pode ser difícil manusear algum sangramento na pelve. Além disso, se a abordagem do mesentério for muito proximal, a parede colônica pode se tornar isquêmica, resultando numa anastomose pouco segura.

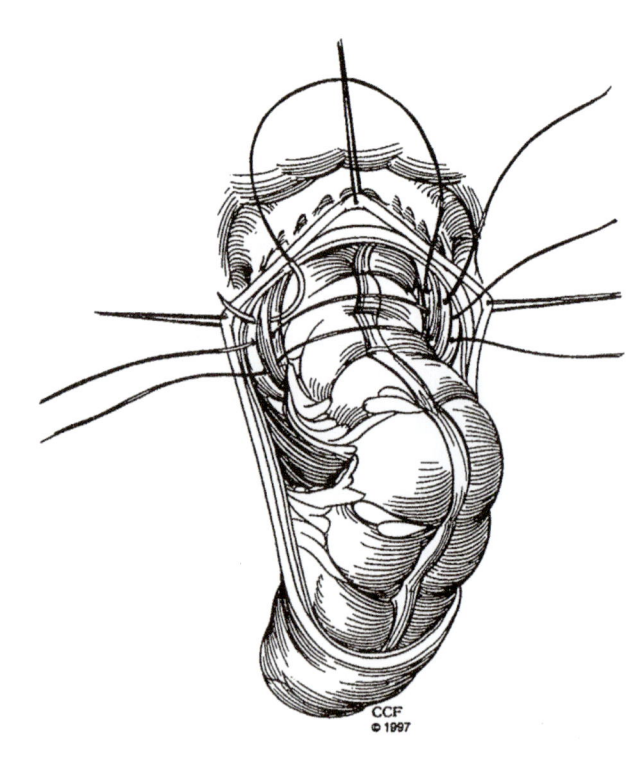

FIGURA 102-9 A. Antes de realizar a anastomose, os levantadores do ânus podem ser plicados com uma sutura não absorvível. Esta etapa pode ajudar a restaurar o ângulo anorretal, se realizada na posição posterior, e reduz o tamanho do hiato retal. Isso pode auxiliar a impedir o prolapso recorrente. Deve-se tomar cuidado para não estreitar o reto e conseguir, no mínimo, introduzir um dedo com facilidade entre os levantadores e o reto.

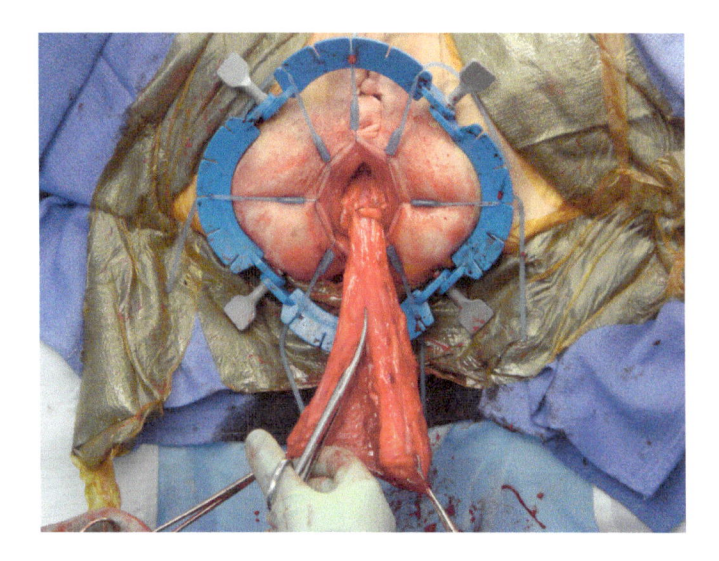

CAPÍTULO 102 Reparo Transperineal do Prolapso Retal 1147

FIGURA 102-10 O reto é estirado, estabelecendo-se a orientação do mesmo, sem torcê-lo. Para manter a orientação, o tubo muscular é seccionado longitudinalmente ao longo da sua superfície anterior até o ponto em que será cortado. O objetivo é remover a maior parte do reto ou cólon necessária, a fim de permitir um bom suprimento sanguíneo residual e que a anastomose não fique sob tensão. Dá-se um ponto que vai do ápice da incisão até o manguito distal da zona de transição.

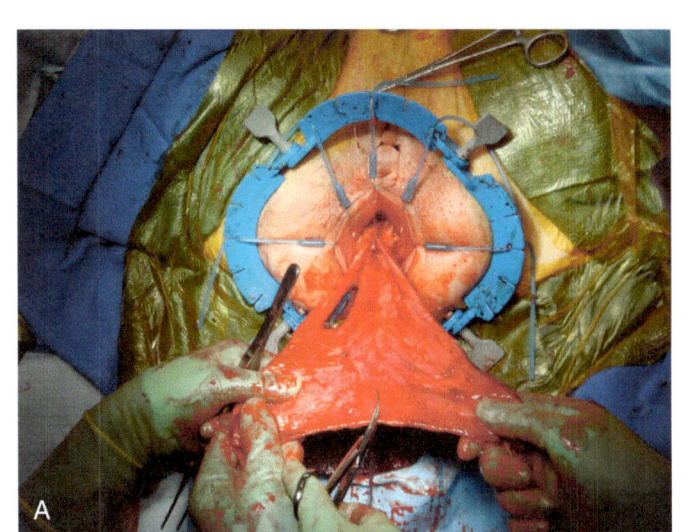

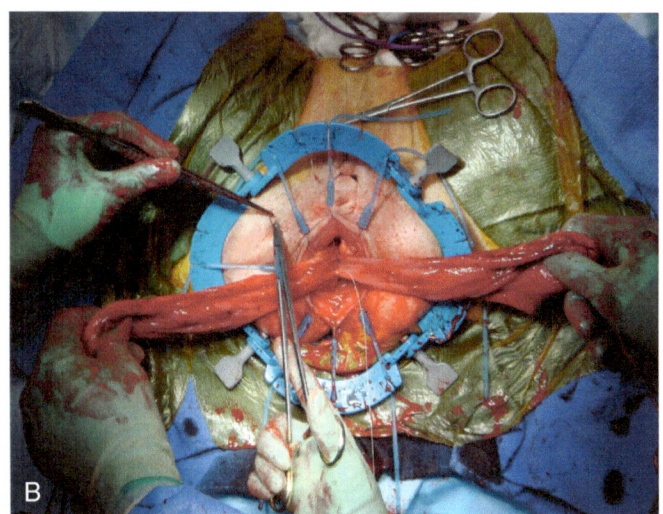

FIGURA 102-11 A. Pode-se ver o ponto anterior no topo da fotografia e faz-se uma segunda incisão longitudinal ao longo da face posterior do tubo muscular. Abordando a anastomose desse modo, não há risco de perder o segmento proximal na pelve e a orientação se mantém. **B.** A seguir, dá-se um segundo ponto posteriormente, similar ao primeiro ponto.

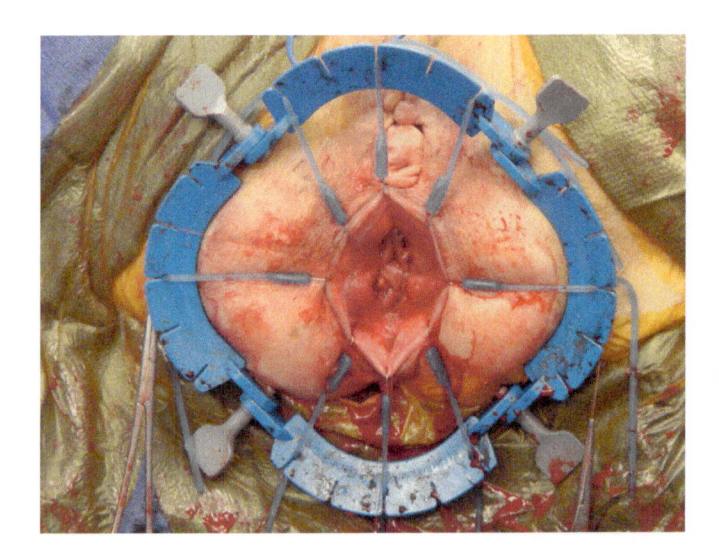

FIGURA 102-12 As duas metades do tubo muscular são ressecadas circunferencialmente, à direita e à esquerda, com pontos feitos nas partes lateral direita e esquerda.

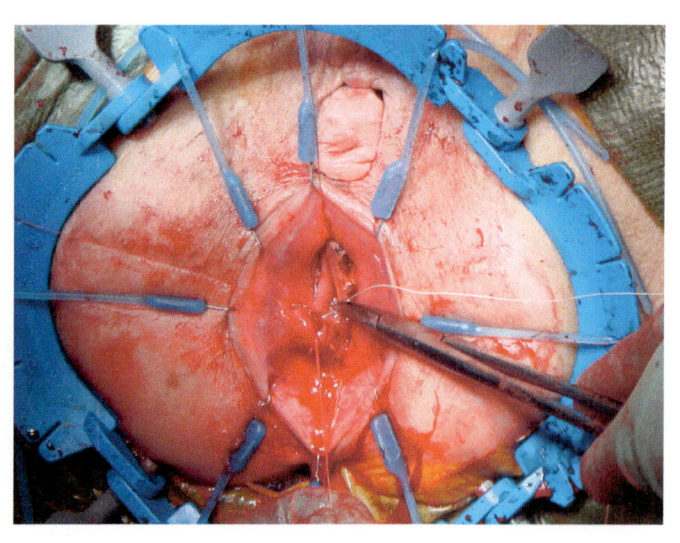

FIGURA 102-13 Realizam-se, então, suturas adicionais em cada quadrante. Em geral, duas a três são suficientes. Frequentemente, há uma combinação inadequada de tamanho entre o cólon proximal e o manguito retal, com a qual pode se lidar pela aproximação da anastomose, através dessa abordagem gradual.

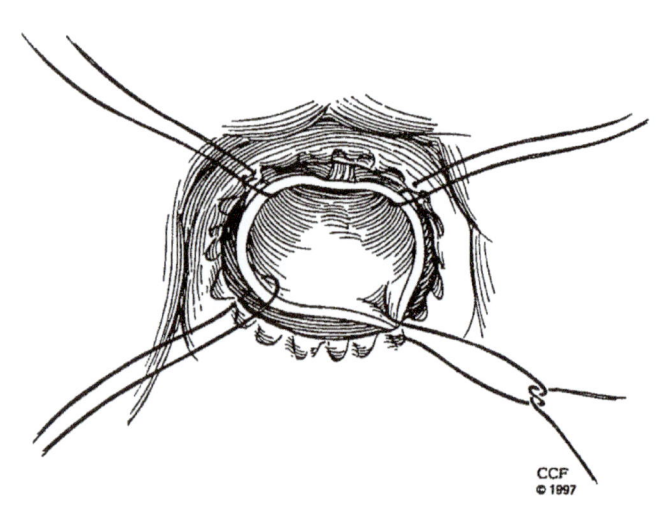

FIGURA 102-14 A anastomose concluída deve ser livre de tensão e não deve ter evidência de isquemia. Um exame digital delicado revelará quaisquer defeitos remanescentes que possam ser reparados com suturas adicionais e confirmará a perviedade da anastomose.

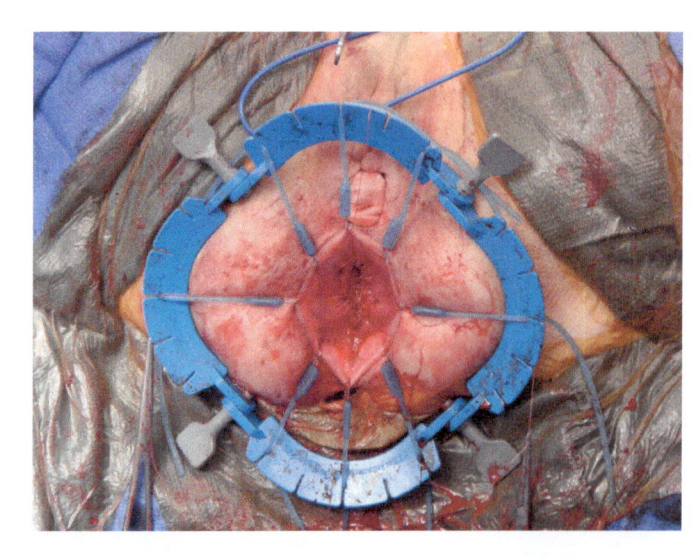

FIGURA 102-15 Anastomose concluída entre o cólon proximal e a zona de transição (manguito retal remanescente). A zona de transição permite a diferenciação entre gás e fezes líquidas ou sólidas. Embora isso não garanta que a paciente será continente, a maioria apresentará melhora.

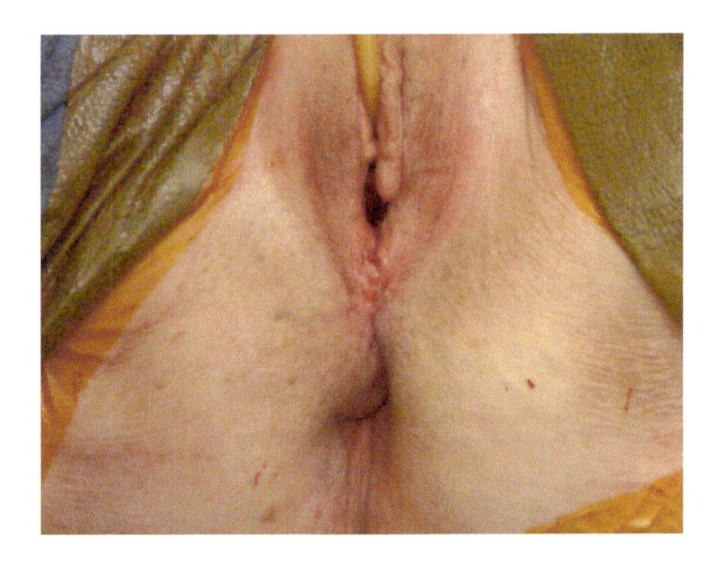

FIGURA 102-16 Na conclusão do procedimento, o prolapso retal não está mais evidente. Pode-se ver que o trauma na margem cutânea anal e no anoderma é pequeno, o que significa que as pacientes terão pouca dor no pós-operatório – um objetivo importante desse procedimento.

SEÇÃO 15

Cirurgia Estética

103 Cirurgia para Hipertrofia Labial

104 Vaginoplastia e Reconstrução Perineal

CAPÍTULO 103

Cirurgia para Hipertrofia Labial

Michael S. Baggish ■ *Mickey M. Karram*

Os lábios menores variam em tamanho e configuração de pessoa para pessoa. Esses pequenos lábios desempenham uma função anatômica significativa de controlar, sob circunstâncias normais, a entrada no vestíbulo e a saída do mesmo. Eles mantêm a umidade da pele vestibular e previnem a entrada de detritos externos na parte inferior da vagina e no vestíbulo.

Ocasionalmente, a configuração labial é tão exagerada que acaba criando problemas de higiene (Fig. 103-1). A hipertrofia labial também pode danificar o tecido pelo atrito nas roupas. Da mesma forma, a irritação crônica pode criar fissuras e/ou úlceras. Nessas situações mencionadas, pode ser indicada redução labial (Fig. 103-2 e Fig. 103-3). O procedimento remove o excesso de tecido, criando lábios esculpidos, porém reduzidos (Fig. 103-4). Amputação total é raramente ou nunca indicada.

Outras indicações para redução labial podem ser unicamente estéticas e/ou psicológicas. Qualquer mulher que venha a solicitar redução labial precisa ser informada sobre as variações na anatomia e simetria vulvar, bem como sobre a normalidade dessas variações. Uma técnica alternativa para simplificar a excisão de tecido labial excessivo é a ressecção em cunha, que incorpora avanço de retalho. A vantagem da técnica de avanço de retalho está relacionada ao fato de que as margens livres dos lábios menores são preservadas. Portanto, a probabilidade de alteração da coloração e textura da pele é reduzida. A Figura 103-5A a C ilustra esquematicamente a técnica de zetaplastia. As Figuras 103-6 a 103-16 mostram os detalhes de uma labioplastia em cunha em uma mulher que queria reduzir os lábios. A jovem mulher se queixava de irritação por atrito e vergonha em relação ao tamanho de seus lábios menores.

A redução dos lábios menores pode acarretar riscos para a paciente e para o cirurgião, pois essa categoria de operação se enquadra no âmbito da cirurgia de reconstrução. Deve-se dar uma explicação completa e bastante detalhada para a paciente em relação à quantidade de tecido que será removida, bem como sobre os riscos de formação de cicatriz pós-operatória antes da realização do procedimento em si. O cirurgião ginecológico deve questionar cuidadosamente a paciente para garantir que ela compreenda integralmente a operação, os riscos, as complicações, e o processo de recuperação pós-operatória. Um axioma importante a ser seguido é evitar remover volumes muito grandes de tecido. Pode-se excisar mais tecido, se necessário, mas uma remoção excessiva de tecido labial não pode ser revertida. O frênulo do clitóris é formado a partir do lábio menor superior e deve ficar bem distante da área a ser excisada e não fazer parte da linha de sutura reconstrutiva. Deve-se compulsivamente procurar obter o alinhamento preciso ao suturar as bordas superiores e inferiores do lábio após a excisão da cunha (Fig. 103-17 a Fig. 103-24).

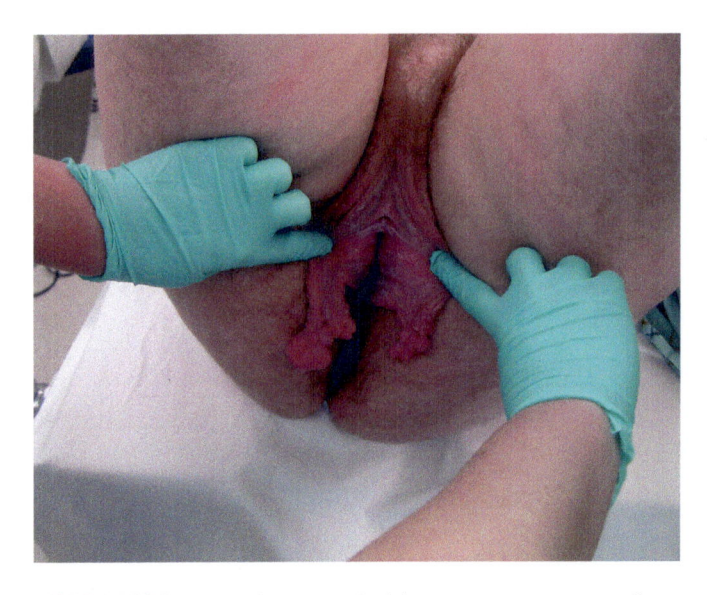

FIGURA 103-1 Hipertrofia massiva dos lábios menores em uma mulher jovem com paralisia cerebral.

Lábios menores reduzidos

Lábios menores excessivos
Linha de corte

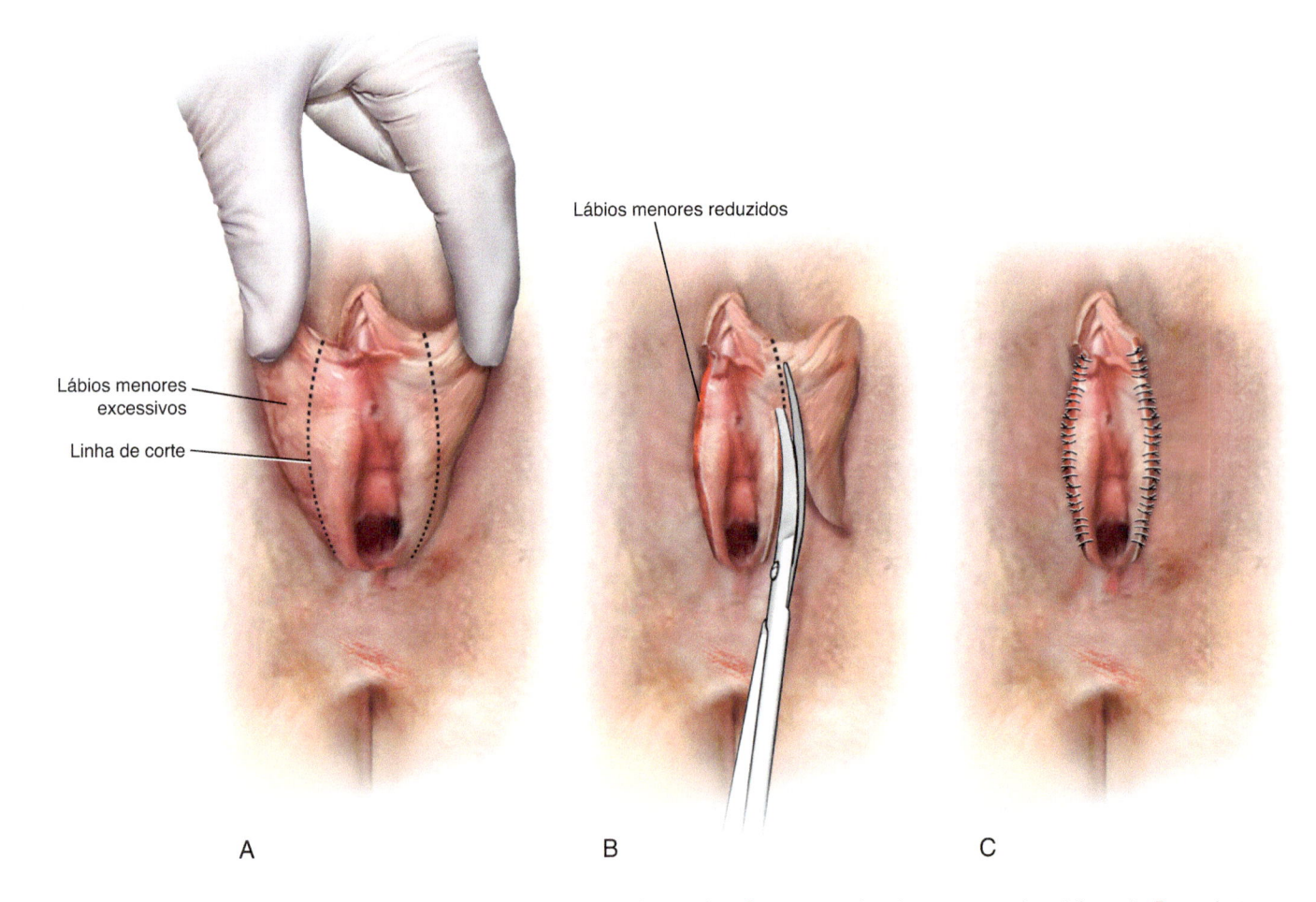

A   B   C

FIGURA 103-2 Técnica para excisão simples de pele labial alongada ou hipertrófica. **A.** O excesso de pele a ser removido é delimitado. **B.** A pele é excisada. **C.** Pontos separados reaproximam as bordas dos lábios.

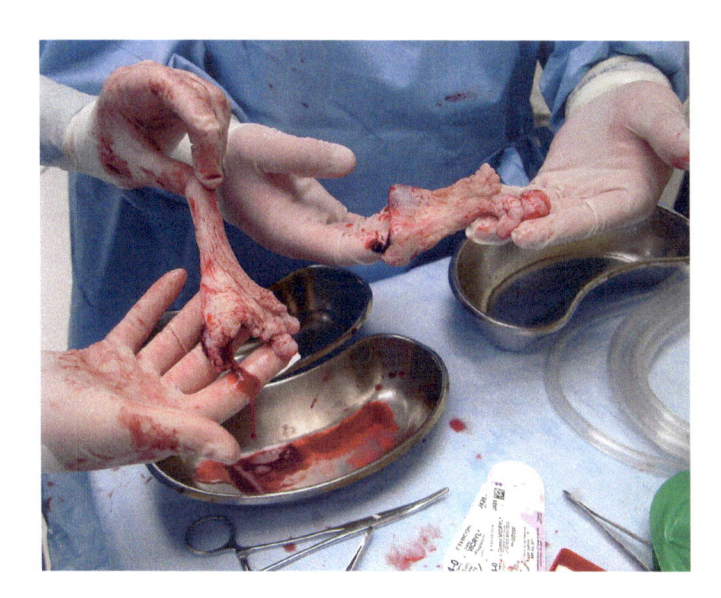

CAPÍTULO 103   Cirurgia para Hipertrofia Labial   1153

FIGURA 103-3 Espécimes obtidos após a ressecção de tecido labial redundante.

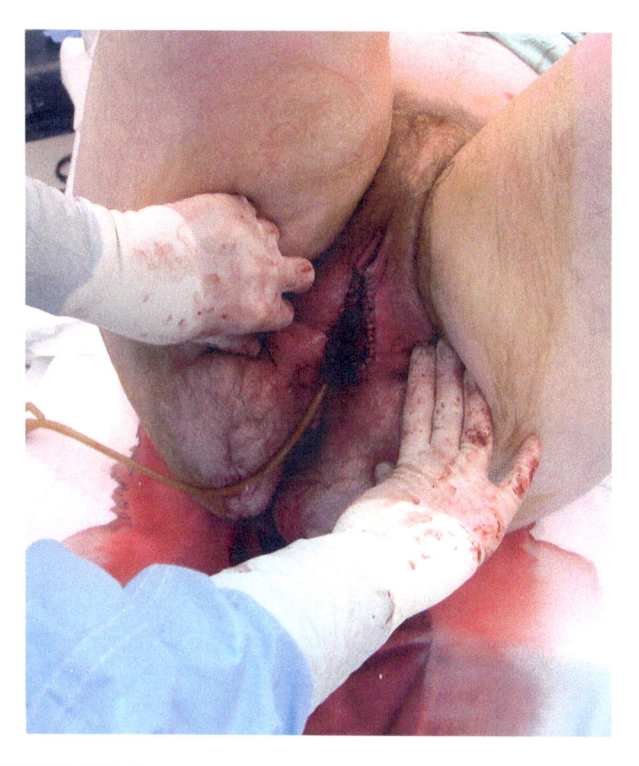

FIGURA 103-4 As correções permitem que o tecido labial seja esculpido, não afetando a higiene e mantendo a aparência e função dos lábios menores.

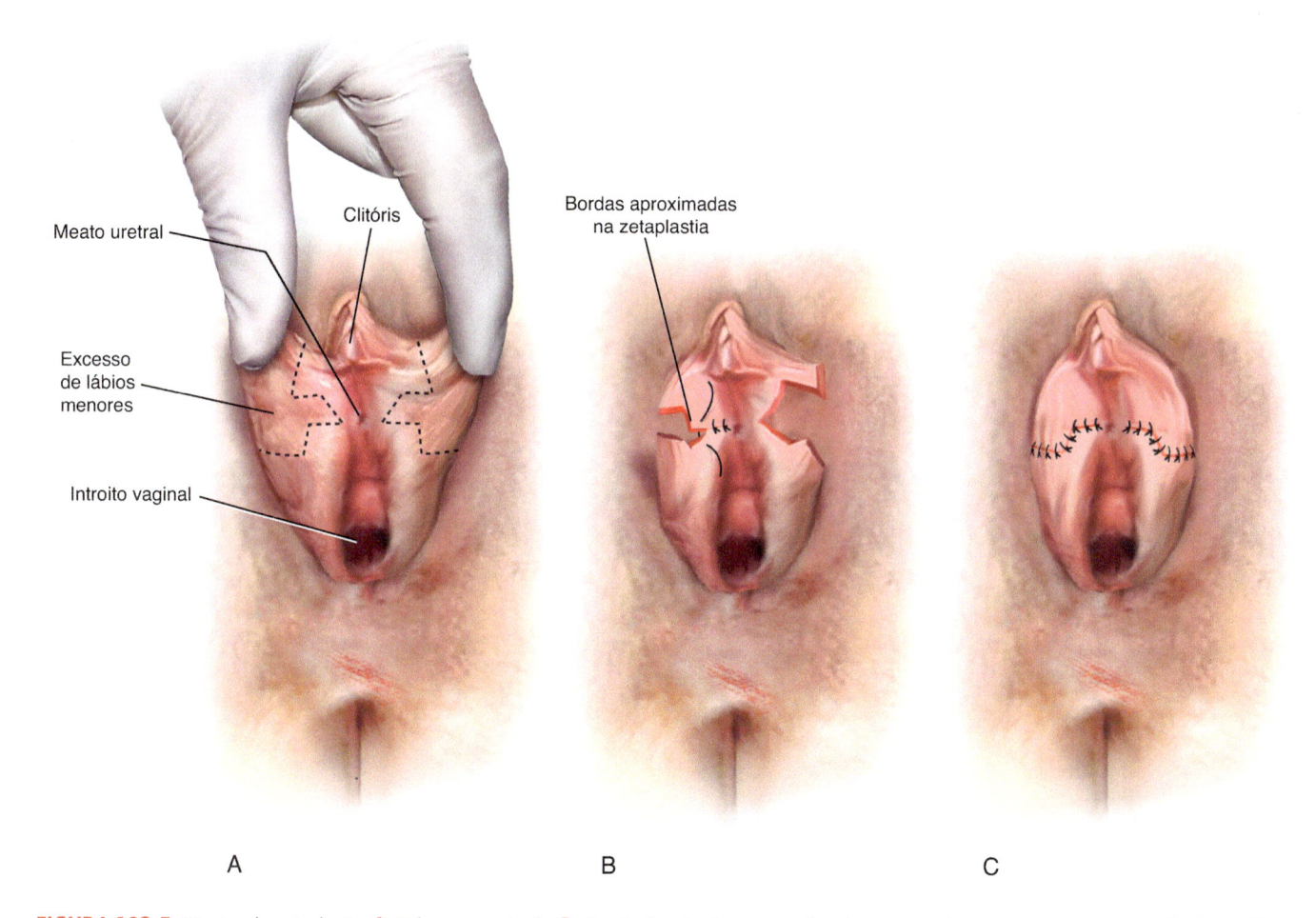

A   B   C

FIGURA 103-5 Técnica de zetaplastia. **A.** Pele a ser excisada. **B.** A pele é excisada e reaproximada transversalmente com pontos separados finos. **C.** Correção concluída.

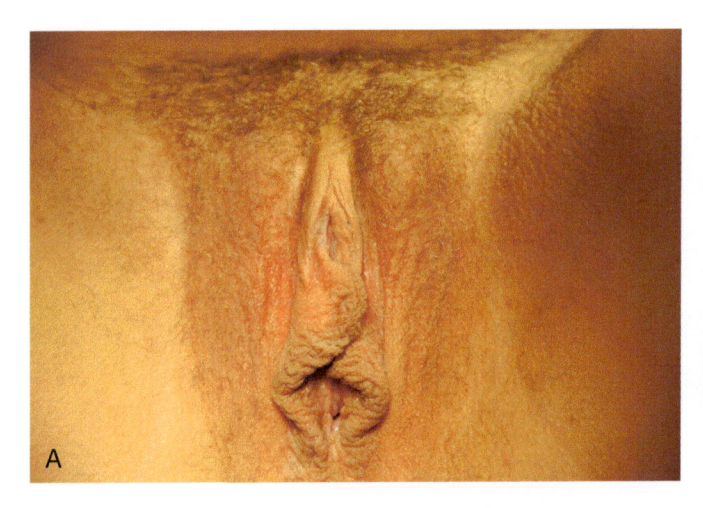

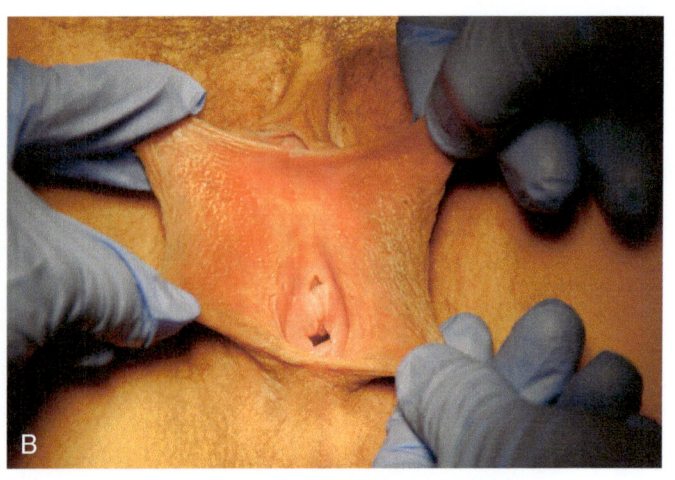

FIGURA 103-6 A. Observa-se nesta foto um grau moderado de hipertrofia labial. **B.** O grau de hipertrofia é mais aparente quando os lábios são esticados.

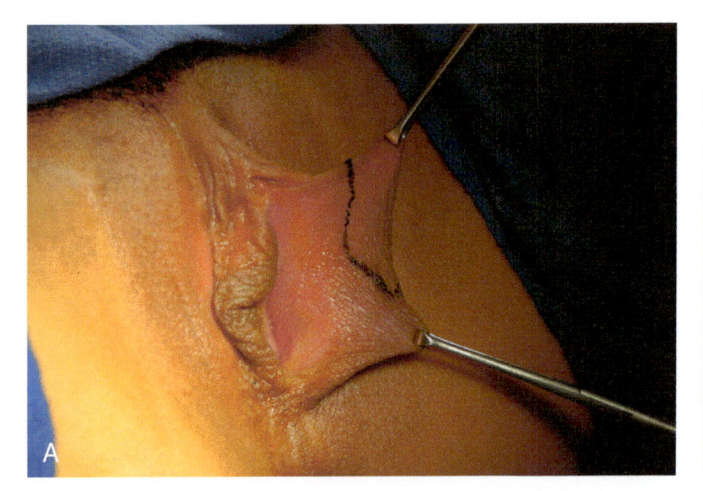

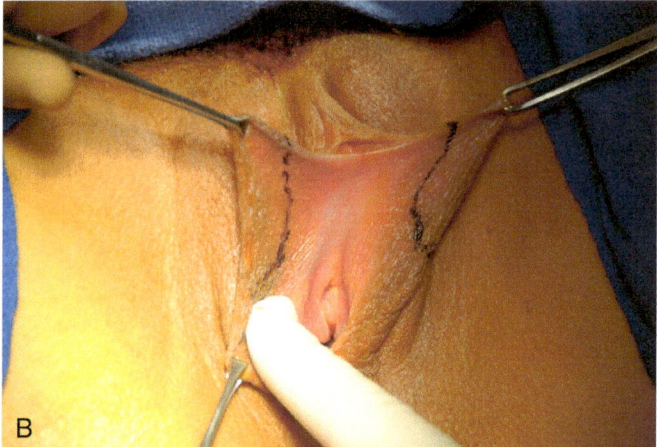

FIGURA 103-7 A. As margens da cunha a ser ressecada são marcadas cuidadosamente com uma caneta no lábio menor esquerdo. **B.** A configuração da cunha é delineada da mesma forma no lábio oposto.

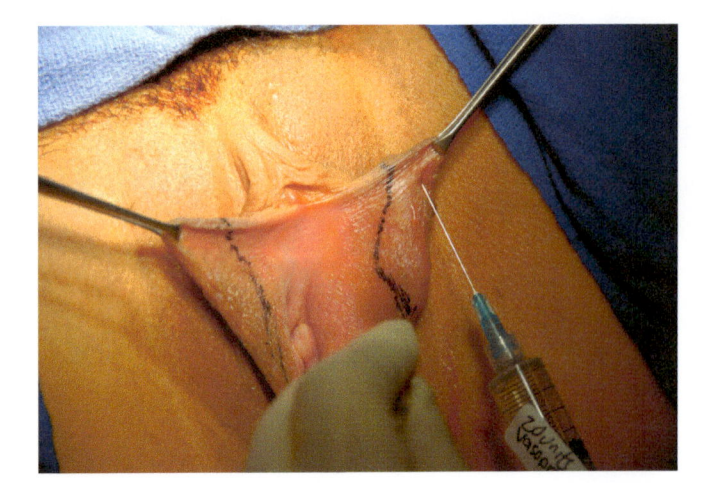

FIGURA 103-8 Uma solução de vasopressina a uma diluição de 1:100 é injetada no lábio para hemostasia.

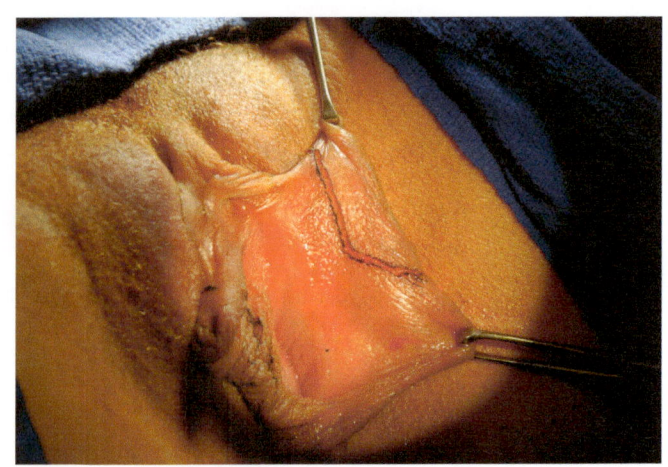

FIGURA 103-9 A cunha de tecido é incisada de modo cortante na face medial do lábio menor esquerdo.

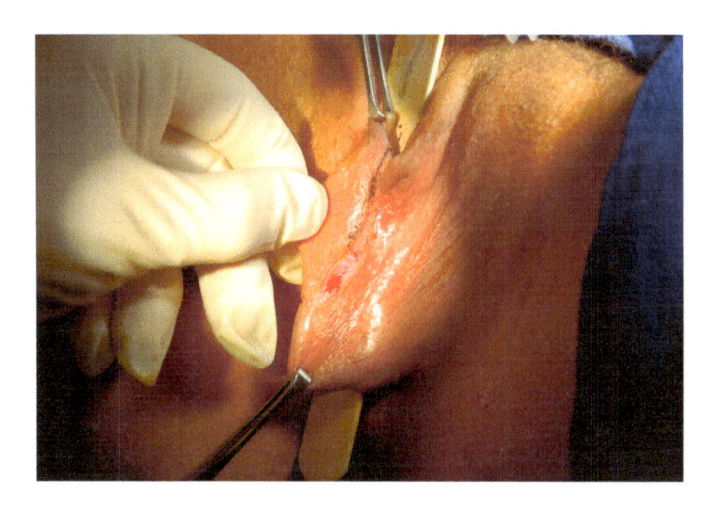

CAPÍTULO 103 Cirurgia para Hipertrofia Labial

FIGURA 103-10 Um corte semelhante é feito na superfície lateral do lábio esquerdo. Os dois cortes são conectados em uma intersecção precisa.

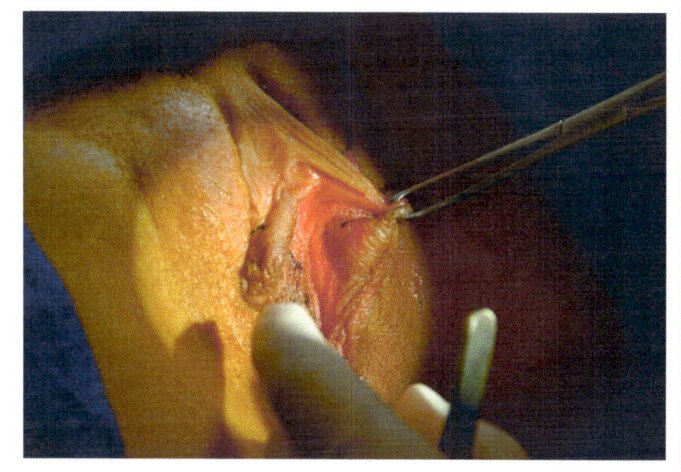

FIGURA 103-11 A cunha de tecido labial foi removida. A porção inferior do lábio residual é mobilizada para cima de forma a encontrar precisamente o retalho superior, que é marcado com uma pinça Allis.

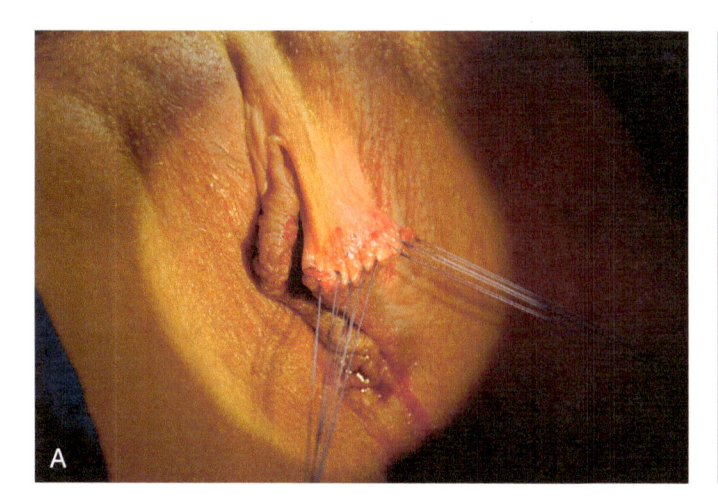

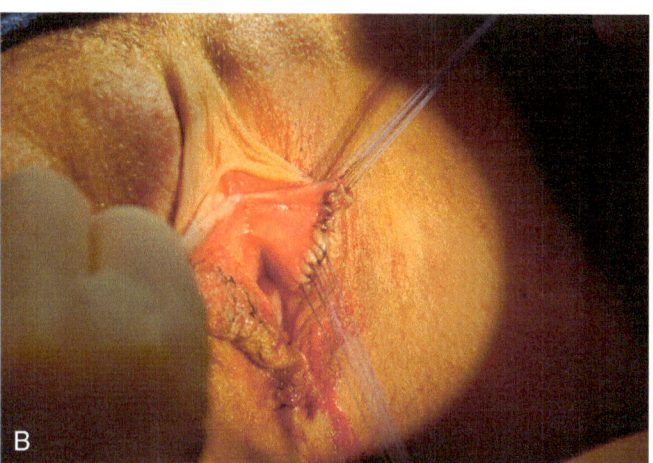

FIGURA 103-12 A. Os aspectos laterais da incisão aproximada são suturados com fio de Vicryl 4-0. **B.** Os aspectos mediais do corte são fixados da mesma maneira.

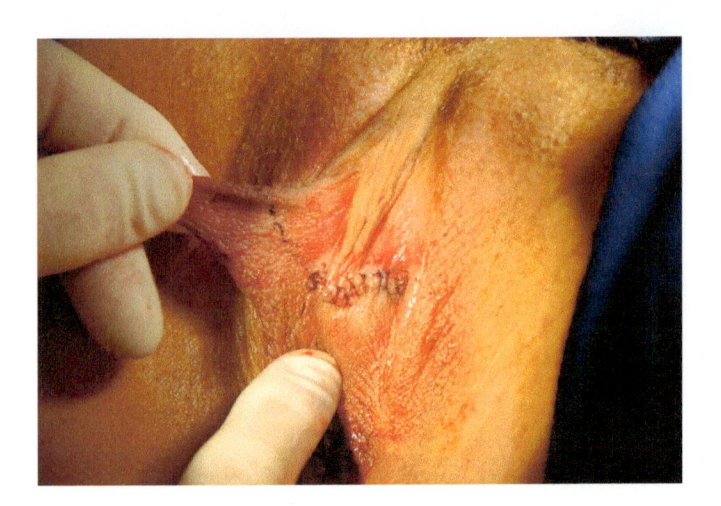

FIGURA 103-13 A atenção agora está concentrada no lábio menor direito.

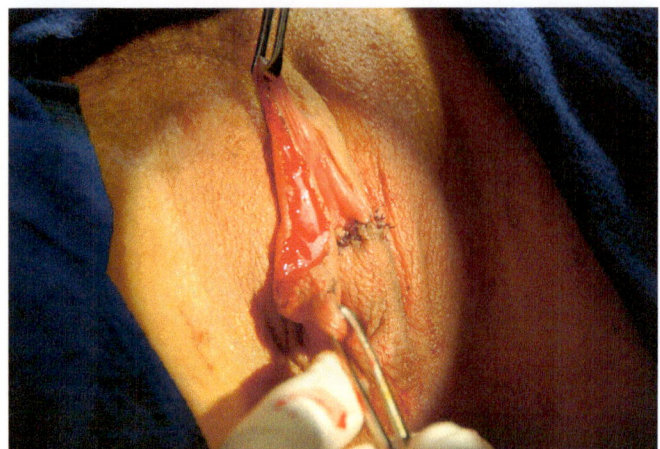

FIGURA 103-14 De uma maneira idêntica à que foi realizada do lado esquerdo, uma cunha de tecido é retirada do lábio menor direito.

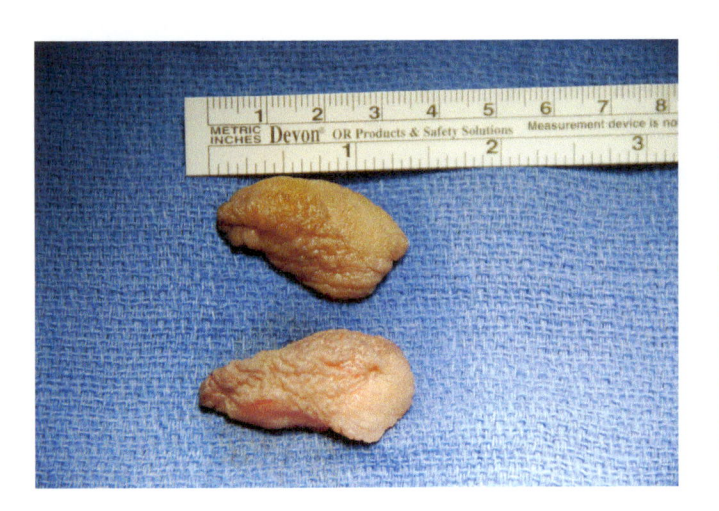

FIGURA 103-15 As cunhas removidas são enviadas para análise patológica.

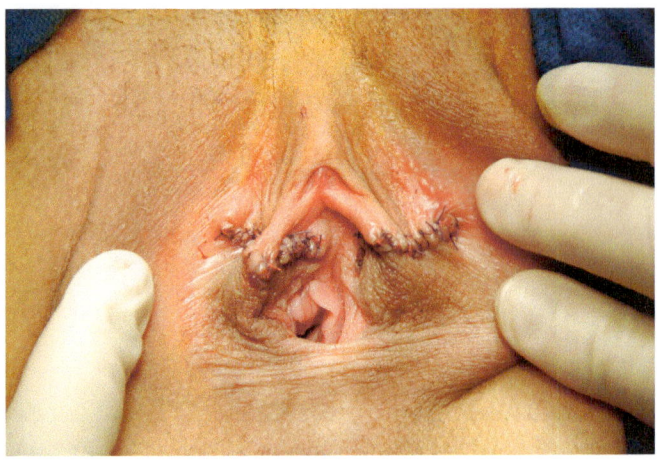

FIGURA 103-16 A redução é concluída.

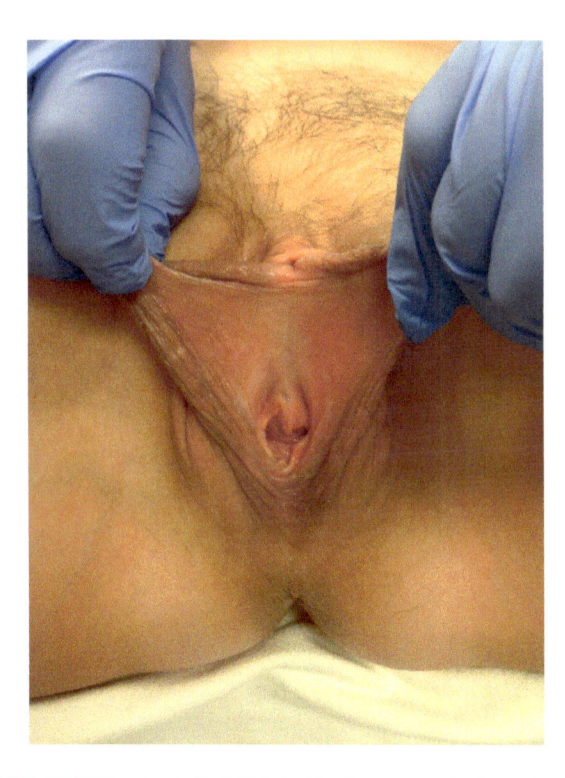

CAPÍTULO 103 Cirurgia para Hipertrofia Labial

FIGURA 103-17 Hipertrofia labial significativa, causando desconforto nesta mulher e afetando adversamente seu funcionamento cotidiano.

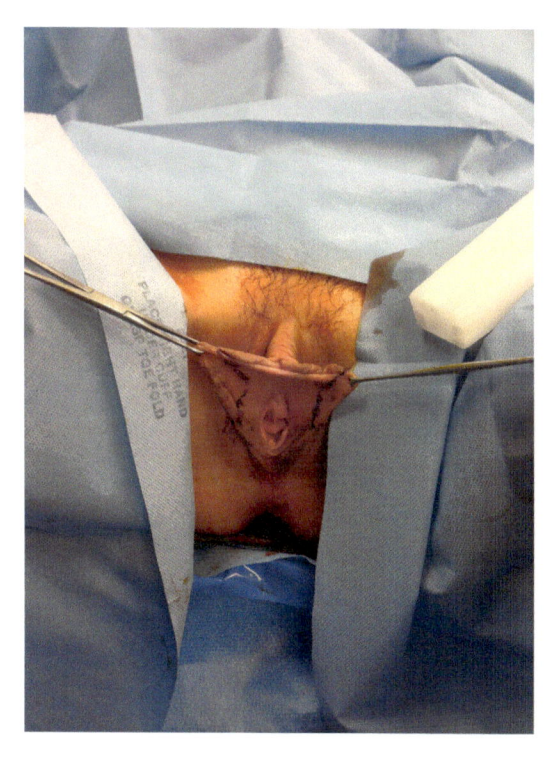

FIGURA 103-18 O lábio menor direito é substancialmente maior do que o esquerdo. A caneta marcadora delineia uma cunha maior de tecido a ser removido à direita e uma área proporcionalmente menor a ser excisada no lábio menor esquerdo.

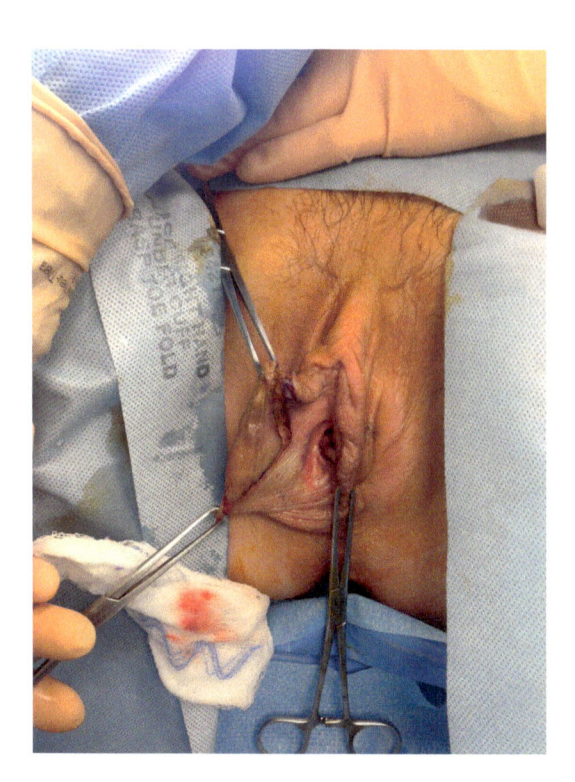

FIGURA 103-19 Um laser de dióxido de carbono é acoplado a um microscópio cirúrgico de forma que os pontos do laser possam seguir precisamente o contorno feito com a caneta marcadora. Observe que uma solução de vasopressina 1/100 foi previamente injetada em cada lábio menor. A cunha de lábio é excisada com uma combinação de bisturi a laser e tesouras.

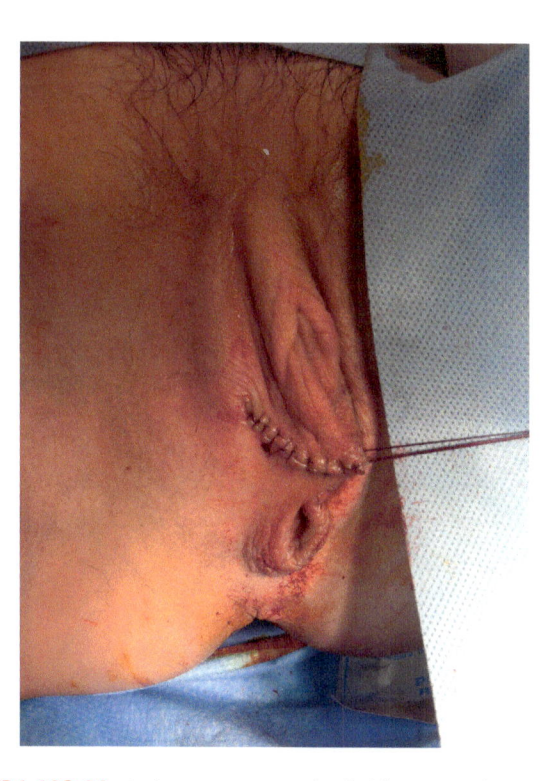

FIGURA 103-20 As duas partes separadas do lábio menor direito são aproximadas primeiro pelo ângulo e depois pela superfície lateral com pontos separados de Vicryl 4-0.

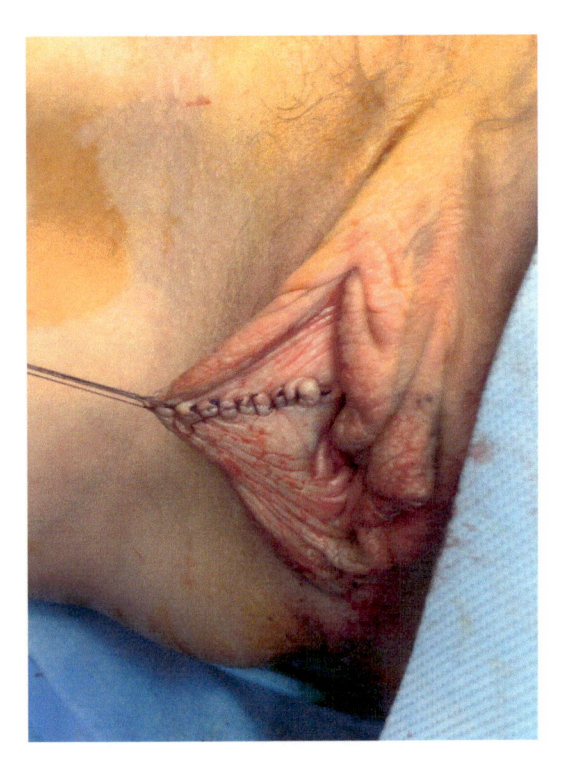

FIGURA 103-21 Depois, a face medial do lábio menor direito é reaproximada.

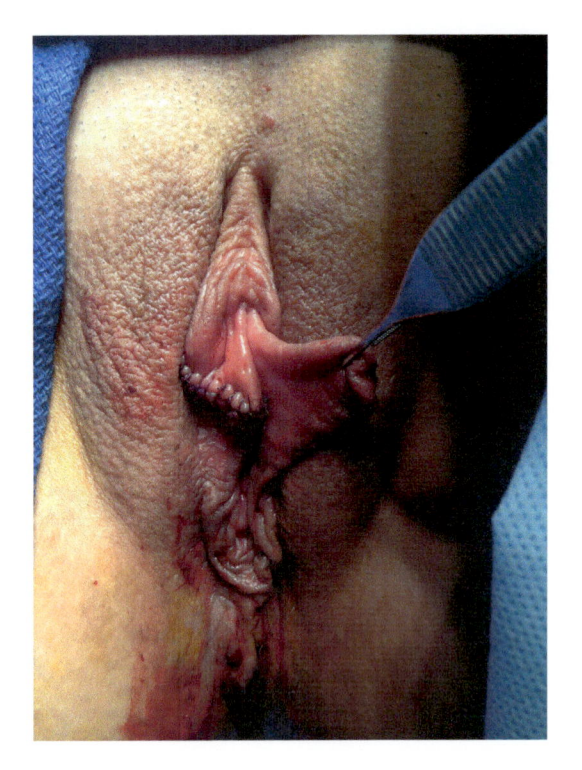

FIGURA 103-22 A redução do lábio menor direito está agora concluída. Um procedimento semelhante será realizado no lábio menor esquerdo, embora uma cunha menor seja excisada.

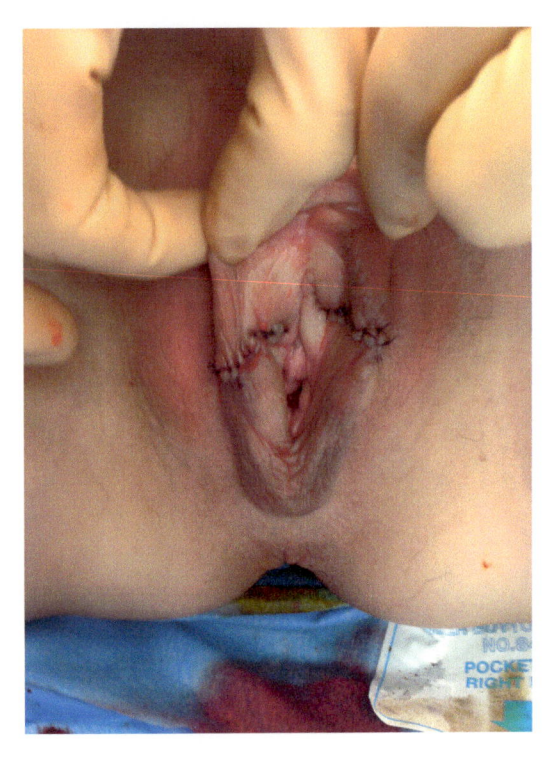

FIGURA 103-23 Ambos os lados reduzidos com sucesso.

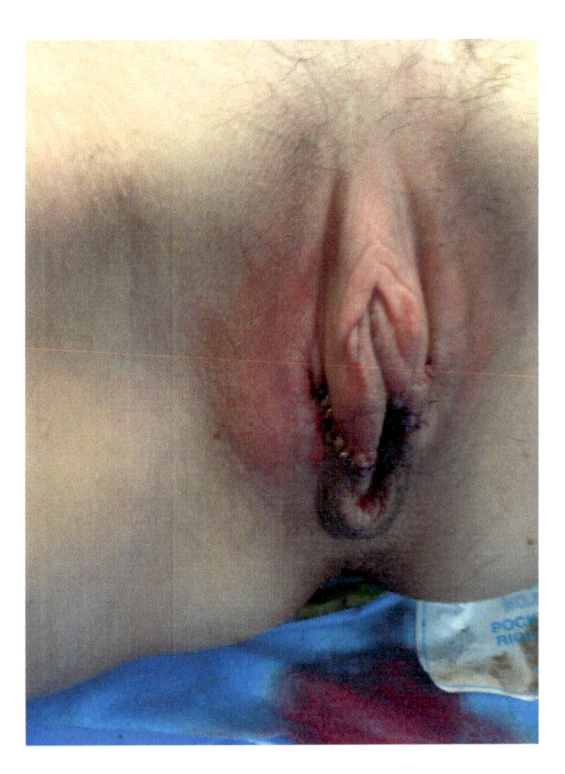

FIGURA 103-24 O resultado final demonstra lábios menores equivalentes em tamanho e formato.

CAPÍTULO 104

Vaginoplastia e Reconstrução Perineal

Mickey M. Karram

O termo *vaginoplastia* tem sido usado para descrever qualquer procedimento reconstrutivo realizado na vagina. Este capítulo trata especificamente do uso da vaginoplastia com reconstrução perineal para estreitamento do introito vaginal e do lúmen vaginal ou para reconstruir o períneo por motivos estéticos ou funcionais.

A vaginoplastia geralmente inclui colporrafia anterior e/ou posterior, na qual partes da mucosa são excisadas e o lúmen vaginal e o introito são reconstruídos. Infelizmente, não existe, atualmente, alguma padronização para esses tipos de procedimento. O objetivo de todos os procedimentos reconstrutivos realizados nessa área deve ser criar uma vagina com boa sustentação e de comprimento e calibre adequados. O eixo da vagina não deve ser desviado, com o fórnice da vagina em uma direção ligeiramente posterior em relação à cavidade sacral. Mediante a conclusão de qualquer correção, o lúmen vaginal deve estar facilmente pérvio para dois dedos, e a parede vaginal posterior e o períneo devem ter uma relação perpendicular. Isto é normalmente mais bem obtido removendo-se uma porção de tecido em formato de diamante do períneo e da parede vaginal posterior (Fig. 104-1). Toda correção precisa ser individualizada para a anatomia específica da paciente. Um parâmetro objetivo que buscamos e alcançamos é reduzir o tamanho do hiato genital, que é a distância do meato uretral externo até a fúrcula posterior, para aproximadamente 3 a 4 cm.

As Figuras 104-2 a 104-5 oferecem exemplos de uma série de pacientes submetidas a vaginoplastia e reconstrução perineal. A Figura 104-2 apresenta uma paciente com retocele sintomática e dispareunia secundária a um grande acúmulo de pele nos lábios menores na altura do introito. Observe que a correção completa recria uma relação adequada entre o períneo e a parede vaginal posterior, ao mesmo tempo criando suporte para a parede vaginal posterior e diminuindo o calibre vaginal. A Figura 104-3 apresenta uma paciente com hiato genital alargado, além de defeito perineal. As Figuras 104-4 e 104-5 mostram pacientes jovens que necessitaram de reconstrução perineal extensa após parto normal. Em ambos os casos, o introito vaginal era estreito e doloroso, exigindo a excisão de tecido cicatricial vaginal e perineal. Utilizou-se então um xenoenxerto (Surgisis®; Cook Medical, Bloomington, Indiana) para preencher o defeito cutâneo perineal.

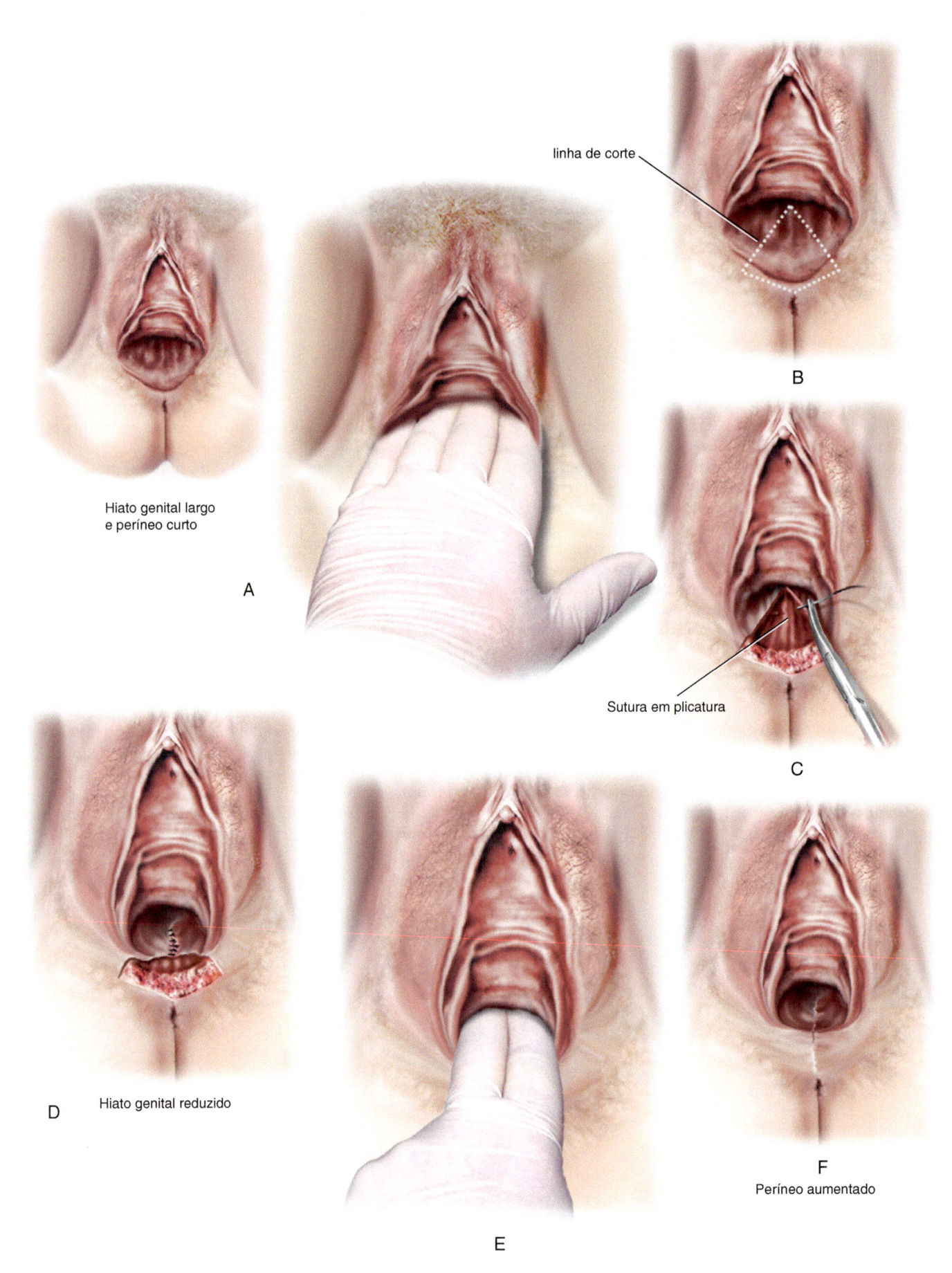

FIGURA 104-1 Técnica de vaginoplastia e reconstrução perineal com o único objetivo de estreitar o introito vaginal. **A.** Observe o largo hiato genital, facilmente permitindo a inserção de quatro dedos. **B.** Marca-se a porção de tecido em formato de diamante a ser excisada. **C.** Com o tecido removido, são dados pontos profundos através da fáscia perirretal e dos músculos levantadores para construir a parede vaginal posterior. Toma-se muito cuidado para evitar a criação de crista sobrelevada na parede vaginal posterior. **D.** A parte superior da parede vaginal posterior é fechada em preparação para a reconstrução perineal. **E.** Após a reconstrução perineal, só é possível a introdução de dois dedos no introito. **F.** Correção concluída; observe a relação perpendicular entre a parede vaginal posterior e o períneo.

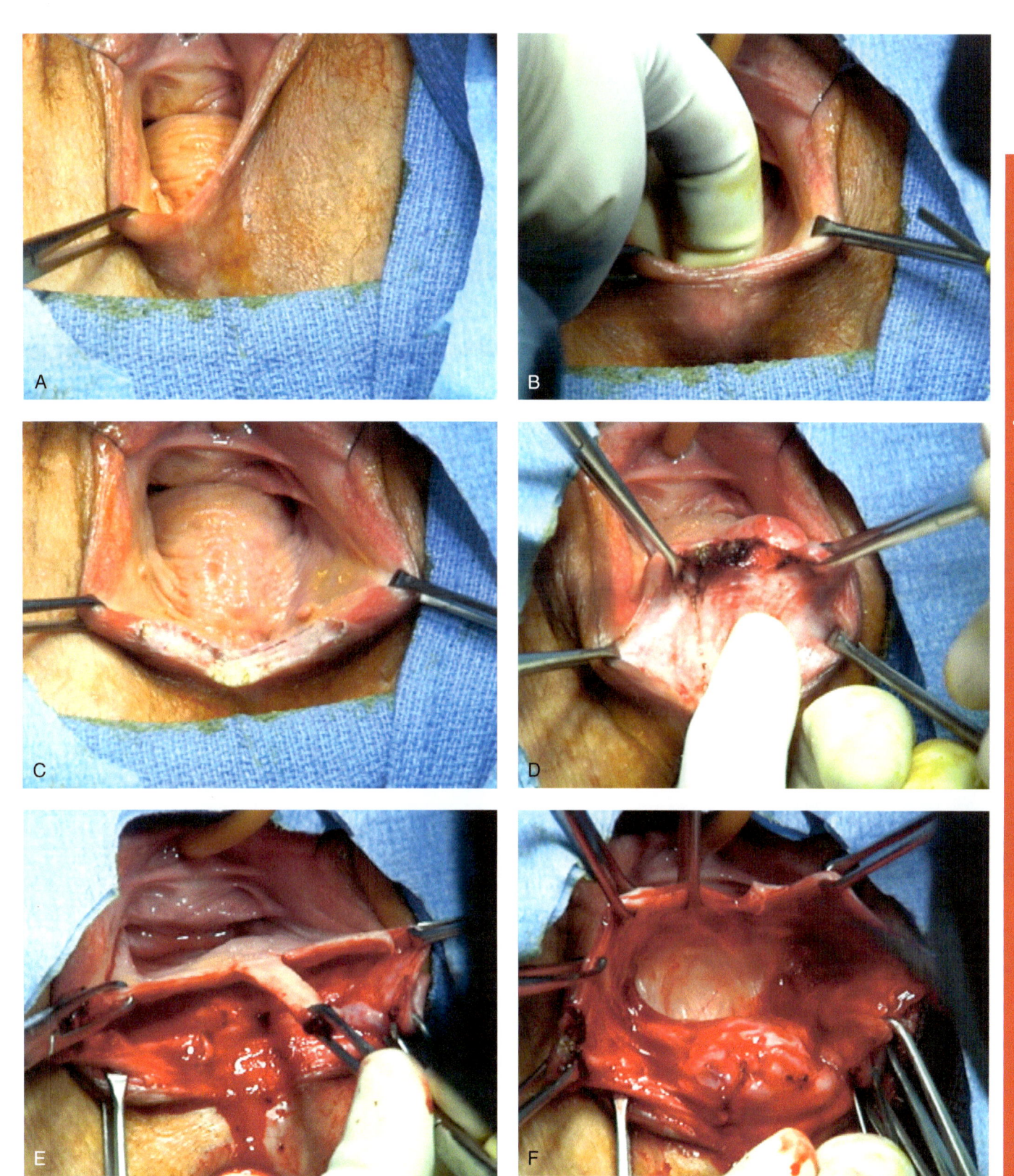

FIGURA 104-2 A. Paciente com grande defeito sintomático da parede vaginal posterior que também se queixava de dispareunia secundária a um agressivo acúmulo de pele perineal. **B.** A pele dos lábios menores havia sido anteriormente suturada pela linha média, mais provavelmente no momento da correção de uma episiotomia mediana. **C.** É feita uma incisão longitudinal na linha média para remover o acúmulo de pele perineal. **D.** Utiliza-se dissecção cortante para separar a parede vaginal posterior distal dos músculos do períneo. **E.** A dissecção se estende na direção cefálica com a remoção de uma língua de mucosa vaginal na linha média. **F.** A dissecção se estende até o espaço pré-peritonial do fundo-de-saco posterior.

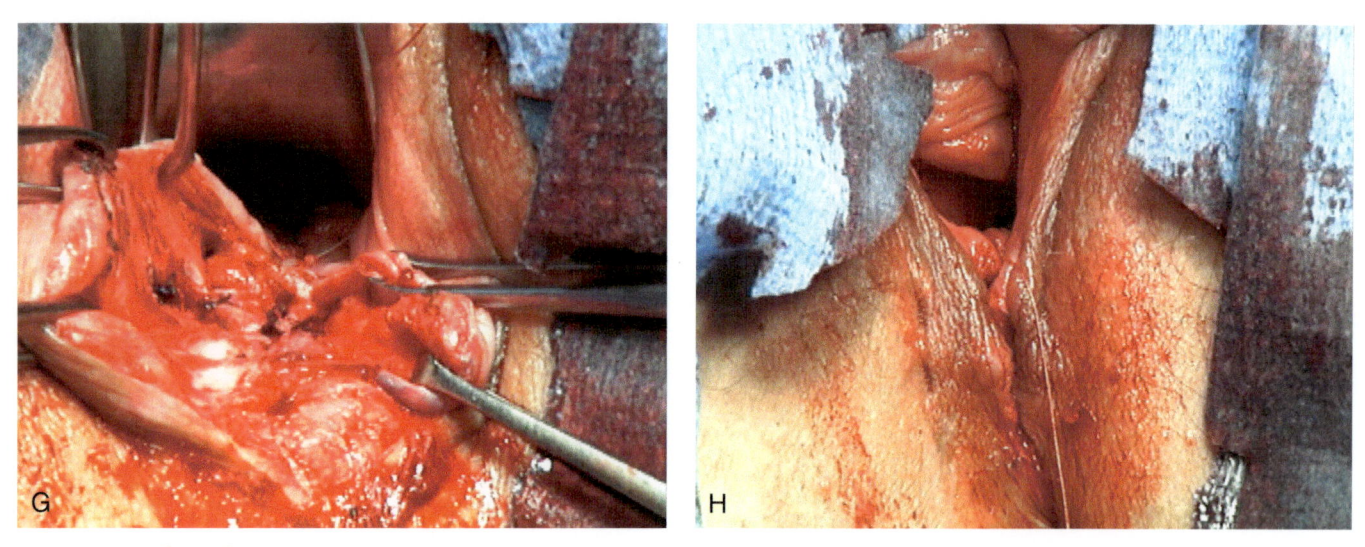

FIGURA 104-2 (Cont.) G. Foi realizada correção de retocele e enterocele vaginal, na qual a parte superior da incisão da parede vaginal foi fechada. **H.** O corpo perineal foi reconstruído e o introito vaginal estreitado. Observe a relação perpendicular entre o períneo e a parede posterior da vagina.

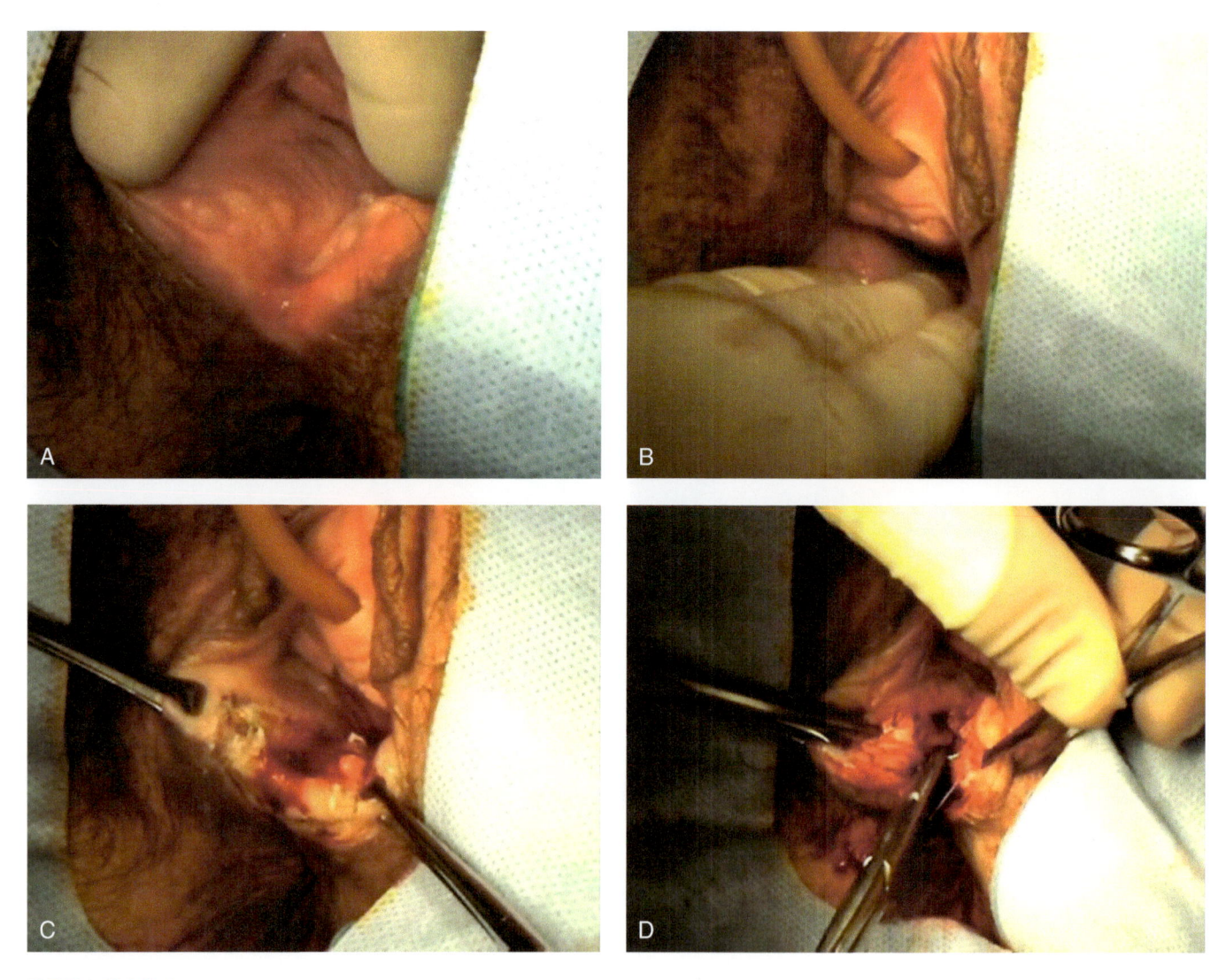

FIGURA 104-3 A. Paciente com hiato genital largo e pequeno defeito perineal. **B.** Observe que a abertura vaginal permite facilmente a introdução de três dedos. **C.** Uma porção de tecido em formato de diamante é removida do períneo e da parede vaginal posterior. **D.** Pontos profundos com fio absorvível 2-0 são passados para fechar o defeito, diminuindo, assim, o calibre vaginal.

(Continua)

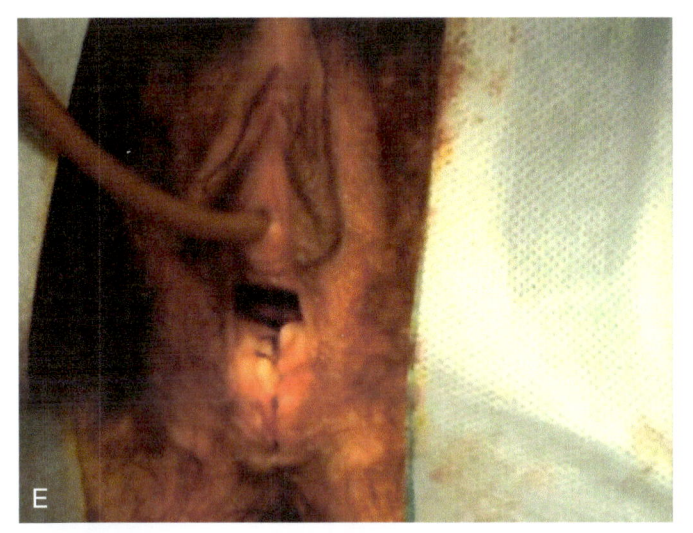

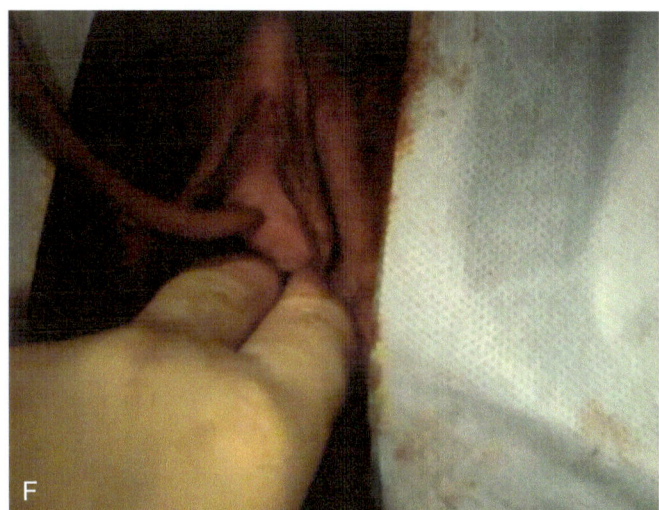

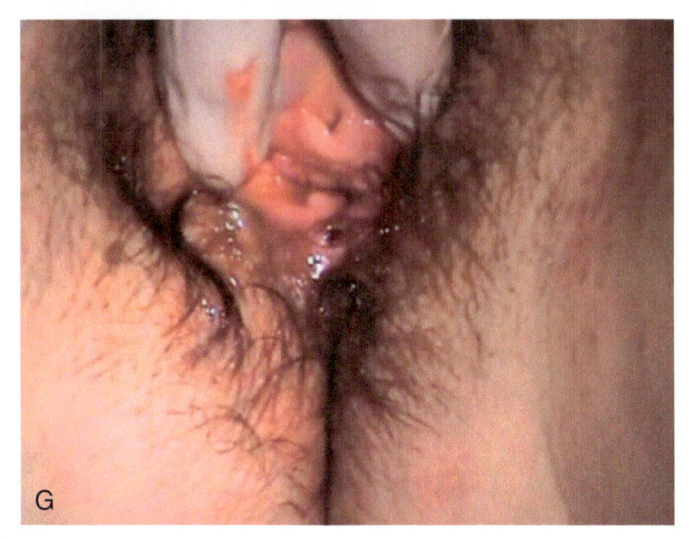

FIGURA 104-3 (Cont.) E. As incisões vaginal e perineal foram fechadas com pontos de fio fino de absorção tardia. **F.** Observe que, após a conclusão da correção, cabem apenas dois dedos no introito. **G.** Correção completa 6 semanas após a cirurgia.

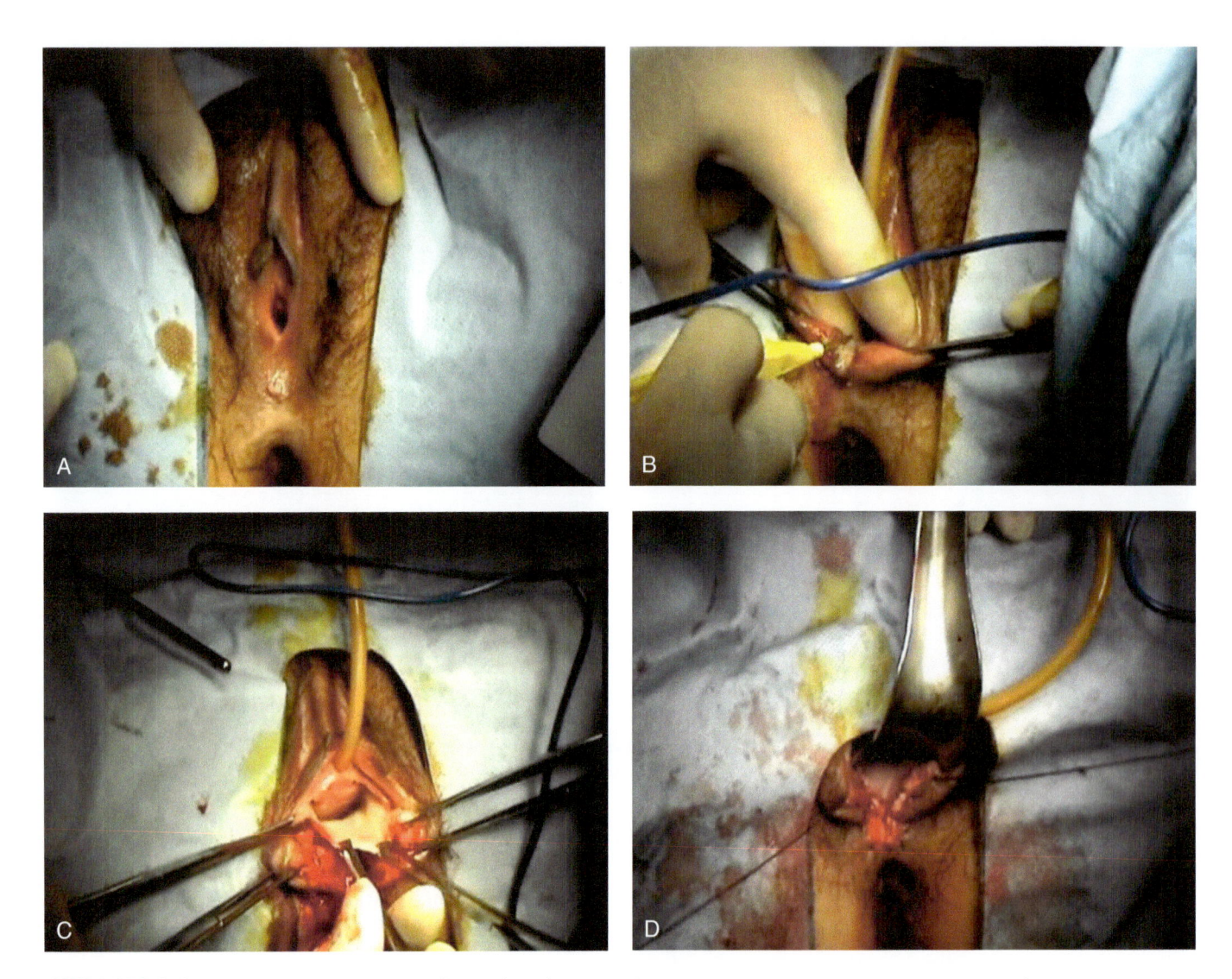

FIGURA 104-4 A. Paciente jovem com vagina não funcional em decorrência de um introito estreito após uma correção excessiva de episiotomia mediana. **B.** Utiliza-se cautério monopolar para remover a fibrose perineal na linha média. **C.** Utiliza-se dissecção cortante para separar a parede posterior da vagina da parede anterior do reto de forma a permitir o procedimento de avanço vaginal. **D.** A incisão foi fechada transversalmente com pontos separados de absorção tardia. Um defeito na pele do períneo foi coberto por um pedaço de Surgisis® (Cook Medical).

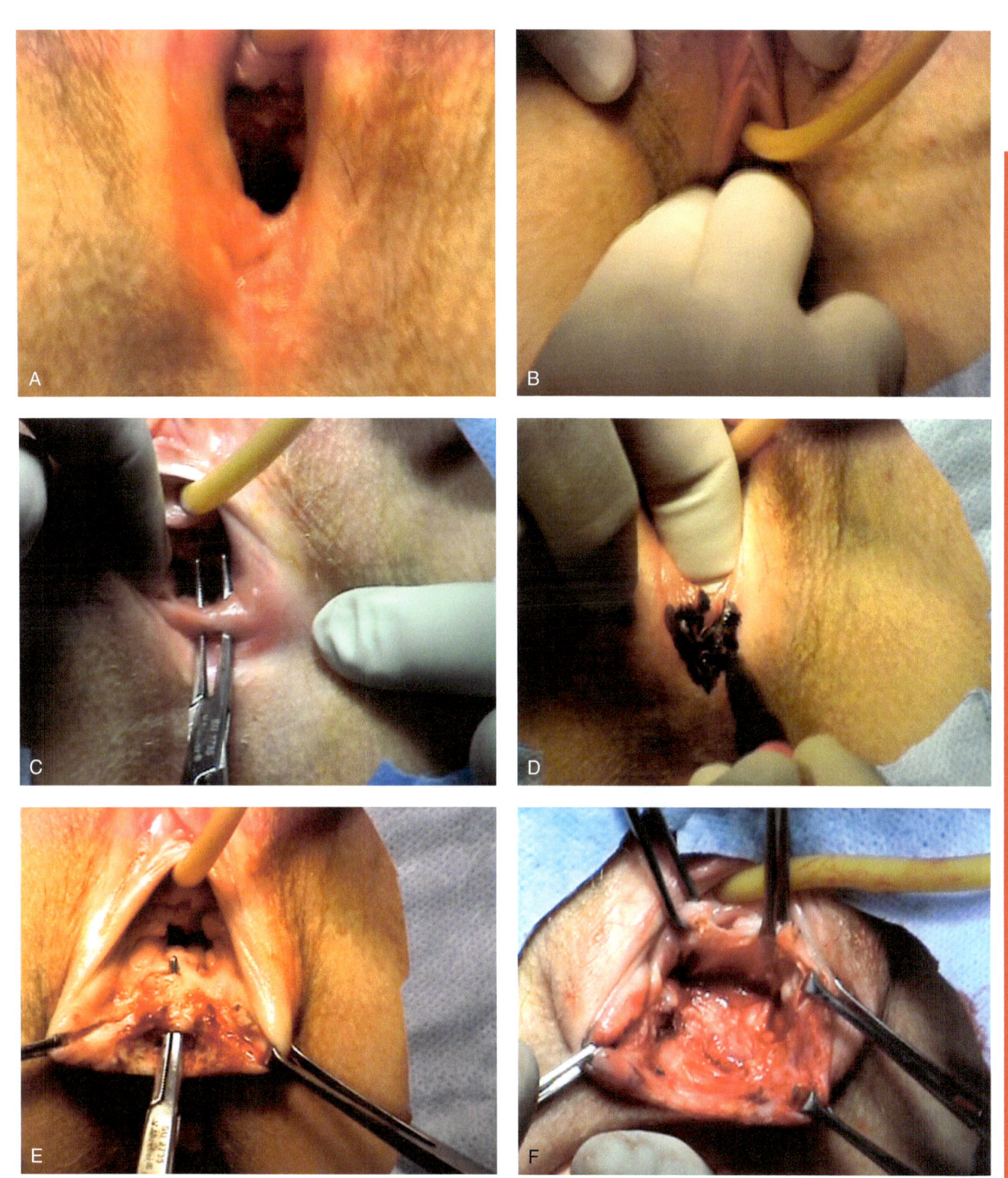

FIGURA 104-5 A. Paciente jovem com formação de tecido cicatricial em excesso no períneo após correção de laceração perineal. **B.** Observa-se que o introito é bastante estreito, permitindo a inserção de apenas um dedo. **C.** Faixa de tecido cicatricial do períneo. **D.** A área da pele do períneo a ser excisada é marcada. **E.** Pele perineal excisada; observe a extensão do tecido cicatricial. **F.** O tecido cicatricial foi removido, e a parede posterior da vagina foi dissecada da parede anterior do reto.

(Continua)

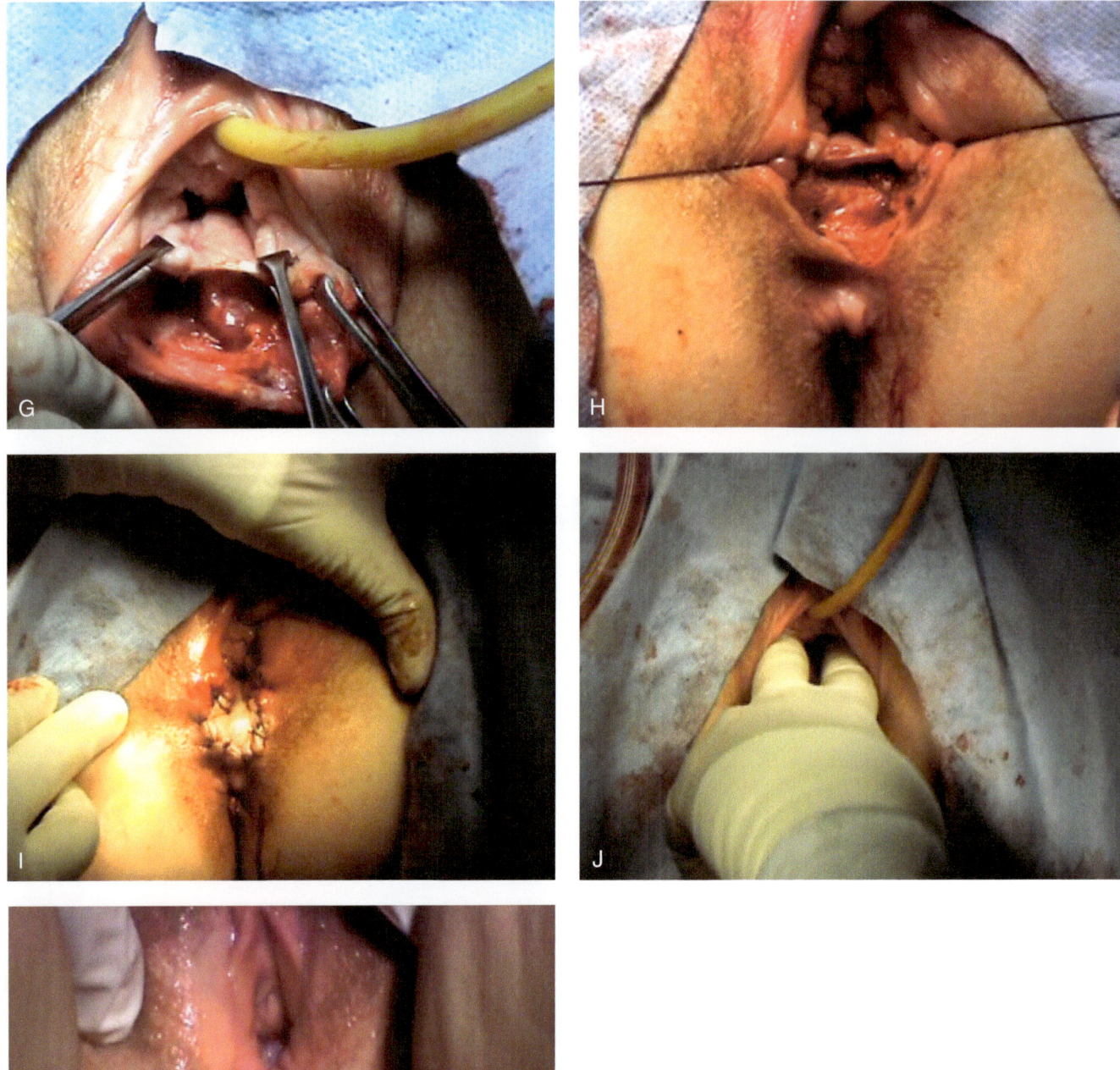

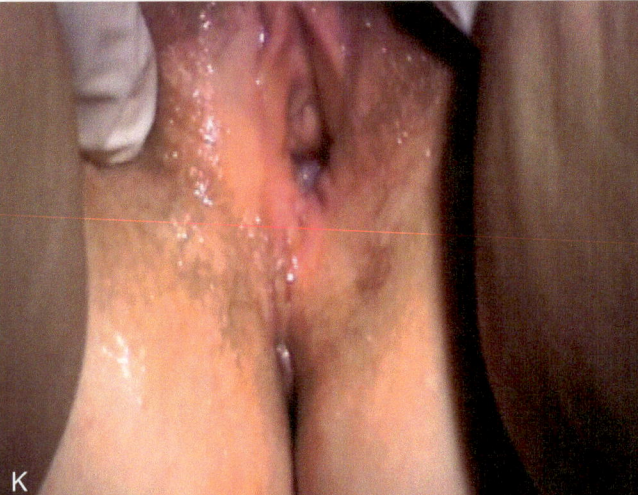

FIGURA 104-5 (Cont.) G. A parede vaginal posterior foi mobilizada para o avanço vaginal. **H.** As bordas laterais da vagina são sucessivamente avançadas, deixando um grande defeito na pele do períneo. **I.** Um retalho de Surgisis® (Cook Medical) é suturado ao contorno do defeito. **J.** Com a conclusão da correção, pode-se facilmente introduzir dois dedos. **K.** Correção completa 3 meses após a cirurgia. Observe o sucesso da conversão do Surgisis® ao que aparenta ser pele normal do períneo.

SEÇÃO 16

A Mama

105 A Mama
Anatomia da Mama Feminina
Exame Clínico da Mama
Punção Aspirativa por Agulha Fina

CAPÍTULO 105

A Mama

Donna L. Stahl ■ *Karen S. Columbus* ■ *Michael S. Baggish*

Anatomia da Mama Feminina

As mamas são glândulas sudoríparas modificadas que funcionam especificamente como glândulas apócrinas modificadas. Representam estruturas identificadoras de gênero significativas com conotação fenotípica de gênero feminino pela sociedade e pelo indivíduo. As mamas adultas maduras ocupam uma posição proeminente na parede torácica anterior entre o segundo e sexto arcos costais (Fig. 105-1A). As medidas da mama são, "em média": 10 a 12 cm de diâmetro e 5 a 7 cm de espessura. No sentido transversal, a mama se estende da margem do esterno até a linha axilar média. Uma parte do tecido mamário se projeta na axila. Esta entidade é conhecida como cauda de Spence (Fig. 105-1B). Do ponto de vista anatômico, a mama inteira se localiza entre as camadas superficial e profunda da fáscia peitoral superficial. Esta última é contígua à fáscia de Scarpa da parede abdominal anterior. Portanto, a mama é, grosso modo, hemisférica na forma e localiza-se acima da fáscia peitoral profunda, a qual, por sua vez, abrange o músculo peitoral maior (Fig. 105-2). Um fator significativo para manter a estrutura e o formato da mama é atribuído às faixas fibrosas localizadas entre as camadas superficial e profunda da fáscia. Esses ligamentos de Cooper densos formam os chamados ligamentos suspensórios da mama, que são particularmente proeminentes na sua porção inferior (prega inframamária).

Os tecidos localizados entre as camadas superficial e profunda da fáscia peitoral superficial consistem principalmente em gordura, mas também em parênquima mamário e tecido conjuntivo (estroma). A quantidade relativa do conteúdo de gordura natural contribui para o balanço da mama com o movimento. À medida que o volume de gordura aumenta, aumenta o movimento das mamas, mas somente até o ponto em que a quantidade de gordura produz uma massa tão grande que resulta em mamas flácidas e pendentes. As cicatrizes secundárias ao aumento artificial da mama também diminuem o movimento natural das mamas na parede torácica (Fig. 105-3).

O parênquima mamário se divide em 15 a 20 segmentos ou unidades glandulares ou lobos, que têm orientação radial e convergem para uma série de ductos no mamilo. Aproximadamente 5 a 10 ductos coletores principais se abrem no mamilo. Cada ducto drena um segmento ou lobo da mama; cada lobo contém 20 a 40 lóbulos; cada lóbulo, por sua vez, consiste em 10 a 100 alvéolos (Figs. 105-3 e 105-4).

Na ponta de cada mama, há uma área circular mais intensamente pigmentada, medindo 2,5 cm ou mais de diâmetro – a aréola. O mamilo coroa o centro da aréola. A derme da aréola contém músculo liso longitudinal e circular, o qual cria uma aparência enrugada quando os músculos se contraem (Fig. 105-1B, *detalhe*).

Podem-se observar diversas aberturas elevadas na periferia da aréola. São as terminações dos ductos das glândulas de Montgomery. Estas são glândulas sebáceas modificadas, cujas secreções mantêm a aréola lubrificada e macia. Durante a gravidez, essas mesmas glândulas podem secretar uma substância similar ao leite (Fig. 105-1B, *detalhe*).

A unidade funcional da mama é a unidade lobular. Esta consiste em pequenas glândulas revestidas por células cuboides e mioepiteliais, envolvidas por estroma vascular. Ductos terminais interlobulares pequenos se encaminham para ductos terminais extralobulares, os quais, por sua vez, levam a ductos coletores maiores e a ductos lactíferos ainda maiores que drenam lobos inteiros. Antes de se esvaziarem no mamilo, esses ductos se dilatam para formar a ampola ou o seio lactífero. A contração das células mioepiteliais e do músculo liso da aréola ajuda a esvaziar o leite dos seios lactíferos (Fig. 105-4, *detalhe*).

O volume mamário se altera durante o ciclo menstrual. O parênquima mamário responde ao estímulo do estrogênio e da progesterona. Da mesma forma, há um paralelo entre o conteúdo de água dentro da gordura (edema) e o visto no endométrio, que tem um pico entre os dias 22 e 25. A menor alteração hormonal ocorre durante os dias 4 a 5, após o início do fluxo menstrual.

Finalmente, embora a maioria das mamas pareça simétrica, grosso modo, em tamanho (volume), as diferenças entre as mamas direita e esquerda são comuns (Fig. 105-5).

O texto continua na página 1174

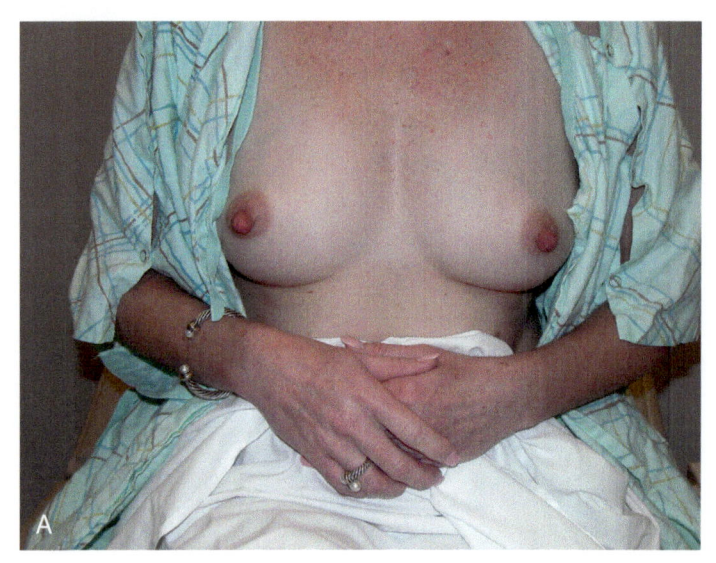

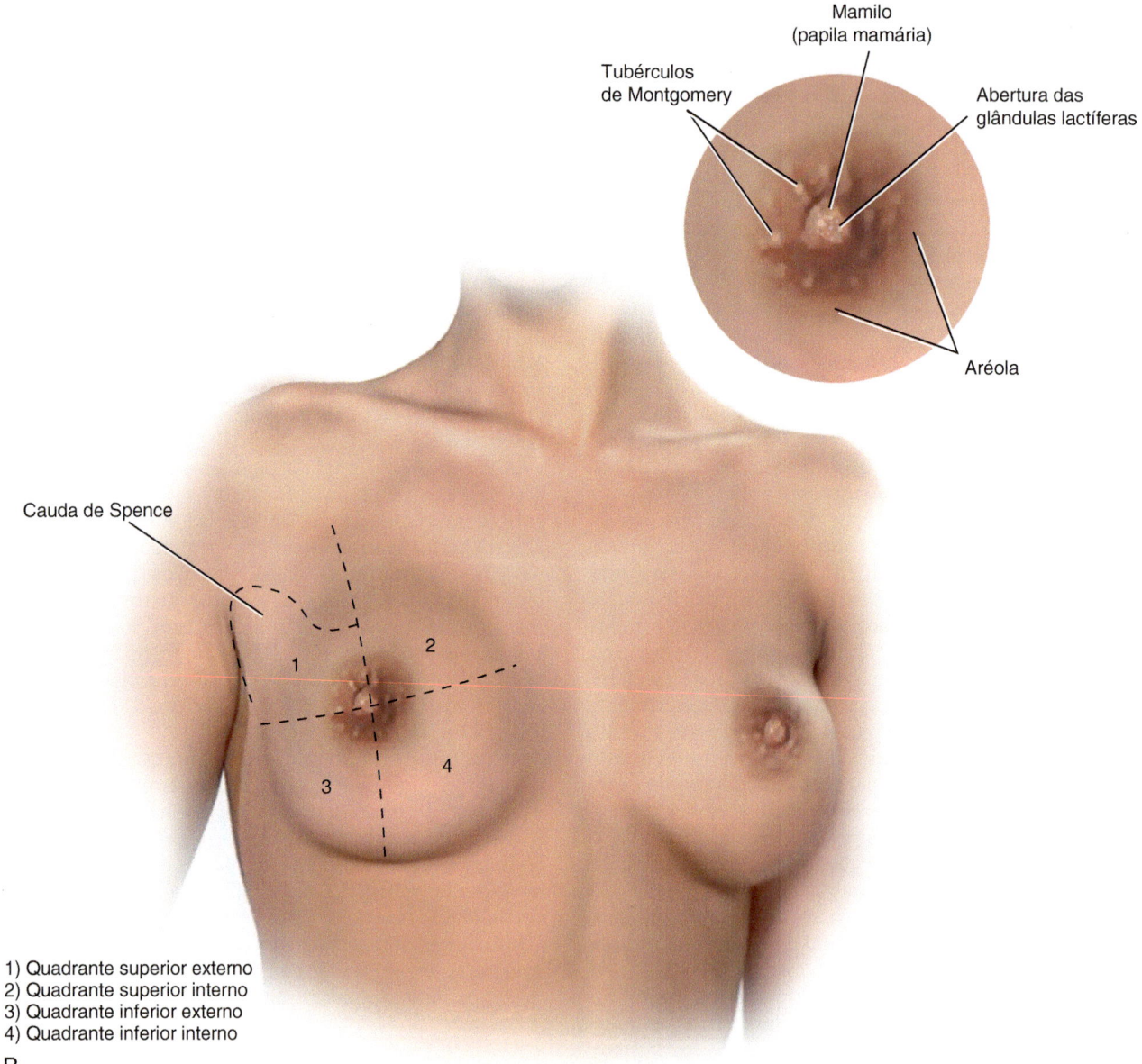

1) Quadrante superior externo
2) Quadrante superior interno
3) Quadrante inferior externo
4) Quadrante inferior interno

FIGURA 105-1 A. As glândulas mamárias ocupam localização proeminente na parede torácica feminina. Fenotipicamente, têm a conotação de gênero feminino para o indivíduo. **B.** As mamas ocupam um espaço na parede torácica anterior entre o segundo e o sexto arcos costais. As mamas são divididas em quatro quadrantes com propósitos de descrição: dois superiores e dois inferiores. A esculpida margem inferior da mama hemisférica é formada pelo sulco inframamário. Uma parte do tecido mamário no quadrante superior externo se estende para a axila (cauda de Spence). O destaque mostra detalhes da aréola que abrange o mamilo, os tubérculos de Montgomery e a pele pigmentada, destacando esta área.

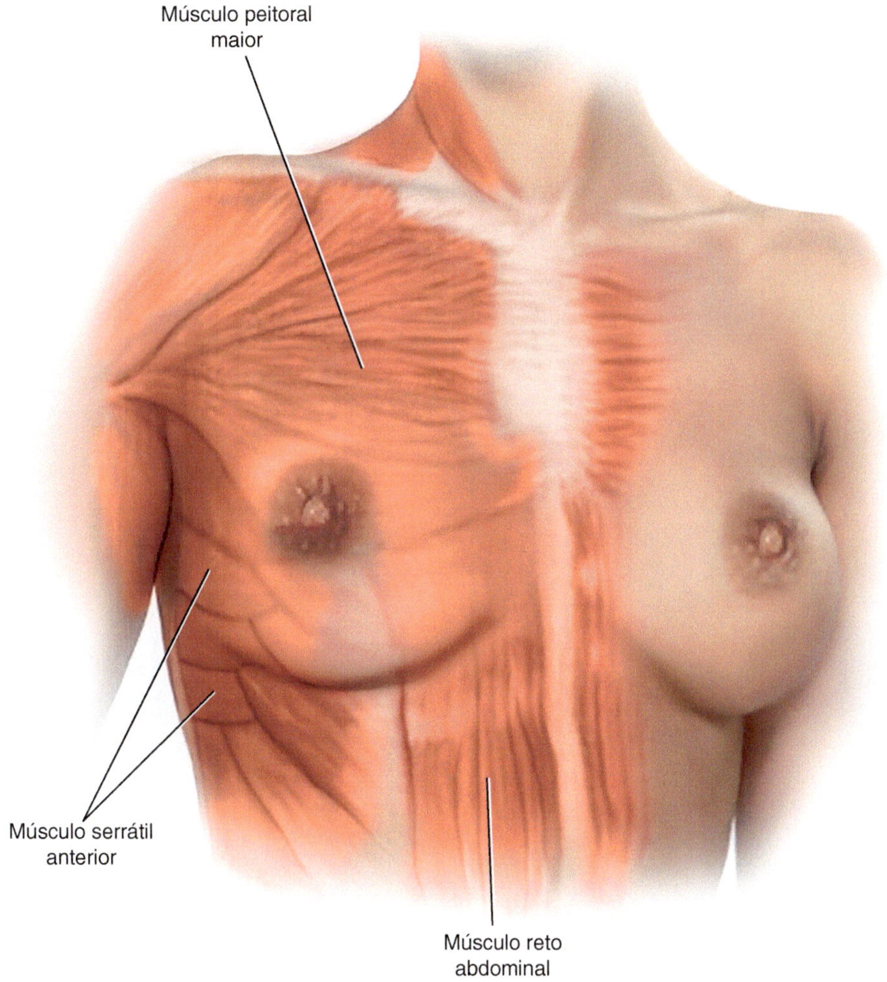

FIGURA 105-2 As mamas ficam contidas dentro da fáscia peitoral superficial e se localizam na camada profunda da fáscia que inclui o músculo peitoral maior. A mama penetra inferiormente na fáscia profunda dos músculos serrátil anterior, oblíquo externo e reto abdominal. A fáscia peitoral superficial se subdivide nas camadas superficial e profunda. A camada superficial profunda fica bem separada da fáscia peitoral profunda pela gordura frouxa.

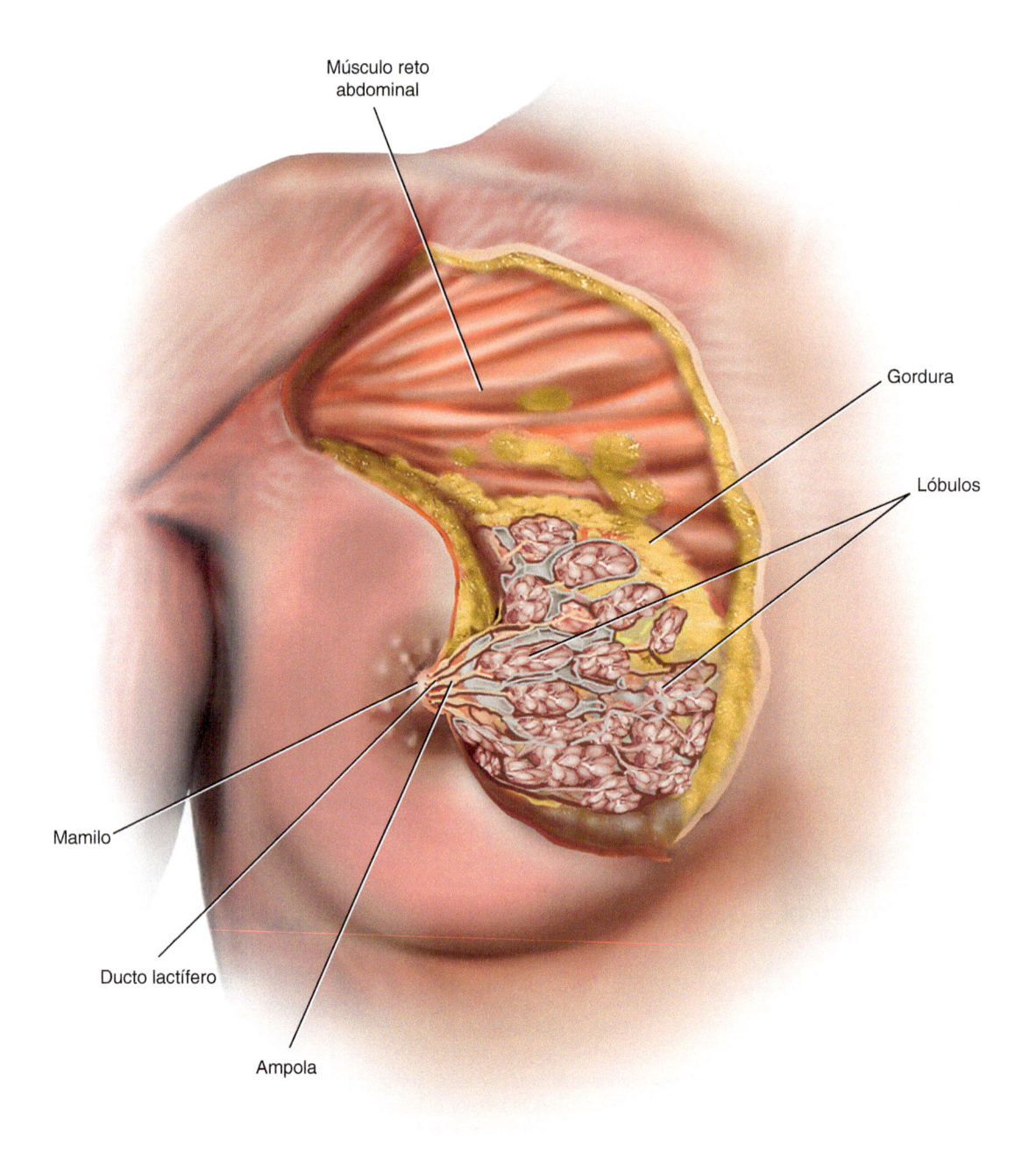

FIGURA 105-3 A mama consiste em tecido mamário e gordura. O tecido mamário é constituído de lóbulos, ductos e tecido conjuntivo fibroso. Os tecidos glandulares apócrinos ou lóbulos secretam leite, o qual é coletado e transportado através de uma série de ductos para o mamilo. A arquitetura estrutural da mama é mantida pelas faixas fibrosas que se estendem entre a fáscia superficial profunda e o componente dérmico da pele da mama. Estas faixas de tecido conjuntivo ou ligamentos de Cooper contribuem amplamente para a forma esférica da mama.

FIGURA 105-4 A unidade funcional da mama é constituída de pequenas glândulas revestidas por células cuboides e mioepiteliais, que produzem uma secreção leitosa. A secreção é impulsionada através dos ductos intralobulares e extralobulares para ductos coletores lactíferos maiores. Antes de serem esvaziadas no mamilo, as secreções são armazenadas nos ductos ampulares (seios). Cada ducto esvazia um lobo consistindo em 20 a 40 lóbulos.

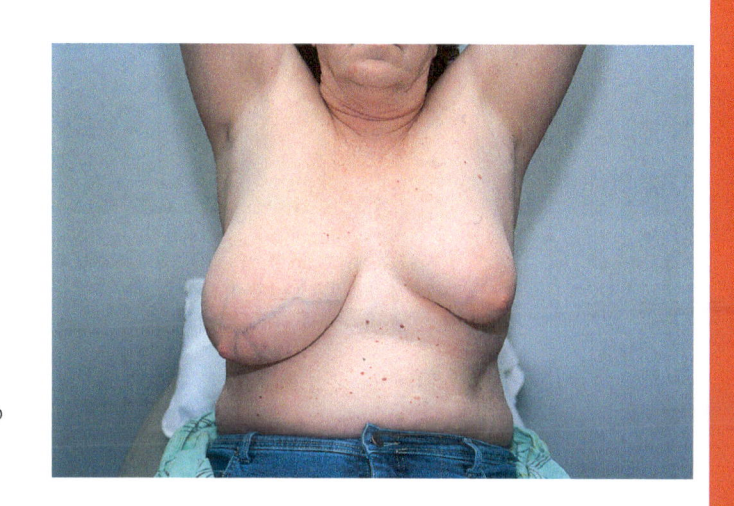

FIGURA 105-5 Esta fotografia mostra o desenvolvimento de assimetria bastante exacerbado entre as mamas direita e esquerda. Uma pequena diferença de tamanho entre as duas mamas não é incomum e, ao contrário do caso ilustrado, a mama esquerda é, em geral, levemente maior que a direita.

Exame Clínico da Mama

O exame da mama é parte integral do exame ginecológico anual para todas as mulheres. Esta parte do exame é uma ferramenta de triagem importante para a detecção do câncer mamário. Assim como em qualquer exame físico, o resultado final, ou seja, a detecção precoce de uma massa mamária, depende da qualidade e da eficácia do exame. Deve-se ter tempo suficiente para realizar o exame e o médico não deve ter pressa durante esta importante etapa.

O período ideal para a realização do exame da mama é durante a fase proliferativa precoce do ciclo menstrual. Na mulher que faz reposição hormonal, o melhor período para o exame é 4 a 5 dias após tomar o último comprimido.

O exame começa com a paciente sentada na extremidade da mesa de exame, em frente ao examinador (Fig. 105-6). Com as mãos ao seu lado, a paciente tem as mamas observadas quanto à simetria, retração e presença de depressão (Fig. 105-7). Observa-se a cor da pele das mamas, inspecionando principalmente quanto à vermelhidão, fixação e cicatrizes. Checam-se as aréolas e os mamilos em relação à inversão, depressão, alteração da cor e ulceração. Pede-se à paciente que se incline para a frente, o que torna as mamas mais soltas em relação ao tórax e acentua a pendência (Fig. 105-7).

A seguir, solicita-se à paciente que coloque as mãos nos quadris (Fig. 105-8). Este movimento faz com que o músculo peitoral maior se contraia. Depois, a paciente estende os braços acima da cabeça, o que eleva as mamas contra a parede torácica (Fig. 105-9). As mesmas observações são feitas nesta posição.

Conforme observado na seção de anatomia, em geral, a diferença no volume mamário é pequena. Às vezes, a diferença de tamanho entre as mamas direita e esquerda (isto é, assimetria) é extrema (Fig. 105-5).

Enquanto a paciente permanece sentada, realiza-se o exame axilar nos lados esquerdo e direito (Fig. 105-10). O examinador apoia o braço direito da paciente em seu braço direito, e sua mão esquerda palpa os linfonodos axilares. A área supraclavicular é palpada da mesma forma em relação à adenopatia (Fig. 105-11). A seguir, realiza-se o procedimento do lado esquerdo. Depois, o examinador fica de pé atrás da paciente e comprime a mama e o mamilo para ver se há secreção (Fig. 105-12).

A paciente é instruída para deitar de costas (posição supina) e estende-se a extremidade da mesa de exame. Usando a palma da mão enquanto apoia a mama com a mão oposta, o examinador palpa a mama contra a parede torácica. Diversas técnicas podem ser usadas. Um procedimento conveniente é dividir a mama em três zonas, de cima para baixo, começando primeiro no terço superior. A palpação se inicia abaixo da linha axilar média e evolui na direção medial, para o esterno. Isso se repete até que as três zonas tenham sido completamente examinadas. Os mamilos e as aréolas são examinados separadamente por palpação e por compressão (Figs. 105-13 e 105-14).

A fim de tornar o exame completo, o sulco inframamário é examinado separadamente (Fig. 105-15). A área supraclavicular pode ser examinada na posição supina ou sentada (Fig. 105-11).

Não é aconselhável adiar o exame das mamas durante a gravidez ou no pós-parto, pois 5% dos cânceres de mama aparecem nesses períodos. Se a mulher estiver amamentando, as mamas devem ser esvaziadas antes da realização do exame.

A documentação é extremamente importante. Os resultados positivos e negativos devem ser escritos no registro da paciente. As diferenças na nodularidade ou presença de massas entre as duas mamas devem ser anotadas. Qualquer massa deve ser descrita em tamanho, forma (medida em centímetros), localização (anatomia precisa), mobilidade *versus* fixação, consistência (dura, macia, fibroelástica) e sensibilidade (dolorosa *vs.* não dolorosa). Deve-se localizar a secreção do mamilo no quadrante comprimido e descrevê-la em relação à cor e consistência. Deve-se realizar o teste com guaiacol (teste para pesquisa de sangue) e o colocar o material em uma lâmina, fixá-lo e enviar ao laboratório de patologia.

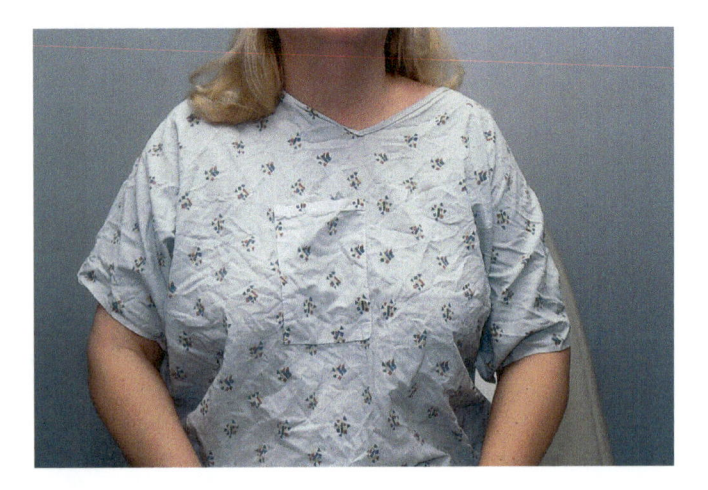

FIGURA 105-6 O exame clínico da mama (ECM) se inicia com a paciente sentada no final da mesa de exame, em frente ao examinador.

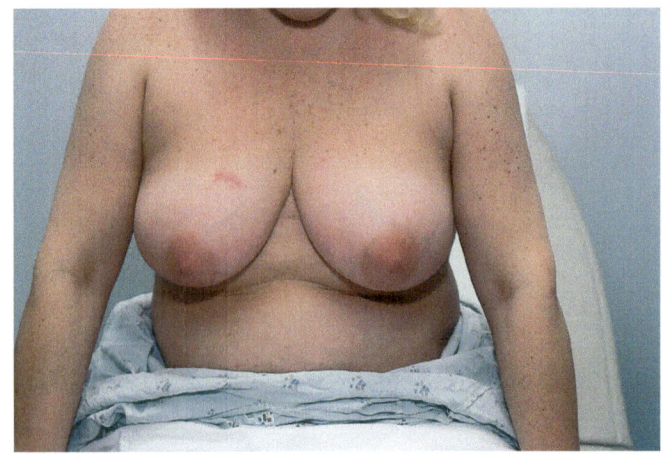

FIGURA 105-7 Permite-se relaxar as mamas e deixá-las livres, fazendo com que a paciente coloque os braços ao seu lado e se incline um pouco para a frente.

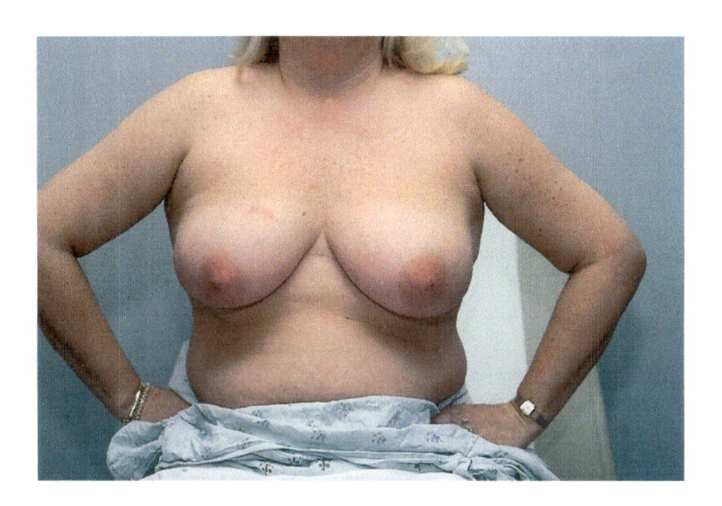

FIGURA 105-8 A paciente se senta ereta com as mãos nos quadris. Examinam-se as mamas visualmente em relação à simetria, retração, localização do mamilo e aparência. Note a cicatriz no quadrante superior interno da mama direita.

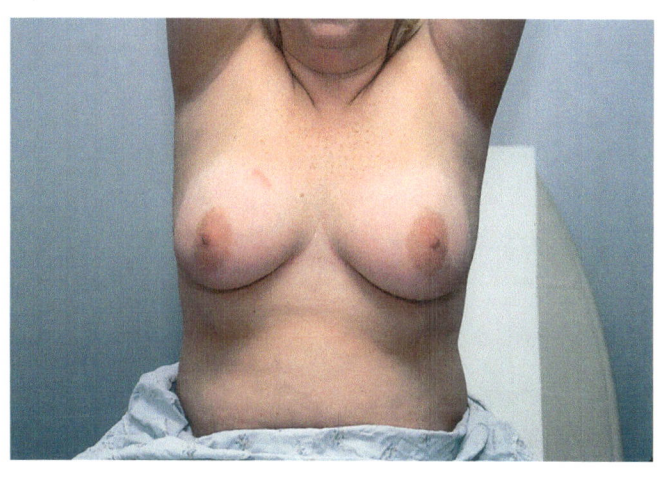

FIGURA 105-9 A paciente é instruída a elevar as mãos acima da cabeça para estirar o tecido mamário. Inspeciona-se a pele da mama quanto a alterações da cor, edema, espessura, ulceração ou presença de depressão. Os mamilos são descritos como eretos, invertidos ou distorcidos.

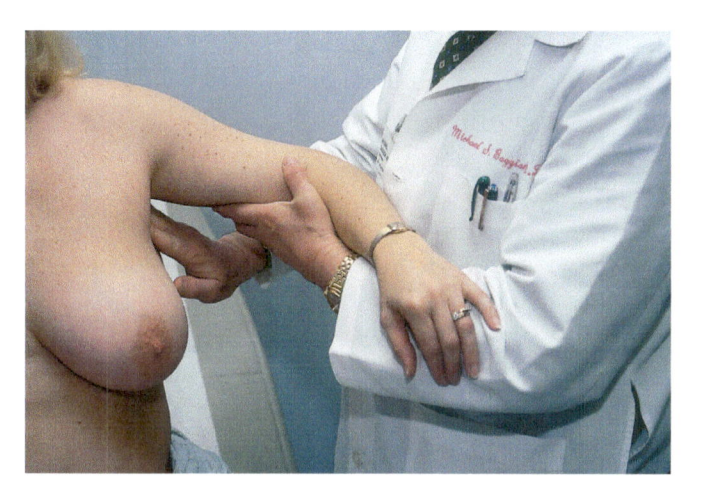

FIGURA 105-10 Examina-se a axila para determinar se há adenopatia ou sensibilidade. O braço ipsilateral é apoiado pelo examinador para relaxar o músculo peitoral, enquanto a outra mão palpa dentro da axila e contra a parede torácica.

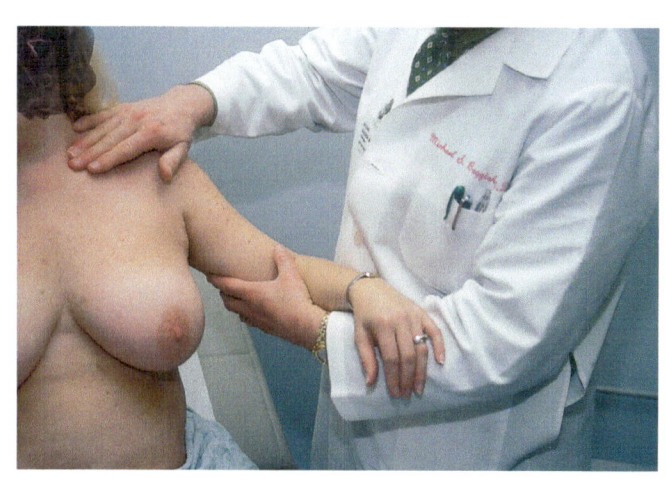

FIGURA 105-11 A seguir, a área supraclavicular é examinada quanto à presença de linfadenopatia.

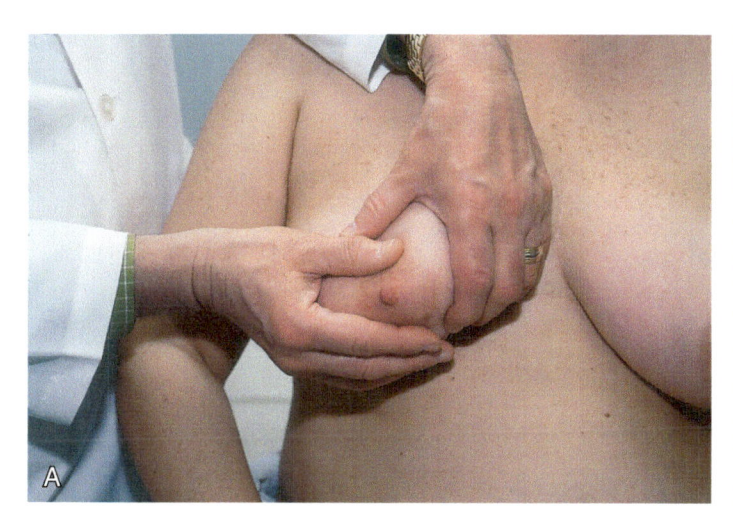

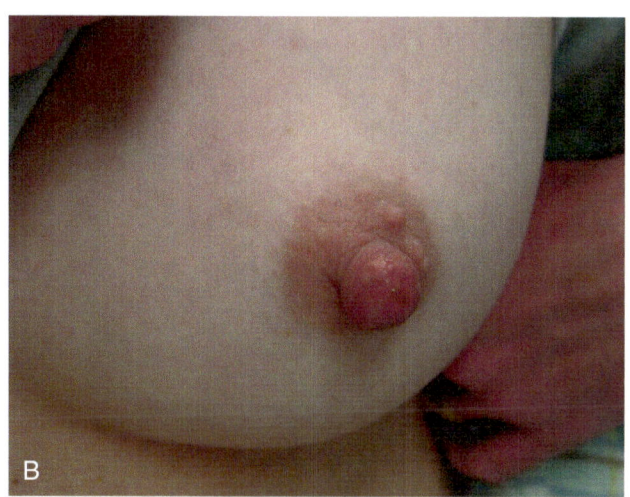

FIGURA 105-12 A e B. O examinador fica de pé ao lado e atrás da paciente e comprime a aréola e o mamilo para checar se há secreção. Ordenhando os quadrantes individualmente, o examinador pode determinar a localização relativa da qual surge a secreção.

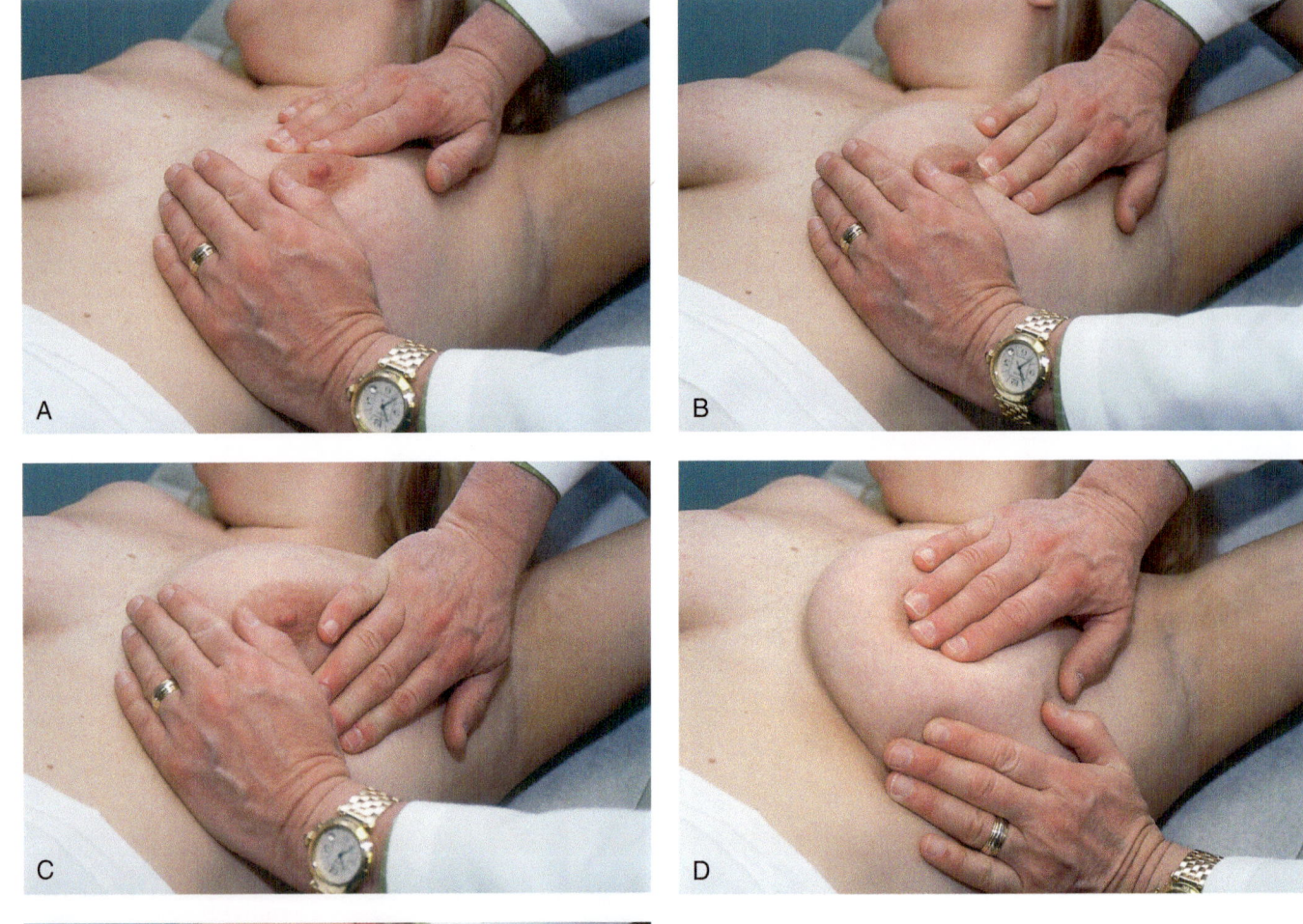

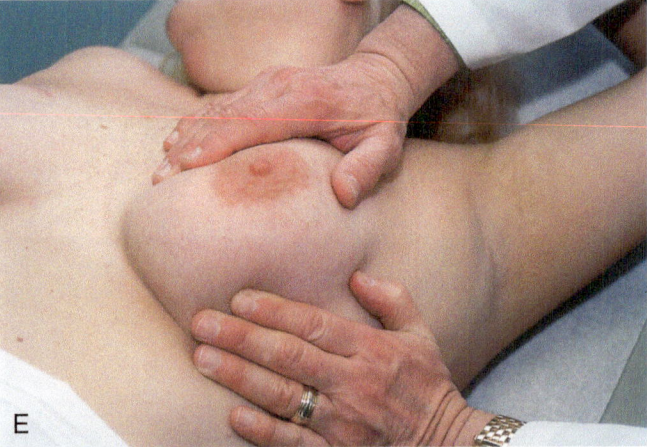

FIGURA 105-13 A a E. Coloca-se a paciente na posição supina e estende-se seu braço ipsilateral acima da cabeça. O examinador palpa a mama com os dedos espalmados contra a parede torácica. Preferimos dividir a mama em três ou quatro zonas horizontais. A palpação começa no esterno e continua em direção lateral até que a linha axilar média seja ultrapassada. Repete-se o exame para cada zona, abrangendo a área desde a clavícula acima até o arco costal mais inferior abaixo. Os mamilos e as áreas areolares são comprimidos separadamente.

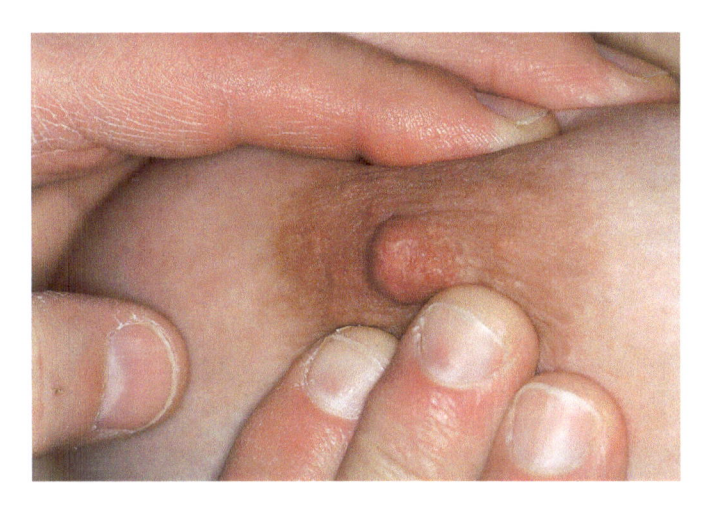

FIGURA 105-14 O mamilo e a aréola são espremidos para identificar qualquer secreção.

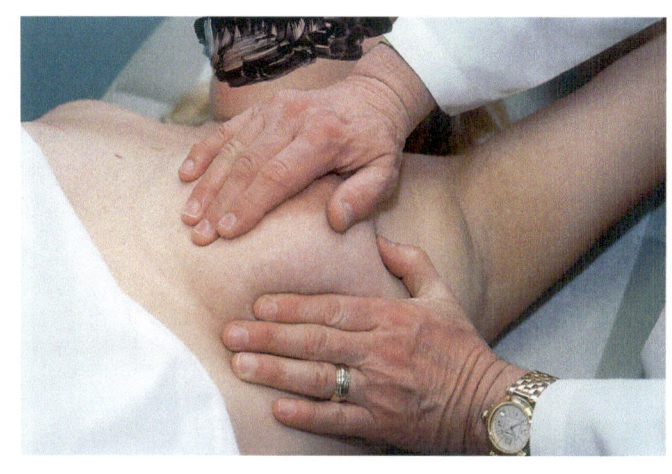

FIGURA 105-15 O sulco inframamário é cuidadosamente palpado para finalizar o exame.

Punção Aspirativa por Agulha Fina

A punção aspirativa por agulha fina (PAAF) combinada ao exame citológico é uma técnica diagnóstica que pode ser realizada com segurança ambulatorialmente. Pode ser realizada por inserção direta ou inserção guiada por ultrassonografia. É improvável diferenciar uma massa sólida de um cisto mamário com base apenas no exame clínico da mama (ECM). Por outro lado, pode-se utilizar a PAAF para diferenciar lesões císticas de sólidas. É provável que a mamografia diagnóstica tenha sido solicitada antes da aspiração da mama (Fig. 105-16).

A acuidade diagnóstica da PAAF pode ser de 95%. Esta acurácia depende da obtenção de quantidade suficiente do aspirado e da capacidade do patologista. Lembre-se de que o resultado negativo da PAAF não deve excluir a realização de uma biópsia.

A técnica da aspiração é simples. É feita assepsia da mama, sobre o local da massa, com uma solução com álcool. O tecido contendo a massa é estabilizado com a outra mão. A seguir, insere-se uma seringa de 10 ml com uma agulha calibre 22 no interior da massa, enquanto se puxa o êmbolo. Se houver um cisto, o conteúdo é aspirado e enviado para avaliação citológica. A palpação após a aspiração (se a lesão for cística) deve revelar o colapso completo e o desaparecimento da massa. Se a massa permanecer, está indicada biópsia imediata da mama (Fig. 105-17 a 105-25).

É necessário treinamento específico para ginecologistas que desejem realizar a biópsia por aspiração por agulha fina.

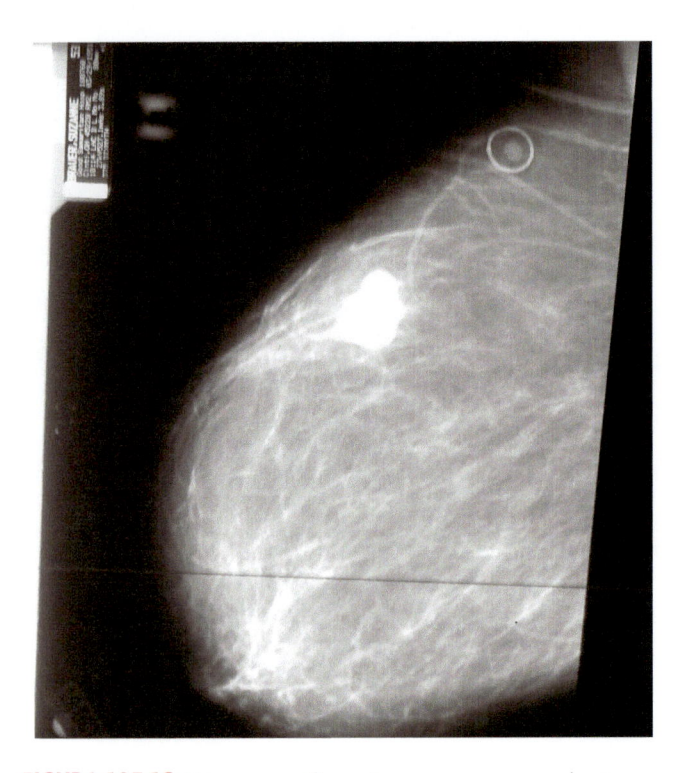

FIGURA 105-16 Esta mamografia mostra uma massa no quadrante superior, a qual representa uma possível lesão maligna. É necessária a realização de biópsia nesta massa.

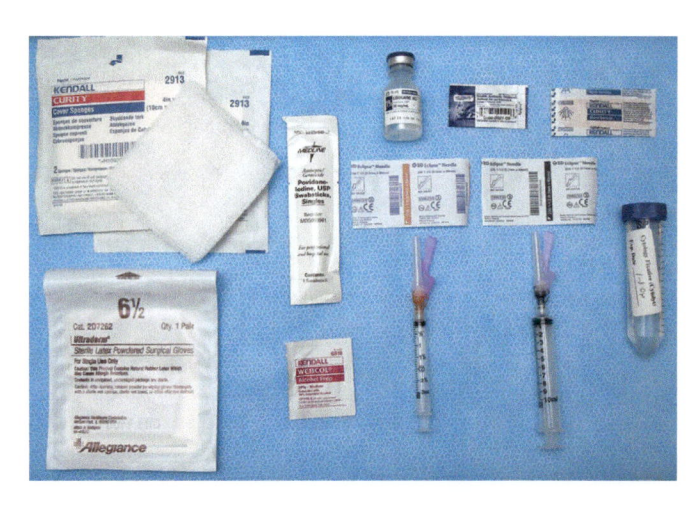

FIGURA 105-17 Esta fotografia ilustra as ferramentas necessárias para a realização da punção aspirativa por agulha fina. Estes itens incluem solução de iodo ou álcool para preparo da pele, anestésico local, seringas para anestesia e aspiração, agulhas, frasco de citologia, pomada antibiótica tópica e curativos adesivos.

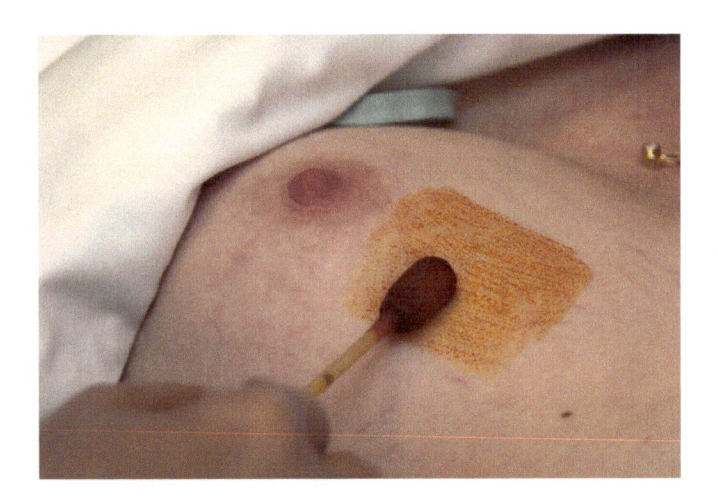

FIGURA 105-18 Faz-se a assepsia da pele da mama acima do local do cisto suspeito com iodo ou álcool. O cirurgião deve observar uma técnica estéril.

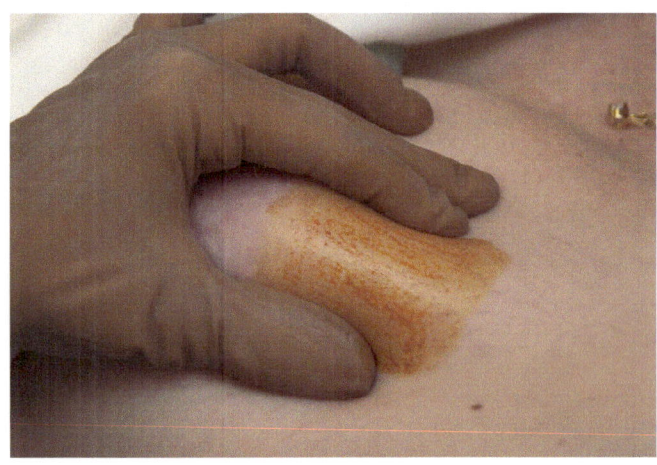

FIGURA 105-19 A localização da massa mamária precisa ser estabilizada com os dedos de uma das mãos. Deve-se manter esta posição até que a aspiração esteja concluída.

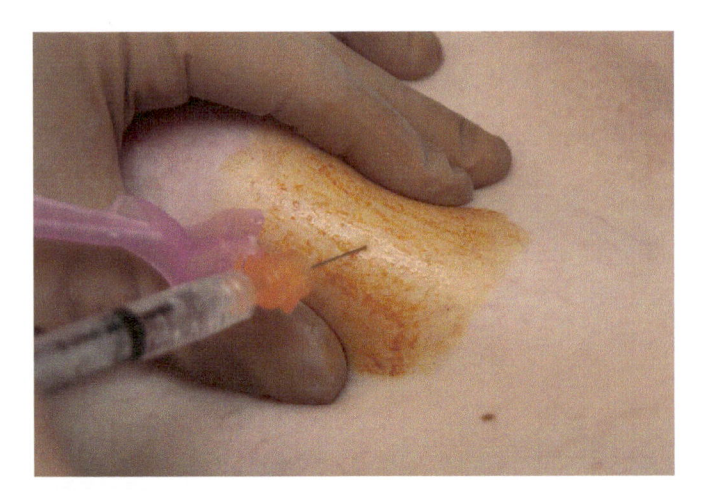

FIGURA 105-20 A pele sobre o local da aspiração é anestesiada com uma agulha calibre 25 acoplada a uma seringa de 3 a 5 ml com lidocaína a 1% (Xylocaina®).

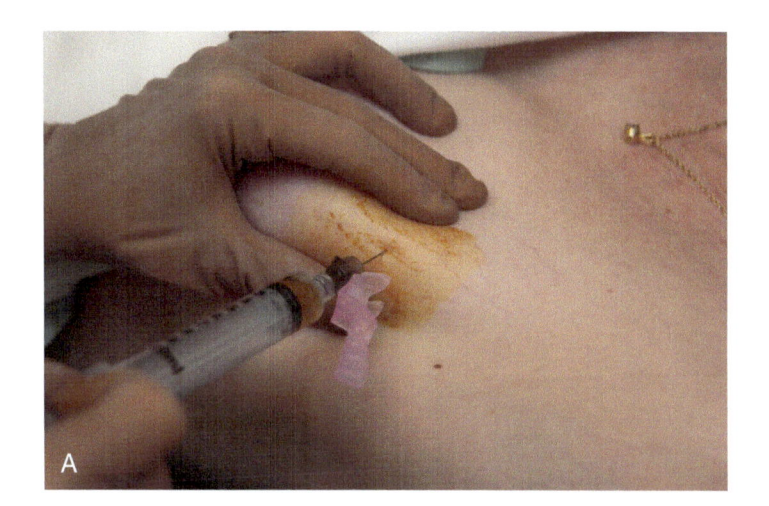

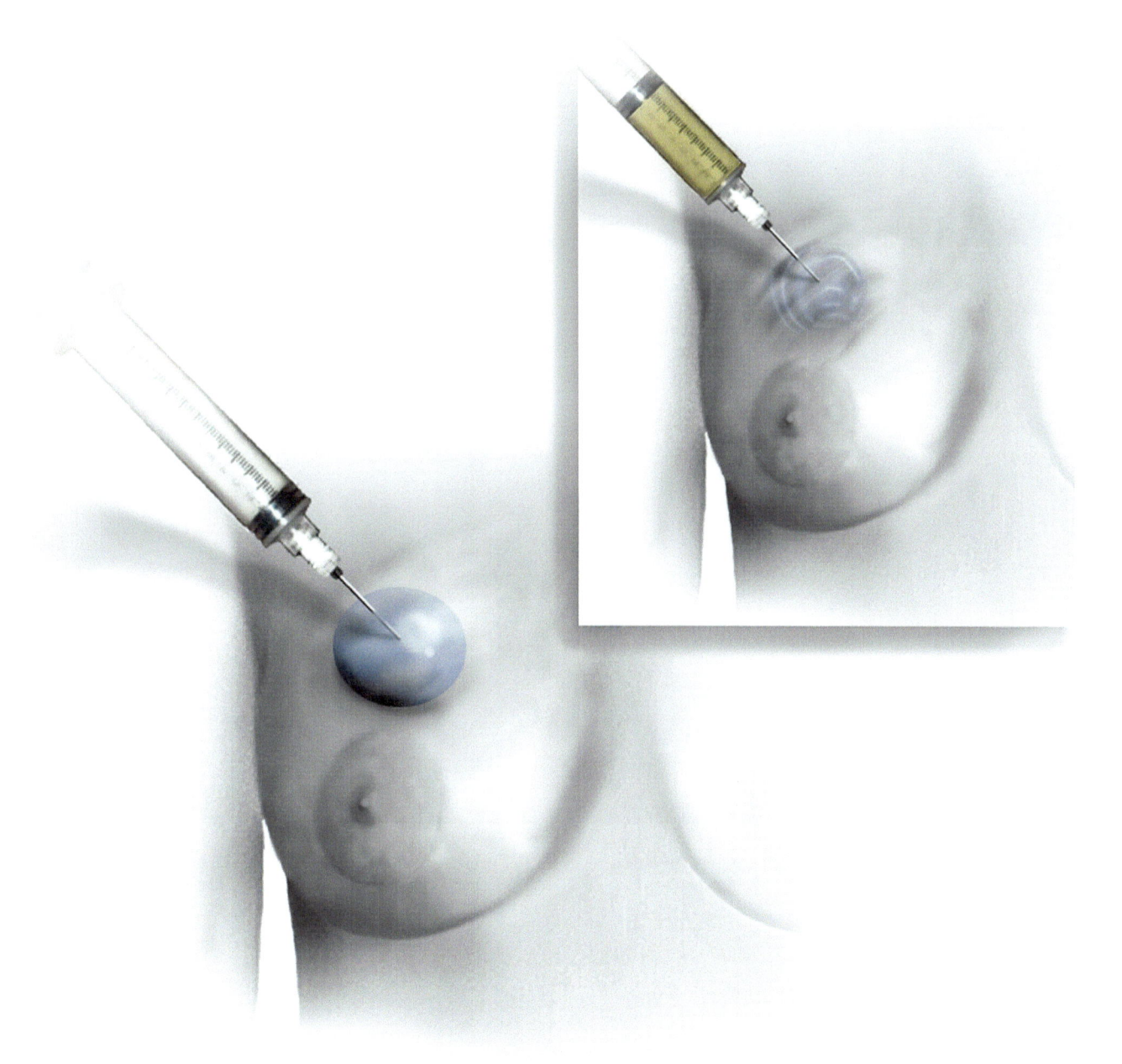

FIGURA 105-21 A. A punção aspirativa por agulha fina é realizada com uma agulha calibre 22 e uma seringa de 10 ml. Pode-se deixar 1 cm³ de ar dentro da seringa, antes da aspiração. Quando se obtém líquido, o cisto deve ser completamente esvaziado. O exame citológico deve ser realizado se o líquido for sanguinolento (não traumático) ou opaco. Além disso, deve-se enviar o líquido para avaliação citológica caso a lesão não desapareça. Para massas sólidas, várias passagens devem ser feitas na lesão, sob diferentes ângulos, enquanto o médico segura com firmeza a lesão no lugar. Durante cada passagem da agulha, mantém-se a sucção com o êmbolo da seringa. **B.** Aspira-se a lesão. Nesta ilustração, vê-se um cisto (*azul*). A lesão é cística e vai colapsar conforme o líquido é retirado (*detalhe*).

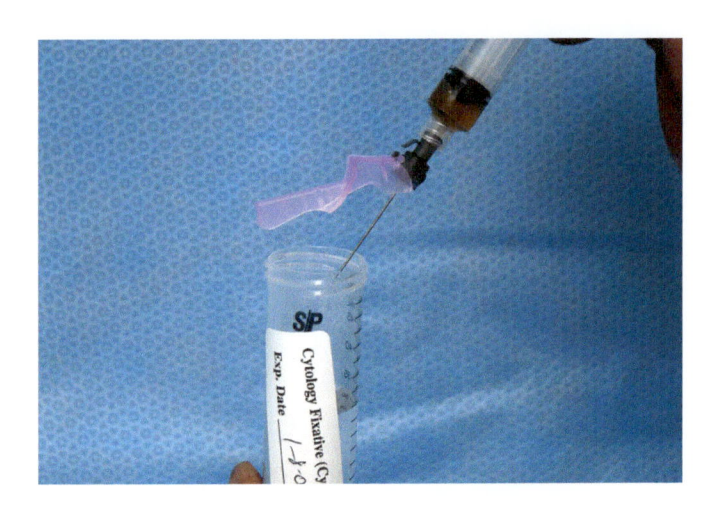

FIGURA 105-22 O aspirado pode ser colocado em fixação para citologia ou, de outra forma, espalhado em uma lâmina como um esfregaço. O método deve ser escolhido pelo cirurgião, o ginecologista e o patologista.

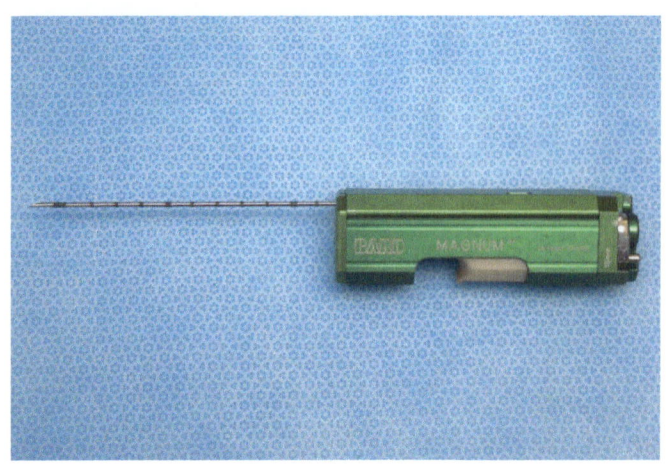

FIGURA 105-23 A agulha tipo core é utilizada para biópsias de lesões sólidas. O aparato mostrado aqui é um instrumento de biópsia *full-core*.

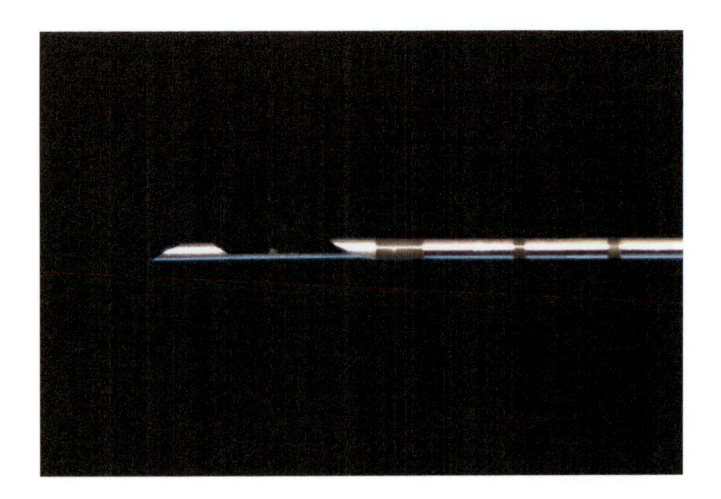

FIGURA 105-24 Detalhe da agulha core de grande calibre, mostrando sua ponta cortante, em bisel.

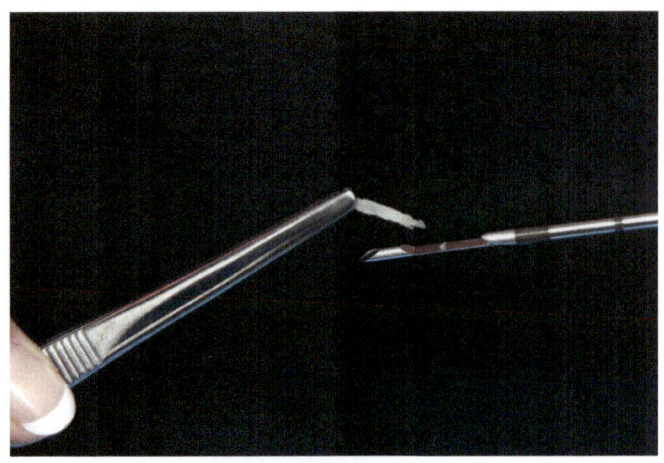

FIGURA 105-25 A agulha core é introduzida uma única vez no tumor sólido suspeito. O fragmento de tecido retirado é enviado ao laboratório de patologia, onde é impregnado e colocado em bloco de parafina.

PARTE 5

Endoscopia e Cirurgia Endoscópica

SEÇÃO 17

Histeroscopia

106	Instrumentais Histeroscópicos
107	Indicações e Técnicas
108	Remoção do Septo Uterino
109	Técnicas de Ablação
110	Ablação Endometrial Não Histeroscópica Minimamente Invasiva *Complicações*
111	Ressecção de Mioma Submucoso
112	Complicações da Histeroscopia

CAPÍTULO 106

Instrumentais Histeroscópicos

Michael S. Baggish

Para a realização de histeroscopia cirúrgica, bem como de histeroscopia diagnóstica panorâmica, a virtual cavidade uterina deve ser distendida para permitir a visão do cirurgião. Embora uma grande quantidade e variedade de instrumentos esteja disponível, são poucos os equipamentos essenciais para realizar exames e procedimentos histeroscópicos manipuladores.

O primeiro e mais importante dispositivo é a óptica, que permite a visão dentro do espaço uterino. Em geral, as ópticas rígidas têm 4 mm de diâmetro externo (DE) e contêm lentes de haste ótica, bem como elementos de fibra ótica de transmissão de luz (Fig. 106-1A a C).

O segundo elemento é a camisa histeroscópica, que distribui o meio de distensão na cavidade uterina. Para simples visualização, a camisa tem 5 mm de DE; no entanto camisas maiores, variando de 7,5 a 9 mm de DE, são necessárias para histeroscopia cirúrgica (Fig. 106-2A e B). As camisas, atualmente, devem ter canais de entrada e saída isolados para irrigar adequada e continuamente a cavidade uterina (Fig. 106-3A a D). Algumas camisas são especializadas; por exemplo, a camisa ressectoscópica é especialmente projetada para eletrocirurgia (Fig. 106-4A a C).

Terceiro, um gerador de luz de alta potência (de preferência de xenônio) é necessário para fornecer a luz de alta intensidade (Fig. 106-5). Acoplados ao gerador de luz estão uma câmera e um monitor de vídeo, visto que a maioria (se não todos) dos procedimentos de histeroscopia moderna é realizada com o cirurgião e seus assistentes visualizando o campo operatório por meio de um monitor de vídeo (Fig. 106-6A e B). O equipamento de fotografia, vídeo ou gravação digital devem estar disponíveis para registrar os achados e complementar o relato cirúrgico (Fig. 106-7).

Os instrumentos acessórios podem ser divididos em dispositivos convencionais e equipamentos de liberação de energia. Entre as ferramentas convencionais estão a tesoura, a pinça de apreensão, a pinça de biópsia e as cânulas de aspiração (Fig. 106-8A e B). Os dispositivos de energia incluem agulhas bipolares e unipolares, eletrodos bola de coagulação e fibras de *laser* (Fig. 106-9A e B). Uma camisa especializada, comumente usada para cirurgia histeroscópica, é o ressectoscópio. Este consiste em uma camisa de irrigação, alguns eletrodos monopolares duplos e um mecanismo de gatilho com mola para mover o eletrodo para fora e para dentro da camisa (Fig. 106-10). A parte mais conveniente da miríade de peças de equipamentos é o carrinho de armazenamento móvel, multinível (Fig. 106-5).

Por fim, o meio de infusão histeroscópico (p. ex., dextrano-70 32% [Hyskon®], glicina, manitol, soro fisiológico) consiste em substâncias vasoativas, que, devido a diferenças de pressão, ganham acesso ao espaço vascular da paciente (Figs. 106-11 e 106-12). Portanto, toda histeroscopia cirúrgica deve ser realizada com o controle rigoroso da quantidade de saída e de entrada de líquidos. O método mais preciso de quantificar a vazão de líquido é empregar um campo cirúrgico conectado a uma bolsa impermeável na qual se pode coletar o fluido de saída (Fig. 106-13).

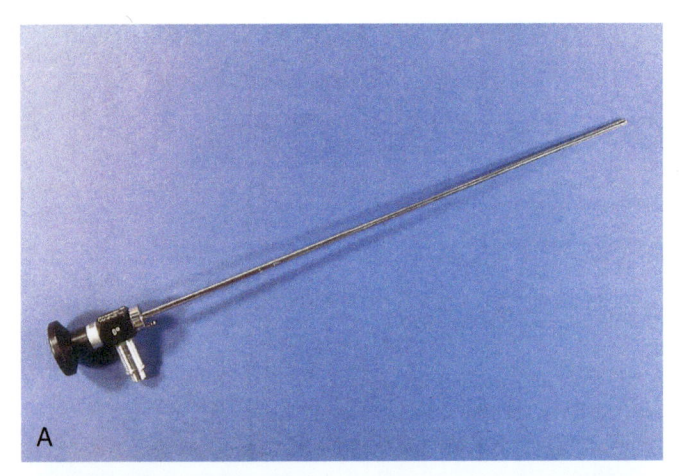

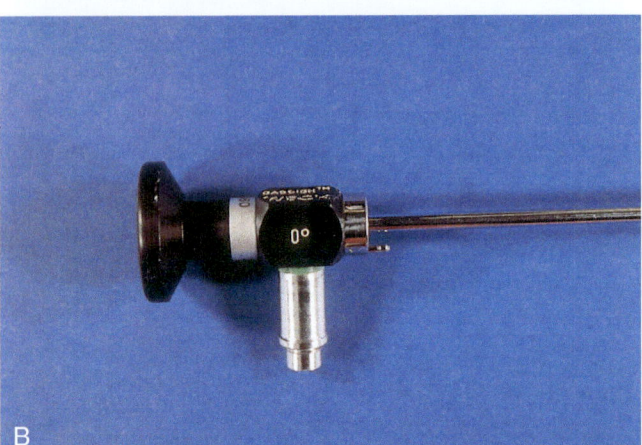

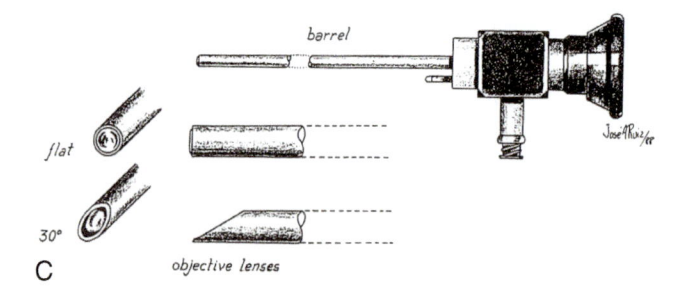

FIGURA 106-1 A. A óptica mede 4 mm de DE e consiste em uma ocular (visualização) e fibras de vidro que transmitem luz. **B.** Detalhe de uma ocular de aumento da óptica e a conexão para o cabo de fibra óptica que transporta a luz de um gerador remoto para a óptica. **C.** Este desenho esquemático mostra os componentes da óptica. A lente objetiva é 0°, que produz uma vista reta, e uma abertura de 30° promove um deslocamento ou vista angulada do objeto. A partir da objetiva, a imagem é transmitida por uma série de lentes da haste para a ocular.

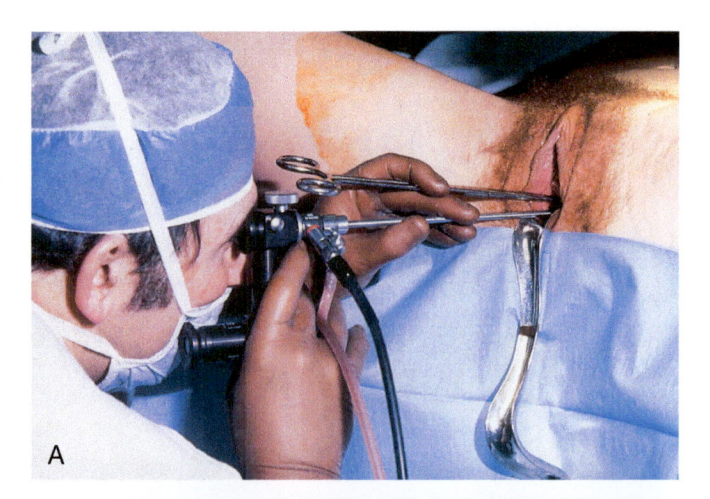

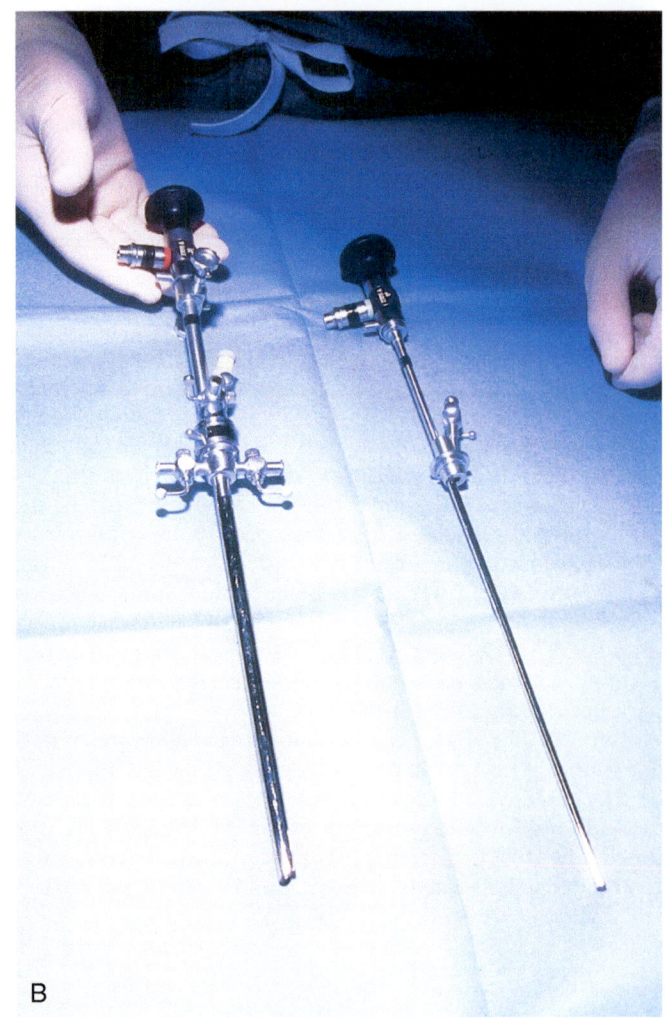

FIGURA 106-2 A. A óptica está acoplada a uma camisa diagnóstica de 5 mm, e o meio escolhido é injetado através da camisa para distender o colo e o corpo do útero. O cirurgião posiciona a óptica no óstio do útero e penetra a cavidade por visão direta. **B.** Camisas cirúrgica (*à esquerda*) e diagnóstica (*à direita*) são exibidas lado a lado. As ópticas acopladas às camisas são idênticas (4 mm de DE).

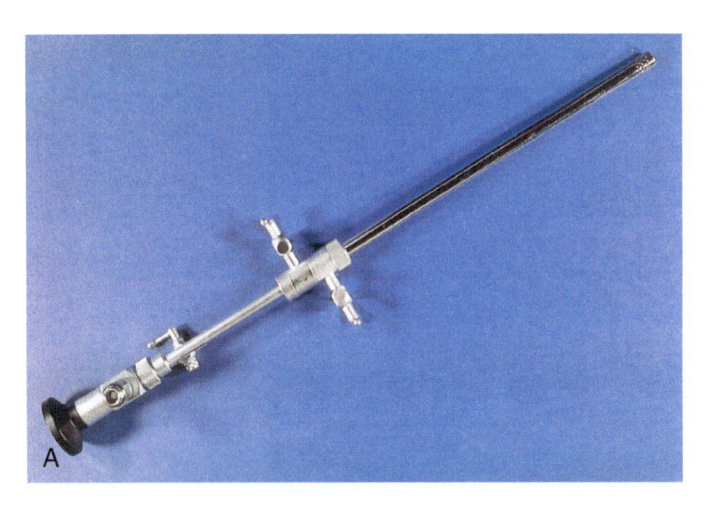

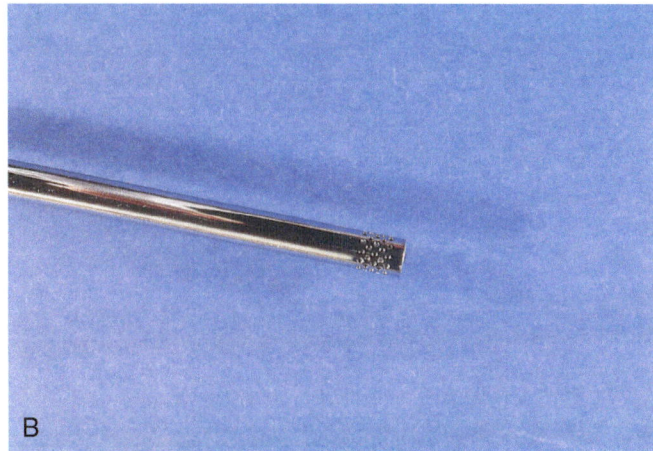

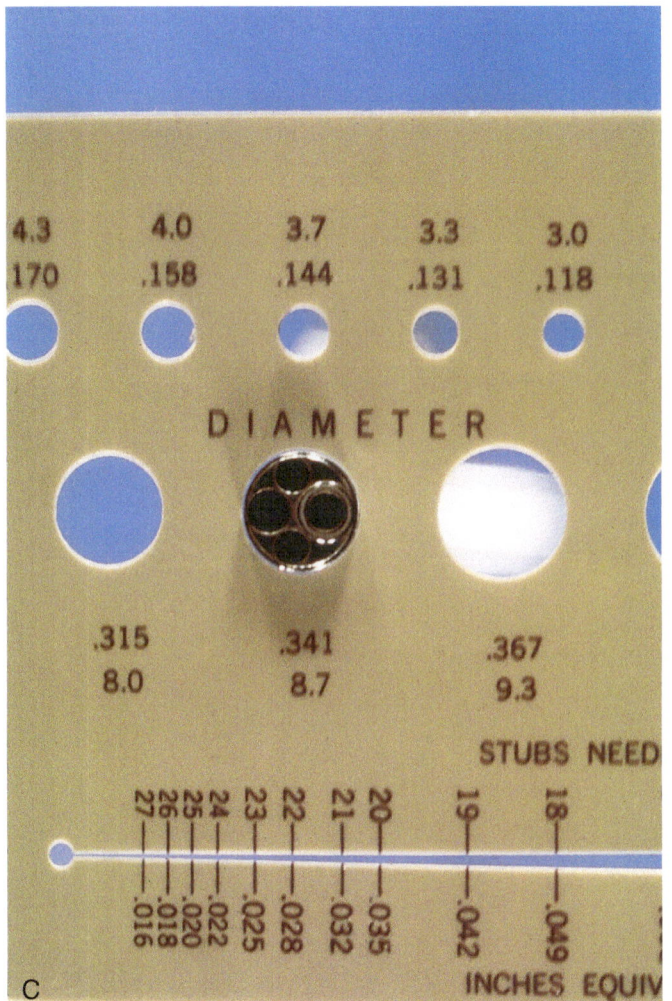

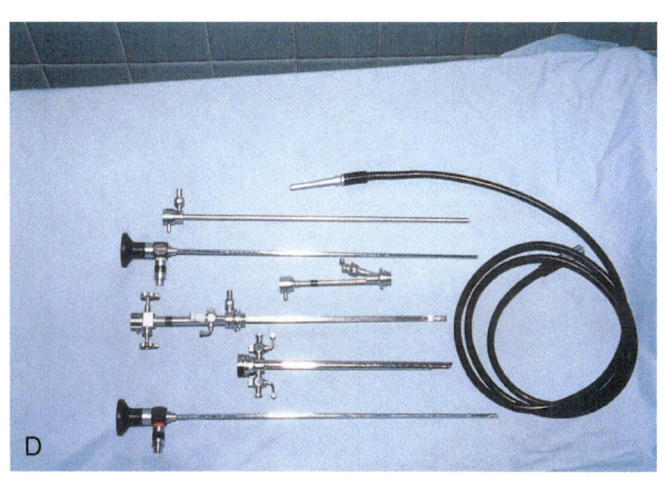

FIGURA 106-3 A. Um canal histeroscópio isolado com uma camisa dupla para permitir o fluxo de retorno do meio de distensão. A válvula da frente regula a entrada; a válvula de trás é o canal de saída. **B.** A face distal da camisa ilustrada em **A.** Na camisa externa há perfurações, que são o portal através do qual o líquido de retorno entra na camisa externa. **C.** A camisa cirúrgica é ilustrada projetando-se através de um dispositivo de medição. Observe que o diâmetro do orifício é 8,7 mm. **D.** O conjunto instrumental completo inclui camisas diagnósticas e cirúrgicas, óptica e cabo de luz de fibra óptica.

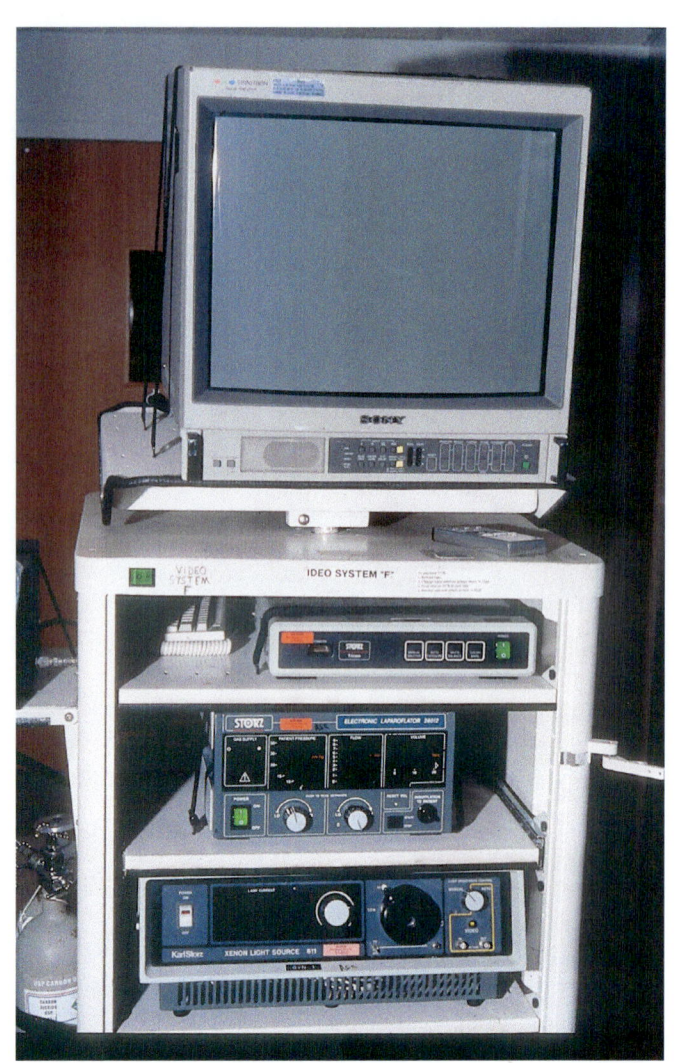

FIGURA 106-5 O grande gabinete instrumental acessório móvel contém um monitor de vídeo, um dispositivo de controle de vídeo, uma fonte de luz de fibra óptica e um gravador de vídeo.

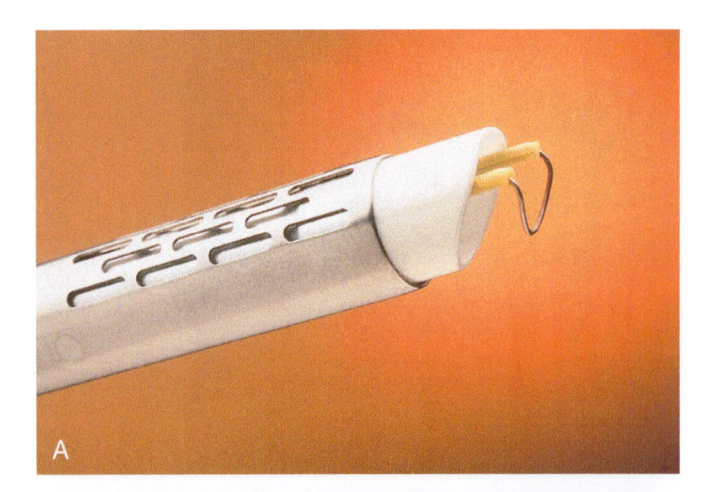

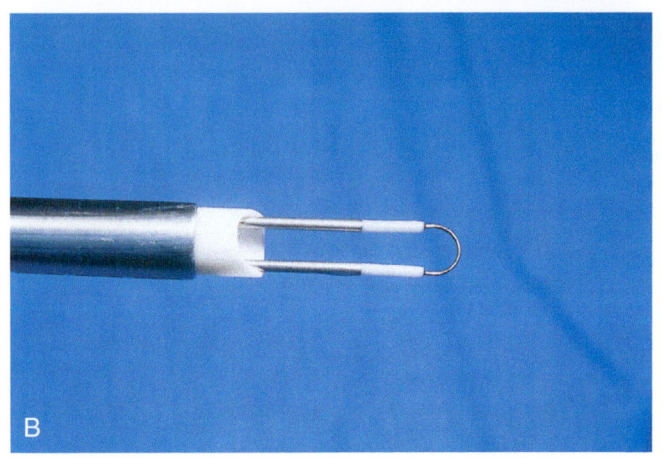

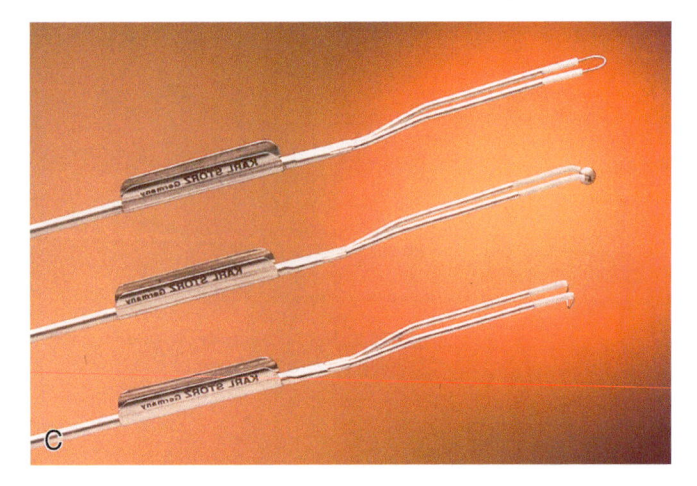

FIGURA 106-4 **A.** Um ressectoscópio é uma camisa cirúrgica especialmente modificada, adequada para eletrocirurgia monopolar. A camisa é de irrigação (camisa dupla). O eletrodo é uma alça angulada sustentada por um braço duplo. **B.** O eletrodo de alça ressectoscópica reta é ideal para raspar ou cortar lesões localizadas no fundo. **C.** Uma variedade de eletrodos está disponível para corte, ablação ou coagulação.

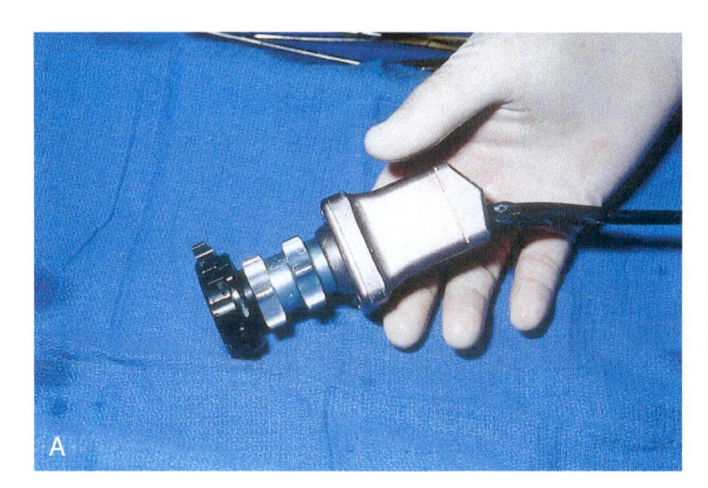

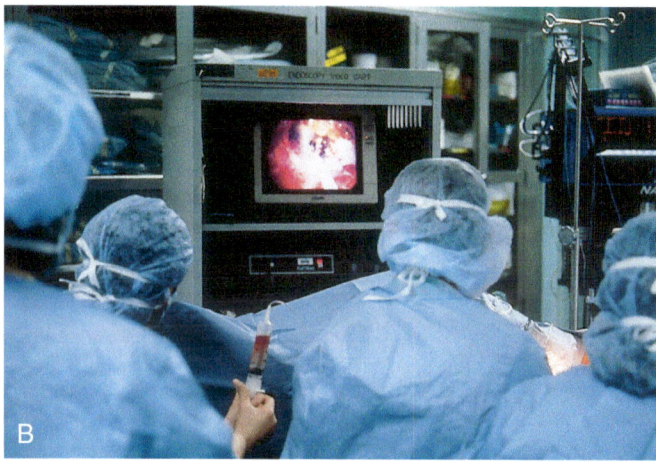

CAPÍTULO 106   Instrumentais Histeroscópicos   1189

FIGURA 106-6 A. Toda cirurgia histeroscópica contemporânea é realizada pela visualização do campo indiretamente na tela de vídeo. Uma pequena câmera endoscópica de vídeo conecta-se à ocular da óptica. **B.** O cirurgião pode sentar-se ereto durante a cirurgia histeroscópica porque o campo cirúrgico pode ser visto através de um monitor de TV. Os assistentes têm, obviamente, a mesma vista que o cirurgião.

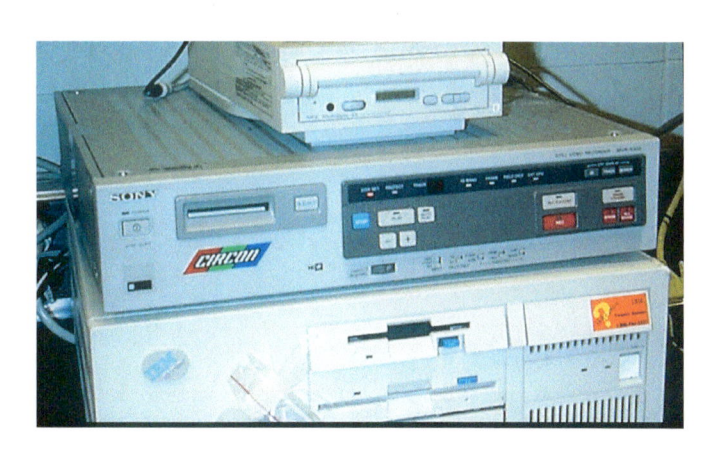

FIGURA 106-7 A impressora digital possibilita registros permanentes de imagens estáticas e *slides* da cirurgia.

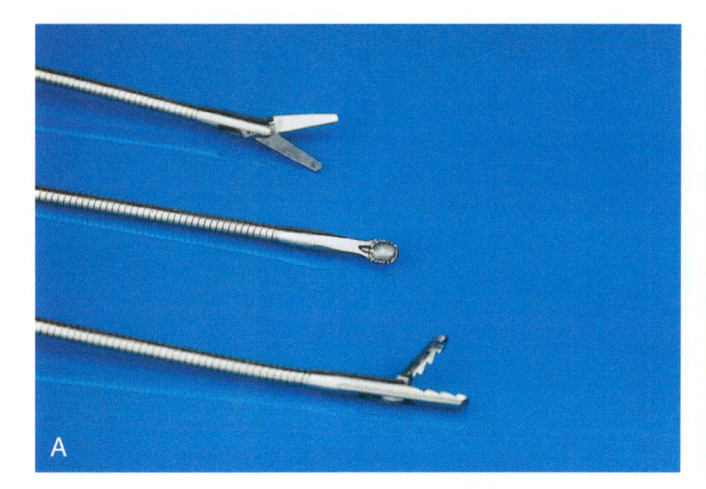

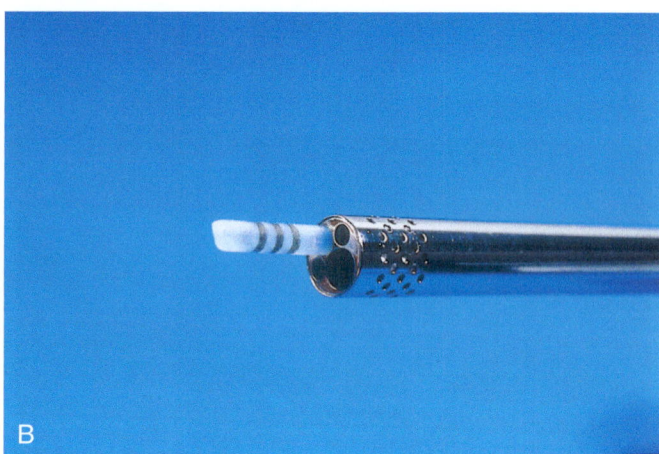

FIGURA 106-8 A. Essas ferramentas convencionais são inseridas, através do canal cirúrgico da camisa histeroscópica, na cavidade uterina. Acima está a tesoura; no meio, uma cureta de amostragem direta; e embaixo estão pinças de apreensão tipo jacaré. **B.** Uma cânula de aspiração de 3 mm é útil para evacuar sangue e detritos da cavidade uterina.

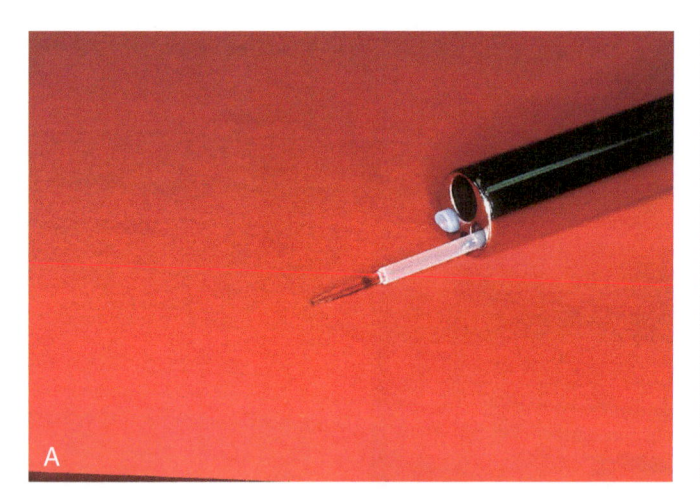

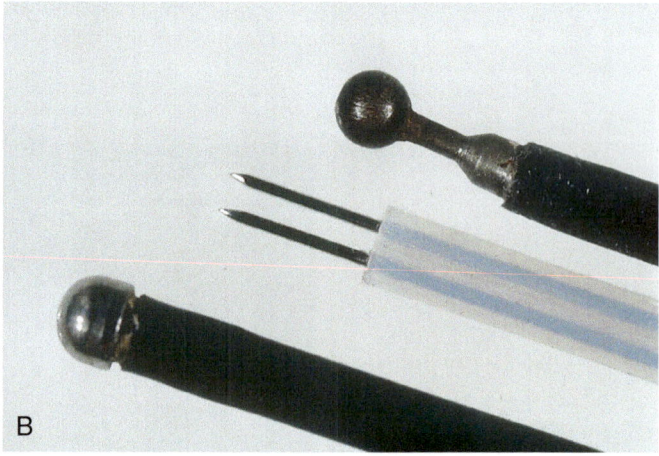

FIGURA 106-9 Uma fibra de *laser* de 600 μm é uma ferramenta útil para corte, ablação e coagulação. **B.** Esses três dispositivos eletrocirúrgicos podem ser inseridos através do canal cirúrgico. Eles são (de cima para baixo): eletrodo bola monopolar de 3 mm; eletrodo agulha de dois pinos bipolar; e eletrodo botão monopolar 3 mm.

CAPÍTULO 106 Instrumentais Histeroscópicos 1191

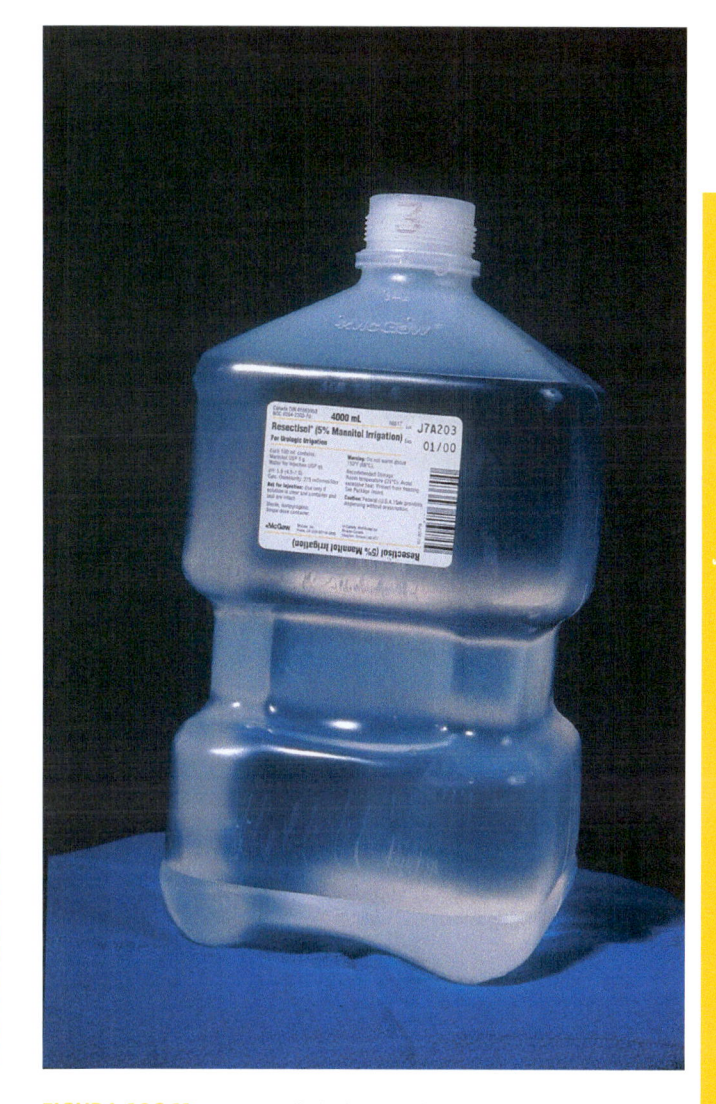

FIGURA 106-10 O mecanismo de gatilho para avançar e retrair o eletrodo ressectoscópico é mostrado.

FIGURA 106-11 Uma variedade de meios histeroscópicos está disponível para distender o útero. Quando dispositivos monopolares são usados, o meio mais seguro para ser empregado é o manitol 5% porque é iso-osmolar.

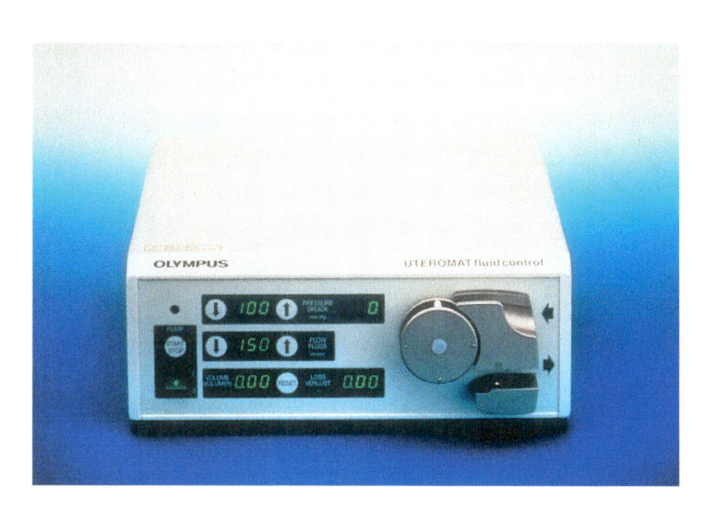

FIGURA 106-12 Uma bomba uterina pode ser usada para infundir líquido. As bombas mais recentes registram a pressão, o líquido infundido (ml) e líquidos remanescentes no reservatório.

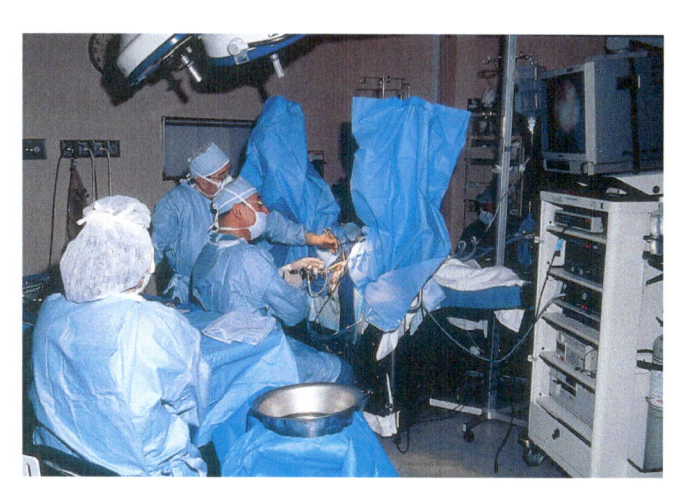

FIGURA 106-13 A bolsa no campo cirúrgico mostrada aqui coleta o líquido que retorna pela válvula de saída do histeroscópio. Da mesma forma, coleta líquido de fluxo retrógrado através do colo do útero.

CAPÍTULO 107

Indicações e Técnicas

Michael S. Baggish

A histeroscopia cirúrgica é realizada para o tratamento de doenças orgânicas, com uma exceção: a cirurgia de ablação endometrial, que é feita para tratar o sangramento uterino anormal na ausência de doença orgânica (p. ex., hiperplasia endometrial ou câncer). A Tabela 107-1 lista as indicações mais frequentes para a histeroscopia e a Tabela 107-2, para sangramento uterino anormal, por diagnóstico relacionado com a idade.

Certos princípios prevalecem para todas as cirurgias histeroscópicas. A quantificação da entrada e da saída do meio já foi mencionada no Capítulo 112. A cirurgia histeroscópica não deve ser realizada em um campo visual obscurecido. O melhor exemplo disso é quando o sangramento é tão rápido que altera a cor do meio de irrigação, criando um campo de visão rosa ou vermelho. O dispositivo de energia não deve ser ativado no movimento de impulso para frente de uma ferramenta eletrocirúrgica ou energizada com *laser*. Deve-se aplicar energia somente durante o movimento de retorno, ou seja, quando o dispositivo se afasta do fundo uterino (Fig. 107-1).

Outra consideração envolve a perda de distensão uterina e a cessação do procedimento cirúrgico. A perda de distensão se traduz em visão reduzida do campo operatório. Deve-se identificar uma causa para a perda de distensão. A perfuração do útero deve ser a primeira coisa a ser descartada (Fig. 107-2).

A dilatação do colo do útero é geralmente necessária para a inserção de uma camisa cirúrgica, em comparação com a camisa diagnóstica (Fig. 107-3). O diâmetro da camisa diagnóstica não excede 5 mm, enquanto a camisa cirúrgica média mede 8 mm. O cirurgião nunca deve dilatar excessivamente o colo do útero porque o meio líquido irá vazar retrogradamente, resultando na incapacidade de distender adequadamente a cavidade uterina.

Certos procedimentos requerem laparoscopia simultânea para evitar ou diagnosticar imediatamente a perfuração uterina (Fig. 107-4). Entre eles estão a ressecção de grande mioma submucoso e a secção de septo uterino. Em casos difíceis de adesiólise intrauterina, pode ser oportuno visualizar o útero por cima.

Obviamente, a preparação adequada da paciente no período pré-operatório irá facilitar o desempenho da cirurgia. A avaliação da cavidade endometrial por biópsia endometrial é necessária antes que a cirurgia ablativa seja realizada para descartar câncer. Aconselha-se a administração de hormônio liberador de gonadotrofina (GnRH) antes da miomectomia ou ablação endometrial. Um septo deve ser preferencialmente cortado durante a fase proliferativa do ciclo.

O ginecologista que se compromete a realizar histeroscopia cirúrgica deve estar preparado para controlar o sangramento do local da cirurgia. A coagulação por meio de dispositivos de energia pode ser empregada; no entanto, quando esses métodos não são bem-sucedidos, um balão intrauterino deve ser colocado na cavidade uterina (Fig. 107-5). Sugerem-se a tipagem e o armazenamento antecipados de sangue, prevendo possíveis transfusões de emergência para hemorragia.

Por fim, o posicionamento da equipe de enfermagem, dos equipamentos, da paciente, do anestesiologista e do cirurgião é a chave para a boa organização da sala de cirurgia e, assim, para a administração segura e rápida do tempo cirúrgico (Fig. 107-6).

TABELA 107-1 Indicações

1. Sangramento uterino anormal
2. Suspeita de neoplasia
3. Malformações
4. Infertilidade e perda fetal
5. Problemas da gestação
6. Monitoramento hormonal
7. Retenção de dispositivo intrauterino
8. Esterilizações
9. Acompanhamento de dilatação e curetagem
10. Adenomiose

TABELA 107-2 Achados Histeroscópicos em 768 Pacientes com Sangramento Uterino Anormal

Achados	Classificação da Idade	
	Idade Reprodutiva	Pós-menopausa
Miomas	93	27
Hiperplasia endometrial	91	27
Pólipos endometriais	82	70
Pólipos endocervicais	20	13
Cavidade normal	68	38
Pólipos da placenta	58	0
Decídua (gravidez ectópica)	6	0
Atrofia endometrial	7	25
Adenomiose	8	2
Carcinoma endocervical	4	4
Carcinoma endometrial	3	38
Outros	47	37
TOTAL DE CASOS	487	281

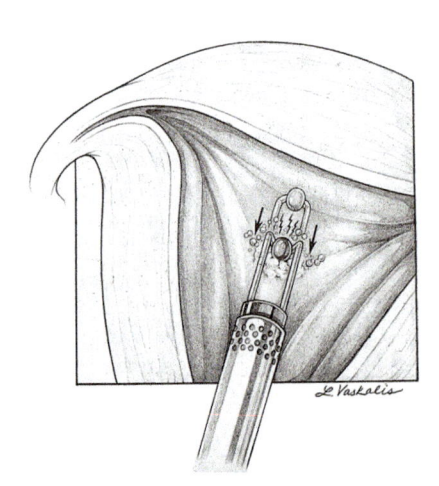

FIGURA 107-1 Durante a eletrocirurgia ou cirurgia a *laser*, a fonte de energia não é ativada enquanto o eletrodo, ou a fibra, é avançado. Aplica-se energia apenas quando o eletrodo bola (neste caso) é recolhido em direção à camisa.

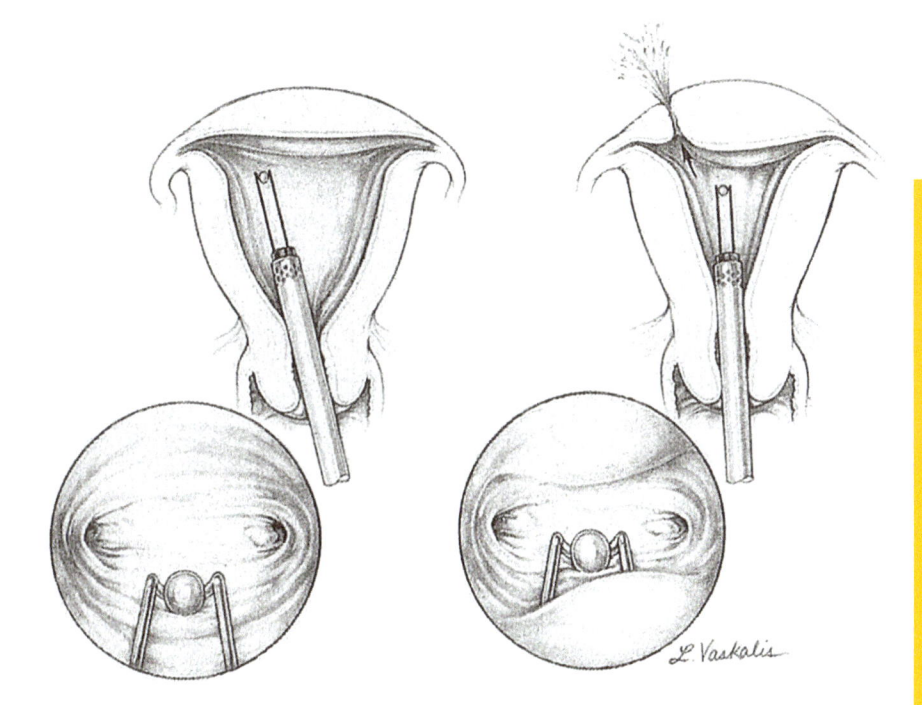

FIGURA 107-2 Toda cirurgia deve ser interrompida quando a distensão uterina é perdida. A figura e o detalhe à esquerda mostram o ressectoscópio dentro de uma cavidade adequadamente distendida. À direita, ocorreu uma perfuração e a cavidade está sofrendo colapso ao redor do ressectoscópio.

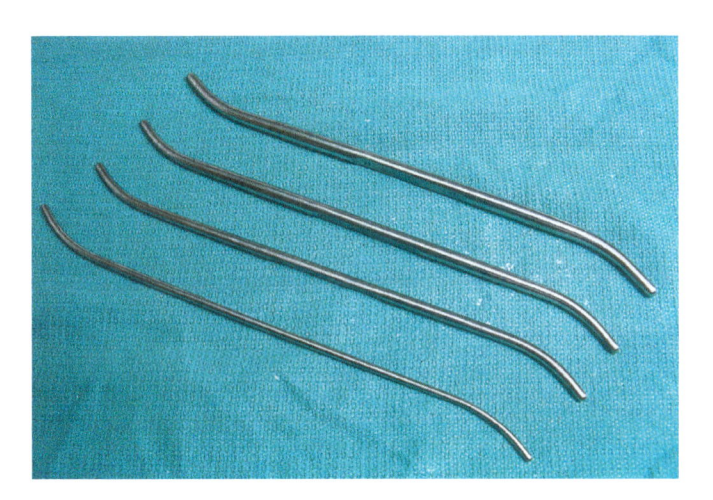

FIGURA 107-3 Quando necessária, a dilatação deve ser realizada com dilatadores de Pratt porque eles são finos e mais delicados no colo do útero. A dilatação sempre provoca sangramento dentro do útero. A dilatação excessiva resulta em escape retrógrado do meio histeroscópico e perda de distensão uterina. A saída do meio pode forçar o cancelamento da histeroscopia.

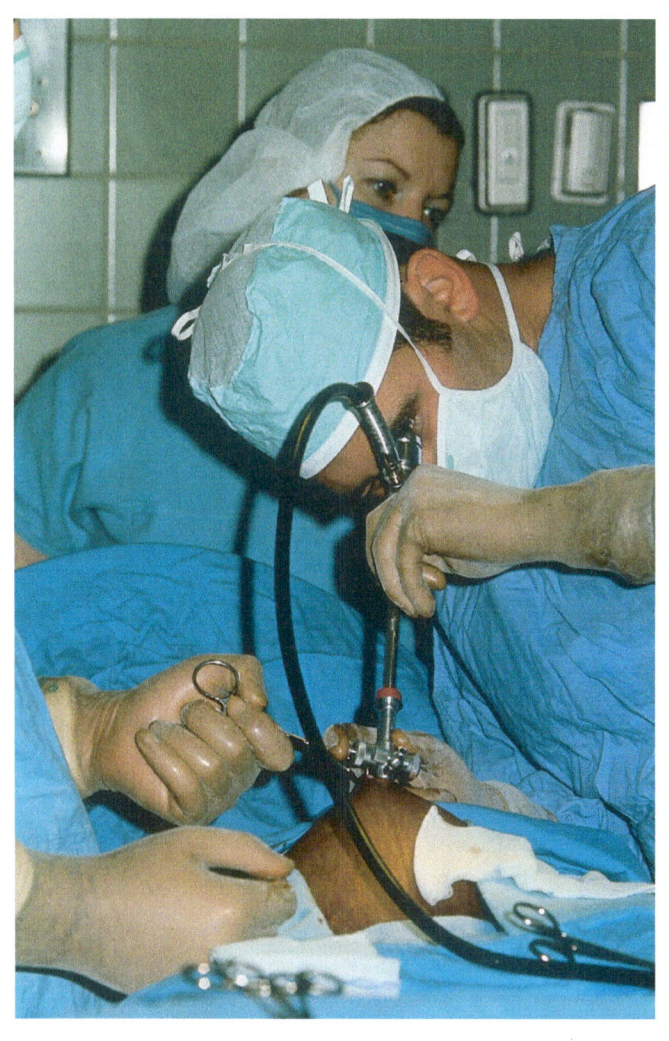

FIGURA 107-4 A laparoscopia é um complemento importante para a histeroscopia, especialmente para prevenir ou, pelo menos, reconhecer a perfuração. Ocasionalmente, o útero deve ser elevado por meio do histeroscópio para possibilitar que o laparoscopista examine as porções posteriores e do fundo do útero.

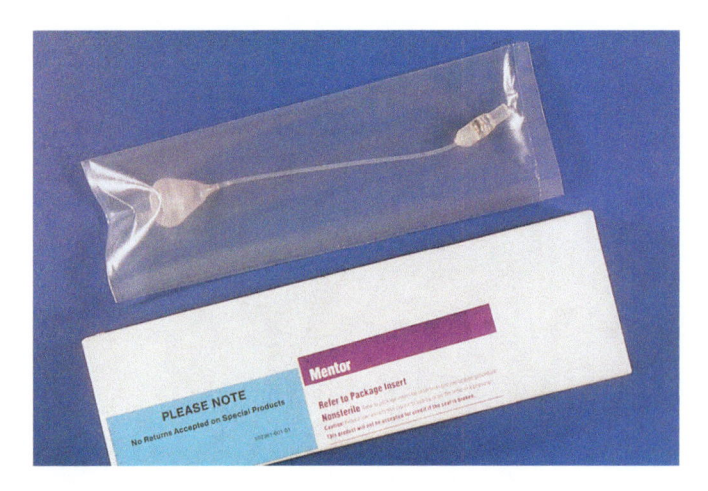

FIGURA 107-5 Se ocorrer sangramento após a conclusão da histeroscopia cirúrgica, um balão intrauterino é inserido e inflado, inicialmente a 3 cm³. Para uma cavidade de tamanho normal, o volume de insuflação do balão deve ser limitado a 5 cm³. A haste do balão é puxada rapidamente para baixo para fechar o canal uterino no nível do óstio interno. Um dreno a vácuo é acoplado ao cateter para registrar a perda de sangue.

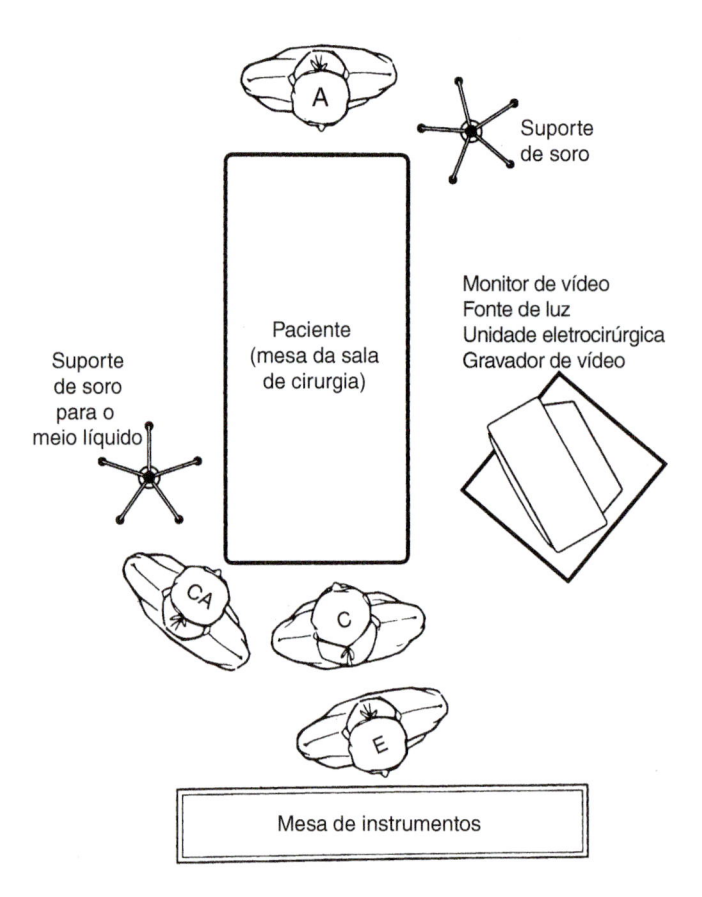

FIGURA 107-6 Este desenho esquemático mostra a disposição da equipe na sala de cirurgia para histeroscopia cirúrgica. A, anestesiologista; CA, cirurgião assistente; C, cirurgião; E, enfermeiro.

CAPÍTULO 108

Remoção do Septo Uterino

Michael S. Baggish

O útero se desenvolve durante a vida intrauterina como resultado da fusão dos ductos de Müller direito e esquerdo. Quando o processo de fusão não acontece ou é incompleto, ocorre um septo uterino. O septo divide a cavidade corporal geralmente espaçosa em dois espaços menores. Um septo completo estende-se ao nível da junção cervicocorporal. Um septo incompleto estende-se para baixo, por distâncias variáveis, do fundo ao colo do útero. A completa falta de fusão resulta em útero didelfo, ou seja, de corpo e colo completamente separados.

O diagnóstico de útero septado é suspeitado quando ocorre trabalho de parto prematuro inexplicado. A condição não leva à infertilidade. O diagnóstico pode ser feito objetivamente por uma variedade de técnicas, incluindo histeroscopia. O exame histeroscópico é conclusivo. A cavidade é dividida por uma coluna vertical de tecido estendendo-se da parede anterior para a posterior (Fig. 108-1). A imagem parece com a ponta de uma espingarda de cano duplo vista de frente.

Um exame laparoscópico diagnóstico deve sempre preceder a retirada histeroscópica do septo. A face intra-abdominal do útero é visualizada para descartar o diagnóstico de útero bicorno. Esse achado contraindica a ressecção histeroscópica do septo. O procedimento cirúrgico necessário para corrigir um útero bicorno é descrito no Capítulo 17. Da mesma forma, a laparoscopia é simultaneamente realizada durante a cirurgia do septo.

A histerossalpingografia gravará a presença estrutural do septo e documentará a permeabilidade tubária (Fig. 108-2). A imagem pós-cirúrgica documentará a adequação da cirurgia.

Quando a investigação é concluída, o septo é cortado. A ferramenta preferencial para realizar essa tarefa é a tesoura histeroscópica (Fig. 108-3). Dispositivos térmicos, como eletrodo de ressectoscópio, eletrodo de agulha, ou *laser*, podem ser utilizados; no entanto, todos esses dispositivos provocam necrose tecidual e aumentam o potencial para a formação de cicatriz. O maior risco para o uso de tesoura é o sangramento. Este pode ser evitado mantendo-se a incisão através do septo no ponto intermediário e evitando fazer o corte para o miométrio ao nível do fundo (Fig. 108-4). Quando o septo é incisado, o histeroscopista deve reajustar a orientação da óptica para se assegurar de que não está desviando anteriormente ou posteriormente (Fig. 108-5). Sangramento pulsátil indica invasão do miométrio e deve sinalizar o cirurgião para cessar o corte. O assistente que está observando pelo laparoscópio pode e deve sinalizar o cirurgião quando a intensidade da luz do histeroscópio aumenta (Fig. 108-6). A luz da fibra óptica fria do histeroscópio translumina a parede uterina.

Após a conclusão do procedimento, as portas de entrada e de saída da camisa cirúrgica devem ser fechadas para diminuir a pressão intrauterina. Essa manobra permite ao cirurgião avaliar qualquer sangramento aumentado.

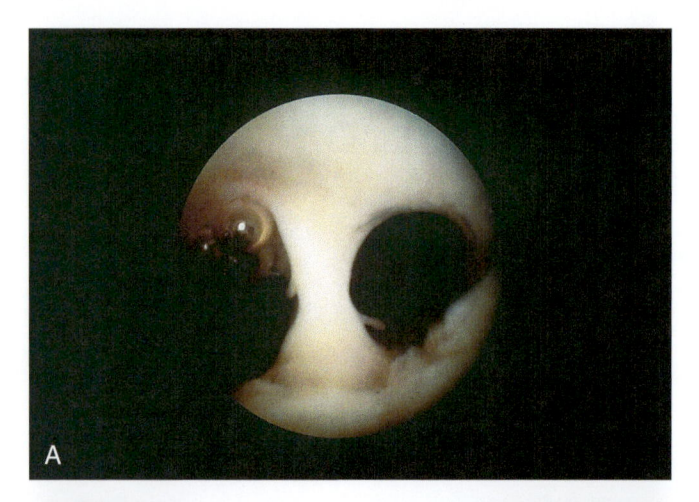

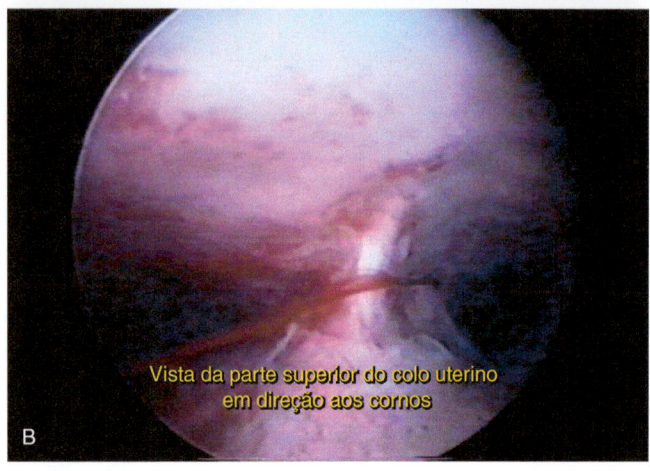

FIGURA 108-1 A. Vista de um útero subseptado de um ponto logo acima do óstio interno do colo do útero. **B.** Vista de um útero bicorno a partir da porção superior do colo do útero. Nota: sem o exame laparoscópico seria difícil distinguir entre os úteros bicorno e subseptado.

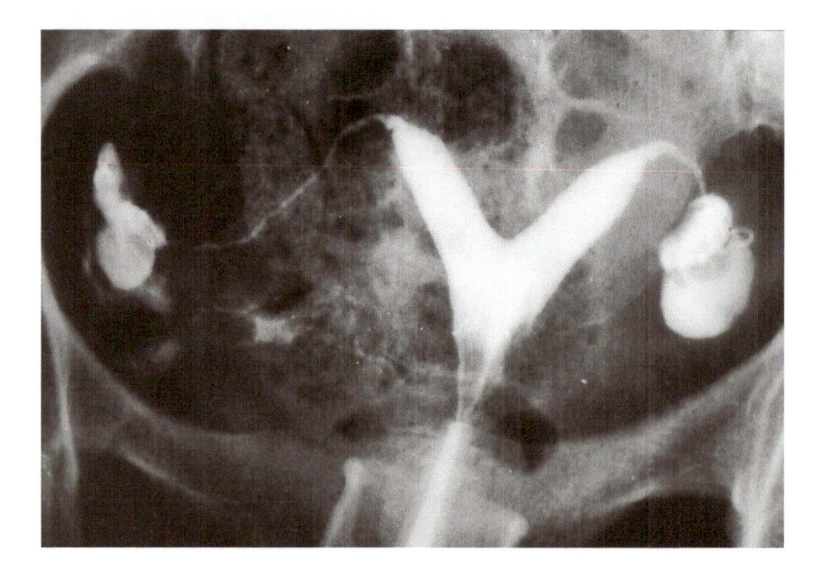

FIGURA 108-2 Histerossalpingografia mostrando um defeito de fusão e um septo bastante largo.

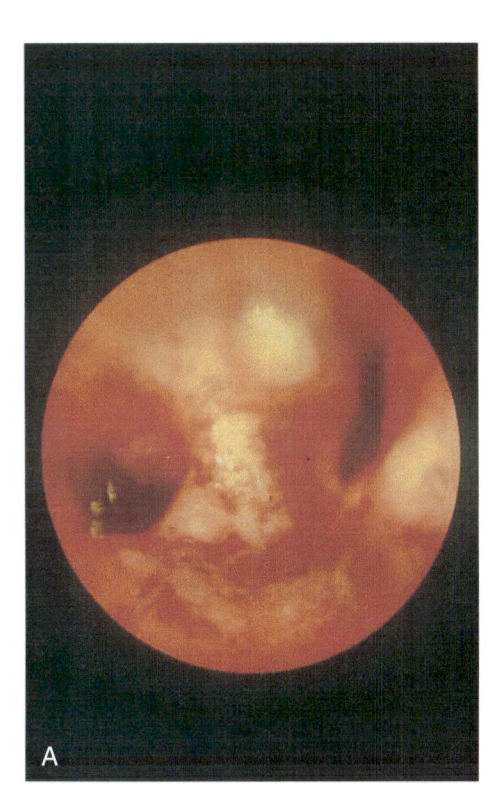

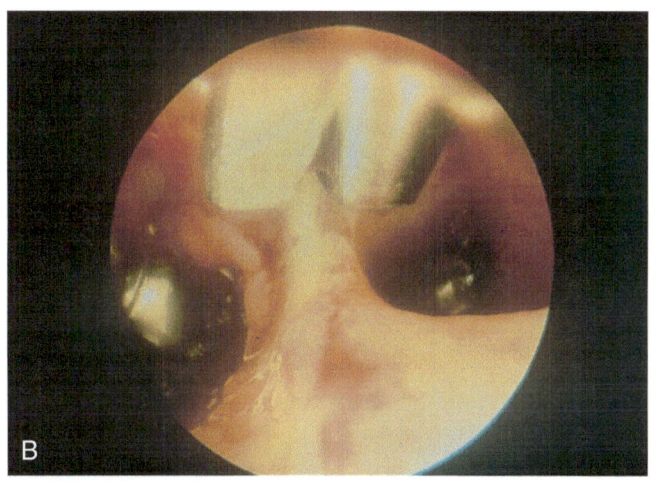

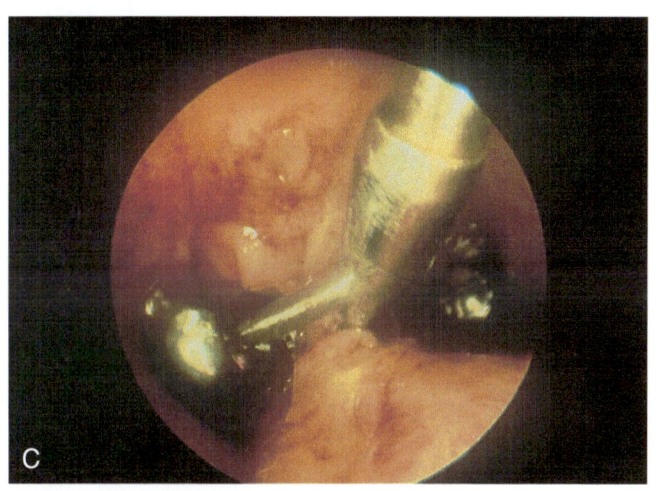

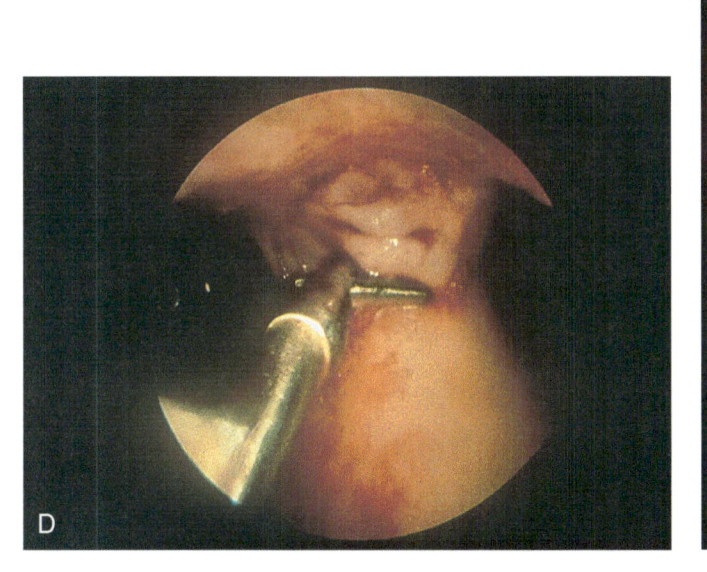

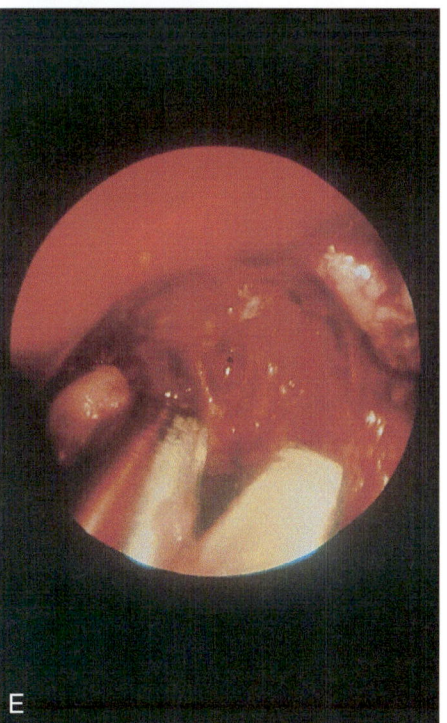

FIGURA 108-3 A. Útero subseptado antes da ressecção. **B.** A tesoura histeroscópica é vista na posição de 12 horas aproximando-se de um ponto no meio do septo entre as paredes anterior e posterior do útero. **C.** A tesoura corta o septo, que raramente sangra porque é, em grande parte, avascular. **D.** Vista panorâmica mostrando o corte da tesoura no plano médio, ou seja, no local certo. **E.** O septo foi completamente seccionado. Quando a parte superior do septo é alcançada, observa-se sangramento devido ao melhor suprimento de sangue.

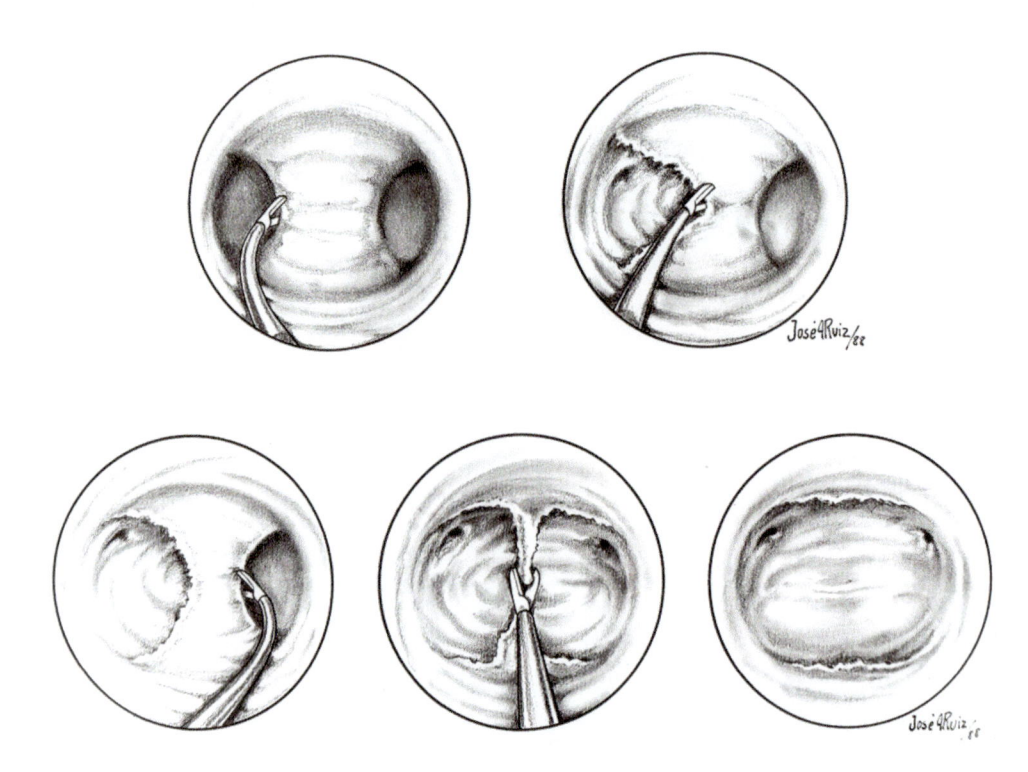

FIGURA 108-4 Técnica para incisão um septo largo. As bordas periféricas são cortadas, eliminando septo espesso.

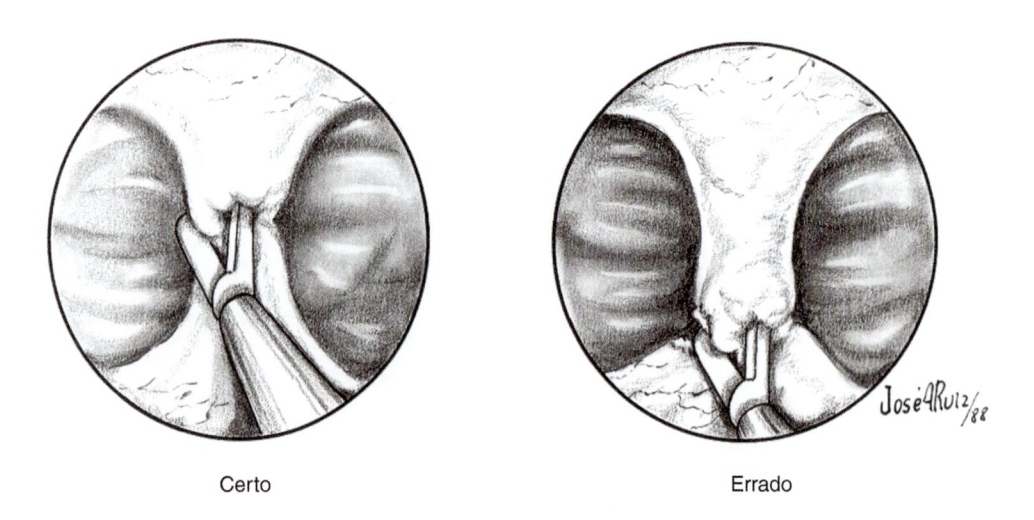

Certo　　　　　　　　　Errado

FIGURA 108-5 Esquema ilustrando o local certo (à esquerda) e o local errado (à direita) no qual o septo é cortado. A abertura muito para baixo invariavelmente provoca sangramento.

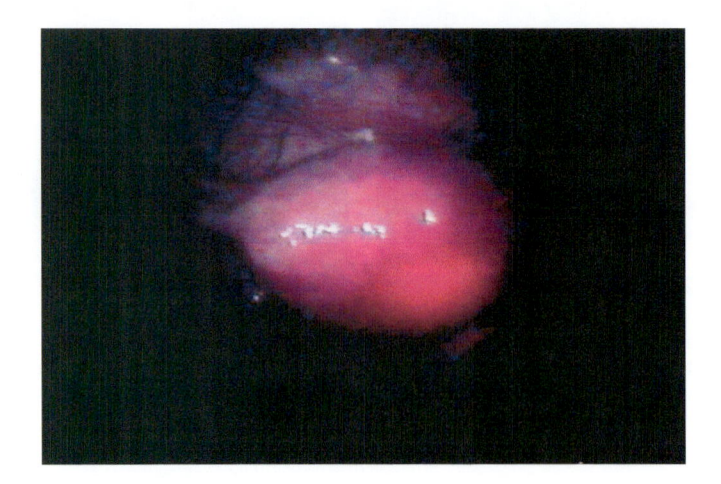

FIGURA 108-6 O assistente que está observando pelo laparoscópio pode alertar o histeroscopista que a incisão do septo deve ser interrompida com base na observação do brilho da luz no histeroscópio, que translumina a parede uterina.

CAPÍTULO 109

Técnicas de Ablação

Michael S. Baggish

A aplicação de técnicas de histeroscópicas minimamente invasivas para o manejo cirúrgico de sangramento uterino intratável tem sido bem documentada como uma alternativa eficaz e econômica à histerectomia.

A indicação para a cirurgia é um sangramento uterino anormal em uma mulher que deseja preservar o útero ou para qual a histerectomia seria considerada muito arriscada. As contraindicações para a cirurgia seriam a presença de adenocarcinoma do endométrio, hiperplasia atípica, hiperplasia benigna que não se reverte, dismenorreia ou massa anexial simultânea.

O termo *ablação* tem significado específico. Ablação traduz-se como vaporização do tecido, que geralmente é realizada por métodos térmicos. Quando células do tecido são aquecidas a 100°C, a água da célula passa do estado líquido para o estado gasoso (vapor). Esta mudança resulta em expansão de volume físico dentro do espaço intracelular e resultante evaporação explosiva da célula e seu conteúdo; ou seja, a célula praticamente desaparece. A vaporização mais rápida e consistente é observada quando a temperatura de 100°C é rapidamente alcançada. Pelas razões anteriormente mencionadas, os melhores procedimentos de ablação usam técnicas eletrocirúrgicas a *laser* ou de radiofrequência (RF) (Fig. 109-1A e B).

O *laser* mais comumente usado para a ablação endometrial é o *laser* de neodímio com ítrio-alumínio-granada (Nd-YAG). Esse *laser* penetra o meio líquido, exerce uma ação de coagulação complementar, é liberado por uma fibra de 1 mm através do canal cirúrgico de uma camisa histeroscópica e atravessa o endométrio para exercer a sua ação principal dentro do miométrio superficial (Fig. 109-2A a C).

O dispositivo eletrocirúrgico preferencial é o eletrodo bola, que alternativamente pode ser liberado para o local cirúrgico por uma camisa cirúrgica histeroscópica ou por uma camisa especialmente projetada com um mecanismo deslizante de "entrada e saída". O eletrodo é monopolar, bola de braço duplo, cilindro ou alça de corte (Fig. 109-3).

O marco final comum (i. e., aquecimento do tecido) é idêntico independentemente do uso de uma fibra de *laser* de Nd-YAG ou de um eletrodo monopolar. O fator mais importante relacionado com a eficiência da ablação é a densidade de potência – a energia absorvida por unidade de tecido (W/cm^2) ou a densidade de energia (J/cm^2), ou o produto da densidade de potência e o tempo em segundos (Tabela 109-1). Por exemplo, a densidade de energia para a ação do *laser* no tecido por um período de 10 segundos (referindo-se aos parâmetros mostrados na Tabela 109-1) seria de 8.333 × 10, ou 83.333 J/cm^2.

A técnica para ablação com *laser* de Nd-YAG começa com a preparação do endométrio 1 mês antes da ablação com a administração do agonista (Lupron®) do hormônio liberador de gonadotrofina (GnRH). Foi avaliada uma amostra do endométrio no pré-operatório, que mostrou benignidade (Fig. 109-4A e B). A paciente é colocada na posição de litotomia dorsal, preparada e coberta com campo cirúrgico. O colo do útero é dilatado, e o histeroscópio cirúrgico, ao qual foi anexada uma câmera de vídeo endoscópica, é inserido na cavidade uterina por via transcervical, com o canal de entrada do meio líquido bem aberto. Nesse caso, o soro fisiológico (0,9%) é o meio preferencial (Fig. 109-5).

Após a inspeção da cavidade, a fibra de *laser* de 1.200 µm é inserida através do canal cirúrgico e entra em contato luminoso com o endométrio (Fig. 109-6A e B). Começando na parede anterior, a ablação é iniciada. A fibra é avançada sob visão panorâmica direta. À medida que a fibra é puxada em direção ao histeroscópio, a potência é acionada pressionando-se o pedal do *laser*. O cirurgião visualiza o campo pela tela de vídeo (Fig. 109-7). Retira-se camada sobre camada do endométrio à medida que a fibra a *laser* passa por elas, como se cortasse grama (Fig. 109-8A e B). Depois que a parede anterior é removida, o fundo e os cornos são tratados por meio de movimentos lateroloterais. Por fim, as paredes laterais e posteriores são destruídas (Fig. 109-9). A ablação é feita a partir da parte superior do útero (fundo) para o nível do óstio interno do útero (Fig. 109-10). O colo do útero não sofre ablação. Após a conclusão da operação, a entrada do meio líquido é diminuída e o canal de saída é desconectado. Essas últimas manobras diminuem a pressão intrauterina. O cirurgião observa a cavidade quanto a qualquer sinal de sangramento. Por fim, os instrumentos são completamente removidos.

O texto continua na página 1207.

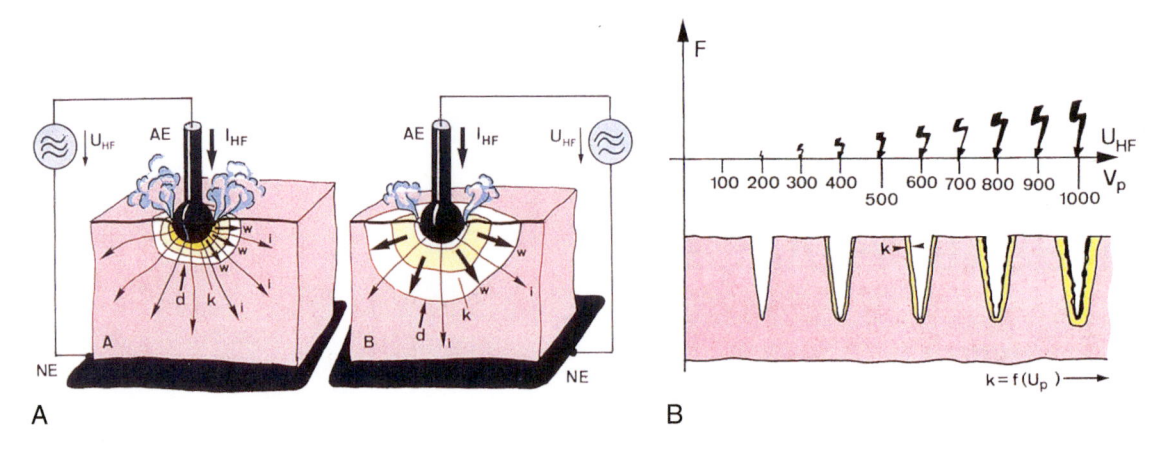

FIGURA 109-1 A. O eletrodo bola à esquerda atinge a temperatura de vaporização mais rapidamente que o eletrodo à direita. À direita, temperaturas mais baixas (i. e., coagulação) criam uma área maior de condução térmica. **B.** O corte eletrocirúrgico (RF) ocorre quando as temperaturas de vaporização são rapidamente alcançadas e o eletrodo produz densidades de alta potência. Isso pode ser demonstrado pelo tamanho relativo da faísca. À medida que maiores voltagens são atingidas, um nível elevado correspondente de coagulação acompanha a vaporização. *AE*, eletrodo ativo; *f*, intensidade dos arcos; *IHF*, corrente concentrada em um ponto; *K*, profundidade da coagulação; NE, eletrodo neutro; U_{HF}, voltagem; V_p, voltagem máxima.

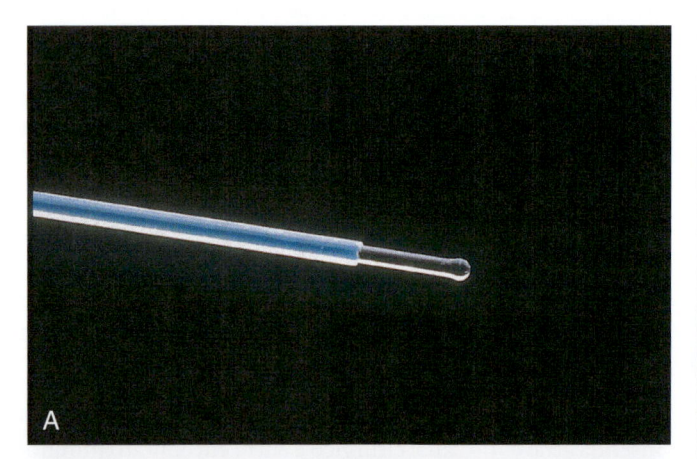

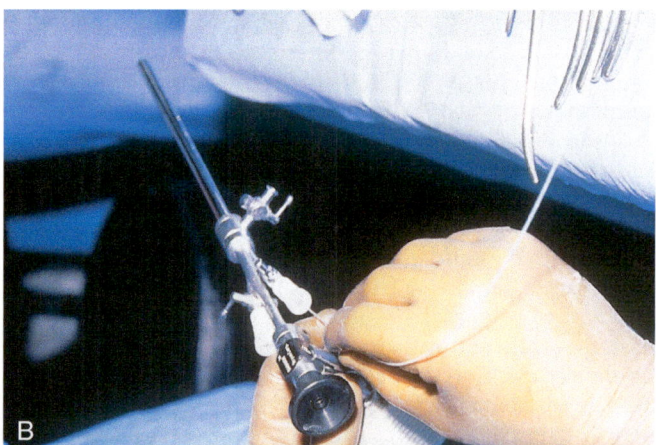

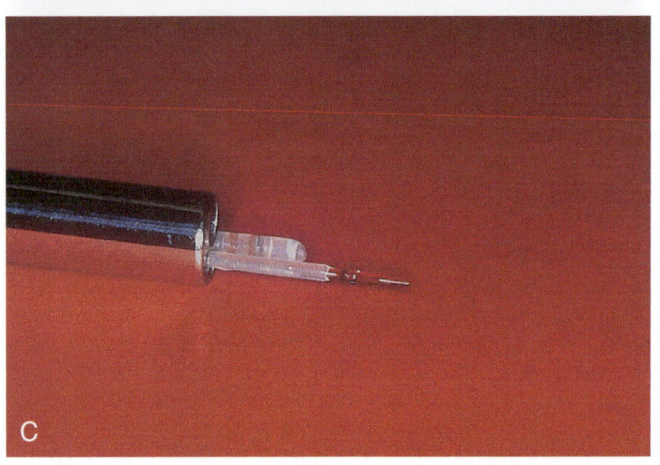

FIGURA 109-2 A ponta de uma fibra de *laser* (Nd-YAG) de 1.000 μm entalhada é mostrada. A ponta em bola é ideal para ablação do endométrio. **B.** A fibra entra em um dos dois canais cirúrgicos disponíveis da camisa histeroscópica. **C.** A ponta entalhada de uma fibra de *laser* de 1.000 μm se projeta pela extremidade da camisa histeroscópica isolada. Uma cânula de sucção projeta-se de um segundo canal cirúrgico.

CAPÍTULO 109 Técnicas de Ablação   1203

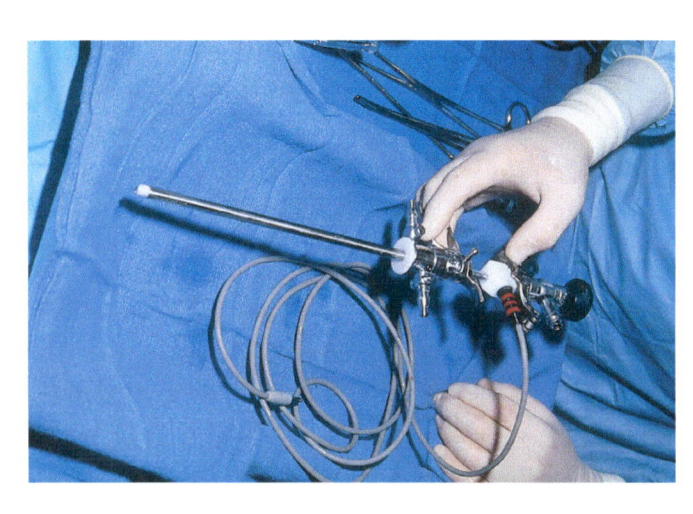

FIGURA 109-3 Atualmente, a maioria dos médicos usa o ressectoscópio para ablação do endométrio. Conforme ilustrado, as vantagens desta ferramenta são a fácil manipulação e a operação do gatilho deslizante.

TABELA 109-1 Densidade de Energia para a Ação do *Laser* no Tecido

Watts: 30
Diâmetro da fibra: 600 mícrons
Densidade de potência $= \dfrac{30 \times 100}{(0,6)^2} = \dfrac{3000}{0,36}$
8.333 W/cm² = DP (densidade de potência)
8.333 W/cm² segundo = trabalho (Joules)
10 segundos de tempo decorrido produzem 10 × 8.333 J/cm² ou 83.333 J/cm²

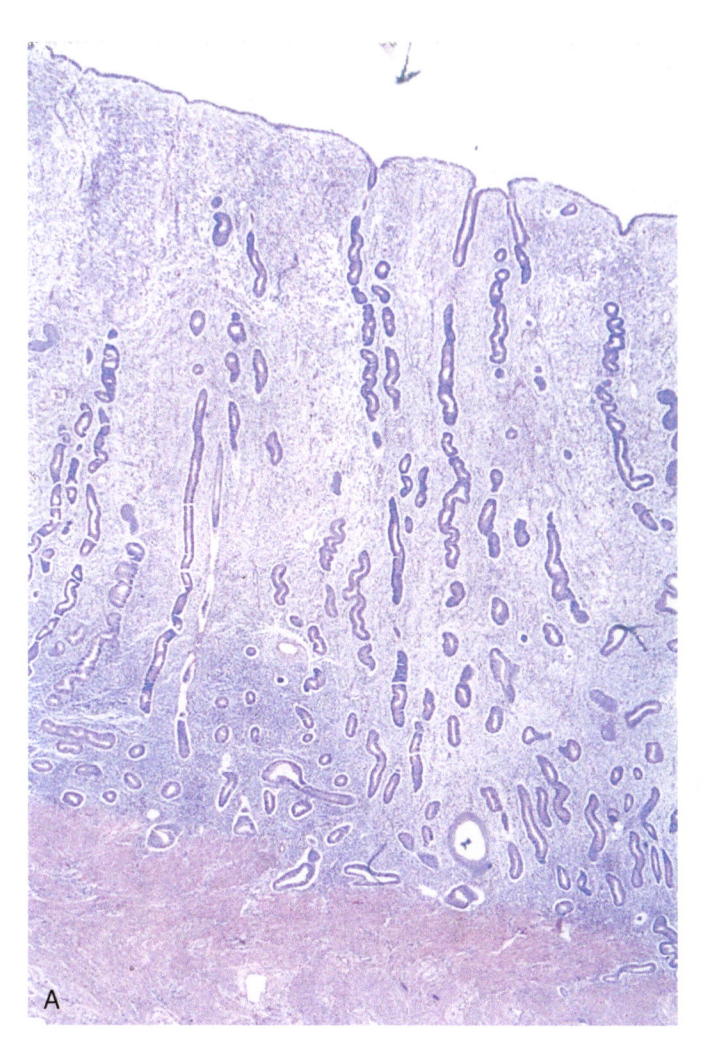

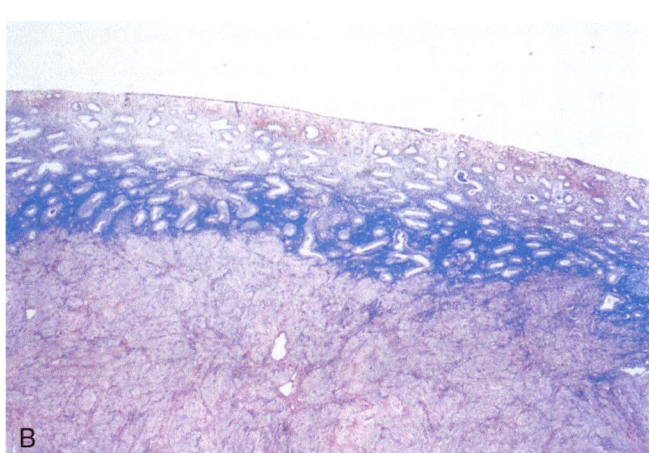

FIGURA 109-4 A. O endométrio alto, vascularizado, sem preparação em contraste com (**B**) o endométrio fino, inativo, por supressão hormonal.

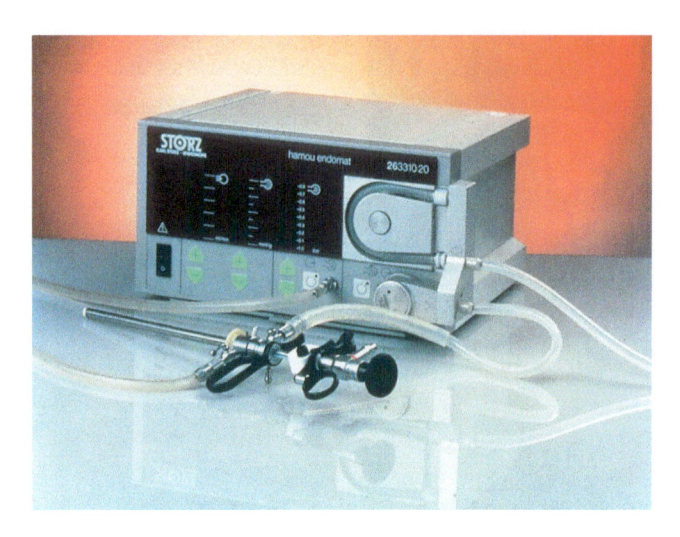

FIGURA 109-5 A bomba pode ser útil para liberar o meio de distensão para a cavidade uterina porque ela impulsiona o líquido a uma frequência constante.

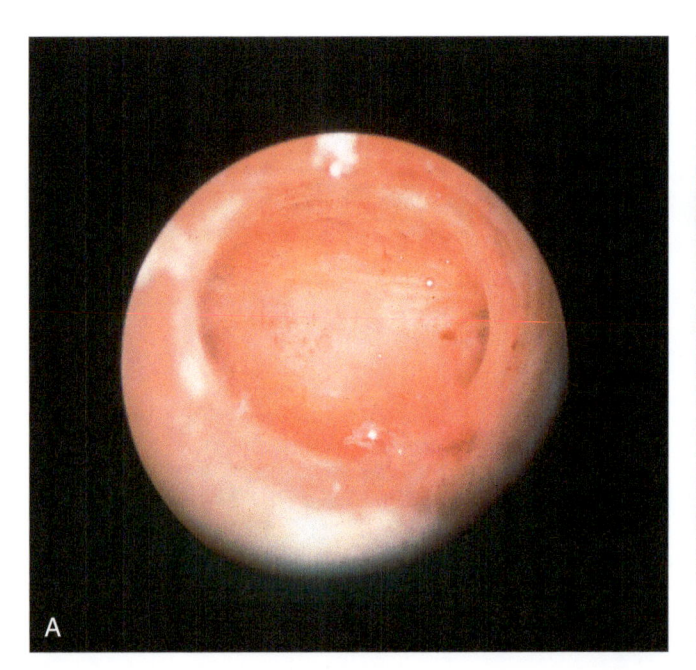

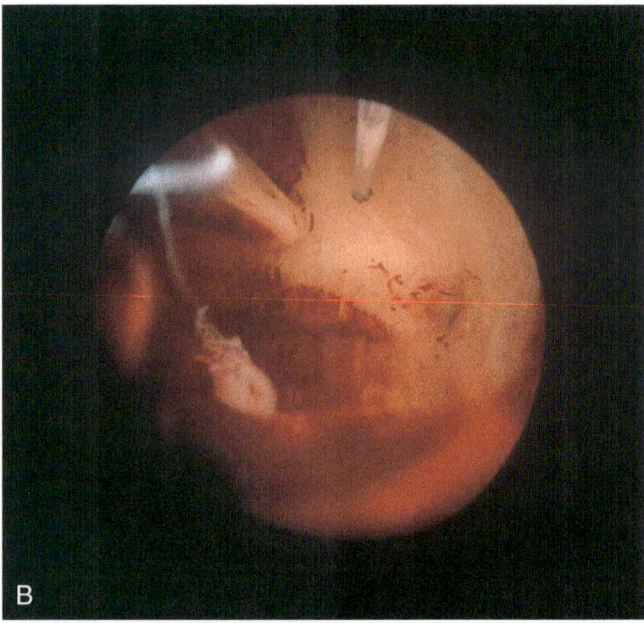

FIGURA 109-6 A. Um endométrio fino bem preparado é visto antes de o equipamento cirúrgico ser inserido. **B.** A fibra de *laser* é vista acima na posição de 12 horas. A cânula de sucção está localizada à esquerda da fibra de *laser*.

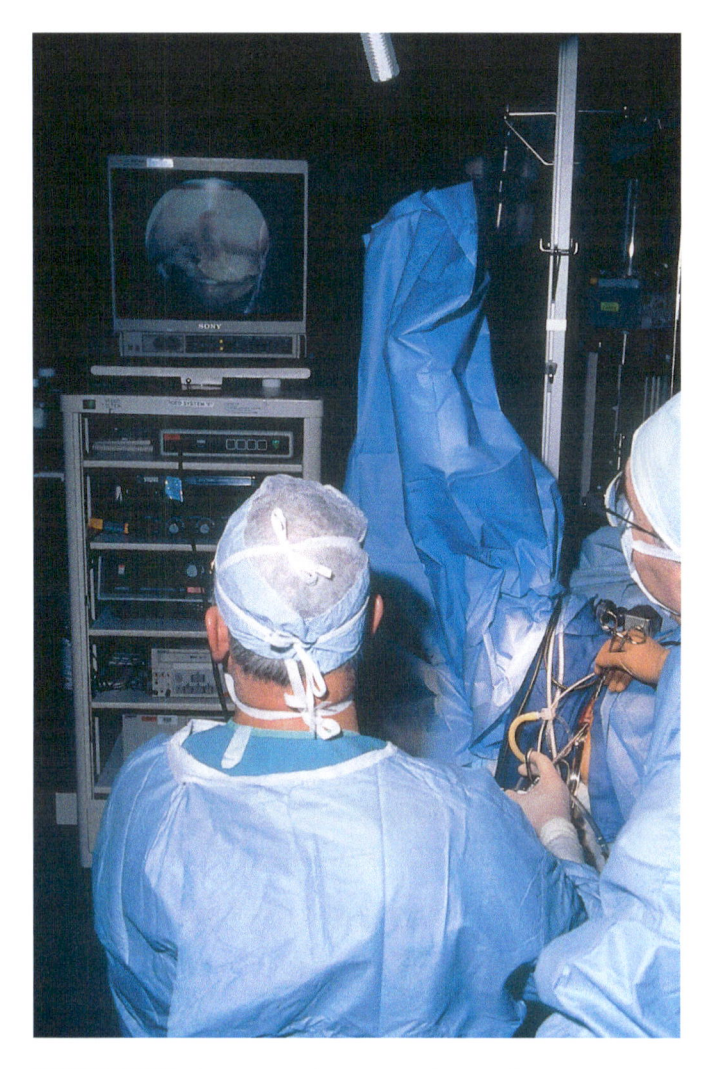

FIGURA 109-7 O cirurgião realiza a cirurgia histeroscópica por meio de um monitor de vídeo. O assistente vê o que o cirurgião vê.

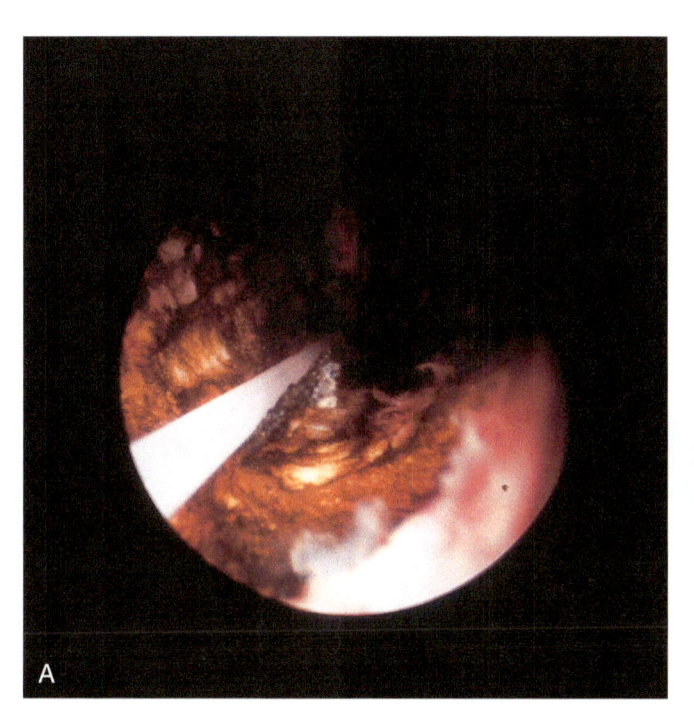

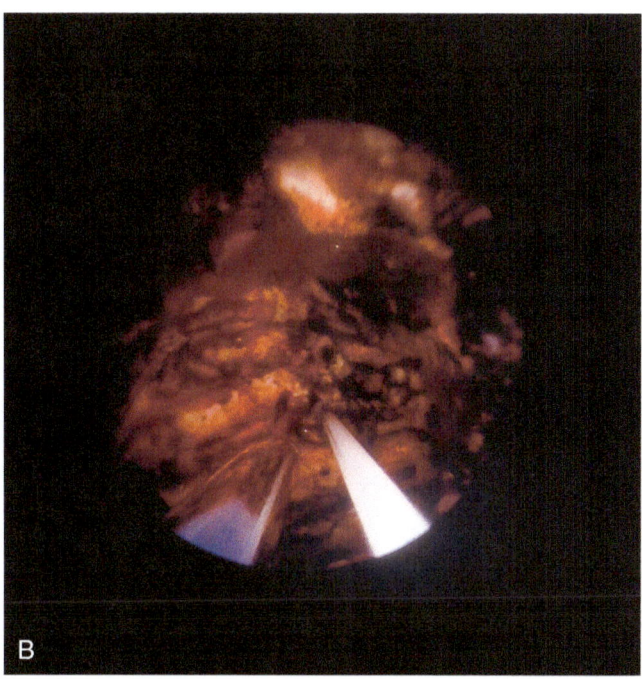

FIGURA 109-8 **A.** A ablação (com *laser* de Nd-YAG) está sendo realizada. A cavidade é 80% destruída. **B.** A ablação é completa. A cânula de sucção é usada para limpar detritos e sangue do campo.

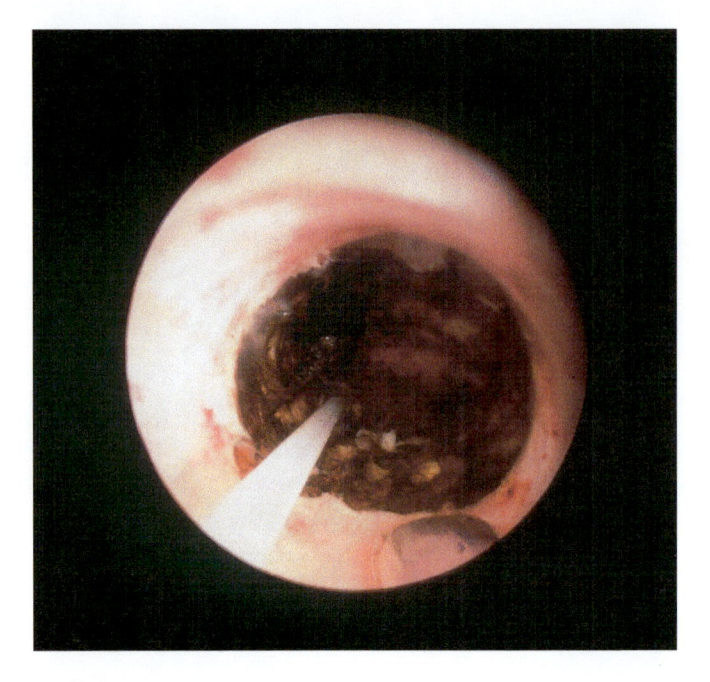

FIGURA 109-9 O histeroscópio mostra o campo a partir do canal cervical superior.

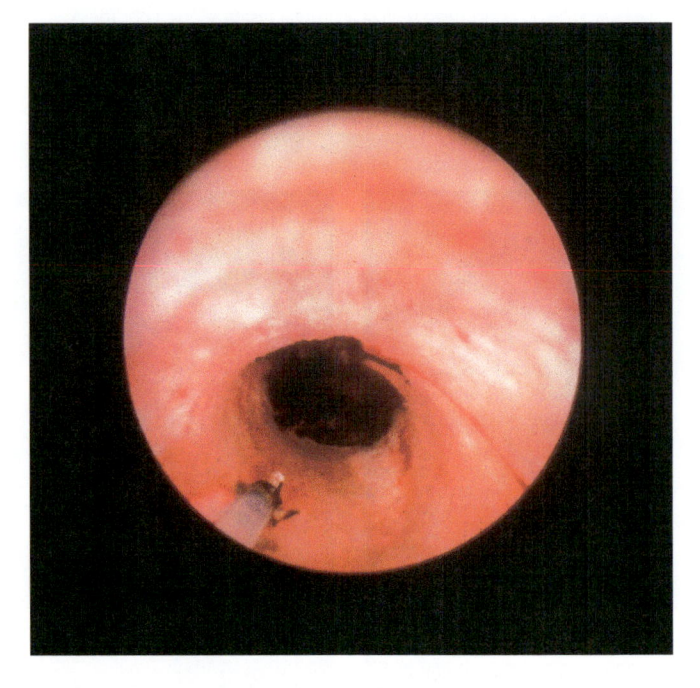

FIGURA 109-10 O histeroscópio é retirado. *Nota:* nenhuma ablação é feita dentro do colo do útero.

Quando o ressectoscópio e os eletrodos de radiofrequência com potência eletrocirúrgica são usados, o procedimento geral é semelhante ao descrito para o *laser* de Nd-YAG, com a exceção de que o meio de distensão deve ser não eletrolítico (i. e., não soro fisiológico) (Fig. 109-11). O mais seguro desses meios é o manitol 5%, que é iso-osmolar e permite a concentração de densidade corrente suficiente para efetuar a ablação. Tal como acontece com o *laser*, um plano sistemático é seguido para realizar uma ablação endometrial completa. É mais conveniente que o fundo e os cornos sejam tratados primeiro, pois todo o ressectoscópio (com o eletrodo estendido) deve ser cautelosamente movimentado de um lado para o outro (da direita para a esquerda ou vice-versa) (Fig. 109-12). Em seguida, as paredes anterior e posterior são finalmente submetidas à ablação (Fig. 109-13A e B). A técnica para as paredes anterior e posterior consiste em estender o eletrodo longe da lente objetiva do histeroscópio, fazer contato com o endométrio e aplicar a potência à medida que o eletrodo faz o seu retorno controlado para a camisa (Fig. 104-1).

A ressecção endometrial ganhou popularidade limitada nos Estados Unidos; no entanto, é praticado extensamente no Reino Unido e na Europa. Nesse caso, um eletrodo de alça de metal substitui o eletrodo bola. Camadas de endométrio são removidas e recuperadas (Fig. 109-14). O procedimento é idêntico ao da técnica ablativa descrita anteriormente. O risco com essa cirurgia envolve a ressecção muito profunda, com resultante sangramento ou perfuração (Fig. 109-15A a C).

Uma parte extremamente importante de qualquer histeroscopia cirúrgica é o controle preciso do meio infundido e retornado. Os déficits ou a falta de líquido devem ser determinados continuamente desde o início até o fim do processo. Imediatamente após o procedimento, a paciente é observada quanto à sobrecarga de líquido e sangramento. Preferimos dar uma segunda injeção de Lupron® para deter a regeneração endometrial.

O objetivo final da ablação/ressecção endometrial é a destruição total do tecido que reveste a cavidade uterina até o nível da face interna do miométrio. Amostras histológicas devem ser capazes de confirmar a destruição (Fig. 109-16). Uma histerografia em 4 meses deve mostrar uma cavidade pequena, contraída, com ou sem aderências (Fig. 109-17).

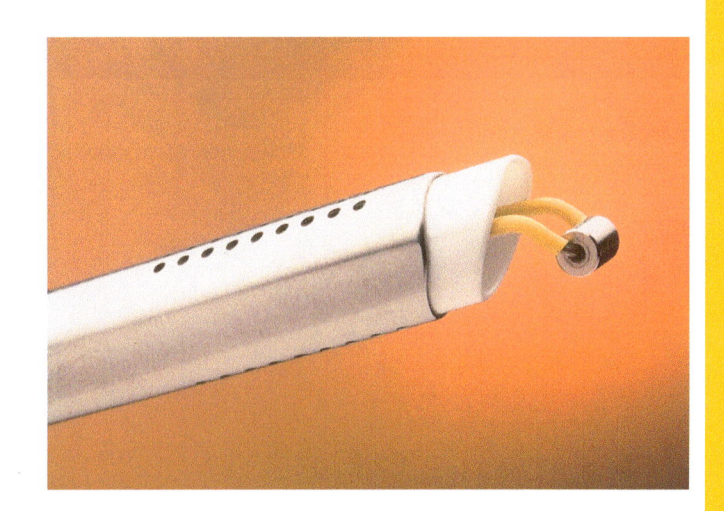

FIGURA 109-11 O eletrodo em rolo (*roller-ball*) é grande e cria uma densidade de baixa potência mesmo em alta potência. Portanto, para fazer ablação em vez de coagulação, o cirurgião deve aumentar o tempo no tecido.

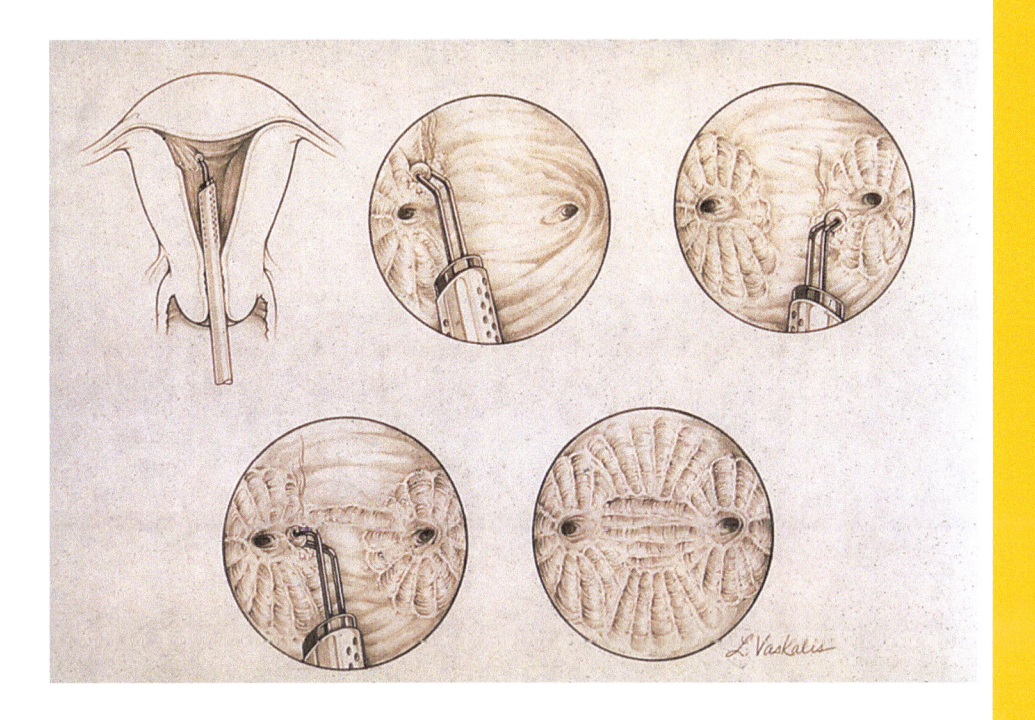

FIGURA 109-12 A técnica para ablação ressectoscópica é ilustrada. A potência é reduzida para ablação dos cornos e do fundo. Ela é aumentada para as paredes anterior e posterior.

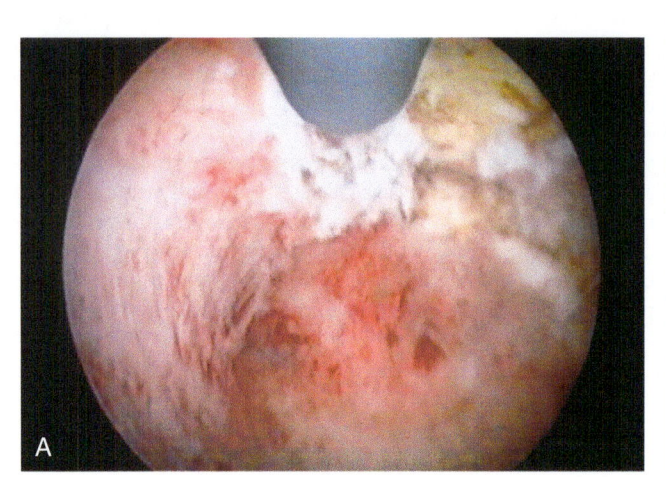

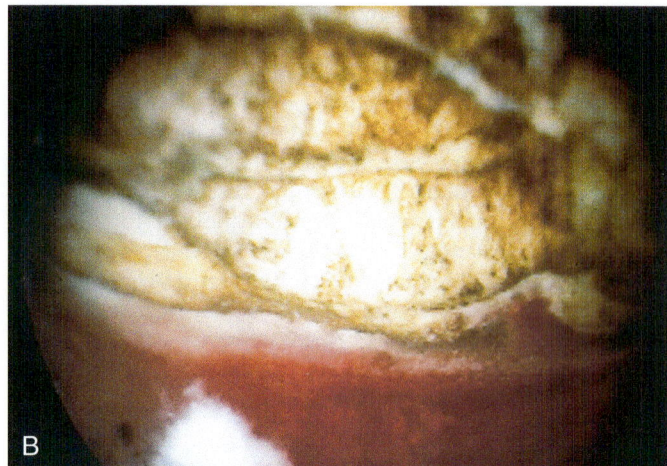

FIGURA 109-13 A. Um eletrodo bola é mostrado em contato com a parede uterina anterior. A corrente acabou de ser ativada; a área branca é coagulada; a área amarela (miométrio) sofreu ablação. **B.** Aqui é mostrada a demarcação nítida entre o tecido que sofreu ablação (parede anterior e metade superior do fundo) e o endométrio íntegro.

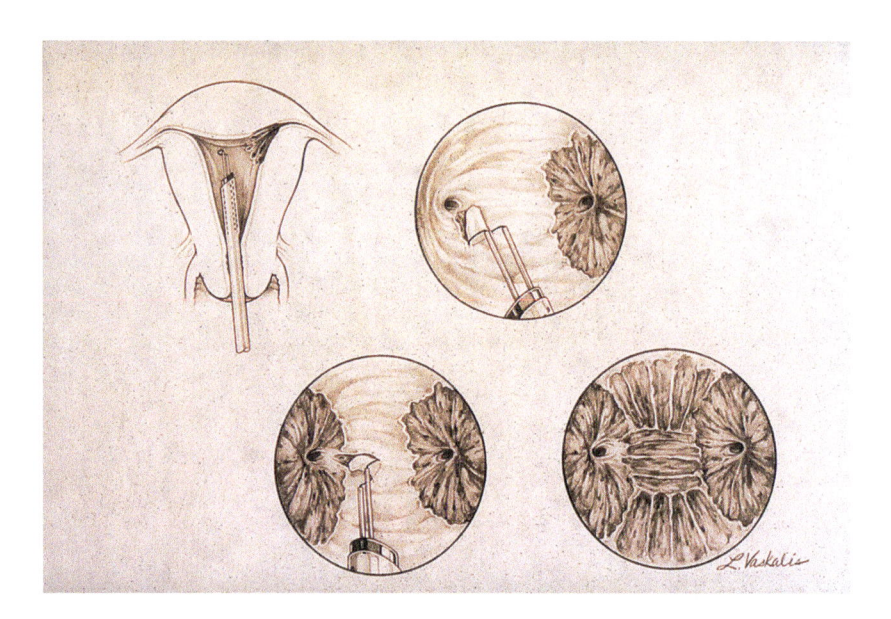

FIGURA 109-14 Este desenho mostra uma ressecção endometrial realizada com o eletrodo alça de corte do ressectoscópio.

CAPÍTULO 109 Técnicas de Ablação   1209

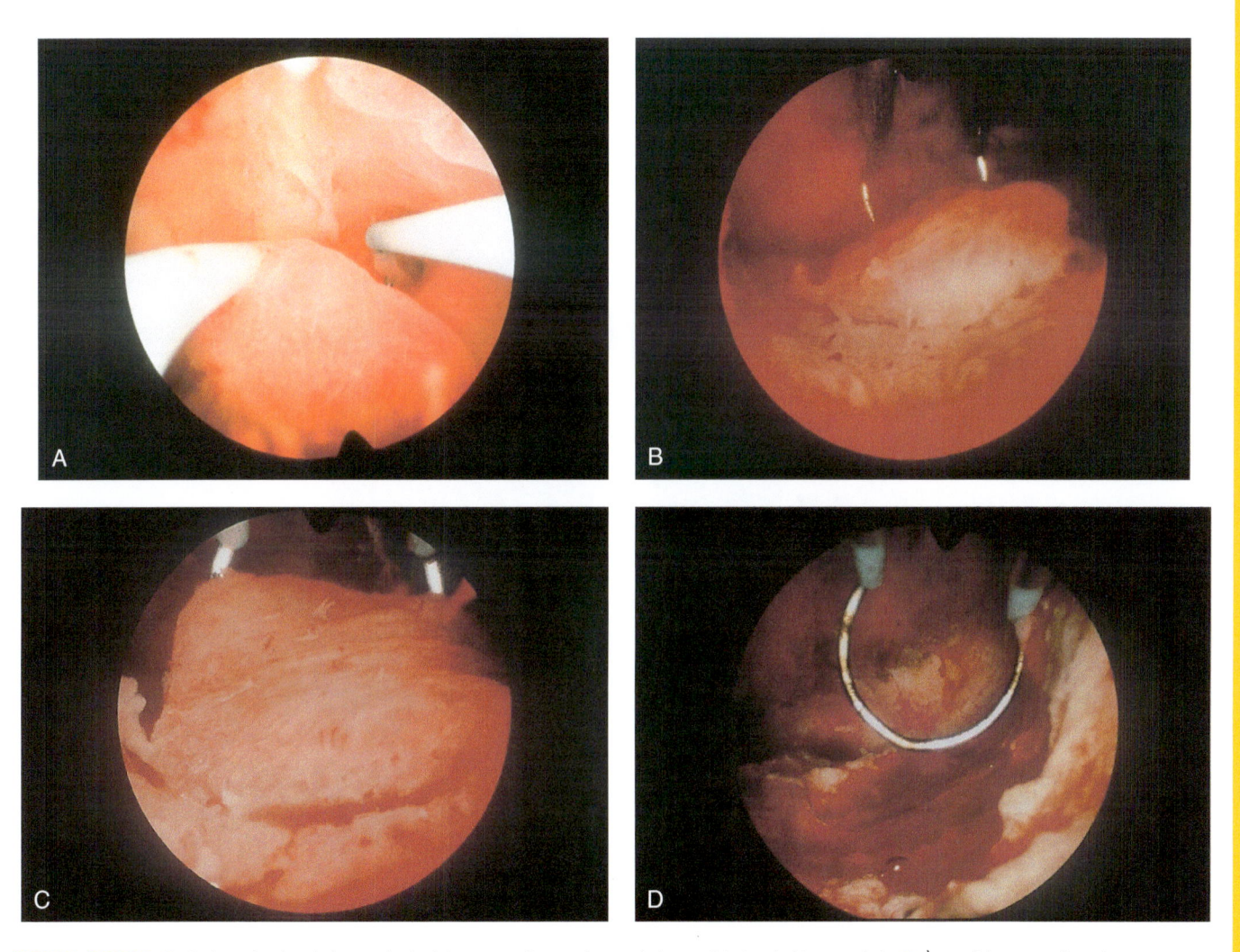

FIGURA 109-15 A. O eletrodo alça de braço duplo foi empurrado para longe da lente objetiva do histeroscópio. **B.** À medida que o eletrodo retorna em direção à camisa, a corrente elétrica é ativada e a alça corta o endométrio. **C.** Imagem aproximada de uma parte do endométrio raspada pelo eletrodo alça. **D.** O tecido foi removido.

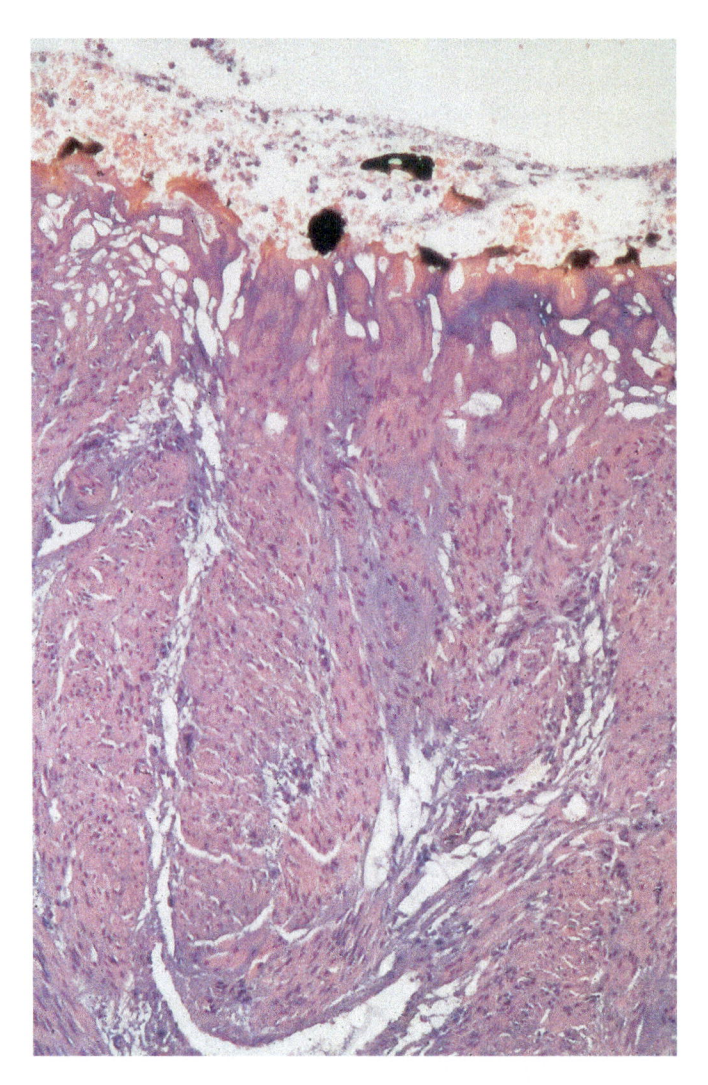

FIGURA 109-16 Endométrio carbonizado e termicamente danificado após ablação histeroscópica.

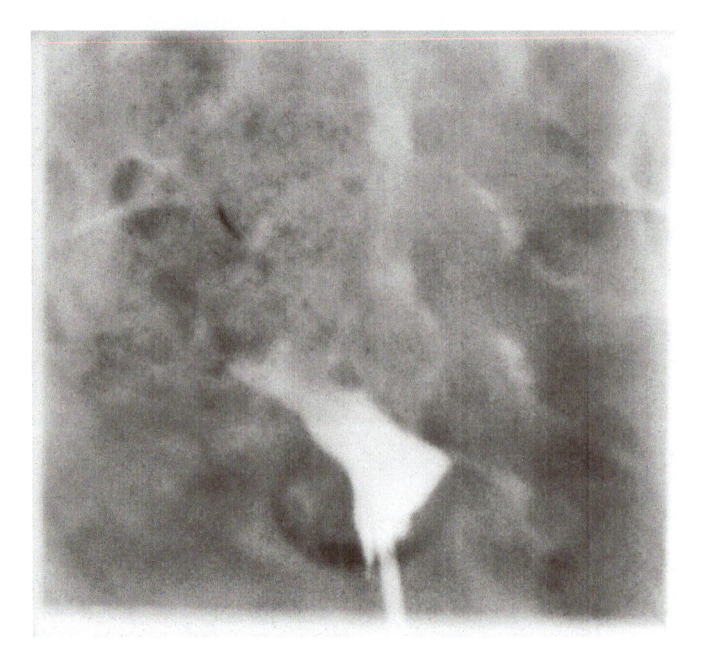

FIGURA 109-17 Histerografia quatro meses após a cirurgia mostra a cavidade uterina deformada e contraída.

CAPÍTULO 110

Ablação Endometrial Não Histeroscópica Minimamente Invasiva

Michael S. Baggish

As técnicas não histeroscópicas minimamente invasivas têm substituído amplamente a ablação endometrial histeroscópica. As razões para a preferência do ginecologista para esses procedimentos minimamente invasivos se relacionam com: a habilidade mínima necessária, a falta de necessidade de meio de distensão e o rápido tempo de desempenho esperado. Os resultados dessas ablações minimamente invasivas são geralmente bons se for usado um objetivo final comum de sangramento reduzido ou normal. Taxas de amenorreia são geralmente inferiores do que com a ablação endometrial histeroscópica de visão direta. Entre as desvantagens das técnicas minimamente invasivas estão que as técnicas são principalmente cegas (com exceção do dispositivo de hidrotermoablação [HTA]) e que elas geralmente dependem de pequeno volume intrauterino e pressão para garantir a segurança.

Os aparelhos mais comumente usados são os seguintes:

Hydrothermablator (HTA) (Boston Scientific, Natick, Massachusetts) (Fig. 110-1A e B): um histeroscópio modificado é colocado na cavidade uterina. Uma bolsa de soro fisiológico serve como reservatório, e todo o sistema é preenchido com líquido. A cavidade uterina é distendida e qualquer vazamento é detectado por gotas no reservatório. O soro fisiológico é aquecido fora do útero e liberado através da cavidade uterina à baixa pressão. A ablação pode ser vista diretamente pela óptica.

Microsulis (ablação endometrial de micro-ondas; Microsulis, Hampshire, Reino Unido) (Fig. 110-2): este aparelho eletrocirúrgico consiste em uma sonda monopolar que funciona como um micro-ondas, porque o gerador de radiofrequência libera a frequência na faixa operacional do mega-hertz. O endométrio sofre ablação por meio da conversão de energia elétrica em energia térmica. Este é um dos aparelhos não histeroscópicos mais antigos, criado em 1991. Saídas de alta potência (p. ex., 200 watts) são necessárias para manter uma temperatura constante da sonda de 65°C. A sonda é girada no intraoperatório para se obter a dispersão uniforme de calor. A paciente deve usar um grande eletrodo neutro em todo o procedimento.

NovaSure (Hologic Inc., Marlborough, Massachusetts) (Fig. 110-3A e B): este aparelho consiste em uma bolsa bipolar de malha, que é inserida no útero não distendido com um aplicador. O aparelho deve ser orientado de modo que a estrutura em forma de pipa possa se ajustar à cavidade uterina triangular invertida. A leitura da largura e da profundidade da cavidade é obtida no mostrador do aparelho. O gás carbônico pressuriza a cavidade para determinar se há ou não vazamento. A energia elétrica bipolar de radiofrequência coagula o endométrio a 180 watts de rendimento.

Thermachoice (Gynecare-Ethicon, Somerville, NJ) (Fig. 110-4): este é um dispositivo de balão. É um balão vazio inserido na cavidade uterina com um aplicador. O balão é inflado com água estéril ou soro fisiológico. Com base na leitura de pressão, o ginecologista pode determinar se o balão está íntegro. Aproximadamente 15 mL de soro fisiológico no interior do balão são aquecidos no local, provocando a destruição térmica do endométrio. A cavidade deve ter a forma normal para que o balão seja implantado adequadamente.

Complicações

A Tabela 110-1 (do volume de *Ob-Gyn Management* 19[9], 2007) mostra as complicações relatadas pela Food and Drug Administration (FDA) dos Estados Unidos. Cada aparelho tem seu impacto específico.

A principal complicação associada ao Thermachoice foi a perfuração com ruptura do balão (Fig. 110-5A e B). O dispositivo HTA foi associado a vazamento retrógrado de líquido aquecido através do colo do útero (Fig. 110-6A). A empresa desenvolveu recentemente uma nova camisa com melhor vedação cervical (Fig. 110-6B). O dispositivo NovaSure tem alta propensão para perfuração uterina e lesões térmicas transmurais (Fig. 110-7). O aparelho de micro-ondas é associado a escape elétrico de alta frequência e lesão térmica (Fig. 110-8)

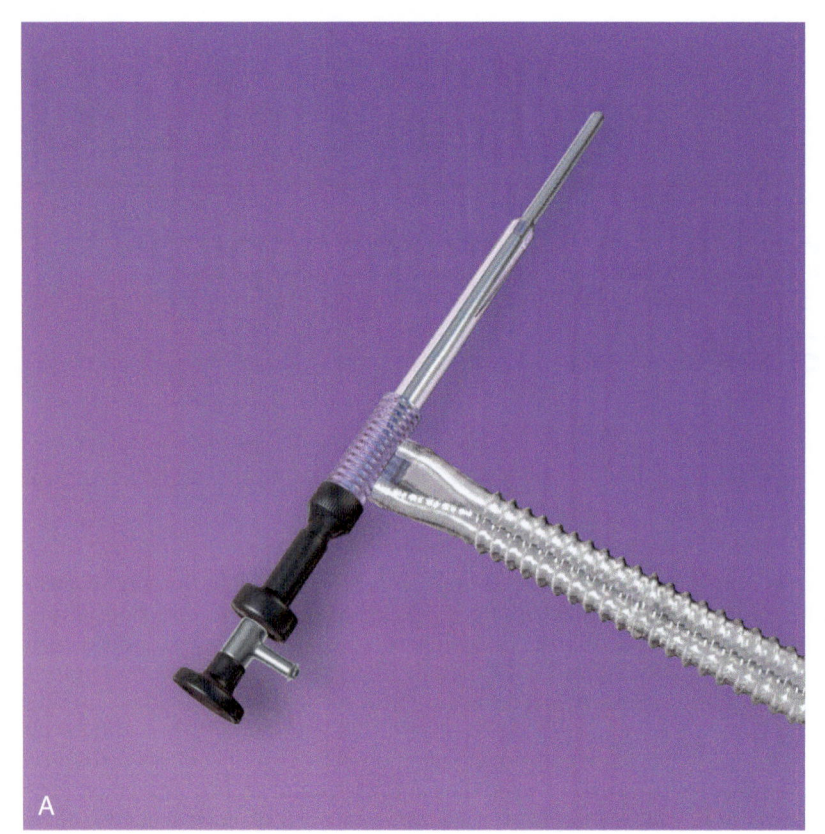

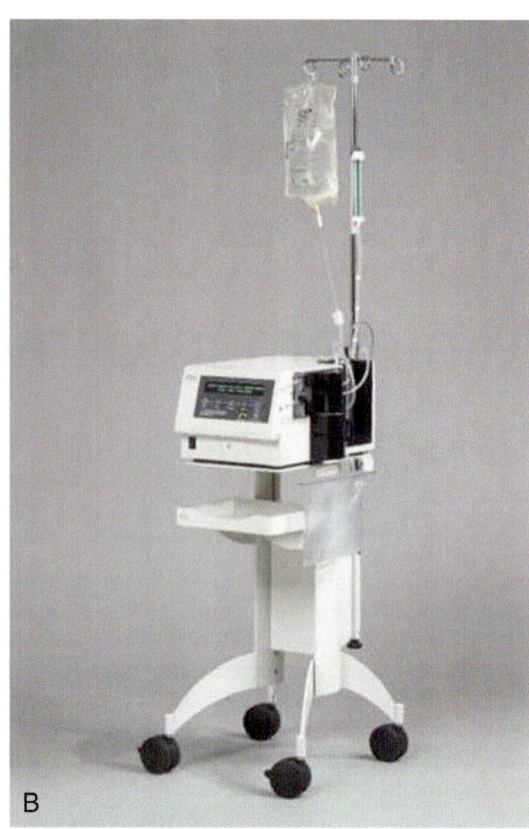

FIGURA 110-1 A. A camisa do aparelho de hidrotermoablação (HTA) é mostrada com tubos de entrada e saída para a circulação de soro fisiológico aquecido dentro da cavidade uterina. A óptica permite que o cirurgião veja o processo. **B.** A unidade do HTA consiste em um dispositivo de controle, um aquecedor e um reservatório. A bolsa de soro preenche todo o sistema com líquido.

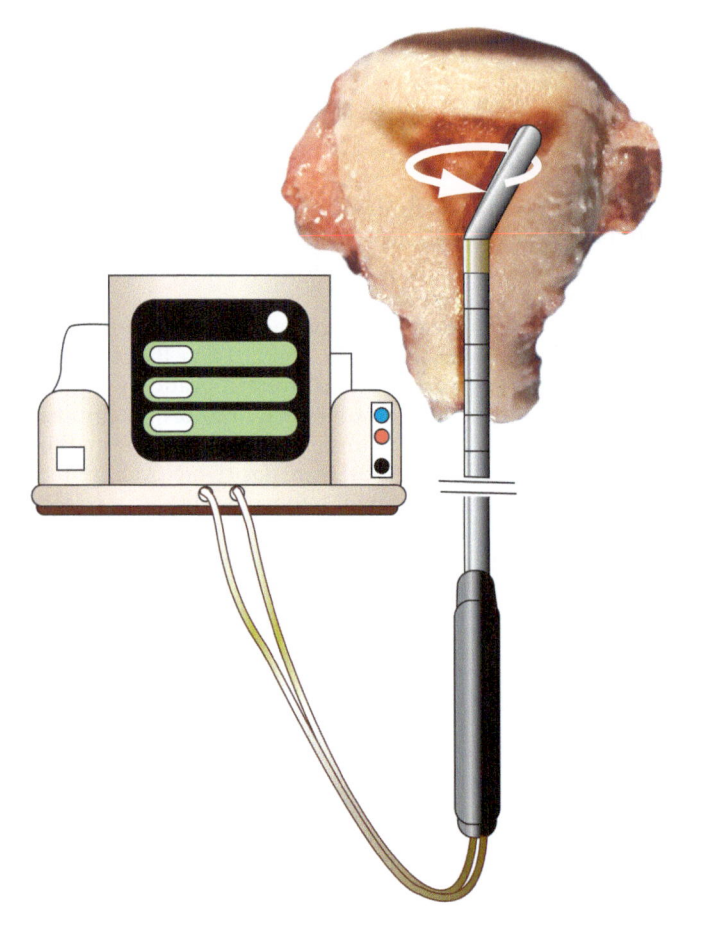

FIGURA 110-2 A sonda de micro-ondas e a unidade de controle são mostradas aqui. Uma placa de eletrodo neutro é anexada à paciente. O eletrodo ativo (sonda) é girado durante o procedimento de ablação para obter uma distribuição uniforme de energia.

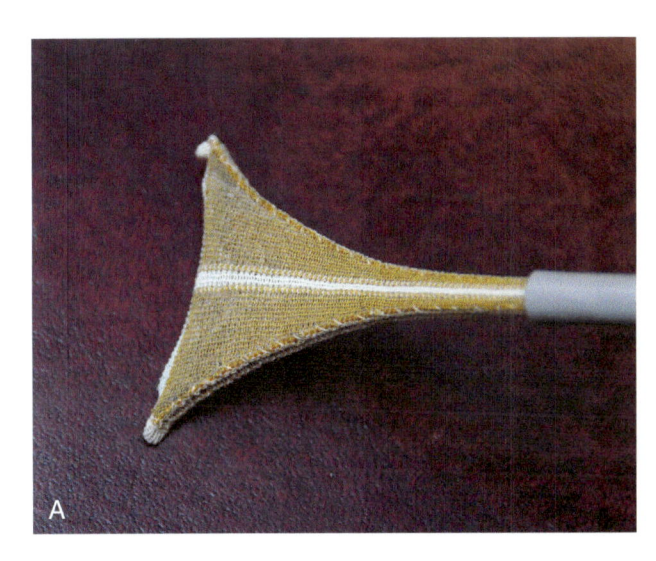

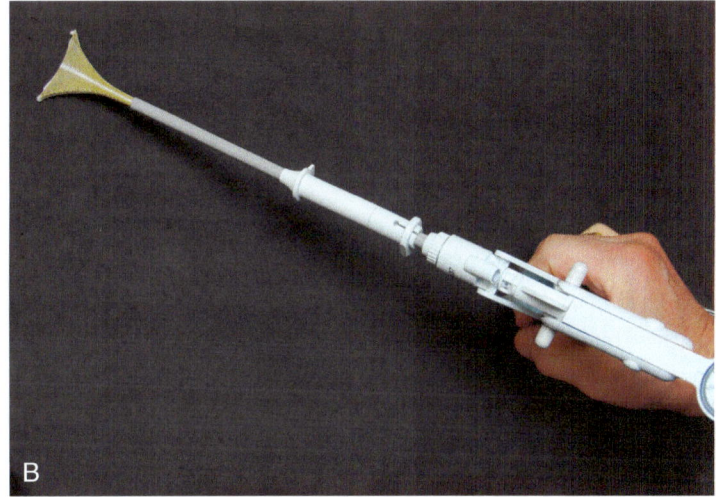

CAPÍTULO 110   Ablação Endometrial Não Histeroscópica Minimamente Invasiva   1213

FIGURA 110-3 A. O dispositivo NovaSure consiste em uma estrutura de malha triangular com um eletrodo bipolar subjacente. Uma parte do eletrodo é o eletrodo ativo e a outra, o eletrodo neutro. **B.** O dispositivo é colocado dentro do aplicador e é empurrado aberto dentro da cavidade uterina. A medida da largura aberta é indicada no mostrador no cabo do aplicativo.

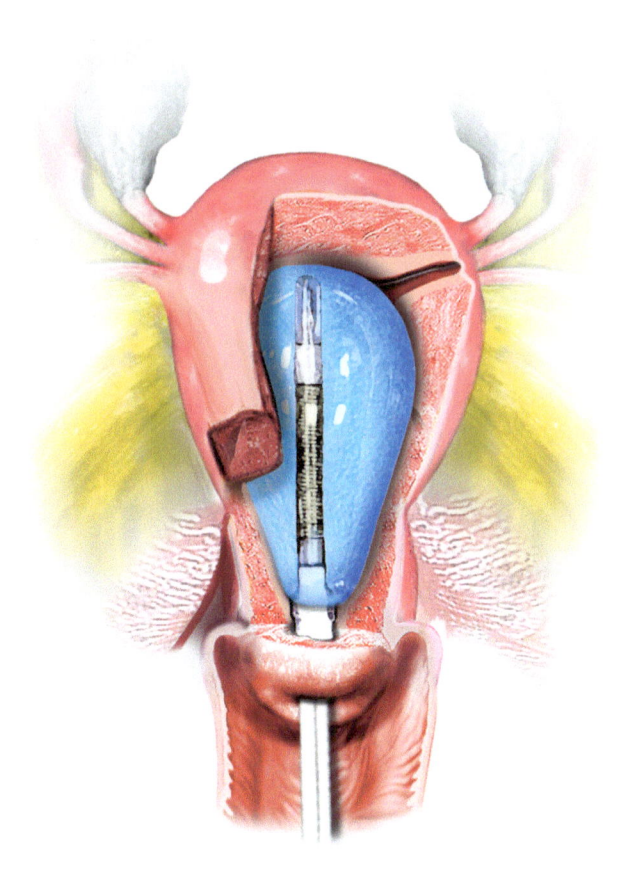

FIGURA 110-4 O balão vazio do Thermachoice é inserido no útero. O balão é inflado com soro fisiológico, que, por sua vez, é aquecido no local. O balão inflado aquecido transmite calor para o endométrio circundante, criando necrose de coagulação. *(De Baggish MS, Valle RF, Guedj H. Hysteroscopy: Visual Perspectives of Uterine Anatomy, Physiology, and Pathology. 3rd ed. Philadelphia, Lippincott, Williams & Wilkins, 2007.)*

TABELA 110-1 Complicações Associadas aos Quatro Aparelhos de Ablação Endometrial				
Complicação	Hydrothermablator*	Thermachoice	NovaSure	Microsulis
Perfuração uterina	2	3	26	19
Lesão intestinal	1[†]	1[†]	–	13[†]
Queimadura por vazamento retrógrado	19	6	–	–
Infecção/sepse	–	1[†]	2	1
Fístula/sinuosidade	–	1[†]	1	–
Queimadura uterina transmural	–	1	–	–
Estenose cervical	–	8	1	–
Parada cardíaca	1	–	1	–
Morte	–	1	–	–
Outras maiores	–	3	1	4[†]
Total	22	22	32	20

*Inclui dados do autor; 6 vazamentos retrógrados.
[†]De Baggish MS: Endometrial ablation devices: how to make them truly safe. OBG Management 19(9), 2007.

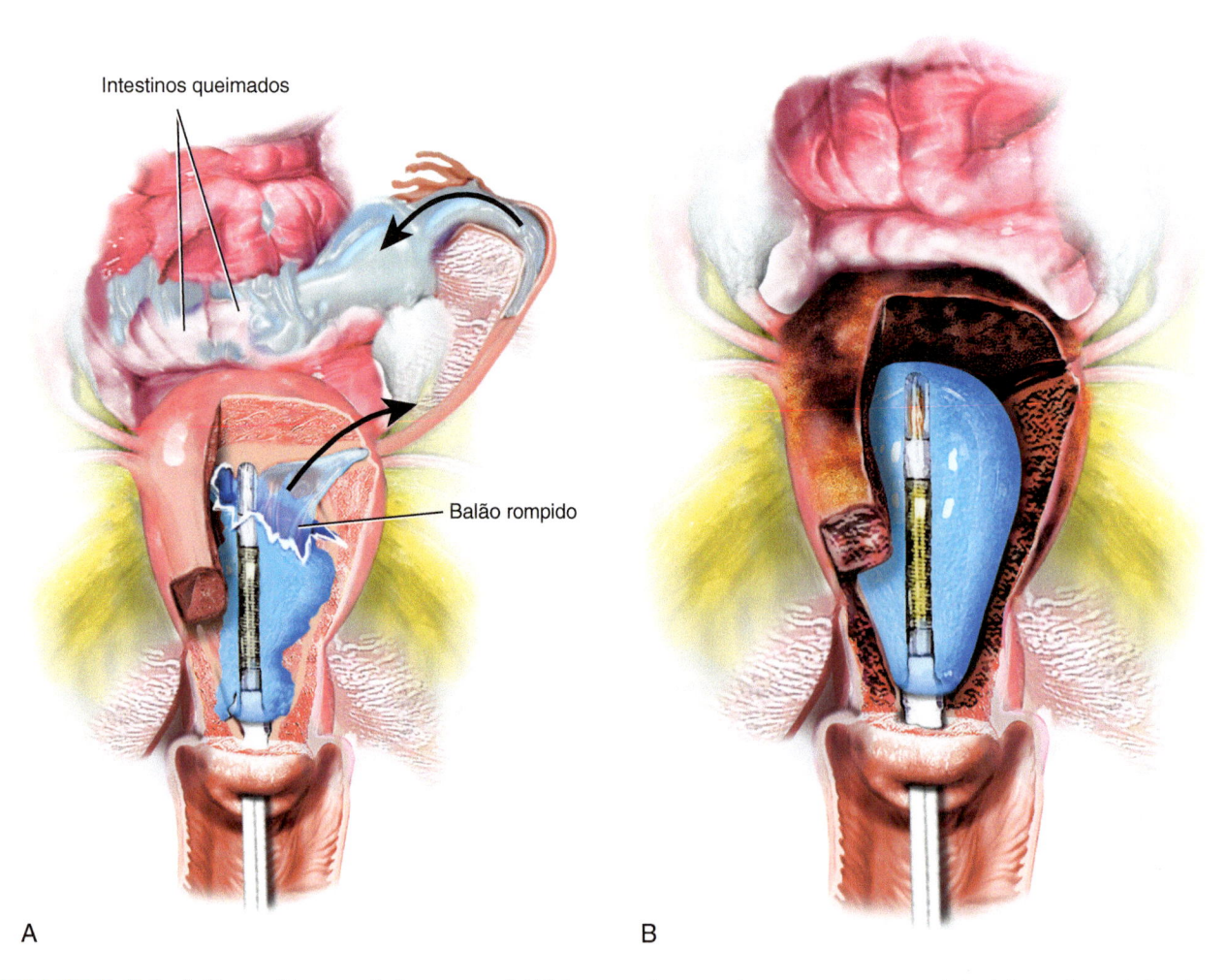

FIGURA 110-5 **A.** Um balão rompido contendo água ou soro fisiológico aquecido que pode extravasar para a cavidade abdominal através da tuba uterina ou para a vagina através do colo do útero. **B.** Lesões térmicas transmurais da parede uterina (por queimadura) podem adicionalmente causar queimadura do intestino se o intestino estiver em contato com a superfície serosa do útero. *(De Baggish MS, Valle RF, Guedj H. Hysteroscopy: Visual Perspectives of Uterine Anatomy, Physiology, and Pathology. 3rd ed. Philadelphia, Lippincott, Williams & Wilkins, 2007.)*

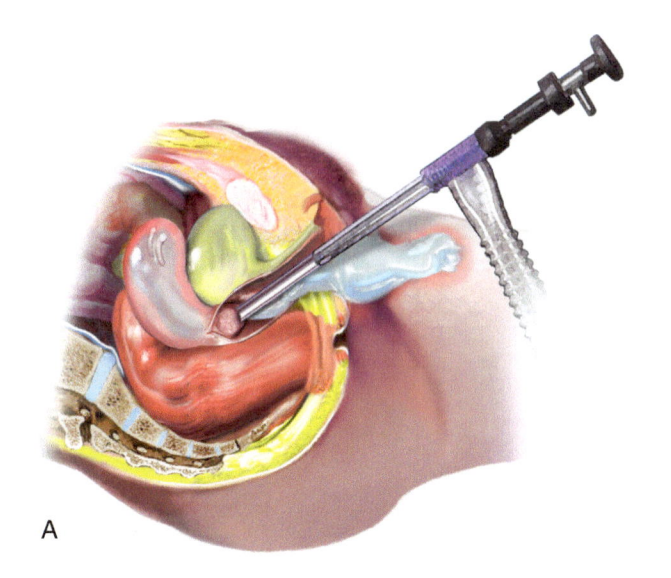

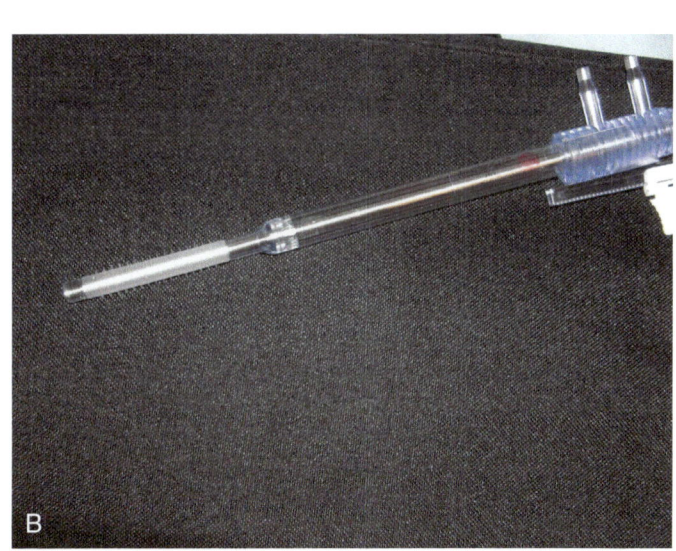

FIGURA 110-6 A. Uma vedação frouxa entre a camisa do dispositivo de hidrotermoablação (HTA) e o colo do útero pode resultar em vazamento retrógrado de soro fisiológico ou água quentes. **B.** Uma camisa aprimorada possibilita uma vedação cervical mais firme. Observe os finos discos de contato da construção do tipo Silastic®. *(De Baggish MS, Valle RF, Guedj H. Hysteroscopy: Visual Perspectives of Uterine Anatomy, Physiology, and Pathology. 3rd ed. Philadelphia, Lippincott, Williams & Wilkins, 2007.)*

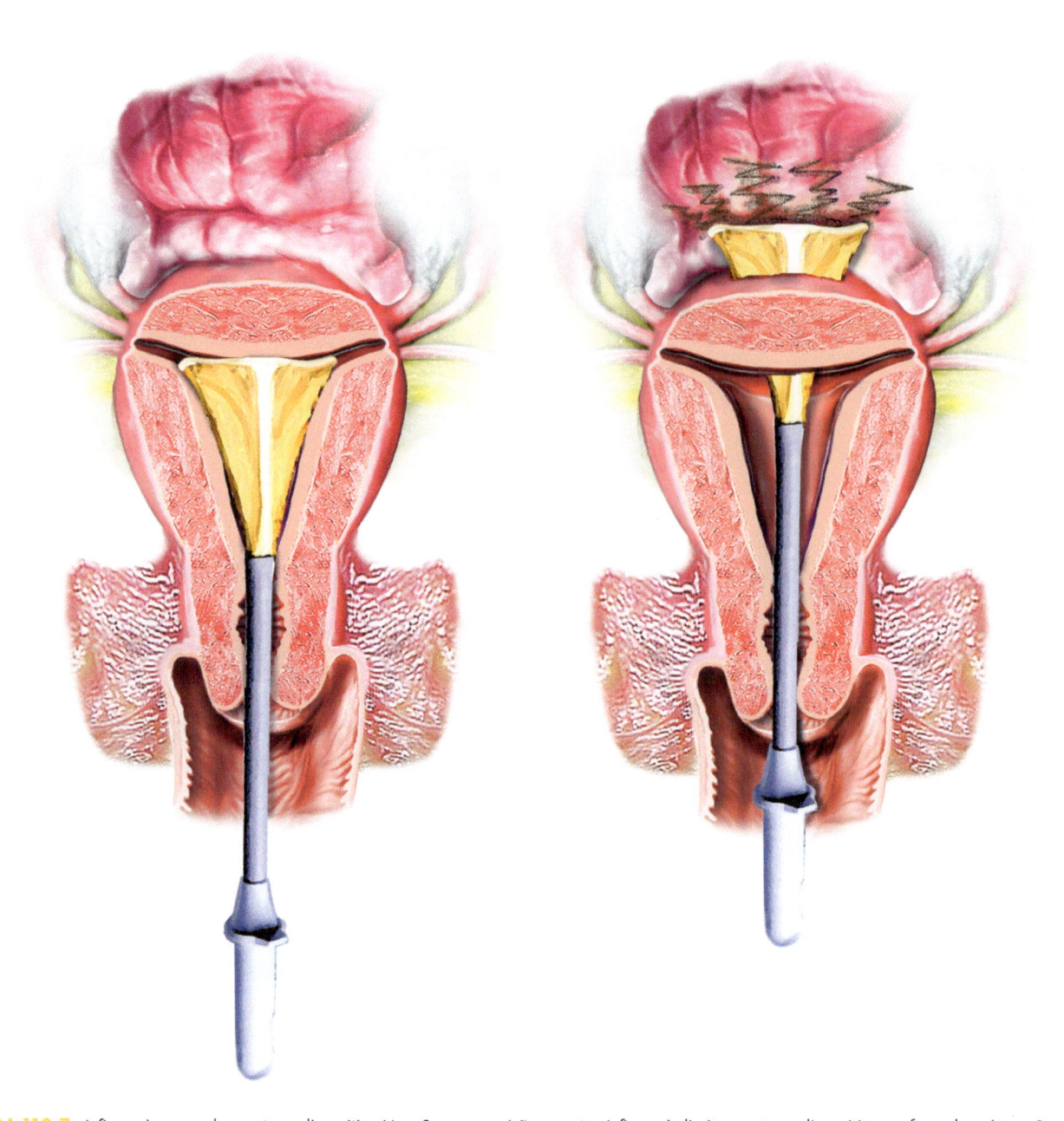

FIGURA 110-7 A figura à esquerda mostra o dispositivo NovaSure na posição correta. A figura à direita mostra o dispositivo perfurando o útero. Se o eletrodo estiver ativado, ele irá coagular não só o miométrio, mas também o intestino circundante. *(De Baggish MS, Valle RF, Guedj H. Hysteroscopy: Visual Perspectives of Uterine Anatomy, Physiology, and Pathology. 3rd ed. Philadelphia, Lippincott, Williams & Wilkins, 2007.)*

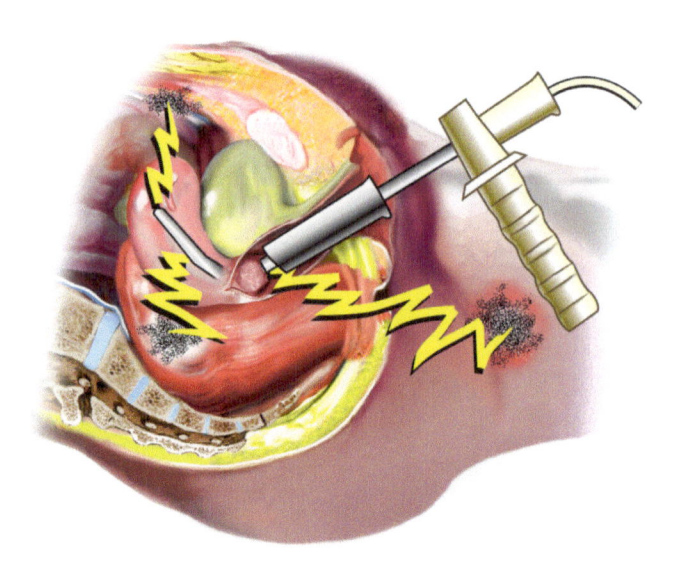

FIGURA 110-8 O eletrodo de micro-ondas perfurou o útero logo acima do colo do útero. O eletrodo ativado pode causar danos térmicos às estruturas vizinhas (p. ex., intestino, bexiga). *(De Baggish MS, Valle RF, Guedj H. Hysteroscopy: Visual Perspectives of Uterine Anatomy, Physiology, and Pathology. 3rd ed. Philadelphia, Lippincott, Williams & Wilkins, 2007.)*

CAPÍTULO 111

Ressecção de Mioma Submucoso

Michael S. Baggish

Apesar de miomas uterinos poderem ocorrer em qualquer local dentro do útero, a variedade submucosa é responsável pela maioria dos sintomas clínicos. A apresentação clínica habitual para essas lesões inclui sangramento intenso e prolongado. O diagnóstico é feito mais comumente por histeroscopia diagnóstica e, menos comumente, por procedimentos de imagem radiográficos (Fig. 111-1A e B). A aparência histeroscópica de um mioma submucoso é consistentemente reconhecida. Uma massa arredondada é vista (Fig. 111-2). Os miomas são brancos ou róseos (Fig. 111-3). Seu contorno pode ser esférico ou hemisférico, e eles sempre se projetam para dentro da cavidade uterina. Na visão de perto, observam-se numerosos vasos sinusoidais de paredes finas ramificando-se sobre a superfície. Áreas de equimose ou coágulos de sangue aderentes são comuns (Fig. 111-4). Se for usado um meio viscoso para distender o útero, o(s) local(is) real(is) de sangramento pode(m) ser visto(s), já que o sangue jorra do vaso sinusoidal superficial rompido (Fig. 111-5).

O tratamento preferencial para um mioma submucoso é a destruição histeroscópica, de preferência por ressecção. Tratamentos alternativos incluem miólise usando fibra de *laser* ou agulhas bipolares, ou embolização arterial realizada por radiologia invasiva. As vantagens óbvias da ressecção histeroscópica são que ela é menos invasiva que a embolização radiológica, que requer arteriografia; além disso, a remoção física do mioma fornece uma amostra para o patologista. Embora leiomiossarcoma não seja comum, é considerado um risco e é associado à presença do que pode parecer um mioma benigno.

As candidatas para o tratamento histeroscópico devem ser preparadas com a administração intramuscular de um agonista do hormônio liberador de gonadotropina (GnRH) (Lupron®), 3,75 mg mensalmente por 3 meses antes da cirurgia esperada. Lupron® irá reduzir o tamanho do mioma e a sua vascularização, e atrofiar o endométrio circundante. Para grandes miomas submucosos, a histeroscopia deve ser acompanhada por laparoscopia simultânea.

A paciente é posicionada em perneiras. Os instrumentos preferenciais são o ressectoscópio equipado com um eletrodo de alça de corte, uma agulha eletrocirúrgica fina ou uma fibra de *laser* de neodímio com ítrio-alumínio granada (Nd-YAG) (Fig. 111-6A e B). A maioria dos cirurgiões que realizam histeroscopia excisa o mioma fatiando-o com a alça do ressectoscópio (Fig. 111-6A). Portanto, é necessário um meio de distensão não eletrolítico. Em geral, o meio mais adequado neste caso é o manitol 5%. O meio é infundido por tubo através da porta de entrada da camisa cirúrgica. Antes de o instrumento ser inserido, todo o ar é retirado do tubo de conexão e da camisa cirúrgica. Uma câmera de vídeo endoscópica é anexada à óptica, e o instrumento é inserido transcervicalmente na cavidade uterina sob visão direta.

O mioma é localizado, e a cavidade é lavada para remover sangue e detritos. O mioma é cuidadosamente mapeado por movimentos circulares do histeroscópio. O pedículo do mioma é identificado. A largura relativa da fixação é observada, assim como o seu local. Os cornos uterinos e os óstios tubários são também localizados. A lente objetiva do ressectoscópio é afastada da lesão para proporcionar a melhor vista panorâmica do campo (Fig. 111-7A). A alça de corte do ressectoscópio é estendida em diração à parte externa das superfícies superior e posterior do mioma, fazendo contato com a lesão. O pedal do gerador eletrocirúrgico ativa o fluxo de eletricidade e corta o mioma à medida que o eletrodo é trazido de volta em direção à camisa do ressectoscópio (Fig. 111-7B). O pedaço de tecido solta-se do eletrodo e cai na cavidade uterina. A alça do eletrodo é novamente avançada e colocada sobre o mioma próximo do local onde o corte anterior foi feito. O gerador eletrocirúrgico é ativado novamente, e outro pedaço do mioma é removido. Esse processo continua até que a parte mais alta do mioma seja reduzida para uma superfície plana (Fig. 111-7C). A próxima camada do mioma é cortada de forma semelhante; por fim, toda a massa é reduzida a uma série de fragmentos de tecido, que são removidos da cavidade uterina. Deve-se ter cuidado para não escavar o miométrio, ou seja, reduzir o mioma que está se projetando apenas até o nível do tecido circundante (Fig. 111-8).

A pressão é diminuída fechando-se a válvula de saída na camisa do histeroscópio (ressectoscópio) e fechando-se parcialmente a válvula de entrada. Isso permite ao cirurgião avaliar o sangramento do leito cirúrgico. Quaisquer locais de sangramento ativo devem ser coagulados com um eletrodo bola. Finalmente, a cavidade é lavada e redistendida para garantir a total integridade da parede uterina.

A técnica de miólise é relativamente fácil de realizar. O instrumento preferencial é uma fibra de *laser* de Nd-YAG ou uma agulha bipolar histeroscópica (Fig. 111-9). O resultado final desse procedimento é equivalente ao da embolização arterial. O mioma é identificado e mapeado. A agulha ou fibra penetra no mioma até uma profundidade de 3 a 4 mm, e o *laser*, ou a energia eletrocirúrgica, é simultaneamente ativado (Fig. 111-10). Esse procedimento é repetido 20 a 40 vezes, ou mais, para coagular e destruir o interior do mioma. O mioma é deixado no local até "murchar". A técnica é reforçada pela coagulação inicial dos vasos sinusoidais da superfície. Esta técnica diminui o sangramento da superfície do mioma à medida que a fibra ou a agulha é retirada. No final do procedimento, o mioma está salpicado com múltiplos orifícios branqueados.

Miomas pediculados com um pedículo estreito podem ser cortados com um eletrodo de ponta de agulha. Depois que

O texto continua na página 1221.

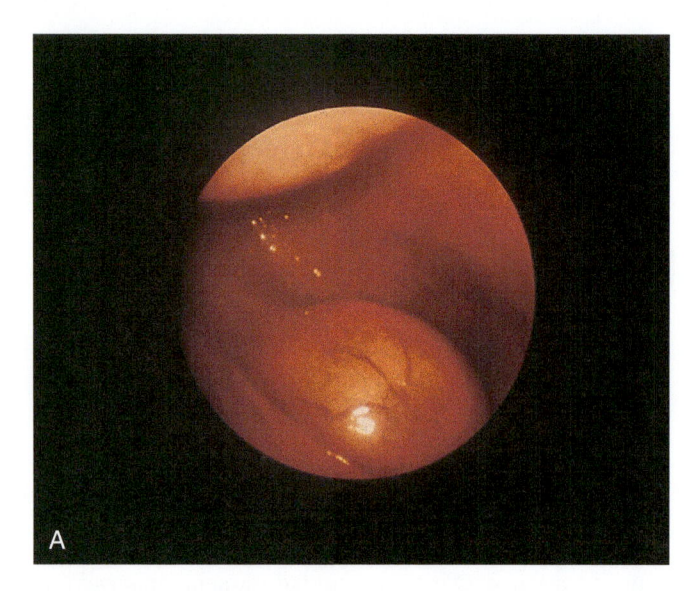

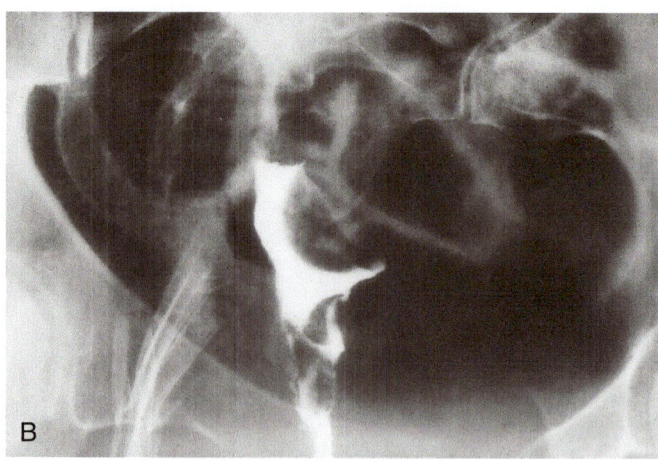

FIGURA 111-1 A. Vista panorâmica histeroscópica de um mioma submucoso. A histeroscopia é o método mais preciso para fazer este diagnóstico. **B.** A histerografia mostra um defeito de enchimento compatível com mioma submucoso. O contorno suave favorece o diagnóstico de mioma, mas não é preciso.

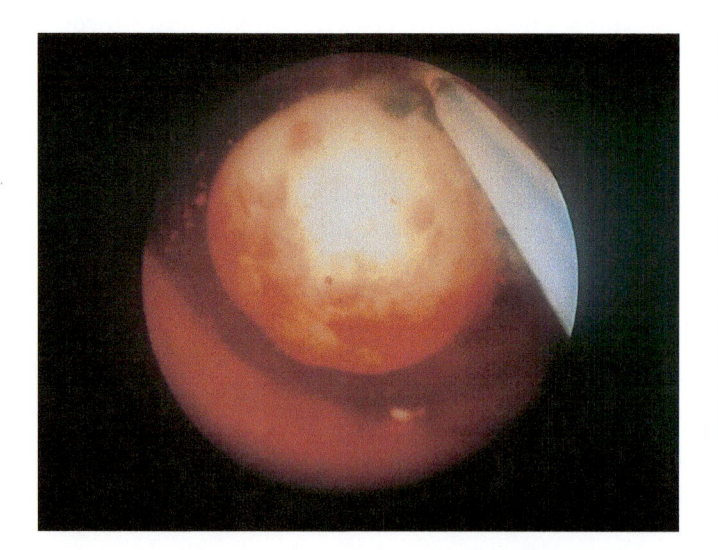

FIGURA 111-2 A aparência redonda típica associada a algumas áreas equimóticas é diagnóstica de mioma com hemorragia recente.

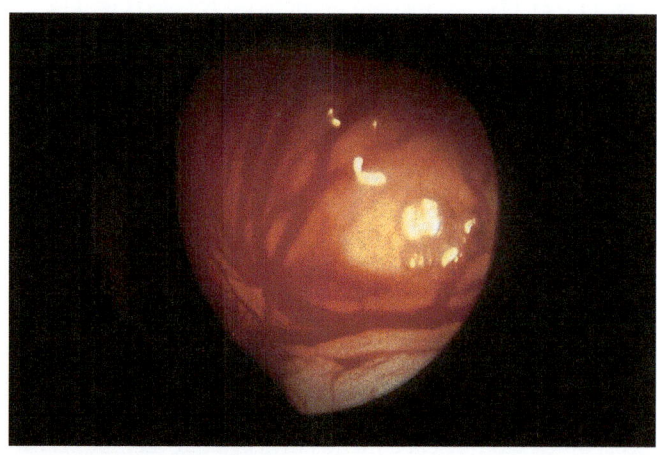

FIGURA 111-3 O padrão vascular da superfície é também uma característica de mioma submucoso.

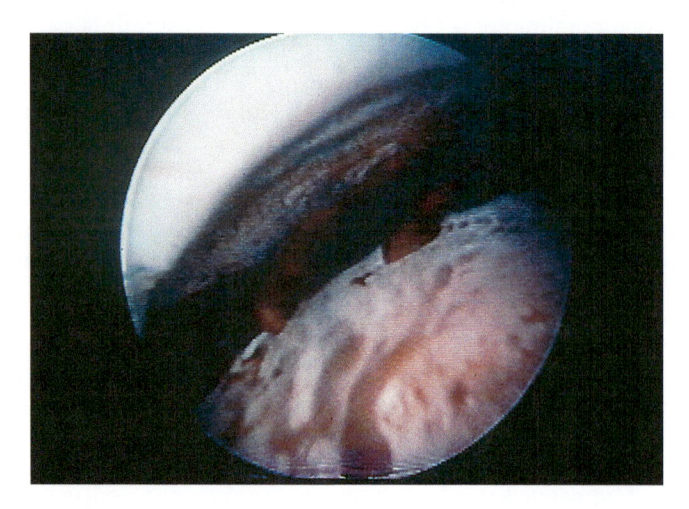

FIGURA 111-4 Vista aproximada dos vasos da superfície confirma a sua composição. Vasos sinusoidais frágeis e de paredes finas são ingurgitados com sangue.

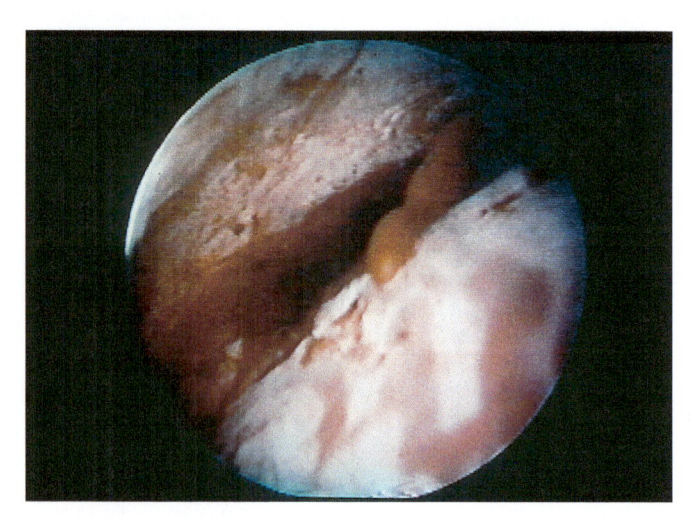

FIGURA 111-5 Sangramento de um desses vasos. O meio dextrano-70 32% (Hyskon) (que não se mistura com o sangue) permite uma visão clara do sangramento espontâneo.

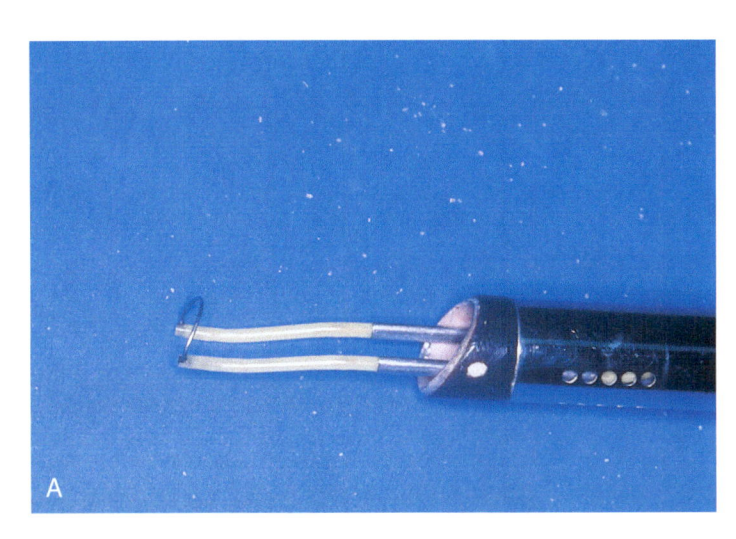

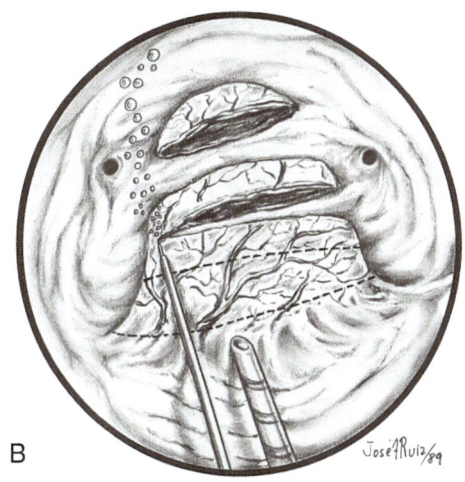

CAPÍTULO 111 Ressecção de Mioma Submucoso 1219

FIGURA 111-6 A. A ferramenta mais comumente usada para tratar o mioma submucoso é o eletrodo de alça de corte ressectoscópico. Este metal fino desenvolve densidades de alta potência, permitindo rápida vaporização (corte) do tecido. **B.** A fibra de *laser* de neodímio com ítrio-alumínio-granada (Nd-YAG) é uma técnica alternativa para secionar um mioma submucoso.

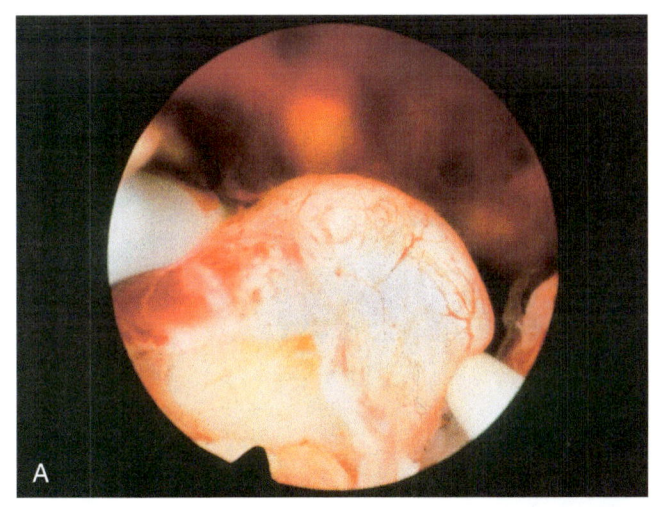

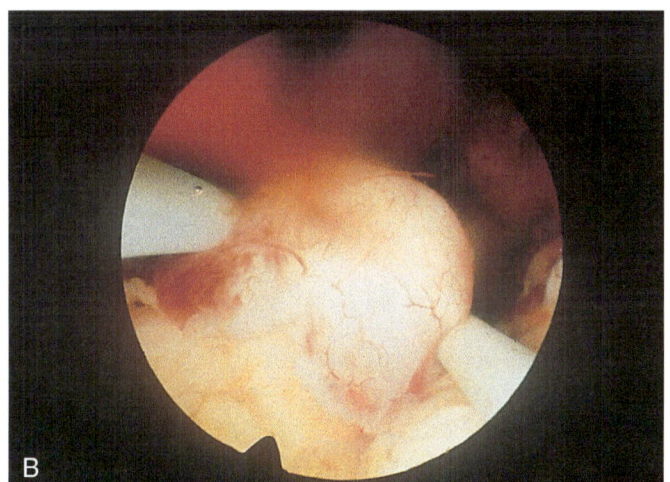

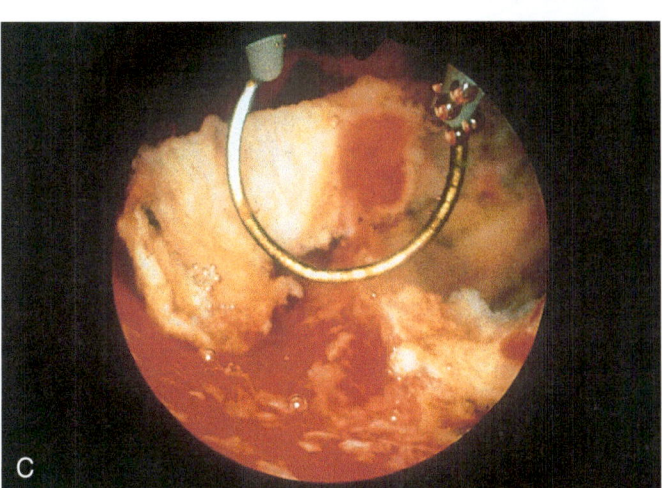

FIGURA 111-7 A. Essa sequência de histerofotografia mostra o eletrodo do ressectoscópio estendido atrás, mas em contato com um mioma submucoso da parede posterior. **B.** A corrente elétrica é ativada, e o eletrodo de alça corta o mioma. Observe a difusão de sangue para a esquerda à medida que o eletrodo é movido de volta para o histeroscópio. **C.** A maior parte do mioma foi ressecada. Alguns fragmentos de tecido estão flutuando no meio.

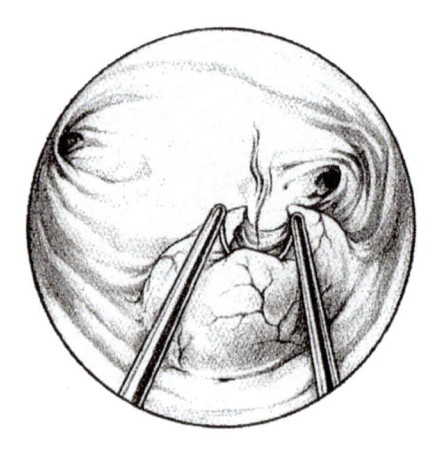

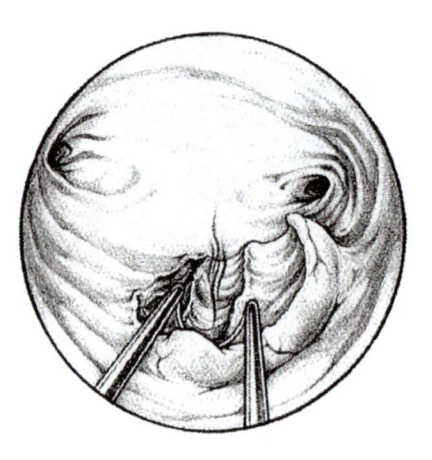

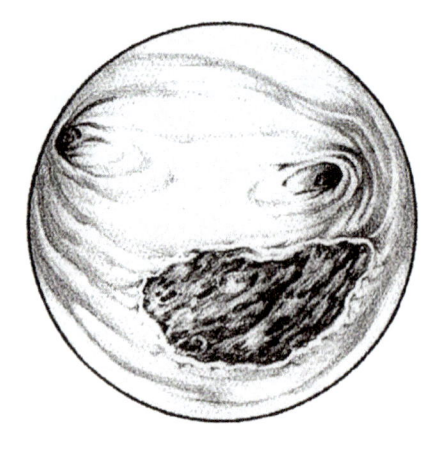

FIGURA 111-8 Esquema ilustrando os eventos mostrados na Figura 111-7**A** a **C.** Observe que o mioma é fatiado sistematicamente até que a superfície fique nivelada com o endométrio circundante. Não é aconselhável escavar o miométrio circundante para extrair a parte do mioma dentro da parede uterina.

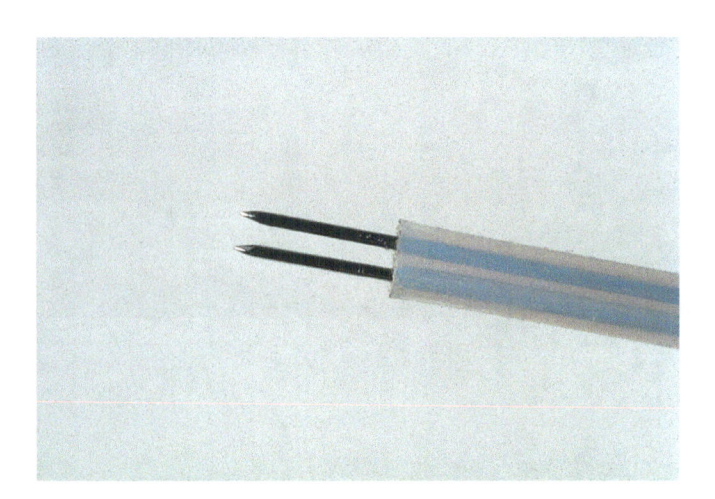

FIGURA 111-9 Eletrodo de agulha bipolar de pino duplo. Uma agulha é o eletrodo ativo; a outra é o eletrodo de retorno (neutro). Este instrumento de 3 mm é inserido através do canal cirúrgico da camisa histeroscópica.

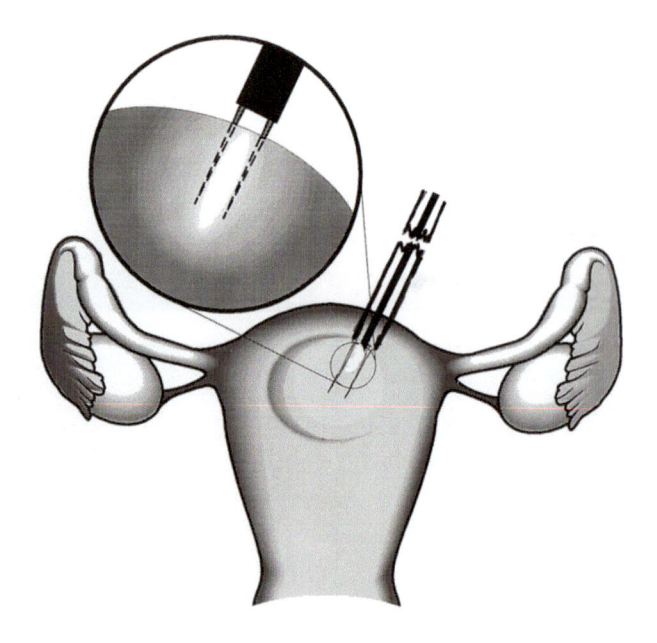

FIGURA 111-10 Visão esquemática da miólise. A agulha bipolar golpeia o mioma várias vezes. Cada golpe é associado à coagulação do interior do mioma. Por fim, todo o mioma é coagulado por dentro e sofre necrose e desvascularização.

o mioma é mapeado, o histeroscópio é introduzido entre o mioma e a parede uterina imediatamente acima do ponto de fixação do pedículo à parede uterina. O eletrodo agulha é estendido para fazer contato com a porção média do pedículo (Fig. 111-11A). A corrente elétrica é ativada à medida que todo o histeroscópio é movido para baixo, enquanto a ponta do eletrodo incisa o pedículo do mioma. Isso pode ser repetido três ou quatro vezes até que o mioma seja liberado de sua fixação à parede uterina (Fig. 111-11B e C). O mioma é extraído com a dilatação do colo do útero e inserção de uma pinça, que apreende e comprime o mioma antes de retirá-lo através do canal cervical dilatado. Alternativamente, se o mioma for pequeno (< 2 cm) e o pedículo estreito, pode-se utilizar uma tesoura para liberar o mioma (Fig. 111-12A a D).

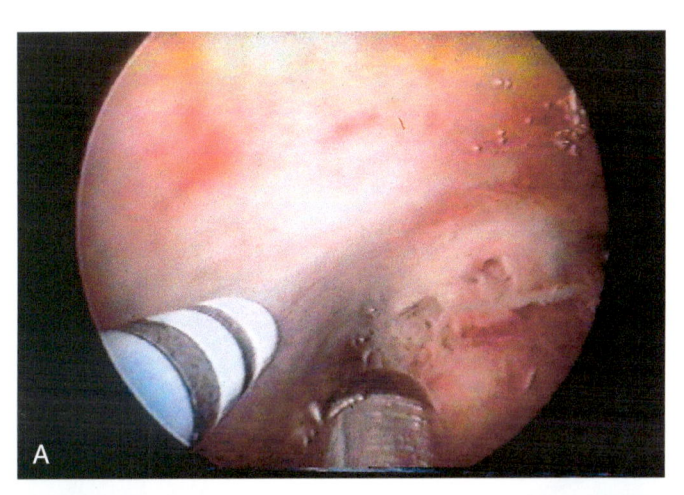

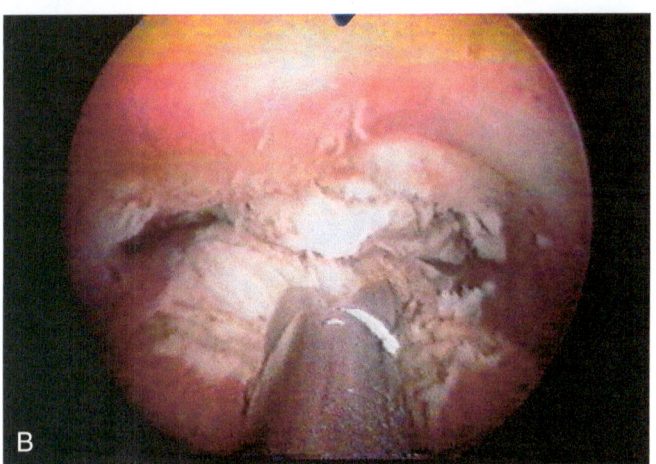

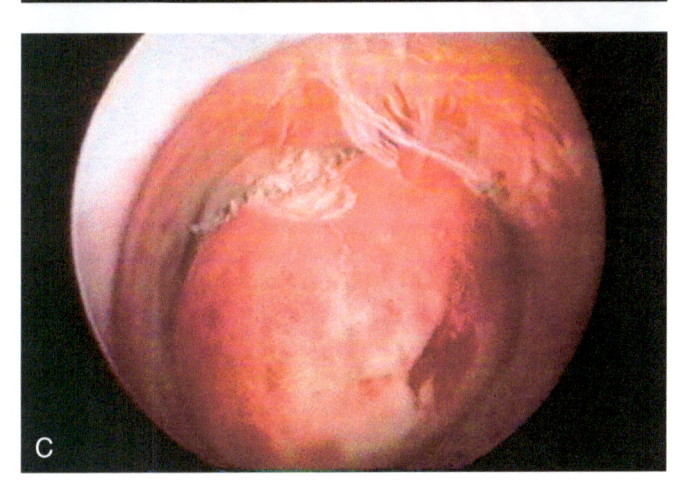

FIGURA 111-11 A. Este grande mioma está conectado à parede uterina anterior por um pedículo. Um eletrodo de agulha entra em contato com a parte extrema direita (da paciente) dessa aderência. **B.** O pedículo foi parcialmente cortado com o eletrodo. O corte foi finalizado com uma tesoura histeroscópica. **C.** O mioma está completamente separado e flutua livremente na cavidade uterina.

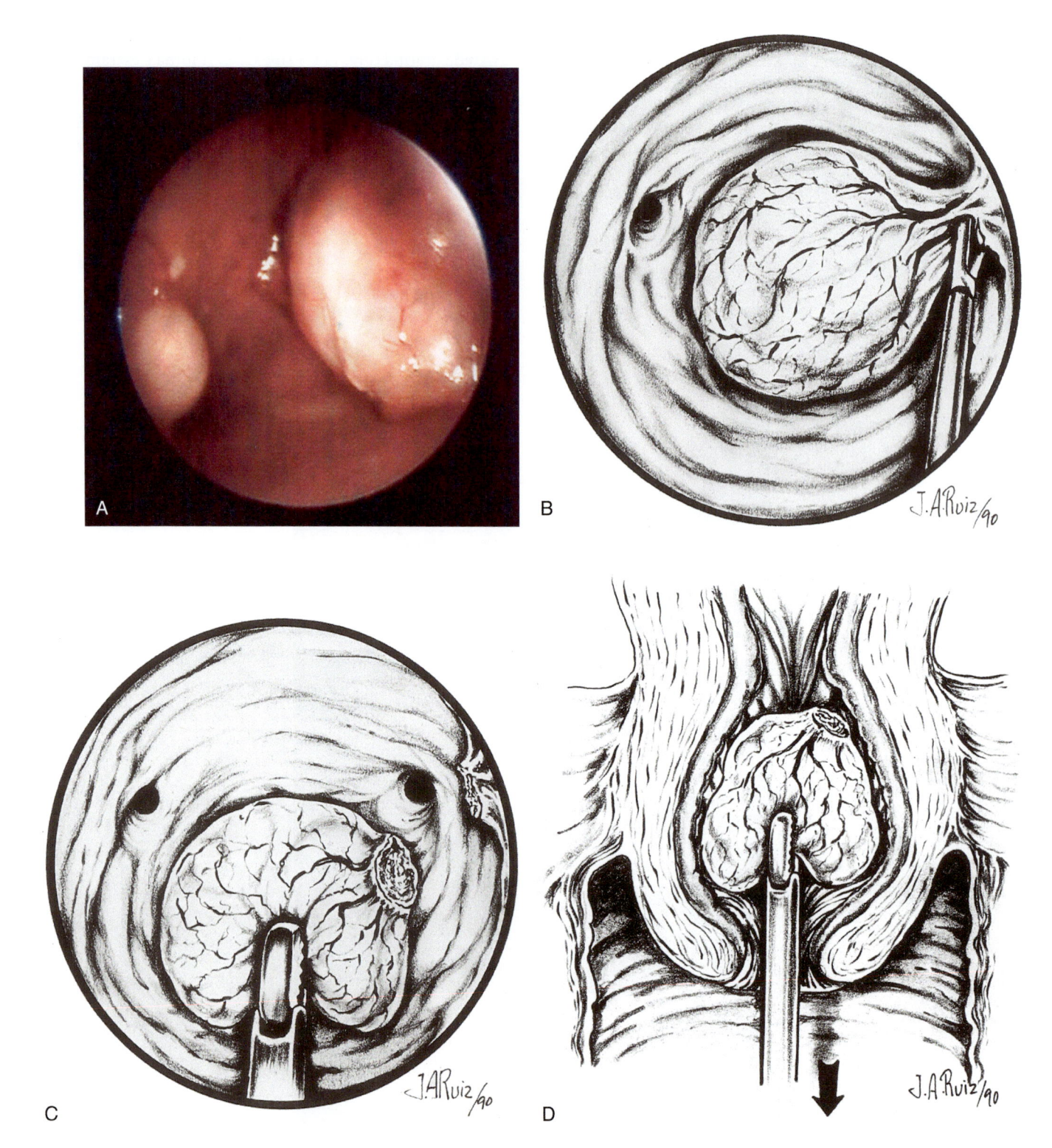

FIGURA 111-12 A. Um mioma submucoso pequeno, mas bem-definido. Ele tem uma base bastante ampla (séssil) à parede uterina. Um mioma paralelo é visto na parede oposta. **B.** Um pequeno mioma está conectado à parede uterina esquerda por um estreito pedículo. O pedículo é cortado sob visão direta com tesoura histeroscópica. **C.** O mioma é apreendido com uma pinça jacaré. **D.** O mioma é liberado através do colo do útero dilatado.

CAPÍTULO 112

Complicações da Histeroscopia

Michael S. Baggish

Em qualquer fase da histeroscopia cirúrgica podem ocorrer complicações. Obviamente, é melhor evitá-las, mas, caso ocorram, devem ser identificadas. Como as camisas cirúrgicas são grandes, a dilatação cervical é necessária para possibilitar a entrada do histeroscópio no útero. No entanto, durante a dilatação, pode ocorrer a perfuração do útero (Fig. 112-1). Uma laparoscopia diagnóstica permitirá que o cirurgião determine se é preciso reparar a lesão. Se o sangramento continuar depois de um tempo razoável de coagulação, a ferida uterina deve ser suturada. Pode ocorrer perfuração durante cirurgias intrauterinas. Se a lesão for resultado do uso de ferramentas convencionais (p. ex., tesoura histeroscópica), a visão laparoscópica da lesão e vísceras circundantes é aceitável (Fig. 112-2). Se não houver persistência de sangramento, nenhum reparo é necessário. Se o sangramento continuar ou for de natureza pulsátil, a ferida deve ser suturada hemostaticamente (em formato de 8). Quando um dispositivo de energia perfura o útero (fibra de *laser* ou dispositivo eletrocirúrgico), a laparotomia é necessária (Fig. 112-3). O intestino circundante deve ser cuidadosa e metodicamente inspecionado para verificar se houve abertura do intestino delgado ou grosso (Fig. 112-4A e B). Da mesma forma, o trato urinário e os grandes vasos devem ser examinados quanto à lesão.

Uma variedade de complicações é decorrente da absorção intravascular de meio histeroscópico. Uma delas é a sobrecarga de líquido com edema pulmonar resultante. Este último pode acontecer com qualquer meio de distensão. Portanto, é necessária atenção para manter o controle do balanço de líquido (volume de líquido injetado/volume de líquido retornado). A infusão de líquido hipo-osmolar pode resultar em uma complicação mais grave, hiponatremia. Líquidos como glicina e sorbitol são hipotônicos, enquanto o manitol é iso-osmolar (Figs. 112-5 e 112-6).

Diversas bombas têm sido usadas para facilitar a liberação do meio de distensão para o útero. Várias dessas bombas usam dióxido de carbono (CO_2) ou ar como a força motriz para impulsionar líquido para o útero. Essas bombas são perigosas e devem ser evitadas porque há casos de morte ou morbidade de pacientes pela entrada inadvertida de gás de alta pressão no espaço vascular (Figs. 112-7 e 112-8). Bombas do tipo rolo são seguras e eficazes.

Uma complicação comum da cirurgia histeroscópica é o sangramento a partir do local da cirurgia. Isso pode ser controlado com a colocação de um balão dentro do útero. O balão é inflado cuidadosamente com até 5 mL de água estéril para tamponamento dos vasos com sangramento. Se a cavidade uterina for grande, um balão de maior capacidade pode ser colocado (Fig. 112-9).

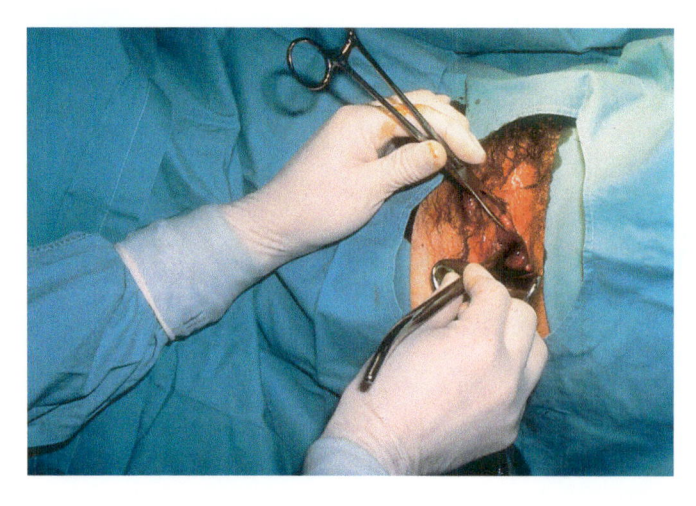

FIGURA 112-1 O colo do útero sendo dilatado para permitir a passagem da camisa cirúrgica. Pode ocorrer perfuração do útero; no entanto, intervenções cirúrgicas e sequelas adversas de longo prazo são incomuns.

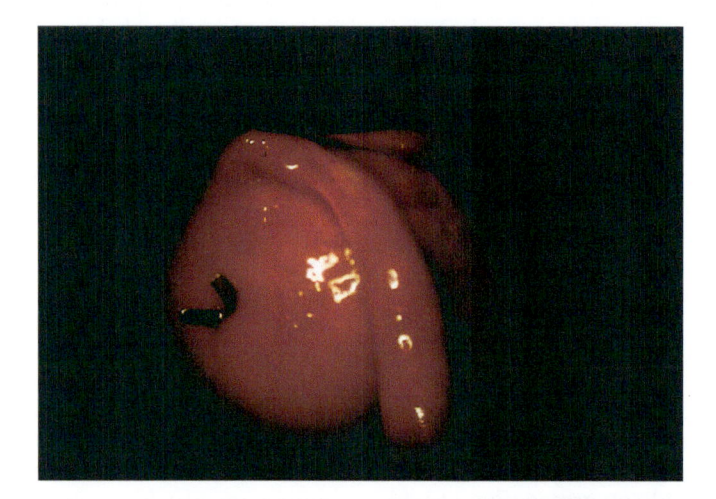

FIGURA 112-2 A tesoura histeroscópica é vista por laparoscopia ao perfurar o útero. Assim como com o dilatador, a menos que seja observado sangramento persistente, nenhum tratamento é necessário.

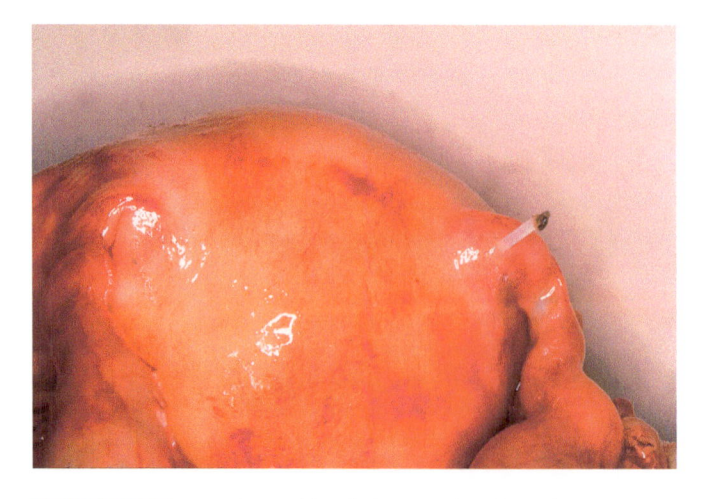

FIGURA 112-3 Quando uma fibra de *laser* ou eletrodo perfura o útero, a laparotomia é necessária para determinar se estruturas adjacentes foram feridas.

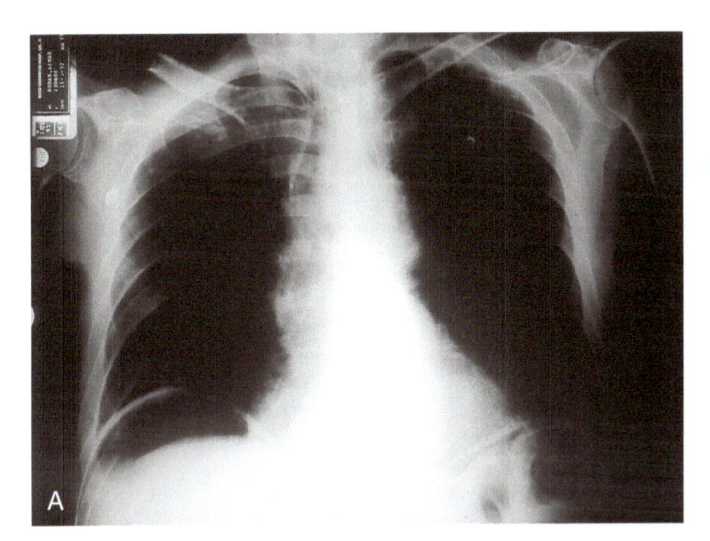

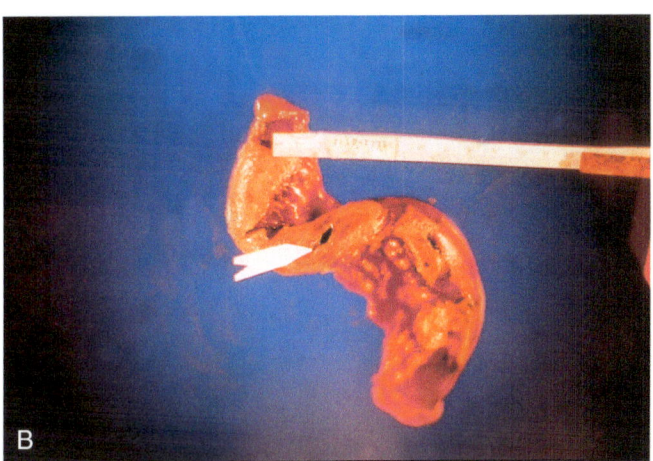

CAPÍTULO 112 Complicações da Histeroscopia   1225

FIGURA 112-4 A. Esta radiografia abdominal em posição ortostática mostra ar livre sob o diafragma após a perfuração do útero com um dispositivo de energia. A radiografia foi realizada 3 dias após a cirurgia histeroscópica associada à perfuração. **B.** Um pedaço de intestino ressecado após a perfuração histeroscópica com um eletrodo monopolar. Observe a extensa lesão térmica do intestino. A lesão intestinal foi responsável pelo vazamento de conteúdo e ar na cavidade abdominal.

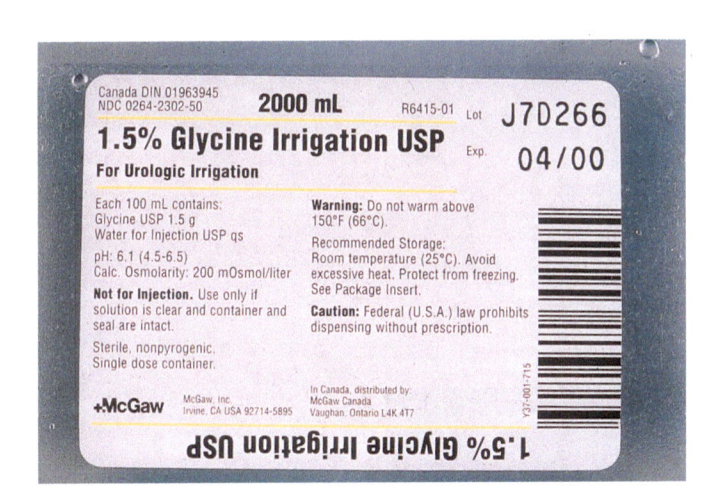

FIGURA 112-5 A glicina (1,5%) usada para distensão uterina tem osmolalidade de 200 mOsm/L. Esta solução hipotônica também é posteriormente degradada em ureia e amônia.

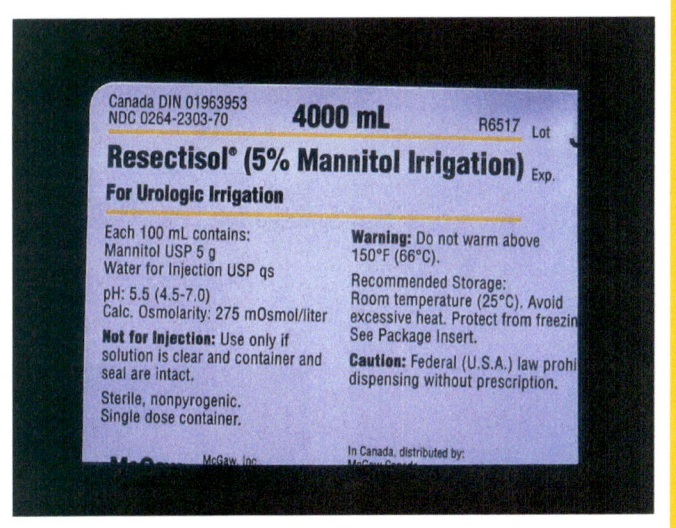

FIGURA 112-6 O manitol (5%) é iso-osmolar em 275 mOsm/L. É um meio de distensão muito mais seguro que a glicina.

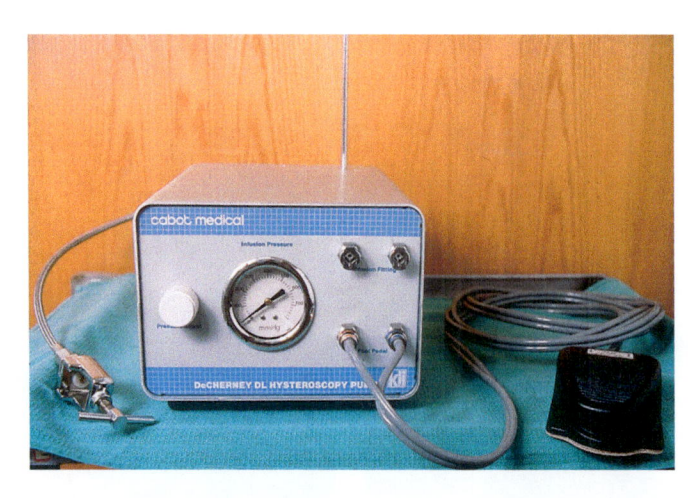

FIGURA 112-7 Esta bomba de Hyskon usa gás de dióxido de carbono (CO_2) para impulsionar a solução de Hyskon para dentro do útero. Quando o reservatório de Hyskon se esgota e a válvula bola falha, CO_2 em alta pressão é infundido no útero.

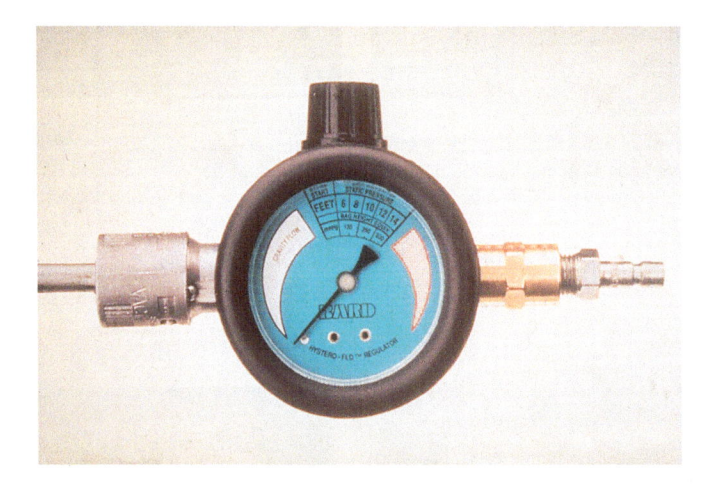

FIGURA 112-8 Esta bomba de infusão histeroscópica, de baixa viscosidade, guiada por nitrogênio, foi retirada do mercado. Embolia gasosa pode ocorrer pela falha da válvula após o escoamento do meio líquido para o útero.

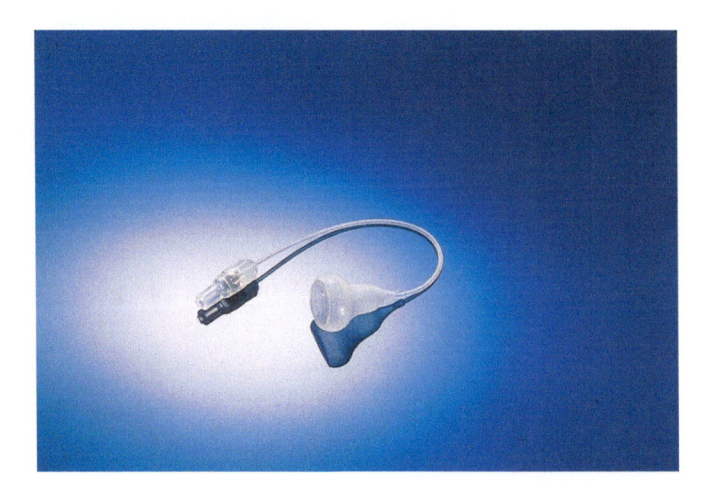

FIGURA 112-9 Este balão especialmente desenhado (Mentor) é colocado dentro do útero e preenchido com 2 a 5 mL de água estéril. A pressão do balão sobre a parede uterina tampona o(s) vaso(s) sangrantes.

SEÇÃO 18

Laparoscopia

113 Anatomia Pélvica a Partir da Visão Laparoscópica

114 Implantação do Trocarte
Locais Anatômicos para o Acesso
Escolha do Local Anatômico Adequado para Acesso
Princípios Gerais para o Acesso Principal para a Cavidade Peritoneal
Técnica para o Acesso
Escolha de uma Técnica para o Acesso da Cavidade Abdominal
Complicações
Inserção dos Trocartes Acessórios

115 Laparoscopia Diagnóstica

116 Histerectomia Laparoscópica
Histerectomia Laparoscópica de Porta Única

117 Cirurgia Anexial Laparoscópica
Cistectomia Ovariana
Salpingooforectomia
Gravidez Ectópica
Ligadura Tubárea
Tuboplastia

118 Cirurgia Laparoscópica para Incontinência Urinária de Esforço (Colpossuspensão de Burch)

119 Cirurgia Laparoscópica para Prolapso de Órgãos Pélvicos
Colpopexia Sacral Laparoscópica
Plicatura e Encurtamento Laparoscópico do Ligamento Uterossacral

120 Cirurgia Robótica em Ginecologia

Comparação entre Laparoscopia e Cirurgia Robótica
O da Vinci Surgical System
Aplicações em Ginecologia
Histerectomia Simples Robótica
Localização da Coluna Robótica
Posição do Trocarte
Instrumentais Robóticos
A Função do Assistente e do Enfermeiro
Técnica
Secção do Peritônio Pélvico e Ligamento Redondo
Secção dos Vasos Uterinos
Mobilização da Bexiga: Dissecção do Espaço Vesicovaginal
Secção dos Ligamentos Cardinaiss
Colpotomia
Remoção do Útero
Fechamento da Cúpula

121 Complicações Maiores Associadas à Cirurgia Laparoscópica

Lesão Vascular e Intestinal
Lesão Ureteral

CAPÍTULO 113

Anatomia Pélvica a Partir da Visão Laparoscópica

Tommaso Falcone ■ *Mark D. Walters*

A visão anatômica da pelve através de um laparoscópio pode ser, de alguma forma, desorientadora ao cirurgião pélvico. No entanto, os mesmos princípios básicos de conhecimento da relação entre as estruturas importantes podem ser um guia. Este capítulo é uma visão geral de algumas das estruturas anatômicas observadas mais comumente que devem ser visualizadas durante a maioria dos procedimentos laparoscópicos pélvicos.

A compreensão da anatomia da parede abdominal anterior é crítica para o posicionamento adequado dos trocartes necessários para a laparoscopia. A anatomia dos vasos epigástricos inferiores e suas relações com a implantação das punções acessórias, são abordadas neste capítulo na implantação do trocarte. A artéria ilíaca externa contém dois ramos: artéria epigástrica inferior e artéria ilíaca circunflexa profunda. A artéria epigástrica inferior se ramifica a partir da artéria ilíaca externa, no nível do ligamento inguinal. É vista medial à inserção do ligamento redondo, no anel inguinal profundo, e então cursa medialmente anterior ao peritônio, em direção ao músculo reto. É facilmente observada devido à falta de fáscia neste nível (Fig. 113-1). Ela forma uma prega de peritônio chamada de *cobertura umbilical lateral*. Em geral, duas veias acompanham a artéria epigástrica inferior (Fig. 113-2). Ela então ascende atrás do músculo e anterior à bainha do reto posterior para anastomose com o vaso epigástrico superior.

Dois nervos importantes podem ser lesionados pela introdução do trocarte ou fechamento das punções: os nervos ílio-hipogástrico e ílio-inguinal (Fig. 113-3). O nervo ílio-hipogástrico se origina de L1 e cruza os músculos abdominais; seu ramo cutâneo anterior perfura o músculo oblíquo interno 2 cm medial à espinha ilíaca anterossuperior (EIAS). Ele então segue entre as aponeuroses oblíquas interna e externa até que penetra a aponeurose externa em cerca de 3 cm acima do anel inguinal superficial. O nervo ílio-inguinal também se origina de L1 e cruza a aponeurose do oblíquo interno a aproximadamente 2 cm medial no nível da EIAS. Ele passa entre as aponeuroses do oblíquo externo e interno e entra no canal inguinal para emergir do anel inguinal superficial. Esses nervos são sensoriais ao monte púbico ipsilateral e grandes lábios; a lesão destes nervos pode causar parestesia. O aprisionamento pode causar dor na área de distribuição do nervo. A inserção de trocartes acessórios acima da EIAS geralmente evita essa lesão.

FIGURA 113-1 O trocarte está lateral aos vasos epigástricos inferiores direitos, observados dentro da prega peritoneal.

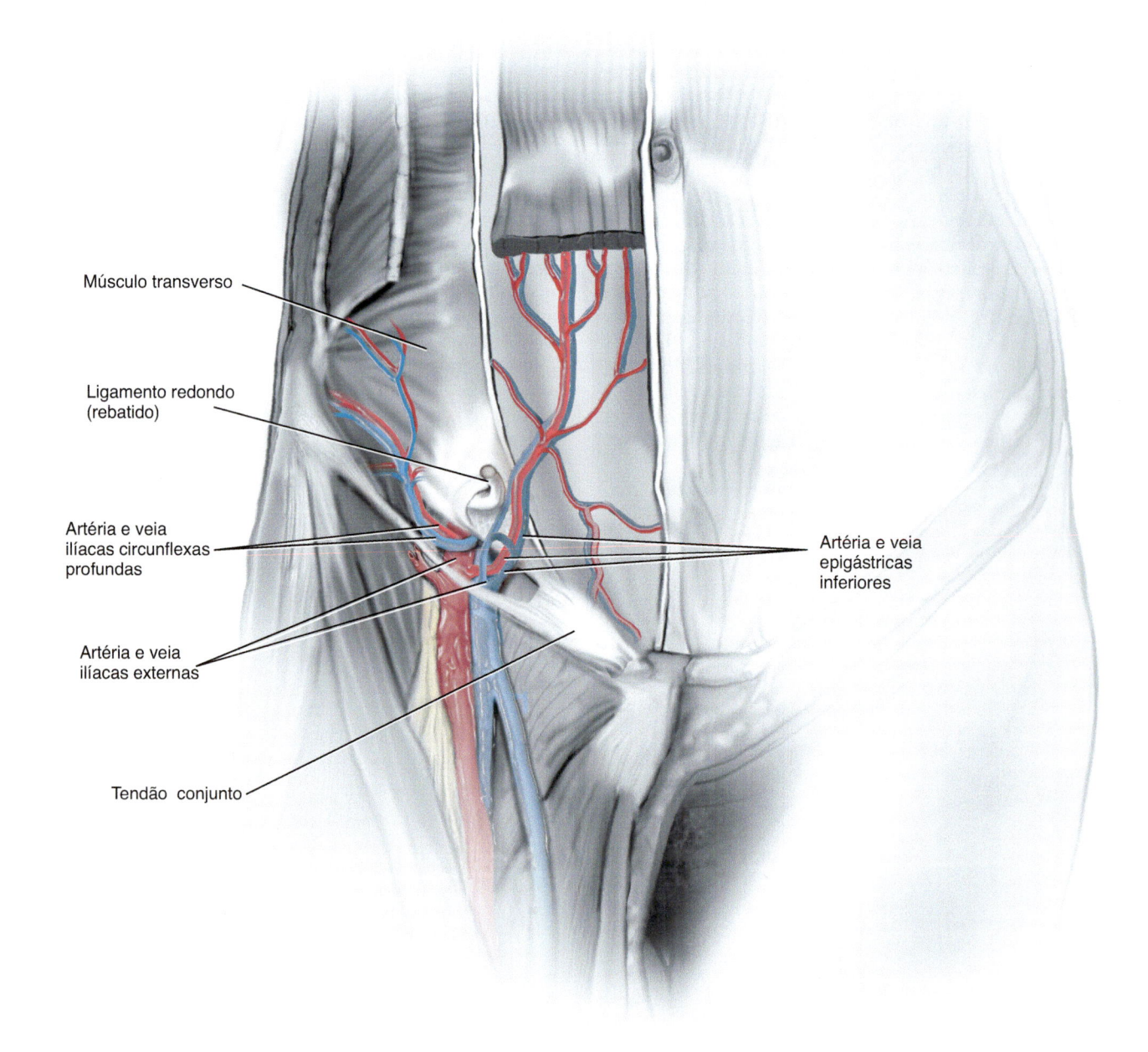

FIGURA 113-2 O ligamento redondo direito foi seccionado, e os vasos epigástricos inferiores (uma artéria e duas veias) são observados mediais a ele.

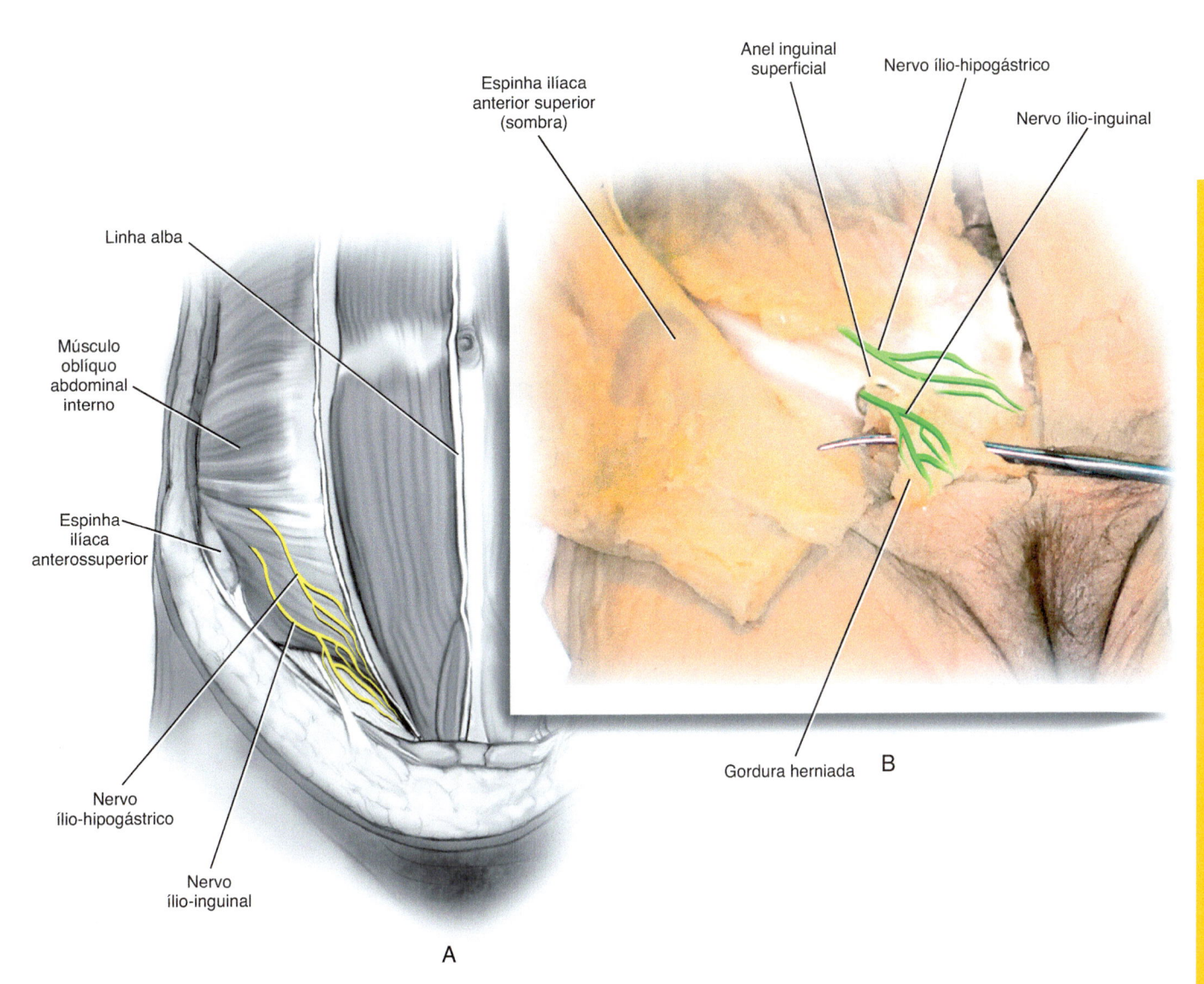

FIGURA 113-3 A. A aponeurose do oblíquo externo foi removida, e os dois nervos são observados no músculo oblíquo interno surgindo 2 cm medial à espinha ilíaca anterior superior direita. **B.** Os ramos terminais dos dois nervos são visualizados. O nervo ílio-inguinal sai do anel inguinal superficial.

A bifurcação aórtica ocorre aproximadamente no nível de L4. Em paciente não obesas, ela é encontrada no nível do umbigo. Com o aumento do peso, o umbigo é localizado mais caudal à bifurcação. Geralmente, um trocarte ou agulha para pneumoperitônio é angulado em 45° para evitar a aorta. No entanto, o principal vaso observado abaixo da bifurcação da aorta é a veia ilíaca comum esquerda, que pode ser lesada quando o principal instrumento umbilical é introduzido (Figs. 113-4 e 113-5). Esse vaso é, na verdade, o maior vaso inferior na linha média e está aproximadamente no nível da quinta vértebra lombar. Essa região também contém o nervo pré-sacral. O nervo pré-sacral ou plexo hipogástrico superior é, na verdade, um plexo de nervos, ao invés de um único nervo (Fig. 113-6). Ele se encontra anterior à bifurcação aórtica e veia ilíaca comum esquerda e é, portanto, mais pré-lombar que sacral. Ele é retroperitoneal, mas pode ser facilmente desnudado do peritônio sobrejacente. Ele contém principalmente fibras nervosas simpáticas.

O conhecimento a respeito da anatomia da parede lateral pélvica é crítico para a cirurgia ginecológica segura. A excisão para o tratamento da endometriose ou a histerectomia geralmente envolve alguma dissecção ao redor do ureter. As massas anexiais ocasionalmente estão aderidas à parede lateral pélvica e também exigem a dissecção do ureter. A anatomia do ureter é frequentemente visualizada em relação aos vasos da parede lateral pélvica. A primeira visão do ureter é panorâmica a partir do laparoscópio (Fig. 113-4). Tal visão identifica facilmente o ureter direito sobre a cavidade pélvica. O ureter é uma estrutura retroperitoneal que desce medial ao músculo psoas. Ele está aderido frouxamente ao peritônio, mas será levado junto ao peritônio que for tracionado na direção superior. Ele entra na pelve anterior (atravessa sobre) à artéria ilíaca externa ou ocasionalmente à artéria ilíaca comum (Fig. 113-7). Neste nível, os vasos ovarianos se localizam em proximidade ao ureter e o cruzam à medida que descem em direção ao ovário (Fig. 113-8). A lesão ao ureter pode ocorrer neste nível quando os vasos ovarianos são cauterizados durante a cirurgia anexial. Após sua entrada na pelve, ele se localiza anteriormente à artéria ilíaca interna. À esquerda, a visualização clara do ureter na cavidade pélvica está mascarada pelo cólon sigmoide ou seu mesentério.

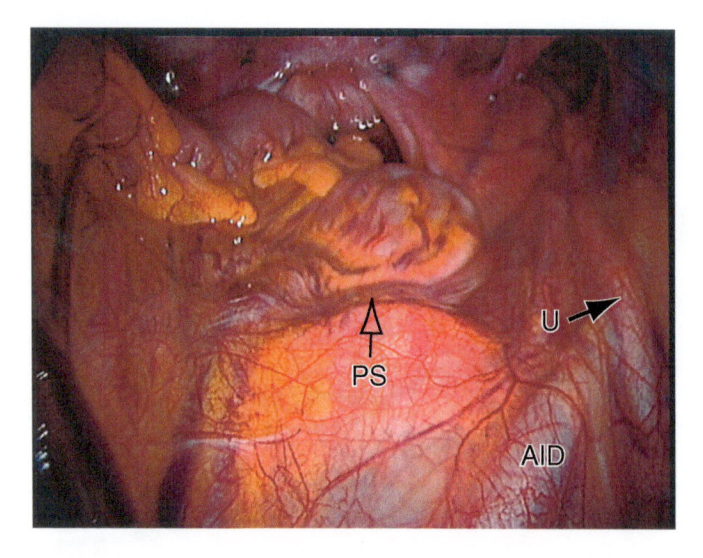

FIGURA 113-4 Visão panorâmica da pelve e promontório sacral (*PS*). O vaso ilíaco comum direito é observado com o ureter (*U*) direito cruzando-o. Os vasos mesentéricos inferiores (*seta aberta*) são observados à esquerda. Entre essas duas estruturas está a veia ilíaca comum esquerda. *AID*, artéria ilíaca interna direita.

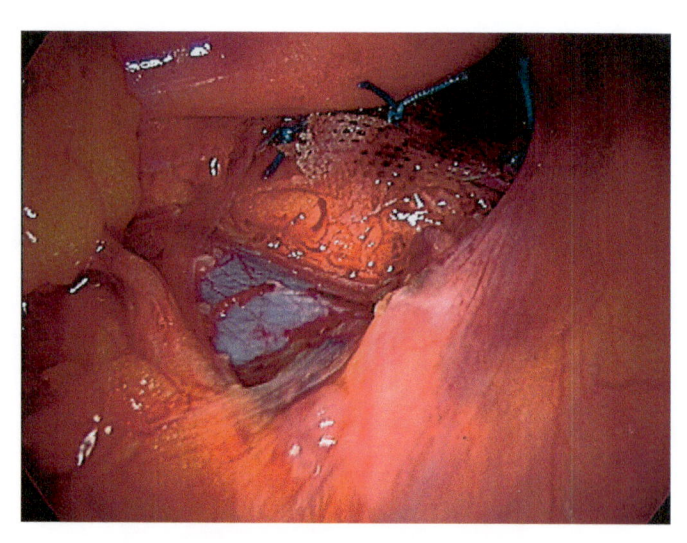

FIGURA 113-5 O peritônio foi removido do espaço pré-sacral na Figura 113-4, e a artéria ilíaca comum esquerda é facilmente visualizada. Ela se localiza superiormente à malha que foi suturada no promontório sacral.

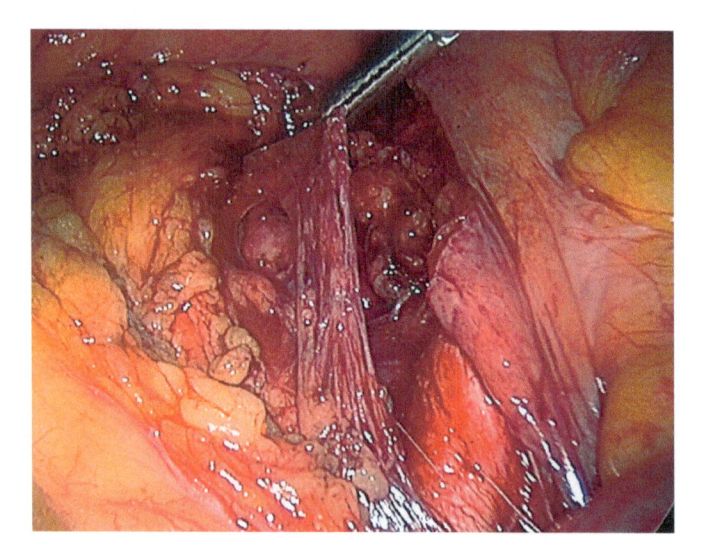

FIGURA 113-6 O nervo pré-sacral foi dissecado e é pinçado por um instrumento. É observada a artéria ilíaca comum direita.

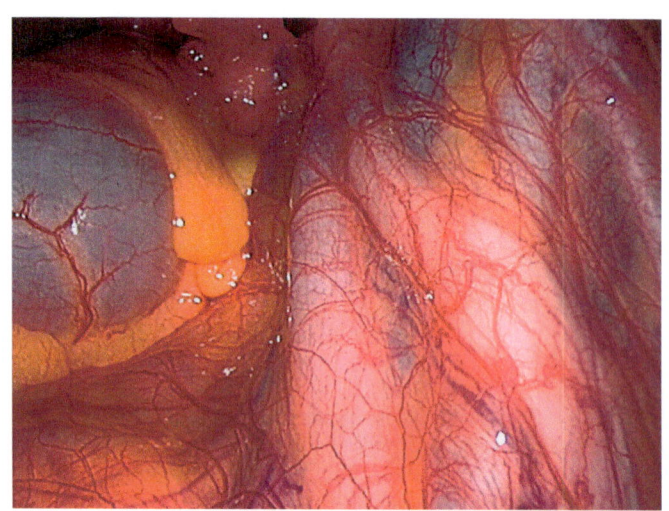

FIGURA 113-7 O ureter direito é observado cruzando a artéria ilíaca externa direita para se localizar anteriormente à artéria ilíaca interna direita, à medida que entra na pelve.

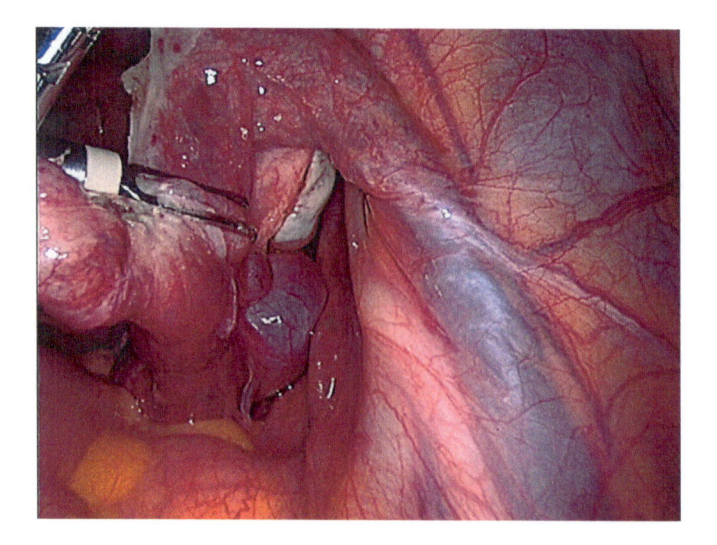

FIGURA 113-8 Os vasos ovarianos direitos são observados próximos ao ureter, à medida que ele cruza a cavidade pélvica.

CAPÍTULO 113 Anatomia Pélvica a Partir da Visão Laparoscópica

O ureter desce pela cavidade pélvica no tecido areolar extraperitonial frouxo. Ele se localiza anteriormente à ilíaca interna e à divisão anterior deste vaso. Lateralmente, ele se localiza na fáscia do músculo obturador interno. O ureter pode ser facilmente identificado após uma incisão feita no peritônio sob os vasos ovarianos na pelve média. Ele comumente permanece ligado ao folheto medial do ligamento largo (peritônio) (Fig. 113-9). Ele se localiza medialmente aos ramos da divisão anterior da artéria ilíaca interna, particularmente às artérias uterinas, vesical inferior e umbilical (Figs. 113-9 e 113-10). A artéria uterina se localiza lateral ao ureter cruzá-lo para alcançar o útero (Fig. 113-11).

Defronta-se com a anatomia da parede pélvica em procedimentos realizados para prolapso vaginal e incontinência urinária. As principais estruturas visualizadas estão representadas na Figura 113-12. Isso inclui os vasos e os nervos obturadores e o ligamento de Cooper. A relação do nervo e dos vasos obturadores aos ramos da artéria ilíaca interna pode ser visualizada por via intraperitoneal durante a dissecção da parede pélvica para obter linfonodos pélvicos (Fig. 113-13). O nervo obturador se origina de L2-4 e desce no músculo psoas maior até a cavidade pélvica, sobre o qual ele emerge medialmente para se localizar lateralmente à artéria ilíaca interna e seus ramos (Fig. 113-13). Ele desce no músculo obturador para entrar no forame obturador e sair na coxa. Ele é sensorial para o lado medial da coxa e motor para a maioria dos músculos adutores.

O nervo e os vasos obturadores na pelve anterior são frequentemente observados durante a dissecção vesical e vaginal para o suporte pélvico ou cirurgia de incontinência urinária (Fig. 113-14 e 113-15). Os vasos obturadores são ramos da divisão anterior da artéria ilíaca interna. Entretanto, muitos ramos acessórios variáveis decorrem de vasos epigástricos inferiores (Fig. 113-12). Os vasos obturadores se localizam no músculo obturador interno e entram no forame. Durante o procedimento de Burch, um ponto é posicionado no tecido paravaginal ao ligamento (pectíneo) de Cooper. Os ramos acessórios frequentemente se localizam neste ligamento e podem ser facilmente lesados. O ligamento de Cooper é uma forte banda fibrosa aderida à linha pectínea do osso púbico (Fig. 113-15). Na gordura lateral a este ligamento estão os vasos ilíacos externos, que podem ser lesados se uma agulha entrando no ligamento de Cooper acidentalmente sair muito lateralmente.

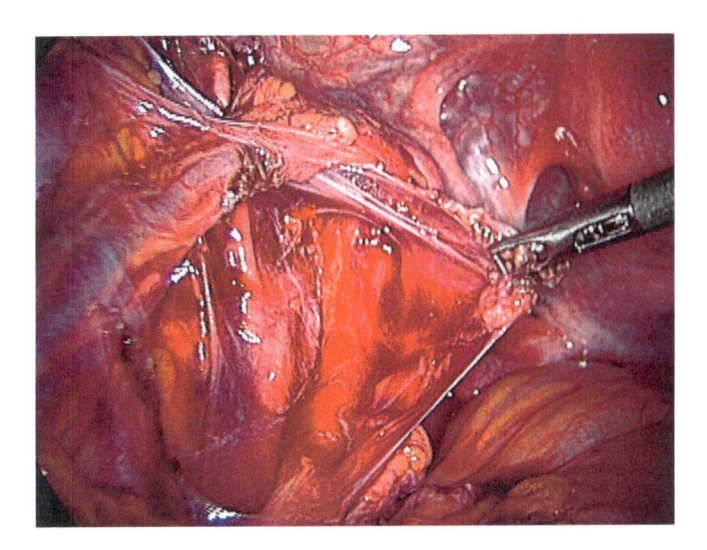

FIGURA 113-9 O ligamento largo esquerdo (peritônio) é tracionado pelo instrumento, e o ureter esquerdo é observado preso a ele. Lateral ao ureter está a divisão anterior da artéria ilíaca interna com a artéria umbilical se ramificando em direção à parede abdominal anterior.

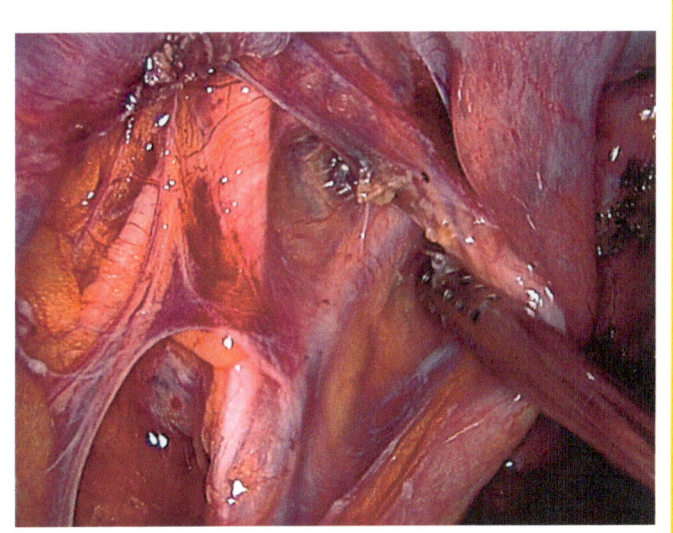

FIGURA 113-10 O ureter esquerdo está retraído pelo instrumento, e são observados a divisão anterior da artéria ilíaca interna e seus dois ramos principais (artérias umbilical e uterina). O nervo obturador esquerdo é observado lateral à artéria umbilical.

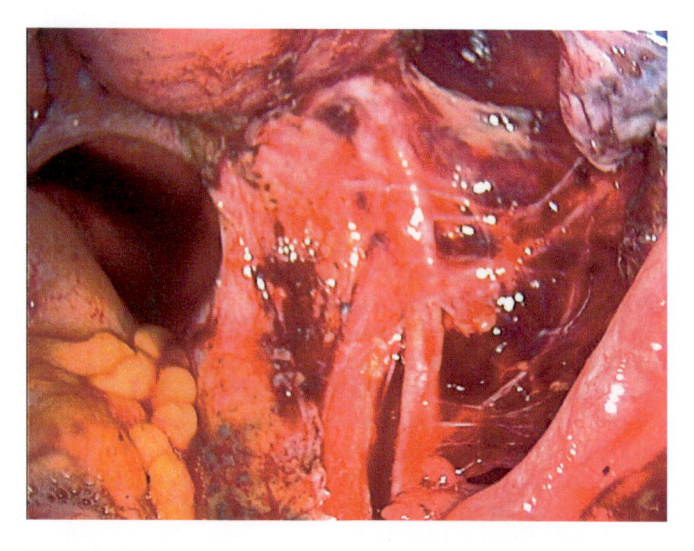

FIGURA 113-11 O peritônio foi removido; a artéria uterina direita é observada lateralmente ao ureter e então cruza em direção ao útero.

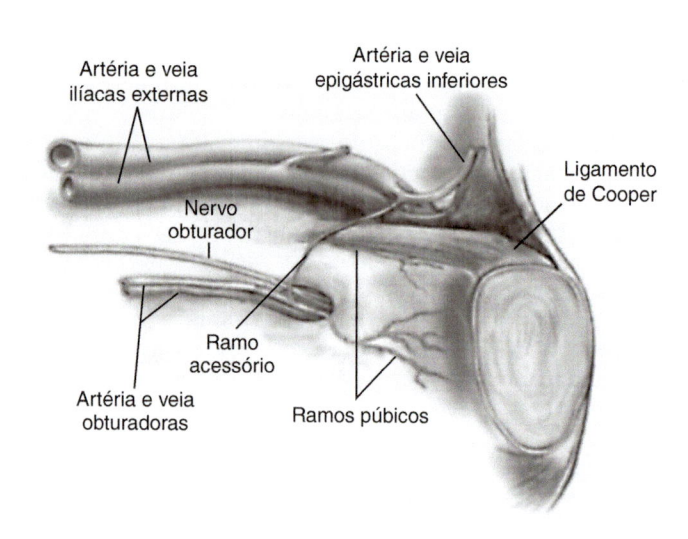

FIGURA 113-12 A figura apresenta a importante anatomia da região onde é realizada a cirurgia para incontinência.

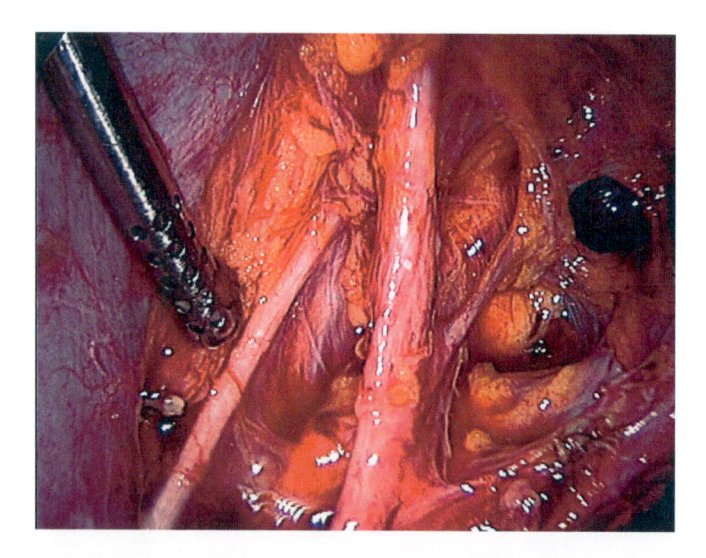

FIGURA 113-13 O instrumento que está apontando para o nervo obturador retrai a veia ilíaca externa esquerda. A artéria umbilical está lateral ao nervo.

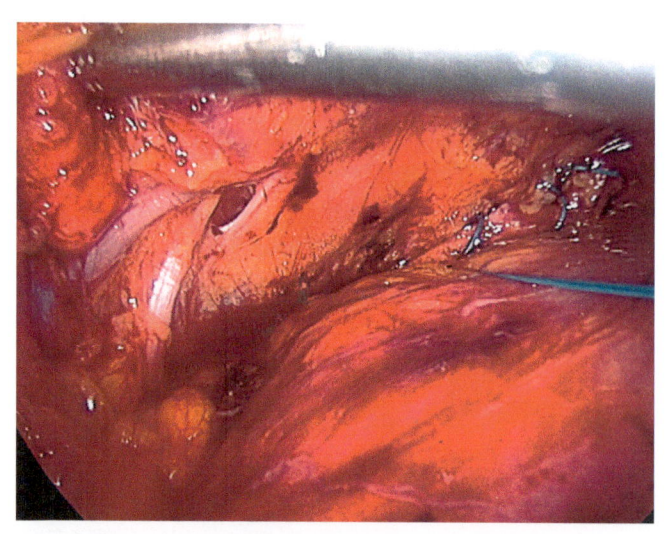

FIGURA 113-14 O feixe obturador esquerdo é visualizado entrando no canal obturador. Um ponto foi passado no espaço paravaginal.

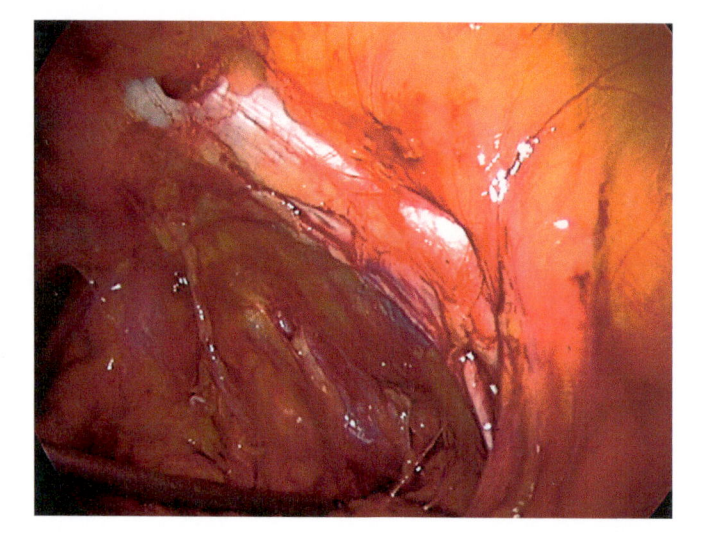

FIGURA 113-15 O ligamento de Cooper direito é observado como uma banda de tecido espessa. A gordura lateral ao tecido inclui os vasos ilíacos externos. O nervo é visualizado inferiormente ao ligamento de Cooper.

CAPÍTULO 114

Implantação do Trocarte

Enrique Soto ■ *Tommaso Falcone*

O pré-requisito mais importante para a implantação adequada do trocarte é o conhecimento da anatomia da parede abdominal. A posição da paciente é crítica para um procedimento seguro. A paciente é posicionada na posição de litotomia dorsal com perneiras acolchoadas (Allen Medical Systems, Acton, Mass.), nos quais as panturrilhas e calcanhares são apoiados e podem ser elevados para a parte vaginal da cirurgia. Pontos de pressão nas pernas são verificadas, e os braços são posicionados na lateral com lençóis enrolados e com almofadas posicionadas nos pontos de pressão.

É realizada uma avaliação com a paciente sob anestesia, e a bexiga é cateterizada. Para a laparoscopia operatória, um cateter Foley é mantido na bexiga. É inserido um manipulador uterino. Para casos de infertilidade, usamos um RUMI® (Cooper Medical, Oklahoma City, Okla.) ou um manipulador Cohen® (Eder Instruments, Oak Creek, Wis).

A efetiva insuflação de gás dióxido de carbono (CO_2) na cavidade peritoneal cria um espaço entre a parede abdominal anterior e os órgãos intraperitoneais, que é muito importante para realizar qualquer procedimento laparoscópico ginecológico. Para insuflar adequadamente, a cavidade peritoneal precisa ser avaliada pelo cirurgião de um modo seguro. O local anatômico mais comum para acessar a cavidade peritoneal é através do abdome. Existem, entretanto, outros locais que foram descritos para atingir essa região, incluindo o fundo de saco vaginal posterior e a via uterina transfúndica.

Neste capítulo, resumimos as técnicas mais comuns para a entrada abdominal pelo umbigo e pelo ponto de Palmer, localizado no quadrante superior esquerdo.

Também revisamos os conceitos gerais da inserção do trocarte acessório.

Locais Anatômicos para o Acesso

Umbigo

O umbigo costuma ser o ponto de acesso preferido para a cavidade abdominal por várias razões: (1) a quantidade de tecidos e planos que devem ser atravessados da pele até a cavidade peritoneal é mínima neste ponto (pele e fusão das camadas da fáscia; esta área é livre de tecido adiposo subcutâneo); (2) a linha média abdominal é desprovida de vasos sanguíneos ou nervos significantes, o que minimiza o risco de lesão a vaso sanguíneo ou nervo superficial; (3) o posicionamento resultante representa o local ideal para a implantação da câmera para a maioria dos casos ginecológicos, dada sua localização central e distância até a pelve (exceto para casos com uma massa pélvica ou útero grande); e (4) ele oferece resultados estéticos pós-operatórios adequados.

O trocarte principal ou a agulha de Veress deve ser posicionado cautelosamente no umbigo desde que a distância média entre o umbigo e a bifurcação aórtica (em posição supinao) seja de: 0,1 ± 1,2 cm para não sobrepeso, 0,7 ± 1,5 cm para sobrepeso, e 1,2 ± 1,5 cm para pacientes obesas.

Quadrante Superior Esquerdo (Ponto de Palmer)

O ponto de Palmer está localizado 3 cm abaixo da margem costal esquerda na linha clavicular média esquerda (Fig. 114-1). Este ponto tem sido utilizado com sucesso como um local alternativo para a inserção do trocarte principal em casos em que a entrada umbilical não é recomendada (ver adiante). Existem somente algumas contraindicações para o uso desta localização como local principal; elas incluem a hepatomegalia ou esplenomegalia conhecida, que poderia tornar esta via arriscada.

O trocarte principal no ponto de Palmer deve ser posicionado somente após a descompressão do estomago, já que este é o órgão mais próximo deste local. O órgão seguinte mais próximo é o lobo esquerdo do fígado. Uma vez que a distância entre este ponto e a aorta é de 11,3 ± 0,2 cm perpendicularmente à pele, e 16,6 ± 0,2 cm em um ângulo de 45 graus (caudalmente), o trocarte principal ou agulha de Veress deve ser posicionado em um ângulo de 45 graus (caudalmente) quando utilizado o ponto de Palmer.

Outros Locais

Outros locais que podem ser utilizados para o acesso da cavidade peritoneal incluem o nono ou décimo espaço intercostal esquerdo, o hipogástrio, o fundo de saco vaginal posterior e o útero (através do fundo). Essas técnicas podem ser realizadas quando a insuflação falhou em outros locais. No entanto, estes raramente são necessários quando os pontos de acesso no umbigo e de Palmer são escolhidos e executados adequadamente.

Escolha do Local Anatômico Adequado para Acesso

O umbigo é o ponto de acesso preferido para a cavidade abdominal. As circunstâncias nas quais o ponto de Palmer deve ser fortemente considerado como principal local anatômico para acesso incluem pacientes com o seguinte:

1. Incisão(ões) de laparotomia vertical.
2. Hérnia umbilical (ou histórico de reparo de uma hérnia umbilical, especialmente com tela sintética ou deiscência de cicatriz neste nível).
3. Aderências periumbilicais conhecidas (em laparoscopia ou laparotomia anterior, mesmo se a lise da aderência foi realizada naquele momento).
4. Suspeita de aderência abdomino-pélvicas graves (p. ex., histórico de apendicite rota, doença inflamatória pélvica, ou endometriose em estágio III/IV).
5. Histórico de múltiplas cirurgias abdominais.
6. Histórico de retalho miocutâneo do reto abdominal (p. ex., quando utilizado para reconstrução de mama).
7. Laparoscopia durante a gestação (quando o útero gravídico está ou passou do nível do umbigo).
8. Laparoscopia em pacientes com obesidade mórbida.
9. Após tentativas fracassadas para insuflação no umbigo.

Um ultrassom abdominal realizado no nível do umbigo pode ser útil na identificação da presença de intestino aderido na região periumbilical antes a implantação do trocarte. Foram relatadas várias técnicas como o "teste do deslizamento visceral" ou infusão salina periumbilical guiada por ultrassom.

É importante considerar que as aderências podem estar localizadas cefálicas a uma incisão de pele vertical existente. Nossa prática é de utilizar o ponto de Palmer para acessar o abdome de pacientes com uma incisão vertical anterior (especialmente se a margem da incisão da pele for < 2 cm do umbigo).

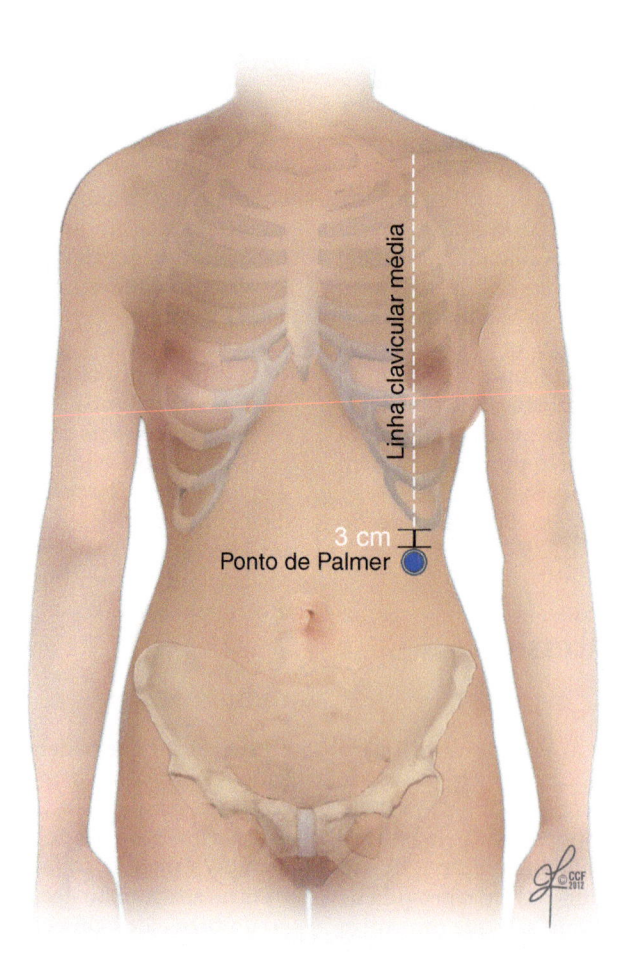

FIGURA 114-1 O ponto de Palmer está localizado 3 cm abaixo da margem costal esquerda na linha clavicular média esquerda. *(Cortesia The Cleveland Clinic.)*

Princípios Gerais para o Acesso Principal para a Cavidade Peritoneal

Conforme estabelecido, o primeiro passo para a implantação segura e adequada do trocarte principal é que o cirurgião confirme que todos os passos previstos para a laparoscopia ginecológica foram realizados adequadamente. A paciente é posicionada apropriadamente na mesa da sala de operação. Garantir que a paciente esteja na posição supina (não em Trendelenburg) quando posicionar o trocarte principal. A distância entre os vasos principais e o umbigo é reduzida com a posição de Trendelenburg.

Como regra geral, deve ser utilizado o menor tamanho de instrumento (Veress ou trocarte) disponível para a entrada principal (Fig. 114-2). A elevação da parede abdominal anterior para inserção do instrumento do acesso primário pode ser um desafio. O uso de pinças posicionadas estrategicamente no nível do umbigo pode ajudar. Elas devem ser posicionadas de modo que alcancem a fáscia e não somente a gordura.

Após a injeção de Marcaína no local do acesso anatômico (umbigo ou ponto de Palmer), é realizada uma incisão na pele correspondente ao tamanho do trocarte que será utilizado para a entrada principal. A etapa crítica neste momento é determinar o ângulo da inserção do instrumento de acesso principal. O principal determinante deste ângulo é índice de massa corpórea (IMC) da paciente. Em pacientes com obesidade mórbida, o quadrante superior esquerdo deve ser considerado.

Em pacientes não obesas, o trocarte principal ou a agulha de Veress devem ser inseridos a 45°. Em pacientes com sobrepeso, o ângulo pode ser elevado seguramente para 60°. Alternativamente, uma técnica aberta (Hasson) ou uma entrada no quadrante superior esquerdo pode ser utilizada nessas pacientes.

Uma etapa recomendada é elevar a parede abdominal anterior do abdome para a implantação do trocarte. Nesta técnica, o cirurgião com ou sem um auxiliar cirúrgico eleva a parede abdominal anterior de cada lado da incisão da pele, em uma tentativa de aumentar a distância entre a pele e os principais vasos retroperitoneais. Isso pode ser realizado ao segurar diretamente a pele e a parede abdominal anterior com as mãos, elevando-as, ou com a assistência de duas pinças em cada lado da incisão (Fig. 114-2). É importante observar que a elevação da parede abdominal anterior para o posicionamento do acesso não tem demonstrado diminuição das taxas de lesões viscerais ou vasculares.

Técnica para o Acesso

Quatro técnicas principais foram descritas para acessar o abdome para uma laparoscopia: (1) trocarte direto, (2) trocarte óptico (uma variação da técnica do trocarte direto), (3) uso de agulha de Veress, e (4) técnica aberta (Hasson). Estes quatro métodos podem ser utilizados no umbigo ou ponto de Palmer quando apropriado.

Técnica do Trocarte Direto

Nesta técnica, o cirurgião posiciona o trocarte principal no abdome diretamente às cegas sem a insuflação com gás CO_2 anteriormente. É realizada uma incisão na pele no local anatômico (umbigo ou ponto de Palmer) correspondendo ao tamanho do trocarte que está sendo utilizado para a entrada principal. O trocarte é então inserido de um modo controlado com um movimento semicircular em torção no ângulo apropriado, com base no IMC da paciente (visto anteriormente) (Fig. 114-3).

O posicionamento intraperitoneal é confirmado pela visualização direta dos órgãos intrabdominais com a câmera. O gás de CO_2 pode então ser ligado para a insuflação. A insuflação extraperitoneal é menos comum com esta técnica que com a inserção primária da Veress, mas ainda pode ocorrer, pois o cirurgião pode confundir a grande camada de gordura subcutânea com o omento.

Técnica do Trocarte Óptico

A técnica de entrada do trocarte óptico é semelhante à descrita para a implantação do trocarte direto. Com esta técnica, entretanto, a equipe cirúrgica tem a vantagem de visualizar o processo conforme as diferentes camadas são atravessadas com o trocarte. A insuflação extraperitoneal com esta técnica é incomum. Apesar da visualização do processo em tempo real e do fato que pode ser necessária menos força para a implantação nesta técnica, não há evidência de que está técnica reduza a quantidade de lesões vasculares ou viscerais em comparação com outras técnicas.

Uso da Técnica de Agulha de Veress

A agulha de Veress é uma agulha com estilete retrátil que foi desenvolvida especialmente para o acesso intraperitoneal, com o intuito de realizar uma laparoscopia. A agulha de Veress tem uma terminação cortante afiada que é retraída e substituída por uma tampa romba logo que a pressão em sua ponta é aliviada (como quando a fáscia e o peritônio são penetrados).

A agulha de Veress é ligada ao insuflador de CO_2, que permite a medida da pressão em sua ponta (chamada pressão intraperitoneal de Veress). Para entrar no abdome com este método, o cirurgião faz uma incisão na pele com o bisturi, e a agulha de Veress é cuidadosamente avançada no peritônio no ângulo apropriado (citado anteriormente); frequentemente são sentidos dois "pops" distintos durante o processo.

Foram descritas várias avaliações de segurança para a implantação intraperitoneal da agulha de Veress (p. ex., gotejamento livre da coluna salina ou injeção através da agulha de Veress). O indicador mais confiável da localização intraperitoneal da agulha de Veress, entretanto, é uma pressão inicial de 10 mmHg ou menos na implantação. Testes de verificação adicionais oferecem informação adicional limitada e são, portanto, raramente necessários.

Mover a agulha de Veress de um lado para o outro após a implantação não é um teste de avaliação confiável e nunca deve ser tentado. Realizar esta manobra pode danificar as estruturas intraperitoneais ou agravar seriamente uma lesão vascular ou intestinal da agulha de Veress.

Após a confirmação do posicionamento intraperitoneal da agulha de Veress, o gás CO_2 é ligado para a insuflação. Após a obtenção do pneumoperitônio adequado (a quantidade de CO_2 necessária varia, mas geralmente está adequada quando o espaço acima do fígado está timpânico na percussão), a agulha de Veress é removida e o trocarte principal é posicionado seguindo os mesmos princípios descritos. A câmera laparoscópica é utilizada no final deste processo para confirmar visualmente o posicionamento adequado do trocarte.

Técnica Aberta (Hasson)

A técnica aberta envolve a realização de uma pequena incisão (essencialmente uma minilaparotomia) para a cavidade peritoneal em que o trocarte Hasson é então posicionado. O Hasson é um trocarte especial com ponta romba que contém um envoltório cônico, nos qual pontos temporários

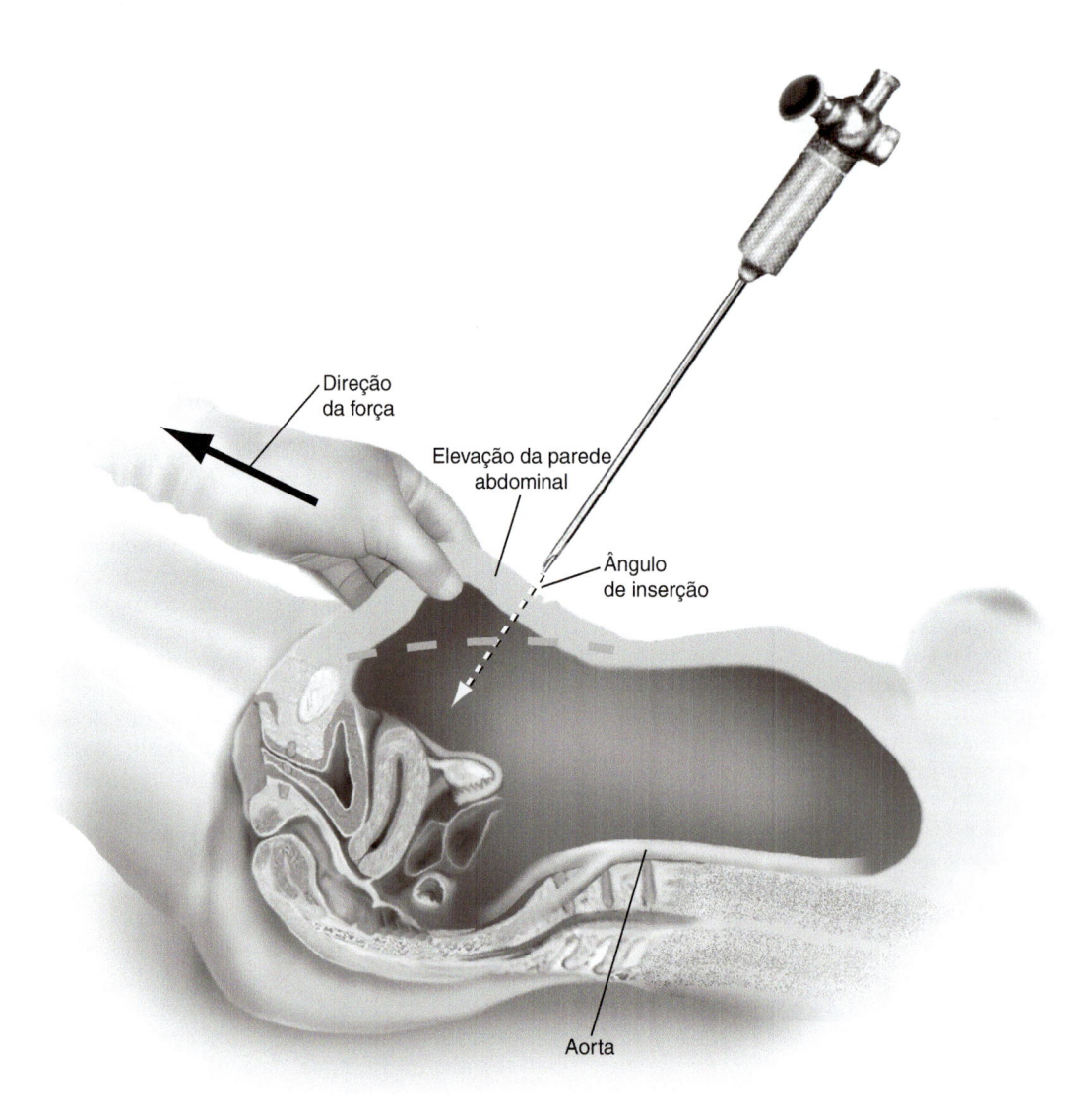

FIGURA 114-2 Inserção da agulha de Veress deve ser realizada com a elevação da parede abdominal anterior. O ângulo deve estar a 45° e na linha média.

CAPÍTULO 114 Implantação do Trocarte   1239

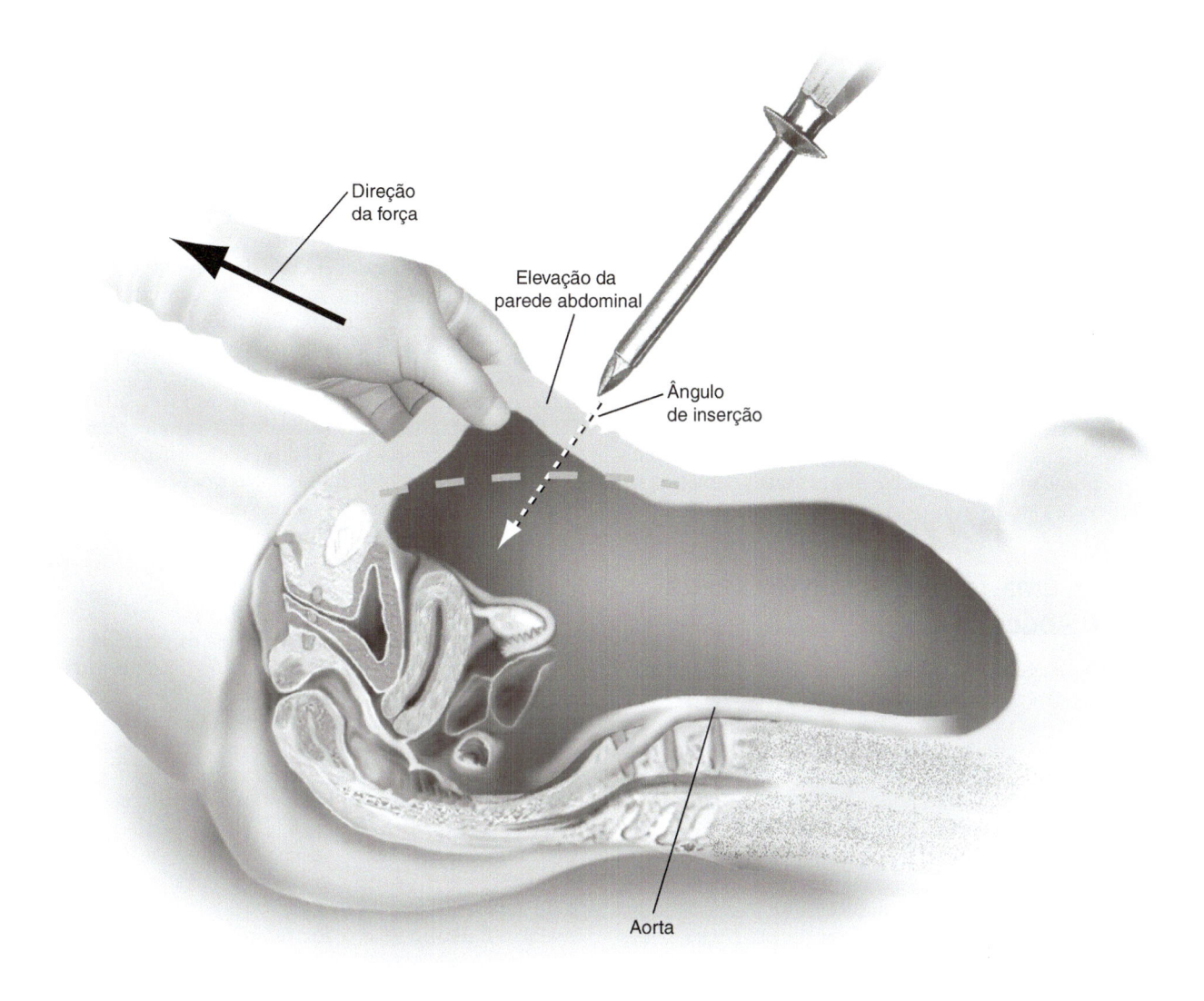

FIGURA 114-3 Inserção do trocarte principal requer a elevação da parede abdominal. A outra mão insere o trocarte em um ângulo de 45° e na linha média.

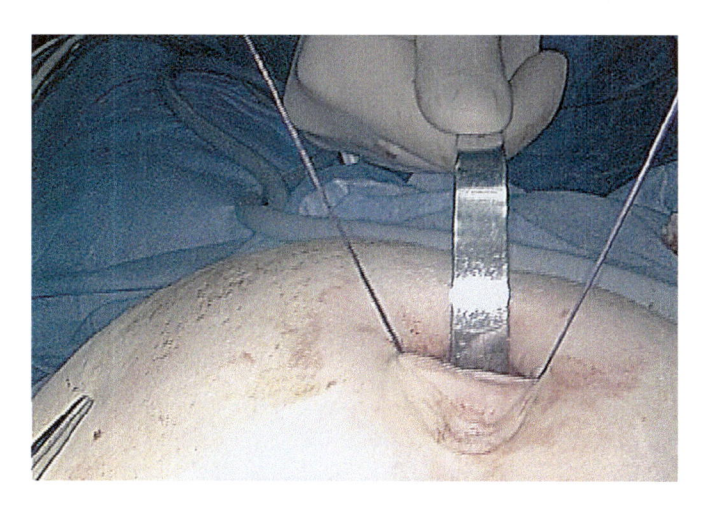

FIGURA 114-4 Técnica de laparoscopia aberta: a pele e a gordura podem ser movidas com pequenos afastadores. A fáscia é incisada, e pontos são passados em cada ângulo.

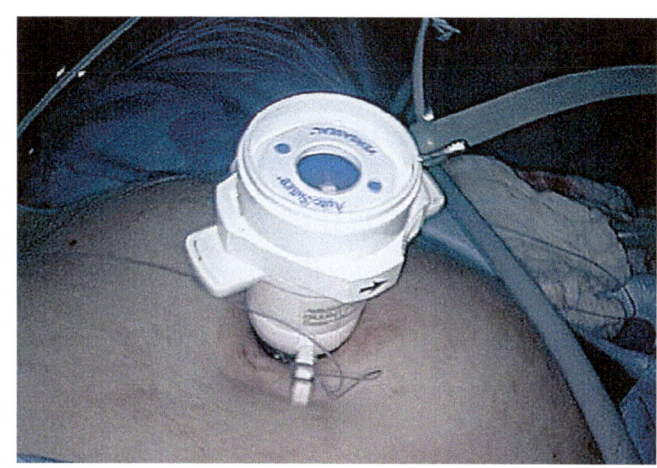

FIGURA 114-5 O peritônio é incisado, e a cavidade peritoneal é penetrada. É inserido um trocarte de ponta romba. Os fios são então passados nos sulcos especiais do trocarte.

de reparo podem ser passados, assim como uma cânula de tamanho ajustável.

É feita uma leve incisão na pele com o bisturi no umbigo (grande o bastante para ser capaz de dissecar a fáscia), e o tecido adiposo subcutâneo é dissecado com o uso de afastadores e tesouras Bovie ou Metzenbaum, até que a fáscia seja identificada. A fáscia é então incisada na linha média, e pontos de reparo são passados de cada lado da incisão fascial. O peritônio é então pinçado e aberto com tesouras Metzenbaum (após a confirmação de que o intestino não está localizado nesta área). A camisa e o obturador rombo Hasson são então posicionados cuidadosamente através da incisão peritoneal e fixados no local com os pontos de reparo que foram posicionadas anteriormente de cada lado da fáscia (para selar a incisão em contato com o trocarte) (Figs. 114-4 e 114-5). O gás CO_2 é então utilizado para insuflar, e a câmera laparoscópica é posicionada para inspecionar o abdome. Ao final do procedimento, os pontos de reparo que foram passados na fáscia podem ser amarrados para reaproximar essa camada.

Escolha de uma Técnica para o Acesso da Cavidade Abdominal

As quatro técnicas descritas para obter acesso à cavidade peritoneal são aceitáveis para a cirurgia ginecológica laparoscópica. Uma revisão de Cochrane recente que incluiu 28 ensaios randomizados e controlados concluiu que não há evidência de vantagem com qualquer técnica em termos de prevenção de grandes complicações vasculares e viscerais.

Uma metanálise de sete ensaios randomizados ($n = 2.940$) sobre o trocarte direto contra a agulha Veress para a entrada laparoscópica reportou um risco significativamente maior de complicações menores e a dificuldade de penetração no grupo da agulha de Veress. Essas diferenças estatisticamente significantes incluíram as lesões pré-peritoneais e omentais, assim como as múltiplas perfurações (mais de duas tentativas) e falha na penetração. A incidência de complicações maiores entre os dois grupos foi semelhante.

Embora os cirurgiões ginecológicos laparoscópicos devam estar familiarizados com as diferentes técnicas de acesso à cavidade abdominal, cada cirurgião deve ter um método de acesso de escolha. Ser treinado com uma técnica particular pode, no mínimo, permitir melhor resolução de problemas quando são encontradas complicações. Treino e experiência anteriores ajudarão a determinar o melhor método de acesso primário para cada cirurgião.

Complicações (Cap. 121)

O risco geral para qualquer complicação durante uma laparoscopia foi relatado em cerca de 8,9%, a maioria delas sendo complicações menores (p. ex., seroma). Principais complicações, como lesões vasculares e viscerais, são raras durante a laparoscopia, mas merecem menção especial.

Lesão Vascular

A lesão aos vasos principais durante uma punção abdominal primária tem incidência relatada de aproximadamente 0,9 para 1.000 procedimentos. Muitas das técnicas e dispositivos de entrada laparoscópica foram desenvolvidos em uma tentativa de reduzir a incidência de grandes complicações durante a laparoscopia. Atualmente, contudo, não há nenhum instrumento que tenha sido provado em literatura capaz de reduzir a incidência dessas lesões.

As lesões às principais estruturas vasculares podem ter diferentes apresentações clínicas dependendo do tamanho e da localização da lesão, vaso sanguíneo afetado, e tipo de instrumento que causou a lesão. O sangramento intrabdominal ativo com hipotensão e taquicardia em decorrência da hipovolemia pode ser observado com uma evidente lesão significante a um grande vaso sanguíneo; outras lesões podem ser encontradas, com hematoma retroperitoneal em expansão que pode se apresentar com sinais e sintomas mais sutis.

Em virtude da emergência e da gravidade de tais lesões, a ação imediata é crítica. As três ações simultâneas urgentes necessárias são: (1) estabilizar a paciente, (2) realizar o tamponamento da lesão vascular e (3) chamar a equipe de cirurgia vascular para reparo ou até mesmo *bypass* vascular. A estabilização da paciente frequentemente requer a administração de fluido intravenoso e derivados de sangue para manter a homeostase intravascular. O tamponamento da lesão vascular é melhor realizado pela abertura vertical do abdome e a compressão manual do local do sangramento até a ajuda chegar.

Lesão Visceral

A lesão visceral durante a laparoscopia foi relatada em 1,8 em 1.000 procedimentos realizados. Conforme mencionado anteriormente, o risco de lesão intestinal não é menor com qualquer método particular de entrada abdominal laparoscópica.

Em casos em que se suspeita de uma lesão visceral, o intestino deve ser completamente inspecionado (do ligamento de Trietz até o cólon sigmoide) por um cirurgião com experiência em cirurgia intestinal para identificar quaisquer locais de danos. Se uma lesão intestinal for identificada no momento da inserção do trocarte, este deve ser deixado no local e a lesão deve ser tratada pelo cirurgião com experiência em cirurgia intestinal. Remover o trocarte prematuramente retardará a identificação e o reparo da lesão.

O tratamento de uma lesão intestinal varia de acordo com o local, o tamanho e a quantidade de lesão(ões), assim como a viabilidade do tecido adjacente. Todas as lesões viscerais devem ser imediatamente avaliadas e tratadas adequadamente. Os tratamentos vão desde sutura com um único ponto laparoscópico em formato de 8 ou observação (em casos de lesões pequenas) até a ressecção intestinal parcial com ou sem a implantação de um estoma através de uma incisão laparoscópica.

O risco de hérnia é maior no umbigo com trocarte maior que 8 mm. A maioria dos laparoscópios modernos de 5 mm oferece visibilidade e iluminação adequadas. Entretanto, a câmera robótica é de 12 mm e, portanto, é necessário um trocarte maior.

Pacientes que estão sob risco elevado de lesão intestinal, como aquelas com aderências pélvicas conhecidas, devem ser aconselhadas a respeito da possibilidade de uma lesão intestinal inadvertida, necessitando potencialmente de ressecção intestinal. Isso deve ser registrado no consentimento cirúrgico que foi obtido pré-operatoriamente.

Inserção dos Trocartes Acessórios

Portas acessórias são necessárias para a inserção dos instrumentos. Isso deve ser mantido no menor tamanho possível. Em geral, são de 5 mm. Entretanto, grandes portas são necessárias para a inserção de certos dispositivos (morcelador) ou para trocartes robóticos. O conceito básico da inserção do trocarte acessório é o da visualização direta em todos os momentos. Uma inserção controlada sob observação direta é obrigatória.

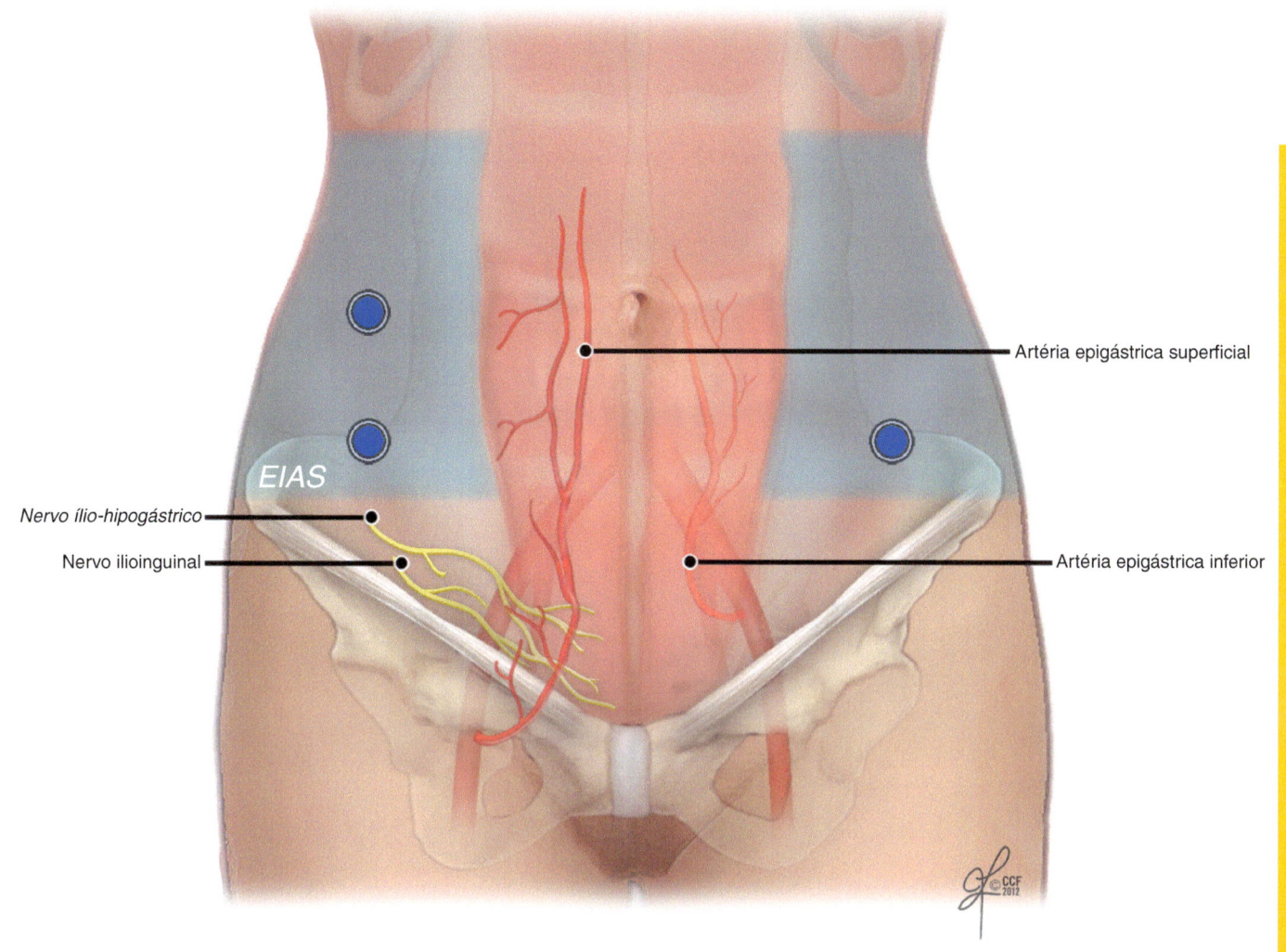

FIGURA 114-6 Os trocartes acessórios são geralmente posicionados na lateral no abdome inferior até o músculo reto, acima da EIAS (*região sombreada*). EIAS, espinha ilíaca anterossuperior. *(Cortesia The Cleveland Clinic.)*

O local da inserção da porta geralmente é o abdome inferior. No entanto, para a cirurgia robótica, elas podem ser implantadas mais alto. Os quadrantes inferiores a partir da espinha ilíaca anteroposterior (EIAS) até o umbigo são os mais comumente utilizados. Um trocarte suprapúbico pode ser utilizado, mas é mais ergonomicamente desafiador em casos de cirurgias longas. É necessário ter cautela com a inserção suprapúbica em pacientes com cesárea anterior, pois a bexiga pode estar mais elevada no abdome.

As portas acessórias são geralmente posicionadas no quadrante inferior. As estruturas mais importantes a serem evitadas são os vasos epigástricos e os nervos da parede abdominal anterior, especificamente os nervos ílio-inguinal e o ílio-hipogástrico. Alguns desses vasos podem ser evitados através da visualização direta. É importante considerar que esses vasos profundos não podem ser transiluminados; somente os epigástricos superiores podem ser observados. Os nervos estão localizados no abdome inferior entre as aponeuroses oblíquas externa e interna, abaixo da espinha ilíaca anterossuperior (EIAS). Consequentemente, os trocartes geralmente são implantados na lateral do abdome inferior até o músculo reto acima da EIAS (Fig. 114-6). Se for necessário um trocarte adicional, ele é implantado no nível do umbigo, lateral ao músculo reto.

Os vasos epigástricos inferiores devem ser visualizados diretamente na laparoscopia medialmente à inserção do ligamento redondo no anel inguinal profundo. Em pacientes obesas eles podem não ser observados, mas é possível tracionar os ligamentos redondos para identificar a inserção. Os trocartes devem ser posicionados laterais a este ponto.

Conclusão

Sem dúvidas, uma das etapas mais críticas em realizar um procedimento laparoscópico de sucesso é a entrada na cavidade peritoneal. Muitas técnicas e dispositivos foram desenvolvidos para a entrada abdominal inicial. A evidência atual não favorece qualquer técnica ou instrumento particular. O uso da agulha de Veress para a entrada parece estar associado ao risco elevado de complicações menores (lesões pré-peritoneais e omentais) e maior dificuldade em obter uma entrada abdominal de sucesso (maior incidência da necessidade de múltiplas inserções e entrada sem sucesso). Cada cirurgião ginecológico laparoscópico deve escolher seu próprio método de preferência para a entrada da cavidade abdominal com base no treinamento e na experiência.

CAPÍTULO 115

Laparoscopia Diagnóstica

Tomasso Falcone ■ *Mark D. Walters*

Laparoscopia Diagnóstica Padrão

A laparoscopia diagnóstica deve ser realizada no início de todos os procedimentos endoscópicos; assim, deve ser realizada uma avaliação sistêmica da cavidade peritoneal. Isso é especialmente importante antes da conduta laparoscópica de uma massa anexial.

Em geral, um cirurgião destro deve estar à esquerda da paciente (Fig. 115-1). O assistente permanece à direita, e o instrumentador ou o técnico permanece entre as pernas. Após a inserção dos trocartes primários, a paciente é posicionada na posição de Trendelenburg e a cavidade peritoneal é inspecionada para confirmar que não existem contraindicações para o procedimento laparoscópico. Se houver implantes nas superfícies peritoneais ou uma massa anexial com suspeita de malignidade, deve ser realizada uma laparotomia. Se existir qualquer sangramento ativo que não esteja claramente identificado nem facilmente controlado, deve ser realizada uma laparotomia.

É difícil realizar uma avaliação diagnóstica completa sem uma porta acessória. Um local suprapúbico é adequado para a maioria dos procedimentos pélvicos. A seguir é sugerida uma ordem para avaliação:

- Visão panorâmica da pelve (Fig. 115-2)
- Ceco, apêndice e cólon ascendente (Fig. 115-3)
- Fígado, vesícula biliar e hemidiafragma direito (Fig. 115-4)
- Cólon transverso, omento, intestino delgado e superfícies peritoneais (Fig. 115-5)
- Estômago, hemidiafragma esquerdo e cólon descendente, e baço (Fig. 115-6)
- Sigmoide e reto (Fig. 115-7).

O baço geralmente não é observado, exceto em mulheres magras ou quando a tração é implantada no omento.

É obtida uma visão detalhada dos órgãos pélvicos. Deve ser utilizado um instrumento para levantar os ovários para que a visão da fossa ovariana também seja obtida (Fig. 115-8).

Microlaparoscopia

A evolução da cirurgia em direção a uma técnica mais minimamente invasiva promoveu tecnologia que enfatiza instrumentos de menores calibres. A microlaparoscopia se refere a algumas das aplicações desta tecnologia; a mais amplamente utilizada é para procedimentos diagnósticos, especialmente para infertilidade e dor pélvica crônica. Esses procedimentos podem ser realizados com a paciente sob anestesia local ou sedação consciente.

Os instrumentos utilizados para este procedimento variam de 1,3 a 4 mm de diâmetro. A precisão diagnóstica desses pequenos laparoscópios recebeu várias revisões diferentes. Observou-se que um laparoscópio de 5 mm ofereceu a melhor visualização. Se este procedimento for realizado em ambiente ambulatorial, então o conhecimento completo dos agentes anestésicos e sedativos locais é obrigatório. Nós realizamos atualmente este procedimento em um ambiente de sala operatória com um anestesiologista administrando a sedação. A paciente está consciente durante todo o procedimento. São necessários os seguintes passos:

- A paciente aplica um creme anestésico local (p. ex., creme EMLA®) para as regiões umbilical e suprapúbica 2 horas antes da cirurgia
- A paciente esvazia sua bexiga antes de entrar na sala.
- É obtido o acesso intravenoso.
- A paciente é trazida para a sala de procedimento/cirurgia. As luzes são diminuídas.
- O abdome e a vagina são preparados e cobertos com campos de maneira usual.
- É realizado um bloqueio paracervical, e é inserido um manipulador uterino.
- A anestesia local é infiltrada na região umbilical.
- A parede abdominal é elevada e o trocarte principal é inserido (Fig. 115-9).
- A insuflação é realizada para manter um campo adequado. Desta forma, o dióxido de carbono (CO_2) é insuflado com uma pressão variando de 15 mmHg, mas o fluxo é ligado e desligado para estabelecer e manter o campo visual apropriado (Fig. 115-10).

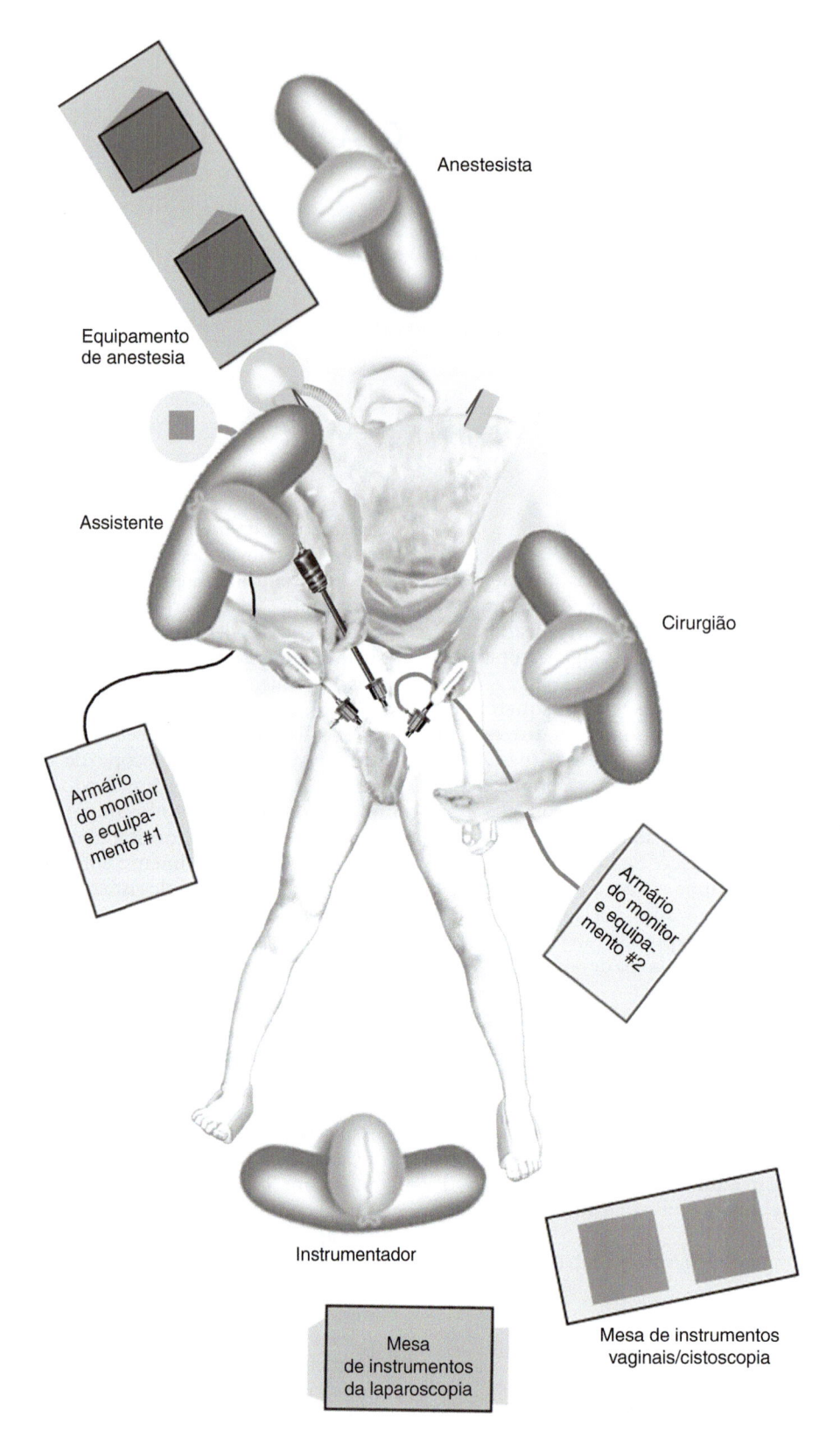

FIGURA 115-1 Posicionamento da equipe durante a laparoscopia diagnóstica.

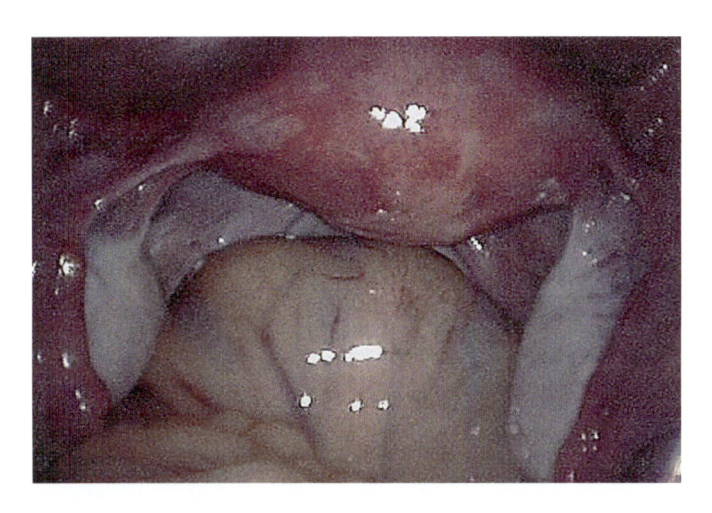

FIGURA 115-2 Visão panorâmica da pelve.

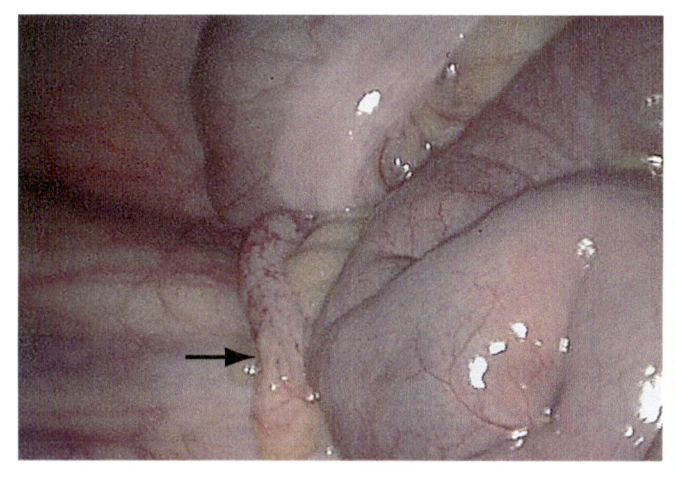

FIGURA 115-3 Ceco, apêndice (seta), e cólon ascendente.

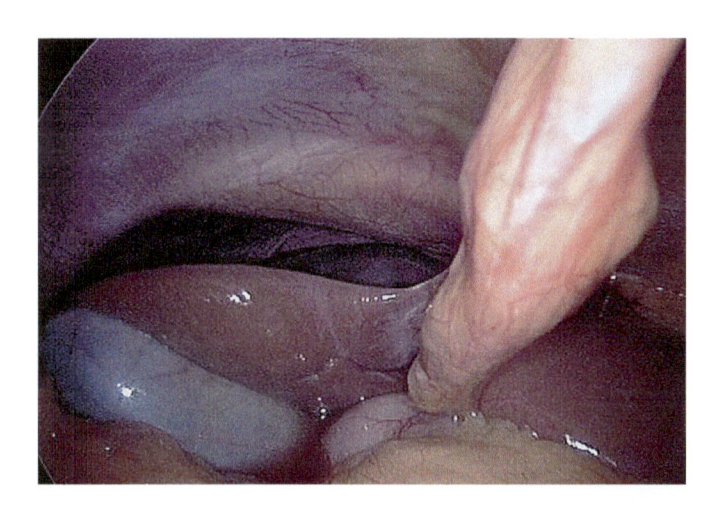

FIGURA 115-4 Fígado, vesícula biliar e hemidiafragma direito.

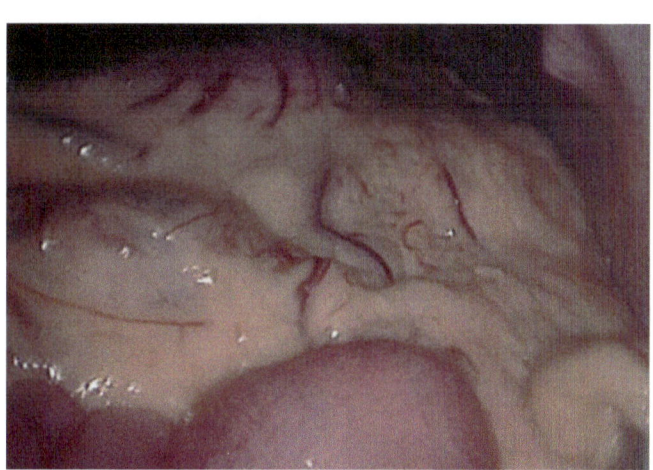

FIGURA 115-5 Cólon transverso, omento, intestino delgado e superfícies peritoneais.

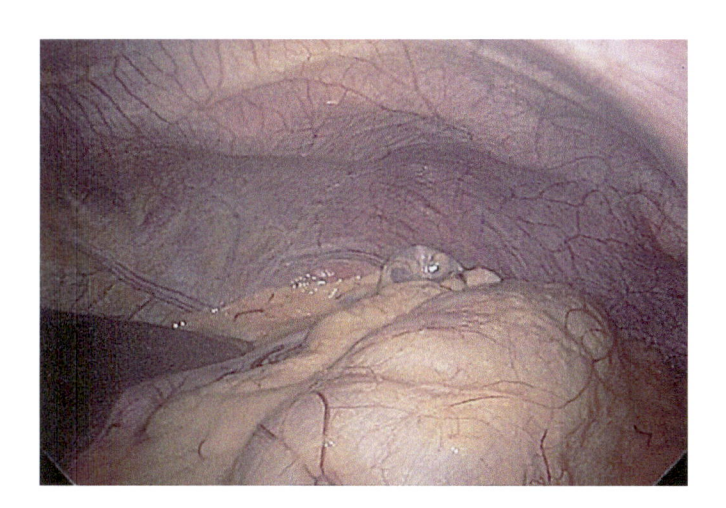

FIGURA 115-6 Estômago, hemidiafragma esquerdo e cólon descendente; o baço não costuma ser observado, exceto em mulheres magras ou quando o omento é tracionado. Nesta paciente, é observada a ponta do baço.

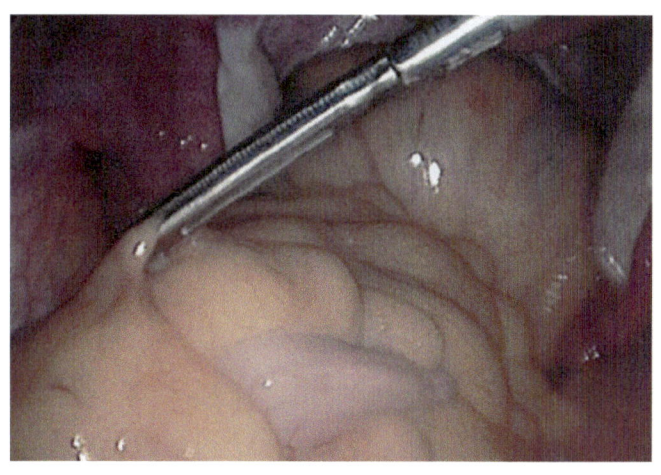

FIGURA 115-7 Uma pinça atraumática segura a gordura ao redor do cólon sigmoide.

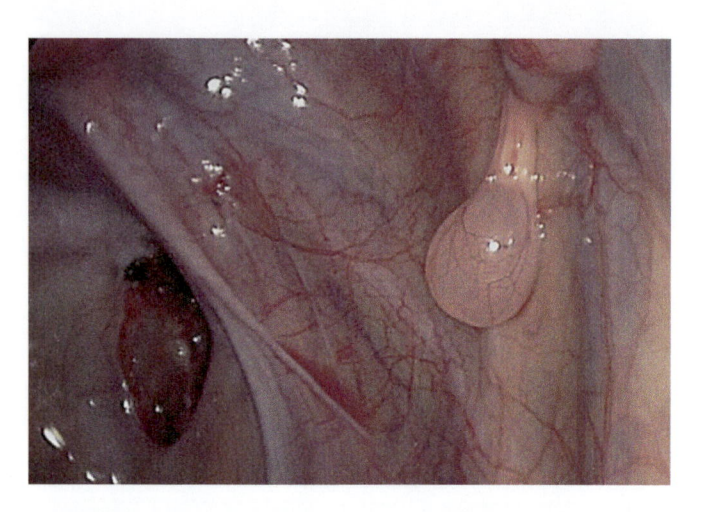

FIGURA 115-8 Deve ser utilizado um instrumento para levantar os ovários e obter visão da fossa ovariana. Uma lesão endometriótica pode ser observada no peritônio, um cisto paratubário na tuba uterina. O ureter pode ser identificado trasperitonealmente.

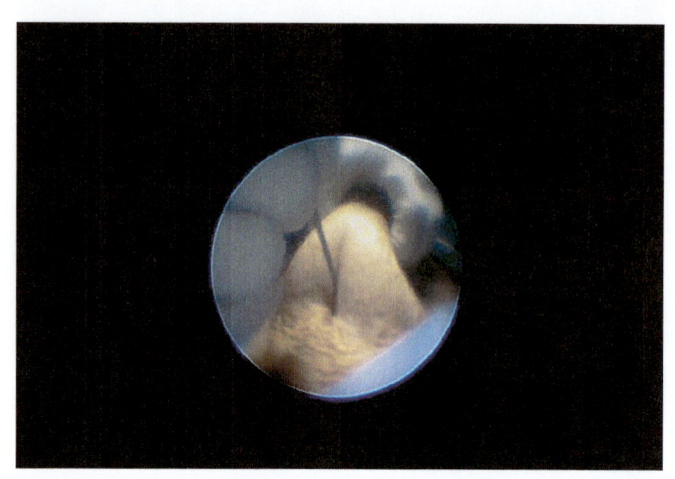

FIGURA 115-9 O abdome é elevado, e um introdutor de 2 mm (Autosuture® MiniPort Disposable Introducer, US Surgical, Norwalk, Conn.) é inserido.

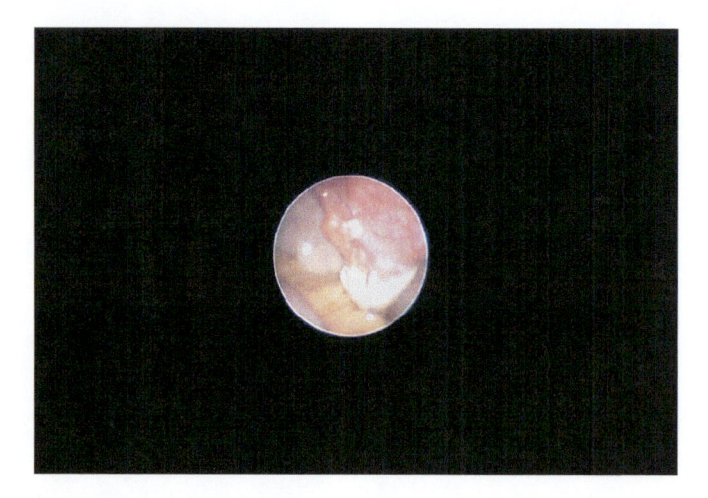

FIGURA 115-10 Visão da pelve a partir de um laparoscópio de 2 mm (Autosuture®).

CAPÍTULO 116

Histerectomia Laparoscópica

Chad M. Michener ■ *Tommaso Falcone*

A histerectomia laparoscópica (HL) foi introduzida nos últimos 20 anos como uma alternativa para a histerectomia abdominal. Trata-se de uma alternativa segura para a histerectomia abdominal quando a histerectomia vaginal é contraindicada. Em um estudo clínico prospectivo randomizado de histerectomia vaginal assistida por laparoscopia (HVAL) contra a histerectomia vaginal na Cleveland Clinic Foundation, a HVAL esteve associada a menor dor pós-operatória, estadias hospitalares mais curtas e retorno mais rápido para as atividades e trabalhos normais que a histerectomia abdominal.

Existem muitas classificações de histerectomia laparoscópica. A ligadura laparoscópica da artéria uterina parece ser uma etapa crítica que diferencia um procedimento laparoscópico de um assistido por laparoscopia. De fato, essa divisão é arbitrária. Na prática, o procedimento é feito por via laparoscópica até que o cirurgião esteja seguro que o procedimento possa ser completamente por via vaginal. A ligadura da artéria uterina por laparoscopia não implica necessariamente em um caso mais difícil ou exige mais habilidades. Muitas vezes, o termo é utilizado para transmitir para a equipe da sala de cirurgia se uma mesa vaginal deve estar pronta para o caso.

Não administramos antibióticos orais ou preparação intestinal pré-operatória. É administrada à paciente uma única dose de antibiótico intravenoso, geralmente uma cefalosporina, antes do procedimento. São colocadas meias de compressão pneumática nas pernas. Uma sonda orogástrica é utilizada se houver suspeita de distensão do estômago. É feito o exame sob anestesia e inserido um cateter de Foley.

Existem duas técnicas básicas para HL: uma técnica multiportas ou uma técnica de porta única. Para a técnica multiportas, são utilizados um acesso umbilical de 5 mm e uma porta de 5 mm em cada quadrante inferior. Algumas vezes, um quarto trocarte é inserido no nível do umbigo, lateral ao músculo reto. Uma das portas inferiores ou a porta umbilical pode ser de 10 mm para a introdução de instrumentos acessórios que exigem uma porta de tamanho maior, como para o uso de uma bolsa de extração tecidual ou morcelador. Em geral, utilizamos um dispositivo cortante bipolar portátil configurado em corrente de corte puro de 50 W. Entretanto, um dispositivo harmônico de energia também pode ser utilizado.

Um manipulador uterino é importante. Um instrumento útil para uma histerectomia laparoscópica é o colpotomizador Koh® (CooperSurgical Inc, Trumbull, Conn.). Esse cone rígido se encaixa no manipulador uterino RUMI® (CooperSurgical) e se acomoda confortavelmente no colo do útero. Ele serve para delinear os fórnices da vagina que serão incisados laparoscopicamente. Esse aparato também contém um balão que irá prevenir o escape de dióxido de carbono através da vagina. Se utilizada, a mesa vaginal deve incluir os afastadores de parede vaginal e instrumentos longos. Ao final do caso, é realizada uma cistoscopia. A bexiga deve ser distendida para verificar a integridade dos ureteres.

A técnica da HL consiste em: o ligamento redondo é eletrocoagulado e seccionado (Fig. 116-1). O útero é tracionado para o lado oposto. A incisão do ligamento redondo é direcionada cranialmente para abrir o espaço retroperitoneal lateral aos vasos ovarianos (Fig. 116-2) e caudal para incisar o peritônio vesical. O ureter é então identificado e mantido sob observação. É criada uma janela peritoneal (Fig. 116-3). Os vasos ovarianos são pinçados e eletrocoagulados (Fig. 116-4). O peritônio vesical é então dissecado para baixo até que a vagina seja identificada (Figs. 116-5 e 116-6). A artéria uterina é identificada e eletrocoagulada (Figs. 116-7 a 116-9). O processo é repetido no lado oposto. Neste caso, uma pinça Hulka® foi utilizada como um manipulador. Uma gaze montada é posicionada no fórnice anterior da vagina, que é direcionada para cima (Fig. 116-10). É realizada uma incisão circunferencialmente ao redor da vagina (Fig. 116-11). O útero é removido pela vagina e morcelado vaginalmente, se necessário. Após a remoção vaginal do útero, o dióxido de carbono (CO_2) pode escapar pela vagina. Se utilizado um colpotomizador Koh®, o balão irá prevenir isso; se não, a vagina pode ser tamponada. A cúpula é então suturada com Vicryl® 0 em uma agulha CT 1 (Fig. 116-12). Três a quatro pontos separados são passados e atados extracorporalmente. Geralmente é realizada uma culdoplastia de McCall.

A paciente geralmente é liberada dentro de 24 horas. Algumas pacientes irão precisar de morcelamento (Fig. 116-13). O dispositivo morcelador geralmente requer uma porta de 10/12 mm. O coto cervical é fechado e, embora não seja necessário, o peritônio vesical pode ser suturado sobre o coto cervical (Fig. 116-14).

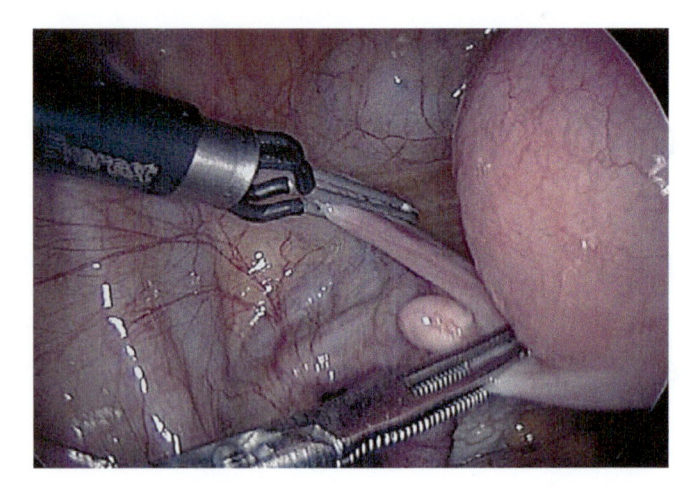

FIGURA 116-1 O ligamento redondo é pinçado, eletrocoagulado e cortado.

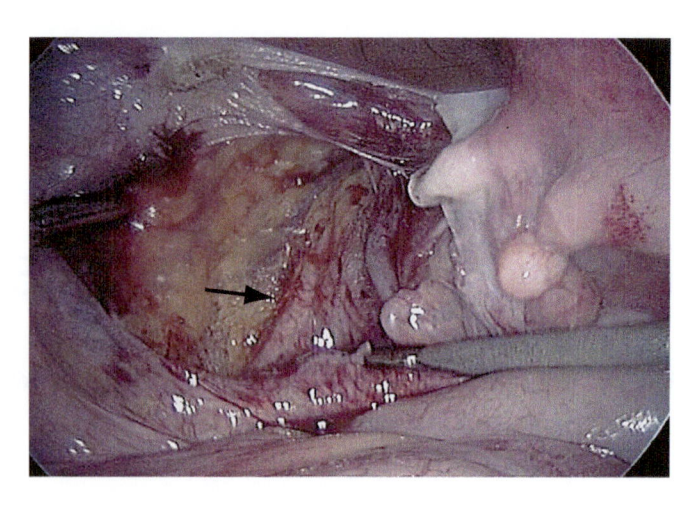

FIGURA 116-2 O espaço retroperitoneal é dissecado e o ureter é identificado (*seta*).

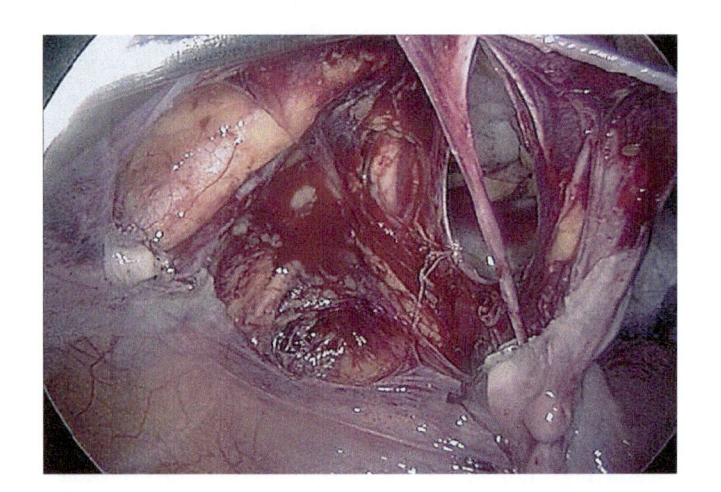

FIGURA 116-3 É feita uma janela no folheto medial do ligamento redondo, acima do ureter.

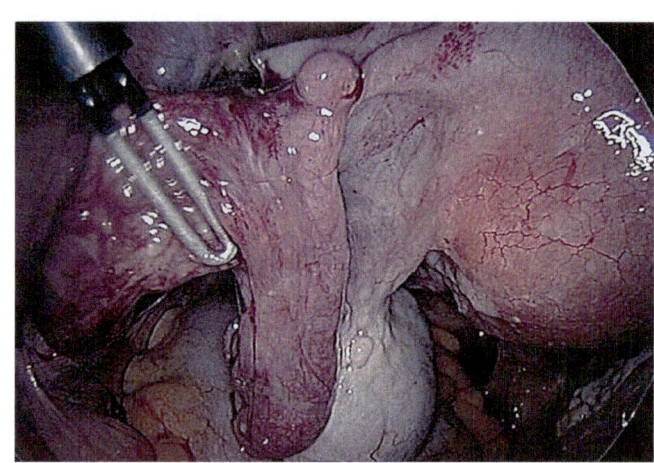

FIGURA 116-4 Os vasos ovarianos são pinçados e eletrocoagulados.

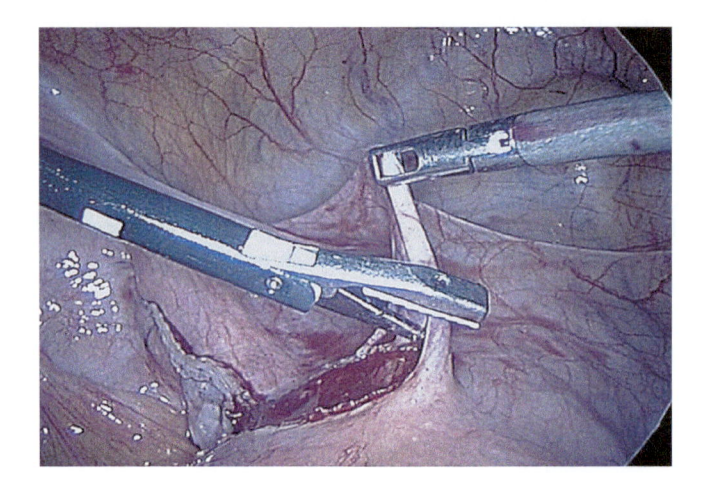

FIGURA 116-5 O peritônio vesical pode ser dissecado para baixo com um dispositivo de energia harmônico (Ultrashears®, U.S. Surgical, Norwalk, Conn.).

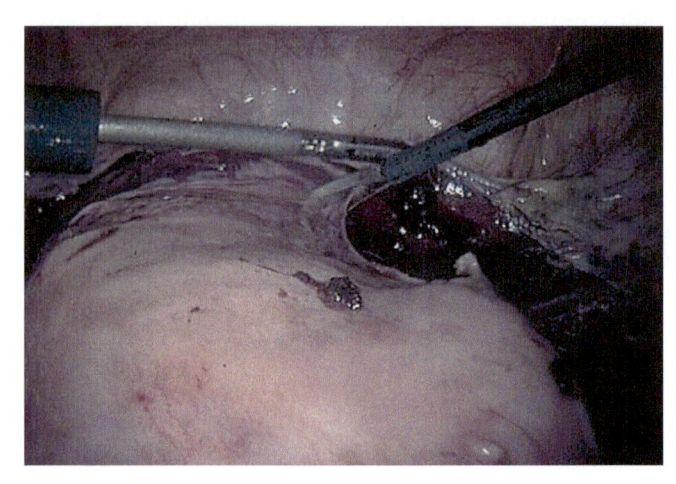

FIGURA 116-6 O peritônio vesical pode ser dissecado para baixo com tesoura utilizando a eletrocirurgia.

CAPÍTULO 116 Histerectomia Laparoscópica 1249

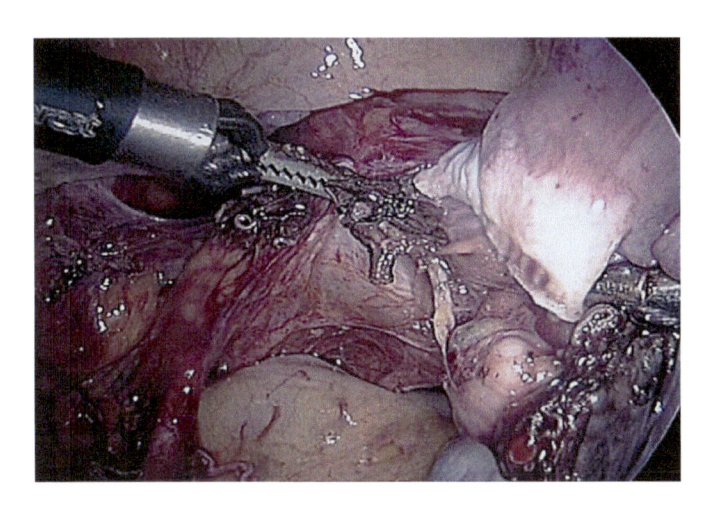

FIGURA 116-7 A artéria uterina é identificada ao longo do útero e é eletrocoagulada e cortada.

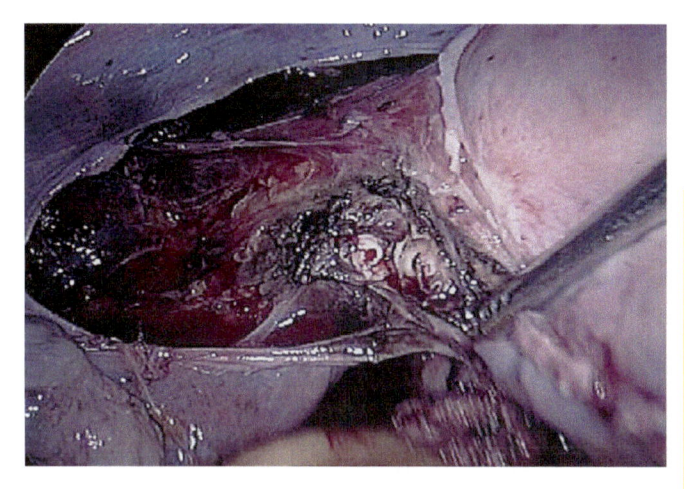

FIGURA 116-8 É visualizada a artéria uterina seccionada.

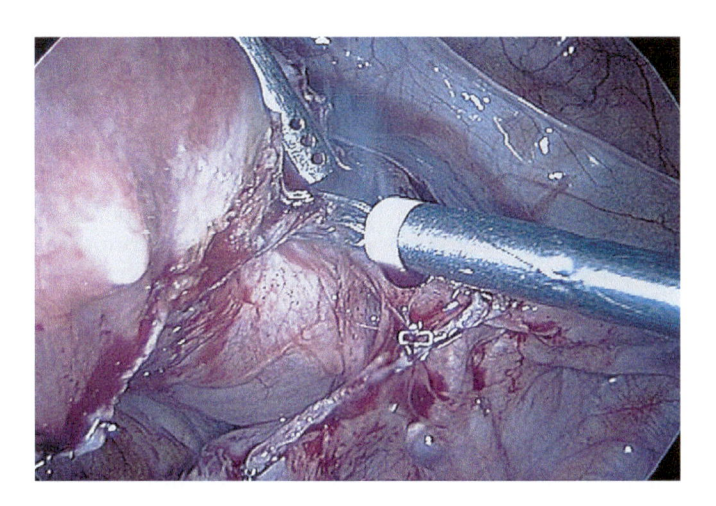

FIGURA 116-9 O procedimento é repetido no outro lado com um cauterizador bipolar.

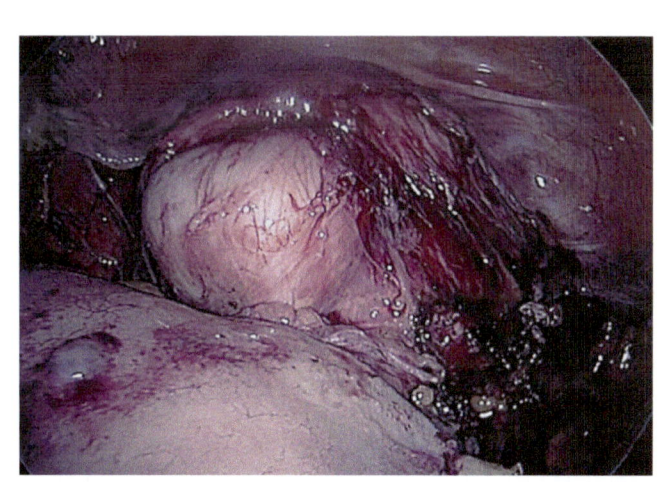

FIGURA 116-10 A vagina é empurrada para cima com uma gaze montada na vagina.

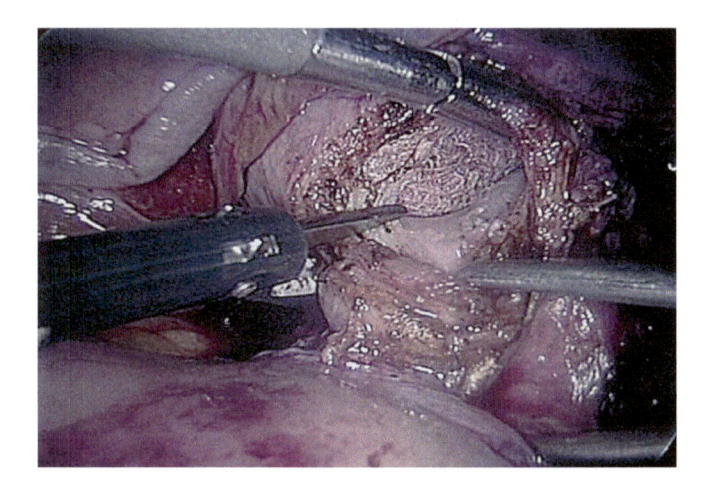

FIGURA 116-11 A vagina é então incisada. Neste caso, é utilizada a energia harmônica (Ultrashears®, U.S. Surgical, Norwalk, Conn.). Observe que uma pinça laparoscópica no colo do útero move a peça. Observe a gaze montada na vagina para prevenir o escape de dióxido de carbono.

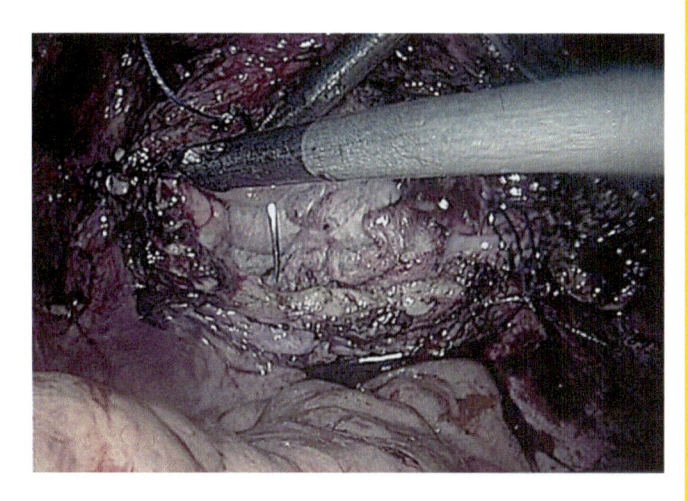

FIGURA 116-12 A vagina é fechada com Vicryl® 0 em uma agulha CT 1. Observe a gaze montada na vagina para prevenir o escape de gás.

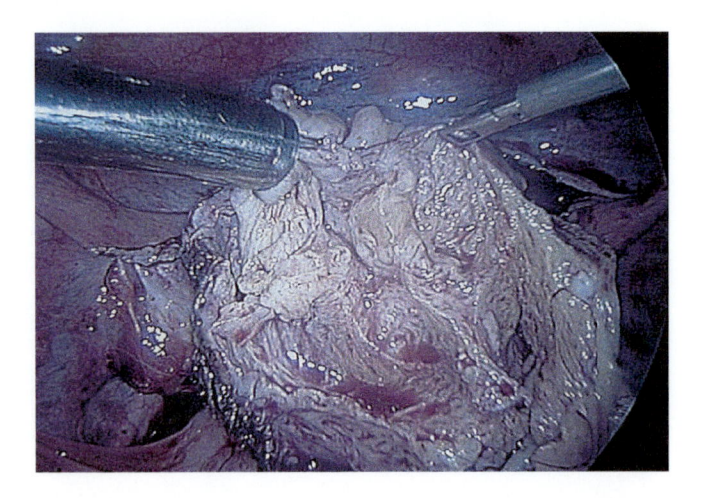

FIGURA 116-13 Um morcelador (Steiner Electromechanic Morcellator®, Karl Storz GmbH & Co KG, Tuttlingen, Alemanha) foi introduzido através de uma porta 10/12 mm. O útero é morcelado e removido em pedaços.

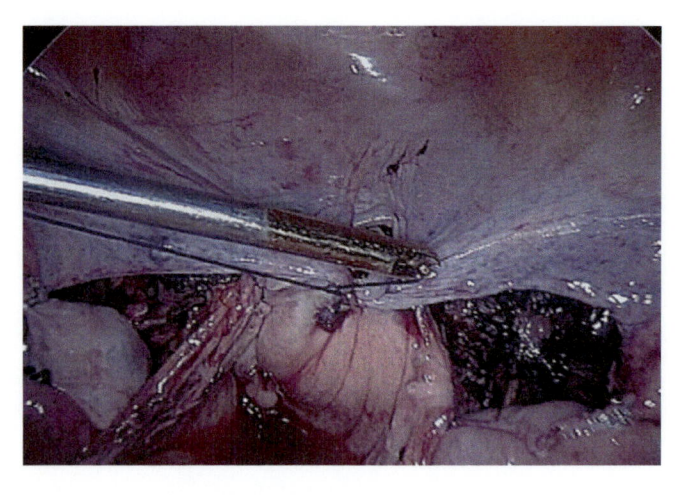

FIGURA 116-14 O coto cervical é fechado por sutura, e o peritônio vesical é suturado ao peritônio atrás do colo. Um empurrador de nó é utilizado para atar extracorporalmente.

Histerectomia Laparoscópica de Porta-Única

A histerectomia laparoscópica se transformou de uma via laparoscópica padrão para um procedimento realizado com portas múltiplas utilizando um sistema robótico, e está sendo realizada agora através de uma única incisão umbilical, ambas com instrumentos laparoscópicos convencionais, assim como uma plataforma robótica. A laparoscopia de porta-única/incisão única (LPU/SILS) tem como propósito oferecer melhor benefício ao estético e, em muitos estudos, uma redução no uso de narcóticos em relação à laparoscopia convencional. Entretanto, o maior benefício da laparoscopia de porta única em relação à técnica de multiportas é a versatilidade da incisão. A incisão pode ser movida para um local diferente dependendo do tamanho da massa ou do útero e pode ser estendida mais facilmente que o local de porta lateral, se for necessária uma entrada adicional para a extração de um grande útero ou massa que não possa ser morcelado seguramente. Na cirurgia oncológica, essa incisão pode ser realizada para permitir que uma das mãos seja posicionada na cavidade peritoneal para a palpação de todos os órgãos abdominais e retroperitoneais, oferecendo uma alternativa razoável para a inspeção visual apenas com a laparoscopia padrão do que com uma grande laparotomia para a inspeção abdominal completa em pacientes com suspeita de câncer anexial em fase inicial, ou achados histológicos de câncer endometrial de alto risco que se pode apresentar com doença peritoneal.

A curva de aprendizagem para a histerectomia de LPU não é difícil para cirurgiões adeptos da histerectomia laparoscópica convencional. Fabricantes de dispositivos criaram um grande número de instrumentos articulados para superar as questões de aglomeração de instrumentos e dificuldades de visualização que podem ocorrer quando os instrumentos e o laparoscópio são inseridos através de um único local. Observou-se que a ferramenta mais útil para a LPU é o laparoscópio de ponta flexível (Fig. 116-15), que permite que a ponta da câmera seja movida para fora do caminho dos instrumentos do cirurgião e pode oferecer visões anguladas de todas as direções, como olhar sobre grandes miomas uterinos para visualizar os ligamentos cardinais de uma perspectiva de "olhos de pássaro" ou olhar acima do espaço pré-sacral sob um mioma posterior para realizar a colpotomia posterior. Embora os instrumentos articulados estejam disponíveis, a maioria das histerectomias LPU pode ser realizada com instrumentos laparoscópicos retos, incluindo a histerectomia radical para câncer cervical e endometrial. Pela rotação da pinça de tecidos em direção ao assoalho (Fig. 116-16 A), o cirurgião pode minimizar a colisão dos instrumentos e permitir a dissecção extensa de todas as estruturas pélvicas. A sutura é provavelmente a parte mais difícil da LPU para se aprender. Entretanto, o fechamento da cúpula vaginal pode ser realizado com um dispositivo Endo Stich® (Covidien, Minneapolis, Minn.), que não exige a direção lateral necessária para a sutura laparoscópica padrão. A vagina também pode ser fechada por via transvaginal, que, em alguns estudos, tem sido associada a menor incidência da deiscência da cúpula vaginal comparada com a sutura na histerectomia laparoscópica e robótica.

CAPÍTULO 116 Histerectomia Laparoscópica 1251

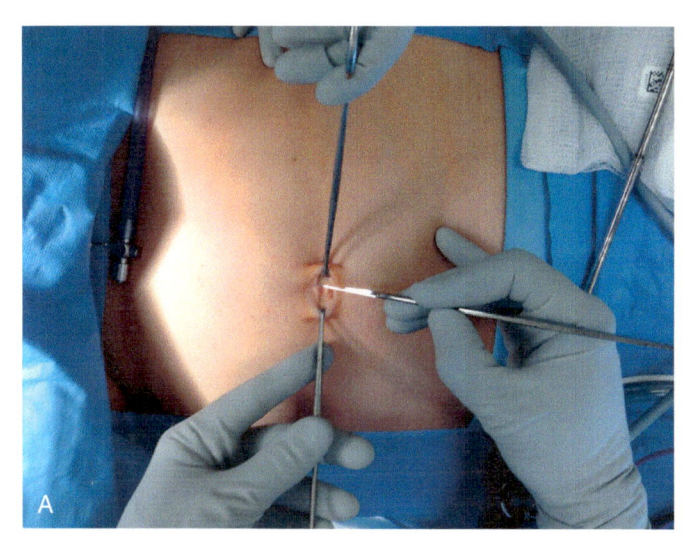

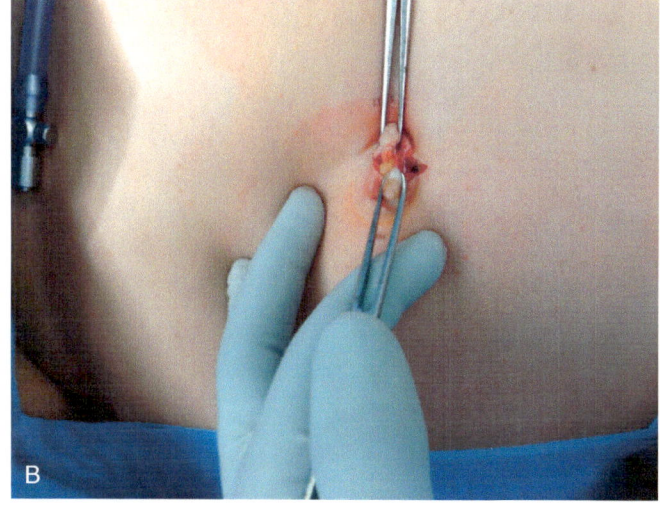

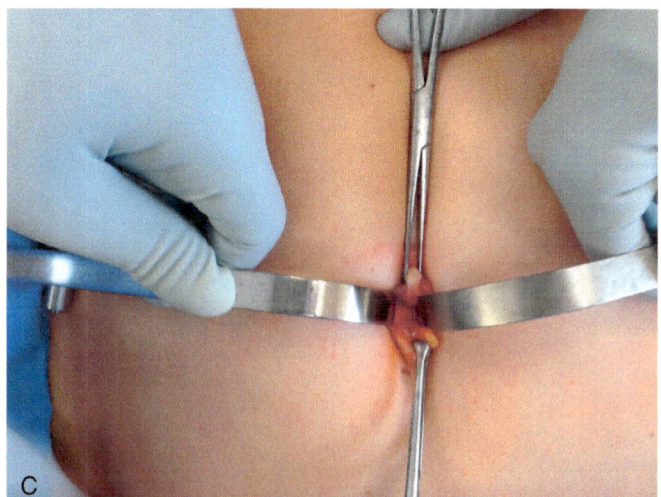

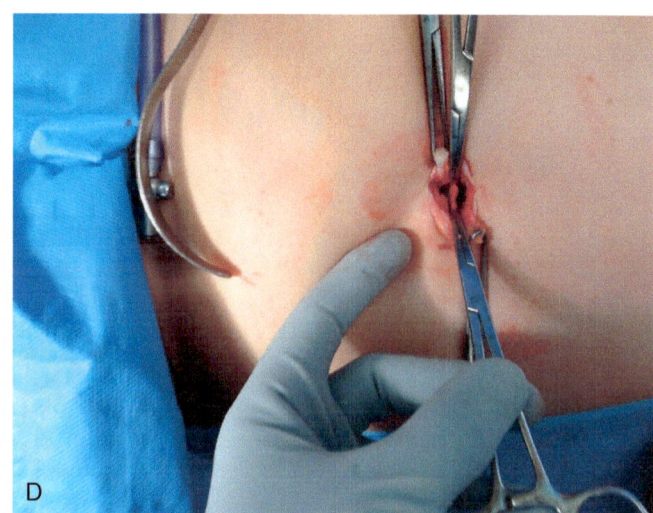

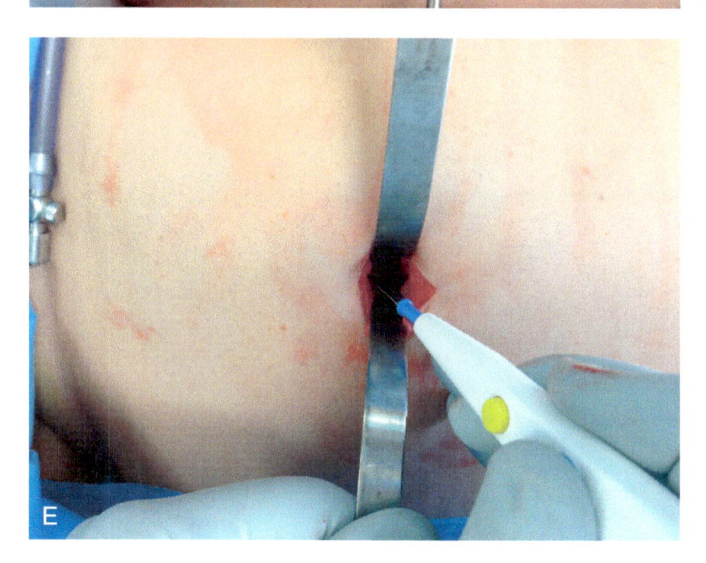

FIGURA 116-15 A incisão e a inserção da porta para a histerectomia total laparoscópica de porta única. O umbigo é pinçado nas posições 3 e 9 horas, e uma incisão de pele de 1,5 a 2 cm é feita com o bisturi. (**A**). O umbigo é evertido segurando sob a base com pinças Allis (**B**), e a fáscia é incisada com tesoura. São utilizados afastadores S para expor a fáscia (**C**), que é cortada com tesoura de Mayo® curvas. O peritônio é pinçado com pinças hemostáticas (**D**), e a cavidade peritoneal é penetrada com tesoura. Os afastadores S são posicionados na cavidade peritoneal, e a parede abdominal é elevada para longe do intestino. As incisões na fáscia e no peritônio são estendidas a aproximadamente 2 cm com um bisturi Bovie (**E**).

(Continua)

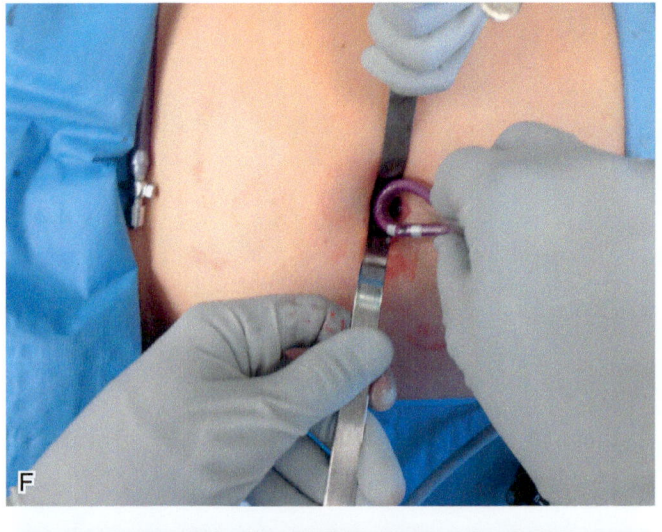

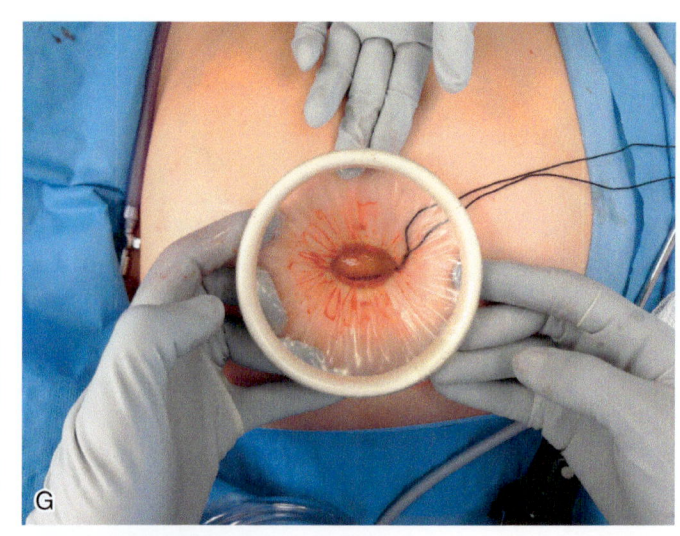

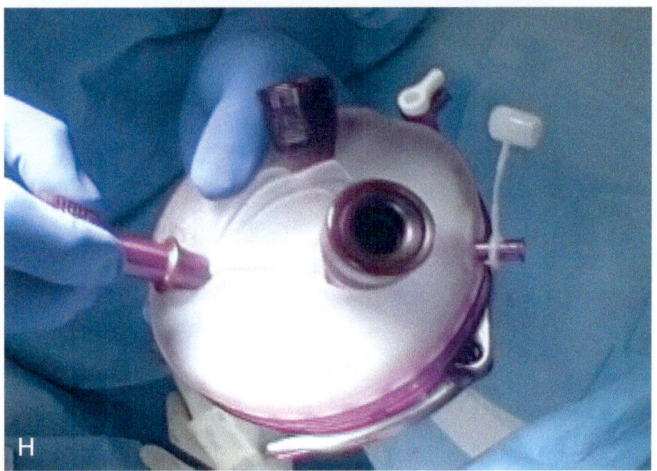

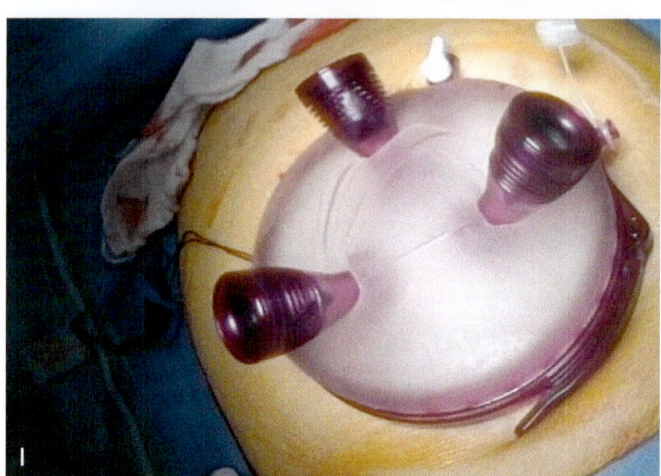

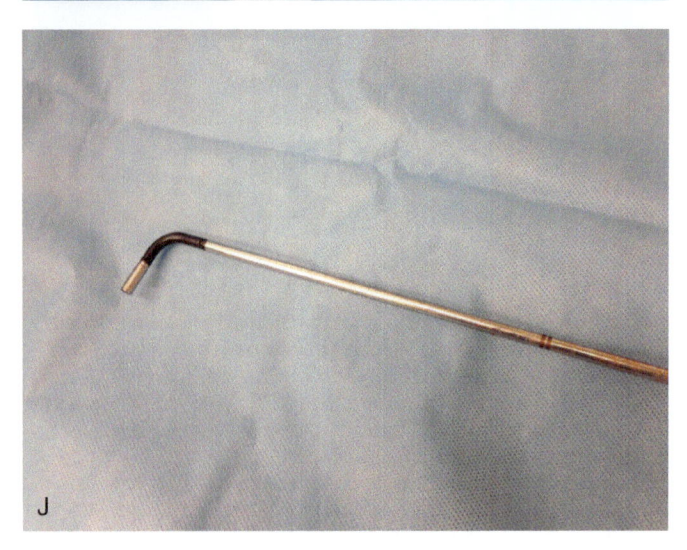

FIGURA 116-15 (Cont.) O anel do protetor de ferida é inserido na cavidade peritoneal (**F**). A capa é colocada para dentro para a posição (**G**), e um dedo é utilizado para escorregar a capa do anel na cavidade peritoneal para garantir que nada esteja preso sob o anel intraperitoneal. Os trocartes são inseridos através da ponta de gel (**H**), e a ponta é fixada na posição no anel (**I**). **J.** Laparoscópio de ponta flexível Endoeye Flex® de 5 mm (Olympus USA, Waltham, Mass).

CAPÍTULO 116 Histerectomia Laparoscópica 1253

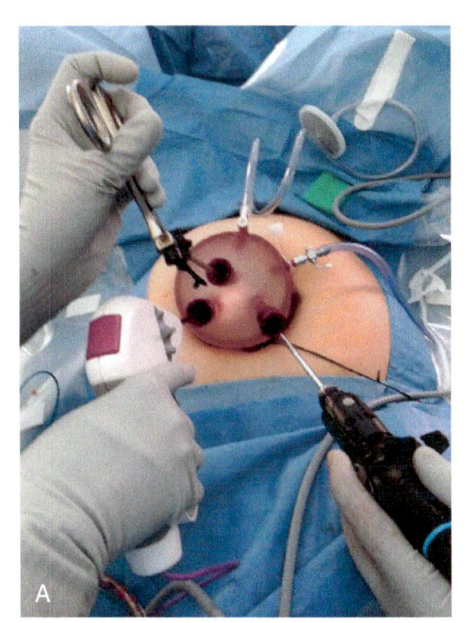

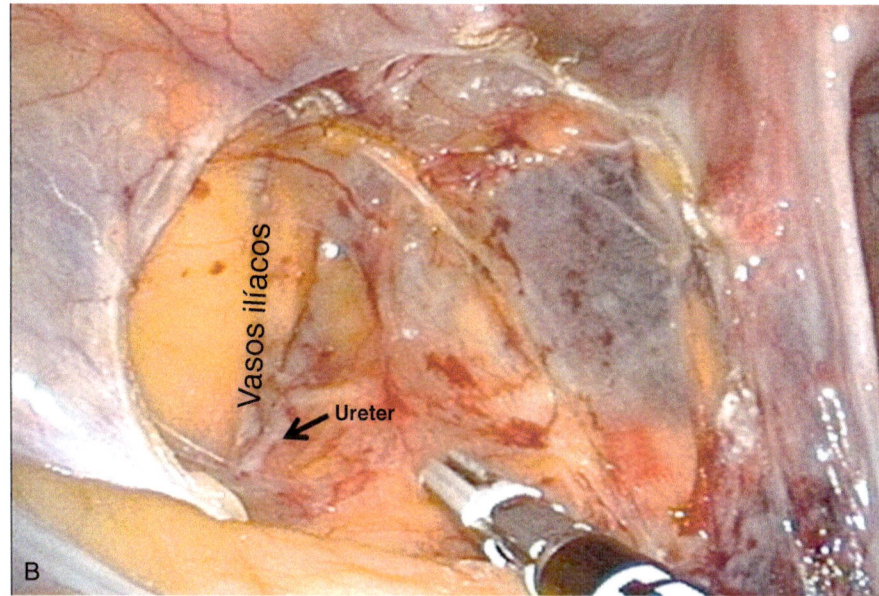

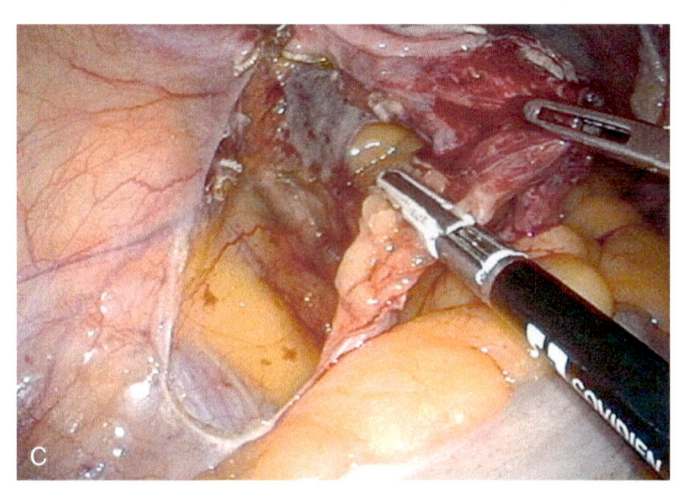

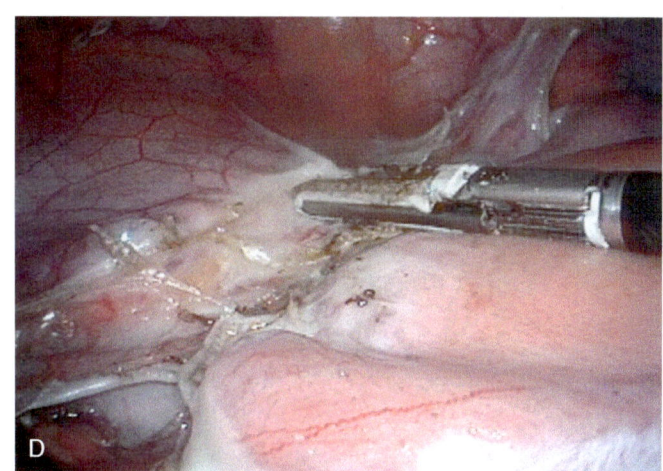

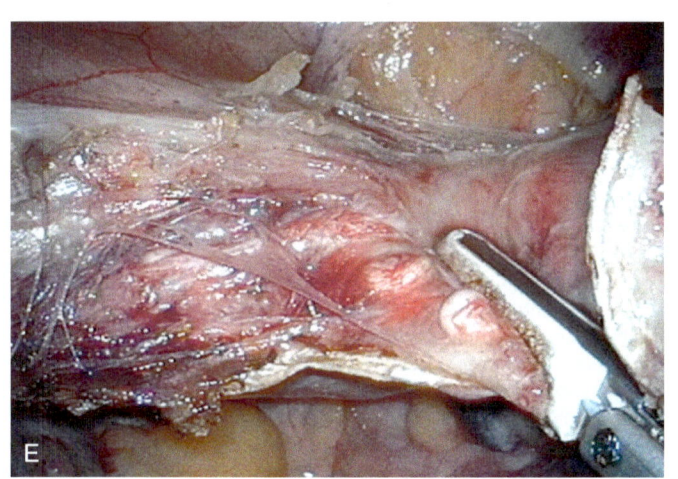

FIGURA 116-16 Etapas para a histerectomia total laparoscópica de porta única. Um cirurgião destro ficará do lado esquerdo da paciente, e as mãos devem ser posicionadas conforme apresentado aqui em uma visão a partir da cabeça da paciente (**A**). A pinça é posicionada na mão esquerda do cirurgião com o dispositivo de cima para baixo utilizando o trocarte inferior. O selante de vasos é posicionado no trocarte superior esquerdo, e o laparoscópio de ponta flexível é utilizado pelo assistente no trocarte superior direito. Primeiro, o ligamento redondo é cauterizado e seccionado, e o ligamento largo é aberto para expor os vasos ilíacos e o ureter (*setas*) (**B**). O ligamento infundibulopélvico esquerdo é cauterizado e seccionado (**C**) seguido pela secção do folheto medial do ligamento redondo. A bexiga é afastada com uma série de pequenos cortes do dispositivo selante de vaso (**D**) e dissecada gentilmente sobre o anel do manipulador uterino que está sobre o orifício do colo uterino. A artéria uterina esquerda é cauterizada e seccionada (**E**).

(Continua)

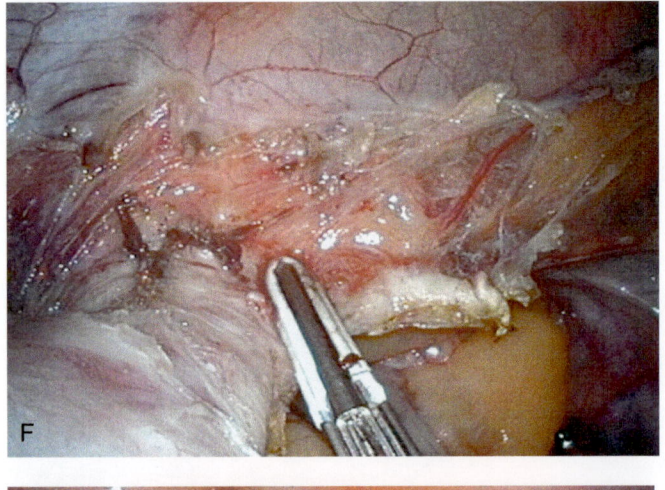

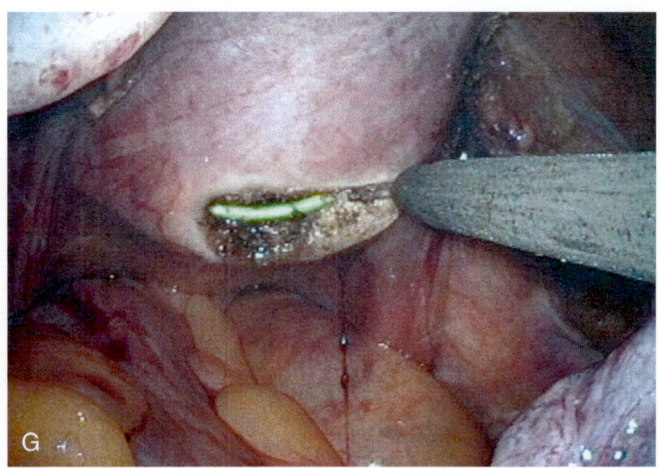

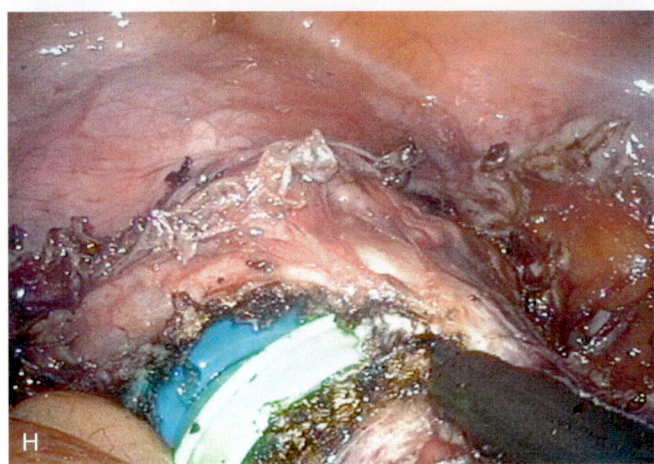

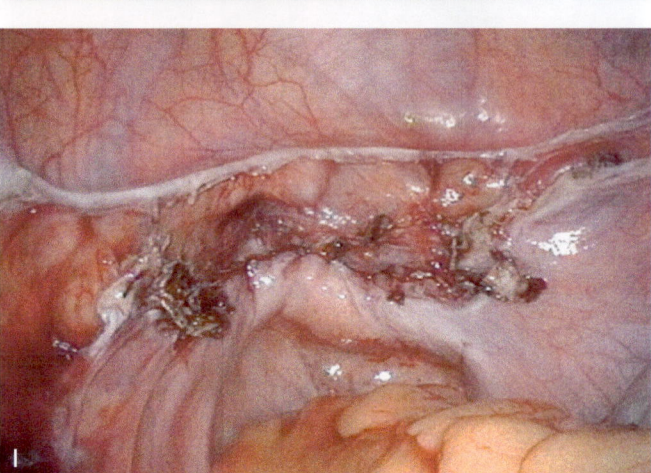

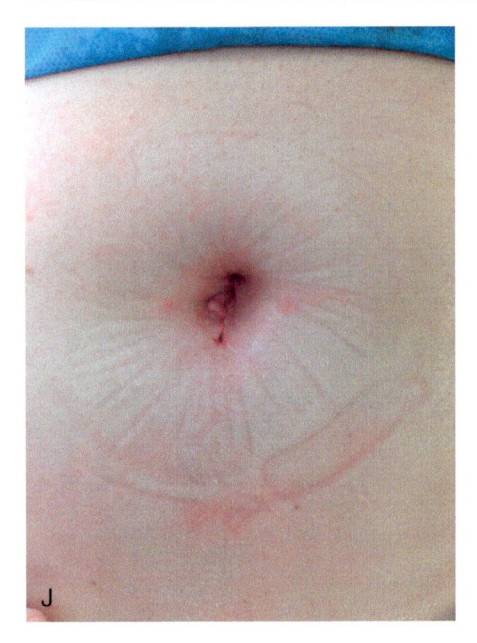

FIGURA 116-16 (Cont.) Cortes seriados são realizados abaixo dos ligamentos cardinais (**F,** lado direito) até que os vasos estejam fora da margem do anel do manipulador. Uma vez que os vasos estejam fora do anel, a bexiga é dissecada mais além, se necessário, e a colpotomia é iniciada. Aqui o gancho monopolar é utilizado para iniciar a colpotomia posteriormente (**G**) e completada anteriormente (**H**). O útero é removido por via vaginal, e a cúpula vaginal é fechada tanto transvaginalmente ou laparoscopicamente. A pelve é irrigada e a hemostasia é verificada com a cúpula fechada (**I**). A fáscia é fechada com sutura contínua absorvível em formato de 8, e a pele é fechada com uma sutura absorvível 4-0 intradérmica (**J**). Em pacientes com umbigo profundo, costuma ser mais fácil utilizar duas suturas intradérmicas separadas, trabalhando da base do umbigo até a parte superior, e então a base até a porção inferior da incisão. O cuidado pós-operatório é semelhante à histerectomia laparoscópica e robótica com a maioria das pacientes sendo liberada em menos de 24 horas.

CAPÍTULO 117

Cirurgia Anexial Laparoscópica

Tommaso Falcone ■ *Mark D. Walters*

Cistectomia Ovariana

A cistectomia ovariana é o tratamento de escolha para a conduta conservadora de cistos ovarianos presumidamente benignos. A aspiração simples está associada a uma alta taxa de recidiva, e o teste citológico do fluido cístico não é confiável. A ultrassonografia transvaginal é feita para avaliar um cisto ovariano. Os critérios de alto risco à ultrassonografia para se prever o diagnóstico patológico, como uma massa cística sólida ou ascite, contraindicam a cirurgia laparoscópica, a menos que haja suspeita de um cisto dermoide ou endometriose. O nível pré-operatório de CA-125 é útil para mulheres na pós-menopausa, mas não para as que estão na pré-menopausa. O mesmo princípio se aplica à avaliação do fluxo por Doppler. O exame de ressonância magnética (RM) não ajuda a diferenciar uma massa maligna de uma benigna.

Deve-se tentar remover o cisto sem rompê-lo. A laparotomia e a laparoscopia apresentam taxas equivalentes de ruptura. A ruptura de um cisto dermoide não parece estar associada a qualquer complicação de curto prazo se for feita uma irrigação copiosa. A ruptura intraoperatória de carcinomas de ovário estádio I não parece afetar o prognóstico.

A paciente deve consentir com a laparotomia se houver achado de câncer. Meias de compressão pneumática são colocadas nas panturrilhas. Uma sonda orogástrica é usada em caso de suspeita de distensão no estômago. É feito um exame com a paciente sob anestesia, e um cateter de Foley é inserido.

Para a realização de uma cistectomia ovariana, utiliza-se a técnica padrão de três punções. A cavidade peritoneal é sistematicamente avaliada conforme o descrito no Capítulo 115. O líquido peritoneal deve ser obtido para citologia. Se não houver presença de implantes ou sinais de malignidade peritoneal, o cirurgião deve proceder à cistectomia.

O córtex ovariano é coagulado e é feita uma incisão (Fig. 117-1). A borda do córtex é presa com uma pinça de Allis e dissecada do cisto. O cisto pode ser separado por dissecção romba com o uso de dispositivo de sucção-irrigação (Fig. 117-2). O cisto é então enucleado do ovário (Fig. 117-3) e colocado no fundo do saco anterior (Fig. 117-4). Utiliza-se cautério bipolar para hemostasia de qualquer vaso sanguíneo encontrado. Uma vez que o cisto esteja pronto para ser removido da cavidade peritoneal, ele é colocado em um saco (Fig. 117-5). Este é então trazido até a pele e o cisto é esvaziado dentro dele (Fig. 117-6). O cisto pode então ser morcelado fora do saco. O córtex ovariano não é habitualmente fechado, mas uma sutura simples pode ser aplicada para fechar um defeito profundo.

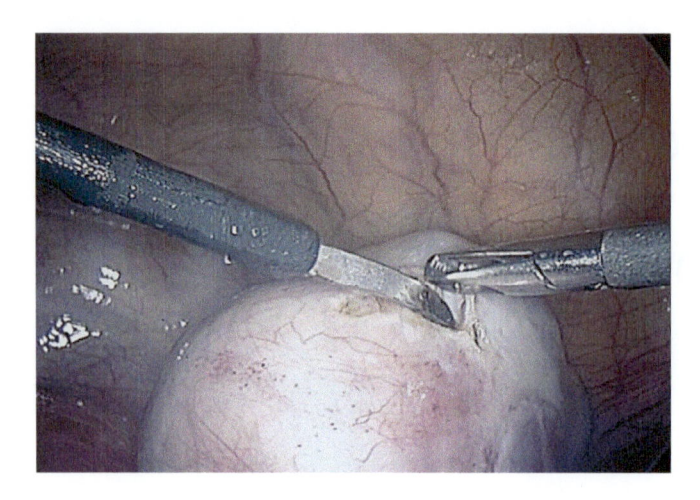

FIGURA 117-1 O córtex ovariano é coagulado e a incisão é feita.

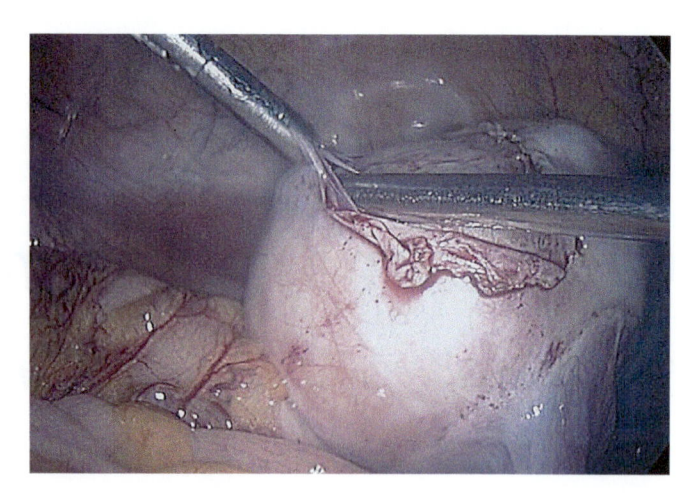

FIGURA 117-2 Um dispositivo de sucção-irrigação é usado para se obter um plano de dissecção.

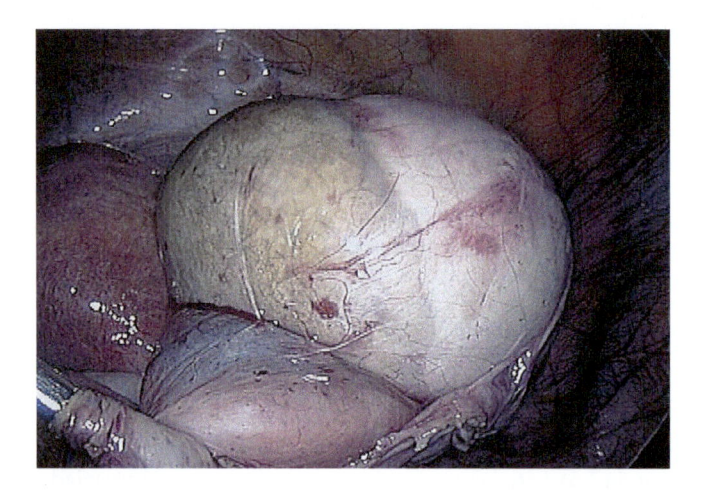

FIGURA 117-3 O cisto é dissecado do ovário por uma técnica de tração-contratração.

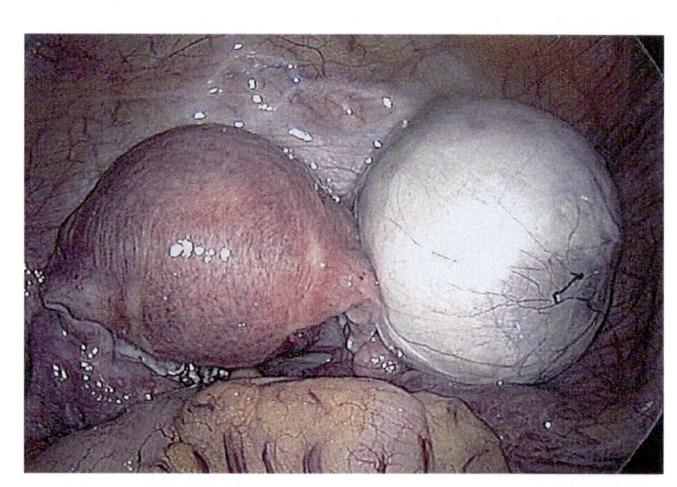

FIGURA 117-4 O cisto é colocado no fundo do saco para que o ovário possa ser inspecionado quanto ao sangramento.

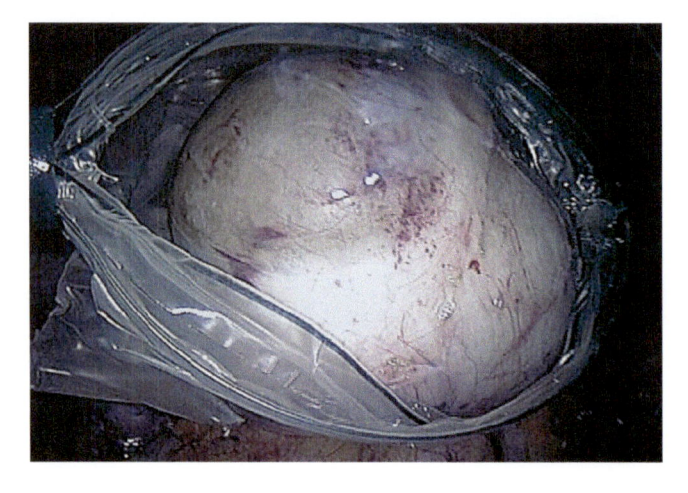

FIGURA 117-5 O cisto é colocado no saco para remoção.

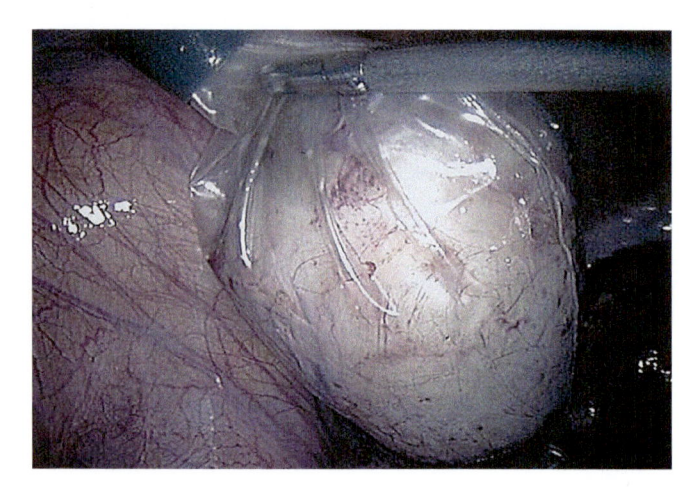

FIGURA 117-6 O saco é trazido através de uma porta. A maior parte do saco permanece dentro da cavidade peritoneal. O cisto é rompido dentro do saco, o conteúdo é aspirado e as partes sólidas removidas em pedaços.

Salpingooforectomia

A salpingooforectomia é o tratamento de escolha para cistos ovarianos em mulheres na peri e na pós-menopausa, pois a chance de ruptura é reduzida substancialmente. Antes de uma salpingooforectomia é feito o mesmo preparo pré e intraoperatório que para uma cistectomia. Recomenda-se uma abordagem retroperitoneal.

A técnica para uma salpingooforectomia ovariana é descrita a seguir. Faz-se uma incisão no peritôneo lateral aos vasos ovarianos, e o espaço retroperitoneal é identificado (Fig. 117-7). A dissecção romba é feita para identificar o ureter que está ligado à dobra medial do ligamento largo (Fig. 117-8). É feita, então, uma janela no ligamento largo acima do ureter. Os vasos ovarianos são coagulados e cortados (Fig. 117-9). O ureter é sempre identificado antes de se fazer qualquer coagulação (Fig. 117-10). O ligamento útero-ovariano é então coagulado e cortado (Fig. 117-11). A peça é colocada em um saco. A anatomia do espaço retroperitoneal é vista claramente ao final da dissecção (Fig. 117-12).

Gravidez Ectópica

Estudos clínicos randomizados prospectivos demonstraram a vantagem da laparoscopia sobre a laparotomia para o tratamento da gravidez ectópica. A rotura da tuba pode tornar mais difícil a cirurgia para salvá-la; entretanto, como não há critérios pré-operatórios para prever a rotura da tuba, o cirurgião deve estar preparado para agir adequadamente.

O uso de vasopressina diluída ajuda a hemostasia e reduz a necessidade do eletrocautério; contudo, não deve ser feita em pacientes hipertensas. Uma salpingostomia pode ser realizada para gravidez ectópica ampular. O fechamento da tuba não é necessário. Uma gravidez ectópica exclusivamente ístmica é geralmente controlada com salpingectomia parcial e anastomose. Uma salpingectomia total ou parcial é feita se a tuba estiver danificada sem possibilidades de reparo, se a paciente tiver tido cirurgia tubária anterior ou gravidez ectópica anterior dentro da trompa ipsilateral, ou se a fertilidade não for mais desejada.

A técnica da salpingostomia é descrita a seguir. Uma laparoscopia padrão com três portas é feita. Se houver presença de grande quantidade de sangue na cavidade peritoneal, uma porta maior (10 mm) deve ser inserida para aspiração com uma cânula de sucção de 10 mm.

Em caso de gravidez ectópica íntegra, vasopressina diluída (10 UI em 100 ml de soro fisiológico) é injetada na subserosa da mesossalpinge abaixo da massa, bem como onde a incisão será feita (Fig. 117-13). A serosa do lado antimesentérico é coagulada. Faz-se uma incisão na parede tubária com tesoura (Fig. 117-14). Hidrodissecção é feita para facilitar a remoção dos produtos da concepção (Fig. 117-15). O local de implantação é irrigado e observado para hemostasia. A hemorragia é controlada com cautério bipolar. A peça é extraída através da porta de 10 mm (geralmente umbilical) com um laparoscópio de 5 mm inserido através de uma porta mais baixa.

Para a salpingectomia, a técnica padrão de três portas é utilizada. É feita adesiólise e a tuba é liberada. A tuba proximal é eletrocoagulada e cortada (Figs. 117-16 e 117-17). A mesossalpinge é então coagulada em série e cortada, permanecendo próximo à tuba para evitar comprometer o fluxo sanguíneo para o ovário (Fig. 117-18A e B). A peça é removida através da porta de 10 mm.

O nível de gonadotrofina coriônica humana (hCG) deve ser verificado semanalmente no seguimento até que esteja abaixo que o limiar para o laboratório. Pacientes Rh-negativo devem receber imunoglobulina anti-RH.

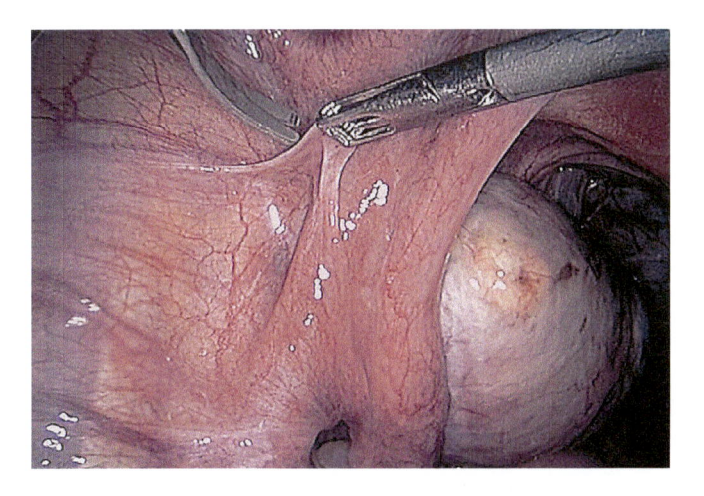

FIGURA 117-7 O peritônio lateral aos vasos ovarianos e cefálico ao ligamento redondo é preso e uma incisão é feita.

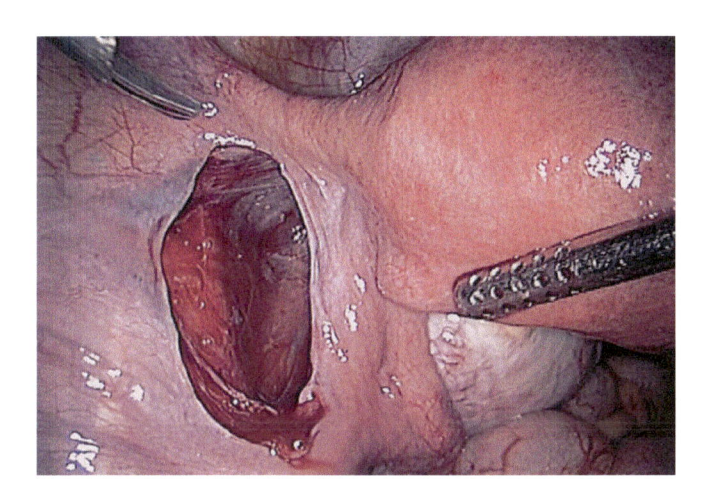

FIGURA 117-8 O espaço retroperitoneal é dissecado e o ureter é identificado.

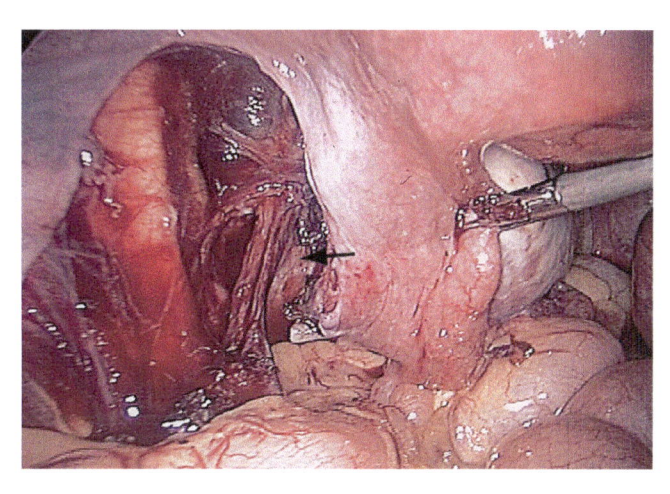

FIGURA 117-9 Os vasos ovarianos (seta) são cauterizados com cautério bipolar.

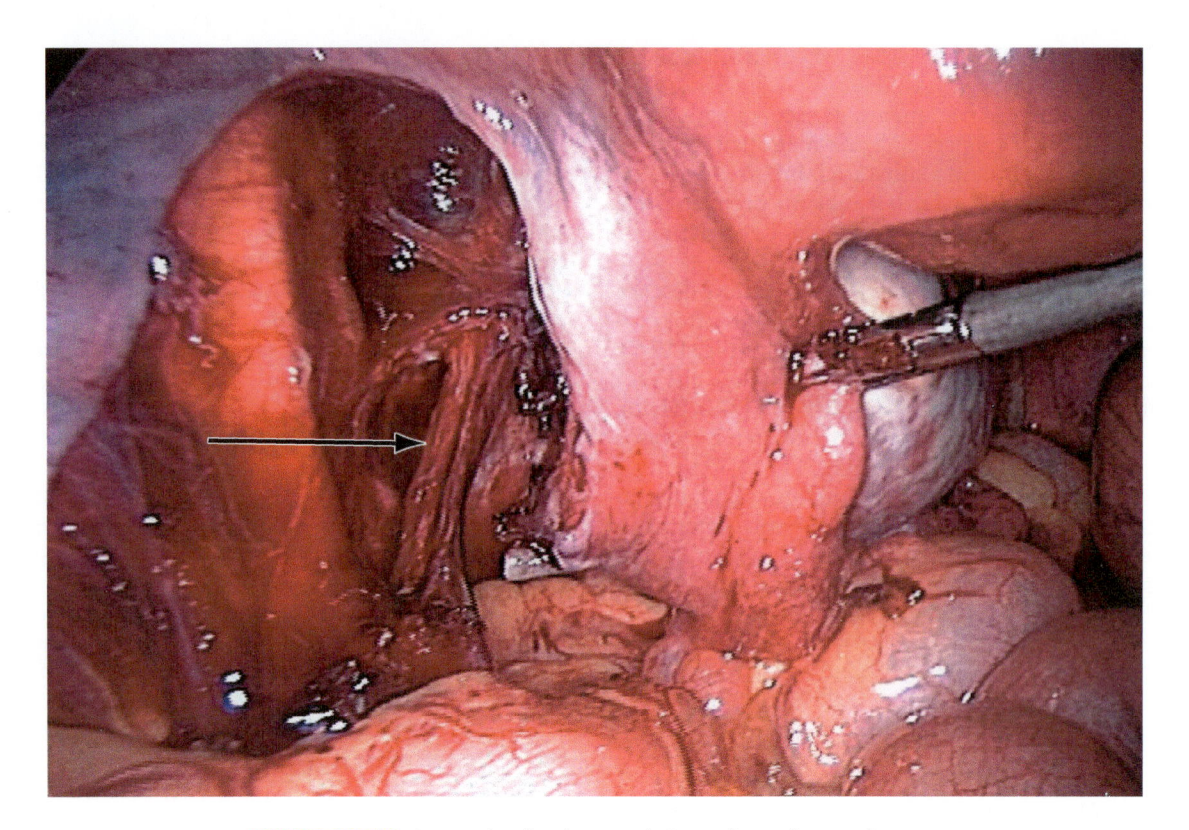

FIGURA 117-10 O ureter (*seta*) está sempre à vista ao longo do procedimento.

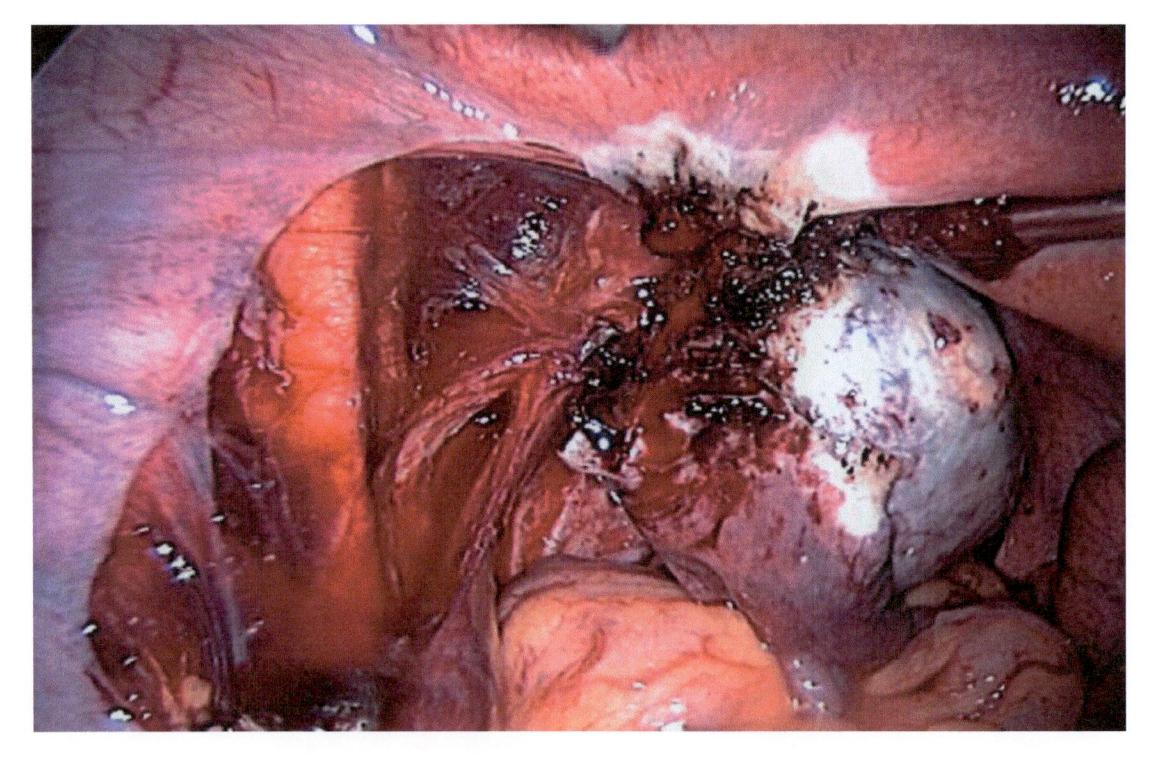

FIGURA 117-11 O ligamento útero-ovariano é coagulado.

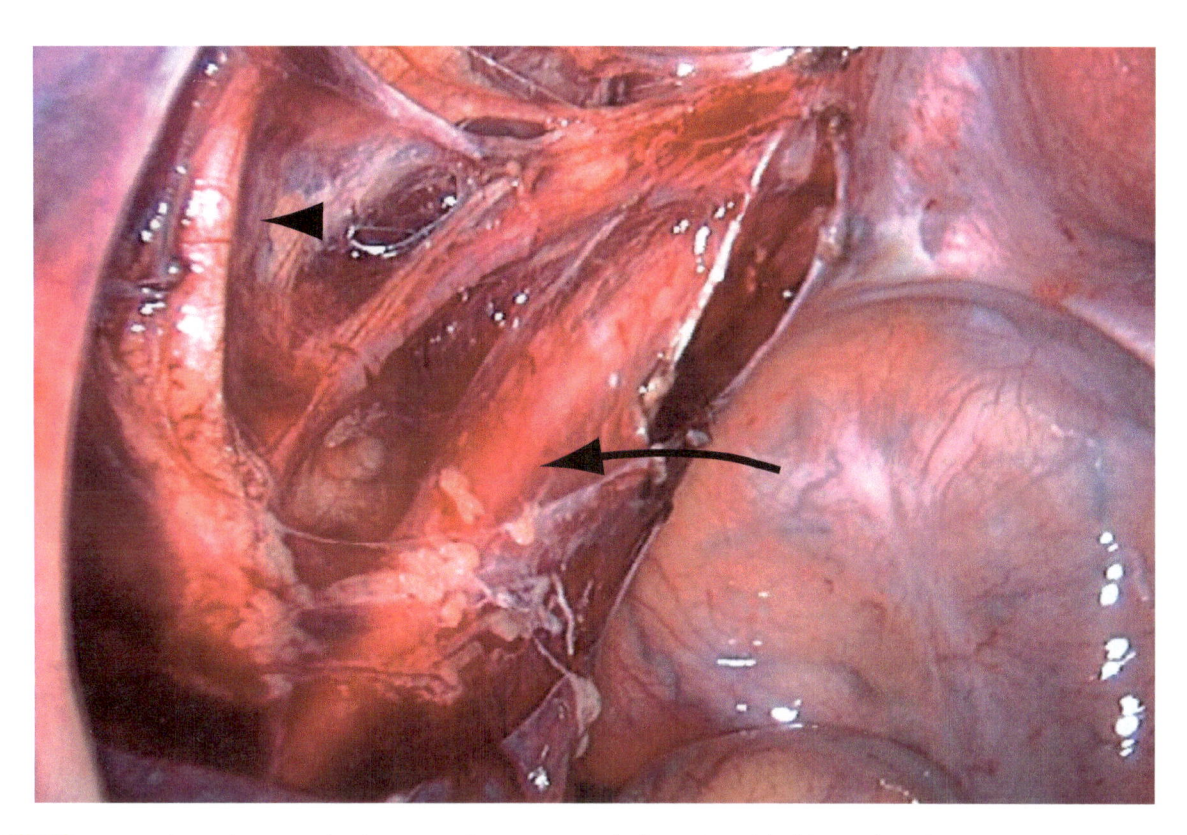

FIGURA 117-12 O ureter é visto claramente (*seta*). A artéria ilíaca interna saindo da artéria umbilical (*ponta de seta*) e a artéria uterina são vistas. A artéria uterina corre paralela ao ureter antes de cruzá-lo por cima.

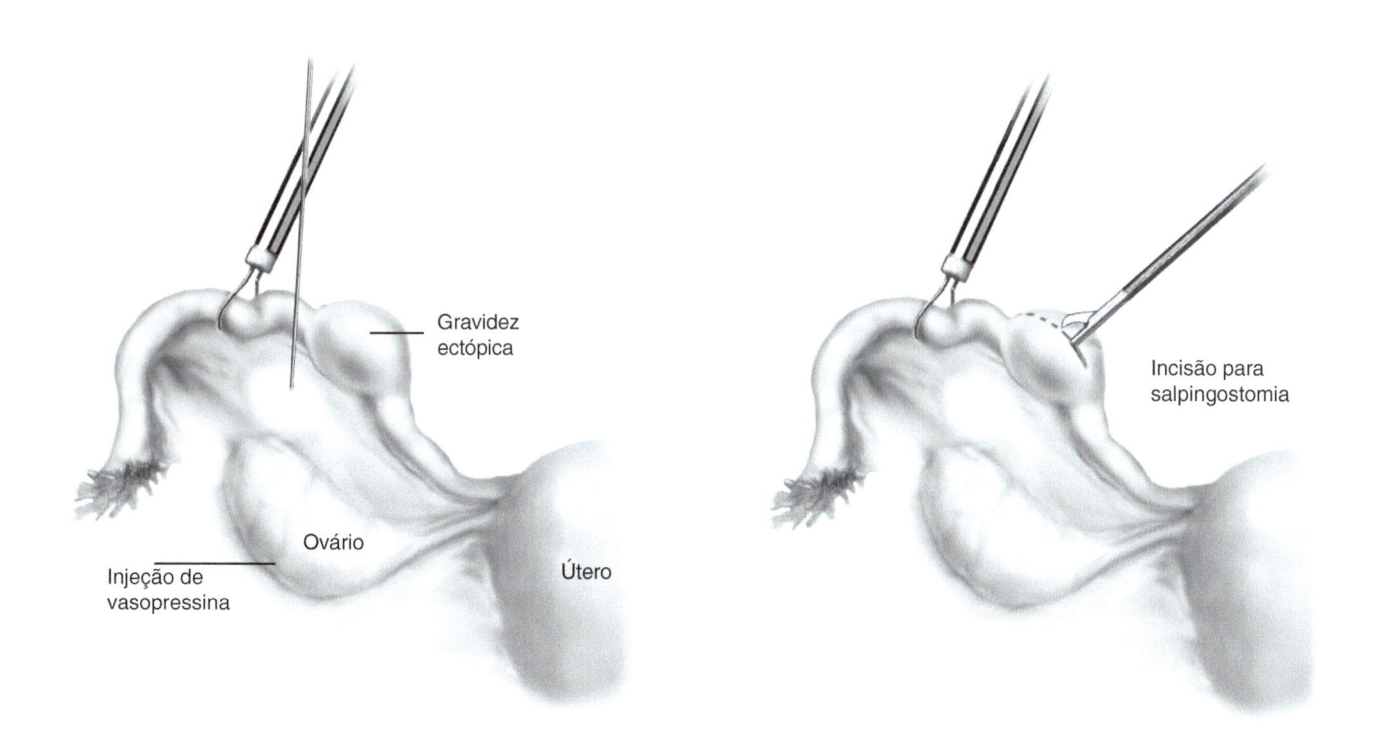

FIGURA 117-13 Vasopressina diluída é injetada na mesossalpinge.

FIGURA 117-14 Uma incisão é feita com tesoura.

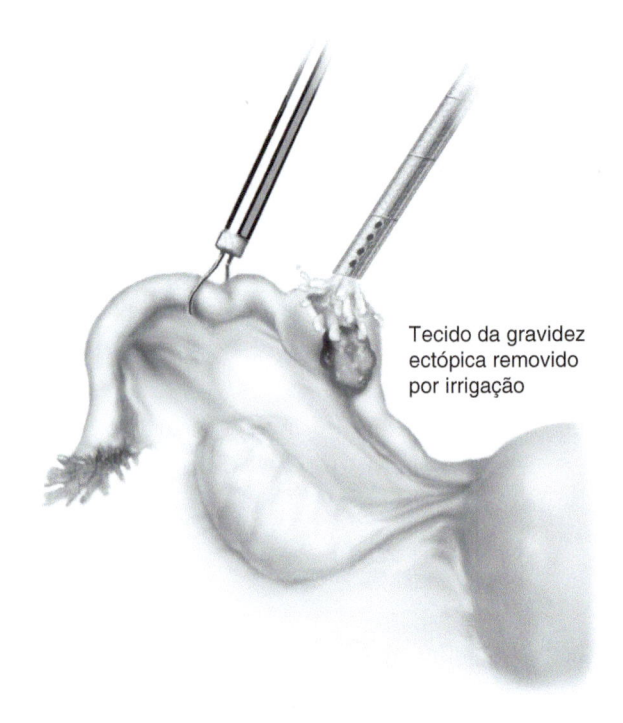

FIGURA 117-15 Uma cânula de irrigação é inserida na gravidez ectópica e, com a hidrodissecção, os tecidos da gravidez são retirados por meio da incisão.

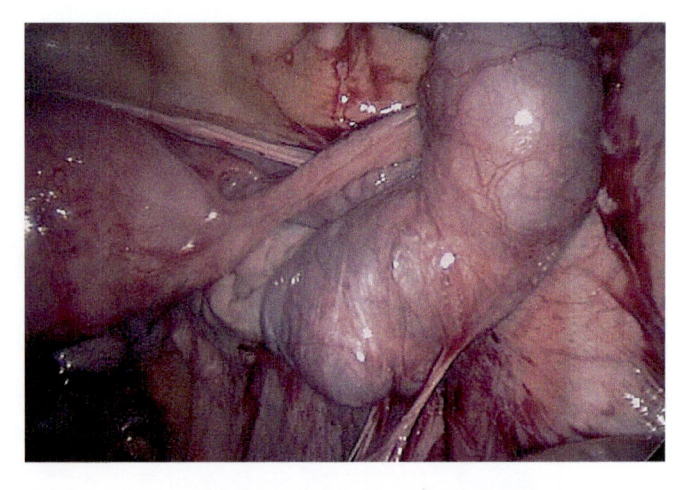

Tecido da gravidez ectópica removido por irrigação

FIGURA 117-16 Uma grande tuba é distendida com uma gravidez ectópica.

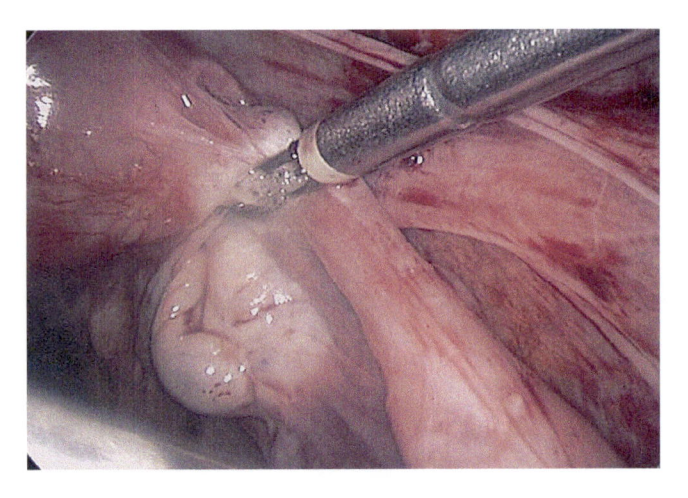

FIGURA 117-17 A tuba proximal é coagulada.

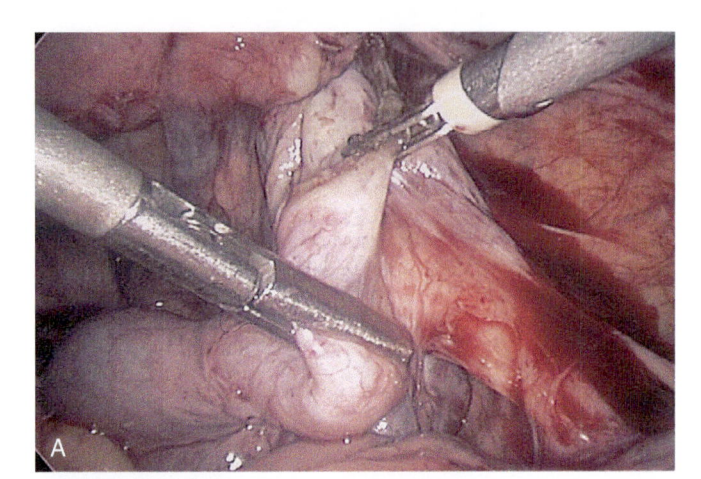

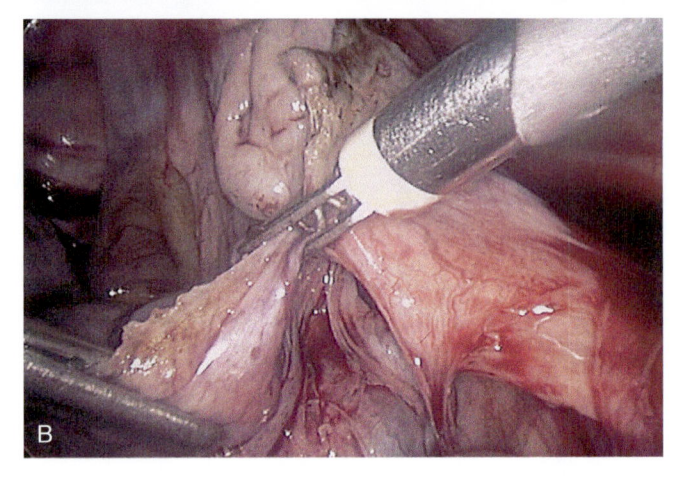

FIGURA 117-18 A e B. A mesossalpinge é coagulada em série e cortada.

Ligadura Tubárea

Uma ligadura tubárea pode ser realizada com eletrocautério, com a aplicação de clipes de Silastic, Hulka ou Filshie. A tuba é identificada na terminação fimbriada antes de se proceder à ligadura.

Para a técnica do eletrocautério, a tuba é cauterizada a 2 cm da junção com uma corrente de corte de 40W. Duas ou três áreas contíguas são cauterizadas (Fig. 117-19).

Para a técnica do anel de Falópio, a tuba é apreendida a 2 cm do útero com o aplicador. A tuba é puxada para o cilindro e a banda é aplicada ao redor da sua alça (Fig. 117-20). O aplicador deve ser movido para a frente à medida que a tuba é trazida para ele, ou a tuba pode ser seccionada. Ao final do procedimento, a alça da tuba é examinada para se ter certeza de que os dois lúmens completos estão distais à banda.

Com a técnica do clipe, a tuba é apreendida a 2 cm do útero com o aplicador que já tem um clipe no lugar (Fig. 117-21). Uma vez que esteja claro que o clipe está aplicado em toda a tuba, ele é grampeado com firmeza. Um clipe por tuba é suficiente.

Tuboplastia

Pacientes com doença tubária de moderada a grave, conforme a classificação da Sociedade Americana de Fertilidade, devem geralmente ser tratadas com fertilização *in vitro* em vez de cirurgia.

Pacientes inférteis que são candidatas à cirurgia tubária devem ter uma avaliação da tuba durante a histerossalpingografia ou ao tempo da cirurgia. Os seguintes critérios devem ser atendidos:

- Hidrossalpinges de parede fina com leve dilatação
- Aderências peritubárias mínimas
- Preservação das dobras da mucosa

A fimbrioplastia é realizada quando a fimose fimbrial, uma constrição da trompa distal, está presente. Um tufo de fímbrias pode estar saindo do lúmen distal. É realizada uma neossalpingostomia quando a terminação distal da trompa estiver totalmente ocluída.

A tesoura deve ser usada sem energia. Deve-se usar eletrocautério bipolar ou micropolar.

A técnica para neossalpingostomia é descrita a seguir. O procedimento é iniciado com lise de aderências. Os princípios de tração e contratração são usados para desenvolver os planos teciduais (Fig. 117-22). A cromotubagem dilatará a trompa distal. Vasopressina diluída é injetada na terminação distal. Isso reduzirá a necessidade de uso do eletrocautério. A tuba é aberta com tesoura (Fig. 117-23). Uma incisão em cruz é formada. Pontos absorvíveis 4-0 a 5-0 são usados para everter as bordas. O ponto passa pela mucosa, de dentro para fora, e então através da serosa, mais uma vez distalmente (Fig. 117-24). Os pontos são amarrados intracorporeamente. Dois ou três pontos costumam ser suficientes.

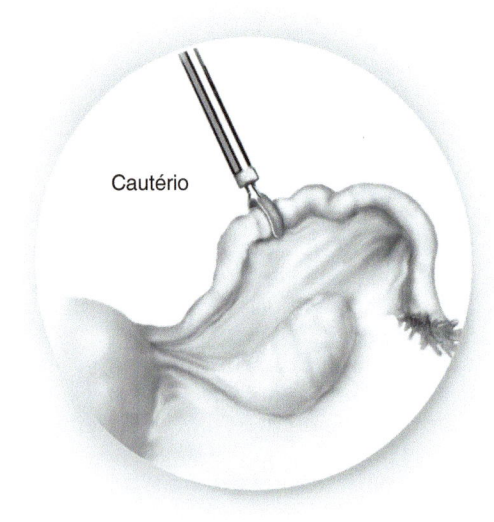

FIGURA 117-19 Um cautério bipolar segura a tuba e cauteriza duas ou três áreas contíguas.

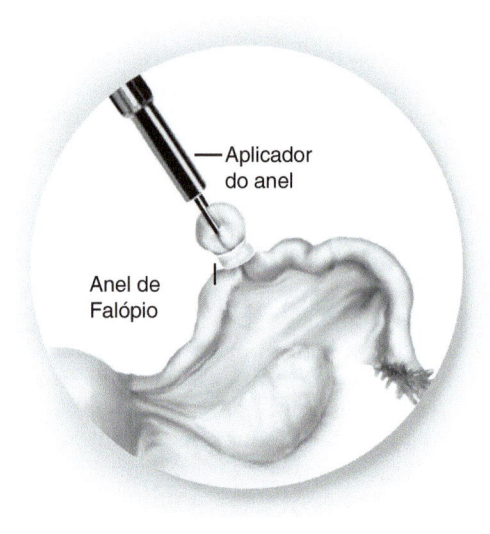

FIGURA 117-20 Uma banda é colocada através de uma alça da tuba.

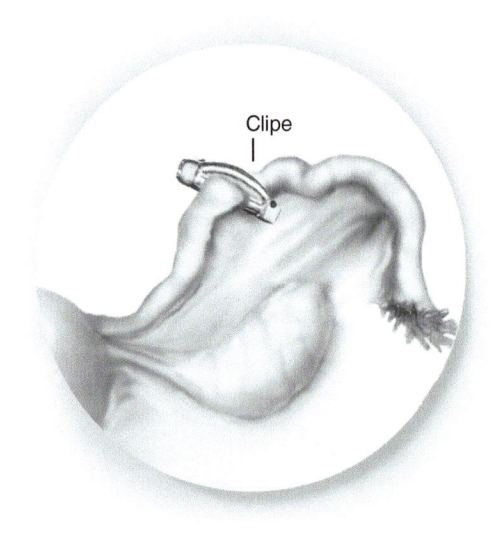

FIGURA 117-21 Um clipe é colocado transversalmente à tuba inteira.

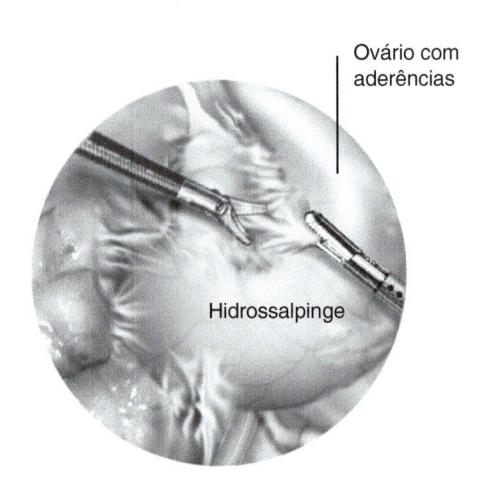

FIGURA 117-22 Aderências são excisadas com tesoura fins, com o uso dos princípios da tração e contratração.

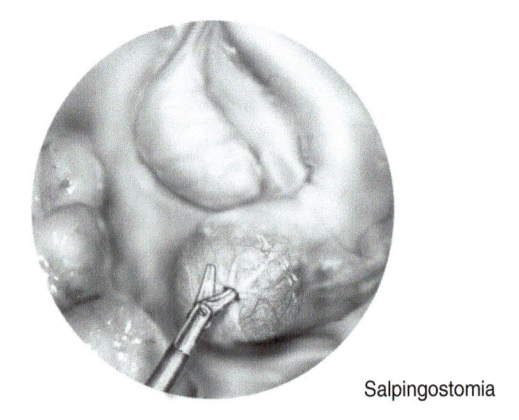

FIGURA 117-23 A tuba é distendida com líquido, a vasopressina é injetada e uma incisão em cruz é feita com tesoura.

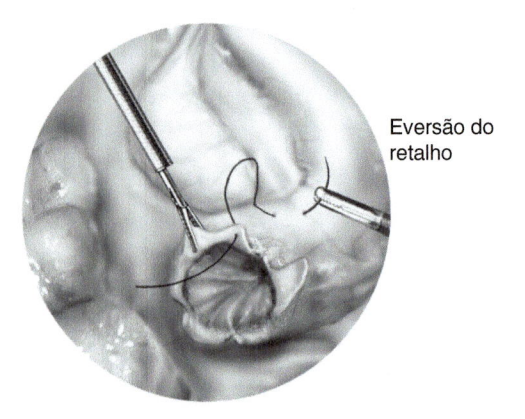

FIGURA 117-24 O ponto vai de dentro do lúmen para fora através da serosa; então, a agulha é inserida através da serosa da tuba, a alguns milímetros de distância.

CAPÍTULO 118

Cirurgia Laparoscópica para Incontinência Urinária de Esforço (Colpossuspensão de Burch)

Mark D. Walters

A colpossuspensão laparoscópica de Burch é uma das primeiras opções terapêuticas para incontinência urinária de esforço. É especialmente útil quando o cirurgião ou a paciente não desejam uma cirurgia de enxerto ou *sling* para o tratamento. As taxas de cura parecem ser semelhantes à colpossuspensão de Burch aberta e à fita vaginal livre de tensão (TVT), apesar de não existirem estudos com seguimento de longo prazo. Várias revisões de literatura sobre a colpossuspensão de Burch, incluindo uma revisão da Cochrane, foram publicadas.

A colpossuspensão laparoscópica de Burch pode ser feita com uma técnica extraperitoneal ou intraperitoneal. A técnica intraperitoneal da colpossuspensão de Burch começa com a inserção de um laparoscópio através de um trocarte intraumbilical de 5 mm seguida de insuflação intra-abdominal. O exame da cavidade peritoneal é realizado, delineando-se os vasos epigástricos inferiores, órgãos pélvicos e abdominais, e qualquer doença abdominal ou pélvica. Dois trocartes adicionais (5 mm e 5/12 mm) são colocados sob visão direta, um em cada lado do abdome inferior.

A bexiga é cheia com 200 a 300 ml de água estéril ou soro fisiológico. Uma sonda pode ser usada para pressionar a base da bexiga para cima, para que a margem superior da bexiga seja facilmente delineada (Fig. 118-1). Com uma dissecção cortante com eletrocautério ou bisturi harmônico, o cirurgião faz uma incisão transversa 2 cm acima da reflexão da bexiga entre os ligamentos umbilicais medianos (Fig. 118-2). Dissecção romba e cortante e direção à face posterior/superior da sínfise púbica reduz o risco de lesão na bexiga. A identificação do tecido areolar no ponto de incisão confirma o plano correto da dissecção (Fig. 118-3). A dissecção cortante é então realizada inferolateralmente em ambos os lados para identificar a sínfise púbica, os ligamentos de Cooper, o músculo obturador interno, o arco tendíneo da fáscia da pelve e o colo vesical (Fig. 118-4). Deve-se evitar a dissecção de linha média sobre a uretra.

Após o espaço de Retzius ser exposto, o cirurgião coloca dois dedos na vagina e identifica a junção uretrovesical ao fazer uma leve tração no cateter de Foley. Usando um dos dedos que está na vagina para elevar a parede lateral da vagina até o colo vesical, eu passo pontos na parede vaginal excluindo o epitélio vaginal, no nível ou próximo à porção média da uretra e do colo vesical (Fig. 118-5). Uma sutura não absorvível é feita com pontos no formato de 8, englobando toda a espessura da parede vaginal anterior. A agulha é então passada através do ligamento de Cooper de forma ipsilateral (Fig. 118-6). Se for usada uma sutura dupla, eu faço duas passagens através do ligamento de Cooper e, depois, faço o nó acima do ligamento. Eu coloco Gelfoam® entre a parede vaginal e a fáscia do obturador antes de fazer o nó, para promover fibrose. Elevando-se a vagina simultaneamente, amarra-se a sutura com seis nós quadrados extracorpóreos. Dois meios nós de laçada e um nó quadrado plano prendem o ponto (Fig. 118-7).

As suturas são amarradas assim que passadas, pare evitar que emaranhem. As suturas devem ser colocadas em primeiro lugar na porção média da uretra, apesar de isso ser uma questão de preferência. É mais fácil posicionar os pontos a partir da porta abdominal inferior contralateral. A Figura 118-8 mostra a sutura no colo vesical à esquerda colocada a partir da porta do quadrante inferior esquerdo, apesar de ser possível colocá-la a partir de qualquer dos lados. Ambas as pontas do fio são então passadas no ligamento de Cooper (Fig. 118-9) e amarradas. Duas suturas são colocadas em cada lado para terminar a operação (Fig. 118-10). O nível apropriado de elevação do colo vesical é estimado pela mão do cirurgião na vagina. O objetivo é elevar a parede vaginal no nível do arco tendíneo da fáscia da pelve bilateralmente para que o colo vesical seja apoiado e estabilizado pela parede vaginal. Ao amarrar as suturas, o cirurgião não deve aproximar a parede vaginal ao ligamento de Cooper ou colocar tensão excessiva sobre a parede vaginal. Uma ponte de sutura de 1,5 a 2 cm é comum.

Se a paciente tiver um prolapso da parede vaginal anterior, pode ser feito um reparo do defeito paravaginal em conjunto com a colpossuspensão de Burch. Quando isso é feito, eu faço uma dissecção romba dos espaços paravaginais de cada lado da bexiga. A dissecção deve identificar bilateralmente as bordas lateral e inferior da bexiga e da uretra, a parede vaginal anterior e a fáscia endopélvica, o músculo obturador interno e a fáscia, e o arco tendíneo da fáscia da pelve (Fig. 118-11). O arco tendíneo da fáscia da pelve é uma condensação da fáscia do obturador que vai do osso púbico à espinha isquiática. A espinha isquiática deve ser palpada ou visualizada o melhor possível. Deve-se ter cuidado ao identificar o canal do obturador e o feixe neurovascular para evitar lesionar os vasos e o nervo do obturador. Começando no ápice vaginal, um único fio 2-0 não absorvível de 90 a 120 cm em uma agulha CT-2 ou SH é usado para suturar toda a espessura da vagina, excluindo a epitélio vaginal, e então para dentro do arco tendíneo da fáscia da pelve, que fica 3 a 4 cm abaixo da fossa do obturador. Essa sutura é então amarrada extracorporeamente. Dois a quatro pontos adicionais são colocados através da parede vaginal e para o arco tendíneo da fáscia da pelve ou fáscia do músculo obturador interno em intervalos de 1 cm até que o defeito seja fechado (Fig. 118-12). O mesmo procedimento é feito do lado oposto. Se o procedimento for executado concomitantemente à colpossuspensão de Burch, o reparo do defeito paravaginal deve ser realizado primeiro porque a exposição dos defeitos laterais diminui após as suturas de Burch serem amarradas. Eu coloco primeiro o ponto no nível da espinha isquiática e então os pontos subsequentes, conforme o necessário, em direção ao osso púbico.

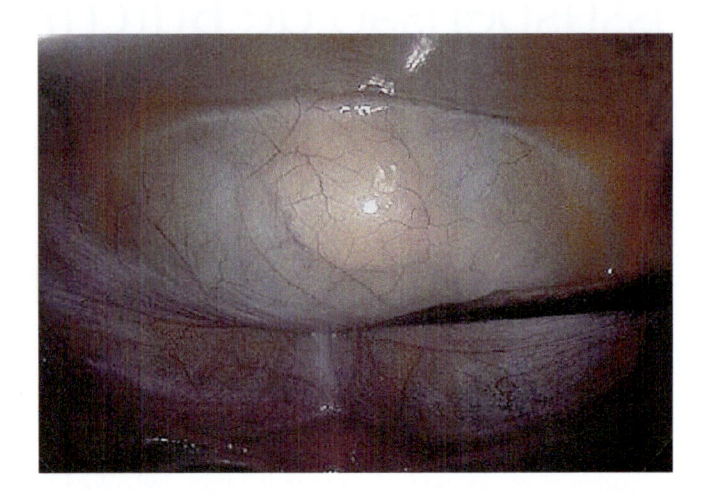

FIGURA 118-1 A bexiga é cheia antes de se iniciar a colpossuspensão de Burch. A margem superior da bexiga pode ser delineada pressionando-se a base da bexiga.

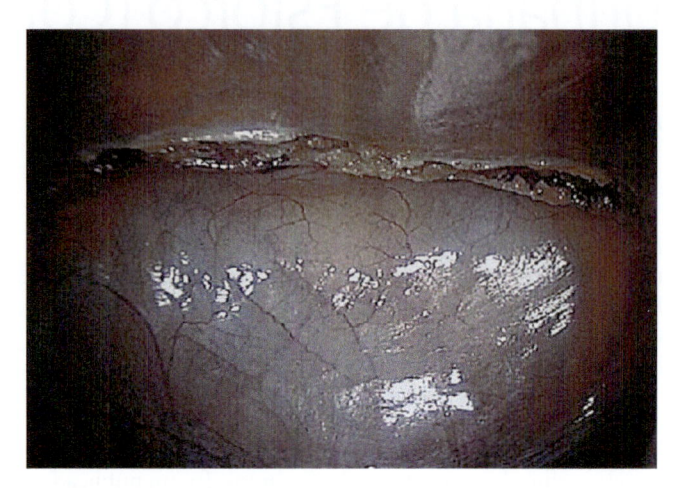

FIGURA 118-2 Dissecção cortante é usada para se fazer a incisão no peritônio 2 cm acima da reflexão da bexiga.

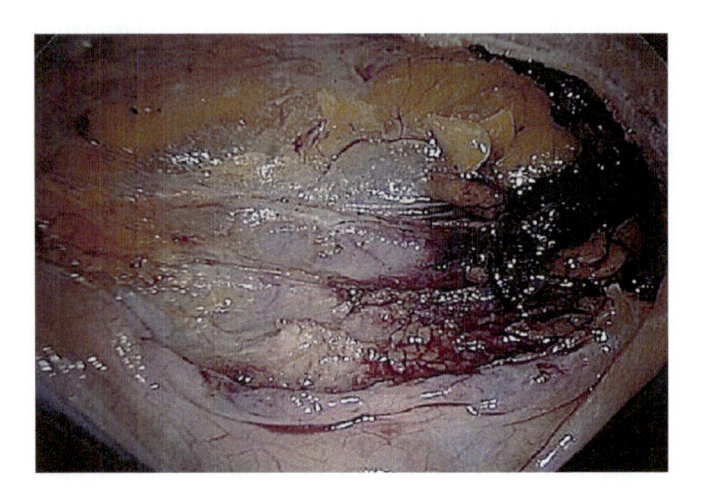

FIGURA 118-3 A identificação do tecido areolar no ponto de incisão confirma o plano de dissecção correto.

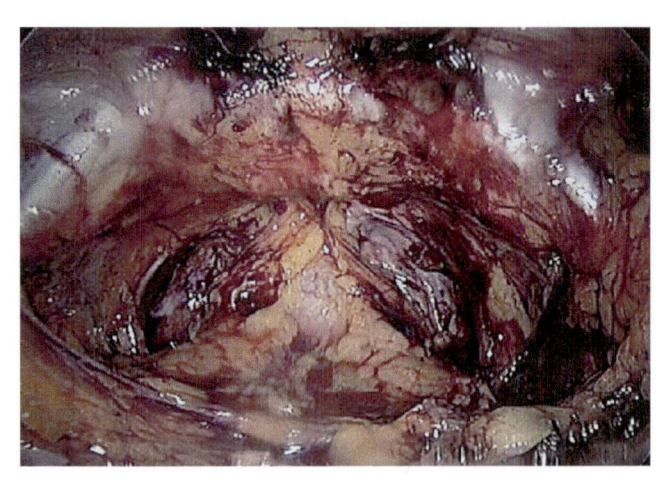

FIGURA 118-4 O espaço de Retzius é visualizado.

CAPÍTULO 118 Cirurgia Laparoscópica para Incontinência Urinária de Esforço (Colpossuspensão de Burch)   1265

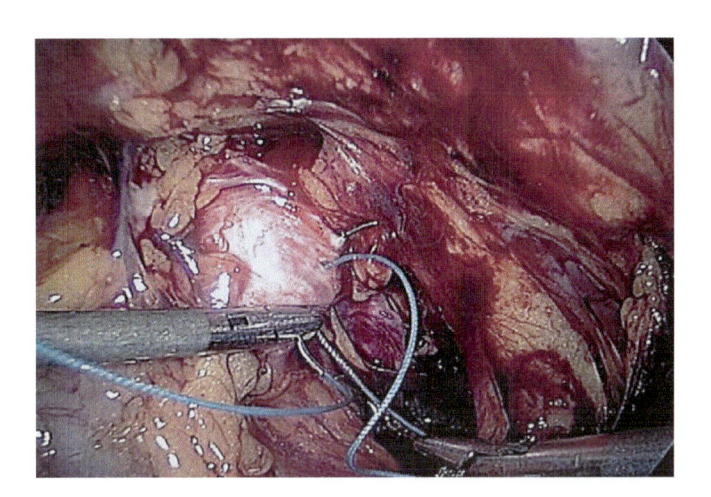

FIGURA 118-5 Com uma técnica de sutura laparoscópica, um ponto é passado na parede vaginal direita e fáscia endopélvica no nível ou próximo à porção média da uretra e ao colo vesical.

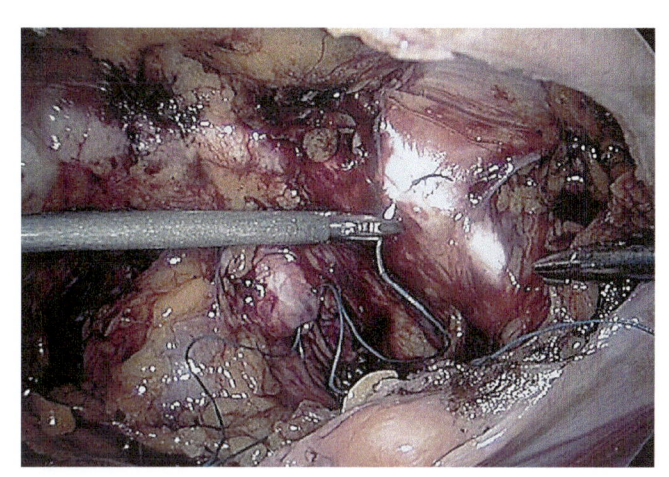

FIGURA 118-6 Passa-se a agulha através do ligamento de Cooper, ipsilateralmente.

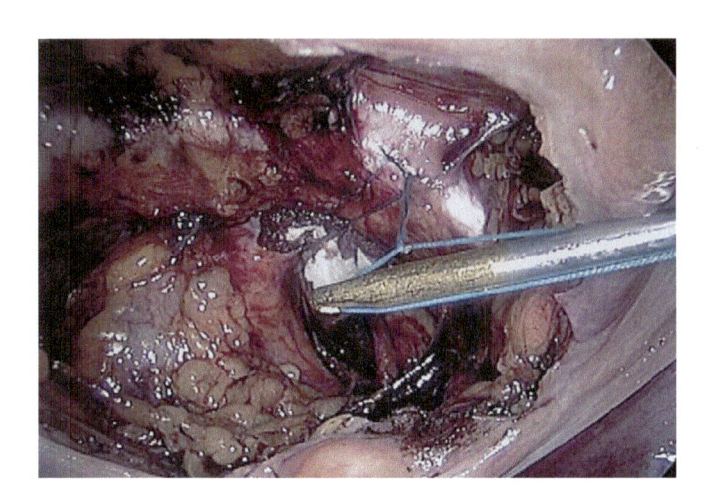

FIGURA 118-7 A sutura direita da colpossuspensão de Burch é atada usando-se a técnica de amarração de nó extracorpórea.

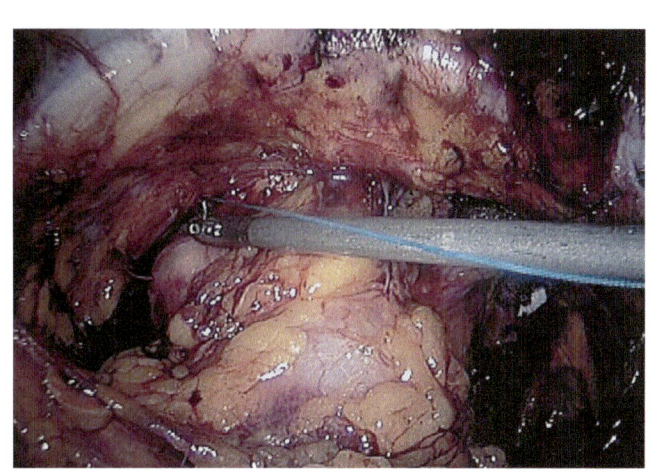

FIGURA 118-8 A sutura periuretral esquerda é colocada no nível da porção média da uretra e colo vesical.

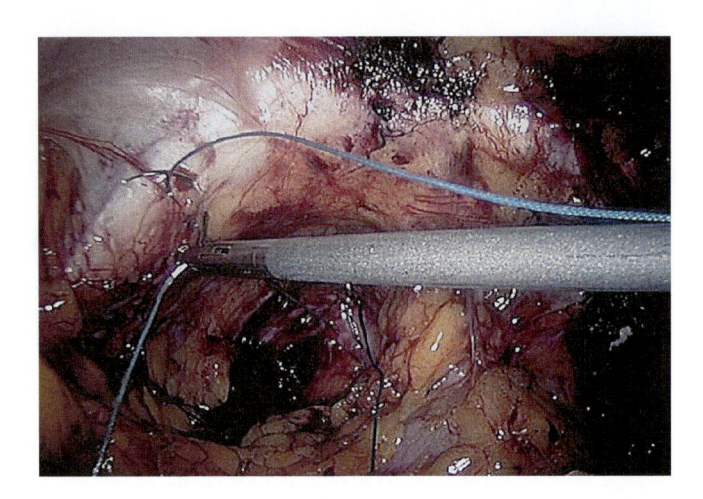

FIGURA 118-9 Ambas as terminações da sutura periuretral esquerda são passadas através do ligamento de Cooper a partir da porta contralateral.

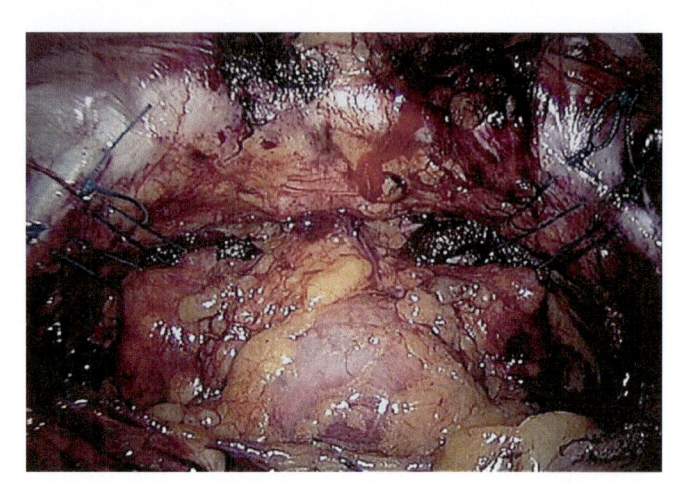

FIGURA 118-10 A colpossuspensão de Burch está completa, com duas suturas em ambos os lados da uretra proximal e colo vesical

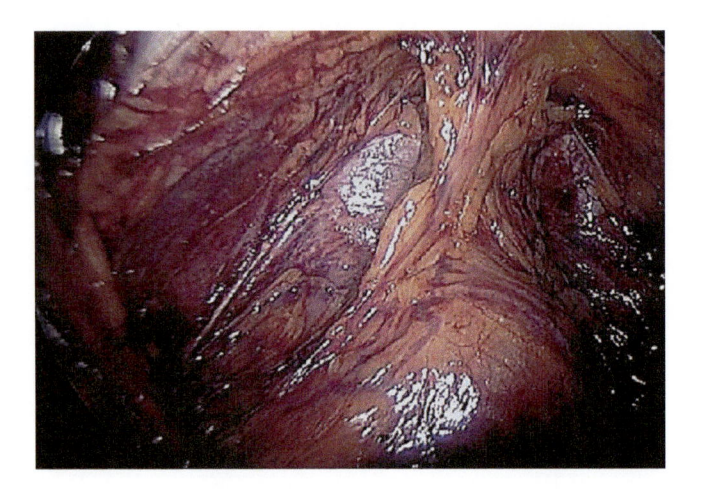

FIGURA 118-11 Mostra-se o arco tendíneo da fáscia da pelve com o defeito paravaginal esquerdo.

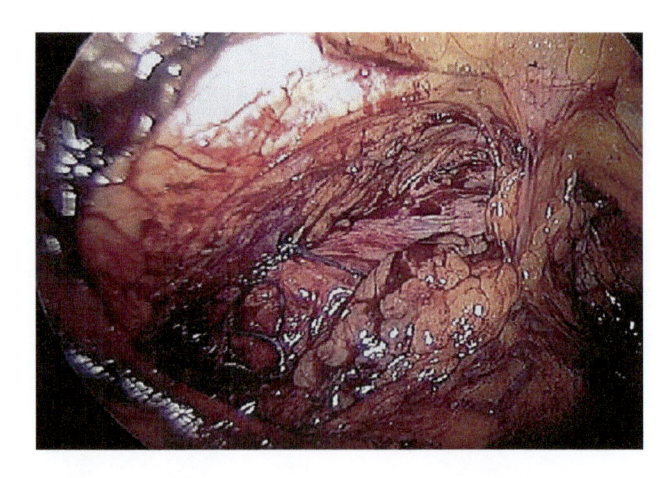

FIGURA 118-12 O reparo do defeito paravaginal esquerdo está completo, com três suturas, antes que as suturas da colpossuspensão de Burch sejam colocadas à esquerda.

CAPÍTULO 119

Cirurgia Laparoscópica para Prolapso de Órgãos Pélvicos

Mark D. Walters ■ *Audra J. Hill*

Colpopexia Sacral Laparoscópica

Além da porta intraumbilical, um trocarte de 10/12 mm deve ser colocado em um dos quadrantes inferiores para introdução da sutura. Uma ou duas portas adicionais de 5 mm são colocadas no nível do umbigo, lateral ao músculo reto para tração. A colocação da porta deve permitir uma triangulação adequada na pelve para ajudar na sutura laparoscópica. A pelve profunda é visualizada, observando-se as estruturas pélvicas (Fig. 119-1). Um obturador firme é colocado na vagina para elevar o ápice vaginal (Fig. 119-2). Primeiro, o cólon sigmoide é rebatido para a esquerda, o peritônio sobre o promontório sacral é examinado e as principais estruturas, tais como bifurcação aórtica, artérias e veias ilíacas e ureter direito, são visualizadas. Com cuidado, é feita uma incisão longitudinal sobre o promontório sacral e, com o uso de elevação e dissecção cortante, o promontório sacral é exposto (Fig. 119-3). O cirurgião deve identificar a artéria e a veia sacral média, e uma seção de 3 a 4 cm do sacro anterior é exposta, se possível. O peritônio que corre no espaço pararretal direito é aberto em direção ao fundo do saco, com cuidado especial para evitar o ureter. A seguir, o peritônio é dissecado do ápice vaginal, para delinear a parede vaginal e a fáscia endopélvica. A dissecção anterior é realizada quando necessária, tomando-se cuidado para evitar lesionar a bexiga (Fig. 119-4). A dissecção do peritônio da parede posterior da vagina é então realizada. Ocasionalmente, um obturador lubrificado pode ser colocado no reto e também na vagina, para auxiliar o delineamento do septo retovaginal (Fig. 119-5). Uma tira de tela de polipropileno é introduzida através da porta de 10/12 mm. Três ou quatro pares de suturas não absorvíveis são colocadas para prender a tela à parede posterior da vagina e ao ápice vaginal (Fig. 119-6). A tela pode ser presa próximo ao corpo perineal, se houver indicação. Uma tira menor da tela é presa aos dois terços distais da parede anterior da vagina com pontos de absorção tardia 2-0. As telas anterior e posterior podem então ser ligadas ao ápice vaginal, formando uma tela em formato de Y ou T. Uma técnica alternativa é moldar a tela extracorporeamente ou usar uma tela em Y e então trazê-la para o abdome. Deve-se ter cuidado para evitar torcer a tela e emaranhar as suturas. A Figura 119-7 mostra a colocação completa da tela na vagina. Se desejado, o fundo do saco pode ser obliterado sob a tela (Fig. 119-8). Volta-se então a atenção para a fixação da tela ao sacro. A elevação vaginal é direcionada ao promontório sacral. A elevação vaginal adequada deve proporcionar apoio apical sem tensão significativa ser aplicada na vagina. Dois ou três pontos permanentes são usados para prender a tela ao promontório sacral com amarração de nó extracorpóreo (Fig. 119-9). Alternativamente, tachas de titânio podem ser usadas para prender a tela ao ligamento longitudinal anterior do sacro. O peritônio é então fechado sobre a tela com pontos contínuos ou separados (Fig. 119-10).

Plicatura e Encurtamento Laparoscópico do Ligamento Uterossacral

Ocasionalmente, o útero apresenta um prolapso discreto ou o fundo de saco é profundo, e o cirurgião e a paciente não desejam que seja feita uma histerectomia. Isso pode acontecer em mulheres com incontinência urinária de esforço submetidas a um procedimento de Burch. Recomenda-se que a plicatura do ligamento uterossacral seja feita profilaticamente no momento de todos os procedimentos de Burch, mas a eficácia desse procedimento para impedir futura enterocele ou prolapso uterino ainda não foi estabelecida. Uma técnica semelhante pode ser feita para ajudar a apoiar a cúpula vaginal ou o colo do útero quando da histerectomia laparoscópica ou robótica total ou supracervical.

Para que seja possível realizar a plicatura e o encurtamento do ligamento uterossacral, a porção posterior do colo do útero, o fundo do saco e os ligamentos uterossacrais são identificados. A tração do útero cefálica ou ventralmente faz com que os ligamentos uterossacrais fiquem estirados, facilitando sua identificação. Os ligamentos uterossacrais são seguidos em direção ao sacro, bilateralmente. Os dois ureteres devem ser claramente visualizados e evitados durante o procedimento. Pontos inabsorvíveis ou de absorção tardia podem ser usados. A primeira sutura é colocada próximo à inserção de cada ligamento uterossacral para o colo do útero, plicando-se esses locais com um nó extracorpóreo. Isso coloca o restante dos ligamentos uterossacrais sob grande tensão, facilitando a identificação. Em torno de uma a três suturas adicionais são colocadas conforme o necessário e amarradas para unir os ligamentos uterossacrais (Fig. 119-11). Uma sutura é então colocada proximal ao ligamento uterossacral, 2 a 4 cm do sacro. Mais uma vez, deve-se ter cuidado para evitar o ureter que está a alguns centímetros, lateralmente. A sutura é então colocada no ligamento uterossacral próximo à sua ligação com o colo do útero e deve ser reparada até a colocação da sutura contralateral. A segunda sutura é colocada e ambas as suturas são amarradas com nós extracorpóreos para encurtar os ligamentos. O útero, ou a cúpula vaginal, pode ser elevado nesse momento para facilitar a amarração do nó.

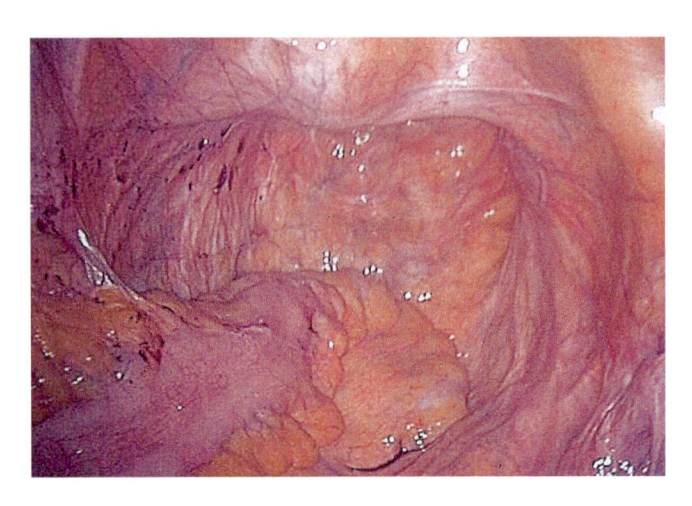

FIGURA 119-1 A pelve profunda é visualizada em uma mulher com prolapso vaginal e enterocele central.

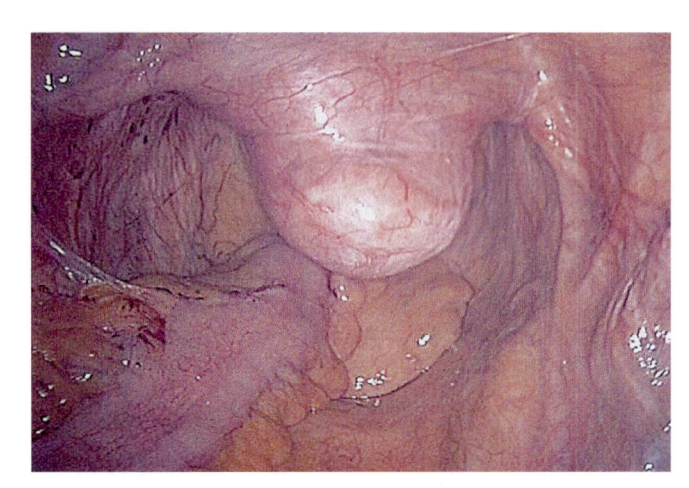

FIGURA 119-2 Um obturador é colocado na vagina para elevar o ápice vaginal.

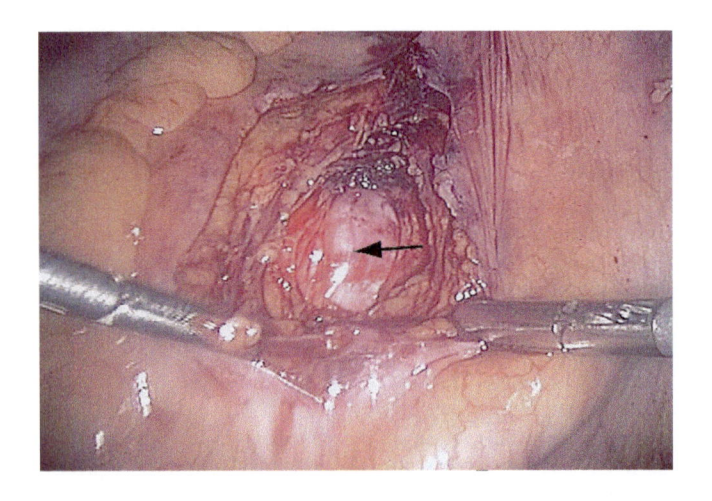

FIGURA 119-3 O ligamento longitudinal anterior (*seta*) do promontório sacral é exposto.

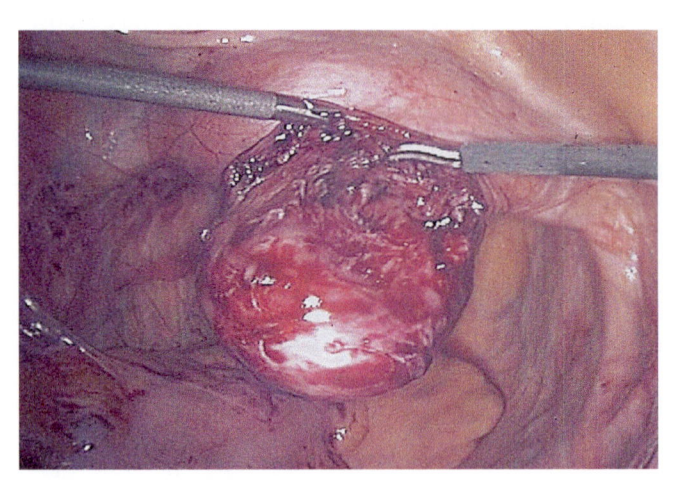

FIGURA 119-4 O peritônio é dissecado do ápice vaginal, tomando-se cuidado especial para evitar lesão à bexiga.

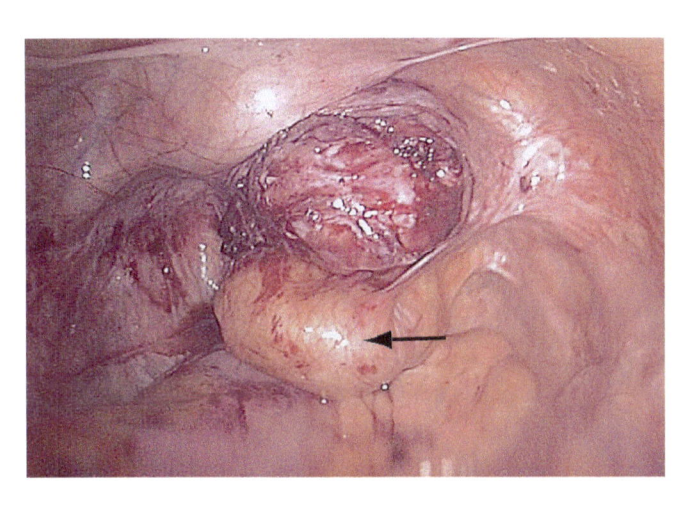

FIGURA 119-5 Um obturador lubrificado é inserido no reto (*seta*) e na vagina para delinear essas duas estruturas.

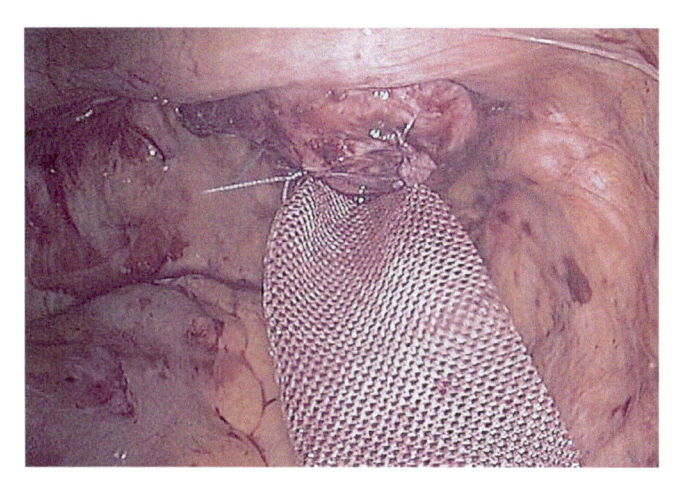

FIGURA 119-6 A tela usada para a colpopexia sacral é suturada ao longo da parede posterior da vagina.

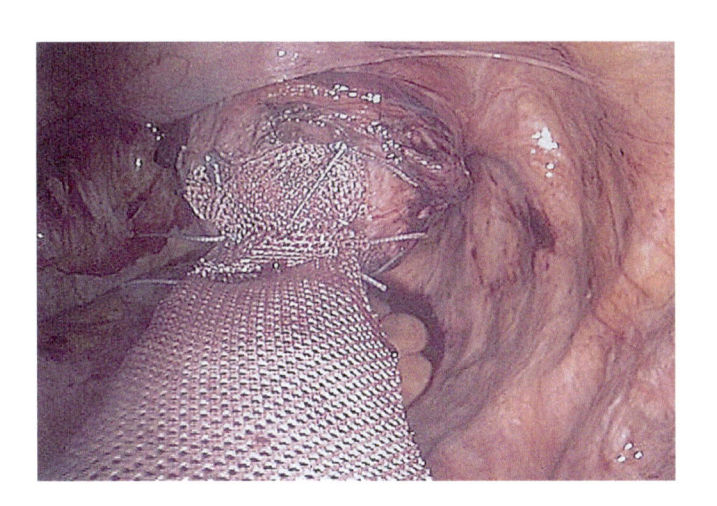

FIGURA 119-7 A tela totalmente presa à vagina está pronta para ser ligada ao promontório sacral.

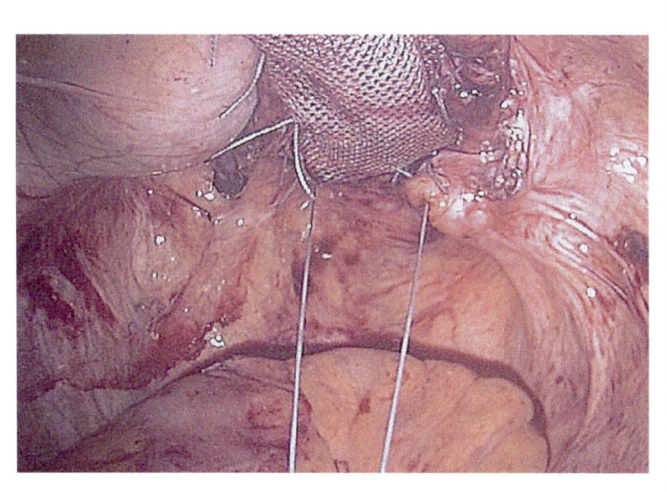

FIGURA 119-8 Uma plicatura do ligamento uterossacral pode ser feita próximo ao fundo do saco abaixo da tela, se desejado.

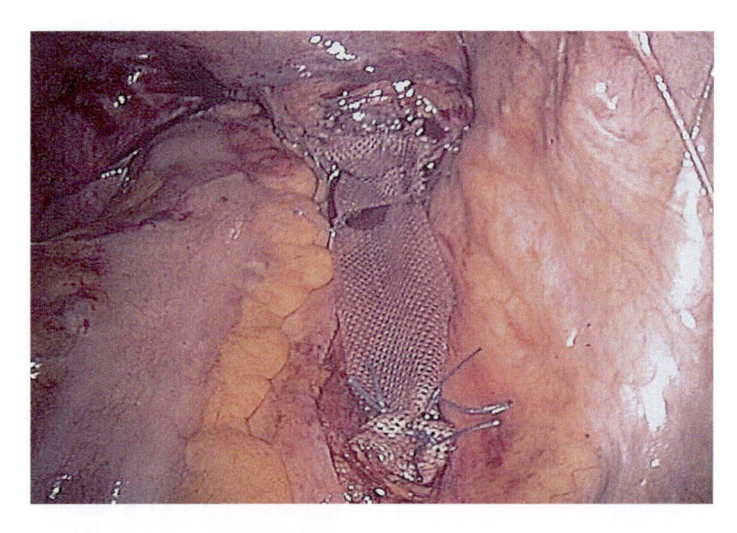

FIGURA 119-9 A tela é suturada ao promontório sacral, terminando o procedimento de colpopexia sacral.

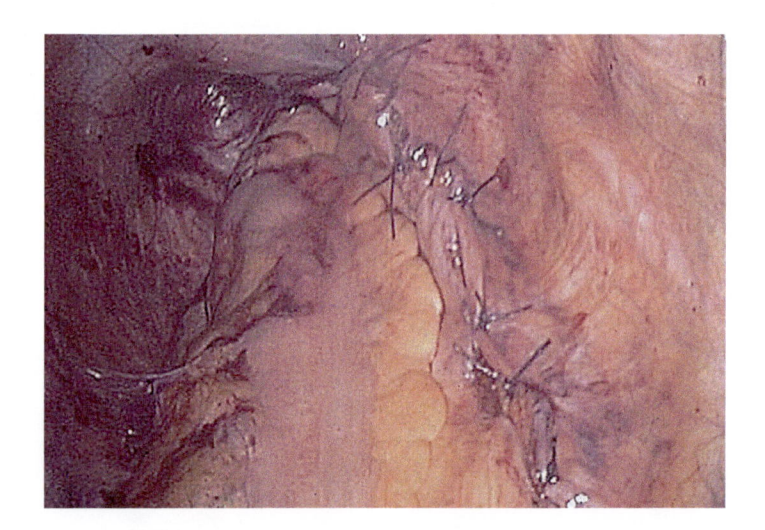

FIGURA 119-10 O peritônio é fechado sobre a tela.

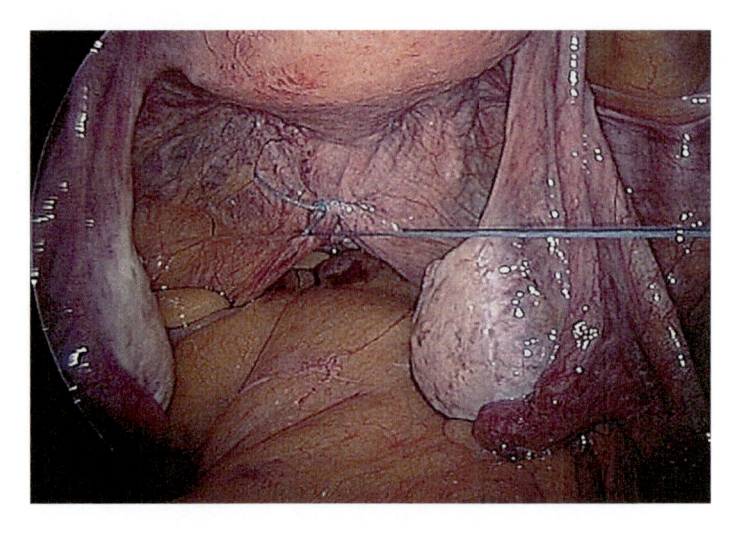

FIGURA 119-11 Plicatura do ligamento uterossacral.

CAPÍTULO 120

Cirurgia Robótica em Ginecologia

Javier F. Magrina

A aplicação da tecnologia laparoscópica para cirurgias ginecológicas avançadas resultou em benefícios significativos para as pacientes, incluindo redução da perda sanguínea, menor tempo de internação e recuperação mais rápida comparativamente à laparotomia. A tecnologia laparoscópica, entretanto, apresenta desvantagens inerentes que resultaram em sua lenta incorporação à prática cirúrgica da maior parte dos ginecologistas para a realização de cirurgias ginecológicas avançadas e, às vezes, não tão avançadas. As limitações impostas pela visão bidimensional, rigidez dos instrumentos e movimentos contraintuitivos foram alguns dos motivos que impediram a disseminação do seu uso.

A tecnologia robótica foi desenhada para facilitar a laparoscopia e aumentar a habilidade laparoscópica dos cirurgiões ao eliminar os obstáculos tecnológicos da laparoscopia, especialmente ao proporcionar uma visão tridimensional, a articulação dos instrumentos e os movimentos intuitivos. Outros acréscimos importantes foram o conforto do cirurgião (ao proporcionar um console que permite ao cirurgião operar sentado, Fig. 120-1), neutralização do tremor e redução dos movimentos, o que aumenta a precisão do cirurgião. Como a tecnologia robótica é uma forma aperfeiçoada de laparoscopia, são utilizados os termos "cirurgia laparoscópica assistida por robô" e "laparoscopia com auxílio de robô" em vez de "cirurgia robótica". Eu prefiro usar cirurgia robótica para designar uma cirurgia realizada inteiramente por robótica e o uso de um procedimento híbrido quando parte da cirurgia é feita por robótica e outra parte por laparoscopia.

Comparação entre Laparoscopia e Cirurgia Robótica

Vários estudos comparando laparoscopia e tecnologia robótica com exercícios em laboratório mostraram maior precisão cirúrgica,[1-3] amarração de nós intracorpóreos com mais rapidez,[1,2,4] redução em erros de execução,[4,5] e uma curva de aprendizado menor[4,6,7] associada à robótica. Entretanto, reduzida ao seu mínimo denominador comum, a robótica é o refinamento da técnica laparoscópica.

O da Vinci Surgical System

Em 11 de julho de 2000, a Food and Drug Administration (FDA) aprovou o da Vinci Surgical System (Intuitive Surgical, Inc., Sunnyvale, Calif.) para a realização de procedimentos nas cavidades abdominal e pélvica e, em 2005, o dispositivo recebeu aprovação específica da FDA para a realização de histerectomia robótica. O sistema original Standard foi posteriormente substituído pelo sistema S e, mais recentemente pelo Si, que é o modelo atual (Fig. 120-2).

Os aperfeiçoamentos feitos no sistema Standard são instrumentos mais longos, braços robóticos mais leves com maior flexão-extensão e excursão lateral, o que faz aumentar a amplitude de movimento no campo operatório; imagem de alta definição; telestração; aproximação (*zoom*) digital; e uma coluna robótica movida por motor. Os novos instrumentos incluem um dispositivo de vedação de vasos articulado, irrigação por sucção e um grampeador para cirurgia intestinal. Uma forma inovadora de ensino foi introduzida com o console de ensino. Este é idêntico ao console do cirurgião, e ambos são interligados, o que permite que o controle dos instrumentos robóticos passe de um console para outro, entre o cirurgião e o estagiário. O cirurgião também manipula um pequeno cone para apontar onde o estagiário precisa dissecar, cortar ou evitar lesão aos tecidos, o que facilita o aprendizado da técnica cirúrgica.

Aplicações em Ginecologia

O sistema robótico da Vinci foi desenhado para cirurgias complexas em pequenos espaços. Portanto, para uma utilização ótima do dispositivo, não deve haver manipulação de grandes peças ou a necessidade de um campo operatório amplo.

Eu realizei mais de 2.000 cirurgias usando o sistema da Vinci para doenças benignas e malignas na Clínica Mayo do Arizona desde 16 de março de 2004. Eu percebi vantagens específicas do sistema da Vinci sobre a laparoscopia em algumas doenças, tanto benignas quanto malignas. Entre elas estão endometrioses avançada, sacrocolpopexia, fístulas vaginais, histerectomia radical, linfadenectomia pélvica e aórtica, excisão de metástases diafragmáticas e hepáticas, ressecção segmentar da bexiga e da uretra, ressecção do reto sigmoide e outros procedimentos em pequenos espaços ou áreas de difícil acesso, tais como tumores pré-sacrais ou lesões recorrentes na parede pélvica.

Em pacientes obesas, pela falta de *feedback* tátil dos instrumentos robóticos, o console do cirurgião não consegue detectar resistência adicional dos instrumentos através de uma parede abdominal espessa, fazendo com que o esforço e a precisão do cirurgião não sejam afetados. Não percebi aumento do tempo operatório na histerectomia robótica em pacientes com índice de massa corporal (IMC) aumentado.[8]

Na ginecologia oncológica, a histerectomia radical robótica tem um tempo operatório menor que a laparoscopia, com os outros resultados perioperatórios semelhantes.[9] No câncer de endométrio, a taxa de conversão com cirurgia robótica é de 3% comparativamente a 9% para laparoscopia, com os outros resultados perioperatórios semelhantes.[10] No câncer de ovário em estágio inicial, a robótica e a laparoscopia proporcionam resultados perioperatórios semelhantes.[11] No entanto, a robótica é

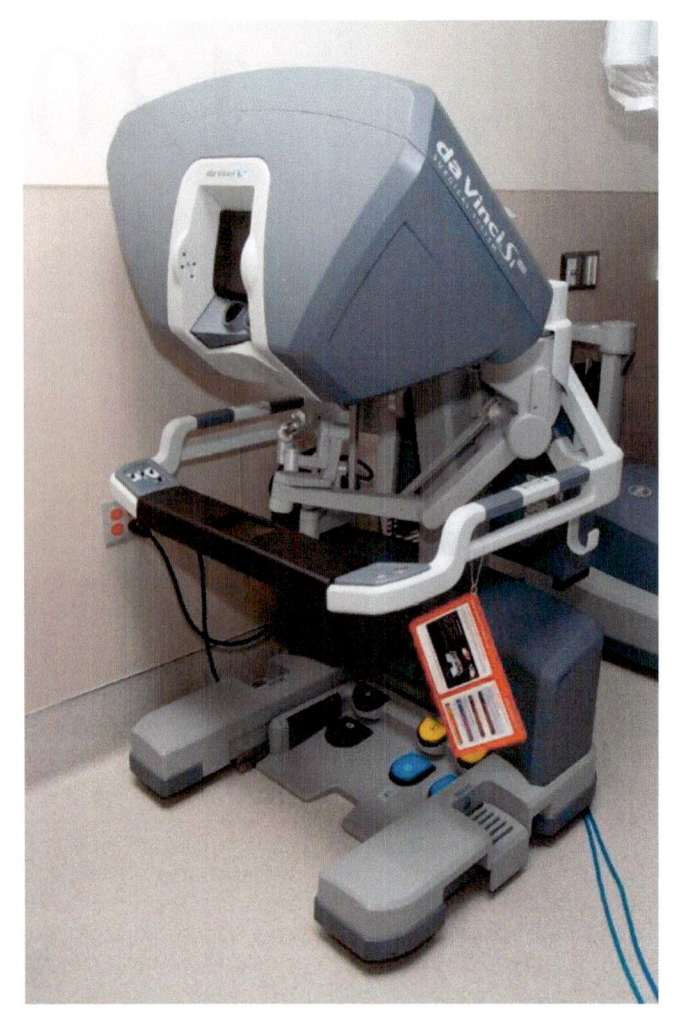

FIGURA 120-1 Console do cirurgião do sistema da Vinci. (© 2015 Intuitive Surgical, Inc. Reproduzido com permissão.)

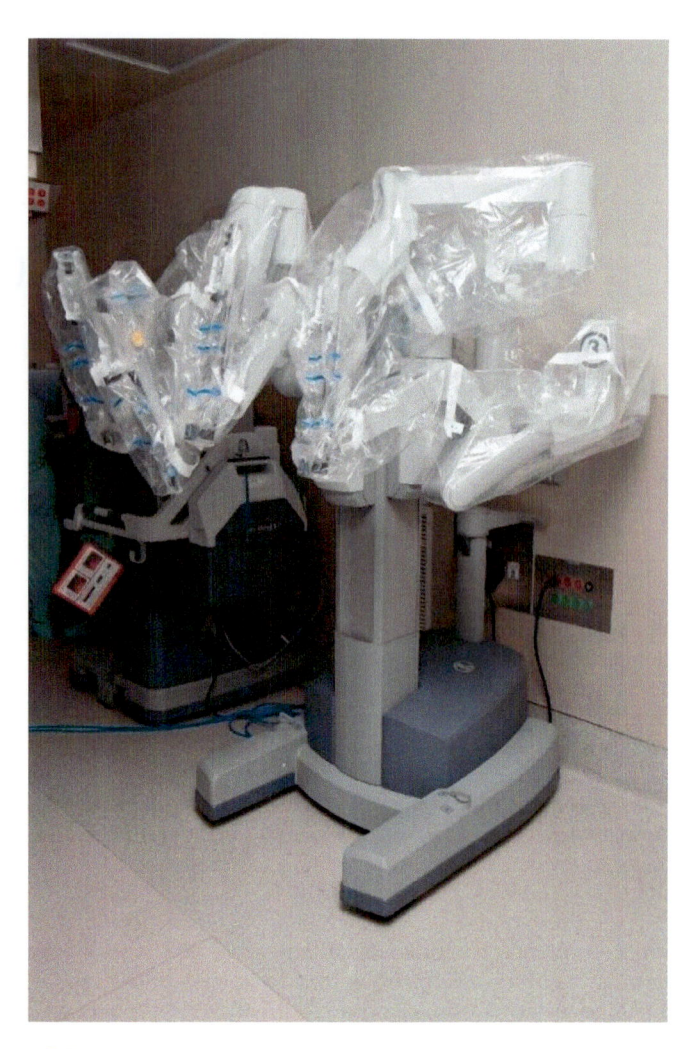

FIGURA 120-2 Sistema da Vinci com sacos plásticos estéreis prontos para cirurgia. (© 2015 Intuitive Surgical, Inc. Reproduzido com permissão.)

preferível para câncer de ovário em fase avançada, em especial para ressecção hepática e metástases diafragmáticas.

Histerectomia Simples Robótica

A introdução da robótica resultou em uma rápida redução de histerectomias abertas, um fato que a laparoscopia não havia alcançado, e demonstra a preferência dos cirurgiões pela tecnologia robótica sobre a laparoscópica. Eu não recomendo o uso de tecnologia robótica para um útero grande, benigno, que exige mais que uma bissecção para sua remoção vaginal. Uma histerectomia vaginal é preferível. **Além disso, não recomendo a técnica supracervical porque os poucos benefícios não compensam os riscos em potencial. Em virtude das potenciais consequências de longo prazo e risco de lesões intraoperatórias, não recomendo o uso de qualquer dispositivo morcelador para remover tecido uterino ou fibroide.** Eu prefiro a histerectomia vaginal para um útero benigno que exige morcelamento para a sua remoção.

Localização da Coluna Robótica

A coluna robótica é mantida distante da mesa cirúrgica até que esteja pronta para acoplamento (Fig. 120-3). Ela pode ser posicionada centralmente ou acoplada lateralmente, à direita ou à esquerda. Quando colocada entre as pernas da paciente no nível do joelho, com a paciente em posição de semilitotomia, ela impede o acesso à vagina, em caso de remoção de material ou manipulação uterina. Quando colocada acoplada lateralmente ao joelho direito ou esquerdo da paciente (Fig. 120-4

e 120-5), essa desvantagem é eliminada e a cirurgia pode ser feita com a mesma facilidade que quando a coluna robótica é colocada em posição central. O acoplamento lateral é a colocação habitual da coluna robótica. Eu desenhei uma plataforma para acoplamento lateral (Fig. 120-6) que facilita a colocação da coluna robótica no mesmo local para todas as cirurgias pélvicas.

Posição do Trocarte

Uma técnica transumbilical aberta é usada em todas as nossas pacientes para a inserção do laparoscópio robótico a fim de evitar lesão vascular importante. A região supraumbilical é explorada e a cabeceira da mesa é inclinada até que o intestino delgado e o sigmoide estejam fora da cavidade pélvica.

Em todas as cirurgias, utiliza-se um mínimo de quatro trocartes: três para os braços robóticos (incluindo um trocarte óptico) e um para o assistente. Um quarto trocarte robótico é usado sempre que o console do cirurgião precisar de assistência adicional (Fig. 120-7). Os locais em que costumo colocar trocartes para cirurgias pélvicas[8,12] são dois trocartes robóticos no nível do umbigo, 12 cm à direita e à esquerda, respectivamente. Um trocarte de 10 mm para o assistente é colocado equidistante e 3 cm cranial entre o umbigo e o trocarte robótico esquerdo. Um quarto braço robótico, sempre que usado, é colocado simétrico ao trocarte do assistente, do lado direito da paciente. Os braços robóticos são então conectados aos trocartes robóticos. Uma vez terminada a colocação, a mesa cirúrgica não pode ser movida, e deve-se ter cuidado para evitar que a paciente deslize da mesa cirúrgica (Fig. 120-8).

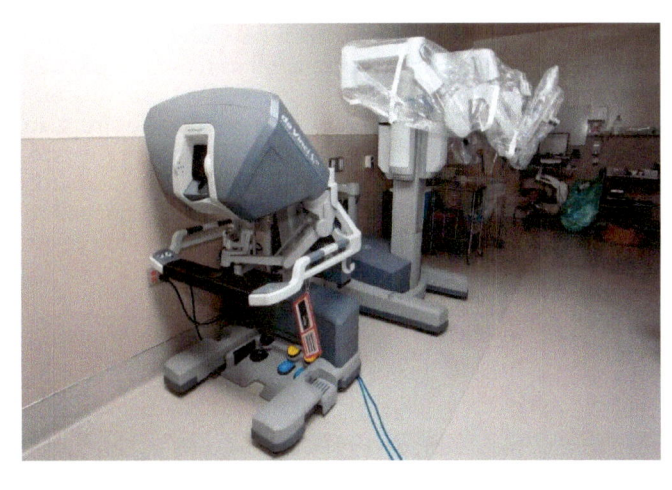

CAPÍTULO 120 Cirurgia Robótica em Ginecologia   1273

FIGURA 120-3 O sistema robótico é mantido distante da mesa cirúrgica até que os trocartes estejam no lugar e prontos para o acoplamento. O console do cirurgião fica localizado distante da mesa cirúrgica. (© 2015 Intuitive Surgical, Inc. Reproduzido com permissão.)

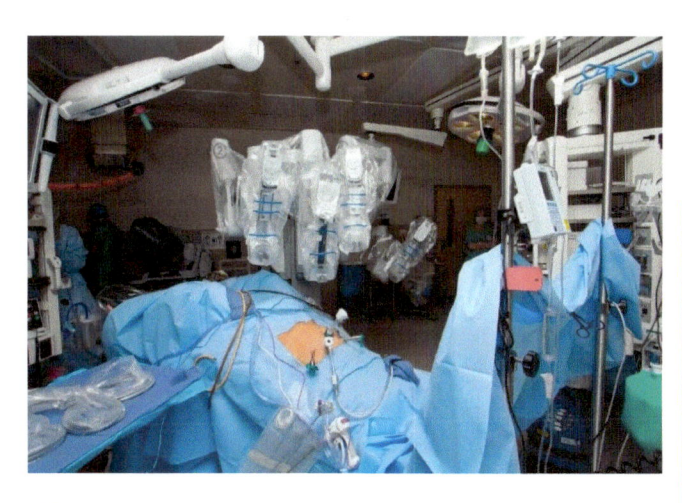

FIGURA 120-4 Acoplamento lateral direito do sistema da Vinci. (© 2015 Intuitive Surgical, Inc. Reproduzido com permissão.)

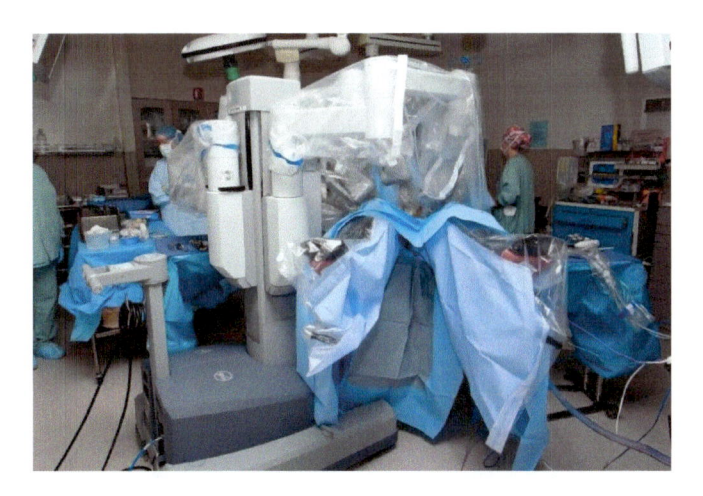

FIGURA 120-5 O acoplamento lateral permite amplo acesso à vagina. (© 2015 Intuitive Surgical, Inc. Reproduzido com permissão.)

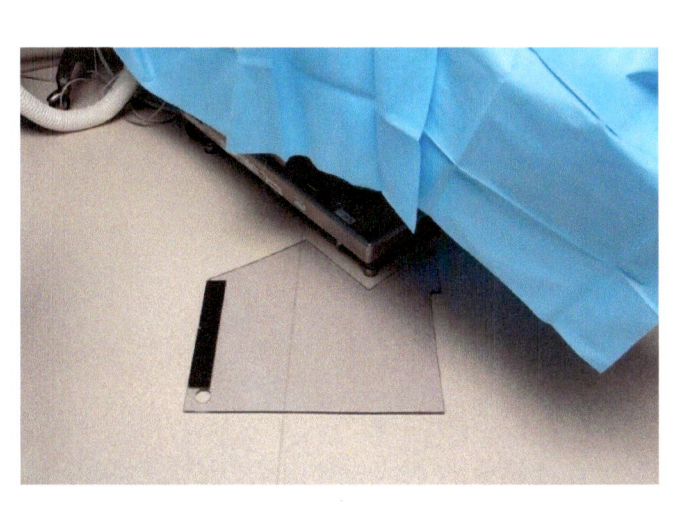

FIGURA 120-6 A Clínica Mayo desenhou a plataforma plástica para acoplamento lateral, resultando na mesma localização da coluna robótica para todas as cirurgias.

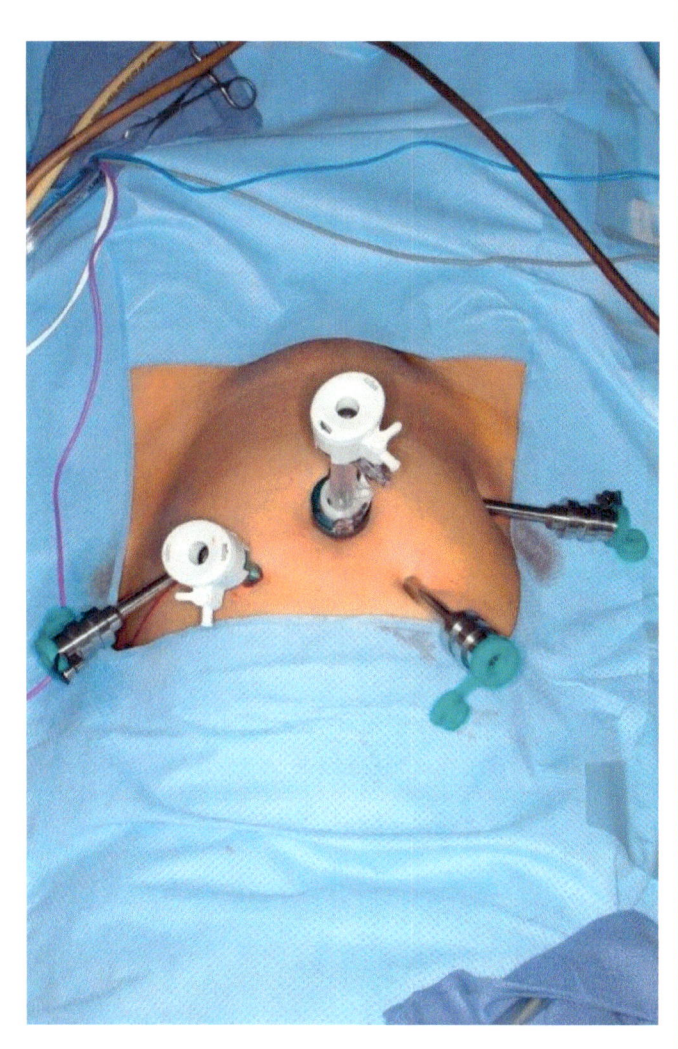

FIGURA 120-7 Colocação padrão do trocarte para cirurgias pélvicas por robótica. A cabeça da paciente está na parte inferior da imagem. Dois trocartes robóticos são inseridos no nível do umbigo, 12 cm à direita e à esquerda, respectivamente. Um trocarte de 10 mm para o assistente é colocado equidistante e 3 cm cranial entre o umbigo e o trocarte robótico esquerdo. Um quarto braço robótico, sempre que usado, é colocado simetricamente ao trocarte do assistente, do lado direito da paciente. (© 2015 Intuitive Surgical, Inc. Reproduzido com permissão.)

Instrumentais Robóticos

Os instrumentais robóticos (Fig. 120-9) são introduzidos através dos trocartes robóticos, uma vez que os braços robóticos estejam acoplados. Entre os diferentes instrumentos EndoWrist® disponíveis para utilização com o sistema da Vinci, os mais comumente utilizados para cirurgias ginecológicas são pinça de dissecção PK bipolar (Fig. 120-10), pinça ProGrasp® (Fig. 120-11), espátula monopolar (Fig. 120-12), tesoura monopolar e megaporta-agulhas (com tesoura para corte e suturas incorporada) (Fig. 120-13). A espátula ou a tesoura monopolar (dependendo da preferência do cirurgião) é usada com o braço direito, e a pinça de dissecção PK é usada com o esquerdo. O megaporta-agulhas substitui a espátula ou a tesoura quando há necessidade de sutura. A pinça ProGrasp® é usada como instrumento de retração sempre que

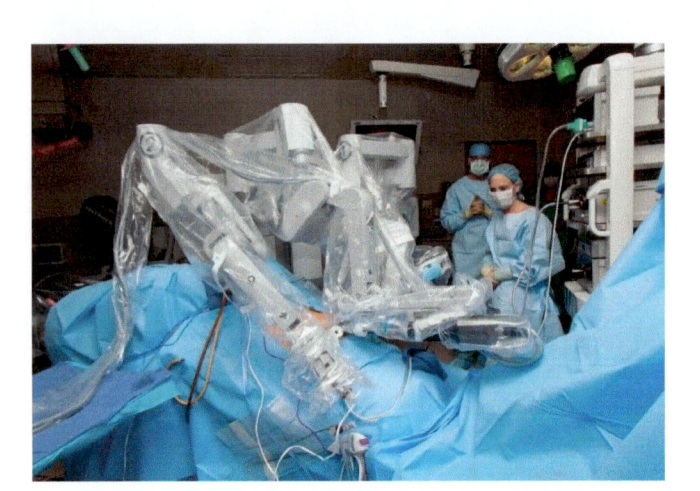

FIGURA 120-8 O acoplamento do sistema da Vinci está completo. A coluna robótica está acoplada à direita. Uma vez que os braços robóticos estejam acoplados aos trocartes da paciente, a mesa cirúrgica não pode ser movida, a menos que os braços robóticos sejam desacoplados dos trocartes. (© 2015 Intuitive Surgical, Inc. Reproduzido com permissão.)

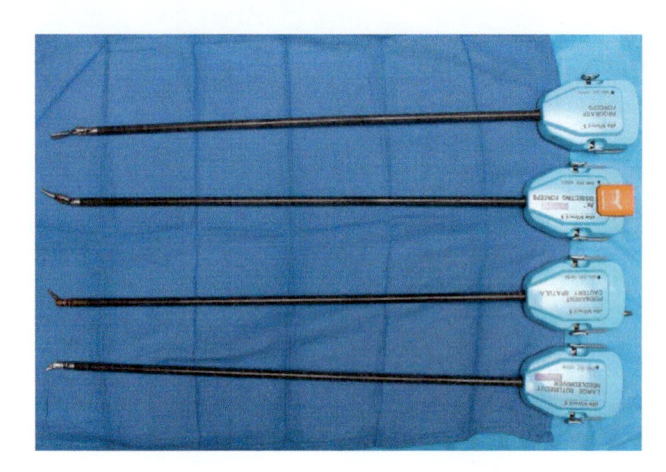

FIGURA 120-9 Instrumentos robóticos mais comumente usados em cirurgia pélvica. (© 2015 Intuitive Surgical, Inc. Reproduzido com permissão).

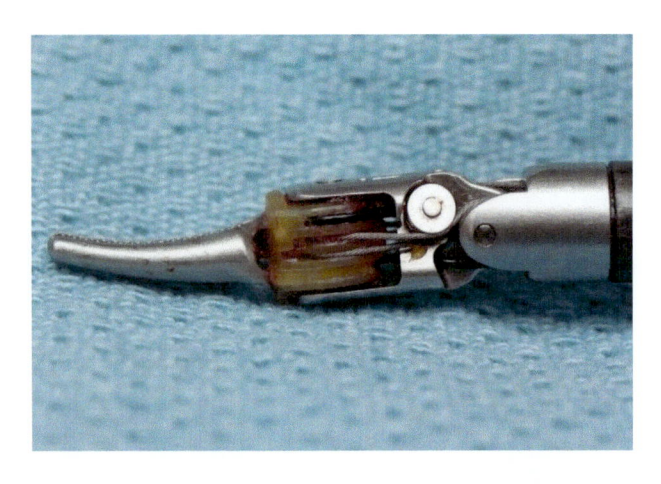

FIGURA 120-10 Pinça bipolar cinética de plasma. Trata-se de uma pinça bipolar pulsátil e um dissector fino que também tem boa força de tensão.

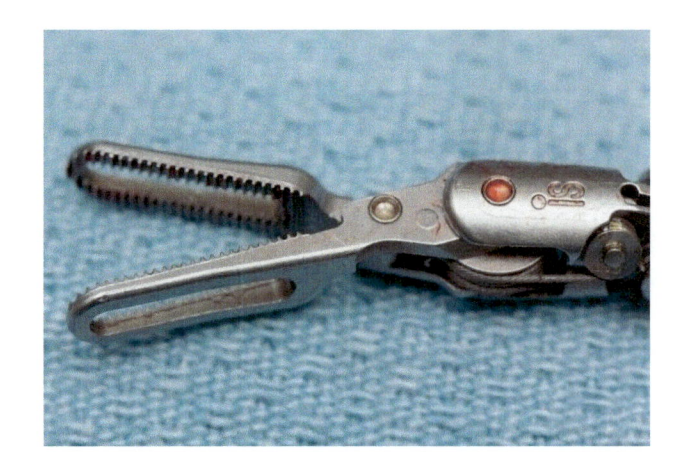

FIGURA 120-11 Pinça ProGrasp®. É utilizada como retrator de tecido no quarto braço robótico, sempre que necessário. (© 2015 Intuitive Surgical, Inc. Reproduzido com permissão.)

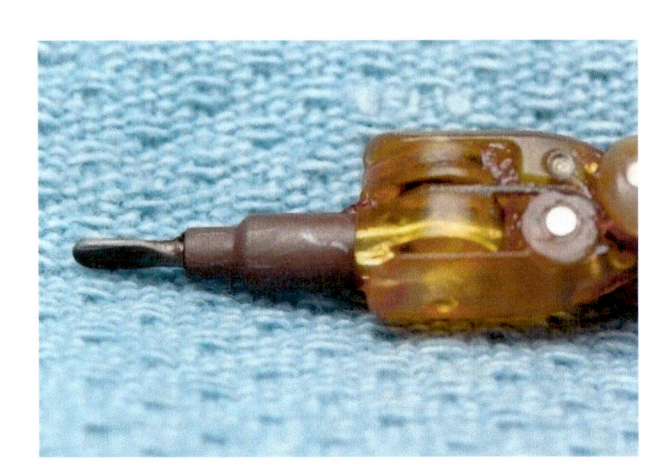

FIGURA 120-12 Espátula monopolar. É um coagulador mais preciso que a tesoura monopolar.

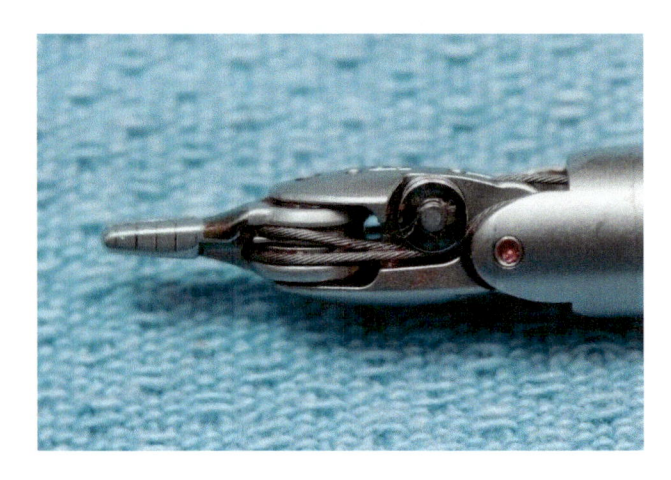

FIGURA 120-13 Porta-agulhas. A ponta do porta-agulhas tem 5 mm e é utilizada para medições intraoperatórias.

um quarto trocarte for inserido. O laparoscópio robótico tem 12 mm de diâmetro (Fig. 120-14), tem um sistema óptico duplo e é introduzido através de um trocarte óptico, geralmente localizado no umbigo.

A Função do Assistente e do Enfermeiro

O assistente aumenta a eficiência da cirurgia utilizando o dispositivo para vedar vasos, sucção e irrigação, retração de tecido, coleta de material, colocação e retirada de fios e agulhas, e correção de mau funcionamento dos instrumentos ou braços robóticos.

Quando da dissecção da bexiga e colpotomia, o enfermeiro instrumentador introduz uma sonda vaginal reutilizável (Fig. 120-15) ou copo cervical (que é semelhante ao manipulador uterino, mas sem a sonda uterina) para facilitar a dissecção da bexiga e a identificação da junção cervicovaginal. O pneumoperitônio é mantido durante a colpotomia simplesmente aproximando os lábios maiores à linha média sobre uma compressa. O útero é recuperado com uma pinça de dente duplo enquanto se mantêm os lábios maiores aproximados na linha média. Uma vez que o material tenha sido recuperado, um balão plástico cheio de água (60 ml) é colocado no canal vaginal para manter o pneumoperitônio durante o fechamento da colpotomia.

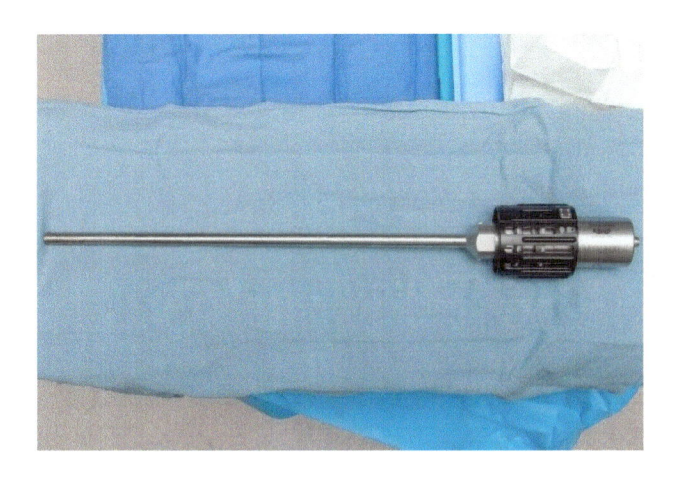

FIGURA 120-14 Laparoscópio robótico. Tem 12 mm de diâmetro e contém dois canais de fibra óptica para proporcionar uma imagem tridimensional ao cirurgião.

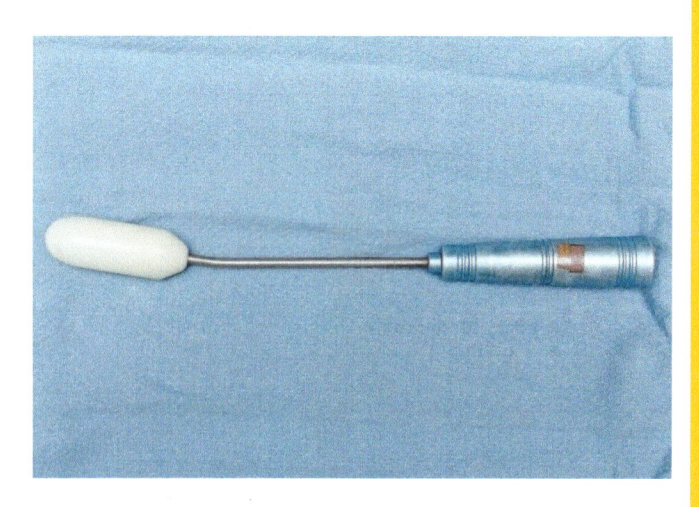

FIGURA 120-15 Sonda vaginal. É utilizada ao invés de um manipulador uterino para a identificação dos fórnices vaginais e para auxiliar durante a dissecção da bexiga.

Técnica

A menos que achados pélvicos obriguem a uma atuação diferente, é preferível seguir a mesma técnica para todas as pacientes.

Vedação e Secção do Ligamento Infundibulopélvico

O útero é puxado para a direita da paciente, e uma incisão peritoneal é feita lateral e paralelamente ao ligamento infundibulopélvico (Fig. 120-16). O espaço retroperitoneal lateral ao ligamento infundibulopélvico é exposto, e o ureter é identificado (Fig. 120-17). Uma janela peritoneal é feita entre o ureter e o ligamento infundibulopélvico (Fig. 120-18), protegendo contra lesão ureteral quando se corta o ligamento com um dispositivo de vedação de vasos (Fig. 120-19).

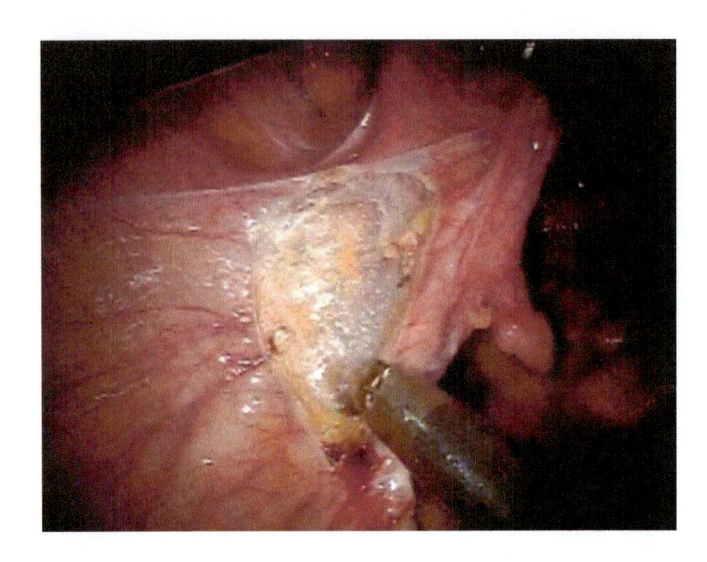

FIGURA 120-16 Uma incisão peritoneal é feita lateral e paralelamente ao ligamento infundibulopélvico esquerdo.

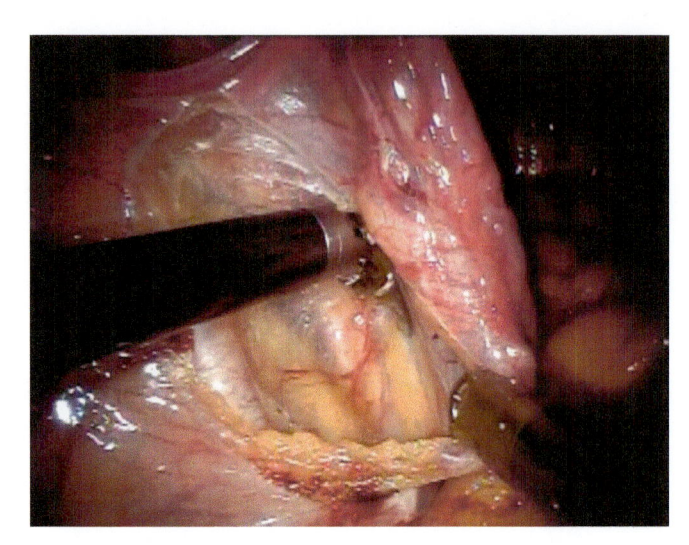

FIGURA 120-17 O espaço retroperitoneal lateral ao ligamento infundibulopélvico é exposto, e o ureter é identificado.

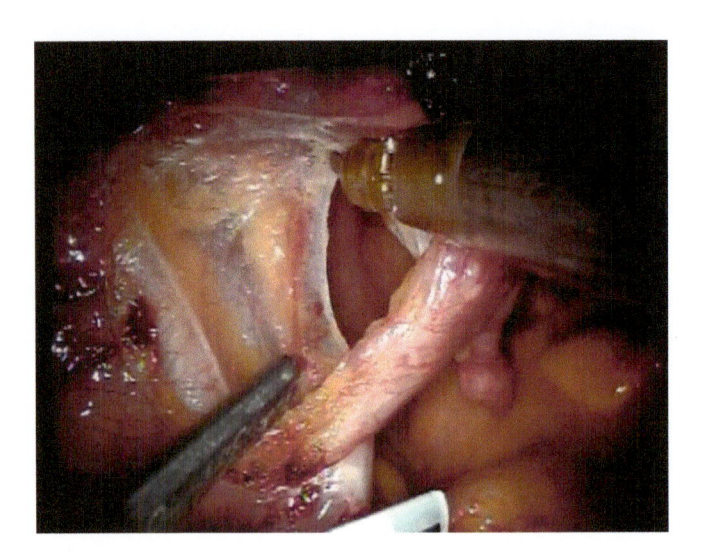

FIGURA 120-18 Uma janela peritoneal é feita entre o ureter e o ligamento infundibulopélvico.

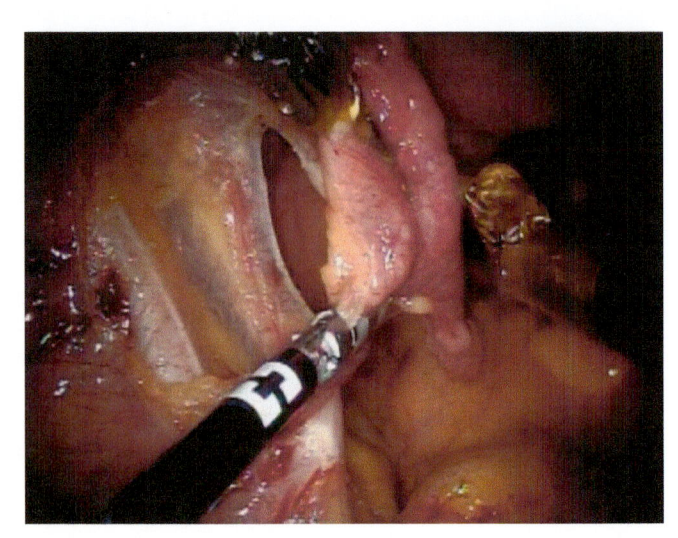

FIGURA 120-19 O infundíbulo pélvico esquerdo é ligado e seccionado com dispositivo selante de vasos.

Secção do Peritônio Pélvico e do Ligamento Redondo

Faz-se uma incisão no peritônio sobre os vasos ilíacos externos em direção à face lateral (não medial) do ligamento redondo, que é seccionado. Faz-se uma incisão no peritônio abaixo dos vasos ilíacos externos em direção à inserção dos ligamentos uterossacrais no colo. Uma vez que o ligamento redondo é seccionado em sua face lateral (Fig. 120-20), o peritônio anterior do ligamento largo é cortado em direção à reflexão peritoneal vesicouterina, abrindo o ligamento largo (Fig. 120-21) e expondo os vasos uterinos ao longo da parede uterina lateral. Com o ligamento largo aberto e os vasos uterinos identificados, o ureter é seguido a partir do nível da cavidade pélvica até o cruzamento com a artéria uterina, e sua distância ao colo e aos vasos uterinos é observada (Fig. 120-22). Cerca de 90% dos ureteres são laterais o bastante para permitir uma secção segura do ligamento cardinal, enquanto os 10% remanescentes estão a 0,5 cm do colo, com alto risco de lesão.

Secção dos Vasos Uterinos

Os vasos uterinos são selados e seccionados próximo à parede cervical lateral (Fig. 120-22), mas o ligamento cardinal ainda não é seccionado.

As mesmas etapas são repetidas do lado direito até o selamento e a secção dos vasos uterinos direitos (Figs. 120-23 a 120-28).

Mobilização da Bexiga: Dissecção do Espaço Vesicovaginal

A bexiga é dissecada das paredes cervical anterior e vaginal com o auxílio de uma sonda vaginal, copo cervical ou manipulador uterino (Fig. 120-29) e a uma distância de 1 a 2 cm da junção cervicovaginal.

A junção cervicovaginal é identificada e pode ser marcada com cautério, refletindo o nível de ressecção dos ligamentos cardinais (Fig. 120-30).

Secção dos Ligamentos Cardinais

Uma vez que a bexiga esteja separada e o curso dos ureteres identificados, os ligamentos cardinais são vedados e seccionados próximo ao colo, com uma ou duas aplicações de um dispositivo selante de vasos começando pelo lado esquerdo (Fig. 120-31) e então continuando para o lado direito (Fig. 120-32).

Colpotomia

Uma colpotomia anterior é feita começando na posição de 12 horas no local da junção cervicovaginal previamente identificada (Fig. 120-33) e estendendo-se em direção aos fórnices vaginais direito e esquerdo (Fig. 120-34). Continua em direção ao fórnice vaginal esquerdo, que é seccionado (Fig. 120-35). A colpotomia anterior é estendida em direção ao fórnice vaginal direito, que é seccionado (Fig. 120-36) e continua como uma colpotomia posterior até atingir o local da incisão anterior do lado vaginal direito (Fig. 120-37).

Remoção do Útero

O cirurgião remove o útero através da vagina usando uma pinça de dente duplo introduzida através da vagina (Fig. 120-38), enquanto se mantêm os lábios maiores aproximados na linha média para impedir a perda do pneumoperitônio.

Fechamento da Cúpula

A cúpula vaginal é fechada com fio de absorção tardia, como 2-0 PDS, incluindo os ligamentos uterossacrais em cada ângulo (Fig. 120-39). A agulha é introduzida a 5 mm da borda vaginal e passada em intervalos de 5 mm (Fig. 120-40). Não há um tipo padrão de fechamento que tenha comprovadamente impedido ou reduzido as taxas de deiscência da cúpula, e não há estudos prospectivos randomizados. Em geral, utiliza-se um fechamento contínuo sem travamento ou pontos separados em 8 com fio de absorção tardia. Uma boa aproximação das fáscias vaginais anterior e posterior com pegas generosas (5 mm) é fundamental para evitar a deiscência (Fig. 120-41).

O texto continua na página 1282.

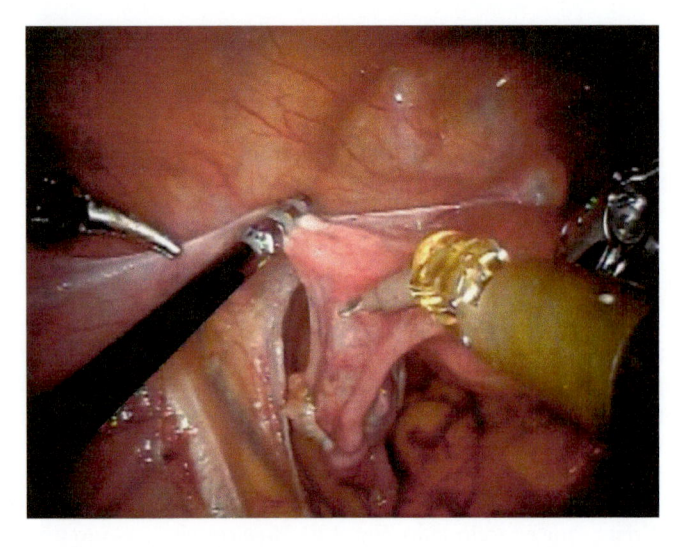

FIGURA 120-20 Secção do ligamento redondo em sua face lateral.

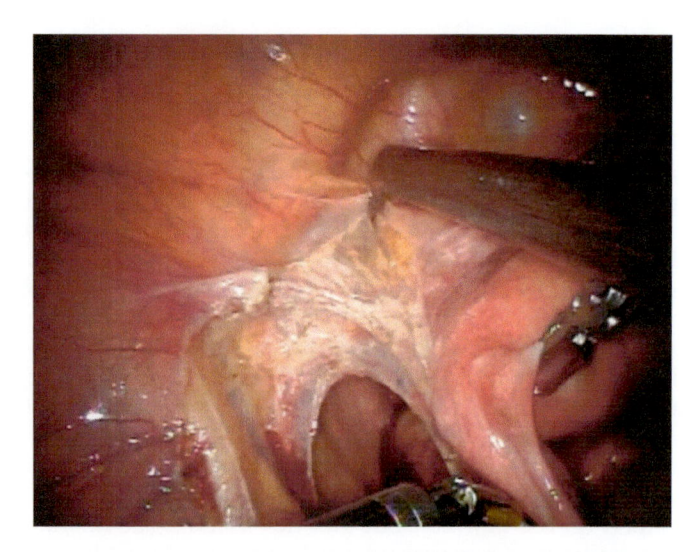

FIGURA 120-21 O peritônio anterior do ligamento largo esquerdo está seccionado em direção à reflexão peritoneal vesicouterina, abrindo o ligamento largo.

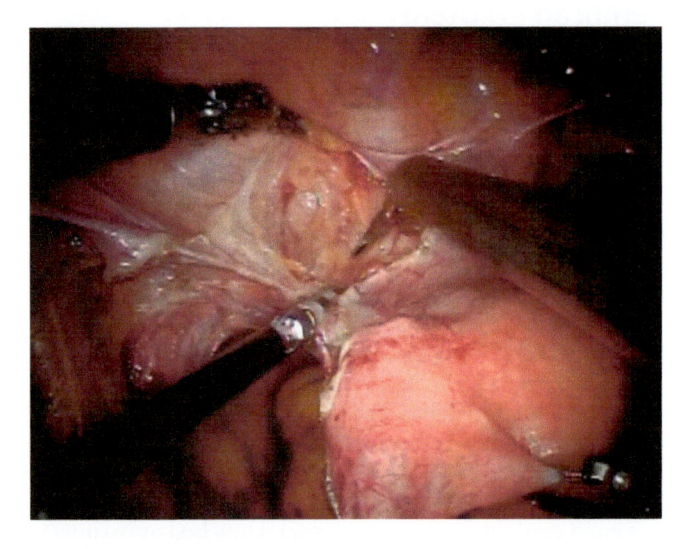

FIGURA 120-22 Os vasos uterinos são selados e seccionados com um dispositivo selante de vasos. O ureter esquerdo pode ser visto na parede esquerda da pelve, distante do ponto de secção dos vasos uterinos.

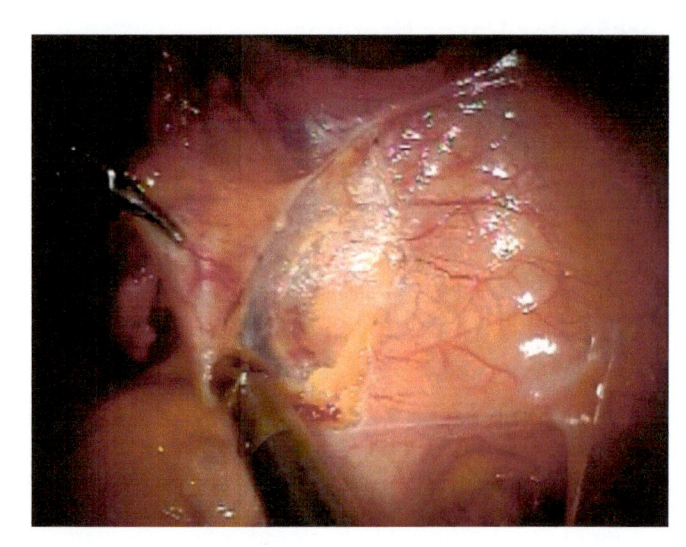

FIGURA 120-23 Incisão peritoneal lateral e paralela ao ligamento infundibulopélvico direito.

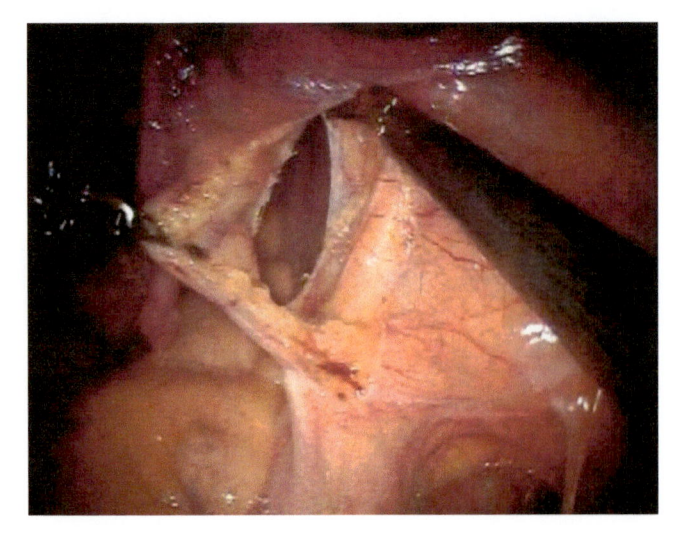

FIGURA 120-24 Janela peritoneal entre o ureter direito e o ligamento infundibulopélvico.

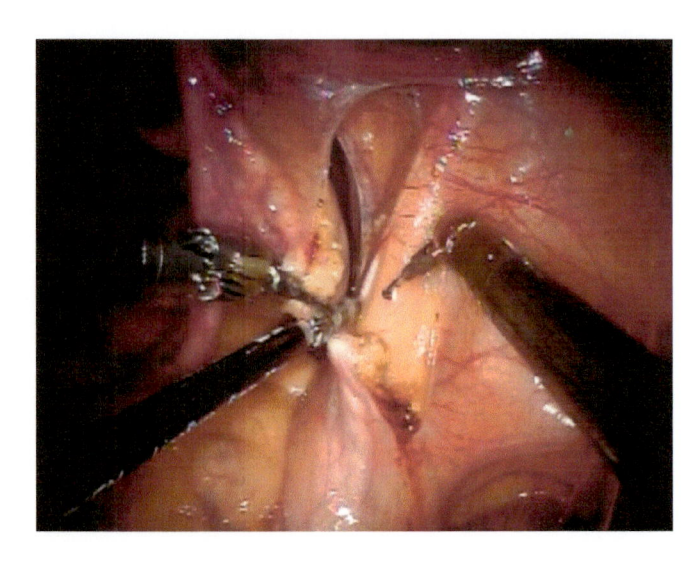

FIGURA 120-25 Vedação e secção do ligamento infundibulopélvico direito.

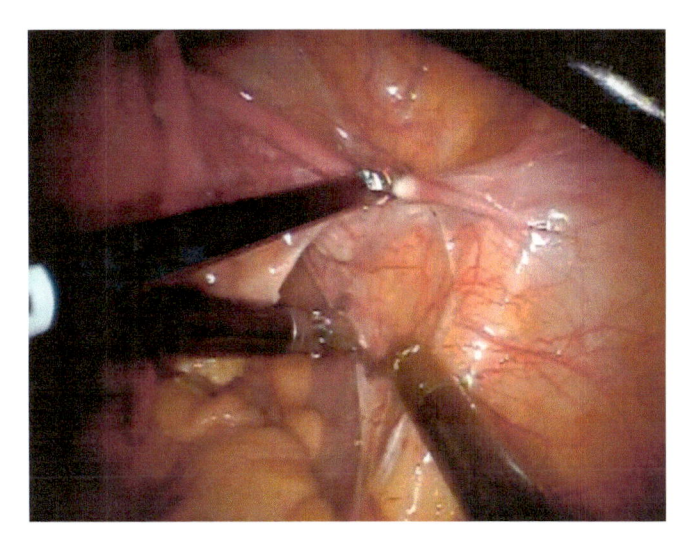

CAPÍTULO 120   Cirurgia Robótica em Ginecologia   1279

FIGURA 120-26 Vedação e secção do ligamento redondo direito.

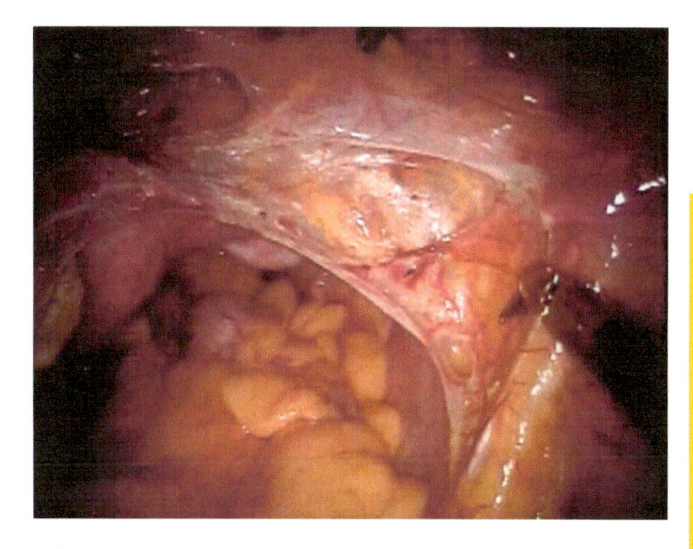

FIGURA 120-27 O ligamento largo direito está bem aberto após a secção do ligamento redondo.

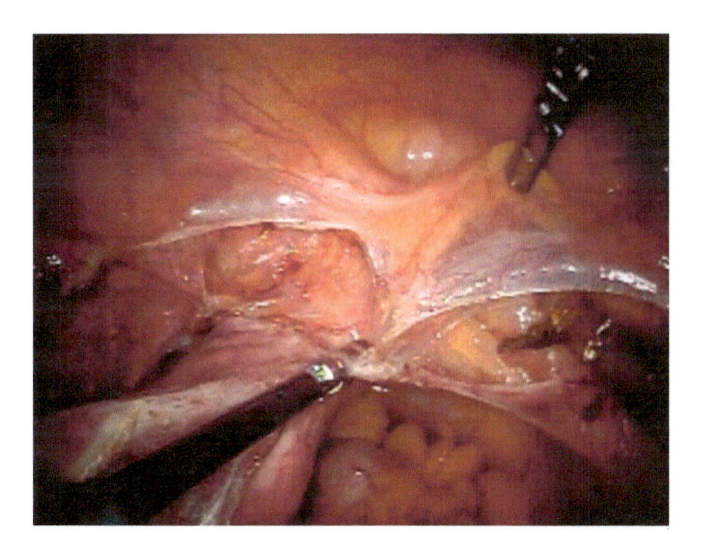

FIGURA 120-28 Vedação e secção dos vasos uterinos direitos.

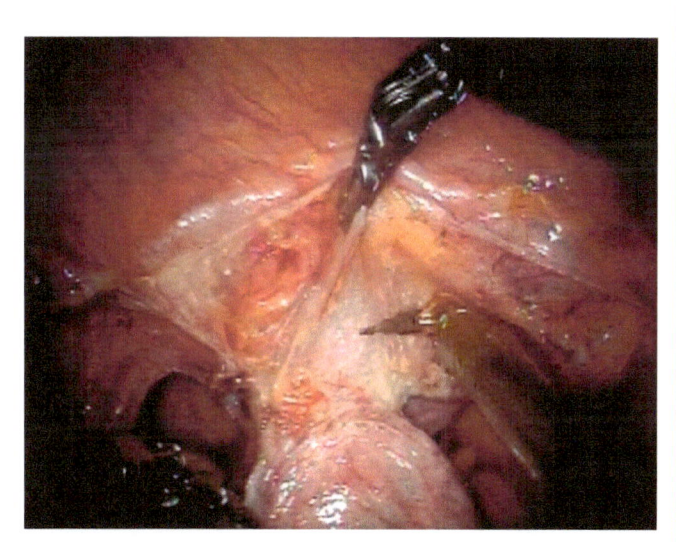

FIGURA 120-29 Dissecção do espaço vesicovaginal.

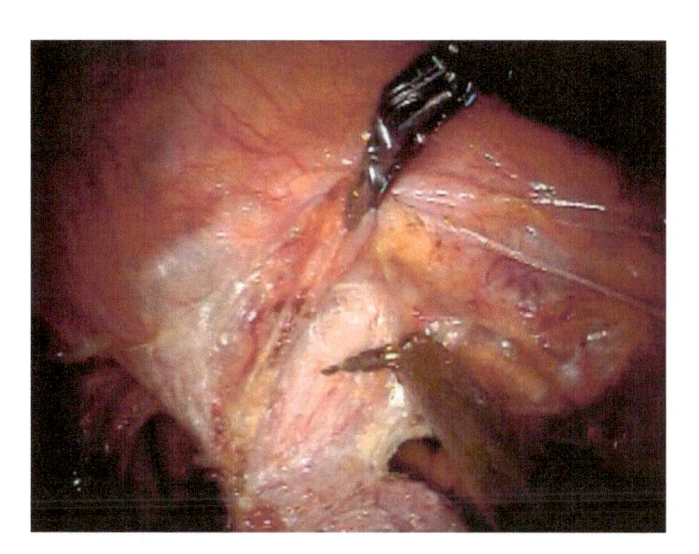

FIGURA 120-30 A bexiga foi mobilizada a 1 cm depois da junção cervicovaginal, que é indicada com a espátula monopolar.

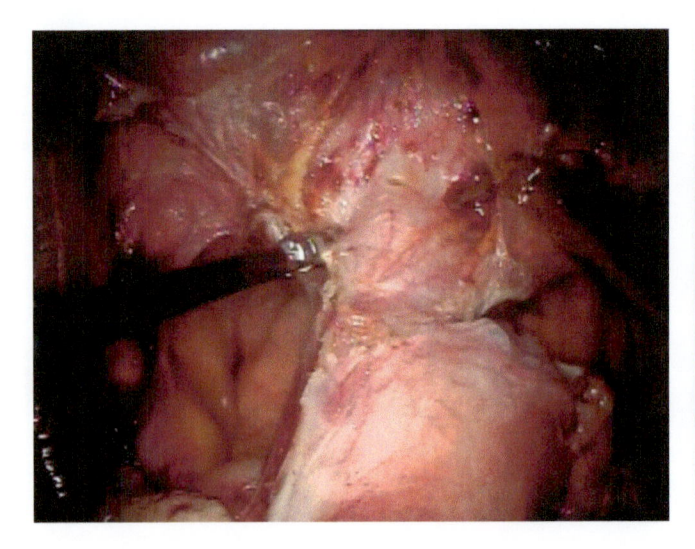

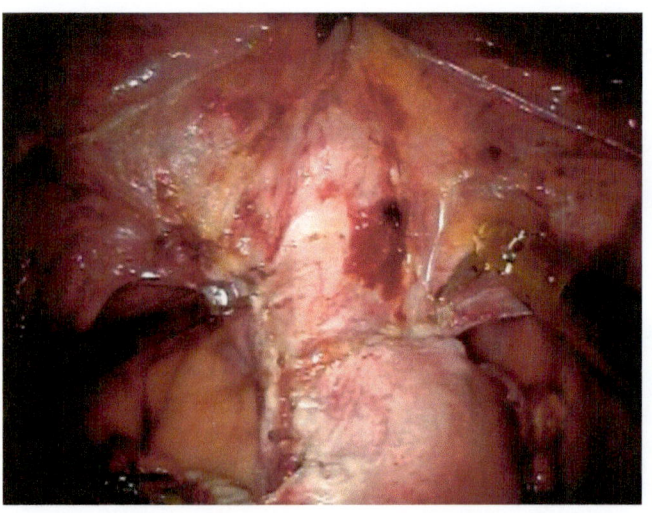

FIGURA 120-31 A vedação e a secção do ligamento cardinal esquerdo em duas aplicações de um dispositivo de vedação de vasos, uma vez que a bexiga tenha sido separada adequadamente.

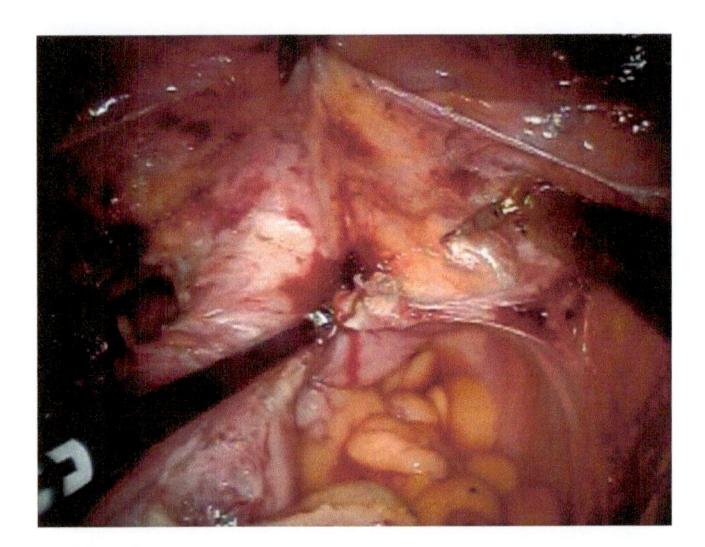

FIGURA 120-32 O ligamento cardinal direito é igualmente vedado e seccionado com uma ou duas aplicações de um dispositivo selante de vasos.

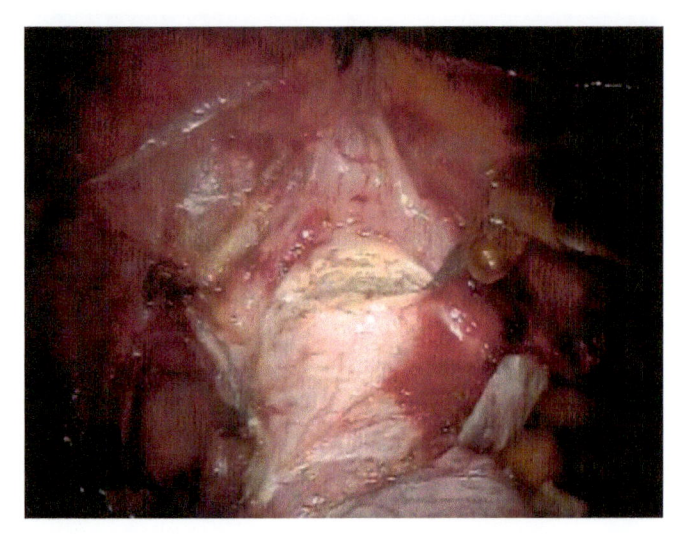

FIGURA 120-33 Uma colpotomia anterior é iniciada na posição de 12 horas na junção cervicovaginal anteriormente identificada.

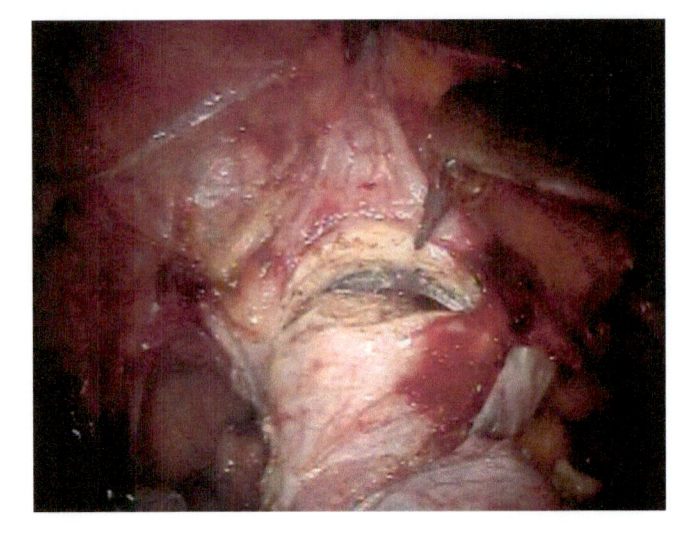

FIGURA 120-34 A colpotomia anterior é estendida em direção aos fórnices vaginais direito e esquerdo. Observe a borda do copo cervical.

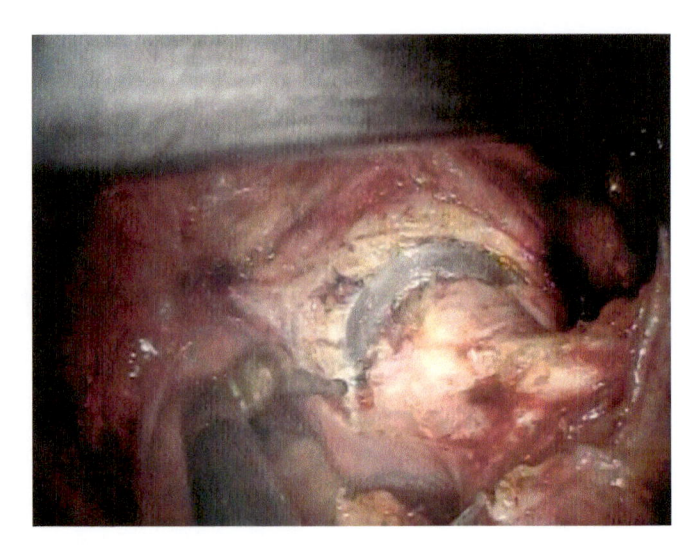

FIGURA 120-35 A colpotomia é então continuada para o fórnice vaginal esquerdo, que é então seccionado. Observe a borda do copo cervical.

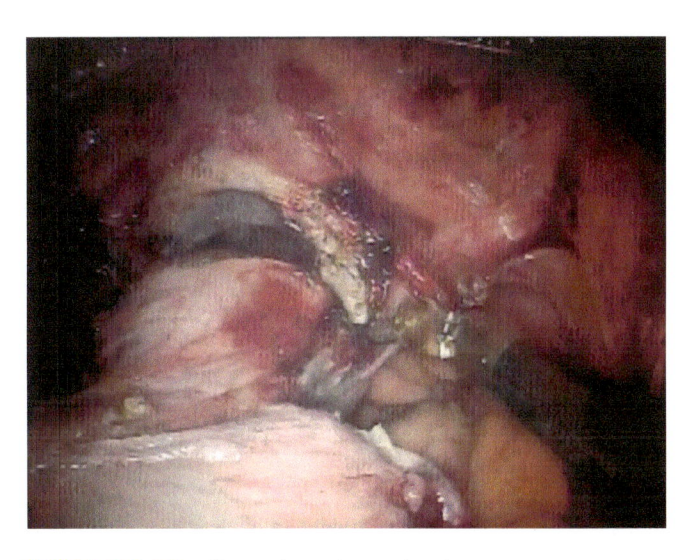

CAPÍTULO 120 Cirurgia Robótica em Ginecologia 1281

FIGURA 120-36 O fórnice direito é incisado subsequentemente. Observe a borda do copo cervical.

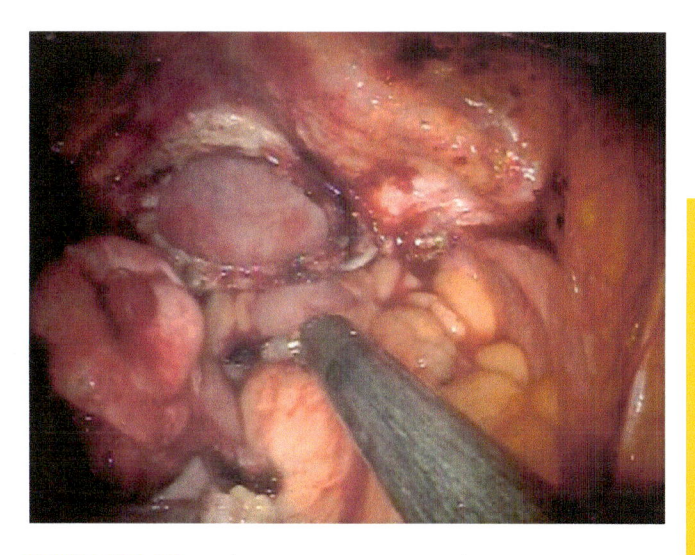

FIGURA 120-37 A colpotomia é então continuada como uma colpotomia posterior até chegar ao local da incisão anterior à esquerda.

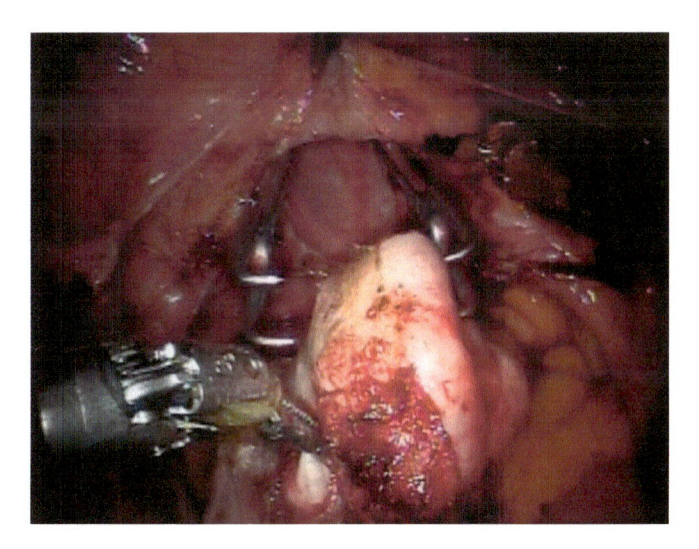

FIGURA 120-38 O colo é preso com uma pinça de duplo dente introduzida pela vagina e o útero é removido.

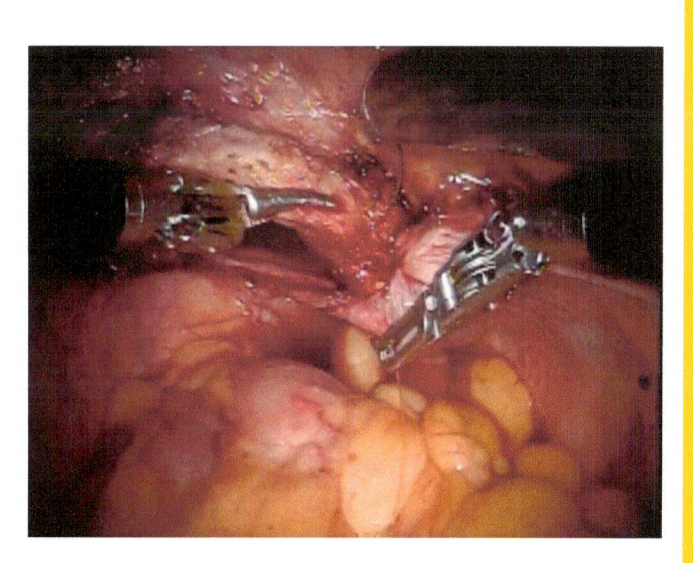

FIGURA 120-39 A cúpula vaginal é fechada com uma sutura de absorção tardia, como a 2-0 PDS, incluindo os ligamentos uterossacrais em cada ângulo.

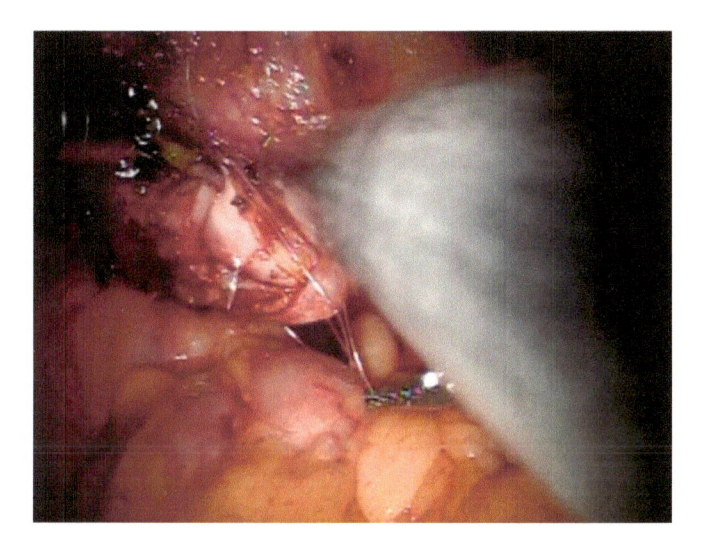

FIGURA 120-40 A agulha é introduzida a 5 mm da borda vaginal e passada em intervalos de 5 mm.

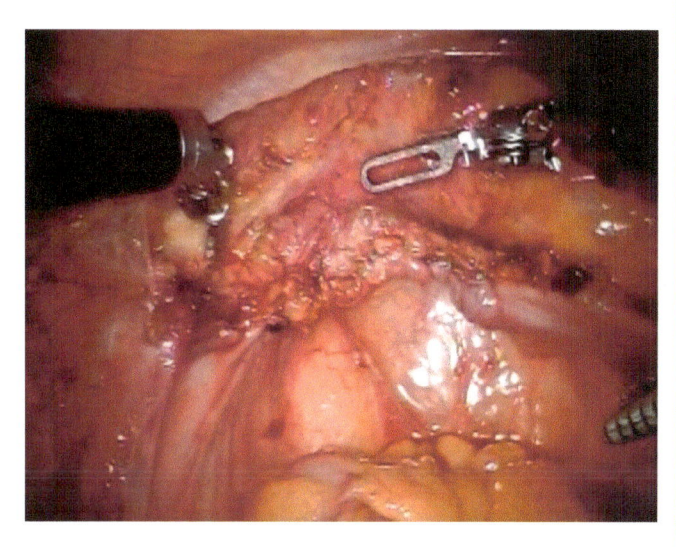

FIGURA 120-41 A cúpula vaginal é fechada. Uma boa aproximação das fáscias vaginais anterior e posterior com pegadas generosas (5 mm) é fundamental para evitar a deiscência.

Conclusões

Assim como a laparoscopia, a robótica é preferível à laparotomia pela redução de sangramento, menor tempo de hospitalização e recuperação mais rápida da paciente.

A robótica proporciona resultados perioperatórios semelhantes aos da laparoscopia na maioria das cirurgias. Entretanto, ela é preferível à laparoscopia pelas aplicações anteriormente mencionadas. Não há dúvida de que a robótica facilita a laparoscopia, sendo, portanto, a escolha da maioria dos cirurgiões que dispõem de um sistema de robótica. O alto custo de aquisição, dos instrumentos (com apenas 10 utilizações) e de manutenção anual é o motivos que impede a disseminação de seu uso.

REFERÊNCIAS BIBLIOGRÁFICAS

1. Dakin GF, Gagner M: Comparison of laparoscopic skills performance between standard instruments and two surgical robotic systems, *Surg Endosc* 17:574-579, 2003.
2. De Ugarte DA, Etzioni DA, Gracia C, Atkinson JB: Robotic surgery and resident training, *Surg Endosc* 17:960-963, 2003.
3. Prasad SM, Prasad SM, Maniar HS, et al: Surgical robotics: Impact of motion scaling on task performance, *J Am Coll Surg* 199:863-868, 2004.
4. Chang L, Satava RM, Pellegrini CA, Sinanan MN: Robotic surgery: Identifying the learning curve through objective measurement of skill, *Surg Endosc* 17:1744-1748, 2003.
5. Moorthy K, Munz Y, Dosis A, et al: Dexterity enhancement with robotic surgery, *Surg Endosc* 18:790-795, 2004.
6. Sarle R, Tewari A, Shrivastava A, et al: Surgical robotics and laparoscopic training drills, *J Endourol* 18:63-66, 2004.
7. Yohannes P, Rotariu P, Pinto P, et al: Comparison of robotic versus laparoscopic skills: Is there a difference in the learning curve? *Urology* 60:39-45, 2002.
8. Kho RM, Hilger WS, Hentz JG, et al: Robotic hysterectomy: Technique and initial outcomes, *Am J Obstet Gynecol* 197(113):e1-4, 2007.
9. Magrina JF, Kho RM, Weaver AL, et al: Robotic radical hysterectomy: Comparison with laparoscopy and laparotomy, *Gynecol Oncol* 109:86-91, 2008.
10. Magrina JF, Zanagnolo V, Giles D, et al: Robotic surgery for endometrial cancer: comparison of perioperative outcomes and recurrence with laparoscopy, vaginal/laparoscopy and laparotomy, *Eur J Gynaecol Oncol* 32:476-480, 2011.
11. Magrina JF, Zanagnolo V, Noble BN, et al: Robotic approach for ovarian cancer: Perioperative and survival results and comparison with laparoscopy and laparotomy, *Gynecol Oncol* 121:100-105, 2011.
12. Magrina JF, Kho R, Magtibay PM: Robotic radical hysterectomy: Technical aspects, *Gynecol Oncol* 113:28-31, 2009.

CAPÍTULO 121

Complicações Maiores Associadas à Cirurgia Laparoscópica

Michael S. Baggish

Diversas complicações podem estar associadas à cirurgia laparoscópica. Várias dessas lesões iatrogênicas são exclusivas e peculiares ao procedimento laparoscópico em si (ou seja, não se confundem com o objetivo cirúrgico principal). Por exemplo, a histerectomia total abdominal está associada ao risco de várias complicações inerentes ao procedimento cirúrgico, ao passo que a histerectomia laparoscópica apresenta riscos associados à via laparoscópica e à parte da cirurgia referente à histerectomia.

Lesão Vascular e Intestinal

Duas importantes complicações laparoscópicas são lesão vascular significativa e lesão intestinal. A primeira resulta em hemorragia intra-abdominal maciça e choque hipovolêmico. Esse problema gravíssimo deve ser controlado rapidamente e de maneira adequada; caso contrário a paciente morrerá, conforme exemplificado nas fotografias da autópsia do primeiro caso (Fig. 121-1A a C). Um segundo caso mostrando fotografias de autópsias ilustra o resultado gravíssimo de lesão aos grandes vasos do retroperitônio. Nesse caso, a demora na intervenção cirúrgica provocou a morte dessa jovem mulher (Fig. 121-1D a H). Lesão do intestino delgado ou grosso leva inexoravelmente à perfuração, imediata ou tardia (Fig. 121-2A e B). A Figura 121-2C detalha uma lesão composta criada por uma colocação de trocarte supraumbilical pouco cuidadosa. No caso ilustrado, o trocarte perfura completamente o cólon transverso, em associação a uma lesão colateral ainda pior infligida à artéria mesentérica superior. A falha em não identificar imediatamente e tratar a lesão por laceração do grande vaso retroperitoneal provocou a morte da paciente por hemorragia. Em alguns casos, uma lesão importante no mesentério intestinal ou diretamente ao suprimento de sangue vascular resultará em isquemia seguida de necrose intestinal (Fig. 121-3A a D). À medida que o conteúdo do intestino vaza para a cavidade abdominal e então para a corrente sanguínea, segue-se infecção e sepse. A síndrome séptica se manifesta pela síndrome da resposta inflamatória sistêmica (SIRS) (Tabelas 121-1 e 121-2). Uma sucessão de eventos desencadeados por bacteremia e endotoxinas e exotoxinas bacterianas acarreta a falência de múltiplos órgãos. A fasciite necrosante pode complicar ainda mais o cenário nesses casos. A doença evolui rapidamente e é marcada por dor lancinante na ferida com sinais semelhantes aos da celulite. Estudos radiológicos podem mostrar ar dentro da parede abdominal (Fig. 121-3E e F). O fundo da espiral de eventos negativos é o choque séptico (hipotensão) e a morte. É mais conveniente subdividir essas complicações entre aquelas associadas à via laparoscópica e às associadas ao procedimento cirúrgico (Tabela 121-3). A tecnologia eletrocirúrgica tornou-se a principal metodologia para hemostasia durante a cirurgia laparoscópica. Essas técnicas usam circuitos monopolares ou bipolares. Este último claramente proporciona mais segurança comparativamente ao primeiro (ver a discussão sobre dispositivos de energia, no Capítulo 6). Os dois pontos de circuito, no entanto, podem lesionar as estruturas intra-abdominais adjacentes pela condução térmica através dos tecidos além do ponto-alvo do eletrodo de contato. A Figura 121-4A a E mostra a evolução de uma queimadura, do impacto inicial até a perfuração completa. As Figuras 121-5A e B e 121-6A e B ilustram uma lesão térmica ao cólon, resultando posteriormente em uma fístula colonicovaginal.

Via Laparoscópica

Para ganhar acesso à cavidade abdominal, o cirurgião deve inserir o laparoscópio através de uma camisa ou cânula apropriada (Fig. 121-7A a C). Estas têm tamanho variável, geralmente entre 5 e 12 mm de diâmetro interno. A camisa é habitualmente introduzida diretamente por uma incisão (geralmente infraumbilical) seguida por dissecção através das camadas de tecido que constituem a parede abdominal anterior. Quando se chega ao peritônio, ele é elevado e uma incisão ou secção cortante é feita. A camisa é então introduzida com um trocarte rombo. Essa técnica é descrita como laparoscopia aberta. Uma técnica alternativa introduz um gás inerte (p. ex., dióxido de carbono) por meio de uma agulha, que é empurrada para dentro da cavidade abdominal. Quando uma quantidade suficiente de gás tiver sido introduzida para criar um pneumoperitônio, marcado pela percussão timpânica ou abdominal, a camisa é introduzida na cavidade peritoneal com um trocarte cortante. Trata-se de uma técnica cega de fato. Várias alternativas das técnicas mencionadas anteriormente foram descritas ao longo dos anos, incluindo um dispositivo que aparentemente permite que o cirurgião veja cada camada da parede abdominal enquanto o trocarte é avançado (Fig. 121-8A e B).

A base para uma entrada "segura" do trocarte conforme o descrito em um capítulo anterior desta seção depende de duas regras. Primeiro, o trocarte deve ser inserido exatamente na linha média sem desvio à direita ou à esquerda da linha média (Fig. 121-9A e B). Segundo, o ângulo de entrada do trocarte deve estar entre 45° e 60° (ou seja, na direção do útero) (Fig. 121-10). **A colocação do trocarte primário infra-**

umbilical a um ângulo de entrada de 90° ou quase 90° direcionará o trocarte na linha média para a aorta distal. O menor desvio à direita ou à esquerda lesionará os vasos ilíacos comuns no ponto em que eles saem da bifurcação aórtica (Fig. 121-11). No caso de um abdome extremamente obeso, o trocarte será inserido em uma direção caudal (isto é, abaixo da bifurcação aórtica, porém dirigido para a veia ilíaca comum esquerda). O desvio das duas regras citadas anteriormente levará invariavelmente a consequências desastrosas para a paciente e seu médico, especialmente **quando o trocarte é inserido, inadvertidamente, mais profundamente dentro do abdome.** Pessoas com índices de massa corporal extremos (ou seja, as muito magras e as obesas) estão especialmente em risco de lesão iatrogênica (Tabelas 121-4 e 121-5). A paciente obesa é a de maior risco, especialmente se houver passado, anteriormente, por cirurgia intra-abdominal, com probabilidade de apresentar aderências (Tabela 121-6). A entrada do trocarte nessas pacientes pode ser difícil (Figs. 121-12 e 121-13).

O cirurgião não deve utilizar trocartes extralongos (28 cm de comprimento) (Fig. 121-14); esses instrumentos não são necessários porque um trocarte de comprimento padrão (20 cm de comprimento) é mais que adequado para permitir a entrada (Fig. 121-15).

O cirurgião é aconselhado a fazer uma laparotomia se um trocarte de tamanho padrão não permitir a entrada na cavidade abdominal. Mais uma vez, quero enfatizar que um trocarte pressionado para a direita ou esquerda da linha média pode lesar os vasos ilíacos ou a veia cava (Fig. 121-16). Um trocarte pressionado em profundidade e para baixo a um ângulo de 90° pode e irá efetivamente lesar a aorta ou a veia ilíaca comum esquerda. Qualquer pressão do trocarte primário tem o potencial de perfurar o intestino delgado, ao passo que um desvio no impulso pode penetrar o intestino grosso (Fig. 121-17A). Como os trocartes secundários são colocados sob visão direta, não devem ocorrer lesões causadas por esses dispositivos (Fig. 121-17B).

O texto continua na página 1304.

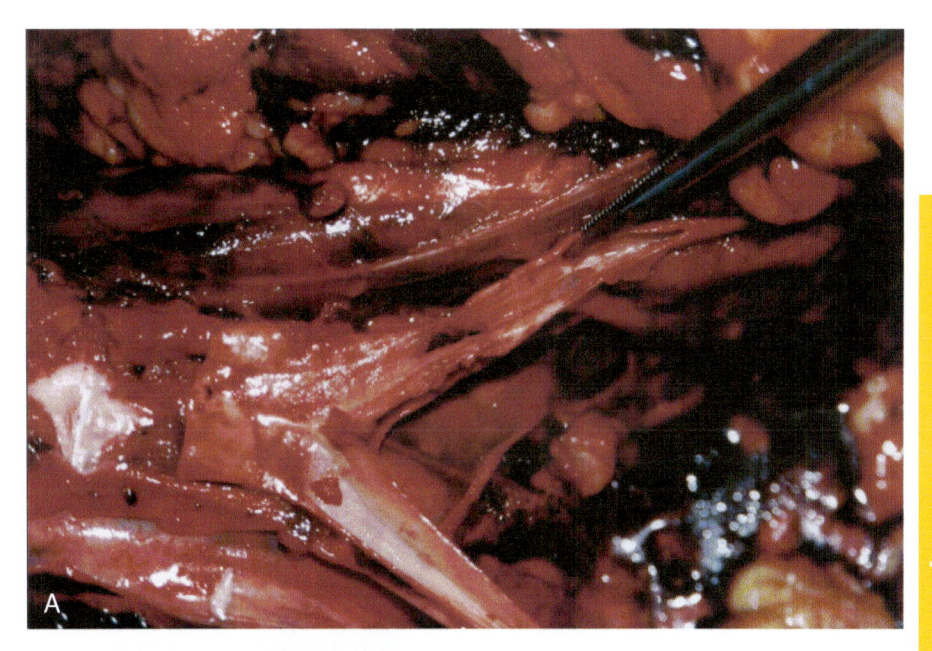

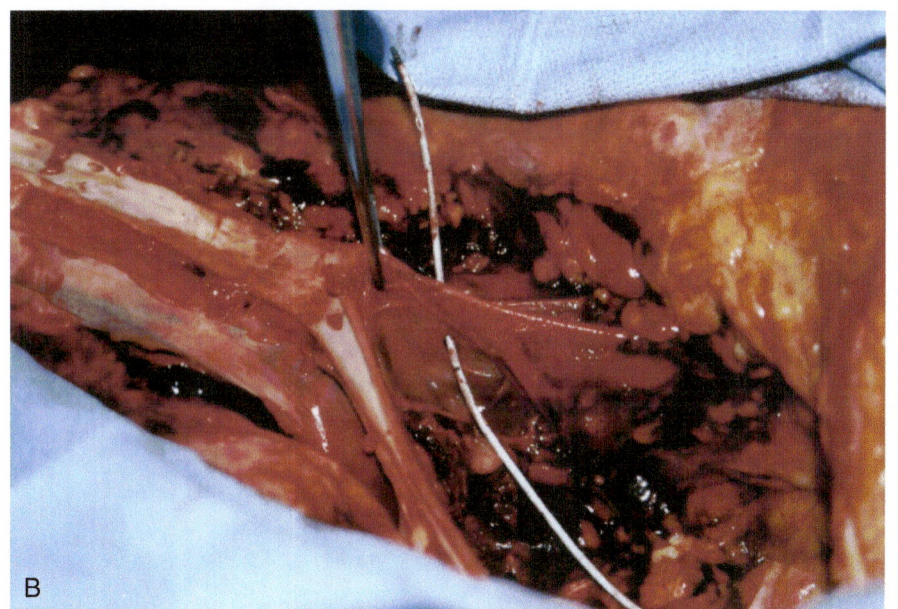

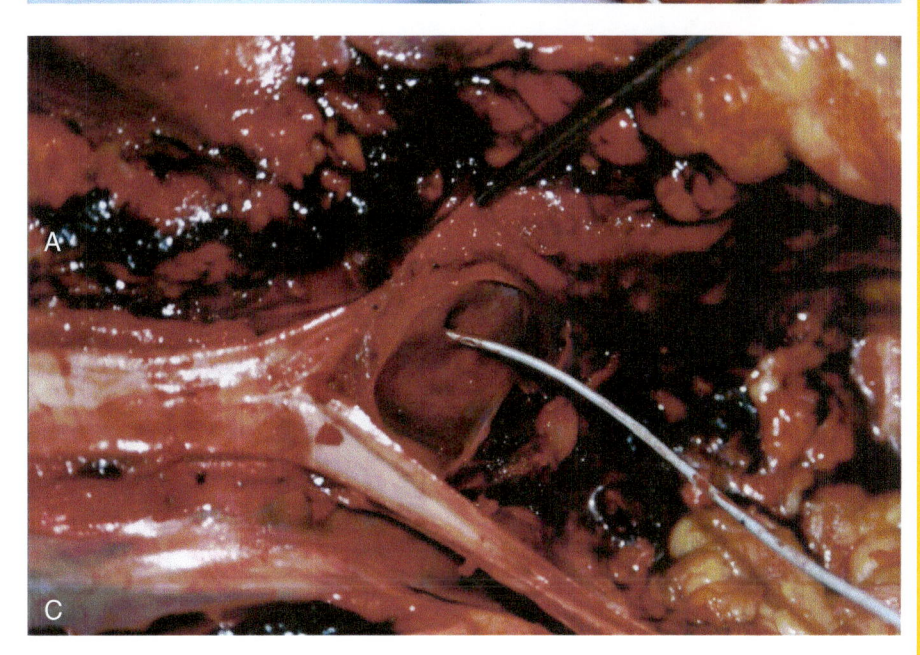

FIGURA 121-1 A. Autópsia de uma jovem mulher que sofreu lesão completa da artéria e veia ilíaca comum esquerda causada por trocarte e veio a óbito por hemorragia maciça. A área abaixo do fórceps mostra laceração da parede posterior da artéria. **B.** A sonda passada pelo patologista entra pela parede posterior da artéria e sai pela parede anterior. Clipes vasculares podem ser vistos na veia ilíaca comum esquerda. **C.** A sonda aponta para uma laceração na veia ilíaca comum esquerda. Esse foi o ferimento letal.

(Continua)

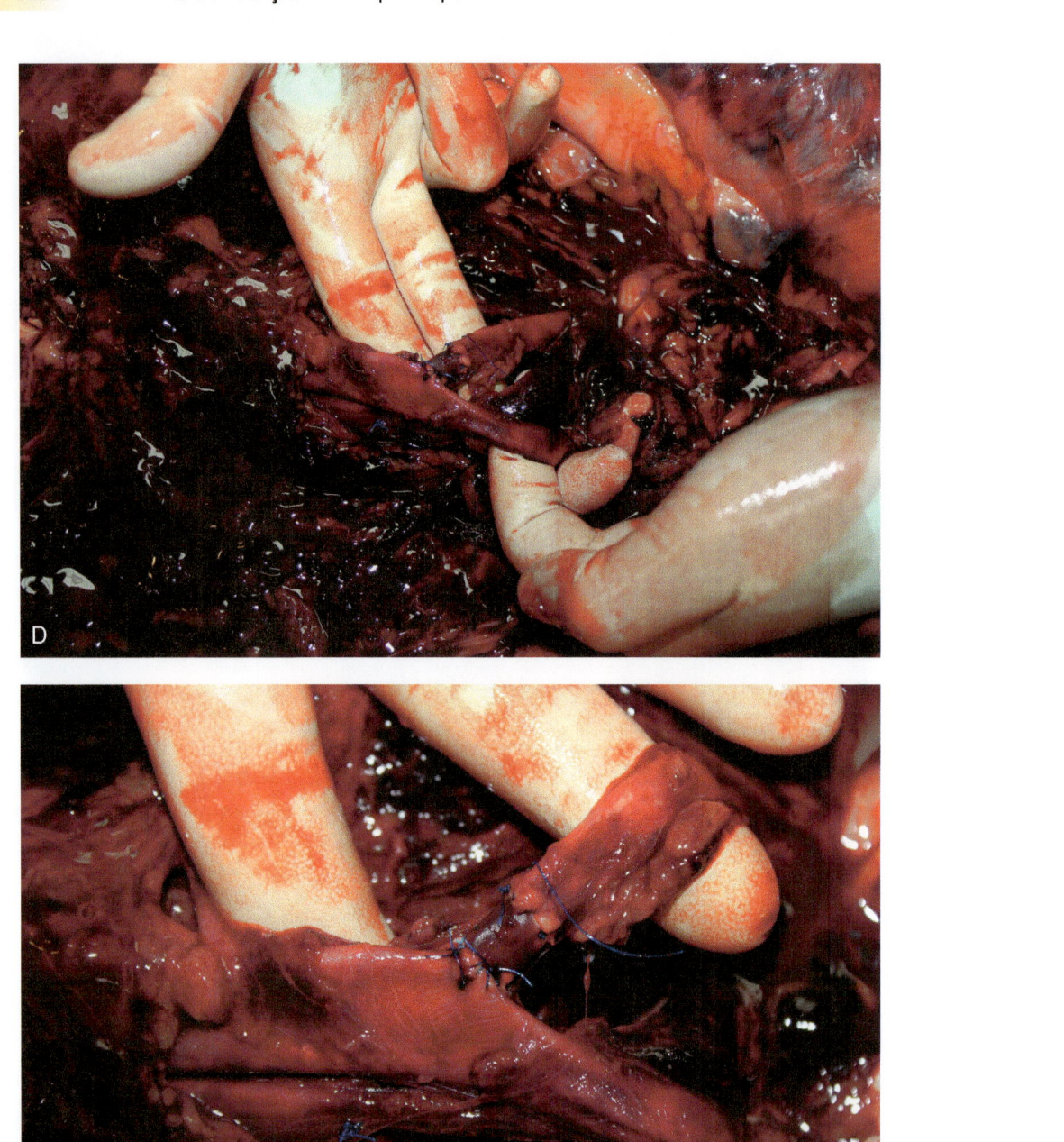

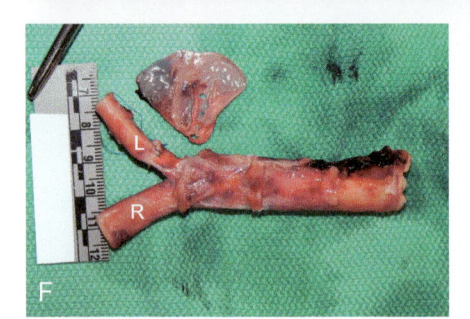

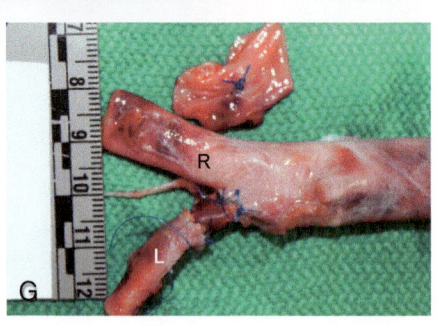

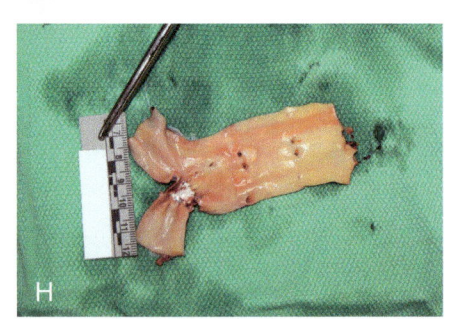

FIGURA 121-1 *(Cont.)* D. Autópsia mostrando lesão maciça da artéria ilíaca comum esquerda com enxerto de Gortex. **E.** Visão aumentada de D. **F.** Aorta e tronco das artérias ilíacas comuns removidas; observe o enxerto interposto entre a bifurcação aórtica e a artéria ilíaca esquerda. **G.** Visão aumentada da aorta e dos vasos ilíacos. Um segmento da veia cava está aberto e contém duas lesões por perfuração e suturas. **H.** A aorta foi aberta; os orifícios nos microtúbulos da parede posterior são aberturas dos vasos perfurantes.

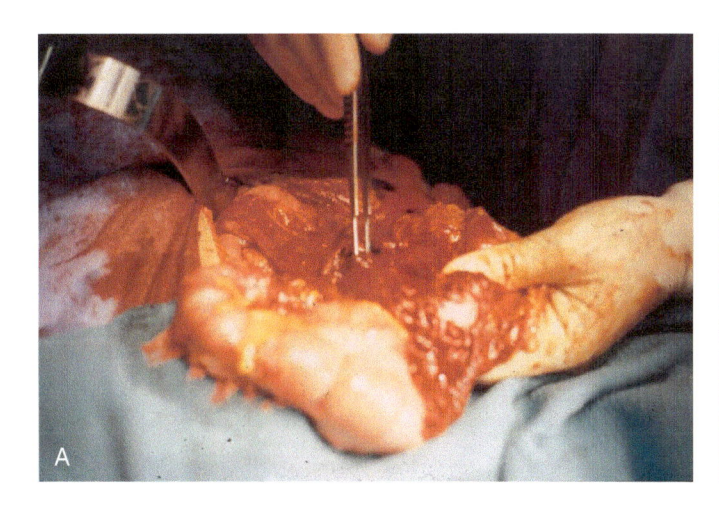

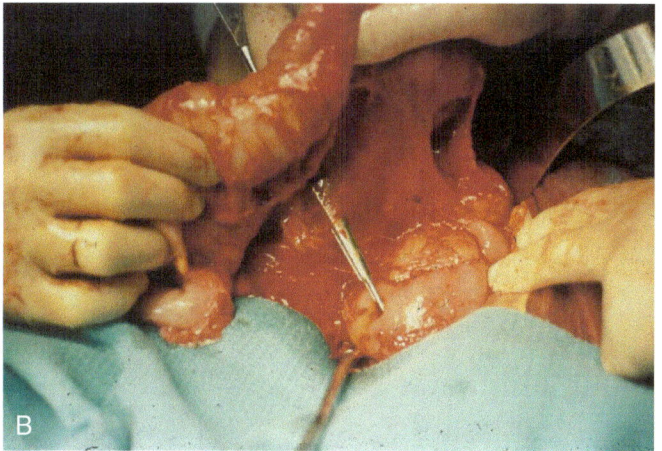

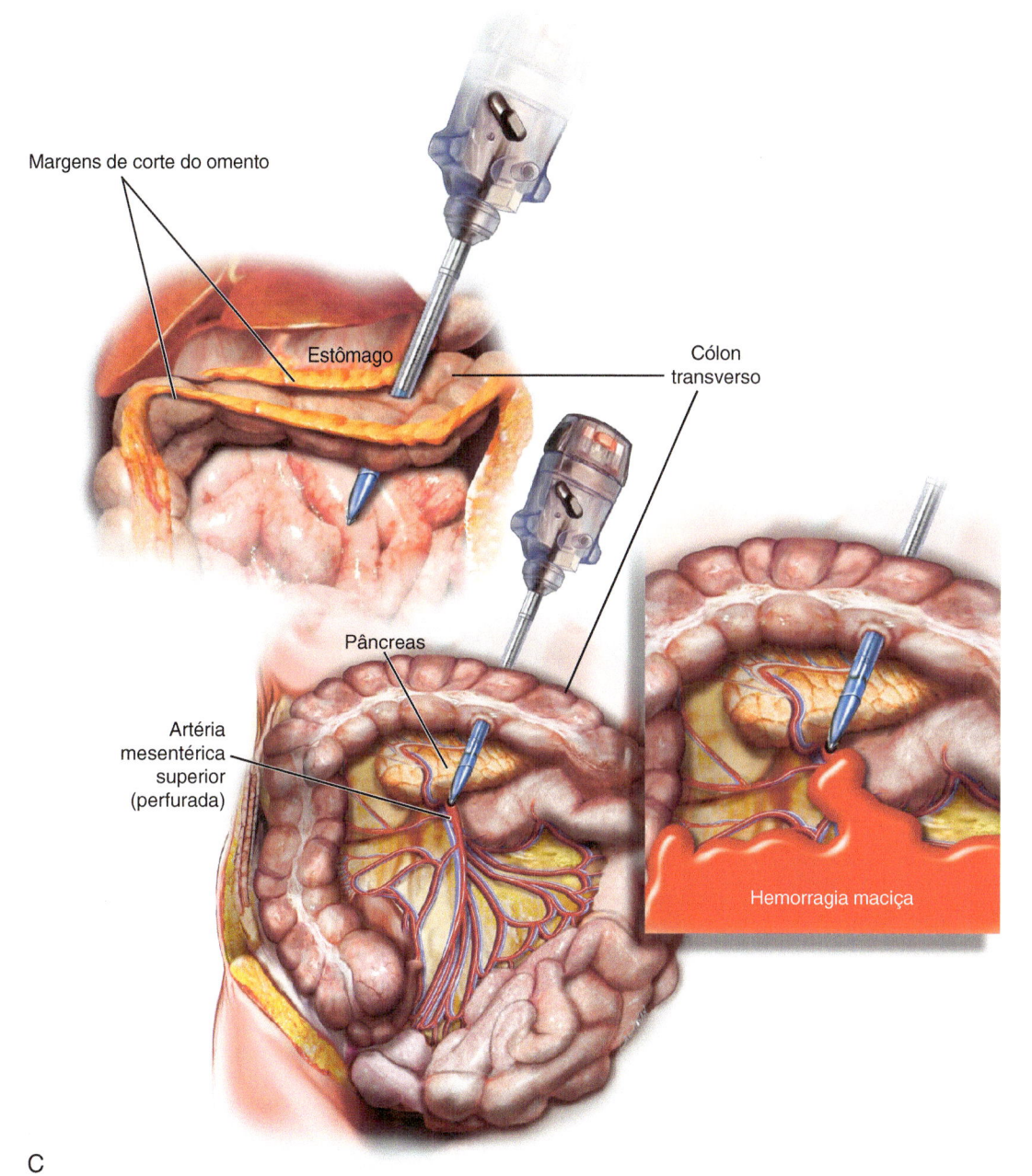

CAPÍTULO 121 Complicações Maiores Associadas à Cirurgia Laparoscópica 1287

FIGURA 121-2 A. A pinça foi colocada em uma ferida feita pelo trocarte no omento. **B.** O cólon transverso foi elevado, permitindo que as tesouras tracem a trajetória de uma perfuração induzida por trocarte no duodeno. **C.** Em preparação para um procedimento robótico, a incisão inicial de entrada foi feita 4 a 5 cm acima do umbigo. O trocarte foi direcionado a um ângulo próximo a 90°. O trocarte com lâmina fez uma perfuração completa do cólon transverso e continuou em uma trajetória profunda para a artéria mesentérica superior. A paciente morreu por hemorragia maciça como resultado do insucesso em localizar a artéria lesionada e falta de medidas para reparar a laceração.

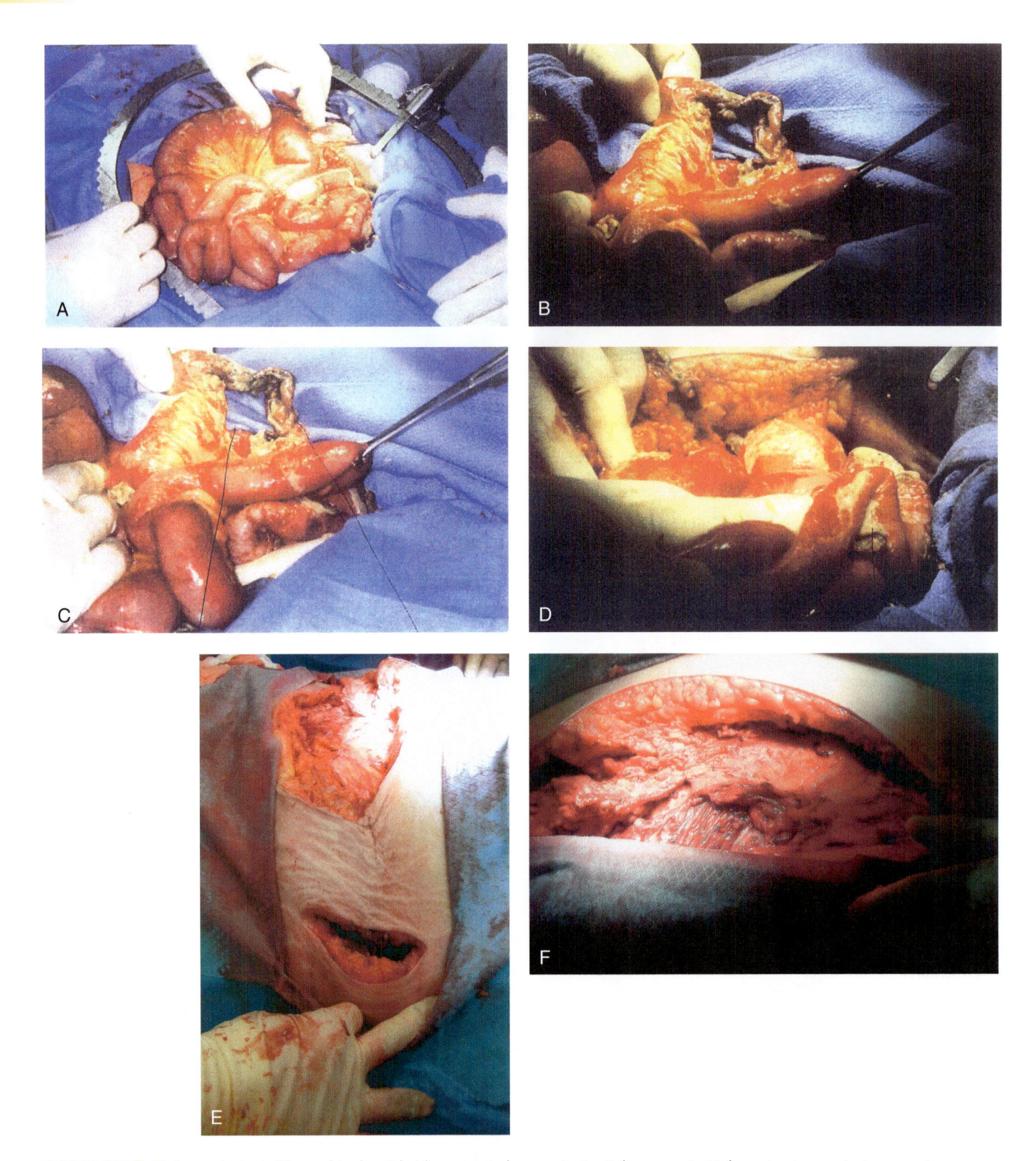

FIGURA 121-3 A. Esta paciente de 28 anos foi submetida à laparotomia de emergência pós-laparoscopia. Na laparotomia, a paciente apresentava peritonite extensa e múltiplos abcessos entre as alças do intestino delgado. Observe o intestino delgado edemaciado. A paciente também apresentou sinais clínicos de choque séptico. **B.** O mesentério do intestino delgado foi coagulado pela pinça Plasma Kinetics® e separado do intestino por dissecção romba durante a tentativa de adesiólise. Observe isquemia e necrose extensas do intestino delgado. **C.** Imagem aproximada do segmento necrótico do intestino delgado apresentada na Figura 121-3B. **D.** O intestino delgado está recoberto de fibrina secundária à peritonite extensa. **E.** A fasciite necrosante decorre da perfuração intestinal e sepse, especialmente em pacientes obesas. Estreptococos do grupo "A" ou estafilococos resistentes à meticilina disseminam-se rapidamente ao longo dos planos dos tecidos enquanto suas toxinas digerem gordura e fáscia. Isso está mostrado claramente nesta foto. A gordura torna-se cinzenta e ocorre a morte celular do tecido. **F.** O tratamento consiste em debridamento radical de todos os tecidos já mortos ou em processo de morte. A regra é que se volte com frequência ao centro cirúrgico até que a infecção seja debelada. Nesta foto, a maior parte da gordura da parede abdominal anterior se foi, incluindo a bainha do reto.

TABELA 121-1 Definições de Sepse
Infecção: fenômeno caracterizado por uma resposta inflamatória à presença de microrganismos ou à invasão do tecido hospedeiro normalmente estéril por esses organismos. **Bacteremia:** presença de bactérias viáveis no sangue. **Síndrome da resposta inflamatória sistêmica:** resposta inflamatória sistêmica a vários insultos clínicos graves. A resposta é manifestada por duas ou mais das seguintes condições: Temperatura: > 38°C ou < 36°C Frequência cardíaca: > 90 batimentos/min Frequência respiratória: > 20 incursões/min ou $PaCO_2$ < 32 mmHg a 4,3 kPa Contagem de leucócitos: > 12.000 células/mm^3, < 4.000 células/mm^3, ou > 10% formas imaturas (bandas) **Sepse:** resposta sistêmica à infecção. Essa resposta sistêmica se manifesta por duas ou mais das seguintes condições, como resultado da infecção: Temperatura: > 38°C ou < 36°C Frequência cardíaca: > 90 batimentos/min Frequência respiratória: > 20 incursões/min ou $PaCO_2$ < 32 mmHg a 4,3 kPa Contagem de leucócitos: > 12.000 células/mm^3, < 4.000 células/mm^3, ou > 10% formas imaturas (bandas) **Sepse grave:** sepse associada à disfunção de órgãos, hipoperfusão ou hipotensão. Hipotensão e perfusão anormal podem ser decorrentes, entre outras hipóteses, de acidose lática, oligúria ou confusão mental aguda. Pacientes em uso de agentes inotrópicos ou vasopressores podem não apresentar hipotensão quando da medição das anormalidades de perfusão. **Hipotensão:** pressão arterial sistólica < 90 mmHg ou redução >40 mmHg do valor basal na ausência de outras causas de hipotensão. **Falência sistêmica de múltiplos órgãos:** presença de alterações funcionais em órgãos um paciente agudamente doente de tal maneira que a homeostase não pode ser mantida sem intervenção.

De Goldman L, Ausiello D: Cecil Textbook of Medicine, 22nd ed. Philadelphia, Saunders, 2004. Com permissão.

TABELA 121-2 Efeitos da Perfuração Intestinal: Infecção, Desequilíbrio Hidroeletrolítico, Síndrome Séptica
Os principais transtornos resultantes de uma perfuração intestinal são infecção e desequilíbrio hidroeletrolítico e suas consequências. Líquidos e fezes intestinais contêm diferentes bactérias, como *Escherichia coli*, *Enterococcus*, *Klebsiella*, *Proteus*, *Pseudomonas* e *Clostridium*, para exemplificar apenas algumas. Essas bactérias produzem toxinas que facilitam a entrada das bactérias na circulação e contribuem para uma espiral de eventos negativos que é chamada síndrome séptica, bem como abscessos intra-abdominais:
1. A contaminação da cavidade abdominal provoca inflamação do peritônio. 2. Por sua vez, vasos sanguíneos subperitoneais ficam pérvios, fazendo com que o líquido intersticial vaze para o terceiro espaço. 3. Íleo paralítico e um acúmulo de líquido intra-abdominal empurram o diafragma para cima, reduzindo a capacidade de expansão do pulmão dentro do tórax e contribuindo para o colapso parcial do pulmão. 4. Líquido de origem inflamatória pode se acumular no tórax como um derrame na cavidade pleural.
Várias complicações progressivas são previsíveis, mas podem ocorrer em intervalos variáveis após a perfuração inicial. As complicações mais frequentes associadas à lesão do cólon incluem:
• Peritonite (98% dos casos) • Íleo (92%) • Derrame pleural (84%) • Colostomia (80%) • Abscesso intra-abdominal (78%)
As sequelas mais comuns após perfuração do intestino delgado são:
• Peritonite (100% dos casos) • Abscesso intra-abdominal (63%) • Íleo (89%) • Derrame pleural (59%)

De Baggish MS: Ob-Gyn Management 20:47-60, 2008. Com permissão.

TABELA 121-3 Cento e Trinta Casos de Lesão Intestinal Associada à Cirurgia Laparoscópica					
Abordagem	Porcentagem	Intestino delgado	Porcentagem	Cólon
Relacionada à entrada	77%	62	41%	20
Trocarte primário		(57)		(18)
Trocarte secundário		(3)		(1)
Outro		(2)		(1)
Relacionado à cirurgia	23%	19	59%	29
Com eletricidade		(10)		(11)
Sem eletricidade		(9)		(18)
Total	100%	81	100%	49

Baggish MS: J Gynecol Surg 23:83-95, 2007. Com permissão.

Evolução da Lesão Térmica no Íleo

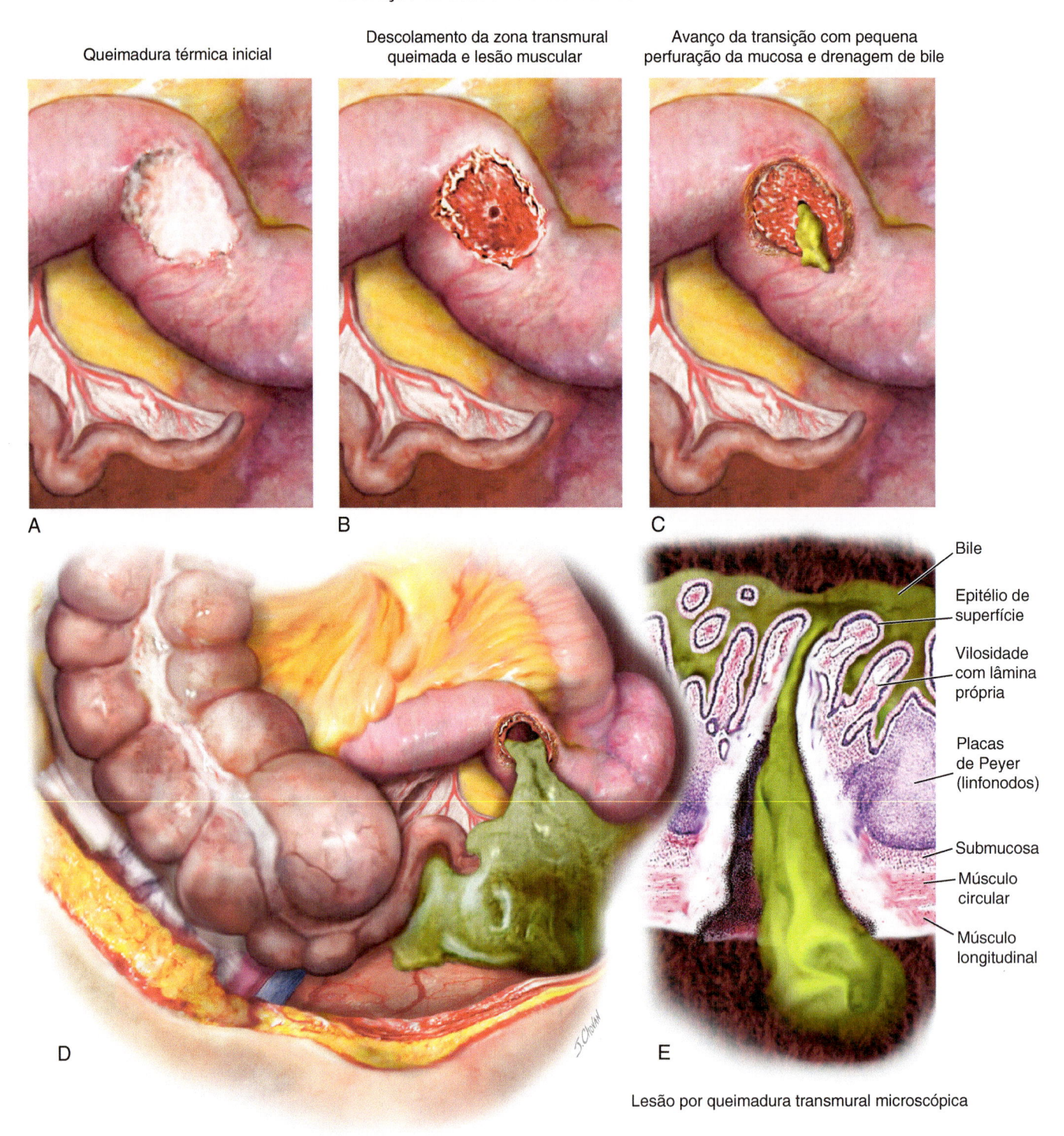

A. Queimadura térmica inicial

B. Descolamento da zona transmural queimada e lesão muscular

C. Avanço da transição com pequena perfuração da mucosa e drenagem de bile

D. Descolamento final do intestino com lesão por queimadura com local de perfuração aumentado e drenagem de bile para a cavidade abdominal.

E. Lesão por queimadura transmural microscópica
- Bile
- Epitélio de superfície
- Vilosidade com lâmina própria
- Placas de Peyer (linfonodos)
- Submucosa
- Músculo circular
- Músculo longitudinal

FIGURA 121-4 **A.** A lesão térmica cria uma lesão esbranquiçada no íleo. **B.** Em 24 a 36 horas há descolamento da escara da queimadura, expondo uma lesão transmural e uma perfuração muito pequena. **C.** Com o passar do tempo, um líquido biliar começa a ser eliminado pela perfuração. **D.** Descolamento do ferimento inicial secundário à necrose induzida por queimadura. **E.** Corte microscópico mostrando a perfuração transmural madura.

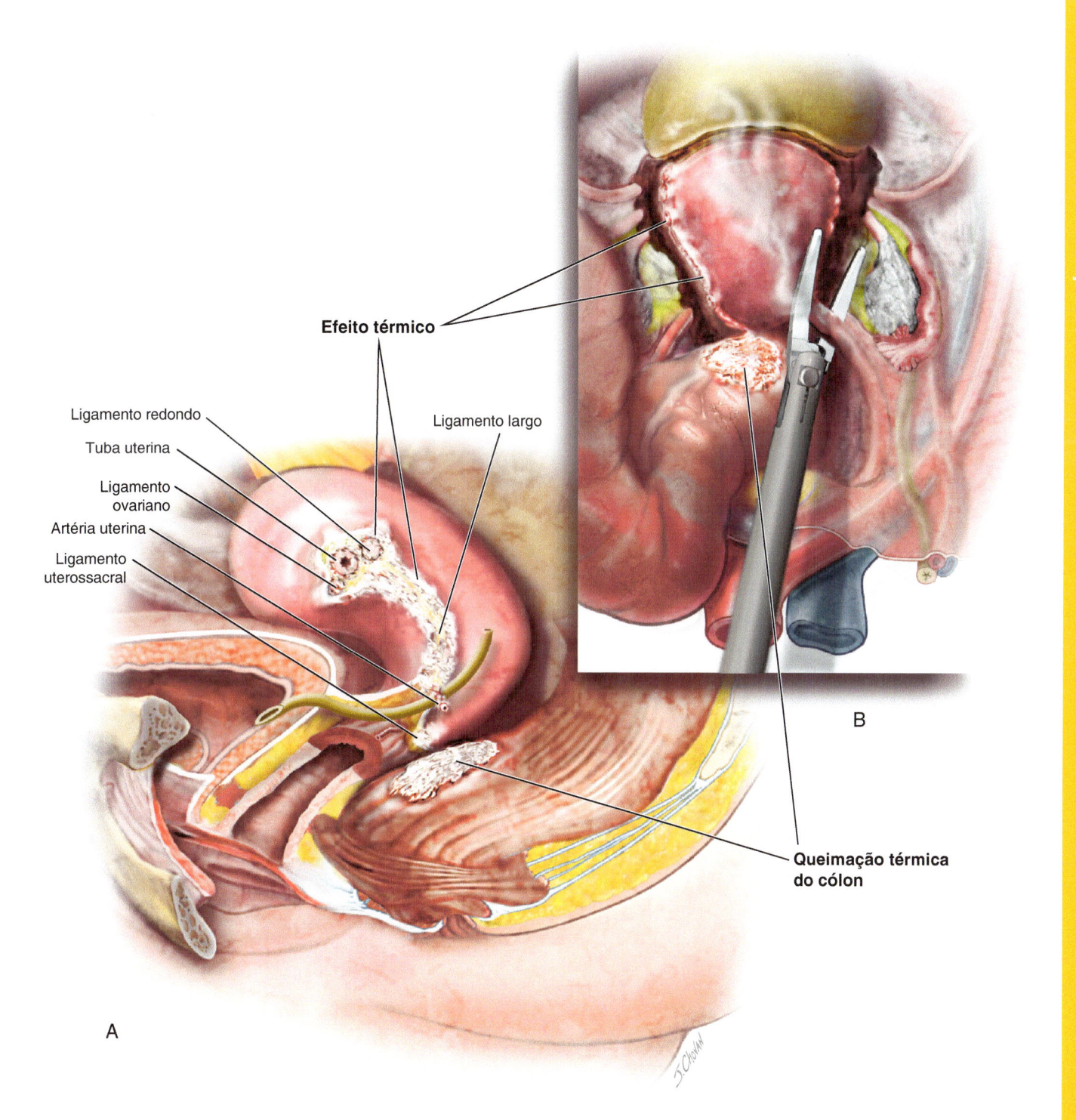

CAPÍTULO 121 Complicações Maiores Associadas à Cirurgia Laparoscópica 1291

FIGURA 121-5 Durante o curso de uma histerectomia laparoscópica usando pinça bipolar para histerectomia, a lesão térmica ao cólon sigmoide ocorre, mas não é reconhecida. **A.** Depois de o tecido ser coagulado, o suprimento de sangue é cortado, provocando isquemia. A proteína desnaturada está esbranquiçada, e uma escara é criada. **B. (detalhe)** A pinça bipolar LigaSure® (Covidien, Mansfield, Mass.) segura e coagula os ligamentos uterossacrais. O calor é transmitido através dos tecidos adjacentes e cria uma lesão térmica no retossigmoide.

Cúpula vaginal pós-histerectomia
(suturas afrouxadas)

A

Fístula no reto vaginal desenvolvida
a partir de lesão por queimadura

B

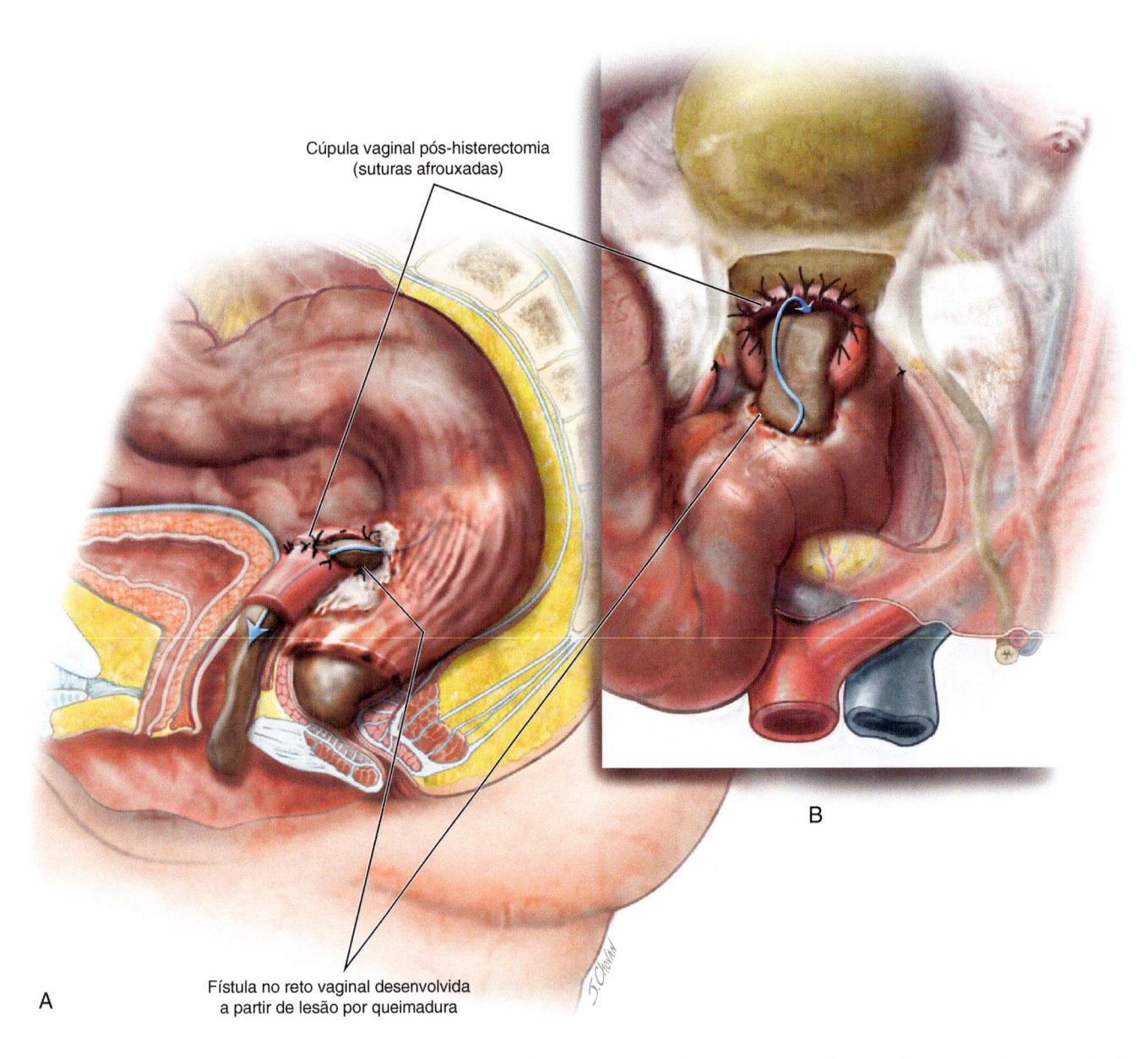

FIGURA 121-6 A. A lesão colônica subsequentemente se descola e drena matéria fecal pela cúpula (suturas afrouxadas) para dentro da vagina, criando uma fístula colonicovaginal. **B. (detalhe)** Visão aumentada da fistula fecal colonicovaginal.

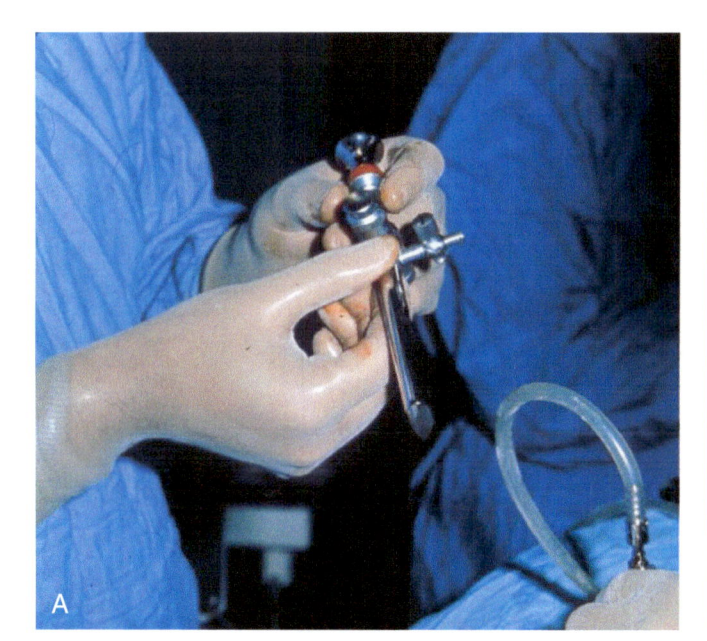

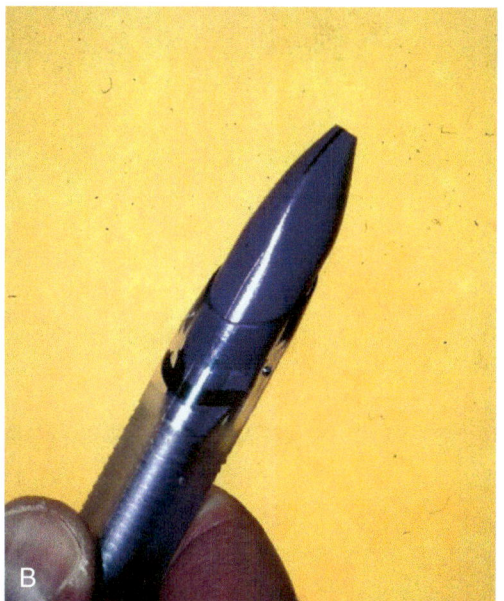

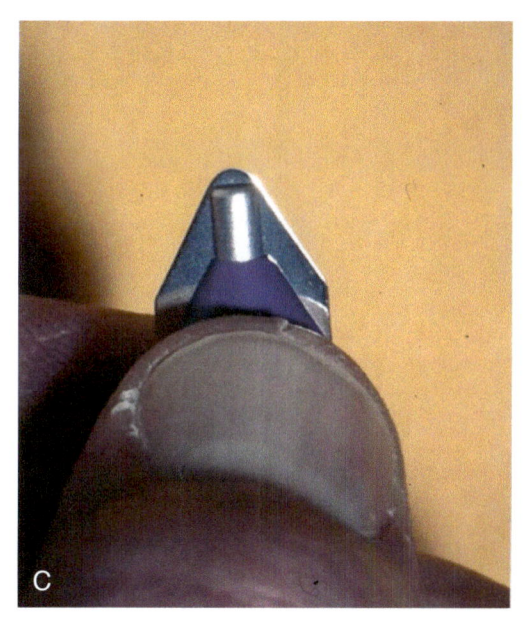

CAPÍTULO 121 Complicações Maiores Associadas à Cirurgia Laparoscópica 1293

FIGURA 121-7 A. O trocarte reutilizável de 10 mm mostrado aqui inclui um trocarte piramidal encaixado dentro de uma camisa de acesso. Quando afiado adequadamente, esse dispositivo pode perfurar o intestino ou um dos grandes vasos retroperitoneais. Frequentemente, o trocarte fica cego após múltiplas utilizações e é pouco provável que venha a causar uma lesão importante em um vaso. **B.** Esta figura ilustra a ponta de um trocarte descartável com a lâmina retraída (isto é, não armada). **C.** Em contraste com o trocarte mostrado na imagem **A**, a lâmina de corte desse trocarte descartável (armado) é afiada como uma navalha. Esse dispositivo, quando apontado para a direção errada, pode facilmente lacerar a parede de um vaso importante.

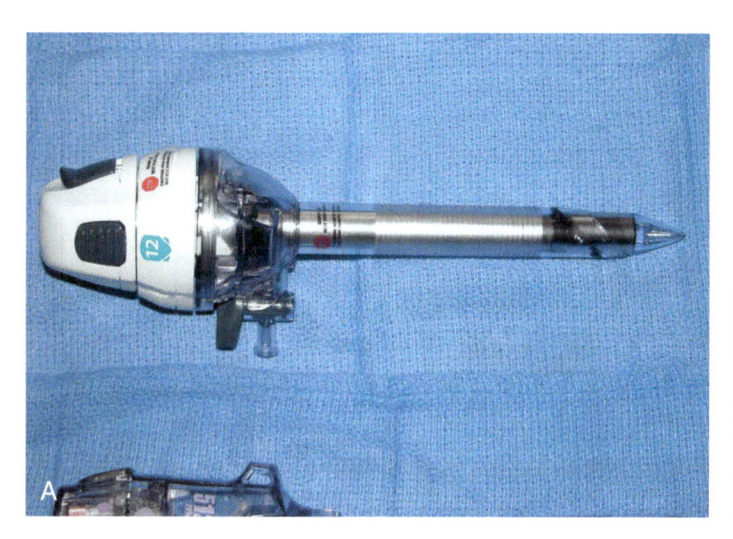

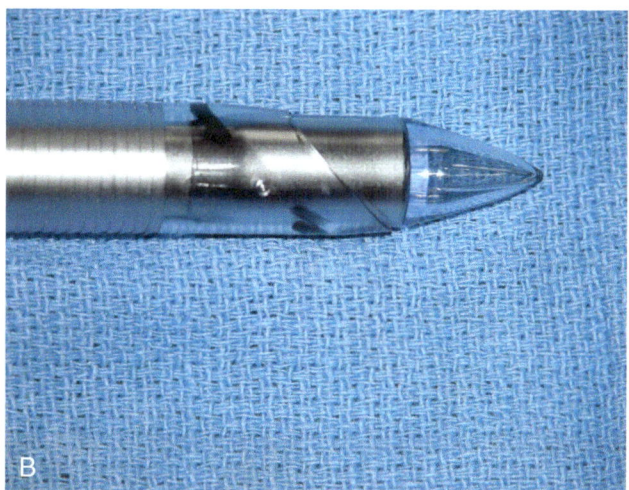

FIGURA 121-8 A. Esse trocarte especializado hipoteticamente permite que se vejam as camadas da parede abdominal quando o dispositivo é pressionado contra a cavidade abdominal. **B.** A ponta cônica do trocarte é pontiaguda, mas não é afiada. A cor clara permite perceber os tecidos da parede abdominal.

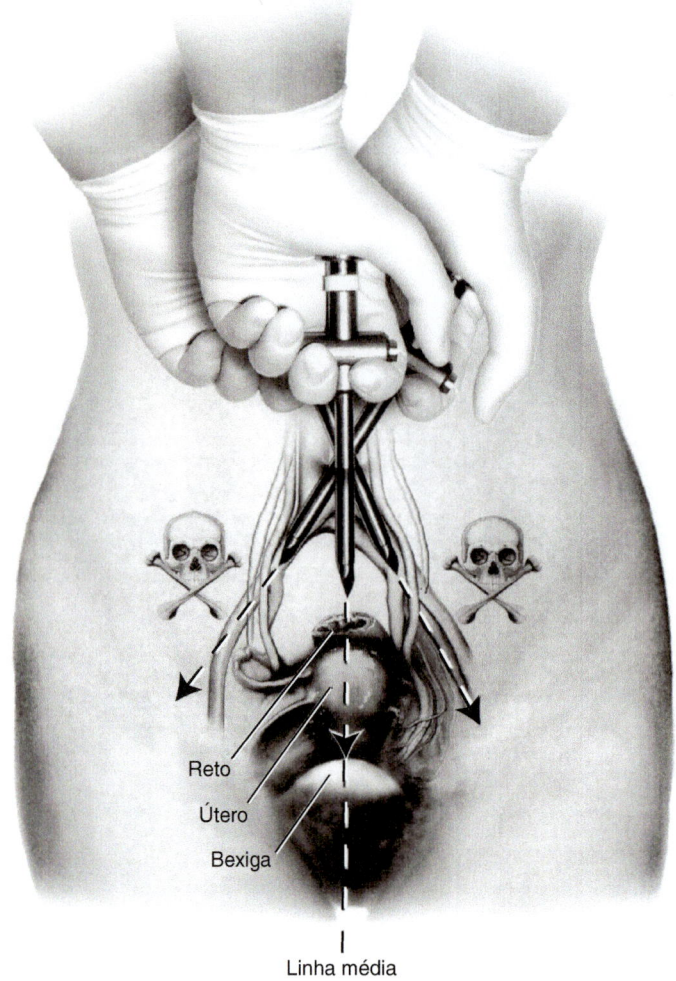

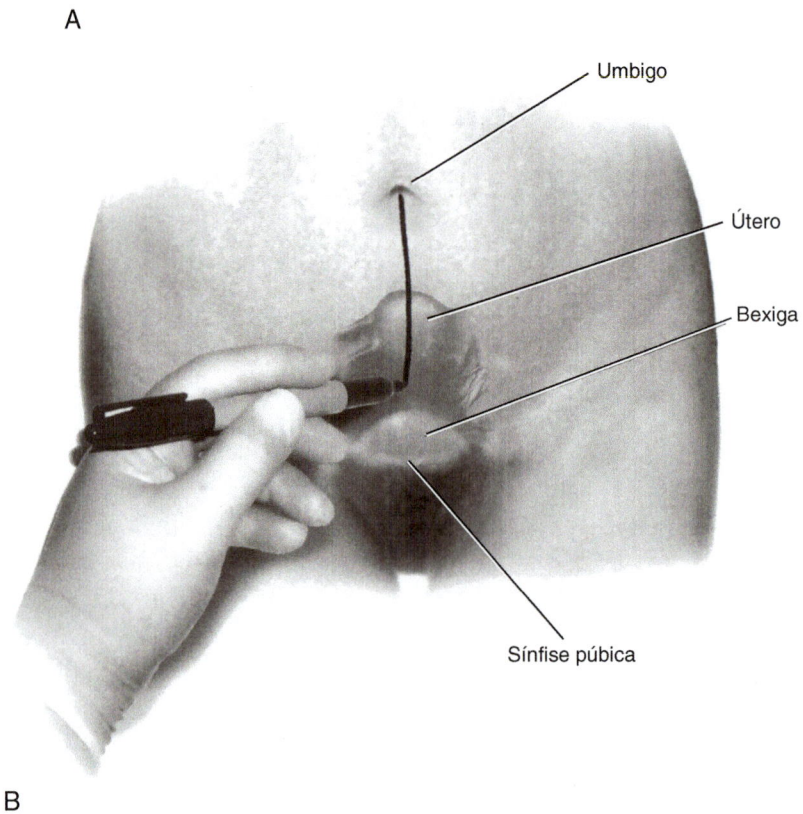

FIGURA 121-9 A. O trocarte deve estar direcionado para a linha média para evitar lesionar os vasos ilíacos. O desvio à direita ou à esquerda coloca todo e qualquer paciente em risco de sofrer lesão importante nos vasos. **B.** Um método conveniente de ajudar a pressionar o trocarte a entrar pela linha média está demonstrado aqui. A caneta de marcação foi usada para desenhar uma linha reta do umbigo à sínfise púbica. *(Baggish MS: J Gynecol Surg 19:63-73, 2003. Com permissão.)*

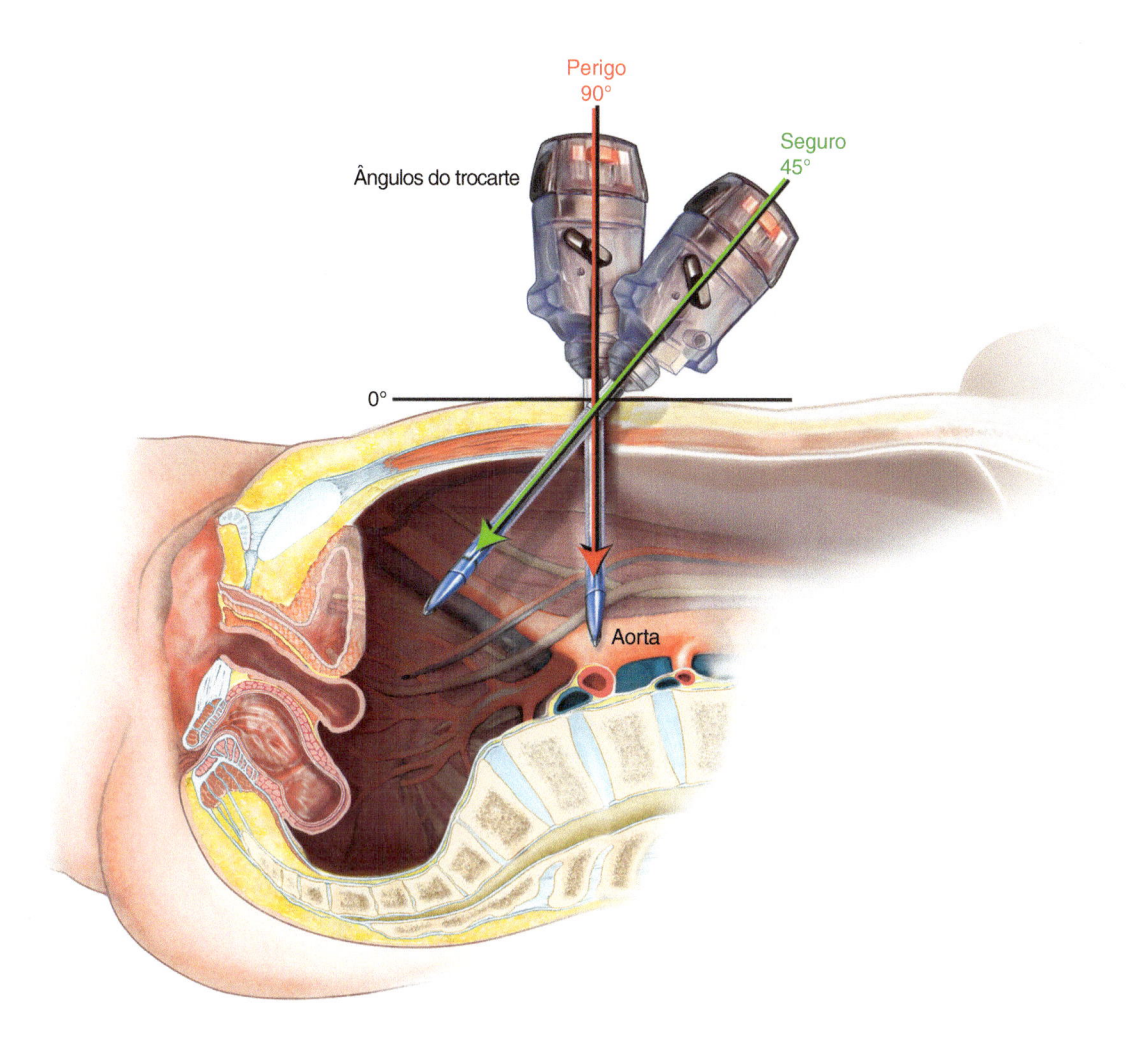

FIGURA 121-10 Os ângulos de entrada do trocarte são críticos para a segurança da paciente e a profundidade da penetração. A um ângulo de entrada de 45° há uma margem de segurança mesmo no caso de uma pressão mais forte no trocarte, visto que o trocarte está direcionado para o útero/bexiga. Apesar de uma pressão forte poder induzir uma lesão ao útero ou bexiga, essas lesões são relativamente fáceis de reparar se forem identificadas e nenhuma lesão crítica terá ocorrido. Por outro lado, quando o trocarte é introduzido a um ângulo de 90° e combinado a uma pressão forte, uma lesão em um vaso retroperitoneal maior ocorrerá e a paciente sofrerá uma lesão crítica ou fatal.

TABELA 121-4 Pacientes (n = 31) com Lesão Vascular Maior por Índice de Massa Corporal (IMC)*

IMC*	Grupo	Número
< 20	Magros	6
< 25	Não obesos	3
25 a 30	Com sobrepeso	9[†]
> 30	Obeso	13[†]

Baggish MS: J Gynecol Surg 19:63-73, 2003. Com permissão.
*Peso, kg/altura, m².
[†]22 casos com sobrepeso ou obesidade

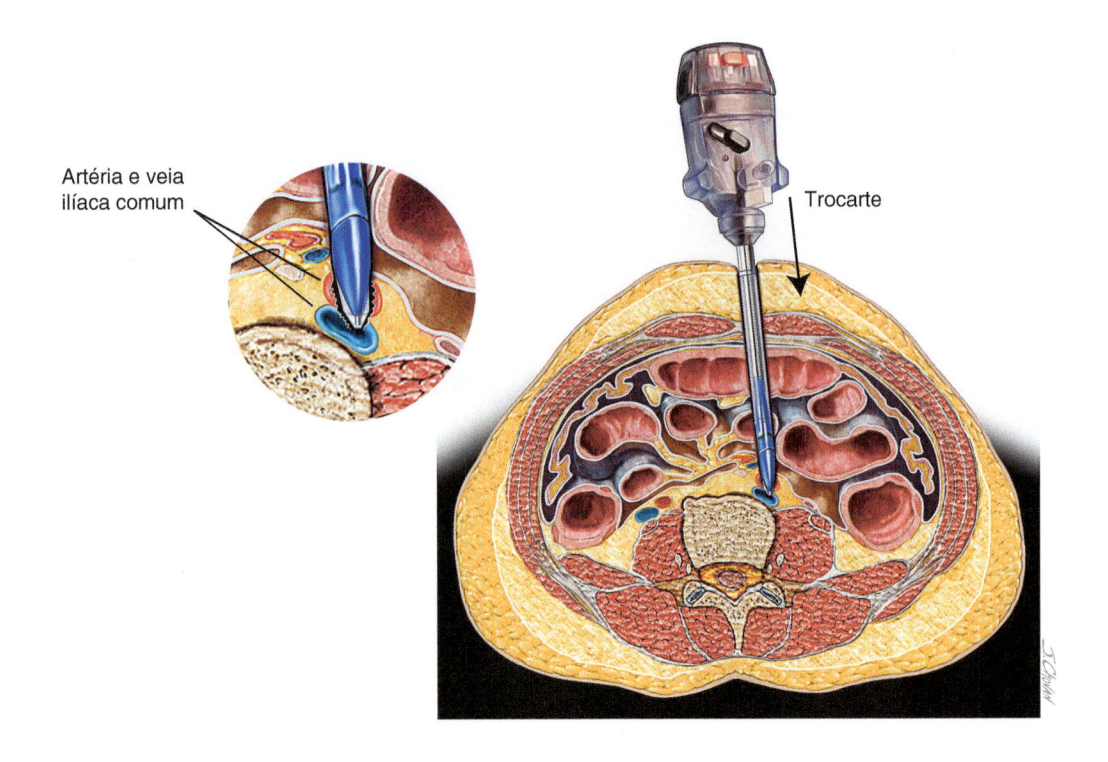

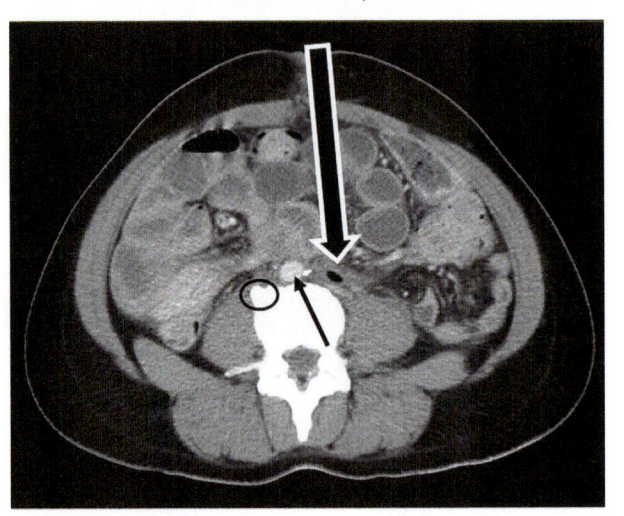

FIGURA 121-11 A imagem da tomografia computadorizada foi obtida vários dias após a ocorrência de lacerações da artéria e veia ilíacas comuns induzidas por trocarte. O vetor da pressão feita sobre o trocarte pôde ser visto pela seta acrescentada. O pequeno orifício não é a artéria ilíaca e sim um pequeno bolsão de ar residual no local do reparo dos vasos, que foi executado por um cirurgião vascular. O desenho acima é um corte transversal anatômico detalhando o percurso do trocarte para a artéria e veia ilíaca comum direita.

TABELA 121-5 Medidas Críticas do Ponto de Entrada do Trocarte Primário para os Grandes Vasos Sanguíneos Retroperitoneais

Inserção do trocarte

d = topo da camisa do trocarte para a pele

Pele da parede abdominal anterior

D_5 = espessura da parede abdominal

D_1 = bifurcação aórtica

Peritônio anterior

Ligamento infundibulopélvico

D_3*

D_2 = bifurcação ilíaca direita

*D_3 = bifurcação ilíaca esquerda da paciente

De Narendran M, Baggish MS: J Gynecol Surg 18:121-127, 2002. Com permissão.

TABELA 121-6 Distâncias Médias (cm) entre a Entrada do Trocarte Umbilical e os Grandes Vasos Retroperitoneais									
Distância	Índice de Massa Corpórea				Altura, m			
	25 (n = 49)	25 a 30 (n = 29)	> 30 (n = 21)	Valor p	1,5 a 1,65 (n = 22)	1,66 a 1,77 (n = 43)	1,76 a 1,8 (n = 34)	Valor p
Distância perpendicular à bifurcação da aorta	11,21	14,14	15,14	0,0006	12,60	12,56	13,78	NS
Distância oblíqua aos vasos ilíacos comuns direitos	16,33	17,27	18,39	NS	16,49	16,24	18,41	0,02
Distância oblíqua aos vasos ilíacos comuns esquerdos	16,49	17,36	18,53	NS	16,35	16,43	18,66	0,01
Distância oblíqua à margem superior da bexiga	17,43	17,56	18,75	NS	16,18	17,41	19,13	0,04
Distância perpendicular do peritônio à pele no umbigo (espessura da parede abdominal)	3,48	3,85	5,05	0,001	—	—	—	—
Distância oblíqua da abertura peritoneal subumbilical aos vasos ilíacos comuns direitos	12,69	12,96	13,12	NS	—	—	—	—
Distância oblíqua da abertura peritoneal subumbilical aos vasos ilíacos comuns esquerdos	12,93	12,91	13,39	NS	—	—	—	—

Adaptado com permissão de Narendran M, Baggish MS: J Gynecol Surg 18:121-127, 2002.
NS, Não significativo.

CAPÍTULO 121 Complicações Maiores Associadas à Cirurgia Laparoscópica 1299

A — Espaço pré-peritoneal anterior; Peritônio anterior; Espaço pré-peritoneal posterior; Peritônio posterior

B — Peritônio anterior; Peritônio posterior; Espaço pré-peritoneal com pseudopneumoperitônio

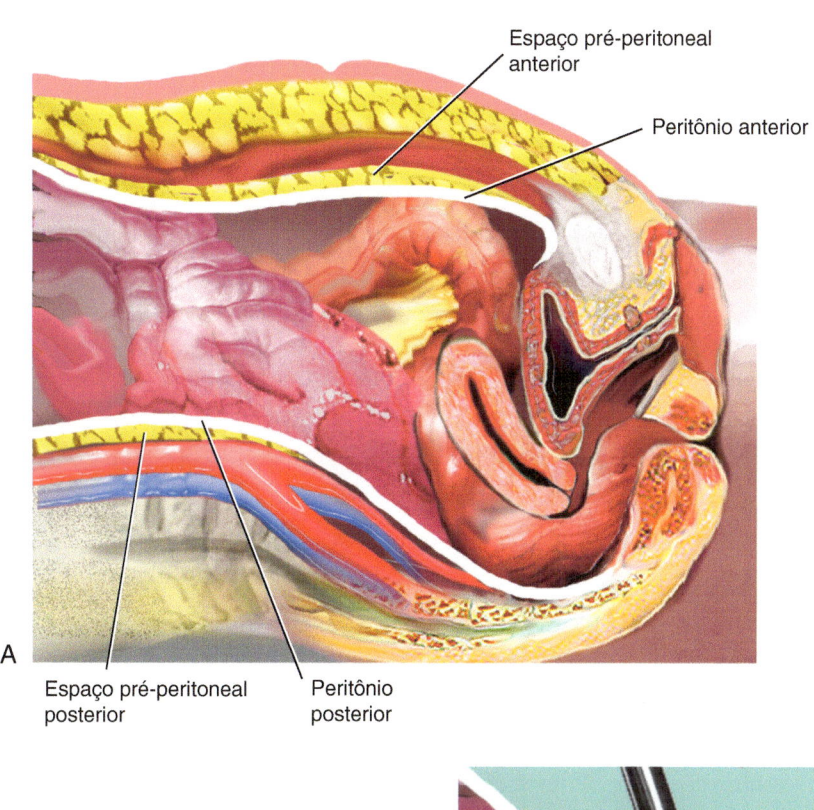

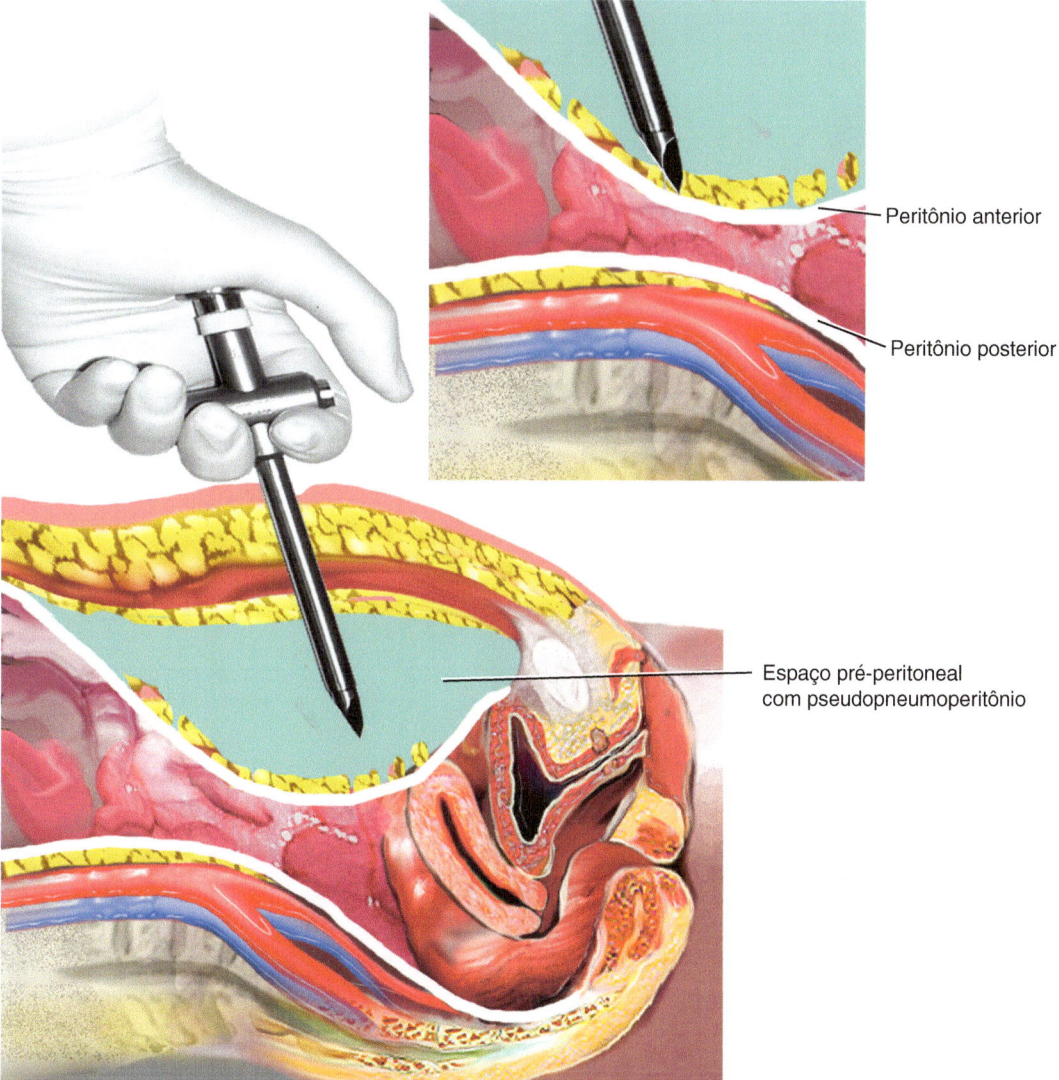

FIGURA 121-12 A. Criar pneumoperitônio em uma mulher obesa pode ser difícil. Não raro, a agulha do pneumoperitônio é colocada na gordura peritoneal da parede abdominal anterior. **B.** Gás inflado fora da cavidade peritoneal cria um pseudopneumoperitônio. Um trocarte reutilizável, se estiver cego, não penetrará o peritônio anterior em direção à parede posterior. Um trocarte cego geralmente não lesionará os grandes vasos retroperitoneais.

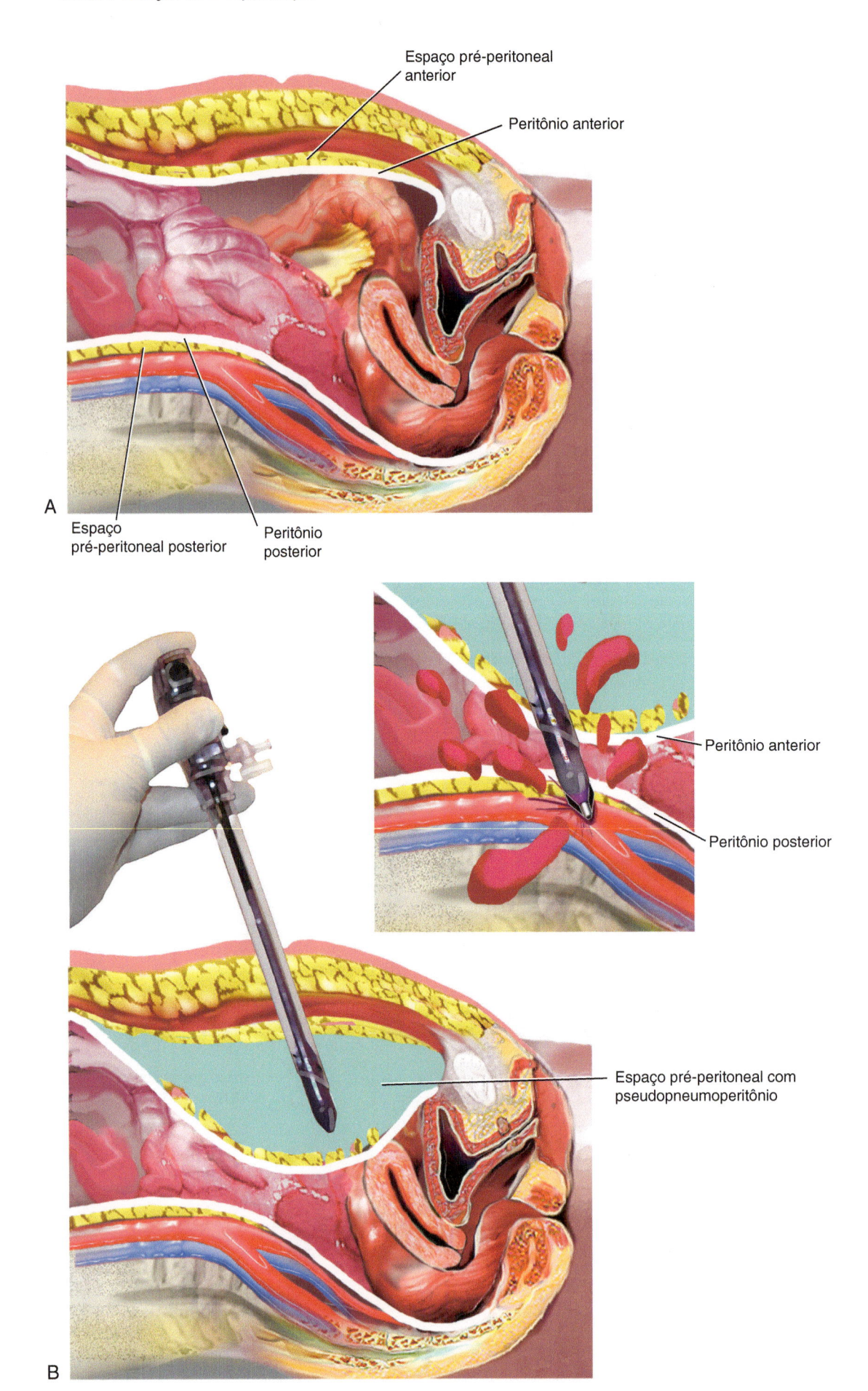

FIGURA 121-13 A. Uma situação semelhante à da Figura 121-8 é apresentada aqui **B.** Neste caso, um trocarte descartável é mostrado. Como o espaço pseudopneumoperitoneal não tem a mesma capacidade de um pneumoperitônio verdadeiro, a proteção não é acionada, o trocarte permanece armado e a lâmina afiada penetra o peritônio posterior, lacerando um dos grandes vasos retroperitoneais.

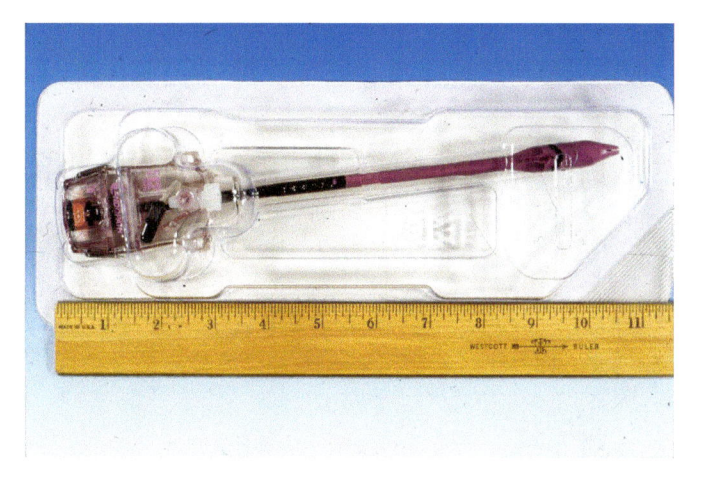

CAPÍTULO 121   Complicações Maiores Associadas à Cirurgia Laparoscópica   1301

FIGURA 121-14   O trocarte descartável longo mede 28 cm de comprimento e é um dispositivo de uso arriscado. Não deve ser usado porque aumenta a possibilidade de lesão vascular maior.

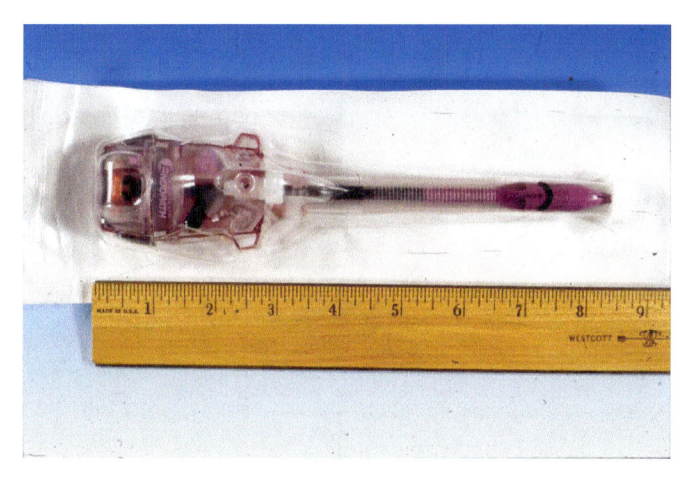

FIGURA 121-15   O trocarte descartável padrão tem 20 cm de comprimento e basta para penetrar a cavidade abdominal, mesmo em mulheres obesas.

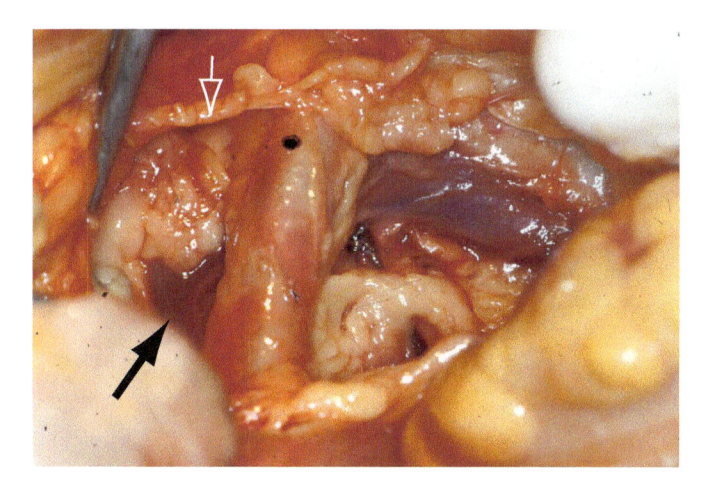

FIGURA 121-16   Visão aproximada do retroperitônio médio e direito. O ponto marca a artéria ilíaca comum direita. A veia ilíaca comum esquerda cruza a linha média da esquerda para a direita sobre o corpo vertebral L5. A seta aponta para a veia ilíaca comum direita, que forma a veia cava inferior após se unir com a veia ilíaca comum esquerda lateralmente à porção proximal da artéria ilíaca comum direita (*seta aberta*).

Perfuração no intestino delgado

Aaderências

Suco entérico

A

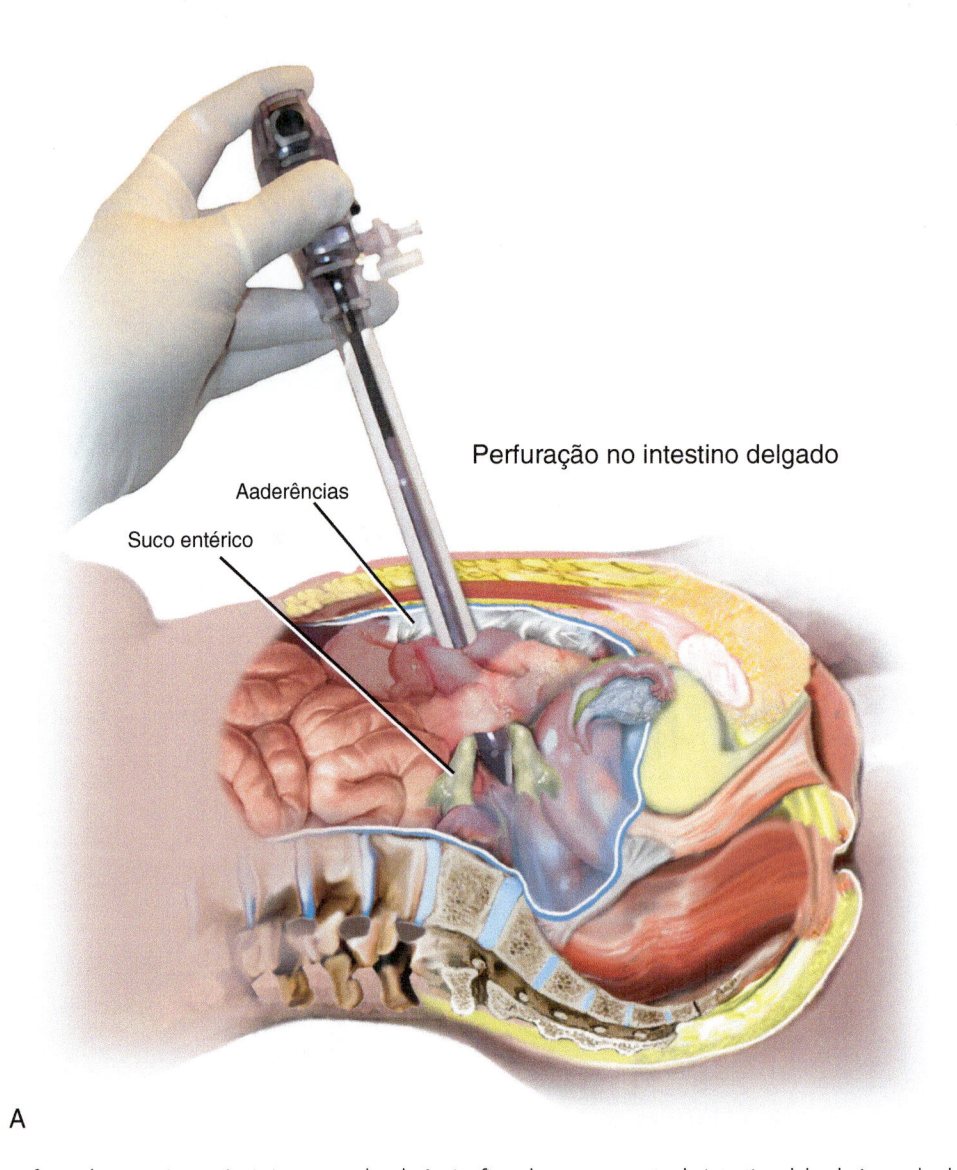

FIGURA 121-17 A. Esta figura ilustra a circunstância incomum de aderências fixando um segmento do intestino delgado à parede abdominal anterior. O trocarte entra pela alça do intestino. A lesão não será detectada a menos que o cirurgião observe cuidadosamente a medida em que a bainha e o laparoscópio são retirados simultaneamente ao final do procedimento.

B

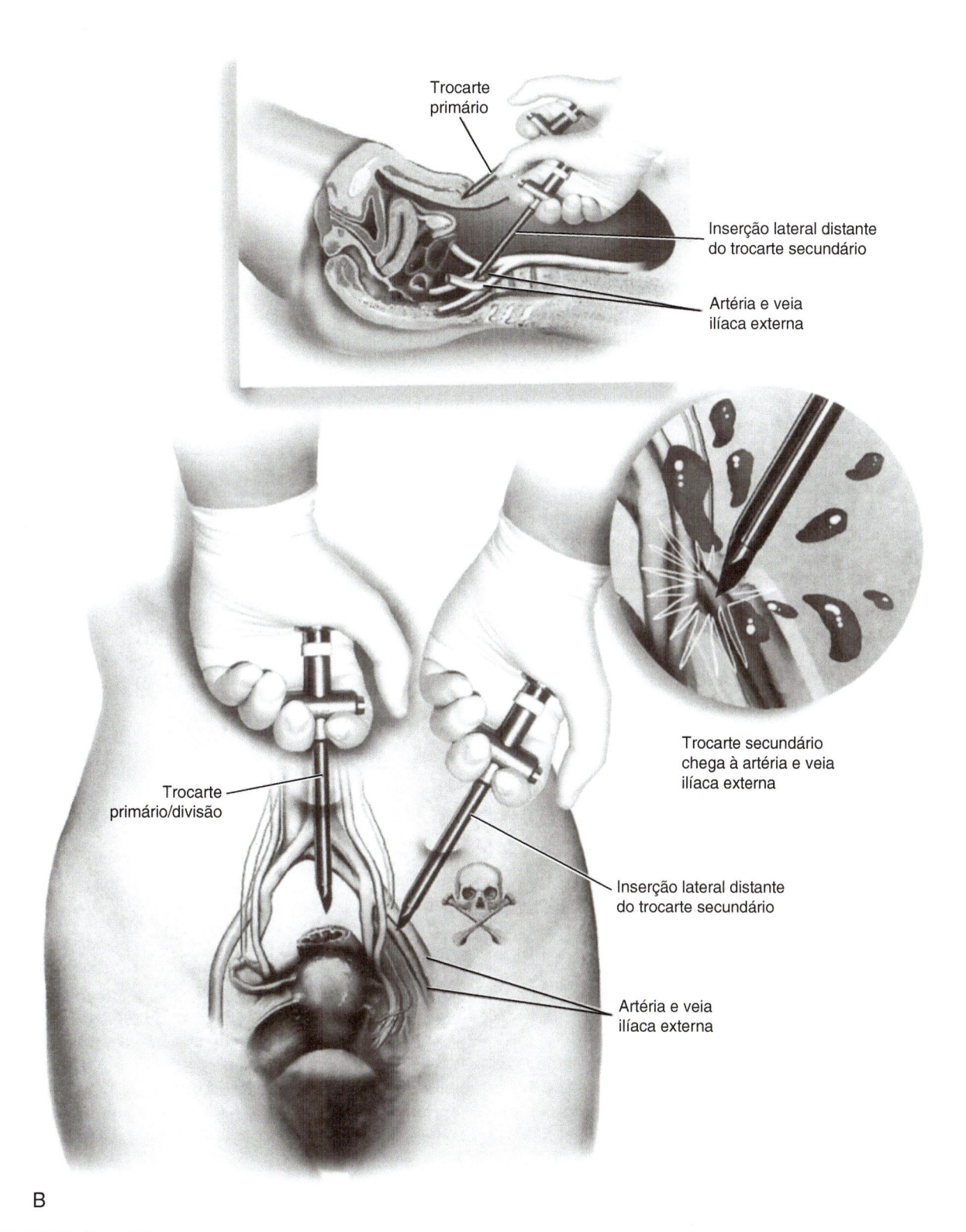

FIGURA 121-17 *(Cont.)* B. Trocartes secundários raramente causam lesões laparoscópicas mais graves porque são colocados sob visão direta. Entretanto, a colocação muito lateral pode lesionar veia ou artéria ilíaca externa. *(Baggish MS: J Gynecol Surg 19:63-73, 2003.)*

Procedimento Operatório

Lesões secundárias à dissecção têm maior probabilidade de ocorrer durante laparoscopias do que em laparotomias. A visão, especialmente a periférica, é limitada durante um procedimento laparoscópico. Apesar de a técnica de trazer o laparoscópio mais próximo do campo operatório magnificar as estruturas, a ausência de uma visão ampla, panorâmica e tridimensional limita a percepção em profundidade e a capacidade de ver as estruturas adjacentes. Por fim, suturar e dar pontos são mais difíceis e tomam mais tempo durante uma laparoscopia que em uma cirurgia a céu aberto; assim, os dispositivos que usam eletricidade (Cap. 6) são mais frequentemente usados durante a laparoscopia. Dispositivos de corte e coagulação bipolares de alta potência, como pinça Plasma Kinetic® (Gyrus ACMI, Southborough, Mass.) e os instrumentos LigaSure® (Covidien, Boulder, Colo.) são comumente usados para obter hemostasia; entretanto, eles apresentam o risco de lesão térmica (Fig. 121-18A a D). Dispositivos bipolares causam danos a estruturas ao (1) espalhar o calor perifericamente a partir do ponto de contato, e (2) segurar diretamente e queimar a estrutura errada. Instrumentos eletrocirúrgicos monopolares são especialmente arriscados por conta de vazamentos de alta frequência, acoplamento capacitivo, acoplamento direto e falha de isolamento. Bisturis a *laser* e harmônicos também apresentam risco de criar lesões térmicas além do alvo pretendido (Fig. 121-18E, Tabela 121-7). Um fato muito importante está relacionado com procedimentos operatórios minimamente invasivos. O caminho clínico após a cirurgia laparoscópica no período pós-operatório é o da melhora clínica progressiva. Cada hora e cada dia devem ser marcados por menos sintomas e por sinais de melhora progressiva. Cirurgia abdominal prévia deve servir de alerta, e o cirurgião deve repensar a realização de um procedimento laparoscópico. Ninguém pode prever com certeza se uma alça intestinal está aderida à parede abdominal anterior diretamente abaixo da localização infraumbilical onde se pretende entrar. Espera-se uma melhora constante da paciente dia a dia. O desvio dessa expectativa deve imediatamente sinalizar ao ginecologista a possibilidade de complicação relacionada à cirurgia, e ele deve fazer uma busca vigorosa das evidências de tal complicação (Fig. 121-19A e B). O diagnóstico precoce de uma lesão melhora os danos colaterais. O insucesso em identificar uma possível complicação laparoscópica como a primeira possibilidade entre os diagnósticos diferenciais pode redundar em consequências graves e danosas (Tabelas 121-8, 121-9 e 121-10).

Lesão Ureteral

A terceira maior complicação associada à cirurgia laparoscópica é a lesão ureteral. As técnicas usadas para evitar esse tipo de lesão são abordadas no Capítulo 38. Raramente essas complicações são causadas por um trocarte, apesar de, ocasionalmente, o ureter ser lesado como um dano secundário a um ferimento em vaso importante ou no intestino. Lesões ureterais geralmente não resultam em morte, a menos que sejam bilaterais e negligenciadas. Entretanto, uma obstrução ureteral ou laceração não identificada pode acarretar lesão renal permanente, levando, subsequentemente, à nefrectomia.

A lesão ureteral está associada ao procedimento operatório e a diferentes instrumentos usados para hemostasia (Fig. 121-20A). Outro fator importante está relacionado à falta de conhecimento da anatomia pélvica pelo cirurgião. Sem esse conhecimento preciso, os cirurgiões são relutantes em explorar o espaço retroperitoneal e isolar o ureter. Como observado em capítulos anteriores, o ureter é vulnerável em três (Fig. 121-20B) localizações principais: (1) onde cruza os vasos ilíacos comuns juntamente com o fluxo sanguíneo para o ovário, (2) onde os vasos uterinos passam por cima do ureter, e (3) onde entra na bexiga, e também dentro do seu curso intravesical (Fig. 121-20C). Dispositivos auxiliares associados à lesão ureteral incluem grampeadores, *lasers*, bisturis harmônicos e dispositivos bipolares de alta energia (pinças plasmáticas, cinéticas, LigaSure®) (Fig. 121-20D). Menos comumente, *endoloops*, suturas e dissecção romba estão associadas a dano ureteral. O grampeador laparoscópico é largo e muito comprido, e é responsável por um número excessivamente alto de lesões ureterais. Esse instrumento não raro obstrui e corta o ureter (Fig. 121-20E). O dispositivo LigaSure® pode ser usado para hemostasia em laparoscopias e laparotomias. O dispositivo é bastante grande e o calor pode facilmente se difundir para estruturas próximas, como o ureter. Esse tipo de lesão térmica cria tecido cicatricial significativo e estenosa acentuadamente ou veda por completo o ureter. Danos adicionais à parede do ureter podem provocar extravasamento de urina (Fig. 121-20F).

Quando o ureter ou a bexiga forem lacerados ou cortados, a urina extravasa para a cavidade abdominal (Fig. 121-20G). A urina é parcialmente absorvida no peritônio, levando a alterações nas substâncias químicas presentes no sangue. A distensão criada pela acumulação de líquido pode ser maciça. Deve-se fazer uma paracentese para retirar o líquido, e uma amostra sempre deve ser enviada ao laboratório para verificação da creatinina. A creatinina elevada fecha o diagnóstico de urinoma.

O reconhecimento precoce de obstrução ou laceração ureteral é fundamental para mitigar lesão renal permanente (Figs. 121-21 e 121-22). Os sintomas de obstrução ureteral variam entre dor acentuada no abdome e flanco até um desconforto mínimo. Apesar de ser possível fazer vários exames para permitir um diagnóstico, a pielografia completa é o exame mais direto e importante (Fig. 121-23A a C). Uma vez firmado o diagnóstico, dependendo das circunstâncias, o tratamento será a colocação de um cateter ou a realização de uma nefrostomia. Uma ureteroneocistostomia subsequente, com ou sem fixação da bexiga ao músculo psoas (psoas *hitch*), aliviará a complicação.

Uma complicação associada à cirurgia laparoscópica reconhecida mais recentemente está relacionada a um dispositivo acessório, o morcelador elétrico. Este é usado para fragmentar a peça *in situ*, o que se traduz em uma ferramenta conveniente para extrair a peça da cavidade abdominal. Como ocorre com a maioria das conveniências, o tempo e o uso logo convertem o que antes era um dispositivo opcional em uma necessidade. Um subproduto do morcelamento consiste em pequenos fragmentos de tecido que caem do dispositivo de fragmentação para dentro do abdome. Uma consequência especial e importante desse fenômeno está apresentada na Figura 121-24. Há muitos relatos de que o morcelamento de leiomiomas e leiomiossarcomas faz com que a doença se dissemine. Tumores da musculatura lisa originam-se desses pequenos fragmentos e então se implantam e crescem nas superfícies peritoneais.

O resultado subsequente é leiomiomatose peritoneal disseminada, no caso de miomas benignos, e de disseminação do câncer, no caso do leiomiossarcoma.

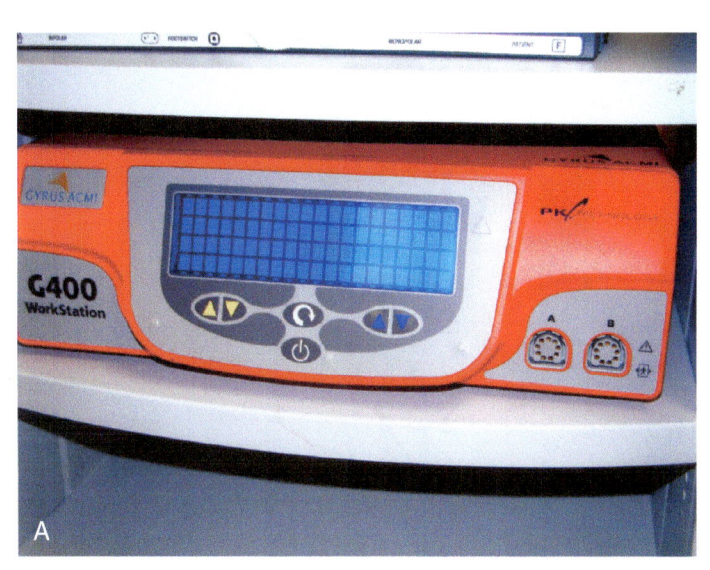

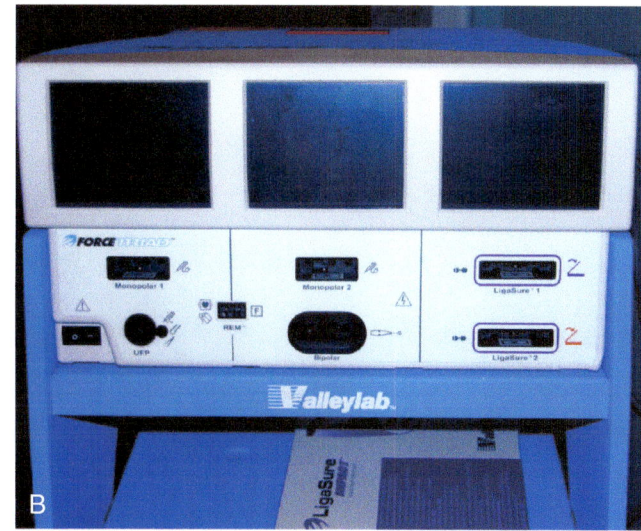

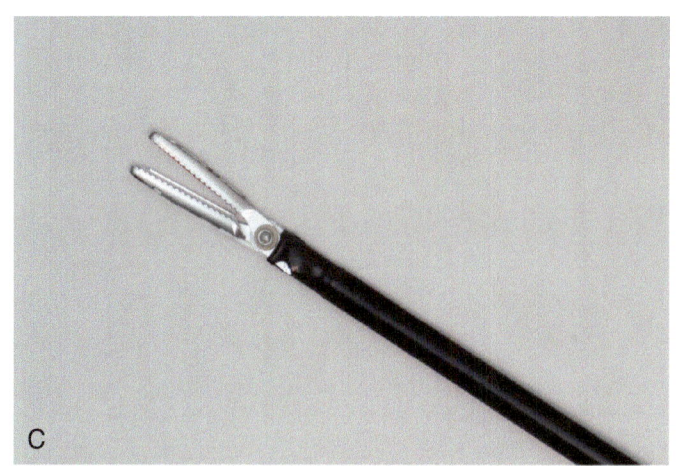

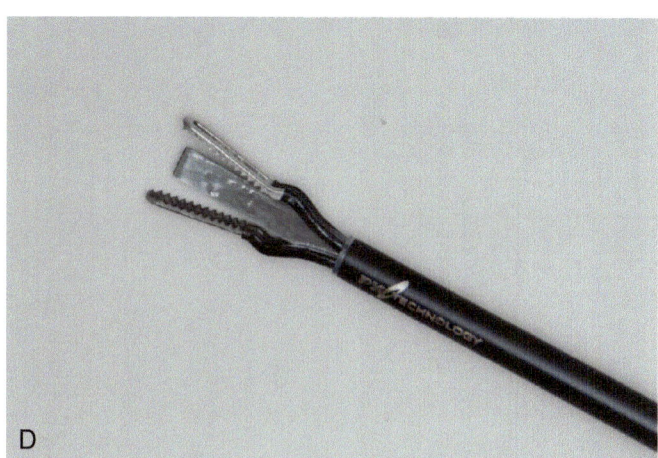

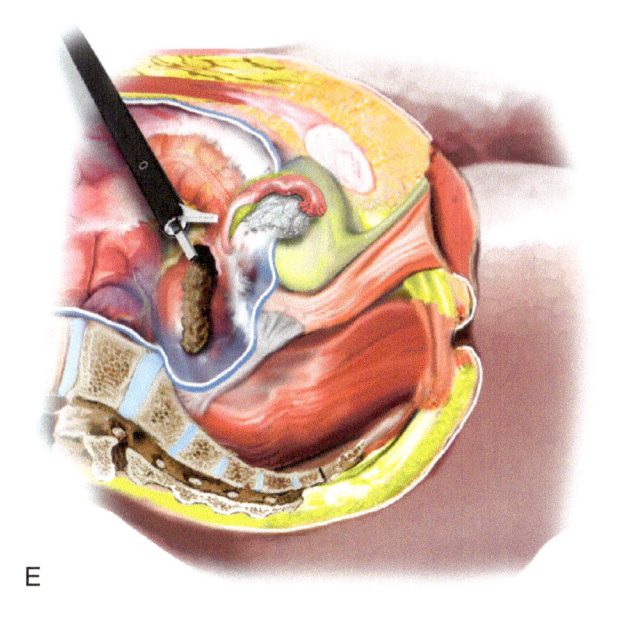

FIGURA 121-18 A. Este gerador bipolar de alta potência permite coagulação e corte bipolar eficiente. **B.** Esta unidade eletrocirúrgica contemporânea para várias utilizações tem capacidade de coagulação e corte monopolar, bipolar e de alta potência. **C.** Esta pinça plasmática cinética do tipo jacaré é usada para hemostasia durante cirurgia robótica e procedimentos laparoscópicos maiores. **D.** Esse dispositivo bipolar (tripolar) coagula o tecido com uma lâmina de corte afiada retrátil que corta instantaneamente o tecido alterado pelo calor. **E.** Um dispositivo do tipo tesoura harmônica de corte corta o cólon sigmoide, criando uma perfuração e permitindo que o conteúdo fecal caia na cavidade peritoneal.

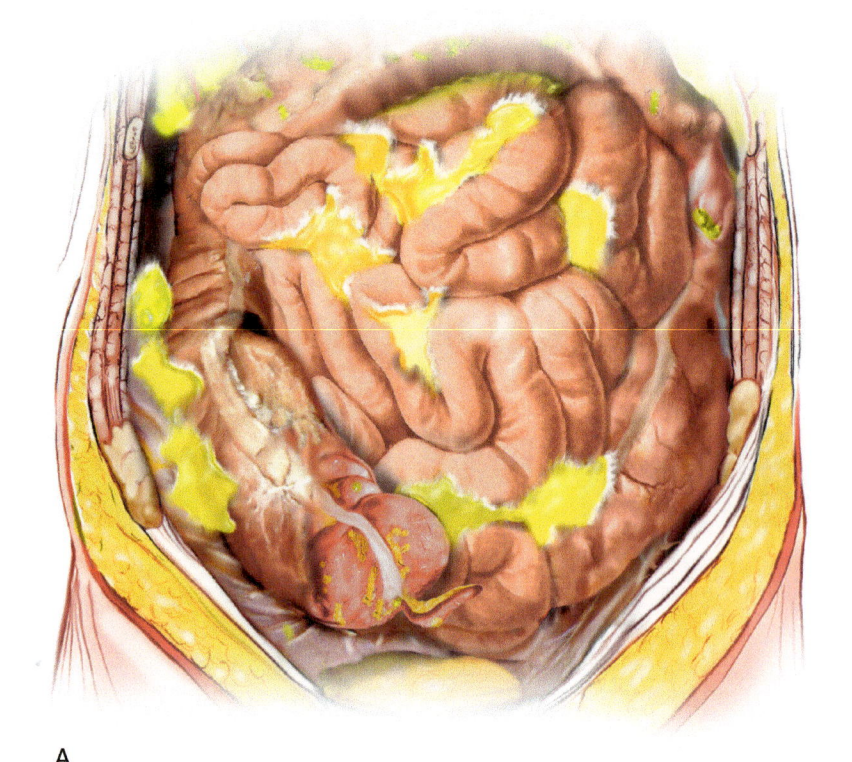

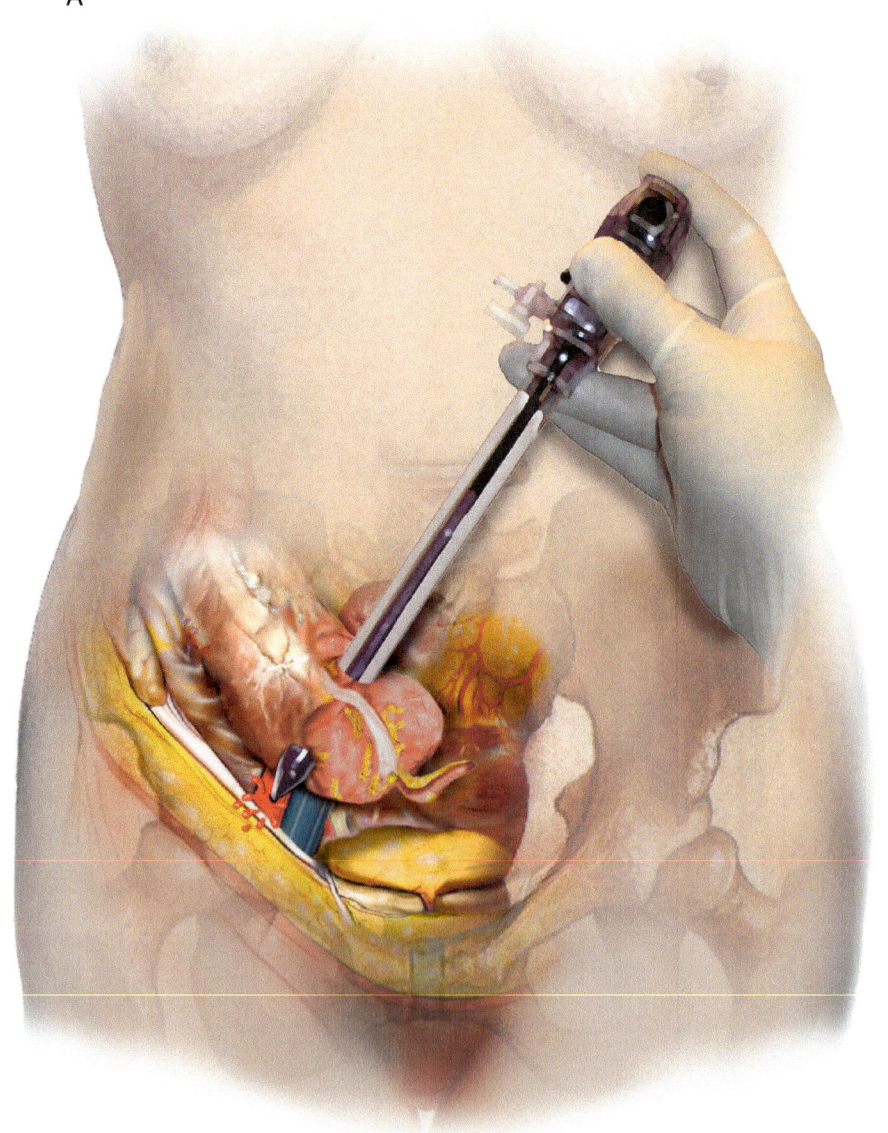

FIGURA 121-19 A. Os resultados da perfuração intestinal incluem peritonite e formação de múltiplos abcessos entre as alças. **B.** Uma lesão colateral está ilustrada aqui. O trocarte desviado pela pressão não apenas perfurou o ceco mas também lacerou a artéria ilíaca comum direita.

TABELA 121-7 Dispositivos de Energia Associados à Lesão Intestinal		
Dispositivo	Número de casos	Percentual
Monopolar	9	43
Bipolar	6	29
Laser	1	5
Bisturi de corte	5	23
Total	21	

Baggish MS: J Gynecol Surg 23:83-95, 2007. Ob-Gyn Management 16:70-87, 2004. Com permissão.

TABELA 121-8 Dez Maneiras de Reduzir o Risco de Lesão Intestinal

- Evite laparoscopia quando se preveem aderências graves, como quando a paciente tem um histórico de múltiplas laparotomias ou quando aderências significativas foram documentadas.
- Tenha consciência de que a laparoscopia apresenta riscos adicionais além daqueles do procedimento cirúrgico primário, devido a fatores próprios da técnica e do instrumental endoscópico.
- Considere uma laparoscopia aberta ou inserção do trocarte primário em uma localização alternativa, como o quadrante superior esquerdo, quando a paciente tiver um histórico de laparotomia.
- Evite a dissecção romba exceto se para aderências discretas (finas). A dissecção cortante associada à hidrodissecção é o método mais seguro de adesiólise. A visualização clara do sítio operatório é obrigatória para uma dissecção precisa.
- Evite dispositivos eletrocirúrgicos monopolares para cirurgia laparoscópica sempre que possível. Lembre-se também que dispositivos bipolares e ultrassônicos podem causar lesão térmica por condução de calor bem como por aplicação direta. A energia do *laser* irá além do alvo pretendido a menos que haja uma provisão para absorver a energia residual.
- Ao término de qualquer procedimento laparoscópico, especialmente após adesiólise ou dissecção intestinal, inspecione os intestinos e inclua os detalhes no relato cirúrgico.
- Após qualquer procedimento laparoscópico, se a paciente não apresentar melhora gradativa, a primeira hipótese diagnóstica a ser descartada é lesão secundária ao procedimento ou técnica.
- O principal sintoma de perfuração intestinal é dor abdominal que não cessa sem aumento de dose de analgésicos.
- Investigue criteriosamente qualquer lesão intestinal para determinar a viabilidade do local da lesão. Sempre que possível, repare todas as lesões no intraoperatório.
- Após perfuração intestinal, o risco de sepse é alto. Procure sinais precoces, como taquicardia, temperatura corporal abaixo do normal, leucopenia e surgimento de elementos imaturos no leucograma.

Baggish MS: J Gynecol Surg 2007;23:83-95. Ob-Gyn Management 16:70-87, 2004. Com permissão.

TABELA 121-9 Condutas Recomendadas para Ginecologistas

1. Chame imediatamente um cirurgião vascular e informe que é uma emergência.
2. Não observe hematoma retroperitoneal.
3. Abra o abdome via incisão vertical.
4. Não tente grampear o vaso que perde sangue, mas aplique pressão direta com gaze montada.
5. Obtenha tipagem cruzada de sangue de emergência e de pelo menos seis unidades (é preferível sangue total).
6. Obtenha os valores basais de hemoglobina, hematócrito, plaquetas, fibrinogênio e produtos da degradação da fibrina.
7. Obtenha valores precisos dos débitos e estimativa da perda sanguínea, e peça à equipe de anestesia para manter um registro cuidadoso do(s) líquido(s) administrado(s).
8. Aconselhe a equipe de anestesia a pedir ajuda adicional.
9. Use um circulante para controlar as emergências.

Baggish MS: J Gynecol Surg 19:63-73, 2003. Com permissão.

TABELA 121-10 Fatalidades Sempre Envolvidas em Lesões Venosas (7/31; 23%)	
Veia ilíaca comum direita	3
Veia cava e veia ilíaca comum esquerda	1
Veia ilíaca comum esquerda	1
Veias hipogástricas direitas	1
Veia ilíaca externa direita e veia hipogástrica direita	3

Baggish MS: J Gynecol Surg 19:63-73, 2003. Com permissão. Observação: Três óbitos foram associados a trocarte longos descartáveis.

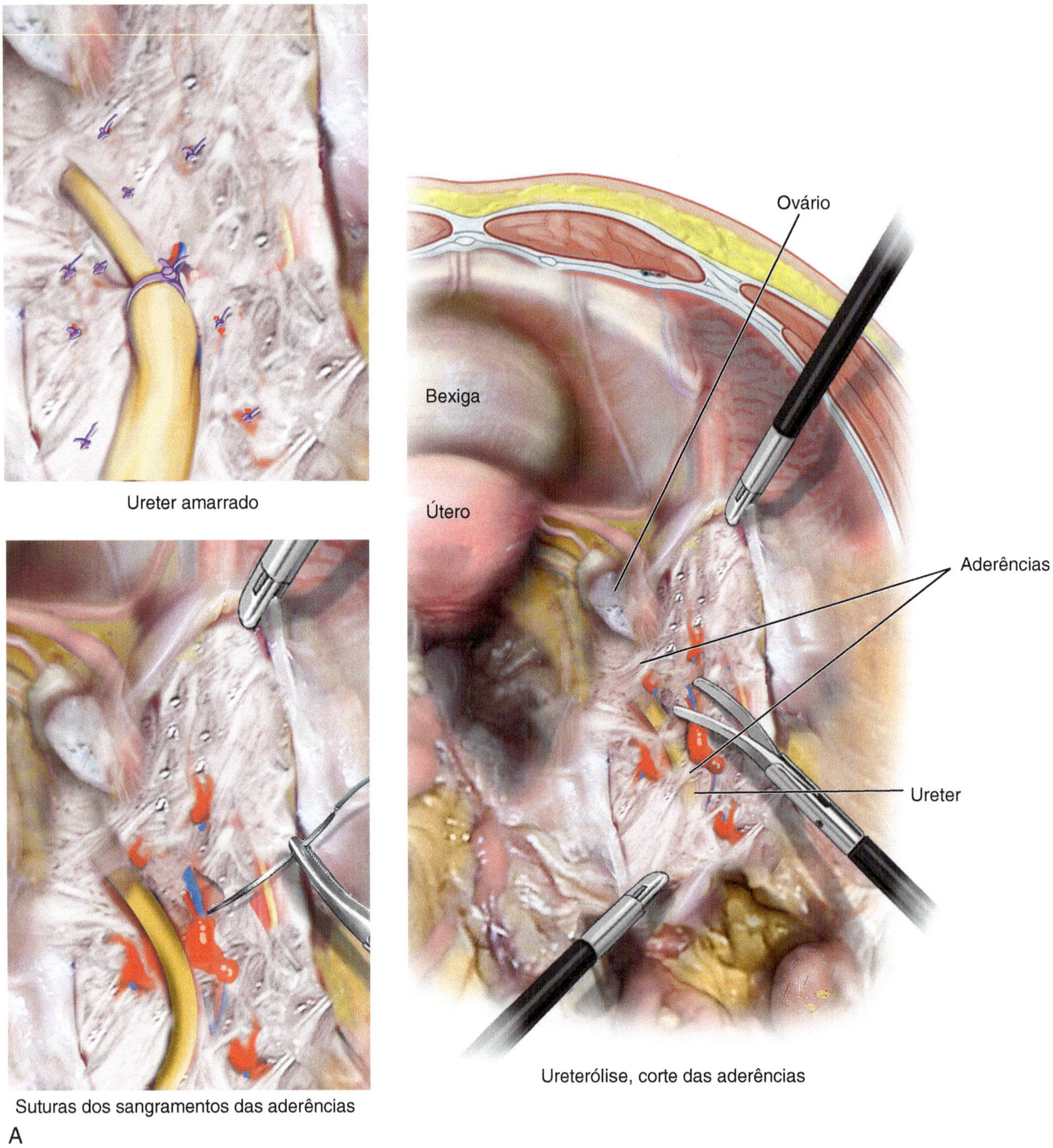

Ureter amarrado

Suturas dos sangramentos das aderências

A

Ovário

Bexiga

Útero

Aderências

Ureter

Ureterólise, corte das aderências

FIGURA 121-20 A. O ureter está vulnerável à laceração ou ligadura durante adesiólise. Quando as aderências são cortadas, pode haver sangramento. As suturas colocadas para permitir a hemostasia podem afetar ou ocluir totalmente o ureter se este não estiver seguro.

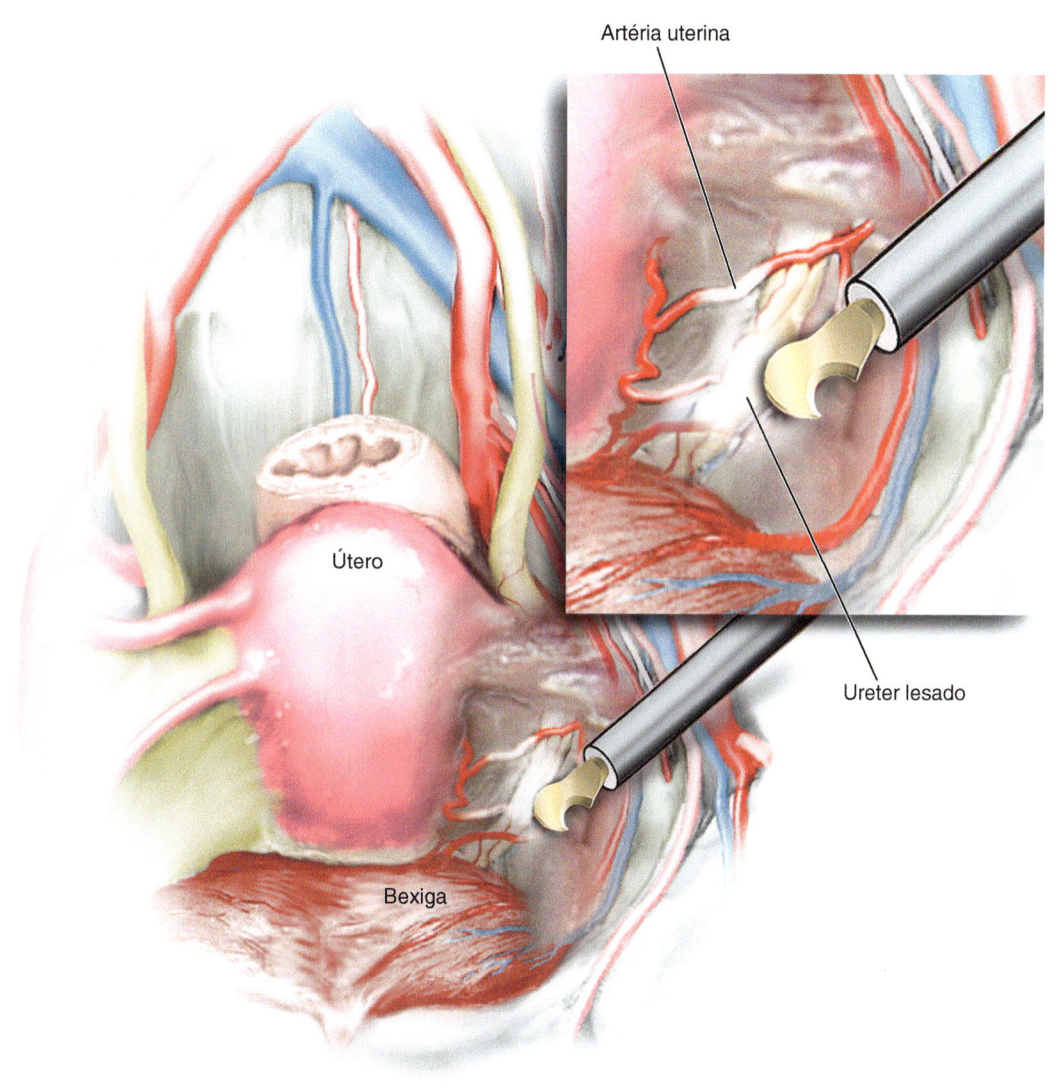

FIGURA 121-20 *(Cont.)* B. O bisturi harmônico cria hemostasia e corta o tecido. A ação hemostática gera calor através de diferentes mecanismos, entre os quais a fricção. No processo de oclusão e corte do suprimento de sangue ao útero, o ureter pode sofrer dano térmico, conforme aqui ilustrado.

(Continua)

Laceração da bexiga
através do trígono

Ureter

Visão anterior (seção X)

Cúpula vaginal

Urina vazando
para o abdome

Visão abdominal

C

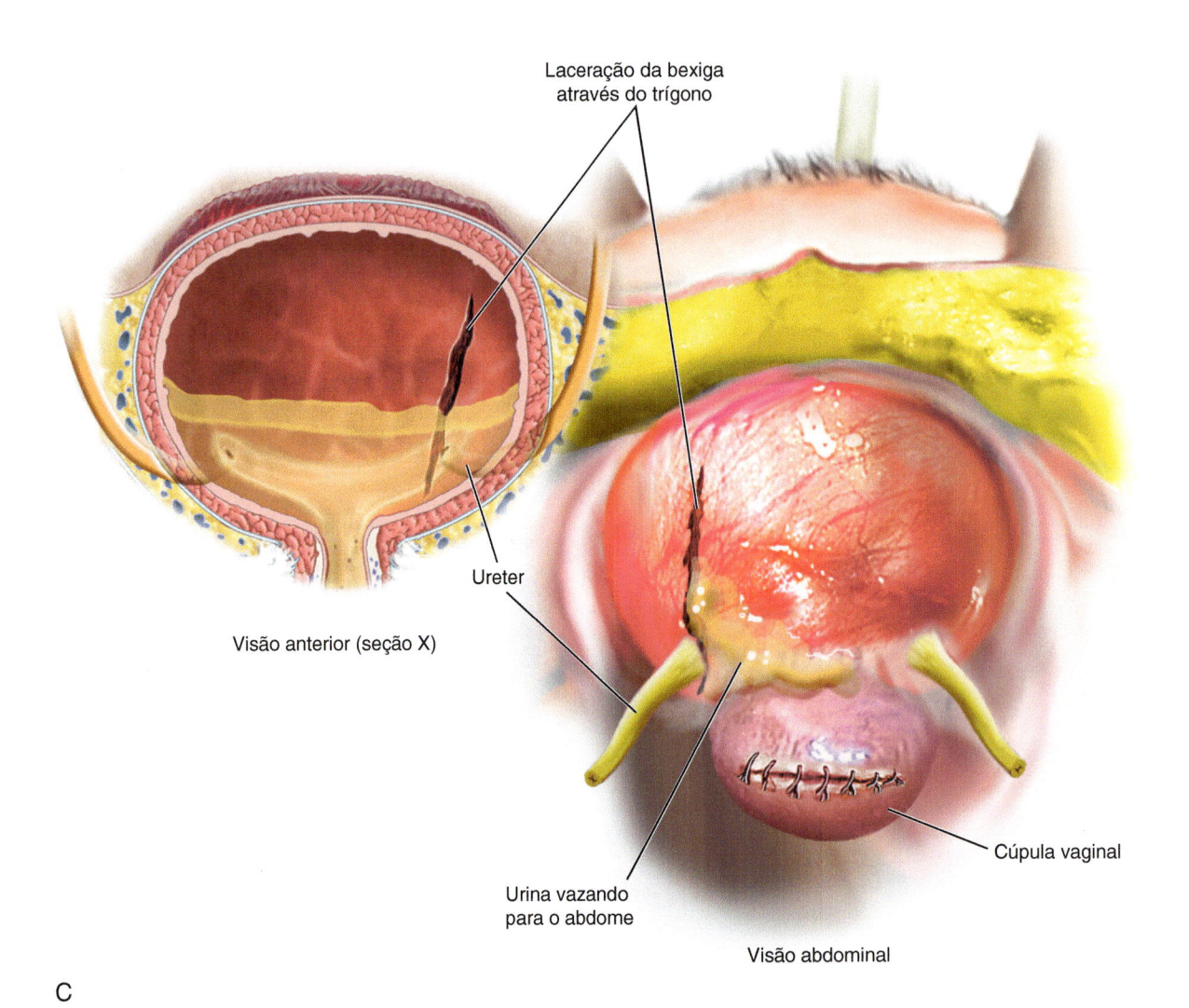

FIGURA 121-20 *(Cont.)* C. Laceração da bexiga que se estende através do trígono é uma lesão grave que exige intervenção do especialista. Lesão ao ureter intravesical ou ao ureter na junção ureterovesical deve ser descartada. Para tanto, é necessário exame citoscópico e pielografia retrógrada. Durante o reparo, recomenda-se a colocação de cateter ureteral, mesmo que o ureter não tenha sido lesado.

Lesão no ureter
Vasos ilíacos externos
Peritônio (borda cortada)
Pinça elétrica
Vasos ovarianos
Ureter
Útero
Ovário

D

E

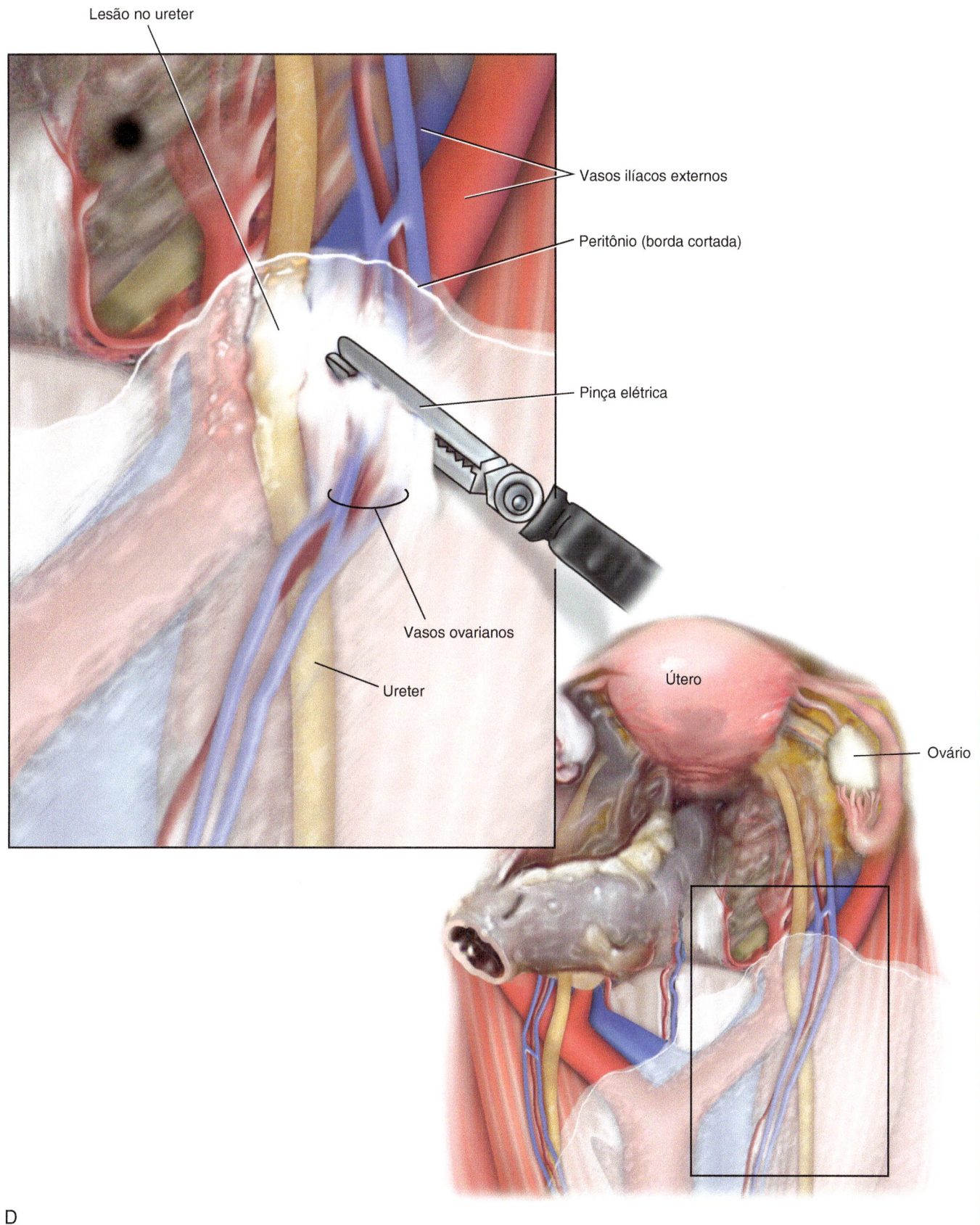

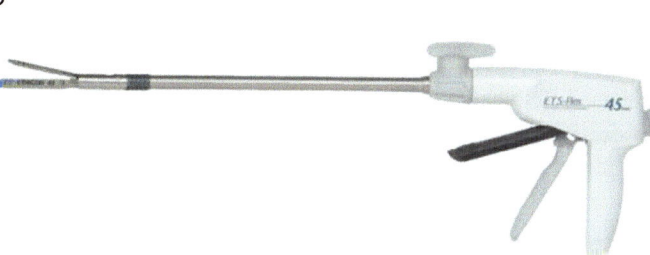

FIGURA 121-20 *(Cont.)* D. Coagulação bipolar com alta potência pode e efetivamente criará lesão ureteral por meio da condução térmica através dos tecidos adjacentes. No caso ilustrado aqui, uma pinça bipolar coagula os vasos ovarianos, mas o calor se espalha e engloba o ureter próximo, criando dano significativo àquela estrutura. **E.** O grampeador para laparoscópio pode causar lesão ureteral quando o instrumento for aplicado a um pedículo vascular sem primeiro se afastar o ureter. As mandíbulas longas e amplas e o cartucho de grampeador não permitem aplicações discretas.

(Continua)

F

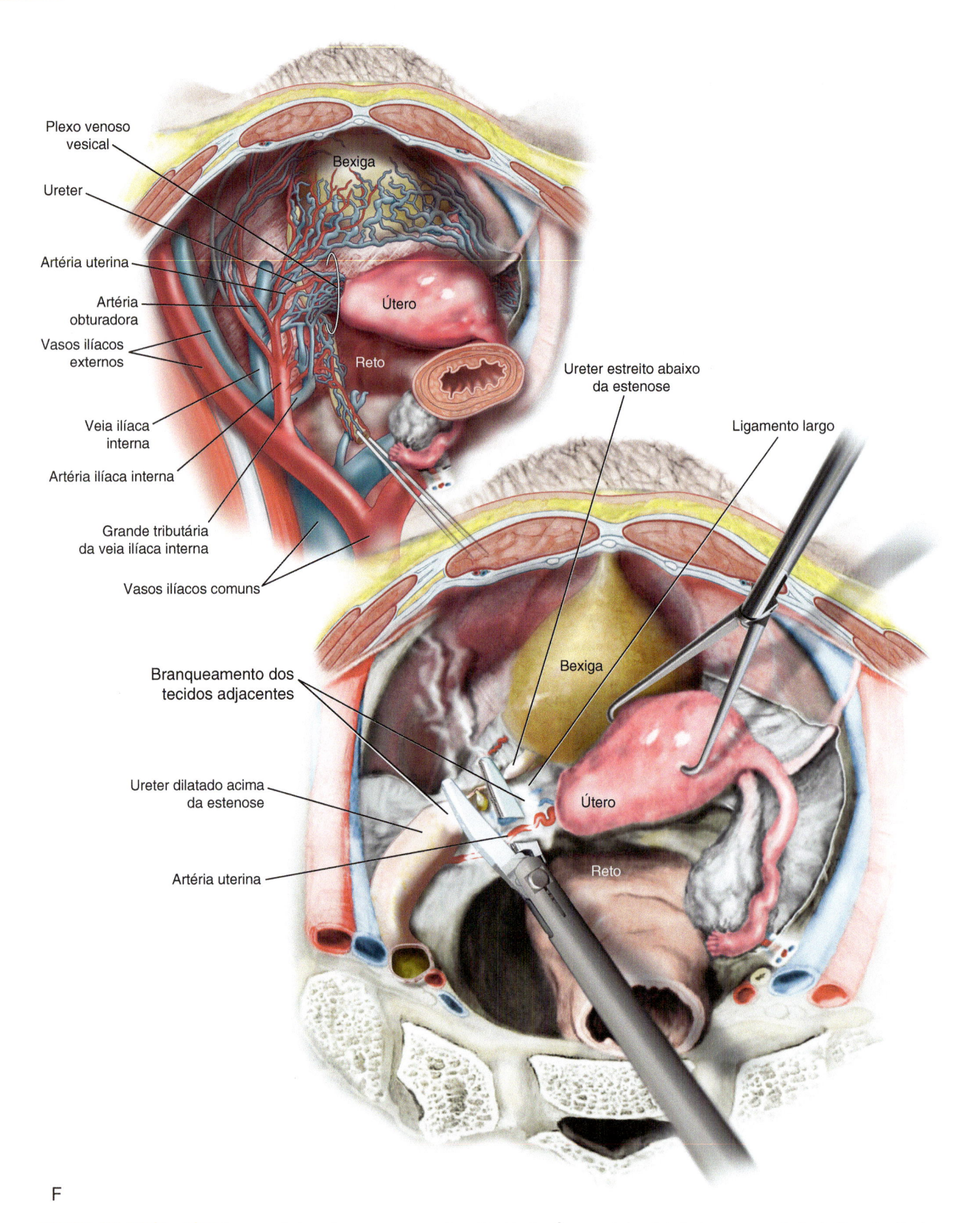

FIGURA 121-20 (Cont.) F. Os vasos uterinos são presos com um dispositivo LigaSure® e coagulados. Entretanto, como resultado da disseminação do calor, o ureter esquerdo é queimado. Lesões térmicas ao ureter formam fibrose e estrangulamento. O local mais comum para lesão ureteral associada à histerectomia laparoscópica é no cruzamento entre a artéria uterina e a junção ureterovesical. Não raro, há extravasamento de urina após necrose da parede ureteral induzida por calor.

CAPÍTULO 121 Complicações Maiores Associadas à Cirurgia Laparoscópica 1313

Fechamento da bexiga

Laceração da cúpula da bexiga

Cúpula vaginal

Urina vazando para o abdome

Abdome distendido com urinoma

Urinoma

G

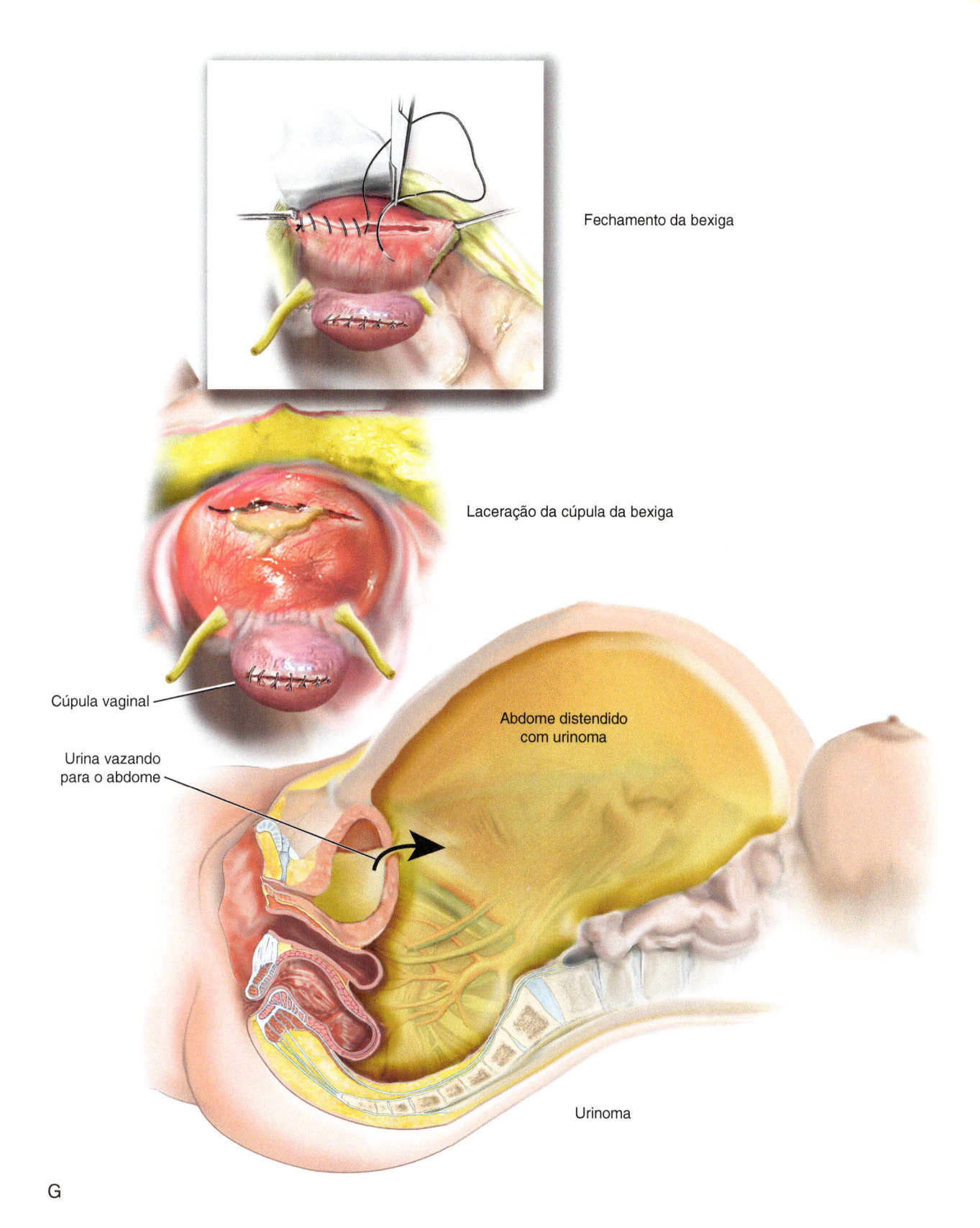

FIGURA 121-20 *(Cont.)* G. Este desenho mostra uma laceração na porção superior da parede anterior da bexiga (cúpula). A laceração passou despercebida na histerectomia, e a paciente desenvolveu um grande urinoma. A laceração foi subsequentemente reparada por meio de uma sutura cromada 2-0 contínua de espessura total.

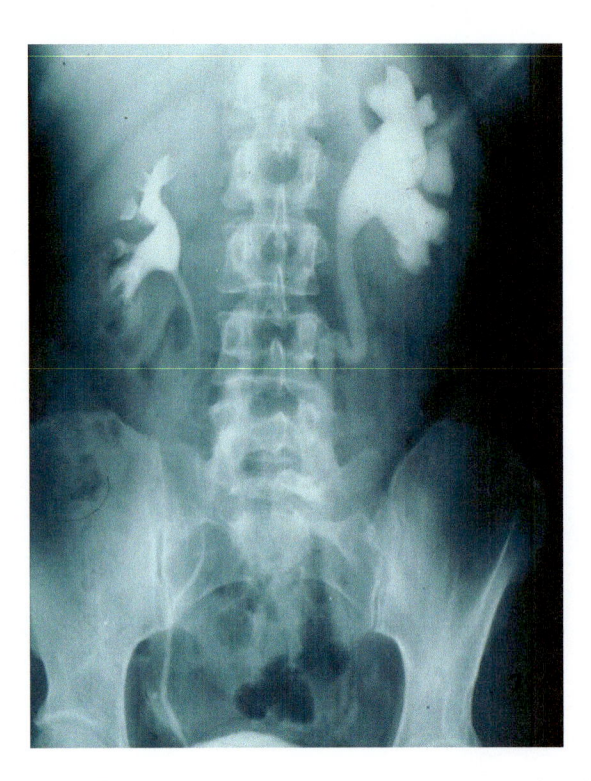

FIGURA 121-21 A lesão ureteral está demonstrada por uma pielografia intravenosa. Observe que o ureter esquerdo está dilatado. O rim esquerdo apresenta hidronefrose.

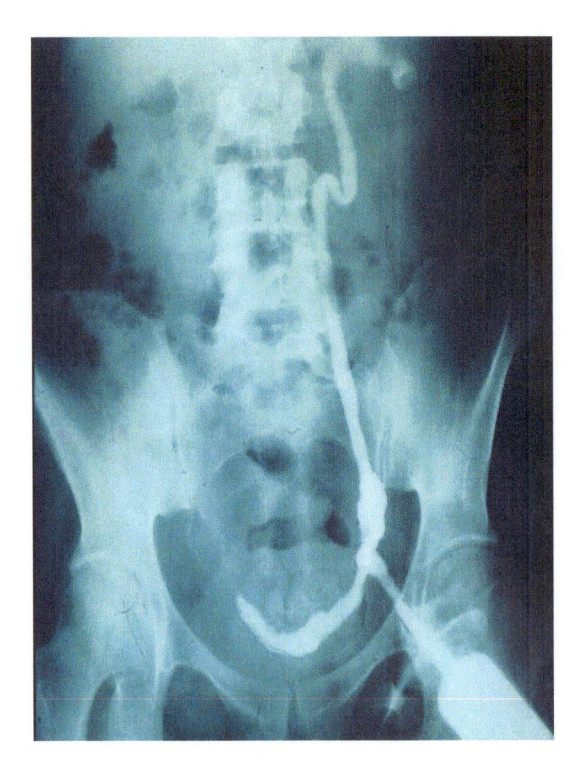

FIGURA 121-22 Outra complicação está apresentada nesta imagem. A paciente extravasava urina cronicamente através do local de um dreno no quadrante inferior esquerdo. Quando o corante radiográfico foi aplicado através do local do dreno, foi diagnosticada uma fístula ureterocutânea.

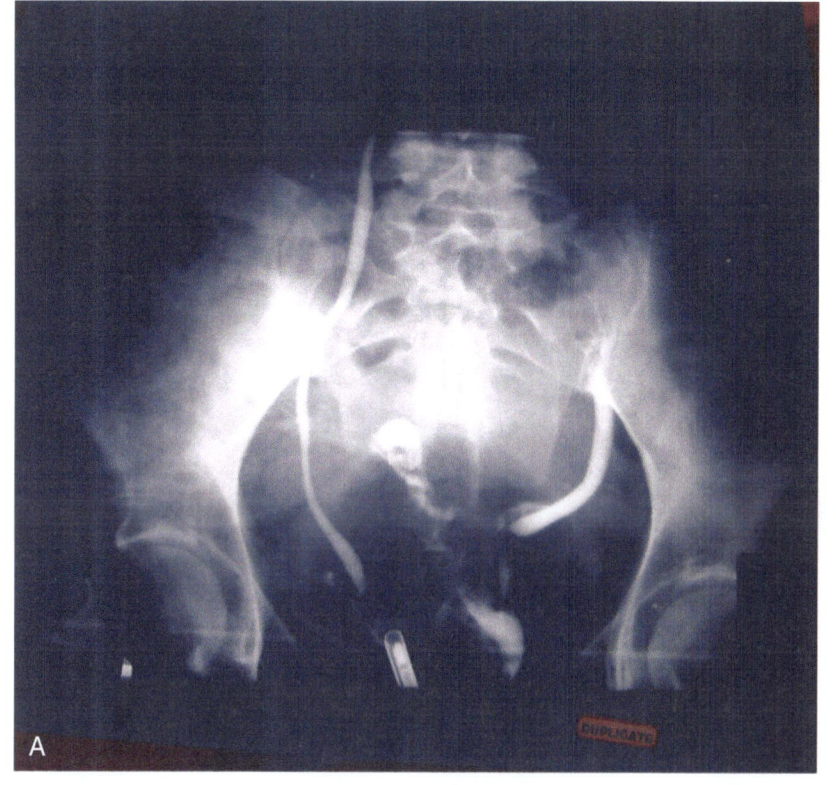

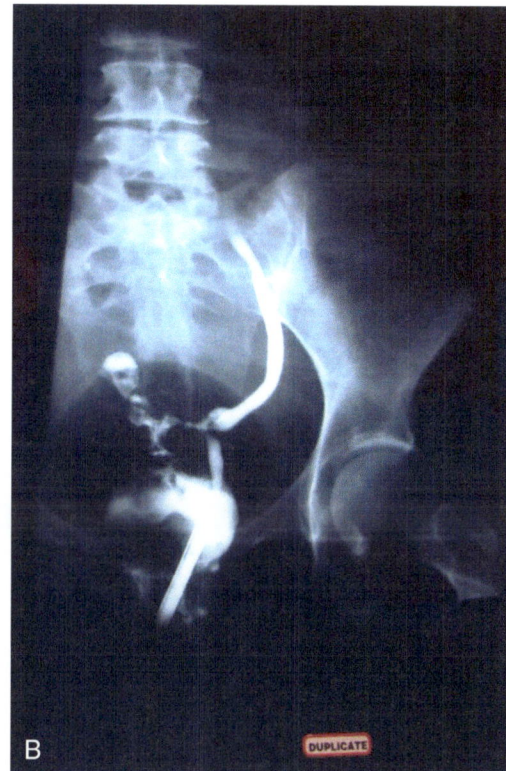

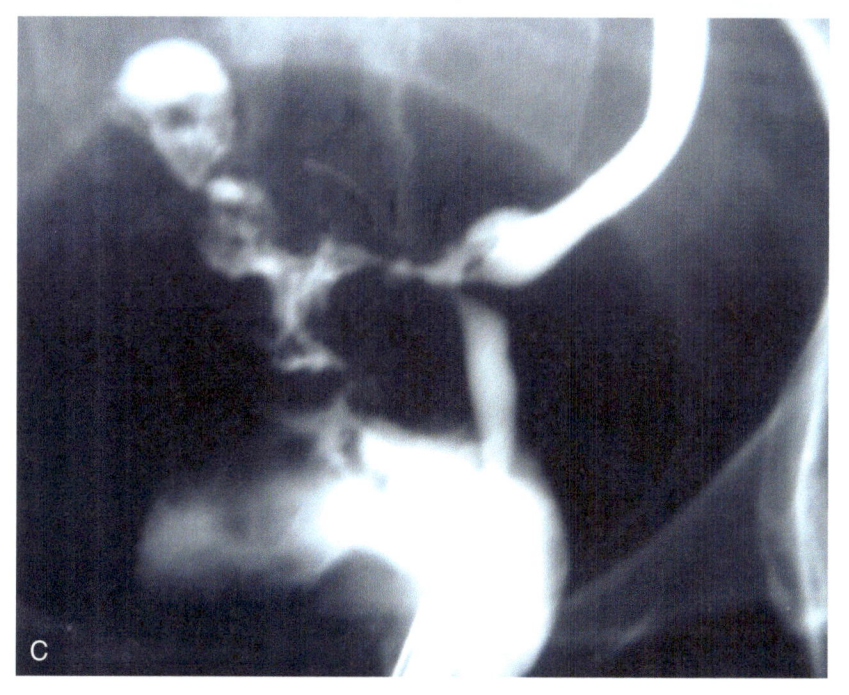

CAPÍTULO 121 Complicações Maiores Associadas à Cirurgia Laparoscópica 1315

FIGURA 121-23 A. Foram realizados neste caso uma urografia retrógrada e uma pielografia intravenosa. Observe o ureter direito normal. O ureter esquerdo apresenta ruptura e extravasamento do corante. O ureter estava, na realidade, seccionado. **B.** Urografia retrógrada do ureter esquerdo mostrando ruptura e deslocamento do ureter, e também extravasamento do corante. **C.** Imagem em close do ureter esquerdo mostrada na Figura 121-23A e B.

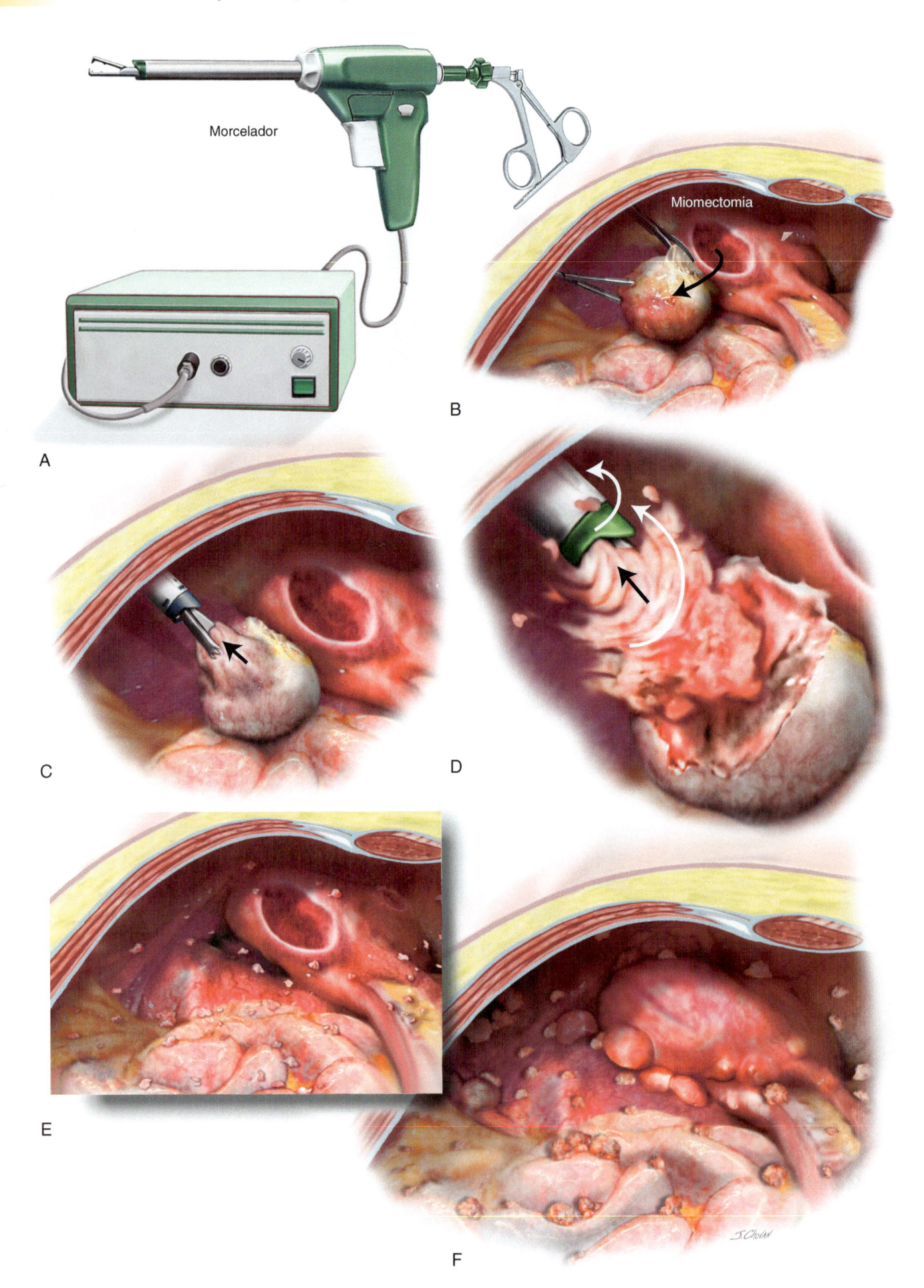

FIGURA 121-24 **A.** Um morcelador elétrico é apresentado aqui. A pinça de apreensão traz a peça para a camisa do morcelador, e a peça é fragmentada. **B.** Um mioma extraído é apreendido. **C.** O mioma é levado para dentro do morcelador. **D.** Durante o processo de morcelamento, pequenos fragmentos do mioma caem dentro da cavidade abdominal. **E.** Os fragmentos do mioma se implantam na superfície peritoneal e crescem de maneira parecida à de um enxerto cutâneo que se adapta a um novo ambiente. **F.** O resultado final é o crescimento de múltiplos miomas em todo o interior do abdome, chamado de leiomiomatose peritoneal disseminada ou, mais abreviadamente, miomatose disseminada.

SEÇÃO 19

Cistouretroscopia

122 Cistouretroscopia

CAPÍTULO 122

Cistouretroscopia

Alfred E. Bent ■ *Geoffrey W. Cundiff*

Instrumentais

A uretroscopia rígida é uma modificação da cistoscopia concebida exclusivamente para a avaliação da uretra (Fig. 122-1). Pelo fato de ser principalmente um instrumento de diagnóstico, não tem a ponte. A óptica é mais curta e tem ângulo de visão de 0°, que proporciona vista circunferencial da luz uretral à medida que a mucosa na frente do uretroscópio é distendida por um meio de distensão. A lente de 0° é essencial para a uretroscopia adequada. A camisa do uretroscópio é projetada para maximizar a distensão da luz uretral. As camisas estão disponíveis em calibres de 15 F e 24 F. Se tolerada, a camisa maior é oportuna porque fornece a melhor vista da luz uretral, fornecendo fluxo de líquido mais rápido para a distensão máxima. Além disso, a camisa permite visibilidade mais fácil de qualquer anormalidade, como divertículos uretrais.

O cistoscópio rígido tem três componentes: óptica, ponte e camisa (Fig. 122-2A a C). Cada componente tem uma função específica e está disponível com várias opções para facilitar a sua função em circunstâncias diferentes. A óptica transmite a luz para a cavidade da bexiga, assim como uma imagem para o examinador. As ópticas projetadas para cistoscopia estão disponíveis com vários ângulos de visão, incluindo 0° (em linha reta), 30° (oblíqua para a frente), 70° (lateral) e 120° (retrovisão). Os diferentes ângulos facilitam o exame de toda a parede da bexiga. Embora a lente de 0° seja essencial para a uretroscopia adequada, é insuficiente para a cistoscopia. A lente de 30° fornece a melhor visão da base da bexiga e parede posterior, e a lente 70° permite o exame das paredes anterior e lateral. A retrovisão da lente 120° não é geralmente necessária para cistoscopia da bexiga feminina, mas pode ser útil para avaliar a abertura uretral para a bexiga. Na cistoscopia diagnóstica, a óptica de 30° é geralmente suficiente, embora possa ser necessária uma óptica de 70° quando há elevação da junção uretrovesical, como após os procedimentos de colpossuspensão. As ópticas anguladas têm um marcador de campo, que é um entalhe escuro fora do campo visual oposto ao ângulo de deflexão que facilita a orientação. A camisa do cistoscópio fornece um veículo para introduzir a óptica e distender o meio na cavidade da bexiga. As camisas estão disponíveis em diversos calibres, variando de 17 F a 28 F, para uso em adultos. Quando colocada dentro da camisa, a óptica, que é um instrumento de 15 F, preenche apenas parcialmente a luz, deixando um canal de irrigação de trabalho. A menor camisa é mais bem tolerada para fins de diagnóstico, enquanto, geralmente, uma camisa de pelo menos 19 F é necessária para a colocação dos instrumentos no canal de trabalho de irrigação. A extremidade proximal da camisa tem duas portas de trabalho: uma para a introdução do meio de distensão e outra para a remoção. A extremidade distal da camisa do cistoscópio é perfurada para permitir o uso de instrumentos no ângulo do campo de visão. Além das perfurações, ela também tem chanfraduras, a fim de aumentar o conforto da introdução do cistoscópio na uretra. A ponte serve como um conector entre a óptica e a camisa e forma um selo à prova d'água. Também pode ter uma ou duas portas para a introdução de instrumentos dentro do canal de trabalho de irrigação. A ponte de Albarran é uma variação com um mecanismo defletor na extremidade da camisa interna. Quando colocada na camisa do cistoscópio, o mecanismo defletor fica localizado na extremidade distal da camisa interna dentro da perfuração da camisa externa. Neste local, a elevação do mecanismo defletor auxilia a manipulação de instrumentos dentro do campo de visão.

Ao contrário do cistoscópio rígido, o cistoscópio flexível combina os sistemas ópticos e o canal de irrigação de trabalho em uma única unidade (Fig. 122-2D). A ponta revestida tem 15 F a 18 F de diâmetro e 6 a 7 cm de comprimento; a unidade de trabalho constitui metade do comprimento. A flexibilidade das fibras permite a incorporação de um mecanismo distal de deflexão da ponta, controlado por uma alavanca na ocular que desvia a ponta de 290° em um único plano.

Qualquer fonte de luz que forneça iluminação adequada através de um cabo de fibra óptica é suficiente. Uma fonte de luz de xenônio de alta intensidade é frequentemente recomendada para uso em monitoramento de vídeo ou fotografia, mas com as recentes inovações, as mais recentes câmeras requerem menos luz. As capacidades de gravação em vídeo e fotografia são importantes para a documentação, bem como de treinamento. Estão disponíveis três tipos de meios de distensão: líquidos não condutores, líquidos condutores e gases. A cistouretroscopia é viável com dióxido de carbono, mas a maioria dos médicos prefere o uso de água ou soro fisiológico para distender a bexiga e a uretra. Um meio líquido impede que o dióxido de carbono borbulhe e remove o sangue ou os detritos que podem limitar a visualização. Além disso, os volumes da bexiga alcançados com um meio líquido aproximam-se com mais precisão dos volumes fisiológicos.

O cuidado com os instrumentos requer a pronta remoção de sangue e detritos do equipamento para evitar acúmulo nas fendas e corrosão de superfícies metálicas. O método mais comum de esterilização é a imersão em uma solução de glutaraldeído ativado a 2% (Cidex® ou Surgifix®, Inc., Arlington, Tex.). O equipamento cistouretroscópico deve ficar de molho por 20 minutos e, em seguida, ser transferido para uma base de água estéril até que esteja pronto para uso.*

---

*Nota da Revisão Científica: No Brasil a Agência Nacional de Vigilância Sanitária (ANVISA) recomenda a esterilização do equipamento (http://www.anvisa.gov.br/servicosaude/controle/alertas/notatecnica2.pdf).

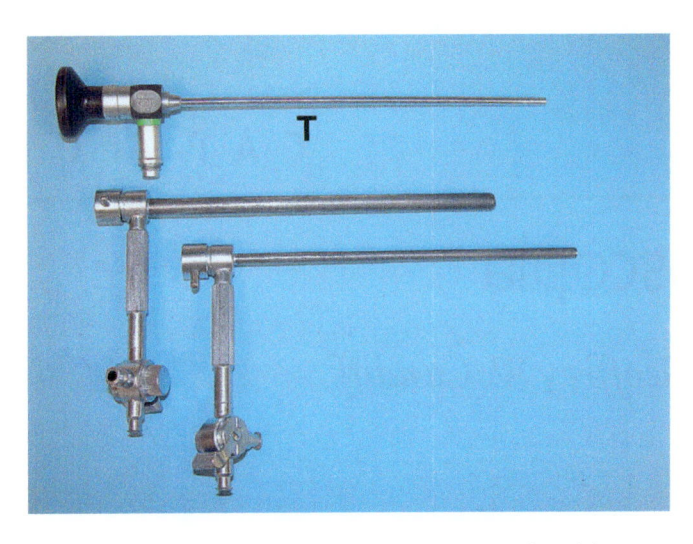

FIGURA 122-1 Componentes do uretroscópio. A óptica de 0° (T) é mostrada na parte superior. Abaixo estão duas camisas (15 F e 24 F).

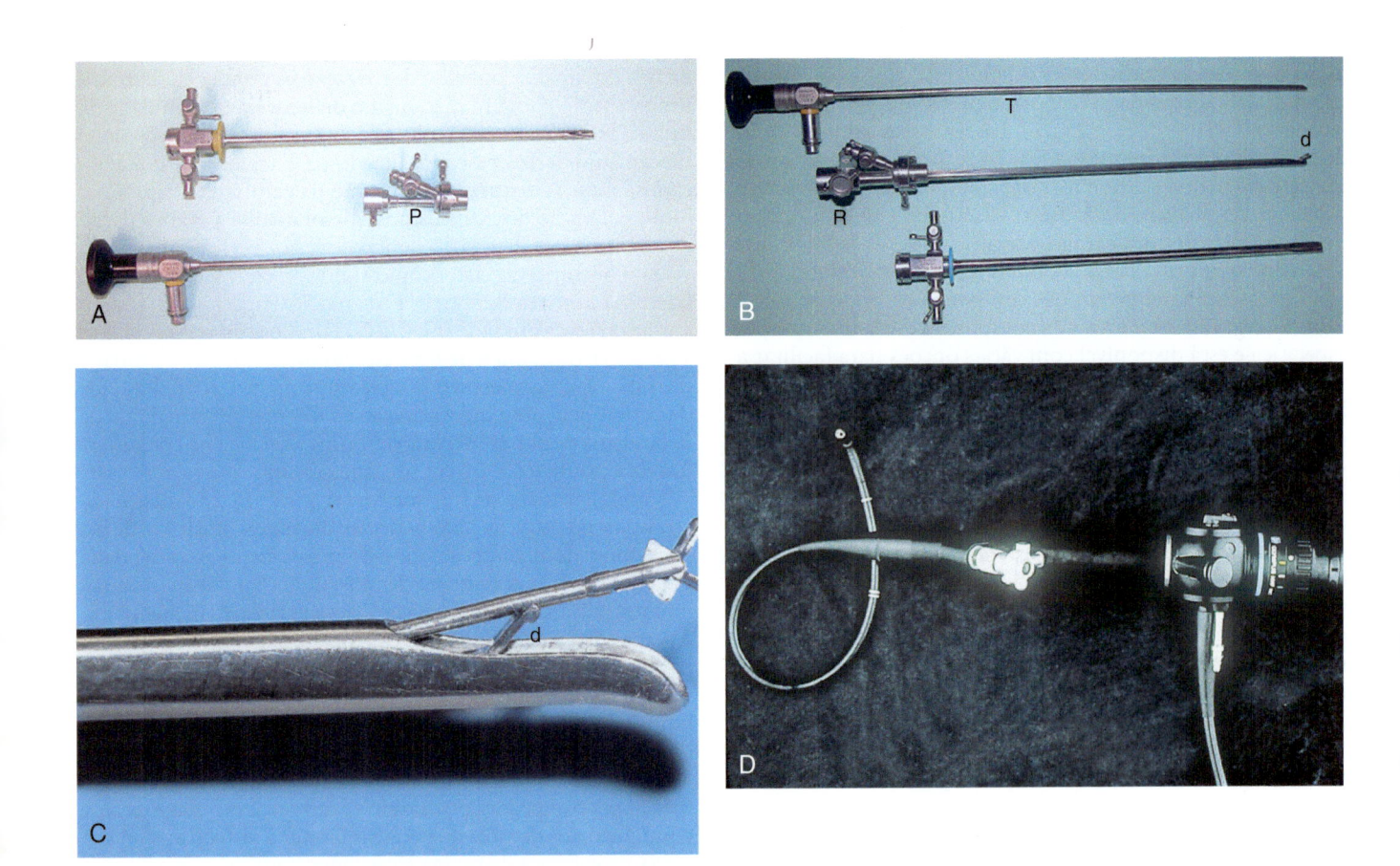

FIGURA 122-2 Componentes de um cistoscópio rígido. **A.** Acima está a camisa (17 F) com válvulas de entrada de água à direita e à esquerda. No centro está uma ponte (P) com um canal cirúrgico que se conecta à camisa acima. Mais abaixo está uma óptica, que pode variar de 30° a 70°. Neste caso, a óptica tem uma lente de 70°. **B.** Este sistema cistoscópico rígido consiste em uma óptica (T), uma camisa cirúrgica com uma ponte e um defletor terminal (d) e uma camisa cirúrgica sem o defletor. O defletor (d) é controlado pelo dispositivo de roda (R) montado sobre a parte proximal da camisa. **C.** Imagem aproximada do defletor (d). Observe como o defletor permite a manipulação da pinça de biópsia. **D.** Ao contrário do cistoscópio rígido, o dispositivo flexível combina canais ópticos, cirúrgicos e de irrigação em uma única unidade.

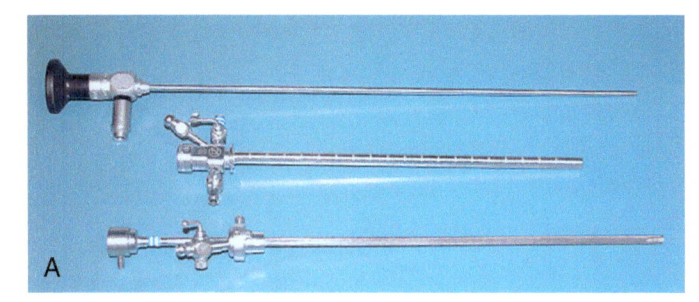

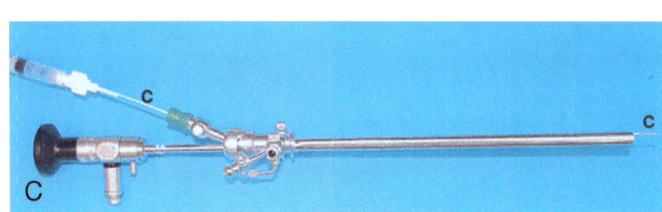

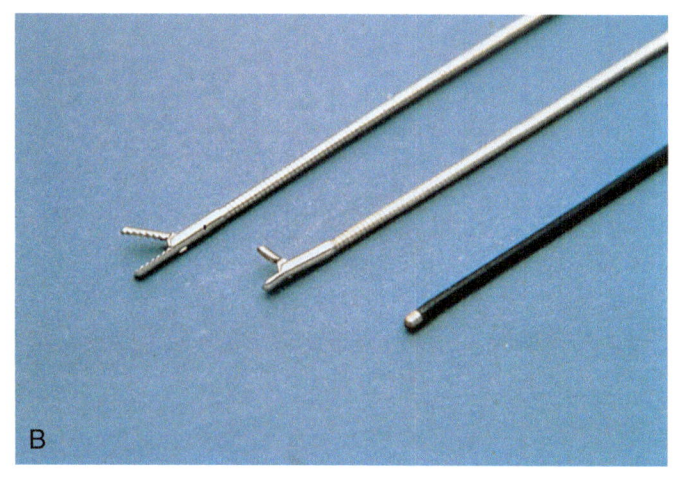

FIGURA 122-3 Componentes das camisas histeroscópicas cirúrgicas. **A.** A óptica é geralmente de 0° ou 30°. Neste caso, a óptica tem uma lente de 12°. **B.** Instrumentos acessórios que são passados através do canal para a bexiga incluem (da esquerda para a direita) pinça de preensão tipo jacaré, pinça de biópsia e um eletrodo de coagulação. **C.** Uma agulha de injeção foi colocada através do canal, e um implante de colágeno (Contigen®) (c) será injetado. *(B de Cundiff GW, Bent AE: In Endoscopic Diagnosis of the Female Lower Urinary Tract. London, WB Saunders, 1999, com permissão.)*

Os instrumentos cirúrgicos podem ser passados através de canais cirúrgicos de acordo com o tamanho da camisa cirúrgica. Os mais úteis são a pinça de preensão, a pinça de biópsia e o eletrodo de cauterização (Fig. 122-3A a C).

Indicações e Técnicas

As indicações para a visualização da anatomia da bexiga e da uretra femininas incluem infecção do trato urinário, sintomas de irritação da bexiga e da uretra, hematúria, fístula urogenital, divertículo uretral ou da bexiga, incontinência urinária de esforço complicada, bexiga hiperativa não resolvida, suspeita de cistite intersticial, cálculo, suspeita de câncer uretral ou da bexiga, sintomas de obstrução da micção, suspeita de corpo estranho, avaliação da função ureteral e estadiamento para câncer do colo do útero. O procedimento é realizado em consultório ou ambulatório. A paciente é examinada em posição de litotomia, e geralmente não é aplicada analgesia. Anestesia tópica pode ser aplicada, mas geralmente é necessária apenas na camisa cistoscópica para permitir o deslizamento ao longo dos tecidos. A uretra é visualizada com uma óptica de 0° com o líquido de infusão (água estéril ou soro fisiológico) correndo rapidamente; passa-se o instrumento através da uretra distal, avançando-o lentamente para o colo vesical. A bexiga é visualizada passando a óptica de 30° ou 70° com a ponte anexada e a camisa de 17 F através da uretra em um movimento suave em direção ao umbigo. A bexiga é sistematicamente examinada a cada hora de um relógio imaginário, e depois o trígono e os ureteres são visualizados cuidadosamente (Fig. 122-4).

Uretroscopia (Achados Normais e Anormais)

A mucosa uretral é visualizada à medida que o instrumento é passado através da uretra em direção ao colo vesical (Figs. 122-5 a 122-7). Os efeitos das manobras de segurar, tossir ou fazer esforço e abrir são observados no colo vesical. A junção uretrovesical normalmente se fecha (Fig. 122-8). A micção ou a abertura uretral após atividade do detrusor fazem com que a uretra abra amplamente (Fig. 122-9). Um quadro semelhante é observado se o colo vesical for visualizado em uma paciente com instabilidade do detrusor (Fig. 122-10). Com a bexiga relativamente cheia e a compressão com o dedo além da extremidade da óptica, esta é retirada lentamente à medida que o líquido de infusão distende a uretra. As glândulas periuretrais (Fig. 122-11A a C) e o exsudato das glândulas podem ser observados (Fig. 122-12). Outros achados benignos incluem cistos de inclusão (Fig. 122-13A e B) e fímbrias e pólipos (Fig. 122-14A a C).

O texto continua na página 1329.

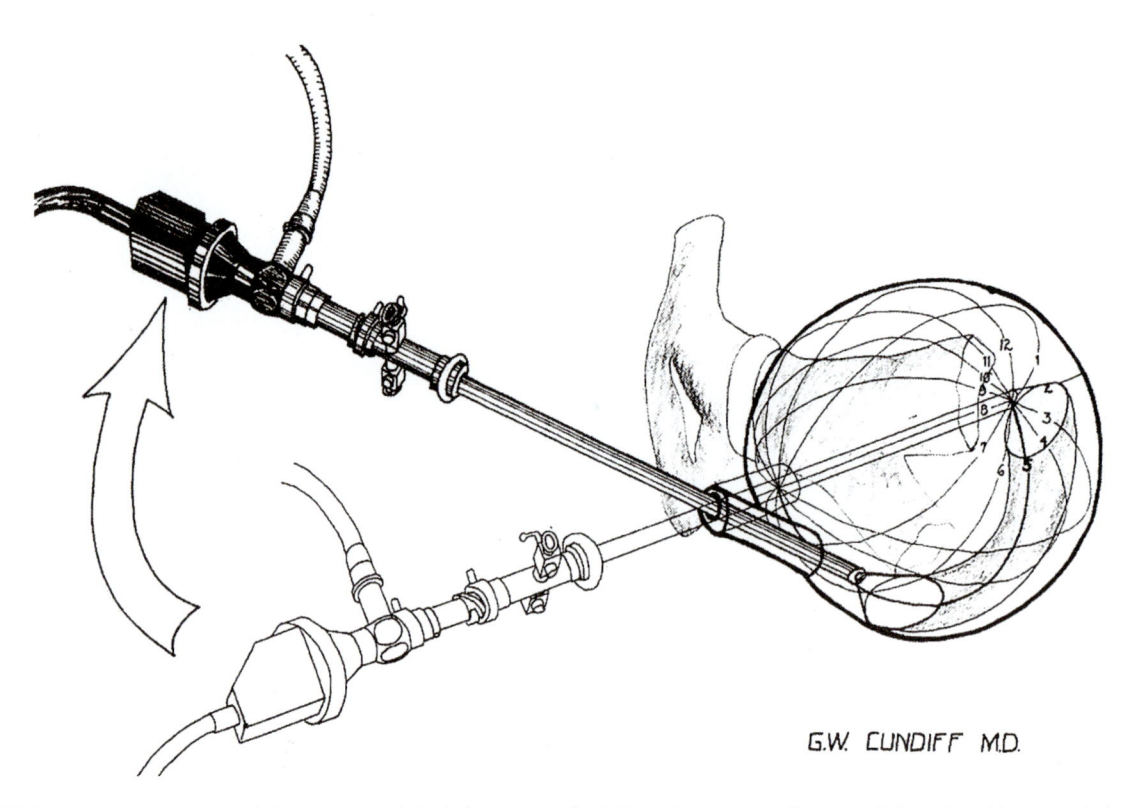

FIGURA 122-4 Avaliação cistoscópica da bexiga. A cavidade da bexiga é avaliada fazendo-se 12 varreduras a cada hora do relógio a partir da cúpula da bexiga até a junção uretrovesical. O exame da posição de 5 horas está sendo realizado, de modo que o cabo de luz está na posição de 11 horas, ou 180° oposto à direção em que a lente está focalizada. *(De Cundiff GW, Bent AE: In Endoscopic Diagnosis of the Female Lower Urinary Tract. London, WB Saunders, 1999, com permissão.)*

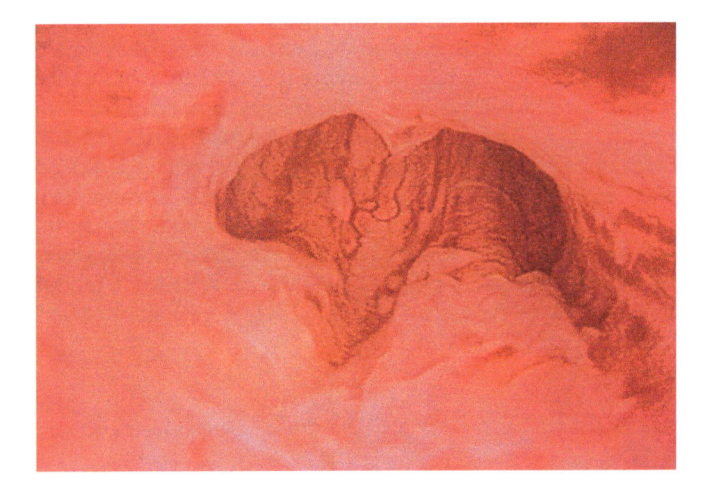

FIGURA 122-5 Uretra normal *(De Cundiff GW, Bent AE: In Endoscopic Diagnosis of the Female Lower Urinary Tract. London, WB Saunders, 1999, com permissão.)*

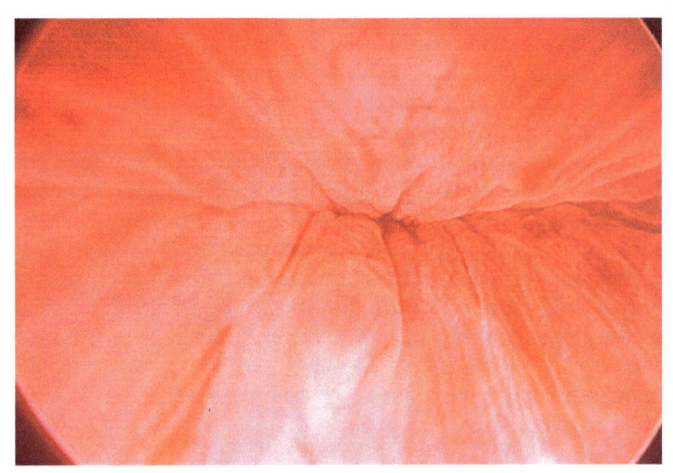

FIGURA 122-6 Coaptação da uretra. *(De Cundiff GW, Bent AE: In Endoscopic Diagnosis of the Female Lower Urinary Tract. London, WB Saunders, 1999, com permissão.)*

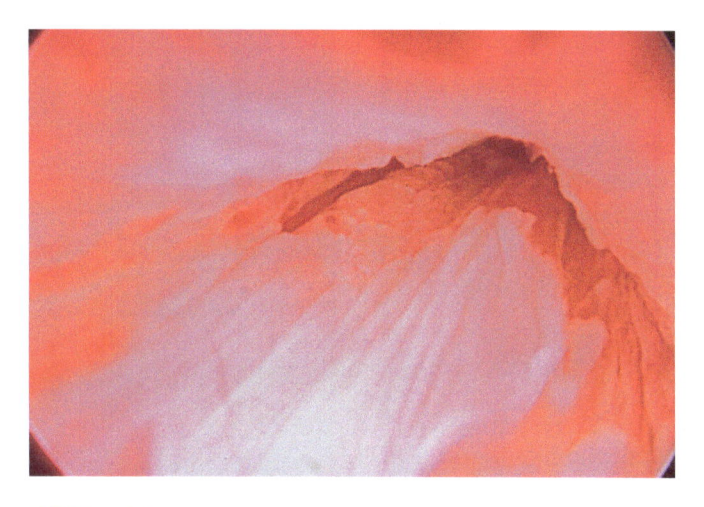

FIGURA 122-7 Metaplasia uretral. *(De Cundiff GW, Bent AE: In Endoscopic Diagnosis of the Female Lower Urinary Tract. London, WB Saunders, 1999, com permissão.)*

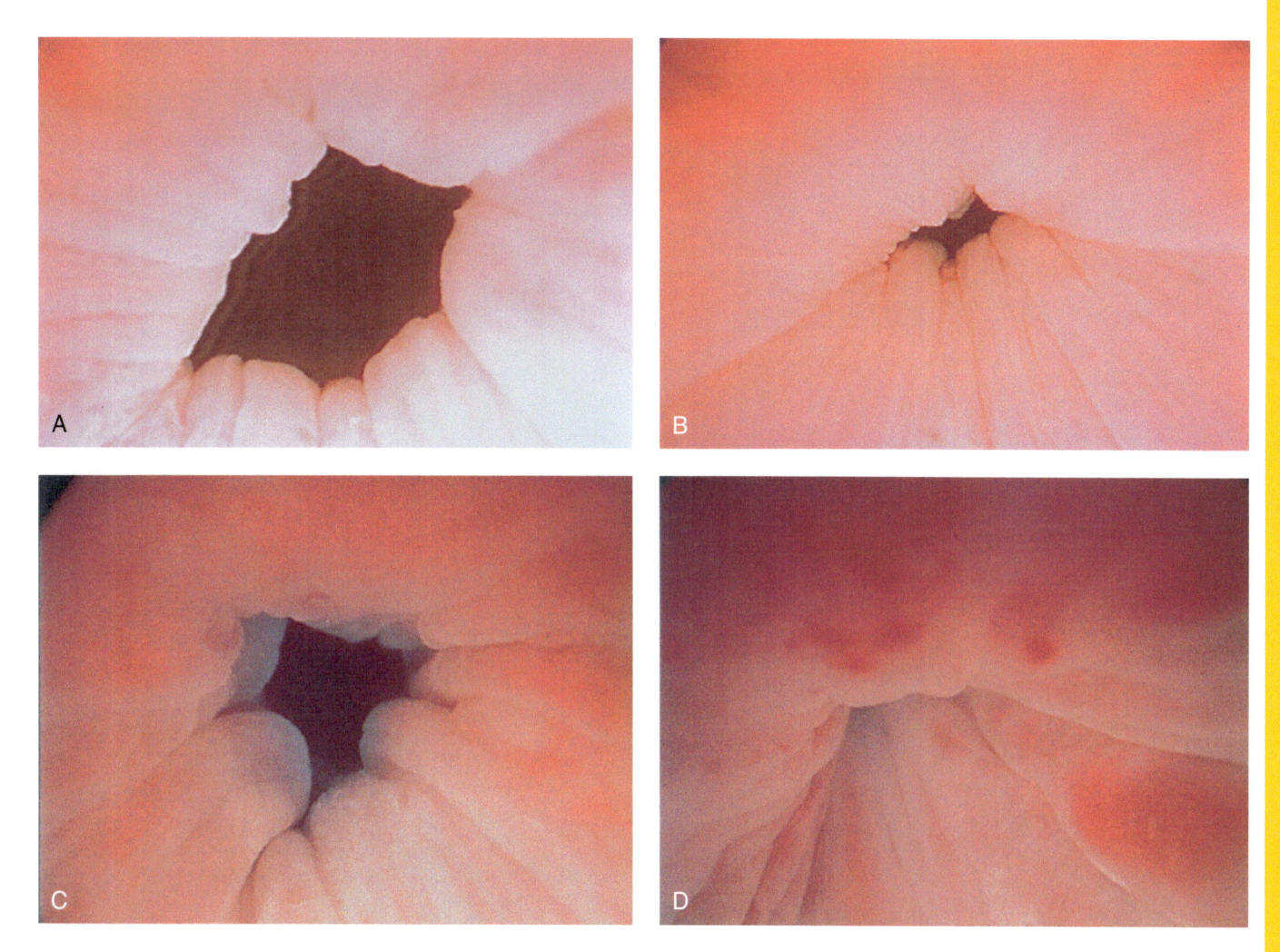

FIGURA 122-8 Manobras no colo vesical. **A.** Junção uretrovesical aberta. **B.** Junção uretrovesical fechada. **C.** Junção uretrovesical aberta. **D.** Junção uretrovesical fechada. *(De Cundiff GW, Bent AE: In Endoscopic Diagnosis of the Female Lower Urinary Tract. London, WB Saunders, 1999, com permissão.)*

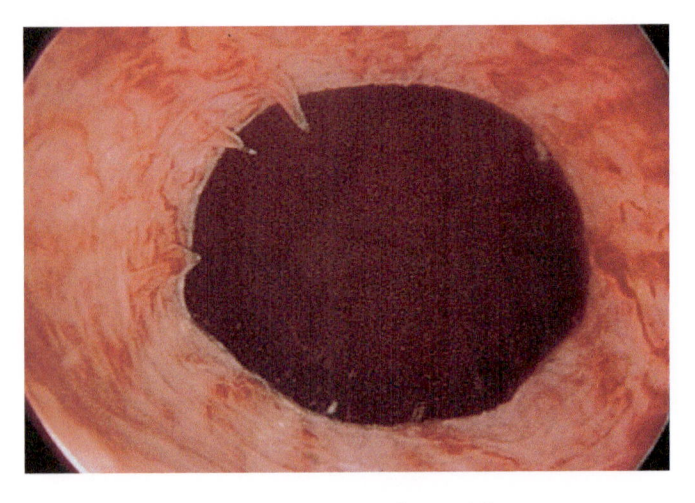

FIGURA 122-9 Uretra durante a micção. (De Cundiff GW, Bent AE: In Endoscopic Diagnosis of the Female Lower Urinary Tract. London, WB Saunders, 1999, com permissão.)

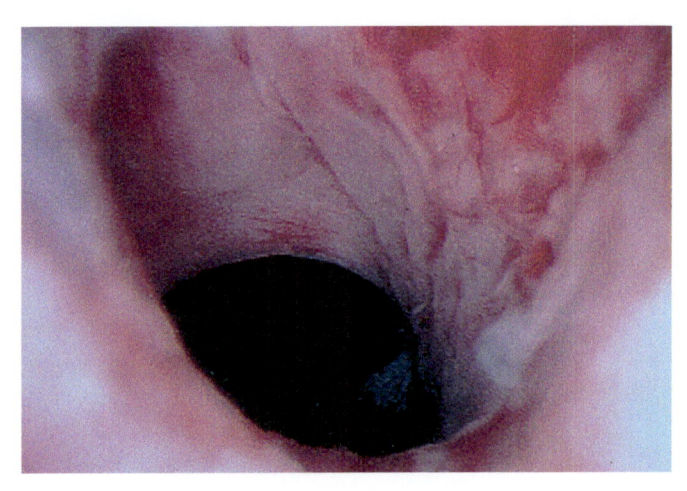

FIGURA 122-10 Uretra em uma paciente com instabilidade do detrusor.

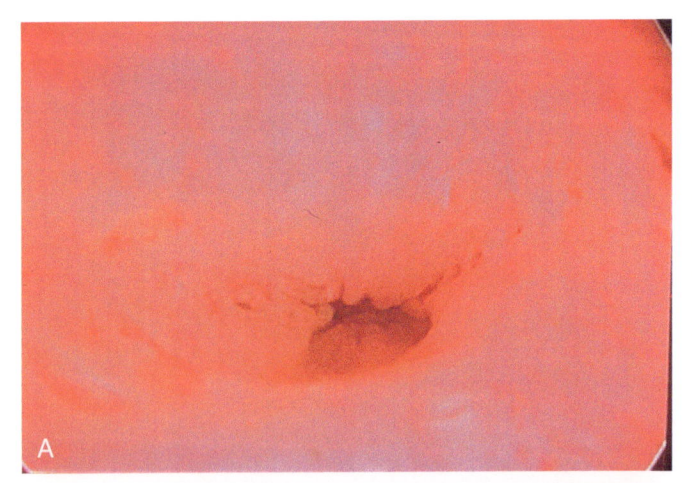

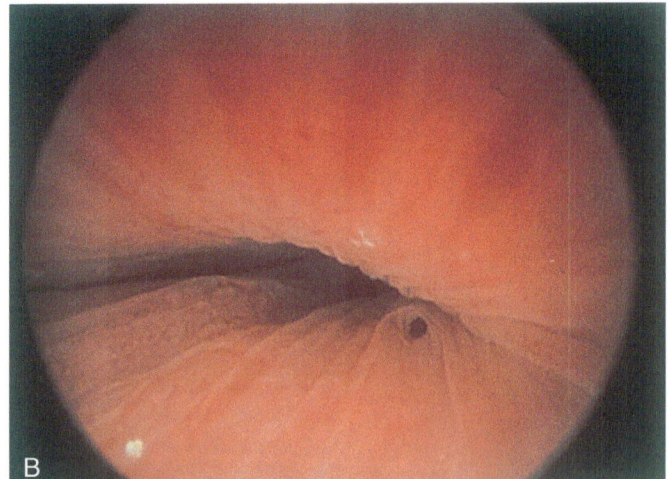

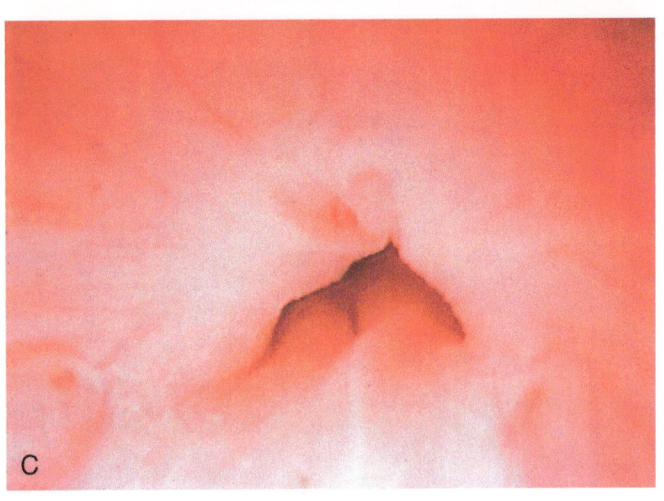

FIGURA 122-11 A. Aberturas das glândulas periuretrais, com várias aberturas circunferenciais. **B.** Grandes aberturas na posição de 3 horas. **C.** Aberturas nas posições de 12, 4 e 8 horas.

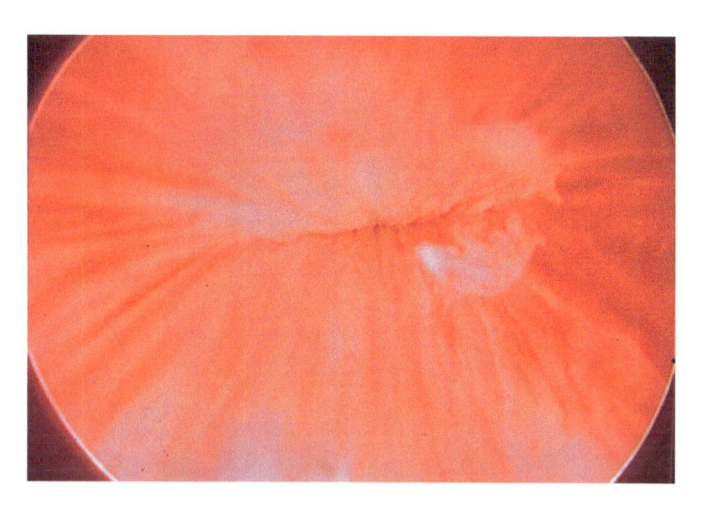

FIGURA 122-12 Exsudato de glândulas periuretrais. (De Cundiff GW, Bent AE: In Endoscopic Diagnosis of the Female Lower Urinary Tract. London, WB Saunders, 1999, com permissão.)

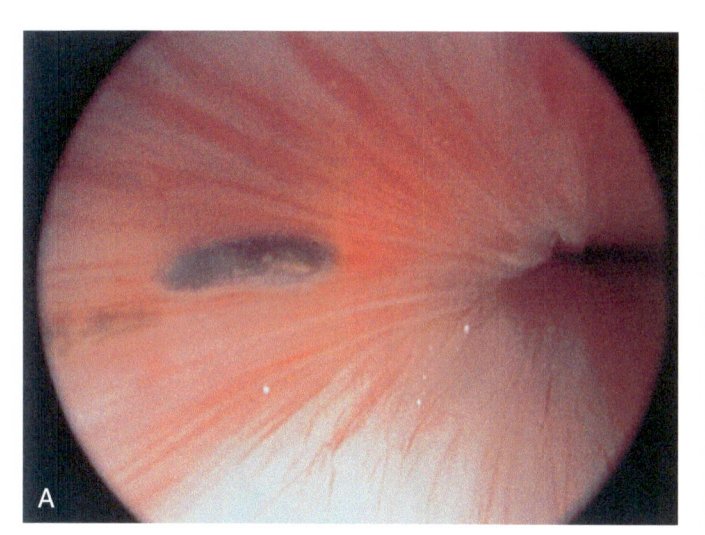

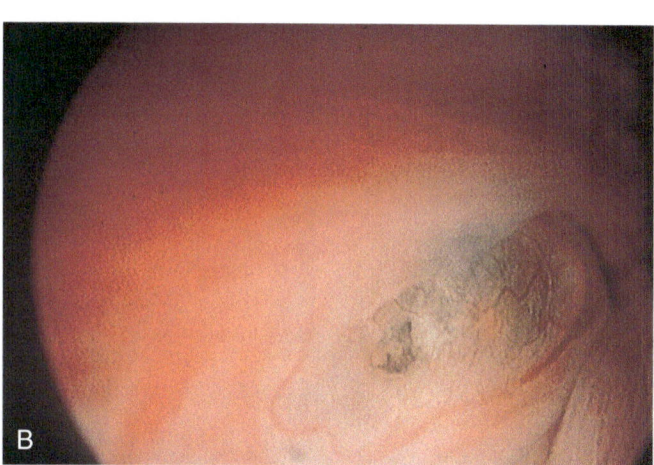

FIGURA 122-13 A. Cistos de inclusão uretrais. **B.** Cisto de inclusão uretral na posição de 7 horas.

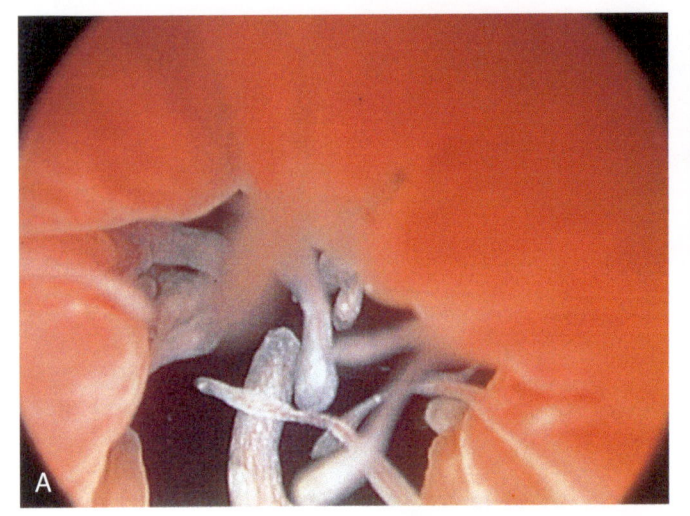

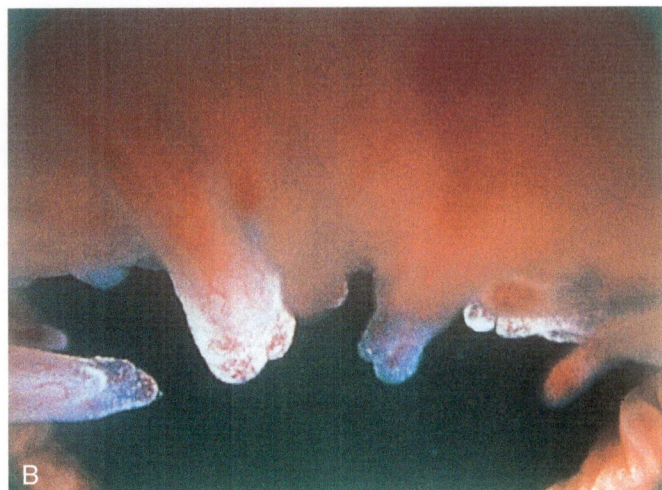

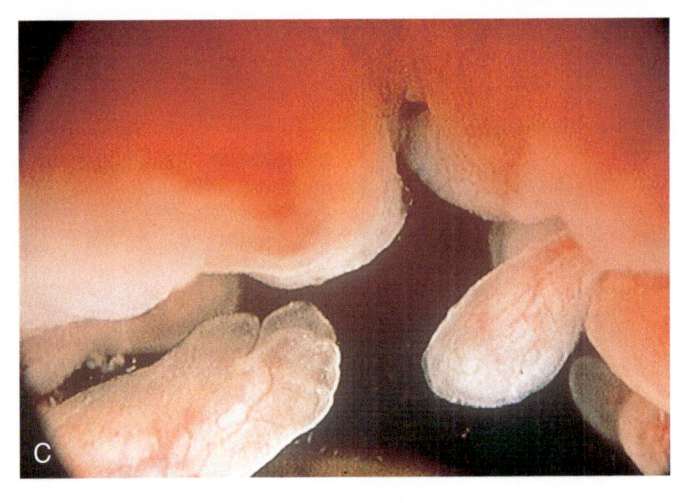

FIGURA 122-14 A. Fímbrias e pólipos da uretra. **B.** Pólipos na junção uretrovesical. **C.** Vista ampliada de pólipos uretrais.

CAPÍTULO 122 Cistouretroscopia   1327

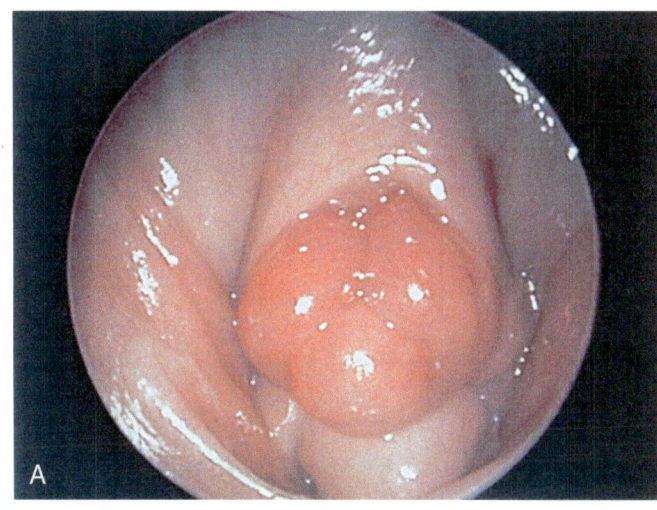

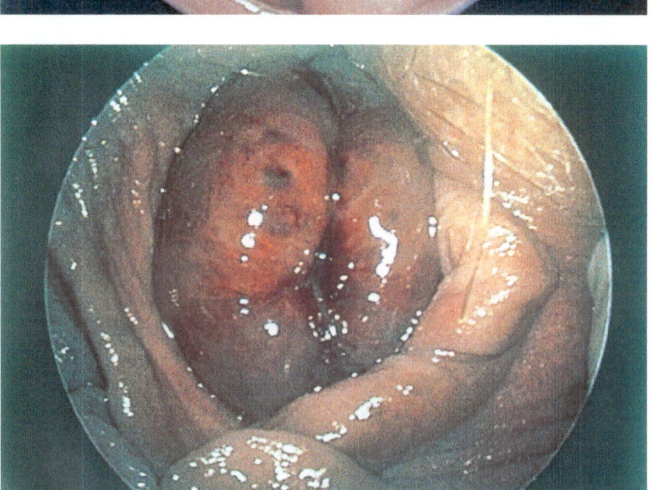

FIGURA 122-15 A. Prolapso uretral. B. Prolapso uretral.

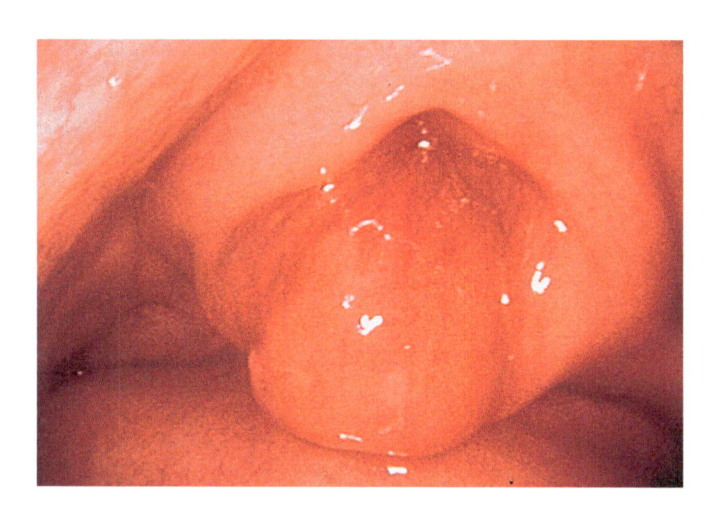

FIGURA 122-16 Carúncula uretral. *(De Cundiff GW, Bent AE: In Endoscopic Diagnosis of the Female Lower Urinary Tract. London, WB Saunders, 1999, com permissão.)*

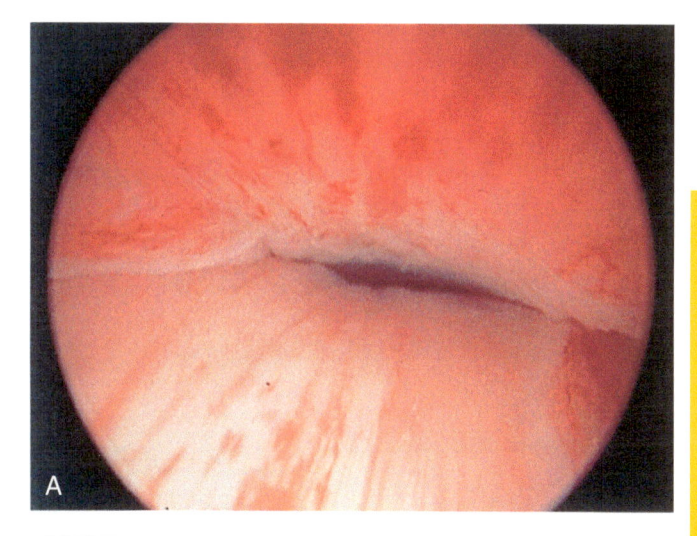

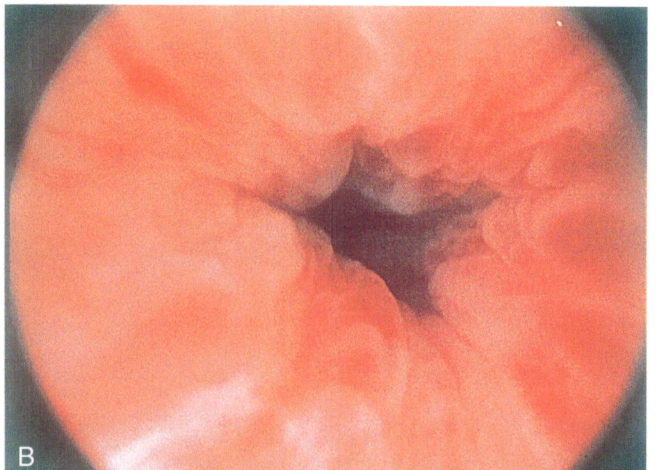

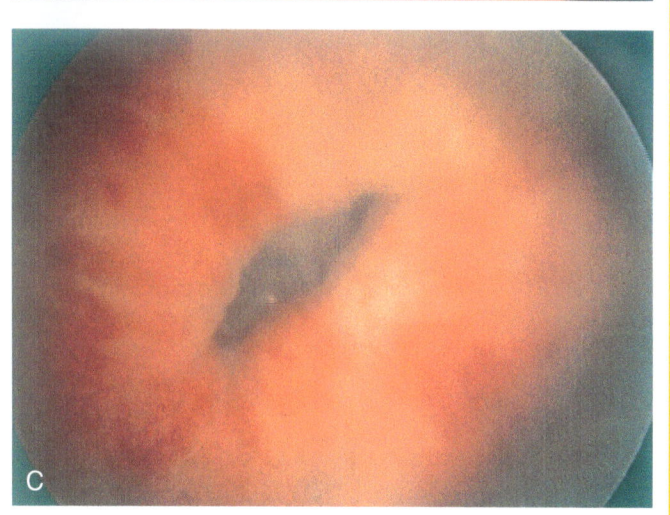

FIGURA 122-17 A. Inflamação uretral. B. Inflamação uretral. C. Grave inflamação uretral.

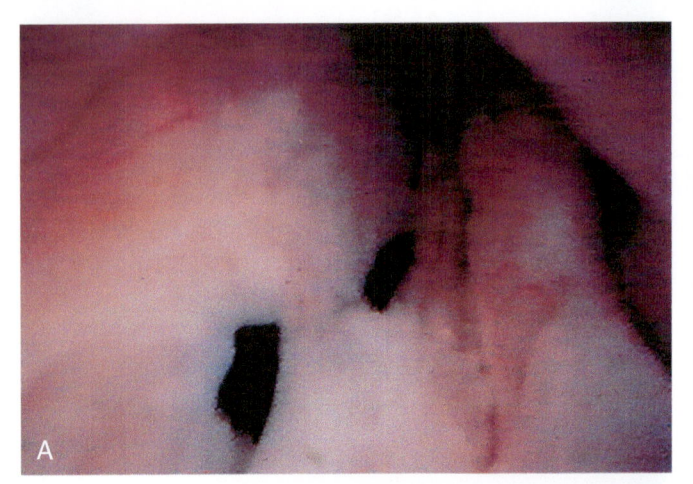

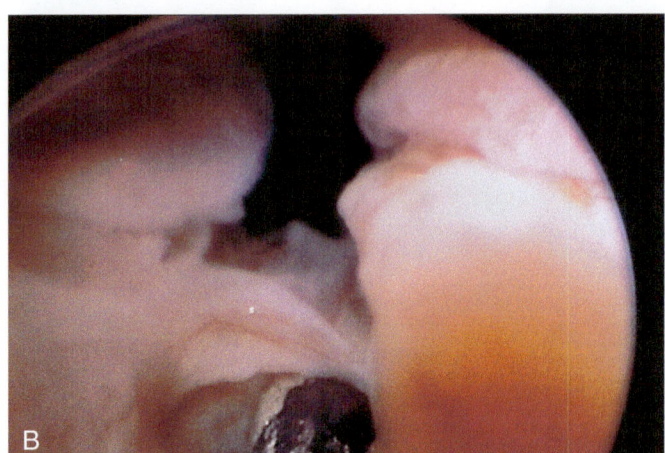

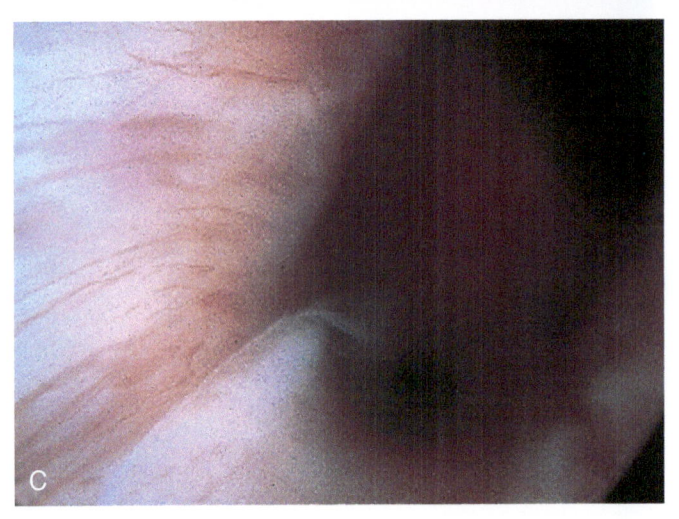

FIGURA 122-18 Divertículo uretral. **A.** Aberturas diverticulares de Chandelier. **B.** Luz uretral na parte superior com sonda no divertículo na posição de 6 horas. *(De Cundiff GW, Bent AE: In Endoscopic Diagnosis of the Female Lower Urinary Tract. London, WB Saunders, 1999, com permissão).* **C.** Grande divertículo mediouretral.

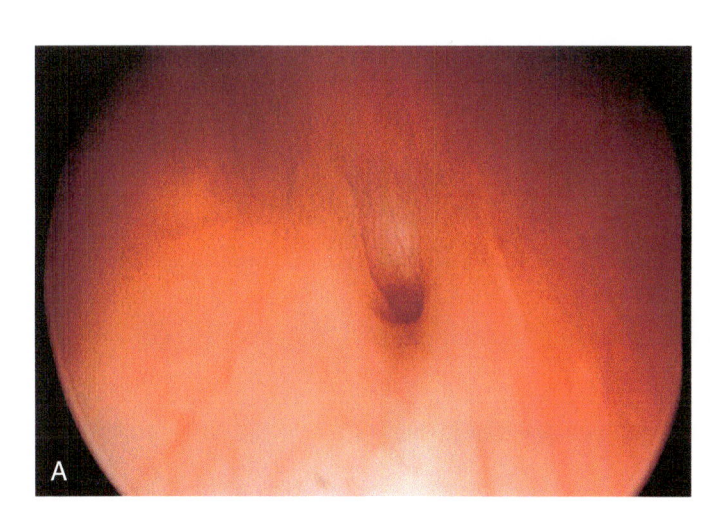

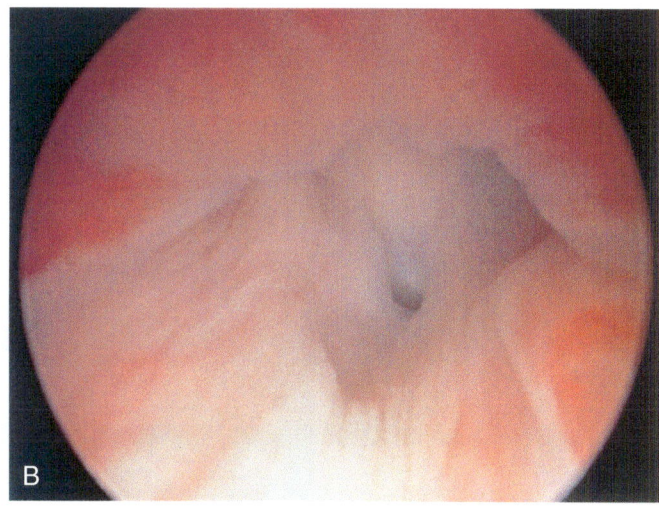

FIGURA 122-19 A e B. Fístula uretrovaginal.

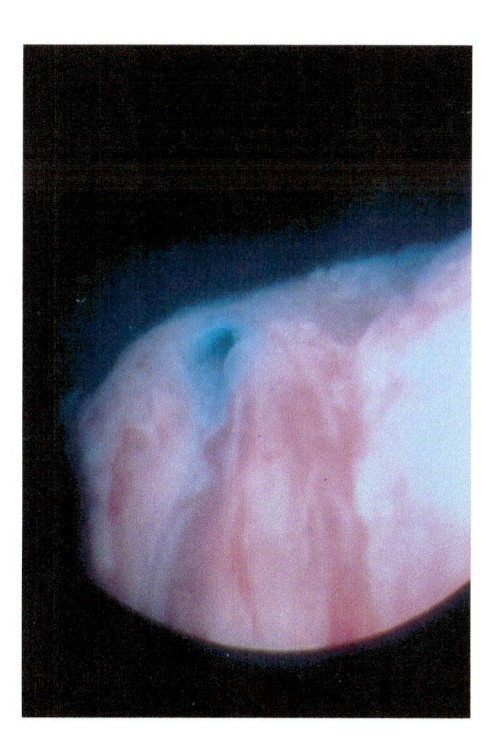

FIGURA 122-20 Ureter ectópico. Abertura do orifício ureteral na junção uretrovesical.

As alterações patológicas incluem prolapso uretral (Fig. 122-15A e B) carúncula (Fig. 122-16), inflamação (Fig. 122-17A a C), divertículo (Fig. 122-18A a C), fístula (Fig. 122-19) e abertura de ureter ectópico no colo vesical (Fig. 122-20).

Cistoscopia (Achados Normais e Anormais)

O campo de visão é 180° oposto ao cabo de luz. Ocasionalmente, é necessário inserir um dedo na vagina para visualizar as estruturas na base da bexiga, especialmente em casos de acentuado prolapso com cistocele. A bexiga deve manter facilmente 350 a 500 mL de líquido. A bolha de ar na posição de 12 horas (Fig. 122-21) é observada primeiro, e então a posição do relógio muda de 1 para 5; em seguida, de 11 volta para 7. Finalmente, o trígono e os orifícios ureterais são observados (Fig. 122-22A a D). A função dos ureteres pode ser observada, especialmente, se a paciente ingeriu fenazopiridina (Pyridium®) (Fig. 122-23). Os seguintes achados benignos podem ser observados: útero abaulando a bexiga (Fig. 122-24), defeito paravaginal (Fig. 122-25), ureteres duplos (Fig. 122-26), ureterocele (Fig. 122-27), cistite cística (Fig. 122-28A a C), cistos da parede da bexiga (Fig. 122-29), pigmentação da bexiga (Fig. 122-30), canais venosos da bexiga proeminentes (Fig. 122-31), trabeculação da bexiga (Fig. 122-32) e cicatrizes antigas (Fig. 122-33A a C). As alterações patológicas que podem ser observadas incluem trigonite (Fig. 122-34), inflamação (Fig. 122-35A a E), cistite glandular (Fig. 122-36), cistite intersticial (Fig. 122-37), corpo estranho (Fig. 122-38A a F), fístula (Fig. 122-39) e câncer (Fig. 122-40A para D).

O texto continua na página 1340.

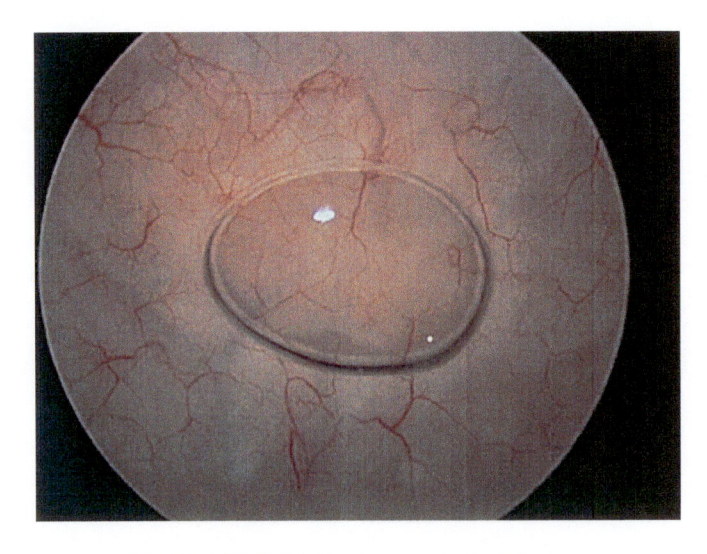

FIGURA 122-21 Bolha de ar na cúpula da bexiga.

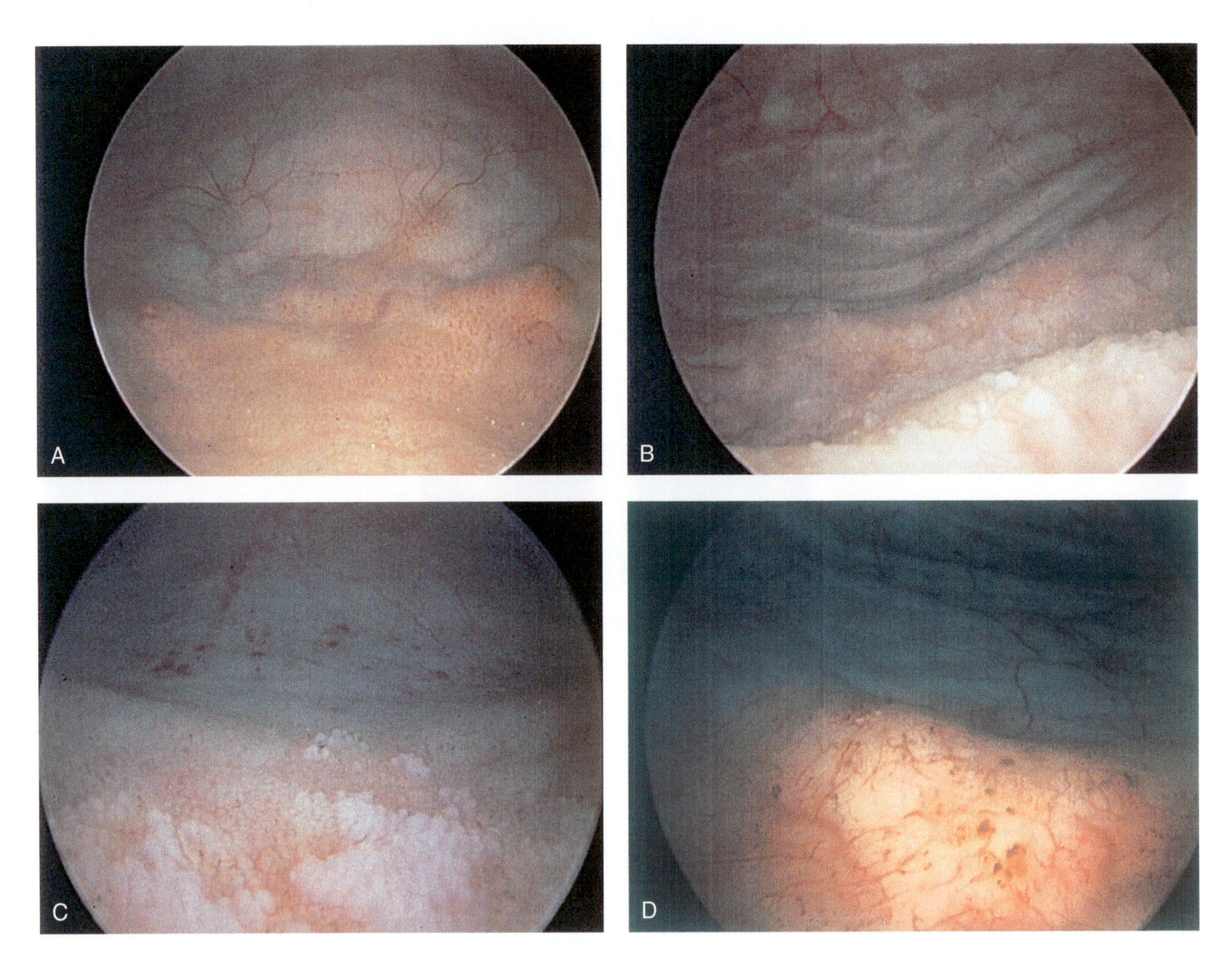

FIGURA 122-22 Trígono e ureteres. **A.** Trígono normal. **B.** Trígono granular com os ureteres nas margens laterais. **C.** Trígono granular. **D.** Pigmentação na área trigonal.

CAPÍTULO 122 Cistouretroscopia 1331

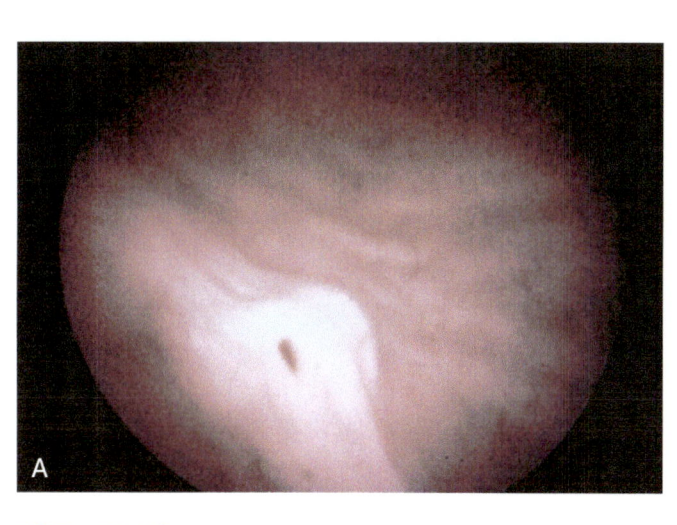

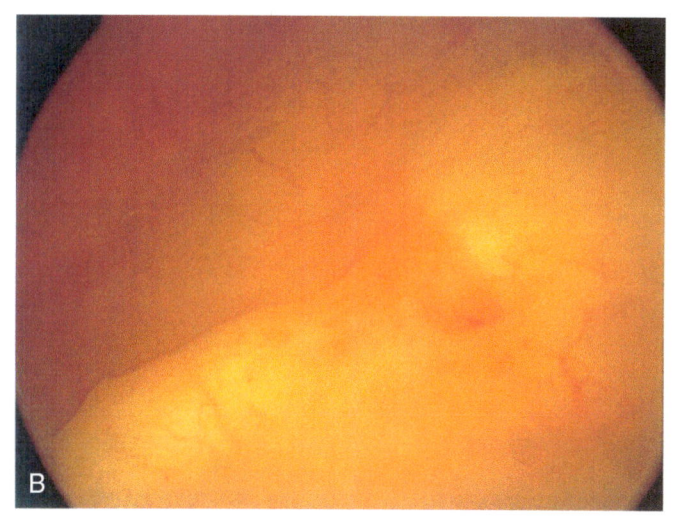

FIGURA 122-23 Função ureteral. **A.** Ureter direito. **B.** Ureter esquerdo com coloração de Pyridium®. *(De Cundiff GW, Bent AE: In Endoscopic Diagnosis of the Female Lower Urinary Tract. London, WB Saunders, 1999, com permissão.)*

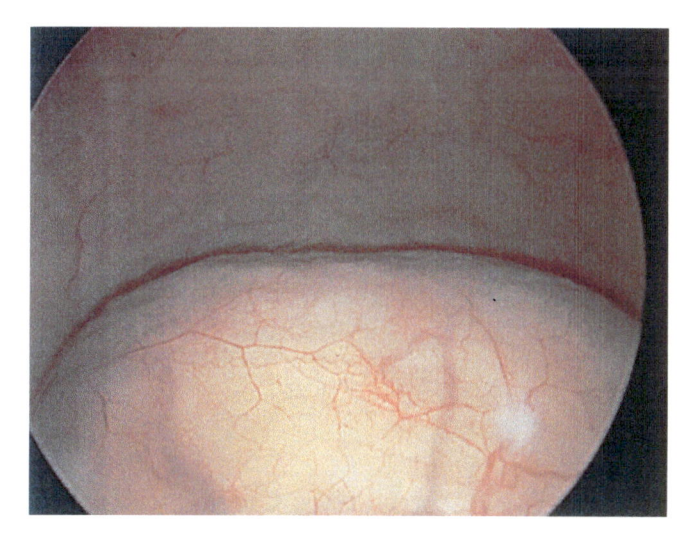

FIGURA 122-24 Útero pressionando a parede posterior inferior da bexiga.

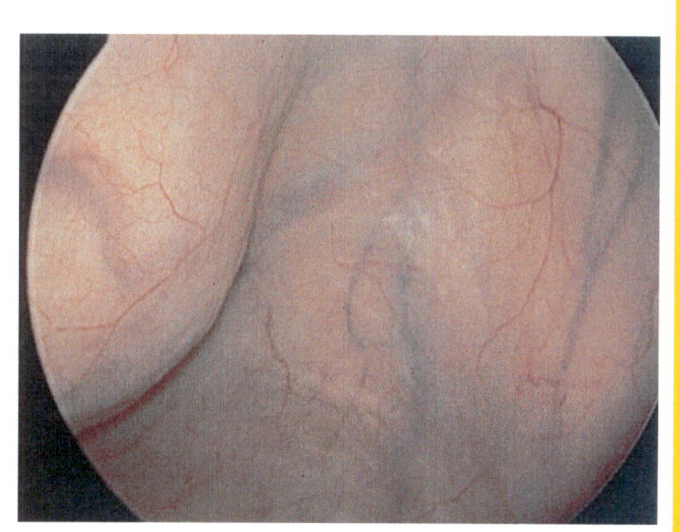

FIGURA 122-25 Defeito paravaginal direito.

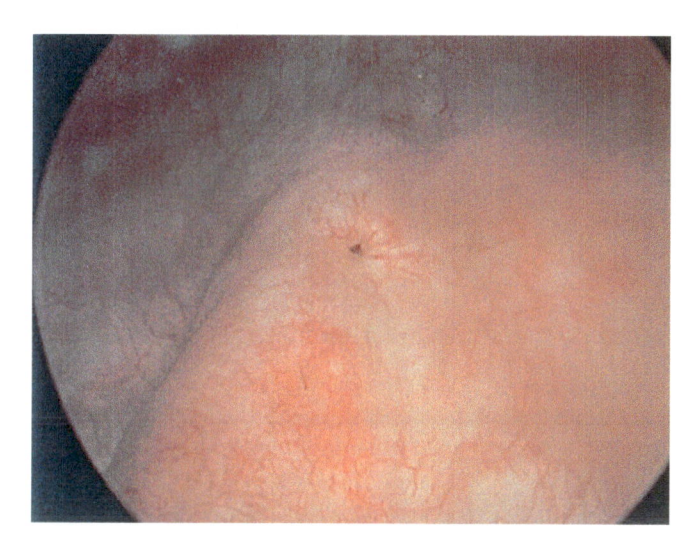

FIGURA 122-26 Duplicidade ureteral.

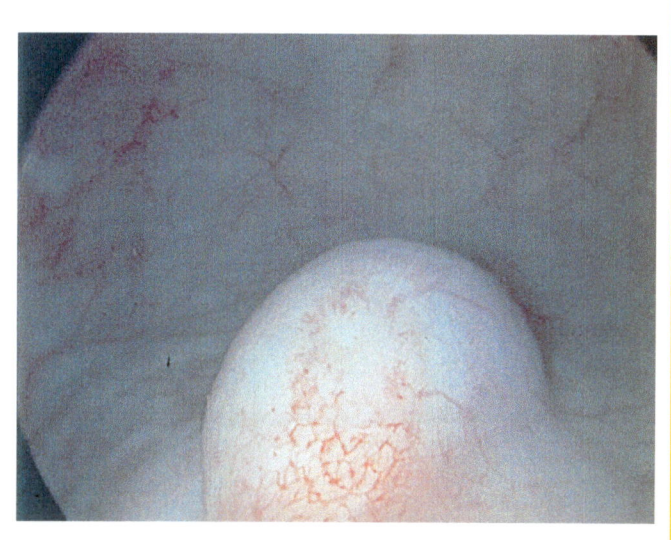

FIGURA 122-27 Ureterocele.

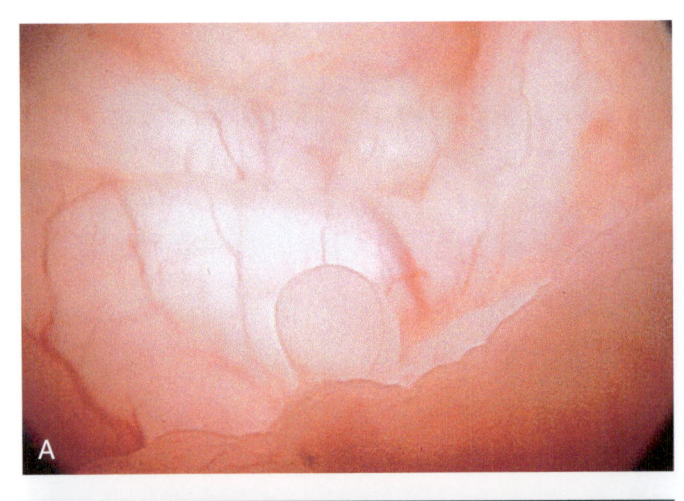

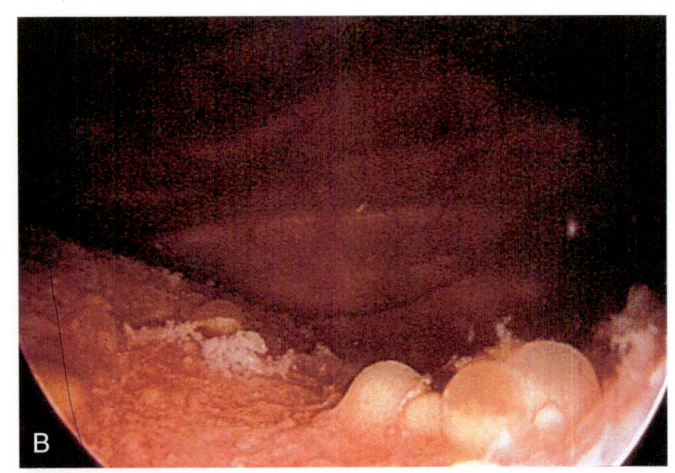

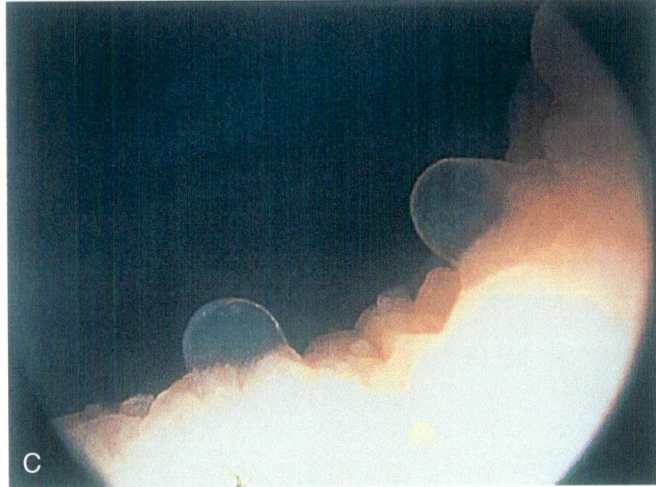

FIGURA 122-28 Cistite cística. **A.** Cisto único no trígono. **B.** Cistos amarelos e translúcidos no trígono. *(De Cundiff GW, Bent AE: In Endoscopic Diagnosis of the Female Lower Urinary Tract. London, WB Saunders, 1999, com permissão.)* **C.** Cistos translúcidos na junção uretrovesical.

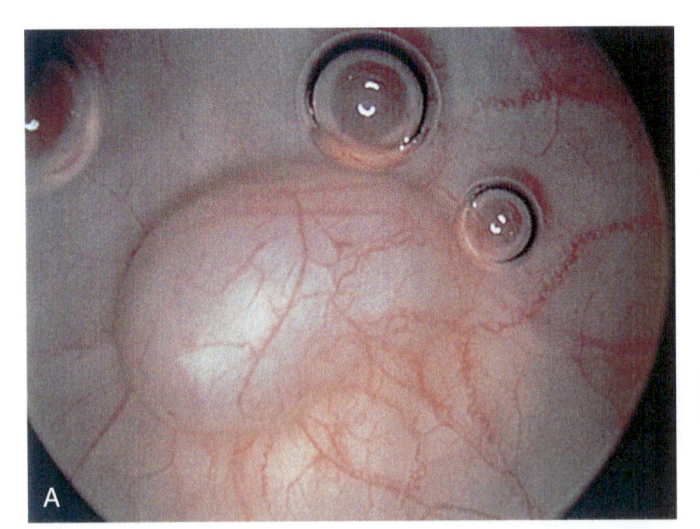

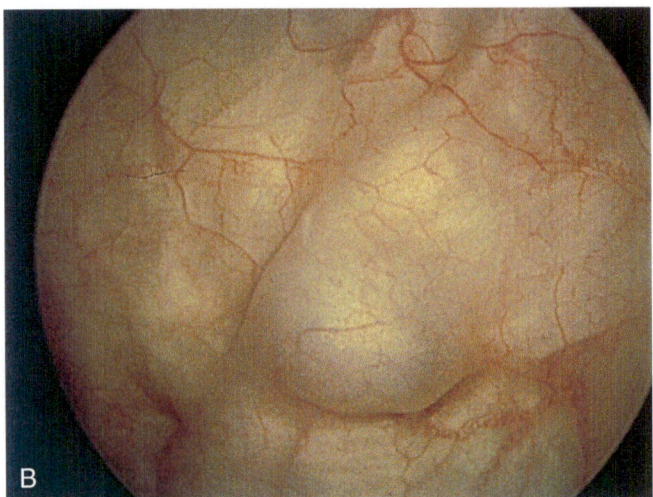

FIGURA 122-29 **A** e **B.** Cistos da parede da bexiga.

CAPÍTULO 122   Cistouretroscopia   1333

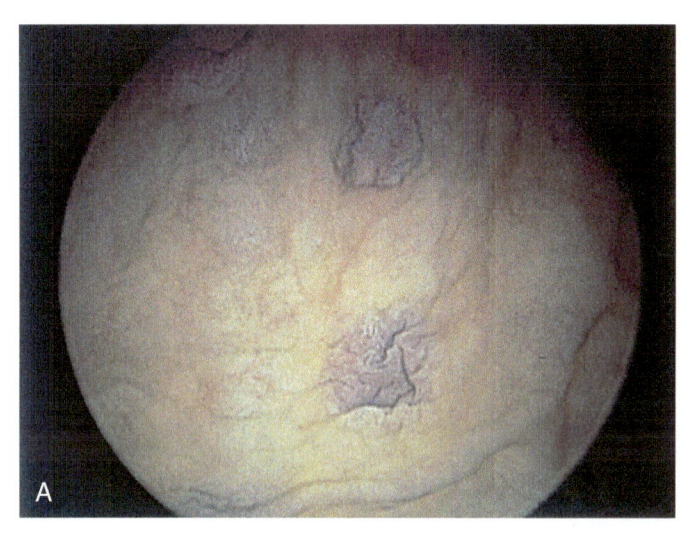

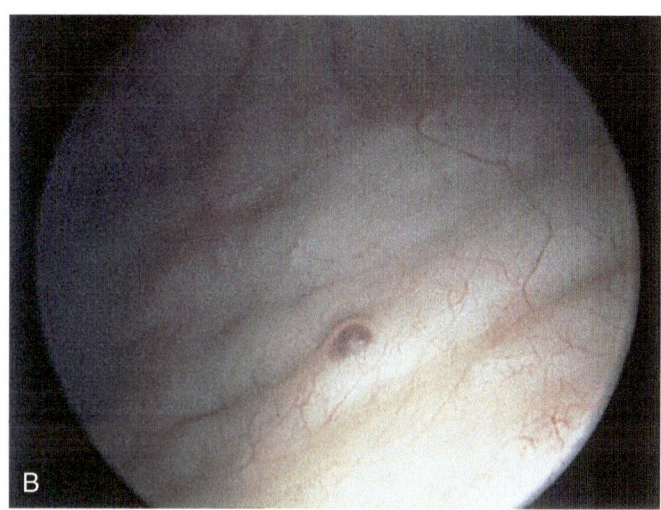

FIGURA 122-30 A e B. Pigmentação da parede da bexiga.

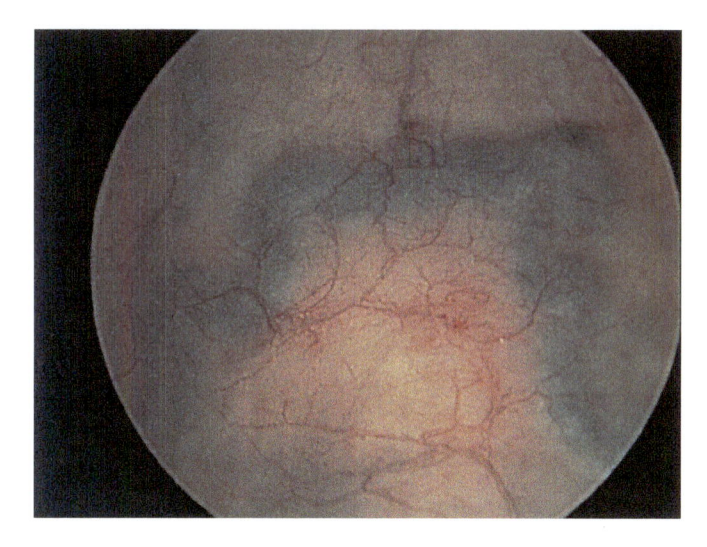

FIGURA 122-31 Canais venosos da parede da bexiga.

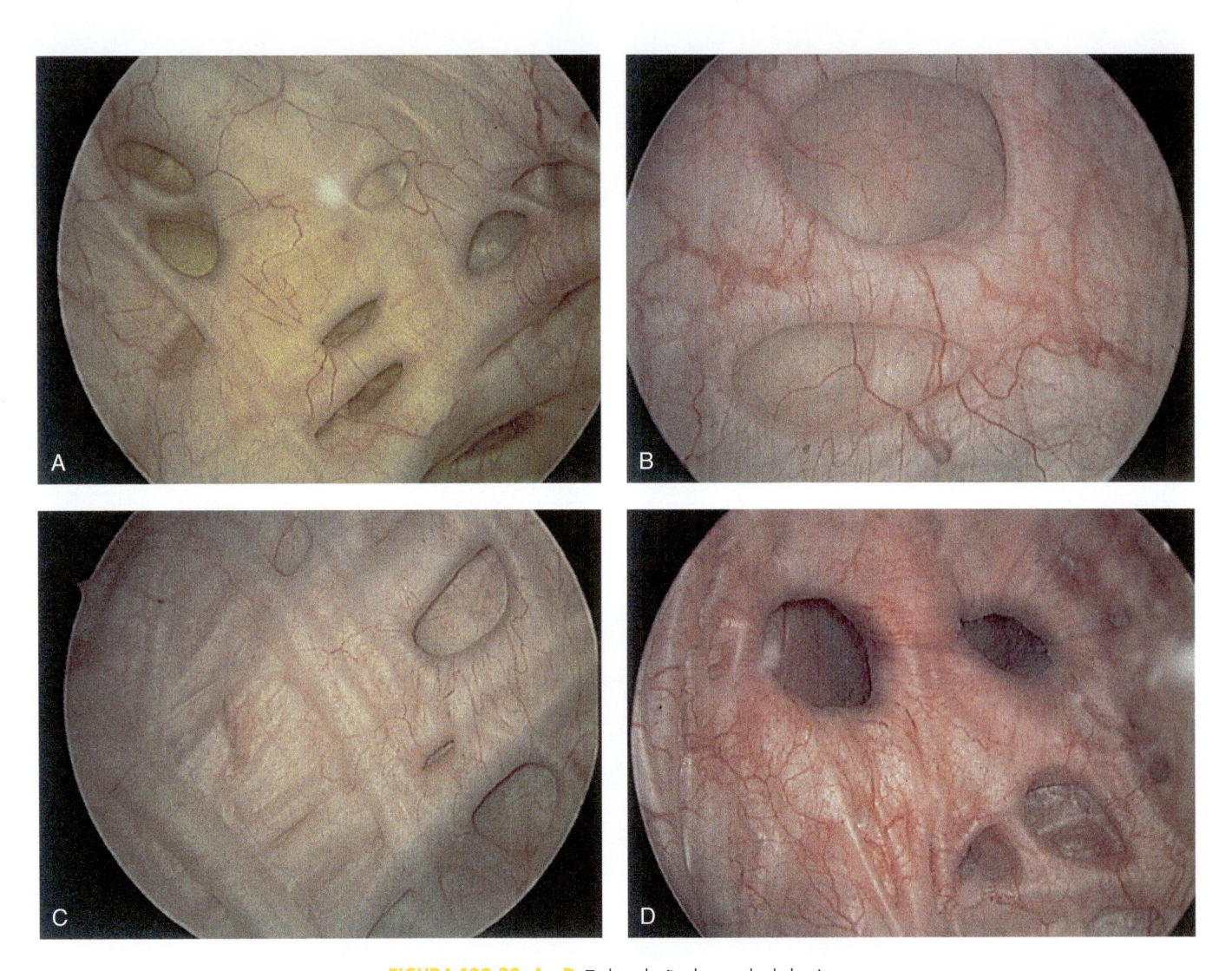

FIGURA 122-32 A a D. Trabeculação da parede da bexiga.

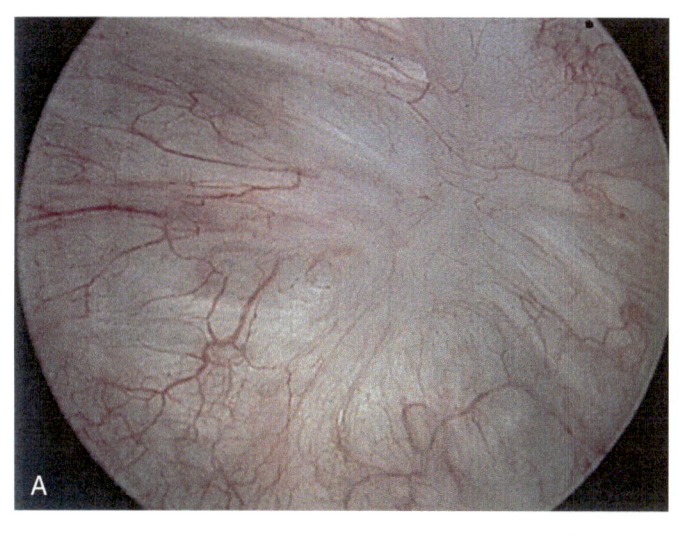

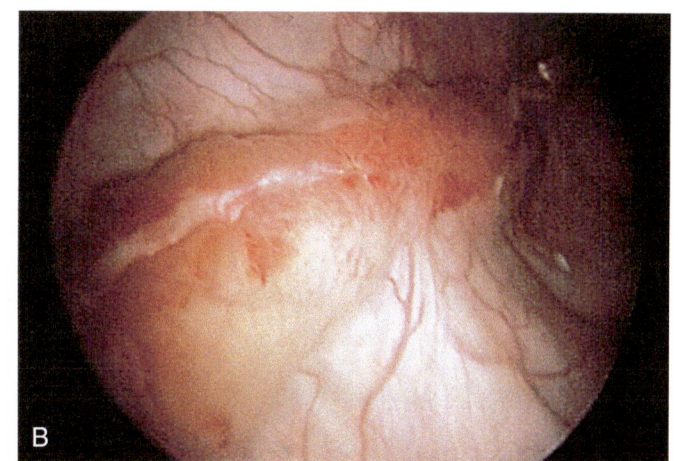

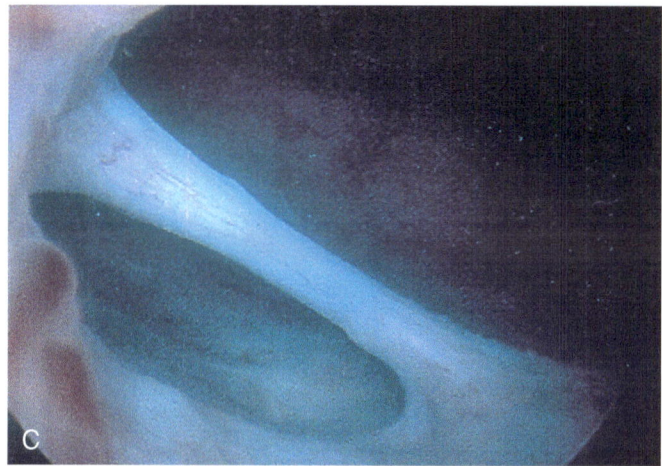

FIGURA 122-33 A e **B.** Cicatrizes da parede da bexiga. **C.** Sinequia proeminente da bexiga.

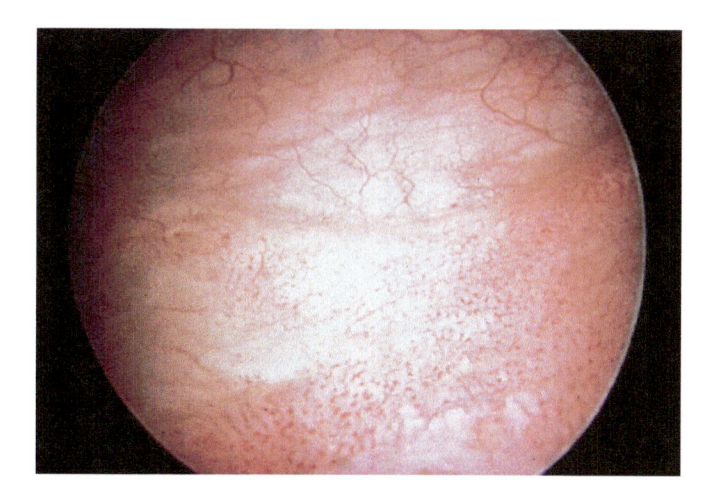

FIGURA 122-34 Trigonite. *(De Cundiff GW, Bent AE: In Endoscopic Diagnosis of the Female Lower Urinary Tract. London, WB Saunders, 1999, com permissão.)*

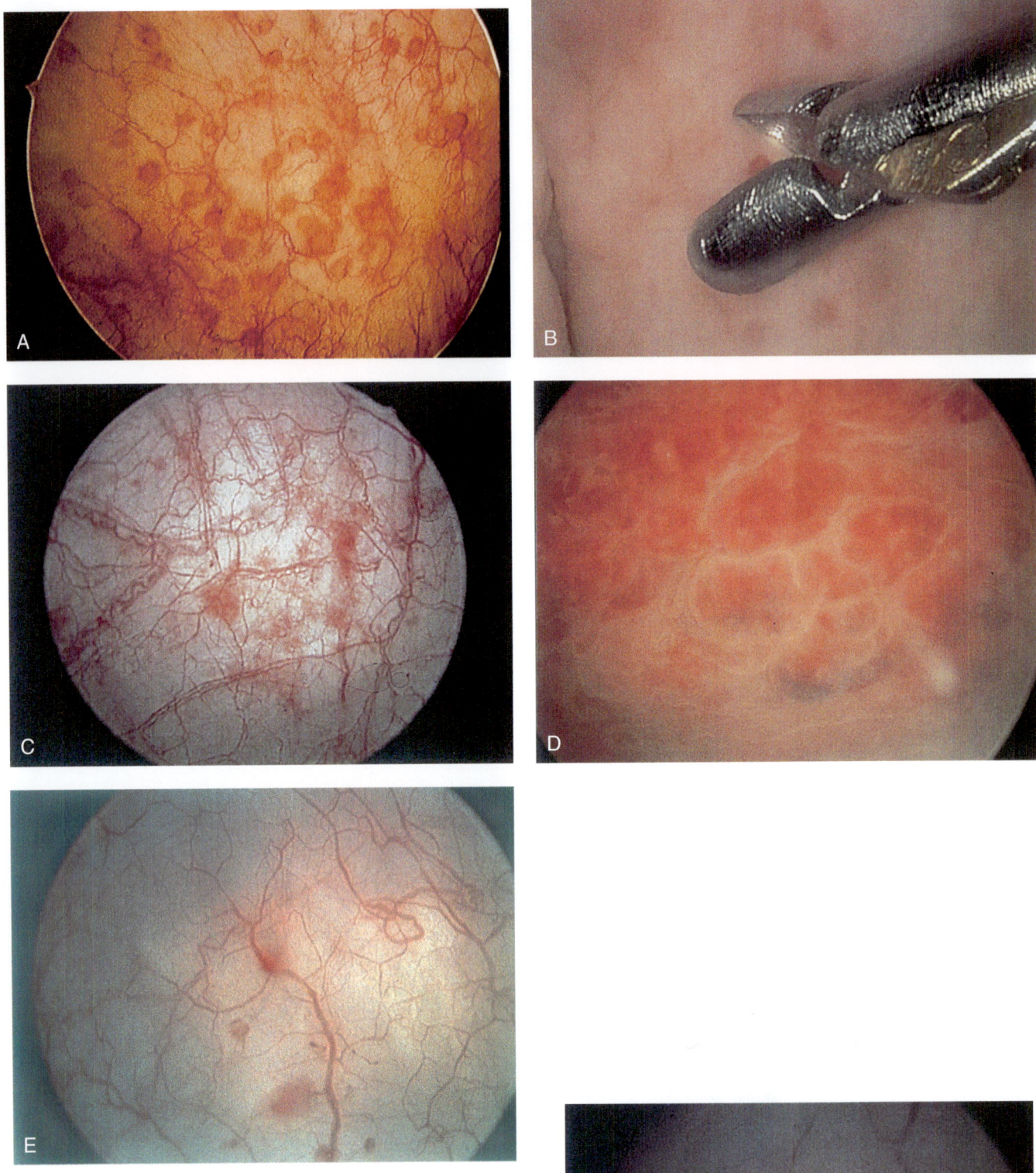

FIGURA 122-35 Inflamação. **A.** Placas inflamatórias. **B.** Biópsia da placa. **C.** Inflamação com pontos hemorrágicos. **D.** Áreas hemorrágicas acentuadas. **E.** Hemorragia focal com inflamação.

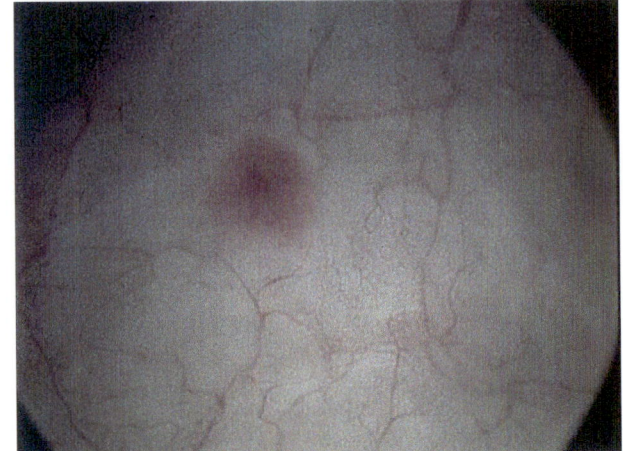

FIGURA 122-36 Cistite glandular.

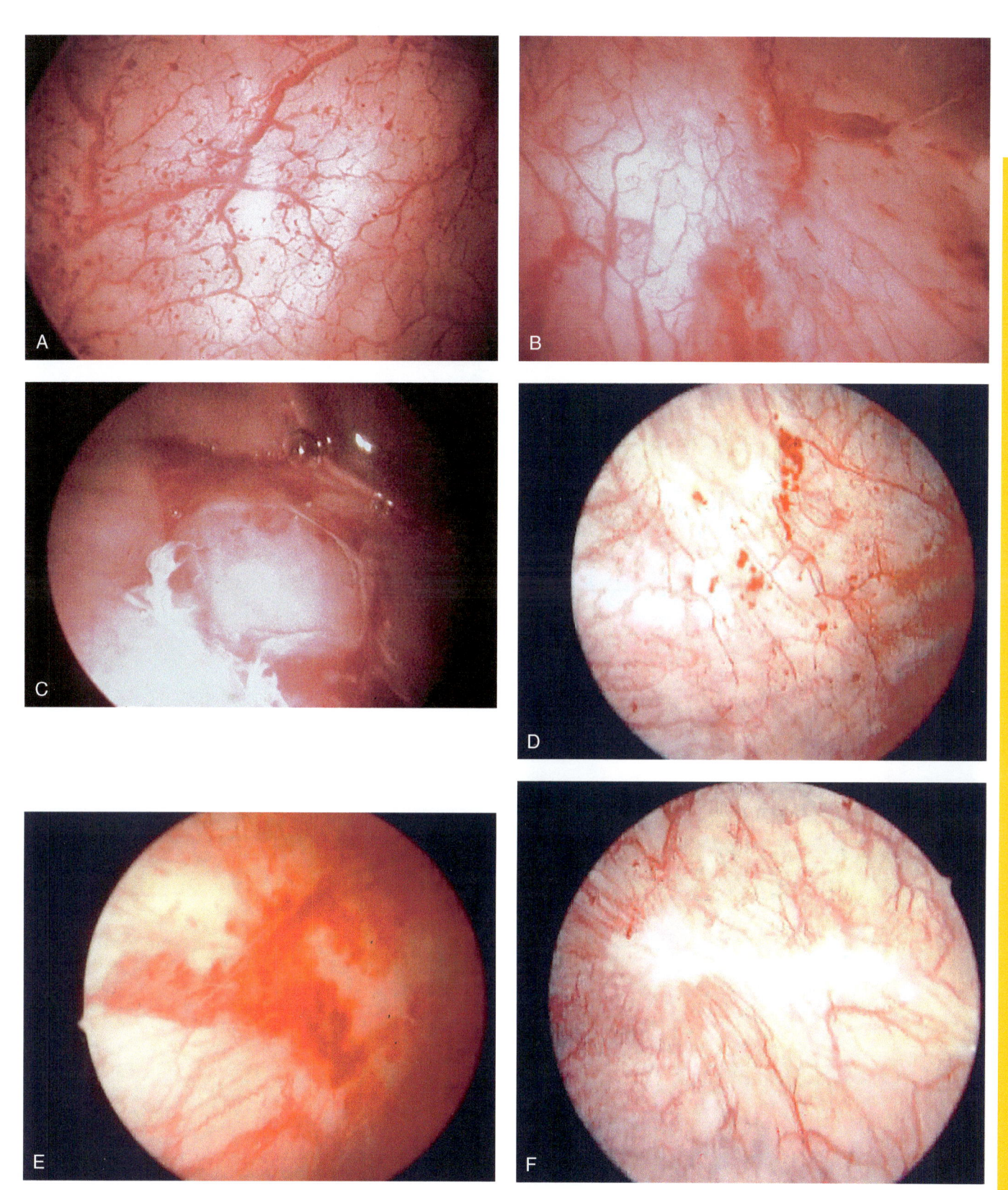

FIGURA 122-37 Cistite intersticial. **A.** Petéquias e glomerulações. **B.** Áreas hemorrágicas após a distensão da bexiga. **C.** Ruptura da mucosa após a distensão. *(De Cundiff GW, Bent AE: In Endoscopic Diagnosis of the Female Lower Urinary Tract. London, WB Saunders, 1999, com permissão.)* **D.** *Observe as petéquias e as glomerulações na mucosa da bexiga.* **E.** *Hemorragia linear.* **F.** *Cistite intersticial apresentando úlcera de Hunner (cicatriz branca no centro da figura).*

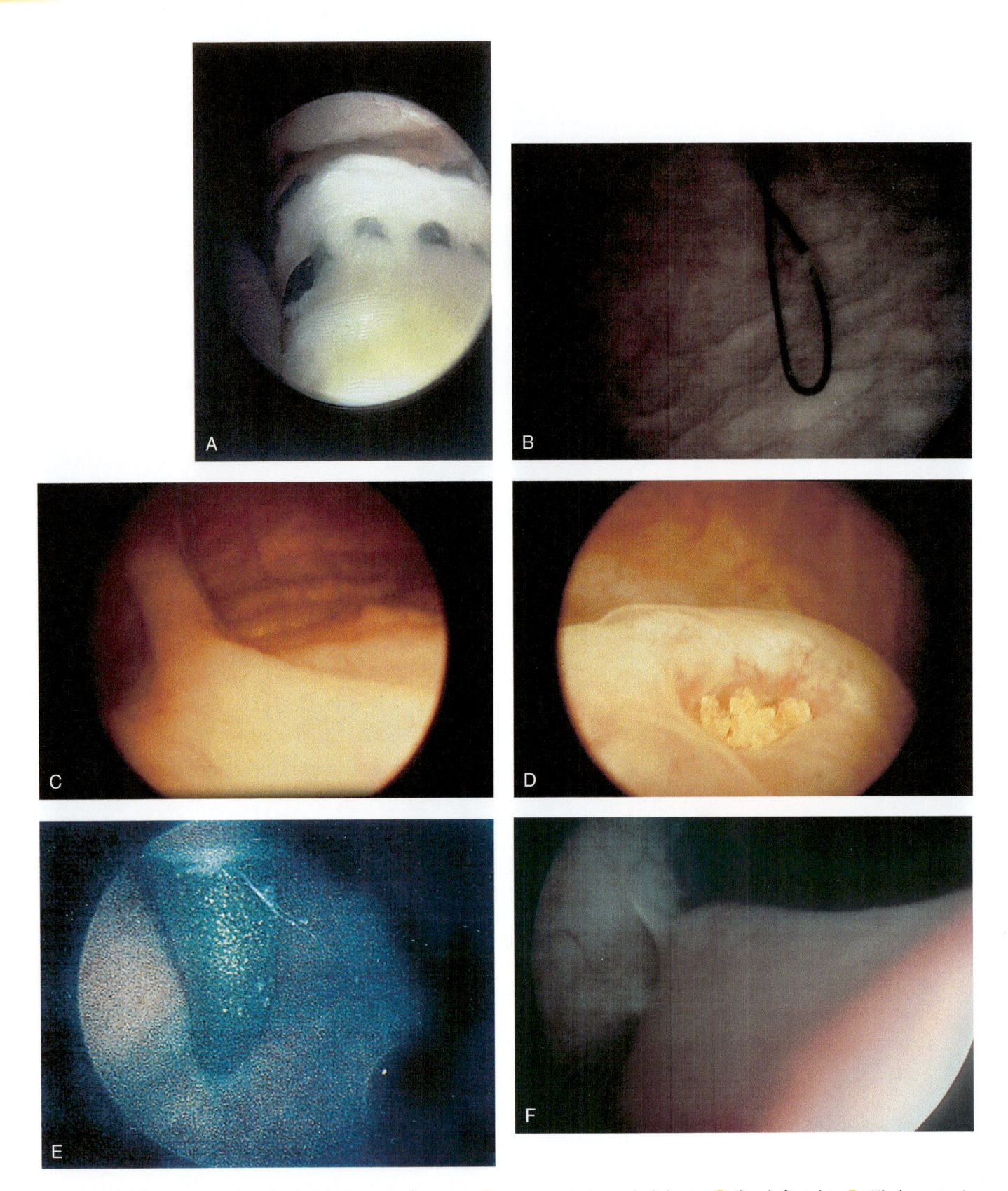

FIGURA 122-38 Corpos estranhos. **A.** Alça (*sling*) ProteGen® na uretra. **B.** Ponto através da parede da bexiga. **C.** Sling da fáscia lata. **D.** Cálculos ureterais. **E.** Agulha de fita vaginal livre de tensão (TVT). *(De Cundiff GW, Bent AE: In Endoscopic Diagnosis of the Female Lower Urinary Tract. London, WB Saunders, 1999, com permissão.)* **F.** Sutura epitelializada.

CAPÍTULO 122 Cistouretroscopia 1339

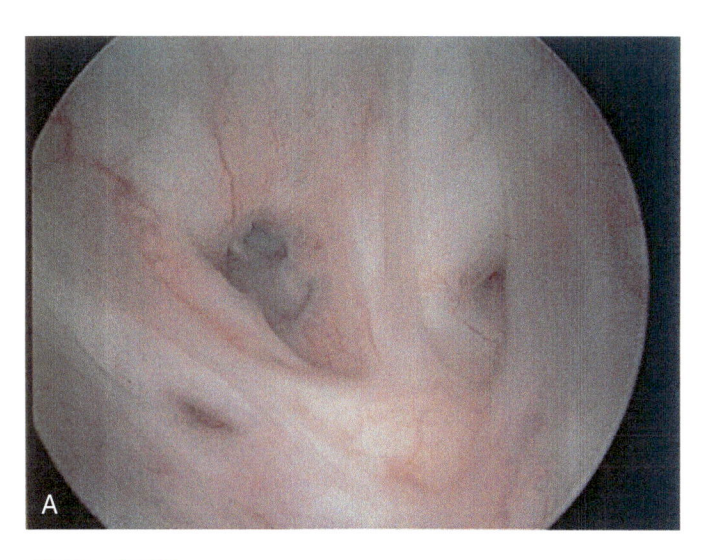

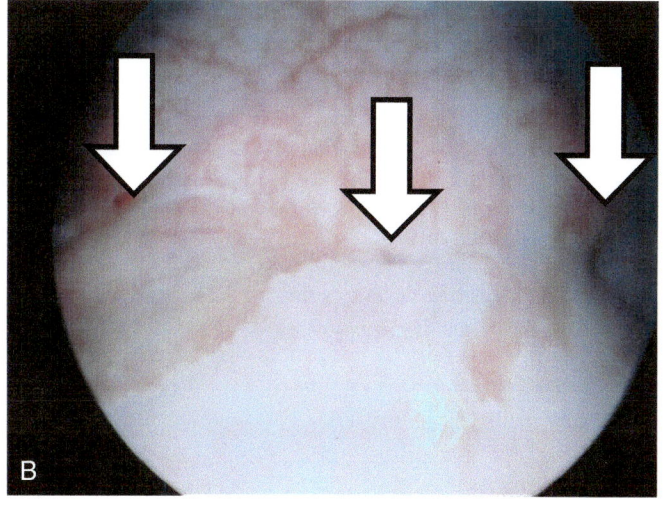

FIGURA 122-39 Fístula vesicovaginal. **A.** Lado da bexiga. **B.** Fístula vesicovaginal na porção média do trígono (*seta do centro*); as setas direita e esquerda mostram orifícios ureterais.

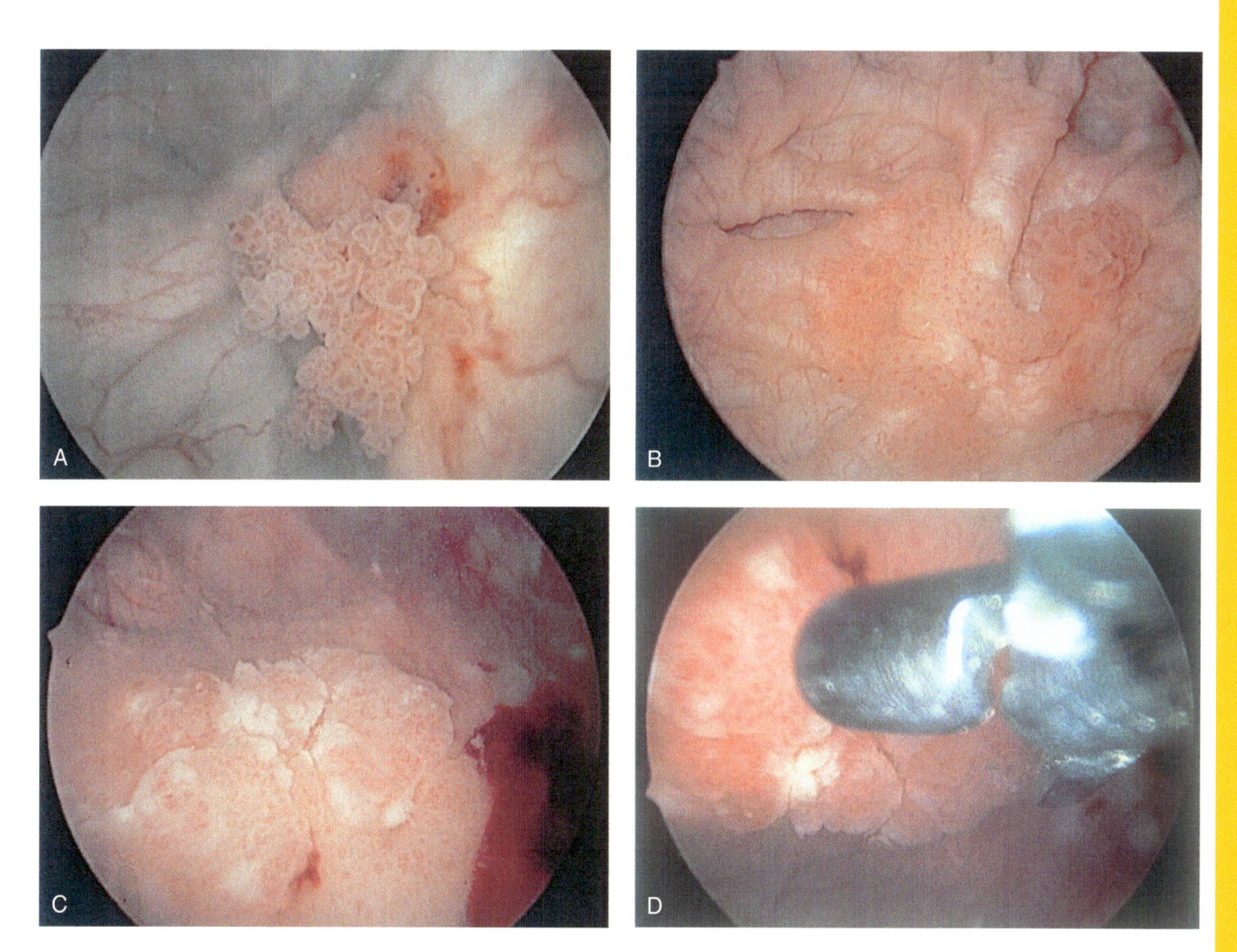

FIGURA 122-40 **A** a **C.** Câncer da bexiga. **D.** Biópsia dirigida de câncer de bexiga.

Cistoscopia Cirúrgica

Biópsia da Bexiga

A biópsia da bexiga é realizada no consultório ou em instalação ambulatorial. A parede da bexiga pode ser anestesiada colocando-se 50 mL de solução de lidocaína a 4% na bexiga por 5 minutos. Um segundo recurso é realizar um bloqueio nos pilares vesicais com 5 mL de lidocaína a 1% injetada 3 mm por via submucosa nos pilares vesicais (Fig. 122-41). A biópsia da bexiga pode requerer uma camisa de 22 F para acomodar um instrumento de biópsia. O instrumento é avançado até ser visto no campo de visão. Os movimentos mais grosseiros são feitos movendo-se a óptica e os mais finos são feitos movendo-se o instrumento de biópsia.

Cateterismo Ureteral

A permeabilidade ureteral é avaliada na sala de cirurgia injetando-se corante índigo-carmim (2,5 a 5 mL) por via intravenosa; em seguida, observa-se a urina corada saindo dos ureteres após 5 minutos ou mais (Fig. 122-42). Jatos de urina são vistos no momento da cistoscopia regular, indicando o funcionamento dos ureteres. No momento da cirurgia, é fundamental que o cirurgião esteja certo de que os ureteres e a bexiga estão íntegros. A não observação do corante em qualquer lado requer o cateterismo daquele ureter e o manejo adequado para aliviar o bloqueio. O cateterismo ureteral é geralmente realizado com o cateter rosqueado através do canal cirúrgico do cistoscópio, com um elemento de trabalho de Albarran posicionado. Uma vez que o orifício ureteral é visualizado, o cateter (Fig. 122-43) é avançado para o campo de visão e, em seguida, pela rotação da óptica, o cateter é orientado no eixo da luz ureteral. A óptica é avançada para iniciar delicadamente o cateterismo do ureter e, em seguida, o cateter é avançado manualmente para o local desejado (Fig. 122-44A e B).

Injeção de Agentes de Preenchimento

O tratamento com injeção de colágeno é um procedimento ambulatorial ou de consultório. O equipamento inclui uma camisa não chanfrada (de 20 F a 21 F), com uma lente de 12° a 25°. A injeção é mais facilmente realizada por via transuretral. A agulha de injeção de colágeno é colocada no cistoscópio montado, com a luz da agulha preenchida com 0,4 mL de lidocaína a 1%. A agulha é inserida aproximadamente 2 cm a partir do colo vesical na posição de 3 horas e avançada 1 cm (Fig. 122-45). A injeção é então realizada, depositando-se o material 1 cm distal ao colo vesical. A agulha é irrigada com lidocaína e então removida da parede uretral. Uma segunda injeção de 2,5 mL de colágeno é realizada na posição de 9 horas. Em geral, 5 a 7,5 mL de colágeno fornecem excelente fechamento da junção uretrovesical (Fig. 122-46). Um sistema endoscópico especialmente projetado facilita a injeção transuretral de agentes de preenchimento. Também pode ser realizada injeção de colágeno periuretral. A área periuretral é anestesiada com injeção de lidocaína a 1% com índigo-carmim ao longo da lateral da uretra. A curta agulha de injeção de colágeno de calibre 22 é então avançada através dos tecidos periuretrais até ficar distal ao colo vesical, e, à medida que a mistura de lidocaína/índigo-carmim é injetada, o abaulamento e a cor azul são visíveis sob a mucosa uretral (Fig. 122-47A a G). O restante da injeção é semelhante à técnica para injeção transuretral, em que o colo vesical é observado durante a injeção, e este se fecha gradualmente à medida que o material de colágeno acumula distal ao colo vesical. A cistoscopia de seguimento geralmente mostra evidências de colágeno antigo.

O texto continua na página 1346.

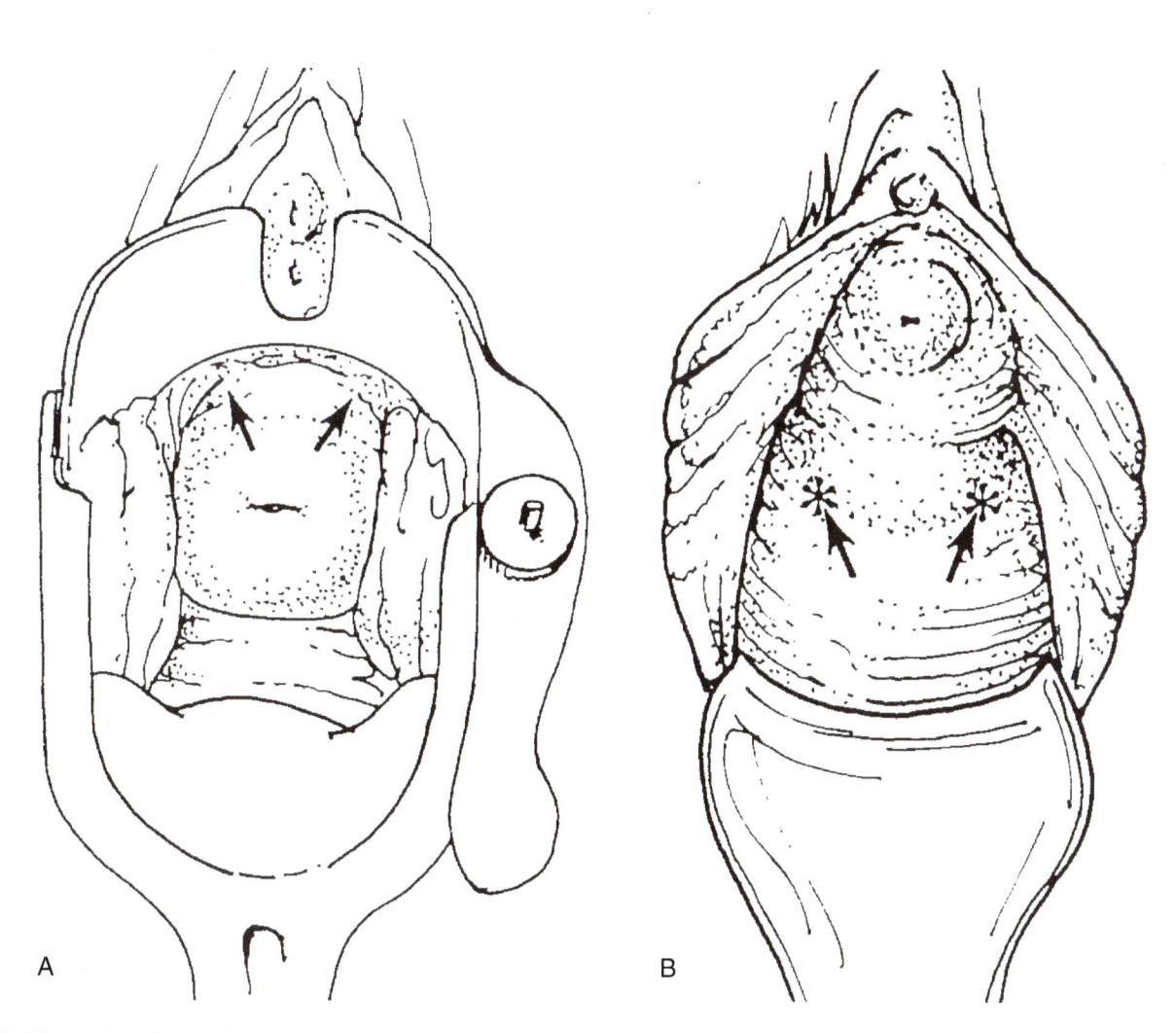

FIGURA 122-41 Bloqueio dos pilares vesicais. **A.** Injeção nas posições de 2 e 10 horas com o colo do útero *in situ*. **B.** Injeção próxima das posições 4 e 8 horas na ausência do colo do útero. (*De Ostergard DR: Bladder pillar block anesthesia for urethral dilatation in women. Am J Obstet Gynecol 136:187-188, 1980, com permissão.*)

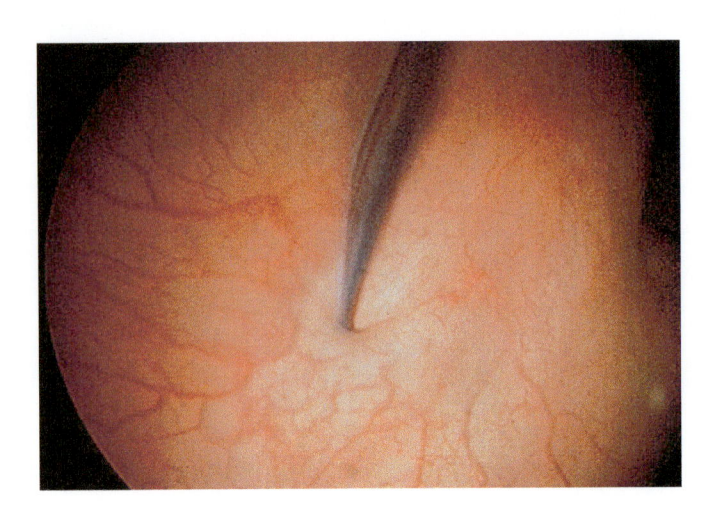

FIGURA 122-42 Perviedade ureteral. Urina corada com índigo-carmim jorrando do ureter. *(De Cundiff GW, Bent AE: In Endoscopic Diagnosis of the Female Lower Urinary Tract. London, WB Saunders, 1999, com permissão.)*

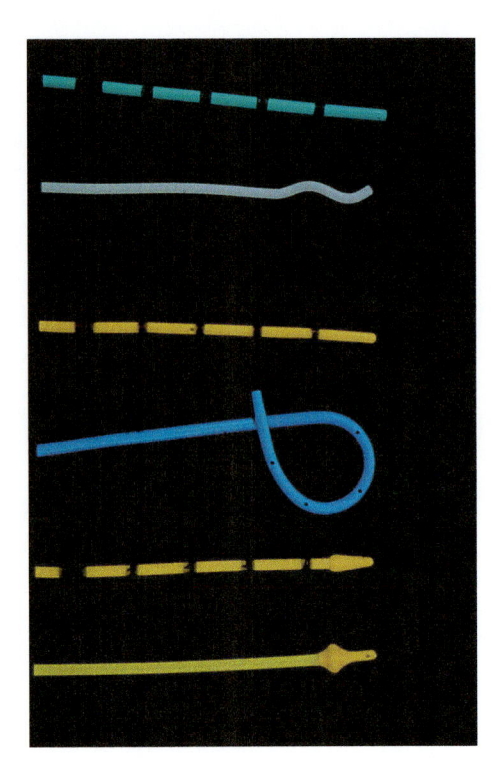

FIGURA 122-43 Cateteres ureterais. De cima para baixo: cateteres de uso geral, ponta de apito, filiforme, duplo J, cúpula e de Rutner. *(De Cundiff GW, Bent AE: In Endoscopic Diagnosis of the Female Lower Urinary Tract. London, WB Saunders, 1999, com permissão.)*

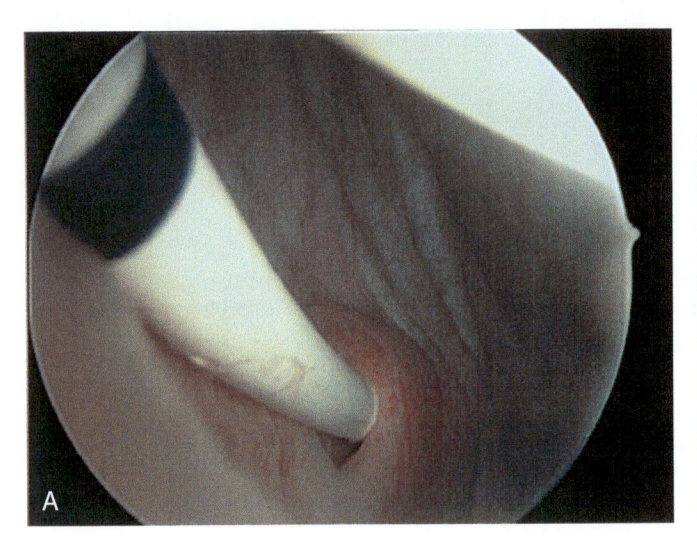

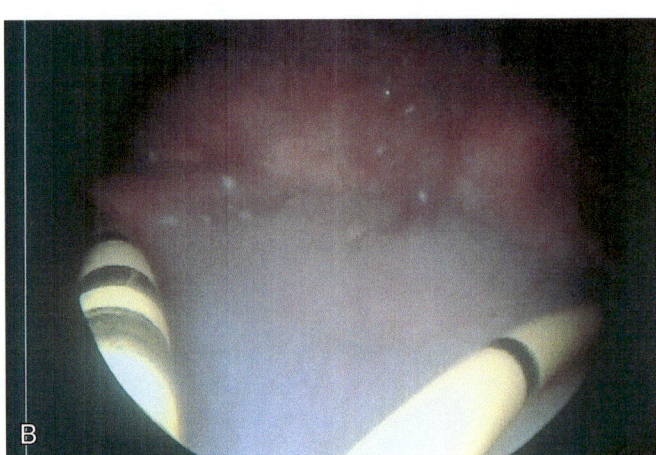

FIGURA 122-44 A. Cateter ureteral no local. **B.** Cateteres ureterais bilaterais nos locais.

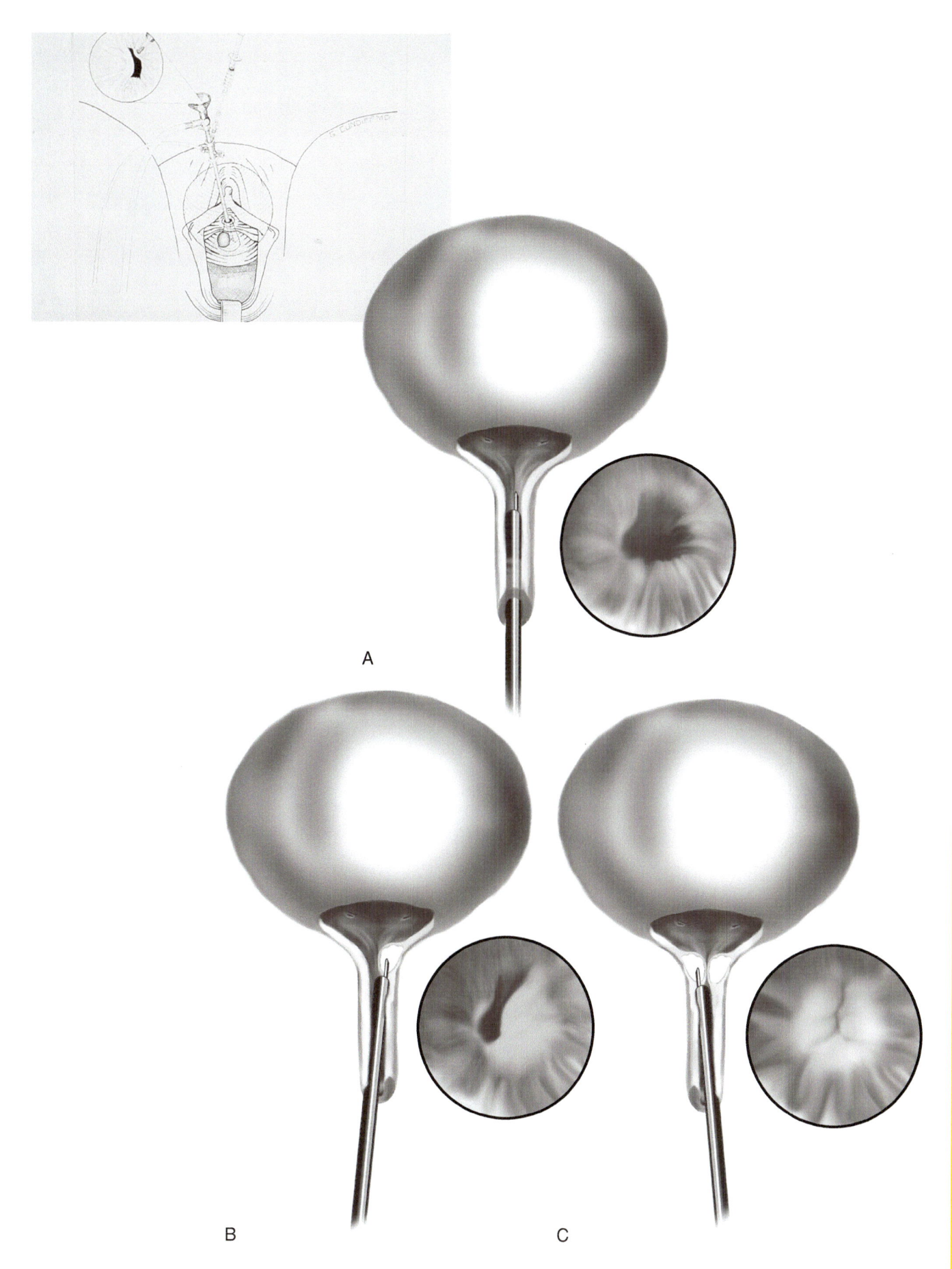

FIGURA 122-45 A agulha é posicionada na junção uretrovesical. *(De Cundiff GW, Bent AE: In Endoscopic Diagnosis of the Female Lower Urinary Tract. London, WB Saunders, 1999, com permissão.)* **B.** *A agulha penetra na mucosa no lado esquerdo, e o colágeno é injetado.* **C.** *A agulha penetra na mucosa no lado direito, e o colágeno é injetado. O detalhe mostra a coaptação das paredes uretrais abauladas.*

FIGURA 122-46 Injeção de colágeno transuretral. **A.** Posição de 3 horas. **B.** Posição de 9 horas. **C.** Colo vesical ocluído. *(De Cundiff GW, Bent AE: In Endoscopic Diagnosis of the Female Lower Urinary Tract. London, WB Saunders, 1999, com permissão.)*

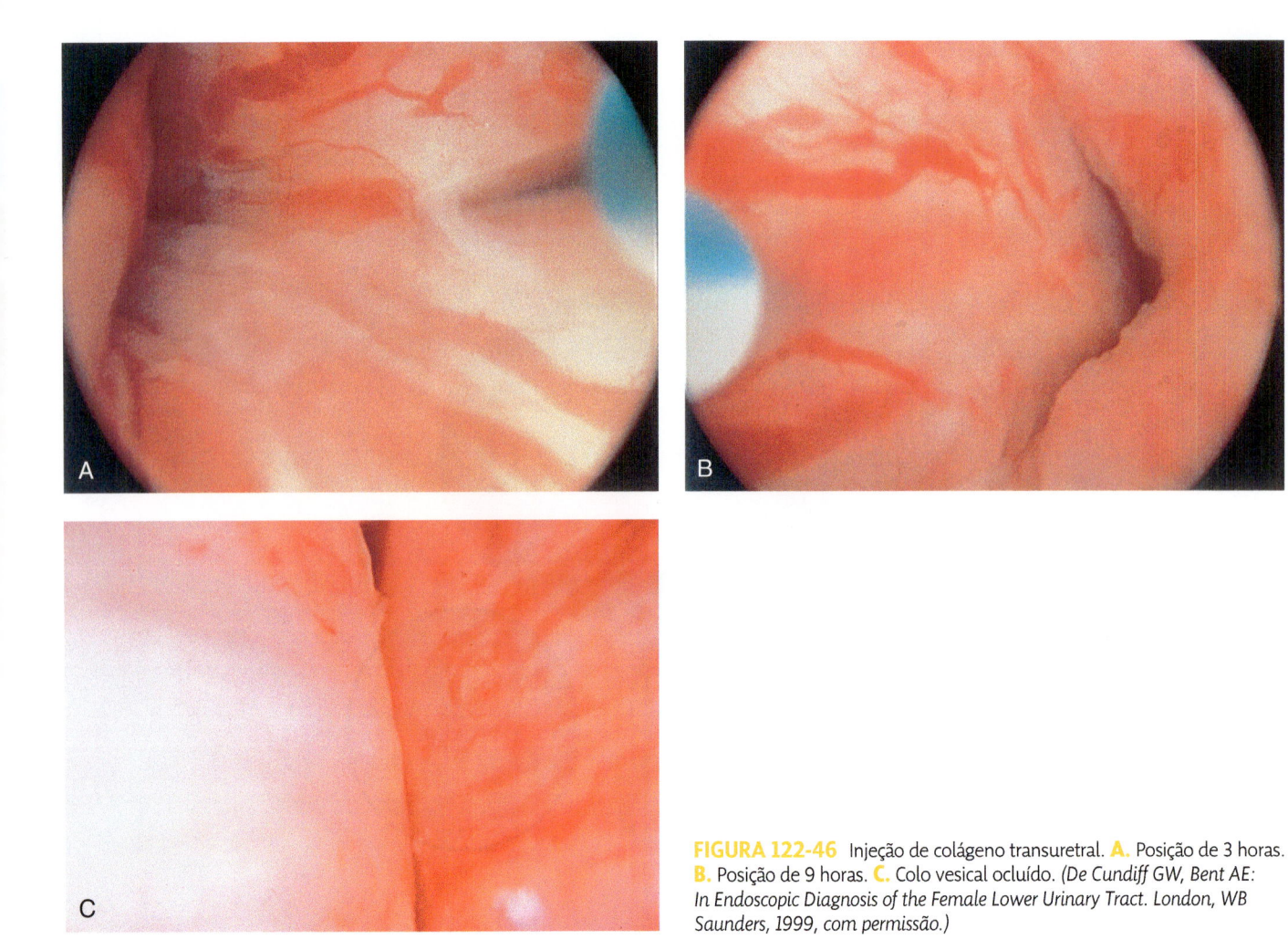

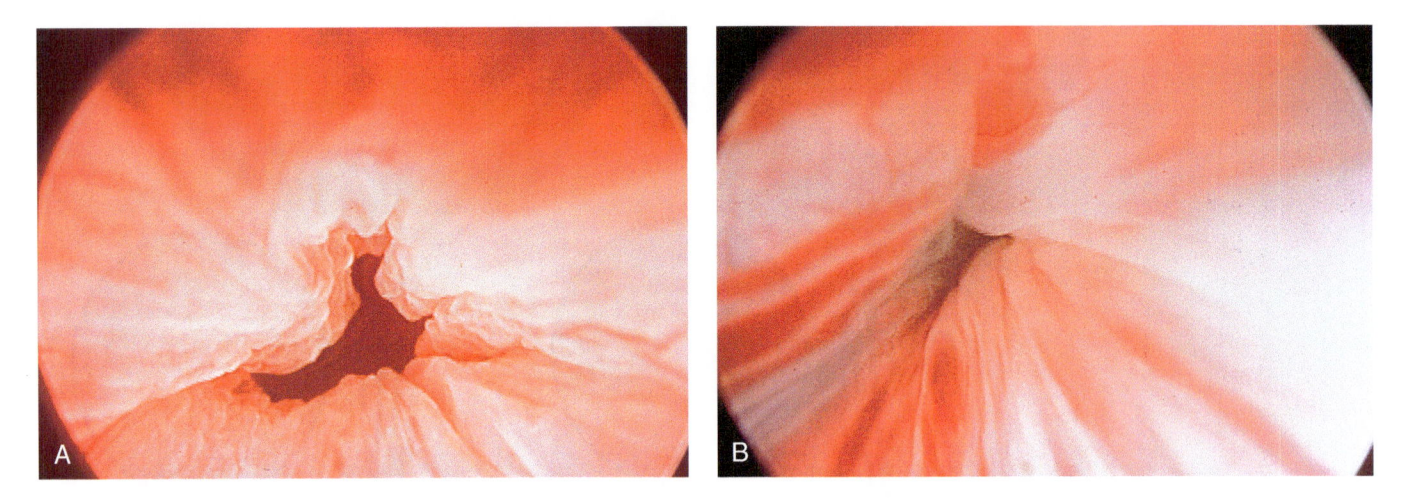

FIGURA 122-47 Injeção de colágeno periuretral. A óptica é um uretroscópio de 0° que é posicionada distal ao colo vesical. **A.** Junção uretrovesical aberta. **B.** Lado esquerdo sendo injetado.

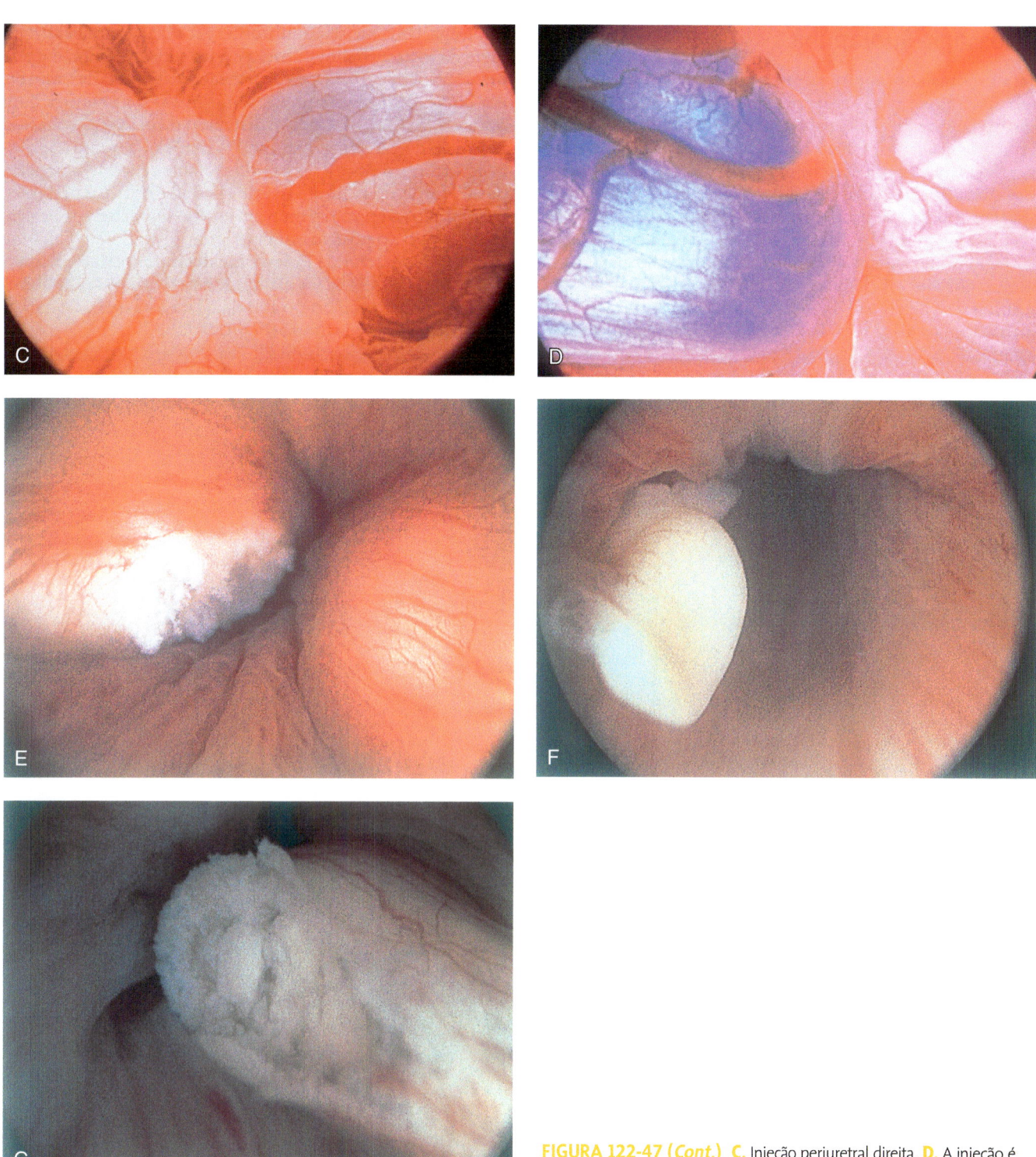

FIGURA 122-47 (Cont.) C. Injeção periuretral direita. **D.** A injeção é completada e o colo vesical é fechado. **E** e **G,** Colágeno antigo.

Cistoscopia Suprapúbica

A cistoscopia suprapúbica é uma alternativa à cistoscopia transuretral para avaliar o trato urinário inferior durante cirurgia pélvica abdominal aberta. A cistoscopia é uma técnica extraperitoneal que começa com o fechamento do peritônio anterior para evitar a contaminação da cavidade peritoneal com urina extravasada. São administrados 5 cm^3 de índigo-carmim intravenosamente para ajudar a identificar os orifícios ureterais. A bexiga é preenchida de forma retrógrada por meio de um cateter de Foley transuretral de tripla luz até pelo menos 400 mL. Uma sutura em bolsa é feita através da cúpula extraperitoneal da bexiga com fio absorvível 3-0. A sutura deve ser feita através da camada muscular da parede da bexiga. Uma incisão puntiforme é realizada com bisturi no meio da sutura em bolsa; então é feita a inserção imediata de uma óptica de 30° através da incisão. A elevação das suturas em bolsa evita o vazamento sem limitar o movimento da óptica (Fig. 122-48). Como a distensão da bexiga é alcançada por meio do cateter transuretral, a camisa e a ponte são desnecessárias e a óptica é inserida isoladamente. Uma óptica de 30° fornece a melhor vista do trígono e orifícios ureterais, permitindo ao mesmo tempo um estudo minucioso da bexiga. Pode-se obter o posicionamento identificando-se o balão da sonda transuretral de Foley e localizando o trígono sob o balão (Fig. 122-49). Se for planejado cateterismo suprapúbico, o cateter pode ser colocado através da mesma incisão quando a cistoscopia for concluída (Fig. 122-50).

CAPÍTULO 122   Cistouretroscopia   1347

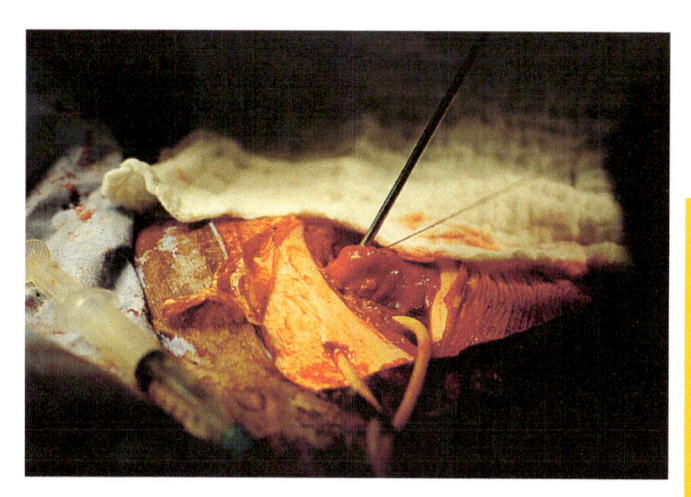

FIGURA 122-48   Técnica de cistoscopia suprapúbica. Observe que elevar a sutura em bolsa evita o vazamento durante a cistoscopia.

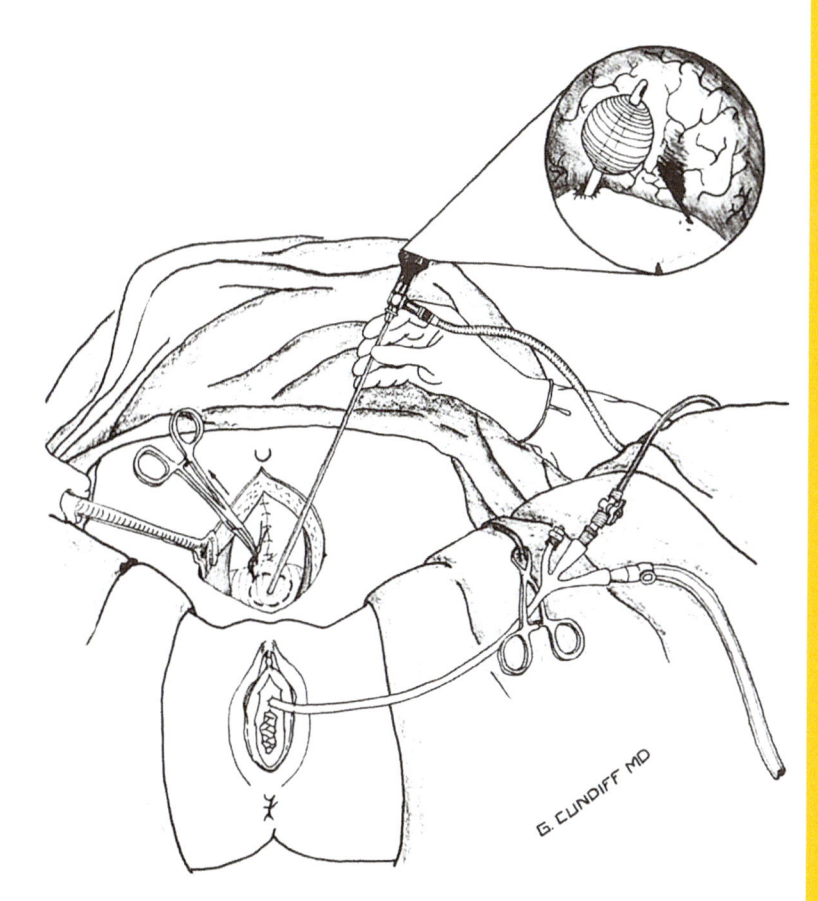

FIGURA 122-49   Cistoscopia suprapúbica. A bexiga é preenchida retrogradamente através de um cateter de Foley transuretral de tripla luz até um volume de 400 mL. Uma sutura em bolsa com fio absorvível é colocada na camada muscular da cúpula da bexiga, e é feita uma incisão puntiforme dentro da sutura em bolsa para a inserção da óptica. A sutura em bolsa é apertada suficientemente para evitar vazamentos sem limitar o movimento da óptica. Pode-se obter o posicionamento por meio da identificação do balão de cateter de Foley transuretral. O trígono está abaixo do balão, com os orifícios ureterais e uretral e em seus ápices. *(De Cundiff GW, Bent AE: In Endoscopic Diagnosis of the Female Lower Urinary Tract. London, WB Saunders, 1999, com permissão.)*

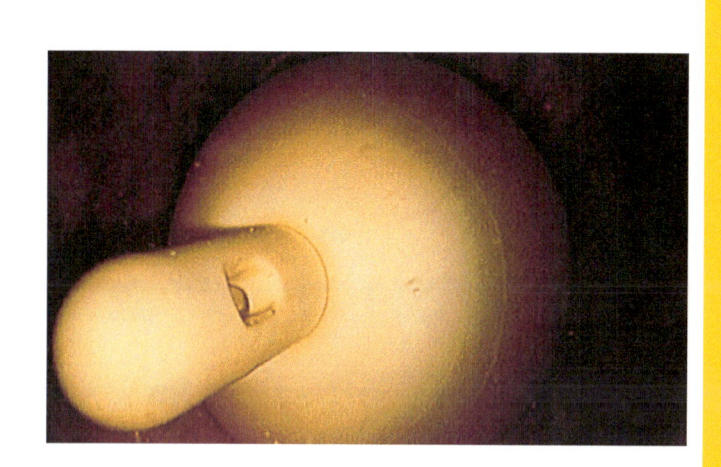

FIGURA 122-50   Cateter de Foley exibido com um cistoscópio suprapúbico.

PARTE 6

Cirurgia de Redesignação de Gênero

SEÇÃO 20

Cirurgia de Redesignação de Gênero

123 Cirurgia de Redesignação de Gênero

CAPÍTULO 123

Cirurgia de Redesignação de Gênero

Michael S. Baggish

O transexualismo é um transtorno psicossexual real no qual há uma dissociação entre o sexo morfológico e a percepção cerebral inata da identidade de gênero do indivíduo. Nos últimos 50 anos, as tentativas de corrigir a anormalidade do sistema nervoso central têm sido totalmente malsucedidas; por isso, a cirurgia planejada para mudar o sexo morfológico tem sido realizada para corrigir tal paradoxo. Essa cirurgia é normalmente realizada em centros especializados nesses transtornos sexuais incomuns. Nenhum procedimento cirúrgico deve ser realizado sem a triagem adequada, incluindo exames psiquiátricos, psicológicos e sociológicos minuciosos, seguidos de avaliação médica e tratamento hormonal (Fig. 123-1). Além disso e mais importante, todos os candidatos cirúrgicos devem concluir com sucesso um teste de pelo menos 1 ano em que vivem e se vestem como o sexo oposto. No final do período deste teste, o candidato passa por mais uma avaliação completa feita por uma equipe multidisciplinar, que deve concordar por unanimidade que a cirurgia é o tratamento apropriado para esse indivíduo. Finalmente, é necessário mostrar ao paciente um extenso e detalhado consentimento informado, que explica que a cirurgia, uma vez realizada, é irreversível. Outras pessoas (p. ex., hermafroditas) podem se submeter a outros tipos similares de cirurgia. No caso dos transexuais, o processo de triagem e avaliação deve ser igualmente rigoroso. Antes da cirurgia, uma comissão multidisciplinar, incluindo o paciente e sua família direta, deve ser incluída na decisão informada para realizar a cirurgia de redesignação de sexo. O tipo de cirurgia em que o ginecologista atuará é o procedimento de redesignação do sexo masculino para o feminino. Todos os pacientes terão sofrido feminização pelo tratamento de mais de 12 meses com injeções de estradiol (Fig. 123-2). Todos os pacientes também se submetem a preparo intestinal.

A cirurgia é realizada com o paciente em posição de litotomia (Fig. 123-3). No entanto, antes do posicionamento, um enxerto de espessura parcial é obtido com um dermátomo (Fig. 123-4). O enxerto total é obtido a partir da nádega ou da coxa (Fig. 123-5). O sítio doador é então coberto com um curativo tipo poliuretano (Opsite®). Os pelos da genitália externa e do abdome são completamente raspados, e um cateter de Foley é colocado através da uretra peniana na bexiga. É feita uma incisão hemisférica no monte na junção entre a raiz do pênis e o monte. Isso é feito até a parte lateral superior do escroto (Fig. 123-6). Alternativamente, a incisão pode incluir uma incisão vertical curta para o escroto e a superfície ventral da pele do pênis (Fig. 123-7). A incisão é feita até a fáscia superficial do períneo (de Colles). Com cuidadosa dissecção romba e cortante não traumática, a pele do pênis é separada de toda a haste peniana até o nível da glande (Fig. 123-8A e B). Os testículos são dissecados da pele escrotal (Fig. 123-9). Os cordões espermáticos são duplamente pinçados, cortados e ligados por sutura com Vicryl® 0, e os testículos são removidos (Fig. 123-10A e B). A haste peniana proximal à glande é pinçada com uma pinça Zeppelin reta, e a glande, juntamente com a pele do pênis, é separada da haste (Fig. 123-11A e B). A uretra é recateterizada e dissecada do bulbo e da haste peniana (Fig. 123-12A a C). Em ambos os lados, os corpos cavernosos do pênis são isolados próximo dos ramos isquiopúbicos, fixados com duas pinças Zeppelin, cortados e ligados por sutura com Vicryl® 0 ou polidioxanona (PDS) (Fig. 123-13A e B). Todo o corpo cavernoso do pênis é removido depois de ser dissecado de forma cortante do bulbo uretral (Fig. 123-14A e B). Em seguida, uma incisão transversal é feita entre a base do bulbo uretral e o reto (Fig. 123-15). Com dissecção cuidadosa, cria-se um espaço entre as estruturas mencionadas e mais profunda e internamente entre a glândula da próstata e o reto. O espaço deve acomodar facilmente os dedos indicador e centrais do cirurgião e deve se estender a uma profundidade de 7 cm. Exames retais frequentes são realizados durante a fase crítica de entunelamento. O enxerto de pedículo da pele peniana de espessura total é invertido para o espaço, criando uma neovagina de espessura total (Fig. 123-16A e B). A glande do pênis será localizada na cúpula e cria um pseudocérvix (Fig. 123-16C). A uretra é encurtada para aproximadamente 3 a 4 cm e é recateterizada (Fig. 123-17A e B). A neovagina é tamponada com gaze (Fig. 123-18). O escroto é suturado para cima perifericamente à neovagina na fáscia superficial do períneo (de Colles) (Fig. 123-19A e B). Em um segundo estágio da cirurgia, o escroto é seccionado e separado centralmente no seu polo inferior para criar dois grandes lábios. Com intervalo de 2 meses (segundo estágio), ele terá ganhado circulação colateral suficiente para remover o tecido necrosado solto (Fig. 123-19C). O enxerto de espessura parcial é cortado para cobrir o grande defeito do monte pubiano e é suturado às margens da pele abdominal, peniana e escrotal (Fig. 123-20). Um orifício é cortado acima do introito neovaginal, e a uretra é trazida para fora através deste orifício. As bordas da uretra terminal são suturadas circunferencialmente à margem da abertura no enxerto de pele descrita anteriormente, com Vicryl® 4-0 (Fig. 123-21). A cirurgia é então concluída. Um curativo de pressão é colocado sobre o local do enxerto e fixado ao local (Fig. 123-22).

Durante esse período, a paciente é colocada em uma dieta de baixo teor de resíduos, e um cateter de retenção permanece na bexiga. A paciente continua recebendo ciprofloxacino (Cipro®) 500 g, duas vezes por dia por 2 semanas. Essencialmente, a cirurgia recapitula a diferenciação sexual embrionária, criando um estado não fundido (feminino) de uma condição anteriormente fundida (masculina). Em 4 semanas de pós-operatório, a paciente recebe um molde vaginal Silastic®, que deve ser usado continuamente até começar a ter relações sexuais reais (Fig. 123-23A a C). A cicatrização é completa em 6 a 8 semanas. A aparência estética após esta cirurgia é boa (Fig. 123-24A a C). Cirurgia semelhante pode ser realizada com hermafroditas; no entanto, o clitóris aumentado é pequeno demais para um enxerto de espessura total (Fig. 123-25).

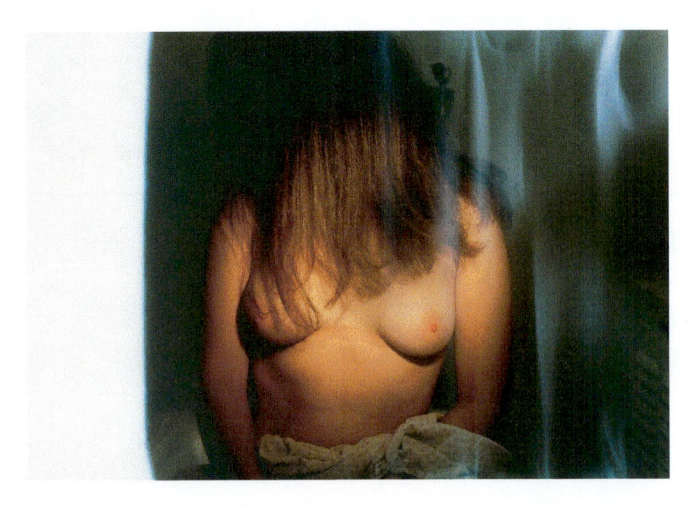

FIGURA 123-1 O excelente desenvolvimento da mama pode ser observado na maioria dos transexuais masculinos com a administração de estrógeno injetável. A ação máxima é observada entre 3 e 6 meses após início das injeções.

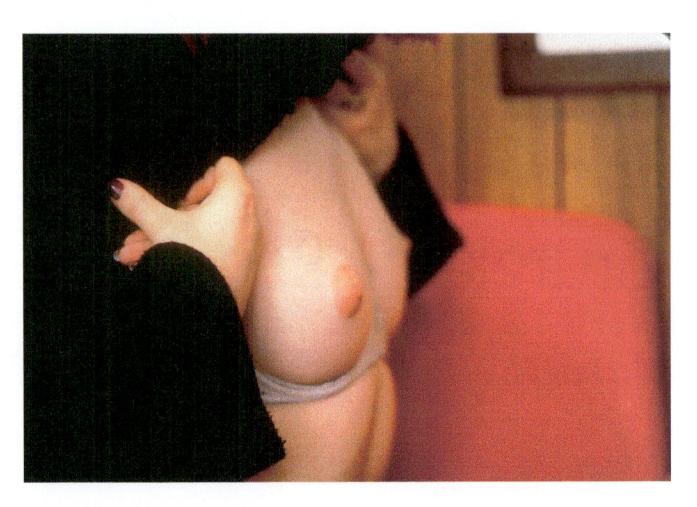

FIGURA 123-2 Após um período de 1 ano de *cross-dressing*, recebendo terapia hormonal e vivendo como mulheres, os candidatos à cirurgia são avaliados por uma comissão multidisciplinar. Esta pessoa apresenta-se com uma aparência autenticamente feminina.

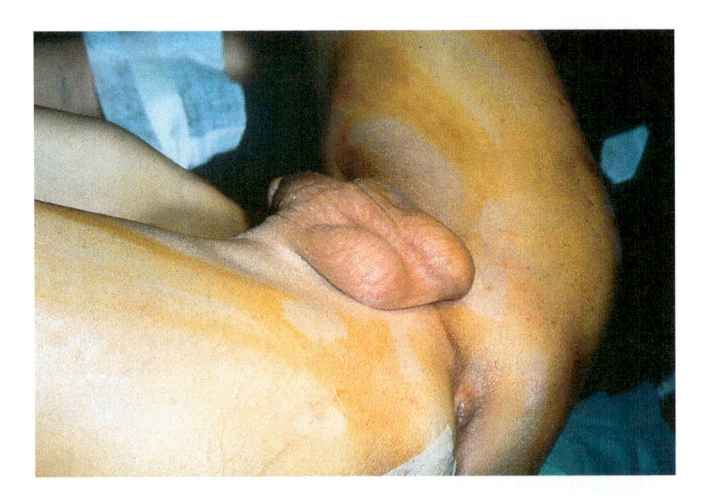

FIGURA 123-3 A cirurgia é realizada com o paciente em posição de litotomia dorsal por uma equipe constituída por ginecologista, cirurgião plástico e urologista.

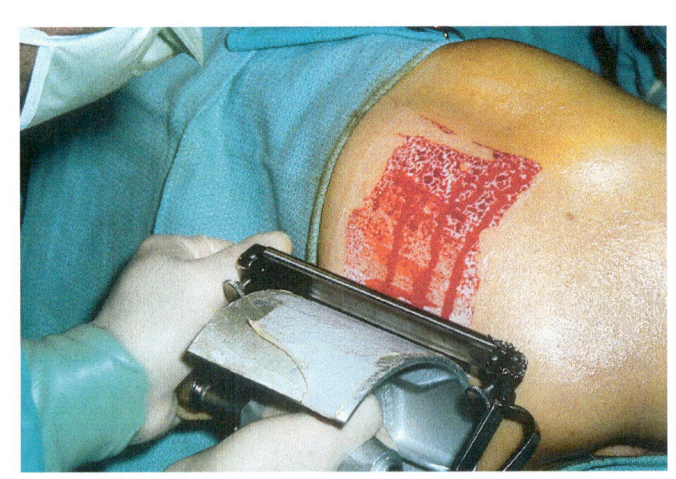

FIGURA 123-4 Antes de o paciente ser colocado em posição de litotomia, um enxerto parcial é obtido com um dermátomo.

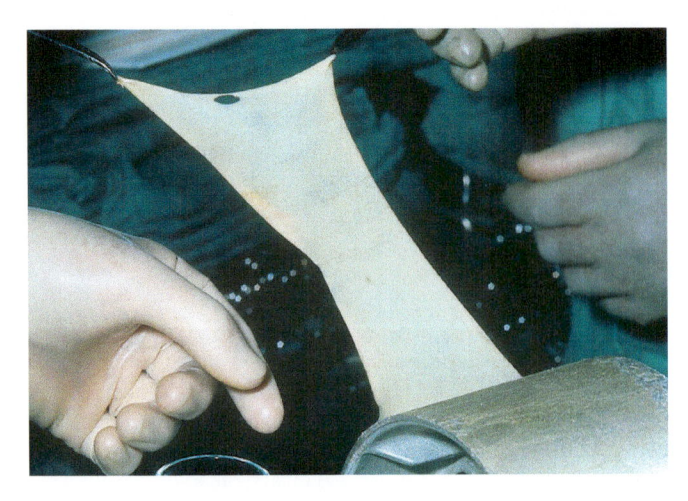

FIGURA 123-5 Um grande enxerto parcial é obtido. Ele é cuidadosamente envolvido em uma compressa de gaze estéril umedecida e é colocado em um local seguro na mesa auxiliar de instrumentos do enfermeiro para uso posterior.

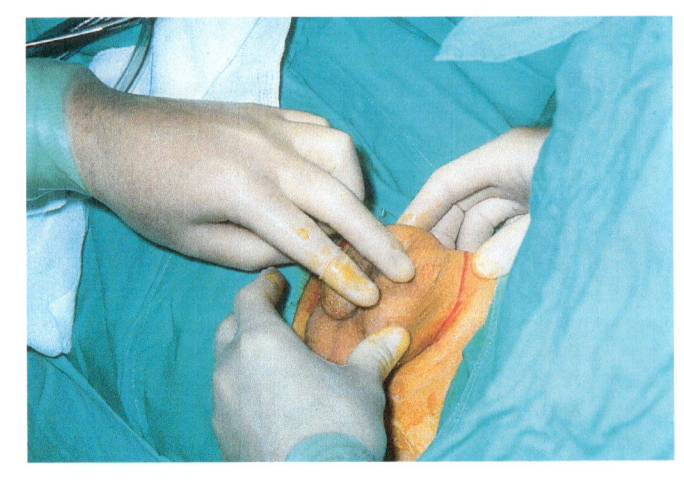

FIGURA 123-6 Uma incisão curva é feita acima da raiz do pênis e é continuada lateralmente até a margem lateral inferior do escroto. A incisão é feita até o nível da fáscia de Colles.

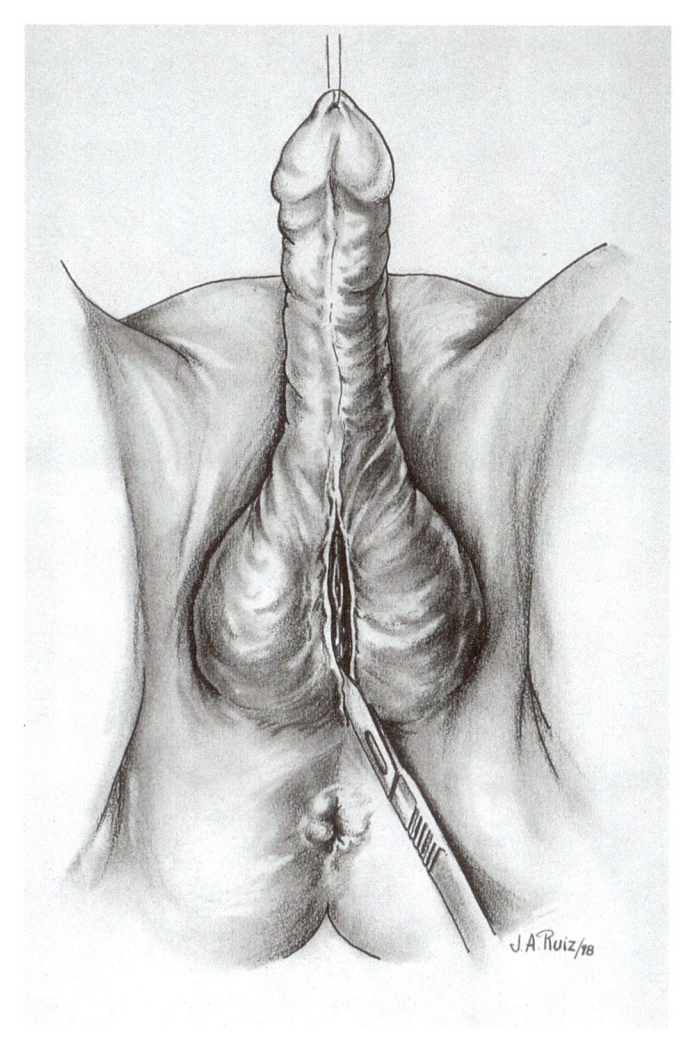

FIGURA 123-7 Alternativamente, pode ser realizada uma incisão na linha média dividindo o escroto em direção à pele ventral inferior do pênis (opcional).

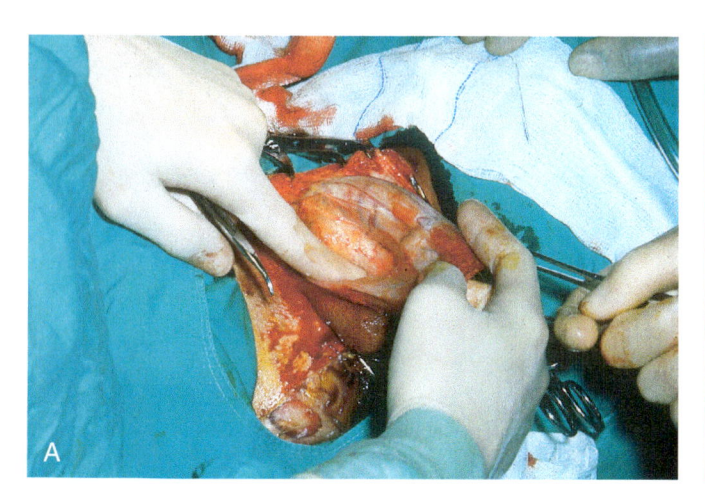

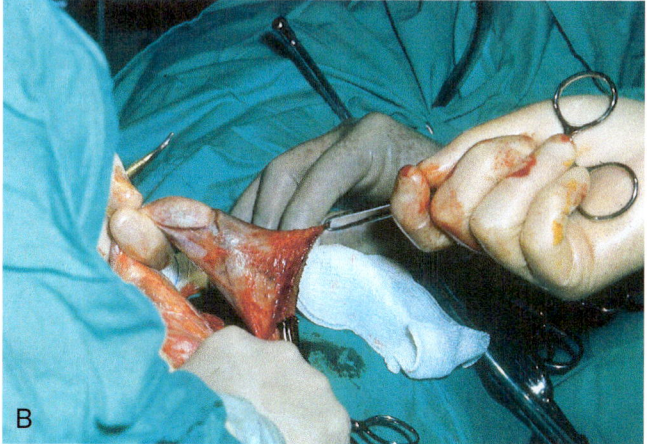

FIGURA 123-8 A. Com dissecção romba, a pele do pênis é cuidadosamente separada da fáscia que cobre a haste do pênis e o escroto. **B.** A pele é puxada para baixo até o nível de sua firme fixação à glande do pênis.

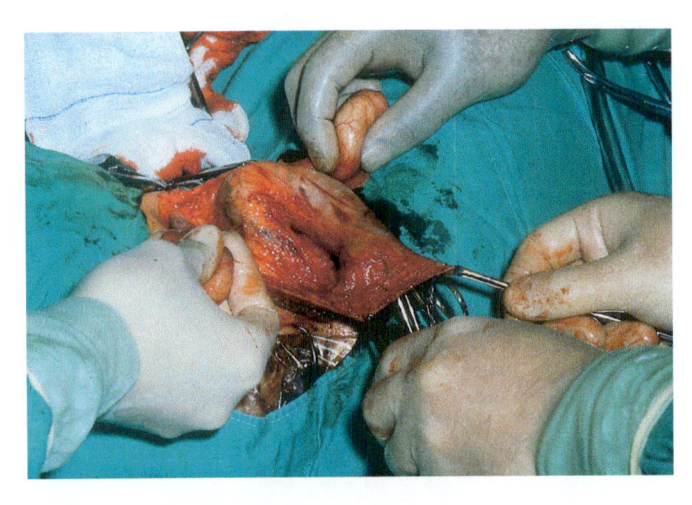

FIGURA 123-9 A pele do escroto é puxada para baixo. Os testículos são separados do escroto.

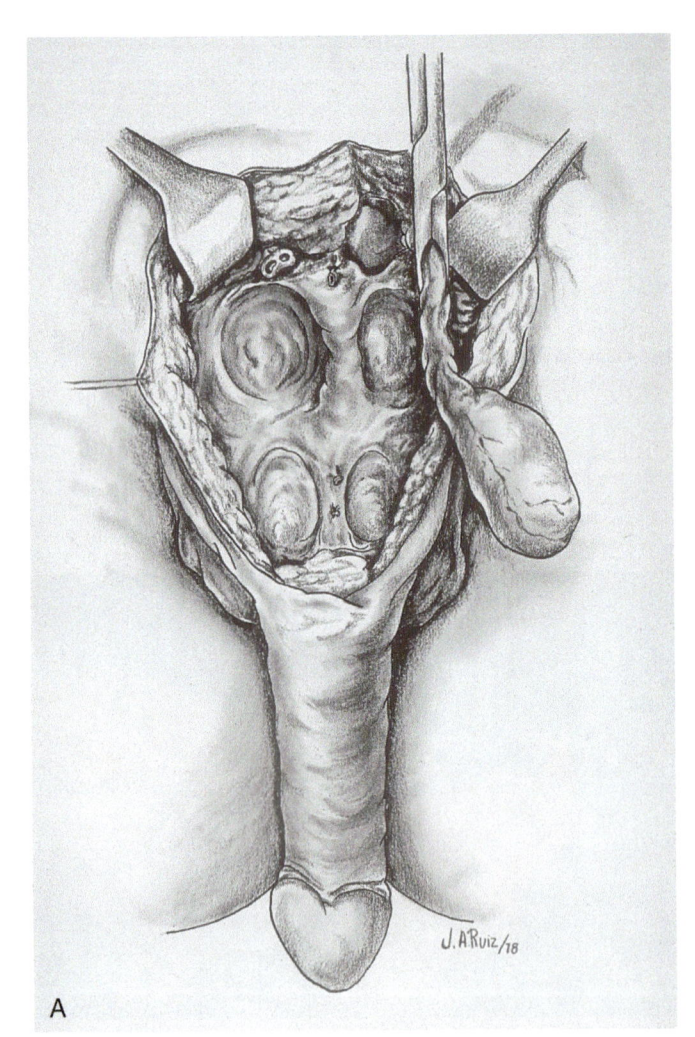

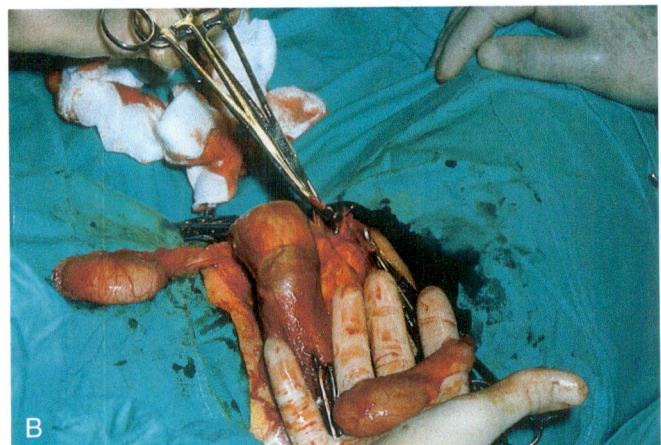

FIGURA 123-10 A. O cordão espermático é isolado, pinçado e cortado. **B.** Os testículos são removidos, e o cordão é ligado por sutura com Vicryl® 0.

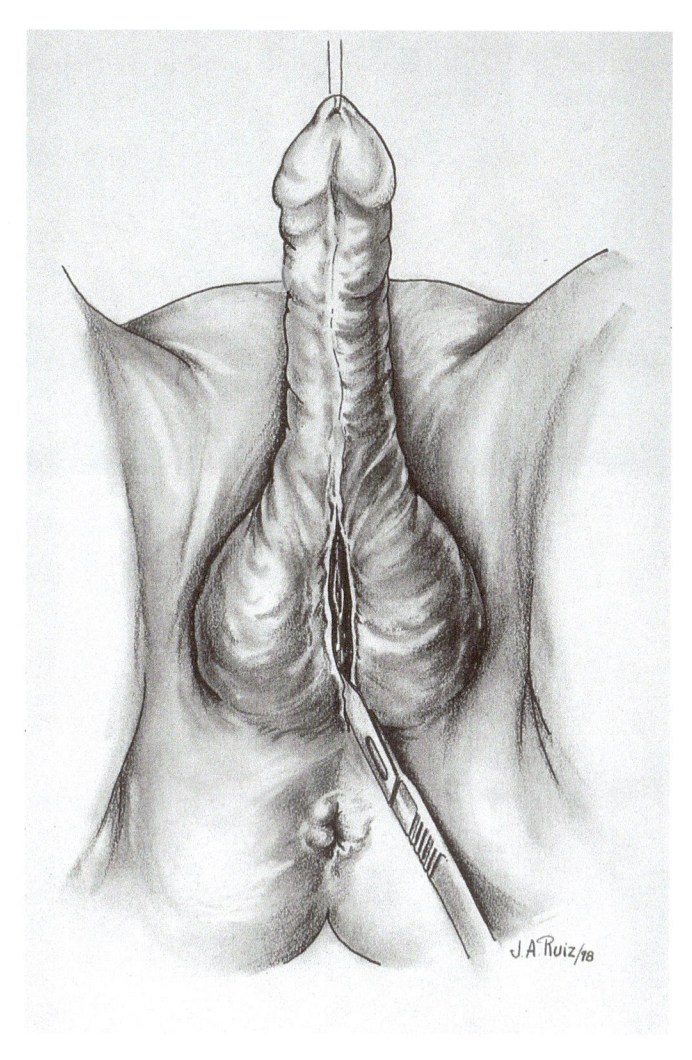

CAPÍTULO 123 Cirurgia de Redesignação de Gênero 1355

FIGURA 123-7 Alternativamente, pode ser realizada uma incisão na linha média dividindo o escroto em direção à pele ventral inferior do pênis (opcional).

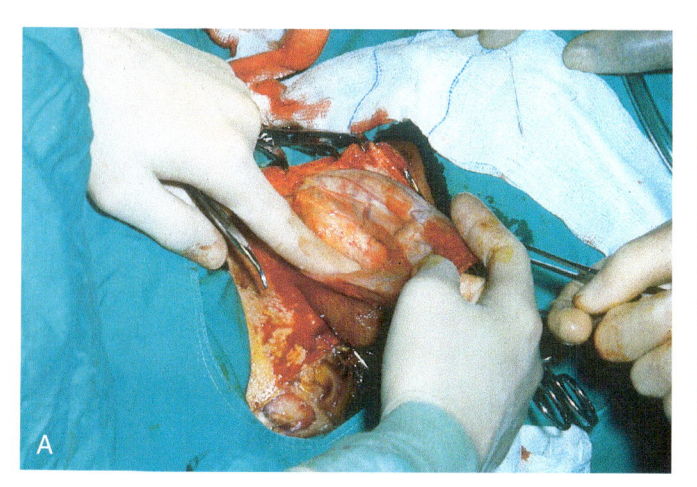

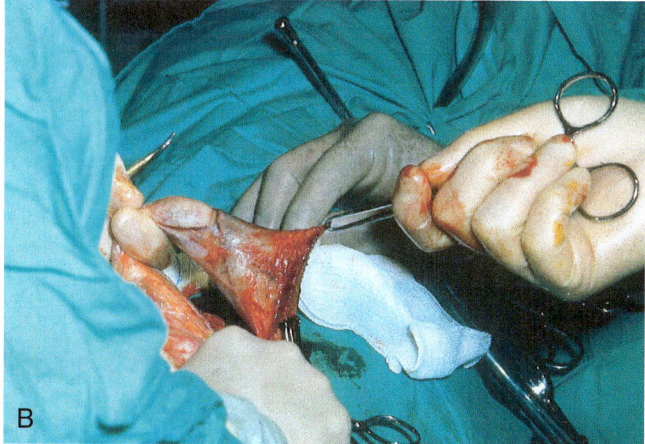

FIGURA 123-8 A. Com dissecção romba, a pele do pênis é cuidadosamente separada da fáscia que cobre a haste do pênis e o escroto. **B.** A pele é puxada para baixo até o nível de sua firme fixação à glande do pênis.

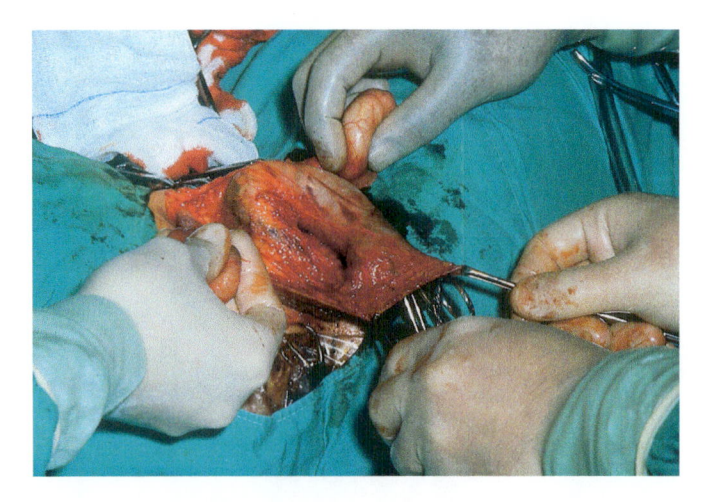

FIGURA 123-9 A pele do escroto é puxada para baixo. Os testículos são separados do escroto.

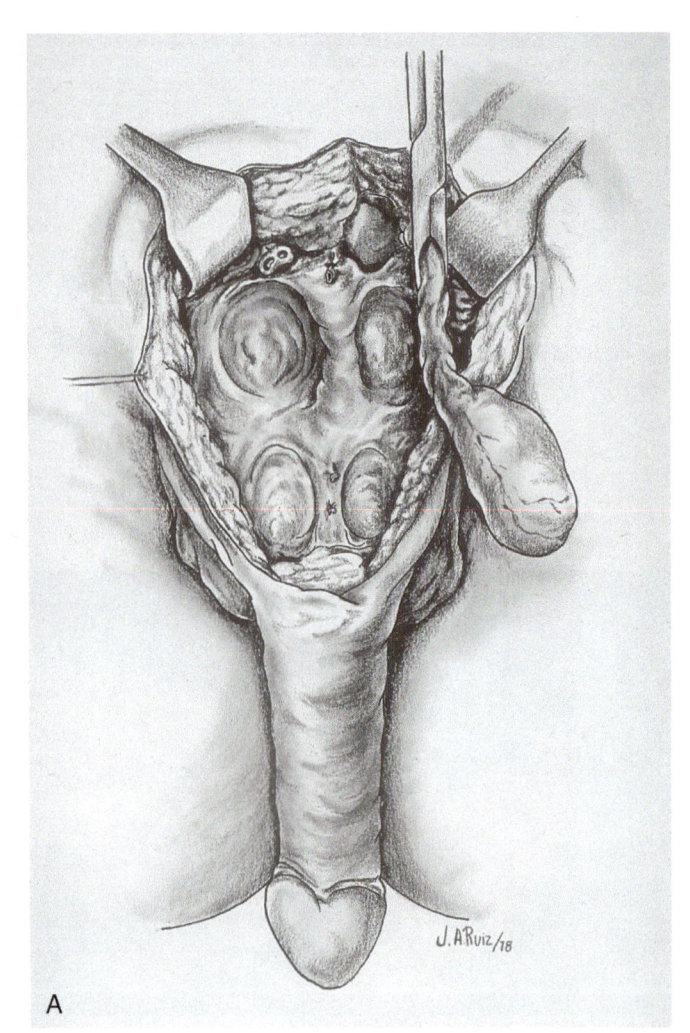

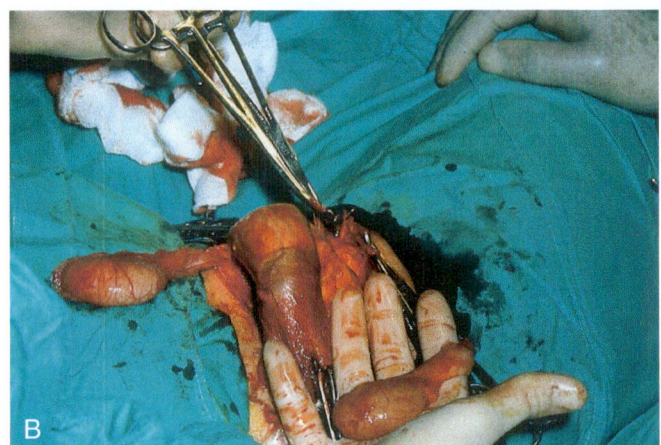

FIGURA 123-10 A. O cordão espermático é isolado, pinçado e cortado. **B.** Os testículos são removidos, e o cordão é ligado por sutura com Vicryl® 0.

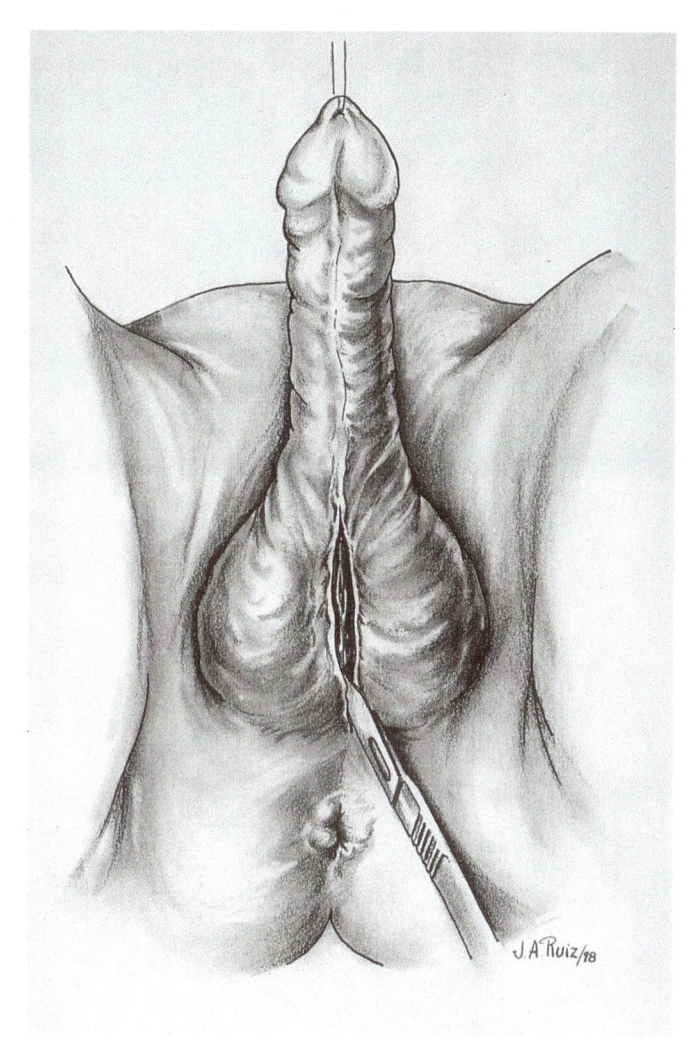

FIGURA 123-7 Alternativamente, pode ser realizada uma incisão na linha média dividindo o escroto em direção à pele ventral inferior do pênis (opcional).

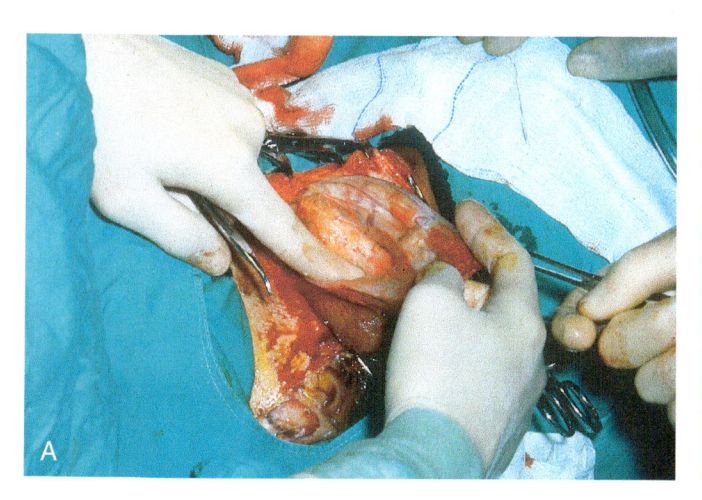

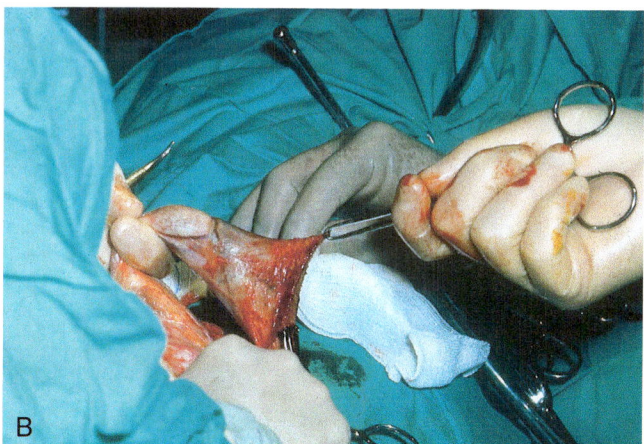

FIGURA 123-8 A. Com dissecção romba, a pele do pênis é cuidadosamente separada da fáscia que cobre a haste do pênis e o escroto. **B.** A pele é puxada para baixo até o nível de sua firme fixação à glande do pênis.

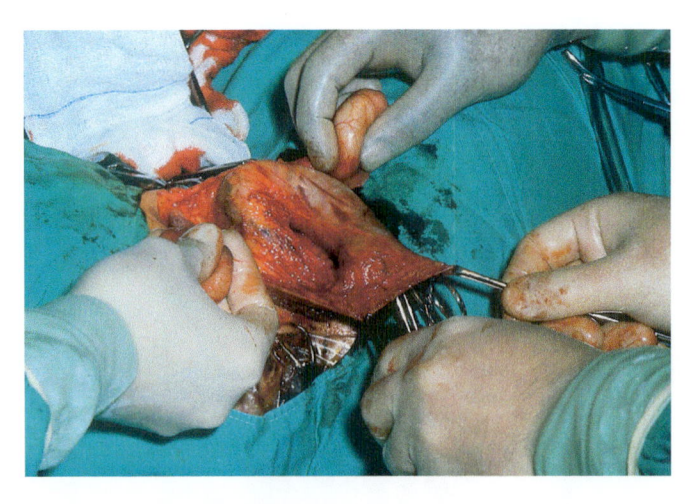

FIGURA 123-9 A pele do escroto é puxada para baixo. Os testículos são separados do escroto.

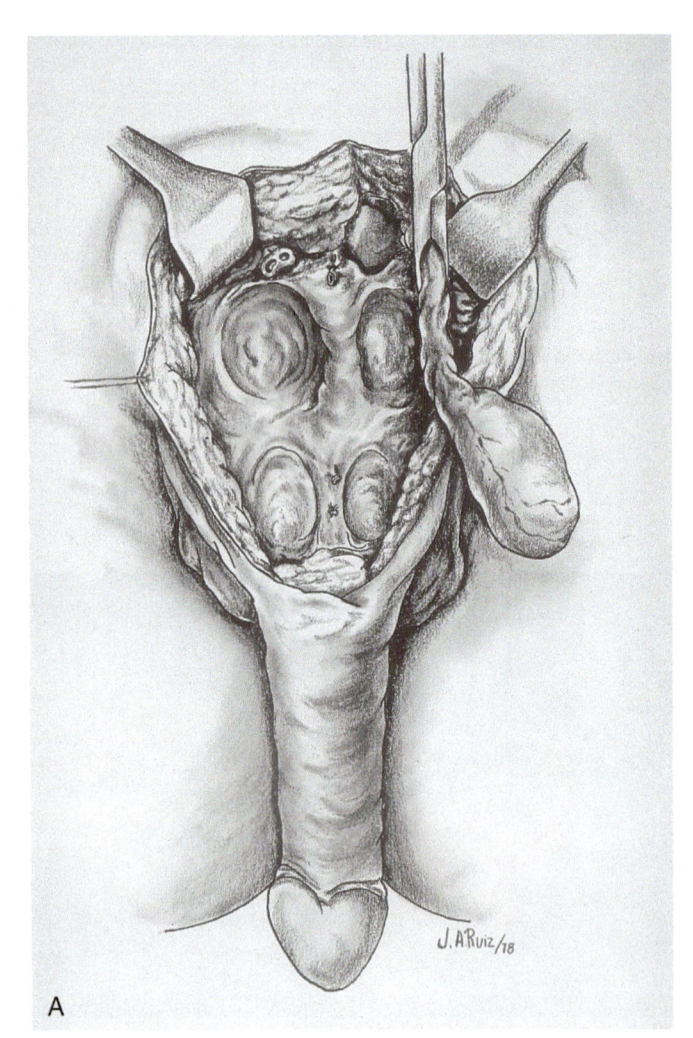

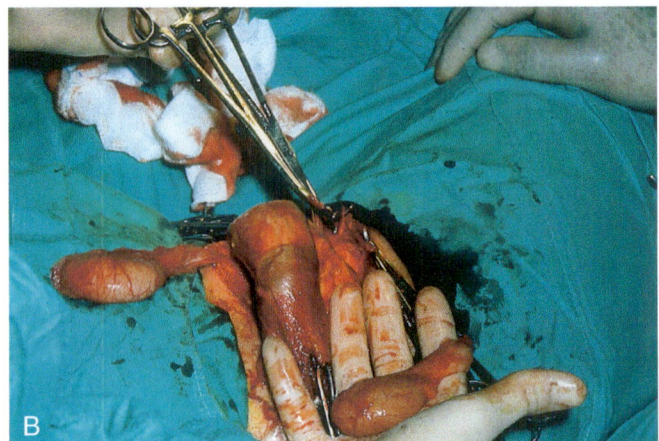

FIGURA 123-10 A. O cordão espermático é isolado, pinçado e cortado. **B.** Os testículos são removidos, e o cordão é ligado por sutura com Vicryl® 0.

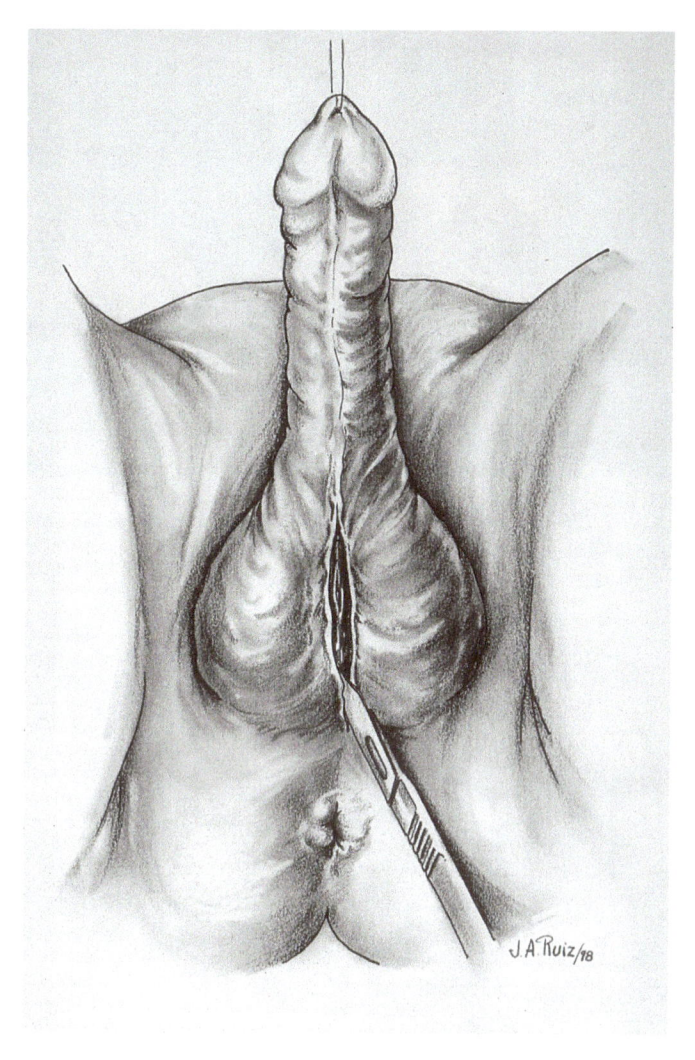

FIGURA 123-7 Alternativamente, pode ser realizada uma incisão na linha média dividindo o escroto em direção à pele ventral inferior do pênis (opcional).

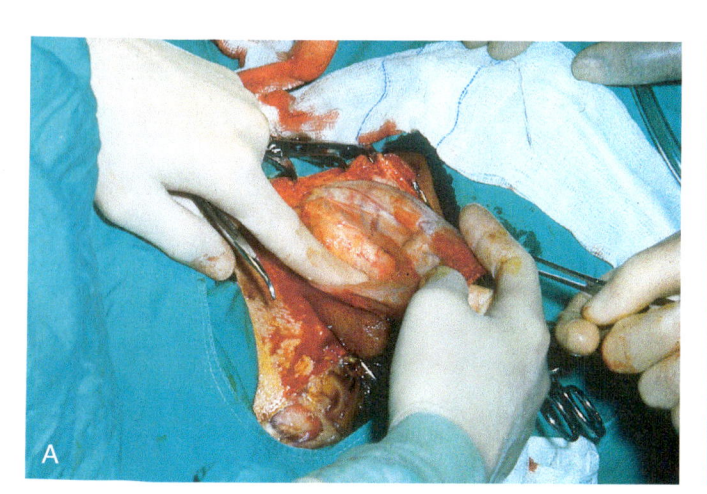

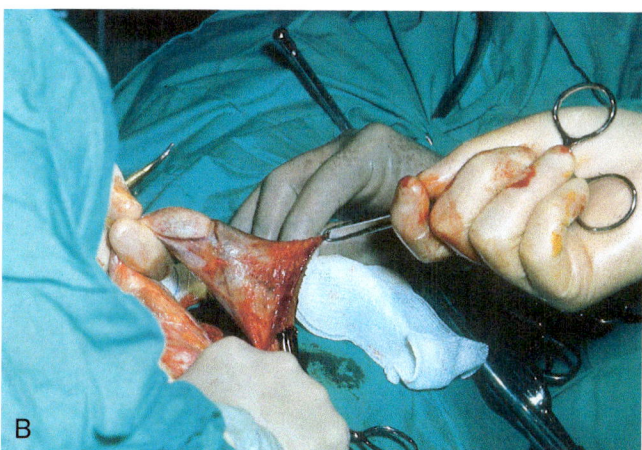

FIGURA 123-8 A. Com dissecção romba, a pele do pênis é cuidadosamente separada da fáscia que cobre a haste do pênis e o escroto. **B.** A pele é puxada para baixo até o nível de sua firme fixação à glande do pênis.

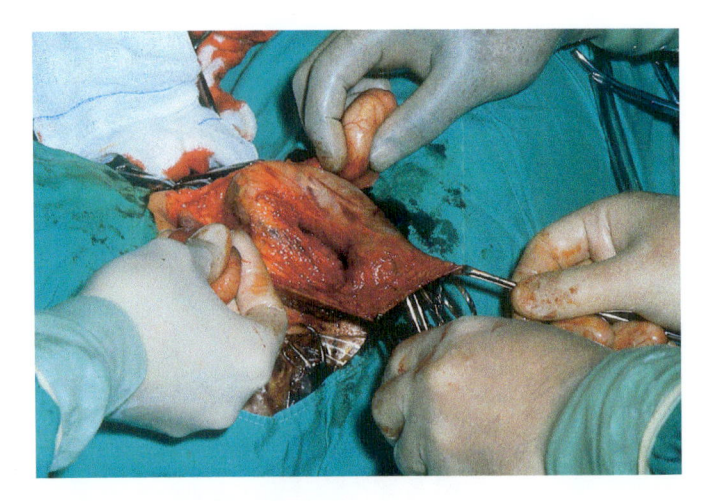

FIGURA 123-9 A pele do escroto é puxada para baixo. Os testículos são separados do escroto.

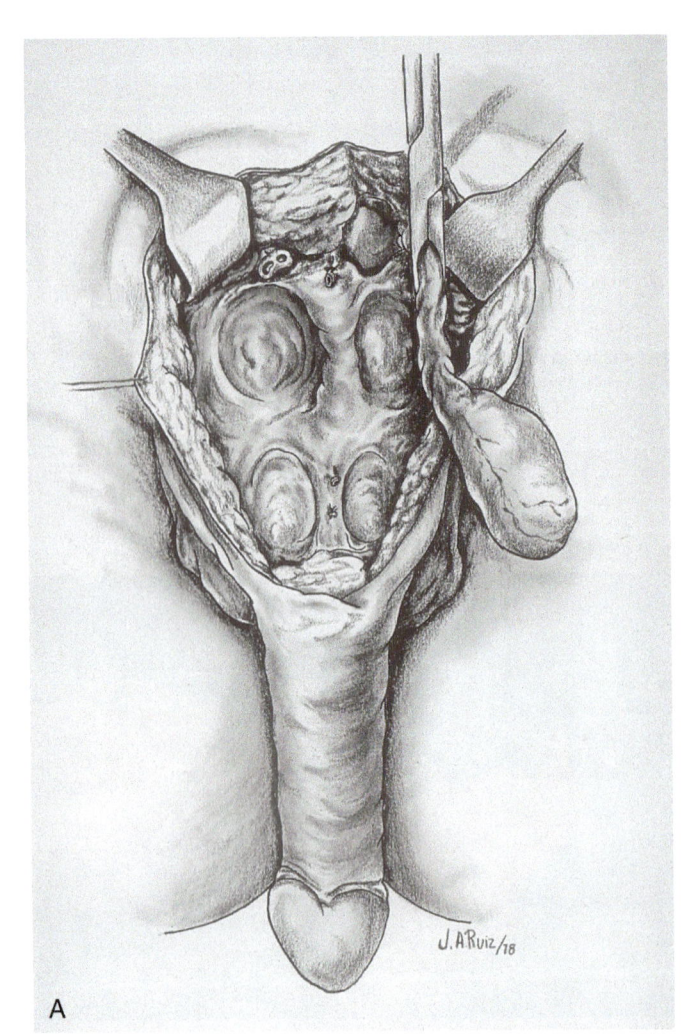

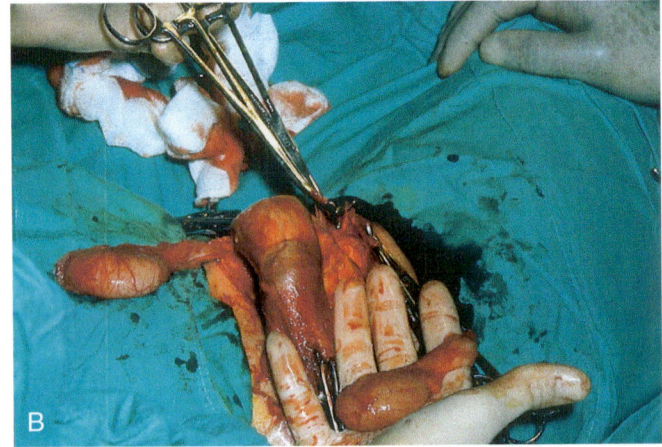

FIGURA 123-10 A. O cordão espermático é isolado, pinçado e cortado. B. Os testículos são removidos, e o cordão é ligado por sutura com Vicryl® 0.

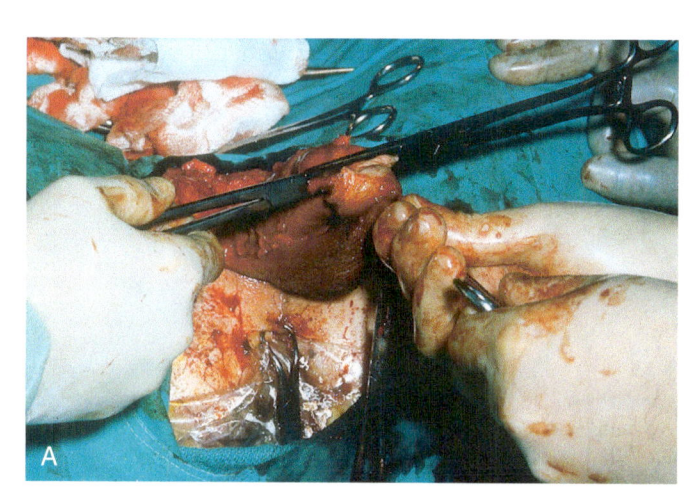

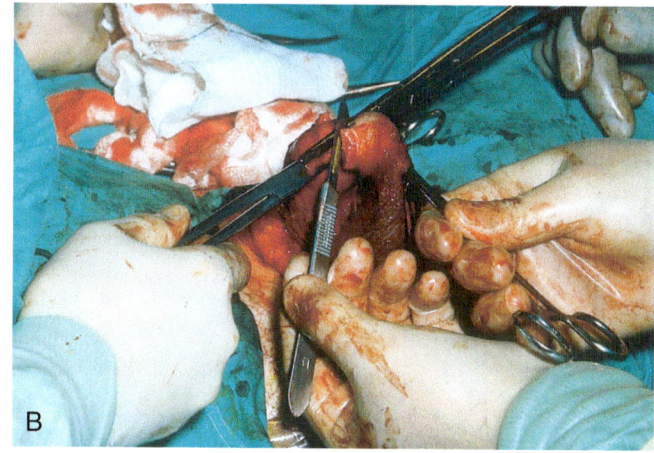

CAPÍTULO 123 ■ Cirurgia de Redesignação de Gênero 1357

FIGURA 123-11 A. As pinças Zeppelin são colocadas através da parte terminal da haste peniana abaixo da glande e da pele do pênis rebatida. **B.** A haste peniana é cortada distalmente às pinças aplicadas separando a glande, que continua anexada à pele do pênis.

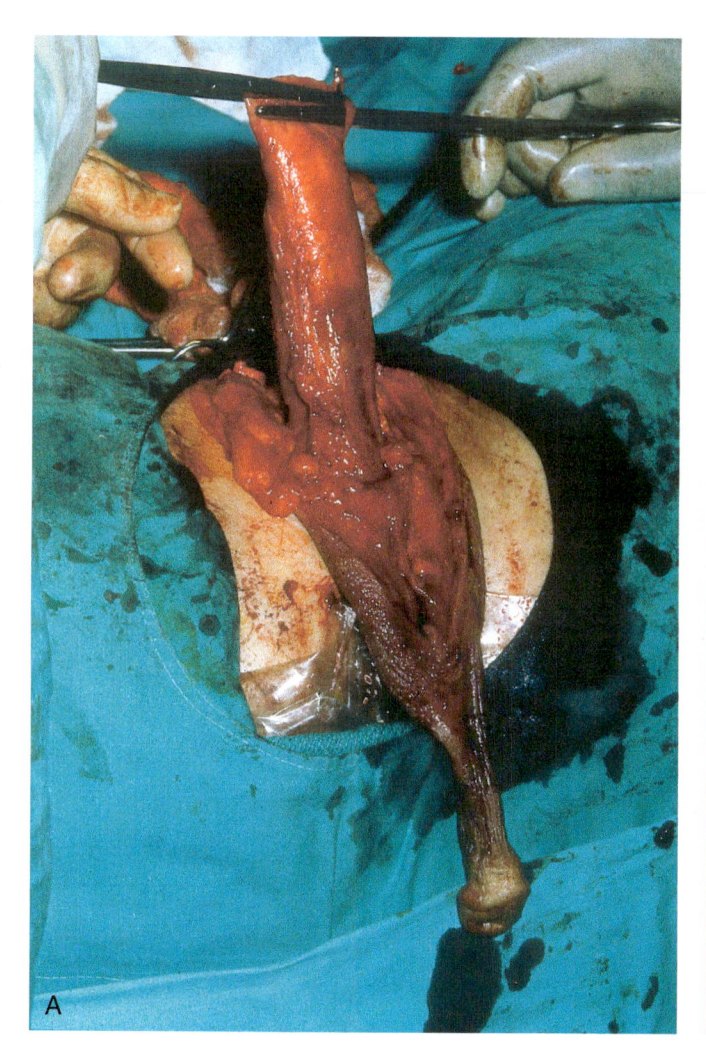

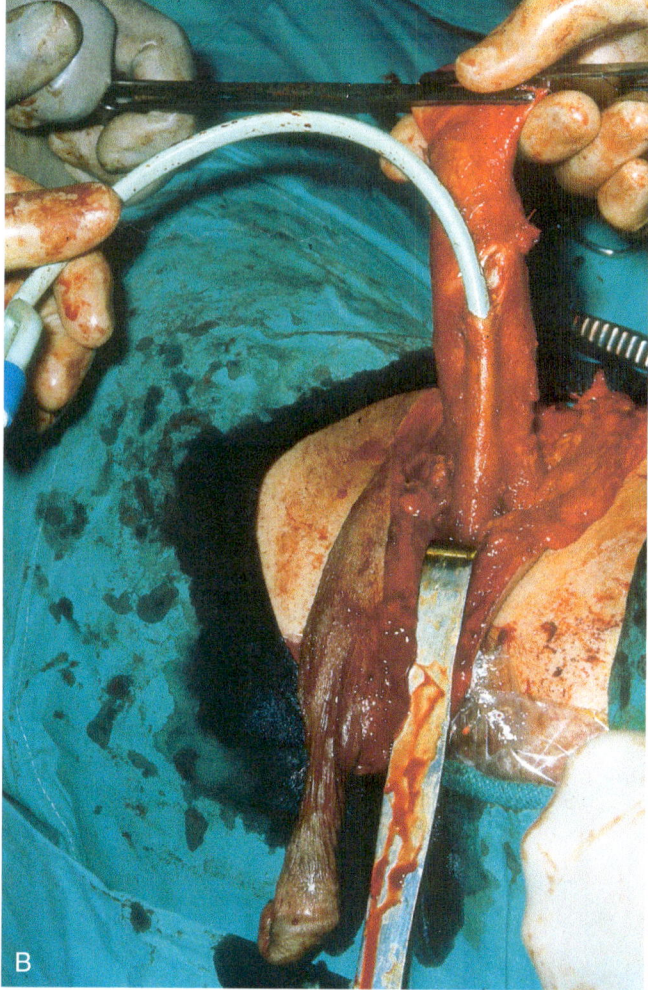

FIGURA 123-12 A. A haste peniana, agora sem sua pele e a glande, é esticada para revelar a uretra e o sulco do bulbo. **B.** A uretra é dissecada com tesoura de Metzenbaum a partir dos corpos cavernosos. Um cateter é colocado na uretra e na bexiga.

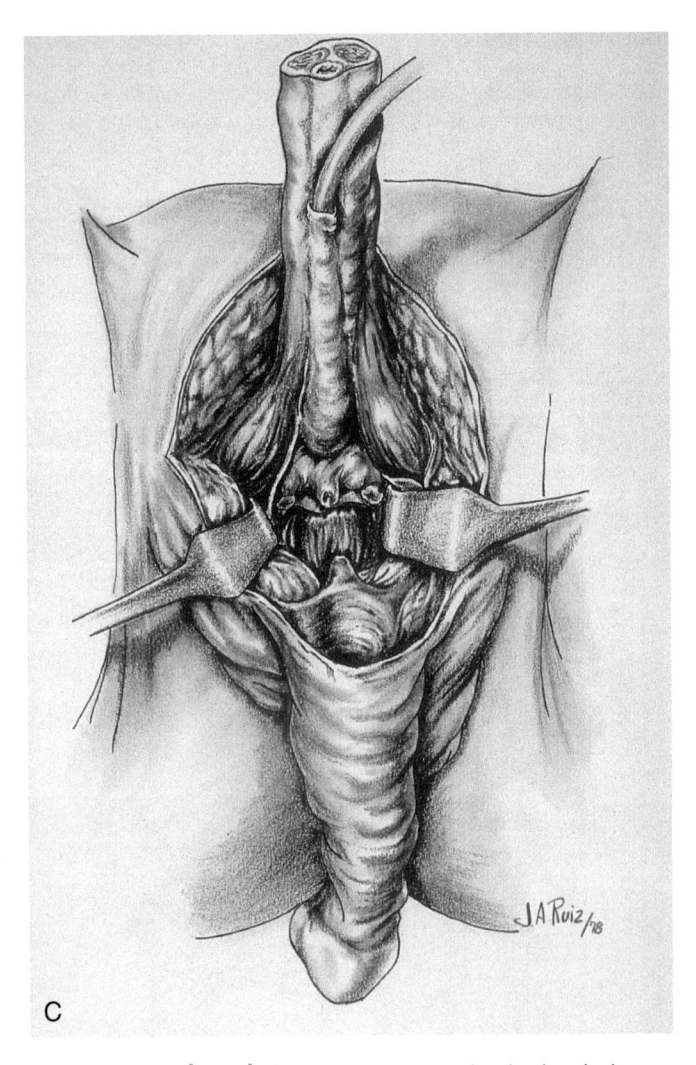

FIGURA 123-12 (Cont.) C. O desenho mostra a bainha da pele do pênis vazia com a glande anexada. Os corpos cavernosos e a uretra e o bulbo cateterizados são vistos acima da bainha cutânea.

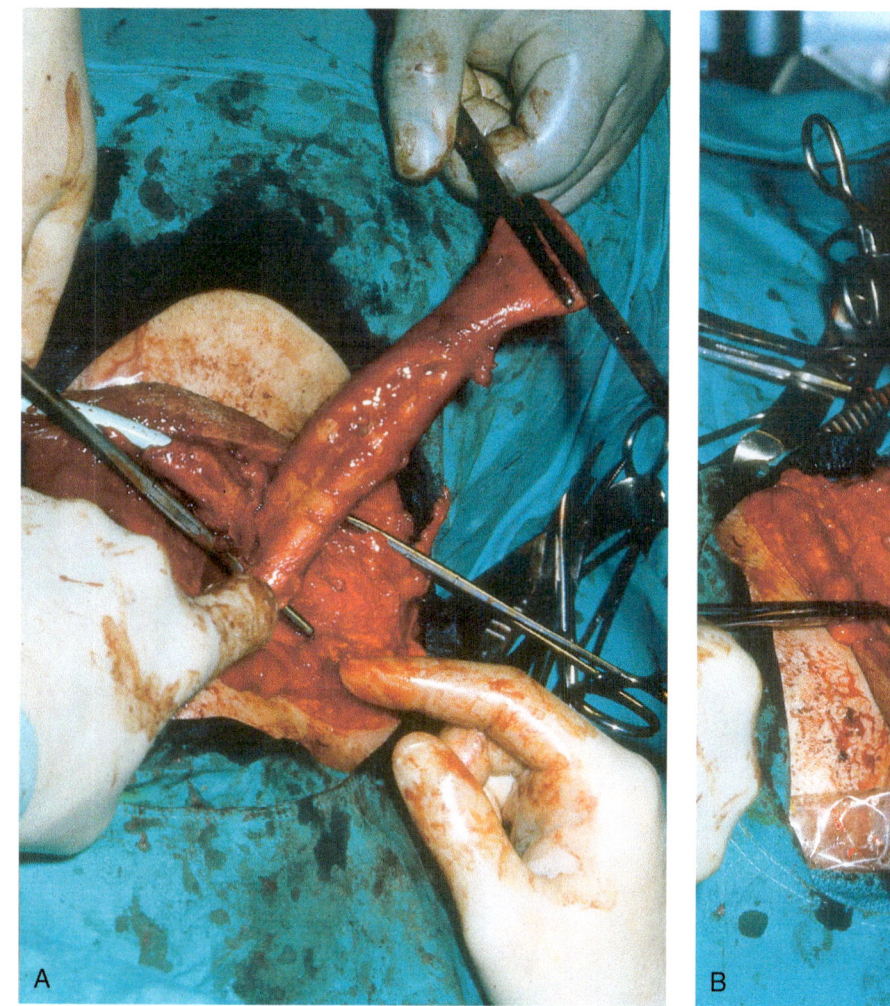

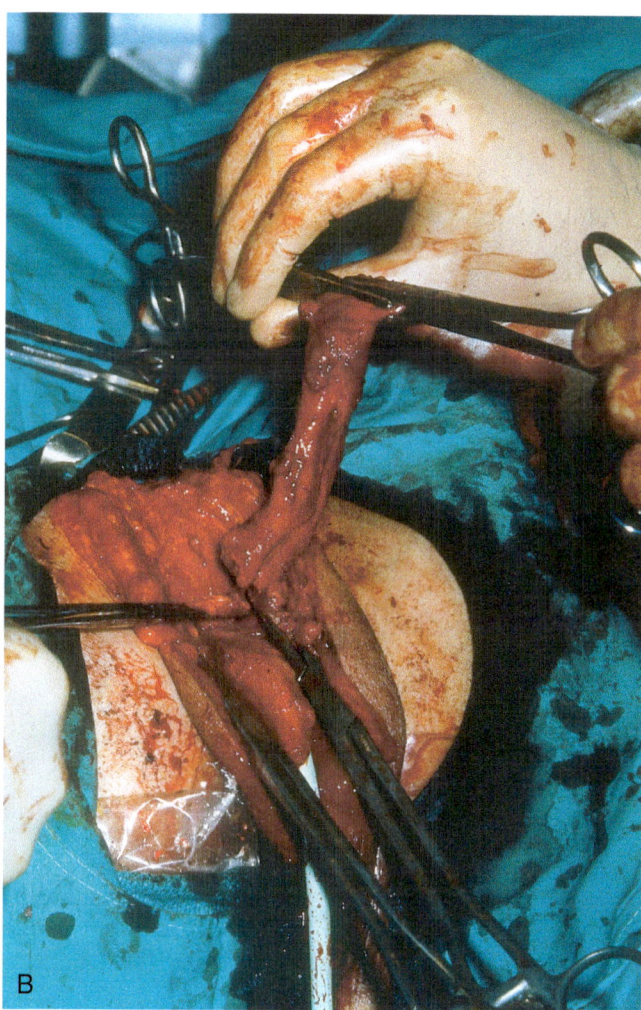

FIGURA 123-13 A. Cada corpo cavernoso é isolado no ramo isquiopúbico. Com uma pinça reta, um túnel é dissecado entre os corpos cavernosos. Pinças Zeppelin são aplicadas acima do osso, segurando os corpos cavernosos direito e esquerdo do pênis. **B.** Os corpos direito e esquerdo são cortados acima das pinças.

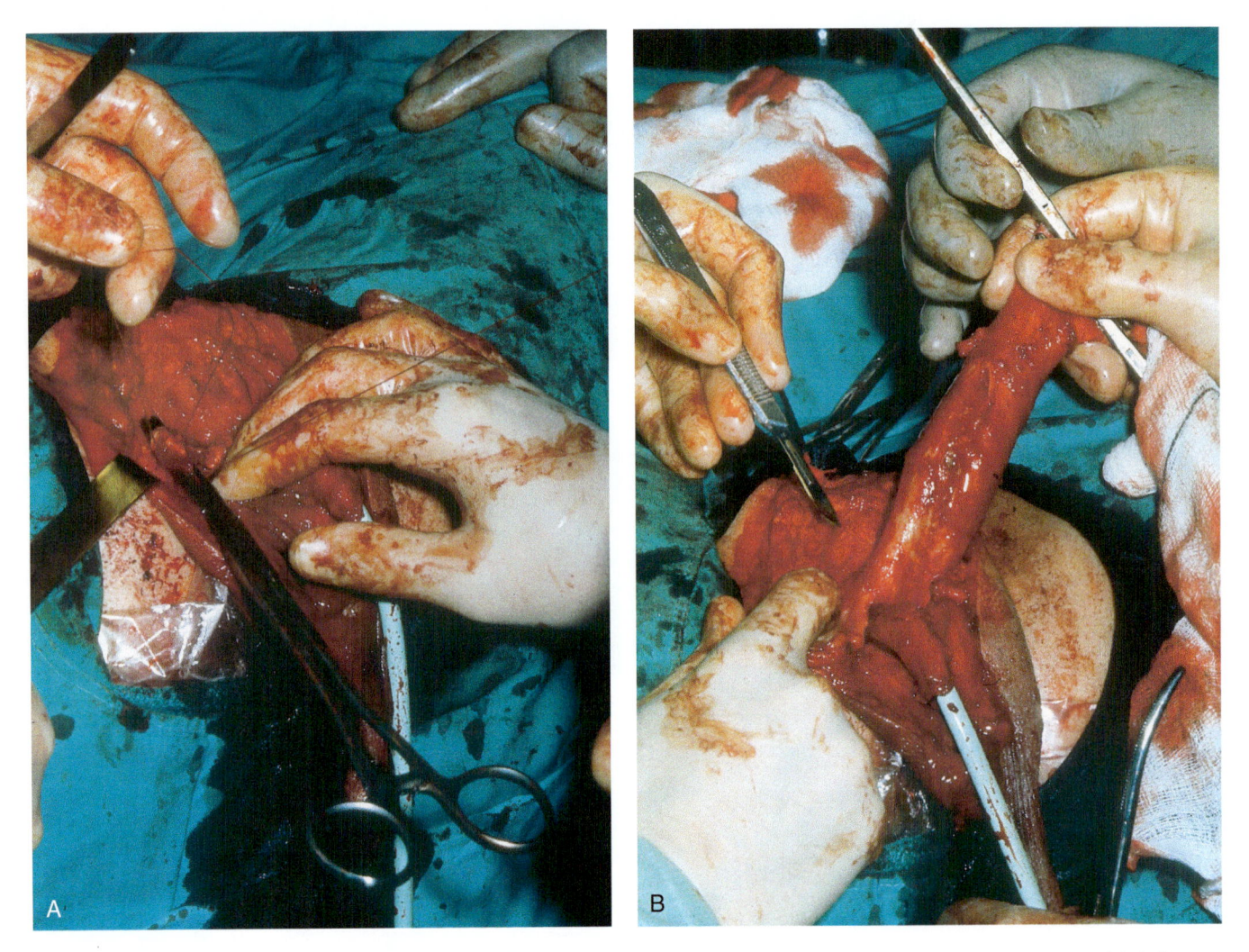

FIGURA 123-14 **A.** O coto do corpo cavernoso à direita é ligado por sutura duas vezes com Vicryl® 0. **B.** A uretra é reduzida no nível do bulbo.

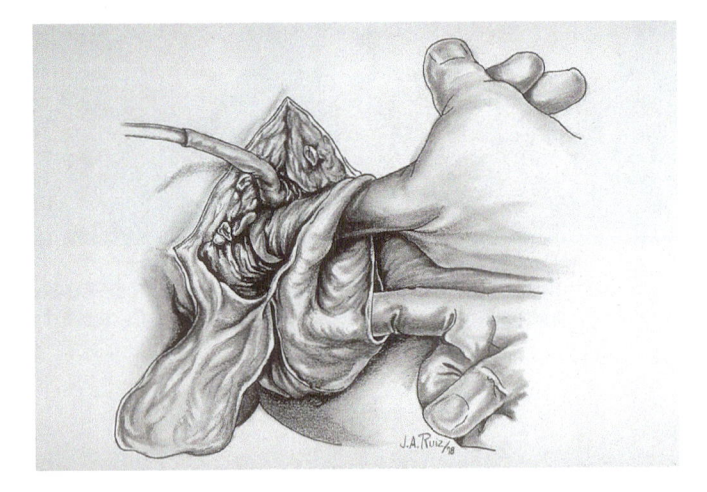

FIGURA 123-15 O músculo levantador do ânus é cortado cuidadosamente entre o bulbo (anteriormente) e o reto, posteriormente, e a neovagina é tunelada de forma romba. A cavidade é dissecada posteriormente à próstata atrofiada.

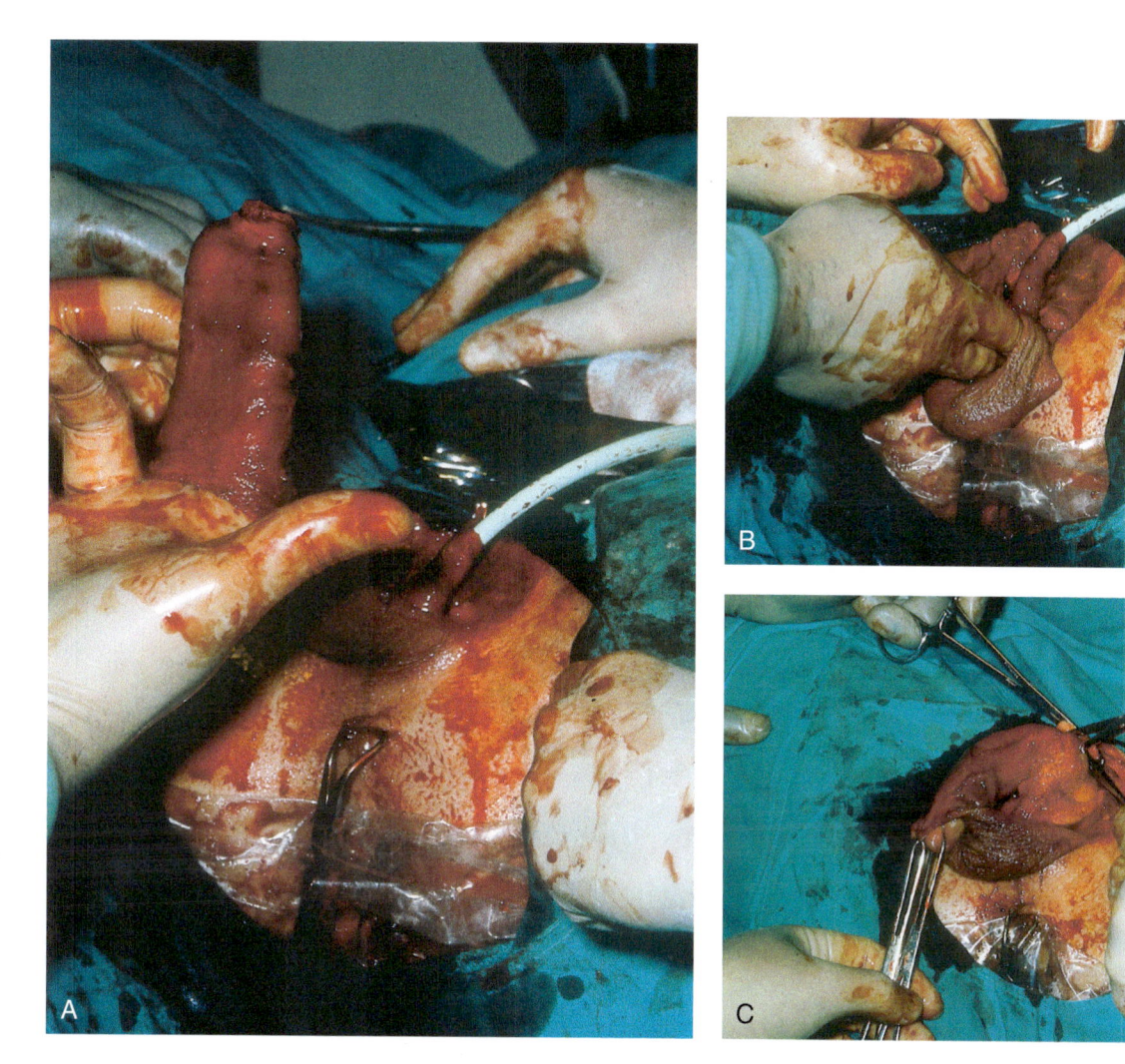

FIGURA 123-16 A. O tubo de espessura total da pele do pênis é invertido e formará a neovagina. **B.** O tubo de pele peniana é empurrado para o espaço criado através dos músculos levantadores do ânus. Toda a extensão da pele do pênis é empurrada para o espaço. **C.** A glande do pênis situa-se na parte profunda do enxerto pedicular (tubo de pele peniana). A glande irá simular um colo uterino feminino. No exame de espéculo, tem aparência e sensação de um verdadeiro colo uterino.

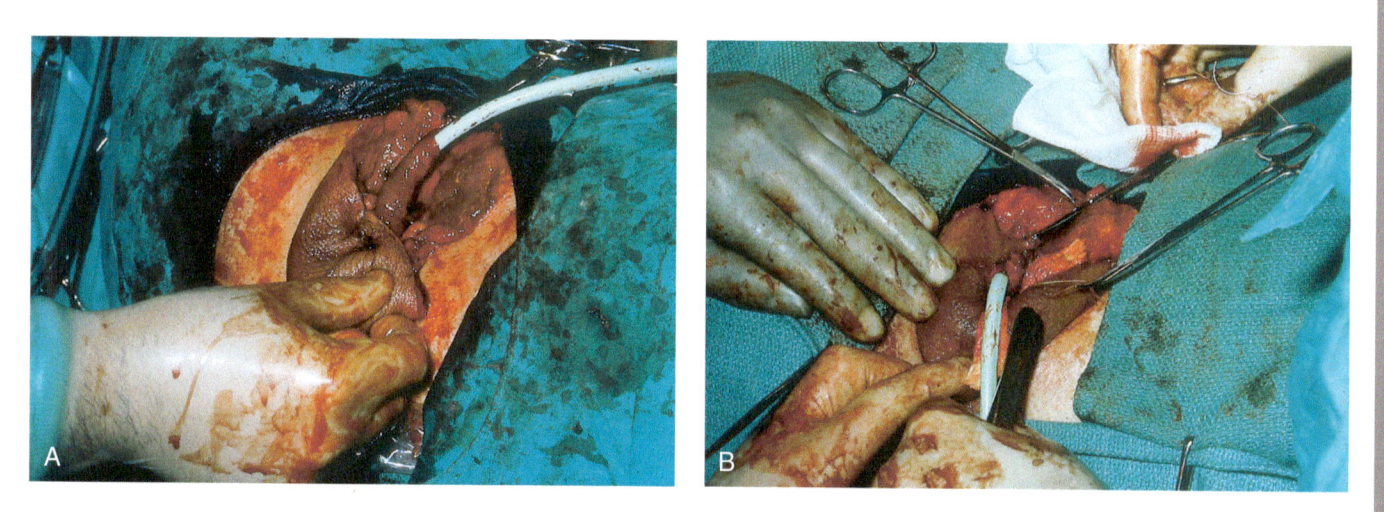

FIGURA 123-17 A. A uretra é ainda mais reduzida e esculpida. **B.** A uretra é ancorada ao tecido conjuntivo acima do enxerto. Mais tarde, ela será trazida através do enxerto de espessura parcial.

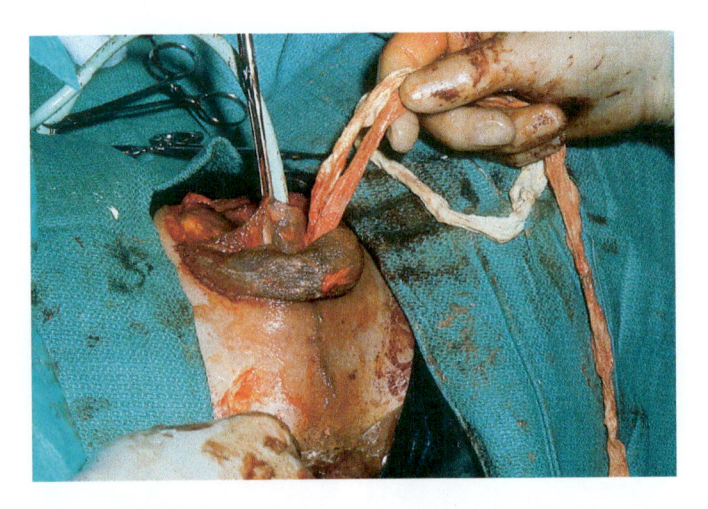

FIGURA 123-18 A neovagina é tamponada com gaze.

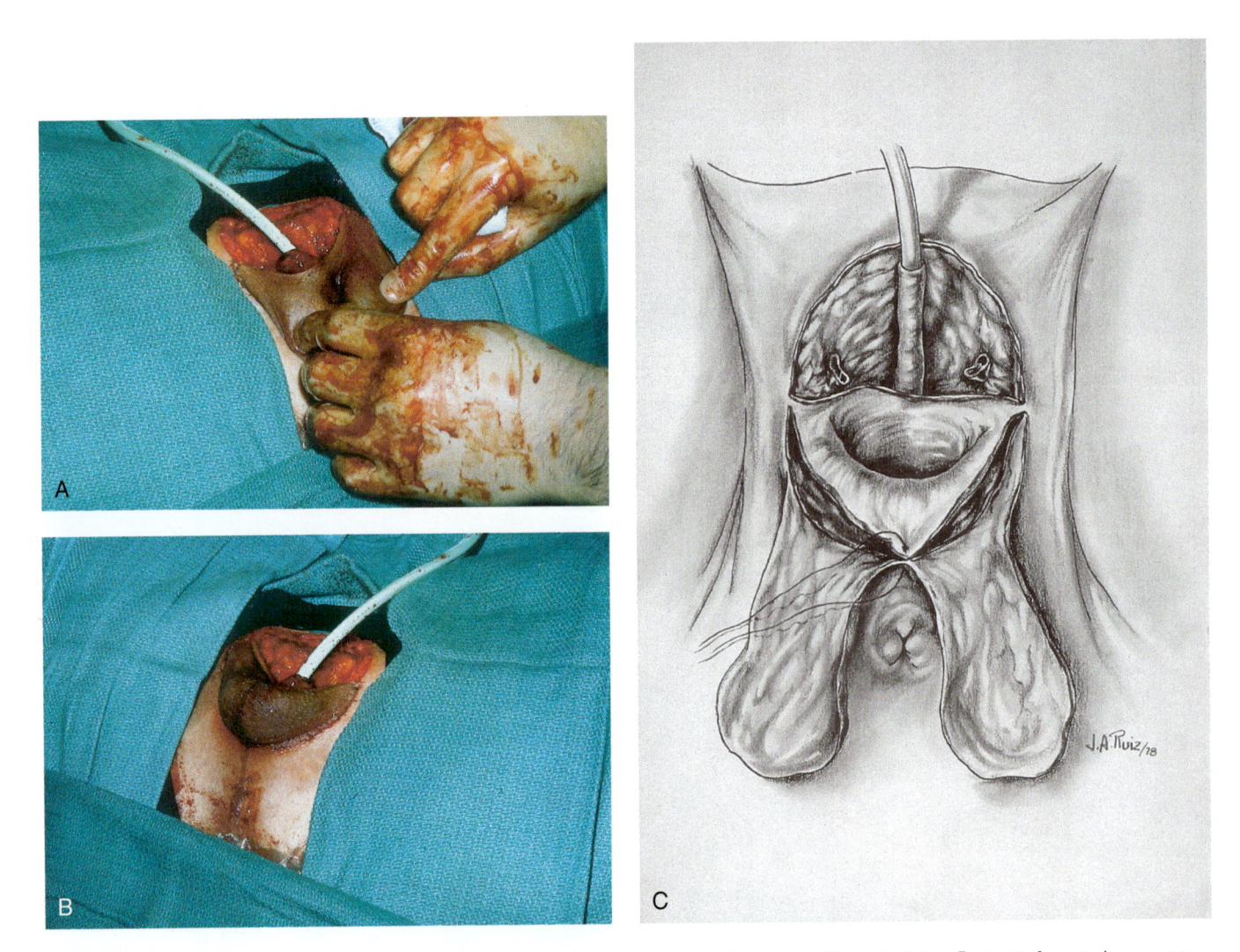

FIGURA 123-19 A. O escroto vazio é suturado ao redor da entrada da neovagina ao tecido conectivo (fáscia de Colles). **B.** Se não for cortado, o escroto é deixado intacto por 2 meses e separado para formar dois grandes lábios em uma segunda cirurgia. Esse período de espera é necessário para garantir um suprimento sanguíneo adequado para a pele. **C.** Alternativamente, se o corte na linha média foi feito para o escroto (Fig. 123-7), as duas metades do escroto se tornarão os grandes lábios.

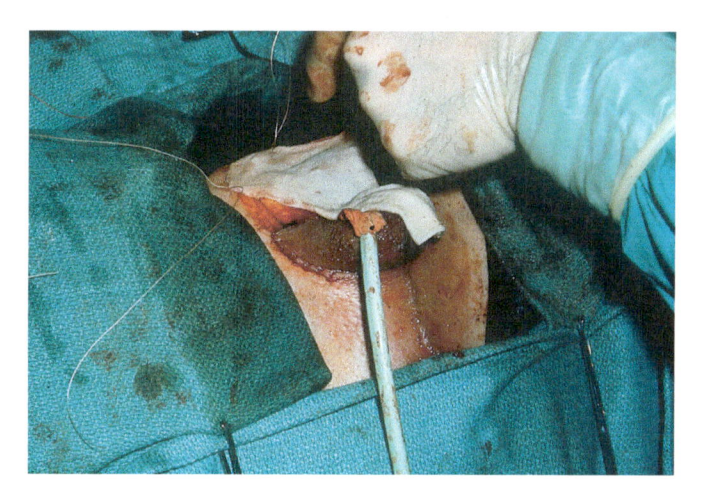

FIGURA 123-20 O enxerto de espessura parcial obtido no início da cirurgia cobre a área desnuda acima da neovagina. A uretra é trazida através de um corte feito no enxerto, e as bordas da uretra terminal são suturadas ao enxerto de pele (ao redor da fenda) com Vicryl® 3-0 ou 4-0. Toma-se cuidado para fazer a abertura da pele grande o suficiente para evitar estenose uretral.

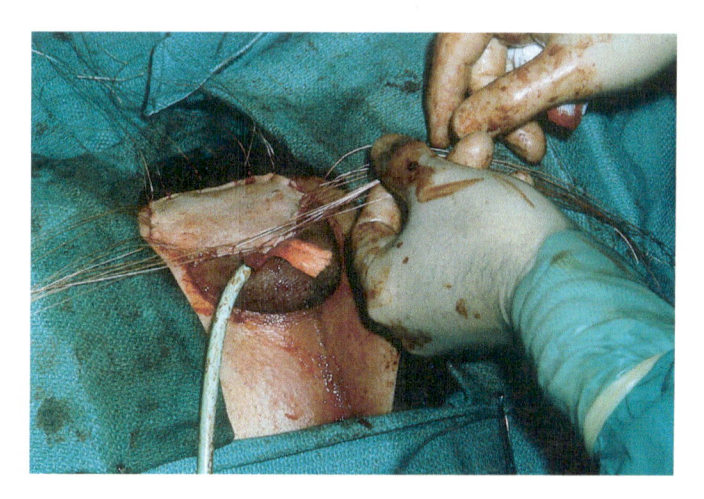

FIGURA 123-21 O enxerto é fixado às margens da pele circundante com pontos de Vicryl® 3-0 separados. O excesso de pele é aparado.

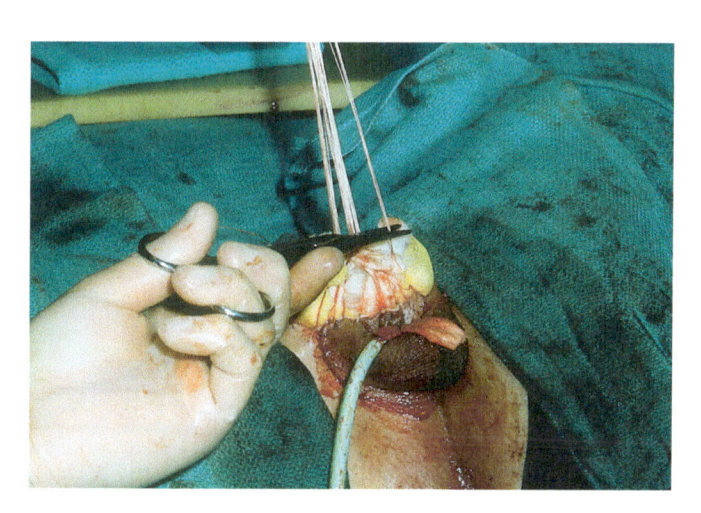

FIGURA 123-22 Gaze Xeroform® e um curativo de pressão uniforme são mantidos sobre o enxerto ligando-se as longas extremidades da sutura sobre o curativo.

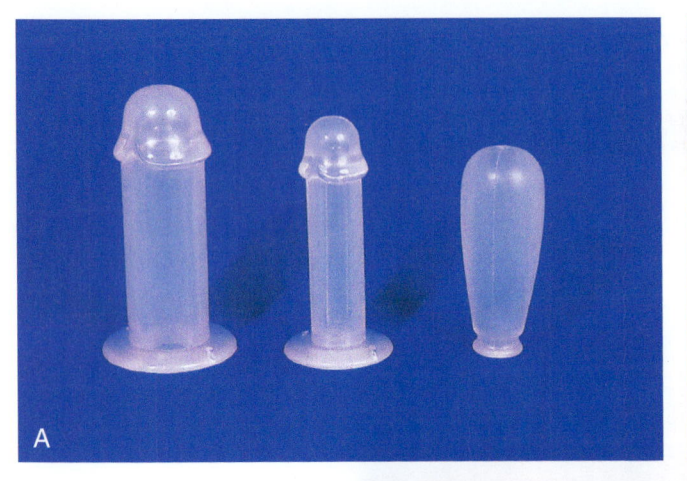

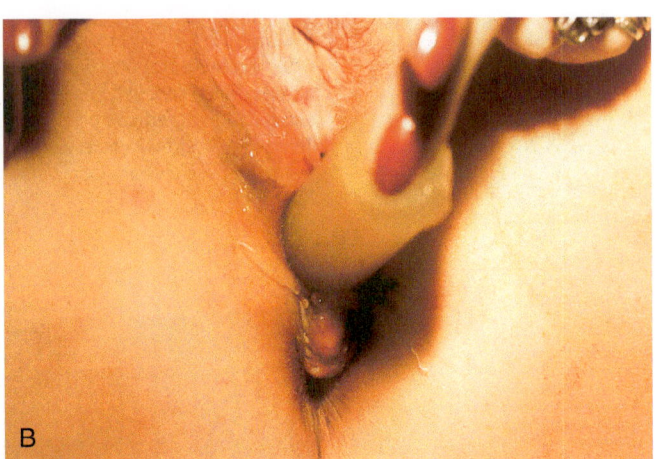

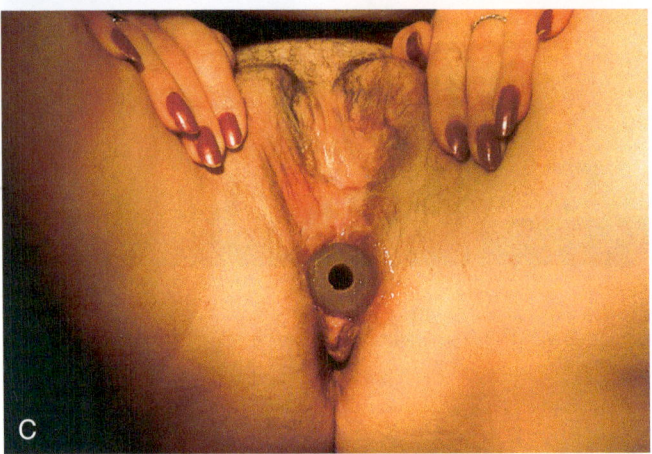

FIGURA 123-23 A. Vários tamanhos de moldes vaginais Silastic® serão colocados na neovagina após as feridas cicatrizarem, geralmente 6 semanas após a cirurgia. **B.** A paciente é ensinada a lubrificar a vagina e o molde e colocá-lo na vagina. **C.** O molde permanece na vagina continuamente até que ocorram relações sexuais regulares. O molde é removido e limpo uma a duas vezes por dia.

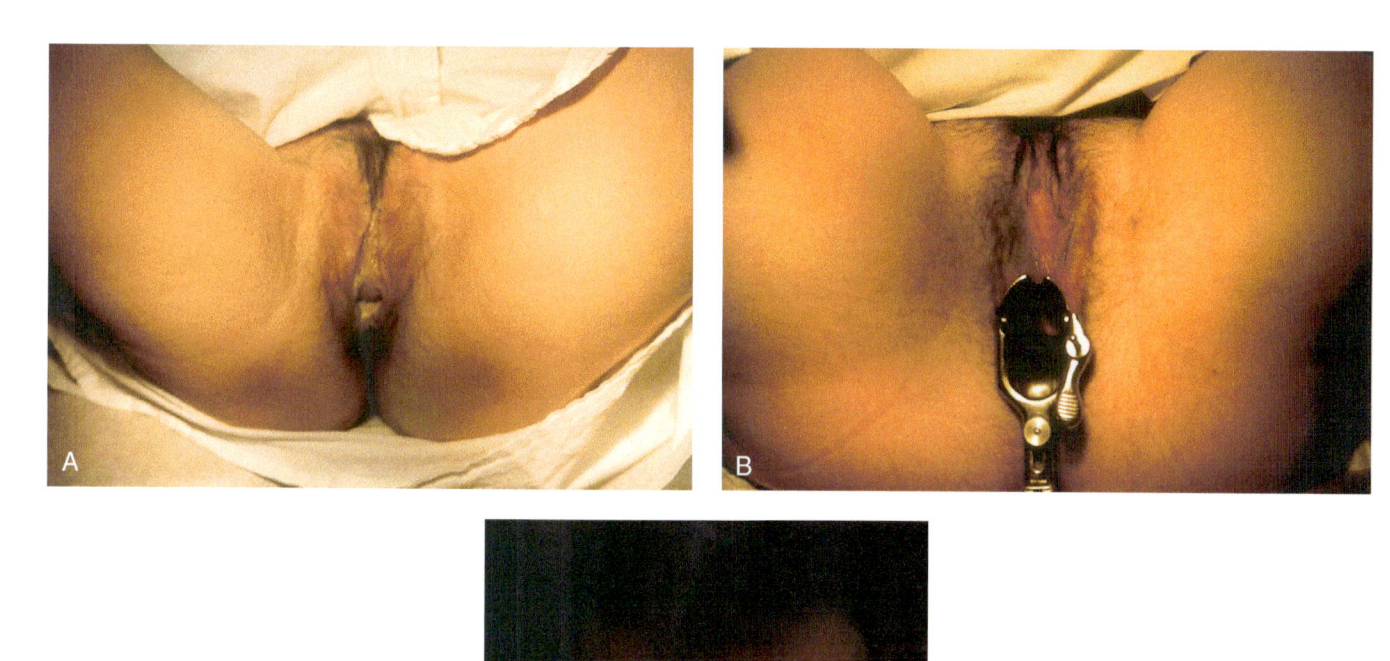

FIGURA 123-24 A. Com 12 semanas de pós-operatório, a vulva e a vagina parecem esteticamente autênticas. **B.** Este espéculo de Graves padrão se ajusta facilmente à neovagina. **C.** Este transexual masculino parece ser uma mulher morfologicamente normal.

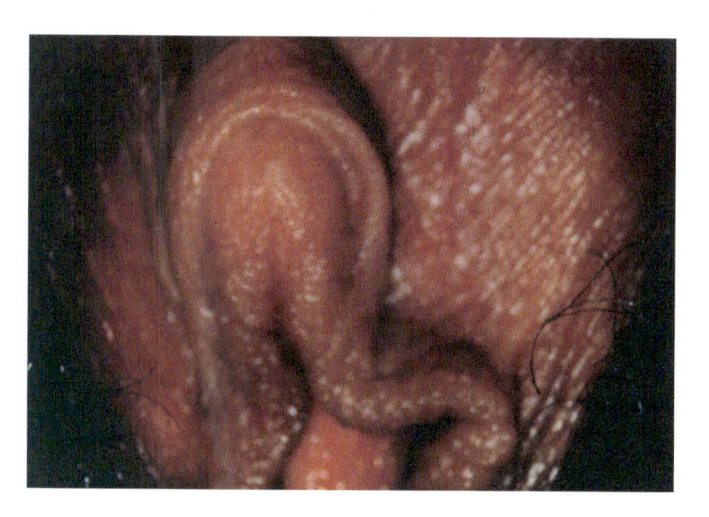

FIGURA 123-25 Este hermafrodita tem um micropênis (clitóris). O cariótipo deste indivíduo é XY. A uretra abre-se na base do micropênis.

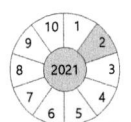